Deutsche Gesellschaft für Innere Medizin
in Zusammenarbeit mit dem
Berufsverband Deutscher Internisten

Rationelle Diagnostik und Therapie in der Inneren Medizin

Leitlinien –
basierte Empfehlungen für die Praxis

Herausgegeben von
R. Dierkesmann, W. E. Fleig, H. Heidrich,
H. Heimpel, W. V. Kern, J. Meyer,
O.-A. Müller, Ch. Specker, C. Wanner

Stand: Mai 2008

Online-Zugang unter: www.elsevier.de/leitlinien-innere

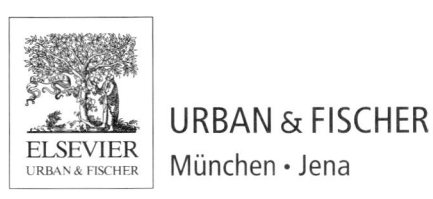

URBAN & FISCHER
München · Jena

Hinweis zur Benutzung des Werkes:

Die in diesem Werk enthaltenen Angaben zu diagnostischen und therapeutischen Maßnahmen sind durch die Erfahrung der Autoren und den aktuellen Stand der Wissenschaft bei Drucklegung begründet. Dies entbindet den Benutzer jedoch nicht von der Pflicht, die Indikation zu Diagnostik und Therapie für jeden Patienten individuell abzuwägen. Die Gabe von Medikamenten erfordert in jedem Fall die Beachtung der Hersteller-Informationen und die Prüfung von Zweckmäßigkeit, Dosierung und Applikation.

Deutsche Gesellschaft für Innere Medizin
– Geschäftsstelle –
Irenenstraße 1
65189 Wiesbaden

Berufsverband Deutscher Internisten e.V.
Schöne Aussicht 5
65193 Wiesbaden

Anschriften der Herausgeber:

Prof. Dr. med. R. Dierkesmann (DGP)
Klinik Schillerhöhe
Zentrum für Pneumologie und Thoraxchirurgie
Solitudestr. 18
70839 Gerlingen

Prof. Dr. med. W. E. Fleig (DGVS)
Universitätsklinikum Leipzig
Philipp-Rosenthal-Straße 27, 1. OG
04103 Leipzig

Prof. Dr. med. H. Heidrich (DGA)
Niklasstr. 55
14129 Berlin

Prof. em. Dr. med. H. Heimpel (DGHO)
Medizinische Klinik und Poliklinik
Robert-Koch-Str. 8
89081 Ulm

Prof. Dr. med. W. V. Kern (DGI)
Klinikum der Albert-Ludwigs-Universität
Hugstetterstr. 55
79106 Freiburg

Prof. Dr. med. J. Meyer **(federführend)**
(DGK, DGIIN)
Donnersbergstr. 6
55129 Mainz

Prof. Dr. med. O.-A. Müller (DGE)
II. Medizinische Abteilung
Rotkreuzkrankenhaus
Nymphenburger Str. 163
80634 München

Prof. Dr. med. Ch. Specker (DGRh)
Kliniken Essen Süd
Klinik für Rheumatologie/Klinische Immunologie
Propsteistr. 2
45239 Essen

Prof. Dr. med. C. Wanner (GfN, DAGKN)
Medizinische Klinik und Poliklinik I
Abt. f. Nephrologie
Josef-Schneider-Str. 2
97080 Würzburg

Projektleitung und -management, Lektorat: Ursula Jahn, M.A.
Redaktion: Ulrike Kriegel
Herstellung: Dietmar Radünz
Zeichnungen: Anneli Nau
Einbandgestaltung: prepress, Ulm

Gebrauchsnamen, Handelsnamen, Warenbezeichnungen und dergleichen, die in diesem Buch ohne besondere Kennzeichnung aufgeführt sind, berechtigen nicht zu der Annahme, dass solche Namen ohne weiteres von jedem benützt werden dürfen. Vielmehr kann es sich auch dann um gesetzlich geschützte Warenzeichen handeln.
Alle Rechte, auch die des Nachdrucks, der Wiedergabe in jeder Form und der Übersetzung in andere Sprachen, behalten sich Urheber und Verleger vor. Es ist ohne schriftliche Genehmigung des Verlags nicht erlaubt, das Buch oder Teile daraus auf photomechanischem Weg (Photokopie, Mikrokopie) zu vervielfältigen oder unter Verwendung elektronischer bzw. mechanischer Systeme zu speichern, systematisch auszuwerten oder zu verbreiten (mit Ausnahme der in den §§ 53, 54 URG ausdrücklich genannten Sonderfälle).

Satz: abavo GmbH, 86807 Buchloe
Druck: C. H. Beck'sche Buchdruckerei
Bindung: C. H. Beck'sche Buchdruckerei

© 2008 Elsevier GmbH, München
Der Urban & Fischer Verlag ist ein Imprint der Elsevier GmbH.

ISBN Grundwerk: 978-3-437-22136-1
ISBN Lieferung 25: ISBN 13: 978-3-437-22809-4

Aktuelle Informationen finden Sie im Internet unter www.elsevier.de

Einführung

Leitlinien spielen eine wichtige Rolle in der Qualitätssicherung in der klinischen Medizin. Als Ergänzung zu herkömmlichen Lehrbüchern und multimedialen Informationsquellen sind sie dazu geeignet, diagnostische und therapeutische Entscheidungsprozesse zu optimieren. Qualitätssicherung in der Inneren Medizin ist besonders schwierig, aber auch besonders notwendig wegen der Größe des Fachs, und weil die in diesem Gebiet häufigen komplexen Entscheidungsprozesse schwerer zu evaluieren sind als technische Methoden oder Eingriffe. Leitlinien dürfen allerdings die Entscheidungsfreiheit und Entscheidungsverantwortung des für ein bestimmtes Problem kompetenten Arztes nicht einengen. Nach Meinung der Deutschen Gesellschaft für Innere Medizin (DGIM) und des Berufsverbandes Deutscher Internisten (BDI) ist der den Leitlinien zugrundeliegende inhaltliche Consens primär Recht und Aufgabe der wissenschaftlich qualifizierten und praktisch erfahrenen Fachärzte, nicht dagegen die Aufgabe von Institutionen oder politischen Gremien, welche für die Weiterentwicklung des Gesundheitssystems primär unter gesundheitsökonomischen und systemanalytischen Gesichtspunkten verantwortlich sind. Anläßlich des 100. Internistenkongresses 1994 wurde deswegen eine gemeinsame Kommission der DGIM und des BDI für Qualitätssicherung gegründet. Die Kommission definierte als erstes Ziel die Formulierung eines konzisen Manuals für Diagnostik und Therapie auf der Basis von Rationalität – also wissenschaftlicher Begründung und ärztlicher Erfahrung. Wegen der 1994 noch unsicheren Definitionen und rechtlichen Konsequenzen wurde zunächst der Terminus „Empfehlungen" verwendet, der seit der 11. Lieferung im Jahre 2001 durch den inzwischen gut definierten Begriff der „Leitlinien" ergänzt wurde. Gleichzeitig wurden verstärkte Anstrengungen unternommen, die Qualität der Inhalte im Sinne der evidenzbasierten Medizin zu erhöhen.

Mit dieser Lieferung wird erstmals versucht, den Forderungen einer „evidence based medicine (EBM)" gerecht zu werden, welche eine Begründung der Vorschläge durch den Rückgriff auf kritisch ausgewählte Studien und Erfahrungsberichte verlangt. Dabei wurden wichtige Aussagen mit Empfehlungsgraden nach dem Prinzip der nordenglischen Arbeitsgruppe (s. u.) belegt, die ihrerseits auf der „Evidenzstärke (strenght oder category of evidence)" der erstmals angefügten Literaturzitate beruhen. Aufgrund der damit gemachten Erfahrungen ist vorgesehen, die Empfehlungen stetig im Sinne der heute international akzeptierten EBM-gestützten Leitlinien weiterzuentwickeln und die aus einer anderen Medizinkultur übernommenen Definitionen der „Evidenzstärke" und der „Empfehlungsgrade" in Zusammenarbeit mit der ärztlichen Zentralstelle für Qualitätssicherung den Notwendigkeiten der Inneren Medizin in Deutschland anzupassen.

Von Anfang an haben die Fachgesellschaften, welche für die Schwerpunkte der Inneren Medizin verantwortlich und in dieser Funktion im Ausschuss der DGIM vertreten sind, die inhaltliche Formulierung und spätere Fortschreibung der einzelnen Kapitel übernommen. Das für das Gesamtwerk gemeinsam verantwortliche Herausgebergremium wird von den durch die Fachgesellschaften benannten Vertretern gebildet. Dort wo die Interessen mehrerer internistischer Schwerpunkte berührt werden, wie z. B. in der Intensivmedizin, der Onkologie, beim Schlaganfall, oder bei der arteriellen Hypertonie, findet kollegiale Zusammenarbeit bis zum Consens in der gemeinsamen Formulierung statt. Berufspolitische Gesichtspunkte bleiben unberücksichtigt. Gemeinsam verfasste Textteile können in Veröffentlichungen aller beteiligten Gesellschaften verwendet werden. Wir halten es für ein selbstverständliches Gebot der Fairness, dazu die Zustimmung aller Beteiligten einzuholen und deren Mitarbeit anzuzeigen. Aufgabe der DGIM ist die interdisziplinäre Koordination und die inhaltliche Abstimmung der einzelnen Kapitel, Aufgabe des BDI die logistische Unterstützung. Die internistischen Inhalte dieses Werkes und die Interessengebiete der wissenschaftlichen Gesellschaften sind nicht immer deckungsgleich.

Das Manual ist kein vollständiges Kompendium der Inneren Medizin; häufige Erkrankungen stehen im Vordergrund. Allerdings können sich hinter bestimmten diagnostischen Situationen sowohl häufige wie auch seltene Erkrankungen verbergen. Die Indikationen für angemessene Diagnostik und Notfalltherapie werden deswegen auch für einige seltene Krankheiten beschrieben. Die Empfehlungen selber stellen einen Minimalkatalog dar, der im Einzelfall durch zusätzliche Maßnahmen ergänzt werden muss. Gerade in der Inneren Medizin sind viele „Krankheitseinheiten" inhomogen und umfassen vielfältige Ausdrucksformen mit unterschiedlicher Prognose und mit unterschiedlichem Ansprechen auf Standardtherapien. Flussdiagramme werden nur für bestimmte diagnostische oder therapeutische Entscheidungssituationen angewendet. Bei vielen internistischen Erkrankungen sind diese zu komplex, um in einem praktisch verwendbaren Flussdiagramm dargestellt zu werden. Aus wirtschaftlichen Gründen, aber auch zur Vermeidung unnötiger Belastung der Patienten sollte, soweit angebracht, das Stufenprinzip der internistischer Diagnostik und Therapie beachtet werden. Allerdings ist es notwendig, aus denselben Gründen Pläne zur Stufendiagnostik fortlaufend zu revidieren und ggf. früher sinnvolle Stufen durch fortgeschrittene Techniken und Verfahren zu ersetzen. Dieser Fortschreibung dient die kontinuierliche Revision, die kapitelweise in 2- bis 3-jährigen Abständen erfolgt und in zwei Ergänzungslieferungen pro Jahr den Beziehern des Werkes zugänglich gemacht wird. Die enge Zusammenarbeit der wissenschaftlichen Gesellschaften unseres Fachs hat sich dabei in gleicher Weise bewährt wie bei der Erstellung der ersten Fassung.

Die in diesem Manual niedergelegten wissenschaftlich begründbaren diagnostischen und therapeutischen Handlungsanweisungen sind nur ein Beitrag zur Qualitätssicherung in der Medizin. Diagnostische und therapeutische Entscheidungen, die Häufigkeit verschiedener Erkrankungen und die Vorkenntnisse der Nutzer sind in den verschiedenen Bereichen der Medizin unterschiedlich. Das Manual versucht den Informationsbedürfnissen aller internistischen Schwerpunkte, vor allem den Allgemeininternisten und internistisch tätigen Allgemeinärzten gerecht zu werden. Leitlinien können Lehrbücher und wissenschaftliche Zeitschriften für die eigene Fort- und Weiterbildung und für die Problemlösung beim individuellen Patienten nicht ersetzen. Wenn ein Manual zur Qualitätssicherung dazu führen würde, dass die Lektüre von Lehrbüchern und wissenschaftlichen Zeitschriften durch Ärzte in Praxis und Krankenhaus abnimmt, so würde dies die Qualität ärztlicher Arbeit nicht erhöhen, sondern vermindern. Die Lösung des medizinischen Einzelproblems ist auch in der Praxis prinzipiell nur auf dem Boden wissenschaftlicher Kenntnisse und mit wissenschaftlicher Methodik möglich. Wesentliches Ziel der Qualitätssicherung in der Medizin ist die Aufrechterhaltung der Kompetenz des Arztes. Neben beständigen Aktualisierungen des Wissens durch Bücher, Zeitschriften und audiovisuelle Medien ist die aktive Beteiligung an Veranstaltungen zur Weiterbildung notwendig, wie sie von der Deutschen Gesellschaft für Innere Medizin, den wissenschaftlichen Gesellschaften der internistischen Schwerpunkte und dem Berufsverband regelmäßig angeboten werden.

Dieses Manual kann nicht durch eine kleine Kommission geschrieben werden. Es beruht auf der engagierten Mitarbeit zahlreicher Autoren aus den beteiligten Fachgesellschaften, denen an dieser Stelle ebenso wie den Mitarbeiterinnen des Verlags Elsevier, Urban & Fischer der Dank der Herausgeber ausgesprochen wird. Alle Nutzer des Werkes und alle Internisten werden zu Anregungen und Kritik aufgefordert, ohne die eine an den Bedürfnissen der optimalen Versorgung orientierte Weiterentwicklung nicht möglich ist.

Einteilung der verfügbaren Evidenz* nach dem Nationalen Programm für Versorgungsleitlinien (NLV).
Träger: Bundesärztekammer (BÄK), Arbeitsgemeinschaft der Wissenschaftlichen Medizinischen Fachgesellschaften (AWMF), Kassenärztliche Bundesvereinigung (KBV)
Organisation: Ärztliches Zentrum für Qualität in der Medizin (ÄZQ)
Methoden-Report, 3. Auflage, Version 1.1
(Stand: 08. März 2007)

Empfehlungsgrad

A	**Starke Empfehlung (↑↑):**	erheblicher Nutzen in der Regel aufgrund erstklassiger Evidenz belegt; Nutzen auch belegt bzw. zu erwarten unter Berücksichtigung von Anwendbarkeit und Übertragbarkeit der Evidenz
B	**Empfehlung (↑):**	erheblicher Nutzen aufgrund nicht-erstklassiger oder nur eingeschränkt übertragbarer Evidenz oder gut belegter, aber nur moderater Nutzen bzw. eingeschränkte Anwendbarkeit
C	**Empfehlung offen (↔):**	Netto-Nutzen nicht bzw. mit unzureichender Evidenz belegt oder Nutzen unsicher wegen nicht übertragbarer Evidenz bzw. fehlender Anwendbarkeit

Evidenzstärke

I a	Sytematischer Review randomisierter, kontrollierter Studien mit Homogenität
I b	Mindestens eine randomisierte, kontrollierte Studie
I c	Alles-oder-Nichts-Effekt
II a	Systematischer Review kontrollierter Studien ohne Randomisierung
II b	Mindestens eine Kohortenstudie
II c	Studie mit quasi-experimentellem Ansatz, z.B. Vorher-nachher-Untersuchungen
III	Systematischer Review von Fall-Kontroll-Studien
IV	Fall-Kontroll-Studie
V	Expertenkomitee/Expertenmeinung

* engl. *evidence*, im deutschen Sprachgebrauch als „Evidenz" übernommen.

Die Herausgeber
R. Dierkesmann
W. E. Fleig
H. Heidrich
H. Heimpel
W. V. Kern
J. Meyer (federführend)
O.-A. Müller
Ch. Specker
C. Wanner

Die wissenschaftlichen Gesellschaften internistischer Schwerpunkte und von diesen beauftragte Autoren:

Deutsche Gesellschaft für Verdauungs- und Stoffwechselkrankheiten (DGVS)

Redaktion:
W. Domschke, W. E. Fleig, W. E. Hansen, M. Manns, W. Schmiegel

Autoren:
R. Arnold, S. C. Bischoff, C. Bokemeyer (DGHO), K. H. W. Böker, W. Caspary, M. Classen, W. Domschke, K. Feuser, W. E. Fleig, W. E. Hansen, E. Heidemann (DGHO), A. Holstege, H. J. Illiger (DGHO), C.-H. Köhner (DGHO), F. Lammert, P. G. Lankisch, C. Lersch, M. Manns, S. Matern, C. Pox, H. J. Riemann, W. Schepp, W. Schmiegel, J. Schölmerich, V. Schusdziarra, E. F. Stange, B. Steinke (DGHO), H. J. Weh (DGHO), M. Wienbeck, R. Ziegler (DGE)

Experten:
G. Adler, H. Allescher, R. Fölsch, H. Goebell, M. Gregor, H. Greten, F. Hagenmüller, E. G. Hahn, D. Häussinger, V. Heinemann (DGHO), S. Liebe, H. Lochs, W. Longdong, P. Malfertheiner, K.-H. Meyer zum Büschenfelde, J. Mössner, G. Paumgartner, G. Ramadori, E. O. Riecken, T. Rösch, T. Sauerbruch, W. Stremmel, M. Strauch, M. Staritz

Unter Mitarbeit von:
R. Ziegler (DGE)
H. Höfler (Deutsche Gesellschaft für Pathologie), M. Molls (Deutsche Gesellschaft für Radioonkologie), H. P. Schuster (Deutsche Gesellschaft für Internistische Intensivmedizin), J. R. Siewert (Deutsche Gesellschaft für Viszeralchirurgie), M. Stolte (Deutsche Gesellschaft für Pathologie), M. Fried (Schweizerische Gesellschaft für Gastroenterologie), A. Gangl (Österreichische Gesellschaft für Gastroenterologie und Hepatologie), F. Halter (Schweizerische Gesellschaft für Gastroenterologie), G. J. Krejs (Österreichische Gesellschaft für Gastroenterologie und Hepatologie)

Deutsche Gesellschaft für Hämatologie und Onkologie (DGHO)

Redaktion:
H. Heimpel, R. Andreesen, C. Bokemeyer

Autoren:
C. Aul, W. E. Aulitzky, D. W. Beelen, Th. Beinert, L. Bergmann, A. du Bois (AGO), C. Bokemeyer, V. Budach (DEGRO), H. Diem, H. Döhner, P. Dreger, M. Dreyling, W. Eberhardt, B. Eichhorst, B. Emmerich, M. Engelhardt, A. Engert, Th. Fischer, H. J. Fricke, N. Frickhofen, A. Ganser, A. Giagounidis, H. Gisslinger, M. Griesshammer, J. T. Hartmann, R. Hehlmann, V. Hach-Wunderle (DGA), M. Hallek, J. Hastka, E. Heidemann, H. Heimpel, W. Hiddemann, E. Hiller, S. Hiller (DKG), A. Hochhaus, E. Holler, D. K. Hossfeld, G. Hübner, H. J. Illiger, R. D. Issels, U. Keilholz, W. V. Kern, U. Kleeberg, M. Kloke, C.-H. Köhne, E. Koscielniak (GPOH), S. W. Krause, P. Kühnl, E. Laack, A. Lampl (AUO), E. Lengfelder, P. Liebisch, M. Lübbert, R. Mayer-Steinacker, G. Maschmeyer, A. Matzdorff, H.-G. Mergenthaler, G. Metzgeroth, M. Müller (DGTI), N. Niederle, J. Oldenburg (GTH), J. Pabinger (ÖGHO), D. Peest, M. Pfreundschuh, W. Pommer (GN), K. Possinger, P. Reichardt, A. Reiter, H. Riess, P. M. Schlag, R. F. Schlenk, S. Schmitz, H.-J. Schmoll, H. Schrezenmeier, J. Schütte, U. Schuler, S. Seeber, E. Seifried, B. Steinke, M. Stoll, W. Theml (†), J. Thomalla, L. Trümper, P.-U. Tunn (DGCH), W. Verbeek, E. Wander, E. Wollmer

Deutsche Gesellschaft für Pneumologie (DGP)

Redaktion:
R. Dierkesmann

Autoren:
H. F. Becker, U. Costabel, R. Dierkesmann, S. Ewig, W. Frank, H. A. Ghofrani, A. Gillissen, F. Grimminger, H. Heidrich (DGA), R. Huber, N. Konietzko, R. Loddenkemper, J. Lorenz, H. Morr, N. Niederle (DGHO), D. Nowak, U. Ostendorf, J. H. Peter (DPG, DGSM), T. Schaberg, W. Seeger, G. W. Sybrecht, U. Tebbe (DGK), H. Teschler, M. Thomas, D. Walmrath, H. Wilkens, H. Worth

Experten:
A. Hellmann (BDP), R. Loddenkemper (DZK), R. Merget, C. Vogelmeier, T. Welte

Deutsche Gesellschaft für Kardiologie – Herz- und Kreislaufforschung (DGK)

Redaktion:
J. Meyer

Autoren und Mitglieder der Kommission für Klinische Kardiologie:
J.-R. Allenberg (DGA), D. Andresen, G. Beer, M. Böhm, J. Brachmann, G. Breithardt, J. vom Dahl, R. Dierkesmann (DGP), R. Erbel, E. Erdmann, H. R. Figulla, F. A. Flachskampf, J. B. Fuchs, F. Gietzen, G. Görge, H. Gohlke, R. Haberl, C. Hamm, P. Hanrath, E. Hiller (DGHO), R. Hoffmann, V. Hombach, D. Horstkotte, M. Kindermann, H. Klein, H. Kuhn, H. Lambertz, T. Lawrenz, B. Lemke, J. Mann (GfN), J. Meyer, S. Mohr-Kahaly, C. Naber, J. Niebel (Paul-Ehrlich-Gesellschaft für Chemotherapie), H.-H. Osterhues, T. Philipp (GfN), H. Rieger (DGA), H.-J. Rupprecht, G. Sauer, P. M. Scharp, W. von Scheidt, B. Schwartzkopff, H. Seifert, H. H. Sigusch, F. A. Spengel (DGA), P. Steinbigler, C. Stellbrink, B. E. Strauer, U. Tebbe, W. Theiss (DGA), T. Voigtländer, F. Webering

Stand Mai 2008

Deutsche Gesellschaft für Angiologie (DGA)

Gesellschaft für Gefäßmedizin

Redaktion:
H. Heidrich

Kommission für Leitlinien und Qualitätssicherung der DGA:
V. Hach-Wunderle, R. Bauersachs, H. Stiegler

Autoren und Experten:
E. Altmann, S. Basche, R. Bauersachs, L. Caspary,
A. Creutzig, C. Diehm, R. Dierkesmann (DGP),
W. Domschke (DGVS), R. Erbel (DGK), C. Fahrig,
U. Frei (GfN/DAKN), V. Hach-Wunderle,
M. Haubitz (GfN/DAKN), H. Heidrich, A. Hinrichs,
V. Hombach (DGK), J. Kamenz (DGK), K. M. Koch
(GfN/DAKN), H. Landgraf, R. Langhoff,
H. Lawall, M. Ludwig, M. Müller (DGTI),
O. A. Müller (DGE), H. H. Osterhues (DGK),
J. Pabinger (GTH), H. Podhaisky, H. Rieger,
H. Riess (DGHO), R. Schindler (DGKPT),
K. L. Schulte, E. Seifried (DGHO), E. Standl,
R. Sternitzky, H. Stiegler, U. Tebbe (DGK),
W. Theiss, J. Weber, Th. Wuppermann

Gesellschaft für Nephrologie (GfN), Deutsche Arbeitsgemeinschaft für Klinische Nephrologie (DAGKN)

Redaktion:
C. Wanner

Unter Mitarbeit von:
U. Frei, W. H. Hörl, K. Kühn, H. G. Sieberth

Autoren und Experten:
J. Bahlmann, W. Boesken, N. Braun, R. G. Bretzel
(DDG), R. Brunkhorst, H. Felten, O. Flöge, U. Frei,
R. Fünfstück, B. Grabensee, O. Grass, R. Hartung,
M. Haubitz, F. Hildebrandt, W. H. Hörl, J. Hoyer,
H. P. Kierdorf, K. M. Koch, H. Köhler,
U. Kotzerke, B. Krumme, K. Kühn, C. J. Olbricht,
W. Pommer, E. Quellhorst, T. Risler, E. Ritz,
R. Schindler, D. Schlöndorff, U. Schmidt-Gayk,
U. Sester, K.-Fr. Sewing (DGPT), H. G. Sieberth,
R. A. K. Stahl, G. Stein, W. Theiss, D. Walb,
G. Wolf, K. Zerres

Deutsche Gesellschaft für Endokrinologie (DGE)

Redaktion:
O. A. Müller

Autoren:
B. Allolio, W. Becker (†), E. Blind, G. Brabant,
H. J. Buhr, M. Dietlein, H. Dralle, G. Emons,
R. Fahlbusch, R. Gärtner, H.U. Häring, K. Hahn,
M. Hanefeld, H. Hauner, J. Hebebrand, J. Hensen,
F. Jockenhövel, W. Karges, W. Kiess, B. Koletzko,
W. Krone, K. Kruse (†), R. Landgraf, H. Lehnert,
B. Mann, K. Mann, K. Mohnike, M. J. Müller,
O. A. Müller, D. Müller-Wieland, E. Nieschlag,
W. Oelkers, J. Pfeilschifter, M. B. Ranke,
Ch. Reiners, M. Rothmund, B. Saller, H. Schatz,
W. A. Scherbaum, K.W. Schmid,
P. Schumm-Draeger, M. J. Seibel, W. Sippell,
G. Stalla, A. Steinmetz, Ch. J. Strasburger, M. Weiss,
J. Westenhöfer, B. Wiedenmann, R. Ziegler

Deutsche Gesellschaft für Rheumatologie (DGRh)

Redaktion:
Ch. Specker

Autoren und Experten:
K. Boche, J. Braun, G. R. Burmester,
L. Caspary (DGA), Th. Dörner, E. Genth,
E. Gromnica-Ihle, W. L. Gross, H. Häntzschel,
P. Herzer, I. Kötter, B. Manger, U. Müller-Ladner,
H. Nüßlein, D. E. Pongratz, E. Reinhold-Keller,
W. A. Schmidt, M. Schneider, J. Sieper,
Ch. Specker, H. Stiegler (DGA), B. Swoboda

Deutsche Gesellschaft für Internistische Intensivmedizin und Notfallmedizin (DGIIN)

Redaktion:
J. Meyer

Autoren:
D. Barckow, H. F. Becker, F. Grimminger,
D. L. Heene, P. Heering, G. R. Hetzel, F. Martens,
K. Mayer, J. Meyer, T. Podszus, W. Seeger,
D. Walmrath, S. Weilemann, K. Werdan,
P. von Wichert

Deutsche Gesellschaft für Infektiologie (DGI)

Redaktion:
W. V. Kern

Autoren und Experten:
K. Arasteh, T. Bauer, H. R. Brodt, W. Elies,
G. Faetkenheuer, C. Franzen, A. Glasmacher,
T. Glück, D. Goebel, T. Grünewald, T. Jelinek,
G. Just-Nüblin, W. V. Kern, C. Lübbert, R. Nau,
A. Plettenberg (DGHG), M. Röcken, B. R. Ruf,
B. Salzberger, H. Seifert, T. Sternfeld, D. Wagner,
S. Weilemann, M. Weiss (DGPI)

Deutsche Gesellschaft für Neurologie (DGN)

Redaktion:
J. Meyer

Autoren und Experten:
O. Busse, J. Glahn, G. Nelles

Inhalt

A Erkrankungen der Verdauungsorgane

1 Prinzipien der Ernährung
K. Feuser, S.C. Bischoff

2 Speiseröhre
M. Classen, H. J. Illiger (DGHO), C. Lersch, W. Schepp, J. R. Siewert (DGVC), M. Wienbeck

2.1 Refluxkrankheit
2.2 Speiseröhrentumore
2.2.1 Gutartige Tumore
2.2.2 Maligne Tumore
2.3 Funktionsstörungen

3 Magen/Zwölffingerdarm
C. Bokemeyer (DGHO), W. E. Hansen, W. Schepp, W. Schmiegel, M. Stolte

*3.1 Erkrankungen der Magenschleimhaut: Gastritis, Erosionen, Riesenfalten, Magen- und Zwölffingerdarmgeschwüre
3.2 Reizmagen (funktionelle Dyspepsia)
3.3 Magentumore
3.3.1 Benigne Magentumore
3.3.2 Karzinoidtumor des Magens
3.3.3 Maligne Magentumore
3.4 Folgezustände nach Magenoperationen

4 Dünn- und Dickdarm
W. Caspary, W. E. Hansen, H. J. Illiger (DGHO), W. Schmiegel, E. F. Stange, H. J. Weh (DGHO)

4.1 Malabsorptionssyndrome
4.2 Nahrungsmittelunverträglichkeiten
4.3 Infektionen
*4.4 Chronisch entzündliche Darmerkrankungen
4.5 Akute Appendizitis
4.6 Reizdarm (Syn. Irritables Kolon)
4.7 Divertikel
4.8 Neoplasien des Dünn- und Dickdarms
4.8.1 Dünndarmneoplasien
4.8.2 Kolonpolypen und gastrointestinale Polyposis-Syndrome
4.8.3 Kolorektales Karzinom
C. Pox,
Experte der DGHO: V. Heinemann
4.8.4 Intestinale Lymphome (in Vorbereitung)
4.8.5 Karzinoidtumor und Karzinoidsyndrom (in Vorbereitung)
4.9 Anorektale Erkrankungen
4.9.1 Benigne anorektale Erkrankungen
4.9.2 Karzinome der Analregion

5 Bauchspeicheldrüse
C. Bokemeyer (DGHO), P. G. Lankisch, J. Mössner, W. Schmiegel, V. Schusdziarra, R. Ziegler (DGE)

*5.1 Akute und chronische Pankreatitis
5.2 Pankreastumore (außer endokrin aktive Tumore)
5.2.1 Pankreaskarzinom
5.3 Endokrin aktive Pankreastumore
5.3.1 Karzinoidsyndrom
5.3.2 VIPom oder WDHA-Syndrom (Verner-Morrison-Syndrom)
5.3.3 Gastrinom (Zollinger-Ellison-Syndrom)
5.3.4 Insulinom (s. H – Erkrankungen der endokrinen Organe und des Stoffwechsels)
5.3.5 Glukagonom, Somatostatinom, PPom (s. H – Erkrankungen der endokrinen Organe und des Stoffwechsels)

6 Gallenblase, Gallenwege
C. Bokemeyer (DGHO), M. Classen, F. Lammert, S. Matern, W. Schmiegel

6.1 Steinerkrankungen des biliären Systems (Cholelithiasis)
6.2 Karzinome des biliären Systems (Gallenblasen- und extrahepatisches Gallengangskarzinom)

7 Leber
K. H. W. Böker, A. Holstege, M. Manns, B. Steinke (DGHO)

*7.1 Akute Virus-Hepatitis
7.1.1 Hepatitis A
7.1.2 Hepatitis B
7.1.3 Hepatitis C
7.1.4 Hepatitis D
7.1.5 Hepatitis E
*7.2 Chronische virale Hepatiten
7.2.1 Chronische Hepatitis B
7.2.2 Chronische Hepatitis C
7.2.3 Chronische Hepatitis D
*7.3 Autoimmun-Hepatitis
*7.4 Primär biliäre Zirrhose (PBC)
*7.5 Primär sklerosierende Cholangitis (PSC)
7.6 Morbus Wilson
7.7 Hereditäre Hämochromatose
7.8 α_1-Antitrypsin-Mangel
7.9 Arzneimittelinduzierte Leberschäden
7.10 Alkoholische Leberschäden
7.11 Nicht-alkoholische Leberschäden
7.12 Gefäßerkrankungen der Leber
7.12.1 Budd-Chiari-Syndrom (Lebervenenverschluß)
7.12.2 Pfortaderthrombose

---

* beinhaltet Leitlinien der DGVS

7.12.3	Morbus Osler (hereditäre hämorrhagische Teleangiektasien)	7.17	Akutes Leberversagen
7.13	Lebertumore	7.18	Leberzirrhose
7.13.1	Maligne Lebertumore		
7.13.2	Benigne Lebertumore	**8**	**Notfälle**
7.14	Leberabszesse		*W. Domschke*
7.15	Leberzysten und Zystenleber	8.1	Akutes Abdomen
7.16	Schwangerschaftsspezifische Lebererkrankungen	8.2	Blutung

B Erkrankungen des Blutes und des Gerinnungssystems, solide Tumore und Prinzipien der internistischen Onkologie

Vorbemerkung

1 Anämien
H. Heimpel, H. Diem, J. Thomalla, H. Cario, L. Hastka, H. Schrezenmeier, E. Wollmer

1.1 Definition und Basisinformation
1.2 Megaloblastäre Anämien
1.3 Hämolytische Anämien
1.4 Eisenmangelanämie
1.5 Thalassämien und Hämoglobinanomalien
1.6 Entzündungs- und Tumoranämien
1.7 Renale Anämie

2 Eisenmangel und Eisenmangelanämie
J. Hastka, H. Heimpel, G. Metzgeroth, N. Gattermann, M. Neuss, E. Wollmer

3 Thrombozytopenien
E. Hiller, A. Matzdorff, J. Th. Fischer

3.1 Pathophysiologie und allgemeine Diagnostik
3.2 Immunthrombozytopenie (ITP)
3.3 Thrombotische thrombozytopenische Purpura (TTP)
3.4 Heparininduzierte Thrombozytopenie (HIT)

4 Neutropenie und Agranulozytose
H. Heimpel, W. Theml

5 Immundefekte im Erwachsenenalter
S. Peest, M. Stoll (DGIM, DGI)

6 Akute Leukämien
A. Ganser, R. F. Schlenk

7 Myelodysplastische Syndrome (MDS)
C. Aul (Korr.), W. Verbeek, A. Giagounidis, M. Lübbert, A. Ganser

8 Chronische myeloproliferative Erkrankungen
H. Gisslinger, M. Griesshammer, H. Heimpel (Korr.), E. Lengfelder, A. Reiter

8.1 Polycythaemia vera
8.2 Essentielle Thrombozytämie
8.3 Chronische idiopathische Myelofibrose
8.4 Nicht klassifizierbare cMPE und durch spezielle genomische Aberrationen gekennzeichnete Sonderformen

8a Chronische myeloische Leukämie (CML)
A. Hochhaus (Korr.), Th. Fischer, D. W. Beelen

9 Maligne Lymphome
M. Dreyling (Korr.), W. Hiddemann, L. Trümper, M. Pfreundschuh

9.1 Klassifikation und allgemeine Diagnostik
9.2 Reifzellige Lymphome der B-Zell-Reihe
9.2.1 Chronische lymphatische Leukämie (B-CLL)
9.2.2 Haarzellenleukämie
9.2.3 Morbus Waldenström (Lymphoplasmozytisches Lymphom)
9.2.4 Marginalzonenlymphome
9.2.5 Follikuläre Lymphome
9.2.6 Mantelzell-Lymphom
9.2.7 Diffuses großzelliges B-Zell-Lymphom
9.2.8 Mediastinales großzelliges B-Zell-Lymphom
9.2.9 Burkitt-Lymphom und Präkursor B-lymphoblastisches Lymphom
9.2.10 HIV-assoziierte Lymphome
9.3 Maligne Lymphome der T-Zell-Reihe
9.3.1 Kutane T-Zell-Lymphome: Mycosis fungoides/Sézary-Syndrom
9.3.2 Periphere T-Zell-Lymphome (nicht anderweitig spezifiziert)
9.3.3 Angioimmunoblastisches Lymphom
9.3.4 Extranodales NK-/T-Zell-Lymphom vom nasalen Typ
9.3.5 Großzellig-anaplastisches Lymphom (T- und Null-Zell-Typ)
9.3.6 Vorläufer-T-lymphoblastisches Lymphom

9a Chronische lymphatische Leukämie
Autoren: M. Hallek (Korr.), B. Eichhorst, P. Dreger
Expertengruppe: H. Döhner, P. Dreger, B. Eichhorst, B. Emmerich, M. Hallek

10 Morbus Hodgkin
S. W. Krause (Korr.), S. Schmitz, A. Engert

11 Multiples Myelom
P. Liebisch, D. Peest

12 Kopf-Hals-Tumore
S. Hiller, H.-G. Mergenthaler
12.1 Karzinome des Kehlkopfs (Larynx)
12.2 Karzinome des Hypopharynx
12.3 Karzinome der Lippen, der Mundhöhle und des Oropharynx
12.4 Karzinome des Nasopharynx
12.5 Karzinome der Nasennebenhöhlen
12.6 Karzinome der Speicheldrüsen
12.7 Malignome der Gesichtshaut

13 Mammakarzinom
E. Heidemann, K. Possinger, C. Bokemeyer

Bronchialkarzinome
(s. Kap. C – Erkrankungen der Atmungsorgane)
M. Thomas, H. Morr (DGP), N. Niederle

Ösophaguskarzinom
(s. Kap. A – Erkrankungen der Verdauungsorgane)
M. Classen (DGVS), H. J. Illiger, C. Lersch (DGVS), W. Schepp (DGVS), J. R. Siewert (DGVC), M. Wienbeck (DGVS)

Magenkarzinom
(s. Kap. A – Erkrankungen der Verdauungsorgane)
C. Bokemeyer, W. E. Hansen (DGVS), W. Schepp (DGVS), W. Schmiegel (DGVS), M. Stolte (DGVS)

Pankreaskarzinom
(s. Kap. A – Erkrankungen der Verdauungsorgane)
C. Bokemeyer, P. G. Lankisch (DGVS), J. Mössner (DGVS), W. Schmiegel (DGVS), V. Schusdziarra (DGVS), R. Ziegler (DGE)

Karzinome der Gallenblase und des Gallengangsystems
(s. Kap. A – Erkrankungen der Verdauungsorgane)
C. Bokemeyer, M. Classen (DGVS), F. Lammert, S. Matern (DGVS), W. Schmiegel (DGVS)

Kolonkarzinom
(s. Kap. A – Erkrankungen der Verdauungsorgane)
W. Caspary (DGVS), W. E. Hansen (DGVS), H. J. Illiger, W. Schmiegel (DGVS), E. F. Stange (DGVS), H. J. Weh

Rektumkarzinom
(s. Kap. A – Erkrankungen der Verdauungsorgane)
W. Caspary (DGVS), W. E. Hansen (DGVS), H. J. Illiger, W. Schmiegel (DGVS), E. F. Stange (DGVS), H. J. Weh

Karzinome der Analregion
(s. Kap. A – Erkrankungen der Verdauungsorgane)
W. Caspary (DGVS), W. E. Hansen (DGVS), H. J. Illiger, W. Schmiegel (DGVS), E. F. Stange (DGVS), H. J. Weh

Hepatozelluläre Karzinome
(s. Kap. A – Erkrankungen der Verdauungsorgane)
K. H. W. Böker, A. Holstege, M. Manns (DGVS), B. Steinke

Tumore der endokrinen Organe
(s. Kap. H – Erkrankungen der endokrinen Organe und des Stoffwechsels sowie A – Erkrankungen der Verdauungsorgane)

14 Tumore der weiblichen Genitalorgane
N. Frickhofen (Korr.), A. du Bois (AGO)
14.1 Epitheliale Ovarialkarzinome
14.2 Keimzelltumore des Ovars
14.3 Zervixkarzinom
14.4 Korpuskarzinom (Endometriumkarzinom)
14.5 Uterussarkom
14.6 Chorionkarzinom

15 Tumore der männlichen Genitalorgane
C. Bokemeyer, D. Hossfeld
15.1 Hodentumore
15.2 Prostatakarzinom

16 Tumore der Nieren und der Harnwege
B. Steinke, L. Bergmann, A. Lampl (AUO), W. Pommer (GN)
16.1 Nierenzellkarzinome
16.2 Tumore der Harnwege

17 Maligne Knochentumore
J. Schütte, R. D. Issels, P. Reichardt, J. T. Hartmann
17.1 Osteosarkom
17.2 Ewing-Sarkom (ES)/periphere (primitive) neuroektodermale Tumore (PNET)
17.3 Malignes fibröses Histiozytom (MFH) des Knochens
17.4 Fibrosarkome des Knochens
17.5 Chondrosarkome (CS)

18 Weichteilsarkome des Erwachsenen
Autoren: J. Schütte, J. T. Hartmann, R. D. Issels, P. Reichardt, P. M. Schlag
Experten: J. Schütte, V. Budach (DEGRO), E. Koscelniak (GPOH), P. M. Schlag, P.-U. Tunn (DGCH), R. D. Issels, P. Reichardt, J. T. Hartmann

19 Malignes Mesotheliom
E. Laack, J. Schütte, R. Dierkesmann
19.1 Pleuramesotheliom
19.2 Peritoneales Mesotheliom

20 Das Melanom
U. Keilholz, U. Kleeberg

21 Maligne Gliome
B. Steinke

22 CUP-Syndrom – Tumorerkrankung mit unbekanntem Primärtumor
G. Hübner, C. Bokemeyer

23 Allgemeine Prinzipien der Zytostatikatherapie
U. Schuler, C.-H. Köhne

24 Behandlung mit hämatopoetischen Wachstumsfaktoren
M. Engelhardt (Korr.), W. E. Aulitzky
24.1 G-CSF und GM-CSF
24.2 Erythropoetin
24.3 Thrombopoetin
24.4 Interleukin-3 und Stammzellfaktor

25 Knochenmark- und Blutstammzelltransplantation
G. Ehninger, E. Holler

26 Supportive Therapie
26.1 Chronische Schmerzen des Tumorkranken
M. Kloke
26.2 Prophylaxe und Therapie des durch Zytostatika induzierten Erbrechens
R. Maier-Steinacker
26.3 Infektionen bei hämatologischen und onkologischen Erkrankungen
G. Maschmeyer, W. V. Kern
26.4 Transfusion von Blutkomponenten und Plasmaderivaten
P. Kühnl (DGTI), M. Müller (DGTI), E. Seifried

27 Hereditäre hämorrhagische Diathesen
J. Oldenburg (GTH), H. Riess

28 Erworbene hämorrhagische Diathesen
H. Riess, E. Seifried
28.1 Disseminierte intravasale Gerinnung (DIC)
28.2 Massivbluttransfusion
28.3 Lebererkrankungen
28.4 Blutung bei Neoplasien
28.5 Erworbene Hemmkörper gegen Gerinnungsfaktoren

29 Thrombophile Diathesen
V. Hach-Wunderle (DGA), M. Müller (DGTI), J. Pabinger (GTH), E. Seifried

Antikoagulanzientherapie und Thrombolyse bei häufigen thromboembolischen Erkrankungen
Lungenembolie s. Kap. C – Erkrankungen der Atmungsorgane
Akuter Extremitätenarterienverschluß s. Kap. E – Erkrankungen der Gefäße Venenthrombose s. Kap. E – Erkrankungen der Gefäße

Abkürzungen

C Erkrankungen der Atmungsorgane

1 **Tuberkulose – Lungentuberkulose und extrapulmonale Tuberkulosen im Thoraxbereich**
T. Schaberg

2 **Lungenkarzinom**
M. Thomas, H. Morr, N. Niederle

3 **Sonstige bösartige Neubildungen im Thorakalraum**
M. Thomas, H. Morr

4 **Gutartige Neubildungen intrathorakaler Organe**
R. Huber, H. Morr

5 **Mukoviszidose – zystische Fibrose**
H. Wilkens, G. W. Sybrecht

6 **Schlafbezogene Atmungsstörungen**
H.F. Becker, J. H. Peter

7 **Akute Lungenembolie**
Autor: U. Tebbe (DGK)
Experten: H. Heidrich (DGA), R. Dierkesmann (DGP)

8 **Chronische pulmonale Hypertonie/Cor pulmonale**
F. Grimminger, W. Seeger, H. A. Ghofrani

9 **Ambulant erworbene Pneumonie (AEP)**
S. Ewig, U. Ostendorf

10 **Nosokomiale Pneumonie**
J. Lorenz

11 **Lungenemphysem**
H. Teschler, N. Konietzko

12 **Chronische Bronchitis und COPD**
H. Worth

13 **Asthma bronchiale**
A. Gillissen

14 **Bronchiektasen**
N. Konietzko, H. Teschler

15 **Pneumokoniosen**
D. Nowak, U. Costabel

16 **Exogen allergische Alveolitis**
U. Costabel

17 **Sarkoidose**
U. Costabel

18 **Idiopathische interstitielle Lungenerkrankungen**
U. Costabel
18.1 Idiopathische Lungenfibrose
18.2 Idiopathische pulmonale Alveolarproteinose
18.3 Idiopathische Lungenhämosiderose

19 **Chronische eosinophile Pneumonie**
U. Costabel

20 **ARDS**
D. Walmrath, F. Grimminger, W. Seeger

21 **Pleuritis/Pleuraerguss**
W. Frank, R. Loddenkemper

22 **Pleuraempyem**
W. Frank, R. Loddenkemper

23 **Pneumothorax**
W. Frank, R. Loddenkemper

Lungenbeteiligung bei Systemerkrankungen
(siehe jeweilige Organkapitel)

Abkürzungen

D Erkrankungen des Herzens und des Kreislaufs

1 Herzinsuffizienz
M. Böhm, M. Kindermann

Arterielle Hypertonie
(s. F – Arterielle Hypertonie)
*J. Mann (GfN), J. Nürnberger (DfN),
T. Philipp (GfN), B. E. Strauer*

2 Systemische Hypotonie
W. von Scheidt

Chronische pulmonale Hypertonie/Cor pulmonale
(s. C – Erkrankungen der Atmungsorgane)
*F. Grimminger, H. A. Ghofrani, W. Seeger
Kommentator: G. Görge (DGK)*

3 Bradykarde Herzrhythmusstörungen
B. Lemke, J. Brachmann

3.1 Sinusknotensyndrom (Bradykardie-Tachykardie-Syndrom, Sick-Sinus-Syndrom)
3.2 Sinuatrialer Block (SA-Block)
3.3 Karotissinussyndrom
3.4 Atrioventrikuläre Leitungsstörungen
3.5 Intraventrikuläre Blockierungen
3.6 Bradykardes Vorhofflimmern

4 Tachykarde Herzrhythmusstörungen
P. Steinbigler, R. Haberl

4.1 Supraventrikuläre Rhythmusstörungen
4.1.1 Supraventrikuläre Extrasystolie
4.1.2 Sinustachykardie
4.1.3 Vorhofflimmern
4.1.4 Vorhofflattern
4.1.5 Atriale Tachykardie
4.1.6 AV-Knotentachykardie
4.1.7 Präexzitationssyndrome
4.2 Ventrikuläre Rhythmusstörungen
4.2.1 Ventrikuläre Extrasystolie
4.2.2 Anhaltende Kammertachykardien/ Kammerflimmern
4.3 Risikostratifizierung asymptomatischer Patienten

5 Synkope
W. von Scheidt

6 Koronare Risikofaktoren
H. Gohlke

6.1 Ernährungsgewohnheiten und Hyperlipidämie
6.2 Rauchen
6.3 Hypertonie
6.4 Übergewicht
6.5 Verminderte Glukosetoleranz und Diabetes (s. auch H – Erkrankungen der endokrinen Organe und des Stoffwechsels)
6.6 Bewegungsmangel
6.7 Psychosoziale Faktoren und Stress
6.8 Alkohol
6.9 Chronische Entzündung und Infektion

7 Koronare Herzkrankheit
H.-J. Rupprecht, J. Meyer

8 Akuter Myokardinfarkt
C. Hamm, T. Voigtländer, J. Meyer

Akute Lungenembolie
(s. C – Erkrankungen der Atmungsorgane)
Autor: *U. Tebbe (DGK)*
Experten: *W. Theiss (DGA),
R. Dierkesmann (DGP)*

9 Erkrankungen der Aorta thoracalis
R. Erbel

Abdominelles Aortenaneurysma
(s. E – Erkrankungen der Gefäße)
*L. Caspary (DGA), H. Heidrich (DGA),
H. Landgraf, A. Hinrichs, V. Hombach (DGK),
H.-H. Osterhues (DGK)*

10 Traumata des Herzens und der großen intrathorakalen Gefäße
R. Erbel

11 Akute Karditiden
11.1 Myokarditis
H. Sigusch
11.2 Perikarditis
H. Sigusch
11.3 Endokarditis
C. Naber, H. Seifert

12 *Beitrag entfällt*

13 Kardiomyopathien
G. Beer, H. Kuhn, T. Lawrenz, C. Stellbrink

13.1 Hypertrophische Kardiomyopathien
13.2 Dilatative Kardiomyopathie
13.3 Arrhythmogene rechtsventrikuläre Kardiomyopathie (ARVCM)
13.4 Andere Herzmuskelerkrankungen

14 Erworbene Herzklappenfehler
R. Hoffmann, P. Hanrath

14.1 Mitralklappenstenose
14.2 Mitralklappeninsuffizienz und Mitralklappenprolaps
14.2.1 Mitralklappeninsuffizienz
14.2.2 Mitralklappenprolaps

14.3	Aortenklappenstenose	15.2.2	Ventrikelseptumdefekt (VSD)
14.4	Aortenklappeninsuffizienz	15.2.3	Ductus arteriosus Botalli
14.5	Pulmonal- und Trikuspidalklappenfehler	15.3	Komplexe Vitien
14.6	Nachsorge bei prothetischem Herzklappenersatz	15.3.1	Fallotsche Tetralogie
		15.3.2	Transposition der großen Gefäße

15 Angeborene Fehlbildungen des Herzens und der großen Gefäße im Erwachsenenalter
S. Mohr-Kahaly

15.1 Links- und rechtsseitige Obstruktionen
15.1.1 Kongenital bikuspide Aortenklappe
15.1.2 Kongenitale Aortenstenose und offenes Foramen ovale (PFO)
15.1.3 Aortenisthmusstenose
15.1.4 Pulmonalstenose
15.2 Shuntvitien
15.2.1 Vorhofseptumdefekt (ASD) und offenes Foramen ovale (PFO)

16 Herztumore
H. Lambertz

17 Funktionsanalyse implantierter Herzschrittmacher und Defibrillatoren

17.1 Herzschrittmacher
D. Andresen, B. Lemke
17.2 Kardioverter Defibrillator
H. Klein

E Erkrankungen der Gefäße

1 Chronische periphere arterielle Verschlußkrankheit
Redaktion: *A. Creutzig*
Autoren und Kommentatoren: *A. Creutzig, C. Diehm, H. Heidrich, W. Theiss*

2 Der diabetische Fuß
Autor: *H. Stiegler*
Experten:
*H. Lawall, O. A. Müller (DGE),
H. Podhaisky, E. Standl*

3 Akuter Extremitätenarterienverschluß
Redaktion: *W. Theiss*
Autoren und Kommentatoren: *E. Altmann, H. Landgraf, W. Theiss*

4 Arterielle Kompressionssyndrome
Autor: *A. Creutzig*
Experte: *S. Basche*

4.1 Thoracic-outlet-Syndrom (TOS)
4.2 Poplitea-Kompressionssyndrom

5 Funktionelle Gefäßerkrankungen
Autor: *H. Heidrich*
Experte: *A. Hinrichs*

5.1 Raynaud-Syndrom
5.2 Vasospasmen durch Ergotamin und Drogen
5.3 Akrozyanose
5.4 Erythromelalgie

6 Erkrankungen der hirnversorgenden Arterien
Autor: *R. Sternitzky*
Experten: *C. Fahrig,
H. Heidrich, R. Langhoff, K. L. Schulte,
W. Theiss*

Erkrankungen der Aorta thoracalis
Redaktion: *R. Erbel (DGK)*
Autoren und Kommentatoren:
*R. Erbel (DGK), H. Loeprecht (verstorben),
F. A. Spengel (verstorben)*

(s. D – Erkrankungen des Herzens und des Kreislaufs)

7 Aneurysmatische Erkrankungen der Arterien
Autor: *L. Caspary*
Experten: *H. Heidrich, A. Hinrichs,
V. Hombach (DGK), J. Kamenz (DGK),
H. Landgraf, H. H. Osterhues (DGK)*

7.1 Abdominelles Aortenaneurysma
7.2 Poplitealarterien-Aneurysma
7.3 Andere Aneurysmen
7.3.1 Degenerative Aneurysmen
7.3.2 Aneurysmen bei entzündlichen Erkrankungen
7.3.3 Infektiöse „mykotische" Aneurysmen
7.3.4 Aneurysmata falsa (spurium)

8 Erkrankungen der Viszeralarterien
Autor: *H. Rieger*
Experten: *W. Domschke (DGVS),
A. Hinrichs*

8.1 Akute mesenteriale Ischämie (AMI)
8.2 Chronische mesenteriale Ischämie (EMI)

Nierenarterienstenose und -verschluss
Redaktion: *K. M. Koch (GfN/DAKN)*
Autoren und Kommentatoren: *U. Frei (GfN/DAKN), M. Haubitz (GfN/DAKN), K. M. Koch (GfN/DAKN), R. Schindler (DGKPT), W. Theiss*
(s. G – Erkrankungen der Niere)

9 Vaskulitiden
Redaktion: *L. Caspary*
Autoren und Kommentatoren: *L. Caspary, H. Stiegler, C. Specker (DGRh), P. M. Aries, W. A. Schmidt*

9.1 M. Takayasu (Takayasu-Arteriitis)
9.2 Arteriitis temporalis
9.3 Andere Vaskulitiden

10 Arteriovenöse Fisteln und Angiodysplasien
Autoren: *C. Fahrig, J. Weber*
Expertengruppe: *C. Fahrig, J. Weber, H. Heidrich, H. Rieger, R. Sternitzky*

10.1 Arteriovenöse Fisteln
10.2 Angiodysplasien

11 Thromboseprophylaxe
Redaktion: *R. Bauersachs*
Autoren und Kommentatoren: *R. Bauersachs, V. Hach-Wunderle, M. Ludwig, H. Riess (DGHO), H. Stiegler, W. Theiss, Th. Wuppermann*

12 Venenthrombose
Autor: *R. Bauersachs*
Experten: *V. Hach-Wunderle, H. Heidrich, M. Ludwig, H. Stiegler, W. Theiss, Th. Wuppermann*

Lungenembolie
Autor: *U. Tebbe (DGK)*
Experten: *W. Theiss (DGA), R. Dierkesmann (DGP)*
(s. C – Erkrankungen der Atmungsorgane)

13 Varikose
Autor: *Th. Wuppermann*
Experten: *R. Bauersachs, V. Hach-Wunderle, M. Ludwig, H. Stiegler, W. Theiss*

14 Thrombophlebitis (oberflächliche Venenentzündung)
Autor: *V. Hach-Wunderle*
Experten: *R. Bauersachs, M. Ludwig, H. Stiegler, W. Theiss, Th. Wuppermann*

15 Chronische venöse Insuffizienz
Autor: *H. Stiegler*
Experten: *V. Hach-Wunderle, W. Theiss*

16 Lymphödem
Autor: *M. Ludwig*
Experten: *V. Hach-Wunderle, H. Stiegler, W. Theiss, Th. Wuppermann*

17 Angiologisch relevante Hämostaseologie
17.1 Thrombophiliediagnostik
V. Hach-Wunderle, M. Müller (DGTI), J. Pabinger (GTH), E. Seifried (DGHO)
(siehe B 29 Thrombophile Diathesen)
17.2 Antithrombotische Therapie
Autor: *R. Bauersachs*
Experten: *V. Hach-Wunderle, W. Theiss*

18 Kompressionsbehandlung
Autor: *H. Stiegler*
Experten: *V. Hach-Wunderle, W. Theiss*

F Arterielle Hypertonie

1 Arterielle Hypertonie
J. Nürnberger (DfN), J. Mann (GfN), T. Philipp (GfN), B. E. Strauer (DGK)

G Erkrankungen der Niere

1 Diagnostische Methoden in der Nephrologie
Redaktion: *K. Kühn*
Autoren und Kommentatoren: *J. Bahlmann, H. Felten, R. Fünfstück, J. Hoyer, H. Köhler, U. Kotzerke, K. Kühn, H. Mann, T. Risler, U. Schmidt-Gayk, D. Walb*

1.1 Urinuntersuchungen
1.1.1 Teststreifenmethoden
1.1.2 Mikroskopische Urinuntersuchung
1.1.3 Bakteriologie
1.1.4 Spezielle Verfahren
1.1.5 Proteinuriediagnostik

1.2	Erweiterte Labordiagnostik		**4**	**Glomeruläre Nieren-krankheiten**
1.2.1	Blutbild			
1.2.2	Serumanalysen			
1.2.3	Methoden zur Bestimmung der Nierenfunktion			Redaktion: *O. Flöge, T. Risler, K. Kühn* Autoren und Kommentatoren: *R. A. K. Stahl, D. Schlöndorff, N. Braun,*
1.2.4	Quantitative Harnsammlung über 24 h			*W. Boesken, K. Kühn, T. Risler*
1.2.5	Säure-Basen-Haushalt			
1.2.6	Immunologische Diagnostik		**5**	**Diabetische Nephropathie (DN)**
1.3	Spezielle Labordiagnostik			
1.3.1	Hochdruckdiagnostik (Elektrolyte, spezielle hormonelle Parameter)			Redaktion: *E. Ritz* Autoren und Kommentatoren: *R. G. Bretzel (DDG), E. Ritz*
1.3.2	Knochenstoffwechseldiagnostik (bei eingeschränkter Nierenfunktion bzw. Niereninsuffizienz)		**6**	**Renale Vaskulopathien einschließlich Vaskulitiden**
1.3.3	Tubuläre Funktionsstörungen (pädiatrische Nephrologie)			Redaktion: *K. M. Koch* Autoren und Kommentatoren: *U. Frei,*
1.4	Nuklearmedizinische Untersuchungen			*M. Haubitz, R. Schindler, W. Theiss (DGA)*
1.5	Bildgebende Verfahren		6.1	Systemische Vaskulitiden mit Befall der
1.5.1	Sonographie			Nierengefäße
1.5.2	Farbkodierte Duplex-Sonographie		6.1.1	Primäre Vaskulitiden
1.5.3	i.v. Urogramm		6.1.2	Sekundäre Vaskulitiden
1.5.4	Miktionszystourogramm (MCU)		6.2	Nicht-entzündliche vaskuläre Nieren-erkrankungen
1.5.5	Computertomographie (CT)		6.2.1	Thrombotische und embolische
1.5.6	Magnetresonanztomographie (MRT)			Erkrankungen der Niere
1.5.7	Angiographie		6.2.2	Hypertoniebedingte Nierenerkrankungen
1.6	Perkutane Nierenbiopsie		6.2.3	Sklerodermie
1.7	Beckenkammbiopsie		6.2.4	Thrombotische Mikroangiopathie der Nieren
1.8	24-h-Blutdruckmessung		6.2.5	Nierenvenenthrombose
1.9	Molekulargenetische Diagnostik		6.3	Nierenarterienstenose
2	**Tubulointerstitielle Nieren-krankheiten**		**7**	**Hereditäre Nephropathien**
	Redaktion und Autor: *W. Pommer, G. Wolf*			Autor: *O. Grass* Co-Autoren: *M. Weber,* *F. Hildebrandt, K. Zerres*
2.1	Akute tubulointerstitielle Nierenkrankheiten		7.1	Molekulargenetische Diagnostik
2.2	Chronische tubulointerstitielle Nieren-krankheiten		7.1.1	Methoden
			7.1.2	Anwendungsbereiche
2.2.1	Durch Proteinurie bedingte chronische TIN		7.2	Klinik einzelner hereditärer Nieren-erkrankungen
2.2.2	Analgetikanephropathie		7.2.1	Autosomal-dominante polyzystische Nieren-erkrankung (autosomal-dominant polycystic kidney disease, ADPKD 1 und ADPKD 2)
2.2.3	Balkannephropathie			
2.2.4	Nephropathie durch chinesische Kräuter-tees			
2.2.5	Sonderformen der chronischen tubulo-interstitiellen Nierenkrankheiten		7.2.2	Autosomal-rezessive polyzystische Nieren-erkrankung (ARPKD)
3	**Infektionen der Nieren und der Harnwege**		7.2.3	Alport-Syndrom und familiäre benigne Hämaturie
	Redaktion und Autoren: *U. Sester, H. Köhler*		7.2.4	Von-Hippel-Lindau-(VHL-)Syndrom
			7.2.5	Nephronophthise
3.1	Akute unkomplizierte Zystitis der Frau		7.2.6	Tuberöse Sklerose
3.2	Akute Zystitis bei Erwachsenen mit Gefahr der okkulten Nieren- oder Prostatabeteili-gung, jedoch ohne weitere komplizierende Faktoren		**8**	**Nephrolithiasis**
				D. Walb, B. Krumme, K. Kühn
			8.1	Kalziumnephrolithiasis
3.3	Rekurrierende Zystitis bei gesunden Frauen		8.1.1	Hyperkalzämie und Hyperkalziurie/Normokalziurie
3.4	Akute unkomplizierte Pyelonephritis der jungen Frau			
3.5	Komplizierte Infektion der Nieren und der Harnwege		8.1.2	Normokalzämie und Hyperkalziurie
3.6	Asymptomatische Bakteriurie		8.1.3	Normokalzämie und Normokalziurie
3.7	Weitere klinische Bilder			

8.2	Harnsäurenephrolithiasis
8.3	Struvitsteine
8.4	Zystinsteine
8.5	Xanthinsteine (XS) und 2,8-Dihydroxyadeninsteine (DHA)
8.6	Nephrolithiasis durch Medikamente

9 Akutes Nierenversagen (ANV)
B. Grabensee

10 Chronische Niereninsuffizienz
W. H. Hörl

11 Elektrolyt- und Säure-Basen-Störungen
Redaktion und Autoren: *G. Stein, R. Hartung, D. Walb*

11.1	Elektrolytstörungen
11.1.1	Hypernatriämie
11.1.2	Hyponatriämie
11.1.3	Hyperkaliämie
11.1.4	Hypokaliämie
11.1.5	Hyperkalzämie
11.1.6	Hypokalzämie
11.1.7	Hypermagnesiämie
11.1.8	Hypomagnesiämie
11.1.9	Hyperphosphatämie
11.1.10	Hypophosphatämie
11.2	Säure-Basen-Störungen
11.2.1	Respiratorische Azidose
11.2.2	Respiratorische Alkalose
11.2.3	Metabolische Azidose
11.2.4	Metabolische Alkalose

12 Nierenersatztherapie bei terminaler Niereninsuffizienz
Redaktion: *K. M. Koch*
Autoren und Kommentatoren: *R. Brunkhorst, U. Frei, H. P. Kierdorf, K. M. Koch, E. Quellhorst, R. Schindler*

| 12.1 | Dialyse- und Hämofiltrationsverfahren |
| 12.2 | Nierentransplantation |

13 Spezielle extrakorporale Behandlungsverfahren: Plasmapherese, Immunadsorption, Lipidapherese, Hämoperfusion
Redaktion und Autor: *C. J. Olbricht*

13.1	Plasmapherese, Immunadsorption
13.2	Rheopherese
13.3	Lipidapherese
13.4	Hämoperfusionsbehandlung

14 Tumore der Niere, speziell Nierenzellkarzinom
s. Beitrag B16

Arterielle Hypertonie
(s. F – Arterielle Hypertonie)

J. Nürnberger (GfN), J. Mann (GfN), T. Philipp (GfN), B. E. Strauer (DGK)

Einführung

H Erkrankungen der endokrinen Organe und des Stoffwechsels

1 Hypophyse, Hypothalamus
O. A. Müller, G. Emons, R. Fahlbusch, J. Hensen, M.B. Ranke, G. Stala, Ch. Strasburger

1.1	Prolaktinom, Hyperprolaktinämie
1.2	Akromegalie
1.3	Cushing-Syndrom
1.4	TSHom
1.5	Hormoninaktive Tumoren und Hypophyseninsuffizienz
1.6	Hypophysenvorderlappeninsuffizienz der somatotropen Achse
1.7	Diabetes insipidus (ADH-Mangel)
1.8	Das Syndrom der inappropriaten (inadäquaten) Überproduktion von AVP (SIADH)

2 Schilddrüsen
K. Mann, G. Brabant, M. Dietlein, R. Gärtner, W. Karges, B. Saller

2.1	Diagnostik von Schilddrüsenfunktionsstörungen und Abklärung von Schilddrüsenerkrankungen
2.2	Struma
2.3	Hypothyreose
2.4	Hyperthyreose
2.5	Thyreoiditiden
2.6	Maligne Schilddrüsentumoren

3 Hyper- und hypokalzämische Erkrankungen, Nebenschilddrüsenerkrankungen
E. Blind, J. Pfeilschifter

4 Diabetes mellitus
W. A. Scherbaum

4.1	Typ-2-Diabetes
4.2	Therapie des Typ-1-Diabetes
4.3	Therapie akuter Komplikationen
4.4	Therapie chronischer Komplikationen

5 Neuroendokrine Tumore des Gastrointestinaltrakts
H. Lehnert, W. Becker, H. Dralle, B. Wiedenmann

5.1 Gastrinome
5.2 Insulinom
5.3 Glukagonom
5.4 Somatostatinom
5.5 VIPom
5.6 PPom

6 Nebenniere
H. Lehnert, B. Allolio, H. J. Buhr, K. Hahn, B. Mann, K. Mohnike, W. Sippell, M. Weiss

6.1 Hypercortisolismus
6.2 Mineralocorticoidhypertonie
6.3 Androgen-/östrogenproduzierende Nebennierentumoren
6.4 Inzidentalome
6.5 Nebennierenrindenkarzinom
6.6 Adrenale Enzymdefekte
6.7 Primäre Nebennierenrindeninsuffizienz
6.8 Phäochromozytom
6.9 Autonome Dysfunktion

7 Erkrankungen der männlichen Gonaden
E. Nieschlag, J. Jockenhövel, J. Westenhöfer

8 Störungen von Ernährung und Stoffwechsel

8.1 Fettstoffwechsel
W. Krone, M. Hanefeld, B. Koletzko, D. Müller-Wieland, A. Steinmetz
8.2 Adipositas
W. Krone, H. Hauner, J. Hebebrand, W. Kiess, M. J. Müller
8.3 Anorexie, Bulimie
J. Hebebrand
8.4 Weitere Stoffwechselerkrankungen
H. Lehnert, B. Koletzko, W. A. Scherbaum

9 Osteoporose
J. Pfeilschifter, E. Blind

I Rheumatische Erkrankungen

Vorbemerkung

1 Rheumatoide Arthritis
G. R. Burmester, U. Müller-Ladner

2 Spondarthritiden
H. Zeidler, J. Wollenhaupt

2.1 Allgemeines
2.2 Spondylitis ankylosans
2.3 Psoriasisarthritis

3 Reaktive Arthritis
J. Braun, J. Sieper, G. Burmester

4 Kollagenosen

4.1 Sjögren-Syndrom
Th. Dörner, E. Gromnica-Ihle
4.2 Systemischer Lupus erythematodes
M. Schneider, B. Manger
4.3 Systemische Sklerose
E. Genth
4.4 Sharp-Syndrom (MTCD)
E. Genth
4.5 Dermatomyositis
E. Genth, D. E. Pongratz

5 Lyme-Borreliose
P. Herzer

6 *Beitrag entfällt durch Neustrukturierung von Kapitel I*

7 Arthrosen
B. Swoboda, H. Nüßlein

7.1 Fingerpolyarthrose: Heberden-, Bouchard-, Rhizarthrose (M 15.–)
7.2 Cox- und Gonarthrose (M 16.–, M 17.–)

8 Fibromyalgie
E. Genth

9 *Beitrag entfällt durch Neustrukturierung von Kapitel I, der Inhalt ist nun in 14 enthalten*

10 Polymyalgia rheumatica (PMR) und Riesenzellarteriitis (Arteriitis temporalis)
Autoren: *W. A. Schmidt, E. Gromnica-Ihle*
Experten: *L. Caspary (DGA), H. Stiegler (DGA)*

11 *Beitrag entfällt durch Neustrukturierung von Kapitel I*

12 Takayasu-Arteriitis
s. Beitrag E 9

13 *Beitrag entfällt durch Neustrukturierung von Kapitel I*

14 *Beitrag entfällt durch Neustrukturierung von Kapitel I*

15 ANCA-assoziierte Vaskulitiden
W. L. Gross, P. Lamprecht

16 Churg-Strauss-Syndrom
B. Hellmich, W. L. Gross

17 **Mikroskopische Polyangiitis**
W. L. Gross, E. Reinhold-Keller

18 *Beitrag entfällt durch Neustrukturierung von Kapitel I*

19 *Beitrag entfällt durch Neustrukturierung von Kapitel I*

20 *Beitrag entfällt durch Neustrukturierung von Kapitel I*

21 **Morbus Behçet**
I. Kötter

K Internistische Intensivmedizin

1 **Akute respiratorische Insuffizienz und maschinelle Beatmung**
H. F. Becker, T. Podszus, W. Seeger, P. von Wichert

1.1 Akute respiratorische Insuffizienz
1.1.1 Asthma bronchiale
1.1.2 Akute respiratorische Insuffizienz bei COPD
1.1.3 Pneumonie
1.1.4 ARDS
1.2 Maschinelle Beatmung
1.2.1 Prinzipien
1.2.2 Beatmung bei akuter respiratorischer Insuffizienz
1.2.3 Beatmung bei chronischer respiratorischer Insuffizienz
1.2.4 Beatmung bei Störungen der Atmungsregulation
1.2.5 Entwöhnung vom Respirator (Weaning)

2 **Vergiftungen**
D. Barckow, F. Martens

3 **Extrakorporale Therapieverfahren**
G. R. Hetzel

3.1 Akutes Nierenversagen (ANV)
3.2 Diskontinuierliche Eliminationsverfahren
3.2.1 Hämodialyse
3.2.2 Hämofiltration
3.2.3 Hämodiafiltration
3.2.4 Peritonealdialyse (PD)
3.3 Kontinuierliche Eliminationsverfahren
3.3.1 Kontinuierliche arteriovenöse Hämofiltration (CAVH)
3.3.2 Kontinuierliche venovenöse Hämofiltration (CVVH)
3.3.3 Kontinuierliche venovenöse Hämodialyse und Hämodiafiltration (CVVHD und CVVHDF)
3.3.4 Langsame kontinuierliche Ultrafiltration (SCUF, Slow continuous ultrafiltration)
3.3.5 Effektivität und Auswahl des Therapieverfahrens
3.3.6 Technische Voraussetzung bei kontinuierlichen Verfahren
3.4 Extrakorporale Verfahren bei Intoxikationen
3.5 Plasmaaustausch und Immunadsorption
3.5.1 Immunadsorption
3.5.2 Leberunterstützungssysteme – „Leberdialyse"

4 **Sepsis und Systemic Inflammatory Response Syndrome (SIRS)**
F. Grimminger, K. Mayer, W. Seeger, D. Walmrath

5 **Schock und Multiorganversagen**
F. Grimminger, K. Mayer, W. Seeger, D. Walmrath

6 **Nosokomiale Infektionen**
s. Beitrag L16

7 **Kardiogener Schock**
K. Werdan

8 **Blutgerinnungsstörungen**
D. L. Heene

8.1 Hepatogene Gerinnungsstörungen
8.2 Vitamin-K-Mangelsyndrom
8.3 Verbrauchskoagulopathie und Hyperfibrinolyse
8.4 Transfusionsbedingte Gerinnungsstörungen
8.5 Hämostasestörungen bei chronischen Nierenerkrankungen
8.6 Thrombozytopenien und Thrombozytopathien
8.7 Heparininduzierte Thrombozytopenie
8.8 Immunkoagulopathien
8.9 Iatrogen bedingte Hämostasestörungen
8.10 Angeborene Gerinnungsstörungen
8.11 Thrombophilie und Thromboembolien

9 **Flüssigkeitshaushalt und künstliche Ernährung**
S. Weilemann

9.1 Elektrolyt- und Wasserhaushalt
9.2 Künstliche Ernährung

L Infektionskrankheiten

Vorbemerkung

1 Fieber unklarer Genese
T. Bauer, D. Wagner, W. V. Kern
1.1 Definition und Basisinformation
1.2 Fieber bei Infektionen
1.3 Medikamentenfieber
1.4 Fieber unklarer Ursache

2 Bakteriämie und Sepsis, intravaskuläre und katheterassoziierte Infektionen
H. Seifert, T. Glück
2.1 Bakteriämie und Sepsis
2.2 Katheterassoziierte Infektionen
2.3 Endokarditis
2.4 Infizierte Thrombose

3 Infektionen der oberen Luftwege
W. Elies, T. Grünewald, W. V. Kern
3.1 Sinusitis
3.2 Otitis media
3.2.1 Akute Otitis media
3.2.2 Chronische Otitis media
3.3 Akute Pharyngitis/Pharyngotonsillitis

4 Mononukleoseähnliche Infektionskrankheiten
D. Wagner, G. Bauer
4.1 Infektiöse Mononukleose
4.2 Zytomegalievirusinfektion
4.3 Toxoplasmose
4.4 Katzenkratzkrankheit
4.5 Akutes retrovirales Syndrom

5 Spezielle Infektionskrankheiten des Respirationstrakts
W.V. Kern, B. Salzberger
5.1 Influenza
5.2 Mycoplasma pneumoniae-Infektion
5.3 Chlamydieninfektion der Atemwege
5.4 Legionellenpneumonie
5.5 Keuchhusten (Pertussis)

6 Exanthematische Infektionen/sogenannte Kinderkrankheiten
M. Weiss [DGPI], M. Röcken
6.1 Scharlach
6.2 Windpocken
6.3 Masern
6.4 Röteln
6.5 Ringelröteln

7 Haut- und Weichteilinfektionen, Osteomyelitis
C. Lübbert, B. R. Ruf
7.1 Erysipel
7.2 Phlegmone
7.3 Osteomyelitis
7.4 Septische Arthritis
7.5 Nekrotisierende Fasziitis und streptokokkenassoziiertes toxisches Schocksyndrom

8 Sexuell übertragbare Erkrankungen
A. Plettenberg [DGHG]
8.1 Syphilis
8.2 Gonorrhö
8.3 Nichtgonorrhoische Urethritis

9 Enteritis und Enterokolitis
C. Franzen, T. Bauer
9.1 Salmonellosen
9.2 Cholera
9.3 Shigellose
9.4 Staphylokokkenenteritis
9.5 Campylobacter-Enteritis
9.6 Yersiniose
9.7 Clostridium-difficile-Infektion
9.8 Escherichia-coli-Infektionen
9.8.1 Enteropathogene E. coli
9.8.2 Enterotoxische E. coli
9.8.3 Enteroinvasive E. coli
9.8.4 Enterohämorrhagische E. coli
9.9 Virale Gastroenteritiden
9.10 Amöbenruhr
9.11 Lambliasis
9.12 Cryptosporidiose, Isosporidiose, Mikrosporidiose

10 ZNS-Infektionen
R. Nau
10.1 Bakterielle Meningitis und Enzephalitis
10.2 Neuroborreliose
10.3 Hirnabszeß
10.4 Virale Meningitis und Enzephalitis

11 Wichtige einheimische systemische Infektionskrankheiten
B. Salzberger
11.1 Q-Fieber
11.2 Leptospirose
11.3 Hantavirusinfektionen

12 Wichtige importierte Infektionskrankheiten
T. Jelinek
12.1 Malaria
12.1.1 Malaria tropica
12.1.2 Malaria tertiana und Malaria quartana

12.2 Andere akute fieberhafte Erkrankungen nach Auslandsaufenthalt
12.2.1 Dengue-Fieber und ähnliche Erkrankungen
12.2.2 Amöbenleberabszess
12.2.3 Viszerale Leishmaniose (Kala-Azar)
12.2.4 Schistosomiasis (Billharziose)
12.2.5 Brucellose
12.2.6 Rickettsiosen

13 HIV-Infektion und AIDS

T. Sternfeld, K. Arasteh, F.-D. Goebel, B. Satzberger

13.1 HIV-Infektion
13.2 Frühe klinische Manifestationen der HIV-Infektion
13.3 Opportunistische Infektionen
13.3.1 Pneumocystis-carinii-Pneumonie
13.3.2 Zerebrale Toxoplasmose
13.3.3 Zytomegalievirus-(CMV-)Erkrankung
13.3.4 Candidiasis
13.3.5 Nicht-tuberkulöse Mykobakteriosen
13.3.6 Seltenere Infektionen

13.4 Tumoren
13.4.1 Kaposi-Sarkom
13.4.2 Non-Hodgkin-Lymphome
13.4.3 Zervixkarzinom
13.5 Verhalten bei Nadelstichverletzungen

14 Tuberkulose und atypische Mykobakteriosen

T. Grünewald, H.R. Brodt, G. Faetkenheuer, W.V. Kern

14.1 Tuberkulose
14.2 Atypische Mykobakteriosen
14.3 Meldepflicht

15 Pilzinfektionen

A. Glasmacher, G. Just-Nübling

16 Nosokomiale Infektionen

S. Weilemann

M Schlaganfall

1 Schlaganfall

O. Busse, J. Glahn, G. Nelles

1.1 Einführung
1.2 Basisinformationen
1.3 Ischämischer Schlaganfall
1.4 Spontane intrazerebrale Blutungen
1.5 Subarachnoidalblutung
1.6 Rehabilitation

Register

> **Wichtige Hinweise zur Benutzung des Registers**
>
> Das Sachregister verweist in den Text über Kapitelnummer und Seitenzahl:
>
> — Der **Buchstabe** gibt den Teil des Werkes an, zugänglich über die Registerblätter.
>
> — Die **Zahl** vor dem Doppelpunkt stellt die Kapitelnummer dar.
>
> — Die einzelnen Kapitel sind mit durchlaufenden **Seitenzahlen** nummeriert.
>
> **C 17**: 2
>
> Die **gesuchte Textstelle** finden Sie durch Aufschlagen des Teiles (Registerblätter) und durch Verfolgen der Ziffern am oberen Seitenrand.

A

AAA s. Aortenaneurysma, abdominelles
AB0-Identitätstest, Bluttransfusion **B 26**: 14
AB0-Inkompatibilität, Erythrozytenkonzentrate **B 26**: 16
Abacavir, HIV-Infektion/AIDS **L 13**: 2
ABCD-Risikomodell, TIA (transitorische ischämische Attacke) **M 1**: 6
Abdomen, akutes **A 4**: 1, **A 8**: 1–2
– Basisdiagnostik **A 8**: 1
– Diagnostik, erweiterte **A 8**: 2
– – überflüssige **A 8**: 2
– Therapie **A 8**: 2
– – chirurgische **A 8**: 2
– Ursachen **A 8**: 1
Abdominalschmerzen
– Malaria **L 12**: 1
– Mukoviszidose **C 5**: 2
Ablation
– Vorhofextrasystolen **D 4**: 3
– Vorhofflimmern **D 4**: 3
Abort, Chlamydieninfektion **L 5**: 3
Abszess
– s.a. Amöbenleberabszess
– s.a. Brodie-Abszess
– s.a. Hirnabszess
– s.a. Leberabszess
– Divertikel **A 4**: 9
– subdiaphragmatischer, Differentialdiagnose **D 7**: 1
– – Pleuraerguss **C 21**: 1
ABVD, Hodgkin-Lymphom **B 10**: 3
Abwehrspannung, Abdomen, akutes **A 8**: 1
ACD (Anemia of Chronic-Fatigue-Syndrom Disease) **B 1**: 8
ACE-Hemmer
– Analgetikanephropathie **G 2**: 2
– Angina pectoris, stabile **D 7**: 4
– Diabetes mellitus **H 4**: 9
– Herzinsuffizienz **D 1**: 3–4
– Hypertonie **F 1**: 4–5
– Nephropathie, diabetische **G 5**: 2
– Schlaganfall, ischämischer **M 1**: 21
– Wirksamkeit **D 1**: 4
N-Acetylcystein, Antidot bei Vergiftungen **K 2**: 5
Acetylsalicylsäure
– Behçet-Syndrom **I 21**: 2
– Erythrozytose **B 8**: 4
– Polycythaemia vera (PV) **B 8**: 4
– Schlaganfall, ischämischer **M 1**: 18
– Thrombolyse **E 17**: 2
– Thrombozythämie, essentielle **B 8**: 6–7
– TIA (transitorische ischämische Attacke) **M 1**: 18

– Vorhofflimmern **D 4**: 3
Achalasie **A 2**: 4
– Dilatation, pneumatische **A 2**: 4–5
– Myotomie **A 2**: 5
– Ösophaguskarzinom **A 2**: 2
Achlorhydrie, Eisenmangel **B 2**: 2
Acinetobacter spp., Pneumonie, nosokomiale **C 10**: 1, 4
ACR-Klassifikation
– Arthritis, rheumatoide **I 1**: 1
– Churg-Strauss-Syndrom **I 16**: 1
– Lupus erythematodes, systemischer **I 4.2**: 1
– Takayasu-Arteriitis **I 12**: 1
– Vaskulitis **I 15**: 1
Acrodermatitis chronica atrophicans, Lyme-Borreliose **I 5**: 1
ACTH-Kurztest, Nebenniereninsuffizienz **H 6**: 5
ACTH-Resistenz-Syndrom **H 6**: 5
ACTH-Syndrom, ektopes, Cushing-Syndrom **H 1**: 5, 7
Actinobacillus, Endokarditis **D 11**: 4
acute respiratory distress syndrome s. ARDS
ADAMTS13, Purpura, thrombozytopenische, thrombotische **B 3**: 4
Addison-Krise **H 6**: 6
Adenin-Phosphoribosyl-Transferase-Mangel **G 7**: 3
Adenokarzinom
– Analkanal **A 4**: 23
– Dünndarm **A 4**: 13
– Magen **A 3**: 6
– Ösophagus **A 2**: 2
– und undifferenziertes Karzinom **B 22**: 2
Adenoma sebaceum, tuberöse Sklerose **G 7**: 6
Adenome, Kolon **A 4**: 13
Adenomektomie, Hypophysenadenome **H 1**: 13
Adenosindeaminase (ADA), Pleuraerguss, tuberkulöser **C 21**: 2
adenozytisches Karzinom, Lunge **C 3**: 2
Aderhautmelanome, Melanom, malignes **B 20**: 4
Aderlass
– Erythrozytose **B 8**: 3
– Polycythaemia vera (PV) **B 8**: 3
ADH-Mangel **H 1**: 17–19
Adipositas
– Coxarthrose **I 7**: 3
– koronare Risikofaktoren **D 6**: 1, 3
– stammbetonte, Cushing-Syndrom **H 1**: 5
– Therapie, Hyperlipoproteinämie **H 8**: 4
– Typ-2-Diabetes **H 4**: 1

– Zytostatika(therapie), Dosisreduktion **B 23**: 5
Adnexitis
– Abdomen, akutes **A 8**: 1
– Differentialdiagnose **A 4**: 8
– Spondylarthritis **I 2**: 2
ADPKD (autosomal dominant polycystic kidney disease) **G 7**: 4
adrenale Enzymdefekte **H 6**: 4–5
adrenale Hypoplasie, kongenitale **H 6**: 5
Adrenalektomie, Mineralocorticoidhypertonie **H 6**: 2
adrenogenitales Syndrom **H 6**: 4–5
Adrenoleukodystrophie **H 6**: 5
– Glucocorticoide **H 6**: 6
Adrenolytika, Cushing-Syndrom **H 1**: 8
Adrenomyeloneuropathie **H 6**: 5
– Glucocorticoide **H 6**: 6
Adrenostatika, Cushing-Syndrom **H 1**: 8
α-Adrenozeptoragonisten, Hypotonie, orthostatische **D 2**: 2
Adriamycin, liposomales, Weichteilsarkome **B 18**: 6
Adventitiadegeneration, zystische **E 10**: 2
Afibrinogenämie **B 27**: 2
– Substitutionsempfehlungen **B 27**: 4
After, Juckreiz s. Pruritus, analer
A-Gastritis **A 3**: 1
– Magenkarzinoid **A 3**: 6
– Magenkarzinom **A 3**: 6
Agranulozytose **B 4**: 1–2
– s.a. Granulozytopenie
– akute/subakute **B 4**: 1
– G-CSF **B 24**: 2
– GM-CSF **B 24**: 2
– Immundefekte **B 5**: 1
– Therapie **B 4**: 1
– durch Thyreostatika **H 2**: 6
AGS s. adrenogenitales Syndrom
AIDS s. HIV-Infektion/AIDS
AILD (angioimmunoblastische Lymphadenopathie) **B 9**: 10
AIO-Arbeitsgruppe, Weichteilsarkome **B 18**: 3
Akne, Cushing-Syndrom **H 1**: 5
Akromegalie **H 1**: 3–5
– Arthrose **I**, **I 7**: 1
– Bromocriptin **H 1**: 4
– Cabergolin **H 1**: 4
– Differentialdiagnose **H 1**: 4
– Dopaminagonisten **H 1**: 4
– GHRH **H 1**: 3
– Herzmuskelerkrankungen **D 13**: 6
– Karpaltunnel-Syndrom **H 1**: 3
– Lanreotid **H 1**: 4
– Makroglossie **H 1**: 3

- Octreotid **H 1:** 4
- OGTT **H 1:** 4
- Quinagolid **H 1:** 4
- Somatostatinanaloga **H 1:** 4
- Symptomatik **H 1:** 3
- Therapie, medikamentöse **H 1:** 4
- – operative **H 1:** 4
- Wachstumshormonexzess **H 1:** 4
akromegaloides Aussehen **H 1:** 4
Akroosteolyse, Psoriasisarthritis **I 2:** 6
Akrozyanose **E 5:** 3–4
- Hyperhydrosis **E 5:** 3
Aktinomycine **B 23:** 1
Aktivkohle
- repetitive, Vergiftungen **K 2:** 6
- Vergiftungen **K 2:** 3–6
Akute-Phase-Proteine/-Reaktion
  s. C-reaktives Protein
Albträume durch Opioide **B 26:** 2
Albuminurie
- Diabetes mellitus **H 4:** 1
- Niereninsuffizienz, chronische
  G 10: 5
Aldosteronantagonisten, Herzinsuffizienz **D 1:** 3
Aldosteron-produzierendes Karzinom
  H 6: 1
Alginsäure, Refluxkrankheit **A 2:** 1
ALI (Acute Lung Injury) **C 20:** 1
ALI-Kriterien **C 20:** 1
Alizaprid, Erbrechen, Zytostatikainduziertes **B 26:** 8
Alkaloide **B 23:** 1
Alkalose
- metabolische **G 11:** 6–7
- respiratorische **G 11:** 6
Alkoholabusus
- chronischer, Immundefekte **B 5:** 1
- Differentialdiagnose **B 3:** 2, **B 7:** 2
- Gicht **H 8:** 7
- Hypertonie **F 1:** 4
- Hypertriglyzeridämie **D 6:** 2, **H 8:** 1
- Kardiomyopathie, dilatative (DCM)
  D 13: 4
- koronare Risikofaktoren **D 6:** 2, 4
- Ösophaguskarzinom **A 2:** 2
- parapneumonischer Erguss **C 22:** 1
- Pseudo-Cushing-Syndrom **H 1:** 6
- Subarachnoidalblutung **M 1:** 28
- Tuberkulose **C 1:** 1
Alkoholinstillation, perkutane, hepatozelluläres Karzinom **A 7:** 20
Alkoholismus/Alkoholkonsum
  s. Alkoholabusus
Alkoholschmerz, Hodgkin-Lymphom
  B 10: 1
Alkylantien **B 23:** 1
Alkylsulfonate **B 23:** 1
ALL s. Leukämie, akute, lymphatische
Allergene, Myokarditis **D 11:** 1
Allergie-Diagnostik, Mukoviszidose
  C 5: 3
Allergien, Medikamentenfieber **L 1:** 1
allergische Reaktionen durch
  G-CSF/GM-CSF **B 24:** 2
allergische Transfusionsreaktion
  B 26: 19
ALLHAT-Studie, Hypertonie **F 1:** 4
Alloantigene, Myokarditis **D 11:** 1
All-trans-Retinol, Promyelozytenleukämie, akute (APL) **B 6:** 4
Alopezie durch G-CSF/GM-CSF
  B 24: 2
Alpha-Interferon s. Interferon-α
Alport-Syndrom **G 7:** 2, 4–5
- ACE-Hemmer **G 7:** 5
- Fundoskopie **G 7:** 5
- Leiomyomatose **G 7:** 2
- Mikrohämaturie **G 5**
- Nierenkrankheiten, tubulointerstitielle **G 2:** 3
Alteplase (t-PA), Myokardinfarkt
  D 8: 3
Alter
- Kalziummangel **A 1:** 6

- Nährstoffdefizite **A 1:** 5–6
- Vitamin D **A 1:** 5
- Vitamin-B_{12}-Mangel **A 1:** 5
Altershypogonadismus **H 7:** 1
Aluminose **C 15:** 3
- Berufskrankheitenanzeige **C 15:** 4
Alveolarproteinose, idiopathische,
  pulmonale **C 18:** 3
- bronchoalveoläre Lavage (BAL)
  C 18: 3
- Ganzlungen-Lavage **C 18:** 3
- Phospholipoproteine **C 18:** 3
Alveolarschaden, diffuser **C 18:** 1
Alveolitis
- exogen-allergische **C 16:** 1–2
- – bildgebende Verfahren **C 16:** 1
- – bronchoalveoläre Lavage (BAL)
  C 16: 3
- – Diagnostik **C 16:** 1–3
- – – weiterführende **C 16:** 3
- – Differentialdiagnose **C 16:** 1–3
- – Formen **C 16:** 1
- – Nachsorge **C 16:** 3
- – Präzipitine **C 16:** 3
- – Symptomatik **C 16:** 1
- – Therapie **C 16:** 3
- – Untersuchungsbefund **C 16:** 1
- – Verlaufskontrolle **C 16:** 3
- fibrosierende, Darmerkrankungen,
  chronisch-entzündliche **A 4:** 6
- – Sklerose, systemische **I 4.3:** 1
- Lungenfunktionsprüfung **C 16:** 3
- Sklerose, systemische **I 4.3:** 2
Amaurosis fugax, Hirnarterienstenose
  E 6: 1
Amenorrhö
- Cushing-Syndrom **H 1:** 5
- Hypophysenadenome **H 1:** 10
AMI (akute Mesenterialischämie)
  E 8: 1–2
Aminoglutethimid, Cushing-Syndrom
  H 1: 8
δ-Aminolaevulin-Säure-(ALA-)
  Synthetase, Porphyrie, intermittierende, akute **H 8:** 8
Aminosäurebedarf, Ernährung, parenterale **K 9:** 3
Aminosäurelösungen
- Ernährung, parenterale **K 9:** 3
- Ernährungstherapie, zentralvenöse
  K 9: 3
Aminosäuren
- Bedarf, Ernährungstherapie,
  zentralvenöse **K 9:** 3
- essenzielle **A 1:** 2
Amitriptylin, Tumorschmerzen **B 26:** 6
AML s. Leukämie, akute, myeloische
Amnesie, transitorische, globale, Differentialdiagnose **M 1:** 6
Amöbenkolitis **L 12:** 4–5
Amöbenleberabszess **L 12:** 4–5
- s.a. Abszess
Amöbenruhr **A 4:** 4, **L 9:** 5–6,
  L 12: 4–5
- Antibiotika **A 4:** 5
Amprenavir, HIV-Infektion/AIDS
  L 13: 2
Amylase, Pleuraempyem **C 22:** 1
Amyloidose
- Darmerkrankungen, chronischentzündliche **A 4:** 6
- Dialyse **G 12:** 2
- Glykosidempfindlichkeit **D 1:** 3
- Hypotonie **D 2:** 1
- Kardiomyopathien, hypertrophische
  (HCM) **D 13:** 1
- pulmonale **C 4:** 2
- Spondylitis ankylosans **I 2:** 4
ANA (antinukleäre Antikörper)
- Dermatomyositis **I 4.2:** 2
- Lupus erythematodes, systemischer
  I 4.2: 1
- Polymyositis **I 4.2:** 2
- Sharp-Syndrom **I 4.2:** 2
- Sjögren-Syndrom **I 4.2:** 2

- Sklerose, systemische **I 4.3:** 1
- Systemsklerose **I 4.2:** 2
Anämie **B 1:** 1–9
- im Alter **B 1:** 1
- aplastische **B 1:** 1–2
- – s.a. Panmyelopathie/Panmyelophthise
- – s.a. PRCA (pure red cell aplasia)
- – Differentialdiagnose **B 7:** 2
- – Immundefekte **B 5:** 1
- – isolierte **B 1:** 2
- – Knochenmark-/Stammzelltransplantation **B 25:** 1
- – Nierenkrankheiten, tubulointerstitielle **G 2:** 3
- autoimmunhämolytische **B 1:** 2
- – Allopurinol **B 1:** 6
- – Azathioprin **B 1:** 6
- – Darmerkrankungen, chronischentzündliche **A 4:** 6
- – Plasmapherese **B 1:** 6
- – Prednison **B 1:** 6
- – Transfusionen **B 1:** 6
- – Wärmeautoantikörper **B 1:** 6
- Blutverlust **B 1:** 1
- durch Chemotherapie, Erythropoetin (EPO) **B 24:** 3
- der chronischen Erkrankungen
  (ACD), Eisenmangel **B 2:** 4
- Colitis ulcerosa **A 1:** 7
- Crohn-Krankheit **A 1:** 7
- dyserythropoetische, kongenitale
  B 1: 2
- Endokarditis **L 2:** 6
- Entstehungsmechanismus **B 1:** 3
- Erythropoese, Aplasie **B 1:** 2
- – ineffektive **B 1:** 2
- – Stimulation **B 1:** 1
- Erythropoetin (EPO) **B 24:** 3
- Erythropoetinmangel **B 1:** 2
- Erythrozyten, Abbau, gesteigerter
  B 1: 2
- Erythrozytenmembrandefekte **B 1:** 2
- Erythrozytenstoffwechsel, Defekte
  B 1: 2
- Erythrozytometrie **B 1:** 3
- Folsäuremangel **B 1:** 4
- hämolytische **B 1:** 5–7
- – Erstdiagnostik **B 1:** 5
- – Harnsäurenephrolithiasis **G 8:** 4
- – hereditäre **B 1:** 6
- – Lupus erythematodes, systemischer
  I 4.2: 1
- hyperchrom-makrozytäre **B 1:** 3
- Hypersplenismus **B 1:** 1–2
- hypochrome, Sprue **A 4:** 1
- hypochrom-mikrozytäre **B 1:** 3
- – Differentialdiagnose **B 2:** 3
- Klassifikation **B 1:** 2–3
- Knochenmarkdiagnostik **B 1:** 4
- Laboratoriumsbefunde, Bewertung
  B 1: 1–3
- Leitsymptome und -befunde **B 1:** 3
- Lupus erythematodes, systemischer
  I 4.2: 1
- mechanisch-hämolytische **B 1:** 2
- megaloblastäre **B 1,** 1, 4–5
- – Malabsorption **A 4:** 1
- Panzytopenie **B 1:** 4
- Schilling-Test **B 1:** 4
- Sprue **A 4:** 1
- Vitaminbestimmung, Referenzwerte **B 1:** 4
- mikrozytäre, Differentialdiagnose
  B 2: 2
- normochrom-normozytäre **B 1:** 3
- Punctio sicca **B 1:** 4
- Referenzwerte, Bewertung **B 1:** 1–3
- refraktäre (RA) **B 7:** 1
- – mit Blastenvermehrung 1
  (RAEB-1) **B 7:** 1
- – mit Blastenvermehrung 2
  (RAEB-2) **B 7:** 1
- – mit multilineärer Dysplasie
  (RCMD) **B 7:** 1
- – – und Nachweis von Ringsideroblasten (RCMD-RS) **B 7:** 1

- – mit Ringsideroblasten (RARS) **B 7:** 1
- – renale **B 1:** 8, 9
- – – Dialyse **G 12:** 2
- – – Eisensubstitution **B 2:** 7
- – – Erythropoetin **B 2:** 7
- – – Erythropoetin (EPO) **B 24:** 3
- – – Niereninsuffizienz, chronische **G 10:** 1, 2–3, 4–5
- – – rhuEPO **G 10:** 2
- – Retikulozyten **B 1:** 1
- – – Hämoglobingehalt, mittlerer **B 1:** 3
- – Retikulozytenproduktionsindex (RPI) **B 1:** 3
- – Ringelröteln **L 6:** 4
- – Schwangerschaft **B 1:** 1
- – sekundäre **B 1:** 8
- – sideroblastische, kongenitale **B 1:** 2
- – symptomatische, Erythropoetin (EPO) **B 24:** 3
- – unklare, Blutausstrich **B 1:** 4
- – Vitamin-B$_{12}$-Mangel **B 1:** 4
- Anaerobier, Neutropenie **B 26:** 10
- Anagrelid
- – Myelofibrose, chronisch-idiopathische (cIMF) **B 8:** 9
- – Thrombozythämie, essentielle **B 8:** 6–7
- Analfissur **A 4:** 22
- Analgesie, Hämophilie **B 27:** 6
- Analgetika
- – Applikation, rückenmarksnahe, Tumorschmerzen **B 26:** 4
- – Arthritis, rheumatoide **I 1:** 3
- – Tumorschmerzen **B 26:** 6
- Analgetikanephropathie **G 2:** 2
- – ACE-Hemmer **G 2:** 2
- – Hypertoniebehandlung **G 2:** 2
- Analkanal
- – Adenokarzinome **A 4:** 23
- – Melanom, malignes **A 4:** 23
- Analkanalkarzinom **A 4:** 22–23
- – Chemotherapie **A 4:** 23
- – Nachsorge **A 4:** 23
- – Nachweisdiagnostik **A 4:** 23
- – Stadieneinteilung **A 4:** 23
- – Staging **A 4:** 23
- – Strahlentherapie **A 4:** 23
- – TNM-Klassifikation **A 4:** 22
- ANCA (antizytoplasmatische Antikörper)
- – Polyangiitis, mikroskopische **I 15:** 3, **I 17:** 1
- – Wegenersche Granulomatose **I 15:** 3
- Androgene, Myelofibrose, chronisch-idiopathische (cIMF) **B 8:** 9
- Aneurysma/Aneurysmen **E 6:** 1, **E 7:** 2–3
- – s.a. Aortenaneurysma
- – Aorta abdominalis **E 8:** 1
- – arterielle, Behçet-Syndrom **I 21:** 1
- – degenerative **E 7:** 2–3
- – entzündliche Erkrankungen **E 7:** 3
- – falsum (spurium) **E 7:** 3
- – intrakranielles, Ruptur, Beatmung, maschinelle **M 1:** 28
- – – – Subarachnoidalblutung **M 1:** 28
- – linksventrikuläres, Myokardinfarkt **D 8:** 4–5
- – Mesenterialgefäße **E 8:** 1
- – mykotische, infektiöse **E 7:** 3
- – Poplitealarterien **E 7:** 2
- – Ruptur, AV-Fisteln **E 10:** 1
- Anfälle, fokale, Differentialdiagnose **M 1:** 6
- Angina abdominalis, Mesenterialischämie, chronische **E 8:** 2
- Angina pectoris
- – Aortenklappenstenose **D 14:** 3
- – Ausschlussdiagnostik **D 7:** 1
- – Belastungs-EKG **D 7:** 2
- – bildgebende Verfahren **D 7:** 4
- – Churg-Strauss-Syndrom **I 16:** 1

- – Differentialdiagnose **D 7:** 1, 4
- – Doppler-Verfahren **D 7:** 4
- – Duplex-Verfahren **D 7:** 4
- – Echokardiographie **D 7:** 3
- – Glyceroltrinitrat **D 7:** 4
- – Herzinsuffizienz **D 7:** 2
- – Herzkatheteruntersuchung **D 7:** 3
- – intrakoronarer Ultraschall **D 7:** 4
- – Koronarangiographie **D 7:** 3
- – Koronarischämie **D 7:** 1
- – Koronarsyndrom, akutes **D 7:** 1
- – Laboruntersuchungen **D 7:** 2
- – LZ-EKG **D 7:** 3
- – Myokarddurchblutung **D 7:** 4
- – Myokard-Szintigraphie **D 7:** 3
- – Pathophysiologie **D 7:** 1
- – Positronen-Emissions-Tomographie **D 7:** 3
- – Röntgen-Thorax **D 7:** 3
- – Ruhe-EKG **D 7:** 2
- – Schweregradeinteilung **D 7:** 2
- – stabile **D 7:** 2
- – – ACE-Hemmer **D 7:** 4
- – – Betablocker **D 7:** 4
- – – Bypassoperation **D 7:** 5
- – – Kalziumantagonisten **D 7:** 4
- – – Maßnahmen, allgemeine **D 7:** 4
- – – Nitrovasodilatatoren **D 7:** 4
- – – Therapie, invasive **D 7:** 5
- – – – medikamentöse **D 7:** 4
- – – Thrombozytenaggregationshemmer **D 7:** 4
- – Stress-Echokardiographie **D 7:** 3
- – Stufenprogramm **D 7:** 2
- – Symptome **D 7:** 1–2
- – Takayasu-Arteriitis **E 9:** 1
- – Therapie **D 7:** 4
- – Untersuchung **D 7:** 2
- Angina tonsillaris
- – Influenza **L 5:** 2
- – Scharlach **L 6:** 1
- Angiodysplasie(n) **E 10:** 1–3
- – AV-Fisteln **E 10:** 2
- – Einteilung **E 10:** 2
- – Gastrointestinalblutungen **A 8:** 3
- – gastrointestinale **A 8:** 4
- – Hamburger Klassifikation **E 10:** 1–2
- – Kompressionstherapie **E 18:** 1
- – Stammvarikose **E 10:** 3
- – Varizen **E 13:** 1
- Angioendotheliomatose, systemische **B 9:** 3
- Angiographie
- – Nephrologie **G 1:** 3
- – Vasospasmen **E 5:** 3
- Angiomyolipome, tuberöse Sklerose **G 7:** 6
- Angiosarkome, antitumorale Substanzen **B 18:** 5
- Angiotensin-Rezeptoren-Blocker, Hypertonie **F 1:** 4–5
- Angststörungen, Fibromyalgie **I 8:** 1
- Ankylosierung
- – Psoriasisarthritis **I 2:** 6
- – Spondylitis ankylosans **I 2:** 4
- Ann-Arbor-Klassifikation, Hodgkin-Lymphom **B 10:** 1
- Anorchie
- – angeborene **H 7:** 2
- – erworbene **H 7:** 2
- anorektale Erkrankungen **A 4:** 22–23
- – Proktoskopie **A 4:** 22
- Anorexia nervosa **H 8:** 5–6
- – Hypercholesterinämie **H 8:** 1
- – Hypotonie, orthostatische **D 2:** 2
- anovulatorische Zyklen, Mikroprolaktinom **H 1:** 1
- Antazida, Dauertherapie, Eisenmangel **B 2:** 2
- Anthrachinone **B 23:** 1, 3
- Anthrakosilikose **C 15:** 1
- Anthrazykline **B 23:** 1, 3
- – Antidot **B 23:** 2
- Antiarrhythmika **D 4:** 2–3
- – Herzinsuffizienz **D 1:** 5

- – Rhythmisierung **D 4:** 2
- Antibiotika
- – Endokarditis, infektiöse **D 11:** 5
- – Enterokokken-Endokarditis **D 11:** 6
- – Lymphödem **E 16:** 2
- – Methicillin-resistente Staphylokokken (MRSA) **K 4:** 3
- – Pneumonie, nosokomiale **C 10:** 3
- – Sepsis **K 4:** 3–4
- – Staphylokokken-Endokarditis **D 11:** 6
- – Streptokokken-Endokarditis **D 11:** 6
- – Weichteilinfektionen **K 4:** 3
- – zytostatische **B 23:** 1
- Anticardiolipin-Antikörper **B 29:** 1–2
- Anti-CD20-Antikörper
- – B-Zell-Lymphom, großzelliges, diffuses **B 9:** 7
- – Lymphome, follikuläre **B 9:** 6
- – Mantelzell-Lymphom **B 9:** 7
- anticholinerges Syndrom **K 2:** 2
- Anticholinergika
- – Asthma bronchiale **C 13:** 5
- – Reizdarmsyndrom **A 4:** 10
- Antidepressiva, Reizdarmsyndrom **A 4:** 10
- Antidiarrhoika, Reizdarmsyndrom **A 4:** 10
- Anti-DNS, Lupus erythematodes, systemischer **I 4.2:** 1
- Antidote
- – Vergiftungen **K 2:** 5–6
- – zytostatische Substanzen **B 23:** 2
- Anti-ds-DNS-Ak, Lupus erythematodes, systemischer **I 4.2:** 1
- antiemetische Substanzen, Erbrechen, Zytostatika-induziertes **B 26:** 7
- Antifibrinolytika
- – Fibrinogen **K 8:** 5
- – hämorrhagische Diathese **B 27:** 6
- – Verbrauchskoagulopathie **K 8:** 5
- Anti-GBM-Nephritis **G 4:** 5
- – Plasmapherese/Immunadsorption/Rheopherese **G 13:** 4
- Anti-HAV-IgM **A 7:** 1
- Anti-HBs-Antikörper **A 7:** 2
- Anti-HCV-Antikörper **A 7:** 3, 7
- Anti-HDV-Antikörper **A 7:** 4, 10
- Antihypertensiva
- – Begleiterkrankungen **F 1:** 5
- – Diabetes mellitus **H 4:** 8
- antihypertensive Therapie, Glomerulonephritis **G 4:** 2
- Anti-IgE, Asthma bronchiale **C 13:** 6
- antiinflammatorische Therapie
- – ARDS **C 20:** 3
- – Mukoviszidose **C 5:** 5
- Antikoagulanzien/Antikoagulation, orale
- – arterielle Verschlusskrankheit **E 1:** 3
- – Beinvenenthrombose **E 17:** 1
- – extrakorporale Therapieverfahren **K 3:** 4
- – Extremitätenverschluss, akuter **E 3:** 3
- – Fibrinogen **K 8:** 5
- – Foramen ovale, offenes **M 1:** 20
- – Gerinnungsstörungen **K 8:** 8
- – Hirnarterienaneurysma **E 6:** 4
- – Hirnarteriendissektion **E 6:** 4
- – Hypertonie, pulmonale **C 8:** 5
- – Lungenembolie **C 7:** 2–3
- – orale, Thrombolyse **E 17:** 2
- – Schlaganfall, ischämischer **M 1:** 20–21
- – Sepsis **K 4:** 4
- – Thromben, intrakardiale **M 1:** 20
- – Überdosierung **B 28:** 4
- – Venenthrombose **E 12:** 2–3
- – Verbrauchskoagulopathie **K 8:** 5
- – Vorhofflimmern **M 1:** 20
- – zerebrale Ischämie, nichtkardiogene **M 1:** 21
- Antikörper
- – s.a. Autoantikörper
- – antinukleäre s. ANA

– gegen glatte Muskulatur s. Anti-SMA
– gegen Scl-70, Sklerose, systemische **I 4.3**: 1
– zytotoxische, myelodysplastische Syndrome **B 7**: 5
Antikörpermangel, relativer, Immundefekte **B 5**: 1
antikonvulsive Therapie, Blutungen, intrazerebrale **M 1**: 26
Antimalariamittel
– Lupus erythematodes, systemischer **I 4.2**: 3
– Sharp-Syndrom **I 4.4**: 1
Antimetabolite **B 23**: 1
antiparasitäre Therapie, Malaria **L 12**: 2
Antiphlogistika, nichtsteroidale
– Arthritis, rheumatoide **I 1**: 2–3
– Lupus erythematodes, systemischer **I 4.2**: 3
Antiphospholipidantikörper **B 29**: 1–2, 5
Antiphospholipidantikörper-Syndrom, Plasmapherese/Immunadsorption/Rheopherese **G 13**: 5
Antiphospholipidsyndrom **I 4.2**: 3, **K 8**: 8
antiretrovirale Stoffklassen, HIV-Infektion/AIDS **L 13**: 2
Anti-Sm-AK, Lupus erythematodes, systemischer **I 4.2**: 1, .2 2
anti-SS-A(Ro)-Antikörper
– plazentagängige **I 4.2**: 4
– Sjögren-Syndrom **I 4**: 2
anti-SS-B(La)-Antikörper
– Lupus erythematodes, systemischer **I 4.2**: 2
– Sjögren-Syndrom **I 4**: 2
Antithrombin, nephrotisches Syndrom **B 29**: 2
Antithrombin-III-Mangel **K 8**: 9
– Gerinnungsstörungen **K 8**: 2
Antithrombin-III-Substitution
– Fibrinogen **K 8**: 5
– Verbrauchskoagulopathie **K 8**: 5
Antithrombin-Mangel **B 29**: 2, 4–5
– L-Asparaginasetherapie **B 29**: 2
Antithrombosestrümpfe **E 11**: 1
Antithrombotika, Herzinsuffizienz **D 1**: 5
antithrombotische Therapie **E 17**: 1–2
Antithymozytenglobulin (ATG), myelodysplastische Syndrome **B 7**: 5
α₁-Antitrypsinclearance, Dünndarmfunktionsstörungen **A 4**: 2
α₁-Antitrypsin-Mangel **A 7**: 16
– Lungenemphysem **C 11**: 2
– PiZM **A 7**: 16
– PiZZ **A 7**: 16
Antitussiva
– Bronchitis, chronische **C 12**: 6
– COPD **C 12**: 6
antizytoplasmatische Antikörper s. ANCA
ANV s. Nierenversagen, akutes
Anxiolytika, Reizdarmsyndrom **A 4**: 10
Aorta
– abdominalis, Aneurysma **E 8**: 1
– thoracalis, Erkrankungen **D 9**: 1–9
– traumatische Schädigung **D 10**: 2–3
Aortenaneurysma **D 9**: 2
– s.a. Aneurysma
– abdominelles **A 8**: 2, **D 9**: 1, **E 7**: 1–2
– – Computertomographie **E 7**: 1
– – koronare Herzkrankheit **E 7**: 2
– – Magnetresonanztomographie **E 7**: 1
– – Sonographie **E 7**: 1
– – Subtraktionsangiographie, digitale, intraarterielle **E 7**: 1
– Dehnungsschmerz **D 9**: 2
– Einblutungen **D 9**: 2
– hypertensiver Notfall **F 1**: 6

– Marfan-Syndrom **D 9**: 1
– penetrierendes **A 8**: 2
– Therapie **D 9**: 3
– thorakales **D 9**: 1
Aortendissektion **D 9**: 2
– Aortenklappeninsuffizienz **D 14**: 4
– Ballon-gestützte Fensterung **D 9**: 3
– Differentialdiagnose **D 7**: 1
– Hämatome, intramurale **D 9**: 1
– Hypertonie **D 9**: 4
– Hypotonie **D 9**: 4
– koronare Herzerkrankung **D 9**: 2
– Koronarsyndrom, akutes **D 9**: 1
– Nitroglyzerin **D 9**: 3
– Nitroprussid-Natrium **D 9**: 3
– Pseudoaneurysma **D 9**: 4
– Stent-Implantation **D 9**: 3
– Therapie **D 9**: 3
– Thoraxschmerz, akuter **D 9**: 1
Aortenerkrankungen, entzündliche **D 9**: 2
Aorteninsuffizienz, Spondylitis ankylosans **I 2**: 4
Aortenisthmusstenose **D 15**: 2
– Hypertonie **F 1**: 2
Aortenklappe, bikuspide **D 15**: 2
Aortenklappeninsuffizienz **D 14**: 4
Aortenklappenstenose **D 14**: 1, 3–4, **D 15**: 2
– Differentialdiagnose **D 7**: 1
– Hypotonie, orthostatische **D 2**: 2
– kongenitale **D 15**: 2
– Reflexsynkope **D 5**: 1
– Schweregradeinteilung **D 14**: 3
– subvalvuläre, fibromuskuläre **D 15**: 2
– supravalvuläre **D 15**: 2
– valvuläre **D 14**: 4
– – degenerativ-kalzifizierende **D 14**: 3
Aortenruptur, traumatische **D 10**: 2–3
Aortensklerose **D 9**: 2
– Hypertonie, arterielle **D 9**: 2
– Therapie **D 9**: 3
Aortenwand
– Einrisse **D 9**: 1
– Schädigungen, Vergiftungen **D 9**: 2–3
Aortenwandtumor **D 9**: 2–3
Aortitis
– luica **D 9**: 2
– Spondylitis ankylosans **I 2**: 4
– Takayasu-Syndrom **D 9**: 2
APA s. Antiphospholipidantikörper
Apache II,
– Pankreatitis **A 5**: 2
– Sepsis **K 4**: 2
Apache III, Sepsis **K 4**: 2
APC-Resistenz **B 29**: 1, 3
Aphthen, orale, Behçet-Syndrom **I 21**: 2
aphthöse Ulzerationen, Behçet-Syndrom **I 21**: 1
Apnoe s. Schlafapnoe
Apo-C-II-Mangel, familiärer **H 8**: 1
apoplektischer Insult **M 1**: 2
Apoplexie **M 1**: 2
– Akrozyanose **E 5**: 3
Appendicitis sinistra **A 4**: 9
Appendicitis
– Abdomen, akutes **A 8**: 1
– akute **A 4**: 8
– Leukozytose **A 4**: 8
– Masern **L 6**: 3
– Peritonismus **A 4**: 8
– Target-Zeichen **A 4**: 8
Appetitlosigkeit s.a. Inappetenz
Aprepitant, Erbrechen, Zytostatikainduziertes **B 26**: 7
Aprotinin, DIC **B 28**: 4
ARDS (Acute Respiratory Distress Syndrome) **C 20**: 1–7, **K 1**: 2–3
– Almitrin **C 20**: 3
– Anamnese **C 20**: 2
– antiinflammatorische Therapie **C 20**: 3

– Antithrombin **C 20**: 3
– assisted spontaneous breathing (ASB) **C 20**: 4
– Atemzugvolumen **C 20**: 5
– Barotrauma **C 20**: 2
– Bauchlagerung **C 20**: 6
– Beatmung **K 1**: 9
– – invasive **C 20**: 4
– – nicht-invasive **C 20**: 4
– Beatmungsdrücke **C 20**: 5
– Beatmungstherapie **C 20**: 4
– Best-PEEP **C 20**: 4–5
– biphasic positive airway pressure (BIPAP) **C 20**: 4, 6
– bronchoalveoläre Lavage **C 20**: 2
– Bronchoskopie **C 20**: 2
– CPAP **C 20**: 4
– Dekontamination, selektive, digestive (SDD) **C 20**: 7
– Echokardiographie **C 20**: 2
– Filtration, veno-venöse **C 20**: 4
– Flüssigkeitsbilanz **C 20**: 3–4
– Frühphase, exsudative **C 20**: 1
– Gasaustausch, extrakorporaler **C 20**: 6
– Hämodialyse **C 20**: 4
– Hämofiltration **C 20**: 4
– Heparin **C 20**: 3
– Hochfrequenzbeatmung **C 20**: 6
– Hochfrequenzventilation **C 20**: 6
– Hygiene, oropharyngeale **C 20**: 7
– Hyperkapnie, permissive **C 20**: 5
– Hypertonie, pulmonale **C 8**: 1
– Inspirations-Exspirations-Verhältnis **C 20**: 5
– Inverse-Ratio-Beatmung **C 20**: 5
– Jet-Ventilation **C 20**: 6
– klinisches Bild **C 20**: 1
– Kortikosteroide **C 20**: 3
– – inhalative **C 20**: 3
– Kriterien **C 20**: 1
– Labor **C 20**: 2
– Liquidventilation **C 20**: 6
– Lungenödem, proteinreiches **C 20**: 2
– Lungenparenchym-Affektionen, direkte **C 20**: 1
– – indirekte **C 20**: 1
– Lungenwasser-Messung **C 20**: 2
– Magnetresonanztomographie **C 20**: 2
– Membranoxygenation, extrakorporale **C 20**: 6
– Nierenversagen, akutes **C 20**: 4
– parapneumonisches **C 20**: 1
– Partial Liquid Ventilation **C 20**: 6
– PEEP (positive end-expiratory pressure) **C 20**: 4
– PEEP-Einstellung **C 20**: 6
– PEEP-Werte **C 20**: 5
– PGI₂, aerosoliertes **C 20**: 3
– Pneumocystis-carinii-Pneumonie **C 20**: 3
– Pneumonie, nosokomiale **C 20**: 2–3, 7
– Prävention **C 20**: 2–7
– Präventivmaßnahmen **C 20**: 3
– pressure support ventilation (PSV) **C 20**: 4
– Prostaglandin E₁ (PGE₁) **C 20**: 3
– Pulmonalisangiographie **C 20**: 2
– Rechtsherzkatheter **C 20**: 2
– Sauerstoffschuld **C 20**: 4
– Sauerstofftransport **C 20**: 3–4
– Sepsis, pneumogene **C 20**: 7, **K 4**: 2
– Spätphase, proliferativ-fibrosierende **C 20**: 2
– Spiral-CT **C 20**: 2
– Spontanatmung, augmentierte **C 20**: 4
– Stickstoffmonoxid (NO) **C 20**: 3
– Surfactant-Applikation **C 20**: 7
– Symptomatik **C 20**: 1
– Therapie **C 20**: 2–7
– – symptomatische **C 20**: 3

Register

Armarterien-Aneurysma **E 7:** 2
Aromatase-Mangel **H 7:** 3
ARPKD (autosomal-rezessive polyzystische Nierenerkrankung) **G 7:** 4
Arteria(-ae)
– basilaris, Verschluss, Symptome **M 1:** 3
– cerebelli inferior anterior (AICA), Verschluss, Symptome **M 1:** 3
– cerebelli posterior inferior (PICA), Verschluss, Symptome **M 1:** 3
– cerebelli superior (SCA), Verschluss, Symptome **M 1:** 3
– cerebri anterior, Verschluss, Symptome **M 1:** 3
– cerebri media, Verschluss, Echokardiographie, transösophageale **M 1:** 6
– – – Symptome **M 1:** 3
– – – Ultraschalldiagnostik **M 1:** 6
– cerebri posterior, Verschluss, Symptome **M 1:** 3
– choroidea anterior, Verschluss, Symptome **M 1:** 3
– mesenterica inferior, Verschluss **E 8:** 1
– vertebralis, Verschluss, Symptome **M 1:** 3
Arterial-switch-Operation, Transposition der großen Gefäße **D 15:** 4
arterielle Verschlusskrankheit
– Anamnese **E 1:** 1
– Angiographie **E 1:** 2
– Angioplastie **E 1:** 4
– Antibiose, systemische **E 1:** 4
– Antikoagulantien **E 1:** 3
– Außenseitermethoden **E 1:** 5
– Becken-Beinarterien **E 1:** 1–6
– Chelattherapie **E 1:** 5
– Claudicatio intermittens **E 1:** 1
– Diabetes mellitus **E 1:** 3
– Dopplersonographie **E 1:** 1–2
– Druckmessung, dopplersonographische, nach Belastung **E 1:** 2
– Duplexsonographie **E 1:** 2
– Fettstoffwechselstörungen **E 1:** 3
– Fontaine-Klassifikation **E 1:** 3
– Gangrän **E 1:** 1
– Gehtest **E 1:** 2
– Hyperlipidämie **E 1:** 2
– Hypertonie, arterielle **E 1:** 3
– Katheterverfahren **E 1:** 4–5
– körperliche Untersuchung **E 1:** 1
– Labortests **E 1:** 2
– Laufbanduntersuchung **E 1:** 2
– Management **E 1:** 3
– Mortalität **E 1:** 1
– Nachbehandlung **E 1:** 4
– Nekrose **E 1:** 1
– Oxidationstherapie **E 1:** 5
– Oxygenation, hyperbare **E 1:** 5
– Ozontherapie **E 1:** 5
– periphere (pAVK) s.a. Durchblutungsstörungen, arterielle
– – Diabetes mellitus **H 4:** 8
– – diabetischer Fuß **E 2:** 1
– Prostanoide **E 1:** 4
– Rekonstruktion, operative **E 1:** 4
– Risikofaktoren **E 1:** 3
– Ruheschmerz **E 1:** 1
– Sauerstoff-Mehrschritt-Therapie nach Manfred von Ardenne **E 1:** 5
– Therapie, konservative **E 1:** 4
– – operative **E 1:** 4–5
– Thrombozytenfunktionshemmer **E 1:** 3
Arterienabriss **E 8:** 1
Arterienerkrankungen
– aneurysmatische **E 7:** 1–4
– entzündliche s. Arteriitis
Arterienverschlüsse, Akrozyanose **E 5:** 3
Arteriitis temporalis **E 6:** 1, **I 10:** 1–4
– s.a. Riesenzellarteriitis
– s.a. Takayasu-Arteriitis

– Augenbefunde **I 10:** 2
– Differentialdiagnose **I 10:** 3
– Duplex-Sonographie **I 10:** 2
– histologische Untersuchung **I 10:** 2
– Klassifikationskriterien **I 10:** 2
– Laboruntersuchungen **I 10:** 2
– Methotrexat **I 10:** 3
– Optikusneuropathie, ischämische, anteriore **I 10:** 2
– Polymyalgia rheumatica (PMR) **I 10:** 1
– Prednisolon **I 10:** 3
arteriovenöse Fisteln s. AV-Fisteln
Arthralgien
– Churg-Strauss-Syndrom **I 16:** 1
– Darmerkrankungen, chronisch-entzündliche **A 4:** 6
– Dengue-Fieber **L 12:** 4
– Hämochromatose **A 7:** 15
– Lyme-Borreliose **I 5:** 1
– MCTD **I 4.4:** 1
– Sjögren-Syndrom **I 4:** 1
– Takayasu-Arteriitis **E 9:** 1
Arthritis
– Behçet-Syndrom **I 21:** 2
– Campylobacter-Enteritis **L 9:** 2
– Churg-Strauss-Syndrom **I 16:** 1
– Darmerkrankungen, chronisch-entzündliche **A 4:** 6
– HLA-B27-assoziierte **I 2:** 1
– Lupus erythematodes, systemischer **I 4.2:** 1
– Lyme-Borreliose **I 5:** 1
– MCTD **I 4.4:** 1
– psoriatica s. Psoriasisarthritis
– – sine psoriase **I 2:** 5
– reaktive **I 3:** 1
– – Antibiotika **I 3:** 2
– – diagnostische Kriterien **I 3:** 1
– – HLA-B27 **I 3:** 1–2
– – Nachweisdiagnostik **I 3:** 1–2
– – NSA **I 3:** 2
– – Streptokokkennachweise **I 3:** 2
– – Therapie, medikamentöse **I 3:** 2
– – – nichtmedikamentöse **I 3:** 2
– – Reiter-Syndrom **I 3:** 1
– rheumatoide **G 6:** 2, **I 1:** 1–7
– – ACR-Klassifikation **I 1:** 1
– – Adalimumab **I 1:** 2, 4
– – Anämie **B 1:** 8
– – Anakinra **I 1:** 5
– – Analgetika **I 1:** 3
– – Antiphlogistika, nichtsteroidale **I 1:** 2–3
– – Basistherapeutika **I 1:** 2
– – – konventionelle **I 1:** 4
– – bildgebende Verfahren **I 1:** 2
– – Biologics **I 1:** 2, 4–5
– – COX-2-Hemmer, selektive **I 1:** 2–3
– – Coxibe **I 1:** 2
– – Cyclosporin A **I 1:** 4
– – Differentialdiagnose **I 10:** 3
– – DMARDs **I 1:** 3–4
– – Empfehlungen **I 1:** 5
– – Etanercept **I 1:** 2
– – Gaenslen-Zeichen **I 1:** 1
– – Glukokortikoide **I 1:** 3
– – Glukokortikoidinjektion, intraartikuläre **I 1:** 3
– – Infliximab **I 1:** 2, 4–5
– – juvenile, HLA-B27 **I 2:** 1
– – Kineret **I 1:** 2
– – Kortikosteroidinjektionen, lokale **I 1:** 2
– – Laborparameter **I 1:** 2
– – Leflunomid **I 1:** 4
– – Methotrexat **I 1:** 4
– – operative Intervention **I 1:** 5
– – Opioidanalgetika **I 1:** 3
– – Patientenschulung **I 1:** 6
– – Plasmapherese/Immunadsorption/Rheopherese **G 13:** 3
– – Pleuraerguss **C 21:** 1
– – Prognose **I 1:** 5–6
– – Radiosynoviorthese **I 1:** 2–3

– – Rehabilitation **I 1:** 6
– – Remissionskriterien **I 1:** 6
– – Rituximab **I 1:** 2
– – Sulfasalazin **I 1:** 4
– – Synovitis **I 1:** 1
– – Therapie, analgetische **I 1:** 2
– – – physikalische **I 1:** 6
– – Therapieziele **I 1:** 2
– – TNF-a-Hemmer **I 1:** 5
– – TNF-Hemmer, Kontraindikationen **I 1:** 5
– Ringelröteln **L 6:** 4
– Salmonellose **L 9:** 1
– septische **L 7:** 3
– Sjögren-Syndrom **I 4:** 1
– Sklerose, systemische **I 4.3:** 1
– Vaskulitis **G 6:** 2
– Yersiniose **L 9:** 3
Arthropathien
– HLA-B27 **I 2:** 1
– intestinale **I 2:** 1
– neuropathische, Arthrose **I 4:** 1, **I 7:** 1
Arthrose **I 7:** 1–8
– Diagnostik **I 4:** 2, **I 7:** 2
– Differentialdiagnostik **I 4:** 2, **I 7:** 2
– Klassifikation **I 7:** 1
– klinisches Bild **I 4:** 2, **I 7:** 2
– Krankengymnastik **I 7:** 3
– Morgensteifigkeit **I 4:** 2, **I 7:** 2
– NSAR **I 7:** 3
– orthopädische Hilfsmittel **I 7:** 3
– Osteoporose **I 4:** 2, **I 7:** 2
– peritrapezoidale **I 4:** 2, **I 7:** 2
– physikalische Therapie **I 7:** 3
– primäre **I 7:** 1
– Symptomatik **I 4:** 2, **I 7:** 2
ARVCM s. Kardiomyopathie, arrhythmogene, rechtsventrikuläre
Arzneimittel, Medikamentenfieber **L 1:** 2
Arzneimittelinteraktionen, Zytostatika(therapie) **B 23:** 5
Arzneimittelwirkungen
– unerwünschte, Ethambutol **C 1:** 5
– – Isoniazid **C 1:** 5
– – Pyrazinamid **C 1:** 5
– – Rifampicin **C 1:** 5
– – Streptomycin **C 1:** 5
Asbestexposition **C 15:** 1
Asbestose **C 15:** 1–2
– Berufskrankheitenanzeige **C 15:** 4
– Erstdiagnostik **C 15:** 1
– Lungenfunktion **C 15:** 1
Asbestpleuritis, Pleuraerguss **C 21:** 1
ASD (Atriumseptum-Defekt) s. Vorhofseptumdefekt
Asparaginasestörungen, Diagnostik und Therapie **B 28:** 3
Aspergillose
– allergische, bronchopulmonale, Pneumonie, idiopathische, eosinophile **C 19:** 1
– bronchopulmonale, Mukoviszidose **C 5:** 3
– invasive **L 15:** 1
– Neutropenie **B 26:** 10
– pulmonale **L 15:** 2
Aspiration, ARDS **K 1:** 2
Aspirationspneumonie, Schlaganfall, ischämischer **M 1:** 13
Aspirin s. Acetylsalicylsäure
Aspleniesyndrom, Immundefekte **B 5:** 1
assisted spontaneous breathing (ASB), ARDS **C 20:** 1
Asthma bronchiale **C 13:** 1–8
– Allergiediagnostik **C 13:** 3
– allergisches **C 13:** 1–2
– Anfall, schwerer **K 1:** 1
– Anticholinergika **C 13:** 5
– Anti-IgE **C 13:** 6
– Beta-2-Sympathomimetika **C 13:** 4, **K 1:** 1
– – langwirksame **C 13:** 5

Stand Mai 2008

– Bodyplethysmographie **C 13:** 2
– Churg-Strauss-Syndrom **I 16:** 1
– Diagnostik **C 13:** 2–3
– Differentialdiagnose **C 12:** 4, **C 13:** 2–3
– Entzündungsquellen **C 13:** 1
– Expektoranzien **K 1:** 1
– Glukokortikosteroide, inhalative **C 13:** 5
– Hyperreagibilitätstests **C 13:** 3
– Immuntherapie, spezifische **C 13:** 6
– intrinsisches (nicht-allergisches) **C 13:** 1
– Lungenfunktionsprüfung **C 13:** 2
– Mastzellstabilisatoren **C 13:** 5
– Matrixproteine **C 13:** 1
– Montelukast **C 13:** 6
– Mukolytika **K 1:** 1
– Nachsorge **C 13:** 7
– Notfalltherapie **C 13:** 7
– Peak-Flow (PEF) **C 13:** 3
– Pharmakotherapie **C 13:** 4–7
– Präventionsmaßnahmen **C 13:** 7
– respiratorische Insuffizienz **K 1:** 1
– Schulungsmaßnahmen **C 13:** 7
– Spirometrie **C 13:** 2
– Step-up-and-step-down-Prinzip **C 13:** 6–7
– Strukturzellen **C 13:** 1
– Symptome **C 13:** 2
– Theophyllin **C 13:** 5–6
– Theophyllininfusion **K 1:** 1
– therapeutisches Vorgehen **C 13:** 6, 7
– Therapie **C 13:** 3–4
astrozytäre Tumoren **B 21:** 1
Astrozytom, anaplastisches **B 21:** 1
asymptomatischer Patient, Risikostratifizierung, Herzrhythmusstörungen, tachykarde **D 4:** 5–6
Aszites
– Leberzirrhose **A 7:** 23–24
– Pleuraerguss **C 21:** 1
– Rechtsherzinsuffizienz **D 1:** 1
– Sepsis **K 4:** 2
– Tumorschmerzen **B 26:** 1
AT1-Rezeptorantagonisten, Herzinsuffizienz **D 1:** 4
AT-III-Mangel s. Antithrombin-III-Mangel
atemanalytische Tests, Malabsorption(ssyndrom) **A 4:** 2
Atemantrieb, Beurteilung **K 1:** 6–7
Atemantriebsstörungen, Vergiftungen **K 2:** 1
Atemarbeit, Messung **K 1:** 7
Atembewegungen, paradoxe, Beatmung **K 1:** 3
Atembreite, Spondylitis ankylosans **I 2:** 4
Atemfrequenz **K 1:** 6
– Vergiftungen **K 2:** 2
Atemfunktion/-mechanik, Beurteilung **K 1:** 7
Atemnot s. Dyspnoe
Atemregulationsstörungen, neurologische, Hypertonie, pulmonale **C 8:** 1
Atemstillstand, Beatmung **K 1:** 3
Atemtiefe, Vergiftungen **K 2:** 2
Atemwegsdekontamination, Vergiftungen **K 2:** 4
Atemwegsdruck, positiver, kontinuierlicher, Beatmung **K 1:** 5
Atemwegserkrankungen
– Hypertonie, pulmonale **C 8:** 2
– obstruktive, Differentialdiagnose **C 13:** 3
– – Mukoviszidose **C 5:** 2
– – Pneumothorax **C 23:** 1
Atemwegsstörungen, Vergiftungen **K 2:** 2
Atemzugvolumen **K 1:** 6
– ARDS **C 20:** 5
Atheroembolisation, Nierengefäße **G 6:** 2

Atherosklerose
– Hirnarterienstenose **E 6:** 3
– Hyperlipoproteinämie **H 8:** 2
– Hypertonie **F 1:** 6
Atmungsstörungen, schlafbezogene (SBAS) **C 6:** 1–4, **K 1:** 11
atrioventrikuläre Leitungsstörungen **D 3:** 1
Atrophie blanche, venöse Insuffizienz, chronische **E 15:** 1
Atropin, Antidot bei Vergiftungen **K 2:** 5
augenärztliche Diagnostik, Hypophysenadenome **H 1:** 13
Augendekontamination, Vergiftungen **K 2:** 4
Augenhintergrunduntersuchung, Hypertonie **F 1:** 2
Augenmanifestationen, Behçet-Syndrom **I 21:** 1
Auskultationsbefund, Endokarditis **L 2:** 6
Auswurf
– Lungentumoren, gutartige **C 4:** 1
– Mediastinaltumoren **C 4:** 1
Autoantikörper **B 28:** 6
– s.a. Antikörper
– Myositis-assoziierte, Dermatomyositis **I 4.5:** 1
– Nebenniereninsuffizienz **H 6:** 5
– Sjögren-Syndrom **I 4:** 2
autoimmune Schilddrüsenerkrankung s. Schilddrüsenautonomie
Autoimmunerkrankungen **K 8:** 8
– Neutropenie **B 4:** 1
– Perikarditis **D 11:** 2
Autoimmungastritis **A 3:** 1
– Intrinsic-Factor-Antikörper **A 3:** 1–2
– Parietalzellantikörper **A 3:** 1–2
Autoimmunhepatitis **A 7:** 11–13
– akuter Schub **A 7:** 12
– Antikörper **A 7:** 11
– Azathioprin **A 7:** 11
– Begleitmedikation **A 7:** 13
– Diagnostik **A 7:** 11
– HCV-Infektion **A 7:** 13
– Kortikosteroide **A 7:** 11
– Leberzirrhose **A 7:** 13
– Remission **A 7:** 12
– Schwangerschaft **A 7:** 12
– Therapieversager **A 7:** 12
– Typ 1 **A 7:** 11
– Typ 2 **A 7:** 11
Autoimmunthyreoiditis, chronische, Hashimoto **H 2:** 7–8
Autonomie, funktionelle s. Schilddrüsenautonomie
auto-PEEP, ARDS **C 20:** 5
autosomal-dominant polycystic kidney disease s. ADPKD
AV-Block **D 3:** 1
– durch bradykardisierende Substanzen **D 3:** 1
– Einkammerstimulation, rechtsventrikuläre **D 3:** 2
– Grad I **D 3:** 2
– Grad II vom Mobitz-Typ I (Wenckebach) **D 3:** 1
– Grad III **D 3:** 1
– Katheterablation **D 3:** 1
– Myokardinfarkt **D 8:** 1
– QRS-Breite **D 3:** 1
– Schrittmacher-Implantation **D 3:** 2
– Spondylitis ankylosans **I 2:** 4
– totaler **D 3:** 1
AV-Fisteln **E 10:** 1
– Angiodysplasien **E 10:** 2
– erworbene **E 10:** 1
– Erythromelalgie **E 5:** 4
– Herzinsuffizienz **E 10:** 1
– klinisches Bild **E 10:** 1
– Nicoladoni-Branham-Zeichen **E 10:** 1
– Symptomatik **E 10:** 1

– Typ I **E 10:** 1
– Typ II **E 10:** 1
– Typ III **E 10:** 1
– Varizen **E 13:** 1
AV-Knotentachykardie **D 4:** 3–4
Azathioprin, Behçet-Syndrom **I 21:** 2
Azidose
– metabolische **G 11:** 6
– – hyperchlorämische **G 8:** 4
– Nierenversagen, akutes **G 9:** 2, 5
– renal-tubuläre **G 8:** 4, **G 11:** 6
– – distale **G 7:** 3
– – Hyperkalziurie **G 8:** 4
– – Hypozitraturie **G 8:** 4
– – Osteopetrose **G 7:** 3
– – Sjögren-Syndrom **I 4:** 2
– – Zitratausscheidung **G 8:** 4
– respiratorische **G 11:** 5–6
– – Beatmung **K 1:** 4
Azinuszellkarzinome, Speicheldrüsen **B 12:** 8
Azoospermie
– Mukoviszidose **C 5:** 2
– obstruktive, Hypogonadismus **H 7:** 6

B

backwash ileitis **A 4:** 5–8
Bäckerlunge **C 16:** 2
Bagassose **C 16:** 2
Baker-Zyste, Gonarthrose **I 7:** 6
Bakteriämie **L 2:** 1–3
– Endokarditis **L 2:** 6
– Katheterassoziierte **L 2:** 5
– Neutropenie, febrile **B 26:** 12
– bakterielle Kontaminationen **B 26:** 19
– Erythrozytenkonzentrate **B 26:** 16
Bakterienpräparate, Reizdarmsyndrom **A 4:** 10
Bakteriologie, Urinuntersuchung **G 1:** 1
Bakteriurie, asymptomatische **G 3:** 4
BAL s. bronchoalveoläre Lavage
Balkannephropathie **G 2:** 2
B-ALL
– reifzellige **B 6:** 2
– Rituximab **B 6:** 5
Ballaststoffe
– Ernährung **A 1:** 2
– krebsprotektive Eigenschaften **A 1:** 2
Ballon-gestützte Fensterung, Aortendissektion **D 9:** 3
Ballonvalvotomie, Mitralklappeninsuffizienz **D 14:** 2
Bambusstab, Spondylitis ankylosans **I 2:** 4
Bang-Krankheit **L 12:** 6, 7
Bardet-Biedl-Syndrom **G 7:** 2
Barotrauma
– ARDS **C 20:** 2
– Beatmung **K 1:** 8–9
Barrett-Ösophagus **A 2:** 1–2
– Magenkarzinom **A 3:** 6
– Ösophaguskarzinom **A 2:** 2
Bartonella
– henselae **L 4:** 3
– quintana **L 12:** 7
Bartonella spp., Endokarditis **D 11:** 3
Bartter-Syndrom, Typ I **G 7:** 2
Basedow-Syndrom
– Differentialdiagnose **H 2:** 5
– Hyperthyreose **H 2:** 6
– Sonographie **H 2:** 6
– Thyreoidektomie **H 2:** 7
Basic Fibroblast Growth Factor (b-FGF), Hypertonie, pulmonale **C 8:** 8
Basisbedarf
– Elektrolythaushalt **K 9:** 1
– Wasser-Elektrolyt-Haushalt **K 9:** 1
Basistherapeutika, konventionelle, Arthritis, rheumatoide **I 1:** 4

Bauchlagerung, ARDS **C 20:** 6
Bauchspeicheldrüse s. Pankreas
Bauchspeicheldrüsenerkrankungen
  s. Pankreaserkrankungen
BCG-Impfstoff, Harnblasenkarzinom
  B 16: 6
B-CLL **B 9:** 1
BCR-ABL-Fusionsgen
 – Erythrozytose **B 8:** 3
 – Thrombozythämie, essentielle
  B 8: 6
BEACOPP-Schema, Hodgkin-Lymphom **B 10:** 3
Beatmung, maschinelle **K 1:** 3–12
 – ARDS **C 20:** 4, **K 1:** 9
 – assistiert/kontrollierte (A/C) **K 1:** 4
 – Atemwegsdruck, positiver, kontinuierlicher **K 1:** 5
 – Atmungsstörungen, schlafbezogene (SBAS) **K 1:** 11
 – Barotrauma **K 1:** 8
 – COPD **K 1:** 10
 – endotracheale, Nebenwirkungen
  K 1: 7–8
 – Entwöhnung **K 1:** 11–12
 – hämodynamische Komplikationen
  K 1: 8
 – Hyperinflation, dynamische (DHI)
  K 1: 9
 – Hypoventilation, alveoläre **K 1:** 10
 – Indikationen **K 1:** 3–4
 – inspiratory-hold-Funktion **K 1:** 7
 – Intubation **K 1:** 3
 – invasive, ARDS **C 20:** 4
 – kardiovaskuläres Monitoring **K 1:** 7
 – Lungenödem **K 1:** 10
 – Lungenschäden, Druck- und Volumen-induzierte **K 1:** 8
 – maschinelle **K 1:** 7
 – Nebenwirkungen, medikamentöse
  K 1: 8
 – nicht-invasive, ARDS **C 20:** 4
 – Pneumonie **K 1:** 8–9
 – Pneumothorax **C 23:** 1
 – respiratorische Insuffizienz, akute
  K 1: 8–9
 – – chronische **K 1:** 10
 – Sauerstoffeffekte, toxische **K 1:** 7
 – Sepsis **K 4:** 5
 – Schutz der Atemwege **K 1:** 3
 – Spontanatmung, Unterstützung, partielle, Triggerung **K 1:** 6
 – Status asthmaticus **K 1:** 8
 – Ventilation **K 1:** 3
 – Ventilationstechniken, neuere
  K 1: 6
 – Vergiftungen **K 2:** 3
 – Volutrauma **K 1:** 8
Beatmungsdrücke, ARDS **C 20:** 5
Bechterew-Syndrom **I 2:** 2
Becken-Beinarterien, arterielle Verschlusskrankheit **E 1:** 1–6
Beckenkammbiopsie/-punktion
  G 1: 2
 – Low-turn-over-Osteopathie **G 1:** 3
 – Myelom, multiples **B 11:** 1
Beckenvenenthrombose
 – Beinvenenthrombose **E 17:** 1
 – deszendierende **E 12:** 1
Beck-Syndrom, Arthrose **I 4:** 1, **I 7:** 1
Bedside-Test, Bluttransfusion **B 26:** 14
Befeuchterlunge **C 16:** 1–2
Begleitsynovitis
 – Bouchard-Arthrose **I 4:** 2, **I 7:** 2
 – Heberden-Arthrose **I 4:** 2, **I 7:** 2
Behçet-Syndrom **I 21:** 1–4
 – Aneurysma **E 7:** 3
 – Aneurysmata, arterielle **I 21:** 1
 – Aphthen, orale **I 21:** 2
 – Arthritis **I 21:** 2
 – Augenmanifestationen **I 21:** 1
 – CD52-Antikörper **I 21:** 3
 – Hautläsionen **I 21:** 2
 – Hautmanifestationen **I 21:** 1
 – Infliximab **I 21:** 3

 – Manifestationen, gastrointestinale
  I 21: 1
 – – muskuloskelettale **I 21:** 1
 – – neurobiologische **I 21:** 1
 – – renale **I 21:** 1
 – – urogenitale **I 21:** 1
 – Pathergie-Phänomen **I 21:** 1
 – Therapie **I 21:** 2–3
 – – Ineffektivität **I 21:** 3
 – Thrombose, venöse, isolierte **I 21:** 2
 – TNF-Antagonisten **I 21:** 3
 – Ulzera, genitale **I 21:** 2
 – Uveitis anterior **I 21:** 1–2
 – – posterior **I 21:** 1
 – Vaskulitis, retinale **I 21:** 1
Beinvenenthrombose
 – Antikoagulanzien **E 17:** 1
 – Beckenvenenthrombose **E 17:** 1
 – tiefe, Schlaganfall, ischämischer
  M 1: 13
Belastungsdyspnoe
 – Anämie **B 1:** 3
 – Kardiomyopathie, dilatative (DCM)
  D 13: 3
 – Mitralklappenstenose **D 14:** 1
Belastungs-EKG
 – Abbruchkriterien, absolute und relative **D 7:** 3
 – Kontraindikationen, absolute und relative **D 7:** 3
Belastungsluftnot s. Belastungsdyspnoe
Belastungstachykardie **D 4:** 2
Belastungstest, kardiopulmonaler
 – Gefäßfehlbildungen, angeborene
  D 15: 2
 – Herzfehler, angeborene **D 15:** 1
Bence-Jones-Protein, Myelom, multiples **B 11:** 1
Bengalrosa-Score, Sjögren-Syndrom
  I 4: 1
Benzamide, Erbrechen, Zytostatika-induziertes **B 26:** 8
Benzodiazepine, Erbrechen, Zytostatika-induziertes **B 26:** 8
Bergarbeiter-Pneumokoniose **C 15:** 2
Bernard-Soulier-Syndrom, Thrombozytenkonzentrate **B 26:** 17
Berylliose **C 15:** 3
 – Berufskrankheitenanzeige **C 15:** 4
Best-Aktivitätsindex, Crohn-Krankheit **A 4:** 6
Best-PEEP, ARDS **C 20:** 4–5
Beta-2-Sympathomimetika
 – Asthma bronchiale **C 13:** 4
 – langwirksame, Asthma bronchiale
  C 13: 5
Betablocker
 – Angina pectoris, stabile **D 7:** 4
 – Herzinsuffizienz **D 1:** 4
 – Hyperthyreose **F 2:** 6
 – Hypertonie **F 1:** 5
 – Infarktschmerz, prolongierter **D 8:** 2
 – Myokardinfarkt **D 8:** 2
 – Postinfarktangina **D 8:** 2
Betamethason, Behçet-Syndrom
  I 21: 2
Bewegungsmangel, koronare Risikofaktoren **D 6:** 4
Bewusstseinstrübung/-störungen, Vergiftungen **K 2:** 1
B-Gastritis **A 3:** 1
Bilanzbedarf
 – Elektrolythaushalt **K 9:** 1
 – Wasser-Elektrolyt-Haushalt **K 9:** 1
 – Wasserhaushalt **K 9:** 1
Bilanzierungsberechnung, Wasser-Elektrolyt-Haushalt **K 9:** 1
bildgebende Verfahren, Nephrologie
  G 1: 2–3
bi-level positive airway pressure
  s. BiPAP
Bilharziose s. Schistosomiasis
Bilirubin, GvHD **B 25:** 3
Billroth-Anastomose, Dumping-Syndrom **A 3:** 10

Binet-Klassifikation, Leukämie, chronisch-lymphatische (CML) **B 9.a:** 1
Biologics, Arthritis, rheumatoide
  I 1: 4–5
Biotin, Zufuhr, empfohlene **A 1:** 3
BiPAP (biphasic positive airway pressure) **K 1:** 6
 – ARDS **C 20:** 4, **6**
 – Pneumonie **K 1:** 9
Biperiden, Antidot bei Vergiftungen
  K 2: 5
Bisphosphonate
 – Mammakarzinom **B 13:** 5
 – – metastasiertes **B 13:** 5
 – Myelom, multiples **B 11:** 3
Biuret-Probe, Proteinuriediagnostik
  G 1: 1
Blähungen s. Meteorismus
Blässe, Anämie **B 1:** 3
Blase… s. Harnblase…
Block
 – atrioventrikulärer s. AV-Block
 – bifaszikulärer **D 3:** 2
 – – Resynchronisationstherapie **D 3:** 2
 – – Synkopen **D 3:** 2
Blockierung, unifaszikuläre **D 3:** 2–3
Blut
 – okkultes, Eisenmangel **B 2:** 5
 – – im Stuhl **A 8:** 3
Blutbild, Nephrologie **G 1:** 2
Blutdruckabfall/-senkung
  s. Hypotonie
24-h-Blutdruckmessung **G 1:** 3
Bluteosinophilie, Churg-Strauss-Syndrom **I 16:** 1
Bluterbrechen s. Hämatemesis
Blutgasanalyse, arterielle (BGA) **K 1:** 6
 – Mukoviszidose **C 5:** 3
Blutgase, arterielle, Hypertonie, pulmonale **C 8:** 3
Blutgerinnung… s. Gerinnung…
Blutglukosekontrolle, Niereninsuffizienz, chronische **G 10:** 4
Blut-Hirn-Schranken-Störung, Endokarditis, infektiöse **D 11:** 7
Blutkomponenten
 – Transfusion **B 26:** 13–20
 – – begleitende Maßnahmen **B 26:** 14
Blutkulturen, Pneumonie, nosokomiale **C 10:** 2
Blutpool-Szintigraphie, Lebertumoren
  A 7: 20
Blutpräparate
 – Transfusion **B 26:** 14
 – Wirkungen, unerwünschte **B 26:** 19
Blutschizonten, Malaria **L 12:** 1
Blutstammzellen, periphere, Mobilisierung **B 24:** 1–2
Blutstammzellpräparate, periphere
  (PBSZ) **B 26:** 18
Blutstillung, Hämophilie **B 27:** 6
Blutstuhl **A 4:** 1
Bluttransfusion
 – s.a. Transfusion
 – AB0-Identitätstest **B 26:** 14
 – Bedside-Test **B 26:** 14
 – Blutpräparate **B 26:** 14
 – Creutzfeldt-Jakob-Krankheit, neue Variante **B 26:** 19
 – Einleitung **B 26:** 14
 – Erythrozytenkonzentrate
  B 26: 15–17
 – Plasmaderivate **B 26:** 19–20
 – Thrombozytenkonzentrate
  B 26: 17–18
Blutungen
 – Dickdarm-Divertikel **A 8:** 5
 – gastrointestinale s. Gastrointestinalblutungen
 – hämorrhagische Diathese **B 27:** 6
 – intrakranielle, Differentialdiagnose
  M 1: 6
 – intrazerebrale, antikonvulsive Therapie **M 1:** 26
 – – Blutdruckmanagement **M 1:** 25

– – Computertomographie (CCT) **M 1**: 24
– – Erbrechen **M 1**: 24
– – Gerinnungsstörungen **M 1**: 26
– – Hirndrucktherapie, medikamentöse **M 1**: 25
– – Kernspintomographie (MRT) **M 1**: 24
– – Kompressionsstrümpfe **M 1**: 27
– – Kopfschmerzen **M 1**: 24
– – Notfallversorgung **M 1**: 25
– – spontane **M 1**: 24
– – – Hypertonie, arterielle **M 1**: 24
– – Subtraktionsangiographie, digitale **M 1**: 25
– – Therapie, konservative **M 1**: 25, 27
– – – operative **M 1**: 26–27
– – Thromboseprophylaxe **M 1**: 26–27
– lokal bedingte, Gerinnungsstörungen **K 8**: 1
– Neoplasien **B 28**: 6
– peranale, Kolonpolypen **A 4**: 14
– subarachnoidale s. Subarachnoidalblutung
– thrombozytopenische, Thrombozytenkonzentrate **B 26**: 17
Blutungskomplikationen/-neigung s. hämorrhagische Diathese
Blutungsquelle, okkulte, Dünndarmneoplasien **A 4**: 12
Blutungsschock, ARDS **C 20**: 1
Blutungszeichen, Thrombozytopenie **B 3**: 1
Blutungszeit, Gerinnungsstörungen **K 8**: 2
Blutverlust
– Anämie **B 1**: 1
– – renale **G 10**: 2
Blutzuckereinstellung, diabetischer Fuß **E 2**: 2
Blutzuckerkontrolle, Niereninsuffizienz, chronische **G 10**: 4
Bodyplethysmographie
– Asthma bronchiale **C 13**: 2
– Mukoviszidose **C 5**: 3
BOOP (Bronchiolitis obliterans mit organisierender Pneumonie) **C 18**: 1–3
Borrelienlymphozytom, Lyme-Borreliose **I 5**: 1
Borreliose
– s.a. Lyme-Borreliose
– s.a. Neuroborreliose
– Lymphödem **E 16**: 1
Bouchard-Arthrose **I 4**: 2, **I 7**: 2–3
– Begleitsynovitis **I 4**: 2, **I 7**: 2
Bourneville-Pringle-Syndrom **G 7**: 6
B-Prolymphozyten-Leukämie, Differentialdiagnose **B 9.a**: 1
Bradbury-Egglestone-Syndrom, Hypotonie **D 2**: 1
Bradykardie
– Hypothyreose **H 2**: 4
– symptomatische, Schrittmacherindikation **D 3**: 4
Bradykardie-Tachykardie-Syndrom **D 3**: 3–4
BRAVO-Studie, Schlaganfall, ischämischer **M 1**: 19
Brodie-Abszess **L 7**: 2
– s.a. Abszess
Bromocriptin
– Akromegalie **H 1**: 4
– Cushing-Syndrom **H 1**: 8
– Prolaktinom/Hyperprolaktinämie **H 1**: 2
Bronchialasthma s. Asthma bronchiale
Bronchialkarzinom **C 2**: 1–5
– s.a. Lungenkarzinom
– Bronchoskopie **C 2**: 4
– certainty-factor **C 2**: 2
– cTNM **C 2**: 2
– CUP-Syndrom **B 22**: 2
– Differentialdiagnose **C 13**: 3
– Erythropoetin (EPO) **B 24**: 3

– Hyperkalzämie **H 3**: 1
– kleinzelliges, ACO **C 2**: 4
– – CEV **C 2**: 4
– – extensive disease **C 2**: 2
– – Ganzschädelbestrahlung, adjuvante **C 2**: 4
– – limited disease **C 2**: 2
– – Polychemotherapie **C 2**: 4
– – Rezidivbehandlung **C 2**: 4
– – Vollremission **C 2**: 4
– – Nachsorge **C 2**: 4
– N-Deskriptor **C 2**: 2
– nicht-kleinzelliges, 5-Jahres-Überlebensrate **C 2**: 1
– – CALGB 9633 **C 2**: 3
– – Chemotherapie **C 2**: 3
– – Cisplatin **C 2**: 3
– – CUP-Syndrom **B 22**: 5
– – IALT **C 2**: 3
– – LACE-Projekt **C 2**: 3
– – Lymphadenektomie **C 2**: 3
– – NCIC-BR19 **C 2**: 3
– – Resektion **C 2**: 3
– – Strahlentherapie **C 2**: 3
– Pleuraerguss **C 21**: 1
– Primärstaging **C 2**: 2
– pTNM **C 2**: 2
– sTNM **C 2**: 2
– T-Deskriptor **C 2**: 2
– Verlaufskontrollen **C 2**: 4
Bronchialschleimhauttuberkulose **C 1**: 2
– Diagnostik **C 1**: 3–4
– Therapie **C 1**: 6
Bronchiektasen **C 14**: 1–2
– Ätiologie **C 14**: 1
– Antibiotika **C 14**: 1
– Differentialdiagnose **C 13**: 3, **C 14**: 1
– Mukoviszidose **C 5**: 2
– Physiotherapie **C 14**: 2
Bronchiolitis **C 18**: 1
– Influenza **L 5**: 1
– obliterierende, Differentialdiagnose **C 13**: 3
Bronchitis
– chronische **C 12**: 1–9
– – Antitussiva **C 12**: 6
– – Blutgasanalyse, arterielle **C 12**: 3
– – Bronchodilatatoren **C 12**: 6
– – Diagnostik **C 12**: 2
– – – Flussdiagramm **C 12**: 3
– – Differentialdiagnostik **C 12**: 1–5
– – Echokardiographie **C 12**: 4
– – EKG **C 12**: 4
– – Epidemiologie **C 12**: 1
– – Exazerbationen **C 12**: 7–8
– – – im Krankenhaus, Behandlung **C 12**: 8
– – Glukokortikosteroide **C 12**: 6
– – Heimbeatmung **C 12**: 7
– – Immunmodulatoren **C 12**: 6
– – Influenza-Schutzimpfung **C 12**: 5
– – körperliche Untersuchung **C 12**: 2
– – körperliches Training **C 12**: 6
– – Laboruntersuchungen **C 12**: 4
– – Langzeit-Sauerstofftherapie (LOT) **C 12**: 7
– – Langzeittherapie **C 12**: 5–7
– – Lungenfunktionsdiagnostik **C 12**: 2
– – Lungenfunktionstests **C 12**: 3
– – Mukopharmaka **C 12**: 6
– – Nachsorge **C 12**: 8
– – Patientenschulung **C 12**: 6–7
– – Physiotherapie **C 12**: 7
– – Pneumokokken-Schutzimpfung **C 12**: 5
– – Prävention **C 12**: 5
– – Rehabilitation **C 12**: 8
– – Reversibilitätstests mit Bronchodilatatoren **C 12**: 2–3
– – Risikofaktoren **C 12**: 1
– – Schutzimpfungen **C 12**: 5
– – sozialmedizinische Bedeutung **C 12**: 1

– – Sputumdiagnostik **C 12**: 4
– – Therapie **C 12**: 5
– – – nichtmedikamentöse **C 12**: 6
– – Thorax, Computertomographie **C 12**: 4
– – Thoraxorgane, Röntgenaufnahme **C 12**: 3
– – Ursachen **C 12**: 1
– chronisch-obstruktive **K 1**: 1
– – Langzeittherapie **C 12**: 5
– Keuchhusten **L 5**: 5
– Lungenkarzinom **C 2**: 1
– Röteln **L 6**: 3
– Wegenersche Granulomatose **I 15**: 2
bronchoalveoläre Lavage (BAL)
– Alveolarproteinose, idiopathische, pulmonale **C 18**: 3
– Alveolitis, exogen-allergische **C 16**: 3
– ARDS **C 20**: 2
– Neutropenie, febrile **B 26**: 11
– Polyangiitis, mikroskopische **I 15**: 3
– Wegenersche Granulomatose **I 15**: 3
Bronchodilatatoren
– Bronchitis, chronische **C 12**: 6
– COPD **C 12**: 6
bronchopleurale Fistel **C 23**: 1
Bronchopneumonie, Influenza **L 5**: 2
bronchopulmonale Dysplasie, Differentialdiagnose **C 13**: 3
bronchopulmonale Infekte, Mukoviszidose **C 5**: 1
Bronchoskopie
– ARDS **C 20**: 2
– Bronchialkarzinom **C 2**: 4
– Lungenkarzinom **C 2**: 1, 4
– Lungentumoren, gutartige **C 4**: 1
– Mediastinaltumoren **C 4**: 1
– Neutropenie, febrile **B 26**: 11
Bronchuskarzinoid, ACTH-Sekretion, ektope **H 1**: 7
Bronchustuberkulose, Differentialdiagnose **C 13**: 3
Brucella
– abortus **L 12**: 6
– melitensis **L 12**: 6
– suis **L 12**: 6
Brucella spp., Endokarditis **D 11**: 3
Brucellose **L 12**: 6, 7
Brunner-Drüsen, heterotope **A 3**: 5
B-Symptome, Hodgkin-Lymphom **B 10**: 1
Budd-Chiari-Syndrom **A 7**: 18
– Leberversagen, akutes **A 7**: 23
– Pfortaderthrombose **A 7**: 18
Büffelnacken, Cushing-Syndrom **H 1**: 5
Buerger-Syndrom **E 1**: 5–6
Bulimia nervosa **H 8**: 5
– diagnostische Kriterien **H 8**: 5
– Fressattacken **H 8**: 5
– Nicht-Purging-Typus **H 8**: 5
– Purging-Typus **H 8**: 5
Bullae, Status asthmaticus **K 1**: 1
Bundle-branch-Tachykardie **D 4**: 5
Buprenorphin, Tumorschmerzen **B 26**: 3, 6
Burkitt-Lymphom **B 9**: 1, 8
– Rituximab **B 6**: 5
B-Vorläufer-ALL **B 6**: 2
BWS-Syndrom, Differentialdiagnose **D 7**: 1
Bypassoperation
– Angina pectoris, stabile **D 7**: 5
– aortokoronare, Myokardinfarkt **D 8**: 4
– koronare Herzkrankheit **D 7**: 5
B-Zell-Lymphom
– großzelliges, diffuses **B 9**: 1, 7–8
– mediastinales (thymisches), diffuses **B 9**: 1, 8

C

Cabergolin
– Akromegalie **H 1**: 4

– Prolaktinom/Hyperprolaktinämie **H 1**: 2
Café-au-lait-Kolorit, Niereninsuffizienz, chronische **G 10**: 1
Calcitonin, Schilddrüsenkarzinom, medulläres **H 2**: 9
Calcium, Zufuhr, empfohlene **A 1**: 4
Calciumantagonisten
 s. Kalziumantagonisten
Campylobacter-Enteritis/-Infektion **L 9**: 2–3
– koronare Risikofaktoren **D 6**: 1
c-ANCA
– Polyangiitis, mikroskopische **I 15**: 3
– Wegenersche Granulomatose **I 15**: 1
Cancer of Unknown Primary
 s. CUP-Syndrom
Candidämie, Neutropenie, febrile **B 26**: 12
Candida-Endophthalmitis **L 15**: 1
Candidainfektionen s. Candidiasis
Candidiasis **L 15**: 1
– HIV-Infektion/AIDS **L 13**: 5, 7
– invasive **L 15**: 1–2
– Neutropenie **B 26**: 10
– Sjögren-Syndrom **I 4**: 2
CAPRIE-Studie, Schlaganfall, ischämischer **M 1**: 19
Carbamazepin, Tumorschmerzen **B 26**: 6
Carboplatin **B 23**: 3
Cardiobacterium, Endokarditis **D 11**: 4
Cardiolipin-Antikörpersyndrom, arterielle Verschlusskrankheit **E 1**: 2
Carnitinmangel, Herzmuskelerkrankungen **D 13**: 6
Carotis… s. Karotis…
Carvahal-Erkrankung, ARVCM **D 13**: 4
Cauda-equina-Syndrom, Spondylitis ankylosans **I 2**: 4
CBAVD (congenitale beidseitige Aplasie der Vasa deferentia), Hypogonadismus **H 7**: 6
CCR-5-Rezeptorgen, HIV-Infektion/AIDS **L 13**: 1
CDC-Klassifikation, HIV-Infektion/AIDS **L 13**: 1
CD4⁺-Lymphozyten
– HIV-Infektion/AIDS **L 13**: 1, 3
– Immundefekte **B 5**: 1
CD4-Rezeptor, HIV-Infektion/AIDS **L 13**: 1
CEA (karzinoembryonales Antigen), hepatozelluläres Karzinom (HCC) **A 7**: 19
CEBPA, Leukämie, akute, myeloische **B 6**: 1
Ceelen-Syndrom **C 18**: 3, 4
CEP (chronische eosinophile Pneumonie) **C 19**: 1
c-erbB2-Expression, CUP-Syndrom **B 22**: 2
cerebral autosomal dominant arteriopathy with strokes and ischemic leukencephalopathy s. CADASIL
Certoparin, Bein-/Beckenvenenthrombose **E 17**: 1
Ceruletid-Test, Bauchspeicheldrüsenerkrankungen **A 5**: 2
CFTR-Protein
– Hypogonadismus **H 7**: 6
– Mukoviszidose **C 5**: 1
C-Gastritis **A 3**: 1
Charcot-Erkrankung, Arthrose **I 4**: 1, **I 7**: 1
Charcot-Trias, Cholelithiasis **A 6**: 1
CHARISMA-Studie, Schlaganfall, ischämischer **M 1**: 19
CHC-Definition, Vaskulitis **I 15**: 1
Cheiroarthropathie, diabetische **I 4.3**: 1
Chelatbildner, Wilson-Syndrom **A 7**: 15
Chelattherapie, arterielle Verschlusskrankheit **E 1**: 5
Chemoembolisation, hepatozelluläres Karzinom (HCC) **A 7**: 20

Chemoprophylaxe
– antibakterielle, Neutropenie **B 26**: 10
– antimykotische, Neutropenie **B 26**: 10
– Lungentuberkulose **C 1**: 7
Chemotherapie
– s.a. Zytostatika(therapie)
– adjuvante, Mammakarzinom **B 13**: 3
– Bronchialkarzinom, nicht-kleinzelliges **C 2**: 3
– Chondrosarkome **B 17**: 5
– CUP-Syndrom **B 22**: 4
– Dünndarmkarzinom **A 4**: 13
– Erbrechen, akutes **B 26**: 8
– – antizipatorisches **B 26**: 7, 9
– – verzögertes **B 26**: 9
– Ewing-Sarkom **B 17**: 4
– Gliome, maligne **B 21**: 2
– Harnblasenkarzinom **B 16**: 6
– Hirntumoren **B 21**: 2
– hoch emetogene **B 26**: 9
– Hodentumoren, nicht-seminomatöse **B 15**: 3
– Immundefekte **B 5**: 1
– Lungenkarzinom, nicht-kleinzelliges **C 2**: 2
– mäßig emetogene **B 26**: 9
– Magenkarzinom **A 3**: 8
– Mammakarzinom **B 13**: 4
– Neutropenie **B 26**: 9–10
– Nicht-Seminome **B 15**: 3
– Ösophaguskarzinom **A 2**: 3–4
– Osteosarkom **B 17**: 2–3
– palliative, myelodysplastische Syndrome **B 7**: 4
– – Myelom, multiples **B 11**: 3
– Pleuramesotheliom **B 19**: 2
– Schilddrüsenkarzinom **H 2**: 9
– Seminom **B 15**: 2
– Uterussarkome **B 18**: 6
– Weichteilsarkome **B 18**: 3–6
– – disseminierte **B 18**: 4–6
Chemotherapie-Protokolle, Mammakarzinom **B 13**: 2
Cheyne-Stokes-Atmung, Schlafapnoesyndrom, zentrales (ZSAS) **C 6**: 3–4
Chiasma-opticum-Gliom **H 1**: 14
Chiasmaschädigung, Hypophysenadenome **H 1**: 13
Chiasma-Syndrom, Hypophysenadenome **H 1**: 15
Chikungunya **L 12**: 4
Child-Klassifikation, hepatozelluläres Karzinom (HCC) **A 7**: 19
Chlamydia
– abortus **L 5**: 3
– pneumoniae **L 5**: 3
– – Arthritis, reaktive **I 3**: 2
– – Pneumonie, ambulant erworbene **C 9**: 2
– psittaci **L 5**: 3
– – Endokarditis **D 11**: 4
– trachomatis **L 5**: 3
– – Arthritis, reaktive **I 3**: 1
– – Urethritis **L 8**: 4
Chlamydien-Infektion
– Atemwege **L 5**: 3
– Endokarditis **D 11**: 3
– HLA-B27 **I 2**: 1
– Infertilität **H 7**: 9
– koronare Risikofaktoren **D 6**: 1
Chlorid **A 1**: 3
– Zufuhr, empfohlene **A 1**: 4
Chloridtransport, Mukoviszidose **C 5**: 1
Cholangiopankreatikographie, endoskopische retrograde s. ERCP
Cholangioskopie
– Gallenblasen-/gangkarzinom **A 6**: 3
– Gallengangkarzinom **A 6**: 3
Cholangitis
– Differentialdiagnose **D 7**: 1
– obstruktive **A 6**: 1, 3
– primär-sklerosierende (PSC) **A 7**: 14
– – Ballondilatation **A 7**: 14

– – Colitis ulcerosa **A 7**: 14
– – Gallengangkarzinom **A 6**: 3
– – Plastikendoprothese **A 7**: 14
– – Ursodesoxycholsäure **A 7**: 14
– rezidivierende **A 6**: 3
– sklerosierende, Darmerkrankungen, chronisch-entzündliche **A 4**: 6
Cholecalciferol s. Vitamin D
Choledocholithiasis **A 6**: 1–2
– ESWL **A 6**: 2
Choledochusstenose, Pankreatitis, chronische **A 5**: 2
Cholelithiasis **A 6**: 1–3, **A 8**: 2
– Antiphlogistika **A 6**: 1
– Cholezystektomie **A 6**: 1–2
– Darmerkrankungen, chronisch-entzündliche **A 4**: 6
– ERP **A 6**: 1
– ESWL **A 6**: 2
– Gastroskopie **A 6**: 1
– Pankreatitis, biliäre **A 6**: 3
Cholera(syndrom) **A 4**: 4, **L 9**: 1–2
– Antibiotika **A 4**: 5
Cholestase
– Hypercholesterinämie **H 8**: 1
– Pankreatitis **A 5**: 2
– – chronische **A 5**: 2
– Schwangerschaft **A 7**: 22
Cholesterinembolie
– arterielle Verschlusskrankheit **E 1**: 2
– Nierengefäße **G 6**: 2
– Nierenversagen, akutes **G 9**: 2
Cholezystektomie, Cholelithiasis **A 6**: 1–2
Cholezystitis **A 8**: 2
– Abdomen, akutes **A 8**: 1
– akute **A 6**: 2
– Campylobacter-Enteritis **L 9**: 2
– Differentialdiagnose **D 7**: 1
– gangränöse **A 6**: 2
– Komplikationen **A 6**: 2
Cholezystolithiasis **A 6**: 1
– ESWL **A 6**: 2
– Litholyse, medikamentöse **A 6**: 2
– Pankreatitis **A 5**: 2
cholinerges Syndrom **K 2**: 2
Chondrokalzinose, Arthrose **I 4**: 1, **I 7**: 1
Chondrosarkome **B 17**: 5–6, **B 18**: 5–6
– Chemotherapie **B 17**: 5
– Nachsorge **B 17**: 6
– Prognose **B 17**: 5
– Therapie **B 17**: 5
CHOP-Protokoll, MALT-Lymphome, Magen **A 3**: 10
Chordotomie, Tumorschmerzen **B 26**: 6
Choriongonadotropin (HCG), Hodentumoren **B 15**: 1
Chorionkarzinom **B 14**: 3
– β-HCG **B 14**: 3
– Nachsorge **B 14**: 3
Chrom **A 1**: 3
– Zufuhr, empfohlene **A 1**: 4
Churg-Strauss-Syndrom **G 6**: 1, **I 16**: 1–2
– ACR-Klassifikation **I 16**: 1
– Biopsie **I 16**: 1
– Blutanalysen **I 16**: 1
– Cyclophosphamid **I 16**: 2
– Diagnostik **G 6**: 1
– Differentialdiagnose **C 19**: 1
– Glukokortikoidmonotherapie **I 16**: 2
– Methotrexat **I 16**: 2
– Myokarditis **D 11**: 6
– Plasmapherese **I 3**: 2
– Pneumonie, idiopathische, eosinophile **C 19**: 1
– Prednisolon **I 16**: 2
– Remissionsinduktion **I 16**: 2
– Symptomatik **G 6**: 1
– Therapie, immunsuppressive **G 6**: 1–2
– Urinuntersuchungen **I 16**: 1
– Vaskulitis **E 9**: 3

Chvostek-Zeichen
– Hypokalziämie **G 11**: 3
– Hypomagnesiämie **G 11**: 4
– Malabsorption **A 4**: 1
Chylomikronämie-Syndrom **H 8**: 2
– Plasmapherese/Immunadsorption/ Rheopherese **G 13**: 4
Chylothorax **C 21**: 2
– Pleuraempyem **C 22**: 1–2
– Pleuraerguss **C 21**: 2
Chymotrypsinbestimmung im Stuhl **A 4**: 3
– Bauchspeicheldrüsenerkrankungen **A 5**: 2
Ciclosporin A
– Arthritis, rheumatoide **I 1**: 4
– myelodysplastische Syndrome **B 7**: 4
Cisplatin **B 23**: 2–3
– Antidot **B 23**: 2
– Kreatinin-Clearance **B 23**: 4
CK-MB
– Contusio cordis **D 10**: 1
– Myokardinfarkt **D 8**: 2
Claudicatio intermittens
– arterielle Verschlusskrankheit **E 1**: 1
– Diabetes mellitus **H 4**: 9
– Takayasu-Arteriitis **E 9**: 1
Clinical Pulmonary Infection Score (CPIS), Pneumonie, nosokomiale **C 10**: 2
Clonorchis sinensis, Gallengangkarzinom **A 6**: 3
Clopidogrel, Thrombolyse **E 17**: 2
Clostridium-difficile-Infektion **L 9**: 3–4
– Antibiotika **A 4**: 5
– Arthritis, reaktive **I 3**: 2
– Kolitis, antibiotikaassoziierte **A 4**: 4
– Neutropenie **B 26**: 10, 12
CMI (chronische Mesenterialischämie) **E 8**: 2–3
CML s. Leukämie, chronisch-myeloische
CMML s. Leukämie, chronisch-myelomonozytäre
CMPE s. myeloproliferative Erkrankungen, chronische
CMV-Infektion **L 4**: 2
– Differentialdiagnose **B 9**: 2
– HIV-Infektion/AIDS **L 13**: 7
– Immundefekte **B 5**: 1
– Leberversagen, akutes **A 7**: 23
– Neutropenie **B 26**: 10
CMV-Testung, Knochenmark-/Stammzelltransplantation **B 25**: 2
CNI s. Niereninsuffizienz, chronische
Cochleaausfall, Otitis media **L 3**: 1
Codein, Tumorschmerzen **B 26**: 3, 6
CO-Diffusionskapazität, Hypertonie, pulmonale **C 8**: 3
Coeruloplasminspiegel, Wilson-Syndrom **A 7**: 15
Colchicin, Behçet-Syndrom **I 21**: 2
Cold-pressure-Test, Hypotonie, orthostatische **D 2**: 2
Colitis ulcerosa **A 4**: 5–8
– s.a. Kolitis
– Anämie **B 1**: 8
– Cholangitis, primär-sklerosierende (PSC) **A 7**: 14
– Diagnose **A 4**: 5
– Diarrhötherapie, symptomatische **A 4**: 8
– Ernährung **A 1**: 7–8
– Gastrointestinalblutungen, untere **A 8**: 5
– Mangelernährung **A 4**: 8
– Megakolon, toxisches **A 4**: 7
– Pouchitis **A 4**: 7
– Psychotherapie **A 4**: 8
– Rezidivprophylaxe **A 4**: 7
– Schweregrade nach Rachmilewitz **A 4**: 6–7
– Spondylarthritis **I 2**: 2
– Therapie **A 4**: 7–8
– Wachstumsretardation **A 4**: 8

Coma s. Koma
common-ALL **B 6**: 2
common-B-ALL **B 6**: 2
Commotio cordis **D 10**: 1–2
Computertomographie
– Bauchspeicheldrüsenerkrankungen **A 5**: 1
– hoch auflösende (HR-CT), Hypertonie, pulmonale **C 8**: 3
– Nephrologie **G 1**: 3
Conn-Syndrom **H 6**: 1
Contusio cordis
– CK-MB **D 10**: 1
– Myoglobin **D 10**: 1
– Thoraxtrauma, stumpfes **D 10**: 2
– Troponin I **D 10**: 1
– Troponin T **D 10**: 1
COPD **C 12**: 1–9
– Anamnese **C 12**: 2
– Antitussiva **C 12**: 6
– Beatmung **K 1**: 10
– Blutgasanalyse, arterielle **C 12**: 3
– Bronchodilatatoren **C 12**: 6
– Diagnostik **C 12**: 1
– – Flussdiagramm **C 12**: 3
– diagnostisches Vorgehen, bei Verdacht **C 12**: 4
– Differentialdiagnose **C 12**: 4, **C 13**: 3
– Differentialdiagnostik **C 12**: 1–5
– Echokardiographie **C 12**: 4
– EKG **C 12**: 4
– Exazerbationen **C 12**: 7–8
– – Differentialdiagnose **C 20**: 2
– – im Krankenhaus, Behandlung **C 12**: 8
– Glukokortikosteroide **C 12**: 6
– Heimbeatmung **C 12**: 7
– Immunmodulatoren **C 12**: 6
– Influenza-Schutzimpfung **C 12**: 5
– körperliche Untersuchung **C 12**: 2
– körperliches Training **C 12**: 6
– Laboruntersuchungen **C 12**: 4
– Langzeit-Sauerstofftherapie (LOT) **C 12**: 7
– Langzeittherapie **C 12**: 5–7
– Lungenfunktionsdiagnostik **C 12**: 2
– Lungenfunktionstests **C 12**: 3
– Mukopharmaka **C 12**: 6
– Nachsorge **C 12**: 8
– Patientenschulung **C 12**: 6–7
– Physiotherapie **C 12**: 7
– Pneumokokken-Schutzimpfung **C 12**: 5
– Prävention **C 12**: 5
– Rehabilitation **C 12**: 8
– respiratorische Insuffizienz **K 1**: 1
– Reversibilitätstests mit Bronchodilatatoren **C 12**: 2–3
– Risikofaktoren **C 12**: 1
– Schutzimpfungen **C 12**: 5
– Schweregradeinteilung **C 12**: 3
– sozialmedizinische Bedeutung **C 12**: 1
– Sputumdiagnostik **C 12**: 4
– Therapie **C 12**: 5
– – nichtmedikamentöse **C 12**: 6
– Thorax, Computertomographie **C 12**: 4
– Thoraxorgane, Röntgenaufnahme **C 12**: 3
– Ursachen **C 12**: 1
COP-Protokoll, MALT-Lymphome, Magen **A 3**: 10
Cor pulmonale **C 8**: 1–10
– Schistosomiasis **L 12**: 6
– Sklerose, systemische **I 4.3**: 2
Cor triatriatum **D 14**: 1
Corona phlebectatica, venöse Insuffizienz, chronische **E 15**: 1
Corpus-luteum-Insuffizienz, Prolaktinom **H 1**: 1
Cortisol-Mehrsekretion, ACTH-unabhängige, Cushing-Syndrom **H 1**: 7

COX-2-Hemmer
– selektive, Arthritis, rheumatoide **I 1**: 2–3
– Tumorschmerzen **B 26**: 6
Coxarthrose **I 7**: 1, 3–5
– Coxa valga **I 7**: 4
– Coxa vara **I 7**: 4
– Differentialdiagnose **I 7**: 4
– Duchenne-Hinken **I 7**: 4
– evidenzbasierte Empfehlungen **I 7**: 4
– Hüftdysplasie **I 7**: 4
– Nachsorge **I 7**: 5
– Rehabilitation **I 7**: 5
– Therapie, medikamentöse **I 7**: 4–5
– – nicht-medikamentöse **I 7**: 5
– – operative **I 7**: 5
Coxiella burnetii **L 11**: 1
– Endokarditis **D 11**: 4
Coxiella spp., Endokarditis **D 11**: 3
Coxitis, Coxarthrose **I 7**: 3
Coxsackieviren
– Kardiomyopathie, dilatative (DCM) **D 13**: 3
– Myokarditis **D 11**: 1
CPAP (continuous positive airway pressure) **K 1**: 5–6
– ARDS **C 20**: 4
– Pneumonie **K 1**: 9
CPIS-Scores, Pneumonie, nosokomiale **C 10**: 6
CPK-Erhöhung, Kardiomyopathie, dilatative (DCM) **D 13**: 3
CRB-65-Index, Pneumonie, ambulant erworbene **C 9**: 1
C-reaktives Protein (CRP)
– Bauchspeicheldrüsenerkrankungen **A 5**: 2
– koronare Risikofaktoren **D 6**: 1
– Pneumonie **K 1**: 2
– Psoriasisarthritis **I 2**: 6
^{51}Cr-EDTA, Nephrologie **G 1**: 2
CREST-Syndrom **I 4.3**: 1
– Sklerose, systemische **I 4.3**: 1
Creutzfeldt-Jakob-Krankheit, neue Variante, Bluttransfusion **B 26**: 19
CRH-Syndrom, ektopes, Cushing-Syndrom **H 1**: 5, 7
Crohn-Krankheit **A 4**: 5–8
– Anämie **B 1**: 8
– Best-Aktivitätsindex **A 4**: 6
– Diagnose **A 4**: 5
– Diarrhötherapie, symptomatische **A 4**: 8
– Ernährung **A 1**: 7, 8
– Fisteln, perianale **A 4**: 7
– Gastrointestinalblutungen, untere **A 8**: 5
– Mangelernährung **A 4**: 8
– Psychotherapie **A 4**: 8
– Rezidivprophylaxe **A 4**: 7
– Spondylarthritis **I 2**: 2
– Stenosen **A 4**: 7
– Therapie **A 4**: 7, 8
– – chirurgische **A 4**: 7
– Wachstumsretardation **A 4**: 8
Cronkhite-Canada-Polypen **A 3**: 5
CRP s. C-reaktives Protein
Crush-Syndrom, Hyperkaliämie **G 11**: 2
Cryptococcus neoformans **L 15**: 1
Cryptosporidiose **L 9**: 6
CSE-Hemmer, Hyperlipidämie **D 6**: 2
Cumarinderivate, Gerinnungsstörungen **K 8**: 8
CUP-Syndrom **B 22**: 1–7
– Bronchialkarzinom, nicht-kleinzelliges (NSCLC) **B 22**: 5
– Chemotherapie **B 22**: 4
– Diagnostik **B 22**: 1
– Dick-/Dünndarmtumor **B 22**: 5
– disseminierte Erkrankung **B 22**: 3–4
– gebrechliche Patienten **B 22**: 5
– Hautmetastasen, solitäre **B 22**: 3
– Hirnmetastasen, solitäre **B 22**: 2
– Histologie **B 22**: 1

Register Seite 11

- Keimzelltumor, extragonadaler **B 22:** 4
- Kolonkarzinom **B 22:** 5
- Lebermetastasen, solitäre **B 22:** 3
- Lungenmetastasen, solitäre **B 22:** 2–3
- Lymphknotenbefall, axillärer, solitärer **B 22:** 2
- – inguinaler, solitärer **B 22:** 2
- – supraklavikulärer, solitärer **B 22:** 2
- – zervikaler **B 22:** 1–2
- Lymphknotenmetastasen, zervikale **B 22:** 1
- Mammakarzinom **B 22:** 4
- Nachsorge **B 22:** 6
- neuroendokrines (einschl. kleinzelliges) Karzinom (NECUP) **B 22:** 3, 5
- Oberbauchtumor **B 22:** 5
- Ovarialkarzinom **B 22:** 4
- Primärtumoren **B 22:** 1
- Prognose **B 22:** 1
- Skelettmetastasierung **B 22:** 6
- Therapie **B 22:** 1
- Weichteilmetastasen, solitäre **B 22:** 3

CURB-Index, Pneumonie, ambulant erworbene **C 9:** 1
Cushing-Syndrom **H 1:** 5–9
- ACTH-Produktion, ektope **H 1:** 5
- ACTH-Syndrom, ektopes **H 1:** 7
- Adrenolytika **H 1:** 8
- Adrenostatika **H 1:** 8
- bildgebende Verfahren **H 1:** 6–7
- biochemische Diagnostik **H 1:** 6
- Cortisol-Mehrsekretion, ACTH-unabhängige **H 1:** 7
- CRH-Syndrom, ektopes **H 1:** 5, 7
- Dexamethason-Langtest **H 1:** 6
- endogenes **H 1:** 7
- Funktionsdiagnostik **H 1:** 6
- Hypercholesterinämie **H 8:** 1
- hypothalamisch-hypophysäres **H 1:** 7
- Immundefekte **B 5:** 1
- Nebennierenrindenhyperplasie **H 1:** 5
- Syndrome **H 1:** 5
- zentrales **H 1:** 7

Cuvalit, Prolaktinom/Hyperprolaktinämie **H 1:** 2
CVI s. venöse Insuffizienz, chronische
CVID (common variable immunodeficiency) **B 5:** 1
Cyclophosphamid **B 23:** 2
Cystische-Fibrose-Transmembran-Regulator-Gen s. CFTR-Protein
Cytarabin, Kreatinin-Clearance **B 23:** 4
C-Zell-Karzinom s. Schilddrüsenkarzinom, medulläres

D

Dactinomycin, Antidot **B 23:** 2
Dalteparin, Bein-/Beckenvenenthrombose **E 17:** 1
Dapson, Behçet-Syndrom **I 21:** 2
Darmbilharziose **L 12:** 5, 6
Darmdekontamination, selektive (SDD), Sepsis **K 4:** 4
Darmerkrankungen, chronisch-entzündliche **A 4:** 5–8
- Eisenmangel **B 2:** 2, 6
- kolorektales Karzinom **A 4:** 18
- Manifestationen, extraintestinale **A 4:** 6
- Schweregrade **A 4:** 5
Darminfektionen **A 4:** 3–5
- Antibiotika **A 4:** 5
- Maßnahmen, unspezifische **A 4:** 5
- Meldepflicht **A 4:** 4
Darminvagination, Gastrointestinalblutungen, untere **A 8:** 5
Darmspülung, Vergiftungen **K 2:** 4–5
Darmverstimmung **A 4:** 1
Darpoetin **B 24:** 3

DCM s. Kardiomyopathie, dilatative
DDAVP
- Diabetes insipidus centralis **H 1:** 18
- hämorrhagische Diathese **B 27:** 6
D-Dimer
- Gerinnungsstörungen **K 8:** 2
- Venenthrombose **E 12:** 1
Defibrillator, implantierter s. ICD-Therapie
Dehnungsschmerz, Aortenaneurysma **D 9:** 2
Dekontamination
- selektive, digestive (SDD), ARDS **C 20:** 7
- Vergiftungen **K 2:** 4
Dekubitalgeschwüre, Schlaganfall, ischämischer **M 1:** 13
Dengue-Fieber **L 12:** 3–4
- Arthralgien **L 12:** 4
- Differentialdiagnose **L 12:** 2
- fieberhafte Allgemeinerkrankung **L 12:** 4
Dengue-Schocksyndrom (DSS) **L 12:** 3
De-novo-(primäres) MDS **B 7:** 1
Dent-Syndrom **G 7:** 2
Denys-Drash-Syndrom **G 7:** 3
Depression, Fibromyalgie **I 8:** 1
Dermatofibrosarcoma protuberans, antitumorale Substanzen **B 18:** 5
Dermatomyositis **I 4.5:** 1–2
- ANA **I 4.2:** 2
- Autoantikörper, Myositis-assoziierte **I 4.5:** 1
- Azathioprin **I 4.5:** 2
- Elektromyographie **I 4.5:** 1
- Immunsuppressiva **I 4.5:** 2
- Kernspintomographie **I 4.5:** 1
- Methotrexat **I 4.5:** 2
- Muskelatrophie **I 4.5:** 1
- Muskelbiopsie **I 4.5:** 1
- Muskelenzyme **I 4.5:** 1
- Muskelschwäche **I 4.5:** 1
- Overlap-Syndrom **I 4.5:** 1
- Plasmapherese **G 13:** 2
- Raynaud-Syndrom **E 5:** 1
Desferoxamin, Antidot bei Vergiftungen **K 2:** 5
20,22-Desmolase-Mangel **H 6:** 4–5
Dexamethason
- Erbrechen, Zytostatika-induziertes **B 26:** 8
- Hirntumoren **B 21:** 1
Dexamethason-Langtest, Cushing-Syndrom **H 1:** 6
Dextran-Sulfat-Verfahren, LDL-Partikel **G 13:** 2
Dextropropoxyphen, Tumorschmerzen **B 26:** 3, 6
DGE-Empfehlung, Ernährung, vollwertige **A 1:** 1
DHA **G 8:** 6
Diabetes insipidus **H 1:** 17–19
- centralis **H 1:** 18
- – DDAVP **H 1:** 18
- – Durstversuch **H 1:** 18
- – Lokalisationsdiagnostik **H 1:** 18
- – DDAVP **H 1:** 19
- Differentialdiagnose **H 1:** 18–19
- Hypophysentumoren **H 1:** 18
- Hypotonie, orthostatische **D 2:** 2
- renaler **G 7:** 2
- Therapie **H 1:** 19
Diabetes mellitus **H 4:** 1–11
- ACE-Hemmer **H 4:** 9
- Albuminurie **H 4:** 1
- Alpha-Liponsäure **H 4:** 8
- Antihypertensiva **H 4:** 8
- arterielle Verschlusskrankheit, periphere (pAVK) **E 1:** 3, **H 4:** 8
- Arthrose **I 4:** 1, **I 7:** 1
- Begleit- und Folgekrankheiten, Erkennung **H 4:** 1
- Claudicatio intermittens **H 4:** 9
- Cushing-Syndrom **H 1:** 5
- Diagnostik **H 4:** 1

- Diarrhö **H 4:** 8
- Diuretika **H 4:** 9
- Durchblutungsstörungen, zerebrovaskuläre **H 4:** 8
- endotheliale Dysfunktion **H 4:** 8
- erektile Dysfunktion **H 4:** 8
- Erythromelalgie **E 5:** 4
- Glukosetoleranz, verminderte, koronare Risikofaktoren **D 6:** 3
- Hämochromatose **A 7:** 15
- Harnentleerungsstörungen **H 4:** 8
- HbA_{1c}-Wert **H 4:** 1
- HDL-Cholesterin **H 4:** 9
- Hirnarterienverschluss **E 6:** 1
- Hyperlipidämie **D 6:** 2
- Hypertonie **F 1:** 4–6, **H 4:** 8–9
- – Differentialtherapie **H 4:** 9
- Hypoglykämie, Therapie **H 4:** 7
- Hypotonie **D 2:** 1
- – orthostatische **D 2:** 2
- Immundefekte **B 5:** 1
- Kalziumantagonisten **H 4:** 9
- Kardiomyopathie **G 5:** 2
- Koma, ketoazidotisches **H 4:** 6
- – nicht-ketoazidotisches, hyperosmolares **H 4:** 6–7
- koronare Herzkrankheit **H 4:** 8–9
- Lipoproteinkonzentration **H 4:** 9
- Makroalbuminurie **H 4:** 9
- Makroangiopathie **G 5:** 2
- Mukoviszidose **C 5:** 3, 4
- Myokardinfarkt, Sekundärprophylaxe **H 4:** 9
- Nephropathie **G 5:** 1–3, **H 4:** 1, 7, 9
- Neuropathie **G 5:** 2
- – autonome **H 4:** 7–8
- – periphere **H 4:** 7
- Nicht-Nüchtern-Plasmaglukose **H 4:** 1
- Niereninsuffizienz **G 10:** 1
- – chronische **G 10:** 4
- Nüchtern-Plasmaglukose **H 4:** 1
- Pankreatitis, akute **A 5:** 2
- – chronische **A 5:** 2
- Plasmaglukose **H 4:** 1
- Retinopathie **G 5:** 2, **H 4:** 1
- Schlaganfall, ischämischer **M 1:** 17
- Schwangerschaft s. Gestationsdiabetes
- Serum-Natriumspiegel **H 4:** 6
- Therapie **H 4:** 1–10
- Tuberkulose **C 1:** 1
- Typ 1 **H 4:** 1
- Typ 2 **H 4:** 1
- – Hyperlipoproteinämie **H 8:** 1
- – Hypertriglyzeridämie **H 8:** 1
- Volumenmangel **H 4:** 6
- WHO-Kriterien **H 4:** 1
diabetischer Fuß **E 2:** 1–3
- Amputation **H 4:** 10
- Amputationsrate **E 2:** 2
- Blutzuckereinstellung **E 2:** 2
- Füße, Inspektion **E 2:** 2
- Fußhygiene **E 2:** 2
- Fußnägel **E 2:** 3
- Gangrän **H 4:** 10
- Neuropathie **E 2:** 1
- Osteomyelitis **L 7:** 2
- pAVK **E 2:** 2
- Schuhe **E 2:** 3
- Therapie **H 4:** 10
Diät
- Hypertonie **F 1:** 4
- nährstoffmodifizierte **K 9:** 4
- niedrigstkalorische, Hyperlipoproteinämie **H 8:** 4
- Reizdarmsyndrom **A 4:** 9
- salzarme, Glomerulonephritis **G 4:** 2
- stoffwechseladaptierte **K 9:** 4
diätetische Maßnahmen, Hyperlipidämie **D 6:** 2
diagnostische Methoden, Nephrologie **G 1:** 1–3
Dialyse s. Hämodialyse

Diarrhö **A 4**: 3, **L 9**: 1
– Abdomen, akutes **A 8**: 1
– chologene, Therapie **A 4**: 3
– Clostridium-difficile-Infektionen **L 9**: 3
– Diabetes mellitus **H 4**: 8
– erbsenbreiartige, Typhus/Paratyphus **A 4**: 4
– GvHD **B 25**: 3
– Hypotonie, orthostatische **D 2**: 2
– Karzinoidsyndrom **A 5**: 6
– Malabsorption **A 4**: 1
– Malaria **L 12**: 1
– Reizdarmsyndrom **A 4**: 9
– Salmonellose **L 9**: 1
– sekretorische **A 4**: 4
– Shigellose **L 9**: 2
– unklare, Stuhlproben **A 4**: 4
– wäßrige **A 4**: 3
DIC (disseminierte intravasale Koagulation) s. DIG
Dickdarm... s.a. Kolon...
Dickdarmdivertikel s. Kolondivertikel
Dickdarmerkrankungen **A 4**: 1–10
Dickdarmpolypen **A 4**: 13
Dick-/Dünndarmtumor, CUP-Syndrom **B 22**: 5
Didanosin, HIV-Infektion/AIDS **L 13**: 2
DIG (disseminierte intravasale Gerinnung) **B 28**: 2–5, **K 8**: 4–5
– s.a. Gerinnungsstörungen
– s.a. Verbrauchskoagulopathie
– Aprotinin **B 28**: 4
– ARDS **C 20**: 1
– Diagnostik und Therapie **B 28**: 3
– Differentialdiagnose **B 3**: 2, 4
– Erythrozytenkonzentrate **B 28**: 4
– Fibrinogenkonzentrate **B 28**: 4
– Prothrombinkomplexpräparate (PPSB) **B 28**: 4
– Sepsis **L 12**: 4
– Thrombozytenkonzentrate **B 28**: 4
Digitalis-Antitoxin, Antidot bei Vergiftungen **K 2**: 5
Digitalisglykoside
– Herzinsuffizienz **D 1**: 3
– Hypertonie, pulmonale **C 8**: 5
Dihydrocodein, Tumorschmerzen **B 26**: 3, 6
2,8-Dihydroxyadeninsteine **G 8**: 1, 6
Dilatation, pneumatische, Achalasie **A 2**: 4–5
Dimercaptopropansulfonat, Antidot bei Vergiftungen **K 2**: 5
Dimethylaminophenol, Antidot bei Vergiftungen **K 2**: 5
DIP (desquamative interstitielle Pneumonie) **C 18**: 1–3
Dipsomanie, Differentialdiagnose **H 1**: 18
Dissektion, Mesenterialischämie, chronische **E 8**: 2
disseminierte intravasale Gerinnung s. DIG
Diurese
– forcierte, Vergiftungen **K 2**: 6
– Hyperparathyreoidismus, primärer **H 3**: 2
– osmotische, Hypotonie, orthostatische **D 2**: 2
Diuretika
– Diabetes mellitus **H 4**: 9
– Glomerulonephritis **G 4**: 2
– Herzinsuffizienz **D 1**: 3
– Hypertonie **F 1**: 5
– – pulmonale **C 8**: 4–5
– Lymphödem **E 16**: 2
Divertikel **A 4**: 9–10
– echte **A 4**: 9
– falsche **A 4**: 9
– Gastrointestinalblutungen, untere **A 8**: 5
– Kolon s. Kolondivertikel
Divertikulitis, akute **A 4**: 9

Divertikulose **A 4**: 9
DMARDs (Disease-Modifying Antirheumatic Drugs), Arthritis, rheumatoide **I 1**: 3, 4
DMT-1 (divalent metal transporter 1), Eisentransport **B 2**: 1
DNA-Analyse, Mukoviszidose **C 5**: 2
DNAse, humane, rekombinante, Mukoviszidose **C 5**: 5
Dolasetron, Erbrechen, Zytostatikainduziertes **B 26**: 7
Dopamin-b-Hydroxylase-Defizienz, Hypotonie **D 2**: 1
Dopaminagonisten
– Akromegalie **H 1**: 4
– Hyperprolaktinämie **H 1**: 2
– Prolaktinom **H 1**: 2
Dopaminantagonisten, Erbrechen, Zytostatika-induziertes **B 26**: 8
dopaminerge Substanzen **H 1**: 2
Dopplersonographie, venöse Insuffizienz, chronische **E 15**: 2
Drogen, Vasospasmen **E 5**: 2, 3
Drucksteigerung, venöse Insuffizienz, chronische **E 15**: 1
Drüsenkörperzysten, Magen **A 3**: 5
Duchenne-Hinken, Coxarthrose **I 7**: 4
Duchenne-Muskeldystrophie, Herzmuskelerkrankungen **D 13**: 6
Ductus arteriosus Botalli **D 15**: 3
– Transposition der großen Gefäße **D 15**: 4
Dünndarm, Adenokarzinom **A 4**: 13
Dünndarmbiopsie nach Caspary **A 4**: 2
Dünndarmerkrankungen **A 4**: 1–10
– D-Xylose-Test **A 4**: 2
Dünndarmfunktion, Diagnostik nach Caspary **A 4**: 2
Dünndarmkarzinom
– Chemotherapie **A 4**: 13
– Obstruktionssymptomatik **A 4**: 13
Dünndarmneoplasien **A 4**: 12–13
– benigne **A 4**: 12–13
– Blutungsquelle, okkulte **A 4**: 12
– Endoskopie **A 4**: 12
– Ileoskopie **A 4**: 12
– Ösophagogastroduodenoskopie **A 4**: 12
Dumping-Syndrom **A 3**: 10
Dunbar-Syndrom, Mesenterialischämie, chronische **E 8**: 2
Duplexsonographie
– farbkodierte, Nephrologie **G 1**: 2
– Schilddrüsenknoten **H 2**: 1
– Vasospasmen **E 5**: 3
Durchblutungsstörungen
– arterielle **E 4**: 1
– – s.a. arterielle Verschlusskrankheit
– zerebrovaskuläre, Diabetes mellitus **H 4**: 8
Durchfall s. Diarrhö
Durchwanderungsperitonitis, Abdomen, akutes **A 8**: 1
Durie-Salmon-Einteilung, Plasmozytom **B 11**: 2
Durstversuch, Diabetes insipidus centralis **H 1**: 18
Dysautonomie, familiäre, Hypotonie **D 2**: 1
Dysenterie **A 4**: 3
Dysfibrinogenämie **B 27**: 2, **B 29**: 5
– erworbene, Thrombozytopenie **B 28**: 6
– Substitutionsempfehlungen **B 27**: 4
Dysgerminome **B 14**: 3
Dysglobulinämie, Hypercholesterinämie **H 8**: 1
Dyslipidämie, Niereninsuffizienz, chronische **G 10**: 4
Dyslipoproteinämie
– Hypertonie **F 1**: 4
– Typ-2-Diabetes **H 4**: 10
Dysostosis cleidocranialis, Thoracic-outlet-Syndrom **E 4**: 1

Dyspepsie
– funktionelle **A 3**: 5
– – s.a. Reizmagen
Dysphagie **A 2**: 4
– Lungenkarzinom **C 2**: 1
– Refluxkrankheit **A 2**: 1
– Sjögren-Syndrom **I 4**: 1
– Speiseröhrenerkrankungen **A 2**: 1
– Speiseröhrentumoren **A 2**: 2
Dyspnoe
– Abdomen, akutes **A 8**: 1
– ARDS **K 1**: 2
– Lungenembolie **C 7**: 1
– Malaria **L 12**: 1
– Mediastinaltumoren **C 3**: 1
– Mukoviszidose **C 5**: 2
– Ösophaguskarzinom **A 2**: 2
– Pleuramesotheliom **B 19**: 1
– Pneumonie **K 1**: 2
– Pneumothorax **C 23**: 1
– Schistosomiasis **L 12**: 6
Dysurie, Prostatakarzinom **B 15**: 4

E

Ebolafieber **L 12**: 4
Ebstein-Anomalie, WPW-Syndrom **D 4**: 4
EBV-Infektion
– Differentialdiagnose **B 9**: 2
– Immundefekte **B 5**: 1
– Mononukleose, infektiöse **L 4**: 1–2
– Nasopharynxkarzinom **B 12**: 7
Echinokokkose, Differentialdiagnose **L 12**: 4
Echokardiographie
– Angina pectoris **D 7**: 3
– Endokarditis **L 2**: 6
– – infektiöse **D 11**: 4
– Hypertonie, pulmonale **C 8**: 3
– koronare Herzkrankheit **D 7**: 3
– Mukoviszidose **C 5**: 3
– Polyangiitis, mikroskopische **I 15**: 3
– Synkope **D 5**: 1
– transösophageale (TEE) **D 4**: 2, **L 2**: 6
– – Gefäßfehlbildungen, angeborene **D 15**: 1
– – Herzfehler, angeborene **D 15**: 1
– – Schlaganfall, ischämischer **M 1**: 5
– transthorakale (TTE)
– – Myokardinfarkt **D 8**: 2
– – Schlaganfall, ischämischer **M 1**: 5
– – Wegenersche Granulomatose **I 15**: 3
Ecteinascidin, Weichteilsarkome **B 18**: 6
Efavirenz, HIV-Infektion/AIDS **L 13**: 2
EGF (Epithelial Growth Factor), Hypertonie, pulmonale **C 8**: 8
EGF-Inhibitoren, myelodysplastische Syndrome **B 7**: 5
EGF-Rezeptor-Modulatoren, Mammakarzinom **B 13**: 5
Ehrlichia **L 12**: 7
Eigenrhythmus, Herzschrittmacher, Funktionskontrolle **D 3**: 5
Eikenella, Endokarditis **D 11**: 4
Einblutungen, Aortenaneurysma **D 9**: 2
Einflussstauung, obere, Mediastinaltumoren **C 3**: 1
Einschwemmkatheteruntersuchung
– Hypertonie, pulmonale **C 8**: 2–3
– Myokardinfarkt **D 8**: 2
Eisen **A 1**: 3
– Zufuhrempfehlungen **A 1**: 4
Eisenaufnahme, verminderte, Eisenmangel **B 2**: 2
Eisenchelatoren, myelodysplastische Syndrome **B 7**: 3
Eisengehalt, Lebensmittel **B 2**: 1
Eisen(III)-hexacyanoferrat(II), Antidot bei Vergiftungen **K 2**: 5

Eisenmangel **B 2:** 1–8
– Anämie der chronische Erkrankungen (ACD) **B 2:** 4
– – renale **G 10:** 2
– Blut, okkultes **B 2:** 5
– Colitis ulcerosa **A 1:** 7
– Crohn-Krankheit **A 1:** 7
– Einteilung **B 2:** 3
– Eisensubstitution, orale **B 2:** 6–7
– – parenterale **B 2:** 7
– ernährungsbedingte **A 1:** 4
– Erythrozyten, hypochrome **B 2:** 4
– Erythrozytose **B 8:** 4
– Ferritin **B 2:** 4
– Frauen **B 2:** 2
– funktioneller **B 2:** 3, 7
– Gastroskopie **B 2:** 6
– Kleinkinder **B 2:** 2
– KM-Sideroblasten **B 2:** 4
– KM-Speichereisen **B 2:** 4
– Koloskopie **B 2:** 6
– Polycythaemia vera (PV) **B 8:** 4
– Säuglinge **B 2:** 2
– Schwangerschaft **B 2:** 2
– Serumferritin **B 2:** 5
– Sprue **A 4:** 1
– TfR-F-Index **B 2:** 4
– Therapie **A 4:** 3, **B 2:** 6
– Thrombozytose **B 8:** 5
– Transferrinsättigung **B 2:** 4
– Untersuchung, körperliche **B 2:** 5
– Ursachen **B 2:** 2
– Ursachenabklärung **B 2:** 6
– Zinkprotoporphyrin **B 2:** 4
Eisenmangelanämie **B 1:** 2, **B 2:** 1–8
– Labortests, empfohlene **B 2:** 5
– Malabsorption **A 4:** 1
Eisenpräparate, zweiwertige, Eisensubstitution, orale **B 2:** 6
Eisenresorption, Duodenum **B 2:** 1
Eisenresorptionstest **B 2:** 5
Eisenstatus, Beurteilung **B 2:** 5
Eisenstoffwechsel
– Beurteilung **B 2:** 6
– Blutbild **B 2:** 3
– Erythrozyten, hypochrome **B 2:** 3
– Ferritin **B 2:** 3
– Knochenmarkuntersuchung **B 2:** 3
– Parameter **B 2:** 3–5
– Physiologie **B 2:** 1
– Retikulozytenhämoglobin **B 2:** 3
– Serumeisen **B 2:** 3
– Transferrinrezeptoren **B 2:** 3
– Transferrinsättigung **B 2:** 3
Eisensubstitution **B 2:** 7
– orale, Dauer **B 2:** 7
– Eisenpräparate, zweiwertige **B 2:** 6
– – gastrointestinale Beschwerden **B 2:** 6
– – Schwangerschaft **B 2:** 7
– – Therapiekontrolle **B 2:** 7
– parenterale, Eisenmangel **B 2:** 7
Eisentransport **B 2:** 1
– DMT-1 (divalent metal transporter 1) **B 2:** 1
Eiweiß s. Protein...
Eiweißverlust, Immundefekte **B 5:** 1
Ejakulationsstörungen **H 7:** 3
Ejakulatvolumen, Testosterontherapie **H 7:** 7
Ekchymosen, Gerinnungsstörungen **K 8:** 1
EKG
– Hypertonie, pulmonale **C 8:** 3
– Sarkoidose **C 17:** 1
– Synkope **D 5:** 1
Eklampsie
– Differentialdiagnose **B 3:** 4
– hypertensiver Notfall **F 1:** 6
Elastase, Bestimmung im Stuhl, Bauchspeicheldrüsenerkrankungen **A 5:** 2
elektrische Schädigung, Herz **D 10:** 3
elektrischer Strom, Herzmuskelerkrankungen **D 13:** 6

Elektro-Hydro-Thermo-Koagulation, Ulkusblutung **A 8:** 4
Elektrokardiographie s. EKG
Elektrolyte
– Ernährung, parenterale **K 9:** 3
– Ernährungstherapie, zentralvenöse **K 9:** 3
– Hochdruckdiagnostik **G 1:** 2
Elektrolythaushalt **K 9:** 1–4
– Basisbedarf **K 9:** 1
– Bilanzbedarf **K 9:** 1
– Bilanzierungsberechnung **K 9:** 1
– Korrekturbedarf **K 9:** 1
Elektrolytstörungen **G 11:** 1–5
– Nierenkrankheiten, tubulointerstitielle **G 2:** 3
– Nierenversagen, akutes **G 9:** 2
elektrophysiologische Untersuchung, Synkope **D 5:** 2
Eliminationsverfahren
– diskontinuierliche **K 3:** 1
– kontinuierliche **K 3:** 2
eliminierbare Substanzen
– Hämodialyse **K 3:** 6
– Hämoperfusion **K 3:** 6
Elliptozytose
– hereditäre **B 1:** 2
– Splenektomie **B 1:** 6
EMA-Test, Sphärozytose, hereditäre **B 1:** 6
Embolektomie, chirurgische, Lungenembolie **C 7:** 3
Embolie **E 8:** 1
– ARDS **C 20:** 1
– Endokarditis **L 2:** 6
– kardiogene, Schlaganfall, ischämischer **M 1:** 3, 4
– zerebrale, Endokarditis, infektiöse **D 11:** 7
Emboliprophylaxe, Vorhofflimmern **D 4:** 3
Embolisation, arterielle, hepatozelluläres Karzinom (HCC) **A 7:** 20
Emesis s. Erbrechen
Emotionssynkope **D 5:** 1, 3
Emphysem s. Lungenemphysem
Emphysema Like Changes (ELC), Pneumothorax **C 23:** 1
Empty-Sella-Syndrom **H 1:** 14
Empyem
– pleurales **C 22:** 1–3
– tuberkulöses **C 22:** 1
Empyema necessitatis **C 22:** 3
Emtricitabin, HIV-Infektion/AIDS **L 13:** 2
Enanthem
– exsudatives, Mononukleose, infektiöse **L 4:** 1
– Masern **L 6:** 2
Endocarditis lenta **D 11:** 3
Endokardfibrose, Karzinoidsyndrom **A 5:** 6
Endokarditis **L 2:** 5–8
– s.a. Karditis
– s.a. Prothesenendokarditis
– aktive, chirurgische Therapie **D 11:** 7
– Anämie **L 2:** 6
– Antibiotika **L 2:** 7
– Auskultationsbefund **L 2:** 6
– Bakteriämie **L 2:** 6
– bakterielle **L 2:** 5
– – Prophylaxe **D 12:** 1–4
– Blutkulturen **L 2:** 6, 7
– Diagnostik **L 2:** 6
– Echokardiographie **L 2:** 6
– Embolie **L 2:** 6
– Enterokokken **D 12:** 2
– Epidemiologie **L 2:** 5
– Fieber **L 2:** 6
– Hautbeteiligung **L 2:** 6
– Herzinsuffizienz **L 2:** 6
– Herzklappenprothesen **D 14:** 5
– infektiöse **D 11:** 3–7
– – Anämie **B 1:** 8

– – Anamnese **D 11:** 4
– – Antibiotika **D 11:** 5
– – antimikrobielle Therapie **D 11:** 6
– – Blut-Hirn-Schranken-Störung **D 11:** 7
– – Blutkulturdiagnostik **D 11:** 4
– – chirurgische Therapie **D 11:** 6–7
– – Diagnosekriterien, integrierte **D 11:** 5–6
– – Echokardiographie **D 11:** 4
– – Embolie, zerebrale **D 11:** 7
– – Erreger, unbekannte **D 11:** 5
– – Erregernachweis **D 11:** 4
– – Viridans-Streptokokken **D 11:** 5
– kulturnegative, FUO **L 1:** 5
– Ornithose **L 5:** 3
– Prädisposition **D 12:** 1–2
– Q-Fieber **L 11:** 1
– Risiko, diagnostische oder therapeutische Eingriffe **D 12:** 2–3
– – erhöhtes **D 12:** 1–2
– Splenomegalie **L 2:** 6
– Staphylococcus aureus **L 2:** 5
– Staphylokokken **D 12:** 2
– – Antibiotika **D 11:** 6
– Streptokokken **D 12:** 2
– – Antibiotika **D 11:** 6
– Symptome, unspezifische **L 2:** 6
– TEE **L 2:** 6
– Therapieempfehlungen **L 2:** 8
Endokarditisprophylaxe **D 12:** 1–4, **L 2:** 7–8
– Herzklappenfehler **D 14:** 1
– Penicillinunverträglichkeit **D 12:** 3
– sinnvolle **D 12:** 2–3
endokrine Orbitopathie s. unter Orbitopathie
Endometriumhyperplasie, Mikroprolaktinom **H 1:** 1
Endometriumkarzinom **B 14:** 5
– Fluor **B 14:** 3
– Mikroprolaktinom **H 1:** 1
– Nachsorge **B 14:** 5
Endomyokardbiopsie, Myokarditis **D 11:** 1
Endomyokardfibrose, Herzmuskelerkrankungen **D 13:** 6
endo-PEEP, ARDS **C 20:** 5
Endoskopie
– s.a. Notfallendoskopie
– Dünndarmneoplasien **A 4:** 12
– Kolonpolypen **A 4:** 14–15
endoskopisch retrograde Cholangiopankreatographie s. ERCP
Endosonographie
– Bauchspeicheldrüsenerkrankungen **A 5:** 1
– Magentumoren **A 3:** 6
endotheliale Dysfunktion, Diabetes mellitus **H 4:** 8
Endothelin-Rezeptor-Antagonisten, orale, Hypertonie, pulmonale **C 8:** 7–8
Energieaufnahme, tägliche, Kohlenhydrate **A 1:** 2
Energiebedarf, Erwachsenenalter **A 1:** 4
Energieumsatz
– körperliche Aktivität **A 1:** 1
– physical activity level (PAL) **A 1:** 1
Energiezufuhr
– durchschnittliche, Richtwerte **A 1:** 2
– Ernährung **A 1:** 1
– Nahrungsfette **A 1:** 2
– Nahrungsproteine **A 1:** 2
Enoxaparin, Bein-/Beckenvenenthrombose **E 17:** 1
Entamoeba histolytica **A 4:** 4, **L 9:** 5–6, **L 12:** 4–5
enterale Obstruktion, Tumorschmerzen **B 26:** 6
Enteritis **L 9:** 1–7
– Salmonellen **L 9:** 1
– Staphylokokken **L 9:** 2
– Yersiniose **L 9:** 3

Enterobacteriaceae
- mit extended spectrum b-lactamases, Pneumonie, nosokomiale **C 10:** 1
- Pneumonie, nosokomiale **C 10:** 1, 4

Enterokokken-Endokarditis **D 12:** 2
- Antibiotika **D 11:** 6

Enterokolitis **L 9:** 1–7
- Yersiniose **L 9:** 3

Entgiftungsverfahren, technische (extrakorporale), Vergiftungen **K 2:** 6, 7

Enthesopathie, Lyme-Borreliose **I 5:** 1

Entlastungspunktion, Pleuritis **C 21:** 2

Entrapment-Syndrom **E 4:** 2

Entstauungstherapie, komplexe, Lymphödem **E 16:** 2

Entwöhnung, Beatmung **K 1:** 11–12

entzündliche Erkrankungen, Aneurysmen **E 7:** 3

Entzündungen
- chronische, koronare Risikofaktoren **D 6:** 4
- Hypophysentumoren **H 1:** 14

Entzündungsanämie **B 1:** 8

Entzündungsparameter, koronare Risikofaktoren **D 6:** 1

Enuresis nocturna **G 7:** 2

Enzephalitis
- bakterielle **L 10:** 1–3
- Diabetes insipidus **H 1:** 17
- Differentialdiagnose **M 1:** 6
- Lyme-Borreliose **I 5:** 1
- Masern **L 6:** 3
- Ringelröteln **L 6:** 4
- Röteln **L 6:** 3
- Toxoplasmose **L 4:** 3
- virale **L 10:** 5, 6

Enzephalomyelitis, chronische, Lyme-Borreliose **I 5:** 1

Enzephalopathie
- hypertensive, Differentialdiagnose **M 1:** 6
- metabolische, Differentialdiagnose **M 1:** 6
- Pankreatitis, akute **A 5:** 2
- portosystemische, chronische **A 7:** 24
- – – Leberzirrhose **A 7:** 24

Eosinophilenleukämie, chronische (CEL) **B 8:** 9

Eosinophilenpneumonie
- chronische **C 19:** 1
- Churg-Strauss-Syndrom **I 16:** 1
- idiopathische, akute/chronische **C 19:** 1

Eosinophilie
- extravaskuläre, Churg-Strauss-Syndrom **I 16:** 1
- Pneumonie, idiopathische, eosinophile **C 19:** 1

Epididymitis
- Differentialdiagnose **B 15:** 1
- Q-Fieber **L 11:** 1
- Spondylarthritis **I 2:** 2

Epilepsie, tuberöse Sklerose **G 7:** 6

epileptische Anfälle, Schlaganfall, ischämischer **M 1:** 13

Epipharynxkarzinom, EBV-assoziiertes **B 12:** 1

Epiphyseolysis capitis femoris, Coxarthrose **I 7:** 3

Episkleritis
- Darmerkrankungen, chronisch-entzündliche **A 4:** 6
- Spondylarthritis **I 2:** 1

Epispadie **H 7:** 3

Epithelkörperchen, Hyperparathyreoidismus **H 3:** 1

Epstein-Barr-Virus s. EBV-Infektion

Erbrechen
- Abdomen, akutes **A 8:** 1
- akutes, Chemotherapie **B 26:** 8
- antizipatorisches, Chemotherapie **B 26:** 7, 9
- Blutungen, intrazerebrale **M 1:** 24
- Gallenblasen-/Gangkarzinom **A 6:** 3
- Hypotonie, orthostatische **D 2:** 2
- induziertes, Vergiftungen **K 2:** 4
- Ösophaguskarzinom **A 2:** 2
- durch Opioide **B 26:** 2
- verzögertes, Chemotherapie **B 26:** 9
- durch Zytostatika **B 26:** 7
- Zytostatika-induziertes **B 26:** 7–9
- – – Alizaprid **B 26:** 8
- – – antiemetische Substanzen **B 26:** 7
- – – Aprepitant **B 26:** 7
- – – Benzamide **B 26:** 8
- – – Benzodiazepine **B 26:** 8
- – – Dexamethason **B 26:** 8
- – – Dolasetron **B 26:** 7
- – – Dopaminantagonisten **B 26:** 8
- – – Granisetron **B 26:** 7
- – – Kortikosteroide **B 26:** 8
- – – Metoclopramid **B 26:** 8
- – – Neuroleptika **B 26:** 8
- – – NK1-Rezeptor-Antagonisten **B 26:** 7–8
- – – Ondansetron **B 26:** 7
- – – Prednisolon **B 26:** 8
- – – Serotoninantagonisten **B 26:** 7
- – – Tropisetron **B 26:** 7

ERCP (endoskopisch retrograde Cholangiopankreatikographie)
- Bauchspeicheldrüsenerkrankungen **A 5:** 1
- Cholelithiasis **A 6:** 1

Erdbeerzunge, Scharlach **L 6:** 1

erektile Dysfunktion **H 7:** 3
- Diabetes mellitus **H 4:** 8

Ergometrie, Synkope **D 5:** 1

Ergotamin, Vasospasmen **E 5:** 2–3

Erguss, parapneumonischer, Pleuritis, bakterielle **C 22:** 1

Ergussprobepunktion, Pleuraerguss **C 21:** 1

Erkrankungen, chronische, Erythropoetin (EPO) **B 24:** 3

Ernährung, Sepsis **K 4:** 5

Ernährungsgewohnheiten, koronare Risikofaktoren **D 6:** 1–2

Ernährungsprobleme, kranke Menschen **A 1:** 6–8

Ernährung(stherapie) **A 1:** 1–8
- Ballaststoffe **A 1:** 2
- Colitis ulcerosa **A 1:** 7–8
- Crohn-Krankheit **A 1:** 7–8
- Energiezufuhr **A 1:** 1
- enterale **K 9:** 3–4
- – ernährungsphysiologische Vorteile **K 9:** 3
- – Nährlösungen **K 9:** 3
- Fettsäuren, gesättigte **A 1:** 3
- – mehrfach ungesättigte **A 1:** 3
- gesunde **A 1:** 1
- künstliche **K 9:** 2–4
- Makronährstoffe **A 1:** 2–3
- Mengenelemente **A 1:** 3
- metabolisches Syndrom **A 1:** 7
- Mukoviszidose **C 5:** 3–4
- parenterale **K 9:** 3–4
- – Aminosäurebedarf **K 9:** 3
- – Aminosäurelösungen **K 9:** 3
- – Elektrolyte **K 9:** 3
- – Kalorienbedarf **K 9:** 2
- – Nährsubstrate, Quantifizierung und Auswahl **K 9:** 2
- – Vitamine **K 9:** 3
- periphervenöse **K 9:** 2
- Spurenelemente **A 1:** 3
- Tumorerkrankungen **A 1:** 6–7
- Typ-2-Diabetes **H 4:** 2–3
- vollwertige, DGE-Empfehlung **A 1:** 1
- zentralvenöse **K 9:** 2–3
- – Aminosäurebedarf **K 9:** 3
- – Aminosäurelösungen **K 9:** 3
- – Elektrolyte **K 9:** 3
- – Kalorienbedarf **K 9:** 2
- – Kalorienträger **K 9:** 2
- – Nährsubstrate **K 9:** 2
- – Vitamine **K 9:** 3

Erosionen **A 3:** 1–3

Erreger, Harnwegsinfektionen **G 3:** 1

Erregerdiagnostik, Pneumonie, nosokomiale **C 10:** 2–3

Erregernachweis, Neutropenie, febrile **B 26:** 12

Erstickungsanfall, terminaler, Tumorschmerzen **B 26:** 6

Erysipel **L 7:** 1
- Lymphödem **E 16:** 1

Erythem, heliotropfarbenes, Dermatomyositis **I 4.5:** 1

Erythema
- infectiosum **L 6:** 4
- migrans, Differentialdiagnose **I 5:** 2
- – Lyme-Borreliose **I 5:** 1
- nodosum, Behçet-Syndrom **I 21:** 1
- – Campylobacter-Enteritis **L 9:** 2
- – Darmerkrankungen, chronisch-entzündliche **A 4:** 6
- – Sarkoidose **C 17:** 1
- – Spondylarthritis **I 2:** 1–2
- – Yersiniose **L 9:** 3

Erythroblastopenie, paraneoplastische, Erythropoetin (EPO) **B 24:** 4

Erythromelalgie, Akrozyanose **E 5:** 4

Erythropoese
- Aplasie, Anämie **B 1:** 2
- eisendefizitäre **B 2:** 3
- gesteigerte, Transferrinrezeptoren **B 2:** 3
- Hypo-/Aplasie, Anämie **B 1:** 1
- ineffektive, Anämie **B 1:** 2
- Steigerung, Testosteronsubstitution **H 7:** 7

Erythropoeseinhibitoren, verkürzte, Anämie, renale **G 10:** 2

Erythropo(i)etin (EPO) **B 24:** 3–4
- Anämie durch Chemotherapie **B 24:** 3
- – renale **B 24:** 3
- – – symptomatische **B 24:** 3
- – Erkrankungen, chronische **B 24:** 3
- – Knochenmarkinsuffizienz **B 24:** 3
- – Mammakarzinom **B 13:** 5
- – – metastasiertes **B 13:** 5
- – Mangel, Anämie, renale **B 1:** 2, **G 10:** 2
- – Myelofibrose, chronisch-idiopathische (cIMF) **B 8:** 9
- – Myelom, multiples **B 11:** 4
- – Nebenwirkungen **B 24:** 3–4
- – Tumorpatienten **B 24:** 3

Erythrozyten
- Abbau, gesteigerter, Anämie **B 1:** 2
- hypochrome, Eisenmangel **B 2:** 4
- Leukämie, akute **B 6:** 5

Erythrozytenfragmentationssyndrome, Differentialdiagnose **B 7:** 2

Erythrozytenkonzentrate
- Auswahl und Dosierung **B 26:** 15
- bestrahlte **B 26:** 16
- DIC **B 28:** 4
- gewaschene **B 26:** 16
- Indikationen **B 26:** 15–16
- Infektionsrisiko **K 5:** 2
- kompatible **B 26:** 15
- Kontraindikationen **B 26:** 16
- kryokonservierte **B 26:** 16
- Lungeninsuffizienz, transfusionsinduzierte, akute (TRALI) **B 26:** 17
- Myelofibrose, chronisch-idiopathische (cIMF) **B 8:** 9
- Purpura, posttransfusionelle **B 26:** 16
- Transfusion **B 26:** 15–17
- Wirkungen, unerwünschte **B 26:** 16

Erythrozytenmembrandefekte, Anämie **B 1:** 2

Erythrozytenstoffwechsel, Defekte, Anämie **B 1:** 2

Erythrozytenzylinder, Nierenversagen, akutes **G 9:** 2

Erythrozytometrie, Anämie **B 1:** 3

Register

Erythrozytose
- Acetylsalicylsäure **B 8:** 4
- Aderlass **B 8:** 3
- Anamnese **B 8:** 3
- angeborene **B 8:** 2
- BCR-ABL-Fusionsgen **B 8:** 3
- Blutstammzelltransplantation **B 8:** 4
- Diagnosesicherung **B 8:** 3
- Eisenmangel **B 8:** 4
- Erstfeststellung **B 8:** 3
- Hydroxyurea **B 8:** 4
- Hypoxie, arterielle **B 8:** 2
- Imatinib **B 8:** 4
- Interferon α **B 8:** 4
- Kinderwunsch **B 8:** 4
- Knochenmarktransplantation, allogene **B 8:** 4
- Milzbestrahlung **B 8:** 4
- Myeloproliferation, unkontrollierte **B 8:** 4
- operative Eingriffe **B 8:** 4
- passagere, Exsikkose, schwere **B 8:** 2
- Polycythaemia vera (PV) **B 8:** 2
- Schwangerschaft **B 8:** 4
- sekundäre, Nierenarterienstenose **B 8:** 2
- – PRV-1-Expression **B 8:** 2–3
- – V617F-JAK2-Mutation **B 8:** 2
- – Zystenniere **B 8:** 2
- Splenektomie **B 8:** 4
- Thromboembolie **B 8:** 4
- Übergangsfälle **B 8:** 2
- V617F-JAK2-Mutation **B 8:** 3
Eschar, Rickettsiosen **L 12:** 7
Escherichia coli
- enterohämorrhagische (EHEC) **L 9:** 5
- enteroinvasive (EIEC) **L 9:** 4
- enteropathogene (EPEC) **L 9:** 4
- enterotoxische (ETEC) **L 9:** 4
- Infektion **L 9:** 4, 5
- Infertilität **H 7:** 9
- Pneumonie, nosokomiale **C 10:** 1
ESPRIT-Studie, Schlaganfall, ischämischer **M 1:** 19
ESPS-II-Studie, Schlaganfall, ischämischer **M 1:** 19
Essen Stroke Risk Score (ESRS), Schlaganfall, ischämischer **M 1:** 16
ESSG-Kriterien, Spondylarthropathien **I 2:** 2
Estrogen-Resistenz **H 7:** 3
ET s. Thrombozythämie, essentielle
Ethambutol
- Arzneimittelinteraktionen **C 1:** 6
- Arzneimittelwirkungen, unerwünschte **C 1:** 5
- Dosierung **C 1:** 4
- – bei Niereninsuffizienz **C 1:** 7
- Höchstdosis **C 1:** 4
- Lungentuberkulose **C 1:** 4–6
- Resistenz **C 1:** 5
- Unverträglichkeit **C 1:** 5
Ethanol, Antidot bei Vergiftungen **K 2:** 5
Ethylenimine **B 23:** 1
Etilefrin, Hypotonie, orthostatische **D 2:** 2
Etomidat, Cushing-Syndrom **H 1:** 8
Etoposid, Kreatinin-Clearance **B 23:** 4
EULAR-(European League Against Rheumatism-)Evidenz-basierter Empfehlungen, Fibromyalgie **I 8:** 2
Evans-Syndrom, Differentialdiagnose **B 3:** 4
Evidence-based Medicine (EBM)
- koronare Risikofaktoren **D 6:** 1
- Schlaganfall **M 1:** 1
Ewing-Sarkom **B 17:** 3–5, **B 18:** 3–4
- Chemotherapie **B 17:** 4
- Extremitäten **B 17:** 4
- Körperachse **B 17:** 4
- Nachsorge **B 17:** 4
- Strahlentherapie **B 17:** 4

- Tumorkontrolle **B 17:** 4
Exanthem
- CMV-Infektion **L 4:** 2
- HIV-Infektion/AIDS **L 13:** 5
- Influenza **L 5:** 1
- Masern **L 6:** 2
- MCTD **I 4.4:** 2
- Ringelröteln **L 6:** 4
- Röteln **L 6:** 3
- Scharlach **L 6:** 1
- durch Thyreostatika **H 2:** 6
- Windpocken **L 6:** 2
exanthemische Infektionen **L 6:** 1–4
Exazerbationen
- Bronchitis, chronische **C 12:** 7–8
- COPD **C 12:** 7–8
- Mukoviszidose **C 5:** 2
Exsikkose, schwere, Erythrozytose, passagere **B 8:** 2
extensive disease, Bronchialkarzinom, kleinzelliges **C 2:** 2
extrakorporale Therapieverfahren **K 3:** 1–7
- Antikoagulation **K 3:** 4
- Differentialtherapie **K 3:** 5
- Gefäßzugang **K 3:** 3
- Intoxikationen **K 3:** 5
- Nierenversagen, akutes (ANV) **K 3:** 1
- Pharmakotherapie **K 3:** 5
- Ultrafiltratsubstitution **K 3:** 3–4
Extrasystolen
- supraventrikuläre **D 4:** 1
- ventrikuläre **D 4:** 1
- – Kardiomyopathie, arrhythmogene, rechtsventrikuläre (ARVCM) **D 13:** 5
extratrunkuläre Dysplasien, Angiodysplasien **E 10:** 2
Extremitätenverschluss
- akuter **E 3:** 1–3
- – allgemeine Maßnahmen **E 3:** 2
- – Amputation, primäre **E 3:** 3
- – Anamnese **E 3:** 1
- – Antikoagulanzien **E 3:** 3
- – Behandlung, klinische **E 3:** 2
- – Differentialdiagnose **E 3:** 2
- – Emboliequelle, Ausschaltung **E 3:** 3
- – Gefäßrekonstruktion **E 3:** 2
- – Laboruntersuchungen **E 3:** 1
- – Muskelnekrosen **E 3:** 2
- – praktische Erwägungen **E 3:** 2
- – Rezidivprophylaxe **E 3:** 3
- – Thrombozytenaggregationshemmer **E 3:** 3
- – Untersuchung, apparative **E 3:** 1
- – – körperliche **E 3:** 1

F

Fabry-Krankheit, Kardiomyopathien, hypertrophische (HCM) **D 13:** 1
FAB-Subtyp, myelodysplastische Syndrome **B 7:** 2
Faktor-II-Mangel **B 27:** 2
- Substitutionsempfehlungen **B 27:** 4
Faktor-V-Leiden-Mutation **B 29:** 3
Faktor-V-Leiden-PCR **B 29:** 1
Faktor-V-Mangel **B 27:** 2
- Substitutionsempfehlungen **B 27:** 4
Faktor-VII-Mangel **B 27:** 2
- Substitutionsempfehlungen **B 27:** 4
Faktor-VIII-Erhöhung **B 29:** 5
Faktor-VIII-Mangel **B 27:** 1
Faktor-IX-Mangel **B 27:** 1
Faktor-X-Mangel **B 27:** 2
- Substitutionsempfehlungen **B 27:** 4
Faktor-XI-Mangel **B 27:** 2
- Substitutionsempfehlungen **B 27:** 4
Faktor-XII-Mangel **B 27:** 1
Faktor-XIII-Mangel **B 27:** 2
- Substitutionsempfehlungen **B 27:** 4
Fallotsche Tetralogie **D 15:** 4

Seite 15

familiäre adenomatöse Polypose s. FAP
Fanconi-Anämie **B 1:** 2
FAP (familiäre adenomatöse Polyposis) **A 4:** 15–16
- attenuierte (AFAP) **A 4:** 16
- – Therapie **A 4:** 16
- Diagnostik **A 4:** 16
- Therapie **A 4:** 16
- Überwachung **A 4:** 16
Farmerlunge **C 16:** 1–2
Farnesyltransferase-Inhibitoren, myelodysplastische Syndrome **B 7:** 5
Fasziitis, nekrotisierende **L 7:** 3–4
- Osteomyelitis **L 7:** 3
- Phlegmone **L 7:** 2
- Scharlach **L 6:** 1
Faszikelblock
- linksanteriorer **D 3:** 2–3
- linksposteriorer **D 3:** 2–3
Fasziolose, Differentialdiagnose **L 12:** 4
febrile Komplikationen, Neutropenie **B 26:** 10–11
Fehlbesiedelung, bakterielle, Meckel-Divertikel **A 4:** 9
Fehlbildungen, Hypophysentumoren **H 1:** 14
Feinnadelbiopsie, transthorakale, Lungenkarzinom **C 2:** 1
Femoralarterien-Aneurysma **E 7:** 2
Femurfrakturen, Osteoporose **H 9:** 2
Fentanyl, Tumorschmerzen **B 26:** 3, 6
Ferritin **B 2:** 2
- Eisenmangel **B 2:** 4
- Eisenstoffwechsel **B 2:** 3
Ferroportin 1 **B 2:** 1
Fertilisation, assistierte **H 7:** 10
α-Fetoprotein (AFP)
- hepatozelluläres Karzinom (HCC) **A 7:** 19
- Hodentumoren **B 15:** 1
Fettembolie, ARDS **C 20:** 1
Fettleber
- alkoholische **A 7:** 17
- Schwangerschaft **A 7:** 22
Fettleberhepatitis, alkoholische **A 7:** 17
Fettsäuren
- essentielle, Nahrungsfette **A 1:** 3
- gesättigte, Ernährung **A 1:** 3
- mehrfach ungesättigte, Ernährung **A 1:** 3
Fettstoffwechselstörungen **H 8:** 1–5
- arterielle Verschlusskrankheit **E 1:** 3
- Hypertonie **F 1:** 6
- Schlaganfall, ischämischer **M 1:** 17
Fettstuhl **A 4:** 1
Fettsucht s. Adipositas
Fibrinmonomer, Gerinnungsstörungen **K 8:** 2
Fibrinogen
- Antifibrinolytika **K 8:** 5
- Antikoagulation **K 8:** 5
- Antithrombin-III-Substitution **K 8:** 5
- Gerinnungsfaktorkonzentrate **K 8:** 5
- Gerinnungsstörungen **K 8:** 2
- Hyperfibrinolyse **K 8:** 5
- koronare Risikofaktoren **D 6:** 1
- Verbrauchskoagulopathie **K 8:** 5
Fibrinogenkonzentrate, DIC **B 28:** 4
Fibrinolyse
- Gerinnungsstörungen, hepatogene **K 8:** 3
- Störungen **B 27:** 1, **B 28:** 1
Fibrinolyse-Faktoren, Substitution **B 26:** 20
Fibrinolytika, Instillation, Pleuraempyem **C 22:** 2
fibromuskuläre Dysplasie **E 6:** 1, **E 10:** 2
- Mesenterialischämie, chronische **E 8:** 2
Fibromyalgie **I 8:** 1
- Antidepressiva **I 8:** 2
- Antikonvulsiva **I 8:** 3
- Ausdauertraining **I 8:** 2

- Bewegungstherapie **I 8**: 2
- Diagnostik **I 8**: 1
- EULAR-(European League Against Rheumatism-)Evidenz-basierte Empfehlungen **I 8**: 2
- Gabapentin **I 8**: 3
- körperliches Training **I 8**: 2
- Opioide **I 8**: 2
- Paracetamol **I 8**: 2
- Prävalenz **I 8**: 1
- Pregabalin **I 8**: 3
- Schmerzen, lokale **I 8**: 1
- Schmerzsensibilisierung, zentrale **I 8**: 1
- Spontanverlauf **I 8**: 1
- SSRI/NSRI **I 8**: 2
- Tender Points **I 8**: 1
- Therapie **I 8**: 1–3
- – medikamentöse **I 8**: 2
- – nichtmedikamentöse **I 8**: 2
- Tramadol **I 8**: 2
- Verhaltenstherapie **I 8**: 2

Fibrosarkome, Knochen **B 17**: 5, **B 18**: 5

Fieber
- Churg-Strauss-Syndrom **I 16**: 1
- Definition **L 1**: 2
- Endokarditis **L 2**: 6
- enteritisches **L 9**: 1
- Hantavirusinfektionen **L 11**: 2
- Infektionen **L 1**: 1
- Katzenkratzkrankheit **L 4**: 4
- Lungenembolie **C 7**: 1
- Malaria **L 12**: 1
- Masern **L 6**: 2
- medikamentösinduziertes **L 1**: 2
- Mononukleose, infektiöse **L 4**: 1
- nosokomiales, unklarer Ursache **L 1**: 2
- Otitis media **L 3**: 1
- Sarkoidose **C 17**: 1
- Scharlach **L 6**: 1
- Toxoplasmose **L 4**: 3
- unklarer Genese s. FUO
- vorgetäuschtes **L 1**: 3
- Windpocken **L 6**: 2

Filarien, Lymphödem **E 16**: 1
Filgrastim **B 24**: 1
Finger-Boden-Abstand, Spondylitis ankylosans **I 2**: 4
Fingerpolyarthrose **I 4**: 2, **I 7**: 2–3
- Differentialdiagnose **I 2**: 5

Fischmehllunge **C 16**: 2

Fistel(n)
- arteriovenöse s. AV-Fisteln
- Divertikel **A 4**: 9
- perianale, Crohn-Krankheit **A 4**: 7

Flankenschmerzen, Nierenzellkarzinom **B 16**: 1
FLIPI-Index, Lymphome, follikuläre **B 9**: 5

FLT3-Mutationen
- Leukämie, akute, lymphatische **B 6**: 1
- – myeloische **B 6**: 1

Flüssigkeitshaushalt **K 9**: 1–2
- Bilanzierung **K 9**: 1
- day-by-day assessment **K 9**: 1

Flumazenil, Antidot bei Vergiftungen **K 2**: 5
Fluor, Endometriumkarzinom **B 14**: 5

Fluorchinolone, Pneumonie, ambulant erworbene **C 9**: 2

Fluoride **A 1**: 3
- Aufnahme, tägliche **A 1**: 4
- Speisesalz **A 1**: 4
- Trinkwasser **A 1**: 4
- Zahnpasta **A 1**: 4
- Zufuhr, empfohlene **A 1**: 4

5-Fluorouracil, Nierenzellkarzinom **B 16**: 2
Flush, Karzinoidsyndrom **A 5**: 6
Fötor, urämischer, Niereninsuffizienz, chronische **G 10**: 1

fokal-neurologische Symptome
- Hirnarterienstenose **E 6**: 1
- Schistosomiasis **L 12**: 6

Folsäure, Zufuhr, empfohlene **A 1**: 3
Folsäure-Analoga **B 23**: 1

Folsäuremangel
- Anämie **B 1**: 4
- – renale **G 10**: 2
- Colitis ulcerosa **A 1**: 7
- Crohn-Krankheit **A 1**: 7
- Diagnose **B 1**: 5
- Differentialdiagnose **B 7**: 2
- Folsäure **B 1**: 5
- Neuralrohrdefekte **A 1**: 5

Folsäuremangelanämie **B 1**: 4
Fomepizol, Antidot bei Vergiftungen **K 2**: 5

Fondaparinux
- Bein-/Beckenvenenthrombose **E 17**: 1
- Thrombolyse **E 17**: 2

Fontaine-Klassifikation, arterielle Verschlusskrankheit **E 1**: 3

Foramen ovale, offenes **D 15**: 3
- Antikoagulation **M 1**: 20
- asymptomatisches **M 1**: 17
- Schlaganfall, ischämischer **M 1**: 20

Formeldiäten **K 9**: 3
- bedarfsdeckende, Einteilung **K 9**: 4
- hochmolekulare **K 9**: 3–4
- niedermolekulare **K 9**: 3–4

Forrest-Klassifikation
- Gastrointestinalblutungen **A 8**: 3
- Ulkusblutung **A 8**: 3

Fragmentozyten, Purpura, thrombozytopenische, thrombotische **B 3**: 4

Frakturen, pathologische, Malabsorption **A 4**: 1
Freelite®-Assay, Myelom, multiples **B 11**: 1
Fremdkörper, Niereninfektionen **G 3**: 2

Fremdkörperaspiration, Differentialdiagnose **C 13**: 3

Frenulumsklerose **I 4.3**: 1
Fressattacken, Bulimia nervosa **H 8**: 5

Friedewald-Formel
- HDL-Cholesterin, Berechnung **D 6**: 2
- LDL-Cholesterin, Berechnung **D 6**: 2
- Triglyceride, Berechnung **D 6**: 2

Friedreich-Ataxie, Herzmuskelerkrankungen **D 13**: 6

Frischplasma, hämorrhagische Diathese **B 27**: 1

Fruchtwasserembolie, ARDS **C 20**: 1
Früh-Dumping-Syndrom, Billroth-Anastomose **A 3**: 10

Frühsommer-Meningoenzephalitis s. FSME
Frühsyphilis **L 8**: 1
Fruktoseintoleranz **A 4**: 1
FSH (follikelstimulierendes Hormon), Hypogonadismus **H 7**: 4
FSH-Mangel **H 7**: 7
FSME (Frühsommer-Meningoenzephalitis) **L 10**: 5–6
Fundoskopie, Alport-Syndrom **G 7**: 5
Fundus hypertonicus **G 6**: 3
Fundusvarizen, Leberzirrhose **A 7**: 23
Fungämie **L 2**: 5

FUO (fever of unknown origin) **L 1**: 2–5
- Abdomensonographie **L 1**: 4
- Ätiologie **L 1**: 2
- Anamnese **L 1**: 2–3
- Basisdiagnostik **L 1**: 2
- Biopsien **L 1**: 4–5
- Blutkulturen **L 1**: 3–4
- CMV-Infektion **L 4**: 2
- Differentialdiagnose **L 1**: 3
- Echokardiographie **L 1**: 4
- FDG-Pet **L 1**: 4
- Infektionsserologie **L 1**: 4

- Kontrastdarstellungen **L 1**: 4
- Labordiagnostik **L 1**: 3
- Laparotomie/Laparoskopie **L 1**: 5
- Lymphozyten-Phänotypisierung **L 1**: 3
- neutropenisches **L 1**: 2
- NMR **L 1**: 4
- nosokomiales **L 1**: 2
- Rheumaserologie **L 1**: 3
- Szintigraphie **L 1**: 4
- Temporalarterien-Farbdoppler-Sonographie **L 1**: 4
- Therapieversuche **L 1**: 5

Fusarium, Neutropenie **B 26**: 10
Fuß, diabetischer s. diabetischer Fuß

G

Gabapentin, Tumorschmerzen **B 26**: 6
Gaenslen-Zeichen, Arthritis, rheumatoide **I 1**: 1

Galaktorrhö
- Gynäkomastie **H 7**: 10
- Mikroprolaktinom **H 1**: 1–2
- Prolaktinom **H 1**: 1

Gallenblasenempyem **A 8**: 2
Gallenblasenerkrankungen **A 6**: 1–5
Gallenblasenhydrops **A 8**: 2
Gallenblasenkarzinom **A 6**: 3–5
- Cholangioskopie **A 6**: 3
- Radio-/Chemotherapie, palliative **A 6**: 5
- TNM-Klassifikation **A 6**: 4

Gallenblasensteine s. Cholezystolithiasis
Gallengangatresie, Gallengangkarzinom **A 6**: 3
Gallengangdrainage, endoskopische **A 6**: 5

Gallengangkarzinom **A 6**: 3
- Cholangioskopie **A 6**: 3
- extrahepatisches **A 6**: 3–5
- Radio-/Chemotherapie, palliative **A 6**: 5
- TNM-Klassifikation **A 6**: 4

Gallengangsteine s. Choledocholithiasis
Gallenkolik, Therapie **A 6**: 1
Gallensäuremalabsorption, Reizdarmsyndrom **A 4**: 9

Gallensteine
- s. Choledocholithiasis
- s. Cholelithiasis
- s. Cholezystolithiasis

Gallenwegserkrankungen **A 6**: 1–5
Gallenwegskarzinom, Darmerkrankungen, chronisch-entzündliche **A 4**: 6
Gamma-Glutamyl-Transpeptidase, Pankreatitis **A 5**: 2
Gamma-Interferon-Bluttest, Lungentuberkulose **C 1**: 2–3

Gammopathie, monoklonale **B 9**: 1, **K 8**: 8
- Diagnostik und Therapie **B 28**: 3
- Sjögren-Syndrom **I 4**: 3
- unbestimmter Signifikanz (MGUS) **B 11**: 1

Ganglion Gasseri, Thermoläsion, Tumorschmerzen **B 26**: 5
Gangrän, arterielle Verschlusskrankheit **E 1**: 1
Ganzlungen-Lavage, Alveolarproteinose, idiopathische, pulmonale **C 18**: 3

Ganzschädelbestrahlung
- adjuvante, Bronchialkarzinom, kleinzelliges **C 2**: 4
- – Lungenkarzinom, kleinzelliges **C 2**: 4

Gardnerella vaginalis **L 8**: 4
Gardner-Syndrom, Weichteilsarkome **B 18**: 1

Gasaustausch, extrakorporaler, ARDS **C 20:** 6
Gastrektomie
– Eisenmangel **B 2:** 2
– Magenkarzinom **A 3:** 8
Gastrinom **A 5:** 6–7
Gastritis **A 3:** 1–3
– akute **A 3:** 1
– atrophische, Eisenmangel **B 2:** 2
– autoimmune **A 3:** 1
– bakterielle **A 3:** 1
– chemisch induzierte **A 3:** 1
– chronisch-aktive **A 3:** 1
– chronische **A 3:** 1
– Diagnostik **A 3:** 1–2
– Helicobacter pylori **A 3:** 1
– Helicobacter-pylori-positive, Eisenmangel **B 2:** 2, 6
– Klassifikation **A 3:** 1
Gastroenteritis
– Salmonellose **L 9:** 1
– virale **L 9:** 5
Gastrointestinalblutungen **A 4:** 1, **A 8:** 2–5
– Forrest-Klassifikation **A 8:** 3
– Gerinnungsstörungen **K 8:** 5
– Notfalldiagnostik **A 8:** 3
– obere **A 8:** 4
– untere **A 8:** 5
gastrointestinale Stromatumoren (GIST) **B 18:** 4–8
– Imatinib-Therapie, neoadjuvante **B 18:** 5
– Nachsorge **B 18:** 5
– Resektabilität, sekundäre **B 18:** 5
– Therapiemonitoring **B 18:** 5
gastrointestinale Symptome, Vergiftungen **K 2:** 1
Gastroskopie, Eisenmangel **B 2:** 6
Gaucher-Krankheit, Arthrose **I 4:** 1, **I 7:** 1
G-CSF **B 24:** 1–3
– Agranulozytosen, akute **B 24:** 2
– Blutstammzellen, periphere, Mobilisierung **B 24:** 2
– Blutstammzelltransplantation **B 25:** 1
– Hodgkin-Lymphom **B 10:** 3
– Immundefekte **B 5:** 2
– Infektionsprophylaxe, Chemotherapie, intensivierte **B 24:** 1
– – primäre **B 24:** 1
– – sekundäre **B 24:** 1
– Knochenmarktransplantation **B 25:** 1
– Leukämie, akute **B 24:** 2
– – myeloische **B 6:** 3
– Myelodysplasien **B 24:** 2
– Nebenwirkungen **B 24:** 2
– Neutropenie **B 24:** 1
– – afebrile **B 24:** 2
– – chronische **B 24:** 2
– – und Fieber **B 24:** 2
Gedeihstörungen, Mukoviszidose **C 5:** 1
Gefäßanomalien
– Gerinnungsstörungen **K 8:** 1
– Hyperfibrinolyse **K 8:** 4
– Verbrauchskoagulopathie **K 8:** 4
Gefäße, große, Fehlbildungen **D 15:** 1
Gefäßerkrankungen
– funktionelle **E 5:** 1–4
– Leber **A 7:** 17–19
Gefäßfehler
– angeborene **E 10:** 1
– – s.a. Angiodysplasie(n)
Gefäßgeräusche, Hirnarterienstenose **E 6:** 1
Gefäßmalformation **E 10:** 1–3
– s.a. Angiodysplasie
Gefäßverschlüsse, zerebrale, Symptome **M 1:** 3
Gehtest, arterielle Verschlusskrankheit **E 1:** 2

geistige Retardierung, tuberöse Sklerose **G 7:** 6
Gelbfieber **L 12:** 4
Gelenkbeschwerden, Akromegalie **H 1:** 3
Gelenkblutungen
– Gerinnungsfaktoren, Verminderung **B 3:** 1
– Hämophilie **B 27:** 6
Gelenkschmerzen
– Dengue-Fieber **L 12:** 4
– durch Thyreostatika **H 2:** 6
Gemcitabin, Weichteilsarkome **B 18:** 6
Genitalorgane, männliche, Tumoren **B 15:** 1–6
Genitaltumoren, weibliche **B 14:** 1–7
Genu
– valgum, Gonarthrose **I 7:** 5
– varum, Gonarthrose **I 7:** 5
Genussgifte, Osteoporose **H 9:** 3
Gerinnungsanalyse **K 8:** 2
Gerinnungsfaktoren
– Hemmkörper, erworbene **K 28:** 6
– Substitution **B 26:** 20
Gerinnungsstörungen
– s.a. DIG
– s.a. Verbrauchskoagulopathie
– angeborene **K 8:** 9
– Antikoagulanzientherapie **K 8:** 8
– Blutungen, intrazerebrale **M 1:** 26
– – lokal bedingte **K 8:** 1
– Blutungsneigung, diffuse **K 8:** 1–2
– Cumarinderivate **K 8:** 8
– erworbene **K 8:** 1
– – Hämostasepotential, Dekompensation **K 8:** 2
– hämorrhagische Phänomene, generalisierte **K 8:** 1–2
– Hämostasepotential **K 8:** 2
– Heparin **K 8:** 8
– hepatogene **K 8:** 3
– in der Intensivmedizin **K 8:** 1–10
– plasmatische **B 28:** 1
– Schlaganfall, ischämischer **M 1:** 3
– Streptokinase **K 8:** 9
– therapeutische Richtlinien **K 8:** 2
– Thrombolytika **K 8:** 9
– thrombozytäre, Formen **K 8:** 7
– transfusionsbedingte **K 8:** 5–6
– – Hämostase, Dekompensation **K 8:** 6
– – Hypokalzämie, zitratinduzierte **K 8:** 6
– Urokinase **K 8:** 9
– Venenthrombose **E 12:** 1
Gerinnungssystem, plasmatisches, Störungen **B 27:** 1
Germinalzellaplasie **H 7:** 2
Gesichtsfeldausfälle, Hypophysenadenome **H 1:** 10
Gesichtshautmalignome **B 12:** 8
Gestationsdiabetes **H 4:** 1, 4
Gewichtsreduktion
– Hypertonie **F 1:** 4
– Hypertriglyzeridämie **D 6:** 2
Gewichtsverlust
– Churg-Strauss-Syndrom **I 16:** 1
– Mukoviszidose **C 5:** 2
Gewichtszunahme, Hypothyreose **H 2:** 4
GHRH, Akromegalie **H 1:** 3
Giardia lamblia **L 9:** 6
Gicht **H 8:** 6, 7
– Alkoholkonsum **H 8:** 7
– Colchicin **H 8:** 7
– Erythromelalgie **E 5:** 4
– Glukokortikoide **H 8:** 7
– Harnsäureausscheidung **H 8:** 7
– Harnsäurenephrolithiasis **G 8:** 4
– Indometacin **H 8:** 7
– Körpergewicht **H 8:** 7
– Purinzufuhr **H 8:** 7
Gichtarthritis, Differentialdiagnose **I 2:** 5

Giftelimination
– primäre, Vergiftungen **K 2:** 4
– sekundäre, Vergiftungen **K 2:** 6
Giftinformationszentrale, Vergiftungen **K 2:** 6
Gilbert-Meulengracht-Syndrom, Differentialdiagnose **B 1:** 5
GIST (gastrointestinale Stromatumoren) **B 18:** 4–8
– Imatinib **B 18:** 7
– – Unverträglichkeit **B 18:** 8
– Imatinib-Therapie, neoadjuvante **B 18:** 7
– metastasierende, irresektable **B 18:** 7
– Nachsorge **B 18:** 8
– Resektabilität, sekundäre **B 18:** 7
– Zweitlinientherapie bei Progression **B 18:** 8
Gitelmann-Syndrom **G 7:** 2
Glanzmann-Naegeli-Syndrom, Thrombozytenkonzentrate **B 26:** 17
Gleason-Score, Prostatakarzinom **B 15:** 4
Gliatumoren, WHO-Klassifikation **B 21:** 1
Glibenclamid, Typ-2-Diabetes **H 4:** 2
Gliedmaßenmetastasen, Melanom, malignes **B 20:** 4
Glimepirid, Typ-2-Diabetes **H 4:** 2
Glinide, Typ-2-Diabetes **H 4:** 2
Glioblastoma multiforme **B 21:** 1
Gliome
– maligne **B 21:** 1–3
– – Chemotherapie **B 21:** 2
– – Nachsorge **B 21:** 2
– – Rezidivtherapie **B 21:** 2
– – Strahlentherapie **B 21:** 1
Glitazone, Typ-2-Diabetes **H 4:** 3
Globalinsuffizienz
– respiratorische, Lungenkontusion **D 10:** 1
– – Thoraxtrauma **D 10:** 1
Globozoospermie **H 7:** 3
Globusgefühl, Speiseröhrenerkrankungen **A 2:** 1
glomeruläre Erkrankungen, Niereninsuffizienz, chronische **G 10:** 4
Glomerulonephritis **G 4:** 1–6
– ANCA-assoziierte, Plasmapherese/Immunadsorption/Rheopherese **G 13:** 3
– antihypertensive Therapie **G 4:** 2
– bildgebende Verfahren **G 4:** 2
– Blutanalysen **G 4:** 2
– Diät, salzarme **G 4:** 2
– Differential- und Ausschlußdiagnose **G 4:** 2
– Diuretika **G 4:** 2
– endokapilläre, akute **G 4:** 5
– fokal-segmental sklerosierende (FSGS) **G 4:** 3–4
– – Plasmapherese/Immunadsorption/Rheopherese **G 13:** 4
– kryoglobulinämische, Plasmapherese/Immunadsorption/Rheopherese **G 13:** 4
– membranöse **G 4:** 4
– membranoproliferative (mesangiokapilläre) **G 4:** 4–5
– mesangioproliferative **G 4:** 4
– Niereninsuffizienz **G 10:** 1
– Nierenversagen, akutes **G 9:** 2
– Polyangiitis, mikroskopische **I 15:** 2
– primäre **G 4:** 1
– Proteinurie **G 4:** 2
– rapid-progressive (RPGN) **G 4:** 5
– – pauci-immune **G 4:** 5
– – Plasmapherese **G 13:** 2
– sekundäre **G 4:** 1
– Systemerkrankungen **G 4:** 1
– Therapie **G 4:** 2, 3
– – immunsuppressive **G 4:** 3
– Urinuntersuchung **G 4:** 2
– Wegenersche Granulomatose **I 15:** 1

Glukagonom **A 5:** 7, **H 5:** 2
Glukokortikoide
– Arthritis, rheumatoide **I 1:** 3
– Bronchitis, chronische **C 12:** 6
– COPD **C 12:** 6
– Hyponatriämie **G 11:** 1
– inhalative, Asthma bronchiale **C 13:** 5
– Lupus erythematodes, systemischer **I 4.2:** 3
– Mukoviszidose **C 5:** 5
– Orbitopathie, endokrine **H 2:** 7
– Osteoporose **H 9:** 2
– Sharp-Syndrom **I 4.4:** 1
Glukosetoleranz, verminderte, Diabetes mellitus, koronare Risikofaktoren **D 6:** 3
Glukosetoleranztest, oraler (oGTT)
– Akromegalie **H 1:** 4
– Mukoviszidose **C 5:** 3
α-Glukosidasehemmer, Typ-2-Diabetes **H 4:** 2
Glykogenose, Kardiomyopathie, hypertrophische (HCM) **D 13:** 1
Glykoprotein-IIb/IIIa-Inhibitoren
– Koronarsyndrom, akutes **D 7:** 5
– Schlaganfall, ischämischer **M 1:** 19
GM-CSF **B 24:** 1–3
– Agranulozytosen, akute **B 24:** 2
– Blutstammzellen, periphere, Mobilisierung **B 24:** 2
– Immundefekte **B 5:** 2
– Infektionsprophylaxe, Chemotherapie, intensivierte **B 24:** 1
– – primäre **B 24:** 1
– – sekundäre **B 24:** 1
– Leukämie, akute **B 24:** 2
– Myelodysplasien **B 24:** 2
– Nebenwirkungen **B 24:** 2
– Neutropenie **B 24:** 1
– – chronische **B 24:** 2
– – und Fieber **B 24:** 2
GnRH (Gonadotropin-Releasing-Hormone), Hypogonadismus **H 7:** 4
GnRH-Sekretionsstörungen, sekundäre **H 7:** 2
Gonadendysgenesie
– gemischte **H 7:** 2
– reine **H 7:** 2
Gonadenerkrankungen, männliche **H 7:** 1–12
gonadotrophe Funktionsausfälle **H 1:** 11
gonadotrophe Insuffizienz, Substitution **H 1:** 15
Gonarthrose **I 7:** 5–7
– Baker-Zyste **I 7:** 6
– evidenzbasierte Empfehlungen **I 7:** 6
– Genu valgum/varum **I 7:** 5
– Nachsorge **I 7:** 7
– orthopädische Hilfsmittel **I 7:** 7
– Pes anserinus, Druckempfindlichkeit **I 7:** 6
– physikalische Therapie **I 7:** 7
– Rehabilitation **I 7:** 7
– Therapie, medikamentöse **I 7:** 6–7
– – operative **I 7:** 7
– Zohlen-Zeichen **I 7:** 6
Gonorrhö **L 8:** 3–4
– bei der Frau **L 8:** 4
– Manifestationen, seltene **L 8:** 4
– rektale **L 8:** 3
Goodpasture-Syndrom **G 4:** 5
– Nierenkrankheiten, tubulointerstitielle **G 2:** 3
– Plasmapherese/Immunadsorption/Rheopherese **G 13:** 4
Gottron-Zeichen, Dermatomyositis **I 4.5:** 1
GP-IIb/IIIa-Blocker s. Glykoprotein-IIb/IIIa-Inhibitoren
Graft-versus-Host-Disease (GvHD) **B 25:** 3
– Stammzelltransplantation **B 25:** 1
– transfusionsassoziierte **B 26:** 19

Grampräparat, Meningitis/Enzephalitis **L 10:** 2
Granisetron, Erbrechen, Zytostatikainduziertes **B 26:** 7
Granularzelltumoren, neurogene, Speiseröhre **A 2:** 2
granulomatöse Erkrankungen, Hyperkalziämie **G 11:** 2
Granulomatose
– allergische, Pneumonie, idiopathische, eosinophile **C 19:** 1
– Darmerkrankungen, chronisch-entzündliche **A 4:** 6
Granulome, Hypophysentumoren **H 1:** 14
Granulozytenkonzentrate **B 26:** 18
– TRALI (transfusionsassoziierte Lungenschäden) **B 26:** 18
Granulozyten-stimulierende Faktoren
– Mammakarzinom **B 13:** 5
– – metastasiertes **B 13:** 5
Granulozytopenie
– s.a. Agranulozytose
– Röteln **L 6:** 3
grippale Symptome, Sarkoidose **C 17:** 1
γ-GT s. Gamma-Glutamyl-Transpeptidase
Günther-Syndrom **H 8:** 8
Gürtelrose **L 6:** 2
Guillain-Barré-Syndrom
– akutes, Plasmapherese/Immunadsorption/Rheopherese **G 13:** 3
– Azidose, respiratorische **G 11:** 5
– Beatmung, assistiert/kontrollierte (A/C) **K 1:** 4
– Campylobacter-Enteritis **L 9:** 2
– HIV-Infektion/AIDS **L 13:** 5
– Mononukleose, infektiöse **L 4:** 1
Gummen **L 8:** 2
Gummibandligatur, Ösophagusvarizenblutung **A 8:** 4
Gumprecht-Kernschatten, Leukämie, chronisch-lymphatische (CML) **B 9.a:** 1
Gynäkomastektomie **H 7:** 12
Gynäkomastie **H 7:** 3, 10–12
– s.a. Pubertätsgynäkomastie
– Diagnostik **H 7:** 11
– Galaktorrhö **H 7:** 10
– Mammographie **H 7:** 11
– medikamentös induzierte **H 7:** 11
– Röntgenaufnahme **H 7:** 11
– Sonographie **H 7:** 11
– Tamoxifen **H 7:** 12
– Untersuchung, somatische **H 7:** 11
– Ursachen **H 7:** 11
– Zytostatika **H 7:** 11

H

H_2-Atemtest **A 4:** 2
– Dünndarmfunktionsstörungen **A 4:** 2
Haarausfall durch Thyreostatika **H 2:** 6
Haarleukoplakie, orale, HIV-Infektion/AIDS **L 13:** 5
HAART (hochaktive antiretrovirale Therapie), HIV-Infektion/AIDS **L 13:** 2, 5
Haarzell-Leukämie **B 9:** 1, 4
– Differentialdiagnose **B 7:** 2, **B 9.a:** 1
– Vaskulitis **G 6:** 2
HACEK-Gruppe, Endokarditis **D 11:** 4
Hämagglutinationshemmtest, Influenza **L 5:** 1
Hämangioblastom, Erythrozytose **B 8:** 2
Hämangiome **E 10:** 2
Hämatemesis **A 4:** 1, **A 8:** 3
– Blutungsquellen, Häufigkeit **A 8:** 3
– Ösophaguskarzinom **A 2:** 2
– Panendoskopie, obere **A 8:** 3
Hämatochezie **A 8:** 3
– Diagnostik **A 8:** 4

hämatologische Erkrankungen, Infektionen **B 26:** 9–13
hämatologische Neoplasien, Thrombozytopenie **B 28:** 6
Hämatome, intramurale, Aortendissektion **D 9:** 1
hämato-onkologische Erkrankungen, Pleuraerguss **C 21:** 1
hämatopoetische Wachstumsfaktoren (HGF) **B 24:** 1–4
Hämatothorax **C 23:** 1
– Differentialdiagnose **C 20:** 2
Hämaturie
– familiäre, benigne **G 7:** 4–5
– Nierenbiopsie **G 1:** 3
– Nierenzellkarzinom **B 16:** 1
– Prostatakarzinom **B 15:** 4
Hämeisen **B 2:** 1
Hämobilie **A 8:** 3
Hämoccult-Test®, positiver **A 8:** 3
Hämochromatose
– Arthrose **I 4:** 1, **I 7:** 1
– Coxarthrose **I 7:** 3
– Desferrioxamin **A 7:** 16
– hereditäre **A 7:** 15
– HFE-Gen **A 7:** 15
– Serum-Ferritin **A 7:** 15
– Transferrinsättigung **A 7:** 16
Hämoclip, Ulkusblutung **A 8:** 4
Hämodiafiltration **K 3:** 2
– venovenöse, kontinuierliche (CVVHDF) **K 3:** 2
Hämodialyse **K 3:** 1–2
– Amyloidose **G 12:** 2
– Anämie, renale **G 12:** 2
– eliminierbare Substanzen **K 3:** 6
– Hypertonie **G 12:** 2
– Immundefekte **B 5:** 1
– Indikation **G 12:** 1
– Komplikationen **G 12:** 1
– Qualität **G 12:** 1–2
– Quantität **G 12:** 2–3
– venovenöse, kontinuierliche (CVVHD) **K 3:** 2
– Verfahren **G 12:** 1
– Vergiftungen **K 2:** 6–7
Hämofiltration **K 3:** 2
– arteriovenöse, kontinuierliche (CAVH) **K 3:** 2
– Indikation **G 12:** 1
– venovenöse, kontinuierliche (CVVH) **K 3:** 2
– Verfahren **G 12:** 1
Hämoglobinanomalien **B 1:** 7–8
Hämoglobineisen **B 2:** 1
Hämoglobinurie
– chronische, Eisenmangel **B 2:** 2
– paroxysmale, nächtliche (PNH), Differentialdiagnose **B 7:** 1–2, 7
– – Knochenmark-/Stammzelltransplantation **B 25:** 2
Hämolyse
– Gerinnungsstörungen **K 8:** 1
– Hyperkaliämie **G 11:** 1
– mechanische, Differentialdiagnose **B 3:** 4
– Purpura, thrombozytopenische, thrombotische **B 3:** 4
– Retikulozytose **B 1:** 5
– Verbrauchskoagulopathie/Hyperfibrinolyse **K 8:** 4
hämolytische Sofortreaktionen, Erythrozytenkonzentrate **B 26:** 16
hämolytische Transfusionsreaktion **B 26:** 19
hämolytisch-urämisches Syndrom (HUS) **B 1:** 7, **B 3:** 4, **G 6:** 4, **G 7:** 2, **K 8:** 7
– Differentialdiagnose **B 3:** 4
– Plasmapherese/Immunadsorption/Rheopherese **G 13:** 3
Hämoperfusion **G 13:** 5
– eliminierbare Substanzen **K 3:** 6
– Vergiftungen **K 2:** 6–7

hämophagozytisches Syndrom, Differentialdiagnose **B 7:** 2
Hämophilie
– s.a. hämorrhagische Diathese, hereditäre
– Analgesie **B 27:** 6
– Blutstillung **B 27:** 6
– Gelenkblutungen **B 27:** 6
– Hepatopathie, chronische **B 27:** 6
– HIV-Infektion **B 27:** 6
– leichte, Therapie **B 27:** 4
– mittelschwere, Therapie **B 27:** 4
– orthopädische Mitbetreuung **B 27:** 6
– schwere, Therapie **B 27:** 4
Hämophilie A **B 27:** 1, **K 8:** 9
– Substitutionsempfehlungen **B 27:** 4
– Substitutionstherapie, Dosierungsempfehlungen **B 27:** 5
Hämophilie B **B 27:** 1, **K 8:** 9
– Substitutionsempfehlungen **B 27:** 4
– Substitutionstherapie, Dosierungsempfehlungen **B 27:** 5
Haemophilus influenzae
– Endokarditis **D 11:** 4
– Enzephalitis/-Meningitis **L 10:** 1
– Pneumonie, nosokomiale **C 10:** 4
Haemophilus-influenzae-Typ-b-Impfung, Immundefekte **B 5:** 1
Hämoptoe
– Lungenembolie **C 7:** 1
– Mukoviszidose **C 5:** 2
Hämoptyse
– Lungenembolie **C 7:** 1
– Lungenkarzinom **C 2:** 1
– Lungentumoren, gutartige **C 4:** 1
– Mediastinaltumoren **C 4:** 1
Hämorrhagie(syndrom)
– alveoläre, Churg-Strauss-Syndrom **I 16:** 1
– Speiseröhrentumoren **A 2:** 2
hämorrhagische Diathese
– s.a. Hämostasestörungen
– s.a. Koagulopathien
– Antifibrinolytika **B 27:** 6
– Blutungen **B 27:** 6
– Cushing-Syndrom **H 1:** 5
– DDAVP **B 27:** 6
– Diagnostik **K 8:** 1
– diffuse, Gerinnungsstörungen **K 8:** 1, 2
– erworbene **B 28:** 1–6
– – Einteilung **B 28:** 1
– – Therapieindikation **B 28:** 2
– – Verlaufskontrollen **B 28:** 2
– Frischplasma **B 27:** 6
– Gerinnungsstörungen **K 8:** 1–2
– hereditäre **B 27:** 1–7
– – s.a. Hämophilie
– – Abklärung **B 27:** 3
– – Beratungen **B 27:** 7
– – Diagnosesicherung **B 27:** 3
– – Therapie **B 27:** 3–4
– – Verlaufskontrollen **B 27:** 3
– iatrogen bedingte **K 8:** 8–9
– Lebererkrankungen **B 28:** 5
– plasmatisch bedingte **B 27:** 2
– thrombozytäre **B 28:** 1
– – Diagnostik und Therapie **B 28:** 3
– Thrombozytenzahl **B 3:** 1
– vaskuläre **B 27:** 1, **B 28:** 1
– – Diagnostik und Therapie **B 28:** 3
hämorrhagisches Fieber **L 12:** 4
Hämorrhoiden **A 4:** 22
– Eisenmangel **B 2:** 6
– Gastrointestinalblutungen, untere **A 8:** 5
– Koloskopie **A 4:** 22
– Proktoskopie **A 4:** 22
Hämosiderose
– Kardiomyopathie, hypertrophische (HCM) **D 13:** 1
– pulmonale, Eisenmangel **B 2:** 2
Hämostasestörungen
– s.a. hämorrhagische Diathese

– Dekompensation, Gerinnungsstörungen, transfusionsbedingte **K 8:** 6
– erworbene, Diagnostik und Therapie **B 28:** 3
– Nierenerkrankungen, chronische **K 8:** 6
– thrombozytäre, Diagnostik **K 8:** 1
Halluzinationen durch Opioide **B 26:** 2
Halslymphknotentuberkulose **C 1:** 2
– Diagnostik **C 1:** 3
– Therapie **C 1:** 6
Halsrippe, Thoracic-outlet-Syndrom **E 4:** 1
Halsschmerzen
– Influenza **L 5:** 1
– Mononukleose, infektiöse **L 4:** 1
Hamartome
– chondromatöse, Lunge **C 4:** 1–2
– Speiseröhre **A 2:** 2
Hamburger Klassifikation, Angiodysplasien **E 10:** 1–2
Hand, Polyarthrose **I 7:** 1
Hand-grip-Test
– Hypotonie, orthostatische **D 2:** 2
– Synkope, neurokardiogene **D 5:** 3
Hantavirusinfektionen **L 11:** 2, **L 12:** 4
– amerikanische Form **L 11:** 2
– europäische und asiatische Formen **L 11:** 2
Harnableitung, Harnblasenkarzinom **B 16:** 6
Harnblasenbilharziose **L 12:** 5–6
Harnblasenkarzinom
– BCG-Impfstoff **B 16:** 6
– Chemotherapie **B 16:** 6
– Harnableitung **B 16:** 6
– Harnstauungsnieren **B 16:** 6
– metastasierendes **B 16:** 5–6
– Nachsorge **B 16:** 6
– oberflächliches **B 16:** 5
– Organ überschreitendes **B 16:** 5–6
– topische Therapie **B 16:** 6
– Zystektomie **B 16:** 6
Harnblasenstörungen, neurogene **G 3:** 2
Harnentleerungsstörungen, Diabetes mellitus **H 4:** 8
Harnsäureausscheidung, Gicht **H 8:** 7
Harnsäurekonzentration, Hyperurikämie **H 8:** 6
Harnsäurenephrolithiasis **G 8:** 1, 4–5
Harnsammlung, quantitative, über 24 h, Untersuchungen **G 1:** 2
Harnstauungsnieren, Harnblasenkarzinom **B 16:** 6
Harnuntersuchung **G 1:** 1
– Bakteriologie **G 1:** 1
– mikroskopische **G 1:** 1
– Proteinuriediagnostik **G 1:** 1
– Teststreifenmethode **G 1:** 1
Harnverhalt durch Opioide **B 26:** 2
Harnwegsinfekte, Schlaganfall, ischämischer **M 1:** 13
Harnwegsinfektionen **G 3:** 1–4
– Erreger **G 3:** 2
– komplizierte **G 3:** 2–4
– nosokomiale **L 16:** 1
Harnwegskarzinom, TNM-Klassifikation **B 16:** 4
Harnwegstumoren **B 15:** 2–5, **B 16:** 4–6
Hartmetallfibrose **C 15:** 3
– Berufskrankheitenanzeige **C 15:** 4
Hashimoto-Thyreoiditis **B 9:** 5, **H 2:** 7–8
– Therapie **H 2:** 8
Haut
– Salzgeschmack, Mukoviszidose **C 5:** 1
– trockene, Hypothyreose **H 2:** 4
– – Sjögren-Syndrom **I 4:** 2
Haut- und Weichteilinfektionen, Neutropenie, febrile **B 26:** 12
Hautdekontamination, Vergiftungen **K 2:** 4

Hautexanthem, GvHD **B 25:** 3
Hautinfektionen **L 7:** 1–4
– nosokomiale **L 16:** 1
Hautjucken s. Pruritus
Hautläsionen, Behçet-Syndrom **I 21:** 2
Hautmanifestationen, Behçet-Syndrom **I 21:** 1
Hautmetastasen, solitäre, CUP-Syndrom **B 22:** 3
Hautmykosen/-pilzinfektionen s. Mykosen
Hautnekrosen, Churg-Strauss-Syndrom **I 16:** 1
Hautpigmentation s. Pigmentation
Hautreaktionen, urtikarielle, Erythrozytenkonzentrate **B 26:** 16
Hautsarkoidose **C 17:** 2
Hautvaskulitis, Polyangiitis, mikroskopische **I 15:** 4
Hautveränderungen, discoide, Lupus erythematodes, systemischer **I 4.2:** 1
Hautverfärbungen s. Pigmentation
HbA_{1c}-Wert, Nephropathie, diabetische **G 5:** 2
HBeAg-Minus-Variante **A 7:** 5
HBeAg-negativ **A 7:** 5
HBO s. Oxygenation, hyperbare
HBsAg **A 7:** 2
– Trägerstatus **A 7:** 5
HBsAg-positiv **A 7:** 5
HBV-DNA **A 7:** 2
HBV-Infektion, Hepatitis B **A 7:** 2
HCC s. hepatozelluläres Karzinom
hCG (humanes Choriongonadotropin)
– Choriokarzinom **B 14:** 3
– Hypogonadismus **H 7:** 4–8
HCM s. Kardiomyopathie, hypertrophische
HCV-Infektion, Autoimmunhepatitis **A 7:** 13
HCV-RNA **A 7:** 7
HCV-RNA-Test **A 7:** 3
HD s. Hämodialyse
HDF s. Hämodiafiltration
HDL-Cholesterin
– Berechnung, Friedewald-Formel **D 6:** 2
– Diabetes mellitus **H 4:** 9
– Hyperlipidämie **H 8:** 2
– Hyperlipoproteinämie **H 8:** 2
– koronare Risikofaktoren **D 6:** 1–2
– Typ-2-Diabetes **H 4:** 10
– Werte, niedrige **H 8:** 1
Heberden-Arthrose **I 4:** 2, **I 7:** 2–3
– Begleitsynovitis **I 4:** 2, **I 7:** 2
Heiserkeit
– Hypothyreose **H 2:** 4
– Kehlkopfkarzinom **B 12:** 6
– Mediastinaltumoren **C 3:** 1
– Speiseröhrenerkrankungen **A 2:** 1
Helicobacter pylori
– Arthritis, reaktive **I 3:** 1
– Gastritis **A 3:** 1
– Immunthrombozytopenie **B 3:** 3
– MALT-Lymphome **B 9:** 5
Helicobacter-pylori-Eradikation **A 3:** 2–3
– Nebenwirkungen **A 3:** 3
– Refluxösophagitis **A 3:** 3
Helicobacter-Urease-Test (HUT) **A 3:** 2
HELLP-Syndrom **A 7:** 22
– Differentialdiagnose **B 3:** 4
– Gerinnungsstörungen **K 8:** 1
– Verbrauchskoagulopathie/Hyperfibrinolyse **K 8:** 4
Hemianopsie, bitemporale, Hypophysenadenome **H 1:** 13
Hemmkörper gegen Gerinnungsfaktoren, erworbene **B 28:** 6
Hemmkörperelimination **B 28:** 6
Hemmkörperhämophilie, Plasmapherese/Immunadsorption/Rheopherese **G 13:** 5
Hemmkörperhämophilie A, Behandlungsprinzipien **B 27:** 5

HEPA-Luftfilterung, Leukämie, akute **B 6**: 5
Heparin
– Behçet-Syndrom **I 21**: 2
– Gerinnungsstörungen **K 8**: 8
– Lungenembolie, akute **C 7**: 3
– niedermolekulares, Thrombolyse **E 17**: 1
– – Venenthrombose **E 12**: 2–3
– Thrombolyse **E 17**: 1
– unfraktioniertes, Thrombolyse **E 17**: 1
– – Venenthrombose **E 12**: 2–3
Hepatitis
– s.a. Virushepatitis
– autoimmune s. Autoimmunhepatitis
– chronische, HBeAG-negative, Interferon **A 7**: 6
– CMV-Infektion **L 4**: 2
– Darmerkrankungen, chronisch-entzündliche **A 4**: 6
– Differentialdiagnose **L 12**: 2
– FUO **L 1**: 5
– granulomatöse **L 1**: 5
– – Q-Fieber **L 11**: 1
– Hyperlipoproteinämie **H 8**: 1
– Katzenkratzkrankheit **L 4**: 4
– Leptospirose **L 11**: 1
– Masern **L 6**: 3
– Ringelröteln **L 6**: 4
– Röteln **L 6**: 3
– Toxoplasmose **L 4**: 3
Hepatitis A **A 7**: 1–2
– Impfungen **A 7**: 1
Hepatitis-A-Impfung, aktive, Indikationen **A 7**: 1
Hepatitis B **A 7**: 2–3
– chronische **A 7**: 4
– – HAART **A 7**: 7
– – HBeAg-positive, Interferon **A 7**: 6
– – – Lamivudin **A 7**: 6
– – HBV-Infektion **A 7**: 7
– – Lamivudin **A 7**: 6
– – Lebertransplantation **A 7**: 7
– – Leberzirrhose, kompensierte **A 7**: 7
– – Steroidtherapie **A 7**: 7
– HBeAg-positive **A 7**: 5
– HBV-Infektion **A 7**: 2
– Hepatitis C, chronische **A 7**: 10
– Interferon **A 7**: 5–6
– Manifestationen, extrahepatische **A 7**: 7
– Prophylaxe **A 7**: 2
– Sondergruppen **A 7**: 5
– Vaskulitis **G 6**: 2
Hepatitis-B-Immunglobulin (HBIg) **A 7**: 2
Hepatitis-B-Impfung **A 7**: 2
Hepatitis C **A 7**: 3
– chronische **A 7**: 7–11
– – extrahepatische Syndrome **A 7**: 10
– – Hepatitis B **A 7**: 10
– – Interferon **A 7**: 4, 8–9
– – – nicht-pegyliertes **A 7**: 9
– – – pegyliertes **A 7**: 8–9
– – Interferon-Monotherapie **A 7**: 8
– – Lamivudin **A 7**: 4
– – Nonresponder **A 7**: 10
– – Prognosefaktoren **A 7**: 8
– – Relaps-Patienten **A 7**: 10
– – Ribavirin **A 7**: 9
– – Spenderleber, Reinfektion **A 7**: 10
– – Therapie **A 7**: 8
– LKM-1-Antikörper **A 7**: 7
– Nadelstichverletzungen **A 7**: 3
– Vaskulitis **G 6**: 2
Hepatitis D **A 7**: 3
– chronische **A 7**: 10–11
Hepatitis E **A 7**: 3
Hepatitis G, chronische **A 7**: 11
hepatolentikuläre Degeneration **A 7**: 15
– s.a. Wilson-Syndrom
Hepatom, Erythrozytose **B 8**: 2

Hepatomegalie
– Hämochromatose **A 7**: 15
– Rechtsherzinsuffizienz **D 1**: 1
Hepatopathie, chronische, Hämophilie **B 27**: 6
hepatorenales Syndrom, Leberzirrhose **A 7**: 24
Hepatosplenomegalie
– Leberschäden, arzneimittelinduzierte **A 7**: 16
– Myelofibrose, chronisch-idiopathische (cIMF) **B 8**: 8
hepatozelluläres Karzinom (HCC) **A 7**: 19
– Alkoholinstillation, perkutane **A 7**: 20
– Chemoembolisation **A 7**: 20
– Child-Klassifikation **A 7**: 19
– Embolisation, arterielle **A 7**: 20
– Erythrozytose **B 8**: 2
– Lebertransplantation **A 7**: 19
Hepcidin **B 2**: 1
HER2/neu-Überexpression, Mammakarzinom **B 13**: 4–5
Herdnephritis, Polyangiitis, mikroskopische **I 15**: 4
Herpangina
– Differentialdiagnose **L 6**: 1
– Scharlach **L 6**: 1
Herpes simplex
– Leberversagen, akutes **A 7**: 23
– Neutropenie **B 26**: 10
Herpes zoster **L 6**: 2
– Differentialdiagnose **D 7**: 1
– HIV-Infektion/AIDS **L 13**: 5
– Tumorschmerzen **B 26**: 1
Herxheimer-Reaktion, Syphilis **L 8**: 2
Herz
– elektrische Schädigung **D 10**: 3
– Fehlbildungen, angeborene **D 15**: 1
Herzerkrankungen
– alkoholbedingte, Kardiomyopathie, dilatative (DCM) **D 13**: 3
– koronare s. koronare Herzkrankheit
– strukturelle, asymptomatische **D 1**: 1
Herzfrequenz, Hypotonie, orthostatische **D 2**: 2
Herzgeräusche, funktionelle, Anämie **B 1**: 3
Herzglykoside s. Digitalisglykoside
Herzinfarkt s. Myokardinfarkt
Herzinsuffizienz **D 1**: 1–7
– ACE-Hemmer **D 1**: 3–4
– Aldosteronantagonisten **D 1**: 3
– Angina pectoris **D 7**: 2
– Antiarrhythmika **D 1**: 5
– Antithrombotika **D 1**: 5
– AT1-Rezeptorantagonisten **D 1**: 4
– AV-Fisteln **E 10**: 1
– Belastungsuntersuchungen **D 1**: 2
– Diagnostik, invasive **D 1**: 2
– Diuretika **D 1**: 3
– Echokardiographie **D 1**: 2
– EKG **D 1**: 2
– Endokarditis **L 2**: 6
– Hämochromatose **A 7**: 15
– Herzglykoside **D 1**: 3
– Herzklappenfehler **D 14**: 1
– Herztransplantation **D 1**: 5–6
– Hypertonie **F 1**: 6
– Kardiomyopathie, dilatative (DCM) **D 13**: 2
– Laboruntersuchungen **D 1**: 2
– linksventrikuläre Funktion, Beurteilung, nichtinvasive **D 1**: 2
– Magnetresonanztomographie (Kardio-MRT) **D 1**: 2
– Myokardinfarkt **D 8**: 4
– Nachsorge **D 1**: 6
– Nachweisdiagnostik **D 1**: 1
– Ödem **E 16**: 1
– operative Verfahren **D 1**: 6
– Pleuraerguss **C 21**: 1
– positiv inotrope Substanzen **D 1**: 4–5

– Prävention **D 1**: 6
– Radionuklidventrikulographie **D 1**: 2
– Resynchronisationstherapie, kardiale (CRT) **D 1**: 5
– β-Rezeptorenblocker **D 1**: 4
– Röntgen-Thoraxuntersuchung **D 1**: 2
– Schleifendiuretika **D 1**: 3
– Sklerose, systemische **I 4.3**: 2
– Stadieneinteilung **D 1**: 1
– terminale, therapieresistente **D 1**: 1
– Therapie **D 1**: 2–6
– Thiaziddiuretika **D 1**: 3
– Untersuchung, körperliche **D 1**: 1–2
– Vasodilatanzien **D 1**: 4
– WHO-Definition **D 1**: 1
Herzkatheteruntersuchung
– Angina pectoris **D 7**: 3
– Kontraindikationen **D 7**: 3
– koronare Herzkrankheit **D 7**: 3
Herzklappenfehler
– Differentialdiagnose **D 7**: 1
– Endokarditisprophylaxe **D 14**: 1
– erworbene **D 14**: 1–6
– Herzinsuffizienz **D 14**: 1
– Klappenprothesen **D 14**: 1
Herzklappenprothesen
– Endokarditis **D 14**: 5
– Nachsorge **D 14**: 1, 5
Herz-Kreislauf-Stillstand, Beatmung **K 1**: 3
Herz-Lungenerkrankungen, Akrozyanose **E 5**: 3
Herzmuskelerkrankungen **D 13**: 6
– s.a. Kardiomyopathie
– infiltrative **D 13**: 6
– neuromuskulär bedingte **D 13**: 6
– toxisch bedingte **D 13**: 6
Herzrhythmusstörungen
– bradykarde **D 3**: 1–7
– – Myokardinfarkt **D 8**: 4
– Churg-Strauss-Syndrom **I 16**: 1
– Kardiomyopathie, dilatative (DCM) **D 13**: 3
– Mononukleose, infektiöse **L 4**: 1
– Myokardinfarkt **D 8**: 4
– supraventrikuläre **D 4**: 1–4
– tachykarde **D 4**: 1–6
– – asymptomatischer Patient, Risikostratifizierung **D 4**: 5–6
– – Herztod, plötzlicher **D 4**: 6
– – Myokardinfarkt **D 8**: 4
– ventrikuläre **D 4**: 4–5
– Vergiftungen **K 2**: 1
Herzschrittmacher **D 17**: 1
– Anamnese **D 17**: 1
– Basisuntersuchungen **D 17**: 1
– Befunddokumentation **D 17**: 2
– Eigenrhythmus **D 3**: 5, **D 17**: 1
– fachliche Voraussetzung **D 17**: 1
– Funktionskontrolle **D 3**: 5–6, **D 17**: 1–2
– körperliche Untersuchung **D 3**: 5
– Programmierung **D 3**: 6, **D 17**: 2
– Reizschwellenbestimmung **D 3**: 5, **D 17**: 1
– Sensing-Schwelle **D 3**: 6, **D 17**: 2
– Voraussetzungen, apparative **D 3**: 5
– – fachliche **D 3**: 5
Herztod, plötzlicher
– Herzrhythmusstörungen, tachykarde **D 4**: 6
– Kammerflimmern **D 4**: 5
– Kardiomyopathie, dilatative (DCM) **D 13**: 4
– – hypertrophische (HCM) **D 13**: 2
– – WPW-Syndrom **D 4**: 4
Herztransplantation, Herzinsuffizienz **D 1**: 5–6
Herztrauma **D 10**: 1–2
– Mitralinsuffizienz **D 10**: 1
– Trikuspidalgeräusche **D 10**: 1
Herztumoren **D 16**: 1–2
– Differenzialdiagnostik **D 16**: 1
– Nachsorge **D 16**: 2

– primäre **D 16:** 1
– sekundäre **D 16:** 1
HF s. Hämofiltration
HFE-Gen, Hämochromatose **A 7:** 15
Hiatushernie, Differentialdiagnose **D 7:** 1
5-HIES s. 5-Hydroxyindol-Essigsäure
High-grade-Gliome **B 21:** 1
Hiluslymphknotentuberkulose **C 1:** 2
– Diagnostik **C 1:** 3
Hinterkopf-Wand-Abstand, Spondylitis ankylosans **I 2:** 4
Hinterwandinfarkt **D 8:** 1
HIPA-Test **B 3:** 5
von-Hippel-Lindau-Syndrom **E 10:** 2, **G 7:** 3, 5
Hirnabszess
– s.a. Abszess
– neurologische Herdsymptome **L 10:** 4
– Otitis media **L 3:** 1
– Wesens-/Bewußtseinsveränderungen **L 10:** 4
Hirnabszeß **L 10:** 4, 5
Hirnarterienaneurysma
– Antikoagulation **E 6:** 4
– interventionelle Therapie **E 6:** 4
Hirnarteriendissektion, Antikoagulation **E 6:** 4
Hirnarterienerkrankungen **E 6:** 1–5
– Angiographie **E 6:** 2
– B-Bild-Sonographie **E 6:** 1
– – dreidimensionale **E 6:** 2
– cw-Doppler **E 6:** 1
– Dopplersonographie, bidirektionale **E 6:** 1
– Duplexsonographie **E 6:** 1
– – farbkodierte **E 6:** 2
– Farb-Doppler **E 6:** 1
– MR-Angiographie **E 6:** 2
– Stufendiagnostik **E 6:** 2
– Therapie **E 6:** 2
– Ultraschallkontrastmittel **E 6:** 2
Hirnarterienstenose
– Angiographie **E 6:** 2
– ASS plus Dipyridamol **E 6:** 3
– Atherosklerose **E 6:** 3
– Azetylsalizylsäure **E 6:** 3
– B-Bild-Sonographie **E 6:** 1–2
– – dreidimensionale **E 6:** 2
– Clopidogrel **E 6:** 3
– Computertomographie, kraniale (CCT) **E 6:** 2
– Computertomographie-(CT-)Angiographie **E 6:** 2
– cw-Doppler **E 6:** 1, 3
– – bidirektionaler **E 6:** 3
– 3D-Farb-Dopplersonographie **E 6:** 2
– Diagnostik **E 6:** 1
– Dopplersonographie, bidirektionale **E 6:** 1
– Duplexsonographie **E 6:** 2
– – farbkodierte (FKDS) **E 6:** 2–3
– Karotisangioplastie **E 6:** 3
– Karotisendarteriektomie **E 6:** 3
– Katheter-Angiographie **E 6:** 3
– klinisches Bild **E 6:** 1
– Magnetresonanz-(MR-)Angiographie (MRA) **E 6:** 2
– Magnetresonanztomographie (MRT) **E 6:** 2
– Primärprävention **E 6:** 3
– Pulsed-wave-(pw-)Doppler **E 6:** 2
– Sekundärprävention **E 6:** 3
– mit Stentimplantation (CAS) **E 6:** 4
– Stufendiagnostik **E 6:** 3
– Therapie **E 6:** 3
– Thrombozytenfunktionshemmer (TFH) **E 6:** 3
– Ultraschallkontrastmittel **E 6:** 2
– Untersuchung, apparative **E 6:** 1
– – körperliche **E 6:** 1
Hirnblutungen, spontane, operative Behandlung **M 1:** 26

Hirndruckzeichen, Meningitis/Enzephalitis **L 10:** 2
Hirngefäßverschlüsse, Symptome **M 1:** 3
Hirnmetastasen
– Melanom, malignes **B 20:** 4
– solitäre, CUP-Syndrom **B 22:** 2
Hirnödem, Hirntumoren **B 21:** 1
Hirnsklerose, tuberöse **G 7:** 6
Hirnstammenzephalitis **L 10:** 1
Hirntumoren
– Chemotherapie **B 21:** 2
– Dexamethason **B 21:** 1
– Hirnödem **B 21:** 1
– Kopfschmerzen **B 21:** 1
– Krampfanfälle **B 21:** 1
– neurologische Ausfälle **B 21:** 1
– primäre **B 21:** 1–3
– Strahlentherapie **B 21:** 1
Hirnvenenthrombose, Differentialdiagnose **M 1:** 6
Hirsutismus **H 1:** 1
– Cushing-Syndrom **H 1:** 5
His-Bündel-Ablation
– Kardiomyopathien, hypertrophische (HCM) **D 13:** 2
– Vorhofflimmern **D 4:** 3
Histidin **A 1:** 2
Histiozytom
– fibröses, Knochen **B 17:** 4–5
– – malignes **B 17:** 4, **B 18:** 4–5
Histiozytosis X, Diabetes insipidus **H 1:** 17
Histondeacetylase-Hemmer, myelodysplastische Syndrome **B 7:** 5
HIT-Syndrom **B 3:** 5, **E 11:** 2, **K 8:** 7–8
– s.a. Thrombozytopenie, heparininduzierte
– Differentialdiagnose **B 3:** 2
– Typ-I/II **B 3:** 5, **K 8:** 7
Hitzeintoleranz, Hyperthyreose **H 2:** 5
Hitzschlag
– Differentialdiagnose **L 12:** 2
– Verbrauchskoagulopathie/Hyperfibrinolyse **K 8:** 4
HIV-Infektion/AIDS **L 13:** 1–9
– antiretrovirale Stoffklassen **L 13:** 2
– antiretrovirale Therapie, Nebenwirkungen **L 13:** 5
– Candidiasis **L 13:** 5, 7
– CCR-5-Rezeptorgen **L 13:** 1
– $CD4^+$-Lymphozyten **L 13:** 1, 3
– CD4-Rezeptor **L 13:** 1
– CDC-Klassifikation **L 13:** 1
– CMV-Erkrankung **L 13:** 7
– Differentialdiagnose **B 7:** 2, **B 9:** 2
– Exanthem **L 13:** 5
– gastrointestinale **A 4:** 4
– Guillain-Barré-Syndrom **L 13:** 5
– Haarleukoplakie, orale **L 13:** 5
– HAART **L 13:** 2
– – Veränderungen **L 13:** 5
– Hämophilie **B 27:** 6
– Herpes zoster **L 13:** 5
– HIV-RNA **L 13:** 3
– Hypertriglyzeridämie **H 8:** 1
– Immunthrombozytopenie **B 3:** 3
– Initialtherapie **L 13:** 3
– Kaposi-Sarkom **L 13:** 8–9
– Leukenzephalopathie, multifokale, progressive **L 13:** 8
– Lymphome **B 9:** 8–9
– Manifestationen, klinische, frühe **L 13:** 5
– Meningitis **L 13:** 5
– Mycobacterium-avium-intracellulare-Komplex (MAC) **L 13:** 7–8
– Mykobakteriosen, nicht-tuberkulöse **L 13:** 7–8
– Mykosen **L 15:** 1
– Myokarditis **D 11:** 1
– Nadelstichverletzungen **L 13:** 9
– NNRTI **L 13:** 4
– Non-Hodgkin-Lymphome **L 13:** 9
– NRTI **L 13:** 4

– Nukleosidanaloga **L 13:** 2, 4
– opportunistische Infektionen **L 13:** 6
– Pelvic Inflammatory Disease **L 13:** 5
– Pneumocystis-carinii-Pneumonie **L 13:** 6
– Pneumothorax **C 23:** 1
– Proteaseinhibitoren **L 13:** 2, 4
– Radikulitis **L 13:** 5
– Reverse-Transkriptase-Inhibitoren **L 13:** 2
– – nichtnukleosidische (NNRTI) **L 13:** 2
– Surrogatmarker **L 13:** 2
– Therapieerfolg und -versagen, Bewertung **L 13:** 5
– Therapieprinzipien **L 13:** 3
– Therapiewechsel **L 13:** 4
– Toxoplasmose **L 4:** 3
– – zerebrale **L 13:** 6–7
– Tumoren **L 13:** 8–9
– Windpocken **L 6:** 2
– Zervixkarzinom **L 13:** 9
HIV-RNA, HIV-Infektion/AIDS **L 13:** 3
HLA-B27
– Arthritis, reaktive **I 3:** 1–2
– Psoriasisarthritis **I 2:** 6
– Reiter-Syndrom **I 3:** 1
– SAPHO-Syndrom **I 2:** 1
– Spondylitis ankylosans **I 2:** 3
HLA-Sensibilisierung, Nierentransplantation, Plasmapherese/Immunadsorption/Rheopherese **G 13:** 4
HMG-CoA-Reduktasehemmer, Hyperlipoproteinämie **H 8:** 2
hMG-Therapie, Hypogonadismus **H 7:** 8
HNCM s. Kardiomyopathie, hypertrophische, nichtobstruktive
HNO-Tumoren s. Kopf-Hals-Tumoren
HNPCC(Hereditäres-Non-Polyposis-Kolonkarzinom) **A 4:** 18
– Mikrosatelliteninstabilität **A 4:** 18
HNPCC-Syndrom, Kolonpolypen **A 4:** 14
Hochdosis-Chemotherapie, Myelom, multiples **B 11:** 3
Hochdruck s. Hypertonie
Hochdruckdiagnostik
– Elektrolyte **G 1:** 1
– hormonelle Parameter **G 1:** 2
Hochfrequenzbeatmung, ARDS **C 20:** 6
Hochrisikopatienten, Neutropenie, febrile **B 26:** 11
HOCM s. Kardiomyopathie, hypertrophisch-obstruktive
Hoden
– Keimzelltumoren **B 15:** 1
– Lageanomalien **H 7:** 3
– – GnRH **H 7:** 9
– – hCG **H 7:** 9
Hodenatrophie, Hämochromatose **A 7:** 15
Hodenbiopsie
– Hypogonadismus **H 7:** 6
– kontralaterale, TIN (testikuläre intralobuläre Neoplasie) **B 15:** 1
Hodenfunktionsstörungen s. Hypogonadismus
Hodeninfarkt, Differentialdiagnose **B 15:** 1
Hodentorsion, Differentialdiagnose **B 15:** 1
Hodentumoren **B 15:** 1–4, **H 7:** 3
– Choriongonadotropin (HCG) **B 15:** 1
– Diagnostik **B 15:** 1
– α-Fetoprotein (AFP) **B 15:** 1
– Gynäkomastie **H 7:** 11
– Hodenschwellung, harte, ohne Transluminszenz **B 15:** 1
– Nachsorge **B 15:** 4
– nicht-seminomatöse, Chemotherapie **B 15:** 3

– – IGCCG-Klassifikation **B 15:** 3
– – Lymphadenektomie **B 15:** 3
– – PEB-Schema **B 15:** 3
– Orchiektomie **B 15:** 1
– PET **B 15:** 1
– plazentare alkalische Phosphatase (PLAP) **B 15:** 1
– Primärtumor, Operation **B 15:** 2
– Skelettszintigraphie **B 15:** 1
– Sonographie **B 15:** 1
– TNM-Klassifikation **B 15:** 1
– Tumormarker **B 15:** 2
– UICC-Klassifikation **B 15:** 1–2
Hodgkin-Lymphom **B 10:** 1–4
– ABVD **B 10:** 3
– Alkoholschmerz **B 10:** 1
– Ann-Arbor-Klassifikation **B 10:** 1
– BEACOPP-Schema **B 10:** 3
– B-Symptome **B 10:** 1
– G-CSF **B 10:** 3
– Immundefekte **B 5:** 1
– klassisches **B 10:** 1
– lymphozytenarmer Typ (LD) **B 10:** 1
– lymphozytenprädominanter Typ (LPHD) **B 10:** 1, 3
– lymphozytenreicher Typ (LR) **B 10:** 1
– Mediastinaltumoren **C 3:** 2
– Mischtyp (MS) **B 10:** 1
– Nachsorge **B 10:** 4
– nicht klassifizierbares **B 10:** 1
– nodulär-sklerosierender Typ (NS) **B 10:** 1
– Pel-Ebstein-Fieber **B 10:** 1
– prognostische Gruppen **B 10:** 2
– Rezidivtherapie **B 10:** 3–4
– Risikofaktoren **B 10:** 2
– Risikogruppen **B 10:** 1
– Therapie **B 10:** 2
– – fortgeschrittene Stadien **B 10:** 3
– – frühe Stadien **B 10:** 2
– – intermediäre Stadien **B 10:** 2
– Therapiewahl **B 10:** 2
– WHO-Klassifikation **B 10:** 1
Hörsturz, Plasmapherese/Immunadsorption/Rheopherese **G 13:** 4
Holter-EKG, Synkope **D 5:** 2
Holzarbeiterlunge **C 16:** 2
Homocystein
– koronare Risikofaktoren **D 6:** 1
– Schlaganfall, ischämischer **M 1:** 17
hormonelle Parameter, Hochdruckdiagnostik **G 1:** 2
hormoninaktive Tumoren, Hypophysenadenome **H 1:** 10–16
Hormonrezeptor-positive Tumoren, Mammakarzinom **B 13:** 3
Hormontherapie
– adjuvante, Mammakarzinom **B 13:** 3
– Mammakarzinom **B 13:** 4
– Melanom, malignes **B 20:** 3
– Prostatakarzinom **B 15:** 5
Horner-Syndrom
– Lungenkarzinom **C 2:** 1
– Mediastinaltumoren **C 3:** 1
– Ösophaguskarzinom **A 2:** 2
HPV-DNA, Zervixkarzinom **B 14:** 4
HR-CT, Mukoviszidose **C 5:** 3
H$_2$-Rezeptorenblocker
– Magensäurehemmung **A 3:** 2
– Refluxkrankheit **A 2:** 1
HSC (hämatopoetische Stammzellen) **B 25:** 1
– allogene **B 25:** 1
– autologe **B 25:** 1
– syngene **B 25:** 1
Hüftdysplasie, Coxarthrose **I 7:** 3–4
Hüftkopfnekrose, Coxarthrose **I 7:** 3
Human Immunodeficiency Virus s. HIV-Infektion
Hungerdystrophie, Gynäkomastie **H 7:** 11
Hungerstoffwechsel, metabolische Parameter **A 1:** 6

Hungry-bone-Syndrom
– Hyperparathyreoidismus, primärer **H 3:** 3
– Hypomagnesiämie **G 11:** 4
HUS s. hämolytisch-urämisches Syndrom
Husten
– Influenza **L 5:** 1
– Lungentumoren, gutartige **C 4:** 1
– Mediastinaltumoren **C 4:** 1
– Pleuramesotheliom **B 19:** 1
– Pneumothorax **C 23:** 1
– Speiseröhrenerkrankungen **A 2:** 1
HUT (Helicobacter-Urease-Test) **A 3:** 2
HVL-Insuffizienz s.a. Hypophysenvorderlappeninsuffizienz
HWS-Syndrom, Differentialdiagnose **D 7:** 1
Hydromorphon, Tumorschmerzen **B 26:** 3, 6
Hydrops fetalis, Ringelröteln **L 6:** 4
Hydroxocobalamin, Antidot bei Vergiftungen **K 2:** 5
5-Hydroxyindol-Essigsäure (5-HIES), Karzinoidsyndrom **A 5:** 6
1α-Hydroxylase-Enzym, Mangel, Hypokalzämie **H 3:** 3
11β-Hydroxylase-Mangel **H 6:** 1
21-Hydroxylase-Mangel **H 6:** 4–5
3β-Hydroxysteroid-Dehydrogenase-Mangel **H 6:** 4–5
Hydroxyurea
– Erythrozytose **B 8:** 4
– Myelofibrose, chronisch-idiopathische (cIMF) **B 8:** 9
– Polycythaemia vera (PV) **B 8:** 4
– Thrombozythämie, essentielle **B 8:** 6–7
Hydrozele, Differentialdiagnose **B 15:** 1
Hygiene, oropharyngeale, ARDS **C 20:** 7
Hypalbuminämie
– Leberzirrhose **A 7:** 23
– Pleuraerguss **C 21:** 1
Hyperaldosteronismus
– Dexamethason-supprimierbarer **H 6:** 1
– Mineralocorticoidhypertonie **H 6:** 2
Hyperbilirubinämie
– CMV-Infektion **L 4:** 2
– Differentialdiagnose **B 1:** 5
Hypercholesterinämie **H 8:** 1
– familiäre **G 13:** 2
– Hirnarterienverschluss **E 6:** 1
– koronare Risikofaktoren **D 6:** 1–2
– Schlaganfall, ischämischer **M 1:** 17, 22
Hypercortisolismus **H 1:** 5–9, **H 6:** 1
hypereosinophiles Syndrom (HES)
– Herzmuskelerkrankungen **D 13:** 4
– idiopathisches, Differentialdiagnose **B 8:** 9
– Pneumonie, idiopathische **C 19:** 1
Hyperfibrinogenolyse, primäre, Diagnostik und Therapie **B 28:** 3
Hyperfibrinolyse **B 28:** 1, **K 8:** 4–5
– Fibrinogen **B 8:** 5
– Krankheitsbilder, prädisponierende **K 8:** 4
– Kreislauffunktion, adäquate **K 8:** 4
– Substitutionstherapie **K 8:** 5
– Thrombozytopenie **B 28:** 6
Hypergammaglobulinämie
– Leberschäden, arzneimittelinduzierte **A 7:** 16
– Sjögren-Syndrom **I 4:** 2
Hyperglykämie, Niereninsuffizienz, chronische **G 10:** 5
Hyperhidrosis
– Akromegalie **H 1:** 3
– Akrozyanose **E 5:** 3
Hyperhomocysteinämie **B 29:** 2, 5
– arterielle Verschlusskrankheit **E 1:** 2

Hyperinflation
– dynamische (DHI), Beatmung **K 1:** 9
– Mukoviszidose **C 5:** 2
Hyperkaliämie **G 11:** 1, **K 5:** 2
– Nierenversagen, akutes **G 9:** 4
Hyperkalzämie **G 8:** 3, **G 11:** 2–3, **H 3:** 1–3
– Glykosidempfindlichkeit **D 1:** 3
– Nierenkrankheiten, tubulointerstitielle **G 2:** 3
– Nierenversagen, akutes **G 9:** 4
– Therapie, Hyperparathyreoidismus, primärer **H 3:** 2
hyperkalzämische Krise, Hyperparathyreoidismus, primärer **H 3:** 2
Hyperkalziurie **G 8:** 3–4
– Azidose, tubuläre, renale **G 8:** 4
– Hypoparathyreoidismus **H 3:** 3–4
– idiopathische **G 8:** 3
– Kalziumnephrolithiasis **G 8:** 4
Hyperkapnie
– Beatmung **K 1:** 2
– permissive, ARDS **C 20:** 5
– Pneumothorax **C 23:** 1
Hyperkoagulabilität **K 8:** 9–10
Hyperlipidämie **H 8:** 1–5
– arterielle Verschlusskrankheit **E 1:** 2
– CSE-Hemmer **D 6:** 2
– Diabetes mellitus **D 6:** 2
– diätetische Maßnahmen **D 6:** 2
– Diagnostik **D 6:** 2
– HDL-Cholesterin **D 6:** 2
– koronare Risikofaktoren **D 6:** 1–2
– LDL-Cholesterin **D 6:** 2
– – Zielwerte **D 6:** 2
Hyperlipoproteinämie
– Adipositasbehandlung **H 8:** 4
– Atherosklerose **H 8:** 2
– Diät, niedrigstkalorische **H 8:** 4
– HDL-Cholesterin **H 8:** 2
– HMG-CoA-Reduktasehemmer **H 8:** 2
– Ionenaustauscherharze **H 8:** 2
– kardiovaskuläre Risikofaktoren **H 8:** 2
– kombinierte **H 8:** 1
– koronare Herzkrankung **H 8:** 2
– LDL-Cholesterin **H 8:** 2
– α-Linolensäure **H 8:** 4
– Linolsäure **H 8:** 4
– Omega-3-Fettsäuren **H 8:** 2
– primäre **H 8:** 1
– Reduktionsdiät **H 8:** 4
– sekundäre **H 8:** 1
– Therapie, medikamentöse **H 8:** 4
– VLDL-Triglyzeride **H 8:** 2
– Xanthome **H 8:** 2
Hypermagnesiämie **G 11:** 3–4
Hypermenorrhö, Eisenmangel **B 2:** 6
Hypernatriämie **G 11:** 1
– Nierenversagen, akutes **G 9:** 4
Hypernephrom, Hyperkalzämie **H 3:** 1
Hyperoxalurie **G 8:** 4
– enterale **G 8:** 4
– nutritive **G 8:** 4
– Typ I **G 7:** 3, **G 8:** 4
– Typ II **G 7:** 3, **G 8:** 4
Hyperparathyreoidismus
– Arthrose **I 4:** 1, **I 7:** 1
– Differentialdiagnose **I 8:** 1
– Hypokalzämie **G 11:** 3
– Kalziumnephrolithiasis **G 8:** 3
– Osteitis fibrosa **G 10:** 3
– Osteopathie **G 10:** 3
– primärer **H 3:** 1–3
– – Bisphosphonate **H 3:** 2
– – Calcitonin **H 3:** 2
– – Diurese **H 3:** 2
– – Furosemid **H 3:** 2
– – Hämodialyse **H 3:** 2
– – Hungry Bone Syndrome **H 3:** 3
– – Hyperkalzämie **H 3:** 2
– – hyperkalzämische Krise **H 3:** 2
– – Hypoparathyreoidismus **H 3:** 3
– – Management, postoperatives **H 3:** 3

Register

– – Nachsorge **H 3:** 2, 3
– – Nebenschilddrüsenadenome **H 3:** 1
– – Östrogenrezeptormodulator **H 3:** 2
– – Operation **H 3:** 1
– – Parathyreoidektomie **H 3:** 2
– – Raloxifen **H 3:** 2
– – Therapie **H 3:** 2
– sekundärer, Malnutrition **G 10:** 3–4
– – Neuropathie **G 10:** 3–4
– – Niereninsuffizienz, chronische **G 10:** 3–4
Hyperphosphatämie **G 11:** 4, **5**
– Hypoparathyreoidismus **H 3:** 4
– Nierenversagen, akutes **G 9:** 4
– Verkalkungen, ektope **H 3:** 3
Hyperprolaktinämie **H 1:** 1–3, **H 7:** 2
– Dopaminagonisten **H 1:** 2
– Gynäkomastie **H 7:** 11
– Hypothyreose **H 1:** 1
– Laktation **H 1:** 3
– Prolaktinwerte **H 1:** 1
– Schwangerschaft **H 1:** 3
– TSH-Bestimmung **H 1:** 1
Hyperreagibilitätstests, Asthma bronchiale **C 13:** 3
Hyperspleniesyndrom, Differentialdiagnose **B 7:** 2
Hypersplenismus
– Anämie **B 1:** 1–2
– Differentialdiagnose **B 3:** 2
hypertensiver Notfall **F 1:** 6
– Aortenaneurysma **F 1:** 6
– Eklampsie **F 1:** 6
Hyperthermie
– Nierenversagen, akutes **G 9:** 5
– Weichteilsarkome **B 18:** 3
Hyperthyreose **H 2:** 5–7
– Basedow-Syndrom **H 2:** 6
– Betablocker **H 2:** 6
– Darmerkrankungen, chronisch-entzündliche **A 4:** 6
– fT3 **H 2:** 5
– fT4 **H 2:** 5
– Gynäkomastie **H 7:** 11
– Herzmuskelerkrankungen **D 13:** 6
– immunogene, Orbitopathie, endokrine **H 2:** 5
– Immunthyreopathie, Zusatzuntersuchungen **H 2:** 5
– Jodexposition, Prophylaxe **H 2:** 7
– jodinduzierte **H 2:** 8
– Kontrastmittelgabe, unvermeidliche **H 2:** 7
– Orbitopathie, endokrine **H 2:** 7
– Propylthiouracil **H 2:** 6
– Radiojodtherapie **H 2:** 6
– Schilddrüsenautonomie, Zusatzuntersuchungen **H 2:** 5
– Therapie **H 2:** 5–7
– Thiamazol **H 2:** 6
– Thyreoidektomie **H 2:** 7
– Thyreoiditis **H 2:** 8
– Thyreostatika **H 2:** 5, 6
– thyreotoxische Krise **H 2:** 7
– TSH-Spiegel, basaler **H 2:** 5
Hypertonie
– ACE-Hemmer **F 1:** 4– 5
– Alkoholkonsum **F 1:** 4
– ALLHAT-Studie **F 1:** 4
– Angiographie **F 1:** 3
– Angiotensin-Rezeptoren-Blocker **F 1:** 4–5
– Aortendissektion **D 9:** 4
– Aortenisthmusstenose **F 1:** 2
– arterielle **F 1:** 1–7
– – Akromegalie **H 1:** 3
– – Aortensklerose **D 9:** 2
– – arterielle Verschlusskrankheit **E 1:** 3
– – Blutungen, intrazerebrale, spontane **M 1:** 24
– – Osteoporose **H 9:** 3
– – Schlaganfall, ischämischer **M 1:** 17
– – Subarachnoidalblutung **M 1:** 28
– – Ursachen **F 1:** 2

– Augenhintergrund **F 1:** 2–3
– Begleiterkrankungen **F 1:** 5
– Betablocker **F 1:** 5
– Blutdruck **F 1:** 1
– Blutdruckmessung **F 1:** 3
– Cushing-Syndrom **H 1:** 5
– Diabetes mellitus **F 1:** 4–5, **H 4:** 8–9
– Diät **F 1:** 4
– Diagnostik **F 1:** 1–2
– Dialyse **G 12:** 2
– Differentialtherapie, Diabetes mellitus **H 4:** 9
– Diuretika **F 1:** 5
– Dyslipoproteinämie **F 1:** 4
– Echokardiographie **F 1:** 3
– endokrine **F 1:** 2
– Endorganschäden **F 1:** 3
– essentielle **F 1:** 2
– Farbduplexsonographie **F 1:** 3
– Gewichtsreduktion **F 1:** 4
– Hirnarterienverschluss **E 6:** 1
– Hormondiagnostik **F 1:** 3
– Kalziumantagonisten **F 1:** 4–5
– Kardiomyopathie, dilatative (DCM) **D 13:** 3
– kardiovaskuläres Risiko **F 1:** 1
– Kochsalzrestriktion **F 1:** 4
– körperliche Aktivität **F 1:** 4
– koronare Herzkrankheit **F 1:** 5
– koronare Risikofaktoren **D 6:** 3
– Liddle-Syndrom **F 1:** 2
– maligne **F 1:** 6
– medikamentös bedingte **F 1:** 3
– Mineralocorticoid-induzierte **H 6:** 1–2
– Myokardinfarkt **F 1:** 5
– Nephrosklerose, benigne **G 6:** 3
– Nierenarterienstenose **F 1:** 3, 5, **G 6:** 5
– Niereninsuffizienz, chronische **G 10:** 1–2, 4
– portale, Leberzirrhose **A 7:** 23
– pulmonale **C 8:** 1–2
– – Ambrisentan **C 8:** 7–8
– – Anamnese **C 8:** 2
– – Antikoagulation **C 8:** 5
– – Atemwegserkrankungen **C 8:** 2
– – Basic Fibroblast Growth Factor (b-FGF) **C 8:** 8
– – Blutgase, arterielle **C 8:** 3
– – Bosentan **C 8:** 7
– – chronische **C 8:** 1–10
– – CO-Diffusionskapazität **C 8:** 3
– – CT, hoch auflösende (HR-CT) **C 8:** 3
– – Digitalisglykoside **C 8:** 5
– – Diuretika **C 8:** 4–5
– – Echokardiographie **C 8:** 3
– – EGF (Epithelial Growth Factor) **C 8:** 8
– – Einschwemmkatheter **C 8:** 2–3
– – EKG **C 8:** 3
– – Endothelin-Rezeptor-Antagonisten, orale **C 8:** 7–8
– – Hypotonie, orthostatische **D 2:** 2
– – Hypoxämie **C 8:** 2
– – Kalziumantagonisten **C 8:** 5
– – Klassifikation **C 8:** 1–2
– – körperliche Untersuchung **C 8:** 2
– – Kombinationstherapien **C 8:** 8
– – laborchemische Diagnostik **C 8:** 4
– – Lungenfunktion **C 8:** 3
– – Lungengefäßerkrankungen **C 8:** 2
– – Lungentransplantation **C 8:** 9
– – MCTD **I 4.4:** 1
– – PDGF **C 8:** 8–9
– – Phosphodiesterase-Inhibitoren **C 8:** 7
– – Prostanoide, Applikation, inhalative **C 8:** 6–7
– – Prostazyklin, intravenöse Applikation **C 8:** 5–6
– – Prostazyklinanaloga, Infusion, subkutane **C 8:** 6
– – – orale **C 8:** 6

Seite 23

– – Pulmonalisangiographie **C 8:** 4
– – Sauerstofflangzeittherapie **C 8:** 4
– – Schweregrade **C 8:** 1
– – Screening-Untersuchung **C 8:** 2
– – Septostomie, atriale **C 8:** 9
– – Sildenafil **C 8:** 7
– – Sitaxentan **C 8:** 7–8
– – Spiral-CT **C 8:** 4
– – Tachykardie, atriale **D 4:** 3
– – Tadalafil **C 8:** 7
– – Therapie **C 8:** 4
– – Therapiemöglichkeiten, zukünftige **C 8:** 8
– – Thoraxröntgenbild **C 8:** 3
– – Thrombendarteriektomie **C 8:** 9
– – Thromboembolie **C 8:** 2
– – Tyrosinkinase-Hemmstoffe **C 8:** 8–9
– – Vardenafil **C 8:** 7
– – vasoaktives intestinales Peptid (VIP) **C 8:** 9
– – vasotrope Therapie **C 8:** 5–7
– – Ventilations-Perfusionsszintigraphie **C 8:** 4
– Rauchen **F 1:** 4
– renale **F 1:** 2
– Ruhe-EKG **F 1:** 3
– Schlafapnoesyndrom **F 1:** 2
– Schlaganfall, ischämischer **M 1:** 21–22
– Schwangerschaftserkrankungen **F 1:** 5
– Schweregrade **F 1:** 3
– Stressfaktoren **F 1:** 4
– 24-Stunden-Blutdruckmessung **F 1:** 3
– systolische, isolierte **F 1:** 5
– Takayasu-Arteriitis **I 12:** 1
– unkontrollierte, Niereninsuffizienz, chronische **G 10:** 5
– Ursachen **F 1:** 1
– – Diagnostik **F 1:** 2
– – pharmakologisch-bedingte **F 1:** 2
– – sekundäre **F 1:** 3–4
– ZNS-Erkrankungen **F 1:** 2
Hypertoniebehandlung, Analgetikanephropathie **G 2:** 2
Hypertrichosis, Akromegalie **H 1:** 3
Hypertriglyzeridämie **D 6:** 2, **H 8:** 1
– familiäre **H 8:** 1
– koronare Risikofaktoren **D 6:** 2
Hyperurikämie **H 8:** 6, 7
– Arthrose **I 4:** 1, **I 7:** 1
– Harnsäurekonzentration **H 8:** 6
– Nierenkrankheiten, tubulointerstitielle **G 2:** 3
Hyperurikosurie **G 8:** 4
Hyperventilation, Differentialdiagnose **M 1:** 6
Hyperviskositäts-Syndrom
– Plasmapherese/Immunadsorption/Rheopherese **G 13:** 2
– Polycythaemia vera (PV) **B 8:** 3
Hypofibrinogenämie **B 27:** 2
– Substitutionsempfehlungen **B 27:** 4
Hypoglykämie
– Differentialdiagnose **M 1:** 6
– Insulinom **H 5:** 1
– Therapie, Diabetes mellitus **H 4:** 7
Hypogonadismus **H 1:** 1, **H 7:** 1
– Azoospermie, obstruktive **H 7:** 6
– bildgebende Verfahren **H 7:** 5
– CBAVD (congenitale beidseitige Aplasie der Vasa deferentia) **H 7:** 6
– Cushing-Syndrom **H 1:** 5
– Cystische-Fibrose-Transmembran-Regulator-Gen (CFTR) **H 7:** 6
– Diagnosesicherung **H 7:** 4
– Ejakulatuntersuchung **H 7:** 5
– FSH **H 7:** 4
– GnRH **H 7:** 4
– hCG **H 7:** 4
– hCG/hMG-Therapie **H 7:** 8
– Hodenbiopsie **H 7:** 6
– Hormonbestimmungen **H 7:** 4

Stand Mai 2008

– hypogonadotroper, idiopathischer **H 7:** 2
– Kinderwunsch **H 7:** 8
– Krankheitsbilder **H 7:** 2
– LH **H 7:** 4
– primärer **H 7:** 1
– Prolaktin **H 7:** 4
– Prolaktinom **H 1:** 1
– Risiken und Folgeerscheinungen **H 7:** 6
– sekundärer **H 7:** 1
– SHBG **H 7:** 4
– Spermatozele **H 7:** 5
– Spermien, Morphologie **H 7:** 5
– Testosteron **H 7:** 4
– Testosteronsubstitution **H 7:** 6–8
– Therapie **H 7:** 6
– Untersuchung, körperliche **H 7:** 1
– zyto-/molekulargenetische **H 7:** 6
– Valsalva-Versuch **H 7:** 5
– Varikozele **H 7:** 5
Hypokaliämie **G 11:** 2
– Glykosidempfindlichkeit **D 1:** 3
– Mineralocorticoidhypertonie **H 6:** 2
– Nierenversagen, akutes **G 9:** 4–5
Hypokalzämie **G 11:** 3, **H 3:** 3–4
– Differentialdiagnose **H 3:** 3
– 1α-Hydroxylase-Enzym, Mangel **H 3:** 3
– Hyperparathyreoidismus **G 11:** 3
– Nierenversagen, akutes **G 9:** 4
– Pankreatitis, akute **A 5:** 2
– Rachitis **H 3:** 3
– Tetanie **H 3:** 3
– Verkalkungen, ektope **H 3:** 3
– Vitamin-D-Rezeptor-Defekt **H 3:** 3
– zitratinduzierte, Gerinnungsstörungen, transfusionsbedingte **K 8:** 6
Hypokomplementämie, Sjögren-Syndrom **I 4:** 3
Hypomagnesiämie **G 11:** 4
Hyponatriämie **G 11:** 1
– Nierenversagen, akutes **G 9:** 4
Hypoparathyreoidismus **H 3:** 3–4
– Alfacalcidiol **H 3:** 4
– Calcitriol **H 3:** 4
– Dauertherapie **H 3:** 4
– Dihydrotachysterol **H 3:** 4
– Herzmuskelerkrankungen **D 13:** 6
– Hydrochlorothiazid **H 3:** 4
– Hyperkalziurie **H 3:** 3–4
– Hyperparathyreoidismus, primärer **H 3:** 3
– Hyperphosphatämie **H 3:** 4
– Kalzium **H 3:** 4
– Nachsorge **H 3:** 4
– Vitamin D **H 3:** 4
– Vitamin-D-Derivate **H 3:** 4
Hypopharynxkarzinom **B 12:** 1, 6–7
– Lymphknotenmetastasen, zervikale **B 12:** 6
Hypophosphatämie **G 11:** 5
– Nierenversagen, akutes **G 9:** 4
Hypophysenabszess **H 1:** 14
Hypophysenadenom **H 1:** 1, 14
– Adenomektomie **H 1:** 13
– Chiasma-Syndrom **H 1:** 15
– Diagnostik **H 1:** 10
– – augenärztliche **H 1:** 13
– – biochemische **H 1:** 10
– Differentialdiagnostik **H 1:** 13
– hormoninaktives **H 1:** 10–16
– Hypophyseninsuffizienz **H 1:** 10–16
– Strahlentherapie **H 1:** 13, 14
– Therapie, chirurgische **H 1:** 13
Hypophysenextraktschnupferlunge **C 16:** 2
Hypophyseninsuffizienz
– Differentialdiagnostik **H 1:** 13
– Gadolinium-DTPA **H 1:** 12
– GH-Test **H 1:** 17
– Hypophysenadenome **H 1:** 10–16
– IGF-I-Spiegel **H 1:** 17
– laborchemische Diagnostik **H 1:** 12

– Lokalisationsdiagnostik **H 1:** 12–13
– Strahlentherapie **H 1:** 13–14
– Substitutionstherapie **H 1:** 14–15
– Therapie, chirurgische **H 1:** 13
– Therapiekontrolle **H 1:** 15–16
Hypophysenkarzinome **H 1:** 14
Hypophysentumoren **H 1:** 1
– Diabetes insipidus **H 1:** 10
– Entzündungen **H 1:** 14
– Fehlbildungen **H 1:** 14
– Granulome **H 1:** 14
– Keimzelltumoren, primitive **H 1:** 14
– Klassifikation **H 1:** 14
– ontogenetische Zellresttumoren **H 1:** 14
– Zysten **H 1:** 14
Hypophysenvorderlappeninsuffizienz
– Clonidin **H 1:** 16
– Funktionsausfälle **H 1:** 11
– Insulin-Hypoglykämie-Test **H 1:** 16
– L-Dopa **H 1:** 16
– somatotrope Achse **H 1:** 16–17
Hypophysitis, Diabetes insipidus **H 1:** 17
Hypopituitarismus **H 7:** 2
Hypoprothrombinämie **K 8:** 3–4
Hyposensibilität, Churg-Strauss-Syndrom **I 16:** 1
Hypospadie **H 7:** 3
– perineoskrotale **H 7:** 3
Hypothermie, Schlaganfall, ischämischer **M 1:** 14
Hypothyreose **H 2:** 4–5
– Arthrose **I 4:** 1, **I 7:** 1
– Differentialdiagnose **I 8:** 1
– Glykosidempfindlichkeit **D 1:** 3
– Hypercholesterinämie **H 8:** 1
– Hyperlipoproteinämie **H 8:** 1
– Hyperprolaktinämie **H 1:** 1
– Levothyroxin **H 2:** 4
– passagere **H 2:** 4
– Schwangerschaft **H 2:** 4
– Thyreoiditis **H 2:** 4
Hypotonie
– Aortendissektion **D 9:** 3
– arterielle, Aortenklappeninsuffizienz **D 14:** 4
– – Schock **K 5:** 1
– – Vergiftungen **K 2:** 1
– autonom-neurogene, asymphatikotone **D 2:** 1
– Beatmung **K 1:** 9
– Hantavirusinfektionen **L 11:** 2
– nicht-autonom-neurogene, symphatikotone **D 2:** 1
– orthostatische **D 2:** 1–2
– – α-Adrenoceptoragonisten **D 2:** 2
– – asymphatikotone **D 5:** 1
– – Etilefrin **D 2:** 2
– – medikamentös-induzierte **D 5:** 1
– – Midodrin **D 2:** 2
– – Mutterkornalkaloide **D 2:** 2
– – Norfenefrin **D 2:** 2
– – Schellong-Test **D 2:** 1
– – sympathikotone **D 5:** 1
– – Synkope **D 5:** 1
– – Therapie, medikamentöse **D 2:** 2
– – – nicht-medikamentöse **D 2:** 2
– – postprandiale **D 2:** 1
Hypoventilationssyndrome
– alveoläre, Beatmung **K 1:** 10
– Azidose, respiratorische **G 11:** 5
– Diagnostik und Differentialdiagnose **C 6:** 1–2
– Hypertonie, pulmonale **C 8:** 1
– Schlafapnoesyndrom, zentrales (ZSAS) **C 6:** 3
– schlafbezogene **C 6:** 1
– Symptomatik/klinisches Bild **C 6:** 1
Hypoxämie
– s.a. Hypoxie
– ARDS **K 1:** 2
– Beatmung **K 1:** 4
– Hypertonie, pulmonale **C 8:** 2
– schlafbezogene **C 6:** 1

Hypoxanthin-Guanin-Phosphoribosyltransferase-Mangel, Harnsäurebildung, vermehrte **H 8:** 7
Hypoxie
– s.a. Hypoxämie
– arterielle, Erythrozytose **B 8:** 2
– Hypertonie, pulmonale **C 8:** 1
– Pneumothorax **C 23:** 1
Hypozitraturie **G 8:** 4
– Azidose, tubuläre, renale **G 8:** 4
– Kalziumnephrolithiasis **G 8:** 4
Hysterektomie, Zervixkarzinom **B 14:** 4

I

ICD-Implantation **D 17:** 2–4
– Arrhythmie-Ereignisanamnese **D 17:** 4
– brady back-up pacing **D 17:** 4
– Generatortasche, Inspektion **D 17:** 4
– gerätetechnische Probleme **D 17:** 4
– Indikation **D 17:** 3
– Komplikationen **D 17:** 4
– – kardiale **D 17:** 4
– – nichtkardiale **D 17:** 4
– Nachuntersuchung **D 17:** 3–4
– Programmierung **D 17:** 4
– Untersuchung, kardiologische **D 17:** 4
ICD-Patienten, Führung **D 17:** 3–4
ICD-Therapie **D 17:** 2–4
– DDD-Stimulation **D 17:** 2
– Primärprävention **D 17:** 2
– Sekundärprävention **D 17:** 2
ICSI (intrazytoplasmatische Spermieninjektion) **H 7:** 10
Icterus juvenilis intermittens, Differentialdiagnose **B 1:** 5
Ifosfamid **B 23:** 2
– Kreatinin-Clearance **B 23:** 4
Ig... s.a. Immunglobuline
IgA-Gammapathie, Plasmapherese/Immunadsorption/Rheopherese **G 13:** 3
IgA-Mangel, Plasmaderivate, Kontraindikationen **B 26:** 20
IgA-Nephropathie **G 4:** 4
– Spondylitis ankylosans **I 2:** 4
IGCCG-Klassifikation
– Hodentumoren, nicht-seminomatöse **B 15:** 3
– Nicht-Seminome **B 15:** 3
IgG, Lyme-Borreliose **I 5:** 1–2
IgG-Gammapathie, monoklonale, Plasmapherese/Immunadsorption/Rheopherese **G 13:** 3
IgM, Lyme-Borreliose **I 5:** 2
IgM-Cardiolipin-Ak, Lupus erythematodes, systemischer **I 4.2:** 1
IgM-Gammapathie, monoklonale, Plasmapherese **G 13:** 2
Ikterus
– Cholelithiasis **A 6:** 1
– Gallenblasen-/-gangkarzinom **A 6:** 3
– Leberschäden, arzneimittelinduzierte **A 7:** 16
Ileoskopie, Dünndarmneoplasien **A 4:** 12
Ileus
– mechanischer **A 8:** 2
– – Abdomen, akutes **A 8:** 1
– paralytischer **A 8:** 2
– Sepsis **K 4:** 2
Iliakalarterien-Aneurysma **E 7:** 2
Iliosakralarthritis, Psoriasisarthritis **I 2:** 5
Imatinib
– Erythrozytose **B 8:** 4
– GIST **B 18:** 7
– Polycythaemia vera (PV) **B 8:** 4
Immunadsorption **G 13:** 1, **K 3:** 5–7
– LDL-Partikel **G 13:** 2

Immundefekte
- CD4-Zellzahl **B 5:** 1
- Diagnostik **B 5:** 1–2
- Erwachsenenalter **B 5:** 1–3
- G-CSF **B 5:** 2
- GM-CSF **B 5:** 2
- IgG-Subklassen **B 5:** 2
- Immunglobuline **B 5:** 2
- Polyangiitis, mikroskopische **I 15:** 4
- Therapie **B 5:** 2
- Tuberkulose **C 1:** 1
- – Therapie **C 1:** 6
- Wachstumsfaktoren, hämatopoetische **B 5:** 2

Immunfixationselektrophorese, Proteinuriediagnostik **G 1:** 1

Immunglobuline
- s.a. Ig…
- Immundefekte **B 5:** 2
- Neutropenie, febrile **B 26:** 13

Immunisierung
- aktive, Hepatitis B **A 7:** 2
- passive, Hepatitis B **A 7:** 2

Immunkoagulopathie **K 8:** 8
- Diagnostik und Therapie **B 28:** 3
- medikamentös-allergisch bedingte **K 8:** 8

Immunkomplexnephritis, idiopathische, rapid-progressive **G 4:** 5

Immunmangelsyndrom, Therapie **A 4:** 3

Immunmodulatoren
- Bronchitis, chronische **C 12:** 6
- COPD **C 12:** 6

immunmodulatorische Therapie, myelodysplastische Syndrome **B 7:** 4

immunologische Diagnostik, Nephrologie **G 1:** 2

Immunsuppression/-suppressiva
- Dermatomyositis **I 4:.5** 2
- Lupus erythematodes, systemischer **I 4.2:** 2
- Neutropenie **B 26:** 10
- Nierentransplantation **G 12:** 3–4
- parapneumonischer Erguss **C 22:** 1
- Sjögren-Syndrom **I 4:** 3

Immuntherapie
- Leukämie, akute **B 6:** 5–6
- Melanom, malignes **B 20:** 3–4
- spezifische, Asthma bronchiale **C 13:** 6

Immunthrombozytopenie **B 3:** 1–3
- Akuttherapie **B 3:** 2
- Helicobacter pylori **B 3:** 3
- HIV-Infektion **B 3:** 3
- Primärtherapie **B 3:** 2
- Schwangerschaft **B 3:** 3
- sekundäre **B 3:** 3
- Therapie **B 3:** 2
- Thrombozytenkonzentrate **B 26:** 17

Immunthyreoiditis
- Differentialdiagnose **H 2:** 5
- Hashimoto, Therapie **H 2:** 8
- Zusatzuntersuchungen, Hyperthyreose **H 2:** 5

Impfungen, Hepatitis A **A 7:** 1

Impotenz
- Mikroprolaktinom **H 1:** 1
- Prostatakarzinom **B 15:** 5

Imrie-Kriterien, Pankreatitis **A 5:** 2

Indinavir, HIV-Infektion/AIDS **L 13:** 2

Infarktschmerz, prolongierter, Betablocker **D 8:** 2

Infektionen
- abdominelle und/oder perianale, Neutropenie, febrile **B 26:** 12
- Darm **A 4:** 3–5
- einheimische, systemische **L 11:** 1
- Fieber **L 1:** 1
- Gerinnungsstörungen **K 8:** 1
- hämatologische Erkrankungen **B 26:** 9–13
- importierte **L 12:** 1–8
- Infertilität **H 7:** 9
- katheterassoziierte **L 2:** 2, 4–5

- – Therapie **L 2:** 4–5
- koronare Risikofaktoren **D 6:** 4
- nosokomiale **L 16:** 1–2
- onkologische Erkrankungen **B 26:** 9–13
- rezidivierende, Niereninsuffizienz, chronische **G 10:** 5
- Wegenersche Granulomatose **I 15:** 3

Infektionsort, klinisch dokumentierter, Neutropenie, febrile **B 26:** 12

Infektionsprophylaxe
- G-CSF **B 24:** 1
- GM-CSF **B 24:** 1
- Neutropenie **B 26:** 9–10

Infektionsrisiko, Erythrozytenkonzentrate **K 5:** 2

Infertilität **H 7:** 1
- idiopathische **H 7:** 3, 10
- immunologische **H 7:** 10
- Infektionen **H 7:** 9
- Untersuchung, körperliche **H 7:** 1

Influenza **L 5:** 1–2
- Antipyrese **L 5:** 1
- Dengue-Fieber **L 12:** 4
- Hämagglutinationshemmtest **L 5:** 1
- Influenza **L 5:** 1
- Komplikationen **L 5:** 2
- Kontinua **L 5:** 1

Influenza-ähnliche Syndrome **L 5:** 2

Influenza-Schutzimpfung
- Bronchitis, chronische **C 12:** 5
- COPD **C 12:** 5

Infusionstherapie, parenterale **K 9:** 2

Initialtherapie, antimikrobielle, Neutropenie, febrile **B 26:** 11

Innenohrkarzinom **B 12:** 1

INR (International Normalized Ratio), Thrombolyse **E 17:** 2

Inselzell- und Inseltransplantation, Typ-1-Diabetes **H 4:** 5

Insemination, homologe **H 7:** 10

Inspirations-Exspirations-Verhältnis, ARDS **C 20:** 5

Inspiratory-hold-Funktion, Beatmung **K 1:** 7

Insulin Detemir, Typ-1-Diabetes **H 4:** 4

Insulinbedarf, Typ-1-Diabetes **H 4:** 5

Insulin-Glucose-Quotient, Insulinom **H 5:** 1

Insulin-Hypoglykämie-Test, Hypophysenvorderlappeninsuffizienz **H 1:** 16

Insulininfusion, subkutane, kontinuierliche, Typ-1-Diabetes **H 4:** 5

Insulinom **A 5:** 5, 7, **H 5:** 1
- Hypoglykämie **H 5:** 1
- Insulin-Glucose-Quotient **H 5:** 1
- Somatostatinanaloga **H 5:** 1

Insulintherapie
- Gefahren **H 4:** 6
- intensivierte, Typ-1-Diabetes **H 4:** 4–5
- konventionelle, Typ-1-Diabetes **H 4:** 5
- Typ-1-Diabetes **H 4:** 4
- Typ-2-Diabetes **H 4:** 3–4

Interferon-α
- Erythrozytose **B 8:** 4
- Kontraindikationen **A 7:** 5
- Leukämie, akute **B 6:** 5, 6
- Myelofibrose, chronisch-idiopathische (cIMF) **B 8:** 9
- Nebenwirkungen **A 7:** 5
- Polycythaemia vera (PV) **B 8:** 4
- Thrombozythämie, essentielle **B 8:** 6–7

Interferon-γ, Pleuraerguss, tuberkulöser **C 21:** 2

Interferone
- Hepatitis B **A 7:** 5–6
- – chronische, HBeAg-negative/-positive **A 7:** 6
- Hepatitis C, chronische **A 7:** 4, 9
- Kontraindikationen **A 7:** 5
- Nebenwirkungen **A 7:** 5

- nicht-pegylierte, Hepatitis C, chronische **A 7:** 9
- pegylierte, Hepatitis C, chronische **A 7:** 8–9
- – Thrombozythämie, essentielle **B 8:** 7

Interferon-Gamma-Releasing-Assay (IGRA), Lungentuberkulose **C 1:** 2–3

Interkostalneuralgie, Differentialdiagnose **D 7:** 1

Interleukin-2, Nierenzellkarzinom **B 16:** 2

Interleukin-3 **B 24:** 4

Intoxikationen s. Vergiftungen

intrakranielle Stenosen, Stenting **M 1:** 23

Intrinsic-Faktor-Antikörper, Autoimmungastritis **A 3:** 1–2

intrinsic-PEEP, ARDS **C 20:** 5

Intubation, endotracheale
- Beatmung **K 1:** 3
- Nebenwirkungen **K 1:** 7–8
- Vergiftungen **K 2:** 3

Inverse-Ratio-Beatmung, ARDS **C 20:** 5

In-vitro-Fertilisation (IVF) **H 7:** 10

Inzidentalome **H 6:** 3

Ionenaustauscherharze, Hyperlipoproteinämie **H 8:** 2

Iontophorese, Spondylarthritis **I 2:** 2

IPF s. Lungenfibrose, idiopathische

Iridozyklitis
- Campylobacter-Enteritis **L 9:** 2
- Darmerkrankungen, chronisch-entzündliche **A 4:** 6
- Spondylarthritis **I 2:** 1
- Spondylitis ankylosans **I 2:** 4

Irinotecan **B 23:** 3

Iritis, Spondylitis ankylosans **I 2:** 4

irritable bowel syndrome s. Reizdarmsyndrom

Isoleucin **A 1:** 2

Isoniazid
- Arzneimittelinteraktionen **C 1:** 6
- Arzneimittelwirkungen, unerwünschte **C 1:** 5
- Dosierung **C 1:** 4
- – bei Niereninsuffizienz **C 1:** 7
- Höchstdosis **C 1:** 4
- Lungentuberkulose **C 1:** 4–6
- Resistenz **C 1:** 5
- Unverträglichkeit **C 1:** 5

Isosporidiose **L 9:** 6

Isotopenlymphographie, Lymphödem **E 16:** 1

Isozyanat-Alveolitis **C 16:** 2

ITP (idiopathische thrombozytopenische Purpura) **B 3:** 1–3

IVF (In-vitro-Fertilisation) **H 7:** 10

J

James-Fasern **D 4:** 4

Jet-Ventilation, ARDS **C 20:** 6

[131]J-Ganzkörper-Szintigraphie, Schilddrüsenkarzinom **H 2:** 9

Jod **A 1:** 3
- Zufuhr, empfohlene **A 1:** 4

Jodexposition, Prophylaxe, Hyperthyreose **H 2:** 7

[131]Jod-Hippuran, Nephrologie **G 1:** 2

Jodmangel **A 1:** 4
- Schilddrüsenkarzinom **H 2:** 8–9
- Struma **H 2:** 3
- Strumaendemiegebiet **A 1:** 4

Jodzufuhr, Speisesalz **A 1:** 4

Juckreiz s. Pruritus

K

Kachexie, Tumorerkrankungen **A 1:** 6

Kälteagglutininerkrankungen, Akrozyanose **E 5:** 3

Kälteagglutininkrankheit, chronische **B 1:** 7
Kälteantikörper, Massivtransfusion **B 26:** 14
Kälteintoleranz, Hypothyreose **H 2:** 4
Käsewäscherlunge **C 16:** 2
Kala-Azar **L 12:** 5
Kalium **A 1:** 3
– Zufuhr, empfohlene **A 1:** 4
Kaliumdepletion, Nierenkrankheiten, tubulointerstitielle **G 2:** 3
Kaliummangel, Therapie **A 4:** 3
Kallmann-Syndrom **H 7:** 2
Kalorienbedarf
– Ernährung, parenterale **K 9:** 2
– Ernährungstherapie, zentralvenöse **K 9:** 2
Kalorienträger, Ernährungstherapie, zentralvenöse **K 9:** 2
Kalzifikationen, subkutane, Dermatomyositis **I 4:.5** 1
Kalzium **A 1:** 3
Kalziumantagonisten
– Angina pectoris, stabile **D 7:** 4
– Diabetes mellitus **H 4:** 9
– Hypertonie **F 1:** 4–5
– – pulmonale **C 8:** 5
Kalziummangel
– Alter **A 1:** 6
– Therapie **A 4:** 3
Kalziumnephrolithiasis **G 8:** 1, 3–4
– Azidose, metabolische, hyperchlorämische **G 8:** 4
– Hyperkalziurie **G 8:** 4
– Hyperparathyreoidismus **G 8:** 3
– Hypozitraturie **G 8:** 4
– Zitratausscheidung **G 8:** 4
Kammerflimmern **D 4:** 5
– Herztod, plötzlicher **D 4:** 5
– Synkope **D 4:** 5
Kammerfrequenz, Kontrolle, Tachyarrhythmie, symptomatische **D 4:** 2
Kammertachykardie
– anhaltende **D 4:** 5
– Radiofrequenzablation **D 4:** 5
Kanarienvogelhalterlunge **C 16:** 2
Kapillarmikroskopie, Dermatomyositis **I 4:.5** 1
Kapnographie **K 1:** 7
Kaposi-Sarkom
– HIV-Infektion/AIDS **L 13:** 8–9
– Magen **A 3:** 10
Kardiomegalie, Rechtsherzinsuffizienz **D 1:** 1
Kardiomyopathie **D 13:** 1–7
– s.a. Herzmuskelerkrankungen
– arrhythmogene, rechtsventrikuläre (ARVCM) **D 13:** 4–6
– – – Extrasystolen, ventrikuläre **D 13:** 5
– – – Langzeit-EKG **D 13:** 5
– – – Myokardbiopsie, rechtsventrikuläre **D 13:** 5
– – – Palpitationen **D 13:** 5
– – – Ruhe-EKG **D 13:** 5
– Diabetes mellitus **G 5:** 2
– Differentialdiagnose **D 7:** 1
– dilatative (DCM) **D 13:** 2–4
– – Belastungsdyspnoe **D 13:** 3
– – Coxsackie **D 13:** 3
– – CPK-Erhöhung **D 13:** 3
– – Herzrhythmusstörungen **D 13:** 3
– – Kammertachykardie, anhaltende **D 4:** 5
– – Leistungsmangel **D 13:** 3
– – Myokarditis **D 13:** 3
– Einteilung **D 13:** 1
– hypertrophische (HCM) **D 13:** 1
– – Betarezeptorenblocker **D 13:** 2
– – Disopyramid **D 13:** 2
– – Herztod, plötzlicher **D 13:** 2
– – His-Bündel-Ablation **D 13:** 2
– – nicht-obstruktive (HNCM) **D 13:** 1
– – Verapamil **D 13:** 2
– – Vorhofflimmern **D 13:** 2

– – WPW-Syndrom **D 4:** 4
– hypertrophisch-obstruktive (HOCM) **D 4:** 5, **D 13:** 1, **D 14:** 1
– – Mitralklappeninsuffizienz **D 14:** 2
– – Ventrikelseptumdefekt **D 14:** 2
– Hypotonie, orthostatische **D 2:** 2
– Kammertachykardie, anhaltende **D 4:** 5
– Lyme-Borreliose **I 5:** 1
– nicht ischämische **D 13:** 3
– Niereninsuffizienz, chronische **G 10:** 1
– Plasmapherese/Immunadsorption/ Rheopherese **G 13:** 3
– septische **K 4:** 2
– Spondylitis ankylosans **I 2:** 4
kardiovaskuläres Monitoring, Beatmung **K 1:** 7
Kardioverter-Defibrillator s. ICD-Implantation
Karditis
– s.a. Endokarditis
– s.a. Myokarditis
– s.a. Perikarditis
– akute **D 11:** 1–7
– Herzmuskelerkrankungen **D 13:** 6
Karotisbifurkation, Atherosklerose **E 6:** 1
Karotischirurgie, Schlaganfall, ischämischer **M 1:** 23
Karotisendarteriektomie, Hirnarterienstenose **E 6:** 3
Karotissinusreflex, hypersensitiver **D 3:** 4
Karotissinussyndrom **D 3:** 4
Karotissinussynkope **D 5:** 1, 3
Karotisstenosen **M 1:** 17
Karotis-Stenting, Schlaganfall, ischämischer **M 1:** 23
Karpaltunnelsyndrom, Akromegalie **H 1:** 3
Karzinoid(syndrom) **A 5:** 6
– 5-Hydroxyindol-Essigsäure **A 5:** 6
– Magen **A 3:** 6
– Octreotid-Szintigraphie **A 5:** 6
– Ösophagogastroduodenoskopie **A 5:** 6
– Ösophagus **A 2:** 2
– Somatostatinrezeptorszintigraphie **C 3:** 1
Karzinoidtumoren, Lunge **C 3:** 2
Karzinomrisiko, Kolonpolypen **A 4:** 14
Karzinosarkome
– antitumorale Substanzen **B 18:** 5
– Lunge **C 3:** 2
Kastenzehen, Lymphödem **E 16:** 1
Katheterinfektionen **L 2:** 2–5
– Erreger **L 2:** 4
– lokale **L 2:** 4
– Therapie **L 2:** 4–5
– Thrombose, infizierte **L 2:** 9
Kathetersepsis **L 2:** 4
Katheteruntersuchungen, AV-Fisteln **E 10:** 1
Katzenkratzkrankheit **L 4:** 3–4
Kearns-Sayre-Syndrom, Herzmuskelerkrankungen **D 13:** 6
Kehlkopfkarzinom **B 12:** 6
Keimzelltumoren
– extragonadale, CUP-Syndrom **B 22:** 4
– Hoden **B 15:** 1
– Ovarialkarzinom **B 14:** 2–3
– primitive, Hypophysentumoren **H 1:** 14
Keratitis, Lyme-Borreliose **I 5:** 1
Keratoconjunctivitis sicca
– Sjögren-Syndrom **I 4:** 1–2
– Therapie **I 4:** 3
Kernspintomographie, Bauchspeicheldrüsenerkrankungen **A 5:** 1
Ketoazidose, diabetische,Therapie **H 4:** 6
Ketoconazol, Cushing-Syndrom **H 1:** 8

Ketolide, Pneumonie, ambulant erworbene **C 9:** 2
Keuchhusten **L 5:** 5
KHK s. koronare Herzkrankheit
Kiel-Klassifikation, Lymphome, maligne **B 9:** 1–2
Killip-Klassifikation, linksventrikuläre Funktionsstörungen **D 8:** 1
Kinderwunsch
– Hypogonadismus **H 7:** 8
– Varikozele **H 7:** 9
Kindes- und Jugendalter, Nährstoffdefizite **A 1:** 5
Kinematographie, Refluxkrankheit **A 2:** 1
Kingella, Endokarditis **D 11:** 4
Kipptisch-Versuch, Synkope **D 5:** 2
Klappenendokarditis **D 14:** 5
Klappenprothesen, Herzklappenfehler **D 14:** 1
Klatskin-Tumoren **A 6:** 3
Klebsiella pneumoniae, Pneumonie, nosokomiale **C 10:** 2
Kleinhirnataxie, familiäre **H 7:** 2
Klick, meso- bzw. mittelsystolischer, Mitralklappenprolaps **D 14:** 3
Klinefelter-Syndrom **H 7:** 2
– Gynäkomastie **H 7:** 11
Klippel-Trenaunay-Syndrom **E 10:** 2
KM-Sideroblasten, Eisenmangel **B 2:** 4
KM-Speichereisen, Eisenmangel **B 2:** 4
Knochen
– Fibrosarkome **B 17:** 5
– Histiozytom, fibröses, malignes **B 17:** 4–5
Knochendichte, Bestimmung, Testosterontherapie **H 7:** 8
Knochenmarkaspirationszytologie, Myelom, multiples **B 11:** 1
Knochenmarkdiagnostik
– Leukämie, akute **B 6:** 3
– myelodysplastisches Syndrom, hypozelluläres **B 6:** 3
Knochenmarkhistologie, Myelom, multiples **B 11:** 1
Knochenmarkinsuffizienz, Erythropoetin (EPO) **B 24:** 3
Knochenmarkkarzinose, Differentialdiagnose **B 7:** 2
Knochenmarkschaden, medikamentös-toxischer, Differentialdiagnose **B 7:** 2
Knochenmarktransplantation **B 25:** 1–3
– allogene, Erythrozytose **B 8:** 4
– – Polycythaemia vera (PV) **B 8:** 4
– G-CSF **B 25:** 1
– Indikationen **B 25:** 2
– Nachsorge **B 25:** 3
– Transplantationsvorbereitung **B 25:** 2
– Voruntersuchungen, Leukämie, akute **B 6:** 3
Knochenmarkzytologie, Thrombozythämie, essentielle **B 8:** 6
Knochenmetastasen
– Anämie **B 1:** 2
– Prostatakarzinom **B 15:** 4
Knochensarkome **C 17:** 2
Knochenschmerzen
– Cushing-Syndrom **H 1:** 5
– Dengue-Fieber **L 12:** 4
– Lungenkarzinom **C 2:** 1
– Malabsorption **A 4:** 1
Knochenstoffwechseldiagnostik
– Nierenfunktionsstörungen **G 1:** 2
– Niereninsuffizienz **G 1:** 2
Knochentumoren
– maligne **B 17:** 1–6
– Ausbreitungsdiagnostik **B 17:** 1
– – TNM-Klassifikation **B 17:** 1
Knochenultraschallmessung, quantitative, Osteoporose **H 9:** 1
Knöchelödeme, Cushing-Syndrom **H 1:** 5

Knollenblätterpilzvergiftung
- Leberversagen, akutes **A 7**: 23
- Plasmapherese **K 8**: 3

Knopflochbiopsie, Magentumoren **A 3**: 6

Knotenstruma, Therapie **H 2**: 4

Koagulopathien
- s.a. hämorrhagische Diathese
- Gerinnungsstörungen **K 8**: 1
- hereditäre, Substitutionsempfehlungen **B 27**: 4

Ko-Analgetika, Tumorschmerzen **B 26**: 4–6

Kobalt **A 1**: 3

Körperbehaarung, Veränderung, Leberzirrhose **A 7**: 23

Körpergewicht, Gicht **H 8**: 7

körperliche Aktivität, Energieumsatz **A 1**: 1

Kohlenhydrate, Energieaufnahme, tägliche **A 1**: 2

Kohlenhydratintoleranz **A 4**: 1

Kokken, grampositive, Neutropenie **B 26**: 10

Kolitis
- s.a. Colitis ulcerosa
- antibiotikaassoziierte **A 4**: 4–5
- – Clostridium difficile **A 4**: 4
- CMV-Infektion **L 4**: 2
- ischämische, Gastrointestinalblutungen, untere **A 8**: 5
- linksseitige, kolorektales Karzinom **A 4**: 18
- pseudomembranöse, Clostridium-difficile-Infektionen **L 9**: 3

Kollagenosen **I 4**: 1–4
- Differentialdiagnose **B 9**: 2
- Hypertonie, pulmonale **C 8**: 1
- Raynaud-Syndrom **E 5**: 1
- undifferenzierte **I 4.2**: 2

Kolon
- Adenome **A 4**: 13
- Entzündung s. Kolitis
- irritables/spastisches s. Reizdarm(syndrom)
- Polypen, mukosale **A 4**: 13

Kolon… s.a. Dickdarm…

Kolondivertikel
- Blutungen **A 8**: 5
- Gastrointestinalblutungen **A 8**: 3

Kolonkarzinom **A 4**: 19
- APC-Gen, Mutation **A 4**: 14
- Chemotherapie, adjuvante **A 4**: 19
- CUP-Syndrom **B 22**: 5
- nicht metastasiertes **A 4**: 19

Kolonpolypen **A 4**: 13–15
- Adenom mit Adenokarzinom **A 4**: 15
- Bildgebung, konventionelle **A 4**: 14
- Blutung, peranale **A 4**: 14
- CT- und MR-Kolographie **A 4**: 15
- Endoskopie **A 4**: 14–15
- HNPCC-Syndrom **A 4**: 14
- Karzinomrisiko **A 4**: 14
- Koloskopie, virtuelle **A 4**: 15
- Nachsorge **A 4**: 15
- Primärtherapie **A 4**: 15
- Risikofaktoren **A 4**: 14
- Stuhltests **A 4**: 15
- Subileus **A 4**: 14

kolorektales Adenom, Primärtherapie **A 4**: 15

kolorektales Karzinom **A 4**: 17–21
- Amsterdam-Kriterien, erweiterte **A 4**: 20
- Anämie **A 4**: 18
- Bethesda-Kriterien **A 4**: 21
- chronisch-entzündliche Darmerkrankungen **A 4**: 18
- Fernmetastasen **A 4**: 20
- Früherkennung, gesetzliche **A 4**: 18
- klinisches Bild **A 4**: 18
- Kolitis, linksseitige **A 4**: 18
- Kolokopie **A 4**: 19
- Koloskopie **A 4**: 18
- Lebermetastasen **A 4**: 19
- Lungenmetastasen **A 4**: 19
- MR-Kolographie **A 4**: 18
- Nachsorgeempfehlungen **A 4**: 20
- Pankolitis **A 4**: 18
- Polypen, Adenom-Karzinom-Sequenz **A 4**: 17
- Prävention **A 4**: 17–18
- Radiochemotherapie, neoadjuvante **A 4**: 19
- Risiko, erhöhtes **A 4**: 18
- Symptomatik **A 4**: 18
- Thoraxaufnahme **A 4**: 19

Koloskopie
- Eisenmangel **B 2**: 6
- Hämorrhoiden **A 4**: 22
- kolorektales Karzinom **A 4**: 19
- Rektumkarzinom **A 4**: 19
- virtuelle, Kolonpolypen **A 4**: 15

Koma
- hypophysäres **H 1**: 15
- ketoazidotisches **L 1**: 2
- – Diabetes mellitus **H 4**: 6
- nicht-ketoazidotisches, hyperosmolares, Diabetes mellitus **H 4**: 6–7

Kompartmentdruckmessung, venöse Insuffizienz, chronische **E 15**: 2

Kompressionsbehandlung **E 18**: 1–2
- Indikationen **E 18**: 1
- Kontraindikationen **E 18**: 1
- maschinelle, intermittierende, Lymphödem **E 16**: 2

Kompressions- und farbkodierte Duplexsonographie, venöse Insuffizienz, chronische **E 15**: 2

Kompressionsstrümpfe **E 18**: 1–2
- Lymphödem **E 16**: 2

Kompressionssyndrome
- arterielle **D 8**: 5
- Myokardinfarkt **E 4**: 1
- Thoracic-outlet-Syndrom **E 4**: 1
- zöliakale, Mesenterialischämie, chronische **E 8**: 2

Kompressionstherapie
- Differentialindikation **E 18**: 1
- Technik **E 18**: 1

Kompressionsverbände **E 18**: 1

Konjunktivitis
- Katzenkratzkrankheit **L 4**: 4
- Lyme-Borreliose **I 5**: 1
- Masern **L 6**: 2
- Reiter-Syndrom **I 3**: 1
- Spondarthritis **I 2**: 1
- trockene, Sjögren-Syndrom **G 2**: 1

Kontinua
- Influenza **L 5**: 1
- Mykoplasma-pneumoniae-Infektion **L 5**: 2

Kontrastmittelgabe, unvermeidliche, Hyperthyreose **H 2**: 7

Kontrazeptiva, orale **B 14**: 5

Konversionssymptome, Differentialdiagnose **M 1**: 6

Konzentrationsschwierigkeiten, Fibromyalgie **I 8**: 1

Kopf-Hals-Tumoren **B 12**: 1–9
- Carboplatin **B 12**: 4
- Cetuximab **B 12**: 5
- Chemotherapie, adjuvante **B 12**: 2
- – intraarterielle, lokale **B 12**: 5
- – palliative **B 12**: 3
- Cisplatin **B 12**: 4
- CT/MRT **B 12**: 2
- Definition **B 12**: 1
- Diagnostik **B 12**: 1–2
- Epithelial Growth Factor Rezeptor (EGFR) **B 12**: 5
- Fluorouracil **B 12**: 4
- fortgeschrittene, Chemotherapieprotokolle **B 12**: 4
- Häufigkeitsverteilung **B 12**: 1
- Histologie **B 12**: 2
- Hochdosis-Chemotherapie **B 12**: 2
- Lokalisation **B 12**: 1
- Monotherapie **B 12**: 3–5
- Nachsorge **B 12**: 5–6
- PET **B 12**: 2
- Platin **B 12**: 4
- Rehabilitation **B 12**: 6
- Rezidivtumor, fortgeschrittener, Strahlentherapie **B 12**: 2
- Strahlen-(chemo)therapie, adjuvante und primäre definitive **B 12**: 3
- Taxan **B 12**: 4
- Therapie, neoadjuvante **B 12**: 3
- Therapiekonzepte, multimodale **B 12**: 2
- TNM-Klassifikation **B 12**: 2
- Wegenersche Granulomatose **I 15**: 3

Kopfschmerzen
- Akromegalie **H 1**: 3
- Blutungen, intrazerebrale **M 1**: 24
- durch G-CSF/GM-CSF **B 24**: 2
- Hantavirusinfektionen **L 11**: 2
- Hirntumoren **B 21**: 1
- Leptospirose **L 11**: 1
- Lungenkarzinom **C 2**: 1
- Malaria **L 12**: 1
- durch Thyreostatika **H 2**: 6

Koplicksche Flecken, Masern **L 6**: 2

Koproporphyrie, hereditäre **H 8**: 8

Koproporphyrinurie, sekundäre **H 8**: 8

Korkarbeiterlunge **C 16**: 2

Kornkäferlunge **C 16**: 2

Koronarangiographie
- Angina pectoris **D 7**: 3
- koronare Herzkrankheit **D 7**: 3
- Koronarsyndrom, akutes **D 7**: 5
- Myokardinfarkt **D 8**: 2

Koronardilatation, Koronarsyndrom, akutes **D 7**: 5

koronare Herzkrankheit **D 7**: 1–6
- Aortenaneurysma, abdominelles **E 7**: 1
- Aortendissektion **D 9**: 2
- Ausschlussdiagnostik **D 7**: 1
- Bailout-Stent **D 7**: 5
- bildgebende Verfahren **D 7**: 4
- Bypassoperation **D 7**: 5
- Definition **D 7**: 1
- Diabetes mellitus **H 4**: 8–9
- Differentialdiagnose **D 7**: 4
- Doppler-Verfahren **D 7**: 4
- Duplex-Verfahren **D 7**: 4
- Echokardiographie **D 7**: 3
- Herzkatheteruntersuchung **D 7**: 3
- Hyperlipoproteinämie **H 8**: 2
- Hypertonie **F 1**: 5
- Kammertachykardie, anhaltende **D 4**: 5
- Koronarangiographie **D 7**: 3
- Laboruntersuchungen **D 7**: 2
- LZ-EKG **D 7**: 3
- Myokarddurchblutung **D 7**: 4
- Myokardszintigraphie **D 7**: 3
- Pathogenese **D 7**: 1
- Pathophysiologie **D 7**: 1
- Positronen-Emissions-Tomographie **D 7**: 3
- Rhythmisierung **D 4**: 2
- Röntgen-Thorax **D 7**: 3
- Stress-Echokardiographie **D 7**: 3
- Stufenprogramm **D 7**: 2
- Symptome **D 7**: 1–2
- Ultraschall, intrakoronarer **D 7**: 4
- Untersuchung **D 7**: 2

koronare Risikofaktoren **D 6**: 1–4
- Alkoholkonsum **D 6**: 2, 4
- Bewegungsmangel **D 6**: 4
- Diabetes mellitus, Glukosetoleranz, verminderte **D 6**: 3
- Entzündungen, chronische **D 6**: 4
- Ernährungsgewohnheiten **D 6**: 1–2
- Evidence based Medicine **D 6**: 1
- Glukosetoleranz, verminderte, Diabetes mellitus **D 6**: 3
- HDL-Cholesterinwerte **D 6**: 2
- Hypercholesterinämie **D 6**: 1–2
- Hyperlipidämie **D 6**: 1–2
- Hypertonie **D 6**: 3

– Hypertriglyzeridämie **D 6:** 2
– Infektionen **D 6:** 4
– Lipoprotein (a) **D 6:** 2
– psychosoziale Faktoren **D 6:** 4
– Rauchen **D 6:** 3
– Übergewicht **D 6:** 3
Koronarinsuffizienz, Pathophysiologie **D 7:** 1
Koronarischämie
– Angina pectoris **D 7:** 1
– Koronarsyndrom, akutes **D 7:** 1
Koronarsyndrom, akutes **D 7:** 2
– Angina pectoris **D 7:** 1
– Aortendissektion **D 9:** 1
– GP-IIb/IIIa-Blocker **D 7:** 5
– Heparine **D 7:** 5
– Koronarangiographie **D 7:** 5
– Koronardilatation **D 7:** 5
– Koronarischämie **D 7:** 1
– Linksherzinsuffizienz **D 7:** 5
– Myokardinfarkt **D 7:** 1
– mit ST-Hebung **D 7:** 1
– ohne ST-Hebung **D 7:** 5
– Therapie **D 7:** 5
– – invasive **D 7:** 5
– – medikamentöse **D 7:** 5
– Thrombozytenaggregationshemmer **D 7:** 5
– Troponinerhöhung **D 7:** 1
Korpuskaren **B 14:** 5
Korrekturbedarf
– Elektrolythaushalt **K 9:** 1
– Wasser-Elektrolyt-Haushalt **K 9:** 1
Kortikosteroide
– Erbrechen, Zytostatika-induziertes **B 26:** 8
– inhalative, ARDS **C 20:** 3
– – Rauchgasinhalation **C 20:** 3
– – Myelofibrose, chronisch-idiopathische (cIMF) **B 8:** 9
– Osteoporose **H 9:** 2
kortikotrophe Insuffizienz **H 1:** 11
– Substitution **H 1:** 15
Krämpfe/Krampfanfälle
– Hirntumoren **B 21:** 1
– Lupus erythematodes, systemischer **I 4.2:** 1
– Schistosomiasis **L 12:** 6
– tuberöse Sklerose **G 7:** 6
– Vergiftungen **K 2:** 1
Kräutertees, chinesische, Nephropathie **G 2:** 2–3
Kragenknopfphlebitis **E 14:** 1
Kraniopharyngeom **H 1:** 14
kranke Menschen, Ernährungsprobleme **A 1:** 6–8
Krankengymnastik, Arthrose **I 4:** 3, **I 7:** 3
Kreatinin-Clearance, Zytostatika(therapie) **B 23:** 4
Kreislaufschock s. Schock
Kreuzschmerzen
– Malaria **L 12:** 1
– Spondylarthritis **I 2:** 1
– Spondylitis ankylosans **I 2:** 3
KRK s. kolorektales Karzinom
Kropf s. Struma
Kryoglobulinämie
– Erythromelalgie **E 5:** 4
– Sjögren-Syndrom **I 4:** 2–3
– Vaskulitis **G 6:** 1
Kryptenerkrankungen **A 4:** 22
Kryptokokken-Meningitis **L 13:** 8, **L 15:** 2
Kryptokokkose **L 15:** 1
Kürschnerlunge **C 16:** 2
Kumarin s. Cumarin
Kunstklappenendokarditis, Erreger **L 2:** 6
Kupfer **A 1:** 3
– Zufuhr, empfohlene **A 1:** 4
Kyphoplastie, Osteoporose **H 9:** 3
Kyphose, Cushing-Syndrom **H 1:** 5
Kyphoskoliose, Azidose, respiratorische **G 11:** 5

L

Labor, allgemeines, Wegenersche Granulomatose **I 15:** 3
Labyrinthitis, Otitis media **L 3:** 1
Lactose s. Laktose
Laktation, Hyperprolaktinämie **H 1:** 3
Laktosemalabsorption **A 4:** 1
– Therapie **A 4:** 3
Laktosetoleranztest, Dünndarmfunktionsstörungen **A 4:** 2
Lambert-Eaton-Syndrom, Plasmapherese/Immunadsorption/Rheopherese **L 2:** 4
Lambliasis **A 4:** 4, **L 9:** 6
– Antibiotika **A 4:** 5
Lamivudin
– Hepatitis B, chronische **A 7:** 6
– – – HBeAg-positive **A 7:** 6
– Hepatitis C, chronische **A 7:** 4
– HIV-Infektion/AIDS **L 13:** 2
Landouzy-Sepsis, Lungentuberkulose **C 1:** 1
Langerhans-Zell-Granulomatose, Diabetes insipidus **H 1:** 17
Langzeit-Blutdruckmessung
– Gefäßfehlbildungen, angeborene **D 15:** 1
– Herzfehler, angeborene **D 15:** 1
Langzeit-EKG
– Gefäßfehlbildungen, angeborene **D 15:** 1
– Herzfehler, angeborene **D 15:** 1
– Synkope **D 5:** 2
Langzeit-pH-Metrie, Refluxkrankheit **A 2:** 1
Langzeit-Sauerstofftherapie (LOT)
– Bronchitis, chronische **C 12:** 7
– COPD **C 12:** 7
Lanreotid, Akromegalie **H 1:** 4
Large-Vessel RZA **I 10:** 2–3
Laryngotracheobronchitis, Influenza **L 5:** 1
Larynxkarzinom **B 12:** 1, 6
– Differentialdiagnose **C 13:** 3
Laser-Photokoagulation, Ulkusblutung **A 8:** 4
Lassafieber **L 12:** 4
Lateralsklerose, amyotrophe, Azidose, respiratorische **G 11:** 5
Laugenverätzungen, Ösophaguskarzinom **A 3:** 8
Laurence-Moon-Bardet-Biedl-Syndrom **H 7:** 2
Lauren-Klassifikation, Magenkarzinom **A 3:** 8
LCAT-Mangel, familiärer **H 8:** 1
LDL-Cholesterin
– Berechnung, Friedewald-Formel **D 6:** 2
– Hyperlipidämie **D 6:** 2
– Hyperlipoproteinämie **H 8:** 2
– Lipidapherese **G 13:** 1
– Schlaganfall, ischämischer **M 1:** 22
– Typ-2-Diabetes **H 4:** 10
– Zielwerte, Hyperlipidämie **D 6:** 2
LDL-Partikel
– Dextran-Sulfat-Verfahren **G 13:** 2
– Immunadsorption **G 13:** 2
LDL-Präzipitation, extrakorporale, heparininduziert (HELP) **G 13:** 2
Lebendnierentransplantation **G 12:** 3
Leber, Gefäßerkrankungen **A 7:** 17–19
Leberabszess **A 7:** 21
– s.a. Abszess
– Amöbiasis **L 12:** 4–5
– Antibiotika **A 7:** 21
– Darmerkrankungen, chronisch-entzündliche **A 4:** 6
Leberdialyse **K 3:** 7
Leberenzymerhöhungen durch Thyreostatika **H 2:** 6
Lebererkrankung, Differentialdiagnose **B 3:** 2

Lebererkrankungen **A 7:** 1–26
– Anämie **B 1:** 2
– hämorrhagische Diathese **B 28:** 5
– Mukoviszidose **C 5:** 3–4
– schwangerschaftsspezifische **A 7:** 22
– Zytostatika(therapie), Dosisreduktion **B 23:** 4
Leberfibrose, Leberschäden, arzneimittelinduzierte **A 7:** 16
Leberinsuffizienz, Lungentuberkulose, Therapie **C 1:** 7
Leberkrankheiten s. Lebererkrankungen
Lebermetastasen **A 7:** 20–21
– kolorektales Karzinom **A 4:** 19
– Melanom, malignes **B 20:** 4
– solitäre, CUP-Syndrom **B 22:** 3
– Tumorschmerzen **B 26:** 1
Lebernekrose
– akute, Verbrauchskoagulopathie/Hyperfibrinolyse **K 8:** 4
– Gerinnungsstörungen **K 8:** 1
Lebersarkoidose **C 17:** 2
Leberschäden
– alkoholische **A 7:** 17
– arzneimittelinduzierte **A 7:** 16–17
– – Leberfibrose **A 7:** 16
– nicht-alkoholische **A 7:** 17
Lebertransplantation
– Hepatitis B, chronische **A 7:** 7
– hepatozelluläres Karzinom (HCC) **A 7:** 19
– Leberzirrhose **A 7:** 24
Lebertumoren **A 7:** 19–21
– benigne **A 7:** 20–21
– Blutpool-Szintigraphie **A 7:** 20
– maligne **A 7:** 19–20
– Pfortaderthrombose **A 7:** 18
Leberunterstützungssysteme **K 3:** 7
Lebervenenthrombose **E 12:** 1, 4
Lebervenenverschluss **A 7:** 18
Leberversagen
– akutes **A 7:** 22–23
– – Budd-Chiari-Syndrom **A 7:** 23
– – Herpes simplex **A 7:** 23
– – Knollenblätterpilz-Vergiftung **A 7:** 23
– – Paracetamol-Vergiftung **A 7:** 23
– – Therapieansätze, konservative **A 7:** 23
– – Zytomegalievirus **A 7:** 23
– Nierenversagen, akutes **G 9:** 5
– Sepsis **K 4:** 2
Leberzellkarzinom s. hepatozelluläres Karzinom (HCC)
Leberzirrhose **A 7:** 23–25
– alkoholische **A 7:** 17
– Aszites **A 7:** 24
– Autoimmunhepatitis **A 7:** 13
– biliäre, Mukoviszidose **C 5:** 2
– Darmerkrankungen, chronisch-entzündliche **A 4:** 6
– Enzephalopathie, portosystemische, chronische **A 7:** 24
– Gynäkomastie **H 7:** 11
– HBV-bedingte **A 7:** 7
– hepatorenales Syndrom **A 7:** 24
– Immundefekte **B 5:** 1
– kompensierte, Hepatitis B, chronische **A 7:** 7
– Lebertransplantation **A 7:** 24
– Ösophagusvarizenblutung **A 7:** 24
– Peritonitis, bakterielle **A 7:** 23
– – spontan-bakterielle **A 7:** 24
– Pfortaderthrombose **A 7:** 18
– Pleuraerguss **C 21:** 1
– primär-biliäre (PBC) **A 7:** 13–14
– – Allgemeinmaßnahmen **A 7:** 13
– – Colestyramin **A 7:** 13
– – Overlapsyndrom **A 7:** 14
– – Vitamin D **A 7:** 13
Leberzysten **A 7:** 21–22
Leflunomid, Arthritis, rheumatoide **I 1:** 4

Register

Legionellainfektion s. Legionellose
Legionellenpneumonie **L 5:** 3–4
– ambulant erworbene **C 9:** 2
Leibschmerzen s. Abdominalschmerzen
Leichennierentransplantation **G 12:** 3
Leichtkettenerkrankung, Nierenkrankheiten, tubulointerstitielle **G 2:** 3
Leiomyomatose, Alport-Syndrom **G 7:** 2
Leiomyome, Speiseröhre **A 2:** 2
Leiomyosarkome
– antitumorale Substanzen **B 18:** 5
– Uterus **B 18:** 6
Leishmania
– chagasi **L 12:** 5
– donovani **L 12:** 5
– infantum **L 12:** 5
– tropica **L 12:** 5
Leishmaniose
– Immundefekte **B 5:** 1
– viszerale **L 12:** 5
Leistungsmangel, Kardiomyopathie, dilatative (DCM) **D 13:** 3
Leitungsstörungen
– atrioventrikuläre **D 3:** 1
– intraventrikuläre **D 3:** 2–3
– – Resynchronisationstherapie **D 3:** 2
– – Synkopen, rezidivierende **D 3:** 2
Lenalidomid
– myelodysplastische Syndrome **B 7:** 4
– Myelofibrose, chronisch-idiopathische (cIMF) **B 8:** 9
– Myelom, multiples **B 11:** 3
Lenograstim **B 24:** 1
Lenticonus, Alport-Syndrom **G 7:** 5
Leptospira interrogans icterohaemorrhagiae **L 11:** 1
Leptospirose **L 11:** 1–2, **L 12:** 4
Lesch-Nyhan-Syndrom
– Harnsäurebildung, vermehrte **H 8:** 7
– Harnsäurenephrolithiasis **G 8:** 4
Lethargie, Hypothyreose **H 2:** 4
Leucaemia cutis **B 6:** 1
Leucin **A 1:** 2
Leukämie
– akute **B 6:** 1–7
– – ältere Patienten, Behandlung **B 6:** 3, 5
– – Anämie **B 1:** 2
– – Diagnostik **B 6:** 1–2
– – Differentialdiagnose **B 7:** 2
– – Erythrozyten **B 6:** 5
– – G-CSF **B 24:** 2
– – GM-CSF **B 24:** 2
– – HEPA-Luftfilterung **B 6:** 5
– – Immuntherapie **B 6:** 5–6
– – Interferon-α **B 6:** 5–6
– – Klassifikation **B 6:** 1–2
– – Knochenmarkdiagnostik **B 6:** 3
– – Knochenmark-/Stammzelltransplantation **B 6:** 3, **B 25:** 2
– – – lymphatische (ALL) **B 6:** 1
– – – Cytarabin **B 6:** 4
– – – Daunorubicin **B 6:** 4
– – – Erstdiagnostik **B 6:** 2–3
– – – FLT3 **B 6:** 4
– – – GMALL-Studiengruppe **B 6:** 5
– – – Klassifikation **B 6:** 1–2
– – – Konsolidierungstherapie **B 6:** 3
– – – MDR-1 **B 6:** 4
– – – minimal residual disease (MRD) **B 6:** 3
– – – Molekulargenetik **B 6:** 2
– – – Philadelphia-Chromosom **B 6:** 2
– – – RAS **B 6:** 4
– – – Risikogruppen **B 6:** 4
– – – Zytogenetik **B 6:** 2
– – myeloische (AML) **B 6:** 1
– – – Anthrazyklin **B 6:** 3
– – – CEBPA **B 6:** 1
– – – Cytarabin **B 6:** 3
– – – FLT3-Mutationen **B 6:** 1
– – – G-CSF **B 6:** 3
– – – hypoplastische **B 6:** 5

– – – Induktionstherapie **B 6:** 3
– – – MLL-Mutationen **B 6:** 1
– – – Molekulargenetik **B 6:** 1
– – – Multiple-Drug-Resistence-Protein **B 6:** 3
– – – myelodysplastisches Syndrom **B 6:** 2
– – – refraktäre **B 6:** 5
– – – therapieassoziierte (t-AML) **B 6:** 1
– – – Zytogenetik **B 6:** 1
– – Myeloperoxidase **B 6:** 1
– – Regeneration, inkomplette, hämatopoetische **B 6:** 4
– – Remission, komplette **B 6:** 4
– – – partielle **B 6:** 5
– – Rezidiv **B 6:** 5
– – supportive Therapie **B 6:** 5
– – Symptome **B 6:** 1
– – Thrombozyten **B 6:** 5
– – undifferenzierte (AUL) **B 6:** 1
– – WHO-Klassifikation **B 6:** 1
– – B-Zell-prolymphozytische **B 9:** 1
– chronisch-lymphatische (CML) **B 9.a:** 1–2
– – Binet-Klassifikation **B 9.a:** 1
– – Chlorambucil **B 9.a:** 2
– – Cyclophosphamid **B 9.a:** 2
– – Fludarabin **B 9.a:** 2
– – Gumprecht-Kernschatten **B 9.a:** 1
– – Komplikationen **B 9.a:** 2
– – Rezidivtherapie **B 9.a:** 2
– – Rituximab **B 9.a:** 2
– – supportive Therapie **B 9.a:** 2
– – Therapie **B 9.a:** 2
– chronisch-myeloische (CML) **B 8:** 1
– – Knochenmark-/Stammzelltransplantation **B 25:** 2
– chronisch-myelomonozytäre (CMML) **B 8:** 9
– chronisch-myelozytäre (CML) **B 8:** 9
– Herzmuskelerkrankungen **D 13:** 6
– Polyangiitis, mikroskopische **I 15:** 4
– prolymphozytische **B 9:** 2
– T-lymphoblastische **B 9:** 3
– Vorläuferzell-T-Zell-lymphoblastische **B 9:** 2
Leukämiezellinfiltration **B 6:** 1
Leukenzephalopathie, multifokale, progressive, HIV-Infektion/AIDS **L 13:** 8
Leukopenie
– Lupus erythematodes, systemischer **I 4.2:** 1
– Pneumonie **K 1:** 2
Leukosen, Immundefekte **B 5:** 1
Leukozytose
– Appendizitis **A 4:** 8
– Mononukleose, infektiöse **L 4:** 1
– neutrophile, Thrombozythämie, essentielle **B 8:** 5
– Pneumonie **K 1:** 2
Levothyroxin
– Hypothyreose **H 2:** 4
– Struma **H 2:** 3–4
Leydig-Zellaplasie **H 7:** 2
LH (luteinisierendes Hormon), Hypogonadismus **H 7:** 4
Libidoverlust
– Akromegalie **H 1:** 3
– Cushing-Syndrom **H 1:** 5
– Hypophysenadenome **H 1:** 10
– Mikroprolaktinom **H 1:** 1
Lichtreflexionsrheographie (LRR), venöse Insuffizienz, chronische **E 15:** 2
Li-Fraumeni-Syndrom, Weichteilsarkome **B 18:** 1
lilac disease, Dermatomyositis **I 4.:5** 1
limited disease, Bronchialkarzinom, kleinzelliges **C 2:** 2
Linksherzhypertrophie
– Herzklappenfehler **D 14:** 1
– Hypertonie **F 1:** 6

Linksherzinsuffizienz
– chronische, Hypertonie, pulmonale **C 8:** 1
– Koronarsyndrom, akutes **D 7:** 5
Linksherzschädigungszeichen, Herzklappenfehler **D 14:** 1
linksventrikuläre Funktionsstörungen
– Killip-Klassifikation **D 8:** 1
– Myokardinfarkt **D 8:** 1
linksventrikuläre Hypertrophie s. Linksherzhypertrophie
linksventrikuläres Aneurysma, Myokardinfarkt **D 8:** 1
Linksverschiebung, Pneumonie **K 1:** 2
α-Linolensäure, Hyperlipoproteinämie **H 8:** 4
Linolsäure, Hyperlipoproteinämie **H 8:** 4
Lipidapherese **G 13:** 1–5
Lipodermatosklerose, venöse Insuffizienz, chronische **E 15:** 1
Lipodystrophie **H 8:** 1
Lipohyalinose, Schlaganfall, ischämischer **M 1:** 3
Lipome, Herz **D 16:** 1
Lipoprotein (a), koronare Risikofaktoren **D 6:** 1–2
Lipoproteinkonzentration, Diabetes mellitus **H 4:** 9
Lipoproteinlipasemangel, familiärer **H 8:** 1
Liposarkome, antitumorale Substanzen **B 18:** 5
Lippenkarzinom **B 12:** 1, 7
Liquefizierungsstörung **H 7:** 3
Liquidventilation, ARDS **C 20:** 6
Lisurid
– Cushing-Syndrom **H 1:** 8
– Prolaktinom/Hyperprolaktinämie **H 1:** 2
Litholyse, medikamentöse, Cholezystolithiasis **A 6:** 2
Livedo reticularis, Nierenversagen, akutes **G 9:** 2
LKM-1-Antikörper, Hepatitis C **A 7:** 7
LKM-Antikörper, Leberschäden, arzneimittelinduzierte **A 7:** 16
L-Methadon, Tumorschmerzen **B 26:** 3, 6
Lobärpneumonie, Influenza **L 5:** 2
Löffler-Syndrom, Herzmuskelerkrankungen **D 13:** 6
Löfgren-Syndrom
– Kortikosteroide **C 17:** 2
– Prednisolon **C 17:** 2
– Sarkoidose **C 17:** 1
Lopinavir, HIV-Infektion/AIDS **L 13:** 2
Lowe-Syndrom **G 7:** 2
Lowry-Probe, Proteinuriediagnostik **G 1:** 1
Low-turn-over-Osteopathie, Beckenkammbiopsie **G 1:** 3
L-Tryptophan-Syndrom **I 4.3:** 1
Lues
– s.a. Syphilis
– Nierenkrankheiten, tubulointerstitielle **G 2:** 3
Luftnot s. Dyspnoe
Luftwegsinfektionen, obere **L 3:** 1–2
Lunge
– adenozytisches Karzinom **C 3:** 2
– Hamartome, chondromatöse **C 4:** 2
– Karzinoidtumoren **C 3:** 2
– Karzinosarkome **C 3:** 2
– Mukoepidermoidkarzinome **C 3:** 1–2
– Papillome **C 3:** 1–2
– Sarkome **C 3:** 2
– Zylindrome **C 3:** 1–2
Lungenatelektasen s. Atelektasen
Lungenblutung, Leptospirose **L 11:** 2
Lungendystrophie **C 11:** 1
Lungenembolie
– akute **C 7:** 1–4
– – Diagnostik **C 7:** 1

– – Heparin **C 7:** 3
– – Lysetherapie **C 7:** 3
– – Stadieneinteilung **C 7:** 1
– – Vena-cava-Filter **C 7:** 3
– Antikoagulanzien **C 7:** 2–3
– Differentialdiagnose **C 7:** 2, **C 20:** 2, **D 7:** 1
– Echokardiographie **C 7:** 2
– Elektrokardiogramm **C 7:** 2
– Embolektomie, chirurgische **C 7:** 3
– Fieber **C 7:** 1
– Hämoptyse **C 7:** 1
– Hypertonie, pulmonale **C 8:** 1
– Laborbefunde **C 7:** 2
– Lungenemphysem **C 11:** 2
– massive, Alteplase **C 7:** 3
– – Streptokinase **C 7:** 3
– – Thrombolyse **C 7:** 3
– – Urokinase **C 7:** 3
– Perfusionsszintigraphie **C 7:** 2
– Pleuraerguss **C 7:** 1
– Pulmonalisangiographie **C 7:** 2
– Reanimation **C 7:** 3
– Röntgenthoraxaufnahme **C 7:** 2
– Schlaganfall, ischämischer **M 1:** 13
– Schock **C 7:** 3
– Spiral-Computertomographie **C 7:** 2
– Therapie **C 7:** 2–3
– Thrombophilie **B 29:** 3
– Venenthrombose **E 12:** 1
– – tiefe **C 7:** 2
Lungenemphysem **C 11:** 1–2
– Alpha-1-Antitrypsin-Mangel **C 11:** 2
– Alpha-1-Proteinaseinhibitor-Mangel **C 11:** 1
– bullöses **C 11:** 1
– COPD **K 1:** 1
– Erstdiagnostik **C 11:** 1
– FEV_1/HV_K **C 11:** 1
– Ganzkörperplethysmographie **C 11:** 1
– Klassifikation **C 11:** 1
– Komplikationen **C 11:** 2
– Lungenembolie **C 11:** 2
– Lungenfunktionsprüfung **C 11:** 1
– Nachsorge **C 11:** 2
– perifokales **C 11:** 1
– Spontanpneumothorax **C 11:** 2
– Swyer-James-Syndrom **C 11:** 1
– Therapie **C 11:** 2
– Verlaufskontrolle **C 11:** 2
Lungenerkrankungen
– idiopathische, interstitielle Seite **C 18:** 1–4
– interstitielle, diffuse **C 23:** 2
– – Pneumothorax **C 23:** 1
– lokalisierte, Pneumothorax **C 23:** 1
Lungenfibrose
– idiopathische **C 18:** 1–3
– – antiinflammatorische Standardtherapie **C 18:** 2
– – Diagnostik **C 18:** 1
– – Differentialdiagnose **C 18:** 1
– – HR-CT **C 18:** 2
– – Interferon-γ **C 2**
– – Klassifikation **C 18:** 1–2
– – klinisches Bild **C 18:** 1
– – Lungenfunktion **C 18:** 2
– – Röntgenthoraxbild **C 18:** 1
– – Symptomatik **C 18:** 1
– MCTD **I 4.4:** 1
– Schistosomiasis **L 12:** 6
– Sklerose, systemische **I 4.3:** 1–2
– Spondylitis ankylosans **I 2:** 4
Lungenfunktionsprüfung
– Alveolitis, exogen-allergische **C 16:** 2
– Asthma bronchiale **C 13:** 2
– Gefäßfehlbildungen, angeborene **D 15:** 1
– Herzfehler, angeborene **D 15:** 1
– Hypertonie, pulmonale **C 8:** 3
– Lungenhämosiderose, idiopathische **C 18:** 4
– Mukoviszidose **C 5:** 3

– Sarkoidose **C 17:** 1
Lungengefäßerkrankungen, Hypertonie, pulmonale **C 8:** 2
Lungenhämosiderose
– idiopathische **C 18:** 3–4
– – Azathioprin **C 18:** 4
– – Cyclophosphamid **C 18:** 4
– – Kortikosteroide **C 18:** 4
– – Lungenfunktionsprüfung **C 18:** 4
Lungeninfarkt
– Differentialdiagnose **C 4:** 1
– Pleuraerguss **C 21:** 1
Lungeninfiltrate, Neutropenie, febrile **B 26:** 12
Lungeninsuffizienz
– transfusionsassoziierte, akute (TRALI) **B 26:** 19
– – Erythrozytenkonzentrate **B 26:** 17
Lungenkarzinom **C 2:** 1–5
– s.a. Bronchialkarzinom
– Ausbreitung, endobronchiale **C 2:** 1
– Bronchoskopie **C 2:** 1, 4
– certainty-factor **C 2:** 2
– cTNM **C 2:** 2
– Differentialdiagnose **C 17:** 2
– Feinnadelbiopsie, transthorakale **C 2:** 1
– kleinzelliges, ACO **C 2:** 4
– – CEV **C 2:** 4
– – Ganzschädelbestrahlung, adjuvante **C 2:** 4
– – Polychemotherapie **C 2:** 4
– – Rezidivbehandlung **C 2:** 4
– – Vollremission **C 2:** 4
– Knochenschmerzen **C 2:** 1
– Kopfschmerzen **C 2:** 1
– Nachsorge **C 2:** 4
– N-Deskriptor **C 2:** 2
– nicht-kleinzelliges **C 2:** 3
– – Chemotherapie **C 2:** 3
– – Cisplatin **C 2:** 3
– – IALT **C 2:** 3
– – LACE-Projekt **C 2:** 3
– – Lymphadenektomie **C 2:** 3
– – NCIC-BR19 **C 2:** 3
– – Resektion **C 2:** 3
– – Strahlentherapie **C 2:** 3
– pTNM **C 2:** 2
– Schwindel **C 2:** 1
– Spiral-Computertomogramm **C 2:** 1
– Stanzbiopsie, transthorakale **C 2:** 1
– sTNM **C 2:** 2
– T-Deskriptor **C 2:** 2
– Thoraxübersichtsaufnahme **C 2:** 1
– Verlaufskontrollen **C 2:** 4
Lungenkontusion, Globalinsuffizienz, respiratorische **D 10:** 1
Lungenmetastasen
– kolorektales Karzinom **A 4:** 19
– solitäre, CUP-Syndrom **B 22:** 2–3
– Weichteilsarkome **B 18:** 3
Lungenödem
– Aortenklappeninsuffizienz **D 14:** 4
– Azidose, respiratorische **G 11:** 5
– Beatmung **K 1:** 10
– Differentialdiagnose **C 20:** 2
– Nierenversagen, akutes **G 9:** 5
– proteinreiches, ARDS **C 20:** 2
Lungenrundherde, Differentialdiagnose **C 4:** 1
Lungensarkoidose
– Kortikosteroide **C 17:** 2
– Prednisolon **C 17:** 2
Lungenschäden, Druck- und Volumen-induzierte, Beatmung **K 1:** 8
Lungenstauung
– Mitralklappenstenose **D 14:** 1
– Niereninsuffizienz, chronische **G 10:** 1
Lungentransplantation
– Hypertonie, pulmonale **C 8:** 9
– Mukoviszidose **C 5:** 5
Lungentuberkulose **C 1:** 1–8, **L 14:** 2–3
– s.a. Tuberkulose
– Chemoprophylaxe **C 1:** 7

– Diagnostik **C 1:** 2–4
– Differentialdiagnose **C 1:** 2–4
– Erregernachweis **C 1:** 3
– Ethambutol **C 1:** 4–6
– Gamma-Interferon-Bluttest **C 1:** 2–3
– Interferon-Gamma-Releasing Assay (IGRA) **C 1:** 2–3
– Isoniazid **C 1:** 4–6
– Landouzy-Sepsis **C 1:** 1
– Nachsorge **C 1:** 7
– Pleuraempyem **C 1:** 2
– – Diagnostik **C 1:** 3
– Pyrazinamid **C 1:** 4–6
– Rifampicin **C 1:** 4–6
– Streptomycin **C 1:** 4–6
– Symptomatik **C 1:** 1–2
– Therapie **C 1:** 4–6
– – Arzneimittelinteraktionen **C 1:** 5
– – Leberinsuffizienz **C 1:** 7
– – Nebenwirkungen **C 1:** 5
– – Niereninsuffizienz **C 1:** 7
– – Resistenz **C 1:** 5
– – Schwangerschaft **C 1:** 7
– – Stillzeit **C 1:** 7
– – Unverträglichkeit **C 1:** 5
– – Verlaufskontrollen **C 1:** 5–6
– Tuberkulin-Hauttest (THT) **C 1:** 2
Lungentumoren **C 3:** 1
– benigne **C 4:** 1
– Diagnostik, weiterführende **C 3:** 1
– Erstdiagnostik **C 3:** 1
– gutartige **C 4:** 1–2
– Klassifikation **C 3:** 2
– maligne **C 3:** 1–3
– Nachsorge **C 3:** 3
Lupus erythematodes
– Niereninsuffizienz **G 10:** 1
– Pleuraerguss **C 21:** 1
– systemischer **I 4.2:** 1–4
– – ACR-Kriterien **I 4.2:** 1
– – Anti-ds-DNS-Ak **I 4.2:** 2
– – Antimalariamittel **I 4.2:** 3
– – Antiphlogistika, nichtsteroidale **I 4.2:** 3
– – Anti-SS-A-Ak **I 4.2:** 2
– – Anti-SS-B-Ak **I 4.2:** 2
– – Azathioprin **I 4.2:** 3
– – BILAG **I 4.2:** 2
– – Chloroquin **I 4.2:** 3
– – Ciclosporin A **I 4.2:** 3
– – Cyclophosphamid **I 4.2:** 3
– – ECLAM **I 4.2:** 2
– – Glukokortikoide **I 4.2:** 3
– – Hyperlipoproteinämie **H 8:** 1
– – Immunsuppressiva **I 4.2:** 3
– – Myokarditis **D 11:** 1
– – Organbeteiligung **I 4.2:** 2
– – Plasmapherese **G 13:** 2
– – Pleuraerguss **C 21:** 1
– – Raynaud-Syndrom **E 5:** 1
– – Rituximab **I 4.2:** 2
– – Schwangerschaft **I 4.2:** 3–4
– – SLAM **I 4.2:** 2
– – SLEDAI **I 4.2:** 2
– – Therapie **I 4.2:** 2–4
– – Vaskulitis **G 6:** 2
– – Verhaltenshinweise für den Patienten **I 4.2:** 4
Lupus pernio **C 17:** 2
Lupus-Antikoagulans **B 29:** 1–2
Lupusnephritis
– Klassifikation **G 4:** 1
– Nierenkrankheiten, tubulointerstitielle **G 2:** 3
– Plasmapherese **G 13:** 2
Lyme-Arthritis **I 5:** 1
– Differentialdiagnose **I 5:** 2
– Kortikosteroide **I 5:** 3
Lyme-Borreliose **I 5:** 1–3
– s.a. Borreliose
– Antibiotika **I 5:** 2–3
– Differentialdiagnose **I 5:** 2
– IgG-Antikörper **I 5:** 1–2
– IgM-Antikörper **I 5:** 2
– Manifestationen, klinische **I 5:** 1

Register Seite 31

- Organmanifestationen **I 5:** 3
- Serodiagnostik **I 5:** 2

Lyme-Karditis, Differentialdiagnose **I 5:** 2

Lymphadenektomie
- Hodentumoren, nicht-seminomatöse **B 15:** 3
- Nicht-Seminome **B 15:** 3
- Sampling, pelvine, Prostatakarzinom **B 15:** 5

Lymphadenitis
- Differentialdiagnose **B 9:** 2
- nach Pringer, Toxoplasmose **L 4:** 3
- Scharlach **L 6:** 1
- Toxoplasmose **L 4:** 3

Lymphadenopathie
- angioimmunoblastische (AILD) **B 9:** 10
- CMV-Infektion **L 4:** 2
- Katzenkratzkrankheit **L 4:** 4
- Sjögren-Syndrom **I 4:** 1

Lymphangiome, Speiseröhre **A 2:** 2

Lymphdrainage, manuelle, Lymphödem **E 16:** 2

Lymphknotenbefall
- axillärer, inguinaler bzw. supraklavikulärer, CUP-Syndrom **B 22:** 2
- zervikaler, CUP-Syndrom **B 22:** 1–2

Lymphknotenentfernung, Lymphödem **E 16:** 1

Lymphknotenmetastasen
- Mediastinaltumoren **C 3:** 2
- Ösophaguskarzinom **A 2:** 2
- Weichteilsarkome **B 18:** 2–3
- zervikale, CUP-Syndrom **B 22:** 1
- – Hypopharynxkarzinom **B 12:** 6

Lymphknotentuberkulose **L 14:** 2
- Differentialdiagnose **C 17:** 2

Lymphknotenvergrößerung s. Lymphadenopathie

Lymphödem **E 16:** 1–3
- Antibiotika **E 16:** 2
- Definition **E 16:** 1
- Diagnostik **E 16:** 1
- Diuretika **E 16:** 2
- Entstauungstherapie, komplexe **E 16:** 2
- Isotopenlymphographie **E 16:** 1
- Kastenzehen **E 16:** 1
- Kompression, maschinelle, intermittierende **E 16:** 2
- Kompressionsstrümpfe **E 16:** 2
- Kompressionstherapie **E 18:** 1
- Lymphdrainage, manuelle **E 16:** 2
- Lymphographie **E 16:** 1
- Nonne-Milroy-Syndrom **E 16:** 1
- primäres **E 16:** 1
- Prognose **E 16:** 2
- sekundäres **E 16:** 1
- Stadieneinteilung **E 16:** 1
- Stemmer-Zeichen **E 16:** 1
- Therapie **E 16:** 1–2
- Tumorschmerzen **B 26:** 1

lymphoepitheliales Karzinom
- Typ Regaud **B 12:** 7
- Typ Schmincke **B 12:** 7

Lymphome
- Anämie **B 1:** 2
- angioimmunoblastische **B 9:** 10
- angiotrope **B 9:** 3
- folliculäre **B 9:** 1, 5–6
- – Anti-CD20-Antikörper **B 9:** 6
- – B(M) **B 9:** 6
- – CHOP **B 9:** 6
- – Differentialdiagnose **B 9.a:** 1
- – FLIPI-Index **B 9:** 5
- – MCP **B 9:** 6
- – Rituximab **B 9:** 6
- – Therapie in Remission **B 9:** 6
- – – im Rezidiv **B 9:** 6
- großzellige, anaplastische **B 9:** 2
- – (T- und Null-Zell-Typ) **B 9:** 10
- HIV-assoziierte **B 9:** 8–9
- leukämisch verlaufende, Differentialdiagnose **B 9.a:** 1

- lymphoplasmozytische **B 9:** 4–5
- – Differentialdiagnose **B 9.a:** 1
- lymphozytische **B 9:** 1
- – kleinzellige **B 9:** 1
- maligne **B 9:** 1–12
- – B-Symptome **B 9:** 2
- – B-Zell-Reihe **B 9:** 1–2
- – CUP-Syndrom **B 22:** 2
- – Differentialdiagnose **B 7:** 2, **C 17:** 2
- – Erstuntersuchung **B 9:** 3
- – Erythropoetin (EPO) **B 24:** 3
- – Kiel-Klassifikation **B 9:** 1–2
- – Klassifikation **B 9:** 1–2
- – Knochenmarkhistologie **B 9:** 3
- – Knochenmark-/Stammzelltransplantation **B 25:** 1
- – Knochenmarkzytologie **B 9:** 3
- – Lymphknotenbiopsie **B 9:** 3
- – Lymphknotenvergrößerung **B 9:** 2
- – Ösophagus **A 2:** 2
- – periphere **B 9:** 1
- – Polyangiitis, mikroskopische **I 15:** 4
- – T-Zell-Reihe **B 9:** 9–10
- – Verlaufskontrollen **B 9:** 3
- – WHO-Klassifikation **B 9:** 1–2
- Non-B-/Non-T-CD4⁺/CD56⁺-kutanes **B 9:** 3
- pleomorphe, klein-, mittel- und großzellige **B 9:** 3
- Präkursor -B-lymphoblastische **B 9:** 8
- reifzellige, B-Zell-Reihe **B 9:** 4–9
- T-Zell-Reihe, granulierte, lymphozytische **B 9:** 2
- T-lymphoblastische **B 9:** 3
- Vorläufer-T-lymphatische **B 9:** 10
- zentrozytische **B 9:** 6

lymphoproliferative Erkrankungen, Nierenkrankheiten, tubulointerstitielle **G 2:** 3

Lympho(zyto)penie **B 4:** 1
- Lupus erythematodes, systemischer **I 4.2:** 1

Lymphozytose
- Differentialdiagnose **B 9.a:** 1
- Mononukleose, infektiöse **L 4:** 1
- Röteln **L 6:** 3

Lysetherapie, Lungenembolie, akute **C 7:** 3

Lysin **A 1:** 2

LZ-EKG
- Angina pectoris **D 7:** 3
- koronare Herzkrankheit **D 7:** 3

M

Magen
- Adenokarzinom **A 3:** 6
- Adenome **A 3:** 5–6
- Drüsenkörperzysten **A 3:** 5
- Kaposi-Sarkom **A 3:** 10
- Karzinoidtumor **A 3:** 6
- MALT-Lymphome **A 3:** 9, 10
- Sarkome **A 3:** 10

Magenausgangsstenose **A 3:** 1

Magenbreipassage, Refluxkrankheit **A 2:** 1

Magen-Darm-Trakt-Dekontamination, Vergiftungen **K 2:** 4

Magenerkrankungen **A 3:** 1–9

Magengeschwür s. Ulcus ventriculi

Magenkarzinom **A 3:** 4–8
- Chemotherapie **A 3:** 8
- Cisplatin/5-FU/FS **A 3:** 9
- EAP-Regime **A 3:** 9
- ECF-Regime **A 3:** 9
- Fernmetastasen **A 3:** 8–9
- fortgeschrittenes **A 3:** 9
- Gastrektomie **A 3:** 8
- inoperables **A 3:** 8
- Lauren-Klassifikation **A 3:** 8
- lokalisiertes **A 3:** 8
- Nachsorge **A 3:** 9

- Ösophagogastroduodenoskopie **A 3:** 6
- Strahlentherapie **A 3:** 8
- TNM-Klassifikation **A 3:** 7
- Ultraschalluntersuchung, endoskopische (EUS) **A 3:** 7
- Virchow-Drüse **A 3:** 6

Magenoperationen, Folgezustände **A 3:** 10

Magenpolypen **A 3:** 5–6
- Differentialdiagnose **A 3:** 6

Magenresektion
- Eisenmangel **B 2:** 2
- Magenkarzinom **A 3:** 6

Magensäurehemmung **A 3:** 4
- H₂-Blocker **A 3:** 4

Magenschleimhauterkrankungen **A 3:** 1–3
- chirurgische Behandlung **A 3:** 5

Magenspülung, Vergiftungen **K 2:** 3–4

Magentumoren **A 3:** 6
- benigne **A 3:** 5–6
- Endosonographie **A 3:** 6
- Knopflochbiopsie **A 3:** 6
- maligne s. Magenkarzinom

Magenulzera s. Ulcus ventriculi

Magnesium **A 1:** 3
- Zufuhr, empfohlene **A 1:** 4

Magnesium-Ammonium-Phosphat-Steine **G 8:** 5

Magnesiummangel, Therapie **A 4:** 3

Magnetresonanztomographie, Nephrologie **G 1:** 3

Magnetresonanztomographie (MRT), Schlaganfall, ischämischer **M 1:** 5

Makroalbuminurie, Diabetes mellitus **H 4:** 9

Makroangiopathie
- Diabetes mellitus **G 5:** 2
- Typ-2-Diabetes **H 4:** 1

Makroangiopathien, Schlaganfall, ischämischer **M 1:** 3

Makroglobulinämie, Immundefekte **B 5:** 1

Makroglossie, Akromegalie **H 1:** 3

Makrolide, Pneumonie, ambulant erworbene **C 9:** 2

Makronährstoffe
- Ernährung **A 1:** 2–3
- Schwangerschaft **A 1:** 5

Makroprolaktinom **H 1:** 1

Makuladegeneration, altersbedingte, Plasmapherese/Immunadsorption/Rheopherese **G 13:** 3

Makulaflecken, Alport-Syndrom **G 7:** 5

Malabsorption(ssyndrom) **A 4:** 1–3
- atemanalytische Tests **A 4:** 2
- Eisenmangel **B 2:** 2
- klinische Manifestationen **A 4:** 1
- Laborbefunde **A 4:** 1
- Nahrungsmittelunverträglichkeit **A 4:** 3
- Sklerose, systemische **I 4.3:** 2
- Stuhluntersuchungen **A 4:** 2

Malaria **L 12:** 1
- Differentialdiagnose **L 12:** 2
- Entwicklungszyklus **L 12:** 1
- Gerinnungsstörungen **K 8:** 1
- Immundefekte **B 5:** 1
- Komplikationen **L 12:** 1–2
- Labordiagnostik **L 12:** 2
- quartana **L 12:** 3
- tertiana **L 12:** 3
- – antiparasitäre Therapie **L 12:** 3
- tropica **L 12:** 2–4
- – antiparasitäre Therapie **L 12:** 3
- – Atovaquon **L 12:** 2
- – komplizierte **L 12:** 2
- – Mefloquin **L 12:** 2
- – supportive Behandlung **L 12:** 3
- Übertragung **L 12:** 1
- Verbrauchskoagulopathie/Hyperfibrinolyse **K 8:** 4
- zerebrale **L 12:** 1

Stand Mai 2008

Malassimilation(ssyndrom) **A 4:** 1
– Eisenmangel **B 2:** 2
– Stuhlfettausscheidung **A 4:** 3
– Suchtest **A 4:** 2
Maldigestion(ssyndrom) **A 4:** 1
– Stuhlfettausscheidung **A 4:** 3
malignant mixed mesodermal tumors (MMMT), antitumorale Substanzen **B 18:** 5
Malignome s. Tumoren/Tumorerkrankungen
Mallory-Weiss-Syndrom **A 3:** 1
– Gastrointestinalblutungen **A 8:** 3
Malnutrition
– Hyperparathyreoidismus, sekundärer **G 10:** 3–4
– Mukoviszidose **C 5:** 2
Maltafieber **L 12:** 6–7
MALT-Lymphome, Magen **A 3:** 9–10
– CHOP-Protokoll **A 3:** 10
– COP-Protokoll **A 3:** 10
– Helicobacter pylori **B 9:** 5
Malzarbeiterlunge **C 16:** 2
Mammakarzinom **B 13:** 1–6
– AC/EC **B 13:** 2
– adjuvante Therapie **B 13:** 1–3
– Bisphosphonate **B 13:** 5
– Capecitabin **B 13:** 2
– Chemotherapie **B 13:** 2–5
– – adjuvante **B 13:** 1–3
– CUP-Syndrom **B 22:** 2, 4
– Docetaxel **B 13:** 2
– EGF-Rezeptor-Modulatoren **B 13:** 5
– Erstlinien-Chemotherapie **B 13:** 4
– Erythropoetin **B 13:** 5
– FAC **B 13:** 2
– FEC 60/100 **B 13:** 2
– FEC/CEF **B 13:** 2
– 5-Fluorouracil **B 13:** 2
– Folinsäure **B 13:** 2
– Granulozyten-stimulierende Faktoren **B 13:** 5
– HER2/neu-Überexpression **B 13:** 4–5
– Hormonrezeptor-positive Tumoren **B 13:** 3
– Hormontherapie **B 13:** 4
– – adjuvante **B 13:** 3
– Hormonunempfindlichkeit **B 13:** 1
– Hyperkalzämie **H 3:** 1
– Lokalrezidiv/lokoregionäres Rezidiv **B 13:**
– metastasiertes **B 13:** 3–5
– – Bisphosphonate **B 13:** 5
– – Chemotherapie **B 13:** 4
– – Erstlinien-Chemotherapie **B 13:** 4
– – Erythropoetin **B 13:** 5
– – Granulozyten-stimulierende Faktoren **B 13:** 5
– – Hormontherapie **B 13:** 4
– – Therapie **B 13:** 5
– – Trastuzumabtherapie **B 13:** 5
– Mitoxantron **B 13:** 2
– Nachsorge **B 13:** 6
– Östrogenrezeptor-positive Tumoren **B 13:** 3
– Paclitaxel **B 13:** 2
– Primärtherapie **B 13:** 1–3
– – operative **B 13:** 1
– Progesteronrezeptor-positive Tumoren **B 13:** 3
– Strahlentherapie, adjuvante **B 13:** 3
– Systemtherapie, präoperative (neoadjuvante) **B 13:** 1
– TAC **B 13:** 2
– Tamoxifen **B 13:** 4
– Therapie, adjuvante **B 13:** 1–3
– TNM-Klassifikation **B 13:** 1
– Trastuzumab **B 13:** 2, 4, **5**
– Tyrosinkinase-Modulatoren **B 13:** 5
– Vinorelbin **B 13:** 2
Mangan **A 1:** 3
– Zufuhr, empfohlene **A 1:** 4
Mangelerkrankungen, Herzmuskelerkrankungen **D 13:** 6

Mangelernährung
– Colitis ulcerosa **A 4:** 8
– Crohn-Krankheit **A 4:** 8
Manheim-Bündel **D 4:** 4
Manometrie, Refluxkrankheit **A 2:** 1
Mantelzell-Lymphom **B 9:** 1, 6–7
– Anti-CD20-Antikörper **B 9:** 7
– blastisches **B 9:** 1
– Differentialdiagnose **B 9.a:** 1
Marburg-Virusinfektion **L 12:** 4
Marfan-Syndrom, Aortenaneurysma **D 9:** 1
Marginalzonenlymphom (MZL) **B 9:** 5
– Differentialdiagnose **B 9.a:** 1
– extranodales **B 9:** 5
– MALT-Typ **B 9:** 1
– Milz **B 9:** 1
– monozytoides **B 9:** 5
– Mukosa-assoziiertes **B 9:** 5
– nodales **B 9:** 1, 5
– splenisches **B 9:** 5
Marschhämoglobinurie **B 1:** 2
MARS®-Verfahren **K 3:** 7
Masern **L 6:** 2–3
– Dengue-Fieber **L 12:** 4
– Immundefekte **B 5:** 1
– Koplik-Flecken **L 6:** 2
– mitigierte **L 6:** 3
– Pneumonie **L 6:** 3
Maskenbeatmung, Schlafapnoesyndrom, zentrales (ZSAS) **C 6:** 3
Massentransfusion, plasmatische Faktoren, Verdünnung **K 5:** 2
Massivtransfusion **B 28:** 5
– ARDS **C 20:** 1
– Indikationen **B 26:** 14
– Kälteantikörper **B 26:** 14
Mastoiditis
– Otitis media **L 3:** 1
– Scharlach **L 6:** 1
– Wegenersche Granulomatose **I 15:** 2
Mastozytose **B 8:** 10
Mastzellstabilisatoren, Asthma bronchiale **C 13:** 5
MATCH-Studie, Schlaganfall, ischämischer **M 1:** 19
MCTD (Mixed Connective Tissue Disease) **I 4.4:** 1
– Erythromelalgie **E 5:** 4
– Raynaud-Syndrom **E 5:** 1
MDR-1, Leukämie, akute, lymphatische **B 6:** 1
MDS s. myelodysplastische Syndrome
Meckel-Divertikel **A 4:** 9
– blutende **A 8:** 5
– Fehlbesiedelung, bakterielle **A 4:** 9
– Gastrointestinalblutungen **A 8:** 3
Meckel-Syndrom **G 7:** 2
Medianekrose, zystische **E 10:** 2
Mediastinalemphysem **C 23:** 1
– Status asthmaticus **K 1:** 1
Mediastinallymphknotentuberkulose, Diagnostik **C 1:** 3
Mediastinaltumoren **C 3:** 2
– Bronchoskopie **C 3:** 1
– Diagnostik, weiterführende **C 3:** 1
– Differentialdiagnose **D 7:** 1
– Erstdiagnostik **C 3:** 1
– gutartige **C 4:** 1–2
Mediastinalzyste, Differentialdiagnose **C 4:** 1
Mediastinum, Neurinome **C 3:** 2
Medikamentenfieber **L 1:** 1–2
– allergisches **L 1:** 1
– Arzneimittel, auslösende **L 1:** 2
– Ausschluß **L 1:** 1
Mefloquin, Malaria tropica **L 12:** 2
Megakapillaren, Dermatomyositis **I 4:.5** 1
Megakolon, toxisches
– Campylobacter-Enteritis **L 9:** 2
– Colitis ulcerosa **A 4:** 7
– Diagnose **A 8:** 2
Mehrlinien-MDS **B 7:** 1
Meigs-Syndrom, Pleuraerguss **C 21:** 1

Mekoniumileus, Mukoviszidose **C 5:** 1
Melaena **A 8:** 3
– Notfallendoskopie **A 8:** 3
Melanom, amelanotisches, CUP-Syndrom **B 22:** 2
Melanom, malignes **B 20:** 1–5
– Aderhautmelanome **B 20:** 4
– Analkanal **A 4:** 23
– Chemotherapie **B 20:** 3
– Erhaltungstherapie **B 20:** 4
– Gliedmaßenmetastasen **B 20:** 4
– Hirnmetastasen **B 20:** 4
– Hormontherapie **B 20:** 3
– Immuntherapie **B 20:**
– In-transit-Metastasen **B 20:** 1
– Lebermetastasierung **B 20:** 4
– Lymphknotendissektion, elektive (ELND) **B 20:** 1
– Lymphknotenmetastasen, regionäre **B 20:** 2
– Medroxyprogesteronacetat **B 20:** 3
– Metastasen, lokoregionäre **B 20:** 1
– Metastatektomie **B 20:** 3
– Ösophagus **A 2:** 2
– Primärtumor **B 20:** 1
– Strahlentherapie **B 20:** 4
– Tamoxifen **B 20:** 3
– Therapie, adjuvante **B 20:** 3
– – palliative **B 20:** 3
– TNM-Klassifikation **B 20:** 2
– Verdachtsdiagnose **B 20:** 1
– ZNS-Metastasierung **B 20:** 4
Meldepflicht, Darminfektionen **A 4:** 4
Melioidose, Differentialdiagnose **L 12:** 4
Melphalan, Kreatinin-Clearance **B 23:** 4
Membranoxygenation, extrakorporale, ARDS **C 20:** 6
Memory-Loop-EKG, Synkope **D 5:** 2
MEN-I-Syndrom, Magenkarzinoid **A 3:** 4
Mengenelemente
– Ernährung **A 1:** 3
– Zufuhr, empfohlene **A 1:** 4
Meningeosis leucaemica **B 6:** 1
Meningismus s. Nackensteife
Meningitis
– s.a. Virusmeningitis
– aseptische, Leptospirose **L 11:** 1
– bakterielle **L 10:** 1–3
– – Liquorbefunde **L 10:** 2
– HIV-Infektion/AIDS **L 13:** 5
– Kryptokokkose **L 15:** 2
– Meningokokken **L 10:** 1
– Otitis media **L 3:** 1
– Pneumokokken **L 10:** 1
– Ringelröteln **L 6:** 4
– Salmonellose **L 9:** 1
– tuberkulöse **C 1:** 1, 7, **L 10:** 1, **L 14:** 2
– – Liquorbefunde **L 10:** 2
– – Therapieempfehlungen **C 1:** 4
– virale **L 10:** 5
Meningoenzephalitis
– Differentialdiagnose **L 12:** 2
– Mononukleose, infektiöse **L 4:** 1
– Mycoplasma-pneumoniae-Infektion **L 5:** 2
– Q-Fieber **L 11:** 1
Meningokokken, Immundefekte **B 5:** 1
Meningopolyneuritis, Lyme-Borreliose **I 5:** 1
Meningoradikulitis, Neuroborreliose **L 10:** 3
Mennellsches Zeichen, Spondylitis ankylosans **I 2:** 4
Menorrhagie, Gerinnungsfaktoren, Verminderung **B 3:** 1
Menstruationsstörungen s. Zyklusstörungen
Mental-arithmetic-Test, Hypotonie, orthostatische **D 2:** 2
Merozoiten, Malaria **L 12:** 1
Mesenterialgefäße, Aneurysma **E 8:** 1

Mesenterialischämie
- Abdomenübersichtsaufnahme **E 8:** 1
- akute (AMI) **E 8:** 1–2
- chronische (CMI) **E 8:** 2–3
- – Angina abdominalis **E 8:** 2
- – Bypass-Operation **E 8:** 3
- – Therapie **E 8:** 3
- – Thrombendarteriektomie **E 8:** 3
- Dauerinfusion **E 8:** 2
- Diagnostik **E 8:** 1
- Differentialdiagnose **E 8:** 1
- Ileus, paralytischer **E 8:** 1
- klinisches Bild **E 8:** 1
- Mehrschicht-Spiral-Computertomographie (MS-CT) **E 8:** 1
- nonokklusive (NOMI) **E 8:** 1
- Peritonitis **E 8:** 1
- Rehabilitation **E 8:** 2
- Symptomatik **E 8:** 1
- Therapie **E 8:** 2

Mesenterialvenenthrombose **E 12:** 1, 4
- Thrombophilie **B 29:** 3

Mesotheliom
- malignes **B 19:** 1–4
- peritoneales **B 19:** 9
- Pleura **B 19:** 1–3

metabolisches Syndrom
- Ernährung **A 1:** 7
- Hyperlipoproteinämie **H 8:** 1
- Hypertriglyzeridämie **H 8:** 1

Metamizol, Tumorschmerzen **B 26:** 6

Metastasen
- Herzmuskelerkrankungen **D 13:** 6
- Pleuraerguss **C 21:** 1
- Verbrauchskoagulopathie/Hyperfibrinolyse **K 8:** 4

Metastasenchirurgie, Weichteilsarkome **B 18:** 2

Metastatektomie, Melanom, malignes **B 20:** 3

Meteorismus, Mukoviszidose **C 5:** 2

Metergolin, Prolaktinom/Hyperprolaktinämie **H 1:** 2

Metformin
- Kontraindikation, Typ-2-Diabetes **H 4:** 3
- Typ-2-Diabetes **H 4:** 2

Methicillin-resistente Staphylokokken (MRSA), Antibiotika **K 4:** 3

Methionin **A 1:** 2

Methotrexat **B 23:** 3
- Arthritis, rheumatoide **I 1:** 4
- Kreatinin-Clearance **B 23:** 4

Methylhydrazine **B 23:** 1

Metoclopramid, Erbrechen, Zytostatika-induziertes **B 26:** 6

Metyrapon, Cushing-Syndrom **H 1:** 8

MGUS s. Gammopathie, monoklonale, unbestimmter Signifikanz

Midline-Granuloma, Wegenersche Granulomatose **I 15:** 3

Midodrin, Hypotonie, orthostatische **D 2:** 2

Migräne
- mit Aura, Differentialdiagnose **M 1:** 6
- Tumorschmerzen **B 26:** 1

Mikroalbuminurie, Proteinuriediagnostik **G 1:** 1

Mikroangiopathie
- Schlaganfall, ischämischer **M 1:** 1
- thrombotische, Nieren **G 6:** 4
- Typ-2-Diabetes **H 4:** 1

Mikrohämaturie
- Alport-Syndrom **G 7:** 5
- Churg-Strauss-Syndrom **I 16:** 1

Mikroprolaktinom **H 1:** 1
- Galaktorrhoe **H 1:** 2

Mikrosatelliteninstabilität, HNPCC (Hereditäres-Non-Polyposis-Kolonkarzinom) **A 4:** 18

Mikrosporidiose **L 9:** 6

Mikrostomie, Sklerose, systemische **I 4.3:** 1

Miktionsbeschwerden, Fibromyalgie **I 8:** 1

Miktionssynkope **D 5:** 1

Miktionszystourogramm (MCU), Nephrologie **G 1:** 3

Milchintoleranz, Malabsorption **A 4:** 1

Miliartuberkulose **C 1:** 1

Milzbestrahlung, Myelofibrose, chronisch-idiopathische (cIMF) **B 8:** 9

Milzinfarkt
- Abdomen, akutes **A 8:** 1
- Differentialdiagnose **D 7:** 1

Milzruptur **A 8:** 2
- Mononukleose, infektiöse **L 4:** 1

Milzvenenthrombose **E 12:** 1

Milzverlust, Thrombozytose **B 8:** 5

Mineralocorticoidexzeß **H 6:** 1

Mineralocorticoidhypertonie **H 6:** 1–2
- Adrenalektomie **H 6:** 2
- Hyperaldosteronismus **H 6:** 2
- Hypokaliämie **H 6:** 2
- Symptome **H 6:** 2

Mineralocorticoidmangel, Hyponatriämie **G 11:** 1

minimal residual disease (MRD), Leukämie, akute, lymphatische **B 6:** 3

Minimal-change-Nephropathie (MCN) **G 4:** 3

Mirizzi-Syndrom **A 6:** 2

Mischgliome **B 21:** 1

Mitomycin, Antidot **B 23:** 2

Mitralklappeninsuffizienz **D 14:** 2–3
- Herztrauma **D 10:** 1
- Kardiomyopathie, hypertrophobstruktive **D 14:** 2
- relative **D 14:** 2

Mitralklappenprolaps **D 14:** 3
- Kammertachykardie, anhaltende **D 4:** 5
- Mitralklappeninsuffizienz **D 14:** 2
- WPW-Syndrom **D 14:** 4

Mitralklappenprothese, Dysfunktion, Mitralklappeninsuffizienz **D 14:** 2

Mitralklappenstenose **D 14:** 1–2
- Ballonvalvotomie **D 14:** 2
- Hypertonie, pulmonale **C 8:** 1
- Hypotonie, orthostatische **D 2:** 2
- Therapie, medikamentös-konservative **D 14:** 2

Mittelohrinfektion s. Otitis media

Mittelohrkarzinom **B 12:** 1

MLL-Mutationen, Leukämie, akute, myeloische **B 6:** 1

Molekulargenetik
- Leukämie, akute, lymphatische **B 6:** 2
- – – myeloische **B 6:** 1

molekulargenetische Diagnostik, Nephropathie, hereditäre **G 1:** 3

Molgramostim **B 24:** 1

Molybdän **A 1:** 3
- Zufuhr, empfohlene **A 1:** 4

Monarthritis, Gonorrhö **L 8:** 4

Mondor-Syndrom **E 14:** 1

Monodysplasien, Angiodysplasien **E 10:** 2

Mononeuritis multiplex
- Mononukleose, infektiöse **L 4:** 1
- Wegenersche Granulomatose **I 15:** 2

Mononeuropathie, Churg-Strauss-Syndrom **I 16:** 1

Mononukleose, infektiöse **L 4:** 1–2
- CMV-bedingte **L 4:** 2
- Diagnostik **L 4:** 1–2
- Differentialdiagnose **L 4:** 2
- Schnelltest **L 4:** 1
- Symptomatik **L 4:** 1
- Toxoplasmose **L 4:** 3

Mononukleose-ähnliche Infektionskrankheiten **L 4:** 1–4

Mono-Organversagen-ARDS **C 20:** 4

Monozytopenie **B 4:** 1

Montelukast, Asthma bronchiale **C 13:** 6

Morbus s. unter den Eigennamen bzw. Eponymen

Morgensteifigkeit, Spondylarthritis **I 2:** 1

Morphin, Tumorschmerzen **B 26:** 1–2, 6

Moschcowitz-Syndrom **B 3:** 1–2, **G 6:** 4, **K 8:** 7

MOTT (nicht tuberkulöse Mykobakterien) **L 14:** 1

MOV s. Multiorganversagen

MPO-ANCA, Polyangiitis, mikroskopische **I 15:** 2

MPO-Antikörper
- Polyangiitis, mikroskopische **I 15:** 2–3
- Wegenersche Granulomatose **I 15:** 3

MR-Angiographie, Schlaganfall, ischämischer **M 1:** 5

Müdigkeit, Fibromyalgie **I 8:** 1

Müdigkeit(ssyndrom), Hypothyreose **H 2:** 4

Müllerlunge **C 16:** 2

Mukoepidermoidkarzinome, Lunge **C 3:** 1–2

Mukopharmaka
- Bronchitis, chronische **C 12:** 6
- COPD **C 12:** 6

Mukosa-assoziiertes lymphatisches Gewebe s. MALT

Mukoviszidose **C 5:** 1–6
- Allergie-Diagnostik **C 5:** 3
- antiinflammatorische Therapie **C 5:** 5
- Aspergillose, bronchopulmonale **C 5:** 3
- Azithromycin **C 5:** 5
- Blutbild **C 5:** 3
- Blutgasanalyse **C 5:** 3
- Bodyplethysmographie **C 5:** 3
- CFTR-Mutationen **C 5:** 1
- CFTR-Protein **C 5:** 1
- Chloridtransport **C 5:** 1
- Colistin **C 5:** 5
- Diabetes mellitus **C 5:** 3–4
- Diagnostik **C 5:** 2–3
- Differentialdiagnose **C 5:** 2–3, **C 13:** 3
- DNA-Analyse **C 5:** 2
- DNAse, humane, rekombinante **C 5:** 5
- Echokardiographie **C 5:** 3
- Eiweiß-Elektrophorese **C 5:** 3
- Entzündungsparameter **C 5:** 3
- Ernährung **C 5:** 1–2
- Glukokortikosteroide **C 5:** 5
- Glukosetoleranztest, oraler **C 5:** 3
- HR-CT **C 5:** 3
- Ipratropiumbromid **C 5:** 5
- klinisches Zeichen **C 5:** 2
- klinisches Bild **C 5:** 1–2
- Lebererkrankung **C 5:** 1–2
- Lungenfunktionsuntersuchungen **C 5:** 3
- Lungentransplantation **C 5:** 5
- β_2-Mimetika **C 5:** 5
- Natriumabsorption **C 5:** 1
- Natriumkanal, CFTR-regulierter **C 5:** 1
- Neutrophilie **C 5:** 1
- Obstruktionssyndrom, distales, intestinales (DIOS) **C 5:** 2, 4
- Pankreasinsuffizienz **C 5:** 1
- PEP-Maske **C 5:** 5
- Physiotherapie **C 5:** 5
- Pseudomonas-aeruginosa-Infektion **C 5:** 4–5
- pulmonale Infektion **C 5:** 4
- Sauerstoffsättigung, kontinuierliche **C 5:** 3
- Schweißtest **C 5:** 1
- Staphylococcus-aureus-Infektion **C 5:** 4
- Symptomatik **C 5:** 1–2
- Therapie **C 5:** 3

- Tobramycin **C 5:** 5
- Verlaufskontrolle, ambulante **C 5:** 3
- VRP-1-Desitin **C 5:** 5

Multiorganversagen, SIRS **L 2:** 1

Multiple Sklerose
- Akrozyanose **E 5:** 3
- Azidose, respiratorische **G 11:** 5
- Differentialdiagnose **M 1:** 6
- Plasmapherese **G 13:** 2

multiples Myelom s. Myelom, multiples

Mundhöhlenkarzinom **B 12:** 1, 7

Muskelatrophie, Dermatomyositis **I 4:.5** 1

Muskeldystrophie, Leberzirrhose **A 7:** 23

Muskelenzyme, Dermatomyositis **I 4:.5** 1

Muskelrelaxanzien
- Beatmung, assistiert/kontrollierte (A/C) **K 1:** 4
- Reizdarmsyndrom **A 4:** 10

Muskelschmerzen
- Dengue-Fieber **L 12:** 4
- durch Thyreostatika **H 2:** 6

Muskelschwäche, Dermatomyositis **I 4:.5** 1

Mustardoperation, Transposition der großen Gefäße **D 15:** 4

Mutterkornalkaloide, Hypotonie, orthostatische **D 2:** 2

Myalgien
- Churg-Strauss-Syndrom **I 16:** 1
- Leptospirose **L 11:** 1
- Lyme-Borreliose **I 5:** 1
- Sarkoidose **C 17:** 1
- Takayasu-Arteriitis **E 9:** 1
- Toxoplasmose **L 4:** 3

Myasthenia gravis, Plasmapherese/Immunadsorption/Rheopherese **G 13:** 4

Myasthenie, paraneoplastische, Plasmapherese/Immunadsorption/Rheopherese **G 13:** 4

Mycobacterium-avium-intracellulare-Komplex (MAC) **L 14:** 1
- HIV-Infektion/AIDS **L 13:** 7–8

Mycoplasma
- hominis **L 8:** 4
- – Arthritis, reaktive **I 3:** 2
- pneumoniae **L 5:** 2
- – Pneumonie **L 5:** 2–3
- – – ambulant erworbene **C 9:** 2

Mycosis fungoides **B 9:** 2–3, 9

Myelitis
- Lyme-Borreliose **I 5:** 1
- Schistosomiasis **L 12:** 6

Myelodysplasien s. myelodysplastische Syndrome (MDS)

myelodysplastische Syndrome (MDS) **B 7:** 1–7
- Amifostin **B 7:** 5
- Anämie **B 1:** 2
- Antikörper, zytotoxische **B 7:** 5
- Antithymozytenglobulin (ATG) **B 7:** 4
- Arsentrioxid **B 7:** 5
- Chemotherapie, palliative **B 7:** 4
- Chromosomenanalyse **B 7:** 2
- Ciclosporin A **B 7:** 4
- Coombs-Test **B 7:** 2
- Diagnoseverdacht **B 7:** 2
- Differentialdiagnose **B 7:** 2
- EGF-Inhibitoren **B 7:** 5
- Eisenchelatoren **B 7:** 3
- Erythrozytensubstitution **B 7:** 3
- FAB-Subtyp **B 7:** 2
- Farnesyltransferase-Inhibitoren **B 7:** 5
- G-CSF **B 24:** 2
- Gemtuzumab-Ozogamicin **B 7:** 5
- GM-CSF **B 24:** 2
- Histondeacetylase-Hemmer **B 7:** 5
- hypozelluläre, Knochenmarkdiagnostik **B 6:** 3
- Immundefekte **B 5:** 1
- immunmodulatorische Therapie **B 7:** 4
- Immunphänotypisierung **B 7:** 2
- infektiöse Komplikationen **B 7:** 3
- IPSS-Score **B 7:** 2–3
- Klassifikation **B 7:** 2
- Knochenmark-/Stammzelltransplantation **B 25:** 2
- Knochenmarkzytologie **B 7:** 2
- Lenalidomid **B 7:** 4
- Leukämie, akute, myeloische **B 6:** 2
- leukämogene Noxen, Einwirkung **B 7:** 1
- Lonafanib **B 7:** 5
- Pentoxifyllin **B 7:** 5
- Polychemotherapie, aggressive **B 7:** 4
- Prognose **B 7:** 2–3
- 5qminus-Deletion **B 7:** 1
- Stammzelltransplantation **B 7:** 4
- supportive Therapie **B 7:** 3
- Thalidomid **B 7:** 4
- therapieinduzierte **B 7:** 1
- Thrombozytensubstitution **B 7:** 3
- Tipifarnib **B 7:** 5
- unklassifizierte (MDS-U) **B 7:** 1
- Valproinsäure **B 7:** 5
- Verlaufskontrollen **B 7:** 3
- Vorinostat **B 7:** 5
- Wachstumsfaktoren, hämatopoetische **B 7:** 4

Myelofibrose, chronisch-idiopathische (cIMF) **B 8:** 7–9
- Anagrelid **B 8:** 9
- Androgene **B 8:** 9
- Diagnose **B 8:** 8
- Differentialdiagnosen **B 8:** 8
- Erythropoetin **B 8:** 9
- Erythrozytenkonzentrate **B 8:** 9
- fibrotische Phase **B 8:** 8
- Hämoglobinkonzentration **B 8:** 8
- Hepatosplenomegalie **B 8:** 8
- Hydroxyurea **B 8:** 9
- Interferon α **B 8:** 9
- Knochenmark-/Stammzelltransplantation **B 25:** 2
- Kortikoide **B 8:** 9
- Lenalidomid **B 8:** 9
- Leukozytenzahl **B 8:** 8
- Milzbestrahlung **B 8:** 9
- Osteomyelosklerose **B 8:** 8
- Panzytopenie **B 8:** 8
- präfibrotische Frühphase **B 8:** 7–8
- Splenektomie **B 8:** 9
- Splenomegalie **B 8:** 7, 9
- Stammzelltransplantation, allogene **B 8:** 9
- Thalidomid **B 8:** 9
- zytoreduktive Therapie **B 8:** 8–9

Myelom, multiples **B 9:** 1, **B 11:** 1–4
- Beckenkammpunktion **B 11:** 1
- Bence-Jones-Protein **B 11:** 1
- Bisphosphonate **B 11:** 3
- Blutstammzelltransplantation **B 11:** 3
- Bortezomib **B 11:** 3
- Chemotherapie, palliative **B 11:** 3
- Durie-Salmon-Einteilung **B 11:** 2
- Erythropoetin (EPO) **B 11:** 4, **B 24:** 3
- extranoduläres **B 11:** 4
- Freelite®-Assay **B 11:** 1
- Hochdosis-Chemotherapie **B 11:** 3
- Immundefekte **B 5:** 1
- Knochenmarkaspirationszytologie **B 11:** 1
- Knochenmarkhistologie **B 11:** 1
- Knochenmark-/Stammzelltransplantation **B 25:** 2
- Lenalidomid **B 11:** 3
- Nierenkrankheiten, tubulointerstitielle **G 2:** 3
- osteosklerotisches **B 11:** 1
- Plasmapherese/Immunadsorption/Rheopherese **G 13:** 4
- Progress (PD) **B 11:** 2–3
- Remission **B 11:** 2
- Risikofaktoren **B 11:** 2
- solitäres **B 11:** 1, 4
- Stadieneinteilung **B 11:** 2
- Strahlentherapie **B 11:** 4
- Thalidomid **B 11:** 3
- Therapie **B 11:** 3
- Verlaufskontrollen **B 11:** 2

Myeloperoxidase, Leukämie, akute **B 6:** 1

myeloproliferative Erkrankungen **B 7:** 1
- chronische (cMPE) **B 8:** 1–11
- – Anämie **B 1:** 2
- – nicht klassifizierbare **B 8:** 9–10
- – – FGFR1 **B 8:** 10
- – – Fusionsgene **B 8:** 10
- – – Imatinib **B 8:** 10
- – – JAK2 **B 8:** 10
- – Philadelphia-Chromosom **B 8:** 1
- – Polycythaemia-vera-rubra-Gen **B 8:** 1
- – V617F-JAK2-Mutation **B 8:** 1
- Harnsäurenephrolithiasis **G 8:** 4

Myelotomie, Tumorschmerzen **B 26:** 5

Mykobakteriosen **L 14:** 1–4
- atypische **L 14:** 1
- nicht-tuberkulöse, HIV-Infektion/AIDS **L 13:** 7–8
- Vaskulitis **G 6:** 2

Mykoplasmen, Infertilität **H 7:** 9

Mykosen s. Pilzinfektionen

Myoglobin, Contusio cordis **D 10:** 1

Myoglobinzylinder, Nierenversagen, akutes **G 9:** 2

Myokardbiopsie, rechtsventrikuläre, Kardiomyopathie, arrhythmogene, rechtsventrikuläre (ARVCM) **D 13:** 5

myokardiale Speicherkrankheiten
- Herzmuskelerkrankungen **D 13:** 6
- Kardiomyopathie, hypertrophische (HCM) **D 13:** 1

Myokardinfarkt
- Abdomen, akutes **A 8:** 1
- akuter **D 8:** 1–5
- Alteplase (t-PA) **D 8:** 3
- Aneurysma, linksventrikuläres **D 8:** 4, 5
- Ausschlussdiagnostik **D 8:** 2
- AV-Block **D 8:** 1
- Betablocker **D 8:** 2
- Bypassoperation, aortokoronare **D 8:** 4
- CK **D 8:** 2
- CK-MB **D 8:** 2
- Differentialdiagnose **D 7:** 1
- Echokardiogramm, transthorakales **D 8:** 2
- Einschwemmkatheteruntersuchung **D 8:** 2
- EKG **D 8:** 2
- Herzinsuffizienz **D 8:** 4
- Herzrhythmusstörungen **D 8:** 1
- – bradykarde **D 8:** 4
- – tachykarde **D 8:** 4
- Hypertonie **F 1:** 5
- komplizierter **D 8:** 1
- – Therapie **D 8:** 4
- Koronarangiographie **D 8:** 2
- Koronarsyndrom, akutes **D 7:** 1
- Laborparameter **D 8:** 2
- linksventrikuläre Funktion **D 8:** 1
- linksventrikuläres Aneurysma **D 8:** 1
- medikamentöse Primärtherapie **D 8:** 2
- Nachsorge **D 8:** 5
- Nachweisdiagnostik **D 8:** 2
- Papillarmuskelsyndrom **D 8:** 1, 4
- Perikarditis **D 8:** 1, 4
- Primärdiagnostik **D 8:** 2
- Rechtsherzbeteiligung **D 8:** 1, 5
- Rehabilitation **D 8:** 5
- Reinfarkt **D 8:** 4
- Reischämie **D 8:** 1, 4
- Reperfusionstherapie **D 8:** 3

- Reteplase **D 8:** 3
- Risikogruppen **D 8:** 5
- Röntgen-Thoraxuntersuchung **D 8:** 2
- Schock, kardiogener **D 8:** 4
- Sekundärprophylaxe, Diabetes mellitus **H 4:** 9
- Stressechokardiogramm **D 8:** 5
- Stress-MRT **D 8:** 5
- Tachykardie, atriale **D 4:** 3
- Takayasu-Arteriitis **E 9:** 1
- Tenecteplase **D 8:** 3
- Therapie **D 8:** 2–5
- Thrombolytika **D 8:** 3
- Ventrikelruptur **D 8:** 4
- Ventrikelseptumdefekt **D 8:** 1, 4

Myokardischämie
- ohne Angina pectoris **D 7:** 2
- Glykosidempfindlichkeit **D 1:** 3
- stumme **D 7:** 2

Myokarditis **D 11:** 1–2
- s.a. Karditis
- CMV-Infektion **L 4:** 2
- Dengue-Fieber **L 12:** 4
- Endomyokardbiopsie **D 11:** 1
- Influenza **L 5:** 1
- Kammertachykardie, anhaltende **D 4:** 5
- Kardiomyopathie, dilatative (DCM) **D 13:** 3
- Leptospirose **L 11:** 2
- Perikarditis **D 11:** 2
- Polymerasekettenreaktion **D 11:** 1
- Q-Fieber **L 11:** 1
- Ringelröteln **L 6:** 4
- Spondylitis ankylosans **I 2:** 4
- Tachykardie, atriale **D 4:** 3
- Therapie **D 11:** 2
- Toxoplasmose **L 4:** 3
- Ursachen **D 11:** 1

Myokard-Szintigraphie
- Angina pectoris **D 7:** 3
- koronare Herzkrankheit **D 7:** 3

Myoklonien durch Opioide **B 26:** 2
Myome, Eisenmangel **B 2:** 6
Myopathien
- hypokaliämische, Azidose, respiratorische **G 11:** 5
- metabolische, Differentialdiagnose **I 8:** 1
- Niereninsuffizienz, chronische **G 10:** 1

Myositis
- Differentialdiagnose **D 7:** 1
- Lyme-Borreliose **I 5:** 1
- MCTD **I 4.4 :** 1

Myotomie, Achalasie **A 2:** 5
Myxödem **E 16:** 1
- Perikarditis **D 11:** 2

Myxom, Herz **D 16:** 1

N

Nachtschweiß
- Churg-Strauss-Syndrom **I 16:** 1
- Takayasu-Arteriitis **E 9:** 1
- Toxoplasmose **L 4:** 3

Nackensteife, Meningitis **L 10:** 1
Nadelstichverletzungen, HIV-Infektion/AIDS **L 13:** 9
Nadroparin, Bein-/Beckenvenenthrombose **E 17:** 1
Nährlösungen, Ernährung, enterale **K 9:** 3
Nährstoffdefizite **A 1:** 4–5
- Alter **A 1:** 5–6
- Kindes- und Jugendalter **A 1:** 5
- Schwangerschaft **A 1:** 5

Naevi flammei **E 10:** 2
Nagelhautkeratose, Dermatomyositis **I 4.5:** 1
Nagel-Patella-Syndrom **G 7:** 2
Nahrungsfette
- Energiezufuhr **A 1:** 2
- Fettsäuren, essentielle **A 1:** 3

- Vitamine, fettlösliche **A 1:** 3

Nahrungsmittelallergie/-unverträglichkeit **A 4:** 3
Nahrungsproteine, Energiezufuhr **A 1:** 2
Naloxon
- Antidot bei Vergiftungen **K 2:** 5
- Tumorschmerzen **B 26:** 3, 6

Narkotika-Intoxikation, ARDS **C 20:** 1
narkotisches Syndrom **K 2:** 2
Nasennebenhöhlenkarzinom **B 12:** 1, 8
Nasennebenhöhlenveränderungen, Churg-Strauss-Syndrom **I 16:** 1
Nasopharynxkarzinom **B 12:** 1, 7
- EBV-Infektion **B 12:** 7

Nativklappenendokarditis **D 11:** 7
- Erreger **L 2:** 6

Natrium **A 1:** 3
- Zufuhr, empfohlene **A 1:** 4

Natriumabsorption, Mukoviszidose **C 5:** 1
Natriumkanal, CFTR-regulierter, Mukoviszidose **C 5:** 1
Natriumthiosulfat, Antidot bei Vergiftungen **K 2:** 5
Nausea durch Opioide **B 26:** 2
Naxos-Erkrankung, ARVCM **D 13:** 4
nCPAP, Schlafapnoesyndrom, obstruktive **C 6:** 2
Nebenhoden, Obstruktion **H 7:** 9
Nebenniereninzidentalom **H 6:** 3
Nebennierenrindenhyperplasie, Cushing-Syndrom **H 1:** 5
Nebennieren(rinden)insuffizienz
- ACTH-Kurztest **H 6:** 5
- Autoantikörper **H 6:** 5
- autonome **H 6:** 8
- GH **H 1:** 16
- Glucocorticoide **H 6:** 6
- Hydrocortison **H 1:** 16
- Hypotonie, orthostatische **D 2:** 2
- L-Thyroxin **H 1:** 16
- primäre **H 6:** 5–6
- Schock, septischer **K 4:** 4
- Sexualhormone **H 1:** 16
- Substitutionstherapie **H 1:** 16
- Tuberkulose **C 1:** 7

Nebennierenrindenkarzinom **H 6:** 3–4
Nebennierentumoren
- Androgen-/Östrogen-prodzierende **H 6:** 2–3
- Cortisol-produzierende **H 1:** 5
- Gynäkomastie **H 7:** 11

Nebenschilddrüsenadenome
- Hyperparathyreoidismus **H 3:** 1
- – primäre **H 3:** 1

Nebenschilddrüsenerkrankungen **H 3:** 1–3
Nekrose, arterielle Verschlusskrankheit **E 1:** 1
Nelfinavir, HIV-Infektion/AIDS **L 13:** 2
Nemalin-Myopathie, Herzmuskelerkrankungen **D 13:** 6
Neodym-YAG-Laser, Ulkusblutung **A 8:** 4
Neoplasien s.a. Tumoren/Tumorerkrankungen
Nephrektomie
- Nierenzellkarzinom **B 16:** 2
- Postinfarktsyndrom **B 16:** 2

Nephritis
- interstitielle, Nierenversagen, akutes **G 9:** 2
- – Sjögren-Syndrom **I 4:** 2
- – Spondylitis ankylosans **I 2:** 4
- Leptospirose **L 11:** 1
- Niereninsuffizienz **G 10:** 1

Nephrokalzinose, Hyperkalziämie **G 11:** 2
Nephrolithiasis **G 8:** 1–6
- allgemeine Therapie **G 8:** 2
- Basisprogramm **G 8:** 1–2
- diätetische Beratung **G 8:** 2
- diätische Maßnahmen, Kombination **G 8:** 3

- Fleischproteine, Konsum **G 8:** 3
- Flüssigkeitszufuhr **G 8:** 2
- Kaliumzufuhr **G 8:** 3
- Kalziumzufuhr, orale **G 8:** 3
- Körpergewicht, Regulierung **G 8:** 2
- lithogene bzw. protektive Substanzen, Ausscheidung, Normalwerte **G 8:** 2
- Medikamente **G 8:** 1, **6**
- Metaphylaxe **G 8:** 2
- Natriumzufuhr **G 8:** 3
- Nierenkolik **G 8:** 1
- Nierenleeraufnahme **G 8:** 1
- Oxalsäurezufuhr, orale **G 8:** 3
- Sonographie **G 8:** 1
- Spiral-CT **G 8:** 1
- 24-Stunden-Sammelurin **G 8:** 2
- Typ I **G 7:** 2
- Typ II (Dent) **G 7:** 2
- Urinanalyse **G 8:** 1
- urologische Konsilaruntersuchung **G 8:** 3

Nephrologie
- bildgebende Verfahren **G 1:** 2–3
- Blutbild **G 1:** 2
- diagnostische Methoden **G 1:** 1–3
- Duplex-Sonographie, farbkodierte **G 1:** 2
- immunologische Diagnostik **G 1:** 2
- nuklearmedizinische Untersuchungen **G 1:** 2
- Serumanalysen **G 1:** 2
- Sonographie **G 1:** 2

Nephromegalie, Niereninsuffizienz, chronische **G 10:** 1
Nephronophthise **G 7:** 5–6
- infantile **G 7:** 3
- Nierenkrankheiten, tubulointerstitielle **G 2:** 3

Nephropathie
- Diabetes mellitus **H 4:** 1, 7, 9
- diabetische **G 5:** 1–3
- – ACE-Hemmer **G 5:** 2
- – Begleiterkrankungen, Therapie **G 5:** 2
- – HbA1c-Wert **G 5:** 2
- – Nierenersatztherapie **G 5:** 2
- – Niereninsuffizienz, chronische **G 10:** 2
- – Progression, Verlangsamung **G 5:** 2
- hereditäre **E 16:** 2
- Diagnostik, molekulargenetische **G 1:** 3, **G 7:** 1
- – – prädiktive **G 7:** 1
- – Evidence-based-Medicine (EBM) **G 7:** 1
- – genetische Erkrankungen **G 7:** 1
- – Genotyp-Analyse, (in)direkte **G 7:** 1
- – Heterozygoten-Diagnostik **G 7:** 1
- – Kräutertees, chinesische **G 2:** 2–3
- – Lymphödem **G 7:** 1–7

Nephrosklerose
- benigne, Niereninsuffizienz, terminale **G 6:** 4
- hypertensive, Niereninsuffizienz, chronische **G 10:** 4
- maligne **G 6:** 4

nephrotisches Syndrom
- Antithrombin **B 29:** 2
- finnischer Typ **G 7:** 3
- fokal segmentale Sklerose **G 7:** 3
- Hypercholesterinämie **H 8:** 1
- Hyperlipoproteinämie **H 8:** 1
- Nierenbiopsie **G 1:** 3
- Pleuraerguss **C 21:** 1
- steroidresistente Form **G 7:** 3

Neuralrohrdefekte, Folsäuremangel **A 1:** 5
Neurinome, Mediastinum **C 3:** 2
Neuroborreliose **I 5:** 1, **L 10:** 3–4
- s.a. Borreliose
- Antibiotika **L 10:** 4
- Differentialdiagnose **I 5:** 1

Neurobrucellose, Diabetes insipidus
H 1: 17
neurodestruktive Verfahren, Tumorschmerzen **B 26:** 5
neuroendokrines Karzinom
– CUP-Syndrom (NECUP) **B 22:** 5
– – Metastasen **B 22:** 3
– differenziertes, metastasiertes, CUP-Syndrom **B 22:** 5
– Magenkarzinoid **A 3:** 4
Neurofibromatose Typ I, Weichteilsarkome **B 18:** 1
neurogene Schäden, Akrozyanose **E 5:** 3
Neuroleptika
– Erbrechen, Zytostatika-induziertes **B 26:** 8
– Reizdarmsyndrom **A 4:** 10
neurologische Erkrankungen/Störungen
– Erythromelalgie **E 5:** 4
– Hirntumoren **B 21:** 1
neurologisches Syndrom, bizarres **K 2:** 2
Neurolysen, intrathekale, Tumorschmerzen **B 26:** 5
neuromuskuläre Erkrankungen, Azidose, respiratorische **G 11:** 5
Neuropathie
– autonome, Diabetes mellitus **H 4:** 7–8
– – Hypotonie **D 2:** 1
– Diabetes mellitus **G 5:** 2
– diabetischer Fuß **E 2:** 1
– Hyperparathyreoidismus, sekundärer **G 10:** 3–4
– periphere, Diabetes mellitus **H 4:** 7
– Sjögren-Syndrom **I 4:** 2
neuropsychiatrische Symptome, Terminalphase, Tumorschmerzen **B 26:** 6
Neurosarkoidose **C 17:** 2
Neurosyphilis **L 8:** 1–2
Neutropenie **B 4:** 1–2, **B 26:** 9
– afebrile, G-CSF **B 24:** 2
– Autoimmunkrankheiten **B 4:** 1
– Chemoprophylaxe, antibakterielle **B 26:** 10
– – antimykotische **B 26:** 10
– Chemotherapie **B 26:** 9–10
– chronische **B 4:** 2
– – selektive, G-CSF/GM-CSF **B 24:** 2
– familiäre **B 4:** 1
– febrile, Akutdiagnostik **B 26:** 11
– – Bakteriämie **B 26:** 12
– – bronchoalveoläre Lavage **B 26:** 11
– – Bronchoskopie **B 26:** 11
– – Candidämie **B 26:** 12
– – Clostridium-difficile-Nachweis **B 26:** 12
– – Erregernachweis **B 26:** 12
– – Haut- und Weichteilinfektionen **B 26:** 12
– – Hochrisikopatienten **B 26:** 11
– – Immunglobuline **B 26:** 13
– – Infektionsort, klinisch dokumentierter **B 26:** 12
– – Infektionszeichen, abdominelle und/oder perianale **B 26:** 12
– – Initialtherapie, antimikrobielle **B 26:** 11
– – Komplikationen **B 26:** 10–11
– – Lungeninfiltrate **B 26:** 12
– – Niedrigrisikopatienten **B 26:** 11
– – persistierende, ohne Erregernachweis **B 26:** 12
– – Pneumocystis jiroveci **B 26:** 12
– – Serologie **B 26:** 11
– – Staphylococcus aureus **B 26:** 12
– – Überwachungskulturen, mikrobiologische **B 26:** 11
– – Venenkatheter-Infektionen **B 26:** 12
– – Wachstumsfaktoren, hämatopoetische **B 26:** 13

– G-CSF **B 24:** 1–2
– GM-CSF **B 24:** 1–2
– Immunsuppression, medikamentöse **B 26:** 10
– infektinduzierte **B 4:** 1
– Infektionsprophylaxe **B 26:** 9–10
– kongenitale **B 4:** 1
– medikamenteninduzierte **B 4:** 1
– Pneumocystis-jiroveci-Pneumonie **B 26:** 10
– T-Zell-Defekt **B 26:** 10
– Wachstumsfaktoren, hämatopoetische **B 26:** 10
Neutrophilie, Mukoviszidose **C 5:** 1
Nevirapin, HIV-Infektion/AIDS **L 13:** 2
New-York-Kriterien, Spondylitis ankylosans **I 2:** 3
Niacin, Zufuhr, empfohlene **A 1:** 3
nicht-hämolytische Transfusionsreaktion, febrile **B 26:** 19
Nicht-Opioid-Analgetika, Tumorschmerzen **B 26:** 1–2
Nicht-Purging-Typus, Bulimia nervosa **H 8:** 5
Nicht-Seminome
– Chemotherapie **B 15:** 3
– IGCCG-Klassifikation **B 15:** 3
– Klassifikation, prognostische **B 15:** 1
– Lymphadenektomie **B 15:** 3
– PEB-Schema **B 15:** 3
Nickel **A 1:** 3
Nicoladoni-Branham-Zeichen, AV-Fisteln **E 10:** 1
Niedrigrisikopatienten, Neutropenie, febrile **B 26:** 11
Nierenarterienstenose **G 6:** 5
– Erythrozytose, sekundäre **B 8:** 2
– Hypertonie **F 1:** 3, 5, **G 6:** 5
Nierenarterienverschluß, akute **G 6:** 3
Nierenbiopsie, perkutane **G 1:** 3
Nierenerkrankungen
– chronische, Hämostasestörungen **K 8:** 6
– embolische **G 6:** 2–3
– glomeruläre **G 4:** 1–6
– hereditäre, Klinik **G 7:** 4
– hypertoniebedingte **G 6:** 3–4
– polyzystische, autosomal-dominante (ADPKD) **G 7:** 4
– – Niereninsuffizienz **G 10:** 1, 4
– – thrombotische **G 6:** 2–3
– – tubulointerstitielle **G 2:** 1–3
– – akute **G 2:** 1–2
– – – allergische **G 2:** 1
– – – nicht-eitrige, infektiöse **G 2:** 1
– – – parainfektiöse **G 2:** 1
– – – Systemerkrankungen **G 2:** 1
– – – toxische **G 2:** 1
– – – Transplantatabstoßung **G 2:** 1
– – chronische **G 2:** 2
– – Sonderformen **G 2:** 3
– – Differentialdiagnose **G 2:** 1
– – Erkrankungen, auslösende **G 2:** 1
– – Niereninsuffizienz, chronische **G 10:** 4
– – Prognose **G 2:** 1
– – Therapie **G 2:** 1
– vaskuläre, nicht-entzündliche **G 6:** 2–5
Nierenersatztherapie
– Indikation, extrarenale **K 3:** 4
– Nephropathie, diabetische **G 5:** 2
– Nierenfunktion, eingeschränkte **K 3:** 4
– Niereninsuffizienz, terminale **G 12:** 1–4
– Nierenversagen, akutes **G 9:** 5
Nierenfunktionsstörungen
– Bestimmungsmethoden **G 1:** 2
– Knochenstoffwechseldiagnostik **G 1:** 2
– Nierenersatzverfahren **K 3:** 4
– tubuläre, Diagnostik **G 1:** 2

Nierengefäße
– Atheroembolisation **G 6:** 2
– Cholesterinembolie **G 6:** 2
Niereninfarkt **G 6:** 2
Niereninfektionen
– Fremdkörper **G 3:** 2
– komplizierte **G 3:** 2–4
– Niereninsuffizienz **G 3:** 2
– Prostatitis **G 3:** 2
Niereninsuffizienz
– Alport-Syndrom **G 7:** 5
– chronische **G 10:** 1–5
– – Anämie **G 10:** 4
– – – renale **B 1:** 8, **G 10:** 2–3
– – Blutglukosekontrolle **G 10:** 4
– – Blutzuckerkontrolle **G 10:** 4
– – Diabetes mellitus **G 10:** 4
– – Dyslipidämie **G 10:** 4
– – Hyperkaliämie **G 11:** 1
– – Hyperparathyreoidismus, sekundärer **G 10:** 3–4
– – Hypertonie **G 10:** 2, 4
– – Gynäkomastie **H 7:** 11
– – Hyperkalziämie **G 11:** 2
– Hypertonie **F 1:** 6
– Knochenstoffwechseldiagnostik **G 1:** 2
– Lungentuberkulose, Therapie **C 1:** 7
– Niereninfektionen **G 3:** 2
– progrediente, Nierenbiopsie **G 1:** 3
– Sklerose, systemische **I 4.3:** 2
– terminale, Nephrosklerose, benigne **G 6:** 4
– – Nierenersatztherapie **G 12:** 1–4
– Zytostatika(therapie), Dosisreduktion **B 23:** 4
Nierenkolik, Behandlung **G 8:** 2–3
Nierenkrankheiten s. Nierenerkrankungen
Nierenschrumpfung s. Schrumpfniere
Nierensteine
– Cushing-Syndrom **H 1:** 5
– infizierte **G 8:** 1, **5**
– metabolisch aktive **G 8:** 1
Nierentransplantation **G 12:** 3–4
– Abstoßung, vaskuläre, Plasmapherese **G 13:** 2
– HLA-Sensibilisierung, Plasmapherese/Immunadsorption/Rheopherese **G 13:** 2
– Immunsuppression **G 12:** 3–4
– Langzeitkomplikationen **G 12:** 4
– Prognose **G 12:** 4
– Transplantatfunktion, gestörte **G 12:** 3
Nierenvenenthrombose **E 12:** 1, 4, **G 6:** 4–5
Nierenversagen, akutes (ANV) **G 9:** 1–6
– Acetylcystein **G 9:** 4
– Anamnese **G 9:** 2
– ARDS **C 20:** 4
– Blut- und Serumuntersuchungen **G 9:** 2
– Diagnostik, apparative und invasive **G 9:** 3
– Diuretika **G 9:** 4
– Duplexsonographie, farbkodierte **G 9:** 3
– Echokardiographie **G 9:** 3
– extrakorporale Therapieverfahren **K 3:** 1
– intrarenales **G 9:** 1
– – Urinuntersuchung **G 9:** 3
– Klassifikation **G 9:** 1–2
– kontrastmittelinduziertes **G 9:** 4
– Leberversagen **G 9:** 5
– Leitsymptome **G 9:** 2
– Leptospirose **L 11:** 2
– Natriumbikarbonat **G 9:** 4
– Nierenersatztherapie **G 9:** 5
– Ödeme, zerebrale **G 9:** 5
– Pankreatitis, akute **A 5:** 2
– PEEP-Beatmung **G 9:** 3
– pharmakologische Therapie **G 9:** 4

Register

- Plasmapherese/Immunadsorption/ Rheopherese **G 13:** 4
- postrenales **G 9:** 1
- prärenales **G 9:** 1
- – Urinuntersuchung **G 9:** 3
- Prognose **G 9:** 5
- Prophylaxe **G 9:** 3
- RIFLE-Kriterien **G 9:** 1
- Risikopatienten, Identifizierung **G 9:** 3
- Röntgen-Thorax-Untersuchung **G 9:** 3
- Sepsis **K 4:** 2
- Sonographie **G 9:** 3
- terminales, Nephronophthise **G 7:** 5
- Therapie, konservative **G 9:** 4–5
- Urinuntersuchungen **G 9:** 2
- Ursachen **G 9:** 1
- Zugang, zentralvenöser **G 9:** 3

Nierenzellkarzinom **B 16:** 1–3
- Diagnostik **B 16:** 1
- Erkrankungsrisiko **B 16:** 1
- Erythrozytose **B 8:** 2
- Fernmetastasen **B 16:** 2
- 5-Fluorouracil **B 16:** 2
- Interleukin-2 **B 16:** 2
- Klassifikation, histologische **B 16:** 1
- Nachsorge **B 16:** 3
- Nephrektomie **B 16:** 2
- papilläres **G 7:** 3
- PDGF **B 16:** 1
- targeted therapy **B 16:** 3
- TNM-Klassifikation **B 16:** 1
- Tyrosinkinasehemmer **B 16:** 3
- VEGF **B 16:** 1
- VHL-Gen **B 16:** 1

Nikotinabusus
- Hypertonie **F 1:** 4, 6
- koronare Risikofaktoren **D 6:** 3
- Niereninsuffizienz, chronische **G 10:** 5
- Ösophaguskarzinom **A 2:** 2
- Subarachnoidalblutung **M 1:** 28

Nitroglyzerin, Aortendissektion **D 9:** 3
Nitroprussid-Natrium, Aortendissektion **D 9:** 3
Nitrosoharnstoffe **B 23:** 1
Nitrovasodilatatoren, Angina pectoris, stabile **D 7:** 4
NK1-Rezeptor-Antagonisten, Erbrechen, Zytostatika-induziertes **B 26:** 7–8
NK/T-Zell-Lymphom
- extranodales **B 9:** 2
- – vom nasalen Typ **B 9:** 10
NM-Heparine, Bein-/Beckenvenenthrombose **E 17:** 1
NNRTI /nichtnukleosidische Reverse-Transkriptase-Inhibitoren), HIV-Infektion/AIDS **L 13:** 4
NOMI (nonokklusive Mesenterialischämie) **E 8:** 1
Non-compaction-Kardiomyopathie **D 13:** 1
Non-Hodgkin-Lymphome
- HIV-Infektion/AIDS **L 13:** 9
- Immundefekte **B 5:** 1
- Knochenmark-/Stammzelltransplantation **B 25:** 2
- Mediastinaltumoren **C 3:** 2
Nonne-Milroy-Syndrom, Lymphödem **E 16:** 1
nonokklusive Mesenterialischämie (NOMI) **E 8:** 1
non-specific interstitial pneumonia (NSIP) **C 18:** 1
Non-ST-elevation myocardial infarction s. NSTEMI
Noonan-Syndrom **H 7:** 3
- Herzmuskelerkrankungen **D 13:** 6
Noradrenalin, Hypotonie, orthostatische **D 2:** 2
Norfenefrin, Hypotonie, orthostatische **D 2:** 2

Normokalzämie **G 8:** 3–4
Normokalziurie **G 8:** 3–4
Nosokomialinfektionen **L 16:** 1–2
- Registrierung **L 16:** 2
- Therapie **L 16:** 1
- Überwachung, mikrobiologisch-hygienische **L 16:** 1
- Vermeidung **L 16:** 1
Notfälle, gastrointestinale **A 8:** 1–5
Notfallendoskopie
- s.a. Endoskopie
- Melaena **A 8:** 3
Notfalltherapie
- Asthma bronchiale **C 13:** 7
- Status asthmaticus **C 13:** 7
Nozizeptorschmerz **B 26:** 1
NRTI, HIV-Infektion/AIDS **L 13:** 4
NSAID, Tumorschmerzen **B 26:** 6
NSAR, Arthrose **I 7:** 3
NSAR-Gastropathie **A 3:** 3–4
NSAR-Ulkus **A 3:** 4
NSTEMI (Non-ST-elevation myocardial infarction) **D 7:** 2, **D 8:** 1
- Thrombozytenaggregationshemmer **D 7:** 5
Nukleosidanaloga, HIV-Infektion/AIDS **L 13:** 2, 4
Nykturie
- Diabetes insipidus centralis **H 1:** 18
- Malabsorption **A 4:** 1
- Prostatakarzinom **B 15:** 4
NZK s. Nierenzellkarzinom

O

Oberbauchschmerzen, Cholelithiasis **A 6:** 1
Oberbauchtumor, CUP-Syndrom **B 22:** 5
oberflächenaktive Substanzen, Reizdarmsyndrom **A 4:** 10
Obidoxim, Antidot bei Vergiftungen **K 2:** 5
Obstbauernlunge **C 16:** 2
Obstipation
- Hypothyreose **H 2:** 4
- durch Opioide **B 26:** 2
Obstruktionssyndrom
- distales, intestinales (DIOS) **C 5:** 2
- – Mukoviszidose **C 5:** 4
- Dünndarmkarzinom **A 4:** 13
Ochronose, Arthrose **I 7:** 3
Octreotid, Akromegalie **H 1:** 4
Octreotid-Szintigraphie, Karzinoidsyndrom **A 5:** 6
Odynophagie, Refluxkrankheit **A 2:** 1
Ödeme
- Churg-Strauss-Syndrom **I 16:** 1
- Herzinsuffizienz **E 16:** 1
- Malabsorption **A 4:** 1
- Niereninsuffizienz, chronische **G 10:** 1
- periphere, Kompressionstherapie **E 18:** 1
- Venenthrombose **E 12:** 1
- zerebrale, Nierenversagen, akutes **G 9:** 2
Ösophagogastroduodenoskopie **A 3:** 1
- Dünndarmneoplasien **A 4:** 12
- Karzinoidsyndrom **A 5:** 6
- Magenkarzinom **A 3:** 6
- Refluxkrankheit **A 2:** 1
Ösophagoskopie, Ösophaguskarzinom **A 2:** 2
Ösophagospasmus **A 2:** 4
- Differentialdiagnose **D 7:** 1
Ösophagus
- Funktionsstörungen **A 2:** 4
- webs **A 2:** 1
Ösophagus-Breischluck
- Refluxkrankheit **A 2:** 1
- Speiseröhrentumoren **A 2:** 2
Ösophaguserkrankungen **A 2:** 1–4
- funktionelle **A 2:** 4–5

Ösophagusfunktionsstörungen, Ösophagusmanometrie **A 2:** 4
Ösophaguskarzinom **A 2:** 2–4
- Chemotherapie **A 2:** 3–4
- fortgeschrittenes **A 2:** 3–4
- lokalisiertes **A 2:** 3
- lokoregionales **A 2:** 3
- Nachsorge **A 2:** 4
- Ösophagoskopie **A 2:** 2
- Ösophagus-Breischluck **A 2:** 2
- primär inoperables **A 2:** 4
- Stadieneinteilung **A 2:** 3
- Staging, präoperatives **A 2:** 2
- Strahlentherapie **A 2:** 4
- TNM-Klassifikation **A 2:** 3
Ösophagus-Kinematographie, Speiseröhrentumoren **A 2:** 2
Ösophagusmanometrie, Ösophagusfunktionsstörungen **A 2:** 4
Ösophagusmotilitätsstörung, Sklerose, systemische **I 4.3:** 1
Ösophagusperforation, Differentialdiagnose **D 7:** 1
Ösophagusruptur **C 22:** 1
Ösophagussphinkter, Drucksenkung, Nifedipin **A 2:** 4
Ösophagustumoren **A 2:** 2–5
- gutartige **A 2:** 2
- maligne s. Ösophaguskarzinom
- Ösophagus-Kinematographie **A 2:** 2
Ösophagusvarizen(blutung) **A 8:** 4, **K 8:** 3
- Gastrointestinalblutungen **A 8:** 3
- Gerinnungsstörungen **K 8:** 5
- Gummibandligatur **A 8:** 4
- Leberzirrhose **A 7:** 23–24
- Primärprophylaxe **A 7:** 25
- Rezidivblutungsprophylaxe **A 7:** 25
- Sklerotherapie **A 8:** 4
- TIPSS **A 8:** 4
Östrogene, Mikroprolaktinom **H 1:** 1
Östrogenrezeptor-positive Tumoren, Mammakarzinom **B 13:** 3
Ohrensausen, Anämie **B 1:** 3
Oligoarthritis, juvenile **I 2:** 1
Oligoasthenoteratozoospermie **H 7:** 3
Oligoastrozytom, anaplastisches **B 21:** 1
Oligodendrogliom **B 21:** 1
- anaplastisches **B 21:** 1
Oligurie, Hantavirusinfektionen **L 11:** 2
OMF s. Osteomyelofibrose
Ondansetron, Erbrechen, Zytostatika-induziertes **B 26:** 7
onkologische Erkrankungen
s. Tumoren/Tumorerkrankungen
ontogenetische Zellrestumoren, Hypophysentumoren **H 1:** 14
O'nyong-nyong **L 12:** 4
Opioide
- Arthritis, rheumatoide **I 1:** 3
- Nebenwirkungen, unerwünschte **B 26:** 2
- Tumorschmerzen **B 26:** 2–3
Opisthorchis viverrini, Gallengangkarzinom **A 6:** 3
opportunistische Infektionen, HIV-Infektion/AIDS **L 13:** 6
OPSI (overwhelming postsplenectomy infection), Immundefekte **B 5:** 1
Optikusneuropathie, ischämische, anteriore, Riesenzellarteriitis **I 10:** 2
Orbitopathie, endokrine
- Glukokortikoidtherapie **H 2:** 7
- Hyperthyreose, immunogene **H 2:** 5, 7
Orchiektomie
- Hodentumoren **B 15:** 1
- Prostatakarzinom, metastasierendes **B 15:** 5
Orchitis **H 7:** 3
- Differentialdiagnose **B 15:** 1
- Q-Fieber **L 11:** 1
Organe, intrathorakale, Neubildungen, gutartige **C 4:** 1–2

Organtransplantation
- Gerinnungsstörungen **K 8**: 1
- Verbrauchskoagulopathie/Hyperfibrinolyse **K 8**: 4

Ormond-Syndrom, Aneurysma **E 7**: 3

Ornithose **L 5**: 3

Oropharynxkarzinom **B 12**: 1, 7

orthopädische Hilfsmittel
- Arthrose **I 7**: 3
- Gonarthrose **I 7**: 7

orthopädische Mitbetreuung, Hämophilie **B 27**: 6

orthostatische Hypotonie **D 2**: 1–2

OSAS s. Schlafapnoesyndrom, obstruktives

Osler-Syndrom **A 7**: 18–19, **E 10**: 2

Osteitis fibrosa, Hyperparathyreoidismus **G 10**: 3

Osteoarthropathie s. Arthropathie

Osteolyse, Tumorschmerzen **B 26**: 1

Osteomalazie, Differentialdiagnose **I 8**: 1

Osteomyelitis **L 7**: 2–3
- Erreger **L 7**: 2
- Katzenkratzkrankheit **L 4**: 4
- Salmonellose **L 9**: 1
- serologische Untersuchung **L 7**: 2

Osteomyelofibrose **B 8**: 7–9

Osteomyelosklerose, Myelofibrose, chronisch-idiopathische (cIMF) **B 8**: 8

Osteopathie
- Hyperparathyreoidismus **G 10**: 3
- renale, Niereninsuffizienz, chronische **G 10**: 1

Osteopenie
- Colitis ulcerosa **A 1**: 7
- Crohn-Krankheit **A 1**: 7

Osteopetrose, Azidose, renal-tubuläre **G 7**: 3

Osteoporose **H 9**: 1–5
- Alendronat **H 9**: 3–4
- Arthrose **I 4**: 2, **I 7**: 2
- Cushing-Syndrom **H 1**: 5
- Diagnose **H 9**: 1–2
- DXA-Knochendichte **H 9**: 1
- – am Schenkelhals **H 9**: 1
- Femurfrakturen **H 9**: 2
- Frakturdisposition **H 9**: 1
- Genussgifte **H 9**: 3
- Glukokortikoide **H 9**: 2
- glukokortikoidinduzierte, Alendronat **H 9**: 4
- – Risedronat **H 9**: 4
- Hypertonus, arterieller **H 9**: 3
- Immobilisation **H 9**: 2
- Kalzium, Zufuhr, ausreichende **H 9**: 3
- Knochenultraschallmessung, quantitative **H 9**: 1
- Komorbiditäten **H 9**: 1
- Kontrolluntersuchungen **H 9**: 4
- Koordinationstraining **H 9**: 3
- Kortikosteroide **H 9**: 2
- Kyphoplastie **H 9**: 3
- Mikroprolaktinom **H 1**: 1
- Prophylaxe **H 9**: 2–3
- Raloxifen **H 9**: 3
- Risedronat **H 9**: 3
- Risikofaktoren **H 9**: 1
- Rückenschmerzen **H 9**: 1
- Schenkelhalsfrakturen **H 9**: 3
- Schwindeltraining **H 9**: 3
- sekundäre **H 9**: 2
- Sinterungsfrakturen **H 9**: 1, 3–4
- Strontiumranelat **H 9**: 3
- Sturzgefahr, erhöhte **H 9**: 3
- Therapieversagen **H 9**: 4
- Untergewicht **H 9**: 3
- Vertebroplastie **H 9**: 3
- Vitamin-D-Bedarf **H 9**: 2
- Vitamin-D-Mangel **H 9**: 2
- Vitamin-D-Supplemente **H 9**: 3
- Wirbelkörperfrakturen **H 9**: 2, 4
- – nach Bagatelltrauma **H 9**: 1

Osteoporoseprophylaxe, Sarkoidose **C 17**: 2

Osteosarkom **B 17**: 1–3, **B 18**: 1–3
- Chemotherapie **B 17**: 2–3
- – postoperative **B 17**: 2
- Histologie **B 17**: 2
- Metastasierung, metachrone **B 17**: 3
- – synchrone **B 17**: 3
- Nachsorge **B 17**: 3
- Operationsprinzipien **B 17**: 2
- Prognose **B 17**: 2
- Strahlentherapie **B 17**: 2

Osteosklerose **B 8**: 7–9

Ostium-primum-Defekt **D 15**: 3

Ostium-secundum-Defekt **D 15**: 3

Otitis media **I 15**: 2, **L 3**: 1–2
- akute **L 3**: 1–2
- chronische **L 3**: 2
- Influenza **L 5**: 2
- Masern **L 6**: 3
- Mastoiditis **L 3**: 1
- Mycoplasma-pneumoniae-Infektion **L 5**: 2
- Scharlach **L 6**: 1
- seromuköse **L 3**: 1
- Wegenersche Granulomatose **I 15**: 2

Ottsches Zeichen, Spondylitis ankylosans **I 2**: 4

Ovarialkarzinom
- CUP-Syndrom **B 22**: 4
- epitheliales **B 14**: 1–2
- ICON-4/AGO-OVAR-2.2 **B 14**: 2
- Keimzelltumoren **B 14**: 2–3
- Nachsorge **B 14**: 2
- Rezidiv/Progress **B 14**: 2

Overlap-Syndrome
- Dermatomyositis **I 4.5**: 1
- Leberzirrhose, primär-biliäre (PBC) **A 7**: 14
- Systemsklerose **I 4.3**: 1

overwhelming postsplenectomy infection s. OPSI

Oviduktpersistenz **H 7**: 2

Oxalose, Nierenkrankheiten, tubulointerstitielle **G 2**: 3

Oxidationstherapie, hämatogene (HOT), arterielle Verschlusskrankheit **E 1**: 5

oxidativer Stress, koronare Risikofaktoren **D 6**: 1

Oxycodon, Tumorschmerzen **B 26**: 3, 6

Oxygenation, hyperbare, arterielle Verschlusskrankheit **E 1**: 5

Oxygenierung, arterielle, Beatmung **K 1**: 3

Ozontherapie, arterielle Verschlusskrankheit **E 1**: 5

P

PAF (pure autonomic failure), Hypotonie, orthostatische **D 2**: 1

Palmarerythem, Leberzirrhose **A 7**: 23

Palpitationen, Kardiomyopathie, arrhythmogene, rechtsventrikuläre (ARVCM) **D 13**: 5

Panarteriitis nodosa **G 6**: 1
- Vaskulitis **E 9**: 3

Pandysautonomie, Hypotonie **D 2**: 1

Panendoskopie, obere, Hämatemesis **A 8**: 3

Panenzephalitis, subakute, sklerosierende, Masern **L 6**: 3

Pangastritis **A 3**: 1

Panikattacken, Differentialdiagnose **D 7**: 1

Pankolitis, kolorektales Karzinom **A 4**: 18

Pankreaselastaseausscheidung im Stuhl **A 4**: 3

Pankreasenzyme, Pankreatitis **A 5**: 2

Pankreaserkrankungen **A 5**: 1–5
- Computertomographie **A 5**: 1
- Endosonographie **A 5**: 1
- ERCP **A 5**: 1
- Kernspintomographie **A 5**: 1
- PET **A 5**: 1

Pfortaderthrombose **A 7**: 18

Pankreasgewebe, heterotopes **A 3**: 4

Pankreasinsuffizienz, Mukoviszidose **C 5**: 2–4

Pankreaskarzinom **A 5**: 3, 4, 5
- Anastomose, biliodigestive **A 5**: 5
- Chemotherapie **A 5**: 5
- lokalisiertes **A 5**: 5
- Nachsorge **A 5**: 5
- Stadieneinteilung **A 5**: 4
- TNM-Klassifikation **A 5**: 4

Pankreaspunktion, gezielte **A 5**: 1

Pankreasschwanzpankreatitis, Abdomen, akutes **A 8**: 1

Pankreastransplantation, Typ-1-Diabetes **H 4**: 5

Pankreastumoren **A 5**: 3–5
- endokrin aktive **A 5**: 5–7
- – ACTH-Sekretion, ektope **H 1**: 7

Pankreatinpulveralveolitis **C 16**: 2

Pankreatitis
- Abdomen, akutes **A 8**: 1
- akute **A 5**: 2–3
- – Basistherapie **A 5**: 3
- – – Labortests **A 5**: 2
- – – Nachweisdiagnostik **A 5**: 2
- – – Verbrauchskoagulopathie/Hyperfibrinolyse **K 8**: 4
- Akute-Phase-Proteine **A 5**: 2
- APACHE-II-Score **A 5**: 2
- ARDS **C 20**: 1
- biliäre, Cholelithiasis **A 6**: 3
- Campylobacter-Enteritis **L 9**: 2
- chronische **A 5**: 2–3
- – Basistherapie **A 5**: 3
- – Choledochusstenose **A 5**: 3
- – Cholestase **A 5**: 2
- – Diabetes mellitus **A 5**: 2
- – Pseudozysten **A 5**: 2
- – Schmerzen **A 5**: 2
- Differentialdiagnose **D 7**: 1
- Gerinnungsstörungen **K 8**: 1
- Imrie-Kriterien **A 5**: 2
- Mukoviszidose **C 5**: 2
- nekrotisierende **A 5**: 2, **A 8**: 2
- Pankreasenzyme **A 5**: 2
- Pleuraerguss **C 21**: 1
- Ranson-Kriterien **A 5**: 2
- SIRS **L 2**: 1
- Sjögren-Syndrom **I 4**: 2

Pankreolauryl-Test **A 4**: 3
- Bauchspeicheldrüsenerkrankungen **A 5**: 2

Panmyelopathie/Panmyelophthise s.a. Anämie, aplastische

Panophthalmie, Lyme-Borreliose **I 5**: 1

Pansinusitis **L 3**: 1
- Mukoviszidose **C 5**: 2

Pantothensäure, Zufuhr, empfohlene **A 1**: 3

Panzytopenie
- Anämie, megaloblastäre **B 1**: 4
- Myelofibrose, chronisch-idiopathische (cIMF) **B 8**: 8
- durch Thyreostatika **H 2**: 6

Papierarbeiterlunge **C 16**: 2

Papillarmuskelabriss, Mitralklappeninsuffizienz **D 14**: 2

Papillarmuskelsyndrom, Myokardinfarkt **D 8**: 1, 4

Papilla-Vateri-Karzinom **A 6**: 3

Papillitis, Lyme-Borreliose **I 5**: 1

Papillome, Lunge **C 3**: 1–2

Pappataci-Fieber **L 12**: 4

papulopustulöse Läsionen, Behçet-Syndrom **I 21**: 1

Papulose, lymphomatoide **B 9**: 3

Paracetamol, Tumorschmerzen **B 26**: 6

Paracetamol-Vergiftung, Leberversagen, akutes **A 7**: 23

Paragranulom, noduläres **B 10**: 1

Register

paraneoplastische Sekretion, PTHrP **H 3:** 1
paraneoplastisches Syndrom, Gynäkomastie **H 7:** 11
parapneumonischer Erguss **C 22:** 1–3
– Drainagetherapie **C 22:** 2
– komplizierter **C 22:** 1
– Nebenerkrankungen, prädisponierende **C 22:** 1
– Vorerkrankungen, prädisponierende **C 22:** 1
Parasiten, Eisenmangel **B 2:** 2
Parasitosen
– Immundefekte **B 5:** 1
– Therapie **A 4:** 3
– transfusionsassoziierte **B 26:** 19
Parasympathomimetika, Sjögren-Syndrom **I 4:** 2
Parathormon (PTH)
– erniedrigtes **H 3:** 1
– hochnormales **H 3:** 1
– Hyperparathyreoidismus **H 3:** 1
– leicht erhöhtes **H 3:** 1
– Mehrsekretion **H 3:** 3
– niedrignormales **H 3:** 1
Parathyreoidektomie, Hyperparathyreoidismus, primärer **H 3:** 2
Paratyphus **A 4:** 4
Parietalzellantikörper, Autoimmungastritis **A 3:** 1–2
Partial Liquid Ventilation, ARDS **C 20:** 6
Pasqualini-Syndrom **H 7:** 2
Pathergie-Phänomen, Behçet-Syndrom **I 21:** 1
Patientenschulung
– Bronchitis, chronische **C 12:** 6–7
– COPD **C 12:** 6–7
Paukenhöhlenerguss **L 3:** 1
– Wegenersche Granulomatose **I 15:** 2
PAV (proportional assist ventilation) **K 1:** 6
pAVK s. arterielle Verschlußkrankheit, periphere
PBC s. Leberzirrhose, primär-biliäre
PCR (Polymerasekettenreaktion), Myokarditis **D 11:** 1
PD s. Peritonealdialyse
PDGF (platelet derived growth factor)
– Hypertonie, pulmonale **C 8:** 8–9
– Nierenzellkarzinom **B 16:** 1
Peak-Flow (PEF), Asthma bronchiale **C 13:** 3
PEB-Schema, Nicht-Seminome **B 15:** 3
PEEP (positiver endexspiratorischer Druck) **K 1:** 5–6
– ARDS **C 20:** 4–6, **K 1:** 2
– externer **K 1:** 9
Pel-Ebstein-Fieber, Hodgkin-Lymphom **B 10:** 1
Pelvic Inflammatory Disease (PID), HIV-Infektion/AIDS **L 13:** 5
Pemphigus, Plasmapherese **G 13:** 2
Penicillinalveolitis **C 16:** 2
Penicilline
– Behçet-Syndrom **I 21:** 2
– Pneumonie, ambulant erworbene **C 9:** 2
Penisdeformation **H 7:** 3
Pentasaccharid, Bein-/Beckenvenenthrombose **E 17:** 1
Pentostatin, Kreatinin-Clearance **B 23:** 4
peptische Läsionen s. Ulkus, peptisches
Perforansinsuffizienz **E 13:** 1
Perforationsperitonitis, Abdomen, akutes **A 8:** 1
Perfusions-Ventilations-Verteilungsstörungen, ARDS **K 1:** 2
Pergolid, Prolaktinom/Hyperprolaktinämie **H 1:** 2
Perianalthrombose **A 4:** 22
Pericholangitis, Darmerkrankungen, chronisch-entzündliche **A 4:** 6

Perikarderguss, Niereninsuffizienz, chronische **G 10:** 1
Perikarditis **D 11:** 2–3
– s.a. Karditis
– CMV-Infektion **L 4:** 2
– Darmerkrankungen, chronisch-entzündliche **A 4:** 6
– Myokardinfarkt **D 8:** 1, 4
– Q-Fieber **L 11:** 1
– Spondylitis ankylosans **I 2:** 4
– tuberkulöse **L 14:** 2
– Tuberkulose **C 1:** 7
– Ursachen **D 11:** 2
Perikardreiben, Niereninsuffizienz, chronische **G 10:** 1
Perikardresektion, Pleuramesotheliom **B 19:** 2
Perikardzyste, Differentialdiagnose **C 4:** 1
Perikardzysten, Herz **D 16:** 1
Perimyokarditis
– Differentialdiagnose **D 7:** 1
– Lyme-Borreliose **I 5:** 1
– Masern **L 6:** 3
periphere (primitive) neuroektodermale Tumoren (PNET) **B 17:** 3–5
peritoneales Mesotheliom **B 19:** 3–4
Peritonealdialyse (PD) **K 3:** 2
Peritonismus **A 4:** 1
– Appendizitis **A 4:** 8
Peritonitis
– bakterielle, Leberzirrhose **A 7:** 23
– lokale, Divertikel **A 4:** 9
– Pfortaderthrombose **A 7:** 18
– Sklerose, systemische **I 4.3:** 2
– spontan-bakterielle, Leberzirrhose **A 7:** 24
– tuberkulöse **L 14:** 2
Perlmuttalveolitis **C 16:** 2
Perniziosa, Vitamin-B_{12}-Mangel **B 1:** 5
Peroneusparese, Churg-Strauss-Syndrom **I 16:** 1
Perspiratio insensibilis/sensibilis **K 9:** 1
Perthes-Syndrom, Coxarthrose **I 7:** 3
Pertussis **L 5:** 5
Pes anserinus, Duckempfindlichkeit, Gonarthrose **I 7:** 6
PET (Positronen-Emissions-Tomographie)
– Angina pectoris **D 7:** 3
– Bauchspeicheldrüsenerkrankungen **A 5:** 1
– Hodentumoren **B 15:** 1
– koronare Herzkrankheit **D 7:** 3
Petechien
– Dengue-Fieber **L 12:** 4
– Gerinnungsfaktoren, Verminderung **B 3:** 1
– Gerinnungsstörungen **K 8:** 1
– Hantavirusinfektionen **L 11:** 2
Peutz-Jeghers-Polypen **A 3:** 5
Peutz-Jeghers-Syndrom **A 4:** 16
Pfortaderthrombose **A 7:** 18, **E 12:** 1, 4
– Thrombophilie **B 29:** 3
Phäochromozytom **H 6:** 6–7
– Begleitsymptome **H 6:** 6
– Cyclophosphamid **H 6:** 7
– Dacarbazin **H 6:** 7
– Erythrozytose **B 8:** 2
– Herzmuskelerkrankungen **D 13:** 6
– ^{123}I-Methyliodobenzylguanidin (^{123}I-MIBG) **H 6:** 7
– SDHD-Genmutation **H 6:** 7
– Vincristin **H 6:** 7
Phantomschmerz, Tumorschmerzen **B 26:** 6
Pharmakotherapie s. Arzneimitteltherapie
Pharyngitis
– akute **L 3:** 2
– CMV-Infektion **L 4:** 2
– Mononukleose, infektiöse **L 4:** 1
– Toxoplasmose **L 4:** 3
Pharyngotonsillitis **L 3:** 2

Phenothiazine, Tumorschmerzen **B 26:** 6
Phenylalanin **A 1:** 2
Philadelphia-Chromosom
– Knochenmark-/Stammzelltransplantation **B 25:** 2
– Leukämie, akute, lymphatische **B 6:** 2
Philadelphia-Chromosom-negative cMPE **B 8:** 1
Phimose **H 7:** 3
Phlebektasie, pseudoaneurysmatische, klappenlose **E 10:** 2
Phlebitis **E 13:** 2
– Kompressionsverband **E 14:** 1
– oberflächliche **E 14:** 1
Phlebodynamometrie, venöse Insuffizienz, chronische **E 15:** 2
Phlebödem **E 16:** 1
– venöse Insuffizienz, chronische **E 15:** 1
Phlebographie, venöse Insuffizienz, chronische **E 15:** 2
Phlegmone **L 7:** 1–2
– Erreger **L 7:** 1
Phosphodiesterase-Hemmstoffe (PDE-Hemmer), Hypertonie, pulmonale **C 8:** 7
Phospholipoproteine, Alveolarproteinose, idiopathische, pulmonale **C 18:** 3
Phosphor **A 1:** 3
– Zufuhr, empfohlene **A 1:** 4
Photoplethysmographie, venöse Insuffizienz, chronische **E 15:** 2
Photosensitivität, Lupus erythematodes, systemischer **I 4.2:** 1
pHPT s. Hyperparathyreoidismus, primärer
Phyllochinone s. Vitamin K
physikal activity level (PAL), Energieumsatz **A 1:** 1
physikalische Therapie
– Arthrose **I 7:** 3
– Bronchitis, chronische **C 12:** 7
– COPD **C 12:** 7
– Gonarthrose **I 7:** 7
Physostigmin, Antidot bei Vergiftungen **K 2:** 5
Phytomenadion, Antidot bei Vergiftungen **K 2:** 5
Phytotherapeutika, Reizdarmsyndrom **A 4:** 10
Pigmentation, venöse Insuffizienz, chronische **E 15:** 1
Pilzinfektionen **L 15:** 1–2
– s.a. Mykosen
– invasive **L 15:** 1
– Nierenkrankheiten, tubulointerstitielle **G 2:** 3
– oberflächliche **L 15:** 1
– Perikarditis **D 11:** 2
Pilzzüchterlunge **C 16:** 2
Pinealome **H 1:** 14
Piringer-Lymphadenitis, Toxoplasmose **L 4:** 3
PiZM, α_1-Antitrypsin-Mangel **A 7:** 16
PiZZ, α_1-Antitrypsin-Mangel **A 7:** 16
Plasma-Aldosteron
– erhöhtes **H 6:** 1
– erniedrigtes **H 6:** 1
Plasmaaustausch **K 3:** 5–7
Plasmaderivate/-ersatzstoffe
– Kontraindikationen **B 26:** 20
– – IgA-Mangel **B 26:** 20
– Transfusion **B 26:** 13–20
Plasmapherese **G 1–2, K 3:** 5–7
– Knollenblätterpilzintoxikation **K 8:** 3
– Tetrachlorkohlenstoff **K 8:** 3
– Vergiftungen **K 2:** 7
Plasmathrombinzeit, Gerinnungsstörungen **K 8:** 2
Plasmatransfusion, blutgruppenkompatible **B 26:** 19

Plasmazellgranulome **C 4:** 2
Plasmazell-Leukämie **B 11:** 1, 4
Plasmazellmyelom **B 9:** 1
Plasmodium
– falciparum **L 12:** 1
– malariae **L 12:** 1
– ovale **L 12:** 1, **3**
– vivax **L 12:** 1, **3**
Plasmozytom
– s.a. Myelom, multiples
– Anämie **B 1:** 2
Platin-Verbindungen **B 23:** 1
Plattenepithelkarzinom
– Ösophagus **A 2:** 2
– Unterlippe **B 12:** 8
Plattenepithelpapillom, Speiseröhre **A 2:** 2
plazentare alkalische Phosphatase (PLAP), Hodentumoren **B 15:** 1
Plethora, Cushing-Syndrom **H 1:** 5
Pleurabiopsie, Pleuraerguss **C 21:** 2
Pleuraempyem **C 22:** 1–3
– abgekapseltes **C 22:** 3
– Amylase **C 22:** 1
– antibiotische Therapie **C 22:** 2
– bildgebende Verfahren **C 22:** 2
– Chylothorax **C 22:** 1–2
– Computertomographie **C 22:** 2
– Drainage **C 22:** 2
– Fibrinolytika, Instillation **C 22:** 2
– Lungentuberkulose **C 1:** 2
– Nachsorge **C 22:** 3
– Pleuraraum, Spülung **C 22:** 2
– Pleuritis, bakterielle **C 22:** 2
– postoperatives **C 22:** 3
– Probepunktion **C 22:** 1–2
– Pseudochylothorax **C 22:** 1–2
– Sonographie **C 22:** 2
– Therapie, antibiotische **C 22:** 2
– – – lokale **C 22:** 3
– – chirurgische **C 22:** 3
– Thorakoskopie **C 22:** 3
– Thorakozentese **C 22:** 1–2
– traumatisches **C 22:** 3
– Tuberkulose, Diagnostik **C 1:** 3
– – Therapie **C 1:** 6
Pleuraerguss **C 21:** 1–3
– Abszess, subdiaphragmatischer **C 21:** 1
– Ätiologie **C 21:** 1
– Arthritis, rheumatoide **C 21:** 1
– Asbestpleuritis **C 21:** 1
– Aszites **C 21:** 1
– Bronchialkarzinom **C 21:** 1
– CEA **C 21:** 2
– Chylothorax **C 21:** 2
– Computertomographie **C 21:** 1
– Diagnostik **C 21:** 1
– Differentialdiagnose **C 20:** 2, **C 21:** 1
– Ergussprobepunktion **C 21:** 1
– hämato-onkologische Erkrankungen **C 21:** 1
– Herzinsuffizienz **C 21:** 1
– Hypalbuminämie **C 21:** 1
– immunologische Parameter **C 21:** 2
– Leberzirrhose **C 21:** 1
– – Kollateralen **C 21:** 1
– Lungenembolie **C 7:** 1
– Lungeninfarkt **C 21:** 1
– Lupus erythematodes, systemischer **C 21:** 1
– maligner, Zytostatika, Instillation **C 21:** 3
– Meigs-Syndrom **C 21:** 1
– metastatische Karzinome **C 21:** 1
– Nachsorge **C 21:** 2
– nephrotisches Syndrom **C 21:** 1
– Niereninsuffizienz, chronische **G 10:** 1
– Pankreatitis **C 21:** 1
– pankreatitisassoziierter **C 21:** 2
– persistierender, Pleuramesotheliom **B 19:** 1
– Pleurabiopsie **C 21:** 2
– Pleuramesotheliom **C 21:** 1

– Pleura/Serum-Quotient **C 21:** 1
– Pleurodese **C 21:** 2
– Rechtsherzinsuffizienz **D 1:** 1
– rheumatischer **C 21:** 2
– Schmerztherapie **C 21:** 2
– – symptomatische **C 21:** 2
– Shunt, pleuroperitonealer **C 21:** 2–3
– Symptomatik **C 21:** 1
– Therapie **C 21:** 2
– – chirurgische **C 21:** 3
– Thorakoskopie **C 21:** 2
– Triplet-Test **C 21:** 2
– tuberkulöser **C 21:** 2
– Verlaufskontrolle **C 21:** 2
– Verödungstherapie, pleurale **C 21:** 2
Pleurakarzinosen, Differentialdiagnose **C 21:** 2
Pleuramesotheliom **B 19:** 1–3
– Chemotherapie **B 19:** 2
– chirurgische Therapie **B 19:** 3
– diffus malignes, Differentialdiagnose **C 21:** 2
– Nachsorge **B 19:** 3
– Perikardresektion **B 19:** 2
– Pleuraerguss **C 21:** 1
– Pleurodese **B 19:** 3
– Pleuropneumonektomie, extrapleurale **B 19:** 2
– Strahlentherapie **B 19:** 3
– Therapie, chirurgische **B 19:** 2
– – innovative **B 19:** 3
– – multimodale **B 19:** 3
– – supportive **B 19:** 3
– TNM-Klassifikation **B 19:** 1
– Zwerchfellresektion **B 19:** 2
Pleurareiben, Pleuritis **C 21:** 1
Pleura/Serum-Quotient, Pleuraerguss **C 21:** 1
Pleuritis **C 21:** 1–3
– bakterielle, Erguss, parapneumonischer **C 22:** 1
– Pleuraempyem **C 22:** 2
– carcinomatosa **C 21:** 1
– CEA **C 21:** 2
– Computertomographie **C 21:** 1
– Diagnostik **C 21:** 1
– Differentialdiagnose **C 21:** 1
– Doxycyclininstillation **C 21:** 2
– Entlastungspunktion **C 21:** 2
– exsudativa, Therapie **C 1:** 6
– – tuberculosa **C 1:** 1
– Magnetresonanztomographie (MRT) **C 21:** 1
– Pleurareiben **C 21:** 1
– Positronenemissionstomographie (PET) **C 21:** 1
– Röntgen-Thorax **C 21:** 1
– Schmerztherapie **C 21:** 2
– Shunts, Nachsorge **C 21:** 2
– sicca, Differentialdiagnose **D 7:** 1
– Sonographie **C 21:** 1
– Stufenprogramm **C 21:** 2
– Symptomatik **C 21:** 1
– Talkum-Trockenpuderbehandlung **C 21:** 2
– Tetrazyklininstillation **C 21:** 2
– Therapie **C 21:** 2
– – chirurgische **C 21:** 3
– Thorakoskopie **C 21:** 2
– tuberculosa, Diagnostik **C 1:** 3
– tuberkulöse **L 14:** 2
– Untersuchung, körperliche **C 21:** 1
– Verlaufskontrolle **C 21:** 2
– Verödungstherapie, pleurale **C 21:** 2
Pleurodese
– Pleuraerguss **C 21:** 2
– Pleuramesotheliom **B 19:** 3
– Pneumothorax **C 23:** 2
– thorakoskopische, Pneumothorax **C 23:** 2
Pleuropneumonektomie, extrapleurale, Pleuramesotheliom **B 19:** 2
Pleuropneumonie **C 22:** 1
Plexuskompression, Akrozyanose **E 5:** 3

Plummer-Vinson-Syndrom, Ösophaguskarzinom **A 2:** 2
PMR s. Polymyalgia rheumatica
PNET (periphere [primitive] neuroektodermale Tumoren) **B 17:** 3–5, **B 18:** 3–4
Pneumocystis-jiroveci-Pneumonie
– ARDS **C 20:** 3
– HIV-Infektion/AIDS **L 13:** 6
– Neutropenie **B 26:** 10
– – febrile **B 26:** 12
Pneumokokken, Immundefekte **B 5:** 1
Pneumokokken-Meningitis **L 10:** 1
Pneumokokken-Schutzimpfung
– Bronchitis, chronische **C 12:** 5
– COPD **C 12:** 5
Pneumokoniosen **C 15:** 1–4
– anorganische **C 15:** 2
– Basisinformation **C 15:** 1
– Berufskrankheitenanzeige **C 15:** 4
– Definition **C 15:** 1
– Diagnostik **C 15:** 1
– Differentialdiagnose **C 15:** 1
– Klassifikation **C 15:** 1
– Nachsorge **C 15:** 4
– Therapie **C 15:** 1–4
– Verlaufskontrollen **C 15:** 1
Pneumonie **K 1:** 2
– abszedierende, Mukoviszidose **C 5:** 2
– ambulant erworbene **C 9:** 1–3
– – Chlamydia pneumoniae **C 9:** 2
– – CRB-65-Index **C 9:** 1
– – CURB-Index **C 9:** 1
– – Fluorchinolone **C 9:** 2
– – kalkulierte Therapie, initiale **C 9:** 3
– – Ketolide **C 9:** 2
– – Legionella pneumophila **C 9:** 2
– – Legionella supp. **C 9:** 2
– – Makrolide **C 9:** 2
– – Mycoplasma pneumoniae **C 9:** 2
– – Nachsorge **C 9:** 3
– – Penicilline **C 9:** 2
– – Staphylococcus aureus **C 9:** 2
– – Streptococcus pneumoniae **C 9:** 2
– – Tetrazykline **C 9:** 2
– Antibiotika **K 1:** 2
– ARDS **K 1:** 2
– Beatmung **K 1:** 9
– – nicht-invasive **K 1:** 9
– Chlamydieninfektion **L 5:** 3
– Differentialdiagnose **D 7:** 1
– eosinophile s. Eosinophilenpneumonie
– Influenza **L 5:** 4
– interstitielle, desquamative **C 18:** 1
– – idiopathische **C 18:** 1–2
– – lymphozytäre **C 18:** 1
– – – Sjögren-Syndrom **I 4:** 1
– Legionellen **L 5:** 3–4
– Masern **L 6:** 3
– Mononukleose, infektiöse **L 4:** 1
– Mycoplasma-pneumoniae-Infektion **L 5:** 2
– nosokomiale **C 10:** 1–9, **L 16:** 1
– – Acinetobacter spp. **C 10:** 1, 4
– – Antibiotika **C 10:** 3
– – Antibiotikadosierungen bei normaler Nierenfunktion **C 10:** 5
– – Antigen-Nachweis **C 10:** 3
– – beatmungsassoziierte, Prävention **C 10:** 6–7
– – Blutkulturen **C 10:** 2
– – Clinical Pulmonary Infection Score (CPIS) **C 10:** 2, 6
– – Differentialdiagnostik **C 10:** 3
– – Enterobacter spp. **C 10:** 1, 4
– – Enterobacteriaceae **C 10:** 4
– – – mit extended spectrum β-lactamases **C 10:** 1
– – Ergusspunktat **C 10:** 3
– – Erregerdiagnostik **C 10:** 2–3
– – Escherichia coli **C 10:** 1
– – Fieber, neu auftretendes **C 10:** 3

Register

– – geschützte Bürste (protected specimen brush, PSB) **C 10:** 3
– – Haemophilus influenzae **C 10:** 4
– – Klebsiella pneumoniae **C 10:** 2
– – Pathogene, multiresistente **C 10:** 5
– – Prävention **C 10:** 7
– – Proteus vulgaris **C 10:** 4
– – Pseudomonas aeruginosa **C 10:** 1
– – Pseudomonas spp. **C 10:** 4
– – Risikofaktoren **C 10:** 1
– – Serratia spp. **C 10:** 4
– – Staphylococcus aureus **C 10:** 1, 4
– – Staphylococcus-aureus-Isolate **C 10:** 4
– – Stenotrophomonas maltophilia **C 10:** 1
– – Streptococcus pneumoniae **C 10:** 4
– – Surveillance-Kulturen **C 10:** 2
– – Symptomatik **C 10:** 1–2
– – Therapie **C 10:** 3–7
– – Therapieoptionen **C 10:** 5
– – Therapieversagen **C 10:** 6–7
– – Tracheobronchialsekret **C 10:** 3
– organisierende **C 18:** 1
– Salmonellose **L 9:** 1
– sekundäre (nosokomiale), ARDS **C 20:** 2, 7
– Status asthmaticus **K 1:** 1
– Windpocken **L 6:** 2
Pneumothorax **C 23:** 1–3
– Akutversorgung **C 23:** 2
– Atemwegserkrankungen, obstruktive **C 23:** 1
– Beatmung **K 1:** 9
– bilateraler **C 23:** 1
– Computertomographie **C 23:** 2
– Diagnostik **C 23:** 2
– Differentialdiagnose **C 20:** 2, **C 23:** 1–2, **D 7:** 1, **D 10:** 1
– Emphysema Like Changes (ELC) **C 23:** 1
– katamenialer **C 23:** 1
– Mukoviszidose **C 5:** 2
– Nachsorge **C 23:** 3
– Pleurodese **C 23:** 2
– – thorakoskopische **C 23:** 2
– primärer **C 23:** 1
– respiratorassoziierter **C 23:** 1
– Röntgen-Thoraxübersicht **C 23:** 1
– sekundärer **C 23:** 1
– silent chest **C 23:** 1
– Spontanresorptionsquote **C 23:** 2
– Status asthmaticus **K 1:** 1
– Talkpleurodese, internistische **C 23:** 2
– Therapie **C 23:** 2, 3
– Thorakoskopie **C 23:** 2
– video-assisted thoracic surgery (VATS) **C 23:** 2
Pneumozysteninfektion, opportunistische, Pneumothorax **C 23:** 1
PNH s. Hämoglobinurie, paroxysmale, nächtliche
Podophyllotoxin-Derivate **B 23:** 1
POEMS-Syndrom **B 11:** 1
Poliomyelitis, Akrozyanose **E 5:** 3
Pollakisurie, Prostatakarzinom **B 15:** 4
Polyangiitis, mikroskopische **G 6:** 1, **I 15:** 2–4, **I 17:** 1
– Abortivformen **I 17:** 1
– Akute-Phase-Reaktion **I 15:** 3
– ANCA **I 15:** 3, **I 17:** 1
– bronchoalveoläre Lavage (BAL) **I 15:** 3
– cANCA **I 15:** 3
– Cyclophosphamid **I 15:** 4
– Diagnose **I 15:** 3
– Echokardiographie **I 15:** 3
– Fieber **I 15:** 2
– generalisierte **I 15:** 3
– Glomerulonephritis **I 15:** 2
– Hautvaskulitis **I 15:** 4
– Herdnephritis **I 15:** 4
– Histologie **I 15:** 3
– Immundefekte **I 15:** 4

– Leukämie **I 15:** 4
– Lymphome, maligne **I 15:** 4
– Methotrexat **I 15:** 4
– MPO-ANCA **I 15:** 2
– MPO-Antikörper **I 15:** 2–3
– pANCA **I 15:** 2
– PR3-Ak **I 15:** 3
– Prednisolon **I 15:** 4
– Prodromalphase **I 17:** 1
– Remissionserhaltung **I 15:** 4
– Remissionsinduktion **I 15:** 4
– Vollbild **I 17:** 1
Polyarteriitis
– nodosa **G 6:** 1
– Plasmapherese **G 13:** 2
Polyarthritis
– chronische, HLA-B27 **I 2:** 1
– Gonorrhö **L 8:** 4
Polycythaemia vera (PV) **B 8:** 2–5
– Acetylsalicylsäure **B 8:** 4
– Aderlass **B 8:** 3
– Blutstammzelltransplantation **B 8:** 4
– Budd-Chiari-Syndrom **A 7:** 18
– Cushing-Syndrom **H 1:** 5
– Eisenmangel **B 8:** 4
– Erythrozytose **B 8:** 2
– Hydroxyurea **B 8:** 4
– Hyperviskosität **B 8:** 3
– Imatinib **B 8:** 4
– Interferon α **B 8:** 4
– Kinderwunsch **B 8:** 4
– Knochenmark-/Stammzelltransplantation **B 25:** 2
– Knochenmarktransplantation, allogene **B 8:** 4
– Milzbestrahlung **B 8:** 4
– Myeloproliferation, unkontrollierte **B 8:** 4
– operative Eingriffe **B 8:** 4
– Schwangerschaft **B 8:** 4
– Splenektomie **B 8:** 4
– Thromboembolie **B 8:** 4
– Verlaufskontrollen **B 8:** 5
Polycythaemia-vera-rubra-Gen, myeloproliferative Erkrankungen, chronische (cMPE) **B 8:** 1
Polydipsie
– Cushing-Syndrom **H 1:** 5
– Differentialdiagnose **H 1:** 18
– Nephronophthise **G 7:** 5
Polydysplasien, Angiodysplasien **E 10:** 2
Polyglobulie, Akrozyanose **E 5:** 3
Polymerase-Ketten-Reaktion s. PCR
Polymyalgia rheumatica (PMR) **I 10:** 1–4
– Anämie **B 1:** 8
– Arteriitis temporalis **I 10:** 1
– Augenbefunde **I 10:** 2
– Differentialdiagnose **I 8:** 1, **I 10:** 3
– Duplex-Sonographie **I 10:** 2
– FUO **L 1:** 5
– histologische Untersuchung **I 10:** 2
– Laboruntersuchungen **I 10:** 2
– Methotrexat **I 10:** 3
– Prednisolon **I 10:** 3
– Schultergürtelschmerz **I 10:** 1
Polymyositis
– ANA **I 4.2:** 2
– Differentialdiagnose **I 10:** 3
– Plasmapherese **G 13:** 2
– Raynaud-Syndrom **E 5:** 1
Polyneuropathie
– arterielle Verschlusskrankheit **E 1:** 2
– Churg-Strauss-Syndrom **I 16:** 1
– demyelinisierende, chronisch entzündliche, Plasmapherese/Immunadsorption/Rheopherese **G 13:** 3
– Erythromelalgie **E 5:** 4
– Immunadsorption/Rheopherese **G 13:** 3
– Lyme-Borreliose **I 5:** 1
– periphere, Sjögren-Syndrom **I 4:** 3
– Plasmapherese **G 13:** 2–3
– sensomotorische, Hypotonie **D 2:** 1

– Tumorschmerzen **B 26:** 1
– urämische, Niereninsuffizienz, chronische **G 10:** 1
Polypen
– Adenom-Karzinom-Sequenz, kolorektales Karzinom **A 4:** 17
– fibrovaskuläre, Speiseröhre **A 2:** 2
– Gastrointestinalblutungen, untere **A 8:** 5
– mukosale, Kolon **A 4:** 13
– nasale, Mukoviszidose **C 5:** 2
– Speiseröhre **A 2:** 2
Polyposis, familiäre, adenomatöse s. FAP (familiäre adenomatöse Polyposis)
Polyposis-Syndrome
– gastrointestinale **A 4:** 15–16
– – Weichteilsarkome **B 18:** 1
– hamartomatöse **A 4:** 16
– – Therapie **A 4:** 16
– juvenile **A 4:** 16
Polysinusitis **L 3:** 1
Polytrauma
– ARDS **C 20:** 1
– Immundefekte **B 5:** 1
Polyurie
– Cushing-Syndrom **H 1:** 5
– Diabetes insipidus centralis **H 1:** 18
– Nephronophthise **G 7:** 5
Poplitea-Kompressionssyndrom **E 4:** 2
Popliteaarterien-Aneurysma **E 7:** 2
Porphyria
– cutanea tarda **H 8:** 8
– variegata **H 8:** 8
Porphyrie **H 8:** 7–8
– akute, intermittierende, δ-Aminolaevulin-Säure-(ALA-)Synthetase **H 8:** 8
– – Glukokortikoide **H 8:** 8
– – Glukoseinfusionen **H 8:** 8
– – Häm-Infusionen **H 8:** 8
– – Hypercholesterinämie **H 8:** 1
– erythropoetische **H 8:** 8
– – kongenitale **H 8:** 8
– hepatische **H 8:** 8
– – akute **H 8:** 8
– – chronische **H 8:** 8
– hepatoerythropoetische **H 8:** 8
– Hypotonie **D 2:** 1
Porphyrinogensynthase, Defekt **H 8:** 8
portosystemische Shunts, transjuguläre, intrahepatische s. TIPSS
positiv inotrope Substanzen, Herzinsuffizienz **D 1:** 4–5
Positronen-Emissions-Tomographie s. PET
Postaggressionsstoffwechsel, Hypertriglyzeridämie **H 8:** 1
Postgastrektomie-Syndrom **A 3:** 9
Postinfarktangina, Betablocker **D 8:** 2
Poststreptokokken-Glomerulonephritis **L 6:** 1
postthrombotisches Syndrom
– Kompressionstherapie **E 18:** 1
– Thrombose, rezidivierende **E 12:** 2
Posttransfusionspurpura, Diagnostik und Therapie **B 28:** 3
Potenzverlust
– Cushing-Syndrom **H 1:** 5
– Hypophysenadenome **H 1:** 10
Potomanie, Differentialdiagnose **H 1:** 18
POTS (postural orthostatic tachycardia syndrome) **D 3:** 5
Pouchitis, Colitis ulcerosa **A 4:** 7
PPom **A 5:** 7, **H 5:** 2
PR3-AK, Polyangiitis, mikroskopische **I 15:** 3
PR3-ANCA, Wegenersche Granulomatose **I 15:** 1
Prader-Labhart-Willi-Syndrom **H 7:** 2
Prä-B-ALL **B 6:** 2
Präexzitationssyndrome **D 4:** 4

Präkursor-B-lymphoblastische Lymphome **B 9**: 8
Präsynkopen
– Hypotonie, orthostatische **D 2**: 1
– Vorhofflimmern, bradykardes **D 3**: 3
Prä-T-ALL **B 6**: 2
Präzipitine, Alveolitis, exogen-allergische **C 16**: 3
PRCA (pure red cell aplasia)
– s.a. Anämie, aplastische
– Differentialdiagnose **B 7**: 2
– Erythropoetin (EPO) **B 24**: 4
Prednisolon
– Behçet-Syndrom **I 21**: 2
– Erbrechen, Zytostatika-induziertes **B 26**: 8
pressure support ventilation s. PSV
Pringle-Syndrom s. Bourneville-Pringle-Syndrom
Prinzmetalangina **D 7**: 2
Pro-B-ALL **B 6**: 2
Progesteronrezeptor-positive Tumoren, Mammakarzinom **B 13**: 3
PROGRESS-Studie, Schlaganfall, ischämischer **M 1**: 21
Prokinetika, Reizdarmsyndrom **A 4**: 10
Proktoskopie
– anorektale Erkrankungen **A 4**: 22
– Hämorrhoiden **A 4**: 22
Prolaktin, Hypogonadismus **H 7**: 4
Prolaktinämie **H 1**: 1–3
Prolaktinom
– Corpus-luteum-Insuffizienz **H 1**: 1
– Dopaminagonisten **H 1**: 2
– Galaktorrhoe **H 1**: 1
– Hypogonadismus **H 1**: 1
– Strahlentherapie **H 1**: 2
Prolaktinserumkonzentration **H 1**: 1
Prolaktinwerte, Hyperprolaktinämie **H 1**: 1
Promyelozytenleukämie, akute (APL) **B 6**: 1–2
– All-trans-Retinol **B 6**: 4
– Gerinnungsstörungen **K 8**: 1
– Idarubicin **B 6**: 4
– 6-Mercaptopurin **B 6**: 4
– Methotrexat **B 6**: 4
– Verbrauchskoagulopathie/Hyperfibrinolyse **K 8**: 4
Promyelozytenmark **B 4**: 1
Prostanoide, Applikation, inhalative, Hypertonie, pulmonale **C 8**: 6–7
Prostatakarzinom **B 15**: 4–5
– Altersabhängigkeit **B 15**: 4
– Docetaxel **B 15**: 5
– Etoposid **B 15**: 5
– Gleason-Score **B 15**: 4
– Goserelin **B 15**: 5
– Hormontherapie **B 15**: 5
– Impotenz **B 15**: 5
– Lymphadenektomie, Sampling, pelvines **B 15**: 5
– metastasierendes, Orchiektomie **B 15**: 5
– Mitoxantron **B 15**: 5
– Paclitaxel **B 15**: 5
– Prednison **B 15**: 5
– Prostatektomie **B 15**: 5
– TNM-Klassifikation **B 15**: 4
– Zytostatika, Hormonrefraktärität **B 15**: 5
Prostatavolumen, Testosterontherapie **H 7**: 7
Prostatektomie, Prostatakarzinom **B 15**: 5
Prostatitis
– Niereninfektionen **G 3**: 2
– Spondylarthritis **I 2**: 2
Prostazykline
– Hypertonie, pulmonale **C 8**: 6
– intravenöse Applikation, Hypertonie, pulmonale **C 8**: 5–6
Pro-T-ALL **B 6**: 2
Proteaseinhibitoren, HIV-Infektion/AIDS **L 13**: 2, 4

Protein-C-Mangel **B 29**: 1, 4, **K 8**: 9
– Antikoagulation **B 29**: 3
– Budd-Chiari-Syndrom **A 7**: 18
– L-Asparaginasetherapie **B 29**: 2
Protein-S-Mangel **B 29**: 2, 4, **K 8**: 9
– Antikoagulation **B 29**: 3
– Budd-Chiari-Syndrom **A 7**: 18
– L-Asparaginasetherapie **B 29**: 2
– Typ I-III **B 29**: 4
Proteinsynthesestörungen **B 28**: 1
– Thrombozytopenie **B 28**: 6
Proteinurie
– Glomerulonephritis **G 4**: 2
– Hypertonie **F 1**: 6
– Lupus erythematodes, systemischer **I 4.2**: 1
– Nierenbiopsie **G 1**: 3
– Niereninsuffizienz, chronische **G 10**: 5
– Nierenkrankheiten, tubulointerstitielle **G 2**: 2
– Nierenversagen, akutes **G 9**: 2
Proteinuriediagnostik
– Biuret-Probe **G 1**: 1
– Immunfixationselektrophorese **G 1**: 1
– Lowry-Probe **G 1**: 1
– Methoden **G 1**: 1
– Mikroalbuminurie **G 1**: 1
– SDS-PAGE **G 1**: 1
– Streifentest **G 1**: 1
– Urinuntersuchung **G 1**: 1
Proteus vulgaris, Pneumonie, nosokomiale **C 10**: 4
Prothesenendokarditis **D 14**: 5
– s.a. Endokarditis
Prothrombin-Genmutation **B 29**: 1, 3
Prothrombinkomplexpräparate (PPSB), DIC **B 28**: 4
Protonenpumpenhemmer
– Magengeschwür **A 3**: 2
– Refluxkrankheit **A 2**: 1
– Ulkus, peptisches **A 3**: 2
Protoporphyrie, erythropoetische **H 8**: 8
Protoporphyrinämie, sekundäre **H 8**: 8
Protozoen, Myokarditis **D 11**: 1
Prozonen-Phänomen **L 8**: 2
Pruritus
– analer **A 4**: 22
– durch Opioide **B 26**: 2
– Sjögren-Syndrom **I 4**: 1
PRV-1-Expression, Erythrozytose, sekundäre **B 8**: 2–3
PSC s. Cholangitis, primär-sklerosierende
Pseudoaneurysma, Aortendissektion **D 9**: 4
Pseudo-Bartter-Syndrom, Mukoviszidose **C 5**: 2
Pseudochylothorax, Pleuraempyem **C 22**: 1–2
Pseudo-Cushing-Syndrom, alkoholinduziertes **H 1**: 6
Pseudofollikulitis, Behçet-Syndrom **I 21**: 1
Pseudogynäkomastie **H 7**: 11
Pseudohermaphroditismus masculinus **H 7**: 2
Pseudohypokalzämie **H 3**: 3
Pseudohypoparathyreoidismus **H 3**: 3
Pseudokrupp, Influenza **L 5**: 1
Pseudomonas aeruginosa
– Mukoviszidose **C 5**: 4–5
– Neutropenie **B 26**: 10
– Pneumonie, nosokomiale **C 10**: 1, 4
Pseudosklerodermie **I 4.3**: 1
Pseudothrombozytopenie, Differentialdiagnose **B 3**: 2
Pseudotumor cerebri **H 1**: 14
Pseudovagina **H 7**: 3
Pseudozysten, Pankreatitis, chronische **A 5**: 2
Psoriasis durch G-CSF/GM-CSF **B 24**: 2

Psoriasisarthritis **I 2**: 1, **5–6**
– HLA-B27 **I 2**: 1, 6
– Nachweisdiagnostik **I 2**: 6
– Spondylarthritis **I 2**: 2
– Therapie, medikamentöse **I 2**: 6
– – nichtmedikamentöse **I 2**: 6
PSS s. Systemsklerose, progressive
PSV (pressure support ventilation) **K 1**: 5
– ARDS **C 20**: 4
– Pneumonie **K 1**: 9
psychiatrische Erkrankungen, Differentialdiagnose **L 12**: 2
Psychopharmaka, Reizdarmsyndrom **A 4**: 10
Psychose, Lupus erythematodes, systemischer **I 4.2**: 1
psychosoziale Faktoren, koronare Risikofaktoren **D 6**: 1, 4
Psychotherapie
– Colitis ulcerosa **A 4**: 8
– Crohn-Krankheit **A 4**: 8
Pubertätsgynäkomastie **H 7**: 11
– s.a. Gynäkomastie
Pubertas
– praecox **H 7**: 1
– tarda **H 7**: 1
– – GnRH **H 7**: 9
– – hCG **H 7**: 9
pulmonale Infektion, Mukoviszidose **C 5**: 4
pulmonale Infiltrate
– Churg-Strauss-Syndrom **I 16**: 1
– Wegenersche Granulomatose **I 15**: 2
pulmonalhypertensive Krise, Differentialdiagnose **C 20**: 2
Pulmonalisangiographie, Lungenembolie **C 7**: 5
Pulmonalklappeninsuffizienz **D 14**: 4–5
Pulmonalklappenstenose **D 14**: 4–5, **D 15**: 2
– Fallotsche Tetralogie **D 15**: 4
– subvalvuläre, fibromuskuläre **D 15**: 2
– valvuläre **D 15**: 2
pulmorenales Syndrom, Wegenersche Granulomatose **I 15**: 2
Pulsoxymetrie, transkutane **K 1**: 6
Punctio sicca, Anämie **B 1**: 4
Pupillenveränderungen, Vergiftungen **K 2**: 1
pure autonomic failure (PAF), Hypotonie, orthostatische **D 2**: 1
pure red cell aplasia **B 1**: 2
pure white cell aplasia **B 4**: 1
Purging-Typus, Bulimia nervosa **H 8**: 5
Purinanaloga **B 23**: 1
Purinzufuhr, Gicht **H 8**: 7
Purpura
– Churg-Strauss-Syndrom **I 16**: 1
– fulminans, Gerinnungsstörungen **K 8**: 1
– – Protein-C-Mangel **B 29**: 4
– – Verbrauchskoagulopathie/Hyperfibrinolyse **K 8**: 4
– Gerinnungsstörungen **K 8**: 1
– idiopathische, thrombozytopenische (ITP) **B 3**: 1–3
– posttransfusionelle **B 26**: 19
– – Erythrozytenkonzentrate **B 26**: 17
– Röteln **L 6**: 3
– Schoenlein-Henoch s. Schoenlein-Henoch-Purpura
– thrombotisch-thrombozytopenische (TTP) **B 3**: 3–4, **B 26**: 20, **G 6**: 4, **K 8**: 7
– – ADAMTS13 **B 3**: 4
– – Differentialdiagnose **B 3**: 2
– – Fragmentozyten **B 3**: 4
– – Gerinnungsstörungen **K 8**: 1
– – Hämolyse **B 3**: 4
– – Plasmapherese/Immunadsorption/Rheopherese **G 13**: 3
– – Schistozyten **B 3**: 4

- Verbrauchskoagulopathie/Hyperfibrinolyse **K 8:** 4
Pustulosis palmaris et plantaris, Spondylarthritis **I 2:** 2
Pyelonephritis **G 3:** 1
– Abdomen, akutes **A 8:** 1
– akute, unkomplizierte, der jungen Frau **G 3:** 2
– Differentialdiagnose **L 12:** 2
pyloric gland adenoma **A 3:** 5
Pyoderma gangraenosum
– Darmerkrankungen, chronisch-entzündliche **A 4:** 6
– Spondarthritis **I 2:** 1
– Spondylarthritis **I 2:** 2
Pyopneumothorax **C 23:** 1
Pyrazinamid
– Dosierung **C 1:** 4
– – bei Niereninsuffizienz **C 1:** 7
– Höchstdosis **C 1:** 4
– Lungentuberkulose **C 1:** 4–6
– Resistenz **C 1:** 5
– Unverträglichkeit **C 1:** 5
Pyridoxalphosphat s. Vitamin B_6
Pyrimidin-Analoga **B 23:** 1
Pyruvatkinasemangel, Splenektomie **B 1:** 6

Q

Q-Fieber **L 11:** 1, **L 12:** 7
– Endokarditis **D 11:** 4, **L 2:** 7
5q-minus-Syndrom **B 7:** 1
QT-Syndrom, angeborenes, Kammertachykardie, anhaltende **D 4:** 5
de Quervain-Thyreoiditis **H 2:** 7–8
– Sonographie **H 2:** 2
Quick-Wert
– Gerinnungsstörungen **K 8:** 2
– hämorrhagische Diathesen **B 27:** 1
Quinagolid
– Akromegalie **H 1:** 4
– Prolaktinom/Hyperprolaktinämie **H 1:** 2

R

Rachitis, Hypokalzämie **H 3:** 3
Radikulitis, HIV-Infektion/AIDS **L 13:** 5
Radiochemotherapie
– neoadjuvante, kolorektales Karzinom **A 4:** 19
– – Rektumkarzinom **A 4:** 19
Radiofrequenzablation, Kammertachykardie **D 4:** 5
Radiojodtherapie, Schilddrüsenkarzinom, follikuläres **H 2:** 9
Radiosynoviorthese, Arthritis, rheumatoide **I 1:** 3
Radiotherapie s. Strahlentherapie
Ranson-Kriterien, Pankreatitis **A 5:** 2
rapid shallow breathing, Beatmung **K 1:** 3
RAS, Leukämie, akute, lymphatische **B 6:** 4
Rashkind-Ballon-Septostomie, Transposition der großen Gefäße **D 15:** 4
Rathkesche Tasche, Zysten **H 1:** 14
Rattenalveolitis **C 16:** 2
Rauchen s. Nikotinabusus
Rauchgasinhalation, Kortikosteroide, inhalative **C 20:** 3
Raynaud-Phänomen, Sjögren-Syndrom **I 4:** 1
Raynaud-Syndrom **E 5:** 1–2
– Differentialdiagnose **E 5:** 1
– Grunderkrankungen, Nachweis **E 5:** 1
– MCTD **I 4.4:** 1
– primäres **E 5:** 1
– sekundäres **E 5:** 1
– – suspektes **E 5:** 1

– Therapie **E 5:** 2
– Weißverfärbung der Finger **E 5:** 1
– Zyanose **E 5:** 1
Reanimation, Lungenembolie **C 7:** 3
Rechtsherzbeteiligung, Myokardinfarkt **D 8:** 1, 5
Rechtsherzinsuffizienz
– Aszites **D 1:** 1
– Hepatomegalie **D 1:** 1
– Kardiomegalie **D 1:** 1
– Mitralklappenstenose **D 14:** 1
– Mukoviszidose **C 5:** 2
– Pleuraerguss **D 1:** 1
– Takayasu-Arteriitis **E 9:** 1
– Zyanose **D 1:** 1
Rechtsschenkelblock **D 3:** 2–3
rechtsventrikuläre Dysplasie, Kammertachykardie, anhaltende **D 4:** 5
rechtsventrikuläre Hypertrophie, Fallotsche Tetralogie **D 15:** 4
Reduktionsdiät, Hyperlipoproteinämie **H 8:** 2
Reflexsynkope **D 5:** 1
– Aortenstenose **D 5:** 1
– viszerale **D 5:** 1
Reflux
– vesikoureteraler **G 3:** 2, **G 7:** 3
Refluxkrankheit **A 2:** 1
– Eisenmangel **B 2:** 6
– H_2-Rezeptorenblocker **A 2:** 1
– Langzeit-pH-Metrie **A 2:** 1
– Ösophagogastroduodenoskopie **A 2:** 1
– Protonenpumpenhemmer **A 2:** 1
– Rezidivprophylaxe **A 2:** 1
– Savary-Miller-Klassifikation **A 2:** 1
– sekundäre **A 2:** 1
Refluxösophagitis
– Differentialdiagnose **D 7:** 1
– Helicobacter-pylori-Eradikation **A 3:** 5
Refsum-Syndrom
– Herzmuskelerkrankungen **D 13:** 6
– Plasmapherese/Immunadsorption/Rheopherese **G 13:** 4
Regaud-Karzinom, lymphoepitheliales **B 12:** 7
Regurgitation **A 2:** 4
– Speiseröhrenerkrankungen **A 2:** 1
Rehabilitation, Schlaganfall, ischämischer **M 1:** 30–32
Reifenstein-Syndrom **H 7:** 3
Reinfarkt, Myokardinfarkt **D 8:** 4
Reischämie, Myokardinfarkt **D 8:** 1, 4
Reiswasserstuhl **L 9:** 1
Reiter-Syndrom **I 2:** 1
– Ausschlussdiagnostik **I 3:** 1
– Azathioprin **I 3:** 2
– HLA-B27 **I 2:** 1, **I 3:** 1
– Nachweisdiagnostik **I 3:** 1–2
Reizdarmsyndrom **A 4:** 8, 9
– Diät **A 4:** 9
– Diarrhö **A 4:** 9
– Gallensäuremalabsorption **A 4:** 9
– Spasmolyse **A 4:** 9
– Therapie, medikamentöse **A 4:** 9–10
Reizhusten, persistierender, Lungenkarzinom **C 2:** 1
Reizleitungsstörungen, Spondylitis ankylosans **I 2:** 4
Reizmagen **A 3:** 5
– s.a. Dyspepsie, funktionelle
– Nahrungsmittelunverträglichkeit **A 4:** 3
Reizschwellenbestimmung, Herzschrittmacher, Funktionskontrolle **D 3:** 5
rekanalisierende Therapie, Schlaganfall, ischämischer **M 1:** 11, 12
Rektalprolaps, Mukoviszidose **C 5:** 2
Rektoskopie, Rektumkarzinom **A 4:** 19
Rektumkarzinom **A 4:** 19
– Chemotherapie **A 4:** 20

– Koloskopie **A 4:** 19
– Radiochemotherapie, neoadjuvante **A 4:** 19
– Rektoskopie **A 4:** 19
– Strahlentherapie **A 4:** 20
Rekurrensparese
– Lungenkarzinom **C 2:** 1
– Ösophaguskarzinom **A 2:** 2
Remission, komplette, Leukämie, akute **B 6:** 4
Reperfusionstherapie, Myokardinfarkt **D 8:** 3
RERAs (respiratory event related arousals), Atmungsstörungen, schlafbezogene **C 6:** 1
Respirationstrakt, granulomatöse Entzündung, Wegenersche Granulomatose **I 15:** 1
Respiratoreinstellung, Status asthmaticus **K 1:** 9
respiratorische Insuffizienz
– akute **K 1:** 1–3
– – Beatmung **K 1:** 8–9
– ARDS **K 1:** 2–3
– Asthma bronchiale **K 1:** 1
– Beatmung **K 1:** 4
– chronische, Beatmung **K 1:** 10
– COPD **K 1:** 1
– Pankreatitis, akute **A 5:** 3
– Pneumonie **K 1:** 2
respiratorisches Monitoring **K 1:** 6
Resynchronisationstherapie, kardiale (CRT), Herzinsuffizienz **D 1:** 5
Retentionspneumonie
– Lungentumoren, gutartige **C 4:** 1
– Mediastinaltumoren **C 4:** 1
Reteplase (r-PA), Myokardinfarkt **D 8:** 3
Retikulose, pagetoide **B 9:** 3
Retikulozyten
– Anämie **B 1:** 1
– Hämoglobingehalt, mittlerer, Anämie **B 1:** 3
Retikulozytenhämoglobin, Eisenstoffwechsel **B 2:** 3
Retikulozytenproduktionsindex (RPI), Anämie **B 1:** 3
Retikulozytose
– Hämolyse **B 1:** 5
– Lupus erythematodes, systemischer **I 4.2:** 1
Retinol s. Vitamin A
Retinopathie, Diabetes mellitus **G 5:** 2, **H 4:** 1
Retroperitoneum, Weichteilsarkome **B 18:** 2
retrovirales Syndrom, akutes **L 4:** 4
Reverse-Transkriptase-Inhibitoren
– HIV-Infektion/AIDS **L 13:** 2
– nichtnukleosidische (NNRTI), HIV-Infektion/AIDS **L 13:** 2
Reye-Syndrom
– Herzmuskelerkrankungen **D 13:** 6
– Salizylate **L 5:** 1
β-Rezeptorenblocker s. Betablocker
Rezirkulationsvitien, Hypertonie, pulmonale **C 8:** 1
Rhabdomyolyse
– Gerinnungsstörungen **K 8:** 1
– Hyperkaliämie **G 11:** 1
– Nierenversagen, akutes **G 9:** 2
– Verbrauchskoagulopathie/Hyperfibrinolyse **K 8:** 4
Rhabdomyome, Herz **D 16:** 1
Rhabdomyosarkome **B 18:** 6
– antitumorale Substanzen **B 18:** 5
Rheopherese **G 13:** 1
Rheuma, Tumorschmerzen **B 26:** 1
rheumatisches Fieber
– Aortenklappenstenose **D 14:** 3
– Scharlach **L 6:** 1
Rhinitis
– Masern **L 6:** 2
– sicca, Sjögren-Syndrom **I 4:** 1
– Wegener-Granulomatose **I 15:** 2

Rhizarthrose **I 4:** 2, **I 7:** 2–3
rhuEPO, Anämie, renale **G 10:** 2
Rhythmisierung
 – Antiarrhythmika **D 4:** 2
 – elektrische **D 4:** 2
 – koronare Herzkrankheit **D 4:** 2
 – medikamentöse **D 4:** 2
Rhythmusstörungen s. Herzrhythmusstörungen
Ribavirin, Hepatitis C, chronische **A 7:** 9
Riboflavin s. Vitamin B$_2$
Rickettsiosen **L 12:** 7
 – Gerinnungsstörungen **K 8:** 1
 – Verbrauchskoagulopathie/Hyperfibrinolyse **K 8:** 4
Riedel-Struma/-Thyreoiditis **H 2:** 7–8
Riesenfalten **A 3:** 1–2, 5
Riesenhämangiom, Verbrauchskoagulopathie/Hyperfibrinolyse **K 8:** 4
Riesenzellarteriitis **I 10:** 1–4
 – s.a. Arteriitis temporalis
Riesenzellpneumonie, Masern **L 6:** 3
Rifampicin
 – Arzneimittelinteraktionen **C 1:** 6
 – Arzneimittelwirkungen, unerwünschte **C 1:** 5
 – Dosierung **C 1:** 4
 – – bei Niereninsuffizienz **C 1:** 7
 – Höchstdosis **C 1:** 4
 – Lungentuberkulose **C 1:** 4–6
 – Resistenz **C 1:** 5
 – Unverträglichkeit **C 1:** 5
RIFLE-Kriterien, Nierenversagen, akutes **G 9:** 1
Rifttal-Fieber **L 12:** 4
Riley-Day-Syndrom, Hypotonie **D 2:** 1
Ringelröteln **L 6:** 4
Risiko, erhöhtes, kolorektales Karzinom **A 4:** 18
Risikogruppen, Myokardinfarkt **D 8:** 5
Ritonavir, HIV-Infektion/AIDS **L 13:** 2
Rituximab
 – B-Zell-Lymphom, großzelliges, diffuses **B 9:** 7
 – Leukämie, chronisch-lymphatische (CCL) **B 9.a:** 2
 – Lymphome, follikuläre **B 9:** 6
Röntgen-Thorax
 – Angina pectoris **D 7:** 3
 – koronare Herzkrankheit **D 7:** 3
 – Pneumothorax **C 23:** 1
 – Spannungspneumothorax **C 23:** 1
Röteln **L 6:** 3–4
 – Immundefekte **B 5:** 1
 – konnatale **L 6:** 3
Rötelnembryopathie **L 6:** 3
Ross-River-Virusinfektion **L 12:** 4
Rückenmarkkompression, Spondylitis ankylosans **I 2:** 4
Rückenschmerzen
 – Cushing-Syndrom **H 1:** 5
 – Hantavirusinfektionen **L 11:** 2
 – Osteoporose **H 9:** 1
Ruhedyspnoe, Aortenklappeninsuffizienz **D 14:** 4
Ruheschmerz, arterielle Verschlusskrankheit **E 1:** 1
Ruhetachykardie, Hyperthyreose **H 2:** 5
Ruhr **A 4:** 3
Rundatelektase, Differentialdiagnose **C 4:** 1
Rundherde, Lunge, Differentialdiagnose **C 4:** 1
RZA s. Riesenzellarteriitis

S

SA-Block **D 3:** 3, 4
Säure-Basen-Haushalt, Untersuchungen **G 1:** 2
Säure-Basen-Störungen **G 11:** 5–7

Sakroiliitis
 – Darmerkrankungen, chronisch-entzündliche **A 4:** 6
 – HLA-B27 **I 2:** 1
 – Spondylarthritis **I 2:** 1
Salamibürsterlunge **C 16:** 2
Salmonellose **L 9:** 1
 – Antibiotika **A 4:** 5
 – Arthritis, reaktive **I 3:** 2
 – HLA-B27 **I 2:** 1
Salzverlustsyndrom, zerebrales **H 1:** 19–20
Samenleiter, Obstruktion **H 7:** 9
SAPHO-Syndrom
 – Differentialdiagnose **I 2:** 5
 – HLA-B27 **I 2:** 1
SAPS, Sepsis **K 4:** 2
Saquinavir, HIV-Infektion/AIDS **L 13:** 2
Sargramostim **B 24:** 1
Sarkoidose **C 17:** 1–3
 – akute, Kortikosteroide **C 17:** 2
 – – Prednisolon **C 17:** 2
 – augenärztliches Konsil **C 17:** 1
 – Diabetes insipidus **H 1:** 17
 – Differentialdiagnose **B 9:** 2
 – Elektrokardiogramm **C 17:** 1
 – extrathorakale Manifestationen **C 17:** 2
 – Hydrochloroquin **C 17:** 3
 – Hyperkalziämie **G 11:** 2
 – Hypertonie, pulmonale **C 8:** 1
 – Kammertachykardie, anhaltende **D 4:** 5
 – Laboruntersuchungen **C 17:** 1
 – Löfgren-Syndrom **C 17:** 1
 – Lungenfunktionsdiagnostik **C 17:** 1
 – Methotrexat **C 17:** 3
 – Myokarditis **D 11:** 1
 – Nierenkrankheiten, tubulointerstitielle **G 2:** 3
 – Organmanifestation **C 17:** 1
 – Osteoporoseprophylaxe **C 17:** 2
 – Prognosefaktoren **C 17:** 2
 – Röntgenuntersuchung **C 17:** 1
 – Therapie **C 17:** 2
 – Tuberkulintestung **C 17:** 1
 – Vaskulitis **G 6:** 2
 – Verlaufskontrolle **C 17:** 2
Sarkome
 – Herz **D 16:** 1
 – Lunge **C 3:** 2
 – Magen **A 3:** 10
 – Ösophagus **A 2:** 2
 – osteogene s. Osteosarkom
Sauerstoffeffekte, toxische, Beatmung, maschinelle **K 1:** 7
Sauerstofflangzeittherapie, Hypertonie, pulmonale **C 8:** 4
Sauerstoff-Mehrschritt-Therapie nach Manfred von Ardenne, arterielle Verschlusskrankheit **E 1:** 5
Sauerstoffsättigung, kontinuierliche, Mukoviszidose **C 5:** 3
Sauerstofftransport, Störungen, Vergiftungen **K 2:** 2
Savary-Miller-Klassifikation, Refluxkrankheit **A 2:** 1
Save Implementation of Thrombolysis in Stroke – Monitoring Study (SITS-MOST) **M 1:** 11
Saxophonlunge **C 16:** 2
SBAS s. Atmungsstörungen, schlafbezogene
Schädel-Hirn-Trauma, ARDS **C 20:** 1
Schalentieralveolitis **C 16:** 2
Scharlach **L 6:** 1
Scheide, trockene, Sjögren-Syndrom **I 4:** 2
Schellong-Test
 – Hypotonie, orthostatische **D 2:** 1
 – Synkope **D 5:** 1
Schenkelhalsfrakturen, Osteoporose **H 9:** 3

Scheuklappensehen, Hypophysenadenome **H 1:** 13
Schilddrüsenadenom
 – autonomes, Sonographie **H 2:** 2
 – inaktives, Sonographie **H 2:** 2
Schilddrüsenautonomie, Zusatzuntersuchungen, Hyperthyreose **H 2:** 5
Schilddrüsenentzündungen s. Thyreoiditis
Schilddrüsenerkrankungen **H 2:** 1
 – Abklärung **H 2:** 1–3
 – Anamnese **H 2:** 1
 – Feinnadelaspiration **H 2:** 3
 – Funktionsdiagnostik, laborchemische **H 2:** 1
 – In-vivo-Diagnostik **H 2:** 1
 – – nuklearmedizinische **H 2:** 2
 – Sonographie **H 2:** 2
 – Untersuchung, körperliche **H 2:** 1
 – – radiologische **H 2:** 3
 – Zytologie **H 2:** 3
Schilddrüsenfunktionsstörungen
 – s.a. Hyper- bzw. Hypothyreose
 – Diagnostik **H 2:** 1–3
Schilddrüsenkarzinom **H 2:** 8–9
 – Chemotherapie **H 2:** 9
 – follikuläres **H 2:** 8
 – – Radiojodtherapie **H 2:** 9
 – ^{131}J-131-Ganzkörper-Szintigraphie **H 2:** 9
 – Jodmangel **H 2:** 8–9
 – medulläres **H 2:** 8–9
 – – Calcitonin **H 2:** 9
 – – Sonographie **H 2:** 9
 – papilläres **H 2:** 8
 – – Sonographie **H 2:** 2
 – Thorax-Röntgenaufnahme **H 2:** 9
 – Thyreoglobulin **H 2:** 9
Schilddrüsenknoten
 – Duplexsonographie **H 2:** 1
 – Echomuster **H 2:** 2
 – Typisierung, duplexsonographische **H 2:** 2
Schilddrüsensonographie **H 2:** 1–2
Schilddrüsenvergrößerung s. Struma
Schilling-Test **A 4:** 2
 – Anämie, megaloblastäre **B 1:** 4
 – Dünndarmfunktionsstörungen **A 4:** 2
Schirmer-Test, Sjögren-Syndrom **I 4:** 1
Schistosomiasis **L 12:** 5–6
 – Diagnostik **L 12:** 6
 – Immundefekte **B 5:** 1
 – intestinale **L 12:** 5
 – urogenitale **L 12:** 5
Schistozyten, Purpura, thrombotisch-thrombozytopenische **B 3:** 4
Schläfrigkeit, Hypothyreose **H 2:** 4
Schlaf-Apnoesyndrom, Differentialdiagnose **I 8:** 1
Schlafapnoesyndrom
 – Hypertonie **F 1:** 2
 – obstruktives (OSAS) **C 6:** 1
 – – Diagnostik und Differentialdiagnose **C 6:** 1–2
 – – nCPAP **C 6:** 2
 – – Symptomatik/klinisches Bild **C 6:** 1
 – – Therapie **C 6:** 2–3
 – zentrales (ZSAS) **C 6:** 1
 – – Cheyne-Stokes-Atmung **C 6:** 3–4
 – – Diagnostik und Differentialdiagnose **C 6:** 1–2
 – – Hypoventilationssyndrom **C 6:** 3
 – – Maskenbeatmung **C 6:** 3
 – – Symptomatik/klinisches Bild **C 6:** 1
Schlaflosigkeit
 – Anämie **B 1:** 3
 – Hyperthyreose **H 2:** 5
Schlafstörungen, Fibromyalgie **I 8:** 1
Schlaganfall **M 1:** 1–32
 – akuter, Organisationsstrukturen **M 1:** 4
 – Durchblutungsstörungen, zerebrale **M 1:** 1

Register

- – Empfehlungen **M 1:** 4
- – Evidence-based Medicine **M 1:** 1
- – Inzidenz **M 1:** 1
- – ischämischer **M 1:** 2–24
- – – ACE-Hemmer **M 1:** 21
- – – Acetylsalicylsäure **M 1:** 18
- – – Ätiologie **M 1:** 2
- – – Antidepressiva, trizyklische **M 1:** 32
- – – Antikoagulation **M 1:** 20–21
- – – Arterien, Ultraschalldiagnostik **M 1:** 7
- – – Arterienzeichen, hyperdenses **M 1:** 6
- – – Aspirationspneumonie **M 1:** 13
- – – Basistherapie **M 1:** 9
- – – B-Bild-Sonographie **M 1:** 7
- – – Behinderungen **M 1:** 16
- – – Beinvenenthrombose, tiefe **M 1:** 13
- – – Biopsien **M 1:** 8
- – – Blasenfunktion **M 1:** 10
- – – Blutdruckmessung **M 1:** 8
- – – Blutdruckwerte, erhöhte, Senkung **M 1:** 9
- – – BRAVO-Studie **M 1:** 19
- – – CAPRIE-Studie **M 1:** 19
- – – CHARISMA-Studie **M 1:** 19
- – – Clopidogrel **M 1:** 19
- – – Computertomographie **M 1:** 6
- – – Dekubitalgeschwüre **M 1:** 13
- – – Diabetes mellitus **M 1:** 17
- – – Diagnostik **M 1:** 6
- – – – kardiologische **M 1:** 7–8
- – – Differentialdiagnose **M 1:** 6
- – – Dopplersonographie, bidirektionale **M 1:** 7
- – – – transkranielle **M 1:** 7
- – – Duplexsonographie, farbkodierte **M 1:** 7
- – – Echokardiographie **M 1:** 8
- – – – transösophageale (TEE) **M 1:** 5
- – – – transthorakale (TTE) **M 1:** 5
- – – elektrische Stimulation **M 1:** 31
- – – Elektrolyt- und Flüssigkeitshaushalt **M 1:** 10
- – – Embolie, kardiogene **M 1:** 3, 4
- – – epileptische Anfälle **M 1:** 13
- – – Erstmaßnahmen im Krankenhaus **M 1:** 5
- – – ESPRIT-Studie **M 1:** 19
- – – ESPS-II-Studie **M 1:** 19
- – – Essen Stroke Risk Score (ESRS) **M 1:** 16
- – – Fettstoffwechselstörungen **M 1:** 17
- – – Foramen ovale, offenes **M 1:** 20
- – – Funktionserholung **M 1:** 30
- – – Gerinnungsstörungen **M 1:** 3
- – – GP-IIb/IIIa-Antagonisten **M 1:** 19
- – – Harnwegsinfekte **M 1:** 13
- – – Homocystein **M 1:** 17
- – – Hypercholesterinämie **M 1:** 17, 22
- – – Hypertonie **M 1:** 21–22
- – – – arterielle **M 1:** 17
- – – Hypothermie **M 1:** 14
- – – kardiale Behandlung **M 1:** 10
- – – Karotischirurgie **M 1:** 23
- – – Karotis-Stenting **M 1:** 23
- – – Körpertemperatur **M 1:** 10
- – – Komplikationen, Vorsorge und Behandlung **M 1:** 13
- – – Kraniektomie, dekompensierte **M 1:** 14
- – – Krankheitsverlauf in der Akutphase **M 1:** 15
- – – Labordiagnostik **M 1:** 8
- – – Lagerung **M 1:** 10
- – – Langzeitprophylaxe **M 1:** 17
- – – Laufbandtherapie **M 1:** 31
- – – LDL-Cholesterin-Werte **M 1:** 22
- – – L-Dopa **M 1:** 31
- – – Lebensqualität **M 1:** 16
- – – Lipohyalinose **M 1:** 3
- – – Lokalisation **M 1:** 2
- – – Lungenembolie **M 1:** 13
- – – Lysetherapie **M 1:** 11
- – – Magnetresonanztomographie (MRT) **M 1:** 5–7
- – – Makroangiopathien **M 1:** 3
- – – MATCH-Studie **M 1:** 19
- – – Mikroangiopathien **M 1:** 3–4
- – – Mobilisation **M 1:** 10
- – – – frühe **M 1:** 10
- – – MR-Angiographie **M 1:** 5
- – – Nikotinabstinenz **M 1:** 17–18
- – – Osmotherapie **M 1:** 14
- – – Oxygenierung, adäquate **M 1:** 9
- – – Pathogenese **M 1:** 2–4
- – – Physiotherapie, neurophysiologische Grundlage **M 1:** 31
- – – PROGRESS-Studie **M 1:** 21
- – – Rehabilitation **M 1:** 30–32
- – – – Schlaganfall-Spezialstation **M 1:** 30
- – – Reinfarkt, Prädiktoren **M 1:** 15
- – – rekanalisierende Therapie **M 1:** 11–12
- – – Respiration **M 1:** 9
- – – rezidiver **M 1:** 15
- – – rtPA **M 1:** 11
- – – Schluckdiagnostik **M 1:** 8
- – – Schluckstörungen **M 1:** 10
- – – Schweregrade **M 1:** 2
- – – Sekundärprävention **M 1:** 18
- – – Sekundärprophylaxe **M 1:** 12
- – – SPARCL-Studie **M 1:** 22
- – – Sterblichkeit **M 1:** 15
- – – Stroke Prognostic Instrument **M 1:** 16
- – – Subtraktionsangiographie, digitale **M 1:** 7
- – – Symptome **M 1:** 2
- – – Therapie mit erzwungenem Gebrauch **M 1:** 31
- – – – konservative **M 1:** 14
- – – – medikamentöse **M 1:** 31–32
- – – Therapieempfehlungen **M 1:** 10
- – – Thromben, intrakardiale **M 1:** 20
- – – Thrombolysetherapie **M 1:** 11
- – – Thrombozytenfunktionshemmer **M 1:** 17–19
- – – Vasospasmen **M 1:** 3
- – – Vorhofflimmern **M 1:** 17, 20
- – – Wadenwickel **M 1:** 10
- – – zeitlicher Verlauf **M 1:** 2
- – – zerebrale Ischämie, nichtkardiogene **M 1:** 21
- – – Zusatzdiagnostik **M 1:** 6
- – präklinisches Management **M 1:** 4
- – Prävalenz **M 1:** 1
- – Risikofaktoren **M 1:** 1–2
- – Stroke Unit **M 1:** 4
- – Takayasu-Arteriitis **E 9:** 1
- – TIA (transitorische ischämische Attacke) **M 1:** 1
Schleifendiuretika
- – Herzinsuffizienz **D 1:** 3
- – Nebenwirkungen **D 1:** 3
Schleimhautblutungen
- – Dengue-Fieber **L 12:** 4
- – Gerinnungsfaktoren, Verminderung **B 3:** 1
- – Gerinnungsstörungen **K 8:** 1
- – Hantavirusinfektionen **L 11:** 2
Schleimhautinfektion, nosokomiale **L 16:** 1
Schleimhautmykosen **L 15:** 1
Schleimhautulzerationen, Sepsis **K 4:** 2
Schluckstörungen
- – Mediastinaltumoren **C 3:** 1
- – Schlaganfall, ischämischer **A 2:** 10
- – Speiseröhrenerkrankungen **A 2:** 1
Schmerzen
- s.a. Tumorschmerzen
- – Mediastinaltumoren **C 3:** 1
- – neuropathische **B 26:** 1
- – Nierenzellkarzinom **B 16:** 1
- – Pankreatitis, chronische **A 5:** 2
- – Pneumothorax **C 23:** 1
- – radikuläre, arterielle Verschlusskrankheit **E 1:** 2
- – retrosternale **A 2:** 4
- – – Speiseröhrenerkrankungen **A 2:** 1
- – beim Schlucken s. Odynophagie
- – sympathisch-unterhaltene **B 26:** 1
- – thorakale s. Thoraxschmerzen
- – Venenthrombose **E 12:** 1
- – Vergiftungen **K 2:** 2
Schmerzsensibilisierung, zentrale, Fibromyalgie **I 8:** 1
Schmerztherapie
- – Pleuraerguss **C 21:** 2
- – Pleuritis **C 21:** 2
- – symptomatische, Pleuraerguss **C 21:** 2
Schmetterlingserythem, Lupus erythematodes, systemischer **I 4.2:** 1
Schmincke-Karzinom, lymphoepitheliales **B 12:** 7
Schnarchen, obstruktives s.a. Atemstörungen, schlafbezogene
Schober-Zeichen, Spondylitis ankylosans **I 2:** 2
Schock **K 5:** 1–5
- – Adrenalin **K 5:** 4
- – anaphylaktischer, Adrenalin **K 5:** 2
- – – Glukokortikoide **K 5:** 2
- – – H_1-Rezeptoren **K 5:** 2
- – – Notfallmaßnahmen **K 5:** 2
- – Angiotensin **K 5:** 4
- – Beatmung **K 1:** 3
- – Blutdruck, minimaler, Aufrechterhaltung **K 5:** 2
- – Blutpräparate **K 5:** 2
- – Dobutamin **K 5:** 3–4
- – Dopamin **K 5:** 4
- – Elektrolytlösungen **K 5:** 3
- – Gasaustausch, pulmonaler **K 5:** 1
- – Gastrointestinalblutungen **A 8:** 3
- – Gerinnungsstörungen **K 8:** 1
- – Glukoselösungen **K 5:** 3
- – kardiogener, Myokardinfarkt **D 8:** 4
- – Katecholamine **K 5:** 2
- – Lungenembolie **C 7:** 3
- – Makrozirkulation **K 5:** 2
- – Mikrozirkulation **K 5:** 1
- – Noradrenalin **K 5:** 3–4
- – NO-Synthasehemmer **K 5:** 4
- – Organfunktionen **K 5:** 2
- – Pankreatitis, akute **A 5:** 3
- – Pharmaka, vasoaktive **K 5:** 4
- – Plasmaersatzmittel, kolloidale, körpereigene **K 5:** 3
- – – körperfremde **K 5:** 3
- – Säure-Basen-Ausgleich **K 5:** 4
- – septischer **L 2:** 1
- – – Diagnose **K 4:** 1–3
- – – Gerinnungsstörungen **K 8:** 1
- – – klinische Zeichen **K 5:** 1
- – – Nebennierenrindeninsuffizienz **K 4:** 4
- – – Phlegmone **L 7:** 2
- – – Verbrauchskoagulopathie/Hyperfibrinolyse **K 8:** 4
- – Sympathikomimetika **K 5:** 4
- – Terlipressin **K 5:** 4
- – Therapie **K 5:** 4
- – traumatisch-hämorrhagischer, Gerinnungsstörungen **K 8:** 5
- – Volumenersatzmittel **K 5:** 2–3
- – Volumenzufuhr, Steuerung **K 5:** 3
- – Zeichen **K 5:** 1
- – Zellstoffwechsel **K 5:** 1
- – Zentralisation **K 5:** 1
Schocklunge s. ARDS
Schocksyndrom, toxisches s. Toxic-Shock-Syndrom
Schoenlein-Henoch-Purpura **G 4:** 4, **G 6:** 1
- – Diagnostik **G 6:** 1
- – Symptomatik **G 6:** 1
- – Therapie, immunsuppressive **G 6:** 1–2
Schrittmachertherapie s. Herzschrittmachertherapie

Schrumpfnieren, Niereninsuffizienz, chronische **G 10:** 1
Schüttelfrost, Malaria **L 12:** 1
Schultergürtelschmerz, Polymyalgia rheumatica (PMR) **I 10:** 1
Schultergürtelvenenthrombose **E 12:** 2
Schulung, Typ-2-Diabetes **H 4:** 2
Schussverletzungen, AV-Fisteln **E 10:** 1
Schutzimpfungen
– Bronchitis, chronische **C 12:** 5
– COPD **C 12:** 5
Schwangerschaft
– Anämie **B 1:** 1
– Autoimmunhepatitis **A 7:** 12
– Diabetes mellitus **H 4:** 4
– Eisenmangel **B 2:** 2
– Eisensubstitution, orale **B 2:** 7
– Herzmuskelerkrankungen **D 13:** 6
– Hyperprolaktinämie **H 1:** 3
– Hypothyreose **H 2:** 4
– Immunthrombozytopenie **B 3:** 3
– Leberkrankheiten **A 7:** 22
– Lungentuberkulose, Therapie **C 1:** 7
– Lupus erythematodes, systemischer **I 4.2:** 3–4
– Makronährstoffe **A 1:** 5
– Nährstoffdefizite **A 1:** 5
– Typ-2-Diabetes **H 4:** 4
– Venenthrombose **E 12:** 4
– Vitamine **A 1:** 5
Schwangerschaftsanämie **B 1:** 1
– physiologische **B 1:** 2
Schwangerschaftscholestase, intrahepatische **A 7:** 22
Schwangerschaftsdiabetes **H 4:** 1
Schwangerschaftserkrankungen, Hypertonie **F 1:** 2
Schwangerschaftsfettleber, akute **A 7:** 22
Schwarzwerden vor den Augen, Hypotonie, orthostatische **D 2:** 1
Schwefel **A 1:** 3
Schweißausbruch, Malaria **L 12:** 1
Schweißtest, Mukoviszidose **C 5:** 1
Schwerkettenkrankheit **B 11:** 1
Schwermetallintoxikationen, Nierenkrankheiten, tubulointerstitielle **G 2:** 3
Schwindel
– Anämie **B 1:** 3
– Hypotonie, orthostatische **D 2:** 1
– Lungenkarzinom **C 2:** 1
– Malaria **L 12:** 1
– Vergiftungen **K 2:** 1
– Vorhofflimmern, bradykardes **D 3:** 3
Schwitzen
– exzessives, Hyperthyreose **H 2:** 5
– durch Opioide **B 26:** 2
Screeninguntersuchungen **A 4:** 17–18
Scrotum bifidum, präpeniles **H 7:** 3
SCUF (slow continuous ultrafiltration) **K 3:** 2
SDS-PAGE, Proteinuriediagnostik **G 1:** 1
Sedierung durch Opioide **B 26:** 2
SeHCAT-Test **A 4:** 2
– Dünndarmfunktionsstörungen **A 4:** 2
Sehstörungen
– Akromegalie **H 1:** 3
– Hypophysenadenome **H 1:** 10
– Hypotonie, orthostatische **D 2:** 1
Seidenwurmalveolitis **C 16:** 2
Seitenastvarikose **E 13:** 1
Sekretin-Cholezystokinin, Bauchspeicheldrüsenerkrankungen **A 5:** 2
Sekundärleukämie (s-AML)) **B 6:** 1
Selen **A 1:** 3
– Zufuhr, empfohlene **A 1:** 4
Selenmangel, Herzmuskelerkrankungen **D 13:** 6
Seminom
– Bleomycin **B 15:** 3
– Carboplatin **B 15:** 2
– Chemotherapie **B 15:** 2

– Cisplatin **B 15:** 3
– Etoposid **B 15:** 3
– Ifosfamid **B 15:** 3
– Primärtumor, Operation **B 15:** 2–3
Senning-Operation, Transposition der großen Gefäße **D 15:** 4
sensible Ausfälle, Hirnarterienstenose **E 6:** 1
Sensing-Schwelle, Herzschrittmacher, Funktionskontrolle **D 3:** 6
Sepsis **K 4:** 1–6, **L 2:** 1–3
– ambulant erworbene, Therapie, parenterale **L 2:** 1
– Antibiotika **K 4:** 3–4
– – Therapieversagen **K 4:** 4
– Antigennachweis **K 4:** 2
– Antikoagulation **K 4:** 4
– ARDS **K 1:** 2
– Arthritis **L 7:** 3
– bakterielle, Differentialdiagnose **L 12:** 2
– Beatmung **K 4:** 5
– bronchoalveoläre Lavage **K 4:** 2
– Darmdekontamination, selektive (SDD) **K 4:** 3
– Diagnose **K 4:** 1–3
– disseminierte intravasale Gerinnung **L 12:** 4
– Epidemiologie **L 2:** 1
– Ernährung **K 4:** 5
– Erreger- und Herdsuche **K 4:** 2
– Gerinnungsanalytik **K 4:** 3
– Gerinnungsstörungen **K 8:** 1
– hämodynamische Veränderungen **K 4:** 2
– Heparin, niedermolekulares **K 4:** 4
– Herdsanierung **K 4:** 3
– Hypertriglyceridämie **H 8:** 1
– Immunstatus **K 4:** 3
– Insulintherapie, intensive **K 4:** 5
– katheterassoziierte **L 2:** 4
– – Antibiotikatherapie **L 2:** 5
– Kortikosteroide **K 4:** 4
– Kriterien **L 2:** 1
– Labordiagnostik **K 4:** 3
– Leptospirose **L 11:** 2
– Mediatoren, körpereigene, Beeinflussung **K 4:** 4
– nosokomiale **L 16:** 1
– Oberkörperhochlage bei beatmeten Patienten **K 4:** 4
– Pankreatitis, akute **A 5:** 3
– Phlegmone **L 7:** 2
– Plasmapherese **G 13:** 2
– pneumogene, ARDS **C 20:** 7
– Protein C, aktiviertes, humanes, rekombinantes **K 4:** 4
– schwere, Diagnose **K 4:** 1–3
– Score-Systeme **K 4:** 2
– serologische Tests **K 4:** 2
– Therapie **K 4:** 3–6
– Ulkusprophylaxe **K 4:** 4
– vasoaktive Medikation **K 4:** 5–6
– Verbrauchskoagulopathie/Hyperfibrinolyse **K 8:** 2
– Volumenzufuhr **K 4:** 5–6
– Wachstumsfaktoren **K 4:** 4
sepsis and systemic inflammatory response syndrome s. SIRS
Sepsis-Score nach Elebute-Stones **K 4:** 2
Septostomie, atriale, Hypertonie, pulmonale **C 8:** 9
Septumperforation, Wegenersche Granulomatose **I 15:** 2
Serodiagnostik, Lyme-Borreliose **I 5:** 2
Serologie, Neutropenie, febrile **B 26:** 11
Seromucotympanon **L 3:** 1
Serositis
– Lupus erythematodes, systemischer **I 4.2:** 1
– tuberkulöse **L 14:** 2
Serotoninantagonisten, Erbrechen, Zytostatika-induziertes **B 26:** 7

Serotoninwiederaufnahmehemmer, Reizdarmsyndrom **A 4:** 10
Serratia spp., Pneumonie, nosokomiale **C 10:** 2
Serumanalysen, Nephrologie **G 1:** 2
Serumeisen, Eisenmangel **B 2:** 3
Serumferritin, Eisenmangel **B 2:** 5
Serum-Ferritin, Hämochromatose **A 7:** 15
sexuell übertragbare Erkrankungen **L 8:** 1–4
Sézary-Syndrom **B 9:** 2–3, 9
Sharp-Syndrom **I 4.4:** 1
– ANA **I 4.2:** 2
– Antimalariamittel **I 4.4:** 1
– Glukokortikosteroide **I 4.4:** 1
SHBG (sexualhormonbindendes Globulin), Hypogonadismus **H 7:** 4
Shigellen s. Shigellose
Shigellose **L 9:** 2
– Arthritis, reaktive **I 3:** 1
– HLA-B27 **I 2:** 1
Shunt(s)
– pleuroperitonealer, Pleuraerguss **C 21:** 2–3
– portosystemischer, intrahepatischer, transjugulärer s. TIPSS
Shuntvitien **D 15:** 3
Shy-Drager-Syndrom
– Hypotonie **D 2:** 1
– – orthostatische **D 2:** 1
SIADH (Syndrom der inadäquaten ADH-Sekretion) **H 1:** 19–20
– Hyponatriämie **G 11:** 1
Sicca-Symptomatik
– Arthritis, rheumatoide **I 1:** 1
– GvHD **B 25:** 5
Sichelzellanämie, Immundefekte **B 5:** 1
Sichelzellkrankheit **B 1:** 7–8
Sichelzell-Krise, ARDS **C 20:** 1
Sickerblutungen, gastrointestinale **A 8:** 3
Sick-Sinus-Syndrom **D 3:** 3–4
Siderofibrose **C 15:** 2
– Berufskrankheitenanzeige **C 15:** 4
Siderose **C 15:** 2
Sigmadivertikulitis, Abdomen, akutes **A 8:** 1
Sildenafil, Hypertonie, pulmonale **C 8:** 7
silent chest, Pneumothorax **C 23:** 1
Silibinin, Antidot bei Vergiftungen **K 2:** 5
Silikose **C 15:** 1–2
– Berufskrankheitenanzeige **C 15:** 4
– Erstdiagnostik **C 15:** 1
– Tuberkulose **C 1:** 1
Silikotuberkulose, Berufskrankheitenanzeige **C 15:** 4
SIMV (synchronized intermittent mandatory ventilation) **K 1:** 4
Sindbis-Fieber **L 12:** 4
Sinterungsfrakturen, Osteoporose **H 9:** 1, 3–4
Sinusbradykardie **D 3:** 3–4
– asymptomatische **D 3:** 3
– Schrittmacherindikation **D 3:** 3
Sinushistiozytose, unreife, Toxoplasmose **L 4:** 3
Sinusitis **L 3:** 3
– Churg-Strauss-Syndrom **I 16:** 1
– Influenza **L 5:** 2
– maxillaris **L 3:** 1
– Scharlach **L 6:** 2
– Wegenersche Granulomatose **I 15:** 2
Sinusknoten-Reentry-Tachykardie **D 4:** 1
Sinusknotensyndrom **D 3:** 3–4
– Prognoseverbesserung **D 3:** 4
– Ventrikelstimulation **D 3:** 4
Sinuspause **D 3:** 3–4
Sinusrhythmus
– Herzklappenfehler **D 14:** 1
– Konversion **D 4:** 2

Register

- Mitralklappenstenose **D 14:** 1
- stabiler, Vorhofflattern **D 4:** 3

Sinus-sigmoideus-Thrombose, Otitis media **L 3:** 1

Sinustachykardie **D 4:** 1–2
- inadäquate **D 4:** 1

Sinusvenenthrombose **E 12:** 1
- Differentialdiagnose **M 1:** 6

Sinus-venosus-Defekt **D 15:** 3

SIRS (Systemic Inflammatory Response Syndrome) **K 4:** 1–6, **L 2:** 1–3
- ARDS **C 20:** 1
- Diagnose **K 4:** 1–3
- Gerinnungsanalytik **K 4:** 3
- Immunstatus **K 4:** 3
- Labordiagnostik **K 4:** 3
- Therapie **K 4:** 3–6

Sitaxentan, Hypertonie, pulmonale **C 8:** 7–8

Sjögren-Syndrom **B 9:** 5, **I 4:** 1–4
- ANA **I 4.2:** 2
- anti-SS-A(Ro)-Antikörper **I 4:** 2
- anti-SS-B(La)-Antikörper **I 4:** 2
- Autoantikörper **I 4:** 2
- Bengalrosa-Score **I 4:** 1
- Candidiasis **I 4:** 2
- diagnostische Kriterien **I 4:** 1
- Haut, trockene **I 4:** 2
- Immunsuppression **I 4:** 3
- Keratoconjunctivitis sicca **G 2:** 1, **I 4:** 1–2
- Manifestationen, extraglanduläre **I 4:** 3
- Parasympathomimetika **I 4:** 2
- Polyneuropathie, periphere **I 4:** 3
- Scheide, trockene **I 4:** 2
- Schirmer-Test **I 4:** 1
- Speichelersatzmittel **I 4:** 3
- Speichelsekretion, Stimulation **I 4:** 2
- Therapieempfehlungen **I 4:** 3
- Xerostomie **I 4:** 2

Sjögren-Überlappungssyndrom **I 4:** 3

Skelettdeformitäten, Hypertonie, pulmonale **C 8:** 1

Skelettszintigraphie, Hodentumoren **B 15:** 1

Skleritis, Arthritis, rheumatoide **I 1:** 1

Sklerodaktylie **I 4.3:** 1

Sklerodermie **G 6:** 4
- MCTD **I 4.4 :** 1
- Myokarditis **D 11:** 1
- Overlap-Syndrom **I 4.3:** 1
- Raynaud-Syndrom **E 5:** 1
- Skleromyositis **I 4.3:** 1
- systemische (SSc) **G 2:** 1, **I 4.3:** 1–2
- Vaskulitis **G 6:** 2

Skleroedema Buschke **I 4.3:** 1

Skleromyositis, Systemsklerose **I 4.3:** 1

Sklerophonie, Sklerose, systemische **I 4.3:** 1

Sklerose, systemische **I 4.3:** 1–2
- Alveolitis **I 4.3:** 2
- – fibrosierende **I 4.3:** 1
- ANA **I 4.3:** 1
- Antikörper gegen Scl-70 **I 4.3:** 1
- Bosentan **I 4.3:** 2
- Cor pulmonale **I 4.3:** 2
- Cyclophosphamid **I 4.3:** 2
- D-Penicillin **I 4.3:** 2
- Herzinsuffizienz **I 4.3:** 2
- Lungenfibrose **I 4.3:** 2
- Methotrexat **I 4.3:** 2
- Prednison **I 4.3:** 2
- Sildenafil **I 4.3:** 2
- Sklerophonie **I 4.3:** 1

Sklerosierungstherapie
- Ösophagusvarizenblutung **A 8:** 4
- venöse Insuffizienz, chronische **E 15:** 3

Slack-skin-MF, granulomatöse **B 9:** 3

slapped cheeks, Ringelröteln **L 6:** 4

SLE s. Lupus erythematodes, systemischer

small-vessel-disease **D 7:** 2

Sodbrennen, Speiseröhrenerkrankungen **A 2:** 1

Somatostatin, Ösophagusvarizenblutung **A 8:** 4

Somatostatinanaloga
- Akromegalie **H 1:** 4
- Insulinom **H 5:** 1

Somatostatinom **A 5:** 7, **H 5:** 2

Somatostatinrezeptorszintigraphie, Karzinoide **C 3:** 1

somatotrope Achse, Hypophysenvorderlappeninsuffizienz **H 1:** 16–17

somatotrophe Funktionsausfälle **H 1:** 11

somatotrophe Insuffizienz, Substitution **H 1:** 15

Sondendiät
- Applikation **K 9:** 4
- chirurgische Möglichkeiten **K 9:** 4
- PEG **K 9:** 4
- Sondenapplikation **K 9:** 4
- Sondenart **K 9:** 4

Sonographie
- Hodentumoren **B 15:** 1
- Nephrologie **G 1:** 2
- Schilddrüse **H 2:** 1–2
- Schilddrüsenkarzinom, medulläres **H 2:** 9

Soor **L 15:** 1

Sorbitintoleranz **A 4:** 1

Spät-Dumping-Syndrom **A 3:** 8
- Billroth-Anastomose **A 3:** 10

Spätsyphilis **L 8:** 1–2
- kardiovaskuläre **L 8:** 2

Spannungspneumothorax **C 23:** 1
- Nachsorge **C 23:** 3
- Röntgen-Thoraxübersicht **C 23:** 1
- Stadieneinteilung **C 23:** 1
- Symptome **C 23:** 1
- Therapie **C 23:** 2–3

SPARCL-Studie, Schlaganfall, ischämischer **M 1:** 22

Spasmolyse, Reizdarmsyndrom **A 4:** 9

Speicheldrüsenkarzinom **B 12:** 1, 8

Speichelsekretion, Stimulation, Sjögren-Syndrom **I 4:** 2

Speichereisen **B 2:** 1

Speichereisenmangel **B 2:** 3

Speiseröhren… s. Ösophagus…

Speisesalz
- Fluoride **A 1:** 4
- Jodzufuhr **A 1:** 4

Spenderleber, Reinfektion, Hepatitis C, chronische **A 7:** 10

Spermatozele, Hypogonadismus **H 7:** 5

Spermien, Kryokonservierung **H 7:** 9

Spermienextraktion, testikuläre (TESE) **H 7:** 10

Spermieninjektion, intrazytoplasmatische (ICSI) **H 7:** 10

Sphärozytose
- hereditäre **B 1:** 2, 6
- – EMA-Test **B 1:** 6
- Splenektomie **B 1:** 6

Spider naevi, Leberzirrhose **A 7:** 23

Spiral-Computertomogramm, Lungenkarzinom **C 2:** 1

Spirochäten, Vaskulitis **G 6:** 2

Spirometrie, Asthma bronchiale **C 13:** 2

Splenektomie
- Immundefekte **B 5:** 1
- Myelofibrose, chronisch-idiopathische (cIMF) **B 8:** 9

Splenomegalie
- Endokarditis **L 2:** 6
- durch G-CSF/GM-CSF **B 24:** 2
- Leberzirrhose **A 7:** 23
- Myelofibrose, chronisch-idiopathische (cIMF) **B 8:** 7–9
- Sjögren-Syndrom **I 4:** 1

Spond(yl)arthritis **I 2:** 1–6
- ESSG-Kriterien **I 2:** 2
- Iontophorese **I 2:** 2
- Organmanifestationen **I 2:** 2

- Stanger-Bäder **I 2:** 2
- Therapie, medikamentöse **I 2:** 2
- – nichtmedikamentöse **I 2:** 2
- undifferenzierte **I 2:** 1

Spondylitis ankylosans **I 2:** 1–3
- anterior **I 2:** 2
- Enthesopathien, entzündliche **I 2:** 5
- Frühdiagnosekriterien **I 2:** 3
- HLA-B27 **I 2:** 1, 3
- Komplikationen **I 2:** 4
- Kreuzschmerzen **I 2:** 3
- Manifestationen **I 2:** 4
- New-York-Kriterien **I 2:** 3
- Psoriasisarthritis **I 2:** 1
- Sakroilitis, Gradeinteilung, röntgenologische **I 2:** 3
- Spondylarthritis **I 2:** 1
- Therapie, medikamentöse **I 2:** 4
- – nichtmedikamentöse **I 2:** 4–5

Spondylodiszitis, Spondylitis ankylosans **I 2:** 4

Spontanatmung, augmentierte, ARDS **C 20:** 4

Spontanpneumothorax, Lungenemphysem **C 11:** 2

Sprachstörungen, Hirnarterienstenose **E 6:** 1

Sprue **A 4:** 1
- Therapie **A 4:** 3

Sprunggelenksarthritis, Sarkoidose **C 17:** 1

Spurenelemente
- Ernährung **A 1:** 3
- Zufuhr, empfohlene **A 1:** 4

SPV s. Vagotomie, proximale, selektive

Stammvarikose **E 13:** 1
- Angiodysplasie **E 10:** 3

Stammvene, Varikophlebitis **E 12:** 2

Stammzellfaktor **B 24:** 4

Stammzelltransplantation **B 25:** 1–3
- s.a. Wachstumsfaktoren, hämatopoetische
- allogene **B 25:** 1
- – Myelofibrose, chronisch-idiopathische (cIMF) **B 8:** 8
- autologe **B 25:** 1
- Erythrozytose **B 8:** 4
- G-CSF **B 25:** 1
- Graft-versus-Host-Disease (GvHD) **B 25:** 1
- Indikationen **B 25:** 2
- Leukämie, akute **B 6:** 3
- myelodysplastische Syndrome **B 7:** 4
- Myelom, multiples **B 11:** 3
- Nachsorge **B 25:** 3
- Polycythaemia vera **B 8:** 4
- syngene **B 25:** 1
- Transplantationsvorbereitung **B 25:** 2

Standarddiät **K 9:** 4

Stanger-Bäder, Spondylarthritis **I 2:** 2

Stanzbiopsie, transthorakale, Lungenkarzinom **C 2:** 1

Staphylococcus aureus
- Bakteriämie **L 1:** 1
- Mukoviszidose **C 5:** 4
- Neutropenie, febrile **B 26:** 12
- Pneumonie, ambulant erworbene **C 9:** 2
- – nosokomiale **C 10:** 1, 4

Staphylococcus-aureus-Isolate, Pneumonie, nosokomiale **C 10:** 4

Staphylokokken
- Endokarditis **D 12:** 2
- – Antibiotika **D 11:** 6
- Enteritis **L 9:** 2
- Enzephalitis **L 10:** 1
- Meningitis **L 10:** 1
- Neutropenie **B 26:** 10

Status asthmaticus **K 1:** 1
- Beatmung **K 1:** 8
- Differentialdiagnose **C 20:** 2
- Notfalltherapie **C 13:** 7
- Respiratoreinstellung **K 1:** 9

Stauungssyndrom, arthrogenes, CVI **E 15:** 3

Stavudin, HIV-Infektion/AIDS **L 13**: 2
Steal-Syndrom, mesenteriales **E 8**: 2
Steatorrhö
– Malabsorption **A 4**: 1
– Therapie **A 4**: 3
STEMI (ST-elevation myocardial infarction) **D 7**: 2, **D 8**: 1
– Koronarsyndrom, akutes **D 7**: 1
Stemmer-Zeichen, Lymphödem **E 16**: 1
Stenotrophomonas maltophilia, Pneumonie, nosokomiale **C 10**: 1
Stent-Graft-versus-Host-Erkrankung **E 7**: 2
Stenting, intrakranielle Stenosen **M 1**: 23
Stent(s), Aortendissektion **D 9**: 3
Sternenhimmel, Windpocken **L 6**: 2
11β-Steroiddehydrogenase-Mangel **H 6**: 1
Stichverletzungen, AV-Fisteln **E 10**: 1
Stickstoff-Lost-Derivate **B 23**: 1
Stillzeit, Lungentuberkulose, Therapie **C 1**: 7
Stomatitis aphthosa
– Darmerkrankungen, chronisch-entzündliche **A 4**: 6
– Spondylarthritis **I 2**: 1
Stoßwellenlithotripsie, extrakorporale s. ESWL
Strahlentherapie
– adjuvante, Mammakarzinom **B 13**: 3
– Bronchialkarzinom, nicht-kleinzelliges **C 2**: 3
– B-Zell-Lymphom, großzelliges, diffuses **B 9**: 7
– Ewing-Sarkom **B 17**: 4
– Gliome, maligne **B 21**: 1
– Hirntumoren **B 21**: 1
– Immundefekte **B 5**: 1
– intraoperative (IORT), Weichteilsarkome **B 18**: 3
– Lungenkarzinom, nicht-kleinzelliges **C 2**: 3
– Lymphödem **E 16**: 1
– Magenkarzinom **A 3**: 8
– Myelom, multiples **B 11**: 4
– Ösophaguskarzinom **A 2**: 3
– Osteosarkom **B 17**: 2
– Perikarditis **D 11**: 2
– Pleuramesotheliom **B 19**: 3
– Prolaktinom **H 1**: 2
– Uterussarkome **B 18**: 6
– Weichteilsarkome **B 18**: 3
Streifentest, Proteinuriediagnostik **G 1**: 1
Streptococcus pneumoniae
– Pneumonie, ambulant erworbene **C 9**: 2
– – nosokomiale **C 10**: 4
Streptococcus pyogenes **L 7**: 3
Streptokinase
– Gerinnungsstörungen **K 8**: 9
– Myokardinfarkt **D 8**: 3
– Thrombolyse **E 17**: 2
Streptokokken
– alpha-hämolysierende, Neutropenie **B 26**: 10
– Arthritis, reaktive **I 3**: 2
– Endokarditis **D 12**: 2
– – Antibiotika **D 11**: 6
– Vaskulitis **G 6**: 2
Streptokokken-Tonsillopharyngitis, Scharlach **L 6**: 1
Streptokokken-Toxic-Shock-Syndrom (STSS) **L 7**: 3–4
– Windpocken **L 6**: 2
Streptomycin
– Arzneimittelwirkungen, unerwünschte **C 1**: 5
– Dosierung **C 1**: 4
– – bei Niereninsuffizienz **C 1**: 7
– Höchstdosis **C 1**: 4
– Lungentuberkulose **C 1**: 4–6
– Resistenz **C 1**: 5
– Unverträglichkeit **C 1**: 5

Stress, koronare Risikofaktoren **D 6**: 1
Stressechokardiogramm
– Angina pectoris **D 7**: 3
– koronare Herzkrankheit **D 7**: 3
– Myokardinfarkt **D 8**: 5
Stresserythrozytose **B 8**: 2
Stressfaktoren, Hypertonie **F 1**: 4
Stress-MRT, Myokardinfarkt **D 8**: 5
Stressulkus **A 3**: 3, 4, 5
Striae rubrae, Cushing-Syndrom **H 1**: 5
Stridor
– inspiratorischer, Wegenersche Granulomatose **I 15**: 2
– Mediastinaltumoren **C 3**: 1
Stroke **M 1**: 2
Stroke Prognostic Instrument, Schlaganfall, ischämischer **M 1**: 16
Stroke Unit, Schlaganfall **M 1**: 4
Stromasarkome, endometriale, antitumorale Substanzen **B 18**: 5
Stromatumoren, gastrointestinale, antitumorale Substanzen **B 18**: 5
Struma **H 2**: 3–4
– Hemithyreoidektomie **H 2**: 4
– Jodmangel **H 2**: 3
– Jodzufuhr **H 2**: 3
– Levothyroxin **H 2**: 3–4
– pathogenetische Einteilung **H 2**: 3
– Prophylaxe **H 2**: 3
– Radiojodtherapie **H 2**: 4
– Therapie **H 2**: 3
Strumaendemiegebiet, Jodmangel **A 1**: 4
Struvitsteine **G 8**: 1, **5**
Stuhl, fettglänzender, Mukoviszidose **C 5**: 1
Stuhlfettausscheidung **A 4**: 2
– Malassimilation/Maldigestion **A 4**: 3
Stuhlfettbestimmung, quantitative, Dünndarmfunktionsstörungen **A 4**: 2
Stuhltests, Kolonpolypen **A 4**: 14
Stuhlunregelmäßigkeiten, Fibromyalgie **I 8**: 1
Stuhluntersuchungen, Malabsorption **A 4**: 2
Sturge-Weber-Krabbe-Syndrom **E 10**: 2
Subaortenstenose, Differentialdiagnose **D 7**: 1
Subarachnoidalblutung **M 1**: 28–30
– Aneurysma, intrakranielles, Ruptur **M 1**: 28
– Computertomographie **M 1**: 28
– Hydrozephalus, Therapie **M 1**: 29
– Lumbalpunktion **M 1**: 28
– Magnetresonanztomographie **M 1**: 28
– Nachblutung, Verhütung **M 1**: 29
– Subtraktionsangiographie, digitale (DSA) **M 1**: 28
– Therapie, allgemeine **M 1**: 29
– – endovaskuläre **M 1**: 29
– – operative **M 1**: 29
– zerebrale Ischämie, Prävention **M 1**: 29
Subclavian-steal-Syndrom **E 6**: 4
– Takayasu-Arteriitis **E 9**: 1
subglottische Stenose, Wegenersche Granulomatose **I 15**: 2
Subileus
– Kolonpolypen **A 4**: 14
– Tumorschmerzen **B 26**: 6
Suchtest, Malassimilation(ssyndrom) **A 4**: 2
Sucralfat, Behçet-Syndrom **I 21**: 2
Sulfasalazin, Arthritis, rheumatoide **I 1**: 4
Sulfonylharnstoffe, Typ-2-Diabetes **H 4**: 2
Surfactant-Applikation, ARDS **C 20**: 7
Surrogatmarker, HIV-Infektion/AIDS **L 13**: 2
Surveillance-Kulturen, Pneumonie, nosokomiale **C 10**: 2
sympathomimetisches Syndrom **K 2**: 2
synchronized intermittent mandatory ventilation s. SIMV

Syndesmophyten
– Spondylarthritis **I 2**: 1
– Spondylitis ankylosans **I 2**: 4
Syndrom
– der blinden Schlinge **A 3**: 10
– der immotilen Zilien **H 7**: 3
– der inappropriaten ADH-Sekretion s. SIADH
– der oberen Thoraxapertur **E 4**: 1
Syndrom X, Herzmuskelerkrankungen **D 13**: 6
Synkope **D 5**: 1–3
– Aortenklappenstenose **D 14**: 3
– autonom-nerval vermittelte **D 5**: 1
– Diagnostik **D 5**: 1
– Differentialdiagnose **M 1**: 6
– Echokardiographie **D 5**: 1
– EKG **D 5**: 1
– elektrophysiologische Untersuchung **D 5**: 2
– Ergometrie **D 5**: 1
– Holter-EKG **D 5**: 2
– Hypotonie, orthostatische **D 5**: 1
– Kammerflimmern **D 4**: 5
– kardiogene **D 5**: 1
– Kardiomyopathie, hypertrophische (HCM) **D 13**: 6
– Kipptisch-Versuch **D 5**: 2
– Langzeit-EKG **D 5**: 2
– medikamentös-induzierte **D 5**: 1
– Memory-Loop-EKG **D 5**: 2
– neurokardiogene **D 5**: 1
– – Handgrip-Manöver **D 5**: 3
– – Therapie **D 5**: 2–3
– rezidivierende, Block, bifaszikulärer **D 3**: 2
– – Leitungsstörungen, intraventrikuläre **D 3**: 2
– Schellong-Test **D 5**: 1
– situative **D 5**: 3
– Takayasu-Arteriitis **E 9**: 1
– ungeklärte **D 5**: 1
– vasovagale **D 5**: 1
– Vorhofflimmern, bradykardes **D 3**: 3
– zentral-induzierte **D 5**: 1
– zerebrovaskuläre **D 5**: 1
Synovialsarkom, antitumorale Substanzen **B 18**: 5
Synovitis, Arthritis, rheumatoide **I 1**: 1
Syphilide **L 8**: 1
Syphilis **L 8**: 1–3
– s.a. Lues
– Cardiolipin-KBR **L 8**: 2
– Direktnachweis im Dunkelfeld **L 8**: 2
– falsch-positiver Test, Lupus erythematodes, systemischer **I 4.2**: 1
– FTA-ABS-Test **L 8**: 2
– Herxheimer-Reaktion **L 8**: 2
– IgM-FTA-ABS-Test **L 8**: 2
– Liquordiagnostik **L 8**: 2
– Nachsorge **L 8**: 3
– PCR **L 8**: 2
– Primärstadium **L 8**: 1
– Sekundärstadium **L 8**: 1
– Serologie **L 8**: 2
– 19S-FTA-ABS-Test **L 8**: 2
– Stadieneinteilung **L 8**: 1
– Therapie **L 8**: 3
– TPHA-Test **L 8**: 2
– VDRL-Test **L 8**: 2
syringolymphoide Hyperplasie mit Alopezie **B 9**: 3
Systemerkrankungen
– Glomerulonephritis **G 4**: 1
– Nierenkrankheiten, tubulointerstitielle, akute **G 2**: 1

T

Tabakarbeiterlunge **C 16**: 2
Tabaksbeutelmund, Sklerose, systemische **I 4.3**: 1
Tâche noire, Rickettsiosen **L 12**: 7

Register

Tachyarrhythmie
– Hypotonie, orthostatische **D 2:** 2
– symptomatische, Kammerfrequenz, Kontrolle **D 4:** 2
Tachykardie
– Akutbehandlung **D 4:** 4
– Anämie **B 1:** 3
– atriale **D 4:** 3
– orthodrome **D 4:** 4
– Rezidivprophylaxe **D 4:** 4
– Schock **K 5:** 1
– supraventrikuläre, Kardiomyopathie, hypertrophische (HCM) **D 13:** 2
– Vagusmanöver **D 4:** 4
– ventrikuläre, Kardiomyopathie, hypertrophische (HCM) **D 13:** 2
Tachypnoe, ARDS **K 1:** 2
Tadalafil, Hypertonie, pulmonale **C 8:** 7
Takayasu-Arteriitis **E 6:** 1, **E 9: 1–2**, **G 6:** 1, **I 12:** 1–2
– s.a. Arteriitis temporalis
– ACR-Klassifikation **I 12:** 1
– Aneurysma **E 7:** 3
– Aortitis **D 9:** 2
– bildgebende Diagnostik **E 9:** 2
– Biopsie **E 9:** 2
– Bypass-Operation **I 12:** 2
– diagnostische Kriterien **I 12:** 1
– Glukokortikoide **E 9:** 2, **I 12:** 2
– Immunsuppressiva **I 12:** 2
– Klassifikationskriterien **E 9:** 2
– Labordiagnostik **E 9:** 2
– Mesenterialischämie, chronische **E 8:** 2
– Therapie **E 9:** 2
– Ventilations-Perfusions-Szintigraphie **I 12:** 1
Talkose **C 15:** 2
Talkpleurodese, internistische, Pneumothorax **C 23:** 2
Talkum-Trockenpuderbehandlung, Pleuritis **C 21:** 2
T-ALL **B 6:** 2
– reifzellige **B 6:** 2
Tamoxifen, Mammakarzinom **B 13:** 4
TAO s. Thrombangiitis obliterans
targeted therapy, Nierenzellkarzinom **B 16:** 3
Target-Phänomen **A 8:** 2
– Appendizitis **A 4:** 8
Taubenzüchterlunge **C 16:** 2
Taxane **B 23:** 1, 3
– Weichteilsarkome **B 18:** 6
^{99m}Tc-DTPA, Nephrologie **G 1:** 2
T-CLL **B 9:** 3
^{99m}Tc-MAG3, Nephrologie **G 1:** 2
Teleangiektasien **E 10:** 2
– hämorrhagische, hereditäre **A 7:** 18, 19
– Sklerose, systemische **I 4.3:** 1
Tendomyopathie, generalisierte s. Fibromyalgiesyndrom
Tenecteplase, Myokardinfarkt **D 8:** 3
Tenesmen, Salmonellose **L 9:** 1
Tenofovir, HIV-Infektion/AIDS **L 13:** 2
Terlipressin, Ösophagusvarizenblutung **A 8:** 4
TESE (testikuläre Spermienextraktion) **H 7:** 10
Testes s. Hoden
testikuläre Feminisierung **H 7:** 3
– unvollständige **H 7:** 3
Testosteron, Hypogonadismus **H 7:** 4
Testosterongabe, transdermale, Hypogonadismus **H 7:** 7
Testosteronsubstitution, Erythropoese, Steigerung **H 7:** 7
Testosterontherapie
– Ejakulatvolumen **H 7:** 7
– Knochendichte, Bestimmung **H 7:** 8
– Prostatavolumen **H 7:** 7
Teststreifenmethode, Urinuntersuchung **G 1:** 1

Tetanie
– Akuttherapie **H 3:** 3–4
– Hypokalzämie **H 3:** 3
– Kalzium **H 3:** 3
Tetrachlorkohlenstoff, Plasmapherese **K 8:** 3
Tetrazykline, Pneumonie, ambulant erworbene **C 9:** 2
TfR-F-Index, Eisenmangel **B 2:** 4
Thalassaemia minor **B 1:** 7
Thalassämie **B 1:** 7
– Anämie, renale **G 10:** 2
β-Thalassämie, heterozygote **B 1:** 7
Thalidomid
– Behçet-Syndrom **I 21:** 2
– myelodysplastische Syndrome **B 7:** 4
– Myelofibrose, chronisch-idiopathische (cIMF) **B 8:** 9
– Myelom, multiples **B 11:** 3
Theophyllin, Asthma bronchiale **C 13:** 5–6
Therapie, antivirale, Hepatitis C, chronische **A 7:** 8
Therapiemonitoring, gastrointestinale Stromatumoren (GIST) **B 18:** 5
Thermogenese, nahrungsinduzierte **A 1:** 1
Thiamin s. Vitamin B$_1$
Thiaziddiuretika
– Herzinsuffizienz **D 1:** 3
– Nebenwirkungen **D 1:** 3
thin basement membrane disease **G 7:** 3
Thomasphosphatlunge **C 15:** 3
– Berufskrankheitenanzeige **C 15:** 4
Thoracic-outlet-Syndrom (TOS) **E 4:** 1–2
– Kompressionssyndrom **E 4:** 1
Thorakoskopie
– Pleuraempyem **C 22:** 3
– Pleuraerguss **C 21:** 2
– Pleuritis **C 21:** 2
– Pneumothorax **C 23:** 2
Thoraxaufnahme, kolorektales Karzinom **A 4:** 19
Thoraxbereich, Tuberkulosen, extrapulmonale **C 1:** 1–8
Thoraxdeformitäten, Hypertonie, pulmonale **C 8:** 1
Thoraxschmerzen
– akute, Aortendissektion **D 9:** 1
– Lungenembolie **C 7:** 1
– Pleuramesotheliom **B 19:** 1
Thoraxtrauma
– Globalinsuffizienz, respiratorische **D 10:** 1
– stumpfes, Contusio cordis **D 10:** 2
Thoraxübersichtsaufnahmen, Lungenkarzinom **C 2:** 1
Thoraxverletzungen, knöcherne, Differentialdiagnose **D 10:** 1
Thoraxwandschmerzen, Lungenkarzinom **C 2:** 1
Threonin **A 1:** 2
Thrombangiitis obliterans **E 1:** 5–6
Thrombektomie, Venenthrombose **E 12:** 2
Thromben
– intrakardiale, Antikoagulation **M 1:** 20
– – Schlaganfall, ischämischer **M 1:** 20
Thrombendarteriektomie, Hypertonie, pulmonale **C 8:** 9
Thrombinzeit, hämorrhagische Diathese **B 27:** 1
Thromboembolie **K 8:** 9–10
– Akutphase **B 29:** 3
– Erythrozytose **B 8:** 4
– Hypertonie, pulmonale **C 8:** 2
– Polycythaemia vera (PV) **B 8:** 4
– Thrombozythämie, essentielle **B 8:** 6
– venöse, Thrombophilie **B 29:** 3
Thromboembolieprophylaxe
– Danaparoid **E 11:** 1

– Fondaparinux **E 11:** 1
– Heparine **E 11:** 1
– Hirudin **E 11:** 1
– medikamentöse **E 11:** 1
– physikalische **E 11:** 1
– Vitamin-K-Antagonisten **E 11:** 1
Thromboembolierisiko
– hohes **E 11:** 1
– mittleres **E 11:** 1
Thrombolyse/Thrombolytika **E 17:** 1–2
– Acetylsalicylsäure **E 17:** 2
– Antikoagulanzien, orale **E 17:** 2
– Clopidogrel **E 17:** 2
– Fondaparinux **E 17:** 2
– Gerinnungsstörungen **K 8:** 9
– Heparine **E 17:** 1
– – niedermolekulare **E 17:** 1
– – unfraktionierte **E 17:** 1
– INR (International Normalized Ratio) **E 17:** 1
– Lungenembolie, massive **C 7:** 3
– Myokardinfarkt **D 8:** 3
– Streptokinase **E 17:** 2
– Thrombozytenfunktionshemmer **E 17:** 2
– Ticlopidin **E 17:** 2
– Urokinase **E 17:** 2
– Venenthrombose **E 12:** 4
Thrombopathie s. Thrombozytopathie
Thrombopenie s. Thrombozytopenie
thrombophile Diathese **B 29:** 1–5
– Diagnostik **B 29:** 3
– erworbene **B 29:** 3
– hereditäre **B 29:** 1–2
Thrombophilie **B 29:** 1–5, **K 8:** 9–10
– Diagnostik **B 29:** 3
– erworbene **B 29:** 3
– hereditäre **B 29:** 2
– Venenthrombose **E 12:** 1
Thrombophlebitis **E 14:** 1–2
– Heparin **E 14:** 1–2
– Kompressionstherapie **E 18:** 1
– Kompressionsverband **E 14:** 1
– migrans **E 14:** 1
– primäre **E 14:** 1
– saltans **E 14:** 1
– sekundäre **E 14:** 1
– septische **E 14:** 1
– – Antibiotika **E 14:** 1
Thromboplastinzeit, partielle (PTT)
– Gerinnungsstörungen **K 8:** 2
– hämorrhagische Diathese **B 27:** 1
Thrombopoetin **B 24:** 4
Thrombose **E 12:** 1
– s.a. Venenthrombose
– Darmerkrankungen, chronisch-entzündliche **A 4:** 6
– infizierte **L 2:** 8–9
– – Erreger **L 2:** 8
– – Katheterinfektion **L 2:** 9
– – Symptomatik **L 2:** 9
– – Therapie **L 2:** 9
– rezidivierende, postthrombotisches Syndrom **E 12:** 2
– venöse, isolierte, Behçet-Syndrom **I 21:** 2
– – Thrombophilie **B 29:** 3
Thromboseprophylaxe **E 11:** 1–2
– Blutungen, intrazerebrale **M 1:** 26
– Kompressionstherapie **E 18:** 1
thrombozytäre Diathese **K 8:** 2
Thrombozyten, Leukämie, akute **B 6:** 5
Thrombozytenaggregationshemmer
– Angina pectoris, stabile **D 7:** 9
– arterielle Verschlusskrankheit **E 1:** 3
– Extremitätenverschluss, akuter **E 3:** 3
– Hirnarterienstenose **E 6:** 3
– Koronarsyndrom, akutes **D 7:** 5
– Non-ST-Hebungsinfarkt **D 7:** 5
– Schlaganfall, ischämischer **M 1:** 17–19
– Thrombolyse **E 17:** 2
– Thrombozythämie, essentielle **B 8:** 6–7

Thrombozytenkonzentrate (TK)
- Auswahl und Dosierung **B 26:** 18
- bestrahlte **B 26:** 18
- Blutungen, thrombozytopenische **B 26:** 17
- DIC **B 28:** 4
- Immun-Thrombozytopenie **B 26:** 17
- Indikationen **B 26:** 17
- Kontraindikationen **B 26:** 18
- kryokonservierte **B 26:** 18
- Thrombozytopenie **B 26:** 17
- Transfusion **B 26:** 17–18

Thrombozytenzahl
- Blutungsneigung **B 3:** 1
- erhöhte, Thrombozythämie, essentielle **B 8:** 5
- Gerinnungsstörungen **K 8:** 2

Thrombozythämie
- Akrozyanose **E 5:** 3
- Budd-Chiari-Syndrom **A 7:** 18
- essentielle **B 8:** 5–7
- – Acetylsalicylsäure **B 8:** 6–7
- – Anagrelid **B 8:** 6, 7
- – BCR-ABL-Fusionsgen **B 8:** 6
- – Hydroxyurea **B 8:** 6–7
- – Interferon, pegyliertes **B 8:** 7
- – Interferon α **B 8:** 6–7
- – Intermediärrisikopatienten **B 8:** 7
- – Kinderwunsch **B 8:** 7
- – Knochenmarkzytologie **B 8:** 6
- – Leukozytose, neutrophile **B 8:** 5
- – Niedrigrisikopatienten **B 8:** 7
- – Schwangerschaft **B 8:** 7
- – Thromboembolie **B 8:** 6
- – Thrombozytenaggregationshemmer **B 8:** 6–7
- – Thrombozytenzahl, erhöhte **B 8:** 5
- – V617F-JAK2-Mutation **B 8:** 6
- Nierenversagen, akutes **G 9:** 2

Thrombozytopathien **B 28:** 1, **K 8:** 6–7
- Diagnostik **B 28:** 3, **K 8:** 1
- Kortikoidtherapie **K 8:** 7
- Kryopräzipitate **K 8:** 7
- Plättchenkonzentrate **K 8:** 6
- Therapie **B 28:** 3, **K 8:** 7

Thrombozytopenie **B 3:** 1–6, **B 26:** 17, **B 27:** 1, **B 28:** 1, **K 8:** 3, 6–7
- asymptomatische **B 3:** 1
- Blutungszeichen **B 3:** 1
- CMV-Infektion **L 4:** 2
- Diagnostik **B 28:** 3, **K 8:** 1
- Differentialdiagnose **B 3:** 2
- Hantavirusinfektionen **L 11:** 2
- heparininduzierte s. HIT-Syndrom
- Kortikoidtherapie **K 8:** 7
- Kryopräzipitate **K 8:** 7
- Lupus erythematodes, systemischer **I 4.2:** 1
- MCTD **I 4.4 :** 1
- Plättchenkonzentrate **K 8:** 6
- Primärtherapie **K 8:** 7
- Sekundärtherapie **K 8:** 7
- Therapie **B 28:** 3
- Thrombozytenkonzentrate **B 26:** 17
- durch Thyreostatika **H 2:** 6
- tumorbedingte **B 28:** 6

Thrombozytopenie-Thrombose-Syndrom, heparininduziertes (HITT-Syndrom) **K 8:** 8

Thrombozytose **B 8:** 5
- akute, kurzfristige **B 8:** 5
- Eisenmangel **B 8:** 5
- Erythromelalgie **E 5:** 4
- länger bestehende **B 8:** 5
- Milzverlust **B 8:** 5
- Röteln **L 6:** 3

Thymus-Carcinoid, ACTH-Sekretion, ektope **H 1:** 7

Thymusinvolution, Immundefekte **B 5:** 1

Thyreoglobulin, Schilddrüsenkarzinom **H 2:** 9

Thyreoidektomie
- Basedow-Syndrom **H 2:** 7
- Hyperthyreose **H 2:** 7

Thyreoiditis **H 2:** 7–8
- akute bakterielle **H 2:** 7–8
- akut-subakute, de Quervain **H 2:** 7–8
- fibrosierende **H 2:** 7, 8
- Hyperthyreose **H 2:** 8
- Hypothyreose **H 2:** 4
- lymphozytäre, Sonographie **H 2:** 2
- subakute, (de Quervain), Sonographie **H 2:** 2

Thyreostatika
- Hyperthyreose **H 2:** 5–6
- Nebenwirkungen **H 2:** 6

Thyreotoxikose, Hyperkalziämie **G 11:** 2

thyreotoxische Krise, Hyperthyreose **H 2:** 7

thyreotrophe Funktionsausfälle **H 1:** 11

thyreotrophe Insuffizienz, Substitution **H 1:** 15

TIA (transitorische ischämische Attacke) **E 6:** 1, **M 1:** 2
- ABCD-Risikomodell **M 1:** 6
- Acetylsalicylsäure **M 1:** 18
- präklinisches Management **M 1:** 4
- Schlaganfall **M 1:** 1

Ticlopidin, Thrombolyse **E 17:** 2

Tietze-Syndrom, Differentialdiagnose **D 7:** 1

Tilidin, Tumorschmerzen **B 26:** 3, 6

TIN s. Nierenerkrankung(en), tubulointerstitielle

TIN (testikuläre intralobuläre Neoplasie), Hodenbiopsie, kontralaterale **B 15:** 1

TINU-Syndrom, Uveitis **G 2:** 1

Tinzaparin, Bein-/Beckenvenenthrombose **E 17:** 1

TIPSS (transjugulärer intrahepatischer portosystemischer Shunt), Ösophagusvarizenblutung **A 8:** 4

TISS, Sepsis **K 4:** 2

T-Lymphozyten-System, Unreife, Immundefekte **B 5:** 1

TNF-α-Hemmer, Arthritis, rheumatoide **I 1:** 5

TNM-Klassifikation
- Analkanalkarzinom **A 4:** 22
- Gallenblasenkarzinom **A 6:** 4
- Gallengangkarzinom **A 6:** 4
- Harnwegskarzinom **B 16:** 4
- Hodentumoren **B 15:** 1
- Knochentumoren, maligne **B 17:** 1
- Kopf-Hals-Tumoren **B 12:** 2
- Magenkarzinom **A 3:** 7
- Mammakarzinom **B 13:** 1
- Melanom, malignes **B 20:** 1
- Nierenzellkarzinom **B 16:** 1
- Ösophaguskarzinom **A 2:** 3
- Pankreaskarzinom **A 5:** 2
- Pleuramesotheliom **B 19:** 1
- Prostatakarzinom **B 15:** 4
- Weichteilsarkome **B 18:** 1

Tocopherol s. Vitamin E

Todd-Parese, Differentialdiagnose **M 1:** 6

Todesursachen, häufigste in Deutschland **A 1:** 6

Toloniumchlorid, Antidot bei Vergiftungen **K 2:** 5

Tonsillitis, Scharlach **L 6:** 1

Tonsillopharyngitis
- Scharlach **L 6:** 1
- Streptokokekken **L 6:** 1

Topoisomerase-I-Inhibitoren **B 23:** 1
- Weichteilsarkome **B 18:** 6

Topotecan, Weichteilsarkome **B 18:** 6

Toxic-Oil-Syndrom **I 4.3:** 1

Toxic-Shock-Syndrom **L 2:** 1

Toxine, Niereninsuffizienz, chronische **G 10:** 5

Toxoplasmose **L 4:** 3
- Differentialdiagnose **B 9:** 2
- Enzephalitis **L 4:** 3
- HIV-Infektion **L 4:** 3
- zerebrale, HIV-Infektion/AIDS **L 13:** 6–7

Trachealkarzinom, Differentialdiagnose **C 13:** 3

TRALI (transfusion related acute lung injury)
- ARDS **C 20:** 1
- Granulozytenkonzentrate **B 26:** 18

Tramadol, Tumorschmerzen **B 26:** 3, 6

Transaminasen, GvHD **B 25:** 3

Transferrin **B 2:** 1

Transferrinrezeptoren **B 2:** 1
- Eisenstoffwechsel **B 2:** 3

Transferrinsättigung
- Eisenmangel **B 2:** 4
- Eisenstoffwechsel **B 2:** 3

Transfusion, Bluttransfusion **B 25:** 3

transfusionsassoziierte Lungenschäden s. TRALI

transfusionsassoziierte Parasitosen **B 26:** 19

transfusionsassoziierte Virusinfektionen **B 26:** 19

Transfusionsazidose **K 5:** 2

Transfusionsreaktion
- allergische **B 26:** 19
- hämolytische **B 26:** 19
- nicht-hämolytische, febrile **B 26:** 19
- – Erythrozytenkonzentrate **B 26:** 16

Transfusionszwischenfälle
- Gerinnungsstörungen **K 8:** 1
- Verbrauchskoagulopathie/Hyperfibrinolyse **K 8:** 4

transitorisch-ischämische Attacke s. TIA

transjugulärer intrahepatischer portosystemischer Shunt s. TIPSS

Transplantatabstoßung, Nierenkrankheiten, tubulointerstitielle, akute **G 2:** 1

Transplantationsvorbereitung, Knochenmark-/Stammzelltransplantation **B 25:** 2

Transposition der großen Gefäße **D 15:** 4

Trastuzumab, Mammakarzinom **B 13:** 2, 4–5

Trauma
- Perikarditis **D 11:** 2
- SIRS **L 2:** 1

Tremor, Hyperthyreose **H 2:** 5

Treponema pallidum **L 8:** 1–2

Triamcinolonacetonid, Behçet-Syndrom **I 21:** 2

Trichomoniasis, Urethritis **L 8:** 4

Triglycyl-Lysin-Vasopressin, Ösophagusvarizenblutung **A 8:** 4

Triglyzeride, Berechnung, Friedewald-Formel **D 6:** 2

Trikuspidalgeräusche, Herztrauma **D 10:** 1

Trikuspidalinsuffizienz **D 14:** 4–5
- Karzinoidsyndrom **A 5:** 6

Trikuspidalklappenstenose **D 14:** 4–5

Trinkwasser, Fluoride **A 1:** 4

Triplet-Test, Pleuraerguss **C 21:** 2

Trommelfellperforation, Otitis media **L 3:** 1

Trommelschlegelfinger
- Darmerkrankungen, chronischentzündliche **A 4:** 6
- Mukoviszidose **C 5:** 2

Tropheryma-Infektion **A 4:** 1

Tropicamid, Behçet-Syndrom **I 21:** 2

Tropisetron, Erbrechen, Zytostatikainduziertes **B 26:** 7

Troponin I, Contusio cordis **D 10:** 1

Troponin T, Contusio cordis **D 10:** 1

Troponinerhöhung, Koronarsyndrom, akutes **D 7:** 1

Trousseau-Zeichen
- Hypokalziämie **G 11:** 3
- Hypomagasiämie **G 11:** 4

Truncus-coeliacus-Lyse, Tumorschmerzen **B 26:** 5

Register

trunkuläre Dysplasien, Angiodysplasien **E 10:** 2
Trypanosomiasis, Immundefekte **B 5:** 1
Tryptophan **A 1:** 2
TSH-Bestimmung, Hyperprolaktinämie **H 1:** 1
TSHom **H 1:** 9
TTP s. Purpura, thrombotisch-thrombozytopenische
Tubenmittelohrkatarrh, chronischer **L 3:** 1
Tuberkulinallergie, zelluläre **C 1:** 1
Tuberkulin-Hauttest (THT) **C 1:** 1
– Lungentuberkulose **C 1:** 2
– Sarkoidose **C 17:** 1
Tuberkulose **A 4:** 4, **C 1:** 1–8, **L 14:** 1–4
– s.a. Lungentuberkulose
– Anämie **B 1:** 8
– Antibiotika **A 4:** 5
– Bronchialschleimhaut **C 1:** 2
– – Diagnostik **C 1:** 3–4
– – Therapie **C 1:** 6
– Chemoprophylaxe **L 14:** 3–4
– Differentialdiagnose **B 9:** 2
– Dosierungen **L 14:** 4
– Epidemiologie **L 14:** 1
– Halslymphknoten **C 1:** 2
– – Therapie **C 1:** 6
– Hiluslymphknoten **C 1:** 2
– – Diagnostik **C 1:** 3
– Immundefekte, Therapie **C 1:** 6
– Komplikationen **L 14:** 3
– Kontrollen **L 14:** 3
– latente **L 14:** 3–4
– Mediastinallymphknoten, Diagnostik **C 1:** 3
– Meldepflicht **L 14:** 4
– Meningitis **C 1:** 7, **L 10:** 1, **L 14:** 2
– Mikrobiologie **L 14:** 1
– Nachsorge **C 1:** 7
– Nebenniereninsuffizienz **C 1:** 7
– Nierenkrankheiten, tubulointerstitielle **G 2:** 3
– Pathogenese **L 14:** 1–2
– Perikarditis **C 1:** 7, **D 11:** 2, **L 14:** 2
– Pleuraempyem **C 22:** 1
– Pleuritis **L 14:** 2
– Primärkomplex **L 14:** 1–2
– Prophylaxe **L 14:** 4
– Serositis **L 14:** 2
– Therapieschemata **L 14:** 2
– Therapieüberwachung **L 14:** 3
– Tuberkulostatika **L 14:** 4
Tuberkulostatika **L 14:** 3
tuberöse Sklerose **G 7:** 3, 6
– Weichteilsarkome **B 18:** 1
tubulointerstitielle Nierenkrankheiten (TIN) **G 2:** 1–3
Tumoren/Tumorerkrankungen
– Anämie **B 1:** 2, 8
– – renale **G 10:** 2
– – disseminierte, Anämie **B 1:** 8
– Blutungen **B 28:** 6
– Differentialdiagnose **I 10:** 3
– Ernährung **A 1:** 6–7
– Gerinnungsstörungen **K 8:** 1
– gynäkologische, Erythropoetin (EPO) **B 24:** 3
– HIV-Infektion/AIDS **L 13:** 8–9
– Immundefekte **B 5:** 1
– Infektionen **B 26:** 9–13
– Lymphödem **E 16:** 1
– Perikarditis **D 11:** 2
– Tuberkulose **C 1:** 1
– mit unbekanntem Primärtumor s. CUP-Syndrom
– urogenitale, Erythropoetin (EPO) **B 24:** 3
– Vaskulitis **G 6:** 2
Tumorkachexie **A 1:** 6
– metabolische Parameter **A 1:** 6
Tumorlyse, Hyperkaliämie **G 11:** 1
Tumornachsorge s. Nachsorge

Tumorschmerzen
– s.a. Schmerzen
– Analgetika, Applikation, rückenmarksnahe **B 26:** 4
– Buprenorphin **B 26:** 3
– Celecoxib **B 26:** 1
– Chordotomie **B 26:** 5
– chronische **B 26:** 1–6
– Codein **B 26:** 3
– Dextropropoxyphen **B 26:** 3
– Diclofenac **B 26:** 1
– Dihydrocodein **B 26:** 3
– enterale Obstruktion **B 26:** 6
– Erstickungsanfall, terminaler **B 26:** 6
– Fentanyl **B 26:** 3
– Ganglion Gasseri, Thermoläsion **B 26:** 5
– Hydromorphon **B 26:** 3
– Ibuprofen **B 26:** 1
– Ko-Analgetika **B 26:** 4–5
– L-Methadon **B 26:** 3
– Metamizol **B 26:** 1
– Morphin **B 26:** 3–4
– Myelotomie **B 26:** 5
– Naloxon **B 26:** 3
– Naproxen **B 26:** 1
– neurodestruktive Verfahren **B 26:** 5
– Neurolysen, intrathekale **B 26:** 5
– neuropsychiatrische Symptome, Terminalphase **B 26:** 6
– Nicht-Opioid-Analgetika **B 26:** 1–2
– Opioid-Analgetika **B 26:** 2
– Opioide, schwache **B 26:** 2–3
– – starke **B 26:** 2
– Opioidwechsel **B 26:** 3
– Oxycodon **B 26:** 3
– Paracetamol **B 26:** 1
– Subileus **B 26:** 6
– Tilidin **B 26:** 3
– Tramadol **B 26:** 3
– Truncus-coeliacus-Lyse **B 26:** 5
– Valdecoxib **B 26:** 1
Tunnelsehen, Hypotonie, orthostatische **D 2:** 1
Turcot-Syndrom **A 4:** 16
T-Vorläufer-ALL **B 6:** 2
Typ-1-Diabetes **H 4:** 1
– Inselzell- und Inseltransplantation **H 4:** 5
– Insulinbedarf **H 4:** 5
– Insulin-Lispro **H 4:** 4
– Insulintherapie **H 4:** 4
– – intensivierte **H 4:** 4–5
– – kontinuierliche, subkutane **H 4:** 5
– – konventionelle **H 4:** 5
– Inzidenz **H 4:** 1
– Normalinsulin **H 4:** 5
– Pankreastransplantation **H 4:** 5
– Therapie **H 4:** 4–6
– Verzögerungsinsulin **H 4:** 5
Typ-2-Diabetes **H 4:** 1
– Adipositas **H 4:** 1
– Bewegung **H 4:** 3
– Dyslipoproteinämie **H 4:** 10
– Ernährung **H 4:** 2–3
– Gesamtcholesterin **H 4:** 2
– Gewichtsreduktion **H 4:** 3
– Glibenclamid **H 4:** 2–3
– Glimepirid **H 4:** 2
– Glinide **H 4:** 2
– Glitazone **H 4:** 3
– α-Glukosidasehemmer **H 4:** 2
– HbA$_{1c}$-Wert **H 4:** 2
– HDL-Cholesterin **H 4:** 10
– Insulintherapie **H 4:** 3–4
– Inzidenz **H 4:** 1
– LDL-Cholesterin **H 4:** 10
– Makroangiopathie **H 4:** 1
– Metformin **H 4:** 2–3
– – Kontraindikation **H 4:** 3
– Mikroangiopathie **H 4:** 1
– Mischinsulin **H 4:** 4
– NPH-Insulin **H 4:** 4
– Nüchtern-Triglyzeride **H 4:** 2
– Schulung **H 4:** 2–3

– Schwangerschaft **H 4:** 4
– Stoffwechseleinstellung, Beurteilung **H 4:** 2
– Sulfonylharnstoffe **H 4:** 2
– Therapie **H 4:** 1
Typhus abdominalis **A 4:** 4
– Differentialdiagnose **L 12:** 2
Tyrosinkinasehemmer
– Hypertonie, pulmonale **C 8:** 8–9
– Nierenzellkarzinom **B 16:** 3
Tyrosinkinase-Modulatoren, Mammakarzinom **B 13:** 5
T-Zell-CLL **B 9:** 2
T-Zell-Defekt, Neutropenie **B 26:** 10
T-Zell-Lymphom
– angioimmunoblastisches **B 9:** 2
– Enteropathie-typisches **B 9:** 2
– hepatosplenisches, gamma-delta **B 9:** 2
– kutanes **B 9:** 9
– – Klassifikation **B 9:** 3
– Pannikulitis-ähnliches, subkutanes **B 9:** 2
– periphere **B 9:** 3
– peripheres **B 9:** 2, 9–10
– Sprue **A 4:** 1
– subkutanes (lipotropes) **B 9:** 3
– δ-TCR-positives **B 9:** 3
T-Zell-Reihe, Lymphome, maligne **B 9:** 9–10

U

U1-RNP-Antikörper, MCTD **I 4.4 :** 1
UCTI (undifferentiated connective tissue disease) **I 4.2:** 2
Übergewicht s. Adipositas
Überwachungskulturen, mikrobiologische, Neutropenie, febrile **B 26:** 11
UICC-Klassifikation, Hodentumoren **B 15:** 1–2
UIP (usual interstitial pneumonia) **C 18:** 1–3
Ulcus
– cruris, CVI **E 15:** 3
– – venöse Insuffizienz, chronische **E 15:** 3
– ventriculi **A 3:** 2–3
– – Abdomen, akutes **A 8:** 1
– – Protonenpumpenhemmer **A 3:** 2
Ulkus
– gemischtes arteriell-venöses, CVI **E 15:** 3
– genitales, Behçet-Syndrom **I 21:** 2
– Lupus erythematodes, systemischer **I 4.2:** 1
– peptisches **A 3:** 1
– – Differentialdiagnose **D 7:** 1
– – Gastrointestinalblutungen **A 8:** 3
– schwarzes, Rickettsiosen **L 12:** 7
Ulkusblutung
– Elektro-Hydro-Thermo-Koagulation **A 8:** 4
– Forrest-Klassifikation **A 8:** 4
– Hämoclip **A 8:** 4
– Laser-Photokoagulation **A 8:** 4
– Neodym-YAG-Laser **A 8:** 4
Ulkusprophylaxe, Sepsis **K 4:** 4
Ultrafiltration, kontinuierliche, langsame **K 3:** 2
Ultrafiltratsubstitution, extrakorporale Therapieverfahren **K 3:** 3–4
Ultraschall-Doppler-Bestimmung s. Doppler-Sonographie
Ultraschalluntersuchung, endoskopische (EUS), Magenkarzinom **A 3:** 7
Untergewicht
– Osteoporose **H 9:** 3
– Therapie **A 4:** 3
Unterlippe, Plattenepithelkarzinom **B 12:** 8
Unterlippenkarzinom **B 12:** 8
Urämie
– Diagnostik und Therapie **B 28:** 3

- Hypotonie **D 2**: 1
- Immundefekte **B 5**: 1
- Nierenversagen, akutes **G 9**: 5
- Perikarditis **D 11**: 2

Ureaplasma urealyticum **L 8**: 4
- Infertilität **H 7**: 9

Urethritis **G 3**: 1
- gonorrhoische **L 8**: 4
- – des Mannes **L 8**: 3
- Reiter-Syndrom **I 3**: 1
- Spondylarthritis **I 2**: 1–2

Urin s. Harn

Urogenitaltumoren, Eisenmangel **B 2**: 2

Urogramm, intravenöses, Nephrologie **G 1**: 3

Urokinase
- Gerinnungsstörungen **K 8**: 9
- Thrombolyse **E 17**: 2

Urolithiasis **A 8**: 2
- Darmerkrankungen, chronisch-entzündliche **A 4**: 6
- Hyperkalziämie **G 11**: 2

Ursodesoxycholsäure, Cholangitis, primär-sklerosierende (PSC) **A 7**: 14

Uterussarkom **B 14**: 6, **B 18**: 6
- Chemotherapie **B 18**: 6
- Nachsorge **B 14**: 6
- Strahlentherapie **B 18**: 6

Uveitis
- anterior, Behçet-Syndrom **I 21**: 1
- – isolierte, Behçet-Syndrom **I 21**: 2
- Darmerkrankungen, chronisch-entzündliche **A 4**: 6
- Lyme-Borreliose **I 5**: 1
- posterior, Behçet-Syndrom **I 21**: 1
- TINU-Syndrom **G 2**: 1

V

V617F-JAK2-Mutation
- Erythrozytose **B 8**: 3
- – sekundäre **B 8**: 2
- Thrombozythämie, essentielle **B 8**: 6

Vagotomie, selektive proximale (SPV) **A 3**: 5

Valin **A 1**: 2

Valsalva-Manöver
- Hypogonadismus **H 7**: 5
- Hypotonie, orthostatische **D 2**: 2

Valsalva-Quotient, Hypotonie, orthostatische **D 2**: 2

vanishing lung **C 11**: 1

Vardenafil, Hypertonie, pulmonale **C 8**: 7

Varicella-Zoster-Virus **L 6**: 1–2

Varikophlebitis **E 14**: 1–2
- Stammvene **E 12**: 2

Varikose/Varizen **E 13**: 1–2
- Allgemeinmaßnahmen **E 13**: 2
- Angiodysplasien **E 13**: 1
- arteriovenöse Fisteln **E 13**: 1
- cw-Doppleruntersuchung **E 13**: 1
- Kompressionstherapie **E 13**: 2, **E 18**: 1
- medikamentöse Therapie **E 13**: 2
- Operationsverfahren **E 13**: 2
- Phlebodynamometrie **E 13**: 1
- Phlebographie **E 13**: 1
- primäre **E 13**: 1
- sekundäre **E 13**: 1
- Sklerosierung **E 13**: 2
- Ultraschalluntersuchung **E 13**: 1
- venöse Insuffizienz, chronische **E 13**: 1

Varikozele **H 7**: 3, 10
- Hypogonadismus **H 7**: 5
- Kinderwunsch **H 7**: 9

Varizellen **L 6**: 1–2

Varizen s. Varikose

Vaskulitis **E 9**: 1–3, **G 6**: 1–6
- ACR-Klassifikationskriterien **I 15**: 1
- ANCA-assoziiert **A 15**: 1–4, **I 17**: 1
- – Differentialdiagnose **I 10**: 3
- CHC-Definition **I 15**: 1
- Churg-Strauss-Syndrom **E 9**: 3
- Darmerkrankungen, chronisch-entzündliche **A 4**: 6
- durch G-CSF/GM-CSF **B 24**: 2
- Hypertonie, pulmonale **C 8**: 1
- nekrotisierende, Wegenersche Granulomatose **I 15**: 1
- Nierenversagen, akutes **G 9**: 2
- Panarteriitis nodosa **E 9**: 3
- p-ANCA-positive **G 9**: 2
- pauci-immune, ANCA-assoziierte **G 6**: 1
- Pneumonie, idiopathische, eosinophile **C 19**: 1
- primäre **G 6**: 1
- retinale, Behçet-Syndrom **I 21**: 1
- rheumatoide **I 1**: 1
- sekundäre **G 6**: 2
- Sjögren-Syndrom **I 4**: 1
- durch Thyreostatika **H 2**: 6
- Wegener-Granulomatose **E 9**: 3

Vaskulopathie, renale **G 6**: 1–6

vasoaktives intestinales Peptid (VIP), Hypertonie, pulmonale **C 8**: 9

Vasodilatatoren, Herzinsuffizienz **D 1**: 4

Vasopressin, Hypotonie, orthostatische **D 2**: 2

Vasospasmen
- Angiographie **E 5**: 3
- Drogen **E 5**: 2–3
- Duplex-Sonographie **E 5**: 3
- Ergotamin **E 5**: 2–3
- Schlaganfall, ischämischer **M 1**: 3

vasotrope Therapie, Hypertonie, pulmonale **C 8**: 5–7

vasovagales Syndrom **D 3**: 5

vegetativ-kardiale Beschwerden, Differentialdiagnose **D 7**: 1

VEGF (vascular endothelial growth factor), Nierenzellkarzinom **B 16**: 1

Vena-cava-Filter, Lungenembolie, akute **C 7**: 3

Venektasien **E 10**: 2

Venenentzündung
- s.a. Phlebitis
- oberflächliche **E 14**: 2

Venenkatheter-Infektionen, Neutropenie, febrile **B 26**: 12

Venenthrombose **E 12**: 1–5
- s.a. Thrombose
- ambulante Therapie **E 12**: 3–4
- Anamnese **E 12**: 1
- Antikoagulanzien **E 12**: 2–3
- apparative Diagnostik **E 12**: 2
- B-Bild- oder Duplex-Sonographie **E 12**: 2
- Beinhochlagerung **E 12**: 3
- Bettruhe **E 12**: 3
- Computertomographie **E 12**: 2
- cw-Doppler-Sonographie **E 12**: 2
- D-Dimer-Werte **E 12**: 1
- Gerinnungsstörungen **E 12**: 1
- Heparin, niedermolekulares **E 12**: 2–3
- – unfraktioniertes **E 12**: 2–3
- innere Organe **E 12**: 4
- Kavafilter **E 12**: 3
- Kavaunterbrechung, operative **E 12**: 3
- Kompressionsbehandlung **E 12**: 3
- Lungenembolie **E 12**: 1
- Magnetresonanztomographie **E 12**: 2
- Ödem **E 12**: 1
- Phlebographie **E 12**: 2
- Schmerz **E 12**: 1
- Schwangerschaft **E 12**: 4
- Thrombektomie **E 12**: 4
- Thrombolyse **E 12**: 4
- Thrombophilie **B 29**: 3, **E 12**: 1
- tiefe, Lungenembolie **C 7**: 2
- Ursachen, Abklärung **E 12**: 2
- Vitamin-K-Antagonisten **E 12**: 3
- Zyanose **E 12**: 1

Venenverschlussplethysmographie, venöse Insuffizienz, chronische **E 15**: 2

venöse Insuffizienz, chronische (CVI) **E 15**: 1–4
- Aufklärung **E 15**: 2
- Doppler-Sonographie **E 15**: 2
- Drucksteigerung **E 15**: 1
- entstauende Übungen **E 15**: 2
- Kompartmentdruckmessung **E 15**: 2
- Kompressions- und farbkodierte Duplexsonographie **E 15**: 2
- Kompressionstherapie **E 15**: 2, **E 18**: 1
- Lichtreflexionsrheographie **E 15**: 2
- Phlebodynamometrie **E 15**: 2
- Phlebographie **E 15**: 2
- Photoplethysmographie **E 15**: 2
- physikalische Therapie **E 15**: 2–3
- Sklerosierung **E 15**: 3
- Sonderfälle **E 15**: 3
- Therapie, medikamentöse **E 15**: 3
- – operative **E 15**: 3
- Untersuchung, apparative **E 15**: 1
- – klinische **E 15**: 1
- Varizen **E 15**: 1
- Venenverschlussplethysmographie **E 15**: 2

Ventilation, forcierte, Vergiftungen **K 2**: 6

Ventilations-Perfusions-Szintigraphie, Takayasu-Arteriitis **I 12**: 1

Ventrikelruptur, Myokardinfarkt **D 8**: 1, 4

Ventrikelseptumdefekt **D 15**: 3
- Fallotsche Tetralogie **D 15**: 4
- Kardiomyopathie, hypertroph-obstruktive **D 14**: 2
- Myokardinfarkt **D 8**: 1, 4
- Transposition der großen Gefäße **D 15**: 4

Ventrikelstimulation, Sinusknotensyndrom **D 3**: 4

Verbrauchskoagulopathie **K 8**: 4–5
- s.a. DIG
- s.a. Gerinnungsstörungen
- akute, Symptome **K 8**: 4
- Antifibrinolytika-Therapie **K 8**: 5
- Antikoagulation **K 8**: 5
- Antithrombin-III-Substitution **K 8**: 5
- ARDS **C 20**: 1
- Fibrinogen **K 8**: 5
- Gerinnungsfaktorkonzentrate **K 8**: 5
- Gerinnungsstörungen, hepatogene **K 8**: 3
- Krankheitsbilder, prädisponierende **K 8**: 4
- Kreislauffunktion, adäquate **K 8**: 4
- Leptospirose **L 11**: 2
- Protein-C-Mangel **B 29**: 4
- Substitutionstherapie **K 8**: 5
- Therapie **K 8**: 3

Verbrennungen
- ARDS **C 20**: 1
- Hyperkaliämie **G 11**: 1
- Hypertriglyzeridämie **H 8**: 1
- Immundefekte **B 5**: 1
- SIRS **L 2**: 1
- Verbrauchskoagulopathie/Hyperfibrinolyse **K 8**: 4

Verdünnungskoagulopathie **B 28**: 1, **K 8**: 5

Vergiftungen **K 2**: 1–7
- Aktivkohle **K 2**: 3, 5–6
- Anamnese **K 2**: 1
- Antidote **K 2**: 5–6
- Aortenwand, Schädigungen **D 9**: 2–3
- Atemantriebsstörungen **K 2**: 1
- Atemfrequenz **K 2**: 2
- Atemtiefe **K 2**: 2
- Atemwegsdekontamination **K 2**: 4
- Atemwegsstörungen **K 2**: 2
- Augendekontamination **K 2**: 4
- Beatmung **K 2**: 3

Register Seite 53

- Bewusstseinsveränderungen **K 2:** 1
- Blutgasanalyse, arterielle **K 2:** 2
- Darmspülung **K 2:** 4–5
- Dekontamination **K 2:** 4
- Diagnostik **K 2:** 1–3
- Diurese, forcierte **K 2:** 6
- Elektrolyte **K 2:** 2
- Entgiftungsverfahren, technische (extrakorporale) **K 2:** 6–7
- Erbrechen, induziertes **K 2:** 4
- extrakorporale Therapieverfahren **K 3:** 5
- Funktionsdiagnostik **K 2:** 2–3
- gastrointestinale Symptome **K 2:** 1
- Gerinnungsstörungen **K 8:** 1
- Giftelimination, primäre **K 2:** 4
- – sekundäre **K 2:** 6
- Giftinformationszentrale **K 2:** 6
- Glukosekonzentration **K 2:** 2
- Hämodialyse **K 2:** 6–7
- Hämoperfusion **K 2:** 6–7
- Hautdekontamination **K 2:** 4
- Herzrhythmusstörungen **K 2:** 1
- Hypotonie, arterielle **K 2:** 1
- Intubation **K 2:** 3
- Krämpfe **K 2:** 1
- Kreatinin **K 2:** 2
- Labordiagnostik **K 2:** 2
- Leberfunktionswerte **K 2:** 2
- leichte, Therapie **K 2:** 3
- Magen-Darm-Trakt-Dekontamination **K 2:** 4
- Magenspülung **K 2:** 3–4
- Meldepflicht **K 2:** 1
- mittelschwere **K 2:** 4
- Plasmapherese **K 2:** 7
- Pupillenveränderungen **K 2:** 1
- Sauerstofftransport, Störungen **K 2:** 2
- Schmerzen **K 2:** 2
- schwere **K 2:** 4
- Schwindel **K 2:** 1
- Syndrome **K 2:** 2
- Therapie **K 2:** 3–7
- toxikologisch-chemische **K 2:** 2
- Untersuchung, klinische **K 2:** 1–2
- Ventilation, forcierte **K 2:** 6
- Verbrauchskoagulopathie/Hyperfibrinolyse **K 8:** 4
- Zellatmung **K 2:** 2

Verkalkungen, ektope
- Hyperphosphatämie **H 3:** 3
- Hypokalzämie **H 3:** 3

Verner-Morrison-Syndrom **A 5:** 6
Verödungstherapie, pleurale, Pleuraerguss/Pleuritis **C 21:** 2
Vertebroplastie, Osteoporose **H 9:** 3
Verwirrtheit durch Opioide **B 26:** 2
Vestibularisausfall
- Differentialdiagnose **M 1:** 6
- Otitis media **L 3:** 1

VHL-Gen, Nierenzellkarzinom **B 16:** 1
VHL-Syndrom s. von-Hippel-Lindau-Syndrom
video-assisted thoracic surgery (VATS), Pneumothorax **C 23:** 2
Vinca-Alkaloide **B 23:** 1
- Antidot **B 23:** 2

VIPom **A 5:** 6
Viridans-Streptokokken, Endokarditis, infektiöse **D 11:** 5
Virusenzephalitis **L 10:** 5–6
Virushepatitis
- s.a. Hepatitis
- akute **A 7:** 1–4
- chronische **A 7:** 4–11

Virusinfektionen
- Differentialdiagnose **L 12:** 2
- exanthemische, Gerinnungsstörungen **K 8:** 1
- – Verbrauchskoagulopathie/Hyperfibrinolyse **K 8:** 4
- Perikarditis **D 11:** 2
- transfusionsassoziierte **B 26:** 19
- Tuberkulose **C 1:** 1

Virusmeningitis **L 10:** 5–6
- s.a. Meningitis
- Liquorbefunde **L 10:** 2

Visusverlust, Wegenersche Granulomatose **I 15:** 2
Viszeralarterien-Aneurysma **E 7:** 2
Viszeralarterienerkrankungen **E 8:** 1
Vitamin A, Zufuhr, empfohlene **A 1:** 3
Vitamin-A-Intoxikation, Hyperkalzämie **G 11:** 2
Vitamin B$_1$, Zufuhr, empfohlene **A 1:** 3
Vitamin-B$_1$-Mangel, Herzmuskelerkrankungen **D 13:** 6
Vitamin B$_2$, Zufuhr, empfohlene **A 1:** 3
Vitamin B$_6$, Zufuhr, empfohlene **A 1:** 3
Vitamin B$_{12}$, Zufuhr, empfohlene **A 1:** 3
Vitamin-B$_{12}$-Mangel
- Anämie **B 1:** 4
- – renale **G 10:** 2
- Diagnose **B 1:** 5
- Differentialdiagnose **B 7:** 2
- Hydroxocobalamin **B 1:** 5
- Perniziosa **B 1:** 5
- Sprue **A 4:** 1

Vitamin-B$_{12}$-Mangelanämie **B 1:** 2
Vitamin D
- Alter **A 1:** 5
- Zufuhr, empfohlene **A 1:** 3

Vitamin-D-Intoxikation, Hyperkalzämie **G 11:** 2
Vitamin-D-Rezeptor-Defekt, Hypokalzämie **H 3:** 3
Vitamin-D-Stoffwechsel, Störungen, Hypokalzämie **H 3:** 3
Vitamin E, Zufuhr, empfohlene **A 1:** 3
Vitamin K, Zufuhr, empfohlene **A 1:** 3
Vitamin-K-Antagonisten, Venenthrombose **E 12:** 3
Vitamin-K-Mangel **B 28:** 1, **K 8:** 3–4
- Diagnostik und Therapie **B 28:** 3

Vitamin-K-Verwertungsstörungen **K 8:** 3–4
Vitaminbestimmung, Referenzwerte, Anämie, megaloblastäre **B 1:** 4
Vitamine
- Ernährung, parenterale **K 9:** 3
- Ernährungstherapie, zentralvenöse **K 9:** 3
- fettlösliche **A 1:** 3
- – Nahrungsfette **A 1:** 3
- Schwangerschaft **A 1:** 5
- Verluste durch Lagerung **A 1:** 3
- wasserlösliche **A 1:** 3
- Zufuhr, Empfehlungen **A 1:** 3

Vitaminmangel, Therapie **A 4:** 3
Vitien
- komplexe **D 15:** 3–4
- operierte, Tachykardie, atriale **D 4:** 3

Vocal-Cord-Dysfunktion, Differentialdiagnose **C 13:** 2
Völlegefühl, Ösophaguskarzinom **A 2:** 2
Vogelhalterlunge **C 16:** 1–2
Vollmondgesicht, Cushing-Syndrom **H 1:** 5
Volumen pulmonum auctum **C 11:** 1
Volumenbelastung, chronische, Tachykardie, atriale **D 4:** 3
Volumenüberlastung, Erythrozytenkonzentrate **B 26:** 16
Volutrauma, Beatmung **K 1:** 8
Vorhofembolie, Mitralklappenstenose **D 14:** 1
Vorhofextrasystolen, Ablation **D 4:** 3
Vorhofflattern **D 4:** 3
- Sinusrhythmus, stabiler **D 4:** 3

Vorhofflimmern **D 4:** 2
- Ablation **D 4:** 3
- Acetylsalicylsäure **D 4:** 3
- Antikoagulation **M 1:** 20
- bradykardes **D 3:** 3
- Embolieprophylaxe **D 4:** 3
- Herzklappenfehler **D 14:** 1
- His-Bündel-Ablation **D 4:** 3
- Kardiomyopathie, hypertrophische (HCM) **D 13:** 2
- paroxysmales, Mitralklappenstenose **D 14:** 1
- Schlaganfall, ischämischer **M 1:** 17, 20
- tachykardes, Kardiomyopathie, dilatative (DCM) **D 13:** 4
- – – hypertrophische (HCM) **D 13:** 2
- WPW-Syndrom **D 4:** 4
- Ximelagatran **D 4:** 3

Vorhofseptumdefekt **D 15:** 3
- Transposition der großen Gefäße **D 15:** 4

Vorläufer-T-Zell-Neoplasie **B 9:** 3
Vorläuferzell-Lymphome **B 9:** 1–2
VSD s. Ventrikelseptumdefekt

W

Wachstumsfaktoren
- hämatopoetische **B 24:** 1–4
- – Immundefekte **B 5:** 2
- – myelodysplastische Syndrome **B 7:** 4
- – Neutropenie **B 26:** 10
- – – febrile **B 26:** 13
- – Stammzelltransplantation

Wachstumshormonexzess, Akromegalie **H 1:** 4
Wachstumsretardation
- Colitis ulcerosa **A 4:** 8
- Crohn-Krankheit **A 4:** 8

Wärmeautoantikörper, Anämie, autoimmunhämolytische **B 1:** 6
Waldenström-Syndrom **B 9:** 4–5
- Immundefekte **B 5:** 1
- Plasmapherese/Immunadsorption/ Rheopherese **G 13:** 4

Walking-through-Angina **D 7:** 2
Warfarin, Behçet-Syndrom **I 21:** 2
Waschmittellunge **C 16:** 2
Wasser-Elektrolyt-Haushalt
- Basisbedarf **K 9:** 1
- Bilanzbedarf **K 9:** 1
- Bilanzierungsberechnung **K 9:** 1
- Korrekturbedarf **K 9:** 1

Wasserhaushalt **K 9:** 1–4
- Basisbedarf **K 9:** 1
- Bilanzbedarf **K 9:** 1
- Bilanzierungsberechnung **K 9:** 1
- Korrekturbedarf **K 9:** 1

Wassermelonenmagen, Sklerose, systemische **I 4.3:** 2
Waterhouse-Friderichsen-Syndrom **L 10:** 1
- Gerinnungsstörungen **K 8:** 1
- Verbrauchskoagulopathie/Hyperfibrinolyse **K 8:** 4

WDHA-Syndrom **A 5:** 6
Weaning s. Entwöhnung
Weber-Syndrom **E 10:** 2
webs, Ösophagus **A 2:** 1
Wegener-Granulomatose **G 6:** 1, **I 15:** 1–2
- Allgemeinsymptome **I 15:** 2
- ANCA **I 15:** 3
- bronchoalveoläre Lavage (BAL) **I 15:** 3
- cANCA **I 15:** 1
- Cyclophosphamid **I 15:** 4
- Diagnostik **G 6:** 1
- Echokardiographie **I 15:** 3
- Histologie **I 15:** 3
- HNO-Tumoren **I 15:** 3
- Infektion **I 15:** 3
- Labor, allgemeines **I 15:** 3
- lokalisierte **I 15:** 3
- Methotrexat **I 15:** 4
- Midline-Granuloma **I 15:** 3
- Mononeuritis multiplex **I 15:** 2
- MPO-Antikörper **I 15:** 3
- Niereninsuffizienz **G 10:** 1

– Nierenkrankheiten, tubulointerstitielle **G 2:** 3
– Pneumonie, idiopathische, eosinophile **C 19:** 1
– PR3-ANCA **I 15:** 1
– Prednisolon **I 15:** 4
– pulmorenales Syndrom **I 15:** 2
– Remissionsinduktion **I 15:** 4
– Subgruppen **I 15:** 1
– Symptomatik **G 6:** 1
– Therapie, immunsuppressive **G 6:** 1–2
– Vaskulitis **E 9:** 3
– Visusverlust **I 15:** 2
Weichteilinfektionen **L 7:** 1–4
– Antibiotika **K 4:** 3
Weichteilmetastasen, solitäre, CUP-Syndrom **B 22:** 3
Weichteilsarkome **B 18:** 1–5
– Adriamycin, liposomales **B 18:** 6
– AIO-Arbeitsgruppe **B 18:** 3
– Chemotherapie **B 18:** 2–6
– chirurgische Therapie **B 18:** 2
– CUP-Syndrom **B 22:** 2
– disseminierte, Chemotherapie **B 18:** 3–4
– Ecteinascidin **B 18:** 6
– des Erwachsenen **B 18:** 1–9
– Extremitäten **B 18:** 2
– fortgeschrittene, Therapie **B 18:** 3
– Gemcitabin **B 18:** 6
– Grading, histopathologisches **B 18:** 1
– Histologie **B 18:** 1
– Hochdosischemotherapie **B 18:** 3
– Hyperthermie **B 18:** 2–3
– Körperstamm **B 18:** 2
– lokal fortgeschrittene, Therapieoptionen **B 18:** 4
– Lokalrezidive, Therapieoptionen **B 18:** 3–4
– Lungenmetastasen **B 18:** 3
– Lymphknotenmetastasen **B 18:** 2–3
– Metastasen **B 18:** 2
– – hämatogene **B 18:** 2
– Metastasenchirurgie **B 18:** 2
– Nachsorge **B 18:** 4, 6
– Primär- und Rezidivtumor **B 18:** 1
– Retroperitoneum **B 18:** 2
– rezidivierte, Therapieoptionen **B 18:** 4
– Strahlentherapie **B 18:** 2–3
– Subtypen **B 18:** 5
– Taxane **B 18:** 6
– Therapie **B 18:** 1–6
– – chirurgische **B 18:** 1
– – experimentelle **B 18:** 3
– Thorax- und Bauchwand **B 18:** 2
– TNM-Klassifikation **B 18:** 1
– Topoisomerase-I-Inhibitoren **B 18:** 6
– Topotecan **B 18:** 6
– UICC-AJCC-Klassifikation **B 18:** 1
– weite Exzision **B 18:** 2
– Zytostatika, neuere **B 18:** 3
Weißnägel, Darmerkrankungen, chronisch-entzündliche **A 4:** 6
Weißverfärbung der Finger, Raynaud-Syndrom **E 5:** 1
Wellensittichhalterlunge **C 16:** 2
Wertheim-Radikaloperation, Zervixkarzinom **B 14:** 4
West-Nil-Fieber **L 12:** 4
WG s. Wegener-Granulomatose
Whipple-Syndrom **A 4:** 1
– Eisenmangel **B 2:** 2
– Spondylarthritis **I 2:** 2
– Therapie **A 4:** 3
white-clot-Syndrom **K 8:** 8
WHO-Klassifikation
– Gliatumoren **B 21:** 1
– Hodgkin-Lymphom **B 10:** 1
– Leukämie, akute **B 6:** 1
– Lymphome, maligne **B 9:** 1–2
von-Willebrand-Syndrom **K 8:** 9
– hämophiler Blutungstyp **B 27:** 1

– Klassifikation **B 27:** 2
– Substitutionsempfehlungen **B 27:** 4
– Thrombozytopenie **B 28:** 6
Wilms-Tumor-Aniridie-Syndrom **G 7:** 3
Wilson-Gen **A 7:** 15
Wilson-Syndrom **A 7:** 15
– Arthrose **I 4:** 1, **I 7:** 1
– Chelatbildner **A 7:** 15
– Coeruloplasminspiegel **A 7:** 15
– Penicillamin **A 7:** 15
– Pyridoxin **A 7:** 15
Windpocken **L 6:** 1–2
– Komplikationen **L 6:** 2
Winzerlunge **C 16:** 2
Wirbelkörperfrakturen
– nach Bagatelltrauma, Osteoporose **H 9:** 1
– Osteoporose **H 9:** 2, 4
Wirbelsäulenschmerzen, Spondylarthritis **I 2:** 1
Wolff-Parkinson-White-Syndrom s. WPW-Syndrom
Wolhynisches Fieber **L 12:** 7
WPW-Syndrom
– Herztod, plötzlicher **D 4:** 4
– verborgenes **D 4:** 4
– Vorhofflimmern **D 4:** 4
WTS s. Weichteilsarkome
Wundinfektion, nosokomiale **L 16:** 1

X

Xanthinsteine **G 8:** 1, 6
Xanthome, Hyperlipoproteinämie **H 8:** 2
Xerostomie
– durch Opioide **B 26:** 2
– Sjögren-Syndrom **I 4:** 2
Xero-Tracheitis, Sjögren-Syndrom **I 4:** 1
Ximelagatran, Vorhofflimmern **D 4:** 3
XX-Mann-Syndrom **H 7:** 2
Xylitintoleranz **A 4:** 1
D-Xylose-Test
– Dünndarmerkrankungen **A 4:** 2
– Dünndarmfunktionsstörungen **A 4:** 2
XYY-Syndrom **H 7:** 2

Y

Yersiniose **L 9:** 3
– Arthritis, reaktive **I 3:** 1
– HLA-B27 **I 2:** 1
Young-Syndrom **H 7:** 3

Z

Zahnpasta, Fluoride **A 1:** 4
Zalcitabin, HIV-Infektion/AIDS **L 13:** 2
Zellatmung, Vergiftungen **K 2:** 2
zerebrale Ischämie
– nichtkardiogene, Antikoagulation **M 1:** 21
– – Schlaganfall, ischämischer **M 1:** 21
Zerkarien, Schistosomiasis **L 12:** 5
Zerkariendermatitis **L 12:** 6
Zervixkarzinom **B 14:** 3–4
– HIV-Infektion/AIDS **L 13:** 9
– HPV-DNA **B 14:** 4
– Hysterektomie-Typ nach Piver **B 14:** 4
– Nachsorge **B 14:** 4
– Wertheim-Radikaloperation **B 14:** 4
Zervizitis, Spondylarthritis **I 2:** 2
Zidovudin
– HIV-Infektion/AIDS **L 13:** 2
– und Lamivudin, HIV-Infektion/AIDS **L 13:** 2
Zink **A 1:** 3
– Zufuhr, empfohlene **A 1:** 4

Zinkmangel
– Immundefekte **B 5:** 1
– Therapie **A 4:** 3
Zinkprotoporphyrin, Eisenmangel **B 2:** 4
Zirrhose s. Leberzirrhose
Zitratausscheidung
– Azidose, tubuläre, renale **G 8:** 4
– Kalziumnephrolithiasis **G 8:** 4
ZNS-Erkrankungen, Hypertonie **F 1:** 2
ZNS-Infektionen **L 10:** 1–7
– bakterielle, parenterale Therapie **L 10:** 3
ZNS-Metastasierung, Melanom, malignes **B 20:** 4
Zöliakie, Eisenmangel **B 2:** 2
Zohlen-Zeichen, Gonarthrose **I 7:** 6
Zollinger-Ellison-Syndrom **A 5:** 6–7
Zoster s. Herpes zoster
ZSAS s. Schlafapnoesyndrom, zentrales
Zungenbändchen, Sklerose **I 4.3:** 1
Zwerchfellresektion, Pleuramesotheliom **B 19:** 2
Zwölffingerdarmerkrankungen **A 3:** 1, 5–6
Zyanose
– ARDS **K 1:** 2
– Raynaud-Syndrom **E 5:** 1
– Rechtsherzinsuffizienz **D 1:** 1
– Schock **K 5:** 1
– Venenthrombose **E 12:** 1
Zyklusstörungen
– Akromegalie **H 1:** 3
– Hypophysenadenome **H 1:** 10
Zylindrom, Lunge **C 3:** 1–2
Zystektomie, Harnblasenkarzinom **B 16:** 6
Zysten, Hypophysentumoren **H 1:** 14
Zystenleber **A 7:** 21–22
Zystennieren **G 7:** 3
– Erythrozytose, sekundäre **B 8:** 2
– medulläre, Differentialdiagnose **G 7:** 6
– – Typ I **G 7:** 3
– – Typ II **G 7:** 3
Zystinose **G 7:** 3
Zystinsteine **G 8:** 5–6
– D-Penicillamin **G 8:** 5
Zystinurie **G 7:** 2, **G 8:** 1
zystische Fibrose s. Mukoviszidose
Zystitis **G 3:** 1
– akute, komplizierte, lokalisierte **G 3:** 3
– – Nieren- oder Prostatabeteiligung, okkulte **G 3:** 2
– – unkomplizierte **G 3:** 3
– – – der Frau **G 3:** 1
– rekurrierende **G 3:** 2
Zytomegalievirusinfektion s. CMV-Infektion
Zytopenie, antikörpervermittelte, Differentialdiagnose **B 7:** 2
zytoreduktive Therapie, Myelofibrose, chronisch-idiopathische (cIMF) **B 8:** 8–9
Zytostatika(therapie) **B 23:** 1–5
– s.a. Chemotherapie
– Antidot **B 23:** 2
– Arzneimittelinteraktionen **B 23:** 5
– Dosisreduktion, Leberfunktionsstörungen **B 23:** 4
– – Niereninsuffizienz **B 23:** 4
– – Übergewicht **B 23:** 5
– emetogene Potenz **B 26:** 7
– Gynäkomastie **H 7:** 11
– Hormonrefraktärität, Prostatakarzinom **B 15:** 5
– Instillation, Pleuraerguss, maligner **C 21:** 3
– Klassifikation **B 23:** 1
– Kreatinin-Clearance **B 23:** 4
– Paravasate **B 23:** 1–2

A   ERKRANKUNGEN DER VERDAUUNGSORGANE

Diese Kapitel wurden von Mitgliedern der Deutschen Gesellschaft für Verdauungs- und Stoffwechselkrankheiten verfasst.

Die Beiträge über Tumoren wurden gemeinsam mit Autoren der Deutschen Gesellschaft für Hämatologie und Onkologie (DGHO), der Beitrag über endokrine Tumoren des Pankreas gemeinsam mit einem Mitglied der Deutschen Gesellschaft für Endokrinologie (DGE) abgefasst.

Die Autoren der einzelnen Beiträge wurden in alphabetischer Reihenfolge aufgeführt.

Redaktion:
W. Domschke, W. E. Fleig, W. E. Hansen, M. Manns, W. Schmiegel

Autoren:
R. Arnold, S. C. Bischoff, C. Bokemeyer (DGHO), K. H. W. Böker, W. Caspary, M. Classen, W. Domschke, K. Feuser, W. E. Fleig, W. E. Hansen, E. Heidemann (DGHO), A. Holstege, H. J. Illiger (DGHO), C.-H. Köhner (DGHO), F. Lammert, P. G. Lankisch, C. Lersch, M. Manns, S. Matern, C. Pox, H. J. Riemann, W. Schepp, W. Schmiegel, J. Schölmerich, V. Schusdziarra, E. F. Stange, B. Steinke (DGHO), H. J. Weh (DGHO), M. Wienbeck, R. Ziegler (DGE)

Inhaltsverzeichnis

1 Prinzipien der Ernährung
K. Feuser, S. C. Bischoff

2 Speiseröhre
M. Classen, H.J. Illiger (DGHO), C. Lersch,
W. Schepp, J.R. Siewert (DGVC), M. Wienbeck
- 2.1 Refluxkrankheit
- 2.2 Speiseröhrentumore
- 2.2.1 Gutartige Tumore
- 2.2.2 Maligne Tumore
- 2.3 Funktionsstörungen

3 Magen/Zwölffingerdarm
C. Bokemeyer (DGHO), W.E. Hansen, W. Schepp,
W. Schmiegel, M. Stolte
- *3.1 Erkrankungen der Magenschleimhaut: Gastritis, Erosionen, Riesenfalten, Magen- und Zwölffingerdarmgeschwüre
- 3.2 Reizmagen (funktionelle Dyspepsie)
- 3.3 Magentumore
- 3.3.1 Benigne Magentumore
- 3.3.2 Karzinoidtumor des Magens
- 3.3.3 Maligne Magentumore
- 3.4 Folgezustände nach Magenoperationen

4 Dünn- und Dickdarm
W. Caspary, W.E. Hansen, H.J. Illiger (DGHO), W.
Schmiegel, E.F. Stange, H.J. Weh (DGHO), W. E. Fleig
- 4.1 Malabsorptionssyndrome
- 4.2 Nahrungsmittelunverträglichkeiten
- 4.3 Infektionen
- *4.4 Chronisch entzündliche Darmerkrankungen
- 4.5 Akute Appenditzits
- 4.6 Reizdarmsyndrom
- 4.7 Divertikel
- 4.8 Neoplasien des Dünn- und Dickdarms
- 4.8.1 Dünndarmneoplasien
- 4.8.2 Kolonpolypen und gastrointestinale Polyposis-Syndrome
- 4.8.3 Kolorektales Karzinom
  C. Pox, V. Heinemann
- 4.8.4 Intestinale Lymphome *(in Vorbereitung)*
- 4.8.5 Karzinoidtumor und Karzinoidsyndrom *(in Vorbereitung)*
- 4.9 Anorektale Erkrankungen
- 4.9.1 Benigne anorektale Erkrankungen
- 4.9.2 Karzinom der Analregion

5 Bauchspeicheldrüse
C. Bokemeyer (DGHO), P.G. Lankisch, J. Mössner,
W. Schmiegel, V. Schusdziarra, R. Ziegler (DGE)
- *5.1 Akute und chronische Pankreatitis
- 5.2 Pankreastumore (außer endokrin aktive Tumore)
- 5.2.1 Pankreaskarzinom
- 5.3 Endokrin aktive Pankreastumore
- 5.3.1 Karzinoidsyndrom
- 5.3.2 VIPom, oder WDHA-Syndrom (Verner-Morrison-Syndrom)
- 5.3.3 Gastrinom (Zollinger-Ellison-Syndrom)
- 5.3.4 Insulinom (s. Kap. H)
- 5.3.5 Glukagonom, Somatostatinom, PPom (s. Kap. H)

6 Gallenblase, Gallenwege
C. Bokemeyer (DGHO), M. Classen, F. Lammert,
S. Matern, W. Schmiegel
- 6.1 Steinerkrankungen des biliären Systems (Cholelithiasis)
- 6.2 Karzinome des biliären Systems (Gallenblasen- und extrahepatisches Gallengangskarzinom)

7 Leberkrankheiten
K.H.W. Böker, A. Holstege, M. Manns,
B. Steinke (DGHO)
- *7.1 Akute Virus-Hepatitis
- 7.1.1 Hepatitis A
- 7.1.2 Hepatitis B
- 7.1.3 Hepatitis C
- 7.1.5 Hepatitis D
- 7.1.5 Hepatitis E
- *7.2 Chronische virale Hepatitis
- 7.2.1 Chronische Hepatitis B
- 7.2.2 Chronische Hepatitis C
- 7.2.3 Chronische Hepatitis D
- 7.2.4 Chronische Hepatitis G
- *7.3 Autoimmun-Hepatitis
- *7.4 Primär biliäre Zirrhose (PBC)
- *7.5 Primär sklerosierende Cholangitis (PSC)
- 7.6 Morbus Wilson
- 7.7 Hereditäre Hämochromatose
- 7.8 α_1-Antitrypsin-Mangel
- 7.9 Arzneimittelinduzierte Leberschäden
- 7.10 Alkoholische Leberschäden
- 7.11 Nicht-alkoholische Leberschäden
- 7.12 Gefäßerkrankungen der Leber
- 7.12.1 Budd-Chiari-Syndrom (Lebervenenverschluß)
- 7.12.2 Pfortaderthrombose
- 7.12.3 Morbus Osler (hereditäre hämorrhagische Telenagiektasien)
- 7.13 Lebertumore
- 7.13.1 Maligne Lebertumore
- 7.13.2 Benigne Lebertumore
- 7.14 Leberabszesse
- 7.15 Leberzysten und Zystenleber
- 7.16 Schwangerschaftsspezifische Leberkrankheiten
- 7.17 Akutes Leberversagen
- 7.18 Leberzirrhose

8 Notfälle
W. Domschke
- 8.1 Akutes Abdomen
- 8.2 Blutung

1 Prinzipien der Ernährung

K. Feuser, S. C. Bischoff

Einleitung: Was ist „gesunde Ernährung"?

Eine gesunde Ernährung muss die Grundbedürfnisse des menschlichen Körpers hinsichtlich der Aufnahme von essentiellen Aminosäuren und Fettsäuren, Vitaminen, Mengenelementen und Spurenelementen decken. Die Ernährung ist allerdings nicht nur die Summe aller für das Überleben notwendiger Nährstoffe, vielmehr ergibt sie sich als Ergebnis aus dem Zusammenspiel aller Bestandteile einer vollwertigen Ernährung (3).
Die alte Volksweisheit „Essen und Trinken hält unsere Seele zusammen" zeigt auf, dass die Ernährung neben der Kalorienaufnahme weitere wichtige Funktionen erfüllt. Essen kann ein Genuss sein und soziale Funktionen erfüllen. Eine gesunde Ernährung soll darüber hinaus dem Menschen helfen, sich gesund zu erhalten. Nach der World Health Organization (WHO) ist die Gesundheit „ein Zustand vollständigen körperlichen, geistigen und sozialen Wohlbefindens und daher weit mehr als die bloße Abwesenheit von Krankheit oder Gebrechen" (25). Eine gesunde Ernährung kann somit zur Steigerung der Lebensqualität führen, wobei eine falsche Ernährungsweise dagegen die Lebensqualität vermindern und das Entstehen von Krankheiten begünstigen kann.

Prinzip „Vollwertige Ernährung" nach Empfehlungen der DGE

Nach der Deutschen Gesellschaft für Ernährung (DGE) ist eine vollwertige Ernährung eine Ernährungsweise, die folgenden zehn Regeln entspricht:
1. Vielseitig essen
2. Reichlich Getreideprodukte und Kartoffeln
3. Fünfmal Obst und Gemüse pro Tag
4. Täglich Milch und Milchprodukte, ein- bis zweimal wöchentlich Fisch, Fleisch, Wurstwaren; Eier in Maßen
5. Wenig Fett und fettreiche Lebensmittel
6. Zucker und Salz in Maßen
7. Reichlich Flüssigkeit
8. Schmackhaft und schonend zubereitet
9. Sich Zeit nehmen und das Essen genießen
10. Auf Gesundheit achten und in Bewegung bleiben (4).

Zur visuellen Darstellung dieser zehn Verhaltensregeln zur Lebensmittelauswahl hat die DGE eine dreidimensionale Ernährungspyramide herausgegeben. Basis für diese bildet der Ernährungskreis, der unter Berücksichtigung der Referenzwerte für die Nährstoffzufuhr des DACH-Verbandes (s.u.) entwickelt wurde. Im DGE-Ernährungskreis werden die Lebensmittel in sieben Segmente unterteilt, wobei die Segmentgrößen des Kreises das prozentuale Mengenverhältnis der einzelnen Lebensmittelgruppen zueinander verdeutlicht. Die Lebensmittel der verschiedenen Produktgruppen sollten regelmäßig gewechselt werden. Die dreidimensionale Ernährungspyramide liefert darüber hinaus erweiterte Informationen über den ernährungsphysiologischen Wert der Lebensmittel. Es werden vier Produktgruppen unterschieden, die jeweils einer anderen Pyramidenseite (Dreiecke) zugeordnet werden:
- Lebensmittel vorwiegend pflanzlicher Herkunft
- Lebensmittel vorwiegend tierischen Ursprungs
- Speisefette und Öle
- Getränke.

Die Lebensmittel einer Produktgruppe werden innerhalb der Dreiecke nach ihrem ernährungsphysiologischen Wert hierarchisiert. In der Spitze sind die Produkte zu finden, die als weniger wertvoll erachtet werden, wogegen die empfehlenswerten die Basis ausmachen (5, 21).
Gemeinsam mit der Österreichischen Gesellschaft für Ernährung (ÖGE), der Schweizerischen Gesellschaft für Ernährungsforschung (SGE) und der Schweizerischen Vereinigung für Ernährung (SVE), ist die DGE zu dem so genannten DACH-Verband zusammengefasst. Dieser hat im Jahr 2000 erstmals die Referenzwerte für die Nährstoffzufuhr veröffentlicht. Die folgenden Empfehlungen zur Energie-, Mikro- und Makronährstoffzufuhr sind aus diesen Empfehlungen entnommen (6).

Zufuhr von Energie und Nährstoffen

Energiezufuhr

Der tägliche Gesamtenergiebedarf ist die Summe des Grundumsatzes, des Arbeitsumsatzes, der nahrungsinduzierten Thermogenese sowie des Bedarfs für Wachstum, Schwangerschaft und Stillzeit.
Der Grundumsatz ist die Energie, die der Körper bei vollständiger körperlicher Inaktivität und im postabsorptiven Zustand benötigt, um die biologischen Funktionen zu gewährleisten. Dieser Umsatz stellt bei durchschnittlicher körperlicher Aktivität den größten Teil des Energieverbrauchs dar. Der Grundumsatz kann berechnet oder mittels Kalorimetrie bestimmt werden. Zur Berechnung werden die fettfreie Körpermasse, der Körperfettanteil, das Alter und das Geschlecht herangezogen.
Die nahrungsinduzierte Thermogenese ist für den täglichen Gesamtenergiebedarf von quantitativ geringer Bedeutung. Ungefähr 8–10% der mit einer durchschnittlichen Mischkost aufgenommenen Energie werden für den endogenen Transport und die Speicherung in die Zielzellen benötigt. Mit diesen Prozessen ist eine gesteigerte Wärmeproduktion verbunden, die als nahrungsinduzierte Thermogenese bezeichnet wird.
Die körperliche Aktivität bedingt einen erheblichen Teil des Energieumsatzes. Die körperliche Aktivität (physical activity level, PAL) wird angegeben als Mehrfaches des Grundumsatzes. In der Regel variiert dieser Wert zwischen 1,2 und 2,4.
Bei Kindern und Jugendlichen ist aufgrund des Wachstums für die Bestimmung des Energiebedarfs die Energie zu berücksichtigen, die für den Ansatz von Körpermasse benötigt wird.

In der Tabelle A.1-1 werden die Richtwerte für die durchschnittliche Energiezufuhr in Megajoule (MJ) und Kilokalorien (kcal) pro Tag bei Personen mit einem Body-Mass-Index (BMI) im Normalbereich und mit entsprechender körperlicher Aktivität in Kilojoule (kJ) und kcal pro Kilogramm Körpergewicht dargestellt (6).

Makronährstoffzufuhr

Makronährstoffe sind die Nährstoffe, die mit der täglichen Ernährung in Mengen von bis zu mehreren hundert Gramm aufgenommen werden. Zu dieser Gruppe gehören die Kohlenhydrate, die Proteine und die Fette. Sie dienen dem Körper zum größten Teil als Energiequelle. Nur ein kleiner Teil, zu dem die essentiellen Aminosäuren und die essentiellen Fettsäuren gehören, ist für den Menschen unentbehrlich und muss mit der täglichen Ernährung zugeführt werden.

Mehr als 50 % der täglichen Energieaufnahme sollte in Form von Kohlenhydraten mit einem hohen Anteil von stärkehaltigen und ballaststoffreichen Lebensmitteln erfolgen. Diese enthalten wichtige Mikronährstoffe und sekundäre Pflanzenstoffe. Lebensmittel, die isolierte Kohlenhydrate wie z.B. Mono- und Disaccharide sowie raffinierte oder modifizierte Stärke enthalten, sollten gemieden werden. Durch eine hohe Zufuhr von Lebensmitteln mit geringer Nährstoffdichte, kann die Versorgung mit allen für den Menschen essentiellen Bestandteilen nicht in ausreichendem Maße erfolgen (6).

Ballaststoffe sind Strukturbestandteile von Pflanzen: Polysaccharide, Oligosaccharide, Lignin und assoziierte Pflanzensubstanzen. Aufgrund ihrer Resistenz gegen die Verdauungsenzyme erreichen sie das Kolon in intakter Struktur. Dort werden sie teilweise durch Darmbakterien hydrolysiert und fermentiert. Obwohl Ballaststoffe nicht absorbiert werden können, ist ihre ausreichende und regelmäßige Aufnahme unerlässlich. Sie sind für verschiedene gesundheitsfördernde Prozesse wie die Steigerung der Darmmotilität, die Wirkung gegen Obstipation, die Senkung des Cholesterinspiegels sowie die Regulation des Blutglukosespiegels von Bedeutung (2). Krebsprotektive Eigenschaften der Ballaststoffe werden kontrovers diskutiert (1). Es wird eine tägliche Aufnahme von mehr als 30 g Ballaststoffen empfohlen (8).

Durch die Aufnahme von Nahrungsproteinen wird der Körper mit Aminosäuren und anderen stickstoffhaltigen Verbindungen versorgt. Diese sind insbesondere für den Aufbau von körpereigenen Proteinen unentbehrlich. Die körpereigenen Proteine eines Menschen werden aus 20 verschiedenen Aminosäuren aufgebaut. Für einen Erwachsenen sind neun Aminosäuren essentiell, d.h. diese können nicht endogen synthetisiert werden und müssen daher mit der Nahrung zugeführt werden. Diese unentbehrlichen Aminosäuren sind: Histidin, Isoleucin, Leucin, Lysin, Methionin, Phenylalanin, Threonin, Tryptophan und Valin. Aber auch die entbehrlichen Aminosäuren werden für das regelrechte Funktionieren des Organismus benötigt. Ein adäquates Wachstum kann nur durch eine ausreichende Zufuhr von essentiellen sowie nichtessentiellen Aminosäuren erfolgen. Einem gesunden Erwachsenen empfiehlt die DGE eine tägliche Aufnahme von 0,8 g/kg Körpergewicht. Bei einer ausgewogenen Mischkost, bei der sowohl pflanzliche als auch tierische Lebensmittel, die als Proteinquellen dienen, verzehrt werden, erfolgt ca. 8–10 % der Energiezufuhr in Form von Nahrungsproteinen. Die Nahrungsfette sind für eine ausreichende Energiezufuhr unerlässlich. Des Weiteren enthalten Nahrungsfette essentielle Fettsäuren und fettlösliche

Tabelle A.1-1 Richtwerte für die durchschnittliche Energiezufuhr in MJ und kcal/Tag bei Personen mit einem BMI im Normalbereich und mit entsprechender körperlicher Aktivität in kJ und kcal/kg Körpergewicht (nach [8]).

Alter	MJ/Tag		kcal/Tag		Werte für mittlere körperliche Aktivität kJ/kg		Werte für mittlere körperliche Aktivität kcal/kg	
	m	w	m	w	m	w	m	w
Säuglinge								
0 bis unter 4 Monate	2	1,9	500	450	390	380	94	91
4 bis unter 12 Monate	3	2,9	700	700	380	380	90	91
Kinder								
1 bis unter 4 Jahre	4,7	4,4	1100	1000	380	370	91	88
4 bis unter 7 Jahre	6,4	5,8	1500	1400	340	330	82	78
7 bis unter 10 Jahre	7,9	7,1	1900	1700	310	280	75	68
10 bis unter 13 Jahre	9,4	8,5	2300	2000	270	230	64	55
13 bis unter 15 Jahre	11,2	9,4	2700	2200	230	200	56	47
Jugendliche und Erwachsene								
15 bis unter 19 Jahre	13	10,5	3100	2500	195	180	46	43
19 bis unter 25 Jahre	12,5	10	3000	2400	170	165	41	40
25 bis unter 51 Jahre	12	9,5	2900	2300	165	165	39	39
51 bis unter 65 Jahre	10,5	8,5	2500	2000	145	145	35	35
65 Jahre und älter	9,5	7,5	2300	1800	140	135	34	33

Vitamine. Der Brennwert der Nahrungsfette ist mehr als doppelt so hoch wie der von Kohlenhydraten und Proteinen. Die mit der Nahrung aufgenommenen Fette sind überwiegend gemischte Triglyzeride, die von einem gesunden Menschen nahezu vollständig absorbiert werden. Triglyzeride bestehen aus Glycerin und drei Fettsäuren, wobei die letztgenannten aus ernährungsphysiologischer Sicht die wertvollere Komponente darstellen. Die Fettsäuren können gesättigt, ungesättigt oder mehrfach ungesättigt sein. Die chemische Struktur bedingt das physikalische und biochemische Verhalten.

Die gesättigten Fettsäuren werden zum einem vom Menschen mit der Nahrung in hoher Menge aufgenommen, zum anderen können sie auch endogen synthetisiert werden. Da der Mensch bei der körpereigenen Synthese der Fettsäuren zwischen dem Methylende und dem neunten Kohlenstoffatom keine Doppelbindung einbauen kann, sind einige mehrfach ungesättigte Fettsäuren unentbehrlich.

Gesunde Erwachsene mit leichter bis mittelschwerer körperlichen Aktivität sollten nicht mehr als 30% ihrer Energie in Form von Fetten aufnehmen. Allerdings ist nicht nur die Gesamtfettaufnahme entscheidend, sondern auch die Zusammenstellung der Fette. Es wird empfohlen, dass die Gesamtfettzufuhr jeweils in Form von gesättigten, einfach ungesättigten und mehrfach ungesättigten Fettsäuren erfolgen soll. Die Aufnahme von Nahrungscholesterin sollte 300 mg/Tag nicht übersteigen (6).

Mikronährstoffzufuhr

Die Mikronährstoffe sind Substanzen, die für die Funktionen des menschlichen Körpers unentbehrlich sind und vom Menschen nicht oder nur in unzureichender Menge endogen synthetisiert werden können. Zu der Gruppe der Mikronährstoffe zählen Vitamine, Mengenelemente und Spurenelemente.

Vitamine sind für den Menschen essentielle Substanzen. Sie werden für zahlreiche Stoffwechselvorgänge benötigt und müssen daher mit der täglichen Ernährung in ausreichender Menge zugeführt werden (Tab. A.1-2). Eine Ausnahme bildet das Vitamin D, das vom Menschen in der Haut aus Cholesterin unter Sonnenexposition gebildet werden kann.

Die Gruppe der Vitamine kann in fett- und wasserlösliche unterschieden werden. Zu den fettlöslichen Vitaminen gehören die Vitamine A, D, E und K, zu den wasserlöslichen die Vitamine der B-Familie, Vitamin C, Biotin, Folsäure und Pantothensäure.

Bei der Lagerung, der Konservierung und Zubereitung von Lebensmitteln können zum Teil beträchtliche Vitaminverluste auftreten. Sauerstoff, Licht, Wärme sowie der pH-Wert sind wichtige Einflussfaktoren. Um die Verluste möglichst gering zu halten, wird empfohlen, Lebensmittel nur kurz und schonend mit wenig Wasser und wenig Fett zu garen.

Mengen- und Spurenelemente werden nach der Menge, in der sie im menschlichen Körper enthalten sind, unterschieden. Mengenelemente sind „anorganische Nahrungsbestandteile, deren Essentialität beim Menschen in Mengen > 50 mg/Tag experimentell nachgewiesen ist". Zu dieser Gruppe zählen Natrium, Chlorid, Kalium, Kalzium, Phosphor, Magnesium und Schwefel (Tab. A.1-3).

„Spurenelemente sind anorganische Nahrungsbestandteile, deren Gehalt im Gewebe unter 50 ppm liegt, deren Essentialität beim Menschen in einer Menge < 50 mg/Tag experimentell nachgewiesen und deren Funktion biochemisch sichergestellt ist". Hierzu zählen Eisen, Jod, Fluorid, Zink, Selen, Kupfer, Mangan, Chrom, Molybdän, Kobalt und Nickel (Tab. A.1-3) (6).

Tabelle A.1-2   Empfohlene Vitaminzufuhr für Erwachsene (nach [8]).

Vitamin	empfohlene Zufuhr für Erwachsene					
	19 bis unter 25 Jahre		25 bis unter 51 Jahre		51 bis unter 65 Jahre	
	m	w	m	w	m	w
Vitamin A = Retinol [mg-Äquivalent/Tag]	1,0	1,0	1,0	1,0	1,0	1,0
Vitamin D = Calciferole [µg/Tag]	5,0	5,0	5,0	5,0	5,0	5,0
Vitamin E = Tocopherole [mg-Äquivalent/Tag]	15	15	14	14	13	13
Vitamin K [µg/Tag]	70	60	70	60	80	65
Vitamin B_1 = Thiamin [mg/Tag]	1,3	1,0	1,2	1,0	1,1	1,0
Vitamin B_2 = Riboflavin [mg/Tag]	1,5	1,2	1,4	1,2	1,3	1,2
Niacin [mg/Äquivalent/Tag]	17	13	16	13	15	13
Vitamin B_6 = Pyridoxin [mg/Tag]	1,5	1,2	1,5	1,2	1,5	1,2
Folsäure [µg-Äquivalent/Tag]	400	400	400	400	400	400
Pantothensäure [mg/Tag]	6,0	6,0	6,0	6,0	6,0	6,0
Biotin [µg/Tag]	30–60	30–60	30–60	30–60	30–60	30–60
Vitamin B_{12} = Cobalamine [µg/Tag]	3,0	3,0	3,0	3,0	3,0	3,0
Vitamin C [µg/Tag]	100	100	100	100	100	100

Tabelle A.1-3 Empfohlene Zufuhr von Mengenelementen und Spurenelementen für Erwachsene (nach [8]).

Mengenelement	Empfohlene Zufuhr für Erwachsene					
	19 bis unter 25 Jahre		25 bis unter 51 Jahre		51 bis unter 65 Jahre	
	m	w	m	w	m	w
Natrium [mg/Tag]	550	550	550	550	550	550
Chlorid [mg/Tag]	830	830	830	830	830	830
Kalium [mg/Tag]	2000	2000	2000	2000	2000	2000
Calcium [mg/Tag]	1000	1000	1000	1000	1000	1000
Phosphor [mg/Tag]	700	700	700	700	700	700
Magnesium [mg/Tag]	400	310	350	300	350	300

Spurenelemente	Empfohlene Zufuhr für Erwachsene					
	19 bis unter 25 Jahre		25 bis unter 51 Jahre		51 bis unter 65 Jahre	
	m	w	m	w	m	w
Eisen [mg/Tag]	10	15	10	15	10	10
Jod [µg/Tag]	200	200	200	200	180	180
Fluorid [mg/Tag]	3,8	3,1	3,8	3,1	3,8	3,1
Zink [mg/Tag]	10	7	10	7	10	7
Selen [µg/Tag]	30–70	30–70	30–70	30–70	30–70	30–70
Kupfer [mg/Tag]	1,0–1,5	1,0–1,5	1,0–1,5	1,0–1,5	1,0–1,5	1,0–1,5
Mangan [mg/Tag]	2,0–5,0	2,0–5,0	2,0–5,0	2,0–5,0	2,0–5,0	2,0–5,0
Chrom [µg/Tag]	30–100	30–100	30–100	30–100	30–100	30–100
Molybdän [µg/Tag]	50–100	50–100	50–100	50–100	50–100	50–100

Kritische Nährstoffe in der Normalbevölkerung

In den Industriestaaten ist eine kalorische Überversorgung verbreitet. Ein Mangel an Energie und Makronährstoffen kommt in diesen Ländern in der Regel nur in Folge von Krankheiten vor.

Im Erwachsenenalter sinkt der Energiebedarf kontinuierlich ab, während der Bedarf an Vitaminen, Mineralstoffen und Spurenelementen konstant bleibt. Daher ist es wichtig, in dieser Lebensphase auf eine ausgewogene Ernährung zu achten und Lebensmittel mit hoher Nährstoffdichte zu bevorzugen.

Nur wenige Nährstoffe gelten in den westlichen Industriestaaten als kritische Nährstoffe, die von einem großen Prozentsatz der Bevölkerung defizitär aufgenommen werden.

In Deutschland ist ein mäßig stark ausgeprägter Jodmangel weit verbreitet. Es wird daher von einem Strumaendemiegebiet gesprochen (12). Die WHO hat im Jahr 2004 einen Bericht über die weltweite Jodversorgung veröffentlicht. Demnach wiesen 2003 56,9% der europäischen Bevölkerung eine unzureichende Jodversorgung auf (26). Tierische und pflanzliche Lebensmittel weisen je nach Jodgehalt des Bodens bzw. der Futtermittel einen unterschiedlichen Jodgehalt auf. Diese Gehaltsschwankungen können sehr groß sein. Zur Sicherstellung der Versorgung wird in Deutschland das Speisesalz mit 15–25 mg Jod pro Kilogramm Salz angereichert. Bereits 1959 wurde das Jodsalz in der damaligen Bundesrepublik Deutschland auf den Markt gebracht. Zunächst galt es allerdings als diätetisches Lebensmittel (18). Heute findet es sowohl in Privathaushalten und in der Gemeinschaftsverpflegung als auch in der industriellen Produktion von Lebensmitteln Verwendung. Futtermittel dürfen in Deutschland mit 10 mg Jod/kg angereichert werden. Dadurch wird erreicht, dass der Jodgehalt in Milch, Fleisch und Eiern erhöht wird (9).

Das Trinkwasser stellt für den Menschen eine wichtige Fluoridquelle dar. In den meisten Regionen Deutschlands liegt jedoch der Gehalt im Trinkwasser unter 0,3 mg/Liter. Die tägliche Fluoridaufnahme eines Erwachsenen mit einer Mischkost liegt in diesen Regionen bei 0,4–0,6 mg/Tag. Die DGE empfiehlt für einen Erwachsenen eine tägliche Aufnahme von 2,9–3,8 mg/Tag (6). Aufgrund des geringen Fluoridgehalts der Lebensmittel und des Trinkwassers wurden in Deutschland verschiedene Prophylaxemaßnahmen ergriffen. 1991 wurde fluoridiertes Speisesalz mit einer Fluoridkonzentration von 250 mg/kg eingeführt (18). Des Weiteren ist eine topische Prophylaxe durch die Verwendung von fluoridierter Zahnpasta gegeben. Erwachsene und Kinder ab dem sechsten Lebensjahr sollen zusätzlich zum angereicherten Speisesalz Zahnpasta mit 1000–1500 mg/kg Zahnpasta verwenden. Des Weiteren erhalten ein großer Teil der Säuglinge (ca. 80%) und die Hälfte der Schulkinder regelmäßig Fluoridtabletten (6).

Die Zufuhrempfehlungen für Eisen liegen für erwachsene Männer bei 10 mg/Tag und für Frauen bei 15 mg/Tag. Die durchschnittliche Eisenzufuhr von Frauen liegt bei 11 mg und bei Männern bei 13 mg/Tag. Die Häufigkeit eines ernährungsbedingten Eisenmangels ist in den letzten Jahrzehnten geringer geworden. Aufgrund monatlicher, menstrueller Eisenverluste der Frauen, weisen diese etwa doppelt so häufig einen Eisenmangel auf als Männer. Risikogruppen für einen Eisenmangel sind heranwachsende Frauen aufgrund von Wachstum und Menstruation sowie Patienten mit Erkrankungen, die mit Eisenresorptionsstörungen einhergehen (z.B. chronisch-entzündliche Darmerkrankungen) (6).

Nährstoffdefizite in Risikogruppen

Risikogruppen, bei denen Nährstoffdefizite vermehrt auftreten können, sind Schwangere und Stillende, Säuglinge, Kinder und Jugendliche sowie ältere Menschen.

Schwangere

Für eine ungestörte Schwangerschaft ist eine ausgewogene Ernährung ein entscheidender Faktor. Während des Schwangerschaftsverlaufs haben Frauen einen erhöhten Bedarf an Energie und verschiedenen Mikronährstoffen im Vergleich zu nicht schwangeren im gleichen Alter. Eine angepasste Ernährungs- und Lebensweise ist daher für das Gedeihen des Fetus äußerst wichtig.

Während der gesamten Schwangerschaft werden (insgesamt) zusätzlich 300 MJ (71700 kcal) benötigt. Dieser Mehrbedarf sollte gleichmäßig über die gesamte Dauer der Schwangerschaft aufgenommen werden. Daraus ergibt sich, dass der Mehrbedarf einer schwangeren Frau pro Tag 1,1 MJ (255 kcal) beträgt. Dieser erhöhte Energiebedarf wird durch das Wachstum des Kindes, der Plazenta und des mütterlichen Gewebes bedingt. In den westlichen Industriestaaten wird dieser erhöhte Energiebedarf in der Regel erfüllt.

Die Relation für die Aufnahme der Makronährstoffe ändert sich während der Schwangerschaft nicht. Die Aufnahme von einfach und mehrfach ungesättigten Fettsäuren ist für die Entwicklung des Fetus wichtig. Gute Lieferanten dieser Fettsäuren sind bestimmte pflanzliche Öle wie z.B. Distelöl, Sonnenblumenöl, Maiskeimöl sowie fettreiche Kaltwasserfische (Makrele, Hering, Thunfisch, Lachs). Die Hauptmenge der Energie soll wie bei nicht schwangeren Frauen durch den Verzehr von Kohlenhydraten gedeckt werden. Ab dem vierten Monat ist der Proteinbedarf erhöht. Die DGE empfiehlt ab diesem Zeitpunkt täglich 10 g Protein/kg Körpergewicht aufzunehmen.

Während der Schwangerschaft ist der Bedarf an zahlreichen Vitaminen gesteigert. Zu diesen zählen die B-Vitamine, die Folsäure und Vitamin E. Ein Mehrbedarf an Vitamin A und Vitamin C besteht erst ab dem vierten Monat (6).

Aufgrund der häufigen Folsäureunterversorgung von nichtschwangeren, gesunden Frauen wird eine Aufnahme von 400 µg synthetischer Folsäure spätestens 4 Wochen vor der Konzeption und im ersten Drittel der Schwangerschaft empfohlen, um das Risiko der Entstehung von Neuralrohrdefekten zu mindern. Frauen mit Kinderwunsch sollten daher präventiv 400 µg synthetischer Folsäure supplementieren. Ab dem vierten Monat der Schwangerschaft empfiehlt die DGE eine zusätzliche Aufnahme von 600 µg Folsäure pro Tag (6, 17).

Während der Schwangerschaft ist auch der Bedarf an Mengen- bzw. Spurenelementen erhöht. Es besteht ein Mehrbedarf an Phosphor, Magnesium, Eisen, Zink und Jod. Die Zufuhrempfehlungen für Eisen sind für schwangere Frauen doppelt so hoch wie für nicht schwangere, sie liegen bei 30 mg/Tag. Dieser erhöhte Eisenbedarf ergibt sich aus der Bereitstellung von Eisen für den Fetus, für die Plazenta und das vermehrte mütterliche Blutvolumen. Dieser erhöhte Bedarf lässt sich in der Regel nicht durch eine ausgewogene Ernährung decken (6).

Kinder und Jugendliche

Bedingt durch die Zunahme von Muskelmasse und das Längenwachstum ist das Säuglings- und Kindesalter von einer raschen Gewichtszunahme geprägt. Dadurch ergibt sich mit dem Heranwachsen und Älterwerden ein steigender Bedarf an Energie, Makro- und Mikronährstoffen.

Der Proteinbedarf des heranwachsenden Organismus ist die Summe des Bedarfs für die Erhaltung des Organismus sowie für das Wachstum. Der Proteinbedarf für Säuglinge ab dem 6. Monat, für Kinder und Jugendliche wird mittels einer faktoriellen Methode berechnet. Der Bedarf wird vom DACH-Verband für diese Personengruppe zwischen 1,1 g und 0,9 g/kg Körpergewicht und pro Tag angegeben.

Bedingt durch das Wachstum ist der Energiebedarf von Kindern und Jugendlichen, insbesondere im Säuglings- und Kleinkindalter und während der Pubertät, erhöht. Die benötigte erhöhte Energiezufuhr kann durch einen gesteigerten Fettanteil in der Nahrung erfolgen (6).

Ältere Menschen

Mit zunehmendem Alter nimmt der tägliche Energiebedarf ab. Die Ursache liegt zum einen an der verminderten körperlichen Aktivität und zum anderen an der Abnahme von stoffwechselaktivem Gewebe (fettfreie Körpermasse) und der Zunahme von stoffwechselinaktivem Gewebe (Körperfettmasse). Aufgrund des verminderten Energiebedarfs und des gleichbleibenden Nährstoffbedarfs ist die Auswahl von Lebensmitteln mit hoher Nährstoffdichte äußerst wichtig.

Kritische Nährstoffe bei älteren Menschen sind die Vitamine A, B_{12}, Folsäure und D, die Mengenelemente Kalzium und Magnesium sowie die Spurenelemente Eisen, Jod, Selen und Zink (6).

Ein Vitamin-B_{12}-Mangel ist bei älteren Menschen – wahrscheinlich als Folge der Atrophie der Magenschleimhaut und/oder durch eine vermehrte Aufnahme von Vitamin-B_{12}-armen Lebensmitteln – häufiger zu beobachten als bei jungen Menschen. Ungefähr 30% der über 65-Jährigen sind von einer atrophischen Gastritis betroffen. Durch diese Erkrankung wird durch die verminderte Produktion des Intrinsic-Faktors die Aufnahme von mit der Nahrung aufgenommenem Vitamin B_{12} sowie die Rückresorption von ausgeschiedenem Vitamin vermindert (6, 22).

Bei älteren Menschen ist im Vergleich zu jungen Erwachsenen die Fähigkeit zur Bildung von Vitamin D in der Haut herabgesetzt. Aufgrund der zunehmenden Immobilität der über 65-Jährigen ist die endogene Synthese von Vitamin D vielfach zusätzlich vermindert, wenn eine ausreichende Sonnenexposition fehlt. Die Deutsche Gesellschaft für

Ernährung empfiehlt daher für solche Senioren eine tägliche Aufnahme von 10 µg/Tag. Eine adäquate Vitamin-D-Versorgung ist somit sowohl von der endogenen Synthese als auch von der Nahrungsaufnahme abhängig. Ein adäquater Vitamin-D-Status ist wichtig für eine optimale Kalziumabsorption und kann vor einem erhöhten Verlust von Knochenmasse schützen (6, 23).

Ältere Menschen weisen häufig einen Kalziummangel auf. Zum einen ist dieser Mangel auf eine verminderte Aufnahme von Milch- und Milchprodukten zurückzuführen und zum anderen auf die mit dem Alter und der Ernährung abnehmende Absorptionsrate.

Im Gegensatz zu jüngeren Menschen sind ältere häufiger von einer Mangelernährung betroffen. Verschiedene Faktoren wie z.B. die physiologischen Altersveränderungen, das Ernährungsverhalten, Krankheiten und Medikamenteneinnahme, geistige und psychische Beeinträchtigungen und sozioökonomische Faktoren beeinflussen die Nahrungsaufnahme und den Ernährungszustand im Alter.

Die Folgen der Mangelernährung älterer Menschen sind:
- verminderte psychische und physische Leistungsfähigkeit
- gesteigertes Morbiditäts- und Mortalitätsrisiko
- Müdigkeit
- gesteigerte Kälteempfindlichkeit
- Schwindel
- verlangsamte Wundheilung
- vermehrtes Infektionsrisiko
- Depressionen
- klinische Mangelzeichen (16).

Ernährungsprobleme bei kranken Menschen

Ernährung bei Tumorerkrankungen

In der Bundesrepublik Deutschland sind die Tumorerkrankungen die zweithäufigste Todesursache (Tab. A.1-4).

Bei Menschen mit Tumorerkrankungen geht häufig der Diagnosestellung ein Gewichtsverlust voraus. Die Ursachen für den Gewichtsverlust liegen zum einem in der verminderten Energie- und Nährstoffaufnahme und zum anderen in einem gestörten Stoffwechsel. Die herabgesetzte Nahrungsaufnahme kann zum einem die Folge einer direkten tumorbedingten Veränderung bzw. Obstruktion im Mund- und Halsbereich sowie im Gastrointestinaltrakt sein. Zum anderen kann sie auch ein Effekt des malignen Tumors auf den Appetit und den Stoffwechsel sein (Tab. A.1-5). Häufig leiden Menschen mit Tumorerkrankungen an Anorexie, ein Symptomkomplex bestehend aus Appetitlosigkeit, Geruchs- und Geschmacksstörungen (27).

Ein häufiger Befund einer malignen Erkrankung ist die Kachexie (20). Im Gegensatz zum Fastenzustand, bei dem die benötigte Energie durch die Mobilisierung der Fette bereitgestellt wird, wird bei der Kachexie Fett- und Muskelmasse gleichermaßen zur Energiegewinnung herangezogen (Tab. A.1-5) (19).

Tumorerkrankte mit schlechtem Ernährungszustand bzw. Kaxechie leiden häufiger an Komplikationen wie z.B. Wundheilungsstörungen oder Infektionen. Die Mortalität von Patienten mit Tumorkachexie ist im Vergleich zu Patienten ohne Tumorkachexie deutlich erhöht. Eine Malnutrition kann die Durchführung von zytoreduktiven Therapien erschweren und Anlass zur Einweisung in ein Krankenhaus sein. Es ist sinnvoll, zu Beginn einer Tumorerkrankung den Ernährungszustand und die Kalorienaufnahme des Betroffenen zu erfassen. Eine Mangelernährung liegt vor, wenn der Patienten in 6 Monaten mehr als 10% oder in 3 Monaten mehr als 5% des Ausgangsgewichts verliert bzw. wenn der BMI $< 18,5$ kg/m^2 sinkt (13, 19).

Aufgrund der unterschiedlichen Lokalisation der Tumoren und der verschiedenen Behandlungsmethoden (z.B. Operation, Chemo-, Strahlenthera-

Tabelle A.1-4   Die zehn häufigsten Todesursachen in Deutschland 2005 (nach [22]).

Todesursache	Gestorbene insgesamt	
	Anzahl	Anteil an insgesamt in %
chronische ischämische Herzkrankheit	80 998	9,8
akuter Myokardinfarkt	61 056	7,4
Herzinsuffizienz	47 939	5,8
bösartige Neubildung der Bronchien und der Lunge	40 641	4,9
Schlaganfall, nicht als Blutung oder Infarkt bezeichnet	30 092	3,6
bösartige Neubildung des Dickdarms	20 976	2,5
sonstige chronische obstruktive Lungenkrankheit	20 895	2,5
Pneumonie, Erreger nicht näher bezeichnet	18 970	2,3
bösartige Neubildung der Brustdüse (Mamma)	17 700	2,1
nicht näher bezeichneter Diabetes mellitus	16 760	2

Tabelle A.1-5   Vergleich der anthropometrischen und metabolischen Parameter bei Menschen im Hungerstoffwechsel und Tumorkachexie (+: erhöht, -: erniedrigt, +/-: unverändert, +-: widersprüchliche Datenlage) (nach [21]).

	Hunger	Kachexie
Körpergewicht	-	+/- / -
Körperzellmasse (Muskelmasse)	-	---
Körperfettmasse	---	---
Kalorienaufnahme	---	-
Gesamtenergieumsatz	---	- +
Ruheenergieumsatz	---	++
Proteinsynthese	---	- +
Proteinabbau	---	+++
Serum-Insulin	---	+++
Serum-Kortisol	+/-	++

pie), die die Nahrungsaufnahme, Nahrungsverwertung und den Stoffwechsel auf unterschiedliche Weise beeinträchtigen, gibt es für die Betroffenen keine allgemeine Krebsdiät. Um eine Verbesserung der Lebensqualität zu erreichen, kann bei bestimmten Patienten eine parenterale oder eine enterale Ernährung angezeigt sein. Das muss allerdings für jeden Betroffenen entschieden werden. Für alle Patienten gilt, dass eine ausgewogene Ernährung wichtig ist, da die Beseitigung einer Malnutrition die Verträglichkeit der Therapien und die Genesungsprozesse positiv beeinflusst.

Das Ziel der Ernährungstherapie ist daher die Prävention bzw. die Behandlung von einem Nährstoff- und/oder Energiemangel. Besonders wichtig ist eine solche Therapie für Patienten mit Funktionsstörungen im Gastrointestinaltrakt, denn diese Störungen machen eine spezielle Nahrungsauswahl erforderlich. Gegebenenfalls muss eine entsprechende Substitution, z.B. mit Pankreasenzymen, oder eine adaptierte Kostform (z.B. MCT-Fette) erfolgen (19).

Ernährung beim metabolischen Syndrom

Bislang gibt es keine einheitliche Definition für das metabolische Syndrom. Nach einem Vorschlag der AHA/NHLBI (11) wird das metabolische Syndrom wie folgt definiert:
- erhöhter Taillenumfang:
    Männer ≥ 120 cm
    Frauen ≥ 88 cm
- erhöhte Triglyzeride (nüchtern):
    ≥ 150 mg/dl (1,7 mmol/L)
    oder
    Medikamenteneinnahme zur Behandlung erhöhter Triglyzeride
- verringertes HDL-Cholesterin (nüchtern):
    Männer < 40 mg/dl (1,0 mmol/L)
    Frauen   < 50 mg/dl (1,3 < mmol/L)
    oder
    Medikamenteneinnahme zur Behandlung von niedrigem HDL-Cholesterin
- Hypertension:
    ≥ 130 mmHg systolischer Blutdruck
    ≥ 85 mmHg diastolischer Blutdruck
    oder
    Medikamenteneinnahme zur Behandlung eines bestehenden Bluthochdruckes
- erhöhte Nüchtern-Blutglukose:
    ≥ 100 mg/dl (5,6 mmol/L)
    oder
    Medikamenteneinnahme zur Behandlung erhöhter Nüchternblutglukose.

Treffen drei oder mehr dieser Kriterien zu, liegt das metabolische Syndrom vor. Darüber hinaus gibt es weitere Definitionen des metabolischen Syndroms (10, 14). Einer der wichtigsten Risikofaktoren für das Entstehen dieser Erkrankung ist die Adipositas. Diese bedingt eine Reihe von Komorbiditäten und Komplikationen, die zur Ausbildung des metabolischen Syndroms führen können. Bei Vorliegen des metabolischen Sydroms ist das Risiko für die Entstehung von kardiovaskulären Erkrankungen um das Dreifache erhöht (L1).

Ein wichtiges Ziel der Therapie der metabolischen Erkrankung ist daher die Reduktion des Körpergewichts. Dies wird durch die Änderung des Lebensstils mittels Umstellung der Ernährung, Steigerung der körperlichen Aktivität sowie Reduktion von Alkohol und Nikotin erreicht (24).

Die Ernährung sollte auf eine ausgewogene, lipidreduzierte, energiereduzierte Mischkost umgestellt werden. Eine Verminderung der Energieaufnahme um 500 kcal ist ausreichend für eine moderate Gewichtsreduktion von 1–2 kg/Monat (7).

Maximal 30% der Tagesenergie sollte durch die Aufnahme von Fetten gedeckt werden, wobei der Anteil der gesättigten sowie trans-Fettsäuren 7–10% nicht überschreiten sollte. Dagegen sind pflanzliche Lebensmittel mit einfach und mehrfach ungesättigten Fettsäuren zu bevorzugen. Das Verhältnis von Omega-6- zu Omega-3-Fettsäuren sollte 5 : 1 betragen.

Täglich sollten nicht mehr als 300 mg Nahrungscholesterin mit der Nahrung zugeführt werden. Der Serumcholesterinspiegel des Menschen lässt sich allerdings durch eine verminderte Zufuhr von Nahrungscholesterin nur wenig senken. Cholesterin ist ausschließlich in tierischen Lebensmitteln enthalten, die zugleich auch einen hohen Gehalt an gesättigten Fettsäuren aufweisen. Durch eine Reduktion der Aufnahme von Lebensmitteln mit gesättigten Fettsäuren wird somit die Aufnahme von Cholesterin parallel gesenkt.

Des Weiteren wird eine gesteigerte Zufuhr von komplexen Kohlenhydraten und Ballaststoffen empfohlen. Dagegen sind Alkohol, Zucker und zuckerhaltige Lebensmittel zu meiden (15).

Ernährung bei chronisch-entzündlichen Prozessen am Beispiel von Morbus Crohn und Colitis ulcerosa

Zu der Gruppe der chronisch-entzündlichen Prozesse gehören die Tuberkulose, chronisch-entzündliche Darmerkrankung, rheumatoide Arthritis und andere Erkrankungen. Die wichtigsten chronisch-entzündlichen Darmerkrankungen sind Morbus Crohn und Colitis ulcerosa. So liegt in Deutschland die Inzidenz dieser Erkrankungen bei 6 zu 100 000 Menschen.

Eine häufige Folge der Colitis ulcerosa und des Morbus Crohn sind eine generelle Mangelernährung sowie spezifische Mangelzustände. Eine Einschränkung der Nahrungsaufnahme liegt in der Regel ausschließlich während eines akuten Schubes, nicht jedoch während der Remissionsphase vor. Im Verlauf dieser Schübe ist die bedarfsgerechte Aufnahme sowohl von Energie als auch Proteinen gestört (**Empfehlungsgrad C; L2**). Spezifische Mangelzustände, die bei den Betroffenen beobachtet wurden, sind z.B. Anämie, Eisenmangel, Folsäuremangel und Osteopenie.

Zur Kontrolle des Ernährungszustandes ist ein Minimalprogramm, bestehend aus Bestimmung des Körpergewichts und Blutbild, regelmäßig durchzuführen. Wird eine Mangelernährung (Gewichtsverlust > 10% im letzten halben Jahr) diagnostiziert, ist es wichtig, dass eine Ernährungstherapie, basierend auf den ernährungstherapeutischen Grundsätzen einer Stufentherapie, begonnen wird (**Empfehlungsgrad A**; L2). Den Betroffenen ist eine ausgewogene und ausreichende Ernährung entsprechend der leichten Vollkost (DGE) zu empfehlen. Zur Etablierung dieser Ernährungsweise und zur Vermeidung einseitiger Kostformen ist die Durchführung von Ernährungsberatungen sinnvoll (L2). Spezielle Diätformen sind in der Regel nicht notwendig. Betroffene mit einer Mangelernährung sollten zusätzlich eine Supplementierung mit ca. 600 kcal Trinknahrung pro Tag erhalten. Die parenterale Ernährung sollte auf den akuten Schub und die prä- und postoperativen Situationen beschränkt bleiben. Die Einnahme von Vitamin- oder Spurenelementsupplementen muss für den Einzelnen individuell entschieden werden (L2, L3).

Leitlinien

L1. Deutsche Adipositas-Gesellschaft: Evidenzbasierte Leitlinie zur Prävention und Therapie der Adipositas 2006. http://www.dge.de/pdf/ll/Adipositas-LL-2006.pdf, zuletzt am 10.01.2007.

L2. Bischoff SC, Fleig W: Leitlinie Colitis ulcerosa Ernährung. Z Gastroenterol 42 (2004) 1002–1006.

L3. Stein J: Leitlinie der DGVS Ernährung. Z Gastroenterol 41 (2003) 62–68.

Literatur

1. Berlau J, Glei M, Pool-Zobel BL: Colon cancer risk factors from nutrition. Anal Bioanal Chem 378 (2004) 737–743.
2. Bunzel M, Steinhart H: Ballaststoffe aus Pflanzenzellwänden. Ernährungs-Umschau 50 (2003) 469–474.
3. Deutsche Gesellschaft für Ernährung: Ernährungsbericht. (Hrsg.) Deutsche Gesellschaft für Ernährung (e.V.), Bonn 2004.
4. Deutsche Gesellschaft für Ernährung: Vollwertig Essen und Trinken nach den 10 Regeln der DGE. http://www.dge.de/pdf/10_Regeln_der_DGE.pdf, zuletzt am 02.02.2007.
5. Deutsche Gesellschaft für Ernährung: Die Dreidimensionale Lebensmittelpyramide. http://www.dge.de/pdf/pyramide/BP_04_2005_3DPyramide.pdf, zuletzt am 04.02.2007.
6. Deutsche Gesellschaft für Ernährung, Österreichische Gesellschaft für Ernährung, Schweizerische Gesellschaft für Ernährungsforschung, Schweizerische Gesellschaft für Ernährung: Referenzwerte für die Nährstoffzufuhr. Umschau Braus, Frankfurt am Main 2000.
7. Eisenloher H: Metabolisches Syndrom Diagnose und Ernährungstherapie. Internist 46 (2005) 57–68.
8. Escudero Álvarez E, Gonzáles Sánches P: Dietary fibre Nutr. Hosp. 21 (suppl. 2) (2006) 60–71.
9. Flachowsky G, Schöne F, Jahreis G: Zur Jodanreicherung in Lebensmitteln tierischer Herkunft. Ernährungs-Umschau 53 (2006) 17–21.
10. Ford ES: Prevalence of the metabolic syndrome defined by the international diabetes federation among adults in the U.S. Diabetes Care 28 (2005) 2745–2749.
11. Grundy SM, Cleeman JI, Daniels SR et al.: Diagnosis and Management of the metabolic syndrome. Circulation 112 (2005) 2735–2752.
12. Hampel R, Zöllner H: Zur Jodversorgung und Belastung mit strumigenen Noxen in Deutschland. Ernährungs-Umschau 51 (2004) 132–137.
13. Heberer M: Tumorkachexie – Eine besondere Entität und deren therapeutischen Folgerungen. Chirurg 68 (1997) 568–573.
14. International Diabetes Federation: The IDF consensus worldwide definition of the metabolic syndrome. http://www.idf.org/webdata/docs/MetSyndrome_FINAL.pdf, zuletzt am 05.01.2007.
15. International Task Force for Prevention of Coronary Heart Disease: Prävention der koronaren Herzkrankheit. http://www.chd-taskforce.de/pdf/d_presse_statement.pdf, zuletzt am 02.02.2007.
16. Kandlbauer M, Moll J: Kachexie soll nicht sein. Hausarzt 19 (1999) 46–50.
17. Koletzko B, Pietrzik K: Gesundheitliche Bedeutung der Folsäurezufuhr. Ernährungs-Umschau 51 (2004) 313–317.
18. Lux R, Walter U: Präventionsstrategien durch Anreicherung von Grundlebensmitteln mit Jod, Fluorid und Folsäure: eine Chronologie. Ernährungs-Umschau 52 (2005) 444–447.
19. Ockenga J, Prilich M, Gastell S et al.: Tumoranorexie – Tumorkachexie bei gastrointestinalen Tumoren: Standards und Visionen. Z Gastroenterol 40 (2002) 929–936.
20. Pirlich M, Schutz T, Norman K et al.: The German hospital malnutrition study. Clin Nutr 25 (2006) 563–572.
21. Stehle P, Oberritter H, Büning-Fesel M et al.: Graphische Umsetzung von Ernährungsrichtlinien – traditionelle und neue Ansätze. Ernährungs-Umschau 52 (2005) 128–135.
22. Ströhle A, Wolters M, Hahn A: Vitamin-B_{12}-Mangel im höheren Lebensalter. Ernährungs-Umschau 51 (2004) 90–95.
23. U.S. Department of Health and Human Services: Dietary Guidelines for Americans 2005. www.healthierus.gov/dietaryguidelines, zuletzt am 29.01.2007.
24. Wechsler JG: Diätetische Therapie der Adipositas. Deutsches Ärzteblatt 94 (1997) 34–40.
25. World Health Organization: Constitution of the World Health Organization. http://www.searo.who.int/LinkFiles/About_SEARO_const.pdf, zuletzt am 29.01.2007.
26. World Health Organization: Iodine Status Worldwide, WHO Global Database on Iodine Deficiency. http://whqlibdoc.who.int/publications/2004/9241592001.pdf, zuletzt am 02.02.2007.
27. Zürcher G: Maligne Tumoren: Ernährung 1996. Akt. Ernähr.-Med. 21 (1996) 298–305.

Autorenadressen

Prof. Dr. med. S. C. Bischoff
Institut für Ernährungsmedizin und Prävention
Universität Hohenheim
Fruwirthstr. 12
70593 Stuttgart

Dr. med. K. Feuser
Institut für Ernährungsmedizin und Prävention
Universität Hohenheim
Fruwirthstr. 12
70593 Stuttgart

2 Speiseröhre

Symptome der Speiseröhrenerkrankungen sind Schluckbeschwerden/Dysphagie, Sodbrennen/retrosternale Schmerzen, Regurgitation, Globusgefühl, Heiserkeit, Husten (durch Übertritt von Refluat aus dem Ösophagus und von Speisen in die Atemwege), Blutung/Anämie. Unter den angeborenen Störungen können beim Erwachsenen inkomplette Membranen (sog. webs) zur Passagebehinderung des Nahrungsbreis führen.

2.1 Refluxkrankheit

Leitsymptome der Refluxkrankheit sind das Sodbrennen und die Regurgitation, bei fortgeschrittenen Fällen mit Stenosierung auch die Dysphagie und die Odynophagie (Schmerzen beim Schlucken).

Ausschlußdiagnostik

Ein normaler ösophagoskopischer Befund sowie ein regelrechtes Ergebnis der Langzeit-pH-Metrie schließen eine Refluxkrankheit aus.

Nachweisdiagnostik

In Fällen mit verdächtiger Symptomatik steht an der ersten Stelle eine Ösophagogastroduodenoskopie mit Biopsie. Als Zeichen der Refluxösophagitis finden sich an der unteren Speiseröhre Schleimhautveränderungen, die von Erosionen, Ulzerationen bis zu Stenosen und Schleimhautmetaplasien reichen können. Dabei werden folgende Stadien (nach Savary und Miller) unterschieden:

Stadium 0   Reflux ohne Schleimhautveränderungen
Stadium I   isolierte Schleimhauterosionen
            A: oberflächlich
            B: tiefer, mit fibrinoiden Nekrosen
Stadium II longitudinal konfluierende Läsionen
            (A oder B s.o.)
Stadium III zirkulär konfluierende Läsionen
Stadium IV Komplikationsstadium: Ulzerationen, Strikturen, Stenosen, Zylinderzellmetaplasie
            A: mit entzündlichen Veränderungen
            B: irreversibles Narbenstadium

In Fällen mit einer spezialisierten, intestinalisierten metaplastischen Schleimhaut (Barrett-Schleimhaut; sog. „Barrett-Ösophagus") ist mit einem erhöhten Krebsrisiko (Adenokarzinom) zu rechnen. Aus diesem Grund sind hier in jährlichem Abstand Kontrolluntersuchungen mit Biopsien erforderlich. Bereits bei Vorliegen von niedriggradigen Dysplasien muß sofort extensiv biopsiert und das Konsilium eines zweiten Pathologen eingeholt werden.

In der Regel ist eine weitere Diagnostik der Refluxösophagitis entbehrlich. Ausnahmen können Fälle von sekundärer Refluxkrankheit sein, z.B. Störungen der Speiseröhrenmotilität (Ösophagusbreischluck, Kinematographie, Manometrie) oder Magenerkrankungen (Endoskopie, Magenbreipassage, pH-Metrie). Fehlen Entzündungszeichen bei Verdacht auf Refluxkrankheit, dann bringt die Langzeit-pH-Metrie Klarheit in der Diagnostik.

Therapie

Kausale Behandlung

In vielen Fällen von primärer Refluxkrankheit mit axialer Hiatushernie spielt eine Kompression der Bauchorgane als Folge von körperlichem Übergewicht eine Rolle. In diesen Fällen ist eine Gewichtsreduktion anzustreben. Ferner sind Alkohol und Nikotin zu meiden. Liegt eine sekundäre Refluxkrankheit vor, so sollte die auslösende Ursache, beispielsweise eine Magenausgangsstenose, nach Möglichkeit beseitigt werden.

Symptomatische Behandlung

Allgemeine Maßnahmen: Meiden säurehaltiger Getränke (saurer Wein, Obstsäfte). Schlafen mit erhöhtem Oberkörper (Kissen, Kopfende des Bettes hochstellen). Diese Empfehlungen entsprechen lediglich klinischer Empirie.

Medikamente:
- Verminderung der Magensäure:
  1. Protonenpumpenhemmer (PPI), 20–40 mg Omeprazol, 15–30 mg Pantoprazol, 20–40 mg Lansoprazol p.o. für 4–8 Wochen. Dosierung unabhängig vom Grad der Ösophagitis, bei persistierenden Beschwerden Dosiserhöhung und ggf. langfristige Fortführung der Therapie.
  2. H_2-Rezeptorenblocker, z.B. Ranitidin 2 × 150–300 mg/Tag bis zu 8 Wochen, bei Ösophagitis Grad 0–I.
  3. Antazida und Alginsäure sind nur schwach wirksam und werden nur noch selten verwendet (Ösophagitis Grad 0–I).
- Anregung der Motilität (unterer Ösophagussphinkter, Magen): Derzeit sind keine bei Refluxkrankheit wirksamen Prokinetika auf dem Markt.
- Endoskopische/chirurgische Maßnahmen: Bei peptischer Stenose Bougierung vor Beginn einer Therapie mit PPI, evtl. auch chirurgische Therapie.

Offene oder laparoskopische Fundoplicatio nur bei jungen Patienten, die evtl. lebenslang PPI nehmen müßten, ferner bei Non-Compliance mit PPI oder Therapieversagen von PPI, schließlich bei Patienten mit Aspiration von Magensaft.

Rezidivprophylaxe

Bei Rückkehr der Symptome nach Absetzen der Medikamente zur Heilung der akuten Refluxösophagitis bzw. bei ausbleibender Schmerzfreiheit trotz endoskopisch gesicherter Heilung: PPI 1–2 ×/Tag in Standarddosierung; H_2-Blocker sind weniger effektiv und nur als Generikum kostengünstiger. Die Therapie eines Barrett-Syndroms ist nur bei Entzündung oder Beschwerden indiziert, Metaplasie allein ist keine Therapieindikation und wird durch Säuresuppression nicht gebessert.

2.2 Speiseröhrentumore (entsprechend den Interdisziplinären Leitlinien der Deutschen Krebsgesellschaft e.V., 1999)

Leitsymptom der Speiseröhrentumoren ist die Dysphagie, wobei anfangs lediglich große Bissen steckenbleiben, während kleine Speisepartikel und Flüssigkeiten unbeeinträchtigt passieren können. Schmerzen, Hämorrhagien sowie – bei zwerchfellnahen Prozessen – Schluckauf sind mögliche Spätsymptome, wie überhaupt die Anfangsstadien bei den benignen und malignen Tumoren lange Zeit unbemerkt bleiben.

2.2.1 Gutartige Tumore

Unter den seltenen gutartigen Tumoren der Speiseröhre überwiegen die mesenchymalen Formen; zumeist handelt es sich um Leiomyome. Bei den epithelialen Polypen sind Plattenepithelpapillome und gelegentlich mit dem Barrett-Ösophagus assoziierte Adenome zu beachten. Neurogene Granularzelltumoren, fibrovaskuläre Polypen, Lymphangiome und Hamartome stellen Raritäten dar.

Ausschlußdiagnostik

Ein unauffälliger ösophagoskopischer Befund schließt einen Tumor weitgehend aus. Schwierig kann die endoskopische Beurteilung der Region des oberen Ösophagussphinkters sein; in diesen Fällen kommen Ösophagus-Breischluck/-Kinematographie oder die Endoskopie mit starrem Gerät in Betracht.

Nachweisdiagnostik

Die Diagnose ist in der Regel zuverlässig durch Endoskopie und Biopsie möglich. Es wird allerdings nur Mukosa erfaßt, so daß bei den mesenchymalen Tumoren die Biopsie oft unergiebig ist. Bei submukösen Tumoren läßt sich durch die Endosonographie, ggf. mit Punktion, der Ausgangspunkt der Neubildung abklären. Dies kann für die Differentialdiagnose von Leiomyomen entscheidend sein. Röntgen-Untersuchungen sind bei hochgradigen Stenosen und zur Abgrenzung der Dysphagia lusoria wichtig.

Therapie

Die Behandlung richtet sich nach der Gewebsdiagnose und der Symptomatik. Gestielte und moderat große Tumoren werden vom Erfahrenen unter endoskopischer Sicht schlingenektomiert, während sessile und große Tumoren chirurgisch exstirpiert werden.

2.2.2 Maligne Tumore

Das Ösophaguskarzinom macht etwa 1% aller Krebserkrankungen aus. Männer sind etwa zwei- bis siebenmal häufiger betroffen als Frauen. Als prädisponierende Faktoren gelten Achalasie, Plummer-Vinson-Syndrom, Barrett-Ösophagus, Laugenverätzungen sowie der langjährige Abusus von Alkohol und Nikotin. Bei der Vorsorgeendoskopie von Risikopatienten wird nach asymptomatischen Dysplasien und Frühstadien des Karzinoms gesucht.

Etwa 60–90% der Ösophaguskarzinome sind Plattenepithelkarzinome, 10–30% Adenokarzinome, die zumeist im Rahmen des Barrett-Ösophagus auftreten und zahlenmäßig deutlich zunehmen. Kleinzellige Ösophaguskarzinome, Sarkome, Melanome, Karzinoide und Lymphome sind sehr selten.

Die Diagnose wird oft erst spät gestellt, wenn der Tumor bereits weit fortgeschritten ist und zu einer Lumeneinengung geführt hat. Dysphagie und Gewichtsverlust sind Leitsymptome der Erkrankung bei über 90% der Patienten. Schmerzen, Brechreiz, Erbrechen, Hämatemesis und Appetitlosigkeit sowie Druck- oder Völlegefühl werden ebenfalls beschrieben. Da dem Ösophagus die Serosa fehlt, infiltriert der Tumor in aller Regel schon früh benachbarte Gewebe, z.B. Mediastinum und Tracheobronchialsystem. Lymphknotenmetastasen sind häufig. In Abhängigkeit von der Lokalisation treten dann weitere Symptome wie Rekurrensparese, Horner-Syndrom oder Trachealkompression mit Dypsnoe, Husten und/oder Stridor auf.

Ausschlußdiagnostik und Nachweisdiagnostik

Ausschlußdiagnostik und Nachweisdiagnostik sind identisch. Beweisend sind Endoskopie und histologische Untersuchungen zahlreicher Zangenbiopsate (≥ 10 Partikel).

Die Ösophagoskopie wird auch bei Risikopatienten zur Frühdiagnostik im asymptomatischen Stadium eingesetzt. Das betrifft Patienten mit Endobrachyösophagus (Barrett-Ösophagus), Patienten nach chemischen Verätzungen (nach 10 Jahren) und Patienten mit Achalasie. Bei Patienten mit Karzinom im oberen Ösophagusdrittel ist wegen der Aspirationsgefahr von Barium die Breischluckuntersuchung ebenso kontraindiziert wie bei Verdacht auf eine ösophagotracheale Fistel. Ist die Untersuchung in diesen Fällen dennoch erforderlich, soll ein wasserlösliches Kontrastmittel verwendet werden. Bei Lokalisation im mittleren oder unteren Ösophagus kann die Röntgenuntersuchung vor allem bei starker Lumeneinengung und langstreckigen Stenosen wichtige Informationen liefern.

Zum präoperativen Staging gehören heute die Endosonographie des Ösophagus und seiner Nachbarschaft, die Computertomographie (Spiral-CT) der Thoraxorgane, ferner die Laryngoskopie und die Bronchoskopie, um häufige Zweittumoren in diesem Bereich und eine direkte Invasion des Trachealbaums zu erkennen. Sonographie und Computertomographie (Spiral-CT) des oberen Abdomens gehören ebenfalls zum präoperativen Staging. Die diagnostische Laparoskopie mit laparoskopischem Ultraschall ist bei Patienten mit lokal fortgeschrittenen Tumoren des distalen Ösophagus und des ösophago-gastralen Übergangs indiziert. Die Skelettszintigraphie ist hingegen nur bei Knochenschmerzen oder erhöhter alkalischer Phosphatase angezeigt. Für die Therapieplanung zu beachten sind:
– Lokalisation
– Tiefenausbreitung in der Ösophaguswand

2 Speiseröhre

- Nachweis von Lymphknoten- und/oder Fernmetastasen
- Alter, Allgemein- und Ernährungszustand des Patienten, funktionelle Operabilität
- Begleiterkrankungen

Überflüssig ist die Bestimmung von Tumormarkern sowie ein Routine-Computertomogramm des Schädels.

Stadieneinteilung

siehe Tabelle A.2-1

Tabelle A. 2-1 TNM-Klassifikation des Ösophaguskarzinoms.

Primärtumor (T):
- TX Primärtumor kann nicht beurteilt werden
- T0 kein Hinweis für Primärtumor
- Tis Carcinoma in situ
- T1 Tumor infiltriert die Lamina propria oder Submukosa
- T2 Tumor infiltriert die Lamina muscularis
- T3 Tumor infiltriert die Adventitia
- T4 Tumor infiltriert benachbarte Strukturen

Regionale Lymphknoten (N):
- NX regionale Lymphknoten können nicht beurteilt werden
- N0 regionale Lymphknoten sind nicht befallen
- N1 regionale Lymphknoten befallen

Anmerkung: Die Kategorie pN0 setzt voraus, daß das untersuchte Lymphadenektomiepräparat mindestens 6 oder mehr Lymphknoten enthält.

Fernmetastasen (M):
- MX Fernmetastasen können nicht beurteilt werden
- M0 keine Fernmetastasen nachweisbar
- M1 Fernmetastasen nachweisbar
  - *Für Tumoren des unteren thorakalen Ösophagus:*
    - M1a Metastasen in zöliakalen Lymphknoten
    - M1b andere Fernmetastasen
  - *Für Tumoren des oberen thorakalen Ösophagus:*
    - M1a Metastasen in zervikalen Lymphknoten
    - M1b andere Fernmetastasen
  - *Für Tumoren des mittleren Ösophagus:*
    - M1a nicht anwendbar
    - M1b nichtregionale Lymphknoten oder andere Fernmetastasen

Stadieneinteilung nach UICC (1997):

Stadium	T	N	M
Stadium 0:	Tis	N0	M0
Stadium I:	T1	N0	M0
Stadium IIA:	T2	N0	M0
	T3	N0	M0
Stadium IIB:	T1	N1	M0
	T2	N1	M0
Stadium III:	T3	N1	M0
	T4	jedes N	M0
Stadium IV:	jedes T	jedes N	M1
Stadium IVA:	jedes T	jedes N	M1a
Stadium IVB:	jedes T	jedes N	M1b

Therapie

Lokalisierte Erkrankung

Behandlung der ersten Wahl ist die radikale chirurgische Entfernung des Primärtumors. Die Ergebnisse der chirurgischen Intervention sind jedoch nicht befriedigend: Die perioperative Mortalität beträgt 5–10%, die Fünf-Jahres-Überlebensquote beträgt 20%, nach R0-Resektion 30–40%. Präoperatives Staging ist wichtig. Wenn keine Chance einer kurativen R0-Resektion besteht, kann eine neoadjuvante Radiochemotherapie versucht werden. Vereinzelt wurden auch Langzeitüberlebende nach alleiniger Radiochemotherapie in frühen Krankheitsstadien beobachtet (z.B. bei Kontraindikationen oder Verweigerung einer Operation). Minimal-invasive endoskopische Verfahren wie die Mukosaresektion, „strip biopsy", Tumor-Vaporisation, Laser- und photodynamische Therapie kommen für Patienten mit Tumoren, die eindeutig auf die Epithelschicht beschränkt sind, in Zentren mit spezieller Erfahrung in Frage.

Die adjuvante Chemo- oder Radiotherapie nach der primären R0-Resektion ist nicht etabliert. Eine additive Strahlentherapie nach R1- oder R2-Resektion ist vertretbar, aber durch klinische Studien noch nicht belegt. Dabei besteht die Gefahr einer ösophagotrachealen Fistel.

Lokoregionale Erkrankung

Bei primär nicht operablen Tumorstadien hat sich in den letzten Jahren die präoperative multimodale Behandlung als neoadjuvante Therapie (sog. „Down-Staging") etabliert. Die kombinierte Radiochemotherapie mit Herddosen von 30–40 Gy scheint der alleinigen Strahlentherapie überlegen zu sein (Ib), obwohl sie mit einer höheren Letalität verbunden ist.

In der palliativen Situation (lokal fortgeschrittenes, nicht resezierbares Ösophaguskarzinom) hat sich die kombinierte Radiochemotherapie gegenüber der alleinigen Radiotherapie in bezug auf lokale Kontrollrate, krankheitsfreies Überleben, Gesamtüberlebenszeit und Reduktion der Fernmetastasen als überlegen erwiesen (Ib). Als Chemotherapie kommen z.B. Kombinationen aus Cisplatin und 5-Fluorouracil oder Cisplatin und Taxol in Frage.

Fortgeschrittene Krankheitsstadien

Der Wert einer palliativen Chemotherapie im Stadium IV ist umstritten, und die Ergebnisse sind bisher enttäuschend. Als aktive Substanzen gelten derzeit Cisplatin, Bleomycin, Mitomycin C, Methotrexat und 5-Fluorouracil mit oder ohne Calciumfolinat (Leucovorin®) sowie Vindesin. Therapiestudien mit Vinorelbin oder Paclitaxel sind vielversprechend. Die Kombination aus Fluorouracil und Cisplatin bewirkt bei etwa 30% der Patienten eine vorübergehende Remission. Ein Überlebensgewinn konnte in dieser Situation jedoch bislang nicht belegt werden. Die palliative Bestrahlung kann bei etwa 70% der Patienten eine Dysphagie oder Obstruktion vorübergehend bessern. Auch die kombinierte Radiochemotherapie ist in der palliativen Indikation bei lokalisierten Beschwerden und gutem Allgemeinbefinden durchführbar.

Beispiel eines multimodalen Therapiekonzepts bei lokal fortgeschrittenem, primär inoperablem Ösophaguskarzinom:

5-FU	1000 mg/m²/Tag als kontinuierliche i.v. Infusion, Tag 1–4, Wiederholung an den Tagen 29 bis 32
Cisplatin	75 mg/m² i.v. Tag 1 und 29
Radiotherapie	30–50 Gy

Nach Abschluß der Radiochemotherapie erfolgt je nach Ansprechen des Tumors die radikale Operation.

Beispiel einer palliativen Chemotherapie des Ösophaguskarzinoms:

Taxol	80 mg/m² über 3 Std. i.v. Tag 1, 15, 29
Folinsäure	500 mg/m² über 2 Std. i.v. Tag 2, 9, 16, 23, 30, 37
5-FU	200 mg/m² über 24 Std. i.v. Tag 2, 9, 16, 23, 30, 37
Cisplatin	50 mg/m² über 1 Std. i.v. Tag 2, 16, 30

Wiederholung am Tag 51
Andere Schemata, die neben Cisplatin eine oder mehrere der o.g. Substanzen enthalten, sind u.U. gleichwertig.

Nachsorge

Da bei einem Rezidiv oder Metastasen weitergehende therapeutische Möglichkeiten mit Aussicht auf Heilung oder entscheidende Lebensverlängerung nicht zur Verfügung stehen, muß die tumorspezifische Nachsorge im wesentlichen symptombezogen erfolgen. Aufwendige technische Untersuchungen sind bei asymptomatischen Patienten nicht indiziert. Die Labordiagnostik einschließlich Tumormarkern spielt in der Nachsorge keine Rolle.

Palliative Maßnahmen

Zur Symptomkontrolle und Aufrechterhaltung der Nahrungspassage dienen die endoskopische Dilatation oder Bougierung mit anschließender Implantation einer Endoprothese (Plastik oder Metall). Eine ösophagotracheale Fistel kann durch einen ummantelten Tubus verschlossen werden. Laser-Anwendung und endoluminale Bestrahlung (Brachytherapie in Afterloading-Technik) können in Betracht gezogen werden. Einer hochkalorischen Ernährung und angemessenen Schmerzbehandlung ist stets besondere Aufmerksamkeit zu widmen. Bevor eine hochgradige, nicht-behebbare Passagestörung durch den Tumor eintritt, wird die Nahrung durch eine perkutane endoskopisch angelegte Gastrostomie (PEG) in den Magen instilliert.

2.3 Funktionsstörungen

Leitsymptome der Achalasie sind Dysphagie, Regurgitation unverdauter Nahrung, Gewichtsabnahme und Mangelerscheinungen sowie – im Rahmen einer Regurgitation – Aspirationserscheinungen im Liegen, vor allem nachts, mit Zeichen von Bronchitis, Husten, Fieber und Auswurf. Retrosternale Schmerzen mit Ausstrahlung bis in Hals, Ohren und Arme können bei der Achalasie vorkommen. Sie sind Leitsymptome bei Ösophagospasmus und hyperkontraktilem Ösophagus (sog. Nußknacker-Ösophagus).

Ausschlußdiagnostik

Ein normaler Befund bei der Röntgenuntersuchung des Ösophagus schließt eine Achalasie weitgehend aus. Zum Ausschluß eines Ösophagospasmus und eines hyperkontraktilen Ösophagus bedarf es oft aufwendiger ösophagusmanometrischer Messungen, der Durchführung von Provokationsmanövern mit Ballondehnung und/oder Edrophonium, und selbst dann ist ein Ausschluß wegen der intermittierenden Symptomatik nicht immer möglich.

Nachweisdiagnostik

Die Ösophagusmanometrie ist die zuverlässigste Nachweismethode, wobei zuvor mittels Endoskopie eine zugrundeliegende organische Erkrankung, z.B. ein Karzinom, ausgeschlossen werden muß. Genaue Analysen der Funktionsabläufe erlauben auch Röntgenvideographie und -kinematographie, die vor allem in unklaren Fällen zum Einsatz kommen.

Therapie

Psychologische Führung

Die Beschwerden bei Patienten mit funktionellen Speiseröhrenerkrankungen werden oftmals von psychischen Faktoren beeinflußt, nicht aber verursacht. Ein wichtiger Bestandteil der Therapie ist deshalb das ärztliche Gespräch, um den Betroffenen Ängste zu nehmen und sie über die – gutartige – Natur ihres Leidens zu informieren. Die Ösophagusszintigraphie ist zwar sensitiv in der Erkennung einer Transportstörung, aber wenig geeignet zu ihrer Differenzierung. Sie hat sich nicht durchgesetzt.

Medikamente

Nifedipin (10–40 mg) senkt den Druck im unteren Ösophagussphinkter sowie die Amplitude nichtperistaltischer Kontraktionen. Es wird bei frühen Formen der Achalasie sowie bei Schmerzattacken infolge eines Ösophagospasmus versuchsweise eingesetzt. Ähnliche Indikationen haben auch Nitrate wie Isosorbiddinitrat (20 mg) oder Glyceroltrinitrat-Spray bei akuten Schmerzen. Die Wirkung ist jedoch meistens unbefriedigend, oft treten Compliance-Probleme auf.

Psychopharmaka, insbesondere trizyklische Antidepressiva in niedrigen Dosen, vermindern die Schmerzempfindung im Ösophagus. Imipramin (50 mg/Tag), Amitriptylin (25–75 mg/Tag) u.a. finden daher Anwendung beim hartnäckigen sog. nichtkardialen Thoraxschmerz. Die endoskopische Injektion von Botulinustoxin (4 × 25 E) in den unteren Ösophagussphinkter ist eine Alternative in der Therapie der Achalasie und bei hochsymptomatischem Ösophagospasmus. Allerdings ist ihre Wirkungsdauer oft auf nur wenige Monate beschränkt.

Pneumatische Dilatation

Die Achalasie läßt sich in der Mehrzahl der Fälle (60–90%) durch Überdehnung der Muskelschicht des unteren Ösophagussphinkters symptomatisch bessern. Bei diffusem Ösophagospasmus und bei unspezifischen Motilitätsstörungen führt die pneumatische Dilatation in einzelnen Fällen ebenso zu einer Verbesserung wie die umschriebene Injektion von Botulinustoxin in die sich am kräftigsten kontrahierenden Muskelabschnitte.

Myotomie

Eine weitere Alternative in der Therapie der Achalasie ist die distale Myotomie nach Heller, die heute meistens mittels Laparoskopie durchgeführt wird. Hauptindikationen sind die Achalasie bei Kindern und Jugendlichen, unkooperative Patienten und ≥ 3 symptomatische Rückfälle nach pneumatischer Dilatation.

3 Magen/Zwölffingerdarm

Symptome sind Schmerzen und andere Mißempfindungen im Oberbauch, Erbrechen von (saurem, blutigem) Mageninhalt oder (gallig-bitterem) Zwölffingerdarminhalt, Appetitlosigkeit. In vielen Fällen fehlen Beschwerden. Als Regel kann gelten, daß alle unklaren Oberbauchbeschwerden, die länger als drei bis vier Wochen anhalten, abgeklärt werden müssen. Hierzu sind in der Regel Labordiagnostik, Sonographie, Endoskopie mit Biopsie und ggf. weitere Maßnahmen nötig.

3.1 Erkrankungen der Magenschleimhaut: Gastritis, Erosionen, Riesenfalten, Magen- und Zwölffingerdarmgeschwüre

Nichtulzeröse Erkrankungen der Magenschleimhaut verlaufen in den meisten Fällen asymptomatisch. Ausnahmen sind Erosionen und Blutungen beim Mallory-Weiss-Syndrom. Bei Geschwürskranken, bei denen die Schleimhautschädigung definitionsgemäß bis unter die Muscularis mucosae reicht, können dagegen epigastrische Schmerzen, Erbrechen (Magenausgangsstenose!), Blutungen und Gewichtsabnahme auftreten; oftmals, vor allem bei Einnahme von NSAID einschließlich ASS, sind jedoch auch hier die Betroffenen symptomfrei und das/die Geschwür/e wird/werden zufällig entdeckt.

Ausschlußdiagnostik

Durch einen normalen makroskopischen Befund bei der Ösophagogastroduodenoskopie lassen sich Ulzera sowie Schleimhautveränderungen infolge von akuten exogen induzierten Schleimhautläsionen (sog. akute Gastritis), z.B. durch Alkohol oder NSAID, chronische Erosionen und Riesenfalten, d.h. hirnwindungsähnliche Falten mit einer Breite von über 1 cm, ausschließen. Für die Diagnostik der chronischen Gastritis ist die feingewebliche Untersuchung von jeweils zwei Biopsien aus dem Magenkorpus und -antrum erforderlich. Ein normaler Befund in der Korpusschleimhaut schließt eine autoimmune Gastritis aus (A). Ein Normalbefund der Antrumschleimhaut schließt eine durch Helicobacter pylori (H.p.), selten durch andere Erreger hervorgerufene bakterielle Gastritis aus (A), ein Normalbefund in allen Schleimhautproben darüber hinaus eine durch Irritanzien induzierte Gastritis. Ob zusätzliche Biopsien aus der Angulusregion zur Diagnose der hier am ehesten nachweisbaren intestinalen Metaplasie und fokalen Atrophie erforderlich sind, ist umstritten (B).
Durch Röntgen (Doppel-Kontrastdarstellung mit Barium) lassen sich nur größere umschriebene Läsionen – Ulzera, Riesenfalten – ausschließen. Die Indikation zu dieser Untersuchung wird nur noch ausnahmsweise gestellt, wenn der Patient keine Endoskopie toleriert oder wenn bei subtotaler Magenausgangsstenose über die Endoskopie hinausgehende Befunde benötigt werden.

Nachweisdiagnostik

Alle Veränderungen der Magenschleimhaut einschließlich der Ulzerationen im Magen und Zwölffingerdarm sind mehr oder weniger unspezifisch. Die wichtigsten Differentialdiagnosen zum peptischen Ulkus sind das Lymphom und – beim Magen – das (Früh-)Karzinom. Im Zentrum der diagnostischen Maßnahmen steht deshalb in jedem Fall die Endoskopie mit der Schleimhautbiopsie (A), wobei verdächtige Magenläsionen mindestens sechsmal biopsiert und histologisch untersucht werden müssen. Die Ausdehnung unklarer Läsionen in tiefere Schichten der Magenwand kann gegebenenfalls durch Endosonographie ermittelt werden.
Die Gastritis ist definiert als entzündliche Infiltration der Magenschleimhaut. Deskriptiv läßt sich histologisch die akute Gastritis (Infiltration mit neutrophilen Granulozyten) von der chronischen Gastritis (Infiltration mit Lymphozyten und Plasmazellen) abgrenzen. Die chronisch aktive Gastritis enthält sowohl chronische Entzündungsinfiltrate als auch neutrophile Granulozyten. Wichtiger als die deskriptive Einteilung ist die pathogenetische Klassifikation der Gastritis:
– Autoimmungastritis (A-Gastritis)
– bakterielle Gastritis (B-Gastritis) und
– chemisch induzierte Gastritis (C-Gastritis)
Die häufigste Gastritis ist mit ca. 70–80% die bakteriell induzierte Gastritis, deren Hauptursache die Infektion mit H.p. ist. Die mit ca. 0,1% sehr seltene Helicobacter-Heilmannii-Gastritis ist geringgradiger und weniger aktiv als die H.p.-Gastritis. Die Helicobacter-Gastritis kann im ganzen Magen nachweisbar sein (Pangastritis).
Die mit ca. 20–30% zweithäufigste und vorwiegend im Antrum lokalisierte C-Gastritis hat zwei Hauptursachen: die Einnahme von NSAID sowie den duodenogastrischen Reflux von Gallensäuren.
Die mit 3–6% dritthäufigste Form, die Autoimmungastritis, geht mit Parietalzellantikörpern und Intrinsic-Factor-Antikörpern im Serum einher; sie betrifft die Fundus- und Korpusschleimhaut. Zu wenig bekannt ist, daß auch gegen H.p. gerichtete Antikörper wie Parietalzellantikörper wirken können und das gleiche Bild wie eine A-Gastritis induzieren.
Das „ABC" der Gastritiden wird durch diverse sonstige Gastritiden ergänzt, die mit insgesamt 3% sehr selten und pathogenetisch unklar sind (z.B. eosinophile, lymphozytäre, granulomatöse, kollagene Gastritis). Beim M.-Crohn-Befall des Magens ist häufig eine herdförmig-diskontinuierliche Gastritis nachzuweisen.
Zur Gastritisdiagnostik gehört auch die Graduierung der Gastritis. Zu graduierende Parameter sind:
– die Dichte der lymphoplasmazellulären Infiltrate („Grad")
– die Dichte der granulozytären Infiltrate („Aktivität")
– die Atrophie des Drüsenkörpers und
– die intestinale Metaplasie.

Auch der Zustand des Oberflächenepithels und die Qualität der Schleimproduktion dieses Epithels sowie die Existenz von Lymphfollikeln werden beurteilt.

Für die Diagnostik der chronischen Gastritis müssen Proben aus dem Korpus und dem Antrum bewertet werden. Der Beweis einer Infektion mit H.p. kann direkt anhand des histologischen oder des kulturellen Erregernachweises bzw. indirekt durch den chemischen Nachweis der bakteriellen Urease in Magenschleimhautbiopsien (Helicobacter-Urease-Test [HUT]) erbracht werden, ferner durch den ^{13}C-Harnstoff-Atemtest (Abspaltung von markiertem Ammoniak aus einer Harnstoff-Mahlzeit durch die bakterielle Urease und Nachweis von ^{13}CO in der Ausatemluft) sowie durch den Nachweis von Antikörpern im Blut. Die beiden letzteren Verfahren eignen sich nicht für die Erstdiagnose, die endoskopisch-bioptisch durchgeführt werden muß, sondern nur für die Kontrolle des Eradikationserfolges. Dieser läßt sich atemanalytisch schon vier Wochen, serologisch erst sechs Monate nach Therapieende nachweisen. In der Praxis bewährt sich die Kombination von histologischer Untersuchung und HUT an je einem Biopsiepartikel von Antrum- und Korpusschleimhaut zum Nachweis oder Ausschluß der Helicobacter-pylori-Infektion. Der kulturelle H.p.-Nachweis mit Resistenzbestimmung in Biopsiepartikeln ist nur bei therapierefraktärem Verlauf indiziert. Nach frustranem Eradikationsversuch wird durch Resistenztestung nach sekundären Resistenzen gesucht und ein passendes antibiotisches Regime ausgewählt.

Bei einer Autoimmungastritis, bei der in späteren Stadien Karzinoide, Adenome und Karzinome vermehrt entstehen, können ergänzend Antikörper gegen Parietalzellen oder gegen „Intrinsic Factor" serologisch nachgewiesen werden. Eine perniziöse Anämie tritt erst in den Spätstadien der atrophischen Gastritis auf. Chronische Ulzerationen infolge eines Zollinger-Ellison-Syndroms (in der Frühphase klagen diese Patienten über Durchfälle infolge Maldigestion durch Übersäuerung des Dünndarminhalts) lassen sich im Sekretintest durch einen erhöhten basalen Serumgastrinspiegel und dessen Anstieg auf mehr als das Doppelte unter Stimulation diagnostizieren. Nur bei diesen Patienten ist zusätzlich eine Magensekretionsanalyse indiziert, die immer eine hohe basale, meist nur mäßig stimulierbare Sekretion zeigt.

Therapie des peptischen Ulkus

Kausale Behandlung

Die Therapie des peptischen Ulkus sollte die Rezidivprophylaxe durch Eradikation des H.p. sofort einschließen. Dazu gibt es eine Vielzahl von Empfehlungen, wobei Kombinationen mit drei verschiedenen Medikamenten (Erfolgsraten von über 80%) bevorzugt werden. Derzeit können folgende Schemata empfohlen werden (A). (PPI = Protonenpumpenhemmer, d.h. Omeprazol 20 mg, Pantoprazol 40 mg, Lansoprazol 30 mg):

Orale Behandlung

1. PPI 2 ×/Tag + 400 mg Metronidazol 2 ×/Tag + Clarithromycin 250 mg 2 ×/Tag, 7 Tage
2. PPI 2 ×/Tag + 1 g Amoxicillin 2 ×/Tag + Clarithromycin 500 mg 2 ×/Tag, 7 Tage
3. Reserveschema bei Therapieversagen: Quadrupel-Therapie: PPI 2 ×/Tag + Wismutsalz 4 ×/Tag + 500 mg Tetrazyklin 4 ×/Tag + 400 mg Metronidazol 3 ×/Tag

In diesen Schemata können PPI möglicherweise durch H_2-Rezeptorantagonisten ersetzt werden, die dann jedoch mindestens in der doppelten Standarddosis verwendet werden sollten (z.B. 2 × 300 mg Ranitidin/Tag).

Vorteile Clarithromycin: keine allergischen Reaktionen
Nachteile: Primärresistenz derzeit ~ 3%, Sekundärresistenz 60%
Vorteile Metronidazol: keine allergischen Reaktionen
Nachteile: Primärresistenz ~ 25%, Sekundärresistenz 50%
Vorteile Amoxicillin: keine primären oder sekundären Resistenzen
Nachteile: allergische Reaktionen (alle Schweregrade: ~ 30%), pseudomembranöse Kolitis

Parenterale Behandlung

Omeprazol 80 mg Kurzinfusion + 200 mg/Tag als Dauerinfusion + Ampicillin 3 × 2 g/Tag + Metronidazol 2–3 × 500 mg/Tag

Die Dauer der oralen Behandlung sollte 7 (bis 10) Tage betragen. Eine Nachbehandlung mit dem Protonenpumpenhemmer ist beim Ulcus duodeni nicht erforderlich, beim Ulcus ventriculi wird, um die Ulkusheilung zu gewährleisten, eine Nachbehandlung mit PPI für vier Wochen empfohlen. Eine parenterale Behandlung (Omeprazol oder Pantoprazol als Dauerinfusion) ist bei blutenden Geschwüren sinnvoll. Hier kann nach positivem HUT oder serologischem Schnelltest das o.g. parenterale Eradikationsschema unmittelbar nach endoskopischer Blutstillung, also vor dem histologischen Nachweis von H.p. beginnen, da das spätere Hinzufügen eines einzelnen Antibiotikums zu einer bereits laufenden Therapie mit PPI den Eradikationserfolg mindern kann (Dualtherapie). Bei Kombination eines PPI mit zwei Antibiotika besteht dieser Nachteil nicht, so daß hier die Antibiotika zu einem späteren Zeitpunkt einer bereits bestehenden PPI-Therapie hinzugefügt werden können (B).

Dignität, Heilerfolg und Erfolg der H.p.-Eradikation müssen beim Ulcus ventriculi frühestens vier Wochen nach Absetzen aller Eradikationsmedikamente endoskopisch und histologisch überprüft werden. Beim Ulcus duodeni ist die endoskopische Kontrolle zur Prüfung von Abheilung und Eradikation nicht zwingend erforderlich. Jedoch ist eine nichtinvasive Kontrolle des Eradikationserfolges mittels ^{13}C-Harnstoff-Atemtest frühestens vier Wochen nach Therapieende oder serologisch frühestens sechs Monate nach Therapieende notwendig.

Erreicht wird durch die Eradikation von H.p. eine Beschleunigung der Ulkusheilung, eine Verhütung

von Ulkusrezidiven einschließlich der Komplikationen (Blutung, Perforationen, Penetration) sowie die Abheilung einer H.p.-Gastritis.
Entsteht ein Ulkus in Gegenwart von H.p. unter Einnahme von NSAIDs, so schützt die H.p.-Sanierung nicht vor einem Ulkusrezidiv, wenn die Einnahme der NSAIDs fortgesetzt wird. In diesem Fall sollten auch erfolgreich H.p.-sanierte Patienten für die Dauer der NSAID-Einnahme antisekretorisch behandelt werden.

Symptomatische Behandlung

Magensäurehemmung

Entsprechend dem Konzept, daß Schleimhautläsionen allein in der Gegenwart von Magensäure entstehen, ist das traditionelle Behandlungsziel die Hemmung der Säuresekretion.
Abendliche Gaben von H_2-Blockern (Ranitidin 300 mg, Famotidin 40 mg, Nizatidin 300 mg, Roxatidin 150 mg) sind das Verfahren der zweiten Wahl.
Protonenpumpenhemmer (Omeprazol 20/40 mg, Lansoprazol 30 mg, Pantoprazol 40 mg) sind den H_2-Blockern hinsichtlich Heilungsraten und Schmerzbefreiung überlegen. PPI sind die Substanzklasse der Wahl bei allen Patienten mit Refluxösophagitis und Ulzera. Sie sind deutlich stärker antisekretorisch wirksam als H_2-Blocker und hemmen im Gegensatz zu diesen nicht nur die nächtliche Säuresekretion, sondern auch die am Tag. Darüber hinaus weisen sie keinen Wirkungsverlust bei längerfristiger Einnahme auf (A).
Eine weitere Indikation ist die Säuresekretionsunterdrückung beim Gastrinom (Zollinger-Ellison-Syndrom), bei dem das bis zu 3–4fache der üblichen Dosierung eines PPI erforderlich sein kann (A).
„Therapieversager" erklären sich in manchen Fällen durch eine relative Resistenz aufgrund eines raschen Metabolismus, die sich mit höheren Dosierungen überwinden läßt. In unklaren Fällen sind deshalb pH-metrische Kontrollen sinnvoll.
Antazida haben keine Indikation mehr in der Ulkustherapie und werden lediglich probatorisch bei Patienten mit funktioneller Dyspepsie verordnet. Hierbei gibt man die jeweilige Einzeldosis eine bis zwei Stunden nach den Mahlzeiten.
Es gibt keine diätetischen Restriktionen. Das Einhalten eines Rauchverbots ist wichtig, weil Rauchen die H.p.-Eradikation erschwert.

Heilmittel mit besonderer Indikation

Prostaglandine (Misoprostol 2 × 200–400 µg/Tag) werden zur Ulkusprophylaxe bei Gabe von nichtsteroidalen Antirheumatika verwendet. Sie sind hier jedoch den nebenwirkungsärmeren PPI unterlegen.
Sucralfat: Indikationen sind galliger Reflux bei Magenteilresezierten und funktioneller Dyspepsie. In der Ulkustherapie allenfalls supportiv indiziert. Zur Streßulkuspropylaxe s.u.

Streßulkus

Prophylaxe: Sucralfat (6 × 1 g/Tag)
parenterale Gabe von H_2-Blocker, z.B. Ranitidin (4 × 150 mg/Tag), oder Omeprazol (80 mg als Kurzinfusion + 200 mg/Tag als Dauerinfusion)
Die prophylaktische Effizienz von Sucralfat ist geringer als die von Säureblockern, die entgegen früherer Auffassung die nosokomiale Pneumonie intubierter Langzeitbeatmeter nicht begünstigen (A).

Therapie: Protonenpumpenhemmer: Omeprazol als Kurzinfusion 80 mg Initialdosis i.v., dann 200 mg/Tag als Dauerinfusion.

Chirurgische Behandlung

Die Indikation für eine chirurgische Intervention wird bei benignen Magenschleimhauterkrankungen nur noch selten gestellt. Es sind dies vor allem ein nicht auszuräumender Malignomverdacht bei den sehr seltenen therapierefraktären Magengeschwüren (kein Behandlungserfolg trotz mindestens zwölfwöchiger säurehemmender Therapie einschließlich hochdosiertem PPI und erfolgreicher Eradikation von H.p.) sowie Notfälle (Blutung, Perforation, Penetration [s. Kap. A – Notfälle]).
Resezierende Verfahren kombiniert mit selektiver proximaler Vagotomie (SPV) kommen nur noch ausnahmsweise zur Anwendung; vielmehr wird an eine Umstechung bzw. Übernähung/Exzision blutender bzw. perforierter Ulzera eine hochdosierte parenterale Therapie mit PPI in Kombination mit zwei Antibiotika zur Eradikation von H.p. angeschlossen (s.o.).

3.2 Reizmagen (funktionelle Dyspepsie)

Leitsymptome des Reizmagens sind Mißempfindungen im mittleren Oberbauch mit Völlegefühl, Druck oder Krämpfen, gelegentlich mit Inappetenz, Übelkeit, Aufstoßen oder sogar Erbrechen (Refluxtyp, Ulkustyp, Dysmotilitätstyp). Die Ursache dieser überaus häufigen Störung (ca. 30–50% aller Patienten, die den Internisten wegen „Magenbeschwerden" aufsuchen) wird in nervösen Störungen gesehen; organische Veränderungen fehlen. Neuerdings wird für den „Ulkustyp" die H.p.-Gastritis als Ursache diskutiert.
Das diagnostische Ziel ist der Ausschluß der möglichen organischen Erkrankungen.

Ausschlußdiagnostik

Bei allen unklaren Oberbauchbeschwerden, die länger als drei bis vier Wochen bestehen, ist eine Reihe von diagnostischen Untersuchungen erforderlich (Stufendiagnostik). Als „Minimalprogramm" gelten das Oberbauchsonogramm sowie die Ösophagogastroduodenoskopie mit Biopsie. Hinzu kommen als laborchemische Untersuchungen Blutsenkung, großes Blutbild, Pankreasenzyme im Serum, fäkaler Bluttest (dreimal), Urinstatus. Gelegentlich führen Lamblienausschluß (Duodenalsaft oder Duodenalhistologie, evtl. Stuhl) sowie Tests der Kohlenhydratintoleranz (Atemanalytik) weiter. Verlaufen diese unauffällig, so kann von einem Reizmagen gesprochen werden. In unklaren Fällen sollten Erkrankungen der Nachbarorgane in Betracht gezogen werden.

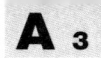

Nachweisdiagnostik

Entfällt.

Therapie

Am Anfang muß das ärztliche Gespräch stehen, das den Betroffenen auf die Harmlosigkeit seiner Beschwerden hinweisen und ihm jegliche Furcht vor Malignomen nehmen soll.
Medikamente können – sofern vom Patienten gewünscht – versuchsweise verabreicht werden:
Motilitätswirksame Präparate: Metoclopramid (bis 10 mg als Einzeldosis)
Antazida, Sucralfat oder säurehemmende Mittel: H_2-Blocker ab der zweiten Generation (Ranitidin [150 mg], Famotidin [20 mg], Nizatidin [150 mg], Roxatidin [75 mg]);
Pankreasenzympräparate als sogenannte „Verdauungshilfen" sind umstritten. Die H.p.-Eradikation hat nur in einzelnen Fällen einen positiven Effekt auf die Reizmagensymptomatik.

3.3 Magentumore

3.3.1 Benigne Magentumoren

Sie manifestieren sich zumeist als Polypen, d.h. Schleimhautvorwölbung der Wand, und stellen oft einen Zufallsbefund dar.

Differentialdiagnose der Magenpolypen
tumorähnliche Läsionen:
– Drüsenkörperzysten
– hyperplastische Polypen
– entzündliche fibroide Polypen
– heterotope Brunner-Drüsen
– heterotopes Pankreasgewebe
– juvenile Polypen
– Peutz-Jeghers-Polypen
– Cronkhite-Canada-Polypen
Neoplasien:
– epithelial:
  • benigne:
    tubuläre Adenome
    tubulopapilläre Adenome
    papilläre Adenome
    gastral differenzierte Adenome („pyloric gland adenoma")
  • maligne:
    Adenokarzinome
– endokrin:
    Karzinoide
– mesenchymal:
  • benigne
    Leiomyome u.a.
  • maligne
    Sarkome u.a.

Ihr Ausgangspunkt ist zumeist das Epithel, seltener das Mesenchym oder das lymphatische Gewebe. Zu unterscheiden sind ferner neoplastische Tumoren und tumorähnliche Läsionen. Die hyperplastischen Polypen (nichtneoplastisch) stellen zahlenmäßig die größte Gruppe dar. Sie sind ebenso wie die Adenome mit der chronisch atrophischen Gastritis assoziiert. Die Wahrscheinlichkeit einer malignen Entartung ist gering, wenn überhaupt vorhanden. Drüsenkörperzysten stellen harmlose, etwa linsengroße, zumeist in der Mehrzahl auftretende Polypchen in Fundus und Korpus dar.
Bei Adenomen im Magen (Häufigkeit 10–15%) ist das Risiko einer malignen Entartung größenabhängig und beträchtlich. Sie sind ebenfalls mit der chronisch atrophischen Gastritis und der familiären Polyposis coli assoziiert.

Diagnostik und Therapie

Eine verläßliche Differenzierung ausschließlich mit endoskopischen Kriterien ist nicht möglich. Wenn zangenbioptisches Material nicht ausreicht, muß der ganze Polyp abgetragen und histologisch untersucht werden.
Für die Diagnostik submuköser und breitbasiger Läsionen eignen sich die Endosonographie und die Knopflochbiopsie, bei letzterer wird die Oberfläche des Tumors mit der Schlinge abgetragen und aus dem entstandenen Gewebsdefekt werden Zangenbiopsien entnommen. Polypen bis 2 cm Größe können von Erfahrenen – evtl. nach Unterspritzung der Basis – mit der elektrischen Schlinge entfernt werden. Die Endosonographie gibt Auskunft über die Gefäßverhältnisse im Stiel großer Polypen. Die Polypektomie hyperplastischer Polypen ist nicht zwingend. Die Therapie großer Magenpolypen sollte mit dem Chirurgen abgestimmt werden.

3.3.2 Karzinoidtumor des Magens

Der Karzinoidtumor des Magens ist selten und umfaßt mehrere Typen: sporadische Form, Karzinoid bei der atrophischen A-Gastritis, Karzinoid bei MEN-I-Syndrom und neuroendokrines Karzinom.
Karzinoidtumoren sind oft breitbasig und an der Kuppe mit einem kleinen Ulkus versehen. Die „klassische" Symptomatik wie beim hepatisch metastasierten Karzinoid des Dünndarms ist selten (s.a. 4.8). Kleinere benigne Läsionen (bis zu 1 cm Durchmesser) werden endoskopisch entfernt.

3.3.3 Maligne Magentumore

Das Magenkarzinom macht etwa 8% aller Tumorerkrankungen aus. Während die Inzidenz der Magenkarzinome insgesamt rückläufig ist, nimmt die Häufigkeit der Tumoren mit Lokalisation am gastroösophagealen Übergang in den letzten Jahren in den westlichen Ländern kontinuierlich zu. Risikofaktoren bzw. präkanzeröse Konditionen sind: Blutgruppe A, Z.n. Magenresektion (umstritten), Barrett-Ösophagus, Typ-A-Gastritis, positive Familienanamnese, nitrathaltige Lebensmittel, chronische Gastritis mit inkompletter intestinaler Metaplasie sowie mehr als zehn Adenome im Magen. Schon 1994 wurde H.p. von der WHO als Karzinogen anerkannt.
Etwa 90–95% der Magentumoren sind Adenokarzinome. Sarkome, Lymphome oder Karzinoide des Magens sind vergleichsweise selten.
Etwa 20% der Patienten haben nach einer operativen Behandlung die Chance einer definitiven Hei-

lung. Zwei Drittel aller Patienten sind bei Diagnosestellung in einem lokal fortgeschrittenen Stadium, in dem eine komplette (R0-)Resektion nur bei wenigen Patienten möglich ist. Die Symptome sind häufig unspezifisch und treten manchmal erst bei fortgeschrittener Erkrankung auf. Bei genauer Erhebung der Anamnese zeigt sich aber, daß die Diagnose oft seit längerem, d.h. über ein halbes Jahr und länger, verschleppt wird. Häufige Beschwerden sind Oberbauchbeschwerden, Gewichtsverlust, Übelkeit und Erbrechen, Abgeschlagenheit, Druck- und Völlegefühl sowie seltener Dysphagie und Blutungen/Teerstuhl, wobei letztere zu einer früheren Diagnostik veranlassen.

Neben der lokalen Invasion neigt das Magenkarzinom auch zu einer frühen Fernmetastasierung, z.B. in die linke Supraklavikulargrube (Virchow-Drüse) oder die linke Axilla (irischer Knoten), während hämatogene Fernmetastasen vor allem in Leber, Lunge, aber auch in Knochen und ZNS-System gefunden werden. Eine besondere Form der Ausbreitung ist auch der Krukenberg-Tumor (Ovarialmetastase).

Ausschlußdiagnostik und Nachweisdiagnostik

Ausschlußdiagnostik und Nachweisdiagnostik sind identisch.

Die Ösophagogastroduodenoskopie hat als die bedeutendste diagnostische Methode den Vorteil, daß sich von verdächtigen Läsionen Gewebsproben für die histologische Untersuchung gewinnen lassen. Auch bei Risikopatienten ist sie die diagnostische Methode der ersten Wahl, weil sie die Chance einer Früherkennung im asymptomatischen Stadium bietet. Dementsprechend wird bei Risikopatienten die Durchführung der Ösophagogastroduodenoskopie in regelmäßigen Abständen empfohlen (D):
- Alle drei bis fünf Jahre bei chronisch-atrophischer Gastritis. Bei Zustand nach Magenresektion (z.B. nach Billroth II) mit vorausgegangenem Ulkusleiden ab dem 10. postoperativen Jahr (umstritten).
- Alle ein bis zwei Jahre bei Zustand nach Magenteilresektion wegen eines Magenkarzinoms (in den ersten fünf Jahren nach der Operation, danach alle drei bis fünf Jahre) sowie bei M. Ménétrier.
- Alle sechs Monate bei Zustand nach Entfernung eines Adenoms (ab dem zweiten Jahr nur mehr jährlich). Bei Dysplasie Grad III (sog. high grade dysplasia; cave: Adenokarzinom häufig bereits vorhanden) besteht die Indikation zur endoskopischen Mukosaresektion. Endoskopische Kontrollen sind nicht ausreichend.

Diese Zeiträume sind das Resultat klinischer Empirie; sorgfältige Langzeitstudien könnten zu Verschiebungen in beide Richtungen führen.

Bei der Endoskopie sind aus suspekten Schleimhautarealen stets zahlreiche Biopsien (mindestens 6–10) zu entnehmen. Ulzeröse Läsionen müssen im Verlauf kontrolliert werden. Polypoide Strukturen sollten mit der elektrischen Schlinge abgetragen werden, damit sie vollständig histologisch untersucht werden können. Eine Photodokumentation ist immer empfehlenswert.

Nur durch Aufmerksamkeit, Kenntnis der makroskopischen Erscheinungsbilder des Frühkarzinoms und ausführliche Biopsien auch kleiner verdächtiger Läsionen kann die Zahl rechtzeitig entdeckter Frühkarzinome gesteigert werden.

Weitere diagnostische Maßnahmen dienen der präoperativen Stadienabklärung (Tab. A.3-1): Sonographie und Computertomographie des Abdomens, evtl. auch des Mediastinums zur Abklärung von Metastasen in Leber, Lymphknoten, Peritoneum etc. Eine Skelettszintigraphie ist nur bei klinischem Verdacht oder Beschwerden indiziert. Eine Koloskopie ist indiziert zum Ausschluß einer Tumorinfiltration in den Dickdarm, vor allem bei lokal fortgeschrittenen Stadien. Bei Vorliegen von T3/T4-Tumoren kann die chirurgische Laparoskopie mit peritonealer Lavage zum Ausschluß einer Peritonealkarzinose indiziert sein (vor allem bei T3/T4-Tumoren vor geplanter Resektion oder bei geplanter neoadjuvanter Therapie).

Die **endoskopische Ultraschalluntersuchung** (EUS) ist die beste Methode zur Darstellung der Infiltrationstiefe in die Magenwand, die unmittelbare Nachbarschaft sowie die primären Lymphknotenstationen.

Bei der Therapieplanung sind zu beachten:
- die Höhenlokalisation des Tumors
- die Ausbreitung im Magen
- Nachweis von Lymphknoten- und/oder Fernmetastasen
- Alter und Allgemein- bzw. Ernährungszustand des Patienten
- Begleiterkrankungen

Die **körperliche Untersuchung** trägt zur Erkennung früher Stadien des Karzinoms in der Regel nicht bei. Ein pathologischer Tastbefund im Epigastrium spricht für ein fortgeschrittenes Tumorstadium. Die Labordiagnostik ist beim Magenkarzinom meist unergiebig. **Tumormarker**, insbesondere CEA, Ca 72-4 oder Ca 19-9 sind für Screening und Therapieentscheidung unbedeutend. Sie sind aber von prognostischer Bedeutung, um den Erfolg der Resektion und das Auftreten von Rezidiven oder Metastasen und das Ansprechen auf eine Chemotherapie zu beurteilen.

Einteilung der Adenokarzinome des Magens nach pathologisch-histologischen Kriterien:
Klassifikation von Lauren
- Magenkarzinom vom intestinalen Typ
  - Grad I gut differenziert
  - Grad II mäßig differenziert
  - Grad III schlecht differenziert
- Magenkarzinom vom diffusen Typ
- Magenkarzinom vom Mischtyp

Die angloamerikanische Literatur berücksichtigt meist nicht die Klassifikation nach Lauren, so daß die Übertragbarkeit von Therapieergebnissen aus dem angloamerikanischen Schrifttum auf unsere Situation nur bedingt möglich ist.

Überflüssige Diagnostik:
- Magen-Darmpassage (ggf. bei unklarem endoskopischem Befund, z.B. submukös wachsendem Karzinom)
- Skelettszintigramm (ggf. bei entsprechender Symptomatik)

Tabelle A.3-1 TNM-Klassifikation des Magenkarzinoms.

T-Stadium: Primärtumor
TX Primärtumor kann nicht beurteilt werden
T0 kein Anhalt für Primärtumor
Tis Carcinoma in situ: intraepithelialer Tumor ohne Invasion der Lamina propria
T1 Tumor infiltriert die Lamina propria oder Submukosa
T2 Tumor infiltriert die Muscularis propria oder Subserosa
T3 Tumor penetriert die Serosa (viszerales Peritoneum) ohne Invasion benachbarter Strukturen
T4 Tumor infiltriert benachbarte Strukturen

Erläuterung:
1. Ein Tumor kann die Muscularis propria penetrieren mit Ausdehnung in das gastrokolische oder gastrohepatische Ligament oder das große oder kleine Netz ohne Perforation des viszeralen Peritoneums, das diese Strukturen bedeckt. In diesem Fall wird der Tumor als T2 klassifiziert. Falls eine Perforation des viszeralen Peritoneums, das die gastrischen Ligamente und großes und kleines Netz bedeckt, vorliegt, so wird der Tumor als T3 klassifiziert.
2. Benachbarte Strukturen des Magens sind: Milz, Colon transversum, Leber, Zwerchfell, Pankreas, Bauchwand, Nebenniere, Nieren, Dünndarm und Retroperitoneum.
3. Eine intramurale Ausbreitung ins Duodenum oder den Ösophagus wird nach der größten Eindringtiefe an einer dieser Lokalisationen einschließlich des Magens klassifiziert.

N-Stadium: Regionale Lymphknoten
NX regionale Lymphknoten können nicht beurteilt werden
N0 keine regionalen Lymphknotenmetastasen
N1 Metastasen in 1–6 regionalen Lymphknoten
N2 Metastasen in 7–15 regionalen Lymphknoten
N3 Metastasen in >15 regionalen Lymphknoten

Erläuterung: Als regionale Lymphknoten gelten: perigastrische Lymphknoten entlang der kleinen und großen Kurvatur, Lymphknoten entlang den Aa. gastrica sinistra, hepatica communis, lienalis und coeliaca sowie die Lymphknoten im Lig. hepatoduodenale. Befall von anderen intraabdominellen Lymphknoten, wie retropankreatische, mesenteriale oder paraaortale, wird als Fernmetastasierung klassifiziert. Die histologische Diagnose pN0 setzt ein Lymphknotendissektat von mindestens 15 Lymphknoten voraus.

M-Stadium: Fernmetastasierung
MX Fernmetastasen können nicht beurteilt werden
M0 keine Fernmetastasen
M1 Fernmetastasen

Stadiengruppierung

Stadium	T	N	M
Stadium 0	Tis	N0	M0
Stadium IA	T1	N0	M0
Stadium IB	T1	N1	M0
	T2	N0	M0
Stadium II	T1	N2	M0
	T2	N1	M0
	T3	N0	M0
Stadium IIIA	T2	N2	M0
	T3	N1	M0
	T4	N0	M0
Stadium IIIB	T3	N2	M0
Stadium IV	T4	N1–3	M0
	T1–3	N3	M0
	jedes T	jedes N	M1

R-Klassifikation:
R0: kein gesicherter Tumor (makroskopisch und mikroskopisch)
R1: mikroskopisch gesicherter Tumor
R2: makroskopisch gesicherter Tumor

– Angiographie
– Kernspintomographie

Stadieneinteilung

siehe Tabelle A.3-1.

Therapie

Lokalisierte Erkrankungen

Therapie der Wahl ist die radikale Resektion des Tumors. Kleine Frühkarzinome können in Zentren mit Erfahrung endoskopisch reseziert werden (endoskopische Mukosaresektion). Bei positivem H.p.-Nachweis ist eine anschließende Keimeradikation möglicherweise von rezidivprophylaktischem Wert (C). Mit Gastrektomie/subtotaler Gastrektomie oder auch organüberschreitender Resektion mit Lymphadenektomie besteht je nach Krankheitsstadium eine unterschiedlich gute oder schlechte Heilungschance. Bei adäquatem Sicherheitsabstand (5–8 cm) gelten subtotale und totale Gastrektomie als gleichwertig. Bezüglich des Ausmaßes der Lymphadenektomie wird in den Richtlinien der DKG die erweiterte (R2-)Resektion in Zentren mit entsprechender Erfahrung empfohlen. Auch wenn bei lokal weit fortgeschrittenen Erkrankungen die Heilungschancen unbefriedigend sind, können mit einer palliativen Resektion in einigen Fällen die Lebensqualität des Patienten gebessert und Schmerzen oder Blutungsgefahren sowie eine bestehende Obstruktion beseitigt werden. Hier sollte grundsätzlich die Frage einer präoperativen Chemotherapie überprüft werden, da bei Ansprechen des Tumors auf eine neoadjuvante Therapie eventuell eine radikale R0-Resektion möglich wird. Bei Fernmetastasen hingegen ist die operative Intervention nur in Notfällen angezeigt.

Eine postoperative adjuvante Chemo- und/oder Strahlentherapie ist nach kurativer Entfernung des Tumors (R0-Resektion) bisher nicht als gesichert angesehen worden. Nach neueren Daten einer randomisierten US-Studie erhöht eine postoperative Radiochemotherapie mit 5-FU und lokaler Nachbestrahlung die Überlebensrate von absolut 10% gegenüber einer unbehandelten Kontrollgruppe. Studienkonzepten sollte trotzdem der Vorrang gegenüber individuellen Therapieentscheidungen gegeben werden. Die palliative Behandlung (nach R1-/R2-Resektion) ist umstritten. Bei einer R1-Resektion sollte ein erneuter chirurgischer Eingriff erwogen werden.

Lokoregionale Erkrankungen

Bei Patienten in gutem Allgemeinzustand mit primär nichtoperablen Magenkarzinomen ohne Fernmetastasen ist eine präoperative neoadjuvante Therapie zum „Down-Staging" (bevorzugt innerhalb von Studien) angezeigt. Während früher vorrangig das EAP-Regime zur neoadjuvanten Therapie eingesetzt wurde, scheint heute eine Kombination aus einer 5-Fluorouracil-Dauerinfusion oder wöchentlichen Hochdosis-24h-Infusion mit Cisplatin und/oder Epirubicin eine vergleichbar hohe Aktivität bei geringerer Toxizität zu erzielen.

Wird die primäre Inoperabilität intra operationem festgestellt, sollte, von Notfällen abgesehen, nach Möglichkeit nicht mit palliativer Zielsetzung weiteroperiert werden, damit postoperativ möglichst bald mit einer neoadjuvanten Therapie begonnen werden kann. Eine Second-look-Operation bei Ansprechen des Tumors kann dann unter Umständen noch mit kurativer Zielsetzung erfolgen.

Fortgeschrittene Krankheitsstadien mit Fernmetastasen

Magenkarzinome gelten heute als chemotherapiesensibel mit Ansprechraten zwischen 20 und bis zu 65% durch verschiedene Medikamentenkombinationen (Tab. A.3-2). Die Therapieergebnisse von randomisierten Multicenterstudien liegen allerdings meist zwischen 20 und 30%. Behandlungsziel ist es, Beschwerden zu lindern, den Allgemeinzustand zu verbessern und somit die Lebensqualität zu erhalten bzw. wiederherzustellen. Die Nebenwirkungen der Chemotherapie sind besonders bei asymptomatischen Patienten zu berücksichtigen.

Im Vergleich zur alleinigen symptomatischen Behandlung („best supportive care") hat sich die Durchführung einer Chemotherapie in randomisierten Studien als vorteilhaft für die Symptomlinderung und für die Überlebenszeit des Patienten erwiesen. Patienten, die auf eine Chemotherapie ansprechen, leben länger als die sogenannten Non-responder (A).

Für die Chemotherapie in der palliativen Situation gibt es kein allgemein anerkanntes Standardregime. Das EAP-Regime gilt in dieser Situation als zu toxisch. Das ELF-Regime stellt eine Therapiemöglichkeit geringer Toxizität dar, nachteilig ist die Häufigkeit der Alopezie. Die Kombination von 5-FU/FS und Cisplatin führt bei akzeptabler Nebenwirkungsrate zu vergleichbaren Remissionsraten. In Deutschland wird die 24h-Dauerinfusion von 5-FU (A10-Schema) für die Kombination bevorzugt (Tab. A.3-2). Das vor allem in Großbritannien gebräuchliche ECF-Regime hat sich in einer größeren randomisierten Studie als dem alten „Standardregime" FAMTX signifikant überlegen gezeigt. Ein Nachteil von ECF ist die 21tägige Dauerinfusion von 5-FU.

Nachsorge

Die Früherkennung von Rezidiven führt nicht zu verlängertem Überleben, da nur 2% der Rezidive resektabel sind. Auf diesem Hintergrund ist eine strukturierte endoskopische Nachsorge umstritten. Sie sollte symptomorientiert erfolgen, neue Symptome sind innerhalb von vier bis sechs Wochen abzuklären. Kontrollgastroskopien werden empfohlen: zuerst halbjährlich (bis 24 Monate), dann jährlich (D). Die Messung von Tumormarkern (CEA, Ca 19-9, Ca 72-4) ist nur sinnvoll als Monitoring für ein Ansprechen auf die Chemotherapie bzw. zur Erfassung eines Rezidivs bei präoperativ marker-positiven Patienten. Nach Behandlung eines Frühkarzinoms (Polypektomie, Mukosektomie) ist eine sechsmonatlich durchgeführte Kontrollendoskopie für den Zeitraum von drei Jahren indiziert. Sogenannte Postgastrektomie-Syndrome (s.u.) sind bei Anwendung moderner Operationsverfahren heute seltener. Zu diesen Syndromen zählen: Dumping-Syndrom, Malassimilation, Syndrom der zuführenden Schlinge, postzibale Asynchronie und Beeinträchtigung der Reservoirfunktion des Magens oder des Ersatzmagens. Ganz wichtig sind die Diätberatung und ggf. die Verordnung von antiperistaltischen, prokinetischen oder antibiotischen Medikamenten. Anamnese, klinische und ggf. apparative Diagnostik sollten außerdem das erhöhte Risiko eines Zweitkarzinoms auch außerhalb des Gastrointestinaltrakts berücksichtigen.

MALT-Lymphome des Magens (ca. 5–10% der Magenmalignome)

Ein großer Teil der Lymphome des Magens entstammt dem Mukosa-assoziierten lymphatischen Gewebe (MALT). Dabei handelt es sich fast immer um Neoplasien der B-Zellreihe. Die Verdachtsdiagnose wird im allgemeinen im Rahmen einer Gastroskopie gestellt und histologisch verifiziert. Der H.p.-Status ist dabei unbedingt zu überprüfen, da das Bakterium als ätiologischer Faktor früher Lymphomstadien (EI1 = antigenabhängige, nicht autonome Proliferation) diskutiert wird (B).

Die Stadieneinteilung orientiert sich an der Ann-Arbor-Klassifikation, modifiziert nach Mussoff und Radaszkiewicz. Insbesondere zur Beurteilung der Infiltrationstiefe im Stadium I ist die Endosonographie die Methode der Wahl. Eine standardisierte Therapie gibt es noch nicht. Die Patienten sollten in Multicenterstudien eingebracht werden (Berdel, Fischbach, Koch, Willich, Münster). Eine Bestrahlung wird insbesondere bei niedrigmalignen Formen in den frühen Stadien allein oder in Kombination mit Chemotherapie durchgeführt, eine operative Resektion ist wahrscheinlich gleichwertig, bedeutet aber für den Patienten ein Leben ohne Magen. Der Stellenwert einer Nachbehandlung bei operierten lokalisierten Stadien ist noch offen. Die Chemotherapie entspricht bei den niedrigmalignen MALT-Lympho-

Tabelle A.3-2 Beispiele für Medikamentenkombinationen zur Behandlung des Magenkarzinoms.

ELF
Etoposid: 120 mg/m^2 an Tag 1, 2, 3
Leucovorin: 300 mg/m^2 an Tag 1, 2, 3
5-FU: 500 mg/m^2 an Tag 1, 2, 3
Wiederholung alle 3–4 Wochen

Cisplatin/5-FU/FS
5-Fluorouracil: 2 g/m^2 (24 h) an Tag 1, 8, 15, 22, 29, 36
Folinsäure: 500 mg/m^2 (2 h) an Tag 1, 8, 15, 22, 29, 36
Cisplatin: 50 mg/m^2 an Tag 1, 15, 29
Wiederholung an Tag 50

ECF
Epidoxorubicin: 50 mg/m^2 an Tag 1
Cisplatin: 60 mg/m^2 an Tag 1
5-FU: 200 mg/m^2 kontinuierliche Infusion Tag 1–21
Wiederholung an Tag 22

men dem COP-Protokoll (Cyclophosphamid, Vincristin, Prednison), bei den hochmalignen Lymphomen dem CHOP-Protokoll (Cyclophosphamid, Adriamycin, Vincristin, Prednison).
Bei niedrigmalignen Lymphomen des Magens im Stadium EI1 wird die Wirkung einer alleinigen Eradikationstherapie überprüft (Tab. A.3-3) und erscheint vielversprechend.

Sonstige Magenmalignome

Hierzu zählen die Sarkome (ca. 2% aller Magenmalignome), das Kaposi-Sarkom bevorzugt bei AIDS sowie Metastasen anderer Magentumoren. Die Lymphome des Magens stellen ca. 4–8% sämtlicher Magenmalignome. Das primäre Magenlymphom entspricht zumeist dem Non-Hodgkin-, selten dem Hodgkin-Lymphomtyp. Magenlymphome sind meistens diffus, gelegentlich nodulär. Die präzise histologische Diagnose, der endosonographische Befund der Beteiligung der Magenwand und deren Nachbarschaft sowie die Computertomographie des Abdomens sind für das Staging und den Therapiemodus von entscheidender Bedeutung. Einzelheiten der Behandlung s. Kap. B. – Erkrankungen des Blutes und des Lymphsystems.

3.4 Folgezustände nach Magenoperationen

In zeitlichem Zusammenhang mit den verschiedenen Magenoperationsverfahren können unterschiedliche Symptome auftreten: Nach proximaler Vagotomie sind dies infolge von Funktionsstörungen der Speiseröhre, des Magens und des Darms Erbrechen, Völlegefühl und Durchfall (bis 4%). Nach der distalen Resektion mit Billroth-Anastomose werden in bis zu 15% der Fälle sturzartige Magenentleerungen (Früh-Dumping-Syndrom) mit Leibschmerzen, Durchfall, vasomotorischen Störungen (Tachykardie, Kollapsneigung), und – zwei bis drei Stunden postprandial – Hypoglykämie (Spät-Dumping-Syndrom) beobachtet; des weiteren können mechanische Probleme auftreten (Stenose, Syndrom der zuführenden Schlinge, Syndrom der blinden Schlinge), metabolische Folgezustände (Anämie, Osteoporose), Ulzerationen und das Stumpfkarzinom.

Ausschlußdiagnostik

Durch regelrechte Befunde bei der Ösophagogastroduodenoskopie und der Röntgenuntersuchung (Magen-Breipassage) lassen sich organische Ursachen weitgehend ausschließen. In unklaren Fällen kommt als letzte Möglichkeit eine psychologisch-psychiatrische Konsiliaruntersuchung in Betracht.

Nachweisdiagnostik

Am einfachsten können essensabhängige Beschwerden durch Röntgendiagnostik (Magen-Breipassage) untersucht werden, wobei das Kontrastmittel wie eine Probemahlzeit verwendet und seine im Röntgenbild sichtbar gemachte Wanderung durch den oberen Gastrointestinaltrakt mit den jeweils auftretenden Beschwerden verglichen werden kann. Wegen des stets möglichen Rezidivkarzinoms muß in jedem Fall eine Endoskopie, ggf. mit Biopsie, erfolgen. Weitere diagnostische Methoden sind die Magenszintigraphie und die Endosonographie. Bei einem Spät-Dumping-Syndrom führt man postprandiale Blutzucker- und Insulinbestimmungen durch, bei V.a. eine blinde Schlinge atemanalytische Tests sowie bei V.a. eine pankreatikozibale Asynchronie einen Pankreasfunktionstest. Unter den Labortests können Serumspiegel von Vitamin B_{12}, Ferritin und Kalzium von Interesse sein.

Therapie

Dumping-Syndrom: häufige kleine Mahlzeiten, ohne große Mengen von Flüssigkeit und Kohlenhydraten. Manche Patienten profitieren von einer Brötchen-Diät. Spät-Dumping-Syndrom: Hinlegen beim Auftreten von Beschwerden.
Operative Korrektur: Umwandlung BII nach BI.
Wird nach Magenresektion wegen Karzinom im Restmagen H.p. nachgewiesen, sollte eine Eradikationstherapie durchgeführt werden.

Tabelle A.3-3 Stadieneinteilung gastrointestinaler Lymphome „Lugano-Klassifikation".

Stadium	Definition
EI1	uni- oder multilokulärer Befall des Gastrointestinaltraktes ohne Lymphknotenbeteiligung und ohne Infiltration eines Nachbarorgans per continuitatem; Lymphom ist beschränkt auf Mukosa und Submukosa
EI2	wie EI1, jedoch überschreitet das Lymphom die Submukosa, d.h. Infiltration von Muscularis propria oder Serosa, aber nicht eines Nachbarorgans per continuitatem
EII1	uni- oder multilokulärer Befall des Gastrointestinaltraktes jeder Infiltrationstiefe einschließlich eines Organbefalls per continuitatem und eines Befalls der regionalen Lymphknoten (Kompartiment 1, 2)
EII2	wie EII1, jedoch infradiaphragmaler Lymphknotenbefall, der über die regionalen Lymphknoten hinausgeht (Kompartiment 3)
EIII	wie EII, jedoch Lymphknotenbefall ober- und unterhalb des Zwerchfells
EIV	uni- oder multilokulärer Befall des Gastrointestinaltraktes mit oder ohne Lymphknotenbefall und diskontinuierlichem oder disseminiertem Befall eines oder mehrerer extraintestinaler Organe

Divertikeln, verdickten interhaustralen Falten und verengtem Lumen

Bei der Divertikulitis bestehen neben ausgeprägten Schmerzen im linken Unterbauch auch Übelkeit, Appetitlosigkeit, evtl. Erbrechen sowie Entzündungszeichen mit Fieber, Leukozytose; bei der körperlichen Untersuchung findet man eine druckschmerzhafte, walzen- oder strangartige Resistenz im linken Unterbauch, die Darmgeräusche erscheinen vermindert, bei mechanischem Ileus gesteigert. Zur weiteren Klärung dient die – wegen der Perforationsgefahr – vorsichtige Endoskopie bzw. bei endoskopisch nicht passierbarer Stenose und Verdacht auf Fistelbildung der Kontrasteinlauf mit wasserlöslichem Kontrastmittel. In der Darstellung extraluminaler Veränderungen (Abszeßbildung) hat die Computertomographie eine deutlich höhere Treffsicherheit als die Sonographie.

Therapie

Divertikulose (blande): ballaststoffreiche Kost (Ziel sind regelmäßige, weiche Stühle)

Divertikulitis (unkompliziert): parenterale Ernährung, Antibiotika (z.B. Mezlocillin und Metronidazol); falls nach zwei Tagen keine Besserung eintritt, ist an eine gedeckte Perforation zu denken. Wiederholte Divertikulitiden: Sigmaresektion

Divertikulitis mit Komplikation:
- freie Perforation: Sofortoperation
- gedeckte Perforation: elektive Operation
- lokale Peritonitis: Operation: Resektion mit primärer Anastomose
- kotige Peritonitis: zweizeitiger chirurgischer Eingriff mit Rektumblindverschluß und Ileostoma.

Stand Juli 2001

4.8 Neoplasien des Dünn- und Dickdarms

W. E. Fleig

4.8.1 Dünndarmneoplasien

Definition und Basisinformation

Dünndarmneoplasien sind seltene, benigne oder maligne Tumoren des Epithels oder der mesenchymalen Gewebe der Darmwand. Zwei Drittel der Neoplasien sind bösartig; sie machen damit allerdings nur 1,1 bis 2,4% aller gastrointestinalen Malignome aus (8).
35 bis 50% der primären Dünndarmmalignome sind Adenokarzinome, 20 bis 40% Karzinoidtumore (s. 4.8.5), 14% Lymphome (s. 4.8.4) und 11 bis 13% Sarkome (gehören zum Spektrum der Gastrointestinalen Stromatumore [GIST]). Während die Sarkome im gesamten Dünndarm vorkommen, sind Adenokarzinome vorwiegend im proximalen Dünndarm zu finden. Sekundäre Tumore des Dünndarms betreffen meist Metastasen des malignen Melanoms (2).
Die benignen Dünndarmneoplasien umfassen Adenome (ca. 1/3), Leiomyome, Lipome, Lymphangiome, Fibrome, Hämangiome, Neurofibrome und Neurolemmone. Adenome werden histologisch in tubuläre (häufiger), villöse (seltener, Prädilektionsort absteigendes Duodenum, bei Diagnose in bis zur Hälfte der Fälle maligne entartet) und tubulovillöse eingeteilt. Auch beim Adenokarzinom des Dünndarms scheint eine Adenom-Adenokarzinom-Sequenz abzulaufen, so dass alle Adenome des Dünndarms als Präkanzerosen aufgefasst werden sollten. Risikogruppen für die Entwicklung eines Adenokarzinoms speziell im Duodenum und periampullär sind Patienten mit familiärer adenomatöser Polyposis (FAP; s. 4.8.2), sowie Patienten mit Morbus Crohn, einheimischer Sprue und hereditärem, nichtpolypösem kolorektalem Karzinom (HNPCC; s. 4.8.3).
Die meisten Dünndarmtumore sind aufgrund der Dehnbarkeit des Hohlorgans lange vollkommen asymptomatisch. Sie werden deshalb entweder in einem sehr späten Stadium als Zufallsbefund bei einer Laparotomie oder anderweitig veranlasster Dünndarmdiagnostik oder autoptisch diagnostiziert. Spätsymptome sind Zeichen der Obstruktion und die manifeste oder okkulte Blutung (Eisenmangelanämie).
Die Prognose der Dünntumoren hängt ab vom histologischen Typ, vom Erkrankungsstadium (beim Adenokarzinom vor allem Befall der regionalen Lymphknoten) und von der Resektabilität. Sie ist bei Lymphomen und Karzinoiden günstiger als bei Adenokarzinomen und Sarkomen (11).

Diagnostik

Labordiagnostik

Mikrozytäre Anämie bei chronischer Blutung; Karzinoid-Diagnostik siehe dort (4.8.5). Tumormarker (CEA) diagnostisch nicht hilfreich.

Bildgebung

- Abdomenübersicht: Nur für die Notfalldiagnostik des Ileus sinnvoll
- abdomineller Ultraschall: Notfalldiagnostik. Staging (Lebermetastasen)
- Dünndarmdoppelkontrast nach Sellink: Sensitivität und Spezifität abhängig von Tumortyp, Tumorgröße und Stadium
- CT- oder MRT-Enteroklysma (9): Gute prospektive Studien zur diagnostischen Wertigkeit in der Tumordiagnostik des Dünndarms fehlen. Bei der Analyse der intestinalen Obstruktion wird eine Sensitivität und Spezifität von > 90% berichtet, besser als mit Spiral-CT (1).

Endoskopie

Ösophagogastroduodenoskopie und Ileoskopie mit den üblichen Videoendoskopen erfassen nur die Region bis zum unteren Duodenalknie bzw. einen Teil des terminalen Ileums. Die Push-Enteroskopie kann maximal 2 bis 3 Jejunumschlingen jenseits des Treitz-Bandes einsehen. Für die endoskopische Diagnostik des gesamten Dünndarms eignen sich die Kapselendoskopie (7; Nachteil: keine Möglichkeit zur Intervention bzw. keine Gewinnung von Histologiematerial; Vorteil: wenig belastende Untersuchung; im ambulanten Bereich Kostenübernahmeerklärung durch die Krankenkasse erforderlich) sowie die Doppelballonendoskopie (3) von oral und anal aus (Vorteil: histologisches Material und endoskopische Therapie; Nachteil: zeitaufwändige, stark sedierungsbedürftige Untersuchung).
Praktisches Vorgehen:
- **Suche nach „okkulter" Blutungsquelle:** Obere und untere Endoskopie, falls nicht diagnostisch: Kapselendoskopie und/oder Doppelballonendoskopie, ggf. mit endoskopischer Therapie
- **Suche nach Dünndarmtumor wegen anderer Symptomatik:** obere und untere Endoskopie, dann entweder sofort Kapselendoskopie oder Doppelballonendoskopie (Histologie) oder CT- oder MRT-Sellink, je nach örtlicher Verfügbarkeit und Expertise
- **Bei Verdacht auf Adenokarzinom in Adenom:** ggf. Endosonographie zur Feststellung der Eindringtiefe
- **Histologie:** Endoskopische Zangen- oder Nadelbiopsie (subepitheliale Tumore); ggf. diagnostische Laparoskopie zur Materialgewinnung
- **Staging bei Malignom:** Lymphknotendiagnostik im Rahmen des CT-/MRT-Sellink möglich, ansonsten abdominelles CT. Sonographie (ggf. mit Kontrastmittel) oder CT/MRT der Leber. Rö-Thorax oder bei Verdacht auf pulmonale Metastasen Thorax-CT oder MRT. Ggf. Laparoskopie zum Ausschluss einer Peritonealkarzinose oder von intraabdominellen Metastasen.

Therapie

Benigne Neoplasien

Endoskopische oder chirurgische Resektion von Adenomen, je nach Größe und Lokalisation. An der Papille: endoskopische Papillektomie. Sonstige benigne symptomatische Neoplasien: Segmentresektion, in der Regel laparoskopisch (**Empfehlungsgrad D; 5**).

Adenokarzinom

Falls Chance der R0-Resektion:
- Pars I und II des Duodenums: subtotale Duodenopankreatektomie (Whipple-Operation) (**Empfehlungsgrad D; L1**)
- übriger Dünndarm: radikale Resektion mit regionaler Lymphadenektomie. Bei ausgedehnter Resektion Risiko eines Kurzdarmsyndroms (Rest-Dünndarm < 200 cm) (**Empfehlungsgrad D; 10**).

Adjuvante und neoadjuvante Chemotherapie: keine Indikation.

Palliative Chemotherapie: Beim nicht operablen, fortgeschrittenen, histologisch gesicherten Adenokarzinom: Ein Standard ist nicht etabliert. Falls möglich, Therapie deshalb möglichst im Rahmen von Studien (bisher und aktuell allerdings keine prospektiven Studien).

Außerhalb von Studien werden Chemotherapieschemata analog zur palliativen Therapie des kolorektalen Karzinoms verabreicht (s. 4.8.3). Therapiebeginn bei fehlenden Kontraindikationen möglichst rasch nach Feststellung der nichtkurablen Situation. Therapiedauer: Bei Ansprechen bis zum Progress. Salvagetherapie: Bei kritischer Indikationsstellung ggf. 5-FU/Folinsäure/Oxaliplatin oder Irinotecan, evtl. Mitomycin C (**Empfehlungsgrad D; 6**).

Strahlentherapie: keine gesicherte Indikation. Die Bestrahlung des Dünndarms ist schwierig und nebenwirkungsreich.

Palliation bei Obstuktionssymptomatik: Bei ausreichend langer Lebenserwartung (> 3–4 Monate) im Duodenum endoskopische Implantation eines selbstexpandierenden Metallstents, im tieferen Dünndarm chirurgischer Bypass (**Empfehlungsgrad D; 4**).

GIST-Tumore: siehe 3.
Lymphome: siehe 4.8.4
Karzinoide: siehe 4.8.5

Leitlinien

L1. Pancreatric Section, British Society of Gastroenterology; Pancreatic Society of Great Britain and Ireland; Association of Upper Gastrointestinal Surgeons of Great Britain and Ireland; Royal College of Pathologists; Special Interest Group for Gastro-Intestinal Radiology: Guidelines for the management of patients with pancreatic, cancer periampullary and ampullary carcinomas. Gut 54, Suppl 5 (2005) v1–16.

Literatur

1. Beall DP, Fortman BJ, Lawler BC, Regan F: Imaging bowel obstruction: a comparison between fast magnetic resonance imaging and helical computed tomography. Clin Radiol 57 (2002) 719–724.
2. Bender GN, Maglinte DD, McLarney JH, Rex D, Kelvin FM: Malignant melanoma: patterns of metastasis to the small bowel, reliability of imaging studies, and clinical relevance. Am J Gastroenterol 96 (2001) 2392–2400.
3. Chong AK, Chin BW, Meredith CG: Clinically significant small-bowel pathology identified by double-balloon enteroscopy but missed by capsule endoscopy. Gastrointest Endosc 64 (2006) 445–449.
4. Enns R: Palliation in gastroduodenal obstruction. Am J Gastroenterol 101 (2006) 743–745.
5. Kobayashi A, Konishi M, Nakagohri T, Takahashi S, Kinoshita T: Therapeutic approach to tumors of the ampulla of Vater. Am J Surg 192 (2006) 161–164.
6. Locher C, Malka D, Boige V, Lebray P, Elias D, Lasser P, Ducreux M: Combination chemotherapy in advanced small bowel adenocarcinoma. Oncology 69 (2005) 290–294.
7. Mylonaki M, Fritscher-Ravens A, Swain P: Wireless capsule endoscopy: a comparison with enteroscopy. Gut 52 (2003) 1122–1126.
8. Neugut AI, Jacobson JS, Suh S, et al: The epidemiology of cancer of the small intestine. Cancer Epidemiol Biomarkers Prev 7 (1998) 243–251.
9. Rhodes AI, Shorvon PJ: Recent advances in small-bowel imaging: a review. Current Opinion in Gastroenterology 17 (2001) 132–139.
10. Ugurlu MM, Asoglu O, Potter DD, Barnes SA, Harmsen WS, Donohue JH: Adenocarcinomas of the jejunum and ileum: a 25-year experience. J Gastrointest Surg 9 (2005) 1182–1188.
11. Veyrieres M, Baillet P, Hay JM, Fingerhut A, Bouillot JL, Julien M: Factors influencing long-term survival in 100 cases of small intestine primary adenocarcinoma. Am J Surg 173 (1997) 237–239.

4.8.2 Kolonpolypen und gastrointestinale Polyposis-Syndrome

Kolonpolypen

Definition und Basisinformation

Dickdarmpolypen sind Gewebeformationen, die ins Darmlumen ragen; der Begriff Polyp ist völlig unabhängig von der histologischen Klassifikation oder von der Schicht der Darmwand, von der die Gewebeformation ausgeht. Abhängig vom makroskopischen Aspekt unterscheidet man gestielte und breitbasige oder sessile Polypen. Polypen können einzeln oder multipel vorkommen; übersteigt die Zahl der Polypen 100, spricht man von Polyposis.

Mukosale Polypen werden von submukösen Läsionen (Lipome, Karzinoide, Lymphome, Metastasen [v.a. malignes Melanom], Leiomyome etc.) unterschieden. Bei den mukosalen Polypen sind die neoplastischen Adenome (mit oder ohne Adenokarzinom) von den nicht-neoplastischen Polypen (hyperplastische Polypen, juvenile Polypen, Peutz-Jeghers-Polypen, entzündliche Polypen) zu trennen.

Bei den **Adenomen** wird histologisch zwischen tubulären (am häufigsten), villösen und tubulovillösen unterschieden. Bei asymptomatischen Personen (Screening-Population) finden sich im Coecum und Colon ascendens, im Querkolon, im Colon descendens und im Sigma/Rektum jeweils ca. ein Viertel der Adenome; bei symptomatischen sind die distalen Polypen überproportional vertreten. Der Anteil an Adenomen des proximalen Kolons nimmt mit dem Lebensalter zu.

Per definitionem sind alle kolorektalen Adenome „dysplastisch": Adenome sind Präkanzerosen. Das Risiko der Entwicklung eines Adenokarzinoms in einem Adenom hängt ab vom histologischen Typ (tubulär: niedrig; villös: hoch), vom Grad der intra-epithelialen Neoplasie (früher: Dysplasie) und von der Größe. Da diese drei Parameter nicht voneinander unabhängig sind (z.B. höherer Anteil mit villöser Histologie in größeren Polypen), kann ihnen kein individuelles Karzinomrisiko zugeordnet werden. Das Karzinomrisiko von Adenomen schwankt zwischen 0,5–1,3% für solche < 1 cm Durchmesser mit überwiegend tubulärer Histologie und 10–50% für solche > 2 cm vom tubulovillösen und villösen Typ. Der Übergang von der normalen Schleimhaut über das Adenom zum Kolonkarzinom („Adenom-Karzinom-Sequenz") ist molekular genau definiert; am Anfang steht die „Initiation" der Neoplasie durch eine somatische Mutation des APC-Gens. Die weitere Entwicklung des Adenoms zum Karzinom umfasst weitere Mutationen von k-ras, DCC und schließlich p53 („Tumorpromotion"). Die Entwicklung eines Adenoms zum Karzinom ist nicht obligat; bei einem 1 cm großen Adenom liegt das Karzinomrisiko nach 5 Jahren bei 2,5% nach 10 Jahren bei 8% und nach 20 Jahren bei 24% (12).

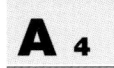

Viele Adenome nehmen im Verlauf nicht oder nur wenig an Größe zu, manche sind sogar regredient, speziell solche < 1 cm; nur ca. 10% der Adenome zeigen ein rasches Wachstum von 2–4 mm jährlich. Grundsätzlich zeigt der Nachweis eines Adenoms ein erhöhtes Risiko für weitere Adenome im proximalen Kolon sowie für ein kolorektales Karzinom an.

Epidemiologie

Aktuelle Koloskopiestudien in asymptomatischer Bevölkerung im Alter zwischen 50 und 75 Jahren zeigen Prävalenzraten für Kolon-Adenome von insgesamt 21,3%, für Adenome > 1 cm, mit villöser Histologie oder schwerer Dysplasie von 6,7% und für Karzinome von 1,2% (11). Männer haben ein 1,5faches Risiko im Vergleich zu Frauen. Die Adenomprävalenz steigt mit dem Lebensalter (zunehmendes kumulatives Risiko einer somatischen APC-Genmutation), sie ist höher bei Personen mit einer Familienanamnese des kolorektalen Karzinoms sowie bei Personen aus einer Bevölkerung mit einem höheren Kolonkarzinomrisiko.

Bei 27% der Personen mit einer negativen Indexkoloskopie wurden nach im Mittel 5,5 Jahren Polypen gefunden (10), allerdings nur bei einer von 154 Personen ein Polyp > 1 cm (keiner mit schwerer Dysplasie oder Karzinom oder überwiegend villöser Histologie). Eine negative Koloskopie berechtigt damit zu einem Intervall für eine Kontrollkoloskopie von > 5 Jahren; in Deutschland wird eine neuerliche Screening-Koloskopie nach 10 Jahren empfohlen.

Risikofaktoren

Auch ohne das Vorliegen einer familiären adenomatösen Polyposis oder eines HNPCC-Syndroms (s. 4.8.3) besteht ein erhöhtes Risiko für ein Kolonkarzinom bei Personen mit Verwandten ersten Grades, die ein Adenom oder Kolonkarzinom hatten („allgemeines familiäres Risiko"). Dieses an Suszeptibilitätsgene geknüpfte Risiko ist vermutlich für ca. 10–30% der sporadischen Kolonkarzinome verantwortlich.

Neben solchen genetischen Faktoren spielen Ernährungsfaktoren und der Lebensstil eine Rolle; ein Drittel der distalen Adenome könnte durch Korrektur dieser Parameter vermieden werden. Allerdings haben große, möglicherweise nicht ausreichend lange Interventionsstudien z.B. mit faserreicher, fettarmer Ernährung keine Verringerung der Rate an Rezidivadenomen nach Polypektomie belegen können.

Ein spezielles Risiko für die Entwicklung von Kolonadenomen weisen Akromegalie auf. Auch Patienten mit einer Ureterdeviation ins Sigma haben an der Ureterreinmündung ein erhöhtes Risiko von Adenomen und damit auch ein erhöhtes Karzinomrisiko.

Klinik

Die meisten Patienten mit Kolonpolypen bzw. Adenomen sind entweder symptomlos oder leiden unter unspezifischen Symptomen, die mit den Polypen nichts zu tun haben. Das häufigste ursächlich dem Polypen zuzuordnende Symptom ist die okkulte, selten die manifeste peranale Blutung. Die Wahrscheinlichkeit einer Blutung ist von der Polypengröße abhängig: nur Polypen > 1,5–2 cm bluten. Nur bei ca. 20% der Patienten mit bekannten Adenomen kann Blut im Stuhl nachgewiesen werden (1). Bei den seltenen rektalen, z.T. sehr großen villösen Adenomen kann eine profuse, wässrige Diarrhö mit Elektrolytimbalancen auftreten. Obstruktionssymptome (Stuhlveränderung, krampfartige Bauchschmerzen, Subileus) sind nur bei sehr großen Polypen zu erwarten.

Diagnostik

Stuhltests

Die geringe Sensitivität der fäkalen Tests auf okkultes Blut wurde oben dargelegt, sie sind für die Suche nach Adenomen nicht geeignet. Für andere Stuhltests, die genetische Marker oder das „tumorspezifische" Pyruvatkinase-Isoenzym M2 abgreifen, liegen derzeit keine Daten vor, deren Sensitivität und Spezifität den Einsatz zur Suche nach Adenomen rechtfertigen könnte.

Konventionelle Bildgebung

Konventionelle radiologische Verfahren wie z.B. der Kolon-Doppelkontrasteinlauf sind in der Diagnostik kolorektaler Neoplasien, besonders von Polypen, obsolet.

Endoskopie

Die Koloskopie bis zum Coecalpol mit einem modernen Videokoloskop (Bilddokumentation) ist der aktuelle Diagnostikstandard. Eine adäquate Darmreinigung ist neben der Gabe von Scopolamin-Butylbromid zur Relaxation der Haustren eine Voraussetzung für eine qualitativ hochwertige Untersuchung. Ob die hoch auflösende Koloskopie oder die Konturierung der Schleimhautoberfläche durch Aufsprühen von Indigokarmin, die kleine und flache Adenome besser sichtbar machen, die diagnostische Gesamtausbeute an prognostisch relevanten Adenomen erhöhen, ist eher skeptisch zu sehen (7). Die Ektomie nachgewiesener Polypen > 5 mm mit der Schlinge sowie kleinerer mit der Biopsiezange und deren histolo-

Dünn- und Dickdarm

gische Begutachtung ist Teil der Diagnostik. Eine diagnostische Koloskopie sollte deshalb grundsätzlich nur durchgeführt werden, wenn dabei auch die Möglichkeit der Polypektomie besteht.

CT- und MR-Kolographie („virtuelle Koloskopie")

Als „nicht invasives" Verfahren zum Nachweis von Kolonneoplasien wurde in den letzten Jahren die Kolographie durch Spiral-CT oder MRT eingeführt. Auch wenn in verschiedenen Studien mit modernen Geräten bei Polypen ab 10 mm eine der Koloskopie vergleichbare Detektionsrate berichtet wird (13), so zeigen doch andere Studien, dass die Qualität dieser aufwändigen und für den Patienten meist ebenfalls mit einer entsprechenden Vorbereitung verbundenen Untersuchungen sehr variabel ist. In einer kürzlichen Metaanalyse hat diese zum Teil durch technische Variablen, zum Teil aber auch durch einen Mangel an der Qualität der Durchführung bedingte Heterogenität der Daten dazu geführt, dass die CT-Kolographie als für den breiten klinischen Einsatz im Polypen- und Karzinomscreening noch nicht geeignet eingeschätzt wurde (8). Darüber hinaus sind die Verfahren teuer, bergen bei der Computertomographie eine nicht zu vernachlässigende Strahlenbelastung (bei in der Screeningsituation gesunden Personen!) und bieten nicht die Möglichkeit der gleichzeitigen therapeutischen Polypektomie oder Biopsie.

Praktisches Vorgehen

Das diagnostische Verfahren der Wahl zur Suche nach Polypen ist die Koloskopie. Sollten Patienten die Koloskopie ablehnen, kann ein virtuelles Verfahren diskutiert werden.
In der Screeningsituation kann bei ablehnender Patientenhaltung auch ein Stuhltest auf okkultes Blut in Kombination mit einer flexiblen Sigmoideoskopie als Minimalvariante eingesetzt werden **(Empfehlungsgrad A)**.

Therapie (L1)

Primärtherapie

Die Therapie des kolorektalen Adenoms besteht in der kompletten Abtragung, bei Polypen > 5 mm immer mit der elektrischen Schlinge, bei kleineren durch Entfernung mit der Biopsiezange. Eine Biopsie alleine ist nicht repräsentativ und kann selbstverständlich ein Adenokarzinom im Adenom nicht ausschließen. Große Polypen müssen u.U. in mehreren Portionen abgetragen werden; bei flachen Polypen empfiehlt sich zur Minimierung des Perforationsrisikos die Unterspritzung mit physiologischer Kochsalzlösung.
Abgetragene Polypen müssen geborgen und für die histologische Aufarbeitung gerichtet, am besten auf einem Korkplättchen fixiert werden (Markierung der Basis). Der Pathologe arbeitet das Adenom in Serienschnitten auf und beschreibt den histologischen Typ, den Neoplasiegrad, ggf. die Anwesenheit eines Karzinoms im Adenom und die Beschaffenheit des Abtragungsrandes. Bei einem Karzinom sind zusätzlich die Parameter zum Grading und lokalen Staging (Eindringtiefe, Lymphgefäßinfiltration) anzugeben.
Sollte eine endoskopische Abtragung technisch nicht möglich sein, so wird der Polyp mit einem Clip markiert und vom Chirurgen durch Kolotomie oder ggf. Segmentresektion entfernt.
Die komplette Entfernung der Adenome reduziert das Risiko der Entwicklung eines kolorektalen Karzinoms auf das einer darmgesunden Person, während bei belassenen Polypen das Karzinomrisiko achtfach erhöht ist.
Die hyperplastischen Polypen sind meist klein (< 5 mm); mit Chromoendoskopie weisen sie ein anderes Oberflächenprofil („pit pattern") auf als Adenome. Die Chromoendoskopie mit Indigokarmin ist allerdings nicht so zuverlässig, dass sie die Histologie ersetzen könnte. Hyperplastische Polypen treten meist multipel auf; sie sind überwiegend im Rektum und Sigma lokalisiert. Eine Abtragung aller dieser kleinen Polypen ist nicht erforderlich **(Empfehlungsgrad A)**.

Therapie des Adenoms mit Adenokarzinom

Findet sich bei der histologischen Aufarbeitung ein Karzinom im Adenom, so ist die endoskopische Polypektomie im Gesunden („R0") dann als definitive Therapie zu sehen, wenn eine Niedrigrisikosituation für spätere Rezidive vorliegt (Grading G1/2, keine Lymphgefäßeinbrüche). Liegt eine Hochrisikosituation vor (Grading G3 oder G4, Lymphgefäßeinbrüche), so muss auch ein im Gesunden abgetragener Polyp chirurgisch nachbehandelt werden. Dies ist für inkomplett abgetragene Polypen unabhängig vom Grading und Staging selbstverständlich. Die chirurgische Therapie entspricht der radikalen Therapie des Kolon- oder Rektumkarzinoms **(Empfehlungsgrad B)**.

Nachsorge

Wegen des Risikos von Rezidivadenomen ist bei komplett abgetragenen Adenomen eine Kontrollkoloskopie im Abstand von 3 Jahren erforderlich, bei dann unauffälligem Befund erneut in 5 Jahren. Bei initial negativer Koloskopie reicht die Kontrolle nach 10 Jahren aus; möglicherweise kann bei fehlenden Risikofaktoren sogar ganz auf weitere koloskopische Screeninguntersuchungen verzichtet werden (3). Nach „R0"-Polypektomie eines pT1-Adenokarzinoms mit niedrigem Risiko sind koloskopische Kontrollen nach 6 Monaten, 2 und 5 Jahren angezeigt **(Empfehlungsgrad A)**.

Gastrointestinale Polyposis-Syndrome

Definition und Basisinformation

Familiäre adenomatöse Polyposis (FAP) und Varianten

Das wichtigste Syndrom ist die **familiäre adenomatöse Polyposis (FAP)**, eine autosomal-dominant vererbte Erkrankung, der eine Keimbahnmutation des APC-Gens zugrunde liegt (5). Die Prävalenz liegt bei 1 : 5000 bis 1 : 7500; die Penetranz liegt nahe 100%. Die Ausbildung der Adenome beginnt in der

2. Lebensdekade. Da das Entartungsrisiko mit der Zahl und Größe der Polypen steigt, kann mit nahezu 100%iger Sicherheit davon ausgegangen werden, dass Patienten mit einer FAP ein kolorektales Karzinom entwickeln. Daneben besteht ein erhöhtes Risiko auch für Adenome und Adenokarzinome des proximalen Verdauungstraktes, vor allem in der periampullären Region des Duodenums, weniger des Magens. Schließlich besteht auch ein erhöhtes Risiko für Schilddrüsenkarzinome und andere extraintestinale Malignome sowie Osteome und gutartige Weichteiltumore („Gardner-Syndrom").

Die **attenuierte FAP (AFAP)** ist ein genetisch heterogenes Krankheitsbild mit verschiedenen Mutationen im APC- und MYH-Gen. Es zeichnet sich durch weniger als 100 Kolonpolypen aus; das Karzinomrisiko ist ebenfalls hoch, die Adenome und Karzinome entstehen aber später als bei der FAP und häufiger im proximalen Kolon (6). Extraintestinale Manifestationen kommen vor. Eine weitere Form der FAP ist das **Turcot-Syndrom**; hier ist die Polyposis mit Primärtumoren des ZNS vergesellschaftet (9).

Hamartomatöse Polyposis-Syndrome

Hier handelt es sich um seltene familiäre Syndrome mit hamartomatösen Polypen des Gastrointestinaltrakts, die durch verschiedene Keimbahnmutationen definiert sind (4). Alle diese Syndrome weisen ein erhöhtes Kolonkarzinomrisiko auf, das vermutlich dadurch bedingt ist, dass die für die hamartomatösen Polypen verantwortliche Mutation Gene betrifft, die Tumorsuppressorfunktion haben. Die Polypen selbst sind nicht der Ausgangspunkt der Karzinome. Das typische Symptom der oft sehr groß werdenden hamartomatösen Polypen ist die intestinale Obstruktion; auch Blutungen werden beobachtet.

Beim **Peutz-Jeghers-Syndrom** kommen neben Tumoren des Gastrointestinaltrakts auch extraintestinale Malignome vor. Junge Patienten fallen durch mukokutane Pigmentflecken (Melanin) der Mundschleimhaut und der Lippen auf. Das kumulative Karzinomrisiko für das Kolon, den Magen und das Pankreas liegt bei jeweils ca. 40%, daneben ist vor allem mit Ovarial-, Mamma-, Uterus- und Lungenkarzinomen zu rechnen.

Juvenile Polypen sind ebenfalls Hamartome, meist solitär im Rektum bei Kindern vorkommend. Das **juvenile Polyposis-Syndrom** ist als familiäre Erkrankung durch mindestens 10 juvenile Polypen des Kolons in Kombination mit juvenilen Polypen im übrigen Gastrointestinaltrakt charakterisiert; bei bekannter Familienanamnese genügen auch geringere Zahlen von Polypen für die Diagnose. Neben dem Kolonkarzinom treten auch Dünndarm- und Magenkarzinome auf.

Diagnostik, Überwachung und Therapie (L1)

Familiäre adenomatöse Polyposis

Die FAP weist keine spezifischen Symptome auf; wenn überhaupt, liegen unspezifische gastrointestinale Symptome vor. Die Diagnose ist sicher, wenn > 100 Adenome im Kolon endoskopisch und histologisch festgestellt worden sind. Wesentlich ist die präsymptomatische Identifikation betroffener Individuen durch die konsequente Untersuchung und Beobachtung der Angehörigen von Indexpatienten. Beim Indexpatienten sollte deshalb die Mutation identifiziert werden, damit dann eine gezielte Untersuchung der Angehörigen erfolgen kann (**Empfehlungsgrad D**).

Personen, bei denen die Mutation ausgeschlossen ist, bedürfen keiner weiteren Überwachung (**Empfehlungsgrad A**).

Träger der Mutation müssen in ein Überwachungsprogramm eingeschlossen werden, das eine jährliche Sigmoideoskopie umfasst; die erste Untersuchung sollte im 10. Lebensjahr erfolgen. Bei Nachweis von Polypen muss eine Koloskopie erfolgen und jährlich bis zur Proktokolektomie wiederholt werden (**Empfehlungsgrad D**).

Sobald die Polyposis manifest wird, sollte die möglichst Kontinenz erhaltende Proktokolektomie erfolgen, wenn möglich nach Abschluss der Pubertät. Art und Frequenz der postoperativen Kontrollen richten sich nach der Art des Eingriffs (ileoanaler Pouch vs. ileorektale Anastomose, beides mit Vor- und Nachteilen; 2) (**Empfehlungsgrad A**).

Spätestens ab dem 30. Lebensjahr sollte alle 3 Jahre eine obere Endoskopie mit besonderem Augenmerk auf die peripapilläre Region des Duodenums durchgeführt werden, beim Nachweis von Adenomen auch häufiger. Magen- und Duodenaladenome sollten möglichst komplett endoskopisch abgetragen werden. Zur frühzeitigen Entdeckung weiterer extrakolischer und extraintestinaler Manifestationen ist ab dem 10. Lebensjahr eine jährliche sonographische Untersuchung des Abdomens und der Schilddrüse angezeigt (**Empfehlungsgrad D**).

Attenuierte familiäre adenomatöse Polyposis

Patienten mit einer attenuierten FAP sollten in Abhängigkeit von Alter, Polypenzahl und histologischem Befund therapiert werden. Bei endoskopisch nicht beherrschbarer Polyposis ist eine Kolektomie indiziert. Patienten, die nicht kolektomiert sind, müssen zeitlebens jedes Jahr koloskopiert werden. Risikopersonen aus Familien mit attenuierter FAP sollten im Rahmen der Vorsorgeuntersuchung im Alter von 15 Jahren erstmals koloskopiert werden. Finden sich keine Polypen, sollten diese Personen ab dem 20. Lebensjahr jährlich koloskopiert werden (**Empfehlungsgrad D**).

Hamartöse Polyposis-Syndrome

Eine generelle Empfehlung existiert wegen der spärlichen Datenlage bei diesen seltenen Erkrankungen nicht. Wegen des erhöhten Kolon- und sonstigen gastrointestinalen Karzinomrisikos und der benignen Komplikationen der Polypen selbst sollte frühzeitig eine endoskopische Abklärung des Gatsrointestinaltrakts erfolgen. Die Überwachung sollte in enger Abstimmung mit einem erfahrenen Zentrum durchgeführt werden (**Empfehlungsgrad D**).

Leitlinien

L1. Schmiegel W, Pox C, Adler G, Fleig W, Fölsch UR, Frühmorgen P, Graeven U et al: S3-Leitlinienkonferenz „Kolorektales Karzinom" 2004; Z Gastroenterol 42 (2004) 1129–77.

Literatur

1. Ahlquist DA, Wieand HS, Moertel CG, McGill DB, Loprinzi CL, O'Connell MJ, Mailliard JA et al: Accuracy of fecal occult blood screening for colorectal neoplasia. A prospective study using Hemoccult and HemoQuant tests. JAMA 269 (1993) 1262–1267.
2. Aziz O, Athanasiou T, Fazio VW, Nicholls RJ, Darzi AW, Church J, Phillips K, Tekkis PP: Meta-analysis of observational studies of ileorectal versus ileal pouch-anal anastomosis for familial adenomatous polyposis. Br J Surg 93 (2006) 407–417.
3. Brenner H, Chang-Claude J, Seiler CM, Sturmer T, Hoffmeister M: Does a negative screening colonoscopy ever need to be repeated? Gut 55 (2006) 1145–1150.
4. Doxey BW, Kuwada SK, Burt RW: Inherited polyposis syndromes: molecular mechanisms, clinicopathology, and genetic testing. Clin Gastroenterol Hepatol 3 (2005) 633–641.
5. Galiatsatos P, Foulkes WD: Familial adenomatous polyposis. Am J Gastroenterol 101 (2006) 385–398.
6. Knudsen AL, Bisgaard ML, Bulow S: Attenuated familial adenomatous polyposis (AFAP). A review of the literature. Fam Cancer 2 (2003) 43–45.
7. Le Rhun M, Coron E, Parlier D, Nguyen JM, Canard JM, Alamdari A, Sautereau D et al: High resolution colonoscopy with chromoscopy versus standard colonoscopy for the detection of colonic neoplasia: a randomized study. Clin Gastroenterol Hepatol 4 (2006) 349–354.
8. Mulhall BP, Veerappan GR, Jackson JL: Meta-analysis: computed tomographic colonography. Ann Intern Med 142 (2005) 635–650.
9. Paraf F, Jothy S, Van Meir EG: Brain tumor-polyposis syndrome: two genetic diseases? J Clin Oncol 15 (1997) 2744–2758.
10. Rex DK, Cummings OW, Helper DJ, Nowak TV, McGill JM, Chiao GZ, Kwo PY et al: 5-year incidence of adenomas after negative colonoscopy in asymptomatic average-risk persons. Gastroenterology 111 (1996) 1178–1181.
11. Strul H, Kariv R, Leshno M, Halak A, Jakubowicz M, Santo M, Umansky M et al: The prevalence rate and anatomic location of colorectal adenoma and cancer detected by colonoscopy in average-risk individuals aged 40–80 years. Am J Gastroenterol 101 (2006) 255–262.
12. Stryker SJ, Wolff BG, Culp CE, Libbe SD, Ilstrup DM, MacCarty RL: Natural history of untreated colonic polyps. Gastroenterology 93 (1987) 1009–1013.
13. Summers RM, Yao J, Pickhardt PJ, Franaszek M, Bitter I, Brickman D, Krishna V, Choi JR: Computed tomographic virtual colonoscopy computer-aided polyp detection in a screening population. Gastroenterology 129 (2005) 1832–1844.

4.8.3 Kolorektales Karzinom

C. Pox, V. Heinemann
(vgl. Leitlinien der DGVS in Z Gastroenterol 42 (2004) 1129–1177: S3-Leitlinie Kolorektales Karzinom)

Definition und Basisinformationen

Das kolorektale Karzinom (KRK) umfasst Tumoren des Kolons und Rektums. In der westlichen Welt ist das KRK das häufigste Malignom des Verdauungstraktes und in Deutschland bei Frauen und Männern jeweils die zweithäufigste tumorbedingte Todesursache. In Deutschland erkranken derzeit jährlich etwa 70 000 Personen neu an einem KRK, 30 000 Patienten versterben an den Folgen der Erkrankung. Das Durchschnittsalter bei Erstdiagnose beträgt bei Frauen 75 Jahre, bei Männern 69 Jahre. Die Überlebensrate hängt entscheidend vom Tumorstadium bei Diagnose ab. So beträgt die 5-Jahres-Überlebensrate im lokal begrenzten Stadium I über 90%, bei Nachweis von regionalen Lymphknotenmetastasen (Stadium III) um 65% (13).

Kolorektale Karzinome entstehen zu einem überwiegenden Teil aus adenomatösen Polypen und gehen mit gut charakterisierten genetischen Mutationen einher (Adenom-Karzinom-Sequenz). Die Entstehung eines Karzinoms aus einem Adenom dauert in der Regel mindestens 10 Jahre (s. 4.8.2). Durch eine endoskopische Abtragung von adenomatösen Polypen konnte in Studien die Karzinomrate um bis zu 90% gesenkt werden (19). Eine Fall-Kontrollstudie legt nahe, dass der protektive Effekt einer unauffälligen Koloskopie über 10 Jahre anhält (4).

Die Mehrzahl kolorektaler Karzinome (sog. sporadische KRK) entsteht bei Patienten ohne familiäre Risiken. Es gibt jedoch eine Reihe von Risikogruppen mit gehäufter KRK-Entstehungsrate:

– Personen mit einem familiär gesteigerten Risiko für ein KRK ohne nachweisbare genetische Ursache (familiäres KRK; ca. 20% aller KRK)
– nachgewiesene oder mögliche Anlageträger für ein hereditäres kolorektales Karzinom (ca. 3% aller KRK)
– Patienten mit einer chronisch-entzündliche Darmerkrankung (< 1% aller KRK).

Prävention und Screeninguntersuchungen

Aufgrund des Zusammenhangs verschiedener Risikofaktoren mit der Entstehung kolorektaler Karzinome in epidemiologischen Studien werden regelmäßige körperliche Aktivität und ein vermehrter Verzehr von Ballaststoffen sowie Obst und Gemüse empfohlen (**Empfehlungsgrad B;** L1). Anzumerken ist jedoch, dass Interventionsstudien keinen signifikanten Effekt einer vermehrten Ballaststoffaufnahme zeigen können.

Eine medikamentöse Prävention sollte derzeit nicht erfolgen (**Empfehlungsgrad A;** L1). Mehrere Studien haben zwar gezeigt, dass durch eine regelmäßige Einnahme von ASS die Rezidivrate kolorektaler Adenome mäßig gesenkt werden kann, die potentiellen Nebenwirkungen einer solchen Therapie (insbesondere gastrointestinale Blutungen und Schlaganfälle) sind jedoch schwerwiegend und überwiegen vermutlich den möglichen Benefit (9).

Die verfügbaren Screeninguntersuchungen sind in Kapitel 4.8.2 dargestellt. Generell sollte mit dem Screening in der asymptomatischen Bevölkerung mit 50 Jahren begonnen werden (**Empfehlungsgrad B;** L1), da ab diesem Alter die Karzinominzidenz deutlich ansteigt und eine Koloskopiestudie eine geringe Ausbeute an Neoplasien unterhalb dieses Alters zeigte (10). Eine Altersbegrenzung für das

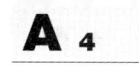

Screening kann nicht gegeben werden und sollte individuell anhand der Begleiterkrankungen festgelegt werden. Bevorzugte Screeningmethode ist die Koloskopie (**Empfehlungsgrad A; L1**), die mit hoher Sensitivität Karzinome und Adenome im gesamten Kolon erkennen kann. Auch wenn keine randomisierten Studien für den Einsatz des Koloskopiescreenings vorliegen, gibt es eine Reihe indirekter Hinweise für die Effektivität eines Koloskopiescreenings. Bei Patienten, die ein endoskopisches Screening ablehnen, sollte ein jährlicher FOBT erfolgen (**Empfehlungsgrad A**), wobei jeder positive Test mittels Koloskopie abgeklärt werden muss. In der Praxis wird diese Empfehlung bisher nur unzureichend umgesetzt. Eine Senkung der karzinombedingten Mortalität ist bisher ausschließlich für die guiac-Verfahren (in Deutschland Hämoccult®, HemoSensa®, HemoFEC®) belegt. Alternative Screeningmethoden wie die CT- oder MR-Kolonographie sind bisher nicht ausreichend standardisiert und sollten daher außerhalb von Studien nicht zum Screening eingesetzt werden. Gleiches gilt derzeit für Stuhluntersuchungen wie immunologische FOBT, Mutationsnachweise und M2-PK, wobei neuere Studien auf eine mögliche Überlegenheit immunologischer Testverfahren im Vergleich zu guiac-Tests hinweisen (8).

Vorsorge bei Patienten mit erhöhtem Risiko

Verwandte von Patienten mit kolorektalem Karzinom/Adenom

Verwandte ersten Grades (Eltern, Geschwister, Kinder) von Patienten mit einem kolorektalen Karzinom sollten sich erstmals 10 Jahre vor dem Erkrankungsalter der betroffenen Person, spätestens mit 50 Jahren koloskopieren lassen. Die Koloskopie sollte mindestens alle 10 Jahre wiederholt werden (**Empfehlungsgrad B; L1**). Für Verwandte zweiten und dritten Grades gelten die Empfehlungen für die allgemeine Bevölkerung.
Erstgradig Verwandte von Patienten, bei denen vor dem 50. Lebensjahr ein Adenom festgestellt wurde haben ebenfalls ein erhöhtes KRK-Risiko und sollten sich ebenfalls 10 Jahre vorher koloskopieren lassen (**Empfehlungsgrad C; L1**). Für Verwandte von Adenomträgern, bei denen das Adenom später als 50 Jahre diagnostiziert worden war, gelten die Empfehlungen für die allgemeine Bevölkerung.

Polyposis-Syndrome (s. 4.8.2)

Hereditäres-Non-Polyposis-Kolonkarzinom (HNPCC)

Patienten, die die Amsterdam-Kriterien (18) erfüllen, sowie Patienten, bei denen eines der Bethesda-Kriterien (17) in Verbindung mit nachgewiesener Mikrosatelliteninstabilität (MSI) erfüllt ist, sind als HNPCC-Patienten zu betrachten. Ursächlich ist eine Keimbahnmutation in einem Mismatch-Repair-(MMR-)Gen. Risikopersonen sind Verwandte von erkrankten Familienmitgliedern, die aufgrund des autosomal-dominanten Erbgangs in Betracht kommen (Eltern, Geschwister, Kinder). Lässt sich bei einem Tumor dieser Patienten immunhistochemisch kein Defekt eines Mismatch-Reparaturgens und keine Mikrosatelliteninstabilität nachweisen, ist in der Regel eine Keimbahnmutation eines MMR-Gens nicht nachweisbar. In Familien mit nachgewiesenem Gendefekt kann nach genetischer Beratung eine molekulargenetische Untersuchung gesunder Risikopersonen erfolgen. Nachgewiesene Genträger und nicht getestete Risikopersonen sowie Patienten aus Amsterdam-Familien ohne MSI-Nachweis sollten ab dem 25. Lebensjahr jährlich koloskopiert werden (**Empfehlungsgrad A; L1**). Zusätzlich sollten jährlich eine Abdomensonographie und ÖGD erfolgen sowie bei Frauen ein transvaginaler Ultraschall im Hinblick auf ein erhöhtes Endometrium- und Ovarialkarzinomrisiko (**Empfehlungsgrad C; L1**). Die früher empfohlene Urinzytologie entfällt.

Chronisch-entzündliche Darmerkrankungen

Patienten mit Pankolitis seit mehr als 8 Jahren oder linksseitiger Kolitis seit mehr als 15 Jahren sollten aufgrund eines erhöhten KRK-Risikos jährlich koloskopiert werden unter Entnahme von Stufenbiopsien (insgesamt 40–50) (**Empfehlungsgrad B; L1**). Werden histologisch hochgradige intraepitheliale Neoplasien nachgewiesen und durch einen zweiten Pathologen bestätigt, sollte eine prophylaktische Proktokolektomie erfolgen (**Empfehlungsgrad B; L1**). Beim Morbus Crohn ist die Datenlage spärlicher. Es scheint jedoch, dass Patienten mit lange bestehender Crohn-Colitis ebenfalls ein erhöhtes Karzinomrisiko besitzen und daher von einer Vorsorge profitieren könnten.

Gesetzliche Früherkennung

Bis 2002 konnte im Rahmen der gesetzlichen Krebsfrüherkennung ab 45 Jahren ein jährlicher guiac-FOBT durchgeführt werden. Seit Oktober 2002 ist das Programm wesentlich verändert worden und sieht die folgenden Untersuchungen vor:
- 50–54 Jahre: jährlicher FOBT
- ab 55 Jahre Koloskopie, die bei unauffälligem Befund nach 10 Jahren einmal wiederholt werden sollte
- alternativ ab 55 Jahre alle 2 Jahre FOBT.

Bis Ende 2005 waren fast 1,7 Millionen Vorsorgekoloskopien durchgeführt worden mit einer kumulativen Teilnahmerate von 10,2% der berechtigten Frauen und 8,8% der berechtigten Männer zwischen 55 und 74 Jahren. Im Rahmen der Untersuchungen wurden bei 0,6–0,8% ein Karzinom und bei 18–20% Adenome diagnostiziert bei niedriger Komplikationsrate. Um eine effektive Maßnahme darzustellen, ist eine Steigerung der Teilnahmerate erforderlich.

Symptomatik und klinisches Bild

Im Frühstadium verursacht die Mehrzahl kolorektaler Karzinome keine oder nur unspezifische Symptome. Im Verlauf machen sich proximale Tumoren vor allem durch Anämie bemerkbar. Bei distalen Tumoren kann es zu sichtbaren Blutauflagerungen im Stuhl kommen. Aufgrund des geringen Kolondurchmessers kommt es bei Tumoren in diesem Bereich eher zu stenosebedingten Änderungen der Stuhlgewohnheiten und Schmerzen. Spätsymptome umfassen AZ-Verschlechterung und Gewichtsverlust. Ein Teil der Patienten präsentiert sich mit einem Ileus oder einer Perforation, was mit einer verschlechterten Prognose einhergeht.

Diagnostik und Differentialdiagnose

Goldstandard in der Diagnostik ist die Koloskopie. Sie besitzt die höchste Sensitivität und ermöglicht eine histologische Sicherung der Diagnose. Insbesondere bei kleinen Tumoren kann eine endoskopische Markierung des Tumors mit Tusche oder Clip das Auffinden bei der Operation erleichtern. Eine komplette Koloskopie ist auch bei Nachweis einer distalen Neoplasie erforderlich, um synchrone Tumoren auszuschließen, die in ca. 4% der Fälle auftreten (2). Ist eine komplette Koloskopie aufgrund eines stenosierenden Prozesses nicht möglich, sollte eine Koloskopie 3 bis 6 Monate nach Resektion erfolgen (**Empfehlungsgrad B; L1**).

Eine Abdomensonographie ist Bestandteil des präoperativen Stagings und ermöglicht die Diagnose von Lebermetastasen sowie weiterer abdomineller Veränderungen. Unklare oder pathologische Befunde sind durch ein weiteres bildgebendes Verfahren abzuklären. Bei unauffälliger Abdomensonographie und fehlenden klinischen und laborchemischen Hinweisen für das Vorliegen von Lebermetastasen sind weitere bildgebende Verfahren des Abdomens nur in Einzelfällen erforderlich. In Studien ergab sich durch einen routinemäßigen Einsatz einer präoperativen Computertomographie nur in wenigen Fällen eine Änderung des weiteren Vorgehens (3, 12).

Eine Röntgenaufnahme des Thorax in 2 Ebenen dient dem Nachweis eventuell vorhandener Lungenmetastasen. Verdächtige Befunde sind durch ein weiteres bildgebendes Verfahren abzuklären.

Der präoperative CEA-Wert konnte in mehreren Studien als ein unabhängiger Prognoseparameter gezeigt werden und sollte daher vor der operativen Therapie bestimmt werden (5).

Spezielle Diagnostik des Rektumkarzinoms

Beim Rektumkarzinom ist zusätzlich zur kompletten Koloskopie eine starre Rektoskopie zur genauen Bestimmung des Abstandes des distalen Tumorrandes von der Linea dentata erforderlich. Die exakte Lokalisation ist für die weitere Therapieentscheidung von wesentlicher Bedeutung. Zusätzlich ist eine weitere Bildgebung zur Tiefenausdehnung (insbesondere zur Beurteilung des Abstandes vom Mesorektum) und zum Vorhandensein möglicher Lymphknoten erforderlich, um die Notwendigkeit einer neoadjuvanten Behandlung abzuklären (cT3, cT4, jedes N1). Folgende Methoden stehen hierzu zur Verfügung:
– rektale Endosonographie
– Becken-MRT
– Becken-CT.

Die Wahl der eingesetzten Methode sollte von der lokalen Expertise abhängen. Die Endosonographie hatte in Studien die höchste Sensitivität für ein korrektes T-Staging, ist jedoch untersucherabhängig und nicht einsetzbar bei stenosierenden Tumoren. Die MRT war in aktuellen Studien dem CT in Bezug auf eine korrekte Beurteilung einer Infiltration der mesorektalen Faszie überlegen (11), jedoch scheinen die Ergebnisse der Spiral-CT für die Entscheidung über eine neoadjuvante Therapie in der Regel ausreichend.

Bei klinischem Verdacht auf eine nicht ausreichende Sphinkterfunktion kann vor geplanter intersphinktärer oder koloanaler Anastomose eine Sphinktermanometrie erfolgen. Entscheidend sind in den meisten Fällen allerdings das Ergebnis der rektaldigitalen Untersuchung sowie die differenzierte Anamnese.

Restaging nach neoadjuvanter Radiochemotherapie

Die Wertigkeit des Restagings nach neoadjuvanter Radiochemotherapie ist unsicher. In Studien nimmt für alle bildgebenden Untersuchungsmethoden die Genauigkeit des Stagings deutlich ab. Problematisch ist insbesondere die Differenzierung zwischen therapiebedingter Fibrose und vitalem Tumorgewebe.

Therapie

Die Behandlung des KRK ist primär chirurgisch. Das Vorgehen ist jedoch abhängig von der Tumorlokalisation. Die Diagnose eines pN0-Stadiums darf nur gestellt werden, wenn mindestens 12 Lymphknoten untersucht wurden.

Kolonkarzinom

Beim nicht metastasierten Kolonkarzinom besteht die Therapie in der operativen Entfernung des tumorbefallenen Kolonabschnitts. Das Ausmaß der Resektion ist abhängig von der Tumorlokalisation und des hierdurch definierten Lymphabflussgebiets, das mit entfernt werden muss. Neuere Studien zeigen, dass die Ergebnisse laparoskopischer und herkömmlicher OP-Verfahren vergleichbar zu sein scheinen.

Rektumkarzinom

Die kurative Therapie des Rektumkarzinoms erfordert in der Regel neben der Resektion des Primärtumors im Gesunden die partielle oder totale Entfernung des Mesorektums (TME) und damit des regionären Lymphabflussgebiets (sog. radikale Resektion nach internationalem Dokumentationssystem für das kolorektale Karzinom [6, 15]). Nur in streng selektionierten Fällen ist eine kurative Resektion durch lokale Maßnahmen möglich.

Adjuvante Therapie des Kolonkarzinoms

Voraussetzung ist eine R0-Resektion des Tumors. Patienten mit Kolonkarzinom im UICC Stadium III (d.h. N1/2, M0) sollten eine adjuvante Chemotherapie erhalten. Standardtherapie ist eine Kombination aus Oxaliplatin/5-FU/Folinsäure (FOLFOX) für 6 Monate, die den bisherigen Standard 5-FU/Folinsäure abgelöst hat (**Empfehlungsgrad A; L1, 1**). Patienten, die nicht für eine Polychemotherapie qualifizieren, sollten orales 5-FU (Capecitabine) erhalten (**Empfehlungsgrad A**; 16). Für den Einsatz bei Patienten im Stadium II ist der Vorteil geringer, wahrscheinlich profitieren vor allem Patienten mit Risikofaktoren (T4-Tumoren, Tumoreinriss oder Operation unter Notfallbedingungen).

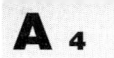

Neoadjuvante/adjuvante Therapie des Rektumkarzinoms

Bei Rektumkarzinomen sollte im Stadium II oder III die Durchführung einer neoadjuvanten kombinierten Bestrahlung und Chemotherapie mit 5-FU erfolgen (**Empfehlungsgrad A**; L1). Diese war der adjuvanten Therapie in einer prospektiven Studie bezüglich Verträglichkeit und Senkung der Lokalrezidive überlegen, allerdings ohne Verbesserung des Überlebens. Bei Patienten, die primär operiert worden sind und keine neoadjuvante Therapie erhalten haben, sollte im Stadium II/III eine adjuvante Kombinationstherapie nach dem NCI-Protokoll erfolgen (**Empfehlungsgrad A**; L1). Derzeit wird in Studien geprüft, inwieweit durch eine Intensivierung der Chemotherapie eine Verbesserung des Überlebens erreicht werden kann.

Therapie des kolorektalen Karzinoms mit Fernmetastasen

Leber- oder Lungenmetastasen sollten auf Resektabilität geprüft und sofern möglich primär operiert werden (**Empfehlungsgrad A**; L1). Die 5-Jahres-Überlebensrate nach Resektion von Lebermetastasen beträgt zwischen 30 und 50%, d.h., es handelt sich um einen potentiell kurativen Ansatz. Eine adjuvante Chemotherapie nach Lebermetastasenresektion kann derzeit nicht generell empfohlen werden. Aktuelle Daten weisen aber auf den möglichen Nutzen einer adjuvanten Therapie nach Metastasenoperation hin (14). Ein Teil der primär inoperablen Patienten erreicht durch eine neoadjuvante Therapie eine sekundäre Resektabilität mit möglicher Heilung. Daher sollten alle Patienten im Verlauf der Chemotherapie auf die Möglichkeit einer Operation überprüft werden. Entscheidend ist hierfür eine interdisziplinäre Zusammenarbeit.

Bei Patienten mit inoperablen Fernmetastasen kann durch eine Chemotherapie eine Lebensverlängerung und Verbesserung der Lebensqualität erreicht werden. Eine Chemotherapie sollte daher allen Patienten, die keine Kontraindikationen aufweisen, angeboten werden (**Empfehlungsgrad A**; L1). Bezüglich der einzusetzenden Substanzen hat es in den letzten Jahren eine Vielzahl von neuen Studien gegeben. Die 2004 verabschiedeten Empfehlungen der Leitlinie werden daher zur Zeit überarbeitet. Es sollte primär eine Kombinationschemotherapie in der Regel mit Oxaliplatin oder Irinotecan eingesetzt werden (**Empfehlungsgrad A**; L1). Die Auswahl der Sekundärtherapie bei Fortschreiten der Erkrankung unter der initialen Chemotherapie hängt wesentlich von den zuvor eingesetzten Substanzen ab. Durch den Einsatz von Antikörpern gegen VEGF (Bevacizumab) oder gegen den EGF-Rezeptor (Cetuximab) konnte eine weitere Verbesserung des Überlebens erreicht werden. Durch den Einsatz sequentieller Chemotherapieschemata wird heutzutage eine mediane Überlebenszeit von 20 Monaten und mehr erreicht (7).

Nachsorge

Nach Diagnose und Therapie eines kolorektalen Karzinoms ist unabhängig vom Tumorstadium eine ärztliche Betreuung sinnvoll. Die regelmäßige Durchführung von Nachsorgeuntersuchungen wie CEA oder Sonographie des Abdomens ist jedoch nur sinnvoll, wenn die Diagnose eines Rezidivs eine therapeutische Konsequenz nach sich ziehen würde. Im Stadium I ist nach R0-Resektion aufgrund der geringen Rezidivrate eine regelmäßige Nachsorge nicht zu empfehlen. Hiervon ausgenommen ist die Koloskopie zur Entdeckung von Zweitkarzinomen, die in der Regel nach 3 Jahren erfolgen sollte (**Empfehlungsgrad B**; L1). Die Nachsorgeempfehlungen für Karzinome im Stadium II oder III können der folgenden Tabelle A.4-9 entnommen werden.

Erweiterte Amsterdam-Kriterien (alle Kriterien müssen erfüllt sein) (18)

– Mindestens drei Familienangehörige mit histologisch gesichertem kolorektalen Karzinom oder einem Karzinom des Endometriums, Dünndarms oder Urothels (Nierenbecken, Ureter), wobei ein Angehöriger mit den beiden anderen erstgradig verwandt sein muss

Tabelle A.4-9   Nachsorgeempfehlungen im Stadium II und III

Untersuchung	Monate										
	3	6	9	12	15	18	21	24	36	48	60
Anamnese, körp. Untersuchung, CEA		X		X		X		X	X	X	X
Koloskopie		X*							X**		
Abdomensonographie***		X		X		X		X	X	X	X
Sigmoidoskopie (Rektoskopie)****		X		X		X		X			
Spiralcomputertomographie#	X										
Röntgen-Thorax (kein Konsens)											

* Wenn keine vollständige Koloskopie präoperativ erfolgt ist.
** Bei unauffälligem Befund (kein Adenom, kein Karzinom) nächste Koloskopie nach 5 Jahren.
*** Eine Metaanalyse ergab einen Vorteil für ein bildgebendes Verfahren zum Nachweis von Lebermetastasen in der Nachsorge. Aus diesem Grund entschied sich die Expertenkommission, das einfachste und kostengünstigste Verfahren anzuwenden.
****Nur beim Rektumkarzinom ohne neoadjuvante oder adjuvante Radiochemotherapie.
\# Nur beim Rektumkarzinom 3 Monate nach Abschluss der tumorspezifischen Therapie (Operation bzw. adjuvante Strahlen-/Chemotherapie) als Ausgangsbefund.

- Zwei aufeinanderfolgende Generationen betroffen
- Mindestens ein Patient mit Diagnose vor dem 50. Lebensjahr
- Ausschluss einer familiären adenomatösen Polyposis (FAP).

Bethesda-Kriterien (18)

- Patienten mit Krebserkrankungen in Familien, die die Amsterdam-Kriterien erfüllen
- Patienten mit zwei HNPCC-assoziierten Karzinomen einschließlich synchroner und metachroner kolorektaler Karzinome oder assoziierter extrakolischer Karzinome (Endometrium-, Ovarial-, Magen-, Dünndarm-, Gallenwegskarzinom, Karzinome im Bereich des Nierenbeckens oder Ureters)
- Patienten mit kolorektalem Karzinom und einem erstgradigen Verwandten mit kolorektalem oder assoziiertem extrakolischem Karzinom und/oder einem kolorektalen Adenom; eine der Krebserkrankungen wurde im Alter < 45 Jahren diagnostiziert, das Adenom < 40 Jahren
- Patienten mit kolorektalem Karzinom oder Endometriumkarzinom, diagnostiziert im Alter < 45 Jahren
- Patienten mit rechtsseitigem Kolonkarzinom mit einem undifferenzierten (solid/cribiformen) Zelltyp in der Histopathologie, diagnostiziert im Alter < 45 Jahren

Leitlinien

L1. Schmiegel W, Pox C, Adler G, Fleig W, Fölsch UR, Frühmorgen P, Greaeven U et al: S3-Leitlinienkonferenz „Kolorektales Karzinom" 2004; Z Gastroenterol 42 (2004) 1129–77.

Literatur

1. Andre T, Boni C, Mounedji-Boudiaf L, Navarro M, Tabernero J, Hickish T, Tophamet C et al: Oxaliplatin, fluorouracil, and leucovorin as adjuvant treatment for colon cancer. N Engl J Med 350 (2004) 2343–51.
2. Barillari P, Ramacciato G, De Angelis R, Gozzo P, Indinnimeo M, Valabrega S, Aurelloet P et al: Effect of preoperative colonoscopy on the incidence of synchronous and metachronous neoplasms. Acta Chir Scand 156 (1990) 163–6.
3. Barton JB, Langdale LA, Cummins JS, Stelzner M, Lynge DC, Mock CN, Nasonet KS et al: The utility of routine preoperative computed tomography scanning in the management of veterans with colon cancer. Am J Surg 183 (2002) 499–503.
4. Brenner H, Chang-Claude J, Seiler CM, Sturmer T, Hoffmeister M: Does a negative screening colonoscopy ever need to be repeated? Gut 55 (2006) 1145–50.
5. Duffy MJ, van Dalen A, Haglund C, Hansson L, Klapdor R, Lamerz R, Nilssonet O et al: Clinical utility of biochemical markers in colorectal cancer: European Group on Tumour Markers (EGTM) guidelines. Eur J Cancer 39 (2003) 718–27.
6. Fielding LP, Arsenault PA, Chapuis PH, Dent O, Gathright B, Hardcastle JD, Hermaneket P et al: Clinicopathological staging for colorectal cancer: an International Documentation System (IDS) and an International Comprehensive Anatomical Terminology (ICAT). J Gastroenterol Hepatol 6 (1991) 325–44.
7. Grothey A, Sargent D, Goldberg RM, Schmoll HJ: Survival of patients with advanced colorectal cancer improves with the availability of fluorouracil-leucovorin, irinotecan, and oxaliplatin in the course of treatment. J Clin Oncol 22 (2004) 1209–14.
8. Guittet L, Bouvier V, Mariotte N, Vallee JP, Arsene D, Boutreux S, Tichetet J et al.: Comparison of a guaiac based and an immunochemical faecal occult blood test in screening for colorectal cancer in a general average risk population. Gut 56 (2007) 210–4.
9. Imperiale TF: Aspirin and the prevention of colorectal cancer. N Engl J Med 348 (2003) 879–80.
10. Imperiale TF, Wagner DR, Lin CY, Larkin GN, Rogge JD, Ransohoff DF: Results of screening colonoscopy among persons 40 to 49 years of age. N Engl J Med 346 (2002) 1781–5.
11. Mathur P, Smith JJ, Ramsey C, Owen M, Thorpe A, Karim S, Burkeet C et al: Comparison of CT and MRI in the pre-operative staging of rectal adenocarcinoma and prediction of circumferential resection margin involvement by MRI. Colorectal Dis 5 (2003) 396–401.
12. McAndrew MR, Saba AK: Efficacy of routine preoperative computed tomography scans in colon cancer. Am Surg 65 (1999) 205–8.
13. O'Connell JB, Maggard MA, Ko CY: Colon cancer survival rates with the new American Joint Committee on Cancer sixth edition staging. J Natl Cancer Inst 96 (2004) 1420–5.
14. Portier G, Elias D, Bouche O, Rougier P, Bosset JF, Saric J, Belghitiet J et al.: Multicenter randomized trial of adjuvant fluorouracil and folinic acid compared with surgery alone after resection of colorectal liver metastases: FFCD ACHBTH AURC 9002 trial. J Clin Oncol 24 (2006) 4976–82.
15. Soreide O, Norstein J, Fielding LP, Silen W: International standardization and documentation of the treatment of rectal cancer. In: Rectal Cancer Surgery. Optimisation – Standardization – Documentation. O. Soreide and J. Norstein (eds.). p. 405–45, Springer, Berlin–Heidelberg–New York 1997.
16. Twelves CJ: Xeloda in Adjuvant Colon Cancer Therapy (X-ACT) trial: overview of efficacy, safety, and cost-effectiveness. Clin Colorectal Cancer 6 (2006) 278–87.
17. Umar A,. Boland CR, Terdiman JP, Syngal S, de la Chapelle A, Ruschoff J, Fishelet R et al: Revised Bethesda Guidelines for hereditary nonpolyposis colorectal cancer (Lynch syndrome) and microsatellite instability. J Natl Cancer Inst 96 (2004) 261–8.
18. Vasen HF, Watson P, Mecklin JP, Lynch HT: New clinical criteria for hereditary nonpolyposis colorectal cancer (HNPCC, Lynch syndrome) proposed by the International Collaborative group on HNPCC. Gastroenterology 116 (1999) 1453–6.
19. Winawer SJ, Zauber AG, Ho MN, O'Brien MJ, Gottlieb LS, Sternberg SS, Wayeet JD et al.: Prevention of colorectal cancer by colonoscopic polypectomy. The National Polyp Study Workgroup. N Engl J Med 329 (1993) 1977–81.

Autorenadressen

Dr. Christian Pox
Medizinische Universitätsklinik
Knappschaftskrankenhaus
Ruhr-Universität Bochum
In der Schornau 23–25
44892 Bochum

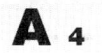

4.8.4 Intestinale Lymphome *(in Vorbereitung)*

4.8.5 Karzinoidtumor und Karzinoidsyndrom *(in Vorbereitung)*

4.9 Anorektale Erkrankungen

Stand Juli 2001

4.9.1 Benigne anorektale Erkrankungen

Vorbemerkungen

Von besonderem Interesse sind hier Hämorrhoiden und Fissuren, daneben Varia wie Ekzeme, Marisken, Thrombosen, Kondylome, Karzinome, Kryptitis, Papillitis, Hypertrophie der Analpapille und Entzündungen (letztere s. 4.3 und 4.4). Ein in der Praxis bedeutsames Problem ist auch die Inkontinenz.

Die Linea dentata markiert die Grenze der Schmerzwahrnehmung: Während auf der nach außen gerichteten Seite Schmerzen sehr exakt und heftig selbst bei leichten Erkrankungen empfunden werden (z.B. Perianalthrombosen, Analfissur), sind Schmerzwahrnehmungen im inneren Abschnitt nur bei heftigster Dehnung oder Zerrung auslösbar. Unkomplizierte Hämorrhoiden werden aus diesem Grund nicht bemerkt.

Ausschlussdiagnostik

Durch normale Befunde bei der Inspektion (Frage: perianale Erkrankungen), der rektalen Palpation (Frage: Erkrankungen im Analkanal und kaudalen Rektum) sowie durch die Proktoskopie (Frage: Erkrankungen im Analkanal und im kaudalen Rektum, v.a. Hämorrhoiden, Analfissur, Kryptenerkrankungen) lassen sich anorektale Erkrankungen weitgehend ausschließen.

Nachweisdiagnostik

Inspektion, Palpation sowie Proktoskopie sind die Methoden für die Basisdiagnostik der anorektalen Erkrankungen. Bedeutsam ist das Vorgehen bei anorektalen Blutungen. Wenn auch in der Mehrzahl der Fälle Hämorrhoiden die Ursache bilden, muss stets eine höher gelegene Blutungsquelle mittels Koloskopie ausgeschlossen werden.

Zur speziellen Diagnostik einer Stuhlinkontinenz werden die Manometrie, die Defäkographie sowie die Endosonographie eingesetzt.

Quälender nächtlicher Juckreiz am After ist vor allem bei Kindern die Folge eines Oxyuren-Befalls, wenn diese ihre Eier in der perianalen Region deponiert haben. Ein einfaches Nachweisverfahren ist die mikroskopische Untersuchung eines in der betroffenen Region abgezogenen transparenten Klebestreifens (Tesafilm).

Therapie

Symptomatische Hämorrhoiden Grad I und II: Ligatur, Sklerosierung, Stuhlregulierung
Hämorrhoiden Grad III (Prolaps nicht reponierbar): Sklerosierungsversuch, dann operative Sanierung (z.B. Hämorrhoidektomie)

Analfissur: Dehnung (Selbstbehandlung, evtl. in Narkose), Nitrosalbe, Botulinustoxin, laterale Sphinkterotomie
Perianalthrombose: Initialstadium (bis 3 Tage) Stichinzision und Thrombusentfernung; später konservative Maßnahmen (Sitzbäder, Antiphlogistika).

4.9.2 Karzinom der Analregion

Man unterscheidet das Karzinom des Analkanals von dem der Perianalzone. Risikoläsionen stellen Infektionen mit Viren (Papillomavirus, Herpessimplex-Virus) oder mit Chlamydien dar. Homosexuelle Männer und Patienten mit AIDS sind besonders häufig betroffen. Symptome: Hämatochezie, Schmerzen, Fremdkörpergefühl und inkomplette Stuhlentleerung.

Ausschlussdiagnostik

Sorgfältige Inspektion, Palpation sowie Anoskopie.

Tabelle A.4-19 TNM-Kategorien des Analkanalkarzinoms (Analkanal).

T	**Primärtumor**
TX	Primärtumor kann nicht beurteilt werden
T0	kein Anhalt für Primärtumor
Tis	Carcinoma in situ
T1	Tumor ≤ 2 cm in der größten Ausdehnung
T2	Tumor > 2 cm aber ≤ 5 cm in größter Ausdehnung
T3	Tumor > 5 cm in größter Ausdehnung
T4	Tumor jeder Größe mit Infiltration benachbarter Organe wie Vagina, Urethra oder Harnblase (der Befall der Sphinktermuskulatur allein wird nicht als T4 klassifiziert)
N	**Regionale Lymphknoten**
NX	regionäre Lymphknoten können nicht beurteilt werden
N0	keine regionären Lymphknoten
N1	Metastasen in perirektalen Lymphknoten
N2	Metastasen in inguinalen Lymphknoten einer Seite und/oder in Lymphknoten an der A. iliaca interna einer Seite
N3	Metastasen in perirektalen und inguinalen Lymphknoten und/oder in Lymphknoten an der A. iliaca interna beidseits und/oder in bilateralen Leistenlymphknoten
M	**Fernmetastasen**
MX	Minimalerfordernisse zur Feststellung von Fernmetastasen sind nicht erfüllt
M0	kein Nachweis von Fernmetastasen
M1	Nachweis von Fernmetastasen

Stadiengruppierung

Stadium 0	Tis	N0	M0
Stadium I	T1	N0	M0
Stadium II	T2/3	N0	M0
Stadium IIIa	T4	N0	M0
	T1–3	N1	M0
Stadium IIIb	T4	N1	M0
	jedes T	N2, 3	M0
Stadium IV	jedes T	jedes N	M1

Dünn- und Dickdarm   Seite 23   4 A

Nachweisdiagnostik und Staging

Anoskopie sowie Endosonographie. Weitere Maßnahmen des Tumor-Staging umfassen Abdomen- und Becken-CT.
Die Diagnosesicherung erfolgt durch die histologische Untersuchung von Biopsaten aus dem Tumor oder exzidierten inguinalen Lymphknoten. Bei etwa zwei Drittel der Patienten handelt es sich um Plattenepithelkarzinome, seltener um Transitionalzell-, basaloide, undifferenzierte oder Adenokarzinome.

Stadieneinteilung

Die Stadieneinteilung ist in Tabelle A.4-19 wiedergegeben.

Therapie

Bei der Therapieplanung sind zu beachten:
- Lokalisation des Tumors im Analkanal bzw. Analrandgebiet
- Tiefenausdehnung des Tumors in benachbarte Gewebe
- Nachweis von Lymphknotenmetastasen, u.U. auch von Fernmetastasen
- Alter und Allgemein- sowie Ernährungszustand des Patienten
- Begleiterkrankungen

Analkarzinome sind selten, kontrollierte randomisierte Therapiestudien sind nicht verfügbar.

Therapie des Analkanalkarzinoms

Lokalisiertes Plattenepithelkarzinom

Standardtherapie: kombinierte Strahlenchemotherapie, Vollremission 80–90%, Heilungsrate ca. 70%.
Chemotherapie: in der ersten und fünften Behandlungswoche 5-Fluorouracil 1000 mg/m^2 als 24-Stunden-Infusion an den Tagen 1 bis 5 und 29 bis 33
Mitomycin C 10 mg/m^2 i.v. als Bolus an den Tagen 1 und 29.
Strahlentherapie: Bestrahlungsvolumen: Analkanal inkl. Perianalregion und distales Rektum sowie perirektale, präsakrale, interne iliakale und inguinale Lymphknotenstationen.
(Bei Tumoren von < 2 cm Größe im Analkanal ist evtl. elektive Bestrahlung der Leistenregion erforderlich.)
Bestrahlungstechnik: Drei- oder Vierfeldertechnik in Bauchlage, Miterfassung in der PA (AP)-Photonenfeldern, Miterfassung der Leistenregion, jedoch nicht in den seitlichen Feldern.
Bestrahlungsdosis: Einzeldosis 1,8 Gy, 5-mal wöchentlich bis zu einer Gesamtdosis von 45–50,4 Gy. Bei T3- und T4-Tumoren kleinvolumige Dosisaufsättigung bis 55,8 bzw. 59,4 Gy in gleicher Fraktionierung empfehlenswert. Bestrahlung der Leisten elektiv bis zu einer Gesamtdosis von 45 Gy, bei Befall bis zu einer Gesamtdosis von 55,8 Gy.
Indikation für chirurgische Therapie:
- alleinige operative Exzision vertretbar bei kleinen (< 2 cm) oberflächlichen (pT1) und gut differenzierten Tumoren ohne Lymphknotenmetastasen, die nicht bis zur Linea dentata reichen
- abdominoperineale Rektumexstirpation bei persistierendem Tumor nach Radiochemotherapie oder lokoregionärem Rezidiv nach vorausgegangener kombinierter Radiochemotherapie.

Adenokarzinome

Sehr selten, häufiger Befall des Analkanals durch ein primäres Adenokarzinom des Rektums.
Radikale chirurgische Therapie wie bei Rektumkarzinom.

Übrige Tumoren des Analkanals (z.B. malignes Melanom)

Radikale chirurgische Therapie (abdominoperineale Rektumexstirpation).
Therapie der Tumoren des Analrandes:
Plattenepithelkarzinom:
- T1–2 N0 M0: chirurgische Resektion
- ab T3 N+ M0: Therapie wie bei Plattenepithelkarzinom des Analkanals (kombinierte Radiochemotherapie)

übrige Tumoren: Behandlung wie Hauttumoren, in aller Regel chirurgisch
Therapie bei Fernmetastasen:
Indikation zur Metastasenchirurgie wie bei Kolonkarzinom.
Es gibt keine Standard-Chemotherapie; häufig eingesetzte Chemotherapie:
Cisplatin: 80–100 mg/m^2 über 60 Minuten, Tag 1
5-FU: 1000 mg/m^2 über 24 Stunden, Tag 1–5
Wiederholung Tag 28

Nachsorge

Sinn der Nachsorge: Möglichst frühzeitige Erkennung und Therapie bei Tumorpersistenz bzw. Tumorrezidiv.
Erste Nachsorge frühestens sechs Wochen nach kombinierter Radiochemotherapie zur Beurteilung einer möglichen Tumorpersistenz, dabei mindestens fünf Stanzbiopsien (Länge insgesamt mindestens 3 cm) mit histologischer Bestimmung des Regressionsgrades.
Danach in den ersten zwei Jahren alle drei Monate, ab dem dritten Jahr alle sechs Monate.
Bei allen Nachuntersuchungen körperliche Untersuchung mit Palpation des Analkanals und der Leistenlymphknoten, proktologische und rektoskopische Untersuchung, Routinelabordiagnostik, alle sechs Monate Lebersonographie, Röntgen-Thorax, CT des Beckens und Abdomens.
Lokale und lokoregionäre Tumoren können chirurgisch exzidiert werden, zumeist ist dann ein Anus praeter erforderlich. Die sphinktererhaltende Radiochemotherapie mit Mitomycin, 5-FU und Radiotherapie bis 50 Gy wird bevorzugt. Remissionsquoten bis zu 95% und Überlebensquoten von 75% nach fünf Jahren werden berichtet. Für fortgeschrittene Krankheitsstadien existiert keine (palliative) Standardtherapie.

Stand Juli 2001

5 Bauchspeicheldrüse

Aufgrund der retroperitonealen Lage des Pankreas sowie der Vieldeutigkeit der Beschwerden (vor allem abdominale Schmerzen) ist die Diagnostik von Pankreaserkrankungen erschwert. Die folgenden bildgebenden Verfahren stehen zur Verfügung:

Sonographie: Aufgrund der einfachen Durchführbarkeit ist sie die Methode der ersten Wahl. Ihre Treffsicherheit in der Erkennung diskreter Veränderungen und kleiner Raumforderungen ist jedoch begrenzt. Die Darstellung des gesamten Pankreas ist oft aufgrund von Luftüberlagerung eingeschränkt. Bei der akuten Pankreatitis wird durch die Diagnose von Choledocholithiasis und erweitertem Gallengang eine biliäre Ursache wahrscheinlich. Bei chronischer Pankreatitis werden fortgeschrittene Veränderungen und Zysten gut erkannt. Die Frühdiagnostik des Pankreaskarzinoms ist mittels Sonographie nicht möglich. Größere Pankreastumoren, evtl. auch ihre Beziehung zur Umgebung, und Lebermetastasen werden jedoch gut erkannt.

Computertomographie: Die Methode der Spiral- (evtl. Doppelspiral-)Computertomographie mit ausreichend intravenösem und oralem Kontrastmittel ist der Goldstandard zur Unterscheidung zwischen ödematöser und nekrotisierender Pankreatitis. Bei chronischer Pankreatitis werden ebenfalls mittelgradige bis fortgeschrittene Formen inklusive Pseudozysten gut erkannt. Beim Pankreaskarzinom ist sie derzeit das beste Verfahren zum lokoregionären Staging und zur Erkennung von Lebermetastasen.

Gezielte Pankreaspunktion (Sonographie- und/oder CT-gesteuert): Punktionen werden vor allem bei akuter nekrotisierender Pankreatitis zur Diagnostik von bakteriellen Infektionen durchgeführt. Wegen möglicher Tumorzellverschleppung ist die perkutane Punktion operabler Pankreastumoren umstritten und sollte nur bei klinischen Konsequenzen durchgeführt werden.

Ist eine Operation des Pankreastumors aus allgemeinen Gründen (Inoperabilität), bei Vorliegen von Fernmetastasen oder lokaler Irresektabilität kontraindiziert, sollen Pankreastumoren nur dann punktiert werden, wenn eine Radio- und/oder Chemotherapie geplant ist.

Kernspintomographie: Die Kernspintomographie scheint in der genauen Darstellung von Pankreastumoren der Spiral-CT derzeit noch unterlegen zu sein; in der Diagnostik von Lebermetastasen ist sie jedoch zumindest gleichwertig (Anwendung neuer lebergängiger Kontrastmittel). Mit speziellen Techniken (Fettunterdrückung, stark T2-gewichtete Sequenzen) ist auch eine Darstellung von Pankreas- und Gallengang möglich, ähnlich wie bei der ERCP in Form der sogenannten Magnetresonanz-Cholangiopankreatikographie (MRCP). Strikturen und größere Konkremente werden bei dieser Methode mit hoher Treffsicherheit erkannt, kleinere Steine und diskrete Befunde sind jedoch vermutlich weniger gut zu erkennen. Aufgrund des fehlenden Komplikationsrisikos ist die MRCP bei vielen Fragestellungen einer rein diagnostischen ERCP vorzuziehen. Dennoch dürfte die ERCP bei ausreichender Kontrastmittelfüllung in der Diagnostik einer beginnenden chronischen Pankreatitis und beim Nachweis eines kleineren Pankreaskarzinoms der MRCP überlegen sein.

Endosonographie: Die Verwendung hoher Ultraschallfrequenzen erlaubt eine hochauflösende Darstellung des gesamten Organs und somit auch kleiner (exokriner und endokriner) Tumoren. Ferner können auch Frühformen der chronischen Pankreatitis und Gallengangssteine mit hoher Treffsicherheit erkannt werden. Der Stellenwert der Endosonographie im Vergleich zur Spiral-CT im lokoregionären Staging des Pankreaskarzinoms kann derzeit noch nicht abschließend beurteilt werden. Wie auch mit allen anderen bildgebenden Verfahren ist eine Differenzierung zwischen fokal entzündlichen und malignen Pankreastumoren endosonographisch nicht möglich. Die endosonographisch gezielte Punktion von Pankreastumoren hat als neues diagnostisches Verfahren vermutlich eine ähnliche oder bessere Treffsicherheit als die perkutane Punktion und theoretisch ein geringeres Risiko einer Tumorzellverschleppung. Trotzdem gelten die oben erwähnten Einschränkungen.

Positronenemissionstomographie (PET): Da dieses Verfahren glukoseabhängige Stoffwechselvorgänge im Tumor darstellen kann, wird es zur Differentialdiagnose fokal entzündlicher und maligner Pankreastumoren eingesetzt. Trotz erster vielversprechender Ergebnisse müssen weitere Studien abgewartet werden.

Endoskopisch retrograde Cholangiopankreatikographie (ERCP): Die ERCP ist das invasivste diagnostische Verfahren in der Erkennung pankreatobiliärer Erkrankungen. Dabei besteht hauptsächlich das Risiko einer Post-ERCP-Pankreatitis, das etwa zwischen 5 und 10% bei allerdings meist mildem Verlauf liegt. Deswegen sollte die Indikationsstellung bei zu erwartender diagnostischer ERCP streng sein. Zudem bietet die ERCP mit intraduktaler Biopsie, Bürstenzytologie und Feinnadelpunktion ein erweitertes diagnostisches Spektrum. Zumindest in größeren Zentren hat sich das Gewicht der ERCP von der reinen Diagnostik hin zur minimal-invasiven Therapie entwickelt. Bei Papillenstenose oder biliärer Pankreatitis kommt der ERCP mittels endoskopischer Papillotomie (EPT) eine therapeutische Dimension zu, bei narbigen Strikturen oder malignen Stenosen ermöglicht sie die Einführung von Endoprothesen („Stents") aus Plastik oder Metallgeflecht. Papillennahe Strikturen des Ductus pancreaticus werden ebenfalls durch temporäres Stenting behandelt, Steine evtl. nach vorheriger ESWL entfernt. Gallengangsstenosen sind bei Unzugänglichkeit von Papille oder Gallengang auch auf perkutantranshepatischen Weg zu erreichen und zu behandeln. Pankreaspseudozysten können nach endoskopischer Stichinzision und Stenteinlage in Magen oder Duodenum entleert werden.

Labortests: Die akute Pankreatitis wird durch Klinik und Serumspiegel von Amylase und Lipase diagnostiziert. Eine Reihe weiterer Laborparameter dienen zur Beurteilung des Schweregrades (C-reaktives Protein) oder zur Abschätzung der Prognose (z.B. Kalzium, Blutzucker). Die Tumormarker (vor allem CA 19-9) sollten vorwiegend zur Verlaufskontrolle nach Operation und weniger in der Primärdiagnostik und Differentialdiagnostik eingesetzt werden. Unter den Funktionstests des exokrinen Pankreas sind nur direkte Enzymbestimmungen im Duodenum nach Stimulation (sog. Sekretin-Cholezystokinin- und/oder Ceruletid-Test) sensitiv genug, um auch frühe Formen der Erkrankung zu diagnostizieren. Alle weiteren indirekten Funktionstests (Pankreolauryl-Test, Chymotrypsin- oder Elastasebestimmung im Stuhl, quantitative Stuhlfettbestimmung und Bestimmung des Stuhlgewichts über drei Tage) haben vermutlich nur bei mäßiggradigen bis fortgeschrittenen Formen der Erkrankung einen Stellenwert als Suchtest. Sie eignen sich allerdings bei pathologischem Befund als Parameter für die Verlaufskontrolle.

5.1 Akute und chronische Pankreatitis

Entzündungen der Bauchspeicheldrüse äußern sich vor allem durch kolikartige, schneidende oder brennende Leibschmerzen im linken, bei Erkrankungen des Pankreaskopfes auch im rechten Oberbauch; häufig findet sich auch ein gürtelförmiger Oberbauchschmerz. Bisweilen können Schmerzen fehlen. Zu achten ist bei der akuten, nekrotisierenden Pankreatitis insbesondere auf extrapankreatische potentiell lebensbedrohliche Komplikationen wie akutes Nierenversagen, Verbrauchskoagulopathie, Ateminsuffizienz, bei der chronischen Pankreatitis kann die Gewichtsabnahme infolge der exokrinen Insuffizienz im Vordergrund stehen.

Ausschlußdiagnostik

Normale Werte der Pankreasenzyme (Serum, Urin) und unauffällige bildgebende Verfahren schließen eine fortgeschrittene Bauchspeicheldrüsenentzündung weitgehend aus. Frühstadien der Pankreatitis können allerdings übersehen werden. Bei akutem Abdomen schließt ein normales Pankreas-CT eine akute Pankreatitis als Ursache für das noch unklare Krankheitsbild aus.

Nachweisdiagnostik

Die Diagnostik von Bauchspeicheldrüsenentzündungen hat mehrere Zielsetzungen:
- Stellung der Diagnose
- Auffindung der Ursache
- Bewertung des Schweregrads der Erkrankung einschließlich des Nachweises von Komplikationen
- Ausschluß eines Karzinoms

Die Diagnose einer akuten Entzündung gelingt am einfachsten durch den Nachweis erhöhter Amylase- oder Lipaseaktivitäten im Serum (Amylase auch im Urin); da diese evtl. nur kurzzeitig (Stunden bis Tage) erhöht gefunden werden, ist die Erkrankung in manchen Fällen allein an einer Leukozytose oder Erhöhung der Akute-Phase-Proteine (z.B. CRP) erkennbar. Bei einer unkomplizierten ödematösen Pankreatitis fehlen oftmals Veränderungen im Sonogramm und im Computertomogramm. Umbauerscheinungen, Zysten oder Umgebungsreaktionen sind bei schweren Verlaufsformen zu erwarten. Bei schweren Verlaufsformen und insbesondere bei septischem Zustandsbild sollte eine Feinnadelpunktion der Nekrosen durchgeführt werden. Bei Nachweis einer Infektion kann dadurch die Antibiose testgerecht optimiert werden. Zusätzlich muß in diesen Fällen eine Drainage oder operative Sanierung der infizierten Areale durchgeführt werden. Eine prophylaktische Antibiose, z.B. mit Imipenem, ist auch bei nicht-infizierten Nekrosen indiziert.

Ursache der akuten Pankreatitis sind in ca. 40–60% der Fälle Gallengangssteine. Bei der Sonographie können diese übersehen werden. In Verdachtsfällen – Patienten mit Gallenblasensteinen oder Cholestasezeichen (alkalische Phosphatase oder Gamma-Glutamyl-Transpeptidase erhöht) – ist deshalb eine ERCP erforderlich; sie ist zugleich auch therapeutischer Eingriff zur Steinentfernung. Bei der chronischen Pankreatitis liegt in den meisten Fällen ein langjähriger Alkoholgebrauch vor.

Der Schweregrad von Pankreasentzündungen wird mit bildgebenden Verfahren bestimmt; hierbei finden sich Umbauzeichen, Verkalkungen, Gangveränderungen, Zysten, Nekrosen und Infiltrationen in die Umgebung.

Bei der akuten Pankreatitis ist besonders auf mögliche Komplikationen zu achten: Schock, Nierenversagen, respiratorische Insuffizienz, Hypokalzämie, Diabetes mellitus, Sepsis und Abszeßbildung, Enzephalopathie. Der Krankheitsverlauf wird um so bedrohlicher, je größer das Ausmaß von Pankreasnekrosen ist und je mehr Komplikationen vorliegen. Zur Festlegung der Prognose sind von verschiedenen Autoren Indizes angegeben worden. Gebräuchlich sind die Kriterien von Ranson oder Imrie sowie der APACHE-II-Score.

Bei nekrotisierender Pankreatitis erhöht sich in der Regel der Serumspiegel von C-reaktivem Protein auf 120 mg/dl, allerdings erst 1–2 Tage nach Beginn der Beschwerden. Leitsymptome der chronischen Pankreatitis sind neben epigastrischen Schmerzen Fettstühle und Gewichtsabnahme als Folge der exokrinen Pankreasinsuffizienz, deren Ausmaß mit den Pankreas-Funktionstests bestimmt wird. Bei bis zu 50 % der Patienten kommt es zu einem sekundären Diabetes mellitus als Folge einer dauerhaften endokrinen Insuffizienz. Bei der Entstehung der Schmerzen sollen Druckerhöhungen im Gangsystem infolge von Abflußbehinderungen (narbige Stenosen, Steine, Pancreas divisum, Zysten) eine Rolle spielen. Hinzu kommen mechanische Auswirkungen: Duodenalstenosen, Choledochusstenosen, Kolonstenosen. Die entzündliche Infiltration von sensiblen Nervenfasern und Ischämie sind weitere Ursachen für Schmerzen. Auch extrapankreatische Ursachen, beispielsweise Ulzerationen des Magens und Duodenums oder ein ausgeprägter Meteorismus im Rahmen der Steatorrhö können für die Schmerzen verantwortlich sein.

5 Bauchspeicheldrüse

Die Unterscheidung zwischen einer chronischen Pankreatitis und einem Pankreaskarzinom ist in vielen Fällen schwierig. Sowohl die Laborwerte als auch die Ergebnisse der bildgebenden Verfahren sind unspezifisch, zumal ein Krebs von einer Pankreatitis begleitet werden kann. Die Tumormarker CA 19-9 und CEA eignen sich sowohl zur Verlaufskontrolle nach Tumorresektion als auch zur Beurteilung des Ansprechens auf eine Chemotherapie, jedoch weniger zur Differentialdiagnose; die Feinnadelbiopsie wird heute wegen der Gefahr der Tumorzellverschleppung bei resektabel erscheinenden Läsionen abgelehnt. In unklaren Fällen kommen letztendlich die Laparoskopie und die diagnostische Laparotomie in Betracht.

Therapie

Akute Pankreatitis, akuter Schub einer chronischen Pankreatitis

Basistherapie (unter intensivmedizinischen Bedingungen):

- orale Flüssigkeits- und Nahrungskarenz, Magensonde bei Erbrechen, Ileus und bei Komplikationen
- parenterale Ernährung (2,5–3 l Flüssigkeit und mehr, je nach ZVD; Glukose, Elektrolyte), positive Flüssigkeitsbilanz
- Schmerztherapie mit Pethidin, Pentazocin, Paracetamol; bei Bedarf Ergänzung durch Procainhydrochlorid (2 g in 24 h i.v.); bei Versagen auch ergänzende Periduralanalgesie
- Histamin-H_2-Blocker bzw. PPI bei schwerem Verlauf (Streßulkusprophylaxe)
- Ergänzungstherapie (abhängig von Symptomatik) s. Tabelle A.5-1

Chronische Pankreatitis

Basisbehandlung:

Alkoholabstinenz; hochkalorische Ernährung unter Reduktion von tierischen Nahrungsfetten, evtl. Gabe von mittelkettigen Triglyzeriden.
Problemorientierte ergänzende Maßnahmen:
- exkretorische Insuffizienz: Enzymsubstitution zu jeder Mahlzeit. Bei erhaltener Magensäuresekretion und intaktem Magen Enzymsubstitution in Form säuregeschützter Mikrotabletten oder Mikropellets (Partikelgröße ≤ 2 mm), bei Magenteilresektion als Granulat; nur bei fehlender Magensäure sind nichtsäuregeschützte konventionelle Pankreatinpräparate noch indiziert
- endokrine Insuffizienz/Diabetes: Einstellung mit niedrigen Insulindosen
- Cholestase und Choledochusstenose: endoskopische Therapie mit Prothesen, ggf. biliodigestive Anastomose ± Pankreaskopfresektion
- Schmerzen: Analgetika (cave: Abusus, Sucht!), endoskopische Therapie: Beseitigung von Gangstenosen und Gangsteinen, operative Therapie (Resektion, Pankreatikojejunostomie etc.)
- Pseudozysten: Drainage, evtl. Resektion, transkutane Drainage, endoskopische transgastrale, transduodenale Drainage sowie bei Anschluß der Zyste an den Pankreashauptgang endoskopische transpapilläre Drainagemöglichkeit.
- Duodenalstenose: operative Therapie

Tabelle A.5-1 Akute Pankreatitis, Schub einer chronischen Pankreatitis.

Symptom	Therapie
Schock	Flüssigkeitszufuhr entsprechend ZVD, evtl. Humanalbumingabe
Hb-, Hk-Abfall	Gabe von Erythrozytenkonzentrat/Vollblut
Hypokalzämie	Kalziumglukonat i.v., evtl. Humanalbumin
Hypokaliämie	parenterale Kaliumsubstitution
Hyperglykämie	Altinsulingabe
Enzephalopathie	Sauerstoffzufuhr
Fieber, Sepsis, Pneumonie	Antibiotika: insbesondere Imipenem, Mezlocillin, Gyrasehemmer
respiratorische Insuffizienz	O_2-Gabe per Nasensonde bei pO_2-Abfall unter 70 mmHg oder um mehr als 15 mmHg; bei weiterem Abfall großzügige Indikation für maschinelle PEEP-Beatmung (bei Personen über 60 Jahren pO_2 < 60 mmHg: bei jüngeren Patienten bei pO_2 < 55 mmHg)
metabolische Azidose	Bikarbonatzufuhr bei pH < 7,1
akutes Nierenversagen	Hämodialyse, Frühphase, evtl. Peritonealdialyse
ERCP/EPT	bei Verdacht auf eingeklemmten Papillenstein
Operation, Nekrosektomie, Spülung	bei foudroyantem Verlauf Frühoperation, bei lokalen Spätkomplikationen elektive Operation

5.2 Pankreastumore (außer endokrin aktive Tumoren)

5.2.1 Pankreaskarzinom

Das Pankreaskarzinom ist die fünfthäufigste Ursache aller Krebstodesfälle. Die Prognose ist meist infaust, da die Diagnose in der Regel zumeist sehr spät im Krankheitsverlauf gestellt werden kann. Etwa 80–90% der Karzinome des Pankreas sind duktale Adenokarzinome. Man unterscheidet ferner Zystadenokarzinome, Inselzelltumoren, Sarkome und anaplastische Karzinome sowie Metastasen von neuroendokrinen Tumoren, extragonadale Keimzelltumoren und Lymphome, die primär im Pankreas in Erscheinung treten können. Eine genaue histologische Diagnose ist erforderlich, weil die Behandlung unterschiedlich ist. Eine Frühdiagnose ist derzeit praktisch nicht möglich. Die Leitsymptome wie Schmerzen, Ikterus, Magen- oder Darmobstruktionen und Gewichtsverlust sind Spätsymptome, die für ein fortgeschrittenes Krankheitsgeschehen sprechen.

Ausschluß- und Nachweisdiagnostik

Ultraschall, Computertomographie, endoskopisch retrograde Cholangiopankreatikographie (ERCP) und die Spiral-Computertomographie des Abdomens sind die bildgebenden diagnostischen Verfahren der ersten Wahl. Die ERCP ist eine sehr sensitive Methode und kann auch Tumoren unter 1 cm Durchmesser aufdecken. Entsprechende Zeichen sind: unregelmäßiger Gangabbruch, poststenotische Dilatation des Ductus pancreaticus sowie das sogenannte Double-duct-Zeichen bei Stenosierung von Pankreas- und Gallengang. Die wiederholte unklare Erhöhung des Tumormarkers CA 19-9 im Serum stellt eine Indikation für die ERCP oder eine Laparoskopie dar. Die Computertomographie in Spiraltechnik kann insbesondere helfen, Karzinome des Pankreasschwanzes aufzufinden. Einen gesicherten Stellenwert in der Diagnostik und in der Stadieneinteilung der exokrinen Pankreastumoren hat mittlerweile die endoskopische Ultraschalluntersuchung gewonnen. Mit dieser Untersuchungsmethode ist eine Erkennung und insbesondere eine exakte Ausbreitungsdiagnostik möglich geworden. Eine histologische Klärung ist präoperativ bei eindeutigen Befunden nicht immer notwendig. Sie kann jedoch zur Differentialdiagnostik wichtig sein, wie z.B. bei Hinweisen auf Metastasen eines extrapankreatischen Tumors, zur Abgrenzung von endokrinen Tumoren des Pankreas oder malignen Lymphomen. Ist eine Laparotomie zur Tumorresektion oder eine Palliativoperation geplant, ist die histologische Diagnosesicherung präoperativ entbehrlich und sollte intraoperativ erfolgen. Bei der sonographisch, endosonographisch oder computertomographisch gesteuerten perkutanen Feinnadelbiopsie besteht prinzipiell die Gefahr der Stichkanalmetastasierung (sog. Seeding), daher sollte die Punktion nur bei inoperablem Tumor zur histologischen Diagnosesicherung vor einer geplanten Chemotherapie durchgeführt werden. Wird mit kurativem Ziel operiert, muß der Stichkanal deshalb stets exzidiert werden. Zur Klärung der Resektabilität sollte neben dem Ausschluß von Fernmetastasen ein Spiral-Computertomographie oder (MRT-)Angiographie durchgeführt werden. Nicht selten wird die Diagnose erst durch die diagnostische Laparotomie gestellt.

Überflüssige Diagnostik beim Pankreaskarzinom

Eine Skelettszintigraphie sollte nur bei entsprechender Symptomatik durchgeführt werden. Seit Einführung der Endosonographie sind auch angiographische Methoden in den Hintergrund getreten. Eine Computertomographie des Thorax ist nicht angezeigt.

Stadieneinteilung

Stadieneinteilungssysteme für das Pankreaskarzinom sind weitgehend unbefriedigend, weil die klinische Relevanz für einen differenzierten Therapieentscheid fehlt. Dies gilt auch für das TNM-System, das in der nachfolgenden Tabelle A.5-2 wiedergegeben wird.

Tabelle A.5-2 TNM – Klinische Klassifikation des Pankreaskarzinoms.

T Primärtumor
TX Primärtumor kann nicht beurteilt werden
T0 kein Anhalt für Primärtumor
Tis Carcinoma in situ
T1 Tumor begrenzt auf Pankreas, ≤ 2 cm in größter Ausdehnung
T2 Tumor begrenzt auf Pankreas, > 2 cm in größter Ausdehnung
T3 Tumor breitet sich direkt in Duodenum, Ductus choledochus und/oder peripankreatisches Gewebe aus
T4 Tumor breitet sich direkt in Magen, Milz, Kolon und/oder benachbarte große Gefäße aus

N Regionäre Lymphknoten
NX regionäre Lymphknoten können nicht beurteilt werden
N0 keine regionären Lymphknotenmetastasen
N1 regionäre Lymphknotenmetastasen
  N1a Metastase in einem einzelnen regionären Lymphknoten
  N1b Metastasen in mehreren regionären Lymphknoten

M Fernmetastasen
MX Fernmetastasen können nicht beurteilt werden
M0 keine Fernmetastasen
M1 Fernmetastasen

Stadiengruppierung

Stadium 0	Tis	N0	M0
Stadium I	T1	N0	M0
	T2	N0	M0
Stadium II	T3	N0	M0
Stadium III	T1	N1	M0
	T2	N1	M0
	T3	N1	M0
Stadium IVA	T4	jedes N	M0
Stadium IVB	jedes T	jedes N	M1

Therapie

Zur Therapieplanung sind zu beachten:
- Histologie
- Lage des Tumors im Pankreas
- Ausbreitung in die Umgebung
- Nachweis von Lymphknoten- und/oder Fernmetastasen
- Alter sowie Allgemein- und Ernährungszustand des Patienten
- Begleiterkrankungen

Lokalisierte Erkrankungen

Nur wenige Patienten mit Stadium I oder II, bei denen keine regionalen Lymphknotenmetastasen gefunden werden, haben eine Heilungschance durch die Resektion. Eine Sonderstellung nimmt das muzinöse Zystadenokarzinom ein, das lange Zeit auf das Pankreas beschränkt bleiben kann. Bei regionalen Lymphknotenmetastasen ist die Prognose fast ebenso schlecht wie im Stadium IV. Im Stadium III werden jedoch eingreifendere therapeutische Maßnahmen versucht, wie z.B. die kombinierte Radiochemotherapie mit adjuvanter und neoadjuvanter Zielsetzung sowie die intraoperative Strahlentherapie. Möglicherweise kann nach kurativer Resektion (R0-Resektion) eine adjuvante perkutane Chemo-/Strahlentherapie die mediane Überlebensdauer und das Langzeitüberleben verbessern. Eine abschließende Beurteilung steht noch aus, so daß diese Verfahren bevorzugt in Studien eingesetzt werden sollten.

Patienten mit einer Infiltration des Truncus coeliacus der A. mesenterica superior oder des Confluens sind als nicht resektabel anzusehen. Bei Patienten mit lokal fortgeschrittenem, inoperablem Pankreaskarzinom verbessert die perkutane Chemo-/Strahlentherapie die Prognose der Patienten sowohl im Vergleich zur alleinigen Radio- als auch zur alleinigen Chemotherapie mit 5-FU. Dabei wird eine Radiatio mit 54–59 Gy mit der Gabe von 5-Fluorouracil kombiniert. Es besteht somit bei Patienten in gutem Allgemeinzustand und mit geringem Gewichtsverlust eine relative Indikation zu dieser Therapieform. Bei Patienten mit lokal fortgeschrittenem und/oder metastasierendem Pankreaskarzinom ist derzeit bei einem Karnofsky-Index von mindestens 60% eine zytostatische Monotherapie mit Gemcitabin, einem Deoxycytidinanalog, der Therapie-Standard.

Die Weiterentwicklung derartiger gut begründbarer Therapieansätze sollte spezialisierten Zentren vorbehalten bleiben.

Fortgeschrittene Krankheitsstadien

Palliative Chemotherapie: Klinische Studien konnten zeigen, daß Patienten in relativ gutem Allgemeinzustand von einer chemotherapeutischen Systemtherapie profitieren. Die Ansprechraten der verschiedenen Zytostatika liegen zwischen 0 und 20%, ohne signifikante Verlängerung der Überlebenszeit. Eine Kombinationstherapie ist toxisch, scheint aber der Monotherapie nicht überlegen zu sein. Im Stadium IV wird derzeit eine zytostatische Monotherapie mit Gemcitabin als Standard angesehen. Die Therapie führt bei 40% der Patienten zu einem klinischen Benefit, d.h. zu einer Reduktion der Schmerzen bzw. Verminderung des Analgetikabedarfs, Zunahme des Körpergewichts und Verbesserung des Allgemeinzustandes. In randomisierten Studien war Gemcitabin der 5-FU-Bolus-Monotherapie hinsichtlich des klinischen Benefit bzw. Response signifikant überlegen, auch wenn die objektive Remissionsrate bei beiden Substanzen mit deutlich weniger als 10% nicht sicher unterschiedlich ist. Die Kombination von 5-FU mit Gemcitabin scheint bei geeigneten Patienten zu einer längeren progressionsfreien Zeit zu führen.

Nachsorge

Da bei einem Rezidiv oder Metastasen weitergehende therapeutische Möglichkeiten mit Aussicht auf eine palliative Wirkung nicht zur Verfügung stehen, ist eine tumorspezifische Nachsorge zur Früherkennung von Rezidiven oder Metastasen nicht sinnvoll. Entsprechend können aufwendige technische Untersuchungen oder Tumormarkerbestimmungen entfallen, und die Nachsorge sollte symptomorientiert durchgeführt werden.

Palliative Maßnahmen

Eine Obstruktion der Gallenwege mit Verschlußikterus wird auf endoskopischem Weg (transpapillär oder perkutan-transhepatisch) durch eine Endoprothese aus Plastik oder Metall (sog. Stent- oder Endoprothese) überbrückt. Bei Patienten mit einer Lebenserwartung von mehr als sechs Monaten und/oder einer Magenausgangsstenose ist die chirurgische Therapie (biliodigestive Anastomose/Gastrojejunostomie) einer endoskopischen Therapie vorzuziehen. Wichtig sind wirkungsvolle analgetische Maßnahmen, ggf. via subkutaner Morphinpumpe oder seltener via Periduralkatheter oder mittels Sonographie- oder CT-gesteuerter Alkoholinstillation in die paravertebralen Ganglien bei starken Rückenschmerzen. Eine palliative Strahlentherapie kann ebenfalls hilfreich sein.

5.3 Endokrin aktive Pankreastumore

Endokrin aktive Pankreastumoren leiten sich von neuroendokrinen oder endokrinen Zellen des Pankreas, z.B. A-Zellen oder B-Zellen der Langerhansschen Inseln ab. Karzinoide sind in der Regel keine Pankreastumoren, sondern Tumoren, die im Magen-Darm-Trakt entstehen. Sie zählen zu den Raritäten und werden nicht selten übersehen oder erst im Spätstadium diagnostiziert. Eine Zusammenstellung bringt Tabelle A.5-3.

5.3.1 Karzinoidsyndrom

Das Karzinoidsyndrom ist gekennzeichnet durch das gemeinsame oder isolierte Auftreten der Leitsymptome Flush und Diarrhö. Neben Flush und Diarrhö (jeweils bei etwa 90% der Patienten nachweisbar) sind Endokardfibrose und Trikuspidalinsuffizienz (40%) sowie asthmatische Beschwerden (30%) häufige Symptome.

Diagnose

Die Diagnose wird laborchemisch gesichert durch den Nachweis einer erhöhten Ausscheidung von 5-Hydroxyindol-Essigsäure (5-HIES) im 24-Stunden-Urin (zumeist mehr als 25 mg/Tag). Die Bestimmung soll an drei aufeinanderfolgenden Tagen erfolgen. Bestimmte Nahrungsmittel und Medikamente wie Nüsse, Bananen, Antihypertensiva, Antihistaminika und Neuroleptika dürfen während der Sammelperiode nicht eingenommen werden, da dies zu falsch hohen Werten führen kann. Die 5-Hydroxyindol-Essigsäure ist ein Abbauprodukt des Serotonins, das von den Karzinoidtumoren vermehrt gebildet wird. Der Nachweis von Serotonin im Serum ist schwierig und führt häufig zu falschen Resultaten. Bei Karzinoiden des Magens und des oberen Dünndarms kann der Nachweis von 5-HIES negativ ausfallen, hier muß der Nachweis von 5-Hydroxy-Tryptophan

Tabelle A.5-3 Übersicht endokrin aktiver Pankreastumore.

Diagnose	überwiegende Lokalisation	führendes Syndrom
Insulinom	Pankreas	Hypoglykämie
Glukagonom	Pankreas	Diabetes, nekrotisierende Dermatitis
Gastrinom/Zollinger-Ellison-Syndrom	Pankreas, Duodenum	Ulcera duodeni et ventriculi, Steatorrhö
VIPom/Verner-Morrison-Syndrom	Pankreas, Retroperitoneum	wäßrige Durchfälle, Hypokaliämie, Hypochlorhydrie
Somatostatinom	Pankreas, Darm	Diabetes, Steatorrhö, Gallensteine
MEN1/Wermer-Syndrom	Pankreas, Hypophyse, Nebenschilddrüse	je nach beteiligtem Organ

im Serum als biochemischer Marker benutzt werden. Magenkarzinoide können anstelle von Serotonin vermehrt Histamin freisetzen.
Die präoperative Lokalisationsdiagnostik orientiert sich an der Häufigkeitsverteilung der Tumorlokalisation in den einzelnen Organen, wobei das Coecum und das Bronchialsystem am häufigsten betroffen sind (s.a. Kap. A – Dünndarm/Dickdarm-Tumoren). Weitere Lokalisationen sind Ovarien, Magen, Meckel-Divertikel, Rektum und Colon ascendens.
Gastrointestinale Karzinoide werden erst dann symptomatisch, wenn Lebermetastasen vorliegen. Der sonographische Nachweis von Metastasen in der Leber spricht für die Lokalisation des Primärtumors im Gastrointestinaltrakt. Als Verfahren für die Lokalisationsdiagnostik im Gastrointestinaltrakt bieten sich die Ösophagogastroduodenoskopie (ÖGD), die Endosonographie, die Röntgenuntersuchung des Dünndarms nach Sellink und die Koloskopie mit Inspektion des terminalen Ileums an.
Bei Lokalisationen außerhalb des Gastrointestinaltrakts sind konventionelles Röntgen und Computertomographie des Thorax sowie eine gynäkologische Untersuchung erforderlich.
Eine Octreotid-Szintigraphie sollte grundsätzlich durchgeführt werden, einerseits zum Nachweis von Metastasen, andererseits zur Klärung der Frage, ob eine Therapie mit Somatostatinanaloga sinnvoll ist. Voraussetzung für den positiven Ausfall dieser Untersuchung ist, daß Somatostatinrezeptoren auf dem Tumorgewebe vorhanden sind.

Therapie

Die Symptome des Karzinoidsyndroms können mit dem synthetischen Somatostatinanalogon Octreotid und/oder mit Clonidin unterdrückt werden.
Bei akuten asthmatischen Beschwerden wird Prednison (15–30 mg) eingesetzt.
Lokalisierte Karzinoide sollten operativ entfernt werden. Auch im Falle von Metastasen sollten palliative oder möglichst kurative Resektionen angestrebt werden.
Ist eine Tumorreduktion mit palliativer Zielsetzung erwünscht, kann folgender Versuch unternommen werden:
Streptozotocin 500 mg/m^2/Tag i.v., Tag 1–5 plus
5-Fluorouracil 400 mg/m^2/Tag i.v., Tag 1–5,
Wiederholung alle 6 Wochen.

Interferon-α kann alternativ oder additiv eingesetzt werden (3–6 Mio. I.E./Tag i.m.).

5.3.2 VIPom oder WDHA-Syndrom (Verner-Morrison-Syndrom)

Die Bezeichnung WDHA-Syndrom setzt sich zusammen aus den Anfangsbuchstaben der wesentlichen Symptome, die bei dieser Erkrankung auftreten. Sie stehen für wäßrige Diarrhö, Hypokaliämie und Achlorhydrie. Die Veränderungen werden durch eine tumorbedingte Überproduktion von vasoaktivem intestinalem Peptid (VIP) verursacht. Normalerweise ist VIP als Transmitter in Neuronen des Dünndarms lokalisiert und im Serum nur in ganz geringen Konzentrationen nachweisbar. Die tumorbedingte Überproduktion stimuliert die Wasser- und Elektrolytsekretion des Darmes, wodurch Flüssigkeitsverluste von 10–25 l/Tag entstehen können. Es handelt sich meistens um Tumoren, die im Pankreas lokalisiert und ganz überwiegend maligne sind.

Diagnose

Die Sicherung der Diagnose erfolgt durch den Nachweis erhöhter VIP-Spiegel im Serum. Die Lokalisationsdiagnostik des Tumors ist identisch mit dem Procedere bei anderen endokrin aktiven Tumoren im Gastrointestinaltrakt.

Therapie

Die Resektion des Tumors ist die Therapie der Wahl. Symptomatische Therapie siehe bei Karzinoidsyndrom.

5.3.3 Gastrinom (Zollinger-Ellison-Syndrom)

Gastrinome manifestieren sich durch häufig rezidivierende peptische Ulzera mit z.T. atypischer Lokalisation im distalen Duodenum und/oder therapierefraktärem Verhalten sowie Durchfall. Die Diagnose wird durch den Nachweis erhöhter Gastrinspiegel im Serum gestellt. Der Normalbereich des Serumgastrinspiegels liegt bei den meisten kommerziellen Kits zwischen 50 und 100 pg/ml. Normale Gastrinspiegel bei Ulkus-Patienten schließen ein Gastrinom aus. Bei Vorliegen eines Gastrinoms können die Basalwerte des Serumgastrins auf 400–500 pg/ml oder höher ansteigen. Entsprechend hohe Werte findet man sonst nur bei Patienten mit chronisch-atrophischer Gastritis Typ A. Diese Patienten leiden aber nie an peptischem Ulkus, so daß diese differentialdiagnostische Abwägung der Hypergastrinämie bedeutungslos ist. Die häufigste Ursache erhöhter Gastrinwerte (zumeist unter 200 pg/ml) ist die Einnahme von Medikamenten, die die Säuresekretion hemmen (H_2-Blocker, Protonenpumpenhemmer). Bei derartigen Gastrinspiegeln kann aufgrund des basalen Wertes nicht entschieden werden, ob eine tumor- oder therapieinduzierte Hypergastrinämie vorliegt. Deshalb muß ein Sekretintest durchgeführt werden. Sekretin wird in einer Dosierung von 1 E/kg KG intravenös injiziert. Im Abstand von 2, 5, 10, 15, 20, 25 und 30 Minuten post injectionem wird der Serumgastrinspiegel bestimmt. Die Bestimmung des Spiegels nach ein bis zwei Minuten ist insbesondere bei kleinen Gastrinomen wichtig, da hier manchmal nur ein kurzfristiger Anstieg nachweisbar ist und die Gastrinspiegel nach fünf bis zehn Minuten bereits wieder im Normbereich liegen können. Zur Höhe des Gastrinanstiegs nach Sekretingabe als Beweis für das Vorliegen eines Gastrinoms gibt es keine verbindlichen Richtwerte. Seitdem synthetisches Sekretin verwendet wird, sieht man keine falsch-positiven Anstiege des Gastrinwertes mehr, so daß ein pathologisch zu wertender Gastrinanstieg von der Meßgenauigkeit des Assays abhängt. Wie bei allen radioimmunologischen Bestimmungsverfahren nimmt die Meßgenauigkeit im Bereich der oberen Nachweisgrenze ab. Bei einem Radioimmunoassay, dessen Normbereich bei 50 pg/ml liegt, ist der Anstieg des Gastrins im Sekretintest von einem Basalwert von 80 pg/ml auf 150 pg/ml bereits beweisend für das Vorliegen eines Gastrinoms, während selbst ein etwas größerer Anstieg bei Basalwerten von 500 pg/ml der Meßungenauigkeit des Assays entsprechen kann und damit nicht verwertbar ist. Im Zweifelsfall muß der Sekretintest wiederholt werden, da es aufgrund der hohen Malignitätsrate von Gastrinomen besonders wichtig ist, kleine Gastrinome rechtzeitig zu erkennen.

Diagnose

Eine präoperative Lokalisationsdiagnostik kann, muß aber nicht durchgeführt werden. Gastrinome sind zu 60–90% im Pankreas lokalisiert und hier überwiegend im Pankreaskopf, 10–40% findet man in der Duodenalwand. Gastrinome im Rahmen der multiplen endokrinen Adenomatose (MEN) Typ I sind wesentlich häufiger in der Duodenalwand lokalisiert als sporadische Gastrinome.

Die sensitivste Methode zum präoperativen Nachweis ist der endoskopische Ultraschall, gefolgt von Computertomographie und Angiographie. Die Octreotid-Szintigraphie (s.o.) stellt eine weitere Möglichkeit zum Nachweis eines Primärtumors und eventueller Metastasen dar. Durch sorgfältige Palpation bei der Laparotomie und intraoperativen Ultraschall lassen sich Gastrinome bei der Mehrzahl der Patienten identifizieren.

Therapie

Heilung kann nur durch operative Entfernung des Tumors erzielt werden. Lebenslange Einnahme von Protonenpumpenhemmern in mittlerer bis hoher Dosierung bringt Symptome und Ulzera zur Abheilung. Die Chemotherapie hat bisher enttäuscht. Systemische Therapie siehe unter Karzinoidsyndrom (5.3.1).

5.3.4 Insulinom

(siehe Kap. H – Endokrin aktive gastrointestinale Tumoren)

5.3.5 Glukagonom, Somatostatinom, PPom

(siehe Kap. H – Endokrin aktive gastrointestinale Tumoren)

6 Gallenblase, Gallenwege

6.1 Steinerkrankungen des biliären Systems (Cholelithiasis)

Leitsymptome sind kolikartige Schmerzen im Oberbauch, Ikterus und Fieber. Ursache sind Gallenblasensteine und Steine, die in die extrahepatischen Gallenwege übertreten. Die Koliken entstehen durch Steineinklemmung im Infundibulum der Gallenblase oder im Ductus choledochus bzw. Ductus hepaticus. Charakteristisch sind gut erinnerliche Schmerzattacken von mehr als 15 Minuten Dauer im Epigastrium oder rechten Oberbauch, die in den Rücken und in die rechte Schulter ausstrahlen können; nicht selten besteht Übelkeit, gelegentlich auch Erbrechen.
Die jährliche Komplikationsrate (z.B. akute Cholezystitis oder Cholangitis, biliäre Obstruktion und akute Pankreatitis) beträgt nach einer erstmaligen Kolik 1–3%, beim asymptomatischen Steinträger jedoch nur 0,15%. Das Bild der akuten, obstruktiven Cholangitis ist geprägt durch Fieber, Ikterus und rechtsseitigen Oberbauchschmerzen (Charcot-Trias). Ein Ikterus infolge einer Abflußstörung der Galle im Bereich der Gallenwege (extrahepatische Cholestase) kann neben Gallensteinen auch andere mechanische Ursachen haben (Karzinome der Gallenwege oder des Pankreaskopfes, postoperative Strikturen, Parasiten wie z.B. Clonorchis sinensis, primärsklerosierende Cholangitis).
Aus der Anamnese und dem Beschwerdebild allein läßt sich nicht feststellen, ob eine Gallen*blasen*- oder eine Gallen*weg*erkrankung vorliegt. Für die Diagnostik sind deshalb technische Untersuchungsverfahren unerläßlich. Folgende Untersuchungen sollten in jedem Verdachtsfall erfolgen:
- Blutbild, Gerinnungsparameter (PTT, PTZ), C-reaktives Protein oder BSG, Bilirubin, Cholestaseenzyme (alkalische Phosphatase, Gamma-Glutamyl-Transferase) und Transaminasen (GPT/ALT, GOT/AST), die in der Regel geringer erhöht sind als die Cholestaseenzyme, sowie die Serum-Lipase.
- Oberbauch-Sonographie. Sie besitzt eine Sensitivität von 95% für Steine > 2 mm, ist besonders nützlich bei der Diagnose der akuten Cholezystitis und kann bei der Frage nach der Ursache eines extrahepatischen Ikterus weiterführen.

Ausschlußdiagnostik

Regelrechte Befunde bei den oben aufgeführten Laborwerten und bei der Sonographie schließen Erkrankungen der Gallenblase und Gallenwege weitgehend aus. Eine Gastroskopie wird durchgeführt, wenn eine Ulkusanamnese besteht, der Patient nichtsteroidale Antiphlogistika einnimmt oder uncharakteristische Beschwerden im Oberbauch auf andere mögliche Erkrankungen des Gastrointestinaltrakts hindeuten (**Empfehlungsgrad D; 2**).

Nachweisdiagnostik

Unklare, durch prä- oder intrahepatische Erkrankungen nicht erklärliche Cholestasen sind Indikationen für die endoskopische retrograde Cholangiographie (ERC). Die ERC ist mit einer Sensitivität und Spezifität von > 90% der „Goldstandard" für die Choledocholithiasis (**Empfehlungsgrad D; 2, 3**). Bei dieser Untersuchung kann auch gleichzeitig biliär endoskopiert, biopsiert oder therapiert werden (Einlage einer Drainage, Steinzertrümmerung und -extraktion, Manometrie bei V.a. Papillenstenose).
In Fällen, in denen eine Gangdarstellung auf endoskopisch-transpapillärem Weg nicht möglich ist, kommt zunächst eine MR-Cholangiopankreatikographie (MRCP), aber auch ein perkutan-transhepatisches Vorgehen in Betracht. Einschränkend muß festgestellt werden, daß unmittelbar präpapilläre Konkremente und sehr kleine Steine (< 4 mm) dem Nachweis durch MRCP entgehen können. Die Endosonographie erlaubt eine gute Beurteilung des Pankreaskopfes, der Papillenregion sowie des distalen Ductus choledochus und besitzt eine sehr hohe Sensitivität und Spezifität zur Erkennung von Gallengangsteinen. Die Computertomographie (CT) ist eine ergänzende Methode zur Sonographie und ERCP. Ihr Wert liegt in der Beurteilung der parenchymatösen Organe (Pankreas, Leber, Nieren, Milz) und der Gallenblase einschließlich Gallensteinen (Nachweis von Kalk!) sowie von Lymphknoten.

Überflüssige Diagnostik

Die i.v. Cholangiographie und die Tc-HIDA(-Szintigraphie) sollten nach gegenwärtigem Kenntnisstand nicht eingesetzt werden (**Empfehlungsgrad D; 2, 3**).

Therapie

Die asymptomatische Cholezystolithiasis ist keine Indikation zur Therapie, die symptomatische Cholezystolithiasis in der Regel eine Indikation zur Cholezystektomie (**Empfehlungsgrad D; 2, 3**). Die laparoskopische Cholezystektomie ist die Standardtherapie für die symptomatische Cholezystolithiasis; dies schließt die akute Cholezystitis und Gallenblasensteine mit anderen Komplikationen ein (**Empfehlungsgrad B; 2, 3**). Zur Therapie der Gallenkolik wird Butylscopolamin (Buscopan®), bei schwerer Kolik kombiniert mit Pethidin (Dolantin®) oder Pentazocin (Fortral®), i.v. eingesetzt (nicht Morphin wegen Papillenspasmus!).
Die *nichtoperative* Behandlung von symptomatischen unkomplizierten Gallenblasensteinen kann in definierten Situationen auf Wunsch des Patienten durchgeführt werden (**Empfehlungsgrad D; 2, 3**). Eine Lebenszeitverkürzung ist bei diesem Vorgehen nicht zu erwarten. Indikationen sind (1) ein deutlich erhöhtes Operationsrisiko (Alter, Komorbidität), (2) Ablehnung der Operation sowie (3) milde und seltene Gallenkoliken. Hierbei muß der Patient insbesondere auf das Rezidivsteinrisiko aufmerksam gemacht werden. Eine Steinverkalkung sollte durch eine Gallenblasen-Zielaufnahme ausgeschlossen werden (**Empfehlungsgrad D; 2, 3**). Durch eine Funktionssonographie sollten die Gallenblasenmo-

tilität und die Durchgängigkeit des Ductus cysticus beurteilt werden (**Empfehlungsgrad D; 2, 3**). Alternativ kann ein orales Cholezystogramm durchgeführt werden, das zusätzlich eine Beurteilung von Steincharakteristika (z.B. Schwebeverhalten von multiplen kleinen Steinen) erlaubt. Da mit zunehmender Steindichte der Erfolg der Lysetherapie abnimmt, kann ein CT eine hilfreiche Zusatzinformation bringen (**Empfehlungsgrad C; 2, 3**).

Bei 10–20% aller Patienten mit symptomatischer Cholezystolithiasis ist eine alleinige **medikamentöse Litholyse,** bei 10–20% eine extrakorporale Stoßwellenlithotripsie (ESWL) kombiniert mit der medikamentösen Lyse erfolgreich. Kontraindikationen sind kalzifizierte Steine (Röntgenbild), eine fehlende Gallenblasenkontraktion (Ejektionsfraktion nach Reizmahlzeit < 30%), häufige und starke Koliken und/oder Komplikationen der Cholezystolithiasis, Ileumresektion bzw. -erkrankungen mit Gallensäurenmalabsorption sowie Leberzirrhose.

Für eine Litholyse mit Gallensäuren eignen sich Patienten mit kleinen (≤ 5 mm) röntgennegativen (und insbesondere schwebenden) Steinen in einer gut kontrahierenden Gallenblase (Ejektionsfraktion > 60%) (**Empfehlungsgrad A; 2, 3**). Als Medikament sollte Ursodeoxycholsäure (10–15 mg/kg KG täglich) verwendet werden (**Empfehlungsgrad A; 2, 3**). Da die Abnahme des Steindurchmessers etwa 0,7 mm pro Monat beträgt, dauert die Therapie je nach Steingröße sechs Monate bis zu zwei Jahre. Kontrolluntersuchung ist die Sonographie (alle 6 Monate). Die Therapie wird nach sonographisch verifizierter Steinfreiheit noch für drei Monate fortgesetzt (**Empfehlungsgrad D; 2, 3**). Durch die orale Gabe von Ursodeoxycholsäure werden akzeptable Therapieerfolge erreicht (Steinfreiheit 70–80% innerhalb von 6–12 Monaten). Auch bei größeren Steinen (6–10 mm) kann der Versuch einer konservativen Therapie vertretbar sein, wobei eine Lithotripsie die Zeitdauer bis zur Steinfreiheit für solitäre Steine verkürzt (**Empfehlungsgrad D; 2, 3**).

Eine *extrakorporale Stoßwellenlithotripsie (ESWL)* kann bei Patienten mit solitärem, röntgennegativen Stein bis zu einem Durchmesser von 2 cm und gut kontrahierender Gallenblase durchgeführt werden (**Empfehlungsgrad B; 2, 3**). Sie sollte mit einer adjuvanten Litholyse (10–15 mg Ursodeoxycholsäure/kg KG täglich) kombiniert werden (**Empfehlungsgrad A; 2, 3**). Kontraindikationen für die ESWL sind Gerinnungsstörungen, Therapie mit Antikoagulanzien oder Thrombozytenaggregationshemmern, Aneurysmen in der Stoßwellenachse, fehlende bzw. verminderte Gallenblasenkontraktilität, Schwangerschaft sowie Komplikationen der Cholezystolithiasis und Choledocholithiasis.

Die jährliche *Rezidivrate* nach Abschluß der oralen Lysetherapie beträgt 10% und erreicht nach fünf Jahren mit 50% ein Plateau. Bei neuen Symptomen nach erfolgreicher Therapie muß eine Ultraschalluntersuchung durchgeführt werden. Ein symptomatisches Steinrezidiv erfordert eine Cholezystektomie (**Empfehlungsgrad D; 2, 3**), da diese Patienten eine hohe Prädisposition zur Steinentstehung besitzen. Bei asymptomatischen Patienten ist der Nutzen von Kontrolluntersuchungen nicht belegt (**Empfehlungsgrad D; 2, 3**).

Als allgemeine Rezidivprophylaxe ist bei Adipositas eine Reduktion des Körpergewichts unter Vermeidung langer Fastenperioden sinnvoll. Die Ernährung sollte ballaststoffreich sein und einen adäquaten Anteil Fett (10–25 g pro Mahlzeit) enthalten, um eine effektive Gallenblasenkontraktion zu ermöglichen. Im Rahmen einer drastischen Gewichtsreduktion bei Adipositas durch sehr kalorienarme Diät kann die vorübergehende Einnahme von 600 mg Ursodeoxycholsäure täglich die Gallensteinbildung verhindern.

Therapie der Komplikationen

Die akute *Cholezystitis* ist grundsätzlich eine Indikation zur frühelektiven Cholezystektomie möglichst innerhalb von 72 Stunden nach Diagnosestellung (**Empfehlungsgrad A; 2, 3**). Kann der Patient nicht innerhalb dieser Zeit operiert werden, sollte die Cholezystektomie erst nach sechs Wochen erfolgen. Eine konventionelle Cholezystektomie ist bei gangränöser Cholezystitis – wenn au erwarten ist, daß die Gangstrukturen nur schwer zu identifizieren sind –, bei schweren Gerinnungsstörungen und beim Mirizzi-Syndrom (Kompression und Stenose des Ductus hepatocholedochus durch Zystikusstein) indiziert.

Gallengangsteine sind unabhängig von möglichen Symptomen eine Behandlungsindikation (**Empfehlungsgrad D; 2, 3**), da die kumulative Komplikationsrate 25% beträgt. Bei cholezystektomierten Patienten mit Gallengangsteinen sollte grundsätzlich eine Steinextraktion nach endoskopischer Papillotomie (EPT) vorgenommen werden (**Empfehlungsgrad D; 2, 3**).

Falls die endoskopisch-transpapilläre Therapie nicht möglich ist, bietet sich alternativ zur chirurgischen eine perkutan-transhepatische Behandlung an (**Empfehlungsgrad D; 2, 3**). Bei Mißlingen (auch unter Einsatz der mechanischen Lithotripsie) der endoskopischen oder perkutan-transhepatischen Steinextraktion können adjuvante Lithotripsieverfahren (ESWL, intrakorporale Laserlithotripsie, elektrohydraulische Lithotripsie) eingesetzt werden (**Empfehlungsgrad D; 2, 3**). Bei gleichzeitiger Cholezystolithiasis sollte jedoch die chirurgische Alternative primär erwogen werden (**Empfehlungsgrad A; 2, 3**).

Bei Patienten mit gleichzeitig vorhandenen *Gallenblasen- und Gallengangsteinen* ist das therapeutische Splitting (endoskopische Gallengangsteinbehandlung und laparoskopische Cholezystektomie) heute Standard (**Empfehlungsgrad D; 2, 3**), vor allem bei kleinen Gallengangsteinen und bei älteren Patienten mit höherem Risikoprofil. Es ist insbesondere bei akuter Cholangitis und biliärer Pankreatitis angezeigt (**Empfehlungsgrad B; 2, 3**). Alternativ zum therapeutischen Splitting kann auch einzeitig – offen (**Empfehlungsgrad A**) oder laparoskopisch (**Empfehlungsgrad A; 2, 3**) – operiert werden.

Bei Hochrisikopatienten mit endoskopisch nicht entfernbaren Gallengangsteinen ist als Primärversorgung die Einlage einer Plastikendoprothese angezeigt (**Empfehlungsgrad B; 2, 3**), die mit einem hohen Risiko für rezidivierende Cholangitiden und einen Verschlußikterus infolge Okklusion einhergeht. Eine medikamentöse Prophylaxe der Endoprothesenokklusion kann nicht empfohlen werden.

Die *obstruktive* (steinbedingte) *Cholangitis* muß so rasch wie möglich (bei septischen Zeichen notfallmäßig) durch endoskopische Beseitigung des Steines behandelt werden **(Empfehlungsgrad A; 2, 3)**. Eine antibiotische Begleittherapie ist angezeigt **(Empfehlungsgrad B; 2, 3, 7)**, Antibiotika der Wahl sind Acylureidopenicilline (Mezlocillin, Piperacillin) in Kombination mit Beta-Lactamase-Inhibitoren (Sulbactam, Tazobactam) oder Ciprofloxacin (in Kombination mit Metronidazol). Bei Therapieversagen sind Imipenem oder Meropenem in Kombination mit einem Aminoglykosid indiziert, beim Nachweis von enterococcus faecium Vancomycin.

Gelingt die Steinentfernung nicht, muß eine nasobiliäre Sonde (alternativ ein Stent) eingelegt werden **(Empfehlungsgrad B; 2, 3)**. Falls das transduodenale Vorgehen nicht gelingt, ist eine perkutane Steinentfernung oder Drainage angezeigt **(Empfehlungsgrad B; 2, 3)**. In Fällen, in denen die Papille endoskopisch zwar einstellbar, jedoch nicht intubierbar ist, kann auch ein kombiniertes perkutanes und endoskopisches Vorgehen indiziert sein (Rendezvous-Verfahren).

Bei leichter *biliärer Pankreatitis* ist keine umgehende endoskopische Intervention erforderlich. Bei der biliären Pankreatitis mit Ikterus und/oder Cholangitis muß eine notfallmäßige ERC/EPT und Steinextraktion durchgeführt werden **(Empfehlungsgrad A; 2, 3)**.

Nach erfolgreicher endoskopischer oder perkutaner Gallengangsanierung sollte bei Cholezystolithiasis unter Risikoabwägung cholezystektomiert werden; eine funktionstüchtige steinfreie Gallenblase muß nicht entfernt werden **(Empfehlungsgrad D)**. Es gibt keine gesicherte medikamentöse Prophylaxe der Entstehung von Gallengangsteinen **(Empfehlungsgrad D; 2, 3)**.

6.2 Karzinome des biliären Systems (Gallenblasen- und extrahepatisches Gallengangkarzinom)

Vorbemerkungen

Karzinome des biliären Systems sind selten. Karzinome der Gallenwege machen etwa 3% aller Todesfälle an Krebs aus. Tumoren entstehen oft am Leberhilus, d.h. am Confluens der Gallengänge (Klatskin-Tumoren) und im Bereich der Papilla Vateri (peri- oder juxtapapilläre Karzinome). Die Prognose für Karzinome der Gallenblase und der Gallenwege ist ungünstig. Beim Gallenblasenkarzinom betragen die 5-Jahres-Überlebensraten im Stadium T1 60–80%, im Stadium T2 20–30% und ≤ 10% in den Stadien T3 und T4. Beim Gallengangkarzinom ist die Lokalisation des Tumors entscheidend, da dadurch die operativen Möglichkeiten bestimmt werden. Die besten 5-Jahres-Überlebensraten nach Chirurgie werden bei proximaler Lokalisation mit 10–50% erzielt, die ungünstigsten mit 5–25% bei distalen Gallenwegkarzinomen.

Die Prävalenz des Gallengangkarzinoms ist höher bei primär sklerosierender Cholangitis, kongenitalen fibropolyzystischen Erkrankungen, Gallengangatresie sowie Infektionen mit Clonorchis sinensis und Opisthorchis viverrini. Patienten mit einer Porzellangallenblase (Präkanzerose mit 10–20fach erhöhtem Karzinomrisiko) oder bei gleichzeitigem Vorliegen von Gallenblasensteinen und schnell wachsenden oder ≥ 1 cm großen Gallenblasenpolypen sollten cholezystektomiert werden **(Empfehlungsgrad C; 4–6)**; bei asymptomatischen Gallenblasensteinen mit einem Durchmesser > 3 cm kann wegen des erhöhten Karzinomrisikos ebenfalls eine Cholezystektomie vorgenommen werden **(Empfehlungsgrad D; 4–6)**.

Die Symptome wie Oberbauchbeschwerden (50%), Ikterus (50%), Gewichtsabnahme (30%), Übelkeit und Erbrechen (20%) sind unspezifisch. Bei extrahepatischen Gallengangmalignomen stehen der schmerzlose Ikterus und cholangitische Symptome im Vordergrund. Die körperliche Untersuchung zeigt den oft stark ausgeprägten Ikterus mit Kratzeffekten als Zeichen des Pruritus.

Unter den Laboruntersuchungen fallen Hyperbilirubinämie sowie eine Erhöhung der Cholestaseenzyme und des Serumcholesterins auf. Die Transaminasen sind normal oder nur gering erhöht. Tumormarker (CA 19-9) dienen nur der Verlaufskontrolle bei nachgewiesenen Karzinomen der Gallenwege.

Ausschluß- und Nachweisdiagnostik

Die Ultraschalluntersuchung zeigt gestaute Gallengänge (> 6 mm) mit oder ohne Steinechos in der Gallenblase; 50% der Gallenblasenkarzinome werden sonographisch erkannt. Die ERC (mit Stenteinlage bei Ikterus) klärt zumeist die Diagnose. Typische ERC-Befunde beim Gallengangkarzinom sind unregelmäßig begrenzte Stenosen und Gangabbrüche. Bei erfolgloser ERC und zentral gelegenen Tumoren kann das intrahepatische Gallensystem auf perkutan-transhepatischem Weg dargestellt werden. Ein stabiler Trakt kann perkutan-transhepatisch im Gallensystem etabliert und für die Cholangioskopie mit gezielter Biopsie verwendet werden. Auch auf transpapillärem Weg ist eine Cholangioskopie möglich. Zur Beurteilung der Resektabilität können Spiral-CT, MRCP, Endosonographie (besonders bei distaler Tumorlokalisation) sowie eine weiterführende Diagnostik des Magens, Duodenums oder Kolons (bei Verdacht auf Tumorbefall) nützlich sein, der auch dopplersonographisch zu klären ist.

Mikroskopisch gesichert werden kann die Diagnose bei Verdacht auf ein Karzinom der extrahepatischen Gallengänge durch:
– die zytologische Untersuchung von Galle oder – mit höherer Sensitivität – von Abstrichen (Bürstenzytologie) und
– die histologische Untersuchung von Zangenbiopsien aus dem Duodenum, der Papillenregion oder im Rahmen einer Cholangioskopie

Stadieneinteilung

Die Stadieneinteilung ist den Tabellen A.6–1 und A.6–2 zu entnehmen. Sie besitzt für eine differenzierte Therapieplanung wenig Relevanz, wenn Fernmetastasen nicht vorliegen.

Therapie

Chirurgische Therapie mit kurativem Ansatz

Therapie der ersten Wahl ist die möglichst kurative Resektion. Bei Carcinoma in situ der Gallenblase, Mukosakarzinom (T1a) und Primärtumor der Kategorie T1b (Infiltration der Muscularis) ist die Entfernung der Gallenblase ausreichend **(Empfehlungsgrad D; 4–6)**. Bei Tumoren der Kategorie T2 und mehr muß die Resektion des Gallenblasenbettes mit einem ca. 3 cm breiten Saum angeschlossen oder eine anatomische Leberresektion (Resektion der Segmente IVb und V) mit Lymphadenektomie entlang des Lig. hepatoduodenale durchgeführt werden **(Empfehlungsgrad C; 4–6)**. Selten ist bei fortgeschrittenen Tumoren eine Hemihepatektomie möglich und sinnvoll **(Empfehlungsgrad D; 4–6)**. Bei aktuellem Befund im Rahmen der Cholezystektomie bei Cholezystolithiasis wird bei größeren Tumoren (T2 und mehr) eine Reoperation empfohlen (Leitlinien der DKG), obwohl deren prognostischer Wert nicht gesichert ist. Nach laparoskopischer Cholezystektomie sind die Trokarkanäle bei der Reoperation zu exzidieren.

Tumoren der Hepatikusgabel (Klassifikation nach Bismuth) erfordern entsprechend ihrer Lokalisation und Ausbreitung ein differenziertes operatives

Tabelle A.6-1 TNM-Klassifikation beim Karzinom der Gallenblase.

T	Primärtumor
TX	Primärtumor kann nicht beurteilt werden
T0	Kein Anhalt für Primärtumor
Tis	Carcinoma in situ
T1	Tumor infiltriert Schleimhaut oder Muscularis
T1a	Tumor infiltriert Schleimhaut
T1b	Tumor infiltriert Muskulatur
T2	Tumor infiltriert perimuskuläres Bindegewebe aber keine Ausbreitung jenseits der Serosa oder in die Leber
T3	Tumor infiltriert über Serosa hinaus oder in ein Nachbarorgan oder beides (Ausbreitung in die Leber ≤ 2 cm)
T4	Tumor mit Ausbreitung ≥ 2 cm in die Leber und/oder in zwei oder mehr Nachbarorgane (Magen, Duodenum, Kolon, Pankreasnetz, extrahepatische Gallengänge, jeder Leberbefall)

N	Regionäre Lymphknoten
NX	regionäre Lymphknoten können nicht beurteilt werden
N0	keine regionären Lymphknoten
N1	regionäre Lymphknotenmetastasen
N1a	Metastasen in Lymphknoten am Ductus cysticus, um den Choledochus und/oder am Leberhilus (Lymphknoten des Ligamentum hepatoduodenale)
N1b	Metastasen in Lymphknoten am Pankreaskopf, in periduodenalen, periportalen, zöliakalen und/oder oberen mesenterialen Lymphknoten

M	Fernmetastasen
MX	das Vorliegen von Fernmetastasen kann nicht beurteilt werden
M0	keine Fernmetastasen
M1	Fernmetastasen

Stadiengruppierung

Stadium 0	Tis	N0	M0
Stadium I	T1	N0	M0
Stadium II	T2	N0	M0
Stadium III	T1/2	N1	M0
	T3	jedes N	M0
	T3	jedes N	M0
Stadium IV	T4	jedes N	M0
	jedes T	jedes N	M1

Tabelle A.6-2 TNM-Klassifikation bei Karzinomen der extrahepatischen Gallengänge.

T	Primärtumor
TX	Primärtumor kann nicht beurteilt werden
T0	kein Anhalt für Primärtumor
Tis	Carcinoma in situ
T1	Tumor infiltriert Schleimhaut und Muscularis
T1a	Tumor infiltriert Schleimhaut
T1b	Tumor infiltriert Muskulatur
T2	Tumor infiltriert perimuskuläres Bindegewebe
T3	Tumor infiltriert Nachbarstrukturen: Leber, Pankreas, Duodenum, Gallenblase, Kolon, Magen

N	Regionäre Lymphknoten
NX	regionäre Lymphknoten können nicht beurteilt werden
N0	keine regionären Lymphknotenmetastasen
N1	regionäre Lymphknotemetastasen
N1a	Metastasen in Lymphknoten am Ductus cysticus, um den Choledochus und/oder am Leberhilus (Lymphknoten des Ligamentum hepatoduodenale)
N1b	Metastasen in Lymphknoten um den Pankreaskopf, in periduodenalen, periportalen, zöliakalen und/oder oberen mesenterialen Lymphknoten

M	Fernmetastasen
MX	das Vorliegen von Fernmetastasen kann nicht beurteilt werden
M0	keine Fernmetastasen
M1	Fernmetastasen

Stadiengruppierung

Stadium 0	Tis	N0	M0
Stadium I	T1	N0	M0
Stadium II	T2	N0	M0
Stadium III	T1/2	N1	M0
Stadium IVA	T3	jedes N	M0
Stadium IVB	jedes T	jedes N	M1

Vorgehen. Eine kurative Resektion ist beim Typ IV (Infiltration von Segmentgallengängen in beiden Leberlappen) in der Regel nicht möglich. Die Lebertransplantation verbessert nicht die Prognose und ist angesichts limitierter Spenderorgane nicht indiziert. Tumoren des mittleren und unteren Ductus- (hepato-)choledochus werden durch Choledochusresektion, bei distaler Lokalisation zusätzlich durch eine partielle (magenerhaltende) Duodenopankreatektomie mit zentralem Absetzungsrand am Ductus hepaticus operativ behandelt. Zum genaueren Staging sollte bei Tumorresektion mit kurativem Ziel eine komplette Lymphadenektomie des Lig. hepatoduodenale bis zum Truncus coeliacus erfolgen **(Empfehlungsgrad D; 4–6)**.

Die präoperative Entlastung der Gallenwege durch eine externe Drainage senkt die Operationsmorbidität und -mortalität nicht **(Empfehlungsgrad A; 4–6)**. Zwar stellt ein hohes Bilirubin (> 12 mg/dl) einen Risikofaktor für eine hohe postoperative Letalität dar, die präoperative Gallenwegdrainage erhöht jedoch das Risiko von Cholangitiden und verlängert die stationäre Aufenthaltsdauer.

Adjuvante Therapie

Die Wirksamkeit einer neoadjuvanten Radiochemotherapie bzw. einer postoperativen medikamentösen Tumortherapie ist nicht erwiesen. Bei Klatskin-Tumor konnte eine prospektive kontrollierte Studie für die postoperative perkutane Radiatio mit oder ohne endoluminale Bestrahlung keinen Überlebensvorteil nachweisen **(Empfehlungsgrad A; 4–6)**. Die neoadjuvante Therapie bleibt weiterhin Studien vorbehalten.

Palliative Therapie

Bei Verschlußikterus stellt die endoskopische Gallengangdrainage das Palliativverfahren der Wahl dar und ist einer äußeren Drainage als Langzeitversorgung vorzuziehen. Die endoskopische Drainage führt durch die Aufrechterhaltung des Galleflusses zur Verbesserung der Lebensqualität und weist eine geringere Letalität auf als die chirurgische Anlage einer biliodigestiven Anastomose. Nach EPT wird eine Plastikendoprothese (mindestens 10 Fr im Durchmesser) oder ein Metallstent eingelegt. Perkutantranshepatische Verfahren sind dann indiziert, wenn eine endoskopische Therapie primär nicht möglich ist. Dies ist häufiger bei fortgeschrittenen Tumoren mit proximaler Lokalisation als bei distal lokalisierten Tumoren der Fall. Die perkutan-transhepatische Drainage hat eine interne transtumorale Ableitung zum Ziel, die überwiegend durch die Implantation von Metallstents erreicht wird.

Bei gutem Allgemeinzustand ohne ausgedehnte Metastasierung sollte insbesondere bei distalen Tumoren die operative Drainage des Gallengangsystems durch linksseitige Hepatikojejunostomie bevorzugt werden. Beim distalen Choledochustumor stellt die biliodigestive Anastomose meist eine langanhaltende Palliation dar. Bei Tumoren der Hepatikusgabel, insbesondere Typ IV, kann sich die definitive Ausdehnung erst intraoperativ ergeben, so daß evtl. eine R1-Hilusresektion mit intrahepatisch angelegter biliodigestiver Anastomose vorgenommen werden muß, wodurch in Einzelfällen eine gute und langanhaltende Palliation erreicht werden kann.

Palliative Radio-/Chemotherapie

Bei symptomatischen Patienten in gutem Allgemeinzustand kann eine Strahlen- oder Chemotherapie erwogen werden. Unter den Zytostatika ist 5-Fluorouracil (5-FU) noch am besten abgesichert, mit dem in drei Studien bei insgesamt 70 Patienten eine Response-Rate von 14% erzielt wurde **(Empfehlungsgrad B; 4–6)**. Nach neueren Phase-II-Studien mit einer 5-FU-Dauerinfusion in Kombination mit Cisplatin und/oder Epirubicin wurden Remissionsraten von 25–30% berichtet, ohne daß sich ein gesicherter Überlebenszeitvorteil nachweisen ließ. Kleinere Phase-II-Studien zeigen eine vergleichbare Effektivität von Oxaliplatin in Kombination mit oralen 5-FU-Derivaten **(Empfehlungsgrad B; 4–6)**. Daher sollte eine Kombinationstherapie nur bei symptomatischen jungen Patienten in gutem Allgemeinzustand eingesetzt werden. Die Effektivität von Gemcitabin bei Gallenwegskarzinomen wird in der Literatur kontrovers diskutiert, aufgrund der geringen Nebenwirkungsrate scheint ein Therapieversuch aber gerechtfertigt zu sein **(Empfehlungsgrad C; 4–6)**.

Nachsorge

In Abständen von ca. sechs Wochen sollte die Durchgängigkeit der implantierten Drainagen überprüft werden.

Der Wert einer strukturierten Tumornachsorge zur Rezidivfrüherkennung und Prognoseverbesserung ist nicht belegt. Die Nachsorge erfolgt ausschließlich symptomorientiert. Eine strukturierte Nachsorge ist nur in Therapiestudien angezeigt.

Leitlinien der DGVS

1. Antibiotische Prophylaxe und Therapie infektiöser Komplikationen. Leitlinien der DGVS zur Durchführung endoskopischer Untersuchungen, III.3, S. 153–159
2. Behandlung von Gallensteinen. Z Gastroenterol. 6 (2000) 449–468
3. Cholelithiasis. Leitlinien der DGVS zur Durchführung endoskopischer Untersuchungen, I.8, S. 60–62
4. Extrahepatisches Gallengangskarzinom einschließlich Klatskin-Tumoren. Kurzgefaßte interdisziplinäre Leitlinien 2002 der DKG, D10, S. 221–226
5. Gallenblasenkarzinom. Kurzgefaßte interdisziplinäre Leitlinien 2002 der DKG, D9, S. 216–220
6. Gallengangs- und Pankreaskarzinom. Leitlinien der DGVS zur Durchführung endoskopischer Untersuchungen, I.11, S. 70–77
7. Infektiöse Cholangitiden. Leitlinien der DGVS zur Durchführung endoskopischer Untersuchungen, I.9, S. 63–65
8. Nachsorge und Rehabilitation bei Patienten mit gastrointestinalen Tumoren. Dtsch. Ärzteblatt 33 (1999) 2084–2088

7 Leberkrankheiten

Symptome der Lebererkrankungen sind Abgeschlagenheit, Leistungsverlust, Inappetenz, Übelkeit und Widerwillen gegen Speisen, Oberbauchschmerz im rechten oberen Quadranten, Ikterus, Verdauungsstörungen, Blutungsneigung, Aszites, Enzephalopathie bis zum Coma hepaticum, gastrointestinale Blutungen aus Ösophagus- oder Fundusvarizen, Muskelschwund, Arthralgien, Kachexie und – in Endstadien – Störungen der Nierenfunktion und, seltener, der Lungenfunktion.

7.1 Akute Virus-Hepatitis

Leitsymptome sind Ikterus, Hautjucken, Übelkeit und Inappetenz. Bei schweren Verläufen kommen Blutungsneigung und Enzephalopathie hinzu, wodurch die Prognose sehr verschlechtert wird.

Ausschlußdiagnostik
Normale oder nur wenig erhöhte Serumtransaminasen (Aminotransferasen) (GOT bzw. AST, GPT bzw. ALT) schließen eine akute Hepatitis aus.

Nachweisdiagnostik
Von zentraler Bedeutung ist die Konzentration der Transaminasen im Serum. Typisch sind die bis in den mehrfachen Hunderter- oder sogar Tausenderbereich erhöhten Aktivitäten der GOT und (spezifischer) der GPT, wobei typischerweise die Aktivität der GPT höher ist als die der GOT. Das Maximum der Transaminasenerhöhung wird in der Regel innerhalb von 10–14 Tagen erreicht, die Rückbildungsrate variiert erheblich. Nach spätestens sechs Monaten sollten die Transaminasen in den Normalbereich zurückgekehrt sein. Bei längeren Verläufen liegt definitionsgemäß eine chronische Hepatitis vor. Diese Unterscheidung hat erhebliche prognostische Bedeutung.
Häufig findet sich daneben eine deutliche Bilirubinerhöhung. Dieser Befund ist aber differentialdiagnostisch wenig hilfreich, da es auch bei zahlreichen anderen Lebererkrankungen zur Erhöhung des Bilirubins kommt, dann allerdings begleitet von andersgearteten Enzymkonstellationen.
Der Diagnosebeweis beruht im wesentlichen auf virologischen Untersuchungen.
Eine akute Hepatitis kann durch verschiedene Ursachen hervorgerufen werden. Am häufigsten sind hepatotrope Viren verantwortlich.

7.1.1 Hepatitis A
Die Hepatitis A ist der Prototyp der akuten, ikterischen Hepatitis. Sie ist gekennzeichnet durch ausgeprägten Ikterus, sehr hohe Transaminasen und deutliches Krankheitsgefühl der Patienten. Juckreiz und Übelkeit sind unterschiedlich stark ausgeprägt. Die Ausprägung der Symptome variiert erheblich; bei Kindern ist ein symptomloser oder -armer Verlauf häufig; bei älteren und chronisch kranken Patienten sind tödliche Verläufe möglich.

Ausschlußdiagnostik
Ein negativer Nachweis von Anti-HAV-IgM im Serum schließt eine akute Hepatitis A aus.

Nachweisdiagnostik
Die Diagnose wird durch den Nachweis von Anti-HAV-IgM-Antikörpern im Serum bewiesen. Anti-HAV-IgG-Antikörper persistieren lebenslang. Positive IgG-Antikörper bei negativem IgM-Antikörpernachweis zeigen eine zurückliegende, mit lebenslang persistierender Immunität ausgeheilte Hepatitis A oder eine erfolgreiche Impfung an. Eine Leberbiopsie ist nicht indiziert.

Therapie
Im akuten Stadium steht keine spezifische Therapie zur Verfügung. Symptomatische Maßnahmen umfassen gegebenenfalls einen parenteralen Volumen- und Elektrolytausgleich. Eine separate sanitäre Einrichtung ist erforderlich, um die Infektion weiterer Personen zu vermeiden. Sehr selten kommt es zu einem akuten Leberversagen, das neben intensivmedizinischen Maßnahmen auch die Durchführung einer Lebertransplantation erforderlich machen kann. Hierzu ist die rechtzeitige Verlegung in ein Transplantationszentrum erforderlich.

Prophylaxe
Zur Prophylaxe stehen aktive und passive Impfungen zur Verfügung. Die aktive Impfung erfolgt mit Hilfe eines in Deutschland zugelassenen Totimpfstoffs von etwa 50 ng HAV-Protein (Havrix®). Die Grundimmunisierung umfaßt zwei Injektionen im Abstand von sechs bis zwölf Monaten intramuskulär (bei Erwachsenen in den M. deltoideus). Für die gleichzeitige aktive Impfung gegen Hepatitis A und B steht ein Kombinationsimpfstoff zur Verfügung (Twinrix®). Ein Impfschutz besteht bei über 95% der Geimpften bereits nach acht bis zehn Tagen. Nach vollständiger Grundimmunisierung ist ein Schutz für mindestens zehn Jahre gegeben.
Entsprechend den Empfehlungen der STIKO) ist die **Indikation zur aktiven Hepatitis-A-Impfung** bei folgenden Personen gegeben: homosexuell aktive Männer, Personen mit substitutionspflichtiger Hämophilie, Personen in psychiatrischen Einrichtungen oder vergleichbaren Fürsorgeeinrichtungen für Zerebralgeschädigte oder Verhaltensgestörte, Personen mit einer chronischen Lebererkrankung ohne HAV-Antikörper, HAV-gefährdetes Personal medizinischer Einrichtungen (Pädiatrie, Infektionsstationen, Labor), von Kinderheimen oder psychiatrischen Einrichtungen bzw. vergleichbaren Fürsorgeeinrichtungen, Kanalisations- und Klärwerksarbeiter mit direktem Kontakt zu Abwasser, Reisende in Gebiete mit hoher Hepatitis-A-Durchseuchung, Kontaktpersonen zu an HAV Erkrankten.
Für die passive Immunisierung stehen normale Immunglobuline (mindestens 100 IE/ml Antikörper gegen HAV) oder spezielle Hepatitis-A-Immunglobuline zur Verfügung (doppelte Anti-HAV-Konzentration). Die Applikation erfolgt intraglutäal. Die Dosierung liegt bei 0,06–0,12 ml/kg Körpergewicht.

Die Schutzdauer beträgt bei dieser Menge bis zu drei Monate. Die *Indikation zur passiven Impfung* wird nur noch nach akuter Exposition mit dem Hepatitis-A-Virus (postexpositionell) gestellt.

7.1.2 Hepatitis B

Die Klinik ist sehr variabel. Die Symptome sind von denen der akuten Hepatitis A nicht zu unterscheiden. Man sieht klinisch milde, aber auch fulminant tödliche Verläufe. Etwa 10% der Erkrankungen beim Erwachsenen, etwa 50% beim Kind nehmen einen chronischen Verlauf, d.h., sie heilen nicht innerhalb von sechs Monaten aus.

Ausschlußdiagnostik

Ein negativer HBs-Antigen-Nachweis und das Fehlen von HBV-DNA (mittels PCR bestimmt) im Serum schließen eine akute Hepatitis B aus.

Nachweisdiagnostik

HBs-Antigen, Anti-HBc-IgM und HBe-Antigen im Serum bei typisch erhöhten Transaminasen beweisen die Diagnose einer akuten Hepatitis B. HBV-DNA wird quantitativ mittels Säulenchromatographie oder dot-blot bestimmt, nur in Zweifelsfällen amplifiziert mittels PCR.

Enzymbestimmungen sollten im akuten Verlauf mindestens wöchentlich erfolgen; die serologische Diagnostik muß mindestens einmal wiederholt werden, entweder nach Normalisierung der Transaminasen oder bei fortbestehender Erhöhung der Enzyme nach sechs Monaten, um Immunität zu dokumentieren oder einen chronischen Verlauf frühzeitig zu erkennen.

Sicher schützende Immunität liegt vor, wenn Anti-HBs-Antikörper mit einem Titer von mindestens 10 IU/l nachweisbar geworden sind.

Therapie

Die unkompliziert verlaufende akute Hepatitis B wird ähnlich wie die Hepatitis A nur symptomatisch behandelt. Für die Therapie der akuten Hepatitis B mit Lamivudin (Zeffix®) liegen keine ausreichenden, durch Studien belegte Daten vor. Bei der fulminant verlaufenden HBV-Infektion sollte jedoch Lamivudin gegeben werden **(Empfehlungsgrad D; 11)**. Interferon ist nicht indiziert, da die hierdurch induzierte Stimulation der antiviralen Abwehr zu einer schweren Exazerbation der akuten Erkrankung führen kann. Beim akuten Leberversagen sind intensivmedizinische Verfahren und gegebenenfalls eine Lebertransplantation notwendig.

Die Häufigkeit fulminanter Verläufe ist insbesondere bei Infektionen im Erwachsenenalter höher als bei Hepatitis A. Wenn Anzeichen für die Entwicklung eines akuten Leberversagens vorliegen, insbesondere ein ikterischer Verlauf mit Entwicklung einer Enzephalopathie, ist die frühzeitige Verlegung in ein Transplantationszentrum notwendig.

Patienten mit akuter Hepatitis B sollten stationär behandelt werden, bis die Werte der Transaminasen und des Bilirubins eindeutig gefallen sind und sich die Leber-Syntheseleistung normalisiert hat.

Prophylaxe der Hepatitis B

Für die Hepatitis B stehen passive und aktive Impfungen zur Verfügung (Konsens von GASL und DGVS). Die aktiven Hepatitis-B-Impfstoffe enthalten HBsAg, das bei Impfstoffen der zweiten Generation gentechnisch hergestellt wird (Engerix®-B, Gen H-B-Vax®). Nach der ersten intramuskulären Impfung (in den Musculus deltoideus bei Erwachsenen) erfolgen zwei weitere nach einem und nach sechs bis zwölf Monaten. Nach der Grundimmunisierung wird in über 90% der Fälle ein Impfschutz erreicht, wobei ein Wert von 10 IE/l als Grenzkonzentration der gebildeten Anti-HBs-Antikörper angesehen wird. Bei Immunsupprimierten (Transplantierte, Dialysepatienten) sollte die Dosis verdoppelt oder ein bereits höher dosiertes Präparat verabreicht werden. Bei diesem Personenkreis und bei medizinischem Personal wird sechs bis acht Wochen nach der letzten Impfung eine Impferfolgskontrolle durch Bestimmung des Anti-HBs-Titers (Anti-HBs mindestens 100 IE/l) durchgeführt. Wurde dieser Grenzwert nach der Grundimmunisierung erreicht, ist eine erneute Impfung erst nach zehn Jahren erforderlich. Bei fehlender Zugehörigkeit zu einer Risikogruppe, gesunden und unter 40 Jahre alten Impflingen ist eine Testung nach der Impfung nicht notwendig **(Empfehlungsgrad D; 11)**. Vor einer Impfung ist eine Testung abgesehen von Risikogruppen nicht erforderlich **(Empfehlungsgrad D; 11)**.

Indiziert ist die *aktive Impfung* (STIKO, 2002) unter anderem bei Hepatitis-B-gefährdetem Personal im Gesundheitsdienst (einschließlich Reinigungspersonal) oder möglichem beruflichen Kontakt mit menschlichem Blut (Ersthelfer, Rettungsdienste, Polizisten, Gefängnispersonal mit Kontakt zu Drogenabhängigen), bei Dialysepatienten, Patienten mit häufigen Übertragungen von Blut oder Blutprodukten oder vor ausgedehnten chirurgischen Eingriffen (z.B. vor Operationen unter Verwendung der Herz-Lungen-Maschine), Personen mit chronischen Lebererkrankungen sowie HIV-Positive, die HBsAg negativ sind, Patienten in psychiatrischen Anstalten oder vergleichbaren Einrichtungen, Kontakt mit HBsAg-Trägern in Familie, Wohn- oder sonstigen Gemeinschaften (Kindergärten, Kinderheime, Pflegestätten, Schulklassen, Spielgemeinschaften), bei besonderen Risikogruppen (Drogenabhängige, Homosexuelle, Prostituierte, länger einsitzende Strafgefangene), Kindern und Jugendlichen (d.h. generelle Hepatitis-B-Impfung in diesen Altersgruppen), Reisende in Regionen mit hoher Hepatitis-B-Prävalenz, bei längerem Aufenthalt oder zu erwartenden engen Kontakten zur einheimischen Bevölkerung, Personen bei Verletzungen mit möglicherweise erregerhaltigen Gegenständen (z.B. Nadelstichexposition), Neugeborene HBsAg-positiver Mütter oder von Müttern mit unbekanntem HBsAg-Status.

Die *passive Immunisierung* erfolgt mit spezifischem Hepatitis-B-Immunglobulin (HBIg), das entweder intramuskulär (mindestens 200 IE/ml anti-HBs) oder intravenös (50 IE/ml anti-HBs) ver-

Leberkrankheiten

abreicht wird. Die Dosierung beträgt 0,06 ml/kg KG (i.m. Präparat) oder 0,12–0,2 ml/kg KG (i.v. Präparat). Die Gabe erfolgt ausschließlich postexpositionell bei nichtimmunen Personen nach Kontakt mit HBV-positivem Material (Nadelstichverletzung) oder bei Neugeborenen (< 24 Stunden) von HBsAg-positiven Müttern. Wichtig ist die rasche Gabe innerhalb der ersten Stunden (< 12 Stunden) nach Exposition. Die passive Impfung sollte in diesen Fällen stets mit einer aktiven Impfung kombiniert werden. Ansonsten muß nach vier Wochen eine zweite passive Immunisierung erfolgen.

Maßnahmen zur Hepatitis-B-Prophylaxe nach Kanülenstichverletzung oder anderen Blutkontakten (STIKO 2000).

Nach Meldung der Verletzung beim Betriebsarzt oder der jeweils zuständigen Person wird versucht, Klarheit über die Immunität des Verletzten und der Person, von der das Blut in der Kanüle stammt, anhand vorhandener Daten zu erhalten. Anschließend werden folgende Maßnahmen in Abhängigkeit von der jeweils vorliegenden Situation ergriffen:

a) Bei Immunität des Beschäftigten oder ausreichendem Schutz durch Impfung (anti-HBs ≥ 100 IE/l) innerhalb der letzten 12 Monate oder erfolgreiche Impfung innerhalb der letzten 5 Jahre keine weiteren Maßnahmen.
b) Ist der „Spender" HBsAg negativ, erübrigen sich weitere Maßnahmen. Bei nicht immunen Betroffenen sollte eine aktive Impfung eingeleitet werden.
c) Sind weder Daten zum Beschäftigten noch zum Spender verfügbar, sollte innerhalb von 48 Stunden nach der Verletzung beim Beschäftigten anti-HBs und beim Spender HBsAg bestimmt werden. Ist der Spender HBsAg negativ besteht keine Infektionsgefahr. Liegt dagegen bei ihm ein positiver Befund für das HBsAg vor und ist der Beschäftigte nicht immun (anti-HBs negativ), erfolgt eine simultane aktive und passive Impfung intradeltoidal bzw. intragluteal.
d) Ist der Spender nicht zu identifizieren, wird entsprechend dem Immunstatus des Beschäftigten verfahren: bei fehlender Immunität wird aktiv und passiv geimpft.
e) Bei betroffenen Nonrespondern (kein meßbares anti-HBs nach mindestens 6 Impfungen) wird aktiv und passiv geimpft.

7.1.3 Hepatitis C

Die Symptome sind in der Regel milder und protrahierter als bei Hepatitis A und B. Nur ein kleiner Teil der HCV-Infizierten hat überhaupt Symptome im Sinne einer akuten Hepatitis. Die Mehrzahl der Infektionen verläuft als klinisch symptomlose Transaminasenerhöhung. Fulminante Verläufe werden bei der Hepatitis C sehr selten gesehen; dagegen verlaufen ca. 50–80% der Infektionen chronisch, mit einer Spontanheilungsrate von nur 0,3% pro Jahr im Langzeitverlauf.

Ausschlußdiagnostik

Ein negativer HCV-RNA-Test mittels PCR im Serum schließt eine akute Hepatitis C aus.

Nachweisdiagnostik

Antikörper gegen verschiedene Proteine des Hepatitis-C-Virus (HCV) werden unter dem Sammelbegriff Anti-HCV-Antikörper zusammengefaßt und werden bei der überwiegenden Mehrzahl der Patienten innerhalb von 14 Tagen nach der Infektion nachweisbar. Sicherer ist der Nachweis von HCV-RNA mit der Polymerasekettenreaktion (PCR) im Serum von Patienten mit akuter Hepatitis.
Da Doppelinfektionen nicht selten sind, müssen alle Patienten gleichzeitig auf das Vorliegen einer Hepatitis B untersucht werden.

Therapie

Die akute Hepatitis C mit erhöhten Transaminasen (z.B. nach Nadelstichverletzung) sollte möglichst innerhalb von Studien behandelt werden (Studienprotokoll: hep-net@mh-hannover.de). **(Empfehlungsgrad D; 11, 14, 18, 23, 24, 32)**.
98% der Patienten (43 von 44) mit akuter Hepatitis C, die in einer prospektiven Studie mit Interferon-α2b (Intron-A®, Interferon-α2a: Roferon®) mit täglichen Injektionen von 5 Millionen Einheiten über 4 Wochen und anschließend drei Gaben/Woche über insgesamt 20 Wochen behandelt wurden, zeigten eine dauerhafte Viruselimination. Die Behandlung wurde im Mittel 3 Monate nach Infektion mit dem Hepatitis-C-Virus bei Transaminasenanstieg begonnen. Eine akute Infektion wurde in dieser Studie angenommen, wenn eine sichere oder mögliche Exposition in den zurückliegenden 4 Monaten stattgefunden hatte, eine HCV-Antikörper-Serokonversion nachweisbar war oder ein Anstieg der Transaminasen auf über 350 U/l bei zuvor normalen Werten gemessen wurde.
Ungeklärt ist die Bedeutung einer Kombinationstherapie von Interferon und Ribavirin sowie der Einsatz von pegyliertem Interferon bei der akuten Hepatitis C. Bei symptomatischer akuter HCV (Transaminasenerhöhung mit und ohne Ikterus, Müdigkeit, Oberbauchschmerzen, Übelkeit, Erbrechen) bleibt ebenfalls zu klären, ob zunächst der spontane Krankheitsverlauf über drei bis vier Monate abgewartet werden kann, da dies auch ohne Therapie bei 50% der Patienten zu einer spontanen Viruselimination führt. Das in Europa sehr seltene akute Leberversagen bei Hepatitis C kann eine Lebertransplantation erforderlich machen.

Prophylaxe der Hepatitis C

Bisher steht weder eine aktive noch eine passive Impfung zur Verfügung. Immunglobulinpräparate sind ohne Effekt, da sie keine Antikörper gegen Hepatitis C enthalten dürfen.

7.1.4 Hepatitis D

Das Delta-Agens, auch als Hepatitis-D-Virus (HDV) bezeichnet, ist ein defektes RNA-Virus, das die gleichzeitige Infektion mit dem Hepatitis-B-Virus zu seiner Vermehrung braucht, da es nur in einer Hülle aus HBsAg infektiös werden kann. Bei gleichzeitiger Infektion mit HBV und HDV kommt es häufig zu schweren, akuten Hepatitiden.

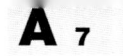

Ausschlußdiagnostik

Ein negativer Nachweistest für Anti-HDV-Antikörper, aber auch ein fehlender Nachweis von HBsAg schließt eine akute Hepatitis-D-Infektion aus.

Nachweisdiagnostik

Durch den Nachweis von Antikörpern gegen Hepatitis D (Anti-HDV) bei gleichzeitigem Vorliegen von HBs-Antigen im Serum und typischen Transaminasenerhöhungen wird die Diagnose der akuten Hepatitis D gesichert. Anti-HDV-IgM-Antikörper können die Diagnose evtl. etwas früher sichern.

Therapie

Eine aktive und passive Immunprophylaxe erfolgt dem Infektionsmodus entsprechend durch die gleichen Maßnahmen wie bei der Hepatitis B. Ansonsten ist die Behandlung im akuten Stadium rein symptomatisch.

7.1.5 Hepatitis E

Klinisch ähnelt die durch das Hepatitis-E-Virus (HEV) verursachte Hepatitis der akuten Hepatitis A. Ihre Prognose ist jedoch ernster, insbesondere bei Schwangeren und älteren Patienten. Der Verlauf ist auch protrahierter, Verläufe über mehrere Monate sind nicht selten.
Chronische Verläufe werden nicht beobachtet, doch bei großen Epidemien in der „Dritten Welt" verlaufen bis zu 20% der Erkrankungsfälle tödlich.

Ausschlußdiagnostik

Fehlender Nachweis von Antikörpern gegen HEV im Serum bei Patienten mit akuter Hepatitis schließt die Diagnose einer akuten Hepatitis E aus.

Nachweisdiagnostik

Der Nachweis von IgM-Antikörpern gegen HEV bei typischer akuter Hepatitis sichert die Diagnose. Antikörper der IgG-Klasse persistieren nach durchgemachter Hepatitis E lebenslang und zeigen schützende Immunität an. In den ersten Tagen der Krankheit sind Hepatitis-E-Viren im Stuhl der Erkrankten nachweisbar, sie spielen aber für die praktische Diagnostik keine Rolle.

Therapie

Bisher sind keine spezifischen prophylaktischen oder therapeutischen Maßnahmen bekannt.

7.2 Chronische virale Hepatitiden

Die Symptome der chronischen Hepatitis sind meist unspezifisch. Müdigkeit, Leistungsverlust und Abgeschlagenheit stehen an erster Stelle. Diffuse Oberbauchschmerzen, Verdauungsstörungen, Ikterus, Aszites, Leberhautzeichen (Spider naevi) und Enzephalopathie sind Spätsymptome und werden erst bei Leberzirrhose beobachtet.
Die gefährlichsten Komplikationen der chronischen Hepatitis sind der Übergang in die Leberzirrhose und das hepatozelluläre Karzinom.

7.2.1 Chronische Hepatitis B

Ausschlußdiagnostik

Negative Anti-HBc-Antikörper und ein negativer HBV-DNA-Nachweis in der PCR schließen das Vorliegen einer chronischen Hepatitis B aus.

Nachweisdiagnostik

Ein positiver Nachweis von HBsAg über sechs Monate bei pathologisch erhöhten Transaminasen im Serum sichert die Diagnose einer chronischen Hepatitis B. Fehlt die Transaminasenerhöhung, sprechen wir von „asymptomatischem HbsAg-Trägerstatus".
Man unterscheidet hochreplikative von niedrigreplikativen Verläufen. Hochreplikative Infektionen, d.h. solche mit hoher Virus-Produktionsrate, sind gekennzeichnet durch HBsAg, HBeAg und quantitativ (d.h. nicht amplifiziert) nachweisbare HBV-DNA im Serum. Eine niedrigreplikative Infektion wird gekennzeichnet durch HBsAg, fehlendes HBe-Antigen bzw. positive Anti-HBe-Antikörper sowie durch negative bzw. nur nach Amplifikation mit der PCR nachweisbare HBV-DNA im Serum.
Diese Unterscheidung ist von großer prognostischer Bedeutung und Grundlage der Indikation zur antiviralen Therapie. Daher muß bei chronischer Hepatitis B in jedem Fall eine komplette Serologie (HBsAg, anti-HBs, anti-HBc, HBeAg, anti-HBe; HBV-DNA) durchgeführt werden.

Therapie

Kurzfristige *Ziele der Therapie* sind die Hemmung der Virusreplikation (Beseitigung des HBeAg, Elimination der HBV-DNA) und eine Abnahme der histologischen Entzündungsaktivität mit weitgehender Normalisierung der Transaminasen. Langfristige Ziele sind die Beseitigung des Virus, die Verhinderung einer Leberzirrhose oder eines Leberzellkarzinoms und ein längeres Überleben der Patienten.
Für die Behandlung der chronischen Hepatitis B ist in Deutschland eine Monotherapie mit Lamivudin (Zeffix®) oder mit rekombinantem Interferon-α2b (Intron-a®) oder Interferon-α2a (Roferon-A®) zugelassen. Für pegylierte Interferone ist bisher keine Zulassung erfolgt.
Die **Indikation** zur Interferon- oder Lamivudin-Therapie der chronischen Hepatitis B ist bei Patienten mit erhöhten Transaminasen (> 2–3facher Normwert) und quantitativ nachweisbarer Virusreplikation gegeben (**Empfehlungsgrad A; 11, 30**). Vor Behandlungsbeginn müssen folgende Voraussetzungen erfüllt sein: HBsAg positiv über mindestens 6 Monate, erhöhte Transaminasenaktivität, positiver Nachweis von HBeAg (oder HBeAg negativ und anti-HBe positiv) und HBV-DNA sowie nach Möglichkeit der histologische Befund einer chronischen Hepatitis. Die Leberbiopsie erlaubt Aussagen zur Prognose, Ätiologie, dem entzündlichen Aktivitätsgrad und dem Fibroseausmaß. Die Indikation zu dieser Untersuchung wird aus dem klinischen Kontext gestellt (**Empfehlungsgrad D; 11, 30**).

Leberkrankheiten

Sondergruppen

a) Beschwerdefreie Patienten mit chronischer HBe-Ag-positiver Hepatitis B (Viruslast > 10^5 Kopien/ml) und dauerhaft oder intermittierend erhöhten Transaminasen (< 2fache der oberen Normgrenze) sollten engmaschig (1–3 Monate) nachbeobachtet werden und gegebenenfalls in Abhängigkeit vom Ergebnis einer Leberpunktion (Entzündungsaktivität) therapiert werden **(Empfehlungsgrad D; 11, 30)**.

b) Patienten mit einem inaktiven HBsAg-Trägerstatus (HBsAg pos. > 6 Monate, HBeAg positiv, HBV-DNA < 10^5 Kopien/ml, dauerhaft normale Transaminasen, histologisch keine Entzündungsaktivität, keine Beschwerden) sollten periodisch nachbeobachtet werden, da die Erkrankung noch nach Jahren aktiv werden kann **(Empfehlungsgrad D; 11, 30)**. Eine Therapie ist nicht indiziert **(Empfehlungsgrad D; 11, 30)**.

c) Bei beschwerdefreien Patienten mit einer HBeAg-Minus-Variante (HBsAg positiv, HBeAg negativ, HBV-DNA <10^6 Kopien/ml), nur leicht erhöhten Transaminasen und histologisch nur leichten Veränderungen ist eine Behandlung nicht indiziert. Bei nicht therapierten Patienten kann nach 3–5 Jahren erneut eine Leberbiopsie gewonnen werden.

d) Bei beschwerdefreien Patienten mit einer HBeAg-Minus-Variante (HBsAg positiv, HBeAg negativ, HBV-DNA > 10^6 Kopien/ml), nur leicht erhöhten Transaminasen und histologisch minimalen Veränderungen ist eine Behandlung nicht indiziert. Bei nicht therapierten Patienten können laborchemische Kontrollen oder nach 3–5 Jahren erneut eine Leberbiopsie erfolgen.

e) HBeAg negative Patienten mit Episoden von entzündlichen und replikativen Schüben und längeren Phasen im Sinne eines Carrier-Status sollten antiviral therapiert werden, wenn histologisch ein Progreß vorliegt.

f) HBeAg negative Patienten mit niedriger Viruslast (HBV-DNA < 10^5 Kopien/ml) aber deutlich erhöhten Transaminasen und dem histologischen Nachweis einer schweren Entzündung und Fibrose werden nach Ausschluß anderer Ursachen für die Lebererkrankung antiviral therapiert.

g) Bei sehr ungünstigen Therapieaussichten (keine akute Hepatitis in der Anamnese, Infektion in der Kindheit, niedrige Transaminasen, nur gering veränderte Histologie, hohe Viruslast > 10^7 Kopien/ml) wird auch bei HBeAg positiven Patienten auf eine Therapie verzichtet und der Verlauf beobachtet.

Grundsätzlich ist die Indikation zur Therapie der chronischen Hepatitis B sehr sorgfältig zu stellen. Die geringen dauerhaften Erfolgsraten sind gegen die möglichen Nebenwirkungen und Komplikationen der Therapie abzuwägen. Alter, Schweregrad der Erkrankung und mögliche Erfolgsraten sind bei der Therapieentscheidung zu berücksichtigen. Von wenigen Ausnahmen abgesehen kann sowohl Interferon als auch Lamivudin bei der Ersttherapie eingesetzt werden.

Therapie mit Interferon

Interferon-α2a (Roferon®) und Interferon-α2b (Intron-a®) unterscheiden sich nur durch den Austausch von Lysin gegen Arginin an Position 23. Das synthetisch hergestellte Konsensus-Interferon (Inferax®) berücksicht die an der jeweiligen Position in den natürlich vorkommenden α-Interferonen am häufigsten nachgewiesenen Aminosäuren. Eine Zulassung dieses Präparats erfolgte bisher nur für die HCV- und nicht für die HBV-Infektion. Dies gilt auch für das mit Polyethylenglykol modifizierte Interferon-Derivat („pegyliertes Interferon", Pegintron®). Bei Patienten mit einer chronischen Hepatitis B und mindestens fünffach erhöhten Transaminasen ist die primäre Therapie Interferon, sofern keine Kontraindikationen vorliegen **(Empfehlungsgrad D; 11, 30)**. Erst bei Nichtansprechen sollte sich eine Therapie mit Nukleosidanaloga anschließen. Bei 2–5fach erhöhten Transaminasen kann entweder Interferon oder Lamivudin eingestzt werden **(Empfehlungsgrad D; 11, 30)**.

Die beim Erwachsenen empfohlene Dosis liegt bei 3×5–6 Mill.E pro Woche für 6 Monate oder alternativ 3×9–10 Mill.E. pro Woche für 4 Monate (DGVS-Leitlinien). In den amerikanischen Leitlinien beträgt die für Erwachsene empfohlene Dosis 5 Mill.E. täglich oder 3×10 Mill.E. pro Woche **(Empfehlungsgrad A; 11, 30)**.

Die Interferongabe sollte jeweils am Abend subkutan erfolgen, so daß der Patient die anfänglichen grippeähnlichen Symptome verschläft. Solange diese Nebenwirkungen vorhanden sind, kann prophylaktisch Paracetamol gleichzeitig mit Interferon verabreicht werden (500 mg Paracetamol p.o.). Typisch ist ein Transaminasenanstieg unter der Interferon-Therapie nach sechs bis zehn Wochen. Mit dem Abfall der Enzymaktivitäten ist häufig der Übergang in eine niedrigreplikative Phase verbunden. Unter der Interferon-Therapie sollten zunächst zweimal im Abstand von 14 Tagen und danach alle vier Wochen eine klinische Untersuchung erfolgen und folgende Parameter bestimmt werden: Transaminasen, Thrombozyten und Leukozyten; nach 6 und 9 Monaten: HBeAg (falls negativ: HBV-DNA mittels Hybridisierung).

Nebenwirkungen von Alpha-Interferon: Frühe Nebenwirkungen, die sich unter Fortsetzung der Therapie rasch verlieren, sind grippeähnliche Symptome (Fieber, Gelenkbeschwerden, Kopfschmerzen, Inappetenz, Müdigkeit), Thrombo- und Leukopenien, leichte Alopezie. Zu den späten Nebenwirkungen zählen psychische depressive Störungen, Krampfanfälle, Autoimmunerkrankungen (Schilddrüse), Sehstörungen.

Absolute **Kontraindikationen** für eine Interferon-Therapie sind: ein Krankheitsverlauf über weniger als sechs Monate (= akute Hepatitis), eine dekompensierte Leberzirrhose, eine autoimmune Erkrankung, eine schwere extrahepatische Erkrankung, eine aktuelle Psychose oder Depression, eine Thrombopenie von < 50000/µl, eine Leukopenie von < 1500/µl, eine Schwangerschaft, ein Leberzellkarzinom oder ein funktionierendes Nierentransplantat. Relative Kontraindikationen umfassen: Nachweis von Schilddrüsenantikörpern, eine Epilepsie oder Psychose bzw. Depression in der Anamnese, eine Thrombopenie von <100000/µl, eine Leukopenie von < 3000/μl, eine koronare Herzerkrankung oder chronische Dialysepatienten (Konsensus der DGVS). Patienten nach Organtransplantation dürfen nur in ausgewählten Fällen an entsprechenden Zentren und in Studien behandelt werden.

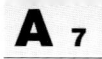

Interferon bei HBeAg-positiver chronischer Hepatitis B: HBeAg-positive Patienten mit erhöhten Transaminasen (>5fach) sollten vor Therapiebeginn über 3 bis 6 Monate beobachtet werden, um eine spontane Serokonversion abzuwarten. Kommt es zu keiner Konversion von HBeAg zu anti-HBe, wird über vier bis sechs Monate therapiert **(Empfehlungsgrad A; 11, 30).** Bei etwa 35–45% der Patienten ist unter dieser Behandlung mit dem Verschwinden des HBeAg und dem Auftreten von anti-HBe („Serokonversion" = partielles Ansprechen) zu rechnen **(Empfehlungsgrad A; 11, 30).** Durch die Serokonversion wird ein niedrigreplikativer Zustand mit Herabsetzung des Risikos erreicht, eine Zirrhose oder ein hepatozelluläres Karzinom zu entwickeln. Erst sehr viel später kommt es zu einem Verschwinden des HBsAg mit Auftreten von anti-HBs und HBV-DNA-Negativität (komplettes Ansprechen). 15% der mit Interferon Behandelten erleiden ein Rezidiv mit erneutem Nachweis von HBeAg im Serum. Deutlich erhöhte Serumtransaminasen (> 200 U/l), eine niedrige Viruslast, ein nicht zu lange zurückliegender Krankheitsbeginn (< 5 Jahre) mit akuter ikterischer Hepatitis und ein negativer HIV-Test stellen für die Therapie eine prognostisch günstige Situation dar.

Interferon bei HBeAg-negativer chronischer Hepatitis: Bei den in Deutschland häufiger werdenden Patienten mit einer Mutation im Bereich der Präcore-Region (HBsAg-positiv, HBeAg-negativ, anti-HBe-positiv, Nachweis von HBV-DNA im Serum, erhöhte Transaminasen und histologischer Befund einer chronischen Hepatitis) kann ein Behandlungsversuch mit Alpha-Interferon in Standarddosis gemacht werden. Bei Vorliegen der HBeAg-Minus-Variante kann der Therapieerfolg nicht über die Serokonversion sondern nur über das Verschwinden von HBV-DNA im Serum verfolgt werden. Die Therapiedauer sollte mindestens 1 Jahr betragen **(Empfehlungsgrad A; 11, 30).** Die dauerhaften virologischen Ansprechraten sind bei dieser HBV-Mutante (15–18%) deutlich niedriger **(Empfehlungsgrad A; 11, 30).** Fast 50% der Patienten, die bei Ende der Therapie angesprochen haben, erleiden nach Absetzen von Interferon ein Rezidiv. Dies kann auch Jahre nach Therapieende noch auftreten.

Therapie mit Lamivudin

Bei Versagen einer Interferon-Therapie oder bei Patienten mit Kontraindikationen gegen die Anwendung von Interferon ist eine Behandlung mit Lamivudin (Zeffix®) indiziert. Eine weitere Indikation bei chronischer HBV-Infektion ist die Prophylaxe eines Krankheitsschubs bei einer Zytostatikatherapie oder einer immunsuppressiven Behandlung.

Lamivudin ist ein Nukleosidanalogon ([–]-2',3'-Dideoxy-3'-Thiacytidin), das nach Einbau in den wachsenden viralen DNA-Strang zu einem Kettenabbruch führt. Es bewirkt einen raschen und deutlichen Abfall der Serum-HBV-DNA-Spiegel mit Besserung der Transaminasenaktivitäten und des histologischen Befundes. Lamivudin wird über 12 Monate oder bis zum Erreichen einer Serokonversion in einer täglichen Dosis von 100 mg p.o. verabreicht **(Empfehlungsgrad A; 11, 30).** Eine Anpassung der Dosis an die Nierenfunktion ist zu beachten. Unter der Einnahme von Lamivudin sind monatliche Kontrollen der Transaminasen anzuraten.

Lamivudin bei HBeAg-positiver chronischer Hepatitis B: Ein dauerhaftes virologisches Ansprechen nach Absetzen der Therapie wurde nur bei bis zu 17% der über ein Jahr behandelten Patienten (4–6% in der Placebo-Gruppe) beobachtet. Eine längere Therapiedauer kann die Erfolgsrate weiter steigern. Während sich nach 12monatiger Therapiedauer bei 15–35% der Fälle eine Mutation im DNA-Polymerasegen (YMDD-Mutante) mit herabgesetzter Wirkung von Lamivudin, Wiederauftreten der HBV-DNA und Anstieg der Transaminasen im Serum fand, stieg der Prozentsatz der Patienten mit einer YMDD-Mutante auf über 50% nach prolongierter Therapie. Nach Absetzen von Lamivudin bildet sich die YMDD-Mutante wieder zurück und der Wildtyp erscheint im Blut. Insbesondere bei immunsupprimierten Patienten kann hieraus ein akuter Schub der Hepatitis resultieren. Bei Fortsetzung der Lamivudin-Therapie bei Auftreten einer YMDD-Mutante sind die Transaminasenaktivitäten im Mittel niedriger als vor Beginn der Behandlung und eine Serokonversion wurde unter diesen Umständen noch bei 25% der Fälle beobachtet. Neuere Nukleosidanaloga (Adefovir, Entecavir) sind möglicherweise in dieser Situation hilfreich.

Wie bei der Interferon-Therapie sprechen Patienten mit niedrigreplikativer Aktivität und hohen Transaminasen auch besser auf die Lamivudin-Behandlung an **(Empfehlungsgrad A; 11, 30).** Die Kombination von Interferon mit Lamivudin ist derzeit nicht indiziert **(Empfehlungsgrad A; 11, 30).**

Lamivudin bei HBeAg-negativer chronischer Hepatitis: Lamivudin kann bei diesen Patienten mit Prä-core-Mutationen nützlich sein, da sich eine relativ hohe initiale Ansprechrate und eine histologische Besserung finden ließ **(Empfehlungsgrad A; 11, 30).** Bei erhöhten Transaminasen und einer Viruslast über 105 Kopien/ml, erfolgt die Therapie über 2 Jahre bzw. 1 Jahr nach Normalisierung der Transaminasen **(Empfehlungsgrad D; 11, 30)** unter Berücksichtigung des biochemischen und virologischen Ansprechens sowie dem Stadium der Erkrankung. Bei einer Viruslast von unter 105 Kopien/ml erfolgt die Lamivudin-Behandlung nur bei histologischem Nachweis einer Fibrose **(Empfehlungsgrad D; 11, 30).** Die Mehrzahl dieser Patienten erleidet jedoch ein Rezidiv, so daß eine sorgfältige Nachbeobachtung erforderlich ist. Unter längerfristiger Gabe kam es im zweiten Therapiejahr bei bis zu 50% der Fälle wieder zu einem Transaminasen- und HBV-DNA-Anstieg. Das Auftreten von YMDD-Mutanten stellt auch in dieser Population ein ungelöstes Problem dar. Adefovir ist eine weitere noch nicht zugelassene mögliche Therapieoption bei diesen Patienten **(Empfehlungsgrad A; 11, 30).**

Spezielle Situationen

Patienten mit **HBV-Infektion und kompensierter Leberzirrhose** sollten nur in Zentren mit Erfahrung auf diesem Gebiet therapiert werden, da es unter Interferon zu einer schwerwiegenden Verschlechterung der Leberfunktion kommen kann. Vorzugsweise sollte Lamivudin bei dieser Patientengruppe zum Einsatz kommen **(Empfehlungsgrad D; 11, 30)**. Die **dekompensierte HBV-bedingte Leberzirrhose** stellt eine Kontraindikation für eine Interferon-Behandlung dar. Nach Möglichkeit sollte bei diesen Patienten die Indikation zur Lebertransplantation gestellt werden. Wegen der guten Verträglichkeit kann zur Stabilisierung dieser Patienten bei Aufnahme auf die Transplantationsliste ein Versuch mit Lamivudin gemacht werden **(Empfehlungsgrad B; 11, 30)**. Eine Lebertransplantation kann jedoch nur bei Patienten mit niedriger Virusreplikationsrate (< 1pg/ml HBV-DNA, anti-HBeAg negativ) mit Aussicht auf Erfolg durchgeführt werden, da sonst trotz passiver Prophylaxe mit Hepatitis-Immunglobulin und/oder Nukleosidanaloga eine Reinfektion des Transplantats vorkommt. Patienten mit höherer Viruslast sollten daher nur innerhalb von Studien behandelt werden. Die Reinfektion des Transplantats kann zu einer rasch progredienten, aggressiven Hepatitis (fibrosierende cholestatische Hepatitis) mit schlechter Prognose führen.

Nach **Lebertransplantation** muß bei allen HBV-Patienten eine langfristige Reinfektionsprophylaxe eingeleitet werden, deren Dauer nicht definiert ist. Hepatitis-B-Immunglobulin (HBIg) kann allein oder in Kombination mit Nukleosidanaloga (Lamivudin, Adefovir: bei Lamivudin-Resistenz) die Reinfektionsrate deutlich absenken. Durch regelmäßige intravenöse Gabe von HBIg (Hepatect®) wird der Titer der Anti-HBs-Antikörper auf > 100 U/l gehalten. Ergeben zweiwöchentliche Titerkontrollen ein deutliches Absinken des Titers auf < 200 U/l, erfolgt eine intravenöse Applikation von 5000–10 000 IE. Die therapeutische Einstellung dieser Patienten wird mit dem jeweiligen Transplantationszentrum abgestimmt.

Lamivudin führte bei 60% der transplantierten Patienten mit chronischer HBV-Infektion zu nicht nachweisbarer HBV-DNA, bei 71% zu normalen Transaminasen und bei 31% zum HBeAg-Verlust. Insbesondere in der Zeit nach Durchführung einer Transplantation kommt es unter Lamivudin häufiger zu YMDD-Mutationen. Dies kann vor (bei dekompensierter Leberzirrhose) und nach Lebertransplantation (unter Immunsuppression) lebensbedrohliche Krankheitsschübe auslösen. Hohe HBV-DNA-Titer vor der Transplantation weisen auf einen geringen Erfolg der Lamivudin-Prophylaxe nach Lebertransplantation hin.

Unter Steroidtherapie von HBV-Trägern wird Lamivudin bei einer Aktivierung gegeben. Bei einer Steroidstoßtherapie ist eine prophylaktische Gabe zu erwägen **(Empfehlungsgrad D; 11, 30)**. Vor einer Polychemotherapie und/oder Konchenmarkstransplantation wird Lamivudin bis drei Monate nach Ende der Chemotherapie oder Erreichen der Rekonstitution verabreicht. Ähnlich wird bei Patienten mit ausschließlichem Nachweis von anti-HBc verfahren. Bei diesen Patienten erfolgt keine Prophylaxe unter Steroidgabe oder Chemotherapie sondern ausschließlich bei Reaktivierung.

Die *HIV-Infektion* ist ebenfalls in der Regel eine Kontraindikation für eine Interferon-Therapie der Hepatitis B. Bei normaler CD4-Zahl (> 350/µl) ist Lamivudin eine Option bei Koinfektion mit HBV/HIV, da es auf beide virale Erkrankungen eine positive Wirkung hat **(Empfehlungsgrad D)**. Statt 100 mg Lamivudin sollte die Dosis 2 × 150 mg/Tag betragen, wobei im Hinblick auf die HIV-Infektion eine entsprechend zusammengesetzte hochaktive antiretrovirale Therapie (HAART) gleichzeitig erfolgen sollte. Nach Absetzen von Lamivudin oder nach Resistenzentwicklung kann es zu einer Exazerbation der HBV-Infektion kommen. Tenofovir oder Adefovir sind in diesem Fall gute noch nicht zugelassene alternative Bestandteile der HAART **(Empfehlungsgrad C; 11, 30)**.

Extrahepatische Manifestationen der Hepatitis B umfassen die HBV-assoziierte Glomerulonephritis und die Panarteriitis nodosa. Eine Abnahme der Proteinurie bei Glomerulonephritis wurde unter Interferongabe beobachtet. Wahrscheinlich ist eine Kombination von Immunsuppression und antiviraler Therapie mit Lamivudin hilfreich, ohne daß hierfür kontrollierte Studien vorliegen.

Therapieversager nach früherer Gabe von Interferon können bei Weiterbestehen der Voraussetzungen für eine Therapieindikation mit Lamivudin behandelt werden **(Empfehlungsgrad B; 11, 30)**. Bei Resistenz gegen Lamivudin kommt Adefovir zum Einsatz **(Empfehlungsgrad D; 11, 30)**.

Prophylaxe

Siehe akute Hepatitis B (7.1.2).

7.2.2 Chronische Hepatitis C

Ausschlußdiagnostik

Bei fehlendem Nachweis von Anti-HCV-Antikörpern im Serum (mit EIA-Test der dritten Generation) und Negativbefund für HCV-RNA im Serum (mittels PCR) ist eine chronische Hepatitis C ausgeschlossen.

Nachweisdiagnostik

Antikörper gegen Hepatitis-C-Virus (anti-HCV) sowie ein Nachweis von HCV-RNA mittels PCR im Serum bei länger als sechs Monate erhöhten Transaminasen sichern die Diagnose einer chronischen Hepatitis C. Anti-HCV-Antikörper ohne Nachweis von Hepatitis-C-Virus-RNA sind allein nicht beweisend für eine weiterbestehende Hepatitis C, da die von den Test-Assays erfaßten Antikörper gegen verschiedene virale Proteine unterschiedlich lange nach durchgemachter Infektion persistieren.

Ein Teil der Patienten mit Hepatitis C weist leberrelevante Autoantikörper im Serum auf, insbesondere LKM-1-Antikörper. Diese werden bei fehlendem sonstigen Nachweis einer Autoimmun-Hepatitis als

Epiphänomen der Virusinfektion aufgefaßt und beeinflussen nicht die therapeutischen Entscheidungen.

Therapie

Im Gegensatz zur Behandlung der chronischen HBV-Infektion sind für die Monotherapie der chronischen Hepatitis C die rekombinanten Interferone α2b (Intron-A®) und α2a (RoferonA®), das Konsensus-Interferon alfacon-1 (Inferax®) und die pegylierten Interferone (40-kD-pegyliertes Interferon-α2a; Pegasys®; 12kD-pegyliertes Interferon-α2b; Pegintron®) zugelassen. Standardtherapie ist die Kombination von Interferon-α mit Ribavirin (Copegus®, Rebetol®). Zur Kombinationstherapie sind derzeit nur die rekombinanten Interferone zugelassen. Die Monotherapie kommt nur zum Einsatz, wenn Ribavirin nicht gegeben werden kann.

Ziele der antiviralen Therapie sind die Verhinderung der Ausbildung einer Leberzirrhose mit ihren Komplikationen und das Vermeiden eines Leberzellkarzinoms. Kurzfristige überprüfbare Ziele der Behandlung sind dabei die Normalisierung der Transaminasen (biochemisches Ansprechen) und die Elimination des Virus (virologisches Ansprechen) nicht nur bei Therapieende, sondern auch ein halbes Jahr später (dauerhaftes Ansprechen). Die Verhütung eines Leberzellkarzinoms bei nur vorübergehend erfolgreicher Therapie wird nicht als gesicherte Indikation angesehen.

Selektion der Patienten: Vor der Therapie sollte die Diagnose durch erhöhte Transaminasen über mindestens sechs Monate und positiven Nachweis von HCV-RNA gesichert sein. Der Genotyp muß vor Therapiebeginn bekannt sein.

Eine Vielzahl von *Prognosefaktoren* für ein erfolgreiches Ansprechen der Therapie sind erarbeitet worden. Hierzu gehören patientenbezogene Faktoren (Alter < 40 Jahre, kurze Krankheitsdauer, wenig Fibrosebildung, weibliches Geschlecht, hohe Transaminasen) sowie besondere Viruseigenschaften (niedrige Viruslast, Genotypen außer 1 und 4).

Genotyp und Viruslast bestimmen den therapeutischen Algorithmus, so daß diese vor Beginn einer Therapie bestimmt werden sollten. Der einzige Parameter, der Patienten mit einem langsamen, gutartigen Verlauf von solchen mit einem rascheren Übergang in eine Leberzirrhose abgrenzen läßt, ist die histologisch quantifizierte Fibrosierungs- und Entzündungsaktivität **(Empfehlungsgrad B; 11, 14, 18, 23, 24, 32)**. Patienten mit geringer Entzündungs- und Fibroseaktivität haben eine gute Prognose. In diesen Fällen muß die Indikation zur Therapie besonders kritisch gestellt werden. Nach Möglichkeit sollte daher vor jeder Interferon-Therapie eine Leberbiopsie erfolgen **(Empfehlungsgrad D; 11, 26)**.

Der Nutzen der Therapie muß im Einzelfall gegen die hohen Kosten, die Nebenwirkungen, den oft langen asymptomatischen Verlauf und die geringen Ansprechraten abgewogen werden. Ein Aufschub der Therapie bei langsamer Progression ist vertretbar. Die Indikation zur Therapie ist somit an den Gegebenheiten des individuellen Patienten zu stellen **(Empfehlungsgrad D; 11, 26)**.

Nicht behandelt werden sollten folgende Patienten **(Empfehlungsgrad D; 11, 26)**: mit dekompensierter Zirrhose, bestehender Alkohol- und Drogenabhängigkeit (ausgenommen Patienten im Methadonprogramm), mit akuter endogener Depression, mit nicht therapiertem oder therapierbarem Malignom, Zustand nach Nieren- oder Herztransplantation oder Blutbildveränderungen mit Zytopenien (Thrombozyten < 50000/µl, Leukozyten < 1500/µl, Hämoglobin < 8 g/dl). Die Risiken einer Therapie müssen gegen die Risiken der Unterlassung einer Behandlung individuell abgewogen werden: bei manifester Autoimmunerkrankung (einschließlich einer Autoimmunthyreoiditis), bei Zustand nach Lebertransplantation, bei Drogenabhängigen im Methadonprogramm und bei einer Depression in der Anamnese.

Interferon-Monotherapie

Grundsätzlich unterscheiden sich die verschiedenen nicht-pegylierten Alpha-Interferone in ihren Wirkungen nicht wesentlich. Pegylierte Interferone erwiesen sich in kontrollierten Studien besser als nicht-pegylierte Interferone **(Empfehlungsgrad A; 11, 12, 23, 24, 26)**. Primäre Therapie sollte jedoch nicht mehr die Interferon-Monotherapie, sondern die Kombinationsbehandlung mit Ribavirin sein.

Dosierung und Dauer der Interferon-Monotherapie: Die Behandlung der chronischen Hepatitis C kann mit 3 × 5–6 Mio. E. *nicht-pegylierten α-Interferon*/Woche über drei Monate erfolgen. Zu diesem Zeitpunkt wird erneut die HCV-RNA im Serum bestimmt. Bei positivem Nachweis wird die Therapie beendet. Bei fehlendem Virusnachweis wird die Behandlung mit 3 × 3 Mio. E./Woche (Interferon alfacon-1: 3 × 9 µg /Woche) über eine Gesamt-Therapiedauer von 12 Monaten fortgeführt. Hierunter ist mit einem dauerhaften virologischen Ansprechen nur bei maximal 6–20% selektionierter Fälle zu rechnen **(Empfehlungsgrad A; 11, 26)**.

Der Einsatz von *pegylierten Interferonen* erwies sich in der Monotherapie der chronischen Hepatitis C als besser und sollte vorzugsweise eingesetzt werden. Durch die kovalente Kopplung von unterschiedlich langen oder verzweigten Ketten von Polyethylenglykol an Interferon entstehen die pegylierten Interferone mit längerer Halbwertszeit und reduziertem Verteilungsvolumen. Dies erlaubt die nur einmal wöchentliche Gabe, wodurch wesentlich homogenere Plasmakonzentrationskurven aufrechterhalten werden als die stark schwankenden Spiegel unter dreimal wöchentlicher Verabreichung der nicht-pegylierten Interferone.

Bei der Therapie mit pegyliertem Interferon wird das Medikament in einer Dosierung von 0,5–1,0 µg/kg (Pegintron®) oder 180 µg (Pegasys®) einmal wöchentlich subkutan appliziert. Pegyliertes Interferon-α2b liegt als Lyophilisat vor, das nach Auflösung in einer an das Körpergewicht angepaßten Dosis verabreicht wird (1,5 µg/kg 1×/Woche s.c.). Pegyliertes Interferon-α2a liegt als fertige Lösung vor und wird in einer Standarddosis von 180 µg s.c. appliziert. Die Monotherapie mit pegyliertem Interferon verdoppelte das dauerhafte virologische Ansprechen im Vergleich zu nicht-pegyliertem

Interferon (40 kD pegyliertes Interferon-α2a: 39% gegenüber 19%; pegyliertes Interferon-α2b: 23% gegenüber 12%), so daß der Einsatz pegylierter Interferone als Standard in der Monotherapie anzusehen ist **(Empfehlungsgrad A; 11, 26)**. Dies gilt auch für den Einsatz bei Patienten mit kompensierter Leberzirrhose, bei denen ein dauerhaftes virologisches Ansprechen bei 30% der Patienten erzielt werden konnte **(Empfehlungsgrad A; 11, 26)**.

Pegylierte Interferone werden bei Patienten mit dem Genotyp 1 über ein Jahr verabreicht, wenn nach 6 Monaten die HCV-RNA im Serum nicht mehr nachweisbar ist. Die Genotypen 2 und 3 werden über ein halbes Jahr behandelt.

Während lokale Reaktionen an der Einstichstelle eher häufiger sind, werden Depressionen seltener unter Einsatz von pegylierten Interferonen im Vergleich zu herkömmlichen Interferonen beobachtet. Die Schilddrüsenfunktion sollte in 12wöchigen Abständen oder sofort bei klinischem Verdacht auf eine Dysfunktion überprüft werden (TSH).

Die Dosis von Interferon sollte um 50% reduziert werden, wenn die Leukozyten < 1500/μl, die Neutrophilen < 750/μl oder die Thrombozyten < 50000/μl fallen. Die Therapie wird beendet bei Erreichen folgender Grenzwerte: Leukozyten < 1000/μl, Neutrophile < 500/μl oder Thrombozyten < 25000/μl. Unter der Therapie werden alle vier Wochen folgende Parameter bestimmt: klinische Untersuchung, Transaminasen, Leukozyten und Thrombozyten (im ersten Monat alle zwei Wochen).

Kombinationstherapie mit Interferon und Ribavirin

Besser als die unter einer Interferon-Monotherapie beobachteten dauerhaften virologischen Ansprechraten sind die Ergebnisse einer Kombinationstherapie mit Interferon und Ribavirin (Rebetol®, Copegus®) **(Empfehlungsgrad A; 11, 24, 26)**. Dieses Behandlungsschema ist als Standardtherapie bei bisher unbehandelten HCV-Patienten anzusehen.

Ribavirin ist ein Nukleosidanalogon (1-β-D-Ribofuranosyl-1H-1,2,4-triazol-3-carboxamid) mit Strukturanalogien zum Guanosin. Der Wirkmechanismus ist bisher nicht eindeutig geklärt. Sicher ist eine Hemmung der Guanylatneusynthese, möglich eine Hemmung der viralen Polymerase und eine Beeinflussung des Zytokinprofils. Ribavirin allein hat keine antivirale Wirkung auf die HCV-Infektion. In Kombination mit Interferon ergeben sich jedoch synergistische antivirale Effekte.

Die **Dosierung** von Ribavirin richtet sich nach dem eingesetzten Interferon, dem Körpergewicht des Patienten und dem Genotyp. Eine Niereninsuffizienz führt zu einer gesteigerten Bioverfügbarkeit von Ribavirin, so daß es bei einer Kreatininclearance von < 50 ml/min mit Vorsicht eingesetzt werden sollte. Ribavirin verursacht eine Hämolyse mit einem mittleren Abfall des Hämoglobins um 2–3 g/dl. Bei 25% der Patienten zeigt sich eine Absenkung des Hb unter 11 g% und bei 9% unter 10 g%. Eine Dosisminderung um 50% erfolgt bei einem Absinken des Hb um mehr als 2 g% gegenüber dem Ausgangswert, ein Abbruch der Ribaviringabe bei einem Hb-Abfall unter 8,5 g% oder auch früher beim Auftreten klinischer Symptome. Der Hb-Abfall wird stets innerhalb der ersten vier Wochen nach Therapiebeginn beobachtet, so daß in dieser Zeit 14tägige Verlaufskontrollen erforderlich sind. Da bei Ribavirin ein teratogenes Risiko besteht, ist eine sichere Empfängnisverhütung für die Dauer der Behandlung und über weitere sechs Monate danach erforderlich. Die Nebenwirkungen und die erforderlichen Verlaufskontrollen bleiben unter Interferon in der Kombination die gleichen wie bei Interferon-Monotherapie. Unter der Kombinationstherapie wurden etwas häufiger Anorexie, Dyspnoe, Pruritus und Hautausschläge als unter der Monotherapie beobachtet.

Kombinationstherapie mit nicht-pegyliertem Interferon

Die Standarddosis von Alpha-Interferon bei Kombination mit Ribavirin liegt bei 3 × 3 Mio. E./Woche. Bei Einsatz des nicht-pegylierten Interferons und einem Körpergewicht unter 75 kg beträgt die Ribavirindosis verteilt auf 2–3 Gaben 1000 mg/Tag. Liegt das Gewicht darüber, werden 1200 mg/Tag verabreicht. Die Behandlungsdauer richtet sich nach Virusmenge und Genotyp. Bei Patienten mit dem Genotyp 1a oder 1b und bei Nachweis einer Viruslast von über 2 Mio. Kopien/ml sollte die Therapiedauer 12 Monate betragen. Zeigt sich in diesen Fällen bei einer Kontrollbestimmung der HCV-RNA nach einem halben Jahr keine Viruselimination, wird die Behandlung abgebrochen. Bei prognostisch günstiger Ausgangslage (Genotyp 2 und 3, Virusmenge) wird ausschließlich sechs Monate lang kombiniert therapiert **(Empfehlungsgrad A; 11, 26)**. Unklar ist, ob nicht auch bei den Genotypen 2 und 3 bei Vorliegen weiterer ungünstiger Parameter (hohe Viruslast, lange Erkrankungsdauer, männliches Geschlecht, Alter > 40 Jahre, fortgeschrittene Fibrose/Zirrhose) länger therapiert werden sollte.

Ein dauerhaftes Ansprechen mit Normalisierung der Transaminasen (biochemisches Ansprechen) und mittels Polymerasekettenreaktion nicht mehr nachweisbarer HCV-RNA (virologisches Ansprechen) wurde bei etwa 30–40% der kombiniert behandelten Patienten (Genotyp 1: 28–31%) gegenüber nur 7–16% unter Interferon-Monotherapie beobachtet **(Empfehlungsgrad A; 11, 26)**. Prognostisch günstig für einen Therapieerfolg der kombinierten Behandlung sind ein niedriger HCV-RNA-Gehalt (< 2 Mio. Kopien/ml) und ein anderer Genotyp als Typ 1 oder 4. Weder das Vorliegen einer Fibrose noch einer kompensierten Zirrhose (Child A) scheint den Erfolg der kombinierten Interferon-/Ribavirin-Behandlung wesentlich zu beeinträchtigen

Kombinationstherapie mit pegyliertem Interferon

Pegylierte Interferone (PegIntron®; Pegasys®) haben den Vorteil der wöchentlichen Einmalgabe mit angenehmerer Anwendung und besserer Akzeptanz. Nebenwirkungen sind in der Kombinationstherapie eher etwas geringer als bei Verwendung von nicht-pegylierten Interferonen. Ein dauerhaftes virologisches Ansprechen wird beim Vergleich von nicht-pegyliertem Interferon mit pegylierten Interferonen in der Kombinationstherapie häufiger bei Patienten mit Genotyp 1 (33% versus 41%) und niedriger Viruslast (43% versus 68%) beobachtet **(Empfehlungsgrad A; 11, 26)**. Ein therapeutischer Zugewinn ergibt sich dagegen nicht bei Genotyp 2 und 3 (79–82%) und bei hoher Viruslast und Genotyp 1 **(Empfehlungsgrad A; 11, 26)**. Bei diesen Patienten scheint lediglich der Einsatz des 40kD-pegylierten Interferon-α2a (Pegasys) Vorteile gegenüber dem nicht-pegylierten Interferon zu bieten. Die beiden verfügbaren pegylierten Interferone haben ansonsten eine ähnliche Wirksamkeit.

Die in prospektiven Studien getestete *Dosis von Ribavirin* errechnet sich beim Einsatz des pegylierten Interferon-α2b (PegIntron®) anhand des Körpergewichtes und liegt bei mindestens 10,5 mg/kg Körpergewicht (< 65 kg: 80 µg; 65–75 kg: 100 µg; 75–85 kg: 120 µg; 85–100 kg: 120 µg; über 100 kg: 150 µg). Bei Verwendung des 40kD-pegylierten Interferon-α2a (Pegasys®) beträgt die Dosis bei Behandlung des Genotyps 2 und 3 durchgehend 800 mg/Tag, während beim Genotyp 1 je nach einem Körpergewicht von unter oder über 75 kg 1000 bzw. 1200 mg Ribavirin/Tag verabreicht werden.

Die *Therapiedauer* beträgt bei der Kombination von pegyliertem Interferon und Ribavirin beim Genotyp 1 ein Jahr und beim Genotyp 2 und 3 ein halbes Jahr (Evidenzgrad). Nur beim Genotyp 1 kann aus dem Abfall der Viruslast in den ersten 3 Monaten eine ausreichend sichere prognostische Aussage zum Therapieerfolg gemacht werden. Beträgt die Abnahme der Viruslast weniger als 2 $\log_{10}$-Stufen nach 12 Wochen sollte die Therapie bei diesen Patienten beendet werden. Bei nachweisbarer HCV-RNA (> 50 IU/ml) in der 24.Woche nach Therapiebeginn kann die Behandlung ebenfalls beendet werden.

Sonderfälle

Patienten mit normalen Transaminasen werden nicht behandelt, sondern im Verlauf beobachtet. Dies gilt insbesondere für Patienten, die keine wesentliche Entzündungsaktivität in der Leber aufweisen.

Patienten, die auf eine frühere Interferon-Monotherapie nicht angesprochen haben *("Nonresponder")* oder nach vorübergehender Normalisierung der Transaminasen einen Rückfall erlebt haben *("Relaps-Patienten")*, können mit einer Kombination aus Ribavirin und Interferon behandelt werden **(Empfehlungsgrad A; 11, 26)**. Die Ansprechraten sind allerdings niedriger als bei Therapie von früher unbehandelten Patienten. Die Indikation zu einer erneuten Therapie sollte sorgfältig gestellt werden und nach Möglichkeit nur Patienten mit deutlicher Entzündungsaktivität einschließen. Eine Alkoholrestriktion ist stets anzuraten, da Alkohol den Übergang in eine Leberzirrhose beschleunigt.

Patienten mit *HCV- und HBV-Infektion* können nach einem Therapieschema wie bei der chronischen Hepatitis C allein kombiniert behandelt werden **(Empfehlungsgrad D; 11, 26)**.

Das gemeinsame Auftreten einer *HIV- und HCV-Infektion* hat eine schlechte Prognose. Voraussetzung für die Therapie sollte eine CD4-Zahl von >350/µl bei Fehlen von opportunistischen Infektionen in der Anamnese und daraus resultierender günstiger Lebenszeitprognose sein. Unter einer hochaktiven antiretroviralen Therapie (HAART) besteht ein erhöhtes Risiko für hepatotoxische Nebenwirkungen **(Empfehlungsgrad C; 11, 26)**. Das dauerhafte Ansprechen auf eine Interferon-Monotherapie ist gering, so daß auch bei diesen Patienten die Kombinationstherapie bevorzugt werden sollte. Ausreichende Daten, die dieses Vorgehen belegen, liegen jedoch nicht vor. Die gleichzeitige Gabe von Didanosin, Zidovudin oder Stavudin zusammen mit Ribavirin sollte vermieden werden.

Patienten, die wegen einer dekompensierten Leberzirrhose bei Hepatitis C transplantiert wurden, erleiden in einem hohen Prozentsatz eine *Reinfektion der Spenderleber*. Die Art der Immunsuppression spielt für die Progression der Erkrankung eine wichtige Rolle. Eine Kombinationsbehandlung des infizierten Transplantats mit der Gefahr einer Abstoßungsreaktion sollte nur an erfahrenen Zentren und innerhalb von Studien erfolgen.

Bei *extrahepatischen Syndromen* (gemischte Kryoglobulinämie, Glomerulonephritis) ist ebenfalls das Standardschema einzusetzen. Bei schweren Erkrankungen (Panarteriitis mit mesenterialer Ischämie, vaskulitische ZNS-Beteiligung, schwere rasch progrediente Glomerulonephritis) empfiehlt sich vor der antiviralen Therapie eine Remissionsinduktion durch eine geeignete immunsuppressive Behandlung. Passager kann es dabei zu Beginn der Interferon-Therapie zu einer Verschlimmerung der Vaskulitis-Symptomatik kommen.

7.2.3 Chronische Hepatitis D

Das Hepatitis-D-Virus ist ein defektes RNA-Virus, das zu seiner Vermehrung die gleichzeitige Infektion der Zellen mit dem Hepatitis-B-Virus benötigt, da es nur in einer Hülle aus HBsAg infektiös werden kann. Eine chronische Hepatitis D wird daher nur bei Patienten mit gleichzeitiger chronischer Hepatitis B beobachtet. Bei HBsAg-negativen Patienten scheidet die Diagnose einer chronischen Hepatitis D aus.

Ausschlußdiagnostik

Fehlender Nachweis von Anti-HDV-Antikörpern wie auch das Fehlen von HBs-Antigen ohne HDV-Testung schließt bei einer chronischen Hepatitis die Diagnose „chronische Hepatitis D" aus.

Nachweisdiagnostik

Transaminasenerhöhungen über mehr als sechs Monate mit positivem Nachweis von HBsAg (d.h. einer chronischen Hepatitis B) sowie zusätzlichem Nachweis von Anti-HDV-Antikörpern sichern die Diagnose einer chronischen Hepatitis D.

Da die Hepatitis-D-Infektion ohne Elimination des HBs-Antigens praktisch nie ausheilt, ist die Unterscheidung zwischen IgM- und IgG-Antikörpern gegen HDV für die Diagnostik ohne Belang. Der Nachweis von IgM-Antikörpern gegen HDV im Verlauf einer chronischen Hepatitis gibt allenfalls einen

Hinweis auf die Rate der HDV-Replikation und kann evtl. besonders aktive Verläufe erkennbar machen. Seine prognostische Wertigkeit ist aber umstritten.

Therapie

Die Therapie der chronischen Hepatitis D ist mit einer niedrigen Ansprechrate und einer hohen Rückfallquote belastet. Ein Behandlungsversuch mit 3 × 9–12 Mio. E. Alpha-Interferon/Woche über mindestens ein Jahr kann gemacht werden. Eine dauerhafte Viruselimination gelingt jedoch nur selten.
Bei Leberzirrhose und HDV-Infektion sollte eine Lebertransplantation erwogen werden, da Patienten mit kombinierter HBV-/HDV-Infektion eine bessere Prognose nach Transplantation haben als solche mit alleinigem HBV-Befall.

7.2.4 Chronische Hepatitis G

Therapie

Eine Therapie der HGV-Infektion mit Interferon ist nicht indiziert.

7.3 Autoimmun-Hepatitis

Die Symptome der Autoimmun-Hepatitis ähneln denen der chronischen Virus-Hepatitis sehr. Allerdings sind bestimmte Unterscheidungsmerkmale erkennbar. So sind vor allem jüngere Frauen betroffen. Die Krankheit zeichnet sich häufig durch das gleichzeitige Auftreten auch extrahepatischer Autoimmunsyndrome (Thyreoiditis, Arthritis, Vitiligo, Colitis ulcerosa, hämolytische Anämie) aus.

Ausschlußdiagnostik

Bei fehlendem Nachweis von Autoantikörpern und gleichzeitigem Fehlen erheblicher entzündlicher Aktivität (γ-Globuline, Gesamtglobuline oder IgG nicht mehr als das 1,5fache des Normwerts) sowie von extrahepatischen Immunsyndromen ist die Diagnose einer Autoimmun-Hepatitis auszuschließen. Auch der Nachweis einer Virus-Hepatitis macht das Vorliegen einer Autoimmun-Hepatitis sehr unwahrscheinlich.

Nachweisdiagnostik

Die Diagnose einer Autoimmun-Hepatitis läßt sich anhand der Kriterien stellen, die von einer internationalen Expertengruppe 1994 erarbeitet worden sind (s. Literatur).
Die Diagnose einer Autoimmun-Hepatitis kann als gesichert gelten, wenn eine typische „chronische Hepatitis" in der Leberhistologie, erhöhte Aminotransferasen und eine deutliche Erhöhung der γ-Globuline, der Gesamtglobuline oder des IgG (> 1,5fach des Normwerts) im Serum mit positivem Nachweis von leberrelevanten Autoantikörpern gemeinsam vorliegen.
Zur Sicherung der Diagnose müssen darüber hinaus andere Lebererkrankungen ausgeschlossen werden, die das Bild der chronischen Hepatitis imitieren können. Das α_1-Antitrypsin darf nicht erniedrigt sein, Serum-Kupfer, Coeruloplasmin und die Urin-Kupferausscheidung sollen normal sein.
Als leberrelevante Autoantikörper für die Diagnose der Autoimmun-Hepatitis konnten antinukleäre Antikörper (ANA), Antikörper gegen glatte Muskulatur (SMA, Zielantigen: F-Actin), Leber-Niere-Antikörper (LKM; Zielantigene: Bestandteile des Cytochrom-P450-Systems) sowie Antikörper gegen lösliche Leberantigene (SLA; Zielantigen Cytokeratin) charakterisiert werden. Auf ihrem Nachweis beruht die Einteilung in verschiedene Typen der Autoimmun-Hepatitis.

– Typ 1 ist gekennzeichnet durch den Nachweis von ANA mit oder ohne gleichzeitigen Nachweis von SMA. Dieser Typ repräsentiert etwa 80% aller Autoimmun-Hepatitiden in unserer Bevölkerung
– Typ 2 der Autoimmun-Hepatitis ist gekennzeichnet durch LKM-Antikörper
– Beim sogenannten Typ 3 liegen SLA-Antikörper mit oder ohne SMA vor

Bei etwa 10% der Autoimmun-Hepatitiden sind die Befunde für alle bisher bekannten Antikörper negativ.
Die Unterscheidung der verschiedenen Typen der Autoimmun-Hepatitis hat wahrscheinlich prognostischen Wert, da insbesondere bei Typ 2 das Ansprechen auf Immunsuppression schlechter und somit die Transplantationsindikation schließlich häufiger ist.
Eine Untergruppe von Autoimmunhepatitiden zeigt außer LKM-Antikörpern auch serologische Zeichen der Hepatitis-C-Virusinfektion (Anti-HCV und HCV-RNA). Diese Form wird als Autoimmun-Hepatitis Typ 2b bezeichnet. Wir gehen davon aus, daß es sich hier um eine Virus-Hepatitis C mit begleitender Autoimmunität handelt. Sie stellt daher keine echte Autoimmun-Hepatitis im engeren Sinne dar.

Therapie

Indikation

Eine immunsuppressive Therapie mit Kortikosteroiden allein oder in Kombination mit Azathioprin verbessert im Frühstadium und in fortgeschrittenen Fällen die Prognose der Patienten signifikant **(Empfehlungsgrad A; 5, 8, 9, 16)**. Lediglich bei geringen Transaminasenerhöhungen und histologisch ausschließlich portaler Hepatitis ist der Nutzen der Therapie noch nicht eindeutig belegt. In diesen Fällen ist der Nutzen einer Therapie sorgfältig gegen die Risiken abzuwägen **(Empfehlungsgrad D; 5, 8, 9, 16)**. Indiziert ist die Therapie bei Erhöhung der Transaminasen über den zweifachen Normwert und histologisch nachweisbarer Aktivität (DGVS-Empfehlung, **Empfehlungsgrad D; 5)**.
Eine klare Indikation ist entsprechend den AASLD-Empfehlungen in folgenden Fällen gegeben: a) Erhöhung der Transaminasen über das zehnfache der Norm, b) mindestens 5-fache Erhöhung der Transaminasen und Erhöhung der γ-Globulinfraktion auf den doppelten Normwert, c) histologischer Nachweis von Brückennekrosen oder multiplen Azinus-Nekrosen **(Empfehlungsgrad A; 5, 16)**. Bei Fällen, die diese Kriterien nicht erfüllen, basiert die Thera-

pieentscheidung auf Klinik und individuellen Aspekten des Patienten **(Empfehlungsgrad D; 5, 16)**. Bei Vorliegen einer inaktiven Zirrhose, weiteren Erkrankungen oder Unverträglichkeit der Medikamente kann auf eine Behandlung verzichtet werden **(Empfehlungsgrad D; 5, 16)**. Eine Schwangerschaft ist keine Kontraindikation zur Fortführung der immunsuppressiven Therapie **(Empfehlungsgrad C; 20)**.

Akuter Schub

Die initiale Therapie besteht aus der Gabe von Prednisolon (40–60 mg/Tag, z.B. Decortin H®, Decaprednil®), wobei sich die Ausgangsdosis nach Körpergewicht und Aktivität der Erkrankung richtet. Wöchentlich wird um 10 mg reduziert, bis eine Dosis von 30 mg/Tag erreicht ist. Ab diesem Zeitpunkt wird in wöchentlichen 5-mg-Schritten bis zur Erhaltungsdosis reduziert (Konsensus der DGVS). Diese richtet sich nach der Krankheitsaktivität (Transaminasenaktivität). Die alleinige Steroidtherapie sollte bei vorbestehender Zytopenie, einem kurzfristigen Therapieversuch (<6 Monate), Schwangeren, geplanter Schwangerschaft, bekanntem Malignom und Thiopurinmethyltransferase-Mangel durchgeführt werden.

Alternativ kann vorzugsweise mit einer Kombinationstherapie aus Prednisolon (30 mg/Tag) und Azathioprin (DGVS: 1–1,5 mg/kg Körpergewicht, AASLD: 50 mg; z.B. Azafalk®, Imurek®) begonnen werden. Im Einzelfall ist zwischen dem steroideinsparenden Effekt von Azathioprin und seinen Nebenwirkungen gerade bei jungen Patientinnen abzuwägen. Die Kombination wird vorzugsweise eingesetzt bei einer Therapiedauer > 6 Monate, erhöhtem Risiko für Steroidnebenwirkungen, postmenopausalen Frauen, Vorliegen psychischer Erkrankungen, Osteoporose, schwer einstellbarem Diabetes mellitus, labiler Hypertension oder Adipositas. Ein deutlicher Abfall der Transaminasen tritt nach einem Monat ein. Eine komplette Remission ist bei Besserung des Allgemeinbefindens, Normalisierung der Transaminasen innerhalb eines Jahres für mindestens sechs Monate unter einer Erhaltungstherapie oder bei histologisch fehlender oder nur minimaler Entzündungsaktivität erreicht.

Patienten in Remission

Als *komplette Remission* wird auch eine Verschwinden der Symptome und eine mindestens 50%ige Verbesserung aller Leberfunktionstests während des ersten Behandlungsmonats angesehen. Die Transaminasen sollten dabei innerhalb eines halben Jahres auf weniger als den zweifachen Normalwert fallen (Konsensus der DGVS).

Von einer *partiellen Remission* wird gesprochen, wenn eine klinische Besserung mit einer mindestens 50% Verbesserung der Leberwerte in den ersten zwei Behandlungsmonaten einhergeht und wenn nach einem Jahr trotz stetig weiterem Abfall der Transaminasen immer noch erhöhte Werte (GOT, GPT) vorliegen. Dies gilt auch für den Nachweis einer fortbestehenden histologischen Krankheitsaktivität nach sechs Monaten trotz klinischer Besserung und biochemischer Normalisierung.

Die *Erhaltungstherapie* nach Erreichen der Remission besteht aus 2,5–10 mg Prednisolon pro Tag allein oder in Kombination mit Azathioprin (1 mg/kg Körpergewicht). Eine alleinige Azathioprin-Erhaltungstherapie in höherer Dosierung (2 mg/kg Körpergewicht) sollte erst nach einer einjährigen vollständigen Remission begonnen werden **(Empfehlungsgrad B; 5, 16)**. Ein Krankheitsrückfall ist charakterisiert durch einen Wiederanstieg der Transaminasen und der γ-Globuline. Diese Patienten haben ein erhöhtes Risiko für die Ausbildung einer Zirrhose, von Ösophagusvarizen und Tod durch Leberversagen.

Eine *Beendigung der immunsuppressiven Therapie* ist nach langanhaltender Remission nur bei einer kleineren Zahl der Patienten erfolgreich, die Mehrheit der Patienten bedarf einer lebenslangen Immunsuppression. Bei Patienten, die eine komplette Remission erreicht hatten (keine Symptome, Transaminasen unter dem zweifachen der Norm, minimale oder fehlende Entzündungsaktivität in der Leber), wurde in einer retrospektiven Untersuchung die immunsuppressive Therapie über 6 Wochen ausgeschlichen und unter regelmäßigen klinischen und GPT-Kontrollen der weitere Verlauf beobachtet. 21% dieser Patienten blieben in kompletter Remission **(Empfehlungsgrad C; 5, 16)**. Eine erneute Therapie mit anschließendem Auslaßversuch führte bei weiteren 28% zu einer dauerhaften Remission.

Ein Auslaßversuch der immunsuppressiven Therapie sollte frühestens nach zwei Jahren **(Empfehlungsgrad C; 5, 16)** unter engmaschiger laborchemischer Kontrolle und nach vorheriger zusätzlicher histologischer Sicherung des Erreichens der kompletten Remission versucht werden. Nur bei Vorliegen normaler Transaminasen und Fehlen mononukleärer Zellen in der Histologie ist ein Auslaßversuch erfolgversprechend **(Empfehlungsgrad D; 5, 16)**. Prednisolon wird unter monatlicher Transaminasenkontrolle alle 3 Monate um 2,5 mg reduziert. Azathioprin wird um 25 mg alle 4 Wochen abgebaut.

Sonderfälle

Schwangerschaft und Autoimmun-Hepatitis: Bei einer Schwangerschaft von Patientinnen mit autoimmuner Hepatitis in Remission sollte die zuletzt durchgeführte Erhaltungstherapie fortgeführt werden, um keinen Krankheitsschub zu riskieren **(Empfehlungsgrad C; 5, 16)**. Vorzugsweise sollte vor einer geplanten Schwangerschaft eine Monotherapie mit Prednisolon erfolgen. Aufgrund der endogenen Immunsuppression während der Schwangerschaft kommt es selten zu Erkrankungsschüben. Nach der Entbindung ist in den folgenden Wochen gelegentlich mit einer Exazerbation der Erkrankung zu rechnen, so daß unmittelbar nach der Geburt die Kombinationstherapie wieder aufgenommen und bei einem Anstieg der Transaminasen die Dosis vorübergehend erhöht werden sollte.

Therapieversager: Etwa 80% der Patienten zeigen unter immunsuppressiver Therapie ein komplettes Ansprechen. Bei Nichtansprechen sollte die Diagnose überprüft und gegebenenfalls eine Behandlung mit anderen immunsuppressiven Medikamen-

ten (Ciclosporin A, Tacrolimus, Mycophenolat-Mofetil) möglichst innerhalb von Studien erfolgen.
Leberzirrhose: Bei fortgeschrittenen Fällen mit dekompensierter Leberzirrhose (hepatische Enzephalopathie, Ascites, Varizenblutung) und medikamentösem Therapieversagen kann eine Lebertransplantation erwogen werden. Die Prognose dieser Patienten ist nach Lebertransplantation sehr gut; nur selten kommt es im Transplantat zum Wiederauftreten der Grundkrankheit, die dann auf eine Erhöhung der Basis-Immunsuppression gut anspricht.
Bei **HCV-Infektion** (HCV-RNA-positiv) und Nachweis von Autoantikörpern wird, wenn weitere Kriterien für eine Autoimmun-Hepatitis fehlen, eine Interferon-Therapie eingeleitet. Bei ausgeprägten Merkmalen einer Autoimmun-Hepatitis kann primär ein Versuch mit Prednisolon gemacht werden.
Begleitmedikation: Unter der Therapie sollte bei allen Patienten mit autoimmuner Hepatitis eine Osteoporoseprophylaxe erfolgen. Hierzu werden Kalzium (1 g/Tag als Brausetabletten) und Vitamin D (1250 µg, Vigantoletten®) oder Bisphosphonate verordnet. Bei Patientinnen nach der Menopause ist zusätzlich die Substitution von Östrogenen sinnvoll.

7.4 Primär biliäre Zirrhose (PBC)

Symptome sind chronischer Juckreiz, Fettverdauungsstörungen, allgemeines Krankheitsgefühl, diffuser Oberbauchschmerz im rechten oberen Quadranten, Gewichtsverlust und in Spätstadien Ikterus, häufig begleitet von Xanthelasmen vor allem periorbital und periartikulär. Betroffen sind fast ausschließlich Frauen. Der Verlauf ist langsam progredient und geht unbehandelt über mehr als ein Jahrzehnt. In 10% der Fälle finden sich zusätzlich die Symptome des CREST-Syndroms.

Ausschlußdiagnostik

Normale oder nur diskret erhöhte Werte der γ-GT und der alkalischen Phosphatase im Serum schließen die Diagnose einer primär biliären Zirrhose aus. Unwahrscheinlich ist die Diagnose auch, wenn bei Kontrollen über mindestens ein Jahr die antimitochondrialen Antikörper bei bestehender Cholestase (AP und γ-GT-Erhöhung) negativ bleiben.

Nachweisdiagnostik

Bei weit über 90% der Patientinnen werden schon früh im Verlauf antimitochondriale Antikörper (AMA) im Serum nachweisbar. Spezifisch für die Diagnose PBC sind insbesondere die Anti-M2-Antikörper. Für die präzise Diagnose und Abschätzung des klinischen Verlaufs sollten die PBC-spezifischen von anderen antimitochondrialen Autoantikörpern differenziert werden.
Histologisch findet sich eine nichteitrige, destruierende Cholangitis mit fortschreitendem Übergang in eine biliäre Zirrhose. Pathognomonisch sind Granulome, die aus untergegangenen Gallengängen hervorgehen. Diese sind jedoch nicht in jedem Fall in der Biopsie auffindbar.

Die Bedeutung der Histologie liegt insbesondere in der Stadieneinteilung. Es werden vier Stadien (I bis IV) von der minimal destruierenden, nichteitrigen Cholangitis (I) bis zur kompletten Zirrhose (IV) unterschieden. Die Stadieneinteilung ist prognostisch und zur Abschätzung der Therapieaussichten von Bedeutung.
Die ERCP zeigt bei der primär biliären Zirrhose in Frühstadien keine Veränderungen, später entsteht das Bild eines entlaubten Baumes. Im Gegensatz zur primär sklerosierenden Cholangitis (PSC) ist die ERCP bei der PBC entbehrlich. Sie dient bei cholestatischem Krankheitsbild lediglich zum differentialdiagnostischen Ausschluß einer PSC.

Therapie

Die **Allgemeinmaßnahmen** (Konsensus der DGVS) richten sich gegen die Folgen eines Mangels an fettlöslichen Vitaminen und die Osteopenie. Die Therapie der Osteopenie besteht in folgenden Maßnahmen: körperliche Aktivität, Gabe von Kalzium (mindestens 1 g/Tag bei normalen Kalziumspiegeln in Serum und Urin), Östrogenapplikation bei postmenopausalen Frauen, Vitamin D bei erniedrigtem 25-OH-Vitamin-D-Serumspiegel und Meiden von Medikamenten, die Osteoporose erzeugen (**Empfehlungsgrad C; 5**). Bei nachgewiesenem Vitaminmangel (Bestimmung von Quickwert und Serum-25-OH-Vitamin-D bei Ikterus alle sechs Monate mit klinischer Untersuchung) ist eine orale oder vorzugsweise parenterale Substitution empfohlen. Bisphosphonate zeigten sich im Gegensatz zu Calcitonin in ersten kontrollierten Untersuchungen als wirksam (Etidronat; Didronel®; 400 mg/Tag über 14 Tage p.o., anschließend über 76 Tage 500 mg Kalzium täglich).
Der Juckreiz kann ein schwerwiegendes und schwer zu behandelndes Symptom bei einer fortgeschrittenen primär biliären Zirrhose mit Cholestase sein. Da den im Blut akkumulierenden Gallensäuren eine pathogenetische Rolle zugesprochen wird, werden Substanzen wie Colestyramin (Quantalan® 50, Pulver, einschleichend bis zu 4 Beutel/Tag) oder Colestipol (Cholestabyl®, Granulat, bis zu 6 Beutel verteilt auf drei tägliche Dosen) zur intestinalen Bindung und Ausscheidung dieser Substanzen eingesetzt (**Empfehlungsgrad III**). Alternativen stellen Rifampicin, Antihistaminika, Opiatantagonisten und in schweren Fällen die Lebertransplantation dar.
Ursodesoxycholsäure (Cholofalk®, 10–15 mg/kg Körpergewicht am Abend oder in drei Dosen über den Tag verteilt) ist die Standardtherapie im **Stadium I bis III**, da sie nicht nur zu einer Besserung der Leberfunktion, des Juckreizes und der biochemischen Parameter, sondern auch zu einer Verlängerung der Zeit bis zu einer eventuell notwendig werdenden Lebertransplantation führt (**Empfehlungsgrad A; 5**). Falls gleichzeitig Colestyramin gegeben wird, sollte der Abstand zwischen den Einnahmen beider Medikamente vier Stunden betragen.
In **fortgeschrittenen Stadien mit Ikterus** ist eine medikamentöse Therapie weniger erfolgversprechend und sollte zur Evaluation einer Lebertrans-

plantation (Therapie der Wahl im Endstadium, Stadium IV) führen (**Empfehlungsgrad A; 5**). Eine Behandlung der primär biliären Zirrhose mit Ursodesoxycholsäure während der Schwangerschaft ist vertretbar, aber noch nicht zugelassen. Ausreichende Evidenz für eine generelle Empfehlung einer immunsuppressiven Therapie liegt nicht vor. Kombinationen von Ursodesoxycholsäure mit Colchicin, Azathioprin, Budesonid oder Methotrexat sollten außerhalb von Studien nicht eingesetzt werden. Dies gilt auch für eine Monotherapie mit D-Penicillamin, Colchicin, Azathioprin, Chlorambucil, Ciclosporin und Methotrexat.

Liegt ein sogenanntes „**Overlapsyndrom**" mit eindeutigen klinischen und histologischen Kriterien für eine primär biliäre Leberzirrhose und Autoimmun-Hepatitis vor, kann mit Steroiden und Ursodesoxycholsäure behandelt werden (**Empfehlungsgrad D; 5**). Die Indikation zur immunsuppressiven Therapie ist insbesondere dann zu stellen, wenn ein deutlicher Transaminasenanstieg (> 5–10fache der Norm) und histologisch Brückennekrosen, multilobuläre Nekrosen oder schwere Mottenfraßnekrosen vorliegen. Bei einer Autoimmuncholangitis kann ein Versuch mit Ursodesoxycholsäure und bei Versagen mit Steroiden gemacht werden (IV).

7.5 Primär sklerosierende Cholangitis (PSC)

Die Symptome der primär sklerosierenden Cholangitis ähneln denen der primär biliären Zirrhose. Die Krankheit ist jedoch rascher progredient und betrifft Männer und Frauen im Verhältnis 2:1. Die PSC ist eine potentielle Präkanzerose. Gehäuft entstehen Gallengangskarzinome, die gelegentlich über den dann entstehenden Verschlußikterus überhaupt erst zur Diagnose führen.

Ausschlußdiagnostik

Eine normale ERCP schließt die Diagnose einer primär sklerosierenden Cholangitis aus.

Nachweisdiagnostik

Pathognomonisch sind laborchemische Zeichen der Cholangitis (alkalische Phosphatase und γ-GT deutlich erhöht) und gleichzeitiger Nachweis von „perlschnurartigen" Kaliberunregelmäßigkeiten in der ERCP. Fortgeschrittene Verläufe zeigen bizarre Zerstörungen des Gallengangsystems. Differentialdiagnostisch schwierig von bereits bestehenden Gallengangskarzinomen abzugrenzen sind segmentale Stenosen, besonders wenn sie im Bereich der Hepatikusgabel auftreten, einer Prädilektionsstelle für die Entstehung von Karzinomen im Verlauf der PSC.

Ein erheblicher Teil der Patienten hat gleichzeitig oder in der Vorgeschichte eine Colitis ulcerosa. Bei etwa 60% der Patienten sind p-ANCA (antizytoplasmatische Antikörper) im Serum nachweisbar. Diese tragen jedoch wegen ihrer zu geringen Sensitivität und Spezifität nichts wesentliches zur Diagnostik bei. Histologisch ist das Bild der PSC oft nicht sicher von extrahepatischen Gallenwegsverschlüssen zu differenzieren. Die Histologie dient bei der PSC daher eher zum Ausschluß bakterieller Superinfektionen, die als Komplikation im Verlauf häufig gesehen werden.

Therapie

Therapieziele bei der primär sklerosierenden Cholangitis sind die Behandlung von Symptomen und Komplikationen (Mangel an fettlöslichen Vitaminen, dominante biliäre Strikturen, Osteopenie, cholangioläres Karzinom) sowie Versuche den zu Grunde liegenden Krankheitsprozeß zu beeinflussen. Prinzipiell ist eine medikamentöse, endoskopische oder operative Therapie möglich (Konsensus der DGVS).

Für die primär sklerosierende Cholangitis existiert derzeit keine in Studien abgesicherte medikamentöse Therapie mit einer signifikanten Beeinflussung des natürlichen Verlaufs (**Empfehlungsgrad A; 5, 22, 31**). Ursodesoxycholsäure (Cholofalk®, 10–15 mg/kg Körpergewicht am Abend oder in drei Dosen über den Tag verteilt) hat positive Effekte auf biochemische Blutparameter und fraglich auf die Histologie (**Empfehlungsgrad A; 5, 22, 31**). Der Zeitpunkt für eine Lebertransplantation kann durch diese Behandlung nicht hinausgeschoben werden, und eine Lebensverlängerung wird nicht erzielt. Die Einmalgabe erwies sich als gleich gut wie eine Dosisverteilung über den Tag (**Empfehlungsgrad A; 5, 22, 31**). Höhere Dosen von Ursodesoxycholsäure scheinen in Pilotstudien bessere Ergebnisse zu zeigen. Die Gabe dieser Gallensäure ist nicht sinnvoll bei dekompensierter Leberzirrhose oder bei einem Bilirubin von > 15 mg%. Immunsuppressiva oder antifibrotische Substanzen zeigten in kleinen Studien keine Wirkung. Die medikamentöse Therapie umfaßt zusätzlich die bei der primär biliären Zirrhose geschilderten Allgemeinmaßnahmen bei Cholestase.

Endoskopische oder interventionelle Eingriffe an den Gallenwegen dienen der Verbesserung des Gallenflusses durch Dilatation und/oder Überbrückung von Strikturen (sog. dominante Stenosen) mit Hilfe von Ballondilatationen und/oder der Implantation von Plastikendoprothesen (**Empfehlungsgrad B; 5, 22, 31**). Sie sollten in definierten Intervallen (alle 4 Wochen) oder bei klinischen Zeichen eines Prothesenverschlusses gewechselt werden (Konsensus der DGVS). Eine Begleitmedikation als Okklusionsprophylaxe ist nicht gesichert. Bei Stenosen muß immer an die Entwicklung eines cholangiolären Karzinoms gedacht werden, für das treffsichere diagnostische Methoden nicht zur Verfügung stehen.

Chirurgische Eingriffe an den Gallenwegen sind nur sehr selten indiziert und sollten nach Möglichkeit vermieden werden. Bei Patienten mit Leberzirrhose und assoziierten Komplikationen (hepatische Enzephalopathie, Varizenblutungen, therapieresistenter Ascites mit oder ohne spontan bakterielle Peritonitis), rezidivierenden bakteriellen Cholangitiden, therapierefraktärem Ikterus, Kachexie oder persistierendem Ikterus (> 100–150 µmol/l) sollte eine Lebertransplantation erwogen werden. Sie ist die einzige effektive Therapieoption.

7.6 Morbus Wilson

Die Symptome der hepatolentikulären Degeneration sind sehr variabel. Neben rein neurologisch-psychiatrischen Bildern sieht man Verläufe, in denen die Lebererkrankung lange Zeit allein im Vordergrund steht.
Die Symptome der Lebererkrankung beim M. Wilson sind ebenfalls unterschiedlich. Akute, fulminant tödliche Bilder mit schwerem Ikterus und Leberversagen sind möglich. Daneben werden, unter dem klinischen Bild chronischer Hepatitiden unterschiedlicher Aktivität, alle Formen chronischer Leberkrankheiten beobachtet. Bei unklaren Lebererkrankungen von Patienten unter 35 Jahren sollte daher immer ein M. Wilson ausgeschlossen werden.

Ausschlußdiagnostik

Eine normale Kupferausscheidung bei nicht beeinträchtigter Nierenfunktion schließt das Vorliegen eines M. Wilson aus.

Nachweisdiagnostik

Die Diagnose stützt sich auf eine Kombination typischer Befunde, die alle für sich allein nicht beweisend, im Zusammenhang jedoch diagnostisch sind. Man findet niedrige Coeruloplasminspiegel (< 20 mg% in 90% der Fälle), eine deutlich erhöhte Urin-Kupferausscheidung, einen Kayser-Fleischer-Kornealring bei Spaltlampenuntersuchung am Auge und einen deutlich erhöhten Kupfergehalt im Lebergewebe (> 700 µg/g Trockengewicht; normal < 50 µg/g). Akut fulminante Fälle sind oft von Hämolyse und einer diskrepant niedrigen Enzymaktivität im Serum gekennzeichnet. Fast immer liegt zum Diagnosezeitpunkt schon eine Zirrhose vor. Die Familien der Patienten mit M. Wilson sollten durchuntersucht werden, um insbesondere bei Geschwistern (25% Wahrscheinlichkeit) das Vorliegen einer Kupferspeicherkrankheit auszuschließen.
Ähnlich wie bei der Hämochromatose ist der Gendefekt, der für den M. Wilson verantwortlich ist, bekannt. Anders als bei der Hämochromatose liegen jedoch zahlreiche unterschiedliche Mutationen des Wilson-Gens vor, so daß eine routinemäßige Bestimmung des Gendefekts in der Diagnostik des M. Wilson derzeit nicht sinnvoll ist.

Therapie

Eine lebenslange Therapie ist bei symptomatischen und asymptomatischen Patienten notwendig. Ziel der Behandlung ist es, Kupfer aus dem Organismus mit Hilfe von Chelatbildnern zu eliminieren und/oder die weitere enterale Kupferaufnahme zu verhindern. Mittel der ersten Wahl ist Penicillamin (Metalcaptase®, Trolovol®), in einer Dosierung von 4 × 300–600 mg/Tag p.o. und jeweils eine halbe Stunde vor oder zwei Stunden nach den Mahlzeiten eingenommen.
Die Therapieüberwachung erfolgt durch Messung der Kupferausscheidung im 24-Stunden-Urin, nachdem vor der Sammlung die Medikation vorübergehend für 48 Stunden abgesetzt wurde. Für die Therapieüberwachung ist auch die Bestimmung des freien Kupfers im Serum sowie die Kontrolle von Blutbild und Kreatinin erforderlich (wöchentlich im ersten Therapiemonat, monatlich im ersten Jahr). Bei Stabilisierung der Krankheit kann die Erhaltungsdosis von 0,6–1,2 g Penicillamin/Tag empfohlen werden. Eine Substitution mit 25 mg Pyridoxin (Vitamin B_6) täglich ist erforderlich. Frühe und späte, zum Teil schwerwiegende Nebenwirkungen sind unter dieser Therapie zu beachten.
Zwingen die Nebenwirkungen zum Abbruch der Penicillamin-Therapie, muß auf Triäthylentetramin (Trien®) umgesetzt werden. Die Dosierung liegt bei 3 × 250–750 mg/Tag p.o. auf nüchternen Magen.
Diätetische Maßnahmen bestehen im Meiden von stark kupferhaltigen Nahrungsmitteln und sind lediglich als adjuvante Maßnahmen anzusehen. Die Lebertransplantation ist indiziert bei akutem Leberversagen und dekompensierter Leberzirrhose ohne Besserung durch eine medikamentöse Therapie. Therapierefraktäre neurologische Symptome ohne Leberversagen sind keine Indikation für eine Lebertransplantation.

7.7 Hereditäre Hämochromatose

Zu den Symptomen gehören bronzefarbene Verfärbung der Haut, Diabetes mellitus, Hepatomegalie, Arthralgien, Hodenatrophie und Herzinsuffizienz. Die Patienten erscheinen adynam.

Ausschlußdiagnostik

Ein normaler Eisengehalt in der Leber, erkennbar nach Eisenfärbung in histologischen Präparaten, schließt eine Hämochromatose aus.

Nachweisdiagnostik

Die Diagnose wird durch die bronzefarbene Haut, den Diabetes, ein hohes Serum-Ferritin (> 700 µg/l, normal 15–200 µg/l) und eine pathologische Transferrinsättigung (> 60%) gestellt. Sie kann gesichert werden durch den sogenannten Eisenindex in der Leberbiopsie. Hierfür dividiert man den quantitativen Eisengehalt (mg/g Trockengewicht) des Lebergewebes durch das Lebensalter des Patienten. Die Diagnose einer homozygoten Hämochromatose ist gesichert bei einem Eisenindex von > 2. Auch die familiäre Vorgeschichte ist ein diagnostisches Kriterium.
Der genetische Defekt der Hämochromatose-Patienten konnte 1997 durch die Charakterisierung des „HFE"-Gens näher beschrieben werden. Über 90% der Patienten zeigen eine charakteristische, homozygote Mutation dieses Gens an Position 282 (C nach Y). Patienten, die für diese Mutation nur heterozygot-positiv sind, können als Hämochromatose-Träger durch den gleichzeitigen Nachweis einer selteneren Mutation an Position 63 (H nach D) charakterisiert werden. Zum Nachweis dieser Mutationen stehen heute in vielen größeren Labors Genotypisierungs-Assays zur Verfügung.

Therapie

Eine Behandlung ist indiziert bei asymptomatischen und manifest erkrankten Patienten. Therapie der Wahl ist die Aderlaßbehandlung. Diese wird lebenslang, beginnend mit zwei Aderlässen pro Woche mit abnehmender Frequenz, durchgeführt. Richtgrößen sind ein Hämoglobingehalt von 11–12 g/dl und eine Ferritinkonzentration von 20–50 µg/l.
Bei Normalisierung der Verlaufsparameter Ferritin und Transferrinsättigung kann die Aderlaßfrequenz auf vier bis acht Aderlässe pro Jahr reduziert werden. Ein Anstieg der Verlaufsparameter muß zu einer Erhöhung der Aderlaßfrequenz führen. Diabetes mellitus, Arthropathie, Leberzirrhose und Gonadenfunktionsstörungen sind durch diese Behandlung nicht reversibel. Selten ist die Indikation zu einer intravenösen Therapie mit Desferrioxamin (Desferal®) zu stellen (Anämie < 10 g/dl). Die Ergebnisse der Lebertransplantation bei dekompensierter Leberzirrhose sind bei primärer Hämochromatose im Vergleich zu anderen Indikationen schlechter.

7.8 α_1-Antitrypsin-Mangel

Das klinische Bild reicht von frühkindlichen Cholestasesyndromen über hepatitisähnliche Bilder bis zur Zirrhose.

Ausschlußdiagnostik

Eine normale α_1-Zacke in der Serumelektrophorese sowie der Nachweis eines anderen α_1-Genotyps als PiZZ oder PiZM durch Phänotypisierung schließt einen α_1-Antitrypsin-Mangel mit Leberschädigung aus.

Nachweisdiagnostik

Die Diagnose wird durch eine abnorm niedrige α_1-Globulin-Fraktion in der Serumelektrophorese und den Nachweis von Perjodsäure-Schiff-positiven, proteaseresistenten Einschlüssen in den Hepatozyten im Biopsat nachgewiesen. Die Phänotypisierung der Patienten für das α_1-Antitrypsin zeigt bei Leberschädigung obligat das Vorliegen eines PiZZ- oder PiZM-Phänotyps.

Therapie

Die Behandlung der Lebererkrankung ist rein symptomatisch. Sie beinhaltet strikte Alkoholkarenz sowie die eventuelle Behandlung von Komplikationen der Leberzirrhose. Eine Substitution mit α_1-Antitrypsin ist wirkungslos und kontraindiziert. Die einzige kausale therapeutische Option stellt die Lebertransplantation dar.

7.9 Arzneimittelinduzierte Leberschäden

Ausschlußdiagnostik

Leider gibt es bis heute keine zuverlässigen Kriterien für die Ausschlußdiagnostik arzneimittelinduzierter Leberschäden.

Nachweisdiagnostik

Die viralen Marker sind negativ. Gelegentlich finden sich assoziierte extrahepatische Hypersensitivitätssymptome, wie Hautausschläge, Fieber, periphere Eosinophilie oder Arthralgien. Obwohl nicht spezifisch für medikamententoxische Schäden, erhöht das Vorliegen solcher Symptome die Wahrscheinlichkeit, daß eine toxische Leberschädigung vorliegt. Auch ist das klinische Bild manchmal dem einer autoimmunen Hepatitis sehr ähnlich, mit Ikterus, Hepatosplenomegalie, Hypergammaglobulinämie und Nachweis autoimmuner Marker, wie antinukleärer Antikörper, LKM-Antikörper (insbesondere LKM-2- und LM-Antikörper).
Die Leberbiopsie zeigt typischerweise eine mikrovesikuläre Verfettung, gelegentlich sind Mallory-Bodies nachweisbar.

Therapie

Das Absetzen des auslösenden Medikaments ist entscheidend. Bei extrahepatischer Manifestation einer allergisch bedingten Leberschädigung durch Arzneimittel ist eine Kortikosteroidtherapie indiziert. Bei Intoxikation mit speziellen Medikamenten sind ggf. entsprechende Antidote (z.B. N-Acetylcystein bei Paracetamol-Intoxikation), anderer spezielle Entgiftungsmaßnahmen erforderlich. Gelegentlich kann eine Lebertransplantation notwendig sein.

Prophylaxe

Eine Früherkennung von arzneimittelbedingten Schädigungen der Leber ist bei Vorliegen einer Idiosynkrasie nicht möglich. Andere Medikamente zeigen eine dosisabhängige Zellschädigung, die frühzeitig erkennbar wird.
Entscheidend ist eine erhöhte Aufmerksamkeit für die Möglichkeit, daß medikamentöse Leberschäden beim Neuansetzen eines Arzneimittels, aber auch im späteren Verlauf (z.B. Diclofenac, Valproinsäure) oder noch Wochen nach Beendigung der Therapie (z.B. Amoxicillin/Clavulansäure) auftreten können. Unter chronischer Einnahme von Diclofenac sind die Serumtransaminasen alle drei bis sechs Monate zu bestimmen. Bei Anstieg der Enzymaktivitäten auf mehr als den dreifachen Normwert wird das nichtsteroidale Antirheumatikum abgesetzt.
Unter tuberkulostatischer Therapie mit Isoniazid tritt bei etwa 10% der Patienten eine harmlose Hepatitis auf, die bei Fortführung der Behandlung abklingt. Dabei werden Anstiege der Transaminasenaktivitäten bis zum Fünffachen der oberen Normgrenze toleriert. Bei 1% der mit Isoniazid behandelten Patienten kommt es jedoch zu einer schwer verlaufenden Hepatitis. Treten grippeähnliche Symptome oder Zeichen einer Lebererkrankung auf, sollten sofort die Leberwerte bestimmt und die Therapie gegebenenfalls beendet werden.
Methotrexat kann zu einer Leberfibrose führen, die mit den üblichen Leberfunktionsproben nicht zu erkennen ist. Lediglich die Histologie erlaubt eine Früherkennung. Da jedoch das Blutungsrisiko bei der Leberpunktion im Bereich des Risikos einer methotrexatbedingten Leberschädigung liegt, wird vor

Therapiebeginn lediglich dann eine Biopsie empfohlen, wenn dazu Hinweise auf eine Leberschädigung gegeben sind. Eine vor Behandlungsbeginn nachgewiesene Schädigung der Leber bedeutet eine relative Kontraindikation gegen Methotrexat. Im Verlauf der Therapie sollte eine Biopsie erfolgen, wenn die Transaminasen eine kontinuierliche Erhöhung zeigen oder die Syntheseleistung abnimmt (Albuminabfall) **(Empfehlungsgrad D; 2)**.

7.10 Alkoholische Leberschäden

Ausschlußdiagnostik

Normale oder nur diskret erhöhte γ-GT-Werte und fehlende Verfettung ohne Zirrhose in der Leberbiopsie schließen das Vorliegen einer aktuellen alkoholischen Leberschädigung aus.

Nachweisdiagnostik

Mäßig erhöhte GOT- und GPT-Werte, typischerweise mit führend erhöhter GOT, deutlich erhöhte γ-GT-Werte und ein erhöhter IgA-Spiegel sind Hinweise auf Alkohol als Ursache einer Leberschädigung. Desialo-Transferrin (carbohydrate deficient transferrin, CDT) ist ein nützlicher Marker exzessiver Alkoholeinnahme. In der Leberbiopsie dominieren eine großtropfige Verfettung, unterschiedlich ausgeprägte zelluläre Infiltrationen und perizentrale Fibrosierung.
Regelmäßig findet sich eine Makrozytose (MCV > 95 fl). In späten Stadien sind periphere Polyneuropathien und alkoholtoxische Kardiomyopathien nachweisbar.
Eine beweisende Diagnostik für das Vorliegen alkoholtoxischer Leberschäden existiert nicht, aber die Diagnose wird bei gleichzeitigem Vorliegen mehrerer der obengenannten Befunde wahrscheinlich.

Therapie

In allen Stadien der Erkrankung (Fettleber, Fettleberhepatitis, Leberzirrhose) ist die Beendigung des Alkoholkonsums entscheidend. Die schwere alkoholische Fettleberhepatitis stellt eine Sonderform der alkoholischen Leberschädigung mit schlechter Prognose dar. Sie entwickelt sich auf dem Boden einer chronischen Lebererkrankung. In Studien wurden Steroide, Pentoxifyllin (Trental®) und eine rein enterale Sonden-Ernährung erfolgreich eingesetzt.
Patienten mit **akuter alkoholischer Fettleberhepatitis** profitieren nur von der Gabe von *Kortikosteroiden* (6), wenn eine schwere Erkrankung vorliegt (niedriger Quickwert, Anstieg des Bilirubinspiegels im Blut und Auftreten einer hepatischen Enzephalopathie). Unter diesen Bedingungen sinkt die Mortalität um 25 %, wobei eine 44 %ige Sterblichkeit insbesondere durch septische Komplikationen weiter vorhanden ist. Beim Vergleich der Steroidtherapie (40 mg/Tag über 4 Wochen) mit einer alleinigen *enteralen Sondenkost* (2000 kcal/Tag) zeigte sich in der Nachbeobachtungsphase unter Sondenernährung eine geringere Mortalität. Unter Kortikosteroiden waren 9 von 10 der Todesfälle auf Infektionen zurückzuführen.

Unter der Gabe von *Pentoxifyllin* (Trental®) in einer Dosierung von 3 × 400 mg p.o konnte bei Patienten mit akuter Fettleberhepatitis eine Absenkung der Mortalität um fast 50 % erzielt werden (1). Ursächlich hierfür war eine deutliche Abnahme der Sterblichkeit an einem hepatorenalen Syndrom. Hierbei wird der hemmende Effekt von Pentoxifyllin auf den Tumornekrosefaktor ausgenutzt, der eine wichtige Rolle in der Pathogenese der alkoholischen Fettleberhepatitis spielt. Trotz dieser Ergebnisse bleiben weitere Studien abzuwarten, bevor eine endgültige Therapieempfehlung gegeben werden kann.
Kontrollierte randomisierte Studien zur Wirkung von *Silymarin* bei Patienten mit **alkoholischer Leberzirrhose** sind widersprüchlich, so daß derzeit keine Empfehlung gegeben werden kann. Colchizin **(Empfehlungsgrad A; 25)**, Propylthiouracil **(Empfehlungsgrad A; 25)**, Malotinat **(Empfehlungsgrad A; 25)** und S-Adenosylmethionin **(Empfehlungsgrad A; 25)** haben keine signifikante Wirkung. Bei dekompensierter Leberzirrhose profitieren Patienten mit einer Alkoholkarenz von mindestens 6 Monaten **(Empfehlungsgrad B; 25)** und höherer Child-Klassifikation **(Empfehlungsgrad B; 25)** von einer Lebertransplantation.

7.11 Nicht-alkoholische Leberschäden

Therapie

In Abhängigkeit vom histologischen Schweregrad reicht die Therapie vom bloßen Beobachten bis zur Lebertransplantation. Eine spezifische Therapie ergibt sich nicht bei Vorliegen einer ausschließlichen Verfettung. Eine langsame Gewichtsreduktion bei Übergewicht, eine gute Einstellung eines Diabetes mellitus und das Meiden von Alkohol oder auslösenden Medikamenten sind zu empfehlende Maßnahmen **(Empfehlungsgrad C; 2)**. Ein intestinale oder gastrale Bypassoperation zur Gewichtsreduktion sollte vermieden werden. Die Behandlung einer nachgewiesenen Dünndarmfehlbesiedlung mit Metronidazol ist eine mögliche Option **(Empfehlungsgrad D; 2)**. Die Substitution von Cholin erwies sich bei längerdauernder parenteraler Ernährung als günstig aber noch nicht ausreichend belegt. Eine Besserung der biochemischen Parameter zeigte sich unter der Einnahme von Ursodesoxycholsäure, Metformin, Thiazolidindionen, Vitamin E, N-Acetylcystein und Clofibrat, ohne daß hieraus eine allgemeingültige Therapieempfehlung abgeleitet werden kann.

7.12 Gefäßerkrankungen der Leber

Die Symptome bei Gefäßerkrankungen der Leber sind abhängig vom Ort der Minderperfusion. Bei Lebervenenverschluß (Budd-Chiari-Syndrom) finden sich eine akute Hepatomegalie, Zeichen der portalen Hypertension mit Aszites und Nierenfunktionsstörungen sowie eine rasch progrediente Abnahme der Lebersyntheseleistung. Bei der Pfortaderthrombose bleibt die Leberfunktion meist unverändert, während Aszites und Oberbauchschmerzen auf die akute Abflußstörung aus dem Splanchnikusgebiet hinweisen. Auch massive obere intestinale Blutungen sind häufig. Die Hämangiomatose der Leber (M. Osler) führt durch arteriovenöse Shunts zu einer arteriellen Minderversorgung der Gallenwege. Cholestatische Enzymveränderungen und bakterielle Cholangitiden sind häufig. Bei Leberbefall im Rahmen systemischer Vaskulitiden sind ebenfalls hauptsächlich die Gallenwege betroffen, entsprechend sieht man alle Schweregrade cholestatischer Krankheitsbilder mit Juckreiz und Ikterus.

7.12.1 Budd-Chiari-Syndrom (Lebervenenverschluß)

Ausschlußdiagnostik

Eine normale retrograde Phlebographie der Lebervenen mittels Ballonkatheter schließt das Vorliegen eines Budd-Chiari-Syndroms aus.

Nachweisdiagnostik

Die Doppler-Sonographie der Lebervenen kann die Diagnose meist sichern. In Zweifelsfällen ist die retrograde Phlebographie der Lebervenen notwendig. Indirekte Zeichen sind eine erhebliche Vergrößerung (reaktive Hypertrophie) des Lobus caudatus mit schlitzförmiger Einengung der V. cava. Meist gelingt der Nachweis des Lebervenenverschlusses auch durch ein Abdomen-Computertomogramm mit Kontrastmittel, vor allem wenn die venöse Phase aufgenommen wird.
Bei der Mehrzahl der Patienten liegt dem Lebervenenverschluß eine systemische Gerinnungsneigung zugrunde (Protein-S-Mangel, Protein-C-Mangel, Polycythaemia vera, Thrombozythämie, andere chronische myeloproliferative Erkrankung). Deswegen muß bei allen Patienten eine umfangreiche Thrombophilie-Diagnostik erfolgen (s. Kap. B – Thrombophile Diathese).

Therapie

Beim Budd-Chiari-Syndrom erfolgt eine symptomatische Therapie der Komplikationen der Lebererkrankung und ggf. eine Behandlung der zugrundeliegenden Erkrankung (Antikoagulation bei Protein-S- oder Protein-C-Mangel s. Kap B – Thrombophile Diathesen und Kap K – Blutgerinnungsstörungen in der Intensivmedizin). Shunt-Operationen, die Anlage eines transjugulären portosystemischen Stent-Shunts (TIPSS) und die Lebertransplantation sind Therapieoptionen in selektionierten Fällen **(Empfehlungsgrad D; 28)**.
Eine Lebertransplantation kann die Langzeitprognose der Patienten mit Budd-Chiari-Syndrom signifikant verbessern. Aber auch nach einer Transplantation muß die Antikoagulation fortgeführt werden, da Rezidive im Transplantat auftreten können.

7.12.2 Pfortaderthrombose

Ausschlußdiagnostik

Eine deutliche Darstellung der V. portae mit normalem Kaliber in der indirekten Splenoportographie schließt eine Pfortaderthrombose aus. Ebenso sicher ist der Ausschluß mit Hilfe der Farbdoppler-Sonographie.

Nachweisdiagnostik

Dopplersonographisch lassen sich sowohl komplette als auch partielle Pfortaderthrombosen sicher diagnostizieren.
Zu den Risikofaktoren einer Pfortaderthrombose wie auch eines Budd-Chiari-Syndroms gehören hämatologische Erkrankungen (s. 7.13.2), Zustand nach Peritonitis, Leberzirrhosen, Lebertumoren und Pankreaserkrankungen.

Therapie

Die zugrundeliegende Erkrankung und die Komplikationen der Pfortaderthrombose werden symptomatisch behandelt. Frische Pfortaderthrombosen bei nichtzirrhotischer Leber wurden wiederholt erfolgreich mit lokaler Lyse, evtl. in Kombination mit der Anlage eines TIPSS, therapiert **(Empfehlungsgrad C; 28)**.

7.12.3 Morbus Osler (hereditäre hämorrhagische Teleangiektasien)

Die meisten Patienten haben sichtbare Teleangiektasien auch an den Lippen und den sichtbaren Schleimhäuten von Mund und Nase. Bei der Mehrzahl ist die Leber ebenfalls betroffen. Die Symptome sind Hepatomegalie mit rechtsseitigem Oberbauchschmerz. Auch die Milz ist vergrößert. Durch das chronisch erhöhte Herzminutenvolumen entwickelt sich in Spätstadien eine Herzinsuffizienz.

Ausschlußdiagnostik

Eine unauffällige arterielle Angiographie der Leber schließt eine Leberbeteiligung bei M. Osler aus.

Nachweisdiagnostik

Teleangiektasien an sichtbaren Schleimhäuten sind ein deutlicher Hinweis. Neben unterschiedlich ausgeprägter, meist mäßiger Cholestase finden sich bei einem Teil der Patienten Strömungsgeräusche über der vergrößerten Leber. Zeichen des hyperdynamen Kreislaufs (Tachykardie, niedriger diastolischer Blutdruckwert) oder von pulmonalen Shunts sind ebenfalls bei diesem Krankheitsbild zu finden. Gesichert wird die Diagnose mit arterieller Angiographie, die ein spinnwebenartig hypervaskularisiertes Bild der Leber ergibt.

Therapie

Eine kausale Therapie der Teleangiektasien der Leber ist nicht möglich.
Bei Patienten mit deutlich erhöhtem Herzzeitvolumen und hauptsächlich in der Leber lokalisierten Shunts kann eine selektive Embolisation der zuführenden abdominellen Gefäße zu einer Verbesserung des splanchnischen Widerstands und zu einer Verminderung der Volumenbelastung des Herzens führen. Hierdurch läßt sich die gefürchtete Komplikation der zunehmenden Herzinsuffizienz bei einem Teil der Patienten zeitlich verzögern, die Leistungs-

fähigkeit und das Allgemeinbefinden werden verbessert (**Empfehlungsgrad D**).

7.13 Lebertumore

Tumoröse Veränderungen im Bereich der Leber sind häufig. Dabei stehen Metastasen anderer Primärtumoren, insbesondere des Gastrointestinaltrakts, im Vordergrund. Sie machen etwa 32% aller fokalen Leberläsionen aus. Unter den primären Lebertumoren sind gutartige von bösartigen zu unterscheiden, wobei die gutartigen dominieren, insbesondere die Hämangiome. Von den bösartigen primären Lebertumoren sind etwa 80% hepatozelluläre Karzinome, 10% sind cholangiozellulären Ursprungs.

7.13.1 Maligne Lebertumore

Die Symptome unspezifisch: Appetitlosigkeit, Gewichtsabnahme, rechtsseitiger oder diffuser Oberbauchschmerz. Bei den hepatozellulären Karzinomen liegt meist eine Leberzirrhose durch Hepatitisvirusinfektion, Alkoholabusus oder Hämochromatose oder eine sklerosierende Cholangitis vor.

Hepatozelluläres Karzinom (HCC)

Ausschlußdiagnostik

Fehlender Nachweis einer Raumforderung mittels bildgebender Verfahren sowie normale Serumspiegel des α_1-Fetoproteins (AFP) und des karzinoembryonalen Antigens schließen die Diagnose eines bösartigen Lebertumors aus. Normale AFP-Werte kommen jedoch vor. Besonders sensitiv ist die portale Computertomographie in Spiraltechnik.

Nachweisdiagnostik

Raumforderungen der Leber werden durch Sonographie, kontrastmittelunterstütztes CT oder Kernspintomographie dargestellt. Stark erhöhte AFP-Werte im Serum bei Erwachsenen, besonders bei Patienten mit Leberzirrhose sind ein Hinweis auf das Vorliegen eines hepatozellulären Karzinoms. Die Diagnose wird gesichert durch die histologische Untersuchung von Biopsien, die durch sonographisch oder CT-gesteuerte Punktionen gewonnen werden. Die Stadieneinteilung erfolgt nach der TNM-Klassifikation (Tab. A.7–1).

Therapie

Für die Therapie stehen unterschiedliche Behandlungsoptionen zur Verfügung, deren Wertigkeit im Vergleich noch nicht ausreichend durch kontrollierte Studien evaluiert wurde. Die Entscheidung über das jeweilige Therapieverfahren wird durch den Schweregrad der zugrundeliegenden Leberzirrhose und das Stadium des HCC bestimmt. Insbesondere bei palliativen Therapieverfahren ist ein individualisiertes Vorgehen angebracht, möglichst mit Einschluß der Patienten in Studien (Konsens der DGVS).
Die *chirurgische Resektion* ist beschränkt auf Patienten mit einem solitären Knoten ohne Gefäßinvasion und extrahepatische Ausbreitung. Bei Tumoren

Tabelle A.7-1 TNM-Klassifikation der hepatozellulären Karzinome.

T Primärtumor

T1	solitär, ≤ 2 cm, ohne Gefäßinvasion
T2	solitär, ≤ 2 cm, mit Gefäßinvasion
	multipel, ein Lappen, ≤ 2 cm, ohne Gefäßinvasion
	solitär, > 2 cm, ohne Gefäßinvasion
T3	solitär, > 2 cm, mit Gefäßinvasion
	multipel, ein Lappen, ≤ 2 cm, mit Gefäßinvasion
	multipel, ein Lappen, > 2 cm, mit oder ohne Gefäßinvasion
T4	multiple Tumore in mehr als einem Lappen oder Tumor(e) mit Befall eines größeren Astes der V. portae oder Vv. hepaticae; oder Tumor(e) mit Invasion von Nachbarorganen ausgenommen Gallenblase; oder Tumor(e) mit Perforation des viszeralen Peritoneums

Stadiengruppierung

Stadium I	T1	N0	M0
Stadium II	T2	N0	M0
Stadium IIIA	T3	N0	M0
Stadium IIIB	T1	N1	M0
	T2	N1	M0
	T3	N1	M0
Stadium IVA	T4	jedes N	M0
Stadium IVB	jedes T	jedes N	M1

mit einem Durchmesser von > 5 cm ist eine sorgfältige prä- (Spiral-CT, MRT) und intraoperative (Sonographie) Bildgebung durchzuführen, um weitere intrahepatische Tumorknoten sicher auszuschließen.
Bei Patienten ohne zirrhotischen Umbau ist die Resektion als Therapie der Wahl. Bei Leberzirrhose muß das Ausmaß der Resektion die bereits eingeschränkte Leberfunktion berücksichtigen, damit postoperativ eine ausreichende hepatische Restfunktion gewährleistet ist. Weder die Child-Klassifikation noch quantitative Leberfunktionstests erlauben eine prognostische Aussage zum tolerierten Ausmaß der Resektion. Empfohlen wird, daß vor einer Resektion normale Bilirubinwerte vorhanden sein und eine portale Hypertension (Lebervenendruckgradient maximal 10 mmHg) fehlen sollte. Größere Resektionen sollten nur im Stadium Child-Pugh A erfolgen. Unter diesen Bedingungen ist mit einem 5-Jahres-Überleben von bis zu 50% und einer Rezidivrate von über 50% zu rechnen. Die Prognose nach Resektion scheint beim fibrolamellären Karzinom günstiger zu sein.
Die *Lebertransplantation* beseitigt nicht nur den Tumor, sondern auch die Leberzirrhose als prämalignes Gewebe. Das Tumorstadium ist ein entscheidender Faktor für den Erfolg. Eine Gefäßinvasion oder eine extrahepatische Metastasierung müssen ausgeschlossen sein. Lediglich Patienten mit einem Tumorknoten von maximal 5 cm oder bis zu 3 Tumorknoten von jeweils bis zu maximal 3 cm kommen für eine Lebertransplantation in Frage. Unter diesen Bedingungen ist das Überleben vergleichbar mit dem bei Patienten, die wegen einer benignen Lebererkrankung transplantiert wurden. Lange Wartezeiten auf ein Spenderorgan können dazu führen,

daß der Tumor in dieser Zeit inoperabel wird. Ob eine präoperative Chemoembolisation diesen Nachteil überbrücken kann, ist durch Studien nicht abgesichert. Im Gegensatz zur Resektion ist bei Leberzirrhose und HCC die Lebertransplantation das aussichtsreichere Verfahren. Fortgeschrittene und bilobuläre Karzinome stellen keine Transplantationsindikation dar.

Die ultraschall- oder CT-gesteuerte *perkutane Alkoholinstillation* ist eine wenig invasive, kostengünstige und wenig belastende Therapie, wenn chirurgische Therapieoptionen nicht in Frage kommen. Sehr gut geeignet sind Tumoren von maximal 3 cm Durchmesser, bei denen in 90% der Fälle eine vollständige Nekrose erzielt werden kann. Schwerwiegende Komplikationen des Verfahrens sind eine Pfortaderthrombose, ein umschriebenes Hämoperitoneum und die Tumoraussaat entlang des Punktionskanals. Mit zunehmender Tumorgröße steigt die Rezidivrate deutlich an. Bei kleinen Tumoren sind die Rezidivraten und Überlebenszeiten vergleichbar der chirurgischen Resektion. Bei einem solitären Tumor von < 3 cm Durchmesser und einer Child-A-Zirrhose werden 5-Jahres-Überlebensraten von 48% erreicht. Die 3-Jahres-Überlebensrate fällt auf 16% ab, wenn mehr als drei Herde vorhanden sind. Die Instillation von Essigsäure oder heißer Salzlösung sind noch nicht ausreichend evaluiert. Dies gilt auch für andere lokal destruierend wirkende Verfahren (Laser-induzierte Thermotherapie, Mikrowellen- und Radiofrequenzthermoablation).

Ein weiteres Verfahren zur Induktion einer Tumornekrose ist die **arterielle Embolisation oder Chemoembolisation** des Tumors. Nach möglichst superselektiver Darstellung des den Tumorknoten versorgenden Astes der A. hepatica wird dieser mit Gelschaum oder mit kleinen, thrombogen wirkenden Metallspiralen verschlossen. Kombiniert werden kann dieses Verfahren mit der Instillation eines in Lipiodol gelösten Chemotherapeutikums. Etwa 80% des Tumors werden hierdurch nekrotisch. Als Kontraindikationen werden Hyperbilirubinämie (> 3 mg%), ein hepatorenales Syndrom (Kreatinin > 3 mg/dl), ausgedehnter Tumorbefall und eine Pfortaderthrombose angesehen. Das Größenwachstum des Tumors wird durch dieses Verfahren beeinflußt, wahrscheinlich ohne das Leben der Patienten zu verlängern (**Empfehlungsgrad Ib**).

Die Zytostatikatherapie wird wegen der niedrigen Ansprechraten außerhalb von Studien nicht empfohlen. Die Ergebnisse der Therapie mit Tamoxifen sind in den bisher vorliegenden kontrollierten Studien widersprüchlich.

Früherkennung und Prophylaxe

Etabliert ist die Hepatitis-B-Schutzimpfung zur Vermeidung einer Hepatitis-B-assoziierten Leberzirrhose und eines nachfolgenden HCC (**Empfehlungsgrad C; 11**). Wahrscheinlich beeinflußt eine Interferon-Therapie bei HCV-Infektion, insbesondere bei den Patienten mit dauerhaftem virologischen Ansprechen, die Inzidenz des HCC (**Empfehlungsgrad C; 11**). Ähnliches gilt für die frühzeitige Behandlung anderer chronischer Lebererkrankungen.

Durch Früherkennung eines HCC in einem therapierbaren Tumorstadium verbessert sich wahrscheinlich die Prognose des Patienten. Geeignete Untersuchungsverfahren zum Screening auf HCC bei Patienten mit Leberzirrhose sind Ultraschall und Alpha-Fetoprotein, wobei Intervalle von sechs Monaten empfohlen werden (**Empfehlungsgrad C; 11**) (Konsens der DGVS).

Lebermetastasen

Die Symptomatik bei Vorliegen von Lebermetastasen reicht von völliger Symptomfreiheit bis zu progredientem Ikterus und Leberversagen bei diffuser Durchsetzung der Leber.

Ausschlußdiagnostik

Diese kann sehr schwierig sein und ist nicht immer sicher. Wie bei der Tumordiagnostik kommen sensitive bildgebende Verfahren zum Einsatz.

Nachweisdiagnostik

Eine histologische Untersuchung von Raumforderungen nach sonographisch oder laparoskopisch gezielter Punktion sichert die Diagnose. Eine Suche nach Lebermetastasen sollte bei jedem Tumor, insbesondere aber bei Primärtumoren im Abdomen erfolgen.

Therapie

Die Therapie richtet sich nach dem zugrundeliegenden Primärtumor und kann aus einer palliativen systemischen oder lokalen (über Arteriahepatica-Port) Chemotherapie, Chemoembolisation oder perkutaner Alkoholinstillation bestehen. Beim kolorektalen Karzinom ist die chirurgische Resektion von Metastasen etabliert.

7.13.2 Benigne Lebertumore

Die Symptomatik ist oft diskret, häufig handelt es sich um Zufallsbefunde. Bei großen Tumoren sind diffuse Oberbauchschmerzen und Völlegefühl die häufigsten Symptome.

Ausschlußdiagnostik

Ausschluß durch negativen Befund mit sensitiven bildgebenden Verfahren: Abdomen-Sonographie, Computertomogramm oder Kernspintomographie.

Nachweisdiagnostik

Gelingt die Differenzierung nicht allein mit der Sonographie, müssen spezielle Verfahren der bildgebenden Diagnostik benutzt werden. Kavernöse Hämangiome ergeben in der Magnetresonanz-Tomographie und in der Blutpool-Szintigraphie ein typisches Bild, fokal noduläre Hyperplasien zeigen ein typisches Tracer-Retentionsverhalten in der hepatobiliären Sequenzszintigraphie (HBSS). Zum Ausschluß von Malignität kann die Histologie beitragen, jedoch ist Vorsicht geboten, wenn verdächtig aussehende, rasch wachsende Tumore histologisch oder zytologisch ohne Anhalt für Malignität bleiben. Die Verlaufskontrolle von Raumforderungen ist obligat.

Therapie

Aufgrund ihrer Rolle bei der Entstehung von Leberzelladenomen sollen Antikonzeptiva abgesetzt werden. Wegen des Entartungs- und Blutungsrisikos empfiehlt sich eine chirurgische Resektion. Im Gegensatz zum Adenom ist bei der fokal nodulären Hyperplasie eine chirurgische Therapie nur bei Blutung und Rupturgefahr (sehr große und peripher gelegene Tumoren) indiziert. Im Vordergrund steht die Verlaufsbeobachtung nach Absetzen einer Hormontherapie.

Kavernöse Hämangiome werden beobachtet. Nur bei großen Hämangiomen mit Rupturen oder Einblutungen ist eine operative Therapie erforderlich. Bei einem Hämangioendotheliom werden Operation, Chemoembolisation, Medikamente (Alpha-Interferon und Kortikosteroide) oder externe Bestrahlung eingesetzt.

7.14 Leberabszesse

Die Symptome von bakteriellen Leberabszessen sind Oberbauchschmerz, Fieber mit Schüttelfrost oder als Kontinua. Häufig sind ältere Patienten betroffen. Die Symptome sind schleichend, oft bestehen sie schon Wochen vor der Diagnosestellung.

Ausschlußdiagnostik

Bildgebende Verfahren, insbesondere die kontrastmittelunterstützte Computertomographie, können Leberabszesse ausschließen.

Nachweisdiagnostik

Häufig bestehen ein milder Ikterus sowie Fieber unterschiedlicher Höhe mit oder ohne Schüttelfrost und gelegentlich eine Splenomegalie. Die Blutsenkung ist sehr hoch, meistens zeigt sich eine neutrophile Leukozytose mit Linksverschiebung. In der Hälfte der Fälle finden sich die verantwortlichen Erreger in der Blutkultur. Lokalisation und Ausdehnung der Abszesse werden mit der Sonographie festgestellt. Ein kontrastmittelunterstütztes Computertomogramm kann die Ausdehnung im Verlauf dokumentieren.

Sorgfältig sollte die Durchgängigkeit der Pfortader und ihrer intrahepatischen Äste dokumentiert werden. Bei sehr hohen Werten der alkalischen Phosphatase und der γ-GT liegt möglicherweise ein chologener Abszeß oder ein Einbruch eines Abszesses in die Gallenwege vor.

Therapie

Für die Therapie stehen drei Optionen zur Verfügung: systemische Antibiotikatherapie (über mindestens drei Wochen) allein oder in Kombination mit einer perkutanen Drainage sowie die operative Drainage. Bei kleinen Abszessen wird Mezlocillin (Baypen®, 3 × 2–5 g i.v.) und Metronidazol (Clont®, 3 × 0,5 g i.v) verabreicht. Alternativ kann je nach Erregeraustestung auch Cefotaxim (Claforan®), Ceftriaxon (Rocephin®) oder Imipenem (Zienam®) gegeben werden. Abszesse bis 4 cm werden lediglich abpunktiert, während größere Läsionen einer Spüldrainage bedürfen. Gespült wird täglich mit steriler 0,9% Kochsalzlösung unter begleitender Antibiose, bis die spontane Sekretionsmenge unter 30 ml abgesunken ist. Führen diese Maßnahmen nicht zum Ziel, ist eine chirurgische Therapie zu erwägen. Weitere Maßnahmen betreffen die Ursache der Abszeßbildung (intraabdomineller Abszeß, Gallengangstenose etc.).

Amöbenabszeß

Die Symptome ähneln denen bei pyogenem Abszeß. Das Fieber ist jedoch meistens niedriger; außer bei sekundärer bakterieller Superinfektion übersteigt es selten 40 °C. Typisch sind schmerzhafte Splenomegalie und Leukozytose ohne Anämie bei kurzem Verlauf bzw. weniger ausgeprägte Leukozytose mit chronischer Entzündungsanämie bei längerem Verlauf. Zwerchfellhochstand und begleitender Pleuraerguß rechtsseitig sind ebenfalls typisch.

Anamnestisch sind Auslandsaufenthalte in tropischen oder subtropischen Regionen zu erfragen.

Ausschlußdiagnostik

Negative serologische Tests auf Entamoeba histolytica machen das Vorliegen eines Amöbenabszesses sehr unwahrscheinlich.

Nachweisdiagnostik

Hämagglutinationstest und ELISA-Tests auf Entamoeba histolytica erlauben die Diagnose aus Serum, Stuhl und Abszeßaspiraten.

Therapie

Bei einem Amöbenabszeß wird über zehn Tage mit Metronidazol (Clont®, 3 × 750 mg) p.o. oder i.v. behandelt. Alternativ kann Tinidazol (3 × 800 mg) oder auch Chloroquin verabreicht werden. Eine Drainage ist nur bei großen Abszessen, Gallengangskompression, Schmerzen durch Spannung der Leberkapsel, Rupturgefahr oder Nichtansprechen der Medikation indiziert.

7.15 Leberzysten und Zystenleber

Einzelne dysontogenetische Zysten der Leber sind häufig und verursachen in der Regel keine Beschwerden.

Sehr große Zysten verursachen Oberbauchdruck und ein Völlegefühl im rechten oberen Quadranten. Bei hereditären Zystenlebern kommt es zu progredientem Völlegefühl und Verdrängungssymptomen durch das immer größer werdende Organ. Die Leberfunktion bleibt dabei erhalten. In Spätstadien leiden die Patienten zunehmend an Kachexie durch die Unmöglichkeit einer adäquaten Nahrungsaufnahme.

Ausschlußdiagnostik

Mittels Sonographie lassen sich unverdächtige Zysten von soliden oder anderweitig verdächtigen Raumforderungen differenzieren.

Nachweisdiagnostik

Bildgebende Verfahren, insbesondere die Sonographie, sind in der Lage, die Zystenwand, den Inhalt der Zysten und die Umgebung darzustellen. Serolo-

gische Verfahren können Echinokokkuszysten unwahrscheinlich machen.
Malignomverdächtige zystische Raumforderungen sollten diagnostisch punktiert werden.
Bei Vorliegen multipler Leberzysten ist eine Untersuchung der Nieren sinnvoll, da hereditäre Zystennieren bei etwa der Hälfte der Zystenleberpatienten gefunden werden.

Therapie

Eine Therapie ist ausschließlich bei symptomatischen Zysten erforderlich (IV). Eine seltene Ausnahme sind sehr große, rupturgefährdete Zysten. Liegt die Zystengröße unter 5 cm, so ist keine Behandlung notwendig. Nach perkutaner ultraschallgesteuerter Punktion und Entleerung erfolgt bei Zysten von bis zu 500 ml Inhalt die Instillation von 1% Polidocanol (Äthoxysklerol) (10% des Zysteninhalts, maximal 50 ml). Alternativ werden 95% Äthanol, 10% NaCl-Lösung und Tetracyclin eingesetzt.
Bei größerem Zysteninhalt wird eine 6-F-Drainage eingelegt und 20 Minuten mit maximal 150 ml 1% Polidocanol gespült. Ein Anschluß der Zyste an das Gallengangsystem muß ausgeschlossen sein. Der Zysteninhalt ist zytologisch und bakteriologisch zu untersuchen.
Kontraindikationen eines perkutanen Verfahrens sind Aszites, Gerinnungsstörungen oder fehlende Mitarbeit des Patienten. Bei Gewichtsverlust und Völlegefühl ist zu häufigeren kleinen Mahlzeiten zu raten. In seltenen Fällen wird ein chirurgisches Verfahren mit Fensterung oder Zystenreduktion erforderlich.

7.16 Schwangerschaftsspezifische Leberkrankheiten

Cholestase und Ikterus sind die Hauptsymptome von Lebererkrankungen in der Schwangerschaft. Daneben finden sich Erhöhungen der Leberenzyme bei Routinetests im Rahmen der Vorsorgeuntersuchungen. Bei akuter Schwangerschaftsfettleber sind schmerzhafte Hepatomegalie, Übelkeit und Erbrechen, periphere Ödeme und Proteinurie häufige Erstsymptome. Das HELLP-Syndrom (*h*aemolysis, *e*levated *l*iver enzymes, *l*ow *p*latelets) und andere Leberschädigungen bei Schwangerschaftstoxikosen sind anhand von klinischem Bild, Verlauf und Laborkonstellation zu diagnostizieren. Rasch kann sich ein akutes Leberversagen entwickeln.

Ausschlußdiagnostik

Differentialdiagnostisch abgrenzen muß man vorbestehende chronische Hepatitiden mit viraler Serologie sowie Gallensteine mittels Sonographie.

Nachweisdiagnostik

Die eher harmlose Schwangerschaftscholestase hat meistens eine positive Familienanamnese und tritt bei nachfolgenden Schwangerschaften wieder auf. Die gefährlicheren Syndrome, insbesondere die akute Schwangerschaftsfettleber und die Leberveränderungen bei Schwangerschaftstoxikosen, lassen sich nur histologisch sichern. Bei der Schwangerschaftsfettleber findet sich eine ausgedehnte mikrovesikuläre Verfettung, bei den Toxikosen periportale Nekrosen und Einblutungen.
Die Diagnose kann mit Sonographie unterstützt, jedoch nicht allein gestellt werden; echodichte und echoarme Musterstörungen wurden beschrieben.

Therapie

Bei der *intrahepatischen Schwangerschaftscholestase* erfolgt wegen des gutartigen Verlaufs nur eine symptomatische Therapie des Juckreizes mit Colestyramin (Quantalan®, 4–18 g/Tag in einschleichender Dosierung). Unter dieser Therapie kann die Vitamin-K-Resorption weiter verschlechtert werden, so daß gegebenenfalls eine Substitution erfolgen muss. Ursodesoxycholsäure ist während der Schwangerschaft nicht zugelassen.
Bei der *akuten Schwangerschaftsfettleber* und dem *HELLP-Syndrom* ist eine enge Zusammenarbeit von Gynäkologe, Pädiater, Internist und Intensivmediziner erforderlich. Beide Erkrankungen stellen akute Notfälle dar. Die einzige wirksame Therapie ist die sofortige Entbindung mit postpartaler intensivmedizinischer Überwachung.

7.17 Akutes Leberversagen

Definitionsgemäß handelt es sich beim akuten Leberversagen um die Symptomtrias Ikterus, Enzephalopathie und Gerinnungsstörung. Subjektiv fühlen sich die Patienten erschöpft, häufig zeigen sich Übelkeit und Erbrechen sowie Durchfälle. Die Serumenzyme sind typischerweise exzessiv erhöht, um später rasch abzufallen (Transaminasensturz). Eine Ausnahme machen akute Verläufe des M. Wilson, bei denen die Serumenzyme oft diskrepant niedrig sind. Dafür findet sich hierbei häufig eine ausgeprägte Hämolyse.

Ausschlußdiagnostik

Hämolytische Syndrome können ein akutes Leberversagens imitieren. Haptoglobin, freies Hämoglobin und Blutbildwerte inklusive der Retikulozytenzahl im Verlauf müssen bestimmt werden.

Nachweisdiagnostik

- paracetamolinduziertes Leberversagen: Zu den Zeichen des Leberversagens kommt hier eine ausgeprägte metabolische Azidose. Früh im Verlauf tritt ein Nierenversagen hinzu. Die Diagnose wird gesichert durch Bestimmung der Paracetamol-Serumspiegel.
- fulminante Virus-Hepatitis: Hierbei ist häufig die Enzephalopathie mit deutlicher Hirndrucksteigerung ein frühes Symptom, insbesondere bei jungen Patienten. Die Diagnose wird gesichert durch virale Serologie. HBsAg und HBV-DNA bei Hepatitis B, HCV-RNA bei Hepatitis C, HDV-RNA bei positivem HBsAg bei akuter Hepatitis D, Anti-HAV-IgM bei fulminanter Hepatitis A und Anti-HEV-IgM bei Hepatitis E ergeben die Diagnose.
- Vergiftungen mit lebertoxischen Substanzen (z.B. durch Knollenblätterpilz/Amanita phalloides)

Leberkrankheiten

müssen durch sorgfältige Anamnese erkannt und durch toxikologischen Nachweis der Giftspiegel eingeschätzt werden, um evtl. maschinelle Entgiftung (Hämofiltration, Plasmapherese, Kohleperfusion) frühzeitig einsetzen zu können.

Prognose

Die Prognose des akuten Leberversagens wird bestimmt von der Grunderkrankung und von der Entwicklung von Sekundärkomplikationen. Um diese rechtzeitig zu erkennen, ist eine intensivmedizinische Überwachung der Patienten mit regelmäßiger Kontrolle sämtlicher Leberenzyme, der Gerinnung, der Blutzuckerwerte und des Aminosäureprofils, der Nierenfunktion sowie der Vigilanz und des neurologischen Status notwendig. Bei Bewußtseinsverlust muß der Hirndruck gemessen werden.

Therapie

Das akute Leberversagens erfordert die sofortige stationäre Einweisung in ein entsprechendes Therapiezentrum mit der Möglichkeit, eine Lebertransplantation durchführen zu können. Die Behandlung richtet sich nach der zugrundeliegenden Lebererkrankung, dem Vorliegen extrahepatischer Komplikationen, dem Nachweis von Kontraindikationen für eine Lebertransplantation und der Einschätzung der Prognose. Intensivmedizinische Maßnahmen umfassen die Therapie einer hepatischen Enzephalopathie, eines zerebralen Ödems, von hypoglykämischen Zuständen, Infektionen, Kreislaufversagen, respiratorischer Insuffizienz, von Gerinnungsstörungen und Nierenversagen. Eine spezifische Therapie steht nur in wenigen Situationen (Tab. A.7–2) zur Verfügung.

Unter den intensivmedizinischen Maßnahmen muß täglich mehrfach die Indikation zur Lebertransplantation evaluiert werden. Hilfreich können hierbei verschiedene Schweregradklassifikationen zur Prognosebeurteilung sein (Clichy-, King's-College-Kriterien etc). Der Einsatz von Apparaturen zum vorübergehenden künstlichen Leberersatz ist nur im Rahmen von Studien indiziert. Beim akuten Leberversagen kann die Lebertransplantation in Form der vorübergehenden auxiliären oder als permanente orthotope Lebertransplantation erfolgen.

7.18 Leberzirrhose

Symptome der Leberzirrhose reichen von Hautefforeszenzen (Spider naevi, Palmarerythem, Veränderung der Körperbehaarung) über Aszites und periphere Muskeldystrophie bis zum chronischen Leberversagen mit zunehmendem Aszites und progredient schlechter werdender Gerinnung.

Ausschlußdiagnostik

Ein unauffälliges Abdomen-Sonogramm der Leber, mit glatter Leberoberfläche und harmonischem Binnenmuster, ohne verzogene oder rarefizierte Gefäßstrukturen, macht das Vorliegen einer kompletten Leberzirrhose unwahrscheinlich. Ausschließen läßt sich ein zirrhotischer Umbau jedoch nur histologisch.

Nachweisdiagnostik

Indirekte Hinweise sind Veränderungen der Lebersyntheseleistungen (schlechte Gerinnungsfunktion, Hypoalbuminämie, niedrige Serum-Cholinesterase), portale Hypertonie, Splenomegalie, Ösophagus-/Fundusvarizen sowie die o.g. klinischen Symptome. Direkt läßt sich die Diagnose nur histologisch stellen, so daß jeder Verdacht auf Zirrhose durch eine Biopsie gesichert werden sollte.

In der Verlaufsdiagnostik der Patienten mit Leberzirrhose muß sorgfältig das Auftreten von Komplikationen erfaßt werden, da hiervon der Zeitpunkt einer eventuellen. Transplantation wesentlich abhängt.

Zu den die Prognose verschlechternden Komplikationen zählen insbesondere gastrointestinale Blutungen, Aszitesentwicklung, spontane bakterielle Peritonitis und zunehmende Kachexie.

Die Diagnose der spontanen bakteriellen Peritonitis beruht auf der Leukozytenzählung im Aszites. Granulozytenzahlen über 250/μl sind als pathologisch und dringend auf eine bakterielle Peritonitis verdächtig anzusehen. Ein direkter Keimnachweis aus dem Aszites gelingt sehr selten, systemische Zeichen der Infektion wie Leukozytose oder Fieber können völlig fehlen. Dagegen ist das Abdomen bei spontaner bakterieller Peritonitis sehr druckschmerzhaft.

Tabelle A.7-2 Ätiologisch definierte konservative Therapieansätze beim akuten Leberversagen.

Ursache des Leberversagens	Behandlung
Paracetamol-Vergiftung	N-Acetylcystein 150 mg/kg/15 min in 250 ml Glukose 5% 50 mg/kg/4 Std. in 500 ml Glukose 5% 100 mg/kg/16 Std. in 1000 ml Glukose 5%
Knollenblätterpilz-Vergiftung	Provokation von Erbrechen, Kohleapplikation, abführende Maßnahmen, intestinale Lavage Penicillin G 1 Mio E/kg/Tag Silibinin 20 mg/kg/Tag (verteilt auf 4 Infusionen über jeweils 3 Std. pro Tag)
Herpes simplex	Aciclovir
Zytomegalievirus	Ganciclovir
Budd-Chiari-Syndrom	TIPSS oder Shunt-Operation

Eine weitere Komplikation ist die Entwicklung von Tumoren und Pfortaderthrombosen. Zu deren Diagnostik s.o.

Therapie

Die einzige kausale Therapie ist der permanente Leberersatz in Form einer Lebertransplantation. Insbesondere bei einer Dekompensation der Zirrhose sollte die Indikation zur Transplantation geprüft werden. Ansonsten besteht die Therapie aus symptomatischen Maßnahmen, die auf eine Besserung oder Verhütung zirrhosetypischer Komplikationen ausgerichtet sind.

Die subklinische oder latente hepatische Enzephalopathie, die durch den pathologischen Ausfall von psychometrischen Tests definiert wird, bedarf keiner Therapie. Bei der *chronischen portosystemischen Enzephalopathie* ist eine vorübergehende eiweißreduzierte Kost (1 g/kg Körpergewicht/Tag) und die Verabreichung von Disacchariden indiziert: Laktulose (Bifiteral®, Lactofalk®); Laktitol (Importal®). Die Dosierung der Disaccharide richtet sich nach dem Auftreten von mindestens zwei bis drei weichen Stühlen pro Tag oder einem Stuhl-pH von etwa 5,5. Zwischen Laktulose und Laktitol besteht kein Unterschied in der Wirkung (**Empfehlungsgrad Ia**). Die orale Zufuhr von verzweigtkettigen Aminosäurepräparaten ist allenfalls bei reduziertem Ernährungszustand und einer durch eiweißreiche Ernährung induzierten Enzephalopathie zu vertreten (**Empfehlungsgrad IV**). Pflanzliche Eiweiße werden besser toleriert und sollten bevorzugt eingenommen werden.

Die seltene *akute portosystemische Enzephalopathie* erfordert eine vorübergehende vollständige Beendigung der Zufuhr von Nahrungseiweißen (maximal drei Tage, dann Steigerung um 10 g/Tag bis auf 1 g/kg/Tag) nach Beseitigung der auslösenden Ursachen (intestinale Blutung, Diuretikatherapie, Infektionen, Sedativa etc.). Verzweigtkettige Aminosäuren werden i.v. und Laktulose p.o. oder als Einlauf (300 ml Laktulose und 700 ml Wasser) verabreicht. Ist hierunter keine Besserung zu erzielen, werden schwer resorbierbare Antibiotika (Neomycin, z.B. Bykomycin® 2–4 g/Tag p.o. oder über Magensonde; Paromomycin, z.B. Humatin® 4 × 250 mg/Tag p.o.) oder auch Metronidazol vorübergehend (5–7 Tage) gegeben. Ihre Wirkung ist der Laktulose vergleichbar. Ein synergistischer Effekt beider Medikamente ist nicht sicher belegt. Für eine routinemäßige Anwendung von L-Ornithinaspartat (Hepamerz®) oder Flumazenil (Anexate®) ist die Datenlage nicht ausreichend.

Die Behandlung des *Aszites* (Konsens von GASL und DGVS) besteht aus einer Basistherapie, die sich aus diätetischer Natriumrestriktion (maximal 3 g/Tag) und Bettruhe sowie Diuretikagaben (Spironolacton, z.B. Aldactone® 50–100 mg) und/oder einem Schleifendiuretikum (Furosemid, z.B. Lasix® 20–40 mg/Tag) zusammensetzt. Diese Initialdosen können alle fünf Tage um 50–100 mg (Maximaldosis Spironolacton: 300–400 mg/Tag) bzw. alle ein bis zwei Tage um 20–40 mg (Maximaldosis Furosemid: 120–160 mg) gesteigert werden. Eine Hyponatriämie (Na < 125 mmol/l) erfordert das Absetzen der Diuretika und Volumenrestriktion (1–1,5 l/Tag). Bei massivem Aszites mit Behinderung der Atmung kann eine Parazentese mit Substitution von 6–8 g Albumin pro abgelassenem Liter Aszites erfolgen. Billiger, aber nicht so effektiv sind Dextran-70 (6–8 g/l Aszitespunktat) oder Haemaccel (3,5% Lösung 150 ml/l Aszitespunktat). Bei diuretikarefraktärem Aszites (keine ausreichende Aszitesmobilisation trotz maximaler Diuretikadosierung oder diuretikainduzierte Nebenwirkungen mit Zunahme des Aszites nach Absetzen) oder rezidivierendem Aszites (mindestens dreimalige Wiedervorstellung mit Aszites innerhalb eines Jahres unter Diuretikaeinnahme) ist eine Behandlung mittels Parazentese oder peritoneovenösem Shunt ebenbürtig. Bei Child-B-Patienten scheint eine TIPSS-Anlage Vorteile gegenüber der Parazentese zu haben, während dies bei Child-C-Patienten nicht mehr der Fall ist.

Das *hepatorenale Syndrom* ist definiert durch eine Abnahme der Kreatininclearance unter 40 ml/min bzw. ein Serumkreatinin über 1,5 mg/dl und eine massiv eingeschränkte 24-Stunden-Urin-Natriumausscheidung ohne Hinweis auf einen organischen Nierenschaden (Konsensus des International Ascites Club). Mögliche, noch nicht ausreichend evaluierte Therapieansätze sind die i.v. Infusion von Ornipressin, Terlipressin oder Octreotid, die Anlage eines TIPSS oder die Behandlung mittels Albumindialyse (MARS-System). Die wirksamste Maßnahme ist derzeit noch die Lebertransplantation.

Die *spontan-bakterielle Peritonitis* wird antibiotisch therapiert (**Empfehlungsgrad A**) (Cefotaxim, z.B. Claforan® 2–3 × 2 g i.v. über fünf Tage; alternativ Amoxicillin/Clavulansäure, Augmentan®, 3 × 1,2– 2,2 g i.v.). Aminoglykoside sind wegen der Nephrotoxizität bei Leberzirrhose kontraindiziert. Bei einer Anaerobierinfektion wird mit Metronidazol (Clont®, 3 × 500 mg) kombiniert. Eine Therapiekontrolle (diagnostische Punktion) 48 Stunden nach Behandlungsbeginn sollte einen deutlichen Abfall der Granulozyten zeigen. Da die spontan-bakterielle Peritonitis eine hohe Spontanrezidivrate aufweist, erfolgt bei erhöhtem Rezidivrisiko (Eiweiß im Aszites < 1 g/dl) oder schlechter Leberfunktion (Quick < 45%) eine *Rezidivprophylaxe* (Sekundärprophylaxe) mit Norfloxacin (Barazan®, 400 mg/Tag) oder Ciprofloxacin (Ciprobay®, 750 mg/Woche p.o.). Die gleichen Antibiotika kommen zur Prophylaxe einer ersten spontan-bakteriellen Peritonitis zur Anwendung. Die *Primärprophylaxe* wird bei Patienten mit dekompensierter Leberzirrhose mit Risikofaktoren (niedriges Aszites-Gesamteiweiß < 1 g/dl, Serum-Kreatinin > 2 mg/dl, Serum-Bilirubin > 2 mg/dl, obere gastrointestinale Blutung mit endoskopischen Maßnahmen) durchgeführt. Alternativ kann auch Co-trimoxazol über fünf Tage pro Woche gegeben werden.

Die *akute Ösophagusvarizenblutung* stellt einen internistischen Notfall dar. Nach der Anlage von zwei großlumigen Zugängen erfolgt die Zufuhr von Kristalloidlösungen, frisch gefrorenem Blutplasma (bei schlechten Gerinnungsverhältnissen) oder von Erythrozytenkonzentraten, wobei der Hb-Wert nicht über 9 g% angehoben werden sollte. Die akute Varizenblutung wird primär endoskopisch behandelt. Hierbei kommt entweder eine endoskopische Sklerosierung mit Polidocanol (Äthoxysklerol® 1%) und/oder eine Varizenligatur zur Anwendung. Als adjuvante Maßnahme wird Somatostatin (250 µg im langsamen Bolus, dann 250 µg/h) oder Octreotid (Sandostatin®, 50 µg im langsamen Bolus, dann 50 µg/h) vor, während und nach der Sklerosierung über drei bis fünf Tage verabreicht.

Steht die Möglichkeit zur raschen endoskopischen Blutstillung nicht zur Verfügung oder mißlingt diese, erfolgt eine Ballontamponade mit Hilfe der Sengstaken-Blakemore-Sonde (drei- oder vierlumig). Terlipressinacetat (Glycylpressin®, 1 mg) kann bei Verdacht auf eine Ösophagusvarizenblutung als Notfallmaßnahme vor dem Transport in die Klinik verabreicht werden (**Empfehlungsgrad A**). Prinzipiell ist auch die alleinige medikamentöse Therapie der akuten Blutung mit Somatostatin und anderen Peptidhormonen möglich (**Empfehlungsgrad A**), sollte aber wegen der hohen Rezidivblutungsneigung vermieden werden. Bei Unmöglichkeit der Stabilisierung der Kreislaufparameter oder Auftreten einer Rezidivblutung innerhalb von 24 Stunden nach Erreichen eines hämodynamisch stabilen Zustandes kann auch ein Notfall-TIPSS (transjugulärer portosystemischer Stent-Shunt) angelegt werden (Konsensus der GASL und der DGVS).

Bei ausgewählten Fällen kann zur Primärprophylaxe, d.h. zur Verhütung einer ersten Ösophagusvarizenblutung Propranolol (Dociton®), Carvedilol oder Nadolol (Solgol®) gegeben werden (**Empfehlungsgrad A**). Die Dosis wird so lange erhöht, bis die Ruhefrequenz des Herzens um 25% gegenüber dem Ausgangswert erniedrigt wurde. Zur Erfolgskontrolle ist die direkte Messung des Lebervenendruckgradienten vor und nach Therapiebeginn besser geeignet. Wahrscheinlich ist die Kombination eines Betablockers mit einem Mononitrat (ISMO®, 10–20 mg) der Monotherapie überlegen (**Empfehlungsgrad A**). Für die Primärprophylaxe kommen insbesondere Patienten mit großen Varizen, „red-colour sign" und schlechter Leberfunktion in Frage. Die Wertigkeit einer prophylaktischen Ligatur der Ösophagusvarizen ist noch nicht endgültig geklärt.

Eine *Rezidivblutungsprophylaxe* wird bei allen Patienten mit stattgehabter Ösophagusvarizenblutung wegen des hohen Risikos von 70% für eine zweite Blutung durchgeführt. Eine Therapie mit Betablockern (Präparate und Dosierung wie bei der Primärprophylaxe) allein oder in Kombination mit einem Mononitrat (ISMO®, 2 × 20–40 mg) ist im Hinblick auf das Überleben gleich wirksam wie die endoskopische Sklerosierung oder die mit weniger Nebenwirkungen als die Sklerosierung einhergehende endoskopische Ligatur (**Empfehlungsgrad A**). Geringe Vorteile bestehen für die endoskopischen Verfahren bei Betrachtung der Rezidivblutungshäufigkeit. Ziel der endoskopischen Therapie ist die vollständige Beseitigung der Ösophagusvarizen, die erst nach mehreren Sitzungen zu erreichen ist.

Die Überlebensrate nach endoskopischer Therapie ist vergleichbar mit den Ergebnissen nach TIPSS-Anlage. Diese führt im Vergleich zur Sklerosierung zu einer sichereren Blutstillung bei vermehrtem Auftreten einer hepatischen Enzephalopathie. Die TIPSS-Anlage wird bei ausgeprägten Fundusvarizen, schwerer Dekompensation nach einer früheren Blutung oder gleichzeitigem Vorliegen eines therapierefraktären Aszites bevorzugt. Bei schlechter Leberfunktion (Child C), einem Alter über 65 Jahre oder bei Nachweis einer hepatischen Enzephalopathie wird eine endoskopische Therapie durchgeführt (Leitlinien der GASL und der DGVS). Eine weitere Therapieoption stellt die operative Anlage eines Shunts dar. Der operative Shunt ist besser als die endoskopischen Verfahren im Hinblick auf die Absenkung der Rezidivblutungsrate bei einer insgesamt vergleichbaren Mortalität und höheren Enzephalopathierate. Bei gleichwertigen Verfahren entscheiden die vor Ort vorhandenen Möglichkeiten und Erfahrungen über die Wahl der jeweiligen Behandlungsoption.

Literatur

1. Akriviadis E, Botla R, Briggs W et al: Pentoxifylline improves short-term survival in severe acute alcoholic hepatitis: a double-blind, placebo-controlled trial. Gastroenterology. 119 (2000) 1637–1648
2. Angulo, P., Lindor K.D.: Treatment of nonalcoholic fatty liver: Present and emerging therapies. Sem. Liver Dis. 21 (2001) 81–88
3. Arroyo, V., Gines, P., Gerbes, A.L et al: Definition and diagnostic criteria of refractory ascites and hepatorenal syndrome in cirrhosis. Hepatology 23 (1996) 164–176
4. Bacon, B.R.: Iron overload states. Clin. Liver Dis. 2 (1998) 63–75
5. Beuers, U., Wiedmann, K.H., Kleber, G et al: Therapie der autoimmunen Hepatitis, primär biliären Zirrhose und primär sklerosierenden Cholangitis. Konsensus der Deutschen Gesellschaft für Verdauungs- und Stoffwechselkrankheiten. Z.Gastroenterol. 35 (1997) 1041–1049
6. Cabré E, Rodriguez-Iglesias P, Caballeria J et al: Short- and long-term outcome of severe alcohol-induced Hepatitis treated with steroids or enteral nutrition: a multicenter randomized trial. Hepatology 2000; 32: 36-42
7. Caselmann, W.H., Blum, H.E., Fleig, W.E. et al: Leitlinien der Deutschen Gesellschaft für Verdauungs- und Stoffwechselkrankheiten zur Diagnostik und Therapie des hepatozellulären Karzinoms. Z. Gastroenterol. 37 (1999) 353–365
8. Czaja A.J., Freese D.K. AASLD Practice guidelines: Diagnosis and treatment of autoimmune hepatitis. Hepatology 36 (2002) 479-497
9. Czaja, A.J., Narayanan, K.V., Carpenter, H.A.: Sustained remission after corticosteroid therapy for type 1 autoimmune hepatitis: a retrospective analysis. Hepatology 35 (2002) 890–897
10. Ferenci, P.: Wilson's disease. Clin. Liver Dis. 2 (1998) 31–49
11. Fleig, W.E., Manns M.P.: Behandlung der akuten und chronischen Virushepatitiden. Konsensus der Deutschen Gesellschaft für Verdauungs- und Stoffwechselkrankheiten. (2003) im Druck
12. Fried, M.W., Shiffman, M.L., Reddy, R.K. et al: Pegylated (40 kDa) interferon alfa-2a in combination with ribavirin: efficacy and safety results from a phase III, randomized actively controlled multi-center study. Gastroenterology 2001; 120: A55

13. Gerbes, A.L.: Experimentelle Methoden in der Hepatologie. Richtlinien der Deutschen Arbeitsgemeinschaft zum Studium der Leber (GASL). Aszitestherapie bei Lebererkrankungen. Leitlinien der GASL und DGVS. Z. Gastroenterol. 35 (1997) 295–300
14. Heathcote, E.J., Shiffman, M.L., Cooksley, W.G. et al: Peginterferon alfa-2a in patients with chronic Hepatitis C and cirrhosis. N. Engl. J. Med. 343 (2000) 1673–1680
15. Heathcote, E.J.: Management of primary biliary cirrhosis. AASLD practice guidelines. Hepatology 31 (2000) 1005–1013
16. Heneghan, M.A., McFarlane, I.G.: Current and novel immunosuppressive therapy for autoimmune hepatitis. Hepatology 35 (2002) 7–13.
17. Holstege, A.: Indikationen zur Lebertransplantation beim chronischen Leberversagen. Z.Gastroenterol. 40 (2002) 891–902
18. Jaeckel, E., Cornberg, M., Wedemeyer, H. et al: Treatment of acute Hepatitis C with interferon alfa-2b. N. Engl. J. Med. 345 (2001) 1452–7.
19. Jilg, W.: Impfprophylaxe bei viralen Hepatitiden. Leitlinien der GASL und DGVS. Z. Gastroenterol. 35 (1997) 585–590
20. Larson,M.A.: Liver Disease in Pregnancy. Clin. Perspect. Gastroenterol. 4 (2001) 351–357
21. Lau, D.T.-Y., Doo, E., Park, Y. et al: Lamivudine for chronic delta hepatitis. Hepatology 30 (1999) 546–549
22. Lee, Y.-M., Kaplan, M.M., the Practice Guideline Committee of the ACG: Management of primary sclerosing cholangitis. Am. J. Gastroenterol. 97 (2002) 528–534
23. Lindsay KL, Trepo C, Heintges T et al: A randomized, double-blind trial comparing pegylated interferon alfa-2b to interferon alfa-2b as initial treatment for chronic Hepatitis C. Hepatology. 34 (2001) 395-403
24. Manns MP, McHutchison JG, Gordon SC et al: Peginterferon alfa-2b plus ribavirin compared with interferon alfa-2b plus ribavirin for initial treatment of chronic Hepatitis C: a randomised trial. Lancet 358 (2001) 958–965
25. McCullough, A.J., O'Connor, J.F.B.: Alcoholic liver disease: Proposed recommendations of the American College of Gastroenterology. Am. J. Gastroenterol. 93 (1998) 2022–2036
26. National Institutes of Health Consensus Development Conference Statement: Management of Hepatitis C 2002- June 10-12, 2002. Hepatology 36 (Suppl.1) (2002) S3–S20
27. Pares, A., Planas, R., Torres, M. et al: Effects of silymarin in alcoholic patients with cirrhosis of the liver: results of a controlled, double-blind, randomized and multicenter trial. J. Hepatol. 28 (1998) 615–621
28. Rössle, M.: Der transjuguläre intrahepatische portosystemische Shunt (TIPS) – Indikationen und Ergebnisse. Leitlinier der GASL und DGVS. Z. Gastroenterol. 35 (1997) 505–515
29. Sapienza, M.S., Porayko,M.: Alpha1-antitrypsin deficiency and liver disease. Clin. Perspect. Gastroenterol. 5 (2002) 40–48
30. Torresi, J., Locarnini, S.: Antiviral chemotherapy for the treatment of Hepatitis B virus infections. Gastroenterology 118 (Suppl. 1) (2000) S83–S103
31. Wagner, S., Meier, P.N., Masche, H. et al: Aktuelle Therapie der primären sklerosierenden Cholangitis. Dtsch. Med. Wschr. 123 (1999) 325–327
32. Zeuzem, S., Feinman, S.V., Rasenack, J. et al: Peginterferon alfa-2a in patients with chronic Hepatitis C. N. Engl. J. Med. 343 (2000) 1666–1672

8 Notfälle

8.1 Akutes Abdomen

Das „akute Abdomen" (akute Bauchschmerzen, abdominale Abwehrspannung, Kreislaufdekompensation) ist der Oberbegriff für eine ätiologisch zunächst noch unklare klinische Situation. Eine erste differentialdiagnostische Orientierung ergibt sich häufig aus dem Schmerztyp und der Zusammenschau mit anderen, gleichzeitig bestehenden Leitsymptomen, wie z.B. Dyspnoe, Fieber, Erbrechen und/oder Durchfall. Als Ursachen des akuten Abdomens kommen – altersabhängig mit unterschiedlicher Häufigkeit – vor allem in Frage: akute Entzündungen, mechanischer Ileus, Organrupturen und Perfusionsstörungen (Tab. A.8-1).

Bei der Schmerzqualität unterscheidet man zwischen einem somatischen, peritonitischen und einem viszeralen Schmerz. Beim somatischen Schmerz liegt der Patient ruhig im Bett mit angezogenen Beinen (Schonhaltung); dieser Schmerztyp findet sich z.B. bei Perforations- oder Durchwanderungsperitonitis. Beim viszeralen Schmerz läuft der Patient ruhelos umher, die Schmerzen gehen zumeist von abdominalen Hohlorganen aus und haben in der Regel kolikartigen Charakter, z.B. bei mechanischem Ileus, Nierenkolik, Gallenkolik.

Häufig erlaubt die Schmerzlokalisation eine differentialdiagnostische Orientierung:
- Schmerzen im rechten oberen Abdominalquadranten werden häufig hervorgerufen durch peptische gastroduodenale Ulzera, Cholezystitis, Pankreatitis, Pyelitis und Entzündung einer retrozökal plazierten Appendix.
- Schmerzen im rechten unteren Abdominalquadranten sind vereinbar mit Entzündungen im Bereich des terminalen Ileums, der harnableitenden Wege, der Appendix und bei Frauen der rechten Adnexe.
- Konzentrieren sich die Schmerzen im linken Oberbauch, ist an Magenulzera, Pankreasschwanzpankreatitiden, Milzinfarkte und Pyelitiden zu denken. Daneben können Schmerzen im Gefolge eines Myokardinfarkts oder einer Pleuritis in das Abdomen einstrahlen.
- Schmerzen im linken Unterbauch finden sich vor allem bei Sigmadivertikulitis, Entzündungen bzw. Steinen der harnableitenden Wege und Entzündungen der linken weiblichen Adnexe.

Tritt ein akutes Abdomen in der postoperativen Phase auf, kommen ätiologisch vor allem in Frage: Nahtinsuffizienz, infiziertes Hämatom, Abszeß, Durchwanderungs- und Perforationsperitoniden.

Ausschlußdiagnostik

Ein bei der abdominalen Palpation unauffälliger Bauch schließt bei einem kreislaufstabilen Patienten das Vorliegen eines akuten Abdomens aus. Diese Ausschlußdiagnostik wird ergänzt durch den Befund regelrechter Darmgeräusche bei der abdominalen Auskultation und einen unauffälligen Palpationsbefund bei der rektalen Untersuchung. Abgeschlossen wird die Ausschlußdiagnostik durch das Fehlen allgemeiner Entzündungszeichen (Fieber, Leukozytose, BKS-Beschleunigung).

Nachweisdiagnostik

Dabei stehen zunächst klinisches Symptombild und klinischer Untersuchungsbefund im Vordergrund. Angeschlossen werden einige Laboruntersuchungen und das EKG (Tab. A.8-2).
Nach dieser Basisdiagnostik ist eine weitergehende Klärung der abdominalen Situation durch Einsatz bildgebender Verfahren möglich (Tab. A.8-3): Abdomenleeraufnahme – im Stehen oder, bei stehunfähigen Patienten, in Linksseitenlage mit horizontalem Strahlengang und Thoraxübersichtsaufnahme sind fester Bestandteil der notfallmäßigen Untersuchung bei akutem Abdomen. Sie erlauben zusammen mit

Tabelle A.8-1 Mögliche Ursachen des akuten Abdomens – Häufigkeit (%) chirurgisch bzw. nichtchirurgisch behandlungsbedürftiger Fälle.

Chirurgische Fälle	
akute Appendizitis	28
akute Cholezystitis	10
Dünndarmileus	7
Ulkusperforation	5
akute Pankreatitis	3
mesenteriale Perfusionsstörungen	3
akute gynäkologische Erkrankungen	2
sonstige Ursachen	8
Nichtchirurgische Fälle	34

Tabelle A.8-2 Akutes Abdomen – Basisdiagnostik.

Klinik
- Anamnese (Vorerkrankungen; Bauchoperationen, Erbrechen, Stuhlverhalten, Schmerzanalyse)
- körperliche Untersuchung: Inspektion, Palpation, Auskultation, Perkussion, rektale Untersuchung, Blutdruck, Puls, zentraler Venendruck (ZVD), Urinausscheidung, Temperatur
- evtl. Peritoneallavage

EKG
Labor
- obligat
  - Hb, Hk, Leukozyten
  - Amylase, Lipase
  - Elektrolyte, Blutzucker
  - globale Gerinnungstests
  - Blutgruppe
  - Urinsediment
  - Kreatinin, CPK (Kreatinphosphokinase)
- fakultativ
  - Blutgasanalyse
  - Laktat
  - Schwartz-Watson-Test (Porphyrieprobe)

Tabelle A.8-3 Akutes Abdomen – Erweiterte Diagnostik.

Bildgebende Verfahren
- Abdomenleeraufnahme
- Thoraxübersichtsaufnahme
- Sonographie
- CT/Spiral-CT/MRT
- farbkodierte Dopplersonographie
- selektive Mesenterikographie

dem klinischen Bild die Diagnosen „Ergüsse" und „toxisches Megakolon". Darüber hinaus läßt sich der Verdacht auf das Vorliegen einer Perforation (Nachweis freier Luft) und eines paralytischen oder mechanischen Ileus konkretisieren. Bei V.a. Perforation kann häufig durch orale bzw. rektale Applikation von wasserlöslichem Kontrastmittel die Diagnose gesichert und das intestinale Leck lokalisiert werden. Bei V.a. hochsitzenden mechanischen Ileus kann über eine Magendünndarmsonde wasserlösliches Kontrastmittel zur Lokalisation des Hindernisses und zur Beurteilung des Stenoseausmaßes instilliert werden. Ähnlich wird von rektal aus beim Dickdarmileus vorgegangen.

Bei V.a. paralytischen Ileus leistet die Sonographie wertvolle diagnostische Dienste, indem sich Abszesse, Hämatome und Aszites nachweisen lassen. Dabei kann ggf. durch ultraschallgezielte Feinnadelpunktion die Diagnose gesichert werden. Ebenfalls sonographisch nachweisen lassen sich Milzruptur, Chole- und Urolithiasis, Gallenblasenhydrops bzw. -empyem, akute nekrotisierende Pankreatitis, Cholezystitis oder ein penetrierendes Aortenaneurysma. In manchen Fällen kann die akut entzündete Appendix vermiformis präoperativ mit einer hohen Sensitivität dargestellt werden – fingerförmige, echoarme, aperistaltische Struktur mit Schießscheibenquerschnitt (Target-Phänomen). Bei massivem Meteorismus bietet sich die Computertomographie (CT) als Alternative zur Sonographie an.

Zum Nachweis bzw. Ausschluß eines abdominalen Aortenaneurysmas ist die Sonographie erste diagnostische Wahl. Bei unklarem Ultraschallbefund und präinterventionell werden CT, Spiral-CT und Magnetresonanztomographie (MRT) eingesetzt (s. Kap. E – Aneurysmatische Erkrankungen der Arterien).

Erlauben die vorgenannten bildgebenden Verfahren keine Klärung der akuten abdominalen Situation, ergibt sich bei V.a. akute intestinale Ischämie bzw. intestinale Vaskulitiden (s. Kap. E – Erkrankungen der Viszeralarterien, Vaskulitiden) als folgender diagnostischer Schritt die selektive Mesenterikographie.

Zuvor kann mit Hilfe der farbkodierten Doppler-Sonographie nach Stenosierungen bzw. Verschlüssen der Arteria mesenterica superior im Aortenabgangsbereich gesucht werden. Bei ätiopathogenetisch unklar gebliebenen Fällen eines klassischen akuten Abdomens ist die Probelaparotomie als diagnostische „ultima ratio" ins Auge zu fassen.

Überflüssige Diagnostik

Bei röntgenologischem Nachweis freier Luft im Cavum peritonei wird häufig auf den Versuch endoskopischer Lokalisation der Perforationsstelle verzichtet und der Patient direkt dem Chirurgen überwiesen.

Therapie

Die Basistherapie in Form der Infusionsbehandlung sollte bereits zu Hause durch den erstbetreuenden Arzt begonnen werden. In der Klinik wird sie systematisch fortgeführt. Ziel ist die Kreislaufstabilisierung durch Normalisierung der Flüssigkeits-, Elektrolyt- und Säure-Basen-Verhältnisse, was eine kontinuierliche Überwachung aller vitalen Funktionen voraussetzt. Die Basistherapie ist gleichzeitig Vorbereitung für eine evtl. notwendig werdende Operation.

Mit der Diagnosestellung wird je nach Befund die spezifische Therapie der Grundkrankheit umgehend eingeleitet, wobei die definitive Strategie in vielen Fällen das Ergebnis wiederholten internistisch-chirurgischen Konsiliums ist:

- **Chirurgische Therapie** wird in der Regel bei akuter Appendizitis, Cholezystitis, Ulkusperforation, mechanischer Passagestörung, septischem Herd, penetrierendem Aortenaneurysma, intestinalen Gefäßverschlüssen usw. erforderlich.
- **Konservative Behandlung** wird durchgeführt bei extraabdominalen Ursachen des akuten Abdomens, wie z.B. Myokardinfarkt, Pneumonie, Perikarditis, außerdem bei Entzündungen parenchymatöser Bauchorgane, wie z.B. Pyelonephritis. Die konservative Therapie wird auch angestrebt im Frühstadium der akuten nekrotisierenden Pankreatitis, wobei im Laufe der Krankheitsentwicklung eine Fortsetzung der Behandlung mit chirurgischen Mitteln notwendig werden kann. Ebenfalls konservativ therapiert werden die sogenannten Pseudoperitonitiden (z.B. bei diabetischer Ketoazidose, Hyperlipidämie, akuter intermittierender Porphyrie, akuter Bleivergiftung und hämolytischer Krise).
- Die **konservativ operative Therapie** stellt ein Bindeglied zwischen konservativer und chirurgischer Therapie dar. Operative Eingriffe werden endoskopisch oder unter sonographischer Sicht durchgeführt. Dabei ist die Belastung für den Patienten geringer als beim chirurgischen Vorgehen. Beispiele interventioneller Endoskopie bzw. Sonographie sind die endoskopische Papillotomie und Choledochussteinextraktion bei Patienten mit biliärer Pankreatitis, die koloskopische Aspiration von Darminhalt in Fällen von chronisch-idiopathischer oder postoperativer Pseudoobstruktion des Kolons sowie die sonographisch kontrollierte Saugspüldrainage von Abszessen.

8.2 Blutung

Anders als bei der okkulten Blutung tritt bei der notfallmäßigen Gastrointestinalblutung Blut nach außen hin sichtbar in Erscheinung: Entweder wird das ausgetretene Blut rot bzw. schwarz-braun erbrochen (Hämatemesis) oder es geht peranal ab als schwarzer Stuhlgang (Melaena) bzw. als rotes Blut (Hämatochezie). Häufigste Blutungsursachen im oberen Gastrointestinaltrakt sind peptische Läsionen, Ösophagusvarizen und Mallory-Weiss-Einrisse; im Dünn- und Dickdarm: Meckel-Divertikel, Dickdarmdivertikel und Angiodysplasien. Dabei sind mehr als 80% aller Blutungsquellen im oberen Gastrointestinaltrakt lokalisiert.

In Abhängigkeit vom Ausmaß des Blutverlustes stellen sich Beschwerden infolge des zirkulatorischen Volumenmangels ein: Unruhe, Tachykardie, Schwindel, Kopfschmerzen, Kaltschweißigkeit, im Extremfall Schocksymptomatik. Anamnestische Daten – vom einweisenden Arzt zur Verfügung gestellt bzw. von den begleitenden Angehörigen erfragt – können die umgehend einzuleitende Diagnostik erleichtern. Dabei ist die Beantwortung folgender Fragen besonders wichtig: Ist bei dem Patienten ein Ulkus- oder Leberleiden bekannt? Werden nichtsteroidale Antiphlogistika bzw. Antikoagulanzien eingenommen?

Ausschlußdiagnostik

Bei Fehlen von Hämatemesis, Melaena oder Hämatochezie ist bei einem kreislaufstabilen Patienten das Vorliegen einer akuten Gastrointestinalblutung in der Regel ausgeschlossen. Schwache Sickerblutungen würden sich durch chemischen Nachweis von okkultem Blut im Stuhl, z.B. als positiver Hämoccult-Test®, zu erkennen geben. Potentielle Blutungsquellen des Gastrointestinaltrakts (z.B. blutungsgefährdete Ösophagusvarizen, sichtbare Gefäße im Ulkusgrund, Angiodysplasien), die zu Blutungsrezidiven Veranlassung geben können, lassen sich nur durch Ösophagogastroduodenoskopie bzw. Koloskopie bzw. superselektive Mesenterikographie verifizieren bzw. ausschließen.

Nachweisdiagnostik

Kernstück der Notfalldiagnostik bei **Gastrointestinalblutung** ist die endoskopische Inspektion des oberen und unteren Verdauungstrakts. Dabei gibt die Klassifizierung der Blutungsaktivität nach Forrest (Tab. A.8-4) eine nützliche Entscheidungsgrundlage für angemessene therapeutische Maßnahmen.

Voraussetzung für die Notfallendoskopie ist die Kreislaufstabilisierung des Patienten. Läßt sich der Kreislauf nicht stabilisieren, muß der Patient umgehend chirurgisch versorgt werden. Ausnahme: V.a. blutende Ösophagusvarizen, da hier der nichtchirurgischen Therapie (s.u.) praktisch immer der Vorzug zu geben ist.

Bei **Hämatemesis** läßt sich die Blutungsquelle durch obere Panendoskopie in etwa 95% der Fälle lokalisieren. Die dabei gefundenen häufigsten Blutungsquellen sind in Tabelle A.8-5 aufgeführt.

Läßt sich die Blutungsquelle endoskopisch nicht lokalisieren (unter 5% der Fälle), hängt das weitere Vorgehen von der Blutungsintensität ab: Bei massiver arterieller Blutung (Transfusionsbedürftigkeit von mehr als vier bis sechs Blutkonserven/24 h) muß der Patient ohne weitere Diagnostik umgehend operiert werden. Bei geringerer Blutungsintensität ist die Lokalisation der Blutungsquelle durch weitere diagnostische Maßnahmen anzustreben. Dabei sollte zunächst die Szintigraphie (nach intravenöser Injektion von technetiummarkierten Erythrozyten oder kolloidalem Schwefel) bevorzugt eingesetzt werden, da sie sensiter und risikoärmer als die Angiographie ist. Bei szintigraphisch positivem Blutungsnachweis sollte sich zur exakten topographischen Blutungslokalisation die Angiographie anschließen. Bei endoskopisch diagnostiziertem Blutabgang aus der Papilla Vateri (Hämobilie) sind ERCP und Angiographie die nächsten Untersuchungsverfahren.

Auch bei **Melaena** sollte man mit der Notfallendoskopie des oberen Verdauungstraktes beginnen. Findet sich dabei keine aktuelle oder potentielle Blutungsquelle, muß eine Blutung aus dem Dünn- bzw. Dickdarm als Ursache der Melaena angenommen werden. Diagnostisch wird sich in der Regel die Szintigraphie, ggf. mit konsekutiver abdomineller Angiographie, anschließen. Erst dann würde man eine Notfallkoloskopie durchführen, da diese Untersuchung unter den gegebenen Umständen ohne suffiziente Darmreinigung von begrenztem Wert ist.

Tabelle A.8-5 Aufführung der Blutungsquellen bei Hämatemesis mit Angabe ihrer Häufigkeit (%).

Peptische Läsionen (Erosionen, Ulzera)	65
Ösophagus- bzw. Fundusvarizen	20
Mallory-Weiss-Lazeration am gastroösophagealen Übergang	10
Magenneoplasma	4
M. Osler-Rendu-Weber, Ulcus simplex Dieulafoy u. a.	1

Tabelle A.8-4 Klassifizierung der Blutungsaktivität nach Forrest.

Blutungsaktivität	Kriterien		
aktive Blutung:	Forrest-Typ	Ia	arterielle (spritzende) Blutung
		Ib	Sickerblutung
sistierte Blutung:	Forrest-Typ	IIa	sichtbares Gefäß im Ulkusgrund
		IIb	Koagulum auf Läsion
		IIc	Hämatin im Ulkusgrund
keine Blutung:	Forrest-Typ	III	Läsion ohne o.a. Kriterien

Die Diagnostik bei **Hämatochezie** beginnt zunächst mit der rektal digitalen Exploration. Dabei ist vor allem auf tastbare Neoplasien und ulzeröse Läsionen zu achten. Anschließend wird proktoskopisch und rektoskopisch untersucht. Findet sich dabei keine Blutungsquelle, wird als nächstes die obere Notfallendoskopie durchgeführt. Alternativ kann man auch mit der Ausspiegelung des oberen Gastrointestinaltraktes beginnen, besonders wenn sich über eine zuvor gelegte Magensonde blutiger Magensaft hat aspirieren lassen. Bleiben obere und untere Notfallendoskopie ohne diagnostischen Ertrag, werden in der Regel Szintigraphie und Angiographie angeschlossen. Schließlich kann man die Notfallkoloskopie durchführen, zumal massive Blutungen eine laxierende Wirkung haben und dadurch die sonst eingeschränkte endoskopische Übersicht verbessert wird.

Überflüssige Diagnostik

Konventionelle Röntgenuntersuchungen des Magen-Darm-Traktes führen in der akuten Blutungsdiagnostik meistens nicht weiter und sind verzichtbar.

Therapie

Erste therapeutische Zielsetzung ist die Kreislaufstabilisierung bzw. Schocktherapie. Beim kreislaufstabilisierten Patienten erfolgt zunächst die diagnostische Klärung der Blutungssituation (Blutungsquelle, Blutungsaktivität); daran schließt sich in den meisten Fällen in ein und derselben Sitzung die endoskopische Therapie an.

Obere Gastrointestinalblutung

Die Therapie der **Ulkusblutung** erfolgt befundgerecht nach Forrest-Klassifizierung (s. Tab. A.8-4). Dabei wird bei spritzenden arteriellen Blutungen (Forrest Ia) primär eine endoskopische Hämostase angestrebt; ggf. werden operable Patienten elektiv chirurgisch versorgt. Bei Patienten mit hohem Operationsrisiko wird die endoskopische Intervention sogar als definitive Therapie bevorzugt. Dieulafoy-Läsionen werden in erster Linie endoskopisch therapiert. Als endoskopische Hämostaseverfahren stehen dabei zur Verfügung: Die Laser-Photokoagulation (v.a. der Neodym-YAG-Laser), die Elektrokoagulation (v.a. die Elektro-Hydro-Thermo-Sonde), die Hämoclip-Plazierung bzw. die Sklerotherapie (Unterspritzung – am besten mit 5–10 ml 1:10 000 bzw. 1:100 000 verdünntem Adrenalin und weiteren 1–3 ml 1%igem Polidocanol [Äthoxysklerol]). Sickerblutungen (Forrest Ib) aus peptischen Läsionen sistieren in etwa 80% der Fälle spontan. Die verbleibenden Fälle lassen sich in der Regel durch Sklerosierungstherapie, Laser-Photokoagulation bzw. den Einsatz der Elektro-Hydro-Thermo-Sonde zum Stillstand bringen. Bei diffus blutenden Läsionen empfehlen sich Protonenpumpenblocker-Gabe und Hämostaseversuch mit Somatostatin; chirurgische Maßnahmen sind erst bei erfolgloser konservativer Therapie indiziert. Bei Helicobacter-pylori-Nachweis sollte eine möglichst frühzeitige Eradikation des Bakteriums angestrebt werden (Evidenzgrad Ib). Sichtbare Gefäße im Ulkusgrund (Forrest IIa) stellen im Hinblick auf die in 50–90% der Fälle drohende Rezidivblutung eine besondere Risikosituation dar und benötigen daher aktive Therapie. Dabei hat sich die endoskopische Laser-Photokoagulation als effiziente nichtchirurgische Therapie etabliert (Evidenzgrad Ia). In der klinischen Praxis hat sich auch die Sklerosierung der Läsion mit anschließender Elektro-Hydro-Thermo-Koagulation bzw. die Hämoclip-Plazierung bewährt (Evidenzgrad Ia). Sichtbare Gefäße im Bereich der Bulbushinterwand werden wegen der Nähe zur Arteria gastroduodenalis in der Regel nicht operativ endoskopisch, sondern primär chirurgisch versorgt.

Angiodysplasien sollten individualisiert behandelt werden; sind die Läsionen endoskopisch zugänglich und stellen sich umschrieben dar, wird in aller Regel sklerosiert bzw. elektrokoaguliert (Evidenzgrad III). Chirurgisches Vorgehen mit Resektion der betroffenen Bezirke ist indiziert bei ausgedehntem Befall mit massiver Blutung. Als Alternative zur Chirurgie kommt bei nichtoperablen Patienten ggf. die arterielle Embolisation der inkriminierten Läsion(en) in Frage.

Bei der Therapie der **Ösophagusvarizenblutung** wird als primärer Maßnahme der endoskopischen Sklerotherapie bzw. der Gummibandligatur eindeutig der Vorzug gegeben (Evidenzgrad Ia). Dabei läßt sich durch intra- und/oder paravariköse Injektion des Sklerosierungsmittels (meist 1%iges Polidocanol) bzw. Plazierung eines strangulierenden Gummibandes um die Basis eines endoskopisch aspirierten Varixknotens in etwa 80–90% der Fälle eine initiale Hämostase erreichen, außerdem die Rezidivblutungs- und Frühletalitätsrate günstig beeinflussen. Mehrere Studien weisen dabei hinsichtlich therapeutischer Effizienz und Inzidenz von Komplikationen die Gummibandligatur als zu bevorzugendes Verfahren aus (Evidenzgrad Ia). Insgesamt wird durch die endoskopische Therapie die Frühletalität bei Ösophagusvarizenblutung von etwa 50–70% (konservative Therapie) auf ungefähr 20–30% herabgesetzt.

Der Wert der zumeist auf Vasokonstriktion beruhenden Pharmakotherapie (Triglycyl-Lysin-Vasopressin, Terlipressin, Somatostatin) bei Ösophagusvarizenblutung liegt vor allem in einer überbrückenden Wirkung, bis die definitive endoskopische Hämostase möglich ist. Kann die Blutung durch die o.g. endoskopischen Verfahren nicht beherrscht werden, läßt sich die Indikation zur Anlage eines transjugulären intrahepatischen portosystemischen Shunts (TIPSS) diskutieren. Dabei wird durch Implantation einer Maschendrahtprothese (Stent) in die Leber ein Kurzschluß zwischen Pfortader und unterer Hohlvene geschaffen, was zur portalen Druckabsenkung und zum konsekutiven Kollaps der Ösophagusvarizen mit Hämostase führt. In den meisten Fällen wird sich jedoch bei endoskopierefraktärer Ösophagusvarizenblutung die Indikation zur chirurgischen Intervention ergeben. Dabei werden als relativ schonende Verfahren die sogenannten Sperroperationen bevorzugt: vor allem die maschinelle Dissektion des terminalen Ösophagus mit Varizenligatur und Ösophagusreanastomosierung.

Untere Gastrointestinalblutung

Bei der Vielzahl möglicher Blutungsursachen im Dünn- und Dickdarm (u.a. Karzinom, Polypen, Colitis ulcerosa, M. Crohn, ischämische Kolitis, innere Hämorrhoiden, Divertikel) muß befundgerecht therapiert werden. Bei den häufigsten notfallmäßigen Blutungsquellen sollte folgendermaßen vorgegangen werden:

- Die Darminvagination als häufigste Blutungsquelle bei kleinen Kindern bildet sich in etwa 10% der Fälle spontan zurück, bei weiteren 20% gelingt die Reposition durch Kontrasteinlauf, in den restlichen Fällen ist eine chirurgische Revision erforderlich.
- Blutende Meckel-Divertikel – führend bei Jugendlichen und jungen Erwachsenen bis 30 Jahre – werden chirurgisch reseziert.
- Bei Blutungen aus Dickdarm-Divertikeln sollte der angiographische Nachweis der Blutungsquelle über Ort und Ausmaß der Resektion entscheiden.

Die vor allem bei über 60jährigen Patienten anzutreffenden Angiodysplasien sollten je nach Lokalisation und Anzahl entweder durch Sklerotherapie, Elektrokoagulation, chirurgische Resektion oder arterielle Embolisation behandelt werden.

B ERKRANKUNGEN DES BLUTES UND DES GERINNUNGSSYSTEMS, SOLIDE TUMORE UND PRINZIPIEN DER INTERNISTISCHEN ONKOLOGIE

Inhaltsverzeichnis

Vorbemerkung

1 Anämien
H. Heimpel, H. Diem, J. Thomalla, H. Cario, L. Hastka, H. Schrezenmeier, E. Wollmer
1.1 Definition und Basisinformation
1.2 Megaloblastäre Anämien
1.3 Hämolytische Anämien
1.4 Eisenmangelanämie
1.5 Thalassämien und Hämoglobinanomalien
1.6 Entzündungs- und Tumoranämien (sekundäre Anämien, ACD = Anemia of Chronic Disease)
1.7 Renale Anämie

2 Eisenmangel und Eisenmangelanämie
J. Hastka, H. Heimpel, G. Metzgeroth, N. Gattermann, M. Neuss, E. Wollmer

3 Thrombozytopenien
E. Hiller, A. Matzdorff, J. Th. Fischer
3.1 Pathophysiologie und allgemeine Diagnostik
3.2 Immunthrombozytopenie (ITP)
3.3 Thrombotische thrombozytopenische Purpura (TTP)
3.4 Heparininduzierte Thrombozytopenie (HIT)

4 Neutropenie und Agranulozytose
H. Heimpel, W. Theml

5 Immundefekte im Erwachsenenalter
S. Peest, M. Stoll (DGIM, DGI)

6 Akute Leukämien
A. Ganser, R. F. Schlenk

7 Myelodysplastische Syndrome (MDS)
C. Aul (korr.), W. Verbeek, A. Giagounidis, M. Lübbert, A. Ganser

8 Chronische myeloproliferative Erkrankungen
H. Gisslinger, M. Griesshammer, H. Heimpel (Korr.), E. Lengfelder, A. Reiter
8.1 Polycythaemia vera
8.2 Essentielle Thrombozythämie
8.3 Chronische idiopathische Myelofibrose
8.4 Nicht klassifizierbare cMPE und durch spezielle genomische Aberrationen gekennzeichnete Sonderformen

8a Chronische myeloische Leukämie (CML)
A. Hochhaus (Korr.), Th. Fischer, D. W. Beelen

9 Maligne Lymphome
M. Dreyling (Korr.), W. Hiddemann, L. Trümper, M. Pfreundschuh
9.1 Klassifikation und allgemeine Diagnostik
9.2 Reifzellige Lymphome der B-Zell-Reihe
9.3 Maligne Lymphome der T-Zell-Reihe

9a Chronische lymphatische Leukämie
M. Hallek (Korr.), B. Eichhorst, P. Dreger

10 Morbus Hodgkin
S. W. Krause (Korr.), S. Schmitz, A. Engert

11 Multiples Myelom (Plasmozytom)
P. Liebisch, D. Peest

12 Kopf-Hals-Tumore
S. Hiller, H.-G. Mergenthaler
12.1 Karzinome des Kehlkopfs (Larynx)
12.2 Karzinome des Hypopharynx
12.3 Karzinome der Lippen, der Mundhöhle und des Oropharynx
12.4 Karzinome des Nasopharynx
12.5 Karzinome der Nasennebenhöhlen
12.6 Karzinome der Speicheldrüsen
12.7 Malignome der Gesichtshaut

13 Mammakarzinom
E. Heidemann, K. Possinger, C. Bokemeyer

Bronchialkarzinome
(s. Kap. C – Erkrankungen der Atmungsorgane)
H. Morr (DGP), N. Niederle

Ösophaguskarzinom
(s. Kap. A – Erkrankungen der Verdauungsorgane)
M. Classen (DGVS), H. J. Illiger, C. Lersch (DGVS), W. Schepp (DGVS), J. R. Siewert (DGVC), M. Wienbeck (DGVS)

Magenkarzinom
(s. Kap. A – Erkrankungen der Verdauungsorgane)
C. Bokemeyer, W. E. Hansen (DGVS), W. Schepp (DGVS), W. Schmiegel (DGVS), M. Stolte (DGVS)

Pankreaskarzinom
(s. Kap. A – Erkrankungen der Verdauungsorgane)
C. Bokemeyer, P.G. Lankisch (DGVS), J. Mössner (DGVS), W. Schmiegel (DGVS), V. Schusdziarra (DGVS), R. Ziegler (DGE)

Karzinome der Gallenblase und des Gallengangsystems
(s. Kap. A – Erkrankungen der Verdauungsorgane)
C. Bokemeyer, M. Classen (DGVS), F. Lammert, S. Matern (DGVS), W. Schmiegel (DGVS)

Kolonkarzinom
(s. Kap. A – Erkrankungen der Verdauungsorgane)
W. Caspary (DGVS), W. E. Hansen (DGVS), H. J. Illiger, W. Schmiegel (DGVS), E. F. Stange (DGVS), H. J. Weh

Rektumkarzinom
(s. Kap. A – Erkrankungen der Verdauungsorgane)
W. Caspary (DGVS), W. E. Hansen (DGVS), H. J. Illiger, W. Schmiegel (DGVS), E. F. Stange (DGVS), H. J. Weh

Karzinome der Analregion
(s. Kap. A – Erkrankungen der Verdauungsorgane)
W. Caspary (DGVS), W. E. Hansen (DGVS), H. J. Illiger, W. Schmiegel (DGVS), E. F. Stange (DGVS), H. J. Weh

Hepatozelluläre Karzinome
(s. Kap. A – Erkrankungen der Verdauungsorgane)
K. H. W. Böker (DGVS), A. Holstege (DGVS), M. Manns (DGVS), B. Steinke

Tumore der endokrinen Organe
(s. Kap. H – Erkrankungen der endokrinen Organe und des Stoffwechsels sowie Kap. A – Erkrankungen der Verdauungsorgane)

14 **Tumore der weiblichen Genitalorgane**
N. Frickhofen (Korr.), A. du Bois (AGO)

15 **Tumore der männlichen Genitalorgane**
C. Bokemeyer, D. Hossfeld
15.1 Hodentumore
15.2 Prostatakarzinom

16 **Tumore der Nieren und der Harnwege**
B. Steinke, L. Bergmann, A. Lampl (AUO), W. Pommer (GN)
16.1 Nierenzellkarzinome
16.2 Tumoren der Harnwege

17 **Maligne Knochentumore**
J. Schütte, R. D. Issels, P. Reichardt, J. T. Hartmann
17.1 Osteosarkom (OS)
17.2 Ewing-Sarkom (ES)/periphere (primitive) neuroektodermale Tumoren (PNET)
17.3 Malignes fibröses Histiozytom des Knochens
17.4 Fibrosarkome des Knochens
17.5 Chondrosarkome (CS)

18 **Weichteilsarkome des Erwachsenen**
J. Schütte, J. T. Hartmann, R. D. Issels, P. Reichardt, P. M. Schlag
Experten: *J. Schütte, V. Budach (DEGRO), E. Koscelniak (GPOH), P. M. Schlag, P.-U. Tunn (DGCH), R. D. Issels, P. Reichardt, J. T. Hartmann*

19 **Malignes Mesotheliom**
E. Laack, J. Schütte, R. Dierkesmann (DGP)
19.1 Pleuramesotheliom
19.2 Peritoneales Mesotheliom

20 **Das Melanom**
U. Keilholz, U. Kleeberg

21 **Maligne Gliome**
B. Steinke

22 **CUP-Syndrom – Tumorerkrankung mit unbekanntem Primärtumor**
G. Hübner, C. Bokemeyer

23 **Allgemeine Prinzipien der Zytostatikatherapie**
U. Schuler, C.-H. Köhne

24 **Behandlung mit hämatopoetischen Wachstumsfaktoren**
M. Engelhardt (Korr.), W. E. Aulitzky

25 **Knochenmark- und Blutstammzelltransplantation**
G. Ehninger, E. Holler

26 **Supportive Therapie**
26.1 Chronische Schmerzen des Tumorkranken
M. Kloke
26.2 Prophylaxe und Therapie des durch Zytostatika induzierten Erbrechens
R. Mayer-Steinacker
26.3 Infektionen bei hämatologischen und onkologischen Erkrankungen
G. Maschmeyer, W. V. Kern,
26.4 Transfusion von Blutkomponenten und Plasmaderivaten
P. Kühnl (DGTI), M. Müller (DGTI), E. Seifried

27 **Hereditäre hämorrhagische Diathesen**
J. Oldenburg (GTH), H. Riess

28 **Erworbene hämorrhagische Diathesen**
H. Riess, E. Seifried

29 **Thrombophile Diathesen**
V. Hach-Wunderle (DGA), M. Müller (DGTI), J. Pabinger (GTH), E. Seifried

Antikoagulanzientherapie und Thrombolyse bei häufigen thromboembolischen Erkrankungen
bei Lungenembolie s. Kap. C – Erkrankungen der Atmungsorgane
Akuter Extremitätenarterienverschluß s. Kap. E – Erkrankungen der Gefäße
Venenthrombose s. Kap. E – Erkrankungen der Gefäße

Abkürzungen

1 Anämien

H. Heimpel (DGHO), Ulm (korr.); H. Diem (DGHO), Gauting; J. Thomalla (DGHO), Koblenz; H. Cario (GPOH), Ulm; L. Hastka (DGHO), Mannheim; H. Schrezenmeier (DGTI), Ulm; E. Wollmer (DGHO), Marburg

1.1 Definition und Basisinformation

Pathophysiologie und allgemeine Diagnostik

Als Anämie wird eine Verminderung der Hämoglobinkonzentration oder des Hämatokrits unter den Bereich einer vergleichbaren Referenzpopulation („Normalbereich") definiert. Anämien sind Sekundärfolge vieler chronischer entzündlicher und neoplastischer Erkrankungen und Teilbefund der meisten Blutkrankheiten.

Eine Verminderung der Hämoglobinkonzentration und/oder der Erythrozytenzahl kann Folge einer verminderten Erythrozytenbildung bei Hypo-/Aplasie der Erythropoese (z.B. aplastische Anämie) oder ineffektiver Erythropoese (z.B. megaloblastäre Anämie), einer verminderten Hämoglobinbildung (z.B. Eisenmangel), einer Verteilungsstörung (z.B. physiologische Schwangerschaftsanämie, Hypersplenismus) oder einer Verkürzung der Erythrozytenüberlebenszeit (Hämolyse, Blutung) sein. Mischformen sind vor allem bei sekundären Anämien häufig.

Eine Anämie im Sinne der genannten Definition ist Ausdruck einer Verminderung der Gesamtmasse der Erythrozyten im Gefäßsystem, die mit in der klinischen Diagnostik nicht mehr verwendeten Isotopenverdünnungsmethoden gemessen werden kann. Ausnahmen sind:
- Die physiologische Schwangerschaftsanämie durch erhöhtes Plasmavolumen bei normaler oder leicht erhöhter Erythrozytenmasse.
- Die Anämie als Teilbefund bei Hypersplenismus durch reversible Sequestration der Erythrozyten in den Milzgefäßen („pooling") bei normaler oder leicht erhöhter Erythrozytenmasse.
- Eine fehlende oder nur geringe Anämie in der Frühphase eines akuten potenziell lebensbedrohlichen Blutverlustes durch noch fehlenden Rückstrom extravasaler Flüssigkeit bei verminderter Erythrozytenmasse.

Jede Anämie ist ein Signal zur Abklärung einer zugrunde liegenden Erkrankung oder eines zugrunde liegenden Mangelzustands. Die Behandlung mit Eisen, Vitamin B_{12}, Folsäure oder anderen Vitaminen ohne Beweis oder begründeten Verdacht auf einen spezifischen Mangelzustand ist medizinisch und wirtschaftlich nicht vertretbar und wegen der Gefahr einer Diagnoseverzögerung potenziell gefährlich! Dasselbe gilt für die Gabe von rhu-Erythropoetin (EPO) zur Stimulation der Erythropoese, da bei fast allen Anämien mit Ausnahme der renalen Anämie die endogene EPO-Bildung und die EPO-Konzentration im Plasma normal oder erhöht ist.

Eine Verminderung der Erythrozytenzahl bei (noch) im Referenzbereich liegenden Hb- und Hkt-Werten ist Ausdruck einer Makrozytose, am häufigsten bei chronischem Alkoholkonsum. Falls dieser nicht eindeutig nachgewiesen wird, Differenzialdiagnose wie bei makrozytärer Anämie.

Referenzwerte und Bewertung von Laboratoriumsbefunden

- 14–70 Jahre Männer: Hb 13–17 g/dl; Hkt 42–50%; Erythrozyten 4,3–5,6 T/l
- 14–70 Jahre Frauen: Hb 12–16 g/dl; Hkt 38–44%; Erythrozyten 4,0–5,4 T/l
- Definition einer Anämie nach WHO: Männer Hb < 13 g/dl. Frauen Hb < 12 g/dl

Bei Kindern sind die altersentsprechenden Referenzbereiche zu beachten (L1).

Alte Menschen: Längsschnittuntersuchungen zeigen ein leichtes Absinken der Hämoglobinkonzentration mit steigendem Lebensalter bei „Gesunden" jenseits des 65. Lebensjahres, vor allem bei Männern. In der Mehrzahl wird dabei ein Schwellenwert von 12 g/dl nicht unterschritten (14). Bei über 65-Jährigen mit Hämoglobinkonzentrationen unterhalb dieses Grenzwerts, bei über 80-Jährigen unterhalb von 11 g/dl findet man bei ausreichend intensiver Diagnostik oder mittelfristiger Verlaufsbeobachtung in über 90% eine zugrunde liegende Organerkrankung oder Fehlernährung (1). Es erscheint also vernünftig, die genannten Werte als Indikation zur Abklärung einer wahrscheinlich zugrunde liegenden, potenziell therapiebedürftigen und möglicherweise therapierbaren Grunderkrankung zu betrachten.

Schwangerschaft: Zwischen mens 1 bis 3 Abfall von Hb und Hkt bis auf etwa 11 g/dl bzw. 38%, zwischen mens 3 und 9 auf 10 g/dl bzw. 35%.

Werte im unteren Normalbereich: Hb-Werte im unteren Grenzbereich von 12–14 g/dl können eine Indikation zur Abklärung einer potenziell therapiebedürftigen Grunderkrankung darstellen, wenn ein vorher gemessener Hämoglobinwert ohne erkennbare Ursache über 1 g/dl innerhalb von Wochen oder Monaten abfällt, das mittlere Zellvolumen (MCV) und/oder der mittlere Hämoglobingehalt der Zelle (MCH) aus dem (altersunabhängigen) Referenzbereich auswandern, nicht-normale Leukozyten- oder Thrombozytenwerte auffallen oder zusätzliche Symptome oder Befunde eine organische Erkrankung nahe legen.

Retikulozyten: Werden heute mit hoher Präzision durchflusszytometrisch nach Oxazenfärbung aus derselben Probe wie die anderen Blutbildwerte gemessen. Referenzbereich 0,5–2,5%. Allerdings Unterschiede verschiedener Zählgeräte! *Achtung*: Werte teilweise noch in ‰ angegeben.

Relativer Wert umgekehrt (aber nicht linear) proportional der Verweildauer der Erythrozyten im Blut, deswegen erhöht bei Hämolyse oder Blutung oder in der Regenerationsphase nach Aplasie oder bei EPO-Behandlung.

Absoluter Wert Angabe in $G/l = 10^9/l = 10^3/\mu l$, Referenzbereich 25–100. Wert proportional der Bildungsrate der Erythrozyten. Bei einigen Blutbildautomaten höhere Referenzwerte von 50–100 (11).

Tabelle B.1-1 Ätiologische und pathogenetische Klassifikation der Anämien. Anämien bei denen die Diagnose nur im Kindesalter gestellt wird sind nicht berücksichtigt.

1	**Anämie durch inadäquate Produktion/ineffektive Erythropoese**
1.1	**Mangel an Nährstoffen/Hormonen**
1.1.1	Eisenmangel
1.1.2	Vitamin-B_{12}-Mangel
1.1.3	Folsäuremangel
1.1.4	Erythropoetinmangel (Nierenerkrankung)
1.1.5	Endokrinopathien (Unterfunktion von Hypophyse, Schilddrüse, Gonaden, Nebenniere)
1.2	**Suppression oder Aplasie der Erythropoese**
1.2.1	Toxisch (Zytostatika, Alkohol)
1.2.2	Bestrahlung größerer Skelettabschnitte
1.2.3	Aplastische Anämie
1.2.4	Fanconi-Anämie
1.2.5	Isolierte aplastische Anämie = pure red cell aplasia
1.2.6	Bei chronischen Erkrankungen (heterogene Pathogenese, z.T. Eisenverwertungsstörung, verkürzte Erythrozytenlebenszeit, zusätzlich Blutverluste) – chronische Infektionen (z.B. Endokarditis, Osteomyelitis, Tbc, AIDS) – chronisch-entzündliche Erkrankungen (z.B. rheumatoide Arthritis, SLE, Polymyalgia rheumatica, Morbus Crohn) – Tumorerkrankungen – Lebererkrankungen
1.3	**„Verdrängung" der normalen Erythropoese**
1.3.1	Knochenmetastasen solider Tumore
1.3.2	Akute Leukämien (s. dort)
1.3.3	Myelodysplastische Syndrome (MDS, s. dort)
1.3.4	Chronische myeloproliferative Erkrankungen (CML, OMF/OMS, s. dort)
1.3.5	Lymphome (s. dort), Plasmozytom (s. dort)
1.3.6	Speicherkrankheiten, Knochenmarktuberkulose, andere Granulome
1.4	**Seltene hereditäre Anämieformen**
1.4.1	Kongenitale dyserythropoetische Anämien (CDA)
1.4.2	Kongenitale sideroblastische Anämien
2	**Anämie durch gesteigerten Abbau von Erythrozyten**
2.1	**Extrakorpuskuläre Ursachen**
2.1.1	Autoimmunhämolytische Anämie – unbekannter Genese („idiopathisch") – bei Lymphomen – SLE, andere Kollagenosen – Medikamente (z.B. Alpha-Methyldopa, Penicillin) – postinfektiös (EBV, Mykoplasmen)
2.1.2	Direkte toxische Effekte (Malaria, Clostridien, M. Wilson, Vergiftungen)
2.1.3	Mechanisch-hämolytische Anämie – Herzklappen/Gefäßprothesen – DIC/Sepsis – TTP/hämolytisch-urämisches Syndrom
2.2	**Erythrozytenmembrandefekte**
2.2.1	Paroxysmale nächtliche Hämoglobinurie (PNH)
2.2.2	Hereditäre Sphärozytose/Elliptozytose
2.3	**Defekte des Erythrozytenstoffwechsels**
2.3.1	Störungen der Glykolyse und des Hexosemonophosphat-Shunts (z.B. Pyruvatkinase-, G-6-PDH-Mangel)
2.3.2	Hämoglobinvarianten – Sichelzellkrankheit – instabile Hämoglobine
2.3.3	Störung der Hämoglobinsynthese (zusätzlich ineffektive Erythropoese): Thalassämien
3	**Anämie durch Verlust von Erythrozyten**
3.1	**Akute Blutung**
3.2	**Chronische Blutung s. Eisenmangel**
4	**Verteilungsstörung**
4.1	**Physiologische Schwangerschaftsanämie**
4.2	**Hypersplenismus**

Anämien

Tabelle B.1-2 Gruppendiagnose der wichtigsten Anämieformen aufgrund des mittleren Erythrozytenvolumens (MCV), des mittleren Hämoglobingehaltes (MCH), des Serumferritins und der Retikulozytenzahl.

Hämoglobinkonzentration vermindert		
hypochrom-mikrozytär	**normochrom-normozytär**	**hyperchrom-makrozytär**
Ferritin vermindert: – Eisenmangelanämie Ferritin normal oder erhöht: – sekundäre Anämie bei Tumor oder Entzündung Ferritin erhöht: – Thalassämie – seltene Anämieformen mit Eisenverwertungsstörung	Retikulozyten vermindert: – renale Anämie – aplastische Anämie – seltene Anämieformen Retikulozyten normal: – sekundäre Anämie bei Tumor oder Entzündung Retikulozyten erhöht: – hämolytische Anämie – Regenerationsphase – Blutungsanämie	Retikulozyten normal: megaloblastäre Anämie durch: – Vit-B_{12}-, Folsäuremangel – Alkoholismus – Lebererkrankung – Plasmozytom – Zytostatika Retikulozyten erhöht: – hämolytische Anämie – Regenerationsphase

Der **Retikulozytenproduktionsindex: RPI:** (= Retikulozyten%/geschätzte Retikulozytenverweildauer × Hkt/45) berücksichtigt die zu erwartende EPO-gesteuerte Mehrproduktion von Erythrozyten bei Anämie und die dabei geschätzte Verlängerung der Retikulozytenreifungszeit im Blut. Ein Wert von > 3 ist ein Hinweis auf eine ausreichende regulative Mehrproduktion von Erythrozyten bei Anämien, ein Wert von < 1 auf eine relative erythropoietische Insuffizienz.

Reifungsklassen (**H**igh, **M**edium, **L**ow) werden von vielen Automaten angegeben, teilweise auch als Reifungsindex (H + M/L). Angabe in % aller Retikulozyten, Referenzwerte geräteabhängig. Hoher Anteil an H- und M-Retikulozyten bei erhöhten EPO-Werten, bei Beginn der Regeneration z.B. nach Blutung, Regenerationsphase nach Zytostatikatherapie.

Der **mittlere Hämoglobingehalt des Retikulozyten CHr,** Referenzbereich 28–35 pg. Seine Verminderung ist ein Frühindikator für einen funktionellen Eisenmangel nach EPO-Gabe bei renaler Anämie oder bei anderen Zuständen rascher Regeneration einer supprimierten Erythrozytenbildung.

Klassifikation

Die beste Übersicht ergibt sich aus der Gliederung nach der Ätiologie und dem im Vordergrund stehenden Mechanismus der Anämieentstehung (Tab. B.1-1). Damit überschneidet sich die Gruppierung nach Größe und Hämoglobingehalt der Erythrozyten (Tab. B.1-2) und der Retikulozytenzahl, die neben der Beteiligung anderer Blutzellen den Ausgangspunkt für die ersten Stufen der Differenzialdiagnose darstellt.

Leitsymptome und -befunde

Leistungsabfall, Belastungsdyspnoe, Schwindel, Ohrensausen, Schlaflosigkeit; Blässe, Tachykardie, funktionelle Herzgeräusche, „zufällig" festgestellte Verminderung der Hämoglobinkonzentration oder des Hämatokrits.

Differenzialdiagnostisches Vorgehen

– Stufendiagnostik, um inadäquaten Laboraufwand zu vermeiden.
– bei Hämoglobin im unteren Grenzbereich: Blutbildkontrolle.
– Beteiligung anderer Zellreihen: Sind Leukozyten- und Thrombozytenzahlen normal?
– Anamnese: Blutungen beobachtet? Stuhlfarbe? Eventuell früher gemessene Blutbildwerte ermitteln: kongenitale/hereditäre Anämien werden gelegentlich erst bei jungen Erwachsenen entdeckt.
– Körperliche Untersuchung: Milz-, Leber-, Lymphknotenvergrößerung? Blutungszeichen? (Skleren-)Ikterus?
– Geeignete Anschlussuntersuchungen, falls Verdacht auf eine Grunderkrankung vorliegt, die die Anämie erklärt: Sekundäre Anämien durch Erkrankungen anderer Körpersysteme sind häufiger als Anämien durch primäre Veränderungen im hämopoetischen System. Wegweisend sind neben Anamnese und körperlichem Befund Körpertemperatur, CRP, Kreatinin, Leberenzyme/Parameter der Leberfunktion, Oberbauchsonographie.

Erythrozytometrie

Mittleres Volumen (MCV) und Hämoglobingehalt (MCH) des Einzelerythrozyten sind als Ausgangsparameter für die Differenzialdiagnose geeignet (s. Tab. B.1-2). Dagegen erwecken MCHC-Werte außerhalb des Referenzbereichs den Verdacht auf Bestimmungsfehler. Ausnahmen sind der schwere Eisenmangel (MCHC niedrig) und die hereditäre Sphärozytose (MCHC hoch). Neue Parameter wie Verteilungsbreite (= Maß für Anisozytose [RDW]) oder der graphische Ausdruck der Größenverteilung können die Analyse von Veränderungen im Labor unterstützen.

Mechanismus der Anämieentstehung

Wichtigster Parameter der Erythrozytenbildung ist die absolute Retikulozytenzahl.

- Produktionsstörung: Retikulozyten < 25 G/l, RPI < 1
- Mischformen: Retikulozyten normal oder inadäquat erhöht, RPI 1–3
- beschleunigter/gesteigerter Umsatz: Retikulozyten adäquat erhöht, RPI > 3, Hb-Umsatzparameter erhöht (indirektes Bilirubin, LDH erhöht, Haptoglobin vermindert)
- Regenerationsphase nach Hypoplasie: Retikulozyten relativ erhöht, Hb-Umsatzparameter nicht erhöht
- ineffektive Erythropoese: Retikulozyten nicht oder inadäquat erhöht, Hb-Umsatzparameter erhöht.

Bei allen unklaren Anämien Durchsicht des peripheren Blutausstrichs!

Knochenmarkdiagnostik

Erst nach Ausschluss einer anderweitig einfacher zu ermittelnden Anämieursache indiziert. Bei der Mehrzahl der mikrozytären Anämien (Ausnahme: Beweis einer sideroblastischen Anämie), renaler Anämie, fast allen sekundären Anämien (Ausnahme Leukämien und Lymphome etc.) entbehrlich. Für Anämiediagnostik immer Aspirationszytologie mit Eisenfärbung. Zusätzlich Histobiopsie bei Panzytopenien, bei Verdacht auf nicht-diffuse infiltrative/neoplastische Knochenmarkveränderung, Markfibrose, Punctio sicca.

1.2 Megaloblastäre Anämien

Definition und Basisinformation

Megaloblastäre Anämien sind Folge einer Thymidilatsynthesestörung, die vielfältige Ursachen haben kann und zu einer ineffektiven Hämopoese mit charakteristischen morphologischen Veränderungen der hämopoetischen Zellen, insbesondere der Erythroblasten, führt. Megaloblastäre Anämie ist eine Knochenmarkdiagnose, die nach anderen Parametern nur vermutet werden kann. Bei schweren Mangelzuständen besteht eine Panzytopenie.
Die Mehrzahl der megaloblastären Anämien ist Folge eines Vitamin-B_{12}- oder Folsäuremangels. Vitamin-B_{12}-Mangel ist fast nie, Folsäuremangel häufig alimentär bedingt. Die Kombination mit Eisenmangel kommt bei beiden Formen vor. Neurologische Störungen und Schleimhautveränderungen sind nicht Folge der megaloblastären Anämie, sondern direkte Folgen des Vitamin-B_{12}-Mangels.
Ursachen sind:
- für Vitamin-B_{12}-Mangel: Fehlen des Intrinsic-Faktors bei Perniziosa, nach Gastrektomie; Resorptionsstörung autosomal-rezessiv als Imerslund-Gräsbeck-Syndrom; Erkrankungen des terminalen Ileums; Verbrauch im oberen Dünndarm bei Blind-loop-Syndrom
- für Folsäuremangel: alimentär, Alkoholismus, parenterale Ernährung und/oder Darmdekontamination, Dünndarmerkrankung, Medikamente; erhöhter Bedarf bei Schwangerschaft, chronischer Hämolyse (10)
- megaloblastäre Anämien ohne Vitaminmangel: Seltene Vitamin-B_{12}- und Folsäure-Stoffwechseldefekte; MDS; Behandlung mit Folsäureantagonisten, Purinanaloga, anderen Zytostatika, Azidothymidin, andere Nukleosidanaloga, Pyrimethamin-Trimethoprim.

Differenzialdiagnose

Andere makrozytäre Anämien (s. Tab. B.1-2) z.B. Lebererkrankungen, Plasmozytom, chronischer Alkoholkonsum, andere Panzytopenien.

Erstdiagnostik bei Verdacht auf megaloblastäre Anämie

- Ernährungs- und Medikamentenanamnese
- Zellzählung, Differenzialblutbild mit Beurteilung der Erythrozytenmorphologie, Retikulozyten
- BSG, LDH, Bilirubin, GOT, GPT, AP, γ-GT, Elektrolyte
- Vitamin-B_{12}-, Folsäure-, Ferritinkonzentration im Serum
- **nur** bei eindeutig verminderter Vitamin-B_{12}-Konzentration unklarer Pathogenese oder nach Anbehandlung mit Vitamin B_{12}: Vitamin-B_{12}-Resorptionsprüfung durch **Schilling-Test** (Nuklearmedizin)
- Knochenmarkaspiration, zusätzliche KM-Histologie **nur** bei fehlendem Hinweis auf Vitamin-B_{12}- oder Folsäuremangel und Panzytopenie
- ggf. weiterführende Diagnostik z. A. eines Vitamin-B_{12}- oder Folsäure-Stoffwechseldefekts
- neurologische Diagnostik.

Referenzwerte und Bewertung der Vitaminbestimmung

Vitamin B_{12} = Cobalamin: Nicht alters- und geschlechtsabhängig 150–800 pmol/l. Bei megaloblastärer Anämie durch Vitamin-B_{12}-Mangel unter 100, meist unter 50 pmol/l. Werte von 100–200 pmol/l sind nicht beweisend. Sie kommen bei Transkobalaminmangel vor und können bei neuropsychiatrischen Störungen ohne Anämie bei alten Menschen Ausdruck eines behandlungsbedürftigen Mangels sein.
Folsäure (im Serum als Methyl-THF vorliegend) 7–36 nmol/l (Vorsicht methodenabhängig, evtl. niedriger Referenzbereich). Verminderung u.U. auch bei schwerem Vitamin-B_{12}-Mangel ohne Folsäuremangel, deswegen immer Bestimmung beider Parameter. Nach einer folsäurereichen Mahlzeit rasch ansteigend bei weiter bestehender makrozytärer Anämie, deswegen bei Verdacht sofortige Blutabnahme (gilt nicht für Vitamin-B_{12}-Konzentration) (16, 19).
Erhöhte Serumwerte von Methylmalonat und Homocystein sind empfindliche Parameter von Störungen des Folatstoffwechsels, aber nur in Zweifelsfällen indiziert, vor allem bei älteren Patienten mit durch Vitamin-B_{12}-Mangel bedingten neurologischen Veränderungen, bei denen Blutbildveränderungen und Vitaminkonzentrationen im Grenzbereich liegen. Normalwerte bei vermindertem Serumkobalamin sind ein Hinweis auf Transkobalamin-II-Mangel.

Anämien

Anschlussuntersuchungen und Verlaufskontrollen

Nach Diagnose eines **Vitamin-B_{12}-Mangels** (oder bei pathologischem Schilling-Test nach Anbehandlung): Gastroskopie.
Unter Therapie: Serumkalium 2-tägig in der ersten Woche. Dann: wöchentlich, LDH, Zellzählung bis zur Normalisierung des Blutbildes, 5 Tage nach Substitutionsbeginn Retikulozytenkontrolle. Einmalige Kontrolle der Vitaminkonzentration im Serum nach 3 Monaten.
Langfristig: bei Perniziosa jährlich Blutbild und klinische Untersuchung. Nach Feststellung präkanzeröser Veränderungen regelmäßig Gastroskopiekontrolle, sonst nur bei entsprechenden Symptomen (Magenkarzinom relatives Risiko etwa 3, auch Karzinoid des Magens sowie Ösophagus- und Pankreaskarzinom überdurchschnittlich häufig (7, 9)).
Nach Diagnose eines **Folsäuremangels**: Gastroenterologische Untersuchung falls keine eindeutige Mangelernährung. Unter Therapie wie bei Vitamin-B_{12}-Mangel. Weiter allein Kontrolle der Zellzählung bis zur Normalisierung des Blutbildes.

Therapie

Therapieindikation: bei jedem nachgewiesenen Mangel. Soweit möglich, Beseitigung der zugrunde liegenden Ursache und/oder Substitution.
Vitamin-B_{12}-Mangel: Hydroxocobalamin 1000 µg/Tag i.m. über 5 Tage, dann bis zur Normalisierung des Blutbilds 500 µg wöchentlich, danach lebenslange Erhaltungstherapie mit 500 µg alle 6 Monate (Überschussbehandlung, Erhaltungsbedarf 1–2 µg/Tag) falls zugrunde liegender Defekt nicht korrigierbar. Immer vollständige nachhaltige Normalisierung des Blutbildes. Normalisierung der neurologischen Funktionen, außer in spätdiagnostizierten Fällen.
Hohe Dosen Folsäure können die Anämie bei Perniziosa bessern, nicht aber die neurologischen Funktionsausfälle; Folsäure ist deswegen nicht indiziert!
Folsäuremangel: Folsäure 5 mg/Tag oral bis zur Blutbildnormalisierung. Beseitigung der zugrunde liegenden Ernährungs- oder Assimilationsstörung. Eisensubstitution nur bei zusätzlichem Eisenmangel.
Prophylaxe in der Schwangerschaft: Bei normaler Ernährung nicht notwendig. Die perikonzeptionelle orale Folsäuresupplementation mit 0,4–1 mg/Tag dient der Verminderung von Neuralrohrdefekten des Kindes (17).

1.3 Hämolytische Anämien

Definition und Basisinformation

Anämien, bei denen ein beschleunigter und gesteigerter Abbau der Erythrozyten entscheidender Mechanismus der Anämiegenese ist. Eine pathogenetisch weniger relevante „hämolytische Komponente" findet sich bei vielen anderen Anämieformen.
Die als „Hämolysezeichen" bekannten Parameter (Retikulozytose, Erhöhung des indirekt reagierenden Bilirubins mit oder ohne Ikterus, Dunkelfärbung von Stuhl und Urin, Verminderung des Serumhaptoglobins) bei chronischen Hämolysen sind Folge des kompensatorisch gesteigerten Erythrozytenumsatzes.
Potenzielle Notfallsituationen, die sofortiges Handeln erfordern:
– Hämoglobinurie als Zeichen einer akuten oder schubweise verlaufenden Hämolyse mit Erschöpfung der Hämoglobinbindungsproteine
– gleichzeitige Thrombozytopenie (DD TTP, HUS s. B3)
– rascher Hb-Abfall auf < 7 g/dl bei Ikterus, evtl. noch nicht eingetretener Retikulozytose.

Einteilung

Nach Ätiologie und Pathogenese (s. Tab. B.1-1):
– nach Kinetik: akut – chronisch
– nach Entstehung: kongenital/hereditär – erworben
– nach Hämolysemechanismus: korpuskulär – extrakorpuskulär.

Differenzialdiagnose

– Regeneration der Erythropoese mit Retikulozytose nach Blutung, transienter Aplasie der Erythropoese oder Erstsubstitution mit Vitamin B_{12}/Folsäure
– alle anderen normo- und makrozytären Anämien
– Hyperbilirubinämie durch Regulations-/Glukuronierungsstörung, z.B. Icterus juvenilis intermittens, Morbus Gilbert (autosomal-rezessiv), ineffektive Erythropoese, z.B. bei megaloblastärer Anämie (s. dort).

Erstdiagnostik bei Verdacht auf hämolytische Anämie

– Kindheits- und Familienanamnese: Leichte und mittelschwere hereditäre Formen werden gelegentlich erst bei jungen Erwachsenen erkannt, vor allem bei schubweisem Verlauf bei G6-PDH-Varianten oder bei Erstdiagnostik in aplastischer Krise.
– Information über ethnische Herkunft
– Medikamentenanamnese
– Milzgröße, Lymphknotenstatus, Ausschluss/Beweis Gallensteine
– Zellzählung, Differenzialblutbild manuell zur Beurteilung der Erythrozytenmorphologie, Retikulozyten
– Bilirubin total und direkt, Haptoglobin
– immer direkter Coombs-Test (außer bei eindeutiger Diagnose einer hereditären hämolytischen A. in der Familie)
– nur begründet in Zweifelsfällen: Ferritin, Vitamin B_{12}/Folsäure im Serum
– Urinbefund (Multistix, da damit auch freies Hämoglobin erfasst wird)
– BSG oder CRP, Gesamteiweiß, Elektrophorese, GOT/GPT, AP, LDH, Kreatinin, Harnsäure.

Weitere Diagnostik bei Verdacht auf erworbene hämolytische Erkrankung

– direkter/indirekter Coombs-Test; Kälteagglutinintiter. Bewertung KA-Titer: Wiederholung mit warm abgetrenntem Serum. Akute Kältehämolyse

und chronische Kälteagglutininkrankheit darf nur bei eindeutig erhöhtem Titer, fast immer > 1:500 angenommen werden! (4)
- falls **AIHA bewiesen:** evtl. Typisierung des Antikörpers (± Medikament). SLE-Diagnostik, Immunfixation, Immunglobulinbestimmung, Antikardiolipinantikörper, Ausschluss Lymphom.
- falls **AIHA nicht bewiesen:** bei Verdacht auf paroxysmale nächtliche Hämoglobinurie (PNH): FACS-Analyse (GPI-verankerte Markerproteine) s. Aplastische Anämie und PNH (L2).

Weitere Diagnostik bei Verdacht auf hereditäre hämolytische Erkrankung

- Bei Verdacht auf hereditäre Sphärozytose oder ähnlichen Membrandefekt: erneute Durchsicht des Butausstrichs, osmotische Resistenz oder EMA-Test (Durchflusszytometrie nach Anfärbung mit Eosin-5-maleimide)
- falls hereditäre Sphärozytose oder ähnliche Membrandefekte ausgeschlossen oder unwahrscheinlich: Erythrozytenenzyme und/oder Hämoglobinanalyse
- bei unklaren Fällen Knochenmarkzytologie mit Eisenfärbung; bei autoimmunhämolytischer Anämie immer mit Knochenmarkhistologie zum Lymphomausschluss
- bei weiter unklarer Diagnose: Revision Erstdiagnostik, Analyse der Erythrozytenmembranproteine durch SDS-PAGE (Polyacrylamidelektrophorese), Molekulargenetik (5)
- **Parvovirusserologie:** Allgemeine Konversionsrate etwa 80% bei 15-Jährigen (13). Bei negativem Parvovirus-IgG Gefahr einer aplastischen Krise bei Erstinfektion.

Verlaufskontrollen

Kompensierte hereditäre hämolytische Anämie, keine Behandlung: jährlich Blutbild, Retikulozyten, Bilirubin, LDH, GPT, AP, Kreatinin, Harnsäure, Ferritin, Sonographie z.A. Cholezystolithiasis:
Transfusionsbedürftige hereditäre Formen: wie oben, zusätzlich Hepatitis- und HIV-Serologie.
Chronische oder schubweise verlaufende autoimmunhämolytische Anämie: dreimonatlich Basisdiagnostik wie oben; jährlich Coombs-Test oder Kälteagglutinintiter, bei klinischem Verdacht erneute NHL- und SLE-Diagnostik.

Therapie

Hereditäre hämolytische Anämien

Eine Therapie sollte erfolgen bei:
- Hyperbilirubinämie > 40 mmol/l oder Retikulozyten > 10% (wegen Entwicklung von Gallensteinen)
- Anämiesymptomen
- wiederholten hämolytischen oder aplastischen Krisen:

Sphärozytose/Elliptozytose: Splenektomie oder subtotale Splenektomie (vorher Impfung mit Meningokokken- und polyvalenter Pneumokokken-Vakzine). Normalisierung des Erythrozytenumsatzes in > 90%. Revakzination einmal nach 5 Jahren.

Andere angeborene Formen:
- schwerer Pyruvatkinasemangel: Splenektomie: meist Hämoglobinanstieg um 1–3 g/dl
- falls Splenektomie nicht aussichtsreich oder nicht möglich:
- bei jungen Patienten Indikation zur allogenen Knochenmarktransplantation überprüfen
- bei Dauersubstitution mit Erythrozyten oder Ferritinwerten über 1000 µg/l evtl. medikamentöse Eisendepletion.

Autoimmunhämolytische Anämie durch Wärmeautoantikörper (6)

Behandlung einer eventuellen Grundkrankheit wie NHL, SLE. Symptomatische autoimmunhämolytische Anämien bei Lymphomen werden durch zytoreduktive Behandlung allein meist nicht behoben. Bei Verdacht auf medikamentöse Ursache Absetzen des Medikaments.

Immunsuppressive Therapie

- Prednison 2 mg/kg KG/Tag bis zum Ansprechen, mindestens 3 Wochen; bei Erfolg langsame Dosisreduktion (bei chronischer Kälteagglutininkrankheit wirkungslos)
- bei ungenügendem Ansprechen oder Rezidiv bei Absenken der Dosis auf langzeitverträgliche Werte: Wiederholung
- Azathioprin 2–3 mg/kg KG/Tag bis zum Ansprechen, bei Versagen nach 3 Wochen Erhöhung der Dosis bis zur beginnenden Myelosuppression. Cave: gleichzeitige Allopurinolgabe!
- alternativ Cyclophosphamid 2–3 mg/kg KG/Tag bis zum Ansprechen, Erhaltungsdosis 1–2 mg/kg KG/Tag (Primärtherapie bei chronischer Kälteagglutininkrankheit)
- bei Therapieresistenz oder Mehrfachrezidiv oder Notwendigkeit prolongierter Immunsuppression bei jüngeren Menschen mit vergrößerter Milz: Splenektomie. Remissionsrate > 70% bei idiopathischer, geringer bei sekundären Formen (nicht bei Kälteagglutininkrankheit)
- bei ausgeprägter akuter Hämolyse: Thromboembolieprophylaxe mit Heparin
- **in lebensbedrohlichen Situationen: Plasmapherese oder Austauschtransfusion**
- in Sonderfällen weitere Therapiemöglichkeiten, deren Nutzen noch nicht endgültig gesichert ist: Rituximab, Ciclosporin, Mycophenolatmofetil, zytostatische Kombinationstherapie.

Supportive Therapie

- Transfusionen: nur bei ausgeprägter, symptomatischer Anämie; cave: falsche Blutgruppenbestimmung!
- Kontrolle des erhöhten Zellumsatzes: Allopurinol bei Hyperurikämie (außer bei Azathrioprinbehandlung)
- Prednisonlangzeittherapie: Komplikationen wie Tbc-Reaktivierung (ggf. Prophylaxe), Osteoporose, Hüftkopfnekrose frühzeitig erkennen.

Anämien

Chronische Kälteagglutininkrankheit

Lymphomausschluss regelmäßig im Verlauf. Kälteschutz der Akren, bei Wind auch bei Außentemperaturen unter 20 °C. Einzelerfolge durch Interferon-α, Danazol, Rituximab berichtet. Cyclophosphamid führt oft zu Absenkung des Kälteagglutinintiters, ist aber problematisch wegen Notwendigkeit der Langzeitbehandlung mit erhöhtem Malignomrisiko.

Paroxysmale nächtliche Hämoglobinurie (PNH)

Siehe Aplastische Anämie und verwandte Zytopenien (L2).

Hämolytisch-urämisches Syndrom

Mikroangiopathie mit Hämolyse und akutem Nierenversagen. Häufiger bei Kindern. Bei Erwachsenen selten postinfektiös, besonders nach Shigellen oder verotoxinbildenden Coli: Erhöhte Inzidenz bei Transplantatempfängern, nach Ciclosporin, anderen immunmodulierenden Substanzen, einigen Zytostatika.

Oft dramatischer Beginn, Hämoglobinämieurie, neutrophile Leukozytose, nur teilweise Thrombozytopenie.
Diagnosebeweis: Schistozyten und evtl. rote Vorstufen im Ausstrich!
Differenzialdiagnose: Andere mikroangiopathische hämolytische Anämien, TTP.
Therapie: Notfall! Behandlung durch Spezialisten! Frühzeitige Dialyse. Weitere Maßnahmen wie bei TTP (s. Beitrag B3 Thrombozytopenien).

1.4 Eisenmangelanämie

Siehe Beitrag B2 Eisenmangel und Eisenmangelanämie.

1.5 Thalassämien und Hämoglobinanomalien

Noch vor 30 Jahren waren diese Anämieformen in Deutschland außerordentlich selten. Angesichts der wachsenden Zahl hier lebender Menschen aus den Mittelmeerländern, Südostasien und Afrika hat sich die Situation grundlegend gewandelt. Die schweren Formen werden bei in Europa aufgewachsenen Patienten vorwiegend von Pädiatern diagnostiziert. Bei Neuzuwanderern wird ebenso wie bei den leichten Thalassämieformen die Diagnose dagegen oft vom Internisten gestellt. Von Bedeutung sind wegen ihrer Häufigkeit vor allem die heterozygote β-Thalassämie und wegen ihrer lebensbedrohlichen Krisen die Sichelzellerkrankung.

1.5.1 Thalassämien
Definition und Basisinformation

Genetisch bedingte Störungen der Hämoglobinkettensynthese. Heterozygotie manifestiert sich als Thalassaemia minor mit mikrozytärer hypochromer Anämie oder als Hypochromie ohne Anämie, Homozygotie als Thalassaemia major mit transfusionsbedürftiger Anämie und sekundärer Hämochromatose. Zwischenformen (T. intermedia) sind genetisch inhomogen.

Die unzureichende Hämoglobinsynthese erklärt die Mikrozytose und Hypochromie der leichten Thalassämieformen. Bei der β-Thalassaemia major wird die Anämie durch ineffektive Erythropoese und gesteigerte Hämolyse verursacht.

Symptome und Leitbefunde bei heterozygoter β-Thalassämie (Thalassaemia minor)

- meist keine Anämiesymptome
- Milz meist leicht vergrößert
- Erythrozytenzahl (hoch)normal, aber Hämoglobin meist im unteren Normbereich, Hypochromie und Mikrozytose
- charakteristische Formveränderung der Erythrozyten im Blutausstrich
- normales oder erhöhtes Serumferritin (nicht bei zusätzlichem Eisenmangel)
- Hb-A2-Anteil erhöht.

Differenzialdiagnose

Alle mikrozytären Anämien, insbesondere Eisenmangel.

Diagnostik

- Milzgrößenbestimmung durch Sonographie, falls nicht tastbar
- Zellzählung, Beurteilung des Blutausstrichs
- Serumbilirubin, Serumferritin
  Falls Serumferritin vermindert: Eisensubstitution, nach Normalisierung bei weiter bestehender Mikrozytose ebenso wie bei normalem oder erhöhtem Serumferritin
- Hämoglobinanalyse
- bei normalem Hb-A2 und weiter bestehendem Verdacht auf Thalassämie und bei schwerer transfusionsbedürftiger Anämie Untersuchung von Angehörigen und molekulargenetische Diagnostik zum Beweis und zur Klassifizierung einer Thalassämie notwendig.

Therapie

Bei Thalassaemia minor keine Therapie. Eisengaben nur bei bewiesenem Mangel unter Ferritinkontrolle. Behandlung aller anderen Formen durch internistische und pädiatrische Hämatologen. Die Indikation zum Einsatz von Erythrozytensubstitution, Eisenchelatoren, Splenektomie, allogener Stammzelltransplantation richtet sich auch im Erwachsenenalter nach den Ergebnissen der pädiatrischen Therapiestudien (15, 12).

1.5.2 Sichelzellkrankheit
Definition und Basisinformation

Bei der Sichelzellanämie ist das Hämoglobinmolekül durch den Austausch einer Aminosäure derart verändert, dass das Hämoglobin im desoxygenierten Zustand in einen Gelzustand mit gerichteten Strukturen übergeht. Bei homozygoten Merkmalsträgern können die rigiden sichelförmigen Erythrozyten Kapillargebiete verstopfen. Dadurch kann es vor allem in Haut, Leber, Milz, Knochen, Nieren, Retina und ZNS zu Infarkten mit Gewebsuntergang und trophischen Störungen kommen. Die homozygote Sichelzellanomalie äußert sich als schwere Multiorgan-Infarktkrankheit mit krisenhaftem Verlauf. Betroffen sind ausschließlich Menschen aus früheren Malariagebieten, vor allem schwarzafrikanischer Abstammung.

Symptome und Leitbefunde

- chronische hämolytische Anämie, die sich durch aplastische Krisen (Parvovirus-B_{19}-induziert) bedrohlich verschlechtern kann
- Milzsequestrationskrisen in der Anamnese, u.U. funktionelle Asplenie
- Schmerzkrisen, die den Rücken, die Extremitäten, den Thorax und das Abdomen betreffen können; können Minuten, aber auch Tage anhalten
- Zeichen schwerer Organschäden als Folge von Infarkten (s.o.)
- durch Osteomyelitiden (oft durch Salmonellen verursacht) als Folge des Immundefekts, vor allem bei funktioneller Asplenie
- Sichelzellen im Blutausstrich (bei Heterozygoten nur im Sichelzelltest)
- Nachweis von Hämoglobin S.

Differenzialdiagnose

Viele Krankheitsbilder mit akuten Schmerzen, z.B. akutes Abdomen bei Mesenterialinfarkt, akute Porphyrie.

Diagnostik und Therapie

Siehe L3.

1.6 Entzündungs- und Tumoranämien (sekundäre Anämien, ACD = Anemia of Chronic Disease)

Definition und Basisinformation

Im Verlauf länger dauernder entzündlicher oder neoplastischer Erkrankungen tritt regelmäßig eine sekundäre Anämie auf. Pathogenetisch sind wirksam:
- eine Eisenverteilungsstörung mit niedrigem Serumeisen, normalem oder erhöhtem Serumferritin und Vermehrung des Speichereisens im Knochenmark
- eine im Verhältnis zum Ausmaß der Anämie unzureichende Steigerung der Erythropoese als Folge einer ungenügenden Erythropoetinbildung und einer Suppression durch Zytokine
- eine Verminderung der Erythrozytenlebenszeit durch extrakorpuskuläre Faktoren.

Anämien durch Hämolyse, Blutung oder Knochenmarkinfiltration werden, auch wenn sie im Rahmen chronisch-entzündlicher oder neoplastischer Erkrankungen auftreten, nicht den hier besprochenen sekundären Anämien zugeordnet.

Sekundäre Anämien sind meist normochrom, bei einem Drittel der Patienten hypochrom-mikrozytär. Die schwersten Anämien sieht man bei chronisch-entzündlichen Erkrankungen wie Polymyalgia rheumatica, rheumatoider Arthritis, Colitis ulcerosa, Morbus Crohn, infektiver Endokarditis oder Tuberkulose und disseminierten Tumorerkrankungen.

Symptome, klinischer Befund und diagnoseleitende Laborbefunde

Die Symptomatik wird vorwiegend durch die Grundkrankheit bestimmt. Die Anämie entwickelt sich langsam und ist meist nur mäßig ausgeprägt. Anämiesymptome treten vor allem bei älteren Patienten auf.
Die Hämoglobinkonzentration fällt selten unter 8 g/dl ab. Niedrigere Werte sollten an zusätzliche Blutverluste denken lassen und zu entsprechender Diagnostik Anlass geben. Die Anämie ist in etwa 30% hypochrom-mikrozytär, sonst normozytär. Die Zahl der neutrophilen Leukozyten und der Thrombozyten ist oft erhöht, insbesondere bei ausgeprägter Entzündungsreaktion mit stark beschleunigter Blutsenkung und erhöhtem CRP.

Differenzialdiagnose

- bei Mikrozytose: Eisenmangel, Thalassämien
- sonst: alle anderen Formen der Anämie.

Diagnostik

- Anamnese und körperlicher Befund
- Zellzählung und Differenzialblutbild mit Erythrozytenmorphologie, Retikulozyten
- BSG oder CRP, Ferritin
- Kreatinin, GPT/GOT, AP, LDH
- Knochenmarkaspiration und Biopsie nur bei anderweitig nicht klärbarer Diagnose und zur Differenzialdiagnose gegenüber primären Anämieformen
- weitere Untersuchung nach vermuteter Grunderkrankung.

Therapie

Kausal ist nur die erfolgreiche Therapie der Grunderkrankung wirksam.
Zu einer sekundären Anämie führende chronische Erkrankungen können mit chronischen Blutverlusten und Eisenmangel einhergehen. Nur dabei ist Eisensubstitution indiziert (2, 18). Erythrozytentransfusionen werden nur selten während akut-entzündlicher Phasen, bei zusätzlichen kardiopulmonalen Erkrankungen und bei fortgeschrittenen Tumorerkrankungen erforderlich. In Ausnahmefällen Behandlung mit Erythropoetin: siehe Beitrag B24 Behandlung mit hämatopoetischen Wachstumsfaktoren.

1.7 Renale Anämie

Jede chronische Niereninsuffizienz mit Erhöhung des Serumkreatinins auf mehr als das Dreifache der Norm führt zu einer renalen Anämie, für die eine ungenügende Erythropoetinbildung verantwortlich ist.

Zusätzlich ist bei einem Teil der Patienten die Erythrozytenlebenszeit mäßig verkürzt. Im Gegensatz zu allen anderen Anämieformen ist die Erythropoetinkonzentration im Serum nicht oder bei leichteren Formen nur inadäquat erhöht. Die Anämie ist normozytär, die übrigen Blutzellen sind normal. Die Anämie bei dialysepflichtiger Niereninsuffizienz wird durch Behandlung mit rekombinantem Erythropoetin in Dosen von etwa 50 Einheiten/kg nach jeder Dialyse und zusätzlicher Eisensubstitution beseitigt. Ob dabei eine normale Hbf-Konzentration angestrebt werden soll ist umstritten (3, 8). Die Anämie verschwindet nach erfolgreicher Nierentransplantation (s. Beitrag G12).

Leitlinien

L1. GPOH: Anämiediagnostik im Kindesalter. Urban & Fischer/Elsevier, München 2007, I6
L2. DGHO: Aplastische Anämie und verwandte Zytopenien. http://www.dgho.de/_cmsdata/_file/file_114.pdf
L3. GPOH/DGHO: Sichelzellkrankheit. http://www.uni-duesseldorf.de/WWW/AWMF/ll/025-016.htm

Literatur

1. Ania BJ, Suman VJ, Fairbanks VF, Rademacher DM, Melton LJ: Incidence of anemia in older people: an epidemiologic study in a well defined population. J Am Geriatr Soc 45(7) (1997) 825–831.
2. Arndt U, Kaltwasser JP, Gottschalk R, Hoelzer D, Moller B: Correction of iron-deficient erythropoiesis in the treatment of anemia of chronic disease with recombinant human erythropoietin. Ann Hematol 84(3) (2005) 159–166.
3. Gillespie BS, Inrig JK, Szczech LA: Anemia management in chronic kidney disease. Hemodial Int 11(1) (2007) 15–20.
4. Gutensohn K, Heimpel H, Kühnl P: Autoimmunhämolytische Anämien. J Lab Med 26(1/2) (2002) 11–18.
5. Heimpel H, Gutensohn K: Diagnostik hereditärer Anämien. J Lab Med 26(1/2) (2002) 6–10.
6. Hoffman PC: Immune hemolytic anemia – selected topics. Hematology Am Soc Hematol Educ Program 13-8 (2006) 13–18.
7. Hsing AW, Hansson LE, McLaughlin JK, Nyren O, Blot WJ, Ekbom A et al.: Pernicious anemia and subsequent cancer. A population-based cohort study. Cancer 71(3) (1993) 745–750.
8. Kerr PG: Renal anaemia: recent developments, innovative approaches and future directions for improved management. Nephrology (Carlton) 11(6) (2006) 542–548.
9. Kokkola A, Sjoblom SM, Haapiainen R, Sipponen P, Puolakkainen P, Jarvinen H: The risk of gastric carcinoma and carcinoid tumours in patients with pernicious anaemia. A prospective follow-up study. Scand J Gastroenterol 33(1) (1998) 88–92.
10. Koletzko B, Pietrzik K: Gesundheitliche Bedeutung der Folsäurezufuhr. Dtsch Ärzteblatt 101(23) (2004) A1670–A1681.
11. Lewis SM, Bain BJ, Bates I: Dacie and Lewis Practical Haematology. 10th ed. Churchill Livingstone, London 2006.
12. Locatelli F, De Stefano P: Innovative approaches to hematopoietic stem cell transplantation for patients with thalassemia. Haematologica 90(12) (2005) 1592–1594.
13. Modrow S: Parvovirus B19. Dtsch Ärzteblatt 98:A(24) (2001) 1620–1624.
14. Nilsson-Ehle H, Jagenburg R, Landahl S, Svanborg A, Westin J: Haematological abnormalities and reference intervals in the elderly. A cross-sectional comparative study of three urban Swedish population samples aged 70, 75 and 81 years. Acta Med Scand 224(6) (1988) 595–604.
15. Olivieri NF: The beta-thalassemias. N Engl J Med 341(2) (1999) 99–109.
16. Schneede J, Ueland PM: Novel and established markers of cobalamin deficiency: complementary or exclusive diagnostic strategies. Semin Vasc Med 5(2) (2005) 140–155.
17. Wald NJ: Folic acid and the prevention of neural-tube defects. N Engl J Med 350(2) (2004) 101–103.
18. Weiss G, Goodnough LT: Anemia of chronic disease. N Engl J Med 352(10) (2005) 1011–1023.
19. Wickramasinghe SN: Diagnosis of megaloblastic anaemias. Blood Rev 20(6) (2006) 299–318.

2 Eisenmangel und Eisenmangelanämie

J. Hastka (DGHO), Mannheim (korr.); H. Heimpel (DGHO), Ulm; G. Metzgeroth (DGHO), Mannheim; N. Gattermann (DGHO), Düsseldorf; M. Neuss (DGGG), Duisburg; E. Wollmer (DGHO), Marburg

Definition und Basisinformation

Eisenmangel ist definiert als Verminderung des Gesamtkörpereisens. Eine Eisenmangelanämie liegt vor, wenn die Hämoglobinkonzentration eisenmangelbedingt unter den alters- und geschlechtsspezifischen Normwert (s. B1) absinkt.

Der Eisenmangel ist weltweit die häufigste Mangelerkrankung und die häufigste Ursache einer Anämie. Die Prävalenz in Europa beträgt 5–10%, bei Frauen im gebährfähigen Alter etwa 20%. Weitere Risikogruppen sind Säuglinge und Kleinkinder und Adoleszenten zwischen dem 13. und 15. Lebensjahr.

Physiologie des Eisenstoffwechsels: Der normale Körperbestand an Eisen beträgt 3–5 g. Das meiste davon, etwa 3 g stellt das **Hämoglobineisen** dar. Der Gehalt an **Speichereisen** beträgt bei Männern 500–1000 mg, bei prämenopausalen Frauen 300–500 mg. Das Plasmaeisen und das Eisen in den Geweben spielen mit 4 bzw. 8 mg mengenmäßig keine Rolle. Der Eisengehalt des Körpers wird ausschließlich über die Aufnahme geregelt. Eine ausgewogene mitteleuropäische Kost reicht aus, um den Bedarf zu decken und den physiologischen Eisenverlust, der bei Männern und bei Frauen nach der Menopause bis zu 1 mg beträgt, auszugleichen. Bei Frauen in der Menstruationsperiode ist dies bei einem täglichen Verlust von 1–3 mg nicht immer der Fall. Eine Tagesration enthält etwa 10–20 mg Eisen; von dieser Menge werden bedarfsadaptiert 5 bis 10% resorbiert. Bei einem Eisenmangel kann der Anteil von aus der Nahrung resorbiertem Eisen bis auf 20 bis 30% ansteigen.

Die höchste Eisenkonzentration findet sich in Fleischprodukten; verglichen dazu ist der Eisenanteil in Milchprodukten, Eiern und dem meisten Gemüse gering (Tab. B.2-1). Trotzdem kann der Eisenbedarf auch durch vegetarische, nicht aber durch strikt vegetarische Kost gedeckt werden.

Eisen wird überwiegend im **Duodenum,** zu einem geringen Teil im oberen Jejunum resorbiert. Es wird sowohl als ionisiertes als auch als Hämeisen aufgenommen. Ionisiertes Eisen kann in Form von Fe^{2+} oder Fe^{3+} vorliegen; der überwiegende Teil des mit der Nahrung aufgenommenen Eisens liegt in dreiwertiger Form vor. Da dieses nur bei pH-Werten unter 3 in Lösung bleibt, wird die Aufnahme durch saure oder reduzierende Substanzen wie Ascorbinsäure gefördert und durch Antazida oder Tannine gehemmt.

Die Regelung der Aufnahme des anorganischen Eisens in die Mukosazelle erfolgt mithilfe eines komplexen Transportsystems. Die Passage aus dem Darmlumen durch die apikale Membran der Enterozyten wird pH-abhängig mithilfe eines speziellen Eisentransporters, des **DMT-1** (divalent metal transporter 1) bewerkstelligt. Zuvor wird das dreiwertige Nahrungseisen durch eine Reduktase an der luminalen Darmmembran in zweiwertiges Eisen überführt. Der Transport durch die basale Membran der Enterozyten in das Portalblut erfolgt mithilfe eines anderen transmembranen Eisentransporters, des **Ferroportin 1.** Bevor das Eisen zu den Geweben transportiert werden kann, muss ein erneuter Valenzwechsel vollzogen werden. Für diesen Valenzwechsel, der zweiwertiges in dreiwertiges Eisen überführt, ist das Hephastein – eine kupferhaltige, transmembrane Ferroxidase an der basolateralen Membran der Enterozyten – zuständig.

Die Aufnahme des **Hämeisens** erfolgt über einen Rezeptor, der an der luminalen Oberfläche der Enterozyten das Häm bindet. In der Darmzelle wird das Eisen durch eine Hämoxygenase aus dem Porphyrinring abgespalten. Eine zentrale Rolle bei der Regulation der Eisenaufnahme aus der Nahrung spielt das in der Leber gebildete **Hepcidin.** Es reduziert die Eisenaufnahme in die Enterozyten und bremst die Eisenfreisetzung aus den Enterozyten ins portale Blut. Bei einer Eisenmangelanämie oder Hypoxie wird die Hepcidinproduktion in der Leber vermindert, um die Eisenaufnahme im Darm zu steigern.

Die **Verteilung** des aus den Enterozyten stammenden Eisens und der Eisentransport zu eisenspeichernden Zellen wie Hepatozyten und Makrophagen, erfolgt durch Bindung des zweiwertigen Eisens an **Transferrin.** Das in der Leber gebildete Apotransferrin ist in der Lage, zwei Atome Eisen zu binden. Unter physiologischen Bedingungen sind 16 bis 45% der Transferrinmoleküle im Plasma mit Eisen abgesättigt. Bei einer Eisenüberladung ist die Transferrinsättigung erhöht, bei einem Eisenmangel erniedrigt. Die Aufnahme des transferringebundenen Eisens in die Zellen wird über spezifische **Transferrinrezeptoren** (TfR1) vermittelt. Ihre Dichte hängt vom Eisenbedarf der Zelle ab, dementsprechend weisen Zellen der Erythropoese eine besonders hohe Dichte auf (1). Bei einem Eisenmangel wird die Transferrinrezeptordichte hochreguliert. Jeder Transferrinrezeptor kann vier eisenbeladene Transferrinmoleküle binden.

Tabelle B.2-1 Eisengehalt einiger Lebensmittel.

Lebensmittel	Eisen (mg/100 g)
Schweineleber	22,1
Kakaopulver	10,0
Sojabohnen	8,6
Kalbsleber	7,9
Sonnenblumenkerne	6,3
Leberwurst	5,3
Haferflocken	4,6
Spinat	4,1
Rindfleisch	3,2
Schweinefleisch	3,0
Geflügel	2,6

Die Speicherung erfolgt mithilfe des **Ferritins,** dessen Plasmakonzentration gut mit den Eisenspeichern korreliert. An der Eisenspeicherung beteiligt ist das Hämosiderin, ein unlösliches Abbauprodukt des Ferritins, das mikroskopisch in den Makrophagen des Knochenmarks nachgewiesen werden kann.

Ursachen des Eisenmangels: Ein Eisenmangel entsteht bei einem Missverhältnis zwischen Eisenaufnahme und -bedarf. Dabei kann die Ursache in der ungenügenden Eisenzufuhr mit der Nahrung, im gesteigerten Bedarf oder im erhöhten Verlust des Eisens liegen (Tab. B.2-2). Ganz überwiegend entsteht ein Eisenmangel durch einen vermehrten Verlust oder Verbrauch, nur selten durch Resorptionsstörungen.

Die Prävalenz des wachstumsbedingten Eisenmangels bei **Säuglingen** und **Kleinkindern** konnte durch den Zusatz von Eisen zur Babynahrung in den Industrieländern deutlich gesenkt werden. Bei **Adoleszenten** können das rasche Wachstum und das Einsetzen der Menarche die Eisenspeicher aufbrauchen.

Bei **Frauen** spielt der menstruationsbedingte Eisenverlust die wichtigste Rolle. Bei einer physiologischen Regelblutung gehen etwa 50 ml Blut und somit 25 mg Eisen monatlich verloren. Etwa 15% aller Frauen verlieren durch die Menstruation sogar mehr als 80 ml Blut – wobei starke vaginale Blutungen von den Frauen häufig als normal eingestuft werden, was die anamnestische Beurteilung durch den Arzt einschränkt (2). Bei Frauen mit einer normalen Menstruation, die einen Eisenmangel entwickeln, scheint die kompensatorische Steigerung der enteralen Eisensubstitution nicht ausreichend zu sein, um den menstruationsbedingten Eisenverlust ausgleichen zu können.

In der **Schwangerschaft** besteht durch den kindlichen Bedarf als auch durch die erhöhte mütterliche Erythrozytenmasse ein zusätzlicher Netto-Eisenbedarf von etwa 1000 mg (3). Ein vermehrter Eisenbedarf während der Stillperiode wird in der Regel durch die während der Laktation bestehende Amenorrhö ausgeglichen.

Unter Einnahme von Warfarin, Aspirin oder anderer nicht-steroidaler Antiphlogistika können auch sonst gesunde Menschen durch chronische gastrointestinale Blutungen einen Eisenmangel entwickeln. Besonders gefährdet sind die **Blutspender.** Deswegen darf gemäß dem Transfusionsgesetz die jährlich entnommene Blutmenge bei Frauen 2000 ml und bei Männern 3000 ml nicht überschreiten.

Verminderte Eisenaufnahme kann Folge einer Anorexie, einer strengen vegetarischen Kost, einer atrophischen oder *Helicobacter-pylori*-positiven Gastritis, einer Dauertherapie mit Antazida, einer Gastrektomie oder eines Parasitenbefalls des Darms sein. Beim Malassimilationssyndrom tritt ein Eisenmangel in der Regel zusammen mit anderen Mangelerscheinungen auf.

Diagnose

Symptome und Klinik

Die Symptome entsprechen denen bei anderen Anämieformen (s. Beitrag B1). Das klinische Bild der beim Eisenmangel vorliegenden chronischen Anämie wird bestimmt durch Allgemeinsymptome wie Müdigkeit, Tinnitus, Schwäche, Schwindel, Leistungsabfall, Herzklopfen, rascher Pulsanstieg bei Belastung, Schlafstörungen, Konzentrationsstörungen und Kopfschmerzen.

Während der **Schwangerschaft** wird der fetale Organismus bevorzugt versorgt. Bei einem leichten bis mittelschweren Eisenmangel der Mutter wird kein signifikanter Abfall der fetalen Hämoglobinkonzentration beobachtet. Nur schwere Eisenmangelanämie der Schwangeren mit einer Hämoglobinkonzentration < 6 g/dl ist mit einer erhöhten Aborthäufigkeit, Frühgeburtlichkeit, mit fetalen Entwicklungsstörungen und einem erhöhten Risiko für mütterliche Infektionen verbunden.

Die Blässe der Haut stellt kein zuverlässiges Anämiekriterium dar, da diese auch von der gefäßbedingten Durchblutung und der Pigmentierung abhängt. Ein zuverlässigeres Anämiezeichen ist die Blässe der Konjunktiven. Bei schwerer Eisenmangelanämie tritt ein blasses Hautkolorit hinzu. Infolge trophischer Störungen entwickelt sich eine vermehrte Brüchigkeit der Fingernägel und Haare, Mund-

Tabelle B.2-2 Ursachen eines Eisenmangels.

Blutverlust:
- Gastrointestinal: Refluxösophagitis, Hiatushernie, Ulcera, Polypen, Karzinome, chronische Entzündung, Angiodysplasien, Morbus Osler, u.a.
- Einnahme von Antikoagulation oder Thrombozytenaggregationshemmern
- Menstruation
- häufige Blutspende
- Dialyse
- Urogenitaltumore
- pulmonale Hämosiderose, chronische Hämoglobinurie bei PNH

Erhöhter Bedarf:
- Schwangerschaft
- Wachstum
- Hochleistungssport

Verminderte Aufnahme:
- inadäquate Ernährung
- atrophische Gastritis, Achlorhydrie, Magenresektion
- Malabsorption, Zöliakie, Morbus Whipple
- chronisch-entzündliche Darmerkrankungen

Tabelle B.2-3 Differenzialdiagnose der mikrozytären Anämie.

Häufig:
- Eisenmangel
- Anämie der chronischen Erkrankungen (ACD)

Weit seltener:
- Thalassämiesyndrome und andere hereditäre Hämoglobinopathien
- hereditäre sideroblastische Anämien
- erworbene sideroblastische Anämien bei Vitamin-B_6-Mangel
- Verwertungsstörung durch Medikamente
- Bleivergiftung

winkelrhagaden sowie eine Atrophie der Zungenschleimhaut mit Dysphagie.

Differenzialdiagnose der hypochrom-mikrozytären Anämie

Bei einer hypochrom-mikrozytären Anämie müssen differenzialdiagnostisch die in Tabelle B.2-3 aufgelisteten Erkrankungen berücksichtigt werden.

Einteilung des Eisenmangels

Es ist nicht sinnvoll von „dem Eisenmangel" zu sprechen, ohne dessen Ausprägung zu berücksichtigen. Abhängig vom Schweregrad werden **drei Stadien** unterschieden: Speichereisenmangel, eisendefizitäre Erythropoese und Eisenmangelanämie. Der Begriff des prälatenten Eisenmangels sollte nicht mehr verwendet werden.
Eine negative Eisenbilanz führt zunächst zu einem **Speichereisenmangel.** Im Stadium I sind die Eisenspeicher reduziert, die Erythropoese wird jedoch noch genügend mit Eisen versorgt. Im Stadium II, der **eisendefizitären Erythropoese** (auch als **funktioneller Eisenmangel** bezeichnet) ist die Versorgung der erythropoetischen Vorstufen im Knochenmark nicht mehr ausreichend, das Hämoglobin liegt jedoch noch im Normbereich. Wird schließlich der Hämoglobinnormwert unterschritten, so liegt das Stadium III, die **Eisenmangelanämie** vor.
Bei einem Speichereisenmangel im Stadium I ergeben sich keine funktionellen Nachteile. Auch in diesem Stadium muss die Ursache der negativen Eisenbilanz geklärt und ggf. eine Neoplasie als Blutungsquelle ausgeschlossen werden. Bei Übergang in das Stadium II – die **eisendefizitäre Erythropoese** – wird der Eisenmangel zur Erkrankung, indem die Zellen nicht mehr ausreichend mit Eisen versorgt werden können.

Parameter des Eisenstoffwechsels (Tab. B.2-4)

Blutbild: Die Erythrozyten sind im Stadium II und III hypochrom (MCH < 28 pg) und mikrozytär (MCV < 80 fl). Im Ausstrichpräparat des peripheren Blutes weisen sie charakteristische Veränderungen auf. Bedingt durch den verminderten Gehalt an Hämoglobin wird die zentrale Aufhellung größer, die Zellen weisen teilweise eine Ringform auf und werden als Anulozyten bezeichnet. Typisch ist auch das Auftreten von so genannten Zigarrenformen. Die absolute Retikulozytenzahl ist normal oder erniedrigt, die relative Zahl bei weiter bestehenden Blutungen als Ausdruck der gesteigerten Regeneration zeitweise erhöht. Häufig findet sich eine reaktive Vermehrung von Thrombozyten.
Hypochrome Erythrozyten: Einige Blutbildgeräte (Adiva-120, Technicon H1, H2 und H3; Bayer Leverkusen) sind in der Lage, den Hämoglobingehalt in den einzelnen Erythrozyten zu messen und den Anteil von hypochromen Erythrozyten (HYPO) zu berechnen. Bei Personen ohne Eisenmangel und im Stadium I liegt der Anteil von hypochromen Erythrozyten (Hämoglobingehalt < 28 pg) unter 2,5%, Werte von > 10% gelten als beweisend für eine eisendefizitäre Erythropoese (1). Der Anstieg der HYPO tritt vor einer signifikanten Mikrozytose auf. Die Bestimmung der hypochromen Erythrozyten gilt als bester Parameter zur Erfassung des Eisenmangels bei rHu-EPO-substituierten Dialysepatienten (4).
Retikulozytenhämoglobin: Einige Blutbildanalysatoren (Adiva-120; Bayer Leverkusen) sind in der Lage, Volumen und Hämoglobingehalt der Retikulozyten (**CHr**, content of hemoglobin in reticulocytes) zu beurteilen. Dies erlaubt eine Momentaufnahme der Eisenversorgung der Erythropoese, da nur die gerade gebildete Erythrozytenpopulation ausgewertet wird. CHr-Werte < 26 pg gelten als beweisend für eine eisendefizitäre Erythropoese. Da Retikulozyten nur 1 bis 2 Tage im Blut zirkulieren, ist das CHr ein früher Parameter einer eisendefizitären Erythropoese.
Knochenmark: Die Untersuchung eines mit Berliner-Blau gefärbten Knochenmarkausstrichs gilt zur Beurteilung des Speichereisens als Goldstandard, wird jedoch zu diesem Zweck nur in Ausnahmefällen durchgeführt.
Das **Serumeisen** ist einem zirkadianen Rhythmus unterworfen und auch bei der Anämie der chronischen Erkrankungen (ACD) erniedrigt. Seine Bestimmung ist daher für die Diagnostik des Eisenmangels obsolet.
Die **Ferritinkonzentration** im Serum korreliert bei sonst gesunden Menschen mit dem Speichereisen. Ein Speichereisenmangel liegt vor, wenn die Ferritinkonzentration im Serum bei Männern unter 20 µg/l und bei Frauen unter 15 µg/l liegt. Ferritin ist zwar der sensitivste Labormarker, indem der Eisenmangel bereits im Stadium I erfasst wird. Die Aussagekraft wird jedoch durch seine Eigenschaft als Akute-Phase-Protein eingeschränkt. So führen entzündliche und maligne Erkrankungen, aber auch Lebererkrankungen zu einem Anstieg des Ferritins, wodurch ein bestehender Eisenmangel maskiert werden kann. Bei der Bewertung sollte man sich deshalb vergewissern (BKS, CRP, klinisch), dass keine wesentliche Entzündung vorliegt.
Die **Transferrinsättigung** ist ein Maß für das zur Verfügung stehende Funktionseisen und ein Parameter der eisendefizitären Erythropoese. Unter physiologischen Bedingungen sind 16 bis 45% der Transferrinmoleküle im Plasma mit Eisen gesättigt. Bei einer Sättigung ≤ 15% liegt meist eine eisendefizitäre Erythropoese vor. Bei akuten und chronischen Entzündungen kann die Transferrinsättigung trotz normaler Eisenspeicher erniedrigt sein. Außerdem unterliegt sie, wie das Serumeisen, zirkadianen Schwankungen. Sie ist daher nur aussagekräftig, wenn sie erhöht oder stark erniedrigt ist.
Transferrinrezeptoren in geringer Konzentration finden sich auch frei im Serum. Die Konzentration der löslichen Transferrinrezeptoren (sTfR) hängt einerseits von der Aktivität der Erythropoese, andererseits vom Eisenstatus ab. Hohe sTfR-Werte werden bei **eisendefizitärer,** aber auch bei **gesteigerter** Erythropoese (Hämolyse, Thalassämie, Polycythaemia vera) **ohne** Eisenmangel gemessen (1, 3, 5, 6). Die praktische Bedeutung der sTfR-Bestimmung liegt in der Differenzialdiagnose der eisendefizitären Erythropoese. Bei einer Eisenverwertungsstörung

im Rahmen einer Anämie der chronischen Erkrankung (**ACD**) werden zumeist normale Werte gemessen. Ein Anstieg des sTfR bei einer ACD weist auf einen zusätzlichen Eisenmangel hin.

Der Einsatz von sTfR in der klinischen Praxis wird durch die Tatsache behindert, dass seine Referenzwerte testabhängig sind. Bei Verwendung des Tina-quant® sTfR-Assays von Roche Diagnostics beträgt der Referenzbereich 2,2–5,0 mg/l für Männer und 1,9–4,4 mg/l für Frauen. Für den Dade-Behring-Test (BN ProSpec™ Nephelometer, Marburg) wird ein Referenzbereich von 0,81–1,75 mg/l angegeben. Erst durch eine internationale Standardisierung ist eine flächenhafte einheitliche Anwendung dieses Parameters zu erwarten.

TfR-F-Index: Die Sensitivität und Spezifität des löslichen Transferrinrezeptors als Parameter der eisendefizitären Erythropoese kann durch eine parallele Bestimmung von sTfR und Ferritin und durch Ermittlung des so genannten TfR-F-Index gesteigert werden (7, 8). Der TfR-F-Index entspricht dem Quotienten

$$\text{TfR-F-Index} = \frac{\text{löslicher Transferrinrezeptor [mg/l]}}{\text{Log Serumferritin [µg/l]}}$$

Bei Personen mit einem Speichereisenmangel ist der TfR-F-Index erhöht. Er erlaubt die Diagnose eines Eisenmangels auch bei Patienten mit chronischen Erkrankungen, wenn eine Steigerung der Erythropoese ausgeschlossen werden kann. Da die sTfR-Normwerte assayabhängig sind, ist zwangsläufig auch der Referenzbereich des TfR-F-Index vom verwendeten Testverfahren abhängig. Bei Verwendung des Tina-quant® sTfR-Assays von Roche Diagnostics beträgt der Referenzbereich 0,9–3,4 für Männer und 0,9–3,7 für Frauen.

Zinkprotoporphyrin: In der letzten Phase der Hämsynthese wird unter dem Einfluss des Enzyms Ferrochelatase Eisen in das Protoporphyrin IX eingebaut. Bei einem Eisenmangel gibt es einen alternativen Stoffwechselweg, in dem Zink statt Eisen eingebaut wird, so dass statt Häm das Zinkprotoporphyrin (ZPP) entsteht. ZPP kann fluorometrisch preiswert gemessen werden. Für die Messung wird jedoch ein spezielles Gerät benötigt. Die intraerythrozytäre ZPP-Konzentration beträgt bei Gesunden aller Altersstufen ≤ 40 µmol/mol Häm. Personen mit Speichereisenmangel weisen normale ZPP-Werte auf, solange die Erythropoese ausreichend mit Eisen versorgt wird. Mit dem Beginn der eisendefizitären Erythropoese steigt die ZPP-Konzentration kontinuierlich an, in

Tabelle B.2-4 Referenzwerte einzelner Eisenparameter.

Parameter	Normwert
KM – Speichereisen*	2
KM – Sideroblasten	15–50%
Hämoglobin	Frauen: 12,3–15,3 g/dl
	Männer: 14,0–17,5 g/d
MCV	80–96 fl
MCH	28–33 pg
hypochrome Erythrozyten	< 2,5%
Retikulozytenhämoglobin	≥ 26 pg
Serumeisen	Frauen: 6,6–26 µmol/l
	Männer: 11–28 µmol/l
Ferritin	Frauen: 15–150 µg/l
	Männer: 30–400 µg/l
Transferrin	200–400 mg/dl
Transferinsättigung	16–45%
sTfR**	0,81–1,75 mg/l
TfR-F-Index***	Frauen: 0,9–3,7
	Männer: 0,9–3,4
ZPP	≤ 40 µmol/mol Häm

* Skala von 0–4.
** die Referenzwerte sind testabhängig, hier Dade Behring, Marburg, Deutschland.
*** Tina-quant® sTfR-Assays von Roche Diagnostics, Mannheim, Deutschland.
KM: Knochenmark.

Abb. B.2-1 Sensitivität der verschiedenen Eisenparameter bei der Diagnostik des Eisenmangels.

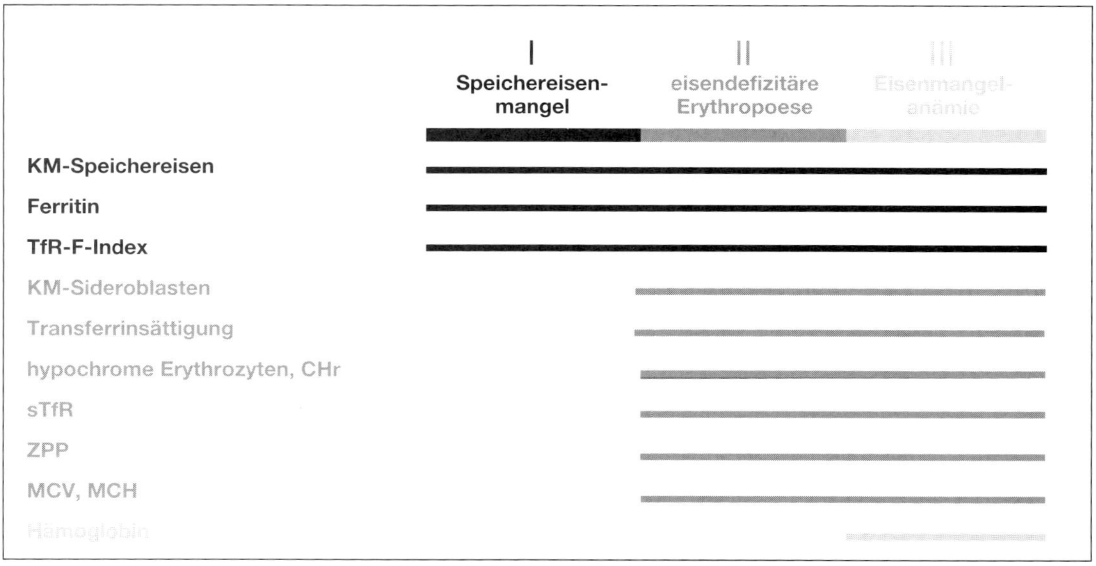

	I Speichereisenmangel	II eisendefizitäre Erythropoese	III Eisenmangelanämie
KM-Speichereisen			
Ferritin			
TfR-F-Index			
KM-Sideroblasten			
Transferrinsättigung			
hypochrome Erythrozyten, CHr			
sTfR			
ZPP			
MCV, MCH			
Hämoglobin			

schweren Fällen bis auf Werte von 1000 µmol/mol Häm. Allerdings wird nicht nur der Eisenmangel erfasst, sondern auch Eisenverwertungsstörungen bei ACD, bei MDS oder bei einer Bleivergiftung. Das ZPP kann daher als ein Screeningparameter des Eisenstoffwechsels genutzt werden, nicht aber für die Differenzialdiagnose der Anämien.

Der **Eisenresorptionstest** ist obsolet. Er reflektiert nicht die Aufnahme des Nahrungseisens und ist für die Ursachenabklärung des Eisenmangels nicht geeignet.

Beurteilung des Eisenstatus: Den „besten Eisenparameter" gibt es nicht. Alle Tests haben ihre Vorteile und ihre speziellen Probleme. Durch Verständnis der einzelnen Parameter und deren gezielten Einsatz kann man sich jedoch ein genaues Bild über den Eisenstatus verschaffen. Die einzelnen Tests messen nicht „den Eisenmangel", sondern sind als Parameter der Eisenspeicher, bzw. der eisendefizitären Erythropoese zu sehen (Abb. B.2-1).

Praktisches Vorgehen

Nach Feststellung einer Anämie oder bei klinischem Verdacht auf eine Eisenstoffwechselstörung hängt die Wahl der Laborparameter von der Fragestellung und von der Verfügbarkeit der einzelnen Labortests ab. Als Erstlinien-Parameter des Eisenstoffwechsels wird in der klinischen Praxis das **Serumferritin** verwendet. Mit einem diagnostischen Panel bestehend aus Ferritin, Blutbild mit MCV und CRP lässt sich ein Eisenmangel als Ursache einer Anämie in den meisten Fällen hinreichend sicher feststellen (Abb. B.2-2).

Bei der Interpretation der Ferritinwerte ist zu berücksichtigen, dass diese bei entzündlichen und malignen Erkrankungen, in der Schwangerschaft sowie bei Lebererkrankungen normale oder erhöhte Werte aufweisen und damit ein Eisenmangel maskiert werden kann. In einer solchen klinischen Situation, die bei onkologischen Patienten besonders häufig vorkommt, ist ergänzend zum Ferritin einer der Stadium-II-Parameter zu bestimmen. Diese Parameter erfassen zwar im Gegensatz zum Ferritin den Eisenmangel erst bei einer eisendefizitären Erythropoese, funktionieren jedoch auch bei entzündlichen und malignen Erkrankungen.

Durch Kombination von Ferritin, Hämoglobin und einem „Stadium-II-Parameter" kann man den Eisenstoffwechsel einer Person eindeutig beurteilen und bei einem Eisenmangel dessen Stadieneinteilung durchführen (Abb. B.2-3).

Nach Feststellung eines Eisenmangels ist die **Ursache** (Tab. B.2-2) zu ermitteln. In erster Linie muss ein chronischer Blutverlust aus einer neoplastischen Blutungsquelle ausgeschlossen werden. Dies gilt auch für Adoleszenten und Frauen im Menstruationsalter, bei denen zunächst (und meist zu Recht) eine nicht maligne Ursache entsprechend Tabelle B.2-2 angenommen wird, wenn die Anamnese nicht eindeutig ist oder nach erfolgreicher Substitutionstherapie wieder ein Eisenmangel auftritt.

Erster Schritt der Ursachenermittlung ist eine gezielte **Anamnese** sowie die **körperliche Untersuchung**. Als Sreeningmethode für eine gastrointestinale Blutung ist der Test auf **okkultes Blut** (3×) etabliert. Etwa die Hälfte aller Patienten mit einem Kolonkar-

Abb. B.2-2 Empfohlene Folge von Labortests zur Abklärung eines Eisenmangels bei Anämie.

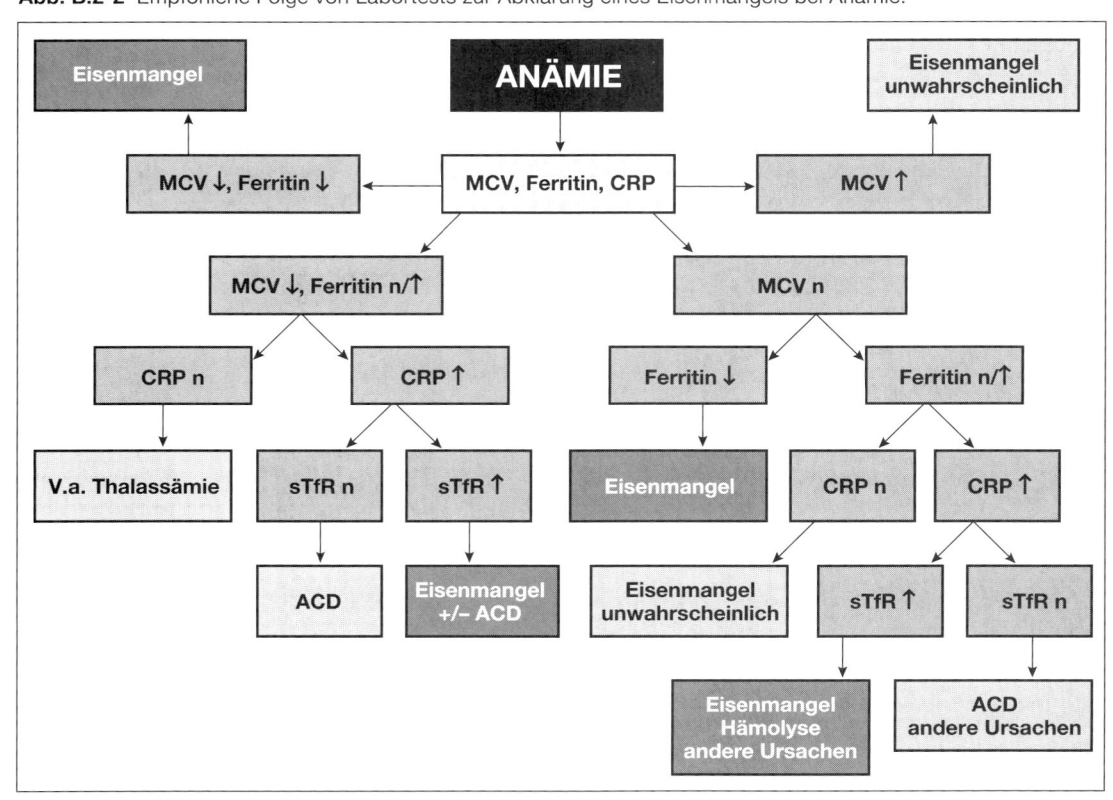

Abb. B.2-3 Beurteilung des Eisenstoffwechsels mit Ferritin, Hämoglobin und einem Parameter der eisendefizitären Erythropoese (Stadium-II-Test)

	Ferritin	Stadium-II-Test	Hämoglobin
keine Störung	normal	normal	normal
Speichereisenmangel	↓	normal	normal
eisendefizitäre Erythropoese	↓	pathologisch	normal
Eisenmangelanämie	↓	pathologisch	↓

Tabelle B.2-5 Ursachenabklärung eines Eisenmangels.

Anamnese
Ernährung, Blutungen, Medikamente, Blutspenden, Infektionen, Menstruation, Operationen, Stuhlgang, Hämorrhoiden

Körperliche Untersuchung
Inspektion der Analregion, Palpation des Abdomens, rektal-digitale Untersuchung

Laboruntersuchungen
Stuhluntersuchung auf okkultes Blut

Funktionsuntersuchungen
Gastroskopie, Koloskopie, Sonographie des Abdomens

Erweiterte Diagnostik
MRT-Sellink, Helicobacter-Atemtest, Bronchoskopie, Endoskopiekapsel

zinom weist jedoch einen negativen Test auf. Daher muss beim Verdacht auf eine chronische gastrointestinale Blutung immer eine endoskopische Abklärung mittels **Gastroskopie** und **Koloskopie** erfolgen. Bei Nachweis einer Makro-/oder Mikrohämaturie, ist eine urologische, bei Periodenstörung oder vaginaler Blutung nach der Menopause eine gynäkologische Abklärung notwendig (Tab. B.2-5).

Therapie

Das Ziel der Therapie im Stadium II und III ist die nachhaltige Normalisierung der Hämoglobinkonzentration und des Gesamtkörpereisens. Sie besteht in zwei Maßnahmen, die in der Regel parallel eingeleitet werden.

Beseitigung der Ursache oder Mitursachen

Dazu gehören die Beseitigung chronischer Blutverluste, z. B. durch gynäkologische Maßnahmen bei Hypermenorrhö, vor allem bei Myomen, die Behandlung einer Refluxkrankheit mit Protonenpumpenhemmern, der Ersatz von ASS durch einen COX-3-Hemmer, Polypenabtragung und Behandlung von Hämorrhoiden oder die erfolgreiche Behandlung einer chronisch-entzündlichen Darmerkrankung.
Umstellung der Ernährungsgewohnheiten bei streng vegetarischer Ernährung.
Verbesserung der Eisenresorption, bei Nachweis einer *Helicobacter-pylori*-positiven Gastritis durch Eradikation (9), bei Malassimilationssyndromen durch deren Behandlung.

Medikamentöse Substitution

Jeder Eisenmangel, der das Stadium der eisendefizitären Erythropoese erreicht hat, ist eine Indikation zur Eisengabe. Ein alleiniger Speichereisenmangel muss dagegen nur in der Schwangerschaft, bei dialysepflichtigen Patienten oder bei Hochleistungssportlern behandelt werden, ebenso bei Patienten mit einer zuvor behandelten Eisenmangelanämie bei erneutem Auftreten.
Der Eisenbedarf kann nach der folgenden Formel geschätzt werden:

$$\text{Eisenbedarf in mg} = \text{Hb-Defizit (Soll-Hb - Patientenhämoglobin)} \times 200 + \text{Speichereisen (250 mg)}$$

Nach Möglichkeit soll Eisen **oral** substituiert werden. Bei Annahme einer Resorptionsquote von 10% errechnet sich die erforderliche orale Eisengabe wie folgt:

$$\text{Erforderliche orale Eisengabe [mg]} = \text{Eisenbedarf [mg]} \times 10$$

Das Hauptproblem der oralen Eisensubstitution liegt in der schlechten Verträglichkeit der Eisenpräparate. Viele Patienten klagen 1 bis 2 Stunden nach oraler Aufnahme vor allem bei einer Anfangsdosis von über 50 mg täglich auf nüchternen Magen über **gastrointestinale Beschwerden** und Übelkeit. Diese Beschwerden korrelieren mit dem Anteil an ionisiertem Eisen im oberen Gastrointestinaltrakt und können durch Einnahme mit der Nahrung vermindert werden. Da dadurch jedoch die Resorption des Eisens um bis zu zwei Dritteln vermindert wird, ist eine Einnahme zwischen den Mahlzeiten vorzuziehen. Sind die Beschwerden nach einwöchiger Eiseneinnahme immer noch vorhanden, sollte das Eisen zur Vermeidung dieser Nebenwirkungen mit den Mahlzeiten eingenommen werden. Dabei ist jedoch zu beachten, dass insbesondere adsorbierende und alkalisierende Substanzen die Eisenresorption hemmen. Zu diesen Substanzen gehören Kaffee, Tee, Milch, Oxalate, Phosphate und Antazida. Obstipation und seltener Diarrhöen sind weitere Nebenwirkungen einer oralen Eisensubstitution. Sie erfordern in der Regel keine Dosismodifikation und sollten symptomatisch behandelt werden.
Zur oralen Eisensubstitution stehen zahlreiche Präparate zur Verfügung. Zunächst werden **zweiwertige** Eisenpräparate verordnet, die als Sulfat, Gluconat, Chlorid oder Fumarat vorliegen. Der Fe^{2+}-Anteil pro Dragee schwankt zwischen 25 und 100 mg. Die Anfangsdosis beträgt **50 mg Fe^{2+} pro Tag** und wird bei guter Verträglichkeit auf 100 mg gestei-

gert, bei Auftreten gastrointestinaler Nebenwirkungen wieder vermindert. Bei anhaltender Unverträglichkeit wird nach Ausschöpfen der o.g. Maßnahmen zunächst ein anderes Präparat verabreicht.

Therapiekontrolle und Dauer der Substitution: Die Wirkung der Eisensubstitution ist 14 Tage nach deren Beginn anhand des Anstiegs der Retikulozyten und des Hämoglobins zu überprüfen. Das Hämoglobin sollte nach 4 Wochen um etwa 2 g/dl angestiegen sein. Weitere Kontrollen erfolgen alle 4 Wochen bis zur Normalisierung des Hämoglobinwertes. Vier Wochen nach der letzten Eiseneinnahme wird eine Bestimmung des Ferritins zur Kontrolle der Eisenspeicher empfohlen. Ziel ist neben der Normalisierung des Hämoglobinwertes ein Ferritinwert von 100 µg/l. Nach Normalisierung des Hämoglobins sind je nach zugrunde liegendem Krankheitsbild Kontrollen von Blutbild und Ferritin in dreimonatlichen Intervallen für ca. 1 Jahr zu empfehlen.

Die Eisensubstitution muss über **mehrere Monate** erfolgen, um das Eisendefizit vollständig auszugleichen. Sie muss mindestens 3 Monate nach Verschwinden der Anämie fortgesetzt werden. Bei Frauen in der Menstruationsperiode ist nach Rezidiv u. U. eine langzeitige Substitution mit niedriger Dosis erforderlich. In Ausnahmefällen, wie beim Morbus Osler kann eine lebenslange niedrig dosierte Substitution erforderlich sein.

Therapie während der Schwangerschaft: Eine prophylaktische Substitution von Eisen führt bei noch normalen Hämoglobinwerten lediglich zu einer Verminderung des mütterlichen Risikos eine Eisenmangelanämie während der Schwangerschaft zu entwickeln. Sie ist jedoch nicht mit einer messbaren Verbesserung des maternalen oder fetalen Outcomes assoziiert und wird deshalb nicht generell empfohlen. Eine Eisensubstitution ist erst bei einer Eisenmangelanämie indiziert. Dabei muss berücksichtigt werden, dass in der Schwangerschaft andere Hämoglobinreferenzwerte gelten. Bedingt durch eine Vermehrung des Plasmavolumens fällt das Hämoglobin während der Schwangerschaft ab, mit dem Nadir im 2. Trimenon. Als unterer Referenzwert der Hämoglobinkonzentration werden im 1. und im 3. Trimenon 11,0 g/dl, im 2. Trimenon 10,5 g/dl angesehen. Aufgrund der Risiken eines Eisenmangels für die Entwicklung des Kindes wird bei einem eisenmangelbedingten Hämoglobinabfall unter diese Referenzwerte eine Eisensubstitution empfohlen. Diese soll oral mit 50–100 mg Fe^{2+} pro Tag erfolgen (10, 11). Bei einer Hämoglobinkonzentration < 6 g/dl ist aufgrund des signifikant schlechteren fetalen Outcomes eine Transfusion von Erythrozytenkonzentraten zu erwägen.

Parenterale Substitution: Für Patienten, die zwei verschiedene orale Eisenpräparate nicht vertragen haben, eine Eisenresorptionsstörung aufweisen, oder solche, bei denen eine orale Substitution nicht ausreicht, stehen mehrere intravenöse Präparate zur Verfügung. Diese Präparate enthalten jeweils Fe^{3+}, jedoch z.T. in unterschiedlichen Komplexen. Der in Deutschland zugelassene dreiwertige Glukonat-Komplex (Ferrlecit®) und der Hydroxid-Saccharose-Komplex (Venofer®), werden aufgrund der – wenn nur seltenen – lebensbedrohlichen allergischen Reaktionen bei Eisendextranen bevorzugt eingesetzt. Die maximale Tagesdosis für das Ferrlecit® beträgt 62,5 mg, für Venofer® 200 mg. Bei zu schneller intravenösen Applikation der Eisenpräparate kann sich durch ungebundenes Eisen bei zeitweiser Überladung des eisenbindenden Transferrins eine Flushsymptomatik entwickeln, die durch eine protrahierte Gabe vermieden werden kann. Deshalb soll die intravenöse Eisengabe grundsätzlich als eine Kurzinfusion mit 50–250 ml NaCl 0,9% über 10 bis 30 Minuten erfolgen.

Eisensubstitution bei renaler Anämie

Bei der Therapie der renalen Anämie spielt die Substitution mit rHu-EPO eine zentrale Rolle (s. Beitrag G12). Für das Ansprechen, bzw. für den ökonomischen Einsatz von rHu-EPO ist eine optimale Eisenversorgung der Erythropoese notwendig (12). Als bester Indikator einer eisendefizitären Erythropoese, für die im nephrologischen Krankengut der Begriff **„funktioneller Eisenmangel"** verwendet wird, gelten hypochrome Erythrozyten (HYPO) > 10%. Steht dieser Parameter nicht zu Verfügung, so ist ein Ferritinabfall unter 100 µg/l zu vermeiden und ein Ferritinwert von > 200 µg/l anzustreben.

Vor Beginn der rHu-EPO-Therapie soll der Ferritinwert mindestens 200 µg/l betragen. Bei Prädialysepatienten und bei Personen mit Peritonealdialyse kann eine orale Substitution versucht werden. Bei dialysepflichtigen Patienten soll die Eisensubstitution generell parenteral erfolgen. Zur Sicherstellung der Eisenversorgung der Erythropoese sollten in der **Korrekturphase** 1000 mg Fe^{3+} in einem Zeitraum von 6 bis 12 Wochen verabreicht werden. Die Substitution erfolgt vorzugsweise während der Dialyse. In der **Erhaltungsphase** beträgt der Eisenbedarf eines Hämodialysepatienten 1–3 g/Jahr. Die Erhaltungstherapie soll deshalb mit einer monatlichen Gabe von etwa 100 mg Fe^{3+} beginnen und im weiteren Verlauf dem individuellen Bedarf angepasst werden. Als Verlaufsparameter soll alle 3 Monate eine Bestimmung des Ferritins und der HYPO erfolgen. Bei einem Ferritinabfall < 100 µg/l, bzw. bei Anstieg der HYPO werden innerhalb der nächsten 2 Wochen 200–300 mg Fe^{3+} appliziert und die nachfolgende Erhaltungstherapie intensiviert. Bei einem Ferritinwert > 600 µg/l wird die Erhaltungstherapie für 3 Monate ausgesetzt.

Literatur

1. Beguin Y: Soluble transferrin receptor for the evaluation of erythropoiesis and iron status. Clin Chim. Acta 329 (2003) 9–22.
2. Lennartsson J, Bengtsson C, Hallberg L, Tibblin E: Characteristics of anaemic women. The population study of women in Goteborg 1968–1969. Scand. J. Haematol. 22 (1979) 17–24.
3. Cook JD: Diagnosis and management of iron-deficiency anaemia. Best. Pract. Res Clin. Haematol. 18 (2005) 319–332.
4. Bovy C, Gothot A, Delanaye P, Warling X, Krzesinski JM, Beguin Y: Mature erythrocyte parameters as new markers of functional iron deficiency in haemodialysis: sensitivity and specificity. Nephrol. Dial. Transplant. 22 (2007) 1156–1162.

5. Kohgo Y, Nishisato T, Kondo H, Tsushima N, Niitsu Y, Urushizaki I: Circulating transferrin receptor in human serum. Br. J. Haematol. 64 (1986) 277–281.
6. Punnonen K, Irjala K, Rajamaki A: Iron-deficiency anemia is associated with high concentrations of transferrin receptor in serum. Clin. Chem. 40 (1994) 774–776.
7. Matsuda A, Bessho M, Mori S, Takeuchi T, Abe T, Yawata Y et al.: Diagnostic significance of serum soluble transferrin receptors in various anemic diseases: the first multi-institutional joint study in Japan. Haematologia (Budap.) 32 (2002) 225–238.
8. Thomas C, Thomas L: Biochemical markers and hematologic indices in the diagnosis of functional iron deficiency. Clin. Chem. 48 (2002) 1066–1176.
9. Malfertheiner P, Megraud F, O'morain C, Bazzoli F, El Omar E, Graham D et al.: Current concepts in the management of Helicobacter pylori infection – The Maastricht III Consensus Report. Gut 2007.
10. Pena-Rosas JP, Viteri FE: Effects of routine oral iron supplementation with or without folic acid for women during pregnancy. Cochrane. Database. Syst. Rev. 3 (2006) CD004736.
11. Siega-Riz AM, Hartzema AG, Turnbull C, Thorp J, McDonald T, Cogswell ME: The effects of prophylactic iron given in prenatal supplements on iron status and birth outcomes: a randomized controlled trial. Am. J. Obstet. Gynecol. 194 (2006) 512–519.
12. Fishbane S: Iron supplementation in renal anemia. Semin. Nephrol. 26 (2006) 319–324.

3 Thrombozytopenien

E. Hiller, A. Matzdorff, J. Th. Fischer

3.1 Pathophysiologie und allgemeine Diagnostik

Eine Verminderung der Thrombozyten kann Folge einer Störung der Thrombozytenbildung (z.B. bei infiltrativen oder hypoplastischen Knochenmarkerkrankungen), einer Verteilungsstörung (z.B. bei Hypersplenismus) oder eines beschleunigten Abbaus (z.B. bei den Immunthrombozytopenien) sein. Bei der letztgenannten Form erkennt man im Ausstrich und in der von Automaten erstellten Verteilungskurve besonders große Thrombozyten. Darüber hinaus gibt es abgesehen von der Schätzung der Megakaryozytenzahl durch die Knochenmarkuntersuchung keine einfachen Laborparameter, um die drei Mechanismen zuverlässig zu unterscheiden. Der Grad der Blutungsneigung entspricht etwa dem Ausmaß der Thrombozytenverminderung (Tab. B.3-1), wird aber durch höheres Lebensalter oder Thrombozytenfunktionsstörungen, z.B. ausgelöst durch Medikamente wie ASS, verstärkt. Thrombozytopenien durch Bildungsstörungen bewirken eine stärkere Blutungsneigung als eine gleich starke Thrombozytopenie durch erhöhte periphere Destruktion. Eine besonders schwere Blutungsneigung zeigen Patienten mit Thrombozytopenie und gleichzeitiger Koagulopathie im Rahmen einer disseminierten intravasalen Gerinnung.

Tabelle B.3-1 Thrombozytenzahl und Blutungsneigung.

Thrombozyten-zahl G/l	Klinische Manifestation
> 100	keine Blutungsneigung
50–100	verstärkte Blutung bei Verletzungen
30–50	verstärkte Hautblutungen bei Mikrotraumen („blaue Flecken"), diskrete petechiale Blutungen an prädisponierten Körperpartien
< 30	zunehmende Petechien am ganzen Körper, Haut- und Schleimhautblutungen, Gefahr zerebraler und intestinaler Blutungen

Leitsymptome

Petechien, Schleimhautblutungen, Menorrhagie und/oder „zufällig" festgestellte Verminderung der Thrombozytenzahl. Gelenkblutungen sind dagegen nicht typisch für eine Thrombozytopenie, sondern für eine Verminderung von Gerinnungsfaktoren.

Diagnostik

Bei asymptomatischer Thrombozytopenie
- Ausschluss einer Pseudothrombozytopenie durch Thrombozytenzählung sofort nach Abnahme in Zitrat oder Heparin, und Ausstrichkontrolle

Bei Blutungszeichen und/oder Bestätigung der Thrombozytopenie
- Anamnese (Heparin, andere Medikamente, Infektsymptome, HIV-Risikogruppe, Frage nach familiärer Blutungsneigung)
- klinische Untersuchung (Milz-, Leber-, Lymphknotenvergrößerung, neurologische oder kardiovaskuläre Symptome, Fieber, Augenhintergrund)
- immer sofortige mikroskopische Durchsicht des Blutausstrichs (Thrombozytenzahl; Thrombozytengröße; Schistozyten? Normoblasten? – Polychromasie? Hinweis auf Leukämie/Lymphom? hereditäre Thrombozytopenie, May-Hegglin?)
- Urinbefund (Mikrohämaturie und/oder Hämoglobinurie?)

Nach Feststellung einer Thrombozytopenie müssen durch Klinik und technische Untersuchungen Grunderkrankungen ausgeschlossen oder bewiesen werden, bei denen eine Verminderung der Plättchenzahl als Teilstörung oder begleitende Regulationsstörung vorkommt.

3.2 Immunthrombozytopenie

Definition und Basisinformation

Als ITP (= idiopathische thrombozytopenische Purpura) wurde ursprünglich eine ätiologisch ungeklärte, primäre Thrombozytopenie mit normaler/gesteigerter Megakaryozytenzahl im Knochenmark bezeichnet (Ausschlussdiagnose!). Nachdem gezeigt wurde, dass fast alle derartigen erworbenen selektiven Thrombozytopenien Folge antithrombozytärer Antikörper oder Immunkomplexe sind, wird heute das Akronym ITP gleichgesetzt mit „Immunthrom-

Tabelle B.3-2 Einteilung der Immunthrombozytopenien (ITP).

1 Keine Grundkrankheit bekannt: „Primäre ITP"
  1.1 „Akute ITP": häufig in Verbindung mit Infekten, bis zu 80% Spontanremissionen nach 3–6 Monaten (vor allem bei Adoleszenten)
  1.2 „Chronische ITP": nach 6-monatigem Verlauf, Spontanremissionen < 20% in einem Jahr
2 Grundkrankheit bekannt: „Sekundäre ITP"
  2.1 Bei malignen Lymphomen
  2.2 Bei Autoimmunkrankheiten, z.B. systemischer Lupus erythematodes
  2.3 Bei HIV
  2.4 Nach Knochenmarktransplantation
3 Durch Medikamente ausgelöst
  3.1 Durch Autoantikörper wie 1 und 2
  3.2 Durch medikamentenassoziierte Antikörper: Haptentyp, Immunkomplextyp
4 Durch Alloantikörper: Posttransfusionspurpura

bozytopenie": Daraus ergibt sich die in Tabelle B.3-2 aufgeführte Einteilung.
Inzidenz etwa $6/10^5$/Jahr. Letalität je nach Alter des Patienten und Schwere der Thrombozytopenie 1–4%/Jahr. Alle Lebensalter sind betroffen, Jugendliche zeigen häufiger die akute, ältere Menschen meist eine chronische ITP.

Diagnoseverdacht

- Petechien, Schleimhautblutungen oder „zufällig" festgestellte Verminderung der Thrombozytenzahl
- Milz, Leber und Lymphknoten nicht tastbar vergrößert

Diagnosebeweis

- Blutbild: Thrombozytopenie bei normaler Leukozytenzahl/Differentialblutbild
- Klinik: Ausschluss einer anderen Form der Thrombozytopenie
- Knochenmark: normale oder gesteigerte Megakaryozytenzahl. Knochenmarkveränderungen können die ITP nicht beweisen und dienen zum Ausschluss anderer hämatologischer Erkrankungen

Wichtigste Differentialdiagnosen

Pseudothrombozytopenie durch Agglutination der Thrombozyten in vitro, z.B. verstärkt durch EDTA (s.o.).
Heparininduzierte Thrombozytopenie (HIT), disseminierte intravasale Gerinnung (DIC), thrombotische thrombozytopenische Purpura (TTP), Lebererkrankung, Alkohol, Hypersplenismus, Infekte mit Thrombozytopenie durch nicht-immunologische Mechanismen, z.B. Leptospirose, Malaria; hypo- und amegakaryozytäre Thrombozytopenien verschiedener Genese.

Erstdiagnostik

- Anamnese: Infekte, Medikamente (Heparin, Chinin, Chinidin, Sulfonamide, Abciximab, u.a.), Symptome einer eventuellen Grundkrankheit
- klinische Untersuchung: Zeichen einer Lebererkrankung? Milz? Lymphknoten? Blutungsgefährdung?
- Zellzählung, Differentialblutbild, Retikulozyten, Leukozyteneinschlusskörper
- Quick-Wert, aPTT, Fibrinogen,
- BSG; CRP; ANA; falls erhöht Anti-DNS; Rheumafaktor, Anticardiolipin-AK (zum Ausschluss Antiphospholipid-Syndrom); HIV-Serologie (Hinweise auf evtl. zugrunde liegende immunologische oder infektiöse Erkrankung?)
- Elektrophorese, GOT/GPT, LDH, AP (Hinweise auf Lebererkrankung?)
- Blutgruppe
- HbA_{1c} (evtl. zukünftige Steroidtherapie)
- Eine Knochenmarkzytologie ist bei typischer Anamnese und Befundkonstellation nicht notwendig, wohl aber bei therapierefraktärer ITP, bei Patienten > 60 Jahren, oder vor einer Splenektomie). Knochenmarkhistologie bei Verdacht auf NHL
- Röntgenthorax (Ausschluss Tbc wegen evtl. Prednisontherapie, Lymphome?)
- Sonogramm Abdomen (Lymphome?)
- Nachweis von Antikörpern im Speziallabor. Ein positiver Antikörpernachweis kann die Diagnose ITP unterstützen, der negative Test schließt sie nicht aus. Die Relevanz der Untersuchung auf Thrombozytenantikörper wird deshalb sehr unterschiedlich beurteilt
- Coombs-Test, Ausschluss einer monoklonalen Gammopathie durch Immunfixation, TSH (ITP in 10% mit Schilddrüsenfunktionsstörungen assoziiert)

Verlaufskontrolle

- klinische Untersuchung, Zellzählung: Abstände abhängig von Thrombozytenzahl und Therapiephase
- Knochenmarkzytologie und -histologie nur bei diagnostischem Zweifel oder spezieller Indikation, z.B. Verdacht auf sekundär manifestiertes Lymphom
- weitere Verlaufskontrollen nur bei spezieller Indikation. Bei ca. 5% der Patienten manifestiert sich im weiteren Verlauf der chronischen ITP eine Malignomerkrankung. Deshalb begrenzte Tumorsuche mit Thorax-Röntgenbild, Sonographie des Abdomens und der Schilddrüse und den entsprechend des Patientenalters angezeigten Krebsvorsorgemaßnahmen

Therapie

Achtung: Diese Empfehlungen gelten nur für Erwachsene!

Therapieziele

Verhinderung von Blutungen und Verminderung der Blutungsgefährdung unter Abwägung gegen akute (Prednison, Splenektomie) und Langzeit-(Prednison, Zytostatika, Splenektomie-)Nebenwirkungen.

Therapieindikation

- Blutungen und/oder
- Thrombozyten < 30 G/l. Die zur Blutungsprophylaxe notwendige Thrombozytenzahl ist abhängig von Lebensalter, individueller Blutungsneigung, zusätzlichen Risikofaktoren (z.B. Hypertonie, Lebererkrankung, geplanten Operationen, Beruf, Verletzungsrisiko).

Bei fehlender Behandlungsindikation: Verlaufskontrolle, Verletzungsprophylaxe, kein ASS.

Akuttherapie (immer stationär) bei gefährlichen Blutungen oder nicht aufschiebbarer OP-Vorbereitung

- Immunglobuline, Gesamtdosis 1g/kg/Tag für 1–3 Tage plus Steroidbolus, z.B. Methylprednisolon 5–10 mg/kg KG/Tag i.v. über drei Tage, Ansprechen nach Tagen, häufig nur passager
- nur bei lebensbedrohlichen Blutungen zusätzlich Thrombozytentransfusionen **(Empfehlungsgrad A; 8)**

Primärtherapie bei allen nicht gefährlich blutenden Patienten

- Prednison 1–2 mg/kg KG/Tag p.o. über zwei Wochen. Steroid-Dosis zügig (innerhalb 6–8 Wochen) reduzieren und dann ganz absetzen. Wenn eine Steroid-Dauerbehandlung notwendig ist, immer versuchen, unter der Cushing-Schwellendosis zu bleiben, dabei Thrombozytenzielwert > 30 G/l **(Empfehlungsgrad A; 6).**

Sekundärtherapie, wenn
- die Thrombopenie auf Steroide nicht anspricht, d.h. nur kurzzeitiger oder gar kein Anstieg über 30 G/l,
- die Steroid-Dosis, die die Thrombozyten über 30 G/l hält, über der Cushing-Schwelle liegt,
- mehr als ein Rezidiv nach zunächst erfolgreicher Primärtherapie.

Therapieoptionen
- Splenektomie bei primär therapierefraktärer ITP mit Gefährdung, bei Therapieindikation und fehlender Kontraindikation nach sechsmonatigem Verlauf; Impfung gegen kapseltragende Keime (Pneumokokken, Hämophilus, Meningokokken). Vorbereitung des operativen Eingriffs mit Immunglobulinen; dauerhafte CR-Rate 66%, abnehmend mit steigendem Lebensalter **(Empfehlungsgrad A; 6, 10).**
- Patienten, die auf die Erstlinien-Therapie nicht ansprechen und die persistierend bluten, sollten innerhalb 1–3 Wochen splenektomiert werden. Bei Patienten ohne Blutungszeichen, kann die medikamentöse Sekundärtherapie vor einen operativen Eingriff gestellt werden. Es gibt keine Daten, die das operative gegenüber dem nicht-operativen Vorgehen bei dieser nicht-blutenden Patientengruppe fordern. Ein Drittel der Patienten spricht auf die Splenektomie nicht an oder erleidet ein Krankheitsrezidiv. Wirkungen und Nebenwirkungen der Therapieverfahren müssen im Einzelfall abgewogen werden.

Weitere, nicht-invasive Therapieverfahren (2, 6, 14)
- wenn Helicobacter pylori positiv, dann Eradikation **(Empfehlungsgrad B; 4),** Ansprechraten zwischen 20 und 40%
- Dexamethason Stoßtherapie 40 mg/Tag p.o. × 4 Tage, nach 4 Wochen wiederholen, 4–6 Zyklen **(Empfehlungsgrad B; 3)**
- Rituximab, Dosis 375 mg/m² 1 × wöchentlich für 4 Wochen, Ansprechraten um 50%, Remissionsdauer bei der Hälfte der Patienten > 6 Mon. Kostenübernahme klären!
- zytostatisch wirksame Immunsuppressiva, Remissionsraten 20–60%:
  - Azathioprin 1–4 mg/kg KG/Tag (kein Allopurinol!)
  - Cyclophosphamid 100–200 mg p.o./Tag

Bei Azathioprin und Cyclophosphamid Therapieansprechen z.T. erst nach mehreren Monaten (Leukozytenkontrolle!) Vincristin 2 mg/Woche (max. viermal), Ansprechen nach 1–2 Wochen
- Ciclosporin, Mycophenolat Mofetil, Danazol, Cyclophosphamid-Bolustherapie, Kombinationschemotherapie

Die Reihenfolge der genannten Maßnahmen ist in Hinsicht auf Nutzen und Nebenwirkungen individuell abzuwägen.

Supportive Therapie
- Prophylaxe von starken Menstruationsblutungen mit Norethisteronacetat
- Cave: keine Thrombozytenaggregationshemmer (z.B. ASS)
- bei Blutungen der Schleimhäute von Mund und Nase Tranexamsäure (20–25 mg/kg alle 8 h p.o.)

Besonderheiten bei sekundärer ITP
Bei NHL wird nur bei wenigen Patienten die ITP durch erfolgreiche Behandlung des Lymphoms gebessert, deswegen per se keine Indikation zur NHL-Behandlung. ITP-Behandlung s.o., aber zytostatisch wirkende Immunsuppressiva vor Splenektomie.
Bei SLE und verwandten Autoimmunkrankheiten häufig Remission bei therapieinduzierter Remission der Grundkrankheit.
Bei HIV-assoziierter ITP unter Umständen Remission nach antiviraler Behandlung, Erfolge auch nach Standardbehandlung (s.o.).

Besonderheiten bei ITP in der Schwangerschaft
Immer Betreuung durch Fachhämatologen in Kooperation mit dem Frauenarzt.
- erstes und zweites Trimenon: Indikationen und Behandlung wie oben. Der Nutzen einer primären Behandlung mit Immunglobulinen ist umstritten. Eingeschränkte Indikation zur Splenektomie, vorher Versuch mit Immunglobulinen.
- drittes Trimenon: Immunglobuline statt Glukokortikoide zur Primärbehandlung, Vorteil nicht bewiesen, aber wahrscheinlich.

Peripartal: Erhöhte Gefahr einer schweren Nachgeburtsblutung. Bei Blutungszeichen oder Thrombozytenzahl < 30–50 G/l Immunglobuline ante partum. Bei ungenügendem Ansprechen oder anderen Risikofaktoren für Nachgeburtsblutung zusätzlich Thrombozytentransfusion. Vorteil der Sektio gegenüber vaginaler Entbindung bei normalem Geburtsverlauf nicht gesichert.
Gefährdung des Neugeborenen: Inzidenz einer Thrombozytopenie < 20%, schwere Thrombozytopenie < 5%. Keine Korrelation zur mütterlichen Thrombozytenzahl. Gefahr der intrauterinen Blutung im Gegensatz zur Alloimmunthrombozytopenie nicht erhöht. Klinisch relevante Blutungen beim Neugeborenen sehr selten.
Differentialdiagnose in der Spätschwangerschaft: HELLP-Syndrom (Hemolysis, Elevated Liver Enzymes, Low Platelets). Therapie: rasche Geburtseinleitung **(Empfehlungsgrad A; 1, 2).**

3.3 Thrombotische thrombozytopenische Purpura (TTP)

Definition und Basisinformation

Die thrombotische thrombozytopenische Purpura (TTP) ist ein seltenes, pathogenetisch uneinheitliches Krankheitsbild, das man mit dem Begriff „thrombotische Mikroangiopathie" (Synonym: Moschcowitz-

Syndrom) umschreiben kann. Altersgipfel der TTP im 30.–50. Lebensjahr. Verwandtes Krankheitsbild: hämolytisch-urämisches Syndrom (HUS), vor allem im Kindesalter, seltener bei jüngeren Erwachsenen. Ätiologie häufig unklar; gelegentlich im Zusammenhang mit Infekten (bei HUS durch enterohämorrhagische Coli-Stämme) oder Medikamenten (Östrogene, Sulfonamide, nicht-steroidale Antirheumatika, Zytostatika, Ciclosporin, Ticlopidin), bei Kollagenosen, malignen Tumoren, peripartal.

Pathogenese: Es wird eine primäre Endothelzell-Läsion angenommen, die über die Entstehung von langen Multimeren des von-Willebrand-Faktors die Aggregation von Thrombozyten in Arteriolen und Kapillaren auslöst. Offensichtlich kommt es zur Verminderung einer Metalloproteinase (ADAMTS13, eine Depolymerase), so dass die großen von-Willebrand-Faktor-Multimere ungenügend gespalten werden; bei der familiären Form mit autosomal-rezessivem Erbgang (5) bei der erworbenen Form durch Antikörper gegen ADAMTS13 ausgelöst (15). Bei Patienten mit tumor- oder transplantationsassoziierter TTP findet man allerdings häufig keine verminderte ADAMTS13-Aktivität, hier kommen andere, bisher unbekannte Mechanismen zum Tragen. Die resultierende Mikrozirkulationsstörung ist klinisch manifest vor allem in ZNS (Hauptzielorgan bei TTP), Nieren (Hauptzielorgan bei HUS), Herz, Pankreas und Nebennieren. Mechanische Hämolyse durch Abscheren endothelgebundener Erythrozyten.

Der Verlauf ist bei zwei Drittel der Patienten in unregelmäßigen Abständen rezidivierend. Seltener Einzelepisoden. Letalität unbehandelt mehr als 90%, behandelt heute unter 10%!

Diagnose

Wegweisend sind die Zeichen des erhöhten Thrombozyten- und Erythrozytenumsatzes und die Organsymptomatik durch Mikrothrombosierung und -infarzierung. Typisch ist die diagnostische Trias aus
- Thrombozytopenie, teilweise mit Blutungen,
- Hämolyse in Form der mikroangiopathischen hämolytischen Anämie (MHA), Fragmentozyten (= Schistozyten) im Blutausstrich,
- ZNS-Symptomatik, z.B. Verwirrtheit, Krampfanfälle oder fokale neurologische Defizite.

Oft Fieber und schwere Allgemeinsymptomatik. Im Gegensatz zum HUS stehen Niereninsuffizienz und Hypertonie nicht im Vordergrund. Die plasmatischen Gerinnungswerte sind nicht typisch für eine DIC.

Differentialdiagnosen

DIC, ITP, Evans-Syndrom, HELLP-Syndrom/Eklampsie, HUS, mechanische Hämolysen mit/ohne Thrombozytopenie anderer Genese, vor allem bei metastasierenden Karzinomen, AIHA, Hämolyse und Thrombozytenverbrauch bei Infektionen (Sepsis, Malaria, Meningokokkenmeningitis, Leptospirose).

Diagnostik

- Anamnese (Infekte, Medikamente)
- Zellzählung, Differentialblutbild, Retikulozyten
- Gerinnungsstatus zum Ausschluss einer DIC
- Bilirubin, Haptoglobin, LDH, GOT/GPT, Kreatinin, Harnstoff, Elektrolyte
- Blutgruppe, falls nicht bekannt, direkter Coombs-Test
- weitere Parameter nach vermuteter Grunderkrankung
- Knochenmarkzytologie nur bei Schwierigkeiten mit der Differentialdiagnose
- EKG mit Rhythmusstreifen
- Röntgenthorax, Oberbauchsonographie (Infekt-, Tumorsuche)
- Schädel-CT oder NMR bei Verdacht auf zerebrale Blutung
- EEG zur Beurteilung der Anfallsgefährdung

Unter Intensivtherapie: täglich Blutbild, Globalwerte der Gerinnung, Kreatinin, LDH, Elektrolyte. Monitor (Rhythmusstörungen!). Andere Verlaufskontrollen entsprechend individuellem Organbefall.

Nach Erreichen einer Remission: Für etwa sechs Wochen nach Remission wöchentlich Thrombozytenkontrolle, danach monatlich für ein halbes Jahr. Sofortige Diagnostik wie oben bei Verdacht auf Rezidiv.

Therapie

Therapieindikation sofort nach Diagnosestellung! Notfall!

Suche nach einer therapierbaren Grunderkrankung (Infekte!), Absetzen von Medikamenten, die als Auslöser in Frage kommen. Der Plasmaaustausch ist die effektivste Therapieform der TTP und wahrscheinlich auch des HUS. Praktisches Vorgehen **(Empfehlungsgrad B; 7):**

1. Nach Diagnosestellung sofort Frischplasma 30 ml/kg KG. Intensivüberwachung, Volumenkontrolle! Thrombozytentransfusion kontraindiziert!
2. So früh wie möglich Plasmaaustausch 40–60 ml/kg KG in den ersten 3 Tagen, danach 30–40 ml/kg KG. In der Regel sind mindestens acht Sitzungen innerhalb von zwei Wochen erforderlich.
3. Nach kompletter Remission (Thrombozyten, LDH normal) „Konsolidation" durch etwa fünf Plasmaaustausche innerhalb weiterer zwei Wochen. Erhaltung der Remission durch Plasmaaustausch oder -infusionen umstritten; deswegen Auslassversuch mit engmaschigen Verlaufskontrollen. Bei erneuten Absinken der Plättchen Wiederaufnahme, neuer Absetzversuch nach Ermittlung und Beseitigung der Ursache oder nach 3 Monaten.
4. Nutzen und Stellenwert zusätzlicher Medikamente wie Glukokortikoide, Rituximab, Plasmaeinzelfaktoren, Vincristin, Immunsuppressiva, ASS, Prostaglandinpräparate sind unklar. Bei raschem Ansprechen auf die Plasmapherese zusätzlich ASS, wenn die Thrombozyten >50 000/µl angestiegen sind Supportive und intensivtherapeutische Maßnahmen nach klinischer Indikation. Ggf. Behandlung der Grundkrankheit.
5. Bei chronischem Verlauf oder Mehrfachrezidiven Splenektomie **(Empfehlungsgrad B).**

3.4 Heparininduzierte Thrombozytopenie (HIT)

Eine Nebenwirkung der Prophylaxe und Behandlung mit unfraktioniertem, seltener mit niedermolekularem Heparin, ist eine Thrombozytopenie (HIT). Aufgrund des Pathomechanismus und der klinischen Konsequenzen sind zwei Formen zu unterscheiden.

HIT-Typ-I

- Ursache: Eine direkte Interaktion mit den Plättchen führt zu einer Verkürzung ihrer Lebenszeit und einer mäßigen Thrombozytopenie
- Häufigkeit: bis 5%
- Beginn: Sofort bis fünf Tage nach Heparingabe
- Diagnose: Thrombozytenzählung, Ausschluss einer anderen Ursache. HIPA-Test immer negativ
- Thrombozytenwerte: Abfall bis 30% des Ausgangswerts, selten unter 100 G/l
- Komplikationen: keine
- Verlauf: Normalisierung der Thrombozytenzahl innerhalb einer Woche
- Maßnahmen: Keine therapeutische Intervention. Heparin muss nicht abgesetzt werden. Durch klinische Beobachtung und zunächst engmaschige Kontrolle der Thrombozytenzahl muss ein Typ II ausgeschlossen werden **(Empfehlungsgrad A; 13)**

HIT-Typ-II

- Ursache: Bildung von Antikörpern gegen den Plättchenfaktor 4/Heparin-Komplex. Wegen den für diese Erkrankung spezifischen thromboembolischen Komplikationen und den daraus resultierenden therapeutischen Konsequenzen wird sie nicht zu den Immunthrombozytopenien entsprechend der Klassifikation in B.3.1 gerechnet
- Häufigkeit: 0,2–1,0%; häufiger bei unfraktioniertem Heparin, selten bei niedermolekularem Heparin, häufig postoperativ bei Patienten mit Herz- und Gefäßkrankheiten
  Beginn: 5–10 Tage nach Beginn der Heparingabe; bei bereits früher mit Heparin behandelten Patienten innerhalb weniger Stunden möglich
- Diagnoseverdacht:
  - klinisch: beim Auftreten (weiterer) Thromboembolien unter Heparin trotz adäquater Dosierung
  - Thrombozytenwerte: bei Abfall der Plättchen unter 100 G/l oder um mehr als 50% des Ausgangswertes
  - Gerinnungsparameter: ein erster Hinweis ist häufig eine unerwartete Verkürzung der aPTT bei therapeutischer Heparindosierung
- Diagnosebeweis: Nachweis von Antikörpern gegen Plättchenfaktor 4/Heparin-Komplex mit ELISA und/oder Nachweis einer heparinabhängigen Plättchenaktivierung mit dem HIPA-Test bzw. der Wiederanstieg der Thrombozyten nach Absetzen von Heparin. Bei typischer klinischer Konstellation sofort Therapiebeginn, Testergebnis nicht abwarten, evtl. später Therapieänderung
- Komplikationen: bei 10–25% venöse oder arterielle Thrombosen oder Lungenarterienembolien, die zu einer Amputation betroffener Extremitäten führen oder tödlich sein können
- Verlauf: Wiederanstieg der Thrombozyten nach Absetzen von Heparin innerhalb von 3–7 Tagen
- Fortführung der Antikoagulation mit rekombinantem Hirudin, z.B. Lepirudin (Refludan®) initial 0,4 mg/kg KG als Bolus i.v., Erhaltungsdosis 0,15 mg/kg KG/h, bei Niereninsuffizienz in reduzierter Dosis **(Empfehlungsgrad A; 9)** oder mit Heparinoiden wie Danaparoid (Orgaran®) (aber Kreuzreaktivität 5–10%) **(Empfehlungsgrad B; 11)**. Kein frühzeitiger Einsatz oraler Antikoagulanzien wegen vorübergehender Erhöhung der Thromboseneigung. Beginn erst nach mindestens einwöchiger Heparinabstinenz und ansteigender Thrombozytenzahl
- bei bekannter HIT-Typ-II kommt auch der Einsatz von Fondaparinux (Arixtra®), 7,5 mg einmal tgl. s.c. in Betracht, das seit April 2005 für die Therapie tiefer Venenthrombosen und Lungenembolien zugelassen ist. Auf Grund der kleinen Molekülstruktur wurden bisher in vielen tausend Behandlungsfällen keine HIT-II und keine Kreuzreaktivität mit Seren von Patienten mit HIT-Antikörpern nachgewiesen

Literatur

1. ACOG Committee on Practice Bulletins: ACOG practice bulletin. Thrombocytopenia in pregnancy. Int J Gynaecol Obstet 67 (1999) 117–128. (Evidenzstärke Ia).
2. British Committee for Standards in Haematology General Haematology Task Force: Guidelines for the investigation and management of idiopathic thrombocytopenic purpura in adults, children and in pregnancy. Br J Haematol 120 (2003) 574–596. (Evidenzstärke Ia).
3. Cheng Y, Wong RSM, Soo YOY, et al.: Initial treatment of immune thrombocytopenic purpura with high-dose dexamethasone. N Engl J Med 349 (2003) 831-836. (Evidenzstärke IIa).
4. Franchini M, Veneri D: Heliobacter pylori infection and immune thrombocytopenic purpura: an update. Helicobacter 9 (2004) 342–346. (Evidenzstärke Ia).
5. Furlan M, Robles R, Galbusera M, et al.: Von Willebrand factor-cleaving protease in thrombotic thrombocytopenic purpura and the hemolytic-uremic syndrome. N Engl J Med 339 (1998) 1578–1584. (Evidenzstärke IIb).
6. George JN, Woolf SH, Raskob GE et al.: Idiopathic thrombocytopenic purpura: a practice guideline developed by explicit methods for the American Society of Hematology. Blood 88 (1996) 3–40. (Evidenzstärke Ia).
7. George JN, Gilcher RO, Smith JW et al.: Thrombotic thrombocytopenic purpura – hemolytic uremic syndrome: diagnosis and management. J Clin Apheresis 13 (1998) 120–125. (Evidenzstärke IIb).
8. Godeau B, Chevret S, Varet B: Intravenous Immunoglobulin or high-dose methylprednisolone, with or without oral prednisone, for adults with untreated severe autoimmune thrombocytopenic purpura: a randomised, multicenter trial. Lancet 359 (2002) 23–29. (Evidenzstärke Ib).
9. Greinacher A, Eichler P, Lubenow N, et al.: Heparin-induced thrombocytopenia with thromboembolic complications: metaanalysis of 2 prospective trials to assess the value of parenteral treatment with lepirudin and its therapeutic aPTT range. Blood 96 (2000) 846–851. (Evidenzstärke Ia).

10. Kojouri K, Vesely SK, Terrell DR, et al.: Splenectomy for adult patients with idiopathic thrombocytopenic purpura: a systematic review to assess long-term platelet count responses, prediction of response, and surgical complications. Blood 104 (2004) 2623–2634. (Evidenzstärke Ia).
11. Magnani HN: Heparin-induced thrombocytopenia (HIT); an overview of 230 patients treated with Orgaran (Org 10172). Thromb Haemost 70 (1993) 554–561. (Evidenzstärke IIa).
12. Ortel TL, Chong BH: New treatment options for heparin-induced thrombocytopenia. Semin Hematol 35 (1998) 26–34. (Evidenzstärke Ia).
13. Rautze O, Greinacher A: Aktuelle Behandlungskonzepte bei Heparin-induzierter Thrombozytopenie. Dtsch Med Wschr (1999) 865–874. (Evidenzstärke Ia).
14. Stasi R, Provan D: Management of immune thrombocytopenic purpura. Mayo Clin Proc 79 (2004) 504–522.
15. Tsai H-M, Lian EC: Antibodies to von Willebrand factorcleaving protease in acute thrombotic thrombocytopenic purpura. N Engl J Med 339 (1998) 1585–1594. (Evidenzstärke IIb).

4 Neutropenie und Agranulozytose

Definition und Basisinformation

Als „Neutropenie" bezeichnet man die Verminderung der Neutrophilen im peripheren Blut unter den für Erwachsene geltenden Grenzwert von 1,5 G/l. Synonym wird die Bezeichnung „Granulozytopenie" gebraucht, die zwar zusätzlich eine Verminderung der eosinophilen und basophilen Leukozyten bezeichnet, im wesentlichen aber auf einer Verminderung der Neutrophilen als dem zahlenmäßig überwiegenden Anteil beruht. Von einer „Agranulozytose" spricht man bei Neutrophilenzahlen unter 0,5 G/l.

Die „akute Agranulozytose" ist eine erworbene, bei Erwachsenen fast immer durch Medikamente ausgelöste Erkrankung, in schweren Fällen mit zusätzlicher Monozytopenie und Lymphozytopenie. Nach Absetzen der auslösenden Noxe ist mit einer Dauer von weniger als vier Wochen zu rechnen.

Chronische Neutropenien sind eine Gruppe pathogenetisch inhomogener Erkrankungen mit meist über Jahre bestehender selektiver Neutropenie, die langzeitig asymptomatisch sein kann und sich in Phasen symptomatischer Infekte oft verstärkt.

Klassifikation

Nicht jede Neutropenie kann sicher einer Ursache oder einem bestimmten Pathomechanismus zugeordnet werde. Die Grenze zwischen akutem und subakutem Beginn ist unscharf. Einige Medikamente können sowohl akute wie auch subakute, bei Dauerexposition auch chronische Neutropenien auslösen.

Medikamenteninduzierte Neutropenien:
- dosisunabhängig. Neutrophilenabfall mit Entwicklung bakterieller Infekte innerhalb von Stunden oder Tagen: akute Agranulozytose auf der Basis einer erworbenen seltenen Überempfindlichkeit, auch als „Immunagranulozytose" bezeichnet, z.B. durch Pyrazolone, nicht-steroidale Antirheumatika, β-Laktam Antibiotika, Aprindin, Procainamid, Mianserin, Ticlopidin, Thyreostatika, Clopidogrel
- relativ dosisabhängig. Neutrophilenabfall mit oder ohne Entwicklung bakterieller Infekte innerhalb von Tagen oder Wochen: Subakute Agranulozytose, genetisch bedingt bei Dosen auftretend, die von dem meisten Menschen ohne Neutropenie toleriert werden, z.B. durch Phenothiazide, Clozapin, Carbamazepin, andere Neuroleptika und Antidepressiva, β-Laktam Antibiotika, Thyreostatika, Virustatika, Antimykotika
- dosisabhängig und als unvermeidliche Nebenwirkung bekannt: durch Zytostatika, Immunsuppressiva. Meist Teilerscheinung einer Panzytopenie

Infektinduzierte Neutropenien:
- akuter Beginn, klinisch relevant und potentiell gefährlich, selten, z.B. Ebstein-Barr-Virus, Virushepatitis
- subakuter Beginn, nicht zu erhöhtem Risiko einer Sekundärinfektion führend, nur diagnostisch von Bedeutung: z.B. viele akute Virusinfektionen, Hepatitis, Dengue, Typhus, Bruzellose, andere bakterielle Infektionen mit Splenomegalie.

Neutropenie bei Autoimmunkrankheiten: meist subakuter Beginn, oft vieljähriger chronischer Verlauf.
- Autoimmunneutropenie mit Autoantikörpernachweis (trotzdem oft nicht sicher unterscheidbar von chronisch-idiopathischer Neutropenie)
- Autoimmunneutropenie- mit T- oder NK-Zellautoaggression (T-Zell-Lymphozytose, T-Zelleukämie, LGL-Leukämie)
- Autoimmunneutropenien in Begleitung von Autoimmunerkrankungen (z.B. SLE, PCP, Sjögren-Syndrom, Felty-Syndrom)
- Neutropenie mit selektiver Hypoplasie der Vorstufen der Granulopoiese im Knochenmark („pure white cell aplasia)

Kongenitale und familäre Neutropenien: viele unterschiedliche Entitäten. Leichtere Formen gelegentlich erst im Erwachsenenalter diagnostiziert, z.B. zyklische Neutropenie.

Neutropenie unbekannter Ätiologie und Pathogenese: chronisch-idiopathische Neutropenie Erwachsener (meist wohl erworben ohne erkennbare Ursache (z.T. mit Antikörpernachweis gegen Neutrophile, aber ohne sichere Signifikanz).

Neutropenien bei anderen Erkrankungen: z.B. bei Leukämien, Myelodysplasien, Plasmozytom, Perniciosa, Knochenmarkkarzinose. Fast immer im Rahmen einer Panzytopenie. In der Frühphase eines MDS teilweise längere Zeit in Form einer selektiven Neutropenie.

Diagnostik

Die Diagnose beruht auf Anamnese, Befunden im Blut und Knochenmark und Ausschluß anderer, mit Neutropenie einhergehender Erkrankungen, die Differentialdiagnose zwischen akuter Agranulozytose und chronischer Neutropenie auf der Verlaufsbeobachtung. Bestätigung einer erstmals mit Blutbildautomaten festgestellten Neutropenie immer mit Kammerzählung und mikroskopischer Durchsicht und Auszählung des gefärbten Blutausstrichs!

Bei Verdacht auf akute oder subakute Agranulozytose:
- vollständige Medikamentenanamnese
- Zellzählung und Differentialblutbild an mehreren aufeinanderfolgenden Tagen mit Retikulozytenzählung, dann Zellzählung und Differentialblutbild dreimal pro Woche bis zur Normalisierung
- Knochenmarkzytologie. Bei der Bewertung ist die Abhängigkeit des Befundes vom Krankheitsstadium zu beachten, der innerhalb von Tagen von einer Hypoplasie der Granulopoiese bis zum „Promyelozytenmark" wechseln kann. In Zweifelsfällen Immunphänotypisierung zum Ausschluß einer Leukämie
- zur Komplikationsprophylaxe und als Basis der palliativen Therapie bei Patienten mit Infektionszeichen: Bakteriologie (Blutkultur, Rachenab-

strich, Urin und Stuhl auf pathogene Keime, Abstrich von Läsionen)

Bei Verdacht auf chronische Neutropenie:
- Blutbild und Knochenmark wie oben, jedoch inclusive Histologie
- immer Immunphänotypisierung zur Quantifizierung der Lymphozytensubpopulationen
- Coombs-Test, PNH-Diagnostik
- ANF, Anti-DNS, Anti-R0 Ak = Anti-SSA-Ak, Rheumafaktor, Immunfixation
- bei gleichzeitiger Makrozytose und Thrombozytopenie: Vitamin B_{12}, Folsäure im Serum

Differentialdiagnose

- bei akutem Auftreten bzw. erster Feststellung der Neutropenie anläßlich eines Infekts: akute Leukämie, Virusinfekte besonders bei Kindern
- bei über mehr als vier Wochen beobachteter Neutropenie: Lebererkrankung, Hypersplenismus, MDS, Kollagenose, Felty-Syndrom, megaloblastäre Anämie

Verlaufskontrollen

Bei chronischer Neutropenie Blutbildkontrolle, Abstände je nach Schweregrad und klinischer Auswirkung.

Therapie

Bei akuter Agranulozytose:
- Absetzen aller im Zeitraum von vier Wochen vor Symptombeginn gegebenen Medikamente
- supportive Therapie: Unterbringung möglichst in einem Einzelzimmer, Mundschutz, sorgfältige Händedesinfektion des Pflegepersonals, Entfernung von Schnitt- und Topfpflanzen, sorgfältige Körperhygiene, Antibakterielle und antimykotische Chemoprophylaxe (s. Kap. B 26.3 Supportive Therapie, Infektionen bei hämatologischen und onkologischen Erkrankungen)
- bei Fieber sofortige antibiotische Behandlung mit mindestens zwei bakteriziden Substanzen, nach Erregersicherung gezielt (s. Kap. B Supportive Therapie, Infektionen bei hämatologischen und onkologischen Erkrankungen). Keine Antibiotika, unter denen Agranulozytose aufgetreten ist
- G-CSF µg/kg KG Tag s.c. bei Granulozyten unter 0,2 G/l und Fehlen von granulopoetischen Vorstufen im Knochenmark **(Empfehlungsgrad C; 1)**

Bei chronischer Neutropenie:
Die Behandlung richtet sich nach dem angenommenen Pathomechanismus. G-CSF ist fast immer wirksam **(1, 4)**, auch als Langzeittherapie und in niedriger Dosierung **(Empfehlungsgrad C; 3, 2)**.
- bei Infekt Antibiotikatherapie: wie bei akuter Agranulozytose
- bei asymptomatischen Patienten: Verlaufsbeobachtung

Bei Patienten mit klinisch relevanten rezidivierenden Infekten:
Therapieempfehlung je nach Einzelfall und Pathogenese der zugrundeliegenden Störung:
- G-CSF für zwei bis vier Wochen, dann Auslaßversuch, Langzeitbehandlung mit verringerter individuell angepaßter Dosis

Nur bei erworbenen Formen:
- Prednison 2 mg/kg KG max. vier Wochen
- Ciclosporin mit Spiegeleinstellung, absetzen, falls kein Effekt nach vier Wochen, sonst Weiterbehandlung drei Monate, dann Absetzversuch
- Azathioprin 2–4 mg/kg KG, absetzen, falls keine Wirkung nach drei Monaten

Bei therapieresistenter chronischer Neutropenie mit lebensbedrohlichen Infektionsepisoden: Möglichkeit der allogenen Stammzelltransplantation prüfen.

Literatur

1. Beauchesne MF, Shalansky SJ. Nonchemotherapy drug-induced agranulocytosis: a review of 118 patients treated with colony-stimulating factors. Pharmacotherapy 19 (1999), 299–305.
2. Fine KD, Byrd TD, Stone MJ. Successful treatment of chronic severe neutropenia with weekly recombinant granulocyte-colony stimulating factor. Br J Haematol 97 (1997), 175–178.
3. Heimpel H: Granulozytopenien – Agranulozytose. In: Paumgartner G, Riecker G, Brandt T et al (eds): Therapie innerer Krankheiten. Springer, Berlin 1998.
4. Welte K, Dale D. Pathophysiology and treatment of severe chronic neutropenia. Ann Hematol 72 (1996), 158–165.

5 Immundefekte im Erwachsenenalter

D. Peest, M. Stoll (DGIM, DGI)

Definition und Basisinformation

Die Aufgabe, den Körper vor pathogenen und opportunistischen Mikroorganismen zu schützen, wird vom Immunsystem wahrgenommen. Unter Berücksichtigung funktioneller Gesichtspunkte werden mehrere miteinander kooperierende Kompartimente unterschieden:
- die natürliche Resistenz an den Grenzflächenorganen Haut, Respirationstrakt, Gastrointestinaltrakt, Urogenitaltrakt (physikalische, chemische und biologische Mechanismen)
- unspezifische zelluläre und humorale Immunmechanismen (Granulozyten, Monozyten/Makrophagen, natürliche Killerzellen, Komplementsystem, Akutphasenproteine, Interferone)
- das spezifische Immunsystem (T-/B-Lymphozyten und ihre Effektorzellen, Antikörper)

„Physiologische Immundefizienzen" finden sich in der Neonatalperiode (Unreife des T-Lymphozyten-Systems, relativer Antikörpermangel) und im Alter (Thymusinvolution mit verminderter Hautreaktion vom Spättyp, verminderter primärer Antikörperantwort, Autoimmunität, monoklonale Gammopathien). Die seltenen primären Immundefekte werden meist im frühen Kindesalter klinisch manifest und deshalb vom Pädiater diagnostiziert und behandelt. Der Internist wird am häufigsten mit dem selektiven IgA-Mangel (Häufigkeit 1:300–2000) konfrontiert. Da mehr als 50% der Patienten symptomfrei sind (30% haben vermehrt respiratorische, 10% gastrointestinale Infektionen), handelt es sich in vielen Fällen um einen Zufallsbefund (1).

Das variable Immundefektsyndrom unklarer Ursache (CVID = common variable immunodeficiency) wird als erworbenes primäres Immundefektsyndrom aufgefaßt. Es ist durch eine meist ausgeprägte Hypogammaglobulinämie mit Neigung zu bakteriellen Infekten gekennzeichnet, die ohne erkennbare Ursache in der Regel erst jenseits der zweiten Lebensdekade auftritt (2–5). Die Diagnose kann gestellt werden, wenn ein sekundärer humoraler Immundefekt (s.u.) ausgeschlossen ist. Das variable Immundefektsyndrom umfaßt eine heterogene Gruppe von Patienten, bei denen die erweiterte Immundefektdiagnostik unterschiedliche Störungen erkennen läßt (abnorme T-B-Kooperation, Ig-Sekretionsstörungen u.a.).

Weit häufiger sind im Erwachsenenalter sekundäre Immundefekte, die im Rahmen von anderen Erkrankungen erworben werden. Sie können sowohl das unspezifische als auch das spezifische Immunsystem betreffen. Man unterscheidet folgende Gruppen:
- Infektionen: HIV und andere Viren (Masern, Röteln, CMV, EBV), Bakterien (Tbc), Parasiten (Malaria, Leishmaniase, Trypanosomiasis, Schistosomiasis)
- maligne Erkrankungen und Erkrankungen der Hämatopoese: fortgeschrittene solide Tumoren, multiples Myelom, Makroglobulinämie Waldenström, andere Non-Hodgkin-Lymphome, M. Hodgkin, Leukosen, Myelodysplasien, aplastische Anämie, Agranulozytose. Das Aspleniesyndrom bei Sichelzellerkrankung ist eine Indikation zur Pneumokokken-, Meningokokken- und Haemophilus-influenzae-Typ-b-Impfung (7)
- Stoffwechselstörungen: Unter- und Überernährung, schwere konsumierende Erkrankungen, Zinkmangel, z.B. im Rahmen der Hämodialyse, ausgeprägter renaler und enteraler Eiweißverlust, Diabetes mellitus, M. Cushing, Verbrennung und Polytrauma, Urämie, chronischer Alkoholabusus mit Leberzirrhose
- unerwünschte Nebenwirkungen therapeutischer Maßnahmen: immunsuppressive Behandlung bei Autoimmunerkrankungen und nach Organtransplantation, Chemotherapie, Strahlentherapie, Intensivmedizin, Chirurgie, Splenektomie (Cave: OPSI = overwhelming postsplenectomy infection)

Bei elektiver Splenektomie müssen die Patienten 1–2 Wochen präoperativ eine Pneumokokken-, Meningokokken- und Haemophilus-influenzae-Typ-b-Impfung erhalten. Bei nichtelektiver Splenektomie kann auch eine unmittelbar postoperative Impfung erfolgreich sein.

Symptome

Auf primäre oder sekundäre Immundefekte können folgende Symptome hinweisen:
- jährlich drei oder mehr Infektionsepisoden von mehr als vier Wochen Dauer an einem der vier Grenzflächenorgane: Haut, Respirationstrakt, Darm, Urogenitaltrakt
- klinisch schwere Erkrankung bei Infektionen, die normalerweise leicht und selbstlimitiert verlaufen
- Erkrankungen durch opportunistische Erreger

Diagnose

Die Diagnose bei primären Immundefektsyndromen wird bei entsprechender klinischer Symptomatik durch pathologische Befunde in der Immundefektdiagnostik gesichert. Dabei muß eine Grunderkrankung, die mit einem sekundären Immundefekt einhergeht, ausgeschlossen werden.

Ein sekundärer Immundefekt ist anzunehmen, wenn eine Grundkrankheit gesichert ist, für die bekannt ist, daß ein Immundefekt durch die Krankheit selbst oder durch die therapeutischen Maßnahmen induziert werden kann.

Eine Immundefektdiagnostik ist hier insoweit notwendig, wie das therapeutische Handeln durch das Ausmaß des Immundefekts bestimmt wird (z.B. Neutrophilenzahl bei Immunsuppression, Immunglobulinkonzentrationen im Serum vor Substitution mit Immunglobulinen bei humoralem Immundefekt, CD4-Zellzahl bei HIV).

Diagnostik

Basisdiagnostik (bei klinischem Verdacht, ohne gesicherte Grunderkrankung)
- Anamnese (Art, Dauer und Häufigkeit der Infekte, Impfanamnese, Familienanamnese, Risikoverhalten und Risikofaktoren bezüglich HIV-Infektion)

- körperliche Untersuchung
- Röntgenuntersuchung des Thorax, Sonogramm des Abdomens
- Kleines Blutbild und Differentialblutbild
- Serumeiweißelektrophorese, bei pathologischem Befund Immunfixationselektrophorese
- quantitative Immunglobulinbestimmung (IgG, IgA, IgM)
- Überprüfung der Überempfindlichkeitsreaktion vom Spättyp der Haut. Das Testergebnis ist oft schwer zu interpretieren. Der einzige in Deutschland dafür zuletzt noch kommerziell verfügbare Test (immignost® Teststempel) ist allerdings seit September 2001 bis auf weiteres außer Handel
- Testung auf HIV-Antikörper (Einwilligungspflicht beachten!)
- Komplementanalyse (orientierende Untersuchung: CH50, C3, C4)
- Zinkspiegel

Nur pathologische Befunde mit klinischem Korrelat oder eindeutige klinische Zeichen einer Immundefizienz bei negativen Befunden rechtfertigen eine weiterführende spezielle Diagnostik (6). Die Indikation ist durch einen Spezialisten zu stellen. Die Interpretation der Daten ist oft schwierig. Ungezielte und unkritisch interpretierte „Immunstatuserhebungen" führen häufig zu Fehldiagnosen und belastenden und teuren Anschlußuntersuchungen.

Spezielle Diagnostik

IgG-Subklassen
- quantitative Immunglobulinbestimmung von IgE
- Bestimmung spezifischer Antikörpertiter, CMV, EBV, HBV, HSV; Antikörpertiter, die aufgrund der Anamnese (Infektionen, Impfungen) zu erwarten sind, AB Isohämagglutinine
- quantitative Immunphänotypisierung mononukleärer Zellen
- Untersuchung von Lymphozytenfunktionen in vitro (Proliferationsverhalten, Zytotoxizitätsassays, Zytokinproduktion, Immunglobulinproduktion u.a.)
- Granulozytenfunktionsuntersuchungen (Adhärenz, Migration, komplementabhängige Phagozytose, Produktion reaktiven Sauerstoffs, Bestimmung von Adhäsionsmolekülen u.a.)

Diagnostik bei HIV: siehe L-13.
Für weiterführende spezielle Diagnostik von Immundefekten sollte im Einzelfall ggf. Kontakt mit einem immunologischen Referenzzentrum aufgenommen werden (Kontaktadressen z.B. unter www.immunologie.de).

Therapie

Die Möglichkeiten der Immunsubstitution und Immunstimulation sind bis heute sehr begrenzt. Deshalb kommt der Infektprophylaxe ein hoher Stellenwert zu. Zur Infektprophylaxe gehören:
- physikalische Maßnahmen
- Vermeidung der Exposition (der Patient muß entsprechend aufgeklärt werden)
- selektive Darmdekontamination
- Umkehrisolierung
- aktive Immunisierung (mit eingeschränkter Effektivität muß gerechnet werden, bei schwerwiegender T-zellulärer Immundefizienz ausschließlich Totvakzine verwenden) (7)

Bei Infektionen muß die antibiotische Therapie das besondere Keimspektrum (Opportunisten, fakultativ pathogene Keime) berücksichtigen. Die Diagnostik zum Keimnachweis muß schnell und, falls nötig, invasiv (z.B. Bronchoskopie bei Pneumonie) durchgeführt werden (s. Kap. B 26.3).

Substitution mit Immunglobulinen

Zur Therapie stehen mehrere i.v. verabreichbare Immunglobulinpräparationen zur Verfügung, die definierte Qualitätskriterien erfüllen müssen: Virussicherheit, definierte Verteilung von IgG-Subklassen sowie normale Fc-Funktionen des Immunglobulinmoleküls. Es besteht eine gesicherte Indikation für die prophylaktische oder therapeutische Gabe bei Antikörpermangelsyndrom (**Empfehlungsgrad A; 8; Empfehlungsgrad B; 9**). Eine Substitution allein nach Maßgabe der Immunglobulinkonzentration im Serum ohne klinische Immundefekterkrankung ist *nicht* indiziert.

Bei primären Immundefekten kommt im Erwachsenenalter die Fortführung der Substitution der seit der Kindheit bestehenden Antikörpermangelsyndrome mit 300–400 mg/kg KG i.v. alle drei bis vier Wochen in Frage. Die gleiche Dosierung gilt für das CVID-Syndrom.

Bei sekundären Immundefekten ist die Indikation bei klinisch relevanten Antikörpermangelsyndromen im Rahmen maligner Lymphome und des multiplen Myeloms gesichert. Eine Substitution mit 10–20 g i.v. Immunglobulinen monatlich hat sich zur Infektprophylaxe bewährt.

Bei Patienten mit ausgeprägtem IgA-Mangel besteht bei Immunglobulinsubstitution die Gefahr der Anaphylaxie durch Anti-IgA-Antikörper, die vorbestehen oder durch Substitution induziert werden können.

Hämatopoetische Wachstumsfaktoren

Eine Therapie mit G-CSF oder GM-CSF verkürzt die Dauer der durch Chemotherapie induzierten Neutropenie. Die Indikation wird in den entsprechenden Chemotherapieprotokollen oder individuell festgelegt (s. Kap. B 24).

Literatur

1. Clark JA, Callicoat PA, Brenner NA, Bradley CA, Smith DM, Jr: Selective IgA deficiency in blood donors. Am J Clin Pathol 80 (1983) 210–213.
2. Anonymous. Primary immunodeficiency diseases. Report of IUIS scientific committee. International Union of Immunological Societies. Clin Exp Immunol 118 (Suppl 1) (1999) 1–28.
3. Cunningham-Rundles C, Bodian C: Common variable immunodeficiency: Clinical and immunological features of 248 patients. Clin. Immunol. 92 (1999) 34–48
4. Conley ME, Notarangelo LD, Etzioni A: Diagnostic criteria for primary immunodeficiencies. Representing PAGID (Pan-American Group for Immunodeficiency) and ESID (European Society for Immunodeficiencies). Clin Immunol 93 (1999) 190–197.

5. Chapel H, Geha R, Rosen F, for the IUIS PID Classification Committee. Primary immunodeficiency diseases: an update. Clin Exp Immunol 132 (2003) 9–15.
6. Noroski LM, Shearer, WT: Screening for primary immunodeficiencies in the clinical immunology laboratory. Clin Immunol Immunopathol 86 (1998) 237–2457.
7. Anonymous. Empfehlungen der Ständigen Impfkommission (STIKO) am Robert Koch-Institut/Stand Juli 2004. Epidemiol Bulletin 30 (2004) 235–2508.
8. Wissenschaftlicher Beirat der Bundesärztekammer: Leitlinien zur Therapie mit Blutkomponenten und Plasmaderivaten. 3. Auflage, Deutscher Ärzteverlag, Köln (2003).
9. Busse PJ, Razvi S, Cunningham-Rundles C: Efficacy of intravenous immunoglobulin in the prevention of pneumonia in patients with common variable immunodeficiency. J Allergy Clin Immunol 109 (2002) 1001–1004.

6 Akute Leukämien

A. Ganser, R. F. Schlenk

Definition und Basisinformation

Akute Leukämien sind charakterisiert durch Proliferation und Akkumulation maligne entarteter, unreifer Zellen der Hämatopoese, sogenannter Blasten, im Knochenmark, im Blut und gegebenenfalls auch in anderen Organen (Lymphknoten, Leber, Milz, ZNS = Meningeosis leucaemica; seltener Hoden, Haut = Leucaemia cutis, Knochen), mit Unterdrückung der normalen Blutbildung.

Akute Leukämien treten in allen Altersstufen auf. Im Kindesalter sind über 90% akute lymphatische Leukämien (ALL), während akute myeloische Leukämien (AML) mit ihren Unterformen mit ca. 80% häufiger im Erwachsenenalter sind. Etwa die Hälfte aller Patienten mit AML ist über 60 Jahre alt. Die Inzidenz beträgt für die ALL 1,1/100 000, für die AML 2,5/100 000 pro Jahr mit einem leichten Übergewicht der Männer.

Zunehmend werden akute myeloische Leukämien nach erfolgreicher Chemo-/Strahlentherapie anderer maligner Erkrankungen diagnostiziert (therapieassoziierte Leukämie = t-AML). Ein Teil der AML entwickelt sich sekundär aus einem myelodysplastischen Syndrom (Sekundärleukämie = s-AML). Akute Leukämien werden mit kurativem Ziel behandelt. Mit zunehmendem Alter wird die Prognose schlechter, u.a. aufgrund des ansteigenden Anteils an Patienten mit ungünstigen Prognosefaktoren, aber auch infolge von zunehmender Komorbidität. T- und s-AML sprechen schlechter als de novo AML auf die Therapie an.

Symptomatik und klinisches Bild

Symptome und klinisches Bild werden durch Unterdrückung der normalen Hämatopoese und durch Leukozytose (Gefahr der Leukostase bei Blasten > 100 000/μl) bestimmt. Dabei sind Anämie, Granulozytopenie und Thrombozytopenie häufiger für die initiale Symptomatik (Belastungsdyspnoe, Infektionen, Blutungen) verantwortlich als die durch direkte Leukämiezellinfiltration verursachten Veränderungen (z.B. Gingivahyperplasie, variable neurologische Symptomatik bei Meningeosis leucaemica). Bei 50% der Patienten mit AML sind die Leukozyten nicht vermehrt, sondern normal oder vermindert; bei 60% der ALL-Patienten liegt eine Leukozytose vor. Das Fehlen von Blasten im Blut schließt eine akute Leukämie nicht aus.

Klassifikation und Diagnostik

Die Einteilung erfolgt mit zytologischen/histologischen, zytochemischen, immunologischen und zytogenetischen/molekulargenetischen Verfahren. Aktuelle Standards für diese Verfahren hat das Kompetenznetz akute und chronische Leukämien definiert (1). Eine umfassende Diagnostik ist zur Auswahl einer differenzierten Therapie notwendig. Nach der Linienzugehörigkeit der Blasten werden AML und ALL unterschieden. Eine akute undifferenzierte Leukämie (AUL) wird in ca. 1% der Fälle diagnostiziert; noch seltener liegt eine akute biphänotypische Leukämie vor.

Die WHO-Klassifikation kombiniert Morphologie, Immunphänotyp, genetische und klinische Besonderheiten (Tab. B.6-1) (2, 3). Für die Diagnose einer AML in Abgrenzung zu myelodysplastischen Syndromen (s. Kap. B-7) ist in ein Blastenanteil im Knochenmark von > 20% gefordert. Für die Diagnose der AML ist der Nachweis der Myeloperoxidase (MPO)/Sudanschwarz in den Blasten entscheidend. Bei niedrigem Anteil MPO-positiver Blasten wird die Immuntypisierung zur Abgrenzung einer ALL oder AUL eingesetzt. Die immunologische Klassifikation ermöglicht es, insbesondere eine AML mit minimaler Differenzierung, die Erythroleukämie und eine megaloblastäre AML zu diagnostizieren. Wichtige myelomonozytäre Marker sind MPO, CD13, CD33, CDw65 und CD117.

Zytogenetik/Molekulargenetik der AML

Bei 50–60% der AML können chromosomale Aberrationen nachgewiesen werden, die derzeit den wichtigsten prognostischen Parameter darstellen (4, 5). In der WHO-Klassifikation werden 4 Untergruppen der AML durch spezifische balancierte Translokationen definiert (Tab. B.6-1). Dazu gehören die Core-Binding-Factor AML, definiert durch die t(8;21) und die inv(16)/t(16;16), die akute Promyelozytenleukämie (APL), definiert durch die t(15;17) und AML mit Translokationen die Bande 11q23 betreffend (z.B. t(6;11), t(9;11) t(10;11), t(11;19)). Diese zytogenetisch definierten Kategorien schließen auch Fälle ein, bei denen der Blastengehalt im Knochenmark < 20% ist. Molekulargenetische Untersuchungen spielen eine immer wichtigere Rolle. Aktuelle Arbeiten zeigen, daß aktivierende *FLT3*-Mutationen, insbesondere die interne Tandemduplikation (*FLT3*-ITD) (6, 7) sowie *MLL*-Mutationen (8) in den Leukämiezellen mit einer ungünstigen Prognose, Mutationen von *CEBPA* (9, 10) mit einer günstigen Prognose assoziiert sind. Aktivierende *FLT3*-Mutationen finden sich bei 25–30% der Patienten mit normalem Karyotyp (6, 7) und bei 30–40% der Patienten mit APL (11). Gegenstand der aktuellen Forschung sind Genexpressionsanalysen, mit deren Hilfe die zytogenetisch definierten Subgruppen ebenfalls identifiziert werden können (12), darüber hinaus erlaubt diese Methode aber auch die Definition von Subgruppen mit prognostischer Relevanz (13). Weitere Erkenntnisse bezüglich Pathogenese und Prognose sind von der Matrix-CGH und der Proteomanalyse zu erwarten.

Klassifikation der ALL

Die Klassifikation der ALL basiert auf dem Immunphänotyp der Blasten. Die morphologische Klassifikation nach FAB wird nicht mehr verwendet. Die L3-Morphologie entspricht dem leukämischen Burkitt-Lymphom. Die ALL werden als T- bzw. B-lymphoblastische Neoplasien mit einem Knochenmarkblastengehalt > 25% definiert. Die Subklassifikation erfolgt nach der Expression unterschiedlicher Antigene an der Oberfläche bzw. im Zytoplasma der Blasten (Tab. B.6-2). Die Therapie der ALL wird

Tabelle B.6-1 WHO-Klassifikation der akuten Leukämien.

Akute myeloische Leukämie
AML mit spezifischen zytogenetischen Translokationen
  AML mit Translokation t(8;21)(q22;q22), AML 1 (CBF-alpha)/ETO
  Akute Promyelozytenleukämie (AML mit t(15;17)(q22;q11-12) , PML/RAR-α und Varianten)
  AML mit abnormen Eosinophilen im Knochenmark (inv(16)(p13q22) oder t(16;16)(p13;q22), CBF-β/MYH 11X)
  AML mit 11q23(MLL)-Abnormitäten
AML mit multilineärer Dysplasie
  mit vorangegangenem myelodysplastischen Syndrom
  ohne vorangegangenes myelodysplastisches Syndrom
AML und myelodysplastische Syndrome, therapieassoziiert
  assoziiert mit alkylierenden Substanzen
  assoziiert mit Epipodophyllotoxin
  andere
AML, nicht anderweitig klassifiziert
  M0 AML mit minimaler Differenzierung: lichtmikroskopisch Peroxidase-negativ, aber elektronenmikroskopisch und immunologisch mit myeloischen Markern
  M1 AML ohne Ausreifung
  M2 AML mit Ausreifung
  M4 Akute myelomonozytäre Leukämie
  M5 Akute monozytäre Leukämie
  M6 Akute Erythroleukämie
  M7 Akute megakaryozytäre Leukämie
  Akute Basophilenleukämie
  Akute Panmyelose mit Myelofibrose
  Myeloisches Sarkom
Akute biphänotypische Leukämien

Subtypen-spezifisch und Risiko-adaptiert durchgeführt (Tab. B.6-3). Deshalb ist die Immunphänotypisierung zwingend erforderlich. Der größte Teil der ALL des Erwachsenen (75%) sind maligne Erkrankungen der B-Zellreihe, die je nach Differenzierungsgrad als pro-B-ALL, common-B-ALL, prä-B-ALL und reifzellige B-ALL klassifiziert werden; 25% der ALL des Erwachsenen gehören zur T-Zellreihe mit den Differenzierungsgraden Pro-T-ALL, Prä-T-ALL und reifzellige T-ALL.

Zytogenetik/Molekulargenetik der ALL

Die wichtigsten chromosomalen Aberrationen bei der ALL der B-Zellreihe sind die Philadelphia-Translokation t(9;22) bzw. auf molekularer Ebene das bcr/abl-Rearrangement und die Translokation t(4;11). Der Anteil der bcr/abl-positiven ALL steigt mit zunehmendem Alter deutlich an und liegt bei ca. 25% im Erwachsenenalter. Der qualitative und quantitative molekularbiologische Nachweis des bcr/abl-Rearrangements und des Patienten-spezifischen Rezeptor-Genrearrangements der ALL-Blasten sind wichtiger Bestandteil sowohl der initialen als auch der Verlaufsdiagnostik, wo sie zur Steuerung der Therapie innerhalb moderner Therapiestrategien unerläßlich sind (14). Analog zur AML sind Genexpressionsanalysen (15), Matrix-CGH und Proteomanalyse Gegenstand der aktuellen Forschung.

Tabelle B.6-2 Inzidenzen gemäß immunologischer Klassifikation der ALL bei Erwachsenen.

Subtyp	Häufigkeit (%)
B-Vorläufer-ALL	72
– pro-B-ALL	11
– common-ALL	51
– prä-B-ALL	10
B-ALL	4
T-Vorläufer-ALL	24
– pro-T-ALL	6
– prä-T-ALL	12
– T-ALL	6

Erstdiagnostik

– Anamnese: Blutbildveränderungen (MDS), Malignome, Exposition gegenüber Zytostatika und/oder ionisierenden Strahlen; Geschwister (potentielle Blutstammzellspender)
– klinische Untersuchung: Mundhöhle, Haut und Schleimhäute, Lymphknoten, Leber, Milz, Hoden, ZNS, Augenhintergrund zum Nachweis von leukämischen Infiltraten oder Blutungen
– Blutbild mit mikroskopischem Differentialblutbild und Retikulozyten, Zytochemie und Immunphänotypisierung (bei > 20% Blasten im Blut)

Tabelle B.6-3 Risikofaktoren bei der B-Vorläufer-ALL.

Faktor	Schlechte Prognose
Leukozyten	> 30 G/l
Zytogenetik	t(9;22)/bcr-abl
	t(4;11)/ALL1-AF4
Subtyp	pro-B-ALL
Zeit bis zur Remission	> 3–4 Wochen
Minimale Resterkrankung nach Therapie	vorhanden

Akute Leukämien

- Gerinnungsdiagnostik (PT, PTT, Fibrinogen, AT, Fibrinogenspaltprodukte)
- LDH, CRP
- Blutgruppe, Virusserologie (CMV, EBV, HBV, HCV, HIV)
- HLA-Typisierung (spätere Stammzelltransplantation, Transfusion HLA-kompatibler Thrombozyten)
- Lumbalpunktion bei ALL immer und bei AML mit ZNS-Symptomatik (abhängig von Thrombozytenwert und Blastenanteil im peripheren Blut)
- Röntgen-Thorax (Mediastinaltumor, Infiltrate), ggf. CT-Thorax
- Weitere Diagnostik entsprechend den Standarduntersuchungen vor intensiver Chemotherapie

Voruntersuchungen zur Knochenmark- oder Blutstammzelltransplantation

Die HLA-Typisierung wird bei Patienten im Alter bis 60 Jahre in der Routinediagnostik zum frühest möglichen Zeitpunkt durchgeführt. Die obere Altersgrenze ist allerdings nicht exakt bei einem kalendarischen Alter von 60 Jahren festgesetzt, sondern muß individuell dem biologischen Alter des Patienten angepaßt werden. Mit der Entwicklung moderner Transplantationsstrategien ist es in den letzten Jahren möglich geworden, bei Patienten mit einem Alter von 65 Jahren und darüber eine Blutstammzelltransplantation erfolgreich durchzuführen (16). Die therapeutische Wertigkeit der Blutstammzelltransplantation beim älteren Patienten ist derzeit noch nicht klar definiert und muß deshalb zwingend innerhalb prospektiver kontrollierter Therapiestudien erfolgen.

Knochenmarkdiagnostik

Entscheidend für die Diagnose ist die Untersuchung des Knochenmarks. In der Regel ist die zytologische Untersuchung des Knochenmarkaspirates ausreichend, in Fällen mit Faservermehrung oder Hypozellularität ist die Durchführung einer Knochenmarkstanze mit histologischer Aufarbeitung notwendig, insbesondere zur Abgrenzung gegenüber dem hypozellulären myelodysplastischen Syndrom und der schweren aplastischen Anämie. Die WHO-Klassifikation verlangt zur Diagnose der AML > 20% Blasten im Knochenmark (oder > 20% Blasten im Differentialblutbild) mit Ausnahme der AML mit spezifischen chromosomalen Aberrationen (Tab. B.6-1) (2, 3). Zur Diagnose der ALL sind > 25% Blasten im Knochenmark zur Abgrenzung gegenüber den lymphoblastischen Lymphomen notwendig. Neben der lichtmikroskopischen zytologischen und zytochemischen Analyse werden immunphänotypische, zytogenetische und molekularbiologische Untersuchungen am Knochenmarkaspirat durchgeführt. Die Therapiekontrolle erfolgt durch die Knochenmarkaspirationszytologie, sie ist besonders wichtig zur Beurteilung des Ansprechens auf den ersten Induktionszyklus. Eine Histologie ist außerhalb von Studien nur notwendig, wenn bei der Aspiration keine Knochenmarkbröckel gewonnen werden.

Therapie

Allgemeine Therapieprinzipien

Die Therapie der akuten Leukosen wird in mehrere Phasen unterteilt; unterschieden werden die Induktions-, Konsolidierungs- und Erhaltungstherapie. Ziel der Induktionstherapie ist die Induktion einer kompletten Remission (CR) der Erkrankung. Das Erreichen einer CR ist Grundvoraussetzung für ein Langzeitüberleben bzw. Heilung der Erkrankung. Die Therapieabschnitte Konsolidierungs- und Erhaltungstherapie dienen der Aufrechterhaltung der kompletten Remission und werden unter dem Begriff der Postremissionstherapie zusammengefaßt. Unter dem Begriff der Konsolidationstherapie werden auch die autologe und allogene Knochenmark- bzw. Blutstammzelltransplantation subsummiert.

AML

Induktionstherapie der AML

Die Standardinduktionstherapie der AML besteht seit Jahren aus einer Kombination von Cytarabin und einem Anthrazyklin, kombiniert in dem sogenannten 7 + 3-Schema, durch das in 65–75% der Patienten ≤ 60 Jahre eine CR induziert werden kann (13). Bei Patienten über 60 Jahre sinkt die CR-Rate innerhalb kontrollierter Studien auf 45–55% ab (18, 19, 20), wobei in dieser Altersgruppe eine erhebliche positive Selektion für die Studienpopulationen besteht und somit die wahre CR-Rate aller Patienten über 60 Jahre noch schlechter ist. Innerhalb kontrollierter klinischer Studien wurden verschiedene Strategien zur Verbesserung der Ergebnisse der Induktionstherapie geprüft. Dabei zeigte sich in bezug auf die Zielgröße CR-Rate kein Unterschied zwischen den verschiedenen Anthrazyklinen (Daunorubicin, Idarubicin, Mitoxantrone) (21), keine Verbesserung durch den Einsatz von hochdosiertem Cytarabin (18–24 g/m²) (22) oder dem „G-CSF Priming" (23) sowie der Modulation des Multiple-Drug-Resistence-Proteins (24). Das G-CSF-Priming und der Einsatz von hochdosiertem Cytarabin führte allerdings in Subgruppen zu einem besseren krankheitsfreien Überleben (22, 23). Aktuelle kontrollierte Therapiestudien untersuchen den Einfluß von Histondeacetylasehemmern, demethylierenden Substanzen, Thyrosinkinase-Inhibitoren, Farnesyltransferaseinhibitoren, VEGF-Rezeptorantagonisten und anderen Substanzen auf die CR-Rate und das krankheitsfreie Überleben.

Konsolidierungstherapie der AML

Moderne Untersuchungsverfahren ermöglichen auch bei Vorliegen einer CR nach Induktionstherapie noch vorhandene, wenn auch lichtmikroskopisch nicht mehr erkennbare Leukämiezellen nachzuweisen (minimal residuale Erkrankung = minimal residual disease = MRD). Das Ziel der Konsolidationstherapie besteht in der Konsolidierung bzw. Festigung des Therapieerfolgs der Induktionstherapie, d.h. in der Elimination der MRD. Die Basis der

Konsolidierungstherapie ist seit ca. 10 Jahren die Durchführung repetitiver Therapiezyklen mit hochdosiertem Cytarabin (24). Die Variation verschiedener Zytostatika in der Konsolidierungstherapie hat keinen signifikanten Vorteil gegenüber hochdosiertem Cytarabin ergeben (25). Die Variation verschiedener Zytostatika in der Konsolidierungstherapie hat keinen signifikanten Vorteil gegenüber hochdosiertem Cytarabin ergeben (26). Eine weitere Intensivierung der Konsolidierungstherapie mit autologer oder allogener (nur Geschwisterspender) Blutstammzelltransplantation in erster CR zeigte in den großen randomisierten Therapiestudien keine eindeutigen Ergebnisse (27, 28, 29, 30). In Analysen der Subgruppen zeigten sich Vorteile bzw. Gleichwertigkeit für bestimmte Therapiemodalitäten (4, 5, 31, 32). Diese Auswertungen stellen die Basis der Risiko-adaptierten Therapiestrategien dar, die unter dem Dach des Kompetenznetzes akute und chronische Leukämien in verschiedenen AML-Studiengruppen untersucht werden (33, 34, 35).

Risikogruppen

Der wichtigste prognostische Faktor für das Ansprechen auf die Chemotherapie, krankheitsfreies und Gesamtüberleben sind chromosomale Aberrationen in den AML-Blasten bei Diagnose (3, 4, 36). Da eine Vielzahl von chromosomalen Aberrationen bei der AML vorkommen, wird eine Gruppierung in Risikogruppen vorgenommen. Allgemein akzeptiert ist, daß die Core-Binding-Factor AML [t(8;21), inv(16)/t(16;16)] niedrig-Risiko-Aberrationen darstellen mit hoher CR-Rate und günstigem Gesamtüberleben. Allerdings gibt es auch innerhalb dieser Subgruppe prognostische Faktoren, die eine ungünstige Prognose vorhersagen (32). Dem diametral gegenüber stehen Hochrisiko-Aberrationen wie der komplexe Karyotyp [≥ 3 Aberrationen in Abwesenheit einer t(8;21), inv(16)/t(16;16), t(15;17), t(11q23)] und Verlust des langen Arms von Chromosom 5 und/oder 7. Diese Patienten haben allgemein akzeptiert eine sehr ungünstige Prognose. Die allogene Familien- oder Fremdspendertransplantation steht bei diesen Patienten ganz im Vordergrund der Therapie. Ebenfalls besteht Einigkeit über eine sehr ungünstige Prognose bei Patienten, die auf den ersten Chemotherapiezyklus keine Remission (PR oder CR) erreichen (33, 37, 38). Die Risikoeinteilung wird derzeit um molekulare Marker erweitert (z.B. *FLT3*, *MDR*-1, *RAS*); eine generell akzeptierte Einteilung liegt derzeit allerdings nicht vor. Die deutschen Studiengruppen haben sich im Rahmen des Kompetenznetzes darauf geeinigt, daß Patienten mit t(8;21)-AML der Niedrig-Risikogruppe zugeordnet sind und nicht für eine allogene Geschwisterspendertransplantation in erster CR qualifizieren und daß für Patienten mit komplexem Karyotyp und –5/5q- sowie -7/7q- Aberrationen frühestmöglich eine allogene Transplantation (auch Fremdspender) geplant werden sollte (39). Diese Ausführungen gelten nur für Patienten ≤ 60 Jahre. Für Patienten > 60 Jahre ist noch keine akzeptierte Risikoeinteilung verfügbar.

Therapie der AML im Standardarm des Kompetenznetzes akute und chronische Leukämien

Im Rahmen des Kompetenznetzes akute und chronische Leukämien haben sich alle großen deutschen AML-Studiengruppen zusammengeschlossen und eine Standardtherapie für Patienten mit AML im Alter zwischen 18 und 60 Jahren definiert (39). Die Induktionstherapie besteht aus dem klassischen 7 + 3-Schema mit Cytarabin (100 mg/m^2 i.v. kontinuierlich Tag 1–7) und Daunorubicin (60 mg/m^2 i.v. Tag 3, 4, 5). Eine Wiederholung ist im Rahmen der Doppelinduktion am Tag 22 vorgesehen. Die Konsolidierungstherapie besteht aus 3 Zyklen hochdosiertem Cytarabin (3 g/m^2 12 h, Tag 1, 3, 5) im Abstand von mindestens 4 Wochen. Abweichungen von dieser Konsolidierungstherapie sind wie unter „Risikogruppen" beschrieben abhängig von den initial vorliegenden chromosomalen Veränderungen und dem Ansprechen auf die Induktionstherapie. Dieser Standardarm dient zur Herstellung der Vergleichbarkeit zwischen den Strategien der einzelnen Studiengruppen (AMLCG, AMLSG, OSHO, DIL). Dadurch können in kürzerer Zeit verschiedene Strategien geprüft und miteinander verglichen werden. Ein Standardarm für Patienten > 60 Jahre ist kurz vor der Aktivierung.

APL

Die APL, definiert durch die balancierte Translokation (15, 17), nimmt innerhalb der AML eine Sonderstellung ein. Für diese Sonderform der AML steht mit All-trans-Retinol (ATRA) eine zielgerichtete Therapie zur Verfügung. Die Standardinduktionstherapie mit ATRA und Idarubicin (AIDA) führt zu einer sehr hohen CR-Rate mit > 90% (40). Das Hauptproblem bei der APL stellen Blutungskomplikationen dar, die während der Induktionstherapie ein enges Monitoring der Gerinnung und regelmäßige Substitution von Thrombozyten und Frischplasma notwendig machen. Die Konsolidierungstherapie beinhaltet wiederholte Chemotherapiezyklen gefolgt von einer Intervall-Erhaltungstherapie mit All-trans-Retinol, 6-Mercaptopurin und Methotrexat (40). Die Risiko-adaptierte Dosisanpassung der Konsolidierungstherapie und der Erhaltungstherapie sowie die Integration von Arsentrioxid in die Primärtherapie der APL werden derzeit in kontrollierten Studien geprüft.

Definition des Therapieergebnisses

Das Therapieergebnis wird nach den Kriterien der internationalen Konsensuskonferenz kategorisiert (41):
Komplette Remission (CR):
Keine Blasten im peripheren Blut, Regeneration der Hämatopoese mit Thrombozyten > 100 000/µl und Neutrophilen > 1000/µl, Blastenanteil im Knochenmark < 5%, keine extramedulläre Manifestation nachweisbar. Keine transfusionsbedürftige Anämie.
Komplette Remission mit inkompletter hämatopoetischer Regeneration (CRi):
Wie CR, jedoch ohne volle Regeneration der Neutrophilen (Neutrophile < 1000/µl) oder Thrombozyten (Thrombozyten < 100 000/µl)

Partielle Remission (PR):
Regeneration der Hämatopoese mit Thrombozyten > 100 000/µl und Neutrophilen > 1000/µl, keine transfusionsbedürftige Anämie, Reduktion des initialen Blastenanteils im Knochenmark auf Werte zwischen 5–25% oder bei initialen Werten zwischen 20 und 49% Reduktion des Blastenanteils im Knochenmark um mindestens 50%, Rückbildung einer initial nachweisbaren extramedullären Manifestation.
Refraktäre AML (RD):
Keine CR, CRi oder PR.
Frühtodesfall (ED):
Tod während der Chemotherapie oder spätestens 7 Tage nach Abschluß derselben.
Hypoplastischer Todesfall (HD):
Todesfälle später als 7 Tage nach Abschluß der Chemotherapie ohne Regeneration der Hämatopoese, keine erneute Chemotherapie
Rezidiv:
Wiederauftreten der AML nach CR mit Blasten im peripheren Blut oder mehr als 5% Blasten im Knochenmark ohne andere Ursache, oder neu aufgetretene extramedulläre Manifestation. Sollten bei Remissionskontrolle nach einer Polychemotherapie zwischen 5 und 20% Blasten auftreten, muss die Knochenmarkpunktion ca. nach einer Woche wiederholt werden, um ein Rezidiv von der normalen Regeneration zu unterscheiden.

ALL
Die Therapie der ALL erfolgt in Deutschland innerhalb der GMALL-Studiengruppe, die ebenfalls in das Kompetenznetz akute und chronische Leukämien integriert ist (1). Die Therapie der ALL erfolgt entsprechend dem Protokoll der GMALL in Abhängigkeit von Subtyp, Risikoprofil und Therapieansprechen (MRD) (42). Folgende neuen Therapieansätze werden aktuell innerhalb der GMALL geprüft:
- Therapiesteuerung durch MRD
- Frühe allogene Transplantation bei Hochrisiko- und Höchstrisikokonstellation (siehe GMALL-Protokolle)
- Rituximab bei der reifzelligen B-ALL und der CD20-positiven B-Vorläufer-ALL
- Imatinib bei der Philadelphia-Chromosom positiven ALL
- Alemtuzumab bei der T-ALL mit MRD, im Rezidiv oder bei primärem Therapieversagen

Behandlung des Rezidivs

Die Wahrscheinlichkeit des Rezidivs ist in den ersten beiden Jahren nach Erreichen der CR am höchsten. Frühe Rezidive sind prognostisch ungünstig. Rezidive sind für den Patienten ein besonders schwerwiegendes psychosoziales Problem, dessen Bewältigung eine enge Zusammenarbeit zwischen Zentrum, Hausarzt und Patienten erfordert. Eine allogene Transplantation mit kurativem Ziel ist in dieser Situation in der Regel indiziert, wobei dem Alter und der Komorbidität Rechnung getragen werden muß. Abhängig von Risikofaktoren kann der Erfolg einer erneuten Induktionschemotherapie (Reinduktionstherapie) vorhergesagt werden, so daß in der Regel die Transplantationsstrategie an diese Erfolgswahrscheinlichkeit angepaßt wird. Bei einer niedrigen Erfolgswahrscheinlichkeit ist eine primäre Transplantation im Rahmen von kontrollierten Studien zu erwägen.

Behandlung des älteren Patienten

Die Behandlung von Patienten > 65 Jahren bedarf der besonders exakten internistischen Voruntersuchung. Können diese Patienten intensiv behandelt werden, ist ihre Überlebenszeit deutlich länger als unter palliativer Behandlung. Deshalb sollten auch ältere Patienten in prospektive kontrollierte Therapiestudien eingebracht werden.

Supportive Therapie

Durch den Einsatz optimaler supportiver Maßnahmen ist die Letalität während der Induktionstherapie auf < 10% gesunken. Hierzu gehört die Unterbringung des Patienten in Zimmern mit HEPA-Luftfilterung, die reverse Isolation und eine gute Krankenhaushygiene.
Die Grundversorgung beginnt sofort nach Aufnahme. Sie umfaßt die Flüssigkeitsbilanzierung (tägliche Urinausscheidung > 3000 ml), Allopurinol (1–2 × 300 mg/Tag p.o.), Substitution von Erythrozyten, Thrombozyten und ggf. Frischplasma, Haut- und Schleimhautpflege, Mundspülungen mit Hexetidin und Amphotericin sowie ein antibiotisches, antimykotisches und antivirales Interventionsprogramm bei Infektionen.
Thrombozyten werden bei thrombozytopener Blutung oder prophylaktisch bei einer Thrombozytenzahl < 10,0 G/l (bei Fieber, Infekt bereits bei < 20,0 G/l) substituiert. Patienten mit APL sind besonders durch Blutungsneigung gefährdet und bedürfen der intensiven hämostaseologischen Überwachung und Substitutionstherapie.
Erythrozyten werden bei einem Abfall des Hämoglobins auf < 8 g/dl transfundiert, bei symptomatischen, vor allem älteren Patienten bereits bei einem Abfall auf < 10 g/dl. Bei hohen Leukozytenwerten (> 100 G/l) soll wegen der Gefahr einer Verschlimmerung eines Leukostasesyndroms das Hämoglobin nicht > 11 g/dl angehoben werden. Bei Frauen im Menstruationsalter Menolyse mit Norethisteronacetat. Bei Patienten mit negativem CMV-Status und Indikation zur Knochenmarktransplantation dürfen nur CMV-negative oder leukozytendepletierte Blutprodukte transfundiert werden.
Infektionsprophylaxe und Infektionsbehandlung siehe Kapitel B 26.3. Der Einsatz hämatopoetischer Wachstumsfaktoren wie G-CSF nach Zytostatikagabe zur Verkürzung der Neutropeniephase und Minderung des Infektionsrisikos ist bei der AML nicht routinemäßig indiziert, da er die Rate an schweren Infektionen und die therapieassoziierte Mortalität nicht reduziert. In der Induktionstherapie der ALL ist bei neutrozytopenen Patienten die Gabe von G-CSF üblich und mit einer Reduktion der Rate schwerer Infektionen verbunden.

Immuntherapie

Der Wert einer Immuntherapie mit Interleukin-2 oder Interferon-α als Erhaltungstherapie bei residuellen Leukämiezellen ist nicht belegt und soll außerhalb von klinischen Studien nicht durchgeführt werden. Versuche zur Stärkung der Immunabwehr mit Organextrakten oder Frischzellen entbehren jeder wissenschaftlichen Basis und sind potentiell gefährlich. Aktuell werden Vakzinierungsstrategien bei der AML geprüft (43, 44); innerhalb Deutschlands sind verschiedene Peptid-Vakzinierungs-Studien aktiv.

Laufende Studien

Die Therapiestudien der verschiedenen deutschen Studiengruppen sind aktuell über das Kompetenznetz „akute und chronische Leukämien" abrufbar (www.kompetenznetz-leukaemie.de). Hier werden die Ein- und Ausschlußkriterien, die Therapieprotokolle und die Adressen der Studienzentralen aufgeführt. Es ist selbstverständlich, daß klinische Abteilungen, die Patienten mit akuten Leukämien behandeln, Mitglied des Kompetenznetzes sind und ihre Patienten innerhalb von aktuellen Therapiestudien behandeln.

Literatur

1. http://www.kompetenznetz-leukaemie.de/
2. Jaffe ES, Harris NL, Stein H, Vardiman JW, eds. World Health Organization Classification of Tumours: Pathology and Genetics of Tumours of Haematopoietic and Lymphoid Tissues. Lyon, France: IARC Press (2001)
3. Vardiman JW, Harris NL, Brunning RD. The World Health Organization (WHO) classification of the myeloid neoplasms. Blood 100 (2002) 2292–2302.
4. Byrd JC, Mrozek K, Dodge RK, et al. Pretreatment cytogenetic abnormalities are predictive of induction success, cumulative incidence of relapse, and overall survival in adult patients with de novo acute myeloid leukemia: results from Cancer and Leukemia Group B (CALGB 8461). Blood 100 (2002) 4325–36
5. Grimwade D, Walker H, Oliver F, et al.: The importance of diagnostic cytogenetics on outcome in AML: analysis of 1,612 patients entered into the MRC AML 10 trial. The Medical Research Council Adult and Children's Leukaemia Working Parties. Blood 92 (1998) 2322–2333.
6. Fröhling S, Schlenk RF, Breitruck J, et al. Acute myeloid leukemia. Prognostic significance of activating FLT3 mutations in younger adults (16 to 60 years) with acute myeloid leukemia and normal cytogenetics: a study of the AML Study Group Ulm. Blood 100 (2002) 4372–80
7. Thiede C, Steudel C, Mohr B, et al.: Analysis of FLT3-activating mutations in 979 patients with acute myelogenous leukemia: association with FAB subtypes and identification of subgroups with poor prognosis. Blood 99 (2002) 4326–4335.
8. Döhner K, Tobis K, Ulrich R, et al. Prognostic significance of partial tandem duplications of the MLL gene in adult patients 16 to 60 years old with acute myeloid leukemia and normal cytogenetics: a study of the Acute Myeloid Leukemia Study Group Ulm. J Clin Oncol 20 (2002) 3254–61.
9. Fröhling S, Schlenk RF, Stolze I, et al. CEBPA mutations in younger adults with acute myeloid leukemia and normal cytogenetics: prognostic relevance and analysis of cooperating mutations. J Clin Oncol 22 (2004) 624–33
10. Barjesteh van Waalwijk van Doorn-Khosrovani S, Erpelinck C, Meijer J, et al.: Biallelic mutations in the CEBPA gene and low CEBPA expression levels as prognostic markers in intermediate-risk AML. Hematol J 4 (2003) 31–40.
11. Kiyoi H, Naoe T, Yokota S, et al. Internal tandem duplication of FLT3 associated with leukocytosis in acute promyelocytic leukemia. Leukemia Study Group of the Ministry of Health and Welfare (Kohseisho). Leukemia 11 (1997) 1447–52.
12. Valk PJ, Verhaak RG, Beijen MA, et al. Prognostically useful gene-expression profiles in acute myeloid leukemia. N Engl J Med 350 (2004) 1617–28.
13. Bullinger L, Döhner K, Bair E, et al. Use of gene-expression profiling to identify prognostic subclasses in adult acute myeloid leukemia. N Engl J Med 350 (2004) 1605–16.
14. Gökbuget N, Kneba M, Raff T, et al. Risk-adapted treatment according to minimal residual disease in adult ALL. Best Pract Res Clin Haematol 15 (2002) 639–52.
15. Holleman A, Cheok MH, den Boer ML, et al. Gene-expression patterns in drug-resistant acute lymphoblastic leukemia cells and response to treatment. N Engl J Med 351 (2004) 533–42.
16. Bertz H, Potthoff K, Finke J. Allogeneic stem-cell transplantation from related and unrelated donors in older patients with myeloid leukemia. J Clin Oncol 21 (2003) 1480–4.
17. Lowenberg B, Griffin JD, Tallman MS. Acute myeloid leukemia and acute promyelocytic leukemia. Hematology (Am Soc Hematol Educ Program) 2003: 82–101.
18. Baer MR, George SL, Dodge RK, et al. Phase 3 study of the multidrug resistance modulator PSC-833 in previously untreated patients 60 years of age and older with acute myeloid leukemia: Cancer and Leukemia Group B Study 9720. Blood 100 (2002) 1224–32
19. Goldstone AH, Burnett AK, Wheatley K, et al.: Attempts to improve treatment outcomes in acute myeloid leukemia (AML) in older patients: the results of the United Kingdom Medical Research Council AML11 trial. Blood 98 (2001) 1302–1311.
20. Rowe JM, Andersen JW, Mazza JJ, et al.: A randomized placebo-controlled phase III study of granulocyte-macrophage colony-stimulating factor in adult patients (> 55 to 70 years of age) with acute myelogenous leukemia: a study of the Eastern Cooperative Oncology Group (E1490). Blood 86 (1995) 457–462.
21. Rowe JM, Neuberg D, Friedenberg W, et al. A phase 3 study of three induction regimens and of priming with GM-CSF in older adults with acute myeloid leukemia: a trial by the Eastern Cooperative Oncology Group. Blood 103 (2004) 479–85
22. Buchner T, Hiddemann W, Wormann B, et al. Double induction strategy for acute myeloid leukemia: the effect of high-dose cytarabine with mitoxantrone instead of standard-dose cytarabine with daunorubicin and 6-thioguanine: a randomized trial by the German AML Cooperative Group. Blood 93 (1999) 4116–24.
23. Lowenberg B, van Putten W, Theobald M, et al. Effect of priming with granulocyte colony-stimulating factor on the outcome of chemotherapy for acute myeloid leukemia. N Engl J Med 349 (2003) 743–52.
24. Baer MR, George SL, Dodge RK, et al. Phase 3 study of the multidrug resistance modulator PSC833 in previously untreated patients of 60 years of age and older with acute myeloid leukemia: Cancer and Leukemia Group B study 9720. Blood 100 (2002) 1224–1232.
25. Mayer RJ, Davis RB, Schiffer CA, et al. Intensive postremission chemotherapy in adults with acute myeloid leukemia. Cancer and Leukemia Group B. N Engl J Med 331 (1994) 896–903.

26. Moore JO, George SL, Dodge RK, et al. Sequential multiagent chemotherapy is not superior to high-dose cytarabine alone as postremission intensification therapy for acute myeloid leukemia in adults under 60 years of age: cancer and leukemia group B study 9222. Blood 2004 Nov 30; [Epub ahead of print]
27. Cassileth PA, Harrington DP, Appelbaum FR, et al. Chemotherapy compared with autologous or allogeneic bone marrow transplantation in the management of acute myeloid leukemia in first remission. N Engl J Med 339 (1998) 1649–1656
28. Burnett AK, Goldstone AH, Stevens RM, et al.: Randomised comparison of addition of autologous bone-marrow transplantation to intensive chemotherapy for acute myeloid leukaemia in first remission: results of MRC AML 10 trial. UK Medical Research Council Adult and Children's Leukaemia Working Parties. Lancet 351 (1998) 700–708.
29. Harousseau JL, Cahn JY, Pignon B, et al.: Comparison of autologous bone marrow transplantation and intensive chemotherapy as postremission therapy in adult acute myeloid leukemia. The Groupe Ouest Est Leucemies Aigues Myeloblastiques (GOELAM). Blood 90 (1997) 2978–2986.
30. Zittoun RA, Mandelli F, Willemze R, et al.: Autologous or allogeneic bone marrow transplantation compared with intensive chemotherapy in acute myelogenous leukemia. European Organization for Research and Treatment of Cancer (EORTC) and the Gruppo Italiano Malattie Ematologiche Maligne dell'Adulto (GIMEMA) Leukemia Cooperative Groups. N Engl J Med 332 (1995) 217–223.
31. Slovak ML, Kopecky KJ, Cassileth PA, et al. Karyotypic analysis predicts outcome of preremission and postremission therapy in adult acute myeloid leukemia: a Southwest Oncology Group/Eastern Cooperative Oncology Group Study. Blood 96 (2000) 4075–83
32. Schlenk RF, Benner A, Krauter J, et al.: Individual patient data-based meta-analysis of patients aged 16 to 60 years with core binding factor acute myeloid leukemia: a survey of the German Acute Myeloid Leukemia Intergroup. J Clin Oncol 22.(2004) 3741–3750.
33. Schlenk RF, Benner A, Hartmann F, et al. Risk-adapted postremission therapy in acute myeloid leukemia: results of the German multicenter AML HD93 treatment trial. Leukemia 17 (2003) 1521–8.
34. Heil G, Krauter J, Raghavachar A, et al.: Risk-adapted induction and consolidation therapy in adults with de novo AML aged </= 60 years: results of a prospective multicenter trial. Ann Hematol 83 (2004) 336–344.
35. Schaich M, Ritter M, Illmer T, et al.: Mutations in ras proto-oncogenes are associated with lower mdr1 gene expression in adult acute myeloid leukaemia. Br J Haematol 112 (2001) 300–307.
36. Mrozek K, Heinonen K, Bloomfield CD. Clinical importance of cytogenetics in acute myeloid leukaemia. Best Pract Res Clin Haematol 14 (2001) 19–47.
37. Kern W, Haferlach T, Schoch C, et al. Early blast clearance by remission induction therapy is a major independent prognostic factor for both achievement of complete remission and long-term outcome in acute myeloid leukemia: data from the German AML Cooperative Group (AMLCG) 1992 Trial. Blood 101 (2003) 64–70
38. Wheatley K, Burnett AK, Goldstone AH, et al.: A simple, robust, validated and highly predictive index for the determination of risk-directed therapy in acute myeloid leukaemia derived from the MRC AML 10 trial. United Kingdom Medical Research Council's Adult and Childhood Leukaemia Working Parties. Br J Haematol 107 (1999) 69–79.
39. Buchner T, Döhner H, Ehninger G, et al. German AML Inter-group. Up-front randomization and common standard arm: a proposal for comparing AML treatment strategies between different studies. Leuk Res 26 (2002) 1073–5.
40. Sanz MA, Martin G, Gonzalez M, et al. Risk-adapted treatment of acute promyelocytic leukemia with all-trans-retinoic acid and anthracycline monochemotherapy: a multicenter study by the PETHEMA group. Blood 103 (2004) 1237–43
41. Cheson BD, Bennett JM, Kopecky KJ, et al. International Working Group for Diagnosis, Standardization of Response Criteria, Treatment Outcomes, and Reporting Standards for Therapeutic Trials in Acute Myeloid Leukemia. Revised recommendations of the International Working Group for Diagnosis, Standardization of Response Criteria, Treatment Outcomes, and Reporting Standards for Therapeutic Trials in Acute Myeloid Leukemia. J Clin Oncol 21 (2003) 4642–9.
42. Gokbuget N, Raff R, Brugge-Mann M, et al. Risk/MRD adapted GMALL trials in adult ALL. Ann Hematol 83 (2004) S129–31.
43. Mailander V, Scheibenbogen C, Thiel E, et al. Complete remission in a patient with recurrent acute myeloid leukemia induced by vaccination with WT1 peptide in the absence of hematological or renal toxicity. Leukemia 18 (2004) 165–6.
44. Lu S, Wieder E, Komanduri K, Ma Q, et al.: Vaccines in leukemia. Adv Pharmacol 51 (2004) 255–270.

7 Myelodysplastische Syndrome

C. Aul (Korr.), W. Verbeek, A. Giagounidis, M. Lübbert, A. Ganser

Definition und Basisinformation

Myelodysplastische Syndrome (MDS) sind erworbene klonale Stammzellerkrankungen, die durch normale bis erhöhte Zelldichte des Knochenmarks, unterschiedlich ausgeprägte Reifungsstörungen der Hämatopoese, quantitative Veränderungen (im Regelfall Verminderungen) peripherer Blutzellen und erhöhtes Risiko akuter myeloischer Leukämien (AML) charakterisiert sind. Auszuschließen sind verschiedene benigne und maligne Störungen der Hämatopoese, die zu formal ähnlicher Knochenmarkmorphologie („Myelodysplasie") führen können, aber auf anderen Pathomechanismen bzw. Ursachen beruhen. Medianes Erkrankungsalter > 60 Jahre, zunehmende Häufigkeit im jüngeren Lebensalter. Inzidenz ca. $4/10^5$/Jahr, nach dem 70. Lebensjahr $20–50/10^5$/Jahr. Männer und Frauen erkranken etwa gleich häufig (Ausnahme: 5qminus-Syndrom M/F = 0,5/1).

Klassifikation

Einteilung nach auslösenden Ursachen

- De novo („primäres") MDS: keine auslösenden Noxen bekannt, über 90% der Krankheitsfälle
- „sekundäres" MDS: fast immer mit Chromosomendefekten, ungünstige Prognose
  - therapieinduzierte Formen: nach früherer Chemotherapie, besonders alkylierende Substanzen, Epipodophyllotoxinderivate, Anthrazykline und Cisplatin, Hochdosis-Chemotherapie/Stammzelltransplantation (MDS-Risiko nach 5–10 Jahren 3–20%), Strahlenbehandlung oder kombinierter Radiochemotherapie
  - nach Einwirkung anderer leukämogener Noxen: organische Lösungsmittel (Benzol, halogenierte Kohlenwasserstoffe).

Einteilung nach morphologischen und zytogenetischen Gesichtspunkten

Die 1999 von einer Expertengruppe der World Health Organization vorgeschlagene WHO-Klassifikation (16) hat die früher gebräuchliche FAB-Klassifikation (4) abgelöst und unterscheidet acht Untergruppen:
- refraktäre Anämie (RA): Einlinien-MDS mit ausschließlicher Beteiligung der Erythrozytopoese, Häufigkeit 5–10%, peripherer Blastenanteil < 1%, medullärer Blastenanteil < 5%, Ringsideroblasten < 15% der roten Vorstufen. Mediane Überlebenszeit > 5 Jahre, kumulatives Leukämierisiko 7,5–26%
- refraktäre Anämie mit Ringsideroblasten (RARS): Einlinien-MDS mit ausschließlicher Beteiligung und ringsideroblastischer Störung der Erythrozytopoese, Häufigkeit 10–12%, peripherer Blastenanteil < 1%, medullärer Blastenanteil < 5%, Ringsideroblasten > 15% der roten Vorstufen. Mediane Überlebenszeit > 5 Jahre, kumulatives Leukämierisiko 1–2%
- refraktäre Anämie mit multilineärer Dysplasie (RCMD): Mehrlinien-MDS mit morphologischer Beteiligung von mindestens 2 Zellreihen der Hämatopoese, Häufigkeit 25%, peripherer Blastenanteil < 1%, medullärer Blastenanteil < 5%, Ringsideroblasten < 15% der roten Vorstufen. Mediane Überlebenszeit ca. 3 Jahre, kumulatives Leukämierisiko 10%
- refraktäre Anämie mit multilineärer Dysplasie und Nachweis von Ringsideroblasten (RCMD-RS): Mehrlinien-MDS mit morphologischer Beteiligung von mindestens 2 Zellreihen der Hämatopoese und ringsideroblastischer Störung der Erythrozytopoese, Häufigkeit 15%, peripherer Blastenanteil < 1%, medullärer Blastenanteil < 5%, Ringsideroblasten > 15% der roten Vorstufen. Mediane Überlebenszeit ca. 3 Jahre, kumulatives Leukämierisiko 10–15%
- refraktäre Anämie mit Blastenvermehrung 1 (RAEB-1): Häufigkeit ca. 20%, peripherer Blastenanteil < 5%, periphere Monozytenzahl < 1000/µl, medullärer Blastenanteil 5–9%, keine Auer-Stäbchen. Mediane Überlebenszeit 1–2 Jahre, kumulatives Leukämierisiko 20–30%
- refraktäre Anämie mit Blastenvermehrung 2 (RAEB-2): Häufigkeit 15–20%, peripherer Blastenanteil 5–19%, periphere Monozytenzahl < 1000/µl, medullärer Blastenanteil 10–19%, fakultativ Auer-Stäbchen. Mediane Überlebenszeit ca. 1 Jahr, kumulatives Leukämierisiko 35–50%
- MDS mit isolierter 5qminus-Deletion (5qminus-Syndrom): Häufigkeit < 3%, peripherer Blastenanteil < 5%, medullärer Blastenanteil < 5%, mononukleäre Megakaryozyten, zytogenetisch interstitielle Deletion des langen Arms von Chromosom 5 (5q). Mediane Überlebenszeit ca. 10 Jahre, kumulatives Leukämierisiko < 10%
- unklassifiziertes MDS (MDS-U): erfüllt nicht die Kriterien der RA, RARS, RCMD, RCMDRS oder RAEB, Häufigkeit bis 20%, peripherer Blastenanteil < 1%, medullärer Blastenanteil < 5%. Mediane Überlebenszeit und kumulatives Leukämierisiko noch nicht bekannt.

Morphologische Sonderformen mit noch unsicherer nosologischer Stellung: hypoplastisches MDS, MDS mit Myelofibrose (Knochenmarkbiopsie zur Diagnosestellung erforderlich).

Die frühere RAEB/T-Gruppe wurde von der WHO-Gruppe als AML klassifiziert (medullärer Blastenanteil ≥ 20%). Die chronische myelomonozytäre Leukämie (CMML) wurde in eine neue Gruppe hämatopoetischer Neoplasien mit überlappenden Merkmalen myelodysplastischer und myeloproliferativer Syndrome (myelodysplastische/myeloproliferative Erkrankungen, MDS/MPD) eingeordnet. In Tabelle B.7-1 sind die FAB-Klassifikation (4) und die WHO-Klassifikation (16) der myelodysplastischen Syndrome vergleichend gegenübergestellt. In Anbetracht der unterschiedlichen Vor- und Nachteile der FAB- und WHO-Klassifikation und zur Verbesserung der Kommunikation sollte bei Diagnosestel-

Tabelle B.7-1   Klassifikation der myelodysplastischen Syndrome.

FAB-Subtyp (4)	WHO-Subtyp (16)	% Blasten Knochenmark	% Blasten peripheres Blut	Monozyten > 1000/μl peripheres Blut	> 15% Ring-sideroblasten
RA	RA*	< 5	< 1	–	–
RARS	RARS*	< 5	< 1	–	+
	refraktäre Zyto-penie mit multi-lineärer Dysplasie**	< 5	< 1	–	+/–
	5q-Syndrom	< 5	< 5	–	+/–
RAEB	RAEB (I + II)	5–20	< 5	–	+/–
	MDS unklassi-fizierbar	< 5–20	< 5	–	+/–
CMML	–	0–20	< 5	+	+/–
RAEB-T	–	21–30	> 5	+/–	+/–

* Dysplasien nur in der erythroiden Differenzierungslinie
** Dysplasien in mindestens zwei Differenzierungslinien
RA = refraktäre Anämie
RS = Ringsideroblasten
RAEB = refraktäre Anämie mit Blastenvermehrung
RAEB-T = RAEB in Transformation
CMML = chronisch myelomonozytäre Leukämie

lung eines MDS eine Doppelklassifikation nach FAB und WHO erfolgen.

Diagnoseverdacht

Anämiesymptome, Infekt- und Blutungskomplikationen oder Mono-, Bi- oder Panzytopenie bei älteren Patienten. Bis zu 50% der Krankheitsfälle werden „zufällig" anlässlich einer routinemäßig durchgeführten Blutbilduntersuchung diagnostiziert.

Diagnosebeweis

Typische Knochenmarkmorphologie (dysplastische Veränderungen der Hämatopoese, evtl. mit Blastenvermehrung) bei Ausschluss anderer, zu Panzytopenie führender Erkrankungen.

Wichtigste Differentialdiagnose

Aplastische Anämie, pure red cell anemia (PRCA), paroxysmale nächtliche Hämoglobinurie (PNH), medikamentös-toxischer Knochenmarkschaden, Vitamin-B_{12}-/Folsäuremangel, Alkoholismus, antikörpervermittelte Zytopenien (z.B. SLE, ITP), Erythrozytenfragmentationssyndrom (HUS/TTP), Hypersplenisyndrom, AIDS, chronische myeloproliferative Syndrome (CMML, atypische CML, CML), akute Leukämien, Haarzellenleukämie und andere maligne Lymphome, hämophagozytisches Syndrom, Knochenmarkkarzinose.

Diagnostik

Erstdiagnostik

- Anamnese (Alkoholismus, Fehlernährung, frühere Chemo- oder Radiotherapie, Kontakt mit organischen Lösungsmitteln?)
- körperliche Untersuchung (Anämiezeichen, Infekte, Blutungskomplikationen)
- Zellzählung, Differentialblutbild (mikroskopische Auswertung!), Retikulozyten
- LDH, Ferritin, Erythropoietin
- Globalwerte der Gerinnung, Blutgruppenbestimmung, HLA-Typisierung (wenn allogene Transplantation angestrebt)
- Vitamin-B_{12}- und Folsäurespiegel (megaloblastäre Anämien?)
- Coombs-Test, ANF, HIV, PNH-Diagnostik
- Knochenmarkzytologie einschließlich Eisenfärbung zur Erkennung von Ringsideroblasten, Myeloperoxidasefärbung zur Zuordnung blastärer Zellen. Histologische Untersuchung bei zellarmem Aspirat und damit Verdacht eines myelofibrotischen MDS obligat
- Chromosomenanalyse zum Nachweis zytogenetischer Aberrationen und Prognosebeurteilung nach IPSS-Score
- Röntgen-Thorax (infektiöse Komplikationen?)
- Sonographie Abdomen (Splenomegalie?).

Bei spezieller Indikation

Immunphänotypisierung von Blut- und Knochenmarkzellen, FISH-Diagnostik und andere molekularbiologische Untersuchungen zur verfeinerten Prognosebeurteilung und zum Klonalitätsnachweis der Hämatopoese.

Prognose

Zur Prognosebeurteilung hat sich das International Prognostic Scoring System (IPSS) durchgesetzt, bei dem die MDS-Patienten unter Berücksichtigung von drei Risikomerkmalen (medullärer Blastenanteil, Anzahl peripherer Zytopenien und Karyotyp) auf vier Prognosegruppen (niedriges Risiko, intermediäres Risiko 1, intermediäres Risiko 2, hohes Risiko) verteilt werden (Tab. B.7-2). Mit diesem Score sind

Tabelle B.7-2 Internationales prognostisches Scoring System (IPSS).

	Score Wert				
	0	0,5	1	1,5	2
KM-Blasten (%)	< 5	5–10		11–20	21–30
Karyotyp	gut		intermediär	schlecht	
Anzahl betr. Linien	0/1	2/3			

Risikogruppendefinition: Niedrigrisiko 0, Intermediär-1 0,5–1, Intermediär-2 1,5–2, Hochrisiko ≥ 2 Punkte
Definition einer Zytopenie: Hb < 10 g/dl, Neutrophile < 1 800/µl, Thrombozyten < 100 000/µl
Zytogenetische Gruppen: gut: normaler Karyotyp, -Y; del 5q, del 20q; schlecht: komplexer Karyotyp (≥ 3 Anomalien), Chromosom 7 Anomalien; intermediär: alle anderen Anomalien

Vorhersagen des natürlichen Krankheitsverlaufs (Überlebenszeit und Wahrscheinlichkeit des Leukämierisikos) möglich (Tab. B.7-2) (14). Der IPSS wird zunehmend als Stratifikationsmerkmal für risikoadaptierte Behandlungsstrategien herangezogen. Für therapeutische Entscheidungen ist es üblich, die Prognosegruppen 1 und 2 (niedriges Risiko und intermediäres Risiko 1) bzw. 3 und 4 (intermediäres Risiko 2 und hohes Risiko) als „frühe" bzw. „fortgeschrittene" MDS-Erkrankungen zusammenzufassen.

Verlaufskontrollen

- Körperliche Untersuchung, Blutbild und Differentialblutbild: Abstände abhängig von klinischen Symptomen des Patienten, WHO-Subtyp, IPSS-Risikoprofil und anderen prognostischen Faktoren
- Ferritin bei polytransfundierten Patienten
- Knochenmarkspunktion: zum Diagnosebeweis in Frühstadien der Erkrankung, als Verlaufskontrolle bei abfallenden Blutzellwerten oder Blastennachweis im Differentialausstrich zur Erkennung einer Krankheitsprogression oder AML-Transformation des MDS
- Röntgen-Thorax bei klinischer Begründung.

Therapie

Allgemeine Behandlungsstrategie

Mit Ausnahme der allogenen Blutstammzelltransplantation ist bis heute keine kurative Behandlung myelodysplastischer Syndrome gesichert. Bei den meisten Patienten beschränkt sich die Therapie daher auf palliative Maßnahmen, die vor allem auf eine Kompensation der Knochenmarkinsuffizienz abzielen (Blutzellsubstitution, evtl. hämatopoetische Wachstumsfaktoren [s. Beitrag B 24], Infektbekämpfung). Bei jüngeren Patienten mit fortgeschrittenem MDS und/oder ungünstigen Risikomerkmalen ist bei Ausschluss von Kontraindikationen eine aggressive Polychemotherapie mit bei AML gebräuchlichen Induktionsprotokollen indiziert.

Bei der Therapieentscheidung müssen neben Krankheitsmerkmalen (WHO-Subtyp, IPSS-Risikopofil) die individuellen Patientenbesonderheiten (Lebensalter, Allgemeinzustand, Vorliegen nichthämatologischer Begleitkrankheiten, Abschätzung möglicher Therapienebenwirkungen) berücksichtigt werden. Jüngere Patienten (< 60 Jahre) sollten zur Therapieplanung und -optimierung grundsätzlich in einem hämatologischen Zentrum vorgestellt werden.

Supportive Therapie

- Erythrozytensubstitution nach klinischer Symptomatik, grundsätzlich zurückhaltender Einsatz wegen Gefahr der sekundären Hämosiderose und Antikörperinduktion (**Empfehlungsgrad C;** 15)
- Thrombozytensubstitution: Gabe nur bei ausgeprägter Thrombozytopenie (< 10000/µl) oder Blutungszeichen (Gefahr der Alloimmunisierung!) nach Möglichkeit HLA-angepasste Einzelspenderkonzentrate verwenden
- infektiöse Komplikationen: Versuch der Infektlokalisation und Erregersicherung; bei schweren, ätiologisch ungeklärten Infektionen „blinde" Initialtherapie mit einer bakteriziden Antibiotikakombination; prophylaktischer Einsatz von Antibiotika nicht indiziert (s. Beitrag B 26.3, Supportive Therapie)
- Vermeidung nichtsteroidaler Antirheumatika oder anderer, die Blutungsneigung verstärkender Medikamente bei thrombozytopenischen Patienten.

Eisenchelatoren

Indiziert bei polytransfusionspflichtigen Patienten mit günstiger Langzeitprognose (Niedrigrisikopatienten, RA, RARS, RCMD, RCMDRS, 5qminus-Syndrom) zur Prophylaxe einer sekundären Hämosiderose. Bei der Entscheidung zur Eisenchelattherapie müssen Alter, Begleiterkrankungen und Kooperationsfähigkeit des Patienten berücksichtigt werden. Zeitpunkt: Nach Erreichen einer Transfusionsmenge von 25 bis 50 Erythrozytenkonzentraten (Serumferritin-Spiegel > 1000 ng/ml). Substanzen: Deferoxamin (Dosis: 25–50 mg/kg s.c. verabreicht über 8–12 Stunden oder als subkutane Bolusapplikation verabreicht an mindestens 5 Tagen der Woche) (**Empfehlungsgrad B;** 20, 28). Neuerdings stehen zur Eisenelimination auch orale Eisenchelatoren (Deferipron, Deferasirox) zur Verfügung, wodurch die Therapiedurchführung wesentlich erleichtert wird.

Hämatopoetische Wachstumsfaktoren

Ca. 10 bis 15% der Niedrigrisiko-MDS-Patienten zeigen einen signifikanten Hämoglobinanstieg oder eine EK-Transfusionsunabhängigkeit nach hoch dosierter Erythropoietin-Therapie (> 450 U/kg/Woche s.c.). Prädiktive Faktoren für einen Behandlungserfolg sind geringer Transfusionsbedarf und niedrige endogene Serumerythropoietin-Spiegel (< 500 U/l). Unter Verwendung des lang wirksamen Darbepoietin in Dosen von 150–300 µg/Woche s.c. werden bei Niedrigrisiko- und Intermediärrisiko 1-Patienten-Ansprechraten zwischen 40 und 70% beobachtet (24).
Erythropoietin (≥ 30 000 U/Woche s.c.) in Kombination mit G-CSF (3 × 1–2 µg/kg/Woche s.c.) führt bei ca. 50% der Patienten mit refraktärer Anämie mit Ringsideroblasten zu einem signifikanten Anstieg des Hb-Wertes oder zur EK-Transfusionsabhängigkeit (17). Die Überlegenheit gegenüber supportiver Therapie ist jedoch nicht gesichert (**Empfehlungsgrad B; 18**). Nachteilig sind hohe Therapiekosten (6).

Immunmodulatorische Therapie

Eine immunmodulatorische Therapie mit Antithymozytenglobulin (ATG) und/oder Ciclosporin A kann nach neueren Studien bei Patienten mit frühem MDS und ausgeprägter Anämie oder Thrombozytopenie in bis zu 30% der Fälle zur Transfusionsfreiheit und zum Thrombozytenanstieg führen. Zurzeit noch kein genereller Einsatz außerhalb klinischer Studien. Einsatz u.U. außerhalb von Studien bei Patienten mit hypoplastischem MDS mit schwerer Panzytopenie (für ATG: **Empfehlungsgrad B; 21, 26, 34**; für Ciclosporin A: **Empfehlungsgrad C; 19**). Prädiktive Parameter für eine erfolgreiche ATG-Therapie sind jüngeres Patientenalter, kürzere Krankheitsdauer, Thrombozytenwerte < 20000/µl, morphologischer Subtyp einer refraktären Anämie und Expression des HLA-Klasse-II-Allels HLA-DR15. Eine Ansprechrate > 40% wurde bei HLA-DR15-positiven Patienten gefunden, bei denen die Summe aus Alter (Jahre) und Dauer der Transfusionspflichtigkeit für Erythrozytenkonzentrate (Monate) < 71 beträgt (30, 31).

Thalidomid und Lenalidomid

Thalidomid und Lenalidomid sind oral einsetzbare immunmodulatorische Substanzen, die sowohl die Produktion inflammatorischer Zytokine als auch die Gefäßneubildung (Angiogenese) unterdrücken. Im Vergleich zu Thalidomid besitzt Lenalidomid keine neurotoxischen und im Tierversuch auch keine teratogenen Nebenwirkungen und zeigt hohe Wirksamkeit bei Patienten mit del(5q)-MDS. In einer Phase-II-Studie betrug die Ansprechrate bei Patienten mit del(5q)-MDS 76%, fast immer mit Verlust der Transfusionsabhängigkeit, bei 44% aller Patienten konnte eine Normalisierung des Karyotyps erreicht werden (23, 27). Diese viel versprechenden Daten haben in den USA bereits zur Zulassung von Lenalidomid bei Patienten mit del(5q)-MDS und transfusionspflichtiger Anämie geführt. Nach vorläufigen Daten ist Lenalidomid auch bei anderen MDS-Subgruppen wirksam, allerdings liegen die Ansprechraten deutlich niedriger als im del(5q)-Kollektiv (Transfusionsfreiheit bei ca. 25% der Patienten).

Palliative Chemotherapie

Niedrigdosistherapie mit Cytosinarabinosid (20 mg/m^2/d s.c.) führt nur bei einem kleinen Teil der Patienten zu kompletten Remissionen (15–20%) und ist bei unkritischem Einsatz mit erheblichen Nebenwirkungen verbunden (Letalität 10–25%). Prädiktive Parameter für den Therapieerfolg sind nicht bekannt. Bei fast 90% der Patienten kommt es unter Behandlung zu einer Verstärkung der Panzytopenie, die den Einsatz intensiver supportiver Maßnahmen erforderlich macht. In der bislang einzigen randomisierten Studie konnte kein Überlebensvorteil gegenüber alleiniger supportiver Therapie gesichert werden (25).
Die demethylierenden Substanzen 5-Azacytidin und 5-Aza-2'-Deoxycytidin (Decitabin) sind Pyrimidinabkömmlinge, die in nichtzytotoxischen Konzentrationen zu einer Hemmung der DNA-Methyltransferase führen und in vitro eine Differenzierungsinduktion myeloischer Zellen bewirken. Diese Zytostatika wurden bei MDS-Patienten eingesetzt, um die Inaktivierung von Tumorsuppressorgenen, die zu einem Proliferationsvorteil des aberranten Klons führt, rückgängig zu machen (epigenetische Therapie). 5-Azacytidin und 5-Aza-2'-Deoxycytidin zeigten in jeweils einer Phase-III-Studie bei Patienten mit fortgeschrittenem MDS (Intermediärrisiko 2 oder Hochrisiko nach IPSS), die nicht für eine intensive Chemotherapie in Betracht kamen, im Vergleich zu supportiver Therapie eine Verlängerung der Zeit bis zur Transformation in eine AML oder Tod (29, 33, 35). Die Substanzen werden zzt. in zwei weiteren Phase-III-Studien in Europa geprüft. Beide Substanzen sind bislang nicht in Europa zugelassen.

Aggressive Polychemotherapie

Hauptzielgruppe für eine intensivierte Behandlung mit AML-Induktionsprotokollen sind Patienten < 70 Jahre mit fortgeschrittenem MDS (Intermediärrisiko 2 oder Hochrisiko nach IPSS) und gutem Allgemeinzustand. Nach neueren Studien können in diesem selektionierten Krankengut ähnlich hohe Raten kompletter Remissionen (50–75%) wie bei Patenten mit De-novo-AML erzielt werden (Frühletalität 0–50%), allerdings ist die Remissionsdauer meist kurz (< 12 Monate) (**Empfehlungsgrad A; 3, 5, 11, 12, 13, 22**). In Einzelfällen sind auch ohne konsolidierende Stammzelltransplantation lang anhaltende Vollremissionen möglich. Mit AML-Übergang verschlechtern sich die Behandlungsaussichten. Weitere ungünstige Responseparameter sind sekundäres MDS, männliches Geschlecht, hohe Serum-LDH-Spiegel, Fehlen von Auer-Stäbchen und Nachweis chromosomaler Aberrationen.

Stammzelltransplantation

Allogene Knochenmark- oder periphere Blutstammzelltransplantation (PBSCT) stellt bislang die einzige gesicherte kurative Therapiemaßnahme der MDS dar. Eine myeloablative Konditionierung ist indiziert

bei Patienten < 60 Jahre mit fortgeschrittenem MDS (Intermediärrisiko 2 oder Hochrisiko nach IPSS), die sich in gutem Allgemeinzustand befinden und über einen HLA-kompatiblen Stammzellspender verfügen. Eine retrospektive Analyse der EBMT zeigte eine Überlegenheit der peripheren Stammzelltransplantation im Vergleich zur Knochenmarktransplantation (**Empfehlungsgrad B;** 1, 2, 7, 9). Die Entscheidung zur Stammzelltransplantation sollte rasch nach Diagnosesicherung getroffen werden, da infolge Polytransfusion oder interkurrierender opportunistischer Infekte die transplantationsassoziierte Mortalität stark ansteigen kann. Patienten mit Niedrigrisiko und Intermediärrisiko 1 nach IPSS profitieren wahrscheinlich erst nach Progression in ein höheres Risikostadium. Heilungschance etwa 40% (abhängig von Patientenalter, WHO-Subtyp und IPSS-Risikoprofil vor Transplantation). Bei Patienten mit medullärem Blastenanteil ≥ 10% vorheriger Versuch einer Remissionsinduktion durch aggressive Polychemotherapie, um die Rezidivrate nach Stammzelltransplantation zu senken (**Empfehlungsgrad C;** 2). Bei älteren Patienten (60–70 Jahre) mit Risikofaktoren, die über einen HLA-kompatiblen Familienspender verfügen, kommt eine Transplantation mit dosisreduzierter Konditionierung (RIC) in Betracht, die nach vorläufigen Daten zu einer deutlichen Senkung der Frühsterblichkeit führt (8).
Fremdspendertransplantation: Therapieoption für Patienten ohne HLA-identischen Familienspender (**Empfehlungsgrad C;** 2).
Der Stellenwert der autologen peripheren Stammzelltransplantation nach erfolgreicher remissionsinduzierender Polychemotherapie lässt sich aufgrund der vorliegenden Daten noch nicht abschließend beurteilen.

Experimentelle Therapieformen

Genauere Kenntnisse der pathophysiologischen und molekulargenetischen Grundlagen myelodysplastischer Syndrome haben zur Entwicklung neuer Therapieformen geführt, deren Stellenwert zurzeit noch nicht verlässlich beurteilt werden kann. Hierzu gehört die Behandlung mit Histondeacetylase-Hemmern (Valproinsäure, Vorinostat), Amifostin, Pentoxifyllin, Farnesyltransferase-Inhibitoren (Tipifarnib, Lonafanib), VEGF-Inhibitoren, zytotoxischen Antikörpern (Gemtuzumab-Ozogamicin) und Arsentrioxid.

Literatur

1. Anderson JE, Appelbaum FR, Schoch G, Gooley T, Anasetti C, Bensinger WI, Bryant E, Buckner CD, Chauncey T, Clift RA, Deeg HJ, Doney K, Flowers M, Hansen JA, Martin PJ, Matthews DC, Nash RA, Sanders JE, Shulman H, Sullivan KM, Witherspoon RP, Storb R: Allogeneic marrow transplantation for myelodysplastic syndrome with advanced disease morphology: a phase II study of busulfan, cyclophosphamide and total-body irradiation and analysis of prognostic factors. J Clin Oncol 14 (1996) 220–226.
2. Appelbaum FR, Anderson J: Allogeneic bone marrow transplantation for myelodysplastic syndrome: outcome analysis according to IPSS score. Leukemia 12 (1998) 25–29.
3. Aul C, Runde V, Germing U, Burk M, Heyll A, Hildebrandt B, Willers R: Remission rates, survival and prognostic factors in 94 patients with advanced MDS treated with intensive chemotherapy. Ann Hematol 70 (1995) Suppl 2, 138a.
4. Bennett JM, Catovsky D, Daniel MT, Flandrin G, Galton DAH, Gralnick HR, Sultan C: Proposals for the classification of the myelodysplastic syndromes. Br J Haematol 51 (1982) 189–199.
5. Bernasconi C, Alessandrino EP, Bernasconi P, Bonfichi M, Lazzarino M, Canevari A, Castelli G, Brusamolino E, Pagnucco G, Castognola C: Randomized clinical study comparing aggressive chemotherapy with or without G-CSF support for high risk myelodysplastic syndrome or secondary acute myeloid leukemia evolving from MDS. Br J Haematol 102 (1998) 678–683.
6. Casadevall N, Durieux P, Dubois S, Hemery F, Lepage E, Quarre MC, Damaj G, Giraudier S, Guercu A, Laurent G, Dombret J, Chomienne C, Ribrag V, Stamatoullas A, Marie JP, Vekhoff A, Maloisel F, Navarro R, Dreyfus F, Fenaux P, for the Groupe Francais des Myelodysplasies: Health, economic, quality-of-life effects of erythropoietin and granulocyte colony-stimulating factor for treatment of myelodysplastic syndromes: a randomized, controlled trial. Blood 104 (2004) 321–327.
7. Deeg JH, Shulman HM, Andersen JE, Bryant EM, Gooley TA, Slattery JT, Anasetti C, Fefer A, Storb R, Appelbaum FR: Allogeneic and syngeneic marrow transplantation for myelodysplastic syndromes in patients 55–66 years of age. Blood 95 (2000) 1188–1194.
8. De Lima M, Anagnostopoulos A, Munsell M, Shahjahan M, Ueno N, Ippoliti C, Andersson BS, Gajewski J, Couriel D, Cortes J, Donato M, Neumann J, Champlin R, Giralt S: Nonablative versus reduced-intensity conditioning regimens in the treatment of acute myeloid leukemia and high-risk myelodysplastic syndrome: dose is relevant for long-term disease control after allogeneic hematopoietic stem cell transplantation. Blood 104 (2004) 865–872.
9. De Witte T, Hermans J, Vossen J, Bacigalupo A, Meloni G, Jacobsen N, Ruutu T, Ljungman P, Gratwohl A, Runde V, Niederwieser D, Van Biezen A, Devergie A, Cornelissen J, Jouet JP, Arnold R, Apperley J: Haematopoietic stem cell transplantation for patients with myelodysplastic syndromes and secondary acute myeloid leukaemias: a report on behalf of the Chronic Leukaemia Working Party of the European Group for Blood and Marrow Transplantation (EBMT). Br J Haematol 110 (2000) 620–630.
10. De Witte T, Van Biezen A, Hermans J, Labopin M, Runde V, Or R, Meloni G, Brunet-Mauri S, Carella A, Apperly J, Gratwohl A, Laporte JP, for the Chronic and Acute Leukemia Working Parties of the European Group for Blood and Marrow Transplantation (EBMT): Autologous bone marrow transplantation for patients with myelodysplastic syndrome (MDS) or acute myeloid leukemia following MDS. Blood 90 (1997) 3853–3859.
11. Fenaux P, Morel P, Rose C, Lai JL, Jouet JP, Bauters F: Prognostic factors in adult de novo myelodysplastic syndromes treated by intensive chemotherapy. Br J Haematol 77 (19991) 497–501.
12. Ferrara F, Leoni F, Pinto A, Mirto S, Mora E, Zagonel V, Mele G, Ciolli S, Magrin S, Montillo M: Fludarabine, cytarabine, and granulocyte-colony stimulating factor for the treatment of high risk myelodysplastic syndromes. Cancer 86 (1999) 2006–2013.
13. Ganser A, Heil G, Seipelt G, Hofmann WK, Fischer JT, Langer W, Brockhaus N, Kolbe K, Ittel TH, Brack N,

Fuhr HG, Knuth A, Höffken K, Bergmann L, Hoelzer D: Intensive chemotherapy with idarubicin, ara-C, etoposide and m-AMSA followed by immunotherapy with interleukin-2 for the myelodysplastic syndromes and high risk acute myeloid leukemia (AML). Ann Hematol 79 (2000) 30–35.

14. Greenberg P, Cox C, LeBeau MM, Fenaux P, Morel P, Sanz G, Sanz M, Vallespi T, Hamblin T, Oscier D, Ohyashiki K, Toyama K, Aul C, Mufti G, Bennett J: International scoring system for evaluating prognosis in myelodysplastic syndromes. Blood 89 (1997) 2079–2088.

15. Gupta P, Le Roy SC, Luikart SD, Bateman A, Morrison VA: Long term blood product transfusion support for patients with myelodysplastic syndromes (MDS). Cost analysis and complications. Leuk Res 23 (1999) 953–959.

16. Harris NL, Jaffe ES, Diebold J, Flandrin G, Muller-Hermelink HK, Vardiman J, Lister TA, Bloomfield CD: World Health Organization of neoplastic diseases of the hematopoietic and lymphoid tissues: report of the clinical advisory committee meeting – Airlie House, Virginia, November 1997. J Clin Oncol 17 (1999) 3835–3849.

17. Hellstrom-Lindberg E, Ahlgren T, Beguin Y, Carlsson M, Carneskog J, Dahl MD, Dybedal I, Grimfors G, Kanter-Lewensohn L, Linder O, Luthman M, Löfvenberg E, Nilsson-Ehle H, Samuelsson J, Tangen JM, Winqvist I, Öberg G, Österberg A, Ost A: Treatment of anemia in myelodysplastic syndromes with granulocyte colony-stimulating factor plus erythropoietin: results from a randomized phase II study and long-term follow-up of 71 patients. Blood 92 (1998) 68–75.

18. Hellstrom-Lindberg E, Gulbrandsen N, Lindberg G, Ahlgren T, Dahl IM, Dybedal I, Grimfors G, Hesse-Sundin E, Hjorth M, Kanter-Lewensohn L, Linder O, Luthman M, Löfvenberg E, Öberg G, Porwit-MacDonald A, Randlund A, Sanuelsson J, Tangen JM, Winquist I, Wisloff F, for the Scandinavian MDS Group: A validated decision model for treating the anaemia of myelodysplastic syndromes with erythropoietin + granulocyte colony-stimulating factor: significant effects on quality of life. Br J Haematol 120 (2203) 1037–1046.

19. Jonasova A, Neuwirtova R, Cermak J, Vozobulova V, Mocikova K, Siskova M, Hochova I: Cyclosporin A therapy in hypoplastic MDS patients and certain refractory anaemias without hypoplastic bone marrow. Br J Haematol 100 (1998) 304–309.

20. Jensen PD, Heickendorff L, Pedersen B, Bendix-Hansen K, Jensen FT, Christensen T, Boesen AM, Ellegard J: The effect of iron chelation on haematopoiesis in MDS patients with transfusional iron overload. Br J Haematol 94 (1996) 288–299.

21. Killick SB, Mufti G, Cavenagh JD, Mijovic A, Peacock JL, Gordon-Smith EC, Bowen DT, Marsh JCW: A pilot study of antihymocyte globulin (ATG) in the treatment of patients with „low-risk" myelodysplasia. Br J Haematol 120 (2003) 679–684.

22. Knauf WU, Berdel WE, Ho AD, Kreuser ED, Thiel E: Combination of mitoxantrone and etoposide in the treatment of the myelodysplastic syndromes transformed into acute myeloid leukemia. Leuk Lymph 12 (1994) 421–425.

23. List A, Dewald G, Bennett J, Giagounidis A, Raza A, Feldman E, Powell B, Greenberg P, Thomas D, Stone R, Reeder K, Wride K, Patin J, Schmidt M, Zeldis J, Knight R for the Myelodysplastic Syndrome-003 Study Investigators: Lenalidomide in the myelodysplastic syndrome with chromosome 5q deletion. N Engl J Med 355 (2006) 1456–1465.

24. Mannone L, Gardin C, Quarre MC, Bernard JF, Vassilieff D, Ades L, Park S, Vaultier S, Hamza F, Beyne-Rauzy MO, Cheze S, Giraudier S, Agape P, Legros L, Voillat L, Dreyfus F, Fenaux P, for the Groupe Francais des Myelodysplasies (GFM): High-dose darbepoetin alpha in the treatment of anaemia in lower risk myelodysplastic syndrome: results of a phase II study. Br J Haematol 133 (2006) 513–519.

25. Miller KB, Kim K, Morrison FS, Winter JN, Bennett JM, Neiman RS, Head DR, Cassileth PA, O`Connell MJ, Kyungmann K: The evaluation of low-dose cytarabine in the treatment of myelodysplastic syndrome: a phase III intergroup study. Ann Hematol 65 (1992) 162–168.

26. Molldrem JJ, Leifer E, Bahceci E, Saunthararajah Y, Rivera M, Dunbar C, Liu J, Nakamura R, Young NS, Barrett AJ: Antithymocyte globulin for treatment of the bone marrow failure associated with myelodysplastic syndromes. Ann Intern Med 137 (2002) 156–163.

27. Nimer SD: Clinical management of myelodysplastic syndromes with interstitial deletion of chromosome 5q. J Clin Oncol 24 (2006) 2576–2582.

28. Propper RD, Cooper B, Rufo RR, Nienhuis AW, Andersen WF, Bunn HF, Rosenthal A, Nathan DG: Continuous subcutaneous administration of deferoxamine in patients with iron overload. N Engl J Med 297 (1977) 418–423.

29. Saba H, Rosenfeld C, Issa JP, Di Persio J, Raza A, Klinek V, Slack J, De Castro C, Mettinger K, Kantarjian H: First report of the phase III North American trial of decitabine in advanced myelodysplastic syndromes. Blood 104 (2204) 67a.

30. Saunthararajah Y, Nakamura R, Nam JM, Robyn J, Loberiza F, Maciejewski JP, Simonis T, Molldrem T, Young NS, Barrett AJ: HLA DR15 (DR2) is overrepresented in myelodyspastic syndrome and aplastic anemaia and predicts a response to immunosuppression in myelodysplastic syndrome. Blood 100 (2002) 1570–1574.

31. Saunthararajah Y, Nakamura R, Wesley R, Wang QJ, Barrett AJ: A simple method to predict response to immunosuppressive therapy in myelodyspastic syndrome. Blood 102 (2003) 3025–3027.

32. Sierra J, Perez WS, Rozman C, Carreras E, Klein JP, Rizzo JD, Davies SM, Lazarus HM, Bredeson CN, Marks DI, Canals C, Boogaerts MA, Goldman J, Champlin RE, Keating A, Weisdorf DJ, De Witte T, Horowitz MM: Bone marrow transplantation for HLA identical siblings as treatment for myelodysplasia. Blood 100 (2002) 1997–2004.

33. Silverman LR, Demakos EP, Peterson BL, Kornblith AB, Holland JC, Odchimar-Reissig R, Stone RM, Nelson D, Powell BL, DeCastro CM, Ellerton J, Larson RA, Schiffer CA, Holland JM: Randomized controlled trial of azacytidine in patients with the myelodysplastic syndrome: a study of the Cancer and Leukemia Group B. J Clin Oncol 20 (2202) 2429–2440.

34. Stadler M, Germing U, Kliche JO, Josten KM, Kuse R, Hofmann WK, Schrezenmeier H, Novotny J, Anders O, Eimermacher H, Verbeek W, Kreipe HH, Heimpel H, Aul C, Ganser A: A prospective, randomized phase II study of horse antithymocyte globulin vs rabbit antithymocyte globulin as immune-modulating therapy in low risk myelodysplastic syndromes. Leukemia 18 (2004) 460–465.

35. Wijermans P, Lubbert M, Verhoef G, Bosly A, Ravoet C, Andre M, Ferrant A: Low-dose 5-aza-2' deoxycytidine, a DNA hypomethylating agent for the treatment of high risk myelodysplastic syndrome: a multicenter phase II study in elderly patients. J Clin Oncol 18 (2000) 956–962.

Autorenadressen

C. Aul
Medizinische Klinik II (Hämatologie, Onkologie und klinische Immunologie)
des St.-Johannes-Hospitals Duisburg Hamborn
An der Abtei 7–11
47166 Duisburg

W. Verbeek
Kliniken Maria Hilf GmbH
Viersener Str. 450
41063 Mönchengladbach

A. Giagounidis
Medizinische Klinik II (Hämatologie, Onkologie und klinische Immunologie)
des St.-Johannes-Hospitals Duisburg Hamborn
An der Abtei 7–11
47166 Duisburg

M. Lübbert
Medizinische Universitäts- und Poliklinik
Hugstetter Str. 55
79106 Freiburg

A. Ganser
Abteilung Hämatologie
Hämostaseologie und Onkologie
Zentrum Innere Medizin
Med. Hochschule Hannover
Carl-Neuenberg-Str. 1
30625 Hannover

8 Chronische myeloproliferative Erkrankungen

Autoren: H. Gisslinger, M. Griesshammer,
H. Heimpel (Korr.), E. Lengfelder, A. Reiter
Experten: H. Cario, H. Gisslinger,
M. Griesshammer, H. Heimpel, H. H. Kreipe,
H. M. Kvasnicka, E. Lengfelder, H. L. Pahl,
A. Reiter, J. Thiele, A. J. Wehmeier,
R. Zankovich

Definition und Basisinformation

Chronische myeloproliferative Erkrankungen (cMPE) sind Störungen der Blutzellbildung, die durch eine neoplastische Entartung der Stammzellen für die Granulo-, Mono-, Erythro- und Megakaryopoese bedingt und durch einen chronischen, aber immer irreversiblen Verlauf gekennzeichnet sind. Charakteristisch ist eine autonome Proliferation meist mehrerer Zellreihen des Knochenmarks mit zeitlich wechselnder Leuko-, Erythro- und/oder Thrombozytose. Im peripheren Blut finden sich zwar unreife Vorstufen, im Gegensatz zu den akuten myeloischen Leukämien aber keine morphologisch abnorme Blastenpopulation.

Die chronische myeloische Leukämie (CML) wird heute als eigene Entität gesehen. Diese Trennung ist sowohl aufgrund der zugrunde liegenden genetischen Veränderungen der CML als auch der in einer eigenen Leitlinie (siehe Beitrag B 8a) dargestellten Handlungskonsequenzen sinnvoll. Die vorliegende Leitlinie behandelt ausschließlich die so genannten Philadelphia-Chromosom-negativen cMPE, schließt also alle Formen aus, bei denen zytogenetisch das durch die reziproke Translokation t(9;22) gebildete Philadelphia-Chromosom und/oder molekulargenetisch ein BCR-ABL-Fusionsgen nachweisbar ist.

Die so definierten cMPE umfassen unterschiedliche Geno- und Phänotypen. Die drei klassischen Formen gehören teilweise demselben Genotyp an, der durch folgende Aberrationen gekennzeichnet ist:
1. die Mutation V617F der intrazytoplasmatisch lokalisierten Rezeptor-assoziierten Januskinase 2 (V617F-JAK2-Mutation) in den klonalen Zellen der Hämatopoese (7, 23)
2. die Bildung erythropoetischer Kolonien im Erythropoetin-(EPO-)freien Milieu und
3. die Expression des Polycythaemia-vera-rubra-Gens (PRV1) in reifen Neutrophilen (24).

Diese Marker werden bei über 90% der Patienten mit Polycythaemia vera und etwa 50% der Patienten mit essentieller Thrombozythämie und idiopathischer Myelofibrose konkordant gefunden. Ihr Nachweis hat in Verbindung mit anderen Risikofaktoren Bedeutung für den Zeitpunkt des Therapiebeginns und die Auswahl verschiedener Therapieoptionen. Folgende Phänotypen, deren Unterscheidung und Definition international vereinbart wurden, werden im Folgenden getrennt behandelt:
– Polycythaemia vera (PV)
– essentielle Thrombozythämie (ET)
– chronische idiopathische Myelofibrose (cIMF)
– nicht eindeutig klassifizierbare cMPE und durch spezielle genomische Aberrationen gekennzeichnete Sonderformen.

Die einzelnen Krankheitsbilder zeigen eine charakteristische Konstellation hämatologischer und klinischer Befunde und werden nach ihren Hauptmerkmalen unterschieden. Bei einigen Patienten sind zum Zeitpunkt der Diagnose diese nicht in charakteristischer Weise ausgeprägt. Man bezeichnet die Erkrankung in diesem Stadium als „(noch) nicht klassifizierbare cMPE". In der Regel führt der weitere Verlauf zur Ausprägung der phänotypischen Merkmale und lässt dann die Zuordnung zu einer der genannten Formen zu. Bei identischem Genotyp kommen Übergänge vom Phänotyp der ET zur PV und zur cIMF vor. Die Unterscheidung, welcher klinische Phänotyp primär vorlag ist dann nur aus den anamnestischen Daten möglich.

cMPE sind Krankheiten des höheren Lebensalters. Der Zeitpunkt der Diagnose liegt meist im 5. und 6. Lebensjahrzehnt, die Inzidenz bei etwa 1 : 100 000/Jahr (Tab. B.8-1), die daraus geschätzte Prävalenz bei etwa 10^{-4}. Wenn die Krankheit im jüngeren und mittleren Lebensalter beginnt, ist die Überlebenszeit wegen geringerer Komorbidität länger als bei älteren Menschen, die relative krankheitsbezogene Mortalität aber höher. cMPE kommen nur selten bei Kindern und Jugendlichen vor. Sie erfordern hier eine besonders sorgfältige Diagnosesicherung mit Abgrenzung hereditärer, phänotypisch ähnlicher Formen und in jedem Einzelfall die Prüfung, ob eine allogene Stammzelltransplantation (SZT) mit kurativem Therapieziel durchgeführt werden sollte.

Tabelle B.8-1 Epidemiologie der cMPE. Neudiagnosen/100 000 Einwohner und Jahr. Die Inzidenzzahlen der ET sind möglicherweise etwas zu hoch, die der cIMF zu niedrig, da präfibrotische Stadien der cIMF mit Thrombozytose als ET klassifiziert wurden (siehe auch [24])

	Inzidenz	18–30 Jahre	30–50 Jahre	> 50 Jahre
PV	0,7	2%	11%	87%
ET	0,9	3%	22%	75%
cIMF/IMF	0,3	< 1%	5%	94%

8.1 Polycythaemia vera (PV)

Definition und Basisinformation

Bei der PV führt die Transformation der hämatopoetischen Stammzellen zu einer EPO-unabhängigen, irreversiblen und progredienten Erhöhung der Erythrozytenproduktion. Zusätzlich findet sich, meist bereits im Anfangsstadium und immer im Verlauf, eine gesteigerte Proliferation auch der Granulopoese und Megakaryopoese. Die Proliferation der Erythropoese steht jedoch im Vordergrund und bestimmt das klinische Bild. Folge der Zunahme des Hämatokrits ist eine erhöhte Blutviskosität mit symptomatischen Mikrozirkulationsstörungen und ein erhöhtes Risiko für thromboembolische Komplikationen, das durch eine erhöhte Thrombozytenzahl und den zumeist gleichzeitig vorhandenen Funktionsdefekt der Thrombozyten zusätzlich verstärkt wird. Die Rate thromboembolischer Komplikationen liegt mit 3–5% pro Jahr nach Diagnose und 20–40% im Gesamtverlauf über derjenigen der vergleichbaren Bevölkerung. Bei bereits abgelaufenen thromboembolischen Ereignissen und in höherem Lebensalter nimmt das Thromboembolierisiko zu (**Empfehlungsgrad C; 18**). Das mediane Alter bei Diagnosestellung liegt zwischen 60 und 65 Jahren. Die Lebenserwartung der älteren Patienten ist bei guter Einstellung der Blutwerte gegenüber der Normalbevölkerung nur wenig eingeschränkt (29).

Ebenso wie bei den anderen Formen der cMPE sind zwei klinische Stadien zu unterscheiden:
– Eine chronische Phase mit Erythrozytose, die bis zu 20 Jahren bestehen kann.
– Eine progrediente Spätphase (früher im angloamerikanischen Sprachgebrauch als „spent phase" bezeichnet), die durch eine periphere Zytopenie, extramedulläre Hämatopoese mit rasch zunehmender Splenomegalie und sekundärer Markfibrose gekennzeichnet ist. Probleme der fortgeschrittenen Erkrankung sind die Entwicklung des Vollbildes der Myelofibrose mit teilweise exzessiver Splenomegalie bei bis zu 25% der Patienten, gehäuften bakteriellen Infekten und Bildung von Autoantikörpern gegen Erythrozyten und/oder Thrombozyten. Bei etwa 10% der Patienten beobachtet man einen Übergang in eine Myelodysplasie oder akute myeloische Leukämie (10, 18).

Diagnostik

Leitbefund Erythrozytose als diagnostisches Problem

Die PV ist in erster Linie gegenüber reaktiven Erythrozytosen (früher auch als Polyglobulie bezeichnet) und den sehr seltenen zugehörigen Formen der angeborenen Erythrozytosen abzugrenzen. Dabei sind folgende Formen zu berücksichtigen:
1. Die **Stresserythrozytose** durch Verminderung des Plasmavolumens (Pseudopolyglobulie), bei starken Rauchern verstärkt durch einen erhöhten Anteil oxydierten Hämoglobins durch Kohlenmonoxidbildung. Sie betrifft vor allem Männer im jüngeren und mittleren Lebensalter mit isolierter grenzwertiger oder mäßiger Erhöhung der Erythrozytenzahl, der Hämoglobinkonzentration und des Hämatokrits. Die Abgrenzung von Frühformen der PV ist bei Fehlen der positiven Kriterien der PV gelegentlich nur durch Verlaufsbeobachtung möglich. Die O_2-Sättigung und die EPO-Konzentration sind normal.
2. Passagere Erythrozytose mit gleichzeitiger Erhöhung von Hämatokrit und Hämoglobinkonzentration aufgrund einer Reduktion des Plasmavolumens bei **schwerer Exsikkose**. Die Abgrenzung ergibt sich aus dem klinischen Bild.
3. Die erworbene sekundäre Erythrozytose infolge **arterieller Hypoxie** bei chronischen Herz- und Lungenerkrankungen. Die O_2-Sättigung ist vermindert, die EPO-Konzentration liegt im oberen Normbereich oder ist erhöht.
Bei Jugendlichen und Erwachsenen des mittleren Lebensalters ist die häufigste Ursache ein Herzfehler mit venös-arteriellem Shunt, im mittleren und höheren Lebensalter eine chronische Lungenerkrankung, vor allem die COPD.
4. **Andere erworbene sekundäre Erythrozytosen,** z.B. infolge renaler Veränderungen (Zystenniere, Nierenarterienstenose) oder infolge einer autonomen EPO-Produktion in Tumoren (Nierenzellkarzinom, Leberzellkarzinom, Hepatom, Phäochromozytom, Hämangioblastom). Die O_2-Sättigung ist normal, die EPO-Konzentration in unterschiedlichem Ausmaß erhöht.
5. **Angeborene Erythrozytosen:** Sporadische oder familiäre primäre angeborene Erythrozytose infolge Erythropoietinrezeptor-Mutationen, die zur erhöhten EPO-Sensitivität erythroider Vorläufer führen. Hämoglobinopathie mit erhöhter Sauerstoffaffinität oder 2,3-DPG-Mangel (z.B. 2,3-DPG-Mutase-Defizienz). Erythrozytosen bei Störungen der Hämoglobinbildung bei *normaler* O_2-Affinität des Hämoglobins. Dies betrifft vor allem die heterozygote β-Thalassämie, aber auch die α-Thalassämia minor und leichte Eisenmangelanämien. Hämoglobinkonzentration, Hämatokrit und mittleres Erythrozytenvolumen sind **vermindert**. Die O_2-Sättigung ist normal, die EPO-Konzentration ist erhöht.

Bei Erythrozytose und gleichzeitiger Leukozytose und/oder Thrombozytose und/oder Splenomegalie ist eine cMPE sehr wahrscheinlich. So genannte **Übergangsfälle** zwischen ET und PV, die sich erst im späteren Verlauf zu einer der beiden Entitäten eindeutig zuordnen lassen, sind V617F-JAK2 und PRV1 positiv (**Empfehlungsgrad B; 13, 17**).

Schwierig kann die Abgrenzung von PV-Fällen mit reiner Erythrozytose von sekundären Erythrozytosen sein, wobei der Hkt unter der von der WHO geforderten Grenze liegen kann. Hierbei ist auch an Frühfälle von PV oder Fälle mit nur langsamem Krankheitsprogress zu denken. Im Einzelfall ist auch bei sekundärer Erythrozytose eine begleitende reaktive Erhöhung von Leukozyten und Thrombozyten möglich, deren Zuordnung in der Regel im Rahmen einer internistischen Gesamtbeurteilung des Patienten möglich ist. Der Nachweis einer V617F-JAK2-Mutation oder einer erhöhten PRV-1-

Expression schließt eine andere primäre oder sekundäre Erythrozytose aus.

Diagnostisches Vorgehen bei Erstfeststellung einer Erythrozytose

Zunächst ist aufgrund der klinischen Daten und der Laborbefunde abzuschätzen, ob eher eine sekundäre Erythrozytose oder eine PV vorliegt. Hierbei sind besonders die Anamnese und Voruntersuchungen, insbesondere Verlaufswerte des Blutbildes über die letzten Monate und Jahre, wichtig. Sinnvolle diagnostische Maßnahmen sind:
- **Anamnese:** Symptome wie Juckreiz, Kopfdruck, Schwindel; arterielle oder venöse thromboembolische Ereignisse, Mikrozirkulationsstörungen, Blutungen, Nikotinkonsum, bekannte Hypertonie, Hinweise auf Herz- oder Lungenkrankheiten oder maligne Tumoren
- **Körperliche Untersuchung:** kardiopulmonaler Auskultationsbefund, Milz- und Lebergröße, Mikrozirkulationsstörungen
- **Labor:** Blutbild einschließlich Differentialblutbild BSG oder CRP, LDH, Ferritin, Quick, PTT, AST, ALT, γ-GT, alkalische Phosphatase, Bilirubin, Harnsäure
- Bestimmung der EPO-Konzentration im Serum
- arterielle Blutgasanalyse
- Sonographie des Abdomens
- Röntgenuntersuchung des Thorax
- EKG, Echokardiogramm, Lungenfunktion.

Folgende Symptome und Befunde sprechen für das Vorliegen einer PV:
- arterielle oder venöse thromboembolische Ereignisse in den Vorjahren
- Mikrozirkulationsstörungen wie Akrozyanose, Raynaud-Syndrom, Erythromelalgie, Augenflimmern, Amaurosis fugax, Schwindel
- Juckreiz, insbesondere nach warmem Baden oder Duschen
- zusätzliche Leuko- und Thrombozytose
- Linksverschiebung und/oder einzelne Erythroblasten im Blutausstrich
- Splenomegalie.

Diagnosesicherung

Weisen die klinischen und laborchemischen Befunde eindeutig in die Richtung einer sekundären (reaktiven) Erythrozytose, so wird die entsprechende Grunderkrankung internistisch abgeklärt und behandelt. Anderenfalls sind zum Ausschluss oder Beweis einer PV oder einer hereditären Erythrozytose folgende Untersuchungen durchzuführen:
- Kontrolle der Epo-Konzentration im Serum
- molekulargenetische Untersuchungen: V617F-JAK2-Mutation. BCR-ABL-Fusionsgen nur wenn V617FJAK2 negativ
- Hämoglobinanalyse, ggf. O_2- Bindungskurve
- Knochenmark: Aspirationszytologie und Histologie mit Eisen- und Faserfärbung. Mitbeurteilung in einem Referenzzentrum
- bei Verdacht auf hereditäre Erythrozytose: Molekulargenetische Untersuchungen des EPO-Rezeptor-Gens bei niedrigem EPO, des VHL-Gens bei normalem oder erhöhtem EPO

Die Bestimmung der Erythrozytenmasse mit ^{51}Cr-markierten Erythrozyten wird in Deutschland im Gegensatz zur Praxis den meisten angelsächsischen Institutionen nicht mehr empfohlen und in den WHO-Kriterien auch nicht mehr gefordert. Sie erlaubt lediglich die Abgrenzung der Stress-Erythrozytose und ist gerade in diagnostisch schwierigen Grenzfällen unzuverlässig oder irreführend (21).

Der **Diagnosebeweis** ergibt sich aus den *modifizierten* WHO-Kriterien:
A1 Erythrozytenzahl über 5,5 G/l (5,0 G/l) **oder** Hb über 18,5 g/dl (16,5 g/Tag) **oder** Hkt über 52% (49%) bei Männern oder (Frauen)
A2 Ausschluss einer sekundären Erythrozytose: o. kongenitalen primären Erythrozytose (s.o.)
A3 V617F-JAK2-Mutation in kernhaltigen Blut- oder Knochenmarkzellen oder PRV1-Expression in reifen Neutrophilen oder klonale zytogenetische Aberration in Knochenmarkzellen außer Ph-Chromosom
A4 Bildung erythropoetischer Kolonien im EPO-freien Milieu
A5 Splenomegalie
B1 Thrombozytenzahl > 450 × G/l
B2 Leukozytenzahl > 12 × G/l
B3 Vermehrung der myelopoetischen Zellen im Knochenmark mit Prominenz der Erythroblasten und Megakaryozyten
B4 verminderte oder niedrig-normale EPO-Konzentration im Serum

Die Diagnose gilt als gesichert, wenn A1 plus A2 oder A3, und eine der anderen Kategorien von A oder zwei der Kategorien von B vorliegen.

Therapie

Die Therapieziele sind im mittleren und höheren Lebensalter **palliativ** und umfassen
- die Beseitigung oder Linderung von Symptomen, welche die Lebensqualität einschränken
- die Verhinderung von thromboembolischen Ereignissen.

Allgemeine Maßnahmen zur Senkung des Thromboembolierisikos sind Gewichtsnormalisierung, regelmäßige Bewegung, Vermeiden von Exsikkose und langem Sitzen, effektive Behandlung kardiovaskulärer Krankheiten, Information der Patienten über Frühsymptome einer Thrombose und der Notwendigkeit des sofortigen Arztkontakts.

Aderlässe sind die schnellste und einfachste Maßnahme zur Normalisierung von Erythrozyten- und Gesamtblutvolumen, zur Absenkung des Hkt und der Beseitigung der Hyperviskosität. Man beginnt mit der Abnahme von 250–500 ml in zwei- bis dreitägigen Abständen bis der Hkt unter 45% gesenkt ist. Bei älteren Menschen oder bei Kreislaufbeschwerden nach dem ersten Aderlass wird die anschließende Gabe von 500 ml einer isotonischen Lösungen empfohlen, obwohl eine Verminderung der sowieso niedrigen Komplikationsrate nicht bewiesen ist. Unter alleiniger Aderlasstherapie ist die Thromboserate erhöht; bei Fehlen von Kontraindikationen wird die Gabe von ASS empfohlen (s.u.)

Die Aderlassfrequenz ist im Verlauf den Hkt-Werten anzupassen, deren Optimum individuell unterschiedlich zwischen 40 und 45% liegen kann.

Der immer eintretende **Eisenmangel** wird nicht substituiert. Die Aderlasstherapie senkt die Thrombozytenzahl nicht, sondern führt eher zu einem Thrombozytenanstieg. Sie wird auch unter zytoreduktiver Therapie fortgeführt, um die Hkt-Werte ohne Dosissteigerung im gewünschten Bereich zu halten.

Acetylsalicylsäure (ASS) 100 mg/Tag ist bei Patienten, die keine Kontraindikation haben (z.B. bei vorausgegangenen Blutungskomplikationen, Ulkusanamnese) zur Primärprophylaxe von arteriellen Thrombosen indiziert, auch wenn gleichzeitig eine zytoreduktive Therapie durchgeführt wird (**Empfehlungsgrad A;** 25). Periphere und zerebrale Mikrozirkulationsstörungen sprechen gut auf ASS an.

Bei einer Thrombozytenzahl ≥ 1 Mio./μl sollte wegen des erhöhten Blutungsrisikos kein ASS verabreicht werden, sondern erst, wenn die Thrombozyten durch zytoreduktive Behandlung auf unter 600000/μl abgesenkt worden sind.

Zum optimalen Zeitpunkt für die Einleitung einer **zytoreduktiven Therapie** gibt es keine gesicherten Daten. Aufgrund nichtrandomisierter Studien (**Empfehlungsgrad C;** 1, 8, 18, 32) wird der Beginn empfohlen bei Vorliegen von mindestens einem der folgenden Kriterien:

Zeichen der unkontrollierten Myeloproliferation:
- Zunahme der Milzgröße oder symptomatische Splenomegalie
- Thrombozyten > 600 G/l
- Leukozyten > 25 G/l
- notwendige Aderlassfrequenz von über 12 pro Jahr
- leukoerythroblastisches Blutbild.

Gesteigertes Risiko für Thromboembolien, klinische Symptome:
- thromboembolische oder hämorrhagische Komplikationen
- Mikrozirkulationsstörungen trotz Einnahme von ASS
- bekannte kardiovaskuläre Risikofaktoren, koronare Herzkrankheit
- symptomatischer Eisenmangel, der eine Fortführung der Aderlässe nicht erlaubt oder eine Eisensubstitution erfordert.

Primäre Standardtherapie ist im höheren Lebensalter **Hydroxyurea** in einer Anfangsdosis von 20 mg/kg KG/Tag. Eine Steigerung auf 40 mg/kg/Tag ist möglich. Die Dosis ist in Kombination mit der Fortführung der Aderlasstherapie anzupassen, um die gewünschten Blutbildwerte zu erreichen. Über die *Altersgrenze* besteht ebenso wie bei anderen cMPE keine Einigkeit. Sie wird teilweise bei einem Alter von 40 Jahren (L1), teilweise bei 60 Jahren angesetzt. Bei jüngeren Patienten, oder bei Versagen oder Unverträglichkeit der Standardtherapie:

Interferon α 3 × 3 Mio. IE/Woche s.c., Steigerung der Dosis nach Blutbild und Verträglichkeit, alternativ pegyliertes Interferon (z.B. PegIntron® 50 μg/Woche s.c., individuelle Steigerung bis auf 150 mg/Woche) (**Empfehlungsgrad B;** 27).

Anagrelide 1–2 mg täglich in allen Altersgruppen bei durch andere zytoreduktive Medikamente nicht einstellbarer hoher Thrombozytenzahl ggf. in Kombination mit Hydroxyurea oder Interferon α. Anagrelide führt in Kombination mit ASS zu einem erhöhten Blutungsrisiko (20).

Imatinib kann die gesteigerte Myeloproliferation bei der PV bremsen (**Empfehlungsgrad B;** 31). Ob dies zu einem therapeutischen Nutzen führt, ist unklar. Die Therapie mit Imatinib und anderen Tyrosinkinasehemmern ist nur innerhalb von Studien gerechtfertigt.

Milzbestrahlung und Splenektomie

Milzbestrahlung in niedrigen fraktionierten Dosen oder Splenektomie (hohes Morbiditäts- und Mortalitätsrisiko) sind Einzelfällen mit Splenomegalie-bedingten Problemen im späten Krankheitsstadium vorbehalten. Sie sind nur unter strenger Indikationsstellung und in enger Kooperation mit dem Strahlentherapeuten bzw. Chirurgen durchzuführen. Wichtig ist die Vor- und Nachbehandlung mit Hydroxyurea zur Thromboembolieprophylaxe und zur Vermeidung einer schnellen Größenzunahme der Leber.

Allogene Knochenmark- bzw. Blutstammzelltransplantation

Die allogene Knochenmark- bzw. Blutstammzelltransplantation als einzige potentiell kurative Therapie ist bei Kindern und Jugendlichen und bei Erwachsenen mit einem Ersterkrankungsalter von unter 35 Jahren zu prüfen. Eine Reduktion der Transplantations-bedingten Mortalität ist analog zu den Daten bei der cIMF wahrscheinlich durch den Einsatz einer Konditionierung mit reduzierter Dosis zu erreichen.

Kinderwunsch und Schwangerschaft

In Analogie zur ET ist mit einer erhöhten Rate an Spontanaborten zu rechnen. Das Risiko für die Mutter ist erhöht (**Empfehlungsgrad C;** 28) und erfordert die engmaschige Überwachung durch Geburtshelfer und Hämatologen. Die Indikation zur Interruptio aus medizinischen Gründen ist im Regelfall nicht gegeben.

Die optimale Therapie der PV während einer Schwangerschaft ist nicht bekannt. Sollte im Einzelfall eine Zytoreduktion erforderlich sein, scheint die Gabe von Interferon am geeignetsten. Es gibt für diese Indikation allerdings keine Zulassung. Niedrig dosiertes ASS kann aufgrund der Datenlage bei der ET auch für die PV empfohlen werden. In den ersten 6 Wochen nach der Geburt soll niedrig dosiertes ASS fortgesetzt werden. Bei vorausgegangenen arteriellen oder venösen Thrombosen empfiehlt sich die Kombination mit niedermolekularem Heparin (19).

Operative Eingriffe

Wichtig ist die gute Einstellung von Hkt und Thrombozytenzahl vor der Operation. Bei schlecht kontrollierten Blutbildwerten besteht ein deutlich erhöhtes Operationsrisiko. ASS ist eine Woche vor dem geplanten Eingriff abzusetzen. Perioperativ wird die Antikoagulation mit Heparin empfohlen.

Chronische myeloproliferative Erkrankungen

Verlaufskontrollen

- Klinische Untersuchung, Blutbild: Abstände abhängig von der Therapieform und der Therapiephase sowie dem individuellen Verlauf der Erkrankung. In der Initialphase der Therapie kurzfristig, nach Erreichen einer stabilen Phase in der Regel einmal monatlich. Gelegentlich ergeben sich lange aderlassfreie Phasen, in denen eine Verlängerung der Kontrollabstände möglich ist.
- Vierteljährliche Kontrollen des klinischen Status und der Laborbefunde unter Berücksichtigung zu erwartender Therapienebenwirkungen und Komplikationen der Erkrankung.
- Die jährliche Untersuchung sollte mit Ausnahme der molekulargenetischen Befunde dem Programm der Diagnostik im Rahmen der Diagnosestellung entsprechen.
- Verlaufsuntersuchungen des Knochenmarks zur Erfassung der seltenen Übergänge in eine akute Leukämie oder Myelofibrose richten sich nach dem individuellen Verlauf, in der Regel werden Untersuchungen alle 2–3 Jahre empfohlen.

8.2 Essentielle Thrombozythämie

Definition und Basisinformation

Die essentielle Thrombozythämie (ET) betrifft vorwiegend die megakaryozytäre Zellreihe. Leitbefund ist die konstante und häufig langsam progrediente Erhöhung der Thrombozytenzahl. Im Knochenmark sind die Megakaryozyten stark vermehrt und oft deutlich vergrößert, hyperlobuliert und in Gruppen gelagert (35). Da spezifische und sensitive Marker fehlen, verlangt die Diagnose zunächst den Ausschluss der häufigeren Ursachen einer reaktiven Thrombozytose, in zweiter Linie den Ausschluss anderer Formen der primären Thrombozytosen. Wegen der allgemeinen Verfügbarkeit von automatischen Plättchenzählgeräten wird sie heute häufiger und auch bei jüngeren Patienten diagnostiziert. Zur Abgrenzung des präfibrotischen Stadiums der cIMF mit initialer Thrombozytose s. unter 8.4.

Diagnose

Leitbefund Thrombozytose als diagnostisches Problem

Der Befund einer erhöhten Thrombozytenzahl in der Routinediagnostik stellt eine wichtige diagnostische Herausforderung dar. Die ET ist zunächst gegenüber den häufigerer sekundären (reaktiven) Thrombozytosen (15) und den nicht den cMPE zugehörigen Formen der primären Thrombozytosen abzugrenzen. Dabei sind folgende Formen zu berücksichtigen:
1. **Akute kurzfristige Thrombozytose** bei akuter Blutung, nach Trauma, großen operativen Eingriffen, akuten bakteriellen Infekten und akuter schwerer körperlicher Anstrengung. Die Diagnose ergibt sich aus der Anamnese und Verlaufskontrollen.
2. **Länger bestehende Thrombozytosen** bei chronischen infektiösen und nichtinfektiösen entzündlichen Krankheiten. Die Diagnose ergibt sich aus dem klinischen Befund und Entzündungsreaktionen wie CRP oder BSG.
3. Thrombozytose bei **Eisenmangel:** Die Diagnose ergibt sich aus dem klinischen Befund, der Mikrozytose und der verminderten Ferritinkonzentration im Serum.
4. Thrombozytose bei **Milzverlust** oder funktioneller Asplenie bei der Sichelzellerkrankung: Die Diagnose ergibt sich aus Anamnese.

Sekundäre Thrombozytosen zeigen nur selten Plättchenzahlen von über 1000 G/l und sind nicht mit einem erhöhten Thromboembolie- und Blutungsrisiko verbunden. Ausnahmen sind langzeitig persistierende Thrombozytosen nach Splenektomie mit Fortbestand einer schweren Hämolyse.

Diagnostisches Vorgehen bei erhöhter Thrombozytenzahl

Zunächst ist aufgrund der klinischen Daten und der Laborbefunde abzuschätzen, ob eher eine sekundäre (reaktive) oder eine primäre Thrombozytose bei ET, CML, PV, cIMF oder einem myelodysplastischen Syndrom vorliegt. Hierbei sind besonders Voruntersuchungen und falls verfügbar, Verlaufswerte des Blutbildes über die letzten Monate und Jahre wichtig. Sinnvolle diagnostische Maßnahmen sind:
- **Anamnese:** insbesondere Symptome und Befunde einer Mikrozirkulationsstörung, arterielle oder venöse thromboembolische Komplikationen, oder Blutungen
- **körperliche Untersuchung:** insbesondere Leber- und Milzgröße
- **Labor:** Blutbild einschließlich Differentialblutbild, BSG oder CRP, LDH, Ferritin, Quick, PTT, AST, ALT, γ-GT, alkalische Phosphatase, Bilirubin, Kreatinin, Harnsäure
- Sonographie des Abdomens
- **Röntgenuntersuchung** des Thorax (nur wenn V.a. sekundäre Thrombozytose).

Folgende Befunde sprechen für das Vorliegen einer ET oder einer anderen Form der cMPE:
1. langjährig erhöhte Thrombozytenzahlen
2. Thrombozytenzahlen von über 1000 G/l
3. Vorliegen von Mikrozirkulationsstörungen, arteriellen oder venösen thromboembolischen Komplikationen oder Blutungen
4. Splenomegalie
5. neutrophile Leukozytose ohne Erhöhung der Entzündungsparameter, leukoerythroblastisches Differentialblutbild oder Erhöhung des Hkt.

Findet sich eine eindeutige oder sehr wahrscheinliche Grunderkrankung als Erklärung der Thrombozytose, so ist zunächst die Verlaufsbeobachtung, wenn möglich nach Elimination der angenommenen Ursache, vertretbar. Sollte die Thrombozytose ohne eindeutige Ursache persistieren, die Thrombozytenzahl weiter ansteigen oder sich nach den oben genannten Untersuchungen die **Hinweise auf das Vorliegen einer primären Thrombozytenerhöhung** verdichten, sind zusätzlich folgende Untersuchungen durchzuführen:

- **Knochenmark:** Zytologie und Histologie mit Eisen- und Faserfärbung. Mitbeurteilung in einem Referenzzentrum.
- **molekulargenetische Untersuchungen:** V617F-JAK2-Mutation, BCR-ABL-Fusionsgen.

Findet sich ein Philadelphia-Chromosom und/oder ein BCR-ABL-Fusionsgen, so ist auch bei zunächst selektiver Thrombozytose die Diagnose einer CML gesichert. Findet sich eine V617F-JAK2-Mutation, so ist die Diagnose einer primären Thrombozytose im Rahmen einer cMPE gesichert. Die weitere Diagnostik reduziert sich dann auf die Frage, ob eine ET oder eine Thrombozytose bei einer anderen Form der cMPE vorliegt. Ein negatives Ergebnis schließt eine ET nicht aus, da nur bei etwa 50% der Fälle die genannten molekularen Marker zu finden sind.

Die Diagnosesicherung der ET erfolgt nach den modifizierten WHO-Kriterien (37):

Positive Kriterien:
A1 Plättchenzahl anhaltend > 600×10^9/l;
A2 ET-typische Knochenmarkhistologie mit vergrößerten, reifen Megakaryozyten
A3 Nachweis der V617F-JAK2-Mutation oder der Überexpression von PRV1

und

Ausschlusskriterien:
B1 Ausschluss einer PV, CML, IMF, Myelodysplasie, reaktiven Thrombozytose.

Die Knochenmarkdiagnostik spielt eine zentrale Rolle (A2!). Sie erlaubt beispielsweise die Abgrenzung einer präfibrotischen IMF (siehe Beitrag B.8.4) gegenüber einer klassischen ET.

Die Diagnose ET ist gesichert, wenn A1 plus A2 und B1 oder A2 plus A3 und B1 erfüllt sind. Übergangsfälle zwischen ET und PV, die sich erst im späteren Verlauf zu einer der beiden Entitäten eindeutig zuordnen lassen, sind meist V617F-JAK2 und PRV1 positiv (**Empfehlungsgrad B; 17**). Bei Frühfällen mit nur mäßig erhöhten Thrombozytenzahlen kann die Diagnose einer ET oder des präfibrotischen Stadiums einer cIMF u.U. durch Nachweis der Jak2-Mutation gestellt werden.

Therapie

Eine kurative Therapie ist nicht bekannt. Die Wahl der Behandlung ist immer ein Kompromiss zwischen der Behandlung ET-bedingter Beschwerden und Risiken einerseits und dem Auftreten medikamentös bedingter Nebenwirkungen andererseits (3). Aufgrund des variablen klinischen Verlaufs richtet sich die therapeutische Strategie an einer individuellen Risikostratifizierung aus. Risikofaktoren für das Auftreten ET-bedingter thromboembolischer Komplikationen sind (**Empfehlungsgrad B; 14**):
- anamnestisch bekannte thromboembolische Komplikationen oder schwere Blutungen
- Alter über 60 Jahre
- Thrombozytenzahlen über 1500×10^9/l (nur für Blutungskomplikationen bewiesen)
- ET-unabhängige kardiovaskuläre Risikofaktoren (arterielle Hypertonie, Diabetes mellitus, Hypercholesterinämie oder Nikotinabusus)
- Vorliegen von thrombophilen Markern
- Vorliegen einer V617F-JAK2-Mutation.

Risikostratifikation

Hoch-Risiko:
Alter > 60 Jahre **oder** thrombembolische bzw. schwere Blutungskomplikationen im Zusammenhang mit der ET **oder** Plättchenzahl > 1500×10^9/l.

Intermediär-Risiko:
Keine Hochrisikokriterien erfüllt **und** Thrombophiliemarker **oder** Vorliegen eines kardiovaskulären Risikofaktors (arterielle Hypertonie, Diabetes mellitus, Hypercholesterinämie oder Nikotinabusus).

Niedrig-Risiko:
Alter < 60 Jahre **und** Plättchenzahl < 1500×10^9/l **und** asymptomatisch **oder** nur Mikrozirkulationsstörungen.

Therapieformen (Einzelheiten s. 8.1)

- ASS 40–100 mg/Tag
- zytoreduktive Behandlung mit Hydroxyurea (HU)
- zytoreduktive Behandlung mit Interferon α (IFN) oder mit pegyliertem IFN
- Behandlung mit Anagrelid.

Bei allen Therapieformen ist in der Regel eine Erhaltungstherapie erforderlich. Die Dosierungen sind im Verlauf den individuellen Werten des Blutbildes anzupassen. Der Zielwert der Thrombozytenzahl ist der Normbereich.

Allgemeine Maßnahmen zur Senkung des Thromboembolierisikos: Gewichtsnormalisierung, regelmäßige Bewegung, Vermeiden von Exsikkose und langem Sitzen, Information der Patienten über Frühsymptome einer Thrombose und der Notwendigkeit eines sofortigen Arztkontaktes. Effektive Behandlung kardiovaskulärer Risikofaktoren (arterielle Hypertonie, Diabetes mellitus, Hypercholesterinämie oder Nikotinabusus).

Thrombozytenaggregationshemmer: ASS 40–100 mg/Tag ist von Nutzen, wenn folgende Beschwerden vorliegen: Erythromelalgie, transiente ischämische Attacken, koronare Ischämien oder Mikrozirkulationsstörungen. Kontraindikationen sind eine hämorrhagische Diathese oder ein anamnestisch bekanntes Ulkusleiden. ASS darf bei sehr hohen Plättchenzahlen (> $1000–1500 \times 10^9$/l) nicht gegeben werden, da es hier häufig zu einem erworbenen von-Willebrand-Syndrom mit konsekutiver Blutungsneigung kommt.

Therapieindikationen nach Risikokonstellation

Bei **Hochrisikopatienten** immer Indikation zur zytoreduktiven Behandlung:
Bei Patienten im höheren Lebensalter (siehe Beitrag B.8.2) **HU** in einer Anfangsdosis von 20 mg/kg und einer Maximaldosis von 40 mg/kg, bei Anämie und/oder Leukozytopenie bei weiterbestehender Thrombozytose **Anagrelid** 1–2 mg täglich.

Bei jüngeren Patienten ist die optimale therapeutische Strategie noch nicht eindeutig definiert. Die unter der **HU-Behandlung** nicht völlig ausgeschlossene Erhöhung des Risikos einer sekundären Leukämie oder anderer Neoplasien, hat zu einem zurückhaltenden Einsatz dieser Substanz bei jungen Patienten geführt. Die Frage ob bei diesen Patienten,

oder bei älteren Patienten mit nicht tolerablen Nebenwirkungen von HU zunächst Anagrelid oder Interferon eingesetzt werden soll, ist nicht geklärt.
Anagrelid wird seit vielen Jahren in der Behandlung der ET eingesetzt. Die Nebenwirkungsrate ist akzeptabel, die Behandlungskosten sind wesentlich höher als bei HU. Die Ergebnisse der MRC-PT-1-Studie (**Empfehlungsgrad B;** 20), in der auch bei jüngeren bei Hochrisikopatienten Hydroxyurea günstigere Resultate ergab als Anagrelid, sind wegen einiger methodische Mängel nicht unproblematisch. Die Ergebnisse der laufenden Anahydret-Studie, die ebenfalls HU mit Anagrelid vergleicht, sind noch nicht bekannt. Die in der PT-1-Studie gemachte Beobachtung, dass Patienten, die mit Anagrelid und Aspirin gleichzeitig behandelt wurden, eine erhöhte Blutungsneigung haben, ist von klinischer Relevanz.
Interferon α (siehe Beitrag B.8.2) wird ebenfalls seit vielen Jahren eingesetzt. **Pegyliertes Interferon** wird bei vergleichbarem Nebenwirkungs- und Wirkungsspektrum wegen der nur einmaligen Injektion pro Woche von vielen Patienten vorgezogen (26).
Bei den **Intermediärisikopatienten** muss die Therapie auf den einzelnen Patienten zugeschnitten und die Vor- und Nachteile der bei den beiden anderen Gruppen dargestellten Alternativen mit diesem diskutiert werden, da die Behandlung dieser Risikogruppe bisher nur begrenzt durch publizierte Daten abgesichert ist. Bei fehlenden Kontraindikationen Einsatz von niedrig dosiertem Aspirin.
Bei **Niedrigrisikopatienten** ist das Risiko thromboembolischer Komplikationen mit zwei Ereignissen auf 100 Patientenjahre nicht eindeutig erhöht (**Empfehlungsgrad B;** 30). Der Nutzen der zytoreduktiven oder ASS-Therapie ist nicht gesichert. Derzeit werden allgemeine Maßnahmen (s.o.) und sorgfältige Überwachung in Hinsicht auf Übergang in eine höhere Risikogruppe empfohlen.

Kinderwunsch und Schwangerschaft

Eine erfolgreiche Schwangerschaft ist bei über der Hälfte der Patientinnen zu erwarten (**Empfehlungsgrad C;** 16). Die häufigste Komplikation ist ein Spontanabort im ersten Trimenon der Schwangerschaft. Das Risiko für die Mutter ist gering, obwohl in Einzelfällen thrombotische oder hämorrhagische Komplikationen beschrieben wurden. Eine Interruptio aus medizinischen Gründen ist nicht angebracht. Die optimale Therapie während einer Schwangerschaft ist nicht bekannt; unter niedrig dosierter ASS wurde eine höhere Rate erfolgreicher Schwangerschaften beobachtet. Sollte im Einzelfall eine Zytoreduktion während der Schwangerschaft erforderlich sein, scheint die Gabe von IFN am geeignetsten.

Verlaufskontrollen

- Klinische Untersuchung, Blutbild: Abstände abhängig von der Therapieform und der Therapiephase sowie dem individuellen Verlauf der Erkrankung. In der Initialphase der Therapie kurzfristig alle 1–2 Wochen; nach Erreichen einer stabilen Phase in der Regel einmal monatlich.
- Halbjährlich Kontrollen des klinischen Status und der Laborbefunde unter Berücksichtigung zu erwartender Therapienebenwirkungen und Komplikationen der Erkrankung.
- Jährlich Ultraschalluntersuchung des Abdomens.
- Die Untersuchung des Knochenmarks zur Erfassung der seltenen Übergänge in eine akute Leukämie oder Myelofibrose richten sich nach dem Verlauf; in der Regel werden Untersuchungen alle 2–3 Jahre empfohlen

8.3 Chronische idiopathische Myelofibrose

Definition und Basisinformation

Bei der chronischen idiopathischen Myelofibrose (cIMF), synonym auch als Osteomyelofibrose (OMF) bezeichnet; stehen die frühzeitige Markfibrose, teilweise mit Osteosklerose und extramedullärer Hämatopoese, und die frühzeitige Milzvergrößerung im Vordergrund. Die in Hinsicht auf primäre klinische Präsentation und Verlauf sehr vielfältige Erkrankung wurde mit verschiedenen Namen belegt, im angelsächsischen Sprachraum z.B. als „MMM" (myelofibrosis with myeloid metaplasia) oder „agnogenic myeloid metaplasia" bezeichnet. Die WHO-Klassifikation unterscheidet ein hyperzelluläres präfibrotisches Frühstadium von den fortgeschritteneren Stadien mit zunehmender Markfibrose, unterschiedlichem Grad extramedullärer Blutbildung, Splenomegalie, Anämie, Thrombozytose oder Thrombopenie und Leukozytose oder Leukopenie mit Linksverschiebung und Erythroblasten im peripheren Blut. Die cIMF ist abzugrenzen von sekundären Myelofibrosen als Folge von anderen myeloproliferativen Erkrankungen, soliden Tumoren oder von entzündlichen Erkrankungen. Die Prognose ist schlechter als die der übrigen Formen. Bei ausschließlich supportiver Behandlung liegt die mediane Überlebenszeit mit großen Unterschieden bei 1–10 Jahren. Im Spätverlauf der Erkrankung gehäufte Infekte bei Immundefizienz und autoimmunhämolytische Anämien und Immunthrombozytopenien. Ebenso wie bei allen anderen cMPE ist das Thromboemberlierisiko erhöht. 2–10% der Patienten sterben an einer akuten myeloischen Leukämie, teilweise nach einem Zwischenstadium eines MDS (2, 6, 10).

Symptome und Befunde

Anämiebedingte Leistungsminderung, uncharakteristische Allgemeinsymptome wie Nachtschweiß oder Gewichtsverlust und/oder durch die Splenomegalie bedingte Oberbauchbeschwerden sind die häufigsten Erstsymptome. Seltener sind gehäufte thrombembolische Ereignisse oder nicht exakt definierbare „rheumatische" Glieder- und Gelenkschmerzen (2).
Die **präfibrotische Frühphase** ähnelt dem Bild der ET mit oft exzessiver Thrombozytose, evtl. einer leichten Anämie und Leukozytose. Sie kann nur anhand der Knochenmarksveränderungen von dieser unterschieden werden. Die Milz ist zunächst nur gering vergrößert. Entdeckt wird die Erkrankung in

diesem Stadium oft als Zufallsbefund im Rahmen einer Routinelaborkontrolle oder im Zusammenhang mit der Abklärung einer zufällig entdeckten Splenomegalie.

Die **fibrotische Phase,** teilweise mit Osteomyelosklerose, ist charakterisiert durch die zunehmende extramedulläre Blutbildung mit oft massiver Hepatosplenomegalie. Das Auftreten von ektopischen myeloischen Metaplasien im fortgeschrittenen Krankheitsstadium ist zwar selten, kann aber fatale Folgen haben, wenn diese die Lunge, den Gastrointestinaltrakt, den Urogenitaltrakt oder das ZNS betreffen. Neben den Symptomen der extramedullären Hämatopoese stehen die Symptome der zunehmenden Panzytopenie (Anämiesymptome, Blutungen und Infekte) im Vordergrund.

Diagnose

Peripheres Blut: Anämie, leukoerythroblastisches Blutbild mit Vermehrung der Normoblasten und Linksverschiebung der Granulopoese bis hin zu Myeloblasten. Poikilozytose, Anisozytose, „Tränentropfenform" der Erythrozyten. Absolute Retikulozytenzahl nicht oder nur inadäquat erhöht. In der Anfangsphase oft Thrombozytose und meist mäßige neutrophile Leukozytose, aber auch Panzytopenie, die im Verlauf immer auftritt und schließlich die klinische Problematik bestimmt. Erhöhte Harnsäure- und LDH-Werte.

Splenomegalie und meist auch Hepatomegalie. Seltener bereits zum Diagnosezeitpunkt extramedulläre Hämatopoese (Haut, Lunge, paravertebral).

Diagnostisch entscheidend ist der **Knochenmarksbefund.** Zytologie meist unergiebig (Punctio sicca). Histologie: Im präfibrotischen Frühstadium erhöhte Zelldichte mit Vermehrung von großen, polymorphen und atypisch verteilten Megakaryozyten und Vorstufen der Granulopoese (36). In anderen Fällen bereits initial ausgeprägte Markfibrose, zusätzlich in Abhängigkeit vom Entwicklungsstadium hämatopoetische Anteile nachweisbar, dabei weiterhin Dominanz atypischer Megakaryozyten. In Spätstadien nur noch Fibrose und Sklerose (34).

Differentialdiagnosen

Bei Patienten mit Hepatosplenomegalie, peripherer Zytopenie, leukoerythroblastischem Blutbild, Tränenzellen und typischer Knochenmarksmorphologie mit Fibrose ist die Diagnose CIMF leicht zu stellen. Schwierigkeiten bereitet die Abgrenzung der hyperzellulären Form gegenüber der essentiellen Thrombozythämie und der fibrotischen Veränderungen gegenüber Myelofibrosen, die aus einer PV oder aus einer CML hervorgegangen sind. Es ist daher der Ausschluss einer Philadelphia-Translokation (t9:22) bzw. eines bcr-abl-Rearrangements erforderlich. Weitere Differentialdiagnosen betreffen Krankheiten die mit sekundärer Knochenmarkfibrose einhergehen können, wie die Haarzellenleukämie, systemischen Mastozytosen, Hodgkin-Lymphom, metastasierte Tumoren, Granulomatosen und die renale Osteodystrophie.

Diagnostik

- Anamnese: Symptome mit Erfassung thrombembolischer Komplikationen und Blutungsereignissen, Begleiterkrankungen
- körperliche Untersuchung
- Sonographie des Abdomens zur Beurteilung von Leber und Milzgröße
- Röntgen-Thorax, bei unklaren Herden Computertomographie
- Labor: Blutbild einschließlich Differentialblutbild und Thrombozytenzahl, Retikulozyten, Quick, PTT, GPT, GOT, alkalische Phosphatase, Bilirubin, Elektrolyte, Kreatinin, Harnsäure, LDH, direkter Coombstest
- Knochenmark: Zytologie und Histologie mit Eisen- und Faserfärbung, Mitbeurteilung in einem Referenzzentrum
- Nachweis der V617F-JAK2-Mutation. Im präfibrotischen Stadium Chromosomenanalyse oder molekulargenetische Untersuchung zum Ausschluss eines Philadelphia-Chromosoms.

Prognoseparameter

In mehreren Studien wurden drei prognostisch bedeutsame Parameter identifiziert (**Empfehlungsgrad B;** 5, 12):
- Hämoglobinkonzentration
- Alter
- Leukozytenzahl.

Die Hämoglobinkonzentration steht dabei an erster Stelle. Eine Hämoglobinkonzentration von < 10 g/dl ist ebenso wie eine Leukozytenzahl von < 4 G/l bzw. > 30 G/l mit einer kürzeren Lebenserwartung assoziiert. Über die Bedeutung der unreifen myeloischen Vorstufen im peripheren Blut bzw. der Ausschwemmung CD34-positiver Stammzellen als Prognoseparameter gibt es kontroverse Auffassungen. Ob unterschiedliche zytogenetische Aberrationen für die Unterschiede in der Prognose verantwortlich sind, kann derzeit nicht beurteilt werden; ebenso ist die Bedeutung der JAK-2-Expression für die Prognose der CIMF-Patienten noch nicht umfassend genug untersucht.

Therapie

Die einzige kurative Therapie ist die **allogene SZT,** die allerdings mit einer Transplantations-assoziierten Mortalität von bis zu 50% belastet ist (**Empfehlungsgrad C;** 4). Bei jüngeren Patienten mit hohem Risiko und HLA-kompatiblem Spender, bei denen eine allogene SZT, vorzugsweise mit dosisreduzierter Konditionierung, in Frage kommt, ist bei grundsätzlichem Einverständnis für einen solchen Eingriff frühzeitig Kontakt mit einem Transplantationszentrum aufzunehmen. Dies gilt in jedem Fall für Kinder und Jugendliche

Zytoreduktive Therapie: Obwohl der Effekt auf die Lebenserwartung nicht durch prospektiv randomisierte Studien gesichert ist, sprechen viele Beobachtungen für eine Verlangsamung der Progression, eine günstige Wirkung auf eine vorbestehende Anämie und eine zeitweise Verbesserung der Lebensqualität. Ein Versuch ist deswegen bei allen Patienten mit

Symptomen oder Zeichen der Progredienz angebracht. Es kommen in Frage:
- primär **HU**, initial 0,5–1 g/Tag p.o. (11) bei Patienten im höheren Lebensalter (siehe Beitrag B.8.2) und bei allen Patienten bei denen eine Behandlung mit IFN wegen Nebenwirkungen abgebrochen werden muss
- **Interferon α**, 3 Mio. IE s.c. 3 ×/Woche, evtl. Steigerung nach Blutbild und Verträglichkeit (11) bei allen jüngeren Patienten oder bei fehlendem Ansprechen auf Hydroxyurea
- **Anagrelid**, das in einer Dosis von 0,5–3 mg täglich, ähnlich wie bei der ET oder PV, die erhöhten Thrombozytenzahlen senkt. Der Effekt auf die klinisch relevanten Folgen und auf die Markfibrose ist noch nicht ausreichend untersucht.

Symptomorientierte Therapie

- **Erythrozytenkonzentrate** bei Hb < 8 g/dl und bei klinischer Symptomatik. Gegebenenfalls Eisenentzug durch Chelate.
- **Androgene** (z.B. Winobanin [Danazol®]) 400–800 mg/Tag über mindestens 2–4 Monate (**Empfehlungsgrad C;** 9). Unter Androgentherapie sollte regelmäßig die Glukosekonzentration kontrolliert werden. Bei weiblichen Patienten ist mit einem Hirsutismus zu rechnen.
- **Erythropoetin**: Bei fehlendem Ansprechen der Anämie auf Androgene und Serumerythropoetin unter 125 U/l Therapieversuch mit Erythropoetin, 30000 E/Woche, Ansprechen nach frühestens 2 Monaten zu erwarten, evtl. besseres Ansprechen bei zusätzlicher IFN-Gabe. Oft ist die Hämoglobinverbesserung nur passager. Bei Langzeittherapie ist mit einer Zunahme der Splenomegalie zu rechnen (6).
- **Kortikoide** bei autoimmunhämolytischer Anämie.
- **Thalidomid** oder **Lenalidomid (Revlimid®)** in Kombination mit Kortikosteroiden. Derzeit außerhalb von Studien spezielle Begründung im Einzelfall erforderlich.
- **Splenektomie** bei therapierefraktärer transfusionsbedürftiger Anämie und ausgeprägter Splenomegalie. Die Anämie ist bei sehr großer Milz häufig durch reversible Sequestration der Erythrozyten in der Milz bei normaler oder erhöhter Erythrozytenmasse bedingt. Vorbereitung und Entscheidungsfindung s. 8.2.
- **Symptomatische Splenomegalie**: zytoreduktive Therapie s.o.
- **Milzbestrahlung** mit kleinen fraktionierten Dosen. Nur unter Blutbildkontrolle, da Verstärkung von Anämie und Thrombozytopenie möglich.
- **Splenektomie**: Postoperative Mortalität bis zu 30%, aber in der Mehrzahl der Überleber mehrjährige Besserung des Allgemeinzustandes und der Anämie möglich, wenn histologisch Resthämopoese nachweisbar und das Erythrozytenvolumen normal oder erhöht ist. Bei Thrombozytose nur nach vorheriger zytoreduktiver Therapie. Wenn vom Blutbild her möglich, anschließende Behandlung mit HU (s.o.), um rasch zunehmende Hepatomegalie zu vermeiden (**Empfehlungsgrad C;** 33).

Verlaufskontrollen

- Körperliche Untersuchung, Blutbild, Harnsäure, LDH und Serumferritin, Sonographie des Abdomens: Abstände abhängig von der Therapieform und dem individuellen Verlauf der Erkrankung.
- Die jährliche Untersuchung sollte mit Ausnahme der molekulargenetischen Befunde dem Programm der Diagnostik bei Diagnosestellung entsprechen.
- Knochenmarkverlaufsuntersuchungen zur Erfassung der Progression oder der Übergänge in eine akute Leukämie richten sich nach dem individuellen Verlauf, in der Regel alle 1–2 Jahre.

8.4 Nicht klassifizierbare cMPE und durch spezielle genomische Aberrationen gekennzeichnete Sonderformen

Definition und Basisinformation

Bei einigen Patienten können die klinischen und laborchemischen Charakteristika zum Zeitpunkt der Diagnose keiner der klassischen cMPE-Entitäten zugeordnet werden und werden daher zunächst als unklassifizierbare cMPE bezeichnet. Mitunter ist eine Abgrenzung zu bestimmten MDS-Subtypen schwierig und wird daher wie die chronische myelomonozytäre Leukämie (CMML) als MDS/MPE-Übergangsform definiert.
Eine CML-typische Erkrankung ohne Ph-Chromosom und/oder BCR-ABL Fusionsgen wird als **atypische CML** bezeichnet. Bei deutlicher Eosinophilie muss eine chronische **Eosinophilenleukämie (CEL)** vom idiopathischen hypereosinophilen Syndrom (HES) abgegrenzt werden. Bei Nachweis einer Klonalität durch molekulargenetische Analysen ist eine CEL gesichert.
Einigen dieser Entitäten liegen aberrante Tyrosinkinase-Fusionsgene oder Punktmutationen innerhalb funktionell wichtiger Tyrosinkinase-Domänen zugrunde. Die dadurch entstehende Aktivierung der Tyrosinkinase ist der Pathogenese der BCR-ABL positiven CML vergleichbar. Der Nachweis von Fusionsgenen oder Punktmutationen durch Zytogenetik und Molekulargenetik ist für eine potentiell mögliche zielgerichtete Therapie („targeted therapy"), z.B. mit TK-Inhibitoren, von Bedeutung.

Symptome und Befunde

Aufgrund der klinischen Symptom- und Befundkonstellation lassen sich die Sonderformen der cMPE von den klassischen Formen in der Regel nicht unterscheiden. Häufig sind auch hier erhöhte Leukozytenzahl, hyperzelluläres Knochenmark, LDH-Erhöhung und Splenomegalie. Das Differentialblutbild ist hinweisend für CMML oder HES/CEL. Die größten Schwierigkeiten bereitet die Differentialdiagnose der Eosinophilie zwischen reaktiven (z.B. bei Allergien oder Autoimmunerkrankungen), nicht-klonalen („idiopathischen" HES) und klonalen Formen. Für die CEL wegweisend sind Vermehrung von Blasten, klonalitätsbeweisende chromosomale Aberrationen, und Nachweis von klonalitätsbeweisenden Fusionsgenen und Mutationen durch FISH oder PCR. Erhöhte Werte für die Serumtryptase finden sich bei der CEL und der systemischen Mastozytose. Die Morphologie des Knochenmarks ist hinweisend für CEL, CMML, MDS/MPE-Übergangsformen und die systemische Mastozytose. Eine Knochenmarkfibrose wird häufig bei der FIP1L1-PDGFRA-positiven CEL gefunden.

Diagnose

- Blutbild- und Differentialblutbild
- Sonographie des Abdomens
- Serummultianalyse:
  - Vitamin B_{12}, LDH
  - Serumtryptase (bei FIP1L1-PDGFRA-positiver CEL und SM erhöht)
  - IgE (bei lymphoproliferativen Varianten des HES erhöht)
- Knochenmarkzytologie und -histologie (einschließlich Faserfärbung und Immunhistochemie für Tryptase und CD25 bei SM)
- Zytogenetik
- Molekulargenetik:
  - Ausschluss BCR/ABL, V617F JAK2
  - immer FISH oder RT-PCR für FIP1L1-PDGFRA bei nichtreaktiver Eosinophilie
  - Nachweis von Fusionsgenen entsprechend der Zytogenetik durch spezifische PCR oder FISH-Analyse
  - Nachweis von Punktmutationen entsprechend der morphologischen Verdachtsdiagnose.

Therapie

Ein Teil der früher weitgehend therapieresistenten Formen kann heute erfolgreich gezielt behandelt werden, wobei die Wahl des wirksamsten Medikaments eine zyto- und molekulargenetische Analyse verlangt und rechtfertigt.
- Fusionsgene unter Beteiligung von PDGFRA oder PDGFRB: Imatinib 100–400 mg p.o./Tag. Patienten mit Fusionsgenen unter Beteiligung von FGFR1 oder JAK2 sowie die häufigsten Punktmutationen (V617F JAK2-positive MPE und D816V KIT-positive SM) sind dagegen Imatinib-resistent
- ohne Nachweis einer molekularen Zielstruktur: zytoreduktive Therapie mit Hydroxyurea, bei ungenügender Wirkung Versuch mit Interferon α
- bei jungen Patienten an allogene SZT denken
- Therapieversuch mit Immunsuppressiva bei idiopathischem HES
- Verwendung neuer TK-Inhibitoren im Rahmen von Studien.

Verlaufskontrollen

- Klinische Untersuchung, Routinelabor
- Zytogenetik und RT-PCR bei Vorliegen von Fusionsgenen unter Beteiligung von PDGFRA oder PDGFRB wie bei BCR-ABL positiver CML in verlaufsbestimmten Intervallen
- Knochenmarkzytologie und -histologie.

Leitlinien

L1 Barbui T, Barosi G, Grossi A, Gugliotta L, Liberato LN, Marchetti M et al.: Practice guidelines for the therapy of essential thrombocythemia. A statement from the Italian Society of Hematology, the Italian Society of Experimental Hematology and the Italian Group for Bone Marrow Transplantation. Haematologica 89(2) (2004) 215–232.

Literatur

1. Anger B, Haug U, Seidler R, Heimpel H: Polycythemia vera. A clinical study of 141 patients. Blut 59 (1989) 493–500.
2. Anger B, Seidler R, Haug U, Popp C, Heimpel H: Idiopathic myelofibrosis: a retrospective study of 103 patients. Haematologica 75 (1990) 228–234.
3. Barbui T, Finazzi G: Clinical parameters for determining when and when not to treat essential thrombocythemia. Semin Hematol 36(1 Suppl 2) (1999) 14–18.
4. Barosi G, Bacigalupo A: Allogeneic hematopoietic stem cell transplantation for myelofibrosis. Curr Opin Hematol 13(2) (2006) 74–78.
5. Barosi G, Berzuini C, Liberato LN, Costa A, Polino G, Ascari E: A prognostic classification of myelofibrosis with myeloid metaplasia. Br J Haematol 70 (1988) 397–401.
6. Barosi G, Hoffman R: Idiopathic myelofibrosis. Semin Hematol 42(4) (2005) 248–258.
7. Baxter EJ, Scott LM, Campbell PJ, East C, Fourouclas N, Swanton S et al.: Acquired mutation of the tyrosine kinase JAK2 in human myeloproliferative disorders. Lancet 365(9464) (2005) 1054–1061.
8. Boivin P: Indications, procedure and results for the treatment of polycythaemia vera by bleeding, pipobroman and hydroxyurea. Nouv Rev Fr Hematol 35 (1993) 491–498.
9. Cervantes F, Alvarez-Larran A, Domingo A, Arellano-Rodrigo E, Montserrat E: Efficacy and tolerability of danazol as a treatment for the anaemia of myelofibrosis with myeloid metaplasia: long-term results in 30 patients. Br J Haematol 129(6) (2005) 771–775.
10. Cervantes F, Tassies D, Salgado C, Rovira M, Pereira A, Rozman C: Acute transformation in nonleukemic chronic myeloproliferative disorders: actuarial probability and main characteristics in a series of 218 patients. Acta Haematol 85 (1991) 124–127.
11. Dingli D, Mesa RA, Tefferi A: Myelofibrosis with myeloid metaplasia: new developments in pathogenesis and treatment. Intern Med 43(7) (2004) 540–547.
12. Dupriez B, Morel P, Demory JL, Lai JL, Simon M, Plantier I et al.: Prognostic factors in agnogenic myeloid metaplasia: a report on 195 cases with a new scoring system. Blood 88(3) (1996) 1013–1018.
13. Goerttler PS, Steimle C, Marz E, Johansson PL, Andreasson B, Griesshammer M et al.: The Jak2V617F mutation, PRV-1 overexpression, and EEC formation define a similar cohort of MPD patients. Blood 106(8) (2005) 2862–2864.
14. Griesshammer M: Risk factors for thrombosis and bleeding and their influence on therapeutic decisions in patients with essential thrombocythemia. Semin Thromb Hemost. In press.
15. Griesshammer M, Bangerter M, Sauer T, Wennauer R, Bergmann L, Heimpel H: Aetiology and clinical significance of thrombocytosis: analysis of 732 patients with an elevated platelet count. J Intern Med 245(3) (1999) 295–300.
16. Griesshammer M, Grunewald M, Michiels JJ: Acquired thrombophilia in pregnancy: essential thrombocythemia. Semin Thromb Hemost 29(2) (2003) 205–212.

17. Griesshammer M, Klippel S, Strunck E, Temerinac S, Mohr U, Heimpel H et al.: PRV-1 mRNA expression discriminates two types of essential thrombocythemia. Ann Hematol 83(6) (2004) 364–370.
18. Gruppo Italiano Studio Policitimia. Polycythemia vera: the natural history of 1213 patients followed for 20 years. Ann Intern Med 123 (1995) 656–664.
19. Harrison C: Pregnancy and its management in the Philadelphia negative myeloproliferative diseases. Br J Haematol 129(3) (2005) 293–306.
20. Harrison CN, Campbell PJ, Buck G, Wheatley K, East CL, Bareford D et al.: Hydroxyurea compared with anagrelide in high-risk essential thrombocythemia. N Engl J Med 353(1) (2005) 33–45.
21. Heimpel H: The present state of pathophysiology and therapeutic trials in polycythemia vera. Int J Hematol 64 (1996) 133–165.
22. Johansson P: Epidemiology of the myeloproliferative disorders polycythemia vera and essential thrombocythemia. Semin Thromb Hemost 32(3) (2006) 171–173.
23. Jones AV, Kreil S, Zoi K, Waghorn K, Curtis C, Zhang L et al.: Widespread occurrence of the JAK2 V617F mutation in chronic myeloproliferative disorders. Blood 106(6) (2005) 2162–2173.
24. Klippel S, Strunck E, Busse CE, Behringer D, Pahl HL: Biochemical characterization of PRV-1, a novel hematopoietic cell surface receptor, which is overexpressed in polycythemia rubra vera. Blood 100(7) (2002) 2441–2448.
25. Landolfi R, Marchioli R, Kutti J, Gisslinger H, Tognoni G, Patrono C et al.: Efficacy and safety of low-dose aspirin in polycythemia vera. N Engl J Med 350(2) (2004) 114–124.
26. Langer C, Lengfelder E, Thiele J, Kvasnicka HM, Pahl HL, Beneke H et al.: Pegylated interferon for the treatment of high risk essential thrombocythemia: results of a phase II study. Haematologica 90(10) (2005) 1333–1338.
27. Lengfelder E, Berger U, Hehlmann R: Interferon-alpha in the treatment polycythemia vera. Ann Hematol 79 (1996) 103–109.
28. Robinson S, Bewley S, Hunt BJ, Radia DH, Harrison CN: The management and outcome of 18 pregnancies in women with polycythemia vera. Haematologica 90(11) (2005) 1477–1483.
29. Rozman C, Giralt M, Feliu E, Rubio D, Cortes MT: Life expectancy of patients with chronic nonleukemic myeloproliferative disorders. Cancer 67 (1991) 2658–2663.
30. Ruggeri M, Finazzi G, Tosetto A, Riva S, Rodeghiero F, Barbui T. No treatment for low-risk thrombocythaemia: results from a prospective study. Br J Haematol 103(3) (1998) 772–777.
31. Silver RT: Imatinib mesylate (Gleevec(TM)) reduces phlebotomy requirements in polycythemia vera. Leukemia 17(6) (2003) 1186–1187.
32. Tefferi A: Polycythemia vera: a comprehensive review and clinical recommendations. Mayo Clin Proc 78(2) (2003) 174–194.
33. Tefferi A, Mesa RA, Nagorney DM, Schroeder G, Silverstein MN: Splenectomy in myelofibrosis with myeloid metaplasia: a single-institution experience with 223 patients. Blood 95(7) (2000) 2226–2233.
34. Thiele J, Chen Y-S, Kvasnicka HM, Diehl V, Fischer R: Evolution of fibro-osteosclerotic bone marrow lesions in primary (idiopathic) osteomyelofibrosis a histomorphometric study on sequential trephine biopsies. Leukemia and Lymphoma 14 (1994) 163–169.
35. Thiele J, Kvasnicka HM, Werden C, Zankovich R, Diehl V, Fischer R: Idiopathic primary osteomyelofibrosis: A clinico-pathological study on 208 patients. Leukemia and Lymphoma 22 (1996) 303–317.
36. Thiele J, Kvasnicka HM, Zankovich R, Diehl V: Clinical and morphological criteria for the diagnosis of prefibrotic idiopathic (primary) myelofibrosis. Ann Hematol 80(3) (2001) 160–165.
37. World Health Organisation: Tumours of the Hemopoietic and Lymphoid Tissues. IARC-Press, Lyon 2001.

Autorenadressen

Prof. Dr. med. Heinz Gisslinger
1. Medizinische Universitätsklinik
Innere Medizin
Lazarettgasse 14
A-1090 Wien

Prof. Dr. med. Martin Griesshammer
Medizinische Universitätsklinik Ulm
Innere Medizin III
Robert-Koch-Str. 8
89081 Ulm

Prof. emerit. Dr. med. Hermann Heimpel
Zentrum für Innere Medizin
Klinik für Innere Medizin III
Robert-Koch-Str. 8
89081 Ulm

PD. Dr. med. Eva Lengfelder
III. Medizinische Klinik Mannheim
Wiesbadener Straße 7–11
68305 Mannheim 31

Prof. Dr. med. Andreas Reiter
III. Medizinische Klinik Mannheim
Wiesbadener Straße 7–11
68305 Mannheim 31

9 Maligne Lymphome

M. Dreyling (Korr.), W. Hiddemann, L. Trümper, M. Pfreundschuh

9.1 Klassifikation und allgemeine Diagnostik

Die malignen Lymphome umfassen eine heterogene Gruppe bösartiger Krankheiten des lymphatischen Systems. Die maligne Zellpopulation lässt sich meist von korrespondierenden Zellen der normalen Lymphopoese ableiten. Neue Erkenntnisse zur Pathogenese und neue diagnostische Techniken (Immunphänotypisierung, molekulare Analytik) bilden zusätzlich zur Morphologie die Grundlage der Klassifikation der Weltgesundheitsorganisation (WHO), die zwischen Lymphomen der B- und T-Zell-Reihe sowie jeweils Lymphomen der Vorläuferzellen der Lymphopoese und reifzelligen Lymphomen unterscheidet. Genomische Veränderungen sind teils in der WHO-Klassifikation als diagnostische Kriterien aufgeführt, darüber hinaus (Array-Analyse) aber noch nicht diagnostisch relevant. Auf den zytologischen Malignitätsgrad als übergreifendes Einteilungsprinzip wird verzichtet. In Tabelle B.9-1 ist die WHO-Klassifikation der Kiel-Klassifikation gegenübergestellt.

In der Praxis hat sich die Einteilung „indolent" (langsam progredient, teilweise „watch and wait" gerechtfertigt) vs. „aggressiv" (rasch progredient, in aller Regel Therapieindikation) bewährt.

Die differenzierte Diagnostik und Klassifikation ist Grundlage krankheitsspezifischer Therapieverfahren, die im Folgenden für jede wichtige Lymphomentität dargestellt werden. Übergreifende Prinzipien der Stadieneinteilung und der Diagnostik werden diesen Abschnitten vorangestellt.

Tabelle B.9-1a   Klassifikation der malignen Lymphome der B-Zell-Reihe.

Aktualisierte Kiel-Klassifikation 1988	WHO-Klassifikation
	Vorläuferzell-Lymphome
B-lymphoblastisch	Vorläuferzell-B-lymphoblastische Leukämie/Lymphome
	periphere Lymphome
B-lymphozytisch, B-CLL, B-prolymphozytisch lymphoplasmozytoides Immunozytom	**B-CLL, kleinzelliges lymphozytisches Lymphom** B-Zell-prolymphozytische Leukämie B-CLL-Variante: mit monoklonaler Gammopathie/ plasmozytoider Differenzierung
lymphoplasmozytisches Lymphom/Immunozytom	**lymphozytisches Lymphom**
zentrozytisch	**Mantelzell-Lymphom** Variante: blastisches Mantelzell-Lymphom
zentroblastisch-zentrozytisch, follikulär zentroblastisch-zentrozytisch, follikulär zentroblastisch, follikulär zentroblastisch-zentrozytisch, diffus	**follikuläres Lymphom** Grad 1, 2 und 3 Grad 3 diffuse Variante kutanes follikuläres Keimzentrumslymphom
	Marginalzonen-B-Zell-Lymphom vom MALT-Typ
monozytoid, einschließlich Marginalzonenlymphom	nodales Marginalzonen-B-Zell-Lymphom Marginalzonen-B-Zell-Lymphom der Milz
Haarzell-Leukämie	Haarzell-Leukämie
plasmazytisch	**Plasmazellmyelom/Plasmozytom**
zentroblastisch (monomorphische, polymorphische und multilobulierte Subtypen) B-immunoblastisch B-großzellig anaplastisch (Ki-1+)	**diffuses großzelliges B-Zell-Lymphom** Varianten: zentroblastisch, immunoblastisch, T-Zell- oder histiozytenreich, anaplastisch großzelliges
	mediastinales (thymisches) großzelliges B-Zell-Lymphom intravaskuläres großzelliges B-Zell-Lymphom primäres Ergusslymphom
Burkitt	**Burkitt-Lymphom** atypisches (pleomorphes) Burkitt-Lymphom

Tabelle B.9-1b Klassifikation der malignen Lymphome der T-Zell-Reihe.

Aktualisierte Kiel-Klassifikation 1988	WHO-Klassifikation
T-lymphoblastisch	**Vorläuferzell-Lymphome** Vorläuferzell-T-Zell-lymphoblastische Leukämie/Lymphom
T-lymphozytisch, CLL Typ, T-prolymphozytische Leukämie	**periphere Lymphome** T-Zell-CLL prolymphozytische Leukämie T-Zell-großzelliges granuliertes lymphozytisches Lymphom aggressive NK-Zell-Leukämie
kleinzelliges zerebriformes Lymphom (Mycosis fungoides, Sézary-Syndrom)	**Mycosis fungoides**/Sézary-Syndrom
T-Zonen-Lymphom lymphoepitheloides Lymphom pleomorphes kleinzelliges T-Zell-Lymphom pleomorphes intermediäres und großzelliges T-Zell-Lymphom T-immunoblastisch	**peripheres T-Zell-Lymphom, nicht spezifiziert** subkutanes Pannikulitis-ähnliches T-Zell-Lymphom hepatosplenisches gamma-delta T-Zell-Lymphom
angioimmunoblastisch (AILD, LgX)	**angioimmunoblastisches T-Zell-Lymphom**
	extranodales NK/T-Zell-Lymphom, nasal und nasaler Typ Enteropathie-typisches T-Zell-Lymphom adulte T-Zell-Leukämie/Lymphom (HTLV1+)
pleomorphes kleinzelliges T-Zell-Lymphom HTLV1+ pleomorphes intermediäres und großzelliges T-Zell-Lymphom HTLV1+	
T-großzellig anaplastisch (Ki-1+)	**anaplastisches großzelliges Lymphom, primär systemisch** primäre kutane CD30-positive T-Zell-proliferative Erkrankung
T-immunoblastisch HTLV1+	

Klinisches Bild, Diagnoseverdacht

- Persistierende und/oder progrediente, meist schmerzlose Lymphknotenvergrößerungen
- Splenomegalie, seltener Hepatomegalie
- extralymphatische Raumforderungen (z.B. HNO-Bereich, Gastrointestinaltrakt, Haut, ZNS)
- Allgemeinsymptome (Fieber, Gewichtsverlust, Nachtschweiß = sog. „B-Symptome")
- Beeinträchtigung der Hämatopoese: Anämie – Abgeschlagenheit und Müdigkeit; Thrombozytopenie – vermehrte Blutungsneigung, Petechien; Granulozytopenie, Hypogammaglobulinämie – Infektneigung.

Diagnose

Zur Sicherung der Diagnose ist die histologische Untersuchung von bioptisch gewonnenem Gewebematerial (Lymphknotenbiopsie, nur in Ausnahmefällen Knochenmark) einschließlich Immunhistochemie obligat. Wenn möglich, sollte Frischmaterial für die zytogenetische und molekularbiologische Analyse asserviert werden. Die alleinige zytologische Untersuchung (Feinnadelpunktion, Knochenmarks- aspirat) ist mit Ausnahme von rein leukämischen Verlaufsformen unzureichend.

Differentialdiagnosen

- Unspezifische, reaktive Lymphadenitis
- Metastasen solider Tumoren
- Kollagenosen (SLE); Sarkoidose
- Tuberkulose, Toxoplasmose, HIV-, EBV-, CMV-Infektion.

Stadieneinteilung

Nach der Ann-Arbor-Klassifikation werden folgende Stadien unterschieden:

I Befall einer einzigen Lymphknotenregion (I/N) oder Vorliegen eines einzigen oder lokalisierten extranodalen Herdes (I/E)

II Befall von zwei oder mehr Lymphknotenregionen auf einer Seite des Zwerchfells (II/N) oder Vorliegen lokalisierter extranodaler Herde (II/E) und Befall einer oder mehrerer Lymphknotenregionen auf einer Seite des Zwerchfells (II/N/E)

III Befall von zwei oder mehr Lymphknotenregionen auf beiden Seiten des Zwerchfells (III/N) oder Befall von lokalisierten extranodalen Her-

Maligne Lymphome

Tabelle B.9-1c   Klassifikation der kutanen T-Zell-Lymphome (4)

1. Vorläufer-T-Zell-Neoplasie
   T-lymphoblastisches Lymphom/Leukämie

2. periphere T-Zell-Lymphome
   T-CLL
   Mycosis fungoides
   Sézary-Syndrom
   pagetoide Retikulose
   pleomorphes klein-, mittel- und großzelliges Lymphom (HTLV-1)
   T-immunoblastisch

3. andere Formen kutaner lymphoproliferativer Erkrankungen
   granulomatöse „Slack-skin"-MF
   lymphomatoide Papulose
   systemische Angioendotheliomatose (angiotropes Lymphom)
   syringolymphoide Hyperplasie mit Alopezie
   subkutanes (lipotropes) T-Zell-Lymphom
   δ-TCR-positives T-Zell-Lymphom
   Non-B-/Non-T-CD4+/CD56+-kutanes Lymphom

---

den und Lymphknotenbefall, so dass ein Befall auf beiden Seiten des Zwerchfells vorliegt (III/E oder III/N/E)

III1   subphrenische Lokalisation, beschränkt auf Milz, zöliakale und/oder portale Lymphknoten allein oder gemeinsam

III2   subphrenische Lokalisation mit Beteiligung paraaortaler, mesenterialer, iliakaler und/oder inguinaler Lymphknoten allein oder gemeinsam

IV   disseminierter Befall eines oder mehrerer extralymphatischer Organe mit oder ohne Befall von Lymphknoten.

Zum lymphatischen Gewebe gehören: Lymphknoten, Milz, Thymus, Waldeyer-Rachenring, Appendix. Zervikale, axilläre und inguinale Lymphknotenvergrößerungen sowie Leber- und Milzvergrößerungen gelten als je eine Region.

Die Stadien erhalten den Zusatz „A" bei Fehlen, „B" bei Vorliegen von:
- nicht erklärbarem Fieber > 38 °C
- nicht erklärbarem Nachtschweiß
- nicht erklärbarem Gewichtsverlust (> 10% des Körpergewichts innerhalb von 6 Monaten).

Die Ann-Arbor-Klassifikation gilt primär für nodale Lymphome, für extralymphatische Lymphome wurden spezielle Klassifikationen vorgeschlagen, die sich in der Praxis aber noch nicht durchgesetzt haben.

Erstuntersuchung

- Anamnese, insbesondere von B-Symptomen
- körperliche Untersuchung
- Zellzählung, Differentialblutbild, Retikulozyten
- BSG, Elektrophorese, Gesamteiweiß
- GOT, GPT, AP, γ-GT, Bilirubin, Kreatinin, Harnsäure, Blutzucker
- LDH, β_2-Mikroglobulin
- Immunfixation
- Quick-Wert, PTT
- Urinstatus
- Coombs-Test, ggf. weitere Hämolyseparameter
- Oberflächenmarker durch FACS-Analyse (nur bei leukämischem Verlauf)
- Knochenmarkzytologie*#, Knochenmarkhistologie*#
- Lymphknotenbiopsie*
- CT Hals/Thorax/Abdomen
- ergänzt durch Sonographie zur Verlaufskontrolle
- bei hochzervikalem Lymphknotenbefall: Liquorpunktion, HNO-ärztliche Untersuchung*
- bei klinischer Symptomatik: Gastroskopie, Koloskopie (speziell: MALT; MCL); Röntgenuntersuchung und/oder Szintigraphie des Skeletts
- PET nur bei fraglichen Befunden in der bildgebenden Diagnostik **und** klinischen Konsequenzen (ggf. histologische Sicherung obligat!)
- Echokardiogramm (vor anthrazyklinhaltiger Therapie), Audiogramm (vor platinhaltiger Therapie)

Verlaufskontrollen

Während und unmittelbar nach Therapie (Therapiekontrolle, Erkennung von Komplikationen und Nebenwirkung)
- Anamnese und körperliche Untersuchung
- Zellzählung, Differentialblutbild, LDH
- Leber- und Nierenfunktionsparameter, ggf. weitere Labordiagnostik zur Therapieüberwachung und Komplikationskontrolle.

Therapiebewertung (Zytoreduktion, Nebenwirkungen) nach jedem 2.–3. Zyklus einer zytostatischen Therapie sowie bei Verdacht auf Progression oder Komplikation:
- Anamnese und körperliche Untersuchung
- Kontrolle initial pathologischer Befunde, soweit zur Entscheidungsfindung erforderlich
- Ausschluss von Therapiekomplikationen (Leber-, Nierenparameter; bei klinischen Verdacht Echokardiographie, Röntgen Thorax, ggf. Lungenfunktion, Audiogramm).

---

* Bei CLL und Mycosis fungoides entbehrlich
\# Entbehrlich bei „watch and wait"-Strategie, unabhängig vom Vorliegen einer KM-Infiltration.

Verlaufskontrollen nach Abschluss der Therapie in 3- bis 6-monatigen, ab dem vierten Jahr in 12-monatigen Abständen (Remissionsüberwachung bzw. Rezidiverkennung, Erkennung von Langzeittoxizität):
- Anamnese und körperliche Untersuchung
- Zellzählung, Differentialblutbild
- LDH, Nieren- und Leberfunktionsparameter
- Kontrolle initial pathologischer Befunde (bildgebende Verfahren)
- PET bzw. PET-CT **nur** bei klinischen Konsequenzen bzw. in klinischen Studien
- weiterführende Diagnostik in Abhängigkeit von den initial und im Verlauf erhobenen Befunden.

9.2 Reifzellige Lymphome der B-Zell-Reihe

9.2.1 Chronische lymphatische Leukämie

Siehe Beitrag B 9a.

9.2.2 Haarzellenleukämie

Definition und Basisinformation

Seltene Erkrankung des mittleren und höheren Lebensalters (medianes Erkrankungsalter 55–60 Jahre) mit einer Prävalenz für das männliche Geschlecht (M : F = 4 : 1). Pathogenetisch liegt die Transformation früher Stammzellen der B-Zell-Reihe zugrunde.

Klinisches Bild

Typisch ist die Kombination von Splenomegalie und peripherer Panzytopenie. Oft ist das Knochenmark nicht oder schlecht aspirierbar. In Abhängigkeit vom Stadium der Erkrankung kann die Infektanfälligkeit, seltener auch die Blutungsneigung erhöht sein.

Diagnose

Die Diagnose beruht auf der Untersuchung von Blut und Knochenmark (charakteristische Histologie!):
- typische Morphologie von „Haarzellen"
- Immunphänotyp mit Expression von B-Zell-Markern, CD11c und CD103 (cave: Variante!)
- positive tartratresistente saure Phosphatasereaktion.

Wichtigste Differentialdiagnosen

Splenisches Marginalzonenlymphom, lymphoplasmozytisches Lymphom, CLL, aplastische Anämie. Eine **Stadieneinteilung** ist nicht gebräuchlich.

Diagnostik

Die initiale Diagnostik umfasst die in Abschnitt B 9.1 dargestellten Schritte unter Verzicht auf Lymphknotenbiopsie, computertomographische Untersuchungen von Thorax und Abdomen, HNO-ärztliche Untersuchung und die erweiterte Diagnostik zur Stadieneinteilung.

Verlaufskontrollen

Siehe Abschnitt B 9.1.

Therapie

Aufgrund der günstigen Prognose ist die Therapie erst beim Auftreten von Symptomen indiziert:
- behandlungsbedürftige Anämie
- vermehrte Infektanfälligkeit
- klinisch relevante Panzytopenie (z.B: Thrombozyten < 100 000/μl, Leukozyten < 2000/μl)
- B-Symptome
- symptomatische Splenomegalie.

Therapieverfahren

Cladribin (2-CDA) 0,1 mg/kg KG/Tag s.c. oder als Dauerinfusion über 5–7 Tage. Wiederholung nur bei ungenügendem Ansprechen oder Wiederauftreten von krankheitsassoziierten Symptomen. Im Vergleich zu Interferon-α erzielt Cladribin höhere Remissionsraten und insbesondere Langzeitremissionen und ist daher die Standardtherapie, allerdings kann die anfängliche Panzytopenie und T-Zell-Depletion zu infektiösen Komplikationen führen.
Interferon-α: Beginn mit 0,5–1 Mio. IE pro Tag s.c.; Eintreten eines therapeutischen Effekts innerhalb von 2–3 Monaten. Nach Erreichen einer Remission Fortführung der Therapie für 12 Monate. Wiederaufnahme der Interferonapplikation bei erneuten Krankheitszeichen.
Eine primäre Splenektomie ist nur selten bei sehr großer Milz oder Therapieversagen indiziert.
Im Rezidiv kann eine Rituximabtherapie eine erneute Remission erzielen.

9.2.3 Morbus Waldenström (Lymphoplasmozytisches Lymphom)

Klinisches Bild

Zugrunde liegend ist ein lymphoplasmozytisches Lymphom. Der typischerweise vorhandene M-Gradient vom IgM-Typ verursacht hyperviskositätsbedingte oder kälteinduzierte Mikrozirkulationsstörungen. Coombs-positive immunhämolytische Anämien und Thrombopathien sind häufig. Ein Knochenmarkbefall ist oft gegenüber dem nodalen Befall dominierend.

Diagnose

Siehe Abschnitt B 9.1.

Wichtigste Differentialdiagnosen

- Chronische lymphatische Leukämie
- Plasmozytom
- andere Lymphomsubtypen.

Diagnostik und Verlaufskontrollen

Siehe Abschnitt B 9.1.

Therapie

Die Therapie sollte bei klinischen Beschwerdebild bzw. einem drohenden Hyperviskositätssyndrom eingeleitet werden. Allgemein werden Chlorambucil oder Fludarabin-haltige Regime in der Primärtherapie eingesetzt (s. Beitrag B.9a „CLL"); Die Kombination mit Rituximab führt zu höheren Ansprechraten und längeren Remissionen. Im Rezidiv ist die Therapie mit Purinanaloga (Fludarabin) bezüglich der Remissionsrate und -dauer einer anthrazyklinhaltigen Chemotherapie signifikant überlegen. Bei symptomatischem Hyperviskositätssyndrom kann eine Plasmapherese durchgeführt werden.

9.2.4 Marginalzonenlymphom

Definition und Basisinformation

Die Marginalzonenlymphome (MZL) umfassen drei morphologisch und immunphänotypisch ähnliche Entitäten:
- extranodales MZL (Mukosa-assoziiertes MZL/MALT-Lymphom, für das Bronchus-assoziierte MZL wird auch der Begriff BALT, für das Haut-assoziierte MZL der Begriff SALT verwendet)
- nodales MZL (monozytoides Lymphom einschließlich des nodalen lymphoplasmozytischen Lymphom nach Kiel-Klassifikation)
- splenisches MZL (mit villösen Lymphozyten).

Das MZL entsteht aus transformierten Zellen der Marginalzone des Lymphknotens und ist durch seine Proliferationsfähigkeit in nichtlymphatischen Geweben gekennzeichnet. Die Zellen exprimieren zytoplasmatisch oder membranständig Immunglobuline und B-Zellmarker, aber nicht den T-Zellmarker CD5 oder den B-Zellvorläufermarker CD10. Häufig sind sie mit Autoimmunerkrankungen assoziiert (Sjögren-Syndrom, Hashimoto-Thyreoiditis). Eine besondere Form sind MALT-Lymphome des Magens, die häufig durch eine chronische Infektion mit *Helicobacter pylori* verursacht werden.

Liegt der Übergang in ein hoch malignes Lymphom (in der Regel diffus großzellig) vor, so ist die sekundäre Transformation zusätzlich zu bezeichnen und die Therapiestrategie entsprechend auszurichten.

Die **klinische Symptomatik** beruht auf nodalen (oder extranodalen) Manifestationen wie Hautinfiltraten oder Vergrößerungen von Speicheldrüsen, Schilddrüse oder anderen Strukturen. Bei MALT-Lymphomen des Magens treten Oberbauchbeschwerden, Erbrechen, Diarrhö und gelegentlich Blutungen auf.

Diagnose

Siehe Abschnitt B 9.1.

Wichtigste Differentialdiagnosen

Andere Lymphomsubtypen, siehe Abschnitt B 9.1.

Stadieneinteilung

Siehe Abschnitt B 9.1 zur Stadieneinteilung nodaler und gastrointestinaler Lymphome.

Diagnostik

Siehe Abschnitt B 9.1.
Bei MALT-Lymphomen des Magens ist die Bestimmung einer *Helicobacter-pylori*-Besiedlung obligat. Zusätzlich sind Stufenbiopsien (auch aus makroskopisch unauffälligen Bereichen) zum Ausschluss eines multifokalen Befalls oder einer hochmalignen Lymphomkomponente sowie eine Endosonographie zur Bestimmung der Eindringtiefe und der Beteiligung regionärer Lymphknoten erforderlich.

Therapie

Bei niedrig-malignen MALT-Lymphomen des Magens in sehr frühen Stadien kann eine Eradikationsbehandlung von *Helicobacter pylori* zu einer Rückbildung des Lymphoms führen. Eine anschließende engmaschige Verlaufskontrolle ist obligat.
Die Mehrzahl von Marginalzonenlymphomen tritt in den Stadien I und II auf. In diesen Fällen ist eine Involved-field-Bestrahlung indiziert. Behandlung der fortgeschrittenen Stadien III und IV wie bei follikulären Lymphomen.
Obwohl beim splenischen MZL häufig eine KM-Infiltration vorliegt, stellt bei milzdominantem Befall die Splenektomie die Therapie der Wahl dar.

9.2.5 Follikuläre Lymphome

Definition und Basisinformation

Das follikuläre Lymphom entspricht dem zentroblastisch/zentrozytischen Lymphom der Kiel-Klassifikation. Die jährliche Inzidenz beträgt 5–7/100 000, das mediane Erkrankungsalter liegt bei 55–60 Jahren. Männer und Frauen erkranken gleich häufig. Das seltene follikuläre Lymphom Grad 3b wird wie das diffuse großzellige Lymphom behandelt.
Zytogenetisches Merkmal ist in über 80% der Fälle die chromosomale Translokation t(14;18)(q32;q21), die durch Kopplung an den Immunglobulin-Promotor zu einer Überexpression des anti-apoptotischen *bcl-2*-Onkogens führt.

Klinisches Bild

Follikuläre Lymphome werden zu über 80% in fortgeschrittenen Stadien diagnostiziert. Typische Symptome siehe Abschnitt B 9.1.

Diagnose, wichtigste Differentialdiagnosen und Stadieneinteilung

Siehe Abschnitt B 9.1.

Prognostische Faktoren

Der FLIPI-Index erlaubt die Unterscheidung in drei Patientengruppen mit unterschiedlicher Prognose (Niedrigrisiko: 0–1 Faktoren, mittleres Risiko: 2 Faktoren, hohes Risiko: 3–5 Faktoren). Die einzelnen Faktoren sind:
- \> 4 befallene Lymphknotenregionen
- LDH-Erhöhung
- Alter > 60 Jahre
- Stadium III oder IV
- Hämoglobin < 12 g/dl.

Therapie

Das Vorgehen richtet sich nach dem Krankheitsstadium:

Stadium I und II

Eine lokale Bestrahlung („extended" oder „involved field") mit einer Gesamtdosis von mindestens 30 Gy ist in der Lage, lang anhaltende Krankheitsfreiheit und potentielle Heilungen zu erzielen.

Stadium III und IV

Bei fehlender Symptomatik ist im fortgeschrittenen Stadium eine abwartende Haltung („watch & wait") indiziert, die Behandlung wird erst beim Auftreten krankheitsassoziierter Symptome (B-Symptome, hämatopoetische Insuffizienz, Einschränkung der Lebensqualität durch Lymphomprogression) eingeleitet. Initiale Zytoreduktion durch zytostatische Kombinationstherapie:

CHOP: Cyclophosphamid 750 mg/m² KO/Tag 1 i.v.
Adriamycin 50 mg/m² KO/Tag 1 i.v.
Vincristin 1,4 mg/m²/Tag i.v. (max. 2 mg)
Prednison 100 mg/m² KO Tag 1–5 p.o.
MCP: Mitoxantrone 8 mg/m² KO/Tag 1–2 i.v.
Chlorambucil 3 × 3 mg/m²/Tag 1–5 p.o.
Prednison 25 mg/m² KO Tag 1–5 p.o.
B(M): Bendamustin 90 mg/m²/Tag 1–2 i.v.
Mitoxantrone 6 mg/m² KO/Tag 1 i.v.

Eine Kombination der Chemotherapie mit dem Anti-CD20-Antikörper Rituximab, jeweils 375 mg/m² pro Zyklus (z.B. R-CHOP), führt zu einem signifikant verlängerten pogressionsfreien und Gesamtüberleben und stellt den aktuellen Therapiestandard dar (14).

Wiederholung alle 3 (CHOP) oder 4 (MCP, B(M)) Wochen für 4–6 Kurse bis zum Erreichen einer Remission. Bei älteren und komorbiden Patienten ist in Niedrigrisikofällen alternativ eine Monotherapie mit Chlorambucil (s. Beitrag B 9a, CLL) möglich.

Die alleinige Gabe von Anti-CD20-Antikörper (Rituximab) führt in ca. 70% der rezidivierten follikulären Lymphome zu Remissionen, aufgrund der kurzen Remissionsdauer ist allerdings die Antikörper-Monotherapie ebenfalls Niedrigrisikofällen mit Kontraindikationen für eine Chemotherapie vorbehalten.

Therapie in Remission

Bei Erreichen einer Remission kann die Applikation von Interferon-α (3 × 3–5 Mio. IE/Woche s.c.) zu einem verlängerten krankheitsfreien Überleben führen, und ist in Abhängigkeit vom individuellen Nebenwirkungsprofil indiziert. Im Rezidiv resultiert eine Rituximab-Erhaltungstherapie in einer deutlich verlängerten Remissionsdauer (9).

Die konsolidierende Hochdosistherapie mit Stammzelltransplantation führt zu einer Verlängerung des progressionsfreien Überlebens; aufgrund fehlender Daten zum Gesamtüberleben (mögliche Spättoxizitäten: sekundäre Neoplasien) ist sie in der Primärtherapie jedoch klinischen Studien vorbehalten (20). Im Rezidiv führt die myeloablative Konsolidierung dagegen zu einer signifikanten Verlängerung des Gesamtüberlebens.

Therapie im Rezidiv

Bei langer Remission evtl. erneute Gabe der Primärtherapie (cave: kumulative Anthrazyklindosis!), ansonsten ist eine nicht kreuzresistente Chemotherapie empfohlen, z.B. FCM in Kombination mit Rituximab:
R-FCM: Fludarabin 25 mg/m²/d Tag 1–3
Cyclophosphamid 200 mg/m²/d Tag 1 und 3
Mitoxantron 8 mg/m²/d Tag 1
Rituximab 375 mg/m² KO Tag 1
(ggf. Tag 0).

Alternativ kann eine Radioimmuntherapie mit I-131 oder Y-90 gekoppelten Anti-CD20-Antikörpern (bevorzugt als Konsolidierung nach Chemotherapie-Induktion) eingesetzt werden. Die potentiell kurative allogene Blutstammzelltransplantation mit dosisreduzierter Konditionierung weist eine hohe therapieassoziierte Morbidität auf und sollte bevorzugt in klinischen Studien eingesetzt werden. Insbesondere junge Patienten im Frührezidiv sollten in einem Transplantationszentrum vorgestellt werden.

9.2.6 Mantelzell-Lymphom

Definition und Basisinformation

Entspricht dem zentrozytischen Lymphom der Kiel-Klassifikation. Aufgrund der variablen Morphologie ist das Mantelzell-Lymphom erst seit Identifikation der charakteristischen Translokation t(11;14)(q13;q32), als eigenständige Entität akzeptiert. Die Tumorzellen zeigen eine Koexpression von B-Zellmarkern und CD5, im Gegensatz zur CLL aber kein CD23. In nahezu allen Fällen ist eine Cyclin-D1-Überexpression nachweisbar.

Die jährliche Inzidenz beträgt 2/100 000, der Altersmedian liegt bei 65 Jahren mit einer Prävalenz des männlichen Geschlechts von ca. 3:1. Mantelzell-Lymphome haben einen rasch progredienten Verlauf mit einer medianen Überlebenszeit von weniger als 3 Jahren.

Klinisches Bild

Das klinische Bild wird durch Lymphknotenvergrößerungen und oft eine Splenomegalie bestimmt. Extranodale Manifestationen (z.B. Darmbefall, Meningeosis lymphomatosa) sind häufiger als bei den follikulären Lymphomen. In ca. 80% liegt eine Knochenmarkinfiltration vor, in 20–30% der Fälle werden Lymphomzellen im Blut nachgewiesen.

Wichtigste Differentialdiagnosen

– Chronische lymphatische Leukämie
– andere Lymphomsubtypen (z.B. follikuläres Lymphom).

Stadieneinteilung

Siehe Abschnitt B 9.1.

Diagnostik

Siehe Abschnitt B 9.2.5 „Folliküläre Lymphome". Zusätzlich immunhistochemische Bestimmung von Cyclin D1 und dem Proliferationsmarker Ki67 (prognostische Relevanz).

Therapie

Stadium I und II: Bei hoher Tumorlast ist eine initiale Chemotherapieinduktion indiziert, eine konsolidierende Strahlentherapie kann zu lang anhaltenden Remissionen führen (s. Abschnitt B 9.2.5).
Stadium III und IV: Ein sofortiger Beginn einer zytoreduktiven Therapie (z.B. CHOP) ist indiziert. Die Kombination mit Rituximab führt zu 20–30% höheren Remissionsraten. Die konsolidierende Hochdosistherapie mit Stammzelltransplantation führt zu einer Verlängerung des progressionsfreien Überlebens (6).

Im Rezidiv sind eine allogene Blutstammzelltransplantation mit dosisreduzierter Konditionierung bzw. bei älteren Patienten eine Radioimmuntherapie-Konsolidierung mit Anti-CD20-Antikörpern zu diskutieren. Neuere molekulare Ansätze (Proteasom-Inhibitoren, mTOR-Antagonisten) weisen im Rezidiv eine der Chemotherapie vergleichbare Effektivität auf.

9.2.7 Diffuses großzelliges B-Zell-Lymphom

Definition und Basisinformation

Die diffusen großzelligen B-Zell-Lymphome (DLB-CL) machen ca. 30% der Neuerkrankungen an malignen Lymphomen aus (2). Hierzu gehören nach der Kiel-Klassifikation das zentroblastische, das immunoblastische und das großzellige anaplastische B-Zell-Lymphom, die in der WHO-Klassifikation als Varianten anerkannt sind. Das follikuläre Lymphom Grad 3b (Kiel-Klassifikation: follikuläres zentroblastisches Lymphom, sekundär hoch malignes follikuläres Lymphom), das blastoide Mantelzell-Lymphom, das mediastinale großzellige B-Zell-Lymphom und das primäre Ergusslymphom/intravasales Lymphom werden wie das großzellige diffuse B-Zell-Lymphom behandelt.

Klinisches Bild

Die klinische Symptomatik ist durch rasch zunehmende Lymphknotenschwellungen oder extranodale Tumorbildung und allgemeine Tumorzeichen bestimmt.

Diagnose, wichtigste Differentialdiagnosen und Stadieneinteilung

Siehe Abschnitt B 9.1.

Diagnostik

Erstuntersuchung siehe Abschnitt B 9.1.
Bei Patienten, bei denen eine Hochdosistherapie mit autologem Stammzellsupport geplant ist, sind immer erforderlich:
- Echokardiographie
- Lungenfunktion mit Diffusionskapazität
- Virusserologie (Hepatitis A, B, C, CMV, Herpes simplex).

Prognostische Faktoren

Folgende Parameter sind mit einer ungünstigen Prognose assoziiert und erlauben die Unterscheidung von vier Patientengruppen mit unterschiedlicher Prognose (IPI: internationaler prognostischer Index; The International Non-Hodgkin's Lymphoma Prognostic Factors Project, 1993):
- Alter > 60 Jahre
- Stadium III und IV
- > 1 extranodaler Befall
- schlechter Allgemeinzustand (ECOG = 2)
- hohe LDH (> oberer Normalwert).

In der Subgruppenanalyse der Patienten ≤ 60 Jahre wird der „age-adjusted IPI" angewendet, bestehend aus Stadium, Performance Status und LDH. Dabei ist bereits das Vorliegen eines einzigen Risikofaktors prognostisch relevant, allerdings ist die Zahl der Extranodalbefälle lediglich für Patienten > 60 Jahre ein unabhängiger prognostischer Faktor. Innerhalb klinischer Studien hat sich darüber hinaus eine sog. bulky disease (> 7,5 cm Durchmesser) als prognostisch relevant gezeigt. Eine Modifikation des IPI unter Rituximab-haltiger Therapie (R-IPI) wird derzeit erstellt.

Verlaufskontrollen

Siehe Abschnitt B 9.1.

Therapie

Der primäre Therapieansatz ist kurativ. Mit dem 1976 eingeführten CHOP-Protokoll werden ca. 40% der Patienten geheilt. Intensivere Polychemotherapieprotokolle der so genannten dritten Generation zeigten im randomisierten Vergleich keine Verbesserung der Therapieergebnisse gegenüber dem CHOP-Regime. Verkürzte Chemotherapien (3–4 Zyklen, gefolgt von „Involved field"-Bestrahlung) sind einer Standard-Chemotherapie mit voller Zykluszahl unterlegen (nur im Stadium I ohne Risikofaktoren sind beide Strategien dann möglich, wenn eine volldosierte Chemotherapie nicht durchführbar ist). Grundsätzlich werden 6–8 Zyklen Chemotherapie appliziert. Der Wert einer Bestrahlung ist bislang nicht gesichert. Die Empfehlung einer **konsolidierenden Strahlentherapie als additive Maßnahme** nach Erreichen einer Remission durch eine Chemotherapie mit ungekürzter Zykluszahl für ursprüngliches „bulky disease" stützt sich auf die Ergebnisse einer kleinen randomisierten Studie aus Mexiko mit 88 Patienten. In Deutschland wird der Wert der konsolidierenden Strahlentherapie bei initialem bulky disease oder Extranodalbefall im Rahmen einer klinische Studie überprüft und außerhalb von Studien empfohlen.

Aufgrund der IPI-Analyse unterscheidet man drei Therapiegruppen:
1. ältere Patienten (> 60 Jahre)
Generell wird bei älteren Patienten eine Vorphase-Chemotherapie empfohlen. In Studien mit Rituximab-CHOP-14 wird zusätzlich eine Infektionsprophylaxe mit Aciclovir und Co-trimoxazol befürwortet. Eine Verkürzung der Therapieintervalle einer Chemotherapie mit CHOP von 3 auf 2 Wochen (CHOP-14) bei gleichzeitiger G-CSF-Gabe (Tag 4–12) führt bei Patienten > 60 Jahre zu einer Verbesserung von Remissionsraten, ereignisfreiem und Gesamtüberleben. Vergleichbare Verbesserungen sind mit 3-wöchigen CHOP durch die Kombination mit dem rekombinanten Anti-CD20-Antikörper Rituximab zu erzielen. Die besten Ergebnisse bei älteren Patienten wurden bisher für 6 Zyklen CHOP-14 in Kombination mit 8 Applikationen von Rituximab (R-CHOP-14) erreicht.
2. jüngere Niedrig-Risikopatienten
Bei jüngeren Patienten mit niedrigem Risiko (0 oder 1 Risikofaktor entsprechend aaIPI) führt die Hinzunahme von Rituximab zu einer signifikanten Verbesserung von Remissionsraten, ereignisfreiem und Gesamtüberleben. Dabei lassen sich Patienten mit besonders guter Prognose (IPI 0), keine bulky disea-

se von denen mit ungünstigerer Prognose abgrenzen. Patienten mit besonders günstiger Prognose erzielten ein ereignisfreies Überleben von 97% nach 34 Monaten (29). In klinischen Studien wird deshalb eine Reduktion der Chemotherapiezyklenzahl überprüft. Für Patienten mit ungünstigerer Prognose wird in laufenden klinischen Studien die Verkürzung der Therapieintervalle (CHOP-14) prospektiv getestet.
CHOEP (CHOP + Etoposid) ist zwar wirksamer als CHOP, R-CHOP ist hier aber ebenso wirksam wie R-CHOEP. CHOEP sollte daher CD20-negativen Fällen vorbehalten bleiben.

3. jüngere Hochrisiko-Patienten
Bei jüngeren Hochrisikopatienten werden zur Verbesserung der Therapieergebnisse Studien zur Dosisintensivierung und Dosiseskalation mit Stammzellsupport durchgeführt. Die Kombination der Rituximabgabe mit Chemotherapie ist auch hier der Chemotherapie überlegen **(Evidenzlevel II)**. Die Datenlage für diese Patientengruppe ist momentan noch zu gering, um eine allgemeine Empfehlung auszusprechen. Daher sollten alle Patienten in dieser Risikogruppe innerhalb von klinischen Studien behandelt werden.
Bei einem Rezidiv ist die Hochdosistherapie mit autologer Stammzelltransplantation bei Patienten < 60 Jahre die Therapie der Wahl Radioimmuntherapie und allogene Stammzelltransplantation werden in klinischen Studien geprüft.

9.2.8 Mediastinales großzelliges B-Zell-Lymphom

Definition und Basisinformation
Primär mediastinale großzellige B-Zell-Lymphome sind lokal invasive Tumoren des vorderen Mediastinums, die durch zentroblastenähnliche Zellen und durch eine Sklerosierungstendenz gekennzeichnet sind. Das mediane Alter bei Diagnosestellung liegt in der dritten Dekade. Frauen sind häufiger betroffen als Männer.

Klinisches Bild
Im Vordergrund stehen Symptome, die auf den Mediastinaltumor zurückzuführen sind (Atemnot und/oder obere Einflussstauung).
Diagnose: siehe Abschnitt B 9.1.

Wichtigste Differentialdiagnosen
Andere Mediastinaltumoren wie z.B.:
– Morbus Hodgkin
– Thymome
– extragonadale Keimzelltumoren
– zentral lokalisierte Bronchialkarzinome.

Stadieneinteilung, Erstuntersuchung, prognostische Faktoren, Verlaufskontrollen
Siehe Abschnitt B 9.1.

Therapie
Die Behandlung erfolgt analog zu den diffusen großzelligen B-Zell-Lymphomen. In den lokalisierten Fällen wird im Anschluss daran eine konsolidierende Strahlentherapie des Mediastinums empfohlen **(Evidenz IIa)**.

9.2.9 Burkitt-Lymphom und Präkursor B-lymphoblastisches Lymphom

Definition und Basisinformation
Burkitt-Lymphome zeigen monomorphe, kohäsive wachsende mittelgroße Blasten mit sehr hoher Proliferationsrate. Das endemische afrikanische Burkitt-Lymphom ist zu 95%, das sporadische Burkitt-Lymphom nur zu 20% mit EBV assoziiert. In 80% liegt eine Translokation t(8;14), in 15% eine t(8;22) und in 5% eine t(2;8) vor. Am häufigsten sind Kinder und Jugendliche betroffen. Bei Erwachsenen ist das Burkitt-Lymphom häufig mit einer erworbenen Immundefizienz (HIV-Erkrankung) assoziiert. Extranodalbefall ist häufig (z.B. GI-Trakt, Meningen). Bei leukämischer Verlaufsform wird die Erkrankung als reife B-ALL vom Burkitt-Typ oder Burkitt-Leukämie bezeichnet. Das B-lymphoblastische Lymphom ist die nodale Variante der B-Vorläufer ALL. Die Abgrenzung zwischen ALL und lymphoblastischem Lymphom erfolgt üblicherweise bei > 25% Knochenmarkbefall.

Klinisches Bild, Diagnose, wichtigste Differentialdiagnosen
Siehe Abschnitt B 9.1 und Leitlinien Akute Leukämien.

Erstuntersuchung
Siehe Abschnitt B 9.1. Zusätzlich ist die Liquoruntersuchung obligat.

Therapie
Burkitt-Lymphome und lymphoblastische Lymphome können sehr rasch wachsen mit dem Risiko von Tumorlyse und Organversagen. Eine sofortige stationäre Behandlung und die rasche Einleitung einer „Vorphase" Chemotherapie sind anzustreben.
Wegen der hohen Proliferationsrate werden Patienten mit lymphoblastischen und Burkitt-Lymphomen mit Mehrphasenprotokollen wie die korrespondierenden lymphatischen Leukämien behandelt. Die Patienten sollten an Zentren behandelt werden, die Erfahrung in der Behandlung akuter Leukosen haben. Patienten mit Burkitt-Lymphomen und nodalem Befall im Stadium I und II mit normaler LDH und ohne Liquorbeteiligung sprechen auf konventionelle Schemata nicht schlechter an als solche mit anderen histologischen Subtypen. Wegen des hohen Risikos eines ZNS-Befalls ist eine Meningeosisprophylaxe notwendig. In der Regel wird eine prophylaktische Schädelbestrahlung durchgeführt. Für Burkitt-Lymphome des höheren Lebensalters konnte bisher nicht gezeigt werden, dass aggressivere Therapien die Ergebnisse gegenüber einer CHOP-ähnlichen Therapie verbessern. Der Wert einer frühen Hochdosischemotherapie mit Stammzellersatz ist bislang nicht belegt.

9.2.10 HIV-assoziierte Lymphome
Seit Einführung der HAART haben sich die Therapieergebnisse deutlich verbessert, die Therapie wird

in Anlehnung an die Standardtherapie durchgeführt. In der Regel wird CHOP empfohlen, die Hinzunahme von Rituximab führt zu höherem Ansprechen, aber auch zu einer potentiell höheren Infektionsrate. Die Prognose wird zusätzlich zu den allgemeinen Risikofaktoren von dem Status der Grunderkrankung und dem Erfolg einer gleichzeitig empfohlenen hoch aktiven antiretroviralen Therapie bestimmt. Patienten mit CD4-Lymphozytenzahlen < 400/ml haben eine schlechtere Prognose, die insbesondere durch die Infektkomplikationen bestimmt wird.

9.3 Maligne Lymphome der T-Zell-Reihe

Wegen ihrer Seltenheit in Mittel- und Westeuropa (ca. 10–15% aller NHL) werden nur die wichtigsten Krankheitsbilder und ihre Besonderheiten im Vergleich zu den häufigeren Lymphomen der B-Zell-Reihe beschrieben.

9.3.1 Kutane T-Zell-Lymphome: Mycosis fungoides/Sézary-Syndrom

Definition und Basisinformation

Da in keiner der aufgeführten Lymphomklassifikationen das gesamte Spektrum der kutanen T-Zell-Lymphome berücksichtigt ist, wurde eine spezielle Einteilung erarbeitet (35).
Außerdem erfolgte eine eigene Stadieneinteilung nach dem TNM-System, welche die bisher übliche Einteilung in drei klinische Phasen (1. prämykotische oder „Patch"-Phase; 2. infiltrative oder „Plaque"-Phase; 3. Tumorphase mit weichen, leicht exulzerierenden Geschwülsten) weitgehend ersetzt.
5% der Fälle treten als Sézary-Syndrom auf, das gekennzeichnet ist durch eine diffuse Erythrodermie mit Ausschwemmung charakteristischer Lymphozyten ins periphere Blut. Diagnostik und Therapie erfordern die enge Kooperation zwischen Dermatologen und internistischen Onkologen.

Diagnose

Die Diagnose wird durch den Nachweis atypischer lymphatischer Zellen mit zerebriformem Kern in den befallenen Hautpartien gestellt. Sie können in der Frühphase einen nur geringen Anteil des zellulären Infiltrats in der Haut ausmachen, wodurch die Abgrenzung von chronischen entzündlichen Hautveränderungen schwierig wird. Parapsoriasis en plaque, Parapsoriasis lichenoides und Parapsoriasis variegata gelten als prämaligne Läsionen, die einer engmaschigen Kontrolle bedürfen.
Die Stadieneinteilung erfolgt nach dem TNM-PB-System.

Therapie

Patienten im Stadium T1 haben eine normale Lebenserwartung. Wegen der geringen Patientenzahlen liegen keine randomisierten Therapiestudien vor. Die nachfolgenden Therapieempfehlungen haben den **Empfehlungsgrad B** (Übersicht bei 32). In der prämykotischen Phase steht die symptomatische Therapie im Vordergrund: Hautpflege, topischer Einsatz von Antipruritika. In den Stadien Ia, Ib, IIa wird eine PUVA-Behandlung (Psoralen + UV-A-Bestrahlung) eingesetzt, alternativ die tägliche Behandlung umschriebener Läsionen mit Carmustin (BCNU). Bei fortschreitender Erkrankung können PUVA in Kombination mit Interferon-α, Acitretin in Kombination mit Interferon-α, ganzkörperschnelle Elektronen oder Methotrexat eingesetzt werden. Im Stadium IIb ist eine PUVA-Therapie mit Interferon-α kombiniert mit Röntgenweichstrahlentherapie für einzelne Tumoren indiziert, alternativ ganzkörperschnelle Elektronen. Bei fortschreitender Erkrankung im Stadium IIb erfolgt eine Chemotherapie nach dem Knospe-Schema, mit COP oder CHOP. Im Stadium III wird eine extrakorporale Photophorese empfohlen, bei unzureichendem Ansprechen ergänzt durch Interferon-α oder Acitretin oder in Kombination mit Methotrexat. Alternativ können die Therapieempfehlungen für das Stadium IIb versucht werden. In den Stadien IVa und IVb wird eine palliative Chemotherapie, eventuell kombiniert mit Interferon-α und Retinoiden, bei leukämischen Patienten eine extrakorporale Photophorese oder experimentelle Therapien innerhalb prospektiver Studien (z.B. monoklonalen Antikörpern gegen T-Zell-Antigene) empfohlen.

Verlaufskontrolle

Klinische Untersuchung der Lymphknoten und der Haut mit Photodokumentation, Zellzählung und Differentialblutbild (Sézary-Zellen) bei leukämischem Befall. Bei viszeralem Befall Kontrolle der entsprechenden Organe durch bildgebende Verfahren.

9.3.2 Periphere T-Zell-Lymphome (nicht anderweitig spezifiziert)

Definition und Basisinformation

Zu dieser in der WHO-Klassifikation zusammengefassten Entität gehören das pleomorphe klein-, mittel- und großzellige T-Zell-Lymphom, das immunoblastische, das T-Zonen- und das lymphoepitheloide (Lennert-)Lymphom der Kiel-Klassifikation. Diese Formen machen zusammen weniger als 5% der NHL aus.

Klinisches Bild, Diagnose und Stadieneinteilung

Siehe Abschnitt B 9.1.

Therapie

Periphere T-Zell-Lymphome verlaufen schlechter als aggressive B-Zell-Lymphome, nicht nur aufgrund der Tatsache, dass die T-Zell-Lymphome meist mit ungünstigen Risikokonstellationen assoziiert auftreten (10). Die mediane progressionsfreie Überlebenszeit beträgt 14 Monate, die mediane Überlebenszeit 3 Jahre. Da bisher keine für T-Zell-Lymphome spezifischen wirksamen Therapiestrategien identifiziert werden konnten, wird ein den aggressiven B-Zell-Lymphomen entsprechendes therapeutisches Vorgehen empfohlen. Sofortiger Beginn mit anthrazyklinhaltigen Polychemotherapieschemata (z.B. CHOP) indiziert, hiermit in ca. 60% komplette Remissionen, ca. 50% dieser Patienten rezidivieren in den ersten 2 Jahren. Alemtuzumab zeigte in Phase-II-Studien gute Ansprechraten bei hoher Toxizität (Infektionen). Die Ergebnisse einer Rezidivtherapie mit Hochdosischemotherapie und Blutstammzellsupport sind denen von aggressiven B-Zell-Lymphomen vergleichbar. Die Überlegenheit einer primären Hochdosistherapie (3) ist nicht in randomisierten Studien nachgewiesen. Die autologe und allogene Stammzelltherapie wie die Kombination von CHOP-14 mit Alemtuzumab (A-CHOP-14) werden derzeit in Phase-III-Studien überprüft.

Verlaufskontrollen

Siehe Abschnitt B 9.1.

9.3.3 Angioimmunoblastisches Lymphom

Definition und Basisinformation

Dieses auch unter der Bezeichnung „angioimmunoblastische Lymphadenopathie" (AILD) oder „Lymphogranulomatosis X" bekannte Krankheitsbild hat einen Altersgipfel bei 60 Jahren. Die meisten Patienten befinden sich bei Diagnosestellung in einem fortgeschrittenen Stadium. Als biologische Besonderheit finden sich häufig multiple nichtverwandte Klone in einem befallenen Lymphknoten bzw. Knochenmark, was auf einen oligoklonalen Ursprung hindeutet.

Klinisches Bild

Siehe Abschnitt B 9.1.
90% der Patienten leiden an massiver B-Symptomatik. Rasch sich verändernde „pseudoentzündliche" Lymphknotenschwellungen, ausgeprägte Entzündungszeichen (Sturzsenkung, sehr hohes CRP), bereits früh ausgeprägte Anämie, Hypergammaglobulinämie, Hautexanthem und Autoimmunphänomene sind häufiger als bei anderen Lymphomen.

Diagnose

Siehe Abschnitt B 9.1.

Therapie

Eine einheitliche Therapie für das sehr unterschiedlich verlaufende angioimmunoblastische Lymphom gibt es nicht. Empfohlen wird eine Therapie mit dem CHOP-Schema, durch das in ca. 50% der Fälle eine komplette Remission erreicht wird, die jedoch häufig nur wenige Monate andauert. Erfahrungen mit neueren Purinnukleosiden oder monoklonalen Antikörpern (Alemtuzumab) sind gering. Zur Palliation der meist ausgeprägten B-Symptomatik werden Kortikosteroide, nichtsteroidale Antirheumatika mit oder ohne orale Alkylanzien (Chlorambucil, Cyclophosphamid) sowie T-Zell-Immunsuppressiva (Cyclosporin) eingesetzt.

Verlaufskontrollen

Siehe Abschnitt B 9.1.
Wegen der sehr unterschiedlichen Verläufe nur eingeschränkt planbar.

9.3.4 Extranodales NK/T-Zell-Lymphom vom nasalen Typ

In diese Kategorie fallen Lymphome, die auch als immunoproliferative Läsionen (Grad 2 und 3), polymorphe Retikulose, nasales T-Zell-NK-Zell-Lymphom oder letales Mittelliniengranulom bezeichnet werden. Der aggressive Verlauf zwingt meist zum sofortigen Therapiebeginn. Für Patienten in den lokalisierten Stadien wird eine Strahlentherapie empfohlen (komplette Remissionsrate ca. 66%, von denen die Hälfte andauert). Wegen der hohen Rate systemischer Rezidive wird eine zusätzliche Chemotherapie mit anthrazyklinhaltigen Polychemotherapieschemata (z.B. 6 Zyklen CHOP) empfohlen.

9.3.5 Großzellig-anaplastisches Lymphom (T- und Null-Zell-Typ)

Eine klinisch und histologisch heterogene Gruppe, deren Tumorzellen das CD30-Antigen exprimieren. Die Lymphome des B-Zell-Typs sind in der WHO-Klassifikation als Varianten diffus-großzelliger B-NHL beschrieben; die Lymphome des T- oder 0-Phänotyps umfassen zwei distinkte Gruppen, Lymphome mit ausschließlich kutanem Befall und nodale Lymphome mit klinisch aggressiverem Verlauf, die einen im Vergleich zu anderen aggressiven Lymphomen höheren Anteil an extralymphatischem Befall und systemischen Symptomen zeigen (9). In einem Teil der Fälle findet sich eine Translokation t(2;5), histologisch korrespondierend mit einer Positivität für das ALK-Antigen p80.
Diagnose und Therapie der nodalen Form entsprechen denen der aggressiven B-Zell-Lymphome, wobei die Prognose der ALK+ (p80+) Fälle unter CHOP-ähnlichen Chemotherapien günstiger ist als die der diffusen großzelligen B-Zell-Lymphome (Untersuchungen vor Rituxmab-Einführung). ALK- Fälle haben eine wesentlich ungünstigere Prognose.

9.3.6 Vorläufer-T-lymphoblastisches Lymphom

Das T-lymphoblastische Lymphom ist die nodale Variante der T-Vorläufer-ALL. Die Abgrenzung zwischen ALL und lymphoblastischem Lymphom erfolgt üblicherweise bei 25% Blasteninfiltration. Altersgipfel im Adoleszentenalter mit Bevorzugung des männlichen Geschlechts. Die Prognose entspricht der T-Vorläufer-ALL der entsprechenden Altersstufe. Empfohlen werden Mehrphasenschemata, wie sie bei der ALL zum Einsatz kommen sowie Bestrahlung (bei häufigem Mediastinaltumor); durch den Einsatz von Hochdosistherapien mit autologem Stammzell-Support wird die rezidivfreie Überlebenszeit nicht signifikant, die Gesamtüberlebenszeit nicht verbessert (35) (s. Beitrag B 6).

Literatur

1. Antinori A, Cingolani A, Alba L et al.: Better response to chemotherapy and prolonged survival in AIDS-related lymphomas responding to highly active antiretroviral therapy. AIDS 15 (2001) 1483–1491.
2. Anderson JR, Armitage JO, Weisenburger DD: Epidemiology of the non-Hodgkin's lymphomas: distribu-

tions of the major subtypes differ by geographic locations. Non-Hodgkin's Lymphoma Classification Project. Ann Oncol 9 (1998) 717–720.
3. Blystad AK, Enblad G, Kvaloy S et al.: High-dose therapy with autologous stem cell transplantation in patients with peripheral T cell lymphomas. Bone Marrow Transplantation 27 (2001) 711–716.
4. Burg G, Dummer R, Kerl H: Classification of cutaneous lymphomas. Dermatol Clin 12(2) (1994) 213–217.
5. Coiffier B, Lepage E, Briere J et al.: CHOP chemotherapy plus rituximab compared with CHOP alone in elderly patients with diffuse large-B-cell lymphoma. N Engl J Med 346 (2002) 235–242.
6. Dreyling M, Lenz G, Hoster E et al.: Early Consolidation by myeloablative radiochemotherapy followed by autologous stem cell transplantation in first remission significantly prolongs progression-free survival in mantle cell lymphoma – results of a prospective randomized trial of the European MCL Network. Blood 105 (2005) 2677–2684.
7. Falini B, Pileri S, Zinzani PL et al.: ALK+ lymphoma: clinico-pathological findings and outcome. Blood 93 (1999) 2697–2706.
8. Forstpointner R, Dreyling M, Repp R et al.: The addition of rituximab to a combination of fludarabine, cyclophosphamide, mitoxantrone (FCM) significantly increases the response rate and prolongs survival as compared to FCM alone in patients with relapsed and refractory follicular and mantle cell lymphomas – results of a prospective randomized study of the German Low Grade Lymphoma Study Group Blood 104 (2004) 3064–1071.
9. Forstpointner R, Unterhalt M, Dreyling M et al.: Maintenance therapy with rituximab leads to a significant prolongation of response duration after salvage therapy with a combination of rituximab, fludarabine, cyclophosphamide and mitoxantrone (R-FCM) in patients with relapsed and refractory follicular and mantle cell lymphomas – results of a prospective randomized study of the German Low Grade Lymphoma Study Group (GLSG). Blood 108 (13) (2006) 4003–4008.
10. Gisselbrecht C, Gaulard P, Lepage E et al.: Prognostic significance of T-cell phenotype in aggressive non-Hodgkin's lymphomas. Groupe d'Etudes des Lymphomes de l'Adulte (GELA). Blood 92 (1998) 76–82.
11. Glass B, Kloess M, Bentz M et al.: Dose-escalated CHOP plus etoposide (MegaCHOEP) followed by repeated stem cell transplantation for primary treatment of aggressive high-risk non-Hodgkin lymphoma. Blood 107 (2006) 3058–3064.
12. Goodman GR, Burian C, Koziol JA et al.: Extended follow-up of patients with hairy cell leukaemia after treatment with cladribine. J Clin Oncol 21 (2003) 891–896.
13. Hiddemann W, Buske C, Dreyling M et al.: Treatment strategies in follicular lymphomas: current status and future perspectives. J Clin Oncol 23(26) (2005) 6394–6399.
14. Hiddemann W, Kneba M, Dreyling M et al.: Front-line therapy with Rituximab added to the combination of cyclophosphamide, doxorubicin, vincristine and prednisone (CHOP) significantly improves the outcome of patients with advanced stage follicular lymphomas as compared to CHOP alone – results of a prospective randomized study of the German Low Grade Lymphoma Study Group (GLSG). Blood 106 (2005) 3725–3732.
15. A predictive model for aggressive non-Hodgkin's lymphoma. The International Non-Hodgkin's Lymphoma Prognostic Factors Project. N Engl J Med 329 (1993) 987–994.
16. Jaffe ES, Harris NL, Stein H et al.: World Health Organization Classification of Tumors: Pathology and Genetics of Tumours of Haematopoietic and Lymphoid Tissues. IARC Press, Lyon 2001.
17. Kaplan LD: Clinical management of human immunodeficiency virus infection. J Natl Cancer Inst 336 (1998) 141.
18. Kim GE, Cho JH, Yang WI et al.: Angiocentric lymphoma of the head and neck: patterns of systemic failure after radiation therapy. J Clin Oncol 18 (2000) 54–63.
19. Leblond V, Levy V, Maloisel F et al.: Multicenter, comparative trial of fludarabine and the combination of cyclophosphamide-doxorubicin-prednisone in 92 patients with Waldenström macroglobulinemia in first relapse or with primary refractory disease. Blood 98 (2001) 2640–2644.
20. Lenz G, Dreyling M, Schiegnitz E et al.: Myeloablative radiochemotherapy followed by autologous stem cell transplantation in first remission prolongs progression-free survival in follicular lymphoma – results of a prospective randomized trial of the German Low-Grade Lymphoma Study Group (GLSG). Blood 104 (2004) 2667–2674.
21. Lenz G, Dreyling M, Hoster E et al.: Immuno-Chemotherapy with rituximab and CHOP significantly improves response and time to treatment failure but not long-term outcome in patients with previously untreated mantle cell lymphoma – results of a prospective randomized trial of the German Low Grade Lymphoma Study Group (GLSG). J Clin Oncol 23 (2005) 1984–1992.
22. Magrath I, Adde M, Shad A et al.: Adults and children with small non-cleaved-cell lymphoma have a similar excellent outcome when treated with the same chemotherapy regimen. J Clin Oncol 14 (1996) 925.
23. McLaughlin P, Grillo-Lopez AJ, Link BK et al.: Rituximab chimeric anti-CD20 monoclonal antibody therapy for relapsed indolent lymphoma: half of patients respond to a four-dose treatment program. J Clin Oncol 16 (1998) 2825–2833.
24. Milpied N, Deconinck E, Gaillard F, Delwail et al.: TI – initial treatment of aggressive lymphoma with high-dose chemotherapy and autologous stem-cell support. N Engl J Med 350 (2004) 1287–1295.
25. Molica S, De Rossi G, Luciani M et al.: Prognostic features and therapeutical approaches in B-cell chronic lymphocytic leukaemia: an update. Haematologica 80 (1995) 176–193.
26. Pfreundschuh M, Trumper L, Osterborg A et al.: CHOP like chemotherapy with rituximab vs CHOP like chemotherapy alone in young patients with good prognosis aggressive non-Hodgkin's lymphoma: Results of a randomised controlled trial by the MabThera International Trial (MInT) Group. Lancet Oncology 7 (2006) 379–391.
27. Pfreundschuh M, Trumper L, Kloess M et al.: Two-weekly or 3-weekly CHOP chemotherapy with or without etoposide for the treatment of elderly patients with aggressive lymphomas: results of the NHL-B2 trial of the DSHNHL. Blood 104(3) (2004) 634–641.
28. Pfreundschuh M, Trumper L, Kloess M et al.: Two-weekly or 3-weekly CHOP chemotherapy with or without etoposide for the treatment of young patients with good-prognosis (normal LDH) aggressive lymphomas: results of the NHL-B1 trial of the DSHNHL. Blood 2004;104(3):626-33.
29. Pfreundschuh M, Trumper L, Osterborg A, et al.: CHOP-like chemotherapy plus rituximab versus CHOP-like chemotherapy alone in young patients with good-prognosis diffuse large-B-cell lymphoma: a

randomised controlled trial by the MabThera International Trial (MInT) Group. Lancet Oncol 7(5) (2006) 379–391.
30. Reyes F, Lepage E, Ganem G, et al.: ACVBP versus CHOP plus radiotherapy for localized aggressive lymphoma. N Engl J Med 352(12) (2005) 1197–1205.
31. Siegel RS, Pandolfino T, Guitart J et al.: Primary cutaneous T-cell lymphoma: review and current concepts. J Clin Oncol 18 (2000) 2908–2925.
32. Siegert W, Agthe A, Griesser H et al.: Treatment of angioimmunoblastic lymphadenopathy (AILD)-type T-cell lymphoma using prednisone with or without the COPBLAM/IMVP-16 regimen. A multicenter study of the Kiel Lymphoma Group. Ann Intern Med 117 (1992) 364.
33. Solal-Celigny P, Roy P, Colombat P et al.: Follicular Lymphoma International Prognostic Index. Blood 104 (2004) 1258–1265.
34. Sweetenham JW, Santini G, Quian W et al.: High-dose therapy and autologous stem-cell transplantation versus conventional-dose consolidation/maintenance therapy as postremission therapy for adult patients with lymphoblastic lymphoma: results of a randomized trial of the European Group for Blood and Marrow Transplantation and the United Kingdom Lymphoma Group. J Clin Oncol 19 (2001) 2927–2936.
35. Willemze R, Kerl H, Sterry W et al.: EORTC classification for primary cutaneous lymphomas: a proposal from the Cutaneous Lymphoma Study Group of the European Organization for Research and Treatment of Cancer. Blood 90 (1997) 354–371.
36. Zinzani PL, Martelli M, Bendandi M et al.: Primary mediastinal large B-cell lymphoma with sclerosis: a clinical study of 89 patients treated with MACOP-B chemotherapy and radiation therapy. Haemtologica 86 (2001) 187–191.

Autorenadressen

PD. Dr. med. Martin Dreyling
Hämatologie/Onkologie
Klinikum Großhadern
Ludwigs-Maximilians-Universität
Marchioninistr. 15
81377 München

Prof. Dr. med. Wolfgang Hiddemann
Hämatologie/Onkologie
Klinikum Großhadern
Ludwigs-Maximilians-Universität
Marchioninistr. 15
81377 München

Prof. Dr. med. Lorenz Trümper
Abteilung Hämatologie und Onkologie
Universitätsmedizin Göttingen
37099 Göttingen

Prof. Dr. med. M. Pfreundschuh
Medizinische Klinik u. Poliklinik
Universitätsklinik des Saarlandes
Oskerortstraße
66424 Homburg

9a Chronische lymphatische Leukämie

Autoren: M. Hallek (Korr.), B. Eichhorst, P. Dreger
Experten: H. Döhner, P. Dreger, B. Eichhorst, B. Emmerich, M. Hallek

Definition und Basisinformation

Die WHO-Klassifikation (s. Beitrag B 9.1) beschreibt die chronische lymphatische Leukämie (CLL) als lymphozytisches Lymphom, das durch einen leukämischen Verlauf charakterisiert ist. Nach WHO ist die CLL dabei **immer** eine B-Zell-Neoplasie. Die früher als T-CLL bezeichnete Entität wird nun als T-Prolymphozytenleukämie (T-PLL) bezeichnet.

Mit einer Inzidenz von 3–4 pro 100000 Einwohner pro Jahr ist die CLL die häufigste Leukämie der westlichen Hemisphäre. Das mediane Alter bei Erstdiagnose liegt bei 65 Jahre. Männer erkranken häufiger als Frauen (M : F = 1,7 : 1).

Die Erkrankung ist durch den Knochenmarkbefall mit peripherer Lymphozytose charakterisiert, welche häufig zufällig festgestellt wird und zur Diagnosestellung führt. Mit Fortschreiten der Erkrankung treten eine generalisierte Lymphadenopathie, Spleno- und Hepatomegalie sowie Zeichen der zunehmenden Knochenmarkinsuffizienz und ggf. autoimmun bedingte Zytopenien auf. Klinische Folgen können sich im Sinne von B-Symptomen und einer vermehrten Infektneigung manifestieren.

Diagnostisches Vorgehen

Das diagnostische Vorgehen richtet sich nach der primären Befundkonstellation, in der Regel charakterisiert durch das Leitsymptom Leukozytose mit oder ohne begleitende Lymphadenopathie.
Folgende diagnostische Maßnahmen sind indiziert:
- Anamnese: Leistungsschwäche, B-Symptome, Infektneigung etc. Besonders wichtig: Informationen über frühere Blutbilder/Leukozytenwerte
- Klinische Untersuchung: Lymphknotenstatus, Organomegalie, Blutungs- und Anämiezeichen
- Labor: Richtungsweisende Informationen liefert das Differentialblutbild mit Lymphozytose und Gumprecht-Kernschatten. Außerdem: LDH, CRP, Elektrophorese. Nach Diagnosesicherung sind zusätzlich Haptoglobin und Coombs-Test zum Ausschluss einer latenten Immunhämolyse durchzuführen.
- Röntgenaufnahme des Thorax: Mediastinale Lymphknotenvergrößerung? Pleuraerguss? Zeichen einer inaktiven Tuberkulose?

Diagnosesicherung

Deuten die obigen Befunde auf das Vorliegen einer CLL hin, sind eine zytologische und durchflusszytometrische Untersuchung des peripheren Blutes durchzuführen. Nach den Kriterien der *International Workshop CLL (IWCLL) Working Group on Prognostic and Diagnostic Parameters in CLL* von 2006 wird die Diagnose einer CLL durch den Nachweis folgender Kriterien gesichert (1):
- Vorherrschen kleiner, morphologisch reif wirkender Lymphozyten in der zytologischen Untersuchung.
- Koexpression von CD19, CD20, CD23 und CD5. Charakteristisch ist die relativ schwache Expression von CD20. Durch die Leichtkettenrestriktion (κ oder λ), vorzugsweise durch Doppelmarkierung von CD19/kappa oder CD19/lambda, kann die Monoklonalität der Zellen bewiesen werden.

Für die Diagnose der CLL wird Lymphozytose im peripheren Blut von ≥ 5 G/l gefordert (2). Liegen die CLL-typischen, zytologischen und immunphänotypischen Befunde bei Lymphozytenzahlen unter 5 G/l vor, dann spricht man von einer monoklonalen Lymphozytose B-(MBS).

Eine Knochenmarkpunktion ist zur Diagnosestellung in der Regel nicht notwendig. Sie kann jedoch im Krankheitsverlauf zur Beurteilung unklarer Zytopenien bzw. zur Messung der Remissionsqualität im Rahmen klinischer Studien erforderlich werden.

Eine Lymphknotenbiopsie ist bei Lymphadenopathie und einer ansonsten unklaren diagnostischen Situation, z.B. Verdacht auf eine Transformation in ein aggressives Lymphom, angezeigt.

Differentialdiagnosen: reaktive Lymphozytose (virale Infekte, Kollagenosen), andere leukämisch verlaufende Lymphome (z.B. Haarzellleukämie, follikuläres Lymphom, lymphoplasmozytisches Lymphom, Marginalzonenlymphome, Mantelzelllymphom, B-Prolymphozyten-Leukämie).

Stadieneinteilung und Prognosefaktoren

Für die Stadieneinteilung nach Binet (1) (in Europa die gebräuchlichere, s. Tab. B.9a-1) oder Rai (12) ist lediglich eine körperliche Untersuchung sowie eine Blutbildanalyse notwendig.

Die Ergebnisse apparativer Untersuchungen (Sonographie, CT) sind für die Stadieneinteilung unerheblich!

Die in jüngerer Zeit identifizierten biologischen und genetischen Prognosefaktoren wie Serumthymidinkinase (8), Lymphozytenverdoppelungszeit (10), Mutationsstatus des Immunglobulinschwerketten-VH-Gens (4, 9), zytogenetische Aberrationen (5),

Tabelle B.9a-1 Stadieneinteilung nach Binet (1981)

Stadium	Definition	Medianes Überleben
Binet A	Hb > 10,0 g/dl, TZ > 100 G/l < 3 vergrößerte LK-Regionen	> 10 Jahre
Binet B	Hb > 10,0 g/dl, TZ > 100 G/l $\geq$ 3 vergrößerte LK-Regionen	5 Jahre
Binet C	Hb $\leq$ 10,0 g/dl, TZ < 100 G/l	2–3 Jahre

Hb = Hämoglobin; TZ = Thrombozyten; LK = Lymphknoten
Zu den LK-Regionen zählen zervikale, axilläre, inguinale LK-Vergrößerungen unilateral oder bilateral, sowie Leber- und Milzvergrößerungen.

ZAP70-Expression (3, 11) bedürfen weiterhin der prospektiven Validierung und sind derzeit keine Grundlage für eine Therapieentscheidung (1). Ihre Bestimmung erscheint daher außerhalb klinischer Studien nicht indiziert. Die einzige Ausnahme sind Läsionen des p53-Gens bzw. des kurzen Arms von Chromosom 17 (del 17p13), die mit einer Resistenz gegenüber Purinanaloga und extrem ungünstiger Prognose assoziiert sind und zum primären Einschluss in alternative Therapieprotokolle (Alemtuzumab, allogene SCT) Anlass geben können.

Therapie

Die CLL ist durch die üblichen Chemo(immun)therapien bisher nicht heilbar. Die einzige kurative Option besteht derzeit in der allogenen Stammzelltransplantation.
Grundsätzlich besteht eine Indikation zur zytoreduktiven Therapie immer im Stadium C, daneben im Stadium Binet B bei B-Symptomen oder schmerzhaft vergrößerten Lymphknoten, zunehmender Vergrößerung von Lymphknoten und/oder Milz sowie progressiver Hyperleukozytose (1). Im Binet-Stadium A besteht – außerhalb von Studien – keine Therapieindikation, es sei denn der Patient leidet unter sehr starken, therapiebedürftigen B-Symptomen oder unter einer progressiven Hyperleukozytose.

Therapie im frühen Stadium

Im Binet-Stadium A sollte grundsätzlich keine Therapie außerhalb von Studien begonnen werden, außer bei gravierenden Symptomen.

Therapie im fortgeschrittenen (symptomatischen) Stadium

Bei körperlich robusten Patienten mit normaler Nierenfunktion und geringer Komorbidität besteht die Erstlinientherapie der Wahl außerhalb klinischer Studien in der Kombinationstherapie Fludarabin plus Cyclophosphamid (7):
- Fludarabin 30 mg/m^2 d 1–3 i.v.
- Cyclophosphamid 250 mg/m^2 d 1–3 i.v.
- Wiederholung Tag 29, 6 Zyklen.

Der Stellenwert der Kombination mit dem Antikörper Rituximab wird derzeit noch in randomisierten Studien getestet und stellt derzeit nicht die Standardtherapie dar. Für Patienten mit eingeschränkter Nierenfunktion und mehr Komorbidität stehen zwei alterative Optionen zur Verfügung, Chlorambucil oder Fludarabin (13):
a) Chlorambucil 0,4 mg/kg Körpergewicht d 1 p.o., Wiederholung Tag 15, Dosissteigerung um 0,1 mg/kg bis auf max. 0,8 mg/kg oder Zeichen der Toxizität, max. 12 Monate dauernde Therapie. Es gibt zahlreiche davon abweichende Dosierungsschemata des Chlorambucil, deren Stellenwert nicht vergleichend geprüft wurde.
b) Fludarabin 25 mg/m^2 d 1–5 i.v., Wiederholung Tag 29, 6 Zyklen oder bei eingeschränkter Nierenfunktion oder ausgeprägter Komorbidität Fludarabin 30 mg/m^2 d 1, 3, 5 i.v., Wiederholung Tag 29, 6 Zyklen.

Der Stellenwert der autologen und allogenen Stammzelltransplantation in der Erstlinientherapie ist nicht gesichert und sollte nur im Rahmen von Studien bei jungen Hochrisikopatienten erfolgen.

Therapie im Rezidiv

Die Auswahl der Rezidivtherapie hängt von verschiedenen Faktoren ab. Dies sind neben Alter und Komorbidität des Patienten vor allem klinische Parameter wie die Art der Primärtherapie und die damit erreichte Remissionsdauer. Bei gutem Ansprechen und einer Remissionsdauer von mindestens 1 Jahr nach der Primärtherapie (bei den potenteren Chemoimmuntherapien wie Fludarabin/Cyclophosphamid + Rituximab mindestens 2 Jahre) kann man dasselbe Regime wiederholen. Bei einer Remissionsdauer von unter 1 Jahr nach der Primärtherapie wird empfohlen, die Therapie zu wechseln; z.B. auf eine Fludarabin-Monotherapie nach primärem Chlorambucil; auf eine Fludarabin-Kombination nach Fludarabin-Monotherapie etc. Neben Chemoimmuntherapien wie FCM oder FCR steht der Antikörper Alemtuzumab zur Verfügung. Bei Fludarabin-refraktären Patienten und Patienten mit einer 17p-Deletion können mit Alemtuzumab noch Ansprechraten von über 50% erreicht werden. Auch das Bendamustin ist für die Rezidivtherapie zugelassen und erzielt Ansprechraten bis 75%.
Für Patienten mit Hochrisiko-CLL stellt die allogene Stammzelltransplantation eine Option dar, sofern eine ausreichende Fitness des Patienten vorliegt (6, 13). Die allogene Stammzelltransplantation sollte innerhalb klinischer Studien erfolgen.

Supportive Therapie und Therapie von Komplikationen

Patienten im typischen höheren Lebensalter zeigen häufig im späteren Krankheitsverlauf chronische Infektionskomplikationen, die durch die Abnahme der Immunglobulinkonzentrationen und weitere Mechanismen eines erworbenen Immundefizits verstärkt werden. Besonders sorgfältige Überwachung, intensive allgemeine internistische Behandlung, z.B. bei chronischer oder rezidivierender Bronchitis, ist angebracht. Intravenöse Gaben von Immunglobulinen nur bei IgG-Werten unter 0,5 g/l und zunehmend häufig rezidiverenden oder sehr schweren bakteriellen Infekten. Altersentsprechende Impfungen (z.B. Influenza, Pneumokokken) werden empfohlen, obwohl die Bildung spezifischer Antikörper vermindert sein kann. Reiseimpfungen nur nach Rücksprache mit dem betreuenden Facharzt, da Lebendimpfungen gefährlich sein können.
Behandlung symptomatischer autoimmunhämolytischer Anämien siehe Beitrag B 1.3.

Literatur

1. Binet JL, Caligaris-Cappio F, Catovsky D et al.: Perspectives on the use of new diagnostic tools in the treatment of chronic lymphocytic leukemia. Blood 107 (2006) 859–861.
2. Cheson BD, Bennett JM, Grever M et al.: National Cancer Institute-Sponsored Working Group guidelines for chronic lymphocytic leukemia: revised guidelines for diagnosis and treatment. Blood 87 (1996) 4990–4997.

3. Crespo M, Bosch F, Villamor N et al.: ZAP-70 expression as a surrogate for immunoglobulin-variable-region mutations in chronic lymphocytic leukemia. N Engl J Med 348 (2003) 1764–1775.
4. Damle RN, Wasil T, Fais F et al.: IgV gene mutation status and CD38 expression as novel prognostic indicators in chronic lymphocytic leukemia [see comments]. Blood 94 (1999) 1840–1847.
5. Döhner H, Stilgenbauer S, Benner A et al.: Genomic aberrations and survival in chronic lymphocytic leukemia. N Engl J Med 343 (2000) 1910–1916.
6. Dreger P, Corradini P, Kimby E et al.: Indications for allogeneic stem cell transplantation in chronic lymphocytic leukemia: the EBMT transplant consensus. Leukemia 21 (2007) 12–17.
7. Eichhorst BF, Busch R, Hopfinger G et al.: Fludarabine plus cyclophosphamide versus fludarabine alone in first-line therapy of younger patients with chronic lymphocytic leukemia. Blood 107 (2006) 885–891.
8. Hallek M, Langenmayer I, Nerl C et al.: Elevated serum thymidine kinase levels identify a subgroup at high risk of disease progression in early, nonsmoldering chronic lymphocytic leukemia. Blood 93 (1999) 1732–1737.
9. Hamblin TJ, Davis Z, Gardiner A et al.: Unmutated Ig V(H) genes are associated with a more aggressive form of chronic lymphocytic leukemia. Blood 94 (1999) 1848–1854.
10. Molica S, Alberti A: Prognostic value of the lymphocyte doubling time in chronic lymphocytic leukemia. Cancer 60 (1987) 2712–2716.
11. Orchard JA, Ibbotson RE, Davis Z et al.: ZAP-70 expression and prognosis in chronic lymphocytic leukaemia. Lancet 363 (2004) 105–111.
12. Rai KR, Sawitsky A, Cronkite EP et al.: Clinical staging of chronic lymphocytic leukemia. Blood 46 (1975) 219–234.
13. Rai KR, Peterson BL, Appelbaum FR et al.: Fludarabine compared with chlorambucil as primary therapy for chronic lymphocytic leukemia. N Engl J Med 343 (2000) 1750–1757.

Autorenadressen

Prof. Dr. M. Hallek
Klinik I für Innere Medizin
Universität zu Köln
Kerpenerstr. 62
50924 Köln

Dr. B. Eichhorst
Klinik I für Innere Medizin
Universität zu Köln
Kerpenerstr. 62
50924 Köln

Prof. Dr. P. Dreger
Medizinische Klinik und Poliklinik V
Universität Heidelberg
Im Neuenheimer Feld 410
69120 Heidelberg

10 Morbus Hodgkin

S. W. Krause (Korr.), S. Schmitz, A. Engert

Definition und Basisinformation

Der Morbus Hodgkin ist eine maligne Erkrankung des lymphatischen Systems, die auch in fortgeschrittenen Stadien heilbar ist. Die neoplastischen Zellen lassen sich in der überwiegenden Zahl der Fälle von B-Lymphozyten ableiten. Charakteristisch ist die geringe Zahl von malignen Reed-Sternberg-(H-RS-) Zellen, die von zahlreichen reaktiven Zellen umgeben sind. Inzidenz: 2–3/100 000 pro Jahr, Altersgipfel im 3. Lebensjahrzehnt. Primärlokalisation: zervikal > mediastinal > infradiaphragmal. Ausbreitung lymphogen in lymphatische Organe oder per continuitatem, später auch hämatogen (z.B. Knochenmark oder Leber).

Klassifikation

In der WHO-Klassifikation (1) werden unterschieden:
I. Lymphozytenprädominanter Typ (LPHD, Synonym: noduläres Paragranulom). Diese Gruppe macht nur etwa 5% der Hodgkin-Lymphome aus. Die malignen Zellen werden im Unterschied zum klassischen Hodgkin-Lymphom L&H-Zellen (lymphocytic and histiocytic) genannt und tragen meist die B-Zell-Antigene CD20 und CD79a.
II. Klassisches Hodgkin-Lymphom
 – lymphozytenreicher Typ (LR)
 – nodulär-sklerosierender Typ (NS)
 – Mischtyp (MS)
 – lymphozytenarmer Typ (LD)
 – nicht klassifizierbar.

Typischerweise sind auf H-RS-Zellen immunhistologisch die Antigene CD30 und CD15 nachweisbar. Die Subklassifikation innerhalb der Diagnose Klassisches Hodgkin-Lymphom hat keine therapeutische Konsequenz.

Diagnoseverdacht

– Länger andauernde (z.T. auch undulierende) Lymphknotenschwellungen, meist schmerzlos
– Fieber (evtl. in Form des undulierenden Pel-Ebstein-Fiebers), Nachtschweiß, Gewichtsabnahme, Pruritus
– Alkoholschmerz (selten)
– Zufallsbefund einer Mediastinalverbreiterung im konventionellen Rö-Thorax.

Differentialdiagnose

Entzündliche Lymphknotenvergrößerungen (z.B. Epstein-Barr-Virus, Toxoplasmose, Zytomegalievirus, HIV, Tbc), Sarkoidose, andere maligne Lymphome, Lymphknotenmetastasen solider Tumore, Thymom, Keimzelltumor.

Diagnosesicherung

Immer durch Biopsie, meist aus einem Lymphknoten. Bevorzugt wird ein ganzer Lymphknoten entnommen, wenn möglich nicht aus der Leiste, da dort reaktive Veränderungen besonders häufig sind! Feinnadelaspiration (Zytologie) aufgrund des geringen Anteils an Tumorzellen nicht ausreichend. Die Diagnosestellung kann für den Pathologen ausgesprochen schwierig sein. In Zweifelsfällen ist eine referenzhistologische Beurteilung durch ein Lymphknotenregister anzustreben. Bei klinischer Progredienz und initialer Befundung als „reaktiv" → erneute Biopsie.

Festlegung des Stadiums

Die Therapie ist streng stadienabhängig. Für eine Festlegung des Stadiums (Staging) vor Therapie ist obligat:
– Anamnese (B-Symptome: Fieber, Nachtschweiß [mit Wäschewechsel], Gewichtsverlust (> 10% des KG in 6 Monaten)
– Untersuchung (tastbare Lymphknoten, Hepatosplenomegalie)
– Zellzählung und Differentialblutbild
– LDH, BSG, GPT/GOT, AP, γ-GT, Harnsäure, Kreatinin
– Röntgenthorax, Sonographie-Abdomen
– CT-Hals, CT-Thorax, CT-Abdomen
– Knochenmarkbiopsie.

Ein PET kann erwogen werden, wenn grenzwertig vergrößerte Lymphknoten im CT gesehen werden und ein Befall dieser Lymphknotenstation die Therapiestrategie ändern würde. Ein routinemäßiger Einsatz von PET im Rahmen des initialen Stagings wird nicht empfohlen, da keine Daten für ein verbessertes Outcome vorliegen.

Eine Leberbiopsie sollte durchgeführt werden, wenn aufgrund von Laborbefunden (insbesondere AP) Verdacht auf einen diffusen Befall besteht und ein Leberbefall die Therapiestrategie ändern würde.

Die explorative Laparotomie mit Splenektomie wird nicht mehr empfohlen.

Stadieneinteilung

Die Stadieneinteilung erfolgt in Stadium I bis IV nach der Ann-Arbor-Klassifikation. Weitere Hinweise siehe Beitrag „Non-Hodgkin-Lymphome". In der Praxis kann die Unterscheidung eines extranodalen („E") Befalls von einem disseminiertem Befall (Stadium IV) Probleme machen. Pragmatisch wird empfohlen, den Organbefall dann noch als „E" zu klassifizieren, wenn eine lokale Bestrahlung möglich ist oder technisch möglich wäre.

Risikogruppen („Stadien")

Die Zusammenfassung je nach Lymphomausbreitung und Risikofaktoren in Risikogruppen erfolgt in internationalen Studiengruppen unterschiedlich, wobei sich die Europäischen Studiengruppen (DHSG, EORTC, GELA) sehr angenähert haben. Die nachfolgende Einteilung hat sich in der Deutschen Studiengruppe bewährt.
– limitierte Stadien: Stadium I, II ohne Risikofaktoren
– intermediäre Stadien: Stadium I, II mit Risikofaktoren
– fortgeschrittene Stadien: Stadium III, IV sowie Stadium IIB mit Risikofaktoren großer Mediastinaltumor oder E-Befall.

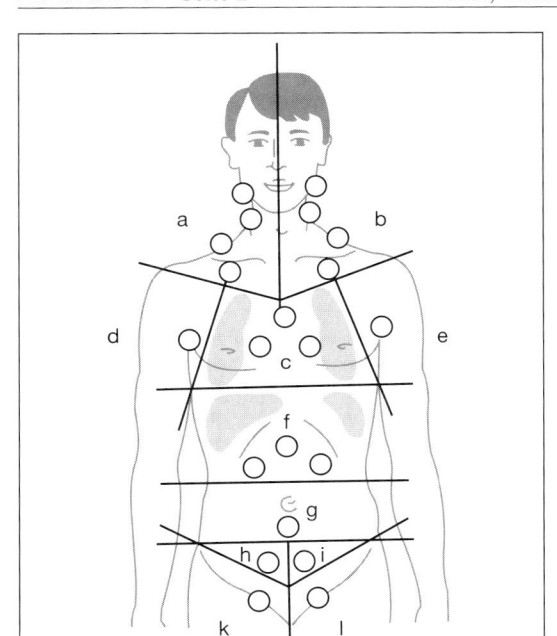

Abb. B.10-1 Lymphknotenareale. a–e = jeweils 1 Areal.

Risikofaktoren

- Großer Mediastinaltumor ($^1/_3$ des max. Thoraxquerdurchmessers in der konventionellen Röntgenaufnahme des Thorax)
- Extranodalbefall
- hohe BSG (mit B-Symptomen ≥ 50 mm in der ersten Stunde; ohne B-Symptome ≥ 30 mm in der ersten Stunde)
- ≥ 3 befallene Lymphknotenareale (s. Abb. B.10-1).

Therapie

Beginn sofort nach Diagnose und Stadienfestlegung (Tab. B.10-1). Die Therapieintention ist immer kurativ, keine Dosisreduktion ohne harte Indikation! Nur bei extrem komorbiden Patienten sollte eine primär palliative Strategie erwogen werden. Durch eine stadienadaptierte Therapie werden etwa 80% aller Patienten geheilt. Als Spätfolgen der Strahlen- und Chemotherapie werden Infertilität (dies jedoch nur wenig nach ABVD), Hypothyreose, koronare Herzerkrankung und maligne Erkrankungen (MDS/ AML, NHL und solide Tumore) beobachtet. Ein deutlich erhöhtes Risiko für Zweitmalignome besteht länger als 20 Jahre nach Therapie und ist abhängig von Dosis und Feldgröße der Strahlentherapie sowie kumulativer Dosis und Auswahl der verabreichten Zytostatika.

Therapie früher Stadien

Standardtherapie der frühen Stadien war über viele Jahrzehnte die alleinige „Extended-field"-(EF-)Bestrahlung der befallenen und benachbarten Lymphknotenregionen mit 40–45 Gy. Mehr als 90% aller Patienten erreichen eine komplette Remission. Allerdings erleiden 25–30% dieser Patienten ein Rezidiv. Die insgesamt unbefriedigende Tumorkontrolle zusammen mit der Langzeittoxizität der EF-Bestrahlung führte zur sequentiellen Chemotherapie und Strahlentherapie mit „Involved-field"-(IF-)Bestrahlung der frühen Stadien. Mehrere Studien zeigen übereinstimmend, dass in Kombination mit einer Chemotherapie die Tumorfreiheit verbessert wird (2) und eine Verkleinerung des Strahlenfeldes sowie eine Reduktion der Strahlendosis möglich sind. Das krankheitsfreie 5-Jahres-Überleben mit kombinierter Therapie beträgt über 90%. Innerhalb der Deutschen Hodgkin-Lymphom-Studiengruppe (DHSG) werden als Standardtherapie limitierter Stadien heute 2 Zyklen ABVD (Tab. B.10-2) und eine IF-Bestrahlung mit 30 Gy empfohlen. Bei Patienten in frühen Stadien wird gegenwärtig der Stellenwert einzelner Zytostatika wie Bleomycin und Darcarbazin des ABVD-Schemas in klinischen Studien geprüft. Zur Frage, ob eine weitere Reduktion der Strahlentherapiedosis auf 20 Gy im IF zu einer ausreichenden Tumorkontrolle führt, liegen zurzeit keine Daten mit ausreichend langer Nachbeobachtung vor.

Alleinige Chemotherapie ist bei frühen Stadien ebenfalls erfolgreich, die Rate an rezidivfreien Patienten ist jedoch geringer als bei kombinierter Therapie (3).

Therapie intermediärer Stadien

Standardtherapie sind 4 Zyklen ABVD mit anschließender IF-Bestrahlung (Tab. B.10-2). Ob eine Chemotherapie mit 2 Zyklen eskalierten BEACOPP mit nachfolgend 2 Zyklen ABVD zu einer Verbesserung der Tumorkontrolle führt, wird derzeit in einer Studie geprüft. Wie bei den frühen Stadien liegen zur Frage, ob eine Reduktion der Strahlentherapiedosis auf 20 Gy im IF zu einer ausreichenden Tumorkontrolle führt, zurzeit keine Daten mit ausreichend langer Nachbeobachtung vor.

Tabelle B.10-1 Prognostische Gruppen und Therapiewahl beim Hodgkin-Lymphom.

Gruppe	Stadium	Standardtherapie
früh	I + II ohne RF	2 × ABVD + 30 Gy IF-RT
intermediär	I + II mit RF	4 × ABVD + 30 Gy IF-RT
fortgeschritten	IIB, III + IV	8 × BEACOPP esk., (Pat. > 60 J. statt dessen 6–8 × ABVD) + RT von Restlymphomen > 2,5 cm

RF = Risikofaktoren; IF = involved field; RT = Radiotherapie

Tabelle B.10-2 Standardchemotherapie in limitierten und intermediären Stadien.

ABVD-Schema

Adriamycin	25 mg/m^2 KO	i.v.	Tag 1 + 15
Bleomycin	10 mg/m^2 KO	i.v.	Tag 1 + 15
Vinblastin	6 mg/m^2 KO	i.v.	Tag 1 + 15
Dacarbazin	375 mg/m^2 KO	i.v.	Tag 1 + 15
Wiederholung Tag 29			

Therapie fortgeschrittener Stadien

Durch eine Polychemotherapie mit ABVD oder COPP/ABVD sowie additiver Bestrahlung auf initiale Bulktumoren und residuelle Lymphome werden nur 50–60% aller Patienten langfristig geheilt. Durch den Einsatz des eskalierten BEACOPP-Schemas (Tab. B.10-3) konnte die Ansprechrate (CR 96%), das krankheitsfreie 5-Jahres-Überleben (88%) und das Gesamtüberleben (92%) signifikant verbessert werden. Diese Therapie wird außerhalb von Studien für Patienten unter 60 Jahren als Standard empfohlen (**Empfehlungsgrad A;** 4). Ob eine Reduktion der Chemotherapie auf 6 Zyklen eskaliertes BEACOPP oder 8 Zyklen BEACOPP-14 (eine zeitintensivierte Variante des BEACOPP-Basis-Schemas) zu gleichwertigen Ergebnissen wie $8 \times$ BEACOPP eskaliert führt, wird derzeit in Studien geprüft. Für ältere Patienten hat sich das BEACOPP-Schema (auch in der Basisdosierung) als zu toxisch erwiesen. Bei ausreichend gutem Allgemeinzustand sollte eine Therapie mit ABVD durchgeführt werden (8 Doppelzyklen, falls CR nach 4 Doppelzyklen erreicht, evtl. Reduktion auf 6 Doppelzyklen).

Eine additive Bestrahlung auf initiale Bulk- oder Resttumoren (< 2,5 cm) wird nicht mehr für alle Patienten empfohlen (**Empfehlungsgrad B;** 5). Bei größeren Resttumoren ($\geq$ 2,5 cm Restlymphome) nach Abschluss der Chemotherapie wird zurzeit in klinischen Studien der Stellenwert der PET-Untersuchung überprüft. PET-positive Tumoren werden obligat nachbestrahlt; PET-negative Reste dagegen engmaschig nachbeobachtet.

Hinweise zur Durchführung: Bei: Leuko < 1/nl für mindestens 5 d Dauer, Thrombo < 25/nl im Nadir, Sepsis, andere WHO-Grad IV Tox, Therapieverzögerung > 2 Wochen: Dosisreduktion von Cyclophosphamid und Etoposid um jeweils eine Dosisstufe für alle folgenden Zyklen (Stufe 3: Cyc 1100 mg/m², Eto 175 mg/m². Stufe 2: Cyc 950 mg/m², Eto 150 mg/m². Stufe 1: Cyc 800 mg/m², Eto 125 mg/m². Stufe 0: Cyc 650 mg/m², Eto 100 mg/m², Adria 25 mg/m²). Bei zwei Dosisreduktionen in Folge: Direkte Reduktion auf Stufe 0, weiterhin G-CSF. Beginnende Zytopenie d 8 führt nicht zu Verzögerungen oder Dosisreduktion der d8-Medikation. Statt G-CSF tgl. ab Tag 8 kann auch Pegfilgrastim (Neulasta®) verwendet werden. Eine Gabe von G-CSF oder Neulasta bereits ab/am Tag 4 ist vom Blutbild-Verlauf her günstiger, theoretisch jedoch besteht das Risiko einer vermehrten Toxizität von Bleomycin. In einer Pilotstudie fanden sich für eine vermehrte pulmonale Toxizität bei früher Pegfilgrastim-Gabe jedoch keine konkreten Hinweise.

Lymphozytenprädominanter Typ (LPHD)

Die Prognose für Patienten mit LPHD-Histologie und lokalisiertem isoliertem nodalen Befall ohne systemische Symptome ist exzellent. Für Stadium IA ohne weitere Risikofaktoren wurde von der DHSG innerhalb einer nichtrandomisierten Beobachtungsstudie eine reine IF-Bestrahlung mit 30 Gy geprüft. Nach kleinen Fallserien ist bei einem isolierten befallenen LK auch eine Watch-and-wait-Strategie vertretbar, wenn bei der Biopsie der gesamte befallene Lymphknoten entfernt wurde. Bei ausgedehnterem Befall wird traditionell wie beim klassischen Hodgkin behandelt, weil größere Studien speziell zum LPHD fehlen. Für die wenigen Patienten im Rezidiv kann aufgrund der CD20-Expression auch Rituximab verwendet werden (6).

Rezidivtherapie

Rezidive nach alleiniger Strahlentherapie können zu ca. 80%, nach Chemotherapie zu ca. 50% geheilt werden. Die alleinige Strahlentherapie im Rezidiv ist gerechtfertigt bei Patienten ohne B-Symptome mit isoliertem nodalem Befall und der Möglichkeit einer kurativen Strahlendosis in einem nicht vorbestrahlten Bereich. Eine vorgeschaltete Chemotherapie (2–4 × ABVD) erscheint in Analogie zur Primärtherapie sinnvoll, für die Rezidivsituation sind jedoch nur Daten aus retrospektiven Analysen verfügbar.

Die Hochdosis-Chemotherapie (HDCT) gefolgt von einer autologen Stammzelltransplantation führte in randomisierten Studien zu einem besseren rezidivfreien Überleben und im Vergleich zu konventionellen Chemotherapien und wird daher für Patienten im Rezidiv nach Chemotherapie empfohlen (**Empfehlungsgrad A;** 7). Die Empfehlung zur HDCT bezieht sich insbesondere auf frühe Rezidive und Rezidive nach initialer Chemotherapie von intermediären und fortgeschrittenen Stadien. Die Datenlage für Rezidive nach sequenzieller Chemo-Radiotherapie der frühen Stadien ist weniger eindeutig, wobei insbesondere für frühe Rezidive und Rezidive im ursprünglichen Bestrahlungsfeld eine HDCT zu diskutieren ist. Falls eine Hochdosistherapie nicht durchführbar ist, kann insbesondere bei späten Rezidiven auch eine konventionell dosierte Rezidivchemotherapie oder Radiochemotherapie, falls vom Strahlenfeld her möglich (s.o.), noch kurativ sein.

Die allogene Transplantation ist keine Standardtherapie. Zurzeit überprüft die DHSG in einer Intergroupstudie die Effektivität und Toxizität einer nichtmyeloablativen Therapie mit Transplantation allogener Stammzellen.

Unter palliativer Intention werden die lokale Strahlentherapie, Monotherapien mit Gemcitabin, Vinblastin, Vinorelbin, niedrig dosiertem Etoposid allein oder in Kombination mit Steroiden eingesetzt. Monoklonale Antikörper (AK) befinden sich in der

Tabelle B.10-3 Standardchemotherapie in fortgeschrittenen Stadien.

BEACOPP-Schema (eskaliert, Dosisstufe 4) mit G-CSF

Bleomycin	10 mg/m² KO i.v.	Tag 8
Etoposid	200 mg/m² KO i.v.	Tag 1–3
Adriamycin	35 mg/m² KO i.v.	Tag 1
Cyclophosphamid	1250 mg/m² KO i.v.	Tag 1
Vincristin	1,4 mg/m² KO i.v.	Tag 8
Procarbazin	100 mg/m² KO i.v.	Tag 1–7
Prednison	40 mg/m² KO i.v.	Tag 1–14
G-CSF		s.c. ab Tag 8
Wiederholung Tag 22		

klinischen Prüfung. In Phase-I/II-Studien werden aktuell humane AK gegen das CD30-Antigen und Radioimmunkonjugate auf ihre Wirksamkeit untersucht.

Nachsorge

Die meisten Rezidive werden durch den Patienten selbst bemerkt. Neben einem möglichen Rezidiv ist auf Zeichen für Spättoxizitäten und Sekundärmalignome zu achten. Nikotinkarenz ist dringend zu empfehlen, da sich das Risiko durch Rauchen und die Spättoxizität der Chemo-Radiotherapie überadditiv summieren.

Strukturierte Nachsorgeempfehlung: Im ersten halben Jahr nach Abschluss der Therapie Kontrollen in dreimonatlichen Abständen. Danach bis zum 5. Jahr sechsmonatlich, später jährlich. Routineerhebungen: Anamnese (B-Symptome), klinischer Befund (Lymphknotenschwellung, Hepatosplenomegalie), Differentialblutbild, BSG, LDH, AP, Röntgenuntersuchung des Thorax, Sonogramm Abdomen. Erweiterte Bildgebung nur bei konkretem Verdacht sowie einmalig zum Dreimonatszeitpunkt bei CR mit residualen Auffälligkeiten.

Literatur

1. World Health Organization: Tumours of the hemopoietic and lymphoid tissues. IARC Press, Lyon 2001.
2. Press OW, LeBlanc M, Lichter AS et al.: Phase III randomized intergroup trial of subtotal lymphoid irradiation versus doxorubicin, vinblastine, and subtotal lymphoid irradiation for stage IA to IIA Hodgkin's disease. J Clin Oncol 19(22) (2001) 4238–4244.
3. Meyer RM, Gospodarowicz MK, Connors JM et al.: Randomized comparison of ABVD chemotherapy with a strategy that includes radiation therapy in patients with limited-stage Hodgkin's lymphoma: National Cancer Institute of Canada Clinical Trials Group and the Eastern Cooperative Oncology Group. J Clin Oncol 3(21) (2005) 4634–4642.
4. Diehl V, Franklin J, Pfreundschuh M et al.: Standard and increased-dose BEACOPP chemotherapy compared with COPP-ABVD for advanced Hodgkin's disease. N Engl J Med Jun 12;348(24) (2003) 2386–2395.
5. Aleman BM, Raemaekers JM, Tirelli U et al.: Involved-field radiotherapy for advanced Hodgkin's lymphoma. N Engl J Med 348(24) (2003) 2396–2406.
6. Rehwald U, Schulz H, Reiser M et al.: Treatment of relapsed CD20+ Hodgkin lymphoma with the monoclonal antibody rituximab is effective and well tolerated: results of a phase 2 trial of the German Hodgkin Lymphoma Study Group. Blood 101(2) (2003) 420–424.
7. Schmitz N, Pfistner B, Sextro M et al.: Aggressive conventional chemotherapy compared with high-dose chemotherapy with autologous haemopoietic stem-cell transplantation for relapsed chemosensitive Hodgkin's disease: a randomised trial. Lancet 15; 359 (9323) (2002) 2065–2071.

Autorenadressen

Priv. Doz. Dr. med S. Krause (Korr.)
Abteilung Hämatologie/Onkologie
Universitätsklinik
Franz-Josef-Strauß-Allee 11
93053 Regensburg

Prof. Dr. med. Andreas Engert
Innere Medizin I
Medizinische Klinik der Universität Köln
Joseph-Stelzmann-Str. 9
50931 Köln

Priv. Doz. Dr. med. S. Schmitz
Sachsenring 69
50677 Köln

11 Multiples Myelom

P. Liebisch, D. Peest

Definition und Basisinformation

Lymphatische B-Zell-Neoplasie mit diffuser oder multilokulärer Infiltration des Knochenmarks durch klonale Plasmazellen, Insuffizienz der Hämatopoese und Osteolysen. Die meisten Plasmazellklone produzieren im Serum und/oder Urin nachweisbare monoklonale Immunglobuline (komplette Immunglobulinmoleküle, meist vom Typ IgG oder IgA, und/oder Immunglobulin-Leichtketten); Ausnahme: asekretorisches multiples Myelom (2–3% der Fälle). Das multiple Myelom gehört nach der WHO-Klassifikation zu den B-Zell-Lymphomen. Die Inzidenz steigt im Alter stark an und beträgt in Mitteleuropa altersadjustiert 4/100000/Jahr. 75% der Patienten sind bei Erstdiagnose über 60 Jahre alt.

Sonderformen: solitäres Plasmozytom (medullär/extramedullär); indolentes Myelom; Plasmazell-Leukämie; osteosklerotisches Myelom (POEMS-Syndrom); Schwerkettenkrankheit.

Der Verlauf der Erkrankung ist sehr heterogen. Die Überlebenszeit schwankt in einem weiten Bereich und ist vom Diagnosezeitpunkt, dem Erkrankungsstadium und bestimmten Prognosefaktoren abhängig. Bei konventioneller Chemotherapie beträgt die mediane Überlebenszeit etwa 3–4 Jahre, bei Hochdosis-Chemotherapie etwa 5 Jahre. Mit dem Begriff „monoklonale Gammopathie unbestimmter Signifikanz" (MGUS) wird eine in der Regel zum Zeitpunkt der Feststellung asymptomatische Plasmazelldyskrasie bezeichnet, die bei über 70-Jährigen eine Prävalenz von ca. 3% aufweist. Sie geht mit einer Häufigkeit von etwa 1% pro Jahr in eine maligne B-Zell-Erkrankung (meist ein multiples Myelom) über. Allein die Verlaufsbeobachtung erlaubt die Differenzierung zwischen einer langfristig stabilen („benignen") monoklonalen Gammopathie und einem früh diagnostizierten multiplen Myelom.

Symptome

Häufig sind Rückenschmerzen durch einen Befall der Wirbelsäule, pathologische Frakturen, Zeichen der Anämie und Infektanfälligkeit bei sekundärem Immundefekt, seltener Zeichen einer Niereninsuffizienz, einer Hyperkalzämie oder eines Hyperviskositätssyndroms.

Bei asymptomatischen Patienten kann sich der Diagnoseverdacht aufgrund einer ausgeprägten Erhöhung der Blutsenkungsgeschwindigkeit, einer Anämie oder eines M-Gradienten in der Serum-Eiweiß-Elektrophorese ergeben.

Diagnose

Die Diagnose gilt als gesichert, wenn alle drei folgenden Kriterien vorliegen *(International Myeloma Working Group 2003)*:
- \> 10% Plasmazellen im Knochenmark (Knochenmarkaspirationszytologie) und/oder Nachweis eines Plasmozytoms (Histobiopsie). Bei asekretorischer Erkrankung sind > 30% Plasmazellen im Knochenmark gefordert.
- Im Serum und/oder Urin nachweisbares monoklonales Protein (Immunfixations-Elektrophorese).
- Vorliegen einer/von:
    Hyperkalziämie und/oder
    Niereninsuffizienz (Kreatininwert > 173 mmol/l oder > 2 mg/dl) und/oder
    Anämie (Hb-Wert < 10 g/dl oder 2 g/dl unter der Norm) und/oder
    Knochenläsionen (bei solitärer Osteolyse sind > 30% Plasmazellen im Knochenmark gefordert, bei Osteoporose ist der Nachweis von Wirbelkörperfrakturen gefordert).

Wichtigste Differentialdiagnosen: MGUS, andere Lymphome mit monoklonalen Proteinen (z.B. Morbus Waldenström), andere Tumoren mit Osteolysen bei monoklonaler Gammopathie.

Diagnostik

Allgemeine Diagnostik

- Anamnese (siehe Symptome)
- körperliche Untersuchung (Klopfschmerz der Wirbelsäule, neurologische Symptomatik, Anämiezeichen)
- Zellzählung, Differentialblutbild
- Elektrolyte einschließlich Serum-Kalzium
- Kreatinin, Harnstoff, Kreatinin-Clearance
- Gesamtprotein, Albumin, Serumelektrophorese, quantitative Bestimmung der Immunglobuline im Serum, ggf. Bestimmung der freien Leichtketten im Serum mit dem Freelite®-Assay (Leichtketten- und asekretorische Myelome)
- Immunfixationselektrophorese in Serum und Urin
- Quantifizierung der Leichtkettenausscheidung („Bence Jones-Protein") im 24-h-Sammelurin mittels Urinelektrophorese (oder Nephelometrie)
- Röntgenaufnahmen der proximalen langen Röhrenknochen, des Achsenskeletts, des Beckens, der Rippen und des Schädels. Eine Knochenszintigraphie ist **nicht** indiziert
- Knochenmarkaspirationszytologie und -histologie durch Beckenkammpunktion (Cave: Sternalpunktion) zur Bestimmung von Infiltrationsgrad, Resthämatopoese und Plasmazellmorphologie (prognostische Relevanz).

Spezielle Diagnostik

- MRT zur Beurteilung von Weichteilgewebe, z.B. bei V.a. oder zur Detailbeurteilung eines extramedullären Myelombefalls, bei V.a. Rückenmarkskompression, in Sonderfällen zum Beweis oder Ausschluss nicht röntgenologisch darstellbarer Osteolysen. CT zur Stabilitätsbeurteilung bei Osteolysen
- Bestimmung von Plasma- und Vollblutviskosität bei V.a. Hyperviskositätssyndrom
- Organbiopsien, Echokardiographie bei Amyloidoseverdacht
- (Molekular-)Zytogenetik zur Prognoseabschätzung in Studien.

Stadieneinteilung und Risikofaktoren

Die Stadieneinteilung nach Durie und Salmon (Tab. B.11-1) hat eine gewisse prognostische Bedeutung. Sie lässt eine grobe Abschätzung der Tumorzellmasse zum Zeitpunkt der Diagnose zu. Unabhängige Risikofaktoren sind die Erhöhung der Konzentration des Serum-β_2-Mikroglobulins und der Nachweis bestimmter Veränderungen des Tumorzellgenoms (Monosomie 13/13q-Deletion, Deletion 17q13, Translokation t[4;14], hypodiploider Chromosomensatz).

Die *International Myeloma Working Group* (2005) hat ein auf den Serum-Konzentrationen von β_2-Mikroglobulin und Albumin basierendes Prognosesystem *(International Staging System, ISS)* generiert, das unabhängig von Alter, Geographie und Therapieform (konventionelle Chemotherapie; Hochdosis-Chemotherapie und autologe Stammzelltransplantation; nicht: Therapie mit „neuen" Substanzen wie Bortezomib, Thalidomid, Lenalidomid) eine Stratifikation von Patienten in eine Niedrigrisiko-, Intermediärrisiko- und Hochrisikogruppe ermöglicht.

Verlaufskontrollen und Remissionskriterien

Relevante Verlaufsparameter sind: Änderungen der Myelomproteinkonzentration im Serum, der freien Leichtketten im Serum (Freelite®-Methode bei Leichtketten- und asekretorischen Myelomen), Menge der im Urin (24-h-Sammelurin) ausgeschiedenen monoklonalen Immunglobulin-Leichtketten, Neuauftreten oder Vergrößerung von Osteolysen, Auftreten, Normalisierung oder Auftreten einer Hyperkalzämie. Bei ca. 5% der Patienten wird im Verlauf durch Dedifferenzierung der Plasmazellen die Myelomprotein-Konzentration im Serum und Urin als Verlaufsparameter unbrauchbar (Abnahme der Myelomproteinkonzentration trotz Progression).

Wenig zuverlässig sind: Veränderungen von Knochenschmerzen, des Blutbildes und des Infiltrationsgrades in der Knochenmarkzytologie oder -histologie.

Das Ansprechen auf die Therapie kann anhand von Kriterien der *International Myeloma Working Group* (2006) in Kategorien eingeteilt werden. Sie basieren auf den ursprünglich für die Remissionsbeurteilung nach Hochdosistherapie konzipierten Remissionskriterien der EBMT.

Stringente komplette Remission (sCR), alle Kriterien:
- Vorliegen einer CR (s.u.)
- normale Ratio der freien Leichtketten im Serum
- kein Nachweis klonaler Plasmazellen im Knochenmark durch Immunhistochemie oder Immunzytologie.

Komplette Remission (CR), alle Kriterien:
- kein monoklonales Protein in Serum und Urin (Immunfixationselektrophorese)
- ≤ 5% Plasmazellen im Knochenmark
- Verschwinden von Weichteilplasmozytomen.

Sehr gute partielle Remission (VGPR):
- positive Immunfixationselektrophorese bei unauffälliger Eiweißelektrophorese oder
- ≥ 90% Reduktion des monoklonalen Proteins und < 100 mg monoklonale Leichtketten im 24-h-Sammelurin.

Partielle Remission (PR), alle Kriterien:
- ≥ 50% Reduktion des monoklonalen Proteins im Serum
- ≥ 90% Reduktion des monoklonalen Proteins oder < 200 mg im 24-h-Sammelurin
- ≥ 50% Größenabnahme von Plasmozytomen
- bei mittels konventioneller Methoden nicht messbarem monoklonalem Protein: ≥ 50% Reduktion der Differenz zwischen involvierten und nichtinvolvierten freien Leichtketten im Serum
- bei vollständig asekretorischem Myelom: ≥ 50% Reduktion des Plasmazellanteils im Knochenmark (sofern prätherapeutisch ≥ 30%).

Stabile Erkrankung (SD):
- nicht CR, VGPR, PR, PD.

Progress (PD), ein Kriterium ausreichend:
- ≥ 25% Anstieg des monoklonalen Proteins im Serum (≥ 5 g/l absolut)
- ≥ 25% Anstieg des monoklonalen Proteins im Urin (≥ 200 mg/Tag absolut)
- ≥ 25% Anstieg des Plasmazellanteils im Knochenmark: gilt nur, wenn der Plasmazellanteil im Mark ≥ 10% ist
- Auftreten einer Hyperkalzämie (Serum-Kalzium myelomassoziiert > 2,65 mmol/l)
- Größenzunahme bestehender oder Auftreten neuer Osteolysen oder von Weichteilplasmozytomen.

Vor Therapiebeginn erfolgt ein komplettes Staging, das nach Remissionsinduktion und zum Zeitpunkt

Tabelle B.11-1 Stadieneinteilung des Plasmozytoms nach Durie und Salmon.

Stadium I:	alle folgenden Kriterien sind erfüllt:
	– Hämoglobin > 10 g/dl
	– Serum-Kalzium normal
	– normale Knochenstruktur oder nur ein solitärer Herd (Röntgen)
	– niedrige Myelomproteinkonzentration:
	  – IgG < 50 g/l (Serum)
	  – IgA < 30 g/l (Serum)
	  – Bence Jones-Protein < 4 g/24 h (Urin)

Stadium II:	weder Stadium I noch Stadium III

Stadium III:	mindestens eines der folgenden Kriterien ist erfüllt:
	– Hämoglobin < 8,5 g/dl
	– Serum-Kalzium erhöht
	– fortgeschrittene Knochenläsionen
	– hohe Myelomproteinkonzentration:
	  – IgG > 70 g/l im Serum
	  – IgA > 50 g/l im Serum
	  – Bence Jones-Protein > 12 g/24 h (Urin)

Zusatz:	„A" = normale Nierenfunktion, „B" = eingeschränkte Nierenfunktion (Kreatinin > 173 mmol/l)

des Rezidivs/erneuten Fortschreitens nach Behandlungspause zu wiederholen ist. Unter Chemotherapie sind – individuell angepasst – monatliche Kontrollen von Blutbild, Konzentration des monoklonalen Proteins im Serum und Urin, Elektrolyten, und der Nierenfunktion erforderlich. Bei asymptomatischen Patienten mit stabilem Krankheitsverlauf sind Verlaufsuntersuchungen in Abständen zwischen 3 und 6 Monaten ausreichend.

Therapie

Eine Behandlung wird bei symptomatischer (z.B. Schmerzen aufgrund von Knochendestruktionen, Anämie, Hyperkalzämie) oder asymptomatischer, jedoch rasch progredienter Erkrankung oder bei drohenden Komplikationen begonnen. Patienten im Stadium I sind zum Zeitpunkt der Diagnose nicht behandlungsbedürftig (Ausnahmen: Niereninsuffizienz, Hyperviskositätssyndrom, Amyloidose, Neuropathie) und müssen im weiteren Verlauf sorgfältig beobachtet werden. Dies gilt auch für einen Teil der Patienten im Stadium II. Dagegen sind Patienten im Stadium III immer behandlungsbedürftig.

Zunächst ist das allgemeine Therapieziel (CR mit Aussicht auf Langzeitremission oder PR mit Verbesserung/Erhaltung der Lebensqualität) festzulegen.

Intensive Therapiekonzepte (Hochdosis-Chemotherapie mit autologer Blutstammzelltransplantation, allogene Blutstammzelltransplantation)

Diese Behandlung erfolgt möglichst im Rahmen multizentrischer Therapiestudien mit dem Ziel einer Langzeitremission. Durch eine systemische Chemotherapie wird eine Verlängerung des ereignisfreien Überlebens und des Gesamtüberlebens erreicht, wobei eine überlegene Effektivität der Hochdosis-Chemotherapie im Vergleich zur konventionell dosierten Chemotherapie für Patienten unter 60–65 Jahren gezeigt werden konnte (**Empfehlungsgrad A**). Da eine altersadaptiert dosisreduzierte Hochdosis-Chemotherapie mit Transplantation autologer Blutstammzellen inzwischen auch bei älteren Patienten möglich ist, kann bei allen Patienten unter Berücksichtigung des biologischen Alters sowie der Komorbidität die Option einer Hochdosis-Chemotherapie geprüft werden. Die Patienten sollten hierzu ggf. einem spezialisierten Zentrum vorgestellt werden. Die Entscheidung muss frühzeitig erfolgen, da eine Vorbehandlung mit Melphalan die Gewinnung autologer Blutstammzellen beeinträchtigen kann.

Für Patienten bis 60 Jahre wird derzeit der Stellenwert der allogenen Blutstammzelltransplantation vom Familien- oder Fremdspender geprüft. Die therapieassoziierte Mortalität ist trotz dosisreduzierter Konditionierungsprotokolle und verbesserter Supportivtherapie deutlich höher als die der autologen Transplantation (15–25 vs. 2–3%).

Palliative Chemotherapie

Eine Chemotherapie, bei der Verbesserung oder Erhaltung der Lebensqualität im Vordergrund steht, ist bei Patienten indiziert, die für intensive Therapieformen aufgrund ihres (biologischen) Alters oder aufgrund von Begleiterkrankungen nicht in Frage kommen, oder die nach vollständiger Information die Belastungen und Risiken einer Hochdosistherapie ablehnen. Als Standard-Chemotherapie wird zur initialen Remissionsinduktion das MP-Schema nach Alexanian mit Melphalan (0,25 mg/kg Körpergewicht, Tag 1–4 p.o., Einnahme morgens auf nüchternen Magen) und Prednison (1–2 mg/kg Körpergewicht, Tag 1–4 p.o.) verwendet (**Empfehlungsgrad A**). Wegen der individuell unterschiedlichen enteralen Resorption von Melphalan ist eine Dosisadaptation anhand des beabsichtigten Abfalls der Leukozyten auf Werte um 2–3/nl erforderlich. Melphalan kann bei gleicher Wirksamkeit jedoch auch intravenös gegeben werden (15 mg/m^2 Körperoberfläche, Tag 1). Die Zyklen werden in vier- bis sechswöchigen Abständen wiederholt, wobei zwei Zyklen über die maximal erreichbare Remission (beurteilt am Abfall der Myelomproteinkonzentration) hinaus verabreicht werden. Eine anschließende Erhaltungstherapie bietet bezüglich Überlebenswahrscheinlichkeit im Vergleich zu einer Therapiepause mit Beobachtung keine Vorteile.

Kommt es nach über 12 Monate anhaltender Remission zur erneuten Progression, so kann ein erneuter Therapieversuch mit MP erfolgen. Bei primärem Therapieversagen, einem Frührezidiv, einem melphalanresistenten oder rasch progredienten Rezidiv wird als Sekundärtherapie ein anthrazyklinhaltiges Schema (z.B. VAD, Vincristin/Adriamycin/Dexamethason; Idarubicin/Dexamethason), Bendamustin oder Cyclophosphamid verwendet. Eine Dexamethason-Monotherapie als Zweit- oder Drittlinientherapie ist insbesondere bei Patienten mit eingeschränkter Knochenmarkreserve zu empfehlen.

Neue Substanzen

Der Stellenwert von Thalidomid wird derzeit in einer randomisierten Studie geprüft. Bortezomib (Velcade™), ein Proteasomeninhibitor, ist für die Behandlung des multiplen Myeloms ab dem ersten Rezidiv zugelassen. Das Thalidomidanalogon Lenalidomid (Revlimid™) ist in den USA in der Kombination mit Dexamethason für die Behandlung von Patienten mit multiplem Myelom, die mindestens eine Vortherapie bekommen haben, zugelassen.

Zusatztherapie

Die Langzeittherapie mit **Bisphosphonaten** (z.B. Pamidronat 60–90 mg monatlich i.v., Zoledronat 4 mg monatlich i.v.) ist bei Knochenbeteiligung indiziert und führt zu einer Reduktion von Wirbelkörperfrakturen und Schmerzen (**Empfehlungsgrad A**). Auf das mögliche Auftreten von Osteonekrosen des Kiefers als spezifische Nebenwirkung einer Langzeittherapie mit Bisphosphonaten ist zu achten. Vor einer Langzeitbehandlung mit Bisphosphonaten sollte eine zahnärztliche Untersuchung mit geeigneten Vorsorgemaßnahmen erwogen werden. Daten aus kontrollierten Studien zu Effizienz und unerwünschten Nebenwirkungen einer Langzeittherapie, die über eine Dauer von 2 Jahren hinausgeht, existieren nicht. Deshalb sind Empfehlungen hierzu in der Literatur nicht einheitlich.

Interferon-α zusätzlich zur Chemotherapie ist während der Induktionsphase nicht indiziert. Durch Anwendung zur Remissionserhaltung nach konventioneller Chemotherapie oder Hochdosistherapie wird das Gesamtüberleben gering verlängert. Dieser nur in größeren Metaanalysen belegbare Vorteil ist gegen die ausgeprägten Interferon-Nebenwirkungen abzuwägen **(Empfehlungsgrad A)**. Bei Anämie, insbesondere bei begleitender chronischer Niereninsuffizienz, kann der Einsatz von **Erythropoetin** indiziert sein.

Mögliche Indikationen für eine **Strahlentherapie** sind:
- frakturgefährdende Osteolysen
- chirurgisch versorgte pathologische Frakturen
- primär operativ versorgtes Querschnittssyndrom
- extramedulläre Plasmazelltumoren
- Skelettschmerzen.

Zur Schmerzbehandlung sind meist 10–20 Gy ausreichend. Wird die Strahlentherapie parallel zur Chemotherapie gegeben, ist die höhere Knochenmarktoxizität zu berücksichtigen.

Mögliche Indikationen für ein **operatives Vorgehen**:
- Frakturgefährdung langer Röhrenknochen
- Auftreten pathologischer Frakturen; eine Notfallindikation besteht bei drohendem oder beginnendem Querschnittssyndrom, wenn durch Strahlentherapie kein Behandlungserfolg erwartet werden kann.

Für die supportive Behandlung gelten die Empfehlungen der allgemeinen internistischen Onkologie: Schmerztherapie, Blutersatz, Hyperkalzämiebehandlung (Notfallindikation), Behandlung einer Niereninsuffizienz, Immunglobulinsubstitution bei sekundärem Antikörpermangelsyndrom mit Infektneigung, Behandlung von Infektionen, ggf. Plasmapherese bei Hyperviskositätssyndrom.

Sonderformen

Die primäre **Plasmazell-Leukämie** ist die leukämische Variante des multiplen Myeloms und zeigt in der Regel einen sehr aggressiven Verlauf. Sie wird definiert durch den Nachweis von mind. 20% oder 2 G/l Plasmazellen im peripheren Blut. Die Behandlung entspricht der des fortgeschrittenen multiplen Myeloms. Bei **solitären**, insbesondere **extramedullären** Plasmozytomen nach histologischer Sicherung und Ausbreitungsdiagnostik individuelle Entscheidung über Strahlentherapie und/oder Operation mit oder ohne nachfolgende Chemotherapie.

Literatur

1. Attal M, Harousseau JL, Stoppa AM et al. (Intergroupe Francophone du Myelome): A prospective, randomized trial of autologous bone marrow transplantation and chemotherapy in multiple myeloma. N Engl J Med 335 (1996) 91–97.
2. Attal M, Harousseau JL, Facon T et al. (Intergroupe Francophone du Myelome): Single versus double autologous stem-cell transplantation for multiple myeloma. N Engl J Med 349 (2003) 2495–2502.
3. Child JA, Morgan GJ, Davies FE et al.: High-dose chemotherapy with hematopoietic stem cell rescue for multiple myeloma. N Engl J Med 348 (2003) 1875–1883.
4. Durie BGM, Harrousseau J-L, San Miguel J et al. (International Myeloma Working Group): International uniforme response criteria for multiple myeloma. Leukemia 20 (2006) 1467–1473.
5. Greip PR, San Miguel J, Durie BGM et al. (International Myeloma Working Group): International Staging System for multiple myeloma. J Clin Oncol 23 (2005) 3412–3420.
6. International Myeloma Working Group: Criteria for the classification of monoclonal gammopathies, multiple myeloma and related disorders: a report of the International Myeloma Working Group. Br J Haematol 121 (2003) 749–757.
7. Kyle RA, Therneau TM, Rajkumar SV et al.: A long-term study of prognosis in monoclonal gammopathy of undetermined significance. N Engl J Med 346 (2002) 564–569.
8. Lacy MQ, Dispenzieri M, Gertz MA et al.: Mayo Clinic consensus statement for the use of bisphosphonates in multiple myeloma. Mayo Clin Proc 81 (2006) 1047–1053.
9. Liebisch P, Döhner H.: 2006. Cytogenetics and molecular cytogenetics in multiple myeloma. Eur J Cancer 42 (2006) 1520–1529.
10. Myeloma Trialists' Collaborative Group: Combination chemotherapy versus melphalan plus prednisone as treatment for multiple myeloma: an overview of 6633 patients from 27 randomized trials. J Clin Oncol 16 (1998) 3832–3842.
11. Myeloma Trialists' Collaborative Group: 2001. Interferon as therapy for multiple myeloma: an individual patient data overview of 24 randomized trials and 4012 patients. Br J Haematol 113 (2001) 1020–1034.

Autorenadressen

Dr. med. Peter Liebisch (Korr.)
Zentrum für Innere Medizin
Klinik für Innere Medizin III
Robert-Koch-Str. 8
89081 Ulm

Prof. Dr. med. D. Peest
Medizinische Hochschule Hannover
Abteilung für Hämatologie/Onkologie
Konstanty-Gutschow-Str. 8
30623 Hannover

12 Kopf-Hals-Tumore

S. Hiller (DKG), Stuttgart; H.-G. Mergenthaler (DGHO), Stuttgart (korr.)

Definition und Basisinformation

Die malignen Kopf-Hals-Tumore sind eine heterogene Gruppe, die als topographische und entitätsbezogene Einheit auftreten. Diese umfasst alle Tumore im Kopf-Hals-Bereich einschließlich der proximalen Anteile von Ösophagus und Trachea. Nicht zu den Kopf-Hals-Tumoren gerechnet werden Malignome des Gehirns, der Schilddrüse sowie der Augenlider. Die Inzidenz zeigt eine typenabhängig und geographisch ausgeprägte Variabilität. In der westlichen Hemisphäre beträgt die Häufigkeit etwa 6% aller malignen Erkrankungen. Mit einem Verhältnis von 7 : 1 überwiegt das männliche Geschlecht gegenüber Frauen. Zunehmend werden jüngere Altersgruppen befallen. Kaum eine andere Tumorentität zeigt über die letzten 20 Jahre eine so deutliche Zunahme von Inzidenz und Mortalität. So sind zwischen 1980 und 1990 unter den Männern 50% mehr Personen erkrankt (32). In USA schätzt man 2006 mehr als 40.000 Neuerkrankungen an Kopf-Hals-Tumoren. Mehr als 11.000 Menschen werden an der Erkrankung versterben (28), mehr als 90% sind Plattenepithelkarzinome.

Wesentliche Risikofaktoren für die meisten Kopf-Hals-Tumore sind Tabakrauchen und Alkoholabusus, die sich in ihrer Wirkung potenzieren (4). Als Co-Faktoren werden mangelnde Mundhygiene sowie eine Infektion mit HPV-16- und -18-Viren angesehen.

Beim Nasopharynx-Karzinom spielt das EBV eine wichtige Rolle. Geringer ist die Bedeutung beruflicher inhalativer Noxen. Eine erhöhte Inzidenz für Malignome des Nasopharynx sowie der Nasenhaupt- und -nebenhöhlen wird bei inhalativer Exposition gegenüber Holzstaub, Nickelbestandteilen und Chromsalzen beobachtet.

Diagnostik

Die Klinik resultiert aus der topographischen Lage des Tumors. Zumeist führen ein Fremdkörpergefühl und die sicht- und fühlbare Lymphknotenmetastasierung im HNO-Bereich zur Diagnose. Entitätstypische Laborparameterkonstellationen bestehen mit Ausnahme des EBV-assoziierten Epipharynxkarzinoms nicht. Serummarker finden weder in der Primärdiagnostik noch bei der Nachsorge Verwendung.

Die meisten Primärtumore im Kopf-Hals-Bereich können durch eine gestützte Spiegeluntersuchung dargestellt werden. Die Gewinnung der Histologie gelingt zumeist unter Lokalanästhesie oder während der Endoskopie in Kurznarkose. Zur Verteilung der einzelnen Entitäten siehe Tabelle B.12-1.

Tabelle B.12-1 Lokalisation, Histologie und Häufigkeitsverteilung von Kopf-Hals-Tumoren.

Lokalisation	Häufigkeit innerhalb der Kopf-Hals-Tumore	Histologie	Anteil
Larynx	50%	Plattenepithelkarzinome	95%
		Adenokarzinome	3%
		verruköse Karzinome	2%
Hypopharynx	selten (Inzidenz von Land zu Land unterschiedlich)	Plattenepithelkarzinome	95%
Speicheldrüsen	5%	adenoid-zystische Karzinome	15%
		Adenokarzinome	15%
		Plattenepithelkarzinome (vorwiegend in Glandula parotidea)	selten
		Karzinome in pleomorphen Adenomen	24%
		sonstige Karzinome	15%
		Azinuszellkarzinome	11%
		Mukoepidermoidkarzinome	20%
Mittel- und Innenohr	6%	Plattenepithelkarzinome	60%
Lippen, Mundhöhle und Oropharynx	25%	Plattenepithelkarzinome	90%
		verruköse Karzinome	5%
		Adenokarzinome und adenoidzystische Karzinome	3%
		Spindelzellkarzinome (Lippen)	2%
Nasopharynx	selten	Plattenepithelkarzinome	90%
		Adenokarzinome, adenoidzystische Karzinome	3%
		lymphoepitheliales Karzinom	5%
		Sarkome, Lymphome	2%
Nasennebenhöhlen	4%	Plattenepithelkarzinome	60%
		Adenokarzinome	20%
		undifferenzierte Karzinome	10%

Zur Beurteilung der Tumorausdehnung im Weichteilmantel und zur Darstellung der Organgrenzen ist das Magnetresonanztomogramm (MRT) der Computertomographie (CT) überlegen (18). Die CT ist jedoch bei Einbezug des Knochens in das Tumorgeschehen zusätzlich indiziert. Auch bei der Differenzierung zwischen bestrahlungsindiziertem Ödem und Rest-Tumorgewebe ist die CT dem MRT überlegen.

Die Positronen-Emissions-Tomographie (PET) weist unter den bildgebenden Verfahren die höchste Sensitivität in der Erkennung von Tumorgewebe auf und kann in der Differenzierung von postoperativem oder postaktinischem Narbengewebe gegenüber einem Tumorrezidiv eingesetzt werden (29). Sie spielt deshalb speziell in der Rezidivdiagnostik eine zunehmende Rolle. Auch bei der Suche nach einem okkulten HNO-Tumor kann die PET-Untersuchung eingesetzt werden (15), wobei kleine Tumore wegen der eingeschränkten räumlichen Auflösung des Verfahrens übersehen werden können (16). Grundsätzlich komplettiert dieses Verfahren die Bildgebung und ist kein Ersatz für die CT oder MRT.

Ultraschalluntersuchungen (z.B. Sonogramm der Zunge) können die Diagnostik ergänzen. In der Differenzialdiagnostik eines zervikalen Lymphknotenbefalls ist die farbkodierte Duplex-Sonographie der Halsweichteile sehr hilfreich (15). Insbesondere im Follow-up nach neck dissection oder lokaler Strahlentherapie mit Weichteilvernarbungen ist die Sonographie dem Tastbefund überlegen.

Zum Ausschluss von Metastasen sowie Zweitmalignomen muss vor einer lokalen Therapie mit kurativer Zielsetzung eine CT der Thoraxorgane erfolgen (19). Auch wenn nur 10% der Metastasen in der Leber gefunden werden (20), muss eine Sonographie der Oberbauchorgane durchgeführt werden, gegebenenfalls ergänzt durch eine CT mit KM bzw. MRT. Der Einsatz einer PET ist unter Kosten-Nutzen-Gesichtspunkten sowie bei noch nicht flächendeckender Verfügbarkeit derzeit nicht als Standard zu empfehlen (35) und bleibt besonderen Fragestellungen vorbehalten.

Die Stadieneinteilung folgt der TNM-Klassifikation von 2002. Die Klassifikation ist für den Lymphknotenstatus (N) und das Vorliegen von Metastasen (M) für alle Tumore dieser Region identisch (Tab. B.12-2), die T-Klassifikation entspricht den jeweiligen topographischen Gegebenheiten des Primärtumors.

Das multimodale Therapiekonzept bei HNO-Tumoren

Therapie der Wahl ist die radikale operative Tumorentfernung als kurative Maßnahme.

Ist diese bei fortgeschrittenen Tumoren aufgrund der Lagebeziehung zu den umgebenden anatomischen Strukturen nicht möglich, wird eine primäre Radio-Chemotherapie durchgeführt. Bei Patienten mit stark eingeschränktem Allgemeinzustand und fehlender Operationsfähigkeit ist die primäre Radio-(Chemo)therapie ebenfalls Therapie der Wahl. Dies gilt auch für zwar prinzipiell operable aber funktionell (z.B. Glossektomie, Laryngektomie) oder optisch (z.B. Mandibula-Resektionen) verstümmelnde Eingriffe; hier muss der Patient in die Entscheidung zwischen sicherer Tumorkontrolle und resultierender Lebensqualität mit einbezogen werden. Organerhaltende multimodale Therapiekonzepte können je nach Indikation der radikalen Operation prognostisch vergleichbare Resultate aufweisen (39).

Die neoadjuvante Therapie mittels Induktionschemotherapie mit dem Ziel des Down-Stagings vor einer definitiven Radiochemotherapie oder OP kann zu einem verbesserten Organerhalt führen, evtl. mehr kurative Operationen ermöglichen und zu einer Verbesserung im Langzeitüberleben führen (1, 30, 39).

Bei lokal fortgeschrittenem Tumor wird nach OP eine adjuvante Strahlen(-chemo)therapie durchgeführt (s.u.). Die adjuvante Chemotherapie ist weiterhin experimentell (2).

Die Hochdosis-Chemotherapie hat bei der Primär- oder Rezidivbehandlung von HNO-Tumoren keinen Stellenwert.

Etwa 90% aller Patienten, die tumorbedingt sterben, erliegen den Folgen des lokoregionalen Rezidivs. Ein Rezidivtumor ist kurativ angehbar, wenn er frühzeitig entdeckt wird. Daher wird die postoperative Nachsorge engmaschig, beginnend mit einem monatlichen Untersuchungsintervall, durchgeführt. Gelingt die operative Entfernung eines Rezidivtumors in toto, ist, sofern noch nicht nach der Primäroperation eingesetzt, die Indikation zur adjuvanten Strahlentherapie großzügig zu stellen.

Bei fortgeschrittenem Rezidivtumor, der nicht mehr operiert werden kann, wird die Strahlentherapie als lokale Maßnahme eingesetzt. Häufig wurde diese Option jedoch als adjuvante Therapie bereits ausgeschöpft. Hier sollte die Möglichkeit einer Brachytherapie geprüft werden. Die Rolle der Zweitbestrahlung ist infolge hoher Toxizität umstritten. Bei gutem AZ des Patienten und beherrschbarer Komorbidität ist eine palliative Chemotherapie indiziert.

Tabelle B.12-2 T- und N-Klassifikation von Kopf-Hals-Tumoren

N-Klassifikation der Kopf-Hals-Tumore:
- NX Fehlende Beurteilbarkeit der regionären Lymphknoten
- N0 Keine Evidenz für einen Befall der regionären Lymphknoten
- N1 Lymphknotenmetastase in einem einzelnen ipsilateralen Halslymphknoten ≤ 3 cm
- N2a Lymphknotenmetastase in einem einzelnen ipsilateralen Halslymphknoten > 3 cm und ≤ 6 cm
- N2b Mehrere ipsilaterale zervikale Lymphknotenmetastasen ≤ 6 cm
- N2c Bilaterale oder kontralaterale Lymphknotenmetastasen ≤ 6 cm
- N3 Lymphknotenmetastase(n) > 6 cm

Die **M-Klassifikation** folgt den allgemeinen Kriterien der Stadieneinteilung solider Tumore:
- MX Fehlende Beurteilbarkeit des Primärtumors
- M0 Keine Evidenz für Fernmetastasen
- M1 Fernmetastasen vorhanden

Neoadjuvante Konzepte

Bei lokal fortgeschrittenen, inoperablen Tumoren werden zunehmend interdisziplinäre Konzepte durchgeführt, die eine Induktions-Radio-/Chemotherapie beinhalten. Gleiches gilt für potenziell operable fortgeschrittene Tumore unter dem Gesichtspunkt des Organerhalts.

Im Vergleich der möglichen Induktionstherapien konnte sich ein Vorteil für die Strahlenchemotherapie in Abgrenzung zur alleinigen Chemo- oder Strahlentherapie belegen lassen (RTOG) (22). Diese ist deshalb derzeit als Standard anzusehen und somit Mittel der ersten Wahl (**Empfehlungsgrad A**).

Bekannt ist, dass eine Induktionschemotherapie (Platin/5-FU) mit anschließender Strahlentherapie eine Alternative zu OP und Bestrahlung darstellt. Ein positiver Einfluss auf das Gesamtüberleben zeigte sich jedoch nicht (VALSG und EORTC) (30, 37).

In neueren Studien (Tax 324/EORTC 24971) lässt sich jedoch durch eine Optimierung der Chemotherapie mittels Dreierkombination Tax/Cis/5-FU eine Verbesserung im Vergleich zur bisherigen Standardinduktionschemotherapie (PF) feststellen, die sowohl zu einer Verbesserung der Ansprechrate wie auch des Gesamtüberlebens führt (27). Deshalb stellt diese Therapie eine probate Alternative zur Strahlenchemotherapie dar, speziell, wenn diese als nicht möglich oder sinnvoll angesehen wird (**Empfehlungsgrad A**). Tax/Cis/5-FU wurde Anfang 2007 für die Induktionstherapie in Deutschland zugelassen.

Einen direkten Vergleich zwischen neuer Induktionschemotherapie und Standard-Strahlenchemotherapie gibt es allerdings noch nicht, so dass die Frage, welche Option prinzipiell besser ist, derzeit noch nicht eindeutig zu beantworten ist. Studien diesbezüglich laufen.

Adjuvante und primäre definitive Strahlen-(chemo-)therapie

Nach Tumorexstirpation ist stadienabhängig die Bestrahlung des Tumorbetts sowie des Lymphabflussgebietes mit oder ohne vorausgehende (funktionelle oder radikale) neck dissection indiziert. Die Nachbestrahlung ist bei R1- und R2-Resektionsergebnissen ebenso obligat wie bei pT4- und pT3N0-Tumoren sowie bei Kapselüberschreitung bzw. -ruptur der befallenen Lymphknoten, bei Lymphangiosis carcinomatosa und pN3-Situation (**Empfehlungsgrad A**). Die adjuvante Strahlentherapie sollte innerhalb von 6 Wochen nach der Operation beginnen und erstreckt sich je nach Gesamtdosis über einen Zeitraum von 5 bis 8 Wochen.

Mehrere große Studien (6, 8, 14, 21) haben bei lokal fortgeschrittenen Tumoren gezeigt, dass die lokoregionäre Kontrolle um 10 bis 20% verbessert wird durch die Hinzunahme von Chemotherapie zur Strahlentherapie. Dies gilt sowohl für Cisplatin als auch für Mitomycin C (34, 43). Die Fernmetastasenrate bleibt allerdings mit ca. 35% gleich. Trotzdem scheint die Radiochemotherapie auch bezüglich des Überlebens der alleinigen Strahlentherapie überlegen zu sein (9) und wird deshalb aktuell als Standard angesehen (**Empfehlungsgrad A**) und sollte – wenn immer möglich – Mittel der ersten Wahl sein.

Eine Alternative stellt die Kombination der Strahlentherapie mit dem EGFR-Antikörper Cetuximab (s.u., Tab. B.12-6) dar. Hier konnte in einer Studie ebenfalls ein besseres Ansprechen der Kombination im Vergleich zur alleinigen Strahlentherapie nachgewiesen werden (**Empfehlungsgrad A**). Da das Nebenwirkungsprofil sehr gut ist, kommt diese Therapie speziell bei Patienten infrage, die für die Standard-Strahlenchemotherapie nicht qualifizieren. Die Therapie ist in Deutschland zugelassen.

Als mögliche Spätfolge der Strahlenbehandlung können eine bleibende Mundtrockenheit, ein vermindertes Geschmacksempfinden und eine verstärkte Anfälligkeit für Karies auftreten.

Palliative Chemotherapie

Liegen bei Erstdiagnose bereits Fernmetastasen vor, ist die Prognose deutlich eingeschränkt (13). Unbehandelt liegt die mediane Überlebenszeit bei ca. 4 Monaten. Patienten mit metastasierten Kopf-Hals-Karzinomen qualifizieren für eine **palliative Chemotherapie** (Protokolle Tab. B.12-5), wobei im Einzelfall über eine OP bzw. Bestrahlung zur Tumorkontrolle in einer interdisziplinären Tumorkonferenz zu entscheiden ist. Ansonsten spielt die palliative Chemotherapie beim inoperablen Rezidiv nach Bestrahlung eine zunehmende Rolle.

Zumeist wird durch den Einsatz der Chemotherapie nur eine Tumorstabilisierung oder partielle Remission des Tumors erzielt, komplette Remissionen sind selten. Ziel der Therapie ist neben einer Verlängerung der Überlebenszeit die Verbesserung der Le-

Tabelle B.12-3 Monotherapien bei Kopf-Hals-Tumoren.

Substanz	Ansprech-rate (%)	Autor
Methotrexat (40 mg/m^2/Woche)	12–35	Tannock, 1984 Forastiere, 1992
Bleomycin	4–45	Carter, 1977 Al Sarraf, 1984
Cyclophosphamid	36	Wittes, 1980
Doxorubicin	24	Wittes, 1980
Hydroxyurea	39	Glick, 1980
Vinblastin	29	Glick, 1980
Vinorelbine	6–15	Testolin, 1994
5-Fluorouracil	15–27	Al-Sarraf, 1984
Gemcitabin	13	Catimel, 1994
CDDP	14–41	Al Sarraf, 1984
Carboplatin	25	Catimel, 1994 Eisenberger, 1986
Oxaliplatin	10	Degardin, 1996
Paclitaxel	40	Vermorcen, 2005
Docetaxel	42	Vermorcen, 2005
Irinotecan	21	Vermorcen, 2005

Tabelle B.12-4 Kombinationstherapien im Vergleich zu Monotherapien bei Kopf-Hals-Tumoren.

Substanz	n	Ansprechen (%)	Kombination vs. Mono	Autor
Cis/5-FU	87	32	besser	Forastiere, 1992
Carbo/5-FU	86	21	besser	
MTX	88	10		
Cis/5-FU	79	32	besser	Jacobs, 1992
Cis	83	17		
5-FU	83	13		
Cis/5-FU	116	34	besser	Clavel, 1994
Cis/MTX/Bleo/VCR	127	37	besser	
Cis	122	15		

bensqualität. Dazu gehören die Linderung des Fatigue-Syndroms (Kraftlosigkeit und Müdigkeit) und Verringerung des häufig beobachteten Gewichtsverlusts bei Inappetenz und kataboler Stoffwechsellage. Auch die häufig im Bereich des Nervus trigeminus auftretenden Tumorschmerzen werden durch die Chemotherapie in der Mehrzahl der Fälle positiv beeinflusst. Sonderfälle sind Nasopharynx-Karzinome und Karzinome der Speicheldrüsen.
Monotherapie: Mehrere Substanzen haben ihre Wirksamkeit in der Therapie als Monotherapie gezeigt (Tab. B.12-3).
Diese kommt bei Patienten in ordentlichem Allgemeinzustand, die für eine Kombinationstherapie nicht geeignet erscheinen, infrage, speziell wenn ein eher langsames Tumorwachstum ohne progrediente Symptome vorliegt, so dass ein rasches Ansprechen nicht im Vordergrund steht.
Kombinationschemotherapien zeigen in mehreren Studien eine höhere Ansprechrate im Vergleich zu Monotherapien. Allerdings lies sich bisher kein signifikant nachweisbarer Vorteil auf das Gesamtüberleben dokumentieren welches, bei allen Regimen bei 5 bis 8 Monaten liegt (wobei die meisten Studien „underpowered" waren).
Die Toxizität ist jedoch in den Kombinationstherapien erhöht. Deshalb ist in der palliativen Situation besonders auf das Nebenwirkungsprofil zu achten.
Die Therapie mit **Cisplatin bzw. Carboplatin und 5-Fluorouracil** (5-FU) ist langjährig bewährt und weiterhin als Standard in der palliativen Therapie des Kopf-Hals-Tumors anzusehen **(Empfehlungsgrad A)**. Die Kombinationstherapie ist speziell beim Patienten in gutem Allgemeinzustand mit rasch wachsenden Tumoren Mittel der ersten Wahl.
Die Effektivität von Cisplatin und Carboplatin ist nahezu gleich, wobei Carboplatin vom Toxizitätsprofil unkomplizierter ist (42). Ein Austausch ist möglich.
Die Wirksamkeit einer Kombinationstherapie aus **Platin und Taxan** wurde durch mehrere Studien belegt (23). Speziell durch das günstige Nebenwirkungsprofil und die einfachere Handhabung stellt die Kombination Carboplatin/Taxol eine gute Alternati-

Tabelle B.12-5 Chemotherapieprotokolle für fortgeschrittene Kopf-Hals-Tumore.

Cisplatin/5-FU — Intervall: 21 bzw. 28 Tage*

Medikament	Dosis (mg/m²)	Applikationsform	Zeitraum
Cisplatin	100	i.v., 2 h	Tag 1
5-FU	1000	i.v., 24-h-Dauerinfusion	Tag 1–4

* Decker et al., Cancer 1983, 51: 1353

Carboplatin/5-FU — Intervall: 21 bzw. 28 Tage**

Medikament	Dosis (mg/m²)	Applikationsform	Zeitraum
Carboplatin	300	i.v., 15 min	Tag 1
5-FU	1000	i.v., 24-h-Dauerinfusion	Tag 1–4

** Forastiere et al., J Clin Oncol 1992, 10: 1245

Doxo/Cisplatin/5-FU — Intervall: 28 Tage***

Medikament	Dosis (mg/m²)	Applikationsform	Zeitraum
Cisplatin	50	i.v.	Tag 1+8
Doxorubicin	30	i.v.	Tag 1+8
5-FU	500	i.v.	Tag 1+8

*** Venook et al., J Clin Oncol 1987, 5: 951

Cisplatin/Paclitaxel — Intervall: 21 Tage****

Medikament	Dosis (mg/m²)	Applikationsform	Zeitraum
Cisplatin	75	i.v.	Tag 1
Paclitaxel	175	i.v. über 3 h	Tag 1

**** Gibson et al., J Clin Oncol 2005, 23: 3562

Tabelle B.12-6 Studien mit Cetuximab beim Kopf-Hals-Tumor.

	Phase	Erbitux	Autor
lokal fortgeschrittenes SCCHN	II	+ Strahlentherapie	Robert, 2001
			Bonner, 2006
First-line			
rezidiviertes und/oder metastasiertes SCCHN	III	+ Chemotherapie	Burtness, 2005
rezidiviertes und/oder metastasiertes SCCHN	III	+ Chemotherapie	Extreme Studie, 2007
Second-line			
rezidiviertes und/oder metastasiertes SCCHN	II	+ Chemotherapie	Trigo, 2004
			Baselga, 2005
platinprogredient			Herbst, 2005
rezidiviertes und/oder metastasiertes nasopharyngeales Karzinom	II	+ Chemotherapie	Chan, 2005

ve zur Standardtherapie dar (**Empfehlungsgrad B**) und ist gut im ambulanten Bereich einsetzbar (26). Eine Sonderstellung innerhalb der Hals-Kopf-Tumore nehmen die Speicheldrüsenkarzinome ein. Sowohl für lokal inoperable wie bereits metastasierte Stadien liegen die besten Daten für eine Kombinationstherapie mit **Doxorubicin/Cisplatin und 5-Fluorouracil** vor (**Empfehlungsgrad B**) (Tab. B.12-5).

Neue Therapieansätze

Mehr als 90% der Plattenepithelkarzinome aus dem HNO-Gebiet exprimieren den Epithelial Growth Factor Rezeptor (**EGFR**). Dies führte zu Therapieansätzen mit Blockierung des EGF-Rezeptors durch direkte Bindung an demselben an der Zelloberfläche (Cetuximab) oder Hemmung der Tyrosinkinase-Domäne im Zytoplasma (Gefitinib und Erlotinib) mit jeweils nachfolgender Störung der Signaltransduktion, die für das Tumorwachstum verantwortlich ist. Diese Ansätze sind äußerst erfolgversprechend, wenngleich die Datenlage noch nicht vollständig abgesichert ist.

Die meisten Daten liegen für Cetuximab vor, das allein oder in Kombination mit Chemotherapie oder mit Strahlentherapie eingesetzt wird (24, 40). Für letzteren Einsatz liegt eine Zulassung vor. Mehrere aktuelle Studien untersuchen Detailfragen wie den optimalen Einsatzzeitpunkt, die optimale Kombination oder spezielle Kriterien zur Patientenselektion (z.B. Zusammenhang mit K-ras-Mutation).

Cetuximab: Drei Studien belegen die Effektivität von Cetuximab in der „Second line"-Therapie nach Platinversagen mit Ansprechraten von jeweils 10% und einem Gesamtüberleben von 6 Monaten (7, 25, 38). Wobei es unerheblich war, ob Cetuximab alleine oder in Kombination mit einem Platinderivat gegeben wurde. Somit kann eine Cetuximab-Monotherapie als mögliche Second-line-Therapie nach Platinversagen angesehen werden (**Empfehlungsgrad B**). Speziell bei Patienten in gutem Allgemeinzustand und hohem Proliferationsdruck der Erkrankung sollte diese Option geprüft werden. Eine Zulassung liegt in den USA vor.

In der Primärtherapie konnte durch die Hinzunahme von Cetuximab zu Cisplatin (vs. Cisplatin/Placebo) eine signifikante Verbesserung bezüglich des Ansprechens gezeigt werden (26 vs. 10%). Der Vorteil für das progressionsfreie oder das Gesamtüberleben (9,2 vs. 8 Monate) erreichte allerdings kein Signifikanzniveau (11).

In einer aktuell veröffentlichen, europäischen randomisierten Phase-III-Studie (EXTREME-Studie) zeigt sich jedoch auch ein signifikanter Überlebensvorteil von über 2,5 Monaten (10,1 vs. 7,5 Monate) durch die Hinzunahme von Cetuximab zu einer Kombination aus Platin und 5-FU im Vergleich zur alleinigen Platin/5-FU-Therapie (41), so dass diese Kombination eingesetzt werden kann (**Empfehlungsgrad A**) und, nach Festigung der Daten, der neue Standard in der palliativen Therapie werden könnte.

Die **lokale intraarterielle Chemotherapie** wird als palliative Alternative zu verstümmelnden operativen Eingriffen genannt, ohne dass bislang ihre Überlegenheit gegenüber der systemischen Chemotherapie gezeigt werden konnte. Auch neoadjuvant erbringt sie keinen prognostischen Vorteil (36).

Innovative Therapieansätze verbinden sich immer enger mit molekulargenetischen Untersuchungen zur Biologie der HNO-Tumore und führen zu Fragen, die nur in prospektiven Studien beantwortet werden können. Wenn kein Standardtherapieverfahren zur Verfügung steht, sollten Patienten nach Möglichkeit innerhalb von Studien behandelt werden.

Nachsorge und Rehabilitation

Die **Nachsorge** wird für einen Zeitraum von 10 Jahren empfohlen. Zu Beginn monatliche, während des 2. Jahres zweimonatliche Untersuchungsabstände (klinischer Status, ggf. Sonographie) tragen der Tatsache Rechnung, dass 80% der Rezidive innerhalb der ersten 2 Jahre auftreten, und rechtfertigen sich durch die kurative Therapieoption des Frührezidivs. Ab dem 4. Jahr sind Untersuchungen alle 6 Monate ausreichend. Ein CT oder MRT des Tumorgebietes sollte, sofern in der klinischen Untersuchung kein

Anhalt für ein Tumorrezidiv besteht, einmal jährlich durchgeführt werden.

Werden 5 Jahre rezidivfrei überlebt, beträgt die Wahrscheinlichkeit, 10 Jahre rezidivfrei zu überleben, 80%. Reziprok hierzu verhält sich die Wahrscheinlichkeit, an einem Zweitkarzinom (insbesondere Bronchialkarzinom) zu erkranken, das nach 5 Jahren 15%, nach 10 Jahren sogar 30% der Patienten erleiden.

Rehabilitationsmaßnahmen sind entscheidend für die Resozialisierung nach funktionell einschneidenden Eingriffen. Eine wichtige Rolle kommt hier den lokalen Selbsthilfegruppen zu (Adressen in Tumorzentren).

Traumatisierend ist neben Veränderungen des Schlucktraktes und der Atemwege vor allem der Verlust der Stimme nach Kehlkopfexstirpation. Heute stehen verschiedene Techniken zur Ersatz-Lautbildung zur Verfügung. Die Patienten können sich nach einer Lernphase zumeist wieder ausreichend sprachlich verständigen, wenn sie intensiv logopädisch und phoniatrisch betreut werden.

12.1 Karzinome des Kehlkopfs (Larynx) (ICD 161)

Führendes Symptom ist die Heiserkeit. Besteht diese länger als drei Wochen, muss eine fachärztliche Abklärung erfolgen. Diese Symptomatik führt in der Regel im Frühstadium zur Diagnose. Die chronische Laryngitis gilt nicht als Präkanzerose, kaschiert allerdings die Frühsymptomatik. Je nach Lage des Primärtumors können frühzeitig zervikale Lymphknotenmetastasen auftreten (s.u.). Jede Lymphknotenschwellung muss spätestens nach 4 Wochen zytologisch oder histologisch abgeklärt werden. Allgemeine tumorassoziierte Symptome wie Gewichtsverlust und Reduktion des Allgemeinzustandes treten zumeist erst im fortgeschrittenen Tumorstadium auf.

Dem Larynxkarzinom gehen prämaligne Schleimhautveränderungen voraus, die in Dysplasien Grad I (geringgradige Dysplasie) bis Grad III (Carcinoma in situ, obligate Präkanzerose) eingeteilt werden (10).

Glottische Larynxkarzinome machen mit 66% den Hauptanteil aus, gefolgt von supraglottischen Tumoren (33%). Von diesen weisen fast die Hälfte bei Erstdiagnose eine Metastasierung in die lokalen zervikalen LK-Stationen auf, die häufig zur Diagnose führt. Patienten mit der seltenen subglottischen Tumorlokalisation entwickeln zu etwa einem Fünftel Lymphknotenmetastasen paratracheal und mediastinal. Eine hämatogene Streuung des Larynxkarzinoms ist selten.

Diagnostisch ist die Laryngoskopie (indirekt oder direkt mit flexibler oder starrer Optik) das Verfahren der Wahl. Die Staging-Untersuchungen wie oben aufgeführt müssen erfolgen.

Die Stadieneinteilung erfolgt nach der TNM-Klassifikation von 2002, wobei die T-Klassifikation in supraglottisch, glottisch und subglottisch detailliert unterschieden wird.

Die N- und M-Klassifikation folgt für alle Kopf-Hals-Tumore der TNM-Stadieneinteilung von 2002 (s. Tab. B.12-2). Weitere Untereinteilungen des N-Status für die Larynxkarzinome wie etwa nach Höhe der Halslymphknoten oder nach Grad der Kapselüberschreitung werden noch nicht routinemäßig angewandt.

Für die frühen Stadien bis T2N0 werden sowohl nach primärer Operation wie nach Strahlentherapie 5-Jahresüberlebensraten von etwa 80% erzielt, wobei im deutschsprachigen Raum das operative Vorgehen mit kurativer Zielsetzung und funktioneller neck dissection favorisiert wird. Liegen bereits regionäre Lymphknotenmetastasen vor, ist die Operation der definitiven Radiatio überlegen. Bei ausgedehntem Tumorbefall bzw. R2- oder R1-Resektion folgt die additive Bestrahlung der chirurgischen totalen Laryngektomie, die 5-Jahresüberlebensraten liegen über 50%. Die Operation unter palliativer Zielsetzung wird zur Tumorverkleinerung, insbesondere zur Erhaltung der Luft- und Speisepassage, eingesetzt.

Neuere Therapieansätze (s. „Neoadjuvante Konzepte") verfolgen auch im fortgeschrittenen Stadium den Larynxerhalt durch primäre Strahlentherapie mit oder ohne Chemotherapie (17). Obwohl diese Therapie organerhaltend ist, besteht die Gefahr des strahleninduzierten Funktionsverlusts der Stimmbänder durch Ödembildung und Fibrosierung.

12.2 Karzinome des Hypopharynx (ICD 148)

Hypopharynxkarzinome sind relativ selten. Männer sind etwa viermal so häufig betroffen wie Frauen. Risikofaktoren sind auch hier Nikotin- und Alkoholabusus. Histologisch herrscht mit über 95% das Plattenepithelkarzinom vor.

Der Primärtumor wächst zunächst stumm. Die Tumorausbreitung ist wegen des submukösen Wachstums meist ausgedehnter als nach dem makroskopischen Aspekt erwartet und verlangt gezielte Probeexzisionen. In knapp der Hälfte der Fälle führen zervikale Lymphknotenmetastasen zur Erstdiagnose. Lokale Symptome treten erst im fortgeschrittenen Tumorstadium auf und bestehen in Dysphagie, Heiserkeit und Stridor. Die Diagnostik sollte eine MRT der Halsweichteile einschließen. Besteht der Verdacht auf eine Infiltration des Ösophagus, sollte zusätzlich eine Ösophagoskopie durchgeführt werden.

Therapie der Wahl ist die Operation. Sie erfolgt je nach Tumorausdehnung als Pharynxteilresektion ohne oder mit Laryngektomie bzw. Laryngo-Pharyngektomie mit Rekonstruktion. Gelingt die Diagnose im Frühstadium, ist nach Ausschluss einer lymphogenen Metastasierung die primäre Strahlentherapie möglich. Alternativ bzw. bei zervikalem Lymphknotenbefall wird eine neck dissection durchgeführt. Postoperativ schließt sich ab einer Tumorgröße T2 beziehungsweise bei Vorliegen von Lymphknotenmetastasen eine Strahlen(Chemo)-therapie des Tumorbetts und der zervikalen Lymphabflussgebiete an. Die Prognose des Hypopharynxkarzinoms ist durch oft erhebliche Komorbidität und hohe Metastasierungstendenz schlecht mit stadienabhängigen 5-Jahresüberlebensraten von 10 bis 50%. Im lokal fortgeschrittenen Stadium besteht eine hohe Metastasierungstendenz.

12.3 Karzinome der Lippen, der Mundhöhle und des Oropharynx (ICD 140.0, 145.9 und 146)

Die Häufigkeit der Oropharynxkarzinome zeigt geographische Schwankungen mit 4% in West-, 2% in Nordeuropa, dagegen knapp 20% aller Krebserkrankungen in Asien (32). Der Oropharynx umfasst Zungengrund, Tonsillen und Rachenhinterwand. Die Epiglottis wird nach Definition der UICC 2002 der Supraglottis zugerechnet. Risikofaktoren sind Nikotin- und Alkoholabusus, bei Lippenkarzinomen vorrangig die Sonneneinstrahlung. Männer sind doppelt so häufig betroffen wie Frauen. Bis 40% dieser Tumore sind an der Unterlippe lokalisiert, 20% an der Zunge.

Die Lymphknotenmetastasierung folgt den regionalen Lymphabflusswegen: Tumore der Unterlippe metastasieren submental und submandibulär, Tumore der Oberlippe in die bukkalen, parotidalen, submandibulären und oberen jugulären Lymphknoten, wobei auch kontralaterale Lymphknotenmetastasierungen beobachtet werden. Tumore der Mundhöhle und der vorderen zwei Drittel der Zunge siedeln in die submandibulären und jugulären Lymphknoten ab. Die Wahrscheinlichkeit einer lymphogenen Metastasierung steigt mit der Größe des Primärtumors (T1 10%, T4 bis 80%).

Für die Prognose ist der N-Status entscheidender als der T-Status. Bei einem Fünftel der Patienten werden im Laufe der Tumorerkrankungen Metastasen in Lunge und Leber, selten auch in den Knochen beobachtet.

Die Histologie sollte aus dem Primärtumor, nur in Ausnahmefällen aus einer Lymphknotenmetastase gewonnen werden. Die Tumorausbreitung wird durch die MRT (Weichteilausdehnung) und CT mit Knochenfenster (Knochenarrosion) bestimmt. Zungentumore können sonographisch ausgemessen werden.

Bei Karzinomen der Lippe ist die Operation Therapie der ersten Wahl. In Frühstadien erfolgt die Teilresektion und Rekonstruktion. Sind die Tumore fortgeschritten, kann eine primäre Strahlentherapie mit sekundärer plastischer Rekonstruktion erfolgen. Mit Ausnahme kleiner Tumore der Unterlippe wird eine neck dissection durchgeführt.

Auch beim Mundhöhlenkarzinom wird in der Primärtherapie die operative Entfernung durchgeführt. Angeschlossen wird, außer im Stadium T1, stadienabhängig eine selektive, modifiziert radikale bzw. radikale neck dissection.

Bei Oropharynxtumoren erfolgt eine transorale oder transzervikale Resektion mit Defektdeckung oder Rekonstruktion.

Sind Lippen, Zungenspitze oder der vordere Mundboden betroffen, wird die neck dissection auf die kontralaterale Seite erweitert. Sind die Primärtumore klein (T1 oder T2), kann bei histologisch unauffälligem neck-dissection-Präparat auf die sonst obligate postoperative Strahlentherapie verzichtet werden. Ist dagegen das Tumorleiden lokal fortgeschritten, wird durch die Kombination von Chirurgie und Strahlentherapie die Rezidivrate gesenkt. Mit der Strahlentherapie werden jedoch Nebenwirkungen, insbesondere die Xerostomie, in Kauf genommen.

12.4 Karzinome des Nasopharynx (ICD 147)

Über 90% gehen vom Plattenepithel aus. Im Gegensatz zu gut differenzierten Tumoren zeigen die gering differenzierten, nicht verhornenden Plattenepithelkarzinome mit lymphoider Stroma eine Assoziation zu Infektionen mit dem Epstein-Barr-Virus (EBV). Das Nasopharynxkarzinom ist mit einem Anteil von 0,2% an den soliden Tumoren in Europa selten. Die Altersverteilung zeigt ein Plateau jenseits des 50. Lebensjahrs.

Die Rolle von EBV in der Kanzerogenese ist noch nicht endgültig geklärt, sicher ist jedoch eine Assoziation mit dem Nasopharynx-Karzinom (5). Unabhängig vom histologischen Subtyp findet sich im Tumorgewebe das EBV nuclear antigen; hohe EBV-Antikörpertiter im Serum scheinen prognostisch günstig zu sein.

Die Klinik der zumeist schmerzlosen, schnell wachsenden Tumore ist durch fehlende Frühsymptome gekennzeichnet. Meist werden sie durch sich rasch vergrößernde, oft bilaterale Lymphknotenmetastasen auffällig, die typischerweise am Ansatz des M. sternocleidomastoideus lokalisiert sind. Daneben finden sich häufig Epistaxis, unilaterale Obstruktion oder Rhinophonia clausa. Durch die Wachstumstendenz entlang von Nervenscheiden treten im Verlauf ophthalmo-neurologische Symptome mit neuralgiformen Schmerzen auf. Bei einem Viertel der Patienten kommt es zu Hirnnervenausfällen, die am häufigsten den N. abducens betreffen.

Das diagnostische Vorgehen folgt dem aller Kopf-Hals-Tumore. Laborchemisch können die Serumtiter gegen das EBV-Kapsidantigen (EBV-CA), das EBV nuclear antigen (EBNA) und das EBV early antigen (EBVEA) bestimmt werden.

Histologisch finden sich neben den verhornenden Plattenepithelkarzinomen nicht verhornende Plattenepithelkarzinome (lymphoepitheliales Karzinom Typ Regaud) und undifferenzierte Karzinome (lymphoepitheliales Karzinom Typ Schmincke).

Das bei Erstdiagnose zumeist bereits lokal fortgeschrittene Stadium prädestiniert den strahlensensiblen Tumor für die Strahlen-Chemotherapie (einschließlich Lymphabflusswege) (33). Das Ansprechen auf eine primäre Chemotherapie ist ein positiver prognostischer Faktor und ermöglicht eine Verkleinerung des Bestrahlungsfeldes. Das multimodale Vorgehen (3, 12) sollte in einer interdisziplinären Tumorkonferenz festgelegt werden.

12.5 Karzinome der Nasennebenhöhlen (ICD 147)

Die sinunasalen Karzinome machen an den HNO-Malignomen einen Anteil von etwa 4% aus. Als Risikofaktoren gelten neben Nikotinabusus inhalative Schadstoffe (Holzstaub, Nickelbestandteile, Chromsalze). Als Berufserkrankung werden bei entsprechender Exposition nur Tumore vom Zylinderzelltyp anerkannt.

60% der Malignome haben ihren Ursprung in den Kieferhöhlen, 20% in der Nasenhaupthöhle, 15% in den Siebbeinzellen. Zur Metastasierung kommt es erst, wenn die knöchernen Wandungen der Nebenhöhlen durchbrochen werden.

Histologisch finden sich in knapp 60% Plattenepithelkarzinome. Etwa 20% sind Adenokarzinome, die sich in die Untergruppen Speicheldrüsentyp und Zylinderzelltyp aufteilen. Etwa je 10% machen maligne Melanome, undifferenzierte Karzinome und mesenchymale Tumore aus.

Therapie der Wahl ist die Tumorresektion. Wegen der geringen Metastasierungstendenz wird eine neck dissection erst bei manifestem zervikalen Lymphknotenbefall durchgeführt. Anschließend erfolgt eine Strahlentherapie des Primärtumors und des Lymphabflussgebietes. Bei primär nicht operablem Lokalbefund werden lang anhaltende Remissionen mit der definitiven Strahlen-Chemotherapie erreicht. Insgesamt liegt die 5-Jahresüberlebensrate bei 25 bis 45%.

12.6 Karzinome der Speicheldrüsen (ICD 142)

Malignome im Bereich der Speicheldrüsen machen etwa 5% der Kopf-Hals-Tumore aus. Betroffen sein können alle der etwa 1000 teils kleinsten Speicheldrüsen, wobei in 90% die drei großen Drüsen Glandula parotis (80%), Glandula submandibularis (10%) und Glandula sublingualis (1%) Ursprungsort sind. Nur jeder fünfte Tumor der Parotis ist maligne. Der Häufigkeitsgipfel liegt jenseits des 50. Lebensjahres. Die Geschlechtsverteilung ist in etwa ausgeglichen.

Die Prognose ist abhängig vom histologischen Subtyp. So metastasieren adenoid-zystische Karzinome in 70% (vorwiegend pulmonal), Azinuszellkarzinome dagegen nur in 10% hämatogen. Die heterogene Gruppe der Adenokarzinome tendiert dagegen vorrangig zur lymphogenen Metastasierung.

Bei allen epithelialen malignen Speicheldrüsentumoren ist die Tumorresektion die Therapie der Wahl. Bei Plattenepithel- und Adenokarzinomen sowie den gering differenzierten Azinuszell- und Mukoepidermoidkarzinomen sollte eine neck dissection durchgeführt werden. Die konsekutive Strahlentherapie des Tumorbetts sowie der zervikalen Lymphabflusswege ist bei Plattenepithelkarzinomen und wenig differenzierten Tumoren indiziert. Die palliative Chemotherapie erreicht Remissionsraten bis zu 50%, wobei Adenokarzinome, adenoid-zystische Karzinome und Azinuszellkarzinome das beste Ansprechen auf Zytostatika zeigen.

12.7 Malignome der Gesichtshaut (ICD 173.3)

Das **Basaliom** ist ein lokal destruierend wachsender epithelialer Tumor, der extrem selten metastasiert. Etwa 90% treten im Bereich des Kopfes, zumeist im Bereich der Nase, der Stirn und der Schläfen auf.

Die primäre Operation führt beim Basaliom zu einer Heilungsrate von > 90%. Bei kleinen Tumoren kann alternativ die photodynamische Lasertherapie durchgeführt werden, die zumeist narbenfrei abheilt. Die Nachsorge beschränkt sich auf die lokale Inspektion.

Über die Hälfte der **Plattenepithelkarzinome** der Haut des Kopfbereichs ist an der Unterlippe lokalisiert (s.o.).

Therapie der Wahl ist die primäre Operation, bei einer Tumorgröße über 2 cm einschließlich neck dissection mit nachfolgender Bestrahlung des Tumors sowie der lymphogenen Abflusswege.

Literatur

1. Adelstein DJ: Induction chemotherapy in head and neck cancer. Hematol. Oncol. Clin. North Am. 13 (1999) 689–698.
2. Agarwala SS: Adjuvant chemotherapy in head and neck cancer. Hematol. Oncol. Clin. North Am. 13 (1999) 743–752.
3. Ahn YC, Lee KC, Kim DY, Huh SJ, Yeo IH, Lim DH, Kim MK, Shin KH, Park S, Chang SH: Fractionated stereotactic radiation therapy for extracranial head and neck tumors. Int. J. Radiat. Oncol. Biol. Phys. 48 (2000) 501–505.
4. Andre K, Schraub S, Mercier M, Bontemps P: Role of alcohol and tobacco in the aetiology of head and neck cancer: A case-control study in the Doubs region of France. Eur. J. Cancer [B] 31B (1995) 301–309.
5. Atula S, Auvinen E, Grenman R, Syrjänen S: Human papillomavirus and Epstein-Barr virus in epithelial carcinomas of the head and neck region. Anticancer Res. 17 (1997) 4427–4433.
6. Bachaud JM: Combined postoperative radiotherapy and weekly cisplatin for locally advanced squamous cell carcinoma of the head and neck. Int. J. Radiat. Oncol. Biol. Phys. 36 (1996) 999–1004.
7. Baselga J, Trigo JM, Bourhis J, et al.: Phase II multicenter study of the antiepidermal growth factor receptor monoclonal antibody Cetuximab in combination with platinum-based chemotherapy in patients with platinum-refractory metastatic and/or recurrent squamous cell carcinoma of the head and neck. JCO 23 (2005) 5568–5577.
8. Bernier J: EORTC Trial 22931. N. Engl. J. Med. 350 (2004) 1945–1952.
9. Bernier J: Adjuvant therapy in patients with resekted poor risk head and neck cancer. J. Clin. Oncol. 24 (2006) 2629–2635.
10. Bosatra A, Bussani R, Silvestri F: From epithelial dysplasia to squamous carcinoma in the head and neck region: An epidemiological assessment. Acta Otolaryngol. (Stockh.) 117 Suppl. 527 (1997) 47–48.
11. Burtness B, Goldwasser MA, Flood W: Phase III randomized trial of cisplatin plus placebo compared with cisplatin plus cetuximab in metastatic/recurrent head and neck cancer: an Eastern Cooperative Oncology Group study. J. Clin. Oncol. 23 (2005) 8646–8654.
12. Butler EB, Teh BS, Grant WH, III, Uhl BM, Kuppersmith RB, Chiu JK, Donovan DT, Woo SY: Smart (si-

multaneous modulated accelerated radiation therapy) boost: A new accelerated fractionation schedule for the treatment of head and neck cancer with intensity modulated radiotherapy. Int. J. Radiat. Oncol. Biol. Phys. 45 (1999) 21–32.
13. Chougule P, Wanebo H, Akerley W, McRae R, Nigri P, Leone L, Safran H, Ready N, Koness RJ, Radie-Keane K, Cole B: Concurrent paclitaxel, carboplatin, and radiotherapy in advanced head and neck cancers: A phase II study – Preliminary results. Semin. Oncol. 24 Suppl. 19 (1997) S57–S61.
14. Cooper JS: Radiation Therapy Oncology Group 9501/ Intergroup. Postoperative concurrent radiotherapy and chemotherapy for high-risk squamous cell carcinoma of the head and neck. N. Engl. J. Med. 350 (2004) 1937–1944.
15. Di Martino E, Nowak B, Hassan HA, Hausmann R, Adam G, Buell U, Westhofen M: Diagnosis and staging of head and neck cancer – a comparison of modern imaging modalities (positron emission tomography, computed tomography, color-coded duplex sonography) with panendoscopic and histopathologic findings. Arch. Otolaryngol. Head Neck Surg. 126 (2000) 1457–1461.
16. Dierickx LO, Lahoutte T, Deron P, Caveliers V, Vanhove C, Everaert H, Bossuyt A: Diagnosis of recurrent head and neck squamous cell carcinoma with 3-[123I]iodo-L-methyltyrosine SPET. Eur. J. Nucl. Med. 28 (2001) 282–287.
17. Dinges S, Budach V, Stuschke M, Budach W, Boehmer D, Schrader M, Jahnke K, Sack H: Chemo-radiotherapy for locally advanced head and neck cancer – long term results of a phase II trial. Eur. J. Cancer [A] 33A (1997) 1152–1155.
18. Ferlito A, Boccato P, Shaha AR, Carbone A, Noyek AM, Doglioni C, Bradley PJ, Rinaldo A: The art of diagnosis in head and neck tumors. Acta Otolaryngol. (Stockh.) 121 (2001) 324–328.
19. Ferlito A, Buckley JG, Rinaldo A, Mondin V: Screening tests to evaluate distant metastases in head and neck cancer. ORL J. Otorhinolaryngol. Relat. Spec. 63 (2001) 208–211.
20. Ferlito A, Shaha AR, Silver CE, Rinaldo A, Mondin V: Incidence and sites of distant metastases from head and neck cancer. ORL J. Otorhinolaryngol. Relat. Spec. 63 (2001) 202–207.
21. Fietkau R, Lautenschläger C, Sauer R: Postoperative concurrent radiochemotherapy vs. radiotherapy for high-risk squamous cell carcinoma of the head and neck. J. Clin. Oncol. 24 (2006) 5507.
22. Forastiere AA, Goepfert H: Concurrent chemotherapy and radiotherapy for organ preservation in advanced laryngeal cancer. N. Engl. J. Med. 349 (2003) 2091–2098.
23. Gibson J, Li Y, Murphy B: Randomized phase III evaluation of cisplatin plus fluorouracil versus cisplatin plus paclitaxel in advanced head and neck cancer (E1395): an intergroup trial of the Eastern Cooperative Oncology Group. J. Clin. Onk. 23 (2005) 3562.
24. Harari PM, Huang SM: Head and neck cancer as a clinical model for molecular targeting of therapy: combining EGFR blockade with radiation. Int. J. Radiat. Oncol. Biol. Phys. 49 (2001) 427–433.
25. Herbst R, Arquette M, Shin DM et al.: Phase II multicenter study of the epidermal growth Factor receptor antibody Cetuximab and Cisplatin for recurrent and refractory squamous cell carcinoma of the head and neck. J. Clin. Oncol. 23 (2005) 5578–5587.
26. Hiller S, Mergenthaler HG: Paclitaxel and Carboplatin in patients with metastatic or recurrent squamous cell carcinoma of the head and neck. Final results of a phase II study, ASCO 2004 No5579 (2004).

27. Hitt R: Phase III study comparing cisplatin plus fluorouracil to paclitaxel, cisplatin and fluorouracil induction chemotherapy followed by chemoradiationtherapy in locally advancedhead and neck cancer. J. Clin. Oncol. 23 (2005) 8636–8645.
28. Jemal A: CA Cancer. J. Clin. 56 (2) (2006) 106–130.
29. Kresnik E, Mikosch P, Gallowitsch HJ, Kogler D, Wieser S, Heinisch M, Unterweger O, Raunik W, Kumnig G, Gomez I, Grünbacher G, Lind P: Evaluation of head and neck cancer with 18F-FDG PET: a comparison with conventional methods. Eur. J. Nucl. Med. 28 (2001) 816–821.
30. Lefebvre JL, Chevalier D: Larynx preservation in pyriform sinus cancer. J. Natl. Cancer Inst. 88 (1996) 890–899.
31. Lewin F, Damber L, Jonsson H, Andersson T, Berthelsen A, Biörklund A, Blomqvist E, Evensen JF, Hansen HS, Hansen O, Jetlund O, Mercke C, Modig H, Overgaard M, Rosengren B, Tausjö J, Ringborg U: Neoadjuvant chemotherapy with cisplatin and 5-fluorouracil in advanced squamous cell carcinoma of the head and neck: A randomized phase III study. Radiother. Oncol. 43 (1997) 23–28.
32. Sankaranarayanan R, Masuyer E, Swaminathan R, Ferlay J, Whelan S: Head and neck cancer: A global perspective on epidemiology and prognosis. Anticancer Res. 18 (1998) 4779–4786.
33. Santos JA, González C, Cuesta P, De la Fuente I, Carrión JR: Impact of changes in the treatment of nasopharyngeal carcinoma: An experience of 30 years. Radiother. Oncol. 36 (1995) 121–127.
34. Smid L: Postoperative concurrent irradiation and chemotherapy with mitomycin C and bleomycin for advanced head and neck carcinoma. Int. J. Radiat. Oncol. Biol. Phys. 56 (2003) 1055–1062.
35. Stokkel MPM, Ten Broek FW, Hordijk GJ, Koole R, Van Rijk PP: Preoperative evaluation of patients with primary head and neck cancer using dual-head 18fluorodeoxyglucose positron emission tomography. Ann. Surg. 231 (2000) 229–234.
36. Szabó G, Kreidler J, Hollmann K, Kovács A, Németh G, Németh Z, Tóth-Bagi Z, Barabás J: Intra-arterial preoperative cytostatic treatment versus preoperative irradiation – A prospective, randomized study of lingual and sublingual carcinomas. Cancer 86 (1999) 1381–1386.
37. The Department of Veterans Affairs Laryngeal Cancer Study Group. Induction chemotherapy plus radiation compared with surgery and radiation in patients with advanced laryngeal cancer. N. Engl. J. Med. 324 (1991) 1685–1690.
38. Trigo J, Hitt R: Cetuximab is aktive in platinum refractory recurrent/metastatic SCCHN, ASCO (abstract 5502), 2004.
39. Urba SG, Wolf GT, Bradford CR, Thornton AF, Eisbruch A, Terrell JE, Carpenter V, Miller T, Tang G, Strawderman M: Neoadjuvant therapy for organ preservation in head and neck cancer. Laryngoscope 110 (2000) 2074–2080.
40. Van Gog FB, Brakenhoff RH, Stigter-van Walsum M, Snow GB, Van Dongen GAMS: Perspectives of combined radioimmunotherapy and anti-EGFR antibody therapy for the treatment of residual head and neck cancer. Int. J. Cancer 77 (1998) 13–18.
41. Vermorken et al.: Extreme Studie, Randomisierte Phase-III-Studie ASCO 2007.
42. Volling P, Schroder M, Rauschning W: Carboplatin. The better platinum in head and neck cancer? Arch. Otolaryngol. Head Neck Surg. 115 (1989) 695.
43. Weissberg JB: Randomized clinical trial of mitomycin C as an adjunct to radiotherapy in head and neck cancer. Int. J. Radiat. Oncol. Biol. Phys. 17 (1989) 3–9.

13 Mammakarzinom

E. Heidemann, K. Possinger, C. Bokemeyer

Definition und Basisinformation

In Deutschland gibt es ca. 45 000 Neuerkrankungen pro Jahr. Nur etwa 60% der Patientinnen bleiben nach Primärtherapie dauerhaft tumorfrei. Angesichts des sehr unterschiedlichen Verlaufs, der Komplexität der metastasierten Erkrankung und der vielfältigen Behandlungsmöglichkeiten gehört die Behandlung in die Hände von besonders erfahrenen Therapeuten.

Prävention, Früherkennung, Diagnostik

Siehe interdisziplinäre S3-Leitlinie Mammakarzinom der Deutschen Krebsgesellschaft (DKG) (L2).

Stadieneinteilung

TNM-Klassifikation nach UICC bzw. AJCC (28).

Primärtherapie

Operative Primärtherapie

Siehe interdisziplinäre S3-Leitlinie Mammakarzinom der DKG und Empfehlungen der gynäkologischen und chirurgischen Fachgesellschaften (L2, L3).

Präoperative (neoadjuvante) Systemtherapie

Im Vergleich zur postoperativen Chemotherapie besteht kein Unterschied bezüglich des Gesamtüberlebens. Beim inflammatorischen Karzinom ist die präoperative Chemotherapie Mittel der Wahl, an die sich bei Ansprechen eine Mastektomie mit nachfolgender Strahlentherapie anschließt. Bei Nichtansprechen erfolgt eine Umstellung der Chemotherapie oder Wechsel zur Strahlentherapie, ebenfalls mit dem Ziel einer Mastektomie (**Empfehlungsgrad B**). Eine **sichere** Indikation sind auch inoperable T4-Tumoren, **mögliche** Indikationen lokal fortgeschrittene, primär operable Tumoren mit dem Ziel einer Brusterhaltung (**Empfehlungsgrad A;** 22). Die neo-

Tabelle B.13-1a Behandlungsgruppen zur adjuvanten Therapie. Weitere Einzelheiten s. unter www.DGHO.de.

Behandlungsgruppe	Kriterien
Hormonempfindlich	Expression von Östrogen (ER) – und Progesteronrezeptoren (PR) (>/= 10% positive Zellen) **und** hohe Wahrscheinlichkeit eines Nutzens einer endokrinen Therapie
Ungewisse Hormonempfindlichkeit	Expression von ER und/oder PR *aber* ungewisser Nutzen einer endokrinen Therapie z. B. aufgrund eines oder mehrerer der folgenden Eigenschaften: Niedrige Expression von ER und PR Fehlende Expression von PR HER2/neu Überexpression oder Gen-Amplifikation Expression von uPA und PAI 1 hohe proliferative Aktivität des Tumors
Hormonunempfindlich	Fehlende Expression von ER und PR

Tabelle B.13-1b Adjuvante Therapie des Mammakarzinoms (10). Weitere Einzelheiten s. unter www.DGHO.de.

Behandlungsgruppe	Hormonempfindlich		Ungewisse Hormonempfindlichkeit		Hormonunempfindlich
Risiko	Prämenop.	Postmenop.	Prämenop.	Postmenop.	Prä- oder postmenop.
Niedriges Risiko	Tam *oder* nichts *oder* GnRH	Tam *oder* nichts *oder* AI	Tam *oder* nichts *oder* GnRH	Tam *oder* nichts *oder* AI	
Intermediäres Risiko	Tam (±OFS) *oder* CT → Tam (±OFS)	Tam *oder* AI *oder* CT → TamAI	CT → Tam (±OFS) *oder* Tam (±OFS)	CT → Tam *oder*→ AI	CT
Hohes Risiko	CT → Tam (±OFS)	CT → Tam *oder* AI	CT → Tam (±OFS)	CT → Tam *oder*→ AI	CT

CT = Chemotherapie, AI = Aromataseinhibitor, OFS = Suppression der ovariellen Funktion, Tam = Tamoxifen

adjuvante Chemotherapie wird mit mindestens vier Kursen anthrazyklinhaltiger Chemotherapie durchgeführt, gegebenenfalls gefolgt von maximal vier Kursen Taxantherapie (s. Tab. B.13-2) (**Empfehlungsgrad A;** 22). Eine Standardkombination existiert bisher nicht. Der Therapieerfolg muss alle 6 Wochen klinisch und durch eine Mammographie überprüft werden. Bei älteren Patientinnen mit Hormonrezeptor positiver Erkrankung können Aromatasehemmer anstelle der Chemotherapie eingesetzt werden (**Empfehlungsgrad C;** 7). Angesichts der kurativen Zielsetzung sollen in neoadjuvanter Situation keine experimentellen Substanzen eingesetzt und keine Phase-I-Studien durchgeführt werden.

Adjuvante Therapie

Die Patientinnen profitieren je nach Risikokonstellationen unterschiedlich (L3), so dass eine intensive individuelle Aufklärung notwendig ist. Die Behandlung richtet sich nach den Empfehlungen der Internationalen Konsensuskonferenz in St. Gallen 2005, s. Tabelle B.13-1 (10).

Tabelle B.13-2 Chemo- und Trastuzumab-Therapieprotokolle beim Mammakarzinom. Weitere Schemata siehe bei www.gho.de

Therapieprotokoll	Dosis	Applikation
CMF		
Cyclophosphamid	100 mg/m^2 p.o.	Tag 1–14
Methotrexat	40 mg/m^2 i.v.	Tag 1 und 8
5-Fluorouacil	600 mg/m^2 i.v.	Tag 1 und 8, q Tag 22
AC		
Doxorubicin	60 mg/m^2 i.v.	Tag 1
Cyclophoshamid	600 mg/m^2 i.v.	Tag 1, q Tag 22
Mitoxantrone	12–14 mg/m^2 i.v.	Tag 1, q Tag 22
FAC		
5-Fluorouacil	500 mg/m^2 i.v.	Tag 1
Doxorubicin	50 mg/m^2 i.v.	Tag 1
Cyclophosphamid	500 mg/m^2 i.v.	Tag 1, q Tag 22
TAC		
Docetaxel	75 mg/m^2 i.v.	Tag 1
Adriamycin	50 mg/m^2 i.v.	Tag 1
Cyclophosphamid	500 mg/m^2 i.v.	Tag 1, q Tag 22
Paclitaxel alle 3 Wochen	175 mg/m^2 i.v.	Tag 1, q Tag 22
Paclitaxel wöchentlich	70–90 mg/m^2 i.v.	Tag 1, 8, 15, 22, 29, 36, q Tag 50
Docetaxel alle 3 Wochen	75–100 mg/m^2 i.v.	Tag 1, q Tag 22
Docetaxel wöchentlich	35–40 mg/m^2 i.v.	Tag 1, 8, 15, 22, 29, 36, q Tag 50
Vinorelbin wöchentlich	25–30 mg/m^2 i.v.	Tag 1, 8, 15, 22, 29 … bis Progress
Trastuzumab wöchentlich	4 mg/kg KG i.v.	Tag 1 (Startdosis)
	2 mg/kg KG i.v.	Tag 8, 15, 22, 29, 36, … bis Progress
Paclitaxel	175 mg/m^2 i.v.	Tag 1, q Tag 22
Trastuzumab	4 mg/kg KG i.v.	Tag 1 (Startdosis)
	2 mg/kg KG i.v.	Tag 8, 15, 22, 29, 36 … bis Progress
Capecitabine	2 x 1250 mg/m^2 p.o.	Tag 1–14, q Tag 22
Docetaxel	75 mg/m^2 i.v.	Tag 1
Capecitabine	2 x 1250 mg/m^2 p.o.	Tag 1–14, q Tag 22
Folinsäure	500 mg/m^2 i.v.	Tag 1, 8
5-Fluorouacil	2,0 g/m^2 i.v. (24 Std.*)	Tag 1, 8
Vinorelbine	30 mg/m^2 i.v.	Tag 1, 8, 15, q Tag 29

* Zentraler venöser Zugang/venöses Portsystem notwendig

Adjuvante Chemotherapie

Indikation für alle Patientinnen mit erhöhtem Risiko und für manche Gruppen mit mittlerem Risiko (Tab. B.13-1 und B.13-2). Für Patientinnen > 70 Jahre liegen nur wenige Studiendaten vor; deshalb muss der Einsatz hier individuell abgewogen werden (1). Eine Kombinationschemotherapie ist Standard (CMF x 6, AC x 4–6, EC x 6–8, FEC oder FAC, s. Tab. B.13-2 [6]). Die Ergebnisse von Metaanalysen legen den Einsatz anthrazyklinhaltiger Regime über einen Zeitraum von 3 bis 6 Monaten in adäquater Dosierung nahe (**Empfehlungsgrad A**). Nur bei Kontraindikationen gegen Anthrazykline soll CMF sechsmalig verabreicht werden (6).

Taxane können in der adjuvanten Therapie noch nicht generell empfohlen werden, da Phase-III-Studien widersprüchliche Ergebnisse gezeigt haben und Langzeitergebnisse noch nicht vorliegen (**Empfehlungsgrad B; 10**). Daten einer neueren Studie zeigten bezüglich krankheitsfreiem Überleben und Gesamtüberleben keinen Unterschied zwischen Doxorubicin und Docetaxel im Vergleich mit Doxorubicin und Cyclophosphamid (12). Febrile Neutropenien waren in der ersten Gruppe 3-mal häufiger. Andere Studien (z.B. [8]) zeigten ein längeres krankheitsfreies Intervall, wenn Taxan verwendet wurde. Der Vergleich der verschiedenen Studien ergibt, dass Patientinnen mit Östrogenrezeptor-positiven Tumoren weniger von taxanhaltigen Therapien profitieren, dass die sequenzielle Gabe von Anthrazyklin und Taxan günstiger ist als die gleichzeitige Gabe und dass 6 Zyklen wahrscheinlich besser sind als 4 Zyklen. Die Sankt Gallener Konsensus-Konferenz hat sich für sequenzielle Gabe entschieden, aber nur bei den Hochrisiko-Patientinnen. Bei den Patientinnen mit mittlerem Risiko wurden Taxane wegen offener Fragen weiterhin in die klinischen Studien verwiesen. Für Hochdosischemotherapien mit autologer Stammzelltransplantation besteht keine Indikation, da keine Überlebensvorteile im Vergleich zu konventionell dosierten Chemotherapien belegt werden konnten (10).

Adjuvante Hormontherapie

Frauen mit Hormonrezeptor-positiven Tumoren (Östrogen- und/oder Progesteronrezeptor-positiv) erhalten Tamoxifen 20 mg täglich für fünf Jahre (**Empfehlungsgrad A; 10**). Der Einsatz von Aromatasehemmern ist bisher noch nicht generell gerechtfertigt, da Langzeit-Überlebens-Analysen fehlen. Bei Kontraindikationen für Tamoxifen (z.B. Thrombosen/Embolien) werden Aromatasehemmer eingesetzt (**Empfehlungsgrad A; 31**). Für postmenopausale Patientinnen scheint eine Umstellung auf Aromatasehemmer nach mehrjähriger Tamoxifentherapie vorteilhaft zu sein (**Empfehlungsgrad B; 3, 13**); Langzeitergebnisse fehlen noch (s. Tab. B.13-2).

Bei prämenopausalen Patientinnen mit Hormonrezeptor-positiven Tumoren soll bei Nachweis eines oder mehrerer Risikofaktoren (s. Tab. B.13-1) zusätzlich zur fünfjährigen Tamoxifen-Therapie eine Suppression der Ovarialfunktion mit GnRH-Analoga für zwei bis drei Jahre erfolgen (**Empfehlungsgrad A; 10**). Nach erfolgter adjuvanter Chemotherapie wird bei ungewisser Hormonempfindlichkeit eine antihormonelle Therapie (Tab. B.13-2) angeschlossen. Bei Hormonrezeptor-negativen Tumoren ist eine Hormontherapie nicht indiziert (10).

Adjuvante Strahlentherapie

Die Bestrahlung der betroffenen Brust nach brusterhaltender Operation ist obligatorisch; Vorteil neben besserer lokoregionärer Kontrolle auch hinsichtlich des Überlebens (**Empfehlungsgrad A; 5**). Nach Mastektomie besteht die Indikation zur Bestrahlung der Brustwand bei T3/T4-Tumoren und bei > 3 befallenen axillären Lymphknoten (**Empfehlungsgrad A**) sowie bei unvollständiger Resektion mit fehlender Möglichkeit einer kurativen Nachresektion und T2-Tumoren > 3 cm (**Empfehlungsgrad B**). Mit den heutigen Bestrahlungstechniken sind kardiovaskuläre Nebenwirkungen nur noch in geringem Maße zu erwarten. Die Strahlentherapie soll innerhalb von vier bis sechs Monaten postoperativ so früh wie möglich nach Abschluss der verabreichten Chemotherapie durchgeführt werden (**Empfehlungsgrad B; 20**). Eine Bestrahlung der supraklavikulären Lymphabflusswege wird bei Nachweis von > 3 oder fixierten axillären Lymphknoten empfohlen (**Empfehlungsgrad A; 20**). Lokalisation der Strahlenfelder siehe Empfehlungen der entsprechenden Fachgesellschaften (L2, L4, 27).

Nachsorge

Mammographie der erhaltenen betroffenen Brust in den ersten drei Jahren halbjährlich, danach jährlich; der kontralateralen Brust jährlich. Anamnese und körperliche Untersuchung in den ersten drei Jahren vierteljährlich, danach halbjährlich und nach fünf Jahren jährlich (**Empfehlungsgrad A**).
Zusätzliche bildgebende (z.B. Lebersonographie, Röntgen-Thorax, Skelettszintigraphie) oder laborchemische Untersuchungen (z.B. Tumormarker, Transaminasen) haben keinen Vorteil hinsichtlich des Gesamtüberlebens gegenüber der rein klinischen Untersuchung gezeigt (4, 15, 32).

Lokalrezidiv/lokoregionäres Rezidiv

Bei Fehlen von Fernmetastasen Entfernung des Tumorgewebes unter kurativer Zielsetzung sofern noch möglich s. interdisziplinäre S3-Leitlinie Mammakarzinom der DKG sowie Empfehlungen der gynäkologischen und chirurgischen Fachgesellschaften [L2, L3]) mit anschließender Strahlentherapie (**Empfehlungsgrad A**). Für den Effekt der systemischen Nachbehandlung liegen keine verlässlichen Daten vor.

Metastasiertes Mammakarzinom

Selten (2–5%) Heilung, aber zunehmend langjährige Verläufe (14). Die Hormontherapie ist das Vorgehen der Wahl bei Hormonrezeptor-positiver Erkrankung mit längerem krankheitsfreiem Intervall, Ansprechen auf eine vorausgegangene Hormontherapie oder vorwiegend ossärer Metastasierung. Nach Ausschöpfen der Hormontherapie, bzw. bei Resistenz oder Hormonrezeptor-negativen Tumoren und bei symptomatischer viszeraler Metastasierung ist eine zytostatische Therapie sinnvoll.

Hormontherapie

Sequentielle Anwendung in Abhängigkeit des zu erwartenden Ansprechens, der bereits zuvor erfolgten Therapie und zu erwartender Nebenwirkungen.

Postmenopausal: Zuerst Aromatasehemmer, dann Tamoxifen, dann Gestagene (**Empfehlungsgrad A; 24**). Patientinnen, die adjuvant keine Tamoxifentherapie erhalten haben oder deren Behandlung länger als ein Jahr zurückliegt, können auch mit Tamoxifen starten (**Empfehlungsgrad A**). Nach Tamoxifenversagen kann bei Kontraindikationen gegen Gestagene Fulvestrant in beide Sequenzen eingefügt werden (**Empfehlungsgrad A; 25**).

Prämenopausal: Start mit Tamoxifen (**Empfehlungsgrad B; 18**). Bei Progression Kombination mit GnRH-Analogon oder Wechsel zur noch nicht angewandten Substanz. Danach Einsatz von Aromatasehemmern, falls keine Indikation zur Chemotherapie entstanden ist (**Empfehlungsgrad B**). Bei neuerlichem Progress Behandlung mit Gestagenen (**Empfehlungsgrad B**). Für alle Patientinnen soll nach zwischenzeitlich indizierter Chemotherapie eine erneute Hormontherapie erwogen werden, solange diesbezüglich noch nicht alle Optionen genutzt wurden (**Empfehlungsgrad B**).

Chemotherapie

Ziele: Besserung von Symptomen, bzw. Erhalt der Symptomfreiheit und verlängerte Überlebenszeit bei guter Lebensqualität. Dazu sollen vorhandene Therapieoptionen konsequent ausgeschöpft werden. Es liegen keine Daten vor, die die Empfehlung einer optimalen Reihenfolge von Zytostatika(-kombinationen) bei Auftreten der Metastasierung und nachfolgendem Progress der Erkrankung ermöglichen. Wichtigstes Kriterium zur Einschätzung jeder Chemotherapiestudie ist das progressionsfreie Überleben, da das Gesamtüberleben entscheidend vom Erfolg nachfolgender Therapien beeinflusst wird. Allerdings wird auch das progressionsfreie Überleben (z.B. durch evtl. im Anschluss an die Chemotherapie verabreichte endokrine Erhaltungstherapie bei Hormonrezeptor-positiver Erkrankung) mit beeinflusst, so dass es zunehmend schwierig ist, Einzelsubstanzen Überlebensvorteile zuzuordnen. Die in Tabelle B.13-2 aufgeführten Protokolle erheben keinen Anspruch auf Vollständigkeit.

Erstlinien-Chemotherapie

Entscheidungsgrundlage ist die klinische Situation unter Berücksichtigung einer evtl. zuvor durchgeführten adjuvanten Chemotherapie. Für ältere und/oder chemotherapeutisch unvorbehandelte Patientinnen ohne wesentliche tumorbedingte Beschwerden wird das CMF-Protokoll verwendet. Bei Patientinnen, die bereits eine adjuvante CMF-Therapie erhalten haben, wird eine anthrazyklinhaltige Therapie verwendet (**Empfehlungsgrad B**). Liegen Kontraindikationen vor oder sind adjuvant bereits Anthrazykline verabreicht worden, und liegt diese Therapie weniger als zwölf Monate zurück, werden taxanhaltige Protokolle verwendet, bei Patientinnen mit HER2-Überexpression gegebenenfalls in Kombination mit Trastuzumab (**Empfehlungsgrad A; 29**).

Wenn bereits eine (neo-)adjuvante Kombinationstherapie mit Anthrazyklinen und Taxanen erfolgt ist, werden gut verträgliche Substanzen wie Vinorelbin, Capecitabine oder 5-Fluorouacil eingesetzt (**Empfehlungsgrad A**).

Die höchsten Ansprechquoten bei der Erstbehandlung werden mit Kombinationen von Anthrazyklinen mit Taxanen erzielt, die jedoch mit erheblicher Toxizität verbunden sind und gegenüber einem sequentiellen Einsatz der Einzelsubstanzen keinen Überlebensvorteil zeigen (16, 30). Daher ist angesichts der Toxizität der Kombinationschemotherapie weiterhin eine Sequenz von Chemotherapien angebracht. Nur wenn ein schnelles Ansprechen aus vitaler Indikation gewünscht wird, ist eine Kombination mit Docetaxel indiziert (11, 16). Bei nur mäßigem Tumorprogress und geringen tumorbedingten Beschwerden ist eine zytostatische Monotherapie der Kombinationstherapie vorzuziehen (**Empfehlungsgrad A; 30**). Patientinnen mit raschem Krankheitsfortschreiten und ausgeprägten tumorbedingten Beschwerden sollen dagegen bevorzugt eine Kombinationschemotherapie erhalten (**Empfehlungsgrad A**). Eine intermittierende Chemotherapie (z.B. sechs Zyklen eines wirksamen dreiwöchigen Protokolls bzw. solange Tumorverkleinerung zu beobachten ist) ist einer Dauertherapie bis zum Progress vorzuziehen.

Bei Hormonrezeptor-positiver Erkrankung wird im Anschluss eine Hormontherapie empfohlen (**Empfehlungsgrad B; 19, 23**), nicht dagegen die Kombination von Chemo- und Hormontherapie. Hochdosischemotherapien mit peripherer Blutstammzelltransplantation sind außerhalb klinischer Studien nicht indiziert.

Chemotherapien nach zytostatischer Vorbehandlung

Die Therapiewahl ist abhängig von Erfolg und Nebenwirkungen zuvor durchgeführter Therapien. Docetaxel, Paclitaxel und Vinorelbin, 5-Fluorouracil-Dauerinfusionen oder Capecitabine sind oft auch bei Anthrazyklin-Vorbehandlung, bzw. -Resistenz, noch wirksam (**Empfehlungsgrad A**). Die Therapieentscheidung muss individuell erfolgen und hängt sowohl von prognostischen Parametern als auch von den adjuvanten und Erstlinien-Therapien ab. Angesichts der palliativen Situation müssen die zu erwartenden Nebenwirkungen und die Erfolgsaussichten in einem adäquaten Verhältnis stehen.

Bei Patientinnen, die auf vorausgegangene Chemotherapien ein Ansprechen oder anhaltende Stabilisierung gezeigt haben, besteht berechtigte Aussicht auf Langzeitüberleben (9). Sequentielle weitere Behandlungen sollen erwogen werden. Hier können auch beim Mammakarzinom seltener angewandte Substanzen, die sich in Phase-II-Studien als wirksam erwiesen haben, eingesetzt werden (**Empfehlungsgrad B**). Allerdings muss ihre Wirksamkeit ebenso wie bei den etablierten Substanzen alle 4 bis 6 Wochen überprüft werden.

Trastuzumab-Therapie

Nur bei HER2/neu-Überexpression (immunhistochemisch 3 + oder FISH-positiv), die in 20–30% der Fälle vorliegt, ist diese Therapie sinnvoll. Dabei besteht die

Möglichkeit einer Monotherapie oder einer Kombinationsbehandlung mit Paclitaxel (**Empfehlungsgrad A;** 29). Kombinationen mit anderen Substanzen wie Vinorelbin (2), Docetaxel oder Platinpräparaten sollen angewendet werden, wenn Paclitaxel bereits zuvor monotherapeutisch oder in Kombination eingesetzt worden ist (**Empfehlungsgrad B**). Eine Kombination mit Anthrazyklinen empfiehlt sich aufgrund der potentiellen Kardiotoxizität nicht (29). Wegen der langen Halbwertszeit (25,5 (+/− 5) Tage) wird zur Vermeidung von kardialen Funktionsstörungen ein mehrmonatiges Intervall nach Trastuzumab-Therapie vor Anthrazyklingabe empfohlen. Da keine Daten vorliegen, die eine Fortsetzung der Trastuzumab-Therapie bei nachgewiesenem Progress rechtfertigen, soll die Behandlung in solchen Fällen abgesetzt werden.

Experimentelle Therapieansätze

EGF-Rezeptor- und Tyrosinkinase-Modulatoren sowie Neo-Angiogenese hemmende Substanzen werden außerhalb von Studien noch nicht empfohlen.

Lokale Therapiemaßnahmen

Bei akuter Frakturgefahr ist eine umgehende osteosynthetische Versorgung einer Strahlentherapie vorzuziehen, da dabei eine Resklerosierung/Stabilisierung erst nach mehreren Wochen eintritt (**Empfehlungsgrad A**). Indikationen für eine Strahlentherapie sind schmerzhafte Knochenherde, Vorbeugung einer Frakturgefahr, Ganzschädelbestrahlung bei multiplen ZNS-Läsionen (**Empfehlungsgrad A**). Bei isolierten Organmetastasen individuelle Indikationsstellung zur Resektion, Lasertherapie, Thermoablation, etc. und bei ein bis drei Hirnmetastasen (je maximal 2,5 cm) zur stereotaktischen Bestrahlung (**Empfehlungsgrad B**). Indikation zu Pleura-, Perikard- und Aszitespunktion, gegebenenfalls mit lokaler Zytostatikatherapie bei symptomatischen Ergussbildungen.

Supportive und komplementäre Therapie

Bisphosphonate: Verabreichung bei Knochenmetastasierung und/oder Hyperkalzämie (**Empfehlungsgrad A;** L1). Zur Therapiedauer bei langem Krankheitsverlauf liegen noch keine ausreichenden Daten vor. Vorsicht Kiefer-Nekrose! Behandlung länger als 2 Jahre nur in begründeten Einzelfällen.
Granulozyten-stimulierende Faktoren und Erythropoetin: Siehe Beitrag B 25 „Knochenmark- und Blutstammzelltransplantation". Für den Nutzen unspezifischer Therapien (z.B. Mistel- oder Thymuspräparate, hochdosierte Vitamingaben, Sauerstoff etc.) gibt es keine auf klinischen Daten basierende Grundlage.

Leitlinien

L2. Hillner BE, Ingle JN, Berenson JR et al.: American Society of Clinical Oncology guideline on the role of bisphosphonates in breast cancer. J Clin Oncol 18 (2000) 1378–1391.
L1. Kreienberg R, Kopp I, Lorenz W et al.: Interdisziplinäre Leitlinie der Deutschen Krebsgesellschaft und der beteiligten medizinisch-wissenschaftlichen Fachgesellschaften. Diagnostik, Therapie und Nachsorge des Mammakarzinoms der Frau. Eine nationale S3-Richtlinie. Fassung Juli 2004. http://info.krebsgesellschaft.de.
L3. Leitlinie zur Diagnostik und Therapie primärer und metastasierter Mammakarzinome. Version 2003. Organkommission Mamma der Arbeitsgemeinschaft Gynäkologische Onkologie (AGO) http://www.ago-online.de.
L4. Recht A, Edge SB, Solin LJ et al.: Postmastectomy radiotherapy: Clinical practice guidelines of the American Society of Clinical Oncology. J Clin Oncol 19 (2001) 1539–1569.

Literatur

1. Balducci L, Extermann M, Carreca L: Management of breast cancer in older women. Cancer Control 8 (2001) 431–441.
2. Burstein HJ et al.: Clinical activity of Trastuzumab and Vinorelbine in women with HER2-overexpressing metastatic breast cancer. J Clin Oncol 19 (2001) 2722–2730.
3. Coombes RC, Hall E, Gibson LJ et al.: A randomized trial of exemestane after two to three years of tamoxifen therapy in postmenopausal women with primary breast cancer. N Engl J Med 350 (2004) 1081–1092.
4. Del Turco M, Palli D, Carridi A et al.: Intensive diagnostic follow-up after treatment of primary breast cancer. A randomized trial. National research council project on breast cancer follow-up. J Am Med Assoc 271 (1994) 1593–1597.
5. Early Breast Cancer Trialists Cooperative Group: Favourable and unfavourable effects on long-term survival of radiotherapy for early breast cancer: an overview of the randomised trials. Lancet 355 (2000) 1757–1770.
6. Early Breast Cancer Trialists Collaborative Group: Polychemotherapy for early breast cancer: An overview of the randomised trials. The Lancet 352 (1998) 930–942.
7. Ellis MJ, Coop A, Singh B et al.: Letrozole is more effective neoadjuvant endocrine therapy than tamoxifen for Erb-1- and/or Erb-2-positive, estrogen receptor-positive primary breast cancer: evidence from a phase III randomized trial. J Clin Oncol 19 (2001) 3808–3816.
8. Gianni L, Baselga J, Eiermann W et al.: European Cooperative Trial in Operable Breast Cancer (ECTO): Improved freedom from progression (FFP) from adding paclitaxel (T) to doxorubicin (A) followed by cyclophosphamide methotrexate and fluorouracil (CMF). Proc Amer Soc Clin Oncol 24 (2005) 513.
9. Giordano SH, Buzdar AU, Kau SWC, et al.: Improvement in breast cancer survival: Results from M.D. Anderson Cancer Center protocols from 1975–2000. Proc Am Soc Clin Oncol 21 (2002) Abstract 212.
10. Goldhirsch A, Glick JH, Gelber RD et al.: Meeting highlights: International expert consensus on the primary therapy of early breast cancer 2005. Ann Oncol (2005).
11. Goldstein LJ: The role of sequential single-agent chemotherapy in the management of advanced breast cancer. ASCO-Educational Book 2003, 122–124.
12. Goldstein LJ, O'Neill A, Sparano J et al.: E 2197: Phase III AT (doxorubicin/docetaxel) vs. AC (doxorubicin/cyclophosphamide) in the adjuvant treatment of node positive and high risk node negative breast cancer. Proc Amer Soc Clin Oncol 24 (2005) 512.
13. Goss PE, Ingle JN, Martino S et al.: A randomized trial of letrozole in postmenopausal women after five years of tamoxifen therapy for early-stage breast cancer. N Engl J Med 349 (2003) 1793–1802.
14. Greenberg P, Hortobagyi GN, Smith TL et al.: Long-term follow-up of patients with complete remission following combination chemotherapy for metastatic breast cancer. J Clin Oncol 14 (1996) 2197–2205.

15. Heidemann E, Herschlein HJ, Simon W et al.: Medical appropriate follow-up of breast cancer patients. Cancer Res Clin Oncol 130, Suppl. 1 (2004) S15 (Abstract 78).
16. Heidemann E, Minckwitz GV, Holländer N et al.: Mitoxantrone plus docetaxel vs single agent mitoxantrone in metastatic breast cancer: Results of a multicenter randomized trial. Proc Amer Soc Onc 23 (2004) 637.
17. Hellriegel KP, Schulz KD: Nachsorgerichtlinien von Mammakarzinompatientinnen – Empfehlungen einer Konsensus-Tagung. Deutsche Gesellschaft für Senologie. Forum DKG 10 (1995) 272–274.
18. Klijn JGM, Beex LVAM, Mauriac L et al.: Combined treatment with buserelin and tamoxifen in premenopausal metastatic breast cancer: a randomized study. J Nat Cancer Inst 92 (2000) 903–911.
19. Kloke O, Klassen U, Oberhoff C et al.: Maintenance treatment with medroxyprogesteronacetate in patients with advanced breast cancer responding to chemotherapy: Results of a randomized trial. Essen Breast Cancer Study Group. Breast Cancer Res Treat 55 (1999) 51–59.
20. Kurtz J for the EUSOMA Working Party: The curative role of radiotherapy in the treatment of operable breast cancer. Eur J Cancer 38 (2002) 1961–1974.
21. Loprinzi CL, Thome SD: Understanding the utility of adjuvant systemic therapy for primary breast cancer. J Clin Oncol 19 (2001) 972–979.
22. Mamounas EP: NSABP Protocol B-27. Preoperative doxorubicin plus cyclophosphamide followed by preoperative or postoperative docetaxel. Oncology (Huntingt) 11 (Suppl. 6) (1997) 37–40.
23. Merlano MC, Bertelli G, Garrone O et al.: Maintenance therapy with letrozole after first-line chemotherapy in advanced breast cancer: The MANTLE trial. Proc Am Soc Clin Oncol 21 (2002) Abstract 1996.
24. Mouridsen H, Gershanovich M, Sun Y et al: Superior efficacy of letrozole versus tamoxifen as first-line therapy for postmenopausal women with advanced breast cancer: Results of a phase III study of the International Letrozol Breast Cancer Group. J Clin Oncol 19 (2001) 2596–2606.
25. Osborne CK, Pipen J, Jones Se et al.: Double-blind, randomized trial comparing the efficacy and tolerability of fulvestrant versus anastrozole in postmenopausal women with advanced breast cancer progressing on prior endocrine therapy: Results of a North American trial. J Clin Oncol 20 (2002) 3386–3395.
26. O'Shaughnessy J, Miles D, Vukelja S et al.: Superior survival with capecitabine plus docetaxel combination therapy in anthracycline-pretreated patients with advanced breast cancer: phase III trial results. J Clin Oncol. 20 (2002) 2812–2823.
27. Sauer R, Schultz KD, Hellriegel KP et al.: Strahlentherapie nach Mastektomie – Interdisziplinärer Konsensus beendet Kontroverse. Strahlenther Onkol 177 (2001) 1–9.
28. Singletary E, Allred C, Ashley P, et al.: Revision of the American Joint Committee on Cancer Staging for breast cancer. J Clin Oncol 20 (2002) 3576–3577.
29. Slamon DJ, Leyland-Jones B, Skak S, et al.: Use of chemotherapy plus a monoclonal antibody against HER2 for metastatic breast cancer that overexpress HER2. N Engl J Med 344 (2001) 783–792.
30. Sledge GW, Neuberg D, Bernardo P et al.: Phase II trial of doxorubicin, paclitaxel, and the combination of doxorubicin and paclitaxel as front-line chemotherapy for metastatic breast cancer. J Clin Oncol 21 (2003) 588–592.
31. The ATAC (Arimidex, Tamoxifen Alone or in Combination) Trialists Group: Anastrozole alone or in combination with tamoxifen versus tamoxifen alone for adjuvant treatment of postmenopausal women with early breast cancer: first results of the ATAC randomised trial. Lancet 356 (2002) 2131–2127.
32. The GIVIO Investigators: Impact of follow-up testing on survival and health-related quality of life in breast cancer patients. A multicenter randomized controlled trial. J Am Med Assoc 271 (1994) 1587–1592.

14 Tumore der weiblichen Genitalorgane

14.1 Epitheliale Ovarialkarzinome

Definition und Basisinformation

Zweithäufigster maligner Tumor des weiblichen Genitaltrakts, eine von 70 Frauen erkrankt, altersstandardisierte Inzidenz im Jahr 2000 $160/10^{-6}$/Jahr, medianes Alter etwa 60 Jahre. Höchste Mortalität gynäkologischer Karzinome, fünfthäufigste zum Tode führende Krebserkrankung der Frau (26). Auf die seltenen, rein operativ zu behandelnden Boderline-Tumoren wird hier nicht eingegangen.
Risikofaktoren: Mutationen in BRCA-1 und -2, HNPCC-Syndrom oder anders definierte familiäre Belastung und Kinderlosigkeit (20). Zu einer Risikoerhöhung durch postmenopausale Östrogensubstitution liegen widersprüchliche Daten vor.

Prävention und Früherkennung

Ovulationshemmer können bei Einnahme über mindestens 5 Jahre das Risiko eines Ovarialkarzinoms auf etwa die Hälfte reduzieren (20). 5–10% der Ovarialkarzinome sind mit einem genetischen Risiko assoziiert. Bei Frauen mit genetisch erhöhtem Ovarialkarzinomrisiko kann eine prophylaktische Adnexexstirpation nach genetischer Beratung erwogen werden. Hierdurch wird das Risiko um ca. 90% gesenkt, und es wird auch eine Reduktion des BRCA-assoziierten Mammakarzinomrisikos um etwa 50% erreicht.
Screening von Risikogruppen führt nach den Ergebnissen retrospektiver Untersuchungen nicht zu einer Reduktion der Mortalität und kann bisher nicht als Standard empfohlen werden (**Empfehlungsgrad B; 15**).

Symptomatik und klinisches Bild

Selten Frühsymptome, meist unspezifische abdominelle/gastrointestinale Beschwerden. Latenzzeit von Erstsymptomen zur Diagnose oft mehrere Monate. Aszites, Obstipation und Gewichtsverlust bei fortgeschrittener Erkrankung.

Diagnostik und Differentialdiagnose

Ovarialkarzinome breiten sich per continuitatem, vorwiegend peritoneal, lymphogen und seltener hämatogen aus. Die präoperative Diagnostik beinhaltet obligatorisch die bimanuelle gynäkologische Untersuchung, transvaginale und abdominelle Sonographie und die Bestimmung des CA 125, letzteres um einen Basiswert für das Therapiemonitoring zu haben. Die definitive Diagnosesicherung erfolgt histopathologisch i.d.R. intraoperativ anläßlich der dann folgenden definitiven Resektion. Stadieneinteilung nach FIGO. Bei etwa 75% der Frauen werden erst im fortgeschrittenen Stadien FIGO III (Tumor außerhalb des Beckens) und FIGO IV (Metastasen außerhalb der Peritonealhöhle) diagnostiziert (26).

Therapie

Primärtherapie

Frühe und intermediäre Stadien: 20–30% der Ovarialkarzinome im Stadium T1 und T2 sind lymphatisch oder peritoneal metastasiert, ohne daß dies makroskopisch intraoperativ erkennbar ist (37). Ein aggressives operatives Staging einschließlich systematischer Lymphonodektomie ist daher Voraussetzung für valide Therapieentscheidungen in den Frühstadien. Bei derart abgesicherten Stadien IA und IB ist bei niedrigem Grading (G1) die alleinige operative Therapie die Methode der Wahl. Die 5-Jahres-Überlebensrate liegt dann bei > 90% (**Empfehlungsgrad B; 43, 39**).
Bei Grading 2 oder 3 in den Stadien IA/B, bei allen höheren Stadien bis IIA und bei klarzelligem Subtyp (nicht allgemein akzeptiert) gelten 3–6 Zyklen einer adjuvanten platinhaltigen Chemotherapie als Standard. In der EORTC/ACTION-Studie konnte dadurch eine Verbesserung der 5-Jahres-Überlebensrate von 75 auf 82% gezeigt werden (**Empfehlungsgrad A; 38**). Zu klären ist, ob bei optimalem Staging weitere Subgruppen von Patientinnen ohne Chemotherapie geführt werden können (da die EORTC/ACTION-Studie in einer nicht geplanten Subgruppenanalyse hier keinen signifikanten Vorteil belegen konnte), und ob Taxan-haltige Protokolle effektiver als Monotherapien sind. Aktuell wird eine Monotherapie mit Carboplatin, AUC 5, empfohlen (**Empfehlungsgrad A**).
Fortgeschrittene Stadien: In den fortgeschrittenen Stadien IIB–IV ist eine radikale Resektion aller Tumormanifestationen wichtigster Bestandteil der Therapie (**Empfehlungsgrad A; 3**). Angestrebt wird eine komplette Entfernung aller erkennbaren Tumormanifestationen. Auch eine Reduktion auf Tumorreste mit maximalem Durchmesser ≤ 1 cm (sog. „optimales debulking") verbessert die Prognose (5). Zur Standardoperation gehören Längsschnittlaparotomie, ausführliches intraabdominelles Staging, Hysterektomie mit Adnexektomie beidseits, infrakolische (ggf. infragastrale) Omentektomie, und ggf. intraabdominelles Debulking mit Deperitonealisierung; bei ca. 30% der Patientinnen sind Darmresektionen notwendig. Der therapeutische Vorteil einer systematischen pelvinen und paraaortalen Lymphonodektomie ist bisher nicht belegt. Sie wird dann empfohlen, wenn intrabdominal eine (nahezu) komplette Tumorresektion erreicht wurde (28).
Auf die Operation sollten 6 Zyklen einer platinhaltigen Chemotherapie folgen. Aktueller Standard ist die Kombination von Carboplatin, AUC 5 (–7,5)/30–60 Minuten und Paclitaxel, 175(–185) mg/m²/3 Stunden an Tag 1 alle 3 Wochen (**Empfehlungsgrad A; 22, 23, 9**). Carboplatin/Paclitaxel ist die weniger toxische Weiterentwicklung der Kombination von Cisplatin und Paclitaxel (19, 30). Carboplatin/Taxotere scheint vergleichbar effektiv zu sein, wie eine Interimsanalyse einer randomisierten Studie

mit über 1000 Patientinnen zeigte (40). Zwei Studien (ICON-3, GOG 132) haben vergleichbare Überlebenszeiten nach Primärtherapie mit Platin alleine wie nach Platin/Paclitaxel dokumentiert (1). In beiden Studien erhielt allerdings ein Teil der Patientinnen Paclitaxel sequentiell nach Platin. Methodische Unterschiede und unterschiedliche Patientinnenkollektive machen einen Vergleich der vorhandenen Studien schwierig. Konsequenterweise prüfen aktuelle Studien u.a. das Konzept sequentieller Therapien mit aktiven Substanzen. Als Referenzarm wird jedoch weiterhin Carboplatin/Paclitaxel eingesetzt. Alternative Studienkonzepte sind Primärtherapien mit Dreifach-Protokollen (unter Einschluß von Anthrazyklinen, Topotecan oder Gemcitabin) und sequentielle Kombinationstherapien. Eine erste Phase-III-Studie mit Carboplatin/Paclitaxel/Epirubicin ergab keine höhere Effektivität als Carboplatin/Paclitaxel bei größerer Toxizität (7). Weitere Strategien in Studien sind Erhaltungstherapien, der Einsatz molekular gezielt wirksamer Substanzen und zelluläre und antikörperbasierte Immuntherapien (26). Nicht nur in Deutschland hat sich die intraperitoneale Gabe von Zytostatika trotz partiell positiver Resultate aus 3 Phase-III-Studien v.a. aus Praktikabilitätsgründen nicht durchgesetzt. Auch eine Dosissteigerung aktiver Zytostatika im Sinne von Hochdosistherapien mit Stammzellersatz konnte bisher keinen Vorteil gegenüber Standarddosis-Protokollen zeigen. Strahlentherapie hat als adjuvante Therapie keine Bedeutung.

Rezidiv/Progreß

Die Behandlung eines Rezidivs bzw. eines Progresses ist immer palliativ und muß vor allem Aspekte der Lebensqualität berücksichtigen. Zweitlinientherapie wird jedoch zunehmend als wichtige Komponente der globalen Behandlungsstrategie erkannt, da sie offensichtlich die Überlebenszeit und die Lebensqualität wesentlich mitbestimmt.
Nach langen progressionsfreien Intervallen sollte zunächst immer die Möglichkeit einer erneuten Resektion gut zugänglicher Tumormanifestationen erwogen werden. Dies erfordert sehr viel Erfahrung des Operateurs mit der Zweitlinienbehandlung von Ovarialkarzinomen.
Bei potentiell platinsensitivem Rezidiv (Rezidiv > 6 Monate nach platinhaltiger Primärtherapie) wird eine erneute Behandlung mit einem platinhaltigen Regime empfohlen (**Empfehlungsgrad A; 8**). Die verbreitete Empfehlung einer Monotherapie mit Carboplatin wird durch die Ergebnisse von Studien mit Kombinationsprotokollen hinterfragt. ICON-4/AGO-OVAR-2.2 hat eine Verbesserung des mittleren Überlebens um 5 Monate (29 vs. 24 Monate) durch Carboplatin/Paclitaxel gezeigt (24). Allerdings waren nur 40% der Patienten mit Paclitaxel vorbehandelt, und die günstigen Ergebnisse beruhten im wesentlichen auf Patienten, die erst nach einem Intervall > 12 Monaten progredient waren. Eine Intergroup-Studie unter Leitung der AGO-OVAR ergab auch nach überwiegender Vorbehandlung mit Paclitaxel positive Resultate der Kombination Carboplatin/Gemcitabin bei allen Patienten, die > 6 Monate nach der Primärtherapie progredient waren (29). Aufgrund der aktuellen Datenlage ist es daher gerechtfertigt, bei Patienten die seitens Co-Morbidität und Allgemeinzustand nicht eingeschränkt sind, eine Kombinationstherapie bei platinsensitivem Rezidiv einzusetzen. Für andere Patienten wird weiterhin die Monotherapie mit Carboplatin empfohlen (**Empfehlungsgrad A**).
Bei primär progredienten („platinrefraktär") oder < 6 Monaten nach Primärtherapie progredienten Tumoren („platinresistent") sollte man Therapien innerhalb von Studien anstreben. Außerhalb von Studien sollte man nicht-kreuzresistente Substanzen einsetzen. Mit Substanzen wie Topotecan, liposomalem Doxorubicin und Etoposid erreicht man Ansprechraten von 10–30%, für Gemcitabin und Treosulfan werden Ansprechraten bis zu 15–20% berichtet (**Empfehlungsgrad C; 8**).
Auf die endokrine Therapie mit Tamoxifen oder GnRH-Analoga sprechen etwa 10% der Patientinnen an (**Empfehlungsgrad C; 41**).

Nachsorge und Rehabilitation

Nach Erreichen einer kompletten Remission werden in den ersten 3 Jahren vierteljährliche, dann halbjährliche Kontrollen und nach Ablauf des 5. Jahres nur Vorsorgeuntersuchungen empfohlen. Tumormarkeruntersuchungen (besonders CA 125) können zu einer um 2–3 Monate früheren Entdeckung eines Rezidivs führen. Da bisher jedoch kein Beweis dafür vorliegt, daß eine frühere Rezidivtherapie von Vorteil ist, sollten diese Untersuchungen nicht außerhalb von Studienprotokollen eingesetzt werden.

14.2 Keimzelltumore des Ovars

Definition und Basisinformation

In Europa sind weniger als 5% der malignen Ovarialtumore Keimzelltumore. Dysgerminome sind mit 40% die häufigste Subgruppe (Chorionkarzinome werden separat dargestellt, s. B.14.3). 85% der Patientinnen sind < 30 Jahre alt.
Risikofaktoren: Gonadendysgenesie und hormonelle Exposition der Mutter während der Schwangerschaft.

Symptomatik und klinisches Bild

Variabel, abhängig von der Größe des Primärtumors und dem Metastasierungsmuster.

Diagnostik und Differentialdiagnose

Apparative Diagnostik wie in Kap. B.14.1, zusätzlich Thorax-CT. Serummarker CA 125, β-HCG, α-Fetoprotein, LDH zur Diagnose und Verlaufskontrolle. Die Differentialdiagnose zu den sehr viel häufigeren benignen Ovarialtumoren junger Frauen erfordert nicht selten eine invasive Diagnostik. Stadieneinteilung nach FIGO.

Therapie

Die Therapiestrategie ist immer kurativ und beinhaltet mit Ausnahme der Dysgerminome in frühen Stadien immer eine postoperative Polychemotherapie. Adjuvante Strahlentherapie verursacht regelhaft Sterilität und wird daher nicht mehr eingesetzt. Im folgenden wird beispielhaft nur die jeweils größte publizierte Studie zitiert. Die Ergebnisse sind in allen Studien bemerkenswert konsistent. Der Empfehlungsgrad ist jedoch wegen der kleinen Fallzahlen und des retrospektiven Charakters aller Studien niedrig.

Wenn die Fertilität erhalten werden soll, wird heute auch bei ausgewählten Patientinnen in metastasierten Stadien und bei allen Histologien eine Adnexektomie nur der befallenen Seite empfohlen, da auch nach Chemotherapie meist die Fertilität erhalten bleibt (**Empfehlungsgrad C; 18, 44**).

Bei reinen Dysgerminomen und malignen Teratomen im operativ gesicherten Stadium IA ist keine adjuvante Therapie erforderlich, da im Falle eines Rezidivs (10–25%) nahezu alle Patientinnen erfolgreich chemotherapiert werden können (**Empfehlungsgrad C; 18, 44**).

Bei Dysgerminomen und malignen Teratomen in höheren Stadien, bei allen anderen Keimzelltumoren und im Rezidiv hat sich eine platinhaltige Polychemotherapie (PEB) als Standard etabliert (**Empfehlungsgrad C; 42, 44**). Die Zykluszahl ist nicht standardisiert und orientiert sich stadienabhängig an den Regeln, die für Hodentumore etabliert sind (s. Kap. B15 „Tumore der männlichen Genitalorgane"). Ob ein aggressives chirurgisches Debulking in den fortgeschrittenen Stadien die Heilungsrate erhöht, ist umstritten. Diskutiert wird analog zu den Hodentumoren die Resektion residuellen Gewebes nach adäquater Chemotherapie (**Empfehlungsgrad C; 42**). Bei diesem Vorgehen liegt die Heilungsrate in frühen Stadien bei 98–100% und in den fortgeschrittenen Stadien zwischen 90% (endodermale Sinustumore) und 95% (Dysgerminome). Nach fertilitätserhaltender Chirurgie und Chemotherapie erholt sich die Ovarialfunktion bei der Mehrzahl der Frauen. Die Rate an Fehlgeburten ist nicht erhöht. In einer Studie wurde eine leicht erhöhte Zahl von Mißbildungen berichtet (44), was jedoch durch größere Serien überprüft werden muß.

Nachsorge und Rehabilitation

Nach Erreichen einer kompletten Remission werden in den ersten 3 Jahren vierteljährliche, dann halbjährliche Kontrollen und nach Ablauf des 5. Jahres nur Vorsorgeuntersuchungen empfohlen. Der frühzeitige Nachweis eines Rezidivs ist im Gegensatz zu den epithelialen Tumoren wichtig, da eine Rezidivtherapie weiterhin kuratives Potential hat. Wenn prätherapeutisch die genannten Tumormarker signifikant erhöht waren, sind sie die wesentlichen Parameter zur Verlaufskontrolle.

14.3   Chorionkarzinom

Definition und Basisinformation

1% der Krebserkrankungen der Frau. Entwicklung meist aus einer Blasenmole (in Europa ca. 1/1000 Schwangerschaften), selten im Rahmen einer normalen Schwangerschaft. Aus 15–30% der kompletten Blasenmolen entwickelt sich ein trophoblastischer Tumor, der in etwa 4% metastasiert.

Diagnostik

β-HCG im Serum, CT Thorax, abdominelle Sonographie, MRT Schädel. Blutgruppe von Mutter und Vater (zur Erhebung des WHO-Scores). Gynäkologische Diagnostik einschließlich Hysteroskopie und Abrasio. Stadieneinteilung nach FIGO. Wenn der Tumor im Rahmen einer ausgetragenen Schwangerschaft aufgetreten ist, sollte das Kind untersucht werden, da es Einzelfallberichte gibt, in denen Metastasen beim Kind festgestellt wurden.

Therapie

Therapie im Stadium I abhängig von dem Wunsch der Patientin nach weiteren Schwangerschaften. Ist die Familienplanung beendet, wird eine Hysterektomie, gefolgt von einer adjuvanten Monochemotherapie, z.B. mit Methotrexat empfohlen, da etwa 40% der Patientinnen klinisch okkulte Metastasen aufweisen. Bei Wunsch nach weiteren Schwangerschaften primär Monochemotherapie mit Methotrexat, bei Ineffektivität Wechsel zu Polychemotherapie wie in den fortgeschrittenen Stadien (**Empfehlungsgrad C; 4**).

In fortgeschrittenen Stadien richtet sich die Therapie nach der WHO-Risikoklassifikation (4). Patientinnen mit einem WHO-Score bis 7 können zunächst mit Monochemotherapie behandelt werden; bei inkomplettem Ansprechen Wechsel auf Polychemotherapie. Typische Schemata in der Hochrisikosituation (WHO-Score > 7) sind EMA-CO alle 2 Wochen, in Abwägung gegen die Toxizität bis zur Normalisierung von β-HCG, danach konsolidierend 2–4 weitere Zyklen. Bei unzureichendem Ansprechen Wechsel zu EMA-CE (**Empfehlungsgrad C; 4**). Es gibt derzeit keine Belege dafür, daß platinhaltige Schemata bei Niedrigrisikopatientinnen erforderlich sind oder daß aggressivere, den Hodentumoren angelehnte Schemata, bei Hochrisikopatientinnen erforderlich sind. Kontrolle der Therapieeffektivität durch Markerverlauf, soweit prätherapeutisch informativ.

Bei Niedrigrisikopatientinnen liegt die Heilungsrate nahe 100%. Auch in der Hochrisikogruppe, d.h. bei Patientinnen mit Leber- oder ZNS-Metastasen, können etwa 80% der Patientinnen geheilt werden.

Nachsorge und Rehabilitation

Wie bei den Keimzelltumoren (B.14.2). Die Neigung zu extraabdominellen Metastasen und Rezidiven sollte bei der klinisch orientierten Verlaufsdiagnostik berücksichtigt werden.

14.4   Zervixkarzinom

Definition und Basisinformation

In Deutschland sechsthäufigster (weltweit zweithäufigster) Tumor der Frau, altersstandardisierte Inzidenz in Deutschland durch Screening auf ca. 140/10^{-6}/Jahr im Jahr 2000 gefallen. Humane Papillomviren (HPV) sind für die Entstehung von den meisten Tumoren verantwortlich. Von den Hochrisikotypen 16, 18, 31, 33, 35, 39, 45, 51, 52, 56, 58, 59 und 68 sind die Typen 16 und 18 am stärksten karzinogen. Kofaktoren sind Rauchen und Schwangerschaften.

Prävention und Früherkennung

Prävention wird von einer Impfung gegen HPV erwartet. Entsprechende Impfstoffe sind in Erprobung.
Früherkennung durch jährliche Inspektion, Abstrichzytologie von Portio und Zervixkanal („Pap"). Regelmäßige Früherkennungsdiagnostik entdeckt effektiv Vorstadien der Erkrankung (CIN) und hat entscheidend zu einer Abnahme der Inzidenz des Zervixkarzinoms und der Mortalität geführt. Bei positiver Zytologie setzt sich zunehmend die Testung auf HPV-DNA als Folgeuntersuchung durch. Sie ist wiederholten Zytologien überlegen, da sie zuverlässiger high-grade CIN detektiert. Wegen des höheren prädiktiven Werts im Alter ≥ 29 und der besseren Kosteneffektivität (32) hat die FDA seit März 2003 die HPV-Testung in den USA zugelassen.

Symptomatik und klinisches Bild

Frühe Karzinome sind symptomlos. Unerklärte vaginale Blutungen oder Fluor, v.a aber Schmerzen, sind meist Zeichen fortgeschrittener Karzinome. Bei weit fortgeschrittenen Tumoren Blasen- und Darmsymptome.

Diagnostik und Differentialdiagnose

Bimanuelle gynäkologische Tastuntersuchung (ggf. in Narkose), kolposkopische Gewebeentnahme, bei endozervikalem Prozeß Kürettage der Zervix und des Uterus. Staging erfolgt rein klinisch (FIGO) und umfaßt neben Röntgen-Thorax, i.v.-Pyelogramm und ggf. Skelettaufnahmen, die Zysto- und Rektoskopie sowie ggf. die Narkoseuntersuchung. Weitere bildgebende Diagnostik (z.B. Ultraschall, CT und MRT) können zur Therapieplanung erforderlich sein, beeinflussen die Stadieneinteilung aber nicht. 85% Plattenepithelkarzinome.

Therapie

Frühe Stadien sind in den meisten Ländern, wie auch in Deutschland, Domäne rein chirurgischer Therapieverfahren. In anderen Ländern wird z.T. noch die Strahlentherapie bevorzugt. Das 5-Jahres-Überleben im Stadium IB–IIA liegt vergleichbar bei 80–90% (17). Operative Verfahren bestehen, abhängig vom Lokalbefund und evtl. zusätzlichen Indikationen, in der einfachen Hysterektomie oder Konisation mit Kürettage (CIN und IA1), der erweiterten radikalen Hysterektomie-Typ-II nach Piver mit pelviner Lymphonodektomie (Meigs) (FIGO IA2) oder der radikalen Hysterektomie-Typ-III (Wertheim-Radikaloperation) und pelvinen Lymphonodektomie (IB1–IIA). Eine Adnexexstirpation ist nicht zwingend Bestandteil der Operation (alle **Empfehlungen Grad A**).

Adjuvante Therapien haben bei unausgewählten Patientinnen in frühen Stadien keinen Vorteil hinsichtlich des Überlebens. Bei Risikopatientinnen (Lymph- und Blutgefäßeinbruch, histologisches Upstaging, Zervixtumoren > 4 cm und Lymphknotenbefall) wird jedoch nach Radikaloperation eine adjuvante Radiochemotherapie empfohlen (**Empfehlungsgrad A; 25**). Neoadjuvante Strategien werden derzeit in Studien überprüft
Bestehen Kontraindikationen gegen eine Operation und perkutane Radiotherapie, kann bei den Frühstadien auch die intrakavitäre Radiotherapie mit ähnlichen Heilungschancen wie nach Operation eingesetzt werden (**Empfehlungsgrad C; 13**).
In den **fortgeschrittenen Stadien** (Risikopatienten IB2 und höhere Stadien bis IVA) hat sich die Therapiestrategie seit 1999 grundlegend geändert. Während früher die externe Radiotherapie in Kombination mit Brachytherapie Standard war, haben 6 von 9 in den Jahren 1998–2000 publizierte randomisierte Phase-III-Studien einen Vorteil der Chemoradiotherapie gezeigt. Ein Cochrane Review von Daten aus 19 randomisierten Studien hat die sich daraus abgeleitete Empfehlung der Chemoradiotherapie als Therapiestandard bestätigt: Überleben und progressionsfreies Überleben werden durch Chemoradiotherapie um 12% (40 ≥ 52%) bzw. 16% (47 ≥ 63%) verbessert; Risikoreduktion 29 bzw. 39%. Interessanterweise werden nicht nur Lokalrezidive, sondern auch Fernmetastasen signifikant reduziert. Akute hämatologische und gastrointestinale Nebenwirkungen waren in den Radiochemotherapiegruppen größer, andere nicht-hämatologische Nebenwirkungen nur gering unterschiedlich; Spättoxizität ist noch nicht ausreichend zu beurteilen (**Empfehlungsgrad A; 12**).
Zu berücksichtigen ist, daß der positive Effekt vor allem bei Risikopatientinnen in den Stadien I und II erkennbar war und daß es insgesamt eine breite Streuung der Resultate gab. Aktuelle Studien versuchen daher, den Stellenwert der Chemoradiotherapie in den Stadien III–IVA zu definieren und Subgruppen der Patientinnen herauszuarbeiten, die von dieser Therapie profitieren. Außerdem wird untersucht, ob und ggf. welche Polychemotherapie am effektivsten ist und ob eine Hysterektomie nach Radiochemotherapie die Ergebnisse in den intermediären Stadien verbessert. In Deutschland hat sich als Therapieschema die kombinierte Radiatio mit simultaner wöchentlicher Cisplatingabe 40 mg/m^2, wie von der GOG beschrieben, als Standardregime durchgesetzt.
Im **Rezidiv** sind zunächst die Möglichkeiten der Operation und Strahlentherapie auszuschöpfen (**Empfehlungsgrad C**). Bei Fernmetastasen und Beschwerden ist eine palliative Chemotherapie sinnvoll (**Empfehlungsgrad C**). In einer randomisierten Studie der GOG war Platin/Paclitaxel einer Platinmonotherapie signifikant überlegen (21).

Nachsorge und Rehabilitation

Drei Jahre vierteljährlich, zwei Jahre halbjährlich und dann jährlich Kontrolle des Lokalbefunds, des Nierenabflusses und eventueller Nebenwirkungen der Therapie, Hormonsubstitution, Betreuung.

14.5 Endometriumkarzinom (Korpuskarzinom)

Definition und Basisinformation

Häufigster Tumor des weiblichen Genitaltrakts, altersstandardisierte Inzidenz im Jahr 2000 170/10^{-6}/Jahr, mittleres Erkrankungsalter 68 Jahre. Risikofaktoren: Übergewicht, Diabetes mellitus, Kinderlosigkeit, späte Menopause, reine Östrogensubstitution (ohne Gestagen), Tamoxifenbehandlung. Hormonabhängige und hormonunabhängige (Typ-I- und -II-) Karzinome.

Prävention und Früherkennung

Orale Kontrazeptiva scheinen einen protektiven Effekt auf das Endometrium auszuüben.
Früherkennung häufig durch vaginale Blutung in der Postmenopause gewährleistet. 75% der Endometriumkarzinome werden im Stadium FIGO I diagnostiziert. Vaginalsonographie als Screening problematisch, da nicht ausreichend validiert. Zur Zeit empfohlen bei Risikogruppen, z.B. unter Tamoxifen oder bei familiärer Belastung (HNPCC-Syndrom).

Symptomatik und klinisches Bild

Uterine Blutung bei der postmenopausalen Frau, Blutungsstörungen in der Prämenopause. Atypischer Fluor bei unauffälligem Zervixbefund.

Diagnostik und Differentialdiagnose

Bei jeder unerklärten uterinen Blutung nach der Menopause sollte eine fraktionierte Abrasio, kombiniert mit einer Hysteroskopie, erfolgen. Transvaginale und abdominelle Sonographie. Präoperativ evtl. Zystoskopie, Rektoskopie, abdomineller US, CT Abdomen, i.v. Pyelogramm nur bei Verdacht auf Parametrieninfiltration.

Therapie

Primärtherapie mit kurativer Intention

Stadienangepaßt Hysterektomie mit Adnexektomie bis zur Exenteration. Obligates intraoperatives Staging der pelvinen und paraaortalen Lymphknoten. Trotz Unklarheit über den therapeutischen Gewinn wird im Stadium IC–IIIB, bei G2–3-Karzinomen und bei bestimmten Histologien (klarzellige und seröse Adenokarzinome, plattenepitheliale Differenzierung [Mischtumore: s. Kap. B.14.6]) eine pelvine und eine paraaortale Lymphonodektomie empfohlen (**Empfehlungsgrad C; 2**). Bei nicht-tumorbedingter Inoperabilität in den Stadien I–IIIB und bei ausgedehntem Stadium IVA primäre Strahlentherapie (Brachytherapie und extern) als kurative Option (**Empfehlungsgrad C; 2**).

Adjuvante Therapie

Im Stadium IA/G2 und 3, IB, bei bestimmten Histologien (s.o.) und immer im Stadium IC alleinige intravaginale Brachytherapie. Sie reduziert die Lokalrezidivrate ohne Effekt auf das Überleben, aber auch ohne relevante Morbidität (**Empfehlungsgrad C; 31**). Externe Strahlentherapie ist in diesen frühen Stadien vergleichbar effektiv, dies allerdings auf Kosten höherer Morbidität. Die Studie PORTEC-2 vergleicht derzeit beide Verfahren. Bei unbekanntem Nodalstatus wird traditionell kombiniert bestrahlt (**Empfehlungsgrad C; 2**).

Bei intermediär erhöhtem Risiko, d.h. FIGO IB mit Risikofaktoren (z.B. Grad 3) bis FIGO II ohne Kenntnis des Lymphknotenstatus, wird international aufgrund der Daten der PORTEC- und GOG-99-Studien eine adjuvante externe Strahlentherapie empfohlen. Sie reduziert die Rate von Lokalrezidiven von 12–14% auf 3–4%, allerdings ohne Einfluß auf das Überleben (**Empfehlungsgrad A, 6, 16**). Die aktuellen deutschen Leitlinien empfehlen dagegen in den Stadien IIA–III eine Kombination von Brachytherapie und externer Bestrahlung (**Empfehlungsgrad C; 2**).

Adjuvante, platinhaltige Chemotherapie wird lediglich bei serös-papillärem Karzinom empfohlen (**Empfehlungsgrad C; 2**). Ermutigt durch die guten Ergebnisse beim Zerixkarzinom, werden zunehmend Chemoradiotherapie-Konzepte geprüft.

In den Stadien III und IVA individuelle, vom Ausmaß des Befalls und der Radikalität der Operation abhängige Entscheidung zur externen Radiatio, in der Regel kombiniert mit Brachytherapie (**Empfehlungsgrad C; 2**). Adjuvante Hormontherapie ist nicht etabliert.

Die 5-Jahres-Überlebensraten reichen bei diesem Vorgehen von etwa 80% im Stadium I bis 30% im Stadium III.

Rezidiv

Isolierte vaginale Rezidive sind prinzipiell durch erneute Operation und/oder Strahlentherapie kurativ anzugehen (**Empfehlungsgrad C; 2**). Andere Rezidive sind in der Regel nur noch palliativ zu behandeln.

Palliative Therapie

Bei geringer Dringlichkeit und positiven Steroidrezeptoren primär Gestagentherapie, z.B. mit Medroxyprogesteronacetat, 200 mg/Tag, Remissionsrate etwa 25%, vorwiegend bei gut differenzierten Typ-I-Tumoren mit Expression von Progesteronrezeptoren; höhere Dosen sind nicht effektiver (**Empfehlungsgrad A; 35**). Tamoxifen ist nur bei etwa 10% der Patientinnen wirksam (**Empfehlungsgrad B; 36**). Chemotherapie bei dringlicher Therapieindikation. Die wirksamste Therapie stellt die Dreierkombination mit Doxorubicin, Cisplatin und Paclitaxel dar (**Empfehlungsgrad A; 10**). Bei reduziertem Allgemeinzustand kommen auch die Kombination von Platin und Anthrazyklinen oder eine Monotherapie mit beiden Substanzen in Frage.

Nachsorge und Rehabilitation

Gynäkologische Untersuchung in den ersten 3 postoperativen Jahren vierteljährlich. Ziel ist die Erkennung operabler Rezidive und die Behandlung von Nebenwirkungen. Regelmäßige bildgebende Verfahren sind nicht indiziert, da die Früherkennung von Metastasen keinen Einfluß auf das Überleben hat.

14.6 Uterussarkom

Definition und Basisinformation
Häufigste Sarkome im Becken der Frau, 2–3% der Neoplasien der Genitalorgane, Inzidenz $10–50/10^{-6}/$ Jahr. Bestrahlung und Tamoxifen sind Risikofaktoren, letzteres für das Stromasarkom.

Symptomatik und klinisches Bild
Im Gegensatz zum Endometriumsarkom ist Blutung ein Spätsymptom. Symptome eher durch Raumforderung. Häufig Zufallsbefund.

Diagnostik und Differentialdiagnose
Maligne Müller-Mischtumore (Karzinosarkome) sind die häufigste Subgruppe, gefolgt vom Leiomyosarkom und endometrialen Stromasarkom. Diagnose durch fraktionierte Abrasio und Hysteroskopie unzuverlässig, häufig operative Diagnostik erforderlich. Staging nach FIGO.

Therapie
Kurativer Ansatz: Chirurgisches Vorgehen wie unter Kap. B.14.5. Selbst im Stadium I nach alleiniger Operation ca. 50% Rezidive. Adjuvante Strahlentherapie scheint bei Müller-Mischtumoren eine bessere lokoregionäre Kontrolle zu ermöglichen, während dies bei Leiomyosarkomen nicht belegt ist (11) **(Empfehlungsgrad C)**. Adjuvante Chemotherapie ist nicht etabliert.
Palliativer Ansatz: Bei Müller-Mischtumoren sind Monotherapien mit Cisplatin **(Empfehlungsgrad C; 34)** oder Ifosfamid etabliert. Letzteres ist als Monotherapie weniger toxisch als die Kombination von Ifosfamid und Cisplatin **(Empfehlungsgrad A; 33)**. Beim Leiomyosarkom wird traditionell Doxorubicin empfohlen. Wie bei extragenitalen Sarkomen gibt es aber erste Berichte über Ansprechraten von ca. 50% auf Gemcitabin/Docetaxel **(Empfehlungsgrad C; 14)**. Imatinib ist nicht wirksam, da zwar KIT häufig exprimiert, aber nicht mutiert ist. Beim endometrialen Stromasarkom gibt es Remissionen auf endokrine Therapien, z.B. Aromatasehemmer und GnRH-Analoga **(Empfehlungsgrad C)**.
Summarisch wird die 5-Jahres-Überlebensrate von Uterussarkomen mit 50–60% im Stadium I und II, 20–30% im Stadium III und 0% im Stadium IV angegeben.

Nachsorge und Rehabilitation
Wie beim Endometriumkarzinom (B.14.5) unter Berücksichtigung einer höheren Rate von Lokalrezidiven und Fernmetastasen.

Literatur
1. Paclitaxel plus carboplatin versus standard chemotherapy with either single-agent carboplatin or cyclophosphamide, doxorubicin, and cisplatin in women with ovarian cancer: the ICON3 randomised trial. Lancet 360 (2002) 505–515.
2. Beckmann MW, et al.: Endometriumkarzinom. In: Junginger Th (Hrsg.): Kurzgefasste Interdisziplinäre Leitlinien 2004. München, W. Zuckschwerdt-Verlag; (2004) 257–268.
3. Berek JS, Bertelsen K, du BA, et al.: Advanced epithelial ovarian cancer: 1998 consensus statements. Ann Oncol 10 Suppl 1 (1999) 87–92.
4. Berkowitz RS, Goldstein DP. Chorionic tumors. N Engl J Med 335 (1996) 1740–1748.
5. Bristow RE, Tomacruz RS, Armstrong D, Trimble EL, Montz FJ: Survival impact of maximum cytoreductive surgery for advanced ovarian carcinoma during the platinum-era: a meta-analysis of 6,848 patients [abstract]. J Clin Oncol 20 (2001) 202a.
6. Creutzberg CL, van Putten WL, Koper PC, et al.: Surgery and postoperative radiotherapy versus surgery alone for patients with stage-1 endometrial carcinoma: multicentre randomised trial. PORTEC Study Group. Post Operative Radiation Therapy in Endometrial Carcinoma. Lancet 355 (2000) 1404–1411.
7. du Bois A, Combe M, Rochon J, et al.: Epirubicin/paclitaxel/carboplatin (TEC) vs. paclitaxel/carboplatin (TC) in first-line treatment of ovarian cancer (OC) FIGO stages IIB–IV. An AGO-GINECO Intergroup phase III trial [abstract]. J Clin Oncol 23 (2004) 5007.
8. du Bois A, Lück HJ, Bauknecht T, Pfisterer J, Meier W: 2nd-line-Chemotherapie nach Platin- oder Platin-Paclitaxel-haltiger Primärtherapie beim Ovarialkarzinom: Eine systematische Übersicht der publizierten Daten bis 1998. Geburtsh Frauenheilk 60 (2000) 41–58.
9. du Bois A, Lück HJ, Meier W, et al.: A randomized clinical trial of cisplatin/paclitaxel versus carboplatin/paclitaxel as first-line treatment of ovarian cancer. J Natl Cancer Inst 95 (2003) 1320–1329.
10. Fleming GF, Brunetto VL, Cella D, et al.: Phase III Trial of Doxorubicin Plus Cisplatin With or Without Paclitaxel Plus Filgrastim in Advanced Endometrial Carcinoma: A Gynecologic Oncology Group Study. J Clin Oncol 22 (2004) 2159–2166.
11. Giuntoli RL, Metzinger DS, DiMarco CS, et al.: Retrospective review of 208 patients with leiomyosarcoma of the uterus: prognostic indicators, surgical management, and adjuvant therapy. Gynecol Oncol 89 (2003) 460–469.
12. Green J, Kirwan J, Tierney J, et al.: Concomitant chemotherapy and radiation therapy for cancer of the uterine cervix (Cochrane Review). Chichester, UK, John Wiley & Sons, Ltd. The Cochrane Library 3 (2004).
13. Grigsby PW, Perez CA: Radiotherapy alone for medically inoperable carcinoma of the cervix: stage IA and carcinoma in situ. Int J Radiat Oncol Biol Phys 21 (1991) 375–378.
14. Hensley ML, Maki R, Venkatraman E, et al.: Gemcitabine and docetaxel in patients with unresectable leiomyosarcoma: results of a phase II trial. J Clin Oncol 20 (2002) 2824–2831.
15. Hogg R, Friedlander M: Biology of Epithelial Ovarian Cancer: Implications for Screening Women at High Genetic Risk. J Clin Oncol 22 (2004) 1315–1327.
16. Keys HM, Bundy BN, Stehman FB, et al.: Radiation therapy with and without extrafascial hysterectomy for bulky stage IB cervical carcinoma: a randomized trial of the Gynecologic Oncology Group. Gynecol Oncol 89 (2003) 343–353.
17. Landoni F, Maneo A, Colombo A, et al.: Randomised study of radical surgery versus radiotherapy for stage Ib–IIa cervical cancer. Lancet 350 (1997) 535–540.
18. Low JJ, Perrin LC, Crandon AJ, Hacker NF: Conservative surgery to preserve ovarian function in patients with malignant ovarian germ cell tumors. A review of 74 cases. Cancer 89 (2000) 391–398.
19. McGuire WP, Hoskins WJ, Brady MF, et al.: Cyclophosphamide and cisplatin compared with paclitaxel and cisplatin in patients with stage III and stage IV ovarian cancer. N Engl J Med 334 (1996) 1–6.

20. Modan B, Hartge P, Hirsh-Yechezkel G, et al.: Parity, oral contraceptives, and the risk of ovarian cancer among carriers and noncarriers of a BRCA1 or BRCA2 mutation. N Engl J Med 345 (2001) 235–240.
21. Moore DH, McQuellon RP, Blessing JA, et al.: A Randomized Phase III Study of Cisplatin Versus Cisplatin Plus Paclitaxel in Stage IVB, Recurrent or Persistent Squamous Cell Carcinoma of the Cervix: a Gynecologic Oncology Group Study [abstract]. J Clin Oncol 20 (2001) 201a.
22. Neijt JP, Engelholm SA, Tuxen MK, et al.: Exploratory Phase III Study of Paclitaxel and Cisplatin Versus Paclitaxel and Carboplatin in Advanced Ovarian Cancer. J Clin Oncol 18 (2000) 3084–3092.
23. Ozols RF, Bundy BN, Greer BE, et al.: Phase III Trial of Carboplatin and Paclitaxel Compared With Cisplatin and Paclitaxel in Patients With Optimally Resected Stage III Ovarian Cancer: A Gynecologic Oncology Group Study. J Clin Oncol 21 (2003) 3194–3200.
24. Parmar MK, Ledermann JA, Colombo N, et al.: Paclitaxel plus platinum-based chemotherapy versus conventional platinum-based chemotherapy in women with relapsed ovarian cancer: the ICON4/AGO-OVAR-2.2 trial. Lancet 361 (2003) 2099–2106.
25. Peters WA, III, Liu PY, Barrett RJ, et al.: Concurrent chemotherapy and pelvic radiation therapy compared with pelvic radiation therapy alone as adjuvant therapy after radical surgery in high-risk early-stage cancer of the cervix. J Clin Oncol 18 (2000) 1606–1613.
26. Pfisterer J, du BA, Hilpert F, Wagner U, Meier W: Fortschritte in der Therapie des Ovarialkarzinoms. Dtsch Med Wochenschr 129 (2004) 379–384.
27. Pfisterer J, du BA, Wagner U, et al.: Docetaxel and carboplatin as first-line chemotherapy in patients with advanced gynecological tumors. A phase I/II trial of the Arbeitsgemeinschaft Gynäkologische Onkologie (AGO-OVAR) Ovarian Cancer Study Group. Gynecol Oncol 92 (2004) 949–956.
28. Pfisterer J, et al.: Maligne Ovarialtumoren. In: Junginger Th. (Hrsg.), Kurzgefasste Interdisziplinäre Leitlinien 2004. W. Zuckschwerdt-Verlag, München (2004) 269–282.
29. Pfisterer J, Plante M, Vergote I, et al.: Gemcitabine/carboplatin (GC) vs. carboplatin (C) in platinum sensitive recurrent ovarian cancer (OVCA). Results of a Gynecologic Cancer Intergroup randomized phase III trial of the AGO OVAR, the NCIC CTG and the EORTC GCG [abstract]. J Clin Oncol 23 (2004) 5005.
30. Piccart MJ, Bertelsen K, James K, et al.: Randomized intergroup trial of cisplatin-paclitaxel versus cisplatin-cyclophosphamide in women with advanced epithelial ovarian cancer: three-year results. J Natl Cancer Inst 92 (2000) 699–708.
31. Rittenberg PV, Lotocki RJ, Heywood MS, Jones KD, Krepart GV: High-risk surgical stage 1 endometrial cancer: outcomes with vault brachytherapy alone. Gynecol Oncol 89 (2003) 288–294.
32. Sherman ME, Schiffman M, Cox JT: Effects of Age and Human Papilloma Viral Load on Colposcopy Triage: Data From the Randomized Atypical Squamous Cells of Undetermined Significance/Low-Grade Squamous Intraepithelial Lesion Triage Study (ALTS). J Natl Cancer Inst 94 (2002) 102–107.
33. Sutton G, Brunetto VL, Kilgore L, et al.: A phase III trial of ifosfamide with or without cisplatin in carcinosarcoma of the uterus: A Gynecologic Oncology Group Study. Gynecol Oncol 79 (2000) 147–153.
34. Thigpen JT, Blessing JA, Beecham J, Homesley H, Yordan E: Phase II trial of cisplatin as first-line chemotherapy in patients with advanced or recurrent uterine sarcomas: a Gynecologic Oncology Group study. J Clin Oncol 9 (1991) 1962–1966.
35. Thigpen JT, Brady MF, Alvarez RD, et al.: Oral medroxyprogesterone acetate in the treatment of advanced or recurrent endometrial carcinoma: a dose-response study by the Gynecologic Oncology Group. J Clin Oncol 17 (1999) 1736–1744.
36. Thigpen T, Brady MF, Homesley HD, Soper JT, Bell J: Tamoxifen in the treatment of advanced or recurrent endometrial carcinoma: a Gynecologic Oncology Group study. J Clin Oncol 19 (2001) 364–367.
37. Trimbos JB: Staging of early ovarian cancer and the impact of lymph node sampling. Int J Gynecol Cancer 10 (2000) 8–11.
38. Trimbos JB, Vergote I, Bolis G, et al.: Impact of Adjuvant Chemotherapy and Surgical Staging in Early-Stage Ovarian Carcinoma: European Organisation for Research and Treatment of Cancer-Adjuvant Chemo-Therapy in Ovarian Neoplasm Trial. J Natl Cancer Inst 95 (2003) 113–125.
39. Trope C, Kaern J, Hogberg T, et al.: Randomized study on adjuvant chemotherapy in stage I high-risk ovarian cancer with evaluation of DNA-ploidy as prognostic instrument. Ann Oncol 11 (2000) 281–288.
40. Vasey PA, et al. Survival and longer-term toxicity results of the SCOTROC study: docetaxel-carboplatin (DC) vs. paclitaxel-carboplatin (PC) in epithelial ovarian cancer (EOC) [abstract]. J Clin Oncol 21 (2002) 804.
41. Williams CJ: Tamoxifen for relapse of ovarian cancer (Cochrane Review). Cochrane Database Syst Rev 1 (2001) CD001034.
42. Williams SD: Ovarian germ cell tumors: an update. Semin Oncol 25 (1998) 407–413.
43. Young RC, Walton LA, Ellenberg SS, et al.: Adjuvant therapy in stage I and stage II epithelial ovarian cancer. Results of two prospective randomized trials. N Engl J Med 322 (1990) 1021–1027.
44. Zanetta G, Bonazzi C, Cantu M, et al.: Survival and reproductive function after treatment of malignant germ cell ovarian tumors. J Clin Oncol 19 (2001) 1015–1020.

15 Tumore der männlichen Genitalorgane

C. Bokemeyer, D. Hossfeld

15.1 Hodentumore

Das hier empfohlene Vorgehen wurde interdisziplinär abgesprochen (AIO/AUO/ARO) (1).

Epidemiologie

Inzidenz 8–9/100 000 pro Jahr. Zwar machen die Keimzelltumoren des Hodens (nachfolgend Hodentumoren) nur 1% aller bösartigen Erkrankungen bei Männern aus, bei Männern zwischen dem 15. und 35. Lebensjahr ist der Hodentumor jedoch die häufigste Krebsart.

Prävention

Nicht bekannt. Kontralaterale Hodenbiopsie kann TIN (Testikuläre intralobuläre Neoplasie) (Häufigkeit 4–5%) frühzeitig aufdecken und damit Frühdiagnostik eines potentiellen zweiten Hodentumors erlauben.

Diagnostik

Der diagnostische Leitbefund ist eine schmerzlose, harte Hodenschwellung ohne Transluminenszenz. Palpatorisch zu beurteilen sind darüber hinaus Nebenhoden, Samenstrang, inguinale und supraklavikuläre Lymphknoten. Metastasen im Retroperitonealraum sind nur zu tasten, wenn diese eine beträchtliche Größe erreicht haben.
Die Differentialdiagnose umfaßt Hydrozele, Epididymitis, Orchitis, Hodeninfarkt und Hodentorsion.
Die Sonographie ist obligat und hilft bei unklaren Fällen. Die Diagnose einer Hydrozele schließt ein Hodenkarzinom nicht aus, weil in etwa 10% eine Hydrozele mit einem Hodenkarzinom assoziiert ist. Jede Hodenschwellung, die nicht innerhalb von zwei Wochen auf geeignete therapeutische Maßnahmen anspricht, muß als bösartig aufgefaßt und chirurgisch exploriert werden.
Stadieneinteilende Maßnahmen nach histologischer Sicherung:
– Computertomographie der Thoraxorgane
– Computertomographie des Abdomens unter besonderer Berücksichtigung des Retroperitonealraums
– Bestimmung der Tumormarker α-Fetoprotein (AFP), humanes Choriongonadotropin (HCG), plazentare alkalische Phosphatase (PLAP), Lactatdehydrogenase. Beurteilung des Abfalls nach Orchiektomie unter Berücksichtigung der jeweiligen Halbwertszeit (AFP 5 Tage; HCG 2 Tage)
– Schädel-CT und Skelettszintigraphie bei allen Patienten mit Nichtseminomen mit „schlechter Prognose" empfohlen oder bei entsprechender Symptomatik
– bisher kein Stellenwert der Positronenemissionstomographie (PET) in der Stadieneinteilung/Primärdiagnostik

Wird eine Chemotherapie durchgeführt, so muß jeweils vor Beginn eines neuen Zyklus die Markerbestimmung erfolgen. Eine Bestimmung während einer laufenden Chemotherapie oder unmittelbar danach ist nicht sinnvoll, da aufgrund des Tumorzellzerfalls falsch-hohe Werte gemessen werden können (2).

Stadieneinteilung nach TNM

Für die Stadieneinteilung wird die TNM-Klassifikation der UICC verwendet, in der auch die Tumormarker AFP, HCG und LDH berücksichtigt sind. Patienten mit fortgeschrittener Erkrankung sind darüber hinaus den Prognosegruppen nach den Kriterien der IGCCCG zuzuordnen (Tab. B.15-1).

Tabelle B.15-1 Prognostische Klassifikation der International Germ Cell Cancer Collaborative Group für metastasierte Nichtseminome.

gute Prognose (Überlebensrate 95%) – Testis-/primärer retroperitonealer Tumor und – „niedrige Marker" und – keine nichtpulmonalen viszeralen Metastasen	niedrige Marker – AFP ≤ 1000 ng/ml und – HCG < 1000 ng/ml (5000 IU/l) und – LDH < 1,5 × Normalwert
intermediäre Prognose (Überlebensrate 80%) – Testis-/primärer retroperitonealer Tumor und – „intermediäre Marker" und – keine nichtpulmonalen viszeralen Metastasen	intermediäre Marker (S2) – AFP 1000–10 000 ng/ml oder – HCG 1000–10 000 ng/ml (5000–50 000 IU/l) oder – LDH 5–10 × Normalwert
schlechte Prognose (Überlebensrate 45–50%) – primärer mediastinaler Keimzelltumor oder – Testis-/retroperitonealer Tumor und – nichtpulmonale viszerale Metastasen (Leber, Skelett, ZNS, Intestinum) und/oder – „hohe Marker"	hohe Marker (S3) – AFP > 10 000 ng/ml oder – HCG > 10 000 ng/ml (50 000 IU/l) oder – LDH > 10 × Normalwert

pT-Primärtumor

pTX Primärtumor kann nicht beurteilt werden (wenn keine radikale Orchiektomie durchgeführt wurde, wird der Fall als TX klassifiziert)

pT0 Kein Anhalt für Primärtumor (z.B. histologische Narbe im Hoden)

pTis Intratubulärer Keimzelltumor (Carcinoma in situ)

pT1 Tumor begrenzt auf Hoden und Nebenhoden, ohne Blut-/Lymphgefäßinvasion (der Tumor kann die Tunica albuginea infiltrieren, nicht aber die Tunica vaginalis)

pT2 Tumor begrenzt auf Hoden und Nebenhoden, mit Blut-/Lymphgefäßinvasion, oder Tumor mit Ausdehnung durch die Tunica albuginea mit Befall der Tunica vaginalis

pT3 Tumor infiltriert Samenstrang (mit oder ohne Blut-/Lymphgefäßinvasion)

pT4 Tumor infiltriert Skrotum (mit oder ohne Blut-/Lymphgefäßinvasion)

pN – Regionäre Lymphknoten

pNX regionäre Lymphknoten können nicht beurteilt werden

pN0 keine regionären Lymphknotenmetastasen

pN1 Metastasierung in Form eines Lymphknotenkonglomerats, 2 cm oder weniger in größter Ausdehnung, und 5 oder weniger positive Lymphknoten, keiner mehr als 2 cm in größter Ausdehnung

pN2 Metastasierung in Form eines Lymphknotenkonglomerats, mehr als 2 cm, aber nicht mehr als 5 cm in größter Ausdehnung, oder mehr als 5 positive Lymphknoten, keiner mehr als 5 cm in größter Ausdehnung, oder extragonadale Tumorausbreitung

pN3 Metastasierung in Form eines Lymphknotenkonglomerats, mehr als 5 cm in größter Ausdehnung

M – Fernmetastasen

MX Fernmetastasen können nicht beurteilt werden

M0 keine Fernmetastasen

M1 Fernmetastasen
 M1a nicht-regionäre Lymphknoten- oder Lungenmetastasen
 M1b andere Fernmetastasen

S-Serum-Tumormarker

Die Klassifikation beruht auf dem niedrigsten Wert nach Orchiektomie.

SX Werte der Serumtumormarker nicht verfügbar

S0 Serumtumormarker innerhalb der normalen Grenzen

S1–S3 Serumtumormarker erhöht

Klinische Stadieneinteilung

Stadium 0 pTIS N0 M0 SX
Stadium I pT1–4 N0 M0 SX
 IA: pT1 S0
 IB: pT2–4 S0
 IS: jedes pT/TX S1–3
Stadium II jedes pT/TX N1–3 M0 SX
 IIA: N1 S0, 1
 IIB: N2 S0, 1
 IIC: N3 S0, 1
Stadium III jedes pT/TX jedes N M1, 1a SX
 IIIA: jedes N M1, 1a S0, 1
 IIIB: N1–3 M0 S2
   jedes N M1, 1a S2
 IIIC: N1–3 M0 S3
   jedes N M1,1a S3
   jedes N M1b jedes S

Therapie

Operation des Primärtumors

Grundsätzlich wird zunächst der Primärtumor entfernt. Bei ausgedehnter, vital bedrohlicher Metastasierung wird primär eine Chemotherapie eingeleitet, und die Tumorentfernung erfolgt nach deren Abschluß.

Die operative Entfernung des Hodens erfolgt über einen Leistenschnitt mit hoher Ligatur des Samenstrangs und seiner Gefäße. Bei allen Patienten mit germinalem Hodentumor wird zur Früherkennung eines kontralateralen zweiten Tumors eine kontralaterale Hodenbiopsie empfohlen.

Patienten sollten vor der Durchführung einer Chemotherapie auf die Möglichkeit zur Spermakryokonservierung hingewiesen werden.

Seminom

Klinisches Stadium I: Über lange Zeit als Standardtherapie galt die postoperative adjuvante Bestrahlung der infradiaphragmalen, paraaortalen Lymphknotenstationen mit einer Zielvolumendosis von 20 Gy in 2-Gy-Einzelfraktionen. Die obere Feldgrenze ist die Oberkante von BWK 11, die untere Begrenzung die Unterkante von LWK 5 **(Empfehlungsgrad A; 3, 4)**. Eine adjuvante Chemotherapie mit 2 Zyklen Carboplatin dosiert mit AUC 5 oder mit einem Zyklus Carboplatin in einer Dosis AUC 7 ist der Strahlentherapie äquivalent **(Empfehlungsgrad A; 5)**. Eine dritte gleichwertige Alternative stellt die „Wait and see"-Strategie dar. Auf der Basis der Risikofaktoren Infiltration von Rete testis und Primärtumorgröße (</> 4 cm) wird eine risikoadaptierte Strategie untersucht mit „wait and see" für Patienten ohne Risikofaktoren und Strahlentherapie oder adjuvante Carboplatin-Therapie für Patienten mit Risikofaktoren. Die Rezidivrate beträgt dann jeweils < 5% nach 3 Jahren **(Empfehlungsgrad B; 6)**.

Klinisches Stadium IIa: Postoperative Bestrahlung der infradiaphragmalen, paraaortalen und der ipsilateralen iliakalen Lymphknotenstationen mit einer Zielvolumendosis von 30 Gy.

Klinisches Stadium IIb: Zielvolumendosis von 36 Gy auf die gleichen Felder oder 3 Zyklen PE(B) Chemotherapie (7, 8). Beide Optionen sind für das Langzeitüberleben gleichwertig, da Patienten mit Rezidiv

nach Strahlentherapie durch eine Salvage-Chemotherapie in der Regel geheilt werden können.
Klinisches Stadium IIc bis III: Standard ist eine cisplatinhaltige Chemotherapie. Wird neben Cisplatin nur Etoposid (PE) verabreicht, so müssen insgesamt vier Zyklen im Abstand von jeweils drei Wochen gegeben werden; wird neben Cisplatin und Etoposid zusätzlich Bleomycin oder Ifosfamid verabreicht, sind drei Zyklen für Patienten mit „guter Prognose" nach IGCCCG ausreichend (90% der metastasierten Seminompatienten), Patienten mit „intermediärer Prognose" (ca. 10% der Patienten) erhalten 4 Zyklen. Patienten mit „schlechter Prognose" gibt es beim Seminom nicht (1, 9).

Beim Seminom werden Residuen unabhängig von der Größe nicht reseziert, sondern zunächst bildgebend und mit Tumormarkerbestimmungen kontrolliert. Eine aktuelle Analyse zum diagnostischen Wert der PET wies eine hohe Zuverlässigkeit bei der Bestimmung der Vitalität von Resttumoren nach Chemotherapie beim reinen Seminom nach. Falsch-positive Befunde und falsch-negative Befunde traten bei Residuen > 3 cm nicht auf, so daß die PET hier für die Routine empfohlen wird **(Empfehlungsgrad B; 10)**.

Nicht-seminomatöse Hodentumore

Klinisches Stadium I: Die transabdominelle, retroperitoneale Lymphadenektomie ist nicht mehr Bestandteil der operativen Primärtherapie. Vaskuläre Invasion (VI) im Primärtumor ist der wichtigste Prognosefaktor für ein Rezidiv (48% für Patienten mit vaskulärer Invasion im Vergleich zu 14–20% für Patienten ohne VI). Als Standardvorgehen wird heute eine risikoadaptierte Strategie auf der Basis von Fehlen oder Vorhandensein einer VI empfohlen **(Empfehlungsgrad B; 8)**.

Patienten mit niedrigem Rezidivrisiko ohne VI wird primär eine „Wait and see"-Strategie angeboten. Mit diesem Vorgehen brauchen 78–86% der Patienten keine weitere Therapie nach Orchiektomie. Eine adjuvante Chemotherapie in dieser Situation sollte nur dann erwogen werden, wenn äußere Umstände gegen die Survaillancestrategie sprechen **(Empfehlungsgrad B; 8)**.

Patienten mit hohem Risiko für Rezidiv (vaskuläre Invasion vorhanden) sollten 2 Zyklen adjuvante Chemotherapie mit PEB erhalten. Sie bleiben damit in 97% rezidivfrei.

Patienten mit hohem Rezidivrisiko, die keine Survaillancestrategie oder adjuvante Chemotherapie erhalten wollen oder aufgrund äußerer Umstände dafür nicht qualifizieren, sollten eine nervensparende Lymphadenektomie (ggf. laparoskopischer Ansatz) erhalten.

Mit dem risikoadaptierten Vorgehen wird die Gesamttherapiebelastung der Patienten individuell minimiert und gleichzeitig eine exzellente Heilungsrate von 99% erzielt (8).

Stadium IIa/b: Auch für diese Stadien gibt es derzeit drei Therapieoptionen mit gleichwertigem Heilungserfolg, jedoch unterschiedlicher Morbidität:
- primäre nervschonende Lymphadenektomie plus adjuvante Chemotherapie (zwei Zyklen PEB)
- primäre nervschonende Lymphadenektomie ohne adjuvante Chemotherapie mit engmaschiger Kontrolle
- primäre Chemotherapie (drei Zyklen PEB) plus Resektion bei Residualtumor

Klinisches Stadium IIc/III: Die Therapie der Wahl bei Patienten mit geringer Tumorlast und „guter Prognose" nach der IGCCG-Klassifikation ist die Chemotherapie mit drei Zyklen PEB (5-Tages-Schema) im Abstand von drei Wochen. Bleomycin wird im Therapieschema unabhängig vom Blutbild verabreicht. Bei Kontraindikation gegen Bleomycin sind vier Zyklen PE notwendig **(Empfehlungsgrad A; 8, 9, 11, 12, 13)**. Patienten mit „intermediärer Prognose" bzw. „schlechter Prognose" nach der IGCCG-Klassifikation (9) erhalten vier Zyklen PEB. Die Kombination Platin + Etoposid + Ifosfamid (PEI) ist äquieffektiv, aber myelotoxischer **(Empfehlungsgrad A; 14, 15)**. Ob für Patienten mit großer Tumorlast eine Hochdosis-Chemotherapie die Resultate verbessert, wurde bisher in randomisierten Studien nicht nachgewiesen. Matched-Pair-Analysen weisen jedoch auf eine bessere Überlebensrate hin, so daß diese Patienten nur in prospektiven Studien und in erfahrenen onkologischen Zentren behandelt werden sollten **(Empfehlungsgrad B; 16, 17)**.

Bei allen Patienten, bei denen nach einer Chemotherapie eine Tumormarker-Normalisierung erreicht wurde, bei denen die bildgebenden Verfahren Tumorresiduen > 1 cm nachweisen, soll eine Resektion des Restbefundes durchgeführt werden. Anzustreben ist die vollständige Resektion aller residuellen Tumormanifestationen. Aufgrund diskordanter histologischer Befunde retroperitonealer und supradiaphragmaler Residuen (35–50%) und nicht ausreichender prognostischer Modelle zur Vorhersage der Dignität der supradiaphragmalen Residuen (89% richtig positiv bei Nachweis von Nekrose im Retroperitoneum) kann bei supra- und infradiaphragmalen Residuen zunächst auf eine Resektion der supradiaphragmalen verzichtet werden. Eine Resektion retroperitonealer Residuen sollte daher der Entfernung supradiaphragmaler Reste unter Berücksichtigung der Dominanz der Tumorresiduen (d.h. beginnend mit Lokalisation der größten Residuen) vorangehen **(Empfehlungsgrad B; 19, 20)**.

Bei Patienten mit persistierend erhöhten Tumormarkern ist die operative Entfernung residueller Tumormanifestationen nur in Einzelfällen sinnvoll. Bei Markerplateau auf niedrigem Niveau erfolgen zunächst Kontrollen, kommt es zu keinem Wiederanstieg, so sollten alle Residuen, wenn technisch möglich, entfernt werden.

Nach Resektion von Nekrosen oder reifem Teratom ist keine weitere Therapie erforderlich. Bei Nachweis von vitalem Karzinom im Resektat ist die Notwendigkeit einer nachfolgenden (weiteren) Chemotherapie (z.B. zwei zusätzliche Zyklen PEI) unklar.

Für Patienten mit Rezidiv nach cisplatinhaltiger Chemotherapie wird in Studien eine Hochdosischemotherapie mit autologer PBSC-Transplantation angeboten. Konventionelle cisplatinbasierte Salvagechemotherapie erreicht abhängig von individuellen Prognosefaktoren 15–40% Langzeitremissionen. Phase-II-Studien zeigen für HD-Chemotherapie ca.

10–15% Verbesserung dieser Ergebnisse an. Alle Patienten sollten in Studien behandelt werden (**Empfehlungsgrad B; 8**).

Nachsorge

Im ersten und zweiten Jahr in dreimonatigen Abständen. Die Nachsorge beinhaltet die körperliche Untersuchung, die Bestimmung der Tumormarker, Röntgenuntersuchung der Thoraxorgane in zwei Ebenen, Computertomographie und Sonographie des Abdomens im Wechsel. Im dritten bis fünften Jahr werden diese Kontrolluntersuchungen alle sechs Monate empfohlen. Bei Patienten, bei denen initial keine kontralaterale Hodenbiopsie vorgenommen worden ist, soll während der ersten zwei Jahre alle sechs Monate, danach bis zum fünften Jahr einmal jährlich eine Hodensonographie durchgeführt werden.

Bei Patienten im Stadium I, die sich für die Überwachungsstrategie entschieden hatten, Kontrolluntersuchungen im ersten Jahr alle zwei Monate, im zweiten Jahr alle drei Monate und im dritten bis fünften Jahr alle vier Monate.

15.2 Prostatakarzinom

Definition und Basisinformation

Häufigster bösartiger Tumor beim Mann (ca. 20% erkranken im Lauf des Lebens). Inzidenz: 75/100 000/Jahr, zunehmende Tendenz.

Starke Altersabhängigkeit: Inzidenz bei 50- bis 60jährigen: 20/100 000, bei 70- bis 80jährigen: 500/100 000 und Jahr. Außer familiärer Häufung keine Risikofaktoren bekannt, ebensowenig Maßnahmen zur Primärprävention.

Der Wert des Screenings für die Früherkennung ist umstritten, aber zunehmend Hinweise aus der angloamerikanischen Literatur auf die Reduktion der Mortalität durch Screening (21, 22). Empfohlen wird bei asymptomatischen Männern im Alter zwischen 50–70 Jahren die jährliche digitale rektale Untersuchung und PSA-Bestimmung, sofern die Lebenserwartung > 10 Jahre beträgt.

Diagnostik

Im Frühstadium macht das Prostatakarzinom keine Symptome. Mit Fortschreiten der Erkrankung treten Nykturie, Pollakisurie, Dysurie, Hämaturie auf. Das vorherrschende Symptom im Stadium der Metastasierung sind Schmerzen im Bereich der Wirbelsäule und des Beckens infolge Knochenmetastasen.

Bei Verdacht ultraschallgesteuerte Sextanten-Stanzbiopsien zur histologischen Sicherung. Der Histologiebericht muß das Grading beinhalten (hochdifferenziert = Grad 1; mäßig differenziert = Grad 2; gering differenziert = Grad 3). Zur Beschreibung des Gradings hat sich der Gleason-Score durchgesetzt (G1 = Gleason-Score 2–4; G2 = Gleason-Score 5–7; G3 = Gleason-Score 8–10). Die weitere Diagnostik sollte sich nach der Höhe des PSA-Werts und dem Gleason-Score bzw. dem Grading richten; Knochenszintigraphie, Röntgenuntersuchung der Thoraxorgane, CT, Kernspintomographie sind überflüssig bei einem PSA < 20 ng/ml und einem Gleason-Score < 8.

Histologie

95% Adenokarzinome, etwa zur Hälfte uniforme und zur Hälfte pluriforme Karzinome.

Stadieneinteilung (TNM)

T-Stadium

Stadium TX		Primärtumor nicht beurteilbar
Stadium T0		kein Anhalt für Primärtumor
Stadium T1		inzidentelles Prostatakarzinom (transurethrales Resektat, Adenomenukleation), weder tastbar noch mit bildgebenden Verfahren erkennbar
	T1a	inzidentelles Karzinom, in weniger als 5% des Resektionsmaterials
	T1b	inzidentelles Karzinom, in mehr als 5% des Resektionsmaterials
	T1c	bioptisch gesicherter Tumor (z.B. aufgrund eines erhöhten PSA-Wertes, jedoch unauffälliger Tastbefund)
Stadium T2		organbegrenztes Prostatakarzinom
	T2a	Tumor befällt weniger als die Hälfte eines Lappens
	T2b	Tumor befällt mehr als die Hälfte eines Lappens
	T2c	Tumor befällt beide Lappen
Stadium T3		kapselüberschreitendes Prostatakarzinom
	T3a	extrakapsuläres Wachstum (ein- oder beidseitig)
	T3b	Tumor infiltriert Samenblase(n)
Stadium T4		Tumor ist fixiert oder infiltriert Nachbarstrukturen, die bei T3 nicht genannt sind, z.B. Blasenhals und (oder) externen Sphinkter und (oder) Rektum und (oder) Levatormuskel und (oder) ist an der Beckenwand fixiert

N-Stadium

Stadium NX	Beurteilung der regionären Lymphknoten nicht möglich
Stadium N0	keine regionären Lymphknotenmetastasen
Stadium N1	regionäre Lymphknotenmetastasen

M-Stadium

Stadium MX		Beurteilung von Fernmetastasen nicht möglich
Stadium M0		Fernmetastasen nicht vorhanden
Stadium M1		Fernmetastasen
	M1a	nicht-regionäre Lymphknotenmetastasen
	M1b	Knochenmetastasen
	M1c	andere Lokalisation

Therapie

Primärtherapie

Ziel ist eine risiko- und prognoseorientierte Behandlung. Die wichtigsten Prognosefaktoren sind der

Gleason-Score, Samenblaseninfiltration, Kapselpenetration, PSA-Dynamik, Lymphknotenstatus. Neben diesen Prognosefaktoren sind immer Alter und Allgemeinzustand des Patienten zu beachten (23, 24).
Stadium T1aN0M0 G1–2: abwarten, regelmäßige Kontrolle (PSA, digitale Untersuchung, transrektaler Ultraschall); Kontrollbiopsie in 6 Monaten.
Stadium T1aN0M0 G3, T1b–T2: Standard: Radikale Prostatektomie (nach pelviner (Sampling-) Lymphadenektomie). Rezidivfreiheit nach 10 Jahren: 70–90%. Nachteil: Impotenz bei 30–40% der Patienten bei nervschonender Operation, > 90% bei nichtnervschonender Operation; bleibende Inkontinenz bei 7% der Patienten.
Alternative: kurative Strahlentherapie (externe Strahlentherapie; Brachytherapie), Ergebnisse zumindest über 5–10 Jahre vergleichbar. Impotenz ca. 30–50%, Inkontinenz selten. Höhere Akuttoxizität (Rektum, Blase), schwere Langzeittoxizität (Strahlenproktitis) in ca. 3%.
Bei Patienten mit einer voraussichtlichen Lebenserwartung von unter deutlich zehn Jahren ist abwartendes Verhalten gerechtfertigt. Nur 10% der Patienten mit lokal begrenztem Prostatakarzinom sterben in diesem Zeitraum am Tumor.
Stadium T3N0M0: Therapiealternativen wie bei T2, aber mit schlechteren Langzeitergebnissen. Die präoperative Hormontherapie im Sinne eines *down-staging* ist bezüglich des rezidivfreien Überlebens ineffektiv. Die adjuvante Hormon- und Strahlentherapie nach Prostatektomie werden in Studien derzeit überprüft.
Stadium T4N0M0, T1–4N1–3M0: keine gesicherten Therapiestandards. Sofortige Hormontherapie oder abwartendes Verhalten möglich. Im Stadium T1–3N1 nur in Einzelfällen Operation oder Strahlentherapie sinnvoll.
Metastasiertes Prostatakarzinom: Hormontherapie: Hormontherapie der ersten Wahl ist die beiseitige Orchiektomie oder die Behandlung mit LHRH-Analoga (z.B. Goserelin, 3,6 mg subkutan alle 4 Wochen; cave: initiales *flare-up*).
– bei Progredienz: zusätzlich Antiandrogene (z.B. Flutamid, 750 mg täglich per os)
– bei weiterer Progredienz: Antiandogrene absetzen
– weitere Therapiemöglichkeiten: Fosfestosterol-Stoß (1.200 mg täglich über 10 Tage, dann dreimal täglich 120–240 mg täglich per os); Prednison; Ketoconazol

Zytostatika bei Hormonrefraktärität:
– Docetaxel plus Prednison stellt auf der Basis von 2 randomisierten Studien die Standardtherapie dar **(Empfehlungsgrad A; 25, 26)**
– Mitoxantron (12–14 mg/m^2) plus Prednison (10 mg/Tag) ist eine Alternative, gegenüber Docetaxel plus Prednison aber unterlegene Therapie (im Median 2 Monate kürzere Überlebenszeit) **(Empfehlungsgrad A; 27, 28)**
– in Phase-II-Studien wurden hohe „PSA-Ansprechraten" mit Kombinationen wie z.B. Estramastin plus Paclitaxel oder Docetaxel Etoposid plus Estramastin und mit Vinorelbin-Therapie berichtet (29)

Bei lokalisierten schmerzhaften Knochenmetastasen Bestrahlung. Bei generalisierten Knochenschmerzen Bisphosphonate (Zoledronsäure) plus Analgetika.

Nachsorge

– abhängig von Therapie und Prognose, wobei der Nutzen einer systematischen Nachsorge nicht bewiesen ist
– nach radikaler Prostatektomie sollte der PSA-Wert innerhalb von drei Wochen auf < 0,1 ng/ml abfallen. Empfohlen werden dann vierteljährliche klinische Untersuchung, digitale rektale Untersuchung und PSA-Bestimmung für zwei Jahre, dann Übergang auf halbjährliche Kontrollintervalle
– nach Strahlentherapie ist ein Abfall des PSA unter 1 ng/ml als prognostisch günstig anzusehen. Bei ca. 40% der Patienten bleibt PSA aber erhöht. Wiederanstieg korreliert mit Rezidiv, Konsequenzen umstritten
– bei „Wait and see"-Strategie klinische Kontrollen und PSA-Bestimmung, zunächst in vierteljährlichen Abständen, bei stabilem Verlauf und hohem Alter auch halbjährlich

Literatur

1. Souchon R, Schmoll HJ, Krege S für die German Testicular Cancer Study Group: Leitlinie zur Daignostik und Therapie von Hodentumoren auf Grundlage evidenzbasierter Medizin (EBM) W. Zuckschwerdt Verlag (2002).
2. Bokemeyer C: Current trends in the chemotherapy for metastatic nonseminomatous testicular germ cell tumors. Oncology 55 (1998) 177–188.
3. Fossa SC, Horwich A, Russel JM et al: Optimal planning target volume for stage I testicular seminoma: a Medical Research Council randomized trial. J Clin Oncol 17 (1999) 1146–1154.
4. Classen J, Schmidberger H, Meisner C et al: German Testicular cancer study Group (GTCSG): Para-aortic irradiation for stage I testicular seminoma: results of a prospective study in 675 patients. A trial of the German testicular cancer study group (GTCSG). Br J Cancer 90 (2004) 2305–2311.
5. Oliver RT, Mason M, Orro T et al: On behalf of the MRC Testis Tumour Group and the EORTC GU Group. A randomised comparison of single agent carboplatin with radiotherapy in the adjuvant treatment of stage I seminoma of the testis, following orchidectomy. MRC TE19/EORTC 30982. Proc Am Soc Clin Oncol 23 (2004) 385. abstract 4517.
6. Aparicio J, Germa JR, Garcia X et al: Risk-adapted management of stage I seminoma: The second Spanish Germ Cell Cancer Group (GG) study. MRC TE19/EORTC 30982. Proc Am Soc Clin Oncol 23 (2004) 385. abstract 4518.
7. Classen J, Schmidberger H, Meisner C et al: Radiotherapy for stages IIA/B testicular seminoma: final report of a prospective multicenter clinical trial. J Clin Oncol 21 (2003) 11101–1106.
8. Schmoll HJ, Souchon R, Krege S et al: European consensus on diagnosis and treatment of germ cell cancer: a report of the European Germ Cell Cancer Consensus Group (EGCCCG). Ann Oncol 15 (2004) 1377–1399.
9. International Germ Cell Cancer Collaborative Group (IGCCCG): The International Germ Cell Consensus Classification: a prognostic factor based staging system for metastatic germ cell cancer. J Clin Oncol 15 (1997) 594–603.

10. De Santis M, Becherer A, Bokemeyer C et al: 2-18fluoro-deoxy-D-glucose positron emission tomography is a reliable predictor for viable tumor in postchemotheray seminoma: an update of the prospective multicentric SEMPET trial. J Clin Oncol 22 (2004) 1034–1039.
11. ESMO Minimum clinical recommendations for diagnosis, treatment and follow-up of testicular seminoma. Annals of Oncology 12 (2001) 1217–1218.
12. Horwich A, Sleijfer DT, Fossa SD et al: Randomized trial of bleomycin, etoposide, and cisplatin compared with bleomycin, etoposide, and carboplatin in good-prognosis metastatic nonseminomatous germ cell cancer: a multiinstitutional Medical Research Council/European Organization for Research and Treatment of Cancer Trial. J Clin Oncol 15 (1997) 1844–1852.
13. de Wit R, Roberts JT, Wilkinson PM et al: Equivalence of three or four cycles of bleomycin, etoposide, and cisplatin chemotherapy and of a 3- or 5-day schedule in good-prognosis germ cell cancer: a randomized study of the European Organization for Research and Treatment of Cancer Genitourinary Tract Cancer Cooperative Group and the Medical Research Council. J Clin Oncol 19 (2001) 1629–1940.
14. Nichols CR, Catalano PJ, Crawford ED et al: Randomized comparison of cisplatin and etoposide and either bleomycin or ifosfamide in treatment of advanced disseminated germ cell tumors: an Eastern Cooperative Oncology Group, Southwest Oncology Group, and Cancer and Leukemia Group B Study. J Clin Oncol 16 (1998) 1287–1293.
15. ESMO Minimum clinical recommendations for diagnosis, treatment and follow-up of mixed or non-seminomatous germ cell tumors (NSGCT). Annals of Oncology 12 (2001) 1215–1216.
16. Sonneveld D, Hoekstra HJ, van der Graaf WTA et al: Improved long term survival of patients with metastatic nonseminomatous testicular germ cell carcinoma in relation to prognostic classification systems during the cisplatin era. Cancer 91 (2001) 1301–1315.
17. Bokemeyer C, Kollmannsberger C, Meisner C et al: First-line high-dose chemotherapy compared with standard-dose PEB/VIP chemotherapy in patients with advanced germ cell tumors: A multivariate and matchedpair analysis. J Clin Oncol 17 (1999) 3450–3456.
18. Motzer RJ, Mazumdar M, Bajorin DF et al: High-dose carboplatin, etoposide, and cyclophosphamide with autologous bone marrow transplantation in first-line therapy for patients with poor-risk germ cell tumors. J Clin Oncol 15 (1997) 2546–2552.
19. Steyerberg EW, Keizer HJ, Fossa SD et al: Prediction of residual retroperitoneal mass histology after chemotherapy for metastatic nonseminomatous germ cell tumor: multivariate analysis of individual patient data from six study groups. J Clin Oncol 13 (1995) 1177–1187.
20. Hartmann JT, Candelaria M, Kuczyk MA et al: Comparison of histological results from the resection of residual masses at different sites after chemotherapy for metastatic non-seminomatous germ cell tumors. Eur J Cancer 33 (1997) 843–847.
21. Prostatakarzinom in Qualitätssicherung in der Onkologie. Diagnose und Therapie maligner Erkrankungen. Kurzgefaßte interdisziplinäre Leitlinien 2000; Zuckschwerdt Verlag 2000: 319–330.
22. Review of current data impacting early detection guidelines for prostate cancer. Proceedings of an American Cancer Society workshop. Phoenix, Arizona, March 10–11, 1997. Cancer 80 (1997) 1808–1881.
23. Millikan R, Logothetis C: Update of the NCCN guidelines for treatment of prostate cancer. Oncology 11 (1997) 180–193.
24. Gleason DF: Histologie grading of prostata cancer: a perspective. Human Pathology 23 (1992) 273–279.
25. Petrylak DP, Tangen C, Hussain M et al: SWOG 99-16: Randomized phase III trial of docetaxel (D)/estramustine (E) versus mitoxantrone(M)/prednisone(p) in men with androgen-independent prostate cancer (AIPCA). Proc Am Soc Clin Oncol 23 (2004) 385. abstract 3.
26. Eisenberger MA, De Wit R, Bodrogi I et al: A multicenter phase III comparison of docetaxel (D) + prednisone (P) and mitoxantrone (MTZ) + P in patients with hormone-refractory prostate cancer (HRPC). Proc Am Soc Clin Oncol 23 (2004) 385. abstract 4.
27. Tannock IF, Osoba D, Stockler M, Ernst DS, Neville AJ, Moore MJ, Armitage GR, Wilson JJ, Venner PM, Coppin CML, Murphy KC: Chemotherapy with mitoxantrone plus prednisone or prednisone alone for symptomatic hormone-resistant prostate cancer: a Canadian randomized trial with palliative end points. J Clin Oncol 14 (1996) 1756–1764.
28. Kantoff PW, Conaway M, Winer E: Hydrocortisone with and without mitoxantrone in patients with hormone-refractory prostate cancer: preliminary results from a prospective randomized Cancer and Leukemia Group B (9182) trial comparing chemotherapy to best supportive care. Proc Amer Soc Clin Oncol 14 (1996) 1748.
29. Ruebben H, Bex A, Otto T: Systemic treatment of hormone refractory prostate cancer. World J Urol 19 (2001) 99–110.

16 Tumoren der Nieren und der Harnwege

B. Steinke, L. Bergmann, H. Lampl (AUO),
W. Pommer (GN)

16.1 Nierenzellkarzinome

Epidemiologie und Klinik

Nierenzellkarzinome machen etwa 3% aller bösartigen Tumoren des Erwachsenenalters aus (16). Die Inzidenz beträgt in Deutschland 10 bis 12 Fälle/100 000/Jahr, Männer sind doppelt so häufig betroffen als Frauen. Das Erkrankungsrisiko nimmt altersabhängig zu mit Gipfel zwischen dem 50. und 70. Lebensjahr. Weltweit und regional zeigen die Erkrankungsraten eine ansteigende Tendenz, zum Teil durch die verbesserte Diagnostik mit bildgebenden Verfahren.

Gesicherter Risikofaktor ist das Rauchen sowie ein Phenacetinabusus mit analgetikabedingter Nephropathie. Diskutiert werden als zusätzliche Faktoren Übergewicht, arterielle Hypertonie (Antihypertensiva, Diuretika) sowie die berufliche Exposition mit bestimmten Schadstoffen wie Asbest, Cadmium, Benzol u.a. Raffinerieprodukten sowie Chlorkohlenwasserstoffen (16). Ein deutlich erhöhtes Erkrankungsrisiko findet sich bei Dialysepatienten. Von diesen entwickeln etwa 40% Nierenzysten mit einem Geschlechtsverhältnis von Männern : Frauen von 3 : 1, dabei ist das Risiko eines Nierenzellkarzinoms gegenüber der Normalbevölkerung 40fach erhöht, Geschlechtsverhältnis M : F = 7 : 1 (50% multiple, 10% bilaterale NZK). Bei der polyzystischen Nierenkrankheit ist die Inzidenz nicht erhöht, jedoch treten im Vergleich zur Normalbevölkerung häufiger multilokuläre und bilaterale Tumoren auf. Nach Nierentransplantation besteht ein etwa 7fach erhöhtes Erkrankungsrisiko.

Neben dem sporadischen wird in 1% der Fälle ein familiäres Auftreten beobachtet. Hier wird eine autosomal-dominant vererbte Form abgegrenzt von Tumoren, die sich im Rahmen des von-Hippel-Lindau-Syndroms entwickeln. Beide familiären Formen sind gekennzeichnet durch ein frühes Erkrankungsalter sowie bilaterales und multizentrisches Auftreten. Zytogenetisch bestehen Veränderungen am Chromosom 3, meist Deletionen, wobei beim von-Hippel-Lindau-Syndrom die Deletion eines Tumor-Suppressor-Gens (VHL-Gen) nachgewiesen werden konnte.

Zwischenzeitlich ist bekannt, dass auch bei den sporadischen Formen des Nierenzellkarzinoms Veränderungen im Bereich des VHL-Gens bei etwa 90% der Patienten zu beobachten sind (17). Die Inaktivierung dieses Gens führt zu vermehrter Expression verschiedener Wachstumsfaktoren wie VEGF (vascular endothelial growth factor) und PDGF (platelet derived growth factor). Da heute Substanzen zur Verfügung stehen, die diese Wachstumsfaktoren hemmen, haben diese Beobachtungen auch zunehmende Bedeutung für die Therapie.

Symptomatik

Symptome sind Hämaturie (60%), Flankenschmerzen (40%) und Schmerzen anderer Lokalisation oder Allgemeinsymptome wie Müdigkeit und Gewichtsabnahme, entweder paraneoplastisch oder durch eine bereits eingetretene Metastasierung. Zunehmend häufiger werden die Tumoren als sonographischer Zufallsbefund entdeckt (bis 70% aller Karzinome), bevor sie symptomatisch werden. Diese asymptomatischen Tumoren sind meist auf die Niere begrenzt und haben dadurch eine bessere Prognose (5-Jahres-Überlebensrate > 75%) als symptomatische (L1, 16).

Diagnostik

Die Sonographie ist die wichtigste und einfachste Untersuchung zur Bestätigung bzw. zum Ausschluss eines Nierentumors. Nächster Schritt bei Tumorverdacht ist die Computer- oder alternativ die MR-Tomographie von Abdomen und Becken, mit der in der Regel die definitive Diagnose gestellt werden kann. Präoperativ ist dann neben der klinischen Untersuchung und der Bestimmung der Nierenfunktionsparameter einschließlich Urinstatus eine Röntgenuntersuchung des Thorax, ggf. mit Computertomographie, erforderlich. Urographie, Sequenzszintigraphie, Knochenszintigraphie oder Angiographie bleiben Einzelfällen mit entsprechender Fragestellung vorbehalten (L1, 16, s.a. Kap. G Erkrankungen der Niere).

Klassifikation

Histologische Klassifikation

Etwa 90–95% der bösartigen Nierentumoren sind Nierenzellkarzinome. Unter diesen sind die klarzelligen Karzinome mit 70–80% die größte Gruppe, davon abzugrenzen sind die papillären (chromophilen, 10–15%) und chromophoben Karzinome (5–10%) sowie Onkozytome (5–10%) und die sehr seltenen (< 1%) Sammelgangskarzinome, medullären Karzinome und metanephrogenen Adenome (L1).

Stadieneinteilung (TNM-Klassifikation)

T0 kein Primärtumor nachweisbar
T1 Tumor bis 7 cm, auf die Niere begrenzt (T1a: < 4 cm, T1b: 4–7 cm)
T2 Tumor über 7 cm, auf die Niere begrenzt
T3 Invasion in größere Venen, Nebenniere oder perirenales Fettgewebe ohne Überschreitung der Gerota-Faszie
T3a Invasion in Nebenniere oder perirenales Fettgewebe
T3b Invasion in Nierenvene(n) oder V. cava unterhalb des Zwerchfells
T3c Invasion in V. cava oberhalb des Zwerchfells
T4 Durchbruch der Gerota-Faszie

N0 keine Lymphknotenmetastasen
N1 Metastase in solitärem regionalem Lymphknoten
N2 Metastasen in mehr als einem Lymphknoten

M0   keine Fernmetastasen
M1   Nachweis von Fernmetastasen

Stadiengruppierung (AJCC):
Sie ergibt sich aus dem TNM-Stadium wie folgt:
Stadium I   pT1N0M0
Stadium II   pT2N0M0
Stadium III   pT3N0 oder T1–3N1M0
Stadium IV   jedes pT4/ jedes pN2/ jedes M1

Therapie

Stadium I und II

Klassischer Standard ist die radikale Nephrektomie (L1, 16), die neben der Entfernung der Niere die regionale Lymphadenektomie umfasst. Die Operation kann offen oder endoskopisch und jeweils transabdominell oder von retroperitoneal durchgeführt werden (3, 5, 18), die 5-Jahres-Überlebensraten sind vergleichbar und liegen bei 80–90%. Die ipsilaterale Adrenalektomie wird heute angesichts der niedrigen Inzidenz eines Nebennierenbefalls und der guten diagnostischen Möglichkeiten der Schnittbildverfahren nicht mehr generell vorgenommen (L1, 6). Zunehmend wird, insbesondere bei kleinen Tumoren unter 4 cm, auch bei normaler kontralateraler Niere ein Organ erhaltendes Verfahren im Sinne einer partiellen Nephrektomie (Polresektion, Keilresektion oder Heminephrektomie) unter elektiver Indikationsstellung als sog. „nephron sparing surgery" durchgeführt, wobei die Ergebnisse der radikalen Nephrektomie vergleichbar sind (**Empfehlungsgrad B**; 12, 13, 14). Auch die partielle Nephrektomie kann laparoskopisch erfolgen (20). Sie ist unter imperativer Indikation Standard bei Einzelnieren, bilateralen Tumoren oder bereits präoperativ bestehender Niereninsuffizienz, um ein terminales Nierenversagen zu vermeiden. Gerade im letztgenannten Fall ist es wichtig, mit dem Patienten präoperativ interdisziplinär unter Einbeziehung eines Nephrologen das weitere Vorgehen zu besprechen, Vor- und Nachteile einzelner Behandlungsverfahren aufzuzeigen und auch über eine evtl. sich ergebende Dialysepflichtigkeit aufzuklären.

Der Wert postoperativer adjuvanter Behandlungen ist bisher nicht gesichert, weder für eine Strahlen- noch für eine Systemtherapie. Der erfolgreichste Ansatz war bislang die adjuvante Behandlung mit autologer Tumorzellvakzine, für die in einer randomisierten Multizenterstudie ein positiver Effekt nachgewiesen wurde (11). Vor der Empfehlung zu einem generellen Einsatz muss dieses Behandlungsverfahren aber weiter geprüft werden. Eine adjuvante Behandlung außerhalb von Studien ist somit derzeit nicht indiziert (7).

Stadium III

Standard ist auch hier die radikale Operation (L1, 16). Im Stadium pT3N0 sind damit 5-Jahres-Überlebensraten von ca. 35–60% selbst bei ausgedehnten Tumorthromben zu erreichen, ein Lymphknotenbefall reduziert dagegen die Prognose auf 15–30%. Der Stellenwert einer radikalen Lymphadenektomie ist umstritten. Ein Vorteil für eine adjuvante Strahlen- oder Systemtherapie konnte nicht gesichert werden, die Ansätze einer Vakzinierung mit autologen Tumorzellen müssen weiter verfolgt werden (7).

Stadium IV

Bei T4-Tumoren ohne Fernmetastasen kann die Operation zu längeren Remissionen führen und ist deshalb anzustreben. Bei solitären Metastasen können durch Operation von Metastase und Primärtumor (radikale Nephrektomie) 5-Jahres-Überlebensraten von bis zu 40% erreicht werden (bei allerdings sicher selektionierten Patienten). Eine primär chirurgische Behandlung ist auch noch bei wenigen (bis 3) umschriebenen, operablen Metastasen (L1, 16) sinnvoll.

Bei disseminierter Erkrankung mit multiplen Metastasen ist eine Standardtherapie nicht etabliert (L1, 2, 8, 16), wenn auch in einer Metaanalyse ein Überlebensvorteil für die Behandlung mit Interferon-α nachgewiesen werden konnte. Eine Operation des Primärtumors als alleinige Maßnahme, also ohne anschließende systemische Therapie, sollte nur bei Komplikationen wie z.B. rezidivierenden Blutungen oder drohender Infiltration von Nachbarorganen wie z.B. dem Darm vorgenommen werden. Eine spontane Remission von Metastasen nach Tumornephrektomie ist extrem selten. Der Stellenwert der Tumorembolisation ist eingeschränkt durch das häufige Postinfarktsyndrom mit Schmerzen, Fieber und gastrointestinalen Symptomen. Zytostatika und Hormontherapien erzielen Remissionsraten < 10% (L1, 2, 16).

Interferon-α hat eine nachgewiesene Wirksamkeit beim Nierenzellkarzinom mit Remissionsraten zwischen 10 und 20% (8). In einer Metaanalyse der Cochrane Collaboration konnte für diese Behandlung bei metastasierten Tumoren eine Verbesserung der 1-Jahres-Überlebensrate um 44% dokumentiert werden, die mediane Überlebenszeit konnte um etwa 4 Monate verlängert werden (4). Dabei ist Interferon insbesondere dann gut wirksam, wenn der Primärtumor operativ entfernt wurde (4, 10, 15). Möglicherweise lässt sich das Ergebnis noch durch die zusätzliche Gabe von Vinorelbin verbessern, wie zumindest in einer randomisierten Studie nachgewiesen (19).

Interleukin-2 wird in Amerika oft in einer hochdosierten, intravenösen Form angewendet. Langzeitremissionen werden gelegentlich beobachtet, randomisierte Daten insbesondere gegenüber Interferon sind aber rar, eine Metaanalyse ergab keinen sicher positiven Effekt (1, 4, 8). Wegen der hohen Toxizität der Therapie wird diese in Europa und auch in Deutschland praktisch nicht eingesetzt. Für niedrigdosiertes, subkutanes Interleukin-2 als Monotherapie ist eine Wirksamkeit bisher nicht nachgewiesen. Dies gilt auch für die Kombination mit Interferon (4). In einer deutschen Studie konnte die mittlere Überlebenszeit durch die kombinierte Behandlung mit Interferon-α, s. c. Interleukin-2 und 5-Fluorouracil gegenüber der Behandlung mit Interferon und Vinblastin von 16 auf 25 Monate verbessert werden (1). Die Dreifachkombination ist aber toxisch und kann deshalb nicht generell empfohlen werden.

Neu in die Behandlung der Nierenzellkarzinome eingeführt wurde in den letzten Jahren die sog. „targeted therapy", eine Behandlung mit Substanzen, die für das Tumorwachstum notwendige Wachstumssignale, die z.B. durch Veränderungen des VHL-Gens entstehen, hemmen. Hierher gehören die Behandlung mit Antikörpern gegen bestimmte Rezeptoren (EGF, VEGF) und die Behandlung mit Hemmstoffen von Tyrosinkinasen, die in der Signaltransduktion eine wichtige Rolle spielen. Die meisten klinischen Erfahrungen bestehen mit Bevacizumab, einem VEGF-Antikörper sowie Sorafenib und Sunitinib, sog. „multi-target" Tyrosinkinasehemmern, die die Signaltransduktion verschiedener Rezeptoren, u.a. KIT, VEGF und RAF-Kinase hemmen. In einer randomisierten Studie konnte mit hochdosiertem Bevacizumab (10 mg/kg KG alle 2 Wochen i.v.) die rezidivfreie Überlebenszeit gegenüber einer Plazebogruppe signifikant gesteigert werden (21). Da die Studie ein Crossover beinhaltete, war die mediane Überlebenszeit der beiden Gruppen allerdings nicht unterschiedlich. Weitere Studien mit dieser Substanz sind aber begonnen. Sehr günstige Ergebnisse sind in einer randomisierten Studie auch für Sorafenib ermittelt worden mit einer Verdoppelung der medianen Überlebenszeit vorbehandelter Patienten von 3 auf 6 Monate gegenüber einer Plazebobehandlung (9), so dass diese Substanz für die Therapie des metastasierten Nierenzellkarzinoms in den USA zugelassen wurde. Für Sunitinib konnte bei vortherapierten Patienten mit metastasiertem Nierenzellkarzinom in Phase-II-Studien eine Remissionsrate von ca. 40% erreicht werden (17). Randomisierte Studien mit dieser Substanz werden zurzeit durchgeführt.

Angesichts der Fülle unterschiedlicher Daten und insbesondere angesichts der neuen Substanzen sind Therapieempfehlungen als Standards nur bedingt zu geben. Wenn möglich sollte die Behandlung im Rahmen von Studien erfolgen. Außerhalb von Studien sind bei der palliativen Zielsetzung mögliche Nebenwirkungen der Behandlung zu beachten und Allgemeinzustand, Begleiterkrankungen und der Wunsch des Patienten in die Therapieentscheidung mit einzubeziehen. Am besten abgesichert sind eine Monotherapie mit Interferon-α in mittlerer Dosis (5–10 Mio. IU/m² KO 3–5×/Woche), wenn möglich nach Entfernung des Primärtumors, die Behandlung mit der Kombination Vinblastin/Interferon-α (Vinblastin 0,1 mg/kg KG alle 3 Wochen, Interferon 10 Mio. IU 3×/Woche, 18) oder die Kombinationsbehandlung mit Interferon, Interleukin und 5-FU (**Empfehlungsgrad A;** 1, 4, 10). Bei Versagen dieser Initialtherapie ist ein Behandlungsversuch mit Sorafenib (400 mg 2× täglich, **Empfehlungsgrad A;** 9) oder auch Sunitinib (50 mg/die) gerechtfertigt. Inwieweit die neuen Substanzen Eingang in die Erstlinientherapie finden werden, kann erst nach Vorliegen der Ergebnisse laufender Studien entschieden werden. Essentiell ist immer eine optimale supportive Therapie. Bei umschriebenen Schmerzen, z.B. durch Knochenmetastasen, ist eine palliative lokale Strahlentherapie indiziert sowie die Applikation von Bisphosphonaten.

Nachsorge

Studiendaten zum Stellenwert der Nachsorge liegen nicht vor (L1, 16). Sie soll zu einer frühzeitigen Erkennung von Solitärmetastasen mit dem Ziel der operativen Sanierung führen. Die Nachsorgeuntersuchungen sollten sich am Stadium und der Rezidivgefahr orientieren. Metastasen treten häufig primär in der Lunge auf (50–60%), daneben sind Leber und Knochen (je etwa 30%) typische Metastasierungsorte, in 6% kommt es zu einer zerebralen Metastasierung. Lokalrezidive sind nach Operation organbegrenzter Tumoren selten (5%).

Somit ist neben der Anamnese und der klinischen Untersuchung die Röntgen-Thorax-Untersuchung in zunächst $^1/_4$-jährlichen, nach 3 Jahren in $^1/_2$-jährlichen und nach 5 Jahren in jährlichen Abständen sinnvoll (L1, 16). In gleichen Abständen empfiehlt sich die Sonographie des Oberbauchs inklusive der Nierenloge oder der organerhaltend operierten Niere. Eine Computertomographie des Abdomens ist nach radikaler Tumornephrektomie nur einmal pro Jahr über einen Zeitraum von 5 Jahren sinnvoll. Nach organerhaltender Nierenoperation sollte eine Computertomographie als Basisuntersuchung 6 Wochen postoperativ erfolgen, um später Narbengewebe von einem Rezidiv unterscheiden zu können, dann ebenfalls – in Ergänzung zur Sonographie – nur einmal jährlich. Weiterführende Untersuchungen wie die Skelettszintigraphie richten sich nach den jeweiligen klinischen Befunden. Bei solitären Spätmetastasen sind durch Operation günstige Ergebnisse zu erzielen. Bei disseminierten Metastasen gelten die für das Stadium IV gemachten Ausführungen.

Leitlinien

L1. Fischer C, Oberneder RB: Nierenzellkarzinom. In: Deutsche Krebsgesellschaft eV (Hrsg.): Kurzgefasste interdisziplinäre Leitlinien 2002.

Literatur

1. Atzpodien J, Kirchner H, Jonas U et al.: Interleukin-2 and Interferon-alfa-2a-based immunochemotherapy in advanced renal cell carcinoma: A prospectively randomized trial of the German Cooperative Renal Cell Carcinoma Chemoimmunotherapy GroupI (DGCIN). J Clin Oncol 22 (2004) 1188–1194.
2. Atzpodien J, Reitz M: Chemoimmuntherapie des metastasierten Nierenzellkarzinoms. Onkologe 10 (2004) 934–940.
3. Battaglia M, Ditonno P, Martino P et al.: Prospective randomized trial comparing high lumbotomic with lararotomic access in renal cell carcinoma surgery. Scand J Urol Nephrol 38 (2004) 306–314.
4. Coppin C, Porszolt F, Awa A et al.: Immunotherapy for advanced renal cell cancer. Cochrane Database Syst Rev 2005 (1) CD001425.
5. Desai MM, Strzempkowski B, Matin SF et al.: Prospective randomized comparison of transperitoneal versus retroperitoneal laparoscopic radical nephrectomy. J Urol 173 (2005) 38–41.
6. DeSio M, Autorino R, DiLorenzo G et al.: Adrenalectomy: defining ist role in the surgical treatment of renal cell carcinoma. Urol Int 71 (2003) 361–367.
7. Doehn C, Jocham D: Adjuvante Behandlungsmöglichkeiten nach operativer Therapie des nichtmetastasierten Nierenzellkarzinoms. Onkologe 10 (2004) 968–977.

8. Doehn C, Kausch I, Jocham D: Immuntherapie urologischer Tumoren. Onkologe 11 (2005) 536–553.
9. Escudier B, Szczylik C, Eisen T et al.: Randomized phase III trial of the Raf kinase and VEGFR inhibitor sorafenib (BAY 43-9006) in patients with advanced renal cell carcinoma (RCC). Proc ASCO 2005, Abstr. 4510.
10. Flanigan RC, Salmon SE, Blumenstein BA et al.: Nephrectomy followed by interferon alpha-2b compared with interferon alpha-2b alone for metastatic renal-cell cancer. New Engl J Med 345 (2001) 1655–1659.
11. Jocham D, Richter A, Hoffmann L et al.: Adjuvant autologous renal tumor cell vaccine and risk of tumor progression in patients with renal cell carcinoma after radical nephrectomy: phase III randomized controlled trial. Lancet 363 (2004) 594–599.
12. Lau WK, Blute ML, Weaver AL et al.: Matched comparison of radical nephrectomy vs nephron-sparing surgery in patients with unilateral renal cell carcinoma and a normal contralateral kidney. Mayo Clin Proc 75 (2000) 1236–1242.
13. Lee CT, Katz J Shi W et al.: Surgical management of renal tumors 4 cm or less in a contemporary cohort. J Urol 163 (2000) 730–736.
14. Marszalek M, Ponholzer A, Brossner C et al.: Elective open nephron-sparing surgery for renal masses: single center experience with 129 consecutive patients. Urology 64 (2004) 38–42.
15. Mickisch GH, Garin A, van Poppel H et al.: Radical nephrectomy plus interferon-alfa-based immunotherapy comparaed with interferon alfa alone in metastatic renal-cell carcinoma: a randomized trial. Lancet 358 (2001) 966–970.
16. Motzer RJ (ed.): Renal cell carcinoma. Sem Oncol 27 (2000) 113–240.
17. Motzer RJ, Michaelson MD, Redman BG et al.: Activity of SU11248, a multitargeted inhibitor of vascular endothelial growth factor receptor and platelet-direved growth factor receptor, in patients with metastatic renal cell carcinoma J Clin Oncol 24 (2006) 16–24.
18. Permpongkosol S, Chan DY, Link RE et al.: Laparoscopic radical nephrectomy: long-term outcomes. J Endourol 19 (2005) 628–633.
19. Pyrhönen S, Salminen E, Ruutu M et al.: Prospective randomized trial of interferon alpha-2a plus vinblastine versus vinblastine alone in patients with advanced renal cell cancer. J Clin Oncol 17 (1999) 2859–2867.
20. Roigas J, Deger S: Minimal-invasive Operationstechniken bei kleinen Nierentumoren. Aktueller Stand. Onkologe 10 (2004) 959–967.
21. Yang JC, Haworth L, Sherry RM et al.: A randomized trial of bevacizumab, an antivascular endothelial growth factor antibody, for metatsatic renal cancer. N Engl J Med 349 (2003) 427–434.

16.2 Tumoren der Harnwege

Epidemiologie

Inzidenz etwa 25/100 000/Jahr, Männer sind 2- bis 3fach häufiger betroffen als Frauen. Überwiegende Lokalisation ist die Harnblase (93%), deutlich seltener sind Ureter- (3%) bzw. Nierenbeckenkarzinome (4%) (11, 12, 15).
Risikofaktoren sind:
– Zigarettenrauchen (2- bis 4fach erhöhtes Risiko)
– Exposition gegen aromatische Amine (Benzidin und Derivate)
– langdauernde Behandlung mit Medikamenten wie Cyclophosphamid oder Phenacetin
– chronische Harnwegsinfekte, jahrelange Behandlung mit Dauerkathetern.

Symptomatik

Erstsymptom bei 80% der Patienten ist eine Mikro- oder schmerzlose Makrohämaturie (11).

Diagnostik

Basisuntersuchungen sind neben der klinischen Untersuchung die Analyse des Urinsediments, fakultativ die Urinzytologie. In der Regel werden auch Urographie und Abdomensonographie im Rahmen der Basisdiagnostik durchgeführt. Eine ungeklärte Hämaturie oder Tumorverdacht erfordern die Zystoskopie, bei der dann die definitive Diagnose gestellt wird. Dabei erfolgt auch die histologische Klärung durch transurethrale Resektion (TUR). Das Carcinoma in situ kann sich mangels exophytischen Wachstums der endoskopischen Diagnose entziehen, bei Verdacht ist deshalb immer eine Urinzytologie erforderlich (L1). Bei oberflächlichen Tumoren (Ta,Tis,T1) sind weiterführende Untersuchungen nicht notwendig. Bei invasiven Tumoren sollten zum Staging eine Röntgenuntersuchung des Thorax erfolgen, präoperativ zudem Laboranalysen, insbesondere der Nierenfunktion. Eine Computertomographie von Abdomen und Becken gehört ebenfalls zum präoperativen Standard (15), es ist jedoch eine hohe Fehlerquote bei Aussagen in Bezug auf Tumorinfiltration und Lymphknotenbefall zu bedenken (L1, 11).

Klassifikation

Histologie

90% der Tumoren sind Urothelkarzinome. Die selteneren Adeno- und Plattenepithelkarzinome haben eine sehr schlechte Prognose.
Differenzierungsgrad der Urothelkarzinome:
– G1 gut differenziert
– G2 mäßig differenziert
– G3 schlecht differenziert
– G4 undifferenziert, anaplastisch
– GX Differenzierungsgrad nicht zu beurteilen

Stadieneinteilung (TNM-Klassifikation)

Ta	nicht invasives papilläres Karzinom
Tis	Carcinoma in situ (flacher Tumor)
T1	Tumor infiltriert subepitheliales Bindegewebe
T2	Tumor infiltriert Muskulatur
T2a	Tumor infiltriert oberflächliche Muskulatur (weniger als 50% der Wanddicke)
T2b	tiefe Invasion der Muskulatur (mehr als 50% der Wanddicke)
T3	Tumor infiltriert Fettgewebe
T3a	mikroskopische Infiltrate
T3b	makroskopische Invasion
T4	Tumor infiltriert benachbarte Organe
T4a	Invasion in Prostata, Uterus oder Vagina
T4b	Infiltration der Bauchdecke oder der Beckenwand
N0	kein Nachweis regionaler Lymphknotenmetastasen
N1	solitäre Lymphknotenmetastase bis 2 cm Durchmesser

N2 solitäre Lymphknotenmetastase 2–5 cm oder Nachweis mehrerer Lymphknotenmetastasen bis maximal 5 cm Durchmesser
N3 Lymphknotenmetastasen über 5 cm

M0 keine Fernmetastasen
M1 Nachweis von Fernmetastasen

Stadieneinteilung nach TNM-Klassifikation und AJCC-Kriterien:
Stadium 0a: Ta N0 M0
Stadium 0is: Tis N0 M0
Stadium I: T1 N0 M0
Stadium II: T2a N0 M0, T2b N0 M0
Stadium III: T3a N0 M0, T3b N0 M0, T4a N0 M0
Stadium IV: jedes T4b, jedes N1–3, jedes M
70–80% der Patienten weisen zum Zeitpunkt der Diagnose einen oberflächlichen Tumor in den Stadien 0 oder I auf (11).

Therapie

Die Therapiestrategie ist risikoadaptiert und richtet sich vor allem nach dem Ausgangsstadium und dem Tumorgrading.

Oberflächliches Harnblasenkarzinom

Stadium 0a:
- geringes Progressrisiko (Ta G1–2): transurethrale Tumorresektion (L1, 15)
- mittleres Risiko (Ta G2-3), rasch rezidivierende Ta-Tumoren: transurethrale Tumorresektion plus adjuvante intravesikale Immuntherapie mit BCG oder intravesikale zytostatische Therapie (**Empfehlungsgrad A;** 7, 13, 18). Diese reduziert das Rezidivrisiko signifikant, ist allerdings ohne wesentlichen Einfluss auf die Progressionsrate zum invasiven Harnblasenkarzinom und die Überlebenszeit. BCG hat bei ungünstigen Prognosefaktoren (G3) einen besseren Effekt auf die Rezidivrate als die Chemotherapie (4, 13, 17).

Stadium 0is:
- transurethrale Tumorresektion plus adjuvante Immuntherapie mit BCG intravesikal (**Empfehlungsgrad A;** 5, 13). In diesem Stadium ist die Überlegenheit von BCG gegenüber der Chemotherapie mit Epirubicin bezüglich der Rezidivrate in einer randomisierten Studie gesichert (5).

Stadium I:
- transurethrale Tumorresektion plus adjuvante Immuntherapie mit BCG intravesikal oder lokale zytostatische Therapie (**Empfehlungsgrad A;** 7, 13, 18). Wie bei den Ta-Tumoren ist die BCG-Therapie bei aggressiven Tumoren der Chemotherapie in Bezug auf die Rezidivrate überlegen (4, 13, 17). Nach einer neuen randomisierten Studie ist eine reduzierte BCG-Dosis (27 mg BCG-Connaught) genauso wirksam wie die Standard-Dosis von 81 mg bei geringerer Nebenwirkungsrate (10)
- rasch rezidivierende Tumoren mit mittlerem und hohem Risiko (T1G3): radikale Zystektomie (L1, 15).

Invasives Harnblasenkarzinom

Stadium II: Radikale Zystektomie mit pelviner Lymphadenektomie (L1, 11, 14). Damit lässt sich eine 5-Jahres-Überlebensrate von 80–90% erzielen (19). Die Urinableitung erfolgt alters- und komorbiditätsabhängig in Form eines kontinenten Reservoirs oder einer inkontinenten Stomaversorgung (intestinales Conduit). Sowohl für die adjuvante als auch für die neoadjuvante Chemotherapie ist ein positiver Effekt in Metaanalysen nachweisbar (1, 2), insbesondere gilt dies für die neoadjuvante Therapie mit Cisplatin-haltigen Therapieschemata. Hier wurde eine Verbesserung der 5-Jahres-Überlebensrate um 5% dokumentiert (1). Eine neoadjuvante Therapie, z.B. mit Cisplatin/Gemcitabin (s.u.) kann damit in Einzelfällen auf individueller Basis überlegt werden. Für die adjuvante Therapie sind die Ergebnisse ungünstiger (2). Die in den einzelnen Studien eingesetzten Therapieschemata sind zudem sehr unterschiedlich, so dass eine generelle Empfehlung nicht gegeben werden kann, die adjuvante Therapie ist deshalb außerhalb von Studien nicht indiziert (L1, 15).
Eine adjuvante Strahlentherapie ist ohne Effekt (15, 20). Bei inoperablen Patienten ist eine definitive Strahlentherapie möglich, die Ergebnisse sind hinsichtlich der rezidivfreien Überlebenszeit aber schlechter als die der Operation (**Empfehlungsgrad A;** 16). Die primäre kombinierte Radio-/Chemotherapie als Organ erhaltendes Therapieverfahren, bei mangelndem Ansprechen mit Salvage-Zystektomie, wird in Studien geprüft. Die Ergebnisse sind viel versprechend, verlässliche Daten, insbesondere randomisierter Studien, fehlen aber (8, 13), Durchführung deshalb derzeit nur in Studien.

Organ überschreitendes und metastasierendes Harnblasenkarzinom

Stadium III: wie Stadium II. Die Ergebnisse der Operation sind schlechter mit 5-Jahres-Überlebensraten von 45% (Stadium T4aN0) – 60% (Stadium T3N0) (19). Für die neoadjuvante und adjuvante Therapie gelten die oben gemachten Ausführungen, aufgrund der Datenlage kann eine neoadjuvante Therapie außerhalb von Studien bei T3b- und T4a-Tumoren empfohlen werden. Die adjuvante Therapie sollte Studien vorbehalten bleiben. Für die primäre kombinierte Radio-/Chemotherapie gelten ebenfalls die für das Stadium II gemachten Aussagen.

Stadium IV:
- operabel sind nur wenige Patienten mit kleinen Lymphknotenmetastasen. Hier lässt sich aber noch eine 5-Jahres-Überlebensrate von ca. 30% erreichen (19)
- bei lokoregional begrenzter Erkrankung ist in Einzelfällen eine primäre Radiochemotherapie möglich. Ansonsten:
- primäre palliative zytostatische Therapie. Hiermit lassen sich Ansprechraten von 50–70% erzielen. Eine Kombinationschemotherapie ist der alleinigen Cisplatin-Monotherapie überlegen und führt zu einer Verlängerung der mittleren Überlebenszeit um etwa 4 Monate mit einer 3-Jahres-Überlebensrate von etwa 12% (**Empfehlungsgrad A;** 14)
- als Standard kann heute die Kombination Cisplatin/Gemcitabin gelten (**Empfehlungsgrad A;** 9). Sie ist hinsichtlich Remissionsrate und Überle-

benszeit gleich wirksam wie das klassische MVAC-Protokoll und deutlich weniger toxisch. Die MVAC-Therapie (Methotrexat, Vinblastin, Adriamycin, Cisplatin) sollte wegen der hohen Toxizität nur in spezialisierten Zentren durchgeführt werden unter Begleittherapie mit G-CSF
- in Einzelfällen kann nach Downstaging bei T4bN0-Tumoren ohne Fernmetastasen eine palliative Zystektomie überlegt werden oder palliative Harnableitung mit oder ohne Zystektomie bei lokalen Problemen (z.B. Harnstauungsnieren, Blutungen).

Therapieschemata

Topische Therapie

Mit BCG-Impfstoff als Immuntherapie oder als zytostatische Therapie mit Mitomycin C (20–40 mg/20 ml NaCl), Epirubicin (40–60 mg/50 ml NaCl) oder Doxorubicin (50–80 mg/50 ml NaCl).

Chemotherapie

- Cisplatin/Gemcitabin: Gemcitabin 1000 mg/m^2 KO 30-min-Infusion Tag 1, 8, 15; Cisplatin 70 mg/m^2 KO 1-h-Infusion Tag 2, Wiederholung Tag 29
- MVAC: Methotrexat 30 mg/m^2 KO Tag 1, 15, 22; Vinblastin 3 mg/m^2 KO Tag 2, 15, 22; Doxorubicin 30 mg/m^2 KO Tag 2; Cisplatin 70 mg/m^2 KO Tag 2. Wiederholung Tag 29. Diese Therapie sollte nur in erfahrenen Zentren zum Einsatz kommen. Anschließende Behandlung mit G-CSF zur Reduktion des Risikos der febrilen Neutropenie
- Remissionsraten von 50% mit allerdings etwas kürzerer mittlerer Überlebenszeit werden (3) für Paclitaxel/Carboplatin (Paclitaxel 200 mg/m^2 KO 3-h-Infusion Tag 1, Carboplatin AUC 5–6 15-min-Infusion Tag 1) berichtet. Studien haben hier aber eher ungünstige Patientenpopulationen aufgenommen. Das Regime stellt insbesondere eine Alternative bei eingeschränkter Nierenfunktion dar.
- Cisplatin/Paclitaxel (Paclitaxel 135 mg/m^2 KO 3-h-Infusion Tag 1, Cisplatin 70 mg/m^2 KO 30-min-Infusion Tag 1) ist in Phase-II-Studien vergleichbar effektiv wie MVAC oder Gem/DDP
- eine Monotherapie mit Gemcitabin (1000 mg/m^2 KO wöchentlich 3-mal, Wiederholung alle 4 Wochen) bietet sich als Alternative für Patienten mit reduzierter Knochenmarkreserve oder in reduziertem Allgemeinzustand an. Auch Paclitaxel kann als palliative wöchentliche Monotherapie (80 mg/m^2 über 1 h i.v.) eingesetzt werden. Beide Monotherapeutika besitzen auch Wirksamkeit als palliative Second-line-Therapie (L1, 15).

Nachsorge

Bei allen lokalen Behandlungen ist wegen des Rezidivrisikos, das insbesondere bei Tumoren mit mittlerem und hohem Risiko bis zu 80% in 10 Jahren beträgt, neben der klinischen und sonographischen eine zystoskopische Kontrolle zunächst alle 3 Monate erforderlich. Beim Carcinoma in situ ist zudem die Urinzytologie in gleichen Abständen notwendig (L1). Nach radikaler Zystektomie klinische Kontrollen mit Röntgen-Thorax, Sonographie und Labor zunächst in 3-monatigen, nach 2 Jahren in halbjährlichen Abständen. Bei Patienten mit kontinenter Harnableitung muss aufgrund der Ammoniumrückresorption zur Vermeidung einer metabolischen Azidose der Säure-Basen-Status regelmäßig überwacht und ggf. eine Azidose durch bikarbonathaltige Medikamente ausgeglichen werden. 5–10% der Patienten mit Blasenkarzinom entwickeln im Verlauf einen Tumor der oberen Harnwege, deshalb werden jährliche Urogrammkontrollen empfohlen (L1).

Leitlinien

L1. Böhle A, Müller M, Otto Th: Harnblasenkarzinom. In: Deutsche Krebsgesellschaft eV (Hrsg.): Kurzgefasste interdisziplinäre Leitlinien 2002.

Literatur

1. Advanced Bladder Cancer Meta-Analysis Collaboration: Neoadjuvant chemotherapy in invasive bladder cancer: a systematic review and meta-analysis. Lancet 361 (2003) 1927–1934.
2. Advanced Bladder Cancer Meta-Analysis Collaboration: Adjuvant chemotherapy in invasive bladder cancer: a systematic review and meta-analysis of individual patient data Advanced Bladder Cancer (ABC) Meta-analysis Collaboration. Eur Urol 48 (2005) 189–199.
3. Bokemeyer C, Hartmann J T, Kollmannsberger C et al.: Neue Entwicklungen in der Chemotherapie urogenitaler Malignome. Akt Onkologie 107 (1999) 132–145.
4. Cheng CW, Chan SF, Chan LW et al.: Twelve-year follow up of a randomized prospective trial comparing bacillus Calmette-Guerin and epirubicin as adjuvant therapy in superficial bladder cancer. Int J Urol 12 (2005) 449–455.
5. DeReijke TM, Kurth KH, Sylvester RJ et al.: Bacillus Calmette-Guerin versus epirubicin for primary, secondary or concurrent carcinoma in situ of the bladder: results of a European Organization for the Research and Treatment of Cancer – Genito-Urinary Group phase III trial. J Urol 173 (2005) 405–409.
6. Dimopoulos MA, Galani E: Randomized trials of adjuvant and neoadjuvant chemotherapy in bladder cancer. Sem Urol Oncol 19 (2001) 59–65.
7. Huncharek M, McGarry R, Kupelnick B: Impact of intravesical chemotherapy on recurrence rate of recurrent superficial transitional cell carcinoma of the bladder: results of a meta-analysis. Anticancer Res 21 (2001), 765–769.
8. Kuczyk M, Turkeri L, Hammerer P et al.: Is there a role for bladder preserving strategies in the treatment of muscle-invasive bladder cancer? Eur Urol 44 (2003) 57–64.
9. Maase von der H, Sengelov L Roberts JT et al.: Longterm survival results of a randomized trial comparing gemcitabine plus cisplatin, with methotrexate, vinblastine, doxorubicin, plus cisplatin in patients with bladder cancer. J Clin Oncol 23 (2005) 4602–4608.
10. Martinez-Pineiro JA, Martinezt-Pineiro L, Solsana E et al.: Has a 3-fold decreased dose of bacillus Calmette-Guerin the same efficacy against recurrences and progression of T1G3 and Tis bladder tumors than the standard dose? Results of a prospective randomized trial. J Urol 174 (2005) 1242–1247.
11. Meijden van der APM: Bladder cancer. Brit Med J 317 (1998) 1366–1369.
12. Metts MC, Metts JC, Milito SJ et al.: Bladder cancer: a review of diagnosis and management. J Natl Med Assoc 92 (2000) 285–294.

13. Nilsson S, Ragnhammar P, Glimelius B et al.: A systematic overview of chemotherapy effects in urothelial bladder cancer. Acta Oncol 40 (2001) 371–390.
14. Saxman SB, Propert KJ, Einhorn LH et al.: Long-term follow-up of a phase III intergroup study of cisplatin alone or in combination with methotrexate, vinblastine and doxorubicin in patients with metastatic urothelial carcinoma: a Cooperative Group study. J Clin Oncol 15 (1997) 2564–2569.
15. Schöffski P, Dunst J, Höltl W et al.: Harnblasenkarzinom. In: Schmoll H-J, Höffken K, Possinger K (Hrsg.): Kompendium internistische Onkologie, 4. Aufl. Springer, Heidelberg 2006; 4977–5018.
16. Shelley MD, Barber J, Wilt T et al.: Surgery versus radiotherapy for muscle invasive bladder cancer Cochrane Database Syst Rev 2001 (4), CD002079.
17. Shelley MD, Court JB, Kynaston H et al.: Intravesical bacillus Callmette-Guerin versus Mitomycin C for Ta and T1 bladder cancer. Cochrane Database Syst Rev 2000 (4) CD 001986.
18. Shelley MD, Court JB, Kynaston H et al.: Intravesical bacillus Calmette-Guerin in Ta and T1 bladder cancer. Cochrane Database Syst Rev 2003 (3), CD003231.
19. Stein JP, Lieskovsky G, Cote R et al.: Radical cystectomy in the treatment of invasive bladder cancer: long-term results in 1054 patients. J Clin Oncol 19 (2001) 666–675.
20. Widmark A, Flodgren P, Damber JE et al.: A systematic overview of radiation therapy effects in urinary bladder cancer. Acta Oncol 42 (2003) 567–581.

17 Maligne Knochentumoren

J. Schütte, R. D. Issels, P. Reichardt, J. T. Hartmann

Definition und Basisinformation

Für Osteosarkome und Ewing-Sarkome/PNET sind unter Beachtung hoher Qualitätsstandards mittels multimodaler, interdisziplinärer Therapiekonzepte langfristige krankheitsfreie Überlebensraten von 50–70% erreichbar. Die Behandlung soll ausschließlich an Zentren mit einem in der Therapie dieser Tumoren erfahrenen, interdisziplinären Team und im Rahmen der aktuellen Studien erfolgen (EURAMOS 1, EURO-B.O.S.S. bzw. EURO-EWING 99).

Die Mehrzahl tritt im Kindesalter und während der Adoleszenz auf. Inzidenzen in dieser Altersgruppe:
- Osteosarkome: 2–3/10^6/Jahr; Häufigkeitsmaximum in der 2. Lebensdekade
- Ewing-Sarkome: 0,6/10^6/Jahr; Häufigkeitsmaximum in der 2. Lebensdekade

Häufigkeitsverteilung:
- Osteosarkome: 40%
- Chondrosarkom (meist Erwachsene): 20%
- Ewing-Sarkom/periphere neuroektodermale Tumoren (PNET): 8%
- Fibrosarkome: 8%
- malignes fibröses Histiozytom des Knochens: 2%

Stadieneinteilung

TNM-Klassifikation (UICC/AJCC 2002):
- TX Primärtumor nicht beurteilbar
- T1 Tumor ≤ 8 cm in größter Ausdehnung
- T2 Tumor > 8 cm in größter Ausdehnung
- T3 diskontinuierliche Ausbreitung im primär befallenen Knochen
- N0 keine regionären LK-Metastasen
- N1 regionäre LK-Metastasen
- M0 keine Fernmetastasen
- M1 Fernmetastasen
- M1a Lunge
- M1b andere außer N

Grading: Grad 1–4. Ewing-Sarkome sind immer G4

Stadieneinteilung (UICC/AJCC 2002):

IA	G1, 2	T1	N0	M0
IB	G1, 2	T2	N0	M0
IIA	G3, 4	T1	N0	M0
IIB	G3, 4	T2	N0	M0
III	jedes G	T3	N0	M0
IVA	jedes G	jedes T	N0	M1a
IVB	jedes G	jedes T	N1	jedes M
	Jedes G	jedes T	jedes N	M1b

Diagnostik (1–3)

Lokale Ausbreitungsdiagnostik

Lokale Tumorausbreitungsdiagnostik vor (!) bioptischer Abklärung:
- konventionelle Röntgen-Aufnahmen
- Kernspintomographie (dynamisch) oder
- Computertomographie
- ggf. Angiographie
- Skelettszintigraphie.

Biopsie
- Probe(Inzisions-)biopsie nach Abschluss der bildgebenden Diagnostik nur durch einen in der Sarkom-Chirurgie erfahrenen Operateur, der auch die spätere Operation durchführen wird
- PE aus dem extraossalen Weichteiltumor meist ausreichend; Knochen-PE nur bei ausschließlich ossärer Tumorlokalisation (kleines, ovaläres Fenster); möglichst transmuskulärer Zugang (cave: extrakompartimentale Aussaat) **(Empfehlungsgrad B)**
- Der gesamte durch die PE und Drainagen entstehende Narbenbereich einschließlich Umgebungsgewebe muss später in toto mit dem Gesamtpräparat entfernt werden können
- CT-gesteuerte transkutane Nadelstanzbiopsien zur Initialdiagnostik nur in Einzelfällen an spezialisierten Zentren
- Möglichst osteopathologische Referenzbegutachtung (Anschriften über COSS-Studienzentrale Stuttgart; EURO-EWING-99-Studienzentrale, Brüssel, Münster).

Systemische Ausbreitungsdiagnostik
- Röntgen und Computertomographie (CT) des Thorax
- ggf. Sonographie, CT des Abdomens/Beckens
- Skelettszintigraphie
- Knochenmarkhistologie und Translokationsnachweis mittels PCR am KM-Aspirat (nur bei Ewing-Sarkomen/PNET, Details im Studienprotokoll EURO-EWING 99)
- Begleitdiagnostik bei Chemotherapie: Echokardiographie, Audiogramm.

Spezielle Krankheitsbilder

17.1 Osteosarkom (OS) (1–13)

Klassifikation und Häufigkeit
- Zentrale (medulläre) OS: ~ 80%
  - „high-grade" (klassisches OS): 75–80%
  - „low-grade" OS: < 2%
- periphere (juxtakortikale) OS: 5–9%
  - paraossales OS: 4–6%
  - periostales OS: ≤ 2%
  - „high-grade surface": ≤ 1%
  - kraniofaziales OS: < 7%
- extraskelettales OS: < 1%
- intrakortikales OS: < 1%
- sekundäre OS (z.B. radiogen, Morbus Paget): < 7%.

Lokalisation

Medulläres OS:
- > 80% in langen Röhrenknochen
- 45% Femur
- 20% Tibia
- 10% Humerus
- meist metaphysär
- 50% kniegelenksnah, metaphysär an Femur und Tibia.

Parossales OS:
- meist metaphysär oder meta-/diaphysär an langen Röhrenknochen.

Periostale OS:
- meist diaphysär an Femur und Tibia.

Histologie

Zentrales, medulläres OS (hoher Malignitätsgrad): osteoblastisch, chondroblastisch, fibroblastisch, gemischt, teleangiektatisch, kleinzellig.

Prognose

Klassische zentrale (hochmaligne) OS:
- 5-JÜR ausschließlich operativ behandelter Patienten maximal 20%
- 5-JÜR mit (neo-)adjuvanter Chemotherapie 50–70%.

Parossales (juxtakortikales, paraossales, parosteales) OS:
- in 70–80% der Fälle niedriger Malignitätsgrad; dabei 5-JÜR ca. 80% nach adäquater Operation.

„High-grade surface" OS:
- histologisch und prognostisch vergleichbar den klassischen intramedullären OS
- Indikation zur (neo-)adjuvanten Chemotherapie.

Periostale OS:
- meist intermediärer Malignitätsgrad (G 2–3)
- Markeinbruch bei 30–50%.

Niedrigmaligne, intraossäre OS:
- 5-JÜR von ca. 80%
- meist ausschließlich operative Therapie.

Kraniofaziale OS:
- nach R_0-Resektion selten hämatogene Disseminationen
- Nutzen für krankheitsfreies und Gesamtüberleben durch zusätzliche Chemotherapie nicht gesichert.

Therapie

Alle Patienten sollen in laufenden Studien behandelt werden. Einzelheiten hinsichtlich prognostischer Parameter und der hieraus abgeleiteten Therapiemodalitäten s. dort.

Operationsprinzipien

- Probeentnahme und definitive Operation nur an erfahrenen chirurgisch-onkologischen Zentren (im Rahmen der EURAMOS 1 bzw. EURO-B.O.S.S.-Studien operatives Konsiliarteam).
- Das Resektionsverfahren muss in onkologischer und funktioneller Sicht langfristig befriedigend sein.
- Chirurgisches Ziel ist die „weite Resektion" (en bloc).
- Extremitätenerhaltende Operationen gehen – besonders nach inadäquatem Ansprechen auf die präoperative Chemotherapie – mit einem höheren Lokalrezidivrisiko einher (5–15%). Zugeständnisse an einen Funktionserhalt zu Lasten der Radikalität der Operation sind nicht zulässig!
- Lokalrezidive sind meist therapierefraktär mit letalem Ausgang.

Strahlentherapie

Osteosarkome sind wenig strahlensensibel, daher keine Bestrahlungsindikation. Ausnahmen ggf. bei unzureichender Resektabilität (kraniofaziale OS, OS des Stammskeletts nach interdisziplinärer Absprache).

Chemotherapie

Rahmen klinischer Studien **(Kontakt-Zentrum)**.

Indikationen (*Empfehlungsgrad A*)

EURAMOS-1:
- hochmalignes Osteosarkom der Extremität oder des Achsenskeletts einschließlich sekundärer Osteosarkome. Juxtakortikale Osteosarkome und kraniofaziale Osteosarkome sind ausgeschlossen
- resektable Erkrankung (Metastasierung nicht ausgeschlossen!)
- Alter ≤ 40 Jahre
- Start Chemotherapie innerhalb 30 Tagen nach Biopsie.

EURO-B.O.S.S.:
- hochmalignes Knochentumor jeglicher Lokalisation: Osteosarkom („surface" und zentral, primär und sekundär), MFH des Knochens, Leiomyosarkom des Knochens, dedifferenziertes Chondrosarkom, Angiosarkom des Knochens
- Alter 41–65 Jahre.

Kraniofaziale, juxtakortikale, periossale OS nach Kontakt mit Studienzentrale/Zentrum für individualisierte Therapie.

Primär klinisch evidente Metastasierung ist kein Ausschlussgrund für die Behandlung im Rahmen der entsprechenden klinischen Studien.

Therapiebeginn

Präoperative Chemotherapie wegen einer/s
- Erhöhung der Rate extremitätenerhaltender Operationen
- Beurteilbarkeit und Reduktion des lokalen Rezidivrisikos entsprechend dem präoperativen Therapieansprechen (vor allem bei geplanter extremitätenerhaltender OP)
- Zeitgewinns für die OP-Planung und Bereitstellung von Endoprothesen
- frühzeitigen Eradikation der okkulten Mikrometastasierung bei ca. 80% der Patienten.

Wahl der Chemotherapie

Kombinationschemotherapie unter Einschluss von
- Adriamycin (ADM)
- Cisplatin (DDP) ±
- Ifosfamid (IFS) ±
- hochdosiertem Methotrexat (HD-MTX).

Postoperative Chemotherapie

- Therapiefortführung entspr. Studienprotokoll (EURAMOS 1: risikoadaptiert: hochdosiertes Ifosfamid + Etoposid bei schlechtem histologischem Ansprechen)
- gutes histologisches Tumoransprechen: 5-JÜR: 70–90%
- schlechtes histologisches Tumoransprechen (Nekroserate < 90%): 5-JÜR 40–60%; damit aber noch signifikant besser als bei Patienten ohne adjuvante Systemtherapie.

Erhaltungstherapie: keine (i.R. EURAMOS 1 bei gutem Ansprechen randomisiert: IFN-α versus Kontrolle).

Maligne Knochentumoren

Therapie bei synchroner oder metachroner Metastasierung

- Der Nachweis einer synchronen oder metachronen hämatogenen Tumordissemination schließt eine Heilung **nicht** a priori aus.
- Pulmonale oder andere, radiologisch erkennbare Metastasen lassen sich mit alleiniger Chemotherapie nur ausnahmsweise in eine dauerhafte komplette Remission überführen.
- Für eine langfristige Tumorfreiheit ist die zusätzliche operative Entfernung aller resektablen Tumorresiduen entscheidend.

Synchrone Metastasierung:
- Mittels primärer Chemotherapie kann eine objektive Remission bei 30–35% und bei einem Teil der primär inoperablen Patienten eine sekundäre Resektabilität erreicht werden.
- Postoperativ muss die Chemotherapie mit mehreren Therapiezyklen fortgeführt werden.
- Mittels kombinierter chemotherapeutischer und nicht selten wiederholter operativer Behandlung können bei diesem Patientenkollektiv krankheitsfreie 5-JÜR von bis zu 50% erreicht werden.
- Auch bei ≤ 10 Lungenmetastasen werden noch 3–5-JÜR von 10–30% beschrieben.
- Die Therapie sollte im Rahmen der entsprechenden Therapieprotokolle (EURAMOS 1, EURO-B.O.S.S.) erfolgen.

Metachrone Metastasierung (siehe COSS-96-Protokoll):
- Langfristiges krankheitsfreies Überleben nach Chemotherapie meist nur nach zusätzlicher, häufig mehrfacher Metastasenentfernung erreichbar.
- Meist Durchführung einer prä- oder postoperativen Chemotherapie.
- Einen Beweis dafür, dass eine adjuvante Chemotherapie nach kompletter Metastasenresektion die Überlebensrate verbessert, gibt es nicht.
- Die in einzelnen Studien berichteten 3–5-JÜR nach Thorakotomie ± Chemotherapie betragen 10–35%.
- Nach Vorbehandlung mit ADM, DDP, IFS ± HD-MTX liegen die im Rezidiv mit Kombinationen wie z.B. Cisplatin/Carboplatin + Etoposid oder Ifosfamid + Etoposid, Ifosfamid + Adriamycin oder HD-IFS oder Topotecan + Etoposid beschriebenen Remissionsraten bei ca. 30%.
- Zur Hochdosischemotherapie + KMT/PBSCT liegen bisher keine größeren Erfahrungen vor.

Nachsorge

- Entsprechend dem aktuellen EURAMOS 1/EURO-B.O.S.S.-Protokoll.
- Im Übrigen Rö-Thorax-Untersuchungen während der ersten 2 Jahre nach Primärbehandlung ca. 6–12-wöchentlich; im 3.–5. Jahr in ca. 6-monatlichen Intervallen; 5.–10. Jahr: 6–12-monatlich.
- Kontrolle der Primärtumorregion analog (Rö, Sono, ggf. CT/MRT).

17.2 Ewing-Sarkom (ES)/periphere (primitive) neuroektodermale Tumoren (PNET) (1–3, 14–20)

Klassifikation

- Gruppe verwandter Entitäten, die sich durch das Ausmaß neuronaler Differenzierung unterscheiden.
- ES: hochmaligne anaplastische Tumoren neuroektodermaler Genese mit mesenchymaler Differenzierungsmöglichkeit.
- Die ES-Gruppe weist in der Regel eine Translokation t(11;22) seltener t(21;22) oder t(7;22) auf.
- Die Unterscheidung von ES und PNET beruht vorrangig auf dem Grad der Expression neuronaler Marker.

Diagnostik

Siehe oben.

Stadieneinteilung

- Lokal vs. metastasiert.
- Ewing-Sarkome sind nur selten auf den Knochen beschränkt. Meist handelt es sich um den Knochen überschreitende Tumoren.

Lokalisation

- 60% Extremitäten, meist metaphysennah; 40% Stammskelett.
- 25% Femur (davon 75% proximale Meta-/Diaphyse, mittlerer Schaft); je 11% an Humerus und Tibia; 20% Becken und Os sacrum.
- Metastasen finden sich meist pulmonal, pleural oder ossär.

Prognose

- Infolge hoher Metastasierungsrate beträgt die 5-JÜR der ausschließlich lokal behandelten Patienten nur 10–20%.
- 5-JÜR bei adäquat lokal und chemotherapeutisch behandelten Patienten mit nicht metastasierten Primärtumoren 50–75%.
- Prognose abhängig von Primärtumorlokalisation, Primärtumorgröße (-volumen), histologischem Ansprechen, Metastasierung (ossär < pulmonal), Art des Fusionstranskripts.
- In kleineren Studien wurden für Patienten mit primärer Metastasierung objektive Tumorremissionen von 60–90% und 3–5-JÜR von 20–50% beschrieben.
- Patienten mit ossärer Metastasierung weisen mit 3–5-JÜR von ≤ 10–20% eine ungünstige Prognose auf.

Therapie

- Tumoren der Ewing-Sarkom-Gruppe werden international gleichartig behandelt.
- Die interdisziplinäre Behandlung erfolgt in Deutschland möglichst im Rahmen des aktuellen Therapieprotokolls (derzeit EURO-EWING 99).

Systemtherapie

Induktionschemotherapie

Unabhängig von den vorhandenen Risikofaktoren werden im Rahmen des „EURO-EWING 99"-Protokolls zunächst sechs Therapiezyklen mit Vincristin, Ifosfamid, Doxorubicin und Etoposid („VIDE") durchgeführt. Hieran schließt sich die lokale Tumorbehandlung, meist in Form einer Operation, an. Die Konsolidierungstherapie erfolgt entsprechend den individuellen Risikofaktoren; hierzu zählen das histopathologische Tumoransprechen bei resektablen Tumoren (gut: < 10% viable Zellen; ungenügend: ≥ 10% viable Tumorzellen), das Tumorvolumen (< vs. ≥ 200 ml) bei lokalisierten, primär resezierten oder nicht-resektablen Tumoren mit späterer Radiotherapiemöglichkeit, Primärtumoren mit früher Strahlentherapie, die primäre pleurale/pulmonale Metastasierung oder eine Knochen- bzw. Knochenmark- bzw. multifokale Metastasierung.

Konsolidierungschemotherapie

Resektable lokalisierte Tumoren:
- nach Induktionschemotherapie (s.o.) und Operation erfolgen auf der Basis des histopathologischen Therapieansprechens nach einem weiteren VAI-Zyklus:
  - **gutes Ansprechen:** Randomisation (R1) zwischen 7 Zyklen VAC ± Strahlentherapie oder 7 Zyklen VAI ± Strahlentherapie
  - **schlechtes Ansprechen:** Randomisation ($R2_{loc}$) zwischen 7 Zyklen VAI ± Strahlentherapie oder Hochdosischemotherapie mit Busulfan und Melphalan ± Strahlentherapie (Cave: bei zervikaler Radiotherapie kein HD-Busulfan).

Lokalisierte, primär resezierte oder unresezierbare Tumoren mit späterer Strahlentherapiemöglichkeit:
- **Tumorvolumen < 200 ml:** Randomisation (R1) zwischen 7 Zyklen VAC ± Strahlentherapie oder 7 Zyklen VAI ± Strahlentherapie
- **Tumorvolumen ≥ 200 ml:** Randomisation ($R2_{loc}$) zwischen 7 Zyklen VAI ± Strahlentherapie oder Hochdosischemotherapie mit Busulfan und Melphalan ± Strahlentherapie (Cave: s.o.).

Lokalisierte Tumoren mit frühzeitiger Strahlentherapie:
- **Tumorvolumen < 200 ml:** Randomisation (R1) zwischen 7 Zyklen VAC oder 7 Zyklen VAI.
- **Tumorvolumen ≥ 200 ml:**
  - **Extremitätentumoren:** Randomisation ($R2_{loc}$) zwischen 7 Zyklen VAI oder Hochdosischemotherapie mit Busulfan und Melphalan (Cave: s.o.).
  - **Tumoren der Körperachse:** 7 Zyklen VAI oder experimentelle Therapie.

Synchrone pulmonale/pleurale Metastasierung:
- nach Induktionschemotherapie (s.o.) Randomisation ($R2_{pulm}$) zwischen 7 Zyklen VAI plus Lungenbestrahlung oder Hochdosischemotherapie mit Busulfan und Melphalan, gefolgt von Operation ± Strahlentherapie (Cave: s.o.).

Extrapulmonale Metastasierung (z.B. Knochen/-mark):
- Nach Induktionschemotherapie (6 × VIDE oder experimentelle Therapiestudien) und evtl. Operation des Primärtumors alternative Konsolidierungstherapien:
  - Hochdosischemotherapie mit Busulfan/Melphalan oder 2 Zyklen Melphalan/Etoposid
  - experimentelle Phase-II-Studien.

Lokale Tumorkontrolle

- Ziel der Lokaltherapie ist die Sanierung des kompletten tumortragenden Kompartiments, inkl. Knochen und Weichteile. Durch sorgfältige Selektion der lokoregionalen Therapieverfahren können die Lokalrezivraten auf 5–10% gesenkt werden.
- Die lokale Tumorkontrollrate ist abhängig von Tumorlokalisation und -größe, der Qualität von Operation und Bestrahlung sowie den Selektionskriterien für diese Maßnahmen.
- Kleine Tumoren weitgehend folgenlos radikal resezierbarer Knochen können ausschließlich operativ behandelt werden.
- Bei kleinen Tumoren ungünstiger Lokalisation werden mittels alleiniger Strahlentherapie lokale Kontrollraten von bis zu 80–85% ereicht.
- Strahlentherapieindikationen:
  - kleine Tumoren
  - technische Irresektabilität
  - unzureichende Tumorregression auf präoperative Chemotherapie
  - postoperativ adjuvant
  - postoperativ additiv nach inkompletter Resektion
  - palliativ

  hinsichtlich Details der Indikationen für eine Strahlentherapie, siehe „EURO-EWING-99"-Therapieprotokoll.

Nachsorge

Entsprechend dem EURO-EWING-99-Protokoll; im Übrigen siehe Abschnitt „Osteosarkom".

17.3 Malignes fibröses Histiozytom des Knochens (1–3, 21–23)

Epidemiologie

- 1–5% aller malignen Knochentumoren
- Geschlechtsverteilung: m/w: 60/40%
- Alterverteilung: Männer: 4.–6. Dekade; Frauen: 2.–3. Dekade
- bis zu 20% auf dem Boden einer ossären Vorerkrankung.

Histologie

Überwiegend fibroblastisch (60%), überwiegend histiozytär/xanthomatös, Riesenzelltyp, myxoid.

Lokalisation

Meist Femur und Tibia (60%), gefolgt von Humerus und Os ilium.

Prognose und Therapie

- 5-JÜR nach ausschließlich lokaler Behandlung 20–50%.
- In Analogie zur Behandlung der OS wurde in einigen Studien eine prä- und postoperative Chemotherapie durchgeführt (siehe auch COSS-

Maligne Knochentumoren

96-Protokoll). Dabei fand sich ein den Osteosarkomen vergleichbares histopathologisches Tumoransprechen.
- Die mittels lokaler Tumorbehandlung sowie prä- und postoperativer Chemotherapie erreichten 3–5-JÜR betragen 50–70%. Die verwendeten Chemotherapieregime waren Cisplatin/ADM, HD-MTX/ADM/VCR/BCD, HD-MTX/ADM/Carboplatin oder HD-MTX/ADM/IFS.
- **Aktuell:** Therapie im Rahmen des EURO-B.O.S.S. Protokolls (41.–65. Lj.).

17.4 Fibrosarkome des Knochens (1–3, 23)

Epidemiologie und Klassifikation

- Altersverteilung: 2.–7. Dekade, Geschlechtsprädilektion nicht bekannt.
- Lokalisation: Femur 30%, Tibia 15–20%, Humerus 10%, Schädel 10%; meist metaphysär oder meta-/diaphysär.
- Unterscheidung zentrale/medulläre vs. periphere/periostale Tumoren.
- In ca. 20% als Sekundärtumoren nach Strahlentherapie, bei Morbus Paget oder ossären Riesenzelltumoren.

Prognose und Therapie

- 5- bzw. 10-JÜR nach ausschließlich lokaler Therapie (OP ± Bestrahlung) ca. 25–34% bzw. 20–28%.
- Periostale Tumoren haben eine günstigere Prognose als intramedulläre (10-JÜR: 48% vs. 20%).
- 5-JÜR abhängig von Malignitätsgrad: G1: 64%; G2: 41%; G3: 23%.
- Obwohl eine eindeutige Therapieempfehlung aufgrund der meist anekdotischen Daten nicht möglich ist, erscheint es sinnvoll, die Therapie entsprechend dem histopathologischen Malignitätsgrad zu gestalten: radikale Resektion; Nachbestrahlung bei G2/3-Tumoren sowie bei G1-Tumoren nach nicht radikaler Resektion oder Irresektabilität **(Empfehlungsgrad C)**.
- **Aktuell:** bei hochmalignen Tumoren sollte die Behandlung im Rahmen des EURO-B.O.S.S.-Protokolls erfolgen. Bei niedrigmalignen Tumoren ist eine Chemotherapie nicht indiziert.

17.5 Chondrosarkome (CS) (1–3, 24–27)

Epidemiologie

- Ca. 20% der malignen Knochentumoren
- Altersgipfel 6. Dekade
- Chondrosarkome Grad 3 gehäuft unter 30. Lebensjahr
- Geschlechtsprädisposition (Pat. < 30 J.): m/w: 1,5/1.

Klassifikation und Histologie

- primär vs. sekundär
- zentral vs. peripher.

Primäre CS:
- zentrales CS
- juxtakortikales (periostales) CS
- mesenchymales CS
- dedifferenziertes (histol. Grad 4) CS
- Klarzell-CS
- malignes CS (?).

Histopathologisch werden üblicherweise vier Malignitätsgrade (G 1–4) unterschieden, wobei > 85% einen Malignitätsgrad 1 oder 2 aufweisen.

Lokalisation

- Becken ca. 25%, Femur ca. 25%, Schultergürtel ca. 15%, Rippen ca. 10%.
- Röhrenknochen meist metaphysär mit diaphysärer Ausbreitung.

Prognose

- Metastasierungsrate ca. 5% für G1-Tumoren, 17–27% für G2- und 40–85% für G3/4-Tumoren.
- Aufgrund der langsamen Progressionstendenz der zumeist niedrig- oder intermediär malignen Tumoren finden sich 20–30% der Rezidive oder Tumorprogressionen (nach inkompletter Resektion) erst nach > 5–10 Jahren.
- Prognostische Faktoren sind neben dem Malignitätsgrad die Tumorlokalisation, die Tumorgröße und der Ploidiestatus.
- Die 10-JÜR betragen 47–77% für Grad-1-, 38–59% für Grad-2- und 15–36% für Grad-3-Tumoren.
- Die dedifferenzierten und mesenchymalen Chondrosarkome sind durch eine den hochmalignen Weichteilsarkomen vergleichbar rasche hämatogene Progression und eine 5-JÜR < 20% gekennzeichnet.

Therapie

Patienten in der Altersgruppe 41–65 Jahre mit dedifferenzierten Chondrosarkomen sollen im Rahmen des EURO-B.O.S.S.-Protokolls behandelt werden.
Wenn möglich komplette Tumorresektion.
Bei inoperablen oder nicht weit im Gesunden resezierten Tumoren soll eine Strahlentherapie erwogen werden. Hierdurch kann in 30–50% der Fälle eine 3- bis 5-jährige und in einzelnen Fällen möglicherweise eine dauerhafte lokale Tumorkontrolle erreicht werden. Als Strahlenquelle werden Photonen verwendet; im Fall schädelbasisnaher Tumoren kann mittels Protonen im Einzelfall eine günstigere Dosisverteilung erreicht werden.
Indikationen für eine zytostatische Chemotherapie:
- In palliativer Intention bei metastasierten hoch malignen, dedifferenzierten oder mesenchymalen CS mit nachgewiesener Tumorprogression (in Anlehnung an die Therapieempfehlungen für hoch maligne Weichteilsarkome).
- Ggf. adjuvant nach kompletter Resektion hoch maligner CS (Ausnahme: dedifferenzierte CS, s.o.) aufgrund der ≥ 80%igen Metastasierungsrate innerhalb von 5 Jahren; die Wirksamkeit einer adjuvanten Chemotherapie ist bei dieser Indikation infolge der geringen Tumorinzidenz jedoch nicht durch kontrollierte Studien gesichert.

Nachsorge

Lokal und systemisch entsprechend dem Malignitätsgrad: bei G1/2-Tumoren alle 4–6 Monate; bei G3/4-Tumoren ca. alle 2–4 Monate.

Literatur

1. Freyschmidt J, Ostertag H, Jundt G: Knochentumoren. Klinik, Radiologie, Pathologie. 2. Aufl. Springer, Berlin–Heidelberg–New York 1998.
2. Huvos AG: Bone Tumors: Diagnosis, Treatment and Prognosis. WB Saunders, Philadelphia 1991.
3. Hartmann JT, Kopp HG: Bone sarcomas. In: Giaccone G, Schilsky, R, Sondel P: Cancer Chemotherapy and Biological Response Modifiers Annual 23. Soft tissue and bone sarcomas. Elsevier 2005.
4. Bacci G, Briccoli A, Ferrari S, Longhi A, Mercuri M, Capanna R, Donati D, Lari S, Forni C, DePaolis M: Neoadjuvant chemotherapy for osteosarcoma of the extremity: long-term results of the Rizzoli's 4th protocol. Eur J Cancer 37 (2001) 2030–2039.
5. Bielack S, Kempf-Bielack B, Schwenzer D, Birkfellner T, Delling G et al.: Neoadjuvant therapy for localized osteosarcoma of extremities. Results from the Cooperative osteosarcoma study group COSS of 925 patients. Klin Padiatr 211 (1999) 260–270.
6. Eilber F, Giuliano A, Eckardt J, Patterson K, Moseley S, Goodnight J: Adjuvant chemotherapy for osteosarcoma: a randomized prospective trial. J Clin Oncol 5 (1987) 21–26.
7. Voute PA, Souhami RL, Nooij M, Somers R, Cortes-Funes H, van der Eijken JW, Pringle J, Hogendoorn PC, Kirkpatrick A, Uscinska BM, van Glabbeke M, Machin D, Weeden S: A phase II study of cisplatin, ifosfamide and doxorubicin in operable primary, axial skeletal and metastatic osteosarcoma. European Osteosarcoma Intergroup (EOI). Ann Oncol 10 (1999) 1211–1218.
8. Bacci G, Mercuri M, Longhi A, Ferrari S, Bertoni F, Versari M, Picci P: Grade of chemotherapy-induced necrosis as a predictor of local and systemic control in 881 patients with non-metastatic osteosarcoma of the extremities treated with neoadjuvant chemotherapy in a single institution. Eur J Cancer. 2005 Aug 19; [Epub ahead of print].
9. Kager L et al.: Primary metastatic osteosarcoma: presentation and outcome of patients treated on neoadjuvant Cooperative Osteosarcoma Study Group protocols. J Clin Oncol, 21 (2003) 2011–2018.
10. Meyers PA et al.: Osteosarcoma: a randomized, prospective trial of the addition of ifosfamide and/or muramyl tripeptide to cisplatin, doxorubicin, and high-dose methotrexate. J Clin Oncol 23 (2005) 2004–2011.
11. Smeland S et al.: Scandinavian Sarcoma Group Osteosarcoma Study SSG VIII: prognostic factors for outcome and the role of replacement salvage chemotherapy for poor histological responders. Eur J Cancer 39 (2003) 488–494.
12. Longhi A et al.: Twenty-year follow-up of osteosarcoma of the extremity treated with adjuvant chemotherapy. J Chemother 16 (2004) 582–588.
13. Souhami RL, Craft AW, Van der Eijken JW, Nooij M, Spooner D, Bramwell VH, Wierzbicki R, Malcolm AJ, Kirkpatrick A, Uscinska BM, Van Glabbeke M, Machin D: Randomised trial of two regimens of chemotherapy in operable osteosarcoma: a study of the European Osteosarcoma Intergroup. Lancet 350 (1997) 911–917.
14. Cotterill SJ, Ahrens S, Paulussen M, Jurgens HF, Voute PA, Gadner H, Craft AW: Prognostic factors in Ewing's tumor of bone: analysis of 975 patients from the European Intergroup Cooperative Ewing's Sarcoma Study Group. J Clin Oncol 18 (2000) 3108–3114.
15. Kushner BH, Meyers PA: How Effective Is Dose-Intensive/Myeloablative Therapy Against Ewing's Sarcoma/Primitive NeuroectodermalTumor Metastatic to Bone or Bone Marrow? The Memorial Sloan-Kettering Experience and a Literature Review. J Clin Oncol 19 (2001) 870–880.
16. Paulussen M, Ahrens S, Burdach S, Craft A, Dockhorn-Dworniczak B et al.: Primary metastatic (stage IV) Ewing tumor: survival analysis of 171 patients from the EICESS studies. European Intergroup Cooperative Ewing Sarcoma Studies. Ann Oncol 9 (1998) 275–281.
17. Paulussen M, Ahrens S, Dunst J, Winkelmann W, Exner GU, Kotz R et al.: Localized Ewing tumor of bone: final results of the cooperative Ewing's Sarcoma Study CESS 86. J Clin Oncol 19 (2001) 1818–1829.
18. Meyers PA et al.: High-dose melphalan, etoposide, total-body irradiation, and autologous stem-cell reconstitution as consolidation therapy for high-risk Ewing's sarcoma does not improve prognosis. J Clin Oncol 19 (2001) 2812–2820.
19. Kushner BH, Meyers PA: How effective is dose-intensive/myeloablative therapy against Ewing's sarcoma/primitive neuroectodermal tumor metastatic to bone or bone marrow? The Memorial Sloan-Kettering experience and a literature review. J Clin Oncol 19 (2001) 870–880.
20. Grier HE et al.: Addition of Ifosfamide and Etoposide to Standard Chemotherapy for Ewing's Sarcoma and Primitive Neuroectodermal Tumor of Bone. N Engl J Med 348 (2003) 694–701.
21. Bielack SS, Schroeders A, Fuchs N, Bacci G, Bauer HC et al.: Malignant fibrous histiocytoma of bone: a retrospective EMSOS study of 125 cases. European Musculo-Skeletal Oncology Society. Acta Orthop Scand 70 (1999) 353–360.
22. Bramwell VH, Steward WP, Nooij M, Whelan J, Craft AW et al.: Neoadjuvant chemotherapy with doxorubicin and cisplatin in malignant fibrous histiocytoma of bone: A European Osteosarcoma Intergroup study. J Clin Oncol 17 (1999) 3260–3269.
23. Papagelopoulos PJ, Galanis E, Frassica FJ, Sim FH, Larson DR, Wold LE: Primary fibrosarcoma of bone. Outcome after primary surgical treatment. Clin Orthop 373 (2000) 88–103.
24. Rizzo M, Ghert MA, Harrelson JM, Scully SP: Chondrosarcoma of bone: analysis of 108 cases and evaluation for predictors of outcome. Clin Orthop 391 (2001) 224–233.
25. La Rocca RV, Morgan KW, Paris K, Baeker TR: Recurrent chondrosarcoma of the cranial base: a durable response to ifosfamide-doxorubicin chemotherapy. J Neurooncol 41 (1999) 281–283.
26. Mitchell AD, Ayoub K, Mangham DC, Grimer RJ, Carter SR, Tillman RM: Experience in the treatment of dedifferentiated chondrosarcoma. J Bone Joint Surg Br 82 (2000) 55–61.
27. Dickey ID et al.: Dedifferentiated chondrosarcoma: the role of chemotherapy with updated outcomes. J Bone Joint Surg Am 86-A (2004) 2412–2418.
28. Hartmann JT, Kopp HG: Bone sarcomas. Update on cancer Therapeutics 1 (1) (2006) 65–74.

18 Weichteilsarkome des Erwachsenen

Autoren: *J. Schütte, J. T. Hartmann, R. D. Issels, P. Reichardt, P. M. Schlag*
Experten: *J. Schütte, V. Budach (DEGRO), E. Koscelniak (GPOH), P. M. Schlag, P.-U. Tunn (DGCH), R. D. Issels, P. Reichardt, J. T. Hartmann*

Definition und Basisinformation (1, 2)

- Inzidenz: 2–3/10^5/Jahr.
- Geschlechtsprädisposition: keine.
- Altersverteilung: Kindes- bis hohes Erwachsenenalter; Kinder: 7–10% aller malignen Neoplasien (53% Rhabdomyosarkome, vorwiegend im Alter von 13–60 Monaten); Erw: alle Altersdekaden, 1% aller malignen Tumoren).
- Ätiologie: weitgehend ungeklärt; selten nach Strahlentherapie; gehäuft bei Li-Fraumeni-Syndrom, Neurofibromatose Typ I, Gardner-Syndrom, tuberöser Sklerose, intestinaler Polyposis.
- Lokalisationen: etwa 15% an den oberen Extremitäten, 45% an den unteren Extremitäten; 30% am Körperstamm, 10% im Kopf-Hals-Bereich.

Diagnostik (1, 2)

Lokal-bildgebend:
- Sonographie
- MRT
- CT (bei ossärer Destruktion oder Kontraindikation zum MRT).

Systemisch-bildgebend:
- CT des Thorax
- Sonographie, ggf. CT des Abdomens/Beckens
- Skelettszintigraphie.

Histologische Sicherung des Primärtumors:
- sonographisch navigierte Stanzbiopsie, besser sonographisch navigierte Vakuumsaugbiopsie
- offene Inzisionsbiopsie (falls Stanz- oder Saugbiopsie unzureichend hinsichtlich Grading und Typisierung).

Histologische Sicherung des Lokalrezidivs:
- sonographisch navigierte Stanzbiopsie meist ausreichend bei vorausgegangener Diagnostik des Primärtumors.

Planung und Durchführung der Biopsie **nach** Abschluss der bildgebenden Diagnostik (Planung und Durchführung durch onkologisch erfahrenen Operator) auf kürzestem Weg (Cave: Kontamination zusätzlicher Kompartimente), unter Berücksichtigung des später notwendigen chirurgischen Eingriffs; Tätowierung/Markierung des Biopsiekanals.

Histologie

- Weichteilsarkome umfassen > 50 unterschiedliche Tumorentitäten.
- Entstehung aus Gewebestrukturen mesodermaler, selten (neuro-)ektodermaler Herkunft.
- Spezifische zytogenetische Aberrationen nachweisbar bei Klarzellsarkom, Alveolarzellsarkom, Synovialsarkom, Liposarkom, Rhabdomyosarkom, Neurofibrosarkom, Fibrosarkom, Leiomyosarkom, Hämangioperizytom.
- Für Prognose und Therapiestrategie erforderlich sind:
  - die histopathologische *Typisierung*
  - die Bestimmung des *Malignitätsgrades* (siehe unten)
  - die immunhistochemische Bestimmung der c-KIT(CD 117)-Expression bei intraabdominellen/gastrointestinalen Sarkomen spindelzelliger oder epitheloider Differenzierung zur therapeutisch relevanten Abgrenzung des gastrointestinalen Stromatumors (GIST)
  - die exakte histopathologische Aufarbeitung mit Bestimmung der Sicherheitsabstände.

Stadieneinteilung (gemäß UICC/AJCC 2002)

TNM-Klassifikation

T	Primärtumor*
T1	Tumordurchmesser ≤ 5 cm
T1a	oberflächlich
T1b	tief*(s.u.)
T2	Tumordurchmesser > 5 cm
T2a	oberflächlich
T2b	tief
N	regionäre Lymphknoten
N1	regionäre Lymphknotenmetastasen
M	Fernmetastasen

Stadieneinteilung

Stadium IA	G1,2	T1a/b	N0	M0
Stadium IB	G1,2	T2a/b	N0	M0
Stadium IIA	G3,4	T1a/b	N0	M0
Stadium IIB	G3,4	T2a	N0	M0
Stadium III	G3,4	T2b	N0	M0
Stadium IV	jedes G	jedes T	N1	M0
	jedes G	jedes T	jedes N	M1

Histopathologisches Grading

Es existieren verschiedene Grading-Klassifikationen. In Europa ist das Grading-System der French Federation of Anticancer Centers (FNCLCC) mit den Graden 1 bis 3 verbreitet (3); die aktuelle TNM-Klassifikation verwendet nur noch „low-grade" und „high-grade".

TNM aktuell	Dreistufiges Gradingsystem
niedriggradig	Grad 1
hochgradig	Grad 2
	Grad 3

Therapie (1, 2)

Eine optimale Behandlungsstrategie für Weichteilsarkome erfordert die Zusammenarbeit der verschie-

---

* Ein oberflächlicher Tumor ist vollständig oberhalb der oberflächlichen Faszie lokalisiert und infiltriert diese nicht. Ein tiefer Tumor ist entweder ausschließlich unterhalb der oberflächlichen Faszie lokalisiert oder oberhalb der Faszie mit Infiltration der oder durch die Faszie. Retroperitoneale, mediastinale und Weichteilsarkome des Beckens werden als tiefe Tumoren klassifiziert.

denen Fachbereiche bereits bei Diagnosestellung. Sie hat zwei Ziele: die lokoregionale Tumorkontrolle und die Prävention der Fernmetastasierung. Die Behandlungsstrategie wird vom Tumorstadium und den Prognosefaktoren (Grading, Größe, Lokalisation) bestimmt.

Chirurgische Therapie

Die chirurgische Therapie steht im Vordergrund der lokalen Tumorkontrolle. Die Behandlungsstrategie wird vom Tumorstadium und der Lokalisation bestimmt. Ziel ist die R0-Resektion. Eine Amputation ist nur nach Ausschöpfung aller multimodalen Therapieoptionen und nach Einholung einer Zweitmeinung zu rechtfertigen. Vor der operativen Lokaltherapie hat die histologische Sicherung zu erfolgen. Ausnahmen stellen oberflächlich lokalisierte Tumoren, die einen Längsdurchmesser von maximal 3 cm aufweisen, dar. Diese kleinen Tumoren können primär ohne funktionelle Einschränkungen weit reseziert werden.

Sarkome der Extremitäten

Unter kurativer Zielstellung ist unabhängig vom Resektionsverfahren die R0-Situation anzustreben.
Intrakompartmental lokalisierte Weichteilsarkome der Extremitäten werden als Kompartmentresektion oder häufiger – kompartmentorientiert – reseziert. Die Resektion erfolgt unter Mitnahme des Biopsiekanals und der Drainageausleitung. Eine Kompartmentresektion, d.h. Resektion des Muskels/der Muskelgruppe vom Ursprung bis Ansatz ist nur bei einer Tumorkontamination des gesamten Kompartments notwendig. Liegen Ursprung und Ansatz des Muskels weit vom Tumor entfernt, können sie erhalten bleiben und für die Rekonstruktion unter funktionellen Aspekten verwandt werden. Ein onkologisches Benefit der Kompartmentresektion im Vergleich zur kompartmentorientierten Resektion ist nicht belegt **(Empfehlungsgrad B)**.
Extrakompartmental lokalisierte Weichteilsarkome werden weit reseziert. Auch hier ist ein Sicherheitsabstand von 2–3 cm gefordert, der jedoch häufig zur Faszie, dem Knochen als auch Gefäß- und Nervenstrukturen nicht realisiert werden kann. Unter Ausnutzung additiver (z.B. isolierte hypertherme Extremitätenperfusion mit TNF-alpha und Melphalan, Radiotherapie, systemische Chemotherapie) Therapieverfahren kann durch die Mitresektion gesunder Hüllschichten (z.B. Muskelfaszie, Periost, Knochenlamelle, Epineurektomie, Gefäßadventitia) eine R0-Resektion erreicht werden. Liegen Gefäßinfiltrationen vor, so ist eine Mitresektion mit anschließender Rekonstruktion (autolog/Prothesen) obligat. Gleiches gilt für funktionell wichtige Nerven. Hier sind Rekonstruktionen (N. ischiadicus, N. femoralis) nur selten (z.B. Suralisinterponat) möglich **(Empfehlungsgrad B)**.
Häufig resultieren ausgedehnte Defekte nach Resektion von Weichteilsarkomen der Extremitäten. Derzeit ist bei ca. einem Viertel aller Patienten mit Extremitätensarkomen eine plastische Rekonstruktion erforderlich. Diese reicht von freien über lokoregionäre Lappenplastiken, Meshgraft, Gefäßersatz, Nerveninterponat bis hin zur Tumorendoprothetik. Neben der rein weichgeweblichen Defektrekonstruktion kann auch eine Verbesserung der Funktionalität resultieren.
Die Indikation zur Amputation kann unter kurativer und palliativer Intention gegeben sein. Sie liegt unter kurativer Intention vor, wenn auch unter Einbeziehung additiver Therapieoptionen (Radiatio, Extremitätenperfusion, systemische Chemotherapie) eine R0-Resektion nicht zu erreichen ist. Ursächlich können Tumorinfiltrationen von Gelenken, mehrerer Kompartmente, Nerven etc. sein, die nach der R0-Resektion eine funktionslose Extremität/Extremitätenabschnitt hinterlassen würde. Unter palliativer Intention kann die Amputation bei Tumorexulzeration, nicht beherrschbarer Tumorblutung, drohender Sepsis und Verbesserung der Pflege/Lebensqualität gerechtfertigt sein.
Marginale (entlang der Pseudotumorkapsel) oder gar intraläsionale Resektionen sind onkologisch inadäquat und durch additive Therapieverfahren in der Regel nicht zu kompensieren.

Sarkome am Übergang zum Körperstamm

Sie können primär operationstechnische Probleme darstellen. Gerade bei diesen Tumorlokalisationen ist eine neoadjuvante Therapie (Strahlentherapie, Chemo-/Strahlentherapie) mit dem Ziel der lokalen Remission des Tumors zu erwägen. Die Anwendung der plastisch-rekonstruktiven Maßnahmen gilt hier im Besonderen.

Sarkome der Thorax- und Bauchwand

Es gelten die gleichen chirurgisch-onkologischen Prinzipien wie im Bereich der Extremitäten. Diese Tumoren erfordern häufig eine Resektion der Thoraxwand (inkl. Rippen) oder der Bauchdecke, ggf. unter Mitnahme der Pleura/Peritoneum und einer sich anschließenden Rekonstruktion (Lappenplastiken, Goretex®-Patch etc.). Bei primär nicht R0-resektablen Tumoren ist eine neoadjuvante Therapie obligat **(Empfehlungsgrad B)**.

Sarkome des Retroperitoneums

Die prätherapeutische histologische Sicherung ist zum Ausschluss eines lymphogen metastasierten Keimzelltumors oder eines Lymphoms anzustreben. Auch bei retroperitonealen Sarkomen kann eine Kuration nur durch eine R0-Resektion erreicht werden. Diese ist meist nur durch eine multiviszerale Resektion zu realisieren. Liegt primär keine Resektabilität vor, so sind neoadjuvante Therapiekonzepte indiziert **(Empfehlungsgrad B)**.

Metastasenchirurgie

Lymphknotenmetastasen: Lymphknotenmetastasen sind selten (< 3%). Bei einzelnen Entitäten, wie dem Synovialsarkom, Rhabdomyosarkom, Epitheloidzellsarkom kommen sie häufiger vor (5–15%). Eine generelle Dissektion des lokoregionären Lymphabstromgebietes kann nicht empfohlen werden **(Empfehlungsgrad B)**. Perspektivisch ist bei den o.g. Tumorentitäten die prätherapeutische Durchführung einer SN-(Sentinel-node-)Biopsie bei negativem klinischem und sonographischem Lymphknotenstatus im Sinne eines Superstagings zu empfehlen.

Lungenmetastasen: Die operative Therapie von syn- oder metachronen singulären Lungenmetastasen auch nach einem Ansprechen von multiplen Metastasen auf eine präoperative Chemotherapie ist ein fester Bestandteil der multimodalen Behandlung (**Empfehlungsgrad B**). Eine günstige Prognose geht mit einem langen symptomfreien Intervall und einer geringen Zahl von Lungenmetastasen einher. Überlebensraten von etwa 30% nach kombinierter Therapie stützen dieses Vorgehen.

Therapieoptionen bei Lokalrezidiven

Siehe unten („Chemotherapie – Therapieoptionen bei Lokalrezidiven").

Strahlentherapie

Die Strahlentherapie hat im multimodalen Therapiekonzept einen wesentlichen Stellenwert (1, 2, 4, 5). Sie erlaubt z.B. eine Extremitäten erhaltende Operation, wobei mithilfe der Strahlentherapie in bis zu 90% der Fälle eine lokale Kontrolle zu erzielen ist. Auf diese Weise können radikalchirurgische Maßnahmen wie Amputation oder Kompartmentresektion, die in der Regel mit einer Funktionseinbuße bzw. Mutilation verbunden sind, vermieden werden.

Postoperative Strahlentherapie

Standardverfahren ist die perkutane Bestrahlung mit hochenergetischen Photonen (≥ 6 MV) eines Linearbeschleunigers, die bei R0-resezierten Tumoren lokale 5-Jahres-Kontrollraten von 72–90% erzielt. Indikationen (**Empfehlungsgrad B**).
– G1-Tumoren: nach marginaler und intraläsionaler Resektion (falls keine R0-Nachresektion mit ≥ 2–3 cm Sicherheitssaum möglich ist)
– G2/G3-Tumoren:
  – nach intraläsionaler Resektion (R2; vorherige Nachresektion erforderlich*)
  – nach R1-Resektion (vorherige Nachresektion erwünscht, falls möglich*)
  [* Schlechtere lokale Kontrollraten nach R1/2-Resektion vs. R0-Resektion!] (6)
– nach weiter Resektion (R0); Lokalrezidivrate nach weiter Exzision plus postop. Radiotherapie vergleichbar mit radikaler Resektion ohne postoperative Radiotherapie (≤ 15–20%)
– Beginn innerhalb 6 Wochen postoperativ
– Strahlendosis: 60–70 Gy in konventioneller Fraktionierung.

Im Rahmen der Primär-/Rezidiv-Therapiestrategie kommen in Einzelfällen zum Einsatz:

Präoperative Strahlentherapie

Bei nicht sicher zu erwartender R0-Resektion und/oder ausgedehnter Feldgröße kann einer präoperativen Bestrahlung der Vorzug gegenüber der postoperativen Bestrahlung gegeben werden (**Empfehlungsgrad B**). Bei lokal fortgeschrittenen, primär nicht R0-resektablen Tumoren sind dabei die Indikationen zu multimodalen Konzepten zu prüfen: Hyperthermie (in Studien); kombinierte Chemo-/Strahlentherapie, ILP. An der unteren Extremität ist mit einer höheren Rate an Wundkomplikationen zu rechnen; dies erfordert spezielle OP-Techniken des Wundverschlusses. Langfristig ist die präoperative Strahlentherapie – bei häufig geringerer Feldgröße und Strahlendosis – mit einer geringeren Fibroserate assoziiert. Hinsichtlich Lokalrezidivrate und progressionsfreiem Überleben sind die prä- und postoperative Strahlentherapie von Extremitätensarkomen vergleichbar (**Empfehlungsgrad B; 5**).

Intraoperative Strahlentherapie [IORT]

Indikationen: Tumorlokalisationen (z.B. Retroperitoneum), die keine weite Resektion erlauben und bei denen eine hochdosierte perkutane Bestrahlung wegen benachbarter Risikoorgane zu toxisch wäre. Einzeldosis 15–20 Gy (kleinvolumiger Boost); Dosisaufsättigung durch prä- oder postoperative Strahlentherapie. Vorteil der IORT hinsichtlich der langfristigen Gesamtüberlebensrate nicht gesichert.

Alleinige Strahlentherapie

Selten indiziert bei aus internistisch-anästhesiologischer Sicht inoperablen Tumoren, falls eine multimodale Therapie nicht durchführbar ist. Mit Photonen (≥ 70 Gy in konventioneller Fraktionierung) werden in Abhängigkeit von der Tumorgröße lokale Kontrollraten von 33–88% erzielt (**Empfehlungsgrad B/C**).

Hyperthermie (RHT)

Ob durch eine RHT der Effekt einer Strahlentherapie oder der Chemotherapie erhöht werden kann wird in derzeit laufenden Studien geprüft. Der Nutzen in Kombination mit einer neoadjuvanten Chemotherapie wird derzeit in einer Phase-III-Studie (EORTC 62961/ESHO RHT-95-Protokoll) untersucht (7, 8).

Chemotherapie

Präoperative (neoadjuvante) Chemotherapie

– Alleinige präoperative Chemotherapie außerhalb von Studien nicht indiziert.
– In Studien:
  – Für Hochrisiko-Weichteilsarkome (Tumor > 5 cm + G2/3 + tief + extrakompartmental) mit Primärtumor (S1) oder Rezidiv (S2) oder vorausgegangener, inadäquater R_1- und R_2-Resektion (S3) kombiniert mit/ohne regionaler Hyperthermie (RHT) im Rahmen EORTC 62961/ESHO RHT 95 randomisiert (Phase III Studie)
  – Phase-II-Studien (RHT 91, RHT 95) zeigten bei retroperitonealen Hochrisiko-Weichteilsarkomen einen signifikanten Überlebensvorteil für „Responder" auf die präoperative Kombinationstherapie
  – Die Interimsanalyse (ASCO 2005) der Phase-III-Studie (n = 213 Patienten) zeigt eine lokale Kontrollrate von 86% und ein 3-Jahresüberleben von 80% für Extremitäten-Hochrisiko-Weichteilsarkome.
– Präoperative, kombinierte Chemo- plus Strahlentherapie (in Zentren; siehe unten: lokal fortgeschrittene/rezidivierte Weichteilsarkome) (**Empfehlungsgrad C**).

Tabelle B.18-1 Adjuvante Chemotherapie bei Weichteilsarkomen des Erwachsenen – Ergebnisse der Metaanalyse (SMAC 1997) (9).

Parameter	„hazard ratio"	p-Wert	Absoluter Vorteil nach 10 Jahren
Lokalrezidivfreies Überleben	0,73	0,016	6% (75% → 81%)
Fernmetastasenfreies Überleben	0,70	0,0003	10% (60% → 70%)
Rezidivfreies Überleben (gesamt)	0,75	0,0001	10% (45% → 55%)
Gesamtüberleben	0,89	0,121	4% (50 → 54%)

Postoperative (adjuvante) Chemotherapie

Eine auf individuellen Patientendaten beruhende Metaanalyse beschreibt eine Risikoreduktion hinsichtlich der Wahrscheinlichkeit von Lokalrezidiven (27%) und dem Auftreten von Fernmetastasen (30%), aber keinen Vorteil hinsichtlich der Gesamtüberlebensrate (**Empfehlungsgrad A; 9**).

Bis zur Publikation der Ergebnisse der 2003 abgeschlossenen randomisierten Phase-III-EORTC-Studie 62931 kann eine adjuvante Chemotherapie bei Patienten mit Hochrisiko-Extremitätensarkom oder bei Patienten mit stammnahem Hochrisiko-Sarkom und unzureichender Möglichkeit einer lokalen Tumorkontrolle erwogen werden.

Patienten, die nach Abschluss der EORTC-Studienrekrutierung entsprechend behandelt werden, sollten in das Register der IAWS (Interdisziplinäre AG Weichteilsarkome) eingebracht werden.

Weitere Therapieoptionen bei lokal fortgeschrittenen oder rezidivierten Weichteilsarkomen

– Isolierte hypertherme Extremitätenperfusion mit TNFα und Melphalan (**Empfehlungsgrad B; 12, 13**)
– Präoperative Chemo-/Strahlentherapie (**Empfehlungsgrad C; 8, 14,15,16**).

Diese Verfahren, die eine enge interdisziplinäre Kooperation voraussetzen, können nur an spezialisierten Zentren durchgeführt werden. Sie können auch in lokal fortgeschrittenen Stadien noch lokale Kontrollraten von > 75% erzielen.

Therapieoptionen bei Lokalrezidiven

Die Rezidivtherapie erfordert eine interdisziplinäre Kooperation von Chirurgen, Radioonkologen und medizinischen Onkologen. Im Vergleich zu Lokalrezidivraten von 10–28% an den Extremitäten sind Lokalrezidive am Rumpf mit 40% bzw. retroperitoneal mit bis zu 50% wegen technisch insuffizienter Primärtumorresektion (R1/2) häufiger. Die meisten Rezidive (60–80%) sind einer erneuten funktionserhaltenden Tumorresektion mit oder ohne plastisch rekonstruktiven Maßnahmen zugänglich, die bei tumorfreien Resektionsrändern Überlebensraten von 46–70% ermöglichen. Zusätzlich zur Tumorresektion („salvage resection") muss individuell abgestimmt die prä-, intra- oder postoperative Strahlentherapie in Kombination mit einer Chemotherapie oder Hyperthermie eingesetzt werden. Bei Extremitätensarkomen sind die Indikationen zu einer ILP zu prüfen. Die Auswahl der Therapiemodalität hängt letztlich von den apparativen Möglichkeiten und individuellen Gegebenheiten des Rezidivs (Größe, Lokalisation und Beziehung zu umliegenden anatomischen Strukturen) ab (17–19).

Palliative Chemotherapie bei disseminierter Erkrankung

Aufgrund der weiterhin unzureichenden Daten zur Therapie fortgeschrittener WTS sollten Patienten innerhalb von Studien behandelt werden. Siehe hierzu die mit den Studien der EORTC abgestimmten Stu-

Tabelle B.18-2 Ergebnisse der adjuvanten Chemotherapie bei Extremitäten-WTS.

	SMAC, 1997 (Subgruppenanalyse; n = 886) (9)		Frustaci et al. 2001 (n = 104) (10)		Eilber et al. 2004** (n = 101) (11)
	hazard ratio	Vorteil absolut (10 J.)	hazard ratio	Vorteil absolut (4 J.)	Vorteil absolut (4 J.)
DFS	0,68	15%*	0,59	13%	21%*
DMFS	0,64	13%*	n.a.	n.s.	19%*
OS	0,80	7%*	0,52	19%*	n.a.

DFS, krankheitsfreies Überleben; DMFS, fernmetastasenfreies Überleben; OS, Gesamtüberleben
* signifikant (p < 0,05)
** retrospektive Analyse betr. Synovialsarkomen mit (n = 68) bzw. ohne (n = 33) ifosfamid-haltige adjuvante Chemotherapie

dien der AIO-Weichteilsarkomgruppe (aktuelle Studien siehe unter AIO-Arbeitsgruppe Weichteilsarkome www.aio-portal.de bzw. auf den Internet-Homepages der Zentren) (**Empfehlungsgrad A; 1, 2, 20**).
- Wirksamste Einzelsubstanzen sind Adriamycin, Ifosfamid und DTIC mit Remissionsraten von ca. 15–30%.
- Ausreichend dosierte Monotherapien erzielten in großen multizentrischen Studien meist vergleichbare Remissionsraten und Überlebenszeiten wie Kombinationstherapien.
- Für Ifosfamid wurde eine signifikante Dosis-Wirkungs-Beziehung nachgewiesen. Die anzustrebende Gesamtdosis pro Zyklus beträgt 9–12 g/m^2 und über wird 3–5 Tage als tägliche 2–4-Stundeninfusion aufgeteilt.
- In monoinstitutionellen, kleineren Studien wurden mit Kombinationstherapien (ADM + IFO ± DTIC) oft höhere Remissionsraten (30–50%) beschrieben als mit Monotherapien zu erwarten sind. Komplette Remissionen (CR) sind bei ≤ 15%, anhaltende CR bei ≤ 5% der Patienten erreichbar. Bei rascher Tumorprogression sowie potentiell sekundär resektablen Tumoren ist eine Kombinationschemotherapie zu erwägen (s. neoadjuvante Chemotherapie).
- Bei Kontraindikationen gegen Ifosfamid (Niereninsuffizienz, Neurotoxizität etc.) kommt ersatzweise eine Kombination aus Doxorubicin und DTIC in Betracht.
- Meist palliative Therapieindikation mit Ziel des Erreichens eines Progressionsarrests (PA = CR + PR + NC).
- In der Primärtherapie kann ein PA mit Adriamycin allein oder in Kombination mit Ifosfamid bei 50–75% der Patienten erzielt werden. Bei einer sequentiellen Monotherapie sollte mit einem Anthrazyklin begonnen werden, da höher dosiertes Ifosfamid in der Sekundärtherapie noch Remissionsraten von bis zu 20–30% erzielt (**Empfehlungsgrad B**). Bei älteren Patienten und/oder schlechtem AZ sowie nach zuvor dokumentiertem Tumoransprechen auf Ifosfamid, kann auch mit oralem Trofosfamid bei einem Teil der Patienten ein PA, in Einzelfällen ein objektives Tumoransprechen erreicht werden (**Empfehlungsgrad C/B**).

Außerhalb von Studien:
Monotherapie (Empfehlungsgrad A):
- Adriamycin: 75 mg/m^2 i.v., Tag 1; Wh. nach 3 Wochen
- Ifosfamid: 9–12 g/m^2 pro Zyklus
  z.B. 1,8–2,4 g/m^2 als 2–4-Std.-Infusion, Tag 1–5 (+ Mesna Std. 0, 4, 8); Wh. nach 3 Wochen (10–12 g/m^2 pro Zyklus);
  oder
  3 g/m^2 als 2–4-Std.-Infusion, Tag 1–3 (+ Mesna Std. 0, 4, 8); Wh. nach 3 Wochen (9 g/m^2 pro Zyklus)
- DTIC: 350–400 mg/m^2 i.v., Tag 1–3, oder
  1000–1200 mg/m^2 i.v., Tag 1; Wh. nach 3 Wochen

Dosisintensive Kombinationsregime zur Induktionschemotherapie bei potentiell sekundär resektablen WTS oder rasch progredienten WTS mit drohenden Komplikationen (**Empfehlungsgrad B**), z.B.:
- Adriamycin 60 mg/m^2 i.v., Tag 1 *plus*
  Ifosfamid 1,8–2,0 g/m^2 als 4-Std.-Inf., Tag 1–5 (+ Mesna Std. 0, 4, 8)
  [± G-CSF] Wh. nach 3 Wochen
- Adriamycin 25 mg/m^2 i.v., Tag 1–3 plus
  Ifosfamid 2,5 g/m^2 als 4-Std.-Inf., Tag 1–4 (+ Mesna Std. 0, 4, 8)
  [+G-CSF] Wh. nach 3 Wochen
  (im Rahmen der EORTC-Studie 62012).

Tabelle B.18-3 Sarkomsubtypen mit möglicherweise präferentieller Sensitivität für antitumorale Substanzen (**Empfehlungsgrad B/C**).

Tumortyp	Substanz(en) mit fraglich präferentieller Aktivität
Synovialsarkom	Ifosfamid
Liposarkom	Adriamycin
uterine Leiomyosarkome	Gemcitabin (+ Docetaxel) DTIC + Adriamycin
Rhabdomyosarkome (Kinder/Adoleszente)	Topoisomerase-I-Inhibitoren (+ Oxazophosphorin)
endometriale Stromasarkome (low-grade)	antihormonelle Therapie (Aromataseinhibitoren, Gestagene, LHRH-Analoga)
malignant mixed mesodermal tumors (MMMT) = Carcinosarcoma	Ifosfamid (ggf. in Kombination mit Cisplatin)
gastrointestinale Stromatumoren	Imatinib/Sunitinib
Dermatofibrosarcoma protuberans	Imatinib
Angiosarkome (Haut/Kopf)	Paclitaxel +/– Gemcitabin
Lipo-/Leiomyosarkome	ET-743

Neuere Zytostatika/experimentelle Therapien/ Zweitlinientherapien bei anthrazyklin- und/oder ifosfamidrefraktären Sarkomen (1, 2, 20–24)

Für *Gemcitabin* und *Ecteinascidin (ET-743)* wurden Remissionsraten von 5–18% beschrieben. Ihr Stellenwert wird derzeit noch geprüft (**Empfehlungsgrad B**). Der therapeutische Stellenwert einer Kombination eines *Platinderivats* mit Etoposid ist unklar, ein Nutzen von *Topoisomerase-I-Inhibitoren* (z.B. Topotecan) bei Weichteilsarkomen des Erwachsenen (inkl. der Rhabdomyosarkome, die bei Kindern hohe Remissionsraten nach Topotecan zeigen) ist nicht belegt. *Taxane* haben bislang keinen gesicherten Stellenwert, wobei jedoch in einer kleinen Behandlungsserie über Remissionen mit Paclitaxel bei Angiosarkomen und mit der Kombination von Gemcitabine und Taxotere eine Remissionsrate von ca. 50% bei Patientinnen mit uterinen LMS berichtet wurde (**Empfehlungsgrad B**). Für pegyliertes *liposomales Adriamycin* (50 mg/m² alle 4 Wochen) wurde eine vergleichbare Remissionsrate wie für Adriamycin (75 mg/m² alle 3 Wochen) beobachtet (**Empfehlungsgrad A**). Antikörper/Substanzen gegen EGFR und VEGF(R) haben bisher keinen gesicherten Stellenwert.
Leiomyosarkome/Liposarkome:
- Gemcitabin (ggf. als „fixed dose rate"-Infusion) (21–23)
- Gemcitabin + Taxotere (s.u.)
Uterine Leiomyosarkome (23):
- Gemcitabin 900 mg/m² T 1 + 8 + Docetaxel 100 mg/m² T8 + G-CSF T9-15 q 3 Wochen
Angiosarkome:
- Paclitaxel oder Gemcitabin + Paclitaxel
Dermatofibrosarcoma protuberans (DFSP): Imatinib
Kaposi-Sarkom (AIDS-assoziiert): Imatinib
- **Hochdosischemotherapie:** bisher ohne gesicherten Nutzen hinsichtlich Überlebenszeit; Prüfung in klinischen Studien.

Nachsorge

Die medianen Latenzzeiten bis zum Auftreten von Lokalrezidiven und Fernmetastasen liegen zwischen 1–1½ Jahren. Spätrezidive wurden in einzelnen Serien mit 5–15% nach 5 Jahren beschrieben. Nach kurativer Therapie mit Erreichen eines „NED"- oder CR-Status während der ersten 2 Jahre ca. 2–3-monatliche Kontrollen (Anamnese, körperliche Untersuchung) inkl. Lokalbefundkontrolle und Röntgenthorax, im 3.–5. Jahr ca. 4–6-monatliche Kontrollen; anschließend 6–12-monatlich.

18.1 Rhabdomyosarkome (25)

Embryonale und alveoläre Rhabdomyosarkome werden innerhalb oder analog der pädiatrisch-onkologischen Therapieprotokolle behandelt (beispielsweise CWS-2002P). Patienten bis zu einem Alter von 21 Jahren sollten in entsprechende Protokolle eingeschlossen werden. Bei Patienten bis ca. 40 Jahre wird eine Therapie analog dieser Protokolle empfohlen (**Empfehlungsgrad C; 25**). Ob eine Therapie mit Adriamycin/Ifosfamid – entsprechend den Behandlungsempfehlungen für Erwachsene (siehe oben) – vergleichbare Ergebnisse erzielt, ist bislang nicht geprüft.

Pleomorphe Rhabdomyosarkome treten bei Kindern nur ausnahmsweise auf, weswegen hinreichende Erfahrungen auch aus pädiatrischen Therapieprotokollen nicht vorliegen. Erwachsene Patienten können entsprechend der o.a. Therapieprotokolle für Erwachsene oder gemäß den pädiatrischen Protokollen behandelt werden.

18.2 Uterussarkome (26–35)

Pathologie

- Leiomyosarkome (LMS)
- endometriale Stromasarkome (ESS; definitionsgemäß von geringem Malignitätsgrad; „low grade")
- undifferenzierte Sarkome (hoher Malignitätsgrad; inkl. undifferenzierte endometriale Stromasarkome oder heterologe Sarkome)
- Carcinosarcome.

Stadieneinteilung

Sarkome: entsprechend TNM-Klassifikation für Weichteilsarkome (s.o.).
Karzinosarkome: entsprechend Uterus-/Endometriumkarzinomen.

Therapie

Primärtherapie:
- operabel: TAH +/– BSO (Stellenwert BSO nicht gesichert) +/– Lymphadenektomie
- inoperabel: Strahlentherapie und/oder Chemo- oder antihormonelle Therapie

Postoperative Therapie (Empfehlungsgrad B/C):
- Stadium I und II (TNM entspr. Uteruskarzinomen)
  - ESS: therapiefreie Nachsorge
  - undiff. Sarkome, LMS, MMT: Radiotherapie +/– Brachytherapie (verbessert lokale Tumorkontrolle, kein gesicherter Einfluss auf Gesamtüberleben)
- Stadium III (TNM entspr. Uteruskarzinomen):
  - ESS: antihormonelle Therapie +/– Radiotherapie
  - undiff. Sarkome, LMS, MMT: Strahlentherapie und/oder Chemotherapie

Hormonelle Therapie (Empfehlungsgrad B/C):
ESS: Gestagene, Aromatase-Inhibitoren, LHRH-Agonisten

Chemotherapie (Empfehlungsgrad B):
Wirksame Substanzen/Kombinationen sind:
- Adriamycin/Ifosfamid
- Adriamycin
- Ifosfamid
- bei LMS auch Gemcitabin/Taxotere oder Adriamycin/Dacarbazin.

18.3 Gastrointestinale Stromatumoren (GIST) (1, 2, 36–40)

Epidemiologie

- Inzidenz: 1,5/100 000 und Jahr
- Alter: 58 Jahre (Bereich: 16–94 Jahre)
- Geschlechtsverteilung: m/w = 59%/41%
- Lokalisationen: Magen: 50%; Dünndarm 25%; Kolon 6%; Rektum 9%; Ösophagus 2%; Omentum/Mesenterium 5%.

Tabelle B.18-4 Histopathologische/prognostische Klassifikation (NIH, 2001) (36, 37).

Riskogruppe	Tumorgröße	Mitosen/50 HPF	Häufigkeit	med. ÜLZ (Mo) (37)
Very low risk	< 2 cm	< 5	12%	kein Unterschied
Low risk	2–5 cm	< 5	33%	zur
Intermediate risk	< 5 cm 5–10 cm	6–10 < 5	20%	Normalpopulation
High risk	5–10 cm > 10 cm jede Größe	6–10 jede Zahl > 10	23%	30
Metastasen	–	–	–	18

Pathologie

- Histologie: spindelzellig/epitheloid/gemischtzellig
- Immunhistochemie: CD117 (c-KIT)-positiv: ≥ 95%/ CD34-positiv 60–70%
- Genotyp/Mutationstyp: c-KIT: Exon 11: ca. 70%; Exon 9: ca. 10%, PFGDR(Exon 18 und 12): ca. 4–8%

Tumorausdehnung bei Diagnose

- Lokal: ≤ 5 cm: ≤ 30% / > 5 cm: > 70%
- Lokoregional: 50%
- Metastasiert: 50%.

Metastasen bei Diagnosestellung:
- intraabdominell: 90% (Leber 50–65%/Peritoneum ± Leber 20–35%, LK 5%)
- extraabdominell: 10% (Knochen 6%/Lunge 2%/andere 1–2%).

Stadieneinteilung

- Lokoregional – resektabel (R0)
- Lokoregional – nicht resektabel
- Metastasiert – resektabel/nicht resektabel

Diagnostik

- Obere/untere Intestinoskopie
- Endosonographie
- CT-Abdomen/Becken
- CT-Thorax
- Knochenszintigramm
- [18]FDG-PET (Sensitivität von CT und PET 86–93%).

Therapie (Empfehlungsgrad A)

Behandlungsprinzipien

- Lokal/lokoregional – resektabel: ⇒ Resektion.
- Lokal/lokoregional – nicht resektabel: ⇒ neoadjuvante/Induktionstherapie mit Imatinib.
- Metastasiert – nicht resektabel: ⇒ (Induktions-)Therapie mit Imatinib, Überprüfung der Resektabilität bei Ansprechen.

Therapie mit Imatinib

Adjuvant

- Bei Hochrisikopatienten (s.o.) im Rahmen einer Studie (SSG XVIII/CSTI571BFI03): Imatinib 12 vs. 36 Monate (siehe www.aio-portal.de)
- Bei Patienten mit „intermediate und high risk" (s.o.) im Rahmen der EORTC 62024-Studie (Imatinib 2 Jahre vs. therapiefreie Verlaufskontrolle) (siehe www.aio-portal.de)
- Außerhalb von Studien derzeit keine gesicherte Indikation für eine adjuvante Imatinib-Therapie bei Patienten mit R_0-reseziertem Primärtumor ohne Metastasennachweis
- Kontakt mit Zentren

Patienten mit irresektabler, metastasierter Erkrankung

- Behandlung mit einer initialen Imatinib-Dosis von 400 mg/Tag. CR-Raten von bis zu 5%, PR-Raten von ca. 40–45%, NC-Raten von ca. 35%, entsprechend einer Progressionsarrestrate von 75–90%. Die 2-JÜR beträgt 80–85%, verglichen mit 20% mit klassischer Chemotherapie (**Empfehlungsgrad A**).
- Patienten mit Exon-9-Mutation (häufig bei Dünndarm-GIST) weisen mit einer Dosierung von 400 mg/Tag ein geringeres progressionsfreies Überleben auf als mit einer Imatinib-Dosis von 800 mg. Inwieweit dies für das Gesamtüberleben relevant ist, ist derzeit noch nicht geklärt.
- Bei Tumorprogression unter 400 mg ist die Dosis auf 800 mg Imatinib/Tag (2 × 400 mg/Tag) zu erhöhen (**Empfehlungsgrad A; 38**).
- Bei isolierter Progression von Einzelherden sind zusätzlich lokal-ablative Therapieverfahren unter gleichzeitiger Fortführung der Imatinib-Therapie in erhöhter Dosierung zu erwägen.
- Bei generalisierter Tumorprogression unter fortlaufender Imatinib-Therapie (bis 800 mg/Tag) sowie bei Imatinib-Unverträglichkeit sind eine Behandlung mit Sunitinib indiziert. Auch ist der Einschluss in aktuelle Therapiestudien zu prüfen.

Patienten mit sekundärer Resektabilität nach neoadjuvanter Imatinib-Therapie

Die Resektabilität ist bei einer Tumorremission alle 3–4 Monate zu prüfen. Bei Resektabilität sollte die Operation nicht verzögert werden, da die Resektionschancen und die Prognose bei sekundärer Resistenz und nachfolgender Tumorprogression geringer zu sein scheinen als bei Resektion während anhaltender Tumorremission. Postoperativ ist die Imatinib-Therapie fortzugesetzen (**Empfehlungsgrad B**).

Zweitlinientherapie bei Progression unter oder Unverträglichkeit von Imatinib

Bei Progression unter der Dosierung von 800 mg Imatinib oder bei medikamentös nicht kontrollierbarer Unverträglichkeit ist eine Folgetherapie mit Sunitinib indiziert. Gleichzeitig sind Therapieoptionen innerhalb von Studien zu prüfen. Vorstellung in Zentren. Aktuell sind dies u.a. Studien mit den Tyrosinkinaseinhibitoren SU11248 (Sunitinib) und AMG706 bzw. Kombinationsstudien mit Imatinib + RAD001 oder Imatinib + AMN107.

Bildgebende Diagnostik für das Therapiemonitoring

Das Therapiemonitoring erfolgt mit CT und umfasst Größen- und Dichtemessung. Die klassischen WHO-/RECIST-Remissionskriterien sind nur bedingt relevant. Eine Größenabnahme > 10–20% und eine Dichteabnahme > 15–25% (der Ausgangs-HU-Werte) korrelieren signifikant mit einem PET-Ansprechen und der Prognose und gelten als Kriterien einer Tumorremission (**Empfehlungsgrad B**).

Nachsorge

Nach R_0-Resektion von Primärtumoren langfristige Nachsorge: Innerhalb der ersten 3 Jahre alle 3–4 Monate; im 4. und 5. Jahr, ggf. längerfristig, alle 6 Monate; später jährlich. Die Nachsorge umfasst die klinische Untersuchung sowie eine CT des Abdomens/Beckens und Laborkontrollen. Die weitergehende Diagnostik ist abhängig vom Sitz des Primärtumors und der klinischen Symptomatik.

Literatur

1. Schütte J, Stuschke M: Weichteilsarkome. In: Seeber S., Schütte J. (Hrsg.): Therapiekonzepte Onkologie. S. 1124–1162, 4. Aufl. Springer, Berlin–Heidelberg–New York 2002.
2. Issels RD: Manual Knochentumoren und Weichteilsarkome. Empfehlungen zur Diagnostik, Therapie und Nachsorge. Hrsg.Tumorzentrum München. 4. Aufl. W. Zuckschwerdt, 2004.
3. Coindre JM, Binh Bui N, Bonichon F, de Mascarel I, Trojani M: Histopathologic grading in spindle cell soft tissue sarcomas. Cancer 61 (1988) 2305–2309.
4. Khanfir K, Alzieu L, Terrier P, Le Péchoux C, Bonvalot S, Vanel D, Le Cesne A: Does adjuvant radiation therapy increase loco-regional control after optimal resection of soft-tissue sarcoma of the extremities? Eur J Cancer 39 (2003) 1872–1880.
5. O'Sullivan B, Davis AM, Turcotte R et al.: Preoperative versus postoperative radiotherapy in soft-tissue sarcoma of the limbs: a randomised trial. Lancet 359 (2002) 2235–2241.
6. Sadoski C, Suit HD, Rosenberg A, Mankin H, Efird J: Preoperative radiation, surgical margins, and local control of extremity sarcomas of soft tissues. J Surg Oncol 52 (1993) 223–230.
7. Wendtner, CM, Abdel-Rahman S, Krych M, Baumert J, Lindner LH, Baur A, Hiddemann W, Issels RD: Response to neoadjuvant chemotherapy combined with regional hyperthermia predicts long-term survival for adult patients with retroperitoneal and visceral high-risk soft tissue sarcomas. J Clin Oncol 20 (2002) 3156–3164.
8. Lindner LH, Schlemmer M, Hohenberger P, Wust P, Schmidt M, Verweij J, Judson I, Jauch KW, Hiddemann W, Issels RD: Risk assessment of early progression among 213 pts with high-risk soft tissue sarcomas (HR-STS) treated with neoadjuvant chemotherapy ± regional hyperthermia: EORTC 62961/ESHO RHT-95 intergroup phase III study. Proc Am Soc Clin Oncol 23 (2005) (abstr. 9020).
9. Sarcoma Meta-Analysis Collaboration: Adjuvant chemotherapy for localized resectable soft-tissue sarcoma of adults: meta-analysis of individual data. Lancet 350 (1997) 1647–1654.
10. Frustaci S, Gherlinzoni F, De Paoli A, et al.: Adjuvant chemotherapy for adult soft tissue sarcomas of the extremities and girdles: results of the Italian randomized cooperative trial. J Clin Oncol 19 (2001) 1238–1247.
11. Eilber FC et al.: Impact of ifosfamide-based chemotherapy on survival in patients with primary extremity synovial sarcoma. Proc. Am Soc Clin Oncol 23 (2004) (abstr. 9017).
12. Lejeune FJ, Kroon BB, Di Filippo F, Hoekstra HJ, Santinami M, Lienard D, Eggermont AM: Isolated limb perfusion: the European experience. Surg Oncol Clin N Am 10 (2001) 821–832.
13. Taeger G, Ruchholtz S, Niebel W, Muller S, Nast-Kolb D: Isolated extremity perfusion with TNF-alpha and melphalan in unresectable soft tissue sarcoma. Indications, principles and technique. Unfallchirurg 107(7) (2004) 619–23.
14. Eilber FC, Rosen G, Eckardt J, Forscher C, Nelson SD, Selch M, Dorey F, Eilber FR: Treatment-induced pathologic necrosis: a predictor of local recurrence and survival sarcomas. J Clin Oncol 19 (2001) 3203–3209.
15. Hartmann JT, Oechsle K, Brugger W, Mergenthaler G, Aebert H, Teichmann R, Rudert M, De Zwart, Budach W, Kanz L: Phase II of neoadjuvant dose-intensive chemotherapy with adriamycin and ifosfamide followed by high-dose ICE in locally advanced soft tissue sarcomas. Ann Oncol 15(suppl. 3) (2004) 198–9 (abstr. 752).
16. Young MM, Kinsella TJ, Miser JS, Triche TJ, Glaubiger DL, Steinberg SM, Glatstein E: Treatment of sarcomas of the chest wall using intensive combined modality therapy. Int J Radiat Oncol Biol Phys 16 (1989) 49–57.
17. Budach V, Stuschke M, Budach W: Local recurrences of soft tissue sarcomas – A therapeutic challenge. Rec Res Cancer Res 138 (1995) 95–108.
18. Lawrence W Jr, Donegan WL, Natarajan N, Mettlin C, Beart R, Winchester D: Adult soft tissue sarcomas. A pattern of care survey of the American College of Surgeons. Ann Surg 205 (1987) 349–359.
19. Singer S, Antman K, Corson JM, Eberlein TJ: Long-term salvageability for patients with locally recurrent soft-tissue sarcomas. Arch Surg 127 (1992) 548–553.
20. Hartmann JT, Patel S: Recent developments in salvage chemotherapy for patients with metastatic soft tissue sarcoma. Drugs 65 (2005) 167–78.
21. Patel SR, Gandhi V, Jenkins J, Papadopolous N, Burgess MA, Plager C, Plunkett W, Benjamin RS: Phase II clinical investigation of gemcitabine in advanced soft tissue sarcomas and window evaluation of dose rate on gemcitabine triphosphate accumulation. J Clin Oncol 19 (2001) 3483–3489.
22. Bauer S, Seeber S, Schutte J: Gemcitabine in the treatment of soft tissue sarcomas. Onkologie 27(2) (2004) 180–186.
23. Hensley ML, Maki R, Venkatraman E, Geller G, Lovegren M, Aghajanian C, Sabbatini P, Tong W, Barakat R, Spriggs DR: Gemcitabine and docetaxel in patients with unresectable leiomyosarcoma: results of a phase II trial. J Clin Oncol 20(12) (2002) 2824–31/J Clin Oncol 22 (No 14 S, Suppl) (2004) 9010.

24. Delaloge S, Yovine A, Taamma A, Riofrio M, Brain E, Raymond E, Cottu P, Goldwasser F, Jimeno J, Misset JL, Marty M, Cvitkovic E: Ecteinascidin-743: a marine-derived compound in advanced, pretreated sarcoma patients—preliminary evidence of activity. J Clin Oncol 19 (2001) 1248–1255.
25. Ferrari A. et al.: Rhabdomyosarcoma in adults. A retrospective analysis of 171 patients treated at a single institution. Cancer 98 (2003) 571–80.
26. Leunen M, Breugelmans M, De Sutter P, Bourgain C, Amy JJ: Low-grade endometrial stromal sarcoma treated with the aromatase inhibitor letrozole. Gynecol Oncol 2004 Dec; 95(3) (2004) 769–71.
27. Chu MC, Mor G, Lim C, Zheng W, Parkash V, Schwartz PE: Low-grade endometrial stromal sarcoma: hormonal aspects. Gynecol Oncol. 90(1) (2003) 170–6.
28. Burke C, Hickey K: Treatment of endometrial stromal sarcoma with a gonadotropin-releasing hormone analogue. Obstet Gynecol 104(5 Pt 2) (2004) 1182–4.
29. Spano JP, Soria JC, Kambouchner M, Piperno-Neuman S, Morin F, Morere JF, Martin A, Breau JL: Long-term survival of patients given hormonal therapy for metastatic endometrial stromal sarcoma. Med Oncol 20(1) (2003) 87–93.
30. Christensen B, Annweiler H, Schütte J, Schindler A: Maligne Müllersche Mischtumoren – Prognose, Verlauf und chemotherapeutische Möglichkeiten bei fortgeschrittenen Tumoren und Rezidiven. Tumordiagn. u. Ther 15 (1994) 53–56.
31. Sutton G, Brunetto VL, Kilgore L, Soper JT, McGehee R, Olt G, Lentz SS, Sorosky J, Hsiu JG: A phase III trial of ifosfamide with or without cisplatin in carcinosarcoma of the uterus: A Gynecologic Oncology Group Study. Gynecol Oncol 79(2) (2000) 147–53.
32. van Rijswijk RE, Vermorken JB, Reed N, Favalli G, Mendiola C, Zanaboni F, Mangili G, Vergote I, Guastalla JP, ten Bokkel Huinink WW, Lacave AJ, Bonnefoi H, Tumulo S, Rietbroek R, Teodorovic I, Coens C, Pecorelli S: Cisplatin, doxorubicin and ifosfamide in carcinosarcoma of the female genital tract. A phase II study of the European Organization for Research and Treatment of Cancer Gynaecological Cancer Group (EORTC 55923). Eur J Cancer 39(4) (2003) 481–7.
33. Curtin JP, Blessing JA, Soper JT, DeGeest K: Paclitaxel in the treatment of carcinosarcoma of the uterus: a gynecologic oncology group study. Gynecol Oncol 83(2) (2001) 268–70.
34. Campos SM, Matulonis UA, Penson RT, Lee H, Berkowitz RS, Duska LR, Fuller AF Jr, Wilson KS, Puchalski TA, Supko JG, Seiden MV: Phase II study of liposomal doxorubicin and weekly paclitaxel for recurrent Müllerian tumors. Gynecol Oncol 90(3) (2003) 610–8.
35. Matulonis U, Campos S, Duska L, Fuller A, Berkowitz R, Gore S, Roche M, Colella T, Lee H, Seiden MV; Gynecologic Oncology Research Program at Dana Farber/Partners Cancer Care; Dana Farber-Harvard Cancer Care: A phase II trial of three sequential doublets for the treatment of advanced müllerian malignancies. Gynecol Oncol 91(2) (2003) 293–8.
36. Fletcher CD, Berman JJ, Corless C, Gorstein F, Lasota J, Longley BJ, Miettinen M, O'Leary TJ, Remotti H, Rubin BP, Shmookler B, Sobin LH, Weiss SW: Diagnosis of gastrointestinal stromal tumors: A consensus approach. Hum Pathol 33 (2002) 459–465.
37. Buemming P et al.: Is there an indication for adjuvant treatment with imatinib mesylate in patients with aggressive gastrointestinal stromal tumors (GISTs)? Proc Am Soc Clin Oncol 22 (2003) 818 (abstr 3289).
38. Verweij J, Casali PG, Zalcberg J, Le Cesne A, Reichardt P, Blay JY, van Oosterom A, Hogendoorn PCW, van Glabbeke M, ertulli R, Judson: Progression-free survival in gastrointestinal stromal tumours with high-dose imatinib: randomised trial. Lancet 364 (2004) 1127–1134.
39. Bauer S, Hartmann JT, de Wit M, Lang H, Grabellus F, Antoch G, Niebel W, Erhard J, Ebeling P, Zeth M, Taeger G, Seeber S, Flasshove M, Schütte J: Resection of residual disease in patients with metastatic gastrointestinal stromal tumors responding to treatment with imatinib. Int J Cancer 117 (2005) 316–25.
40. Antoch G, Kanja J, Bauer S, Kuehl H, Renzing-Koehler K, Schuette J, Bockisch A, Debatin J, Freudenberg LS: Comparison of PET, CT, and dual-modality PET/CT imaging for monitoring of imatinib (STI571) therapy in patients with gastrointestinal stromal tumors. Nucl Med 45 (2004) 357–365.

19 Malignes Mesotheliom

E. Laack, J. Schütte, R. Dierkesmann

Definition und Basisinformation

Mesotheliome sind primäre Malignome der Serosa mit schlechter Prognose. In den meisten Fällen besteht ein Zusammenhang mit einer beruflichen Asbestexposition, wobei die Latenzzeit seit Expositionsbeginn meistens 30 Jahre (Spannbreite 20–50 Jahre) beträgt. Ein weiterer wichtiger Riskofaktor scheint das Simian Virus 40 (SV 40) zu sein, wobei ein sich gegenseitig potenzierender Effekt von Asbest und Virus beschrieben worden ist. Die Inzidenz liegt zurzeit noch bei ca. 10–15/100.000/Jahr, wird jedoch ihren Gipfel zwischen 2010 und 2030 haben. Das Verhältnis pleuraler zu peritonealer Mesotheliome beträgt, ebenso wie die Geschlechtsverteilung (m/w), ca. 4–5:1. In den Tumorzellen liegen häufig Deletionen der Chromosomenregionen 1p, 3p, 9p und 6q sowie ein Verlust des Chromosoms 22 vor. Es muss immer das Vorliegen einer Berufskrankheit nach Ziffer 4105 überprüft werden.

19.1 Pleuramesotheliom

Diagnostik

Bei klinischem und diagnostischem Verdacht ist die Thorakoskopie mit Biopsie die wichtigste Maßnahme zum Diagnosebeweis. Die Bestimmung der Ausdehnung des Mesothelioms erfolgt mittels CT, bei geplanter Resektion mittels zusätzlicher MRT. Präoperativ ist eine Lungenfunktionsanalyse, bei vergrößerten mediastinalen Lymphknoten eine histologische oder zytologische Verifizierung mittels Mediastinoskopie oder endosonographischer Punktion notwendig. Eine CT des Abdomens sollte mit der Frage nach abdomineller – speziell peritonealer – Beteiligung erfolgen. Eine Knochenszintigraphie ist nur bei Beschwerdesymptomatik und/oder Hyperkalzämie und/oder erhöhter alkalischer Phosphatase indiziert.

Histologie

Histopathologisch unterscheidet man den epithelialen, den sarkomatösen und den gemischtförmigen Typ.

Klassifikation/Stadieneinteilung

TNM-Klassifikation nach IMIG/IASLC (1996):
T – Primärtumor
T1 T1A Tumor begrenzt auf ipsilaterale parietale ± mediastinale ± diaphragmatische Pleura; keine Beteiligung der viszeralen Pleura
T1B Tumor lokalisiert an ipsilateraler parietaler ± mediastinaler ± diaphragmatischer Pleura mit Beteiligung der viszeralen Pleura
T2 Tumor mit ipsilateralem Pleurabefall parietal, viszeral, mediastinal und diaphragmal mit Ausbreitung in Zwerchfellmuskulatur und/oder Ausdehnung von viszeraler Pleura in darunter liegendes Lungenparenchym
T3 Lokal fortgeschrittener aber potenziell resektabler Tumor mit Beteiligung der ipsilateralen Pleura (parietal, viszeral, mediastinal, diaphragmal) und mindestens einer der folgenden Ausdehnungen:
– endothorakale Faszie
– mediastinales Fettgewebe
– solitäre, resektable Manifestation in Thoraxwandweichteilen
– nicht-transmurale Perikardbeteiligung
T4 Lokal fortgeschrittener, technisch inoperabler Tumorbefall der ipsilateralen Pleura (parietal, viszeral, mediastinal, diaphragmal) und mindestens einer der folgenden Ausdehnungen:
– diffuse oder multifokale Thoraxwandinfiltration ± Rippendestruktion
– transdiaphragmale Ausdehnung ins Peritoneum
– direkte Ausdehnung auf kontralaterale Pleura
– direkte Infiltration von Mediastinalorganen
– Wirbelsäulenbeteiligung
– transmurale Perikardinfiltration ± Perikarderguss und/oder Myokardinfiltration

N – Lymphknoten
Nx regionale Lymphknoten können nicht beurteilt werden
N0 keine regionalen Lymphknotenmetastasen
N1 ipsilaterale bronchopulmonale oder hiläre Lymphknotenmetastasen
N2 subkarinale oder ipsilaterale mediastinale Lymphknotenmetastasen inkl. der Mammaria-interna-Lymphknoten
N3 kontralaterale mediastinale, kontralaterale Mammaria-interna-, ipsi- oder kontralaterale supraklavikuläre Lymphknotenmetastasen

M – Fernmetastasen
Mx Fernmetastasen können nicht beurteilt werden
M0 kein Nachweis von Fernmetastasen
M1 Fernmetastasen
Stadieneinteilung nach IMIG/IASLC (1996):

Stadium	**I**			
	IA	T1A	N0	M0
	IB	T1B	N0	M0
Stadium	**II**	T2	N0	M0
Stadium	**III**	jedes T3	jedes N1–2	M0
Stadium	**IV**	jedes T4	jedes N3	jedes M1

Krankheitsverlauf und Prognose

Pleuramesotheliome werden meistens erst im fortgeschrittenen Stadium entdeckt, wenn unspezifische Symptome, wie z.B. Dyspnoe, Husten, thorakale Schmerzen oder persistierende Pleuraergüsse zur Diagnose führen. Die Therapie ist in den meisten Fällen palliativ mit den Zielen Lebenszeitverlängerung und Erhalt bzw. Verbesserung der Lebensqualität.
Nur bei einer Minderheit der Patienten kommt eine chirurgische Resektion in kurativer Intention in Frage. Auch bei diesem Patientenkollektiv liegt die 5-Jahres-Überlebensrate unter 15%.

Die Spontanverläufe variieren erheblich mit mittleren Überlebenszeiten zwischen 6 und 18 Monaten, wobei die Streubreite der Einzelverläufe groß ist. Dies macht den Therapiezeitpunkt und die Abschätzung des Nutzens der verschiedenen Therapiemaßnahmen äußerst schwierig. Ob es überhaupt sinnvoll ist, eine Therapie einzuleiten und wenn ja, zu welchem Zeitpunkt, muss individuell bei jedem einzelnen Patienten unter Berücksichtigung der Prognoseparameter entschieden werden.

Sowohl die „Cancer and Leukemia Group B" (CALGB) als auch die „European Organization for Research and Cancer Treatment" (EORTC) haben Prognose-Score-Systeme für Patienten mit Pleuramesotheliom etabliert.

Nach Zusammenfassung beider Systeme sind folgende Faktoren prognostisch ungünstig:
– nicht-epithelialer Zelltyp
– schlechter Allgemeinzustand
– männliches Geschlecht
– hohe Leukozytenzahl
– niedriger Hämoglobinwert

Für Patienten mit ungünstigen prognostischen Parametern beträgt die mediane Überlebenszeit 5–8 Monate, für Patienten mit günstigen prognostischen Parametern 10–18 Monate.

Therapie

Chemotherapie

Das Pleuramesotheliom ist durch eine nur mäßige Chemosensibilität gekennzeichnet. Mit älteren Zytostatika, wie Cisplatin oder Adriblastin wurden meistens Ansprechraten von unter 20% erreicht.

Die chemotherapeutischen Optionen haben sich in den letzten Jahren jedoch durch den Einsatz neuerer, besser verträglicherer Zytostatika, wie Pemetrexed, Gemcitabin, Vinorelbin und Oxaliplatin erweitert.

Zwar liegen die Ansprechraten in der Monochemotherapie (Pemetrexed 14%; Gemcitabin 0–31%; Vinorelbin 24% (zusätzlich 55% stable disease sowie bei 41% der Patienten Symptomverbesserung)) nicht signifikant höher als bei den älteren Zytostatika, doch waren alle neueren Zytostatika besser verträglich **(Empfehlungsgrad B; 1, 10, 15, 16)**.

In einer randomisierten Phase-III-Studie an 456 Patienten war die Kombination von Pemetrexed und Cisplatin einer alleinigen Cisplatin-Therapie hinsichtlich Ansprechrate (41,3 versus 16,7%) und Gesamtüberleben (median 12,1 versus 9,3 Monate; 1-Jahres-Überlebensrate 50,3 versus 38,0%) signifikant überlegen **(Empfehlungsgrad A; 21)**, so dass sie bei Patienten in gutem Allgemeinzustand zurzeit die Standardtherapie darstellt.

In Phase-II-Studien lag die Ansprechrate für die Kombinationschemotherapie Gemcitabin + Cisplatin zwischen 16 und 48% (medianes Überleben in beiden Studien 10 Monate), für die Kombination Gemcitabin und Oxaliplatin bei 40% (medianes Überleben 13 Monate) und für die Kombination Vinorelbin und Oxaliplatin bei 23% (medianes Überleben 8,8 Monate) **(Empfehlungsgrad B; 4, 8, 13, 17)**.

In der Studie mit Gemcitabin und Cisplatin, in der eine Ansprechrate von 48% nachgewiesen wurde, konnte eine Symptomverbesserung bei 90% der Patienten, die auf die Chemotherapie ansprachen und bei 33% der Patienten, die nicht auf die Chemotherapie ansprachen, beobachtet werden.

Indikationen für eine Chemotherapie in palliativer Therapiesituation sind z.B. eine rasche Tumorprogression und/oder eine den Patienten beeinträchtigende Symptomatik bei Vorliegen günstiger prognostischer Parameter.

Eine neoadjuvante, adjuvante oder additive Chemotherapie im Rahmen multimodaler Konzepte sollte zurzeit nur in Rahmen von Studien erfolgen.

Bei der Wahl der Chemotherapie müssen Komorbiditäten des Patienten sowie das Nebenwirkungsprofil der jeweiligen Zytostatika berücksichtigt werden.

Mögliche Therapieschemata:

Für Patienten, die für eine Cisplatin-haltige Therapie in Frage kommen:
– Pemetrexed/Cisplatin **(Empfehlungsgrad A; 21)**
   Pemetrexed 500 mg/m^2 Tag 1
   Cisplatin 75 mg/m^2 Tag 1
   Wiederholung Tag 22
   (Wichtig: Vitamin-B$_{12}$- und Folsäure-Supplementation)

   oder alternativ:

– Gemcitabin/Cisplatin **(Empfehlungsgrad B; 4, 8)**
   Gemcitabin 1.000 mg/m^2 Tag 1, 8
   Cisplatin 75 mg/m^2 Tag 1
   Wiederholung Tag 22

Für Patienten, die für eine Cisplatin-haltige Therapie nicht in Frage kommen:
– Vinorelbin **(Empfehlungsgrad B; 16)**
   Vinorelbin 30 mg/m^2 wöchentlich

   oder alternativ:

– Pemetrexed **(Empfehlungsgrad B; 15)**
   Pemetrexed 500 mg/m^2 Tag 1
   Wiederholung Tag 22
   (Wichtig: Vitamin-B$_{12}$- und Folsäure-Supplementation)

   oder

– Gemcitabin **(Empfehlungsgrad B; 1, 10)**
   Gemcitabin 1.000 mg/m^2 Tag 1, 8, 15
   Wiederholung Tag 29

Chirurgische Therapie

Aufgrund der häufig multifokalen und diffusen Ausdehnung des Pleuramesothelioms haben nur ausgedehnte chirurgische Eingriffe einen potentiell kurativen Ansatz. Im Stadium I und II kann bei jüngeren Patienten, die im guten Allgemeinzustand und funktionell operabel sind, eine **extrapleurale Pleuropneumonektomie mit Perikard- und Zwerchfellresektion** durchgeführt werden **(Empfehlungsgrad B; 12, 18, 19)**. Die perioperative Mortalität konnte in den letzten Jahren durch modernere Operationstechniken sowie durch die Behandlung in spezialisierten Zentren auf unter 10% gesenkt werden. Multimodale Konzepte sind der alleinigen Operation vorzuziehen.

Indikationen für eine palliative Therapie sind eine partielle **Pleurektomie oder Dekortikation** bei rezidivierenden, anders nicht zu beherrschenden Pleurarergüssen oder ein **Tumordebulking** bei nicht anders beherrschbaren Tumor-bedingten Schmerzen **(Empfehlungsgrad B; 9).**

Strahlentherapie

Die Indikation der Strahlentherapie ist meist limitiert durch das große Strahlenfeld und die begrenzte Strahlentoleranz des umgebenden Gewebes. Eine alleinige Strahlentherapie stellt in den allermeisten Fällen keinen kurativen Therapieansatz dar. Bei lokalisierten Tumormanifestationen bzw. postoperativen Tumorresiduen konnte bei einigen Patienten durch eine kleinvolumige Bestrahlung eine längerfristige Tumorfreiheit oder ein mehrjähriges progressionsfreies Intervall sowie eine verbesserte lokale Kontrolle erreicht werden **(Empfehlungsgrad B; 2, 7).**

In einer randomisierten Studie konnte gezeigt werden, dass eine frühzeitige Bestrahlung der Punktions- bzw. Drainagestellen zu empfehlen ist, da dadurch ein Einwachsen des Mesothelioms in den Stichkanal in den meisten Fällen verhindert werden kann **(Empfehlungsgrad A; 3).**

Bei nicht anders beherrschbaren Schmerzen bedingt durch Tumorinfiltration der Thoraxwand kann eine perkutane Strahlentherapie indiziert sein **(Empfehlungsgrad B; 2, 7).**

Neue Methoden wie die „intensity modulated radiotherapy" (IMRT) scheinen die Behandlungserfolge zu verbessern, müssen jedoch weiter in randomisierten Studien evaluiert werden.

Multimodale Therapie

Durch den kombinierten Einsatz von Operation, Chemotherapie und Strahlentherapie wird versucht, die Therapie in potentiell kurativer Situation zu optimieren. Patienten in gutem Allgemeinzustand mit einem Tumorstadium I–III (in Einzelfällen auch Stadium IV, jedoch nur bis T4, N2, M0) kommen für diesen Therapieansatz in Frage. In einigen retrospektiven Untersuchungen wurden mittels multimodaler Therapie höhere mediane Überlebenszeiten als bei historischen Kontrollgruppen oder Patienten, die eine weniger intensive Therapieintensität erhielten, beobachtet. Die beobachteten Unterschiede können jedoch auf unterschiedlicher Patientenselektion beruhen. Bei 176 Patienten, die im Rahmen einer Studie mit der Abfolge extrapleurale Pneumonektomie, adjuvante Chemotherapie und Strahlentherapie behandelt wurden, lag die mediane Überlebenszeit bei 19 Monaten, die 2-Jahres-Überlebensrate bei 38% und die 5-Jahres-Überlebensrate bei 15% **(Empfehlungsgrad B; 19).** Zytostatikakombinationen wie Gemcitabin und Cisplatin oder Pemetrexed und Cisplatin werden auch neoadjuvant eingesetzt **(Empfehlungsgrad B; 22).** Da es zurzeit noch keine Ergebnisse randomisierter Studien gibt, sollten multimodale Therapiekonzepte vor allem im Rahmen von klinischen Studien erfolgen. Im Einzelfall kann solch eine intensive Therapie bei jüngeren Patienten auch außerhalb von Studien in einem hierfür erfahrenen Zentrum erfolgen.

Pleurodese

Zur Kontrolle symptomatischer Pleuraergüsse sollte eine Pleurodese erfolgen. Unter Berücksichtigung von Wirksamkeit und Kosten wird eine Talkum-Pleurodese empfohlen (z.B. thorakoskopische Pleurodese mittels Talkumpoudrage) **(Empfehlungsgrad B; 5).**

Supportive Therapie

Bei Schmerzen sollte gemäß dem WHO-Stufenschema eine Analgetikatherapie erfolgen (s. Beitrag **B 26.1**). Bei Dyspnoe in Ruhe oder bei geringer Belastung besteht die Indikation für die Ausstattung mit einem Heim-Sauerstoffkonzentrator.

Innovative Therapieansätze

Neue Therapieansätze, wie Hemmung der Tumorangiogenese, Hemmung der Signaltransduktion der Tumorzellen, gentherapeutische Vakzinierungsstrategien und Einsatz von Immunotoxinen werden zur Zeit in klinischen Studien geprüft.

Monotherapien mit den Tyrosinkinase-Inhibitoren Gefitinib und Imatinib zeigten bisher keine zytoreduktiven Effekte. Ergebnisse randomisierter Studien mit dem VEGF-Antikörper Bevacizumab bleiben abzuwarten.

Nachsorge

Es gibt keine standardisierte Nachsorge. Zu empfehlen sind alle 2–3 Monate Evaluation der Tumor-assoziierten Beschwerden, körperliche Untersuchung sowie eine Symptom-orientierte Diagnostik.

19.2 Peritoneales Mesotheliom

Histologie

Siehe oben.

Stadieneinteilung

Es existiert keine einheitliche Stadieneinteilung.

Diagnostik

Der Diagnosebeweis wird durch Laparoskopie oder Laparotomie mit Biopsie geführt. Eine CT oder MRT des Abdomens, des Beckens und des Thorax erfolgt zur Bestimmung der Krankheitsausdehnung.

Prognostische Faktoren

Folgende Faktoren konnten als prognostisch ungünstig identifiziert werden:
– Alter > 65 Jahre
– keine „Debulking"-Operation mehr möglich
– tiefe Gewebsinvasion von > 0,5 mm ab Mesotheloberfläche
– residuelle Erkrankung von > 1 cm nach „Debulking"-Operation
– sarkomatöser Gewebetyp

Therapie

Die Therapie erfolgt multimodal und sollte in hierfür spezialisierten Zentren durchgeführt werden. Wichtigste Bestandteile der multimodalen Konzepte sind ein chirurgisches „Debulking" zur maximalen Tumorreduktion mit anschließender intraoperativ verabfolgter oder früher postoperativer, intraperitonealer Chemotherapie. Die intraperitoneale Chemotherapie wird meistens mit Cisplatin **(Empfehlungsgrad B; 11, 14)**, häufig auch in Kombination mit anderen Zytostatika, wie Doxorubicin, Mitomycin C, Etoposid, 5-Fluorouracil, Paclitaxel durchgeführt. Weitere Optionen sind die postoperative systemische Chemotherapie sowie eine Bestrahlung des gesamten Abdomens. Mit der multimodalen Therapie kann eine zeitweise Verbesserung der Lebensqualität mit medianen Überlebenszeiten bis zu 67 Monaten erreicht werden **(Empfehlungsgrad B; 20)**.

Nachsorge

Siehe oben.

Literatur

1. Bischoff HG, Manegold C, Knopp K et al.: Gemcitabine may reduce tumor load and tumor associated symptoms in malignant pleural mesothelioma. Proc Am Soc Clin Oncol 17 (1998) 1784.
2. Bissett D, Macbeth FR, Cram I: The role of palliative radiotherapy in malignant mesothelioma. Clin Oncol (R Coll Radiol) 3 (1991) 315-7.
3. Boutin C, Rey F, Viallat JR: Prevention of malignant seeding after invasive diagnostic procedures in patients with pleural mesothelioma. A randomized trial of local radiotherapy. Chest 108 (1995) 754-758.
4. Byrne MJ, Davidson JA, Musk AW et al.: Cisplatin and gemcitabine treatment for malignant pleural mesothelioma: a phase II study. J Clin Oncol 17 (1999) 25-30.
5. Charvat JC, Brutsche M, Frey JG et al.: Value of thoracoscopy and talc pleurodesis in diagnosis and palliative treatment of malignant pleural mesothelioma. Schweiz Rundsch Med Prax 87 (1998) 336-340.
6. Curran D, Sahmoud T, Therasse P et al.: Prognostic factors in patients with pleural mesothelioma: the European Organization for Research and Treatment of Cancer experience. J Clin Oncol 16 (1998) 145-152.
7. De Graaf-Strukowska L, van der Zee J, van Putten W et al.: Factors influencing the outcome of radiotherapy in malignant mesothelioma of the pleura—a single-institution experience with 189 patients. Int J Radiat Oncol Biol Phys 43 (1999) 511-516.
8. Van Haarst JMW, Baas P, Manegold C et al.: Multicentre phase II study of gemcitabine and cisplatin in malignant mesothelioma. Br J Cancer 86 (2002) 342-345.
9. Jaklitsch MT, Grondin SC, Sugarbaker DJ: Treatment of malignant mesothelioma. World J Surg 25 (2001) 210-217.
10. Kindler HL, Van Meereeck JP: The role of gemcitabine in the treatment of malignant mesothelioma. Semin Oncol 29 (2002) 70-76.
11. Markman M, Kelsen D: Efficacy of cisplatin-based intraperitoneal chemotherapy as treatment of malignant peritoneal mesothelioma. J Cancer Res Clin Oncol 118 (1992) 547-550.
12. Rusch VW, Piantadosi S, Holmes EC: The role of extrapleural pneumonectomy in malignant pleural mesothelioma. A Lung Cancer Study Group trial. J Thorac Cardiovasc Surg 102 (1991) 1-9.
13. Schütte W, Blankenburg T, Lauerwald K et al.: A multicenter phase II study of gemcitabine and oxaliplatin for malignant pleural mesothelioma. Clin Oncol Cancer 4 (2003) 294-297.
14. Sebbag G, Yan H, Shmookler BM et al.: Results of treatment of 33 patients with peritoneal mesothelioma. Br J Surg 87 (2000) 1587-1593.
15. Shin DM, Scagliotti GV, Kindler HL et al.: A phase II trial of pemetrexed in malignant pleural mesothelioma (MPM) patients: Clinical outcome, role of vitamin supplementation, respiratory symptoms and lung function. Proc Am Soc Clin Oncol 21 (2002) 294.
16. Steele JP, Shamash J, Evans MT et al.: Phase II study of vinorelbine in patients with malignant mesothelioma. J Clin Oncol 18 (2000) 3912-3917.
17. Steele JP, Shamash J, Evans MT et al.: Phase II trial of vinorelbine and oxaliplatin (VO) in malignant pleural mesothelioma (MPM). Proc Am Soc Clin Oncol 20 (2001) 335.
18. Sugarbaker DJ, Garcia JP, Richards WG et al.: Extrapleural pneumonectomy in the multimodality therapy of malignant pleural mesothelioma. Results in 120 consecutive patients. Ann Surg 224 (1996) 288-294.
19. Sugarbaker DJ, Flores RM, Jaklitsch MT et al.: Resection margins, extrapleural nodal status, and cell type determine postoperative long-term survival in trimodality therapy of malignant pleural mesothelioma: results in 183 patients. J Thorac Cardiovasc Surg 117 (1999) 54-63.
20. Sugarbaker PH, Welch LS, Mohamed F et al.: A review of peritoneal mesothelioma at the Washington Cancer Institute. Surg Oncol Clin N Am 12 (2003) 605-21.
21. Vogelzang NJ, Rusthoven JJ, Symanowski J et al.: Phase III study of pemetrexed in combination with cisplatin versus cisplatin alone in patients with malignant pleural mesothelioma. J Clin Oncol 14 (2003) 2636-2644.
22. Weder W, Kestenholz P, Taverna C et al.: Neoadjuvant chemotherapy followed by extrapleural pneumonectomy in malignant pleural mesothelioma. J Clin Oncol 22 (2004) 3451-3457.

20 Das Melanom

Definition und Basisinformation

Beim Melanom handelt es sich um einen frühzeitig lymphogen wie hämatogen metastasierenden, heterogenen und gegenüber einer systemischen Behandlung hochresistenten Tumor. Die Inzidenz liegt für Deutschland bei 10–20/100 000/Jahr, weltweit bis 70/100 000/Jahr, Tendenz steigend. Weniger als 5 % entfallen auf seltene Lokalisationen wie Retina oder Schleimhäute (Kopf-Hals, Gastrointestinaltrakt, Genitale), oder metastasierende Melanome unbekannter Primärlokalisation. Die folgenden Ausführungen beziehen sich, soweit nicht anders angegeben, auf kutane Melanome. Das hier empfohlene Vorgehen wurde interdisziplinär abgesprochen (Arbeitsgruppe Melanom der EORTC).

Entscheidend für eine Senkung der Melanommortalität sind die primäre Prävention durch textilen Schutz vor UV-A- und -B-Exposition, die sekundäre Prävention mit engmaschiger Beobachtung suspekter und früher Resektion atypischer Naevuszellnaevi und die frühe Diagnose.

Diagnose

Die **Verdachtsdiagnose** erfordert die Aufmerksamkeit jedes Internisten bei der körperlichen Untersuchung, und darüber hinaus jedes Arztes, dem eine dunkelfarbige Hautläsion auffällt oder den ein Patient auf eine solche aufmerksam macht.
- Anamnese: Neuauftreten oder Wachstum oder Veränderung eines vorbestehenden Pigmentmals, Lebenszeit-UV-Exposition, Sonnenbrände in der Kindheit
- Familienanamnese: Melanome und/oder multiple Naevuszellnaevi (NZN) bis zum Naevusdysplasiesyndrom (NDS)
- klinischer Allgemeinstatus mit besonderer Beachtung des Hauttyps (hellhäutig, blond, blauäugig etc, sog. kaukasischer Typ), Sensibilität gegenüber Sonneneinstrahlung (Phototypen I und II), hohe Dichte von Sommersprossen etc.
- Inspektionsbefund: ABCDE Regel: **A**symmetrie, **B**egrenzung unregelmäßig, **C**olorit innerhalb der Läsion varrierend, **D**urchmesser größer als 5 mm, **E**levation der Stufenbildung randwärts (Dermatoskopie!)
- je mehr dieser Risikofaktoren und klinischen Kriterien vorhanden sind, desto wahrscheinlicher handelt es sich um ein Melanom

Der **Diagnosebeweis** ist Aufgabe des Dermatologen und Dermatopathologen.

Therapie

Mit den heute zur Verfügung stehenden operativen, strahlentherapeutischen, zytostatischen und immunologischen Verfahren, gleichgültig ob adjuvant oder palliativ eingesetzt, gelingt es nicht, die Überlebensdauer bzw. Heilungsraten von Patienten mit metastasierendem Melanom signifikant zu verbessern.

Die einfache Resektion des Primärtumors, gefolgt von einer zurückhaltenden, sich am Beschwerdebild orientierenden Verlaufsbeobachtung, gegebenenfalls interdisziplinär abgestimmte Prognosefaktoren und Lebensqualität berücksichtigende Interventionen stellen weiterhin den internationalen Standard dar. Grundlage jeder Maßnahme ist die genaue Kenntnis des histologisch definierten Mikrostadiums sowie der klinischen Ausdehnung des Tumorleidens (s. Tab. B.20-1).

Primärtumor

Das Risiko einer Metastasierung steigt mit zunehmender Tumordicke (TD nach Breslow) und einer Ulzeration des Primärtumors. Die suspekte Läsion wird, sofern möglich, mit einem Sicherheitsabstand von 1 cm nach allen Seiten und zur Tiefe bis auf die Faszie reseziert. Prospektive, kontrollierte und randomisierte Studien haben gezeigt, daß bei primären Melanomen mit einer TD bis zu 2,0 mm eine Resektion mit einer tumorfreien Manschette von 1 cm ausreicht.

Bei intermediären Melanomen von 2–4 mm Tumordicke reicht ein Sicherheitsabstand von 2 cm aus. Mit zunehmender Tiefeninfiltration wächst auch das Risiko zur Entwicklung von Satellitenmetastasen. Bei dicken Melanomen mit einer Tiefeninfiltration von über 4 mm liegt dies maximal bei 8 %. Hier konnte kein Vorteil durch Sicherheitsmanschetten von über 3 cm nachgewiesen werden.

Muß wegen eines Lokalrezidivs oder einer Satellitenmetastase nachreseziert werden, so bleibt dieser spätere Eingriff angesichts der Gesamtprognose ohne Einfluß auf die Überlebenswahrscheinlichkeit von ca. 30 %, so daß man sich gerade bei dieser prognostisch ungünstigen Patientenpopulation bezüglich „radikaler Eingriffe", insbesondere in sensiblen oder exponierten Lokalisationen, zurückhalten sollte. Dies gilt insbesondere für Melanome der Kopf- und Halsregion.

Elektive Lymphknotendissektion (ELND)

ELND und radikale Operationsverfahren, die das Lymphabflußgebiet zwischen Primärtumor und regionalen Lymphknotenstationen mit einbeziehen, sind bisher Maßnahmen ohne nachgewiesenen Nutzen. Durch die gezielte Resektion und immunhistologische Untersuchung des/der markierten „Pförtner-Lymphknoten(s)" (Sentinel node) läßt sich eine um ca. 30 % höhere regionale lymphogene (Mikro-) Metastasierungsrate nachweisen, als mit konventionellen operativen und histologischen Verfahren. Auch ist die Pförtnerlymphonodektomie mit weniger Morbidität und Kosten verbunden. Der therapeutische Wert einer, sich bei Nachweis einer Metastasierung anschließenden ELND ist bisher nicht bewiesen.

Lokoregionäre und In-transit-Metastasen

Lokalrezidive im Bereich der Narbe, Satelliten- und/oder In-transit-Metastasen sind grundsätzlich mit kurativer Intention zu resezieren. Bei multiplen Herden, insbesondere aber bei rezidivierenden Satelliten- oder In-transit-Metastasen, kann durch eine

Tabelle B.20-1 TNM-Klassifikation (UICC/AJCC 1998 – Deutsche Dermatologische Gesellschaft [DDG] 1994).

TNM	Tumordicke (Breslow) in mm	Invasions-level (Clark)	DDG 1994	Zehn-Jahres-Überlebensrate	Beschreibung
pT (Primärtumor, Klassifikation nach Vorlage der Histologie)					
pTX	Primärtumor nicht beurteilbar				
pT0	Kein Nachweis eines Primärtumors				
pTis	–	I	=	100%	atypische melanozytäre Hyperplasie, Dysplasie
pT1	≤ 0,75	II	=	97%	Invasion in das Stratum papillare
pT2	0,76–1,5	III	=	90%	Invasion bis in den Grenzbereich Stratum papillare/reticulare
pT3	1,5–4,0	IV	=	67%	Invasion in das Stratum reticulare (UICC: pT3a: 1,5–3,0 mm und pT3b: 3,0–4,0 mm)
pT4	> 4,0	V	=	50%	Invasion in die Subkutis/Fettgewebe (UICC: pT4a: ohne Satelliten, pT4b: Satellit[en] innerhalb 2 cm um den Primärtumor)
pTa	DDG: Satelliten-Metastase (N) innerhalb von 2 cm um den Primärtumor				
pTb	DDG: In-transit-Metastase (N) vor der regionären Lymphknotenstation				
(Die Attribute a und b werden jedem pT [pT1–4] hinzugefügt)					
N (Regionale Lymphknoten [bei histologischer Begutachtung nach Lymphadenektomie pN mit Angabe der Betroffenen zur Zahl der entfernten untersuchten Lymphknoten, z.B. pN1 (1/12)])					
NX	regionale Lymphknoten nicht beurteilbar				
N0	kein Hinweis für Lymphknotenmetastasierung				
N1	Lymphknotenmetastasen bis max. 3 cm Durchmesser			35%	wenn nur ein einziger Lymphknoten befallen
				20%	wenn 2 oder 3 Lymphknoten befallen
				10%	wenn mehr als 3 Lymphknoten befallen
N2	Metastasen > 3 cm Durchmesser				(UICC N2a ohne N2b mit In-transit-Met.)
M (Fernmetastasen)					C (C-Faktor [C = Certainty])
MX	nicht beurteilbar				C1 klinische Untersuchung
M0	kein Hinweis für Fernmetastasen				C2 spezielle bildgebende Verfahren
M1a	Haut/Subkutis/juxtaregionäre Lymphknotenmetastasen				C3 chirurgische Exploration/Biopsie
M1b	viszerale und/oder ossäre Metastasen				C4 definitive Chirurgie, histopathologische Untersuchung
					C5 Autopsie

hypertherme Gliedmaßenperfusion z.B. mit Melphalan, TNF-α und Interferon-γ das Rückfallrisiko gemindert und gegebenenfalls ein guter palliativer Effekt, bei lokal begrenzter Metastasierung u.U. Heilung erreicht werden.

Regionäre Lymphknotenmetastasen

Bei klinischem Nachweis einer regionalen Lymphknotenmetastasierung ist nach Ausschluß einer systemischen Metastasierung und, abhängig von der sich auf das Mikrostadium gründenden Gesamtprognose, eine radikale Lymphadenektomie in kurativer Intention anzustreben. Bei rechtzeitig und lege artis durchgeführtem Eingriff beträgt die 10-Jahres-Überlebensrate in diesem Stadium um die 30%.

Ob das Ausmaß der regionalen Lymphadenektomie, wie bisher angenommen, für die Heilungsrate entscheidend ist oder nur das freie Intervall beeinflußt, ist noch nicht gesichert. Bis zum Vorliegen endgültiger Daten empfehlen die Arbeitsgruppen Melanom der WHO und der EORTC eine radikale Lymphknotendissektion nach international akzeptierten Techniken mit Entfernung von wenigstens 10 Lymphknoten zweier Etagen der axillären bzw. der parafemoralen/inguinalen (ggf. iliakalen) Lymphknotenregion. Zur Abschätzung der Prognose (pTNM-Klassifikation) ist die Zahl der befallenen zur Gesamtzahl der entfernten bzw. untersuchten Lymphknoten anzugeben. Für die Prognose entscheidend ist die Zahl (nicht das Volumen) der befallenen Lymphknoten.

Die Morbidität einer kompletten (radikalen) regionalen Lymphknotendissektion kann durch eine adäquate postoperative Versorgung gemindert werden: Antikoagulation, Kompressionsverbände (-strümpfe) und Krankengymnastik und Lymphdrainage bei ausgeprägtem Ödem sind insbesondere nach inguinaler Lymphadenektomie derzeit Standard.

Bei extranodaler Gewebeinfiltration, regionaler Lymphangiosis und bei rezidivierendem Lymphknotenbefall kann eine konsolidierende, regionale Strahlentherapie mit höheren Einzeldosen bei der

Mehrzahl der Patienten Tumorfreiheit bzw. objektive Remissionen erreichen.

Adjuvante Therapie

Gestützt auf die bekannten Prognosefaktoren kann der allgemeine Krankheitsverlauf mit hoher Wahrscheinlichkeit vorhergesagt werden. Über 3 Dekaden intensiver Bemühungen, die Heilungsrate zu verbessern, waren bisher erfolglos: Sie umfaßten nach radikalen operativen Interventionen, der ELND, postoperative systemische Behandlungen mit einer Mono- oder Polychemotherapie, kombiniert mit Immunmodulationen oder alleinige Immunmodulationen (BCG, Corynebacterium parvum, Levamisol), eine konsolidierende Bestrahlung und seit den 80er Jahren die Interferone-α, β und γ. Die Ergebnisse prospektiver, randomisierter Phase-III-Studien waren sämtlich negativ. Eine trotz initial hochgesteckter Erwartungen immer noch offene Frage betrifft die Hochdosis-IFN-α Therapie bei nodal positiven Patienten oder solche mit einer TD von > 4 mm. Geprüft wird auch die Wirksamkeit einer Vakzinierung mit Gangliosiden bei nodalnegativen Patienten mit einer TD von 1,75 bis 4 mm.

Deswegen wird dringend empfohlen, Patienten mit prognostisch ungünstigen primären Melanomen nach potentiell kurativer Resektion für die Teilnahme an überregionalen, insbesondere den europäischen Therapieoptimierungsvergleichen zu motivieren, (Informationen: EORTC Data Center, Av. E. Mounier 83, B 1200 Brüssel).

Angesichts der vielen in Deutschland zur Zeit laufenden adjuvanten Behandlungsversuche sei ausdrücklich darauf hingewiesen, daß die valide Evaluation der Wirksamkeit einer neuen Therapie ausschließlich in randomisierten, kontrollierten klinischen Studien mit ausreichenden Patientenzahlen erfolgen kann.

Dringend zu warnen ist vor allem vor der unkontrollierten Anwendung sogenannter komplementärer immunstimulierender Verfahren.

Palliative Therapie

Metastatektomie

Ein kleiner Prozentsatz von Patienten mit solitären Haut-, Darm-, Lungen- oder Gehirnmetastasen profitiert bezüglich Lebensqualität und Überlebensdauer von einer Metastatektomie.

Systemische Chemotherapie

Eine systemische Chemotherapie führt nur im Erfolgsfall zur Verlängerung der Überlebenszeit, die bei einer objektiven Remission im Vergleich zu den Therapieversagern um 4 bis 6 Monate angehoben wird. Kaum 20% der Patienten unter einer Zytostatikamonotherapie und bis zu 35% unter einer Polychemotherapie mit oder ohne Biomodulatoren erreichen komplette oder partielle Remissionen.. Nur gelegentlich läßt sich bei Patienten mit geringer Tumormasse eine komplette Remission einer Haut-, Lymphknoten-, Lungen- und Peritoneal-/Pleurametastasierung erreichen, die dann allerdings viele Jahre anhalten kann. Eine Rückbildung der Metastasierung läßt sich bevorzugt bei Patientinnen mit intrakutaner und/oder solitärer Lungenmetastasierung sowie bei Patienten mit peritonealem und pleuralem Befall erreichen. Sämtliche verfügbaren Therapieprotokolle sind durch einen schmalen therapeutischen Index gekennzeichnet, so daß die Erfahrung des Arztes, seine und seiner Mitarbeiter Vertrautheit mit einem bestimmten Therapieprotokoll für den Patienten von größerer Bedeutung ist als der jüngste Bericht über eine angeblich höhere Remissionsrate.

Bei der Interpretation von Studienergebnissen ist besonders zu beachten, daß die aus wissenschaftlichen Gründen selektierten, sonst gesunden und jüngeren Patienten mit begrenzter meßbarer Tumormasse eine höhere relative Remissionsrate als Patienten mit fortgeschrittenem Tumorleiden haben. Das „Primum nil nocere" und die Lebensqualität des Patienten sind entscheidend, nicht die rasch vorübergehende, bei der Mehrzahl der Kranken nur wenige Wochen anhaltende Rückbildung des Tumors ohne nachgewiesenen Effekt auf die Überlebensdauer.

Das bescheidene Spektrum therapeutischer Einflußmöglichkeiten auf den weiteren Krankheitsverlauf orientiert sich also an deren palliativer Effizienz. Wo keine Beschwerden sind, bedarf es keiner palliativen Zytostatikatherapie. Entscheidende Aufgabe des Arztes ist die psychosoziale Umsorgung, ergänzt durch supportive, den Patienten begleitende, sein Befinden bessernde Maßnahmen.

Ausgewählte Therapieprotokolle:
- Dacarbazin: 250 mg/m² KO Kurzinfusion i.v. Tag 1–5
- alternativ 850 mg/ m² KO Infusion i.v. Tag 1; Wiederholung Tag 22–28
- Dacarbazin-Tamoxifen: Dacarbazin (s.o.) + Tamoxifen 40 mg p.o. täglich: Wiederholung Tag 22, vorteilhaft für postmenopausale Patientinnen
- Fotemustin, in Deutschland nicht zugelassen, eignet sich auch für die Behandlung von Patienten mit ZNS-Metastasen: 100 mg/ m²KO inf., Tag 1 + 8 + 15 als Induktion gefolgt nach 4–6 Wochen (cave Hämatopoese) von 100 mg/m² vierwöchentlich als Erhaltungstherapie
- Temozolamid: 100–125 mg/ m² KO p.o. täglich Tag 1–21, Wiederholung Tag 28, sowohl peripher wie bei Metastasen im ZNS wirksam
- Polychemotherapieprotokolle insbesondere in Kombination mit Zytokinen (rIFN-α, IL-2) sind wegen ihrer erheblichen Toxizität, bei nur bis zu 15% höherer Remissionsrate Expertenteams vorbehalten

Endokrine Therapie

Tamoxifen oder Medroxyprogesteronacetat in hoher Dosis führen gelegentlich bei postmenopausalen Frauen zu einem vorübergehenden Wachstumsstillstand des Tumors.

Immuntherapie

Zur Zeit werden sowohl in sekundär adjuvanter als auch palliativer Indikation verschiedene, spezifische, unspezifische oder adoptive Verfahren der Immunmodulation oder eine gentechnologisch modifizierte autologe wie allogene Tumorzellvakzination in frühen klinischen Studien geprüft. Großer Optimismus ist hier aber nicht am Platze, weil wir es beim klinisch manifesten Melanom mit einem heterogenen Tumor zu tun haben, dessen vielfältige Zellpopulationen eine bereits erfolgreiche Karriere in der Überwindung und Täuschung der menschlichen Immunabwehr hinter sich haben, und die bisherigen Ergebnisse enttäuschten.

Ausgewählte Patientengruppen eignen sich für Phase-I-/II-Studien, so daß empfohlen wird, sich hierzu vom nächstgelegenen Tumorzentrum/onkologischen Schwerpunkt bzw. der AG Melanom der EORTC beraten zu lassen.

Eine passive Immuntherapie mit s.c. appliziertem Interferon-α oder die systemische Gabe von Interleukin-2, auch in Kombinationen mit Zytostatika, ist – obwohl gelegentlich kurzfristig wirksam – außerhalb von Studien nicht zu vertreten. Unspezifisch immunmodulatorische Maßnahmen sind den Beweis ihrer Wirksamkeit weiterhin schuldig geblieben und sollten wegen möglicher nachteiliger Konsequenzen nicht verwendet werden.

Erhaltungstherapie

In der Regel steht vor dem dritten Therapiekurs bzw. nach 6 bis 8 Wochen Behandlung fest, ob diese dem Patienten nützt und die physische wie psychische Belastung den Aufwand wert ist. Nur wenn sich ein klinisch relevanter Effekt abzeichnet, ist die Fortführung der Behandlung zur Konsolidierung zu verantworten. Bei Patienten mit multifokal metastasiertem Melanom kann eine sogenannte Mischreaktion (mixed response) auf die Zytostatikatherapie beobachtet werden. Ein solcher Verlauf ist als Therapieversagen zu werten, die Behandlung u.U. abzusetzen, da eine Fortführung keinen Einfluß auf die Überlebensdauer hat. Der Wert einer Erhaltungstherapie ist, von Ausnahmen abgesehen (Peritoneal-/Pleurakarzinose, komplette Remission umschriebener Haut- oder Lungenmetastasen), bisher nicht gesichert.

Kommt es nach einer Remission zu erneuter Tumorprogredienz, kann, je nach der zuvor dokumentierten Wirksamkeit, das gleiche Protokoll nochmals eingesetzt werden. Bei primär refraktären oder sekundär resistenten Tumoren ist ein Ansprechen auf alternative Protokolle eine Rarität.

Strahlentherapie

Aus strahlenbiologischer Sicht unterscheidet sich das Melanom nicht wesentlich von anderen Tumoren. Statt der üblichen Einzelfraktionierung von 2–2,5 Gy/Tag, lassen sich wegen der geringen Strahlensensibilität durch höhere Einzeldosen bis zu einer Gesamtdosis von 50–60 Gy bei der Mehrzahl der Patienten objektive Remissionen erreichen.

Bevorzugte Bereiche für eine Bestrahlung sind Skelett, Lymphknotenregionen, Haut und Gehirn. Eine Strahlentherapie ist hier aus palliativer Indikation, gelegentlich auch zur Konsolidierung nach operativer Intervention (s.o., Lymphonodektomie) gerechtfertigt und kann im Rahmen eines interdisziplinären Therapiekonzepts dem Kranken von Nutzen sein.

Supportive Maßnahmen

Die supportive Betreuung mit adäquater Schmerztherapie, gegebenenfalls Antiemetika, angemessener Ernährung und schließlich der terminalen Pflege stellt stets die entscheidende Maßnahme dar.

Spezielle Erkrankungsformen

Aderhautmelanome

Sie metastasieren vorzugsweise zunächst in die Leber und erweisen sich als hochgradig therapieresistent. Fotemustin, insbesondere bei regionaler Infusion, erwies sich als wirksam. Eine Behandlung sollte möglichst im Rahmen klinischer Therapieoptimierungsprüfungen versucht werden.

Hirn- und ZNS-Metastasierung

Dacarbazin, Temozolamid, Carmustin, Lomustin und Fotemustin können zu objektiven Remissionen führen (Kombination mit Mannitol zur „Öffnung" der Bluthirnschranke). Gelegentlich kann die Wirkung in Kombination mit einer Strahlentherapie weiter gesteigert werden.

Isolierte Lebermetastasierung

Hier kann durch eine regionale intraarterielle Zytostatikainfusion oder auch Perfusion, kombiniert mit einer passageren (Liposomen/Stärkepartikel) oder definitiven Vasookklusion eine relativ hohe objektive Remissionsrate mit wahrscheinlicher Verlängerung der Überlebensdauer erreicht werden.

Regionale Gliedmaßenmetastasierung

Patienten mit lokalen sowie In-transit-Metastasen sollten, sofern keine systemische Metastasierung vorliegt und diese Herde nicht mehr chirurgisch entfernt werden können, einer regionalen Zytostatikaperfusion in Hyperthermie zugeführt werden. Die objektiven Remissionsraten liegen beim Einsatz von Melphalan bei 80%, die 5-Jahres-Überlebensrate schwankt bei Patienten mit Lokalrezidiven, Satelliten- und In-transit-Metastasen mit oder ohne regionale Lymphknotenmetastasierung zwischen 30 und 80%. Selbst bei einer weit fortgeschrittenen, auf die Gliedmaße beschränkten Metastasierung lassen sich noch 5-Jahres-Überlebensraten von 30% erreichen. Über 90% Langzeitremissionen können durch die Kombination einer Hochdosis-Melphalanperfusion mit Interferon-γ und rTNF-α erreicht werden.

Der klinische Alltag: therapeutischer Imperativ und das Primat des Nihil nocere

Folgende Maxime sollten jeder aktiven Intervention bei Patienten mit metastasierten Melanomen zugrunde gelegt werden:

- Vor Einleitung einer palliativen Therapie bedarf es einer mehrwöchigen Verlaufsbeobachtung, um einen Eindruck von der Wachstumskinetik und Entwicklung tumorspezifischer Komplikationen zu gewinnen.
- Tamoxifen kann bei postmenopausalen Patientinnen mit Weichteil- und Lungenmetastasen bis zum Nachweis der Wirkungslosigkeit (ca. 6 Wochen) versucht werden.

- Tamoxifen in der Kombination mit Dacarbazin führt (insbesondere bei Frauen mit Weichteil- und Lungenmetastasen) in etwa 25–30% zu objektiven partiellen Remissionen.
- Eine Zytostatika-Polychemotherapie mit Cisplatin, Dacarbazin, Carmustin in Kombination mit Tamoxifen ist relativ toxisch, ergibt aber ca. 30% objektive Remissionen auch bei viszeralen Metastasen.
- Die Kombination mit einer palliativen oder konsolidierenden Strahlentherapie (hohe Fraktionen) erweist sich insbesondere bei Hirn-, Skelett- und Lymphknotenmetastasen als sinnvoll.
- Regionale Therapieoptionen (hypertherme Perfusion, intraarterielle Infusion) ergänzen für eine selektierte Gruppe von Patienten unsere therapeutischen Möglichkeiten.
- Bei einer intrakutanen Metastasierung (epidermotroper Befall) kann die lokale Immunisierung mit Dinitrochlorbenzol, gefolgt von einer systemischen Dacarbazin-Behandlung, zu langjährigen kompletten Remissionen, vereinzelt zu Heilungen führen.
- In vielen Fällen ist es ärztlich gerechtfertigt, auf eine systemische palliative Chemotherapie gänzlich zu verzichten.

Literatur

1. Kleeberg UR, Garbe C: Recommendations for follow-up of patients with cutaneous melanoma. Dermatologic Therapy 10 (1999) 83–87.
2. Kleeberg UR, Schmoll HJ: Melanom. In: Schmoll HJ, Höffken K, Possinger K (Hrsg.): Kompendium Internistische Onkologie, Kap. 34.72, S. 1415–1460. Springer, Berlin 1999.
3. Lens MB, Dawes M: Interferon alfa therapy for malignant melanoma: A systematic review of randomized controlled trials. J.Clin. Oncol. 20 (2002) 1818 - 25
4. Lejeune FJ, Chandhuri PK, DasGupta TK (eds): Malignant Melanoma, Medical and Surgical Management, 1994. McGraw-Hill, New York.

21 Maligne Gliome

B. Steinke

Definition und Basisinformation

Als primäre Hirntumoren werden benigne und maligne Tumoren bezeichnet, die von Zellen des Gehirns oder der Meningen ausgehen, nicht dagegen primär im Gehirn manifestierte maligne Lymphome oder Metastasen. Die Inzidenz der primären Hirntumoren beträgt $7-14/10^6$/Jahr mit steigender Tendenz. Bei Erwachsenen machen dabei Gliome etwa 50%, in höherem Alter bis zu 90% aus (1, 4). Die **histologische Klassifikation** ist eine wesentliche Grundlage für die Behandlung, da biologisches Verhalten und Malignität der verschiedenen histologischen Entitäten sich deutlich unterscheiden.

Nach der WHO-Klassifikation werden die Hirntumoren unterteilt nach ihren jeweiligen Ursprungszellen, somit die Gliome in Astrozytome, Oligodendrogliome und Mischtumoren. Darüber hinaus wird der histologische Malignitätsgrad berücksichtigt (29), wobei „Low-grade"- (Malignitätsgrad I und II) von „High-grade"-Tumoren (Malignitätsgrad III und IV) zu unterscheiden sind. Daraus ergibt sich für die in diesem Kapitel berücksichtigten Gliome des Malignitätsgrades III und IV folgende Einteilung:

Gliatumoren	WHO-Klassifikation	Malignitätsgrad III	IV
Astrozytäre Tumoren	Anaplastisches Astrozytom	+	
	Glioblastoma multiforme		+
Oligodendrogliome	Anaplastisches Oligodendrogliom	+	
Mischgliome	Anaplastisches Oligoastrozytom	+	

Oligodendrogliome und Mischgliome sind seltener als die astrozytären Tumoren, die etwa 75% aller malignen Gliome ausmachen. Oligodendrogliome haben eine bessere Prognose als Mischtumoren und Astrozytome, das Glioblastom ist der prognostisch ungünstigste Tumor (1). Neben der histologischen Zuordnung sind Lebensalter und Allgemeinzustand des Patienten weitere wichtige prognostische Parameter, die auch bei der Wahl der Therapie berücksichtigt werden müssen. Junge Patienten in gutem Allgemeinzustand weisen eine günstige Prognose auf mit Überlebenszeiten bis zu über 50 Monaten bei günstiger Histologie, Patienten über 50 Jahre in schlechtem Allgemeinzustand (Karnofski-Index unter 70) mit Glioblastom überleben im Median nur 5–6 Monate (1, 17).

Die folgenden Therapieleitlinien gelten nur für die „High-grade"-Gliome, nicht für Gliome mit niedriger Malignität (WHO Grad II), ebenso nicht für andere Hirntumoren hoher Malignität (z.B. Medulloblastome (s. 16)). Die seltenen malignen Ependymome (23) und malignen Plexuspapillome können mangels spezifischer Studien gleichartig behandelt werden.

Symptomatik

Am häufigsten sind neu auftretende fokale oder generalisierte Krampfanfälle, neurologische Ausfälle und Kopfschmerzen.

Diagnostik

Die initiale Symptomatik führt in der Regel zu einer CT- oder MRT-Untersuchung, durch die die Diagnose eines primären Hirntumors weitgehend gesichert werden kann. Die endgültige histologische Diagnose wird durch stereotaktische Biopsie oder am Operationspräparat gestellt; die Wahl des Verfahrens erfolgt in Absprache zwischen Neurochirurgen, Neurologen und Neuroradiologen (27). Eine Liquordiagnostik ist nur bei differentialdiagnostischen Problemen oder auffälliger klinischer Symptomatik erforderlich, eine menigeale Aussaat ungewöhnlich und am ehesten bei Oligodendrogliomen zu beobachten (28). Metastasen außerhalb des ZNS sind selten. Ein weiteres Staging ist deshalb nicht notwendig.

Therapie

Viele therapeutische Fragen sind nicht oder nur in älteren Studien beantwortet, die alte histologische Klassifikationen sowie alte Operations- und Bestrahlungstechniken verwenden und deren Ergebnisse nicht uneingeschränkt übernommen werden können. Um das therapeutische Vorgehen verbessern zu können, sollten Patienten deshalb wenn möglich im Rahmen von Studien behandelt werden (1, 24). Außerhalb von Studien können folgende Richtlinien der Therapie zugrunde gelegt werden:

Dexamethason: Primär wird wegen des den Tumor umgebenden Hirnödems immer eine Dexamethasonbehandlung eingeleitet. Sie kann später in Abhängigkeit von den Ergebnissen der weiteren Therapie reduziert werden. Bei Verdacht auf das Vorliegen eines primär zerebralen Non-Hodgkin-Lymphoms sollte die Dexamethasontherapie wegen des raschen Ansprechens bis zur histologischen Sicherung zurückgestellt werden (27).

Operation: Eine operative Entfernung zumindest eines Großteils des Tumors gilt als Standard (1, 4, 27), da in vielen Studien eine Abhängigkeit der rezidivfreien Überlebenszeit vom Ausmaß der Tumorreduktion nachgewiesen werden konnte. Aufgrund des infiltrativen Wachstums ist eine operative Entfernung des Tumors im Gesunden nie möglich. Immer müssen das Ausmaß der durch die Operation entstehenden Belastung für den Patienten und die möglicherweise auftretenden Funktionseinbußen gegen die Chance einer symptomatischen Besserung und einer Verlängerung der Überlebenszeit abgewogen werden (27).

Strahlentherapie: Eine postoperative Strahlenbehandlung ist, unabhängig vom Ausmaß der Resektion, ebenfalls Standard (1, 4, 27). Dabei wird das Tumorbett mit einem Sicherheitsabstand von 2–3 cm mit 60 Gy bestrahlt. Die Indikation stützt sich auf zwei große, ältere Studien (18, 26), die einen positiven Effekt höherer Strahlendosen nachweisen konnten mit einer Verlängerung der Überlebenszeit um etwa 4–5 Monate. Neuere Daten liegen nicht vor. In Einzelfällen (ungünstige Lokalisation des Tumors) ist eine primäre externe oder interstitielle Strahlentherapie gerechtfertigt (15).

Chemotherapie: Der optimale Einsatz der Chemotherapie ist nach wie vor umstritten (1). Sie ist allgemein akzeptiert zur Behandlung des Rezidivs nach vorangegangener Operation und Strahlentherapie (1, 4, 27). Weithin kontrovers ist dagegen ihr Einsatz als adjuvante Behandlung unmittelbar im Anschluss oder beginnend mit der Radiotherapie. Dabei sprechen Metaanalysen (8, 10) und eine neue, randomisierte Studie (22) für die adjuvante Therapie. Darüber hinaus wird in laufenden Studien auch der Einsatz der Chemotherapie anstelle der Radiotherapie geprüft (9, 28).

Das Ergebnis der Chemotherapie wird wesentlich durch die histologische Zuordnung bestimmt. Oligodendrogliome und Mischtumoren sind eher chemotherapiesensibel, besonders, wenn sie eine Deletion im Bereich der Chromosomen 1 und 10 aufweisen, was bei etwa 75% der Tumoren beobachtet wird (4). Die Astrozytome und Glioblastome sprechen wesentlich weniger gut auf eine Chemotherapie an (1). Daraus ergeben sich für die histologischen Gruppen im Einzelnen folgende Empfehlungen:

– bei Patienten mit Oligodendrogliomen und Mischtumoren können durch eine adjuvante Chemotherapie nach Operation und Bestrahlung sehr gute Ergebnisse erzielt werden mit 5-Jahres-Überlebensraten von über 50% (28) und einem medianen progressionsfreien Überleben von bis zu 78 Monaten (13). Dabei kann nach mehreren Phase-II-Studien das PCV-Schema (CCNU 110 mg/m² pro Tag 1, Procarbazin 60 mg/m² pro Tag 8–21, Vincristin 1,4 mg/m² i.v. Tag 8 und 29) als Standard gelten (1, 4). Die o.g. Metaanalysen ermitteln eine Verlängerung des medianen Überlebens von 6–18 Monaten. Auch wenn randomisierte Studien fehlen, kann deshalb dieses Vorgehen empfohlen werden **(Empfehlungsgrad B; 13, 27)**. Randomisierte Studien zum Stellenwert der Chemo- und Strahlentherapie und ihrer optimalen zeitlichen Abfolge laufen, die Ergebnisse sind in Kürze zu erwarten (24, 28).

– bei Patienten mit astrozytären Tumoren sprechen die Metaanalysen (8, 10) für eine Verlängerung der medianen Überlebenszeit um 2–3 Monate durch Chemotherapie nach Operation und Strahlentherapie. Der Vorteil war besonders bei jungen Patienten in gutem Allgemeinzustand nachweisbar. Eine Polychemotherapie inklusive des PCV-Schemas (19) war nicht besser als eine Monotherapie mit BCNU oder ACNU. Nach einer aktuellen randomisierten EORTC-Studie (22) ist bei Glioblastomen eine ähnliche Verbesserung auch durch die Gabe von Temozolomid während (75 mg/m² täglich) und nach der Bestrahlung (150–200 mg/m² tägl. Tag 1–5 alle 28 Tage für 6 Zyklen) möglich, hier konnte die mediane Überlebenszeit durch die Chemotherapie von 12 auf 15 Monate hochsignifikant gesteigert werden. Dies in allen Altersgruppen und bei guter Verträglichkeit, nur bei Patienten in schlechtem Allgemeinzustand war die adjuvanten Chemotherapie nicht sicher wirksam. Eine kleinere Studie (2) speziell bei älteren Patienten kam zu einem ähnlichen Ergebnis. Deshalb kann die Behandlung von Patienten in gutem Allgemeinzustand mit einer Temozolomid-Therapie entsprechend dem o.g. Schema nach der Operation und beginnend mit der Bestrahlung als Standard empfohlen werden **(Empfehlungsgrad A; 2, 22)**. Bei schlechtem Allgemeinzustand muss über die Chemotherapie individuell entschieden werden (1, 9).

Rezidivtherapie: Die Behandlung bei Rezidiven muss den Zustand des Patienten, bestehende neurologische Ausfälle sowie die verbleibende Prognose berücksichtigen und ist individuell auszurichten. Bei angemessenem Einsatz wird die Lebensqualität verbessert bei nur geringem Einfluss auf die Überlebenszeit (11). Operation, Strahlentherapie und Chemotherapie sind in den Ergebnissen in etwa gleichwertig (20). Kleine, günstig gelegene Rezidive können reoperiert werden. In diesem Fall ist eine Überlegenheit für die gleichzeitige Implantation von mit Chemotherapeutika angereicherten Polymeren (Wafers) gegenüber der alleinigen Operation gesichert (3). Bei Tumoren unter 5 cm kann auch eine stereotaktische Bestrahlung erwogen werden (15). Chemotherapeutisch ist Temozolomid als Monosubstanz bei allen histologischen Subgruppen wirksam. Für Oligodendrogliome und Oligoastrozytome konnte eine Ansprechrate von 43,8% und ein mittleres Überleben von 10 Monaten nach Vorbehandlung mit dem PCV-Protokoll gefunden werden (7), bei Patienten, die initial nur operiert und bestrahlt worden waren, lag die Ansprechrate auf Temozolomid als erste Rezidivtherapie sogar bei 53% (25). Für Patienten mit Glioblastoma multiforme wurde in randomisierten Studien ein signifikanter Vorteil bezüglich rezidivfreiem Überleben (Mittel 12 vs. 8 Wochen, 30) sowie bezüglich Lebensqualität (21) für die Therapie mit Temozolomid versus einer Behandlung mit Procarbazin nachgewiesen, andere Studien bestätigen diese Ergebnisse (6). Die Temozolomid-Therapie stellt somit einen Standard für die Chemotherapie rezidivierter Gliome dar **(Empfehlungsgrad A, 6, 21, 30)**, sofern sie nicht bereits als adjuvante Behandlung eingesetzt wurde. Darüber hinaus sind bei Oligodendrogliomen auch Paclitaxel (5) und Cisplatin (20) als Monosubstanzen wirksam, bei astrozytären Tumoren kann das PCV-Protokoll in einem geringen Prozentsatz (11% beim Glioblastom, 14) noch zu einem Ansprechen führen. Günstige Ergebnisse werden auch für liposomales Doxorubicin berichtet (12). Wichtig ist immer die symptomatische Therapie.

Nachsorge

Die Nachsorge erfolgt individuell und symptomorientiert. Als Grundlage für Folgeuntersuchungen ist eine CT- und/oder Kernspinuntersuchung nach Abschluss der Therapie durchzuführen.

Literatur

1. Brandes AA (ed.): The second international conference on future trends in the treatment of brain tumors. Sem Oncol 30 (2003) Suppl 19.
2. Brandes AA, Vastola F, Basso U et al.: A prospective study on glioblastoma in the elderly. Cancer 97 (2003) 657–662.
3. Brem H, Piantadosi S, Burger PC et al.: Placebo-controlled trial of safety and efficacy of intraoperative controlled delivery by biodegradable polymers of chemotherapy for recurrent gliomas. Lancet 345 (1995) 1008–1012.
4. Buckner JC (ed.): Brain tumors. Sem Oncol 31 (2004) 593–713.
5. Chamberlain MC, Kormanik PA: Salvage chemotherapy with paclitaxel for recurrent oligodendrogliomas. J Clin Oncol 15 (1997) 3427–3432.
6. Chang SM, Theodosopoulos P, Lamborn K et al.: Temozolomide in the treatment of recurrent malignant gliomas. Cancer 100 (2004) 605–611.
7. Chinot OL, Honore S, Dufour h et al.: Safety and efficacy of temozolomide in patients with recurrent anaplastic oligodendrogliomas after standard radiotherapy and chemotherapy. J Clin Oncol 19 (2001) 2449–2455.
8. Fine HA, Dear KBG, Loeffler JS et al.: Meta-analysis of radiation therapy with and without adjuvant chemotherapy for malignant gliomas in adults. Cancer 71 (1993) 2585–2597.
9. Glantz M, Chamberlain M, Liu Q et al.: Temozolomide as an alternative to irradiation for elderly patients with newly diagnosed malignant gliomas. Cancer 97 (2003) 2262–2266.
10. Glioma Meta-analysis Trialists (GMT) Group: Chemotherapy in adult high-grade glioma: A systematic review and meta-analysis of individual patient data from 12 randomized trials. Lancet 359 (2002) 1011–1018.
11. Hau P, Baumgart U, Pfeifer K et al.: Salvage therapy in patients with glioblastoma: is there any benefit? Cancer 98 (2003) 2678–2686.
12. Hau P, Fabel K, Baumgart U et al.: Pegylated liposomal doxorubicin – efficacy in patients with recurrent high-grade glioma. Cancer 100 (2004) 1199–1207.
13. Jeremic B, Milicic B, Grujicic D et al.: Combined treatment modality for anaplastic oligodendroglioma and oligoastrocytoma: a 10-year update of a phase II study. Int J Radiat Biol Phys 59 (2004) 509–514.
14. Kapelle AC, Postma TJ, Taphoorn MJ et al.: PCV chemotherapy for recurrent glioblastoma multiforme. Neurology 56 (2001) 118–120.
15. Kortmann RD, Becker G, Kühl J et al.: Strahlentherapie bei malignen Gliomen. Onkologe 4 (1998) 608–617.
16. Kortmann RD, Bogdahn U, Westphal M et al.: Medulloblastome im Erwachsenenalter. Onkologe 9 (2003) 710–720.
17. Laws ER, Parney IF, Huang W et al.: Survival following surgery and prognostic factors for recently diagnosed malignant glioma: data from the Glioma Outcome Project. J Neurosurg 99 (2003) 467–473.
18. Medical Research Council Brain Tumor Working Party: A Medical Research Council trial of two radiotherapy doses in the treatment of grades 3 and 4 astrocytoma. Br J Cancer 64 (1991) 769–774.
19. Medical Research Council Brain Tumor Working Party: Randomized trial of procarbazine, lomustine, and vincristine in the adjuvant treatment of high-grade astrocytoma: a Medical Research Council trial. J Clin Oncol 19 (2001) 509–518.
20. Nieder C, Grosu AL, Molls M: A comparison of treatment results for recurrent malignant gliomas. Cancer Treat Rev 26 (2000) 397–409.
21. Osoba D, Brada M, Yung et al.: Health-related quality of life in patients treated with temozolomide versus procarbazine for recurrent glioblastoma multiforme. J Clin Oncol 18 (2000) 1481–1491.
22. Stupp R, Mason WP, van den Bent MJ et al.: Radiotherapy plus concomitant and adjuvant temozolomide for glioblastoma. N Engl J Med 352 (2005) 987–996.
23. Tonn JC, Goetz C, Grabenbauer GG et al: Ependymome. Onkologe 9 (2003) 721–728.
24. Van den Bent MJ, Stupp R, Brandes AA et al.: Current and future trials of the EORTC Brain Tumor Group. Onkologie 27 (2004) 246–250.
25. Van den Bent MJ, Taphoorn MJ, Brandes AA et al.: Phase II study of first line chemotherapy with temozolomide in recurrent oligodendroglial tumors: the European Organization for Research and Treatment of Cancer Brain Tumor Group. J Clin Oncol 21 (2003) 2525–2528.
26. Walker MD, Strike TA, Sheline SE: An analysis of dose-effect relationship of malignant gliomas. Int J Radiat Oncol Biol Phys 5 (1979) 1725–1731.
27. Weller M: Interdisziplinäre S2-Leitlinie für die Diagnostik und Therapie der Gliome des Erwachsenenalters. Deutsche Krebsgesellschaft. W. Zuckschwerdt Verlag, München (2004).
28. Weller M, von Deimling A, Ernemann U et al.: Oligodendrogliome. Diagnostik und Therapie. Onkologe 9 (2003) 729–728.
29. Wiestler OD, Schmidt MC: Neuropathologie maligner Gliome. Onkologe 4 (1998) 580–588.
30. YungWKA, Albright RE, Olson J et al.: A phase II study of temozolomide vs. procarbazine in patients with glioblastoma multiforme at first relapse. Brit J Cancer 83 (2000) 588–593.

22 CUP-Syndrom – Tumorerkrankung mit unbekanntem Primärtumor

G. Hübner, C. Bokemeyer

Definition und Basisinformation

Der Begriff CUP-Syndrom (= Cancer of Unknown Primary, Tumorerkrankung mit unbekanntem Primärtumor) bezeichnet ein im klinischen Alltag häufiges, vielgestaltiges onkologisches Krankheitsbild.
- Definition:
  - histologisch oder zytologisch gesicherter maligner Tumor
  - Primärtumor unbekannt **nach Abschluss** der primären Diagnostik
- Inzidenz: 6,5–90/100.000/Jahr, entsprechend 2–4% aller Tumorerkrankungen (24, 30)
- Altersgipfel 53–62 Jahre, Geschlechterverteilung m:w ca. 55:45% (18, 21)
- Ätiologie und Pathogenese: weitgehend hypothetisch. Es besteht ein Wachstumsvorteil der Metastasen gegenüber dem Primärtumor.

Histologie, Primärtumoren und Einteilung

- Histologie: Adenokarzinom 40–60%, undifferenziertes Karzinom 15–30%, Plattenepithelkarzinom 15–20%, kleinzelliges/neuroendokrines Karzinom 3–5%, andere 1–3% (1)
- Primärtumoren:
  - Identifikation ante mortem 10–20%, selbst in Autopsieserien nur 50–85%.
  - Verteilung: Lunge 25–35%, Pankreas 15–20%, Leber/Gallenwege 10–15%, Kolon/Rektum 3–8%, Niere 3–5%, Ovar/Peritoneum 2–4%, andere je < 4%.
  - *Ausnahme: zervikale Lymphknotenmetastasen* im oberen und mittleren Halsdrittel (*ohne* supraklavikuläre Lymphknoten). Primärtumorverteilung: Kopf-Hals-Tumoren 60–80%, Lunge 15–25%, Schilddrüse 5–10%; alle anderen zusammen < 5%.
- Befallsmuster:
  - Primär lokalisiert (solitäre Metastase oder Befall einer Lymphknotenregion) 15–25%, primär disseminiert 75–85%
  - Befallene Organe: Lymphknoten 40–45%, Leber 30–40%, Skelett 25–35%, Lunge 20–30%, Pleura 5–15%, Peritoneum 5–10%, ZNS 5–10%, Nebennieren ca. 6%, Haut ca. 4% (1)

Prognose

- Medianes Überleben 3–11 Monate, 1-Jahres-Überleben 25–40%, 5-Jahres-Überleben 5–15% (18)
- Subgruppen mit günstiger Prognose:
  - Lokale (resezierbare) Erkrankung (medianes Überleben 20 Monate, 5-Jahres-Überleben 33%) (20)
  - Axilläre Lymphknoten (bei Frauen), häufig okkultes ipsilaterales Mammakarzinom
  - Extragonadale Keimzelltumoren (Männer, < 50 Jahre, wenig diff. Karzinom, retroperitoneal/mediastinal/pulmonal, rascher Progress, i12p)
  - Neuroendokrine Karzinome
  - Jüngere Frauen mit Peritonealkarzinose

Diagnostik

Prognoseorientiert: Staging, Erfassung der prognostisch günstigen Subgruppen, Erstellung einer Arbeitsdiagnose bzw. Identifikation des Primärtumors. **Histologie und Zytologie und Immunhistologie** liefern Hinweise von therapeutischer Relevanz für die Eingrenzung des möglichen Primärtumors und Formulierung einer Arbeitsdiagnose (22). Materialgewinnung ist daher **früh** im Rahmen der Primärdiagnostik erforderlich.
Diagnostisches Basisprogramm (2, 23):
- Anamnese, körperliche Untersuchung (bei Männern einschl. Hodenpalpation, bei Frauen einschl. Mammauntersuchung)
- Histologie/Zytologie mit Immunhistologie
- CT-Thorax, Sonographie und CT des Abdomens, 3 × Hämoccult
- Gynäkologische Untersuchung, Mammographie, vaginale und Mamma-Sonographie
- Tumormarker: LDH, AFP, bei Männern zusätzlich PSA, β-hCG.

Weitere Untersuchungen erfolgen nur gezielt nach Anamnese, Befund und Arbeitsdiagnose; vor allem ist nach den prognostisch günstigen Gruppen zu fahnden (s.o., Prognose). Die Untersuchung asymptomatischer Regionen über das Basisprogramm hinaus ist nicht sinnvoll. Im Verlauf wiederholte Diagnostik trägt nicht zur Primärtumoridentifikation bei. Nur selten wird der Primärtumor im Laufe der Erkrankung symptomatisch.

Therapie

Die Behandlungsstrategie richtet sich nach
- dem Befallsmuster
- der Histologie/Immunhistologie
- der Arbeitsdiagnose
- der Möglichkeit des Vorliegens einer günstigen prognostischen Gruppe
- dem Zustand und dem Therapiewunsch des Patienten

Lokalisierte Stadien

Bei solitärer Metastase oder Befall nur einer Lymphknotenregion erfolgt eine lokale radikale Therapie in kurativer Intention.

Zervikale Lymphknoten

Definierter Sonderfall; siehe Leitlinien der Gesellschaften für Hals-Nasen-Ohren-Heilkunde, Kopf- und Halschirurgie und für Mund-, Kiefer- und Gesichtschirurgie www.awmf-online.de.
Charakteristika:
- 3–9% aller Tumoren im HNO-Bereich, 70–90% Männer
- 50% Plattenepithelkarzinom, 35% undifferenziertes Karzinom, immunhistologisch häufig als

Plattenepithelkarzinom zuzuordnen (CK 5/6, CK 14, p63)
- Lokoregionäre Primärtumoren in 70–80% (HNO-Bereich, gelegentlich Schilddrüse), ca. 15–25% Bronchialkarzinome

Diagnostik: CT-Thorax, Panendoskopie, bei Plattenepithelkarzinom diagnostische Tonsillektomie, PET empfehlenswert (Identifikation von 25–40% der Primärtumoren, Erkennen bisher nicht bekannter Disseminierung in 15–35%, therapeutische Relevanz in 35–65%); bei Adenokarzinom Schild- und Speicheldrüsendiagnostik obligat.

Therapie (Empfehlungsgrad B; 3, 6, 7):
- Bei N1-Stadien ohne zusätzliche Risikofaktoren: funktionelle necks dissection (FND); anschließend postoperative Bestrahlung
- Bei N2- oder N3-Stadien oder zusätzlichen Risikofaktoren (Befall von 2 oder mehr Lymphknoten, extranodale Ausbreitung, R1-Resektion): FND, anschließend kombinierte postoperative Radiochemotherapie bei Patienten, die für eine Cisplatin-Behandlung geeignet sind. Chemotherapie-ungeeignete Patienten: nur postoperative Radiatio
- Bei Adenokarzinom: gleiche Therapie. Kuration selten, aber 2-Jahres-Überleben ca. 50%

Solitäre supraklavikuläre (tiefe zervikale) Lymphknoten

Charakteristika:
- Als lokalisierte Form sehr selten, meist parallel disseminierte Erkrankung
- Adenokarzinom 35%, Bronchialkarzinom als Primärtumor 50%
- „Virchowsche Drüse": Magenkarzinom, aber auch Keimzelltumor u.v.a. möglich

Therapie (Empfehlungsgrad C; 5, 11, 12):
- Plattenepithel-, undiff. und Adenokarzinom: LK-Exstirpation, anschließend Radiatio
- Neuroendokrines (kleinzelliges) Karzinom: s.u., solitäre Metastase eines neuroendokrinen (kleinzelligen) Karzinoms

Solitäre axilläre Lymphknoten

Sie stellen bei Frauen einen definierten Sonderfall des CUP-Syndroms dar. Diagnostik und Therapie wie bei nodalpositivem Mammakarzinom (gegebenenfalls bis zum Beweis des Gegenteils – Immunhistologie!).

Charakteristika:
- Bei Frauen in 75%, bei Männern gelegentlich Mammakarzinom als Primärtumor
- sonst häufig Bronchialkarzinom, gelegentlich amelanotisches Melanom, malignes Lymphom, Weichteilsarkom (Immunhistologie!)
- MRT der Mammae bei unauffälligem klinischen Befund, unauffälliger Mammographie und Mamma-Sonographie sinnvoll
- Immunhistologie einschl. Hormonrezeptorstatus und c-erbB2-Expression erforderlich
- 5-Jahres-Überleben 50–70%

Therapie bei Adeno- oder undifferenziertem Karzinom (Empfehlungsgrad B; 10, 31):
- Axilladissektion (Level I + II)
- Ablatio Mammae oder Quadrantenresektion ist *nicht* erforderlich
- Adjuvante Chemotherapie wie bei nodal-positivem Mammakarzinom
- anschließend Bestrahlung (einschl. der ipsilateralen Mamma) wie nach brusterhaltender Therapie
- anschließend antihormonelle Therapie bei rezeptorpositivem Tumor.

Therapie bei Plattenepithelkarzinom (Empfehlungsgrad D):
- Axilladissektion
- anschließend Bestrahlung einschl. der infra- und supraklavikulären Lymphknoten

Regional begrenzte thorakale/mediastinale Lymphknoten

Selten; in der Lunge finden sich die häufigsten Primärtumoren, aber auch Mamma oder extragonadale Keimzelltumoren kommen vor. In einigen Fällen ist ein Langzeitüberleben nach Operation möglich.

Therapie (Empfehlungsgrad C; 9, 26):
- Resektion unter Einschluss suspekter Lungenanteile; anschließend Radiatio

Solitäre inguinale Lymphknoten

Sie kommen selten vor, sind häufig auf einen lokoregionären Primärtumor zurückzuführen.

Diagnostik: Dermatologische Untersuchung, gynäkologische Untersuchung, urologische Untersuchung, Proktoskopie, ggf. Zystoskopie; Histologie/Immunhistologie (Ausschluss eines amelanotischen Melanoms bzw. eines Weichteilsarkoms!)

Therapie (Empfehlungsgrad C; 14, 32):
- Exstirpation
- anschließend Radiatio einschließlich der iliakalen Lymphabflusswege

Solitäre Hirnmetastase

Die Identifikation des Primärtumors in 50–75% der Fälle möglich. Meist handelt es sich um ein Bronchialkarzinom; seltener um ein Mammakarzinom.

Diagnostik: MRT-Schädel (auch zum Ausschluss weiterer Metastasen), CT-Thorax; falls negativ Mammographie; histologische Sicherung und Immunhistologie obligat.

Therapie (Empfehlungsgrad B; 25, 29):
- Exstirpation, wenn neurochirurgisch möglich
- Gamma-Knife oder stereotaktische Radiatio bei inoperablen Läsionen < 5 cm
- Ganzhirnradiatio bei unvollständiger Resektion oder Satellitenherd(en); ggf. kombiniert mit Chemotherapie (z.B. Topotecan oder Temozolomid)

Solitäre Lungenmetastase

Selten; meist multipel. Die Abgrenzung zum primären Bronchialkarzinom ist oft schwierig.

Diagnostik: Histologie/Zytologie mit Immunhistologie erforderlich.

Therapie (Empfehlungsgrad D):
- analog zum Bronchialkarzinom, siehe C 3

Solitäre Knochenmetastase

Selten; meist multipel.
Diagnostik: Bei Osteolysen sollte insbesondere nach

Bronchial- und Nierenzellkarzinom, bei osteoplastischen Anteilen insbesondere nach Mamma- bzw. Prostatakarzinom, aber auch Magenkarzinom gesucht werden. Histologische Sicherung! (DD Plasmozytom, M. Paget, primäre Knochentumoren, u.a.) (28).

Therapie (Empfehlungsgrad D):
- Resektion in kurativer Intention
- gegebenenfalls anschließend Radiatio
- bei ungünstiger Lokalisation primäre Radiatio in kurativer Intention

Solitäre Lebermetastase

Selten, meist multipel (4). Differenzierte neuroendokrine Karzinome (Karzinoid!) haben eine günstige Prognose.
Diagnostik: Histologie und Immunhistologie (Zytokeratinmuster!), davon abhängig weitere Untersuchungen bei Adeno- oder undifferenziertem Karzinom:
- Zytokeratin (CK) 7-/CK 20+: starker Hinweis auf Darmtumor. Koloskopie obligat.
- CK 7+/CK 20±: Primärtumor schwer eingrenzbar: z.B. Pankreas, Gallenwege, Magen, Bronchial u.a. gezielte Diagnostik mit Endoskopie, Bildgebung.

Therapie (Empfehlungsgrad C; 4):
- Resektion; Implantation eines Ports in die A. hepatica präoperativ erwägen
- Bei Inoperabilität andere lokal ablative Therapieverfahren
- Palliative Chemotherapie, wenn keine lokoregionäre Therapie durchführbar ist, s.u., disseminierte Erkrankung

Solitäre Metastase eines malignen Melanoms

Therapie analog zum malignen Melanom mit bekanntem Primärtumor, siehe B 20 (**Empfehlungsgrad B; 27**):
- Resektion, solange der Tumor lokal begrenzt bleibt

Solitäre Metastase eines neuroendokrinen (kleinzelligen) Karzinoms

Bei Lokalisation oberhalb des Zwerchfells ist der Verlauf meist wie bei einem kleinzelligen Bronchialkarzinom (SCLC).

Therapie (Empfehlungsgrad D):
- Bei supradiaphragmaler Lokalisation
- Ggf. Resektion. Prä- oder postoperative (Radio-) Chemotherapie analog kleinzelligem Bronchialkarzinom, siehe C 2
- Prophylaktische Ganzhirnradiatio bei kompletter Remission
- Bei anderer (besonders gastrointestinaler) Lokalisation:
  - Exstirpation
  - Bei schlechter Differenzierung: anschließend Chemotherapie analog kleinzelligem Bronchialkarzinom, siehe C 2
  - Bei guter Differenzierung: keine weitere Therapie erforderlich

Solitäre Haut- oder Weichteilmetastase außer malignes Melanom

Selten; Bronchial- oder Mammakarzinom häufigster Primärtumor.

Therapie (Empfehlungsgrad D):
- Resektion, besonders bei kutaner Plattenepithelkarzinommetastase besteht eine kurative Chance
- Ggf. anschließend Radiatio

Disseminierte Erkrankung

Die Therapie ist in aller Regel palliativ, die entsprechende *Chemotherapie* muss auf das Spektrum der möglichen Primärtumoren ausgerichtet sein. Dabei ist entscheidend, dass die Therapie den chemothera-

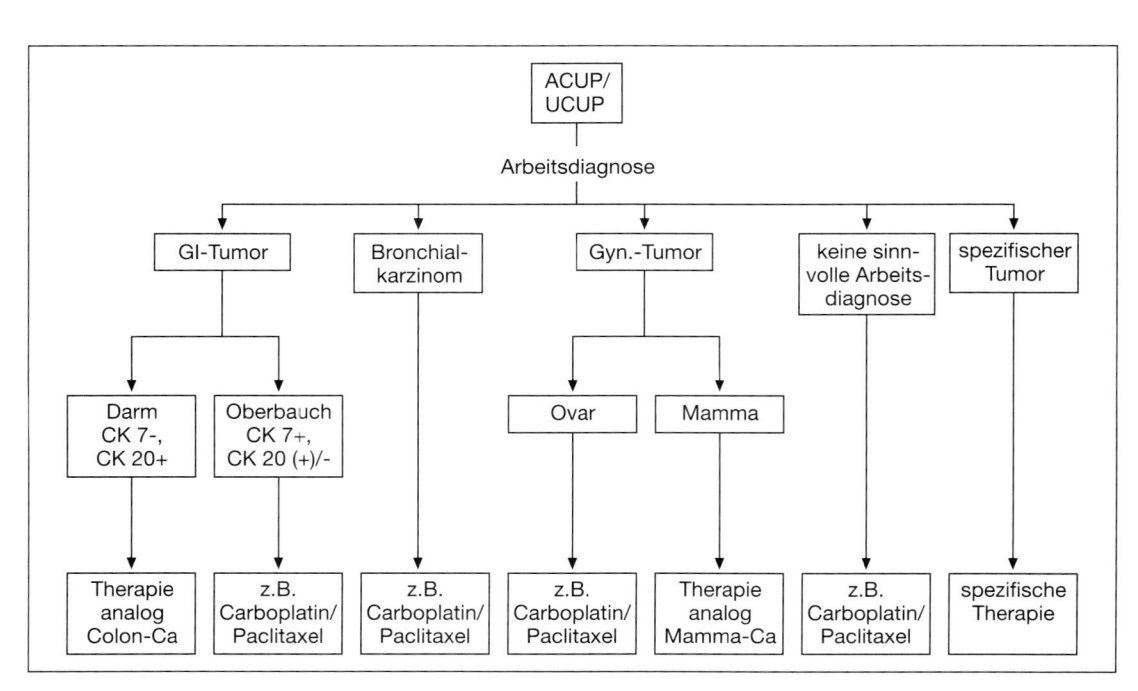

Abb. B.22-1 Disseminierte Erkrankung, Faktoren für Chemotherapie

piesensibelsten denkbaren Ausgangstumor mit erfasst. Bei der Auswahl der Chemotherapie (z.B. Kombinationstherapie oder Monotherapie) ist eine Orientierung an Alter, Komorbidität, funktionellem Status und Therapiewunsch analog dem geriatrischen Assessment sinnvoll.
Eine Übersicht über das Vorgehen geben die Flussdiagramme in den Abbildungen B.22-1 bis B.22-4.

Adenokarzinom und undifferenziertes Karzinom (ACUP/UCUP)

Bei **Kriterien für extragonadalen Keimzelltumor** erfolgt eine Chemotherapie wie bei metastasiertem Hodentumor in kurativer Intention (16), siehe B 15.

Bei **Kriterien für Ovarialkarzinom** (Frauen mit Peritonealkarzinose, keine weiteren Metastasen ± maligner Pleura-/Perikarderguss ± retroperitoneale Lymphknotenmetastasen ± CA125, Zytologie/Histologie/Immunhistologie vereinbar mit Ovarialkarzinom) **Therapie** analog Ovarialkarzinom, siehe B 14.

Kriterien für ein Mammakarzinom: Mammakarzinom in der Anamnese (auch vor Jahrzehnten), axillärer Lymphknotenbefall, supraklavikulärer Lymphknotenbefall, maligner Pleuraerguss, (osteoplastische) Skelettmetastasierung, immunhistologisch Hormonrezeptor- oder GCDFP-15-Expression). Therapie wie bei metastasiertem Mammakarzinom, siehe B 13.

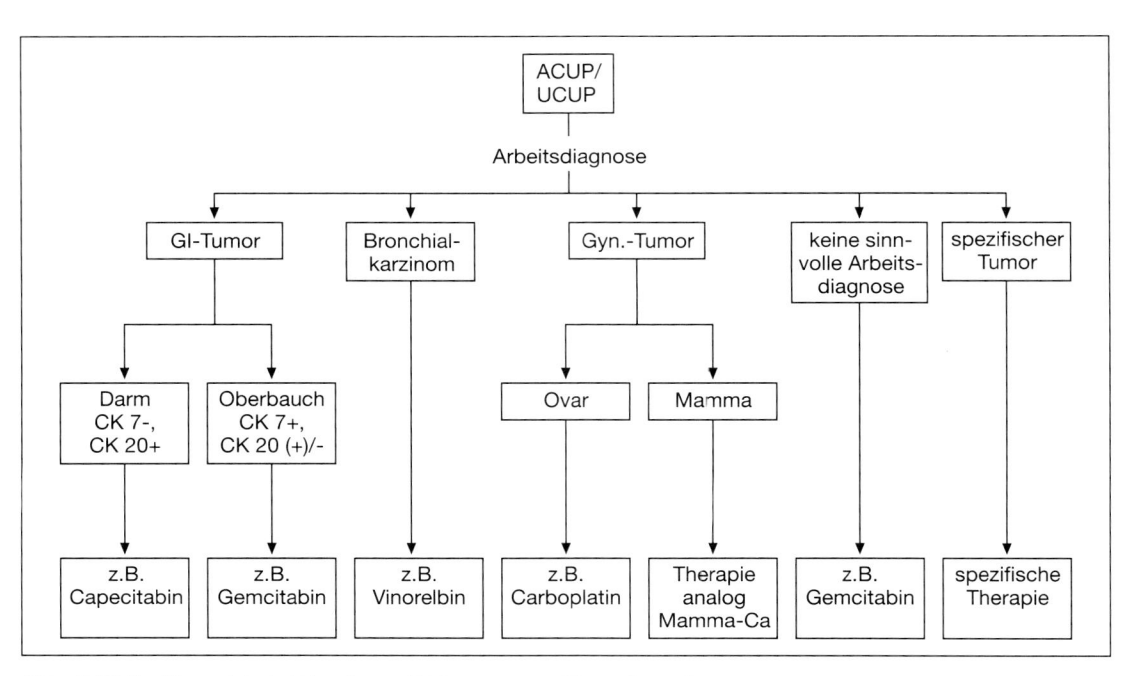

Abb. B.22-2 Disseminierte Erkrankung, Faktoren **gegen** Chemotherapie

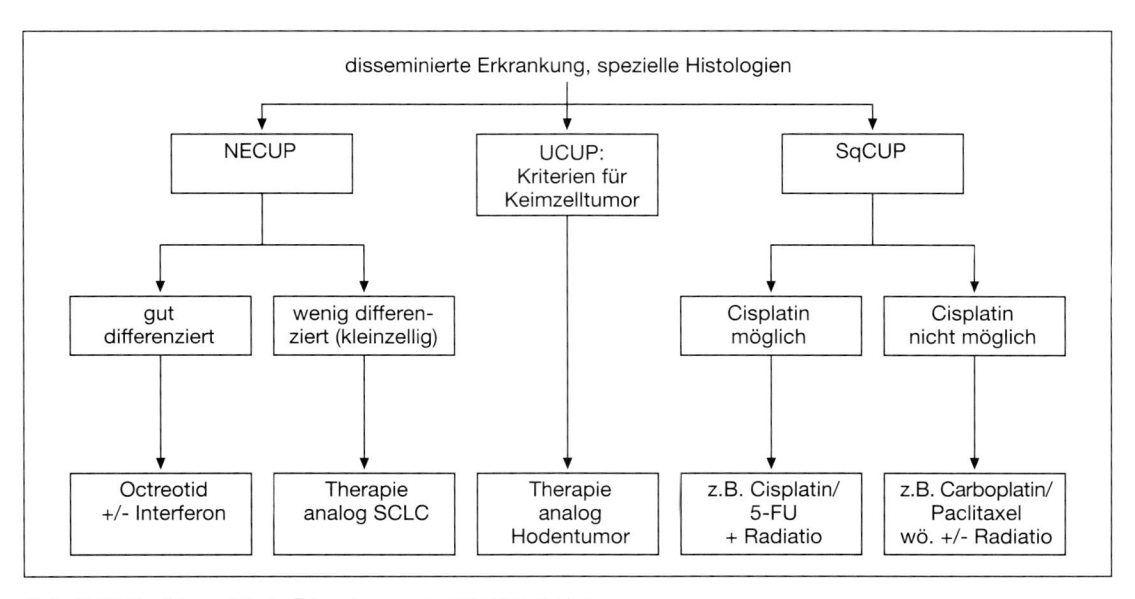

Abb. B.22-3 Disseminierte Erkrankung, spezielle Histologien

```
                    disseminierte Erkrankung plus Faktoren gegen Chemotherapie
                   (z.B. biologisch >70 Jahre, deutlich reduzierter AZ, Komorbidität)
                                              │
         ┌────────────────┬───────────────────┴───────────────┐
         ▼                ▼                                   ▼
   kleinzelliges    Kriterien für                        andere
   Karzinom        hormonab-                             Tumoren
   (NECUP)         hängigen Tumor                            │
                                                 ┌───────────┴─────────┐
                                                 ▼                     ▼
                                              ACUP/                  SqCUP
                                              UCUP
                                                 │
                                         ┌───────┴────────┐
                                         ▼                ▼
                                       Darm             andere
                                   CK 7-, CK 20+
                                                 bei Therapiewunsch
         ▼                ▼                ▼               ▼              ▼
      z.B.          antihormonelle       z.B.            z.B.          lokale
    Vincristin/       Therapie        Capecitabin      Gemcitabin      Radiatio
    Prednison
```

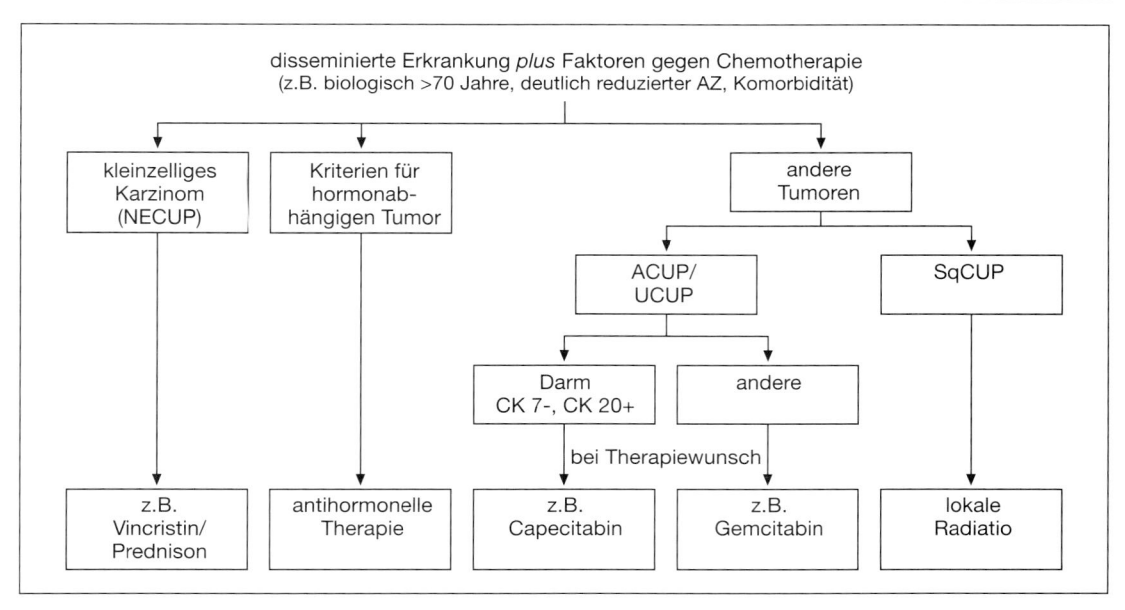

Abb. B.22-4 Disseminierte Erkrankung, **plus** Faktoren gegen Chemotherapie (z.B. biologisch > 70 Jahre, deutlich reduzierter AZ, Komorbidität)

Abkürzungen Abb. B.22-1 bis B.22-4: ACUP – Adenokarzinom, UCUP – undifferenziertes Karzinom, NECUP – neuroendokrines Karzinom, SqCUP – Plattenepithelkarzinom, CK – Cytokeratin

Kriterien für Dick- (oder Dünn-)Darmtumor: Lebermetastasen und/oder Peritonealkarzinose und *Immunhistologie (Cytokeratin 7-, Cytokeratin 20+)* sind selten.
Therapie analog zum Colonkarzinom, siehe A 4.
Kriterien für Oberbauchtumor: Lebermetastasen und/oder Peritonealkarzinose und *Immunhistologie (CK 7+, CK 20-/+, TTF1-)* sind häufig. Diagnostisch sind Röntgen und Magen-Darm-Passage (szirrhöses Magenkarzinom) sinnvoll, gegebenenfalls Endosonographie.
Therapie (Empfehlungsgrad B; 13, 19):
- Chemotherapie Carboplatin AUC = 5/Paclitaxel 175 mg/m², Wiederholung d22
- Alternativ – orientiert an der Arbeitsdiagnose – Gemcitabin- oder z.B. Capecitabin-basierte Therapie (**Empfehlungsgrad C; 8, 17, 19**)

Kriterien für nicht-kleinzelliges Bronchialkarzinom NSCLC: Supradiaphragmaler Befall und/oder Nebennierenmetastasen ± Skelettbeteiligung und *Immunhistologie (CK 7+, CK 20-, TTF-1+).*
Therapie (Empfehlungsgrad B; 13, 19):
- Chemotherapie Carboplatin AUC = 5/Paclitaxel 175 mg/m², Wiederholung d22
- Bei Komorbidität oder schlechtem AZ Monotherapie z.B. mit Vinorelbin (**Empfehlungsgrad D**)

Bei fehlender Zuordnung zu einer Arbeitsdiagnose
Therapie (Empfehlungsgrad B; 13, 19):
- Chemotherapie Carboplatin AUC = 5/Paclitaxel 175 mg/m², Wiederholung d22
- Bei Komorbidität oder schlechtem AZ Monotherapie z.B. mit Gemcitabin (**Empfehlungsgrad C; 15**):

Andere Histologien

Neuroendokrines (einschließlich kleinzelliges) Karzinom – NECUP
Bei einem gut *differenzierten neuroendokrinen Karzinom* kommt es meist zu einem günstigen Spontanverlauf (18), häufig treten multiple Leber-, seltener Lungen- oder Skelettmetastasen auf. Bei therapeutischer Konsequenz sollte nach dem Primärtumor (Octreotid-Szintigraphie) gesucht werden, außerdem sollte eine Diagnostik auf Karzinoid-Syndrom erfolgen.
Therapie analog zum metastasierten differenzierten neuroendokrinen Karzinom:
Bei undifferenziertem neuroendokrinen (kleinzelligen) Karzinom besteht eine relativ hohe Chemotherapiesensibilität.
Therapie analog zum kleinzelligen Bronchialkarzinom, siehe C 2.

Plattenepithelkarzinom (squamous cell carcinoma) – SqCUP
Die Histologie erlaubt keinen Rückschluss auf den Sitz des primären Plattenepithelkarzinoms.
Therapie (Empfehlungsgrad D):
- Kombinierte Radiochemotherapie, z.B. Cisplatin/ 5-Fluorouracil + Bestrahlung
- Bei Komorbidität oder schlechtem AZ z.B. Carboplatin AUC = 2/Paclitaxel 50 mg/m² wöchentlich + Bestrahlung

Therapie bei gebrechlichen Patienten

Bei dieser Patientengruppe steht die Behandlung von Beschwerden im Vordergrund. Einzelne Patienten können jedoch von einer spezifischen Therapie profitieren:

Hinter einem **kleinzelligen Karzinom** mit überwiegendem Lymphknotenbefall kann sich ein malignes Lymphom verbergen, eine immunhistologische Abklärung ist erforderlich. Im Zweifelsfall kann ein Versuch mit Vincristin/Prednison vorgenommen werden.

Bei **Kriterien für einen hormonabhängigen Tumor** (osteoblastische Skelettmetastasen, Befall axillärer Lymphknoten, positive Hormonrezeptoren) ist ein Versuch mit antihormoneller Therapie angezeigt.

Skelettmetastasierung
- Konsequente analgetische Therapie, bei Bedarf analgetische Radiatio
- Konsequente Bisphosphonat-Therapie

Nachsorge

Evidenzbasierte Richtlinien für das CUP-Syndrom liegen nicht vor. Aufgrund der Vielgestaltigkeit des Krankheitsbildes sind detaillierte Empfehlungsgrade nicht sinnvoll. Grundsätzlich gilt:
- Bei kurativer Therapieintention: intensive Nachsorge
- Bei palliativer Therapieintention: symptomorientierte Nachsorge

Studien

Prospektive Phase-II-Studie: Capecitabin und Oxaliplatin bei Adeno- und undifferenziertem Karzinom mit unbekanntem Primärtumor (CUP-Syndrom). Durchgeführt von der AG CUP-Syndrom in der AIO der Deutschen Krebsgesellschaft, Studienleitung Dr. G. Hübner, g.huebner@sana-oh.de.

Literatur

1. Abbruzzese JL, Abbruzzese MC, Hess KR, Raber MN, Lenzi R, Frost P: Unknown primary carcinoma: natural history and prognostic factors in 657 consecutive patients. J. Clin. Oncol. 12 (1994) 1272–1280.
2. Abbruzzese JL, Abbruzzese MC, Lenzi R, Hess KR, Raber MN: Analysis of a diagnostic strategy for patients with suspected tumors of unknown origin. J. Clin. Oncol. 13 (1995) 2094–2103.
3. Argiris A, Smith SM, Stenson K, Mittal BB, Pelzer HJ, Kies MS, Haraf DJ, Vokes EE: Concurrent chemoradiotherapy for N2 or N3 squamous cell carcinoma of the head and neck from an occult primary. Ann. Oncol. 14 (2003) 1306–1311.
4. Ayoub JP, Hess KR, Abbruzzese MC, Lenzi R, Raber MN, Abbruzzese JL: Unknown primary tumors metastatic to liver. J. Clin. Oncol. 16 (1998) 2105–2112.
5. Bataini JP, Rodriguez J, Jaulerry C, Brugere J, Ghossein NA: Treatment of metastatic neck nodes secondary to an occult epidermoid carcinoma of the head and neck. Laryngoscope 97 (1987) 1080–1084.
6. Bernier J, Domenge C, Ozsahin M, Matuszewska K, Lefebvre JL, Greiner RH, Giralt J, Maingon P, Rolland F, Bolla M, Cognetti F, Bourhis J, Kirkpatrick A, Van Glabbeke M: Postoperative irradiation with or without concomitant chemotherapy for locally advanced head and neck cancer. N. Engl. J. Med. 350 (2004) 1945–1952.
7. Cooper JS, Pajak TF, Forastiere AA, Jacobs J, Campbell BH, Saxman SB, Kish JA, Kim HE, Cmelak AJ, Rotman M, Machtay M, Ensley JF, Chao KS, Schultz CJ, Lee N, Fu KK: Postoperative concurrent radiotherapy and chemotherapy for high-risk squamous-cell carcinoma of the head and neck. N. Engl. J. Med. 350 (2004) 1937–1944.
8. Culine S, Lortholary A, Voigt JJ, Bugat R, Theodore C, Priou F, Kaminsky MC, Lesimple T, Pivot X, Coudert B, Douillard JY, Merrouche Y, Allouache J, Goupil A, Negrier S, Viala J, Petrow P, Bouzy J, Laplanche A, Fizazi K: Cisplatin in combination with either gemcitabine or irinotecan in carcinomas of unknown primary site: results of a randomized phase II study – trial for the French Study Group on Carcinomas of Unknown Primary (GEFCAPI 01). J. Clin. Oncol. 21 (2003) 3479–3482.
9. Faure E, Riquet M, Lombe-Weta PM, Hubsch JP, Carnot F: Malignant mediastinal lymph node tumors with unknown primary cancers. Rev. Mal Respir. 17 (2000) 1095–1099.
10. Foroudi F, Tiver KW: Occult breast carcinoma presenting as axillary metastases. Int. J. Radiat. Oncol. Biol. Phys. 47 (2000) 143–147.
11. Giridharan W, Hughes J, Fenton JE, Jones AS: Lymph node metastases in the lower neck. Clin. Otolaryngol. 28 (2003) 221–226.
12. Grau C, Johansen LV, Jakobsen J, Geertsen P, Andersen E, Jensen BB: Cervical lymph node metastases from unknown primary tumours. Results from a national survey by the Danish Society for Head and Neck Oncology. Radiother. Oncol. 55 (2000) 121–129.
13. Greco FA, Litchy S, Dannaher C, et al.: Carcinoma of unknown primary site with unfavorable characteristics: Survival of 396 patients after treatment with five consecutive phase II trials by the Minnie Pearl Cancer Research Network. Proc. ASCO 23 (2004) a4186.
14. Guarischi A, Keane T, Elhakim T: Metastatic inguinal nodes from an unknown primary neoplasm. Cancer 59 (1987) 572–577.
15. Hainsworth JD, Burris HA, III, Calvert SW, Willcutt NT, Scullin DC, Jr., Bramham J, Greco FA: Gemcitabine in the second-line therapy of patients with carcinoma of unknown primary site: a phase II trial of the Minnie Pearl Cancer Research Network. Cancer Invest 19 (2001) 335–339.
16. Hainsworth JD, Johnson DH, Greco FA: Cisplatin-based combination chemotherapy in the treatment of poorly differentiated carcinoma and poorly differentiated adenocarcinoma of unknown primary site: results of a 12-year experience. J. Clin. Oncol. 10 (1992) 912–922.
17. Hainsworth JD, Spigel DR, Raefsky EL, Kuzur ME, Yost K, Kommor M, Litchy S, Greco FA: Combination chemotherapy with gemcitabine and irinotecan in patients with previously treated carcinoma of an unknown primary site: a Minnie Pearl Cancer Research Network Phase II trial. Cancer 104 (2005) 1992–1997.
18. Hess KR, Abbruzzese MC, Lenzi R, Raber MN, Abbruzzese JL: Classification and regression tree analysis of 1000 consecutive patients with unknown primary carcinoma. Clin. Cancer Res. 5 (1999) 3403–3410.
19. Hübner G, Steinbach S, Kohne C, Stahl M, Kretzschmar A, Eimermacher A, Link H: Paclitaxel (P)/carboplatin (C) versus gemcitabine (G)/vinorelbine (V) in patients with adeno- or undifferenzierte carcinoma of unknown primary (CUP) – a randomized prospective phase-II-trial. Proc. ASCO (2005) a4089.
20. Hübner G, Tamme C, Wildfang I, Schöber C, Schmoll H-J: Management of patients with carcinoma of unknown primary (CUP-Syndrome). J. Cancer. Res. Clin. Oncol. 116 (1990) (Suppl., Part I): 190.
21. Hübner G, Wildfang I, Schmoll H-J: Metastasen bei unbekanntem Primärtumor – CUP-Syndrom. In: Schmoll H-J, Höffken K, Possinger K (eds.), Kompendium Internistische Onkologie. Berlin Heidelberg New York: Springer Verlag (2005).
22. Kaufmann O, Fietze E, Dietel M: Immunohistochemical diagnosis in cancer metastasis of unknown primary tumor. Pathologe 23 (2002) 183–197.

23. Losa GF, Germa JR, Albareda JM, Fernandez-Ortega A, Sanjose S, Fernandez TV: Metastatic cancer presentation. Validation of a diagnostic algorithm with 221 consecutive patients. Rev. Clin. Esp. 202 (2002) 313–319.
24. Muir C. Cancer of unknown primary site. Cancer 75 (1995) (1 Suppl) 353–356.
25. Rajendra T, Ann LK, Thomas J, Hong A, Chan C: Results of surgical treatment for cerebral metastases. J. Clin. Neurosci. 10 (2003) 190–194.
26. Riquet M, Badoual C, le Pimpec BF, Dujon A, Danel C: Metastatic thoracic lymph node carcinoma with unknown primary site. Ann. Thorac. Surg. 75 (2003) 244–249.
27. Ross MI, Cormier JN, Xing Y, et al.: Prognosis and survival outcomes in melanoma patients with unknown primary site (MUP). Proc. ASCO 23 (2004) a7544.
28. Rougraff BT, Kneisl JS, Simon MA: Skeletal metastases of unknown origin. A prospective study of a diagnostic strategy. J. Bone Joint Surg. Am. 75 (1993) 1276–1281.
29. Ruda R, Borgognone M, Benech F, Vasario E, Soffietti R: Brain metastases from unknown primary tumour: a prospective study. J. Neurol. 248 (2001) 394–398.
30. van de Wouw AJ, Janssen-Heijnen ML, Coebergh JW, Hillen HF: Epidemiology of unknown primary tumours; incidence and population-based survival of 1285 patients in Southeast Netherlands, 1984–1992. Eur. J. Cancer 38 (2002) 409–413.
31. Vlastos G, Jean ME, Mirza AN, Mirza NQ, Kuerer HM, Ames FC, Hunt KK, Ross MI, Buchholz TA, Buzdar AU, Singletary SE: Feasibility of breast preservation in the treatment of occult primary carcinoma presenting with axillary metastases. Ann. Surg. Oncol. 8 (2001) 425–431.
32. Zaren HA, Copeland EM 3d. Inguinal node metastases. Cancer 41 (1978) 919–923.

23 Allgemeine Prinzipien der Zytostatikatherapie

Zytostatika sind vielfach bereits in therapeutischen Dosierungen toxisch. Ihre Anwendung erfordert deswegen spezielle Sachkenntnis und Erfahrung. Dieser Abschnitt ist als allgemeine Orientierung mit einigen Hinweisen auf häufige Probleme der Praxis anzusehen, der im Einzelfall die genaue Kenntnis der Fachinformation der anzuwendenden Substanzen nicht ersetzt.

Die Akzeptanz unerwünschter Wirkungen durch Arzt und Patient hängt von individuellen Erwartungen und Befürchtungen, vor allem aber weitgehend von der grundsätzlichen Indikationsstellung ab. Bei kurativer Intention ist man angesichts der angestrebten Heilung einer sonst tödlich verlaufenden Krankheit geneigt, auch schwerwiegende Nebenwirkungen in Kauf zu nehmen. Eine strikte Einhaltung der in den Protokollen empfohlenen Dosierungen wird angestrebt. Ist eine termingerechte Weiterbehandlung wegen unzureichender Regeneration der Hämatopoese nicht möglich, so wird in der Regel zunächst einige Tage abgewartet um wenn möglich Dosisreduktionen zu vermeiden. Bei rein palliativem Behandlungsziel mit bestenfalls verzögernder Wirkung auf die Tumorprogression sollte dagegen die Lebensqualität durch unerwünschte Wirkungen nicht ohne Not nennenswert eingeschränkt werden. Dasselbe gilt für die postoperativ adjuvante Situation, in der die Therapieentscheidung ohne aktuell zu sichernde maligne Resterkrankung allein nach dem statistisch gesicherten Rezidivrisiko getroffen wird.

Besonderheiten in der praktischen Anwendung einzelner Zytostatika

Bei der Mehrzahl der zytostatischen Therapien ist mit Übelkeit und/oder Erbrechen zu rechnen (Prophylaxe und Therapie des durch Zytostatika induzierten Erbrechens s. Kap. B Supportive Therapie). Dasselbe gilt für die durch die Neutropenie und Gewebsschäden bedingte Infektionsgefahr, die zur Entwicklung prophylaktischer und therapeutischer Strategien geführt hat, die in Kap. B Supportive Therapie – Infektionen bei hämatologischen und onkologischen Erkrankungen beschrieben werden. Der Einfluß hämatopoetischer Wachstumsfaktoren wird in Kap. B Behandlung mit hämatopoetischen Wachstumsfaktoren behandelt.

Das vorgesehene Therapiekonzept muß mit dem Patienten unter Berücksichtigung der Prognose der Tumorerkrankung, des zu erwartenden therapeutischen Nutzens und der zu erwartenden Nebenwirkungen besprochen werden. Nicht als Ersatz, aber zur Vorbereitung und Ergänzung des Informationsgesprächs haben sich patientenorientierte Informationsmaterialien bewährt. Bei Erkrankungen mit der Möglichkeit längerfristiger Remissionen sollten dabei Hinweise auf mögliche Sekundärneoplasien sowie auf die langfristige Beeinflussung der Fertilität nicht fehlen. Wegen der Gefahr der Keimschädigung muß auf die Notwendigkeit einer ausreichenden Antikonzeption während und in den Monaten nach einer zytostatischen Therapie hingewiesen werden. Die Aufklärung über die vorgesehene Zytostatikatherapie und die Zustimmung des Patienten oder seines gesetzlichen Vertreters ist schriftlich zu dokumentieren.

Im folgenden werden wesentliche Besonderheiten einzelner Substanzen oder Substanzklassen dargestellt, die zusätzlich zu diesen generellen Problemen beachtet werden müssen. Tabelle B.23-1 zeigt die Klassifikation der derzeit verfügbaren zytostatisch wirksamen Substanzen.

Paravasate

Paravasate können zu schwerwiegenden Haut- und Gewebenekrosen, im Extremfall zum funktionellen

Tabelle B.23-1 Klassifikation der Zytostatika

Antimetabolite	
Folsäure-Analoga	Methotrexat
Purin-Analoga	6-Mercaptopurin, Thioguanin, Pentostatin, Fludarabin, Cladribin
Pyrimidin-Analoga	Cytosin-Arabinosid, 5-Fluorouracil, Gemcitabin, Capecitabin
Alkylantien	
Stickstoff-Lost-Derivate	Cyclophosphamid, Ifosfamid, Trofosfamid, Chlorambucil, Melphalan, Bendamustin
Alkylsulfonate	Busulfan, Treosulfan
Ethylenimine	Thiotepa
Nitrosoharnstoffe	Carmustin, Lomustin, Nimustin
Alkaloide und sonstige Naturprodukte	
Vinca-Alkaloide	Vinblastin, Vincristin, Vindesin, Vinorelbin
Podophyllotoxin-Derivate	Etoposid, Teniposid
Taxane	Docetaxel, Paclitaxel
Antibiotika mit zytostatischer Wirkung	
Anthrazykline Anthrachinone	Doxorubicin, Daunorubicin, Epirubicin, Idarubicin, Mitoxantron
Aktinomycine	Actinomycin D
Sonstige	Bleomycin, Mitomycin C
Sonstige Zytostatika	
Platin-Verbindungen	Cisplatin, Carboplatin, Oxaliplatin
Methylhydrazine	Procarbazin
Topoisomerase-I-Inhibitoren	Irinotecan, Topotecan
Sonstige	Amsacrin, L-Asparaginase, Hydroxyharnstoff, Dacarbacin, Temozolomid

oder realen Verlust einer Extremität führen. Die Wundheilung ist bei Neutropenie verzögert. Die Fortsetzung der Chemotherapie kann wegen dieses negativen Einflusses auf die Wundheilung in Frage gestellt sein, diese Therapieverzögerung ist hinsichtlich der Grundkrankheit äußerst problematisch. Die lokale Gewebsschädigung bei Paravasaten ist bei verschiedenen Zytostatika unterschiedlich stark. Das Risiko ist hoch bei Vinca-Alkaloiden, Anthrazyklinen, Platinderivaten, Mitomycin C und Etoposid. Wichtigste Maßnahme ist die Prävention. Am sichersten sind zentralvenöse Zugänge mit kontrollierter Lage. Bei kritischen Venenverhältnissen ist die Indikation zur Portimplantation oder zur Anlage eines untertunnelten Venenkathetersystems (z. B. Hickman-Katheter) zu prüfen. Zentralvenöse Zugangswege dürfen erst nach radiologischer Lagekontrolle ggf. mit Dokumentation des Kontrastmittelabflusses genutzt werden, um mediastinale Paravasate zu vermeiden. Bei guten Venenverhältnissen sind auch periphervenöse Zugänge geeignet, wenn entsprechende Vorsichtsmaßnahmen eingehalten werden. Dazu gehören

- keine Lage der Vene über Gelenken (ggf. Immobilisierung)
- Vermeidung von Venen, die proximal kurz zuvor punktiert worden sind
- Prüfung des Zugangs durch freilaufende 0,9%-NaCl- oder 5%-Glukose-Infusion vor der Zytostatikagabe. Auch parallel zur anschließenden Zytostatikagabe kann bei Kompatibilität der Infusionslösung die 0,9%-NaCl-Infusion fortgesetzt werden (Paravasat erzeugt bei höherem Volumen mit niedriger Konzentration früher ein Spannungsgefühl)
- ausreichende Überwachung während der Laufzeit
- keine Verwendung von Pumpen bei hochkonzentrierten Lösungen
- Aufforderung an den Patienten, Lokalsymptome sofort zu melden

Kommt es zum Paravasat, ist die Infusion sofort zu stoppen, der i.v. Zugang aber zunächst zu belassen. Anschließend sind folgende Maßnahmen zu ergreifen:

1. Versuch der Aspiration aus dem Gewebe über den liegenden Zugang, ggf. Aspiration entstandener Blasen
2. falls für die jeweilige Substanz ein Antidot verfügbar ist (s. Tab. B.23-2.): über den liegenden Zugang applizieren, ggf. intra- und subkutan applizieren
3. wenn kein Antidot angegeben, 4–8 mg Dexamethason infiltrieren (außer bei Vinca-Alkaloiden)
4. Sterilverband, Hochlagerung, Kühlung (außer bei Vinca-Alkaloiden und Etoposid)
5. frühzeitiges chirurgisches Konsil wegen eventueller primärer Entfernung von Nekrosen und Planung operativer Maßnahmen zum Funktionserhalt

Aus naheliegenden Gründen basieren diese Empfehlungen kaum auf systematischen Studien am Menschen, sondern sind aus Einzelbeobachtungen sowie Tierversuchen abgeleitet.

Tabelle B.23-2 Antidota zytostatischer Substanzen

Substanzen	Maßnahmen
Vinca-Alkaloide	150 I.E. Hyaluronsäure im Paravasatgebiet infiltrieren
Anthrazykline	– 2–5 ml 8,4% Natriumbicarbonat zur unmittelbaren Sofortbehandlung. Cave: NaHCO$_3$ kann selbst nekrotisierend wirken – Dimethylsulfoxid (DMSO) topisch alle 3–4 Stunden – evtl. systemische Gabe von Dexrazoxane
Mitomycin	– Dimethylsulfoxid (DMSO) topisch alle 3–4 Stunden
Dactinomycin, Cisplatin (>20 ml)	– 4 ml einer Mischung aus 4 ml 10% Natriumthiosulfat und 6 ml Wasser für Injektionszwecke periläsional infiltrieren

Cyclophosphamid, Ifosfamid

Nach der Applikation der chemisch eng verwandten Substanzen kann es zu einer hämorrhagischen Zystitis kommen, die durch die metabolische Freisetzung von Acrolein bedingt ist. Ihr Auftreten kann in den meisten Fällen durch die prophylaktische Gabe von Mesna und gute Hydrierung verhindert werden. Bei Cyclophosphamid wird eine Prophylaxe ab einer Tagesdosis von 10 mg/kg empfohlen. Bei niedrigen Dosierungen wird Mesna intravenös in einer Dosierung von ca. 20% der Cyclophosphamid-Dosis zum Zeitpunkt 0, 4 und 8 Stunden gegeben; bei ambulanter oder tagesklinischer Behandlung kann bei guter Compliance auch Mesna in höherer Dosierung oral verabreicht eingesetzt werden. Bei hochdosierter Cyclophosphamid-Therapie vor Knochenmarktransplantation sind höhere Dosen und eine längere Verabreichung notwendig. Bei kontinuierlichen Infusionen von Ifosfamid oder Cyclophosphamid kann Mesna in gleicher Dosierung (d. h. 1 mg Mesna pro 1 mg des Zytostatikums) der Infusion direkt zugesetzt werden. Zusätzlich soll eine Mesna-Dosis, die etwa 20% der CP/IP-Dosis entspricht, direkt vor Beginn der Infusion sowie weitere 50% der Dosis nach Ende der Zytostatikagabe über weiter zwölf Stunden verabreicht werden.

Cisplatin

Bei Dosierungen von über 100 mg/m^2 KO pro Zyklus ist mit akuten, u. U. irreversiblen Schädigungen der Nieren und des Gehörs zu rechnen. Auch bei geringerer Dosierung kann es kumulativ zu einer Nephrotoxizität kommen. Die Therapie setzt eine weitgehend normale Kreatinin-Clearance (> 65 ml/min) voraus. Wesentliche supportive Maßnahmen sind intensive Hydrierung, Elektrolytsubstitution und osmotische Diurese. Die Hydrierung ist etwa zwölf Stunden vor Therapiebeginn zu starten und etwa 24 Stunden über das Therapieende weiterzuführen. In der Regel werden Tagesdosen von

23 Allgemeine Prinzipien der Zytostatikatherapie

25 mg/m² KO Cisplatin und eine Flüssigkeitsmenge > 100 ml/h empfohlen, bei höheren Dosen > 200 ml/h. Die Diurese soll primär durch 20% Mannit als Kurzinfusion angeregt werden.

Carboplatin

Die Substanz ist weniger nephrotoxisch als Cisplatin, wird jedoch überwiegend renal eliminiert. Deswegen ist bei eingeschränkter Nierenfunktion eine Dosisanpassung erforderlich. Hierfür wurden mehrere Formeln publiziert, die sich direkt an der glomerulären Filtrationsrate (GFR) bzw. dem Serum-Kreatinin orientieren. Am gebräuchlichsten ist die Formel nach Calvert. Dabei werden unterschiedliche Dosisbereiche anhand verschiedener Ziel-AUCs (AUC = area under the curve, Fläche unter der Konzentrations-Zeit-Kurve als Maß für die Exposition) unterschieden. Für die Monotherapie im Standarddosisbereich wird eine AUC in der Regel von 5–7 mg/ml × min angestrebt, bei Polychemotherapien meist AUCs von < 5 mg/ml × min.
Die zu verabreichende Carboplatin-Dosis errechnet sich dann wie folgt:

Dosis = AUC[mg/ml × min] × (GFR [ml/min] + 25)

Methotrexat

Dieser Folsäureantagonist wird in sehr unterschiedlichen Dosisstufen eingesetzt. In vielen Kombinationstherapie-Protokollen werden niedrige (z.B. 30–40 mg/m² im „CMF"-Protokoll beim Mammakarzinom) oder mittlere Tagesdosen (z.B. 1,5 g/m² in „FAMTX" beim Magenkarzinom) verwendet. Bei anderen Indikationen, insbesondere in der Osteosarkomtherapie kommen Dosierungen bis zu 12 g/m² zum Einsatz. Neben Nausea, Emesis und Suppression der Hämatopoese sind substanzspezifische Nebenwirkungen die Mukositis und die Nephrotoxizität. Ab dem mittleren Dosisbereich sind deswegen eine strenge Indikationsstellung, ausreichende Nierenfunktion, keine größeren Körperhöhlenergüsse („third space") sowie ein therapeutisches Drug-Monitoring mit spiegeladaptierter Calciumfolinat-Rescue notwendig. Zum Schutz der Nierenfunktion sind eine ausreichende Hydratation (Urinmenge 2–3 Liter) sowie eine Alkalisierung des Urins (Gabe von Bicarbonat oder Uralyt U®) notwendig, da Methotrexat im sauren Milieu in den Nierentubuli auskristallisieren kann. Die zeitliche Abfolge der Spiegelbestimmungen orientiert sich am jeweiligen Protokoll: Die erste Rescue erfolgt z.B. nach einer 24stündigen Infusion erst 36 Stunden nach Beginn, nach kürzerer Infusion meist schon nach 24 Stunden. Zu frühe Rescue kann eine Reduktion der Tumorwirksamkeit zur Folge haben. Häufige Fehler sind die mangelnde Absprache mit dem Labor wegen der Zeitpunkte der Spiegelbestimmungen oder Calciumfolinat-Gabe ausschließlich spiegelabhängig, so daß bei Ausbleiben des Meßwertes keine Calciumfolinat-Gabe erfolgt. Bei Erbrechen hat die Calciumfolinat-Gabe i.v. zu erfolgen. Die Dosierungen sollten sich am jeweiligen Schema orientieren (z.B. ALL-Studienprotoll, COSS-Protokoll). Bei verzögerter Elimination dienen Diagramme und die nachfolgende Formel (nach Sauer) zur Bestimmung der Calciumfolinat-Dosis (siehe auch Fachinformation).

Calciumfolinat (mg) = 10 × MTX-Spiegel (in mg/l) × 0,76 × Körpergewicht (kg).

Dabei ist zu berücksichtigen, daß die Empfehlungen verschiedener Protokolle, je nach Gesamtkonzept, z.T. zu erheblich unterschiedlichen Calciumfolinat-Dosisempfehlungen führen. Die so berechnete Dosis wird in sechsstündlichen Abständen als Kurzinfusion bis zur nächsten Methotrexat-Spiegelbestimmung verabreicht. Orale Folinsäuredosen über 15 mg werden wegen Sättigung des Transportmechanismus nicht vollständig resorbiert.

Anthrazykline und Anthrachinone

Eine spezifische Nebenwirkung ist die akute und kumulative Kardiotoxizität. Während der Injektion können Rhythmusstörungen auftreten, die meist klinisch nicht-relevant sind. Das Risiko, eine Herzinsuffizienz zu entwickeln, korreliert mit der Kumulativdosis, hängt jedoch auch von anderen Risikofaktoren wie Alter, vorbestehenden kardialen Erkrankungen sowie mediastinaler Bestrahlung ab. Für Doxorubicin wird (ohne weitere Risikofaktoren) eine Kumulativdosis von 550 mg/m² KO als kritisch angesehen; bei bestehenden Risikofaktoren muß schon bei 400 mg/m² KO mit dem Auftreten einer Insuffizienz gerechnet werden. Die möglichen Kumulativdosen für Epirubicin sind etwas höher. Für Mitoxantron wird eine Therapiefortsetzung nach einer Gesamtdosis von 160 mg/m² KO ebenfalls nur unter engmaschiger Kontrolle der Auswurffraktion empfohlen.

Taxane

Besonderheiten sind neurologische Nebenwirkungen und eine allergische Reaktion (v.a. bei Paclitaxel), die ohne entsprechende Begleitmedikation bei etwa der Hälfte der Patienten auftritt. Das Spektrum reicht von der einfachen Hautrötung bis hin zur lebensbedrohlichen Anaphylaxie. Nach der Einführung der prophylaktischen Dexamethasongabe sind diese Reaktionen selten. Für Paclitaxel wird die Gabe von 20 mg Dexamethason zwölf und sechs Stunden vor Applikation sowie die Gabe von H_1- und H_2-Blockern eine Stunde vor der Gabe empfohlen. Für Docetaxel ist die zweimal tägliche Gabe von 8 mg Dexamethason mit Weitergabe bis zum Tag 3–5 nach der Therapie ausreichend und reduziert insbesondere auch die Neigung zur Ödembildung.

Irinotecan

Patienten mit einer Irinotecan-Therapie sollten hinsichtlich der Verhaltensweisen beim Auftreten von Diarrhoen instruiert werden. Es sollten sofort 2 × 2mg Kapseln Loperamid (z.B. Immodium) und danach weiter 2mg alle zwei Stunden bis etwa 12 Stunden nach dem letzten flüssigen Stuhl genommen werden.

Dosismodifikation bei eingeschränkter Organfunktion, hohem Lebensalter oder Übergewicht

Wenn eine vom Normalfall abweichende Pharmakokinetik von Zytostatika zu erwarten ist, sollten Dosismodifikationen erwogen werden. Dies ist selbstverständlich bei eingeschränkter Nierenfunktion und renal ausgeschiedene Medikamente der Fall. Der Zusammenhang zwischen Leberfunktionsstörungen und der hepatischen Verstoffwechselung von Medikamenten ist quantitativ weniger klar zu fassen. Auch bei übergewichtigen Patienten kann durch das veränderte Verhältnis von lipophilen und hydrophilen Kompartimenten eine veränderte Kinetik auftreten. Bei älteren Patienten liegt eine physiologische Reduktion sowohl der renalen als auch hepatischen Clearance und gleichzeitig eine relative Zunahme des Körperfettgewebes vor. Weiter kompliziert wird die Situation, wenn aktive Metaboliten vorhanden sind.

Dosisreduktion bei Niereninsuffizienz

Die Kreatinin-Clearance kann direkt bestimmt oder näherungsweise errechnet werden. Unter Berücksichtigung von Alter, Geschlecht, Gewicht und Serumkreatinin (in mg/dl) ergibt sich:

$$CL = \frac{(140 - Alter) \times Gewicht\ (kg)}{72 \times Serumkreatinin\ (mg/dl)}$$

Bei Frauen muß das Ergebnis noch mit 0,85 multipliziert werden.

Die Dosisanpassung anhand von Serumkreatinin oder Kreatinin-Clearance (Tabelle B.23-3) muß von in der Pharmakokinetik und Chemotherapie erfahrenen Ärzten vorgenommen werden. Über die Clearance hinaus spielen u.U. andere Faktoren (z.B. veränderte Proteinbindung bei Proteinurie) eine Rolle, die in der Tabelle nicht berücksichtigt sind.

Für weitere Substanzen (Bleomycin, Cyclophosphamid, Mitomycin C) wird folgende Dosisreduktion empfohlen:

bei einer Kreatinin-Clearance von
- \> 60 ml/min   100% der Solldosis
- 10–60 ml/min   50–75% der Dosis
- < 10 ml/min   25–50% der Dosis

Dosismodifikation bei Störungen der Leberfunktion

Eine schwere Leberfunktionsstörung stellt eine Kontraindikation für eine voll dosierte Chemotherapie dar. Insbesondere für Vincristin, Etoposid und Anthrazykline muß mit einer Kumulation gerechnet werden. Als grobe Orientierung kann bei Bilirubinwerten zwischen 1,5–3,0 mg/dl (oder GOT 60–180 IU/l) etwa 50–75% der Solldosis dieser Substanzen gegeben werden, bei Werten von 3,1–5 mg/dl (GOT > 180 IU/l) 25–50% der Solldosis. In jedem Fall sollte die Fachinformation konsultiert werden, die jedoch häufig eher konservative Empfehlungen beinhalten wird. Im Vergleich mit einer gestörten renalen Funktion ist der Einfluß einer Leberfunktionsstörung auf die Pharmakokinetik und -dynamik aber weit weniger klar definiert, da eine Reihe komplizierender Faktoren vorliegt (z.B. führt die Metabolisierung zur Aktivierung [z.B. Cyclophosphamid] oder Inaktivierung? Liegt eine Veränderung des hepatischen Blutflusses vor? Wenn ja: ist der Metabolisierungsschritt extraktionslimitiert oder flußlimitiert? Ist die Proteinbindung normal? [z.B. verminderte Serumkonzentration von Bindungsproteinen oder Verdrängung aus der Proteinbindung z.B. durch vermehrtes Bilirubin]). Aus diesen Gründen liefert kein einzelner Laborparameter (Transaminasen, alkalische Phosphatase, γ-GT, Bilirubin) eine verläßliche Grundlage für eine rationale Dosismodifikation. Empfehlungen basieren auf kasuistischen Beobachtungen; ihre Konsequenz für die Tumorwirksamkeit der Therapie ist nicht ausreichend evaluiert. Eine Hyperbilirubinämie auf der Basis einer lokalisierten hepatischen Metastasierung oder eines primären Leberzellkarzinoms scheint bei vergleichbaren Werten weniger bedeutsam als eine Bilirubinerhöhung, die durch eine diffuse parenchymatöse Erkrankung bedingt ist.

Tabelle B.23-3 Dosisanpassung der Zytostatika anhand der Kreatinin-Clearance.

		verabreichte Dosis in % der Normaldosierung bei		
	renal eliminierter Anteil[1] (in %)	Kreatinin-Clearance 60 ml/min	Kreatinin-Clearance 45 ml/min	Kreatinin-Clearance 30 ml/min
Cisplatin	30	75	70	NE
Ifosfamid	40	80	75	70
Melphalan	35	85	75	70
Cytarabin	80	60	50	NE
Methotrexat[2]	75	65	50	NE
Etoposid	30	85	80	75
Pentostatin	65	70	60	NE

NE: nicht empfehlenswert.
[1] Prozent der Dosis, die in aktiver Form (Muttersubstanz und Metaboliten) renal ausgeschieden wird.
[2] Hochdosistherapie bei eingeschränkter Nierenfunktion kontraindiziert

Dosismodifikation bei Übergewicht?

Auch Zytostatika werden beim Erwachsenen teilweise nach Körpergewicht dosiert. Die Berechnung nach Körperoberfläche dient in erster Linie der Umrechnung von Dosierungen zwischen Kindern und Erwachsenen. Stark übergewichtige Patienten erhalten rechnerisch Dosierungen, die dem behandelnden Arzt ungewöhnlich hoch erscheinen. Dosisreduktionen erfolgen individuell und sollten folgenden Fehler vermeiden: Wenn massiv Übergewichtige nach einem angenommenen Normalgewicht dosiert werden, wird die Dosis letztlich auf die Körpergröße bezogen, was in keiner Weise evaluiert ist. Pragmatisch erscheint dagegen eine Vorgehensweise, bei der die Dosis sowohl nach realem Gewicht als auch nach Normalgewicht berechnet wird und eine individuelle Dosis etwa im oberen Drittel zwischen diesen beiden Extremen festgelegt wird. In späteren Therapien wird die Dosierung dann an die beobachtete Toxizität adaptiert. Leider liegen zur Pharmakokinetik und -dynamik von Zytostatika bei Übergewichtigen nur wenige Daten vor, so daß eine rationalere Begründung einer Reduktion kaum möglich ist. Neben der Vergrößerung des Verteilungsvolumens für lipophile Substanzen wurden weitere Veränderungen, wie eine Vermehrung des sauren α1–Glykoproteins (Bindungsprotein basischer Medikamente) sowie eine Steigerung von Glukuronidierungsreaktionen beschrieben. Da Verteilungsvolumen (VD), Clearance (Cl) und Halbwertszeit (t1/2) im offenen Ein-Kompartiment Modell über die Gleichung

$$CL = \frac{\log 2 \times VD}{t^{1}/_{2}}$$

in Beziehung stehen, muß bedacht werden, daß sich nicht nur die Spitzenspiegel, sondern das gesamte Profil der Konzentrationszeitkurve verändert.

Arzneimittelinteraktionen

Die geringe therapeutische Breite von Zytostatika läßt Arzneimittelinteraktionen u. U. besonders problematisch werden. Auch hier sind ggf. die Fachinformation zu konsultieren und unnötige Begleitmedikationen abzusetzen. In der Praxis wichtig ist z. B. die Wirkungssteigerung von Azathioprin und 6-Mercaptopurin in der Gegenwart von Allopurinol. Hier wird für 6-Mercaptopurin eine Reduktion um 75% empfohlen. Andererseits ist Allopurinol in der Lage, die Wirksamkeit von Methotrexat abzuschwächen, sollte also in der Kombination vermieden werden. Patienten, die Bleomycin erhalten haben, sollte nicht ohne Notsauerstoff in Konzentrationen > 30% verabreicht werden, da hierbei erheblich pulmonale Toxizitäten beschrieben sind. Durch Konkurrenz um die Eiweißbindung kann die Gabe von Salicylaten zu einer vermehrten Methotrexat-Toxizität führen. In Hinblick auf Interaktionen geraten auch zunehmend Nahrungsbestandteile bzw. „naturkundliche" Heilmittel wi z. B. Grapefruit-Saft oder Präparate aus Johanniskrautextrakten in das Blickfeld. Beide induzieren das Zytochrom CYP3A4 (und vermindern z. B. die orale Resorption CYP3A4-verstoffwechselter Arzneimittel), letztere induzieren zusätzlich auch das MDR1-Genprodukt pGP, was unter zytostatischer Therapie theoretisch nachteilige Folgen im Sinne einer Resistenzentwicklung haben könnte.

Literatur

1. Illiger HJ, Bornemann L, Herdrich K: Arzneimittelinteraktionen bei der Therapie maligner Erkrankungen. Zuckschwerdt, München 1995.
2. Schmoll HJ, Höffken K, Possinger K: Kompendium internistische Onkologie (3. Auflage) Springer, Berlin–Heidelberg 1999.
3. Bokemeyer C, Lipp HP: Praktische Aspekte der supportiven Therapie in Hämatologie und Onkologie, Spirnger, Berlin, Heidelberg, New York 1998.
4. Calvert AH: Dose optimisation of carboplatin in adults. Anticancer-Res. 14 (1994) 2273–2278.
5. Chabner BA, Longo DL: Cancer Chemotherapy and Biotherapy – Principles and Practice. 2.Auflage. Lippincott – Raven Philadelphia 1996.

24 Behandlung mit hämatopoetischen Wachstumsfaktoren

M. Engelhardt, W. E. Aulitzky

Definition und Basisinformation

Hämatopoetische Wachstumsfaktoren (HGF) sind spezifische Mediatoren, die nach ihrer Fähigkeit, die Differenzierung und Proliferation von Blutzellen verschiedener Linien zu unterstützen, unterteilt werden. Während HGF, wie der Granulozyten-koloniestimulierende Faktor (G-CSF), Granulozyten-Monozyten-koloniestimulierender Faktor (GM-CSF), Erythropoetin (EPO) und Thrombopoetin (TPO) zur raschen Regeneration linienspezifischer Zellpopulationen eingesetzt werden, wirken Interleukin-1 (IL-1), IL-3, IL-6 und IL-11 auf multipotente Vorläuferzellen und aktivieren ein breites Zellspektrum. Der sogenannte Stammzellfaktor (SCF = Kit-Ligand) und Flt-Ligand stimulieren pluripotente Vorläuferzellen und bewirken in Kombination mit linienspezifischen HGF (wie z.B. G-CSF) die Aktivierung neutrophiler Granulozyten (3, 10).

Die klinisch am häufigsten verwendeten HGF sind G-CSF (Filgrastim, Lenograstim [glykosyliert]) und GM-CSF (Molgramostim, Sargramostim [glykosyliert]). Sie fördern die Bildung und Differenzierung von Vorläuferzellen der Granulo- bzw. Monozytopoese. Zusätzlich werden reife neutrophile Granulozyten funktionell aktiviert und ihre Auswanderung aus der Blutbahn verzögert. Darüber hinaus werden HGF zur Mobilisierung peripherer Blutstammzellen (PBSZ) bei autologer und allogener Stammzelltransplantation (SZT), sowie experimentell zur Ex-vivo-Kultur hämatopoetischer Stammzellen, zum Gentransfer oder zur Differenzierung in dendritische, granulozytäre oder megakaryopoetische Zellen eingesetzt (3, 10–12). Seit Beginn der 90er Jahre wurden zahlreiche klinische Studien zur Effektivität und Sicherheit von HGF durchgeführt, die in systematischen Übersichtsarbeiten kritisch evaluiert worden sind (3, 5–10, 15, 17–19).

24.1 G-CSF und GM-CSF

G-CSF und GM-CSF verringern den Neutrophilenabfall und verkürzen die Neutropeniedauer nach Chemotherapie. In Deutschland sind Filgrastim, Pegfilgrastim, Lenograstim und Molgramostim zugelassen. Die übliche Tagesdosis für Filgrastim, und Molgramostim beträgt 5 µg/kg für Lenograstim 150 µg/m²/Tag (**Empfehlungsgrad A; 7, 17, 19, 21**); bei einigen Indikation sind auch geringere Dosen wirksam (**Empfehlungsgrad B; 3, 7, 10**).

Das langwirksame Pegfilgrastim erlaubt die Applikation 1 ×/Chemotherapiezyklus (übliche Dosis 6 mg) und hat sich im Vergleich zu Filgrastim gleichwertig wirksam gezeigt (**Empfehlungsgrad B; 7, 21**). Die GSF-Gabe beginnt im Regelfall 24 Stunden nach der letzten Zytostatikagabe und wird bis zur beginnenden Normalisierung der Neutrophilen fortgeführt (7, 17, 19, 21). Alle genannten Präparate werden subkutan (s.c.) verabreicht.

Indikationen

Primäre Infektionsprophylaxe

GSF dienen der supportiven Therapie, um febrile Neutropenie (FN) und Infektionen zu vermeiden oder die Antibiotikatherapie einer etablierten Infektion zu unterstützen. GSF werden darüber hinaus gegeben, um Chemotherapien protokoll- und zeitgerecht verabreichen zu können oder eine Zeit- und/oder Dosis-Eskalation zu ermöglichen (**Empfehlungsgrad A; 3, 8, 10, 17, 19**).

In Übereinstimmung mit den Empfehlungen der *American Society for Clinical Oncology* (ASCO) sind GSF prophylaktisch bei Chemotherapien indiziert, wenn die Wahrscheinlichkeit infektiöser Komplikationen, wie einer FN, > 40% beträgt (**Empfehlungsgrad A; 7, 17, 19**).

Bei Patienten mit zusätzlichen Risikofaktoren für infektiöse Komplikationen, wie frühere intensive Chemotherapien, Vorbestrahlung im Beckenbereich oder zusätzlichen Infektionsproblemen kann eine prophylaktische Gabe von HFG auch bei weniger myelotoxischen Protokollen angezeigt sein. Die routinemäßige G-CSF Gabe wird ebenfalls bei ≥ 70jährigen Patienten schon nach moderat dosierter Chemotherapie empfohlen (**Empfehlungsgrad B; 2, 17, 19**).

Studien, in denen als Primärprophylaxe GCF eingesetzt werden, werden im Rahmen der DSHNHL, AMLSG, AMLCG, GLSG u.a. durchgeführt (www.clinicaltrials.gov).

Sekundäre Infektionsprophylaxe

Nach Auftreten von Fieber in der neutropenischen Phase des zuvor durchgeführten Chemotherapiezyklus wird der Einsatz von G- oder GM-CSF in den folgenden Zyklen empfohlen, wenn die Erhaltung der Dosisintensität der Chemotherapie für den Behandlungserfolg entscheidend ist. Die Wahrscheinlichkeit einer erneuten FN ist nach vorausgegangener Neutropenie hoch und kann durch Einsatz von HGF vermindert werden (**Empfehlungsgrad B; 7, 17, 19**).

Infektionsprophylaxe nach intensivierter (myeloablativer) Chemotherapie

Nach myeloablativer Chemotherapie mit autologer bzw. allogener Knochenmark-(KMT-) oder peripherer Blutstammzelltransplantation (PBSZT) führen G-, GM-GSF oder die Kombination mit EPO im Vergleich zu Placebo zur beschleunigten Granulozytenregeneration, Verminderung der Infektionstage, des Antibiotikaverbrauchs und Verkürzung der Hospitalisierungszeit (**Empfehlungsgrad B; 5, 17, 19**).

Der optimale Zeitpunkt zum Einsatz von G- oder GM-CSF nach SZT ist noch offen, allerdings scheint die Wirkung 3–8 Tage nach SZT ebenso günstig wie 24 Stunden nach Abschluß der Hochdosistherapie **(Empfehlungsgrad B; 17, 19)**. Bei der Verwendung von G-CSF in Dosen von 5–20 µg/kg KG nach autologer SZT zeigte sich zwischen den Dosisgruppen kein signifikanter Unterschied bezüglich eines schnelleren Neutrophilenanstiegs, so daß die höhere G- oder GM-CSF-Dosis als 5 µg/kg KG *nicht* empfohlen wird **(Empfehlungsgrad A; 3, 7, 10)**. Bei einmaligem Erreichen von Granulozyten (ANC) ≥ 500/µl nach autologer SZT ist kann die G- oder GM-CSF-Gabe beendet werden: es wurde eine vergleichbare Regeneration der peripheren Blutbildwerte wie mit längerer HGF-Gabe erreicht **(Empfehlungsgrad B; 20)**.

Aufgrund der vermuteten Assoziation der HGF-Gabe mit vermehrter GvHD, verminderter Immunreaktion und anderen Nebenwirkungen wird nach allogener KMT oder PBSZT von vielen Zentren auf G- oder GM-CSF zur beschleunigten Granulozytenregeneration heute verzichtet **(Empfehlungsgrad C; 1)**.

Therapie

Afebrile Neutropenie

Bei afebriler Neutropenie wird die prophylaktische HGF-Gabe *nicht* empfohlen **(Empfehlungsgrad A; 3, 7, 10, 17, 19)**, da mit G-CSF zwar die Neutropeniedauer deutlich gesenkt, jedoch keine Verbesserung in bezug auf
– die Zahl der wegen febriler Neutropenie und infektiöser Komplikationen hospitalisierten Patienten,
– der Dauer der Antibiotikatherapie und
– der Hospitalisationsdauer erreicht wird.

Neutropenie und Fieber und/oder dokumentierte Infektion

Eine interventionelle Therapie mit CSF, zusätzlich zur antiinfektiösen Therapie, ist aufgrund widersprüchlicher Studienergebnisse nicht generell indiziert. Nur bei Neutropenien mit schweren klinischen Verläufen und hohem Mortalitätsrisiko, wie z.B. bei Pneumonie, Pilzinfektion, Sepsis oder Multiorganversagen, wird der Einsatz von HGF in Kombination mit Antibiotika empfohlen **(Empfehlungsgrad B; 17, 19)**.

Akute Leukämien (AL) und Myelodysplasien

G- oder GM-CSF vermögen bei AL-Patienten die Neutrophilenregeneration zu beschleunigen und werden – insbesondere nach Erreichen einer Aplasie – zur beschleunigten hämatopoetischen Regeneration eingesetzt **(Empfehlungsgrad B; 14, 17, 19)**.
Der Einsatz von G-CSF zur Induktionschemotherapie hat in einigen Studien einen günstigen Effekt auf das krankheitsfreie und Gesamtüberleben bei Standardrisiko-AML gezeigt, hier wird eine verbesserte Effizienz der Chemotherapie durch HGF diskutiert **(Empfehlungsgrad C; 3, 10, 14, 17, 19)**. Da die Verbesserung von Remission, Gesamtüberleben und Frühmortalität durch HGF allerdings nicht durch alle Studien bewiesen ist, sollte der Einsatz in kontrollierten Studien erfolgen (z.B. im Rahmen der AMLSG, AMLCG und GLSG; www.clinicaltrials.gov).

Chronische selektive Neutropenien

Zur Behandlung schwerer kongenitaler und erworbener idiopathischer Neutropenien mit Granulozytenwerten < 500/µl werden G- und GM-CSF, auch als Langzeitbehandlung, erfolgreich eingesetzt. Dabei sind auch Dosierungen von < 5 µg/kg KG/Tag wirksam **(Empfehlungsgrad C; 17, 19)**.

Akute Agranulozytosen

Möglicherweise günstige Ergebnisse beschränken sich bisher auf Einzelfallbeschreibungen. Nach dem derzeitigen Wissensstand ist der Einsatz der HGF nur bei schweren Fällen, mit Fehlen der Vorstufen der Granulopoese im Knochenmark, angezeigt **(Empfehlungsgrad C; 3, 10, 17, 19)**.

Mobilisierung peripherer Blutstammzellen (PBSZ)

Studien zum Einsatz HGF-mobilisierter PBSZ gegenüber Knochenmark zeigen, daß PBSZ zum schnelleren hämatopoetischen Engraftment führen **(Empfehlungsgrad A; 3, 10–12)**. Um PBSZ für die SZT zu mobilisieren, werden G-CSF oder GM-CSF verwendet. Beide führen zur mehrfachen Steigerung der Zahl mobilisierbarer Stammzellen im Apherisat **(Empfehlungsgrad A; 7, 9–12, 17, 19)**. Die Mobilisierung von PBSZ wird nach einer Chemotherapie mit nachfolgender HGF-Applikation oder durch die alleinige HGF-Stimulation erreicht.
Die Kombination mit anderen HGF, wie IL-3 oder SCF (insbesondere bei intensiv vortherapierten Patienten und ungenügender PBSZ-Mobilisierung), zeigt vielversprechende Ergebnisse **(Empfehlungsgrad B; 3, 9–12)**, meist reicht die Mobilisierungskapazität von G-CSF und/oder GM-CSF allerdings aus (9–12). G- und GM-CSF werden zur Mobilisierung in einer Dosis von 5-10 µg/kg KG verwendet. Durch Verwendung höherer Zytokindosen (2×8 oder 2×12 µg/kg KG) wird als Dosis-Wirkungs-Effekt eine verbesserte $CD34^+$-Mobilisierung erreicht (11, 12). Mit Entwicklung sog. großvolumiger Apheresen können heute mit wieder rückläufig hohen HGF-Dosen ausreichend hohe PBSZ-Mengen erzielt werden **(Empfehlungsgrad A; 3, 9, 12)**.
Bei PBSZ-Mobilisierung mit alleiniger GSF-Gabe von 10 µg/kg KG wird die Leukapherese an Tag 5, bei höherer GSF-Dosis (> 10 µg/kg KG) an Tag 4 begonnen. Nach Chemotherapie und HGF-Gabe wird je nach Chemotherapieprotokoll, Vortherapie, Alter, Tumordiagnose, u.a. der Beginn der Leukapherese am 9.–15. Tag nach Chemotherapiegabe angestrebt **(Empfehlungsgrad A; 7, 9–12, 17, 19)**. Dabei sollten im peripheren Blut Leukozyten > 5 000–10 000/µl und $CD34^+$-Zellen > 10–20/µl erreicht sein **(Empfehlungsgrad B–D; 7, 9–12)**.

Nebenwirkungen

Unter G-CSF treten bei 15–40% der Patienten Knochen- und Gliederschmerzen auf, die gut auf Paracetamol ansprechen. Seltene Nebenwirkungen sind Kopfschmerzen, Psoriasis, kutane Vaskulitis, allergische Reaktionen, leichte Alopezie und Splenomegalie. Eine Antikörperbildung gegen G-CSF ist nicht beschrieben. Unter GM-CSF treten neben den unter G-CSF beschriebenen Nebenwirkungen gehäuft Fieber und Myalgien auf **(Empfehlungsgrad A; 3, 9–12, 17, 19)**.

24.2 Erythropoetin (EPO)

Infolge der Tumorerkrankung und -behandlung entwickeln 50–60% der Krebspatienten eine Anämie, deren Häufigkeit und Schweregrad je nach Tumortyp, Tumorstadium und Intensität der Tumortherapie variiert. Ein hohes Anämierisiko besteht bei Patienten mit malignen Lymphomen, Plasmozytom, Bronchialkarzinomen, gynäkologischen oder urogenitalen Tumoren, im Rahmen von platinhaltigen und Polychemotherapieprotokollen und bei Radiotherapie (3, 5–6, 10, 16).

Rekombinantes humanes EPO wird zur Stimulation der Erythropoese eingesetzt. Es stimuliert das Wachstum von Vorläuferzellen und deren Differenzierung in Erythrozyten und zeigt einen dosisabhängigen Anstieg der Erythrozytenzahl und der Hämoglobin(Hb)-konzentration (5–6, 10, 16).

Als einer der möglichen Nachteile von EPO gilt die 3 × s.c. Gabe/Woche, die nötig ist, da EPO eine relativ kurze Serumhalbwertszeit aufweist (4–12 h nach i.v.-Applikation). Andere Nachteile bestehen im hohen Anteil der Therapieversager, der 40–50% betragen kann, sowie der langen Dauer bis zum Therapieansprechen (> 4–6 Wochen). Bei Steigerung der EPO-Dosis auf 30 000–40 000 U kann die Gabe 1 ×/Woche erfolgen; damit werden ebenso hohe Ansprechraten wie mit dem üblichen Schema erreicht (allerdings mit 21–30% Dosiserhöhung). Die Entwicklung langwirksamer EPO-Proteine erlaubt die Gabe 1 ×/Woche (z.B. Darpoetin 2,25 µg/kg). Diese Gabe ist ebenso effizient zur Behandlung der chemotherapieinduzierten Anämie und zur Verhinderung der Tumoranämie, wie die alle 2 (3 µg/kg) oder 3 Wochen (4,5 µg/kg) **(Empfehlungsgrad A; 5–6, 16, 18)**. Erste Studien weisen darauf hin, daß initial höhere als der Standarddosis entsprechende EPO-Dosen (sog. Frontloading-Konzept) günstigere hämatologische Ansprechraten induzieren können **(Empfehlungsgrad C; 3, 5–6, 10, 16, 18)**.

Bei renalen Anämien liegt die Anfangsdosis bei 3–50 U/kg KG und wird in Schritten von 25 U/kg KG bis zum Erreichen des Hb-Zielwerts gesteigert. Eine Dosissteigerung auf 300 U/kg KG ist möglich, wenn nach drei Wochen kein adäquater Hb-Anstieg beobachtet wird. Die Gabe erfolgt aufgrund der günstigeren Pharmakokinetik subkutan **(Empfehlungsgrad A; 5–6, 16, 18)**.

Indikationen

Zugelassene Indikationen
– renale Anämie bei dialysepflichtiger Niereninsuffizienz (s. Kap. G)
– symptomatische renale Anämie bei noch nicht dialysierten Patienten
– symptomatische Anämie bei a) Tumorpatienten aufgrund der Chemotherapie oder chronischen Erkrankung, b) Patienten, die sich einer tumorbedingten Operation unterziehen und c) allogener SZT
– zur Unterstützung der Eigenblutgewinnung bei Patienten, die an einem Eigenblutspendeprogramm teilnehmen **(Empfehlungsgrad A; 3, 5–6, 10, 15–18)**.

Anämien durch Chemotherapie, bei chronischen Erkrankungen oder Knochenmarkinsuffizienz

Zahlreiche Studien haben Patienten mit chemotherapieinduzierter Anämie oder Anämie aufgrund einer chronischen Erkrankung mit Hb-Spiegeln ≤ 10,5–11 g/dl behandelt **(Empfehlungsgrad A; 3, 5–6)**. Bei diesen Patienten können durch EPO Bluttransfusionen signifikant gesenkt werden (ca. 20% Reduktion im Vergleich zu Kontrollen) **(Empfehlungsgrad A; 15, 18)**.

Neben der Senkung von RBCT wird eine signifikante Verbesserung der Lebensqualität bei solchen Patienten, die auf die EPO-Gabe ansprechen, erreicht **(Empfehlungsgrad A; 5–6, 18)**. Patienten, die auf die Standard-EPO-Gabe nicht ansprechen, können von einer Dosissteigerung profitieren (absolute Steigerung der Ansprechrate: 8–18%; **Empfehlungsgrad B, C; 5–6, 10)**.

Bisher gibt es noch wenig Daten zur antitumoralen Wirkungen bzw. Verlängerung der Überlebenszeit durch EPO.

Parameter vor Therapiebeginn, wie eine niedrige endogene EPO-Konzentration, das Alter < 60 Jahre und die Hb-Konzentration ≥ 9 g/dl, beeinflussen das Ansprechen auf EPO **(Empfehlungsgrad A; 5–6, 16, 18)**. Ein Therapieansprechen ist a priori nicht exakt vorhersagbar, wird aber durch Bestimmung des Plasma-EPO-Spiegels in der Initialphase des Therapieversuchs versucht, abzuschätzen: Beträgt der EPO-Spiegel nach zweiwöchiger Therapie > 200 mU/ml und hat sich die Hämoglobinkonzentration nicht um mindestens 0,5 g/dl erhöht, liegt die Wahrscheinlichkeit eines Ansprechens < 10%. Beträgt der EPO-Spiegel < 100 mU/ml und ist die Hämoglobinkonzentration > 0,5 g/dl gestiegen, liegt die Wahrscheinlichkeit eines klinisch relevanten Therapieansprechens bei > 90% (3, 10).

EPO kann bei Patienten a) die zwar noch keine Anämie, sich aber unter einer Chemo- oder Radiotherapie befinden und b) solchen, die sich einer Tumoroperation unterziehen, effektiv einer Anämie entgegenwirken **(Empfehlungsgrad B, C; 3, 5–6, 15–18)**. Beides sind jedoch noch nicht-zugelassene Indikationen und können noch *nicht* generell als Prophylaxe, um eine Anämie bei Patienten mit normalem Hb vor Therapiebeginn zu verhindern, empfohlen werden **(Empfehlungsgrad D; 5–6, 13)**.

Nebenwirkungen

Bei den oben angegebenen Dosen sind die Nebenwirkungen meist gering (Übelkeit, grippeartige Symptome, Blutdruckerhöhung). Das Risiko thromboembolischer Komplikationen und Hypertension ist unter EPO-Gabe leicht erhöht **(Empfehlungsgrad A; 3, 4–6, 10, 16, 18)**. Unter EPO kann eine erstmalige antihypertensive Behandlung oder ihre

Intensivierung bei vorbestehendem Hochdruck erforderlich sein **(Empfehlungsgrad A; 5–6, 10)**.

Das Auftreten einer paraneoplastischen Erythroblastopenie (pure red cell aplasia: PRCA) ist bei Tumorpatienten unter EPO nicht gezeigt; aufgrund verschärfter Herstellungs-, Transport- und Lagerungsrichtlinien konnte bei Dialysepatienten eine dramatische Senkung der PRCA erreicht werden (4).

24.3 Thrombopoetin

Thrombopoetin bindet sich selektiv an den mpl-Rezeptor der Megakaryozyten und ihrer Vorläuferzellen und führt über die Vermehrung und gesteigerte Polyploidisierung der Megakaryozyten zu einer Erhöhung der Thrombozytenproduktion. Die Entwicklung der nicht-glykosylierten Form des rekombinanten mpl-Liganden (megakaryocyte growth and development factor, PEG-rhu-MGDF) ist aufgrund enttäuschender klinischer Ergebnisse eingestellt worden; die rekombinante Version des natürlich vorkommenden Thrombopoetins (rhu-TPO) ist nur im Rahmen klinischer Studien verfügbar (3, 10).

24.4 Interleukin-3 und Stammzellfaktor

Interleukin-3 (IL-3) und Stammzellfaktor (SCF) wirken als Multilinienwachstumsfaktoren auf frühe und liniendeterminierte Stammzellpopulationen. Unter beiden HGF werden jedoch schwerwiegende Nebenwirkungen beobachtet, insbesondere Fieber, Krankheitsgefühl, Schüttelfrost, Kopfschmerzen, Gelenkschmerzen und Urtikaria, die den klinischen Einsatz eingeschränkt haben **(Empfehlungsgrad A; 3, 10, 17, 19)**. Für Kombinationen von IL-3 mit G-CSF oder GM-CSF sind nach Transplantation eine geringere Transfusionshäufigkeit von Thrombozyten- und Erythrozytenkonzentraten, eine verbesserte Rekonstitution aller Zellreihen und eine Verkürzung der Hospitalisierungszeit beschrieben worden **(Empfehlungsgrad A; 3, 10)**. Beide Substanzen sind nur für Studien verfügbar (3, 10, 19).

Literatur

1. Appelbaum FR: Use of granulocyte colony-stimulating factor following hematopoietic cell transplantation: does haste make waste? J Clin Oncol 22 (2004) 390–391.
2. Balducci L, Lymann GH: Patients aged >70 are at high risk for neutropenic infection and should receive hemopoietic growth factors when treated with moderately toxic chemotherapy. J Clin Oncol (2004).
3. Berger D, Engelhardt R, Mertelsmann R: Das Rote Buch. 2. Aufl. Ecomed Verlag, Landsberg (2000).
4. Bennett CL, et al.: Pure red-cell aplasia and epoetin therapy. N Engl J Med 351 (2004) 1403–8.
5. Bokemeyer C, Aapro, M.S., Courdi, A. et al.: EORTC guidelines for the use of erythropoietic proteins in anaemic patients with cancer. Eur J Can 40 (2004) 2201–16.
6. Bohlius J, Langensiepen S, Schwarzer G, et al.: Erythropoietin for patients with malignant diseases (Cochrane Review). The Cochrane Library (2004).
7. Bohlius J, Reiser M, Schwarzer G, Engert A. Granulopoiesis-stimulating factors to prevent adverse effects in the treatment of malignant lymphoma (Cochrane Review). The Cochrane Library (2004).
8. Clark OAC, Lyman G, Castro AA, Clark LGO, Djulbegovic B: Colony stimulating factors for chemotherapy induced febrile neutropenia (Cochrane Review). The Cochrane Library (2004).
9. Cottler-Fox MH, Lapidot T, Petit I, et al.: Stem cell mobilization. Hematology (American Society of Hematology Education Program): Blood (2003) 419–437.
10. Engelhardt M, Guo Y, Fetscher S, Mertelsmann R: Haematopoietic Growth Factors: Therapeutic Uses. Encyclopedia Life Sciences (2005).
11. Engelhardt M, Bertz H, Afting M, et al.: High-versus standard-dose filgrastim (rhG-CSF) for mobilization of peripheral-blood progenitor cells from allogeneic donors and CD34(+) immunoselection. J Clin Oncol 17 (1999) 2160–2172.
12. Engelhardt M, Bertz H, Wasch R, Finke J: Analysis of stem cell apheresis products using intermediate-dose filgrastim plus large volume apheresis for allogeneic transplantation. Ann Hematol 80 (2001) 201–208.
13. Hackshaw A, Sweetenham J, Knight A: Are prophylactic haematopoietic growth factors of value in the management of patients with aggressive non-Hodgkin's lymphoma? Brit J Cancer 90 (2004) 1302–5.
14. Löwenberg B, van Putten W, Theobald M, et al.: Effect of priming with granulocyte colony-stimulating-factor on the outcome of chemotherapy for acute myeloid leukemia. N Engl J Med 349 (2003) 743–52.
15. National Comprehensive Cancer Network. Clinical practice guidelines in oncology. (2004).
16. Österborg A: New erythropoietic proteins: rationale and clinical data. Semin Oncol 31 (suppl 8) (2004) 12–18.
17. Ozer H, Armitage JO, Bennett CL, et al.: 2000 update of recommendations for the use of hematopoietic colony-stimulg factors: evidence-based, clinical practice guidelines. American Society of Clinical Oncology Growth Factors Expert Panel. J Clin Oncol 18 (2000) 3558–3585.
18. Seidenfeld J, Piper M, Flamm C et al.: Epoetin treatment of anemia associated with cancer therapy: a systematic review and meta-analysis of controlled clinical trials. JNCI 93 (2001) 1204–1214.
19. Update of American Society of Clinical Oncology recommendations for the use of hematopoietic colony-stimulating factors: evidence-based clinical practice guidelines. J Clin Oncol 14 (1996) 1957–1960.
20. Verma A, Pedicano J, Trifilio S, et al.: How long after enutrophil recovery should myeloid growth factors be continued in autologous hematopoietic stem cell transplant recipients? Bone Marrow Transplant 33 (2004) 715–19.
21. Vose JM, Crump M, Lazarus H, et al.: Randomized, multicenter, open-label study of pegfilgrastim compared with daily filgrastim after chemotherapy for lymphoma. J Clin Oncol 21 (2003) 514–19.

25 Knochenmark- und Blutstammzelltransplantation

G. Ehninger, E. Holler

Definitionen und Basisinformation

Die Transplantation hämatopoetischer Stammzellen (HSC) hat einen wichtigen Stellenwert in der Behandlung schwerer hämatologischer und onkologischer Erkrankungen und wird als differenzierte hämatopoetische Zelltherapie weiter an Bedeutung gewinnen. Wegen des hohen logistischen Aufwands, vor allem aber auch der notwendigen großen Erfahrung speziell im Bereich der allogenen Transplantation bleibt dieses Therapieverfahren speziellen Zentren vorbehalten. Im Folgenden werden den Allgemeinärzten und Internisten außerhalb der Transplantationszentren Informationen zur potentiellen Indikationsstellung, Beratung, Vorbereitung und Nachsorge gegeben, während die speziellen Indikationen in den jeweiligen Einzelkapiteln abgehandelt werden.

HSC wurden zunächst aus dem Knochenmark, heute überwiegend nach einer Mobilisierungtherapie aus dem peripheren Blut mittels Leukapherese gewonnen. Zur Mobilisierung werden Zytokine, vorzugsweise G-CSF eingesetzt (s. Beitrag B 24). Im Fall patienteneigener HSC erfolgt die Mobilisierung und Gewinnung in der Regel im Anschluss an eine spezielle Zytostatikabehandlung, bei gesunden Spendern ausschließlich nach 4- bis 6-tägiger Gabe von G-CSF. Die Risiken der Stammzellgewinnung sind bei gesunden Spendern für die Knochenmarkentnahme (ca. 2-stündige Entnahme in Allgemeinnarkose) als auch für die Blutstammzellgewinnung (Zytokinnebenwirkungen und Akutnebenwirkungen bei der Apherese) gering. Die Spendefähigkeit wird in einer ausführlichen Voruntersuchung, die normale allgemeine Organfunktionen und unauffällige hämatologische und infektiöse Parameter verlangt, festgestellt. Insgesamt erscheint unter diesen Bedingungen die Spenderbelastung bei der Blutstammzellgewinnung geringer (**Empfehlungsgrad A; 9),** während sich für den Empfänger differenzierte Vor- und Nachteile für die jeweilige Stammzellquelle abzeichnen (**Empfehlungsgrad C; 3).** Als alternative Stammzellquelle zeichnen sich zumindest für kindliche Patienten ohne Familienspender, aber auch für Erwachsene bei geeigneter Zellzahl HSC aus plazentarem Restblut („Nabelschnurblut") ab (**Empfehlungsgrad C; 4, 8).** Das Risiko der Gewinnung patienteneigener Stammzellen kann durch die Grunderkrankung und internistische Begleiterkrankungen erhöht sein.

Die Transplantation von HSC wird nach dem Grad der genetischen Unterschiede zwischen Spender und Empfänger eingeteilt: Immunologisch sind die Transplantation patienteigener = **autologer** HSC und die Transplantation von eineiigen Zwillingsspendern (**syngene** HSC) inert.

Zu schwerwiegenden Alloreaktionen des Immunsystems wie Abstoßung und Spender-gegen-Wirt-Erkrankung (Graft-versus-Host-Disease, GvHD), aber auch einer zur Heilung beitragenden Immunreaktion des Spender-Immunsystems (Graft-versus-Leukämie-Reaktion) kommt es bei der **allogenen** Transplantation. Diese Alloreaktionen bedingen eine komplexere Pathophysiologie der Komplikationen sowie eine langfristig verzögerte Immunrekonstitution im Vergleich zur autologen Transplantation. Das GvHD-Risiko ist am geringsten bei der Transplantation von HLA-identischen Geschwistern, es nimmt bei Einsatz nur teilweise HLA-identischer Verwandter oder phänotpyisch in den Haupt-HLA-Merkmalen identischer, nicht-verwandter Spender („Fremdspender") zu, kann aber durch risikoadaptierte Strategien der immer erforderlichen prophylaktischen Immunsuppression teilweise kompensiert werden. Dies gilt besonders auch für die bei Fehlen HLA-identer Spender vorwiegend bei Kindern eingesetzte haploidente Transplantation mit HSC eines Elternteils. Inwieweit die haploidente Transplantation unter Ausnutzung der spezifischen Alloreaktivität und Leukämiereaktivität der NK-Zellen des Spenders bei bestimmten Leukämien auch im Erwachsenenalter von Vorteil ist, ist Gegenstand aktueller Untersuchungen (**Empfehlungsgrad C; 10).**

Fremdspender werden heute in den nationalen und internationalen Dateien für 70–85% aller Patienten innerhalb einer von der Grunderkrankung vertretbaren Zeit (4–8 Wochen) gefunden, wobei die Wahrscheinlichkeit stark vom HLA-Typ des Patienten abhängt. Die Fremdspendersuche sollte nur in Kooperation mit Transplantationszentren und speziellen Suchzentren erfolgen. Gut gemeinte Spendenaktionen für Einzelpatienten sind auf Grund einer mittleren Wahrscheinlichkeit von 1:100.000, einen identischen Spender zu finden, wenig erfolgreich, wenngleich solche Aktionen die grundsätzliche Möglichkeit zur Erweiterung der Spenderdateien bieten.

Die Wichtung der bei der SZT zum Einsatz kommenden Therapieprinzipien ist bei **autologer** und **allogener** SZT unterschiedlich. Bei autologer SZT steht bei soliden Tumoren die Ermöglichung einer abschließenden Hochdosischemotherapie im Stadium der durch die Vortherapie zurückgedrängten Grunderkrankung mit anschließendem Stammzellsupport im Vordergrund, bei hämatologischen Neoplasien ist zusätzlich die Gewinnung weitgehend leukämie- oder lymphomfreier HSC von Bedeutung. Bei der allogenen SZT kommt der Konditionierungsbehandlung die Aufgabe der Immunsuppression und des Erreichens einer minimalen Resterkrankung zu. Zum kurativen Ansatz trägt hier erheblich die Transplantation sicher tumorfreier HSC sowie die Induktion eines langfristig wirksamen Graft-versus-Leukämie- oder Graft-versus-Tumor-Effekts bei. Gerade die heute vorwiegend bei älteren Patienten bzw. bei Patienten mit Komorbidität eingesetzte allogene Transplantation nach dosisreduzierter Konditionierung setzt überwiegend auf die Induktion eines Graft-versus-Leukämie-Effekts.

Indikationen

Die Indikation wird von den spezialisierten Zentren in Zusammenarbeit mit dem zuweisenden Fachärzten gestellt. Zudem haben im Bereich der Therapie hämatologischer Systemerkrankungen heute fast alle Studiengruppen risikoadaptierte Indikationen für die autologe und allogene SZT integriert. Die Indikationen müssen regelmäßig überprüft und an die Fortschritte im Bereich der Transplantationsverfahren, aber auch der konventionellen Therapie adaptiert werden. So ist z.B. die frühe Indikation zur allogenen SZT bei der CML durch die Einführung des Tyrosinkinase-Inhibitors Imatinib durch eine risikoadaptierte Indikation bei Versagen der Imatinib-Therapie abgelöst worden (s. Beitrag B 8a).

Aufgabe der Ärzte, die primär die Diagnosen stellen und die Erstbehandlung einleiten, ist die Kenntnis einer potentiellen Indikation, die den frühzeitigen Kontakt mit einem Zentrum und die Beachtung besonderer Konzepte der supportiven Therapie erfordert.

Bei folgenden hämatologischen Erkrankungen ist heute an eine Transplantation im Rahmen der Primärbehandlung zu denken, ggf. als Bestandteil aktueller Studien:
- schwere aplastische Anämie, paroxysmale nächtliche Hämoglobinurie
- akute Leukämien und Myelodysplasien
- chronische myeloische Leukämie
- Philadelphia-Chromosom negative myeloproliferative Syndrome bei jungem Erkrankungsalter (Polycythaemia vera, idiopathische Myelofibrose)
- multiples Myelom
- „niedrig maligne" Lymphome incl. CLL
- aggressive Non-Hodgkin-Lymphome mit hohem Risikoindex

Weitere eindeutige Indikationen sind Rezidive nach erfolgreicher konventioneller Primärbehandlung bei diesen Erkrankungen sowie bei M. Hodgkin.

Bei den ersten 4 Erkrankungen kommt primär die allogene SZT in Frage, die bei Verfügbarkeit eines HLA-identischen Geschwisterspenders oder eines optimal passenden Fremdspenders weiter gestellt wird als bei der Notwendigkeit, immunologisch ungünstigere, nur partiell kompatible Spender heranzuziehen. Patienten mit Lymphomen und Myelom werden primär autolog transplantiert. Beim multiplen Myelom ist die Hochdosistherapie mit nachfolgender Transplantation autologer HSC heute fest in die Primärtherapiekonzepte integriert **(Empfehlungsgrad A; 1, 7)**. Bei zunehmend besser definierten Hochrisiko-Konstellationen wird auch die allogene SZT mit dem Ziel der Nutzung des Effekts einer Graft-versus-Myeloma- oder Graft-versus-Lymphoma-Reaktion durch die Spenderlymphozyten untersucht **(Empfehlungsgrad C; 5)**.

Durch neue Varianten einer dosisreduzierten bis hin zu nicht-myeloablativen Konditionierungsbehandlung bei gleichzeitiger intensivierter Immunsuppression werden allogene Transplantationen heute auch bei älteren Patienten mit vertretbarer Akutmortalität durchgeführt **(Empfehlungsgrad C–D; 6, 11)**. Zur Senkung der Morbidität und Letalität des Therapieverfahrens werden auch bei autologen Transplantationsverfahren bei älteren Patienten dosisreduzierte Konditionierungsprotokolle eingesetzt. Die altersabhängige Indikation wird deshalb zunehmend von einer altersunabhängigen Indikation bei Fehlen von Komorbidität abgelöst. Viele Fragen, z.B. nach der Inzidenz und Morbidität durch chronische GvHD und der Äquivalenz der Anti-Tumorwirkung dieser neuen allogenen Transplantationsverfahren sind allerdings noch krankheitsspezifisch zu klären. Potentielle Patienten sollten deshalb in Therapieoptimierungsstudien eingebracht werden.

Bei soliden Tumoren wird fast ausschließlich die autologe SZT nach Hochdosis-Chemotherapie eingesetzt; die SZT dient hier überwiegend dem Stammzellsupport. Die angestrebten Ziele sind in der adjuvanten Situation eine Verminderung der Rezidivrate, im metastasierten Stadium die Heilung oder die Verlängerung des therapiefreien Intervalls bei guter Lebensqualität.

Eingesetzt wird die Hochdosischemotherapie mit autologer SZT bei der Behandlung metastasierter Keimzelltumoren des Mannes sowie bei bestimmten kindlichen Tumoren wie Neuro- oder Medulloblastom. Kritisch wird heute die Indikation für dieses Therapieverfahren bei Mamma-, Ovarial- und kleinzelligem Bronchialkarzinom gesehen. Beim Magenkarzinom sowie bei Knochen- und Weichteilsarkomen sind Hochdosisverfahren in aktuelle Studienkonzepte integriert. Unklar ist trotz der ersten positiven Berichte beim Nierenzellkarzinom, ob durch modifizierte allogene Transplantationsverfahren auch ein signifikanter Graft-versus-Tumor-Effekt bei soliden Tumoren erreicht werden kann.

Transplantationsvorbereitung

Bei der Primärbehandlung potentieller Transplantationskandidaten und in der ambulanten Vorbereitungsphase sind folgende Gesichtspunkte zu beachten:
- frühe Vorstellung in einem Transplantations-Zentrum zur Klärung der Therapieoptionen
- Aufklärung und Information möglicher Geschwister im Fall einer Indikation zur allogenen Transplantation, Hilfe bei der Familientypisierung durch heimatnahe Blutabnahmen
- Vermeidung der Sensibilisierung durch Blutprodukte (leukozytendepletierte Transfusionen, kritische Indikationsstellung für die Transfusion)
- CMV-Testung und Vermeidung der CMV-Exposition bei CMV-negativen Patienten
- vorbeugende Sanierung von potentiellen Infektions- und Komplikationsherden (z.B. konservative Sanierung von Gebiss, Resektion bei Granulomen, Sanierung von chronischen Nebenhöhlenentzündungen, Sanierung von Analveränderungen, ggf. auch Sanierung bei rezidivierender Cholezystitis durch Gallenblasensteine)
- Erhaltung eines guten Trainingszustands und Körpergewichts; wenn möglich, Alkohol-, Drogen- und Tabakrauchkarenz
- psychologische und psychosoziale Vorbereitung unter Einbeziehung der Angehörigen
- bei Männern im Alter von 15–40 Jahren Sperma-Konservierung, falls vom Patienten gewünscht

Nachsorge

Die Nachsorge erfordert die enge Kooperation des Hämatologen mit dem Transplantationszentrum, besonders nach allogener Transplantation. Die modifizierten Transplantationsverfahren haben zu einer Senkung der Akutkomplikationen geführt; die akute GvHD tritt häufig erst Monate nach der Entlassung auf. Ebenso ist bei verbessertem Überleben in der Frühphase mit einer Zunahme der chronischen Morbidität durch chronische GvHD und Infekte zu rechnen. Alle Transplantationszentren haben telefonische Bereitschaftsdienste, die bei Komplikationen kontaktiert werden sollen.

Für den betreuenden Allgemeinarzt und Internisten sind folgende Aspekte wichtig (**Empfehlungsgrad C–D; 2, 12**) für die Mithilfe und Sicherung der Compliance in der medikamentösen Nachbehandlung (Immunsuppression zur GvHD-Prophylaxe und Therapie, Infektionsprophylaxe, präemptive Therapie von Pilz- und Virusinfektionen, Vakzinierung):

- Beteiligung an der Kontrolle des Therapieerfolgs (Blutbildüberwachungen, Staging-Untersuchungen) in Abstimmung mit den Empfehlungen des Transplantationszentrums
- Bei Infektionszeichen sofortige klinische und mikrobiologische Untersuchung, umgehende Einleitung einer antibiotischen Therapie mit breiter Wirksamkeit im gramnegativen und grampositiven Bereich (z.B. Breitspektrum-Penicilline) bei langen Transportzeiten zum Transplantationszentrum (Cave: Aufgrund des kombinierten B- und T-Zell-Defekts sind fulminante Verläufe durch Pneumokokken und andere Erreger innerhalb weniger Stunden möglich). Sofortige Rücksprache mit dem Transplantationszentrum, da unter Immunsuppression zusätzlich und in Abhängigkeit vom individuellen Risikoprofil des Patienten (durchgemachte Infektionen, Durchseuchung, Spenderimmunität) potentielle Virus- und Pilzinfektionen berücksichtigt werden müssen
- Vorstellung im Transplantationszentrum bei Symptomen, die auf eine GvHD hinweisen könnten: Bei akuter GvHD stehen Hautexantheme, Diarrhoe, unklare Erhöhung von Bilirubin und Transaminasen im Vordergrund, auf chronische GvHD weisen Sicca-Symptomatik, sklerodermiforme und lichenoide Haut- und Schleimhautveränderungen oder obstruktive Ventilationsstörungen hin
- Vorstellung im Transplantationszentrum bei respiratorischer Beeinträchtigung im Sinne von Dyspnoe, neu auftretenden bronchitischen Symptomen und Hustenreiz, da GvHD und Infektionen mit atypischen Erregern in gleicher Weise beteiligt sein können
- Blutbildkontrollen, Toxizitätskontrollen (Nierenfunktion unter Ciclosporin, FK506, Blutzuckerkontrolle bei Steroidtherapie), Dokumentation von Blutbild und Laborwerten, im Patientenpass
- Beachtung somatischer Folgeerscheinungen, Mitbehandlung im Rahmen prophylaktischer Konzepte (Re-Immunisierung – **Empfehlungsgrad D; 1**; Osteoporose-Prophylaxe und -therapie, supportive Haut- und Schleimhauttherapie wie Prophylaxe gegenüber Sonnenexposition, Therapie bei Sicca-Symptomatik mit künstlichen Tränen, Hautpflege bei sklerodermiformen Hautveränderungen), Überwachung bezüglich des Auftretens von Sekundärtumoren (Haut, Urgenitaltrakt u.a.)
- Beachtung und Mitbetreuung psychosozialer Folgeerscheinungen (Probleme in Partnerschaft und Sexualität, berufliche Reintegration, Angstzustände, Schlaf- und Konzentrationsstörungen)

Literatur

1. Attal M, Harousseau JL, Facon T, Guilhot F, Doyen C, Fuzibet JG, Monconduit M, Hulin C, Caillot D, Bouabdallah R, Voillat L, Sotto JJ, Grosbois B, Bataille R: Single versus double autologous stem-cell transplantation for multiple myeloma. N Engl J Med 349 (2003) 2495–2502.
2. Avigan D, Pirofski LA, Lazarus HM: Vaccination against infectious disease following hematopoietic stem cell transplantation. Biol Blood Marrow Transplant 7 (2001) 171–183.
3. Champlin RE, Schmitz N, Horowitz MM et al.: Blood stem cells compared with bone marrow as a source of hematopoietic stem cells for allogeneic transplantation. Blood 95, 12 (2000) 3702–3709.
4. Laughlin MJ, Eapen M, Rubinstein P et al.: Outcomes after transplantation of cord blood or bone marrow from unrelated donors in adults with leukemia. N Engl J Med 351 (2004) 2265–2275.
5. Maloney DG, Molina AJ, Sahebi F, Stockerl-Goldstein KE, Sandmaier BM, Bensinger W, Storer B, Hegenbart U, Somlo G, Chauncey T, Bruno B, Appelbaum FR, Blume KG, Forman SJ, McSweeney P, Storb R: Allografting with nonmyeloablative conditioning following cytoreductive autografts for the treatment of patients with multiple myeloma. Blood 102 (2003) 3447–3454.
6. Mielcarek M, Martin PJ, Leisenring W et al.: Graft-versus-host disease after nonmyeloablative versus conventional hematopoietic stem cell transplantation. Blood 102 (2003) 756–762.
7. Palumbo A, Bringhen S, Petrucci MT, Musto P, Rossini F, Nunzi M, Lauta VM, Bergonzi C, Barbui A, Caravita T, Capaldi A, Pregno P, Guglielmelli T, Grasso M, Callea V, Bertola A, Cavallo F, Falco P, Rus C, Massaia M, Mandelli F, Carella AM, Pogliani E, Liberati AM, Dammacco F, Ciccone G, Boccadoro M: Intermediate-dose melphalan improves survival of myeloma patients aged 50 to 70: results of a randomized controlled trial. Blood. 104 (2004) 3052–3057.
8. Rocha V, Labopin M, Sanz G et al.: Transplants of umbilical-cord blood or bone marrow from unrelated donors in adults with acute leukemia. N Engl J Med. 351 (2004) 2276–2285.
9. Rowley SD, Donaldson G, Lilleby K et al.: Experiences of donors enrolled in a randomized study of allogeneic bone marrow or peripheral blood stem cell transplantation. Blood 97, 9 (2001) 2541–2548.
10. Ruggeri L, Capanni M, Urbani E et al.: Effectiveness of donor natural killer cell alloreactivity in mismatched hematopietic transplants. Science 295 (2002) 2097–2100.
11. Storb R: Allogeneic hematopoietic stem cell transplantation – yesterday, today, and tomorrow. Exp Hematol 31 (2003) 1–10.
12. Thomas ED, Blume KG, Forman SJ: Hematopoietic cell transplantation. 3rd edition. Blackwell Science Inc. (2003).

26 Supportive Therapie

26.1 Chronische Schmerzen des Tumorkranken*

Prävalenz

- 40–50% aller Patienten im Anfangsstadium
- 60–70% aller Patienten im fortgeschrittenen Stadium

Ätiologie

- 68% tumorbedingt (z.B. Osteolysen, Lebermetastasen)
- 10% tumorassoziiert (z.B. Aszites, Lymphödem, Herpes zoster)
- 19% tumortherapiebedingt (z.B. Polyneuropathie, Phantomschmerz)
- 3% unabhängig von der Tumorerkrankung (z.B. Migräne, Rheuma)

Pathophysiologie und Klinik

Nozizeptorschmerz

- Knochen-/Weichteilschmerz (gut lokalisierbar, bewegungsabhängig)
- viszeraler Schmerz (schlecht lokalisierbar, oft kolikartig)
- Ischämieschmerz (belastungsabhängig, Hautverfärbung)

Neuropathischer Schmerz

- hell, heiß, brennend, oft mit Dysästhesien einhergehend
- einschießend, lanzinierend, gelegentlich triggerbar
- Phantomschmerz/-sensationen

Sympathisch-unterhaltener Schmerz

- heiß, hell, brennend, meist Bestandteil komplexer Symptome
- früh: mit livider Verfärbung; spät: mit trophischen Störungen

30% aller Schmerzsyndrome bei Tumorpatienten sind Mischformen.

Diagnostik

- Krankheits- und Schmerzanamnese, optimiert mit standardisierten Fragebögen
  Minimalfragen: Lokalisation? Intensität? Attribution? Triggerung? Periodizität
- Erfassung der Begleitsymptome und der psychosozialen Situation
- körperliche, einschließlich orientierend neurologischer Untersuchung
- Zusatzuntersuchungen gezielt nach Befund und Anamnese

Schmerz ist ein nur durch das Individuum wahrnehmbares Symptom und daher stets mehrdimensional. Die Qualität der Schmerzdiagnose entscheidet über den Erfolg der Schmerztherapie. Nicht nur den Schmerz, sondern das Gesamtbeschwerdebild beachten!

Therapie

Prinzipien der Therapie

- bei gegebener Indikation gleichzeitige Durchführung tumorspezifischer und symptomatischer Maßnahmen
- Beachtung der nicht-pharmakologischen Therapieoptionen: optimierte Pflege, Verordnung von Orthesen und Prothesen, physikalische Therapie, Lymphdrainage, TENS ggf. zusätzliche dermatologische Lokaltherapie
- psychologische und soziale Beratung, falls erwünscht
- vorzugsweise orale Verabreichung der Medikation
- planmäßige Gabe entsprechend der Wirkdauer
- Aufbau der Medikation nach WHO-Schema:
  - Stufe I: Nicht-Opioid-Analgetika
  - Stufe II: schwache Opioide ± Nicht-Opioid-Analgetika
  - Stufe III: starke Opioide ± Nicht-Opioid-Analgetika

Tabelle B.26-1   Pharmakologie wichtiger Nicht-Opioid-Analgetika (WHO-Stufe I).

Substanz	Einzeldosis (mg)	Wirkdauer (h)	Nebenwirkungen / Besonderheiten
Metamizol	500–1000	4	RR-Abfall, Agranulozytose, anaphylaktischer Schock
Paracetamol	500–1000	4	besonders bei äthylvorgeschädigter Leber Hapatotoxizität
Ibuprofen retard	800	8–12	Übelkeit, Erbrechen, Magendarmulzera, Bronchospasmus
Diclofenac retard	50–100	8–12	Leber- und Nierenschädigung (bis termin. Nierenversagen)
Naproxen	500	12	Blutdruckanstieg, Blutbildveränderungen, Ödeme
			relevante Wechselwirkungen mit zahlreichen anderen Substanzen
Valdecoib	20–40	24	geringere gastrointestinale Toxizität als nicht-selektive COX-Hemmer, Vorteil aber bei gleichzeitiger ASS-Gabe
Celecoxib	100–200	12–24	vermutlich aufgehoben

* inhaltlich abgeglichen mit den Leitlinien DIVS zur Tumorschmerztherapie

Stand Dezember 2004

– Gabe von Ko-Analgetika entsprechend der Schmerzart in allen Stufen möglich

Stufe I: Nicht-Opioid-Analgetika (Tab. B.26-1)

Die Wirksamkeit von Metamizol und NSAID bei Tumorschmerzen ist belegt, die von Paracetamol nicht **(Empfehlungsgrad B)**. Für die Wirksamkeit von NSAID speziell bei Knochenschmerzen liegen keine eindeutigen Belege vor **(Empfehlungsgrad D)**.
– Beachtung der substanzspezifischen Kontraindikationen (z.B. Ulkus, Gerinnungsstörung, Niereninsuffizienz, Hepatopathie)
– Beachtung der Wechselwirkungen mit anderen Substanzen (z.B. NSAID + MTX / + ACE-Hemmer / + Furosemid)
– nie zwei NSAID gleichzeitig (Toxizitätssteigerung)!
– alle Nicht-Opioid-Analgetika wirken antipyretisch: Fieber als Infektionszeichen bei immunsupprimierten Patienten kann unterdrückt werden

Stufen II und III: Opioid-Analgetika

Die analgetische Wirkung der Opioide unterliegt keiner relevanten Tachyphylaxie (Tab. B.26-2). Weil sie eine körperliche Abhängigkeit induzieren, dürfen sie nicht abrupt abgesetzt werden, sondern müssen schrittweise reduziert werden. Dagegen induzieren sie bei einer Lege-artis-Therapie keine psychische Abhängigkeit; eine (vor)bestehende Sucht ist jedoch ein negativer Prädiktor für die analgetische Wirkung. Die gleichzeitige Gabe von Nicht-Opioiden wird empfohlen. In Abhängigkeit vom Schmerztyp wird durch Ko-Analgetika ergänzt. Opioidagonisten und Substanzen mit antagonistischen Wirkungen sollten nicht kombiniert werden! Bei intakten Metabolisierungs- und Eliminierungswegen wirken Opioide in analgetisch wirksamer Dosis nicht atemdepressiv. Zur Therapie der Dyspnoe ist eine Dosissteigerung gegenüber der analgetisch effektiven Dosis um 20–30% notwendig.

Stufe II: Schwache Opioide (Tab. B.26-3)
– Indikation: mit Nicht-Opioiden nicht ausreichend beherrschbare Schmerzen **(Empfehlungsgrad B; 1–4)**
– bei Kontraindikationen gegen Nicht-Opioide primäre Opioidtherapie
– es liegen wenige Daten zu Höchst- oder sinnvollen Übergangsdosierungen zur Stufe III vor **(Empfehlungsgrad B)**
– Pethidin und Pentazocin sind nicht empfehlenswert

Stufe III: Starke Opioide
– Indikation: mit Opioiden der Stufe II nicht ausreichend beherrschbare Schmerzen **(Empfehlungsgrad B)**
– Therapiebasis ist die regelmäßige Einnahme von Retardpräparaten entsprechend ihrer Wirkdauer
– Morphin ist das Referenzopioid (6), (Tab. B.26-4) **(Empfehlungsgrad C)**. Das Verhältnis von oralem (rektalem) zu parenteralem Morphin beträgt bei Dauertherapie 1:3 (2). Bei Niereninsuffizienz kann die Retention der aktiven Metabolite (Morphin-3- und -6-Glucuronid) zu einer Verstärkung der Nebenwirkungen führen

Tabelle B.26-2 Unerwünschte Nebenwirkungen der Opioide.

Opioidwirkung	Vorkommen	Tachyphylaxie	Therapie
Obstipation	regelhaft	keine	prophylaktische Laxanziengabe, stufenweiser Aufbau, beginnend mit Osmolaxanzien, dann Ergänzung um Irrtanzien und/oder Gleitmitteln; Kombinationen sinnvoll **(Empfehlungsgrad D)**
Nausea/Emesis	häufig ca. 60%	ja	Antiemetika, 1. Wahl: Haloperidol, Metoclopramid, **(Empfehlungsgrad D)**, bei Insuffizienz zusätzlich in Abhängigkeit von der Ätiologie: Dimenhydrinat, Cyclizin, Hyoscin
Domperidon			Kombination von anticholinerg und prokinetisch wirkenden Substanzen wenig sinnvoll
Sedierung	ca. 20%	ja	Überprüfung der analgetischen Therapie Psychoanaleptika, Opioidwechsel wenn längerfristig
Verwirrtheit Halluzinationen Alpträume	selten < 1% (erfragen!)	keine	Dosisreduktion, Opioidwechsel Neuroleptika (z.B. Haloperidol in adäquater Dosis) ggf. rückenmarknahe Analgesie
Schwitzen	selten	keine	Anticholinergika, Opioidwechsel
Juckreiz	selten	keine	Antihistaminika, Hautpflege, ggf. Opioidwechsel
Harnverhalt	selten	ja	Parasympathomimetika, Opioiddosisreduktion/-wechsel
Myoklonien	selten	keine	Antikonvulsiva, Benzodiazepine, z.B. Clonazepam, Myotonolytika Opioiddosisreduktion/-wechsel
Xerostomie	häufig	keine	lokale Maßnahmen, Stimulation der Salivation, Reduktion anticholinerger Medikation

Tabelle B.26-3 Schwache Opioide.

Substanz	Zubereitung	Einzeldosis (mg)	Wirkdauer (h)	Besonderheit
Codein	p.o. nicht retard	60	3–4	oft Bestamdteil von Kombinationspräparaten
Dextropropoxyphen	p.o. retard	150	8–12	analgetische Potenz unklar
Dihydrocodein	p.o. retard	60–120	8–12	ausgeprägt obstipierend
Tilidin/Naloxon	p.o. retard	100–200	8–12	möglicherweise weniger obstipierend
Tramadol	p.o. retard	100–200	8–12	diskutierte noradrenerge Wirkung möglicher Vorteil bei Neuropathien

Tabelle B.26-4 Therapie mit Morphin.

Applikationsweg	Zubereitungsform	Einzeldosis	Wirkdauer	Besonderheiten
oral	retard Kps., Tabl., Granulat	ab 10 mg	8–12 h	Basismedikation
oral	utraretard Tabl.	ab 20 mg	(12)–24 h	Basismedikation
oral	nicht retard Lsg., Tabl.	ab 5 mg	4 h	zusätzlich bei Schmerzattacken, Dosisfindung
rektal	nicht retard Suppositorien	ab 10 mg	4 h	zusätzlich bei Schmerzattacken, Dosisfindung
subkutan	pro injectione	ab 5 mg	4 h	wenn p.o. Gabe nicht möglich Methode der 1. Wahl **(Empfehlungsgrad C)**
intravenös	pro injectione	ab 5 mg	4 h	wenn p.o. Gabe nicht möglich + sicherer Zugang bereits vorhanden **(Empfehlungsgrad C)**

Die oralen retardierten Zubereitungen von Morphin sind vermutlich äquipotent **(Empfehlungsgrad B)**

Tabelle B.26-5 Alternative Opioide zu Morphin (Indikation zum Opioidwechsel, s. Text) **(Empfehlungsgrad A)**.

Substanz	Applikation	Einzeldosis	Wirkdauer	Besonderheiten
Fentanyl	transdermal	ab 0,25 µg/h	(48–)72 h	lange Wirkdauer, verzögertes Wirkmaximum (12–24 h) nur bei stabilen Schmerzen ohne Tagesrhythmik, ungeeignet zur Soforttherapie **(Empfehlungsgrad B)**
	oral transmukosal	ab 220 µg	1 h	variable Resorption, aktuell recht teuer, Kooperation des Patienten erforderlich
L-Methadon	p.o.	ab 2 mg	6–12 h	individuelle Kinetik mit der Gefahr der Kumulaton, deshalb sorgfältige Titration **(Empfehlungsgrad C)** u.U. vorteilhaft bei neuropathischen Schmerzen,
	i.v.	ab 1 mg	6–12 h	s.o., bei Schmerzattacken unter Methadontherapie äquianalgetische Dosis: 10 mg p.o. = 5 mg i.v.
Oxycodon	p.o. retard	ab 10 mg	(8–)12 h	in Deutschland schnell und verzögert wirkende Zubereitung in 1 Tablette
Hydromorphon	p.o.	ab 1,3 mg	4 h	keine klinisch relevanten aktiven Metaboliten
	p.o. retard	ab 4 mg	(8–)12 h	s.c. gut verträglich
	s.c./i.v.	ab 2 mg	4(–6) h	äquianalgetische Dosis: 8 mg p.o. = 3 mg s.c.
Buprenorphin	s.l.	ab 0,2 mg	(6–)8 h	als partieller µ-Agonist möglichst keine Kombination mit µ-Agonist (Entzugsymptome)! Eine Steigerung der Tagesdosis > 4 mg erbringt wahrscheinlich keine Steigerung der Analgesie
	i.v./s.c.	ab 0,1 mg	(6–)8 h	s.o., besondere Indikation erforderlich äquianalgetische Dosis: 0,4 mg s.l. = 0,3 mg i.v.
	transdermal	ab 32,5 µg/h	72 h	verzögerter Wirkeintritt, hohe Allergisierungsrate

- es gibt keine gesicherten Differentialindikationen/-kontraindikationen für einzelne Opioide (**Empfehlungsgrad B**). Alle stark wirkenden Opioide sind gleichwertig (Tab. B.26-5). Treten „Durchbruchschmerzen" unter einer sonst effektiven Schmerztherapie auf, wird zusätzlich eine schnell freisetzende Morphinzubereitung gegeben. Die Einzeldosis der zusätzlichen Bedarfsmedikation beträgt 1/6 der täglichen Tagesdosis des Basismorphins; sie ist maximal vierstündlich wiederholbar. Gleiches gilt für die Kombination von normal und retardiertem Hydromorphon.

Wechseln des Opioids

Indikationen (Empfehlungsgrad C):
- nicht beherrschbare unerwünschte opioidinduzierte Wirkungen
- insuffiziente Analgesie, trotz schmerztypadäquater Gabe von Ko-Analgetika und maximaler Dosis

Vorgehen:
- Berechnung der äquianalgetischen Tagesdosen (Tab. B.26-6). Diese sind Näherungswerte, die im Einzelfall deutlich unter- oder überschritten werden können. Daher gilt:
  - Reduktion der rechnerisch ermittelten TD um 30–50%
  - Ausnahme (**Empfehlungsgrad C**): L-Methadon: Titration gegen den Schmerz, dabei Beginn mit 10% der p.o. Morphin-Tagesdosis, jedoch Einzeldosis < 6 mg bei einem möglichen 3-h-Intervall
- Aufteilen dieser Tages- in Einzeldosen entsprechend der Wirkdauer der Zubereitung
- Titration gegen den Schmerz mittels einer Rescuemedikation
- bei regelmäßigem Gebrauch der Bedarfsmedikation Anpassen der Basismedikation unter Beachtung einer eventuellen Tagesrhythmik des Schmerzes

Wechseln des Applikationswegs

Indikation:
- Schluckstörung/-unfähigkeit
- stark sedierter oder bewußtloser Patient (auch der nicht mehr äußerungsfähige Patient hat Schmerzen!)
- therapierefraktäres Erbrechen, stark eingeschränkte gastrointestinale Resorption
- begründeter Patientenwunsch
- gewünschte Substanz steht nur in dieser Form zur Verfügung

Vorgehen:
- Berechnen der äquianalgetischen Dosierung. Vorgehen bei gleichzeitigem Wechsel der Substanz s.o., bei Substanzgleichheit äquianalgetische Umstellung entsprechend der Bioverfügbarkeit
- bei mittelfristiger parenteraler Therapie kontinuierliche Gabe bevorzugen
- Kombination von Basis- und Bedarfsmedikation (s.o.)

Technische Möglichkeiten:
- kontinuierlich s.c. (**Empfehlungsgrad C**)
  - technisch einfachste und sicherste Methode
  - Liegedauer der Kanüle individuell verschieden (1–7 Tage)
  - Kontraindikationen: ausgeprägte Gerinnungsstörung/Pyodermien
  - Resorption von distal nach kranial zunehmend, maximal thorakal
- kontinuierlich i.v. (**Empfehlungsgrad C**)
  - bei vorhandenem venösen Dauerzugang auch ambulant möglich
  - Methode der Wahl bei gleichzeitiger Volumen-/Ernährungstherapie
  - Kontraindikation: fachgerechter Umgang mit dem System nicht gewährleistet

Ko-Analgetika bei definierten Schmerzarten

Ko-Analgetika sind Substanzen ohne antinozizeptive Wirkung im engeren Sinn, die jedoch bei definierten Schmerzarten gelegentlich allein, meist aber in Ergänzung der Analgetika wirksam sind. Ihre Wirkung erklärt sich durch Modulation der Schmerzleitung und/oder Interferenz mit den absteigenden antinozizeptiven Bahnen. Häufig haben die Medikamente keine Zulassung für die Indikation Schmerz, so daß ihre Anwendung im Rahmen der therapeutischen Freiheit in der Verantwortung des verordnenden Arztes liegt.

Indikationen:
- Schmerz mit eingeschränkter Analgetikasensibilität (neuropathischer < nozizeptiver Schmerz)
- ergänzende Gabe in allen drei WHO-Stufen möglich
- Auswahl in Abhängigkeit vom Schmerztyp (Tab. B.26-7)
- Beachtung der jeweiligen Kontraindikationen/Wechselwirkungen

Rückenmarksnahe Applikation von Analgetika

Indikation (selten: ≤ 1%):
- intolerable Nebenwirkungen einer systemischen Therapie
- anderweitig nicht erreichbare ausreichende Analgesie
- Ergänzung durch Lokalanästhetika/Clonidin erwünscht

Tabelle B.26-6 Umrechnungsfaktoren, bezogen auf Tagesdosen.

Wechsel von	auf	Faktor
Morphin p.o.	Oxycodon p.o.	0,50
	Hydromorphon	0,2
	Fentanyl transdermal	0,01
	Buprenorphin s.l.	0,025
	L-Methadon*	(0,3)
Oxycodon p.o.	**Morphin p.o.**	2
Hydromorphon		5
Fentanyl transdermal		100
Buprenorphin s.l.		40
L-Methadon*		(3)

* individuelle Titration erforderlich s.o.

Tabelle B.26-7 Ko-Analgetika in Abhängigkeit vom Schmerztyp
(Empfehlungsgrade beziehen sich auf Untersuchungen zum Tumorschmerz).

Schmerztyp	Ko-Analgetikum (Tagesdosis)	Besonderheit
Knochenschmerz	Biphosphonate (Empfehlungsgrad B)	p.o. und i.v. möglich
viszeral		
+ Kolik	40–80 mg Butylscopolamin (Empfehlungsgrad D)	nur parenteral wirksam! alternativ Metamizol
+ Ödem	Kortikosteroid (Empfehlungsgrad D)	initial höhere Dosierung
+ Kapselspannung	Kortikosteroid (Empfehlungsgrad D)	initial höhere Dosierung
neuropathisch		
heiß, hell, brennend	25–75 (150) mg Amitriptylin (Empfehlungsgrad B)	höchste Dosis nachts, einschleichend dosieren!
	25–75 (150) mg Imipramin (Empfehlungsgrad B)	niedrigere Abendgabe, einschleichend dosieren!
einschießend	600–1200 mg Carbamazepin (Empfehlungsgrad D)	langsam einschleichend dosieren!
	1,2–2 g Gabapentin (Empfehlungsgrad C)	Alternative bei Hepato-/Kardiopathien, einschleichend dosieren!
	150–300 mg Pregabalin	Wirkdauer 12 h
	2–4 (8) mg Clonazepam (Empfehlungsgrad D)	Benzodiazepinderivat, sedierend, Muskelrelaxans
	60–100 mg Baclofen (Empfehlungsgrad D)	ggf. Kombination mit Antikonvulsiva, einschleichend dosieren!
Phantomschmerz	50–200 IE Calcitonin (Empfehlungsgrad B)	Therapiedauer und -dosis nicht eindeutig
Myogelosen	200–400 mg Tetrazepam (Empfehlungsgrad D)	keine Dauermedikation, Beachtung nicht-pharmakologischer Optionen
Muskelspastik	60–100 mg Baclofen (Empfehlungsgrad D)	auch bei Myoklonien

Kontraindikationen:
- Gerinnungsstörung
- Infektion im Zugangsbereich oder Sepsis
- Nichtgewährleistung einer fachgerechten Weiterbetreuung
- rasche Tachyphylaxie bei systemischer Opioidgabe
- pathologische Veränderungen im Spinalkanal

Technik:
- Bevorzugung der kontinuierlichen gegenüber der Bolusgabe
- in Abhängigkeit von der Therapiedauer:
  - Tage bis Wochen: peridural (unmittelbare oder) untertunnelte transkutane Ausleitung
  - Wochen bis Monate: peridural/intrathekal Port und externe Pumpe
  - Monate bis Jahre: intrathekal voll implantierbare Pumpe

Gefahren:
- Blutung und Verletzung von neuronalen Strukturen bei der Anlage
- Infektionen bis zur Enzephalitis
- Katheterdislokation oder -verlegung
- mit Latenz von bis zu 8 Stunden auftretende Atemdepression, besonders bei Bolusgabe möglich

Applizierbare Substanzen:
- bevorzugt Morphin, aber alle Opioide möglich
- mögliche Ergänzung zu Opioiden: Lokalanästhetika, bevorzugt Bupivacain oder Ropivacain
Clonidin: geringe Kreislaufwirkung, Verstärkung und Verlängerung der Analgesie

Neurodestruktive Verfahren

Sehr selten bei anderweitig nicht beherrschbaren Schmerzen notwendig, auch in spezialisierten Abteilungen < 1%. Nur bei limitierter Lebenserwartung (Gefahr des Deafferenzierungsschmerzes!). Durchführung nur in Zentren mit hoher Frequenz des jeweiligen Eingriffs.
Methoden: intrathekale Neurolysen, Chordotomie, Myelotomie, Thermoläsion des Ganglion Gasseri.

Lyse des Truncus coeliacus

- Indikation: viszerale Schmerzen aus dem Versorgungsgebiet des Ganglion coeliacum (Magen, Duodenum, Pankreas, Leber, Milz, Querkolon)
- Indikationszeitpunkt: möglichst früh
- Durchführung: CT- oder US-gesteuerte Applikation eines Lokalanästhetikum/Alkohol-Gemischs von ventral oder dorsal; bei Effektivität ggf. Reduktion der Opioiddosis
- Komplikationen: schwerwiegende 1%, mittlere bis leichte < 3%
- Wirkdauer: je nach Tumorwachstum zwischen Wochen bis Monaten

Tabelle B.26-8 Analgetika und Ko-Analgetika bei eingeschränkten Organfunktionen.

Substanz	Eingeschränkte Nierenfunktion	Eingeschränkte Leberfunktion
Paracetamol	⇓	X
Metamiuzol	⇔	□
NSAID	X	X
Cox-II-Hemmer	X	X
Codein	⇓	⇓
Tilidin/Naloxon	⇔	⇓
Dihydrocodein	⇓	⇓
Tramadol	⇓	⇔
Morphin	X	⇔⇓*
Hydromorphon	⇓	⇔⇓*
L-Methadon	⇔	⇔
Fentanyl	⇓	⇔
Buprenorphin	⇔	⇔
Oxycodon	⇓	⇓
Dextropropoxyphen	X	⇓
Amitriptylin	⇔	⇓
Carabamazepin	⇓	X
Gabapentin	⇓	□
Phenothiazine	□	⇓

□ vermutlich problemlos
⇔ Wirkverlängerung bzw. -steigerung möglich, gelegentlich klinisch relevant
⇓ Dosisanpassung notwendig
X bei ausgeprägter Insuffizienz vermeiden
* bei oraler Anwendung, da First-pass-Effekt deutlich abnehmen kann

Palliative Therapie in besonderen Therapiesituationen

Die folgenden Vorschläge entsprechen ausschließlich einem **Empfehlungsgrad D**.

Inoperable enterale Obstruktion mit Subileus

- 24-Stunden-Versuch der konservativen Therapie: hochdosiert Kortikosteroide (z.B. 36 mg Dexamethason), Prokinetika/Cholinergika
- bei Ineffektivität: konservative pharmakologische Therapie (s.u.)

Inoperable enterale Obstruktion (Ileus)

- Absetzen aller prokinetisch wirkenden Substanzen
- antisekretorische Therapie in Abhängigkeit von der Verschlußlokalisation und der klinischen Symptomatik: Protonenpumpenhemmer (hochdosiert Omeprazol), Butylscopolamin, Hyoscin transdermal, Octreotid (wirksamste Substanz zur Sekretionshemmung)
- bei Koliken: Butylscopolamin (nur parenteral wirksam), Metamizol (bis 6 g/Tag)
- bei Übelkeit/Erbrechen: Dimenhydrinat, Cyclizin, Hyoscin transdermal
- bei Schmerzen: Opioide bis zur Schmerzfreiheit!
- Kortikosteroide

Die Überlebenszeit kann auch ohne Operation mehrere Wochen betragen! Die Anlage einer Magensonde ist meist vermeidbar. Patienten tolerieren einmal tägliches Erbrechen in aller Regel gut, PEG-Anlage zur Entlastung besonders bei hohem Verschluß erwägen. Wichtig: optimierte Mundpflege zur Vermeidung eines Durstgefühls, exzellente psychologische Begleitung des Patienten und der Familie.

Terminaler Erstickungsanfall

- Ursachen: massive Lungenembolie, Blutung, Tumoreinbruch
- kurzwirkende Zubereitungsformen bevorzugen, parenteral effektiver als p.o.
- beim opioidnaiven Patienten: 5–10 mg Morphin s.c./i.v.
- beim opioidgewöhnten Patienten: 10–20% der TD, Opioid i.v. immer nach Bedarf steigern
- zur Therapie der Angst: Benzodiazepine, Midazolam als Kurzinfusion; ggf. auch Neuroleptika wie Levomepromacin

Neuropsychiatrische Symptome in der Terminalphase

- häufig delirante Syndrome, Verwirrtheit, Desorientierung, Halluzinationen
- vor Einleiten einer symptomatischen Therapie, Ausschluß (behandelbarer) medikamentöser oder krankheitsbedingter Ursachen
- geeignete Medikamente: Neuroleptika (z.B. Haloperidol > 30 mg/Tag) bei delirantem Syndrom. Benzodiazepine bei ausgeprägten Angstzuständen, Agitation, motorischer Unruhe
- häufig Kombinationen notwendig und sinnvoll

Literatur

1. Arzneimittelkommission der Deutschen Ärzteschaft: Empfehlungen zur Tumorschmerztherapie (2000).
2. Arbeitsgruppe Schmerz beim Bundesministerium für Gesundheit: Empfehlungen zur Tumorschmerztherapie (1995).
3. Arbeitskreis Tumorschmerztherapie der Deutschen Gesellschaft zum Studium des Schmerzes (DGSS): Anleitung zur Tumorschmerztherapie bei Erwachsenen (1996).
4. Deutsche Interdisziplinäre Vereinigung zur Schmerztherapie (DIES): Leitlinien zur Tumorschmerztherapie. Tumordiagnostik und Therapie (1999).
5. Expert working group of the research network of the European Association for Palliative Care Morphine and alternative opioids in cancer apin: The eAPC recommendations. BJC 84 (2001) 587–593.
6. WHO: Cancer Pain Therapy WHO Publishing Geneve. (1996).

26.2 Prophylaxe und Therapie des durch Zytostatika induzierten Erbrechens

Grundlagen

Emesis ist ein komplexer Fremdreflex, gesteuert über das Brechzentrum am Boden des vierten Ventrikels. Direkte Stimulation des Brechzentrums durch Zytostatika oder indirekte Beeinflussung der Formatio reticularis in der Medulla oblongata durch Reize aus dem Intestinum, dem vestibulären System, dem Pharynx und kortikalen Strukturen lösen über Neurotransmitter, besonders Serotonin, Dopamin u.a., Erbrechen aus.

Prädisponierende Faktoren

Patientenmerkmale: weibliches Geschlecht, jüngeres Alter, schlechter Allgemeinzustand, Erbrechen bei einer vorausgegangenen Chemotherapie sind unabhängige Risikofaktoren (3).
Therapiemerkmale: Art, Dosis und Applikationsform des Zytostatikums, Zytostatikakombinationen.
Protektive Faktoren: Alkoholabusus (3).

Formen der Emesis

Akutes Erbrechen innerhalb der ersten 24 Stunden nach Zytostatikagabe (3, 4), z.B. Cisplatin nach 2–4, Carboplatin nach 6–10 Stunden.
Verzögertes Erbrechen: später als 24 Stunden bis zu 5 Tage nach Zytostatikaapplikation (3, 4); beruht auf Zytostatikawirkungen am Gastrointestinaltrakt (Darmmukositis, Darmparalyse) überwiegend bei hochdosierten Cisplatin-haltigen Therapieschemata, seltener nach Carboplatin, Cyclophosphamid.
Antizipatorisches Erbrechen: Tage bis Stunden vor Chemotherapie (3, 4); Konditionierung auf Erbrechen in vorhergehenden Therapiezyklen.

Emetogene Potenz verschiedener Zytostatika

Die Einteilung der Zytostatika nach ihrer emetogenen Potenz beruht auf Erfahrungswerten. Die Inzidenz gibt die Häufigkeit des Erbrechens (Prozent) ohne antiemetische Prophylaxe an (modifiziert nach 1, 4). Die emetogene Potenz von Kombinationschemotherapien richtet sich nach dem stärksten emetogenen Zytostatikum.

- **Inzidenz > 90%:** Cisplatin ≥ 50 mg/m^2, Oxaliplatin > 45 mg/m^2, Carmustin > 250 mg/m^2, Dacarbazin, Streptozotocin, Cyclophosphamid >1,5 g/m^2
- **Inzidenz 60–90%:** Cisplatin < 50 mg/m^2, Carmustin < 250 mg/m^2, Cyclophosphamid > 0,75 g/m^2 $\leq$ 1,5 g/m^2, Ifosfamid, Cytarabin > 1,0 g/m^2, Methotrexat > 1 g/m^2, Dactinomycin, Doxorubicin ≥ 60 mg/m^2, Epirubicin ≥ 90 mg/m^2, Procarbacin
- **Inzidenz 30–60%:** Asparaginase, Cyclophosphamid < 750 mg/m^2, Methotrexat 250–1000 mg/m^2, Carboplatin, Daunorubicin, Epirubicin, Idarubicin, Doxorubicin ≤ 60 mg, 5-Fluorouracil ≥ 1 g, Etoposid, Mitomycin, Irinotecan, Topotecan, Paclitaxel, Docetaxel, Gemcitabin
- **Inzidenz 10–30%:** Bleomycin, Chlorambucil, Busulfan, Hydroxyurea, Melphalan, Methotrexat > 50 mg/m^2 $\leq$ 250 mg/m^2 Vincristin, Vinorelbin, Fludarabin, Cladribin
- **Inzidenz < 10%:** Busulfan, Chlorambucil oral, Cyclophosphamid oral, Methotrexat < 50 mg/m^2, Thioguanin

Antiemetische Substanzen

Die stärkste antiemetische Wirksamkeit haben **Serotoninantagonisten** (5-HT$_3$-Rezeptorantagonisten: Ondansetron, Tropisetron, Granisetron und Dolasetron) **(Empfehlungsgrad A und B; 3)**. Nebenwirkungen sind Kopfschmerzen (6–40%) und Obstipation (3–11%), in hoher Dosis Darmatonie (!), Flush und Transaminasenanstieg.
Dosierungsempfehlungen: siehe Tabelle B.26-9 (2, 3, 4).

Tabelle B.26-9 Dosierungsempfehlungen für Serotoninantagonisten.

Substanz	Dosierung	Applikationsart	Besonderheiten
Ondansetron	8 mg	i.v.	1mal **(Empfehlungsgrad A; 3)**
Ondansetron	12–24 mg/Tag	p.o.	2- bis 3mal 8 mg/Tag bei verzögerter Emesis **(Empfehlungsgrad B; 3)**
Granisetron	1 mg	i.v.	1mal **(Empfehlungsgrad A; 3)**
Granisetron	2 mg	p.o.	1mal **(Empfehlungsgrad A; 3)**
Tropisetron	5 mg	i.v./p.o.	1mal **(Empfehlungsgrad B; 3)**
Dolasetron	100 mg	i.v./p.o.	1mal **(Empfehlungsgrad A; 3)**

Tabelle B.26-10 Dosierungsempfehlungen für NK1-Rezeptoren.

Substanz	Dosierung	Applikationsart	Besonderheiten
Aprepitant	125 mg an Tag 1 80 mg Tag 2, 3	p.o.	+5-HT$_3$-Antagonist + Dexamethason + Dexamethason

Tabelle B.26-11 Dosierungsempfehlungen für substituierte Benzamide/Dopaminantagonisten.

Substanz	Dosierung	Applikationsart	Besonderheiten
Metoclopramid	20–30 mg	p.o.	1mal und 2- bis 4mal bei verzögerter Emesis **(Empfehlungsgrad D; 3, 4)**
Metoclopramid	bis 2 mg/kg	i.v.	**(Empfehlungsgrad A; 3)**
Alizaprid	50 mg	p.o./i.v.	4- bis 6mal

Tabelle B.26-12 Dosierungsempfehlungen für Kortikosteroide.

Substanz	Dosierung	Applikationsart	Besonderheiten
Dexamethason	20 mg	p.o./i.v.	1mal **(Empfehlungsgrad B; 3, 4)** 2mal bei verzögerter Emesis (4)
Prednisolon	100–150 mg	p.o./i.v.	

Routinemäßig wird die orale Gabe empfohlen (**Empfehlungsgrad A; 3, 4**). Substanzen derselben Klasse sind vergleichbar wirksam (**Empfehlungsgrad A; 3**). Ondansetron ist ein kompetitiver Antagonist an den 5-HT$_3$-Rezeptoren, kann daher durch hohe Serotoninkonzentrationen vom Rezeptor verdrängt werden, Granisetron und Tropisetron sind nicht-kompetitive Antagonisten. Die Plasmahalbwertszeiten (HWZ) der einzelnen Substanzen sind unterschiedlich: Ondansetron HWZ 3–5 Stunden, Granisetron HWZ 9–11 Stunden, Tropisetron HWZ 8 Stunden (5).

NK1-Rezeptor-Antagonisten

Das Neuropeptid P bindet spezifisch an den Neurokinin-(NK1-)Rezeptor, der das emetogene Signal vermittelt. Aprepitant als ein NK1-Rezeptor-Antagonist (zugelassen seit Ende 2003 bei hoch emetogener Cisplatin-basierter Chemotherapie) ist bei akutem und verzögertem Erbrechen wirksam (**Empfehlungsgrad A; zitiert nach 7**): Verbesserung um 13% im Akutbereich, 20% bei verzögerter Nausea/Emesis bei hoch emetogener Chemotherapie (6, 7). Dosierungsempfehlungen: siehe Tabelle B.26-10

Substituierte **Benzamide/Dopaminantagonisten** (Metoclopramid [MCP], Alizaprid) haben eine gute Dosis-Wirkungs-Beziehung, sind kostengünstiger als Serotoninantagonisten. Extrapyramidalmotorische Nebenwirkungen (Dyskinesien) möglich, v.a. bei höherer Dosis. Dosierungsempfehlungen: siehe Tabelle B.26-11.

Kortikosteroide (Dexamethason, Prednisolon) sind besonders in Kombination mit Serotoninantagonisten hoch wirksam (**Empfehlungsgrad A; 3**). Ihr antiemetischer Wirkmechanismus ist unklar, wesentliche Nebenwirkungen sind zu beachten: Blutzuckeranstieg, Hypokaliämien, psychotische Reaktionen. Dosierungsempfehlungen: siehe Tabelle B.26-12.

Benzodiazepine (z.B. Lorazepam 1- bis 2× 1–2 mg p.o./i.v.) sind gering antiemetisch, durch anxyolytische Wirkung bei antizipatorischer Emesis wirksam.

Neuroleptika (Triflupromazin 1- bis 3× 5–10 mg p.o./i.v., Haloperidol 0,5–2 mg p.o./i.v.) werden als Monotherapie primär aufgrund geringer emetogener Potenz und höherer Nebenwirkungsrate (extrapyramidale Symptome, Sedierung) nicht empfohlen.

Stufentherapie

Grundregeln

Bereits bei erster Zytostatikagabe optimale antiemetische Therapie, je nach emetogenem Potential. Antiemetische Prophylaxe vor Emesistherapie ist Goldstandard. Antiemetikagabe prophylaktisch 15 (i.v.) – 60 (p.o.) Minuten vor Chemotherapie, orale Gabe bevorzugen außer bei vorbestehender Übelkeit/Erbrechen (**Empfehlungsgrad A; 2, 4**) oder unsicherer Resorption. Kombinationen von Antiemetika sind sinnvoller als Höchstdosis eines einzelnen Medikaments (2, 3). Serotoninantagonisten und Kortikosteroide als Einmaldosis meist ausreichend. (Ausnahmen: Hochdosischemotherapie, verzögertes Erbrechen.) Zweitgabe eines Serotoninantagonisten früher als 12 Stunden bei trotz Prophylaxe auftretender Emesis ist nicht sinnvoll, effektiv ist meist Kombination einer zweiten Substanz (Dexamethason, Triflupromazin). Antiemetikagabe nach Ende der Zytostatikaapplikation weiterführen, falls Medikamente mit verzögertem Emesispotential (Cisplatin!) verabreicht werden. Bei verzögertem Erbrechen sind Dexamethason und/oder MCP wirksam. Bei Kombinationschemotherapien, die Kortikosteroide in höherer Dosis enthalten, ist eine zusätzliche Steroidgabe nicht sinnvoll.

Akutes Erbrechen

Gering emetogene Chemotherapie (Inzidenz < 30%)

– Prophylaxe: keine routinemäßige Antiemese (**Empfehlungsgrad D; 3, 4**) außer bei prädisponierenden Risikofaktoren vor und 4 Stunden nach Therapiebeginn Benzamid/Dopaminantagonist
– bei Erbrechen trotz Prophylaxe: Benzamid plus Kortikosteroid

Supportive Therapie

- bei nicht ausreichender Antiemese im nächsten Zyklus: Wechsel auf Serotoninantagonist mit/ohne Kortikosteroid

Mäßig emetogene Chemotherapie (Inzidenz 30–90%)

- Prophylaxe: vor und 4 Stunden nach Therapiebeginn Benzamid/Dopaminantagonist plus Kortikosteroid oder Serotoninantagonist (2, 4); an den Chemotherapiefolgetagen: über 24–48 Stunden MCP- oder Alizaprid-Dauergabe
- bei Erbrechen trotz Prophylaxe: zusätzlich Kortikosteroid oder Serotoninantagonist plus Kortikosteroid, oder zusätzlich Benzodiazepin/Neuroleptika
- bei nicht-ausreichender Antiemese im nächsten Zyklus: je nach Vortherapie primär Serotoninantagonist plus Kortikosteroid plus Benzodiazepin oder Neuroleptikum

Hoch emetogene Chemotherapie (Inzidenz > 90%)

- Prophylaxe: Serotoninantagonist plus Kortikosteroid **(Empfehlungsgrad A und B; 3, 4)**
- bei Emesis trotz Prophylaxe: zusätzlich Benzodiazepin oder Neuroleptikum
- bei nicht ausreichender Wirkung im nächsten Zyklus: Serotoninantagonist plus Kortikosteroid plus Neuroleptikum, ggf. bereits am Vortag

Verzögertes Erbrechen

Behandlungsdauer mit Serotoninantagonisten länger als 3 Tage nach Ende der Chemotherapie ist nicht sinnvoll, stattdessen wirksam: Kortikosteroide **(Empfehlungsgrad A; 4)** plus Benzamid/Dopaminantagonist. Metoclopramid hier wahrscheinlich den Serotoninantagonisten überlegen (3).

Antizipatorisches Erbrechen

Prophylaxe im Sinne einer effizienten Antiemese vom ersten Chemotherapiezyklus an ist am wirksamsten, sonst Therapieversuch mit Benzodiazepin und verhaltenstherapeutische Intervention **(Empfehlungsgrad B; 3)**.

Literatur

1. Hesketh PJ, Kris MG, Grunberg SM, et al.: Proposal for classifying the acute emetogenicity of cancer chemotherapy. J Clin Oncol 15 (1997) 103–109.
2. Antiemetic Subcommittee of the Multinational Association of Supportive Care in Cancer (MASCC): Prevention of chemotherapy- and radiotherapy-induced emesis: Results of the Perugia Consensus Conference. Ann Oncol 9 (1998) 811–819.
3. Gralla RJ, Osoba D, Kris MG, et al.: Recommendations for the Use of Antiemetics: Evidence-Based, Clinical Practice Guidelines. J Clin Oncol 17, 9 (1999) 2971–2994.
4. ESMO Guidelines Task Force: ESMO Recommendations for prophylaxis of chemotherapy-induced nausea and vomiting (NV). Ann Oncol 12 (2001) 1059–1060.
5. Bokemeyer C: Einmalgabe von 5-HT$_3$-Rezeptor-Antagonisten: eine realistische Aussicht? Remission 2. Springer Verlag, Heidelberg (2003).
6. Hesketh PJ, Grunberg SM, Gralla RJ, et al.: The oral neurokinin-1 antagonist aprepitant for the prevention of chemotherapy-induced nausea and vomiting: a multinational, randomized, double-blind, placebo-controlled trial in patients receiving high-dose cisplatin – the Aprepitant Protocol 052 Study Group. J Clin Oncol 21 (22) (2003) 4112–4119.
7. Bokemeyer C: Aprepitant, Die Rolle des neuen NK1-Rezeptor-Antagonisten in der antiemetischen Therapie. Arzneimitteltherapie 22 (2004) 129–135.

26.3 Infektionen bei hämatologischen und onkologischen Erkrankungen

Epidemiologie

- Häufigkeit und Bedrohlichkeit der verschiedenen Infektionserreger sind in erster Linie vom Status des Patienten (Grunderkrankung, Toxizität der Chemotherapie, Begleiterkrankungen, Alter), in zweiter Linie von der Praxis der Infektionsprophylaxe (Chemoprophylaxe, Expositionsprophylaxe, Klinikhygiene) abhängig.
- Bakteriämische Infektionen und Pneumonien haben eine ungünstigere Prognose als sonstige Infektionen oder neutropenisches Fieber unklarer Ursache.
- Das Risiko des Therapieversagens wird von der Dauer der durch myelosuppressive Therapie bedingten Granulozytopenie beeinflußt.

Risikogruppen

Patienten mit einer erwarteten Dauer der Neutropenie (neutrophile Granulozyten < 0,5 G/l) von bis zu 5 Tagen können als Niedrigrisikopatienten hinsichtlich der Entwicklung einer schweren, lebensbedrohlichen Infektion eingestuft werden, solange sie bei Fieberbeginn nicht bereits Zeichen einer solchen Infektion oder Zeichen einer progredienten Grunderkrankung oder unkontrollierten Begleiterkrankung haben. Patienten mit Neutropenie von 10 und mehr Tagen werden als Hochrisikopatienten behandelt, Patienten mit Neutropeniedauer von 6–9 Tagen einer Standardrisikogruppe zugeordnet (10).

Infektionsprophylaxe bei Neutropenie (9)

Indikation

- Patienten, bei denen eine therapiebedingte Neutropenie (< 0,5 G/l) von mindestens 10 Tagen zu erwarten ist
- Patienten mit ernsthaften Infektionen in vorausgehenden Therapiezyklen trotz kürzerer Neutropeniephase
- Patienten mit aplastischer Anämie unter intensiver Immunsuppression

Krankenhaushygiene

- adäquate Patientenunterbringung: 1- bis 3-Bett-Zimmer mit eigener sanitärer Anlage, Vermeidung von unkontrollierten Bauarbeiten, keine unkontrollierten Klimaanlagen, keine Pflanzen; reverse Isolation (Umkehrisolation) bei Patienten mit speziellen Hochrisikofaktoren (allogene Stammzelltransplantation, ggf. Patienten mit Neutrope-

niedauer von über 3 Wochen im Rahmen einer Doppelinduktionstherapie bei AML)
- Vermeidung von Verneblern, Blasenkathetern, potentiell hochkontaminierten Nahrungsmitteln (Speiseplan für keimarme Ernährung)
- konsequente Händedesinfektion, auch zwischen Patientenkontakten innerhalb des Zimmers (Ärzte, Pflegekräfte, MTA, Physiotherapeuten, Besucher und Patienten), Desinfektion der Stethoskope, saubere (keine sterile) Kleidung
- strenge Indikationsstellung für Venenverweilkatheter, Versorgung derselben unter sorgfältiger Einhaltung klinikhygienischer Bedingungen durch geschultes Fachpersonal
- bei Hochrisikopatienten Mundschutz zur Vermeidung von Tröpfcheninfektionen für alle Kontaktpersonen und für Patienten (bei Verlassen des Zimmers)

Antibakterielle Chemoprophylaxe bei intensiver Chemotherapie) (Empfehlungsgrad C; 3, 7, 8)

Fluorochinolon (Ciprofloxacin 1000–1500 mg/Tag oder Levofloxacin 500 mg/Tag) oder Co-trimoxazol + Colistin (täglich 3× 960 mg + 3× 2 Mio. Einheiten); Beginn spätestens am Tag nach Chemotherapie; Ende bei Leukozytenanstieg (oder Beginn einer systemischen antimikrobiellen Therapie).

Antimykotische Chemoprophylaxe bei intensiver Chemotherapie (Empfehlungsgrad C; 8)

Amphotericin-B-Suspension (oder andere nicht-resorbierbare Polyen-Antimykotika); alternativ Fluconazol (2× 200 mg täglich).

Pneumocystis-jiroveci-Pneumonie-Prophylaxe bei T-Zell-Defekt bzw. medikamentöser Immunsuppression

(angioimmunoblastische und andere T-Zell-Lymphome, akute lymphatische Leukämie in der Behandlungsphase, Therapie mit Purin-Analoga) **(Empfehlungsgrad C, 8):**
Co-trimoxazol (3× 960 mg pro Woche oder 1× 480 mg pro Tag).

Prophylaktische Gabe hämatopoetischer Wachstumsfaktoren

(s. Kap. B24 Behandlung mit hämatopoetischen Wachstumsfaktoren) bei Wahrscheinlichkeit infektiöser Komplikationen während der Neutropenie von > 40% **(Empfehlungsgrad B; 13):**
G-CSF (Filgrastim 5 µg/kg [bzw. 250 µg/m^2] einmal täglich s.c., Lenograstim 5 µg/kg [bzw. 150 µg/m^2] einmal täglich s.c.). Beginn Tag 1 nach Ende der Chemotherapie, Beendigung bei Wiederanstieg der Leukozytenzahl auf > 5 G/l.

Diagnostik bei febrilen Komplikationen (1, 10)

Die Infektionsdiagnostik bei ausgeprägt immunsupprimierten Patienten unterscheidet sich von der bei anderen Patienten insofern, als
- kurzfristig ohne Zeitverzug vorgegangen werden muß,
- die Diagnostik oft nur diskrete Hinweise auch bei bereits ausgeprägter Infektion ergibt und deshalb besonders sorgfältig zu gewichten ist,
- Patienten oftmals antipyretisch wirkende Medikamente wie Paracetamol, Novaminsulfon, Glukokortikoide oder NSAID erhalten und deshalb kein adäquates Fieber entwickeln,
- die Ergebnisse mikrobiologischer Untersuchungen meist nicht abgewartet werden, sondern lediglich zur Bestätigung oder Modifikation der bereits eingeleiteten antimikrobiellen Therapie dienen.

Klinische Untersuchung

Mögliche Rückschlüsse auf die Erregerätiologie: siehe Tabelle B.26-13.

Tabelle B.26-13 Mögliche Rückschlüsse auf die Erregerätiologie.

Klinische Zeichen	Mögliche Infektionserreger
gerötete/schmerzhafte Einstichstelle eines Venenverweilkatheters	koagulasenegative Staphylokokken
ausgedehnte Schleimhautulzera	Herpes simplex alpha-hämolysierende Streptokokken, Candida spp.,
punktförmige Hautinfiltrate	grampositive Kokken, Candida spp.
zentral nekrotisierte Hautläsion	Pseudomonas aeruginosa, Aspergillus spp., Fusarium spp.
weißliche Retinainfiltrate	Candida spp.
hämorrhagische Retinitis	Zytomegalievirus
Diarrhö, Meteorismus	Clostridium difficile
abdominelle Symptome wie neutropenische Enterokolitis (Pseudoappendizitis), perianale Läsion	Mischinfektion einschl. Anaerobiern + Pseudomonas
pulmonale Infiltrate unter antibiotischer Therapie	Aspergillus spp., Pneumocystis jiroveci
Sinusitis bei pulmonalem Befund	Aspergillus spp., evtl. Mucoraceen (v.a.unter laufender antibiotischer Therapie)

Supportive Therapie

Mikrobiologische Überwachungskulturen, Serologie

Überwachungskulturen (Stuhl, Rachenspülung) sind bei Patienten mit Neutropeniedauer > 14 Tage während Chemoprophylaxe möglicherweise sinnvoll (**Empfehlungsgrad D**). Man sollte jedoch nicht vorschnell Kausalzusammenhänge mit der Ursache einer febrilen Neutropenie herstellen und eine antimikrobielle Therapie aufgrund von Überwachungskulturbefunden ohne klinisches Korrelat einleiten. Screeninguntersuchungen auf Antikörper gegen Candida und Aspergillus sind nicht zu empfehlen. Bei Hochrisikopatienten kann die regelmäßige serologische Untersuchung bzgl. einer Aspergillus-Antigenämie mittels Sandwich-ELISA-Test sinnvoll sein (**Empfehlungsgrad C; 11**).

Akutdiagnostik bei Auftreten einer febrilen Neutropenie

– wiederholte körperliche Untersuchung mit besonderer Beachtung der Haut und Schleimhäute, der perianalen Region, Lunge und Venenkathetereintrittsstelle
– kurzfristig wiederholte Prüfung von Blutdruck und anderen Vitalfunktionen
– zwei peripher-venös entnommene Blutkulturen im Abstand von 30–60 Minuten; bei liegendem zentralen Venenkatheter daraus ein weiteres Pärchen vor Einleitung einer antimikrobiellen Therapie
– großzügige Indikationsstellung für Röntgen-Thorax-Untersuchung, frühzeitig CT-Thorax; bei Lungeninfiltraten Bronchoskopie mit bronchoalveolärer Lavage (BAL), spätestens bei Versagen der antimikrobiellen Initialtherapie; evtl. CT der Nasennebenhöhlen; bei anhaltendem Fieber erneute radiologische Untersuchung der Lunge vorzugsweise mittels CT-Thorax
– bei Fieber mit Diarrhöen mikrobiologische Untersuchung des abgesetzten Materials einschließlich Clostridium-difficile-Toxin
– Sonographie, ggf. CT-Abdomen bei Verdacht auf eine hepatoliale Candida-Infektion oder sonstige Infektion der Leber- und Gallenwege oder der ableitenden Harnwege bei persistierendem ungeklärten Fieber (ggf. mehrfach wiederholen)
– bei pustulösen bzw. nekrotisierenden Hautinfiltraten Sekret- oder Materialgewinnung zur Erregerkultur und evtl. Histopathologie
– Spitze entfernter Venenkatheter mikrobiologisch aufarbeiten lassen
– bei klinischer Symptomatik einer Harnwegsinfektion oder auffälligem Urinstatus: Urinkultur

Bronchoskopie und bronchoalveoläre Lavage (BAL) (12)

Untersuchung auf: Pilze, Pneumocystis jiroveci, Mykobakterien, Legionellen, andere pathogene Bakterien (kritische Interpretation der Befunde erforderlich!); bei T-Zell-Defekt und nach allogener Stammzelltransplantation auch auf CMV und respiratorische Viren; Zytologie zur DD einer Infiltration durch maligne Grunderkrankung. Transbronchiale Biopsie und Materialentnahme mit der geschützten Bürste bei Patienten mit Thrombozytenzahlen < 50 G/l kontraindiziert.

Weitere Hinweise

Bei Anhaltspunkten wie Auslandsanamnese muß auch an seltene Erreger gedacht werden. Bei persistierendem Fieber Untersuchung des Augenhintergrunds und Echokardiographie.

Empirische antimikrobielle Initialtherapie bei febriler Neutropenie

Indikation (7, 10)

– neutrophile Granulozyten < 1,0 G/l und
– Körpertemperatur einmalig 38,3 °C oder mehrfach innerhalb von 12 Stunden 38,0 °C oder 38,0 °C über > 1 Stunde anhaltend und
– kein Hinweis auf eine nicht-infektiöse Genese des Fiebers (Blutprodukte, Zytokine, andere Medikamente)

Beginn der empirischen antimikrobiellen Therapie innerhalb von zwei Stunden nach Fiebereintritt!

Hochrisikopatienten

Intravenöse Therapie mit Pseudomonas-wirksamem β-Lactam als Monotherapie (**Empfehlungsgrad A; 4, 7, 10**) oder in Kombination mit einem Aminoglykosid. Auswahl des β-Lactams und ggf. Aminoglykosids abhängig von lokaler Resistenzlage von Pseudomonas aeruginosa und anderen gramnegativen Bakterien. Bei Kombinationstherapie über mehr als 5 Tage und/oder eingeschränkter Nierenfunktion Dosisadjustierung durch Bestimmung des Aminoglykosid-Talspiegels.

Dosierungen für Erwachsene mit normaler Nierenfunktion (tägliche Dosis):

Piperacillin-Tazobactam	3–4× 4,5 g
Ceftazidim oder Cefepim	3× 2 g
Imipenem-Cilastatin	3× 1 g oder 4× 0,5 g
Meropenem	3× 1 g
Amikacin	1× 15–20 mg/kg KG
Netilmicin	1× 6–7 mg/kg KG
Tobramycin oder Gentamicin	1× 4–5 mg/kg KG

Bei Allergie gegen Penicillin Versuch mit einem Cephalosporin (Kreuzallergierate ca. 10–20%) oder Carbapenem (Kreuzallergierate unter 10%); bei Allergie gegenüber sämtlichen β-Lactam-Antibiotika Therapie mit Ciprofloxacin plus Glykopeptid-Antibiotikum (Vancomycin oder Teicoplanin), sofern bei betroffenen Patienten nicht zuvor eine orale Prophylaxe mit einem Fluorochinolon durchgeführt wurde.

Niedrigrisikopatienten (7, 9, 10)

Obige Therapieregimes, insbesondere Monotherapie, können verwendet werden. Bei Niedrigrisikopatienten (Neutropeniedauer bis 5 Tage) gibt es auch gute Erfahrungen mit
– Cephalosporinen der 3. Generation (z.B. Ceftriaxon) in Kombination mit einem Aminoglykosid,
– oralen Antibiotika (**Empfehlungsgrad B**): Ciprofloxacin plus Amoxicillin/Clavulansäure (tägliche Dosierung: Ciprofloxacin 2× 750 mg; Amoxicillin/Clavulansäure 3× 625 mg oder 2× 1000 mg); alter-

nativ (weniger Erfahrung) auch Levofloxacin (tägliche Dosierung: Levofloxacin 1× 500–750 mg); eventuell auch einmalige oder zweimalige intravenöse Antibiotikagaben (pseudomonaswirksames β-Lactam als Monotherapie) mit rascher Umstellung auf orale Therapie.

Persistierende febrile Neutropenie ohne bisherigen Erregernachweis und ohne klinischen Fokus

Bei ausbleibender Entfieberung nach ca. 96 Stunden ist die Überlegenheit einer bestimmten Therapiemodifikation gegenüber anderen nicht sicher bewiesen. Wiederholung der Diagnostik ist notwendig. Falls weiterhin kein Hinweis auf Fieberursache vorliegt, kann bei klinisch stabilen Patienten die laufende antimikrobielle Therapie beibehalten werden. Wird eine empirische Therapieumstellung für indiziert erachtet, ist die zusätzliche Gabe eines systemischen Antimykotikums (Amphotericin B 1× 0,7 mg/kg KG täglich; alternativ Fluconazol 1× 400 mg täglich, sofern nicht unmittelbar zuvor eine antimykotische Prophylaxe mit Fluconazol durchgeführt wurde, oder liposomales Amphotericin B 2–3 mg/kg KG täglich oder Caspofungin 50 mg täglich, am ersten Tag 70 mg) sinnvoll (**Empfehlungsgrad C**). Die zusätzliche, rein empirische Gabe eines Glykopeptidantibiotikums wird nicht empfohlen (2, 5).

Therapie bei klinisch dokumentiertem Infektionsort (1, 6, 7)

Haut- und Weichteilinfektion: bei Initialtherapie mit Piperacillin/Tazobactam oder Carbapenem: keine zusätzlichen Antibiotika; bei Gabe von Ceftazidim Gabe eines Glykopeptid-Antibiotikums zu erwägen. Hautinfiltrate bei Neutropenie müssen keinesfalls durch grampositive Kokken (Staphylokokken) verursacht sein; unterschiedliche Erregerarten sind isoliert worden. Kleinfleckige Hautinfiltrate können z.B. im Rahmen einer Candidämie auftreten.
Venenkatheter-Infektion: aufgrund der häufig zu vermutenden Verursachung durch koagulasenegative Staphylokokken zusätzliche Gabe eines Glykopeptid-Antibiotikums insbesondere bei Tunnel- oder Tascheninfektion. In letzteren Fällen umgehende Katheterentfernung notwendig (6, 7).
Abdominelle und/oder perianale Infektionszeichen: bei Initialtherapie mit Piperacillin/Tazobactam oder Carbapenem: keine zusätzlichen Antibiotika; bei Cephalosporin der dritten Generation oder Fluorochinolon: zusätzliche Gabe von Metronidazol 3× 500 mg täglich. Bei sonographischem oder CT-Nachweis einer neutropenischen Enterokolitis ebenfalls Metronidazol zusätzlich, außerdem Nahrungskarenz und OP-Bereitschaft.
Clostridium-difficile-Nachweis und klinische Symptomatik im Sinne einer antibiotikaassoziierten (pseudomembranösen) Kolitis: Metronidazol peroral 3× 500 mg täglich, in schweren Fällen oder Versagen von Metronidazol Vancomycin peroral 4× 125–250 mg täglich (intravenöse Gabe unwirksam).
Lungeninfiltrate: je nach vorausgegangener Chemoprophylaxe sind als Erreger unwahrscheinlich: Pneumocystis jiroveci nach Co-trimoxazol, Legionellen nach Fluorochinolon oder Makrolid-Antibiotikum. Erreger sogenannter atypischer Pneumonien sind selten im Krankenhaus erworben. Die wichtigste Erregergruppe bei Hochrisikopatienten ist Aspergillus, selten andere Fadenpilze. Hier wird daher die zusätzliche Gabe von Amphotericin B (1× 1 mg/kg KG täglich) oder von liposomalem Amphotericin B (1× 3–5 mg/kg KG täglich) oder von Voriconazol (2× 4 mg/kg KG täglich, am ersten Tag 2× 6 mg/kg KG) empfohlen (**Empfehlungsgrad C; 12**).

Therapie bei Erregernachweis

Bei Vorliegen eines Keimnachweises ist die kritische Prüfung der Plausibilität und Kausalität notwendig. Häufige Fehler bei der Interpretation mikrobiologischer Befunde sind:
– Bewertung kolonisierender Mikroorganismen wie vergrünender Streptokokken oder Koagulase-negativer Staphylokokken aus Mundhöhle oder Oropharynx sowie von Candida spp. aus den Atemwegen als Erreger pulmonaler Infiltrate
– Bewertung einer unter Antibiotikatherapie selektierten Restflora (z.B. Enterokokken unter Fluorochinolon- oder Cephalosporintherapie) als ätiologisch relevante Infektionserreger
– Bewertung von Verunreinigungen in der Blutkultur als Bakteriämieerreger (einmaliger Nachweis von Corynebakterien/Propionibakterien oder Koagulase-negativen Staphylokokken), insbesondere bei Abnahme solcher Blutkulturen aus liegenden Venenkathetern
– Herstellen falscher Kausalzusammenhänge zwischen Keimnachweis und klinischer Infektion (z.B. Nachweis Koagulase-negativer Staphylokokken in der Blutkultur bei gleichzeitig bestehenden Lungeninfiltraten)
– Interpretation einer typischerweise durch eine Mischflora verursachten Infektion (z.B. abdominelle oder perianale Infektion) als monobakterielle Infektion aufgrund einer unzureichenden Diagnostik

Der Wechsel auf ein sogenanntes Schmalspektrumantibiotikum zur gezielten Therapie bei Erregernachweis ist bei neutropenischen Patienten mit erhöhter Superinfektionsgefahr assoziiert. In den meisten Fällen sollte daher ein Breitspektrumantibiotikum mit Aktivität gegen den ursächlichen Erreger gegeben werden bzw. eine entsprechend aktive Substanz zum initialen Breitspektrumantibiotikum hinzuaddiert werden (**Empfehlungsgrad C**):
– **Candidämie** oder andere schwere systemische Candida-Infektion: Amphotericin B 1× 0,7–1 mg/kg KG täglich; bei Nachweis von Candida albicans ist die Gabe von Fluconazol (1× 400 mg täglich) ähnlich wirksam (4). Bei jeder Candidämie unverzügliche Zentralvenenkatheter-Entfernung.
– **Bakteriämie durch Staphylococcus aureus:** auch bei rascher Entfieberung 14tägige intravenöse Therapie mit einem in-vitro-aktiven β-Lactam oder Glykopeptid sowie Zentralvenenkatheter-Entfernung erforderlich.
– Bei Nachweis von **Pneumocystis jiroveci** (Immun-

fluoreszenz, Direktnachweis aus dem Bronchialsekret) unverzüglich Sulfamethoxazol (100 mg/kg KG) + Trimethoprim (20 mg/kg KG) tägl. über 2–3 Wochen; diese Therapie kann aufgrund ihres Wirkprinzips (Folsäureantagonismus) zur Panzytopenie führen.

Additive (interventionelle) Gabe von Immunglobulinen bzw. hämatopoetischer Wachstumsfaktoren

- bei Patienten mit schwerer Infektion bei gesicherter humoraler Immundefizienz (IgG-Mangel) zusätzliche Gabe polyvalenter Immunglobuline sinnvoll (150–300 mg/kg KG)
- Überlegenheit der Zugabe von G-CSF gegenüber alleiniger antimikrobieller Therapie nicht gesichert, Gabe bei schweren Infektionen und Hochrisikopatienten vertretbar **(Empfehlungsgrad C; 13)**

Dauer der antimikrobiellen Therapie (7, 11)

Nach Erfüllung der Kriterien für ein komplettes Ansprechen der infektiösen Komplikation auf die antimikrobielle Therapie wird diese noch
- weitere 2 Tage, sofern die Zahl neutrophiler Granulozyten wieder > 500 G/l beträgt,
- weitere 7 Tage bei weiter bestehender Neutropenie fortgesetzt.

Über die Therapiedauer muß auch in Hinsicht auf den nachgewiesenen Infektionserreger bzw. Infektionsfokus (Regel: kurze Therapie bei unerklärtem Fieber; verlängerte Therapie bei dokumentierten Infektionen) entschieden werden.

Literatur

1. Buchheidt D, Böhme A, Cornely OA, Fätkenheuer G, Fuhr HG, Heussel G, Junghanss C, Karthaus M, Kellner O, Kern WV, Schiel X, Sezer O, Südhoff T, Szelenyi H: Diagnosis and treatment of documented infections in neutropenic patients. Recommendations of the Infectious Diseases Working Party (AGIHO) of the German Society of Hematology and Oncology (DGHO). Ann Hematol 82 Suppl 2 (2003) 127–132.
2. Cometta A, Kern WV, De Bock R, Paesmans M, Vandenbergh M, Crokaert F, Engelhard D, Marchetti O, Akan H, Skoutelis A, Korten V, Vandercam M, Gaya H, Padmos A, Klastersky J, Zinner S, Glauser MP, Calandra T, Viscoli C; International Antimicrobial Therapy Group of the European Organization for Research Treatment of Cancer: Vancomycin versus placebo for treating persistent fever in patients with neutropenic cancer receiving piperacillin-tazobactam monotherapy. Clin Infect Dis 37 (2003) 382–389.
3. Cruciani M, Rampazzo R, Malena M, Lazzarini L, Todeschini G, Messori A, Concia E: Prophylaxis with fluoroquinolones for bacterial infections in neutropenic patients: a meta-analysis. Clin Infect Dis 23 (1996) 795–805.
4. Del Favero A, Menichetti F, Martino P, Bucaneve G, Micozzi A, Gentile G, Furno P, Russo D, D'Antonio D, Ricci P, Martino B, Mandelli F, and the Gruppo Italiano Malattie Ematologiche dell'Adulto (GIMEMA) Infection Program: A multicenter, double-blind, placebo-controlled trial comparing piperacillin-tazobactam with and without amikacin as empiric therapy for febrile neutropenia. Clin Infect Dis 33 (2001) 1295–1301.
5. Erjavec Z, de Vries-Hospers HG, Laseur M, et al.: A prospective, randomized, double-blinded, placebo-controlled trial of empirical teicoplanin in febrile neutropenia with persistent fever after imipenem monotherapy. J Antimicrob Chemother 45 (2000) 843–849.
6. Fätkenheuer G, Buchheidt D, Cornely OA, Fuhr HG, Karthaus M, Kisro J, Leithäuser M, Salwender H, Südhoff T, Szelenyi H, Weissinger F: Central venous catheter (CVC)-related infections in neutropenic patients. Guidelines of the Infectious Diseases Working Party (AGIHO) of the German Society of Hematology and Oncology (DGHO). Ann Hematol 82 Suppl 2 (2003) 149–157.
7. Hughes WT, Armstrong D, Bodey GP, Bow EJ, Brown AE, Calandra T, Feld R, Pizzo PA, Rolston KVI, Shenep JL, Young LS: 2002 guidelines for the use of antimicrobial agents in neutropenic patients with cancer. Clin Infect Dis 34 (2002) 730–751.
8. Kern WV, Beyer J, Böhme A, Buchheidt D, Cornely O, Einsele H, Kisro J, Krüger W, Maschmeyer G, Ruhnke M, Schmidt CA, Schwartz S, Szelenyi H: Infektionsprophylaxe bei neutropenischen Patienten. Dtsch Med Wochschr 125 (2000) 1582–1588.
9. Kern WV: Risk assessment and risk-based therapeutic strategies in febrile neutropenia. Curr Opin Infect Dis 14 (2001) 415–422.
10. Link H, Böhme A, Cornely OA, Höffken K, Kellner O, Kern WV, Mahlberg R, Maschmeyer G, Nowrousian MR, Ostermann H, Ruhnke M, Sezer O, Schiel X, Wilhelm M, Auner HW: Antimicrobial therapy of unexplained fever in neutropenic patients. Guidelines of the Infectious Diseases Working Party (AGIHO) of the German Society of Hematology and Oncology (DGHO), Study Group Interventional Therapy of Unexplained Fever, Arbeitsgemeinschaft Supportivmaßnahmen in der Onkologie (ASO) of the Deutsche Krebsgesellschaft (German Cancer Society). Ann Hematol 82 Suppl 2 (2003) 105–117.
11. Maertens J, Verhaegen J, Lagrou K, Van Eldere J, Boogaerts M: Screening for circulating galactomannan as a noninvasive diagnostic tool for invasive aspergillosis in prolonged neutropenic patients and stem cell transplantation recipients: a prospective validation. Blood 97 (2001) 1604–1610.
12. Maschmeyer G, Beinert T, Buchheidt D, Einsele H, Heussel CP, Kiehl M, Lorenz J: Diagnosis and antimicrobial therapy of pulmonary infiltrates in febrile neutropenic patients. Guidelines of the Infectious Diseases Working Party (AGIHO) of the German Society of Hematology and Oncology (DGHO). Ann Hematol 82 Suppl 2 (2003) 118–126.
13. Ozer H, Armitage JO, Bennett CL, Crawford J, Demetri GD, Pizzo PA, Schiffer CA, Smith TJ, Somlo G, Wade JC, Wade JL 3rd, Winn RJ, Wozniak AJ, Somerfield MR: 2000 update of recommendations for the use of hematopoietic colony-stimulating factors: evidence-based, clinical practice guidelines American Society of Clinical Oncology Growth Factors Expert Panel. J Clin Oncol 18 (2000) 3558–3585.
14. Pappas PG, Rex JH, Sobel JD, Filler SG, Dismukes WE, Walsh TJ, Edwards JE: Infectious Diseases Society of America. Guidelines for treatment of candidiasis. Clin Infect Dis 38 (2004) 161–189.

26.4 Transfusion von Blutkomponenten und Plasmaderivaten

Blutkomponenten und Plasmaderivate sind verschreibungspflichtige Arzneimittel. Die Indikation zur Transfusion ist streng zu stellen, die Regeln der ärztlichen Aufklärungspflicht sind unter Abwägung der Risiken zu beachten. Die Organisationsabläufe sind schriftlich mit dem ärztlichen Direktor als Vertreter des Trägers der Einrichtung unter Hinzuziehung des Transfusionsverantwortlichen festzulegen. Ein Qualitätsmanagement-(QM-)System inklusive QM-Handbuch ist erforderlich (5), ebenso die Einrichtung einer Transfusionskommission unter Leitung eines Transfusionsverantwortlichen, die Benennung von Transfusionsbeauftragten und die Erstellung einer Transfusionsvorschrift. Die folgenden Ausführungen berücksichtigen die zur Zeit aktuellen Richtlinien und gesetzlichen Vorschriften (2–5). Die Empfehlungen (in der Regel **Empfehlungsgrad D**) zur Therapie beruhen – wenn nicht anders angegeben – auf Evidenzen der Stärke III oder IV.

Jede Blutspende wird unter Beachtung der hierfür erlassenen Richtlinien entgegengenommen und einzeln durch ärztliche Beurteilung zur weiteren Verarbeitung freigegeben. Die Einzelvollblutspende soll ein Volumen von 500 ml nicht überschreiten. Die frischen Vollblutspenden werden möglichst schnell in ihre Komponenten aufgetrennt. Darüber hinaus können mit den Methoden der präparativen Hämapherese einzelne Blutkomponenten wie Erythrozyten, Thrombozyten, Granulozyten, Lymphozyten, periphere Blutstammzellen oder Plasma selektiv gewonnen werden.

Begleitende Maßnahmen

Vor der Transfusion von Blutkomponenten und Plasmaprodukten müssen folgende Voraussetzungen gegeben sein:
– Vor planbaren Eingriffen ist vom behandelnden Arzt zu prüfen, ob die Transfusionswahrscheinlichkeit mindestens 10% beträgt und somit die Aufklärung des Patienten über die Möglichkeit der Eigenblutspende rechtfertigt.
– Die Anforderung muß schriftlich durch den behandelnden Arzt erfolgen. Die Diagnose, die Transfusionsanamnese, bekannte blutgruppenserologische Untersuchungsergebnisse (v.a. vorbekannte Antikörper), die Art und die Anzahl der erforderlichen Blutkomponenten sowie der vorgesehene Transfusionszeitpunkt sind anzugeben.
– Die Identitätssicherung schließt ein, daß die Blutproben zur transfusionsserologischen Untersuchung ausreichend beschriftet sind (mindestens mit Name, Vornamen, Geburts- und Abnahmedatum) und jede Konserve nach der Verträglichkeitsprobe auf einem Begleitschein registriert ist. Dem Blutkonservenbegleitschein ist eine Gebrauchs- und Fachinformation („Beipackzettel") hinzuzufügen.
– Vor der Übertragung von Blutkomponenten muß der Patient über Risiken und mögliche Komplikationen in einem Merkblatt aufgeklärt werden. Das schriftliche Einverständnis des Patienten oder seines gesetzlichen Vertreters ist einzuholen (bei Kindern vom Erziehungsberechtigten).
– Der transfundierende Arzt hat unmittelbar vor der Transfusion einen AB0-Identitätstest (Bedside-Test) am Empfänger vorzunehmen. Er überprüft persönlich, ob das vorgesehene Blutpräparat für den Empfänger bestimmt ist, die Blutgruppe der Konserve dem Blutgruppenbefund des Empfängers entspricht oder zumindest kompatibel ist, die Konservennummer mit den Angaben des Begleitscheins identisch und das Blutbehältnis unversehrt ist, das Haltbarkeitsdatum eine Transfusion zuläßt und die Verträglichkeitsprobe noch gültig ist (maximal 3 Tage Gültigkeit nach Entnahme der Blutprobe).
– Die Einleitung der Transfusion erfolgt durch den Arzt. Er hat dafür Sorge zu tragen, daß während und nach der Transfusion eine Überwachung des Patienten gewährleistet ist. Nach Beendigung der Transfusion ist das Behältnis mit dem Blutkomponentenrest und dem Transfusionsbesteck steril abzuklemmen und über 24 Stunden bei 4 °C ± 2 °C aufzubewahren. Ambulante Empfänger müssen auf mögliche, später eintretende Nebenwirkungen hingewiesen werden. Es empfiehlt sich, sie nach Beendigung der Transfusion noch 30–60 Minuten zu beobachten. Sowohl für die zellulären Blutkomponenten als auch für gefrorenes Frischplasma, für Immunglobuline, Präparate, die Albumin für therapeutische Zwecke – also nicht als Stabilisator – enthalten, gentechnisch hergestellte Plasmaproteine zur Behandlung von Hämostasestörungen (§ 14.2 und 14.3 TFG [2]) und Gerinnungsfaktorenkonzentrate besteht eine patienten- und produktbezogene Chargendokumentationspflicht für 15 Jahre. Die Dokumentation hat so zu erfolgen, daß ein unverzüglicher Zugriff zum Zweck der Rückverfolgung jederzeit möglich ist.
– Die Transfusion der genannten Blutpräparate wird über ein Transfusionsgerät mit Standardfilter (DIN 58360; Porengröße 170–230 μm) über einen venösen Zugang vorgenommen. Eröffnete Blutkonserven sind innerhalb von 6 Stunden zu transfundieren. Die Entnahme von Blutproben aus verschlossenen Blutbehältnissen zu Untersuchungszwecken ist nicht erlaubt. Medikamente bzw. Infusionslösungen dürfen nicht gleichzeitig über das Transfusionsbesteck verabreicht werden.
– Bei speziellen Indikationen wie Massivtransfusionen oder bei Patienten mit hochtitrigen Kälteantikörpern muß mit Hilfe zertifizierter Anwärmgeräte dafür Sorge getragen werden, daß das Blut die vorschriftsmäßige Temperatur annimmt. Gefrorene Konserven sind mit größter Sorgfalt zu behandeln, da die Behältnisse bei niedrigen Temperaturen leicht bersten können. Nach dem Auftauen von gefrorenem Plasma muß der Inhalt überprüft werden, um sicherzustellen, daß das Kryopräzipitat vollständig aufgelöst und das Behältnis unbeschädigt ist. Aufgetaute Präparate müssen so schnell wie möglich transfundiert werden. Blutprodukte müssen im Blutdepot gelagert werden. Die Vorratshaltung beim Anwender ist auf ein Minimum zu beschränken. Eine Rücknahme von nicht angewendeten Blutprodukten ist nur bei Einhaltung der entsprechenden Transport- und Lagerungsbedingungen möglich (s. Tab. B.26-14).

Supportive Therapie

Tabelle B.26-14 Lagerungs- und Transportbedingungen für Blutprodukte (nach 5).

Blutprodukt	Lagerung	Transport
Erythrozyten	+4 °C ± 2 °C	+1 °C bis +10 °C
Thrombozyten	+22 °C ± 2 °C unter ständiger Agitation	Raumtemperatur
gefrorenes Frischplasma	–30 °C bis –40 °C (Toleranz +3 °C)	tiefgefroren
gefrorenes Frischplasma aufgetaut	nur zur sofortigen Transfusion!	Raumtemperatur

Erythrozytenkonzentrate (EK)

EK werden aus frischem Vollblut einer Einzelspende nach Standardmethoden hergestellt. Seit dem 1. Oktober 2001 müssen in Deutschland alle EK direkt vor der Lagerung in-line-filtriert und damit leukozytendepletiert werden. Die maximal in einem EK vorhandenen Restleukozyten dürfen die Zahl von 1×10^6 nicht überschreiten. Die Leukozytendepletion reduziert die HLA-Alloimmunisierungsrate, die Rate febriler, nicht-hämolytischer Transfusionsreaktionen (FNHTR), die Übertragungsrate zellständiger Viren (wie z.B. CMV) und eventuell auch die Transfusions-assoziierte Immunsuppression. Die EK weisen mindestens 80% der Erythrozytenmasse des Vollbluts an voll funktionsfähigen Erythrozyten auf.

Auswahl und Dosierung

Für die Transfusion von EK ist die Berücksichtigung der blutgruppenserologischen Befunde unter Einschluß der AB0-Eigenschaften, des Rhesus-Faktors D, ggf. weiterer Blutgruppenmerkmale (C, c, E, e, Kell), des Antikörpersuchtests sowie der Verträglichkeitsprobe (Kreuzprobe) Voraussetzung.

Unter bestimmten Umständen müssen zusätzliche Blutgruppenmerkmale und Antikörper analysiert werden. EK werden AB0- und Rhesus-(D-)gleich transfundiert. In Ausnahmefällen können EK auch AB0-ungleich, jedoch -kompatibel transfundiert werden (siehe Tab. B.26-15). Diese Ausnahmen sind zu dokumentieren. Patienten mit Hämolyse durch Isoagglutinine nach AB0-inkompatibler Knochenmarktransplantation und solche mit autoimmunhämolytischer Anämie, bei denen die Blutgruppe nicht zweifelsfrei bestimmt werden kann, sind mit EK der Blutgruppe 0 zu transfundieren (4).

Tabelle B.26-15 Kompatible Erythrozytentransfusion.

Patient	Kompatible EK
A	A oder 0
B	B oder 0
AB	AB, A, B oder 0
0	0

Rhesus-(D-)negative Empfänger sollen kein Rhesus-(D-)positives Blut erhalten. Im Notfall und/oder bei Mangel an Rhesus-(D-)negativem Blut ist es unvermeidlich, Rhesus-(D-)positives Blut auf Rhesus-(D-)negative, nicht-immunisierte Patienten zu übertragen. Bei Rhesus-(D-)negativen Mädchen und Frauen im gebärfähigen Alter ist die Gabe D-positiver EK mit Ausnahme lebensbedrohlicher Situationen unbedingt zu vermeiden. Bei Mädchen und Frauen im gebärfähigen Alter sollte auch eine Immunisierung gegen die Merkmale c und Kell vermieden werden. Werden D-positive EK einem D-negativen Empfänger verabreicht, so wird eine serologische Nachuntersuchung 2–4 Monate nach Transfusion zur Feststellung eventuell gebildeter Antikörper empfohlen. Werden Antikörper nachgewiesen, so hat eine Information und Beratung der Betroffenen zu erfolgen. Diese Antikörper sind bei erneuter Transfusion zu berücksichtigen.

Die Dosierung von EK ist ausschließlich klinisch orientiert. Bei einem Erwachsenen mit normalem Erythrozytenumsatz steigt der Hämatokritwert nach Transfusion eines EK um 3–4%, der Hämoglobinwert um 1–1,5 g/dl. Bei Patienten mit Herz- und/oder Niereninsuffizienz ist das Transfusionsvolumen individuell anzupassen.

Indikationen

Nach akutem Blutverlust ist die Wiederherstellung bzw. Aufrechterhaltung einer Normovolämie ein wichtiges therapeutisches Ziel (4, 8). Die Gabe von EK hat supportiven Charakter. Die Indikation ist von der Dauer, der Schwere und der Ursache der Anämie, dem klinischen Zustand, dem Alter sowie von geplanten Therapieverfahren abhängig zu machen. Numerische Werte für Hämoglobin oder Hämatokrit für die Indikation zur Transfusion von EK lassen sich daher nicht verbindlich festlegen; unter Berücksichtigung des individuellen kritischen Hb-Wertes wird bei akutem Blutverlust die **absolute** Transfusionsindikation bei Patienten mit normaler Herz-Kreislauf-Funktion bei einem Hämoglobinwert (Hb) von ca. 5 g/dl (3,1 mmol/l), entsprechend einem Hämatokrit-Wert (Hkt) von ca. 15%, angegeben. Die Notwendigkeit der sofortigen Transfusion von EK bei akutem Blutverlust ist jedoch schon in einem Hb-Bereich von 6–7 g/dl (ca. 4,1 mmol/l; Hkt um 20%) beim Patienten mit normaler Herz- und Kreislauf-Funktion gegeben (4). Für polymorbide (z.B. Herz-Kreislauf-Erkrankungen) und/oder ältere Patienten wird dieser „Transfusionstrigger" bereits bei einem Hämoglobinwert von ca. 9–10 g/dl (5,6–6,2 mmol/l; Hkt von ca. 30%) angegeben (9). Bei kardiovaskulären Hochrisikopatienten scheinen Hkt-Werte von unter 28% mit einer erhöhten Inzidenz kardialer Komplikationen zu korrelieren (8). Zeigte auch eine randomisierte Studie bei kritisch kranken Intensivpatienten (6), daß eine restriktive Transfusionsstrategie mit Hb-Werten zwischen 7 und 9 g/dl gegenüber einer liberaleren Strategie mit Hb-Werten von 10–12 g/dl wohl ähnlich effektiv ist, so wird vor allem für Patienten mit KHK und Herzinfarkt eine liberalere Strategie empfohlen, insbesondere dann, wenn bei solchen Patienten perioperativ ein Blutverlust erwartet werden kann (10). Auch bei Patienten mit Sepsis wird ein Hb-Wert von 8–10 g/dl angestrebt. Für Sepsispatienten mit ischämischen Herzerkrankungen kann die Anhebung des Hb-Wertes auf über 10 g/dl erforderlich sein (7). Grundsätzlich gilt, daß bei einem akuten Blutverlust früher Symptome auftreten als bei chronischer Anämie, daß jüngere Patienten mit normaler Herz-Kreislauf-Funktion eine akute oder chronische Anämie besser tolerieren als ältere und daß kreislaufinstabile Empfänger eine geringere Anämietoleranz aufweisen als kreislaufstabile Patienten.

Patienten mit hämatologischen Systemerkrankungen, bei welchen eine spätere allogene Stammzelltransplantation möglicherweise indiziert oder eine längere Periode wiederholter Blutzellsubstitution zu erwarten ist, sollte Rhesusuntergruppen- und Kell-kompatibel transfundiert werden. Bei potentiellen Empfängern eines Knochenmark- oder Blutstammzell-Transplantats ist die Gabe von Blutprodukten des Transplantatspenders und seiner Blutsverwandten unbedingt zu vermeiden (s. B25). Bei nephrogenen Anämien steht für Dialysepatienten die Gabe von Erythropoietin im Vordergrund. Bei der Substitutionsbehandlung von Patienten mit autoimmunhämolytischer Anämie vom Wärmetyp ist die Verträglichkeitsprobe infolge freier erythrozytärer Autoantikörper im Serum der Patienten meist schwer zu interpretieren. Zusätzliche Alloantikörper sind häufig schwierig zu erkennen.

Bei allen Blutpräparaten sollte der Eintritt der therapeutischen Wirkung überprüft und im Sinne der Hämovigilanz und Qualitätssicherung dokumentiert werden (1).

Bestrahlte EK

In Blutkomponenten sind trotz In-line-Filtration vermehrungsfähige, immunkompetente Lymphozyten enthalten, die bei immunkompromittierten Patienten zu einer Graft-versus-host-Reaktion führen können. Blutkomponenten müssen deshalb bei diesen Patienten vor Transfusion mit mindestens 30 Gy bestrahlt werden. Die Lagerbarkeit für bestrahlte EK ist wegen der bestrahlungsinduzierten Kaliumerhöhung im Präparat verkürzt.

Indikationen für bestrahlte EK sind (*gesicherte Indikationen; nach 4, 5):
- Transfusion bei Blutstammzell- oder Knochenmarktransplantation*
- Transfusion vor autologer Blutstammzellentnahme *
- Transfusion bei schwerem Immundefektsyndrom*
- intrauterine Transfusion*
- Transfusion bei Frühgeborenen (weniger als 37 Schwangerschaftswochen)*
- Transfusion bei Neugeborenen mit Verdacht auf Immundefizienz*
- bei allen gerichteten Blutspenden von Blutsverwandten*
- Transfusion bei Hochdosischemotherapie mit oder ohne Ganzkörperbestrahlung bei Leukämien, malignen Lymphomen und soliden Tumoren
- Transfusion bei M. Hodgkin
- Austauschtransfusion

Gewaschene EK

Gewaschene EK sind indiziert, wenn nach Gabe von Standard-EK Unverträglichkeitserscheinungen aufgetreten sind oder klinisch relevante Antikörper gegen IgA oder andere Plasmaproteine (z.B. F VIII bei Hämophiliepatienten) nachgewiesen wurden.

Kryokonservierte EK

In Einzelfällen müssen Patienten mit speziellen Erythrozytenkonzentraten versorgt werden. Es sind dies vor allem Patienten mit Antikörpern gegen häufige Antigene oder mit komplexen Antikörperkonstellationen. In einigen deutschen Blutbanken und der europäischen Gefrierblutbank in Amsterdam sind kryokonservierte EK gelagert (Adressen unter: www.dgti.de). Besteht bei solchen Patienten eine Transfusionsindikation, so ist es ratsam, sich frühzeitig mit der Spendeeinrichtung in Verbindung zu setzen.

Kontraindikationen

In der Regel bestehen keine Kontraindikationen für die Gabe von EK, wenn die entsprechenden Voraussetzungen für die Verträglichkeit gegeben sind. Die Transfusion von Präparaten eines Blutsverwandten oder eines Knochenmark- bzw. Stammzellspenders auf den potentiellen Empfänger ist zu vermeiden. Die speziellen Glaubensgebote der Zeugen Jehovas sind zu beachten.

Unerwünschte Wirkungen (siehe auch Tab. B.26-17)

Akut:
- Febrile nicht-hämolytische Transfusionsreaktionen.
- Bakterielle Kontaminationen: Sie sind selten, aber wegen der Gefahr eines septischen Schocks gefürchtet. Transfusions-Lues oder -Malaria sind in unseren Breiten selten; darüber hinaus werden Blutspender, die sich in Malaria-Endemiegebieten aufgehalten haben, von der Spende zeitlich zurückgestellt.
- Urtikarielle Hautreaktionen sind meist harmlos, müssen aber differentialdiagnostisch von schwerwiegenden Komplikationen (s.u.) abgegrenzt werden. Unter ärztlicher Aufsicht kann die Transfusion in Abhängigkeit vom klinischen Verlauf fortgeführt werden.
- Bei großen Transfusionsmengen können Volumenüberlastungen hervorgerufen werden.
- Hämolytische Transfusionsreaktionen können als hämolytische Sofortreaktionen oder als verzögerte hämolytische Reaktion auftreten. Die hämolytische Sofortreaktion tritt sehr früh nach Beginn der Transfusion auf. In schweren Fällen kann sie zum Schock führen. Die häufigste Ursache ist eine AB0-Inkompatibilität infolge von Verwechslungen. In einem solchen Fall muß eine Fehltransfusion angenommen werden, die sofort nach Diagnosestellung beendet werden muß. Zur Sicherung der Diagnose müssen Blutproben des Patienten vor und nach der Transfusion sowie Restblut des EK konserviert werden. Die verzögerte hämolytische Reaktion tritt nach Tagen bis zu Wochen auf

Supportive Therapie

und ist Folge niedrigtitriger erythrozytärer Alloantikörper, die zum Untersuchungszeitpunkt nicht (mehr!) nachweisbar waren und nach Transfusion vermehrt gebildet werden.
- Die sehr seltene posttransfusionelle Purpura tritt etwa eine Woche nach Gabe von EK oder TK (s.u.) auf. Dabei führen plättchenspezifische Alloantikörper zu einer akut einsetzenden Thrombozytopenie.
- Bei EK-Gabe ist die transfusionsinduzierte akute Lungeninsuffizienz (TRALI), welche fast ausschließlich nach der Übertragung größerer Mengen granulozytenspezifischer Antikörper in Plasmapräparaten beobachtet wird, selten.
- Bei Massivtransfusionen kommen Hypothermien vor, die sich durch vorherige Erwärmung der Blutprodukte auf maximal 37 °C verhindern lassen. Bei Patienten mit Leberfunktionsstörungen und bei Massivtransfusionen mit hoher Transfusionsgeschwindigkeit sind Zitratintoxikationen beobachtet worden. Therapeutisch wird Kalziumglukonat gegeben. Bei anurischen Patienten nach Massivtransfusion und Verabreichung bestrahlter Blutkonserven an Neugeborene oder nach intrauteriner Transfusion sind Hyperkaliämien gelegentlich von Bedeutung.

Verzögert:
- Durch chronische Transfusionspflichtigkeit kann eine sekundäre Hämochromatose als Spätkomplikation auftreten. Bei entsprechend gefährdeten Patienten ist therapeutisch frühzeitig Deferoxamin einzusetzen.
- Solange zellhaltige Produkte nicht virusinaktiviert werden können, kann die Übertragung humanpathogener Viren (HIV, HBV, HCV, CMV oder andere) nicht sicher ausgeschlossen werden. Bisher können auch Übertragungen von vCJD-Prionen ([new] variant Creutzfeldt-Jakob-Disease) durch Blutpräparate nicht mit Sicherheit ausgeschlossen werden.

Thrombozytenkonzentrate (TK)

Die wirksamen Bestandteile sind funktionell intakte Thrombozyten, die im stabilisierten Plasma des Spenders oder in additiver Lösung aufgeschwemmt sind. TK müssen eine ausreichende Zahl funktions- und überlebensfähiger Thrombozyten enthalten. Nach Transfusion soll die Wiederfindungsrate 60–70% betragen, wenn beim Empfänger keine Umsatzsteigerung vorliegt. Die Lebenszeit von Thrombozyten nach Transfusion beträgt etwa 4–6 Tage, bei Vorliegen von HLA- oder antithrombozytären Antikörpern ist sie verkürzt. TK können bei 22 °C unter ständiger Agitation bis 5 Tage gelagert werden (Tab. B. 26-14). Die Herstellung erfolgt entweder aus frisch abgenommenen Vollbluteinheiten oder durch maschinelle Thrombozytapherese geeigneter Spender. Alle TK werden direkt vor der Lagerung in-line-filtriert und damit leukozytendepletiert. Die in einem TK vorhandenen Restleukozyten dürfen die Zahl von 1×10^6 nicht überschreiten. Die maschinell hergestellten Apherese-TK werden nicht filtriert, da die geforderte Höchstzahl an Restleukozyten durch dieses Herstellungsverfahren bereits unterschritten wird. Die Leukozytendepletion reduziert die HLA-Alloimmunisierungsrate und die Übertragungsrate zellständiger Viren (wie z.B. CMV).

Folgende Präparate stehen zur Verfügung:
- Thrombozytenkonzentrat aus einer Vollblutspende (Einzelspender-TK)
- (Klein-)Pool-Thrombozytenkonzentrat
- Thrombozytenapheresekonzentrat
- bestrahlte Thrombozytenkonzentrate
- HLA- und/oder HPA-kompatible Apherese-Konzentrate für refraktäre Patienten

Das aus Vollblut gewonnene Einzelspenderthrombozytenkonzentrat enthält etwa $6–8\times 10^{10}$ Blutplättchen in ca. 50 ml Plasma. Da diese Menge therapeutisch beim Erwachsenen nicht ausreicht, werden 4–6 blutgruppenkompatible Einzelspenderpräparate zu einem (Klein-)Pool-Thrombozytenkonzentrat zusammengeführt, das $2–4\times 10^{11}$ Thrombozyten enthält (entspricht einer „therapeutischen Einheit"). Das Apherese-Thrombozytenkonzentrat eines einzelnen Spenders enthält $2–4\times 10^{11}$ Thrombozyten in ca. 300 ml stabilisiertem Frischplasma. Durch zusätzliche Filtration mit speziellen Filtern kann in Einzelfällen der Restgehalt an Leukozyten noch weiter reduziert werden. Hierbei gehen jedoch 10–20% der Thrombozyten verloren.

Indikationen

Die Indikation ist immer gegeben, wenn eine thrombozytopenische Blutung bei Verlust- oder Verdünnungskoagulopathie oder thrombozytärer Bildungsstörung droht oder bereits vorliegt. Schwieriger ist die Indikationsstellung bei Blutungen und thrombozytären Umsatzsteigerungen. Die prophylaktische Gabe von Thrombozytenkonzentraten bei Patienten mit Immun-Thrombozytopenien ist umstritten (s. B3 „Thrombozytopenien").

Indikationen zur Thrombozytensubstitution sind:
- Therapie hämorrhagischer Komplikationen bei erworbener Thrombozytopenie/-pathie im Rahmen hämatologischer Systemerkrankungen wie akute Leukämie, myelodysplastisches Syndrom, myeloproliferative Syndrome, u.ä.
- Therapie hämorrhagischer Komplikationen bei angeborenen Thrombozytopathien (z.B. Glanzmann-Naegeli, Bernard-Soulier)
- Notfalltherapie bei thrombozytopenischer/-pathischer Blutung bei Erkrankungen mit Störungen der Megakaryopoese und bei Erkrankungen mit Umsatzsteigerung wie z.B. ITP, Lebererkrankungen, OMS, DIC sowie normaler Plättchenüberlebenszeit und exogen-bedingter Thrombozytopathie bei Urämie, Leberzirrhose oder durch Medikamente
- Thrombozytopenie bei Massivtransfusion
- Prophylaxe bei Thrombozytopenie/-pathie und Blutungsgefahr sowie präoperativ

Die **prophylaktische Gabe** bei hämatologischen Systemerkrankungen mit Produktionsstörung ist bei einer Thrombozytenzahl von $10–20\times 10^9/l$ indiziert. Wenn zusätzliche Risikofaktoren wie febrile Infektionen, Blutungszeichen oder plasmatische Gerinnungsstörungen vorliegen, muß eine individuelle Entscheidung getroffen werden, die eine höhere

Thrombozytenzahl als Zielgröße haben kann. Bei Patienten mit zu erwartender langdauernder Substitution, z.B. mit aplastischer Anämie, Myelodysplasie, akuter Leukämie und geplanter Knochenmarktransplantation oder angeborener Thrombozytopathie, ist die Indikation zur Transfusion besonders streng zu stellen. Vor größeren Operationen muß eine Thrombozytenzahl funktionsfähiger Thrombozyten von $50–80 \times 10^9/l$ erreicht werden.

Auswahl und Dosierung

Im Regelfall genügt die Kompatibilität im AB0-System. Bei Nichtverfügbarkeit kompatibler TK können bei Erwachsenen auch nicht-kompatible TK verwendet werden. Für das AB0-System sollten jedoch die Regeln der Major-Kompatibilität wie bei EK (siehe Tab. B26-15) eingehalten werden. Da TK aus Vollblutspenden geringe Mengen an Erythrozyten enthalten, soll auch der Rhesus-Faktor D berücksichtigt werden, um eine Immunisierung zu vermeiden. Bei Rh-(D-)negativen Mädchen und Frauen im gebärfähigen Alter sollte bei unumgänglicher Gabe von D-positiven TK eine Prophylaxe mit Anti-D-Immunglobulinen durchgeführt werden.

Die Dosierung ist abhängig vom klinischen Zustand des Patienten, von der Zielgröße der Thrombozytenzahl und von den Faktoren, welche Thrombozytenüberlebenszeit und Thrombozytenfunktionen beeinflussen.

Die Beurteilung der Wirksamkeit einer Thrombozytentransfusion erfolgt anhand
– der klinischen Wirksamkeit (Sistieren der Blutung),
– des Anstiegs der peripheren Thrombozytenzahl und
– eventuell der Thrombozytenfunktion (Blutungszeit).

Um einen Anstieg der peripheren Thrombozytenzahlen um $20–30 \times 10^9/l$ bei einem Erwachsenen mit nicht erhöhtem Thrombozytenumsatz zu erreichen, werden ca. eine „therapeutische Einheit", entsprechend 4–6 Einzelspenderthrombozytenkonzentrate, ein Pool-Thrombozytenkonzentrat oder ein Zytapheresethrombozytenkonzentrat benötigt. Wird ein entsprechender Anstieg nicht erreicht, muß mit einem immunologisch oder nicht-immunologisch bedingten Refraktärzustand gerechnet werden. Immunologische Refraktärzustände sind durch Alloantikörper gegen HLA-Klasse-1-Antigene, plättchenspezifische Antigene (HPA) und AB0-Blutgruppenantigene bedingt. Bei Eintritt einer Alloimmunisierung werden die HLA-Merkmale des Patienten bestimmt und HLA-kompatible und AB0-blutgruppenkompatible Thrombozyten transfundiert.

Die Transfusion erfolgt über ein normales Transfusionsgerät mit einem 170–230 µm Standardfilter. Sie soll sofort nach Eintreffen des Präparats erfolgen und nach 30 Minuten beendet sein. Nach beendeter Transfusion ist das Behältnis inklusive des Transfusionsbestecks steril abzuklemmen und für 24 Stunden bei $4 \pm 2\,°C$ zu lagern.

Kontraindikationen und unerwünschte Wirkungen (siehe auch Tab. B.26-17)

Eine absolute Kontraindikation besteht nur bei der TTP (siehe Kap. B3 „Thrombozytopenien"). Bei Patienten mit hämatologischen Systemerkrankungen und geplanter Knochenmarktransplantation gelten die Überlegungen wie vor Gabe von Erythrozytenkonzentraten. Bei Patienten mit posttransfusioneller Purpura, heparininduzierter Thrombozytopenie oder disseminierter intravasaler Gerinnung ist die Gabe von Thrombozytenkonzentraten zurückhaltend vorzunehmen, da diese zu einer Verschlechterung der jeweiligen Krankheitsbilder führen können. Unerwünschte Wirkungen nach Thrombozytenkonzentraten sind, abgesehen von den dabei nur selten auftretenden hämolytischen Transfusionszwischenfällen, denen nach Erythrozytenkonzentraten ähnlich und gleich zu behandeln. Virusinaktivierte Präparate stehen bisher nicht zur allgemeinen Verfügung.

Indikationen für spezielle Thrombozytenkonzentrate

Die Indikationen für das Bestrahlen von TK sind mit denen für das Bestrahlen von EK identisch.
Kryokonservierte Thrombozytenkonzentrate haben eine limitierte Indikation. Sie sind praktisch frei von Erythrozyten und Granulozyten und nur in Ausnahmefällen für Patienten mit breiter Immunisierung anzuwenden. Sensibilisierten Patienten können autologe Thrombozyten entnommen und kryokonserviert werden, um sie im Bedarfsfall z.B. in der Aplasiephase nach Chemotherapie zu retransfundieren. Die Funktionsfähigkeit der Thrombozyten ist nach Kryokonservierung allerdings auf 10–20% reduziert.

Granulozytenkonzentrate (nur im Rahmen von Studien!)

Eine Hauptfunktion von Granulozyten ist die Phagozytose von Bakterien und Pilzen. Granulozytenkonzentrate enthalten vor allem im Plasma suspendierte Granulozyten, die durch Apherese von einem CMV-negativen Einzelspender mit Hilfe eines Zellseparators gewonnen werden. Die Präparate sollen mehr als 2×10^{10} Granulozyten enthalten.

Eine Indikation zur Granulozytentransfusion kann bei therapieresistenten, lebensbedrohlichen Infektionen durch Bakterien und Pilze bei Patienten mit schweren Neutrozytopenien vorliegen. Die Wirksamkeit ist umstritten, sie wird zur Zeit in mehreren Studienprotokollen überprüft.

Da die Präparate einen bedeutenden Erythrozytenanteil aufweisen, müssen sie AB0- und Rh-(D-)kompatibel sein. Eine erythrozytäre sowie eine leukozytäre Verträglichkeitsprobe sind erforderlich. Die Präparate müssen mit mindestens 30 Gy bestrahlt werden; sie sind nicht lagerfähig und sollen so schnell wie möglich nach ihrer Herstellung transfundiert werden. Wegen potentieller Nebenwirkungen, z.B. TRALI (transfusionsassoziierte Lungenschäden), muß die Transfusion von Granulozytenpräparationen besonders sorgfältig überwacht werden.

Periphere Blutstammzellpräparate

Periphere Blutstammzellpräparate (PBSZ) werden für eine autologe Transplantation von den Patienten selbst, für eine allogene Transplantation von gesunden Einzelspendern durch Apherese mit Hilfe eines Zellseparators gewonnen (s. Kap. B24 „Behandlung

Tabelle B.26-17 Häufigkeiten unerwünschter Wirkungen von Blutpräparaten (modifiziert nach [4]).

Unerwünschte Wirkung	Risiko[A] je transfundierte Einheit
Hämolytische Transfusionsreaktion vom Sofort-Typ; ohne tödlichen Ausgang	1:6 000–1:80 000
Hämolytische Transfusionsreaktion vom Sofort-Typ; mit tödlichem Ausgang	1:250 000– 1:600 000
Hämolytische Transfusionsreaktion vom verzögerten Typ	1:1 000–1:4 000
Hämolytische Transfusionsreaktion vom verzögerten Typ; mit tödlichem Ausgang	1:1 800 000
Hämolytische Transfusionsreaktion vom verzögerten Typ (SHOT)[B]	1:100 000 (SHOT)[B]
Febrile, nicht-hämolytische Transfusionsreaktion (EK)	< 1:200[C]
Febrile, nicht-hämolytische Transfusionsreaktion (TK)	< 1:5[C]
Allergische Transfusionsreaktion; milder Verlauf	1:33–1:333
Allergische Transfusionsreaktion; schwerer Verlauf	1:20 000–1:50 000
Posttransfusionelle Purpura	Einzelfälle
Posttransfusionelle Purpura (SHOT)[B]	1:600 000 (SHOT)[B]
Transfusionsassoziierte Graft-versus-host-Disease (taGvHD)	1:400 000–1:1.200 000
Transfusionsassoziierte akute Lungeninsuffizienz (TRALI)	1:5 000–1:7 200
TRALI (SHOT)[B]	< 1:180 000 (SHOT)[B]
Bakterielle Kontaminationen (EK)	1:500 000–1:4 700 000
Bakterielle Kontaminationen (TK)	1:900–1:100 000
Transfusionsassoziierte Virusinfektionen: HIV (D)[D]	< 1:1 000 000[D]
Transfusionsassoziierte Virusinfektionen: HCV (D)[E]	< 1:1 000 000[E]
Transfusionsassoziierte Virusinfektionen: HBV (D)[F]	1:100 000–1:1 000 000[F]
Transfusionsassoziierte Parasitosen: z.B. Malaria	< 1:1 000 000
(Neue) Variante der Creutzfeldt-Jakob-Krankheit [vCJD]	bisher zwei fragliche Fälle in UK

A = bei allen Risiko-Angaben handelt es sich um Schätzungen (Ausnahme: SHOT-Daten)
B = Zahlen nach den Meldungen an das britische Register „Serious Hazards of Transfusion" (SHOT); http://www.shot.uk.org
EK: Erythrozyten-Konzentrat; TK: Thrombozyten-Konzentrat; D: Zahlen für Deutschland
C = Risiko deutlich rückläufig durch leukozytendepletierte Blutprodukte in Deutschland (seit 2001)
D = DRK-Studie für DRK-Blutspendedienste in D (2003): HIV-Risiko: 1:20 000 000
E = DRK-Studie für DRK-Blutspendedienste in D (2003): HCV-Risiko: < 1:20 000 000
F = DRK-Studie für DRK-Blutspendedienste in D (2003): HBV-Risiko: ca. 1:500 000

mit hämatopoetischen Wachstumsfaktoren" und Kap. B25 „Knochenmark- und Blutstammzelltransplantation"). Die Indikationen und Prinzipien werden in B25 beschrieben.

Plasma

Plasma enthält Gerinnungs- und Fibrinolyse-Faktoren und -Inhibitoren einschließlich Protein S, Protein C, Antiplasmin und Antithrombin, sowie Albumin und Immunglobuline. Es wird aus Vollblut oder durch Apherese hergestellt, innerhalb von maximal 24 Stunden nach Entnahme tiefgefroren und bei mindestens –30 °C gelagert. Diese Lagerbedingungen gewährleisten, daß die labilen Gerinnungsfaktoren in funktionsfähigem Zustand erhalten bleiben. Die Aktivität der Gerinnungsfaktoren und der Inhibitoren im aufgetauten gefrorenen Frischplasma (GFP) muß mindestens 70% der ursprünglichen individuellen Aktivität im Spenderplasma betragen. Derzeit stehen für den klinischen Gebrauch folgende Präparationen zur Verfügung:

– Quarantäneplasma: Die Abgabe erfolgt, nachdem frühestens 4 Monate nach der Spende eine erneute Untersuchung desselben Spenders bzgl. der Infektionsmarker durchgeführt wurde.
– Solvent-Detergent-Virus-inaktiviertes Plasma (SD-Plasma): Hierbei handelt es sich um eine Plasmazubereitung, die aus Poolplasma hergestellt wird. Durch Tri-n-butyl-phosphat/-Chelat werden die transfusionsmedizinisch relevanten, lipidumhüllten Viren erheblich abgereichert, nicht jedoch

Tabelle B.26-16 Blutgruppenkompatible Plasmatransfusion.

Patient	Kompatibles Plasma
A	A oder AB
B	B oder AB
AB	AB
0	0, A, B oder AB

nicht-umhüllte „Nacktviren" wie das Hepatitis-A-Virus (HAV) oder das Parvovirus B19.
Grundsätzlich muß bei Virusinaktivierungsverfahren eine gewisse Reduktion der Gerinnungsaktivitäten akzeptiert werden.
Die Haltbarkeit von Plasma beträgt bei < –30 °C-Lagerung bis zu 24 Monate.
Die Transfusion von Plasma erfolgt AB0-kompatibel über ein geeignetes Transfusionsgerät (Tab. B.26-16). Wird die Blutgruppenverträglichkeit im AB0-System nicht beachtet, können Hämolysen induziert werden. Plasma soll sofort nach dem Auftauen verbraucht und darf nicht wieder eingefroren werden. Die Präparate müssen in speziellen, zertifizierten Plasmaauftaugeräten aufgetaut und die Unversehrtheit der Packung überprüft werden. Das vollständig aufgetaute Produkt sollte keine unlöslichen Kryopräzipitate aufweisen.

Indikationen

- Substitution von Gerinnungs- und Fibrinolyse-Faktoren und -Inhibitoren bei Blutungen und komplexen Gerinnungsstörungen wie z.B. disseminierte intravasale Gerinnung (in Ergänzung zu Antithrombin), schwere Lebererkrankungen, Massivbluttransfusionen, Neoplasien, Chemotherapie, Verlust- bzw. Verdünnungskoagulopathie
- thrombotisch-/thrombozytopenische Purpura (TTP)
- Austauschtransfusion
- Substitution bei angeborenen Faktor-V- und Faktor-XI-Mangelzuständen
- Notfallbehandlung bei angeborenem Faktoren- bzw. Inhibitorenmangel, sofern kein Hochkonzentrat zur Verfügung steht

Bezüglich der Indikationen für bestrahlte Plasmen gelten die gleichen Indikationen wie für bestrahlte EK. GFP ist als Volumenersatz, zur Anhebung des kolloidosmotischen Drucks, zur parenteralen Ernährung oder zur Substitution von Immunglobulinen nicht indiziert.

Dosierung

Die Dosierung richtet sich nach der klinischen Symptomatik, den Gerinnungsbefunden sowie der angestrebten Zielgröße. Mit 1 ml GFP/kg KG kann der Gerinnungsfaktorengehalt um 1–2% erhöht werden. Bei einem Erwachsenen werden bei Absinken des Faktorengehalts auf unter 30% der Norm in der Regel 2–4 Einheiten erforderlich. Zur Notfallbehandlung bei klinisch manifester Blutungsneigung sollten initial 15–20 ml GFP/kg KG gegeben werden. Weitere GFP-Gaben erfolgen unter Kontrolle der Gerinnungsparameter und des klinischen Zustands. GFP sollte schnell infundiert werden. Es ist darauf zu achten, daß durch die Infusion zu großer Mengen keine Volumenüberlastung hervorgerufen wird.

Kontraindikationen und unerwünschte Wirkungen (siehe auch Tab. B.26-17)

Eine absolute Kontraindikation liegt bei Patienten mit bekannter Plasmaunverträglichkeit, insbesondere bei IgA-Mangel und Antikörpern gegen IgA vor. Relative Kontraindikationen sind kardiale Dekompensation, Lungenödem sowie eine bekannte Hemmkörperhämophilie. Bei einer disseminierten intravasalen Gerinnung muß immer auch die Grundkrankheit behandelt werden. Bei schneller Transfusion großer Mengen können Volumenüberlastungsreaktionen sowie Zitratintoxikationen auftreten. Anaphylaktoide Reaktionen, transfusionsassoziierte Lungenschäden (TRALI-Syndrom) durch Transfer granulozytärer oder HLA-Antikörper und nicht-hämolytische Transfusionsreaktionen kommen vor. Durch bakterielle Kontaminationen können im Einzelfall septische Schockreaktionen auftreten. Das Infektionsrisiko durch transfusionsassoziierte Viren ist durch die spezifischen Maßnahmen wie Quarantänelagerung und Virusabreicherungsverfahren im Vergleich zu den zellulären Blutprodukten weiter reduziert.

Literatur

1. Blutsicherheit in der Europäischen Gemeinschaft: Eine Initiative zur optimalen Anwendung. In: Schramm W (Hrsg.): Conf. Proceedings. Wildbad Kreuth (1999).
2. Gesetz zur Regelung des Transfusionswesens (Transfusionsgesetz – TFG); BGBl. I, 7 (1998) 1752–1760.
3. Guide to the preparation, use and quality assurance of blood components. 8th ed. CE Press, Council of Europe, Strasbourg (2002).
4. Leitlinien zur Therapie mit Blutkomponenten und Plasmaderivaten der Bundesärztekammer. 3. überarbeitete Aufl. Deutscher Ärzte-Verlag, Köln (2003).
5. Richtlinien zur Gewinnung von Blut und Blutbestandteilen und zur Anwendung von Blutprodukten (Hämotherapie). Deutscher Ärzte-Verlag, Köln (2000). Neuformulierungen und Kommentare 2001. Bundesgesundheitsbl 44 (2001) 1240–1242. Neuformulierung 2003. Deutsches Ärzteblatt 101 (2004) A-299.
6. Hébert PC, Wells G, Blajchman MA, Marshall J, et al.: A multicenter, randomized, controlled clinical trial of transfusion requirements in critical care. NEJM 340 (1999) 409–417.
7. Weigand MA, Bardenheuer HJ, Böttiger BW: Klinisches Management bei Patienten mit Sepsis. Anaesthesist 52 (2003) 3–22.
8. Biscoping J, Bein G: Kritische Indikationsstellung beim Einsatz von Blutprodukten im klinischen Alltag. Deutsches Ärzteblatt 100 (2003) A-929–A-932.
9. Wu W-C, Rathore SS, Wang Y, Radford MJ, Krumholz HM: Blood transfusion in elderly patients with acute myocardial infarction. NEJM 345 (2001) 1230–1236.
10. Gombotz H, Schatz E: Tolerance of Perisurgical Anaemia. Infus Ther Transfus Med 29 (2002) 163–166.

27 Hereditäre hämorrhagische Diathesen

Definition und Basisinformation

Unter den hereditären Blutungsübeln unterscheidet man:
- Störungen des plasmatischen Gerinnungssystems und der Fibrinolyse
- thrombozytäre Gerinnungsdefekte (Thrombozytopenien/-pathien)
- vaskuläre hämorrhagische Diathesen

Die häufigsten hereditären hämorrhagischen Diathesen sind Störungen der plasmatischen Gerinnung (Tab. B.27-1, B.27-2, B.27-3). Ursache ist die verminderte oder fehlende Aktivierbarkeit eines oder mehrerer Gerinnungsfaktoren infolge einer quantitativen Verminderung oder eines qualitativen Defekts der entsprechenden Faktoren. Die häufigsten Störungen sind die Hämophilie A und B (X-chromosomal-rezessiver Erbgang) und die von-Willebrand-Erkrankung (autosomal-dominant/-rezessiv). Sehr selten sind die autosomal-rezessiv vererbten Mangelzustände der Gerinnungsfaktoren I, II, V, VII, X und XI. Ein Faktor-XII-Mangel ruft keine hämorrhagische Diathese hervor. Nur stark verminderte F-XIII-Aktivitäten bei Patienten mit homozygotem oder doppelt heterozygotem F-XIII-Mangel führen zur Blutungsneigung. Eine kausale Therapie ist bisher nicht möglich (Ausnahme: Lebertransplantation). Das quantitative Ausmaß der Defekte bestimmt die klinische Blutungsneigung, wobei die hämostatische Mindestaktivität für jeden einzelnen Gerinnungsfaktor unterschiedlich ist.

Die angeborenen Thrombozytopenien (Fanconi-Anämie, Wiskott-Aldrich-Syndrom) und Thrombopathien (Thrombasthenie Glanzmann-Naegeli, Bernard-Soulier-Syndrom, „Storage pool"-Defekt, Wiskott-Aldrich-Syndrom, Chediak-Higashi-Syndrom, Asprin-like disease, alpha-Granula-Defekt) sowie die vaskulären hämorrhagischen Diathesen (hereditäre hämorrhagische Teleangiektasie, karvernöses Riesenhämangiom, hereditäre Bindegewebserkrankungen) sind noch seltener und werden hier nicht abgehandelt. Diagnostik und Therapie gehören ausschließlich in die Hand eines Spezialisten.

Differentialdiagnose

Klinisch läßt sich die Differentialdiagnose zwischen thrombozytär und plasmatisch bedingten Blutungen oft durch den Blutungstyp stellen. Die klinischen Leitsymptome der Hämophilie sind Gelenk- und Muskelblutungen, die des von-Willebrand-Syndroms Schleimhaut-, Nasen-, gastrointestinale und postoperative Blutungen (Ausnahme von-Willebrand-Syndrom Typ III hämophiler Blutungstyp):
- plasmatischer Blutungstyp: Hämatome, Ekchymosen, Gelenk- und Muskelblutungen
- thrombozytärer und vaskulärer Blutungstyp: Petechien an Haut, Schleimhaut, Meningen, parenchymatösen Organen, Blutungen an Gingiva oder Intestinum sowie Epistaxis, Menorrhagien

Wesentlich häufiger als angeborene sind erworbene hämorrhagische Diathesen (s. Kap. B Erworbene hämorrhagische Diathesen), insbesondere Thrombozytopenien (s. Kap. B Thrombozytopenien). Daher ist eine erworbene Blutungsneigung immer auszuschließen.

Diagnostik

Erstdiagnostik

Basisdiagnostik

- Globaltests der Gerinnung: Quick-Wert (Thromboplastinzeit = TPZ), partielle Thromboplastinzeit (aPTT), Thrombinzeit (TZ), Fibrinogen nach

Tabelle B.27-1 Einteilung der Hämophilie A (F VIII-Mangel) und B (F IX-Mangel).

Erkrankung	Gerinnungs-faktoren (Restaktivitäten)	Blutungstyp	hinweisender Globaltest (Veränderungen abhängig vom Schweregrad)
Hämophilie A/B			
– schwere Form	F VIII-C/F IX ≤ 1%	spontan in Gelenke, Haut und Weichteile, Urogenitalsystem	aPTT ↑↑↑
– mittelschwere Form	F VIII-C/F IX > 1–5%	selten spontan, meist posttraumatisch und -operativ	aPTT ↑↑
– leichte Form	F VIII-C/F IX 5–15%	posttraumatisch und postoperativ	aPTT ↑→
– Subhämophilie	F VIII-C/F IX 15–50%	posttraumatisch und postoperativ	aPTT ↑→

aPTT = aktivierte partielle Thromboplastinzeit F = Faktor
→ normal
↑ verlängert
↑↑ deutlich verlängert
↑↑↑ sehr stark verlängert

Tabelle B.27-2 Seltene hereditäre plasmatisch bedingte hämorrhagische Diathesen.

Erkrankung[1]	Blutungstyp	hinweisender Globaltest (Veränderungen abhängig vom Schweregrad)
F-II-Mangel	„Hämophilie-Typ"	Quick-Wert ↓↓, aPTT (↑)
F-V-Mangel	Schleimhaut, postoperativ	Quick-Wert ↓↓, aPTT ↑↑
F-VII-Mangel	Gelenke, Epistaxis, postoperativ	Quick-Wert ↓↓
F-X-Mangel	Schleimhaut und „Hämophilie-Typ"	Quick-Wert ↓↓↓, aPTT ↑↑
F-XI-Mangel	gering: familienspezifisch	aPTT ↑↑↑↑
F-XIII-Mangel	Ekchymosen, Hämatome, Nachblutungen, Hirnblutungen, Wundheilungsstörungen	normal !!!
Hypo-/Afibrinogenämie	„Hämophilie-Typ"	Fibrinogen ↓, Quick-Wert ↓, aPTT ↑, TZ ↑
Dysfibrinogenämie	Blutungen, Thrombosen abhängig von der Dysfunktion	TZ ↑, Reptilasezeit ↑, Differenz zwischen funktionellem und immunologischem Fibrinogen

aPTT = partielle Thromboplastinzeit   TZ = Thrombinzeit
[1] hämostatisch wirksame Mindestaktivitäten s. Tab. B.28-4

Tabelle B.27-3 Klassifikation der von-Willebrand-Erkrankung.

	Typ 1	Typ 2A	Typ 2B	2M	2N	Typ 3
Art des Defekts	quantitativer vWF-Mangel	qualitativer vWF-Defekt	qualitativer vWF-Defekt erhöhte Affinität des vWF zu GP Ib der Plättchen	qualitativer vWF-Defekt mit verminderter Interaktion mit Thrombozyten; kein Fehlen großer Multimere	qualitativer vWF-Defekt mit deutlich verminderter Affinität zum F VIII	kompletter vWF-Mangel
Blutungszeit	± ↑(→)	↑	↑	↑	±	↑
F VIII: C	± ↓	± ↓	± ↓	± ↓	↓↓	↓↓
vWF: Ag	↓	± ↓	± ↓	± ↓	± ↓	↓↓
vWF: RCoF/CBA	↓	↓↓	± ↓	± ↓	± ↓	fehlt
RIPA	± ↓	↓↓	→	± ↓	± ↓	fehlt
RIPA-ND	fehlt	fehlt	erhöht	erhöht	–	–
Multimere	normal	Fehlen der großen und mittleren Multimeren	meist Fehlen der großen Multimeren	vorhanden, Strukturdefekt	→	fehlen
Häufigkeit	70–80%	10–12%	3–5%	0–1%	0–1%	1–3%
Erbgang	autosomal-dominant	autosomal-dominant Subtyp II C rezessiv	autosomal-dominant autosomal-rezessiv	autosomal-dominant	autosomal-rezessiv	autosomal-rezessiv
DDAVP	+	±	kontraindiziert	±	±	–
Behandlung	DDAVP	vWF-haltiges F-VIII-Konzentrat DDAVP	vWF-haltiges F-VIII-Konzentrat	vWF-haltiges F-VIII-Konzentrat, DDAVP	vWF-haltiges F-VIII-Konzentrat, DDAVP	vWF-haltiges F-VIII-Konzentrat, Thrombozyten

vWF:AG = von-Willebrand-Faktor-Antigen
vWF-RCoF = vWF: Ristocetin-Cofaktor
RIPA: = ristocetininduzierte Plättchenaggregation
RIPA-ND = RIPA-niedrig dosiert
GP = Glykoprotein

→ normal
↑ verlängert
± ↑ normal oder erhöht
↓ vermindert
± ↓ normal oder vermindert
↓↓ stark vermindert

Clauss, Blutungszeit (BLZ), alternativ Messung der Verschlußzeit einer Filtermembran (PFA 100™)
- sonstige Diagnostik: Zellzählung, evtl. Differentialblutbild, ALT, AST, CHE, APH, Kreatinin

Spezielle Diagnostik

- gezielte Einzelfaktoranalysen, Thrombozytenfunktionsuntersuchungen
- gegebenenfalls spezielle Untersuchungen, z.B. Hemmkörper, Plättchenglykoproteine, Plättcheninhaltsstoffe, Fibrinolysefaktoren und -inhibitoren, molekulargenetische Analysen

Rationelles Vorgehen bei der Abklärung einer hämorrhagischen Diathese

1. Eigen-, Familien- und Medikamentenanamnese
2. bei Einnahme von Medikamenten, die mit der Hämostase interferieren (z.B. Glykoprotein IIb/IIIa-Hemmer, Clopidogrel, Azetylsalizylsäure [ASS], Anitkoagulantien) Absetzen des Medikaments; weitere Diagnostik bei fortbestehender Blutungsneigung
3. bei positiver Eigenanamnese:
   - Globaltests (Quick-Wert, aPTT, TZ, Fibrinogen, BLZ, evtl. PFA 100™)
   - Fortführung der gezielten Diagnostik nach klinischem Blutungstyp und dem Ergebnis der Globaltests
   - eventuell zwei Zitratplasma-Röhrchen einfrieren zur späteren gezielten Diagnostik
4. bei positiver Eigen- und Familienanamnese: wie 3., zusätzlich Familienuntersuchung

Nach Diagnosesicherung einer substitutionspflichtigen hereditären hämorrhagischen Diathese

- Blutgruppe, Virusdiagnostik: Hepatitis A, B, C (G), HIV 1/2, eventuell CMV, Parvovirus B19; Impfungen
- Hämophilie: Hemmkörpertest, klinischer und radiologischer Status der großen Gelenke bei schwerer Form
- die Diagnose einer schweren hereditären hämorrhagischen Diathese wie Hämophilie und von-Willebrand-Syndrom wird grundsätzlich erst nach zeitlich unabhängiger Bestätigungsuntersuchung gestellt

Verlaufskontrollen

Regelmäßig Substituierte (Heimselbstbehandlung):
- ein- bis zweimal pro Jahr Basisdiagnostik mit gezielter Einzelfaktorenanalyse – einmal jährlich Hepatitisserologie A, B, C (ggf. Impftiterkontrolle mit Quantifizierung von Anti-HBs), HIV 1/2
- klinischer und radiologischer Gelenkstatus nach Bedarf
- jährlich Hemmkörpertest

Selten Substituierte:
- einmal jährlich oder nach Bedarf Basisdiagnostik

Diese Richtlinien gelten für stabile Patienten. Eine Anpassung der Kontrollintervalle und -inhalte an den individuellen Patienten ist erforderlich (s. spezielle supportive Therapie).

Therapie

Patienten mit hereditären hämorrhagischen Diathesen wie Hämophilie A und B, schweren Formen einer von-Willebrand-Erkrankung und schweren Einzelfaktorendefekten sollen in einem hämostaseologischen Zentrum behandelt werden. Leitlinien zur Therapie der Hämophilie wurden vom Vorstand und Wissenschaftlichen Beirat der Bundesärztekammer herausgegeben (**Empfehlungsgrad D; 1**).

Voraussetzung für die rationale hämostatische Therapie ist die Kenntnis der erforderlichen Faktorenkonzentration im Plasma und der exakten Faktorrestaktivität des Patienten. Der voraussichtliche Anstieg der Faktorenkonzentration läßt sich grob abschätzen: Eine Einheit (E) eines Gerinnungsfaktors/kgKG ergibt einen Anstieg im Plasma von 1–2%. 1 E eines Gerinnungsfaktors ist als diejenige Aktivität definiert, die in 1 ml eines Frischplasma-Pools enthalten ist. Diese Berechnung eignet sich als Grundlage für die Notfallbehandlung (s. Tab. B.27-4, B.27-5, B.27-6). Bei nicht genau bekanntem Faktorenmangel ist im Notfall die Zufuhr von 15–20 ml/kgKG gefrorenes Frischplasma (GFP) oder SD Plasmapräparates sinnvoll, um kurzfristig eine ausreichende Faktorenaktivität zu erzielen. Hierbei ist eine Volumenüberlastung zu vermeiden. Zuvor muß für Laboranalysen Zitratblut entnommen werden.

Bei planbaren Behandlungen wird die Substitutionstherapie gezielt mit dem Faktorenkonzentrat unter gerinnungsanalytischer Kontrolle vorgenommen.

Ziele der Hämophilietherapie sind:
1. die Verhütung von Blutungen
2. die Behandlung von Blutungen, deren Komplikationen und Folgeschäden
3. die Erhaltung und/oder Wiederherstellung der Gelenkfunktionen
4. die Vermeidung von Nebenwirkungen der Behandlung
5. die Integration des Hämophilen in ein normales soziales Leben

Hierzu stehen eine Reihe von Maßnahmen zur Verfügung:
1. Blutungsprophylaxe:
   - Vermeidung von Sportarten und Tätigkeiten mit erhöhter Verletzunggefahr
   - keine intramuskulären Injektionen
   - Verzicht auf Medikamente, die blutungsfördernd sind, wie Thrombozytenfunktionshemmer z.B. Glykoprotein-IIb/IIIa-Hemmer oder Azetylsalizylsäure, Heparin, orale Antikoagulanzien
   - frühzeitige Behandlung bei Verdacht auf Blutung
   - adäquate orthopädische Betreuung
2. Maßnahmen ohne Faktorensubstitution:
   - lokale Maßnahmen zur Blutstillung
   - Fibrinolyseinhibitoren (s.u.) lokal und systemisch vor allem bei Schleimhautblutungen
   - DDAVP, intravenös, subkutan oder intranasal, z.B. 0,4 µg/kgKG bei leichter Hämophilie und leichtem von-Willebrand-Syndrom
3. Substitution mit Gerinnungsfaktorenkonzentraten:

Tabelle B.27-4 Substitutionsempfehlungen bei hereditären Koagulopathien.

Erkrankung	Hämostatische Mindestaktivität	Therapie	Faktoren-HWZ in vivo	Dosierung	Substitutionshäufigkeit	Kontrollparameter
Hämophilie A	F VIII-C: 40%	F-VIII-Konzentrat/ DDAVP[1]/GFP[2]	8–12 h	s. Tab. B.28-5	2–3×/Tag bzw. Infusion	aPTT, F-VIII-C
Hämophilie B	F IX: 40%	F-IX-Konzentrat, PPSB[3], GFP[2]	12–20 h	s. Tab. B.28-5	1–2×/Tag bzw. Infusion	aPTT, F IX
von-Willebrand-Erkrankung	vWF:RCoF: 30–40%	DDAVP[1]	> 12 h	0,4 μg/kg/ 30 min	2–3×/Tag	aPTT, BLZ, F VIII-C, vWF-RCoF
		vWF-haltiges F-VIII-Konzentrat GFP[2]		5–10 E/kg KG	initial: 1×/Tag	
F-II-Mangel	F II: 20–40%	PPSB[3], GFP[2]	24–48 h	20–25 E/kg KG	initial: 1×/Tag	Quick-Wert, aPTT, F II
F-V-Mangel	F V: 10–15%	GFP[2]	12–15 h	20 E/kg KG	initial: 2×/Tag	Quick-Wert, aPTT, F V
F-VII-Mangel	F VII: 5–10%	F VII-Konzentrat, PPSB[3], GFP[2]	5 h	10–20 E/kg KG	bis 4×/Tag	Quick-Wert, F VII
F-X-Mangel	F X: 10–15%	PPSB[3], GFP[2]	24 h	20 E/kg KG	1–2×/Tag	Quick-Wert, aPTT, F X
F-XI-Mangel	F XI: 20%	GFP[2]; F-XI-Konzentrat	1–3 Tage	10–30 E/kg KG	1×/Tag	aPTT, F XI
FXIII-Mangel	F XIII: 1–10%	F-XIII-Konzentrat, GFP[2]	4–6 Tage	10–20 E/kg KG	1–3×/Woche	F XIII
Hypo-A-/Dysfibrinogenämie	< 1/0,5 g/l	GFP[2]; Fibrinogen-Konzentrat	2–4 Tage	10–25 E/kg KG; 2 g	2×/Woche	Globaltests, Fibrinogen

[1] DDAVP (Minirin®): nur bei leichter Hämophilie, nicht bei schwerer von-Willebrand-Erkrankung; Anwendung nur unter Laborkontrolle, Dosierung 0,4 μg/kg KG in 50 ml NaCl als Kurzinfusion über 30 min oder s.c. 2×/Tag; alternativ intranasale Applikation von 300 mg Octostim®, Tachyphylaxie nach drei bis fünf Applikationen

[2] GFP (gefrorenes Frischplasma bzw. virusinaktiviertes Plasma): im Notfall bzw. bei Nichtverfügbarkeit von Hochkonzentraten, 1 E ≙ 1 ml

[3] Prothrombinkomplexpräparat mit den Gerinnungsfaktoren F II, F VII, F IX, FX; Cave: macht bei hohen Dosen eine Thromboseneigung

- Bei **schwerer Hämophilie** (F VIII-C bzw. F IX < 1%) wird bei Gelenk- und Muskelblutungen eine mittlere Initialdosis von 20–40 E/kgKG, bei lebensbedrohlicher Blutung von 50–70 E/kgKG verabreicht. Die Frequenz und Dauer der Substitution orientiert sich am erzielten Anstieg der Faktorenkonzentration, der Blutungslokalisation und Symptomatik. Eine zeitlich befristete Dauerinfusion kann sinnvoll sein. Eine prophylaktische Dauerbehandlung wird vor allem bei Kindern und Jugendlichen bei Rezidivblutungen mit der Gefahr irreversibler Schädigungen und während besonderer körperlicher und psychischer Belastungen vorgenommen. Bei Rehabilitationsmaßnahmen erfolgt eine Substitution mit einer Dosis von 20–30 E/kgKG in der Regel dreimal pro Woche (zweimal pro Woche bei Hämophilie B) bis zur mehrwöchigen Rezidivfreiheit bzw. zum Wegfall der Indikation.
- Bei **mittelschwerer Hämophilie** (F VIII-C bzw. F IX ≤ 1–5%) genügt eine Behandlung bei Bedarf. Die Dosierungen entsprechen denen bei schwerer Hämophilie.
- Bei **leichter Hämophilie A** (F VIII-C bzw. F IX < 5–15%) soll zunächst ein Behandlungsversuch mit DDAVP (Desmopressin; Minirin®) in einer Dosierung von 0,4 μg/kgKG i.v. über 30 min/12 h versucht werden (Ausnahme: akut bedrohliche Blutungssituationen). Bei Erstapplikation ist möglichst mehrere Tage vor dem operativen Eingriff zunächst eine Austestung der DDAVP-Wirkung sinnvoll. In der Regel tritt nach drei bis fünf Applikationen eine „Tachyphylaxie" ein. Alternativ kann eine intranasale Applikation mit höherer Dosierung erfolgen.
Bei unzureichendem Anstieg der Faktorenkonzentration wird ein Faktor-VIII-Konzentrat verabreicht. Die milde Hämophilie B wird behandelt wie eine mittelschwere Hämophilie B.
Zur Hämophilietherapie sind verschiedene Faktor-VIII- und -IX-Konzentrate zugelassen, die aus menschlichem Plasma hergestellt werden sowie biotechnologisch hergestellte. Die letzte-

Tabelle B.27-5 Behandlungsprinzipien bei Hemmkörperhämophilie A.

Behandlung akuter Blutungen (nur am Hämophiliezentrum)

Aktueller Antikörpertiter	Antikörperanstieg nach F-VIII-Gabe	kleine bis mittlere Blutung	schwere bis lebensgefährliche Blutung, Operation
niedrig (< 5 BE/ml)	gering bis fehlend (low responder) (< 5 BE/ml)	Faktor VIII-Konzentrat (höhere Dosis)	Faktor-VIII-Konzentrat (hohe Dosierung)
niedrig (< 5–10 BE/ml)	high responder	APTC[1] oder rF VIIa	zuerst humanes F-VIII-Konzentrat (evtl. nach Plasmapherese), nach Antikörperanstieg APTC[1] oder rF VIIa[2]-Konzentrat[3]
mittlere Höhe (10–100 BE/ml)	high responder	APTC[1] oder rF VIIa	Plasmapherese, dann humanes F-VIII-Konzentrat oder (wenn auf F-VIII-Konzentrat kein Anstieg) oder Plasmapherese nicht möglich APTC[1] oder rF VIIa[2] oder primär APTC[1] oder rF VIIa[2, 3]
hoch (> 100 BE/ml)	high responder	APTC[1] oder rF VIIa	APTC[1], rF VIIa[2, 3]

Immunotoleranzinduktion zur Hemmkörpereradikation (nur am Hämophiliezentrum)
high responder: über Wochen bis Monate 200–300 E F-VIII-Konzentrat/kg KG/Tag
low responder: 50 E F-VIII-Konzentrat/kg KG 3×/Woche
Erfolgskontrolle: Inhibitortiter; Normalisierung von Recovery und Halbwertszeit nach Infusion des Faktorenkonzentrats
Abbruch: in der Regel bei erfolgloser Behandlung über zwölf Monate

BE = Bethesda-Einheit
[1] APTC = aktivierter Prothrombinkomplex; FEIBA® oder Autoplex®; kann zu Antikörperanstieg führen
Dosierung: erfolgt nach Klinik und aPTT, TEG, ca. 50–100 E/kg/8–12 h; Tagesmaximaldosis ca. 200 E/kg KG;
Cave: Verbrauchskoagulopathie, Thromboembolie
[2] Rekombinantes aktiviertes Faktor-VII-Konzentrat; Dosierung ca. 70–100 µg/kg KG alle 3 h
[3] Schweine-AHG (nicht allg. verfügbar) 50–100 E/kg KG/2–3× Tag als Ultima ratio, wenn F-VIII-Konzentrat, APTC oder rF VIIa unwirksam

Tabelle B.27-6 Dosierungsempfehlungen für die Substitutionstherapie bei Hämophilie A und B[1] (s.a. Leitlinien zur Therapie mit Blutkomponenten und Plasmaderivaten [1]).

Substitutionsindikation	Erforderlicher Faktorenspiegel[2]	Dosierung[3, 4] Faktor VIII/IX E/kg KG	Therapiedauer
Gelenkblutungen, insbesondere Kniegelenksblutungen	10–30%	20–40	1 bis mehrere Tage (bis zur Resorption)
Muskel- und ausgedehnte bzw. bedrohliche Weichteilblutungen	20–30%	20–40	2–3 Tage (bis zur Resorption)
Blutungen in den M. iliopsoas, die Waden- und Unterarmmuskulatur (Karpaltunnelsyndrom)	30–50%	40–60	3–5 Tage
Mundhöhlenblutungen, Zahnextraktionen, kleine operative Eingriffe	30–50%	30–60	5 Tage
Cave: Tonsillektomie (hohes Blutungsrisiko)	> 50%	50–80	14 Tage (bis Abschluß der Wundheilung)
intrakranielle, intrathorakale und gastrointestinale Blutungen	> 50%	50–80	4–14 Tage (bis zur Heilung des Gewebes)
große Operationen, Frakturen	> 50%	50–80	2–3 Wochen (bis Abschluß der Wundheilung)

[1] Die erforderlichen Faktorenspiegel bei der von-Willebrand-Erkrankung sind entsprechend
[2] jeweils Mindestaktivitäten vor der nächsten Substitution
[3] Wiederholungen der Substitution entsprechend der Halbwertszeiten der Gerinnungsfaktoren in der Regel mit F VIII nach 8 Stunden, mit F IX nach 12 Stunden bzw. Dauerinfusion; regelmäßige Messung der jeweiligen Einzelfaktoraktivitäten und der Globaltests
[4] im wesentlichen gleiche Dosierung bei den weniger schweren Verlaufsformen

Stand September 2002

ren haben sich in der bis jetzt fast zehnjährigen Erfahrung als nebenwirkungsarm und effektiv bewährt. Ihre biologische Aktivität zeigt keine wesentlichen Unterschiede zu Plasmakonzentraten. Rekombinante F-IX-Produkte weisen eine geringere Recovery nach Injektion auf als Plasmapräparate. Inwieweit Plasmapräparate zur Immuntoleranzinduktion besser geeignet sind, wird derzeit geprüft.

Die Therapie von Patienten mit von-Willebrand-Erkrankung ist derjenigen der Hämophiliebehandlung ähnlich. Bei sehr schweren Verlaufsformen kann wie bei der schweren Hämophilie vorübergehend eine prophylaktische Dauerbehandlung erforderlich werden. Bei den meisten Fällen ist jedoch eine Bedarfsbehandlung indiziert; Art und Dosierung beruhen auf der klinischen Indikation, dem Subtyp sowie dem Schweregrad der Erkrankung:

- Antifibrinolytika (z. B. Tranexamsäure; Anvitoff®) bei Schleimhautblutungen und Zahnextraktionen
- DDAVP (Minirin®) 0,4 µg/kgKG in 50 ml NaCl als kurze Infusion über 30 min bis zu zweimal/Tag: Tachyphylaxie nach drei bis fünf Applikationen alternativ intranasaler Applikation von 300 ng DDAVP (Octostine®). Beim Subtyp IIB ist DDAVP kontraindiziert, da es zu schweren Thrombozytopenien führen kann
- gefrorenes Frischplasma im Notfall bzw. bei Nichtverfügbarkeit von Hochkonzentraten bei mittelschweren und schweren Blutungen
- bei größeren Blutungen und zur Prophylaxe vor größeren Eingriffen Substitution mit virusinaktivierten Faktor-VIII-C-Präparaten mit ausreichenden Konzentrationen an von-Willebrand-Faktor, z. B. Hämate HS®, bei Nichtvorhandensein gefrorenes Frischplasma. Der Anstieg der Faktorenkonzentration ist meist höher und die Halbwertszeit länger als bei Hämophiliepatienten

Besonderheiten

- Kontrollierte Heimselbstbehandlung: Alle Patienten mit rezidivierenden Blutungen sollen der sog. „ärztlich kontrollierten Heimselbstbehandlung" zugeführt werden. Hierzu ist eine spezielle Unterweisung im Hämophiliezentrum erforderlich. Es ist individuell zu prüfen, ob eine Bedarfsbehandlung oder eine Dauerbehandlung vonnöten ist.
- Bei fehlender klinischer Wirksamkeit oder inadäquater Verkürzung der PTT nach Substitutionsbehandlung muß eine Hemmkörperdiagnostik durchgeführt werden. Die Behandlung einer Hemmkörperhämophilie unterscheidet sich von der Behandlung einer Hämophilie ohne Hemmkörper und richtet sich nach den Richtlinien der Tabelle B.27-5. Die Behandlung ist spezialisierten Zentren vorbehalten.
- Bei isolierter Makrohämaturie und stabilen Kreislaufverhältnissen ist eine Faktorensubstitution wegen der Gefahr einer Gerinnselbildung in den ableitenden Harnwegen zunächst kontraindiziert. Führt die Behandlung mit 1 mg Prednison/kgKG/Tag, p.o. nicht zum Sistieren der Blutung, kann vorsichtig unter ärztlicher Anleitung, regelmäßiger sonographischer Kontrolle und täglichen Trinkmengen von > 40 ml/kgKG mit Faktorenkonzentrat (oder GFP) behandelt werden.

Spezielle supportive Therapie und zusätzliche Therapie

- Gelenkblutungen: Zusätzlich zur Substitution vorübergehende Ruhigstellung der betroffenen Extremität, Eiskühlung. Bei massiver Einblutung mit schwerer klinischer Symptomatik kann in Abstimmung mit einem Hämophiliezentrum unter ausreichender Substitution eine Gelenkpunktion durchgeführt werden.
- Lokale Blutstillung: Bei Verletzungen und operativen Eingriffen gewebeschonende Vorgehensweisen und lokale Maßnahmen wie Verwendung von Fibrinkleber, Hämostyptika, Antifibrinolytika, Ruhigstellung, Druckverband.
- Bei allen Patienten mit rezidivierenden Blutungen frühzeitig unter Substitutionstherapie spezielle Krankengymnastik zur Vermeidung bzw. Behandlung von Beugekontrakturen.
- Orthopädische Mitbetreuung: Bei rezidivierenden Blutungen und entsprechenden arthrotischen Gelenksveränderungen ist frühzeitig eine orthopädische Mitbehandlung erforderlich: orthopädische Schuhe, Frühsynovektomie, Arthrodese, Gelenksersatz (Hüftgelenkstotalendoprothese, Kniegelenksschlittenprothese etc.).
- Analgesie: Kontraindiziert sind alle Analgetika mit thrombozytenaggregationshemmender Wirkung, vor allem Azetylsalizylsäure. Indiziert sind z.B.: Dextropropoxyphen, Tilidin + Naloxon, Pentetocin, Buprenorphin, zurückhaltend Paracetamol (Benuron®), Diclofenac (Voltaren®).
- Allergien: Bei allergischer Reaktion nach Infusionsbeginn: Stoppen der Infusion, Wechsel des Präparats. Bei anaphylaktischer Reaktion übliche Notfallbehandlung.
- Chronische Hepatopathie: Durch nicht-virusinaktivierte Präparate wurden früher Hepatitisviren übertragen. Entsprechend muß an Erkrankungen und Folgeerkrankungen der Leber gedacht werden (Leberzirrhose, Leberzellkarzinom, Ösophagusvarizen). Eine spezifische Therapie bei Hepatitis C sollte geprüft werden. Die aktuell zugelassenen Faktorenkonzentrate sind weitestgehend hepatitissicher.
- HIV-Infektionen: Ein Teil der Patienten ist durch früher nicht virus-inaktivierte Faktorenkonzentrate mit HIV infiziert worden. Diese Patienten sind aufzuklären und fachkompetenter Betreuung zuzuführen.
- Dokumentation: Eine eindeutige Dokumentation applizierter Gerinnungspräparate, mit Angabe der Art des Produkts unter Benennung des Medikamentennamens, des Herstellers, der Chargennummer, der Dosis, der Uhrzeit der Applikation, des Namens des behandelnden Arztes, der Indikationsstellung, der Wirkungen und evtl. Nebenwirkungen ist seit Inkrafttreten des Transfusionsgesetzes Vorschrift. Eine entsprechende Dokumentation einschließlich Lokalisation der Blutung und Angabe über Ansprechen auf Substitution ist vom Patienten selbst durchzuführen, wenn er sich

selbst im Rahmen der kontrollierten Heimselbstbehandlung Gerinnungspräparate verabreicht. Die lückenlose Dokumentation ist dem behandelnden Arzt regelmäßig zuzuleiten.

Beratungen

- Alle Patienten mit einer hereditären hämorrhagischen Diathese sollen genetisch beraten werden.
- Bei Verdacht auf oder bei gesicherter hereditärer hämorrhagischer Diathese sollen Familienuntersuchungen durchgeführt werden.
- Bei schwerer Hämophilie A und B sollte eine ausgiebige Konduktorinnendiagnostik durchgeführt werden (Familienanamnese, hämostaseologische und u. U. molekularbiologische Untersuchung).
- Bei nachgewiesenen oder angenommenen Konduktorinneneigenschaften kann eine pränatale Diagnostik indiziert sein.
- Patienten und Angehörigen soll bei Bedarf eine psychotherapeutische Behandlung angeboten werden. Dies ist oft bei HIV-infizierten Patienten, aber auch bei Patienten mit Hemmkörpern erforderlich.
- Es ist sinnvoll, daß sich Patienten mit Hämophilie oder schwerer von-Willebrand-Erkrankung einer Selbsthilfegruppe anschließen. Eine große Selbsthilfegruppe ist die Deutsche Hämophilie-Gesellschaft. Sie vertritt insbesondere die sozialen Interessen hämophiler Patienten in Deutschland.
- HIV-infizierten Hämophiliepatienten sollen entsprechende Kontaktadressen von AIDS-Selbsthilfegruppen vermittelt werden.
- Alle Patienten erhalten einen „Bluterpaß". Er enthält die Diagnose mit Angabe der Faktorenaktivität, die Blutgruppe und die entsprechende Behandlungsanleitung für Notfälle.

Literatur

1. Schramm W, Barthels M. Faktor VIII-/von Willebrand-Faktor-Konzentrate, Faktor IX-Konzentrate, Aktivierte Prothrombinkomplexkonzentrate. In Leitlinien zur Therapie mit Blutkomponenten und Plasmaderivaten. Hrsg: Vorstand und Wissenschaftlicher Beirat der Bundesärztekammer. Deutscher Ärzte-Verlag 2000: 113–137.

28 Erworbene hämorrhagische Diathesen

Definition und Basisinformation

Vorgeschichte, Medikamentenanamnese, ggf. Grunderkrankung und Blutungstyp erlauben bei manifester hämorrhagischer Diathese eine erste Differenzierung des zugrunde liegenden Defekts im Hämostasesystem. Durch die Bestimmung von Quick-Wert, aPTT, Fibrinogen und Thrombozytenzahl lassen sich etwa 60%, zusammen mit Blutungszeit, TZ, Fibrin-Spaltprodukten (D-Dimere) und AT III über 80% der Hämostasedefekte definieren und gezielt behandeln. Die Therapie komplexer Hämostasestörungen erfordert jedoch die genaue Charakterisierung des Hämostasedefekts durch den Einsatz spezifischerer Tests.

Einteilung

Erworbene hämorrhagische Diathesen lassen sich nach den in Tabelle B.28-1 aufgeführten Gesichtspunkten einteilen.

Differentialdiagnose

Kongenitale hämorrhagische Diathesen s. Kap. B 27 (Hereditäre hämorrhagische Diathesen). Der Blutungstyp erlaubt bei einem Teil der Patienten eine erste Orientierung.

Diagnostik

Basisdiagnostik

- Globaltests der Gerinnung: Quick-Wert (Thromboplastinzeit = TPZ), aPTT, Fibrinogen, evtl. BLZ, evtl. PFA 100™
- sonstige Diagnostik: Zellzählung; evtl. Differentialblutbild, ALT, AST, APH, CHE, Kreatinin

Spezielle Diagnostik

- Detailanalyse des Gerinnungs- und Fibrinolysesystems, gezielt nach Klink und Ausfall der Globalteste

Tabelle B.28-1 Einteilung der erworbenen hämorrhagischen Diathesen.

	Auslöser/Ursache
Störungen des plasmatischen Gerinnungssystems und der Fibrinolyse	
Bildungsstörungen:	
– Vitamin-K-Mangel	orale Antikoagulanzien, Cholestase, Antibiotikatherapie, Darmresektion
– Proteinsynthesestörungen	Asparaginase, Vincristin + Nebennierenrindensteroide, schwere Lebererkrankung
Umsatzstörungen:	
– DIC	Sepsis, akute myeloische Leukämien, metastasierende Tumoren, Zytoreduktion, Leberzellzerfall, Schock, Polytrauma, Massivbluttransfusion
– antikörpervermittelt:	Lymphome, Antikörper gegen Gerinnungsfaktoren (VIII, V, II, X und von-Willebrand-Faktor), im Rahmen von Autoimmunerkrankungen wie Lupus erythematodes disseminatus oder Vaskulitis, monoklonale Gammopathien, postpartal, spontan
Verdünnungskoagulopathien	Massivbluttransfusionen, Plasmaersatz durch Volumenersatzstoffe
Hyperfibrinolyse	metastasierende Tumoren, operative Eingriffe an Lunge oder Prostata, thrombolytische Therapie, geburtshilfliche Komplikationen, fortgeschrittene Lebererkrankung
Thrombozytäre hämorrhagische Diathesen	
Thrombozytopathie	medikamentös, z.B. Azetylsalizylsäure oder Glycoprotein-IIb/IIIa-Hemmer, hämatologische Systemerkrankung, z.B. Leukämie, chronisch myeloproliferative Erkrankungen (auch bei Thrombozytose), Urämie, Lebererkrankungen, Lymphoplasmazytoides Immunozytom, disseminierte intravasale Gerinnung, Thrombolysetherapie
Thrombozytopenie bei Bildungsstörung	hämatologische Systemerkrankung, Knochenmarkinfiltration durch Malignome, Vitamin-B_{12}-/Folsäuremangel, Zytostase, Bestrahlung, Leberzirrhose
Umsatzstörungen:	
– immunologisch	idiopathisch-thrombozytopenische Purpura (s. Kap. B.3), Kollagenosen, Posttransfusionspurpura, medikamentös, z.B. Heparin
– nicht-immunologisch	disseminierte intravasale Gerinnung, thrombotisch-thrombozytopenische Purpura, Blutung, Hypersplenismus, extrakorporaler Kreislauf (z.B. Hämofiltration), Infekt, medikamentös
Vaskuläre hämorrhagische Diathesen	Vaskulitis, metabolische Purpura, Dysproteinämie, Infekt, Amyloidose, medikamentös

Stand September 2002

- bei V. a. Inhibitorverbrauch: Antithrombin (AT), Protein C (PC), Protein S (PS)
- bei V. a. Thrombozytopathie: BLZ oder .PFA 100™, Thrombozytenfunktionsanalysen
- bei V. a. Aktivierung evtl. einen der folgenden Aktivierungsmarker: D-Dimere, Thrombin-Antithrombin-(TAT)-Komplex, Prothrombinfragmente F_{1+2}, Fibrinmonomere (FM)
- bei V. a. Hyperfibrinolyse einen der folgenden Fibrinolyseindikatoren: D-Dimere, Fibrinogenspaltprodukte (FgDP), Fibrinspaltprodukte (FbDP), Plasminogen (evtl. α_2-Antiplasmin, Plasmin-Antiplasmin (PAP)-Komplexe)

Diagnosesicherung: Häufig nur durch Verlaufskontrollen möglich (z. B. bei disseminierter intravasaler Gerinnung).

Verlaufskontrollen

Die Verlaufs- und Therapiekontrolle erfolgt durch die geeigneten Globaltests, evtl. Leitbefunde und die klinischen Befunde. Sinnvoll sind Intervalle von sechs bis acht Stunden. Die Frequenz der Analysen ist der Dynamik des Krankheitsbildes und einer eventuellen Substitutionstherapie anzupassen.

Therapie

Tabelle B.28-2 gibt einen Überblick über charakteristische Laborbefunde und die Therapie häufiger Hämostasestörungen. Zur Therapie iatrogen induzierter Blutungen durch Phenprocoumon, Heparin oder Thrombolysetherapie siehe Kapitel B Thrombophile Diathesen und Tabelle B. 28-3. Einige Situationen werden im Folgenden näher erläutert.

Therapieindikation

Die Indikation zu einer Substitution fehlender Gerinnungsfaktoren mit Plasma bzw. Plasmabestandteilen wird bei erworbenen hämorrhagischen Diathesen in Abhängigkeit vom spezifischen Krankheitsbild klinisch unter Berücksichtigung der Laborparameter gestellt. Bei akuten Erkrankungen muß die Mindestkonzentration der einzelnen hämostatisch wirksamen Komponenten besonders beachtet werden. Die Empfehlungen (in der Regel **Empfehlungsgrad D**) zur Therapie beruhen – wenn nicht anders angegeben – auf Evidenzen der Stärke III oder IV.
Plasmatische Gerinnungsfaktoren: Siehe Kap. B Hereditäre hämorrhagische Diathesen.
Thrombozytopenie: siehe Kap. B Supportive Therapie – Transfusion von Blutkomponenten und Plasmaderivaten.

28.1 Disseminierte intravasale Gerinnung (DIC)

Die disseminierte intravasale Gerinnung (DIC) ist eine sekundäre komplexe Hämostasestörung, in deren Verlauf vermehrt Thrombin gebildet wird. Gleichzeitig wird das Fibrinolysesystem stimuliert (meist sekundäre, selten primäre Hyperfibrinolyse), wodurch es zum proteolytischen Abbau von Fibrin und Fibrinogen sowie prokoagulatorischer Gerinnungsfaktoren durch systemisch zirkulierendes Plasmin kommt. In Abhängigkeit von dem Verhältnis zwischen Gerinnungs- und Fibrinolyseaktivierung resultieren eine Thrombosierung der Mikrostrombahn mit Organdysfunktionen (z. B. Nieren-, Leber- oder Lungenversagen [ARDS]) und ein Verbrauch von Hämostasefaktoren, -inhibitoren und Thrombozyten (Verbrauchskoagulopathie), die insbesondere bei Hyperfibrinolyse zur Blutungsneigung führen. Die durch Laborbefunde charakterisierbaren Stadien der DIC können sich chronisch entwickeln oder hochakut entstehen, ohne daß sich ein phasenhafter Verlauf nachvollziehen läßt (Tab. B.28-4). Gesicherte Erkenntnisse aus kontrollierten Studien zur Diagnostik und Therapie fehlen weitgehend (1–3).

Prädisponierende Erkrankungen

Wichtig für die Diagnose ist die Kenntnis von Erkrankungen oder Situationen, die zur Entwicklung einer DIC führen können. Dazu gehören Septikämien, Polytrauma, septischer Abort, Fruchtwasserembolie, vorzeitige Plazentalösung, metastasierende Tumoren, akute Leukämien (Promyelozytenleukämie), Transfusionszwischenfälle, prolongierter Schock, Hämolysen, akute Hepatitis und viele andere.

Symptomatik und klinischer Befund

- allgemeine Blutungszeichen wie Ekchymosen, Petechien, Purpura, Nachbluten aus Verletzungen, Kathetereintrittsstellen und postoperativ, Haut- und Knochennekrosen, Knochenmarkläsionen
- Organdysfunktion/-versagen, z. B. Nierenversagen, Leberversagen, paralytischer Ileus
- mikroangiopathische hämolytische Anämie
- Mikro- und/oder Makrothrombosen/-embolien

Die beschriebenen klinischen Symptome sind Spätfolgen der DIC. Sie sollten durch frühzeitige Diagnostik und Therapie vermieden werden.

Therapie

Eine Therapie der Grunderkrankung ist wesentlich, um den Auslösemechanismus der Aktivierung des Hämostasesystems auszuschalten. Dies schließt allgemeininternistische und intensivmedizinische Maßnahmen wie Kreislaufstabilisierung, Schockbehandlung und Volumenersatz ein. Die hämostaseologische Therapie ist supportiv. Aufgrund des derzeitigen pathophysiologischen Verständnisses der DIC kann als Therapieziel die Kompensation des Hämostasesystems und die Vermeidung oder Minimierung der durch Gerinnungsstörungen bedingten, irreversiblen Folgeschäden bis zum Erfolg der Therapie der Grundkrankheit definiert werden. Die hämostaseologische Therapie orientiert sich am jeweiligen pathophysiologischen Verständnis insbesondere aber an aktuellen Laborbefunden und der klinischen Symptomatik.
Die Therapie hat neben der Behandlung der Grunderkrankung folgende Ziele:
- Beseitigung der Hyper- bzw. Hypokoagulabilität
- Unterbrechung der Umsatzsteigerung
- Verhinderung der Mikrothrombosierung
- Beseitigung der Mikrothromben

28 Erworbene hämorrhagische Diathesen

Tabelle B.28-2   Diagnostik und Therapie erworbener Hämostasestörungen.

Krankheitsbild bzw. Ursache	Hämostaseologischer Leitbefund	Therapie bei Blutungsneigung
Störungen der plasmatischen Gerinnung und der Fibrinolyse		
– Vitamin-K-Mangel	Quick-Wert ↓↓ aPTT ↑ (FII, VII, IX, X, PC, PS ↓)	ohne Blutung: 10 mg Phytomenadion (Konakion®) p.o., bei Resorptionsstörung i.v. oder s.c. bei Blutung: Substitution mit GFP bzw. PPSB + 20 mg Phytomenadion (Konakion®) i.v. in Infusion
– Asparaginase	Fibrinogen ↓ Quick-Wert ↓ PC ↓, AT ↓ usw.	Fibrinogen < 1g/l, Quick-Wert < 30%, AT, < 50%: 500–1000 ml GFP bzw. Fibrinogen/AT-Konzentrat
– disseminierte intravasale Gerinnung	Thrombozyten ↓, AT ↓, Fibrinogen ↓, D-Dimere ↑	GFP (AT-Konzentrat, Heparin) s.Tab. B.28-4
– primäre Hyperfibrinogenolyse	Fibrinogen ↓, FgDP↑, α_2-Antiplasmin ↓	200 000–500 000 E Aprotinin/10 min, 50–200 000 E/h, evtl. Fibrinogenkonzentrat
– Immunkoagulopathien	aPTT ↑ Quick-Wert ↓, meist faktorenspezifischer Inhibitor, vor allem gegen F VIII-C, dann F VIII-C ↓	akut: bei F-VIII-C-Inhibitor: rFVIIa, aktiviertes PPSB (FEIBA®, Autoplex®), Plasmapharese, Immunadsorption, sonst Inhibitor-abhängig chronisch: Prednison 1–2 mg/kg KG/Tag oder äquivalente Menge eines anderen Glukokortikoids, Cyclophosphamid (Endoxan®), Azathioprin (Imurek®)
– monoklonale Gammopathie	TZ ↑, funktionelles Fibrinogen ↓	Therapie der Grundkrankheit, Plasmapharese, symptomatisch
thrombozytäre hämorrhagische Diathesen		
– Thrombopathie: medikamentös (z.B. Azetylsalizylsäure, GPIIb/IIIa-Hemmer, nicht steroidale Antirheumatika)	BLZ ↑, PFA 100™ pathologisch	Absetzen, DDAVP (Minirin®) 0,4 µg/kg KG in 50 ml 0,9% NaCl/30 min, ggf. TK, ausreichend hämostatisch wirksame Plättchenzahl in Abhängigkeit von der HWZ des Medikaments meist nach 3–5 Tagen erreicht
– Urämie	BLZ ↑	Dialyse, DDAVP (Minirin®), Ultima ratio: TK
– cMPS	klinisch, BLZ ↑	TK bei Blutung
– Thrombozytopenie	Thrombozyten ↓ Megakaryozyten ↓	Therapie mit TK bei Blutung Prophylaxe mit TK bei Thrombozytenzahlen von 10–20 × 10^9/l
	Thrombozyten ↓ Megakaryozyten ↑	Kortikosteroide, i.v. IgG-Präparate, TK nur im Notfall (s. ITP)
– Posttransfusionspurpura	Thrombozyten ↓	i.v. IgG-Präparate, evtl. Plasmapharese
vaskuläre hämorrhagische Diathesen	BLZ ↑, Rumpel-Leede +	je nach Grunderkrankung: – Medikamente absetzen – Therapie der Grundkrankheit – Glukokortikoide – Plasmapharese usw.

BLZ = Blutungszeit
AT = Antithrombin
GFP = gefrorenes Frischplasma
cMPS = chronisch myeloproliferatives Syndrom
PPSB = Prothrombinkomplexpräparat
GP = Glycoprotein
TK = Thrombozytenkonzentrat

Stand September 2002

Tabelle B.28-3 Therapeutisches Prozedere bei Überdosierung oraler Antikoagulanzien.

INR: **I**nternational **N**ormalized **R**atio ist eine international einheitliche Skala, die weitgehend unabhängig von der Thromboplastinzeit und dem verwendeten Thromboplastinreagens ist. Die INR entspricht dem Wert, der bei der Messung der Thromboplastinzeit mit dem ersten internationalen Referenzthromboplastin ermittelt worden wäre. Die WHO empfiehlt die Kontrolle der oralen Antikoagulanzientherapie mit dem INR-Wert; therapeutische Antikoagulation: INR 2–4,5 je nach Indikation

$$INR = \left[\frac{\text{Thromboplastinzeit des Patientenplasmas (sec)}}{\text{Thromboplastinzeit eines Normalplasmapools (sec)}} \right]^{ISI}$$

ISI: Internationaler Sensitivitätsindex; reflektiert die Sensität des Thromboplastinreagenses
Hohe Sensitivität heißt niedriger ISI (1,0–1,8), niedrige bedeutet hoher ISI (2–3). Der ISI wird vom Hersteller angegeben.

INR > 4,5–5, keine Blutung	Therapiepause
INR > 5 und < 9, keine Blutung	1–2,5 mg Phytomenadion (Konakion®) p.o.
INR > 9, keine Blutung	3–5 mg Phytomenadion (Konakion®) p.o.
INR > 9, Blutung	ca. 2000 E PPSB i.v. + 3–5 mg Phytomenadion (Konakion®) i.v.
INR > 9, vital bedrohliche Blutung	ca. 4000 E PPSB i.v. + 5–10 mg Phytomenadion (Konakion®) i.v.

Tabelle B.28-4 Stadieneinteilung der disseminierten intravasalen Gerinnung*.

Parameter	Stadium I/II (kompensiert)	Stadium III (dekompensiert)	Stadium IV (Vollbild)
A Quick-Wert	→	↓	↓↓
partielle Thromboplastinzeit (aPTT)	↓→	↑	↑↑
Thrombinzeit (TZ)	→	↑	↑↑
Fibrinogen	↑→	↓	↓↓
Thrombozytenzahl	→↓	↓↓	↓↓↓
Antithrombin (AT)	→↓	↓↓	↓↓↓
D-Dimere	↑	↑↑	↑↑↑
B Thrombin-Antithrombin-Komplex (TAT)	↑	↑↑	↑↑↑
Prothrombinfragmente F_{1+2}	↑	↑↑	↑↑↑
Fibrinmonomere	↑	↑↑	↑↑↑
Fibrinogenspaltprodukte	→↑	↑↑	↑↑↑

A = unverzichtbare Untersuchungen
B = sensitive Bestätigungstests

→ unverändert
→↑ unverändert oder erhöht
↑ erhöht
↑↑ stark erhöht
↑↑↑ sehr stark erhöht

→↓ unverändert oder erniedrigt
↓ erniedrigt
↓↓ stark erniedrigt
↓↓↓ sehr stark erniedrigt

* Die laborchemische Stadieneinteilung ist ein Hilfskonstrukt, das nur in Verbindung mit der klinischen Beurteilung zur Diagnose führen kann. Insbesondere das Stadium I ist gegenüber zahlreichen anderen Ursachen der Gerinnungsaktivierung abzugrenzen.

Der Komplexizität der Gerinnungsstörungen folgend, denen unterschiedliche Krankheitsbilder zugrundeliegen, ist die hämostaseologische Behandlung nicht standardisierbar und muß der individuellen klinischen Situation und den Laborparametern angepaßt werden.

Die hämostaseologische Therapie erfolgt mit gefrorenem Frischplasma, Gerinnungsinhibitoren und Heparin in unterschiedlicher Zusammensetzung und Dosierung. Abhängig von der individuellen Situation kommen zusätzlich Prothrombinkomplex-präparate (PPSB), Fibrinogenkonzentrate, Aprotinin sowie Erythrozyten- und Thrombozytenkonzentrate in Betracht. Die Notwendigkeit der forcierten Behandlung der Grundkrankheit wird allgemein akzeptiert. Studiendaten belegen die Sterblichkeitsreduktion durch rekombinantes humanes aktiviertes Protein C (APC) Konzentrat bei schwerer Sepsis **(Empfehlungsgrad A; 1, 2)**. Die Substitution mit Antithrombin (AT) Konzentrat führt zu einer günstigen Beeinflussung der Laborparameter im Verlauf **(Empfehlungsgrad B; 2, 3)**. Der in kleineren Studien gezeigte Trend zur Reduktion der Mortalität bei schwerer Sepsis wurde in einer großen Studie nicht bestätigt. Der Einsatz von Heparin wird in der Literatur kontrovers diskutiert. Wird im Stadium I bzw. II bei Thrombozytenzahlen ≥ 50 000/µl mit Heparin behandelt, wird eine Dosis von 5–10 E/kg Körpergewicht nicht überschritten. Die Behandlung der Gerinnungsstörung mit Heparin, aber auch die Gabe von Gerinnungsinhibitoren (APC oder AT, 1–3) bei schwerer Sepsis führt zur Zunahme des Blutungsrisikos; die Kombination aus hochdosiertem AT und Heparin ist kontraindiziert (**Empfehlungsgrad A**), ebenso die Heparingabe bei hohem Blutungsrisiko oder manifester Blutung. Die Gabe von gefrorenem Frischplasma hat das Ziel, Hämostasefaktoren und -inhibitoren im physiologischen Verhältnis zu ersetzen und wird insbesondere bei Volumenmangel empfohlen. Das Nutzen-/Risiko-Verhältnis hierfür ist ebenso wie für die Substitution weiterer Gerinnungskonzentrate nicht ausreichend untersucht. Insbesondere die Gabe von PPSB bedarf einer strengen, klinisch und laboranalytisch engmaschig kontrollierten Indikationsstellung und setzt eine vorangehende Normalisierung der AT-Aktivität voraus. Die Substitution von Fibrinogenkonzentraten ist bei Fibrinogenkonzentration unter 1 g/l trotz Gabe von GFP und Blutung als Versuch gerechtfertigt. Ein klinischer Vorteil durch F-XIII-Substitution ist nicht nachgewiesen. Thrombozytenkonzentrate sind bei Thrombozytenzahlen unter $10–20 \times 10^9/l$ und thrombozytopenischer Blutung indiziert.

28.2 Massivbluttransfusion

Als Massivbluttransfusion wird der Ersatz von mehr als zehn Erythrozytenkonzentraten in weniger als 24 Stunden bezeichnet. Die schwersten Gerinnungsveränderungen werden beobachtet, wenn das gesamte Blutvolumen innerhalb von ein bis vier Stunden ersetzt werden muß. Als Gerinnungsstörungen werden Verdünnungskoagulopathie, disseminierte intravasale Gerinnung, systemische Hyperfibrinolyse, Thrombozytopenie und erworbene Plättchenfunktionsstörungen beobachtet. Während Massivbluttransfusionen ist eine engmaschige Kontrolle der Globaltests Thromboplastinzeit, partielle Thromboplastinzeit sowie des Fibrinogens und der Thrombozytenzahlen erforderlich.

Therapie
- Bei Verlängerung der Globaltests um mindestens das 1,5fache bzw. bei Unterschreiten der Fibrinogenkonzentration von 1 g/l erfolgt eine Substitution mit GFP. Liegt bereits initial eine schwere Hämostasestörung (z.B. bei Leberinsuffizienz) vor, soll bereits initial die Bluttransfusion im Verhältnis 1 Erythrozytenkonzentrat : 1 GFP erfolgen. Stehen Gerinnungsanalysen im Verlauf nicht zur Verfügung, werden bei intakter Ausgangshämostase routinemäßig nach dem jeweils 5., 10., 15., 20., 25. etc. Erythrozytenkonzentrat 250 ml GFP verabreicht.
- bei Thrombozytenzahlen $< 20 \times 10^9/l$: Thrombozytenkonzentrate mit $> 10^{11}$ Plättchen
- bei intravasal akzelerierter Gerinnung oder Verdünnungskoagulopathie: GFP bei klinischer Indikation, u.U. AT- oder. Faktorenkonzentrate
- bei starker Aktivierung der Gerinnung: AT; bei fehlender Blutungneigung niedrig dosiert Heparin mit ca. 10 000 E/24 h i.v.
- bei überwiegender Hyperfibrinolyse und Blutung: Antifibrinolytika (z.B. Aprotinin)

28.3 Lebererkrankungen

Die Ursache für Blutungskomplikationen bei Patienten mit schweren Lebererkrankungen insbesondere mit Leberzirrhose sind komplex. Eine Behandlung wird nur bei manifester Blutung oder vor invasiven Eingriffen eingeleitet.
Ursachen der Blutungskomplikationen sind:
- Pfortaderhochdruck mit Ösophagusvarizen, Magenulzera
- verminderte Synthese von Hämostasefaktoren und -inhibitoren
- Thrombozytopenie (Hypersplenismus, Produktionsstörung)
- Clearance-Störung für aktivierte Faktoren, Faktoreninhibitorkomplexe und Fibrin(ogen)-Spaltprodukte
- disseminierte intravasale Gerinnung
- systemische Hyperfibrinolyse
- Hypo-/Dysfibrinogenämie
- Autoantikoagulation durch erhöhte Fibrin(ogen)-Spaltprodukte
- Thrombozytenfunktionsdefekte

Therapie

Behandelt wird nur bei klinischer Indikation. Eine mäßige Verminderung des Quick-Wertes ist keine Behandlungsindikation. Erst bei Quick-Werten unter 30% sind ernsthafte Blutungen zu befürchten. Vor Leberbiopsien ist darauf zu achten, daß die Plättchenzahl auf $\geq 50 \times 10^9/l$ und der Quick-Wert über 50% angehoben wird Zur Kompensation der Gerinnungsstörung kommt in Frage:
- Versuch mit Vitamin K: Phytomenadion (Konakion®) 10 mg/Woche oral oder i.v., Indikationsstellung großzügig
- bei Blutung: GFP 4 × 250 ml/6 h (auf Volumenüberlastung achten), 1 ml GFP enthält ca. 1 E Gerinnungsfibrinolysefaktor und Inhibitoraktivität, 1 E/kg KG erhöht deren Aktivität um 1%
- bei fortgesetzter und behandlungsbedürftiger Blutung zusätzlich kurzfristig bis zum Sistieren der Blutung PPSB-Präparat. Cave: Verstärkung einer DIC möglich. Bei PPSB-Gabe ist darauf zu achten, daß im Verhältnis zum Inhibitorpotential vor allem zu AT keine Imbalanz und dadurch bedingt eine Hyperkoagulabilität entsteht
- bei Fibrinogenwerten < 1 g/l: 2 g Fibrinogenkonzentrat/12 h
- bei DIC mit ausgeprägter prokoagulatorischer Komponente: Heparin 5000 E/24 h
- bei refraktärer Blutung: Aprotinin 200 000 E/10 min sowie anschließend 100 000 E/h und Versuch mit DDAVP (Minirin®) 0,4 µg/kg KG i.v. über 30 min
- bei akutem Leberversagen vor Lebertransplantation oder Endstadium einer Lebererkrankung Plasmaaustausch

28.4 Blutung bei Neoplasien

Ätiologie

Thrombozytopenie: häufigste hämostaseologische Störung bei soliden Tumoren (insbesondere bei zytoreduktiver Therapie) und bei hämatologischen Systemerkrankungen.
- bei hämatologischen Neoplasien oft gleichzeitig Thrombozytopathie
- akute und chronische disseminierte intravasale Gerinnungsstörungen
- systemische Hyperfibrinolyse
- Proteinsynthesestörungen
- Bildung dysfunktioneller Gerinnungsfaktoren
- erworbenes von-Willebrand-Syndrom
- erworbene Dysfibrinogenämie
- Bildung zirkulierender Antikoagulanzien wie Gerinnungsinhibitoren und heparinähnliche Substanzen

Die Diagnostik entspricht dem üblichen Vorgehen bei der Abklärung einer Blutungsneigung. Die gerinnungsaktive Therapie hat supportiven Charakter. Im Falle einer DIC oder Hyperfibrinolyse ist möglichst schnell eine Behandlung der Grundkrankheit einzuleiten.

Therapie

- bei DIC in Abhängigkeit von der klinischen Situation und den Laborparametern: siehe oben
- bei primärer Hyperfibrinolyse: Gabe von Antifibrinolytika, z.B. Aprotinin (Trasylol®)
- bei durch passagere Produktionsstörung erniedrigter Thrombozytenzahl $< 10 \times 10^9/l$ prophylaktisch Transfusion von TK mit $> 10^{11}$ Plättchen, bei thrombozytopenischer Blutung bereits bei höheren Thrombozytenzahlen
- bei Fibrinogenkonzentration < 1 g/l und Blutungsneigung: Fibrinogenkonzentrat oder GFP
- bei Thrombozytopathie wie z.B. bei myeloproliferativen Syndromen: Besserung der Blutungssymptomatik durch Gabe von DDAVP (Minirin®) oder Thrombozytenkonzentraten, kausale Therapie der Grundkrankheit

28.5 Erworbene Hemmkörper gegen Gerinnungsfaktoren

Erworbene Hemmkörper sind IgG-Antikörper, die gegen Gerinnungsfaktoren gerichtet sind und deren Funktion hemmen. Die Folge ist eine Blutungsneigung, die im Falle des häufigsten Hemmkörpers, des Faktor-VIII-Hemmkörpers, zu einer erworbenen Hämophilie führt. Autoantikörper gegen Faktor VIII werden vor allem bei Patienten mit Lymphomen, Autoimmunerkrankungen, alten Menschen und postpartal, aber auch bei Gesunden beobachtet.

Diagnostik

- Plasmatauschversuch
- Einzelfaktorenanalyse
- faktorenspezifischer Hemmkörpertest

Therapie

Die Therapie ist schwierig. Grundsätzlich muß zwischen der Behandlung einer akuten Blutung bzw. einer Blutungsprophylaxe und der spezifischen Hemmkörpertherapie unterschieden werden. Die Therapie soll nur in speziell ausgewiesenen Zentren erfolgen. Lediglich für die Behandlungen der vergleichsweise häufigen Patienten mit F-VIII-Hemmkörpern liegen ausreichende Erfahrungen zur Behandlung vor.
Die Behandlung bei Patienten mit niedrigtitrigem und hochtitrigem Hemmkörper ist unterschiedlich.

Niedrigtitrige Autoantikörper:
- akute schwere Blutungen: hohe Dosen eines Faktor-VIII-Konzentrats unter kontinuierlicher Laborkontrolle (in der Regel keine Antikörperboosterung), nach individueller Entscheidung zusätzlich Hemmkörpereliminationstherapie
- milde Blutungen: DDAVP (Minirin®) 0,4 µg/kgKG i.v. 2 × /Tag, ggf. F-VIII-Konzentrat, ggf. zusätzlich Hemmkörpereliminationstherapie

Hochtitrige Autoantikörper:
Akute schwere Blutungen: rFVIIa oder aktivierte Prothrombinkomplexpräparate (z.B. 2 × 50–100 E Factor Eight Bypassing Activity [FEIBA®/Autoplex®]/kgKG/Tag). Zur Reduktion des Hemmkörpers vor Behandlung bzw. in Notfällen Plasmapherese oder Immunadsorption. Gleichzeitig muß eine Hemmkörpereliminationstherapie eingeleitet werden.

Hemmkörperelimination:
Mit 1–2 mg Prednison oder äquivalenter Dosis eines anderen Glukokortikoids/kgKG/Tag, alternativ 0,4 g/kgKG IgG-Präparat i.v./Tag über fünf Tage. In der Regel paralleler Beginn mit Cyclophosphamid, seltener Azathioprin.

Literatur

1. Bernard GR, Vincent JL, Laterre PF, et al. Efficacy and safety of recombinant human activated protein C for severe sepsis. N Engl J Med 344 (2001) 699–709.
2. Levi M, de Jonge E, van der Poll T. Rationale for restoration of physiological anticoagulant pathways in patients with sepsis and disseminated intravascular coagulation. Crit Care Med 29 (2001) S90–S94.
3. Warren BL, Eid A, Singer P, et al. KyberSept Trial Study Group. Caring for the critically ill patient. High-dose antithrombin III in severe sepsis: a randomized controlled trial. JAMA 286 (2001) 1869–1878.

29 Thrombophile Diathesen

Definition und Basisinformation

Als Thrombophilie wird ein Zustand bezeichnet, bei dem im Vergleich zur Normalbevölkerung eine erhöhte Thromboseneigung infolge einer Störung des Hämostasesystems besteht. Davon abzugrenzen sind Erkrankungen, welche mit einem erhöhten Thromboserisiko ohne primäre Veränderungen des Hämostasesystems einhergehen, wie z.B. eine Unterschenkelfraktur mit konsekutiver Immobilisierung.
Die Störungen des Hämostasesystems können entweder hereditär sein oder im Zusammenhang mit anderen Krankheiten erworben werden. Die Diagnose einer hereditären Störung erfolgt meist erst nach der ersten manifesten Thrombose oder im Rahmen von Familienuntersuchungen. Die hämostaseologische Charakterisierung des Defekts kann für eine adäquate Betreuung von erheblicher Bedeutung sein. Nicht aus dem Messwert eines Parameters allein ist eine thrombophile Diathese abzuleiten, sondern erst aus der Relation von pro- zu antikoagulatorischen Faktoren resultiert die klinische Bedeutung.
Die Tabellen B.29–1a und b sowie B.29–2 geben einen Überblick über die wichtigsten hereditären und erworbenen Formen.

Diagnostik

Die Unterscheidung zwischen hereditären und erworbenen Störungen ist für die diagnostische und therapeutische Strategie entscheidend. Oft führt die Eigen- und Familienanamnese weiter. Bevor die Diagnose eines hereditären Defekts gestellt wird, sind thrombogene Grunderkrankungen wie Tumoren oder entzündliche Erkrankungen und ein erworbener Hämostasedefekt auszuschließen.

Basisdiagnostik bei Verdacht auf thrombophile Diathese

– Globaltests der Gerinnung: Thromboplastinzeit (TPZ nach Quick), APTT, Thrombinzeit (TZ), Fibrinogen. Cave: Normalwerte der Globaltests schließen eine Thrombophilie nicht aus!
– Blutbild zum Ausschluß einer hämatologischen Erkrankung, Leberenzyme und Kreatinin zum Ausschluß von Leber- und Nierenfunktionsstörungen

Spezielle Diagnostik

– APC-Resistenz (Faktor-V-Leiden-PCR), Prothrombin-G20210A-Mutation (PCR), Protein C, Protein S, Antithrombin, Antiphospholipidantikörper (Lupus-Antikoagulans, Anticardiolipin-Antikörper), F-VII-C, Homocystein, in seltenen Fällen zusätzlich: Ausschluß einer Dysfibrinogenämie (Thrombinzeit, Reptilasezeit, Fibrinogen immunologisch/funktionell)

Tab. B.29–1a Hereditäre thrombophile Diathesen (he = heterozygot, ho = homozygot).

Defekt	APC-Resistenz	Prothrombinmutation (G20210A)	Protein-C-Mangel
Leitbefund	fehlende APTT-Verlängerung nach Zugabe von aktiviertem Protein C APC APC-Ratio: $\frac{(APTT\ mit\ aPC)}{(APTT\ ohne\ aPC)} < 1{,}7\text{–}2{,}0$	(Prothrombin erhöht)	PC-Aktivität erniedrigt < 65–70%
Labortests	APC-Resistenztest DNA-Analyse FV (PCR)	Prothrombin-Konzentration DNA-Analyse (PCR)	funktioneller PC-Test (clotting oder chromogen) immunologischer Test (Gensequenzanalyse)
genetische Ursache	Punktmutation FV	Punktmutation	unterschiedliche Mutationen
Prävalenz Normalbevölkerung	he: 5% ho: 0,02–0,1%	2–3%	0,14–0,50%
Thrombosepatienten	he: 20–30% ho: 3%	4–10%	3–9%
Risikoerhöhung für Thrombosen	he: 3–7fach ho: 80fach	he: 2,8fach	he: 7fach ho: nicht lebensfähig

Stand Dezember 2003

Tab. B.29-1b Hereditäre thrombophile Diathesen (he = heterozygot, ho = homozygot).

Defekt	Protein-S-Mangel	Antithrombin-Mangel	Hyperhomocysteinämie
Leitbefund	PS-Aktivität oder freies PS erniedrigt < 55–60%	AT-Aktivität erniedrigt < 70–80%	Homocystein erhöht
Labortests	funktioneller PS-Test (clotting) freies PS-Antigen-Assay gesamtes PS-Antigen-Assay (Gensequenzanalyse)	funktioneller AT-Test (chromogen), Antigen-Test Heparin-Bindungs-Test (Gensequenzanalyse)	Gaschromatographie-Massenspektroskopie, HPLC, Immunoassay (Sensitivitätsverbesserung nach Methionineinnahme)
genetische Ursache	unterschiedliche Mutationen	unterschiedliche Mutationen	Mutation des Methylen-Tetrahydrofolsäure-Reductase-Gens und andere, meist in Verbindung mit niedrigem Folatspiegel
Prävalenz Normalbevölkerung	0,7%	he: 0,17% (Typ I: 0,02%, Typ II: 0,15%)	5–10%
Thrombosepatienten	2–7%	1,1–5%	10–25%
Risikoerhöhung für Thrombosen	he: erhöht ho: nicht lebensfähig	he: 5fach ho: nicht lebensfähig (außer Heparin-Bindungsvariante)	2–3fach

- **bei Verdacht auf hereditäre Thrombophilie:** Faktor-V-Leiden, Prothrombin-G20210A-Mutation, Protein C, Protein S, Antithrombin, eventuell zusätzlich Homocystein oder Ausschluß einer Dysfibrinogenämie
- **bei Verdacht auf einen erworbenen Defekt:** Antiphospholipid-Antikörper (Lupus-Antikoagulans, Anticardiolipin-Antikörper), Antithrombin bei nephrotischem Syndrom; internistisch: ggf. Suche nach Tumoren und entzündlichen Erkrankungen.
- bei Thromboembolie unter Heparin: HIT-Typ-II-Diagnostik (s. Kap. B. Thrombozytopenien)

Nach Sicherung einer hereditären thrombophilen Diathese:
- Subtypbestimmung durch immunologische oder molekularbiologische Methoden

Tab. B.29-2 Erworbene thrombophile Diathesen.

Erhöhung prokoagulatorischer Aktivitäten	
Antiphospholipid-antikörper (APA)	erworbene Autoantikörper gegen Phospholipidproteinkomplexe, APTT kann verlängert sein, Lupus-Antikoagulans (LA) und/oder Anti-Cardiolipin-Antikörpertest (ACA) positiv, Vorkommen ACA bei 3–5% und LA bei < 1% der Normalbevölkerung
Gerinnungsaktivierung durch Thromboplastin-einschwemmung	perioperativ, Neoplasien und Hyperkoagulabilität nach Zytostase, Hämolyse, disseminierte intravasale Gerinnung (Fibrinogen- und F-VIII-Erhöhung bei Akute-Phase-Reaktion)
Chronische Thrombozytosen	chronische myeloproliferative Erkrankungen
Störung des Inhibitorsystems der Blutgerinnung	
Protein-C-Mangel	L-Asparaginasetherapie, Autoantikörper gegen Protein C bei Paraproteinämie
Protein-S-Mangel	L-Asparaginasetherapie, nephrotisches Syndrom, Antikörper-mediiert nach Varizellen
Antithrombin-Mangel	L-Asparaginasetherapie, nephrotisches Syndrom

Thrombophile Diathesen

- gezielte Familienuntersuchung (z. B. bei AT-Mangel oder homozygoter F-V-Leiden-Mutation)
- bei Substitutionsbedarf: HIV-, Hepatitisserologie (s. Kap. B Erworbene hämorrhagische Diathesen)

Indikationen zur Thrombophiliediagnostik

Derzeit besteht weltweit kein Konsens, wann eine Thrombophiliediagnostik durchgeführt werden soll. Dies ist darauf zurückzuführen, daß nur wenige Parameter das therapeutische Procedere beeinflussen. Für die meisten Thromboserisikofaktoren gibt es keine Interventionsstudien. Therapieempfehlungen leiten sich aus retrospektiven Beobachtungsstudien, prospektiven Kohortenstudien und Fallberichten ab. In den meisten Therapiestudien, welche die Wirksamkeit von Antikoagulantien untersuchen, wird nicht zwischen Patienten mit und ohne Thrombophilie unterschieden. Unter diesen Einschränkungen werden die folgenden Indikationen vorgeschlagen:

- Erstmanifestation einer Venenthrombose oder Lungenembolie vor dem 50. Lebensjahr
- familiäre Häufung thromboembolischer Ereignisse
- rezidivierende venöse Thromboembolien und Thrombophlebitiden
- zerebrale venöse Thrombosen oder Apoplexie ohne sonstige Risikofaktoren bei jungen Menschen
- Mesenterialvenen- oder Pfortader-Thrombosen ohne sonstige Risikofaktoren
- arterielle Thrombosen vor dem 30. Lebensjahr
- nach dem 50. Lebensjahr in Einzelfällen bei rezidivierenden oder spontanen Thrombosen oder bei auffälliger familiärer Disposition

Bewertung der Befunde

In *der Akutphase einer Thromboembolie* können Einflüsse der Erkrankung oder der Therapie die Parameter der Thrombophiliediagnostik verändern. Normalbefunde schließen einen hereditären Defekt aus, erniedrigte Werte in dieser Phase sind dagegen nicht beweisend. Die endgültige Diagnose darf erst nach mindestens einmaliger Bestätigung in ausreichendem zeitlichen Abstand in einem speziellen Gerinnungslabor gestellt werden.
Eine Thrombophiliediagnostik ist in der Akutphase nur in Sonderfällen, speziell bei Verdacht auf eine heparininduzierte Thrombozytopenie mit thromboembolischer Komplikation bzw. auf einen Antithrombin-Mangel angezeigt, da sich hier unmittelbar therapeutische Konsequenzen ergeben (Antikoagulation mit Organon® oder Hirudin bzw. Substitution mit AT-Konzentrat).
Während oraler Antikoagulation ist ein hereditärer Protein C- oder -S-Mangel nur in spezialisierten Labors feststellbar. Sollte aus klinischer Indikation eine Diagnose erforderlich sein, ist diese durch einen hämostaseologischen Experten zu stellen. Drei Wochen nach Absetzen – oder besser noch später – läßt sich eine Diagnostik wesentlich sicherer durchführen. Dies gilt auch für die Bestimmung des Lupus-Antikoagulans.

Klinische Bedeutung und Therapie einzelner Defekte

Patienten mit unterschiedlichen Defekten benötigen unterschiedliche therapeutische Maßnahmen. Dennoch ist die Betreuung in Standardsituationen wie z.B. akuter Thrombose in der Regel einheitlich (s. Kap. E – Angiologisch relevante Hämostaseologie). Eine orale Antikoagulantientherapie ist vor einem elektiven Eingriff abzusetzen und eine Antikoagulation mit Heparin einzuleiten, ggf. mit Substitution fehlender Faktoren. Alle Patienten mit hereditärer Thrombophilie sollten von hämostaseologisch geschulten Ärzten mitbetreut werden.

APC-Resistenz

Die APC-(Aktivierte Protein-C-)Resistenz ist die bisher häufigste hereditäre Prädisposition für venöse Thrombosen in den Industrieländern (1, 10). Eine Differenzierung zwischen hetero- und homozygoten Trägern der Punktmutation im Faktor-V-Gen (in 95% G1691A-Mutation) ist durch molekulargenetische Untersuchung möglich (2). Werden andere Ursachen einer Thrombose ausgeschlossen, ist sie in bis zu 60% ursächlich mitbeteiligt (11, 12, 13, 18).
Es kommen auch kombinierte Defekte (z. B. mit einem angeborenen Protein-C- oder Protein-S-Mangel vor (9, 19). Die seltene erworbene APC-Resistenz kommt durch Veränderungen der Faktoren VIII, Protein C und Protein S, z.B. im Rahmen einer Schwangerschaft, unter der Einnahme von oralen Kontrazeptiva, intra- und postoperativ sowie bei immunologischen Erkrankungen vor. Orale Kontrazeptiva erhöhen bei Trägerinnen der Faktor-V-Leiden-Mutation das Risiko für Venenthrombosen **(Empfehlungsgrad C; 18).**

Therapie

- asymptomatisch: keine spezifische Therapie, in Risikophasen Thromboseprophylaxe (s. Kap. E – Thromboseprophylaxe)
- akute Thrombose: Standardtherapie (s. Kap. E – Angiologisch relevante Hämostaseologie)
- Nachbehandlung: orale Antikoagulation bei Erstthrombose für 3–12 Monate, ohne Begrenzung bei Rezidiv(en) nach individueller Entscheidung und jährlicher Überprüfung von Kontraindikation. Bei homozygoter Faktor-V-Leiden-Mutation wird von einzelnen Autoren bereits nach einem einmaligen Thrombose-Ereignis eine Dauerantikoagulation empfohlen. Derzeit liegen hierzu keine gesicherten Studienergebnisse vor **(Empfehlungsgrad C; 3, 12).**

Prothrombin-Genmutation (G20210A)

Eine Mutation in der nicht translatierten 3´-Region des Prothrombin-Gens (G/A-Austausch an Nukleotidposition 20210) führt zu einem erhöhten Plasmaspiegel von Prothrombin und erhöhtem Thromboserisiko. Die Mutation kann mit der PCR nachgewiesen werden.
Klinische Manifestation und Therapie: wie bei APC-Resistenz. Eventuell hat die selten auftretende Kombination der Prothrombin-Mutation bei heterozygo-

ten Trägern der F-V-Leiden-Mutation ein erhöhtes Thrombose-Rezidivrisiko, weshalb die langfristige Antikoagulation diskutiert wird **(Empfehlungsgrad C; 21)**.

Protein-C-Mangel

Der hereditäre PC-Mangel wird autosomal dominant vererbt und ist mit einem erhöhten Thromboserisiko verbunden (6). Die Einnahme oraler Kontrazeptiva (20) oder die Kombination mit einer APC-Resistenz (9) erhöht dieses Risiko weiter. Der homozygote Defekt mit stark erniedrigten Protein-C-Spiegeln führt bereits im Neugeborenenalter zu einer Purpura fulminans und einer Verbrauchskoagulopathie und erfordert lebenslange regelmäßige Substitutionstherapie und/oder intensive orale Antikoagulation **(Empfehlungsgrad C; 4, 5)**.
Bei Heterozygoten werden zwei Formen mit identischer klinischer Ausprägung unterschieden:
Typ I: Funktionelles PC erniedrigt, PC-Antigen erniedrigt
Typ II: Funktionelles PC erniedrigt, PC-Antigen normal
Interferenzen mit den Testsystemen bei der Aktivitätsbestimmung können durch hohe Heparinkonzentrationen, Lupus-Antikoagulanzien oder erhöhte Faktor-VIII-Aktivitäten entstehen. Manche Typ-II-Protein-C-Varianten können mit dem chromogenen Assay nicht erfaßt werden.
Vor der Diagnose eines hereditären Mangels müssen erworbene Defekte, z.B. durch Vitamin-K-Mangel, Behandlung mit oralen Antikoagulanzien, Lebererkrankung, L-Asparaginasetherapie, Antikörper gegen Protein C oder entzündliche Erkrankungen als Ursache des erniedrigten Protein-C-Spiegels ausgeschlossen sein.
Klinische Manifestation und Therapie: wie bei APC-Resistenz; CAVE: Risiko einer Coumarinnekrose! Deshalb orale Antikoagulation in einschleichender Dosierung unter überlappender Heparintherapie.

Protein-S-Mangel

Der Protein-S-Mangel ist mit einem erhöhten Thromboserisiko verbunden, das bei Einnahme von oralen Kontrazeptiva (20) und in Kombination mit einer APC-Resistenz (19) weiter ansteigt. Wegen der Vitamin-K-Abhängigkeit kann – wie beim Protein-C-Mangel – eine sichere Diagnose nur nach mindestens dreiwöchiger Therapiepause einer oralen Antikoagulation gestellt werden. Interferenzen mit funktionellen Testsystemen können durch erhöhte Faktor-VIII-Aktivitäten und bei Patienten mit APC-Resistenz entstehen. Entsprechend den Laborbefunden werden drei Typen unterschieden:
Typ I: funktionelles Protein S, freies Protein-S-Antigen, Gesamt-Protein-S-Antigen erniedrigt
Typ II: funktionelles Protein S erniedrigt, freies Protein-S-Antigen und Gesamt-Protein-S-Antigen normal
Typ III: funktionelles Protein S, freies Protein-S-Antigen erniedrigt und Gesamt-Protein-S-Antigen normal
Vor Diagnose eines hereditären Defektes müssen erworbene Protein-S-Mangelzustände, bedingt durch orale Antikoagulanzien, Vitamin-K-Mangel, Östrogentherapie, Schwangerschaft, Autoantikörper oder nephrotisches Syndrom, ausgeschlossen sein.
Klinische Manifestation und Therapie: wie bei APC-Resistenz.

Antithrombin-Mangel

Das Thromboserisiko ist höher als bei den anderen hereditären Defekten. Die Labordiagnostik ergibt verschiedene Typen:
Typ I: funktionelles und antigenes Antithrombin erniedrigt
Typ II: funktionelles Antithrombin erniedrigt, antigenes Antithrombin normal
Bei Typ II lassen sich drei Subtypen unterscheiden:
A: Defekt am aktiven Zentrum. B: Pleotroper Effekt. C: Heparinbindungsstörung
Die heterozygote Form der Heparinbindungsvariante ist nicht mit einem sicheren Thromboserisiko vergesellschaftet, die homozygote Form als einzige homozygote Form eines Antithrombin-Mangels mit dem Leben vereinbar.
Bevor die Diagnose eines hereditären Antithrombin-Mangels gestellt wird, müssen erworbene Mangelzustände infolge von Lebererkrankungen, akuter Thrombose, nach operativen Eingriffen, bei Verbrauchskoagulopathie (DIC), L-Asparaginase-Therapie, langdauernder Heparintherapie oder nephrotischem Syndrom ausgeschlossen sein.
Klinische Manifestation und Therapie:
- asymptomatisch: keine spezifische Therapie. Keine oralen Kontrazeptiva **(Empfehlungsgrad C; 20)**. In Risikophasen ist eine besondere Sorgfalt der Thromboseprophylaxe geboten, eventuell hierbei orale Antikoagulation INR 2–3; in speziellen Risiko-Situationen (z.B. unter der Geburt) Substitution mit Antithrombin-(AT-)Konzentrat.
- akute Thrombose: Standardtherapie (s. Kap. E – Thromboseprophylaxe). Bei Gabe von niedermolekularem Heparin Monitoring der Anti-Xa-Wirkung und ggf. AT-Substitution; hierzu liegen jedoch noch keine Ergebnisse von Interventionsstudien vor. Bei ungenügender APTT-Verlängerung unter Therapie mit unfraktioniertem Heparin (Indikation bei Niereninsuffizienz): Gabe von AT-Konzentrat
- Nachbehandlung: orale Antikoagulation, bei hohem Rezidivrisiko oder bei Rezidiv auf Dauer (INR 2–3)
- bei Operationen: orale Antikoagulanzien absetzen; AT-Konzentrat, Heparin
- Schwangerschaft: Risikoschwangerschaft; Betreuung durch Spezialisten während der gesamten Schwangerschaft; Heparin s.c., peripartal AT-Konzentrat
- AT-Substitution bei nachgewiesenem AT-Mangel bei akuter Thrombose, Operation, unter der Geburt oder bei sonstigen, sehr schweren Erkrankungen zusätzlich zur Antikoagulation je nach klinischem Zustand und Ergebnissen der Laboruntersuchungen.

Erworbene Verminderung (AT-Aktivität < 60%):
- akute Thrombose: Steigerung der Heparindosis (unfraktioniertes Heparin) nach APTT

bis 60 000 E/Tag; falls keine ausreichende Verlängerung, AT-Bestimmung und gegebenenfalls Substitution (Cave: überschießende Antikoagulation!). Frühzeitige orale Antikoagulation
- nephrotisches Syndrom: beim Auftreten von akuten Thrombosen Substitution mit AT-Konzentrat zusätzlich zu Heparin; längerfristig orale Antikoagulation.

Hyperhomocysteinämie

Homocystein ist eine Aminosäure, die dem Methionin entstammt, das in Cystein umgewandelt werden kann. Durch Mutation eines Gens für die hierfür erforderlichen Enzyme, am häufigsten der Methylentetrahydrofolat-Reduktase, kann eine Hyperhomocysteinämie entstehen (7). Sie ist ein Risikofaktor für rezidivierende venöse Thrombosen (8).
Die erworbene Hyperhomocysteinämie ist die Folge eines Vitamin-B_6-, Vitamin-B_{12}-, oder Folsäuremangels. Bei Patienten mit Thrombosen, koronarer Herzerkrankung oder Schlaganfall werden häufig erhöhte Homocysteinwerte gemessen.
Klinische Manifestation und Therapie: wie bei APC-Resistenz.

Dysfibrinogenämie

Ursache der seltenen Dysfibrinogenämien sind Punktmutationen an unterschiedlichen Stellen des Fibrinogenmoleküls. Sie können mit Thrombosen oder Blutungen einhergehen aber auch asymptomatisch bleiben.

Faktor-VIII-Erhöhung

Stark erhöhte Faktor-VIII-Aktivitäten führen zu einem deutlich erhöhten Thromboserisiko. Bei fehlendem Nachweis anderer Risikofaktoren sollte eine Bestimmung der Faktor-VIII-Aktivität erfolgen. CAVE: Fehlerhafte Entnahme, Transport oder Lagerung können eine erhöhte Faktor-VIII-Aktivität vortäuschen!
Die Annahme einer hereditären Form ist nur gerechtfertigt nach Ausschluß von Erkrankungen, die zu einem reaktiven Anstieg führen, z.B. Akutphase einer tiefen Beinvenenthrombose, Schwangerschaft oder nephrotisches Syndrom. Ein erhöhter F-VIII-Spiegel bedeutet möglicherweise ein erhöhtes Rezidivrisiko nach Erstthrombose. Eine spezifische Behandlungsstrategie hat sich aus den bisher publizierten Daten noch nicht ergeben.

Antiphospholipid-Antikörper

Antiphospholipid-Antikörper sind erworbene Autoantikörper gegen Phospholipid-Proteinkomplexe. Sie sind mit einem erhöhten Risiko für venöse oder arterielle Thrombosen, Thrombozytopenie und Abort oder spätem intrauterinen Kindstod assoziiert. Die Diagnose eines Antiphospholipid-Antikörpersyndroms erfordert die Testung mit einem Panel von Tests unter Einschluß des Lupus-Antikoagulans und/oder von Antikardiolipin-Antikörpern sowie Berücksichtigung der klinischen Symptomatik. Die Bestätigung muß mindestens einmal vor der endgültigen Diagnose erfolgen **(Empfehlungsgrad B; 17)**.

Klinische Betreuung:
Während der akuten Thromboembolie Standardtherapie mit Heparin in therapeutischer Dosierung (s. Kap. E – Thromboseprophylaxe), anschließend orale Antikoagulation. Die Dauer der Antikoagulation ist unklar: Bis zum Verschwinden der Antiphospholipid-Antikörper bzw. bei persistierendem Befund Dauerantikoagulation (bei venösen Thrombosen INR 2–3, bei arteriellen Thrombosen wahrscheinlich INR 3–4 von klinischem Vorteil) **(Empfehlungsgrad B; 15)**. Zur Prophylaxe von Fehlgeburten Therapie mit niedrigdosierter Acetylsalicylsäure (Aspirin®) und Heparin (14, 16). Bei Frauen mit rezidivierendem intrauterinen Fruchttod oder Abort kann die Wahrscheinlichkeit einer erfolgreichen Schwangerschaft durch Gabe von Heparin und niedrigdosierter Acetylsalicylsäure gegenüber einer Behandlung mit niedrigdosierter Acetylsalicylsäure allein verbessert werden **(Empfehlungsgrad A; 14)**.

Literatur

1. Dahlbäck B, Carlsson M, Svensson PJ: Familial thrombophilia due to a previously unrecognized mechanism characterized by poor anticoagulant response to activated protein C: Prediction of a cofactor to activated protein C. Proc Natl Acad Sci USA 1993;90:1004
2. Bertina RM, Koeleman BPC, Koster T et al: Mutation in blood coagulation factor V associated with resistance to activated protein C. Nature 1994;369:64
3. Eichinger S, Pabinger I, Stümpflen A et al: The risk of recurrent venous thromboembolism in patients with and without factor V Leiden. Thromb Haemost 1997;77:624
4. Sanz-Rodriguez C, Gil-Fernandez JJ, Zapater P et al: Long-term management of homozygous protein C deficiency: replacement therapy with subcutaneous purified protein C concentrate. Thromb Haemost 1999;81:887
5. Dreyfus M, Masterson M, David M et al: Replacement therapy with a monoclonal antibody purified protein C concentrate in newborns with severe congenital protein C deficiency. Semin Thromb Hemost 1995;21:371
6. Conard J, Bauer KA, Gruber A et al: Normalization of markers of coagulation activation with a purified protein C concentrate in adults with homozygous protein C deficiency. Blood 1993;82:1159
7. Frosst P, Blom HJ, Milos R et al: A candidate genetic risk factor for vascular disease: a common mutation in methylenetetrahydrofolate reductase. Nature Genetics 1995;10:111–113
8. Eichinger S, Stümpflen A, Hirschl M et al: Hyperhomocysteinemia is a risk factor of recurrent venous thromboembolism. Thromb Haemost 1998;80:566
9. Koeleman BPC, Reitsma PH, Allaart CF et al: Activated protein C resistance as an additional risk factor for thrombosis in protein C-deficient patients. Blood 1994;84:1031
10. Rees DC, Cox M, Clegg JB. World distribution of factor V Leiden. Lancet 1995;346:1133
11. Ridker PM, Miletich JP, Stampfer MJ, Goldhaber SZ, Lindpaintner K, Hennekens CH. Factor V Leiden and risks of recurrent idiopathic venous thromboembolism. Circulation 1995; 92:2800
12. Rintelen C, Pabinger I, Knöbl P, Lechner K, Mannhalter Ch. Probability of recurrence of thrombosis in patients with and without factor V Leiden. Thromb Haemost 1996;75:229
13. Rosendaal FR, Koster T, Vandenbroucke JP, Reitsma PH. High risk of thrombosis in patients homozygous

for factor V Leiden (activated protein C resistance). Blood 1995;85:1504
14. Rai R, Cohen H, Dave M et al: Randomized controlled trial of aspirin plus heparin in pregnant women with recurrent miscarriages associated with phospholipid antibodies (or antiphospholipid antibodies). Br Med J 1997;314:253
15. Khamashta MA, Cuadrado MJ, Mujic F et al: The management of thrombosis in the antiphospholipid-antibody syndrome. N Engl J Med 1995;332:993
16. Galli M, Barbui T. Antiphospholipid Syndrome: Definition and Treatment. Sem Thromb Hemost 2003;29:195
17. Triplett DA. Antiphospholipid-protein antibodies: laboratory detection and clinical relevance. Thromb Res 1995;78:1
18. Vandenbroucke JP, Koster T, Briet E et al:. Increased risk of venous thrombosis in oral contraceptive users who are carriers of factor V Leiden mutation. Lancet 1994;344:1453
19. Zöller B, Bernsdotter A, Garcia de Frutos P et al: Resistance to activated protein C as an additional genetic risk factor in hereditary deficiency of protein S. Blood 1995; 85:3518
20. Pabinger I, Schneider B, and the GTH Group on Natural Inhibitors. Thrombotic risk of women with hereditary antithrombin III-, protein C- and protein S-deficiency taking oral contraceptive medication. Thromb Haemost 1994;71:548
21. DeStefano V, Martinelli I, Mannucci PM et al: The risk of recurrent deep venous thrombosis among heterozygous carriers of both factor V Leiden and the G20210A prothrombin mutation. N Engl J Med 1999;341:801

Abkürzungen

2-CDA	2-Chlorodesoxyadenosin
^{51}Cr	Radioaktives Chromat
5-FU	5-Fluorouracil
5-HT$_3$-Rezeptor	5-Hydroxy-Tryptamin-Rezeptor
6-MP	6-Mercaptopurin
6-TG	6-Thioguanin
a	als Zusatz aktivierter Faktor
ABL-Gene	Avian-Blastosis-Gen
ABVD	Adriamycin + Bleomycin + Vincristin + Dexamethason
AC	Adriamycin + Cyclophosphamid
ACE	Angiotensin-Converting Enzyme
ACNU®	Präperatename, Wirkstoff Nimustin
Act-D	Actinomycin D
ADM	Adriamycin
AEL	Akute Erythroleukämie
AFP	α-Fetoprotein
AHG	Antihämophiles Globulin (FVIII)
AIDS	acquired immunodeficiency syndrome
AIHA	Autoimmunhämolytische Anämie
AILD	Angioimmunoblastische Lymphadenopathie
AIO	Arbeitsgemeinschaft für internistische Onkologie
AJCC	American Joint Commitee of Cancer
ALG	Antilymphozytenglobulin/Antithymozytenglobulin
ALL	Akute lymphatische Leukämie
ALL-Studienprotokoll	Studienprotokoll zur Behandlung akuter lymphatischer Leukämien
ALP	Alkalische Leukozytenphosphatase
ALT	Alanin-Aminotransferase (früher GPT)
AMegL	Akute Megakaryoblastenleukämie
AML	Akute myeloische Leukämie
AMMoL	Akute myelomonozytäre Leukämie
AMoL	Akute monozytäre Leukämie
ANF	Antinukleäre Faktoren
ANP	Alkalische Neutrophilenphosphatase
Anti-DNS	Autoantikörper gegen Desoxyribonucleinsäure
Anti-HBs	Antikörper gegen Hepatitis-B-Virus-Surface-Antigen
AP, APH	Alkalische Phosphatase
APA	Antiphospholipid-Antikörper
APC	Aktiviertes Protein C
APL	Akute Promyelozytenleukämie
aPTC/APTC	Aktivierter Prothrombinkomplex
aPTT	Aktivierte partielle Thromboplastinzeit
AraC	Cytosinarabinosid
ARO	Arbeitsgemeinschaft für Radioonkologie
ASCO	American Society of Clinical Oncology
ASS	Azetylsalizylsäure
AST	Aspartat-Aminotransferase (früher GOT)
AT III	Antithrombin III
AT	Doxorubicin + Paclitaxel
ATG	Antithymozytenglobulin
AUC	area under curve (Fläche unter der Konzentrations-Zeit-Kurve als Maß für die Exposition)
AUL	Akute undifferenzierte Leukämie
AUO	Arbeitsgemeinschaft für urologische Onkologie
AZ	Allgemeinzustand
β-HCG	Humanes Choriongonadotropin, Betakette
BAL	Bronchoskopie und bronchoalveoläre Lavage
BB	Blutbild
BCG	Bacille Calmette-Guerin, attenuierter Lebendimpfstoff zur Schutzimpfung gegen Tuberkulose
BCNU	Bichloro-nitroso-urea
bcr	breakpoint cluster region
BE	Bethesda-Einheit
BLZ	Blutungszeit
BRCA	Breast-Cancer-Antigen
BSG	Blutkörperchen-Senkungs-Geschwindigkeit
B-Symptomatik	Symptomkomplex aus Fieber, Nachtschweiß, Gewichtsabnahme
BWK	Brustwirbelkörper
c-abl	Protoonkogen auf Chromosom 9
cb/cc	centroblastisch/centrocytisch
CCNU	CeCeNu®, Wirkstoff Lomustin
CD	Cluster of Differentiation
CDA	Kongenitale dyserythropoetische Anämie
CESS	Cooperative Ewing Sarkom Studie
CFC/CFU	colony forming cells/units
CHE	Cholinesterase
CHOP	Cyclophosphamid + Hydroxodaunorubicin (= Adriamycin) + Oncovin (= Vincristin) + Prednison
Cl	Clearance
CLL	Chronische lymphatische Leukämie
CMF	Cyclophosphamid + Methotrexat + Fluorouracil
CML	Chronische myeloische Leukämie
CMML	Chronische myelomonozytäre Leukämie
CMP	Cyclophosphamid
CMPE	Chronische myeloproliferative Erkrankungen
CMV	Zytomegalievirus
COP	Cyclophosphamid + Oncovin + Prednison
COSS	Cooperative Osteosarkomstudie
CP	Cyclophosphamid
CR	Komplette Remission
CRP	C-reaktives Protein
CRu	Komplette Remission/unbestätigt
CS	Chondrosarkome

Stand September 2002

CSA	Cyclosporin A	FEC	5-Fluorouracil + Epirubicin + Cyclophosphamid
CSF	Colony-stimulating factor		
CT	Computertomographie	Flt-3	Flt-3-Ligand
CVID	Common Variable Immune Deficiency	FUO	fever of unknown origin/Fieber unbekannter Ursache
CWS	Cooperative Weichteilsarkomstudie	FVIIIC	Faktor-VIII-Aktivität
		γ-GT	Gamma-Glutamyl-Transferase
δ-TCR	δ-T-Cell Rezeptor	G-6-PD	Glucose-6-Phosphat-Dehydrogenase
DAV	decay-accelerating factor		
DD	Differentialdiagnose	G-CSF	Granulozyten-Kolonie-stimulierender (Wachstums-)Faktor (granulocyte colony-stimulating factor)
DD	Doxorubizin + Doxotaxel		
DDAVP	Desmopressin		
DDP	Cisplatin		
DGHNO	Deutsche Gesellschaft für Hals-Nasen-Ohrenheilkunde	GFP	Gefrorenes Frischplasma (auch FFP = Fresh Frozen Plasma)
DGHO	Deutsche Gesellschaft für Hämatologie und Onkologie	GFR	Glomeruläre Filtrationsrate
		Gl-6-PDH	Glucose-6-Phosphat-Dehydrogenase
DGRO	Deutsche Gesellschaft für Radioonkologie		
		GM-CSF	Granulozyten-Makrophagen-Kolonie-stimulierender (Wachstums-) Faktor (granulocyte-monocyte colony-stimulating factor)
DIC/DIG	disseminated intravascular coagulation/disseminierte intravasale Gerinnung		
DIVS	Deutsche Interdisziplinäre Vereinigung zur Schmerztherapie	GnRH	Gonadotropin-Releasing Hormon
		Gp	Glykoprotein
DMSO	Dimethylsulfoxyd	GPI	Glucosephosphat-Isomerase
DNCB	D-Nitro-Chlor-Benzol	GPT	Glutamat-Pyruvat-Transaminase (jetzt ALT)
DNR	Daunorubicin		
DTIC	Dacarbazin	GTD	Größter transversaler Durchmesser
E/h	Einheiten pro Stunde		
E	Einheiten	GvHD	graft versus host disease
EBV	Epstein-Barr-Virus	GvL	graft versus leukemia
EC	Epirubicin + Cyclophosphamid	Gy	Gray
ECLAP-Studie	European Collaboration on Lowdose Aspirin in Polycythaemia vera	HCG	Humanes Choriongonadotropin
		HD-CTX	Hochdosis-Chemotherapie
		HD-MTX	Hochdosiertes Methotrexat
EDTA	Ethylendiamintetraacetat	HELLP	Hemolysis, elevated liver enzymes, low platelet
EEG	Elektroenzephalogramm		
EF	„extended field"; lokale Bestrahlung mit angrenzenden Feldern	HGF	Hämatopoetische Wachstumsfaktoren
EICESS	European Intergroup Cooperative Ewing`s Sarkoma Study	HIPA	Heparin-induzierter Plättchenantikörper
EKG	Elektrokardiogramm	HIT/HAT	Heparin-assoziierte Thrombozytopenie
ELISA	enzyme linked immunosorbent assay		
		HIT	Heparin-induzierte Thrombozytopenie
EORTC	European Organisation for Research and Treatment of Cancer		
		HIV	Humanes-Immundefizienz-Virus
EPO	Erythropoetin	HLA	human leucocyte antigens
ER/PR	Ö(E)strogen/Progesteron-Rezeptor	HPV	Humane Papillomviren
ES	Ewing-Sarkom	HRG	Histidinreiches Glykoprotein
ET	Essentielle Thrombozytämie	HTLV	human T-cell-leucemia virus
EVAIA	Etoposid + Vincristin + Ifosfamid + Doxorubicin (gerade Woche) oder Actinomycin D (ungerade Woche)	HU	Hydroxyurea; Hydroxycarbamid
		HUS	Hämolytisch-urämisches Syndrom
		HWZ	Halbwertszeit
		IE	Internationale Einheiten
EVB	Erythrozytenverteilungsbreite	IESS	International Ewing Sarcoma Study
F	Faktor		
FAB	French-American-British; Klassifikation akuter Leukämien	IF	involved field; lokale Bestrahlung
		IFN	Interferon
FACS	fluorescence assisted cell sorter	IFO	Ifosfamid
FAMTX	5-Fluorouracil + Methotrexat + Kalziumfolinat + Doxorubicin	IFS	Ifosfamid
		Ig	Immunglobulin
FDP/FgDP	Fibrionogenspaltprodukte	IgG	Immunglobulin, Subtypus gamma
FDP	fibrin(ogen) degradation products	IL-2	Interleukin-2
Fe	Chemisches Element Eisen	IL-3	Interleukin-3

Abkürzungen

IL-6	Interleukin-6
IL-11	Interleukin-11
IMF	Idiopathische Myelofibrose
IMIG	International Mesothelioma Interest Group
INR	international normalized ratio
IORT	Intraoperative Radiotherapie
ISI	Internationaler Sensivitätsindex
ITP	Immunothrombozytopenie
KG	Körpergewicht
KM	Knochenmark
KMT	Knochenmarktransplantation
KO	Körperoberfläche
(L-)ASP	(L-)Asparaginase
LDH	Laktat-Dehydrogenase
Leu-7	Neuronaler Marker
LHRH	Luteinisierendes Hormon Releasing Hormon
LK	Lymphknoten
LWK	Lendenwirbelkörper
M	Male
M.	Morbus
MAA	Mäßig schwere aplastische Anämie
MALT	Mucosa associated lymphatic tissue
MCH	Mean Cellular Hemoglobin
MCHC	Mean Cellular Hemoglobin Concentration
MCP	Metoclopramid
MCV	Mean Cellular Volume
MDS	Myelodysplastisches Syndrom
MF	Mycosis fungoides
MGDF	megakaryocyte growth and development factor
MGUS	Monoklonale Gammopathie unklarer Signifikanz
MHA	Mikroangiopathische hämolytische Anämie
MM	Multiples Myelom
MR	Magnetresonanz (siehe auch MRT)
MRSA	Oxacillin-resistenter Staphylococcus aureus
MRT	Magnetresonanztomographie
MTX	Methotrexat
MÜZ	Mediane Überlebenszeit
MVAC	Methotrexat + Vinblastin + Doxorubicin + Cisplatin
NaCl	Natriumchlorid
NC	No change
NC	Mitoxantron + Cyclophosphamid
ND	Mitoxantron + Doxotaxel
NED	No evidence of disease
NHL	Non-Hodgkin-Lymphom
NMR	Nuclear magnetic Resonanz (siehe auch MRT)
NPL	Neoplasie
NSABP	Präventionsstudie bezüglich des Mammakarzinoms
NSAID	Nonsteroidal antiinflammatory drug
NSE	Neuronaler Marker
OMS	Osteomyelosklerose-fibrose
OMF	Osteomyelofibrose
OP	Operation
OS	Osteosarkom
P. vera	Polycythaemia vera
PAI	Plasminogen-Aktivator-Inhibitor
Parvo B19	Parvovirus B19
PAS	Periodic Acid Schiff
PBSC	Periphere Stammzellen
PBSCT	Periphere Stammzelltransplantation
PBSZT	Blutstammzelltransplantation
PC	Protein C
PCP	Pneumocystis-carinii-Pneumonie
PCR	Polymerasekettenreaktion
PCV	Procarbacin-Cyclophosphamid-Vincristin
PD	Progression/Progressive disease
PE	Cisplatin + Etoposid
PE	Probeexzision
PEB	Platin + Etoposid + Bleomycin
PEI	Platin + Etoposid + Ifosfamid
PF4	Plättchenfaktor 4
Ph	Philadelphia-Chromosom
PLAP	Plazentare alkalische Phosphatase
PNET	Periphere (primitive) neuroektodermale Tumoren
PNH	Paroxysmale nächtliche Hämoglobinurie
p.o.	Per os
POX	Peroxidase
PPSB	Prothrombinkomplex mit F II, F VII, F IX, F X
PR	Partielle Remission
PRCA	Pure red cell aplasia
PS	Protein S
PSA	Prostataspezifisches Antigen
PTT	Partielle Thromboplastinzeit
PTZ	Plasmathrombinzeit/Thrombinzeit
PUVA	Psoralen + UV-A-Bestahlung
PV	Polycythaemia vera
r	als Zusatz rekombinanter Faktor
RA	Refraktäre Anämie
RAEB	Refraktäre Anämie mit Exzeß von Blasten
RAEB-T	Refraktäre Anämie mit Exzeß von Blasten in Transformation
RARS	Refraktäre Anämie mit Ringsideroblasten
RAST	Radioallergosorbenttest
RCT-Vorgehen	Radio-chemotherapeutisches Vorgehen
RD	Relapsed Disease
REAL-Klassifikation	Revised European American Lymphoma Klassifikation
RIPA	Ristocetininduzierte Aggregation (der Thrombozyten)
RIPA-ND	RIPA – niedrig dosiert
RIST	Radioimmunosorbenttest
RR	Remissionsrate
RT	Radio-therapeutisches Vorgehen
S 100	Neuronaler Marker
SAA	Schwere aplastische Anämie
s.c.	subkutan
SCF	Stammzellfaktor = Kit-Ligand = KL

Stand September 2002

SCID	severe combined immuno deficiency	TTP	Thrombotische thrombozytopenische Purpura
SD	stable disease	TZ	Thrombinzeit
SLE	Systemischer Lupus erythematodes	u.U.	Unter Umständen
		ÜLR	Überlebensrate (auch ÜR)
SOAP	Selektive Orale Antimikrobielle Prophylaxe	UICC	Union international contre le Cancer
SPD	Summe der Produkte der größten Durchmesser	US	Ultraschall
		VAC	Vincristin + Actinomycin D + Cyclophosphamid
T-ALL	Akute lymphatische Leukämie vom T-Zell-Typ	VACA	Vincristin + Cyclophosphamid + Doxorubicin (gerade Woche) oder Actinomycin D (ungerade Woche)
TAT	Thrombin-Antithrombin-III-Komplex		
Tbc	Tuberkulose	VAIA	Vincristin + Ifosfamid + Doxorubicin (gerade Woche) oder Actinomycin D (ungerade Woche)
T-CLL	Chronische lymphatische Leukämie vom T-Zell-Typ		
TD	Tagesdosis	VBL	Vinblastin
TdT	Terminale desoxynucleotid Transferase	VCR	Vincristin
		VD	Verteilungsvolumen
TENS	Transkutane elektrische Nervenstimulation	VM26	Teniposid
		VSAA	Sehr schwere aplastische Anämie
TNF	Tumor-Nekrose-Faktor	vWF	von-Willebrand-Faktor
TNM-System	T Tumor, N Lymphknoten, M Fernmetastasen	vWFAg	von-Willebrand-Faktor-Antigen
		vWFRcoF	vWF-Ristocetin-Cofaktor
tPA	Tissuetype-plasminogen-activator	WHO	World Health Organisation
TPO	Thrombopoetin	WTS	Weichteilsarkome
TPZ	Thromboplastinzeit (Quick-Wert)	ZNS	Zentralnervensystem
		ZV	Zielvolumen

C ERKRANKUNGEN DER ATMUNGSORGANE

Inhaltsverzeichnis

1 Tuberkulose – Lungentuberkulose und extrapulmonale Tuberkulosen im Thoraxbereich
T. Schaberg

2 Lungenkarzinom
M. Thomas, H. Morr, N. Niederle

3 Sonstige bösartige Neubildungen im Thorakalraum
M. Thomas, H. Morr

4 Gutartige Neubildungen intrathorakaler Organe
R. Huber, H. Morr

5 Mukoviszidose – zystische Fibrose
H. Wilkens, G.W. Sybrecht

6 Schlafbezogene Atmungsstörungen
H. F. Becker, J.H. Peter

7 Akute Lungenembolie
Autor: *U. Tebbe (DGK)*
Experten: *H. Heidrich (DGA),*
R. Dierkesmann (DGP)

8 Chronische pulmonale Hypertonie/Cor pulmonale
F. Grimminger, W. Seeger, H. A. Ghofrani

9 Ambulant erworbene Pneumonie (AEP)
S. Ewig, U. Ostendorf

10 Nosokomiale Pneumonie
J. Lorenz

11 Lungenemphysem
H. Teschler, N. Konietzko

12 Chronische Bronchitis und COPD
H. Worth

13 Asthma bronchiale
A. Gillissen

14 Bronchiektasen
N. Konietzko, H. Teschler

15 Pneumokoniosen
D. Nowak, U. Costabel

16 Exogen allergische Alveolitis
U. Costabel

17 Sarkoidose
U. Costabel

18 Idiopathische interstitielle Lungenerkrankungen
U. Costabel
   18.1 Idiopathische Lungenfibrose
   18.2 Idiopathische pulmonale Alveolarproteinose
   18.3 Idiopathische Lungenhämosiderose

19 Chronische eosinophile Pneumonie
U. Costabel

20 ARDS
D. Walmrath, F. Grimminger, W. Seeger

21 Pleuritis/Pleuraerguss
W. Frank, R. Loddenkemper

22 Pleuraempyem
W. Frank, R. Loddenkemper

23 Pneumothorax
W. Frank, R. Loddenkemper

Lungenbeteiligung bei Systemerkrankungen
(siehe jeweilige Organkapitel)

Abkürzungen

1 Tuberkulose – Lungentuberkulose und extrapulmonale Tuberkulosen im Thoraxbereich

T. Schaberg

Definition und Basisinformation

Tuberkulosen sind Infektionskrankheiten, die bei Menschen, einigen Säugetieren und Vögeln auftreten. Die Erreger sind Mykobakterien des Mycobacterium-tuberculosis-Komplexes (M. tuberculosis, M. africanum, M. bovis). Die Übertragung erfolgt in Deutschland nahezu ausschließlich von Mensch zu Mensch. In aller Regel erfolgt die Infektion aerogen pulmonal durch die Inhalation von im Hustenstoß eines Patienten mit ansteckungsfähiger (offener) Tuberkulose entstehenden Aerosolen, die die so genannten Tröpfchenkerne (Sekrettröpfchen mit M.-tuberculosis-Erregern) enthalten. Die Infektion mit dem Erreger ist nicht gleichbedeutend mit einer manifesten Erkrankung. Bei einer Erstinfektion mit M. tuberculosis, die in der Regel auf die Lunge beschränkt ist, entwickelt sich ein Granulom, das sich röntgenologisch meist als ein wenige Millimeter bis 1 cm großer Herd darstellt. Von hier aus erfolgt lymphogen eine Erregerausbreitung zur nächsten regionalen Lymphknotenstation. Die Kombination von intrapulmonalem Herd und lokaler Lymphknotenreaktion wird als Primärkomplex bezeichnet. Es entwickelt sich eine zelluläre Tuberkulinallergie mit positivem Tuberkulin-Haut-Test (THT) oder einem positiven Gamma-Interferon-Bluttest. Insgesamt entwickelt sich vermutlich nur bei weniger als 10 % der Infizierten eine tuberkulöse Erkrankung (meldepflichtig) mit einer weiteren lymphogenen, hämatogenen oder bronchogenen Erregerausbreitung. Dabei unterscheidet man die seltene primäre Progression von der häufigeren postprimären Progression, die dadurch bedingt ist, dass die Erreger in den Granulomen viele Jahre überleben und später wieder proliferieren können. Prädisponierend für die Entwicklung einer aktiven Erkrankung sind die genetische Suszeptibilität, das Lebensalter, der Ernährungszustand und resistenzmindernde Krankheiten (Diabetes mellitus, Silikosen, Alkoholabusus, Tumorerkrankungen, Virusinfekte, angeborene oder erworbene Immundefekte).

Als Erkrankung tritt am häufigsten die Lungentuberkulose auf (zirka 85 % aller Erkrankungen), jedoch kann auch jedes andere Organsystem befallen werden.

Die Zahl jährlicher Neuerkrankungen an Tuberkulose wird weltweit auf zirka 9 Mio. geschätzt, von denen 2–3 Mio. an ihrer Krankheit sterben. Infiziert, jedoch nicht erkrankt, sind mehr als 2 Mrd. Menschen, überwiegend in den armen Ländern der Welt.

In Deutschland wurden 2005 insgesamt 6045 tuberkulöse Erkrankungen gemeldet (Inzidenz 7,3/ 100 000), unter denen sich 3417 Erkrankungen der Atmungsorgane mit einem Erregernachweis in der mikroskopischen Untersuchung des Sputums (hoch ansteckende Form der Lungentuberkulose) befanden. In der deutschen Bevölkerung ist die Inzidenz zirka fünfmal geringer als in der Gruppe der in Deutschland lebenden ausländischen Bevölkerung. Eine Tuberkulose anderer Organe fand sich bei 1305 Personen. Zirka 400 Patienten verstarben im Jahr 2004 an einer aktiven Tuberkulose. Die Zahl der Infizierten ist in Deutschland nicht bekannt (1).

Mykobakteriosen, die nicht zu den Tuberkulosen zu rechnen sind, werden durch so genannte „atypische oder ubiquitäre Mykobakterien", international MOTT (mycobacteriosis other than tuberculosis) oder NTM (non tuberculous mycobacteria), verursacht. Diese Erreger sind nur fakultativ menschenpathogen und bedingen keine Ansteckungsgefahr unter immunkompetenten Individuen. Sie haben jedoch Bedeutung bei definiert immunsupprimierten Individuen (z.B. HIV-infizierten Patienten).

Symptomatik und klinisches Bild

Lungentuberkulose

Die Symptome sind uncharakteristisch. Husten, Nachtschweiß, Gewichtsabnahme, und subfebrile Temperaturen finden sich nur in der Hälfte der Fälle. Richtungsweisend ist das Röntgenbild.

Die Miliartuberkulose ist ein schweres Krankheitsbild mit hohem Fieber, Anorexie, Tachykardie, Kopfschmerzen, Meningismus, Eintrübung und Erbrechen. Die Meningitis tuberculosa, die allein oder im Rahmen einer Miliartuberkulose auftreten kann, ist schwer zu erkennen (basale Hirnnervenausfälle). Die Landouzy-Sepsis (Lymphadenitis mit systemischer Reaktion) ist hoch febril mit entsprechender Symptomatik.

Die Tuberkulose bei HIV-Infektion und AIDS zeichnet sich oft durch eine Lymphadenitis, atypische Lokalisationen der pulmonalen Herde und vielfältige extrapulmonale Komplikationen aus.

Pleuritis exsudativa tuberculosa

Die Pleuritis exsudativa tuberculosa folgt auf eine Primärtuberkulose häufig durch den direkten Einbruch eines subpleuralen Herdes. Sie gilt als Zeichen einer späten Erstinfektion, kann jedoch jede spätere tuberkulöse Erkrankung begleiten. Anamnese und Beschwerden sind uncharakteristisch. Geringen Beschwerden trotz ausgedehnter Ergussbildung stehen schwere hochfieberhafte Krankheitsbilder mit erheblicher Beeinträchtigung des Allgemeinbefindens gegenüber. Nach anfänglichen atemabhängigen Schmerzen infolge Fibrinausschwitzung und Reibung der Pleurablätter lassen diese Beschwerden mit der Ergussbildung nach.

Pleuraempyem

Ein „spezifisches" Pleuraempyem entsteht durch Ausdehnung der Lungentuberkulose auf den Pleuraraum (z.B. Kaverneneinbruch). Der Verlauf ist von akuten Entzündungszeichen bis zu septischen Symptomen begleitet. Daneben gibt es auch über Jahre ruhende, sog. „kalte" Empyeme im Zentrum einer Verschwartung, deren Reaktivierung immer möglich ist.

Hiluslymphknotentuberkulose

Von den Lymphknoten des Primärkomplexes ausgehend, kann die Tuberkulose fortschreiten und ein eigenständiges Krankheitsbild entwickeln. Oft verläuft die Erkrankung erscheinungsfrei oder mit uncharakteristischen Symptomen. Klinische Erscheinungen treten bei Lymphknoteneinbrüchen in das Bronchialsystem auf, u.U. mit Fistelbildungen, Verlegungen von Bronchialabschnitten mit Atelektasen und Retentionspneumonien, die vorwiegend in Mittellappen und Lingula lokalisiert sind und zum Mittellappen- bzw. Lingulasyndrom führen können.

Halslymphknotentuberkulose

Über den Oropharynx gelangen die Tuberkelbakterien in die Lymphknotenstationen des Halses. Es entwickeln sich derbe, wenig schmerzhafte Lymphknotenpakete, die z.T. mit der Umgebung verbacken sind, gelegentlich aber auch als fluktuierende Schwellung imponieren.

Bronchialschleimhauttuberkulose

Aus einer Hilusdrüsentuberkulose kann bei Lymphknotenperforation eine Ausbreitung auf die regionale Schleimhaut entstehen. Auch postprimär kann sich der Organbefall auf Bezirke in der Bronchialschleimhaut beschränken. Klinisch führend ist ein therapieresistenter Husten, oft über Monate bestehend.

Diagnostik und Differentialdiagnose

Lungentuberkulose

Entscheidend für das diagnostische Vorgehen wie die differentialdiagnostischen Abgrenzungen ist das „Daran Denken".
Der Diagnoseverdacht ergibt sich aus der Synopsis von Anamnese, klinischer Symptomatik und Röntgenbefund. Die Diagnose muss aber unbedingt durch bakteriologische oder histologische Befunde abgesichert werden, um eine Tumorerkrankung nicht zu übersehen.
Der Röntgenbefund bildet einen Grundpfeiler der Diagnostik bei Lungentuberkulosen. Es gibt keinen eine Tuberkulose beweisenden Befund, jedoch tuberkulosetypische Befunde wie z.B. Kavernen. Andererseits schließt kein pathologischer Röntgenbefund eine Tuberkulose sicher aus. Bei der Miliartuberkulose imponieren radiologisch kleinste diffus verteilte Fleckschatten (Milien = Hirsekörner). Das Röntgenbild bei HIV-infizierten Patienten ist insbesondere bei niedrigen CD4-Lymphozyten (< 200/µl) häufig uncharakteristisch. Schnittbildtechniken wie die Computertomographie führen nicht zu einer höheren Spezifität der radiologischen Diagnostik, sind aber bei schwierigen differentialdiagnostischen Überlegungen sinnvoll.

Tuberkulin-Hauttest

Die Tuberkulin-Hauttest (THT) hat weiterhin eine Bedeutung (2, 3). Sinnvoll ist ausschließlich die intrakutane Testung. Die international verwendete Dosis beträgt 5 PPD gereinigtes Tuberkulin. Diese Dosis entspricht 2 E des in Deutschland ausschließlich erhältlichen Tuberkulin RT-23 des Kopenhagener Serum-Instituts. Als Reaktion ist ausschließlich die Induration nach 72 Stunden zu messen. Bei Hochrisikopatienten (z.B. enge Kontaktpersonen, HIV-Infektion) gilt der THT ab ≥ 5 mm als positiv, bei Risikopatienten (z.B. Silikose, Diabetes mellitus, radiologische Residuen einer Tuberkulose ohne adäquate Vorbehandlung) ist der Test erst ab ≥ 10 mm als positiv zu bewerten, bei Personen ohne Risikofaktor erst ab > 15 mm. Ein negativer THT macht das Vorliegen einer Tuberkulose weniger wahrscheinlich, jedoch können angeborene oder erworbene Störungen des Immunsystems (HIV-Infektion!), aber auch kurz zuvor durchgemachte Viruserkrankungen oder Schutzimpfungen (Masern, Mumps) sowie schwere Allgemeinerkrankungen zu einem vorübergehenden oder bleibenden Verlust dieser zellulären Immunreaktion führen. Berücksichtigt werden muss andererseits, dass es falsch positive THTs durch Kreuzreaktionen mit atypischen Mykobakterien und nach BCG-Impfung gibt.

Gamma-Interferon-Bluttests (Gamma-Interferon Releasing Assays: IGRA)

Eine antigenspezifische Interferon-γ-Produktion durch mononukleäre Zellen kann man innerhalb von 24 Stunden nach Antigenkontakt im ELISA oder ELISPOT M.-tuberculosis-spezifische T-Zellen als Ausdruck eines rasch aktivierbaren immunologischen Gedächtnisses gegenüber dem Erreger nachweisen (4). Diese Testsysteme verwenden Antigene (ESAT-6 und CFP-10) aus der RD-(region of difference-)1-Region im Genom von MTB, die bei anderen Mykobakterien (mit der Ausnahme von M. kansasii, M. marinum, M. szulgai und seltener mit M. leprae) nicht vorkommen. Kreuzreaktionen zu BCG treten ebenfalls nicht auf. Bei Verwendung beider Antigene ist die Sensitivität mit dem Interferon-γ-Testverfahren in der Regel geringfügig besser als beim THT (65–95%). Die Spezifität der Interferon-γ-Testverfahren liegt bei gleichzeitiger Verwendung von ESAT-6- und CFP-10-Antigenen zwischen 88 und 100% und ist somit deutlich höher als bei dem THT (5). Die Gamma-Interferon-Bluttests erfordern aber einen nicht geringen logistischen Aufwand und sind kostenintensiv. Kosten-Effektivitäts-Berechnungen haben zeigen können, dass die Gamma-Interferon-Bluttests dann einen klaren Vorteil bieten, wenn nur Personen untersucht werden, die einen positiven THT aufweisen (6). Dabei ist von besonderer Bedeutung, dass ein negatives Ergebnis im Interferon-γ-Bluttest eine Infektion mit M. tb. in beinahe allen Fällen ausschließt. Auf der Basis der aktuellen Studienlage ist allerdings noch nicht ausreichend gesichert, ob die bislang gewonnenen Ergebnisse zur Sensitivität und Spezifität der Interferon-γ-Testverfahren zur Diagnose einer Infektion mit M. tuberculosis auch auf Patienten mit einer HIV-Infektion oder einer anderen Form einer veränderten immunologischen Reaktionslage (Kindesalter, Komorbidität u.a.) zutreffen.

Erregernachweis

Der Erregernachweis kann bei thorakalen Tuberkulosen aus Sputum, Bronchialsekret, Pleuraexsudat, Magensaft oder unfixiertem histologischem Material (Lungen-, Bronchialschleimhaut- oder Lymphknotenbioptaten) mikroskopisch und/oder kulturell geführt werden (5). Stets sollten mehrere Proben untersucht werden. Sind die Bakterien direkt im Sputumausstrich nachweisbar, so besteht eine hohe Ansteckungsgefahr, da die Infektionsquelle vor allem das im Hustenstoß erzeugte Aerosol ist. Ein ausschließlich kultureller Nachweis bedeutet hingegen eine nur geringe, seuchenhygienisch weniger bedeutsame Erregerausscheidung (unter der Voraussetzung von drei repräsentativen Sputumproben). Bei meningealer Symptomatik und jedem Verdacht auf eine ZNS-Infektion muss eine Liquorpunktion durchgeführt werden.

Der Zeitraum bis zum kulturellen Nachweis oder Ausschluss einer Erregerausscheidung lässt sich durch moderne Kulturmethoden (z.B. radiometrische oder automatisierte Verfahren) verkürzen. Kulturen sollten stets auf flüssigen und festen Nährböden angelegt werden, da sich hierbei die besten Werte für Spezifität und Sensitivität ergeben. Bei positiven Kulturen ist mindestens einmal eine Typenbestimmung und eine Resistenzprüfung durchzuführen, da Resistenzen gegen die Standardtherapeutika bei mehr als 10% der in Deutschland isolierten Stämme vorkommen.

Molekularbiologische Techniken haben noch nicht zu einem Wandel in der Standarddiagnostik geführt. Nur die Typisierung mittels DNA-Sonden-Sets (M.-avium-intracellulare-Gruppe, M. kansasii, M. gordonae und M.-tuberculosis-Komplex) gehört inzwischen zum Standard. Der Einsatz der Nucleinsäure-amplifizierenden Techniken (NAT, z.B. PCR) zum Nachweis der Erreger bietet nur in der Hand des Erfahrenen einen validen diagnostischen Vorteil (5). Verfahren zur serologischen Tuberkulosediagnostik sind bisher nicht etabliert. Auch wenn wiederholt eine hohe Spezifität einzelner Testverfahren in Studien ermittelt wurde, liegt die Sensitivität der meisten Tests in der Diagnose der Tuberkulose im Mittel unter 50%.

Differentialdiagnose

Differentialdiagnostisch ist bei miliarer Aussaat in der Lunge an eine Sarkoidose, eine Pneumokoniose, aber auch an eine Lymphangiosis carcinomatosa zu denken, bei Kavernen an Lungenabszesse oder zerfallende Tumoren, bei pneumonischen Infiltraten und soliden Herden an unspezifische Pneumonien und das Bronchialkarzinom. Diagnostisch richtungsweisend ist bei Patienten mit negativer Sputum-Mikroskopie vor allem die Bronchoskopie mit bakteriologischer, zytologischer und histologischer Materialentnahme.

Auch der Befall anderer Organe erlaubt nur dann sicher die Diagnose einer Tuberkulose, wenn ein Erregernachweis gelingt oder wenn ein entsprechender histologischer Befund erhoben wird.

Pleuritis tuberculosa

Die Röntgenaufnahme des Thorax in 2 Ebenen (in Ausnahmefällen auch Computertomographie), die Sonographie und die Pleuraergusspunktion zur Materialgewinnung (Bakteriologie, Zytologie, Glukose, Gesamt-Eiweiß/spez. Gewicht, LDH, evtl. auch Pleurastanze) gehören zum Basisprogramm. Führt dieses nicht eindeutig zur Diagnose, dann ist die Thorakoskopie richtungsweisend mit der Möglichkeit der Inspektion (stecknadelkopfgroße, weißlich-gelbliche Herde, ausgedehnte Fibrinsegel), der Bakteriologie aus den Fibrinsegeln und dem histologischen Nachweis. Die Differentialdiagnose umfasst vor allem Herzinsuffizienz, Tumoraussaat in die Pleura, Mesotheliom oder Virusinfektionen.

Spezifische Pleuraempyeme

Methode der Wahl ist die Thorakoskopie mit Materialgewinnung und anschließender Drainage und Spülbehandlung (Kombination von Diagnostik und Therapie).

Halslymphknotentuberkulose

Die Diagnose einer Halslymphknotentuberkulose wird meistens von chirurgischer Seite gestellt (Probeexzision, Ausräumung). Eine Punktion der Lymphome kann von kranial und auf langem Wege erfolgen. Die bakteriologische Untersuchung des gewonnenen Materials ist wichtig. Nach dem Eingriff können hartnäckige Fisteln bleiben. Differentialdiagnostisch müssen Systemerkrankungen wie Lymphome, Sarkoidose und Karzinommetastasen erwogen werden.

Hilus- und Mediastinal-Lymphknotentuberkulose

Die Diagnose der Hiluslymphknotentuberkulose wird röntgenologisch gestellt (einseitige oder doppelseitige Hiluslymphknotenvergrößerungen, auch Mitbeteiligung paratrachealer Lymphknoten [„Schornsteinform"]).

Mit der Bronchoskopie kann Material für die Histologie/Zytologie/Bakteriologie aus transbronchialen oder transtrachealen Lymphknotenpunktionen gewonnen werden. Eine Mediastinoskopie ist in seltenen Fällen notwendig. Differentialdiagnostisch müssen Systemerkrankungen wie Lymphome, Sarkoidose und Karzinommetastasen erwogen werden.

Bronchialschleimhaut-Tuberkulose

Der Röntgenbefund ist unauffällig, solange die Ostien der Bronchien nicht verschlossen sind. Bei Bronchialverschlüssen finden sich entsprechende Dys-, bzw. Atelektasen. Diagnostische Technik der

Wahl ist die Bronchoskopie mit der Möglichkeit der Materialgewinnung und der gleichzeitigen Ausräumung verschlossener Segmentostien. Die wesentliche Differentialdiagnose ist das Bronchialkarzinom.

Therapie

Die Therapie der Lungentuberkulose basiert auf einer ausgezeichneten Datenlage hinsichtlich der Substanzkombinationen und der Therapiedauer (**Empfehlungsgrad A**; 7–9). Ebenso existieren für die Lymphknotentuberkulosen randomisierte, kontrollierte Studien (**Empfehlungsgrad A**; 7–9). Auch für die übrigen Formen der thorakalen Tuberkulose liegen überwiegend zumindest kontrollierte Studien vor (**Empfehlungsgrad B**; 7–9). Dabei ist die Therapie der Tuberkulose bei allen Organmanifestationen prinzipiell gleich. Standard ist die Kombinationsbehandlung aus Isoniazid (INH), Rifampicin (RMP), Pyrazinamid (PZA) und Ethambutol (EMB) oder Streptomycin (SM) (Tab. C.1-1). Nur die Kombinationstherapie ist in der Lage, alle different Bakterienpopulationen in den tuberkulösen Läsionen zu erreichen und der Selektion natürlich resistenter Mutanten entgegenzuwirken. Resistenzen gegen eine oder mehrere Standardsubstanzen finden sich bei den in Deutschland isolierten Stämmen in einer Frequenz von zirka 10%. Sie sind bei vorbehandelten Patienten und bei Patienten aus dem Ausland deutlich häufiger als bei unvorbehandelten Einheimischen. Auf der Basis der aktuellen Resistenzsituation verspricht die Initialtherapie mit den Substanzen INH, RMP, PZA und EMB die besten Erfolge auch bei unbekannter Monoresistenz. In den ersten 2 Monaten werden alle vier Medikamente täglich einmal gemeinsam verabreicht (Initialphase), hieran schließt sich eine viermonatige Kontinuitätsphase mit täglich einmaliger gemeinsamer Gabe von INH und RMP an (Tab. C.1-2) (7–9). Intermittierende Therapieformen gehören in die Hand eines Experten. Dies gilt auch für die Therapie der so genannten Multiresistenz gegen Isoniazid und Rifampicin ± weiteren Standardmedikamenten und für Rezidive trotz regelrechter Therapie. Besonders problematisch ist die so genannte extensive Resistenz (XDR-TB), da hier zusätzlich zur Multiresistenz (Isoniazid + Rifampicin) eine Resistenz gegenüber allen Fluorchinolonen und den parenteral zu verabreichenden Aminoglykosiden vorliegt.

Entscheidende Voraussetzung jeder Therapie ist eine zuverlässige Medikamenteneinnahme, die immer, wenn auch nur geringe Zweifel bestehen, überwacht werden muss.

Die Dauer der Behandlung beträgt bei voller Sensibilität und Einsatz der vier Standardsubstanzen 6 Monate, nur bei einer ZNS-Beteiligung 12 Monate. Bei Verzicht auf nur eine der Standardsubstanzen wegen Unverträglichkeit oder Resistenz werden meist deutlich längere Behandlungszeiten notwendig (Tab. C.1-3) (7–9).

Eine stationäre Behandlung ist bei erheblicher, mikroskopisch fassbarer Erregerausscheidung mit unbekannter Sensibilität der Erreger, ausgedehnten Tuberkulosen, Tuberkuloserezidiven, komplexen Resistenzen und gravierenden Zweitkrankheiten erforderlich. Ein Übergang in die ambulante Behandlung unter internistisch/pneumologischer Kontrolle ist bei mikroskopischer Sputumkonversion und übereinstimmendem klinischen und radiologischen Therapieerfolg, guter Kooperation und guter Verträglichkeit der Medikamente in der Regel nach 4 bis 8 Wochen möglich.

Tabelle C.1-1   Erstrang- oder Standardmedikamente (Erwachsene) (7).

Substanz	Dosis (mg/kg) täglich	Höchstdosis (mg) täglich	intermittierende Dosis (3x/Woche) (mg/kg)	Höchstdosis (mg) intermittierend (3x/Woche)
Isoniazid: H	5	300	10–15	900
Rifampicin: R	10	600	10	600
Pyrazinamid: Z	20–30	2500	35	3000
Ethambutol: E	25 (15)*	2000	30	2500
Streptomycin: S	15	1000	15	1000

* In den USA wird eine Dosisreduktion von 25 mg/kg auf 15 mg/kg nach 8 Wochen empfohlen. In Großbritannien ist die Standarddosis 15 mg/kg.

Tabelle C.1-2   Therapieempfehlungen (7).

TB-Erkrankung	Initialphase Kombination	Monate	Kontinuitätsphase Kombination	Monate	Gesamt Dauer
pulmonal/ thorakal	H, R, Z, E	2	H, R	4	6
pulmonal/ minimal*	H, R, Z	2	H, R	4	6
extrathorakal	H, R, Z, E	2	H, R	4	6
Meningitis	H, R, Z, E	2	H, R	10	12

* nur wenn die Mikroskopie mehrfach negativ ist, keine Kavernen nachweisbar sind und kein Risikofaktor für eine Resistenz (Herkunft aus dem Ausland, antituberkulöse Vorbehandlung) vorliegt
H: Isoniazid, R: Rifampicin, Z: Pyrazinamid, E: Ethambutol

Tuberkulose

Auch unter ambulanten Bedingungen wird eine überwachte Behandlung gefordert, um der Resistenzentwicklung vorzubeugen. Besonders jedoch bei einer intermittierenden Behandlungsform (nur in der Hand des Erfahrenen) müssen die Pharmaka immer unter Aufsicht eingenommen werden.

Nebenwirkungen

Am häufigsten sind toxische Leberreaktionen, Leukozytopenie und Thrombozytopenie, neurologische, psychische oder allergische Reaktionen (Tab. C.1-4) (7–9), bei EMB Nebenwirkungen an den Augen, die bis zur Erblindung führen können und bei SM Vestibularis- und Gehörschäden.

Interaktionen

Die wichtigsten Interaktionen ruft RMP hervor, besonders mit Dicumarolen und oralen Kontrazeptiva, deren Wirkungen herabgesetzt werden, jedoch auch mit Antikonvulsiva, Steroiden, Theophyllin und Barbituraten (Tab. C.1-5) (7–9).

Verlaufskontrollen unter Therapie

Klinische und laborchemische Kontrolluntersuchungen (Blutbild, Leber- und Nierenwerte; augenärztliche Untersuchung, solange EMB gegeben wird) unter der Therapie in zwei- bis vierwöchigen Abständen sind hinsichtlich der Verträglichkeit der Medikation (Nebenwirkungen und Interaktio-

Tabelle C.1-3 Therapieregime bei Unverträglichkeit oder bekannter Resistenz einer Standardsubstanz (7).

Unverträglichkeit oder Resistenz	Initialphase	Monate	Kontinuitätsphase	Monate	Gesamtdauer
Isoniazid	R, Z, E, S	2	R, E	7–11	9–12*
Rifampicin	H, Z, E, S	2	H, E	10–16	12–18*
Pyrazinamid	H, R, E, (S)	2	H, R	7	9
Ethambutol	H, R, Z, (S)	2	H, R	4	6
Streptomycin	H, R, Z, (E)	2	H, R	4	6

* längere Therapiedauer, wenn Resistenz bei Therapiebeginn nicht bekannt war.
H: Isoniazid, R: Rifampicin, Z: Pyrazinamid, E: Ethambutol, S: Streptomycin

Tabelle C.1-4 Wichtige unerwünschte Arzneimittelwirkungen (UAW) der Standardmedikamente (7).

Substanz	Häufig	Selten	Sehr selten
Isoniazid	Transaminasenerhöhung	Hepatitis kutane UAW Polyneuropathie	Krampfanfälle Optikusneuritis Bewusstseinsstörungen hämolytische Anämie aplastische Anämie Agranulozytose Lupus-Reaktion Arthralgien
Rifampicin	Transaminasenerhöhung Cholestase	Hepatitis kutane UAW Übelkeit Thrombopenie Fieber „Flu-like"-Syndrom	Anaphylaxie hämolytische Anämie akutes Nierenversagen
Pyrazinamid	Transaminasenerhöhung Übelkeit Flush-Syndrom Myopathie Arthralgie Hyperurikämie	Hepatitis kutane UAW	Gicht Photosensibilisierung
Ethambutol		retrobulbäre Neuritis	kutane UAW
Streptomycin		Gleichgewichtsstörungen Hörverlust	Nierenfunktionseinschränkung

Stand November 2007

Tabelle C.1-5 Arzneimittelinteraktionen der Standardsubstanzen (7).

Substanz	Spiegel erhöht durch	Spiegel gesenkt durch	Steigert den Serumspiegel von	Senkt den Serumspiegel von
Isoniazid	Prednisolon Protionamid		Phenytoin Carbamazepin Cumarinen Diazepam	Enfluranen Azolen
Rifampicin		PAS Ketoconazol		Cumarinen Azolen Sulphonylharnstoffen oralen Kontrazeptiva Steroiden Diazepam Phenytoin Theophyllin Digitoxin Methadon Proteaseinhibitoren Ciclosporin
Ethambutol		Antazida		

nen) ebenso indiziert wie die Kontrolle der Erregerausscheidung und des radiologischen Verlaufs anfangs in vierwöchigen Abständen, ab dem 3. bis 4. Monat in zweimonatigen Abständen.

Behandlungsbesonderheiten

Pleuritis exsudativa

Die medikamentöse Therapie entspricht der Therapie der pulmonalen Tuberkulose. Bei ausgedehntem Pleuraerguss sollte eine Drainage erfolgen. Schwierigkeiten bereitet bei der ausgedehnten gekammerten Pleuritis exsudativa bisweilen die deutliche Verschwartung trotz Drainage. Die Funktionstüchtigkeit der Lunge (Restriktion, Gasaustauschbeeinträchtigung, durch Verziehungen auch obstruktive Ventilationsstörungen) kann dadurch erheblich beeinträchtigt werden. Frühe Dekortikationen sind nicht indiziert, ein Versuch der Fibrinolyse mit Streptokinase/Streptodornase kann jedoch hilfreich sein. Eine Indikation zur Spätdekortikation kann in Einzelfällen zur Funktionsverbesserung gegeben sein.

Spezifisches Pleuraempyem

Die medikamentöse Therapie entspricht der Therapie der pulmonalen Tuberkulose. Zur erfolgreichen Behandlung ist eine Drainage, meistens auch eine Spülbehandlung (mit zwei Drainagen) notwendig. Nicht immer lässt sich eine Schwartenbildung vermeiden, die dann evtl. eine Spätdekortikation nach sich zieht.

Halslymphknotentuberkulose

Die medikamentöse Therapie entspricht der Therapie der pulmonalen Tuberkulose. Die Fisteln schließen sich oft langsam. Wenn die Diagnose frühzeitig gestellt wird und noch keine Vernarbungen entstanden sind, kann auf eingreifende chirurgische Maßnahmen, die zu entstellenden Narben führen können, verzichtet werden. Die Dauer der Behandlung richtet sich nach dem Verlauf. Rezidive sind möglich. Zu bedenken ist vor allem bei älteren Patienten, dass M. bovis der Erreger sein kann (PZA-Resistenz).

Bronchialschleimhauttuberkulose

Die medikamentöse Therapie entspricht der Therapie der pulmonalen Tuberkulose. Die Abtragung des nekrotischen Materials kann den Heilungsprozess beschleunigen. Bei ausgedehntem peribronchialem Lymphknotenbefall können operative Ausräumungen notwendig werden. Bei Stenosierungen in den großen Atemwegen (selten) kommen auch bronchoplastische Eingriffe in Betracht.

Immundefekte

Die Behandlung richtet sich nach dem Verlauf. Die Diagnosestellung kann wegen einer Überdeckung durch die Grundkrankheit oder sonstige (opportunistische) Erkrankungen erschwert sein. Im Allgemeinen lässt sich eine Tuberkulose bei HIV-Infektionen gut behandeln, solange keine Resistenz vorliegt (**Empfehlungsgrad A;** 7–9). Probleme bieten die Verträglichkeit, die Medikamenteninteraktionen, insbesondere zur antiretroviralen Therapie, die zunehmende Resistenzentwicklung sowie die Mehrfachresistenzen der häufiger vorkommenden nichttuberkulösen Mykobakterien. Die Behandlungszeiten sind oft länger. Hinsichtlich der Therapie bei gleichzeitiger antiretroviraler Therapie sollten aktuelle Informationen aus dem Internet abgerufen werden (http://www.cdc.gov/nchstp/tb/tb_hiv_drugs/toc.htm).

Tabelle C.1-6 Dosierungen bei Niereninsuffizienz (7).

Substanz	Dosis (mg/kg)	Dosierungsintervall bei Niereninsuffizienz		
		GFR 80–30	GFR 30–10	GFR < 10 (ml/min)
Isoniazid	5	täglich	täglich	täglich
Rifampicin	10	täglich	täglich	täglich
Pyrazinamid	20–30	täglich	3x/Woche	2x/Woche
Ethambutol	25 (15)**	täglich	3x/Woche*	2x/Woche*
Streptomycin	15	Spiegel*	Spiegel*	Spiegel*

* Serum-Spiegelbestimmungen durchführen
** In den USA wird eine Dosisreduktion von 25 mg/kg auf 15 mg/kg nach 8 Wochen empfohlen. In Großbritannien ist die Standarddosis 15 mg/kg.

Niereninsuffizienz

Wahl der Medikamente, Dosierungen und Dosisintervalle richten sich einerseits nach ihrer Ausscheidung und Metabolisierung, andererseits nach dem Ausmaß der Niereninsuffizienz: INH und RMP werden hauptsächlich in der Leber metabolisiert, so dass sie in normaler Dosierung eingesetzt werden können (**Empfehlungsgrad D; 7–9**). EMB, PZA, SM werden in voller Dosis, aber mit verlängerten Dosierungsintervallen gegeben (**Empfehlungsgrad D**) (Tab. C.1-6) (7–9).

Leberinsuffizienz

Hepatische Vorerkrankungen erschweren die Therapie mit den potentiell hepatotoxischen Standardmedikamenten (INH, RMP, PZA). Bei diesen Patienten sind wöchentliche Kontrollen der entsprechenden Laborparameter in den ersten Monaten unverzichtbar. Nicht hepatotoxisch sind die Medikamente EMB und SM, die durch ein renal eliminiertes Fluorchinolon wie z.B. das Levofloxacin oder Moxifloxacin ergänzt werden können. In jedem Fall muss aber auch bei Leberinsuffizienz versucht werden, zumindest eines der Standardmedikamente INH oder RMP in die Therapie einzuführen, um eine suffiziente Therapie zu gewährleisten.

Schwangerschaft und Laktation

Der Eintritt einer Schwangerschaft unter antituberkulöser Therapie mit INH, RMP, PZA und EMB stellt keine Indikation zur Interruptio dar (**Empfehlungsgrad C; 7–9**). Streptomycin und andere Aminoglykoside sind jedoch potentiell toxisch für den Fetus, so dass in einem solchen Fall eine andere Beurteilung erfolgen kann. Die Behandlung einer Tuberkulose während einer Schwangerschaft sollte mit INH, RMP und PZA erfolgen (**Empfehlungsgrad C; 7–9**). Auch der Einsatz von EMB ist möglich. Kontraindiziert ist neben dem Streptomycin und anderen Aminoglykosiden das Reservemedikament Protionamid.

Während einer Therapie mit den Standardmedikamenten kann gestillt werden, da die mit der Milch vom Säugling aufgenommenen Substanzkonzentrationen zu gering sind, um unerwünschte Wirkungen zu erzeugen.

Kortikosteroide

Die Gabe von Kortikosteroiden (20–40 mg/Tag für 1–2 Monate) bietet einen nachweisbaren Vorteil bei Meningitis, Nebenniereninsuffizienz und Perikarditis (**Empfehlungsgrad B; 7–9**), nicht jedoch bei der Pleuritis (**Empfehlungsgrad B; 7–9**). Bei Kindern sind systemische Steroide bei der Bronchialschleimhauttuberkulose indiziert (**Empfehlungsgrad C; 7–9**). Hilfreich sind Steroide vermutlich aber auch bei septischen Krankheitsbildern und/oder respiratorischer Insuffizienz (**Empfehlungsgrad D; 7–9**).

Chemoprophylaxe und präventive Chemotherapie

Die Chemoprophylaxe soll bei erheblicher Exposition und negativem Thoraxröntgenbefund vor der Infektion schützen (Isoniazid 5 mg/kg für 3 Monate) (**Empfehlungsgrad A; 2**). Die präventive Chemotherapie soll den kürzlich Tuberkuloseinfizierten (Tuberkulinkonversion innerhalb von 2 Jahren) vor einer Tuberkuloseerkrankung schützen oder das Wiederauftreten einer früher durchgemachten Tuberkulose bei Risikopatienten (Immundefekte, schwere Stoffwechselstörungen, Kortikosteroidlangzeitbehandlung, Silikose) verhindern. Das Mittel der Wahl ist Isoniazid mit einer Tagesdosis von 5 mg/kg Körpergewicht für 9 Monate, bei HIV-Infizierten für 12 Monate (**Empfehlungsgrad A; 2**). Die Indikation sollte stets von einem Experten gestellt werden.

Nachsorge

Unter konsequent überwachter Behandlung heilt die Tuberkulose in über 95% der Fälle rezidivfrei aus. Der Therapieerfolg wird durch eine negative Kultur am Behandlungsende, den klinischen und radiologischen Erfolg und den Beleg einer komplettierten Therapie dokumentiert. Eine regelmäßige Kontrolle (Röntgenuntersuchungen in halb- bis einjährigen Abständen) für die nächsten 3 bis 5 Jahre, wird je nach Ausgangsbefund und Restherden empfohlen.

Literatur

1. Robert-Koch-Institut: Epidemiologie der Tuberkulose in Deutschland. Epidemiol Bull 2006.
2. Schaberg T, Hauer B, Haas WH, Hohlfeld J, Kropp R, Loddenkemper R, Loytved G, Magdorf K, Rieder HL,

Sagebiel D: Latent tuberculosis infection: recommendations for preventive therapy in adults in Germany. Pneumologie 58 (2004) 255-70.
3. American Thoracic Society, Prevention. CfDCa: Targeted tuberculin testing and treatment of latent tuberculosis infection. Am J Respir Crit Care Med 161 (Suppl) (2000) S221-S247.
4. Hauer B, Loddenkemper R, Detjen A, Forssbohm M, Haas W, Loytved G, Magdorf K, Mauch H, Nienhaus A, Rieder HL, Sagebiel D, Schaberg T: Interferon-gamma assays – description and assessment of a new tool in the diagnosis of tuberculosis. Pneumologie 60 (2006) 29-44.
5. Lange C, Schaberg T, Diel R, Greinert U: Current position regarding the diagnosis of tuberculosis. Dtsch Med Wochenschr 17;131 (2006) 341-7.
6. Diel R, Nienhaus A, Lange C, Schaberg T: Cost-optimisation of screening for latent tuberculosis in close contacts. Eur Respir J 28 (2006) 35-44.
7. Schaberg T, Forssbohm M, Hauer B, Kirsten D, Kropp R, Loddenkemper R, Magdorf K, Rieder H, Sagebiel D, Urbanczik R: Guidelines for drug treatment of tuberculosis in adults and childhood. Pneumologie 55 (2001) 494-511.
8. American Thoracic Society: Treatment of tuberculosis and tuberculosis infection in adults and children. Am J Respir Crit Care Med 149 (1994) 1359-74.
9. Joint Committee of the British Thoracic Society: Chemotherapy and management of tuberculosis in the United Kingdom: recommendations 1998. Thorax 53 (1998) 536-48.

Autorenadressen

Prof. Dr. med. T. Schaberg
Zentrum für Pneumologie
Diakoniekrankenhaus Rotenburg gGmbH
Elise-Averdieck-Str. 12
27356 Rotenburg

2 Lungenkarzinom

M. Thomas, H. Morr, N. Niederle

Definition und Basisinformation

Das Lungenkarzinom ist die häufigste Krebserkrankung bei Männern und gehört zu den Malignomen mit der ungünstigsten Prognose. Jährlich sterben in Deutschland ca. 37 000 Menschen an diesem Tumor. Wesentlich ist die Unterscheidung zwischen kleinzelligen und nicht-kleinzelligen (Plattenepithelkarzinom, Adenokarzinom, großzelliges Karzinom) Karzinomen. Diese ist bedeutsam für den Verlauf und die Prognose der Erkrankung und zugleich Basis für jeden Therapieentscheid. Hauptursache des Lungenkarzinoms sind das Inhalationsrauchen und in bis zu einem Anteil von 8% berufliche Noxen. Hier ist an erster Stelle eine Asbestexposition zu nennen.

Symptomatik und klinisches Bild

Etwa 90% der Patienten geben Symptome an, die allerdings meistens uncharakteristisch sind; die wegweisende Symptomatik hängt von dem lokalen Ausbreitungs- bzw. Metastasierungsmuster ab. So sind in Abhängigkeit von der **Art der endobronchialen Ausbreitung** ein *persistierender Reizhusten*, insbesondere eine *Änderung des Hustencharakters* bei chronischer Bronchitis, oder neu aufgetretene *Hämoptysen* wesentliche Leitsymptome. **Infiltratives Tumorwachstum** führt zu *Thoraxwandschmerzen*, einer *Dysphagie* oder einer *Rekurrensparese*, einer *Affektion des Plexus brachialis* bzw. zu einem *Horner-Syndrom*. Die **extrathorakale Ausbreitung** kann supraklavikuläre und zervikale *Lymphknoten* (bis zu 30% bei Diagnosestellung) betreffen oder als Folge von Skelettmetastasen (bis zu 20% bei Diagnosestellung) mit *Knochenschmerzen* manifest werden. ZNS-Metastasen (bis zu 10% bei Diagnosestellung) können zu *Schwindel*, *Kopfschmerzen* oder einer *anderweitigen neurologischen Symptomatik* führen.

Diagnostik und Differentialdiagnose

Die Mehrzahl der Lungenkarzinome wird durch **Thoraxübersichtaufnahmen** entdeckt. Rundherde im Lungenparenchym können ab einem Durchmesser von 5–8 mm erkennbar sein. Obligat zur p.a.-Thoraxübersichtsaufnahme ist die Thoraxaufnahme im seitlichen Strahlengang. Prozesse hinter dem Herzen oder im dorsalen Rezessus sind oft nur im Seitbild erkennbar.

Basisuntersuchung zum Staging ist das **Spiral-Computertomogramm**. Das Spiral-CT bietet den Vorteil, mit einem KM-Bolus in kurzer Scanzeit den gesamten Thorax sowie die Oberbauchorgane zu erfassen, und hat im Vergleich zur konventionellen CT eine höhere Sensitivität zum Nachweis intrapulmonaler Metastasen.

Der wichtigste Schritt in der Diagnostik des Lungenkarzinoms (und damit auch für den Therapieentscheid) ist die **Bronchoskopie** mit flexiblen oder starren Instrumenten. Die Qualität dieses Diagnoseschrittes ist nicht nur von der Größe und Lokalisation des Tumors sowie von der Zahl und Qualität der Biopsien, sondern auch von der Erfahrung und dem Geschick des Untersuchers sowie vom Wissen des Pathologen abhängig. Bei zentral wachsenden, sichtbaren Tumoren muß die bronchoskopische Nachweisrate über 90% betragen, bei nicht-sichtbaren, peripheren Tumoren etwa 50%. **Transthorakale Feinnadel- oder Stanzbiopsien** sind nur bei thoraxwandständigen und pleuraadhäsiven Prozessen sinnvoll, wenn eine bronchoskopische Diagnostik erfolglos war; sie verbieten sich bei primär kurativ resektablen peripheren Lungenrundherden.

Die in der Primärdiagnostik eingesetzten Untersuchungsverfahren zum Staging des Bronchialkarzinoms sind Grundlage zur Festlegung des optimalen Therapiekonzeptes für den jeweiligen Patienten. Der Umfang dieser Untersuchungen (vgl. Tab. C.2-2, C.2-3) orientiert sich an den für einen Patienten in Frage kommenden Therapieoptionen und dem dafür jeweils erforderlichen Maß der Stadienzuordnung. Sobald eine Fernmetastasierung nachgewiesen ist, muß für jede weitere diagnostische Maßnahme eine denkbare therapeutische Konsequenz gegeben sein.

Tabelle C.2-1 5-Jahres-Überlebensraten von Patienten mit nicht-kleinzelligem Bronchialkarzinom gemäß Zuordnung zum Internationalen Staging-System (ISS) nach TNM-Deskriptoren (nach [2])

ISS-Stadium	TNM			5-Jahres-Überlebensrate	
				klinisches Staging	chirurgisches* Staging
Stadium IA	T1	N0	M0	61%	67%
IB	T2	N0	M0	38%	57%
Stadium IIA	T1	N1	M0	34%	55%
IIB	T2	N1	M0	24%	39%
	T3	N0	M0	22%	38%
Stadium IIIA	T3	N1	M0	9%	25%
	T1–3	N2	M0	13%	23%
Stadium IIIB	T4	N0–2	M0	7%	–
	T1–4	N3	M0	3%	–
Stadium IV	T1–4	N0–3	M1	1%	–

* Überlebensraten nach operativer Behandlung mit chirurgischer Verifikation des Stadiums und histomorphologischer Bestätigung

Tabelle C.2-2 Empfehlungen zum Primärstaging – Basisuntersuchungen [nach 1]

Blutbild, Gerinnung, Elektrolyte, Kreatinin, Harnstoff, GOT, GPT, γ-GT, LDH, AP, Bilirubin

Röntgenaufnahme der Thoraxorgane in 2 Ebenen

Spiral-CT (mit Kontrastmittel) des Thorax unter Einschluß der Oberbauchregion (incl. Nebennnieren)

Oberbauchsonographie (komplementär zum CT)

Bronchoskopie

Morphologische Diagnosesicherung

Stadieneinteilung

Zur Stadieneinteilung des Bronchialkarzinoms ist das Internationale Staging-System (ISS) anerkannt und zum anatomisch exakten Staging zu empfehlen. Die weit verbreitete Einteilung des kleinzelligen Bronchialkarzinoms in „extensive disease" und „limited disease" umfaßt jeweils unterschiedliche Stadien gemäß dem ISS. Zur exakten Beschreibung des Tumorstadiums ist das ISS praktikabler und gewinnt daher beim kleinzelligen Bronchialkarzinom zunehmend an Bedeutung. Aus diesem Grund beziehen sich die nachfolgenden Therapieempfehlungen auch beim kleinzelligen Bronchialkarzinom auf das ISS (2, 13).

Grundlage ist die auf anatomischen Kriterien basierende, möglichst genaue Festlegung der lokalen Tumorausdehnung (T-Deskriptor) und umfassende Beschreibung des mediastinalen bzw. peribronchialen Lymphknotenstatus (N-Deskriptor) sowie die Bewertung im Hinblick auf Fernmetastasen (M-Status). Die chirurgische Resektion mit systematischer mediastinaler Lymphadenektomie bietet die beste Annäherung an das exakte Tumorstadium eines Bronchialkarzinoms und ist beim nicht-kleinzelligen Bronchialkarzinom der Stadien I und II zugleich die angestrebte Primärtherapie. Die prognostische Bedeutung der so verifizierten ISS-Stadien wird in Tabelle C.2–1 offensichtlich. Demgegenüber ist die Prognose der mit bildgebenden Methoden validierten ISS-Stadien ungünstiger. Hier werden die damit verbundenen Unsicherheiten, die zu einer falsch niedrigen Stadieneinteilung führen können, deutlich. Zur Beschreibung der anatomischen Tumorausbreitung soll daher nicht nur die Tumorformel gemäß TNM-Deskriptoren, sondern auch die Art der Validierung mit dem entsprechenden Präfix („certainty-factor") angegeben werden. Hierbei wird das klinische Staging (**c**TNM) von dem durch Thorakotomie validieren Stadium (**s**TNM) und schließlich der histomorphologisch bestätigten Tumorformel (**p**TNM) abgegrenzt. Nur letztere ermöglicht die

Tabelle C.2-3 Empfehlungen zum Primärstaging – erweiterte Diagnostik [nach 1]

Untersuchung	Indikation
Spirometrie/Bodyplethysmographie arterielle Blutgasanalyse CO-Diffusionskapazität	geplante Radiotherapie oder Lungenresektion (dann auch)
Spiroergometrie	geplante Lungenresektion und FEV 1 bzw. CO-Diffusionskapazität < 80%
Lungenperfusionsszintigraphie	bei V_{o2max} 40–75% vom Soll
MRT	Pancoasttumor
Mediastinoskopie ggf. anteriore Mediastinoskopie bzw. videoassistierte Thorakoskopie bzw. PET-positive mediastinale LK	nicht-kleinzelliges Bronchialkarzinom und a) linksseitiger Tumor oder b) mediastinale LK im CT > 1 cm (Querdurchmesser) bei neoadjuvanter Therapieoption
Schädel-CT mit Kontrastmittel ggf. Schädel-MRT	zerebrale Symptomatik oder unspezifische Zeichen der Metastasierung (Anämie; Gewichtsverlust) oder Stadium III oder Ausschluß eines M1-Status beim kleinzelligen Bronchialkarzinom
Skelettszintigramm	Knochenschmerzen, path. Fraktur, Erhöhung von alkalischer Phosphatase oder Kalzium oder unspezifische Zeichen der Metastasierung
Thorakoskopie	negative/fragliche Ergußzytologie
Knochenmarkpunktion	Ausschluß eines M1-Status bei kleinzelligem Bronchialkarzinom

LK: Lymphknoten

Lungenkarzinom

unter prognostischen Gesichtspunkten exakte Gruppenzuordnung.
Für kleinzellige Lungenkarzinome finden sich in der Literatur bisher kaum Angaben zur prognostischen Einschätzung gemäß dem ISS, sondern nach der Einteilung in „extensive disease" (Mediane Überlebenszeit 6–11 Monate) und „limited disease" (Mediane Überlebenszeit 12–18 Monate).

Therapie

Beim Lungenkarzinom ist die feingewebliche Diagnostik Grundlage jeder Behandlung. Der Abgrenzung der kleinzelligen Lungenkarzinome (20–25%) von den übrigen histologischen Entitäten, die als nicht-kleinzellige Lungenkarzinome zusammengefaßt werden (75–80%), kommt für die weiteren Maßnahmen die wichtigste Bedeutung zu. Die Bedeutung der nicht selten vorkommenden sog. Mischtumoren ist unklar.

Nicht-kleinzelliges Lungenkarzinom

Stadium I–II   *(25–30% der Fälle)*
Basis für eine kurative Behandlung ist die Resektion des Primärtumors mit umfassender mediastinaler Lymphadenektomie **(Empfehlungsgrad B; 16, 24)**. Für das Stadium I werden so 5-Jahres-Überlebensraten (5-J-ÜLR) von 60–70% und für das Stadium II von 40–60% erreicht. Im Fall der funktionellen Inoperabilität oder Ablehnung der Operation ist die hochdosierte Strahlentherapie (60–70 Gy) etablierter Behandlungsstandard.
Beim Rezidiv nach potentiell kurativer Resektion dominieren Fernmetastasen. Isolierte Lokalrezidive sind nur in $1/_3$ (Stadium I) bzw. $1/_4$ (Stadium II) der Rezidivmanifestationen zu erwarten. Mittlerweile zeigen drei große randomisierte Studien nach kompletter Tumorresektion im Stadium IB–IIB eine signifikante Verlängerung der Überlebensrate durch eine adjuvante platinbasierte Kombinationschemotherapie (**IALT** [Stadium I–III] bis 5-J-ÜLR: 40,4 vs. 44,5% (4); **CALGB 9633** [Stadium IB] bis 4-J-ÜLR: 59 vs. 71% (22); **NCIC-BR19** [Stadium IB–IIB] – 5-J-ÜLR: 52 vs. 69% (26)). Eine gemeinsame Metaanalyse mit weiteren kürzlich abgeschlossenen adjuvanten Therapiestudien (LACE-Projekt; **L**ung **A**djuvant **C**isplatin **E**valuation) soll zeigen, welche Subgruppen am besten von einer adjuvanten Therapie profitieren. Wahrscheinlich wird nach Vorliegen der Ergebnisse nach kompletter Tumorresektion im Stadium IB–IIB (sowie im inzidentiellen Stadium IIIA) bei einem Teil der Patienten (keine Komorbidität die eine platinbasierte Therapie ausschließt; guter Allgemeinzustand; postoperative Erholung innerhalb von 30 Tagen) eine adjuvante platinbasierte Chemotherapie empfohlen werden

Stadium III   *(25–30% der Fälle)*
Das Stadium III umfaßt eine Gruppe prognostisch unterschiedlicher Tumorausprägungen. So liegt bei einem Tumoreinbruch in das mediastinale Fettgewebe ebenso wie bei mediastinoskopisch nachgewiesenem N2-Status die 5-J-ÜLR trotz kompletter Tumorresektion nur bei 9%. Daher spricht man hier auch, selbst bei technischer Durchführbarkeit, von „prognostisch inoperablen" Tumoren. Dem gegenüber werden bei negativer präoperativer Mediastinoskopie und einem erst postoperativ histologisch nachgewiesenen N2-Status 5-J-ÜLR von 20–30% erreicht. Für die Gesamtheit der Patienten in den Stadien IIIA und IIIB werden mit konventionellen Therapieelementen (Operation, Strahlentherapie) 5-J-ÜLR von durchschnittlich 13 bzw. 5% erreicht. Der wesentliche die Prognose limitierende Faktor für diese Patienten ist das Auftreten von Fernmetastasen in 70–80% der Fälle. Für inoperable Patienten mit gutem Allgemeinzustand im Stadium III zeigen drei randomisierte Studien mit annähernd 1.000 Patienten, daß die Sequenz aus Chemotherapie und Radiotherapie signifikant günstigere Überlebensraten als die alleinige Radiotherapie erbringt **(Empfehlungsgrad A; 1, 7, 8, 11, 12, 19, 20)**.
In jüngerer Zeit wurde zudem deutlich, daß im Vergleich zum sequentiellen Therapieansatz mit einer Chemotherapie (normal dosiert im Abstand von 3–4 Wochen) simultan zur Radiotherapie eine weitere Verbesserung der 5-Jahres-Überlebensrate von 8–10% auf 14–16% erreicht werden kann. Allerdings ist hier mit einem deutlich höheren Maß an Hämatotoxizität wie auch nicht-hämatologischen Toxizitäten zu rechnen (6). Eine allgemeine Empfehlung zur breiten Durchführung dieser Behandlung wird derzeit noch nicht gegeben (6; 18).
Darüber hinaus scheinen technisch operable Patienten im Stadium IIIA von einer präoperativen, neoadjuvanten Chemotherapie zu profitieren. Von den Studien, die diesen Therapieansatz im randomisierten Vergleich zur alleinigen Operation prüfen, zeigen zwei kleine mit jeweils 60 Patienten eine signifikante Verlängerung der Überlebenszeiten für die neoadjuvant Behandelten. Zur weiteren Optimierung solcher Behandlungskonzepte ist es wünschenswert, Patienten im Stadium III in laufenden multimodale Therapiestudien zu behandeln (21).

Stadium IV   *(40–50% der Fälle)*
Im randomisierten Vergleich zur bestmöglichen palliativen Behandlung führen cisplatinhaltige zytostatische Kombinationen in diesem Tumorstadium zu einer in Metaanalysen signifikanten Verlängerung der medianen Überlebenszeit von 6 auf 8 Monate. Responder (20–30%) profitieren mit medianen Überlebenszeiten von 12–14 Monaten und 60% der Behandelten geben eine Besserung von Beschwerden wie Schmerzen, Reizhusten oder Hämoptysen an. Faktoren, die für einen zytostatischen Behandlungsversuch mit einer cisplatinhaltigen Kombination sprechen, sind tumorassoziierte Beschwerden oder ein Erkrankungsprogreß in einem eng definierten Zeitraum (3 Monate) und ein guter Allgemeinzustand (ECOG 0-1) **(Empfehlungsgrad A; 15)**. Patienten > 70 Jahre und solche mit ungünstigem Allgemeinzustand (ECOG 2) profitieren von einer nicht-platinhaltigen Monochemotherapie **(Empfehlungsgrad A; 9, 18)**.
Bei bronchialokkludierendem Tumorwachstum haben sowohl die kleinvolumige, palliativ intendierte externe Strahlentherapie, die intraluminale Brachy-

therapie wie auch Laser- und Stentbehandlung ihren Stellenwert. Eine symptomatische bzw. palliative Strahlentherapie kann zudem indiziert sein bei schmerzhaften und/oder frakturgefährdeten Skelettmetastasen, Hirn- und Hautmetastasen, oberer venöser Einflußstauung, einer Plexusinfiltration oder extramuraler Kompression des Ösophagus.

Kleinzelliges Lungenkarzinom

Stadium I–III (25–35% der Fälle)

Das therapeutische Vorgehen umfaßt
- die Durchführung einer Polychemotherapie über 4–6 Zyklen (z.B. ACO, PE oder CEV; vgl. unten) **(Empfehlungsgrad A; 3, 21)**.
- die Durchführung einer lokoregionären Radiotherapie unter Einschluß von Primärtumor, mediastinalem und ggf. supraklavikulärem Lymphabflußgebiet **(Empfehlungsgrad A; 17, 25)**. Randomisierte Studien zeigen, daß die frühzeitige Radiotherapie simultan zur Chemotherapie dem sequentiellen Ansatz überlegen ist und zur Steigerung der 5-J-ÜLR auf 20% führen dürfte **(Empfehlungsgrad B; 10, 14, 23)**.
- nach Erreichen einer Vollremission die Durchführung einer adjuvanten Ganzschädelbestrahlung (senkt die Häufigkeit einer symptomatischen Hirnmetastasierung signifikant und ist zudem mit einem Überlebensvorteil für die so Behandelten verbunden) **(Empfehlungsgrad A; 5)**.

Darüber hinaus wird zur lokoregionären Tumorkontrolle im Stadium I/II die Tumorresektion empfohlen. Im Stadium IIIA wird der Stellenwert der Resektion derzeit im Rahmen von Studien geprüft. Vor Durchführung der Operation sollten in beiden Situationen zur Absicherung des Stadiums neben Schädel-, Thorax-, Abdomen-CT und Skelettszintigramm eine Mediastinoskopie und Knochenmarkbiopsie erfolgt sein. In jedem Fall wird in Verbindung mit einem operativen Therapiekonzept eine Chemotherapie über 4–6 Zyklen notwendig.

Stadium IV (65–75% der Fälle)

Das zentrale Therapieelement ist die Durchführung einer palliativen **Polychemotherapie**, orientiert am Ansprechen der klinischen Symptomatik (Abnahme von Dyspnoe/Husten, Besserung des Allgemeinbefindens) **(Empfehlungsgrad A; 3, 4)**. Aus der großen Anzahl verfügbarer Chemotherapiekombinationen können die Therapieprotokolle ACO (Adriamycin, Cyclophosphamid, Vincristin), PE (Cisplatin, Etoposid) und CEV (Carboplatin, Etoposid, Vincristin) als Standardkombinationen angesehen werden.
Ebenfalls unter palliativen Gesichtspunkten wird die **Strahlentherapie** bei frakturgefährdeten oder schmerzhaften Skelettmetastasen, bei Hirnmetastasen, bei oberer Einflußstauung oder einer behandlungsbedürftigen Symptomatik im Bereich des Primärtumors eingesetzt.

Rezidivbehandlung

Bei 80–90% der Patienten kommt es trotz initial gutem Therapieansprechen zum Rezidiv. Dann verbleibt nur noch ein palliativer Therpieansatz. In Abhängigkeit vom rezidivfreien Intervall kommen zur Primärtherapie alternative Zytostatikakombinationen oder auch das initial applizierte Therapieregime zur Anwendung. Immer muß aber die Indikation zur Behandlung individuell unter Berücksichtigung des Allgemeinzustandes und der Lebensqualität gestellt werden, da Remissionen nur bei bis zu 50% der Patienten erwartet werden können.

Verlaufskontrollen und Nachsorge

Sie dienen der frühzeitigen Erkennung von Krankheitskomplikationen, die einer symptomatischen, bzw. palliativen Therapie zugänglich sind (Tumorstenosen der zentralen Atemwege, Pleuraerguß, Hirn-/Knochen-/Leber-/Lungenmetastasen). Notwendig sind die körperliche Untersuchung, bildgebende Verfahren und ggf. Laboranalysen. Die Bestimmung von Tumormarkern hat keinen Stellenwert. Die Zeitabstände der Nachsorgeintervalle sind von dem initialen Manifestationsmuster, der Art der Primärbehandlung und dem zu erwartenden Zeitpunkt des Auftretens von Komplikationen abhängig. Vor potentiell notwendigen symptomatischen Therapiemaßnahmen in den zentralen Atemwegen (Lasertherapie, Stenteinlagen) werden Lungenfunktionsanalysen und Bronchoskopie erforderlich. Die zeitlichen Abstände der Untersuchungen sind vom Einzelfall abhängig und können Tage bis Wochen betragen.

Die Wertigkeit einer routinemäßigen Bronchoskopie in der Nachsorge ist umstritten, die Indikation ergibt sich bei spezifischen Beschwerden (Zeichen zentraler Atemwegsobstruktion, Hämoptysen) oder auffallenden radiologischen Befunden.

Nachsorge des Bronchialkarzinoms bedeutet nicht nur medizinische Kontrolluntersuchungen und Informationen über Sozialmaßnahmen und den Einsatz medizinischer Hilfsmittel, sondern v.a. die möglichst in einer Hand liegende menschliche „Führung" des Patienten nach adäquater Aufklärung. Wichtig ist auch eine suffiziente Schmerztherapie (s. Kap. B 26.1).

Literatur

1. American Society of Clinical Oncology: Clinical practice guidelines for the treatment of unresectable non-small-cell lung cancer. J Clin Oncol 15 (1997) 2996–3018.
2. American Thoracic Society/European Respiratory Society: Pretreatment evaluation of non-small cell lung cancer. Am J Respir Crit Care Med 156 (1997) 320–332.
3. Arriagada R, Le Chevalier T, Pignon JP et al.: Initial chemotherapeutic doses and survival in patients with limited small-cell lung cancer. N Engl J Med 329 (1993) 1848–1852.
4. Arriagada R, Bergmann B, Dunant A, Le Chevalier T, Pignon JP, Vansteenkiste J for the International Adjuvant Lung Cancer Trial Collaborative Group: Cisplatin-based adjuvant chemotherapy in patients with completely resected non-small cell lung cancer. N Engl J Med 350 (2004) 351–360.
5. Auperin A, Arriagada R, Pignon JP et al.: Prophylactic cranial irridiation for patients with small-cell lung cancer in complete remission. N Engl J Med 341 (1999) 476–484.

6. Cox J, Le Chevalier T, Arriagada R, Choy H, Curran W, Fukooka M, Harper P, Komaki R, LePechoux C, Lievens Y, Rami-Porta R, Ready N, Sause W, Stuschke M, Thatcher N: Management of unresectable non-small cell carcinoma of the lung (NSCLC). Lung Cancer 42 (2003) 15–16.
7. Dillman RO, Seagren SL, Propert KJ et al.: A randomized trial of induction chemotherapy plus high-dose radiation versus radiation alone in stage III non-small-cell lung cancer. N Engl J Med 323 (1990) 940–945.
8. Dillman RO, Herndon J, Seagren SL, Eaton WL, Green MR. Improved survival in stage III non-small cell lung cancer: seven year follow up of CALGB 8433 trial. J Natl Cancer Inst 88 (1996) 1210–1215.
9. Gridelli C, Perrone F, Gallo C, Cigolari F, Rossi A, Piantedosi F et al.: MILES investigators: Chemotherapy for elderly patients with advanced non-small cell lung cancer the Multicenter Italian Lung Cancer in the Elderly Study (MILES) phase III randomised trial. J Natl Cancer Inst 95 (2003) 362–372.
10. Jeremic B, Shibamoto Y, Acimovic L, Milisavljevic S: Initial versus delayed accelerated hyperfractionated radiation therapy and concurrent chemotherapy in limited small-cell lung cancer. A randomized study. J Clin Oncol 15 (1997) 893-899.
11. Le Chevalier T, Arriagda R, Quoix E et al.: Radiotherapy alone versus combined chemotherapy and radiotherapy in nonresectable non-small cell lung cancer: First analysis of a randomized trial in 353 patients. J Natl Cancer Inst 83 (1991) 417–423.
12. Le Chevalier T, Arriagda R, Tarayre M et al.: Significant effect of adjuvant chemotherapy on survival in locally advanced non-small cell lung carcinoma (letter). J Natl Cancer Inst 84 (1992) 58.
13. Mountain C: Revisions in the international system for staging lung cancer. Chest 111 (1997) 1710–1717.
14. Murray N, Coy P, Pater JL, Hodson I, Arnold A, Zee BC, Payne D, Kostashuk E, Evans W, Dixon P, Sadura A, Feld R, Levitt M, Wierzbicki R, Ayoub J, Maroun J, Wilson K: Importance of timing for thoracic irradiation in the combined modality treatment of limited-stage-small-cell lung cancer. J Clin Oncol 11 (1993) 336–344.
15. Non-small cell lung cancer collaborative group. Chemotherapy in non-small cell lung cancer: a meta-analysis using updated data on individual patients from 52 randomized clinical trials. BM J 311 (1995) 899–909.
16. Pearson FG: Non-small cell lung cancer: role of surgery for stage I–III. Chest 116 (1999) 500–503.
17. Pignon JP, Arriagada R, Ihde DC, Johnson DH, Perry MC, Souhami RL, Brodin O, Joss RA, Kies MS, Lebeau B et al.: A metaanalysis of thoracic radiotherapy for small cell lung cancer. N Engl J Med 327 (1992) 1618–1624.
18. Pfister D, Johnson D, Azzoli C, Sause W, Smith T, Baker S, Olag J, Stover D, Strawn J, Turrisi A, Somerfield M: American Society of Clinical Oncology treatment of unresectable non-small lung cancer guideline: Update 2003. J Clin Oncol 22 (2004) 330–353.
19. Sause WT, Scott C, Taylor S, Johnson D, Livingstone R, Komaki R, Emami B, Curran WJ, Byhardt RW, Turrisi AT, Dar AR, Cox JD: Radiation Therapy Oncology Group (RTOG) 88-08 and Eastern Cooperative Oncology Group (ECOG) 4588: preliminary results of a phase III trial in regionally advanced, unresectable non-small cell lung cancer. J Natl Cancer Inst 87 (1995) 198–205.
20. Sause W, Kolesar P, Taylor S, Johnson D, Livingston R, Komaki R, Emami B, Curran W, Byhardt R, Dar A, Turrisi A: Final results of phase III trial in regionally advanced non-small cell lung cancer.RTOG, ECOG and SWOG. Chest 117 (2000) 358–364.
21. Spira A, Ettinger DS: Multidisciplinary management of lung cancer. N Engl J Med 350 (2004) 379–392.
22. Strauss et al.: Randomized clincial trial of adjuvant chemtherapy with paclitaxel and carboplatin following resection in stage IB non-small cell lung cancer: report of Cancer and Leukemia Group B (CALGB) Protocol 9633. Proc Am Soc Clin Oncol 23 (2004) Abs. 7019
23. Takada M, Fukuoka M, Kawahara M, Sugiura T, Yokoyama A, Yokota S et al.: Phase III study of concurrent versus sequential thoracic radiotherapy in combination with cisplatin and etoposide for limited-stage small cell lung cancer: results of the Japan Clinical Oncology Group Study 9104. J Clin Oncol 20 (2002) 3054–3060.
24. Tanaka F., Yanagihara K., Otake Y., Miyahara R., Kawano Y., Nakagawe S., Shoji T., Wada H: Surgery for non-small cell lung cancer: postoperative survival based on the revised tumor-node-metastasis classification and its time trend. Eur J Cardiovasc Surg 18 (2000) 147–155.
25. Warde P, Payne D: Does thoracic irradiation improve survival and local control in limited-stage small-cell carcinoma of the lung? A meta-analysis. J Clin Oncol 10 (1992) 890–895.
26. Winton et al.: A prospective randomised trial of adjuvant vinorelebine and cisplatin in completely resected stage IB and II non small cell lung cancer Intergroup JBR.10. Proc Am Soc Clin Oncol 23 (2004) Abs. 7018.

3 Sonstige bösartige Neubildungen im Thorakalraum

Definition und Basisinformation

Es handelt sich einerseits um Lungentumore, die potentiell maligne entarten, aber eine geringe Metastasierungstendenz aufweisen (Karzinoidtumore, Zylindrome, Mukoepidermoidkarzinome, Papillome) sowie um maligne Lungentumore, die sehr viel seltener als das Bronchialkarzinom auftreten (Karzinosarkome, Sarkome), zum anderen um Mediastinaltumoren, d.h. jede neoplastische, im Mediastinum lokalisierte Raumforderung unabhängig von ihrem Ursprung. Pleuratumoren (s. C. – Erkrankungen der Atmungsorgane, Pleuritis).

Symptomatik und klinisches Bild

Karzinoidtumore, Zylindrome und Papillome wachsen meistens mit einem beträchtlichen Anteil in das Lumen der Atemwege und verursachen damit eine bedeutsame Stenosierung; dies führt bei vielen Patienten zu einer, wenn auch uncharakteristischen, Symptomatik mit Hustenanfällen („asthmatisch"), gelegentlichen Hämoptysen, Husten mit Aufwurf und Fieber (Retentionspneumonie), Belastungsluftnot, evtl. Stridor (bei Tumorwachstum in der Trachea). Karzinoidtumoren sind, wenn auch selten (etwa in 2%), begleitet vom Karzinoidsyndrom (Flush, Diarrhoen, kolikartige Bauchschmerzen, „Asthmaanfälle", Hypotonie, Tachykardie, Ödemneigung). Bei fehlender pathognomonischer Symptomatik muß das differentialdiagnostische Spektrum alle malignen Erkrankungen der Atmungsorgane umfassen. Primär entzündliche oder auch fibrosierende Lungenkrankheiten treten in den Hintergrund. Der Diagnosebeweis wird wie bei allen Tumorerkrankungen der Atmungsorgane zunächst mittels Bronchoskopie und pathohistologischer Untersuchung geführt, gelingt damit die Diagnosesicherung nicht, ist eine Thorakotomie indiziert.

Die klinischen Symptome der Mediastinaltumore richten sich nach den betroffenen Organen bzw. Blutgefäßen oder Nerven. Beschwerden treten zumeist erst bei erheblicher Verdrängung oder aber bei maligner Infiltration auf. Häufig werden Mediastinaltumore zufällig durch eine Röntgenuntersuchung entdeckt. Dyspnoe, auch mit stridoröser Atmung, Husten, Schluckbeschwerden oder Regurgitation lenken den Verdacht auf eine Raumforderung mit Beziehung zu den zentralen Atemwegen oder zum Ösophagus hin, eine funktionell relevante Kompression der V. cava ist an einer oberen Einflußstauung zu erkennen. Heiserkeit (N. recurrens), Singultus, Schulterschmerz oder Belastungsluftnot (N. phrenicus) und ein Horner-Syndrom (N. sympathicus) sind charakteristisch für eine Infiltration von Nerven bei zumeist malignen Tumoren. 20–50% der Patienten mit Thymustumoren zeigen Myasthenie-Symptome. Auch bei Mediastinaltumoren erfordert der Diagnosebeweis die pathohistologische Untersuchung: Die Mediastinoskopie kann in vielen, aber nicht in allen Fällen den Diagnosebeweis erbringen, häufig wird eine Thorakotomie notwendig.

Diagnostik und Differentialdiagnose

Erstdiagnostik bei Lungentumoren

Die physikalische Untersuchung der Lunge ergibt aufgrund des häufigen intraluminären Wachstums der Tumoren evtl. spastische Nebengeräusche (auffallend wäre das einseitige Auftreten), häufiger aber einen Normalbefund. Bildgebende Verfahren (Röntgendiagnostik, Computertomographie, Sonographie) dienen nicht nur der Lokalisation und Ausbreitung des Primärtumors, sondern auch der Sicherung von Metastasen.

Weiterführende Diagnostik bei Lungentumoren

Die wichtigste diagnostische Maßnahme ist die Bronchoskopie. Aufgrund des beschriebenen „Eisbergphänomens" bei Karzinoiden und Papillomen sollte bei der Erstdiagnostik eine bronchoskopische Abtragung des Tumors nicht versucht werden; bei Karzinoiden muß aufgrund des stark vaskularisierenden Stromas bei Probeexzisionen mit einer starken Blutung gerechnet werden. In der Diagnostik von Karzinoidtumoren gewinnt heute zusätzlich die Somatostatinrezeptorszintigraphie mit dem Indium-111-markierten Somatostatinanalogon Octreotidacetat an Bedeutung. Fällt die Untersuchung positiv aus, profitieren diese Patienten offensichtlich von einer Therapie mit Octreotidacetat.

Erstdiagnostik bei Mediastinaltumoren

Anamnese (Schmerzen, Heiserkeit, Dyspnoe, Schluckbeschwerden) und klinische Untersuchung (obere Einflußstauung, Horner-Syndrom, stridoröse Atmung) können wegweisend sein, Röntgen-Übersichtsaufnahmen, ggf. ergänzt durch Schichtaufnahmen des Mediastinums, durch rotierende Durchleuchtung und durch einen Ösophagusbreischluck stehen am Anfang der Diagnostik von Mediastinaltumoren. Praxisrelevante Bedeutung haben Ultraschallverfahren erlangt, sowohl als transthorakale als auch als transösophageale Sonographie. Standarduntersuchung bei mediastinalen Prozessen ist die Computertomographie, während die Kernspintomographie, die Angiographie, die Schilddrüsenszintigraphie und die Myelographie speziellen ergänzenden Fragestellungen vorbehalten bleiben.

Weiterführende Diagnostik bei Mediastinaltumoren

Die Bronchoskopie erlaubt nicht nur den Nachweis primärer und sekundärer Tumore bronchialen Ursprungs, sondern auch mittels transtrachealer und transbronchialer Nadelbiopsie die Klärung mediastinaler Prozesse in enger Nachbarschaft zum Tracheobronchialsystem. Bei entsprechender klinischer Symptomatik und Tumoren besonders im hinteren Mediastinum ist eine Ösophagoskopie zum Ausschluß von Ösophagustumoren notwendig. Die diagnostische Wertigkeit der Mediastinoskopie ist methodisch auf den prätrachealen Raum bis etwa in Höhe der Bifurkation beschränkt, auch der Thorakoskopie sind durch die anatomischen Verhältnisse im Mediastinum Grenzen gesetzt. Mediastinaltumore erfordern deshalb häufig eine diagnostische Thorakotomie, die für viele Prozesse, aber auch der entscheidende therapeutische Schritt sein kann.

Klassifikation

Lungentumore

Karzinoidtumore

Karzinoidtumore sind endokrin aktive Tumore, die von „hellen Zellen" (APUD-Zellsystem) der Schleimhaut der Bronchien, des Magen-Darm-Traktes, selten von Ovarien und Hoden ausgehen; die endokrine Aktivität ist bei bronchialen Karzinoiden in der Regel gering. 90% aller Karzinoide sind in den Stamm-, Lappen- und Segmentbronchien manifest, der sichtbare Tumor ist dabei fast immer nur ein Bruchteil der Gesamttumormasse („Eisbergphänomen"). Sonderformen der Karzinoidtumoren sind die distal der Segmentbronchien wachsenden peripheren Karzinoide und die sogenannten atypischen Karzinoide, die sich durch schnelles Wachstum, hohe Metastasierungsfrequenz und deutlich schlechtere Prognose auszeichnen.

Zylindrom (Synonym: adenozytisches Karzinom)

Als primärer Tumor im Bereich der Bronchialwanddrüsen kommt das Zylindrom selten (häufiger findet man von Speicheldrüsentumoren ausgehende Zylindrommetastasen in der Lunge) vor: Teils ist dieser Tumor intra-, teils extrabronchial gelegen. Charakteristisch ist die ausgeprägte lokale Rezidivneigung.

Mukoepidermoidkarzinome

Bei Mukoepidermoidkarzinomen handelt es sich um Tumoren, die sich aus den Bronchialwanddrüsen und den schleimbildenden Zellen des Oberflächenepithels entwickeln, lokal infiltrierend wachsen, aber nur eine geringe Metastasierungstendenz aufweisen.

Papillome

Papillome sind entweder solitär wachsende Tumore, oder diffus in Form der laryngotracheobronchopulmonalen Papillomatose wachsende Tumore. Bei diffuser Tumormanifestation im Erwachsenenalter ist mit einer karzinomatösen Entartung in gut 50% der Fälle zu rechnen.

Karzinosarkome

Die Karzinosarkome kommen entweder als Mischtumor oder als Karzinosarkom vom embryonalen Typ vor. Der Verlauf ist günstiger als beim Bronchialkarzinom, eine Metastasierung des Tumors erfolgt spät.

Sarkome

Hierbei handelt es sich um sehr seltene Tumore (Inzidenz gegenüber dem Bronchialkarzinom nicht größer als 1,5%), differentialdiagnostisch sind die primären pulmonalen Sarkome von Metastasen extrapulmonaler Sarkome (viel häufiger) und Mischtumore (Karzinosarkome) abzugrenzen.

Mediastinaltumore

Tumore des vorderen Mediastinums

Hierzu zählen v.a. Thymome, Germinome und Tumore des mesenchymalen Gewebes. Thymome machen etwa 15% aller Mediastinaltumore aus, unterschieden werden epitheliale, lymphoepitheliale und spindelzellige Tumore, etwa die Hälfte der Thymome sind maligne Tumore. Die Germinome entstehen aus embryonalen Keimzellresten, die im Mediastinum verblieben sind, sie manifestieren sich als benigne und maligne Teratome, Seminome und Chorionkarzinome. Die zu den Tumoren des mesenchymalen Gewebes zu rechnenden Dermoidzysten entwickeln sich wie die Teratome solide oder zystisch und sind in etwa 30% maligne entartet.

Tumore des mittleren Mediastinums

Im mittleren Mediastinum findet man zumeist lymphatische Tumore, im besonderen Hodgkin- und Non-Hodgkin-Lymphome und Lymphknotenmetastasen vor allem von Bronchialkarzinomen. Differentialdiagnostisch ist an Lymphknotenvergrößerungen bei granulomatösen Erkrankungen (Sarkoidose, Tuberkulose) und an Tracheobronchialzysten zu denken.

Tumore des hinteren Mediastinums

Der größte Teil der Tumore im hinteren Mediastinum wird durch Neurinome gebildet; Bedeutung haben ferner Ösophagustumore.

Therapie

Bei Karzinosarkomen, Sarkomen, aber auch bei Karzinoidtumoren, Zylindromen, Mukoepidermoidkarzinomen und Papillomen sind primär kurative chirurgische Behandlungsmaßnahmen Therapie der Wahl. Bei diffuser Tumorausbreitung, bei technischer oder funktioneller Inoperabilität oder bei Nichtoperationswilligen sollte eine palliative Rekanalisation am besten mittels Lasertechnik versucht werden. Strahlentherapeutische Maßnahmen können bei Zylindromen unter palliativen Gesichtspunkten erfolgreich sein. Sie sind ineffizient bei Karzinoidtumoren, aber auch bei Karzinosarkomen und Sarkomen, und sie sind kontraindiziert bei den juvenilen Formen von Papillomen, da sie das Risiko einer Malignisierung in deutlicher Weise vergrößern. Zytostatika sind bei keinem der genannten Tumoren gewinnbringend.

Bei mediastinaler Manifestation maligner Lymphome oder von Teratokarzinomen ist die Chemotherapie primär und umgehend einzuleitende Behandlungsoption **(Empfehlungsgrad A; 1, 2, 3)**. Für die übrigen Mediastinaltumore ist die chirurgische Resektion Primärtherapie der Wahl. In Abhängigkeit von der Histogenese des Tumors schließen sich an die Resektionsmaßnahmen radioonkologische und chemotherapeutische Verfahren an. Nach Sammelstatistiken erweisen sich etwa 80% der malignen Mediastinaltumore zum Diagnosezeitpunkt als nicht mehr kurativ resektabel. Hier wird, wiederum in Abhängigkeit von der Histologie des Tumors, nach Strahlentherapie und zytostatischer Vorbehandlung, die Resektion des Tumors angestrebt. Aber auch bei intraoperativ festgestellter Inoperabilität kann mit dem Ziel der Dekompression, z.B. der zentralen Atemwege, des Ösophagus oder der V. cava, eine palliative Tumorverkleinerung sinnvoll sein.

Verlaufskontrollen und Nachsorge

Bei den nicht operablen sowie bei den diffus wachsenden Lungentumoren können Maßnahmen zur Rekanalisation in den zentralen Atemwegen (Lasertherapie, Stentimplantation) notwendig werden, Bronchoskopien in regelmäßigen Zeitabständen sind daher sinnvoll. Generell richten sich die Verlaufskontrollen, und dies gilt auch für die nicht operablen malignen Tumore des Mediastinums, nach der Art des Tumors und dem Tumorstadium, v.a. unter dem Aspekt des Einsatzes symptomatischer Therapiemaßnahmen.

Prinzipiell entsprechen die Kontrolluntersuchungen der Lungentumore denen des therapierten Bronchialkarzinoms, dies gilt v.a. für die Karzinoidtumore, die Karzinosarkome und die Sarkome. Das Spektrum der notwendigen Kontrolluntersuchungen bei den therapierten Mediastinaltumoren ist abhängig von der Dignität des Prozesses (maligne – benigne) und von der Art der durchgeführten Therapie (radikale oder unvollständige Resektion, Strahlentherapie, Chemotherapie). Notwendig werden Untersuchungen mit bildgebenden Verfahren, u.U. Funktionsuntersuchungen, Laboranalysen und Endoskopie.

Literatur

1. Aviles A, Garcia E, Fernandez R, Gonzalez J, Neri N, Diaz-Maque N: Combined therapy in the treatment of primary mediastinal B-cell lymphoma: conventional versus escalated chemotherapy. Ann Hemtol 2002 (81) 368-373
2. van Besien K, Kelta M, Bahaguna P: Primary mediastinal B-cell lymphoma: a review of pathology and management. J Clin Oncol 2001 (19) 1855-1864
3. Wright C, Kesler K, Nichols C, Mahomed Y, Einhorn L, Miller M, Brown J: Primary mediastinal nonseminomatous germ cell tumors. Results of a multimodality appraoch. J Thorac Cardiovasc Surg 1990 (99) 210-217

4 Gutartige Neubildungen intrathorakaler Organe

R. Huber (DGP), München;
H. Morr (DGP), Greifenstein

Definition und Basisinformation

Es handelt sich vor allem um Tumore der Lunge und des Mediastinums. Die Tumore mit gutartigem Wachstum gehen überwiegend von mesenchymalen Gewebeanteilen aus. Benigne Tumore der Lunge mit einem Durchmesser von bis zu 1 cm werden bei Screeninguntersuchungen häufig angetroffen und stellen ein erhebliches differenzialdiagnostisches Problem dar. Größere benigne Lungentumore sind dagegen mit etwa 2% (–5%) aller Tumore der Atemwege und der Lunge selten. Sie kommen meist im Lungengewebe, seltener endobronchial vor. Der häufigste benigne Lungentumor ist das chondromatöse Hamartom (Inzidenz ca. 0,25%, Überwiegen des männlichen Geschlechts). Bronchial kommen u.a. entzündliche Polypen und inflammatorische Pseudotumore vor, im Mediastinum ist u.a. beim Thymom die Beurteilung, ob es sich um eine benigne Neubildung handelt, oft nur bei kompletter Resektion und Berücksichtigung weiterer Faktoren wie Ausbreitung etc. möglich.

Die Dignität eines zufällig entdeckten Lungentumors ist abhängig von der Größe des Herdes: Herde mit einem Durchmesser von < 1 cm sind in bis zu 80% benigne (1, 2), Herde mit einem Durchmesser von > 2 cm sind dagegen überwiegend maligne.

Diagnostik und Differenzialdiagnose

Benigne Tumore werden am häufigsten als Zufallsbefund bei Röntgenuntersuchungen des Thorax entdeckt, d.h. die Patienten sind in der Regel beschwerdefrei. Sind die Tumore in den zentralen Atemwegen lokalisiert, sind Stenosezeichen wie rezidivierender Husten mit Auswurf und Retentionspneumonien, aber auch Hämoptysen, möglich. Wichtigste Maßnahme zum Diagnosebeweis ist die Bronchoskopie mit Biopsie zur histologischen (!) Klärung des Krankheitsgeschehens. Bei kleinen und peripher gelegenen Tumoren ist häufig eine chirurgische Thorakoskopie oder auch Thorakotomie erforderlich. Kein bildgebendes Verfahren kann die Gutartigkeit eines Prozesses beweisen, wenngleich ein Positronenemissionstomogramm ohne erhöhten Glukosestoffwechsel sehr gegen einen malignen Tumor spricht, einen solchen aber auch ebenfalls nicht ausschließt.

Nach einem internationalen Konsens werden zufällig entdeckte singuläre Tumore mit einem Durchmesser von < 1 cm nicht weiter abgeklärt; durch computertomographische Kontrolluntersuchungen muss jedoch die Wachstumsrate überprüft werden. Eine Volumenverdopplung in < 1 Jahr erfordert eine bioptische Abklärung (s.u.).

Erstdiagnostik: Klinische und laborchemische Untersuchungen sind in der Regel wenig hilfreich. Bei produktivem Husten erfolgt eine Tuberkulosediagnostik.

Weiterführende Diagnostik: Vor einer bioptischen Abklärung ist eine Computertomographie notwendig; sie ist zur genaueren Lokalisation wichtig und kann bei Harmartomen und vor allem Lipomen sowie bei zystischen Veränderungen differenzialdiagnostisch hilfreich sein. Die Positronenemissionstomographie kann bei Tumoren > 1 cm Durchmesser zur Beurteilung der Stoffwechselaktivität herangezogen werden. Der chirurgischen Thorakoskopie oder Thorakotomie geht eine Bronchoskopie voraus, da benigne Tumore häufig multilokulär und intraluminär wachsen und sich somit leicht der Entdeckung durch die Bildgebung entziehen können.

Die **Differenzialdiagnose** des Rundherdes hat neben der gutartigen Neubildung besonders bösartige Tumore jeder Histologie, infektiöse Lungenkrankheiten (z.B. Tuberkulom), granulomatöse Erkrankungen (Morbus Wegener), Gefäßveränderungen (AV-Malformation, Lungeninfarkt) und posttraumatische Zustände (abgekapselte Hämatome), bronchogene Zysten aber auch die Rundatelektase zu berücksichtigen. Im Mediastinum sind Neurinome und meist anlagebedingte zystische Veränderungen (Mediastinalzyste, Perikardzyste) differenzialdiagnostisch zu berücksichtigen.

Therapie

Da sich die Gutartigkeit prätherapeutisch nur selten beweisen lässt, ist bei Tumoren > 1 cm die operative Resektion des Tumors anzustreben. In der Regel ist ein parenchymsparender Eingriff möglich. Bei günstiger Lage erfolgt die Resektion mit einem „minimal invasiven" videoassistierten thorakoskopischen Eingriff, der dann bei Nachweis von Malignität im Schnellschnitt zu einer Thorakotomie erweitert wird.

Bei Lokalisation des Tumors in den zentralen Atemwegen und eindeutigem Nachweis der Benignität kann die bronchoskopische Abtragung, ggf. mit Lasertechnik, Elektrokauter etc., erfolgen. Strahlentherapie und Zytostatika sind bei den benignen Tumoren nicht indiziert.

Verlaufskontrollen

Ohne Therapie: Wenigstens die Hälfte aller größeren Rundherde wird durch maligne Erkrankungen, zumeist durch ein Lungenkarzinom (s. Beitrag C3), hervorgerufen. Die Größenkonstanz eines Lungenrundherdes auch über einen längeren Zeitraum (> 1 Jahr) schließt einen malignen Prozess nicht aus. Wenn sich jedoch ein solcher Tumor über 5 Jahre größenkonstant erweist, spricht dies sehr gegen Malignität.

Verlaufskontrollen sind bei Rundherden mit einem Durchmesser von mehr als 1 cm nicht akzeptabel, es sei denn, dass Patienten eine Resektion verweigern oder nicht operabel sind.

Mit Therapie: In Abhängigkeit vom Ausmaß der Resektion und dem Grad der Vorschädigung der Atmungsorgane sind über 2 Jahre halbjährliche Röntgenuntersuchungen zu empfehlen.

Nachsorge

Bei kurativer Resektion und histologischer Sicherung eines benignen Prozesses ist die Prognose gut. Rezidive und maligne Transformation sind bei den chondromatösen Hamartomen extreme Ausnahmen (3). Das Spektrum bei den Plasmazellgranulomen reicht von gutartigen Tumoren (inflammatorischer Pseudotumor) bis zu den malignen Sarkomen. Bei der tracheobronchialen und pulmonalen Form der Amyloidose wird die Prognose bezogen auf die Atmungsorgane durch die konsekutive Ventilationsstörung und die Störung des Gasaustausches bestimmt. Generell sind Arbeits-, Berufs- und Erwerbsfähigkeit des Patienten abhängig vom Ausmaß der Lungenresektion und der verbleibenden Funktion.

Literatur

1. Henschke CI, McCauley DI, Yankelevitz DF, Naidich DP, McGuiness G et al.: Early Lung Cancer Project: overall design and findings from baseline screening. Lancet 345 (1999) 99–105.
2. Siegelmann SS, Khouri NF, Leo FP, Fishman EK, Braverman RM, Zerhouni EA: Solitary pulmonary nodules: CT assessment. Radiologie 160 (1986) 307–312.
3. van den Bosch JM, Wagenaar SS, Corrin B, Elbers JR, Knaepen PJ, Westermann CJ: Mesenchymoma of the lung (so called hamartoma): a review of 154 parenchymal and endobronchial cases. Thorax 42 (1987) 790–793.

5 Mukoviszidose – zystische Fibrose

H. Wilkens, G.W. Sybrecht

Definition und Basisinformation

Die Mukoviszidose (zystische Fibrose, CF) ist mit einer Inzidenz von 1:2500 Neugeborenen die häufigste angeborene Stoffwechselerkrankung in der kaukasischen Bevölkerung. Die Frequenz an asymptomatischen Genträgern beträgt in europäischen Populationen 1:20 bis 1:30 und wird bei Asiaten auf 1:200 bis 1:400 geschätzt. Es handelt sich um eine Multisystemerkrankung mit Befall des Magendarmtraktes und der Lunge, chronische pulmonale Infektionen sind Hauptursache von Morbidität und Mortalität. Als Ursache der autosomal-rezessiv vererbten Erkrankung wurde 1989 ein Gen auf dem langen Arm des Chromosom 7 identifiziert, das „cystic fibrosis transmembrane conductance regulatory" (CFTR) Gen. Es kodiert einen komplexen Chloridionenkanal, der in allen exokrinen Geweben vorhanden ist. Bisher sind mehr als *1200 verschiedene* Mutationen bekannt, die zu einem strukturell oder funktionell veränderten Membranprotein führen, dem CFTR-Protein, das hauptsächlich als cAMP regulierter Chloridionenkanal fungiert (11). Darüber hinaus scheint es an der Regulation von Natrium- und auswärts gerichteten Chloridionenkanälen, bei Endo- und Exozytosevorgängen im Epithel und als Bakterienrezeptor an der Zelloberfläche des respiratorischen und Darmepithels beteiligt zu sein. Veränderter Chloridtransport führt zu verdicktem, zähem Sekret in der Lunge, im Pankreas, der Leber, dem Gastrointestinaltrakt und zu erhöhtem Salzgehalt in Schweißdrüsen-Sekretionen. Die phänotypische Präsentation und der Schweregrad der Erkrankung ist abhängig von den spezifischen Mutationen, die in 6 Klassen eingeteilt werden. Die Mutationen der Klasse I führen zu einem völligen Fehlen, Klasse II zu einer Reifungsstörung, Klasse III zu einer Blockierung der Regulation des CFTR-Proteins, Klasse-IV- oder -V-Mutationen haben nur eine Einschränkung in der Synthese oder Leitfähigkeit des CFTR-Proteins, bei Klasse VI besteht eine verminderte CFTR-Konzentration mit defekter Regulation anderer Kanäle. Klasse-I- bis -III-Mutationen bestehen am häufigsten und sind mit Pankreasinsuffizienz assoziiert, während Klasse-IV- bis -VI-Mutationen typischerweise keine Pankreasinsuffizienz haben. Die häufigste Mutation (F508, Klasse II) ist eine Deletion von drei Basenpaaren am Codon 508, das für die Aminosäure Phenylalanin 508 kodiert. F508 findet sich in Deutschland auf 73%, in Österreich auf 64%, in der Schweiz auf 43% und in der Türkei auf 32% der CF-Chromosomen. Weitere in Deutschland und Österreich mit einer Frequenz von über 1% vorkommende Mutationen sind R347P, G542X, G551D, R553X, N1303K, 3849+10kbC-T und delEx 2,3 (21kb) (19). Trotz der großen Anzahl bekannter CFTR Mutationen gibt es einzelne Patienten mit typischen Symptomen einschließlich pathologischem Schweißtest, bei denen trotz sorgfältiger Analyse keine Mutation identifiziert werden kann. Möglicherweise bedeutet dies, daß noch andere Faktoren als CFTR-Mutationen an der Pathogenese der CF beteiligt sind. **(Evidenzgrad II b; 4).**

Die Fehlfunktion des Chloridionenkanals führt zur Akkumulation von Chloridionen in der Zelle. Zur Aufrechterhaltung eines elektrochemischen Gleichgewichts strömen Natrium und Wasser in die Zelle. Dies führt zu einer Sekreteindickung im Lumen und zu einer Verlegung der Drüsenausführungsgänge durch hochviskoses Sekret. Der daraus resultierende Sekretstau führt zu einem zystischen und fibrotischen Umbau der betroffenen Organe, hauptsächlich Pankreas, Leber und Lunge. Es besteht eine erhöhte Konzentration von Chlorid im Schweiß und anderen epithelialen Sekreten, die an dem erhöhten Risiko pulmonaler Infektionen beteiligt sein könnte, da das „bacterial killing" über Neutrophile und beta-Defensine in den Atemwegen wahrscheinlich normale Chloridkonzentrationen erfordert. Neben der abnormalen Chloridsekretion im respiratorischen Epithel besteht eine vermehrte Natriumabsorption aus den Atemwegen, möglicherweise durch CFTR-regulierte Natriumkanal-Regulation. Weiter bestehen Abnormalitäten im Fettsäuremetabolismus mit erhöhten Gewebsspiegeln von Arachidonsäure und deren Metaboliten, möglicherweise trägt dies zu dem abnormalen Entzündungsmuster bei (7).

Die ausgeprägtesten Veränderungen werden in den Atemwegen bei chronischen pulmonalen Infektionen durch wenige Erreger gesehen. Am häufigsten wird Pseudomonas aeruginosa isoliert, gefolgt von Staphylococcus aureus, Haemophilus influenzae und Stenotrophomonas maltophilia. Es gibt eine Reihe von Hypothesen zur Entstehung dieser Infektionen, wahrscheinlich geht eine verstärkte, anhaltende Entzündung der Atemwege der Infektion voraus. Die Kolonisation und Infektion mit P. aeruginosa von CF-Patienten ist wahrscheinlich auch durch das CFTR-Gen selbst bedingt, das neben der Förderung der Kolonisation einige Mechanismen der Eradikation ausschaltet.

Während früher die Mukoviszidose ein rein pädiatrisches Krankheitsbild war, liegt die mittlere Überlebenszeit aktuell bei mehr als 30 Jahren. Man schätzt, daß durch neue Therapiestrategien und eine optimale Betreuung 80% der Patienten aktuell eine Lebenserwartung von 45 Jahren haben.

Symptomatik und klinisches Bild

Aufgrund der verschiedenen Mutationen ist die Ausprägung der Erkrankung sehr unterschiedlich (Tab. C.5-1) (10). Mekoniumileus, massige fettglänzende Stühle und Gedeihstörungen, rezidivierende bronchopulmonale Infekte und ein Salzgeschmack der Haut sind richtungsweisend für die Diagnose im Kindesalter. Mit zunehmendem Alter rücken meist respiratorische Symptome in den Vordergrund. Eine Kolonisation der Atemwege mit pathogenen Bakterien (z.B. Staphylococcus aureus, Haemophilus influenzae) erfolgt in frühen Lebensjahren, in höherem Lebensalter tritt meist eine Besiedelung und Infektion der Atemwege mit Pseudomonas aeruginosa auf.

Die Mehrzahl der CF-Patienten hat eine Beteiligung der Nasennebenhöhlen. Produktiver Husten, Entwicklung einer obstruktiven Ventilationsstörung mit Hyperinflation der Lunge und das Auftreten von Bronchiektasen sind typisch. Oft bestehen Trommelschlegelfinger. Bei fortschreitender Erkrankung treten akute Exazerbationen mit vermehrter Sputumproduktion, Dyspnoe und Gewichtsverlust auf. Abszedierende Pneumonie, Hämoptoe, Pneumothorax und Rechtsherzinsuffizienz werden als Spätkomplikationen gesehen. Die Patienten sterben häufig an respiratorischem Versagen

Obwohl fast alle CF-Patienten eine eingeschränkte Pankreasfunktion aufweisen, werden pankreassuffiziente (PS) und pankreasinsuffiziente Verlaufsformen unterschieden. Als Folge einer exokrinen Pankreasinsuffizienz treten Fettstühle, breiige Durchfälle, Malnutrition, Blähungen und Bauchschmerzen auf. Durch unzureichende Pankreasenzymsubstitution, fehlende Hydrierung oder schlackenarme Ernährung kann es zum distalen intestinalen Obstruktionssyndrom (DIOS) mit akutem Abdomen oder chronischer partieller Obstruktion des Darmlumens im terminalen Ileum/Colon ascendens kommen. Patienten, die keine oder erst spät eine exokrine Pankreasinsuffizienz aufweisen, sind in der Regel F508 heterozygot oder weisen dieses Gen nicht auf. Bestimmte Genotypen prädisponieren zu einem überwiegenden Befall des Pankreas ohne wesentliche sinupulmonale Beteiligung (6).

Störungen des Kohlenhydratstoffwechsels nehmen mit zunehmendem Alter zu; mit 30–40 Jahren leiden über 50% der Patienten an einem sekundären Diabetes mellitus. Die Entwicklung einer fokalen biliären Zirrhose mit Entwicklung einer portalen Hypertension ist bei 2–5% der Patienten zu beobachten. Etwa 50% der Patienten werden durch Srcreening-Untersuchungen innerhalb der ersten 6 Monate, 90% innerhalb der ersten 8 Jahre erfaßt. Bei milden Verlaufsformen wird die Erkrankung gelegentlich erst im Erwachsenenalter diagnostiziert Diese Patienten fallen oft durch rezidivierende Infekte der oberen und unteren Atemwege, Nasenpolypen, oder durch männliche Infertilität auf.

Tabelle C.5-1 Klinische Zeichen einer Mukoviszidose

- Chronische Atemwegserkrankung
- Atemwegskolonisation mit pathogenen Keimen
  (Staph. aureus, mukoider Ps. aeruginosa)
    Persistierende Veränderungen im Röntgenbild des
    Thorax
    Atemwegsobstruktion
    Trommelschlegelfinger
    Pansinusitis
    Nasale Polypen
- Gastrointestinale Erkrankung
    Mekoniumileus, distales intestinales Obstruktions-
    syndrom, Rektalprolaps
    Pankreasinsuffizienz, Pankreatitis
    Biliäre Zirrhose
    Gedeihstörung, Ödeme mit Hypoproteinämie,
    Mangel an fettlöslichen Vitaminen
- Pseudo-Bartter-Syndrom (Salzverlust mit metabolischer Alkalose)
- Infertilität bei obstruktiver Azoospermie

Tabelle C.5-2 Kriterien für die Diagnosestellung einer CF [nach Rosenstein BJ, et al.: J Pediatr. 132 (1998) 589]

- ein oder mehrere phänotypische Befunde
    chronische sinopulmonale Erkrankung
    charakteristische gastrointestinale Störungen
    Salz-Verlust-Syndrom
    obstruktive Azoospermie

oder

- Geschwister mit CF

oder

- positiver Neugeborenen-Screening-Test

PLUS

- positiver Schweißtest mit Cl-Konzentration von
  > 60 mmol/l (2 × wiederholen)

oder

- Identifikation einer Mutation des CFTR-Gens

oder

- nasale Potentialdifferenzmessung (1 × wiederholen)

oder

- Rektumschleimhautbiopsie

Diagnostik und Differentialdiagnose

Das Vorliegen einer Mukoviszidose wird bei typischen klinischen Befunden durch biochemische oder genetische Untersuchungen bestätigt (s. Tab. C.5-2). Zusätzlich kann eine positive Familienanamnese richtungsweisend sein.

Die Diagnose ist gesichert, wenn im Schweißtest an drei aufeinanderfolgenden Messungen jeweils eine Cl-Konzentration von > 60 mmol/l bestimmt wird. Bei etwa 5% der Patienten sind die Chloridwerte trotz typischer Klinik niedrig oder im Grenzbereich (40–60 mmol/l). Zur Diagnosebestätigung wird eine DNA-Analyse der häufigsten Genmutationen empfohlen. Die Anzahl der zu bestimmenden Mutationen richtet sich nach der geographischen/ethnischen Herkunft des Patienten, abhängig hiervon ist die Analyse von ca. 10–30 Mutationen effektiv. Ergibt sich hier kein eindeutiger Befund, so folgt eine Bestimmung der elektrischen Potentialdifferenz der Nasenschleimhaut. Falls auch hierdurch keine Diagnosesicherung gelingt, kann eine aufwendige DNA-Analyse zum Nachweis seltener Genmutationen erfolgen. Schließlich steht zur Diagnosesicherung in Zweifelsfällen noch die Rektumschleimhautbiopsie mit Bestimmung der Leitfähigkeit der Chloridionenkanäle zur Verfügung.

Weiterführende Diagnostik und Verlaufskontrollen

Zur Beurteilung des Krankheitsverlaufes sind regelmäßige Untersuchungen in einem Zentrum für CF notwendig. Sie sind die Basis für Art und Umfang therapeutischer Maßnahmen und ermöglichen, Komplikationen zu erfassen. Neben vierteljährlichen Routineuntersuchungen zur Verlaufskontrolle sind bei Komplikationen spezielle, z.T. invasive Untersuchungen erforderlich.

Untersuchungen zur ambulanten Verlaufskontrolle (ca. alle 3 Monate bei unkompliziertem Verlauf)

- Anamnese incl. Sputummenge/Beschaffenheit und Stuhlmenge/Beschaffenheit
- klinisch-physikalische Untersuchung einschließlich Gewicht und Größe (Body-Mass-Index)
- Sputumbakteriologie (Nachweis von pathogenen Keimen, Erstbesiedelung, Dauerbesiedelung etc., einschl. Pilzen, Antibiogramm)
- Laboruntersuchungen
  - Bestimmung der Entzündungsparameter BKS oder CRP, Leukozytenzahl
  - ggf. Eiweiß-Elektrophorese, IgA, IgM, IgG im Serum
  - Blutbild, bei V.a. Eisenmangel: Ferritin
  - *einmal pro Jahr* Serumkonzentrationen der fettlöslichen Vitamine A, D, E, K
- Lungenfunktionsuntersuchungen
- Blutgasanalyse in Ruhe und ggf. unter körperlicher Belastung
- Bodyplethysmographie vor und nach inhalativem Bronchodilatator mindestens zweimal pro Jahr mit Bestimmung der statischen und dynamischen Lungenvolumina und des Atemwegswiderstandes
- Röntgen-Thorax-Untersuchung in 2 Ebenen (einmal pro Jahr); zusätzlich bei Hinweisen auf eine pulmonale Komplikation. Bei klinischer Exazerbation der Symptome wie Fieber, Husten, Sputum
- oraler Glukosetoleranztest (einmal pro Jahr zur Frühdiagnose eines Diabetes mellitus)

Zusätzliche gezielte Untersuchungen

- Allergie-Diagnostik bei allergischer Prädisposition und bei Verdacht auf allergische bronchopulmonale Aspergillose: Hauttest; Gesamt-IgE, spezifisches IgE im Serum
- Spiroergometrie zur Verlaufskontrolle bei abnehmender Belastbarkeit
- HR-CT (evtl. nur 3–4 Schichten): zur Darstellung von Bronchiektasen und interstitiellen Veränderungen
- Echokardiographie bei Hinweisen auf Rechtsherzbelastung, Rechtsherzkatheter (vor Transplantation)
- nächtliche kontinuierliche Sauerstoffsättigungsmessung, ggf. Polysomnographie bei V.a. nächtliche Hypoxämien
  bei Diabetes mellitus Augenhintergrunduntersuchung jährlich; HBA$_1$C vierteljährlich; Mikroalbuminurie im Urin jährlich
- Sonographie des Abdomens jährlich
- quantitative Stuhlfettanalyse bei Hinweisen auf vermehrte Stuhlfettverluste zur Bestimmung des Bedarfs an Enzympräparaten
- HNO-Diagnostik: Endoskopie, Röntgen-NNH; CT-NNH bei Symptomatik
- Osteodensitometrie bei V. a. Osteoporose
- Bronchoskopie: Zum Eregernachweis bei Diskrepanz zwischen Klinik und Sputum-Erregerbefund oder bei neu aufgetretener Atelektase

Therapie

Da es sich um eine Multisystemerkrankung handelt, erfordert die Therapie eine interdisziplinäre Zusammenarbeit. Zur Versorgung der CF-Patienten sind geschulte Kräfte aus verschiedenen Bereichen (Ärzte, Pflegepersonal, Ernährungsberater, Physiotherapeuten, Sozialarbeiter) notwendig Die Therapie sollte daher in einem akkreditierten CF-Zentrum erfolgen. Eine Liste der CF-Ambulanzen in Deutschland kann unter http://www.mukoviszidose-ev.de eingesehen werden. Eine symptomatische Dauertherapie basiert auf der Ernährungstherapie einschließlich Enzym- und Vitaminsubstitution bei Pankreasbeteiligung, der Antibiotikatherapie und der Physiotherapie. Diese Behandlung wird bei Komplikationen oder zusätzlichen Problemen (z.B. allergische bronchopulmonale Aspergillose, Diabetes mellitus) durch spezielle Therapiemaßnahmen ergänzt. Präventive Maßnahmen dienen dazu, die Besiedelung der Atemwege durch Pseudomonas aeruginosa hinauszuzögern (z.B. Hygienemaßnahmen, Pseudomonas-Impfung, Aminoglycosid-Inhalationen).

Eine psychosoziale Betreuung der Patienten und ihrer Familien und die sozialmedizinische Beratung ist sehr wichtig, um eine Optimierung der häuslichen Bedingungen zu erreichen und um Fragestellungen zur Berufswahl, Partnerschaft bis hin zur Familienplanung zu beantworten. Vielen CF-Patienten ist durch die intensive Betreuung ein relativ normales Familien- und Berufsleben möglich.

Pankreasinsuffizienz, Ernährung und Lebererkrankung

CF-Patienten in schlechtem Ernährungszustand sind für Infektionen gefährdeter als Patienten in gutem Ernährungszustand, und diejenigen mit normaler Fettresorption haben eine bessere pulmonale Prognose als Patienten mit eingeschränkter Fettresorption. Dabei sind mehr als 80% der Patienten pankreasinsuffizient und benötigen die Substitution von Pankreasenzympräparaten zur ausreichenden Resorption einer hochkalorischen fettangereicherten Ernährung. Der tägliche Kalorienbedarf beträgt ca. 130–150% des Alters entsprechenden Sollbedarfs (Fettgehalt ca. 45%) (8). Der Enzymbedarf, der nach Fettaufnahme- und -Ausscheidungsbilanz angepaßt werden muß, beträgt 10 000–15 000 IE Lipase/kg KG/Tag. Erfolgsparameter einer ausreichenden Enzymsubstitution im Kindesalter sind ein Längensollgewicht über 90%, bei Erwachsenen ein ausreichender Ernährungszustand mit einem BMI von mindestens 22, keine vermehrte Stuhlfettausscheidung und keine abdominellen Symptome. Fettlösliche Vitamine und Antioxidantien müssen regelmäßig zugeführt werden.

Falls keine ausreichende Kalorienzufuhr erreicht wird, ist neben der Gabe von hochkalorischer Trinknahrung die Ernährung durch eine perkutane endoskopisch angelegte Gastrostomiesonde (PEG) mit nächtlicher Zufuhr von Sondennahrungen zu erwägen.

Das distale intestinale Obstruktionssyndrom (DIOS) ist durch partielle oder komplette Obstruktion des Darmlumens durch verdickten Darminhalt charakterisiert und kommt bei 10–47% der CF-Patienten vor. Die überwiegende Anzahl der Patienten mit DIOS ist pankreasinsuffizient, eine unzureichende Substitution mit Pankreasenzymen scheint dabei ein Risikofaktor zu sein.

Eine fokale biliäre Zirrhose durch Behinderung des Galleabflusses bei 2–5% der Patienten führt mit CF zu portaler Hypertension. Bei einzelnen Patienten kann eine Lebertransplantation erforderlich werden. Eine asymptomatische Leberbeteiligung ist relativ häufig, Gallensteine kommen bei bis zu 12% der Patienten vor und sind oft mit ausgeprägtem Gallensäureverlustsyndrom verbunden. Die Gabe von Ursodesoxycholsäure kann erhöhte Leberenzyme normalisieren, zur Beeinflussung der Progression von CF-assoziierter Lebererkrankung fehlen bisher kontrollierte Studien.

Diabetes mellitus

Der Glukosemetabolismus bei Patienten mit CF ist variabel, Patienten ohne exokrine Pankreasinsuffizienz haben eine normale Insulinrekretion und -empfindlichkeit. Bei CF besteht kein primärer Insulinmangeldiabetes, sondern die Kinetik der Insulinsekretion ist gestört und es ist wahrscheinlich eine verminderte Insulinempfindlichkeit vorhanden. Daher kann die Behandlung des CF-Diabetes mellitus zunächst mit oralen Antidiabetika (z.B. Glibenclamid) erfolgen, ergänzt durch eine spezielle CF-Ernährungsberatung. Im Gegensatz zu sonstigen Therapieempfehlungen bei Diabetes mellitus sollten CF-Patienten mit Diabetes weiterhin soviel wie möglich essen, um das Gewicht zu halten oder zuzulegen. Die antidiabetische Medikation muß danach ausgerichtet werden. Ein Wechsel von schnell auf langsam resorbierbare Kohlenhydrate ist sinnvoll. Die Indikation zur Insulintherapie besteht, wenn trotz konsequenter Therapie pathologische BZ-Werte bestehen. Die Einstellung erfolgt vorzugsweise durch eine intensivierte Insulintherapie.

Pulmonale Infektion

Die Prävention einer bakteriellen Lungeninfektion ist ein primäres Ziel in der CF-Behandlung. Epidemiologische Studien haben gezeigt, daß die Übertragung von Pseudomonas aeruginosa und anderen Keimen entweder über direkten Patienten- zu Patienten-Kontakt oder durch Erregerreservoirs in der Umwelt des Patienten erfolgt (19). Eine chronische bakterielle Infektion der Atemwege entsteht bei allen Patienten mit CF im Krankheitsverlauf. Verbesserte antibiotische Behandlungsstrategien sind wahrscheinlich der Hauptgrund für die verbesserte Lebenserwartung der letzten Jahre. Bei Erstinfektion wird bei den meisten Patienten initial H. influenzae oder Staphylococcus aureus nachgewiesen, dabei versuchen viele CF-Zentren eine Eradikationstherapie mit oralen Antibiotika auch bei Patienten ohne Symptome über mindestens 14 Tage, da hierdurch bei 75% der Patienten mit Staphylococcus aureus eine Erregereradikation für die nächsten 6 Monate erreicht wird. In einer prospektiven Untersuchung konnte gezeigt werden, daß durch eine prophylaktische Therapie mit Flucloxacin die Häufigkeit von positivem Nachweis von Staphylokokken im Sputum sowie von stationären Aufnahmen gesenkt werden konnte. Andererseits ergab eine andere kontrollierte Untersuchung, daß eine kontinuierliche Therapie mit Cephalexin zu einer Keimselektionierung mit früherem Auftreten von Pseudomonas aeruginosa führt (**Evidenzstärke II a; 13**). Ob durch eine propylaktische Dauertherapie mit staphylokokkenwirksamen Antibiotika der Nutzen die Risiken überwiegt ist noch zu klären.

Mit zunehmendem Alter der Patienten steigt die Infektionsrate mit Pseudomonas aeruginosa. Nach initialer Kolonisation mit nicht-mukoiden Stämmen entwickeln nicht-therapierte Patienten meist eine Infektion mit Alginat-bildenden mukoiden Stämmen des P. aeruginosa, die zur Resistenzbildung neigen und sich trotz intensiver antibiotischer Therapie nicht eradizieren lassen.

Bei akuten oder subakuten Exazerbationen mit vermehrtem Husten, Sputumproduktion, Fieber und/ oder Luftnot erfolgt eine Antibiotikatherapie. Allerdings gibt es nach wie vor nur relativ wenige kontrollierte Studien zur Wahl des richtigen Antibiotikums. Sputum-Kulturen sollten mindestens einmal jährlich angelegt werden. Solange keine Dauerbesiedelung der Atemwege mit Pseudomonas aeruginosa vorliegt, wird bei leichter Exazerbation eine orale 2- bis 3wöchige Therapie mit einem gegen Staphylokokken- und/oder Hämophilus wirksamen Antibiotikum empfohlen (**Empfehlungsgrad D**). Bei Pseudomonas-aeruginosa-Infektion und leichter Exazerbation kann eine orale Behandlung mit Ciprofloxacin erfolgen, in manchen Zentren wird gleichzeitig inhalatives Colistin oder Tobramycin gegeben, hierzu gibt es allerdings bisher keine Studien. Intravenöse Antibiotika sind erforderlich, wenn eine schwere Exazerbation vorliegt, die Erreger resistent gegen alle oral applizierbaren Antibiotika sind oder eine orale Antibiotikatherapie den Zustand des Patienten nicht wiederhergestellt hat (**Empfehlungsgrad C; 2**).

Bei einer Dauerbesiedelung mit Pseudomonas aeruginosa sollte bei klinischer Verschlechterung zur Reduktion der Keimzahl eine i.v.-Therapie über 10–21 Tage (stationär oder zu Hause) durchgeführt werden. Die Auswahl der Antibiotika sollte nach Ergebnis der Sputumkulturen erfolgen. Bei Infektionen mit gramnegativen Erregern ist gezeigt worden, daß eine Kombinationstherapie aus zwei synergistischen Antibiotika einer Monotherapie überlegen ist (**Evidenzstärke II a; 13**). Dabei ist bisher ungeklärt, ob die Therapie regelmäßig alle 3–4 Monate (dänisches Modell) oder abhängig von der klinischen Symptomatik bei akuten Exazerbationen erfolgen sollte.

Da die Pharmakokinetik bei CF-Patienten verändert ist, muß auf eine ausreichend hohe Dosierung der Antibiotika geachtet werden (**Empfehlungsgrad B, 2**).

Beim erstmaligen Nachweis von Pseudomonas kann es durch eine i.v.-Therapie gefolgt von einer einjährigen Inhalationstherapie mit Tobramycin oder Colistin gelingen, den Keim zu eradizieren und dadurch eine Dauerbesiedelung zu verhindern oder zu verzögern **(Empfehlunggsgrad B; 2)**. Die Inhalation sollte morgens und abends nach der Physiotherapie erfolgen.

Auch bei chronischer Dauerbesiedlung wird eine Inhalationstherapie mit Tobramycin *oder Colistin* empfohlen. Es konnte gezeigt werden, daß eine hochdosierte inhalative Therapie mit Tobramycin (300 mg/2 × pro Tag) nach 20 Wochen zu einer Verbesserung der FEV1 um 10% mit Abnahme der stationären Aufenthalte um 26% führte **(Evidenzstärke II a; 9)**.

In einer Mataanalyse und drei kontrollierten, randomisierten Studien konnte gezeigt werden, daß eine Therapie mit Azithromycin über 3–6 Monate zu einer signifikanten, leichten Verbesserung der Lungenfunktion und zur Abnahme der Häufigkeit der Notwendigkeit einer intravenösen Antibiotikatherapie führte **(Empfehlungsgrad A; 14)**. Dabei ist die Wirkung von Azithromycin wahrscheinlich auf den immunmodulatorischen Effekt mit Suppression von proinflammatorischen Zytokinen, Beeinflussung der Neutrophilenfunktion und Veränderung der Biofilm-Produktion von P. aeruginosa zurückzuführen. Es ist ungeklärt, inwiefern der antibiotische Effekt gegen Staphylokokken hierbei zusätzlich eine Rolle spielt. Weiter ungeklärt sind die Dauer und die optimale Dosierung der Azithromycintherapie sowie die Gefahr einer zusätzlichen Resistenzentwicklung. In einer kontrollierten Studie waren 500 mg Azithromycin dreimal pro Woche genauso effektiv wie die tägliche Gabe in zwei anderen kontrollierten Studien, möglicherweise sind nur einmal wöchentliche Medikamentengaben ausreichend wirksam.

Patienten mit CF haben häufig Aspergillusspezies im Sputum, allerdings bestehen nur bei einer Untergruppe Symptome einer therapiebedürftigen allergischen bronchopulmonalen Aspergillose. Bei Patienten mit fortgeschrittener CF auf der Warteliste zur Lungentransplantation kann eine Therapie mit einem Azol indiziert sein.

Physiotherapie

Regelmäßiger Bewegungssport, Kranken- und Atemgymnastik unterstützen die Sekretmobilisation aus den peripheren und zentralen Atemwegen und das Abhusten. Verschiedene Drainagetechniken (Lagerungs- und autogene Drainage) **(Empfehlungsgrad B, 18)** unter Anleitung eines CF-geschulten Krankengymnasten werden durch Klopf- und Vibrationsmassagen, Atmung mit VRP-1-Desitin (Flutter) oder PEP-Maske, ausreichende Flüssigkeitszufuhr und Inhalationstherapie mit β_2-Mimetika und Ipratropiumbromid unterstützt. Es steht eine große Bandbreite von physiotherapeutischen Techniken zur Verfügung, in einer Metaanalyse wurde keine Technik als überlegen herausgestellt (18).

Weitere Therapieansätze

Die Inhalation von rekombinanter humaner-DNAse (ein- bis zweimal pro Tag 2,5 mg) führt durch Spaltung langer DNA-Moleküle aus Entzündungszellen zur Verflüssigung des Sekrets. Wegen hoher Kosten sollte diese Therapie gezielt eingesetzt werden, bisher ist allerdings noch nicht geklärt, welche Patienten von der Therapie profitieren und welche nicht. Als Indikation gilt eine vermehrte Zellzahl im Sputum bei chronischer Entzündung und progredienter Verschlechterung der Lungenfunktion (12). Der Einsatz zu einem früheren Krankheitsstadium wird untersucht (20). Es gibt Hinweise darauf, daß auch eine intermittierende Therapie jeden zweiten Tag zur Verbesserung der Lungenfunktion bei niedrigeren Therapiekosten führen kann **(Evidenzstärke II a; 17)**.

Zum Gebrauch von Bronchodilatatoren bei CF gibt es trotz breiter Anwendung nur wenige kontrollierte Studien, Patienten mit bronchialer Hyperreagibilität profitieren am ehesten **(Evidenzstärke III; 1)**. Ein Therapieversuch mit kurz- oder langwirksamen ß-2-Sympathomimetika wird bei allen Patienten mit Atemwegsobstruktion empfohlen **(Empfehlungsgrad C)**.

In den Atemwegen von CF-Patienten findet sich eine ausgeprägte neutrophile Inflammation mit überschießender Aktivierung von Entzündungsreaktionen. Eine antiinflammatorische Therapie mit systemischen Glukokortikosteroiden kann zwar eine Verbesserung der FEV1 erreichen, ist aber mit unakzeptabel hoher Nebenwirkungsrate verbunden. Bei Patienten mit fortgeschrittener Erkrankung und Zeichen einer ausgeprägten bronchialen Hyperreagibilität trotz ausgeschöpfter Therapie kann im Einzelfall eine kurzzeitige Therapie mit oralen Glukokortikosteroiden indiziert sein, ebenso bei allergischer bronchopulmonaler Aspergillose. Zur Therapie mit inhalativen Steroiden gibt es bisher nur wenige Studien mit unterschiedlichen Ergebnissen.

Bei respiratorischer Partialinsuffizienz (PO_2 < 60 mmHg) ist eine Sauerstofflangzeittherapie indiziert. Zur Therapie der terminalen respiratorischen Insuffizienz steht die Lungentransplantation zur Verfügung. Die medianen 5-Jahres-Überlebensraten nach Doppel-Lungentransplantation liegen je nach Zentrum und Evaluierung der Patienten bei 50–75%. Die Aufnahme eines Patienten auf die Transplantationsliste sollte erwogen werden, wenn sich eine zunehmende funktionelle Verschlechterung mit häufigen Exazerbationen und Gewichtsabnahme zeigt. Der erste Kontakt mit einem Transplantationszentrum sollte nicht zu spät erfolgen. Anhaltspunkte zur Aufnahme auf die Warteliste sind FEV1 < 30 Soll%, Hypoxämie und beginnende Hyperkapnie bei klinischer Verschlechterung. Die Zeit bis zur Transplantation kann ggf. durch eine nicht-invasive Maskenbeatmung überbrückt werden.

Literatur

1. Cropp GJ: Effectiveness of bronchodilators in cystic fibrosis. Am J Med 100 (1996) 19S.
2. Döring G, Conway SP, Heijerman HGM, Hodson ME, Hoiby1 N, Smyth A, Touw DJ: Antibiotic therapy against Pseudomonas aeruginosa in cystic fibrosis: a European consensus. Eur Respir J 16 (2000) 749–767.
3. Eqi A, Balfour-Lynn IM, Bush A, Rosenthal M: Long term azithromycin in children with cystic fibrosis: a randomised, placebo-controlled crossover trial. Lancet 360 (2002) 978.

4. Groman JD, Meyer ME, Wilmott RW, et al.: Variant cystic fibrosis phenotypes in the absence of CFTR mutations. N Engl J Med 347 (2002) 401.
5. Koch C, Hoiby N: Diagnosis and treatment of cystic fibrosis. Respiration 67 (2000) 239–247.
6. Mickle JE, Cutting GR: Genotype-phenotype relationships in cystic fibrosis. Med Clin North Am. 84 (2000) 597–607.
7. Ollero M., Hopper IK, Weed DA, Gelrud A, Regan MM, Laposata M, Alvarez JG, O'Sullivan BP, Freedman SD, Blanco PG, Zaman MM, Shea JC: Association of Cystic Fibrosis with Abnormalities in Fatty Acid Metabolism. NEJM 350 (2004) 560–569.
8. Ramsey BW, Garrell PM, Pencharz P: Nutritional assessment and management in cystic fibrosis: a consensus report. The Consensus Committee. Am J Clin Nutr 55 (1992) 108–116.
9. Ramsey BW, Pepe MS, Quan JM, Otto KL, Montgomery AB, Williams-Warren J, Vasiljev KM, Borowitz D, Bowman M, Marshall BC, Marshall S, Smith AL: Intermittent administration of inhaled tobramycin in patients with cystic fibrosis. N Engl J Med 340 (1999) 23–30.
10. Ratjen F, Döring G. Cystic fibrosis. Lancet 361 (2003) 681–689.
11. Rommens JM, Jannuzzi MC, Kerem B, et al.: Identification of the cystic fibrosis gene: Chromosome walking and jumping. Science 245 (1989) 1049.
12. Shah, PL, Conway S, et al.: A case-controlled study with dornase alfa to evaluate impact on disease progression over a 4-year period. Respiration; International Review of Thoracic Diseases 68 (2001) 160–1604.
13. Smith AL, Doershuk C, Goldmann D, et al.: Comparison of a beta-lactam alone versus beta-lactam and an aminoglycoside for pulmonary exacerbation in cystic fibrosis. J Pediatr. 134 (1999) 413.
14. Southern KW. Barker PM: Azithromycin for cystic fibrosis. Eur Respir J 24 (2004) 834–838.
15. Stern RC: The diagnosis of cystic fibrosis. N Engl J Med 336 (1997) 487–491.
16. Stutman, HR, Lieberman JM, et al.: Antibiotic prophylaxis in infants and young children with cystic fibrosis: a randomized controlled trial. The Journal of Pediatrics 140 (2002) 299–305.
17. Suri R, Metcalfe C, Lees B, Grieve R, Flather M, Normand C, Thompson S, Bush A, Wallis C: Comparison of hypertonic saline and alternate-day or daily recombinant human deoxyribonuclease in children with cystic fibrosis: a randomised trial. Lancet 358 (2001) 1316–1321.
18. Thomas J, Cook DJ, Brooks D: Chest physical therapy management of patients with cystic fibrosis. A meta-analysis. Am J Respir Crit Care Med 151 (1995) 846–850.
19. Tümmler B, Lindemann H: Genetik, Molekularbiologie und allgemeine Pathophysiologie (bei CF). In Lindemann H, Tümmler B, Dockter G (Hrsg): Mukoviszidose – Zystische Fibrose. 4. Aufl., Thieme, Stuttgart, New York (2004) 3–13.
20. QuanJM, Tiddens HA, et al.: A two-year randomized, placebo-controlled trial of dornase alfa in young patients with cystic fibrosis with mild lung function abnormalities. The Journal of Pediatrics 139 (2001) 813–820.
21. Zetlin P: Can Curcumin Cure Cystic Fibrosis? N Engl J Med 351 (2004) 606–608.

6 Schlafbezogene Atmungsstörungen

H. F. Becker, J. H. Peter

Definition und Basisinformation

Die revidierte Internationale Klassifikation der Schlafstörungen unterscheidet drei Gruppen
- obstruktive Schlafapnoesyndrome (OSAS)
- zentrale Schlafapnoesyndrome (ZSAS)
- schlafbezogene Hypoventilations- und Hypoxämiesyndrome.

Bei komplettem intermittierendem Verschluss der oberen Atemwege von mehr als 10 Sekunden Dauer wird von obstruktiver Schlafapnoe gesprochen, bei einer nur partiellen pharyngealen Obstruktion mit Behinderung des inspiratorischen Luftflusses und Desaturationen von mindestens 4% wird von Hypopnoen gesprochen. Phasen mit erhöhtem Widerstand der oberen Atemwege ohne Desaturationen aber mit konsekutiven Weckreaktionen werden als RERAs (respiratory event related arousals) bezeichnet. Die Anzahl von Apnoen, Hypopnoen und RERAs pro Schlafstunde wird als RDI (respiratory disturbance index) angegeben. Ab einem obstruktiven RDI von fünf und mehr mit Symptomen (s.u.) liegt ein OSAS vor bzw. bei einem RDI von ≥ 15 ohne Symptome eine obstruktive Schlafapnoe (OSA). Bei 2% der Frauen und 4% der Männer im Alter zwischen 30 bis 60 Jahren besteht ein OSAS und bei 9% der Männer und 4% der Frauen liegen über 15 Apnoen und Hypopnoen pro Schlafstunde ohne Symptome vor.

Bei den zentralen schlafbezogenen Atmungsstörungen kommt es zur Reduktion oder zum kompletten Sistieren des Atemantriebs im Schlaf. Das zentrale Schlafapnoesyndrom (ZSAS) mit der Cheyne-Stokes-Atmung (CSA) als Sonderform sowie die zentralen alveolären Hypoventilationssyndrome sind die Formen der zentralen SBAS. Die CSA wird bei 30–50% der Patienten mit schwerer Herzinsuffizienz nachgewiesen und stellt in deutlicher Ausprägung vermutlich einen die Prognose der Herzinsuffizienz negativ beeinflussenden Faktor dar.

Sekundäre Hypoventilationssyndrome sind häufig und treten bei Patienten mit chronisch obstruktiver Lungenerkrankung, ausgeprägter Adipositas sowie bei neuromuskulären Erkrankungen oder Thoraxdeformitäten auf. Die sekundären Hypoventilationssyndrome sind gekennzeichnet durch Hypoxämie und Hyperkapnie zunächst während des REM-Schlafs, und im Erkrankungsverlauf einer respiratorischen Globalinsuffizienz auch am Tage. Die seltene primäre alveoläre Hypoventilation tritt in früher Kindheit auf und führt ohne Beatmungstherapie rasch zum Tod.

Symptomatik und klinisches Bild

Beim **OSAS** ergibt sich der Diagnoseverdacht anhand von drei Kardinalsymptomen: vermehrte Tagesschläfrigkeit, lautes und unregelmäßiges Schnarchen sowie fremdanamnestisch berichtete Apnoen. Uncharakteristische Symptome wie Konzentrations- und Leistungsdefizite, Gedächtnisstörungen oder Reizbarkeit können infolge des qualitativ unzureichenden Nachtschlafs auftreten. Zu Beginn der Erkrankung können Ein- und Durchschlafstörungen im Vordergrund stehen. Die Abschätzung des Schweregrades ergibt sich aus der klinischen Symptomatik, vor allem der Tagesschläfrigkeit. Als schwer muss eine Hypersomnie eingestuft werden, die regelhaft und außerhalb monotoner Situationen zum Einschlafen führt.

Prädisponierend für die obstruktive Schlafapnoe sind männliches Geschlecht, mittleres Alter, Übergewicht, gedrungener Körperbau, kurzes Kinn und kurze Schädelbasis sowie Obstruktion der extrathorakalen Atemwege z.B. durch behinderte Nasenatmung bei Polypen oder großen Tonsillen. Abendlicher Alkoholgenuss, Nikotinkonsum und die Einnahme von Sedativa aggravieren die SBAS. Bei Patienten mit arterieller Hypertonie, mit koronarer Herzkrankheit und mit Diabetes mellitus, liegt das OSAS in bis zu 30% und bei zusätzlich bestehendem Übergewicht in bis zu 50% vor.

Das OSAS ist ein unabhängiger Risikofaktor für die Entstehung der arteriellen Hypertonie, der koronaren Herzerkrankung, des Apoplex und der Herzinsuffizienz (14). Repetitive AV-Blockierungen oder Sinusarreste, die bei bis zu 17% der Patienten mit schwerem OSAS nachgewiesen werden sowie zyklische Schwankungen der Herzfrequenz während des Schlafs sind Hinweise auf eine obstruktive Schlafapnoe. Bei ca. 20% der Patienten wird eine pulmonale Hypertonie unter Belastung und in mehr als einem Sechstel der Fälle auch eine pulmonale Hypertonie in Ruhe nachgewiesen. Bei gleichzeitig vorliegender chronisch obstruktiver Lungenerkrankung weisen Apnoepatienten häufig eine Polyglobulie auf.

Auch bei der **zentralen Schlafapnoe** steht häufig eine vermehrte Tagesschläfrigkeit im Vordergrund. Ein- und Durchschlafstörungen werden allerdings auch nicht selten berichtet. Eine Sonderrolle hinsichtlich der Symptome kommt Patienten mit Cheyne-Stokes Atmung zu, da sie oft nicht über eine Tagesschläfrigkeit klagen, möglicherweise da sie wegen der meist vorliegenden Herzinsuffizienz tagsüber kurze Schlafphasen einlegen. Ausgeprägtes Schnarchen wird bei allen Formen der zentralen Schlafapnoe typischerweise nicht berichtet, schließt diese aber nicht aus.

Symptome bei Patienten mit **Hypoventilationssyndromen** sind uncharakteristisch. Nächtliches Erwachen mit Luftnot, eine Belastungsdyspnoe und eine allgemeine Leistungsminderung stehen im Vordergrund, die Tagesschläfrigkeit kann vermehrt sein. Unterschenkelödeme als Zeichen der Rechtsherzbelastung und eine Zyanose als Hinweis für eine Hypoxämie sind oft nachweisbar. Die häufig berichteten morgendlichen Kopfschmerzen werden der Hyperkapnie zugeschrieben.

Diagnostik und Differentialdiagnose

OSAS

Diagnosesicherung oder Ausschluss können nur im Schlaflabor mittels Polysomnographie (PSG) erfolgen. Vor der Einweisung dorthin müssen besondere Anforderungen an die Anamnese und Voruntersuchungen erfüllt sein, um unangemessene Kosten zu vermeiden. Die Patienten können in zwei Gruppen unterteilt werden: 1 mit vermehrter Tagesschläfrigkeit und 2. ohne vermehrte Tagesschläfrigkeit aber mit Symptomen und Befunden, die auf eine obstruktive Schlafapnoe hindeuten.

Liegen Symptome des nicht-erholsamen Schlafs bzw. der vermehrten Tagesschläfrigkeit vor, so erfolgt eine klinische Schweregradklassifikation z.B. anhand der Epworth-Schläfrigkeitsskala (ESS) oder anderer validierter Fragebögen, die gut mit den objektiven Messergebnissen im Multiplen Schlaflatenztest (MSLT) bei der Untersuchung im Schlaflabor übereinstimmt. Eine leichtgradige Hypersomnie tritt nur gelegentlich in körperlicher Ruhe oder in monotonen Situationen auf und stellt keinen Grund für eine Untersuchung im Schlaflabor dar. Die mittlere Einschlafzeit im MSLT ist größer als 10 Minuten. Eine mittelgradige Hypersomnie – die mittlere Schlaflatenz im MSLT beträgt 5 bis 10 Minuten – ist durch regelhafte Einschlafneigung in körperlicher Ruhe und unter Monotonie gekennzeichnet, sie kann aber auch bereits bei Konzentration erfordernden Leistungen, z.B. im Straßenverkehr, auftreten. Bei der schwergradigen Hypersomnie treten täglich Einschlafattacken auf. Anders als bei der mittelgradigen Hypersomnie kommen sie aber auch während körperlicher Aktivitäten wie beim Sprechen, Schreiben oder beim Führen eines Kraftfahrzeugs vor. Eine schwergradige Hypersomnie – die mittlere Schlaflatenz im MSLT liegt unter 5 Minuten – stellt immer eine Indikation zur Untersuchung im Schlaflabor dar.

Bei erheblicher Beeinträchtigung und/oder Gefährdung durch eine mittelgradige Hypersomnie sollten vor einer Einweisung ins Schlaflabor gemäß dem Algorithmus der Leitlinie S2 „nicht erholsamer Schlaf" der DGSM (L1) anamnestisch als Ursache ausgeschlossen werden:
– mangelnde Schlafhygiene
– Einnahme von Schläfrigkeit bzw. Müdigkeit erzeugenden Substanzen
– „symptomatische" Schlafstörung bei psychischen und/oder organischen Erkrankungen.

Lässt sich anamnestisch keine Ursache der Hypersomnie fassen oder mit den ambulant zur Verfügung stehenden Mitteln nicht auf ein für den Patienten akzeptables Maß reduzieren, so erfolgt die Überweisung zur Polysomnographie.

Ergibt sich bei Patienten ohne relevant vermehrte Tagesschläfrigkeit der klinische Verdacht (z.B. Übergewicht, Retrognathie, fremdanamnestische Angaben von Schnarchen und/oder Atemstillstände) oder liegen Begleiterkrankungen vor, die häufig mit einer OSA assoziiert sind (z.B. arterielle Hypertonie, Herzinsuffizienz, transitorische ischämische Attacke oder vorwiegend nächtliche Herzrhythmusstörungen), so ist zur weiteren Abklärung zunächst eine ambulante Polygraphie vorgeschrieben (Richtlinien des Bundesausschusses). Patienten mit mittelschwerer oder schwererer OSA werden zur Behandlung ins Schlaflabor überwiesen. Asymptomatische Patienten mit milder OSA in der Polygraphie können zunächst ambulant betreut werden (s.u.).

Für die Polysomnographie existieren international anerkannte und den Kriterien der evidenzbasierten Medizin genügende Standards. Die Domäne der Untersuchungen im Schlaflabor mittels Polysomnographie und ggf. MSLT oder Vigilanztests sind Störungen, die mit Hypersomnie einhergehen. Die wichtigsten Differentialdiagnosen zum OSAS bei Hypersomnie sind die folgenden schlafmedizinischen Erkrankungen: Das PLMD (periodische Bewegungen der Gliedmaßen), die Narkolepsie, die posttraumatische Hypersomnie und die idiopathische Hypersomnie sowie das Schlafmangelsyndrom und die Schichtarbeit. Die psychophysiologische Insomnie und das Syndrom der unruhigen Beine (Restless-legs-Syndrom), die ebenfalls Hypersomnie verursachen können, werden hinreichend sicher klinisch diagnostiziert und erfordern üblicherweise keine Polysomnographie.

Zentrale SBAS

Bei Verdacht auf Hypoventilationssyndrom oder zentrale Schlafapnoe bzw. Cheyne-Stokes-Atmung ist die respiratorische Polygraphie eine einfach durchzuführende Untersuchungsmethode, um die Verdachtsdiagnose zu erhärten. Persistieren nächtliche Hypoxiephasen trotz optimaler Behandlung der Grunderkrankung oder besteht eine respiratorische Globalinsuffizienz am Tage, so ist die Untersuchung und Therapieeinleitung im Schlaflabor indiziert.

Für die zentralen Schlafapnoesyndrome gilt das oben für die OSA Gesagte.

Therapie

OSAS

Die Therapie erfolgt individuell in Abhängigkeit vom Schweregrad der Erkrankung, der an den Symptomen, den polysomnographischen Messbefunden und dem Risiko durch Folgeerkrankungen sowie Beruf und Alter ermittelt wird:
– Verhaltensänderung: Gewichtsreduktion, Alkoholkarenz, Vermeidung von Sedativa und Hypnotika sowie Schlafhygiene und ggf. Schlafpositionstraining
– die Behandlung mit nasalem „continuous positive airway pressure" (nCPAP) ist bei Versagen der Verhaltensmaßnahmen und bei mittel- und schwergradigem OSAS die Behandlung der Wahl.

Der von einem Gebläse erzeugte und über ein Ventil geregelte positive Druck in den Atemwegen schient pneumatisch die oberen Atemwege und verhindert deren Kollaps. Im Schlaflabor wird unter kontinuierlicher Überwachung der individuelle Behandlungsdruck ermittelt, der in allen Schlafstadien und in Rückenlage die Obstruktion der oberen Atemwege komplett verhindert. Die Behandlung wird dann mit dem ermittelten Druck möglichst jede Nacht häuslich fortgesetzt. Die Behandlung der Atmungsstörung restituiert die physiologische Schlafstruktur; bereits nach zwei bis drei Behandlungsnächten ist die vermehrte Tagesschläfrigkeit gebessert oder komplett beseitigt, ein Effekt der bei kontinuierlicher effektiver

Therapie auch langfristig erhalten bleibt (**Empfehlungsgrad A;** 5, 8). Die arterielle Hypertonie im Schlaf und am Tag wird deutlich reduziert (**Empfehlungsgrad A;** 1, 13), Herzrhythmusstörungen und pulmonalarterielle Blutdruckanstiege nehmen ab. Die Unfallhäufigkeit wird reduziert (**Empfehlungsgrad B;** 6, 7, 16). Die ohne Therapie erhöhte Mortalität bei Patienten mit OSA kann unter nCPAP auf die Altersnorm zurückgeführt werden (**Empfehlungsgrad B;** 10, 11).

Als akute Nebenwirkungen in der ersten Therapienacht wurden langfristige Hypoventilationen und eine akute Herzinsuffizienz beschrieben, auf die besonders zu achten sind. Weiterhin kann Dyspnoe infolge Verlegung der Atemwege bei weicher Epiglottis auftreten. Diese zwar seltenen aber bedrohlichen Nebenwirkungen machen eine Überwachung des Patienten im Schlaflabor während der ersten Behandlungsnacht unter permanenter Registrierung von Atmung und EKG erforderlich.

Häufigste Nebenwirkung bei bis 25% der Patienten ist eine meist durch Mundleckagen induzierte Rhinitis mit Schleimhautaustrocknung. Lokaltherapeutika zur Schonung der Schleimhaut oder in schwereren Fällen ein in das Schlauchsystem integrierter beheizter Atemgasanfeuchter, behandeln diese Nebenwirkung wirksam. Druckstellen durch die Nasenmaske oder Störung durch das Gerätegeräusch sind durch Maskenanpassung durch geschultes Personal vermeidbar. Wird der applizierte Druck vom Patienten nicht toleriert, so stehen nCPAP-Geräte mit automatischer Druckanpassung oder mit exspiratorischer Druckabsenkung zur Verfügung.

Wird die nasale Ventilation mit positivem Druck nicht toleriert, so kann in leichteren Fällen eine Kieferprotrusionsschiene versucht werden. Im Mittel wird der AHI um ca. 50% reduziert (9). Bei bis zu 50% der Patienten treten lokale Nebenwirkungen (Zahn- und Kieferschmerzen, Speichelfluss, Zahnlockerungen, Kiefergelenksschädigung und Druckstellen) auf. Über die langfristige Akzeptanz der Protrusionsschienen liegen keine Daten vor.

Die kieferchirurgische Vorverlagerung von Ober- und Unterkiefer kann erfolgreich durchgeführt werden sofern eine Fernröntgenaufnahme des Schädels eine pharyngeale Enge am Tag und bestimmte anatomische Charakteristika nachweist. Lehnt der Patient nCPAP ab, so stellt diese Operation eine Behandlungsalternative dar. Infektionen und Nervenschädigungen können als Nebenwirkung auftreten. Fünf Jahre nach der Operation zeigte sich in einer nach o.g. Kriterien selektierten Patientengruppe ein nahezu konstant gutes Therapieresultat (4).

Zahlreiche weichteilchirurgische Operationen bzw. Eingriffe der oberen Atemwege werden eingesetzt. Entsprechend dem kürzlich veröffentlichten Cochrane-Review („… der weitverbreitete Einsatz operativer Verfahren zur Therapie unselektierter Patienten mit obstruktiven Schlafapnoesyndromen nicht befürwortet werden kann"; 16) sind diese Maßnahmen nicht zu empfehlen. Sicher nicht erfolgreich und daher in der Behandlung der OSA obsolet, ist die Laser assistierte Uvulo-Palato-Plastik (LAUP) und die Radiofrequenztherapie des weichen Gaumens und des Zungengrundes. Die invasivere konventionell-chirurgische Uvulo-Palato-Pharyngo-Plastik (UPPP) führt bei ca. 20% der Patienten zu einer weitgehenden Reduktion der Atmungsstörungen (AHI < 5/h), ein Effekt, der unter CPAP regelhaft eintritt. Bei weiteren ca. 30% der Patienten ist im Verlauf von 3 bis 5 Jahren eine Reduktion der Atmungsstörungen um mehr als 50% zu erwarten. Bei einer schweren OSA ist dies sicher nicht ausreichend. Der Effekt einer Halbierung des AHI auch bei einer milden OSA auf die kardiovaskulären Folgen ist unklar. Selbst unter optimistischen Annahmen erzielt die UPPP bei 50% der Patienten keinen hinreichenden Therapieeffekt. Eine präoperative Selektion der Patienten, die von der UPPP profitieren existiert ebenfalls nicht. Die UPPP wird daher nicht als primäre Therapie bei OSA empfohlen. Patienten, die andere Behandlungen nicht wünschen oder nicht tolerieren und sich für eine UPPP entscheiden, sollten über das ca. 50%ige Risiko der nicht ausreichenden Effektivität aufgeklärt werden und auch darüber, dass nCPAP postoperativ erschwert oder nicht mehr durchführbar sein kann.

Zentrale SBAS

Symptomatische Patienten mit einem Hypoventilationssyndrom, gleich welcher Genese, werden mit assistierter oder kontrollierter nicht-invasiver Maskenbeatmung im Schlaf therapiert. Die druck- oder volumengesteuerte Beatmung wird in einem spezialisierten Zentrum mit dem Ziel eingeleitet, sämtliche nächtlichen Hypoventilationsphasen zu verhindern und das $PaCO_2$ am Tage abzusenken. Verschiedene Mechanismen führen zur deutlichen Besserung bis hin zur kompletten Beseitigung der respiratorischen Globalinsuffizienz auch am Tage. Bei langsam progredienten neuromuskulären Erkrankungen und Kyposkoliose kann unter der dauerhaft durchgeführten nächtlichen non-invasiven Ventilation auch langfristig eine Stabilisierung des Zustands erzielt werden. Bei der massiven Verbesserung der Lebensqualität und der ausgespochenen Verbesserung der Lebenserwartung im Vergleich zu historischen Kontrollgruppen erscheinen kontrollierte Studien hinsichtlich der Mortalität in diesem Kollektiv ethisch nicht mehr vertretbar. Bei chronisch obstruktiver Lungenerkrankung oder rascher fortschreitenden Muskelerkrankungen sind die langfristigen Effekte weniger beeindruckend. Wird die Therapie akzeptiert, so lässt sich auch bei diesen Krankheiten die respiratorische Globalinsuffizienz bessern oder beseitigen und die Symptomatik vermindern. Wenngleich bei Teilkollektiven wirksam, konnte eine Senkung der Mortalität unter nicht-invasiver Beatmung bei unselektierten COPD-Patienten bisher noch nicht nachgewiesen werden.

ZSA und Cheyne-Stokes-Atmung (CSA)

Liegt als häufigste Ursache der CSA eine Herzinsuffizienz vor, so sollen zunächst alle medikamentösen Möglichkeiten der Herzinsuffizienzbehandlung ausgeschöpft werden. Liegt dann immer noch eine CSA vor, stehen vier Therapieoptionen zur Verfügung:
– O_2-Therapie im Schlaf
– nasale CPAP-Therapie oder

- nasale Bi-level-Ventilation im assistiert/kontrollierten oder kontrollierten Modus oder
- die adaptive Servoventilation.

Einschränkend muss zu allen Therapieverfahren bei CSA gesagt werden, dass bislang keine Senkung der Mortalität oder anerkannter kardiovaskulärer Risikofaktoren in kontrollierten Studien nachgewiesen wurde. Auch hinsichtlich der prognostischen Bedeutung der CSA und somit der Indikation zur Therapie bei den häufig seitens der CSA asymptomatischen Patienten ist die Datenlage uneinheitlich. Eine kritische Wertung aller vorliegenden Studien lässt den Schluss zu, dass Patienten mit ausgeprägter CSA mit mehr als ca. 30 Atmungsstörungen pro Schlafstunde vermutlich eine gesteigerte Mortalität aufweisen und die Atmungsstörung dann auch bei Patienten ohne Tagesschläfrigkeit behandelt werden sollte (2).

O_2 kann wegen der einfachen Handhabung initial versucht werden und senkt bei ca. 30% der Patienten den AHI um 80% oder mehr. Bei Unwirksamkeit von O_2 erfolgt eine nCPAP-Therapie mit Drücken von 8–10 cmH_2O was ebenfalls schon in einer Therapienacht in ca. 30% der Patienten zur weitgehenden Beseitigung der CSA führt. Die CPAP-Therapie ist nicht sinnvoll bei unselektierten Herzinsuffizienzpatienten mit CSA ohne Nachweis einer deutlichen Reduktion der Atmungsstörungen (3). Ist CPAP akut nicht wirksam, so erfolgt die nasale Bi-level-Ventilation im assistiert/kontrollierten oder kontrollierten Modus bzw. die adaptive Servoventilation, die schon in der ersten Behandlungsnacht die stärkste Reduktion der Atmungsstörungen von allen genannten Behandlungsformen bewirkt (17) und für die als einzige der genannten Therapien in einer kontrollierten Studie die Verbesserung der Tagesschläfrigkeit bei Patienten mit CSA und Herzinsuffizienz nachgewiesen wurde (13).

Auch bei ZSA gilt die für CSA dargestellte Stufentherapie. Die Indikation zur Therapie ergibt sich bei der ZSA meist aufgrund der Symptome.

Nachsorge

Da die non-invasiven Beatmungsverfahren eine Dauerbehandlung darstellen, erscheint eine regelmäßige Betreuung der Patienten mit Objektivierung des Therapieerfolgs und Behandlung eventueller Nebenwirkungen (Rhinitis, Maskendruckstellen) obligat.

Die Verlaufskontrolle erfolgt mittels:
- Klinik (standardisierte Anamnese, klinischer Befund)
- Überprüfung der Effektivität der Therapie mittels ambulanter Polygraphie bzw. bei ambulant nicht behebbaren Problemen mittels Polysomnographie innerhalb der ersten 3 bis 4 Monate nach Therapiebeginn und nachfolgend bei suffizienter Therapie mittels ambulanter Polygraphie in jährlichen Abständen
  - bei Patienten mit Hypoventilationssyndromen werden zusätzlich die Blutgase, die Lungenfunktion und ggf. die Muskelfunktion überprüft.

Leitlinien

L1. Fischer J, Mayer G, Peter JH et al.: Nicht-erholsamer Schlaf. Leitlinie „S2" der Deutschen Gesellschaft für Schlafforschung und Schlafmedizin (DGSM). Somnologie 5 (2001) (Suppl. 3).

Literatur

1. Becker HF, Jerrentrup A, Ploch T et al.: Effect of nasal continuous positive airway pressure treatment on blood pressure in patients with obstructive sleep apnea. Circulation 107 (2003) 68–73.
2. Becker HF: Bigger numbers needed! Eur Respir J 23 (2004) 659–660.
3. Bradley, TD, Logan AG, Kimoff RJ et al.: Continuous positive airway pressure for central sleep apnea and heart failure. N Engl J Med 353 (2005) 2025–2033.
4. Conradt R, Hochban W, Brandenburg U et al.: Long term follow-up after surgical treatment of obstructive sleep apnoea by maxillomandibular advancement. Eur Respir J 10 (1997) 123–128.
5. Engleman HM, Martin SE, Deary IJ et al.: Effect of continuous positive airway pressure treatment on daytime function in sleep apnoea/hypopnoea syndrome. Lancet 343 (1994) 572–575.
6. Findley L, Smith C, Hooper J et al.: Treatment with nasal CPAP decreases automobile accidents in patients with sleep apnea. Am J Respir Crit Care Med 161 (2000) 857–859.
7. George CF: Reduction in motor vehicle collisions following treatment of sleep apnoea with nasal CPAP. Thorax 56 (2001) 508–512.
8. Jenkinson C, Davies RJ, Mullins R et al.: Comparison of therapeutic and subtherapeutic nasal continuous positive airway pressure for obstructive sleep apnoea: a randomised prospective parallel trial. Lancet 353 (1999) 2100–2105.
9. Lim J, Lasserson TJ, Fleetham J et al.: Oral appliances for obstructive sleep apnoea. Cochrane Database of Systematic Reviews 2004.
10. Marin JM, Carrizo SJ, Vicente E et al.: Long-term cardiovascular outcomes in men with obstructive sleep apnoea-hypopnoea with or without treatment with continuous positive airway pressure: an observational study. Lancet 365 (2005)1046–1053.
11. Marti S, Sampol G, Munoz X et al.: Mortality in severe sleep apnoea/hypopnoea syndrome patients: impact of treatment. Eur Respir J 20 (2002) 1511–1518.
12. Pepperell JC, Ramdassingh-Dow S, Crosthwaite N et al.: Ambulatory blood pressure after therapeutic and subtherapeutic nasal continuous positive airway pressure for obstructive sleep apnoea: a randomised parallel trial. Lancet 359 (2002) 204–210.
13. Pepperell JC, Maskell NA, Jones DR et al.: A randomized controlled trial of adaptive ventilation for Cheyne-Stokes breathing in heart failure. Am J Respir Crit Care Med 168 (2003) 1109–1114.
14. Shahar E, Whitney CW, Redline S, Lee ET, Newman AB, Javier NF, O'Connor GT, Boland LL, Schwartz JE, Samet JM: Sleep-disordered breathing and cardiovascular disease: cross-sectional results of the Sleep Heart Health Study. Am J Respir Crit Care Med 163 (2001)19–25.
15. Sundaram S, Bridgman SA, Lim J et al.: Surgery for obstructive sleep apnoea. The Cochrane Database of Systematic Reviews (2005).
16. Teran-Santos J, Jimenez-Gomez A, Cordero-Guevara J: The association between sleep apnea and the risk of traffic accidents. Cooperative Group Burgos-Santander. N Engl J Med 340 (1999) 847–851.
17. Teschler H, Dohring J, Wang YM et al.: Adaptive pressure support servo-ventilation: a novel treatment for Cheyne-Stokes respiration in heart failure: Am J Respir Crit Care Med 164 (2001) 614–619.

7 Akute Lungenembolie

Autor: *U. Tebbe (DGK)*
Experten: *W. Theiss (DGA), R. Dierkesmann (DGP)*

Definition und Basisinformation

Die akute Lungenembolie stellt eine plötzliche massive Nachlasterhöhung für das rechte Herz dar und führt zum Anstieg des Pulmonalarteriendrucks. Die Folge der Dekompensation des rechten Herzens ist eine deutliche Erniedrigung des Herzzeitvolumens mit Abfall des systemischen arteriellen Druckes. Zusätzlich führt die Verteilungsstörung zu der für größere Embolien obligaten arteriellen Hypoxämie. Aus dem Abfall des systemischen arteriellen Drucks und der Hypoxie resultiert ein Circulus vitiosus mit Ischämie und konsekutivem Versagen auch der linken Herzkammer. Neben der reinen mechanischen Verlegung der Lungenstrombahn spielt offensichtlich die Freisetzung zellulärer und humoraler Mediatoren mit Ausbildung einer pulmonalen Vasokonstriktion für den Ablauf der Lungenembolie eine Rolle. In weniger als der Hälfte der Fälle wird die akute Lungenembolie von einem hämorrhagischen Lungeninfarkt begleitet. Die Stadieneinteilung der Lungenembolie richtet sich neben dem klinischen Verlauf (akut, chronisch, rezidivierend) in erster Linie nach dem Ausmaß des embolisch bedingten Perfusionsausfalls (Tab. C.7-1).

Diagnostik

Ein für die Lungenembolie typisches bzw. spezifisches Symptom ist nicht vorhanden, und auch die klassische Trias – Thoraxschmerz, Dyspnoe und Hämoptoe – wird nur bei wenigen Patienten beobachtet. Eine klinisch manifeste Bein- und Beckenvenenthrombose tritt allenfalls bei der Hälfte der Patienten auf. In über 90% der Fälle stammt der Embolus aus dem Gefäßgebiet der unteren Hohlvene. Differentialdiagnostisch muss eine akute Lungenembolie immer in Betracht gezogen werden, wenn über akute unspezifische kardiopulmonale Symptome geklagt wird, insbesondere wenn gleichzeitig prädisponierende Faktoren (z.B. Immobilisierung) vorliegen. Die Schwierigkeit einer frühzeitigen Diagnosestellung ist zum einen durch die hohe Letalität einer akuten, massiven Lungenembolie von etwa 50–60% innerhalb der ersten Stunde bedingt und ist zum anderen darauf zurückzuführen, dass Begleiterkrankungen (etwa Herzinsuffizienz, Pneumonie und andere) die klinischen Zeichen einer Lungenembolie überdecken.

Rein klinisch lässt sich eine Lungenembolie weder beweisen noch ausschließen, deshalb muss immer eine technische Abklärung erfolgen. Selbst diese ist nicht unproblematisch: Bei diskordantem Ergebnis zwischen klinischer Wahrscheinlichkeit und Ergebnis der technischen Untersuchungen muss gegebenenfalls diagnostisch weiter eskaliert werden. Die Reihenfolge der technischen Untersuchungen lässt sich nicht standardisieren, sie hängt von den individuellen Umständen des Krankheitsfalles und von den lokal in angemessener Zeit verfügbaren technischen Möglichkeiten ab.

Falls nach Anamnese und klinischer Symptomatik der Verdacht auf eine Lungenembolie besteht, sind zunächst – auch zur Klärung der Differentialdiagnose – die **Standarduntersuchungen** (Röntgen-Thorax, EKG, Echokardiographie, Blutgasanalyse) durchzuführen. Ergibt sich hierbei keine andere Diagnose als Erklärung der Beschwerden, so kommen zur weiteren Dia-

Tabelle C.7-1 Stadieneinteilung der akuten Lungenembolie

	Schweregrad I kleine LE	Schweregrad II submassive LE	Schweregrad III akute massive LE	Schweregrad IV fulminante LE
Klinik	kurzfristige Symptomatik, Dyspnoe, thorakaler Schmerz evtl. Folgezustände: • Hämoptyse • Fieber • Pleuraerguss	ausgeprägte, anhaltende Symptomatik, akut auftretende Dyspnoe, Tachypnoe, thorakaler Schmerz, Tachykardie evtl. Folgezustände: siehe I	zusätzlich zu II: ausgeprägte, anhaltende Schocksymptomatik, akute, schwere Dyspnoe, Tachypnoe, thorakaler Schmerz, Tachykardie, Zyanose, Unruhe, Angst, Synkope	zusätzlich zu III: ausgeprägte Schocksymptomatik (Herz-Kreislauf-Stillstand)
systemisch-arterieller Druck	normal	normal (leicht erniedrigt)	erniedrigt	stark erniedrigt mit kleiner Amplitude
pulmonal-arterieller Druck (PA)	normal	normal (leicht erhöht)	PA-Mitteldruck 25–30 mmHg	PA-Mitteldruck > 30 mmHg
initialer art. PO_2	normal	60–90 mmHg	40–60 mmHg	< 50 mmHg
Gefäßobliteration	periphere Arterienäste	Segmentarterie	ein PA-Ast oder mehrere Lappenarterien	ein PA-Ast und mehrere Lappenarterien (PA-Stamm)

gnostik vor allem Lungenszintigraphie, Spiral-CT des Thorax, Ultraschalluntersuchung der Extremitätenvenen und Pulmonalisangiographie in Betracht.

Röntgenthoraxaufnahme: Trotz geringer Spezifität bleibt das Röntgenthoraxbild als wichtige Basisuntersuchung unverzichtbar, zumal es für die Interpretation fraglich pathologischer Perfusionsszintigramme unerlässlich ist. Die häufigsten Zeichen sind einseitiger Zwerchfellhochstand und Pleuraerguss, keilförmige Verdichtungen im Emboliereal (Lungeninfarkte), hypovaskularisierte Areale und die so genannte „Hilusamputation".

Elektrokardiogramm: In der Mehrzahl der Fälle findet sich lediglich eine Sinustachykardie, verbunden mit unspezifischen Erregungsrückbildungsstörungen. Bei submassiven und massiven Embolien können die Zeichen des akuten Cor pulmonale vorhanden sein (SI-QIII- bis Rechtslagetyp, inkompletter bzw. kompletter Rechtsschenkelblock, T-Negativität in den rechtspräkordialen Ableitungen). Das EKG ermöglicht keine spezifische Diagnose, gibt jedoch wertvolle differentialdiagnostische Hinweise.

Echokardiographie: Zeichen der Rechtsherzbelastung, wie vergrößerter rechter Ventrikel oder Vorhof und paradoxe Septumbewegung, lassen sich regelhaft bei Patienten mit schwerer akuter Lungenembolie nachweisen. Bei Vorliegen einer Trikuspidalinsuffizienz ist eine nichtinvasive Bestimmung des systolischen, rechtsventrikulären Drucks möglich. In Einzelfällen gelingt die Darstellung der embolisierten Thromben im Bereich des rechten Herzens oder des Truncus pulmonalis insbesondere durch die transösophageale Echokardiographie.

Laborbefunde: Marker einer Gerinnungsaktivierung wie D-Dimere sind unspezifisch, machen aber bei normalem Ausfall und Verwendung eines sensitiven ELISA-Tests eine Lungenembolie weitgehend unwahrscheinlich. Der Abfall des arteriellen pO_2 korreliert bei fehlender pulmonaler Begleiterkrankung gut mit dem Ausmaß der Gefäßobstruktion. In der Initialphase der akuten Lungenembolie ist durch die reflektorische Hyperventilation der arterielle pCO_2-Wert vermindert. Weitere Laborparameter (z.B. LDH, GOT, Bilirubin usw.) sind unspezifische Befunde, die bei der Differentialdiagnose der akuten Lungenembolie nicht weiterhelfen.

Spiral-Computertomographie: Bei pathologischem Röntgen-Thorax oder bekannter chronisch obstruktiver Lungenerkrankung ist die Aussagekraft der Lungenszintigraphie stark eingeschränkt. Vorrangig setzt sich deswegen immer mehr die Spiral-Computertomographie durch. Eine normale Spiral-CT lässt periphere subsegmentale Lungenembolien zwar nicht sicher ausschließen, erlaubt aber den sicheren, raschen Nachweis segmentaler und noch größerer Lungenembolien unabhängig von begleitenden pulmonalen Erkrankungen und dient gleichzeitig der differentialdiagnostischen Abklärung sonstiger thorakaler Schmerzereignisse wie z.B. Aortendissektion und Pleuropneumonie.

Perfusionsszintigraphie: Falls das Röntgenthoraxbild einen unauffälligen Befund ergeben hat, kann zum Ausschluss der Lungenembolie eine Perfusionsszintigraphie durchgeführt werden. Bei pathologischem Ausfall der Perfusionsszintigraphie muss zusätzlich eine Ventilationsszintigraphie angeschlossen werden, da nur diskordante Befunde mit Perfusionsausfall ohne gleichzeitigen Ventilationsdefekt auf Lungenembolie verdächtig sind („Perfusions-Ventilations-Mismatch"). Die Perfusionsszintigraphie kann nie den definitiven Beweis für eine Lungenembolie erbringen. Unter Zusammenschau von Perfusionsszintigraphie, Ventilationsszintigraphie und Röntgenthoraxaufnahme lässt sich lediglich die Wahrscheinlichkeit einer Lungenembolie mit „sehr niedrig", „niedrig", „unbestimmt" und „hoch" angeben (modifizierte PIOPED-Kriterien; [15]).

Nachweis einer tiefen Venenthrombose: Der Nachweis eines thromboembolischen Geschehens kann auch durch den Nachweis einer tiefen Venenthrombose erbracht werden (siehe Beitrag E 12 – Venenthrombose), wobei allerdings bei mehr als der Hälfte der Patienten mit Lungenembolie keine Thromben im Bereich des tiefen Bein-/Beckenvenensystems nachgewiesen werden können.

Pulmonalisangiographie: Wenn sich durch die aufgeführten Methoden eine Lungenembolie nicht zuverlässig nachweisen oder ausschließen lässt, kann eine Pulmonalisangiographie angezeigt sein. Nach Durchführung der Angiographie ermöglicht der belassene Katheter eine hämodynamische Verlaufskontrolle. Bei Patienten mit Schocksymptomatik sollte keine Zeit mit nicht treffsicheren Untersuchungen verloren gehen. Hier bieten die Pulmonalisangiographie bzw. die digitale Subtraktionsangiographie und die Spiral-CT die Möglichkeit einer schnellen und klaren Diagnose, um unverzüglich die adäquate Therapie einleiten zu können.

Differentialdiagnose

Die akute Lungenembolie muss abgegrenzt werden gegenüber Myokardinfarkt, Angina pectoris, Pleuritis, Spontanpneumothorax, Aortendissektion sowie bei Schmerzen im oberen Abdomen von Ulkusperforation, Gallenkolik und Pankreatitis. Das Auftreten einer Hämoptoe kann auch anderer Genese sein wie Tuberkulose, Lungenstauung, Bronchialkarzinom, Pneumonie oder Bronchiektasen.

Therapie

Als erste Maßnahme muss die Stabilisierung der Vitalfunktionen erfolgen. Weitere symptomatische Maßnahmen sind bei Schmerzen eine analgetische Therapie, evtl. auch eine Sedierung und Sauerstoffgabe.

Basistherapie

Die prompte Behandlung mit **Antikoagulanzien** senkt die Mortalität der akuten Lungenembolie durch die Verhinderung von Appositionswachstum und Rezidivembolie drastisch (**Empfehlungsgrad A; 1**). Überlebt der Patient die akute Phase, so kommt es, bedingt durch das hohe fibrinolytische Potential der Pulmonalarterien in den folgenden Wochen und Monaten zu einer weitgehenden Rekanalisation der embolisch verlegten Gefäßabschnitte. Nach einer einmaligen Lungenembolie verbleibt deshalb nach konsequenter Antikoagulanzienbehandlung nur in seltenen Fällen ein klinisch relevanter Langzeitschaden in Form einer pulmonalen Hypertonie. Eine über die Antikoagulation hinausgehende Behandlung ist daher nur bei schweren, unmittelbar bedrohlichen Lungenembolien erforderlich.

Wenn kein erhöhtes Blutungsrisiko vorliegt, empfiehlt sich bereits bei Verdacht auf eine akute Lungenembolie die therapeutische **Heparinisierung** des Patienten. Die weitere medikamentöse Therapie richtet sich nach der Stadieneinteilung und dem Therapieziel. Im Stadium I kommt es im Wesentlichen auf die Rezidivverhütung an, die zunächst durch die intravenöse Gabe von Heparin (5000–10.000 IE im Bolus, dann 1000 IE/h als Infusion mit Verlängerung der aPTT auf das 1,5- bis 2fache der Norm) und später durch eine Langzeittherapie mit Cumarinpräparaten erreicht werden kann. Neuere Daten weisen darauf hin, dass – ähnlich wie bei der Behandlung tiefer Venenthrombosen – auch in der Akutbehandlung von Lungenembolien anstelle von unfraktioniertem Heparin mit gleich guter Wirksamkeit gewichtsbezogen hochdosierte, niedermolekulare Heparine verabreicht werden können (**Empfehlungsgrad A; 2, 12**).

Bei nachgewiesener Embolie und Kontraindikationen gegen eine Dauerantikoagulation bzw. bei rezidivierenden Embolien trotz adäquater Antikoagulation besteht die Indikation zur perkutanen Implantation von so genannten **Vena-cava-Filtern**. Diese werden teilweise auch schon bei rezidivierenden Lungenembolien, nach chirurgischer Embolektomie bzw. fulminanter Lungenembolie und bei flottierenden Beckenvenenthromben als prophylaktische Maßnahme diskutiert. In einer randomisierten Studie bei solchen Patienten, bei denen eine Antikoagulantientherapie möglich war, zeigte sich, dass die zusätzliche Filterimplantation keinen weiteren Vorteil bezüglich der Verhinderung von Rezidivembolien brachte, sondern im Gegenteil mit einer signifikanten Häufung thrombotischer Rezidive einherging (3).

Eine Indikation zur **Lysetherapie** bei submassiver Embolie im Stadium I und II ist umstritten und nach neuesten Daten eher abzulehnen (8). Die postulierte, schnellere Rekanalisierung embolisch verschlossener Pulmonalarterien ist gegen das Risiko potentiell gefährlicher Blutungen abzuwägen. Darüber hinaus gibt es keinerlei gesicherte Daten, dass die Thrombolysetherapie zu einer Senkung der Mortalität nach Lungenembolie führt (4). Es ist nicht einmal gesichert, ob Patienten mit massiver Lungenembolie, sofern stabile Kreislaufverhältnisse vorliegen, von einer Lysetherapie profitieren. Bei schwerer Embolie im Stadium III und IV, wenn eine schnelle rechtsventrikuläre Entlastung vital indiziert ist, kann man von einer Indikation zur Fibrinolysetherapie bei Lungenembolie ausgehen.

Zusatzmaßnahmen bei massiver Lungenembolie

In den Stadien III und IV (massive bzw. fulminante Lungenembolie) ist das oberste Therapieziel die Rekanalisation und damit die Verbesserung der pulmonalen Perfusion. Dies kann in ausreichender Schnelligkeit nur durch eine **Thrombolyse** erreicht werden (**Empfehlungsgrad A; 5, 13, 14**). Die Verabreichung kann entweder intravenös oder bei vorangehender Pulmonalisangiographie auch intrapulmonal-arteriell erfolgen. Als Substanzen stehen hier **Streptokinase, Urokinase und Alteplase** zur Verfügung. Für Urokinase und Alteplase wurde gezeigt, dass hochdosierte Kurzlysen mit 3 Mio. IE Urokinase oder 100 mg Alteplase jeweils über 2 Stunden infundiert, rascher zu einer Besserung der Perfusions- und Druckverhältnisse führen als die früher übliche 12-stündige Infusion von 4400 IE/kg/h Urokinase (**Empfehlungsgrad A; 6, 7, 11**). Entsprechend fand sich auch bei Verwendung von Streptokinase bei Gabe von 1,5 Mio IE/h in 2 Stunden eine raschere Besserung der Hämodynamik als bei Gabe von 100.000 IE/h (**Empfehlungsgrad A; 9, 10**); sinnvoll erscheint somit auch die bei Herzinfarkt übliche Dosis von 1,5 Mio. IE in 1 Stunde; bei unzulänglichem Erfolg kann die Lyse mit Streptokinase dann in Analogie zur ultrahochdosierten Lyse peripherer Gefäßverschlüsse mit 1,5 Mio. IE/h bis zu 6 Stunden fortgeführt werden. Eine zusätzliche Beseitigung der Quellthrombose im Bereich der tiefen Bein- und Beckenvenen ist nur durch eine Verlängerung der Lysedauer auf mehrere Tage zu erreichen. In unmittelbar lebensbedrohlichen Situationen können alle genannten Substanzen auch als Bolus gegeben werden. In solchen Situationen relativieren sich auch die sonst üblichen Kontraindikationen zur fibrinolytischen Therapie.

Das größte therapeutische Problem der akuten Lungenembolie stellen **Patienten im Schock** bzw. **unter Reanimation** dar. Das Therapieziel liegt hier in einer möglichst schnellen Verbesserung der pulmonalen Perfusion und kann am besten durch hochdosierte Kurzzeitlysen erzielt werden. Inwieweit eine „Fragmentierung" der Thromben mit Hilfe von Katheterverfahren oder durch externe Herzmassage die Lysetherapie beschleunigen kann und damit zu einer schnelleren Rekanalisation der Pulmonalisstrombahn führt, ist nicht sicher zu beurteilen. Trotz der aggressiven thrombolytischen Therapie liegt die Letalität der Lungenembolie – besonders bei reanimationspflichtigen Patienten – immer noch bei etwa 50%.

Eine **chirurgische Embolektomie** ist nur in Einzelfällen und nur bei massiver oder fulminanter Lungenembolie indiziert, z.B. wenn eine thrombolytische Therapie kontraindiziert ist oder nicht zu einer ausreichenden Reperfusion geführt hat. Voraussetzungen für einen erfolgreichen chirurgischen Eingriff bei akuter Lungenembolie sind allerdings ein erhaltener Minimalkreislauf, ein kurzer Transportweg, die Verfügbarkeit einer Herz-Lungen-Maschine und ein erfahrenes chirurgisches Team.

Nachsorge und Prophylaxe

Zur Verhütung einer Rezidivembolie ist zunächst die therapeutische Heparinisierung mit Verlängerung der aPTT auf das 1,5- bis 2fache der Norm einzuleiten. Die Langzeitprophylaxe besteht in einer Dauerantikoagulation mit Cumarinderivaten, die sich je nach Schweregrad der Lungenembolie und Ausdehnung der Quellthrombose über eine Dauer von 6–12 Monaten erstreckt. In Einzelfällen kann auch eine lebenslange Antikoagulation erforderlich sein.

Leitlinien

L1. Interdisziplinäre S2-Leitlinie. Diagnostik und Therapie der Bein- und Beckenvenenthrombose und der Lungenembolie. VASA Suppl. 66 (2005) 1–24.

L2. Buller HR, G Agnelli, RD Hull et al.: Antithrombotic therapy for venous thromboembolic disease: the Seventh ACCP Conference on Antithrombotic and Thrombolytic Therapy. Chest 126 (2004) 401S–428S.

L3. Goldhaber SZ, Morpugo M for the WHO/ISFC Task Force on Pulmonary Embolism: Diagnosis, treatment, and prevention of pulmonary embolism. J Am Med Ass 268 (1992) 1727–1733.
L4. Task Force on Pulmonary Embolism. European Society of Cardiology: Guidelines on diagnosis and management of acute pulmonary embolism. European Heart Journal 21 (2000) 1301–1336.

Literatur

1. Barritt DW, Jordan SC: Anticoagulant drugs in the treatment of pulmonary embolism: A controlled trial. Lancet 1 (1960) 1309–1312.
2. Columbus Investigators T: Low-molecular-weight heparin in the treatment of patients with venous thromboembolism. N Engl J Med 337 (1997) 657–662.
3. Decousus H, Leizorovicz A, Parent F, et al.: A clinical trial of vena caval filters in the prevention of pulmonary embolism in patients with proximal deep-vein thrombosis. Prevention du Risque d'Embolie Pulmonaire par Interruption Cave Study Group. N Engl J Med 338 (1998) 409–415.
4. Thabut G, Thabut D, Myers RP, Bernard-Chabert B, Marrash-Chahla R, Mal H, Fournier M: Thrombolytic therapy of pulmonary embolism [Clinical study: pulmonary embolism], J Am Coll Cardiol 40 (2002) (Vol. 40, Issue 9).
5. Goldhaber SZ, Haire WD, Feldstein ML, et al.: Alteplase versus heparin in acute pulmonary embolism: randomised trial assessing right-ventricular function and pulmonary perfusion. Lancet 341 (1993) 507–511.
6. Goldhaber SZ, Kessler CM, Heit J, et al.: Randomised controlled trial of recombinant tissue plasminogen activator versus urokinase in the treatment of acute pulmonary embolism. Lancet 2 (1988) 293–298.
7. Goldhaber SZ, Kessler CM, Heit JA, et al.: Recombinant tissue-type plasminogen activator versus a novel dosing regimen of urokinase in acute pulmonary embolism: a randomized controlled multicenter trial. J Am Coll Cardiol 20 (1992) 24–30.
8. Konstantinides S, Geibel A, Heusel G, Heinrich F, Kasper W, the Management Strategies and Prognosis of Pulmonary Embolism-3 Trial Investigators: Heparin plus Alteplase Compared with Heparin Alone in Patients with Submassive Pulmonary Embolism. N Engl J Med 347 (2002) 1143–1150.
9. Meneveau N, Schiele F, Metz D, et al.: Comparative efficacy of a two-hour regimen of streptokinase versus alteplase in acute massive pulmonary embolism: immediate clinical and hemodynamic outcome and one-year follow-up. J Am Coll Cardiol 31 (1998) 1057–1063.
10. Meneveau N, Schiele F, Vuillemenot A, et al.: Streptokinase vs. alteplase in massive pulmonary embolism. A randomized trial assessing right heart haemodynamics and pulmonary vascular obstruction. Eur Heart J 18 (1997) 1141–1148.
11. Meyer G, Sors H, Charbonnier B, et al.: Effects of intravenous urokinase versus alteplase on total pulmonary resistance in acute massive pulmonary embolism: a European multicenter double-blind trial. The European Cooperative Study Group for Pulmonary Embolism [see comments]. J Am Coll Cardiol 19 (1992) 239–245.
12. Simonneau G, Sors H, Charbonnier B, et al.: A comparison of low-molecular-weight heparin with unfractionated heparin for acute pulmonary embolism. N Engl J Med 337 (1997) 663–669.
13. Urokinase Pulmonary Embolism Trial, The urokinase pulmonary embolism trial. A national cooperative study. Circulation 47 (1973) Suppl. 2, 1–108.
14. Urokinase Pulmonary Embolism Trial Study Group, Urokinase-streptokinase embolism trial. Phase 2 results. Jama 229 (1974) 1606–1613.
15. Worsley DF, Alavi A: Comprehensive analysis of the results of the PIOPED Study. Prospective Investigation of Pulmonary Embolism Diagnosis Study. J Nucl Med 36 (1995) 2380–2387.

8 Chronische pulmonale Hypertonie/Cor pulmonale

F. Grimminger, W. Seeger, H. A. Ghofrani

Definition und Basisinformation

Einer pulmonalen Hypertonie kann eine Verlegung des Gefäßquerschnitts (Obliteration), ein Gefäßverlust (Rarefikation), eine glattmuskuläre Kontraktion (Vasokonstriktion) sowie eine Abnahme der Gefäßelastizität zugrunde liegen. Sie ist zumeist Folge einer pulmonalen oder kardialen Erkrankung. Grundsätzliche Mechanismen können sein:
- Daueraktivierung des Mechanismus der hypoxischen Vasokonstriktion durch chronische alveoläre Hypoxie (neurologische Atemregulationsstörung, Thorax- und Skelettdeformitäten, alveoläre Hypoventilation bei obstruktiven oder restriktiven Atemwegs- und Lungenerkrankungen)
- inflammatorische Lungenerkrankungen mit Gefäßbeteiligung (Kollagenosen, Vaskulitiden, ARDS, Sarkoidose)
- chronisch rezidivierende oder chronisch persistierende Lungenembolien
- kardiogene Ursachen mit chronisch venöser Druck- und Volumenbelastung (z.B. Mitralstenose, chronische Linksherzinsuffizienz) sowie vermehrter Scherkraft-Belastung (Rezirkulationsvitien) der Lungenstrombahn.

Darüber hinaus gibt es „isolierte" Formen pulmonaler Hypertonie, die unabhängig von pulmonalen und kardialen Erkrankungen auftreten.

Bei allen Formen entwickeln sich neben funktionellen (akut reversiblen) Veränderungen strukturelle Umbauprozesse („vaskuläres Remodelling"), oft in Verbindung mit In-situ-Thrombosierungen. Die Nachlasterhöhung des rechten Ventrikels hat eine rechtsventrikuläre Hypertrophie und/oder der Dilatation zur Folge, die als Cor pulmonale bezeichnet wird (von der Definition sind kardiogene Entstehungsmechanismen ausgenommen). Ein Cor pulmonale kann sowohl akut als auch chronisch entstanden sein und klinisch kompensiert (ohne Rechtsherzinsuffizienz) oder dekompensiert (mit Rechtsherzinsuffizienz) in Erscheinung treten.

Schweregrade der pulmonalen Hypertonie

Es lassen sich drei Schweregrade der pulmonalen Hypertonie unterscheiden. Bei der latenten pulmonalen Hypertonie liegt der pulmonal-arterielle Mitteldruck (mPAP) in Ruhe im Normbereich unter 20 mmHg, erreicht aber unter Belastung Werte über 30 mmHg. Klinisch fallen in der Regel eine Dyspnoe bei stärkerer Belastung und eine mäßige Einschränkung der aeroben Kapazität im Belastungstest auf. Bei der manifesten pulmonalen Hypertonie beträgt der mittlere PAP bereits in Ruhe mehr als 25 mmHg. Klinisch weisen diese Patienten Dyspnoe bei Belastung und eine erniedrigte aerobe Leistung auf. Die schwere pulmonale Hypertonie ist weniger durch die Höhe des pulmonalen Drucks als vielmehr dadurch charakterisiert, dass schon in Ruhe das Herzminutenvolumen aufgrund der Nachlasterhöhung des rechten Herzens deutlich reduziert ist und unter Belastung kaum ansteigt. Die Patienten sind nur minimal belastbar. Bereits in Ruhe findet sich eine zentral-venöse Sauerstoffsättigung unter 65%.

Nach der aktuellen WHO-Definition werden die Schweregrade der pulmonalen Hypertonie in Anlehnung an die funktionelle „New York Heart Association" (NYHA) Klassifikation eingeteilt:
- Klasse 1: Patienten ohne Einschränkung der körperlichen Aktivität. Normale körperliche Belastungen führen nicht zu vermehrter Dyspnoe oder Müdigkeit, thorakalen Schmerzen oder Schwächeanfällen.
- Klasse 2: Patienten mit einer leichten Einschränkung der körperlichen Aktivität. Keine Beschwerden in Ruhe. Normale körperliche Aktivität führt zu vermehrter Dyspnoe oder Müdigkeit, thorakalen Schmerzen oder Schwächeanfällen.
- Klasse 3: Patienten mit deutlicher Einschränkung der körperlichen Aktivität. Keine Beschwerden in Ruhe. Bereits leichtere als normale Belastungen führen zu Dyspnoe oder Müdigkeit, thorakalen Schmerzen oder Schwächeanfällen.
- Klasse 4: Patienten mit Unfähigkeit, irgendwelche körperliche Belastung ohne Beschwerden auszuführen. Zeichen der manifesten Rechtsherzinsuffizienz. Dyspnoe und/oder Müdigkeit können bereits in Ruhe vorhanden sein. Bei geringster Aktivität werden die Beschwerden verstärkt. Das Auftreten von Synkopen, auch bei funktionell weniger stark eingeschränkten Patienten, hat die Einstufung in die funktionelle Klasse 4 zur Folge.

Klassifikation

Anlässlich der Welt-Konferenz zur pulmonalen Hypertonie in Venedig 2003, wurde eine neue Nomenklatur und Klassifikation der pulmonalen Hypertonie vorgeschlagen (Tab. C.8-1) (27). Die Klassifikation fasst in der ersten Kategorie (Pulmonal-arterielle Hypertonie, PAH) die so genannte idiopathische PAH (iPAH, ehemals Primäre Pulmonale Hypertonie) mit solchen Krankheitsbildern zusammen, die sich pathomorphologisch und funktionell sehr ähnlich verhalten. Für die meisten dieser Krankheitsbilder wird eine genetische Prädisposition postuliert. Auch therapeutisch stellen die Erkrankungen eine Einheit dar, indem sie häufig günstig auf Prostanoide anzusprechen scheinen. Die zweite Kategorie fasst alle Krankheiten zusammen, bei denen die pulmonal-venöse Stauung ursächlich für die pulmonale Hypertonie ist (Pulmonal-venöse Hypertonie, PVH). Neben der chirurgischen Sanierung von Klappenvitien, die zu solch einer PVH führen können, steht hier therapeutisch im Wesentlichen die Nachlast senkende Therapie des linken Ventrikels im Vordergrund. Diese Erkrankungen sprechen eher ungünstig auf Prostanoide an. Die dritte Kategorie fasst Atemwegs- und Lungenerkrankungen sowie die chronische Hypoxie zusammen. Die gemeinsamen Pathomechanismen sind die hypoxische pulmonale Vasokonstriktion und die Inflammation. Die vierte Kategorie umfasst alle mechanischen Obliterationen der Lungengefäße und bietet sich in erster Linie für chirurgische Interventionen (Pulmonalis-Thrombendarteriektomie) und erst in zweiter Linie für eine medikamentöse Therapie an (abgesehen von einer Antikoagulation). Die fünfte Gruppe fasst eine Reihe seltener Erkrankungen (u.a. Sarkoidose assoziierte pulmonale Hypertonie) zusammen.

Diagnostik und Differentialdiagnose

Ein Anlass für gezielte diagnostische Maßnahmen hinsichtlich einer pulmonalen Hypertonie ergibt sich aus

a) dem Beschwerdebild

b) einem zufälligen Befund (z.B. EKG oder Röntgen im Rahmen einer Operationsvorbereitung), oder

c) einer gezielten Untersuchung aufgrund eines besonderen Risikos für die Entwicklung einer pulmonalen Hypertonie.

Diese Diagnostik umfasst eine gezielte Anamnese, körperliche Untersuchung, EKG, Lungenaufnahme in 2 Ebenen und eine Echokardiographie. Wenn sich in all diesen Untersuchungen kein Anhalt für eine pulmonale Hypertonie findet, ist diese weitgehend unwahrscheinlich. Bei Bestätigung des Verdachts werden weitere diagnostische Verfahren angeschlossen.

Screening-Untersuchung

Bestimmte Risikogruppen sollten vorsorglich untersucht werden, auch wenn keine Krankheitszeichen vorliegen. Empfohlen wird eine jährliche Screening-Untersuchung für Patienten mit einer familiären Belastung für die iPAH sowie für Risikoerkrankungen wie HIV-Infektion und Bindegewebskrankheiten aus dem Formenkreis der Sklerodermie sowie die portale Hypertension. Das Gleiche gilt auch für Patienten mit hochtitrigen Kardiolipinantikörpern oder stattgehabten Lungenembolien. Als Risikoerkrankungen gelten auch chronische Lungenkrankheiten und angeborene bzw. erworbene Herzvitien.

Diagnostische Untersuchungen

Anamnese

Eine gezielte Anamnese muss die Art der Beschwerden genau erfassen sowie typische Auslöser, den Beginn der Symptomatik und den längerfristigen Verlauf. Sie ist unverzichtbar für jede Art von Therapieentscheidung und häufig wegweisend für die differentialdiagnostische Einordnung der Erkrankung.

Körperliche Untersuchung

Typische Untersuchungsbefunde sind der Doppelpuls über dem Jugulum, ein prominenter 2. Herzton und ein systolisches Herzgeräusch mit Punctum maximum über Erb ohne Ausstrahlung. Eine Halsvenenstauung, Beinödeme und ein Leberpuls deuten bereits auf eine schwere Rechtsherzbelastung hin.

Einschwemmkatheter

Als Kernparameter gelten hier der rechtsatriale Druck, pulmonal-arterielle Mitteldruck und die zentralvenöse Sauerstoffsättigung, der pulmonal-arterielle Verschlussdruck (PAWP), das Herzzeitvolumen und der Lungengefäßwiderstand.

Zur pharmakologischen Testung des pulmonalen Druck- und Widerstandsverhaltens werden kurzwirksame Vasodilatanzien (bevorzugt inhaliertes Stickstoffmonoxid (NO) oder Iloprost, aber auch intra-

Tabelle C.8-1 Klassifikation der pulmonalen Hypertonie (PPH-Weltkonferenz in Evian 1998)

1 Pulmonal-arterielle Hypertonie
  1.1 Primäre pulmonale Hypertonie
    a) sporadisch
    b) familiär
  1.2 In Verbindung mit:
    a) Bindegewebskrankheiten
    b) Rechts-links-Shuntvitien
    c) portaler Hypertonie
    d) HIV-Infektion
    e) Medikamenten/Drogen
      1) Appetitzügler
      2) andere
    f) persistierende pulmonale Hypertonie der Neugeborenen

2 Pulmonal-venöse Hypertonie
  2.1 Linksatriale oder linksventrikuläre Erkrankungen
  2.2 Linksseitige Klappenerkrankungen
  2.3 Kompression der zentralen Lungenvenen
  2.4 Mediastinalfibrose
  2.5 Adenopathie/Tumoren
  2.6 Pulmonale venookklusive Krankheit
  2.7 Andere

3 Pulmonale Hypertonie assoziiert mit Erkrankungen der Atemwege und/oder Hypoxämie
  3.1 Chronisch obstruktive Lungenkrankheit
  3.2 Interstitielle Lungenkrankheit
  3.3 Schlafapnoe
  3.4 Erkrankungen mit alveolärer Hypoventilation
  3.5 Höhenbewohner
  3.6 Lungenkrankheiten der Neugeborenen
  3.7 Bronchopulmonale Dysplasie
  3.8 Andere

4 Pulmonale Hypertonie aufgrund chronischer thrombotischer und/oder embolischer Erkrankungen
  4.1 Thromboembolie der proximalen Lungenarterien
  4.2 Obstruktion der distalen Lungenarterien
    a) Lungenembolie (Thrombus, Tumor, Parasiten, Fremdkörper)
    b) In-situ-Thrombose
    c) Sichelzellanämie

5 Pulmonale Hypertonie aufgrund von Erkrankungen, die unmittelbar die Lungengefäße betreffen
  5.1 Inflammatorisch
    a) Schistosomiasis
    b) Sarkoidose
    c) andere
  5.2 Pulmonal-kapilläre Hämangiomatose

venöses Prostazyklin oder Adenosin) verwendet. Inhaliertes NO zeichnet sich durch schnelle Wirksamkeit, kurze Wirkdauer, leichte Handhabung und fehlende systemische Nebenwirkungen aus und besitzt darüber hinaus die bestdokumentierte Vorhersagekraft, ob eine günstige Reaktion auf hochdosierte Kalziumantagonisten (CCB) zu erwarten ist oder nicht. Hierfür müssen so genannte Responder-Kriterien erfüllt sein, die in den letzten Jahren zunehmend strikter definiert wurden. Derzeit wird vorgeschlagen als Responder nur solche Patienten anzusehen, bei denen unter Gabe der Testsubstanz der pulmonal-arterielle Mitteldruck um mindestens 10 mmHg abfällt, einen Absolutwert von 40 mmHg unterschreitet und bei denen sich dabei das Herzminutenvolumen normalisiert. Nur wenn alle vorgenannten Bedingungen erfüllt sind ist die Wahrscheinlichkeit als sehr hoch anzusehen, dass der Patient langfristig von hochdosierten CCBs (z.B. bis zu 720 mg Diltiazem/Tag) profitieren wird. Leider erfüllen nur ca. 5% aller Patienten mit PAH diese Kriterien.

EKG

Im EKG finden sich oftmals Hinweise für eine Rechtsherzhypertrophie bzw. Zeichen der Rechtsherzschädigung. Die klassischen EKG-Kriterien, die jedoch keineswegs obligat sind, umfassen:
- eine Rechtsdrehung der Herzachse (Steil- bis Rechtstyp, ggf. überdrehter Rechtstyp)
- ein RS-Ratio in V6 von < 1
- ein SI-QIII Typ
- ein P-pulmonale
- buckelförmig lang deszendierende ST-Strecken-Senkungen in II, III, aVF und V1–V4.

Thoraxröntgenbild

Bei schwerer pulmonaler Hypertonie ist das Röntgenbild selten normal. Die Veränderungen sind allerdings zuweilen recht diskret und entziehen sich einer oberflächlichen Beurteilung. Die Beurteilung wird erschwert durch eine gleichzeitige Lungenfibrose oder ein Emphysem. Es finden sich:
- Dilatation der Pulmonalarterien und Prominenz des Pulmonalissegments
- Aufweitung des Truncus intermedius der rechten Pulmonalarterie über einen Durchmesser von 20 mm
- Vergrößerung der retrosternalen Kontaktfläche in der seitlichen Aufnahme
- globale Herzvergrößerung durch rechts und links randbildenden rechten Ventrikel.

Echokardiographie

Diese Untersuchung ermöglicht den nicht-invasiven Nachweis einer pulmonalen Hypertonie mit einer sehr hohen Spezifität. Zusätzlich ermöglicht sie den Ausschluss von angeborenen und erworbenen Herzvitien, linksventrikulären Erkrankungen und Perikarderkrankungen. Bei sehr gut kompensierten Patienten ohne Trikuspidalinsuffizienz liefert die Methode zuweilen falsch negative Resultate. Ebenso kann bei hochgradiger Trikuspidalinsuffizienz der Regurgitationsjet unterschätzt werden. Die wichtigsten Messparameter sind:

- Hypertrophie und Dilatation des rechten Ventrikels
- Dilatation des rechten Vorhofs
- paradoxe Septumbeweglichkeit und linksventrikuläre Exzentrizität
- abnorme RV-Funktion (ablesbar am sog. TEI-Index sowie einer verminderten TAPSE [Trikuspid Annular Plane Systolic Excursion])
- abnormes Pulmonalklappenbewegungsmuster sowie Pulmonalinsuffizienz
- Trikuspidalinsuffizienz (dopplerechokardiographische Messung des systolischen PA-Drucks)
- verändertes Strömungsprofil im Ausflusstrakt des rechten Ventrikels.

Bei vorliegender Trikuspidalinsuffizienz gestattet die CW-Doppler-Messung des Spitzenwerts des Trikuspidal-Regurgitations-Jets die Messung des systolischen pulmonal-arteriellen Drucks (PAPS) nach der Gleichung: PAPS = $4 (V_{max})^2$ + CVP (V_{max} = maximale Geschwindigkeit der Trikuspidalklappen-Regurgitation; CVP = zentralvenöser Druck, bei Atemvariabilität der Lebervenen mit 5 mmHg angenommen). Eine Weiterentwicklung stellt die Anwendung dieser Methode bei ergometrischer Belastung zur Aufdeckung einer latenten pulmonalen Hypertonie dar.

Die transösophageale Echokardiographie ist für die Darstellung struktureller Defekte (ASD, VSD, Lungenvenenfehlmündung) sowie intrakavitärer Thromben von Bedeutung.

Differentialdiagnostische Untersuchungen

Die oben genannten Untersuchungen geben bereits viele differentialdiagnostische Hinweise, sie lassen jedoch in aller Regel keine definitive Klassifikation der pulmonalen Hypertonie zu. Dazu sind weitere Untersuchungen erforderlich.

Lungenfunktion, arterielle Blutgase, CO-Diffusionskapazität

Die Lungenfunktion dient zum Nachweis bzw. Ausschluss einer bronchopulmonalen Krankheit, welche als Ursache oder Begleiterkrankung der pulmonalen Hypertonie vorliegen kann. Die Messung des arteriellen O_2-Partialdrucks dient zur Indikationsstellung für eine Sauerstofftherapie. Der Nachweis einer CO_2-Retention weist auf eine beginnende atemmuskuläre Erschöpfung hin. Die CO-Diffusionskapazität ist häufig mittelgradig erniedrigt, bei gleichzeitiger Lungenfibrose ist sie jedoch schwergradig reduziert.

Hoch auflösendes CT der Lungen (HR-CT)

Das HR-CT dient zum Ausschluss interstitieller Lungenerkrankungen. Zusätzlich liefert es wertvolle Hinweise auf eine Lungenembolie, die meist landkartenartige Dichteunterschiede (Mosaikperfusion) zwischen über- und unterperfundierten Lungenarealen zeigt. Eine venookklusive Erkrankung zeigt verdickte Interlobulärspalten und charakteristische zentrilobuläre Ödeminseln sowie den Nachweis von mediastinalen Lymphknotenvergrößerungen. Im Gegensatz dazu finden sich im HR-CT bei der IPAH keine Auffälligkeiten.

Laborchemische Diagnostik

Es existieren keine spezifischen Laborparameter der pulmonalen Hypertonie. Antinukleäre Antikörper und extrahierbare Kernantigene weisen auf zugrunde liegende Kollagenosen hin. Patienten mit primärer pulmonaler Hypertonie haben allerdings ebenfalls gehäuft Autoantikörper (vor allem Schilddrüsenantikörper). Hochtitrige Cardiolipin-Antikörper finden sich bei etwa 10% der Patienten mit chronischen Lungenembolien. Die virologische Diagnostik dient zum Ausschluss einer HIV-Infektion und einer chronischen Hepatitis. Diese Erkrankungen stellen Risikofaktoren für eine pulmonale Hypertonie dar und schließen die Diagnose einer iPAH meist aus.

Neuerdings hat sich die Messung der Plasmaspiegel des Brain-Natriuretic-Peptide (BNP) als nicht-invasiver Parameter zur Beurteilung des Verlaufs und der Prognose der pulmonalen Hypertonie etabliert (17, 30). Die Sezernierung dieses Peptids korreliert sehr gut mit der Schwere der Rechtsherzbelastung. Während die Absolutwerte für BNP hohen interindividuellen Schwankungen unterliegen können, ist dies ein sehr wertvoller ergänzender Parameter für die intraindividuelle Verlaufsbeurteilung und Einschätzung der Therapieeffizienz.

Ventilations-Perfusionsszintigraphie/ Pulmonalisangiographie/Spiral-CT

Die Abgrenzung der primären pulmonalen Hypertonie von der chronischen Lungenembolie erfordert ein äußerst sorgfältiges Vorgehen angesichts der diagnostischen Unschärfen der vorhandenen Methoden und der grundlegend unterschiedlichen Therapieoptionen. Spiral-CT-Untersuchungen mit Kontrastmittel stellen eine bildgebende Alternative zur Pulmonalisangiographie dar und sind dieser bei Verdacht auf Embolien der zentralen Gefäße überlegen. Das sensitivste Verfahren hinsichtlich peripherer Embolien scheint die Perfusionsszintigraphie in Kombination mit einer Ventilationsszintigraphie zu sein. Segmenttypische Ausfälle sind beweisend für eine thromboembolische Genese, auch wenn die Pulmonalisangiographie und das Spiral-CT keine Thromben nachweisen können. Die Operationsindikation wird allerdings von den angiographischen Methoden und nicht von der Szintigraphie abhängig gemacht.

Therapie

Im Vordergrund der Therapie steht neben der Vermeidung der auslösenden Faktoren bzw. der pulmonalen oder kardialen Grunderkrankung die Senkung des pulmonal-arteriellen Drucks und damit die Reduktion der rechtsventrikulären Nachlast. Die potentiell reversiblen Komponenten der Gefäßquerschnittsverminderung sind Angriffspunkte der vasotropen Therapie.

Allgemeine Maßnahmen

Neben der körperlichen Schonung gehören zu den allgemeinen Maßnahmen in Abhängigkeit von der Grunderkrankung und dem Stadium der Gefäßerkrankung verschiedene medikamentöse Maßnahmen, die einerseits auf die Rekompensation des Cor pulmonale, andererseits auf eine Hemmung thrombotischer oder embolischer Vorgänge in der Lungenstrombahn abzielen.

Sauerstofflangzeittherapie

Die Sauerstofflangzeittherapie der chronischen pulmonalen Hypertonie ist bei arterieller Hypoxämie mit einem arteriellen Sauerstoffpartialdruck von weniger als 65 mmHg in Ruhe angezeigt bzw. bei nächtlicher Hypoxämie. Zu den Effekten des Sauerstoffs gehört die Senkung des pulmonal-vaskulären Widerstandes bei den Formen der sekundären pulmonalen Hypertonie, für die eine alveoläre Hypoxie einen wesentlichen Trigger der pulmonal-vaskulären Widerstandserhöhung darstellt. Die größte Untergruppe stellen hierbei die Patienten mit chronisch obstruktiven Atemwegserkrankungen (COPD) dar. In der O_2-Langzeittherapie dieser Patienten lässt sich eine signifikante Besserung des Hämatokrits und der rechtsventrikulären Pumpfunktion nachweisen. Lebensqualität und psychomotorische Funktionen verbessern sich, während Krankenhaustage und Arztbesuche abnehmen (19). Um effektiv zu sein, muss die Sauerstofflangzeittherapie jedoch für mindestens 16 Stunden/Tag durchgeführt werden. Bei Notwendigkeit einer kontinuierlichen Sauerstoffzufuhr ist die Anlage eines transtrachealen O_2-Katheters zu erwägen. Als Sauerstoffquellen stehen für mobile Patienten Flüssigsauerstoffbehälter und evtl. Sauerstoffkonzentratoren in Kombination mit neuen, leichteren Sauerstoffdruckflaschen zur Verfügung. Zu beachten sind bei der Sauerstofflangzeittherapie die Gefahr der CO_2-Retention mit nachfolgender CO_2-Narkose sowie die Austrocknung der Schleimhäute. Maßnahmen sind die sorgfältige Titrierung der Sauerstoffflussrate insbesondere bei COPD-Patienten sowie die Gabe von Schleimhaut schützenden Nasensalben oder Nasenölen.

In Analogie zu den COPD-Patienten sollte auch bei anderen Formen pulmonaler Hypertonie bei Vorliegen einer arteriellen Hypoxämie eine O_2-Langzeittherapie eingeleitet werden. Die Rationale hierfür besteht darin, den zusätzlichen Stimulus einer hypoxischen Vasokonstriktion bei schon bestehender pulmonaler Hypertonie und eine weitere Schädigung der ischämiebedrohten Organe (Herz, Nieren, Splanchnikusorgane) zu vermeiden. Randomisierte und kontrollierte Studien liegen hierzu jedoch nicht vor (**Empfehlungsgrad C**).

Diuretika

Unbestritten ist, dass ein dekompensiertes Cor pulmonale zur Volumenreduktion diuretisch behandelt werden muss. Eine Volumenretention im Endstadium der Erkrankung kann zu einer exzessiven Anhebung der rechtsventrikulären Vorlast führen mit der Konsequenz einer Leberstauung und den entsprechenden klinischen Befunden bis hin zum Leberversagen. Ödembildung und Aszites sind nicht nur auf die Rechtsherzinsuffizienz, sondern z.T. auch auf eine Stimulation des Renin-Angiotensin-Systems mit erhöhtem Aldosteronspiegel zurückzuführen. Somit kann eine Kombination der üblichen Diuretika mit Aldosteronantagonisten (z.B. Spironolacton 50–100 mg/Tag) angezeigt sein. Zu beachten sind bei der diuretischen Therapie der chronischen pulmonalen Hypertonie die Risiken einer zu weitgehenden Entwässerung. Unterschreitet der rechtsventrikuläre Füllungsdruck eine kritische Schwelle, so kann der an die hohe Vorlast adaptierte rechte Ventrikel in seiner Leistung kritisch abnehmen, mit der Konsequenz eines Vorwärtsversagens. Eine engmaschige Steuerung der diuretischen Therapie ist somit umso notwendiger, je ausgeprägter die Rechtsherzinsuffizienz ist (**Empfehlungsgrad C**).

Digitalis

Strittig ist noch immer die Frage einer Digitalisierung bei Patienten mit chronischer pulmonaler Hypertonie. Nach einer randomisierten plazebokontrollierten Doppelblindstudie ist eine Digitalisierung beim chronischen Cor pulmonale nur dann Erfolg versprechend, wenn gleichzeitig eine Einschränkung der linksventrikulären Funktion vorliegt. In jedem Fall ist eine Digitalisierung berechtigt, wenn eine atriale Tachykardie mit schneller Überleitung besteht (**Empfehlungsgrad C**).

Antikoagulation

Nach Ausschluss der üblichen Kontraindikation gilt die Antikoagulation mit Marcumar bzw. Heparin als gesichertes Therapieprinzip bei der schweren pulmonalen Hypertonie (**Empfehlungsgrad B; 22**). Die Indikationsstellung basiert zum einen bei den thromboembolisch bedingten Unterformen der chronischen pulmonalen Hypertonie auf einer Reduktion des Rezidivrisikos; bei den chronischen pulmonalen Hypertonieformen mit nicht thromboembolischer Genese auf den folgenden Aspekten:
- erhöhtes Risiko einer In-situ-Thrombosierung in der pulmonalen Strombahn durch den veränderten Blutfluss in den verengten und deformierten Lungengefäßen
- erhöhtes Thromboserisiko im venösen System durch venöse Stase, Dilatation des rechten Ventrikels und Begrenzung der körperlichen Aktivität
- Reduktion der zirkulierenden Thrombin- und Fibrinogenspaltprodukte, die als Wachstumsfaktoren an der Pathogenese des vaskulären Remodelling beteiligt sein könnten.

Vasotrope Therapie

Prinzipiell bestehen zwei Möglichkeiten, durch pharmakologische Intervention den Gefäßquerschnitt zu erweitern: Entweder Aufhebung eines dauerhaft erhöhten Vasotonus durch Relaxation der glatten Gefäßmuskulatur (akuter Effekt von Vasodilatatoren) oder Beeinflussung des strukturellen Gefäßumbaus (vaskuläres Remodelling) durch Einsatz von antiinflammatorischen und antiproliferativen Agenzien. Die Annahme erscheint nahe liegend, dass diejenigen Patienten auf Vasodilatatoren am besten ansprechen, bei denen eine akut reversible Komponente der vaskulären Widerstandserhöhung im Sinne einer Vasokonstriktion im Rahmen der Reversibilitätstestung identifiziert werden kann. Selbst bei primär mechanischer Obliteration (z.B. chronische Lungenembolien) oder ausgeprägter Gefäßrarifizierung (z.B. schweres Lungenemphysem) kann durch sekundäre Remodelling-Prozesse in den verbliebenen (hyperperfundierten) Gefäßarealen eine Aggravierung des Krankheitsbildes auftreten, die einer vasotropen Therapie zugänglich ist. Momentan werden folgende Substanzen zur Beeinflussung des pulmonalen Vasotonus angewendet bzw. befinden sich in der klinischen Erprobung:
- Kalziumantagonisten
- inhalatives Stickstoffmonoxid
- Prostazyklin intravenös
- subkutane Infusion von Prostazyklinanaloga
- orale Prostazyklinanalogon
- Iloprost intravenös/inhalativ
- orale Endothelin-Rezeptor-Antagonisten
- Phosphodiesterase-Inhibitoren
- Tyrosin-Kinase-Hemmstoffe
- lösliche Guanylatzyklase-Aktivatoren und -Stimulatoren
- vasoaktives intestinales Peptid.

Kalziumantagonisten

Bei pulmonaler Hypertonie besteht keine generelle Indikation für Kalziumantagonisten. Bei einer Untergruppe von Patienten mit iPAH allerdings, die bei der akuten Testung mit einer ausgeprägten Senkung des pulmonalen Drucks und Widerstandes reagierten, führten hochdosierte Kalziumantagonisten zu einer eindrucksvollen klinischen, hämodynamischen und prognostischen Besserung (**Empfehlungsgrad B; 23**).

Die beiden Kalziumantagonisten, die bislang am häufigsten Verwendung finden, sind Nifedipin und Diltiazem. Die angestrebten Tagesdosen betragen 240 bzw. 720 mg/Tag. Zur Umgehung der zeitaufwändigen und risikoreichen Testung der pulmonalen Vasoreaktivität mit Kaliziumantagonisten hat sich klinisch die Testung mit inhalativem NO bewährt. Nur bei Patienten, die während der Vasoreaktivitätstestung die so genannten „Responder-Kriterien" erfüllen (definiert als Abfall des pulmonalarteriellen Mitteldrucks um mindestens 10 mmHg, unter einen Absolutwert von 40 mmHg bei gleichzeitiger Normalisierung des Herzminutenvolumens), ist die Indikation für einen Therapieversuch mit einem hochdosierten Kalziumantagonisten zu stellen. Wesentliche Nachteile der oralen Kalziumantagonisten sind systemische Nebenwirkungen (Hypotonie, Ödeme, Obstipation) und negativ inotrope Effekte, die vor allem bei Non-Respondern zu akuter Rechtsherzdekompensation führen können. Die Therapie muss stets einschleichend und unter engmaschiger klinischer Kontrolle erfolgen.

Prostazyklin intravenös

In zwei kontrollierten Studien und einer Vielzahl von Anwendungsbeobachtungen wurde übereinstimmend gezeigt, dass intravenöses Prostazyklin die Hämodynamik, Belastbarkeit und Mortalität von Patienten mit iPAH verbessert (**Empfehlungsgrad A; 3**). Das Gleiche gilt offenbar für das chemische Analogon Iloprost (13). Allerdings ist die Datenbasis hierfür schmäler. Prostazyklin ist in den USA und einigen europäischen Ländern zur Therapie der PAH im NYHA Stadium III–IV zugelassen. Das Medikament wird mittels einer tragbaren Infusionspumpe entweder über einen implantierten Port oder Hickman-Katheter infundiert. Über die vasodilatativen Effekte hinaus könnte der therapeutische Wert des Prostazyklins in einer Hemmung des vaskulären Remodellings liegen. Die Dosierung des Prostazyklins orientiert sich am Auftreten der typischen Nebenwirkungen (Kieferschmerzen/Kopfschmerzen/Durchfälle).

Wesentliche Nachteile der Prostazyklin-Therapie sind die fehlende Selektivität für die pulmonale Zirkulation sowie der risikoreiche Applikationsweg über eine kontinuierliche Dauerinfusion. Letztere birgt das Risiko von Katheterinfektionen und unbeabsichtigten Therapieunterbrechungen, die lebensbedrohlich verlaufen können. Daneben leiden alle Patienten an systemischen Nebenwirkungen (Kiefer-/Bein-/Kopfschmerzen, Durchfälle etc.). Angesichts der hohen Kosten des Präparats ist auch die Tachyphylaxie des Präparats ein komplizierender Faktor. Die mittlere Dosis kann nach einigen Jahren bis zu 100 ng/kg/min erreichen, was mit extrem hohen Therapiekosten verbunden ist. Zusammenfassend hat die intravenöse Prostazyklintherapie einen gesicherten Stellenwert in der Behandlung der primären pulmonalen Hypertonie, obwohl sie mit erheblichen Problemen belastet ist.

Subkutane Infusion von Prostazyklinanaloga

Die subkutane Infusion des Prostazyklinanalogons Treprostinil hat gegenüber der Infusionstherapie mit Prostazyklin den Vorteil, dass die Notwendigkeit zur Implantation eines permanenten venösen Zugangs, mit den damit verbundenen Risiken (z.B. Katheterinfektion, -dislokation, Thrombosegefahr) umgangen werden kann. In einer plazebokontrollierten Phase-III-Studie zeigte sich eine geringe, wenn auch statistisch signifikante Überlegenheit der subkutanen Treprostinil-Infusionstherapie bezüglich der Belastbarkeit, sowie klinischer Dyspnoeindizes (**Empfehlungsgrad A; 26**). Bei einem Großteil der Patienten traten jedoch teils erhebliche Schmerzen an der Infusionsstelle auf, die teilweise zum Therapieabbruch führten. Weiterhin zeigte sich bei dieser Therapie aufgrund der systemischen Applikation der Substanz ein Nebenwirkungsspektrum wie es ähnlich für infundierte Prostanoide beschrieben wird (u.a. systemische Hypotension, Orthostase, Flush, Kieferschmerzen, gastrointestinale Symptome). Langzeitbeobachtungen zur Therapie liegen jedoch bisher nicht vor.

Orale Prostazyklinanaloga

Das oral aktive Prostazyklinanalogon Beraprost wurde im Rahmen einer plazebokontrollierten Phase-III-Studie bei Patienten mit pulmonal-arterieller Hypertonie (NYHA Grade II und III) untersucht (5). Hierbei zeigte sich, dass es unter Verwendung einer mittleren Dosis von 4 × 80 µg/Tag zu einer Verbesserung der Belastbarkeit der Patienten kam. In der Subgruppenanalyse zeigten Patienten mit primärer pulmonaler Hypertonie bessere Ergebnisse als Patienten mit Kollagenose-assoziierter pulmonaler Hypertonie. Die Anwendbarkeit der Therapie, die nur in verhältnismäßig hohen Dosen effektiv war, wurde jedoch durch teils erhebliche Nebenwirkungen eingeschränkt. Eine weitere plazebokontrollierte Langzeitstudie in der die Effekte von oralem Beraprost über eine einjährige Beobachtungsdauer mit Plazebo verglichen wurden verlief jedoch negativ (**Empfehlungsgrad C; 2**). Derzeit ist das Medikament nur in Japan zur Therapie der PAH zugelassen. Eine Zulassung durch die FDA und die EMEA ist nicht erfolgt.

Inhalative Applikation von Prostanoiden

Inhaliertes Iloprost:
Ziel dieses Ansatzes ist es, die Notwendigkeit einer kontinuierlichen Infusion zu vermeiden und eine selektive pulmonale Vasodilatation zu erreichen. Mit der Aerosol-Applikation von Prostazyklin wie auch Iloprost (lang wirkendes Prostazyklinanalogon) wird bei Patienten mit schwerer pulmonaler Hypertonie eine der intravenösen Applikation von Prostazyklin vergleichbare pulmonale Vasodilatation erreicht (Absenkung des pulmonal-vaskulären Widerstandes zwischen 20 und > 50%), wohingegen die nachteiligen Effekte des intravenösen Prostazyklins auf den systemischen Blutdruck und den Gasaustausch weitgehend vermieden werden. Allerdings klingt auch nach Verwendung des länger wirkenden Iloprost der pulmonal-vasodilatative Effekt nach 1–2 Stunden ab, weshalb zur Aufrechterhaltung der Wirkung vielfache Aerosolierungen erforderlich sind. Langzeiterfahrungen mit täglicher Aerosol-Applikation von Iloprost (6–9 Inhalationen über den Tag verteilt; tägliche Iloprost-Gesamtdosis zwischen 50 und 150 µg) liegen für mehrere hunderte Patienten vor, mit der längsten Beobachtungszeit von über 8 Jahren.

Eine multizentrische, randomisierte, plazebokontrollierte Studie zeigte für inhaliertes Iloprost eine signifikante Effektivität bei gleichzeitig gutem Sicherheitsprofil (**Empfehlungsgrad A; 18**). In der Iloprost behandelten Gruppe zeigte sich sowohl eine signifikante Verbesserung der 6-Minuten-Gehstrecke (als Maßstab der Belastbarkeit) als auch der NYHA-Klasse im Vergleich zur plazebobehandelten Gruppe. Im Wesentlichen konnten die vorher vielfach gesammelten positiven Erfahrungen mit dieser Therapie in der Phase-III-Studie bestätigt werden.

Inhaliertes Treprostinil:
Treprostinil-Natrium ist zurzeit das beständigste Prostazyklinanalog, mit einer Halbwertszeit von 4,5 Stunden nach intravenöser Verabreichung. Verglichen mit Iloprost führt die Inhalation von Treprostinil zu vergleichbar ausgeprägter, jedoch signifikant verlängerter Vasodilatation nach einem einzigen Inhalationsvorgang (28, 29). Die klinische Wirksamkeit von inhaliertem Treprostinil wird derzeit in einer randomisierten kontrollierten Studie (TRIUMPH-1) mit nur 4 Inhalationen am Tag untersucht. Open-label-Studien mit einer kleinen Anzahl von Patienten (n = 25) erbrachten bereits gute klinische Ergebnisse von inhaliertem Treprostinil sowohl als Monotherapie als auch kombiniert mit Bosentan oder Sildenafil. Be-

merkenswert ist, dass Treprostinil ohne systemische Nebenwirkungen in Dosierungen, die bis zu 15fach höher als inhaliertes Iloprost waren, verabreicht werden konnte und dass die Inhalationszeit potentiell sogar auf nur einen einzelnen Atemzug reduziert werden kann. Diese unerwarteten Eigenschaften veranschaulichen die pulmonale Selektivität von inhaliertem Treprostinil und sind eine Grundvoraussetzung für eine mögliche zukünftige Verabreichung mittels Dosieraerosol (**Empfehlungsgrad C**).

Phosphodiesterase-5 Inhibitoren

Sildenafil:
Stickoffmonoxid (NO) ist in vielen Zelltypen der zentrale Stimulus für die Generierung von zyklischem Guanosinmonophoshphat (cGMP), vermittelt durch die Aktivierung der löslichen Guanylatzyklase (sGC). NO wird von u.a. vom Endothel produziert und ist ein wichtiger Regulator des pulmonal-vaskulären Widerstandes (6). Die NO-Produktion hängt unmittelbar von der lokalen Sauerstoffkonzentration ab; fehlende NO-Produktion unter hypoxischen Bedingungen trägt zu akuter und chronischer hypoxisch-pulmonaler Vasokonstriktion bei. Der enzymatische Gegenspieler der NO-Wirkung ist das cGMP-abbauende Enzym Phosphodiesterase-5 (PDE-5).
Parallel zur bekannten Expression und Aktivität der NO/cGMP/PDE-5-Achse im Corpus cavernosum des Mannes, konnte eine hohe Konzentration der PDE-5 im Lungengewebe nachgewiesen werden. Sildenafil, ein selektiver Phosphodiesterase-5-Inhibitor, ist zur Therapie der erektilen Dysfunktion zugelassen. In dieser Indikation zeigte das Medikament bisher ein ausgesprochen gutes Sicherheitsprofil, insbesondere ohne Nachweis relevanter systemischer Blutdrucksenkung. Eine Reihe nicht kontrollierter klinischer Studien hat deutlich belegen können, dass Sildenafil per se ein potenter pulmonaler Vasodilatator ist, der trotz systemischer Applikation eine überraschende pulmonale Selektivität aufweist. Hierbei wurden sowohl Patienten mit pulmonal-arterieller Hypertonie als auch Patienten mit pulmonaler Hypertonie und zugrunde liegender interstitieller Lungenerkrankung untersucht (10, 12).
In Tablettenform (20–80 mg 3×/Tag) eingenommenes Sildenafil verbesserte die Leistungsfähigkeit, Hämodynamik und die funktionelle NYHA-Klasse in einer 3-monatigen randomisierten kontrollierten klinischen Studie mit PAH-Patienten in den funktionellen Klassen II–IV (SUPER-1) (**Empfehlungsgrad A; 4**). Die positiven Auswirkungen von Sildenafil wurden nach mehr als einem Jahr Behandlung in einer „Open-label"-Langzeitstudie (SUPER-2) bestätigt. Für die Behandlung der PAH ist Sildenafil zurzeit in den USA (NYHA-Klasse II–IV) und in Europa (NYHA-Klasse III) und vielen weiteren Ländern zugelassen.

Tadalafil und Vardenafil:
Tadalafil und Vardenafil sind weitere selektive PDE-5-Inhibitoren, die zurzeit ausschließlich zur Behandlung der erektilen Dysfunktion zugelassen sind. Der direkte Vergleich beider Medikamente mit Sildenafil hinsichtlich der unmittelbaren Wirkungen auf die pulmonale Hämodynamik sowie den Gasaustausch verdeutlichte, dass eine pulmonal selektive Vasodilatation hauptsächlich durch Sildenafil und Tadalafil erreicht wurde und zu einem geringerem Ausmaß mit Vardenafil (11). In der gleichen Untersuchung stellte sich heraus, dass Sildenafil der einzige PDE-5-Inhibitor mit intrapulmonaler Selektivität ist, ablesbar an einer Verbesserung der Oxygenierung, während die beiden anderen PDE-5 den Gasaustausch im Wesentlichen unbeeinflusst ließen. Aktuell wird die chronische Anwendung von Tadalafil zur Behandlung der PAH im Rahmen einer kontrollierten klinischen Studie untersucht.

Orale Endothelin-Rezeptor-Antagonisten

Nicht-selektiver Endothelin-Antagonist Bosentan:
Die Aktivierung von Endothelin-A(ETa)-Rezeptoren führt zur Vasokonstriktion in der Lunge, während eine Stimulation des ETb-Rezeptors in einer Bronchokonstriktion resultiert. Die Wirksamkeit von selektiven und nicht-selektiven Endothelin-Antagonisten zur therapeutischen Beeinflussung akuter und chronischer pulmonaler Hypertonien wurde in mehreren experimentellen Studien belegt. Eine Phase-III-Studie bei Patienten mit iPAH und isolierter pulmonaler Hypertonie bei Kollagenose dokumentierte für den oral applizierbaren Endothelin-Antagonisten Bosentan eine Verbesserung der Belastbarkeit und eine Zunahme des komplikationsfreien Überlebens (**Empfehlungsgrad A; 24**). Die Patienten erhielten in den ersten 4 Wochen 62,5 mg 2×/Tag Bosentan. Wenn die initiale Dosis gut vertragen wurde, erhielten sie für weitere 12 Wochen 125 mg oder 250 mg 2×/Tag. Verglichen mit der Plazebogruppe konnte mit Bosentan sowohl die 6-Minuten-Gehstrecke deutlich verbessert werden als auch der Zeitpunkt der klinischen Verschlechterung hinausgezögert werden. Die Verbesserung der 6-Minuten-Gehstrecke war bei der höheren Dosierung ausgeprägter. Hauptnebenwirkung dieses Therapieansatzes ist jedoch eine Lebertoxizität, die in der 250-mg-Gruppe häufiger auftrat als in der 125-mg-Gruppe. Daher wurde Bosentan in Nordamerika zur Behandlung der PAH in den funktionellen Klassen III–IV und in Europa in der funktionellen Klasse III mit einer Dosierung von 125 mg 2×/Tag zugelassen. Eine Langzeitfolgestudie an 169 PAH-Patienten in der funktionellen Klasse III zeigte eine 89%ige Überlebensrate nach 2 Jahren Behandlung mit Bosentan. Diese Rate war vergleichbar mit einer historischen Kontrolle von Prostazyklin-behandelten Patienten. Nach 2 Jahren jedoch blieben aus der mit Bosentan behandelten Gruppe nur 70% der Patienten bei einer Monotherapie (16).
In einer zweiten Langzeitstudie wurden 103 Patienten der funktionellen Klassen III und IV über einen Zeitraum von 2 Jahren beobachtet. Bei dieser Studie zeigte sich nach einem Jahr eine Überlebensrate von 87%. Während der Beobachtungszeit erhielten 44% der Patienten intravenöses Prostazyklin (21).

Selektive Endothelin-A-Rezeptor-Antagonisten Ambrisentan und Sitaxentan:
Der selektive ETa Rezeptor-Antagonist Ambrisentan wurde an PAH-Patienten (NYHA-Klasse I–IV) in

zwei randomisierten, plazebokontrollierten Studien mit täglichen Dosen von jeweils 2,5 mg oder 5 mg (ARIES-2) sowie 5 mg bzw. 10 mg (ARIES-1) untersucht. Derzeit sind zwar keine in Fachzeitschriften veröffentlichte Daten verfügbar, die Hauptergebnisse der ARIES-1- und -2-Studie wurden jedoch kürzlich von der herstellenden Firma freigegeben (http://investor.myogen.com/phoenix.zhtml?c=135160&p=irol-news).

Nach diesen Berichten zeigte Ambrisentan eine sehr gute klinische Wirkung mit einer gewissen Dosis-Wirkungsbeziehung. Interessanterweise wurden in beiden Studien mit Dosierungen zwischen 2,5–10 mg Ambrisentan keine Lebertoxizität (definiert durch einen mehr als 3fachen Anstieg der Leberenzyme über die Normalwertgrenze) festgestellt. In einer weiteren Untersuchung an 36 Patienten, bei denen unter Bosentan (n = 34) oder Sitaxentan (n = 5) Lebertoxizität auftrat, wurde die Behandlung auf 5 mg Ambrisentan umgestellt. In dieser Studie gab es nur einen Patienten, bei dem nach 6 Monaten Dauer wieder Lebernebenwirkungen auftraten. Kürzlich erhielt Ambrisentan einen beschleunigten Prüfstatus durch die FDA sowie die Zulassung **(Empfehlungsgrad A)**.

Ein weiterer selektiver ETA-Inhibitor, Sitaxentan, wurde in zwei randomisierten, doppelblinden plazebokontrollierten Studien untersucht. In der ersten Studie (STRIDE-1) hatte Sitaxentan den primären Endpunkt (Erhöhung der Sauerstoffaufnahme während der Fahrradergometrie-Untersuchung) nicht signifikant verbessert (1). Jedoch wurden die sekundären Endpunkte (6-Minuten-Gehstrecke, Verbesserung der NYHA-funktionellen Klassen) in der aktiven Behandlungsgruppe im Vergleich zur Plazebogruppe verbessert. Die Folgestudie (STRIDE-2) verglich Dosen von 50 mg und 100 mg Sitaxentan einmal täglich mit der Gabe von 125 mg Bosentan 2×/Tag sowie Plazebo. Der primäre Endpunkt (diesmal 6-Minuten-Gehstrecke) wurde in der Sitaxentan-100-mg-Gruppe erreicht (plazebokorrigierter Anstieg bei der 6-Minuten-Gehstrecke 31,4 m), jedoch nicht in der 50-mg-Gruppe. Die Wirkung von Bosentan (29,5 m plazebokorrigierter Anstieg der 6-Minuten-Gehstrecke) unterschied sich nicht signifikant von der Wirkung von 100 mg Sitaxentan, während in der Sitaxentan-Gruppe Leberenzymanstiege um das 3fache über den Normalwert nur bei 3% verglichen mit 11,5% in der Bosentan-Gruppe beobachtet wurde. Sitaxentan durchläuft derzeit das Zulassungsverfahren der Amerikanischen und Europäischen Behörden **(Empfehlungsgrad B)**.

Zukünftige Therapiemöglichkeiten

Kombinationstherapien

Kombinationstherapien, die auf verschiedene regulatorische Mechanismen der Vasomotion bzw. der Proliferation zielen, werden bereits bei vielen Patienten mit pulmonaler Hypertonie angewandt, um die klinische Wirksamkeit zu maximieren und um krankheitsdefinierende Parameter (z.B. körperliche Belastbarkeit, Hämodynamik, Biomarker etc.) in prognostisch vorteilhafte Bereiche zu bringen. Die Kombination einer subtherapeutischen Dosis des Phosphodiesterase-(PDE-)3/4-Hemmers Tolafentrine (welches den Abbau des Second Messengers des Prostanoids cAMP hemmt) mit inhaliertem Iloprost verstärkte und verlängerte die Wirkung von Iloprost, bei weiterhin guter Verträglichkeit (8). Leider sind solche PDE-3/4-Hemmer zurzeit nicht klinisch verfügbar. Auf der Basis der initialen Ergebnisse experimenteller und klinischer Untersuchungen sind zukünftige kontrollierte klinische Studien mit diesem Therapieansatz zu fordern.

Die Kombination eines PDE-5-Hemmers mit Prostanoiden hat das Potenzial, sowohl die cGMP- als auch die cAMP-vermittelten Effekte zu verstärken und somit synergistisch zu einer Vasodilatation und möglicherweise auch Antiproliferation von vaskulären glatten Muskelzellen (SMC) beizutragen.

Das Hinzufügen von inhaliertem Iloprost oder Treprostinil zu Sildenafil führt zu einer signifikanten zusätzlichen pulmonalen Vasodilatation ohne den Verlust pulmonaler Selektivität (10). Auch in der chronischen Anwendung zeigte die Hinzunahme von Sildenafil bei 14 Patienten mit PAH, deren Krankheitsverlauf sich trotz kontinuierlicher Therapie mit inhaliertem Iloprost verschlechtert hatte, eine signifikante Verbesserung der körperlichen Leistungsfähigkeit und der funktionellen NYHA-Klasse (7). In einer anderen klinischen Studie (Beobachtungszeitraum 1 Jahr) führte die Therapieerweiterung mit Sildenafil bei 9 PAH-Patienten, deren Zustand sich trotz fortgesetzter Bosentan-Behandlung verschlechtert hatte, zu einer erneuten klinischen Verbesserung (14). Die Kombination von Bosentan mit einer vorbestehenden oralen oder inhalativen Prostanoid-Therapie wurde bei 20 Patienten mit pulmonaler Hypertonie durchgeführt. In dieser Untersuchung konnte Bosentan eine deutliche Verbesserung der Leistungsfähigkeit sowie eine anhaltende klinische Stabilisierung bewirken (15). Diese frühen Studien veranschaulichen den Nutzen, den man aus der Kombination von Medikamenten ziehen kann, die bereits zur Behandlung der PAH zugelassen sind **(Empfehlungsgrad C)**. Dennoch ist die Frage, welche Kombination optimal für welche Form der pulmonalen Hypertonie ist, noch unbeantwortet. Weiterhin ist unklar, ob die „First-line"-Kombinationstherapie einer schrittweisen Erweiterung der PAH-Therapie vorzuziehen ist (letztere Vorgehensweise wird zurzeit in den meisten spezialisierten PH-Zentren angewandt). Beide Aspekte müssen in naher Zukunft in randomisierten kontrollierten Studien adressiert werden.

Tyrosinkinase-Hemmstoffe

Wachstumsfaktoren wie der Platelet Derived Growth Factor (PDGF), der Basic Fibroblast Growth Factor (b-FGF) und der Epithelial Growth Factor (EGF) induzieren eine abnorme Proliferation und Migration von vaskulären glatten Muskelzellen (SMC). PDGF aktiviert spezifische Rezeptoren an der Zelloberfläche. Die PDGF-Rezeptoren (PDGFRs) gehören zu einer Familie der Transmembranrezeptor-Tyrosinkinasen (RTKs), die nach Ligandenbindung autophosphoryliert werden. Imatinib, ein selektiver Hemmer der RTKs c-kit, bcr-abl und

PDGFR, wurde zur Behandlung der chronisch myeloischen Leukämie und von gastrointestinalen Stromatumoren zugelassen.

Die Anwendung von Imatinib bei pulmonaler Hypertonie in zwei unabhängigen experimentellen Modellen der pulmonalen Hypertonie zeigte hervorragende Wirkungsamkeit im Sinne einer Verbesserung der pulmonalen Hämodynamik, der Überlebensrate und des vaskulären Remodellings (25). Initiale „Off-label"-Behandlung von Patienten mit schwerster pulmonaler Hypertonie, die eine lebensnotwendige Therapieerweiterung aufgrund einer Krankheitsprogression benötigten (trotz vorangegangener maximierter Kombinationstherapie mit zugelassenen PAH-Medikamenten), zeigte viel versprechende Ergebnisse im Sinne einer Rekompensation und Regression der Erkrankungsschwere (9). Die antiproliferative Therapie der pulmonalen Hypertonie mit Medikamenten wie Imatinib, stellt für die Zukunft eine attraktive Möglichkeit, das Remodelling der Lungengefäße zurückzudrängen.

Vasoaktives intestinales Peptid (VIP)

Die biologischen Wirkungen von vasoaktiven intestinalen Peptiden (VIP) werden durch spezifische Rezeptoren (VPAC-1 und VPAC-2) vermittelt. Beide Rezeptoren induzieren die Relaxation von vaskulären SMCs. In einer initialen Studie zu inhaliertem VIP (50 μg 4×/Tag) bei 8 Patienten mit pulmonaler Hypertonie konnten positive Auswirkungen auf die körperliche Belastbarkeit nachgewiesen werden (20). Jedoch fehlen derzeit noch Daten über hämodynamische Effekte bei VIP-Inhalation. Derzeit wird eine randomisierte kontrollierte klinische Studie bei PAH-Patienten durchgeführt, um die klinische Wirksamkeit und die jeweilige Sicherheit dieses therapeutischen Prinzips einschätzen zu können.

Interventionelle Behandlungsoptionen

Atriale Septostomie

Im Terminalstadium der Erkrankung kann eine Druckentlastung des rechten Ventrikels durch eine atriale Septostomie erfolgen, welche auch als Überbrückungsmaßnahme bis zur Lungentransplantation dienen kann. Diese Maßnahme ist allerdings bislang überwiegend bei jüngeren Patienten (unter 55 Jahre) mit schweren Formen der primären pulmonalen Hypertonie in spezialisierten Zentren zur Anwendung gekommen.

Thrombendarteriektomie und Lungentransplantation

Bei chronisch thromboembolischen Verschlüssen zentraler und/oder segmentaler bis subsegmentaler Lungengefäße als Ursache einer pulmonalen Hypertonie stellt die chirurgische Thrombendarteriektomie eine therapeutische Perspektive dar. Das perioperative Risiko dieser an nur wenigen spezialisierten Zentren erfolgreich durchgeführten Operation ist mit bis ca. 10% immer noch hoch, jedoch wird dadurch in den meisten Fällen eine weitgehende Verbesserung der Beschwerdesymptomatik bis hin zu weitgehender Symptomfreiheit erreicht. Weit peripher lokalisierte thromboembolische Verschlüsse sind diesem Verfahren nicht zugänglich.

Bei Patienten mit primärer pulmonaler Hypertonie sind Einzel- und Doppellungentransplantationen und kombinierte Herz-Lungen-Transplantationen durchgeführt worden. Die Überlebensrate ist nach internationalen Erfahrungen bei allen Verfahren ungefähr gleich. Selbst bei einer schon weitgehend eingeschränkten rechtsventrikulären Pumpfunktion findet sich häufig sowohl nach einer einseitigen als auch nach einer beidseitigen Lungentransplantation eine wesentliche Besserung. Die 1-Jahres-Überlebensrate nach Lungentransplantationen wird für die primäre pulmonale Hypertonie zwischen 65 und 70% angegeben. Die Mortalitätsrate nach Lungentransplantationen scheint bei primärer pulmonaler Hypertonie höher zu liegen, als in anderen Patientenkollektiven. Somit muss die Entscheidung zur Lungentransplantation immer kritisch gegen die verbliebenen Möglichkeiten einer medikamentösen Therapie abgewogen werden. Bei Progredienz des Krankheitsbildes trotz maximaler Therapie stellt die Lungentransplantation jedoch die einzig verbleibende therapeutische Option dar (**Empfehlungsgrad B**).

Literatur

1. Barst RJ, Langleben D, Frost A, Horn EM, Oudiz R, Shapiro S, McLaughlin V, Hill N, Tapson VF, Robbins IM, Zwicke D, Duncan B, Dixon RA, Frumkin LR: Sitaxsentan therapy for pulmonary arterial hypertension. Am J Respir Crit Care Med 169 (2004) 441–447.
2. Barst RJ, McGoon M, McLaughlin V, Tapson V, Rich S, Rubin L, Wasserman K, Oudiz R, Shapiro S, Robbins IM, Channick R, Badesch D, Rayburn BK, Flinchbaugh R, Sigman J, Arneson C, Jeffs R: Beraprost therapy for pulmonary arterial hypertension. J Am Coll Cardiol 41 (2003) 2119–2125.
3. Barst RJ, Rubin LJ, Long WA, McGoon MD, Rich S, Badesch DB, Groves BM, Tapson VF, Bourge RC, Brundage BH: A comparison of continuous intravenous epoprostenol (prostacyclin) with conventional therapy for primary pulmonary hypertension. The Primary Pulmonary Hypertension Study Group. N Engl J Med 334 (1996) 296–302.
4. Galie N, Ghofrani HA, Torbicki A, Barst RJ, Rubin LJ, Badesch D, Fleming T, Parpia T, Burgess G, Branzi A, Grimminger F, Kurzyna M, Simonneau G: Sildenafil citrate therapy for pulmonary arterial hypertension. N Engl J Med 353 (2005) 2148–2157.
5. Galie N, Humbert M, Vachiery JL, Vizza CD, Kneussl M, Manes A, Sitbon O, Torbicki A, Delcroix M, Naeije R, Hoeper M, Chaouat A, Morand S, Besse B, Simonneau G: Effects of beraprost sodium, an oral prostacyclin analogue, in patients with pulmonary arterial hypertension: a randomized, double-blind, placebo-controlled trial. J Am Coll Cardiol 39 (2002) 1496–1502.
6. Ghofrani HA, Pepke-Zaba J, Barbera JA, Channick R, Keogh AM, Gomez-Sanchez MA, Kneussl M, Grimminger F: Nitric oxide pathway and phosphodiesterase inhibitors in pulmonary arterial hypertension. J Am Coll Cardiol 43 (2004) 68S–72S.
7. Ghofrani HA, Rose F, Schermuly RT, Olschewski H, Wiedemann R, Kreckel A, Weissmann N, Ghofrani S, Enke B, Seeger W, Grimminger F: Oral sildenafil as long-term adjunct therapy to inhaled iloprost in severe pulmonary arterial hypertension. J Am Coll Cardiol 42 (2003) 158–164.

8. Ghofrani HA, Rose F, Schermuly RT, Olschewski H, Wiedemann R, Weissmann N, Schudt C, Tenor H, Seeger W, Grimminger F: Amplification of the pulmonary vasodilatory response to inhaled iloprost by subthreshold phosphodiesterase types 3 and 4 inhibition in severe pulmonary hypertension. Crit Care Med 30 (2002) 2489–2492.
9. Ghofrani HA, W Seeger, F Grimminger: Imatinib for the treatment of pulmonary arterial hypertension. N Engl J Med 353 (2005) 1412–1413.
10. Ghofrani HA, Wiedemann R, Rose F, Olschewski H, Schermuly RT, Weissmann N, Seeger W, Grimminger F: Combination therapy with oral sildenafil and inhaled iloprost for severe pulmonary hypertension. Ann Intern Med 136 (2002) 515–522.
11. Ghofrani HA, Voswinckel R, Reichenberger F, Olschewski H, Haredza P, Karadas B, Schermuly RT, Weissmann N, Seeger W, Grimminger F: Differences in hemodynamic and oxygenation responses to three different phosphodiesterase-5 inhibitors in patients with pulmonary arterial hypertension: a randomized prospective study. J Am Coll Cardiol 44 (2004) 1488–1496.
12. Ghofrani HA, Wiedemann R, Rose F, Schermuly RT, Olschewski H, Weissmann N, Gunther A, Walmrath D, Seeger W, Grimminger F: Sildenafil for treatment of lung fibrosis and pulmonary hypertension: a randomised controlled trial. Lancet 360 (2002) 895–900.
13. Higenbottam T, Butt AY, McMahon A, Westerbeck R, Sharples L: Long-term intravenous prostaglandin (epoprostenol or iloprost) for treatment of severe pulmonary hypertension. Heart 80 (1998) 151–155.
14. Hoeper MM, Faulenbach C, Golpon H, Winkler J, Welte T, Niedermeyer J. Combination therapy with bosentan and sildenafil in idiopathic pulmonary arterial hypertension. Eur Respir J 24 (2004) 1007–1010.
15. Hoeper MM, Taha N, Bekjarova A, Gatzke R, Spiekerkoetter E: Bosentan treatment in patients with primary pulmonary hypertension receiving nonparenteral prostanoids. Eur Respir J 22 (2003) 330–334.
16. McLaughlin VV, Sitbon O, Badesch DB, Barst RJ, Black C, Galie N, Rainisio M, Simonneau G, Rubin LJ: Survival with first-line bosentan in patients with primary pulmonary hypertension. Eur Respir J 25 (2005) 244–249.
17. Nagaya N, Nishikimi T, Uematsu M, Satoh T, Kyotani S, Sakamaki F, Kakishita M, Fukushima K, Okano Y, Nakanishi N, Miyatake K, Kangawa K: Plasma brain natriuretic peptide as a prognostic indicator in patients with primary pulmonary hypertension. Circulation 102 (2000) 865–870.
18. Olschewski H, Simonneau G, Galie N, Higenbottam T, Naeije R, Rubin LJ, Nikkho S, Speich R, Hoeper MM, Behr J, Winkler J, Sitbon O, Popov W, Ghofrani HA, Manes A, Kiely DG, Ewert R, Meyer A, Corris PA, Delcroix M, Gomez-Sanchez M, Siedentop H, Seeger W: Inhaled iloprost for severe pulmonary hypertension. N Engl J Med 347 (2002) 322–329.
19. Pauwels RA, Buist AS, Ma P, Jenkins CR, Hurd SS: Global strategy for the diagnosis, management, and prevention of chronic obstructive pulmonary disease: National Heart, Lung, and Blood Institute and World Health Organization Global Initiative for Chronic Obstructive Lung Disease (GOLD): executive summary. Respir Care 46 (2001) 798–825.
20. Petkov V, Mosgoeller W, Ziesche R, Raderer M, Stiebellehner L, Vonbank K, Funk GC, Hamilton G, Novotny C, Burian B, Block LH: Vasoactive intestinal peptide as a new drug for treatment of primary pulmonary hypertension. J Clin Invest 111 (2003) 1339–1346.
21. Provencher S, Sitbon O, Humbert M, Cabrol S, Jais X, Simonneau G: Long-term outcome with first-line bosentan therapy in idiopathic pulmonary arterial hypertension. Eur Heart J 27 (2006) 589–595.
22. Rich S: Medical treatment of primary pulmonary hypertension: a bridge to transplantation? Am J Cardiol 75 (1995) 63A–66A.
23. Rich S, Kaufmann E, Levy PS: The effect of high doses of calcium-channel blockers on survival in primary pulmonary hypertension. N Engl J Med 327 (1992) 76–81.
24. Rubin LJ, Badesch DB, Barst RJ, Galie N, Black CM, Keogh A, Pulido T, Frost A, Roux S, Leconte I, Landzberg M, Simonneau G: Bosentan therapy for pulmonary arterial hypertension. N Engl J Med 346 (2002) 896–903.
25. Schermuly RT, Dony E, Ghofrani HA, Pullamsetti S, Savai R, Roth M, Sydykov A, Lai YJ, Weissmann N, Seeger W, Grimminger F: Reversal of experimental pulmonary hypertension by platelet derived growth factor inhibition. J Clin Invest (2005).
26. Simonneau G, Barst RJ, Galie N, Naeije R, Rich S, Bourge RC, Keogh A, Oudiz R, Frost A, Blackburn SD, Crow JW, Rubin LJ: Continuous subcutaneous infusion of treprostinil, a prostacyclin analogue, in patients with pulmonary arterial hypertension: a double-blind, randomized, placebo-controlled trial. Am J Respir Crit Care Med 165 (2002) 800–804.
27. Simonneau G, Galie N, Rubin LJ, Langleben D, Seeger W, Domenighetti G, Gibbs S, Lebrec D, Speich R, Beghetti M, Rich S, Fishman A: Clinical classification of pulmonary hypertension. J Am Coll Cardiol 43 (2004) 5S–12S.
28. Voswinckel R, Ghofrani HA, Grimminger F, Seeger W, Olschewski H: Inhaled trepostinil for treatment of chronic pulmonary arterial hypertension. Ann Intern Med 144 (2006) 149–150.
29. Voswinckel R, Kohstall M, Enke B, Gessler T, Reichenberger F, Ghofrani HA, Seeger W, Olschewski H: Inhaled treprostinil is a potent pulmonary vasodilator in severe pulmonary hypertension. Eur Heart J 25 (2004) 22.
30. Wiedemann R, Ghofrani HA, Weissmann N, Schermuly R, Quanz K, Grimminger F, Seeger W, Olschewski H: Atrial natriuretic peptide in severe primary and nonprimary pulmonary hypertension: response to iloprost inhalation. J Am Coll Cardiol 38 (2001) 1130–1136.

9 Ambulant erworbene Pneumonie (AEP)

S. Ewig, U. Ostendorf

Definition

Die ambulant erworbene Pneumonie (AEP) ist durch drei Merkmale definiert:
- die Pneumonie
- den Ort des Erwerbs der Pneumonie
- die Immunitätslage des Patienten

Eine Pneumonie liegt pathologisch-anatomisch bei einer Entzündung des Lungenparenchyms durch pathogene Erreger vor. Vorwiegend sind die Alveolen, ggf. auch das Interstitium und/oder zuführende Bronchien betroffen.

Der Ort des Erwerbs ist bei der AEP als außerhalb eines Krankenhauses definiert.

Die Diagnose einer AEP schließt Patienten mit schwergradiger Immunsuppression und erhöhtem Risiko für sog. opportunistische Erreger aus.

Die Inzidenz der AEP liegt in Deutschland bei 2000–5000×10^{-6}/Jahr.

Symptomatik und klinisches Bild

Typische Symptome der Pneumonie sind Husten, purulenter Auswurf und Fieber sowie bei begleitender Pleuritis auch atemabhängige thorakale Schmerzen. Bei schweren Pneumonien kommt es zu Tachypnoe; das Auftreten von Hypotonie und begleitenden Organfunktionsstörungen weist auf eine schwere Sepsis beziehungsweise einen septischen Schock hin.

Bei Patienten im höheren Lebensalter ist mit oligosymptomatischen, häufig afebrilen Verläufen zu rechnen. Gelegentlich kann eine neu aufgetretene Verwirrtheit beim älteren Patienten das einzige klinische Symptom einer Pneumonie sein.

Diagnostik und Differentialdiagnose

Klinisch wird die Diagnose einer Pneumonie gestellt, wenn neben einem neu aufgetretenem radiologischen Infiltrat eine Leukozytose ($> 12 \times 10^9$/l) oder Leukopenie ($< 4 \times 10^9$/l), Fieber ($> 38,3$ °C) oder Hypothermie (< 36 °C) und/oder purulentes Sputum vorliegen.

Dem Schweregrad einer AEP kommt aus prognostischer Sicht eine große Bedeutung zu, insbesondere für die Entscheidung, ob die weitere Therapie ambulant, stationär oder auf der Intensivstation erfolgen sollte. Bei der Bestimmung des Schweregrades wird sowohl das Ausmaß der respiratorischen Insuffizienz als auch das Vorliegen einer schweren Sepsis bzw. eines septischen Schocks berücksichtigt. Klinisch wird die respiratorische Insuffizienz durch die Bestimmung der Atemfrequenz oder eine Hypoxämie in der Blutgasanalyse bestimmt. Hypotonie oder begleitende Organfunktionsstörungen zeigen eine schwere Sepsis bzw. einen septischen Schock an. Die Schweregradeinteilung kann standardisiert an Hand des CURB-Index oder des CRB-65-Index (**Empfehlungsgrad A;** 1) erfolgen (Abb. C.9-1). Beide Indizes sind

CURB-Index
C = „confusion" (Bewusstseinstrübung: 1 Punkt)
U = „urea nitrogen"
(Harnstoff-N; Grenzwert > 7 mmol/l: 1 Punkt)
R = „respiratory rate"
(Atemfrequenz; Grenzwert > 30/min: 1 Punkt)
B = „blood pressure"
(Blutdruck, Grenzwert < 90 mmHg systolisch oder ≤ 60 mmHg diastolisch: 1 Punkt)
Die jeweiligen Punkte werden addiert:
leichtgradig = 0; mittelgradig = 1–2; schwergradig = > 2

CRB-65-Index
C = „confusion" (Bewusstseinstrübung: 1 Punkt)
R = „respiratory rate"
(Atemfrequenz; Grenzwert > 30/min: 1 Punkt)
B = „blood pressure"
(Blutdruck, Grenzwert < 90 mmHg systolisch oder ≤ 60 mmHg diastolisch: 1 Punkt)
65 = Alter 65 Jahre
(Grenzwert ≥ 65 Jahre: 1 Punkt)
Die jeweiligen Punkte werden addiert:
leichtgradig = 0; mittelgradig = 1–2; schwergradig = > 2

Abb. C.9-1 CURB- und CRB-65-Index.
Die Scores werden errechnet aus der Summe der Punkte, die sich aus dem Vorhandensein einer Variablen bzw. dem Über- bzw. Unterschreiten des Grenzwertes ergeben.

in ihrer Aussagekraft vergleichbar. Aus Praktibilitätsgründen wird ambulant eher der CRB-65-Index verwendet. Liegen keine Hinweise auf eine schwere Pneumonie vor (CURB bzw. CRB-65 = 0), kann die weitere Behandlung aus prognostischer Sicht ambulant erfolgen, falls nicht andere, z.B. Begleiterkrankungen oder soziale Faktoren dagegen sprechen.

Differentialdiagnostisch ist im ambulanten Bereich die leichtgradige AEP oft nicht von anderen tiefen Atemwegsinfektionen zu trennen. Hierzu zählen die akute Bronchitis, die akute Influenzainfektion und die akute Exazerbation der COPD. Liegt kein fokaler, pathologischer Auskultationsbefund vor, kann in der Regel in der ambulanten Versorgung auf eine Röntgenuntersuchung verzichtet werden. Es sollte in diesem Fall von einer „tiefen Atemwegsinfektion" gesprochen werden. Nach 48 Stunden ist eine klinische Überprüfung des Therapieerfolgs notwendig.

Bei der stationär behandlungspflichtigen AEP ist im Rahmen der Erstuntersuchung über die Notwendigkeit einer intensivierten Überwachung zu entscheiden. Liegen Kriterien für eine schwere Pneumonie vor, sollte die Überwachung auf der Intensivstation erfolgen. Neben den bereits genannten Parametern ist das Vorliegen ausgedehnter bilateraler oder multilobärer, radiologischer Infiltrate ein weiteres Kriterium für eine schwere Pneumonie.

Zur weiteren Diagnostik im Krankenhaus gehört neben der Röntgenaufnahme des Thorax in zwei Ebenen eine Blutgasanalyse (bzw. O_2-Sättigung) und laborchemische Diagnostik, welche mindestens ein großes Blutbild, Kreatinin (oder Harnstoff-N), Elektrolyte, Transaminasen und CRP umfasst. Bei der mikrobiologischen Diagnostik spielt insbesondere die Erfassung von *Streptococcus pneumoniae* und *Legionella pneumophila* über den bettseitig durchführbaren Antigen-Schnell-Test eine wichtige Rolle. Darüber hinaus sollte sich die initiale mikrobiologische Diagnostik auf das Anlegen von Blutkulturen und bei beatmeten Patienten auf eine zusätzliche Bronchoskopie mit BAL beschränken. In jedem Fall darf die Einleitung einer kalkulierten antimikrobiellen Therapie nicht durch eine mikrobiologische Diagnostik verzögert werden.

Ein komplizierender größerer Pleuraerguss initial oder im Verlauf erfordert grundsätzlich eine diagnostische Punktion des Ergusses sowie eine kulturelle Diagnostik. Ein komplizierter parapneumonischer Erguss (pH < 7,2) sowie ein Empyem müssen umgehend drainiert werden.

Die wichtigsten Differentialdiagnosen der AEP sind das Bronchialkarzinom, die pulmonale Tuberkulose sowie die Lungenembolie mit Infarktpneumonie. Seltener kommen idiopathische, allergische oder granulomatöse interstitielle Lungenerkrankungen als Differentialdiagnosen in Betracht. Da die aufgeführten Erkrankungen alle Symptome einer Pneumonie imitieren können, ist insbesondere bei fehlendem Ansprechen auf die gewählte antimikrobielle Therapie eine erweiterte Diagnostik obligat (s.u.).

Therapie

Die Kenntnis des Erreger- und Resistenzspektrums ist für die Wahl der kalkulierten antimikrobiellen Therapie entscheidend. Der mit Abstand häufigste Erreger der ambulant erworbenen Pneumonie ist *Steptococcus pneumoniae*. Außerdem muss mit *Haemophilus influenzae, Staphylococcus aureus* und sog. atypischen Erregern wie *Legionella supp., Chlamydia pneumoniae, Mycoplasma pneumoniae* und respiratorischen Viren gerechnet werden. Die Tabellen C.9-1 und C.9-2 zeigen die für die kalkulierte Behandlung von Patienten mit leichtgradiger bzw. mittelgradiger AEP zur Verfügung stehenden Substanzen (L1). Die Differentialtherapie entsprechend Risikofaktoren, wie sie in der S3-Leitlinie (L1) vorgeschlagen wird, ist möglich, jedoch nicht durch Studien belegt. Bei Erhalt der Ergebnisse der mikrobiologischen Diagnostik ist die kalkulierte Therapie anzupassen, d.h. in der Regel zu deeskalieren. Die Therapiedauer beträgt 7 Tage.

Patienten mit schwerer AEP auf der Intensivstation sollten je nach ihrem Risiko für eine AEP durch gramnegative Enterobakterien (GNEB) oder *Pseudomonas aeruginosa* kalkuliert therapiert werden (Tab. C.9-3; **Empfehlungsgrad A/B**; L1). Patienten mit schwerer AEP sollten initial eine intravenöse Kombinationstherapie erhalten (**Empfehlungsgrad B; L1**). Auch hier sollte eine Anpassung der Therapie nach Vorliegen der Ergebnisse der mikrobiologischen Diagnostik erfolgen (Deeskalation). Bei fehlendem Risiko für das Vorliegen von *Pseudomonas aeruginosa* kann alternativ mit einem Fluorchinolon mit ausreichender Pneumokokkenaktivität behandelt werden. Die Therapiedauer sollte 7–10 Tage nicht überschreiten. Eine Kombinationstherapie eines β-Laktams mit Aminoglykosiden, die bei Verdacht auf Pneumonien durch GNEB bzw. Pseudomonas bislang häufig in der kalkulierten Initialtherapie eingesetzt wurden, zeigt nach neueren Metaanalysen keinen Vorteil (**Empfehlungsgrad A;** 3, 4). Durch die Aminoglykoside kommt es jedoch zu einem erhöhten Risiko für Oto- und Nephrotoxizität. Neben der antimikrobiellen Therapie sind supportive Maßnahmen wie die Gabe von Sauerstoff und niedermolekularem Heparin sowie Atemtherapie und frühe Patientenmobilisation wichtig (2).

Vor Umstellung der parenteralen auf eine orale antimikrobielle Therapie im Sinne der Sequenztherapie müssen Kriterien für ein Ansprechen der Therapie erfüllt sein (Tab. C.9-3). Zusätzlich zu den klinischen Kriterien sollte am Tag 4–5 nach Therapiebeginn eine Kontrolle des CRP-Wertes erfolgen. Kurzfristige radiologische Kontrollen sind bei Patienten mit schweren Pneumonien oder V.a. auf ein Bronchialkarzinom sinnvoll. Bei einem unkomplizierten Verlauf und Erfüllung der Kriterien (Tab. C.9-3) kann eine Entlassung aus der stationären Therapie erfolgen,

Tabelle C.9-1 Kalkulierte Therapieregime bei leichtgradiger, primär ambulant behandelbarer AEP

Substanzen	Dosierung jeweils oral
Penicilline	
Amoxicillin	3 × 1 g
Amoxicillin/Clavulansäure	2 × 750 mg
Sultamicillin	2 × 750 mg
Tetrazykline	
Doxycyclin	2 × 100 mg
Makrolide	
Clarithromycin	2 × 500 mg
Roxithromycin	1 × 300 mg
Azithromycin	1 × 500 mg
Ketolide	
Telithromycin	1 × 800 mg
„Respiratorische" (= Pneumokokken-aktive) Fluorchinolone	
Moxifloxacin	1 × 400 mg
Levofloxacin	1 × 500 mg

Kontraindiziert sind:
- Ciprofloxacin: weist keine ausreichende Aktivität gegenüber dem wichtigsten Erreger Streptococcus pneumoniae auf, erhöht das Risiko einer Resistenzentwicklung dieses Erregers
- Co-trimoxazol: weist in dieser Indikation eine angesichts der vorhandenen Alternativen inakzeptable Toxizität auf

Ambulant erworbene Pneumonie (AEP)

Tabelle C.9-2 Initiale kalkulierte Therapie bei hospitalisierten Patienten mit AEP

Substanz	Dosierung intravenös	Substanz und Dosierung primär oral oder bei Sequenztherapie
Initial Kombinationstherapie aus einem Aminopenicillin oder Cephalosporin II/IIIa, jeweils plus einem Makrolid; danach Umstellung auf eine Monotherapie mit β-Lactam oder Makrolid		
Amoxicillin/Clavulansäure Ampicillin/Sulbactam	3 × 2,2 g 3 × 3 g	Amoxicillin/Clavulansäure 2 × 750 mg Sultamicillin 2 × 750 mg
oder		
Cefuroxim Cefotaxim Cefriaxon	3 × 1,5 g 3 × 2 g 1 × 1–2 g	Cefuroxim-Axetil 2 × 500 mg* Cefpodoxim 2 × 200 mg* Cefpodoxim 2 × 200 mg*
plus		
Erythromycin Clarithromycin Azithromycin	3–4 × 1 g 2 × 500 mg 1 × 500 mg	– Clarithromycin 2 × 500 mg Azithromycin 1 × 500 mg
oder		
Monotherapie mit einem „respiratorischen" (= Pneumokokken-aktiven) Fluorchinolon		
Moxifloxacin Levofloxacin	1 × 400 mg 1 × 500 mg	Moxifloxacin 1 × 400 mg Levofloxacin 1 × 500 mg

Applikation initial intravenös oder oral. Im Fall einer initialen intravenösen Therapie Umstellung auf orale Therapie nach Therapieansprechen.
*orale Cephalosporine nur im Rahmen der Sequenztherapie empfohlen

Tabelle C.9-3 Kriterien des Therapieansprechens (vor Umstellung auf eine orale Therapie müssen alle Kriterien erfüllt sein)

respiratorische Kriterien	– Atemfrequenz < 26/min – Sauerstoffsättigung > 89%
hämodynamische Kriterien	– systolischer Blutdruck > 89 mmHg – Herzfrequenz < 90/min
allgemeine Kriterien	– Entfieberung < 38,3 °C – keine akute Bewusstseinstrübung

falls keine anderen Gründe, z.B. soziale Faktoren oder Begleiterkrankungen, dagegen sprechen.
Bei bis zu 10% der Patienten mit AEP kommt es zu einem Therapieversagen. Bei verzögerter Abheilung der Pneumonie, jedoch nur geringer Symptomatik und klinischer Stabilität, kann zunächst abgewartet werden. Bei progressiver klinischer Verschlechterung muss umgehend eine weitere Diagnostik inklusive CT-Thorax, Bronchoskopie und BAL erfolgen.

Nachsorge

Bei unkompliziert verlaufender AEP sollte nach 4 Wochen eine radiologische und laborchemische Verlaufskontrolle erfolgen, um eine komplette Rückläufigkeit der radiologischen Infiltrate und der laborchemischen Entzündungsparameter zu dokumentieren.

Leitlinien

L1. Höffken G, Lorenz J, Kern W, Welte T, Bauer T, Dalhoff K, Dietrich E, Ewig S, Gastmeier P, Grabein B, Halle E, Kolditz M, Marre R, Sitter H: S3-Leitlinie zu ambulant erworbener Pneumonie und tiefen Atemwegsinfektionen. Pneumologie 59 (2005) 612–64.

Literatur

1. Ewig S, de Roux A, Bauer T, et al.: Validation of predictive rules and indices of severity for community-acquired pneumonia. Thorax 59 (2004) 421–427.
2. Baddour LM, Yu VL, Klugmann C et al.: Combination antibiotic therapy lowers mortality among severely ill patients with pneumococcal bacteremia. Am J Respir Crit Care Med 170 (2004) 440–4.
3. Mundy LM, Leet TL, Darst K et al.: Early mobilization of patients hospitalized with community-acquired pneumonia. Chest 124 (2003) 883–9.
4. Paul M, Benuri-Silbinger I, Soares-Weiser K et al.: Beta lactam monotherapy versus beta lactam-aminoglycoside combination therapy for sepsis in immuno-competent patients: systematic review and meta-analysis of randomised trials. BMJ 328 (2004) 668–73.
5. Safdar N, Handelsman J, Maki DG et al.: Does combination antimicrobial therapy reduce mortality in Gram-negative bacteraemia? A meta-analysis. Lancet Infect Dis 4 (2004) 519–27.

Abkürzungsverzeichnis:

AEP	ambulant erworbene Pneumonie
COPD	chronic obstructive pulmonary disease
CRP	C-reaktives Protein
BAL	bronchoalveoläre Lavage
GNEB	gramnegative Enterobakterien

10 Nosokomiale Pneumonie

J. Lorenz

Definition und Basisinformation

Eine nosokomiale Pneumonie ist eine mikrobiell bedingte Lungenentzündung während eines stationären Krankenhausaufenthaltes oder innerhalb von 4 Wochen nach Entlassung. Auch eine Pneumonie, die in den ersten 2 Tagen des Aufenthalts auftritt, gilt als nosokomial. Davon ausgenommen sind Patienten mit definierter Immuninkompetenz (z.B. Neutropenie).
Unter den Infektionen im Krankenhaus kommen Pneumonien nach Harnwegsinfekten als zweithäufigste Erkrankungen vor. Durch ihre hohe Letalität sind sie jedoch die häufigsten zum Tode führenden Hospitalinfektionen (vor Katheterinfektionen). Auf Intensivpflegestationen stehen sie auch in der Prävalenz an erster Stelle. Insgesamt beträgt ihr Anteil an Hospitalinfektionen etwa 20%, in Intensivstationen jedoch etwa 50% (13). Die nosokomiale Pneumonie tritt bei etwa 5 bis 10 von 1000 Krankenhausaufnahmen auf und steigt bei maschinell Beatmeten in Abhängigkeit von der Beatmungsdauer um das 6- bis 20-fache an. In den ersten 5 Beatmungstagen steigt das Pneumonierisiko täglich um 3%, in den folgenden 5 Tagen um täglich 2% und danach um etwa 1% an. In Deutschland treten jährlich etwa 200 000 Erkrankungsfälle auf. Die Letalität der betroffenen Patienten beträgt 15–70% in Abhängigkeit von der Erkrankungsschwere und den Begleitumständen (z.B. maschinelle Beatmung). Während die pneumoniebezogene Letalität bei Beatmeten in manchen Studien etwa 30–50% erreicht, konnten andere Studien keinen Einfluss der Pneumonie auf die Gesamtletalität feststellen (1).
Folgende Umstände sind mit einer besonders hohen Letalität assoziiert (**Evidenzstärke III, Empfehlungsgrad C; 1**)
- Bakteriämie (vor allem durch *Pseudomonas aeruginosa* und *Acinetobacter* spp.)
- internistische Grunderkrankungen (gegenüber chirurgischen Grunderkrankungen)
- ineffektive Antibiotikatherapie.

Risikofaktoren

Die Entwicklung einer nosokomialen Pneumonie ist die Folge eines gestörten Gleichgewichts zwischen verschiedenen Faktoren: Hohe Belastung durch Umweltpathogene und endogene Kolonisationsbakterien einerseits und gestörten defensiven Wirtsfaktoren andererseits. Der wichtigste pathogenetische Einzelfaktor ist der Endotrachealtubus. Er behindert die Clearance von Sekreten der tiefen Atemwege durch Husten und Zilientransport, verhindert den Glottisschluss und schient den Weg von den bakteriell hoch belasteten oberen Atemwegen zum Bronchoalveolarraum. Gleichzeitig wird durch Kolonisation des Magens (gastroösophagealer Reflux, medikamentöse Säureblockade) und aus dem Paranasalsinus (nasale Intubation) das pharyngeale Keimangebot erheblich erhöht. Darüber hinaus entwickelt sich über die Zeit eine hohe Bakteriendichte in der Matrix des Endotrachealtubus (sog. „Biofilm-Kolonisation") und im Schleimsee oberhalb des Tubuscuffs. Spontan oder durch Manipulationen am Tubus, tracheobronchiale Absaugmanöver oder Bronchoskopien wird das hoch belastete Sekret aspiriert und in die Lungenperipherie verschleppt.
Folgende Kofaktoren erhöhen das Pneumonierisiko:
- Flachlagerung des Patienten (Regurgitation aus dem Magen)
- Stressulkusprophylaxe durch H_2-Antagonisten oder Protonenpumpenhemmer (Magenkolonisation)
- niedriger Cuffdruck (< 20 mmHg) erleichtert die Sekretaspiration
- Erythrozytentransfusion (immunsuppressive Wirkung)
- Hyperglykämie (immunsuppressive Wirkung)

Hämatogene Wege der Verschleppung von Pathogenen in die Lunge (durch intravasale Verweilkanülen oder gastrointestinale Translokation) spielen eine untergeordnete Rolle.

Ätiologie

Nach Erhebungen des Deutschen Krankenhaus Informationssystems (KISS) aus 2003 (**Evidenzstärke III, Empfehlungsgrad C; 6**) sind die folgenden Erreger und Erregerfamilien für mehr als 75% der Pneumonien auf Intensivstationen verantwortlich:
- *Staphylococcus aureus* (darunter 18% methicillinresistente Stämme): 24%
- gramnegative Enterobakterien (*Klebsiella spp.* > *Escherichia coli* > *Enterobacter spp.*): 33%
- *Pseudomonas aeruginosa*: 17%.

Anaerobier, *Legionella* spp., Virus-, Parasiten- und Pilzinfektionen haben keine Relevanz.
Je nach klinischer Situation (z.B. außerhalb der Intensivstation vs. Intensivstation, frühe gegenüber späte Infektion, beatmete gegenüber nicht beatmete Patienten) kann das Erregerspektrum recht unterschiedlich sein. Bei Patienten mit mehreren Risikofaktoren (z.B. nach dem 5. Beatmungstag mit Antibiotikavortherapie und mit schwerer internistischer Grunderkrankung) stehen multiresistente aerogene Bakterien im Vordergrund: Methicillin-resistente *Staphylococcus aureus*, Enterobacteriaceae mit extended spectrum β-lactamases (ESBL), *Pseudomonas aeruginosa*, *Acinetobacter* spp., *Stenotrophomonas maltophilia*. Insbesondere bei frühen Infektionen zuvor gesunder Patienten finden sich noch Erreger der ambulant erworbenen Pneumonie (vor allem Pneumokokken).

Symptomatik und klinisches Bild

Die klinische Diagnostik der nosokomialen Pneumonie erfolgt über den Nachweis eines neuen und persistierenden Infiltrats im Röntgenbild des Thorax, wenn zusätzlich mindestens zwei von drei der folgenden Kriterien Gültigkeit besitzen (**Evidenzstärke III, Empfehlungsgrad C; 1**):
1. Leukozytose (> 11×10^9/l) oder Leukopenie (< 4×10^9/l)
2. Fieber über 38,3 °C oder Hypothermie unter 36 °C
3. purulentes Bronchialsekret

Tabelle C.10-1 Der Clinical Pulmonary Infection Score (CPIS) in der Diagnose der nosokomialen Pneumonie

	0 Punkte	1 Punkt	2 Punkte
Temperatur (°C)	≥ 36,5; ≤ 38,4	38,5 bis ≤ 38,9	≤ 36,0; ≥ 39,0
Blutleukozyten (mm³)	≥ 4000; ≤ 11 000	< 4000; > 11 000	+ ≥ 500 Stabkernige
P_aO_2/F_iO_2	> 240 oder ARDS	–	≤ 240; kein ARDS
Röntgenbefund des Thorax	kein Infiltrat	diffuse, fleckige Infiltrate	lokalisierte Infiltrate
Trachealsekret	nicht vorhanden	+; weiß bis hellgelb	gelb, grün, braun
Kultur Trachealsekret*	<10	10–100	> 100

* semiquantitative Auswertung (in Deutschland vergleichbar: 0 bis (+); + bis ++; +++).
Bei einem Punktewert ≥ 6 liegt eine Pneumonie wahrscheinlich vor.
Bei einem Punktewert < 6 ist eine Pneumonie wenig wahrscheinlich.

Mit bis zu 20 % falsch positiven Diagnosestellungen mit diesen Kriterien muss gerechnet werden. Alternativ kann auch ein numerischer Score („**clinical pulmonary infection score**", **CPIS,** Tab. C.10-1) herangezogen werden, der neben den genannten Parametern auch den Schweregrad der pulmonalen Gasaustauschstörung einbezieht (**Evidenzstärke IIa, Empfehlungsgrad B;** 10, 12).

Der Score zeigte (bei einem Zahlenwert ≥ 6), gemessen an der bakteriologisch gestellten Diagnose (Nachweis von Pathogenen in quantitativen Kulturen aus bronchoskopisch gewonnenem Material) eine gute diagnostische Trefferquote. In anderen Untersuchungen, mit postmortaler Lungenhistologie und Kulturen als Goldstandard, jedoch nur eine Sensitivität von 77% und eine Spezifität von 42% (4). Der Score wurde als guter Diskriminator einer Pneumonie bestätigt aufgrund von Untersuchungen, die zeigen konnten, dass bei Patienten mit persistierenden Scorewerten ≤ 6 eine Kurztherapie nach dem dritten Behandlungstag gefahrlos beendet werden kann (**Evidenzstärke IIa, Empfehlungsgrad B;** 11).

Erregerdiagnostik

Die Erfüllung der klinischen Kriterien ist Voraussetzung für die Durchführung eines mikrobiologischen Erregernachweises. Der positive prädiktive Wert von **Surveillance-Kulturen** – also Kulturen ohne klinischen Hinweis auf eine Pneumonie – ist gering. Zum mikrobiologischen Erregernachweis sollte die Probengewinnung vor Einleitung einer antimikrobiellen Therapie erfolgen. Eine Erregeridentifizierung bis zur Speziesebene (z.B. *Klebsiella pneumoniae* statt *Klebsiella spp.*) ist notwendig. Bei Verdacht auf eine Epidemie ist eine zusätzliche Typisierung der Erreger sinnvoll. Falls eine antimikrobielle Therapie bereits durchgeführt wird, sollte diese 72 Stunden vor der Probengewinnung nicht umgestellt worden sein. Eine Therapiepause vor Durchführung der Diagnostik ist nicht erforderlich (**Evidenzstärke III, Empfehlungsgrad C;** 8)

Transport- und Lagerungszeiten der Materialien dürfen 4 Stunden nicht überschreiten, da sich ansonsten das Verhältnis von pathogenen zu nicht pathogenen Bakterien verschiebt und die Interpretation der Befunde schwierig wird. Der routinemäßige Untersuchungsumfang umfasst die mikroskopische Beurteilung der Probe mittels Gramfärbung sowie die kulturelle Untersuchung auf schnell wachsende aerobe Bakterien und Pilze. Die quantitative Kultur erhebt den Anspruch, durch einen Keimzahl-Trennwert eine Unterscheidung zwischen Kolonisation und Infektion leisten zu können. Der Grenzwert richtet sich nach dem angewandten diagnostischen Verfahren (geschützte Bürste 10^3, BAL 10^4, Trachealsekret 10^5 koloniebildende Einheiten pro ml Material) (**Evidenzstärke IIb, Empfehlungsgrad B;** 8). Der Nutzen der quantitativen Kultur als unabhängiges Kriterium für die Diagnosestellung einer Pneumonie ist umstritten. Eine hohe Erregerzahl kann zwar zur Bestätigung des verantwortlichen Erregers eingesetzt werden, im Umkehrschluss kann eine Pneumonie aber bei niedriger Erregerzahl nicht sicher ausgeschlossen werden (**Evidenzstärke III, Empfehlungsgrad C;** 8). Dies gilt insbesondere für antibiotisch vorbehandelte Patienten. Für die Ventilator-assoziierte Pneumonie wurde bisher die invasive Diagnostik mit bronchoskopischer Materialentnahme (geschützte Bürste, bronchoalveoläre Lavage) als Standard erachtet und gefordert. Diese Formen der Probenentnahme bieten jedoch im Vergleich zum quantitativ untersuchten Trachealsekret keinen Vorteil im Hinblick auf das Therapieergebnis (**Evidenzstärke IIb, Empfehlungsgrad B**; 8).

Sputum: Es sollte nur makroskopisch eitriges Sputum eingesandt werden. Mikroskopisch sollte die Probe mehr als 25 Granulozyten und < 10 Plattenepithelien pro Gesichtsfeld (Vergrößerung 100-fach) enthalten, andernfalls muss von einer nicht validen Probe ausgegangen werden (**Evidenzstärke III, Empfehlungsgrad C;** 8).

Blutkulturen: Trotz niedriger Sensitivität ist eine Blutkultur obligat, da die hohe Spezifität eine gezielte antimikrobielle Therapie ermöglicht und andererseits eine positive Blutkultur eine schlechtere Prognose anzeigt. Es sollten mindestens zwei Blutkultursets (jeweils aerob und anaerob), von unterschiedlichen Punktionsstellen, abgenommen wer-

Nosokomiale Pneumonie

den. Insgesamt kann in etwa 5–15% der Fälle mithilfe der Blutkultur eine Bakteriämie nachgewiesen werden. Im Fall einer positiven Blutkultur müssen andere Infektionsquellen (Katheterinfektionen!) oder eine Kontamination ausgeschlossen werden (**Evidenzstärke IIb, Empfehlungsgrad B; 8**).

Serologie: Die Serologie spielt für die Akutdiagnostik keine Rolle. Für epidemiologische Fragestellungen können serologische Untersuchungen von Bedeutung sein. Die Bestimmung des Candida-Antigens und -Antikörpers im Serum hat für die Diagnostik pulmonaler *Candida*-Infektionen keinen klinischen Stellenwert (**Evidenzstärke III, Empfehlungsgrad C; 8**).

Antigen-Nachweis: Antigen-Nachweise im Urin sind für *Streptococcus pneumoniae* und *Legionella pneumophila* erhältlich. Pneumokokken-Antigennachweise können eine nützliche Zusatzinformation darstellen. Nosokomiale Legionellen-Pneumonien sind selten, daher ist der Nachweis von Legionellen-Antigen im Urin in der Routine nicht indiziert. Sollte jedoch der begründete Verdacht auf diese Ätiologie bestehen oder der Nachweis aus epidemiologischen Gründen sinnvoll sein, so kann der Urintest für die initiale Antibiotika-Therapie oder die Klärung von epidemiologischen Zusammenhängen aufgrund seiner guten operativen Charakteristika indiziert sein (**Evidenzstärke IIb, Empfehlungsgrad C; 8**).

Ergusspunktat: Eine Thorakozentese ist bei großem Erguss mit Dyspnoe oder Verdacht auf Empyem indiziert. Bei jedem punktionsfähigen Erguss sollte eine Punktion angestrebt werden, wenn keine andere Ursache erkennbar ist. Der Punktat-Ausstrich wird nach Gram und ggf. auf Mykobakterien untersucht. Außerdem müssen Kulturen angelegt werden (**Evidenzstärke III, Empfehlungsgrad C; 8**).

Tracheobronchialsekret: Die Kontamination durch kolonisierende Mikroorganismen wird bei intubierten Patienten gering gehalten durch initiale Absaugung des Sekrets im Tubus und danach tiefe Einführung eines neuen Katheters mit angeschlossenem Auffanggefäß. Erst dann wird für diagnostische Zwecke abgesaugt. Eine vorherige Instillation von Kochsalz sollte nicht erfolgen (**Evidenzstärke III, Empfehlungsgrad C; 8**).

Geschützte Bürste („protected specimen brush", PSB): Die geschützte Bürste ist ein Doppellumen-Katheter, der an seinem distalen Ende mit einem Paraffin-Pfropf verschlossen ist. Die PSB wird bis vor das zu untersuchende Bronchialostium platziert, anschließend wird der innere Katheter in das Ostium vorgeschoben und die sterilisierte Bürste ausgefahren. Die Entfernung erfolgt in umgekehrter Reihenfolge. Das distale Ende der Bürste wird anschließend mit einer sterilisierten Schere abgeschnitten und dann in ein sterilisiertes Röhrchen mit 1 ml sterilisierter physiologischer Kochsalzlösung eingebracht. Der Einmalkatheter verursacht Kosten von etwa 30 Euro und wird deswegen selten eingesetzt. Komplikationen (Blutungen) sind selten. Eine fortgesetzte Antibiotika-Therapie beeinträchtigt die Sensitivität dieser Methode stärker als bei der BAL (**Evidenzstärke IIb, Empfehlungsgrad C; 8**).

Bronchoalveoläre Lavage (BAL): Das wichtigste Problem bei der BAL ist die Kontamination des Bronchoskopiearbeitskanals durch Mikroorganismen der Mundhöhle. Grundsätzlich kann die BAL ohne speziellen Katheter ausgeführt werden, wenn
– der Zugang zum Lavage-Gebiet durch Katheterabsaugung gereinigt wurde,
– keine Absaugung durch den Arbeitskanal erfolgte und
– Lokalanästhetika vermieden werden (sind in der entnommenen Probe wachstumshemmend).

Nach Positionierung des Bronchoskops im betroffenen Lungenabschnitt erfolgt das fraktionierte Einspülen von Kochsalzlösung, die dann portionsweise aspiriert werden kann. Das Spülvolumen ist so zu wählen, dass 50 ml Flüssigkeit zurückgewonnen, 200 ml aber nicht überschritten werden. Die erste gewonnene Portion wird bei dieser Methode verworfen. Auf die Lavage folgt ein reversibler Abfall des arteriellen Sauerstoff-Partialdrucks, der bei bereits vorliegender Ateminsuffizienz klinisch relevant sein kann (**Evidenzstärke III, Empfehlungsgrad C; 8**).

Differentialdiagnostik

Alternative Ursachen **neu aufgetretener pulmonaler Infiltrate** bei maschinell beatmeten Patienten können zahlreiche Komplikationen sein:
– kardiales Lungenödem, Hypervolämie, fluid lung bei akutem Nierenversagen
– Atelektase (bei Sekretverlegung, Ventilator-bedingter Lungenschädigung, Aspiration)
– alveoläre Hämorrhagie
– Lungeninfarkt
– nichtkardiogenes Lungenödem: ARDS, schwere Sepsis
– Vaskulitis oder Medikamenten-bedingte Lungenschäden.

Auch **neu auftretendes Fieber** bei Beatmeten hat häufig andere Ursachen. Die häufigsten sind: Harnwegsinfektionen, Katheterinfektionen, Sinusitis, Cholezystitis und die pseudomembranöse Kolitis. Seltener ist eine Medikamentenreaktion verursachend.

Da regelmäßig eine bakterielle Kolonisation der Atemwege mit purulentem Trachealsekret vorliegt und die radiologischen Differentialdiagnosen ebenfalls mit einer Verschlechterung des Gasaustauschs einhergehen, ist eine Pneumonie schwer zu erkennen. Dies erklärt die geringe Spezifität der klinischen Pneumoniediagnose.

Therapie

Indikation zur Antibiotikagabe

Aufgrund der unscharfen Diagnosekriterien ist ein unangemessener Umgang mit Antibiotika in der Intensivmedizin bei Pneumonieverdacht sehr häufig. Dies hat erhebliche Folgen für das Auftreten multiresistenter Erreger. Empirische Untersuchungen zeigen, dass etwa die Hälfte aller Antibiotikaverschreibungen in der Intensivstation auf respiratorische Infektionen zielt, aber in etwa zwei Drittel der Fälle für Verdachtsfälle, die in 34–74% auf nicht pneumo-

Stand November 2006

nische Lungenverdichtungen zurückgehen (2). Daher ist eine Strategie notwendig, die es erlaubt auf die Behandlung bei wenig wahrscheinlicher Pneumonie zu verzichten, ohne für den betroffenen Patienten ein Risiko einzugehen. Auf diese Weise kann der Selektionsdruck auf Bakterien in Intensivstationen erheblich reduziert werden (11). Grundsätzlich kann nach zwei unterschiedlichen Strategien vorgegangen werden.

Gezielte Strategie

Um eine Behandlung von Patienten zu vermeiden, die lediglich bakteriell kolonisiert sind, werden quantitative Kulturen von Sekreten der tiefen Atemwege angelegt, um die Behandlung auf Patienten zu beschränken, bei denen hohe Bakterienkonzentrationen oberhalb der Grenzwerte auf eine Infektion hinweisen und um mit dem vorliegenden Erregernachweis gleichzeitig das Behandlungsspektrum einengen zu können (5). Dieses Vorgehen hat jedoch mehrere Voraussetzungen: Eine optimale und zügige Gewinnung und Verarbeitung der Proben ist obligat (mikrobiologisches Labor in unmittelbarer Nähe). Bei schwer kranken Patienten kann auf das Eintreffen der Kulturergebnisse nicht gewartet werden und die Verwendung der rasch verfügbaren Gramfärbung zur Voraussage positiver Kulturen ist umstritten. Dann wird zunächst eine empirische Therapie begonnen. Es konnte jedoch gezeigt werden, dass bei Eintreffen einer negativen quantitativen Kultur ohne Nachteile für den Patienten die Therapie gestoppt werden kann (**Evidenzstärke IIa, Empfehlungsgrad B; 5**). Dennoch kommen falsch negative Kulturen vor, vor allem bei antibiotisch vorbehandelten Patienten.

Klinische Strategie

Hier führt bei niedriger Pre-Test-Wahrscheinlichkeit einer Pneumonie (CPIS ≤ 6) der klinische Verlauf zum frühzeitigen Therapieende. Der CPIS wird an Tag 3 der Behandlung erneut erhoben. Ergeben sich wieder ≤ 6 Scorepunkte, kann die probatorische Therapie beendet werden (**Evidenzstärke IIa, Empfehlungsgrad B; 11**). Dieses Vorgehen ist pragmatischer und setzt eine weniger anspruchsvolle mikrobiologische Diagnostik voraus. Er ist daher allgemein zu bevorzugen. Trotzdem können mikrobiologische Ergebnisse in die Entscheidungen mit eingehen. Das Vorgehen ist in Abbildung C.10-1 dargestellt.

Rationale Auswahl von Antibiotika

Die antimikrobielle Therapie muss in Unkenntnis des zugrunde liegenden Erregers als empirische Therapie begonnen werden. Dabei sind Daten über das Erregerspektrum der nosokomialen Pneumonie und ihr Resistenzverhalten auf der jeweiligen Station die Grundlage. Wo dies nicht gegeben ist, können ersatzweise nationale epidemiologische Daten herangezogen werden.

Die Grundlage der Auswahl von Antibiotika in der Therapie der nosokomialen Pneumonie ist ihre Aktivität gegenüber diesen bakteriellen Erregern. Für die empirische antimikrobielle Therapie ist weiter die Tatsache entscheidend, ob ein Patient spontan atmet oder maschinell (invasiv oder nichtinvasiv) beatmet wird. Bei spontan atmenden Patienten werden seltener multiresistente Erreger gefunden. Darüber hinaus ist von Bedeutung, ob die Pneumonie innerhalb der ersten 4 Tage nach der Krankenhausaufnahme (Erregerspektrum: *Staphylococcus aureus, Haemophilus influenzae, Streptococcus pneumoniae, Enterobacteriaceae*) oder später aufgetreten ist (Erregerspektrum: zusätzlich MRSA, *Pseudomonas spp., Acinetobacter spp., Enterobacter spp., Proteus vulgaris* und *Serratia spp.*). MRSA spielen in der Regel nur bei spät auftretenden Pneumonien eine Rolle. Erst bei einer örtlichen Häufigkeit von etwa 15% und mehr der *Staphylococcus-aureus*-Isolate sollte primär die Gabe eines Glykopeptids, eines Streptogramins oder eines Oxazolidinons erwogen werden. Zusätzliche Faktoren, die das Erregerspektrum beeinflussen, sind: Alter, strukturelle Lungenerkrankungen, eine antibioti-

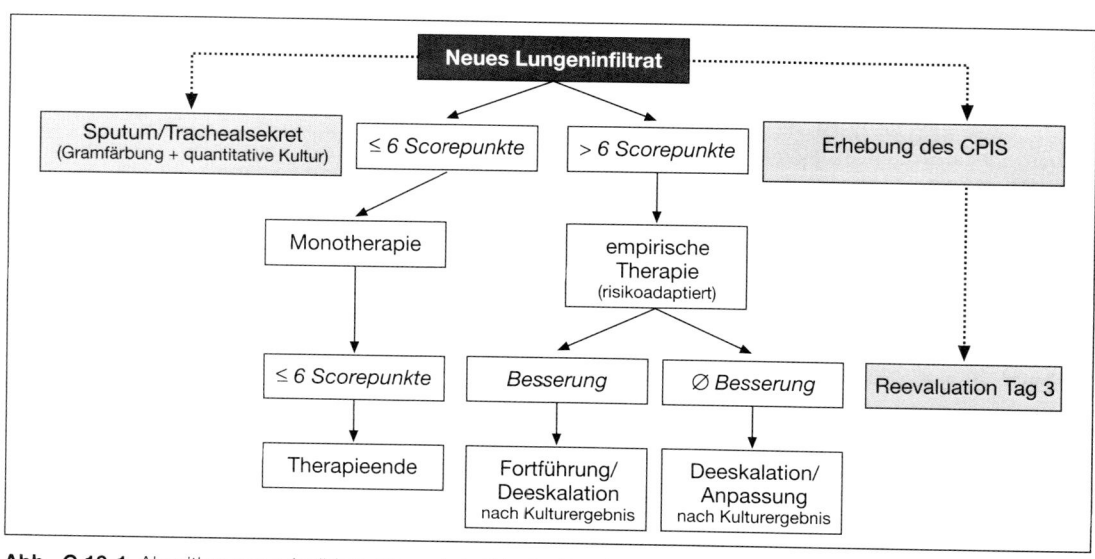

Abb. C.10-1 Algorithmus zur Antibiotikatherapie bei Verdacht auf nosokomiale Pneumonie.

Tabelle C.10-2 Risikofaktoren für multiresistente Pathogene (**Evidenzstärke IIb, Empfehlungsgrad B;** 1)

- Krankenhausaufenthaltsdauer vor Erkrankung von mindestens 5 Tagen
- antimikrobielle Behandlung in den letzten 90 Tagen
- beeinträchtigte Immunkompetenz aufgrund der Erkrankung* oder Therapie**
- schwere chronische Atemwegserkrankung***
- hohe Prävalenz resistenter Pathogene in der Station****

* z.B. terminale Niereninsuffizienz, Leberinsuffizienz, Diabetes mellitus (metabolische Azidose oder $HbA_{1c} > 8\%$
** z.B. TNF-α-Antikörper, Glukokortikosteroide (> 10 mg Prednisonäquivalent über > 2 Wochen), Azathioprin oder andere Immunsuppressiva
*** COPD, Bronchiektasen, zystische Fibrose
**** z.B. > 15% MRSA

Tabelle C.10-3 Therapieoptionen bei der nosokomialen Pneumonie (**Evidenzstärke IV, Empfehlungsgrad D;** 1, 8, 10–12)

CPIS ≤ 6 Scorepunkte		> 6 Scorepunkte	
Risiko resistenter Pathogene?			
Nein	ja#	nein	ja#
Option 1	**Option 2**	**Option 3**	**Option 4**
Ampicillin/Sulbactam Amoxicillin/Clavulansäure Ceftriaxon Levofloxacin Moxifloxacin Ciprofloxacin Ertapenem	Cefepim Piperacillin/Tazobactam Imipenem Meropenem + Vancomycin	Levofloxacin, Moxifloxacin Ceftriaxon Ertapenem +* Moxifloxacin oder Levofloxacin	Cefepim Imipinem Meropenem Piperacillin/Tazobactam + Ciprofloxacin oder Levofloxacin Oder Tobramycin oder Amikacin + Vancomycin

siehe Tabelle, * nur bei schwerer Pneumonie

sche Vorbehandlung sowie der Schweregrad der Pneumonie. Die wichtigsten Risikofaktoren für multiresistente Pathogene sind in Tabelle C.10-2 zusammengefasst.

Das Therapiekonzept berücksichtigt die Erkrankungsschwere und -wahrscheinlichkeit (ausgedrückt im CPIS) und die Wahrscheinlichkeit des Vorliegens von resistenten Pathogenen. Daraus ergeben sich vier Behandlungsoptionen, die in Tabelle C.10-3 dargestellt sind.

Die Dosierungen der empfohlenen Antibiotika finden sich in Tabelle C.10-4.

Diese Empfehlungen gelten ausschließlich für die Antibiotika-Therapie vor oder ohne Erregernachweis. Bei Nachweis von *Pseudomonas spp.* oder *Acinetobacter spp.* sollte abweichend von diesem Schema immer eine geeignete Kombinationstherapie durchgeführt werden (**Evidenzstärke III, Empfehlungsgrad C;** 8). Traditionell sind Aminoglykoside die bevorzugten Kombinationspartner für β-Laktam-Antibiotika. Die neue Option, Fluorchinolone als bevorzugte Kombinationspartner für β-Laktam-Antibiotika einzusetzen, ist durch pharmakokinetische Vorteile, eine geringere Toxizität und die fehlende Notwendigkeit von regelmäßigen Spiegelbestimmungen trotz höherer direkter Therapiekosten begründet (**Evidenzstärke IV, Empfehlungsgrad D;** 8).

Tabelle C.10-4 Antibiotikadosierungen (intravenös) bei normaler Nierenfunktion

Antibiotikum	Dosierung
Amikacin	20 mg/kg KG/24 h
Amoxicillin/Clavulansäure	2,2 g/8 h
Ampicillin/Sulbactam	3 g/8 h
Cefepim	2 g/8 h
Ceftriaxon	2 g/24 h
Ciprofloxacin	0,4 g/8 h
Ertapenem	1 g/24 h
Imipenem	1 g/8 h
Levofloxacin	0,5 g/12 h oder 0,75 g/24 h
Meropenem	1 g/8 h
Moxifloxacin	0,4 g/24 h
Piperacillin/Tazobactam	4,5 g/6–8 h
Tobramycin	7 mg/kg KG/24 h
Vancomycin	15 mg/kg KG/12 h

Die Therapiedauer kann auf 7 bis 10 Tage begrenzt werden. Ausnahmen sind komplizierte Pneumonien (Abszess, Empyem) oder der Nachweis von *Pseudomonas aeruginosa* oder *Acinetobacter spp.* (**Evidenzstärke III, Empfehlungsgrad C; 3**).

Therapieversagen

Eine klinische Besserung ist innerhalb von 2 bis 3 Tagen nach Beginn einer angemessenen Antibiotikatherapie zu erwarten. In dieser Zeit sollte die Initialtherapie nicht geändert werden, es sei denn der Patient verschlechtert sich rasch oder es wird ein Erreger identifiziert, der gegen die eingesetzten Antibiotika resistent ist.

Als klinische Parameter des Therapieansprechens können die Befunde des CPIS-Scores verwendet werden. Sie haben prognostische Bedeutung. Eine Verbesserung des Scorewertes zeigte in einer Studie eine Heilung an, während eine fehlende Verbesserung eine hohe Letalität voraussagte (**Evidenzstärke IIb, Empfehlungsgrad B; 9**).

Röntgenbefunde des Thorax sind nur bei dramatischer Verschlechterung (Beteiligung weiterer Lungenbezirke oder Größenwachstum des Infiltrats um 50% innerhalb der ersten 48 Stunden oder Auftreten von Einschmelzungen oder Pleuraergüssen) als Hinweis auf ein Therapieversagen zu werten. Bei klinischer Verschlechterung ist daher eine Röntgenaufnahme indiziert.

Die fehlende klinische Verbesserung nach 2 bis 3 Tagen hat die folgenden Hauptursachen:
- eine Pneumonie liegt nicht vor (siehe Differentialdiagnosen).
- der Erreger, wird nicht erfasst (unangemessene Behandlung, Erregerresistenz, Pilzinfektion, mykobakterielle Infektion, Virusinfektion)
- es hat sich eine Komplikation entwickelt (Lungenabszess, Pleuraempyem, pseudomembranöse Kolitis, Medikamentenfieber)
- der Erreger spricht langsam an (*Pseudomonas aeruginosa, Acinetobacter spp., Stenotrophomonas maltophilia*).

Je nach Situation sollte das Vorgehen angepasst werden.

Bei rascher klinischer Verschlechterung innerhalb der ersten Therapietage: Invasive mikrobiologische Diagnostik (BAL, PSB) + Blutkulturen und sofort anschließend Therapieeskalation mit Erweiterung des Erregerspektrums (Erfassen multiresistenter und seltener Erreger). Danach können weitere Diagnosemaßnahmen folgen.

Bei stabilem Patient ohne Verbesserung: Röntgendiagnostik, ggf. Thorax-CT, Ausschluss anderer Infektionsquellen (Urinuntersuchung, Abdomen-Sonographie, Schädel-CT, Wechsel der intravasalen Katheter). Bei diagnostisch irrelevanten Ergebnissen: Vorgehen wie bei rascher klinischer Verschlechterung.

Tabelle C.10-5 Maßnahmen zur Prävention der beatmungsassoziierten Pneumonie

Zusammenfassung der Empfehlungen der Kommission für Krankenhaushygiene und Infektionsprävention am Robert-Koch-Institut (RKI). Die Bewertung der Maßnahmen wurde aus den Empfehlungen des RKI nach Prüfung auf das hier applizierte Bewertungssystem übertragen. Bezüglich zusätzlicher spezifischer Maßnahmen zur Prävention der postoperativen Pneumonie sowie ausführlicherer Begründungen dieser Empfehlungen sei auf den Text der RKI-Empfehlung (7) verwiesen. Mit * gekennzeichnete Empfehlungen wurden zusätzlich eingefügt, da diese in den RKI-Empfehlungen nicht erwähnt sind.

Maßnahme	Empfehlung	Evidenzstärke/ Empfehlungsgrad
Händedesinfektion	Vor und nach jedem Kontakt mit Tubus, Tracheostoma oder Beatmungszubehör; nach jedem Kontakt mit Schleimhäuten oder respiratorischem Sekret oder Gegenständen, die mit respiratorischem Sekret kontaminiert sind	IIb, B
Subglottische Sekretabsaugung	Eine Empfehlung für oder gegen die subglottische Sekretabsaugung kann nicht gegeben werden	IIa, B
Intubationsindikationen und -umstände*	Vermeidung einer Intubation wo möglich: Anwendung nichtinvasiver Beatmungsverfahren (primär oder als Entwöhnungsmethode) Vermeidung einer Reintubation wo möglich: Implementierung von Strategien zur Vermeidung von ungeplanten Extubationen, Kontrolle über Extubationskriterien und Reintubationsraten	IIa, B
Intubationsvorgang	Maßnahmen zur Vermeidung einer Aspiration beachten; Händedesinfektion vor und nach Intubation; Tragen Erreger-armer Handschuhe; Anreichung des Tubus unter aseptischen Kautelen	IIb, B
Intubationsweg	In der Regel Bevorzugung der oralen Intubation	III, C
Tracheotomie	Anlage des Tracheostomas und Auswechseln der Kanüle unter aseptischen Bedingungen. Verwendung desinfizierter oder sterilisierter Trachealkanülen	III, C
Extubation	Absaugung des im Oropharynx angesammelten Sekrets vor Extubation	III, C

Maßnahme	Empfehlung	Evidenzstärke/ Empfehlungsgrad
Beatmungsfilter (HME)	Eine Empfehlung für oder gegen Beatmungsfilter kann nicht gegeben werden	III, C
Beatmungsschläuche	Heizbare Schläuche: nicht obligat Regelmäßige Entfernung von Kondenswasser Wechselintervall: 7 Tage (auch ohne Filter)	III, C IIa, B IIa, B
Absaugsysteme	Verwendung geschlossener Systeme: Absaugvorgang kann wiederholt werden; zur Entfernung von Sekret ausschließlich sterilisierte Spüllösung verwenden; maximale Verwendungsdauer kann nicht angegeben werden Verwendung sterilisierter Spüllösungen zur Entfernung von Sekret Verwendung offener Systeme: sterilisierte Einmalkatheter verwenden Bei einem Patienten kann innerhalb eines Absaugvorgangs derselbe Katheter mehrfach verwendet werden; zur Spülung ist dabei sterilisiertes Wasser zu verwenden Nach Abschluss der Absaugung Durchspülung des Absaugsystems mit Leitungswasser Aufhängung des Ansatzstücks des Absaugkatheters in senkrechter Position Tägliche thermische Desinfektion von Absaugschlauch und Sekretauffangbehälter Patientenbezogene Verwendung von Absaugschlauch und Sekretauffangbehälter	IIb, B III, C III, C III, C III, C III, C III, C III, C
Medikamentenvernebler	Entfernung des Kondenswassers aus den Beatmungschläuchen vor dem Befüllen des Verneblers Verwendung von Medikamenten aus Einzelampullen Nach Gebrauch der Vernebler thermische oder chemische Desinfektion Nach chemischer Desinfektion Ausspülung des Verneblers mit sterilisiertem Wasser zur Beseitigung von Desinfektionsmittelrückständen und trockene Lagerung	III, C III, C III, C III, C
Wiederaufbereitung von Beatmungszubehör	Gründliche Reinigung aller Gegenstände vor Desinfektion Desinfektion von Gegenständen, die direkt oder indirekt mit den Schleimhäuten des Respirationstrakts in Berührung kommen Bevorzugung thermischer Desinfektionsverfahren Nach chemischer Desinfektion Nachspülung mit sterilisiertem Wasser zur Beseitigung von Desinfektionsmittelrückständen Trockene Lagerung der desinfizierten Gegenstände	III, C III, C III, C III, C III, C
Muskelrelaxation*	Soweit möglich, Vermeidung von Muskelrelaxanzien	III, C
Lagerung des Patienten	Hochlagerung des Oberkörpers um 30 bis 45 Grad (falls keine Kontraindikation) Kinetische Betten können bei Schwerstkranken sinnvoll sein	IIa, B IIb, B
Ernährung	Frühzeitige enterale Ernährung Platzierung der Ernährungssonden distal des Pylorus: Keine Empfehlung möglich Prüfung der korrekten Lage der Ernährungssonde vor jeder Nahrungszufuhr Adaptation der Nahrungszufuhr an Darmtätigkeit Ernährungssonden sind sobald als möglich zu entfernen	IIb, B III, C III, C III, C III, C
Stressulkusprophylaxe	Verzicht auf Stressulkusprophylaxe wenn vertretbar Keine Empfehlung hinsichtlich spezifischer Maßnahmen möglich	IIb; B IIb; B
Orale Dekontamination	Keine Empfehlung für oder gegen die Anwendung oraler Dekontaminationsstrategien	Ib, A
Selektive Darmdekontamination	Bei Patienten der konservativen Intensivmedizin nicht generell empfohlen, bei Polytrauma und selektierten chirurgischen Patienten (z.B. Apache-II-Score 20–29) kann die selektive Darmdekontamination die Überlebensrate verbessern	IIa, B

Prävention

Zur Vermeidung nosokomialer Pneumonien soll ein schlüssiges Hygienekonzept vorliegen. Das Präventionskonzept sollte von der jeweiligen Hygiene-Kommission für die eigene Institution auf dem Boden aktueller Leitlinien festgelegt werden. Auf den Intensivstationen sollte eine Beauftragte oder ein Beauftragter für die Kontrolle der Einhaltung sowie des Erfolgs der Präventionsmaßnahmen ernannt werden. Von großer Bedeutung ist dabei die Festlegung auf ein diagnostisches Konzept zur Erfassung nosokomialer Pneumonien. Seit dem 1. Januar 2001 ist die fortlaufende Erfassung und Dokumentation nosokomialer Infektionen durch § 23 Infektionsschutzgesetz (IFSG) vorgeschrieben.

Allgemeine Aspekte des Baukonzepts und der Raumaufteilung: Die Intensivstation sollte eine Raumaufteilung aufweisen, die eine individuelle Pflege des Patienten ermöglicht. Ideal sind Einzelplätze mit eigenen Pflegevorrichtungen, so dass eine individuelle Pflege ermöglicht und gleichzeitig das Risiko einer Übertragung exogener Erreger vermindert wird. Wo dies nicht möglich ist, sind zumindest ausreichende Abstände zwischen den Betten einzuhalten.

Epidemiologisch relevante allgemeine Regeln aus Sicht des Klinikers: Die wichtigste Einzelmaßnahme zur Verhütung der nosokomialen Pneumonie ist die Händedesinfektion. Insbesondere auf Intensivstationen sind darüber hinaus zahlreiche Maßnahmen unterschiedlicher Wertigkeit geeignet, das Auftreten und die Weitergabe von Infektionen zu vermeiden (Tab. C.10-5).

Unabhängig davon sind drei **Präventionsschwerpunkte** zu beachten (**Evidenzstärke III, Empfehlungsgrad C; 8**):

– **Kontrolle der Ausbreitung typischer exogener Erreger:** Hierunter fallen Erreger wie *Legionella spp.* und *Aspergillus spp.* Jeder Nachweis eines solchen Erregers bei Patienten mit nosokomialer Pneumonie kann auf Defekte in der Umgebungshygiene zurückzuführen sein und sollte dann entsprechende Untersuchungen nach sich ziehen. Diese umfassen bei *Legionella spp.* die Untersuchung der Wasserleitungen und des Wassers, bei *Aspergillus spp.* die Untersuchung der Umgebung (z.B. Baustellen, offene oder feuchte Wände, Klimaanlagen). Dies gilt mit Einschränkung auch für *Pseudomonas aeruginosa* und andere Non-Fermenter.

– **Kontrolle der Ausbreitung multiresistenter Erreger:** Nach § 23 Abs. 1 IFSG sind multiresistente Erreger im Krankenhaus kontinuierlich zu erfassen. Multiresistente Bakterienstämme wie Methicillin-resistente *Staphylococcus aureus* (MRSA), Vancomycin-resistente *Enterokokken* (VRE) oder mehrfach resistente gramnegative Bakterien sind besonders gefährliche Erreger, ihr Nachweis muss spezielle Hygienemaßnahmen nach sich ziehen. Diese umfassen zum Beispiel bei MRSA die Isolierung der Patienten, das Tragen von Schutzkitteln und Handschuhen sowie spezielle Maßnahmen der Raum- und Oberflächendesinfektion. Die Ausbreitung von multiresistenten Erregern kann auf Mängel in der Krankenhaushygiene zurückzuführen sein. Dies gilt insbesondere für die epidemische Ausbreitung von bestimmten MRSA.

– **Kontrolle der antimikrobiellen Therapie:** Da eine prolongierte antimikrobielle Therapie einen hohen Selektionsdruck auf Krankheitserreger ausübt, stellt das Erregerspektrum einer Intensivstation zusammen mit den entsprechenden Resistenzmustern zu einem wesentlichen Teil eine Konsequenz der in der Vergangenheit zur Anwendung gekommenen antimikrobiellen Therapien dar. Somit kommt einer Kontrolle der antimikrobiellen Therapie höchste Priorität zu. Diese umfasst:

  a) die Definition kalkulierter Therapieregime einschließlich Dosierung und Anwendungsdauer für die wichtigsten Indikationen

  b) eine kontinuierliche Überwachung des Erreger- und Resistenzspektrums, die wiederum als Grundlage zur Überprüfung und ggf. zur Korrektur der kalkulierten Therapieregime dient.

Literatur

1. American Thoracic Society, Infectious Disease Society of America: Guidelines for the Management of Adults with Hospital-acquired, Ventilator-associated, and Healthcare-associated Pneumonia. Am J Respir Crit Care Med 171 (2005) 388–416.
2. Bergmans DCJJ, Bonten MJM, Gaillard CA, van Thiel FH, van der Geest S, deLeeuw PW, Stabberingh EE: Indications for antibiotic use in ICU patients: a one year prospective surveillance. J Antimicrob Chemother 39 (1997) 527–535.
3. Chastre J, Wolff M, Fagon YJ, Chevret S, Thomas F, Wermert D, Clementi E, Gonzalez J, Jusserand D, Asfar P: Comparison of 8 vs. 15 days of antibiotic therapy for ventilator associated pneumonia in adults; a randomized trial. JAMA 290 (2003) 2588–2598.
4. Fabregas N, Ewig S, Torres A, El-Ebiary M, Ramirez J, de la Bellacasa J, Bauer T, Cabello H: Clinical diagnosis of ventilatory associated pneumonia revisited: comparative validation using immediate post-mortem lung biopsies. Thorax 54 (1999) 867–873.
5. Fagon JY, Chastre J, Wolff M, Gervais C, Parer-Aubas S, Stephan F, Similowski T, Mercat A, Diehl JL, Sollet JP: Invasive and non-invasive strategies for management of suspected ventilator-associated pneumonia: a randomized trial. Ann Intern Med 132 (2000) 621–630.
6. Gastmeier P: Pneumonieerreger bei Beatmeten. Infection 31 (Suppl) (2003) 48.
7. Kommission für Krankenhaushygiene und Infektionsprävention am Robert-Koch-Institut: Prävention der nosokomialen Pneumonie. Bundesgesundheitsbl – Gesundheitsforsch – Gesundheitsschutz 43 (2000) 302–309.
8. Lorenz J, Bodmann KF, Bauer TT, Ewig S, Trautmann M, Vogel F: Konsensuspapier der Deutschen Gesellschaft für Pneumologie (DGP) und der Paul Ehrlich Gesellschaft für Chemotherapie (PEG) unter Mitarbeit von Experten der Deutschen Gesellschaft für Anästhesiologie und Intensivmedizin (DGAI). Pneumologie 57 (2003) 532–545.
9. Luna CM, Blanzaco D, Niederman MS, Matarucco W, Baredes NC, Desmery P, Palizas F, Menga G, Rios F, Apezteguia C: Resolution of ventilator-associated pneumonia: prospective evaluation of the clinical pulmonary infection score as an early clinical predictor outcome. Crit Care Med 31 (2003) 676–682.

10. Pugin J, Auckenthaler R, Mili N, Janssens JP, Lew PD, Suter PM: Diagnosis of ventilator-associated pneumonia by bacteriologic analysis of bronchoscopic and non-bronchoscopic „blind" bronchoalveolar lavage fluid. Am Rev Respir Dis 143 (1991) 1121–1129.
11. Singh N, Rogers P, Atwood CW, Wagener MM, Yu VL: Short-course empiric antibiotic therapy for patients with pulmonary infiltrates in the intensive care unit: a proposed solution for indiscriminate antibiotic prescription. Am J Respir Crit Care Med 162 (2000) 505–511.
12. Schurink CA, Van Nieuvenhoven CA, Jacobs JA, Rozenberg-Arska M, Joore HCA, Buskens E, Hoepelman AIM, Bonten MJ: Clinical pulmonary infection score for ventilator-associated pneumonia: accuracy and inter-observer variability. Intensive Care Med 30 (2004) 217–224.
13. Vincent J-L, Bihari DJ, Suter P: The prevalence of nosocomial infections in intensive care units in Europe (EPIC-Study). JAMA 274 (1995) 639–644.

Abkürzungen:

BAL   Bronchoalveoläre Lavage
CPIS   Clinical Pulmonary Infection Score
KISS   Krankenhaus-Informationssystem
MRSA   Methicillin-resistente *Staphylococcus-aureus*-Stämme
PSB   protected specimen brush (geschützte Bürste)

11 Lungenemphysem

Definition und Basisinformation

Das Lungenemphysem wird pathologisch-anatomisch definiert als irreversible Erweiterung und Destruktion der Lufträume distal der terminalen Bronchiolen. Die pathophysiologischen Folgen der Gewebedestruktion sind:
- Gasaustauschstörung der Lunge, bedingt durch die Verminderung der atmenden Lungenoberfläche und Verlängerung der Gasdiffusionsstrecke infolge der Lungenüberblähung.
- Instabilität der intrathorakalen Atemwege mit exspiratorischer Obstruktion und „Air-trapping".
- gestörte Hustenclearance in Folge eines exspiratorischen Kollapses der großen Atemwege.

Das Lungenemphysem ist häufig. Es findet sich nach Obduktionsstatistiken bei 30% der Frauen und 60% der Männer. Bei 10% aller Obduktionen aus Kliniken stellt das Lungenemphysem die Haupttodesursache dar. In der Bundesrepublik Deutschland sterben mehr Patienten an Lungenemphysem als an Diabetes mellitus oder Verkehrsunfällen. Bei dem nicht seltenen Zusammentreffen von Lungenemphysem und chronisch obstruktiver Bronchitis spricht man auch von COPD (chronic obstructive pulmonary disease) (s. Kapitel C „Chronische Bronchitis").

Klassifikation

Vom Lungenemphysem zu unterscheiden ist das „Volumen pulmonum auctum", die Lungenüberblähung, die entweder akut auftreten kann (z.B. beim Asthmaanfall) oder chronisch besteht (z.B. nach Resektion eines Lungenlappens). Die Lunge ist dabei zwar überbläht, die Lungenstruktur selbst aber intakt und die Stabilität der Atemwege erhalten.

Darüber hinaus gibt es einige **Sonderformen** des Emphysems wie das kongenitale lobäre Lungenemphysem, das einseitige Lungenemphysem (Swyer-James-Syndrom), das Lungenemphysem auf dem Boden eines schweren Alpha-1-Proteinaseinhibitor-Mangels, das bullöse Lungenemphysem, die progressive Lungendystrophie („vanishing lung") und das perifokale Lungenemphysem („Narbenemphysem"). Ein seniles Lungenemphysem als solches gibt es nicht, auch wenn das Lungengewebe – vergleichbar wie die Haut – mit dem Alter erschlafft („welke Alterslunge"). Diesem physiologischen Prozeß wird Rechnung getragen durch die Altersanpassung der Sollwerte für die Lungenfunktion.

Diagnostik und Differentialdiagnose

Die Definition des Lungenemphysems ist eine pathologisch-anatomische. Der Beweis für das Vorliegen eines Lungenemphysems kann jedoch bereits in Frühstadien mit den modernen Methoden der Lungenfunktionsanalyse und bildgebenden Verfahren gestellt werden (**Empfehlungsgrad B; 1–3**). Die klinischen Zeichen (hypersonorer Klopfschall, abgeschwächtes Atemgeräusch, Brustwandstarre und verminderte Zwerchfellbeweglichkeit) sind Spätsymptome.

Der Diagnoseverdacht stellt sich bei Männern – und zunehmend auch bei Frauen (Rauchen!) – mittleren Alters, wenn Belastungsatemnot auftritt.

Erstdiagnostik

Bei der **Symptomatik** dominiert die Belastungsdyspnoe, die zwar meist langsam über die Jahre progredient ist, aber häufig nach einem Atemwegsinfekt oder einer Pneumonie manifest wird.

Die **Untersuchungsbefunde** im fortgeschrittenen Stadium zeigen das klassische Bild der Lungenüberblähung mit tiefstehenden Zwerchfellen, die bei Perkussion nur minimale Exkursionen aufweisen, Aktivierung der Atemhilfsmuskulatur, hypersonoren Klopfschall und bei der Auskultation ein abgeschwächtes Atemgeräusch mit verlängertem Exspirium.

Bei der **Lungenfunktionsprüfung** ergibt sich spirometrisch bereits früh im Krankheitsverlauf eine Erniedrigung des Atemstoßes in Prozent der Vitalkapazität (FEV_1/VC), die medikamentös nicht beeinflußbar ist (negativer Bronchospasmolysetest!).

Die konventionellen **bildgebenden Verfahren** sind wenig sensitiv für die Frühdiagnostik des Lungenemphysems. Erst im Spätstadium der Erkrankung zeigt sich die typische Abflachung des Zwerchfells (seitliches Bild!) mit Verminderung der Zwerchfellbeweglichkeit bei Durchleuchtung und erhöhtem retrosternalem und retrokardialem Luftgehalt der Lunge.

Weiterführende Diagnostik

Das Lungenemphysem ist eine pathologisch-anatomisch definierte Krankheit. Unter klinischen Bedingungen läßt sich die Wahrscheinlichkeit der Diagnose funktionsanalytisch feststellen; dabei zeigt sich in **ganzkörperplethysmographischen Untersuchungen** typischerweise eine **Lungenüberblähung** mit Erhöhung von Residualvolumen und/oder Totalkapazität bei fehlender Atemwegswiderstandserhöhung (R_{aw}) sowie spirometrisch eine **Instabilität der Atemwege** mit geringer oder starker Erniedrigung des Atemstoßes (FEV_1/VC). Das gleiche Atemmanöver (FEV_1) kann in Form einer Fluß-Volumen-Kurve registriert werden. Diese zeigt deutlicher als die FEV_1 den emphysemtypischen exspiratorischen Kollaps der großen Atemwege bei forcierter Exspiration („check valve"). Störungen des Gasaustausches lassen sich blutgasanalytisch erst in einem fortgeschrittenen Stadium der Krankheit nachweisen. Ebenso ist mit einer pulmonalen Hypertonie erst zu rechnen, wenn der Atemstoß unter 40% des Sollwerts abfällt. **Pulmonalarteriendruckmessung und Echokardiographie** zeigen die pulmonale Hypertonie und/oder Rechtshypertrophie zuverlässig an. Eine **Erniedrigung der Diffusionskapazität** (DLCO) reflektiert die Verminderung der Gasaustauschfläche. Die Bestimmung der Diffusionskapazität wird üblicherweise nach der Single-breath-Methode durchgeführt. Dieser Messwert korreliert gut mit dem pathologisch-anatomischen Schweregrad eines Lungenemphysems (**Empfehlungsgrad B; 4–5**).

Moderne bildgebende Verfahren sind sensitiver als die Standard-Röntgenaufnahmen des Thorax, insbesondere das hochauflösende **Computertomogramm** (HR-CT) mit Dichtebestimmung **(Empfehlungsgrad B; 1–3)**. Nuklearmedizinische Untersuchungen in Form von **Ventilations-Perfusions-Szintigrammen** der Lunge (fleckige Perfusions-Ventilations-Defekte) sind sensitiv, wenn auch unspezifisch und deswegen nicht indiziert.

Bei Auftreten eines Lungenemphysems vor dem 50. Lebensjahr ist der **Alpha-1-Antitrypsinspiegel** im Serum und bei Erniedrigung des Serum-Antitrypsinspiegels die Alpha-1-Phänotypisierung durchzuführen.

Verlaufskontrollen

Die Verlaufskontrolle, mit oder ohne Therapie, erfolgt mittels:
- Klinik (standardisierte Anamnese, klinischer Befund)
- Lungenfunktionsprüfung (Ganzkörperplethysmographie, Spirometrie mit Fluß-Volumen-Kurve vor und nach Bronchospasmolyse, Blutgasanalyse) und
- Röntgenthorax in 2 Ebenen. Letzteres ist durch CT zu ergänzen, wenn sich Hinweise auf die Entwicklung eines bullösen Prozesses oder eine Komplikation (Bronchialkarzinom) ergeben.

Therapie

Die Behandlungsmöglichkeiten sind begrenzt. Zerstörtes Lungengewebe ist nicht ersetzbar. Man kann jedoch die fortschreitende Destruktion aufhalten, insbesondere beim rauchenden Emphysematiker. Sogar ein Stillstand der Erkrankung läßt sich bei strikter Tabakkarenz erreichen **(Empfehlungsgrad A, 6)**.

Die **medikamentöse** Therapie ist auf die Behandlung der häufig begleitenden chronisch obstruktiven Bronchitis (Beta-Adrenergika, Vagolytika, topische und ggf. systemische Kortikosteroide, Antibiotika gerichtet (s. Kap. C „Chronische Bronchitis") (7). Bei schwerem Alpha-1-Antitrypsinmangel (α_1AT im Serum < 35% Sollwert) vermag die wöchentliche Substitution die Progredienz der Erkrankung aufzuhalten **(Empfehlungsgrad B; 8)**. Die **Atemphysiotherapie** mit Training der Atemmuskulatur, speziellen Atemtechniken (Lippenbremse) zur Entleerung von „Trapped-air"-Kompartimenten sowie krankengymnastischer Atemtherapie (Packegriffe, Dehnungslagen) vermag die Dyspnoe zu mindern und die körperliche Belastbarkeit zu steigern. Gehstreckentraining führt besonders in schweren Fällen zu einer Steigerung der Belastungstoleranz.

Im Terminalstadium des Lungenemphysems sind **Sauerstoff-Langzeittherapie** bei schwerer Hypoxämie und **nasale intermittierende Heimbeatmung** bei Hyperkapnie angezeigt.

Operative Maßnahmen kommen zur Anwendung:
- bei therapierefraktärem Pneumothorax (s. Kap. C Pneumothorax)
- zur Entfernung großer Blasen (Bullektomie)
- als volumenreduzierende Operationen bei inhomogenem, schwerem Lungenemphysem
- Lungentransplantation, entweder bilateral-sequenziell oder einseitig, als ultima ratio.

Die perioperative Rehabilitation hat wesentlichen Einfluß auf den Erfolg einer solchen Operation.

Prophylaxe und Nachsorge

Die Prognose ist in fortgeschrittenen Stadien ungünstig, speziell wenn der Atemstoß unter 35% des Sollwerts absinkt. Die Lebenserwartung ist von diesem Zeitpunkt an deutlich eingeschränkt. Die meisten Patienten sterben in den folgenden 5 Jahren. Auch liegt ab diesem Zeitpunkt im allgemeinen Erwerbs- und Berufsunfähigkeit vor.

Für das weitere Schicksal des Patienten ist es entscheidend, daß der weitere Abfall der FEV1 (normalerweise FEV1 = 25 ml pro Jahr, bei Patienten mit Lungenemphysem > 60 ml) verlangsamt wird.

Die wichtigsten Komplikationen sind der Spontanpneumothorax, rezidivierende Infekte der Atemwege und insbesondere postoperative Pneumonien infolge mangelhafter Bronchialtoilette (Bronchialkollaps!). Lungenembolien treten bei Patienten mit Lungenemphysem gehäuft auf, ebenso Magengeschwüre. In die Nachsorge sind jährliche Grippeschutzimpfungen und Pneumokokken-Vakzinierung in 5-Jahres-Abständen ebenso einzubeziehen wie die intensive antibiotische Therapie bei eitriger Bronchitis. Der Einsatz von Kortikosteroiden ist umstritten.

Literatur

1. Morgan MDL, Denison DM, Stricklund B. Value of computed tomography for selecting patients with bullous emphysema. Thorax 41(1986) 855-862.
2. Nakano Y, Muro S, Sakai H, et al. Computed tomographic measurements of airway dimensions and emphysema in smokers. Correlation with lung function. Am J Respir Crit Care Med 162 (2000) 1102-8.
3. Miniati M, Filippi E, Falaschi F, et al. Radiologic evaluation of emphysema in patients with chronic obstructive pulmonary disease. Chest radiography versus high resolution computed tomography. Am J Respir Crit Care Med 151 (1995) 1359-67.
4. Gevenois PA, de Vuyst P, de Maertelaer V, et al. Comparison of computed density and microscopic morphometry in pulmonary emphysema. Am J Respir Crit Care Med 154 (1996) 187-192.
5. Gould GA, Redpath AT, Ryan M, et al. Lung CT density correlates with measurements of airflow limitation and the diffusing capacity. Eur Respir J 4 (1991) 141-146.
6. Scanlon PD, Connett JE, Waller LA, et al. Smoking cessation and lung function in mild-to-moderate chronic obstructive pulmonary disease. The Lung Health Study. Am J Respir Crit Care Med 161 (2000) 381-90.
7. Worth H, Buhl R, Cegla U, et al. Leitlinie der Deutschen Atemwegsliga zur Diagnostik und Therapie von Patienten mit chronisch obstruktiver Bronchitis und Lungenemphysem (COPD). Pneumologie 56 (2002) 704-38.
8. Wencker M, Fuhrmann B, Banik N, et al. Longitudinal follow-up of patients with alpha(1)-protease inhibitor deficiency before and during therapy with IV alpha(1)-protease inhibitor. Chest 119 (2001) 737-44.

12 Chronische Bronchits und COPD

H. Worth

Definition und Basisinformation

Die chronische Bronchitis ist die häufigste Lungenkrankheit des Erwachsenen. Nach der WHO-Definition liegt eine chronische Bronchitis vor, wenn Husten und Auswurf über wenigstens 3 Monate in mindestens 2 aufeinander folgenden Jahren bestehen. Die meisten Menschen mit chronischem Husten und Auswurf entwickeln keine obstruktive Lungenerkrankung, sondern leiden an einer nicht obstruktiven chronischen Bronchitis („simple chronic bronchitis").

Für die funktionelle Beeinträchtigung, den Leidensdruck und den Krankheitsverlauf entscheidend sind das Hinzutreten von Atemwegsobstruktion, Lungenemphysem und Cor pulmonale. Eine chronisch obstruktive Bronchitis ist durch eine permanente Atemwegsobstruktion gekennzeichnet. Der Begriff COPD („chronic obstructive pulmonary disease") stellt keine eigene Krankheitsentität dar sondern beschreibt eine Gesundheitsstörung, die vorrangig durch eine Einschränkung der forcierten Exspiration (FEV_1) gekennzeichnet ist. Definitionsgemäß liegt eine progrediente, nach Gabe von Bronchodilatatoren und/oder Glukokortikoiden nicht vollständig reversible Atemwegsobstruktion auf dem Boden einer chronischen Bronchitis und/oder eines Lungenemphysems vor (L3). Charakteristisch sind chronischer Husten, gesteigerte Sputumproduktion und Atemnot.

Der Krankheitsverlauf der COPD ist durch eine progrediente Verschlechterung der Lungenfunktion und einer zunehmenden Beeinträchtigung des Befindens gekennzeichnet, insbesondere hervorgerufen durch rezidivierende Exazerbationen.

Der Asthma bronchiale, chronische Bronchitis und Lungenemphysem vereinende Sammelbegriff „asthmoide Emphysembronchitis", der auch heute noch von Nichtspezialisten benutzt wird, ist unpräzise, prognostisch und therapeutisch wenig hilfreich und sollte daher vermieden werden. In 10–15% der Fälle finden sich bei der chronisch obstruktiven Bronchitis Charakteristika eines Asthma bronchiale mit anfallsartig auftretender Atemnot, höherer Reversibilität der bronchialen Obstruktion und bronchialer Hyperreagibilität. Bei der COPD ist die chronische Bronchitis häufig kompliziert durch das Lungenemphysem, das wie die chronische Bronchitis meist durch inhalatives Zigarettenrauchen verursacht wird.

Wesentlich für eine gezielte Therapie ist die Differenzierung zwischen Asthma bronchiale und chronisch obstruktiver Bronchitis mit und ohne Lungenemphysem, die mit adäquater Diagnostik bei 80–85% der Fälle gelingt.

Ursachen und Risikofaktoren

Die chronische Bronchitis ist primär keine Infektionskrankheit, sondern Ausdruck der Imbalance zwischen endogenen Faktoren (genetische Prädisposition, z.B. α-1-Proteinasenmangel, Störung des Lungenwachstums, bronchiale Hyperreagibilität) und schädigenden exogenen Faktoren. Hinreichend belegt als exogene Noxen sind das inhalative Zigarettenrauchen und die Exposition gegenüber beruflichen Schadstoffen wie Quarz- und Kohlenstaub und einigen Hausstäuben (5, L3). In weitem Abstand folgen weitere Schadstoffe in der Atemluft (Chlorgas, Nitrosegase, Isozyanate, Ammoniak, Rauch), die allgemeine Luftverschmutzung (Schwebstaub, SO_2, NO_2m, O_3), häufige Atemwegsinfekte in der Kindheit, klimatische Einflüsse, Alkoholismus und Lebensalter.

Epidemiologie und sozialmedizinische Bedeutung

Die Prävalenz der chronischen Bronchitis gemäß WHO-Definition, die für klinische Zwecke nur bedingt geeignet ist, wird bei der erwachsenen Bevölkerung in Deutschland auf 10–15% (7) geschätzt. Der Anteil der chronisch obstruktiven Bronchitis an der Gesamtprävalenz ist nicht genau bekannt.

Unbestritten ist die enorme sozioökonomische Bedeutung von chronischer Bronchitis und COPD. Hochgerechnet aus den Angaben der AOK verursacht die chronische Bronchitis jährlich etwa 25 Mio. Arbeitsunfähigkeitstage (7, 14). Nach einer an 321 Patienten mit verschiedenen Schweregraden der COPD durchgeführten Analyse belaufen sich die durchschnittlichen jährlichen Kosten in Zusammenhang mit COPD auf 3027,– Euro pro Patient. Aus Sicht der gesetzlichen Krankenversicherung lagen die Kosten pro Patient und Jahr bei 1944,– Euro (11).

In den offiziellen deutschen Sterbestatistiken nimmt die chronische Bronchitis mit 10 000 Männern und Frauen im Jahr (7, 14) keinen vorderen Platz ein. Da sich diese Zahlen aber auf globale Angaben auf den Totenscheinen und den ICD-9-Ziffern 490 (Bronchitis, nicht als akut oder chronisch bezeichnet) und 491 (chronische Bronchitis) beziehen, ist eine Unterschätzung der Bronchitismortalität zu unterstellen. Weltweit ist die COPD gegenwärtig die vierthäufigste Todesursache. Für die nächsten Jahrzehnte ist ein weiterer Anstieg von Prävalenz, Morbidität und Mortalität zu erwarten, so dass die COPD im Jahre 2020 unter den häufigsten Todesursachen auf den dritten Platz vorrücken wird (9).

Diagnostik und Differentialdiagnose

Erstdiagnostik

Die Diagnose „chronische Bronchitis" ergibt sich aus der Anamnese unter Berücksichtigung von Symptomen und Risikofaktoren. Eine Lungenfunktionsdiagnostik zum Ausschluss/Nachweis einer Atemwegsobstruktion, zur Differentialdiagnostik, zur Festlegung des Schweregrades der Erkrankung ist erforderlich.

Anamnese

Chronischer Husten ist oft das Initialsymptom. Er kann initial intermittierend, im Verlauf ständig morgens, später auch tagsüber vorhanden sein. Gelegentlich entwickelt sich eine Atemwegsobstruktion auch ohne Husten.

Jede Form chronischen Auswurfs kann ein Indikator der chronischen Bronchitis sein. Häufig suchen Patienten aber erst wegen Atemnot, die sich zunächst unter Belastung, später in Ruhe bemerkbar macht, den Arzt auf. Bei Progression der Erkrankung nimmt die Atemnot zu. Die Anamnese sollte bei Verdacht auf eine COPD folgende Angaben enthalten:
- Exposition gegenüber Tabakrauch und anderen Risikofaktoren
- Angaben über Asthma, Allergien, Sinusitiden, Nasenpolypen, Atemwegsinfekte und andere Atemwegserkrankungen
- Lungenkrankheiten in der Familie
- Berufsanamnese
- Verlauf und Intensität der Symptomatik
- Häufigkeit und Schwere von Exazerbationen, frühere Krankenhausaufenthalte wegen einer Lungen-/Bronchialkrankheit
- Komorbidität (Herzerkrankungen u.a.)
- gegenwärtige Medikation
- Beeinträchtigung im Alltag
- Sozialanamnese
- Möglichkeiten zur Reduktion/Beseitigung von Risikofaktoren
- Störungen der Atmung im Schlaf
- körperliche Belastbarkeit.

Im Fall einer Belastungsdyspnoe sind Lungenkrankheiten mit restriktiver Ventilationsstörung, Stenosen im Bereich der zentralen Atemwege, Lungenembolien und andere Formen der pulmonalen Hypertonie sowie nichtpulmonale Ursachen wie Übergewicht, Trainingsmangel, Herzerkrankungen, eine Hyperthyreose, eine metabolische Azidose oder eine schwere Anämie differentialdiagnostisch zu berücksichtigen.

Körperliche Untersuchung

Bei geringer Ausprägung der COPD kann der körperliche Untersuchungsbefund unauffällig sein.
Bei mittelschwerer Erkrankung können die Kennzeichen der Obstruktion mit verlängertem Exspirium, Giemen, Pfeifen und Brummen feststellbar sein, wie auch eine Lungenüberblähung mit tief stehendem, wenig atemverschieblichen Zwerchfell und hypersonorem Klopfschall.
Die schwere COPD ist durch folgende Merkmale aus Anamnese und körperlicher Untersuchung gekennzeichnet:
- Zeichen der chronischen Lungenüberblähung mit abgeschwächtem Atemgeräusch, leisen Herztönen, Fassthorax und inspiratorischen Einziehungen im Bereich der Flanken
- pfeifende Atemgeräusche, insbesondere bei forcierter Exspiration
- Zeichen der Sekretansammlung im Anhusteversuch
- zentrale Zyanose
- Konzentrationsschwäche und verminderte Vigilanz
- Gewichtsverlust
- periphere Ödeme
- Zeichen der pulmonalen Hypertonie mit präkordialen Pulsaktionen, betontem Pulmonalklappenschlusston, einer Trikuspidalklappeninsuffizienz mit einem Systolikum über dem 3.-4. ICR rechts parasternal.

Lungenfunktionsdiagnostik

Die Diagnose COPD basiert auf der Feststellung einer Atemwegsobstruktion. Der Nachweis kann mittels Spirometrie, Analyse von Fluss-Volumen-Diagrammen oder Ganzkörperplethysmographie erfolgen. Für die Diagnosestellung und die Abschätzung des Schweregrades ist die Spirometrie die am besten validierte lungenfunktionsanalytische Methode (**Empfehlungsgrad A; 5, L3**). Von den verfügbaren Kenngrößen der Obstruktion sind die Einsekunden-Kapazität (FEV_1), die inspiratorische Vitalkapazität (VC) und die Bestimmung des Verhältnisses (FEV_1/VC), die mit höchster Evidenz gesicherten Kenngrößen zur Charakterisierung der COPD sowie des Ansprechens auf eine Therapie mit Bronchodilatatoren (**Empfehlungsgrad A; 5, L3**). Normale Werte der FEV_1/VC schließen die Diagnose COPD aus, nicht jedoch eine chronische Bronchitis. Bei einzelnen Patienten mit einem Lungenemphysem, das an erhöhten Werten der funktionellen Residualkapazität (FRC; mittels Fremdgasmethode oder Ganzkörperplethysmographie bestimmt), einer Erniedrigung der CO-Diffusionskapazität (DLCO), häufig ausgeprägt verminderten Werten der maximalen Atemstromstärken nach Ausatmung von 50 und 75% der Vitalkapazität (MEF 50, MEF 25) erkennbar ist, liegt keine Einschränkung der FEV_1/VC vor.
Neuere Untersuchungen (L3) belegen, dass durch Messung der inspiratorischen Einsekunden-Kapazität (FIV_1) und der inspiratorischen Kapazität (IC) wertvolle zusätzliche Informationen über die funktionelle Beeinträchtigung des Patienten mit COPD gewonnen werden können, die mit dem Ausmaß der Dyspnoe besser korrelieren als die FEV_1.
Peak-Flow-Werte von mehr als 80% des Sollwertes schließen eine COPD nicht aus. Im Allgemeinen resultiert aus der Peak-Flow-Messung eine Unterschätzung des Schweregrades der COPD.

Reversibilitätstests mit Bronchodilatatoren

Die Messung der Reaktion der Atemwegsobstruktion auf Bronchodilatatoren (kurzwirksame β_2-Sympathomimetika, Anticholinergika) ist zur Differentialdiagnose zwischen Asthma und COPD notwendig. Der Reversibilitätstest erlaubt jedoch keine Aussage über das langzeitige Ansprechen der Atemwegsobstruktion auf die verwandte Testsubstanz. Die nach Inhalation von Bronchodilatatoren bestimmte FEV_1 ist einer der besten Prädiktoren für eine Langzeitprognose (**Empfehlungsgrad A; 5, L3**).
Die Zunahme der FEV_1 ($\Delta\ FEV_1$) 15 bzw. 30 Minuten nach Inhalation eines kurzwirksamen β_2-Sympathomimetikums bzw. Anticholinergikums um weniger als 15% des Ausgangswertes und weniger als 200 ml spricht für eine COPD; beim Asthma wird eine höhere Reversibilität der Atemwegsobstruktion erreicht. Eine fehlende Reversibilität schließt einen späteren positiven Effekt dieser Medikamente, insbesondere bezüglich einer Verbesserung der körperlichen Belastbarkeit, einer Abnahme der Lungenüberblähung oder der Belastungsdyspnoe nicht aus.
Bei Schwierigkeiten der Abgrenzung zwischen Asthma und COPD können mit 2- bis 3-wöchiger Inhalation von 2-mal täglich 1000 µg Beclomethasondipropionat (BDP) oder einer äquivalenten Dosis von

Chronische Bronchitis und COPD

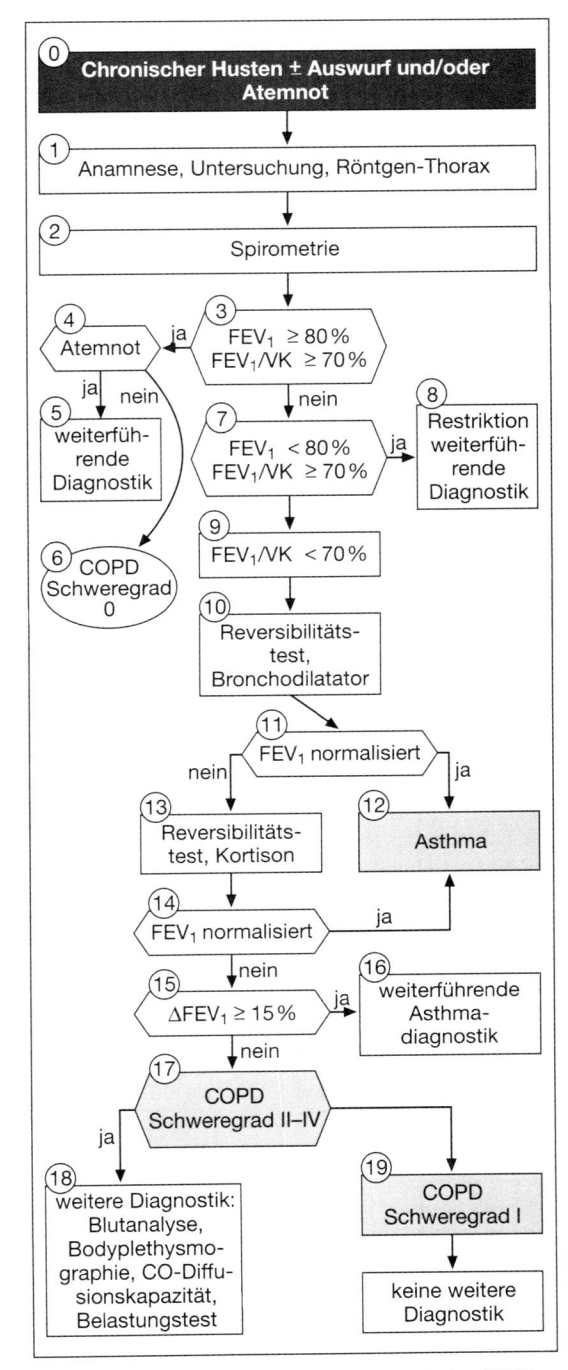

Abb. C.12-1 Flussdiagramm zur Diagnostik der COPD

Tabelle C.12-1 Schweregradeinteilung der stabilen COPD

Schweregrad	Kennzeichen
0	normale Spirometrie chronische Symptome (Husten, Auswurf)
I (leichtgradig)	$FEV_1 \geq 80\%$ Soll, $FEV_1/VK < 70\%$ mit/ohne Symptomatik (Husten, Auswurf, Dyspnoe)
II (mittelgradig)	$50\% \leq FEV_1 \leq 80\%$ Soll, $FEV_1/VK < 70\%$ mit/ohne chronische Symptomatik
III (schwer)	$30\% \leq FEV_1 \leq 50\%$ Soll, $FEV_1/VK < 70\%$ mit/ohne chronische Symptomatik
IV (sehr schwer)	$FEV_1/VK < 70\%$ $FEV_1 < 30\%$ Soll oder $FEV_1 < 50\%$ Soll mit chronischer respiratorischer Insuffizienz

wertbare forcierte Atemmanöver durchzuführen, sind neben der Spirometrie zusätzliche Messverfahren sinnvoll: die Bestimmung der von der Mitarbeit des Patienten weniger abhängigen ganzkörperplethysmographischen Messgrößen zum Nachweis einer Obstruktion (Atemwegswiderstand, Raw) und einer Überblähung (FRC), die Bestimmung der arteriellen Blutgase in Ruhe und unter Belastung zum Nachweis einer Störung des respiratorischen Gasaustauschs und zur Beurteilung der Indikation einer Sauerstofftherapie sowie die Messung der CO-Diffusionskapazität zur Abschätzung der funktionellen Auswirkungen eines Lungenemphysems.

Arterielle Blutgasanalyse

Eine arterielle Hypoxämie und ein Hyperkapnie werden bei Patienten mit schwerer COPD häufig angetroffen. Eine respiratorische Globalinsuffizienz liegt bei $PaCO_2 > 6{,}9$ kPa (45 mmHg) bei Atmung von Raumluft vor. In einem Präschock- oder Schockzustand muss die arterielle Blutgasanalyse über eine arterielle Punktion erfolgen.
Die Pulsoxymetrie ersetzt die direkte Analyse der arteriellen Blutgase aus dem hyperämisierten Kapillarblut des Ohrläppchens nicht, insbesondere nicht bei klinischer Verschlechterung des Patienten oder beim Auftreten von Komplikationen. Die Analyse der arteriellen Blutgase wird außerdem zur Charakterisierung unklarer Atemnot unter Belastung eingesetzt.

Röntgenaufnahme der Thoraxorgane

Eine Röntgenuntersuchung der Thoraxorgane bei der Erstdiagnose sollte in zwei Ebenen durchgeführt werden, damit größere Emphysemblasen identifiziert und bedeutsame weitere Erkrankungen wie das Bronchialkarzinom oder eine Lungenstauung erkannt werden können. Sie trägt zur Diagnose der COPD durch Ausschluss anderer Erkrankungen mit ähn-

Budesonid, Flunisolid oder Fluticason über mindestens 4 Wochen das Ansprechen der FEV_1 bei Applikation von Bronchodilatatoren überprüft werden. Asthmatiker sprechen auf die Kurzzeittherapie mit Glukokortikoiden regelhaft gut an, COPD-Patienten nur in 10–20% der Fälle (L3).

Weitere Lungenfunktionstests

Bei Patienten mit leichtgradiger COPD ist die zusätzliche Bestimmung weiterer Kenngrößen der Lungenfunktion nicht indiziert, bei Patienten der Schweregrade II bis IV (Abb. C.12-1, Tab. C.12-1) oder bei Patienten, die nicht in der Lage sind, aus-

licher Symptomatik bei, ist aber nicht in der Lage, ein leichtgradiges Lungenemphysem zu erfassen (L3).

Computertomographie des Thorax

Das hoch auflösende Computertomogramm des Thorax (HR-CT) dient zur Quantifizierung von Ausmaß und Verteilung eines Lungenemphysems. Bei häufigen Exazerbationen ist das HR-CT hilfreich zum Nachweis von Bronchiektasen und beeinflusst damit die Entscheidung über den Einsatz von Antibiotika.

Elektrokardiogramm

Das EKG liefert Informationen über das Vorliegen einer koronaren Herzkrankheit und von Herzrhythmusstörungen, ist jedoch keine sensitive Methode zur Abschätzung einer Hypertrophie des rechten Ventrikels. Bei chronischem Cor pulmonale können typische Zeichen der Rechtsherzbelastung gefunden werden. Ihr Fehlen schließt aber ein solches nicht aus.

Echokardiographie

Bei Verdacht auf ein Cor pulmonale erlaubt die Echokardiographie häufig eine valide Abschätzung der pulmonalen Hypertonie und der Dimensionen des rechten Ventrikels; bei ausgeprägtem Lungenemphysem kann diese Untersuchungsmethode jedoch eingeschränkt sein.

Laboruntersuchungen

Bei Exazerbationen ist die Bestimmung der BSG, des Blutbildes und des CRP im Serum sinnvoll. Eine arterielle Blutgasanalyse ist eine wichtige Untersuchung. Bei Patienten mit Zeichen eines Lungenemphysems im Alter unter 45 Jahren sollte eine Screening-Untersuchung bezüglich eines α-1-Protease-Inhibitor-Mangels durchgeführt werden.

Sputumdiagnostik

Eine mikrobiologische Sputumdiagnostik ist bei akuten Exazerbationen in der Regel entbehrlich.

Hauptindikationen (L3) sind:
- fehlendes Ansprechen auf eine kalkulierte antiinfektiöse Therapie nach 72 Stunden
- häufige akute Schübe von Bronchialinfekten
- bekannte Bronchiektasie
- immunkompromittierte Patienten.

Zur Sputumabgabe sollte möglichst das Morgensputum, nach Spülung des Mund-Rachen-Raumes mit klarem Wasser benutzt werden. Das Sputum sollte innerhalb von 2–4 Stunden im bakteriologischen Labor bearbeitet werden.

Diagnostisches Vorgehen bei Verdacht auf COPD

In Abbildung C.12-1 ist ein Algorithmus zum Einsatz der genannten diagnostischen Verfahren in der Diagnostik und Differentialdiagnostik der chronischen Bronchitis und der COPD dargestellt. Zur initialen Diagnostik gehören die Anamnese, die körperliche Untersuchung, eine Thoraxaufnahme in 2 Ebenen und die Spirometrie. Reversibilitätstests mit Bronchodilatatoren bzw. Glukokortikoiden erlauben häufig die Differenzierung zwischen Asthma und COPD. Bei Atemnot und zur therapeutisch bedeutsamen Differenzierung zwischen chronisch obstruktiver Bronchitis und Lungenemphysem ist eine weiterführende Diagnostik mittels Blutgasanalyse, Bodyplethysmographiemessung, CO-Diffusionskapazität und Belastungstests sinnvoll.

Die Schweregradeinteilung (s. Tab. C.12-1) soll als Orientierung für ein adäquates Management genutzt werden. Sie folgt anhand der Symptomatik und der spirometrischen Befunde.

Differentialdiagnose

Für das Management der COPD ist die differentialdiagnostische Abgrenzung zum Asthma bronchiale wesentlich. Charakteristische Merkmale beider Erkrankungen sind in Tabelle C.12-2 gegenübergestellt. Falls sich bei einigen Patienten mit chronischem

Tabelle C.12-2 Differentialdiagnose Asthma – COPD

Merkmal	Asthma	COPD
Alter bei Erstdiagnose	variabel; häufig Kindheit, Jugend	meist 6. Lebensdekade
Tabakrauchen	kein direkter Kausalzusammenhang; Verschlechterung durch Tabakrauchen möglich	direkter Kausalzusammenhang
Hauptbeschwerden	anfallsartig auftretende Atemnot	Atemnot bei Belastung
Verlauf	variabel, episodisch	progredient
Allergie	häufig	selten
Obstruktion	variabel	persistierend
Reversibilität der Obstruktion	> 20% $FEV_1 \Delta FEV_1 \geq 15\%$	$\Delta FEV_1 < 15\%$
bronchiale Hyperreaktivität	regelhaft vorhanden	gelegentlich
Ansprechen auf Cortison	regelhaft vorhanden	gelegentlich

Chronische Bronchitis und COPD

Asthma eine eindeutige Unterscheidung von der COPD aufgrund Symptomatik, klinischem Befund und der Lungenfunktionsanalyse nicht treffen lässt, sollte die Behandlung wie bei Asthma erfolgen.

Weitere Differentialdiagnosen sind:
- die zystische Fibrose
- diffuse Lungenparenchymerkrankungen mit Obstruktion
- konstriktive Bronchiolitis (z.B. nach inhalativen Intoxikationen)
- extrathorakale Obstruktionen (Trachea, Larynx)
- Tumoren im Bereich der Atemwege.

An relevanter Komorbidität der COPD sind die koronare Herzkrankheit mit und ohne Linksherzinsuffizienz sowie das Bronchialkarzinom zu nennen.

Therapie

Der Behandlungsplan umfasst Prävention, medikamentöse Therapie, Schulung mit dem Ziel, die Patienten aktiv an der Bewältigung ihrer Erkrankung zu beteiligen, Physiotherapie, körperliches Training, Ernährungsberatung, apparative Therapieoption sowie bei ausgeprägtem Lungenemphysem operative Behandlungsmaßnahmen und das Management akuter Exazerbationen.

Prävention

Die Reduktion inhalativer Noxen ist vorrangiges Ziel, um die Entwicklung einer Bronchialobstruktion und die Progression von chronischer Bronchitis und COPD zu verhindern. Wichtigste Maßnahme ist der Verzicht auf Tabakrauchen, die einzige wissenschaftlich nachgewiesene Maßnahme, die die Progredienz der COPD verlangsamt (**Empfehlungsgrad A; 5, L3**).

Maßnahmen zur Raucherentwöhnung beinhalten verbale Interventionen bei jeder Beratung, Raucherentwöhnungsprogramme, insbesondere in Gruppen, den Einsatz von Nikotinersatzstoffen (Nikotinpflaster, Nikotinkaugummi, Nikotinspray) und die Verwendung von Bupropion.

Schutzimpfungen

Influenza-Schutzimpfung

Die Influenza-Schutzimpfung sollte jährlich bei allen Patienten mit chronischer Bronchitis bzw. COPD im Herbst mit der jeweils aktuellen Vakzine durchgeführt werden. Sie führt zu einer erheblichen Reduktion der Morbidität, ferner auch zu einer Abnahme von sekundär auftretenden Pneumonien (**Empfehlungsgrad A; 13, L3**).

Pneumokokken-Schutzimpfung

Bisher fehlt eine eindeutige Evidenz für den positiven Effekt der Pneumokokken-Schutzimpfung bei COPD-Patienten im Hinblick auf eine Reduktion von Exazerbationen. Wirksam ist die Impfung gegen die bakteriämische Form der Pneumokokkenpneumonie mit hoher Mortalität (13, L3). Die Pneumokokken-Schutzimpfung wird für alle Patienten mit COPD und ältere Patienten mit chronischer Bronchitis empfohlen (13, L3), eine Wiederholungsschutzimpfung ist im Abstand von 6 Jahren nach der Erstimpfung durchzuführen (L3).

Langzeittherapie

Ziele der Pharmakotherapie sind die Besserung der Symptome, Husten und Auswurf, eine Zunahme der körperlichen Leistungsfähigkeit und eine Steigerung der Lebensqualität durch eine Abnahme der krankheitsbedingten Beeinträchtigung sowie die Prävention und Reduktion von Exazerbationen. Weder für Bronchodilatatoren noch für inhalative Glukokortikoide ist eine Besserung der Prognose nachgewiesen (**Empfehlungsgrad A; L3**).

Tabelle C.12-3 Stufenplan für die Langzeittherapie der chronisch obstruktiven Bronchitis

Schweregrad	Medikamentöse Therapie	Nicht medikamentöse Therapie
IV	zusätzlich prüfen, ob eine Langzeit-O_2-Therapie angezeigt ist	weitere Möglichkeiten: – Heimbeatmung – Emphysemchirurgie – Lungentransplantation
III ↑ bei fehlender Besserung ↑	Therapieversuch mit ICS, insbesondere bei häufigen Exazerbationen. Weiterverordnung bei nachgewiesenem Therapieeffekt zusätzlich Theophyllin	zusätzlich Rehabilitation: – körperliches Training – Physiotherapie – adäquate Ernährung
II	langwirksame Anticholinergika und/oder β_2-Sympathomimetika	
I	bei Bedarf β_2-Sympathomimetika und/oder Anticholinergika	zusätzlich: Patientenschulung Schutzimpfungen
0	keine Medikation	Risikofaktoren meiden (Raucherentwöhnung)

Stand November 2006

Bronchodilatatoren

Bronchodilatatoren (β_2-Sympathomimetika, Anticholinergika und Theophyllin) sind die Basismedikamente zur Linderung der Beschwerden (**Empfehlungsgrad A; 5, L3**). Die Wahl zwischen β_2-Sympathomimetika und Anticholinergika hängt vom individuell unterschiedlichen Ansprechen der Patienten bezüglich der Effekte und der unerwünschten Wirkungen ab (**Empfehlungsgrad A; L3**). β_2-Sympathomimetika und Anticholinergika zeigen kombiniert einen additiven Effekt. Bei regelmäßiger Anwendung sind kurzwirksame Bronchodilatatoren preiswerter, aber wegen der Notwendigkeit der häufigen Applikation ungünstiger als langwirksame Substanzen. Theophyllin ist effektiv in der Langzeittherapie der COPD (**Empfehlungsgrad A; L3**), ist aber wegen zahlreicher Interaktionen und der geringen therapeutischen Breite als Bronchodilatator der 2. Wahl zu betrachten (Tab. C.12-3).

Die Kombination aus β_2-Sympathomimetikum mit einem Anticholinergikum und/oder Theophyllin kann zusätzlich zur Besserung der Lungenfunktion (**Empfehlungsgrad A; 5, L3**) und des Gesundheitsstatus (L3) beitragen. Gewöhnlich erhöht die Anzahl der Medikamente allerdings die Therapiekosten und verschlechtert die Therapietreue.

Bei fehlendem Ansprechen auf Bronchodilatatoren muss die Zuverlässigkeit der Medikamenteneinnahme unter Einschluss der Inhalationstechnik geprüft werden. Für Patienten, die trotz entsprechender Anweisung und Anwendung von Inhalationshilfen eine effektive Inhalationstechnik nicht erlernen können, stehen Vernebler zur Verfügung, über die β_2-Sympathomimetika und/oder Anticholinergika appliziert werden können. Gelingt eine effektive Inhalation auch mithilfe von Verneblern nicht, können auch orale β_2-Sympathomimetika in Retardform eingesetzt werden.

Glukokortikosteroide

Glukokortikosteroide werden bei der Behandlung der COPD in großem Umfang eingesetzt. Die Wirksamkeit der systemischen Glukokortikosteroide (**Empfehlungsgrad A; 5, L3**) ist nur für die Behandlung der Exazerbationen gut belegt. Inhalative Glukokortikosteroide sind nur für die Schweregrade III und IV indiziert, insbesondere dann, wenn mehr als 3 Exazerbationen pro Jahr vorliegen und sich klinische Symptomatik und/oder Lungenfunktion unter der Therapie bessern (**Empfehlungsgrad B; 5**). Die Kombination aus einem langwirksamen β_2-Sympathomimetikum und einem inhalativen Glukokortikosteroid kann bei Patienten eingesetzt werden, bei denen beide Komponenten indiziert sind. Sie haben somit bei Patienten mit schwerer und sehr schwerer COPD und einer FEV_1 unter 50% ihres Sollwertes ihren Haupteinsatzbereich.

Mukopharmaka

Der Einsatz von N-Acetylcystein, Ambroxol, Cineol bzw. Myrtol orientiert sich an dem subjektiven Therapieerfolg. Ihr Stellenwert in der Exazerbationsprophylaxe ist nicht belegt.

Immunmodulatoren

Es fehlen hinreichend große kontrollierte Studien (2) zur Dokumentation der Langzeitverläufe, so dass gegenwärtig die Anwendung von Immunmodulatoren nicht empfohlen wird.

Antitussiva

Bei quälendem, trockenem Husten im Rahmen von Exazerbationen sind Codeinpräparate und synthetische Antitussiva in ausreichend hoher Dosierung (60 mg Codein pro Dosis) hilfreich, falls keine Hyperkapnie vorliegt und keine Atemdepression droht.

Nichtmedikamentöse Therapie

Elemente der pneumologischen Rehabilitation sind ab Schweregrad II der COPD indiziert (5). Wesentliche Elemente der Rehabilitation sind körperliches Training, Patientenschulung, Atem-Physiotherapie und eine adäquate Ernährung.

Körperliches Training

Eine Steigerung der Belastbarkeit und eine Zunahme der Lebensqualität sowie eine Abnahme der Dyspnoe werden insbesondere bei Trainingsprogrammen mit einer Dauer von 4 bis 10 Wochen mit einer hohen Trainingsintensität nahe der anaeroben Schwelle erzielt. Eine Bewegungstherapie mit symptomlimitiertem Gehen über mindestens 20 Minuten am Tag kann als einfache Möglichkeit eines Trainings empfohlen werden. Wesentlich ist die Fortsetzung der Bewegungstherapie nach Beendigung einer intensiven stationären Rehabilitation im ambulanten Bereich, etwa durch Heimtraining (Treppensteigen, Gehtraining) in Verbindung mit der Teilnahme an ambulanten Lungensportgruppen (15).

Patientenschulung

Die Patientenschulung kann bei COPD-Patienten die Effizienz der Selbstmedikation steigern und zu einer Reduktion von Exazerbationen führen. Sie ist ein wichtiges Therapieelement für alle Schweregrade der Erkrankung und sollte mit einem strukturierten evaluierten Programm in Kleingruppen von vier bis acht Teilnehmern durchgeführt werden.

Zu den wesentlichen Inhalten der Patientenschulung gehören für die Risikogruppe Informationen über Risikofaktoren und deren Reduktion bzw. Elimination, insbesondere die Raucherentwöhnung. Für die Schweregrade I bis IV sind das Monitoring von Symptomen, die schweregradadaptierte Selbstmedikation, die Vorbeugung und Behandlung von Exazerbation und Bronchialinfekten in korrekter Inhalationstechnik und Wissensvermittlung über die COPD sowie Atem erleichternde Stellungen wichtige Lehrinhalte.

Für den Schweregrad IV kommen Informationen über Komplikationen, die apparative Therapie mittels Langzeit-Sauerstoffbehandlung bzw. intermittierende Selbstbeatmung als zusätzliche Lerninhalte in Betracht. Nach den vorliegenden Evaluationen zur strukturierten Patientenschulung bei COPD können eine Besserung der Inhalationstechnik, eine bessere Selbstkontrolle der Erkrankung sowie eine

Reduktion der Zahl akuter Exazerbationen durch strukturierte Patientenschulungen erzielt werden (**Empfehlungsgrad B; L3**).

Physiotherapie

Die physiotherapeutische Atemtherapie wird bei COPD-Patienten zur Senkung der Atemarbeit, zum gezielten Einsatz der Atemmuskulatur, zur Verbesserung des Gasaustausches eingesetzt (**Empfehlungsgrad C; L3**). Die Verbesserung der Sekretelimination kann neben dem Einsatz effektiver Hustentechniken und Lagerungsdrainagen auch durch die Mobilisierung des Sekrets mittels Thoraxwandperkussion und Geräten mit exspiratorischen Oszillationen (Flutter, RC-Cornet) erreicht werden.

Langzeit-Sauerstofftherapie (LOT)

Die Langzeitbehandlung mit Sauerstoff ist bei Patienten mit COPD und chronischer Hypoxämie im Stadium III indiziert (**Empfehlungsgrad A; L2, L3**). Ziele sind eine Anhebung des arteriellen Sauerstoffpartialdrucks auf Werte um 60 mmHg, die eine adäquate Sauerstoffversorgung des Gewebes ermöglicht, sowie eine Entlastung der Atemmuskulatur. Die Langzeit-Sauerstofftherapie (LOT) führt zu einer Verbesserung der Prognose bei Patienten mit COPD und chronisch respiratorischer Insuffizienz bei Anwendung über mindestens 16 Stunden (**Empfehlungsgrad A; 10, 12**). Bei Patienten mit schwerer respiratorischer Insuffizienz ist die Indikation für die Langzeit-Sauerstofftherapie gegeben, wenn in der stabilen Phase der Erkrankung nach Optimierung der Pharmakotherapie folgende Entscheidungskriterien erfüllt sind:
1. PaO_2 < 55 mmHg mit und ohne Hyperkapnie
2. pAO_2-Werte zwischen 56 und 60 mmHg bei Nachweis einer pulmonalen Hypertonie, peripheren Ödemen als Hinweis auf eine Rechtsherzinsuffizienz oder Polyglobulie (Hämatokrit > 55%).

Die Entscheidung zur LOT kann anhand der am Tage gemessenen PaO_2-Werte gefällt werden. In die Entscheidung sollten auch Messungen während des Treppensteigens oder eines Gehtests einfließen, da die Sauerstofftherapie zur Erleichterung der schweren Dyspnoe bei körperlicher Belastung im Fall einer dann auftretenden Hypoxämie hilfreich ist und über tragbare Systeme mit Einstellung höherer Flussraten unter Belastung genutzt werden kann. Ein begrenzter Anstieg des $PaCO_2$ auf < 60–80 mmHg unter Inhalation von Sauerstoff ist keine Kontraindikation zur LOT, sofern die Werte nicht stetig ansteigen.

Bei der Verordnung muss die vom Arzt getroffene Wahl des Applikationssystems – O_2-Konzentrator für weniger bewegliche Patienten, Flüssigkeitssauerstoff-Systeme mit guter Mobilität – gegenüber dem Kostenträger begründet werden. Die Langzeitnutzung durch die Patienten ist zu überprüfen.

Heimbeatmung

Bei Patienten mit COPD und chronischer Hyperkapnie als Ausdruck einer ventilatorischen Insuffizienz kann dann, wenn alle konservativen Behandlungsmöglichkeiten ausgeschöpft sind und der Patient weiterhin hyperkapnisch ist, eine Entlastung der Atemmuskulatur durch die intermittierende (nächtliche) nichtinvasive Heimbeatmung über Nasen- oder Nasen-Mund-Masken erwogen werden (L3). Die Einleitung der nichtinvasiven Beatmung sowie die Einstellung finden in entsprechend spezialisierten Krankenhausabteilungen statt.

Management von Exazerbationen

Die Exazerbation kann als akute Verschlechterung mit Zunahme der Symptome (Atemnot, Husten, Auswurf, thorakale Beklemmung, Fieber) und der Bronchialobstruktion definiert werden, die eine Änderung des Managements notwendig macht. Häufigste Ursachen der Exazerbation sind virale und/oder bakterielle Atemwegsinfektionen. Differentialdiagnostisch abzugrenzen sind Pneumonien, Herzinsuffizienz, Pneumothorax, Pleuraergüsse, Lungenembolie, Arrhythmien oder ein Thoraxtrauma.

Das Management der akuten Exazerbation ist durch eine leichte subjektive Beeinträchtigung mit oder ohne leichte Verschlechterung der Lungenfunktion mit einer Abnahme der FEV_1 von maximal 20% des Ausgangswertes vor Beginn der Exazerbation gekennzeichnet. Patienten mit leichtgradiger Exazerbation können ambulant behandelt werden. Als medikamentöse Therapieoptionen stehen in erster Linie β_2-Sympathomimetika und/oder Anticholinergika zur Verfügung (Abb. C.12-2), wobei für die langwirksamen Substanzen (Formoterol, Salmeterol, Tiotropiumbromid) noch keine Evidenz in der Therapie der Exazerbation vorliegt.

Die mittelgradige Exazerbation ist durch eine stärkere Verschlechterung des Befindens mit zunehmender Atemnot und/oder Husten gekennzeichnet sowie durch eine deutliche Verschlechterung der Lungenfunktion. Zusätzlich zu Anticholinergika und/oder β_2-Sympathomimetika können systemische Glukokortikoide (**Empfehlungsgrad A; 5, L3**) für maximal 14 Tage eingesetzt werden. Eine längere Behandlungsdauer führt nicht zu einer höheren Effizienz,

---

1–2 Hübe (100–200 μg) eines kurzwirksamen β_2-Sympathikomimetikums (evtl. wiederholen nach 10–15 min)

↓

250–500 μg Ipratropiumbromid (Vernebler, evtl. wiederholen)

↓

20–40 mg Prednisolonäquivalent/Tag über max. 14 Tage

↓

Theophyllin i.v.: 200 mg als Bolus über 5 min. Dauerinfusion 600–800 mg/24 h in Abh. des Serumspiegels (8–20 mg/l)

↙ ↘

Resp. Insuffizienz: Partialinsuff.: O_2 unter BGA-Kontrolle Hyperkapnie + pH < 7,35:NIV

Antibiotika bei bakt. Bronchialinfekt (purulentes Sputum)

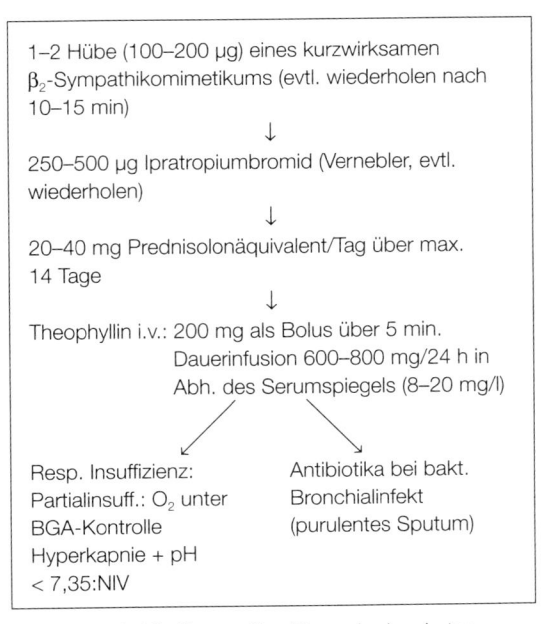

Abb. C.12-2 Medikamentöse Therapie der akuten COPD-Exazerbation

erhöht aber das Risiko von unerwünschten Effekten. Antibiotika sind nur bei Exazerbationen infolge eines bakteriellen Atemwegsinfekts wirksam (5, L3). Bakterielle Exazerbationen sind neben einer Zunahme von Dyspnoe, Husten und Sputummenge durch das Auftreten eines purulenten Sputums charakterisiert. Für die kalkulierte Antibiose eines purulenten Schubs der Bronchitis kommen in Abhängigkeit von der lokalen Resistenzlage in erster Linie Aminopenicilline (ggf. + β-Laktamase-Inhibitoren), Oralcephalosporine oder Makrolide in Betracht (L1). Bei unkomplizierten Fällen können auch Tetracycline eingesetzt werden (L1). Bei fehlendem Ansprechen kann auch der Einsatz von Fluorochinolonen der Gruppe 4 oder von Ketoliden erwogen werden (L1). Bei jährlich mehrfach rezidivierenden Exazerbationen ist insbesondere bei Patienten mit Schweregrad III häufiger mit Problemkeimen – Pseudomonas und gramnegative Enterobakterien – zu rechnen. Die kalkulierte antibiotische Therapie sollte diese Keime primär berücksichtigen (3).

Zusätzliche Maßnahmen bei der Behandlung der akuten Exazerbation im Krankenhaus

Die Exazerbation wird anhand der Symptome, der arteriellen Blutgase und des Röntgenbildes der Thoraxorgane bestimmt. Bei respiratorischer Insuffizienz ist die Sauerstoffgabe über eine Nasensonde oder Atemmaske sofort einzuleiten. Ziel ist eine adäquate Oxygenierung mit arteriellen pO_2-Werten von mehr als 60 mmHg bzw. einer O_2-Sättigung von mehr als 90%. Diuretika sind nur bei peripheren Ödemen und erhöhtem Jugularvenendruck indiziert. Initial ist die Gabe von 40 mg Furosemid i.v. empfehlenswert. Die Flüssigkeitsbilanz ist sorgfältig zu überwachen.

Bei Exazerbation mit respiratorischer Insuffizienz ist die Beatmung indiziert (L3):
– bei unbekannten COPD-Patienten mit einem PaO_2 < 60 mmHg und $PaCO_2$ > 50 mmHg unter O_2-Zufuhr bzw. pH-Werten < 7,35
– bei bekannter respiratorischer Insuffizienz: PaO_2 < 50 mmHg und $PaCO_2$ > 70 mmHg und pH < 7,35.

Bei respiratorischer Insuffizienz mit Hyperkapnie im Rahmen der akuten Exazerbation und fehlenden Kontraindikationen führt die nichtinvasive Beatmung mit positivem Druck (NIPPV) zu einer Reduktion der respiratorischen Azidose, einem Abfall des $PaCO_2$, einer Abnahme der Atemnot sowie auch zu einer Senkung der Mortalität (**Empfehlungsgrad A; 5, L3**). Eine Intubation mit invasiver Beatmung kann häufig verhindert werden und wird nur in etwa 15–20% der Fälle notwendig (L3).

Angesichts der gesteigerten Morbidität, der verminderten Lebensqualität und des erhöhten Mortalitätsrisikos ist – auch aus ökonomischen Gründen – die Prävention der akuten Exazerbation ein wichtiges medizinisches Ziel. Empfohlene Maßnahmen zur Exazerbationsprophylaxe sind:
– Raucherentwöhnung (**Empfehlungsgrad A; 5, L3**)
– Meidung von inhalativen Noxen (Arbeitsplatz, Hobby) und Kälte
– Schutzimpfungen Influenza (**Empfehlungsgrad A; 13, L3**), Pneumokokken (**Empfehlungsgrad C; 13, L3**)
– inhalative Anticholinergika (**Empfehlungsgrad A; 1, L3**)
– Mukopharmaka/Antioxidanzien (**Empfehlungsgrad D; L3**)
– inhalative Glukokortikosteroide (**Empfehlungsgrad B; L3**)
– langwirksame $β_2$-Sympathomimetika (**Empfehlungsgrad B; 8**)
– Patientenschulung (**Empfehlungsgrad B; L3**).

Von dem Rückgang der Bronchitisexazerbation profitieren vor allem Patienten mit einer hohen Exazerbationsrate (> 2 Exazerbationen während des Winterhalbjahres).

Nachsorge/Rehabilitation

Bei jeder haus- oder fachärztlichen Kontrolluntersuchung sollten die Dosierungen und die unerwünschten Wirkungen der Medikamente besprochen, die Inhalationstechnik und der Einsatz medikamentöser Therapiemaßnahmen untersucht werden. Wesentlich ist die Dokumentation der Häufigkeit und des Schweregrades der Exazerbationen. Zunahme der Sputummenge, Auftreten eines purulenten Sputums und akuter Atemnot sollten ebenso registriert werden wie die Notwendigkeit einer Steigerung der Medikation mit Bronchodilatatoren oder Glukokortikoiden sowie der Einsatz von Antibiotika. Schließlich sollten die Hospitalisationen bezüglich Frequenz und Dauer unter Einschluss der Notfallbehandlungen dokumentiert werden.

Nach erfolgreicher stationärer Behandlung schwerer Exazerbationen muss die weitere Versorgung in Zusammenarbeit mit dem Patienten, seinen Angehörigen, dem Hausarzt und dem Pneumologen gesichert sein. 4 bis 6 Wochen nach der Entlassung sollte eine Überprüfung des Gesundheitszustandes mit Messung der Lungenfunktion, Kontrolle der Inhalationstechnik und der Kenntnisse über die notwendige Behandlung erfolgen. Außerdem sollte die Meidung von Risikofaktoren, insbesondere der Verzicht auf Nikotinkonsum, die Notwendigkeit einer Langzeit-Sauerstofftherapie und/oder eine Heimbeatmung überprüft werden.

Sinnvoll sind Rehabilitationsprogramme für COPD-Patienten mit Schweregraden II bis IV, auch für Raucher, insbesondere dann, wenn sie an Entwöhnungsprogrammen teilnehmen. Positive Effekte bezüglich Zunahme der Belastbarkeit, Abnahme der Dyspnoe, Steigerung der Lebensqualität sind sowohl für stationäre (**Empfehlungsgrad A; 5, L3**) als auch für ambulante Rehabilitationsprogramme dokumentiert (**Empfehlungsgrad A; 6, L3**). Ein flächendeckendes Angebot der ambulanten pneumologischen Rehabilitation (15) für COPD-Patienten liegt in Deutschland nicht vor. Wesentlich für den Erfolg der pneumologischen Rehabilitation ist der motivierte Patient.

Leitlinien

L1. Höffken G, Lorenz H, Kern W, Welte T, Bauer T, Dahlhoff K, Dietrich E, Ewig S, Gastmeier P, Grabein B, Halle E, Koldicz M, Marre R, Sitter H: S3-Leitlinie zu ambulant erworbener Pneumonie und tiefen Atemwegsinfektionen. Pneumologie 59 (2005) 612–664.

L2. Magnussen H, Goeckenjan G. Köhler D, Matthys H, Morr H, Worth H, Wuthe H: Leitlinien zur Sauerstoff-Langzeit-Therapie. Pneumologie 55 (2001) 454–464.

L3. Worth H, Buhl R, Cegla U, Crieé CP, Gillissen A, Kardos P, Köhler D, Magnussen H, Meister R. Nowak D, Petro W, Rabe KF, Schultze-Werninghaus G, Sitter H, Teschler H, Welte T, Wettengel R: Leitlinie der Deutschen Atemwegsliga und der Deutschen Gesellschaft für Pneumologie zur Diagnostik und Therapie von Patienten mit chronisch obstruktiver Bronchitis und Lungenemphysem (COPD). Pneumologie 56 (2002) 704–738.

Literatur

1. Casaburi R, Mahler DA, Jones PW, Warner A, G San Pedro, Zu Wallack RL, Menjoge S.S, Serby CW, Witek T: A long-term evaluation of once-daily inhaled tiotropium in chronic obstructive pulmonary disease. Eur Respir J 19 (2002) 217–224.
2. Collet JP, Shapiro S. Ernst P, Renzi P. Ducruet T, Robinson A: Effect of an immunstimulating agent on acute exacerbations and hospitalizations in COPD patients. Am J Respir Crit Care Med 156 (1997) 1719–1724.
3. Eller J, Ede A, Schaberg T, Niederman MS, Lode H: Infective exacerbations chronic bronchitis. Chest 113 (1998) 1542–1548.
4. Friedmann M, Serby CW, Menjoge S, Wilson JD, Hillemann DE, Witek TJ: Pharmacoeconomic evaluation of a combination of ipratropium plus albuterol compared with ipratropium alone and alone in COPD. Chest 115 (1999) 635–641.
5. Global initiative for chronic obstructive lung disease: Global strategy for the diagnosis, management, and prevention of chronic obstructive pulmonary disease. Update 2005. http://www.goldcopd.com
6. Griffiths TL, Burr ML, Campbell IA, Lewis-Jenkins V et al.: Results at 1 year of outpatient multidisciplinary rehabilitation. Lancet 355 (2000) 362–368.
7. Konietzko N, Fabel H: Weißbuch Lunge 2005. Thieme, Stuttgart–New-York.
8. Mahler DA, Donohue JF, Barbee RA, Goldman MD, Gross NJ, Wisnieski ME, Yancey SW, Zakes BA, Rickard KA, Anderson WH: Efficacy of salmeterol xinafoate in the treatment of COPD. Chest 115 (1999) 957–965.
9. Murray CJL, Lopez AD: The global burden of disease: A comprehensive assessment of mortality and disability from diseases. Injuries and risk factors in 1990 and projected to 2020. Harvard University Press, Cambridge 1996.
10. Nocturnal oxygen therapy trial group: Continuous or nocturnal oxygen therapy in hypoxemic chronic obstructive pulmonary disease. Ann Intern Med 93 (1980) 191–198.
11. Nowak D, Dietrich ES, Oberender P, Überla K, Reitberger U, Schlegel C, Albers F, Ruckdaschel S, Welsch R: Krankheitskosten von COPD in Deutschland. Pneumologie 58 (2004) 837–844.
12. Report of the Medical Research Council Working Party: Long-term domiciliary oxygen in chronic cor pulmonale complication chronic bronchitis and emphysema. Lancet 1 (1981) 681–685.
13. Ständige Impfkommission am Robert-Koch-Institut (STIKO): Epidemiologisches Bulletin des RKI. 28 (2001) 203–218.
14. Statistisches Bundesamt: Statistisches Jahrbuch, Jahrgänge 1968–1999. Kohlhammer, Stuttgart–Mainz.
15. Worth H, Meyer A, Folgering H et al.: Empfehlungen der Deutschen Atemwegsliga zum Sport und körperlichen Training bei Patienten mit obstruktiven Atemwegserkrankungen. Pneumologie 54 (2000) 61–67.

Abkürzungen

ACO	Adriamycin, Cyclophosphamid, Vincristin	ELC	Emphysema-Like Changes
AEP	ambulant erworbene Pneumonie	EMB	Ethambutol
AHI	Apnoe-Hypopnoe-Index	ESS	Epworth Sleepness Scale
AIP	acute interstitial pneumonia	FEV	forciertes exspiratorisches Volumen
ALI	acute lung injury	FEV_1	forciertes exspiratorisches Volumen in einer Sekunde („Atemstoß")
ANA	antinukleäre Antikörper	FIV_1	inspiratorische Einsekunden-Kapazität
ANCA	anti-neutrophil cytoplasmic antibodies	GNEB	gramnegative Enterobakterien
ARDS	acute respiratory distress syndrome	HR-CT	hochauflösende Computertomographie des Thorax
ASB	assisted spontaneous breathing	IC	inspiratorische Kapazität
AZV	Atemzugvolumen	ICSD	International Classification of Sleep Disorders
BAL	bronchoalveoläre Lavage	ICS	inhalatives Glukokortikosteroid
BDP	Beclometasondipropionat	INH	Isoniazid
BI(i)PAP	bilevel/biphasic positive airway pressure	IPF	Idiopathische Lungenfibrose
BOOP	Bronchiolitis obliterans mit organisierender Pneumonie	IVC	inspiratorische Vitalkapazität
CB	chronische (nichtobstruktive) Bronchitis	KISS	Krankenhaus-Informationssystem
CEP	chronische eosinophile Pneumonie	LOT	Langzeit-Sauerstofftherapie
CEV	Carboplatin, Etoposid, Vincristin	MOTT	mycobacteriosis other than tuberculosis
CF	Mukoviszidose, zystische Fibrose	MRSA	Methicillin-resistente *Staphylococcus-aureus*-Stämme
CFTR-Gen	cystic fibrosis transmembrane conductance regulatory gene	MSLT	multipler Schlaflatenztest
COB	chronische obstruktive Bronchitis	MWT	multipler Wachheitstest
COLD	chronic obstructive lung disease	NAT	Nucleinsäure-amplifizierende Techniken
COPD	chronic obstructive pulmonary disease	nCPAP	nasaler „continuous positive airway pressure"
CPAP	kontinuierlicher positiver Atemwegsdruck	NISP	nichtspezifische interstitielle Pneumonie
CPJS	Clinical Pulmonary Infection Score	NNRTI	Nicht-nukleosidische Reverse-Transskriptase-Inhibitoren
CRP	C-reaktives Protein	NSIP	Non-specific interstitial pneumonia
CSA	Cheyne-Stokes-Atmung	NTM	non tuberculous mycobacteria
CVP	zentral venöser Druck	OSA	obstruktive Schlafapnoe
DGSM	Deutsche Gesellschaft für Schlafforschung und Schlafmedizin	OSAS	obstruktives Schlafapnoesyndrom
DIOS	distales intestinales Obstruktionssyndrom	$PaCO_2$	arterieller Kohlendioxidpartialdruck
		PaO_2	arterieller Sauerstoffpartialdruck
DIP	desquamative interstitielle Pneumonie	PAP	pulmonal-arterieller Mitteldruck
DLCO-SB	Diffusionskapazität – Single breath	PAPS	systolischer pulmonalarterieller Druck
$ECCO_2$-R	CO_2-Elimination	PAWP	pulmonalvenöser Verschlußdruck
ECLA	CO_2-Elimination in Kombination mit partieller extrakorporaler Oxygenierung	PCO_2	Kohlendioxidpartialdruck
		PE	Cisplatin, Etoposid
EGKS	Europäische Gemeinschaft für Kohle und Stahl	PEEP	positive endexpiratory pressure

PEF	peak expiratory flow	SDD	selektive digestive Dekontamination
PEG	Perkutane endoskopisch angelegte Gastrostomiesonde	SIRS	Systemic inflammatory response syndrome
PGE1	Prostaglandin E1	SIT	Spezifische Immuntherapie
PI	Proteaseinhibitoren	SM	Streptomycin
PO_2	Sauerstoffpartialdruck	TRALI	Transfusion related acute lung injury
PS	pankreassuffizient		
PSB	protected specimen brush (geschützte Bürste)	UIP	usual interstitial pneumonia
		VATS	Video-assisted Thoracic Surgery
PSV	pressure support ventilation	VC	inspiratorische Vitalkapazität
PZA	Pyrazinamid	VILI	ventilator-induced lung injury
RMP	Rifampicin	ZSAS	zentrales Schlafapnoesyndrom
SBAS	schlafbezogene Atmungsstörungen		

13 Asthma bronchiale

A. Gillissen

Definition und Basisinformation

Asthma ist eine chronisch entzündliche Erkrankung der Atemwege, charakterisiert durch eine bronchiale Hyperreaktivität und eine variable Atemwegsobstruktion (1, 2). Asthma ist weltweit eine der häufigsten chronischen Erkrankungen mit einer Prävalenz von ca. 5% bei Erwachsenen und bis zu 10% bei Kindern mit steigender Tendenz. Prävalenz und Inzidenz schwanken allerdings weltweit erheblich, wobei die höchsten Werte aus Australien und Neuseeland berichtet wurden (3, 4). Die direkten und indirekten Kosten werden in Deutschland auf mindestens 4 Milliarden Euro geschätzt. Indirekte Kosten werden vor allem durch Hospitalisierung und die Folgen der Arbeitsunfähigkeit verursacht (5). Der kleine Anteil von 5% schwerer Krankheitsformen ist für die Majorität dieser Kosten verantwortlich.

Es gibt zwei Asthmaformen:
- Allergisches Asthma: Es besteht eine genetisch bedingte Reaktionsbereitschaft gegen Umweltallergene. Es lassen sich allergengerichtete IgE-Antikörper nachweisen. Die Erkrankung beginnt charakteristischer Weise im Kindesalter.
- Intrinsisches (nicht-allergisches) Asthma: Bei 30–50% aller Erwachsener mit Asthma lassen sich keine IgE-Antikörper gegen Umweltallergene nachweisen. Infekte triggern Asthmaanfälle, oft besteht zusätzlich eine Sinusitis, eine nasale Polyposis, eine ASS- (Acetylsalicylsäure) oder NSAR- (nicht-steroidale Antirheumatika)-Intoleranz.

Mischformen sind häufig. Im Verlauf kann auch bei einem initial allergischem Asthma im Verlauf eine intrinsische Komponente in den Vordergrund treten. Bei Säuglingen und Kleinkindern handelt es sich initial häufig um eine infektausgelöste, rezidivierende obstruktive Ventilationsstörung. Später kann sekundär eine Atopie hinzutreten.

Beim Asthma bronchiale bestehen folgende Besonderheiten:
1. Die chronische Entzündungsreaktion ist im Bronchialepithel bzw. dem subepithelialen Bereich lokalisiert.
2. Histomorphologisch zeigt sich eine akute Schwellung der Bronchialschleimhaut und eine Mukusüberproduktion bei Mukusdrüsenhyperplasie. Bei persistierender Entzündungsreaktion kann es zu einem bindegewebigen Umbau im Bereich der Atemwege (remodeling) kommen.
3. Diese Entzündungsreaktion ist mit einer bronchialen Hyperreagibilität, einer Limitation des exspirativen Atemflusses (Atemwegsobstruktion) und Dyspnoe assoziiert.
4. Asthma-Patienten leiden häufig an einer Atopie mit überschießender Produktion von Anti-IgE-Antikörpern. Die Atopie wird als bedeutsamer Risikofaktor für die Entwicklung eines Asthma bronchiale angesehen.
5. Typische klinische Zeichen sind Giemen, Atemnot, thorakales Engegefühl und Husten. Die Symptomatik zeigt sich besonders nachts und in den frühen Morgenstunden. Diese Episoden werden durch eine unter Umständen plötzlich auftretende, variable und therapeutisch meist gut beeinflussbare Atemwegsobstruktion hervorgerufen (6).

Die Entzündung der Atemwege lässt sich als komplexe zelluläre und humorale Gewebsveränderung verstehen (s. Abb. C.13-1) (7).

Die asthmatische Immunreaktion kann in vier Komponenten unterteilt werden:
- Entzündungszellen (dendritische Zellen, Lymphozyten, Mastzellen, basophile und eosinophile Granulozyten, Thrombozyten, Makrophagen),
- Strukturzellen (Epithelzellen, Myofibroblasten, glatte Muskelzellen),
- extrazelluläre Matrixproteine (Kollagene, Glykoproteine, Elastin und Proteoglykane), und

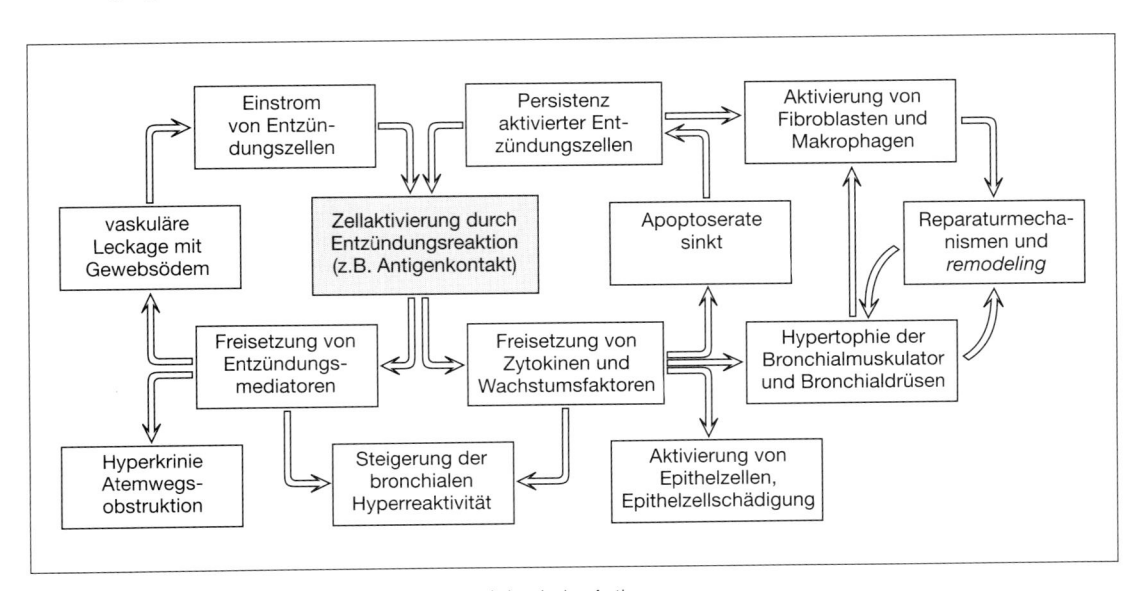

Abb. C.13-1 Mechanismen der Entzündungsreaktion beim Asthma

– lösliche Signalstoffe oder Mediatoren (Lipidmediatoren, Amine, Neuropeptide, Endotheline u.a.).

Die allergische Reaktion wird durch eine Immunreaktion zwischen dem Antigen/Pathogen und den allergenpräsentierenden Zellen (dendritische Zellen, Makrophagen/Monozyten) initiiert. Hierbei spielen die T-Lymphozyten sowohl im Rahmen der Allergenerkennung, als auch in der Regulation des Entzündungsablaufes eine entscheidende Rolle. Am distalen Ende der Immunreaktion stehen die Effektorzellen, die den proentzündlichen Effekt am Zielorgan über verschiedene pathophysiologische und zytotoxische Mechanismen vermitteln. Die Kommunikation der Zellen untereinander und die Amplifikation der Entzündungsreaktion geschehen über die genannten Entzündungsmediatoren.

Histomorphologisch imponiert diese Entzündungsreaktion durch eine Schwellung der Bronchialschleimhaut mit oder ohne Muskelhypertrophie und Bronchuskonstriktion. Eine weitere Limitation des Atemflusses erfolgt über die durch aktivierte Drüsenzellen in der Bronchialschleimhaut hervorgerufene Mukusüberproduktion, die auch zu einem Bronchial- oder Bronchiolenverschluss führen kann. Eine über Jahre persistierende Entzündungsreaktion führt schließlich zu einem irreversiblen, meist Fibroblasten-dominierten Umbau der Atemwege (remodeling).

Tabelle C.13-1 Einteilung der Schweregrade des Asthmas

Schweregrad 1, leichtes Asthma
- Asthmasymptome weniger als 1×/Woche
- Nur kurze Luftnotanfälle
- Nächtliche Symptome ≤ 2×/Monat
- FEV_1 oder PEF ≥ 80%
- PEF- oder FEV_1-Variabilität < 20%

Schweregrad 2, mildes Asthma
- Symptome > 1×/Woche und < 1×/Tag
- Luftnotanfälle können Aktivität und Schlaf beeinträchtigen
- Nächtliche Symptome > 2×/Monat
- FEV_1 oder PEF ≥ 80%
- PEF- oder FEV_1- Variabilität 20–30%

Schweregrad 3, mittelschweres Asthma
- Tägliche Symptome
- Exazerbationen können Aktivitäten und Schlaf beeinträchtigen
- Nächtliche Symptome > 1×/Woche
- FEV_1 oder PEF 60–80%
- PEF- oder FEV_1-Variabilität > 30%

Schweregrad 4, schweres Asthma
- Tägliche Symptome
- Häufige Exazerbationen
- Häufige nächtliche Symptome
- Einschränkung/Limitation der täglichen Aktivitäten
- FEV_1 oder PEF ≤ 60%
- PEF- oder FEV_1-Variabilität > 30%

Symptome

Der Diagnoseverdacht ist immer gegeben, wenn anfallsweise, insbesondere nachts und in den frühen Morgenstunden, Atemnot und/oder Husten auftreten. Diese Symptomatik kann bei spezifischen (Allergenen) aber auch unspezifischen Reizen (z.B. Belastung) auftreten, ist in ihrem Ausprägungsgrad variabel und therapeutisch gut beeinflussbar. Die Einteilung des Asthmas erfolgt in die Schweregrade I bis IV (Tab. C.13-1). Diese Einteilung orientiert sich:
- an den Symptomen und
- an den Ergebnissen der Lungenfunktionsprüfung (2).

Die korrekte Klassifikation nach Diagnosestellung ergibt sich darüber hinaus aus der klinisch notwendigen Dauer- und Bedarfsmedikation. Eine Neueinschätzung des Schweregrades des Patienten kann unter Umständen erforderlich sein (z.B. bei saisonalen Unterschieden).

Diagnostik und Differentialdiagnose

Anamnese und klinische Untersuchung

Entscheidend für die Diagnose und die Einschätzung des Schweregrades sind die Angaben des Patienten zur Intensität und Häufigkeit der Asthmasymptome sowie der Angaben zu einer Einschränkung der physischen Leistungsfähigkeit. Weitere wichtige Hinweise bei der anamnestischen Erhebung (Allergiefragebogen!) und der klinischen Befunderhebung sind:

1. Atopische Genese (auch Familienanamnese).
2. Berufliche Auslösung (Berufsasthma, z.B. Bäcker-Asthma).
3. Hinweise für den Asthma-Auslöser (Medikamente, Belastung u.a.).
4. Exspiratorisches Giemen bei der Auskultation. Allerdings kann im freien Intervall der Auskultationsbefund unauffällig sein und schließt damit die Diagnose nicht aus.
5. Das Röntgenthoraxbild hilft bei der differentialdiagnostischen Differenzierung der Dyspnoe, kann ein Asthma aber nicht beweisen und ist daher im Regelfall nicht indiziert.
6. Erhöhte Eosinophilenzahlen im Differentialblutbild, evtl. auch im Sputum. Erhöhte IgE-Spiegel bei positiver Atopiegenese.
7. Erhöhte Werte für Stickstoffmonoxid (NO) in der Ausatemluft von nicht topisch oder systemisch immunsuppressiv behandeltem Asthmatiker.

Die Diagnose einer bestehenden Atopie mittels Anamnese, Bestimmung des Serum-IgE-Spiegel oder Allergietestungen ist zwar in der Diagnostik des Asthma bronchiale primär wenig hilfreich, ist aber zur Abschätzung der Prognose, der auslösenden Faktoren und für die Therapieentscheidung bedeutungsvoll (s.u.).

Lungenfunktion

Die Lungenfunktionsprüfung (Spirometrie, Bodyplethysmographie) ist die wichtigste apparative

Tabelle C.13-2 Differentialdiagnosen obstruktiver Atemwegserkrankungen (Auswahl)

- Vocal-Cord-Dysfunction
- Larynx-Karzinom
- Karzinome im Bereich der Trachea
- Bronchialkarzinom
- Bronchustuberkulose
- Fremdkörperaspiration
- Bronchopulmonale Dysplasie
- COPD (chronisch-obstruktive Lungenerkrankung)
- Asthma bronchiale
- Obliterierende Bronchiolitis
- Zystische Fibrose (Mukoviszidose)
- Bronchiektasen

diagnostische Maßnahme (8). Sie dient zudem der Therapiekontrolle. In der Lungenfunktionsprüfung kann zusätzlich die Atemwegsobstruktion von restriktiven Lungenerkrankungen unterschieden werden. Tabelle C.13-2 zeigt die Differentialdiagnosen, die mit einer Atemwegsobstruktion assoziiert sind. Die in der Spirometrie gewonnenen Werte werden auf die Sollwerte der Europäischen Gemeinschaft für Kohle und Stahl (EGKS) bezogen. Besteht bei einem Patienten eine Atemwegsobstruktion und/oder eine Lungenüberblähung, so lässt sich mit dem Bronchospasmolysetest feststellen, inwieweit diese Obstruktion/Überblähung pharmakologisch sofort reversibel ist. Ein FEV_1-Anstieg von > 15% des Sollwertes 10 Minuten nach Gabe eines kurzwirksamen Beta-2-Mimetikums zeigt eine klinisch relevante Bronchospasmolyse und macht somit die Diagnose eines Asthmas wahrscheinlich.

Weitere lungenfunktionsanalytische Parameter zur weiteren Differenzierung der Atemwegsobstruktion sind das Fluss-Volumen-Diagramm, der bodyplethysmographisch gemessene Atemwegswiderstand und der Peak-Flow.

Peak-Flow (PEF)

In der Peak-Flow-Messung wird der maximal exspiratorische Atemfluss kurz nach Beginn einer forcierten Exspiration aus maximaler Inspirationsstellung heraus gemessen. Die Peak-Flow-Messung kann die konventionelle Lungenfunktionsprüfung nicht ersetzen. Der Vorteil der Peak-Flow-Messung besteht in:
- der einfachen, vom Patienten selbst durchführbaren Messung,
- Nachweis der variablen Atemwegsobstruktion,
- Nachweis der ausgeprägten tageszeitlichen Schwankungen und
- Nachweis einer Atemwegsobstruktion unter bestimmten Bedingungen (z.B. am Arbeitsplatz).

Bei der Peak-Flow-Messung werden zweimal tägliche Messungen empfohlen, wobei jeweils aus drei Einzelmesswerten der beste genommen wird. Eine PEF-Variabilität von 20% und mehr (Vergleich Morgen- und Abendmessungen) wird als Asthma-typisch bewertet. Ab einem Liter und weniger FEV_1 sind verlässliche PEF-Werte nicht mehr generierbar.

Pathologische Werte werden ab einem FEV_1/FVC-Verhältnis von < 75% bei Erwachsenen und < 85% bei Kindern angenommen. Sowohl die spirometrischen, als auch die PEF-Messwerte sind von der Mitarbeit des Patienten abhängig.

Hyperreagibilitätstests

Bei asymptomatischen Patienten mit anamnestischem Verdacht auf ein Asthma bronchiale, jedoch normaler Lungenfunktion, lässt sich mittels Inhalation von Methacholin, Histamin oder Acetylcholin nach körperlicher Belastung oder Kaltluftinhalation ein Bronchospasmus provozieren (Hyperreagibilitätstest) (9). In Studien wird meist die Menge (mg) der für einen 20%igen FEV_1-Abfall (PC_{20}) notwendigen Provokationssubstanz angegeben. Je höher die Provokationsmenge ist, desto weniger wahrscheinlich ist die bronchiale Hyperreaktivität (BHR) (10). Folgende Grenzwerte für den mit Methacholin durchgeführten bronchialen Provokationstest wurden von der American Thoracic Society (www.thoracic.org) empfohlen, die unter bestimmten Bedingungen (Vortherapie, zeitliche Abfolgen von Applikation und Lungenfunktion u.a.m.) gelten:

- PC_{20} > 16 mg/ml: normale bronchiale Reaktion, keine BHR
- PC_{20} 4,0–16 mg/ml: grenzwertige BHR
- PC_{20} 1,0–4,0 mg/ml: milde BHR
- PC_{20} < 1,0 mg/ml: BHR ist nachgewiesen (mittelgradig bis schwer)

Allergiediagnostik

Zur differentialdiagnostischen Abklärung bei Allergieverdacht (Allergieanamnese) stehen diverse Allergietests zur Verfügung: Hauttests (Prick, intrakutan), Labordiagnostik (Bluteosinophilie, Gesamt- und spezifisches IgE (RAST) und spezifische, d.h. mit Testallergenen durchzuführende Provokationstests (nasal, inhalativ) bzw. Karrenztests (z.B. bei Nahrungsmittelallergien).

Therapie

Therapieziele

Eine Heilung des Asthma bronchiale ist nicht möglich. Bei der überwiegenden Zahl der Patienten kann die Erkrankung jedoch wirksam kontrolliert werden. Die Therapieziele bestehen in:
- Vermeidung akuter und chronischer Symptome und Beschwerden
- Aufrechterhaltung einer normalen oder bestmöglichen Lungenfunktion
- Vermeidung von Asthmaanfällen und Asthmaexazerbationen
- Ermöglichung normaler physischer und sozialer Aktivitäten mit Steigerung der Patientenzufriedenheit
- Verminderung/Reduktion der Asthma-Mortalität

Im Asthma-Management sind folgende Aspekte zu berücksichtigen:
- Objektivierung des Schweregrades der Erkrankung
- Patientenschulung

- Vermeidung von Asthmaauslösern im Rahmen präventiver Maßnahmen.
- Die primäre therapeutische Maßnahme bei Allergikern besteht in der Allergenvermeidung (**Empfehlungsgrad B; Evidenzstärke Ib**):
  - Reduktion der Hausstaubmilbenbelastung (**Empfehlungsgrad C; Evidenzstärke III**)
  - Reduktion der Innenraum-Allergen/Pathogenbelastung (**Empfehlungsgrad B; Evidenzstärke IIb**)
  - Meidung von Emissionen (Stäuben, Gasen; **Empfehlungsgrad B; Evidenzstärke IIb**)
  - Reduktion der Allergen-/Pathogenbelastung am Arbeitsplatz (**Empfehlungsgrad A; Evidenzstärke Ia**)
- Aufstellung eines Behandlungsplanes für die Dauertherapie
- Aufstellung eines Notfallplanes
- Regelmäßige Verlaufskontrollen

Pharmakotherapie

Die für die Asthmatherapie zur Verfügung stehenden Medikamente und Substanzgruppen werden nach ihrer Wirkungsdauer eingeteilt in Langzeittherapeutika und in Bedarfstherapeutik (11, 12). Zu den Langzeittherapeutika werden gezählt: Glukokortikosteroide, Cromone, langwirksame Beta-2-Sympathomimetika, Theophyllin, Antileukotriene, Thiotropiumbromid und Omalizumab (anti-IgE-Antikörper).

Zu den Bedarfstherapeutika werden gezählt: kurzwirksame Beta-2-Sympathomimetika, Formotorol, Ipratropiumbromid.

Die genannten Substanzen werden in Abhängigkeit vom Schweregrad der Erkrankung alleine oder in Kombination und in unterschiedlicher Dosierung angewandt (Abb. C.13-2). Obwohl hier aufgeführt haben die Anticholinergika Ipratropiumbromid und Tiotropiumbromid nur eine untergeordnete Rolle und werden nicht generell für die Asthmatherapie empfohlen (2).

Bedarfstherapeutika

Beta-2-Sympathomimetika

Inhalative kurzwirksame Beta-2-Sympathomimetika (z.B. Salbutamol, Reprotenol, Fenoterol, Terbutalin) werden bedarfsweise bei allen Schweregraden des Asthma bronchiale eingesetzt (**Empfehlungsgrad A; Evidenzstärke Ia**). Die Bronchodilatation setzt innerhalb der ersten Minuten ein, erreicht nach ca. 30 Minuten das Maximum und hält ca. 4 bis max. 6 Stunden an. Es handelt sich um die wirksamste bronchodilatative Medikamentengruppe. Sie werden bei anstrengungsinduziertem Asthma prophylaktisch eingesetzt (**Empfehlungsgrad A; Evidenzstärke Ia**). Formotorol besitzt als einziges langwirksamen Beta-2-Sympathomimetikum ähnliche kurzwirksame bronchodilatative Eigenschaften und kann daher bei einer bereits bestehenden Basismedikation, bestehend aus inhalativem Glukokortikosteroid zusätzlich in Akutsituationen zur Bedarfstherapie eingesetzt werden (Tab. C.13-3). Der Verbrauch an inhalativen kurzwirksamen Beta-2-Sympathomimetika wird als Indikator für die Qualität der Asthmakontrolle angesehen. Ein hoher Verbrauch signalisiert eine unzureichende Therapieeinstellung. Falls ein Beta-2-Sympathikomimetikum mehr als 1 ×/Tag oder mehr als 2 ×/Woche zur Symptomenkontrolle eingesetzt werden muss, besteht die Indikation zur Anwendung eines Langzeittherapeutikums (Tab. C.13-3).

Tabelle C.13-3 Unterteilung der Beta-2-Sympathomimetika

Therapieform	kurz wirksam	lang wirksam
Bedarfstherapie	Formotorol Salbutamol Fenoterol Terbutalin Reproterol	Formoterol
Langzeittherapie		Salmeterol

Stufe 4: Schwergradig persistierendes Asthma
Bedarfstherapie Inhalatives kurzwirksames β₂-Mimetikum — ICS hohe Dosierung + langwirksames β₂-Mimetikum (evtl. Kombination), ggf. zusätzlich Theophyllin und/oder systemische Steroide (intermittierend oder dauerhaft)

Stufe 3: Mittelgradig persistierendes Asthma
Bedarfstherapie Inhalatives kurzwirksames β₂-Mimetikum — ICS mittlere Dosierung + langwirksames β₂-Mimetikum (evtl. Kombination), ggf. zusätzlich ICS Dosierung ↑, Montelukast, Theophyllin

Stufe 2: Geringgradig persistierendes Asthma
Bedarfstherapie Inhalatives kurzwirksames β₂-Mimetikum — Inhalatives Kortikosteroid (ICS): niedrige Dosierung

Stufe 1: Intermittierendes Asthma
Bedarfstherapie Inhalatives kurzwirksames β₂-Mimetikum — keine Dauertherapie

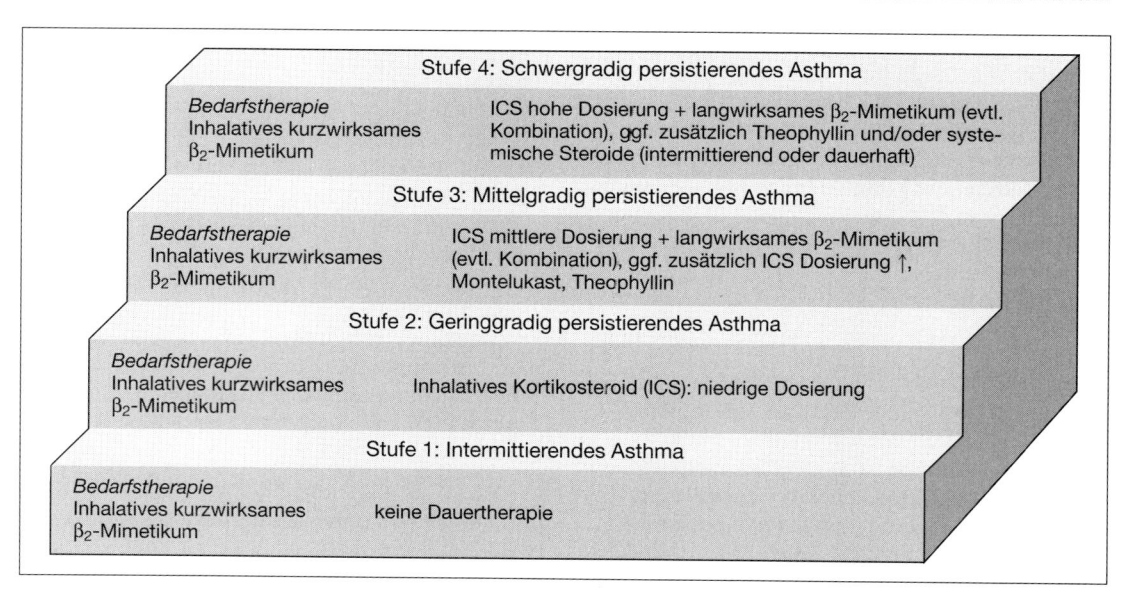

Abb. C.13-2 Stufenschema der Asthmatherapie (modifiziert nach der „Nationalen Versorgungsleitlinie Asthma" des Ärztlichen Zentrums für Qualitätssicherung, www.leitlinien.de)

Anticholinergika

Im Vergleich zu Beta-2-Sympathomimetika haben Anticholinergika wegen ihrer relativ geringen Wirksamkeit beim Asthma – im Gegensatz zur chronisch-obstruktiven Lungenerkrankung (COPD) – nur eine untergeordnete Bedeutung. Der Nutzen in der Langzeittherapie ist nicht bewiesen (22). Lediglich in der Exazerbation kann eine hochdosierte Ipratropiumbromid-Therapie zusammen mit einem Beta-2-Sympathomimetikum durch eine zusätzliche Bronchodilatation eine zusätzliche Lungenfunktionsverbesserung bewirken (**Empfehlungsgrad B; Evidenzstärke IIb**).

Langzeittherapeutika

Inhalative Glukokortikosteroide

Glukokortikosteroide sind die bei weitem wirksamste antiinflammatorische Medikamentengruppe (**Empfehlungsgrad A; Evidenzstärke Ia**). Sie wirken entzündungshemmend und werden in der inhalativen Form ab der Stufe II eingesetzt. Die verwendete inhalative Dosis richtet sich trotz flacher Dosis-Wirkungsbeziehung nach dem Asthma-Schweregrad (Tab. C.13-3). Derzeit sind sie auf dem deutschen Markt teils als Dosieraerosol, teils in einem Trockenpulverinhalator verfügbar:
- Beclometason
- Budesonid
- Fluticason
- Ciclesonid
- Mometason

Ihr Einsatz bewirkt eine Verbesserung der Asthma-Symptome, der Lungenfunktion, der Reduzierung des Beta-2-Sympathomimetika-Verbrauchs, der Reduktion der Exazerbationshäufigkeit, der Asthma-bedingten Letalität und der Lebensqualität (**Empfehlungsgrad A; Evidenzstärke Ia**). Die inhalativen Glukokortikosteroide sind in ihrer Wirksamkeit anderen Langzeittherapeutika überlegen. Die inhalative Therapie ist der systemischen Anwendung vorzuziehen und kann in schweren Fällen zu einer Dosisreduktion der oralen Steroid-Dosis führen. Der Nutzen einer frühzeitigen inhalativen Steroidtherapie ist belegt und hat den größten therapeutischen Langzeiteffekt (Reduzierung des remodeling) (13). Die kombinierte Therapie mit einem inhalativen langwirksamen Sympathomimetikum wirkt auf die FEV_1-Verbesserung ab der Stufe II gegenüber der Monotherapie additiv (**Empfehlungsgrad A; Evidenzstärke Ia**). Wesentliche Nebenwirkungen der inhalativen Glukokortikosteroid-Therapie sind ein Soorbefall im Mund-Rachen-Raum und eine Myopathie der Larynxmuskulatur mit Heiserkeit. Unabhängig vom verwendeten Inhalationsgerät muss daher dem Patienten empfohlen werden, den Mund nach der Anwendung zu spülen.

Die systemische Glukokortikosteroid-Gabe ist Patienten der Stufe IV und dem Notfall (s. unten) vorbehalten. Es stehen zur Verfügung:
- Prednisolon
- Prednison
- Methylprednisolon
- Fluocortolon

Wegen der zahlreichen Nebenwirkungen ist die niedrigstmögliche systemische Steroid-Dosis individuell auszutitrieren. In der Langzeittherapie mit allen auf dem Arzneimittelmarkt verfügbaren inhalativen Kortikosteroiden in hoher Dosierung (> 1000 μg/Tag bei Erwachsenen, > 500 μg/Tag bei Kindern) sind systemische Nebenwirkungen zu erwarten. Zu diesen gehören:
- Suppression der Kortisolproduktion der Nebennierenrinden,
- erhöhtes Risiko für das Auftreten einer Osteoporose.

Mastzellstabilisatoren

Das Ausmaß der Verbesserung der Lungenfunktion und der Asthmakontrolle durch Cromone ist limitiert. Nedocromil und die Cromoglycinsäure werden in ihrer Bedeutung gleichwertig beurteilt. Die antiinflammatorische Wirksamkeit ist wesentlich geringer und weniger zuverlässig als die der inhalativen Glukokortikosteroide (**Empfehlungsgrad B; Evidenzstärke Ia**). Nachteilig sind die verzögert einsetzende Wirkung mit einem maximalen Effekt nach 4–6 Wochen und die Häufigkeit der notwendigen Medikamenteneinnahme von bis zu 4 × täglich. Die Verträglichkeit ist gut.

Langwirksame Beta-2-Sympathomimetika

Es stehen derzeit zwei inhalativ zu applizierende langwirksame Beta-2-Sympathomimetika zur Verfügung: Formotorol und Salmeterol. Beide haben eine sehr gute bronchodilatative Wirkungsdauer von ca. 12 Stunden (**Empfehlungsgrad A; Evidenzstärke Ia**). Entsprechend ihres Zulassungsstatus dürfen beide Substanzen nur dann regelmäßig täglich eingenommen werden, wenn gleichzeitig eine antiinflammatorische Therapie mit (bevorzugt inhalativen) Glukokortikosteroiden erfolgt, zumal von Salmeterol bei Nichtberücksichtigung eine erhöhte Mortalität in der SMART-Studie (Multi-center Asthma Research Trial) beobachtet wurde (14). Durch den kurzen Wirkungsbeginn kann Formotorol bei einer bereits bestehenden Basismedikation auch als Bedarfsmedikament eingesetzt werden. Andere langwirksame Beta-2-Sympathomimetika, wie z.B. oral applizierbare kurzwirksame Substanzen mit verzögerter Wirkstofffreisetzung bzw. Vorläuferwirkstoffe, wie z.B. Bambuterol, sind in der Regel schwächer wirksam als inhalative Beta-2-Sympathomimetika und haben ein höheres Nebenwirkungspotential (z.B. Tachykardie, Hypokaliämie). Die orale Anwendungsform wird daher nur bei solchen Patienten eingesetzt, welche die Inhalationssysteme nicht adäquat nutzen können (häufig auch bei älteren Menschen).

Theophyllin

Die bronchodilatative Wirkung von Theophyllin ist schwächer, als die von Beta-2-Sympathomimetika (**Empfehlungsgrad A; Evidenzstärke Ia**). Für die Dauerbehandlung werden ausschließlich retardierte Arzneimittelzubereitungen eingesetzt. Folgende Serumspiegelkonzentrationen werden empfohlen: 5–15 mg/l. Ab einer Serumkonzentration von > 20 mg/l nehmen Häufigkeit und Schweregrad unerwünschter Arzneimittelnebenwirkungen zu. Theophyllin besitzt nur als Kombinationspartner, sofern mit inhalativen Steroiden keine ausreichende Symptomkontrolle möglich ist, und in der Notfalltherapie eine klinische Bedeutung (Tab. C.13-3; **Empfehlungsgrad C; Evidenzstärke IIa**).

Montelukast

Leukotrienrezeptorantagonisten werden aufgrund ihrer bronchodilatatorischen und antiinflammatorischen Eigenschaften zur Therapie des Asthma bronchiale empfohlen (6, 11). Auf dem deutschen Arzneimittelmarkt steht nur Montelukast als einziger Vertreter seiner Substanzklasse und nur in einer oralen Applikationsform zur Verfügung. Der Effekt von Leukotrienrezeptorantagonisten ist geringer, als der von inhalativen Glukokortikosteroiden und langwirksamen Beta-2-Sympathomimetika. Als Zusatztherapie führt diese Substanzgruppe zu einer Reduktion des inhalativen Steroidbedarfs und zu einer besseren Asthmakontrolle, sofern eine ausreichende Einstellung mit inhalativen Steroiden und Beta-2-Sympathomimetika nicht möglich ist **(Empfehlungsgrad A; Evidenzstärke Ib)**. Leukotrienrezeptorantagonisten können eine inhalative Glukokortikosteroid-Therapie nicht ersetzen. Die kausale Beziehung zwischen dieser Substanzgruppe und der Inzidenz von Churg-Strauß-Syndromen ist nicht bewiesen. Die Responder-Nonresponderrate wird mit 7/3 angegeben. Die Non-Responderrate dürfte mit zunehmendem Asthmaschweregrad steigen. Die Empfehlung zum Einsatz von Montelukast in der Asthmatherapie variiert in den Therapieempfehlung zwischen Stufe 2–4 (6) und nur Stufe 3 (2). In Anlehnung an die Asthmaleitlinie der Deutschen Gesellschaft für Pneumologie wird der Einsatz in Stufe 3 empfohlen.

Anti-IgE

In der zweiten Jahreshälfte 2005 wurde der IgE-Antikörper Omalizumab zur Therapie des nicht adäquat einstellbaren allergischen Asthmas (als Add-on-Therapie in den Stufen 3 und 4) zugelassen. Bewiesen sind u.a. eine Besserung der FEV_1, der Lebensqualität, eine mögliche Reduktion der Kortikosteroidtherapie und Reduktion der kurzwirksamen Beta-2-Sympathomimetika-Bedarfstherapie (15–18). Die Behandlung mit Omalizumab weist einige Besonderheiten auf:
- Dosierung entsprechend eines einmalig vor Therapiebeginn zu bestimmenden Blut-IgE-Spiegels, der in einem bestimmten Bereich liegen muss,
- die subkutane Applikationsform, die je nach IgE-Serumspiegel alle 2–4 Wochen durchzuführen ist, und
- der hohe Therapiepreis.

Weitere therapeutische Maßnahmen

Spezifische Immuntherapie (SIT)

Im Unterschied zu der o.g. Pharmakotherapie stellt die SIT einen kausalen Therapieansatz dar und kann daher in der Therapie des exogen-allergischen Asthma in Kombination mit der medikamentösen Therapie sinnvoll sein (19, 20). Je jünger die Patienten sind, desto erfolgreicher ist der therapeutische Effekt. Aus Gründen der Sicherheit dürfen keine Patienten mit einem $FEV_1 < 70\%$ des Sollwertes mittels SIT therapiert werden. Im Allgemeinen wird die SIT über 3 Jahre durchgeführt. Wichtigste unerwünschte Nebenwirkung ist die Anaphylaxie und lokale Affektionen an den Einstichstellen. Die Applikation erfolgt s.c. Für die sublinguale SIT liegen beim Asthma noch keine ausreichenden Daten für eine Empfehlung vor.

Für folgende therapeutische Maßnahmen gibt es keine hinreichenden Effektivitätshinweise in der Asthmatherapie: Homöopathie, Phytopharmaka, Antihistaminika, Vitamin C, Akupunktur und manuelle Therapie.

Hinweise zum therapeutischen Vorgehen

Bestandteil des Stufenplanes zur Asthmatherapie ist das Step-up-and-step-down-Prinzip (stufenweise Therapieanpassung). Dabei wird die Zahl der eingesetzten Medikamente sowie deren Dosisintensität und Applikationshäufigkeit dem Schweregrad der Erkrankung angepasst. Ziel ist, ein optimaler Therapie- und Präventionserfolg vorausgesetzt, die Patienten auf eine möglichst geringe Dosis, eine möglichst geringe tägliche Medikamentenapplikation und Präparateanzahl einzustellen. Falls keine ausreichende Krankheitskontrolle mit der Initialtherapie, z.B. innerhalb eines Zeitraumes von einem Monat, erzielt wird, muss der Behandlungsplan überprüft und gegebenenfalls die Diagnostik wiederholt werden.

Die Compliance in der Therapie des Asthma bronchiale ist schlecht. Studien, die mit Computerchip ausgerüsteten Dosieraerosolen und Trockenpulverinhalationssystemen durchgeführt wurden, zeigten eine Compliance von ca. 50%. Auch seitens des Arztes wird das Asthma bronchiale oft nicht entsprechend der nationalen Therapieempfehlungen behandelt. Eine wiederholte kritische Überprüfung des Therapieplans ist daher notwendig. Da auf dem Arzneimittelmarkt die verschiedensten Inhalationssysteme vorhanden sind, muss diese Therapieform
- dem Patienten eingehend erklärt werden,
- sollte diese entsprechend der mentalen und physischen Fähigkeiten des Patienten angepasst, und
- die Anwendung muss auch durch den Patienten wiederholt dem Arzt demonstriert werden.

Anwendungsfehler sind bei der inhalativen Therapie durch den Patienten häufig und umfassen nicht nur die Gerätebedienung, sondern auch Fehler bei der Inhalationstechnik. Großvolumige Inhalationshilfen (Spacer) können die pulmonale Deposition von Dosieraerosolen erhöhen und die oropharyngeale Deposition verringern **(Empfehlungsgrad A; Evidenzstärke Ia)**. Bezüglich der bei der inhalativen Therapie zu beachtenden Besonderheiten wird auf die Leitlinie der Deutschen Gesellschaft für Pneumologie verwiesen (21).

Für die Asthmabehandlung von Schwangeren gelten prinzipiell die gleichen Empfehlungen, wie für die Behandlung nicht-schwangerer Patientinnen (11). Eine konsequente antiobstruktive und antiinflammatorische Therapie ist zwecks Abwendung von Schaden für Mutter und Kind erforderlich und richtet sich nach dem Stufenplan (Tab. C.13-3).

Notfalltherapie

Der Ausdruck „Status asthmaticus" bezeichnet einen Zustand anhaltender schwerer Atemwegsobstruktion, der sich meist rasch entwickelt, aber auch allmählich über Stunden und Tage entstehen kann. Subjektiv bestehen Atemnot, Erstickungsgefühl und Angst, wobei der Patient nicht mehr in der Lage ist, diese Symptome mit seiner gewohnten Therapie zu beeinflussen. Die medikamentöse Therapie des schweren akuten Asthmaanfalls ist in den zurückliegenden 10–20 Jahren nahezu unverändert geblieben. Sie beruht im Wesentlichen auf der Gabe von Bronchodilatatoren, Glukokortikosteroiden und der nasalen Applikation von Sauerstoff. Meist stellt der Asthmaanfall kein singuläres Ereignis dar, sondern resultiert aus einer vorherigen, nicht optimalen Therapieeinstellung. Insofern sind Nachkontrollen und eine kritische Bewertung der Asthmatherapie auch nach dem Asthmaanfall notwendig.

Die Notfallherapie ist standardisiert und umfasst folgende Behandlungsmaßnahmen (6, 23):
- Nasale O_2-Gabe von 2–4 l/min. (Cave: Hyperkapnie)
- 4 Hübe eines kurzwirksamen Beta-2-Sympathikomimetikums, ggf. mit Inhalationshilfe
- Legen eines venösen Zuganges
- 50–100 mg Prednisolon-Äquivalent oral oder i.v. Die systemische Bioverfügbarkeit von oralen und i.v. applizierten Glukokortikosteroiden ist gleichwertig **(Empfehlungsgrad A; Evidenzstärke Ia)**.
- 200 mg Theophyllin oral oder langsam i.v. (Cave: Vormedikation). **(Empfehlungsgrad B; Evidenzstärke Ib).**

Bei unzureichender Besserung:
- 50–100 mg Prednisolon-Äquivalent in 4- bis 6-stündigen Abständen
- Ipratropiumbromid 0,5 mg durch Vernebelung
- Theophyllin-Infusion (z.B. mittels Perfusor) entsprechend Serumspiegel (s.o.)
- Kurzwirksames Beta-2-Sympathikomimetikum parenteral (subkutan oder i.v.)

Zusätzliche Maßnahmen im Notfall:
- Ausreichende Flüssigkeitszufuhr (Bilanzierung)
- Gegebenenfalls intensiv-medizinisches Monitoring mit Überwachung der Vitalfunktionen einschließlich Messung der Arterienblutgase, der Lungenfunktion, Laborparameter
- Gegebenenfalls Anfertigung einer Röntgen-Thoraxaufnahme und EKG zur Abklärung von Differentialdiagnosen (insbesondere: Dyspnoe kardialer Ursache).

Nachsorge

Schulungsmaßnahmen

Die Schulung des Patienten und gegebenenfalls auch enger Familienangehöriger (z.B. Lebenspartner, Eltern betroffener Kinder) ist ein kontinuierlicher, vom Arzt zu begleitender Prozess. Ziel ist es, dem Patienten die pathophysiologischen Grundlagen des Asthmas und die Konsequenzen für die Diagnostik und Therapie näher zu bringen. Der Patient soll seine Erkrankung verstehen, die Maßnahmen zur Vorbeugung seines individuell angepassten Therapieplanes kennen und Selbsthilfemaßnahmen im Notfall beherrschen.

Präventionsmaßnahmen

Es wird zwischen der Primär- und Sekundärprävention unterschieden.

Maßnahmen der Primärprävention bestehen z.B. aus Maßnahmen zur Allergenvermeidung, gegen aktives und Passivrauchen.

Die Identifikation von Auslösefaktoren ist die wichtigste Maßnahme im Rahmen der Sekundärprävention. Dazu zählen:
- Umweltallergene, z.B. Pollenflug
- Allergene und Irritantien am Arbeitsplatz, z.B. Backenzym- und/oder Mehlstaubexpositionen in der Bäckerei
- Luftschadstoffe, z.B. Ozon, Stick- und Schwefeloxide
- Medikamente, wie z.B. Beta-Blocker, Acetylsalicylsäure oder andere nicht-steroidale Antiphlogistika/Antirheumatika

Zudem sollten Erkrankungen identifiziert und therapiert werden, die mit einer Verschlimmerung asthmatischer Beschwerden einhergehen können, z.B.:
- Chronische Nasennebenhöhlenentzündungen
- Gastroösophagealer Reflux
- Virus- und bakterielle Infektionen der oberen Atemwege.

Literatur

1. Jadad AR, Moher M, Browman GP, Booker L, Sigouis C, Fuentes M, Stevens R: Systematic reviews and meta-analysis on treatment of asthma: critical evaluation. BMJ 320 (2002) 537–540.
2. Ärztliches Zentrum für Qualität in der Medizin (ÄZQ): Nationale Versorgungsleitlinie Asthma. Dt. Ärztebl. 40 (2005) B2307–B2311.
3. Beasley R, Keil U, von Mutius E, Pearce N: Worldwide variation in prevalence of symptoms of asthma, allergic rhinoconjunctivitis, and atopic eczema: ISAAC. Lancet 351 (1998) 1225–1232.
4. The International Study of Asthma and Allergies in Childhood (ISAAC) Steering Committee: Worldwide variations in the prevalence of asthma symptoms: the international study of asthma and allergies in childhood (ISAAC). Eur. Respir. J. 12 (1998) 315–335.
5. Konietzko N, Fabel H (Hrsg.): Weißbuch Lunge 2005. Stuttgart: Thieme Verlag (2005).
6. National Institutes of Health (Hrsg.): Global strategy for asthma management and prevention NHLBI/WHO Workshop report. Bethesda, USA: U. S. Department of Health and Human Services (2002).
7. Chung KF, Godard P, Adelroth E, Ayres J, Barnes N, Barnes P, Bel E, Burney P, Chanez P, Connett G, Corrigan C, Blic de J, Fabbri LM, Holgate ST, Ind P, Joos G, Kerstjens HAM, Leuenberger P, Lofdahl C-G, McKenzie S, Magnussen H, Postma DS, Saetta M, Salmeron S, Silverman M, Sterk PJ: Difficult/therapy-resistant asthma. Eur. Respir. J. 13 (1999) 1198–1208.

8. Deutsche Atemwegsliga: Durchführung von Lungenfunktionsprüfungen in der Praxis. Pneumologie 48 (1994) 292–295.
9. Klein G: Leitlinien für die Durchführung bronchialer Provokationstests mit pharmakologischen Substanzen. Pneumologie 52 (1998) 214–220.
10. Amercian Thoracic Society: Guidelines for Methacholine and exercise challenge testing – 1999. Am. J. Respir. Crit. Care Med. 161 (2000) 309–329.
11. Wettengel R, Berdel D, Hofmann D, Krause J, Kroegel C, Kroidl RF, Leupold W, Lindemann H, Magnussen H, Meister A, Morr H, Nolte D, Rabe K, Reinhardt D, Sauer R, Schultze-Werninghaus G, Ukena D, Worth H: Asthmatherapie bei Kindern und Erwachsenen. Empfehlungen der Deutschen Atemwegsliga in der Deutschen Gesellschaft für Pneumologie. Med. Klinik 93 (1998) 639–650.
12. Warner JO, Naspitz CK, Cropp GJA: Third international pediatric consensus statement on the management of childhood asthma. Pediatr. Pulmonol. 25 (1998) 1–17.
13. Suissa S, Ernst P, Benayoun S, Baltzan M, Sci B: Low-dose inhaled corticosteroids and the prevention of death from asthma. N. Engl. J. Med. 343 (2000) 332–336.
14. Lurie P, Wolfe SM: Misleading data analyses in salmeterol (SMART) study. Lancet 366 (2005) 1261–1262.
15. Buhl R, Hanf G, Solér M, Bensch G, Wolfe J, Everhard F, Champain K, Fox H, Thirlwell J: The anti-IgE antibody omalizumab improves asthma-releated quality of life in patients with allergic asthma. Eur. Respir. J. 20 (2002) 1088–1094.
16. Fahy JV, Fleming E, Wong HH, Liu JT, Su JQ, Reimann J, Fick Jr. RB, Boushey HA: The effect of an anti-IgE monoclonal antibody on the early- and late phase responses to allergen inhalation in asthmatic subjects. Am. J. Respir. Crit.Care Med. 155 (1997) 1828–1834.
17. Lanier BQ, Corren J, Lumry W, Liu J, Fowler-Taylor A, Gupta N: Omalizumab is effective in the long-term control of severe all asthma. Ann. Allergy Asthma Immunol. 91 (2003) 154–159.
18. Solér M, Matz J, Townley R, Buhl R, O'Brien J, Fox H, Thirlwell J, Gupta N, Della Cioppa G: The anti-IgE antibody omalizumab reduces exacerbations and steroid requirement in allergic asthmatics. Eur. Respir. J. 18 (2001) 254–261.
19. Bousquet J: Allergic rhinitis and its impact on asthma (ARIA). Clin. Exp. All. Rev. 3 (2003) 43–45.
20. Gillissen A, Bergmann K-C, Kleine-Tebbe J, Schultze-Werninghaus G, Virchow jun. JC, Wahn U, Schulenburg Graf v.d. J-M: Die Bedeutung der spezifischen Immuntherapie bei allergischem Asthma bronchiale. Dtsch. Med. Wschr. 5 (2003) 204-209.
21. Voshaar Th, App EM, Berdel D, Buhl R, Fischer J, Gessler T, Haidl P, Heyder J, Köhler D, Kohlhäufel M, Lehr C-M, Lindemann H, Matthys H, Meyer T, Olschewski H, Paul KD, Rabe K, Raschke F, Scheuch G, Schmehl T, Schultze-Werninghaus G, Ukena D, Worth H: Empfehlungen für die Auswahl von Inhalationssystemen zur Medikamentenverabreichung. Pneumologie 55 (2002) 579–586.
22. Worth H, Buhl R, Cegla U, Criee C-P, Gillissen A, Kardos P, Köhler D, Magnussen H, Meister R, Nowak D, Petro W, Rabe K, Schultze-Werninghaus G, Sitter H, Welte T, Wettengel R: Leitlinie der Deutschen Atemwegsliga und der Deutschen Gesellschaft für Pneumologie zur Diagnostik und Therapie von Patienten mit chronisch obstruktiver Bronchitis und Lungenemphysem (COPD). Pneumologie 56 (2002) 704–738.
23. British Thoracic Society: The british guidelines on asthma management. Asthma in adults and schoolchildren. Thorax 58 (2003) 1–94.

14 Bronchiektasen

Definition und Basisinformation

Unter Bronchiektasen versteht man eine irreversible Erweiterung der Bronchien ab der Segmentebene. Sie sind von entzündlichen Veränderungen der Bronchialwände und des umgebenden Lungengewebes begleitet.

Trotz eines deutlichen Rückgangs von Bronchiektasen in den letzten Jahrzehnten – parallel zur Anwendung von Antibiotika und Impfungen – ist die Prävalenz mit 0,6 von 1000 der Gesamtpopulation immer noch beachtlich.

Die Einteilung erfolgt nach röntgenmorphologischen Kriterien (zylindrische und sackförmige sowie variköse Bronchiektasen), nach der Symptomatik („trokkene" und „feuchte" Bronchiektasen) sowie nach der Pathogenese. Zur Ätiologie siehe Tabelle C.14-1.

Diagnostik und Differentialdiagnose

Diagnoseverdacht besteht bei rezidivierenden bronchialen, meist fieberhaften Infekten, regelmäßigem eitrigen Auswurf und rezidivierenden Hämoptysen und rezidivierenden Pneumonien. Der Diagnosebeweis erfolgt durch die Darstellung von Bronchiektasen in der hochauflösenden Computertomographie (HRCT). **(Empfehlungsgrad B; 1)**.

Weiterführende Diagnostik

- Bronchofiberskopie
- hochauflösende Computertomographie des Thorax (HRCT).
- Laboruntersuchungen:
- Sputum (Bakteriologie, Zytologie)
- Schweißtest zum Ausschluß einer Mukoviszidose (siehe Kap. C Mukoviszidose)
- Schleimhautbiopsie der Nase zur Prüfung der Ziliarfunktion, ggf. Spermogramm (primäre ziliare Dyskinesie, Young-Syndrom)
- die Immunglobuline (IgA, IgG einschl. Subklassen und IgE)
- Lungenfunktionsprüfung (Spirometrie).

Differentialdiagnose

Differentialdiagnostisch kommen bei eitrigem Auswurf chronische Bronchitis, Lungenabszeß, kavernöse Lungentuberkulose und das einschmelzende Bronchialkarzinom in Betracht, bei Hämoptysen rezidivierende Lungenembolien, Mitralvitien, Tuberkulose und Bronchialkarzinom. Rezidivierende pulmonale Infekte werden natürlich auch bei der chronischen Bronchitis beobachtet.

Verlaufskontrollen

Nach Einführung der Antibiotika hat sich die Prognose deutlich gebessert. Das Schicksal der meisten Patienten wird von der begleitenden chronisch-obstruktiven Bronchitis und dem sich entwickelnden Cor pulmonale bestimmt.

Verlaufskontrollen mit und ohne Therapie sind entsprechend dem Vorgehen bei chronisch-obstruktiver Bronchitis (s. Kap. C Chronische Bronchitis) zu veranlassen.

Im Hinblick auf sich entwickelnde Resistenzen vorhandener Erreger und die Kolonisierung/Infektion mit komplizierenden Keimen sollte das Sputum regelmäßig bakteriologisch untersucht werden.

Eine Wiederholung der Computertomographie oder der Bronchographie ist nur bei Auftreten von Komplikationen (Blutung, Abszedierung, Aspergillombildung) indiziert.

Therapie

Strategie

Prinzipiell ist zu prüfen, ob die Bronchiektasen durch Resektion zu heilen sind. Dies ist nur möglich bei ausreichenden Funktionsreserven der Lunge und bei Begrenzung der Bronchiektasen auf einen, maximal zwei Lappen. In allen anderen Fällen ist ein konservatives Langzeitkonzept zur Minimierung der pulmonalen Infekte zu entwickeln. Dazu gehören die antibiotische Therapie bzw. Prophylaxe und die Physiotherapie.

Einzelheiten

Die **antibiotische Therapie** erfolgt im Regelfall nur bei Exazerbation (Haemophilus influenzae und parainfluenzae, Moraxella catarrhalis, Streptococcus pneumoniae), im späteren Krankheitsverlauf beim Auftreten „schwieriger" Keime (Pseudomonas aeruginosa, Stenotrophomonas maltofilia, atypische Mykobakterien, Staphylococcus aureus) evtl. als regelmäßige Intervalltherapie oder als inhalative **präventive Therapie** (z.B. täglich Inhalation mit Tobramycin) **(Empfehlungsgrad A; 2, 3)**.

Die **Physiotherapie**, die mit Lagerungs-, Klopf- und Vibrationsdrainage sowie autogener Drainage die

---

Tabelle C.14-1   Ätiologie der Bronchiektasen (nach N. Konietzko, 1990)

Angeboren
- Tracheobronchomegalie (Mounier-Kuhn)
- Knorpeldefekt (Williams-Campbell)
- Angeborene Bronchuszyste(n)

Erworben
  generalisiert
- Mukoviszidose (zystische Fibrose)
- Immundefekt (IgA, IgG, IgG-2, IgG-4)
- Granulozytenfunktionsstörung
- primäre Ziliardyskinesie
- Yellow-Nail-Syndrom
- Young-Syndrom
- Hyper-IgE-Syndrom (Hiob)
  lokalisiert
- postpneumonisch (bakterielle Pneumonie nach Masern, Keuchhusten)
- posttuberkulös (Lymphknotenperforation, destroyed lobe)
- postobstruktiv (Fremdkörper, Bronchus-Tumoren, posttraumatische Stenose)
- allergische bronchopulmonale Aspergillose (ABPA)

Sekretelimination fördert, wird unterstützt durch Inhalationen mit sekretomotorischen Substanzen. Die Prognose läßt sich wesentlich beeinflussen, indem die Patienten die Methoden der Bronchialreinigung und Exazerbationsprophylaxe selbst erlernen, was im Rahmen von Rehabilitationsmaßnahmen vermittelt werden kann. Jährliche Grippeschutzimpfungen und Pneumokokkenvakzinationen in Fünfjahresintervallen gehören zum präventiven Programm.

Nachsorge

Die regelmäßige Kontrolle der Lungenfunktion (Spirometrie, arterielle Blutgasanalyse) sowie jährliche Röntgenthorax-Kontrollen dokumentieren den Ablauf der Erkrankung und ggf. Komplikationen derselben (Amyloidose, Cor pulmonale).

Literatur

1. van der Bruggen-Bogaarts BA, van der Bruggen HM, van Waes PF, et al. Assessment of bronchiectasis: comparison of HRCT and spiral volumetric CT. J Comput Assist Tomogr 20 (1996) 15-9.
2. Barker AF, Couch L, Fiel SB, et al. Tobramycin solution for inhalation reduces sputum Pseudomonas aeruginosa density in bronchiectasis. Am J Respir Crit Care Med 162 (2000) 481-5.
3. Lin HC, Cheng HF, Wang CH, et al. Inhaled gentamicin reduces airway neutrophil activity and mucus secretion in bronchiectasis. Am J Respir Crit Care Med 155 (1997) 2024-9.

15 Pneumokoniosen

Definition und Basisinformation

Unter **Pneumokoniose** versteht man eine chronische interstitielle Lungenerkrankung, die durch Inhalation von Stäuben hervorgerufen wird. Wesentlicher Vertreter der organischen Pneumokoniosen ist die exogen-allergische Alveolitis. Die quantitativ bedeutsamsten anorganischen Pneumokoniosen sind die (Anthrako-)Silikose und die Asbestose.

Die **Silikose** ist definiert als eine fibronoduläre Form der Pneumokoniose, die durch Inhalation von quarzhaltigem Staub verursacht wird. Die Begriffe **Anthrakosilikose** bzw. **Kohlenbergarbeiter-Pneumokoniose** beschreiben die knotige Form einer Mischstaubpneumokoniose, die durch Aufnahme und Deposition von Kohlenstaub, Gesteinsstaub und Tonmineralien in der Lunge hervorgerufen wird. Der Ausdruck **Anthrakose** bezieht sich auf eine herdförmige schwarze Pigmentierung der Lunge, hervorgerufen durch Einatmung von quarzfreiem Kohlenstaub oder Ruß, die nicht zu einer Granulombildung und nicht zur progressiven Fibrose führt.

Unter dem Begriff **Asbestose** wird eine asbestinduzierte Lungenfibrose verstanden, bei der es sich um diffuse fibrotische Veränderungen des Lungengerüsts nach Inhalation von Asbestfasern handelt. Häufiger als die Asbestose des Lungenparenchyms werden heute asbestassoziierte Pleuraveränderungen angetroffen (unverkalkte und verkalkte Plaques, diffuse Pleurafibrose, Residuen nach Asbestpleuritis).

Hauptgefährdungsbereiche für die Entwicklung einer **Silikose** oder **Anthrakosilikose** sind alle Arbeitsplätze, an denen eine intensive Exposition gegenüber quarzhaltigen Feinstäuben mit einer lungengängigen Korngröße von weniger als 5 µm gegeben ist. Die Silikosegefahr wächst mit der Menge des inhalierten lungengängigen Staubs, seinem Anteil an kristalliner Kieselsäure und der Expositionsdauer. Die Fibrogenität von Stäuben verschiedener Herkunft ist unterschiedlich und hängt unter anderem von der Aktivität der Quarzoberfläche ab. Die Stäube unterscheiden sich außerdem im Penetrationsverhalten sowie in ihrer Wirkung auf das Surfactantsystem der Lunge. Zusätzliche Risikofaktoren sind eine gestörte mukoziliare Clearance. In der Bundesrepublik traten etwa drei Viertel aller entschädigten Silikosen und Anthrakosilikosen im Bereich des Kohlenbergbaus auf. Es folgen Silikosen bei Arbeitern in Steinbrüchen, in der Keramik- und Glasindustrie, in Gießereien, im Baugewerbe sowie im Tunnel- und Stollenbau.

Das Risiko einer **Asbestexposition** bestand überall dort, wo Asbest be- oder verarbeitet wurde, vor allem in der Zementindustrie und beim Einsatz von Spritzasbest. Risikobereiche waren auch die Herstellung von Asbesttextilien, die Herstellung und Anwendung von asbesthaltigem Isolationsmaterial, die Automobilindustrie, Schiffsbau, Konstruktions- und Abbrucharbeiten. Die Fülle asbesthaltiger Produkte der Industrie ist kaum zu überblicken.

Klassifikation

Einen Überblick auch über die selteneren anorganischen Pneumokoniosen gibt die Tabelle C.15-1

Diagnostik und Differentialdiagnose

Der Diagnoseverdacht sollte bei jedem Patienten mit radiologischen Lungenveränderungen und entsprechender Exposition erwogen werden. Der Diagnosebeweis ist bei Silikose und Asbestose in der Regel mit Arbeitsplatzanamnese, Klinik und bildgebenden Verfahren möglich. Eine histologische Sicherung ist nur in Zweifelsfällen erforderlich.

Erstdiagnostik

Die klinischen Symptome und Befunde sind in der Regel wenig hilfreich. Entscheidend sind **Arbeitsplatzanamnese** und **bildgebende Verfahren.**

Bei **Silikose** finden sich überwiegend rundliche, oberlappenbetonte Verschattungen sowie Ballungsschwielen (Kodierung erfolgt nach der internationalen Staublungenklassifikation). Bei **Asbestose** herrschen unregelmäßige streifige Strukturen mit Bevorzugung der Unterfelder vor. Es finden sich septale Linien, Honigwabenstrukturen, häufig auch Pleuraveränderungen (Plaques, diffuse Pleurafibrose). Bei Asbestose hat sich das hochauflösende CT als wesentlich sensitiver als die Standardröntgenaufnahme erwiesen.

Die **Lungenfunktion** zeigt bei Asbestose eine restriktive Ventilationsstörung, bei Silikose treten restriktive, obstruktive und kombinierte Ventilationsstörungen auf.

Weitere Diagnostik

Endoskopisch-bioptische Verfahren können zur Abklärung einer generalisierten Lungenparenchymerkrankung differentialdiagnostisch erforderlich sein. Die bronchoalveoläre Lavage kann bei Asbestose wichtige Zusatzinformationen über Art und Ausmaß der Asbestbelastung liefern.

Differentialdiagnose

Bei **Silikose** sind vor allem Sarkoidose, Tuberkulose, Bronchialkarzinom und andere Erkrankungen mit Rundherdbildungen in der Lunge in Erwägung zu ziehen, bei der **Asbestose** vor allem die idiopathische Lungenfibrose oder andere Erkrankungen mit überwiegend retikulärer Lungenverschattung.

Verlaufskontrollen

Verlaufskontrollen sind vor allem zur Erfassung von Komplikationen indiziert (Tuberkulose, Bronchialkarzinom bei der Silikose; Bronchial-, Kehlkopfkarzinom und Mesotheliom bei der Asbestose). Sie erfolgen in der Regel nach den entsprechenden berufsgenossenschaftlichen Grundsätzen für arbeitsmedizinische Vorsorgeuntersuchungen.

Therapie

Eine ursächliche Behandlung der Silikose und der Asbestose gibt es nicht.

Tabelle C.15-1 Anorganische Pneumokoniosen (1)

Erkrankung	Häufigkeit in Deutschland	Exposition	Klinik, allg. Diagnostik	Lungenfunktionsmuster	Röntgenmorphologie	Therapie	Prognose, Komplikationen
Silikose, Bergarbeiter-Pneumokoniose	ca. 2000 neue Fälle/Jahr	freie kristalline Kieselsäure (Quarz = SiO_2) in Kohlenbergbau, Steinbruch-, Keramik-, Glasindustrie, Stahl- und Eisenindustrie, Gießereien, Stollenarbeiter, Mineure	oftmals gering trotz ausgedehnter Röntgenbefunde, Bronchitis, Belastungsluftnot. Zeichen der Bronchitis und des Emphysems. Selten: Akute Silikose.	initial normal, später Restriktion und/oder Obstruktion	reiner Quarzstaub: Rundliche Knötchen bis 2 mm (Schrotkornlunge), Mischstäube mit geringerem Quarzanteil: größere, unschärfere Knoten (Schneegestöberlung), Ober- und Mittelfelder betont. Schwielenbildung durch Konfluenz, Eierschalenhili	antiobstruktiv, Therapie der Komplikationen	Komplikationen durch Tuberkulose, Rechtsherzbelastung, Caplan-Syndrom, Karzinome. Einschmelzung von Schwielen → Phthisis atra.
Asbestoe	ca. 2000 neue Fälle/Jahr	Serpentinasbest (Chrysotil) und Amphibolasbest (Krokydolith, Amosit und Anthophyllit): Fasern = Länge:Dicke ≥ 3:1. Mahlen, Vertrieb, Isolierung, Herstellung / Verwendung von Asbesttextilien, -zement, -papier, Werftindustrie etc.	Belastungsluftnot, Husten, Knisterrasseln, Uhrglasnägel	Restriktion, Minderung der Lungendehnbarkeit	unregelmäßige kleine Schatten, vorrangig in den Unterlappen, Kaudalverlagerung des horizontalen Interlobiums. Oftmals Koinzidenz mit Pleuraplaques (verkalkt oder unverkalkt).	Therapie der Komplikationen	oft nur langsame Progredienz. Typische Komplikationen: Benigne Asbestpleuritis, oftmals mit Einrollatelektase. Bronchialkarzinom und Pleuramesotheliom nach Latenzzeiten von im Mittel 25 und 35 J.
Siderose	bei E-Schweißern gelegentlich	Eisen beim Elektro-Schweißen	allenfalls Bronchitis	Normalbefund	ähnlich unkomplizierter Silikose: Rundliche kleine Fleckschatten	keine	Prognose sehr gut (reversibel nach Expositionskarenz), selten: Siderofibrose
Siderofibrose	selten	Eisen beim Elektro-Schweißen	Belastungsluftnot, Husten	Restriktion	retikulonoduläres Muster	Therapie der Komplikationen	heterogen
Talkose	sehr selten	Talkstaub	Belastungsluftnot	Restriktion, Obstruktion	noduläre Zeichnung Mittelfelder, teilweise retikulär	ggf. antiobstruktiv	eher günstig, Komplikationen ggf. durch Kontaminationen des Talks mit Asbest

Tabelle C.15-1 *Fortsetzung*

Erkran-kung	Häufigkeit in Deutsch-land	Exposition	Klinik, allg. Diagnostik	Lungen-funktions-muster	Röntgen-morphologie	Therapie	Prognose, Komplika-tionen
Berylliose	0–1 Fall/Jahr	Herstellung von Glüh-körpern, Reaktortechnik, Raumfahrt, Mahlen von Berryllium	wie Sarkoidose. Vorange-gangen mitunter toxische Be-Pneumonie. Be-Lymphozyten-Transforma-tionstest oft pos.	Restriktion, teilweise Obstruktion	wie Sarkoidose	Steroide?? (nicht belegt)	Progression langsam
Aluminose	selten kleine Cluster	Al-Pulverexposition (Pyro-Feinschliff), evtl. Schmelzen	Husten, Belastungsluftnot	Restriktion	retikulonoduläres Muster	Therapie der Komplikationen	Komplikationen: Pneumothoraces
Hartmetall-fibrose	1–5 Fälle/Jahr	Nur! gesinterte Karbide von Wolfram, Tantal, Titan, Niob, Molybdän, Chrom und Vanadium; Kobalt und Nickel als Bindemittel	Husten, Belastungsluftnot. Bei Exposition oft Schleimhautreizung. Ggf. Bronchiolitis obliterans	Restriktion	retikulonoduläres Muster	Therapie der Komplikationen	Heterogen
Thomas-phosphat-lunge	0–2 Fälle/Jahr	Thomasschlacke (Stahlerzeugung), ge-mahlen als Thomasmehl: Düngemittel	akute Bronchitis	ggf. Obstruktion	ggf. Pneumonie	Therapie der Komplikationen	Ausheilung der Bronchitis.

Stand August 2003

Die **Primärprävention** hat dazu geführt, daß die Silikosefrequenz in den großen Kohlenbergbauzentren deutlich abgenommen hat. Die fortgeschrittene Form der Silikose tritt in westlichen Ländern nicht mehr auf. Durch Festlegung der Grenzwerte für asbesthaltigen Feinstaub ist im heutigen Arbeitsleben kein Risiko einer Lungenasbestose mehr gegeben. Die **Sekundärprävention,** also die Krankheitsfrüherkennung und Beseitigung von begleitenden Risikofaktoren, muß das Hauptziel aus ärztlicher Sicht sein.

Bei Silikosen, die mit einer chronisch-obstruktiven Bronchitis bzw. einem Lungenemphysem einhergehen, ist eine konsequente antiobstruktive Behandlung wichtig.

Nachsorge

Nachuntersuchungen in Intervallen zwischen 12 und 36 Monaten sowie nach dem Ausscheiden eines Arbeitnehmers sind im Sinne der Sekundärprävention von Bedeutung (Klinik, Lungenfunktion, bildgebende Verfahren). Insbesondere die Früherkennung von Krebserkrankungen der Lunge bei Patienten mit einer asbeststaubassoziierten Lungen- oder Pleuraerkrankung oder mit einer Silikose steht im Zentrum dieser Nachuntersuchungen. Die Wirksamkeit von Screeningprogrammen hinsichtlich einer Reduktion der Lungenkrebssterblichkeit ist bislang allerdings nicht bewiesen.

Bei einer Latenzzeit von 10–40 Jahren (im Mittel 17 Jahren) zwischen Beginn der Asbestexposition und Krankheitsbeginn tritt das Karzinom meist im mittleren Lebensalter auf. Viele Patienten erleben jetzt ein Alter, in dem sie an Lungenkrebs erkranken (in 50% Lungenkrebs und Mesotheliom Haupttodesursache). Bei Silikose liegen oft 20–30 Jahre zwischen Expositionsbeginn und röntgenologisch sichtbarer Silikose. Der Verlauf ist hier ausgesprochen langsam. Die Lebenserwartung erreicht inzwischen das der Durchschnittsbevölkerung.

Berufskrankheitenanzeige

Bei begründetem Verdacht auf das Vorliegen folgender Krankheiten ist eine Berufskrankheitenanzeige zu erstellen:

Silikose	BK4101
Silokotuberkulose	BK4102
Asbestose	BK4103
Asbestose oder asbestbedingte Pleuraveränderung oder > 25 Faserjahre mit Lungenkrebs	BK4104
Berylliose	BK1110
Siderofibrose bei Elektroschweißern: keine Meldepflicht, bei Zustimmung des Patienten §9(2) SGB VII-Anzeige	
Aluminose	BK4106
Hartmetallfibrose	BK4107
Thomasphosphatlunge	BK4108

Literatur

1. Nowak, D. Berufs- und umweltbedingte Lungen- und Atemwegserkrankungen. In: J. Schölmerich (Hrsg.). Medizinische Therapie. Frankfurt: McGraw-Hill, Central Europe, 2003

16 Exogen allergische Alveolitis

U. Costabel

Definition und Basisinformation

Die exogen allergische Alveolitis ist gekennzeichnet durch eine allergische Entzündung des Lungenparenchyms und der Bronchiolen, hervorgerufen durch eine wiederholte Inhalation alveolengängiger organischer Stäube. Als spezifische Antigene kommen vor allem Vogelproteine und mikrobielle Proteine in Frage. Es handelt sich sowohl um eine humorale (Typ III) als auch zelluläre (Typ IV) Überempfindlichkeitsreaktion. Prävalenz und Inzidenz der verschiedenen Krankheitsformen sind von den Expositionsbedingungen abhängig. In Europa werden die Farmerlunge und die Vogelhalterlunge am häufigsten diagnostiziert.

Klassifikation

Ätiologisch kommen zahlreiche Antigene und unterschiedliche Expositionsbedingungen in Frage (Tab. C.16-1). Häufig handelt es sich um Berufskrankheiten der Nr. 4201 der Berufskrankheitenverordnung. Die bedeutsamsten Formen sind:
- **Farmerlunge:** Sie tritt gehäuft in Gegenden mit hoher Niederschlagsmenge auf, wenn Heu oder Stroh feucht oder nass eingefahren wird und es konsekutiv zu antigenwirksamer Schimmelbildung kommt (Prävalenz 2–9% der exponierten Landwirte in solchen Regionen). In Betrieben mit Silofütterung kann sich keine Farmerlunge entwickeln.
- **Vogelhalterlunge:** Am häufigsten wird sie bei Taubenzüchtern und Wellensittichhaltern beobachtet. Die Prävalenz wird im entsprechend exponierten Kollektiv mit 5–15% angegeben. Die Hühnerzüchterlunge ist dagegen extrem selten.
- **Befeuchterlunge:** Bevorzugt tritt sie in Druckereien auf. In Wasserbehältern von Luftbefeuchtern, Klimaanlagen, Kaltverneblern und Kühlsystemen können sich Schimmelpilze, Bakterien und Amöben ansiedeln. Die Antigene werden dann als Aerosol in der Luft verteilt.

Auch **Medikamente** können eine interstitielle Lungenerkrankung hervorrufen Die Pathomechanismen sehen häufig anders aus als bei der exogen allergischen Alveolitis, z.B. können direkte toxische Mechanismen eine Rolle spielen Bei begründetem Verdacht muss das entsprechende Medikament sofort abgesetzt werden.

Diagnostik und Differentialdiagnose

Der Diagnoseverdacht stellt sich bei jedem Patienten mit unklarem Husten und Belastungsdyspnoe, bei Nachweis einer Diffusionsstörung und bei unklaren Fieberschüben, besonders wenn eine entsprechende Exposition (landwirtschaftliche Tätigkeit, Vogelhaltung) vorliegt.

Der Diagnosebeweis verlangt Folgendes (1):
- nachgewiesene bzw. wahrscheinliche Exposition mit entsprechenden Symptomen, allerdings nur in 20% der Fälle mit zeitlichem Bezug der Symptome zur Exposition
- Nachweis der Sensibilisierung durch Serumpräzipitine und/oder Lymphozytose in der bronchoalveolären Lavage
- Nachweis einer interstitiellen Lungenparenchymerkrankung durch pathologischen Röntgenthorax-/CT-Befund und/oder pathologische Lungenfunktion (Restriktion und/oder Diffusionsstörung).

Die Arbeitsgemeinschaft Exogen-Allergische Alveolitis hat kürzlich praktische Diagnosekriterien erstellt (2) (Tab. C.16-2).

Erstdiagnostik

Die **Anamnese** muss mittels eines standardisierten Fragebogens erhoben werden. Eine exakte Befragung nach Umweltbedingungen und beruflichem Umfeld ist notwendig, um mögliche Allergenexpositionen aufzudecken. Wichtige Faktoren sind Heufütterung, Vogelhaltung, Klimaanlage, Luftbefeuchter und Schimmelbildung an Zimmerwänden. Von Bedeutung kann auch eine Besserung der Beschwerden im Urlaub und unter stationärer Beobachtung sein.

Die **Symptomatik** hängt von der Art, Häufigkeit und Intensität des Allergenkontakts ab. Die akute Verlaufsform bei massiver, intermittierender Antigenzufuhr (Reinigung eines Taubenschlags) führt 4 bis maximal 12 Stunden nach Exposition zu grippeähnlichen Beschwerden mit Fieber, Schüttelfrost, Abgeschlagenheit, Gliederschmerzen, Ruhedyspnoe und Husten (Fehldiagnose: Pneumonie). Nach wenigen Tagen klingen die Symptome ohne Therapie ab.

Bei der chronischen Form nach Kontakt mit kleinen Allergenmengen, vor allem bei der Ziervogelhalterlunge (Wellensittiche), ist der Zusammenhang mit der Allergenexposition dem Patienten selbst nicht bewusst. Die Symptome sind uncharakteristisch: Belastungsdyspnoe kommt bei fast allen Patienten vor. Häufig finden sich trockener Husten und ein chronisches Krankheitsgefühl mit Appetitlosigkeit, Gewichtsabnahme und Abgeschlagenheit.

Der **Untersuchungsbefund** zeigt bei 80% der Patienten feinblasige Rasselgeräusche mit Sklerophoniecharakter (endinspiratorische Frequenzzunahme), betont über den basalen Lungenpartien. Uhrglasnägel und Trommelschlegelfinger kommen bei 30% vor. Selten findet sich eine Ruhedyspnoe oder Zyanose.

Die **bildgebenden Verfahren** zeigen diffus verteilte azinäre Verschattungen mit fleckförmiger Betonung vor allem in den Mittel- und Unterfeldern. Nicht selten findet sich im CT ein milchglasartiges oder mikronoduläres zentrolobuläres Muster bei noch unauffälligem Röntgenthoraxbild. Nach Allergenkarenz bilden sich diese Veränderungen rasch zurück. Im chronischen Stadium kommen zusätzlich interstitielle mikronoduläre/retikuläre Verschattungen hinzu, im Spätstadium auch emphysematöse

Tabelle C.16-1 Formen der exogen allergischen Alveolitis.

Krankheitsbezeichnung	Antigene	Exposition
Farmerlunge	thermophile Aktinomyzeten, Aspergillusarten und andere Pilze	Landwirtschaft, Gärtner
Taubenzüchterlunge Wellensittichhalterlunge Kanarienvogelhalterlunge (und andere Vogelhalterlungen)	Proteine aus Vogelkot, -serum, -federn	Vogelzucht, -haltung (Vogelhaltung, Tierarzt Zoowärter, Federnleser)
Befeuchterlunge	thermophile Aktinomyzeten, Aspergillusarten, andere Pilze und Bakterien	Klimaanlagen, Kühlsysteme Luftbefeuchter (Druckereiarbeiter)
Malzarbeiterlunge	Aspergillus fumigatus und clavatus	Brauwesen (schimmelige Gerste und Malz)
Käsewäscherlunge	Penicillium casei und frequentans	Milchverarbeitung (schimmeliger Käse)
Waschmittellunge	Bacillus subtilis	Waschmittelherstellung
Kürschnerlunge	tierische Pelzhaare, verschiedene Pilze	Pelzverarbeitung
Holzarbeiterlunge	Holzstaub, Alternariaarten	Holzverarbeitung
Papierarbeiterlunge	Holzstaub, Alternariaarten	Papierverarbeitung
Hypophysenextraktschnupferlunge	Proteine von Rind und Schwein	Diabetes insipidus
Rattenalveolitis	Ratten- und Mäuseurin	Tierpfleger, Laborant
Pankreatinpulveralveolitis	Organextrakt	Laborant
Müller-, Bäckerlunge	schimmeliges Mehl, Korn	Müller, Bäcker
Kornkäferlunge	Kornkäfer	Müller, Bäcker
Fischmehllunge	Fischmehl	Fischverarbeiter, Tierfütterer
Schalentieralveolitis	Hummer, Krabbe und andere Schalentiere	Schalentierverarbeiter
Seidenwurmalveolitis	Seidenwurm, -spinner	Seidenzüchter und -verarbeiter
Pilzzüchterlunge	Pilzsporen, Bakterien und Schimmelpilze im Pilzkompost	Pilzzüchter
Isozyanatalalveolitis	Isozyanatverbindungen	Chemiearbeiter, Spritzlackierer
Penicillinalveolitis	Penicillin	Pharmaindustrie
Bagassose	schimmelige Bagasse	Zuckerrohrarbeiter
Korkarbeiterlunge	schimmeliger Kork	Korkarbeiter
Tabakarbeiterlunge	schimmelige Tabakblätter	Tabakarbeiter
Obstbauernlunge	verschimmelte Obstkühlhäuser	Obstbauer
Winzerlunge	Trauben mit Edelfäule	Winzer
Saxophonlunge	Mundstück mit Kandidabefall	Saxophonspieler
Perlmuttalveolitis	Glykoproteine	Perlmuschelbearbeitung
Salamibürsterlunge	Schimmel auf Wursthaut	Salamiherstellung

Tabelle C16-2 Diagnosekriterien der EAA (2).

- Antigenexposition
- Expositions- und/oder zeitabhängige Symptome
- spezifische IgG-Antikörper im Serum
- Sklerophonie (Knisterrasseln)
- Röntgenzeichen der EAA, ggf. im HR-CT
- PO_2 in Ruhe und/oder bei Belastung erniedrigt oder DCO eingeschränkt

Sind alle Kriterien erfüllt, liegt eine EAA vor. Fehlt eines der oben genannten Kriterien, so kann dieses durch eines der folgenden ersetzt werden:

- Lymphozytose in der BAL
- mit EAA zu vereinbarender histopathologischer Befund der Lunge
- positiver Karenztest
- positive inhalative Expositions- oder Provokationstestung

Sind ingesamt 6 Kriterien erfüllt, liegt eine EAA vor.

Veränderungen. Ein normales Röntgenthoraxbild schließt die Diagnose der exogen allergischen Alveolitis nicht aus.

Eine HR-CT wird in unklaren Fällen zur Diagnosesicherung empohlen, zur Verlaufskontrolle genügt eine Röntgenübersichtsaufnahme.

Die **Lungenfunktionsprüfung** zeigt die Kombination aus Restriktion und Diffusionsstörung, wobei der Abfall des arteriellen PO_2 unter Belastung der sensitivste Parameter für die Diffusionsstörung ist.

Weiterführende Diagnostik

Mit den erwähnten diagnostischen Verfahren lässt sich die Diagnose der interstitiellen Lungenerkrankung in der Regel beweisen. Dass tatsächlich eine allergische Alveolitis vorliegt, verlangt den zusätzlichen Nachweis der Sensibilisierung. Dazu müssen im Serum die spezifischen IgG-Antikörper, die sog. **Präzipitine**, untersucht werden (heute meist mittels ELISA-Technik). Sie sind bei 80–90% aller Erkrankten nachweisbar.

Empfindlicher gelingt der Nachweis der Sensibilisierung durch die **bronchoalveoläre Lavage (BAL).** Hier findet sich eine starke Vermehrung der Lymphozyten. Allerdings ist dieser Sensibilisierungsnachweis nicht geeignet, das spezifische Allergen ausfindig zu machen. Eine BAL mit normaler Differentialzytologie schließt die Krankheit aus.

Die endoskopische oder offene Lungenbiopsie ist nicht erforderlich. Spezifische Befunde der allergischen Alveolitis lassen sich nur bei 50–70% der durch offene Lungenbiopsie Untersuchten finden. Der Histologiebefund einer sog. idiopathischen Lungenfibrose (d.h. einer „usual interstitial pneumonia", UIP) schließt eine exogen allergische Alveolitis nicht aus!

Inhalative Provokationstestungen sind in den meisten Fällen entbehrlich.

Differentialdiagnose

Differentialdiagnostisch kommen alle interstitiellen Lungenerkrankungen in Betracht, vor allem Sarkoidose, Kollagenosen und die idiopathische Lungenfibrose. Häufige Fehldiagnosen sind Pneumonie (bei akuter Verlaufsform), chronische Bronchitis oder Ornithose.

Verlaufskontrolle

Die Verlaufskontrolle nach Allergenkarenz (mit oder ohne Therapie) erfolgt mittels Klinik, Lungenfunktionsprüfung (Spirometrie, Blutgase in Ruhe und unter Belastung, Diffusionskapazitätsmessung) und Röntgenthorax. Zunächst sollten die Untersuchungsintervalle 1 bis 3 Monate, später 6 bis 12 Monate betragen. In 80% der Fälle kann eine Befundnormalisierung erreicht werden. Danach können weitere routinemäßige Kontrollen unterbleiben.

Therapie

Allergenkarenz ist an die erste Stelle zu setzen. Anfangs sollte bei der chronischen Form auch immunsuppressiv mit Kortikosteroiden, evtl. in Kombination mit Azathioprin, behandelt werden, und zwar so lange, bis in der Lungenfunktionskontrolle keine weitere Besserung mehr zu konstatieren ist. Die Initialdosis beträgt 40–60 mg Prednisolon täglich. Dann kann die Dosierung meistens alle 4 Wochen um 10–20 mg reduziert werden, bis auf die vorläufige Erhaltungsdosis von 7,5–15 mg täglich.

Nachsorge

Die Nachsorge sollte bei Patienten mit bleibenden Funktionsausfällen lebenslang währen. Bei vollständiger Reversibilität der Veränderungen nach Allergenkarenz und Therapie kann nach 2 bis 3 Jahren auf weitere Kontrolluntersuchungen verzichtet werden.

Die konsequente Einhaltung der Allergenkarenz ist gelegentlich nicht gewährleistet, da dem Patienten nicht bekannt ist, dass auch eine indirekte Exposition über Vogelstaub in Kleidern von Familienangehörigen eine fortgesetzte Aktivität der Erkrankung bewirken kann. Federbetten und Daunenkleidung sind abzuschaffen. Vom Arzt ist die konsequente Allergenkarenz immer wieder zu hinterfragen.

Die **Prognose** ist bei konsequenter Allergenkarenz günstig, in den meisten Fällen kann mit einer Normalisierung der Lungenfunktion gerechnet werden, besonders, wenn die Symptomdauer weniger als 6 Monate betragen hat. Die Letalität der Taubenzüchterlunge wird mit weniger als 1% angegeben, die der Farmerlunge mit 9–17%. Die durchschnittliche Erkrankungsdauer bis zum Tod beträgt dabei 17 Jahre.

Literatur

1. Lacasse Y, Selman M, Costabel U et al.: Clinical diagnosis of hypersensitivity pneumonitis. Am J Respir Crit Care Med 168 (2003) 952–958.
2. Sennekamp J, Müller-Wening D, Amthor M et al.: Empfehlungen zur Diagnostik der exogen-allergischen Alveolitis. Arbeitsgemeinschaft Exogen-Allergische

Alveolitis der deutschen Gesellschaft für Pneumologie und Beatmungsmedizin und der deutschen Gesellschaft für Allergologie und klinische Immunologie. Pneumologie 61 (2007) 52–56.

Autorenadressen

Prof. Dr. med. Ulrich Costabel
Chefarzt Abt. Pneumologie/Allergologie
Ruhrlandklinik Essen
Tueschener Weg 40
45239 Essen

17 Sarkoidose

U. Costabel

Definition und Basisinformation

Die Sarkoidose ist eine granulomatöse Systemerkrankung unbekannter Ätiologie, deren morphologisches Substrat das epitheloidzellige Granulom ohne zentrale Nekrose ist. Immunologische Befunde zeigen eine abgeschwächte zelluläre Immunität im peripheren Blut, jedoch eine verstärkte zelluläre Immunreaktion vom Th-1-Typ in den befallenen Organen. Die Prävalenz beträgt in Mitteleuropa 25 bis 40 von 100 000, die Inzidenz etwa 10 von 100 000 pro Jahr. Die Lunge mit den hilären und mediastinalen Lymphknoten ist bevorzugt betroffen.

Die Sarkoidose wird entsprechend dem Röntgenbefund in drei Typen eingeteilt. Dabei ist zu betonen, dass sich die Einteilung ausschließlich auf die Veränderungen im konventionellen Röntgenbild bezieht und nicht auf das CT.
- Typ I: bihiläre Adenopathie, keine Parenchymveränderungen
- Typ II: bihiläre Adenopathie mit Parenchymveränderungen
- Typ III: Parenchymveränderungen ohne Vergrößerung der Lymphknoten

Andere Klassifikationen führen noch ein Stadium 0 (keine intrathorakale Manifestation) oder ein Stadium IV (Fibrose) ein.

Symptomatik und klinisches Bild

Der Diagnoseverdacht ergibt sich bei Patienten mit der chronischen Verlaufsform oft nur durch einen pathologischen Röntgenbefund. Die Symptome Husten, Atemnot und Thoraxschmerz sind wenig spezifisch. Die akute Verlaufsform (Löfgren-Syndrom) kommt bei etwa 25% der Fälle vor und zeichnet sich durch die Trias bihiläre Lymphome, Sprunggelenksarthritis und Erythema nodosum aus, häufig finden sich auch Fieber, Myalgien und grippale Symptome. Bei extrathorakalen Manifestationen, vor allem bei unklarer Uveitis, unklaren Hautbefunden oder peripheren Lymphknotenschwellungen, muss ebenfalls an eine Sarkoidose gedacht werden (Tab. C.17-1). Müdigkeit ist ein sehr häufiges Symptom.

Diagnostik und Differentialdiagnose

Der Diagnosebeweis kann nicht auf ein einziges diagnostisches Verfahren reduziert werden. Die Diagnose setzt sich aus verschiedenen Befunden zusammen, die miteinander vereinbar sein müssen: Klinik, Röntgenbefunde, bioptische Befunde, Laboruntersuchungen.

Erstdiagnostik

Die Diagnostik hat die folgenden Ziele:
- histologische oder zytologische Bestätigung der Verdachtsdiagnose
- Erfassung der Ausdehnung (befallene Organe, Funktionsverlust)
- Ermittlung der Aktivität
- Erfassung der Therapiebedürftigkeit.

In erster Linie muss auf pulmonale Symptome und Befunde geachtet werden. Man sollte auch gezielt nach extrathorakalen Befunden suchen, wobei besonderes Augenmerk auf Augensymptome und Herzrhythmusstörungen zu richten ist. Obligate diagnostische Maßnahmen sind **Röntgenuntersuchung** der Thoraxorgane in 2 Ebenen; trotz häufig recht charakteristischer Befunde in der Computertomographie ist eine solche nur bei atypischen konventionellen Röntgenbefunden erforderlich; **Lungenfunktionsdiagnostik** mit Spirometrie und Erfassung des Gasaustauschs (Diffusionskapazität oder arterieller PO_2 in Ruhe und unter Belastung), **Elektrokardiogramm** (bei Herzrhythmusstörungen und Blockbildern auch Langzeit-EKG und Echokardiographie), **Tuberkulintestung** und **Laboruntersuchungen** (ACE im Serum, CRP, Blutbild mit Differenzierung, Leberenzyme, Serum-Kreatinin, Kalzium im Serum, ggf. Kalzium im 24-Stunden-Urin, Urinsediment), **augenärztliches Konsil** sowie Biopsie aus einfach zugänglichen Bereichen wie Haut oder peripheren Lymphknoten, bronchoskopische Methoden mit Biopsie und/oder bronchoalveolärer Lavage. Die transbronchiale Biopsie ist in 60–80% der Fälle, die Bronchialschleimhautbiopsie in 30% diagnostisch (Nachweis von Epitheloidzellgranulomen); die bronchoalveoläre Lavage zeigt in 60–70% einen erhöhten CD4/CD8-Quotienten.

Die bioptischen/zytologischen Befunde dienen der Bestätigung der klinischen Verdachtsdiagnose Sarkoidose. Aufgrund des histologischen Befundes allein kann die Sarkoidose nicht diagnostiziert werden. Klinisches Bild, Röntgenbild und histologischer Befund müssen zusammenpassen.

Tabelle C.17-1 Organmanifestation bei Sarkoidose.

Organbeteiligung	Häufigkeit (%)
Bei akuter Sarkoidose:	
Mediastinal-/Hiluslymphknoten-Vergrößerung	100
Arthritis	60–80
Erythema nodosum	60–80
Bei chronischer Sarkoidose:	
mediastinale Lymphknoten	100
Lunge	90
Milz	50–70
Leber	50–70
Bronchialschleimhaut	50
periphere Lymphknoten	30
Parotis	30
Haut	20
Herz	20
Muskulatur	20
Nervensystem	15
Niere	10
Knochen	10

Weiterführende Diagnostik

Indikationen für ein Thorax-CT sind:
- atypische klinische und/oder Röntgenthoraxbefunde
- Verdacht auf Komplikationen wie Bronchiektasen, Myzetom, Traktionsemphysem oder Malignom
- normales Röntgenthoraxbild bei klinisch starkem Verdacht auf Vorliegen einer Sarkoidose

Fakultative Untersuchungen beim Verdacht auf das Vorliegen bestimmter Organsarkoidosen sind:
- bei Herzbefall: Langzeit-EKG, Echokardiographie und Magnetresonanztomographie (Myokardbiopsie nur ausnahmsweise)
- bei Neurosarkoidose: Magnetresonanztomographie.

Differentialdiagnose

Differentialdiagnostisch müssen andere Krankheiten mit mediastinalen Lymphknotenvergrößerungen wie maligne Lymphome, Lungenkarzinome oder Lymphknotentuberkulose ausgeschlossen werden, ferner die Silikose und andere generalisierte Lungenparenchymerkrankungen.

Verlaufskontrolle

Die Sarkoidose zeichnet sich durch eine hohe spontane Remissionsrate aus, wobei die radiologische Typeneinteilung eine gewisse prognostische Aussagekraft besitzt: Im Typ I beträgt die Wahrscheinlichkeit einer spontanen Remission 80–90%, im Stadium II 50–70%, im Stadium III noch 20 bis 30%. In der Regel sind diese Remissionen nach 1 bis 3 Jahren erreicht. So lange sollten regelmäßige Verlaufskontrollen erfolgen, zunächst in dreimonatigen Abständen, bei stabilen Befunden nach einem Jahr auch in sechsmonatigen Intervallen. Als Verlaufsparameter sind Lungenfunktion und Röntgenthorax heranzuziehen.

Patienten mit persistierenden chronischen Symptomen müssen meist lebenslang betreut werden.

Ungünstige Prognosefaktoren

Häufig mit chronischem oder progredientem Verlauf assoziiert sind:
- Lupus pernio
- chronische Uveitis
- höheres Lebensalter (> 40 Jahre bei Erstdiagnose)
- chronische Hyperkalzämie
- Nephrokalzinose
- progrediente Lungensarkoidose
- Nasenschleimhautbeteiligung
- zystische Knochenläsionen
- Neurosarkoidose
- Herzbefall
- chronisch respiratorische Insuffizienz.

Therapie

Allgemeine Therapieziele:
- irreversiblen Funktionsverlust verhindern
- Symptome lindern.

Therapieprinzip: Suppression der verstärkten zellulären Immunreaktion

Die Indikation zur Glukokortikoidtherapie richtet sich nach Organbeteiligung und Funktionsstörung sowie Befundprogredienz.

Lungensarkoidose

Beim Typ I ist in der Regel keine Kortikoidtherapie erforderlich. Die akute Sarkoidose (Löfgren-Syndrom) wird entweder nur mit nichtsteroidalen Antiphlogistika oder kurzzeitig für 4 bis 8 Wochen, bis die Gelenkschmerzen verschwunden sind, mit Kortikosteroiden behandelt. Die Sarkoidosen Typ II und III werden nur bei Lungenfunktionseinschränkungen oder anhaltenden Symptomen behandelt. Auch bei Progredienz des radiologischen Befundes ohne Hinweise auf zunehmende Fibrosierung kann man unter Umständen zunächst zuwarten.

Die Therapie besteht in der oralen Gabe von Prednisolon, 20–40 mg täglich für 2 bis 4 Wochen, danach stufenweise Reduktion in den nächsten 2 bis 3 Monaten auf eine vorläufige Erhaltungsdosis von 7,5–15 mg täglich. Die Therapiedauer bis zum ersten Auslassversuch beträgt in der Regel 6 bis 12 Monate. Das Ansprechen auf die Therapie wird durch Besserung der klinischen Symptomatik, des Röntgenthoraxbildes und der Lungenfunktion dokumentiert.

Die Wirksamkeit einer oralen Kortikosteroidtherapie bei Sarkoidose II und III konnte durch eine Metaanalyse belegt werden; nach 6 bis 24 Monaten fanden sich Verbesserungen des Röntgenthoraxbildes und der Lungenfunktion (**Empfehlungsgrad A; 4**).

Ein Rückfall (Häufigkeit 20–70%) wird in der Regel mit der üblichen Anfangsdosierung erneut behandelt. Bei relevanten Nebenwirkungsproblemen kann es auch mit einer niedrigeren Kortikosteroiddosis versucht werden. Nach einjähriger Behandlung des Rezidivs ist ein erneuter Auslassversuch angebracht. Auch im Fibrosestadium wird eine Therapie durchgeführt.

Die Osteoporoseprophylaxe mit Vitamin D und Kalzium ist wegen der Gefahr einer Hyperkalzämie problematisch und wird deswegen nur in Ausnahmefällen (z.B. bereits bestehende relevante Osteoporose) durchgeführt und bedarf einer strengen Überwachung.

Extrathorakale Manifestationen

Beim Befall von Augen, ZNS, Herz, Nieren sowie bei Hyperkalzämie und bei ausgewählten Hautsarkoidosen (z.B. Lupus pernio) besteht die absolute Indikation zur Therapie. Bei bestimmten Formen der Augensarkoidose und der Hautsarkoidose ist auch eine lokale Glukokortikoidbehandlung möglich. Seltenere absolute Indikationen sind eine schwere Lebersarkoidose mit Ikterus und eine Knochensarkoidose mit Funktionsstörungen oder Frakturgefährdung. In Fällen akuter Gefährdung, z.B. bei schweren Herzrhythmusstörungen oder ZNS-Befall, ist die intravenöse Applikation von Glukokortikoiden in hoher Dosierung indiziert (z.B. 100–200 mg) täglich.

Alternativen zur Kortikosteroidtherapie

Bei Kortikosteroidresistenz (sehr selten) oder schweren Kortikoidnebenwirkungen kommen Azathioprin (kombiniert mit niedrigdosiertem Kortikoid), Methotrexat oder Hydrochloroquin in Betracht **(Empfehlungsgrad B)**.

Eine **inhalative** Kortikosteroidtherapie ist nur bei im Vordergrund stehendem Bronchialschleimhautbefall mit Hustensymptomatik zu empfehlen **(Empfehlungsgrad D)**.

Literatur

1. ATS/ERS/WASOG: Statement on Sarcoidosis. Am J Respir Crit Care Med 160 (1999) 736–755.
2. Deutsche Gesellschaft für Pneumologie: Empfehlungen zur Diagnostik und Therapie der Sarkoidose. Pneumologie 52 (1998) 2–30.
3. Kirsten D, Costabel U: Pulmonale Sarkoidose. Pneumologie 59 (2005) 378–94.
4. Paramothayan S, Jones PW: Corticosteroid therapy in pulmonary sarcoidosis: a systematic review. JAMA, 287 (2002) 1301–7.

Autorenadressen

Prof. Dr. med. Ulrich Costabel
Chefarzt Abt. Pneumologie/Allergologie
Ruhrlandklinik Essen
Tueschener Weg 40
45239 Essen

18 Idiopathische interstitielle Lungenerkrankungen

U. Costabel

18.1 Idiopathische Lungenfibrose

Definition und Basisinformation

Die idiopathische Lungenfibrose (IPF) ist eine chronisch-progredient, meist tödlich verlaufende Lungenfibrose unbekannter Ätiologie, die auf die Lunge beschränkt ist, und in der chirurgischen Lungenbiopsie mit dem histologischen Muster der „usual interstitial pneumonia" (UIP) assoziiert ist. Die Krankheit wird heute gegen andere Entitäten der idiopathischen interstitiellen Pneumonien abgegrenzt (Tab. C.18-1). Diese Aufteilung besitzt prognostische und klinische Relevanz. So beträgt die mittlere Überlebenszeit bei Patienten mit IPF 2,8 Jahre, bei NSIP (non-specific interstitial pneumonia) 13,5 Jahre, bei idiopathischer BOOP (Bronchiolitis obliterans mit organisierender Pneumonie) über 10 Jahre, bei der DIP (desquamative interstitielle Pneumonie) 12 Jahre, und ist bei RB-ILD (respiratorische Bronchiolitis mit interstitieller Pneumonie) nicht reduziert. Die IPF ist die häufigste Form der idiopathischen interstitiellen Pneumonien (Anteil 50–60%), gefolgt von NSIP und BOOP mit jeweils 15–30%. Bei der AIP (akute interstitielle Pneumonie) handelt es sich um ein akutes ARDS-ähnliches Krankheitsbild ohne eruierbare Ursache, mit vergleichbar schlechter Prognose.

Die Prävalenz der IPF beträgt 15–20 pro 100 000, ihr Anteil an der Gesamtheit aller interstitiellen Lungenerkrankungen liegt bei 20 bis 30%.

Symptomatik und klinisches Bild

Charakteristischerweise tritt die Erkrankung im mittleren bis höheren Lebensalter auf (Durchschnittsalter bei Diagnosestellung 66 Jahre, $2/3$ der Patienten sind über 60 Jahre alt). Der Verlauf ist durch langsam progrediente Atemnot bei Belastung charakterisiert (in der Regel besteht diese vor Diagnosestellung länger als 3 Monate), begleitet von einem trockenen Husten. Klinisch finden sich beidseits basales Knisterrasseln in 90%, Uhrglasnägel und Trommelschlägelfinger in 60–70%. Allgemeinsymptome wie Gewichtsverlust, Unwohlsein und Müdigkeit sind mit 30–50% seltener, Fieber ist äußerst ungewöhnlich. Patienten mit NSIP, BOOP, DIP sowie RB-ILD sind in der Regel jünger, NSIP- und BOOP-Patienten können auch einen subakuten Verlauf mit Fieber entwickeln. RB-ILD und DIP sind mit Zigarettenrauchen assoziiert, RB-ILD kommt ausschließlich bei Zigarettenrauchern vor, DIP in einem geringen Anteil (etwa 15%) auch bei Nichtrauchern.

Diagnostik und Differentialdiagnose

Die klinischen Diagnosekriterien sind in Tabelle C.18-2 dargestellt. Von besonderer Bedeutung ist das typische Befundmuster im hoch auflösenden Computertomogramm (HR-CT). Die Anwendung dieser Kriterien erlaubt in zwei Drittel der Fälle eine zuverlässige Diagnose, nur bei einem Drittel der Patienten ist die Bestätigung der Diagnose anhand einer chirurgischen Lungenbiopsie erforderlich. Dies betrifft überwiegend jüngere Patienten (Alter unter 50 Jahre) und Patienten mit untypischem CT-Befund. Hervorzuheben ist die Bedeutung einer ausführlichen Anamnese zum **Ausschluss bekannter Ursachen** einer interstitiellen Lungenerkrankung, beispielsweise Arzneimittelreaktionen, Expositionen gegenüber inhalativen Noxen insbesondere der exogen-allergischen Alveolitis sowie die Assoziation mit Autoimmunerkrankungen und Kollagenosen.

Das **Röntgenthoraxbild** zeigt bei IPF eine basal betonte retikuläre Zeichnungsvermehrung mit Un-

Tabelle C.18-1   Histologische und klinische Klassifikation der idiopathischen interstitiellen Pneumonien (nach 2).

Histologisches Muster	Klinisch/radiologisch/pathologische Diagnose
Usual interstitial pneumonia (UIP)	idiopathische Lungenfibrose (In UK: kryptogene fibrosierende Alveolitis)
non-specific interstitial pneumonia (NSIP)	non-specific interstitial pneumonia (vorläufig)
organisierende Pneumonie	kryptogene organisierende Pneumonie (Synonym: idiopathische BOOP)
diffuser Alveolarschaden	akute interstitielle Pneumonie
respiratorische Bronchiolitis	respiratorische Bronchiolitis mit interstitieller Lungenerkrankung (RB-ILD)
desquamative interstitielle Pneumonie	desquamative interstitielle Pneumonie
Lymphozytäre interstitielle Pneumonie	lymphozytäre interstitielle Pneumonie

Tabelle C.18-2 Klinische Diagnosekriterien für die IPF ohne Vorliegen einer chirurgischen Lungenbiopsie. Alle 4 Hauptkritieren und 3 der 4 Nebenkriterien müssen erfüllt sein. ATS/ERS-Statement (1)

Hauptkriterien:
- Ausschluss bekannte Ursachen einer interstitiellen Lungenerkrankung
- pathologische Lungenfunktion mit Restriktion und Gasaustauschstörung
- beidseits basale retikuläre Verdichtung mit minimalem Milchglasmuster im HR-CT
- transbronchiale Lungenbiopsie oder BAL ohne Hinweis auf andere Diagnose

Nebenkriterien:
- Alter über 50 Jahre
- allmählich eintretende Atemnot bei Belastung, für die sich keine andere Erklärung findet
- Erkrankungsdauer über 3 Monate
- beidseits basal inspiratorisches Knistern

schärfe der Herzränder und des Zwerchfells. Im **HR-CT** finden sich dorsobasal und peripher angeordnete retikuläre Veränderungen mit Honeycombing (Tab. C.18-3). In der **Lungenfunktion** findet sich meist eine Restriktion und eine deutliche Diffusionsstörung, deren Schweregrad im Verlauf allmählich zunimmt. Bei etwa 30% der Patienten können ANA und positive Rheumafaktoren vorkommen, ohne sonstige Hinweise auf eine Kollagenose.

Eine transbronchiale Biopsie ist bei der Diagnostik der idiopathischen interstitiellen Pneumonien nicht hilfreich. Die bronchoalveoläre Lavage (BAL) ist aussagekräftiger: bei IPF findet sich eine Neutrophilen- und Eosinophilenvermehrung; eine Lymphozytose von über 30% ist mit einer IPF nicht vereinbar und muss differentialdiagnostisch an eine idiopathische NSIP, BOOP, eine exogen-allergische Alveolitis und weitere Erkrankungen mit lymphozytärem BAL-Muster, denken lassen.

Differentialdiagnostisch kommen auch eine Lymphangiosis carcinomatosa sowie eine Lungenstauung bei Linksherzinsuffizienz in Betracht.

Therapie

Die therapeutischen Optionen bei Patienten mit IPF sind begrenzt. Auf die empfohlene **antiinflammatorische Standardtherapie** sprechen nur 20–30% der Patienten vorübergehend an, indem sie sich leicht bessern oder für kurze Zeit im Verlauf stabilisieren (1). Sie besteht in Prednison 0,5 mg/kg initial, allmählich in 3 Monaten auf 7,5–15 mg täglich zu reduzieren, kombiniert mit Azathioprin (bei Verträglichkeitsproblemen alternativ Cyclophosphamid) 2 mg/kg (maximal 150 mg/Tag). Zusätzlich wird eine antioxidative Therapie mit hoch dosiertem N-Acetylcystein (NAC) 3×600 mg täglich oral empfohlen (**Empfehlungsgrad A;** 5). In der Verlaufsbeurteilung sind insbesondere Lungenfunktionsuntersuchungen in 3-Monats-Abständen erforderlich. Die Indikation zur Lungentransplantation ist frühzeitig zu stellen. Eine rasche Abnahme der Vitalkapazität (> 10%) oder der Diffusionskapazität (> 15%) innerhalb von 6 Monaten oder eine erheblich reduzierte Diffusionskapazität (< 39% Soll) stellen Indikationen zur Transplantationslistung dar. In Anbetracht der derzeitigen therapeutischen Unsicherheiten sollte Patienten mit IPF die Teilnahme an einer klinischen Prüfung mit antifibrotischen Substanzen empfohlen werden. Zurzeit werden Pirfenidon und Bosentan geprüft. Die bislang größte Therapiestudie bei IPF mit Interferon-γ bei > 800 Patienten verlief negativ. Patienten, die nicht an einer Therapiestudie teilnehmen, sollten nach

Tabelle C.18-3 HR-CT-Charakteristika der idiopathischen interstitiellen Pneumonien (nach 2).

Diagnose	Typische Verteilung	Typisches Verschattungsmuster
IPF (UIP)	peripher, subpleural, basal	retikulär, Honeycombing Traktionsbronchiektasen, fokal Milchglas
NSIP	peripher, subpleural, basal	Milchglas dominant, retikulär, alveoläre Konsolidierung
DIP	peripher, subpleural, basal	Milchglas dominant, retikulär gering
RB-ILD	diffus	verdickte Bronchialwände, zentrilobuläre Knötchen, fleckförmig Milchglas
AIP (DAD)	diffus	Milchglas mit fokaler Aussparung von Lobuli (geografisches Muster), alveoläre Konsolidierung
BOOP	subpleural, peribronchial	fleckige alveoläre Konsolidierung mit/ohne Knötchen
LIP	diffus	Milchglas dominant, zentrilobuläre Knötchen, verdickte interlobuläre Septen, verdickte bronchovaskuläre Bündel, dünnwandige Zysten

Expertenmeinung (7) mit einer Tripel-Therapie aus Prednison, Azathioprin und NAC behandelt werden, solange keine wirksamere Therapie verfügbar ist.

Die prognostisch günstigeren Formen der idiopathischen interstitiellen Pneumonien (NSIP, BOOP und DIP) sprechen in der Regel gut auf Kortikosteroide an (Dosierung wie bei IPF); bei unzureichendem Ansprechen werden auch hier zusätzlich Azathioprin oder Cyclophosphamid gegeben; Therapieversuch bis zum ersten Auslassversuch mindestens 1 Jahr.

18.2 Idiopathische pulmonale Alveolarproteinose

Definition und Basisinformation

Diese seltene Erkrankung (Prävalenz < 1/100 000) ist durch eine Anhäufung von **Phospholipoproteinen,** die sich aus dem Surfactant ableiten, in den Alveolen gekennzeichnet. Die Erkrankung tritt überwiegend idiopathisch auf (> 90% der Fälle), sekundäre Formen im Rahmen von Infektionskrankheiten und malignen Erkrankungen sowie nach Exposition gegenüber Quarz, Metallstaub oder Chemikalien kommen vor. In der Pathogenese spielt ein Mangel an GM-CSF im alveolären Milieu die entscheidende Rolle. Dieser lokale Mangel wird durch Autoantikörper gegen GM-CSF hervorgerufen, welche regelmäßig im Serum dieser Patienten nachweisbar sind. Der GM-CSF-Mangel führt dazu, dass der Abbau des Surfactants durch Alveolarmakrophagen gestört ist. Es handelt sich bei der idiopathischen Alveolarproteinose des Erwachsenen um eine Autoimmunerkrankung. Davon abzugrenzen sind kongenitale Alveolarproteinosen, welche durch verschiedenste genetische Störungen im Surfactantsystem hervorgerufen werden können und sich bereits bei Neugeborenen manifestieren.

Diagnostik und Differentialdiagnose

Die Diagnose lässt sich durch das Röntgenbild allenfalls vermuten, häufig wird sie jedoch durch einen Überraschungsbefund während einer bronchoalveolären Lavage (BAL) gestellt, die eine zuverlässige Diagnose erlaubt. Makroskopisch sieht man eine milchig-trübe Verfärbung der wiedergewonnenen Spülflüssigkeit. In den Ausstrichpräparaten finden sich extrazelluläre PAS-positive oväläre Korpuskel, die Surfactant-Bestandteilen entsprechen, neben schaumig degenerierten Makrophagen und einem auffallenden Reichtum an Zelldebris. Der elektronenmikroskopische Nachweis von Lamellenkörperchen und pseudotubulärem Myelin in der BAL-Flüssigkeit ist verzichtbar, ebenso eine transbronchiale oder offene Lungenbiopsie.

Wichtige Differentialdiagnosen sind andere alveoläre Füllungssyndrome (alveoläre Hämorrhagie, alveoläre Mikrolithiasis, DIP) sowie die exogen allergische Alveolitis.

Therapie

Die Therapie besteht in der therapeutischen **Ganzlungen-Lavage** in Vollnarkose über einen doppelläufigen Tubus in zwei Sitzungen (**Empfehlungsgrad B;** 3, 4). Zunächst wird die stärker betroffene (schlechter perfundierte) Lunge gespült, 3 bis 7 Tage später die Gegenseite. Die Gesamtmenge der Spülflüssigkeit beträgt 20–40 l. Die Indikation ist bei zunehmender Dyspnoe, Restriktion oder Gasaustauschstörung und Häufung respiratorischer Infektionen gegeben. Nach dieser Behandlung kommen mehr als 25% der Patienten in eine dauerhafte Remission. Bei anderen muss die Spülung in unregelmäßigen Abständen wiederholt werden. Die Therapie mit GM-CSF ist noch experimentell.

Die **Prognose** ist durch die therapeutische Lavage wesentlich verbessert worden. Tödliche Verläufe sind darunter sehr selten geworden. Die 5-Jahres-Überlebensrate beträgt 94%. Unbehandelt kommen Spontanremissionen in etwa 10% vor.

18.3 Idiopathische Lungenhämosiderose

Definition und Basisinformation

Diese seltene Krankheit wird auch **Ceelen-Syndrom** genannt. Die Ursache der erhöhten Durchlässigkeit der Lungenkapillaren für Erythrozyten mit diffusen alveolären Blutungen und konsekutiver Siderose der Alveolarsepten ist unbekannt. Ein familiäres Vorkommen wurde beschrieben, eine Heredität ist jedoch nicht belegt.

Diagnostik

Die idiopathische Lungenhämosiderose ist eine **Ausschlussdiagnose,** die zwar klinisch vermutet, aber endgültig nur durch **offene Lungenbiopsie** und ausreichend lange Verlaufsbeobachtung gestellt werden kann. Durch offene Lungenbiopsie müssen vor allem entzündliche Veränderungen, Nekrosen, Granulome, Vaskulitiden und maligne Prozesse ausgeschlossen werden. An der Basalmembran dürfen keine Immunglobulin- und Immunkomplexablagerungen nachweisbar sein. Serologische Untersuchungen auf ANA, ANCA und Antibasalmembranantikörper müssen negativ ausfallen, und es darf keine postkapilläre pulmonale Hypertonie oder generalisierte Blutungsneigung bestehen.

Die Krankheit kann schubweise verlaufen. **Blutungsepisoden** sind durch Luftnot, Husten und Auswurf mit Blutbeimengungen gekennzeichnet. Das Spektrum der Blutungen kann von massiven lebensbedrohlichen Hämoptoen über gelegentliche Blutbeimengungen bis hin zu subklinischen Blutungen reichen, die allein durch den Nachweis von „Herzfehlerzellen" im Auswurf erkennbar sind. Manchmal fallen die Patienten auch primär durch eine schwere Eisenmangelanämie ohne Hämoptyse auf.

Wenn keine akute Blutung vorausgegangen ist, kann das **Röntgenthoraxbild** unauffällig aussehen. Die alveolären Verschattungen können sich nämlich rasch zurückbilden. Erst nach längerem Verlauf erkennt man eine diffuse retikuläre Zeichnungsvermehrung, die der siderotischen Verdickung der Alveolarwände entspricht. Bei den **Lungenfunktionsprüfungen** ist als Besonderheit eine erhöhte Diffusionskapazität für Kohlenmonoxid zu erwähnen. Diese scheinbare Zunahme hat ihre Ursache darin, dass CO im akuten Blutungsstadium nicht nur in den Erythrozyten der Lungenkapillaren, sondern ebenso in den extravaskulären und alveolären Erythrozyten gebunden wird.

Therapie

Eine kausale Therapie ist nicht bekannt. Bei rezidivierenden Verläufen ist immer der Versuch einer immunsuppressiven Therapie mit Kortikosteroiden, evtl. auch mit Azathioprin oder Cyclophosphamid, zu unternehmen, da hierdurch anhaltende Remissionen erzielt werden können (**Empfehlungsgrad C;** 6). Bezüglich des Verlaufs lassen sich vier etwa gleich große Gruppen abgrenzen:
- rasche Progredienz und schnell tödlicher Verlauf
- langsame Progredienz mit häufigem Wechsel zu Exazerbationen
- vereinzelte Schübe mit rasch einsetzender Remission
- komplette Ausheilung bereits nach wenigen Blutungsepisoden.

Prognose: Die 5-Jahres-Überlebensrate beträgt 86%.

Literatur

1. American Thoracic Society: Idiopathic pulmonary fibrosis diagnosis and treatment. International consensus statement: American Thoracic Society (ATS), and the European Respiratory Society (ERS). Am J Respir Crit Care Med 161 (2000) 646–64.
2. American Thoracic Society/European Respiratory Society: International Multidisciplinary Consensus Classification of the Idiopathic Interstitial Pneumonias. Am J Respir Crit Care Med 165 (2002) 277–304.
3. Beccaria M, Luisetti M, Rodi G et al.: Long-term durable benefit after whole lung lavage in pulmonary alveolar proteinosis. Eur Respir J 23 (2004) 526–531.
4. Costabel U, Guzman J: Pulmonary alveolar proteinosis: a new autoimmune disease. Sarcoidosis Vasc Diffuse Lung Dis 22 (2005) S67–S73.
5. Demedts M, Behr J, Buhl R: High-Dose acetylcysteine in idiopathic pulmonary fibrosis. N Engl J Med 353 (2005) 2229–2242.
6. Saeed MM, Woo MS, Mac Laughlin EF et al.: Prognosis in pediatric idiopathic pulmonary hemosiderosis. Chest 116 (1999) 721–725.
7. Wells AU: Antioxidant therapy in idiopathic pulmonary fibrosis: hope is kindled. Eur Respir J 27 (2006) 664–666.

Autorenadressen

Prof. Dr. med. Ulrich Costabel
Chefarzt Abt. Pneumologie/Allergologie
Ruhrlandklinik Essen
Tueschener Weg 40
45239 Essen

19 Chronische eosinophile Pneumonie

U. Costabel

Definition und Basisinformation

Die Ätiologie der chronischen eosinophilen Pneumonie (CEP) ist unbekannt. Sie ist gekennzeichnet durch eine diffuse oder umschriebene Infiltration der Lungen mit eosinophilen Granulozyten.
Der Altersgipfel liegt bei 45 Jahren (18–80 Jahre), bei den Betroffenen überwiegt das weibliche Geschlecht mit 2:1.
Die **Klassifikation** der eosinophilen Lungenkrankheiten ist Tabelle C.19-1 zu entnehmen.

Diagnostik und Differentialdiagnose

Der Diagnoseverdacht ergibt sich bei jedem Patienten mit peripherer Eosinophilie und Lungeninfiltraten. Allerdings kann die CEP auch ohne Bluteosinophilie einhergehen.
Der Diagnosebeweis ist durch die typischen Symptome, Röntgenthoraxbild, CT, Bluteosinophilie und gegebenenfalls durch eine Eosinophilie in der BAL oder der bronchoskopischen Lungenbiopsie möglich. Eine offene Lungenbiopsie ist in der Regel nicht erforderlich.
Die **Symptome** sind unspezifisch mit Husten, Luftnot, Gewichtsabnahme, Nachtschweiß und leichtem Fieber. Asthmatische Beschwerden treten bei 30–50% der Erkrankten hinzu, Hämoptysen sind selten. Die Beschwerden können Wochen bis Monate bestehen, bevor die Diagnose gestellt wird.
Das **Röntgenthoraxbild** zeigt in 50% den klassischen Befund mit fleckförmigen und unscharf begrenzten Infiltraten in der Peripherie der Lungenober- und -mittelfelder. Die Segment- und Lappengrenzen werden dabei überschritten. Im CT finden sich milchglasartige und konsolidierende Verdichtungsbezirke. Die **Lungenfunktion** kann eine Restriktion zeigen, eine Obstruktion ist bei 25% nachweisbar. Die **Laborbefunde** zeigen fast regelmäßig eine BSG-Beschleunigung auf über 100 mm/h, in 60–90% eine Bluteosinophilie, in 50% ein erhöhtes Gesamt-IgE. Zur differentialdiagnostischen Abklärung sind Aspergillusserologie und Hauttestungen (Ausschluss einer allergischen bronchopulmonalen Aspergillose) sowie Stuhluntersuchungen auf Parasiten und Wurmeier erforderlich.
Die Diagnosebestätigung erfolgt durch Bronchoskopie mit BAL (Erhöhung der Eosinophilen auf über 20%), wenn die übrigen Befunde nicht klar genug sind.
Differentialdiagnostisch kommt das ganze Spektrum der eosinophilen Lungenerkrankungen in Betracht (s. Tab. C.19-1). Im Gegensatz zum Churg-Strauss-Syndrom finden sich bei der CEP keine weiteren Organmanifestationen. Differentialdiagnostisch muss außerdem aufgrund der radiologischen peripheren Infiltrate noch die Bronchiolitis obliterans mit organisierender Pneumonie in Erwägung gezogen werden.
Die **Verlaufskontrolle** umfasst Röntgenthoraxaufnahmen, Lungenfunktionsprüfungen und Kontrollen der Bluteosinophilen sowie des Gesamt-IgE.

Therapie

Spontanremissionen sind sehr selten. Kortikosteroide mit einer Initialdosis von 40–60 mg Prednisolonäquivalent täglich führen in der Regel rasch zu einer guten Besserung; die Dosis wird dann monatlich um 10–15 mg bis zur Erhaltungsdosis von 5–10 mg reduziert. Gesamtbehandlungsdauer mindestens 6 Monate. Rezidive nach Absetzen des Kortikosteroids sind selbst nach Jahren noch möglich. Die Mehrzahl der Patienten benötigt eine niedrig dosierte Erhaltungstherapie mit oralen Kortikosteroiden. Die Prognose quoad vitam ist gut (**Empfehlungsgrad C; 1**)

Literatur

1. Marchand E, Reynaud-Gaubert M, Lauque D et al.: Idiopathic chronic eosinophilic pneumonia. A clinical and follow-up study of 62 cases. Medicine 77 (1998) 299–312.

Autorenadressen

Prof. Dr. med. Ulrich Costabel
Chefarzt Abt. Pneumologie/Allergologie
Ruhrlandklinik Essen
Tueschener Weg 40
45239 Essen

Tabelle C.19-1 Einteilung der eosinophilen Lungenkrankheiten.

Mit bekannter Ätiologie
- Medikamente (Nitrofurantoin, Penicillin u.a.)
- Parasiten (z.B. Löffler, tropisch)
- Pilze (ABPA = allergische bronchopulmonale Aspergillose, aber auch andere Pilze)

Mit Vaskulitis und anderen Systemerkrankungen
- allergische Granulomatose (Churg-Strauss-Syndrom)
- Wegener-Granulomatose
- hypereosinophiles Syndrom

Idiopathische akute/chronische Eosinophilenpneumonie

20 ARDS

D. Walmrath, F. Grimminger, W. Seeger

Definition

Das akute Atemnotsyndrom des Erwachsenen („Acute Respiratory Distress Syndrome"; ARDS) ist durch eine akute Gasaustauschstörung der Lunge charakterisiert, die in der Regel von einer pulmonalen Flüssigkeitseinlagerung, Störung der pulmonalen Vasomotion und Abnahme der Compliance begleitet wird. Eine Vielzahl von Auslösern dieses Geschehens sind bekannt, welche in solche mit *direkter* und *indirekter* Lungenparenchymaffektion unterteilt werden (Tab. C.20-1). Die Gasaustauschstörung ist unabhängig von Störungen des zentralen Atemantriebes, des Gasflusses in den großen und kleinen Atemwegen, des Blutflusses in den großen pulmonalen Gefäßen und der linksventrikulären Funktion. Genetische Prädispositionen sind bislang nur unzureichend charakterisiert. Die Inzidenz liegt je nach definiertem Schweregrad zwischen 3/100 000 und 75/100 000.

Schwer abgrenzbar vom ARDS ist die nicht-klassische Verlaufsform der Pneumonie, die durch eine diffuse Ausbreitung der inflammatorischen Prozesse über die gesamte Lunge gekennzeichnet ist und als „parapneumonisches ARDS" bezeichnet wird. Da eine exakte Differenzierung zwischen ARDS und diffuser Pneumonie häufig schwierig ist, wurden von der Amerikanisch-Europäischen Konsensus-Konferenz folgende Kriterien für die Diagnose eines ARDS unabhängig von der Ätiologie des Geschehens festgelegt (Tab. C.20-2): der *Schweregrad der Gasaustauschstörung*, das *beidseitige* Auftreten von *Infiltraten*, die *nicht-kardiale Genese der Ödemeinlagerung* (pulmonalkapillärer Verschlußdruck < 18 mmHg) sowie der *akute Beginn* des Krankheitsgeschehens. Lassen sich diese Kriterien im Verlauf einer Pneumonie nachweisen, so ist die Definition eines ARDS erfüllt. Der Schweregrad der Gasaustauschstörung wird zur Unterscheidung zwischen *ALI (Acute Lung Injury)* und ARDS herangezogen.

Tabelle C.20-1 Auslöser eines ARDS

Direkte Lungenparenchym-Affektionen
- diffus ausgebreitete pulmonale Infektion (Auslöser Bakterien, Viren, Pilze, Protozoen): parapneumonisches ARDS
- Aspiration von Mageninhalt
- Exposition gegenüber hohen O_2-Partialdrücken
- Aspiration von Süßwasser/Salzwasser (Ertrinken)
- Inhalation toxischer Gase (NO, Ozon, Rauchgase)
- Lungenkontusion
- rascher Aufstieg in große Höhen (Höhenödem oder hypoxisches Lungenödem)
- interstitieller Unterdruck: Re-Expansion; schwere obere Atemwegsobstruktion
- chemische Agenzien mit bevorzugter Verteilung in die Lunge (z.B. Paraquat, Bleomycin, Amiodarone)

Indirekte Lungenparenchym-Affektionen
- Sepsis; Endo-, Exotoxinnämie
- SIRS (systemic inflammatory response syndrome)
- Polytrauma
- Disseminierte intravasale Gerinnung/Verbrauchskoagulopathie
- Blutungsschock mit Massentransfusion
- Operationen mit langen kardiopulmonalen Bypass-Zeiten
- TRALI (transfusion related acute lung injury)
- Verbrennungen
- Pankreatitis
- Sichelzell-Krise; schwere Verlaufsform der Malaria
- Narkotika-Intoxikation (z.B. Heroin, Barbiturate)
- Embolie (Fruchtwasser, Fett)
- Schädel-Hirn-Trauma; intrakranielle Drucksteigerung

Symptomatik und klinisches Bild

Die *exsudative Frühphase* des ARDS ist charakterisiert durch einen Anstieg des pulmonalvaskulären Widerstandes, verursacht durch prä- und postkapilläre Vasokonstriktion sowie Mikroembolisationen. Darüber hinaus findet sich eine Störung der kapillar-endothelialen und alveolo-epithelialen Schrankenfunktion, die sich in einer erhöhten Permeabilität für Wasser und Plasmaproteine äußert. Aus dieser Permeabilitätsstörung resultiert die Aus-

Tabelle C.20-2 Kriterien des Acute Lung Injury (ALI) und des „Acute Respiratory Distress Syndrome" (ARDS) laut Konsensus-Konferenz

	Verlauf	Oxygenation	Röntgenthorax	pulmonalkapillärer Druck P_c
ALI-Kriterien	akuter Beginn	PaO_2/FiO_2 < 300 mmHg (PEEP nicht berücksichtigt)	Bilaterale Infiltrate	< 18 mmHg, wenn gemessen oder kein klinischer Hinweis auf linkskardiale Funktionseinschränkung
ARDS-Kriterien	akuter Beginn	PaO_2/FiO_2 < 200 mmHg (PEEP nicht berücksichtigt)	Bilaterale Infiltrate	< 18 mmHg, wenn gemessen oder kein klinischer Hinweis auf linkskardiale Funktionseinschränkung

bildung eines proteinreichen Ödems, das sich zunehmend perivaskulär-interstitiell und schließlich alveolär ausdehnt. Die Einbeziehung des alveolären Kompartimentes führt zu schweren Störungen der Surfactantfunktion, die mit einer Abnahme der Compliance und Atelektasenbildung assoziiert ist. Klinisch steht neben den Symptomen des auslösenden Ereignisses (z.B. Sepsis, Pneumonie) die Dyspnoe und Tachypnoe bei respiratorischer Insuffizienz mit Ausbildung einer Zyanose im Vordergrund. Blutgasanalytisch findet sich eine arterielle Hypoxämie zumeist in Kombination mit Hypokapnie aufgrund der begleitenden Hyperventilation. Dieser Gasaustauschstörung liegen neben Diffusionsstörungen insbesondere Perfusions-Ventilations-Verteilungsstörungen mit prädominantem Shunt-Fluß zugrunde. Die subakut auftretende *proliferativ-fibrosierende Spätphase* ist durch zunehmende Mesenchymproliferation mit Ablagerung extrazellulärer Matrix, Verlust von Alveolarräumen, Honeycoombing und schließlich Hyperkapnie begleitend zur Hypoxämie gekennzeichnet. Häufige *aggravierende Komplikationen* eines ARDS sind die *sekundäre (nosokomiale) Pneumonie*, „*Makro*"-*Barotrauma* unter der Beatmung (Pneumothorax, Pneumomediastinum) sowie „*Mikro*"-*Barotrauma* unter Respiratortherapie (Lungengewebeschädigung durch die Beatmung selbst, auch als „Ventilator-induced Lung Injury" [VILI] bezeichnet). Der Stellenwert der O_2-Toxizität für die Folgeveränderung der Lunge unter künstlicher Beatmung ist gegenwärtig unklar.

Diagnostik

Die Basisdiagnostik basiert auf folgenden Säulen:
Anamnese und *allgemeine körperliche Untersuchung*: Identifizierung eines auslösenden Ereignisses.
Labor: Blutgasanalyse zur Dokumentation der arteriellen Hypoxämie. Ansonsten existieren keine ARDS-typischen Laborparameter. Die häufig erhöhte LDH ist unspezifischer Ausdruck einer Lungengewebeschädigung. Die Analyse von Zytokinen (Parameter der pulmonalen Inflammation) und von Surfactant-Apoproteinen im Plasmaraum (Parameter der mikrovaskulären Schrankenstörung) befinden sich noch in der Phase klinischer Erprobung.
Radiologie: Die Röntgen-Aufnahme des Thorax dokumentiert die bilateralen Infiltrate. Die CT-Untersuchung des Thorax ist besonderen Fragestellungen vorbehalten (z.B. komplexe Formen des Barotraumas, Abszeßbildung).
Echokardiographie: Ausschluß einer linkskardialen Ursache der pulmonalen Ödembildung. Ggf. sind Zeichen der akuten Rechtsherzbelastung zu finden.
Rechtsherzkatheter (Swan-Ganz-Katheter): die Indikation für die Katheteranlage ist gegeben, wenn mittels klinischem Befund plus Echokardiographie eine linkskardiale Ursache der pulmonalen Ödembildung nicht sicher ausgeschlossen werden kann (s. Definition des ARDS: Pc < 18 mmHg), oder eine komplexe hämodynamische Situation gegeben ist, in der das therapeutische Vorgehen mit nicht-invasiven Techniken nicht optimal gesteuert werden kann (z.B. ARDS mit deutlicher pulmonaler Hypertonie; z.B. ARDS bei Sepsis oder septischem Schock).
Folgende Untersuchungen sind fakultativ:
Bronchoskopie und bronchoalveoläre Lavage: diese kann indiziert sein zur Erregerasservation im Bronchoalveolarraum (Verdacht auf primäre und sekundäre Pneumonie) und bei Problemen der mechanischen Obstruktion und/oder Blutung im Bronchialbaum. In der Lavage sind die neutrophilen Granulozyten prozentual erhöht (> 15–90%; im Gegensatz zu < 5% in der normalen Lavage): dieses diskriminiert gegenüber einem kardialen Lungenödem (fehlender oder sehr mäßiger Neutrophilen-Einstrom), nicht aber gegenüber einer Pneumonie, die zumeist ebenfalls einen Neutrophilen-Influx aufweist. Die Analyse löslicher Parameter des Alveolarraumes (Zytokine, Komplementfaktoren, Parameter der Fibroblastenaktivierung, Komponenten des Surfactant-Systems usw.) zur Diagnostik, Differenzierung, Prognoseabschätzung und Therapiesteuerung des ARDS befindet sich noch im experimentellen Stadium.
Lungenwasser-Messung: diese wird zumeist in Verbindung mit der Bestimmung des Herzzeitvolumens durchgeführt; der Stellenwert dieses alternativen Verfahrens zum Rechtsherzkatheter für die Therapiesteuerung beim ARDS ist noch nicht endgültig definiert.
Pulmonalisangiographie, Spiral-CT, Magnetresonanztomographie: Indikationen nur bei speziellen Fragestellungen zur Lungenperfusion, z.B. bei V.a. Lungenembolie.

Differentialdiagnosen

Abgegrenzt werden müssen alle Zustände akuter respiratorischer Insuffizienz, die auf anderen Pathomechanismen beruhen. Dieses sind neben dem *kardiogenen Lungenödem* vorwiegend die *akute Lungenembolie, Pneumothorax, ausgedehnte Pleuraergußbildung, Hämatothorax, Status asthmaticus* und *Exazerbation einer COPD* sowie *pulmonalhypertensive Krise* bei vorbestehender pulmonaler Hypertonie. Die in Tabelle C.20-2 aufgeführten diagnostischen Kriterien sind bei diesen Erkrankungen nicht erfüllt. Darüber hinaus gibt es Krankheitsbilder, bei denen die Parameter in Tabelle C.20-2 gegeben sind, die somit die formalen Kriterien eines ARDS erfüllen, jedoch aufgrund spezieller pathogenetischer Mechanismen als eigene Entität behandelt werden sollten, zumal sie vom ARDS verschiedene therapeutische Vorgehensweisen verlangen. Hierher gehören u.a. die massive beidseitige *pulmonale Hämorrhagie* (z.B. bei M. Wegener oder Goodpasture-Syndrom), die *eosinophile Pneumonie*, eine nach akuter Exposition auftretende *exogenallergische Alveolitis* sowie die rasche (Hammon-Rich) Verlaufsform der *idiopathischen Lungenfibrose* (s. Kap. C 18.4).

Prävention und Therapie der Auslöser eines ARDS

Die Prävention besteht in der Vermeidung der ARDS-auslösenden Konstellationen, z.B. Erkennen und Vermeiden von Aspirationsereignissen, adäquate antibiotische Behandlung einer Pneumonie, therapeutische Beherrschung der Sepsis, frühzeitige Behandlung jeglichen Schockgeschehens usw. Auch bei bereits manifestem ARDS müssen diese auslösenden Ereignisse zur Vermeidung der Perpetuation des Geschehens konsequent behandelt werden. Weitere „ARDS-spezifische" Präventivmaßnahmen bei gegebener Auslösekonstellation sind gegenwärtig nicht etabliert. „Prophylaktische" Intubation und Beatmung mit PEEP (siehe unten) bei „beginnendem" ARDS erbrachte keinen Vorteil. Denkbar ist, daß die nicht-invasive Maskenbeatmung bei ALI helfen könnte, die Progression zum ARDS zu verhindern, jedoch stehen definitive Studien hierzu noch aus.

Antiinflammatorische Therapieansätze

Bei systemischer Auslösung des ARDS (z.B. Sepsis, Polytrauma) ist der Versuch naheliegend, Inzidenz und Perpetuierung des Krankheitsgeschehens durch Hemmung *plasmatischer Kaskadensysteme* und zirkulierender *inflammatorischer Zellen* zu beeinflussen. Klinisch etabliert ist die Applikation von *Heparin* und/oder *Antithrombin III*, um bei disseminierter intravasaler Gerinnung (DIC, Verbrauchskoagulopathie) eine weitere Aktivierung der Gerinnungskaskade zu supprimieren. Doch auch bei nicht-manifester DIC findet Heparin generell eine weite Verwendung im intensivmedizinischen Bereich einschließlich dem ARDS, ohne daß hierzu kontrollierte Studien vorlägen. Weitere antiinflammatorische Therapieansätze wie z.B. die Inhibition von Lipidmediatoren, die Antagonisierung von Sauerstoffradikalen, die Hemmung des Zytokin-Tumor-Nekrose-Faktors, die Proteasen-Inhibition sowie die Hemmung der Thromboxan-Synthetase sind in ihrem klinischen Stellenwert noch nicht ausreichend untersucht. Kontrollierte Studien der letzten Jahre zur frühzeitigen Anwendung *hochdosierter Kortikosteroide* als breite antiinflammatorische Therapiestrategie bei Patienten mit Sepsis (Hochrisikogruppe zur Entwicklung eines ARDS) sowie bei Patienten mit manifestem ARDS haben keinen therapeutischen Benefit dieses Vorgehens im Hinblick auf Inzidenz und Letalität des ARDS nachweisen können. Für bestimmte Auslöser eines ARDS können Ausnahmen von dieser Therapieregel geltend gemacht werden. So ist es gegenwärtig klinisch etabliert, *inhalative Kortikosteroide* zur Verhinderung eines toxischen Lungenödems nach *Rauchgasinhalation* einzusetzen. Bei Patienten mit ausgeprägter *Pneumocystis-carinii-Pneumonie* und drohendem Übergang in ein ARDS ist ein frühzeitiger systemischer Einsatz von Kortikosteroiden aufgrund der gegenwärtigen Datenlage zu befürworten **(Empfehlungsgrad C; 4)**. Eine besondere Konstellation stellt auch die Situation des „*infektfreien späten ARDS mit progredienter Fibrosierung*" dar. Phase-II-Studiendaten legen nahe, daß hier ein therapeutisches Fenster für Kortikosteroide zur Hemmung der fortschreitenden Fibrosebildung gegeben sein könnte **(Empfehlungsgrad D; 5)**; Phase-III-Studiendaten hierzu stehen jedoch noch aus.

Symptomatische Therapie

Symptomatische Behandlungskonzepte in der Frühphase des ARDS sollen eine akute Verbesserung der klinisch manifesten pulmonalen Funktionsstörung erzielen und die Progression zur proliferativ-fibrosierenden Spätphase und zu Komplikationen wie nosokomiale Pneumonie und Sepsis verhindern. Eine Vielzahl von symptomatischen Therapieansätzen ist in den letzten Jahren entwickelt und erprobt worden:
– pharmakologische Beeinflussung der Vasomotion,
– Flüssigkeitsbilanz und Sauerstofftransport,
– Beatmungstherapie (nicht-invasiv, invasiv, permissive Hyperkapnie),
– kinetische Therapie,
– extrakorporale Oxygenierungsverfahren bzw. CO_2-Eliminierungsverfahren (ECMO/$ECCO_2$R/ECLA)
– Liquidventilation,
– exogene Surfactantapplikation.

Pharmakologische Beeinflussung der Vasomotion

Die dominierenden vasomotorischen Veränderungen beim ARDS sind die pulmonale Hypertension und die Perfusionsfehlverteilung mit prädominantem Shunt-Fluß, die beide therapeutisch beeinflußt werden können. Durch *Almitrine* wird eine Verstärkung der hypoxischen Vasokonstriktion erzielt, mit akuter Verbesserung der arteriellen Oxygenierung, allerdings um den Preis einer Zunahme des pulmonalarteriellen Druckes führt; ausreichend kontrollierte Studien zu diesem Ansatz liegen bislang nicht vor. Keinen Benefit für Morbidität und Letalität beim ARDS erbrachten die Studien zur intravenösen Applikation von *Prostaglandin E1* (PGE_1). Die akute Wirksamkeit einer *inhalativen* Applikation von Vasodilatantien, wie *Stickstoffmonoxid (NO)* oder *aerosoliertes PGI_2* zur *selektiven* pulmonalen Vasodilatation (Vermeidung eines peripheren Druckabfalles) und *intrapulmonal-selektiven* Vasodilatation (Gefäßweitstellung nur in gut ventilierten, d.h. inhalativ zugänglichen Arealen, mit konsekutiver Umverteilung des Blutflusses und Verbesserung der Oxygenierung) ist für das ARDS belegt. Bezüglich des inhalativen NO konnten jedoch bislang vorliegende kontrollierte Studien an großen Patientenkollektiven keine Verbesserung von Morbidität und Letalität dokumentieren; für aerosoliertes Prostazyklin stehen solche Studien noch aus. Auch wenn in Einzelfällen mit kritisch grenzwertiger Oxygenierung mit diesen Ansätzen eine Verbesserung des Gasaustausches erzielt werden kann, mit dem Nebeneffekt der pulmonalen Vasodilatation, ist somit gegenwärtig kein gesicherter Stellenwert in der Therapie des ARDS gegeben. Gleiches gilt für die jüngsten Untersuchungen zur Kombinationstherapie von inhaliertem NO und infundiertem Almitrine.

Flüssigkeitsbilanz und Sauerstofftransport

Die endotheliale und epitheliale Schrankenstörung beim ARDS führt zu einer steileren Abhängigkeitsfunktion der pulmonalen Flüssigkeitsbilanz vom mikrovaskulären und somit linksatrialen Druck als unter Normalbedingungen. Daraus folgt, daß insbesondere in der Frühphase des ARDS eine Ödemreduktion durch Senkung des hydrostatischen Druckes in der pulmonalen Strombahn erzielt werden kann. Eine solche Absenkung des hydrostatischen Druckniveaus ist durch eine negative Flüssigkeitsbilanzierung des Patienten mit konsekutivem Abfall des zentralvenösen sowie des linksatrialen Druckes möglich (Diuretika-Therapie, kontinuierliche arterio-venöse und kontinuierliche veno-venöse Filtration, Hämofiltration, Hämodialyse). Klinische Untersuchungen zeigten, daß sich bei denjenigen Patienten mit ARDS eine geringere Letalität fand, bei denen ein Volumenentzug sowie ein Absenken des kapillären hydrostatischen Druckes in der pulmonalen Strombahn möglich war, im Vergleich zu den Patienten, bei denen dieses nicht gelang. Diese Befunde unterstützen das Behandlungskonzept des Volumenentzuges in der exsudativen Frühphase des ARDS. Einer generellen Therapieempfehlung stehen jedoch zwei wesentliche Faktoren entgegen. Häufig finden sich ARDS-begleitend akute renale Funktionsstörungen, bei denen ein drastischer Volumenentzug die Entwicklung eines akuten Nierenversagens als weiteres Organversagen begünstigen würde. Bei Patienten mit Sepsis und Sauerstoffschuld (Laktatbildung) wird eher das Konzept der Volumenzufuhr favorisiert (siehe dort), um via Steigerung des Sauerstofftransportes eine Zunahme der Sauerstoffaufnahme zu erreichen. Gegenwärtig liegen keine klinischen Studien vor, welche die Überlegenheit des volumenrestriktiven Vorgehens (Ziel: Reduktion der pulmonalen Ödembildung) versus volumenexpansiven Vorgehens (Ziel: Steigerung des Herzzeitvolumens und somit Verbesserung des Sauerstofftransportes) hinsichtlich Morbidität und Letalität für Patienten in der exsudativen Frühphase des ARDS belegen könnte. Eine pragmatisch erscheinende, allerdings nicht validierte Vorgehensweise ist diese: bei „Mono-Organversagen"-ARDS wird ein Flüssigkeitsentzug zur Verbesserung der pulmonalen Symptomatik auch um den Preis einer Reduktion des Sauerstofftransportes und möglicherweise einer Verschlechterung der renalen Funktion versucht; bei ARDS im Rahmen eines septischen Geschehens mit Laktatbildung und begleitender Fehlfunktion verschiedener Organe wird dem Konzept der Volumenzufuhr zur Optimierung des Sauerstofftransportes der Vorzug zu geben.

Beatmungstherapie

Modifikationen in der Beatmungstechnik und neue Beatmungsstrategien werden in erster Linie als verantwortlich dafür angesehen, daß eine Senkung der Letalität beim ARDS in den letzten Jahren gelungen ist, obgleich dieses durch kontrollierte Studien nicht eindeutig belegt ist. Neben die invasive Beatmungstechnik ist in jüngster Zeit die nicht-invasive Beatmung des ARDS getreten.

Nicht-invasive Beatmung (augmentierte Spontanatmung)

Die nicht-invasive Beatmung wird unter Verwendung von Nasen- oder Gesichtsmasken vorgenommen. Das Ausmaß der Atemhilfe kann dabei von einer passiven Unterstützung durch einen kontinuierlichen positiven Atemwegsdruck (CPAP) bei der arteriellen Hypoxämie (ausreichende Spontanatmung) bis zur weitgehenden Übernahme der Atemarbeit durch den Respirator variiert werden (Modi: pressure support ventilation [PSV], assisted spontaneous breathing [ASB], bilevel (biphasic positive airway pressure [Bi(I)PAP]; siehe unten). Multizentrische Studien zur Morbidität und Letalität des ARDS bei Verwendung nicht-invasiver Beatmung im Vergleich zur konventionellen Beatmung liegen bislang noch nicht vor. Doch konnte eine kürzlich durchgeführte kontrollierte Studie bei Patienten mit akuter respiratorischer Insuffizienz, die auch ARDS-Patienten einschloß, zeigen, daß die nicht-invasive gegenüber der invasiven Beatmung mit einer signifikant niedrigeren Rate an sekundären Pneumonien einherging, sowie einer Verkürzung der Beatmungsdauer und Liegezeit auf der Intensivstation. Diese Untersuchungen unterstützen das vielerorts praktizierte Konzept, auch beim ARDS zunächst eine Verbesserung der Gasaustauschfunktion mittels augmentierter Spontanatmung anzustreben, um Intubation und kontrollierte Beatmung möglichst zu vermeiden **(Empfehlungsgrad C; 1).** Definitive Studien an großen Patientenzahlen stehen hierzu jedoch noch aus.

Invasive Beatmung

Dieses bezeichnet die konventionelle Beatmung über einen Endotrachealtubus oder eine Trachealkanüle. Es sind zahlreiche Beatmungsmodi und Beatmungsstrategien entwickelt worden (s. Kap. K 1). Folgende Variablen der Beatmungseinstellung sind beim ARDS unabhängig von der angewandten Technologie von Bedeutung:

PEEP (positive end-expiratory pressure): Die Anwendung eines positiven endexspiratorischen Druckes verhindert einen Alveolarkollaps in der Ausatemphase und kann atelektatische Bezirke rekrutieren und auf diese Weise zu einer Reduktion von Shunt-Fluß und Oxygenierungstörung beitragen. Gleichzeitig ist bekannt, daß wiedereröffnete oder noch offene Alveolarbezirke bei steigendem PEEP zunehmend gedehnt werden, woraus schließlich eine Kapillarkompression mit steigender Totraumventilation resultiert. Kontrovers diskutiert wird gegenwärtig, welche PEEP-Einstellung mit dem Ziel einer Optimierung des Gasaustausches und einer Minimierung von Lungenschäden unter der Beatmung am günstigsten ist. Ein hoher PEEP könnte einerseits protektiv wirken (Offenhalten von Alveolen und Verhinderung des permanenten Re-Kollapses; Vermeidung hoher FiO_2-Werte durch Minimierung des Shunt-Flusses), und andererseits Baro-/Volu-Trauma provozieren. Es gibt trotz Diskussion über Jahrzehnte gegenwärtig keine sicheren Daten darüber, nach welchen Kriterien der *„Best-PEEP"* auszuwählen ist. Aus pathophysiologischen Gesichtspunkten spricht vieles für die Zielvorgabe, durch Auswahl eines PEEP-Wertes oberhalb des unteren Flexionspunktes ($P_{flex/low}$) der Druck-Volumen-

Schleife möglichst viele Alveolarbezirke zu rekrutieren und vor erneutem exspiratorischem Kollaps zu schützen. Durch Aufnahme einer Druck-Volumen-Schleife kann ein solcher Druckwert meistens definiert werden, darüber hinaus kann auch ein oberer Flexionspunkt charakterisiert werden, ($P_{flex/high}$), bei dem offensichtlich eine Überdehnung von Lungenparenchymstrukturen in größerem Umfang beginnt. Der Nachteil eines solchen Vorgehens besteht darin, daß die Techniken der Erstellung einer Druck-Volumen-Schleife sehr aufwendig sind. Eine Alternative besteht darin, bei fest eingestelltem Atemzugvolumen den PEEP in Stufen zu erhöhen, und den Effekt auf den endinspiratorischen Plateaudruck abzulesen: steigt der Plateaudruck nur unterproportional an, bewegt man sich offensichtlich im günstigen Bereich der Druck-Volumen-Beziehung (optimale Compliance); steigt der Plateaudruck in gleichem Ausmaß oder gar überproportional zum PEEP-Sprung an, hat man diesen Bereich offenbar nach oben verlassen. Bei einer dritten Technik wird der Best-PEEP nach dem Ziel eingestellt, den arteriellen PO_2 zu optimieren (Minimierung des Shunt-Flusses durch weitgehende Rekrutierung von Alveolen), jedoch gleichzeitig den arterio-endexspiratorischen CO_2-Gradienten zu minimieren (Vermeidung von Alveolarüberdehnung und Kompression der entsprechenden Kapillaren). Keine dieser Vorgehensweisen ist jedoch bislang durch kontrollierte Studien abgesichert. Eine jüngst publizierte Untersuchung (1) beschreibt zwar eine verminderte Letalität von ARDS-Patienten durch Beatmung mit PEEP-Werten oberhalb des $P_{flex/low}$, jedoch wurden in dieser Studie zugleich das Atemzugvolumen reduziert (low tidal volume; siehe unten) und zusätzlich Rekrutierungsmanöver durchgeführt, so daß kein sicherer Rückschluß hinsichtlich des Effektes der PEEP-Einstellung möglich ist. Alternativ werden Algorithmen vorgeschlagen, die eine fixe Koppelung von FiO_2 und PEEP-Niveau favorisieren. Der von der ARDS-Network-Study (7) empfohlene Algorithmus (Tab. C.20-3) ist durch eine multizentrische Studie der Network-Study-Group bestätigt worden (8). Bei 549 ARDS-Patienten konnte gezeigt werden, daß bei einem Atemzugvolumen von 6 ml/kg (siehe unten) ein deutlich höheres PEEP-Niveau als in der ersten ARDS-Network-Study (Tab. C.20-3) eingesetzt, keinen Benefit für die Letalität oder die Beatmungsdauer erbringt **(Empfehlungsgrad B).**

Höhe des Atemzugvolumens: Konzept der *permissiven Hyperkapnie.* Die optimale Höhe des Atemzugvolumens (AZV) ist eng mit der Problematik der PEEP-Höhe verknüpft. Nachdem experimentelle Daten und retrospektive klinische Analysen das Low-tidal-volume-Konzept ($\approx$ 6 ml/kg KG AZV gegenüber 10–12 ml/kg KG AZV) beim ARDS favorisierten, konnte dies erstmals auch in einer prospektiven Studie nachgewiesen werden. In der amerikanischen ARDS-Network-Study wurde in der Behandlungsgruppe mit 6 ml/kg KG AZV die Letalität hochsignifikant um 22% gegenüber der Behandlungsgruppe mit 12 ml/kg KG AZV gesenkt, die PEEP-Werte waren in beiden Behandlungsarmen durch einen Algorithmus festgelegt. Der über die Abnahme der alveolären Ventilation resultierende PCO_2-Anstieg, auch als permissive Hyperkapnie bezeichnet, wurde in dieser Studie durch eine fast verdoppelte Atemfrequenz teilweise ausgeglichen. Darüber hinaus wurde im protektiven Arm dieser Studie signifikant die Beatmungsdauer und das Auftreten nicht-pulmonaler Organstörungen reduziert. Diese Ergebnisse, an einem sehr großen Patientenkollektiv erhoben, scheinen das Low-tidal-volume-Konzept beim ARDS zu stärken **(Empfehlungsgrad B; 7,).** Mit dem Low-tidal-volume-Konzept direkt verknüpft ist auch die Höhe des Beatmungsspitzendruckes, der ebenfalls Bedeutung für eine Schädigung der Lunge unter Beatmung haben könnte. Eine europäisch-amerikanische Konsensus-Konferenz zu diesem Thema schlug als maximal tolerablen Inspirationsdruck 35 cm H_2O vor **(Empfehlungsgrad D; 2).** Bei Lungen mit gravierendem Compliance-Verlust kann dieses Ziel nur durch optimale Rekrutierung (PEEP) und niedrige Atemzugvolumina erreicht werden.

Beatmungsdrücke: Die bisherigen Ausführungen verdeutlichen, daß viele der aufgeführten Beatmungsstrategien bestrebt sind, hohe Beatmungsspitzendrücke zu vermeiden, weil diese für Lungenschäden unter der Beatmung Bedeutung haben könnten. Der von der europäisch-amerikanischen Konsensus-Konferenz vorgeschlagene maximale Inspirationsdruck von 35 cm H_2O kann bei Lungen mit gravierendem Compliance-Verlust, jedoch kann dieses Ziel nur durch optimale Rekrutierung (siehe PEEP) und niedrige Atemzugvolumina, erreicht werden. Der Benefit eines begrenzten Spitzendruckes ist bislang durch kontrollierte Studien, die nur auf diese Variable ausgerichtet sind, noch nicht überprüft worden, jedoch lagen in der oben erwähnten ARDS-Network-Study der Plateau- und Spitzendruck in der Low-tidal-volume-Behandlungsgruppe mit 33 cm H_2O signifikant niedriger als in der konventionellen Behandlungsgruppe mit 40 cm H_2O.

Inspirations-Exspirations-Verhältnis: Bei der *Inverse-Ratio-Beatmung* verkürzt man die Exspirationszeit soweit, daß der Ausatemfluß noch nicht beendet und das voreingestellte PEEP-Niveau noch nicht erreicht ist, wenn die erneute Inspiration einsetzt. Ein auf diese Weise erzeugter endo-PEEP (auch auto- oder intrinsic-PEEP genannt) addiert sich zum maschinell eingestellten exo-(oder extrinsic-)PEEP. Dieses Phänomen betrifft insbesondere Alveolen, die durch ihre Lage hinter einer Bronchien- oder Bronchiolenengstellung nur langsam be- und entlüftet werden können („hohe Zeitkonstante"; „dynamischer PEEP"). In einer inhomogen erkrankten Lunge könnte sich ein solcher endo-PEEP somit bevorzugt in pathologischen Lungenbezirken auswirken (hoher endo-PEEP), während gesunde Bezirke weniger betroffen sind (fehlender endo-PEEP). Dieses Vorgehen könnte theoretisch eine Individualisierung des PEEP-Wertes in Abhängigkeit von dem Schweregrad der Erkrankung der einzelnen Lungenareale ermöglichen, birgt aber gleichzeitig die Gefahr einer Überblähung der Bezirke mit hohen Zeitkonstanten in sich. Ein Benefit einer solchen Inverse-Ratio-Beatmung ist bislang nicht durch kontrollierte Studien belegt.

Biphasic positive airway pressure (BIPAP): Die druckkontrollierte Beatmung mit „offenem System" und periodischen Schwankungen zwischen zwei unterschiedlichen Druckniveaus erlaubt über ein schnell regulierendes Ventilspiel, daß der Patient zwar mit wählbarem Zeitmuster druckkontrolliert beatmet wird, daß er aber auf jedem Niveau „frei" ein- und ausatmen kann. Dieser Modus besitzt in mehrerer Hinsicht eine große Attraktivität. Die alveoläre Ventilation ist durch die Druckvorgaben „maschinell" sichergestellt, aber der Patient kann dennoch nach seinen Bedürfnissen völlig flexibel selbständig atmen. Hierdurch erhöht sich die alveoläre Ventilation, besonders in den durch Atelektasen bedrohten basalen (zwerchfellnahen) Abschnitten der Lunge, da durch die Diaphragma-Bewegung die regionale Ventilation gefördert wird. Zudem verlangt diese Technik durch die „Atemfreiheit" nur eine geringe Sedationstiefe und eine Relaxation entfällt. Die hieraus resultierenden Vorteile betreffen vor allem den Erhalt des Trainingszustandes der Atemmuskulatur und die Vermeidung negativer Effekte der Sedation auf die Darmperistaltik.

Tabelle C.20-3 Algorithmus zur PEEP-Einstellung in Abhängigkeit des benötigten FiO_2 nach der ARDS-Network-Study (7)

FiO_2	PEEP (cm H_2O)
0,3	5
0,4	5
0,4	8
0,5	8
0,5	10
0,6	10
0,7	10
0,7	12
0,7	14
0,8	14
0,9	14
0,9	16
0,9	18
1,0	18
1,0	20
1,0	22
1,0	24

Kleinere Studien belegen die Anwendbarkeit dieses Beatmungskonzeptes bei ARDS, jedoch fehlen gegenwärtig noch kontrollierte Studien an großen Patientenkollektiven.

Bauchlagerung

Eine seit langem angewandte Modifikation der Beatmungstechnik ist die intermittierende Bauchlagerung. Ihr Ziel besteht darin, prädominant basal lokalisierte ödematöse/atelektatische Bezirke zu rekrutieren, und somit eine Verbesserung der Oxygenierung und der atemmechanischen Belastung der Lunge zu erzielen. Computertomographische Untersuchungen legen nahe, daß durch einen periodischen Wechsel zwischen Bauch- und Rückenlage eine Reduktion oder Umverteilung der basal lokalisierten Verdichtungsstrukturen gelingt. Auch wenn die intermittierende Bauchlagerung in vielen intensivmedizinischen Bereichen mittlerweile bei schwerem ARDS routinemäßig eingesetzt wird, muß festgehalten werden, daß der Benefit dieses Konzeptes hinsichtlich Beatmungsdauer, Komplikationsrate und Letalität des ARDS in einer multizentrischen Studie nicht nachgewiesen werden konnte (3). Mögliche Nachteile der Umlagerung dürfen ebenfalls nicht aus dem Auge gelassen werden (Gefahr der Extubation, hämodynamische Instabilität, Drucknekrosen im Gesicht; erschwerter Katheterzugang). Zudem gibt es Hinweise dafür, daß diese Vorgehensweise bei primär inhomogener Verteilung der Verdichtungsstrukturen (z.B. parapneumonisches ARDS) weniger effizient sein könnte als bei homogener Schädigung des Lungenparenchyms.

Die **Hochfrequenz-** oder **Jet-Ventilation**, die **Liquidventilation** und Verfahren des **extrakorporalen Gasaustausches** stellen weitere Alternativen bei der Beherrschung des schweren ARDS dar. Hinsichtlich der *Hochfrequenzbeatmung* sind gegenwärtig keine Studien verfügbar, die einen klaren Vorteil gegenüber konventionellen Beatmungstechniken belegen würden. Die *Partial Liquid Ventilation* beruht darauf, Perfluorocarbone unter Fortsetzung der konventionellen Beatmung in die Lunge einzuleiten, um durch diese Flüssigkeit mit hoher Sauerstoffbindungskapazität und geringer Grenzflächenspannung atelektatische Regionen der Lunge zu eröffnen und über die Löslichkeit der Sauerstoffs in diesem Medium den O_2-Transport in die alveolären Kapillaren zu bewerkstelligen. Doch auch zu diesem interessanten Therapieansatz liegen bislang noch keine gesicherten Daten für ARDS-Patienten aus großen kontrollierten Studien vor. Die 1979 durchgeführte NHLBI-Studie zur *extrakorporalen Membranoxygenation*, bei ARDS-Patienten mit sehr hoher Letalität, zeigte keinen therapeutischen Gewinn dieses sehr kostenintensiven Verfahrens. Weiterentwicklungen des Konzeptes des extrakorporalen Gasaustausches konzentrierten sich auf die CO_2-Elimination (ECCO2-R) oder CO_2-Elimination in Kombination mit partieller extrakorporaler Oxygenierung (ECLA). Diese Techniken sind in wenigen spezialisierten Zentren verfügbar und in den letzten Jahren optimiert worden, so daß beeindruckend hohe Überlebensraten von Patienten mit schwersten

Gasaustauschstörungen vorgelegt werden konnten. Die einzige kontrollierte Studie zum Vergleich zwischen ECLA und konventioneller Beatmung in den USA belegte zwar keinen Vorteil des extrakorporalen Gasaustauschverfahrens, doch sollte unter entsprechenden Umständen ein Kontakt zu einem spezialisierten Zentrum als weitere Therapiestrategie in Erwägung gezogen werden.

Surfactant-Applikation: Schwere Störungen des alveolären Surfactant-Systems bei ARDS sind belegt, und experimentelle Studien zur Surfactant-Applikation in den Bronchoalveolarraum zeigen eine rasche Verbesserung der Oxygenierung durch Reduktion von Atelektasenbildung und Shunt-Fluß in ARDS-Modellen. Dieses konnte jüngst auch in Phase-II-Studien unter Verwendung von natürlichem Surfactant-Material sowie rekombinantem Surfactant-Material für Patienten in der Frühphase eines schweren ARDS dokumentiert werden. Eine multizentrische Phase-III-Studie mit gentechnologisch hergestelltem Surfactant bei 448 Patienten mit unterschiedlichen Auslösern eines ARDS konnte jedoch keinen signifikanten Unterschied in der Beatmungsdauer und der Letalität in der Behandlungsgruppe und der Plazebogruppe zeigen (6). Lediglich in der Subgruppenanalyse mit pulmonal ausgelöstem ARDS (Pneumonie, Aspiration) war ein Vorteil zu erkennen. Der Einfluß dieses Therapieansatzes auf Morbidität und Letalität des ARDS wird zur Zeit in einer Phase-III-Studie multizentrisch überprüft.

Da die **sekundäre nosokomiale Pneumonie** und die **pneumogene Sepsis** wesentliche aggravierende Komplikationen des ARDS darstellen, kommt deren Vermeidung und Therapie unter der Beatmung wesentliche Bedeutung zu. Quantitativ dominiert die Letalität von ARDS-Patienten aufgrund von Sepsis/Multiorganversagen eindeutig über die Letalität wegen zunehmender respiratorischer Insuffizienz im proliferativ-fibrosierenden Folgestadium. Ein wichtiger Aspekt für die nosokomiale Pneumonie und Sepsis unter Beatmung ist dabei die retrograde bakterielle Besiedelung der Atemwege über den Magendarmtrakt. Dieses hat zu dem Konzept geführt, H_2-Antagonisten und Antazida zur Streßulkus-Prophylaxe bei beatmeten Patienten zu vermeiden, und eine solche z.B. mittels Sucralfat durchzuführen, welches den pH des Magens nicht verändert und somit die *Säurebarriere* erhält. Bislang steht jedoch der definitive Beweis einer Reduktion der Morbidität und Letalität des ARDS durch dieses Vorgehen noch aus. Ein weiteres Konzept stellt in diesem Zusammenhang die *selektive digestive Dekontamination* (SDD) dar, um die mikrobielle Besiedlung des Magendarmtraktes und hierüber die retrograde Keimaszension in die Lunge zu reduzieren. Eine signifikante Reduktion der Letalität von ARDS-Patienten unter Anwendung eines SDD-Regimes konnte zumindest im internistischen Bereich bislang nicht gezeigt werden. Eine Alternative zur SDD stellt eine sorgfältige *oropharyngeale Hygiene* der beatmeten Patienten in Kombination mit regelmäßiger Überwachung des Erregerspektrums im Nasen-Rachen-Trakt, in der Trachea und in den tiefen Atemwegen (Bronchoskopie) und gegebenenfalls gezielter Antibiotika-Anwendung dar. Darüber hinaus dient die Oberkörperhochlage von 30–40° der Aspirationsprophylaxe beim Beatmeten **(Empfelungsgrad C).**

Die Prognose des ARDS hat sich in den letzten Jahren verbessert, ist aber immer noch mit einer hohen Letalität von 30–40% behaftet. Zunehmend versterben die Patienten nicht mehr pulmonal (Hypoxämie), sondern im protrahiert verlaufenden ARDS am Multiorganversagen (Niere, Leber, Herz) oder der therapierefraktären Sepsis. Wird die Akutphase des ARDS beherrscht, so kann es zu einer völligen Erholung der pulmonalen Funktion kommen. Restriktive Veränderungen als Folge fibrosierender Umbauprozesse zeigen im zeitlichen Verlauf ebenfalls eine überraschend gute Rückbildungstendenz nach Überwindung des ARDS. *Rehabilitationsmaßnahmen* dienen in erster Linie dem Training der atemmuskulären Funktionen mit Verbesserung der Oxygenierung. Pulmonale Infekte sollten in der Nachsorge frühzeitig und konsequent behandelt werden.

Literatur

1. Antonelli M, Conti G, Rocco M et al.: A comparison of noninvasive positive-pressure ventilation and conventional mechanical ventilation in patients with acute respiratory failure. N Engl J Med 339 (1998) 429–435.
2. Bernard GR, Artigas A, Brigham KL et al. and the Consensus Committee The American-European Consensus conference on ARDS. Am J Respir Crit Care Med 149 (1994) 818–824.
3. Gattinoni L, Tognoni G, Pesenti A, et al. the Prone-Supine Study Group Effect of Prone Positioning on the Survival of Patients with Acute Respiratory Failure. N Engl J Med 345 (2001) 568–573.
4. Gagnon S, Boota AM, Fischl MA et al.: Corticosteroids as adjunctive therapy for severe Pneumocystis carinii pneumonia in the acquired immunodeficiency syndrome. A double-blind, placebo-controlled trial. New Engl J Med 323 (1990) 1444–50.
5. Meduri GU, Headley AS, Golden E et al.: Effect of prolonged methylprednisolone therapy in unresolving acute respiratory distress syndrome: a randomized controlled trial. JAMA 280 (1998) 159–165.
6. Spragg RG, Lewis JF, Walmrath HD et al.: Effect of Recombinant Surfactant Protein C-Based Surfactant on the Acute Respiratory distress Syndrome. N Engl J Med 351 (2004) 884–892.
7. The Acute Respiratory Distress Syndrome Network: Ventilation with Lower Tidal Volumes as compared with Traditional Tidal Volumes for Acute Lung Injury and the Acute Respiratory Distress Syndrome. N Engl J Med 342 (2000) 1301–1308.
8. The Acute Respiratory Distress Syndrome Network: Higher versus Lower Positive End-Expiratory Pressures in Patients with the Acute Respiratory Distress Syndrome. N Engl J Med 351 (2004) 327–336.

21 Pleuritis/ Pleuraerguß

W. Frank, R. Loddenkemper

Definition und Basisinformation

Unter einer Pleuritis versteht man eine Entzündung der Pleura, die ohne Ergußbildung (Pleuritis sicca), viel häufiger aber mit Ergußbildung (Pleuritis exsudativa) ablaufen kann. Entzündliche (exsudative) Ergüsse können durch einen hohen Eiweißgehalt von eiweißarmen nicht-entzündlichen (transsudativen) Ergüssen unterschieden werden. Gemeinsames pathogenetisches Kennzeichen der Exsudate ist die direkte Beteiligung der Pleura im Rahmen von Krankheitsprozessen angrenzender Organe, insbesondere der Lunge, häufig aber auch bei systemisch-entzündlichen, onkologischen und anderweitigen Erkrankungen. Demgegenüber sind transsudative Ergüsse die Folge von Gleichgewichtsstörungen des Flüssigkeitstransfers der intakten Pleura aufgrund zirkulatorischer und humoraler Mechanismen, im wesentlichen bei Herz-, Leber- und Nierenerkrankungen.

Transsudate und Exsudate werden anhand des Eiweißgehalts unterschieden. etwa 40% aller Ergüsse sind Transsudate, ursächlich dominiert von der Herzinsuffizienz (80%). Bei den Exsudaten führt die infektive Genese (50%), gefolgt vom malignen Erguß (25%) und dem Erguß beim Lungeninfarkt (18%). Die tuberkulöse Pleuritis ist so selten geworden, daß der Exsudatnachweis unklarer Ätiologie nicht mehr die vorrangige Annahme einer Tuberkulose rechtfertigt. Im allgemeinen bedürfen nur exsudative Ergüsse einer weiterführenden pleuralen Diagnostik.

Nach ätiologischen Gesichtspunkten ergibt sich die nachfolgende Einteilung der Pleuraergüsse:
- hyponkotisch-hydrostatisch bedingt (Herzinsuffizienz, Leberzirrhose, Hypalbuminämie, nephrotisches Syndrom u.a.)
- infektiös (unspezifisch bakteriell, tuberkulös, viral, mykotisch, parasitär)
- neoplastisch (Bronchialkarzinom, metastatische Karzinome, diffuses malignes Pleuramesotheliom, hämato-onkologische Erkrankungen)
- vaskulär (Lungeninfarkt, Kollateralen bei Leberzirrhose)
- per continuitatem und kanalikulär abdominell (Pankreatitis, subdiaphragmatischer. Abszeß, Leberzirrhose, Aszites, Meigs-Syndrom u.a.)
- aseptisch-entzündlich und autoimmunologisch (benigne Asbestpleuritis, rheumatoide Arthritis, systemischer Lupus erythematodes u.a.)
- traumatisch und andere seltene Ursachen
- in etwa 5–10% bleibt die Ätiologie auch bei optimaler Ausschöpfung der diagnostischen Möglichkeiten unklar (idiopathischer Erguß)

Symptomatik und klinisches Bild

Die klinischen Zeichen der Pleuritis können bestimmt sein durch pleural ausgelöste Reflexe wie trockenen Husten, atem- oder nicht-atemabhängige Schmerzen (Pleuritis sicca), oder/und graduell unterschiedliche Dyspnoe als Folge der ergußbedingten intrathorakalen Raumforderung (kardiorespiratorische Verdrängungssymptome). Abhängig von der Grundkrankheit können weitere Symptome wie Fieber und Auswurf superponiert sein.

Diagnostik und Differentialdiagnose

Die Diagnostik der Pleuritis umfaßt in einem **Stufenprogramm** die Anamnese, die körperliche Untersuchung, bildgebende Verfahren, die Analyse der Ergußflüssigkeit und die optimalerweise thorakoskopisch durchzuführende pleurale Biopsie. Sehr selten können chirurgisch-bioptische Techniken erforderlich werden.

Bei der **körperlichen Untersuchung** ist Pleurareiben korrespondierend mit Thoraxschmerz ein sicherer Hinweis für eine fibrinöse Pleuritis sicca. Die perkutorische Nachweisgrenze des Ergusses liegt bei 500 ml. Die typische, sich nach kranial abschwächende bzw. lageabhängige Dämpfung ist charakteristisch für den freien Erguß; atypische oder lageunabhängige Perkussionsbefunde weisen auf Kammerung hin. Weiter findet man eine Abschwächung bis Aufhebung von Fremitus und Atemgeräusch, fakultativ pulmonale Nebengeräusche.

Die thorakale **Sonographie** ist mit einer Nachweisgrenze von ca. 100 ml in hohem Maße für die klinische Ergußdiagnostik geeignet, mit der Möglichkeit auch der deskriptiven Beurteilung (Lokalisation, Kammerung, Pleuraverdickung, Verwachsungen, umschriebene Konsolidierungen) und der Unterstützung bzw. Steuerung bioptischer Untersuchungen. Mit der **Röntgen-Thoraxübersicht** läßt sich ein Pleuraerguß als verstrichener Randwinkel erst dann objektivieren, wenn er mindestens 200–300 ml beträgt. Deutlich empfindlicher ist die **Computertomographie**, die über den Nachweis des Ergusses hinaus vor allem mit ätiologisch-differentialdiagnostischer Zielrichtung eingesetzt wird (Tumorhinweise, Empyemdiagnostik u.a.). Aufwendige bildgebende Verfahren wie die **Magnetresonanztomographie (MRI)** oder die **Positronenemissionstomographie (PET)** können selten mit sehr spezifischer Fragestellung in der Klärung, Differentialdiagnose oder im Staging onkologischer Erkrankungen indiziert sein.

Die wichtigste (minimal)invasive klinische Basisuntersuchung ist die (optimalerweise sonographiegestützte) **Ergußprobepunktion (Thorakozentese)**. Sie liefert in 70 (–90%) der Fälle bereits definitive, zumindest aber krankheitseinengende diagnostische Informationen, darüber hinaus eine Entscheidungsplattform für etwaige invasivere Untersuchungen. Die Thorakozentese ist immer indiziert, sofern nicht triftige klinische Gründe primär für einen transsudativen Erguß sprechen oder eine zu kleine Ergußmenge (Randsaum < 1 cm) für eine gefahrlose Punktion vorliegt. Man gelangt so zunächst zur Klassifizierung der makroskopischen Ergußqualitäten *klar-* oder *trüb-serös, sanguinolent, chylös* und *eitrig*. In der Regel, insbesondere bei der häufigsten Qualität des serösen Ergusses muß über die Eiweiß- und die LDH-Bestimmung bzw. deren Pleura/Serum-Quotienten (sog. *Kriterien nach Light*) mit einer diagnostischen Genauigkeit von 95% zunächst die Transsudat/Exsudat-Differenzierung erfolgen. Transsudate sind durch einen Eiweißgehalt < 3 g/dl (Pleura/Serum-Quotient < 0,5), und einen LDH-Gehalt < 200 IU/dl (Pleura/Serum-Quotient < 0,6) gekennzeichnet, Exsudate durch entsprechend höhere Werte **(Empfehlungsgrad A; 2, 3, 7, 8)**. Einen Beitrag zur spezifischeren Identifizierung von Transsudaten (bei allerdings geringerer Sensitivität) leistet die Erweiterung zum *Triplet-Test* durch die Cholesterinbestimmung mit einem Grenzwert von </> 60 mg/dl (Pleura/Serum-Quotient </> 0,3) entsprechend einer globalen Genauigkeit von 83% **(Empfehlungsgrad A; 2, 3, 7, 8)**.

Weitere ätiologisch und für die Verlaufsbeurteilung wichtige biochemische Parameter sind die Glukose und der pH, wobei niedrige Werte (< 60 mg/dl bzw. < 7,3) die Diagnose einengen können auf bestimmte Entitäten wie den parapneumonischen Erguß, fortgeschrittene Karzinosen, den rheumatischen Erguß und Tuberkulose. Die Triglyzerid- und Amylasebestimmung kann spezifisch den Chylothorax bzw. den pankreatitisassoziierten Erguß identifizieren. Bei Infektionskrankheiten muß der Erguß mikroskopisch/mikrobiologisch und ggf. serologisch untersucht werden. Fallspezifisch können aus dem Pleuraerguß auch zahlreiche immunologische Parameter (z.B. Rheumafaktor, Komplement, ANA, ANCA) und Tumormarker, heute am sinnvollsten nur noch CEA, bestimmt werden. Von Bedeutung ist ferner die Analyse der zellulären Bestandteile zur Differentialdiagnostik der Entzündung (Lymphozytose, Granulozytose, Eosinophilie) insbesondere aber zum Nachweis des malignen Ergusses. Die Empfindlichkeit der konventionellen Zytologie für letzteren ist mit ca. 70% begrenzt, kann aber immunzytologisch auf max. 90% gesteigert werden **(Empfehlungsgrad C; 3, 9)**. Die klinisch bedeutsame Differenzierung zwischen Pleurakarzinosen und dem diffus malignen Pleuramesotheliom bleibt auch unter Einsatz multipler spezifischer Marker (meist monoklonale AK) unsicher und problematisch **(Empfehlungsgrad D; 9)**.

Von einer Vielzahl innovativer zellbiologischer und molekularer Parameter und Verfahren sind für den klinischen Einsatz am besten evaluiert und geeignet die *Adenosindeaminase (ADA)* und das *γ-Interferon (IFγ)* zum Nachweis des tuberkulösen Ergusses mit Sensitivitäten und Spezifitäten von 94–100 bzw. 85–90%. Auch der Mykobakteriennachweis durch Gensondentechniken (PCR) stellt mit bis zu 81% Sensitivität bei 100% Spezifität einen substanziellen Fortschritt in der Diagnostik dar **(Empfehlungsgrad B; 3, 4, 6)**. Interleukine wie TNFγ dürften zukünftig die Diagnostik der infektiven Ergüsse verbessern.

Bei unzulänglicher oder inkonsistenter diagnostischer Aussage, insbesondere bei Tumor und Tuberkuloseverdacht sollte eine **Pleurabiopsie** durchgeführt werden, wie sie über die blinde Stanzbiopsie mit einer maximalen Trefferquote von 60–70% gewonnen wird. Falls technisch (Ablösbarkeit der Lunge) und logistisch durchführbar, ist hierfür jedoch die internistische, in Lokalanästhesie durchgeführte **Thorakoskopie** vorzuziehen, da sie eine makroskopische Beurteilung der Pleura mit gezielter Gewebsentnahme erlaubt und für die wichtigsten Differentialdiagnosen des malignen und tuberkulösen Ergusses die höchste Treffsicherheit von 95 bzw. 99% besitzt **(Empfehlungsgrad A; 1, 7, 10, 11)**. Der Vorteil der thorakoskopischen Klärung besteht darüber hinaus in der Möglichkeit zur unmittelbaren Einleitung drainagegestützter therapeutischer Interventionen.

Die Indikation zur offenen chirurgischen Pleurabiopsie bzw. Probethorakotomie ist heute nur noch sehr selten und ausschließlich bei Verdacht auf okkulten anderweitig nicht zu klärenden Tumor zu stellen.

Verlaufskontrolle

Für die Verlaufskontrolle eignet sich neben den klinischen Befunden, der Lungenfunktionsprüfung und der Röntgen-Thoraxaufnahme in erster Linie die Sonographie. Kontrollprobepunktionen können bei entzündlichen und malignen Ergüssen sinnvoll sein.

Therapie

Primäre Behandlungsziele der Pleuritis sind die Linderung der Beschwerden und die Beseitigung der Ursachen des Ergusses.

Die **symptomatische Schmerztherapie** erfolgt mit Analgetika, bei in die Brustwand infiltrierenden Tumoren auch durch die Bestrahlung. Bei zahlreichen entzündlichen und malignen Erkrankungen besteht vorrangig die Indikation für eine **kausale systemische Therapie**. Auch transsudative Ergüsse können häufig allein durch die internistische Therapie der Grundkrankheit zur Rückbildung gebracht werden.

Bei **massivem Erguß mit Verdrängungserscheinungen** muß durch eine (ggf. wiederholte) **Entlastungspunktion** interveniert werden – am besten mittels eines kommerziellen Sets. Dabei genügt zur Vermeidung eines zu negativen Pleuradrucks die Begrenzung auf ≤ 1000 ml. Vorzuziehen ist – insbesondere bei rezidivierenden und chronischen Ergüssen – jedoch die definitive Ergußkontrolle mit vollständiger Entfernung und anschließender **pleuraler Verödungstherapie (Pleurodese)** über ein Drainagesystem. Für die Drainagetherapie eignen sich am besten weitlumige, über Troikar- oder Stilettsysteme zu plazierende PVC-Schläuche ≥ 24 F, die optimale Durchgängigkeit gewährleisten. Die Pleurodese ist in erster Linie bei malignen Ergüssen indiziert, wenn für eine systemische Therapie keine Option besteht oder keine Ergußkontrolle mehr zu erzielen ist. Bewährt hat sich dabei die Instillation von sklerosierenden Substanzen, welche über die Auslösung einer lokalen Entzündungsreaktion zur bindegewebigen Syndesmose des Pleuraspalts führen sollen. Am weitesten verbreitet ist die mehrzeitige **Tetrazyklin-** (bis zu 1 g/Tag) oder **Doxycylininstillation** (bis zu 500 mg/Tag) mit 90-Tage-Erfolgsquoten um 70% **(Empfehlungsgrad A; 1, 10, 11)**. Optimale Ergebnisse werden durch die in der Anwendung allerdings deutlich aufwendigere einzeitige **Talkum-Trockenpuderbehandlung („Poudrage")** (bis zu 7 g) mittels Thorakoskopie erreicht

(**Empfehlungsgrad A, 1, 6, 7**). Hier sind 90-Tage-Erfolgsquoten bis zu 95% möglich. Technische Voraussetzungen für den Pleurodeseerfolg sind (1) die vollständige vorherige Ergußentfernung, (2) die komplette Lungenausdehnung mit Wiederherstellung des Pleurakontakts, (3) die homogene Oberflächenverteilung der Substanz und (4) die frühzeitige Durchführung im Anschluß an die Ergußentfernung; ein positiver Prädiktor für den Pleurodeseerfolg ist darüber hinaus (5) auch das Ausmaß noch intakter Pleuraoberfläche (**Empfehlungsgrad A; 1, 5, 10, 11**). Die vereinfachte ggf. mehrzeitige Anwendung einer Talkaufschwemmung als Instillation ist unzulänglich evaluiert, scheint aber ähnlich effektiv zu sein. Alternativ wird beim malignen Erguß oft die **Instillation von Zytostatika** empfohlen, wofür heute aber nur noch Mitoxantron und Bleomycin in Betracht kommen. Sie erbringen z.T dem Tetrazyklin gleichwertige Ergebnisse, bieten jedoch bei erheblich höheren Kosten und der Möglichkeit systemischer Nebenwirkungen weder einen palliativen, noch einen Überlebensvorteil.

Bei bestimmten therapierefraktären Formen des chronischen Pleuraergusses (z.B. Chylothorax) kann die Anlage eines **pleuroperitonealen Shunts** erwogen werden.

Die Indikation zur **chirurgischen Therapie** der Pleuritis stellt sich primär im Bereich entzündlicher Ätiologien im wesentlichen bei bestimmten Formen des Empyems (z.B. post-chirurgisches oder posttraumatisches Sekundärempyem) oder langfristig „reparativ" bei den (seltenen) funktionell relevanten Schwarten (Dekortikation). Lokalisierte benigne Pleuramesotheliome (Fibrome), die beträchtliche Ausmaße erreichen können, stellen eine gute Indikation zur großzügig bemessenen Resektion dar. Demgegenüber ist das diffuse maligne Pleuramesotheliom nur ausnahmsweise bei bestimmten begrenzten Tumorstadien einer operativen Therapie zugänglich, die dann im Kontext eines multimodalen Vorgehens (adjuvante bzw. neoadjuvante Chemoradiatio) erfolgen sollte.

Nachsorge

Ziel der Nachsorge ist bei **benignen Erkrankungen** die Verhinderung bleibender Funktionseinschränkungen. Die Prognose umfaßt dabei ein weites Spektrum von vollständiger Ausheilung bei transsudativen und bestimmten entzündlichen Erkrankungen bis hin zu schweren Folgeschäden im Sinne des Fibrothorax und Pleuraverkalkungen (Empyem, Pleuraasbestose, Tuberkulose). Zusätzlich kann es dann zu pulmonaler Morbidität im Sinne der chronischen Bronchitis, Pneumonie, Bronchiektasie und Fibrose kommen.

Für den Bereich der **malignen Ergüsse**, die in aller Regel ein fortgeschrittenes Tumorstadium signalisieren, liegen die medianen Überlebenszeiten zwischen 3,7 und 9,8 (–12) Monaten mit einer breiten Spanne zwischen den verschiedenen Tumorentitäten. Die günstigste Prognose weisen maligne Lymphome und gynäkologische Tumore, inbesondere das Mammakarzinom auf, die ungünstigste das kleinzellige Bronchialkarzinom und das diffus maligne Pleuramesotheliom.

Literatur

1. American Thoracic Society: Management of malignant pleural effusions (official statement). Am J Respir Crit-Care Med 162 (2000) 1987–01.
2. Burgess LJ, Maritz FJ, Taljaard FFJ: Comparative analysis of the biochemical parameters used to distinguish between pleural transudates and exudates. Chest 107 (1995) 1604–09.
3. Frank W: Diagnostisches Vorgehen beim Pleuraerguß. Pneumologie 58 (2004) 1–14.
4. Frank W: Tuberculous pleural effusions. In: Loddenkemper R, Antony VB (eds.). Pleural Diseases. Eur Respir Mon 22 (2002) 219–33.
5. Hartman DL, Gaither JM, Kesler KA, Myelet DM, Brown JW, Mathur PN: Comparison of insufflated talc under thoracoscopic guidance with standard tetracycline and bleomycin pleurodesis for control of malignant pleural effusion J Thorac Cardiovasc Surg 105 (1993) 743–48.
6. Hasaneen NA Zaki ME, Shalaby HM et al.: Polymerase chain reaction of pleural biopsy is a rapid and sensitive method for the diagnosis of tuberculous pleural effusion. Chest 124 (2003) 2105–11.
7. Heffner JE, Brown LK, Barbieri CA: Diagnostic value of tests that discriminate between exudative and transudative pleural effusions. Chest 111 (1997) 970–80.
8. Light RW: Diagnostic principles in pleural disease. Eur Respir J 10 (1997) 476–481.
9. Fetsch PA, Abati A: Immunocytochemistry in effusion cytology: a contemporary review. Cancer Catopathol 93 (2001) 293–08.
10. Loddenkemper R: Thoracoscopy: state of the art. Eur Respir J 11 (1998) 213–221.
11. Seijo LM, Sherman DH: Interventional pulmonology. N Engl. J Med 344 (2001) 740–49.

22 Pleuraempyem

W. Frank, R. Loddenkemper

Definition und Basisinformation

Unter einem **Pleuraempyem** versteht man einen eitrigen Pleuraerguß, dessen häufigste Ursache eine bakterielle Pneumonie ist. Hiervon zu unterscheiden ist der **parapneumonische Erguß**, der in ein Empyem übergehen kann, jedoch durch eine seröse oder getrübte Ergußflüssigkeit gekennzeichnet ist. Die Häufigkeit begleitender Pleuraergüsse insgesamt bei der Pneumonie wird auf ca. 40% geschätzt. Unter dem Einfluß der Antibiotikatherapie bronchopulmonaler Infektionen ist die Inzidenz der bakteriellen Pleuritis deutlich rückläufig, verbunden auch mit einem Wandel des Erregerspektrums. Dennoch bleibt vor allem das Empyem eine klinisch bedeutsame, oft bedrohliche und häufig in Risikogruppen auftretende Erkrankung mit einer Mortalität von ca. 6%.

Primäre Lungeninfektionen (Pleuropneumonie) sind in etwa 55% ursächlich für das Empyem, gefolgt vom Sekundärempyem nach thoraxchirurgischen Eingriffen mit etwa 23% und dem posttraumatischen Empyem mit ca. 6%. Selten sind abdominelle Entzündungsherde oder eine Ösophagusruptur Ausgangspunkt eines Empyems. Eine hämatogenseptische Genese spielt mit < 5% ebenfalls eine untergeordnete Rolle. Das sehr selten gewordene **tuberkulöse Empyem** ist als postprimäre verkäsende Sonderform der tuberkulösen Pleuritis definiert.

Die Entwicklung des parapneumonischen Empyems folgt einer natürlichen Sequenz von ineinander übergehenden Entzündungsvorgängen:

- Das frühe exsudative Stadium kann sich von einem bis über mehrere Tage erstrecken und ist gekennzeichnet durch raschen Einstrom von zellarmer steriler Flüssigkeit in den Pleuraraum als Folge erhöhter Gewebs- und Gefäßpermeabilität der entzündeten Pleura und des subviszeralen Lungengewebes.
- Das fibrinopurulente Stadium entwickelt sich kontinuierlich aus dem exsudativen und kann von nur wenigen Tagen bis zu drei Wochen dauern. Es beschreibt das eigentliche Empyemstadium mit profusem Eintritt von Leukozyten und Bakterien in die Pleura und sekundärer Bildung von eitrigen Membranen und Kammerungen. Als frühe Komplikation kann es zum Lufteintritt in die Pleura kommen (Pyopneumothorax, bronchopleurale Fistel).
- Das chronische Stadium beginnt nach 2–4 Wochen. Im Zuge bindegewebiger Organisation kommt es zu verstärkter Membran- und Schwartenbildung mit Tendenz zur Abkapselung und Schrumpfung. Das abgekapselte chronische Empyem, das penetrierende Empyem (Empyema necessitatis) und die permanente Schwartenbildung (Fibrothorax) sind Komplikationen dieses Stadiums.

Symptomatik und klinisches Bild

Die bakterielle Pleuritis läßt sich entsprechend der pathoanatomischen Stadieneinteilung in den parapneumonischen Erguß als Vorstadium des Empyems und das eigentliche Empyem einteilen. Von einem *komplizierten parapneumonischen Erguß* spricht man, wenn sich die biochemisch-entzündlichen Parameter des Ergusses denen des Empyems annähern und damit ebenfalls Drainagepflichtigkeit besteht. Das Empyem zeigt einen Häufigkeitsgipfel im mittleren und höheren Lebensalter. Prädisponierende Neben- oder Vorerkrankungen finden sich in bis zu 82% **(Empfehlungsgrad B; 3)**. Alkoholismus und Immunsuppression sind davon die bedeutendsten. Klinisch kann es abhängig von Alter, Allgemein-/Immunstatus und Vorbehandlung sehr symptomarm aber auch septisch-foudroyant verlaufen. Zumeist findet man die Trias Dyspnoe, Thoraxschmerz und Hypoxie. Die Untersuchungsbefunde sind unspezifisch und entsprechen denen des Pleuraergusses bzw. der Pneumonie.

Tabelle C.22-1 Empyem und parapneumonischer Erguß: Indikationen zur Thoraxdrainage in Abhängigkeit von den Kriterien nach Light (modifiziert nach [6])

absolute Indikation	relative Indikation
• eitriger Erguß	• trüb-seröser Erguß
• positive Bakterienkultur	• Kammerungen
• pronchopleurale Fistel	• profuser Erguß (> ca. 2000 ml)
• biochemische Ergußparameter (Light'sche Kriterien) – Glukose < 40 mg/dl – LDH > 1000 U/l – pH < 7,00 – Leukozyten > 15/nl	• biochemische Ergußparameter (Light'sche Kriterien) – Glukose 40–60 mg/dl – LDH < 1000 U/l – pH 7,00–7,20 – Leukozyten < 15/nl • klinisch-sonographische Verlaufskontrolle und serielle Pleurapunktionen

Diagnostik und Differentialdiagnose

Bildgebende Verfahren und die Analyse der Ergußflüssigkeit sind die tragenden Elemente der Empyemdiagnostik. Die **Probepunktion** (Thorakozentese) ist die dringlichste diagnostische Maßnahme, wenn die Klinik, der physikalische Untersuchungsbefund und bildgebende Verfahren den Verdacht auf ein Empyem lenken und ausreichende Ergußmengen mit einem Flüssigkeitsfilm von mehr als 10 mm vorliegen. Die Probepunktion an mehreren Stellen kann bei gekammerten Empyemen erforderlich werden, wobei dann auch die Entzündungsparameter differieren können. In der Regel ist bereits das charakteristisch trüb-eitrige Aussehen und/oder der faulige Geruch des Probepunktats diagnostisch für das Empyem. Letzterer weist mikrobiell auf Anaerobierbeteiligung hin. Im weiteren erfolgt die biochemische Untersuchung der Flüssigkeit, vorrangig mit Bestimmung des Eiweiß- und Glukosegehalts, des pH-Werts, der LDH, und der Leukoytenzählung bzw. -differenzierung (sog. *Kriterien nach Light*, s.a. Tab. C.22-1) (4, 5, 6).

Zusätzliche Bedeutung können pathogenetisch die Bestimmung der Amylase als Hinweis auf eine Ösophagusruptur und differentialdiagnostisch die Cholesterin- und Neutralfettbestimmung zum Ausschluss des Chylo- bzw. Pseudochylothorax erlangen. Das Empyem und der komplizierte parapneumonische Erguß sind durch stark erniedrigte pH- und Glucosewerte (< 7,0 bzw. < 40 mg/dl) gekennzeichnet, zugleich sind LDH und die Leukozytenzahl massiv erhöht (> 1000 IU/l bzw. > 15/nl). Die Bakterienkultur ist häufig positiv. Diese Eckdaten markieren zugleich auch die Indikation zur Drainagetherapie der bakteriellen Pleuritis. Die bakteriologischen Untersuchungen sollten nach Möglichkeit auch die Blutkultur und bronchoskopisch gewonnene Materialien einschließen. Der Keimnachweis im Pleuraerguß gelingt mit weiter Spanne (24–94%) im Mittel in 53%.

Drei mikrobiologische Trends charakterisieren gegenwärtig die Epidemiologie des Empyems:
1. die zunehmende Beteiligung gramnegativer Keime
2. die Zunahme von Anaerobier-Infektionen
3. die Zunahme von Mischinfektionen.

Repräsentativ sind die Daten einer großen Fallserie (n = 307 Isolate) mit 56% Monoinfektionen, 44% Mischinfektionen (bis zu 4 Mikroorganismen), 46,3% grampositiven Erregern, 22,8% gramnegativen Erregern und 20,5% Anaerobiern. Selten und überwiegend außereuropäisch kommen Isolate wie Aktinomyces, Nocardia und Pilze (Kryptokokkose, Histoplasmose, Kokzidoidomykose und Blastomykose) vor.

Von den **bildgebenden Verfahren** hat neben den konventionellen Röntgentechniken die **Sonographie** herausragende praktische Bedeutung durch die präzise Lokalisation gekammerter Empyeme und Differenzierung von Membranen, Septierungen und liquider Anteile. Sie trägt damit bei beliebiger Wiederholbarkeit entscheidend zur Diagnostik, Verlaufskontrolle und zu Interventionen wie der Ergußpunktion und Drainageeinlage bei. Als Referenzverfahren gilt jedoch die **Computertomographie**, womit auch sonographisch schwer zugängliche Lokalisationen wie die Pleura mediastinalis oder das Interlobium erfaßt werden. Eine CT sollte daher generell durchgeführt werden, insbesondere aber bei allen Patienten mit unerklärt prolongiert febrilem Verlauf einer adäquat behandelten Pneumonie sowie differentialdiagnostisch zur sicheren Unterscheidung des abgekapselten Empyems von einem pleuranahen Lungenabszeß.

Therapie

Die **antibiotische Therapie** der zugrundeliegenden Pneumonie steht im Vordergrund. Sie muß unmittelbar nach Materialabgabe zur Mikrobiologie und orientiert am empirischen Keimspektrum aufgenommen werden. Dabei ist die Kombination eines 2. oder 3. Generations-Cephalosporins (oder eines β-Lactam-Antibiotikums + β-Lactamaseinhibitor) mit Clindamycin (oder Metronidazol) zu empfehlen. So schnell wie möglich sollte die Anpassung an die kulturellen Ergebnisse erfolgen (4).

Hingegen ist beim Empyem neben der systemischen Therapie die lokale Therapie in Form der **Drainage** unbedingt erforderlich, am besten mit **Spülung des Pleuraraumes**, beim parapneumonischen Erguß nur sofern nach den Light-Kriterien die angegebenen Schwellenwerte erreicht bzw. überschritten werden (= komplizierter parapneumonischer Erguß) (Tab. C.22-1). Dicklumige Drainagen (> 24 F) sind dünnlumigen Kathetern vorzuziehen. Optimal geeignet sind doppellumige Drainagen, die Ringspülungen und eine Instillationsbehandlung über einen kollateralen Port erlauben. Die Spültherapie unter Verwendung großer Mengen mit Aseptika (z.B. 2%ige Polyvidon-Jod-Lösung Betaisodona®) versetzter physiologischer NaCl-Lösung hat die vollständige Auswaschung flüssigen eitrigen Materials zum Ziel. Darüber hinaus hat sich die **Instillation von Fibrinolytika** (Streptokinase oder Urokinase) zur Lösung der überaus häufigen eitrigen Membranen und Kammerungen (bis zu 84%) klinisch bewährt. Auch kontrollierte Studien belegen die verbesserte Effektivität gegenüber der reinen Drainagetherapie **(Empfehlungsgrad A; 1, 2, 3, 7, 8, 9)**. In der Praxis werden nach Freispülung der Pleura 200 000–250 000 IE Streptokinase (Streptase®, Varidase®) oder –50 000–100 000 IE Urokinase (Urokinase®) 1- bis 2mal täglich instilliert, mit nachfolgend bis zu 4stündigem Abklemmen der Drainage (verträglichkeitsabhängig). Die Präparate sind in der angegebenen Relation wirkungs- und preisäquivalent. Einzelne handelsübliche Streptokinasepräparationen (Varidase®) enthalten die DNAse-Komponente Streptodornase. Deren Wert ist klinisch nicht evaluiert, führte jedoch in Tierversuchen zu einer deutlichen Verminderung der vom DNA-Gehalt abhängigen Sekretviskosität (7, 9). Die fibrinolytische Therapie mit dem Endpunkt aufgeklarter Spülflüssigkeit erstreckt sich im Mittel über 5–6 Tage (2–4). Als **Nebenwirkungen** können gut beherrschbare Schmerzen und Fieber auftreten, selten (bei Streptokinase) Allergien. Gerinnungsstörungen und die bronchopleurale Fistel können Kontraindikationen sein. Systemisch-fibrinolytische Effekte sind bislang nur bei 5fach höheren lokalen Dosen beobachtet worden. Die durchschnittliche Erfolgsrate liegt bei 84% (Spanne 70–94) (1, 2, 3, 7, 8, 9).

Eine **lokale antibiotische Therapie** ist meist nicht sinnvoll, da nahezu alle Antibiotika bei systemisch-parenteraler Gabe (Ausnahme: Aminoglykoside) therapeutische Spiegel im Empyem erreichen.

Die **Thorakoskopie** kann die Behandlung des Empyems erheblich unterstützen durch optimale Drainageplazierung und mechanische Beseitigung von Kammerungen.

Die Indikation zur **chirurgischen Therapie** des parapneumonischen Empyems, die zunehmend über moderne videoassistierte minimal-invasive Techniken erfolgt, bleibt unscharf definiert; mehrheitlich wird das Versagen einer über 10–14 Tage durchgeführten internistischen Therapie akzeptiert, insbesondere bei vielfach gekammerten Empyem und „gefesselter" Lunge (8, 9). Klare etablierte Indikationen sind das *abgekapselte Empyem* bzw. *Empyema necessitatis* (wobei das Empyem inklusive Empyemsack ggf. vollständig reseziert werden kann), das *traumatische* und das *postoperative Empyem* (z.B. nach Pneumonektomie). Die langwierige offene chirurgische Behandlung ist chronischen Infektionen, in der Regel chirurgisch nicht-eliminierbarer Höhlen vorbehalten.

Nachsorge

Das parapneumonische Empyem kann meist mit internistischer Behandlung zur Ausheilung gebracht werden. Physiotherapeutische Maßnahmen können die Resorption entzündlicher Membranen unterstützen. In Risikogruppen (Alkoholismus, Immunsuppression, schwerer Diabetes) ist der Verlauf auch heute noch durch septische Komplikationen und hohe Mortalität (bis zu 50%) belastet. In weniger als 5% resultieren Spätfolgen i.S. der Verschwartung mit sichtbarer Thoraxschrumpfung (Fibrothorax) bis zur Kyphoskoliose und respiratorischer Insuffizienz. Die „reparative" Dekortikation, frühestens 6 Wochen nach abgelaufenem Empyem durchzuführen, kann dann eine sinnvolle Maßnahme sein.

Literatur

1. Bouros JG, Schiza S, Patrurakis G et al.: Intrapleural streptokinase versus urokinase in the treatment of complicated parapneumonic effusions: a prospective double blind study. Am Respir Crit Care Med 155 (1997) 291–95.
2. Chin NK, Lim TK: Controlled trial of intrapleural streptokinase in the treatment of pleural empyema and complicated parapneumonic effusions. Chest 111 (1997) 275–79.
3. Davies RJO, Trail ZC, Gleeson FV: Randomised controlled trial of intra-pleural streptokinase in community acquired pleural infection. Thorax 52 (1997) 416–22.
4. Hamm H, Light RW: Parapneumonic effusion and empyema. Eur Rrespir J 10 (1997) 1150–58.
5. Heffner JE. Brown LK, Barbieri C, Deleo JM: Pleural fluid chemical analysis in parapneumonic effusions: a metaanalysis. Am J Respir Crit Care Med 151 (1995) 1700–08.
6. Light RW: A new classification of parapneumomic effusions and empyema. Chest 108 (1995) 299–301.
7. Kemper P, Köhler D: Stellenwert der intrapleuralen Fibrinolyse bei der Therapie exsudativer fibrinöser gekammerter Pleuraergüsse beim Pleuraempyem und Hämatothorax. Pneumologie 53 (1999) 373–84.
8. Colice GL, Curtis A. Deslaurier B et al.: Medical and surgical treatment of parapneumonic effusions. An evidence-based guideline. Chest 118 (2000) 1158–1171.
9. Davies RJO, Gleeson FV, Ali N et al.: BTS guideline for the management of pleural disease. Thorax 58 (2003).

23 Pneumothorax

W. Frank, R. Loddenkemper

Definition und Basisinformation

Ein Pneumothorax („Pneu") liegt vor, wenn Luft zwischen die Pleurablätter eindringt mit der Folge eines partiellen oder vollständigen Kollapses der Lunge. In der Regel tritt die Luft aus der Lunge über, kann aber unter bestimmten, zumal traumatischen Bedingungen durch die Brustwand, das Zwerchfell oder das Mediastinum (z.B. über den Ösophagus) Zutritt zur Pleura finden. Man unterscheidet einen *Spontanpneumothorax*, und einen *traumatischen Pneumothorax* als Folge äußerer Einwirkungen. Die jährliche Inzidenz des Spontanpneumothorax liegt zwischen 5 und 46 pro 100 000 Einwohner mit deutlicher Bevorzugung des männlichen Geschlechts, wobei das Verhältnis der primären und sekundären Formen ausgeglichen ist. Die Zahl der traumatischen Pneumothoraces ist wahrscheinlich höher, da hierzu auch die iatrogen verursachten gerechnet werden müssen. Ein Spontanpneumothorax kann **primär** bei klinisch und röntgenologisch lungengesund erscheinenden Patienten oder **sekundär** als Komplikation einer Vielzahl von Lungenkrankheiten auftreten, wovon die **obstruktiven Atemwegserkrankungen** mit Abstand die führende Rolle spielen.

Der Spontanpneumothorax läßt sich thorakoskopisch in vier prognose- und therapierelevante Stadien bzw. charakteristische Befundmuster einteilen (12):
- Stadium I (40%): keine makroskopisch sichtbaren Veränderungen
- Stadium II (12%): Adhärenzen und Strangbildungen zwischen Lunge und Brustwand
- Stadium III (31%): Blasen von weniger als 2 cm Durchmesser
- Stadium IV (17%): Blasen von mehr als 2 cm Durchmesser

Symptomatik und klinisches Bild

Leitsymptome sind **Dyspnoe** (90–100%) und **Schmerzen** (75–90%), gefolgt von **Husten** (25–35%). Nur ausnahmsweise verläuft der Spontanpneumothorax asymptomatisch. Schwere kardiorespiratorische Symptome (Hypoxie, Hyperkapnie, Schock) kennzeichnen mit einer Inzidenz von 17% vor allem den sekundären Pneumothorax, der auch mit 40–60% (gegenüber 10% für den primären) häufiger von Komplikationen betroffen ist und mit bis zu 15% eine erhebliche Mortalität aufweist. Akut lebensbedrohend ist der *Spannungspneumothorax* (ca. 20%), der durch einen Ventilmechanismus zur Verdrängung des Mediastinums mit Kompression der kontralateralen Lunge („Mediastinalshift") und zum kardiorespiratorischen Versagen führen kann. Weitere Komplikationen sind der **bilaterale Pneumothorax** (bei AIDS bis zu 40%!), das **Mediastinal- und Weichteilemphysem** (bis zu 20%), der **Hämato-/Pyopneumothorax** und die **bronchopleurale Fistel**. Eine besonders hohe Komplikationsrate weist der **respiratorassoziierte Pneumothorax** auf.

Diagnostik und Differentialdiagnose

Wegweisend ist bereits die Anamnese, wobei bei Risikopatienten immer an die Möglichkeit des Pneumothorax gedacht werden muß. Hervorzuheben sind hier die bronchopulmonalen Erkrankungen, vor allem wenn sie mit emphysematösen oder zystischen Veränderungen einhergehen. Bei *diffusen interstitiellen Lungenerkrankungen* kann der Spontanpneumothorax Signalcharakter für das Vorliegen bestimmter Formen der Lungenfibrose haben. Auffallend ist die hohe (mitunter beidseitige) Spontanpneumothoraxneigung bei der *opportunistischen Pneumozystisinfektion* (AIDS). Eine bedeutsame Komplikation ist der Spontanpneumothorax auch bei *lokalisierten Lungenerkrankungen* wie Tumoren, pleuropulmonalen Infektionen (Pneumonie, Lungenabszeß, Empyem, Tuberkulose), sowie generell bei Patienten unter maschineller Beatmung (*respiratorassoziierter Pneumothorax*). Eine Sonderform ist der **katameniale Pneumothorax** der im Zusammenhang mit der Menstruation und nahezu ausschließlich rechtsseitig auftritt. Besonders betroffen vom primären Spontanpneumothorax sind große und leptosome junge Männer mit einem Altersgipfel zwischen 20 und 30 Jahren. Dabei besteht eine auffällige Assoziation mit dem Zigarettenrauchen, dem ein 9- bis 100fach erhöhtes Risiko zugeordnet wird **(Evidenzgrad A; 8, 10, 11)**. Nach neueren Untersuchungen finden sich in dieser bislang als idiopathisch erachteten Fallgruppe ipsi- aber auch kontralateral in bis zu 100% diskrete strukturelle Lungenveränderungen im Sinne kleiner Blasen („blebs") und Bullae unter Bevorzugung der Oberlappen (sog. *„Emphysema Like Changes, ELC"*, 8, 10, 11). Das konkrete Pneumothoraxereignis korreliert anamnestisch offensichtlich weniger wie vielfach vermutet mit körperlicher Anstrengung als vielmehr mit barometrischen Druckschwankungen.

Die *Differentialdiagnose* umfaßt alle mit akuter Dyspnoe und Thoraxschmerz einhergehenden Erkrankungen, insbesondere den Myokard- und Lungeninfarkt. Charakteristische Befunde bei der **körperlichen Untersuchung** sind auf der betroffenen Seite verringerte Atemexkursionen, hypersonorer Klopfschall und ein abgeschwächtes bis aufgehobenes Atemgeräusch („silent chest"), deren Empfindlichkeit aber durch unterschiedliche Ausdehnung des Pneus und Differentialdiagnosen (Emphysem, Fibrothorax) eingeschränkt wird. Einseitig extrem tiefstehende, nicht-verschiebliche Lungengrenzen sprechen für einen Spannungspneumothorax. Die **Röntgen-Thoraxübersicht** – eventuell zusätzlich in Exspiration – deckt in der Regel einen Pneumothorax auf, die Differentialdiagnose zum großbullösen Emphysem ist aber mitunter schwierig. Hilfreich können bei zweifelhaften Befunden Lagewechsel und die kurzfristige Verlaufskontrolle (< 24 Stunden) sein. Bei versteifter Lunge durch interstitielle Lungenkrankheiten ist mitunter der Lungenkollaps gering und schwer erkennbar. Flüssigkeitsspiegel wie beim Hydro-, Sero-, Hämato-, Chylo- oder Pyopneumothorax sind beweisend für den pleuralen Lufteintritt. Die Abgrenzung vom großbullösem Emphysem und der Nachweis *lokalisierter gekammerter Pneus* gelingt überzeugend mit der **Computertomographie**. Ihre Empfindlichkeit für die Aufdeckung prädisponierender Blebs und Blasen beträgt allerdings nur etwa 80% (**Empfehlungsgrad B; 6, 10, 11**). Der Pneumothorax stellt eine klassische Indikation für die **internistische Thorakoskopie** dar, welche durch eine genaue Ursachenklärung (pathoanatomische Stadienzuordnung) wesentlich zur Diagnostik beitragen kann.

Therapie

Die Optionen in der **Akutversorgung** sind die alleinige Beobachtung unter Bettruhe inklusive O_2-Gaben (zur rascheren Resorption), und die Absaugung des Pneumothorax über die einfache Aspiration oder Drainageeinlage. Unter Berücksichtigung einer **Spontanresorptionsquote** von 1,2–1,8% pro Tag ist eine aktive Behandlungsindikation erst zu stellen bei Überschreiten einer Schwellenausdehnung von 15% des Hemithoraxvolumens (entsprechend einem apikalen Pneuspalt von > 1 cm) unter zusätzlicher Berücksichtigung von Symptomen und ggf. Grunderkrankungen. Als **Erfolgskriterium** für Absaugtechniken gilt die vollständige Lungenausdehnung innerhalb 7 (–10) Tagen und dann anhaltend über mindestens 30 Tage. Die Erfolgsquoten der **einfachen Aspiration** über eine Teflonkanüle streuen beim primären Spontanpneumothorax breit von 48–93% (Mittel 70%), erreichen beim sekundären Spontanpneumothorax aber nur 19–67% und zeigen darüber hinaus eine ausgeprägte inverse Altersabhängigkeit (**Empfehlungsgrad B; 1, 2, 3, 7, 8, 10**). Die Verwendung **dünnlumiger Katheter** < 14 F verbessert die Ergebnisse beim primären marginal auf 85% (–94%), immerhin aber auf ca. 80% beim sekundären Spontanpneumothorax (**Empfehlungsgrad B; 1, 2, 3, 4, 7, 10, 11**). Ein optimaler Behandlungserfolg von 96% für den primären und 92% für den sekundären Spontanpneumothorax wird erst durch die thorakale Saugtherapie mit **weitlumigen PVC-Drainagen** (>20 F) erzielt (**Empfehlungsgrad B; 2, 3, 7, 10, 11**). Die daraus abgeleiteten Konsensusempfehlungen europäischer wie amerikanischer Fachgesellschaften zur Akutversorgung lassen sich wie folgt zusammenfassen (3, 10):

1. Die alleinige Beobachtung ist gerechtfertigt beim kleinen (< 1 cm Pneuspalt) und/oder asymptomatischen primären Spontanpneumothorax.
2. Die Versorgung mit einfacher Aspiration oder kleinlumigen Kathetern kann beim symptomatischen primären Spontanpneumothorax im Rahmen einer Krankenhausaufnahme in $^2/_3$ der Fälle erfolgreich durchgeführt werden. Bei Mißerfolg sollte eine weitlumige Drainagetherapie – optimalerweise in Verbindung mit der Thorakoskopie – erfolgen.
3. Die Versorgung des großen, symptomatischen Lungenkollaps insbesondere mit Spannungserscheinungen sollte gleichermaßen beim primären und sekundären Spontanpneumothorax klinisch mittels weitlumiger Drainage erfolgen.
4. Sekundäre Spontanpneumothoraces sollten generell mit weitlumigen Drainagen versorgt werden, insbesondere in der Altersgruppe > 50 Jahre und wenn Erguß beteiligt ist (Seropneumothorax).

Technisch werden Drainagen unter Verwendung eines Troikarstilett- oder Troikarhülsensystems (z.B. System Buelau) funktionell am günstigsten und am sichersten über einen laterobasalen Zugang (mittlere Axillarlinie 5.–6. ICR) eingeführt. Mehrere Drainagen sind gelegentlich erforderlich. Besonders vorteilhaft ist im Rahmen der fachpneumologischen Versorgung die Einbeziehung der **Thorakoskopie**, die
– eine Stadienzuordnung einschließlich Möglichkeit der Fistellokalisation,
– eine optimale Drainagenplazierung,
– die Durchführung einer optimalen Talkpleurodese und
– ggf. auch die Indikationsstellung zur chirurgischen Präventivtherapie ermöglicht.

Hintergrund präventiver Überlegungen beim Spontanpneumothorax ist dessen hohe Rezidivneigung die mit einer Rate von 25–30% nach dem Ersterereignis beim primären bzw. 47% beim sekundären Spontanpneumothorax mit jedem Rezidiv erheblich zunimmt. Für die **Präventivtherapie** bzw. **definitive Versorgung** des Pneumothorax stehen **internistische Pleurodesetechniken** und chirurgische Verfahren im Sinne der **partiellen Pleurektomie** oder **Abrasio**, gegebenenfalls jeweils mit **Bullektomie** und **Adhäsiolyse**, zur Verfügung, die heute weitgehend minimal-invasiv über die „**video-assisted thoracic surgery**" (VATS) durchgeführt werden. Die Ergebnisse der **internistischen Talkpleurodese** kommen mit Langzeiterfolgsquoten bis zu 95% denen der chirurgischen Verfahren mit 98% sehr nahe. Allerdings gibt es hierzu bislang keine prospektiv kontrolliert ermittelten Studienergebnisse (**Empfehlungsgrad C; 2, 5, 6, 7**). Bezüglich der Kosteneffektivität bestehen keine signifikanten Unterschiede. Die pleurale Talk-Anwendung hat sich in diesem Zusammenhang in Langzeitbeobachtungen (> 30 Jahre) als sicher bezüglich eines hypothetischen karzinogenen Risikos erwiesen.

Eine Präventivtherapie des Spontanpneumothorax sollte beim ersten Rezidiv eingeleitet werden. Dabei sprechen für die Durchführung der **thorakoskopischen Pleurodese**:
– keine oder mäßig ausgedehnte pleuropulmonale Veränderungen (Stadium I, II, III),
– sekundärer Spontanpneumothorax,
– Lebensalter > 50 Jahre und
– relevante Nebenerkrankungen bzw. eingeschränkter Allgemeinzustand.

Umgekehrt sprechen für das **chirurgische Vorgehen**:
– ausgedehnte pleuropulmonale Veränderungen mit Bullae und Adhäsionen im Sinne des Stadiums II und IV,
– primärer Spontanpneumothorax,
– jugendliches Lebensalter und
– guter Allgemeinzustand.

Auch das Pneumothorax-Ersterereignis kann eine Indikation zur Präventivtherapie sein, wenn offensichtliche Risikofaktoren wie z.B. ausgedehnte Lungenveränderungen ersichtlich sind oder bestimmte berufliche oder private Belastungen (Tauchsport, Fliegen, Höhenaufenthalt, Bergsteigen, Arbeiten unter Überdruck) dies ratsam erscheinen lassen. Besondere Behandlungsprobleme wirft erfahrungsgemäß der barotraumatische, respiratorassoziierte Pneumothorax auf. Hier können Rezidive, persistierende bronchopleurale Fisteln oder Mediastinal- und Weichteilemphyseme komplexe Strategien erfordern mit drucksenkenden, (bezüglich der CO_2-Elimination) „permissiven" Beatmungsmodifikationen, einseitiger Beatmung, Jet-Ventilation, multiplen Drainagen und Pleurodeseversuchen.

Nachsorge

Die Nachsorge des Spontanpneumothorax zielt auf die Minimierung spezieller Risiken und Vermeidung von Auslösesituationen. Hierzu zählen beim primären Spontanpneumothorax die Nikotinkarenz und die Vermeidung ausgeprägter barometrischer Druckschwankungen wie unter Risiken ausgeführt, was auch eine entsprechende Berufsberatung erfordern kann. Außerdem muß den Patienten für den Bedarfsfall ein Erste-Hilfe-Management an die Hand gegeben werden. Für den sekundären Spontanpneumothorax kommt unter sorgfältiger Überwachung der Lungenfunktion eine optimale Therapieeinstellung der zumeist obstruktiven Atemwegserkrankungen hinzu.

Literatur

1. Andrivet P, Djedaini K, Teboul JL, Brochard L, Dreyfuss D: Spontaneous pneumothorax, comparison of thoracic drainage vs. immediate or delayed needle aspiration. Chest 108 (1995) 335–340.
2. Bauman MH, Strange Ch: Treatment of Spontaneous Pneumothorax. Chest 112 (1997) 789–804.
3. Henry M, Arnold T, Harvey J: BTS guidelines for the management of spontaneous pneumothorax. Thorax 58 (2003) 39–52.
4. Martin T, Fontana G, Olak J, Ferguson M: Use of a pleural catheter for the management of simple pneumothorax. Chest 110 (1996) 1169–1172.
5. Milanez JRC, Vargas FS, Filomeno LTB et al.: Intrapleural talc for the prevention of recurrent pneumothorax. Chest 106 (1994) 1162–1165.
6. Mitlehner W, Friedrich M, Dissmann W: Value of computer tomography in the detection of bullae and blebs in patients with primary spontaneous pneumothorax. Respiration 59 (1992) 221–227.
7. Noppen M, Patrick A, Driesen P et al.: Manual aspiration versus chest tube drainage in first episodes of primary spontaneous pneumothorax. A multicenter, prospective, randomised pilot study. Am J Respir Crit Care Med 165 (2002) 1240–1244.
8. Noppen M, Baumann MH: Pathogenesis and treatment of primary spontaneous pneumothorax: an overview. Respiration 70 (2003) 431–438.
9. Passlick B, Born C, Thetter O: Ergebnisse der minimal invasiven Chirurgie (MIC) bei der operativen Behandlung des rezidivierenden oder persistierenden primären Spontanpneumothorax. Pneumologie 51 (1997) 1135–1139.
10. Sahn SA, Heffner JE: Spontaneous pneumothorax. N Engl J Med 342 (2000) 868–874.
11. Schramel FMNH, PE Postmus, Vanderschueren RG: Current aspects of spontaneous pneumothorax. Eur Respir J 10 (1997) 1372–1379.
12. Vanderschueren RG. The role of thoracoscopy in the evaluation and management of pneumothorax. Lung (Suppl.) (1990) 1122–1125.

Abkürzungen

ACO	Adriamycin, Cyclophosphamid, Vincristin	FEV	forciertes exspiratorisches Volumen
AHI	Apnoe-Hypopnoe-Index	FEV_1	forciertes exspiratorisches Volumen in einer Sekunde („Atemstoß")
AIP	acute interstitial pneumonia	FIV_1	inspiratorische Einsekunden-Kapazität
ALI	acute lung injury	HR-CT	hochauflösende Computertomographie des Thorax
ANA	antinukleäre Antikörper	IC	inspiratorische Kapazität
ANCA	anti-neutrophil cytoplasmic antibodies	ICSD	International Classification of Sleep Disorders
ARDS	acute respiratory distress syndrome	ICS	inhalatives Glukokortikosteroid
ASB	assisted spontaneous breathing	INH	Isoniazid
AZV	Atemzugvolumen	IPF	Idiopathische Lungenfibrose
BAL	bronchoalveoläre Lavage	IVC	inspiratorische Vitalkapazität
BDP	Beclometasondipropionat	LOT	Langzeit-Sauerstofftherapie
BI(i)PAP	bilevel/biphasic positive airway pressure	MOTT	mycobacteriosis other than tuberculosis
BOOP	Bronchiolitis obliterans mit organisierender Pneumonie	MSLT	multipler Schlaflatenztest
CB	chronische (nichtobstruktive) Bronchitis	MWT	multipler Wachheitstest
CEP	chronische eosinophile Pneumonie	NAT	Nucleinsäure-amplifizierende Techniken
CEV	Carboplatin, Etoposid, Vincristin	nCPAP	nasaler „continuous positive airway pressure"
CF	Mukoviszidose, zystische Fibrose	NISP	nichtspezifische interstitielle Pneumonie
CFTR-Gen	cystic fibrosis transmembrane conductance regulatory gene	NNRTI	Nicht-nukleosidische Reverse-Transskriptase-Inhibitoren
COB	chronische obstruktive Bronchitis	NSIP	Non-specific interstitial pneumonia
COLD	chronic obstructive lung disease	NTM	non tuberculous mycobacteria
COPD	chronic obstructive pulmonary disease	OSA	obstruktive Schlafapnoe
CPAP	kontinuierlicher positiver Atemwegsdruck	OSAS	obstruktives Schlafapnoesyndrom
CSA	Cheyne-Stokes-Atmung	$PaCO_2$	arterieller Kohlendioxidpartialdruck
CVP	zentral venöser Druck	PaO_2	arterieller Sauerstoffpartialdruck
DGSM	Deutsche Gesellschaft für Schlafforschung und Schlafmedizin	PAP	pulmonal-arterieller Mitteldruck
DIOS	distales intestinales Obstruktionssyndrom	PAPS	systolischer pulmonalarterieller Druck
		PAWP	pulmonalvenöser Verschlußdruck
DIP	desquamative interstitielle Pneumonie	PCO_2	Kohlendioxidpartialdruck
DLCO-SB	Diffusionskapazität – Single breath	PE	Cisplatin, Etoposid
$ECCO_2$-R	CO_2-Elimination	PEEP	positive endexpiratory pressure
ECLA	CO_2-Elimination in Kombination mit partieller extrakorporaler Oxygenierung	PEF	peak expiratory flow
		PEG	Perkutane endoskopisch angelegte Gastrostomiesonde
EGKS	Europäische Gemeinschaft für Kohle und Stahl	PGE1	Prostaglandin E1
ELC	Emphysema-Like Changes	PI	Proteaseinhibitoren
EMB	Ethambutol	PO_2	Sauerstoffpartialdruck
ESS	Epworth Sleepness Scale	PS	pankreassuffizient

PSV	pressure support ventilation	SM	Streptomycin
PZA	Pyrazinamid	TRALI	Transfusion related acute lung injury
RMP	Rifampicin		
SBAS	schlafbezogene Atmungsstörungen	UIP	usual interstitial pneumonia
SDD	selektive digestive Dekontamination	VATS	Video-assisted Thoracic Surgery
SIRS	Systemic inflammatory response syndrome	VC	inspiratorische Vitalkapazität
		VILI	ventilator-induced lung injury
SIT	Spezifische Immuntherapie	ZSAS	zentrales Schlafapnoesyndrom

F

Bitte entnehmen Sie das Kapitel **F Arterielle Hypertonie** und ersetzen es durch das beiliegende **aktualisierte** Kapitel.

D ERKRANKUNGEN DES HERZENS UND DES KREISLAUFS

Stand Mai 2008

Inhaltsverzeichnis

1 **Herzinsuffizienz**
   M. Böhm, M. Kindermann

   Arterielle Hypertonie
   *J. Nürnberger (GfN), J. Mann (GfN),
   T. Philipp (GfN), B. E. Strauer (DGK)*
   s. F – Arterielle Hypertonie

2 **Systemische Hypotonie**
   W. v. Scheidt

   **Chronische pulmonale Hypertonie/
   Cor pulmonale**
   *F. Grimminger, H. A. Ghofrani, W. Seeger;
   Kommentator: G. Görge (DGK)*
   s. C – Erkrankungen der Atmungsorgane

3 **Bradykarde Herzrhythmusstörungen**
   B. Lemke, J. Brachmann
   3.1 Sinusknotensyndrom (Bradykardie-Tachykardie-Syndrom, Sick-Sinus-Syndrom)
   3.2 Sinuatrialer Block (SA-Block)
   3.3 Karotissinussyndrom
   3.4 Atrioventrikuläre Leitungsstörungen
   3.5 Intraventrikuläre Blockierungen
   3.6 Bradykardes Vorhofflimmern

4 **Tachykarde Herzrhythmusstörungen**
   P. Steinbigler, R. Haberl
   4.1 Supraventrikuläre Rhythmusstörungen
   4.1.1 Supraventrikuläre Extrasystolie
   4.1.2 Sinustachykardie
   4.1.3 Vorhofflimmern
   4.1.4 Vorhofflattern
   4.1.5 Atriale Tachykardie
   4.1.6 AV-Knotentachykardie
   4.1.7 Präexzitationssyndrome
   4.2 Ventrikuläre Rhythmusstörungen
   4.2.1 Ventrikuläre Extrasystolie
   4.2.2 Anhaltende Kammertachykardien/Kammerflimmern
   4.3 Risikostratifizierung asymptomatischer Patienten

5 **Synkope**
   W. v. Scheidt

6 **Koronare Risikofaktoren**
   H. Gohlke
   6.1 Ernährungsgewohnheiten und Hyperlipidämie
   6.2 Rauchen
   6.3 Hypertonie
   6.4 Übergewicht
   6.5 Verminderte Glukosetoleranz und Diabetes (s. auch H – Erkrankungen der endokrinen Organe und des Stoffwechsels)
   6.6 Bewegungsmangel
   6.7 Psychosoziale Faktoren und Stress
   6.8 Alkohol
   6.9 Chronische Entzündung und Infektion

7 **Koronare Herzkrankheit**
   J. Meyer, H.-J. Rupprecht

8 **Akuter Myokardinfarkt**
   C. Hamm, T. Voigtländer, J. Meyer

   Akute Lungenembolie
   Autor: *U. Tebbe (DGK)*
   Experten: *W. Theiss (DGA),
   R. Dierkesmann (DGP)*
   s. C – Erkrankungen der Atmungsorgane

9 **Erkrankungen der Aorta thoracalis**
   R. Erbel

   Abdominelles Aortenaneurysma
   *L. Caspary (DGA), H. Heidrich (DGA),
   H. Landgraf, A. H. Hinrichs, V. Hombach (DGK),
   H.-H. Osterhues (DGK),*
   s. E – Erkrankungen der Gefäße

10 **Traumata des Herzens und der großen intrathorakalen Gefäße**
   R. Erbel

11 **Akute Karditiden**
   11.1 Myokarditis
         H. Sigusch
   11.2 Perikarditis
         H. Sigusch
   11.3 Endokarditis
         C. Naber, H. Seifert

12 *Beitrag entfällt; der Inhalt ist im Beitrag D11.3 enthalten*

13 **Kardiomyopathien**
   G. Beer, H. Kuhn, T. Lawrenz, C. Stellbrink
   13.1 Hypertrophische Kardiomyopathien
   13.2 Dilatative Kardiomyopathie
   13.3 Arrhythmogene rechtsventrikuläre Kardiomyopathie (ARVCM)
   13.4 Andere Herzmuskelerkrankungen

14 **Erworbene Herzklappenfehler**
   R. Hoffmann, P. Hanrath
   14.1 Mitralklappenstenose
   14.2 Mitralklappeninsuffizienz und Mitralklappenprolaps
   14.2.1 Mitralklappeninsuffizienz
   14.2.2 Mitralklappenprolaps
   14.3 Aortenklappenstenose
   14.4 Aortenklappeninsuffizienz
   14.5 Pulmonal- und Trikuspidalklappenfehler
   14.6 Nachsorge bei prothetischem Herzklappenersatz

15 **Angeborene Fehlbildungen des Herzens und der großen Gefäße im Erwachsenenalter**
   S. Mohr-Kahaly
   15.1 Links- und rechtsseitige Obstruktionen
   15.1.1 Kongenitale bikuspide Aortenklappe

15.1.2 Kongenitale Aortenstenose
15.1.3 Aortenisthmusstenose
15.1.4 Pulmonalstenose
15.2 Shuntvitien
15.2.1 Vorhofseptumdefekt (ASD) und offenes Foramen ovale (PFO)
15.2.2 Ventrikelseptumdefekt (VSD)
15.2.3 Ductus arteriosus Botalli
15.3 Komplexe Vitien
15.3.1 Fallotsche Tetralogie
15.3.2 Transposition der großen Gefäße

16 Herztumore
H. Lambertz

17 Funktionsanalyse implantierter Herzschrittmacher und Defibrillatoren
17.1 Herzschrittmacher
D. Andresen, B. Lemke
17.2 Kardioverter-Defibrillator
H. Klein

1 Herzinsuffizienz

M. Böhm, M. Kindermann

Definition

Die WHO definiert die Herzinsuffizienz pathophysiologisch und klinisch.

- **Pathophysiologische Definition:** Herzinsuffizienz ist die Unfähigkeit des Herzens, Blut und daher Sauerstoff und Substrate in ausreichender Menge in die Körperperipherie zu transportieren. Daraus entstehen charakteristische neurohumorale, renale und andere Symptome, die mit der schlechten Prognose der Herzinsuffizienz assoziiert sind.
- **Klinische Definition:** Herzinsuffizienz ist das Syndrom der Luftnot und der Erschöpfbarkeit, das mit einer nachweisbaren Herzerkrankung assoziiert ist. Häufig bestehen klinische Zeichen der Flüssigkeitsretention (z.B. Ödeme). Die klinische Diagnose erfordert also das Vorliegen einer signifikanten Herzerkrankung und dadurch bedingte typische Symptome.

Die American Heart Association hat 2001 eine **Stadieneinteilung** der chronischen Herzinsuffizienz eingeführt.

Stadium A:
Risikokonstellation für die zukünftige Entwicklung einer Herzinsuffizienz (z.B. Hochdruck, koronare Herzkrankheit, Diabetes mellitus, kardiotoxische Medikation, familiäre Disposition für Kardiomyopathien). Eine strukturelle Herzerkrankung lässt sich nicht nachweisen. Herzinsuffizienzsymptome bestehen nicht.

Stadium B:
Asymptomatische strukturelle Herzerkrankung (vorangegangener Myokardinfarkt, asymptomatische linksventrikuläre Dysfunktion, asymptomatische Herzklappenerkrankung).

Stadium C:
Symptomatische strukturelle Herzerkrankung. Es spielt keine Rolle, ob die Symptome (z.B. Kurzatmigkeit, Leistungsschwäche) aktuell bestehen, nur in der Vorgeschichte bestanden haben oder unter Medikation behoben sind.

Stadium D:
Therapieresistente terminale Herzinsuffizienz, d.h. trotz maximaler medikamentöser Therapie gelingt eine Symptomkontrolle nicht. Beschwerden in Ruhe oder bei geringster körperlicher Anstrengung.

Zur Einschätzung des funktionellen Schweregrades hat sich die **Klassifikation der New York Heart Association** bewährt: NYHA I: keine Einschränkung im Alltag; NYHA II: leichte Einschränkung; NYHA III: schwere Einschränkung; NYHA IV: weitgehende Immobilisierung.

Die Europäische Gesellschaft für Kardiologie (ESC) hat 2007 den Begriff der **fortgeschrittenen chronischen Herzinsuffizienz** (advanced chronic heart failure, ACHF [1]) eingeführt. Damit werden schwer herzinsuffiziente (NYHA III/IV) Patienten zusammengefasst, die trotz optimierter medikamentöser und nichtmedikamentöser Therapie hochgradig belastungslimitiert bleiben (6-Minuten-Gehstrecke < 300 m, maximale Sauerstoffaufnahme < 12–14 ml/min/kg), rezidivierend hydropisch oder im Vorwärtsversagen dekompensieren und regelmäßig (wenigstens halbjährlich) stationär behandelt werden müssen.

Ausschlussdiagnostik

Erkrankungen der Lunge oder Anämien, die ebenfalls mit Atemnot und leichter Erschöpfbarkeit einhergehen, müssen ausgeschlossen werden. Nichtkardiale Ursachen einer Flüssigkeitsretention wie Nieren- und Lebererkrankungen, venöse oder lymphatische Abflussstörungen, Veränderungen der Blutzusammensetzung (z.B. Hypoproteinämie) oder der Kapillarpermeabilität (z.B. capillary leakage syndrome bei Entzündungen) sind ebenfalls auszuschließen.

Nachweisdiagnostik

Anamnese, klinische und technische Untersuchungen haben das Ziel, die den klinischen Symptomen der Herzinsuffizienz zugrunde liegenden Herzerkrankungen zu charakterisieren. Ursachen, die Herzinsuffizienz auslösen und aggravierende Veränderungen anderer Organsysteme müssen erkannt werden.

Anamnese

Vorangegangene Myokardinfarkte, Angina pectoris, bekannte Herzklappenerkrankungen, durchgemachtes rheumatisches Fieber, Herzrhythmusstörungen und die Anwesenheit kardiovaskulärer Risikofaktoren (Rauchen, arterielle Hypertonie, Diabetes mellitus, Hyperlipidämie, familiäre Disposition, kardiotoxische Chemotherapie) machen die Diagnose wahrscheinlicher. Atemnot in liegender Körperposition (Orthopnoe) und nächtliche Atemnotanfälle, die sich nach Aufsitzen und Einnahme von Nitroglyzerin bessern, sind spezifischere Symptome einer Herzinsuffizienz als alleinige Belastungsdyspnoe. Das isolierte Vorliegen von Anämie, Lungen-, Leber- oder Nierenerkrankungen reduziert die Wahrscheinlichkeit der Diagnose.

Basisuntersuchungen

Körperliche Untersuchung: Periphere Ödeme sind häufig aber unspezifisch. Pulmonale Rasselgeräusche, ein dritter oder vierter Herzton (Galopprhythmus) weisen auf eine Linksherzinsuffizienz mit erhöhtem linksventrikulärem Füllungsdruck hin. Ein positiver hepatojugulärer Reflux, gestaute Jugularvenen, rechtsseitige Oberbauchschmerzen infolge einer Leberkapseldehnung bei Hepatomegalie und Aszites (selten) sind Zeichen der Rechtsherzinsuffizienz. Pleuraergüsse, die meist rechtsseitig lokalisiert sind, treten sowohl bei Rechts- als auch bei Linksherzdekompensation auf und sind am häufigsten bei kombinierter Rechts- und Linksherzinsuffizienz. Herzgeräusche können auf ein Vitum als Ursache der Herzinsuffizienz hinweisen, treten aber auch sekundär z.B. als relative Mitral- oder Trikuspidalinsuffizienz bei progredienter Kardiomegalie auf. Eine periphere Zyanose kommt nur bei hochgradiger Herzinsuffizienz vor. Ein niedriger Blutdruck kann auf ein vermindertes Herzzeitvolumen bei fortgeschrittener systolischer Funktionsstörung oder eine Übertherapie mit Vasodilatanzien hinweisen. Erhöhte Blutdruckwerte sind typisch für die hypertensive Herzerkrankung, die zu einer diastolischen Funktionsstörung führt.

Laboruntersuchungen: Notwendige Laboruntersuchungen sind Hämoglobin, Erythrozyten, Serum-Kreatinin, Serum-Elektrolyte, Leberfunktionswerte, Serum-Albumin, TSH, Urinanalyse. Bei akuter Verschlechterung einer Herzinsuffizienz muss ein Myokardinfarkt ausgeschlossen werden (Troponin, CK). Bei Endokarditisverdacht ist die Entnahme von Blutkulturen und die Bestimmung von BSG und CRP erforderlich. Die Bestimmung der Serumkonzentrationen der **natriuretischen Peptide** (BNP, NT-proBNP) eignet sich wegen des hohen negativen prädiktiven Wertes von 87–98% vor allem zur Ausschlussdiagnostik bei unklarer Luftnot.

Technische Untersuchungen

EKG: Ein pathologisches EKG kann auf die Ursache einer Herzinsuffizienz hinweisen. Auf folgende EKG-Veränderungen ist zu achten: ST-T-Änderungen (myokardiale Ischämie, Myokarditis); pathologische Q-Zacken und R-Zacken-Verlust (Herzinsuffizienz aufgrund von Myokardinfarktnarben); linksventrikuläre Hypertrophiezeichen (z.B. positiver Sokolow-Index bei hypertensiver Herzkrankheit); Rechtsherzbelastungszeichen (z.B. neu aufgetretener SIQIII-Typ bei Cor pulmonale); Niedervoltage (Perikarderguss, Kardiomyopathie); Vorhofflimmern mit tachykarder Überleitung (Herzinsuffizienz durch Schilddrüsenerkrankungen oder hohe Kammerfrequenz); Bradyarrhythmien (Herzinsuffizienz aufgrund niedriger Herzfrequenz). Ein Linksschenkelblock kann Ausdruck einer fortgeschrittenen linksventrikulären Schädigung sein. Ein völlig normales EKG schließt eine Einschränkung der linksventrikulären systolischen Funktion mit einer Wahrscheinlichkeit von 90% aus.

Röntgen-Thoraxuntersuchung: Ein vergrößertes Herz – einfach zu messen als Herz-Thorax-Quotient – spricht für eine Einschränkung der linksventrikulären Pumpfunktion. Ein normal großes Herz schließt eine Herzinsuffizienz nicht aus. Eine Dilatation der apikalen Lungenvenen, ein interstitielles oder alveoläres Lungenödem sind Folgeerscheinungen einer eingeschränkten Pumpfunktion, die sich unter einer diuretischen Therapie zurückbilden. Spezifische Veränderungen können auf Herzerkrankungen hinweisen (Klappenverkalkungen, Dilatation einzelner Herzkammern, z.B. des linken Vorhofes bei Mitralvitien, Rezirkulationsherz, Perikardverkalkungen). Die Röntgen-Thoraxuntersuchung ist auch hilfreich bei der Ausschlussdiagnose von Lungenerkrankungen.

Nichtinvasive Beurteilung der linksventrikulären Funktion: Hierzu eignen sich die Echokardiographie, Magnetresonanztomographie, Radionuklidventrikulographie und Belastungsuntersuchungen.

Echokardiographie: Die Echokardiographie ist die Methode der ersten Wahl zur Aufdeckung einer strukturellen Herzerkrankung. Sie erlaubt gleichzeitig eine Beurteilung der myokardialen Struktur und Funktion, des Klappenapparates und des Perikards. Mit Hilfe der Echokardiographie kann in der Regel zwischen einer vorherrschenden systolischen und diastolischen Funktionsstörung (z.B. bei hypertensiver Herzerkrankung) differenziert werden.

Magnetresonanztomographie (Kardio-MRT): Das Kardio-MRT ermöglicht eine Darstellung der kompletten Morphologie des Herzens, seiner benachbarten Strukturen und der intrakardialen (Vorhöfe, Ventrikel) und intravasalen Volumina. Das Kardio-MRT ist die exakteste und reproduzierbarste Methode zur Volumenbestimmung der Herzhöhlen, zur Messung von Wanddicken und der linksventrikulären Muskelmasse. Herzbewegung und Klappenfunktion können ebenfalls beurteilt werden (Cine-MR-mode, Gradientenechos).

Radionuklidventrikulographie: Diese Alternativmethode erlaubt die Messung der linksventrikulären Ejektionsfraktion, falls echokardiographisch kein ausreichendes Schallfenster besteht.

Belastungsuntersuchungen: Eine Einschränkung der Belastbarkeit ist charakteristisch, aber nicht spezifisch für die Herzinsuffizienz. Die Ergometrie eignet sich zur Einschätzung des Schweregrades und zur Beurteilung des Therapieerfolgs. Die Spiroergometrie gestattet mit der Messung der maximalen Sauerstoffaufnahme eine exakte Quantifizierung der Leistungseinschränkung und Angaben zur Prognose.

Invasive Diagnostik

Eine invasive kardiologische Diagnostik kann sinnvoll sein, um die zugrunde liegende Herzerkrankung zu klassifizieren und die Indikation für spezifische therapeutische Maßnahmen (Revaskularisierung, Klappenersatz etc.) abzuwägen. Die Koronarangiographie ist notwendig, um eine ischämische Ursache bei einem dilatierten Ventrikel (Differenzialdiagnose: Kardiomyopathie) auszuschließen. Bei Patienten mit ischämischer Herzerkrankung muss die Möglichkeit einer Revaskularisierung abgeklärt werden. Die histologische Untersuchung einer endomyokardialen Biopsie kann infiltrative (z.B. Amyloidose) oder entzündliche Herzerkrankungen (Myokarditis, Vaskulitis, Abstoßung nach Herztransplantation etc.) erkennen. Die Messung der Drücke im kleinen Kreislauf und des Herzminutenvolumens durch eine Rechtsherzkatheteruntersuchung in Ruhe und unter Belastung stellt ein Standardverfahren zur Beurteilung der kardialen Pumpfunktion dar. Intensivmedizinisch können Patienten mit einer kritisch verminderten Herzauswurfleistung mittels Rechtsherzkatheter überwacht werden.

Therapie

Grundsätzlich gilt, dass möglichst eine Kausaltherapie der zugrunde liegenden kardialen Erkrankung eingeleitet werden sollte, z.B. Einstellung der Hypertonie (**Empfehlungsgrad A; L1, L2, L3**), Korrektur von Klappenvitien (**Empfehlungsgrad A; L1, L2, L3**), Revaskularisierung (**Empfehlungsgrad A; L1, L2, L3**), antiarrhythmische Therapie (**Empfehlungsgrad A; L1, L2, L3**). Allgemeinmaßnahmen wie Gewichtsreduktion (BMI $\leq$ 25 kg/m^2), natriumarme

Diät (Kochsalzzufuhr < 3 g/Tag), Flüssigkeitsrestriktion und die Vermeidung von Alkohol und Tabak sind unabdingbar (**Empfehlungsgrad B; L1, L2, L3**). Bei ausgeprägter Rechtsherzinsuffizienz ist anfangs die intravenöse der oralen Medikation vorzuziehen (**Empfehlungsgrad C; L1, L2, L3**). Bei stabiler Herzinsuffizienz der NYHA-Stadien II und III kann ein dosiertes körperliches Trainingsprogramm die Lebensqualität und Leistungsfähigkeit signifikant steigern, ohne dass eine Verschlechterung der kardialen Funktion befürchtet werden muss (**Empfehlungsgrad B; L1, L2, L3**).

Medikamentöse Therapie

Diuretika

Bei symptomatischer Herzinsuffizienz reduzieren Diuretika die Symptome, verbessern die Belastbarkeit und erhöhen die Lebensqualität (**Empfehlungsgrad A; L1, L2, L3**). Deshalb sollte sofort bei Zeichen der Überwässerung mit einer Diuretikatherapie begonnen werden (**Empfehlungsgrad B; L1, L2, L3**). Pharmakokinetische Unterschiede zwischen Diuretika bestehen vor allem in Bezug auf ihre orale Bioverfügbarkeit, Plasmaeiweißbindung und Metabolisierung. Schleifendiuretika (Furosemid, Torasemid, Etacrynsäure, Bumetanid, Piretanid) wirken kurz und sehr stark (Wirkdauer 2–5 h, bei Torasemid 6–12 h). Thiaziddiuretika (Chlorothiazid, Hydrochlorothiazid, Metolazon, Chlortalidon) wirken länger (8–14 h). Sie sollten bei Kreatininwerten über 1,6–1,8 mg/dl oder einer Kreatininclearance unter 30 ml pro Minute nicht angewandt werden. Kaliumsparende Diuretika (Triamteren, Amilorid, Spironolacton, Eplerenon) können einem Kaliumverlust entgegenwirken. Eine Kombination von Diuretika ist möglich. Neben einer Kombination von Schleifendiuretika mit kaliumsparenden Diuretika zur Reduktion von Kaliumverlusten ist das Prinzip der „sequentiellen Nephronblockade" angewandt worden (**Empfehlungsgrad B; L1, L2, L3**). Die Therapie mit Schleifendiuretika in Kombination mit Thiaziddiuretika (z.B. Furosemid plus Metolazon) kann effizient die Dosen der Schleifendiuretika reduzieren. Unerwünschte Wirkungen der Thiazid- und Schleifendiuretika sind Kalium- und Magnesiumverluste, Hämokonzentration, Hypovolämie, Veränderungen der Glukosetoleranz, Hyperurikämie, Allergien, Pankreatitiden (sehr selten bei Thiaziden) und Störungen der erektilen Funktion. Kontraindikationen für Schleifendiuretika und Thiazide sind Hypokaliämien, Hyperkalzämien (bei Thiaziddiuretika) und schwere Leberfunktionsstörungen. Kaliumretinierende Diuretika sind bei Niereninsuffizienz sowie Hyperkaliämie kontraindiziert.

Aldosteronantagonisten

Spironolacton (25 mg/Tag) vermindert Sterblichkeit und Morbidität bei höhergradiger Herzinsuffizienz (NYHA III–IV) mit eingeschränkter systolischer Funktion (**Empfehlungsgrad A; Ib; L1, L2, L3**). Eplerenon reduziert Sterblichkeit und Morbidität bei herzinsuffizienten Patienten, die nach akutem Myokardinfarkt eine eingeschränkte systolische Funktion aufweisen (**Empfehlungsgrad A; Ib; L1, L2, L3**). Im Unterschied zu Spironolacton verursacht der selektivere Aldosteronantagonist Eplerenon keine Gynäkomastie.

Herzglykoside

Bei tachysystolischem Vorhofflimmern oder -flattern sind Herzglykoside unabhängig vom Ausmaß der linksventrikulären Dysfunktion und dem Grad der Herzinsuffizienz indiziert, um eine Senkung der pathologisch erhöhten Kammerfrequenz zu erreichen (**Empfehlungsgrad A, Ib; L1, L2, L3**). Bei dieser Indikation bietet sich eine Kombination von Herzglykosiden mit β-Blockern an (**Empfehlungsgrad B; L1, L2, L3**). Bei erhaltenem Sinusrhythmus sind Herzglykoside dann indiziert, wenn die Ejektionsfraktion deutlich vermindert ist und trotz einer Therapie mit ACE-Hemmern, β-Blockern und Diuretika Herzinsuffizienzsymptome fortbestehen (**Empfehlungsgrad A, IIa; L1, L2, L3**). Nicht indiziert sind Herzglykoside bei Cor pulmonale ohne begleitende Linksherzinsuffizienz und bei Patienten im Sinusrhythmus, deren Herzinsuffizienz eine diastolische Funktionsstörung zugrunde liegt (z.B. hypertensive Herzkrankheit mit normaler EF). Herzglykoside haben keinen Einfluss auf die Gesamtsterblichkeit. Sie verbessern die Symptomatik und Leistungsfähigkeit und verringern die Wahrscheinlichkeit, wegen einer Verschlechterung der Herzinsuffizienz in ein Krankenhaus aufgenommen zu werden (**Empfehlungsgrad A; Ib; L1, L2, L3**). Bei Überdosierungen kommen tachykarde und bradykarde Rhythmusstörungen, gastrointestinale Effekte (Appetitlosigkeit, Übelkeit, Erbrechen, Leibschmerzen, Durchfälle), neurotoxische Störungen (Müdigkeit, Kopfschmerz, Verwirrtheit, selten Sehstörungen in Form von Grüngelbsehen) vor. Die Glykosidempfindlichkeit nimmt bei einer Myokardischämie, Hypokaliämie, Hyperkalzämie, Hypothyreose, Amyloidose und im höheren Lebensalter zu. Verstärkungen der heterotopen Reizbildung können durch Sympathomimetika und durch Methylxanthine bewirkt werden. Bei chronischer Herzinsuffizienz kann die Digitalistherapie mit der Erhaltungsdosis begonnen und fortgeführt werden. Zur rascheren Frequenzkontrolle bei Vorhofflimmern kann eine mittelschnelle orale, oder in Ausnahmefällen eine schnelle intravenöse Aufsättigung erforderlich sein. Zumindest bei Männern scheint sich ein optimales Nutzen-Risiko-Verhältnis für eine chronische Digoxintherapie zu ergeben, wenn eine relativ geringe Serumkonzentration von 0,5-0,8 ng/ml angestrebt wird (**Empfehlungsgrad B; 2**). Eine Erhöhung der Plasmadigoxinkonzentration wird nach zusätzlicher Gabe von Chinidin, Amiodaron, Verapamil, Diltiazem und Nifedipin beobachtet. Herzglykoside sind kontraindiziert bei allen Formen der Bradykardie (z.B. AV-Block II. und III. Grades, Sinusknotensyndrom, Karotissinus-Syndrom); ferner bei WPW-Syndrom, Hypokaliämie, Hyperkalzämie und hypertrophisch obstruktiver Kardiomyopathie.

ACE-Hemmstoffe

ACE-Hemmstoffe sollten wegen ihres positiven Einflusses auf Mortalität, Morbidität und Lebensqualität bei allen Patienten mit linksventrikulärer systolischer Dysfunktion und manifester Herzinsuffizienz angewandt werden (**Empfehlungsgrad A, Ia; L1, L2, L3**). Sie werden mit β-Blockern, Diuretika und Herzglykosiden kombiniert. Auch bei asymptomatischen Patienten mit signifikanter linksventrikulärer Dysfunktion (EF ≤ 40%) sind ACE-Hemmer indiziert, da sie die Morbidität (**Empfehlungsgrad A, Ia; L1, L2, L3**) und nach abgelaufenem Myokardinfarkt auch die Mortalität senken (**Empfehlungsgrad A, Ib; L1, L2, L3**). Die Therapie beginnt generell mit niedrigen Erstdosen, die dann konsequent und unabhängig von der Verbesserung der Symptomatik bis zu den Zieldosen auftitriert werden sollten, die sich in den großen Studien als effektiv erwiesen haben (**Empfehlungsgrad A, Ib; L1, L2, L3**).

Im Prinzip ist zwischen einzelnen ACE-Hemmern kein Unterschied in ihrer Wirksamkeit belegt. Unterschiedlich sind pharmakokinetische Eigenschaften (Elimination bei Niereninsuffizienz). An unerwünschten Wirkungen tritt insbesondere die initiale Hypotonie auf, die bei Patienten mit stark aktiviertem Renin-Angiotensin-System (z.B. bei Hypovolämie, Hyponatriämie unter hoch dosierter Diuretikatherapie) beobachtet wird. Das seltene angioneurotische Ödem kann lebensbedrohlich sein. Ein auftretender Hustenreiz kann zum Therapieabbruch führen (Häufigkeit etwa 3–18%). Eine Überwachung der Nierenfunktion ist bei Behandlungsbeginn notwendig. Zu den Kontraindikationen müssen gerechnet werden: eine Überempfindlichkeit gegen ACE-Hemmstoffe, ein angioneurotisches Ödem in der Anamnese, beidseitige Nierenarterienstenosen oder Nierenarterienstenose bei Einzelniere, höhergradige Aorten- oder Mitralklappenstenosen, hypertrophe obstruktive Kardiomyopathie, Schwangerschaft/Stillzeit, Hyperkaliämie und schwere Leberfunktionsstörungen. Relative Kontraindikationen sind Lebererkrankungen und Zustand nach Nierentransplantation. Arzneimittelinteraktionen bestehen mit kaliumsparenden Diuretika (Hyperkaliämie), nichtsteroidalen Antiphlogistika (Abschwächung der ACE-Hemmer-Wirkung, Verschlechterung der Nierenfunktion), Allopurinol (anaphylaktische Reaktionen, Leukozytopenien) und Immunsuppressiva (Leukozytopenien). Weitere unerwünschte Wirkungen und Arzneimittelinteraktionen sind den Produktinformationen der individuellen Substanzen zu entnehmen.

AT1-Rezeptorantagonisten

AT1-Rezeptorantagonisten reduzieren ähnlich wie ACE-Hemmstoffe die Sterblichkeit bei der chronischen Herzinsuffizienz infolge linksventrikulärer systolischer Dysfunktion (**Empfehlungsgrad A, Ia; L1, L2, L3**). Bei ACE-Hemmstoffunverträglichkeit sind AT1-Antagonisten indiziert (**Empfehlungsgrad A, Ia; L1, L2, L3**) und sollten dann als Komponente der üblichen Standardtherapie mit β-Blockern, Diuretika und Herzglykosiden verabreicht werden. Bei linksventrikulärer Dysfunktion oder Herzinsuffizienz im Anschluss an einen Myokardinfarkt sind AT1-Rezeptorantagonisten und ACE-Hemmer gleichberechtigte Alternativen zur Senkung der Sterblichkeit (**Empfehlungsgrad A, Ia; L1, L2, L3**). Die zusätzliche Gabe von AT1-Antagonisten zu ACE-Hemmstoffen führt bei Herzinsuffizienz zu einer Verminderung der Morbidität (Candesartan, Valsartan) und der kardiovaskulären Sterblichkeit (Candesartan). Die Gesamtsterblichkeit wird nicht signifikant reduziert (**Empfehlungsgrad A, IIa; L1, L2, L3**). Bei der Kombinationstherapie mit ACE-Hemmstoff und AT1-Rezeptorantagonist muss mit einer erhöhten Rate von Hyperkaliämien und Kreatinanstiegen gerechnet werden. Kontraindiziert sind AT1-Antagonisten bei der beidseitigen Nierenarterienstenose oder der Nierenarterienstenose bei Einzelniere, höhergradiger Aorten- oder Mitralklappenstenose, hypertropher obstruktiver Kardiomyopathie, Schwangerschaft/Stillzeit und Hyperkaliämien. Chronischer Husten und angioneurotische Ödeme sind seltener als bei ACE-Hemmern. Arzneimittelinteraktionen und unerwünschte Wirkungen sind den Produktinformationen der individuellen Substanzen zu entnehmen.

β-Blocker

Bei herzinsuffizienten Patienten mit eingeschränkter Ejektionsfraktion führt die additive Gabe von Carvedilol, Bisoprolol und Metoprololsuccinat zusätzlich zu einem ACE-Hemmer und Diuretikum zu einer signifikanten Reduktion der Gesamtsterblichkeit (**Empfehlungsgrad A, Ia; L1, L2, L3**). Nebivolol senkt bei älteren Patienten (≥ 70 Jahre) zwar nicht die Gesamtsterblichkeit, reduziert aber den kombinierten Endpunkt aus Morbidität und Mortalität (**Empfehlungsgrad A, Ib; L3**). Auch im NYHA-Stadium I (asymptomatische linksventrikuläre Dysfunktion) besteht eine prognostische Indikation für eine Kombination aus β-Blocker und ACE-Hemmer (**Empfehlungsgrad A, Ib; L2**). Der Beginn einer β-Blockertherapie muss bei Herzinsuffizienz immer einschleichend erfolgen, da initial eine klinische Verschlechterung eintreten kann. Wie bei den ACE-Hemmern sollten grundsätzlich die Zieldosen angestrebt werden, die sich in den großen Studien bewährt haben (**Empfehlungsgrad A, Ib; L1, L2, L3**).

Andere Medikamente

Vasodilatanzien (z.B. Hydralazin und Nitrate) verbessern die Prognose der Herzinsuffizienz (**Empfehlungsgrad A, Ib; L1, L2, L3**). Ihre Wirkung ist allerdings geringer als die von ACE-Hemmstoffen. Deshalb sind sie Ausweichpräparate, wenn sowohl gegen ACE-Hemmstoffe als auch gegen AT1-Rezeptorantagonisten eine Unverträglichkeit besteht (**Empfehlungsgrad A, Ib; L1, L2, L3**). Bei Schwarzafrikanern reduziert die additive Gabe einer Hydralazin-Nitrat-Kombination zusätzlich zu einer Standardtherapie aus β-Blockern und ACE-Hemmern signifikant die Gesamtsterblichkeit (**Empfehlungsgrad A, Ib; L1, L2, L3**). Vergleichbare Daten bei anderen ethnischen Gruppen liegen nicht vor. Kalzium-Antagonisten sind bei Herzinsuffizienz nicht indiziert (**Empfehlungsgrad A, Ia; L1, L2, L3**).
Positiv inotrope Substanzen: Katecholamine (Dobutamin), Phosphodiesterasehemmstoffe (Enoximon, Milrinon) und Kalziumsensitizer (Levosimen-

dan) sind zur Therapie der akuten oder akut dekompensierten chronischen Herzinsuffizienz (**Empfehlungsgrad B, IIa;** L1, L2, L3), nicht aber für die Dauerbehandlung der chronisch stabilen Herzinsuffizienz (**Empfehlungsgrad A, Ib;** L1, L2, L3) geeignet.

Antithrombotika: Wegen häufiger thromboembolischer Komplikationen sollten herzinsuffiziente Patienten mit Vorhofflimmern antikoaguliert werden (**Empfehlungsgrad A, Ia;** L1, L2, L3). Bei erhaltenem Sinusrhythmus und hochgradig eingeschränkter Pumpfunktion kann eine Antikoagulation indiziert sein, wenn systemische oder pulmonale Embolien vorausgegangen sind (**Empfehlungsgrad B;** L1, L2, L3). Die Antikoagulation muss in Abwägung des Blutungsrisikos (Komplikationsrate 0,6–2% pro Jahr) durchgeführt werden. Patienten mit koronarer Herzkrankheit sollten zur Verhinderung koronarischämischer Ereignisse einen Thrombozytenaggregationshemmer erhalten (ASS 100 mg/Tag). Nach Myokardinfarkt mit Ausbildung eines thrombushaltigen Ventrikelaneurysmas wird eine zeitlich begrenzte Antikoagulation für 3 bis 6 Monate empfohlen (**Empfehlungsgrad C;** L1, L2, L3).

Antiarrhythmische Therapie: Bei Patienten mit supraventrikulären Rhythmusstörungen (Vorhofflimmern, Vorhofflattern) sollte der Versuch einer Überführung in den Sinusrhythmus durch medikamentöse Maßnahmen (z.B. Amiodaron) oder Kardioversion unternommen werden (**Empfehlungsgrad B, IIa;** L1, L2, L3, s. Beitrag D4 „Tachykarde Herzrhythmusstörungen"). Bei fortbestehendem Vorhofflimmern ist eine medikamentöse Frequenznormalisierung anzustreben (**Empfehlungsgrad B, IIa;** L1, L2, L3). Mit Ausnahme der β-Blocker können Antiarrhythmika die Prognose bei Herzinsuffizienz nicht verbessern. Zur symptomatischen Therapie ist neben β-Blockern Amiodaron das Antiarrhythmikum der Wahl, da es zumindest mortalitätsneutral ist.

Bei hämodynamisch kompromittierenden, anhaltenden Kammertachykardien, Synkopen, Präsynkopen oder überlebtem plötzlichem Herztod infolge ventrikulärer Tachyarrhythmien besteht die Indikation zur Implantation eines automatischen Kardioverter-Defibrillators (ICD) (**Empfehlungsgrad A, Ia;** L4). Eine ICD-Indikation liegt auch dann vor, falls im Rahmen einer Synkope keine EKG-Dokumentation erfolgte, aber die linksventrikuläre Funktion eingeschränkt (EF ≤ 40%) und bei der elektrophysiologischen Untersuchung eine Kammertachykardie induzierbar ist (**Empfehlungsgrad A, Ia;** L4). Patienten mit postinfarziell eingeschränkter Pumpfunktion (EF ≤ 40%) und asymptomatischer, nichtanhaltender Kammertachykardie sollten elektrophysiologisch untersucht werden. Falls sich hierbei eine anhaltende Kammertachykardie auslösen lässt, besteht eine primärprophylaktische Indikation zur ICD-Implantation (**Empfehlungsgrad A, Ib;** L4). Bei Patienten, die nach einem Myokardinfarkt (Zeitabstand ≥ 1 Monat) weiterhin eine hochgradig eingeschränkte Pumpfunktion (EF ≤ 30%) aufweisen, verbessert eine ICD-Implantation auch ohne den Nachweis ventrikulärer Arrhythmien die Prognose (**Empfehlungsgrad A, Ib;** L4). Herzinsuffiziente Patienten ischämischer und nichtischämischer Genese der NYHA-Klassen II/III mit einer EF ≤ 35% profitieren prognostisch von einer primärprophylaktischen ICD-Implantation, sofern die Lebenswartung voraussichtlich mehr als 2 Jahre beträgt (**Empfehlungsgrad A, Ib;** L4). Bei linksventrikulärer Dysfunktion mit EF ≤ 35% und verbreitertem QRS-Komplex (≥ 120 ms) senkt im NYHA-Stadium III/IV die primärprophylaktische Implantation eines kombinierten ICD-Resynchronisations-Systems die Sterblichkeit (**Empfehlungsgrad A, Ib;** L1, L2, L3, L4).

Kardiale Resynchronisationstherapie (CRT): Bei Patienten mit linksventrikulärer Dysfunktion und Kontraktionsasynchronie, die trotz einer optimierten medikamentösen Therapie im NYHA-Stadium III oder IV verbleiben, kann eine symptomatische Verbesserung durch die Implantation eines biventrikulären Herzschrittmachers erreicht werden (**Empfehlungsgrad A, Ia;** L1, L2, L3). Bei strikterer Patientenselektion (QRS-Breite ≥ 150 ms oder 120–149 ms mit zusätzlichen echokardiographischen Asynchroniekriterien) wird auch die Mortalität durch die CRT günstig beeinflusst (**Empfehlungsgrad A, Ib;** L1, L2, L3).

Herztransplantation

Akzeptierte Indikationen zur Herztransplantation sind (**Empfehlungsgrad B;** L1, L2, L3):
– Herzinsuffizienz NYHA III/IV trotz ausgeschöpfter medikamentöser Therapie
– maximale Sauerstoffaufnahme < 10 ml/min/kg
– kardial bedingte Einschränkung der Lebenserwartung auf < 1 Jahr
– intraktable Angina/Ischämie ohne Revaskularisierungsoption
– therapierefraktäre und rezidivierende symptomatische ventrikuläre Arrhythmien.

Wahrscheinliche Indikationen zur Herztransplantation (**Empfehlungsgrad B;** L1, L2, L3):
– maximale Sauerstoffaufnahme < 14 ml/min/kg bei β-Blocker-Intoleranz
– maximale Sauerstoffaufnahme < 12 ml/min/kg unter β-Blocker-Therapie.

Als absolute Kontraindikationen müssen gelten (**Empfehlungsgrad C;** L1, L2, L3):
– Lungengefäßwiderstand über 400 dyn x s x cm^{-5} ohne wesentliche Abnahme unter intravenöser Vasodilatanzientherapie oder Sauerstoffgabe
– akute und chronische Infektionen
– akute Magen- oder Duodenalulzera
– Divertikulitis
– maligne Erkrankungen
– Organversagen (Leber, Niere etc.)
– diabetisches Spätsyndrom
– fehlende Patientencompliance
– Drogen- oder Alkoholabhängigkeit.

Als relative Kontraindikationen gelten (**Empfehlungsgrad C;** L1, L2, L3):
– akute Lungenembolie innerhalb des letzten Monats
– schwer einstellbarer Diabetes mellitus
– Niereninsuffizienz

- ausgeprägtes Übergewicht
- biologisches Alter über 65 Jahre
- psychosoziale Instabilität.

Die Langzeitproblematik innerhalb des ersten Jahres besteht vor allem aus rezidivierenden Abstoßungsreaktionen und Infektionen. Die Infektionen sind typischerweise pulmonal lokalisiert und können bakteriell, viral, fungal oder parasitär verursacht sein. Bei Hinweisen auf eine Abstoßung sollte sofort eine Endomyokardbiopsie durchgeführt werden. Die Langzeitimmunsuppression sieht Ciclosporin A, Mycophenolatmofetil (früher Azathioprin) und Prednison vor. Die Ciclosporin-A-Serumkonzentrationen müssen regelmäßig kontrolliert werden. Arzneimittelreaktionen sind häufig. Spiegelerhöhungen des Ciclosporins werden mit Makrolidantibiotika (Erythromycin), Doxycyclin, Ketoconazol, oralen Kontrazeptiva, Kalziumantagonisten und Propafenon beobachtet. Ciclosporinspiegelverminderungen gibt es bei begleitender Therapie mit Carbamazepin, Phenytoin, Barbituraten, Metamizol und Rifampicin. Ein weiteres Langzeitproblem ist eine regelhaft auftretende arterielle Hypertonie. Sie ist im zeitlichen Verlauf nicht progredient, bedarf jedoch einer antihypertensiven Einstellung. Die Transplantatkoronarkrankheit ist die häufigste Todesursache bei herztransplantierten Patienten jenseits des ersten Jahres. Über günstige prognostische Einflüsse von Statinen und Diltiazem auf die Entwicklung einer Transplantationsvaskulopathie wurde berichtet.

Weitere operative Verfahren

Durch eine Mitralklappenrekonstruktion bei sekundärer Mitralinsuffizienz sowie durch eine linksventrikuläre Aneurysmektomie (z.B. Dor-Operation) kann in ausgesuchten Fällen die Pumpfunktion und Symptomatik verbessert werden (**Empfehlungsgrad C; L1, L2, L3**). Weder die dynamische Kardiomyoplastie (mechanische Unterstützung des Herzens mit M.-latissimus-dorsi-Lappen) noch die partielle Ventrikulektomie zur Reduktion der Wandspannung (sog. Batista-Operation) noch die passive Kardiomyoplastie mittels eines Polyester-Strumpfes (ACORN-Device: diastolische Unterstützung durch perikardialen Überzug zur Prävention der progredienten linksventrikulären Dilatation) haben die erwünschten Erfolge erbracht. Diese Verfahren können daher nicht empfohlen werden. Mechanische Herzunterstützungssysteme („assist devices") dienen meist der zeitlich befristeten Kreislaufunterstützung bei therapierefraktärer Herzinsuffizienz, bis eine Herztransplantation möglich ist („bridge-to-transplant") (**Empfehlungsgrad C; L1, L2, L3**). Bei einzelnen Patienten mit schwerer, aber potentiell reversibler Myokarderkrankung (z.B. fulminante Myokarditis) können Unterstützungssysteme nach kardialer Stabilisierung explantiert werden („bridge-to-recovery"). Die Implantation von „Kunstherzen" und Linksherzunterstützungssystemen zum Zweck der dauerhaften Versorgung von Patienten mit terminaler Herzinsuffizienz und fehlender Transplantationsoption wird derzeit noch in kontrollierten Studien geprüft.

Prävention der Herzinsuffizienz

Eine Vermeidung der auslösenden Ursachen sowie eine Einstellung der arteriellen Hypertonie, eine Beseitigung von Risikofaktoren für die koronare Herzkrankheit (z.B. Rauchen) und die Vermeidung exogen toxischer Ursachen (vor allem Alkohol) sollten am Anfang der Prävention stehen (**Empfehlungsgrad B, IIa; L1, L2, L3**).

Untersuchungen zeigen, dass auch asymptomatische Patienten mit eingeschränkter linksventrikulärer systolischer Funktion (Ejektionsfraktion < 35–40%) zumindest im Hinblick auf die Morbidität und Hospitalisierungsrate von einer Therapie mit ACE-Hemmern (**Empfehlungsgrad A, Ia; L1, L2, L3**) und β-Blockern profitieren (**Empfehlungsgrad A, Ib; L2**).

Nachsorge

Patienten mit stabiler Herzinsuffizienz sollten hinsichtlich ihrer körperlichen Aktivitäten, wie Spazierengehen und Radfahren, so beraten werden, dass körperliche Extrembelastungen zu vermeiden sind. Ein dosiertes körperliches Training kann Lebensqualität und Leistungsfähigkeit von herzinsuffizienten Patienten verbessern. Einzelne Studien deuten bereits eine Reduktion von Morbidität und Mortalität an. Über mögliche Probleme im Bereich der Sexualität und deren Bewältigungsstrategien sollten die Patienten aufgeklärt werden. Diätempfehlungen (insbesondere zur Normalisierung des Körpergewichts) und eine Natriumeinschränkung sind wichtig. Von übermäßigem Alkoholgenuss sollte abgeraten werden. Das Rauchen ist aufzugeben. Bei Patienten mit höhergradiger Herzinsuffizienz sollte eine Flüssigkeitsaufnahme > 1,5 l/Tag vermieden werden. Eine weitere Flüssigkeitsrestriktion kann bei Patienten mit Hyponatriämie und Überwässerungssymptomen notwendig werden. Eine Natriumsubstitution ist hier nicht sinnvoll. Parenteral verabreichte Medikamente sind bei höhergradiger Stauung häufig schneller und zuverlässiger wirksam. Die Patienten sollten angehalten werden, ihr Körpergewicht täglich zu protokollieren. Manche Patienten können eine gewichtsangepasste Diuretikatherapie selbst durchführen. Sollte die Gewichtszunahme pro Woche mehr als 1 kg übersteigen, sollte der behandelnde Arzt aufgesucht werden.

Leitlinien

L1. Hoppe UC, Böhm M, Dietz R et al.: Leitlinien zur Therapie der chronischen Herzinsuffizienz. Z Kardiol 94 (2005) 488–509. URL: http://leitlinien.dgk.org/images/pdf/leitlinien_volltext/2004-05_chronische_herzinsuffizienz.pdf

L2. Hunt SA, Abraham WT, Chin MH et al.: ACC/AHA 2005 Guideline Update for the Diagnosis and Management of Chronic Heart Failure in the Adult: a report of the American College of Cardiology/American Heart Association Task Force on Practice Guidelines (Writing Committee to Update the 2001 Guidelines for the Evaluation and Management of Heart Failure): developed in collaboration with the American College of Chest Physicians and the International Society for Heart and Lung Transplantation: endorsed by the Heart Rhythm Society.

Circulation 112 (2005) e154–235. URL: http://circ.ahajournals.org/cgi/reprint/112/12/e154

L3. Swedberg K, Cleland J, Dargie H et al.: Guidelines for the diagnosis and treatment of chronic heart failure: executive summary (update 2005): The Task Force for the Diagnosis and Treatment of Chronic Heart Failure of the European Society of Cardiology. Eur Heart J 26 (2005) 1115–1140. URL: http://www.escardio.org/knowledge/guidelines/Chronic_Heart_Failure.htm

L4. Jung W, Andresen D, Block M et al.: Leitlinien zur Implantation von Defibrillatoren. Clin Res Cardiol 95 (2006) 696–708. URL: http://leitlinien.dgk.org/images/pdf/leitlinien_volltext/2007-01_implantation_von_defibrillatoren.pdf

Literatur

1. Metra M, Ponikowski P, Dickstein K et al.: Advanced chronic heart failure: A position statement from the Study Group on Advanced Heart Failure of the Heart Failure Association of the European Society of Cardiology. Eur J Heart Fail 9 (2007) 684–694.
2. Rathore SS, Curtis JP, Wang Y et al.: Association of serum digoxin concentration and outcomes in patients with heart failure. JAMA 289 (2003) 871–878.

Autorenadressen

Prof. Dr. Michael Böhm
Universitätsklinikum des Saarlandes
Innere Medizin III, Kardiologie und Angiologie
Kirrbergerstraße
66421 Homburg/Saar

Dr. med. Michael Kindermann
Universitätsklinikum des Saarlandes
Innere Medizin III, Kardiologie und Angiologie
Kirrbergerstraße
66421 Homburg/Saar

2 Orthostatische Hypotonie

W. v. Scheidt

Definition und Basisinformation

Die **orthostatische Hypotonie** wird definiert als übermäßiger Blutdruckabfall im Stehen, üblicherweise auf systolische Werte < 100 mmHg, mit konsekutiven Symptomen der zerebralen Minderperfusion oder deutlicher Leistungsminderung.

Nicht-autonom-neurogene oder sympathikotone und autonom-neurogene oder asympathikotone orthostatische Hypotonie-Formen sind zu unterscheiden (Tab. D.2-1). Sympathikotone orthostatische Hypotonieformen finden sich gehäuft bei schlanken, jungen Frauen, im Rahmen von Infekten, bei Volumenmangelzuständen, medikamentös induziert bei älteren Menschen (Tab. D.2-2). Asympathikotone orthostatische Hypotonieformen treten als isolierte autonome Dysfunktion oder als multiple Systematrophie vorwiegend bei Männern des mittleren und höheren Lebensalters auf, als Begleitphänomen bei degenerativen oder vaskulären ZNS-Erkrankungen, selten als angeborene Störungen. Zu sensomotorischer Polyneuropathie und autonomer Neuropathie mit orthostatischer Hypotonie prädisponieren u.a. Diabetes mellitus, chronische Niereninsuffizienz und Amyloidose.

Symptomatik und klinisches Bild

Symptome der zerebralen Minderperfusion im Stehen wie Schwindel, Sehstörungen (Schwarzwerden vor den Augen, „Tunnelsehen"), Kopf- und Nackenschmerzen, Präsynkope bis hin zur Synkope sind führend. Treten sie im Liegen auf, ist eine orthostatische Ursache ausgeschlossen. Patienten mit sympathikotoner orthostatischer Hypotonie weisen Symptome der Gegenregulation auf, wie Tachykardie, Schwitzen, kalte Extremitäten, Übelkeit, Blässe. Bei asympathikotoner orthostatischer Hypotonie sind meist zusätzlich neurologische Symptome vorhanden: wie beim Bradbury-Egglestone-Syndrom (pure autonomic failure, PAF) isoliert die Merkmale einer autonomen Neuropathie (Impotenz, Anhidrose, Blasen- und Darmentleerungsstörungen, Diarrhö, Nykturie) oder, wie beim Shy-Drager-Syndrom (multiple System-Atrophie, MSA), zusätzliche zerebelläre, extrapyramidale, kortikospinale oder kortikobulbäre Symptome. Auf erklärende Begleitumstände (z.B. Infekt) oder internistische Erkrankungen wie Diabetes mellitus, Niereninsuffizienz, Hypovolämie unterschiedlicher Genese etc. muss geachtet und eine spezielle Medikamentenanamnese erfragt werden (Tab. D.2-2).

Diagnostik und Differentialdiagnostik

Die wichtigste diagnostische Maßnahme bei Verdacht auf orthostatische Hypotonie ist der **Stehversuch nach Schellong**. Nach fünf- bis zehnminütigem Liegen mit insgesamt dreimaliger Blutdruck- und Frequenzmessung schließt sich ein sieben- bis zehnminütiges Stehen mit Blutdruck- und Frequenzmessung in einminütigen Abständen, gefolgt von einem erneuten Liegen über drei Minuten mit jeweils Blutdruck- und Frequenzmessung in einminütigen Abständen an. Als eindeutig pathologisch gilt, bei gleichzeitiger Symptomatik, ein Blutdruckabfall von mehr als 20–30 mmHg systolisch sowie mehr als 10–15 mmHg diastolisch. Bei pathologischem Blutdruckabfall ist je nach Frequenzverhalten eine sympathikotone Form mit Tachykardie und eine asympathikotone Form mit fehlendem Frequenzanstieg zu differenzieren (s. Tab. D.2-1). Bei einer asympathikotonen orthostatischen Hypotonie empfiehlt sich neben einer umfassenden neurologischen Diagnostik die Durchführung nichtinvasiver, ggf. invasiver **autonomer Funktionstests**

Tabelle D.2-1 Formen der orthostatischen Hypotonie.

Nicht-autonom-neurogene (sympathikotone) orthostatische Hypotonie
- konstitutionell
- medikamentös induziert (s. Tab. D.2-2)
- vermindertes effektives Blutvolumen
- postinfektiös

Autonom-neurogene (asympathikotone) orthostatische Hypotonie
- peripheres und zentrales ANS*:
  - Bradbury-Egglestone-Syndrom (progressive autonomic failure, idiopathische orthostatische Hypotonie, idiopathic postural hypotension)
  - Dopamin-β-Hydroxylase-Defizienz
- zentrales ANS:
  - Shy-Drager-Syndrom (multiple System-Atrophie)
  - autonome Dysfunktion bei strukturellen Hirnerkrankungen
- peripheres ANS ohne sensomotorische Polyneuropathie:
  - akute und subakute autonome Neuropathie (Pandysautonomie)
- peripheres ANS mit sensomotorischer Polyneuropathie:
  - klinisch bedeutsam: Diabetes mellitus, Urämie, Amyloidose, akut entzündliche Neuropathie, akute intermittierende Porphyrie, Riley-Day-Syndrom (familiäre Dysautonomie), chronisch sensorische und autonome Neuropathie
- Sonderform: postprandiale Hypotonie

*ANS = autonomes Nervensystem

Tabelle D.2-2 Orthostatische Hypotonie – medikamentöse Ursachen.

arterielle Vasodilatanzien
venöse Vasodilatanzien
Diuretika
trizyklische Antidepressiva
Phenothiazinderivate
Insulin
Tranquilizer
dopaminerge Substanzen
Vincristin
Alkohol

(z.B. üblicherweise Valsalva-Quotient und Herzfrequenzvariabilität, im Einzelfall ggf. additiv Handgrip-Test, Cold-pressure-Test, Mental-arithmetic-Test, invasives Valsalva-Manöver, pharmakologische Barorezeptorsensitivitätsprüfung, Bestimmung von Plasmanoradrenalin und -vasopressin im Liegen und Stehen). Akute Hypotonieformen wie Blutungsschock, kardiogener Schock, massive oder fulminante Lungenembolie, septischer Schock, sind abzutrennen. Eine lageunabhängige Hypotonie, häufig mit orthostatischer Verstärkung, tritt typischerweise auf bei chronischen Volumenmangelzuständen wie chronischer Diarrhö, Erbrechen, vermindertem Durstgefühl, Anorexia nervosa, Diabetes insipidus, primärer und sekundärer Nebennierenrindeninsuffizienz, osmotischer Diurese bei Diabetes mellitus. Kardiale Erkrankungen mit Hypotonie können die höhergradige Herzinsuffizienz, Tachyarrhythmien, die Aortenklappenstenose, die hypertrophe obstruktive Kardiomyopathie, die Mitralstenose, die pulmonale Hypertonie sowie diastolische Funktionsstörungen sein. Die Kipptisch-Diagnostik kann zuverlässig die bedeutsamste Differentialdiagnose der orthostatischen Hypotonie, die neurokardiogene Synkope mit initial normaler Kreislaufregulation im Stehen und erst sekundär zeitversetzt eintretender Hypotonie sowie fakultativer Bradykardie, abgrenzen (s. Beitrag Kap. D 5 Synkope).

Therapie

Eine spezifische Therapie der sympathikotonen Formen der orthostatischen Hypotonie ist häufig unnötig, eine der asympathikotonen Formen häufig nur unzureichend möglich. Bei Fehlen kontrollierter Studien entsprechen die Therapieempfehlungen einem **Empfehlungsgrad D**.

Nicht-medikamentöse Therapiemaßnahmen

Patienten mit sympathikotoner orthostatischer Hypotonie sollten über die Harmlosigkeit der Blutdruckregulationsstörung informiert und zu einem Training der Gefäßregulation durch körperliche Bewegung, Wechselduschen, Bürstenmassagen etc. angehalten werden. Langsames, nicht abruptes Aufstehen, die Vermeidung hypotonieverstärkender Situationen, Schlafen in Oberkörper-Schräglage zur Volumenretention, kochsalzreiche Kost, Verzicht auf Alkohol sind empfehlenswert (5). Kompressionsstrumpfhosen können tagsüber hilfreich sein. Bei Patienten mit autonomer Dysfunktion haben sich mechanische Manöver im Stehen wie das Überkreuzen und Aneinanderpressen der Beine, das Vornüberbeugen, das Hochstellen eines Fußes auf einen Stuhl sowie das Hinhocken bei drohendem Bewusstseinsverlust als hilfreich erwiesen (5).

Medikamentöse Therapie

Studienbasierte Leitlinienempfehlungen zur Wahl einer medikamentösen Mono- oder Kombinationstherapie sind nicht existent. Fludrocortison und/oder Midodrin werden jedoch im Sinne einer Konsensusempfehlung bevorzugt **(Empfehlungsgrad D; 5)**.
Das Mineralokortikoid **Fludrocortison** induziert eine Natrium- und Wasserretention, eine Erhöhung des perivaskulären hydrostatischen Drucks in den unteren Extremitäten sowie eine Steigerung der vasokonstriktorischen Effekte von α-Adrenozeptoragonisten und eine Erhöhung der Noradrenalinfreisetzung.
Hydrierte **Mutterkornalkaloide**, wie z.B. Dihydroergotamin, wirken überwiegend auf die venösen Kapazitätsgefäße, in hoher Dosis jedoch auch auf den systemischen Gefäßwiderstand. Wesentliche Nachteile sind die extrem niedrige Bioverfügbarkeit nach peroraler Applikation sowie die geringe therapeutische Breite mit der Gefahr arterieller Ischämien.
α-**Adrenozeptoragonisten** führen zu einer arteriellen Vasokonstriktion. **Etilefrin** ist nach oraler Applikation zuverlässig wirksam. Bei sympathikotoner orthostatischer Hypotonie mit ausgeprägter Tachykardie erscheinen Sympathomimetika mit zusätzlicher β-Adrenozeptorstimulation, wie z.B. Etilefrin, ungünstig. **Norfenefrin** und **Midodrin** besitzen ausschließlich α-stimulierende Eigenschaften und sind somit nicht tachykardieverstärkend. Die perorale Gabe von Norfenefrin ist wegen geringer Bioverfügbarkeit jedoch unzuverlässig. Als α-Adrenozeptoragonist der Wahl wird Midodrin in einer Dosierung von 2 × 2,5–5 mg/Tag empfohlen in Kombination mit Fludrocortison, **(Empfehlungsgrad D; 2, 3, 5)**. Weitere z.T. experimentelle medikamentöse Therapieformen (Clonidin, Amezinium, Indometacin, Somatostatinanaloga, Dopaminantagonisten, Erythropoietin u.a.) sind Einzelfällen mit ausgeprägter asympathikotoner orthostatischer Hypotonie vorbehalten, **(Empfehlungsgrad D; 1, 2, 3, 5)**. Als Ultima-ratio-Therapie kann in refraktären Fällen die kontinuierliche Noradrenalinapplikation über Port-Kathetersystem versucht werden (4).

Nachsorge

Sympathikotone orthostatische Hypotonieformen sind prognostisch meist irrelevant und bedürfen keiner speziellen Nachsorge. Für die zumeist schwer beeinträchtigten Patienten mit asympathikotonen orthostatischen Hypotonieformen sollte in enger Kooperation mit dem Neurologen ein umfassender, alle potenziell vorliegenden neurologischen Störungen adäquat berücksichtigender Behandlungsplan erstellt, individuell bezüglich seiner Effektivität regelmäßig geprüft und an den Verlauf adaptiert werden. Die zum Teil sehr ernste Prognose der unterschiedlichen asympathikotonen Formen der orthostatischen Hypotonie ist üblicherweise jedoch nicht limitiert durch die Kreislaufregulationsstörung.

Literatur

1. Freeman R: Treatment of orthostatic hypotension. Semin Neurol 23 (2003) 435–442.
2. Frishman WH, Azer V, Sica D: Drug treatment of orthostatic hypotension and vasovagal syncope. Heart Dis 5 (2003) 49–64.
3. Grubb BP, Kosinski DJ, Kanjwal Y: Orthostatic Hypotension: Causes, Classification and Treatment . PACE 26 (2003) 892–901.
4. Oldenburg O, Mitchell A, Nurmberger T: Ambulatory norepinephrine treatment of severe autonomic orthostatic hypotension. J Am Coll Cardiol 37 (2001) 219–223.
5. Task Force on Syncope Guidelines on Management (diagnosis and treatment) of Syncope. Update 2004. Europace 6 (2004) 467–537.

3 Bradykarde Herzrhythmusstörungen

B. Lemke, J. Brachmann

Definition

Herzfrequenzen unter 60/min werden als Bradykardie bezeichnet. Bradykarde Rhythmusstörungen sind eine kontinuierlich niedrige Herzfrequenz oder intermittierend ausfallende Herzaktionen. Ursächlich liegt den bradykarden Rhythmusstörungen eine durch Ischämie, Entzündung, Fibrose, degenerative Veränderungen oder erhöhten Vagotonus bedingte Störung der Impulsbildung und/oder Impulsleitung zugrunde. Die Veränderungen können im Bereich des Sinusknotens, des Atriums, des AV-Knotens oder des intraventrikulären Erregungsleitungssystems lokalisiert sein. Symptome der bradykarden Rhythmusstörung sind Schwindel, Palpitationen, Synkope (Adams-Stokes-Anfall), Leistungsabfall, Herzinsuffizienz und plötzlicher Herztod.

Eine symptomatische Bradykardie impliziert in der Regel eine Schrittmachertherapie. Bei der Indikationsstellung ist vor allem die Frage zu prüfen, ob die Symptomatik wirklich in kausalem Zusammenhang mit der dokumentierten oder vermuteten Bradykardie steht. Dabei ist auszuschließen, dass der Zustand passager ist (Ischämie, Medikamentenintoxikation, Elektrolytentgleisung, entzündliche Herzerkrankung, Sepsis) und durch temporäre Stimulation und/oder Absetzen einer verzichtbaren chronotropen/dromotropen Medikation beseitigt werden kann.

3.1 Atrioventrikuläre Leitungsstörungen (AV-Block I.–III. Grades)

Leitsymptome des höhergradigen AV-Blocks sind Schwindel, Präsynkopen, Synkopen, Leistungsschwäche, Herzinsuffizienz und Herz-Kreislauf-Stillstand.

Ausschlussdiagnostik

Normale PQ-Zeit bei kontinuierlicher EKG-Registrierung während der Symptomatik schließt eine atrioventrikuläre Leitungsstörung aus.

Nachweisdiagnostik

Sie erfolgt durch EKG-Registrierung von AV-Blockierungen im Ruhe-EKG, ggf. im Langzeit- oder Belastungs-EKG möglichst in Korrelation mit der Symptomatik. Man sieht eine Verlängerung der PQ-Zeit über 0,2 s bei AV-Block I. Grades und teilweise nicht übergeleitete P-Wellen bei AV-Block II. Grades. Der Ausfall kann nach kontinuierlicher Verlängerung der PR-Intervalle erfolgen (Mobitz-Typ I, Wenckebach) und geht im Normalfall mit schmalen Kammerkomplexen einher. Er kann aber auch unvorhergesehen mit konstanten PR-Intervallen vor und nach der Blockierung auftreten (Mobitz-Typ II) und ist dann oft mit verbreitertem QRS-Komplex assoziiert. Tritt die Blockierung in einem regelmäßigen 2:1-Verhältnis auf, ist eine sichere Zuordnung zum Typ I oder II nicht möglich. Hinweise liefert auch hier die Breite des QRS-Komplexes und die Änderung der Überleitung unter körperlicher Belastung oder nach Katecholamin- bzw. Atropin-Gabe. Der AV-Block III. Grades (totaler AV-Block) ist die vollständige Unterbrechung der AV-Überleitung mit kompletter Dissoziation von P-Wellen und QRS-Komplexen und tieferem Ersatzrhythmus. Der Nachweis einer intra- oder infrahisären Blockierung gilt als prognostisch ungünstig. Diese kann invasiv durch ein His-Bündel-Elektrogramm bewiesen werden. Für die Mehrzahl der Patienten kann der Gefährdungsgrad nichtinvasiv anhand der QRS-Breite festgelegt werden. AV-Blockierungen können als permanent oder intermittierend klassifiziert werden. Nach ihrem zeitlichen Auftreten wird die akute AV-Blockierung, z.B. im Rahmen eines Myokardinfarkts, von chronischen AV-Überleitungsstörungen unterschieden. Der paroxysmale AV-Block ist definiert als eine plötzlich einsetzende Blockierung mit längerer asystolischer Pause, die aus dem normalen Rhythmus heraus auftritt. Im anfallsfreien Intervall bestehen meist normale AV-Überleitungsverhältnisse.

Therapie

Grundsätzlich muss geprüft werden, ob der AV-Block durch bradykardisierende Substanzen (Digitalis, Betablocker, Kalziumantagonisten, Antiarrhythmika) oder zeitlich begrenzt durch intermittierende Schädigung des Reizleitungssystems (akuter Myokardinfarkt, akute Myokarditis, neurogene Erkrankung) bedingt ist. Er erfordert dann keine spezifische Dauertherapie. Eine medikamentöse Stabilisierung bei AV-Überleitung ist nur kurzfristig möglich. Dafür bieten sich Parasympatholytika bei AV-Knotenblockierung und Sympathomimetika bei AV-Knoten- und intraventrikulären Blockierungen an. Bei Unverträglichkeiten oder Kontraindikationen gegen diese Medikamente (Myokardinfarkt) wird eine passagere Schrittmacherstimulation durchgeführt.

Für die Dauertherapie von AV-Blockierungen kommt nur eine Schrittmacherimplantation in Betracht. Bei allen **symptomatischen** Patienten mit AV-Überleitungsblockierungen II. und III. Grades besteht ungeachtet der anatomischen Lokalisation oder einer erforderlichen Medikation eine gesicherte Schrittmacherindikation (**Empfehlungsgrad A**). Bei **asymptomatischen** Patienten mit permanentem AV-Block III. Grades wird in der klinischen Praxis in der Regel eine Schrittmachertherapie durchgeführt. Bei permanentem Block nach Katheterablation ist sie immer erforderlich. Eine prognostische Indikation ergibt sich bei AV-Blockierungen II. und III. Grades durch eine gleichzeitig vorliegende QRS-Verbreiterung (**Empfehlungsgrad A**). Beim AV-Block II. Grades vom Mobitz-Typ I (Wenckebach) ist, abgesehen vom älteren Patienten, der zusätzliche Nachweis einer intra- oder infrahisären Blockierung zu fordern. Keine Indikation besteht bei asymptomatischen Patienten mit AV-Block I. Grades; asymptomatischen, jüngeren Patienten mit Wenckebach-Blockierungen; isolierten, vorwiegend nächtlichen Überleitungsblockierungen und reversiblen AV-Überleitungsstörungen.

Die vorhofbeteiligende Stimulation (DDD/VDD) ist im Vergleich zur rechtsventrikulären Einkammerstimulation (VVI/VVIR) die hämodynamisch günstigere Stimulationsform. Allerdings konnte beim AV-Block durch die vorhofbeteiligende Stimulation kein Prognosevorteil nachgewiesen werden (6, 10, 15). Auch der Effekt auf die Stabilität des Vorhofrhythmus fiel geringer aus als beim Sinusknotensyndrom (6, 9) bzw. war mit der rechtsventrikulären Einkammerstimulation vergleichbar (15). Liegt eine intermittierende Eigenüberleitung vor, sollte diese möglichst erhalten werden, da die rechtsventrikuläre Stimulation über eine Desynchronisation der Ventrikel zu einer hämodynamischen Verschlechterung führen kann (**Empfehlungsgrad A**). Hierzu kann beim DDD-Schrittmacher z.B. eine AV-Hysterese programmiert werden. Bei seltenen AV-Überleitungsstörungen (< 5%) kann eine VVI-Stimulation mit niedriger Interventionsfrequenz (z.B. < 45 min^{-1}) erfolgen (**Empfehlungsgrad A**). Beim totalen AV-Block ist ein VVI-System ohne Frequenzadaptation ungeeignet. Die binodale Erkrankung sollte bevorzugt mit einem DDDR-System versorgt werden. Bei Patienten mit atrioventrikulären/faszikulären Leitungsstörungen und paroxysmalen Vorhoftachyarrhythmien muss das Zweikammer-System über Schutzmechanismen verfügen, die eine schnelle ventrikuläre Stimulation getriggert durch atriale Tachykardien verhindern (Mode-Switch, automatischer Moduswechsel von DDD in einen asynchronen DDI- oder VVI-Modus). Bei herzinsuffizienten Patienten im NYHA-Stadium III/IV mit atrioventrikulärer Leitungsstörung, die – außer dem Linksschenkelblock – alle Kriterien für eine Resynchronisationtherapie erfüllen (Ejektionsfaktion ≤ 35%, linksventrikuläre Dilatation ≥ 55 mm enddiastolisch), kann die Implantation eines biventrikulären Systems erwogen werden, um mögliche negative hämodynamische Auswirkungen der erforderlichen rechtsventrikulären Stimulation zu vermeiden (**Empfehlungsgrad C**).

3.2 Intraventrikuläre Leitungsstörungen

Patienten mit unifaszikulärer Blockierung (linksanteriorer bzw. linksposteriorer Faszikelblock, Rechtsschenkelblock) sind in der Regel asymptomatisch. Patienten mit bifaszikulärer Blockierung weisen eine erhöhte Inzidenz an Synkopen und plötzlichem Herztod auf (8, 12). Eine QRS-Verbreiterung ist bei Patienten mit Herzinsuffizienz zudem ein Indikator für eine schlechte Prognose (2, 13). Kardiale Reizleitungsstörungen sind bei fortgeschrittener Herzinsuffizienz häufig: bei nichtischämischer Kardiomyopathie ist eine QRS-Verbreiterung vom LSB-Typ bei ca. 30% aller Patienten nachweisbar (7), bei ischämischer Kardiomyopathie und einer Ejektionsfraktion < 30% trat eine QRS-Verbreiterung > 120 ms bei 50% der Patienten auf (11). Der asynchrone Kontraktionsablauf bei intraventrikulären Leitungsstörungen kann zu reduzierter Kontraktionskraft, einer Reduktion der Ejektionsfraktion, zur Verkürzung der diastolischen Füllungszeit und zum Auftreten einer funktionellen Mitralinsuffizienz führen.

Ausschlussdiagnostik

Sie geschieht durch fehlende Blockierung im EKG.

Nachweisdiagnostik

Sie erfolgt im Ruhe-EKG, ggf. im Belastungs- und Langzeit-EKG. Bei ätiologisch unklaren, schwerwiegenden Symptomen (Synkope) und Verdacht auf höhergradige Blockierungen der AV-Überleitung kann eine elektrophysiologische Untersuchung mit Registrierung der AH- und HV-Zeiten bei Sinusrhythmus und während atrialer Stimulation notwendig sein, insbesondere wenn ein bifaszikulärer Block vorliegt. Dabei muss immer eine programmierte Ventrikelstimulation erfolgen, um ventrikuläre Tachykardien als Ursache der Synkopen auszuschließen. Die inter- und intraventrikuläre Asynchronie wird echokardiographisch nachgewiesen.

Therapie

Der bifaszikuläre Block mit oder ohne AV-Block I. Grades stellt bei **asymptomatischen** Patienten in der Regel keine Indikation zur prophylaktischen Schrittmacherimplantation dar. Bei gleichzeitigen intermittierenden AV-Blockierungen II. oder III. Grades (**Empfehlungsgrad A**), beim alternierenden Schenkelblock (**Empfehlungsgrad A**), bei deutlich verlängerter HV-Zeit (> 100 ms) bzw. bei stimulationsinduziertem Infra-His-Block (**Empfehlungsgrad B**) besteht dagegen eine prophylaktische Indikation. Patienten mit **rezidivierenden Synkopen** sollten bei verlängerter HV-Zeit (> 70 ms) einen Schrittmacher erhalten (**Empfehlungsgrad B**). Da bei bifaszikulärem oder Schenkelblock ein negativer elektrophysiologischer Test intermittierende Bradykardien als Ursache von kardialen Synkopen nicht ausschließt, AV-Blockierungen und Asystolien bei diesen Patienten vielmehr häufig sind (3), sollte die Diagnose durch Loop-Recorder erzwungen oder die primäre Schrittmacherversorgung erwogen werden (**Empfehlungsgrad B**).

Die **Resynchronisationstherapie** durch biventrikuläre Stimulation ist bei Patienten mit reduzierter Ejektionsfraktion (EF < 35%), Sinusrhythmus, Linksschenkelblock oder echokardiographischem Nachweis einer ventrikulären Dyssynchronie und breitem QRS-Komplex (≥ 120 ms), die auch unter optimaler Therapie schwer symptomatisch (NYHA III–IV) sind, zur Verminderung der Symptomatik und Sterblichkeit indiziert (**Empfehlungsgrad A, Evidenzstärke Ia; L1, L3, 4, 5**). Sie erscheint auch sinnvoll bei Patienten mit den o.g. Kriterien und Vorhofflimmern, deren Überleitungsfrequenz unter die des Schrittmachers reduziert wurde (**Empfehlungsgrad B; L1**) und bei konventioneller Schrittmacherindikation (**Empfehlungsgrad C; L1**). Bei allen Patienten mit bifaszikulärer Blockierung und Indikation zur Schrittmacher- oder Resynchronisationstherapie muss eine gleichzeitig bestehende Indikation zur prophylaktischen Defibrillatorimplantation geprüft werden.

3.3 Bradykardes Vorhofflimmern

Leitsymptom sind anfallsweise Schwindelattacken, Palpitationen, Leistungsabfall, Müdigkeit, Luftnot, Präsynkopen, in fortgeschritten Fällen Synkopen.

Ausschlussdiagnostik

Normalfrequentes Vorhofflimmern oder Sinusrhythmus während der Symptomatik schließt eine symptomatische Form aus.

Nachweisdiagnostik

Die EKG-Registrierung von bradykardem Vorhofflimmern mit langen Pausen oder anhaltendem Abfall der Kammerfrequenz, ggf. im Langzeit-EKG, ist beweisend. Bei der Beurteilung der Kammerfrequenzen muss beachtet werden, dass sich die Angaben auf die Anzahl der QRS-Komplexe pro Minute beziehen. Hierbei können einzelne Intervalle auch einer niedrigeren Frequenz entsprechen. Eine Pausendauer tags bis 2,8 s und nachts bis 4 s gehört zum Normalbefund einer absoluten Arrhythmie bei Vorhofflimmern. Bei Vorhofflimmern mit langsamer regelmäßiger Kammerfrequenz (im Allgemeinen Frequenzschwankungen < 10%) ist von einem totalen AV-Block, bei unregelmäßiger Kammerfrequenz von einer instabilen AV-nodalen Leitung auszugehen. Ein breiter QRS-Komplex weist auf eine distale Blockierung hin.

Therapie

Zunächst müssen Medikamente, die die AV-Überleitung hemmen (Digitalis, Betablocker, Kalziumantagonisten), nach klinischer Möglichkeit abgesetzt werden. Bei **symptomatischen** Patienten ergibt sich eine Schrittmacherindikation, wenn ein klarer Zusammenhang zwischen dokumentierten Bradykardiephasen (inklusive der chronotropen Inkompetenz) und Symptomen der zerebralen Minderdurchblutung (Schwindel, Präsynkopen, Synkopen) oder Symptomen der Herzförderinsuffizienz (Dyspnoe) nachgewiesen werden kann (**Empfehlungsgrad A**). Bei vermutetem Zusammenhang sind Bradykardien mit Ventrikelfrequenz < 40 min^{-1} und Pausen tagsüber > 3 s oder nachts > 4 s zu fordern (**Empfehlungsgrad B**). In Analogie zu den atrioventrikulären Leitungsstörungen begründet eine regelmäßige langsame Kammerfrequenz (**Empfehlungsgrad A**) oder eine unregelmäßige Kammerfrequenz mit breitem QRS-Komplex (**Empfehlungsgrad B**) bei **asymptomatischen** Patienten eine prophylaktische Schrittmacherindikation. Eine Schrittmacherindikation besteht ebenfalls im Zusammenhang mit einer geplanten AV-Knoten-Ablation (**Empfehlungsgrad A**). Vorhofflimmern kann auf ein Sinusknotensyndrom hinweisen, das erst nach Kardioversion diagnostizierbar wird. Neu aufgetretenes Vorhofflimmern sollte vor der Schrittmacherimplantation auf die Möglichkeit und Indikation zur Kardioversion überprüft werden.

Bei schrittmacherbedürftigem permanentem Vorhofflimmern ist ein VVI-Schrittmacher indiziert. Patienten mit einem unzureichenden Frequenzanstieg unter Belastung, sollten ein frequenzadaptives System (VVIR) erhalten (**Empfehlungsgrad A**). Bei Patienten mit Herzinsuffizienz (NYHA III/IV) und breiten QRS-Komplexen ist die Indikation zur Resynchronisationstherapie zu prüfen (**Empfehlungsgrad B**). Bei allen Patienten mit Vorhofflimmern ist die Indikation zur Antikoagulation nach üblichen Kriterien zu beachten.

3.4 Sinusknotensyndrom (Sick-Sinus-Syndrom, SA-Block, Bradykardie-Tachykardie-Syndrom)

Das Sinusknotensyndrom kann in Form einer Impulsverlangsamung (Sinusbradykardie) in Ruhe oder bei Belastung, einer Austrittsblockierung (SA-Block), eines Sinusknotenstillstandes („Sinuspause") sowie im Wechsel mit atrialen Tachykardien, meist in Form von paroxysmalem Vorhofflimmern, in Erscheinung treten. Leitsymptom sind anfallsweise Palpitationen, Leistungsabfall, Schwindelattacken, Präsynkopen, in fortgeschrittenen Fällen rezidivierende Synkopen.

Ausschlussdiagnostik

Normaler Rhythmus bei kontinuierlicher EKG-Registrierung während der Symptomatik schließt ein symptomatisches Sinusknotensyndrom aus.

Nachweisdiagnostik

Die EKG-Registrierung von intermittierender Sinusbradykardie, SA-Block oder Sinusknotenstillstand, häufig von intermittierenden atrialen Tachyarrhythmien (meist Vorhofflimmern) ist ebenso beweisend wie Aufzeichnungen im Langzeit- oder Belastungs-EKG, möglichst in Korrelation mit der Symptomatik. Dabei weist die normale Sinusknotenfrequenz große individuelle Schwankungen auf. In Ruhe liegt sie zwischen 50 und 60 min^{-1}, aber auch Bradykardien von 35 bis 40 min^{-1} sind bei Herzgesunden noch als normal anzusehen. Bei klinischem Verdacht auf ein Sinusknotensyndrom ohne EKG-Nachweis trotz mehrfacher Langzeit-EKG-Ableitung und schwerwiegender Symptomatik (rezidivierende Synkopen) ist eine elektrophysiologische Untersuchung mit Bestimmung der Sinusknotenerholungszeit, HIS-Bündel-Elektrokardiographie und programmierter Stimulation indiziert.

Therapie

Die Schrittmacherindikation der Sinusknotenerkrankung ist symptomorientiert. **Asymptomatische** Sinusbradykardien oder Asystolien sind nicht behandlungsbedürftig, auch wenn niedrige Herzfrequenzen und längere Pausen dokumentiert werden.

Nur in Ausnahmefällen, wie bei ausgeprägter autonomer Imbalance während des Schlafs mit sehr langen asystolischen Pausen über 5 s und sonst fehlenden Therapiemöglichkeiten (CPAP-Beatmung bei obstruktivem Schlafapnoe-Syndrom) oder bei herzkranken Patienten mit eingeschränkter linksventrikulärer Funktion kann von dieser Regel abgewichen werden (**Empfehlungsgrad C**). Bei fraglicher Indikation ist eine abwartende Haltung gerechtfertigt. Bradykardisierende Medikamente (Digitalis, Betablocker, Kalziumantagonisten) sollten vermieden werden. Sind sie indiziert, z.B. zur Frequenzkontrolle von intermittierenden Tachyarrhythmien, besteht bei **symptomatischer** Bradykardie eine Schrittmacherindikation. Dies gilt auch für die symptomatische chronotrope Inkompetenz. Als anerkannt gelten das Unterschreiten einer Maximalfrequenz von 100–110 min^{-1} oder eine Frequenz an der anaeroben Schwelle von < 90 min^{-1}. Eine eindeutige Indikation zur Schrittmachertherapie besteht bei anhaltender Sinusbradykardie oder Asystolien (z.B. Herzfrequenz < 40 min^{-1}, Pausen > 3 s) mit direkter Korrelation zur klinischen Symptomatik (**Empfehlungsgrad A**), eine relative bei Nachweis höhergradiger Bradykardien und mutmaßlicher Korrelation zu den hierdurch bedingten Beschwerden (**Empfehlungsgrad B**).

Für Patienten mit Sinusknotenerkrankung konnte eine Prognoseverbesserung (Gesamtmortalität und kardiovaskuläre Mortalität) bisher nur für die Vorhofstimulation(AAI)-Stimulation gezeigt werden (**Empfehlungsgrad B; Evidenzstärke Ib;** 1). Nach den Ergebnissen kleinerer prospektiv-randomisierter Studien und dem Ergebnis zweier großer Studien mit Vorhofflimmern als sekundärem Endpunkt (6, 9, 10,) reduzierte die vorhofbeteiligende Stimulation im Vergleich zur reinen Ventrikelstimulation (VVI) das Auftreten von Vorhofflimmern im Langzeitverlauf (**Empfehlungsgrad A, Evidenzstärke Ia; L1**). Auch unter der Zweikammer-Stimulation (DDD) war die Häufigkeit von Vorhofflimmern in Abhängigkeit vom Ausmaß der rechtsventrikulären Stimulation erhöht (**Empfehlungsgrad B;** 14).

Eine hämodynamische Verbesserung kann beim Sinusknotensyndrom nur durch eine Vorhofstimulation (AAI) erreicht werden. Bei normaler AV-Knotenfunktion ist daher die Stimulation über eine atriale Elektrode (AAI-Schrittmacher) die optimale Stimulationsform (**Empfehlungsgrad A**). Die jährliche Inzidenz therapiebedürftiger AV-Blockierungen ist bei sorgfältiger Patientenselektion gering. Ist die AV-Überleitung gestört, sollte ein Zweikammerschrittmacher (DDD) implantiert werden. Dies gilt auch für Patienten mit fortgeschrittener kardialer Grunderkrankung. Dabei sind Systeme optimal, die eine überwiegende Ventrikelstimulation vermeiden (AV-Hysterese, automatischer Moduswechsel von AAI nach DDD). Bei paroxysmalen Vorhoftachyarrhythmien müssen die Systeme über Schutzmechanismen verfügen, die eine ventrikuläre Triggerung atrialer Tachykardien verhindern (DDI-Modus, Mode-Switch). Im Einzelfall kann die Programmierung spezieller Algorithmen zur präventiven Vorhofstimulation zur Vermeidung von Vorhofflimmern hilfreich sein. Bei chronotroper Inkompetenz sollte ein frequenzadaptives System implantiert werden. Bei seltenen paroxysmalen Pausen (< 5%) ist eine VVI-Stimulation mit niedriger Interventionsfrequenz (< 45 min^{-1}) akzeptabel (**Empfehlungsgrad A**).

3.5 Karotissinussyndrom

Leitsymptom ist das Auftreten von Schwindel, Präsynkopen und Synkopen bei bestimmten Kopfbewegungen, insbesondere bei exzessiver Kopfdrehung.

Ausschlussdiagnostik

Ein normaler Rhythmus und Blutdruck bei kontinuierlicher Registrierung während der Symptomatik schließen ein Karotissinussyndrom aus.

Nachweisdiagnostik

Voraussetzung für die Diagnose ist die Zuordnung der klinischen Symptomatik zu bestimmten Kopfbewegungen. Kommt es dabei spontan oder nach Karotisdruck zu Asystolien von > 3 s, gilt die Diagnose einer kardioinhibitorischen Form als gesichert. Bei der vasodepressorischen Form kommt es ohne wesentliche Änderung des Rhythmus zu einem systolischen Blutdruckabfall um mindestens 50 mmHg. Mischformen mit kardioinhibitorischen und vasodepressorischen Anteilen sind möglich. Bei der Abklärung anderweitig nicht erklärbarer Synkopen spielt der Karotisdruckversuch ebenfalls eine Rolle (L4, L5). Die Massage der Karotisgabel sollte 5–10 s andauern und der Test sollte sowohl in liegender wie aufrechter (Kipptisch-)Position durchgeführt werden.

Therapie

Nur bei klinischer Symptomatik ist eine Therapie indiziert, sofern nicht bereits das Auslassen bradykardisierender Medikamente mit besonderer Wirkung auf den Karotissinus (Betablocker, Clonidin, Digitalis) ausreichend ist. Bei der kardioinhibitorischen Form ist die Zweikammerstimulation Mittel der Wahl. Eine gesicherte Indikation liegt bei rezidivierenden Synkopen vor, die in eindeutigem Zusammenhang mit einer Reizung des Karotissinus stehen und die durch Alltagsbewegungen (z.B. Drehen des Kopfes) auslösbar sind und dadurch zu einer Asystolie von > 3 s führen (**Empfehlungsgrad A**). Rezidivierende, anderweitig nicht erklärbare Synkopen ohne eindeutig auslösende Alltagsbewegungen, aber mit positivem Nachweis eines symptomatischen hypersensitiven Karotissinusreflexes (Pause > 3 s) stellen eine relative Indikation dar (**Empfehlungsgrad B**). Ein hypersensitiver Karotissinusreflex ohne spontane Symptomatik stellt keine Schrittmacherindikation dar. Dies gilt ebenso für uncharakteristische Symptome wie Schwindel, Benommenheit oder Verwirrtheitszustände sowie für die rein vasodepressorische Form des hypersensitiven Karotissinusreflexes.

3.6 Vasovagales Syndrom

Leitsymptom sind häufige, rezidivierende Synkopen mit langer Anamnese, Prodromal-Symptome.

Ausschlussdiagnostik

Ein normaler Rhythmus und Blutdruck bei kontinuierlicher Registrierung während der Symptomatik schließen ein vasovagales Syndrom aus.

Nachweisdiagnostik

Die Diagnose wird durch Provokation einer Synkope mittels Kipptisch erhärtet (60°-Tilt über 45 min ohne/mit Isoproterenol- oder Nitrogabe). Abzugrenzen ist im Stehversuch über 3 min die pathologische Orthostasestörung mit einem systolischen Blutdruckabfall um mehr als 20 oder unter 90 mmHg und das POTS (postural orthostatic tachycardia syndrome) mit einem Herzfrequenzanstieg um mehr als 30 oder über 120 Schläge/min. Beim vasovagalen Syndrom kommt es typischerweise zu einem gleichzeitigen Blutdruck- und Frequenzabfall.

Therapie

Bei der Mehrzahl der Patienten mit vasovagalen Synkopen stehen Allgemeinmaßnahmen wie Vermeiden auslösender Trigger und Verhaltensregeln sowie ein Orthostasetraining im Vordergrund, bevor Medikamente (z.B. Mineralokortikoide, Alpha-Sympathomimetika, Seotonin-Reuptake-Hemmer) zum Einsatz kommen. Für die Schrittmachertherapie besteht nur eine relative Indikation (**Empfehlungsgrad B;** L1, L4, L5), begrenzt auf Fälle, in denen die Häufigkeit neurokardiogener Synkopen mindestens fünf Episoden pro Jahr beträgt oder eine maligne, etwa mit Verletzungen einhergehende, Symptomatik den Therapieversuch erzwingt. Die Patienten sollten über 40 Jahre alt sein, und kardioinhibitorische Pausen > 3 s müssen dokumentiert sein.

3.7 Funktionsanalyse implantierter Herzschrittmacher

Definition

Grundlage der vorliegenden Leitlinien zur „Funktionsanalyse implantierter Herzschrittmacher" sind die 2005 aktualisierten „Leitlinien zur Herzschrittmachertherapie" der Deutschen Gesellschaft für Kardiologie – Herz- und Kreislaufforschung (L1) sowie die für die ambulante Nachsorge festgelegten Richtlinien der Kassenärztlichen Bundesvereinigung (16). Die **Aufgaben der Schrittmachernachsorge** sind die stete Optimierung der Stimulationsform unter Berücksichtigung der sich verändernden individuellen Bedingungen sowie das rechtzeitige Erkennen und die Beseitigung von Störungen oder Komplikationen.

Voraussetzungen

Fachliche Voraussetzungen

Herzschrittmacherkontrollen dürfen nur Ärzte durchführen, die die Qualifikationsvoraussetzungen erfüllen. Für Vertragsärzte legen die Richtlinien der Kassenärztlichen Bundesvereinigung (16) fest, dass die Indikation, Durchführung und Dokumentation von mindestens 200 Funktionsanalysen eines Herzschrittmachers oder implantierten Defibrillators, einschließlich telemetrischer Abfrage und ggf. Umprogrammierung, unter Anleitung eines entsprechend qualifizierten Arztes nachgewiesen werden müssen. Jeweils die Hälfte der Funktionsanalysen haben bei Zweikammer- beziehungsweise frequenzadapierten Systemen zu erfolgen.

Apparative Voraussetzungen

Schrittmacherkontrollierende Einrichtungen müssen über folgende apparative Mindestanforderungen verfügen (16): ein zur Herzschrittmacherkontrolle geeigneter EKG-Schreiber mit mindestens drei Kanälen; eine Notfallausrüstung zur kardiopulmonalen Wiederbelebung, einschließlich Defibrillator; ein zur Funktionsanalyse eines Herzschrittmachers geeignetes Programmiergerät. Zur Kontrolle komplexer Schrittmachersysteme und zum Management von Problemfällen und Fehlfunktion sollten darüber hinaus verfügbar sein (L1): Belastungs-EKG/Laufband, Langzeit-EKG mit Schrittmachererkennung, Echokardiographiegerät, Röntgenanlage.

Durchführung der Kontrollen

Anamnese

Die Anamnese erfasst die Beschwerden der Grunderkrankung und die Symptome, die die unmittelbare Indikation zur Herzschrittmachertherapie betreffen (Synkopen, Präsynkopen, körperliche Belastungsfähigkeit, Angina pectoris), aber auch mögliche Nebenwirkungen der Therapie (Schmerzen im Schrittmachertaschenbereich, Palpitationen, Zwerchfellzucken, Muskelstimulation).

Körperliche Untersuchung

Dazu gehören die Inspektion der Herzschrittmachertasche sowie die körperliche Untersuchung zur Erfassung einer möglichen Herzinsuffizienz oder anderer Herz-Kreislauf-Funktionsstörungen.

Herzschrittmacher-Funktionskontrolle im Einzelnen

Eigenrhythmus: Durch Registrierung eines Ruhe-EKGs, evtl. nach Programmierung des Herzschrittmachers auf seine minimale Stimulationsfrequenz, wird geprüft, ob und wenn, welcher Eigenrhythmus (Vorhofflimmern, Sinusbradykardie, Ersatzrhythmus) vorliegt.

Reizschwellenbestimmung: Innerhalb der ersten 3 bis 6 Monate kommt es in aller Regel zum Anstieg der intraoperativ gemessenen Reizschwelle. Es wird empfohlen, als sog. sichere Stimulationsenergie eine Amplitude zu programmieren, die doppelt so hoch ist wie die chronische Reizschwellenamplitude.

Sensing-Schwelle: Erfahrungsgemäß ist eine falsche Programmierung der Wahrnehmungsempfindlichkeit eine der häufigsten Ursachen von Schrittmacherfehlfunktionen. Zur korrekten Einstellung ist eine Messung der Wahrnehmungsschwelle(n), bei unipolarer Wahrnehmungskonfiguration auch eine Messung der Muskelsignalschwelle erforderlich. Allgemein wird eine Empfindlichkeitseinstellung von 30–50% der gemessenen Wahrnehmungsschwelle empfohlen, solange dieser Wert noch oberhalb der gemessenen Muskelsignalschwelle liegt. Bei den heute meist verwendeten bipolaren Vorhofelektroden sollte die Wahrnehmungsprogrammierung das Erkennen von Vorhofflimmern berücksichtigen, um eine korrekte Mode-Switch-Funktion zu ermöglichen. Hierfür ist in der Regel eine Empfindlichkeit von kleiner als 1,0 mV erforderlich. Bei unipolarer Wahrnehmungskonfiguration im Ventrikel ist bei programmierten Empfindlichkeiten von weniger als 4–5 mV grundsätzlich mit einer Störsignalbeeinflussung zu rechnen.

Programmierung: Obwohl die technische Ausstattung der heute implantierten Aggregate viele Möglichkeiten einer an die individuellen Erfordernisse und subjektiven Bedürfnisse ausgerichteten Programmierung bietet, werden diese oft nicht genutzt. Eine optimale Herzschrittmachernachsorge ermöglicht deshalb auch die größtmögliche Nutzung der zur Verfügung stehenden Ressourcen der Schrittmachersysteme. Dazu gehört nicht nur die Programmierung auf eine energiesparende Stimulation, sondern u.U. auch die Optimierung des AV-Intervalls bei Zweikammer-Stimulation, die Anpassung des VV-Intervalls bei biventrikulärer Stimulation und die Adjustierung frequenzadaptierender Parameter zur Optimierung dieser Stimulationsform. Die komplexen Programmiervorgänge bei Patienten mit atriobiventrikulären Systemen erfordern spezielle fachliche Voraussetzungen und ständiges Training. Allgemeine, in den meisten Schrittmachermodellen verfügbare Funktionen wie Hysteresefunktionen, Algorithmen zur Verhinderung schrittmacherbeteiligter Tachykardien, Mode-Switch-Algorithmen usw. sollten – wo sinnvoll – unter Beachtung ihrer Interaktion mit anderen Parametern wie Wahrnehmungsempfindlichkeit, Ausblend- und Refraktärzeiten aktiviert werden. Spezielle Therapieoptionen existieren u.a. für Algorithmen zur Sicherstellung einer vollständigen ventrikulären Stimulation, Algorithmen zur Vermeidung ventrikulärer Stimulation, Reaktion auf plötzlichen Frequenzabfall, Algorithmen zur präventiven Vorhofstimulation und Algorithmen zur Terminierung tachykarder Vorhofrhythmen. Schrittmacher-Diagnostikfunktionen sind ein wichtiger Bestandteil der Schrittmachernachsorge. Diese Funktionen sollten aktiviert und bei der Schrittmacherkontrolle sorgfältig analysiert werden.

Zeitplan

Die Schrittmachernachsorge beginnt mit der individuellen Programmierung nach der Implantation und vor Entlassung des Patienten. Spätestens zu diesem Zeitpunkt ist ein ausführliches Informationsgespräch mit dem Patienten zu führen. Darüber hinaus ist dem Patienten eine schriftliche Information mit notwendigen Verhaltensanweisungen sowie ein Schrittmacherausweis auszuhändigen. Hierbei sind die gesetzlichen Bestimmungen (§ 10 MPBetreibV) zu beachten. Die zweite Kontrolle erfolgt bei komplikationslosem Verlauf nach etwa 4 Wochen mit Messung aller Parameter und Überprüfung der Wundverhältnisse. Spätestens 3 bis 6 Monate nach Implantation sollte die Endeinstellung mit Optimierung der Stimulationsparameter zur Reduktion der Stimulationsenergie vorgenommen werden, da nach diesem Zeitraum von einer Stabilisierung der Reizschwelle ausgegangen werden kann.

Weitere planmäßige Kontrollen erfolgen in der Regel in Abständen von 6 bis 12 Monaten unabhängig vom Aggregattyp. Kürzere Kontrollabstände (3 Monate und kürzer) sind bei baldigem Erwarten des Austauschzeitpunkts oder bei instabilen Messwerten, insbesondere bei schrittmacherabhängigen Patienten angezeigt. Außerplanmäßige Kontrollen sind nach chirurgischen Eingriffen mit Elektrokauter, nach Defibrillation, nach versehentlichen MRT-Untersuchungen, nach Bestrahlungstherapien, nach akuten kardialen Ereignissen, neu aufgetretenen Rhythmusstörungen oder Synkopen sowie bei jeglichem Verdacht auf Schrittmacherfehlfunktion erforderlich. Bei epimyokardialen Systemen empfiehlt sich generell ein 3-monatiges Kontrollintervall. Bei chronischen Infektionen/Sepsis ist die Möglichkeit einer Infektion des Schrittmachersystems zu bedenken.

Sämtliche erhobenen Befunde müssen schriftlich dokumentiert werden. Dabei muss auch dokumentiert werden, wann und aus welchem Grund Schrittmacherumprogrammierungen vorgenommen wurden. Die wesentlichen schrittmacherbezogenen Daten werden im Schrittmacherausweis des Patienten vermerkt.

Leitlinien

L1. Lemke B, Nowak B, Pfeiffer D: Leitlinien zu Herzschrittmachertherapie. Herausgegeben vom Vorstand der Deutschen Gesellschaft für Kardiologie – Herz- und Kreislaufforschung e.V. Z Kardiol 94 (2005) 704–720.

L2. Gregoratos et al, ACC/AHA/NASPE 2002 Guideline Update for Implantation of Cardiac Pacemakers and Antiarrhythmia Devices. http://www.acc.org/clinical/guidelines/pacemaker/incorporated/index.htm; 2002.

L3. Hoppe UC, M. Böhm R, Dietz R et al.: Leitlinien zur Therapie der chronischen Herzinsuffizienz. Herausgegeben vom Vorstand der Deutschen Gesellschaft für Kardiologie – Herz- und Kreislaufforschung e.V. Z Kardiol 94 (2005) 488–509.

L4. Task Force on Syncope Guidelines on management (diagnosis and treatment) of syncope. Update 2004. Europace 6 (2004) 467–537.

L5. Seidl K, Schuchert A, Tebbenjohanns J, Hartung W: Kommentar zu den Leitlinien zur Diagnostik und Therapie von Synkopen der Europäischen Gesellschaft für Kardiologie 2001 und dem Update 2004. Herausgegeben vom Vorstand der Deutschen Gesellschaft für Kardiologie – Herz- und Kreislaufforschung e.V. Z Kardiol 94 (2005) 592–612.

Literatur

1. Andersen HR, Nielsen JC, Thomsen PEB et al.: Long-term follow-up of patients from a randomised trial of atrial versus ventricular pacing for sick-sinus syndrome. Lancet 350 (1997) 1210–1216.
2. Baldasseroni S, Opasich C, Gorini M et al.: Left bundle-branch block is associated with increased 1-year sudden and total mortality rate in 5517 outpatients with congestive heart failure: a report from the Italian network on congestive heart failure. Am Heart J 143 (2002) 398–405.
3. Brignole M, Menozzi C, Moya A et al.: Mechanism of synkope in patients with bundle branch block and negative electrophysiological test. Circulation 104 (2001) 2045–2050.
4. Bristow MR, Saxon LA, Boehmer J et al.: Cardiac-resynchronization therapy with or without an implantable defibrillator in advanced chronic heart failure. N Engl J Med 350 (2004) 2140–2150.
5. Cleland JG, Daubert JC, Erdmann E et al.: The effect of cardiac resynchronization on morbidity and mortality in heart failure. N Engl J Med 352 (2005) 1539–1549.
6. Connolly SJ, Kerr CR, Gent M et al.: Effects of physiologic pacing versus ventricular pacing on the risk of stroke and death due to cardiovascular causes. N Engl J Med 342 (2000) 1385–1391.
7. De Maria R, Gavazzi A, Recalcati F et al.: Comparison of clinical findings in idiopathic dilated cardiomyopathy in women versus men. The Italian Multicenter Cardiomyopathy Study Group (SPIC). Am J Cardiol 72 (1993) 580–585.
8. Dhingra RC, Palileo E, Strasberg B et al.: Significance of the HV interval in 517 patients with chronic bifascicular block. Circulation 64 (1981) 1265-1271.
9. Kerr CL, Connolly SJ, Abdollah H et al.: Canadian trial of physiological pacing. Effects of physiological pacing during long-term follow-up. Circulation 109 (2004) 357–362.
10. Lamas GA, Kerry LL, Sweeney MO et al.: Ventricular pacing or dualchamber pacing for sinus-node dysfunction. N Engl J Med 346 (2002) 1854–1862.
11. Moss AJ, Zareba W, Hall J et al.: Prophylactic implantation of a defibrillator in patients with myocardial infarction and reduced ejection fraction. N Engl J Med 346 (2002) 877–883.
12. Scheinman MM, Peters RW, Sauvè MJ et al.: Value of the H-Q interval in patients with bundle branch block and the role of prophylactic permanent pacing. Am J Cardiol 50 (1982) 1316-1322.
13. Shamim W, Francis DP, Yousufuddin M et al.: Intraventricular conduction delay: a prognostic marker in chronic heart failure. Int J Cardiol 70 (1999) 171–178.
14. Sweeney MO, Hellkamp AS, Ellenbogen KA et al.: Adverse effect of ventricular pacing on heart failure and atrial fibrillation among patients with normal baseline QRS duration in a clinical trial of pacemaker therapy for sinus node dysfunction. Circulation 107 (2003) 2932–2937.
15. Toff WD, Camm AJ, Skehan JD, for the United Kingdom Pacing and Cardiovascular Events (UKPACE) Trial Investigators. N Engl J Med 353 (2005) 145–155.
16. Vereinbarung von Qualitätssicherungsmaßnahmen nach § 135 Abs. 2 SGB V zur Funktionsanalyse eines Herzschrittmachers (Qualitätssicherungsvereinbarung zur Herzschrittmacher-Kontrolle). Richtlinie der Kassenärztlichen Bundesvereinigung vom 1. April 2006.

Autorenadressen

Priv. Doz. Dr. Bernd Lemke
Klinikum Lüdenscheid
Klinik für Kardiologie und Angiologie
Paulmannshöher Str. 14
58515 Lüdenscheid

Prof. Dr. J. Brachmann
Klinikum Coburg gGmbH
II. Medizinische Klinik
Ketschendorferstr. 33
96450 Coburg

4 Tachykarde Herzrhythmusstörungen

P. Steinbigler, R. Haberl

Definition

Eine Tachykardie ist definiert als eine Herzfrequenz von > 100/min. Tachykarde Herzrhythmusstörungen sind durch eine paroxysmal oder chronisch-permanente Erhöhung der Vorhof- und/oder Kammerfrequenz gekennzeichnet. Sie beruhen auf verschiedenen pathologischen Mechanismen und werden in supraventrikuläre und ventrikuläre Tachyarrhythmien unterteilt. Die paroxysmale Form beginnt und endet plötzlich. Die Symptomatik ist abhängig von der Herzfrequenz und der myokardialen Pumpfunktion und damit sehr variabel. Eine über Wochen andauernde, „unaufhörliche" Tachykardie kann zur rhythmogenen Herzinsuffizienz führen. Eine eingeschränkte myokardiale Pumpfunktion prädisponiert zu tachykarden Herzrhythmusstörungen, verschlimmert die Symptomatik, beschränkt die Effektivität antiarrhythmischer Maßnahmen und führt häufiger zu Proarrhythmien.

Diagnostik

Zunächst ist die hämodynamische Ausprägung (Bewusstseinslage, Puls, Blutdruck) der tachykarden Rhythmusstörung entscheidend. So muss bei Kreislaufstillstand entsprechend der Richtlinien der kardiopulmonalen Reanimation vorgegangen werden. In jedem Fall ist für die Diagnosestellung und für die gezielte Therapie die Dokumentation der Rhythmusstörung mit Ruhe-EKG, Langzeit-EKG oder Ereignisrekorder von entscheidender Bedeutung. Dies sollte auch im Falle eines Kreislaufstillstandes zumindest mit einem geschriebenen Monitorstreifen-EKG versucht werden.

Vorsichtsmaßnahmen bei medikamentöser Rhythmisierung

Gefährlichste Nebenwirkung der Antiarrhythmika ist das Auftreten einer Proarrhythmie mit Spitzentorsaden, anhaltenden Kammertachykardien oder Kammerflimmern. Proarrhythmie ist definiert als die Verstärkung einer vorbestehenden oder das Neuauftreten einer Rhythmusstörung unter einem Antiarrhythmikum (vor allem Klasse I und III). Unter antiarrhythmischer Dauerbehandlung ist zwar eine Senkung der Rezidivrate aber auch eine Zunahme der Letalität gefunden worden. Der Patient sollte über die Gefahr der Proarrhythmie aufgeklärt werden. Während medikamentöser Rhythmisierung muss engmaschig das EKG kontrolliert und im Vergleich zum Ausgangs-EKG ohne Medikament die QT-Zeit überwacht werden (Abbruch der Behandlung bei Zunahme > 20%).
Antiarrhythmika sollten einschleichend dosiert und nur langsam in der Dosis gesteigert werden, Elektrolyte bestimmt und gleichzeitige Diuretikagaben vermieden werden (ggf. Substitution von Kalium und Magnesium). Am Ende der zweiten Woche wird ein Langzeit-EKG zur Dokumentation der Wirkung und zum Ausschluss proarrhythmischer Wirkungen abgeleitet. Bei Ineffektivität des Rhythmisierungsversuchs werden Antiarrhythmika wieder abgesetzt. Rhythmisierung unter ambulanten Bedingungen bedarf besonderer Vorsicht; Risikopatienten, insbesondere solche mit Herzinsuffizienz und solche mit fortgeschrittener koronarer Herzerkrankung, sollten stationär unter Monitorkontrolle rhythmisiert werden.

4.1 Supraventrikuläre Rhythmusstörungen

Im Anfalls-EKG ist der QRS-Komplex schmal (< 0,12 s), außer bei vorbestehendem oder frequenzbedingtem Schenkelblock. Zur näheren Differenzierung ist die Beziehung des QRS-Komplexes zur P-Welle bei laufender Tachykardie entscheidend.
In zweiter Linie sind zur Differentialdiagnose kurzfristig die AV-Überleitung blockierende Manöver hilfreich. So steht hierzu der Karotisdruckversuch nach entsprechenden Vorsichtsmaßnahmen (Ausschluss Karotisströmungsgeräusch, Atropin bereitgestellt, Monitor, EKG-Schreiber bereit) oder eine Testinjektion von Verapamil 5–10 mg i.v. oder des kurzwirksamen Adenosins 6–12 mg i.v. zur Verfügung (Testinjektionen bei regelmäßigen Tachykardien mit breitem QRS-Komplex nur unter intensivmedizinischer Überwachung, bei absoluter Arrhythmie und breitem QRS-Komplex wegen der Gefahr schneller Kammerüberleitung bei möglicherweise vorliegendem WPW-Syndrom kontraindiziert!).
AV-Überleitung blockierende Manöver beeinflussen ventrikuläre Tachykardien und Sinustachykardien in der Regel gar nicht oder verlangsamen allenfalls die Frequenz etwas, können die P-Wellen von atrialen Tachykardien, Vorhofflattern und Vorhofflimmern demaskieren und AV-Knotentachykardien sowie Tachykardien auf dem Boden akzessorischer Bahnen, wie z.B. bei WPW-Syndrom terminieren.

4.1.1 Supraventrikuläre Extrasystolie

Kennzeichen der Vorhofextrasystole ist das Auftreten einer vorzeitig einfallenden, abnorm konfigurierten P-Welle mit folgendem schmalem QRS-Komplex. Die supraventrikuläre Extrasystolie per se ist nicht behandlungsbedürftig und harmlos. Bei subjektiver Beeinträchtigung ist allenfalls ein Therapieversuch mit Betablocker gerechtfertigt. Im Vordergrund der Diagnostik steht der Ausschluss einer kardialen Grunderkrankung.

4.1.2 Sinustachykardie

Bei Sinustachykardie besteht eine regelmäßige 1:1-Beziehung zwischen QRS-Komplex und P-Wellen (positiv in I, II und III). Am häufigsten handelt es sich um eine sekundäre Sinustachykardie bei Volumenmangel, Exsikkose, Schmerz, Aufregung, Hyperthyreose oder Katecholaminexzess. Hierbei steht die kausale Therapie des Auslösemechanismus im Vordergrund. Primär „inadäquate" Sinustachykardien, z.B. die Sinusknoten-Reentry-Tachykardie, sind selten. Die symptomatische Therapie stützt sich hierbei auf Betablocker und Kalziumantagonisten vom Verapamiltyp **(Empfehlungsgrad C)**, die kausale Therapie kann durch eine Ablation zur Unterbrechung des Reentry-Mechanismus erfolgen **(Empfehlungsgrad C)**.

4.1.3 Vorhofflimmern

Vorhofflimmern ist die häufigste anhaltende Rhythmusstörung. Ca. 4% aller über 60-Jährigen sind davon betroffen. Im EKG liegt eine absolute Arrhythmie mit schmalen Kammerkomplexen vor. Der QRS-Komplex kann im Falle aberrierender Leitung und bei Präexzitationssyndromen verbreitert sein. Die Kammerfrequenz kann von schrittmacherpflichtiger Bradyarrhythmie bis zur bedrohlichen Tachyarrhythmie reichen. Das tachykarde Vorhofflimmern beginnt plötzlich, hat in den ersten Tagen eine hohe Neigung zur Spontanremission zu Sinusrhythmus und kann – häufig über eine Phase von paroxysmalen Vorhofflimmern – in persistierendes Vorhofflimmern übergehen. Die Auslöseumstände von Vorhofflimmern lassen eine vagale und adrenerge Form unterscheiden. Häufigste Ursachen von Vorhofflimmern sind: Hypertensive Herzerkrankung, koronare Herzkrankheit, dilatative Kardiomyopathie, Mitralklappenvitien, Hyperthyreose und Alkoholexzess. Die Prognose wird bestimmt von der Art der Grundkrankheit, der Bedrohung durch die Rhythmusstörung selbst und durch arterielle Embolien. Die Behandlung setzt sich zusammen aus Therapie der Grundkrankheit, Kontrolle der Kammerfrequenz, Konversion des Vorhofflimmerns zu Sinusrhythmus in geeigneten Fällen, Rezidivprophylaxe und Embolieprophylaxe. Auch im Hinblick auf die Behandlungsmöglichkeiten unterscheidet man paroxysmales Vorhofflimmern, das spontan endet, von persistierendem Vorhofflimmern, bei dem eine Terminierung durch elektrische oder medikamentöse Kardioversion noch möglich ist. Diese Möglichkeit besteht in der Regel dann noch, wenn der linke Vorhof < 55 mm ist, die Dauer des Vorhofflimmerns unter einem Jahr liegt und die Grunderkrankung behandelt ist. Bei permanentem oder chronischem, das heißt über ein Jahr bestehendem Vorhofflimmern, sind Rhythmisierungsversuche nicht mehr angezeigt. Die Diagnose „idiopathisches Vorhofflimmern" setzt den Ausschluss einer kardialen Grunderkrankung, der Vergrößerung von Herzhöhlen, einer Mitralringverkalkung und einer arteriellen Hypertonie voraus.

Kontrolle der Kammerfrequenz

Bei symptomatischer Tachyarrhythmie kann die Kammerfrequenz durch die intravenöse Gabe von Kalziumantagonisten (z.B. Verapamil 5–10 mg i.v.), Digitalisierung mit schneller Aufsättigung oder kurz wirksamen, gut steuerbaren Betablockern (z.B. Esmolol) akut gesenkt werden. In der chronischen Phase wird zur Frequenzkontrolle Digitalis gegeben. Belastungstachykardien werden durch zusätzliche Gabe von Betablockern oder Kalziumantagonisten des Typs Verapamil oder Diltiazem gebremst **(Empfehlungsgrad A** jeweils für Digitalis, Verapamil, Diltiazem und Betablocker). Bei medikamentös, hinsichtlich der Frequenzkontrolle, therapierefraktären Fällen von chronisch permanentem Vorhofflimmern kann zunächst die AV-Knotenmodulation mit Radiofrequenzenergie (ohne generelle Schrittmacherpflichtigkeit) versucht werden oder schließlich die His-Bündel-Ablation (mit Schrittmacherpflichtigkeit) durchgeführt werden.

Konversion zu Sinusrhythmus

Die Rhythmisierung zu Sinusrhythmus ist indiziert, wenn das Vorhofflimmern nicht länger als ein Jahr besteht, der linke Vorhof nicht stark dilatiert ist (< 55 mm) und die kardiale Grunderkrankung die Rhythmisierung aussichtsreich und mit vertretbarem Risiko durchführbar erscheinen lässt. Bei Patienten mit Mitralvitien, Herzinsuffizienz auf dem Boden einer höhergradigen koronaren Herzkrankheit oder Kardiomyopathie ist in der Regel ein stabiler Sinusrhythmus nicht zu erzielen, und die Gefahr einer Proarrhythmie gegeben. Bei diesen Patienten sollte nur eine Frequenzkontrolle angestrebt werden.

Medikamentöse und elektrische Rhythmisierung

Besteht Vorhofflimmern länger als drei Tage, ist vor Konversion eine effektive Antikoagulation für zwei bis drei Wochen erforderlich **(Empfehlungsgrad A)**. Nur im Falle eines Ausschlusses von Thromben oder ‚sludge' im linken Vorhof durch transösophageale Echokardiographie (TEE) ist die sofortige Kardioversion möglich, mit anschließender effektiver Antikoagulation für 4–6 Wochen.

Die elektrische Konversion mit Defibrillation (200–360 J) in Kurznarkose (z.B. Propofol 1–2 mg/kg KG i.v. oder Diazepam 10–20 mg i.v.) ist als Primärmaßnahme zur Rhythmisierung anerkannt **(Empfehlungsgrad A)**.

Zur medikamentösen Konversion stehen Antiarrhythmika der Klasse I (z.B. Propafenon oder Flecainid) und der Klasse III (z.B. Sotalol oder Amiodaron) zur Verfügung **(Empfehlungsgrad A)**. Medikamente der Klasse I sind bei schwerer kardialer Grunderkrankung mit Herzinsuffizienz zu meiden, bei manifester koronarer Herzkrankheit kontraindiziert. Die Konversion kann unter effektiver Antikoagulation und Berücksichtigung der Gefahr der Proarrhythmie langfristig durch orale Verabreichung der Antiarrhythmika angestrebt werden (Sotalol 3–4 × 80 mg/Tag, Amiodaron 200–400 mg/Tag nach Aufsättigung mit 600 mg/Tag über 2 Wochen), kann aber auch als intravenöse Kurzinfusion (z.B. Propafenon, Flecainid oder Sotalol in einer Dosis von 1–2 mg/kg KG als Kurzinfusion über 10 min, Amiodaron 30 mg/kg KG [i.v. über 4 Stunden]) erzielt werden. Die Effektivität der Rhythmisierung liegt bei 50–70%. Eine Vorbehandlung mit Antiarrhythmika (z.B. Amiodaron) kann die elektrische Kardioversion erleichtern oder bei einigen Patienten überhaupt erst möglich machen.

Vorgehen nach der Rhythmisierung

Antiarrhythmika verringern die Gefahr symptomatischer Rezidive. Die Gefährdung durch eine proarrhythmische Wirkung muss beachtet werden. Bei dem Ereignis von Vorhofflimmern kann zunächst auf eine Rezidivprophylaxe verzichtet werden. Klasse-III-Substanzen sind zur Rezidivprophylaxe im Vergleich zu Klasse-I-Medikamenten effektiver und werden besser vertragen. Amiodaron besitzt die größte Effektivität bei geringstem proarrhythmischem Potential. Nach Aufsättigung kann es in niedriger Dosis von 200 mg/Tag per os gegeben werden. Extrakardiale Nebenwirkungen sind häufig bei dieser Substanz, so dass sie nach einem Jahr im Durchschnitt bei 20% der Patienten wieder abgesetzt werden muss. Wichtig ist die Fortführung einer effektiven Antikoagulation für 4–6 Wochen nach erfolgreicher Rhythmisierung, da trotz Sinusrhythmus zunächst der Vorhof stillsteht (Stunning).

Ablation bei Vorhofflimmern

Neben der His-Bündel-Ablation zur Unterbrechung der AV-Überleitung und Frequenzkontrolle bei Vorhofflimmern stehen die lineare Ablation und fokale Ablation mit dem Ziel des Erhalts von Sinusrhythmus zur Verfügung. Bei der linearen Ablation wird der rechte und linke Vorhof durch lange Ablationslinien elektrisch kompartimentiert, so dass kein Vorhofflimmern mehr entstehen kann. Der Aufwand ist sehr groß und ein nachhaltig gutes Ergebnis nur bei wenigen Patienten zu erreichen. Die fokale Ablation bei Vorhofflimmern zielt auf die Rhythmusstörung initiierenden Vorhofextrasystolen, die häufig aus den proximalen Anteilen der Pulmonalvenen stammen. Durch Ablation werden diese Foci zerstört und die Pulmonalvenen elektrisch isoliert. Vorausbedingung sind früh einfallende supraventrikuläre Extrasystolen als Trigger der Rhythmusstörung. Als wesentliche Nebenwirkung wurden Pulmonalvenenstenosen bei zirkulärer Ablation beobachtet. Diese ablativen Verfahren sind noch im experimentellen Stadium und für die Mehrzahl der Patienten derzeit noch nicht einsetzbar.

Embolieprophylaxe

Bei chronischem Vorhofflimmern besteht die Gefahr arterieller Embolien. Hochrisikopatienten für Embolien sind Patienten mit rheumatischen Herzfehlern, schwerer dilatativer Kardiomyopathie, Z.n. bereits stattgehabter arterieller Embolie und Hyperthyreose. In diesen Fällen ist eine hochdosierte Marcumartherapie empfehlenswert (INR 3,0–4,5).
Ein mittleres Embolierisiko besteht bei Patienten mit nicht-valvulärem Vorhofflimmern, bei denen eine Vergrößerung des linken Vorhofs, eine Mitralringverkalkung, eine arterielle Hypertonie oder eine eingeschränkte Pumpfunktion des Herzens besteht. Hier ist eine niedrig dosierte Marcumartherapie ausreichend (INR 2,0–3,0). Acetylsalicylsäure (300 mg/Tag) ist weniger wirksam, jedoch auch weniger von Blutungskomplikationen gekennzeichnet, so dass die Substanz für ältere Personen (> 75 Jahre) und Patienten mit erhöhtem Blutungsrisiko als Alternative möglich ist. Ximelagatran hat sich in Studien als effektive Alternative zur Antikoagulation angedeutet, abschließende Empfehlungen liegen noch nicht vor. Für den Einsatz von Clopidogrel liegen noch keine abschließenden Daten vor.

Patienten mit idiopathischem Vorhofflimmern bedürfen keiner Antikoagulation, im Alter > 60 Jahren ist aber Acetylsalicylsäure (300 mg/Tag) empfehlenswert. Intermittierendes Vorhofflimmern führt seltener zu Embolien, bei kardialer Grunderkrankung und vergrößertem linken Vorhof sollte dennoch eine Embolieprophylaxe durchgeführt werden.

4.1.4 Vorhofflattern

Bei Vorhofflattern beträgt die Frequenz der P-Wellen zwischen 220 und 300/min mit häufiger 2:1-Überleitung auf die Kammern. Akute Gefährdung besteht durch 1:1-Überleitung auf die Ventrikel. Man unterscheidet „gewöhnliches Vorhofflattern" mit negativen P-Wellen in II und III vom „ungewöhnlichen Vorhofflattern" mit positiven P-Wellen in den Extremitätenableitungen.
Ursachen und Richtlinien der Behandlung entsprechen denen des Vorhofflimmerns. Zusätzlich besteht zur Erzielung von stabilem Sinusrhythmus oder zur Überführung von Vorhofflattern in Vorhofflimmern die Möglichkeit einer elektrischen Überstimulation mittels intravenös gelegter Vorhofsonde oder Ösophagusstimulation. Beim reinen Vorhofflattern und insbesondere beim gewöhnlichen Vorhofflattern ist heute in vielen Fällen zur Rezidivprophylaxe die Radiofrequenzablation am Isthmus zwischen Koronarsinus und Trikuspidalklappeneingang des rechten Vorhofs angezeigt **(Empfehlungsgrad B)**. Die Erfolgsquote ist sehr hoch (über 90%) bei geringem Risiko, wobei in manchen Fällen nach der Ablation des Vorhofflatterns Rhythmusrezidive mit Vorhofflimmern auftreten. Eine Embolieprophylaxe sollte bei Vorhofflattern den gleichen Regeln wie bei Vorhofflimmern folgen.

4.1.5 Atriale Tachykardie

Die Vorhoffrequenz beträgt zwischen 120 und 240/min, die P-Wellenmorphologie wird vom Sitz des Fokus bestimmt (häufig in II und III negativ). Zumeist liegt eine chronische Schädigung des Herzens zugrunde (Z.n. Myokarditis, Myokardinfarkt, pulmonale Hypertonie, chronische Volumenbelastung, operierte Vitien). Therapiemaßnahmen sind von häufiger Rezidivneigung gezeichnet, Verapamil **(Empfehlungsgrad A)**, Klasse-I- und Klasse-III-Antiarrhythmika sind wirksam **(Empfehlungsgrad C)**, in geeigneten Fällen auch eine Radiofrequenzablation des Fokus **(Empfehlungsgrad B)**.

4.1.6 AV-Knotentachykardie

Diese stellt die häufigste paroxysmale supraventrikuläre Tachykardie dar; Frauen und Jugendliche sind bevorzugt betroffen. Eine schnelle und langsame Leitungsbahn im Bereich des AV-Knotens sind anatomische Basis für die Kreiserregung. Die Tachykardie hat einen schmalen QRS-Komplex, P-Wellen sind wegen gleichzeitiger Erregung von Vorhof und Kammern nicht zu erkennen.
Ein Valsalva-Versuch ist häufig, die Akutgabe von Verapamil i.v. oder Adenosin i.v. fast immer erfolgreich, die Rezidivprophylaxe mit Verapamil p.o. (120–360 mg) dagegen nicht. Antiarrhythmika der Klasse I und III stehen alternativ zur Verfügung.

Rezidivierende und therapierefraktäre AV-Knoten-Tachykardien stellen eine Indikation zur elektrophysiologischen Untersuchung mit Radiofrequenzablation dar **(Empfehlungsgrad A)**. Dabei wird vorzugsweise die langsame Leitungsbahn zerstört. Ein AV-Block mit Schrittmacherpflichtigkeit ist dabei eine seltene Komplikation (0,5%). Gelingt dies nicht, kann eine Ablation der schnellen Leitungsbahn vorgenommen werden, die aber etwas häufiger zur Schrittmacherabhängigkeit führt (ca. 1–2%).

4.1.7 Präexzitationssyndrome

Präexzitationssyndrome beruhen auf akzessorischen Bahnen, die neben der normalen AV-Überleitung eine zusätzliche Verbindung zwischen Vorhof und Kammer sind. Am häufigsten ist das WPW-Syndrom: Das Ruhe-EKG ist durch die Trias verkürzte PQ-Zeit, Delta-Welle und Verbreiterung des QRS-Komplexes gekennzeichnet. Erregungsrückbildungsstörungen infolge der akzessorischen Leitungsbahn kommen hinzu. Die Größe der Delta-Welle hängt von den Leitungseigenschaften im Vorhof und der akzessorischen Bahn ab. Bei fehlender antegrader Leitung der akzessorischen Bahn ist keine Delta-Welle vorhanden (verborgenes WPW). Eine Assoziation zu Herzfehlern (Mitralklappenprolaps, hypertrophe Kardiomyopathien, Ebstein-Anomalie) ist bekannt. Nur jeder zehnte Patient mit einer akzessorischen Bahn bekommt tatsächlich supraventrikuläre Tachykardien.

Ein Zwölf-Kanal-EKG während der Tachykardiephase ist dringend anzustreben. Am häufigsten liegt eine kreisende Erregung vor, die antegrad über den AV-Knoten den Ventrikel erregt und retrograd über die akzessorische Bahn wieder in den Vorhof zurückleitet (orthodrome Tachykardie). Der QRS-Komplex ist hierbei schmal, eine Delta-Welle nicht vorhanden, die P-Welle in der frühen ST-Strecke erkennbar. Seltener sind antidrome Tachykardien, die antegrad über die akzessorische Bahn auf den Ventrikel und retrograd durch den AV-Knoten zurück in den Vorhof leiten. Hierbei ist der QRS-Komplex durch maximale Präexzitation verbreitert.

Gefährlichste Komplikation ist das Auftreten von Vorhofflimmern bei WPW-Syndrom, da hierbei die Gefahr einer ungebremsten schnellen Überleitung der Vorhofflimmerwellen über die akzessorische Bahn auf die Kammern besteht. Das EKG ist gekennzeichnet durch eine absolute Arrhythmie und wechselnd verbreiterte QRS-Komplexe. Plötzliche Herztodesfälle bei Patienten mit WPW-Syndrom sind meist durch Vorhofflimmern ausgelöst.

Akutbehandlung

Bei regelmäßigen Tachykardien kann die Kreisbahn unterbrochen werden durch Medikamente, die den AV-Knoten blockieren (Verapamil, Betablocker, Adenosin) oder durch Leitungshemmung der akzessorischen Bahn (Ajmalin i.v., Sotalol i.v. und andere Klasse-I-/-III-Antiarrhythmika). Bei Vorhofflimmern und WPW-Syndrom besteht einzig die Möglichkeit der Blockade der akzessorischen Bahn durch Klasse-I- und -III-Antiarrhythmika. Die Gabe von Digitalis, Verapamil und Adenosin ist kontraindiziert wegen der Gefahr akzelerierter Überleitung mit der Entwicklung von Kammerflimmern. Mittel der Wahl ist dann Ajmalin 50–100 mg i.v. Die Notfalltherapie mit intravenöser Medikamentenapplikation setzt in jedem Fall eine EKG-Registrierung und einen griffbereiten Defibrillator voraus.

Rezidivprophylaxe

Viele Patienten können über Jahre Tachykardien durch Vagusmanöver „wegdrücken" (forciertes Schlucken, Karotisdruck, Eiswasser schlucken, Auslösen von Brechreiz, Bauchpresse). Bei seltenen Anfällen ist dann eine medikamentöse Rezidivprophylaxe nicht erforderlich.

Therapie der Wahl zur Rezidivprophylaxe ist die Radiofrequenzablation der akzessorischen Bahn(en) **(Empfehlungsgrad A)**. Dies gilt insbesondere für Patienten mit häufigen Rezidiven, bedrohlicher Symptomatik, mit Synkopen in der Anamnese und alle WPW-Patienten mit dokumentiertem Vorhofflimmern. Die Erfolgsrate liegt bei etwa 92%, die Rezidivquote bei 3–9%, die Mortalität ist unter 0,1%, und die Rate nicht-tödlicher Komplikationen unter 1%.

Überbrückend bis zur Ablation oder alternativ steht die medikamentöse Therapie zur Verfügung. Bei regelmäßigen Tachykardien ohne schwere Symptomatik ist die Gabe von Verapamil und Betablockern häufig ausreichend. Antiarrhythmika wie Propafenon 450–900 mg oder Sotalol 160–320 mg/Tag sind der nächste Schritt. Bei bedrohlicher Klinik mit Synkopen und nicht möglicher oder nicht erfolgreicher Ablation stützt sich die medikamentöse Behandlung auf die Klasse-III-Antiarrhythmika, Sotalol und Amiodaron.

Andere Präexzitationssyndrome sind selten (Maheim-Bündel, James-Fasern etc., s. Literatur).

4.2 Ventrikuläre Rhythmusstörungen

4.2.1 Ventrikuläre Extrasystolie

Ventrikuläre Extrasystolen sind häufig ein Zufallsbefund im Langzeit-EKG, können aber durch Herzstolpern und die post-extrasystolische Pause unangenehme Beschwerden verursachen. Bei kardialer Grunderkrankung zeigen ventrikuläre Extrasystolen ein erhöhtes Risiko des plötzlichen Herztodes an (s.u.). Ein Mitralklappenprolaps kann zur lästigen Extrasystolie führen.

Eine symptomatische Behandlung der ventrikulären Extrasystolie mit Antiarrhythmika ist möglich, jedoch wird hierdurch die Mortalität nicht gesenkt, sondern eher erhöht. Der Patient sollte über das Risiko der Übersterblichkeit aufgeklärt werden. Vor Gabe eines Antiarrhythmikums sollten reine Betablocker (z.B. Metoprolol) versucht werden. Antiarrhythmika sind bei ventrikulärer Extrasystolie somit nur in seltenen Fällen indiziert, unter Abwägung des Nutzens und der Gefahr proarrhythmischer Nebenwirkungen.

4.2.2 Anhaltende Kammertachykardien/ Kammerflimmern

Häufigste Ursachen sind eine koronare Herzkrankheit mit abgelaufenem Herzinfarkt, dilatative Kardiomyopathien und Myokarditis, seltene rechtsventrikuläre Dysplasie, Mitralklappenprolaps, obstruktive Kardiomyopathien, Sarkoidose und angeborenes QT-Syndrom. Antiarrhythmika können ventrikuläre Rhythmusstörungen hervorrufen, häufig in Form von Spitzentorsaden (Proarrhythmie). Der Mechanismus von Kammertachykardien ist meist eine Kreiserregung, seltener ein Fokus. Letztere Formen sprechen auf Verapamil an.

Nachweisdiagnostik

Nach anhaltender Kammertachykardie (definiert als Dauer > 30 s) oder nach überlebter Reanimation wegen Kammerflimmerns bedürfen die Patienten der Überweisung an ein rhythmologisches Zentrum. An erster Stelle steht die Abklärung der kardialen Grunderkrankung mit nicht-invasiven (EKG, Belastungs-EKG, Echokardiographie) und invasiven Methoden (Koronarangiographie, Laevokardiographie).

Therapie

Vor speziellen rhythmologischen Maßnahmen sollte eine akute Ischämie bei hochgradigen Koronarstenosen beseitigt, Elektrolytstörungen behoben und eine Herzinsuffizienz optimal behandelt sein. Wegen akuter Lebensgefahr im Falle eines Rezidivs kommt der Kontrolle einer antiarrhythmischen Therapie entscheidende Bedeutung zu.

Bei Patienten mit überlebtem plötzlichen Herztod durch primäres Kammerflimmern ohne erkennbare oder behandelbare sekundäre Ursache oder nach spontan aufgetretener, anhaltender Kammertachykardie ist der implantierbare Defibrillator Therapie der ersten Wahl und ist der Effektivität von Antiarrhythmika deutlich überlegen **(Empfehlungsgrad A).** Der automatische Defibrillator ist die sicherste Methode zur Verhinderung eines Rhythmustodes, wobei die perioperative Mortalität bei transvenösen Systemen unter 1% und die Rate nicht-tödlicher Komplikationen bei 0,1–4% liegt. Nachteile sind zum Teil hohe Kosten und manchmal langfristig die psychische Beeinträchtigung durch schmerzhafte Schocks.

Bei stattgehabter Synkope mit einer Kammerarrhythmie als wahrscheinliche Ursache, nach nicht anhaltenden Kammertachykardien insbesondere bei Patienten nach Herzinfarkt und eingeschränkter linksventrikulärer Auswurfleistung ist eine elektrophysiologische Untersuchung mit Ventrikelstimulation erforderlich. Dabei wird im Herzkatheterlabor versucht, durch eine zunehmend aggressive Stimulation über einen externen Herzschrittmacher die spontane Rhythmusstörung zu provozieren. Sensitivität und Vorhersagegenauigkeit liegen bei koronarer Herzkrankheit im Bereich um 90%, bei Kardiomyopathien nur bei 50%. Zunächst wird eine Kontrolluntersuchung ohne Antiarrhythmika durchgeführt, sodann bei Auslösbarkeit der Patient peroral auf ein Antiarrhythmikum eingestellt und die Ventrikelstimulation unter Antiarrhythmika wiederholt. Antiarrhythmika der Klasse I führen nur in 10–15% der Patienten zur Suppression der Rhythmusstörung. Die Effektivität der Klasse-III-Antiarrhythmika Sotalol und Amiodaron liegt bei 30–50%. Eine trotz Antiarrhythmika fortbestehende Induzierbarkeit geht mit einer schlechten Prognose des Patienten einher, weshalb in diesem Falle ein Defibrillator einer antiarrhythmischen Dauertherapie vorgezogen wird **(Empfehlungsgrad B).**

In Einzelfällen ist die kausale Therapie durch Beseitigung des arrhythmogenen Substrats möglich. Dies kann durch einen rhythmuschirurgischen Eingriff mit Aneurysmektomie und Mapping-gestützter Endokardresektion erfolgen, wobei die perioperative Letalität bei entsprechender Patientenauswahl 6–10% beträgt. Voraussetzungen für einen rhythmuschirurgischen Eingriff ist eine monomorphe Kammertachykardie, deren Ursprung durch Mapping gut lokalisierbar ist, und ein gut abgegrenztes Aneurysma mit ausreichender Restfunktion des Ventrikels. Der Versuch einer Radiofrequenzablation von Kammertachykardien ist ebenfalls an die Lokalisierbarkeit eines Ursprungsortes der Tachykardie geknüpft. Mit heutiger Kathetertechnik gelingt es jedoch nur selten, arrhythmogenes Material in ausreichendem Maße zu abladieren. Unaufhörliche Kammertachykardien stellen eine Notfallindikation zum Versuch einer Radiofrequenzablation dar. Bei „Bundle-branch"-Tachykardien, die Teile des Reizleitungssystems als Kreisbahn verwenden und gehäuft bei Kardiomyopathien vorkommen, beseitigt die Ablation des rechten Tawara-Schenkels regelhaft die Tachykardie. Nach dem Einsatz kausaler Therapie des arrhythmogenen Substrates durch einen rhythmuschirurgischen Eingriff oder die Ablation muss sehr kritisch überprüft werden, ob nicht zusätzlich auch ein Defibrillator implantiert werden muss. Patienten mit Synkopen, unter Umständen zur Bewusstlosigkeit führenden Rhythmusstörungen und implantiertem Defibrillator müssen darüber aufgeklärt werden, dass sie kein Kraftfahrzeug führen dürfen.

4.3 Risikostratifizierung asymptomatischer Patienten

Patienten ohne Symptome oder Dokumentation einer Herzrhythmusstörung können trotzdem vom plötzlichen Herztod bedroht sein, vor allem solche nach einem Herzinfarkt und mit dilatativer Kardiomyopathie. Für Patienten mit koronarer Herzkrankheit ist es in den letzten Jahren gelungen, ein Konzept der Risikostratifizierung zu erarbeiten, das Eingang in die klinische Praxis gefunden hat. Ein offenes Infarktgefäß deutet auf eine gute Prognose hin. Eine frühzeitige Ergometrie (am Ende der 2. Woche nach Infarkt) soll Ischämien aufdecken und zu Revaskularisationsmaßnahmen Anlass geben.

Die myokardiale Pumpfunktion ist aber die entscheidende Determinante für die Prognose nach Infarkt nicht nur in Bezug auf den Tod im Pumpversagen, sondern auch für den plötzlichen Herztod. Die Pumpfunktion kann nicht-invasiv mit Echokardiographie und Radionuklidventrikulographie bestimmt werden. Liegt die Auswurffraktion bei einem Postinfarktpatienten unter 30%, kann durch primärprophylaktische Implantation eines Defibrillators das Risiko des plötzlichen Herztodes effektiv reduziert werden (**Empfehlungsgrad B**). Die Vorhersagegenauigkeit einer unter 30% reduzierten Auswurffraktion ist jedoch ungenügend. Nur jeder achte Patient mit einem pathologischen Befund entwickelt tatsächlich ein Rhythmusereignis. Durch Kombination der Auswurffraktion mit weiteren verschiedenen Methoden zur Risikoabschätzung gelingt es, die Vorhersagegenauigkeit zu erhöhen.

Ventrikuläre Extrasystolen und Salven deuten auf ein erhöhtes Risiko des plötzlichen Herztodes hin, allerdings ist der Befund unspezifisch: Nur einer von fünf Patienten mit mehr als 20 ventrikulären Extrasystolen pro Stunde entwickelt ein Ereignis. Weiter ist die Registrierung ventrikulärer Spätpotentiale von Bedeutung. Spätpotentiale sind Mikrosignale am Ende des QRS-Komplexes, die durch eine verzögerte Aktivität im Randbereich eines Infarktes hervorgerufen werden. Mit speziellen Techniken können sie von der Körperoberfläche registriert werden. Spätpotentiale können heute aus dem Langzeit-EKG bestimmt werden, so dass mit dieser Technik mehrere Risikoparameter in einem Untersuchungsgang bestimmt werden können (Extrasystolie, Spätpotentiale, Herzfrequenzvariabilität). Ein weiterer Risikoparameter für den plötzlichen Herztod und kardialen Tod ist eine verminderte Herzfrequenzvariabilität, d.h. eine Frequenzstarre des Herzens. Durch Kombination der Methoden gelingt es, die Vorhersagegenauigkeit zu erhöhen. Ein Patient mit Spätpotentialen und komplexer Extrasystolie im Langzeit-EKG, verminderter Herzfrequenzvariabilität und eingeschränkter Auswurffraktion weist ein Risiko für den plötzlichen Herztod von bis zu 50% auf. Versuche, dieses erhöhte Risiko durch eine medikamentöse antiarrhythmische Therapie zu senken, waren erfolglos. Der vorrangige klinische Wert der genannten Methoden liegt aber eher im Ausschluss pathologischer Befunde. So hat ein Patient mit guter Pumpfunktion ohne Spätpotentiale und normaler Herzfrequenzvariabilität nur ein minimales Risiko für anhaltende Kammerrhythmusstörungen in der Postinfarktphase.

Literatur

1. Roy D, Talajic M, Dorian P, Connolly S, Eisenberg MJ, Green M, Kus T, Lambert J, Dubuc M, Gagne P, Nattel S, Thibault B: Amiodarone to prevent recurrence of atrial fibrillation. Canadian Trial of Atrial Fibrillation Investigators. N Engl J Med 342 (2000) 913–20.
2. Steinbigler P, Haberl R: Notfallsituation: Tachyarrhythmia absoluta bei Vorhofflimmern. MMW Fortschr Med 145 (2003) 34–36.
3. Steinbigler P: Therapie mit Amiodaron. Internist Praxis (2004) 45 pp.
4. Anderson JL, Hallstrom AP, Epstein AE, Pinski SL, Rosenberg Y, Nora MO, Chilson D, Cannom DS, Moore R: Design and results of the antiarrhythmics vs implantable defibrillators (AVID) registry. The AVID Investigators. Circulation 99 (1999) 1692–9.
5. Moss AJ, Hall WJ, Cannom DS, Daubert JP, Higgins SL, Klein H, Levine JH, Saksena S, Waldo AL, Wilber D, Brown MW, Heo M: Improved survival with an implanted defibrillator in patients with coronary disease at high risk for ventricular arrhythmia. Multicenter Automatic Defibrillator Implantation Trial Investigators. N Engl J Med 335 (1996) 1933–40.
6. Moss AJ, Zareba W, Hall WJ, Klein H, Wilber DJ, Cannom DS, Daubert JP, Higgins SL, Brown MW, Andrews ML: Multicenter Automatic Defibrillator Implantation Trial II Investigators: Prophylactic implantation of a defibrillator in patients with myocardial infarction and reduced ejection fraction. N Engl J Med 346 (2002) 877–83.
7. Steinbigler P, Haberl R: Implantierbarer Cardioverter-Defibrillator. Wie funktioniert das? MMW Fortschr Med 146 (2004) 56–57.
8. Steinbigler P: Katheterablation. MMW Fortschr Med 146 (2004) 31–32.

5 Synkope

W. v. Scheidt

Definition und Basisinformation

Eine Synkope wird definiert als ein plötzlicher oder rasch einsetzender, spontan reversibler Bewusstseins- und Tonusverlust infolge zerebraler Minderperfusion. Pathogenetisch können Synkopen differenziert werden in inadäquate Vasodilatation oder unzureichende kardiale Auswurfleistung. Die inadäquate Vasodilatation kennzeichnet, fakultativ begleitet von Bradykardie, die autonom-nerval vermittelten vasovagalen Synkopenformen. Unzureichende Auswurfleistung infolge mechanischer Obstruktion oder infolge von bradykarden oder tachykarden Rhythmusstörungen kennzeichnen die Synkopen bei kardialer Grunderkrankung (Tab. D.5-1). 1–6% aller stationären internistischen Krankenhauseinweisungen erfolgen zur Abklärung einer Synkope (10, 12). Zu vasovagalen Reaktionen neigen ca. 20% der Allgemeinbevölkerung. Sie sind die häufigste Synkopenform bei Fehlen einer kardialen Grunderkrankung.

Symptomatik und klinisches Bild

Prämonitorische Symptome vasovagaler Synkopen sind Blässe, Übelkeit, Kaltschweißigkeit, Benommenheit, Gähnen und Sehstörung. Positionsunabhängige, plötzlich einsetzende Synkopen sind klassischerweise rhythmogen, im Stehen nach einer Prodromalphase einsetzende Anfälle dagegen neurokardiogen-vasovagal. Belastungsinduzierte Synkopen können auf eine Obstruktion des Blutflusses (z.B. Aortenklappenstenose) hinweisen, auf eine Rhythmusstörung infolge Ischämie, können allerdings auch vasovagal bedingt sein. Die Frage nach situativen Auslösern umfasst alle Formen der Emotionssynkopen sowie situativ klärbare Reflexsynkopen (Miktionssynkope etc.) einschließlich der Karotissinussynkope mit typischer spontaner Auslösung bei Kopfdrehung, beengender Kleidung etc.
Anamnestische Fragen betreffen vor allem vorbestehende kardiale Erkrankungen und die Positionsabhängigkeit (Synkope nur im Stehen oder Sitzen?), weiterhin die situative Abhängigkeit, die Induzierbarkeit durch körperliche Belastung, sowie die Medikamentenanamnese. Wichtig ist die anamnestische Abgrenzung von synkopenähnlichen Beschwerden wie Schwindel, Hyperventilation, Panikattacken, vertebrobasilärer Insuffizienz und Hypoglykämiephasen. Hinweise für zum Teil schwierig abzugrenzende Epilepsieformen sind das Fehlen eines blassen Hautkolorits während des epileptischen Anfalls, Zungenbiss, postiktaler Dämmerzustand, das mögliche Auftreten aus dem Schlaf heraus, das Vorliegen langanhaltender tonisch-klonischer, rhythmischer Krämpfe mit asynchronem Ausklang, häufig geöffnete Augen während des Anfalls. Nicht spezifisch für eine Epilepsie sind Krampfanfall, Urin- oder Stuhlabgang.

Diagnostik

Die Diagnostik der Synkope wird erschwert durch die transiente Natur des Ereignisses sowie durch das Fehlen sicherer diagnostischer Kriterien. Durch genaue Anamneseerhebung und körperliche Untersuchung können 50–60% aller Synkopen geklärt werden. Die Diagnostik muss umso intensiver sein, je wahrscheinlicher eine prognostisch ungünstige, rhythmogene Ursache der Synkope ist.
Das diagnostische Vorgehen ist in Abbildung D.5-1 wiedergegeben. Im Rahmen der körperlichen Untersuchung wird ein internistischer und neurologischer Status erhoben einschließlich des Blutdrucks und der Herzfrequenz im Liegen und Stehen im Schellong-Test. Nach der Basisdiagnostik (Anamnese, Untersuchungsbefund, EKG, Echokardiographie, ggf. Ergometrie) kommen der Kipptisch-Untersuchung bei Fehlen einer strukturellen Herzerkrankung und der elektrophysiologischen Untersuchung bei Vorliegen einer strukturellen Herzerkrankung die höchste diagnostische Bedeutung zu. Der Karotisdruckversuch ist in der Synkopendiagnostik aufgrund niedriger Spezifität umstritten, wird aber in den europäischen Leitlinien empfohlen bei Patienten über 40 Jahren mit „ungeklärten Synkopen" (12). Laboruntersuchungen führen meist ebenso wenig weiter wie die Röntgenuntersuchung des Thorax, die zerebrale Computertomographie und das EEG, letzteres mit Ausnahme des begründeten Verdachts auf das Vorliegen einer Epilepsie (12).

EKG, Echokardiographie, Ergometrie

Ein Zwölf-Kanal-EKG ist bei 2–11% aller Patienten mit Synkope pathologisch, in einem Viertel gelingt der direkte Nachweis der Synkopenursache. Ein normales EKG kann als Prädiktor einer guten Prognose sowie einer geringen Wahrscheinlichkeit einer rhythmogenen Synkope gelten. Mittels Echokardio-

Tabelle D.5-1 Einteilung der Synkopen.

Autonom-nerval vermittelte Synkopen (Reflexsynkopen, vasovagale Synkopen)
- neurokardiogene Synkope
- Karotissinus-Synkope
- viszerale Reflexsynkopen (z.B. Miktionssynkope)
- zentral-induzierte Synkope (Emotionssynkope)
- Reflexsynkope bei Aortenstenose

Orthostatische Hypotonie mit Synkope
- sympathikotone orthostatische Hypotonie
- asympathikotone orthostatische Hypotonie
- medikamentös-induzierte orthostatische Hypotonie

Kardiogene Synkope
- mechanische Obstruktion
- rhythmogene Synkope

Zerebrovaskuläre Synkopen

Medikamentös-induzierte Synkopen (Hypotonie oder rhythmogen)

Ungeklärte Synkopen

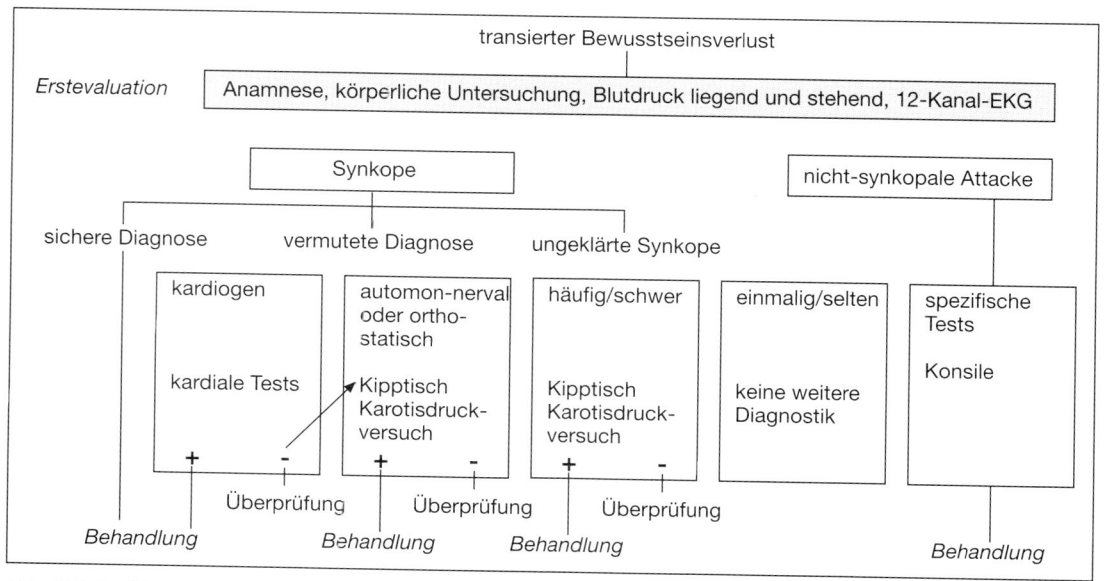

Abb. D.5-1 Diagnostisches Vorgehen bei Synkope gemäß Task Force on Syncope 2004 (12). Kardiale Tests umfassen Echokardiographie, verlängertes EKG-Monitoring, Ergometrie, elektrophysiologische Untersuchung, externer oder implantierbarer Loop-Rekorder.

graphie und Doppler-Echokardiographie können Ursachen einer durch eine kardiale Grunderkrankung bedingten Synkope erfasst werden. Die Ergometrie dient dem Nachweis einer Koronarkrankheit als potentiellem Substrat einer ischämisch induzierten Rhythmusstörung.

Kipptisch-Versuch

Er ist die zentrale Untersuchung bei Patienten mit Synkopen ohne kardiale Grunderkrankung. Hierbei wird durch eine verlängerte Orthostase über bis zu 45 Minuten eine Reizung des ventrikulären Barorezeptors infolge Vorlastsenkung (kleines Ventrikelvolumen) und sympathikusinduzierter Kontraktionssteigerung vorgenommen. Bei Patienten mit neurokardiogener Synkope wird die initial normale Kreislaufregulation im Stehen (Tachykardie, periphere Vasokonstriktion) durch afferente Signale des hypersensitiven ventrikulären Barorezeptors plötzlich unterbrochen und eine paradoxe Vasodilatation (mit oder ohne Bradykardie) induziert mit Blutdruckabfall und Synkope. Zur Erhöhung der Sensitivität wurde die Nitroglycerin-induzierte (0,4 mg p.o.) weitere Vorlastsenkung eingeführt. Alternativ, aber deutlich aufwändiger, kann eine Isoprenalin-Provokation zur Simulation des für die neurokardiogene Synkope kennzeichnenden präsynkopalen Katecholaminanstiegs durchgeführt werden (1–3 μg/min, angestrebt wird eine Herzfrequenzsteigerung um 20–25%) (12).

Langzeit-EKG

Die diagnostische Ausbeute liegt lediglich bei ca. 4%. Die Spezifität ist ebenfalls begrenzt. Zum Nachweis muss daher unbedingt eine eindeutige zeitliche Korrelation zwischen erfasster Rhythmusstörung und Synkope bzw. präsynkopalen Symptomen gegeben sein.

Memory-Loop-EKG

Bei hochgradigem Verdacht auf eine rhythmogene Synkope, aber fehlender Erfassbarkeit im Holter-EKG aufgrund der Seltenheit des Ereignisses ist eine länger anhaltende Rhythmuskontrolle mittels patientenaktivierbarem externem oder subkutan implantiertem, miniaturisiertem Memory-Loop-Rekorder sinnvoll aufgrund der retrograden Rhythmusabfragemöglichkeit von bis zu mehreren Minuten. Er ermöglicht die Erfassung der die Synkopen induzierenden Rhythmusstörung, obwohl der Patient den Rekorder erst nach Wiedereinsetzen des Bewusstseins aktiviert hat.

Elektrophysiologische Untersuchung

Die Sensitivität und Spezifität sind hochgradig abhängig vom Untersuchungskollektiv. Keinesfalls ist bei jedem Patienten mit Synkope eine elektrophysiologische Untersuchung indiziert. Bei Fehlen einer organischen Herzkrankheit und bei normalem EKG und Holter-EKG ist sie nicht indiziert. Hingegen sollten Patienten mit Synkopen und einer potentiell arrhythmogenen kardialen Grunderkrankung bei nicht wegweisendem EKG und Holter-EKG im Regelfall elektrophysiologisch untersucht werden. Häufigste pathologische Befunde sind anhaltende Kammertachykardie oder Reizleitungsstörungen. Die Sensitivität der elektrophysiologischen Untersuchung bei bradykarden Rhythmusstörungen ist allerdings begrenzt und liegt unter 50%.

Therapie

Neurokardiogene Synkope

Die genaue Patienteninformation über die Ursache dieser Synkopenform und das Verhalten in der Prodromalphase führt bereits zu einer deutlichen Senkung der Rezidivrate. Nicht-medikamentöse

Therapieansätze umfassen das Meiden potentieller Auslösesituationen, Handgrip-Manöver (Ineinander-Verschränken der Finger und gegensinniger Unterarmzug), Überkreuzen und Aneinanderpressen der Beine mit Anspannung der Gesäß- und Bauchmuskulatur, Hinlegen in der Prodromalphase und Stehtraining **(Empfehlungsgrad B; 1, 5, 8, 12)**. Stehtraining (bis zu 2 × 40 Minuten pro Tag schräges Anlehnen an eine Wand) hat sich als effektive Therapie im Sinne einer Desensibilisierung erwiesen **(Empfehlungsgrad B; 5, 8)**.

Aufgrund des weitgehenden Fehlens randomisierter, placebokontrollierter, doppelblinder Studien sind medikamentöse Empfehlungen nur mit Zurückhaltung zu geben. Zu einigen Substanzen liegen widersprüchliche Ergebnisse vor. Eine eindeutige medikamentöse Therapieempfehlung wird daher von der Task Force on Syncope der European Society of Cardiology nicht gegeben **(Empfehlungsgrad D)**. Als effektiv können sich individuell jedoch β-Blocker (4, 6), der α-Adrenozeptoragonist Midodrin (7, 9, 12), der Serotonin-Reuptake-Hemmer Fluoxetin (12) sowie das Mineralokortikoid Fludrocortison erweisen (12). Midodrin in einer Dosierung von $2 \times 2{,}5-2 \times 5$ mg täglich führt zu einer deutlichen Reduktion der Synkopenhäufigkeit **(Empfehlungsgrad B; 7, 9)**. Betarezeptorenblocker dienen zur Unterbindung der initialen präsynkopalen, den hypersensitiven linksventrikulären Barorezeptor aktivierenden Sympathikusexzitation. Neben vielen positiven Ergebnissen zumeist nicht-randomisierter Studien liegen auch fehlende Effektivitätsnachweise in z.T. randomisierten Studien vor (4, 6, 12). Bis zum Vorliegen einer großen internationalen Studie, die gegenwärtig durchgeführt wird, kann individuell ein Therapieversuch mit β-Blockern bei Ineffizienz oder fehlender Durchführbarkeit von Stehtraining empfehlenswert sein. Als nicht gesicherte, ineffektive oder unverträgliche Medikamente sind belegt oder gelten Disopyramid, Etilefrin, Verapamil, Scopolamin und Theophyllin.

Zwei randomisierte Multicenterstudien belegen eine Teileffektivität einer sequentiellen Schrittmacherimplantation in einer selektierten Patientengruppe mit ausgeprägter Kardioinhibition (2, 11). Die Synkopenrezidive wurden gesenkt, nicht jedoch die Häufigkeit von Präsynkopen. In der aktuellsten Studie wurde 100 Patienten mit kardioinhibitorischer Synkope ein Zweikammerschrittmachersystem implantiert, das bei 52 Patienten eine stillgelegte Stimulationsfunktion hatte. In einem 6-Monatsverlauf war das kumulative Rezidivrisiko in beiden Gruppen nicht unterschiedlich (3). Eine Schrittmachertherapie beeinflusst natürlich nicht die zumeist betont vorliegende vasodepressorische Komponente der neurokardiogenen Synkope. Gemäß den aktuellen europäischen Empfehlungen sollte eine Schrittmacherimplantation erwogen werden bei Patienten mit kardioinhibitorischer Synkope und einer Frequenz von mehr als 5 Synkopen pro Jahr oder ausgeprägter Verletzung und Alter über 40 Jahre **(Empfehlungsgrad D; 12)**.

Karotissinussynkope

5–20% aller Patienten mit einem positiven Karotisdruckversuch, d.h. einem hypersensitiven Karotissinusreflex, leiden unter Karotissinussynkopen. Es bedarf daher einer hochwahrscheinlichen kausalen Verknüpfung zwischen einem spontanen Auslöser (z.B. Kopfdrehung) und dem Auftreten einer Synkope. Therapie der Wahl dieses zumeist kardioinhibitorischen Typs ist die Implantation eines sequentiellen Schrittmachersystems **(Empfehlungsgrad D)**.

Bei **situativen** bzw. **Emotionssynkopen** sollte die auslösende Situation vermieden werden, weil es keine spezifische Therapie gibt. Bezüglich der Therapie der orthostatischen Hypotonie mit Synkope s. Beitrag D 2.

Nachsorge

Die Nachsorge richtet sich nach der evtl. zugrunde liegenden kardialen Erkrankung. Die Prognose der Synkopen variiert je nach Ursache. Solche bei kardialer Grunderkrankung sind verbunden mit einer Ein-Jahres-Mortalität von 20–30%, ohne kardiale Grunderkrankung von 0 und 10%. Bei Synkopen ungeklärter Ursache liegt sie zwischen 5 und 10%, am ehesten bedingt durch diagnostisch nicht erkannte Rhythmusstörungen (10, 12).

Literatur

1. Brignole M, Croci F, Menozzi C et al.: Isometric arm-counterpressure maneuvers to abort impending vasovagal syncope. J Am Coll Cardiol 40 (2002) 2053–2059.
2. Connolly SJ, Sheldon R, Roberts RS, Gent M: The North American vasovagal pacemaker study (VPS): a randomized trial of permanent cardiac pacing for the prevention of vasovagal syncope. J Am Coll Cardiol 33 (1999) 16–20.
3. Connolly SJ, Sheldon R, Thorpe KE et al.: for the VPS II Investigators. The Second Vasovagal Pacemaker Study (VPS II). JAMA 289 (2003) 2224–2229.
4. Dendi R, Goldstein DS: Meta-analysis of non-selective versus β-1-Adrenoceptor-selective blockade in prevention of tilt-induced neurocardiogenic syncope. Am J Cardiol 89 (2002) 1319–1321.
5. DiGirolamo E, Di Iorio C, Leonzio L, Sabatini P, Barsotti A: Usefulness of a tilt training program for the prevention of refractory neurocardiogenic syncope in adolescents. A controlled study. Circulation 100 (1999) 1798–1801.
6. Flevari P, Livanis EG, Theodorakis GN et al.: Vasovagal syncope: a prospective, randomized, crossover evaluation of the effect of propranolol, nadolol and placebo on syncope recurrence and patients well-being. J Am Coll Cardiol 40 (2002) 499–504.
7. Perez-Lugones A, Schweikert R, Pavia S et al.: Usefulness of midodrine in patients with severely symptomatic neurocardiogenic syncope: a randomized control study. J Cardiovasc Electrophysiol 12 (2001) 935–938.
8. Reybrouck T, Heidbuchel H, Werf F van de, Ector H: Long-term follow-up results of tilt training therapy in patients with recurrent neurocardiogenic syncope. Pacing Clin Electrophysiol 25 (2002) 1441–1446.
9. Samniah M, Sakaguchi S, Lurie KG et al.: Efficacy and safety of midodrine hydrochloride in patients with refractory vasovagal syncope. Am J Cardiol 88 (2001) 80–83.

10. Soteriades ES, Evans JC, Larson MG et al.: Incidence and prognosis of syncope. N Engl J Med 347 (2002) 878–885.
11. Sutton R, Brignole M, Menozzi C: Dual-chamber pacing in treatment of neurally-mediated tilt-positive cardioinhibitory syncope. Pacemaker versus no therapy: a multicentre randomized study (VASIS trial). Circulation 102 (2000) 294–299.
12. Task Force on Syncope Guidelines on management (diagnosis and treatment) of syncope. Update 2004. Europace 6 (2004) 467–537.

6 Koronare Risikofaktoren

H. Gohlke

Definition und Basisinformation

Unter koronaren Risikofaktoren versteht man veränderbare Lebensgewohnheiten, biochemische oder physiologische Variablen oder nicht beeinflussbare persönliche Charakteristika, die in einem statistischen Zusammenhang mit der koronaren Herzerkrankung stehen und bei denen ein kausaler Zusammenhang wahrscheinlich ist (s. auch Beitrag A 1).
Anerkannte Risikofaktoren sind:
1. Lebensgewohnheiten:
   - Ernährung reich an gesättigten Fetten, Cholesterin und Kalorien
   - Rauchen
   - Bewegungsmangel
   - Stress und psychosoziale Faktoren
2. Biochemische oder physiologische Charakteristika (häufig, zumindest teilweise, auf den Lebensstil zurückzuführen):
   - erhöhtes LDL-Cholesterin im Plasma
   - niedriges HDL-Cholesterin
   - erhöhte Triglyzeride
   - erhöhter Blutdruck
   - Hyperglykämie/Diabetes
   - Übergewicht
   - Fibrinogen/Thrombogene Faktoren
3. Nicht beeinflussbare persönliche Merkmale wie:
   - Alter, männliches Geschlecht, Familienanamnese für KHK/Gefäßerkrankungen vor dem 55. (bei männlichen Verwandten ersten Grades) bzw. 65. Lebensjahr (bei weiblichen Verwandten).
4. Weitere zurzeit diskutierte Risikoindikatoren sind:
   - Hyperhomocyst(e)inämie
   - Lipoprotein (a)
   - chronische Entzündungsparameter (z.B. CRP)

Die prognostische Bedeutung einer Beeinflussung dieser Risikoindikatoren wird derzeit intensiv analysiert.

Risikofaktoren und „Evidence based Medicine"

Häufig ergibt sich die Frage, ob ein Risikofaktor auch behandelt werden muss.
Nicht für jede Verminderung eines Risikofaktors ist auch eine Verbesserung des natürlichen Verlaufes der koronaren Herzerkrankung in prospektiven Studien nachgewiesen worden. Dementsprechend können Risikofaktoren unter dem Gesichtspunkt, ob eine Risikofaktorenintervention die Prognose günstig beeinflusst, in vier Kategorien eingeteilt werden; die Evidence-Kriterien sind für jeden einzelnen Faktor angegeben:
1. Risikofaktoren, deren Korrektur die Prognose nachweislich günstig beeinflusst: **Empfehlungsgrad A**
   Hierzu gehören: Nikotinkonsum **(Evidenz Ib)**, erhöhtes LDL-Cholesterin **(Evidenz Ia)**, fettreiche Kost **(Evidenz Ia)**, arterielle Hypertonie **(Evidenz Ia)**, thrombogene Faktoren **(Evidenz Ia)**, körperliche Inaktivität **(Evidenz Ia)**.
2. Risikofaktoren, deren Korrektur die Prognose wahrscheinlich günstig beeinflusst: **Empfehlungsgrad B**
   niedriges HDL-Cholesterin **(Evidenz IIa)**, Diabetes mellitus **(Evidenz Ib)**, erhöhte Triglyzeride **(Evidenz III)**, Übergewicht **(Evidenz III)**, Stress und psychosoziale Faktoren **(Evidenz III)**.
3. Risikofaktoren, deren Korrektur die Prognose möglicherweise günstig beeinflusst; der Nachweis hierfür steht aber noch aus (keine Korrektur-Empfehlung):
   Lipoprotein (a) **(Evidenz IV)**, Homocystein **(Evidenz III)**, oxidativer Stress **(Evidenz III)**, Alkoholkarenz **(Evidenz III)**, erhöhte Entzündungsparameter wie CRP oder Fibrinogen **(Evidenz III)** sowie evtl. chronische Chlamydien- oder Campylobacter-Infektion **(Evidenz IV)**.
4. Nicht beeinflussbare Risikofaktoren, ohne Korrekturmöglichkeit: Alter, männliches Geschlecht, Familienanamnese für frühzeitige Manifestation einer KHK, niedriger sozio-ökonomischer Status.

Wenn das Zehn-Jahres-Risiko für kardiovaskuläre Ereignisse 20%, oder für Tod aus kardiovaskulärer Ursache 5% (ESC-SCORE) überschreitet, sind intensive Maßnahmen (d.h. in der Regel auch eine medikamentöse Therapie) zur Verminderung des Risikos angezeigt. Eine gezielte Intervention sollte sich – auch aus Kostengründen – auf die Risikofaktoren der Kategorien 1 und 2 beschränken. Bei Vorliegen von weiteren Risikofaktoren – auch der Kategorien 3 und 4 – oder bei einer manifesten Erkrankung sollte die Intervention besonders konsequent durchgeführt werden. Wenn der Wert einer 20%igen Ereignisrate bzw. 5%igen Todesrate in 10 Jahren überschritten wird (dies ist in aller Regel bei manifester koronarer Herzerkrankung der Fall), ist die Risikofaktorenintervention in der Risikofaktorenkategorie 1 oder 2 als ein **Empfehlungsgrad A** anzusehen. Eine Beurteilung des Herzinfarktrisikos kann mit Hilfe der PROCAM-Daten für Männer im Alter von 40–65 Jahren über die Website www.chd-taskforce.de erfolgen. Das Risiko für Frauen liegt in jeder Alterskategorie bei einer gegebenen Risikokonstellation etwa 50–75% niedriger.

6.1 Ernährungsgewohnheiten und Hyperlipidämie

s. auch Beitrag H 8

Hypercholesterinämie

Es besteht eine kontinuierliche Beziehung zwischen der Höhe des (LDL-)Cholesterinspiegels und kardiovaskulärer Morbidität und Mortalität.
Dies gilt für Männer und Frauen, wenn auch das Gesamtrisiko für Frauen geringer ist.
Das Risiko für kardiovaskuläre Ereignisse ist – bei vergleichbaren Cholesterinspiegeln – bei Patienten mit manifester KHK etwa sieben- bis zehnmal höher als bei Personen ohne manifeste KHK.

Neben der Höhe der LDL-Cholesterinwerte hat der Anteil der gesättigten Fette in der **Ernährung** eine eigenständige Bedeutung als Risikofaktor. Gesättigte Fette begünstigen die Progression von Stenosen, aber auch die Erhöhung der LDL-Cholesterinwerte.

Niedrige HDL-Cholesterinwerte (< 35 mg/dl bzw. 0,9 mmol/l)

Niedrige HDL-Cholesterinwerte stellen einen eigenständigen Risikofaktor dar: bei vergleichbaren LDL-Cholesterinwerten haben Personen mit niedrigem HDL-Cholesterin ein höheres kardiovaskuläres Risiko.

Hypertriglyzeridämie

Die Hypertriglyzeridämie korreliert mit der kardiovaskulären Ereignisrate.
Die Kombination von einem LDL- zu HDL-Cholesterin-Verhältnis von > 5 (LDL/HDL-Chol > 5,0) und Triglyzeriden von > 200 mg/dl charakterisiert eine Untergruppe von nicht erkrankten Männern (> 40 Jahre) mit besonders hohem Ereignis-Risiko (4%/Jahr).
Häufig sind Kombinationen von mehreren Risikofaktoren wie Übergewicht, arterieller Hypertonie, Hypertriglyzeridämie, niedrigem HDL-Cholesterin und Insulinresistenz mit Hyperinsulinismus (s. Beitrag H 4).

Lipoprotein(a) [Lp(a)]

Erhöhtes Lp(a) kann ist als ein Marker angesehen werden, der einen besonders günstigen Effekt einer LDL-Cholesterinsenkung oder HDL-Cholesterinerhöhung auf die Progression der KHK erwarten lässt. Die zusätzliche Absenkung des Lp(a) durch z.B. Lipidapherese hat keinen zusätzlichen günstigen Effekt auf die Progression der KHK über die Senkung des LDL-Cholesterins hinaus. Hormonersatztherapie nach der Menopause senkt die Lp(a)-Spiegel, ein günstiger prognostischer Effekt ist auch hier nicht nachgewiesen.

Diagnostik der Hyperlipidämie

- Bestimmung der Lipide im Nüchternzustand: Gesamtcholesterin, HDL-Cholesterin, Triglyzeride und Berechnung des LDL-Cholesterins nach der Friedewald-Formel, falls die Triglyzeride < 400 mg/dl liegen. Zur weiteren Verlaufskontrolle ist evtl. die Kontrolle des Gesamtcholesterins und der Triglyzeride ausreichend.
- Die Bestimmung von Lp(a) ist bei Personen mit Verdacht auf erhöhtes Risiko sinnvoll, da das Ergebnis in die Entscheidung über eine medikamentöse Therapie eingehen kann.

Therapie

Diätetische Maßnahmen

- Bei Hyperlipidämie ist eine ballaststoffreiche (> 20 g/Tag) fettarme Kost mit nur geringem Anteil an gesättigten Fetten (< 10% der Kalorien) und Cholesterin (< 300 mg/Tag) die Basis jeder Therapie. Der Verzehr von Fleisch und tierischen Fetten sollte eingeschränkt werden. Die Kost sollte reich an Vollkornprodukten, frischen Gemüsen und Früchten sein mit einem hohen Anteil an Omega-3-Fettsäuren (Seefisch, Walnüsse), wie sie z.B. in der mediterranen oder asiatischen Kost enthalten sind. Moderater Alkoholkonsum (ca. 15 g/Tag) hat keine ungünstige Wirkung auf das kardiovaskuläre und das Gesamtrisiko. Bei höherem Alkoholkonsum (> 30 g/Tag) nimmt das Gesamtrisiko zu. Bei Frauen liegen die Grenzwerte niedriger. Allein mit Ernährungsumstellung entsprechend obigen Empfehlungen konnte bei Patienten mit koronarer Herzerkrankung eine bedeutsame Verminderung der klinischen Ereignisse und eine Verbesserung der Überlebensrate erreicht werden **(Empfehlungsgrad A; Evidenz Ia)**.
- Bei Hypertriglyzeridämie sind ebenfalls diätetische Maßnahmen (Alkoholverzicht, Gewichtsreduktion, Vermeiden von einfachen Kohlenhydraten, z.B. Süßigkeiten, größere Mengen von Obst wegen des hohen Zuckeranteils) erste sehr wirkungsvolle Schritte **(Empfehlungsgrad B; Evidenz Ib)**.

Medikamentöse Therapie

- Bei Personen ohne manifeste Gefäßerkrankung ist eine medikamentöse Therapie in der Regel mit CSE-Hemmern bei persistierendem hohem Risiko nach Anwendung aller nicht-medikamentösen Maßnahmen sinnvoll. Eine Verminderung der kardiovaskulären und der Gesamtmortalität kann bei Personen mit Ausgangs-LDL-Werten > 160 mg/dl und weiteren Risikofaktoren erreicht werden **(Empfehlungsgrad B; Evidenz Ib)**.
- Bei Patienten mit KHK oder medikamentös behandeltem Diabetes mellitus und durchschnittlichen oder erhöhten Cholesterinwerten von > 155 mg/dl (4,0 mmol/l) nach einer Diätphase vermindert eine Absenkung der LDL-Cholesterinwerte um 25–35% durch Cholesterinsynthesehemmer kardiale Ereignisse um 20% bis über 30%. Die koronare Letalität wird um 24% bis über 40%, die Gesamtletalität um 23% bis über 30% gesenkt **(Empfehlungsgrad A; Evidenz Ia)**. Die Verbesserung der Prognose korreliert mit dem Ausmaß der LDL-Cholesterin-Senkung.
- Auch bei Patienten mit geringen Karotisstenosen ist eine medikamentöse Absenkung des LDL-Cholesterins sinnvoll **(Empfehlungsgrad A; Evidenz Ib)**.
- Bei der Untergruppe mit LDL/HDL-Cholesterin > 5,0 und Triglyzeriden von über 200 mg/dl ist möglicherweise die Therapie mit Fibraten zu bevorzugen.

Das HDL-Cholesterin lässt sich in geringerem Umfang als das LDL-Cholesterin beeinflussen. Gewichtsreduktion, körperliche Aktivität und Alkoholkonsum führen zu einer Erhöhung des HDL-Cholesterins. Nikotinsäure, Fibrate und in geringerem Umfang auch Statine führen zu einer Erhöhung des HDL-Cholesterins.

Zielwerte

Primärprävention:

- Personen ohne weitere Risikofaktoren: LDL-Chol. < 160 mg/dl.

Koronare Risikofaktoren

- Personen mit weiteren Risikofaktoren: LDL-Chol. < 130 mg/dl, bei mäßig erhöhtem Risiko(10–20% in 10 Jahren), können LDL-Cholesterinwerte unter 100 mg (2,5 mmol/l) eine Option sein, falls ohne Nebenwirkungen zu erreichen (**Empfehlungsgrad B; Evidenz Ib**).
- Personen mit Gesamtrisiko von ≥ 20% (bzw. Tod ≥ 5%) LDL-Chol. < 100 mg/dl (2,5 mmol/l), evtl. können Werte unter 70 mg/dl (1,8 mmol/l) eine Option sein (**Empfehlungsgrad B; Evidenz Ib**).

Sekundärprävention bei Patienten mit etablierter KHK, aber auch bei Patienten mit medikamentös behandeltem Diabetes:

- Primäres Ziel: LDL-Cholesterin deutlich < 100 mg/dl (2,5 mmol/l) (**Empfehlungsgrad A; Evidenz Ia**); evtl. LDL-Chol. < 70 mg/dl (1,8 mmol/l) bei Hochrisiko-Patienten (**Empfehlungsgrad B; Evidenz Ib**).
- Sekundäre Ziele sind ein HDL-Cholesterinwert > 35 mg/dl (0,9 mmol/l) bzw. ein LDL-Chol./HDL-Chol.-Quotient von ≤ 2,0 und Triglyzeridwerte < 150 mg/dl (**Empfehlungsgrad B; Evidenz IIb**).

6.2 Rauchen

Rauchen ist für 50% aller vermeidbaren Todesfälle verantwortlich, die Hälfte davon sind auf Herz-Kreislauf-Erkrankungen zurückzuführen. Raucher sterben 15 Jahre früher als Nichtraucher. Es besteht eine deutliche Beziehung zwischen der Anzahl der gerauchten Zigaretten und der Erhöhung des kardiovaskulären Risikos. Das Risiko ist besonders hoch, wenn mit dem Rauchen bereits vor dem 15. Lebensjahr begonnen wird.

Bei Rauchern mit KHK ist das Herzinfarktrisiko um das 1,5fache, die Letalität um das 1,7fache erhöht. Starke Raucher entwickeln mehr als dreimal so viele neue Stenosen wie Nichtraucher. Rauchen verstärkt die Insulinresistenz bei Diabetikern.

Diagnostik

Anamnestische Angaben, evtl. CO-Hb-Bestimmung, Cotininspiegel.

Therapie

Der Verzicht auf das Rauchen ist die wichtigste Einzelmaßnahme bei Patienten mit Gefäßerkrankungen. Die wiederholte persönliche Beratung des Patienten durch den behandelnden Arzt ist der wichtigste Einzelfaktor für den Erfolg (**Empfehlungsgrad A; Evidenz Ib**).
Nikotin-Pflaster können für die Raucherentwöhnung hilfreich sein (**Empfehlungsgrad A; Evidenz Ib**).
Raucherentwöhnungsprogramme verbessern die Prognose (**Empfehlungsgrad A; Evidenz Ib**).

6.3 Hypertonie

Definition

Siehe Beitrag F 1 Arterielle Hypertonie. Durch die arterielle Hypertonie wird die Anzahl der kardiovaskulären Ereignisse sowohl im jüngeren (35–64 Jahre) als auch im höheren Lebensalter erhöht. Alle 20/10 mmHg, beginnend bei 115/75 mmHg, verdoppelt sich die Letalität von KHK und Schlaganfall.
Auch eine isolierte systolische Hypertonie ist im höheren Alter mit einem erhöhten Schlaganfallrisiko verbunden.

Diagnostik und Therapie

(s. a. Beitrag F 1 Arterielle Hypertonie).

6.4 Übergewicht

Definition

Das relative Körpergewicht wird als Body-Mass-Index angegeben: Gewicht in kg dividiert durch das Quadrat der Körpergröße in m. Als wünschenswert wird ein Body-Mass-Index von 20–25 kg/m^2 angesehen; ab einem Index von 30 kg/m^2 ist das kardiovaskuläre und das Gesamt-Risiko deutlich, ab 40 kg/m^2 stark erhöht (siehe auch Beitrag H 8 Störungen von Ernährung und Stoffwechsel).

Übergewicht ist ein eigenständiger Risikofaktor, der nicht nur über erhöhte LDL-Cholesterinwerte, vermindertes HDL-Cholesterin, erhöhte Triglyzeride, verminderte Glukosetoleranz und erhöhten Blutdruck wirkt, sondern vermutlich auch durch die Produktion von Zytokinen im Fettgewebe und durch die Begünstigung der Insulinresistenz. Es besteht eine lineare Beziehung zum kardiovaskulären Risiko und zum Gesamtrisiko, wenn krankheitsbedingter Gewichtsverlust und Tabakkonsum berücksichtigt werden. Ebenso wichtig wie das Gesamtgewicht ist die Fettverteilung: der abdominelle Fettansatz (androider Verteilungstyp) wirkt sich besonders ungünstig auf Fettstoffwechsel und Prognose aus.

Therapie: Gewichtsreduktion kann am erfolgreichsten durch eine Kombination von verminderter Kalorienzufuhr und verstärkter körperlicher Aktivität angegangen werden (**Empfehlungsgrad A; Evidenz Ib**). Alkohol, Süßigkeiten und Obst sind häufige, vom Patienten nicht erkannte Kalorienquellen.

6.5 Verminderte Glukosetoleranz und Diabetes

(s. a. Beitrag H 4). Sowohl insulinabhängiger als auch nicht insulinabhängiger Diabetes mellitus sind mit einem erhöhten Risiko für koronare Herzkrankheit und Gefäßerkrankungen verbunden, ebenfalls eine verminderte Glukosetoleranz ohne manifesten Diabetes. Diabetiker mit und ohne koronare Herzerkrankung profitieren in besonderem Maße von einer bestmöglichen Einstellung der begleitenden RF, u.a. auch medikamentöser Blutdrucksenkung und Cholesterinsenkung (**Empfehlungsgrad A; Evidenz Ia**). Die Güte der Diabeteseinstellung nach akutem Herzinfarkt korreliert mit der kardiovaskulären Ereignisrate (**Empfehlungsgrad A; Evidenz IIa**).

6.6 Bewegungsmangel

Regelmäßige körperliche Aktivität und Fitness sind mit einer bis zu 40% geringeren Mortalität verbunden. Auch im mittleren Alter neu aufgenommene mäßige körperliche Aktivität führt zu einer Verbesserung der Prognose bei Normalpersonen und bei Koronarpatienten. 30–45 min mäßig intensive Bewegung 4- bis 5-mal wöchentlich (Gehen, Joggen, Radfahren oder eine andere Ausdauerbelastung) unterstützt durch eine aktivere Lebensweise sind zu empfehlen (**Empfehlungsgrad A; Evidenz Ia**). Ein zusätzlicher Kalorienverbrauch von 1400 kcal/Woche erhält die körperliche Fitness, bei > 1800 kcal/Woche begünstigt er die angiographische Regression einer koronaren Herzkrankheit.

Körperliche Aktivität erhöht das HDL-Cholesterin, vermindert die Insulinresistenz, verbessert die Endothelfunktion und erhöht die endothelialen Progenitorzellen im Blut.

6.7 Psychosoziale Faktoren und Stress

Beruflicher Stress mit hohen Anforderungen an Leistung, aber unzureichendem Entscheidungsspielraum ist als Risikofaktor für kardiovaskuläre Ereignisse anzusehen – jedoch nur in Kombination mit weiteren somatischen Risikofaktoren wie Hypercholesterinämie, Nikotinkonsum und arterieller Hypertonie.

Ebenso gelten Unterforderung, eintönige Arbeit, fehlende Anerkennung, unfaire Behandlung und die Unsicherheit des Arbeitsplatzes, der Verlust einer nahe stehenden Bezugsperson, gering ausgeprägte bzw. fehlende soziale Kontakte und eine depressive Stimmungslage als risikoerhöhend. Schwerwiegende Katastrophen wie Erdbeben oder kriegerische bzw. terroristische Bedrohung erhöhen das Risiko (**Evidenz IIb**).

6.8 Alkohol

Moderater Alkoholkonsum (ca. 15 g/Tag) hat keine ungünstige Wirkung auf das kardiovaskuläre und das Gesamtrisiko. Der protektive Effekt kann auf eine verminderte Thrombozytenfunktion und auf eine Erhöhung des HDL-Cholesterins zurückgeführt werden. Bei höherem Alkoholkonsum (> 30 g/Tag) nimmt das Gesamtrisiko zu. Arterielle Hypertonie, Schlaganfall, plötzlicher Herztod, Leberzirrhose, erhöhtes Karzinomrisiko, Unfälle und Suizide sind wichtige Morbiditäts- und Mortalitätsursachen. Bei Frauen liegen die Grenzwerte niedriger, vermutlich wegen einer langsameren Verstoffwechselung des Alkohols (**Evidenz IIa**).

6.9 Chronische Entzündung und Infektion

Chronische Entzündung, gemessen am C-reaktiven Protein oder Zytokinen, ist mit einem erhöhten Risiko für Herzinfarkt, Schlaganfall und periphere Gefäßerkrankungen, aber nicht Lungenembolie verbunden (**Evidenz IIa**). Patienten mit erhöhtem CRP haben einen besonderen Nutzen von einer Cholesterinsenkung mit Statinen oder von der Einnahme von Acetylsalicylsäure. Die Senkung des CRP-Spiegels ist ohne Nachweis für einen therapeutischen Nutzen.

Literatur

1. Abraham AA, Haan M, Tangen CM, Rutledge JC, Cushman M, Dobs A, Furberg CD for the Cardiovascular Health Study Collaborative Research Group: Depressive Symptoms and Risks of Coronary Heart Disease and Mortality in Elderly Americans. Circulation 102 (2000) 1773.
2. De Backer G, Ambrosioni E, Borch-Johnsen K, Brotons C, Cifkova R, Dallongeville J, Ebrahim S, Faergeman O, Graham I, Mancia G, Manger Cats V, Orth-Gomér K, Perk J, Pyörälä K, Rodicio JL, Sans S, Sansoy V, Sechtem U, Silber S, Thomsen T, Wood D: European guidelines on cardiovascular disease prevention in clinical practice. Third Joint Task Force of European and other Societies on Cardiovascular Disease Prevention in Clinical Practice (constituted by representatives of eight societies and by invited experts). Eur Heart J 24 (2003) 1601–1610.
3. Gohlke H, Kübler W, Mathes P, Meinertz T, Schuler G, Gysan DB, Sauer G (für die Deutsche Gesellschaft für Kardiologie): Empfehlungen zur umfassenden Risikoverringerung für Patienten mit koronarer Herzerkrankung, Gefäßerkrankungen und Diabetes. Z Kardiol 90 (2001) 148–149.
4. Gohlke H, Kübler W, Mathes P, Meinertz T, Schuler G, Gysan DB, Sauer G: Positionspapier zur Primärprävention kardiovaskulärer Erkrankungen. Z Kardiol 92 (2003) 522–524.
5. Gould AL, Rossouw JE, Santanello NC, Heyse JF, Furberg CD: Cholesterol Reduction Yields Clinical Benefit – Impact of Statin trials. Circulation 97 (1998) 946–952.
6. Krauss RM, Eckel RH, Howard B, Appel LJ, Daniels SR, Deckelbaum RJ, Erdman JW Jr, Kris-Etherton P, Goldberg IJ, Kotchen TA, Lichtenstein AH, Mitch WE, Mullis R, Robinson K, Wylie-Rosett J, St. Jeor S, Suttie J, Tribble DL, Bazzarre TL: AHA Dietary Guidelines: Revision 2000: A Statement for Healthcare Professionals From the Nutrition Committee of the American Heart Association. Circulation 102 (2000) 2284–2299.

7 Koronare Herzkrankheit

J. Meyer, H.-J. Rupprecht

Definition

Die Manifestation der Atherosklerose an den Herzkranzarterien wird als koronare Herzkrankheit bezeichnet. Sie ist die häufigste Todesursache in den Industrienationen.

Pathogenese

Im Sinne der Response-to-injury-Hypothese kommt es unter Einwirkung von Noxen (z.B. Hypercholesterinämie, Nikotinabusus) zunächst zu einer Störung der Endothelfunktion, im weiteren Verlauf über die Ausbildung von „Fatty Streaks" schließlich zur Entwicklung von atherosklerotischen Plaques (Atherom). Letztere bestehen im wesentlichen aus einer bindegewebigen Deckplatte und einem Kern, der neben Cholesterinestern auch Calcium- und Entzündungszellen beinhaltet. Unter Einwirkung inflammatorischer Prozesse (sowohl zellulär als auch humoral) kann eine Plaqueruptur mit Ausbildung eines Koronarthrombus auftreten. Klinisch entwickelt sich dann das sog. akute Koronarsyndrom.

Pathophysiologie

Der Angina pectoris liegt ein Mißverhältnis zwischen myokardialem Sauerstoffbedarf und -angebot zugrunde (Koronarinsuffizienz). Hierfür sind in erster Linie die Atherosklerose mit Koronarstenosen und Koronarthrombosen verantwortlich. Etwa ab einer Durchmesserreduktion von mehr als 50% kommt es zu einer Einschränkung der sog. Koronarreserve (Quotient aus Koronardurchblutung unter maximaler Belastung und Koronardurchblutung in Ruhe, normal ca. 5). Die Koronarperfusion findet überwiegend in der Diastole statt und eine Koronarischämie entwickelt sich zunächst in den Innenschichten (subendokardial).

Die Koronarischämie kann sich in Form einer stabilen Angina pectoris, eines akuten Koronarsyndroms, aber auch in Form von Herzrhythmusstörungen oder einer Dyspnoe im Sinne der Herzinsuffizienz äußern. Darüber hinaus werden stumme Ischämien beobachtet.

Das sog. akute Koronarsyndrom (ACS) umfaßt
- die instabile Angina pectoris,
- den Myokardinfarkt (definiert durch Enzym-/Troponinerhöhung) ohne ST-Hebung und
- den Myokardinfarkt mit ST-Hebung (siehe dort).

Auch Koronarspasmen, Muskelbrücken und myokardiale Ursachen wie Myokardhypertrophie oder erhöhter ventrikulärer Füllungsdruck können eine Koronarinsuffizienz verursachen. Daneben spielen kardiale und extrakardiale Faktoren eine Rolle, die den Sauerstoffbedarf erhöhen oder das Sauerstoffangebot erniedrigen.

Ausschlußdiagnostik

Der Ausschluß einer stenosierenden koronaren Herzkrankheit als Ursache der Angina pectoris erfolgt durch eine Koronarangiographie (Differentialdiagnose in Tab. D.7-1). Atypische Beschwerden in Kombination mit einem normalen EKG in Ruhe und unter Ausbelastung und unauffälligem Echokardiogramm, machen das Vorliegen einer prognostisch bedeutsamen koronaren Herzkrankheit unwahrscheinlich.

Tabelle D.7-1 Differentialdiagnose der Angina pectoris

Kardiale Erkrankungen:
- Myokardinfarkt
- Perimyokarditis
- Kardiomyopathien
- Aortendissektion
- Aortenklappenstenose
- andere Herzklappenfehler
- Subaortenstenose

Nerven- und Skeletterkrankungen:
- HWS- und BWS-Syndrom
- Interkostalneuralgie
- Tietze-Syndrom
- Morbus zoster
- Myositis

Vegetative und psychische Erkrankungen:
- vegetativ-kardiale Beschwerden
- Panikattacken

Pulmonale Erkrankungen:
- Lungenembolie
- Pleuritis sicca
- Pneumothorax
- Pneumonie
- Mediastinaltumore

Gastrointestinale Erkrankungen:
- Refluxösophagitis
- Ösophagospasmus
- Ösophagusperforation
- Hiatushernie
- peptisches Ulcus
- Pankreatitis
- Cholezystitis
- Cholangitis
- subdiaphragmaler Abszeß
- Milzinfarkt

Symptome

Leitsymptom der Koronarinsuffizienz ist die Angina pectoris (Stenokardie). Die Angina pectoris manifestiert sich mit anfallsartigen, meist retrosternalen oder linksthorakalen Schmerzen, Enge- oder Druckgefühl, teilweise verbunden mit Luftnot oder Angst. Eine Schmerzausstrahlung, oft in den linken Arm, aber auch in den rechten oder in beide Arme, in den Hals, den Unterkiefer, den Rücken oder den Oberbauch ist nicht selten. Der typische Angina-pectoris-Anfall wird durch Belastung ausgelöst und dauert drei bis fünf Minuten an. Weitere Auslöser sind Wind- oder Kälteexposition und psychische Belastung. Besserung tritt ein durch körperliche Ruhe oder Nitroglyzeringabe. Die **stabile Angina pectoris** tritt über einen längeren Zeitraum regelmäßig bei einem bestimmten Belastungsniveau auf. Die Schweregradeinteilung erfolgt nach der Klassifikation der Canadian Cardiovascular Society (CCS).

CCS 1: Keine Angina bei normaler körperlicher Belastung, allenfalls bei extremer körperlicher Anstrengung

CCS 2: Angina pectoris nur bei stärkerer körperlicher Belastung, z.B. Treppensteigen von mehr als 1 Etage

CCS 3: Angina pectoris auch bei normaler bis geringer körperlicher Aktivität, z.B. Treppensteigen von 1 Etage oder weniger

CCS 4: Angina pectoris in Ruhe oder bei geringster körperlicher Anstrengung, z.B. Morgentoilette, Ankleiden

Schweregradeinteilung der Angina pectoris*

Akutes Koronarsyndrom

Beim **akuten Koronarsyndrom** treten pektanginöse Beschwerden erstmalig in Ruhe oder bei geringer Belastung auf. Daneben sind bei vorheriger stabiler Angina eine Zunahme der Anfallshäufigkeit, der Anfallsdauer und Intensität, Angina auf zunehmend niedriger Belastungsstufe oder steigender Medikamentenbedarf als instabile Angina zu werten. Der Anginaanfall bei instabiler Angina kann bis zu 30 Minuten dauern (Differentialdiagnose: Myokardinfarkt). Kommt es zu einer Erhöhung kardialer Marker, kann die Diagnose Myokardinfarkt gestellt werden. Im Falle einer ST-Hebung im EKG spricht man von einem ST-Hebungs-Infarkt (ST-Elevation myocardial infarction = STEMI). Fehlt eine ST-Hebung, so liegt ein Nicht-ST-Hebungs-Infarkt vor (Non-ST-Elevation myocardial infarction = NSTEMI).

Typische pektanginöse Beschwerden machen das Vorliegen einer koronaren Herzkrankheit wahrscheinlich. Unerläßlich ist auch die Analyse kardiovaskulärer Risikofaktoren. Je mehr Risikofaktoren vorliegen, desto wahrscheinlicher ist die Diagnose einer koronaren Herzkrankheit.

Besondere Verlaufsformen

Myokardiale Ischämien ohne Angina pectoris werden als **stumme Ischämie** bezeichnet. Sie kommen häufig bei Diabetikern und älteren Patienten vor.

Unter einer **Walking-through-Angina** versteht man eine Angina-pectoris-Symptomatik, die bei Belastungsbeginn auftritt, bei Fortführung der Belastung aber wieder nachläßt bzw. sistiert. Ursächlich wird die Freisetzung von vasodilatierenden Metaboliten bei Belastung diskutiert.

Als **Prinzmetalangina** (auch Variantangina oder vasospastische Angina genannt) wird eine Angina pectoris mit reversibler ST-Streckenhebung ohne Enzymstieg bezeichnet. Die Anfälle treten häufig nachts bei guter Belastungstoleranz am Tage auf. Oft finden sich mittelgradige Koronarstenosen auf die sich Koronarspasmen aufpfropfen. Es besteht ein erhöhtes Risiko für das Auftreten eines akuten Koronarsyndroms.

Pektanginöse Beschwerden und/oder ischämietypische ST-Segmentveränderungen bei unauffälligem Befund der epikardialen Kranzgefäße sind verdächtig für eine sog. **Small-vessel-disease** mit Einschränkung der Koronarreserve, die vor allem bei Diabetikern oder Hypertonikern vorkommt.

Klinische Untersuchung

Bei der klinischen Untersuchung gibt es keinen für die Angina pectoris typischen pathologischen Befund. Folgen einer früheren myokardialen Ischämie, wie Zeichen der Herzinsuffizienz, sowie Manifestationen einer Atherosklerose an extrakardialen Gefäßen können unter Umständen nachgewiesen werden. Die wesentliche Bedeutung der klinischen Untersuchung liegt in dem Ausschluß oder Beweis anderer Erkrankungen sowie der Erfassung einer arteriellen Hypertonie als Risikofaktor. Xanthome, Xanthelasmen und Arcus senilis können Zeichen einer Hypercholesterinämie sein.

Laboruntersuchungen

Bei V.a. ein akutes Koronarsyndrom muß durch die Bestimmung von CK, CK-MB und Troponin T oder I ein Myokardinfarkt ausgeschlossen werden.

Zur Differentialdiagnostik und zum Ausschluß aggravierender Erkrankungen sind nötig: Blutbild, Gerinnungsstatus, Serumelektrolyte, Leber- und Nierenwerte, Urinstatus, TSH und CRP.

Das koronare Risikoprofil wird erfaßt durch die Bestimmung von Blutzucker, ggf. HbA1c, Gesamtcholesterin, HDL- und LDL-Cholesterin, Triglyzeriden sowie fakultativ von Lipoprotein (a) (Lp[a]), Fibrinogen, CRP und Homocystein (s. Kap. D 6).

Technische Untersuchungen als Stufenprogramm

Das **Ruhe-EKG** ist im Intervall bei stabiler Angina normal. Im Anginaanfall, vor allem bei instabiler Angina, können ST-Streckensenkungen, T-Negativierungen oder ST-Hebungen vorhanden sein. Daher sollte ein EKG möglichst im Anginaanfall registriert werden. Die EKG-Veränderungen können nach einem schweren Anfall über Tage bis Wochen persistieren. Die Zeichen eines abgelaufenen Infarktes wie signifikante Q-Zacken und R-Verlust sichern die Diagnose einer koronaren Herzkrankheit.

Das **Belastungs-EKG** ist bei stabiler Angina ggf. auch nach Stabilisierung eines akuten Koronarsyndroms indiziert. Weiterhin kann die Effektivität einer medikamentösen Behandlung, Koronardilatation oder Bypassoperation überprüft werden. Wenn im Ruhe-EKG im Anginaanfall ischämietypische ST-Streckenveränderungen nachweisbar sind, ist keine Belastungsuntersuchung mehr erforderlich. Die Wahl der Belastungsstufe erfolgt anhand der Symptomatik und des Trainingszustandes des Patienten. Die Sensitivität hängt von der Ausbelastung des Patienten ab. Das Erreichen der maximalen oder submaximalen Herzfrequenz (200 minus

---

* Nach Klassfikation der Canadian Cardiovascular Society (CCS)

Alter) ist entscheidend. Diagnostische Hinweise sind die Auslösung von Angina, ischämietypische ST-Streckenveränderungen wie ST-Senkungen (horizontal oder descendierend) oder ST-Hebungen mit und ohne Rhythmusstörungen oder ein Blutdruckabfall.

Absolute und relative Kontraindikationen sind:
- Myokardinfarkt vor < 5 Tagen
- instabile Angina (vor Stabilisierung)
- bekannte Hauptstammstenose oder Hauptstammäquivalent
- unbehandelte symptomatische oder hämodynamisch relevante Tachyarrhythmien
- höhergradiger AV-Block
- akute Endokarditis, Myokarditis oder Perikarditis
- symptomatische höhergradige Aortenklappenstenose
- hypertrophe Kardiomyopathie
- schwere arterielle oder pulmonale Hypertonie
- dekompensierte Herzinsuffizienz
- akute Lungenembolie oder Lungeninfarkt
- Elektrolytentgleisungen
- tiefe Beinvenenthrombose
- akute schwere Allgemeinerkrankung, die die Belastbarkeit einschränkt oder durch Belastung verschlechtert werden kann (z.B. Infektionen, Nierenversagen, Thyreotoxikose)
- körperliche oder geistige Behinderung, die eine sichere und adäquate Belastung unmöglich macht

Absolute und relative Abbruchkriterien sind:
- horizontale oder deszendierende ST-Streckensenkung $\leq 0,3$ mV
- ST-Streckenhebung $\leq 1,0$ mV in einer Ableitung ohne Q-Zacke
- Auftreten von Angina pectoris
- Blutdruckabfall unter Ausgangswert
- Herzfrequenzabfall oder fehlender Anstieg
- pathologischer Blutdruckanstieg (230–260/ > 115 mmHg)
- zentralnervöse Symptome (z.B. Schwindel, Präsynkope)
- Zeichen ungenügender Durchblutung (Zyanose, Blässe)
- bedeutsame Arrhythmien (z.B. ventrikuläre oder supraventrikuläre Tachykardien)
- zunehmende Erschöpfung, Dyspnoe, Beinkrämpfe oder Claudicatio
- Auftreten eines Schenkelblocks, der nicht von einer ventrikulären Tachykardie unterschieden werden kann
- technische Schwierigkeiten bei der EKG-Überwachung oder Blutdruckmessung

LZ-EKG: Ischämische Endstreckenveränderungen insbesondere bei fehlenden Angina pectoris (stumme Ischämien) können neben Rhythmusstörungen diagnostische Hinweise geben.

Echokardiographie: Echokardiographisch können in Ruhe regionale und globale Wandbewegungsstörungen als Folge einer Myokardischämie bzw. eines Infarktes erkannt werden. Die Abschätzung der globalen linksventrikulären Funktion ist ein wichtiger prognostischer Parameter. Die differentialdiagnostische Abgrenzung zu anderen kardialen Erkrankungen ist echokardiographisch in vielen Fällen möglich.

Streß-Echokardiographie: Weiterführendes Verfahren bei negativem oder nicht aussagekräftigem Belastungs-EKG (z.B. Schenkelblock) oder auch als primäre Belastungsuntersuchung. Sie wird als Ergometer- oder, insbesondere bei nicht ausreichend körperlich belastbaren Patienten, als Dobutamin-Streß-Echokardiographie durchgeführt. Durch die Beurteilung der globalen und segmentalen myokardialen Kontraktilität besteht eine höhere Sensitivität und Spezifität gegenüber dem alleinigen Belastungs-EKG. Eine Zuordnung des ischämischen Areals zum Koronargefäß ist häufig möglich.

Röntgen-Thorax: Dient der Differentialdiagnose zu thorakalen und pulmonalen Erkrankungen. Bei isolierter koronarer Herzkrankheit meist unauffällig. Bei der Thoraxdurchleuchtung nachgewiesene Koronarverkalkungen allein haben eine geringe, zusammen mit einem pathologischen Belastungs-EKG eine hohe Sensitivität für das Vorliegen einer koronaren Herzkrankheit.

Nuklearmedizinische Verfahren (Myokard-Szintigraphie): Es stellt sich eine reversible Aktivitätsminderung im Rahmen einer belastungsinduzierten Ischämie dar. Dagegen besteht ein irreversibler Aktivitätsverlust in Narben-Bezirken (nach Infarkt).

Positronen-Emissions-Tomographie: PET kann über die Beurteilung der Stoffwechselfunktion vitales von avitalem Myokardgewebe abgrenzen.

Koronarangiographie: Die Koronarangiographie ist das einzige Verfahren, mit dem die definitive Diagnose der koronaren Herzkrankheit, die Lokalisation und Schweregradbestimmung von Koronarste-

Tabelle D.7-2 Indikationen zur Herzkatheteruntersuchung

Verdacht auf koronare Herzkrankheit:
- Angina pectoris bei geringer Belastung
- instabile Angina pectoris
- pathologische Belastungsuntersuchung
- unklare rezidivierende thorakale Schmerzen
- häufige Klinikeinweisungen unter Infarktverdacht ohne Bestätigung
- pathologisches EKG, besonders bei Risikoberufen (Pilot, Busfahrer)
- nachgewiesene „stumme Ischämie"
- maligne Herzrhythmusstörungen
- Herzinsuffizienz ungeklärter Ätiologie
- stabile Angina pectoris
- vor einer geplanten großen gefäßchirurgischen Operation (Aortenaneurysma)

Bekannte koronare Herzkrankheit als Ursache der Angina pectoris:
- starke Angina pectoris trotz adäquater Medikation
- Postinfarktangina
- Angina pectoris nach Bypassoperation
- Angina pectoris nach Koronardilatation

Kontraindikationen zur Herzkatheteruntersuchung:
- fehlende therapeutische Konsequenzen
- Endstadien schwerer Grunderkrankungen

nosen bzw. -verschlüssen möglich ist (Indikationen in Tab. D.7-2).

Die Myokarddurchblutung erfolgt durch drei Herzkranzarterien (Ramus interventricularis anterior [RIVA], Ramus circumflexus [RCX] und rechte Kranzarterie [RCA]). Dementsprechend wird zwischen einer 1-Gefäß-, 2-Gefäß- oder 3-Gefäßerkrankung unterschieden.

Intrakoronarer Ultraschall: Ergänzende Untersuchung. Im Rahmen der Koronarangiographie ist die direkte sonographische Darstellung von Gefäßwandstrukturen möglich.

Weitere bildgebende Verfahren: Mittels Computertomographie, Ultrafast-CT, Spiral-CT und MRT können die proximalen Koronarabschnitte beurteilt werden. Die Detaildarstellung des gesamten Koronargefäßsystems ist in der Regel nicht möglich. Die Perfusion (Offenheit) von Bypass-Gefäßen ist dagegen meist beurteilbar. Im CT ist der Nachweis von Koronarverkalkungen als Hinweis auf eine KHK möglich. Der Stellenwert dieser Methoden kann noch nicht abschließend beurteilt werden. Die Techniken befinden sich in einer sehr schnellen Entwicklung, gehören derzeit aber nicht zur Routine.

Doppler-/Duplex-Verfahren: Der Nachweis atherosklerotischer Veränderungen im Carotis-Stromgebiet, der Bauchaorta oder der Becken-Bein-Strombahn ist mit einer hohen Wahrscheinlichkeit für das Vorliegen einer koronaren Herzkrankheit assoziiert.

Differentialdiagnose

Kardiale Ursachen wie Perikarditis, Aortenstenose, HOCM, hypertone Krise und nicht-kardiale Erkrankungen wie z.B.
- Lungenembolie, Pleuritis
- Ulkus, Ösophagitis
- Pankreatitis
- vertebragene Thoraxschmerzen
- Aneurysma dissecans

sind ebenso wie funktionelle Herzbeschwerden abzugrenzen.

Letztere zeichnen sich durch eine Beschwerdedauer von wenigen Sekunden oder Dauerschmerz über viele Stunden, nichtbelastungsabhängige Beschwerden (Differentialdiagnose: Ruheangina), Besserung unter Belastung, sehr kleines punktförmiges Schmerzareal, positiver Effekt von Nitroglyzerin erst nach mehr als 10 Minuten, aus.

Therapie

Therapie des Angina-pectoris-Anfalls

Basismaßnahme ist die Beendigung einer körperlichen oder psychischen Belastung. Das Medikament der Wahl ist Glyceroltrinitrat sublingual als Spray oder Zerbeißkapsel. Die Einzeldosis beträgt 0,4 (Sprühstoß) –0,8 (Kapsel) mg, evtl. Dosiswiederholung nach fünf Minuten. Die Dosis von 1,6 mg in 15 Minuten sollte nicht überschritten werden, um Blutdruckabfälle zu vermeiden. Ist in dieser Zeit keine Beschwerdefreiheit oder deutliche Besserung der Symptomatik eingetreten, ist unverzüglich ärztliche Hilfe erforderlich, da sich ein Myokardinfarkt entwickeln kann.

Therapie der stabilen Angina pectoris

Allgemeine Maßnahmen: Behandlung kardialer Risikofaktoren (s. Kap. D 6). Dosiertes Ausdauertraining, ohne daß dadurch Angina hervorgerufen wird. Zur Einschätzung der möglichen Belastungshöhe dient das Belastungs-EKG.

Medikamentöse Therapie: Die Basistherapie besteht aus einem Thrombozytenaggregationshemmer in Kombination mit einem Nitrovasodilatator, Betablocker oder Kalziumantagonisten. Nifedipin sollte nicht zur Monotherapie eingesetzt werden. Da Nitrate keinen 24stündigen Schutz bieten, und ein nitrofreies Intervall eingehalten werden soll, kann die Kombination mit Molsidomin, einem Betablocker, oder Kalziumantagonisten erforderlich sein. Bei ungenügendem Ansprechen ist eine Zweier- oder Dreierkombination aus den drei Stoffgruppen möglich. Nitrate können mit allen Substanzen kombiniert werden. Bei der Kombination mit Kalziumantagonisten vom Nifedipintyp muß mit hypotonen Reaktionen und unerwünschten Reflextachykardien gerechnet werden. Dihydropyridine sollten bevorzugt mit Betablockern kombiniert werden. Die Kombination von Betablockern mit Diltiazem und Verapamil ist aufgrund der negativ inotropen und dromotropen Effekte zu vermeiden. Die Therapiekontrolle erfolgt nach Symptomatik und ggf. durch Belastungsuntersuchungen unter Medikation.

Thrombozytenaggregationshemmer: Medikament der ersten Wahl ist Acetylsalicylsäure, Standarddosierung 100 mg/Tag (75–150 mg) bei ASS-Unverträglichkeit steht Clopidogrel zur Verfügung (Dosierung 75 mg/Tag) **(Empfehlungsgrad A; 1, 3).**

Nitrovasodilatatoren: Zum Einsatz kommen Glyceroltrinitrat, Isosorbiddinitrat, Isosorbid-5-mononitrat und Molsidomin. Zur Vermeidung einer Nitrattoleranz ist ein nitratfreies Intervall von 6–10 Stunden einzuhalten. Molsidomin kann zur Überbrückung des nitratfreien Intervalls abends gegeben werden. Als Nebenwirkung muß mit Kopfschmerzen, Blutdruckabfall und reflektorischer Tachykardie gerechnet werden. Eine Anwendung bei Aortenstenose, HOCM, Hypotonie ist ebenso wie die gleichzeitige Verordnung von Sildenafil (Viagra®) kontraindiziert.

Betablocker: Als Monotherapie oder in Kombination einsetzbar. Eine einschleichende Dosierung ist wegen möglicher Nebenwirkungen erforderlich. Die Herzfrequenz in Ruhe soll 50–60/min betragen und unter maximaler Belastung nur auf 70–80% der Herzfrequenz vor Therapiebeginn ansteigen. Der Einsatz bei Asthma bronchiale und AV-Block > I° ist kontraindiziert.

Kalziumantagonisten: Es werden Dihydropyridine, Diltiazem oder Verapamil meist in retardierter Form als Monotherapie oder im Rahmen der Kombinationstherapie eingesetzt. Bei vasospastischer Angina sind sie Medikamente der ersten Wahl. In der Frühphase eines Myokardinfarktes (innerhalb der ersten 4 Wochen) soll kein Nifedipin gegeben werden. Tritt eine Reflextachykardie unter Therapie mit Dihydropyridinen auf, so muß das Präparat abgesetzt werden.

ACE-Hemmer: Bei dokumentierter koronarer Herzkrankheit ist ebenso wie bei anderen Manife-

stationen der Atherosklerose die Gabe eines ACE-Hemmers zu erwägen (**Empfehlungsgrad A; 1, 3**).
Statine: Bei dokumentierter KHK sollte ein LDL-Wert < 100 mg/dl angestrebt werden, so daß meist der Einsatz von Statinen indiziert ist (**Empfehlungsgrad A; 1, 3**).
Invasive Therapie: Die Entscheidung für eine Koronardilatation oder koronare Bypassoperation muß individuell erfolgen. Es sollte eine Myokardischämie nachgewiesen sein und/oder Angina pectoris bestehen. Anzahl, Lage und Morphologie der Stenosen, linksventrikuläre Funktion, Symptomatik, Ischämiezeichen und Prognose des Patienten sind zu berücksichtigen. Die Indikation zur Koronardilatation besteht bei einer signifikanten Stenose (in der Regel > 70% Durchmesserreduktion) eines oder mehrerer größerer Koronargefäße, die ein relevantes Myokardareal versorgen. Bei Dreigefäßerkrankungen oder hochgradig eingeschränkter linksventrikulärer Funktion sollte eine Koronardilatation nur nach kardiochirurgischem Konsil und mit striktem kardiochirurgischem Stand-by erfolgen. Neben der Ballondilatation kommen Verfahren wie Stentimplantation, selten auch Rotationsangioplastie, Atherektomie, Ultraschallangioplastie oder Lasertechniken zum Einsatz.
Bei nicht durch Bypässe geschützter Hauptstammstenose oder Hauptstammäquivalent ist in der Regel eine Intervention kontraindiziert. Die Rezidivrate kann durch Stentimplantation reduziert werden. Stents sichern auch bei ungünstigem Dilatationsergebnis oder bei drohendem Gefäßverschluß durch Dissektion (Bailout-Stent) die Koronarperfusion. Die Zahl der notfallmäßigen Bypassoperationen kann dadurch reduziert werden. Anschließend ist eine 24stündige Überwachung in einer Institution mit vorhandener Intensivtherapiestation erforderlich.
Die Ergebnisse von Koronarinterventionen können durch die periinterventionelle Behandlung mit Glykoprotein-IIb-/-IIIa-Rezeptorblockern verbessert werden. In der postinterventionellen Phase ist vor allem nach Stentimplantation eine kombinierte Anti-Plättchentherapie mit Acetylsalicylsäure 100–300 mg täglich und Clopidogrel 75 mg täglich (Loading-Dose 300 mg) für 12 Monate erforderlich (**Empfehlungsgrad A**).
Die Indikation zur Bypassoperation besteht bei ungeschützter Hauptstammstenose (> 50% Durchmesserreduktion), bei Dreigefäßerkrankungen insbesondere mit eingeschränkter linksventrikulärer Funktion und bei Zweigefäßerkrankungen mit ungünstiger Stenose-Morphologie besonders bei eingeschränkter linksventrikulärer Funktion. Wenn möglich, sollte neben Venenbrücken bevorzugt die A. mammaria zur Revaskularisation benutzt werden. Bei Patienten mit Begleiterkrankungen, die das Operationsrisiko drastisch erhöhen, kann eine Dilatation als palliative Maßnahme durchgeführt werden.

Therapie des akuten Koronarsyndroms ohne ST-Hebung

Allgemeine Maßnahmen: In der Regel ist initial eine stationäre Behandlung mit weitgehender Bettruhe nötig. Eine engmaschige klinische Überwachung mit Kontrolle von CK-MB, der Troponine und des EKG, Sauerstoffgabe und Sedierung sind erforderlich. Bei negativen kardialen Markern innerhalb von 6 Stunden nach Symptombeginn sollte eine erneute Probe in einem Zeitraum von 8–12 Stunden nach Symptombeginn untersucht werden. Kardiale und extrakardiale Faktoren, die den myokardialen Sauerstoffbedarf erhöhen (z.B. hypertensive Krise, Fieber, Anämie, Tachykardien), müssen behandelt werden.
Medikamentöse Therapie: Sie richtet sich nach den Therapieprinzipien der stabilen Angina pectoris. Sofern der Patient noch keinen Thrombozytenaggregationshemmer einnimmt, erfolgt die initiale Gabe von 250 mg Acetylsalicylsäure i.v. Eine deutliche Risikoreduktion kann durch die kombinierte Behandlung mit Acetylsalicylsäure und Clopidogrel (300 mg Loading-Dose, dann 75 mg täglich) bei Patienten mit instabiler Angina oder Non-ST-Hebungsinfarkt bei einer Therapiedauer von 3–12 Monaten erreicht werden (**Empfehlungsgrad A; 2, 5**). Zusätzlich beginnt die intravenöse Antikoagulation mit Heparin. Nach einer Bolusgabe von 5000 U werden etwa 15 U/kg KG/h gegeben. Dabei sollte die aPTT um das 1,5- bis 2fache der Norm verlängert sein. Alternativ können auch niedermolekulare Heparine insbesondere Enoxaparin eingesetzt werden (**Empfehlungsgrad A; 2, 5**). Ein GP-IIb-/-IIIa-Blocker sollte bei Patienten mit anhaltender Ischämie oder anderen Hochrisikobefunden sowie bei Patienten, bei denen eine Koronarintervention geplant ist, eingesetzt werden (**Empfehlungsgrad A; 2, 5**). Dabei muß die Heparindosis reduziert werden (etwa 7 I.E./kg/Stunde, Ziel-aPTT 50–70 Sekunden). Die intravenöse Dauerinfusion von Nitrovasodilatatoren während der ersten 24 Stunden erlaubt meist eine zuverlässige Kontrolle der Symptomatik. Bei anhaltenden Beschwerden können β-Blocker (falls nicht kontraindiziert) eingesetzt werden. Bei Kontraindikation für eine β-Blockertherapie ist die Gabe von Verapamil oder Diltiazem (falls keine schweren LV-Funktionsstörungen oder andere Kontraindikationen vorliegen) möglich.
Koronarangiographie und invasive Therapie: Bei akutem Koronarsyndrom ohne ST-Hebung besteht die dringende Indikation zur Koronarangiographie. Sofern eine medikamentöse Stabilisierung möglich ist, sollte die Koronarangiographie im Intervall innerhalb von 48 h erfolgen (**Empfehlungsgrad A, 2, 5**). Kommt es trotz adäquater Therapie weiter zu Angina oder EKG-Veränderungen, Linksherzinsuffizienz oder bedeutsamen ventrikulären Rhythmusstörungen, ist eine rasche Herzkatheteruntersuchung möglichst binnen 24 Stunden anzustreben. Das gleiche gilt für Patienten mit durchgemachtem Myokardinfarkt, eingeschränkter linksventrikulärer Funktion oder vorangegangener Revaskularisation. Die Entscheidung zur Koronardilatation oder Bypassoperation richtet sich nach den gleichen Kriterien wie bei der stabilen Angina. Die deutlich erhöhte Komplikationsrate von Dilatation und Bypassoperation bei instabiler Angina muß berücksichtigt werden. Bei der Koronardilatation empfiehlt sich bei Mehrgefäßerkrankung zunächst nur die wahrscheinlich ischämieverursachende Läsion anzugehen.

Risikogruppen

Siehe Kapitel D6 Koronare Risikofaktoren.

Nachsorge

Sie umfaßt die konsequente Behandlung kardialer Risikofaktoren sowie die Information des Patienten über Indikation, Dosierung und mögliche Nebenwirkungen seiner Medikation. Der Patient sollte über die Selbstbehandlung des Angina-pectoris-Anfalls und die Wiedervorstellung bei Zunahme oder Änderung der Symptomatik aufgeklärt werden.

Literatur

1. ACC/AHA Guideline Update for the Management of Patients with Chronic Stable Angina – Summary Article. J Am Coll Cardiol 41 (2003) 159–168.
2. ACC/AHA Guidelines for the Management of Patients With Unstable Angina and Non-ST-Segment Elevation Myocardial Infarction – Summary Article. A Report of the American College of Cardiology/AHA Task Force on Practice Guidelines. J Am Coll Cardiol 40 (2002) 1366–1374.
3. AHA/ACC Guidelines for Preventing Heart Attack and Death in Patients with Atherosclerotic Cardiovascular Disease: 2001 Up date Circulation 104 (2001) 1577–1579.
4. Leitlinien zur Ergometrie. Vorstand der Deutschen Gesellschaft für Kardiologie. Z Kardiol 89 (2000) 821–837.
5. Management of acute coronary syndromes in patients presenting without persistent ST-segment elevation. The Task Force on the Management of Acute Coronary Syndromes of the ESC. European Heart Journal 23 (2002) 1809–1840.

8 Akuter Myokardinfarkt

C. Hamm, T. Voigtländer, J. Meyer

Definition

Eine anhaltende Myokardischämie durch eine hochgradige Koronarstenose oder durch den Verschluss eines Koronargefäßes führt zu Nekrosen im myokardialen Versorgungsgebiet. Der Nachweis der Myokardnekrosen erfolgt mit sehr hoher Zuverlässigkeit mit dem spezifischen myokardialen Nekroseparameter Troponin oder durch sog. „late-enhancement" in der Kernspintomographie. Unter der Bezeichnung „akutes koronares Syndrom" werden die instabile Angina pectoris und der Myokardinfarkt zusammengefasst. Besteht eine Troponinerhöhung im Rahmen eines akuten koronaren Syndroms, handelt es sich um einen Myokardinfarkt. Es wird zwischen Myokardinfarkten mit persistierender ST-Streckenhebung (ST-Segment elevation myocardial infarction, STEMI) und ohne ST-Hebung im EKG (NSTEMI) unterschieden. Diese EKG-Zeichen sind entscheidend für die klinische Vorgehensweise.

Größe und Lokalisation eines Infarkts werden durch die Lokalisation der Koronarstenose im Kranzgefäßsystem bestimmt. Wenn auch die meisten Infarkte die Wand des linken Ventrikels oder des interventrikulären Septums betreffen, so kann es im Rahmen von Hinterwandinfarkten auch zu einer rechtsventrikulären Infarzierung kommen.

Komplizierter Myokardinfarkt

Rhythmusstörungen: Jeder Infarkt kann insbesondere in der Akutphase, d.h. in den ersten 24 Stunden, durch tachykarde oder bradykarde Rhythmusstörungen kompliziert werden. Kammerflimmern ist die bedeutsamste Rhythmusstörung und die häufigste Ursache für die 50%ige Letalität in der Prähospitalphase. Ein höhergradiger AV-Block kann auftreten, wenn die arterielle Versorgung des AV-Knotens gestört ist (meist Hinterwandinfarkt). Häufig ist der AV-Block nur passager, da der AV-Knoten durch Kollateralgefäße ausreichend vaskularisiert wird. Das Auftreten eines kompletten Rechts- oder Linksschenkelblocks im EKG ist Hinweis auf einen großen Infarkt mit schlechter Prognose.

Linksventrikuläre Funktion: Die vor dem Infarkt bestehende linksventrikuläre Funktion und die Größe des akuten Infarkts sind die Hauptdeterminanten für hämodynamische Komplikationen. Die Einteilung der linksventrikulären Funktionsstörung nach klinischen Parametern erfolgt gemäß der Killip-Klassifikation (Tab. D.8-1).

Reischämie: Ein erneutes Auftreten von Angina pectoris nach abgelaufener Akutphase eines Myokardinfarkts kann durch eine hochgradige Reststenose oder Reverschluss nach initialer Reperfusion bedingt sein. Möglich ist auch eine flusslimitierende Koronarstenose in anderen Versorgungsgebieten.

Perikarditis: Eine perikardiale Mitreaktion kann in der Frühphase (Pericarditis epistenocardiaca) auftreten. Davon abzugrenzen ist die Dressler-Perikarditis, die frühestens eine Woche nach Infarkt beginnt. Für sie werden immunologische Vorgänge diskutiert.

Papillarmuskelsyndrom: Betrifft der Infarkt die arterielle Versorgung des vorderen oder hinteren Papillarmuskels, kann eine schwere Mitralinsuffizienz durch die Dysfunktion des Papillarmuskels oder auch den Abriss eines Papillarmuskels auftreten. Eine Mitralinsuffizienz kann jedoch auch als Folge einer infarktbedingten linksventrikulären Dilatation auftreten, ohne dass ein Papillarmuskel direkt betroffen ist.

Ventrikelseptumdefekt: Die Infarzierung des interventrikulären Septums kann in seltenen Fällen zur Perforation mit akutem Links-rechts-Shunt führen. Eine akute hämodynamische Verschlechterung ist die Folge.

Ventrikelruptur: Die Ruptur der freien Wand des Ventrikels in den ersten Tagen nach Infarkt, gelegentlich im Rahmen einer Reischämie, führt zur raschen Perikardtamponade und wird meist nicht überlebt.

Linksventrikuläres Aneurysma: Das Aneurysma verum zeigt im Infarktareal eine Vorwölbung des Cavums mit akinetischer oder dyskinetischer Kontraktionsstörung, die sich in den ersten Monaten nach dem Akutereignis auszubilden beginnt. Abhängig von der Lokalisation und Größe des Aneurysmas kann es zur bedeutsamen linksventrikulären Funktionseinschränkung kommen. Die Grenzzone zwischen gesundem Myokard und dem Aneurysma kann Ursache für lebensbedrohliche ventrikuläre Rhythmusstörungen sein. Häufig kommt es zur Auskleidung mit Thromben im Aneurysmaareal mit der Gefahr der kardialen Embolie. Von einem falschen Aneurysma spricht man, wenn eine gedeckte Perforation vorliegt.

Myokardinfarkt mit Rechtsherzbeteiligung: Eine rechtsventrikuläre Beteiligung liegt bei 30–40% der Patienten mit linksventrikulärem Hinterwandinfarkt vor. Wegen der rechtsventrikulären Funktionsstörung besonders bei proximalem Verschluss einer dominanten rechten Kranzarterie kann bei dieser Infarktform das Herzzeitvolumen kritisch herabgesetzt sein. Die Letalität ist gegenüber Hinterwandinfarkten ohne Rechtsherzbeteiligung erhöht.

Tabelle D.8-1 Killip-Klassifikation der linksventrikulären Funktionsstörungen.

Klasse	Klinische Zeichen	Beurteilung
I	keine Lungenstauung	keine Herzinsuffizienz
II	basale Rasselgeräusche, u.U. III. Herzton	mäßige Herzinsuffizienz
III	Lungenödem, III. Herzton	schwere Herzinsuffizienz
IV	Schockzeichen; RR < 90 mmHg; Oligurie	kardiogener Schock

Stand November 2007

Ausschlussdiagnostik

Die klinischen Zeichen der schweren instabilen Angina pectoris können von der des akuten Myokardinfarkts nicht immer klar abgegrenzt werden. Das EKG und die herzspezifischen Enzyme (Troponin I und T, CK-MB) ermöglichen in der Regel die Differentialdiagnose. Gelegentlich erbringen aber in der frühen Infarktphase sowohl das EKG als auch die Laboruntersuchungen keinen eindeutigen Befund. Deshalb sollten bei solchen Patienten engmaschige Kontrollen von EKG und Laboruntersuchungen, spätestens nach 3–6 Stunden, erfolgen. Die weitere Differentialdiagnose umfasst alle Krankheitsbilder, die mit thorakaler oder epigastraler Symptomatik einhergehen (s. Beitrag D7 „Koronare Herzkrankheit"). Die wichtigsten und bei jedem Patienten zu prüfenden Differentialdiagnosen sind Perikarditis, Pleuritis, Lungenembolie und eine Dissektion der thorakalen Aorta. In Abhängigkeit vom klinischen Bild müssen ergänzende diagnostische Verfahren eingesetzt werden.

Nachweisdiagnostik

Primärdiagnostik

Im Wesentlichen tragen die drei Säulen Anamnese mit körperlichem Befund, EKG und Laboruntersuchungen die Infarktdiagnostik.

Leitsymptom ist der thorakale Schmerz mit gleicher Lokalisation wie bei der Angina pectoris, im Gegensatz dazu aber wesentlich intensiver und über 20 Minuten hinaus anhaltend. Zusätzlich können gastrointestinale Symptome wie Übelkeit oder epigastraler Druck auftreten. Dyspnoe, Schweißausbruch, Tachykardie über 100/min oder ein systolischer Blutdruck von < 90 mmHg sind Hinweise auf ein großes Infarktareal. Ein Infarkt kann jedoch auch symptomarm („stumm") verlaufen. Die genaue **Anamnese** führt häufig schon zur Verdachtsdiagnose.

Das **EKG** erlaubt ohne großen Aufwand in der Mehrzahl der Fälle die Infarktdiagnose. Man sieht initial selten T-Wellenüberhöhungen (Erstickungs-T) gefolgt von monophasischen ST-Streckenhebungen. Vorbestehende Schenkelblockbilder können die Infarktdiagnose erschweren oder unmöglich machen. Ein neu aufgetretener Schenkelblock ist Hinweis auf einen großen Infarkt. Die Diagnose eines ST-Hebungsinfarkts ist zu stellen, wenn in zwei benachbarten Extremitätenableitungen die ST-Strecke > 0,1 mV oder in zwei benachbarten Brustwandableitungen > 0,2 mV angehoben ist. In gleicher Weise bedeutsam für weitere therapeutische Entscheidungen ist das Auftreten eines Linksschenkelblocks mit infarkttypischer Klinik. Das subakute Infarktstadium zeigt negative T-Wellen in den infarktbezogenen Ableitungen. Als Zeichen eines chronischen Infarkts können im EKG Q-Zacken und R-Verlust auftreten. ST-Streckenhebungen im EKG können auch nach der Akutphase persistieren. Dies tritt häufig bei einem linksventrikulären Aneurysma auf.

Die dritte Säule der Infarktdiagnostik sind die **Laborparameter**. Die CK und das für das Myokard sehr spezifische Isoenzym CK-MB beginnen nach etwa 4–8 Stunden anzusteigen. Das Maximum ist nach 12–18 Stunden erreicht. Die größte Myokardspezifität weisen Troponin-T und Troponin-I auf (**Empfehlungsgrad A, I**). Beim akuten Herzinfarkt kommt es nach ca. 3 Stunden zum Anstieg von Troponinen, die bis zu 3 Wochen erhöht sein können.

Ergänzende diagnostische Verfahren

Die Primärdiagnostik erlaubt in aller Regel die Diagnose eines ST-Hebungsinfarkts. Weitere Diagnostikverfahren werden nur bei Diskrepanz von EKG und klinischem Befund oder zur Schweregradeinschätzung erforderlich.

Transthorakales Echokardiogramm: Größe und Lokalisation eines Infarkts sowie die aktuelle linksventrikuläre Funktion können schon sehr früh bettseitig festgestellt werden. Bei neu aufgetretenem Herzgeräusch kann die Echokardiographie entscheidend helfen, die Differentialdiagnose der Mitralinsuffizienz bei Papillarmuskelsyndrom oder des akuten Ventrikelseptumdefekts zu klären.

Einschwemmkatheteruntersuchung: Sie erlaubt eine hämodynamische Stadieneinteilung mit Risikoabschätzung und die gezielte medikamentöse Differentialtherapie, ist aber nur in kritischen Fällen indiziert. Bei Ventrikelseptumdefekt beweist die Oxymetrie den Shunt.

Röntgen-Thoraxuntersuchung: Dient nur zu Beurteilung der Lungengefäßstauung und ggf. bei Differentialdiagnosen.

Koronarangiographie: Die Indikation zur Koronarangiographie besteht bei geplanter primärer interventioneller Koronartherapie (**Empfehlungsgrad A, I**) und bei unklarer diagnostischer Situation (**Empfehlungsgrad C, I**) (Diskrepanz EKG und Klinik).

Therapie

Die Therapie richtet sich nach dem Zeitintervall vom Infarktbeginn, der Infarktgröße und den Komplikationen.

Medikamentöse Primärtherapie

Sofern möglich erfolgt diese bereits prästationär. Die Sauerstoffgabe sollte insbesondere bei Lungenödem und bei erniedrigter arterieller Sauerstoffsättigung (< 90%) erfolgen. Die Analgesie erfolgt mit Morphin (5–10 mg i.v.) oder Morphinanaloga. Gesichert ist die Gabe des Thrombozytenaggregationshemmers Acetylsalicylsäure (z.B. 250 mg i.v.; **Empfehlungsgrad A; I**). Die Gabe von Clopidogrel unabhängig von einer Stentimplantation senkt das Reinfarktrisiko, hat aber keinen Einfluss auf die Letalität. Die Nitratgabe ist indiziert, wenn ein Lungenödem oder eine hypertensive Blutdrucksituation vorliegen (**Empfehlungsgrad C, I**). Üblicherweise wird die Gabe von unfraktioniertem oder niedermolekularem Heparin (**Empfehlungsgrad A/C, I**) empfohlen. Die frühe intravenöse Gabe von Betablockern erhöht das Risiko für eine Schocksymptomatik. Bei Patienten mit tachykarden supraventrikulären Rhythmusstörungen oder mit hypertensiven Blutdruckwerten sowie mit prolongiertem Infarktschmerz oder Postinfarktangina können Betablocker gegeben werden (z.B. Metoprolol 5 mg i.v. unter Monitoring von Blutdruck und Frequenz), wenn keine

Tabelle D.8-2 Wirkmechanismus und Dosierung der Thrombolytika.

Fibrinolytikum	Wirkmechanismus	Dosierung
Streptokinase	indirekte Plaminogenaktivierung	1,5 Mio I.U. in 60 min
Alteplase (t-PA)	direkte Plasminogenaktivierung	15 mg Bolus, 0,75mg/kg über 30 min 0,5 mg/kg über 60 min
Reteplase (r-PA)	direkte Plasminogenaktivierung	2 x 10 U (2. Bolus nach 30 min)
Tenecteplase	direkte Plasminogenaktivierung	30 mg (< 60 kg) bis 50 mg Bolus (> 90 kg)

Kontraindikationen bestehen (**Empfehlungsgrad A, I**). Die frühe Gabe eines ACE-Hemmers wird bei Patienten mit linksventrikulärer Funktionsstörung empfohlen (**Empfehlungsgrad A, I**).

Reperfusionstherapie

Die Reperfusionstherapie innerhalb von 12 Stunden nach Infarktbeginn mit Wiederherstellung eines normalen Blutflusses sowohl im epikardialen Infarktgefäß als auch in der myokardialen Mikrovaskulatur verbessert die Prognose (**Empfehlungsgrad A, I**). Dies kann entweder medikamentös oder interventionell (**PCI**) erreicht werden. Wenn der zu erwartende Zeitverlust durch Transport und Vorbereitung für eine kathetergestützte Therapie kürzer als 90 Minuten beträgt, ist die primäre **Katheterintervention** anzustreben (**Empfehlungsgrad A, I**). Mehrere Studien zeigten im Vergleich zur Fibrinolysetherapie eine Reduktion der Infarktsterblichkeit und des Reinfarktrisikos. Zusätzlich bestanden eine Reduktion des Schlaganfallrisikos um absolut 1% sowie eine verbesserte linksventrikuläre Funktion im Langzeitverlauf. Technische Neuerungen wie Stentimplantation im Infarktgefäß und die Begleittherapie mit Glykoprotein-IIb-/-IIIa-Antagonisten (**Empfehlungsgrad B/C, IIa**) haben zu einer weiteren Steigerung des Akuterfolges der direkten mechanischen Rekanalisationsverfahren geführt (> 90%). Wegen der Komplexität dieser koronaren Interventionen in der akuten Infarktphase sollten sie nur von erfahrenen Untersuchern durchgeführt werden. Wenn die technischen und personellen Möglichkeiten bestehen, profitieren besonders Patienten mit großen Infarkten, bei kardiogenem Schock und bei Vorliegen von Kontraindikationen gegen eine Fibrinolysetherapie von der primären kathetergestützten Therapie (**Empfehlungsgrad A, I**). Eine rasche Koronarangiographie und ggf. PCI sollte durchgeführt werden, wenn in der Postinfarktphase erneut Angina-pectoris-Beschwerden auftreten oder nichtinvasive Hinweise auf Ischämie bestehen.

Die **medikamentöse Reperfusionstherapie** sollte bei jedem Patienten mit ST-Hebungsinfarkt durchgeführt werden, bei dem keine Akutintervention durchgeführt werden kann und bei dem keine Kontraindikationen für eine Fibrinolysetherapie bestehen (**Empfehlungsgrad A, I**). Dies gilt besonders für die ersten 3 Stunden. Der Gewinn durch eine Lysetherapie mehr als 6 Stunden nach Infarkteintritt ist nur noch sehr gering. Wenn eine Lysetherapie durchgeführt wird, sollte diese möglichst in der Prähospitalphase beginnen (**Empfehlungsgrad A, I**).

Vier verschiedene Fibrinolysesubstanzen werden eingesetzt: Streptokinase, Alteplase, Reteplase und Tenecteplase (Tab. D.8-2). Die beiden letztgenannten können als Bolus appliziert werden. Wichtiger als die Wahl des Thrombolytikums ist die rasche Durchführung einer Thrombolysetherapie (kurze „Pforte-Lyse"-Zeit). Den fibrinspezifischen Thrombolytika ist der Vorzug zu geben. Die kombinierte Therapie eines Thrombolytikums mit einem Glykoprotein-IIb-/-IIIa-Antagonisten hat bisher keine Vorteile gezeigt. Der zu erwartende Benefit der Thrombolysetherapie muss dem Risiko dieser Therapie gegenübergestellt

Tabelle D.8-3 Risikokonstellation bei thrombolytischer Therapie.

Geringes Risiko:
- Zahnextraktion < 2 Wochen
- i.m. Injektion < 2 Wochen
- Z. n. Reanimation < 10 min
- Menstruation
- diabetische Retinopathie
- Hypertonie
- Nierensteine (keine Kolik)

Hohes Risiko:
- aktives Ulkus
- Punktion nicht kompressibler Gefäße
- Z. n. Reanimation > 10 min
- unkontrollierte Hypertonie (RR syst. > 200, diast. > 110 mmHg)
- Sepsis; Endokarditis
- Schwangerschaft
- Aortenaneurysma
- Ösophagusvarizen
- Malignom
- OP/Trauma oder Organbiopsie < 6 Wochen
- Perikarditis

Kontraindikationen:
- aktive innere Blutung
- zerebrale OP/Trauma < 6 Wochen
- zerebraler Insult < 6 Wochen
- zerebraler Tumor
- innere Blutung < 6 Wochen
- Aortendissektion
- hämorrhagische Diathese
- nekrotisierende Pankreatitis

werden. Eine Liste der Kontraindikationen und ihre Gewichtung zeigt Tabelle D.8-3.

Die **aortokoronare Bypassoperation** im akuten Infarkt ist eine Ausnahmeindikation, wenn interventionelle Maßnahmen nicht möglich oder nicht erfolgreich sind. Im kardiogenen Schock kann sie im Einzelfall lebensrettend sein.

Therapie des komplizierten Infarkts

Rhythmusstörungen: Die bedeutsamen **tachykarden Rhythmusstörungen** im Rahmen des akuten Myokardinfarkts sind das Kammerflimmern und die anhaltende ventrikuläre Tachykardie (F > 120/min; > 30 s). Als primäre Therapie erfolgt beim Kammerflimmern die elektrische Defibrillation mit 300–400 Ws, bei schnellen, hämodynamisch bedeutsamen Formen der anhaltenden ventrikulären Tachykardie die synchronisierte Kardioversion mit 10–50 Ws. Wenn es zu rezidivierendem Kammerflimmern kommt, oder die hämodynamische Situation bei der anhaltenden ventrikulären Tachykardie es erlaubt, kann die medikamentöse antiarrhythmische Therapie erfolgen. Dazu wird Amiodaron (Bolus 150–450 mg, Dauerinfusion 10–20 mg/kg/Tag) eingesetzt **(Empfehlungsgrad C, I)**.

Bradykarde Rhythmusstörungen im Rahmen des akuten Myokardinfarkts sind zumeist Folge einer ischämischen Funktionsstörung des Sinusknotens oder des AV-Knotens. Bei symptomatischer Sinusbradykardie kann die Gabe von Atropin erforderlich werden (0,5–1,0 mg, ggf. wiederholt bis 2,0 mg). Führt dies zu keiner Frequenzsteigerung, kann die passagere Schrittmacherstimulation notwendig werden. Die Indikation zur passageren Schrittmacherstimulation besteht bei einem AV-Block III. Grades oder II. Grades Typ 2 sowie bei einem neu aufgetretenen bifaszikulären Block oder Linksschenkelblock. Eine permanente Schrittmacherversorgung wird nur in Ausnahmefällen erforderlich. Die Entscheidung hierzu sollte nicht vor dem 5. Postinfarkttag erfolgen, da auch eine späte Reetablierung der AV Überleitung beobachtet wird **(Empfehlungsgrad C, I)**.

Herzinsuffizienz, kardiogener Schock: Abhängig vom Grad der linksventrikulären Funktionseinschränkung werden unterschiedliche medikamentöse Konzepte verfolgt. Die diuretische Therapie mit Furosemid (20–40 mg i.v.) und die Gabe von Nitroglyzerin (3 mg/h i.v.) sind bei geringer linksventrikulärer Funktionseinschränkung häufig ausreichend **(Empfehlungsgrad C, I)**. Insbesondere, wenn eine zusätzliche hypertone Kreislaufsituation mit hohen peripheren Widerständen vorliegt, kann statt des Nitroglyzerins als Vasodilatans Nitroprussid (0,5–50 mg/kg KG/min i.v.) gegeben werden. Bei dieser Therapie muss zur genauen Steuerung ein invasives hämodynamisches Monitoring erfolgen. Tritt im Rahmen des akuten Myokardinfarkts ein kardiogener Schock auf (Cardiac Index < 2,2 l/min/m^2; systolischer Blutdruck < 90 mmHg; Oligurie), sind Katecholamine nötig. Als erster Schritt erfolgt mit dem Ziel der Steigerung der positiven Inotropie die Gabe von Dobutamin als Dauerinfusion (2,0–20 µg/kg/min). Die Gabe von Dopamin (2,0–20 µg/kg/min) in Kombination mit Dobutamin ist bei niedrigem Blutdruck indiziert. Bei ungenügendem Blutdruckanstieg kann die Gabe von Noradrenalin (0,05–0,5 µg/kg/min) erforderlich werden **(Empfehlungsgrad C, I)**. Wichtigste Maßnahme ist die rasche interventionelle Therapie mit Erreichen eines TIMI-III-Flusses im Infarktgefäß **(Empfehlungsgrad A, I)**. Auch die Kreislaufunterstützung mit der intraaortalen Ballon-Gegenpulsation (IABP) ist in dieser Situation zu erwägen **(Empfehlungsgrad C, I)**.

Reischämie/Reinfarkt: Es sollte die rasche invasive Abklärung in einem kardiologisch-kardiochirurgischen Zentrum angestrebt werden, in dem das weitere Vorgehen mit den Möglichkeiten der PCI oder der aortokoronaren Bypassoperation entschieden werden kann. Wenn ein Reinfarkt vorliegt und akut keine invasive Abklärung und Therapie möglich ist, besteht in Ausnahmefällen auch die Indikation zu einer zweiten Thrombolysetherapie.

Perikarditis: Wegen der Gefahr des Hämoperikards sollte die Therapie mit Antithrombinen nur bei strenger Indikation weitergeführt werden. Bei starken Schmerzen kann ASS höher dosiert oder ein nichtsteroidales Antirheumatikum unter entsprechendem Magenschutz erforderlich werden. Cortison sollte nicht gegeben werden, da die Narbenheilung des Myokards beeinträchtigt wird.

Papillarmuskelsyndrom: Bei Abriss des Papillarmuskelkopfes resultiert eine schwere, in aller Regel konservativ nicht beherrschbare Mitralinsuffizienz, die rasch operativ korrigiert werden sollte **(Empfehlungsgrad C, I)**. Der Einsatz der Ballonpumpe kann als Überbrückungsmaßnahme bis zur Operation erforderlich werden. Vor der operativen Korrektur ist eine Koronarangiographie nötig. Eine geringe Mitralinsuffizienz kann bei einer ischämisch bedingten Papillarmuskeldysfunktion vorliegen. In der Mehrzahl der Fälle lässt sich dies nach interventioneller Therapie und Rekanalisation des Infarktgefäßes medikamentös beherrschen.

Ventrikelseptumdefekt: Wenn der Patient hämodynamisch instabil ist, und die Gabe von Vasodilatanzien und Katecholaminen erforderlich wird, sollte trotz hohen Risikos eine frühe Operation angestrebt werden. Eine verzögerte Operation (> 14 Tage) ist zu vertreten, wenn der Patient hämodynamisch stabil und der Shunt gering sind. In kardiologischen Zentren kann auch der Verschluss mit einem perkutanen Okkludersystem versucht werden. Vor der operativen Versorgung eines Ventrikelseptumdefekts ist die Koronarangiographie immer erforderlich.

Ventrikelruptur: Selten gelingt die Diagnose intra vitam. Die sofortige Perikardpunktion, gefolgt von der umgehenden kardiochirurgischen Versorgung, kann in Ausnahmefällen den Patienten retten.

Linksventrikuläres Aneurysma: Das linksventrikuläre Aneurysma führt im akuten wie im chronischen Infarktverlauf zur Einschränkung der linksventrikulären Funktion. Neben der medikamentösen Therapie (s. linksventrikuläre Funktion), die auch den frühzeitigen Einsatz eines ACE-Hemmers beinhaltet, besteht nur bei wenigen Patienten die Indikation zur isolierten Aneurysmektomie. Determinanten der Indikationsstellung zur Aneurymektomie sind die anatomischen Voraussetzungen mit Lage und Abgrenzbarkeit des Aneurysmas sowie die schwere Herzinsuffizienz. Bei bedeutsamen ventrikulären Rhythmusstörungen (anhaltende ventrikuläre Tachykardien, Kammerflimmern) ist die Katheterablation oder die Defibrillatorbehandlung, selten eine Aneurysmektomie, indiziert. Bei einem falschen Aneurysma bei gedeckter Ventrikelruptur sollte in jedem Fall die operative Behandlung angestrebt werden.

Myokardinfarkt mit Rechtsherzbeteiligung: Neben den Reperfusionsmaßnahmen steht die invasiv-kontrollierte Volumengabe im Vordergrund der Therapie. Es müssen erhöhte Drücke im rechten Herzen aufrechterhalten werden, um ein adäquates Herzminutenvolumen zu erzielen (**Empfehlungsgrad C, I**). Rechtsatriale Drücke von 20–25 mmHg können erforderlich werden. Die Steuerung der Volumengabe erfolgt anhand des Herzminutenvolumens, des rechtsatrialen Drucks und des Pulmonalkapillardrucks. Kontraindiziert ist bei diesen Patienten die Gabe von Diuretika und Vasodilatanzien.

Risikogruppen

Siehe Beitrag D6 „Koronare Risikofaktoren".

Nachsorge

Nach Ablauf der Akutphase nach Myokardinfarkt erfolgt die individuelle **Risikostratifizierung.**
Die rasche Koronarangiographie (innerhalb von 72 Stunden) ohne vorherige Belastungsuntersuchung sollte angestrebt werden bei Postinfarkt-Angina-pectoris und nicht ST-Hebungsinfarkt (**Empfehlungsgrad A, I**). Nach Fibrinolyse ist vorzugsweise eine routinemäßige invasive Abklärung innerhalb von 24 Stunden zu empfehlen (**Empfehlungsgrad B, IIa**). Andernfalls sollte nach einem unkomplizierten Myokardinfarkt zunächst die nichtinvasive Ischämiediagnostik vor der Entlassung aus dem Krankenhaus der Akutversorgung erfolgen (Ergometrie; ggf. Stressechokardiogramm oder Stress-MRT). Bei Ischämiezeichen wird die Koronarangiographie dann elektiv durchgeführt. Es kann eine relative Indikation zur Koronarangiographie auch ohne Hinweise auf Ischämie vorliegen, wenn besondere Anforderungen an eine Risikostratifizierung bestehen (z.B. junger Patient, Berufsfähigkeit).
Das transthorakale Echokardiogramm erlaubt eine Aussage über die Infarktgröße, die globale linksventrikuläre Funktion und mögliche Infarktkomplikationen. Bei hochgradig eingeschränkter linksventrikulären Funktion verbessert Eplerenon die Prognose (**Empfehlungsgrad B, I**).
Die Indikation für einen implantierbaren Defibrillator ist im Verlauf zu prüfen.
Die medikamentöse Nachbehandlung erfolgt bei allen Patienten mit einem Thrombozytenaggregationshemmer (ASS oder Clopidogrel) (**Empfehlungsgrad A, I**). Die chronische Betablockertherapie ist bei allen Patienten indiziert (**Empfehlungsgrad A, I**). Davon ausgenommen werden sollten nur Patienten, die eine Kontraindikation für eine Betablockertherapie aufweisen. Bei eingeschränkter linksventrikulärer Funktion besteht die Indikation zur ACE-Hemmer-Therapie.

Nach der Behandlung im Krankenhaus der Akutversorgung erfolgt eine **ambulante** oder **stationäre Rehabilitation.** Hauptanliegen dieser Behandlung sind ein gezielter Trainingsaufbau und die Reduktion von Risikofaktoren. Auch nach Abschluss der Rehabilitationsmaßnahme sollten alle Patienten regelmäßig ambulant kardiologisch kontrolliert werden. Der Schwerpunkt liegt hierbei neben Anamnese, klinischer Untersuchung und EKG in der nichtinvasiven Ischämiediagnostik, um rechtzeitig eine Progression der koronaren Herzerkrankung zu erfassen. Zusätzlich erfolgt mit dem transthorakalen Echokardiogramm eine Kontrolle der linksventrikulären Funktion.

Leitlinien

L1. Hamm CW, et al.: Leitlinien: Akutes Koronarsyndrom (ACS) Teil 1: ACS ohne persistierende ST-Hebung. Z Kardiol 93 (2004) 72–90. (http://leitlinien.dgk.org).
L2. Hamm CW, et al.: Leitlinien: Akutes Koronarsyndrom (ACS) Teil 2: Akutes Koronarsyndrom mit ST-Hebung. Z Kardiol (2004) Z Kardiol 93 (2004) 324-41. (http://leitlinien.dgk.org).
L3. ACC/AHA task force on practise guidelines (Committee on management of acute myocardial infarction). 2004 Update: ACC/AHA guidelines for the management of patients with acute myocardial infarction: executive summary and recommendations. (http://www.acc.org/clinical/guidelines/ami.html).

Literatur

1. Indication for fibrinolytic therapy in suspected acute myocardial infarction: collaborative overview of early mortality and major morbidity results from all randomised trials of more than 1000 patients. Fibrinolytic therapy trialists (FTT). Lancet 343 (1994) 311–322.
2. Keeley EC, Boura JA, Grines CL: Primary angioplasty versus intravenous thrombolytic therapy for acute myocardial infarction: a quantitative review of 23 randomised trials. Lancet 361 (2003) 13–20.
3. Werf F van de, et al.: Management of acute myocardial infarction in patients presenting with ST-segment elevation. European Heart Journal 24 (2003) 28–66 (http://www.escardio.org/knowledge/guidelines/).

Autorenadressen

Prof. Dr. Christian Hamm
Kerckhoff-Klinik GmbH
Benekestr. 2–8
61231 Bad Nauheim

Prof. Dr. Jürgen Meyer
Donnersbergstraße 6
55129 Mainz

Priv.-Doz. Dr. Thomas Voigtländer
Cardioangiologisches Centrum
Im Prüfling 23
60389 Frankfurt/Main

9 Erkrankungen der Aorta thoracalis

R. Erbel

Definition

Die Erweiterung des Aortenlumens wird Aortenektasie, bei Überschreiten eines Grenzwertes von 4 cm für den Durchmesser Aortenaneurysma genannt. Die Normalwerte für den Aortenanulus betragen 2,3–3 cm, für den Sinus Valsalvae 3–3,7 cm und für die proximale Aorta ascendens 2,5–3,5 cm, bezogen auf die Körperoberfläche 1,4–2,1 cm/m². Die Normalwerte für die deszendierende Aorta liegen bei 1,0–1,6 cm/m² Körperoberfläche. Die Wanddicke sollte weniger als 4 mm ausmachen. Frauen haben im Vergleich zu den Normalwerten bei Männern 10% niedrigere Werte. Eine Abhängigkeit auch von der körperlichen Belastung ist gegeben. Schwerarbeiter und Leistungssportler weisen größere Aortendurchmesser als Personen mit körperlich leichter Arbeit auf.

Aortenaneurysmen werden bei Autopsien in 3,4% der Fälle gefunden. Bei 18% handelt es sich um Aortendissektionen. Die Aortenaneurysmen liegen zu 23% im Bereich der thorakalen und zu 64% in der abdominellen Aorta. Aortendissektionen treten bei 5–20 Menschen pro 1 Million Einwohner auf und sind besonders häufig beim Marfan-Syndrom, das mit einer Häufigkeit von 0,5 auf 1 Million Einwohner anzutreffen ist. Jährlich sterben in Deutschland etwa 2.000 Menschen an einer Aortendissektion oder einer Ruptur der Aorta thoracalis. Die Erkennung eines Aortenaneurysmas ist für den Patienten von lebenswichtiger Bedeutung, da sich eine Dissektion oder eine Ruptur entwickeln kann.

Stadieneinteilung der Aortensklerose:

Grad I	minimale Intimaverdickung (> 4 mm)
Grad II	ausgedehnte Intimaverdickung
Grad III	umschriebenes Atherom ohne Vorwölbung in das Lumen
Grad IV	Atherom mit Vorwölbung in das Lumen
Grad V	Atherom mit Aufbrüchen und zum Teil flottierenden Anteilen der Intima oder aufgelagerten Thromben

Die Aortenaneurysmen werden unterteilt in
- falsches Aneurysma
- wahres Aneurysma
- dissezierendes Aneurysma

Die Aortendissektion wird nach de Bakey unterteilt:

Typ I	Dissektion der Aorta ascendens und descendens
Typ II	Dissektion nur der Aorta ascendens
Typ III	Dissektion nur der Aorta descendens

Die Aortendissektion-Typ-I und -Typ-II wird nach der Stanford-Einteilung als Typ A und die Dissektion-Typ-III als Typ B bezeichnet.

Um auch die Genese bei der Entwicklung von Aortenaneurysmen zu berücksichtigen, wird zusätzlich zur Lokalisation und Ausbreitung die Aortendissektion in 5 Klassen unterschieden.

Klasse 1	– Klassische Aortendissektion mit Intimamembran und Trennung in wahres und falsches Lumen
Klasse 2	– Intramurales Hämatom – Hämorrhagie
Klasse 3	– Diskrete/umschriebene Dissektion
Klasse 4	– Plaqueulzeration/Plaqueruptur
Klasse 5	– Iatrogene/traumatische Dissektion

Besteht eine Kommunikation zwischen wahrem und falschem Lumen, so wird von kommunizierender Dissektion gesprochen, fehlt diese, handelt es sich um eine nicht-kommunizierende Dissektion. In Abhängigkeit von der Ausbreitung und Lokalisation des Intimaeinrisses wird die antegrade von der retrograden Dissektion unterschieden.

Im Frühstadium der Aortendissektion werden intramurale Hämatome (lokalisierte Blutansammlung) und intramurale Hämorrhagien (diffuse Wandeinblutungen) beobachtet, die Teile der Aortenwand erfassen, auf wenige Zentimeter begrenzt sind und in allen Bereichen der Aorta vorkommen können. Aus dieser Klasse-2-Aortendissektion können sich komplette Dissektionen und Aortenrupturen entwickeln. Abheilungen sind möglich. Ohne Ausbildung von Hämatomen können umschriebene Einrisse der Aortenwand entstehen, die eine Auswölbung der Aorta hervorrufen (Klasse 3). Arteriosklerotische Veränderungen finden sich im fortgeschrittenen Alter in Abhängigkeit von den bekannten Risikofaktoren im gesamten Aortenverlauf. Tritt eine Ruptur eines Atheroms oder Fibroatheroms auf, kann eine lokalisierte Thrombose, aber auch eine Auswaschung des Plaquematerials erfolgen. Aufgrund der erhöhten Wandspannung können Plaqueulzerationen in Aortendissektionen und Rupturen übergehen (Klasse 4). Besonders bei Katheteruntersuchungen der großen Gefäße, aber auch durch andere ärztliche Maßnahmen, wie z.B. der Stoßwellentherapie von Nierensteinen, sind traumatische iatrogen-induzierte Aortendissektionen beschrieben worden (Klasse 5).

Liegt das Dissektionsereignis weniger als 14 Tage zurück, so wird von akuter, bei länger bestehender Anamnese von chronischer Dissektion gesprochen.

Ausschlussdiagnostik

Bei akutem Thoraxschmerz ist mit Hilfe des EKG, der Röntgen-Thoraxaufnahme und der echokardiographischen Untersuchungen einschließlich der transösophagealen Echokardiographie sowie von CT und MRT ein akuter Herzinfarkt oder eine Lungenembolie auszuschließen. Das Verhältnis von akuten Koronarsyndromen zu akuten Aortensyndromen liegt bei 1 : 80, bei Lungenembolie noch viel höher. Die Abgrenzung zu einem Tumor, einer abgekapselten Ergussbildung oder auch einer Abszessbildung ist notwendig.

Bei einer Aortendissektion kann ein Koronarostium durch die Intimamembran oder den Kollaps des falschen Lumens in der Diastole verlegt werden und so zu einer myokardialen Ischämie oder sogar einem Infarkt führen. Die Anamnese oder der Nachweis von Koronarkalk lassen eine koronare Herzerkrankung wahrscheinlich werden.

In der Laboratoriumsdiagnostik ist zu berücksichtigen, dass hohe D-Dimere-Werte für eine Lungenembolie sprechen, aber auch bei Aortendissektion beschrieben werden. Eine Hypotonie, wenn nicht schockbedingt, spricht gegen eine Aortendissektion, da über 90% der Patienten eine Hypertonie aufweisen.

Nachweisdiagnostik

Aortensklerose

Die Anamnese mit multiplen Risikofaktoren, vor allem der arteriellen Hypertonie, ist hinweisend auf eine Aortenerkrankung. Die Aortensklerose ist primär asymptomatisch. Die Patienten fallen im Stadium IV und V durch zentrale oder periphere Embolien besonders bei aortokoronaren Bypassoperationen auf. Im Röntgenbild des Thorax werden in typischer Weise eine Aortenelongation und oft eine ringförmige Verkalkung im Bogen sichtbar. Die Röntgendichte des gesamten Bogens ist erhöht. Transthorakal und suprasternal sind in der Aorta ascendens, im Aortenbogen und in der Aorta descendens mit der transösophagealen Echokardiographie im Bereich der Aorta abdominalis mit der Sonographie Verdickungen der Intima, Plaquebildungen und sessile oder murale Thrombenbildungen erkennbar. Wesentlich ist der Nachweis von Thromben und der Aortensklerose in der Aorta ascendens und im Bogen. Umschriebene echoarme Zonen weisen auf Hämatombildungen hin, die ausgedehnt und Ursache für thorakale Schmerzen sein können. Unter Verwendung des Farbdopplers lassen sich Plaqueaufbrüche mit Ulzerationen sichtbar machen, die Ausgangspunkt für Dissektionen sein können. Im CT und MRT ist die Aorta insgesamt darstellbar und die räumliche Orientierung gegenüber den Ultraschallverfahren verbessert. Das CT hat den Vorteil der weiten Verbreitung und sicheren Diagnostik von Verkalkungen, lokalisierten Aufweitungen, Pleura-Perikard-Ergussbildungen. Nachteilig ist die Notwendigkeit der Kontrastmittelinjektion. In der IRAD-Studie wurde in ca. 60% der Fälle ein CT, in 33% der Fälle eine transösophageale echokardiographische Untersuchung und in 7% der Fälle eine MRT-Diagnostik durchgeführt. Das MRT hat gegenüber dem CT den Vorteil der besseren Weichteildarstellung, aber schlechteren Erkennung von Verkalkungen. Eine Indikation zu diesen Untersuchungen ergibt sich nur, wenn mit Hilfe des Ultraschalls eine Beantwortung der klinischen Fragestellung nicht möglich ist.

Aortenaneurysma

Die diagnostischen Ziele umfassen die Beschreibung des Ausmaßes des Aneurysmas in Länge und Breite, der Anatomie der restlichen Aorta und seiner Lage zu Nachbarorganen. Notwendig sind die Aufdeckung von Thrombenbildungen und die Erkennung von möglichen Größenänderungen im Verlauf. Die Ausbildung eines Aortenaneurysmas ist zunächst symptomlos. Beim Marfan-Syndrom ist daher eine regelmäßige Verlaufskontrolle notwendig. Ein akuter Thoraxschmerz tritt bei Überdehnung durch Reizung der Schmerzrezeptoren in der Adventitia auf, besonders bei Dissektion oder Ruptur. Nach einem Akutereignis kann ein zweites Ereignis die Ausbreitung der Dissektion oder der Ruptur bedeuten. Sekundäre Symptome eines Aortenaneurysmas können durch eine Kompression z.B. der Vena cava oder Trachea verursacht sein.
Bei arteriosklerotischen Aneurysmen mit Einblutungen kann ein Dehnungsschmerz über Tage bestehen bleiben.

Die diagnostischen Mittel entsprechen denen bei der Aortensklerose (s.o.).

Aortendissektion

Die diagnostischen Ziele umfassen die Sicherung der Diagnose durch Nachweis einer flottierenden Intimamembran, die Differenzierung zwischen wahrem und falschem Lumen, die Lokalisierung von Intimaeinrissen, die Beschreibung der Ausdehnung der Dissektion mit Anfang und Ende und damit die Einordnung der Dissektion entsprechend der oben angegebenen Klassifizierungen. Notwendig ist die Beurteilung des Schweregrades der Aortenklappeninsuffizienz. Hinweise auf eine Notfallsituation sind ein Perikarderguss, ein Pleuraerguss oder eine periaortale Ergussbildung. Umschriebene Funktionsstörungen des linken Ventrikels weisen auf eine bestehende koronare Herzerkrankung oder eine dissektionsbedingte Perfusionsstörung der Koronararterien hin. Eine konsequente Suche nach einer Seitenastbeteiligung der Aorta wird insbesondere bei neurologischen Symptomen notwendig.
Ist die Klassifizierung und die Diagnostik mit Hilfe der Erstdiagnostik unvollständig oder unsicher, wird ein anderes bildgegebendes Verfahren eingesetzt. Die diagnostischen Ziele und Fragen, die beantwortet werden müssen, sind identisch.
Die Aortographie wird nur dann durchgeführt, wenn eine Malperfusion vorliegt, die interventionell oder chirurgisch beseitigt werden muss.
Da auch im Rahmen von postoperativen Komplikationen myokardiale Ischämien nur in 3–4% der Fälle festgestellt werden, ist, auch wegen des möglichen Zeitverlustes, eine Koronarangiographie bei akuter Dissektion und Entscheidung zur Therapie nicht routinemäßig notwendig.

Entzündliche Aortenerkrankungen

Die Aorta ist bei entzündlichen Erkrankungen selten betroffen. Die wesentlichste Bedeutung haben die Aortitis luica und die Aortitis bei Takayashu-Syndrom. Die *Aortitis luica* ist heute nur sehr selten zu beobachten und kann alle Abschnitte der Aorta betreffen. Die Entzündung führt zu einem intramuralen Ödem mit Infiltration und Wanddickenzunahme. Die Patienten geben persistierende, starke Schmerzen im Bereich des Thorax und Rückens an, die über Tage anhalten. Diagnostische Hilfe bieten die Vorgeschichte des Patienten und die typischen, spezifischen diagnostischen Tests zum Nachweis einer Lues. Die bildgebenden Verfahren sind unspezifisch, führen durch Beschreiben einer Wandverdickung der Aorta zur Diagnose.

Tumor in der Aortenwand und Noxen

Selten betroffen ist die Aorta bei der Tumorerkrankung. Im Vordergrund stehen Melanome und Sarkome.
Bekannt sind toxische Schädigungen der Aortenwand durch Vergiftungen mit verschiedenen Zinkverbindungen. Neu und von klinischer Bedeutung sind Aortenwanderkrankungen, die durch moderne Drogen wie Kokain hervorgerufen werden. Selbst Dissektionen sind bei chronischer Kokaineinnahme beschrieben worden und müssen daher bei Drogenabhängigen in

die differentialdiagnostischen Überlegungen mit eingeschlossen werden.

Therapie

Aortensklerose

Bei der Aortensklerose ist wie bei der allgemeinen Atherosklerose die Korrektur der Risikofaktoren, vor allem die Einstellung des Blutdrucks, wichtig. Besonders geeignet sind Betablocker, da sie die Wandspannung durch Reduktion der Ejektionsgeschwindigkeit nachhaltig senken. Sind Betablocker kontraindiziert, kommen Kalziumantagonisten vom Verapamil-Typ zum Einsatz.

Aortenaneurysma

Konservative Therapie: Sie unterscheidet sich nicht von der Therapie der Aortensklerose. Ziele sind ebenso die Senkung des arteriellen Blutdrucks wie die Einstellung der Risikofaktoren.

Operative Therapie: Die chirurgische Therapie ist dann angezeigt, wenn das Aortenaneurysma im Durchmesser 6 cm erreicht hat und der Allgemeinzustand sowie das Alter des Patienten eine operative Intervention erlauben. Beim Marfan-Syndrom wird die Indikation bereits bei 5,5 cm gesehen. Das Ziel ist die Vermeidung der akuten Dissektion oder der Ruptur, da die Operation in der Notfallsituation mit hoher Letalität verbunden ist. Die perioperative Letalität bei elektiven Eingriffen liegt bei 4–5%, die Reoperationsrate bei 4% und die Überlebensrate bei 70% im Langzeitverlauf. Als Alternative für Descendens-Aneurysmen sind beschichtete Stentgrafts entwickelt worden, die über großlumige Kathetersysteme in die Aorta vorgeführt und selbstexpandierend freigesetzt werden. Selbst in Notfallsituationen mit drohenden Rupturen sind entsprechende Systeme eingesetzt worden. Zur endgültigen Bewertung liegen aber noch keine Langzeitstudien vor.

Aortendissektion

Konservative Therapie: Grundsätzlich ist bei Verdacht auf Dissektion die Einleitung einer antihypertensiven Therapie mit Kontrolle der Herzfrequenz und des Blutdrucks wichtig. Zur Behandlung der Hypertonie wird ein Betablocker kombiniert mit einem Vasodilatator (Nitroprussid-Natrium, Nitroglyzerin) eingesetzt. Bei Hypotonie ist ein Volumenersatz notwendig. Wichtig ist, dass auch während der Diagnostik die Kreislaufhämodynamik kontinuierlich überwacht wird.

Operative Therapie: Bei Aortendissektion Typ I und II (Typ A) ist die sofortige chirurgische Intervention mit Ersatz der Aorta ascendens und/oder Reimplantation der Koronararterien und/oder Ersatz oder Resuspension der Aortenklappe notwendig. Die Notwendigkeit der sofortigen Therapie ergibt sich aus der Letalität von 5% pro Stunde nach Beginn der Dissektion. Die operative Therapie ist auch indiziert bei intramuralem Hämatom oder Hämorrhagie mit drohender Ruptur sowie bei Aortendissektion Typ III mit retrograder Dissektion, Beteiligung der Aorta ascendens und Intimariss im Bereich des Aortenbogens. Bei Aortendissektion Typ III mit Begrenzung auf die Aorta descendens wird meistens die konservative Therapie bevorzugt, da die operative Letalität sehr hoch ist.

Bei Aortendissektion sind zwei Verfahren entwickelt worden, um die akuten und chronischen Komplikationen zu beherrschen:
1. Perkutane transluminale Ballon-gestützte Fensterung
2. Stent-Implantation.

Bei allen Situationen einer gestörten Organperfusion – Niereninsuffizienz, Darmischämie, Claudicatio, die auf eine mangelnde Perfusion des wahren Lumens zurückgeführt werden kann, steht die transluminale perkutane Fensterung als Alternative zu operativen Verfahren zur Verfügung. Es wird vom wahren Lumen aus das falsche Lumen punktiert und mittels Ballonkatheter die Verbindung erweitert, um eine freie Kommunikation zu ermöglichen, das wahre Lumen aufzudehnen und die Perfusion zu verbessern.

Patienten, die spontan oder operativ induziert eine Thrombosierung des falschen Lumens aufweisen, haben eine günstigere Prognose als Patienten ohne Thrombosierung. Wird die Einrissstelle verschlossen, tritt eine Thrombosierung des falschen Lumens ein, die Wandspannung nimmt ab. Daher wird versucht, mit beschichteten Stents die Einrissstelle proximal der Dissektion abzudichten und eine Thrombosierung zu induzieren. In der Folge tritt eine Schrumpfung des Aortendurchmessers und insbesondere des falschen Lumens ein. Diese Methode befindet sich in der intensiven Entwicklung, hat aber bereits jetzt bei Typ-B-Dissektionen Klasse 1 und 2 sowie 4, eine Erweiterung der therapeutischen Möglichkeiten gebracht. Im Vergleich zu operativen Eingriffen sind die Komplikationen geringer und Paraplegien seltener.

Risikogruppen

Verschiedene genetische Störungen gehen vermehrt mit Aortenaneurysmen einher, besonders das Marfan-Syndrom. Nur 50% dieser Patienten erreichen das 50. Lebensjahr. Beim thorakalen Aneurysma beträgt die Überlebensrate nur 27%, wenn Symptome vorhanden sind, und 58% bei fehlenden Symptomen.

Als „Forme fruste"-Untergruppe des Marfan-Syndroms wird die idiopathische Ektasie der Aorta ascendens bezeichnet. Wie beim Marfan-Syndrom findet man eine zystische Medianekrose Erdheim-Gsell. Neben der Aneurysmabildung stellt die Ausbildung einer schweren Aortenklappeninsuffizienz eine typische Komplikation dar.

Bei 90% der Patienten liegt eine arterielle Hypertonie, oft kombiniert mit multiplen Risikofaktoren, vor. Auch die Aortenisthmusstenose kann zur Ausbildung von Aortenaneurysmen und Dissektionen führen. Seltene Ursachen sind entzündliche Erkrankungen. Die Lues spielt bei uns keine bedeutende Rolle mehr.

Nachsorge

Prinzipiell unterscheidet sich die Nachsorge von medikamentös und chirurgisch behandelten Patienten nicht. Auch nach erfolgreicher Operation persistiert meist das falsche Lumen, so dass die flottierende Membran über Jahre nachweisbar bleibt. Je nach chirurgischem Vorgehen wird die eingesetzte Klappen- oder Gefäßprothese sichtbar. Letztere wird bei fehlender Verwendung eines Gewebeklebers von einem mehr oder weniger ausgeprägten Hämatom umgeben.

Auf Fistelbildungen und Pseudoaneurysmaformierungen im Anastomosenbereich muss geachtet werden. Spezielles Augenmerk ist auch auf die mögliche Größenzunahme der Aorta und die Ausbildung von neuen Aneurysmen zu lenken. Es empfiehlt sich nach der Erstuntersuchung eine Verlaufskontrolle nach 3–4 Wochen, 6 Monaten, 12 Monaten und dann jährlich. Zusätzliche Aufnahmen folgen bei Änderung der Symptomatik. Neben der Echokardiographie einschließlich der Sonographie empfiehlt sich das CT und/oder MRT. Bei ca. 15% der Patienten mit Aortendissektion muss mit einer Reoperation gerechnet werden. Die Indikation ergibt sich bei Komplikationen, aber auch möglicher Progression der Dissektion (z.B. Umwandlung einer Typ-3- in eine Typ-1-Dissektion) oder Pseudoaneurysmabildung vor allen Dingen im Bereich der Anastomosen.

Die Therapie einer Hypertonie ist eng zu führen. Belastungen, die zu Blutdruckanstiegen führen, sind zu vermeiden. Die optimale Blutdruckeinstellung liegt bei 100–120 mmHg zu 60–70 mmHg. Bei schweren Formen sind selbst leichte körperliche Arbeiten zu vermeiden. Umschulungen oder Arbeitswechsel werden oft notwendig. Das Freizeitverhalten muss ebenfalls bedacht werden.

Literatur

1. Erbel R, Alfonso F, Boileau C et al.: Guidelines for the management and therapy in aortic dissection. Eur Heart J 22 (2001) 1542–1581.
2. Hager A, Kaemmerer H, Rapp-Bernhardt U et al.: Diameters of the thoracic aorta throughout life as measured with helical computed tomography. J Thorac Cardiavasc Surg 123 (2002) 1060–1066.
3. Johansson G, Markstrom U, Swedenborg J: Ruptured thoracic aortic aneurysms: a study of incidence and mortality rates. J Vasc Surg 21 (1995) 985–988.
4. Pyeritz R: Genetics and cardiovascular disease. In Heart disease, 7th ed (Ed. Braunwald E), Philadelphia: W. B. Saunders (2004) 1867–1909.
5. Elefteriades JA: Natural History of Thoracic Aortic Aneurysms: Indications for Surgery, and Surgical Versus Nonsurgical Risk. Ann Thorac Surg 74 (2002) S1877–S1880.
6. Burks JM, Illes RW, Keating EC, Lubbe WJ: Ascending Aortic Aneurysm and Dissection in Young Adults with bicuspid Aortic Valve: Implications for Echocardiographic Surveillance. Clin Cardiol 21 (1998) 439–443.
7. Griepp RB, Ergin A, Galla JD et al.: Natural history of descending thoracic and thoracoabdominal aneurysms. Ann Thorac Surg 67 (1999) 1927–1930.
8. Ellis PR, Cooley DA, De Bakey ME: Clinical consideration and surgical treatment of annuloaortic ectasie. J Thorac Cardiovasc Surg 42 (1961) 363–370.
9. Coady M, Davies R, Roberts M et al.: Familial patterns of thoracic aortic aneurysms. Arch Surg 134 (1999) 361–367.
10. Lederle FA, Johnson GR, Wilson SE, et al.: Aneurysm Detection and Management Veterans Affairs Cooperative Study Investigators. The aneurysm detection and management study screening program validation cohort and final results. Arch Intern Med 160 (2000) 1425–1430.
11. McMillan WD, Pearce WH: Inflammation and cytokine signalling in aneurysms. Ann Vasc Surg 11 (1997) 540–545.
12. Lindholt JS, Vammen S, Fasting H et al.: The plasma level of matrix metalloproteinase 9 may predict to natural history of small abdominal aortic aneurysms. A preliminary study. Eur J Vasc Endovasc Surg 20 (2000) 281–285.
13. Parmley LF, Mattingly TW, Manion WC, Jahnke EJ: Nonpenetrating traumatic injury of the aorta. Circulation 17 (1958) 1086.101.
14. Davies RR, Bubb MR, Treasure T et al.: Replacement of the aortic root in Marfan's Syndrome. N Engl J Med 341 (1999) 1473–1474.
15. Agmon Y, Khandheria BK, Meissner I et al.: Is aortic dilatation an atherosclerosis-related process. J Am Coll Cardiol 42 (2003) 1076–1083.
16. Zehr KJ, Orszulak TA, Mullany CJ et al.: Surgery for Aneurysms of the Aortic Root. Circulation 110 (2004) 134–1371.
17. Eggebrecht H, Baumgart D, Herold U et al.: Multiple penetrating atherosclerotic ulcers of the abdominal aorta: treatment by endovascular stent graft placement. Heart 85 (2001) 526.
18. Eggebrecht H, Baumgart D, Schmermund A et al.: Endovascular stent-graft repair for penetrating atherosclerotic ulcer of the descending aorta. Am J Cardiol 91 (2003) 1150–1153.
19. Eggebrecht H, Herold U, Kuhnt O et al.: Endovascular stent graft treatment of aortic dissection: determinants of postinterventional outcome. Eur Heart J 2005.
20. Orend KH, Kotsis T, Scharrer-Pamler R, et al.: Endovascular repair of aortic rupture due to trauma and aneurysm. Eur J Vasc Endovasc Surg 23 (2002) 61–67.
21. Nienaber CA, Fattori R, Lund G et al.: Nonsurgical reconstruction of thoracic aortic dissection by stent-graft placement. N Engl J Med 340 (1999) 1539–1545.
22. Dake MD, Kato N, Mitchell RS et al.: Endovascular stent-graft placement for the treatment of acute aortic dissection. N Engl J Med 340 (1999) 1546–1552.
23. Lawrence-Brown M, Sieunarine K, van Schie G et al.: Hybrid open-endoluminal technique for repair of thoracoabdominal aneurysm involving the celiac axis. J Endovasc Ther 7 (2000) 513–519.

10 Traumata des Herzens und der großen intrathorakalen Gefäße

R. Erbel

Traumatische Schädigung des Herzens

Definition

Nach einem stumpfen Thoraxtrauma ist die Inzidenz einer Herzkontusion variabel und von der Art des Traumas abhängig. Das Herz ist aufgrund seiner Lage zwischen Sternum und Wirbelsäule besonders gefährdet bei Akzelerations-/Dezelerationstraumen und bei plötzlichem intrathorakalen und/oder intraabdominellen Druckanstieg. Die Hauptursache ist der Verkehrsunfall mit direkter oder indirekter Thoraxkompression. Insbesondere bei hohen Scherkräften kann es zu Schädigungen des Koronarsystems mit Dissektion kommen.

Bei der Commotio cordis werden keine morphologischen Schädigungen gefunden. Die CK-MB ist nicht erhöht. Im Gegensatz hierzu ist die Contusio cordis mit einer dauerhaften morphologischen Schädigung des Herzens verbunden. Die herzspezifischen Enzyme CK, CK-MB, Myoglobin, Troponin I und T können ansteigen. In diesen Fällen findet sich bei 50–65% eine verminderte Ejektionsfraktion, die eine positive Korrelation zum Ausmaß der myokardialen Schädigung aufweist.

Bei dem stumpfen Thoraxtrauma werden drei kardiale Schädigungsmerkmale unterschieden, die einzeln oder zusammen auftreten können. Die peri-/myokardiale Schädigung findet sich in 36–65%, die Koronargefäßverletzung in absteigender Häufigkeit RIVA, RCA, RCX; in bis zu 2% sowie die Schädigungen des Klappenapparates in bis zu 5%, während die Herzen in anderen Fällen nach autoptischen Untersuchungen unauffällig bleiben. Trifft ein stumpfes Thoraxtrauma das Herz in der Systole, können die Papillarmuskeln der Mitral- und/oder die Aortenklappe ein- oder abreißen und zur akuten Klappeninsuffizienz, konsekutiver Linksherz- oder Rechtsinsuffizienz führen. Im Vordergrund steht entweder das akute Lungenödem oder die schwere Rechtsherzinsuffizienz, eventuell sogar kombiniert als akute Globalinsuffizienz des Herzens. Andere Verletzungen sind selten (Embolie bei vorbestehender Arteriosklerose). Neben diesen morphologischen Schädigungen werden Herzrhythmusstörungen mit einer Inzidenz von 40–83% registriert.

Ausschlussdiagnostik

Knöcherne Thoraxverletzungen werden radiologisch ausgeschlossen (Röntgen-Aufnahme des Thorax in zwei Ebenen, ggf. knöcherner Hemithorax, CT).

Auch bei Pneumothorax ist neben den klinischen Zeichen (Dyspnoe) und den typischen Untersuchungsbefunden (hypersonorer Klopfschall, aufgehobenes Atemgeräusch, verminderte Thoraxexkursion auf der betroffenen Seite) die Röntgen-Aufnahme mit dem Nachweis von Luft im Interpleuralraum beweisend. Bei Spannungspneumothorax (Ventilpneumothorax) wird zusätzlich zu einer respiratorischen Insuffizienz infolge Kompression der gesunden Lunge eine obere Einflussstauung durch Cavakompression mit konsekutiver Beeinträchtigung der kardialen Funktion (Blutdruckabfall, Tachykardie) beobachtet. Die typische Verschattung in der Thoraxübersichtsaufnahme, die Hypovolämie, das abgeschwächte Atemgeräusch und der gedämpfte Klopfschall sind Zeichen des Hämatothorax.

Auch bei der Lungenkontusion als häufigster Begleitverletzung bei Thoraxtraumen steht neben der Blutgasanalyse (respiratorische Globalinsuffizienz) die Röntgen-Aufnahme mit Hinweisen auf ein intraalveoläres und/oder interstitielles Lungenödem im Vordergrund.

Bei Ösophagusverletzungen imponieren zervikale Schmerzen, Hustenreiz – vor allem beim Essen – durch eine tracheobronchiale Fistel sowie ein Haut-/Mediastinalemphysem. Neben der Thoraxübersichtsaufnahme ist der Gastrografin®-Schluck das Diagnosticum der Wahl. Mittels MRT können Weichteilverletzungen gut erkannt werden. Die Differenzierung zwischen Ergussbildung und Hämatom ist nicht mittels Ultraschall möglich.

Die klassische Trias Atelektase, Mediastinalemphysem und Pneumothorax fehlt häufig bei Bronchus- und Tracheaverletzungen. Ein trotz Drainage persistierender Pneumothorax ist hinweisend, die Bronchoskopie beweist die Diagnose.

Die Diagnostik des Herzinfarktes und der Lungenembolie erfolgt nach den üblichen Kriterien (s. dort).

Nachweisdiagnostik

Es gibt keinen allgemein anerkannten „Goldstandard". Nach einem Thoraxtrauma muss die Anamneseerhebung besonders sorgfältig erfolgen, da bestimmte Unfallmechanismen (Akzeleration, Dezeleration) eine kardiale Schädigung hochwahrscheinlich machen. Bei der körperlichen Inspektion muss auf Prellmarken und Hämatome geachtet werden. Herzferne Verletzungen können die kardiale Symptomatik maskieren (Pneumothorax 33%, Hämatothorax 30%, Rippenfrakturen 7%, Verletzungen der großen Gefäße 7%, Lungenkontusion 44%). Bei der Auskultation muss auf Trikuspidal- und Mitralinsuffizienzgeräusche geachtet werden. Neben dem Routine-EKG sind die rechtspräkordialen Ableitungen nötig, um falsch negative Befunde zu vermeiden und eine rechtsventrikuläre Beteiligung nicht zu übersehen. Die EKG-Veränderungen betreffen sowohl die ST-T-Strecke (38%) als auch die QT-Zeit (60%). Rhythmusstörungen werden erfasst.

Durch die Enzymdiagnostik lässt sich mit CK-MB-Werten > 200 U/l bei gleichzeitigen pathologischen EKG-Veränderungen eine Sensitivität hinsichtlich einer kardialen Verletzung von nahezu 100% erreichen. Bei Patienten mit pathologischen CK-MB- oder Troponin-Werten und EKG-Veränderungen sind kardiale Komplikationen 25fach häufiger als bei Kontrollgruppen.

Mit der echokardiographischen Untersuchung sind neben posttraumatischen Perikardgüssen Klappenausrisse und Papillarmuskelabrisse, Aneurysmabildungen mit Thromben und Wandbewegungsstörungen zu erfassen.

Stand Mai 2006

Liegt eine Verbreiterung des Mediastinums vor, empfiehlt sich eine computertomographische Aufnahme, da aufgrund der besseren räumlichen Auflösung auch Zusatzkomplikationen zur Verletzung der Aorta erfasst werden können. Ist das Mediastinum nicht verbreitert, empfiehlt sich eine transösophageale echokardiographische Untersuchung, da mit Hilfe der höheren Auflösung auch kleine Intimaläsionen der Aorta im Isthmusbereich erfasst werden können, die mittels CT nicht entdeckt werden (**Empfehlungsgrad B; Evidenzstärke I**).

Eine Koronarangiographie ist bei Verdacht auf Myokardinfarkt, ausgelöst durch eine Koronardissektion, indiziert.

Eine intensivmedizinische Überwachung mit Laboruntersuchungen und EKG-Kontrollen ist nach jedem Trauma mit Verdacht auf Herzbeteiligung notwendig. Bei unauffälligen Untersuchungen der Laborparameter (CK, CK-MB, Troponin, LDH), des EKG, der transthorakalen Echokardiographie und der Röntgen-Aufnahme des Thorax in zwei Ebenen kann nach einem Trauma eine kardiale Beteiligung weitgehend ausgeschlossen werden.

Therapie

Die Patienten werden symptomatisch nach den üblichen Richtlinien behandelt. Die Indikation zur operativen Intervention ergibt sich bei Trikuspidal-/Mitralinsuffizienz durch Papillarmuskelabriss. Bei der Perikardtamponade mit Kollaps des rechten Ventrikels erfolgt eine Perikardpunktion. Bei myokardialer Schädigung sollte je nach Ausmaß der kardialen Schädigung eine längerfristige Bettruhe eingehalten werden. Bei koronarer Schädigung (Dissektion) erfolgt unter Umständen eine interventionelle Therapie mit Ballondilatation und Stent-Implantation oder eine Bypass-Operation.

Prognose

Die Letalität für Patienten mit Herzbeteiligung nach stumpfem Thoraxtrauma liegt bei etwa 5%. Die Gefahr für das Auftreten maligner Arrhythmien sinkt mit zunehmendem zeitlichen Abstand zum Unfallereignis. Die Prognose einer kardialen Schädigung ist nach dem Akutereignis ähnlich wie nach einer gleichartigen, nichttraumatisch entstandenen Schädigung. Auch viele Jahre nach einem Trauma können noch Sekundärfolgen wie Pseudoaneurysmen auftreten.

Gefäßwandveränderungen durch eine Koronarsklerose prädisponieren für das Auftreten von koronaren Schädigungen durch eine Dissektion. Autofahren und bestimmte Sportarten wie Reiten, Fallschirmspringen, Ski fahren, Tennis, Golf und Squash kommen als Ursache in Frage.

Traumatische Schädigung der Aorta

Definition

Die traumatische Aortenruptur ist eine der häufigsten Komplikationen bei Traumen des Herzens und der großen Gefäße. Besonders gefährdet sind nicht angeschnallte Autofahrer und Beifahrer. Ein Sechstel aller Patienten, die ein stumpfes Thoraxtrauma erlitten haben, sterben an einer Aortenruptur. Die Prädilektionsstelle ist der Aortenisthmus (90%).

Ausschlussdiagnostik

Die wesentliche Schwierigkeit bei der Diagnostik einer Aortenruptur ist die Maskierung durch andere Verletzungen. Die klassische Trias – erhöhter arterieller Druck in der oberen, verminderter in der unteren Extremität und ein verbreitertes Mediastinum in der Röntgen-Übersichtsaufnahme des Thorax – findet sich nur bei ca. 50% der Patienten. Die Aorta zeigt an der Vorderwand des Aortenbogens typischerweise eine intramurale Hämorrhagie und Hämatombildung. Die Veränderungen bleiben meist ohne Folgen, können aber mittels MRT und transösophagealem Echokardiogramm aufgedeckt werden. Besonders gefährdet ist der Isthmus der Aorta. Kurz unterhalb des Abgangs der Arteria subclavia werden mit zunehmender Schwere der Verletzung und Gefährdung des Patienten intramurale Hämorrhagien/Hämatome, Dissektionen und sogar Transsektionen mit Entwicklungen subakuter oder akuter mediastinaler Hämatome beobachtet. Sie sind zum Teil so stark ausgeprägt, dass der linke Vorhof komprimiert wird. Zu erkennen ist die mediastinale Hämatombildung sowohl im CT, MRT als auch im transösophagealen Echokardiogramm. So ist nach einem Akzelerations-/Dezelerationstrauma neben den in Beitrag D 9 – Erkrankungen der Aorta thoracalis – genannten Untersuchungen eine transösophageale Echokardiographie zum Ausschluss einer Aortendissektion obligat. Bei nicht eindeutigen Befunden im TEE und bestehendem Verdacht auf Aortendissektion sollte ein CT oder MRT durchgeführt werden.

Nachweisdiagnostik

In der Thoraxübersichtsaufnahme zeigt ein großer Teil der Patienten eine abnorme Aortenkontur. Eine Mediastinalerweiterung findet sich in 50–100% der Fälle. Bei klinischem Verdacht und adäquatem Trauma ist die TEE-Untersuchung indiziert. Bei nicht eindeutigen Befunden im TEE schließt sich ein CT oder ein MRT an (siehe Beitrag D 9 – Erkrankungen der Aorta thoracalis).

Therapie

Die konservative bzw. operative Therapie entspricht den Kriterien bei nichttraumatisch entstandenen Aortendissektionen und Aortenaneurysmen. Da die Letalität bei der traumatischen Aortenschädigung 90% erreicht, ist bei Aortendissektion im Isthmusbereich eine Akutoperation notwendig, d.h. bei Ausbildung einer intramuralen Hämorrhagie oder eines Hämatoms, wenn Zeichen der mediastinalen Hämatombildung mit periaortaler Blutung und/oder Kompression des linken Vorhofs vorliegen. Die akute Aortendissektion mit Zeichen der Aortenruptur kann selten mit einer Notoperation beherrscht werden.

Neu ist die erfolgreiche Behandlung mittels Graft-Stent-Implantation. Bei Polytraumen ist die Graft-Stent-Behandlung einfacher als die Operation.

Prognose

Nur 10–20% aller Patienten mit Aortenruptur leben lange genug, um operativ versorgt zu werden. Bei der Aortendissektion ist die Prognose von dem Ausmaß und der Lokalisation der Dissektion, der Beteiligung lebenswichtiger Organe und der Progressionstendenz abhängig.

Prädisposition und Risikogruppen unterscheiden sich nicht von denen der traumatischen Schädigung des Herzens.

Elektrische Schädigung des Herzens

Definition

Die Folgen eines elektrischen Unfalls sind abhängig von Stromspannung und -art (Gleich- oder Wechselstrom), Stromstärke, Einwirkdauer und Stromweg (uni-/bipolarer Kontakt, Feuchtigkeit, Teil-/Ganzkörperdurchfluss). Die Letalität bei Stromunfällen im Niederspannungsbereich (< 1000 V) liegt bei 3–10%, im Hochspannungsbereich > 1000 V bei 30%. Wechselstrom mit 50 Hz ist viermal gefährlicher als Gleichstrom. Neben den zentralnervösen Wirkungen wird der Unfall wesentlich durch die kardiale Schädigung bestimmt. Dazu zählen insbesondere Herzrhythmusstörungen wie Vorhofflimmern, ventrikuläre Extrasystolie, ventrikuläre Tachykardie und Kammerflimmern.

Nachweisdiagnostik

Bei der klinischen Untersuchung ist auf grau-weißliche Strommarken mit aufgeworfenem Rand zu achten. Sie werden allerdings bei einem Drittel aller tödlich Verunglückten nicht gefunden. Neben Allgemeinsymptomen wie Schwindel werden insbesondere Blutdruckerhöhung sowie maligne Rhythmusstörungen beobachtet, wie Herzstillstand in Folge von Kammerflimmern, hämodynamisch wirksame Arrhythmien und Asystolien. Das zentrale Diagnosticum ist das EKG und ggf. die Monitorüberwachung. Laboruntersuchungen geben Auskunft über eine myokardiale Schädigung (CK, CK-MB, Troponin, LDH, HBDH). Eine Röntgenübersichtsaufnahme gibt nur eine Orientierung hinsichtlich einer beginnenden kardialen Dekompensation. Bei Schädigungszeichen sind achtstündliche EKG-, CK-, ggf. 24-stündliche LDH-Kontrollen nötig.

Therapie

Die Therapie richtet sich nach Art und Ausmaß der Rhythmusstörungen sowie der kardialen Beteiligung (siehe Beiträge D 3, D 4 und D 8). Bei normalem EKG, negativem Enzymverhalten und asymptomatischem Befinden kann der Patient wieder entlassen werden.

Prognose

Da die meisten Patienten relativ jung sind und keine kardialen Erkrankungen zugrunde liegen, ist die Prognose nach überstandenem Akutereignis in der Regel gut.
Neben beruflich gefährdeten Gruppen treten Stromunfälle besonders im Haushalt auf. Eine vorbestehende myokardiale Schädigung auf dem Boden einer koronaren Herzkrankheit oder Kardiomyopathie führt bei gleichem Unfallereignis zu einer stärkeren kardialen Schädigung als bei Herzgesunden.

Literatur

1. Hauck RW, Erdmann E: Herzbeteiligung bei stumpfem Thoraxtrauma. Dtsch. med. Wschr. 117 (1992) 829–834.
2. Fontanarosa BP: Electrical shock and lightening strike. Ann. Emerg. Med. 22 (1993) 378–387.
3. Mattox KL, Estrera AL, WAll MJ: Traumatic Heart Disease. Chapter 65, Part V In: Zipes DP, Libby P, Bonow RO, Braunwald E (eds.): Braunwald's Heart Disease. Elsevier, Philadelphia (2005) 1781–1788.
4. Maron BJ, Gohman TE, Kyle SB et al.: Clinical Profile and Spectrum of Commotio Cordis. JAMA 287 (2002) 1142–1146.
5. Tsoukas A, Andreades A, Zacharogiannis C et al.: Myocardial Contusion Presented as Acute Myocardial Infarction after Chest Trauma. Echocardiography 118 (2001) 167–170.
6. Futtermann LG, Lemberg L: Commotio cordis: sudden cardiac death in athletes. Am J Crit Care 8 (1999) 270–272.
7. Niedeggen A, Wirtz P: Kammerflimmern bei einem 27-jährigen Patienten mit Contusio cordis. Med Klin 97 (2002) 410–413.
8. Raschka C, Schreiner G, Bonzel T et al.: Der kardiale Zwischenfall auf dem Fußballplatz. Herz/Kreisl 25 (1993) 235–238.
9. Bu`Lock FA, Prothero A, Shaw C et al.: Cardiac involvement in seatbelt-related and direct sternal trauma: a prospective study and management implications. European Heart Journal 15 (1994) 1621–1627.
10. Seufert K, Rees W, Hübner N et al.: Linksatriale Herzruptur nach stumpfem Thoraxtrauma. Intensivmed 36 (1999) 46–50.
11. Suzuki I, Sato M, Hoshi N, Nanjo H: Coronary Arterial Laceration after Blunt Chest Trauma. NEJM 343 (2000) 742–743.
12. Schwaiblmair M, Höfling B: Koronargefäßschädigung bei Thoraxtraumen. Dtsch med Wschr 122 (1997) 1043–1046.
13. Rubin DA, Denys BG: Delayed and spontaneous coronary artery rupture following nonpenetrating chest trauma. Am Heart J 124 (1992) 1635–1637.
14. Karalis DG, Victor MF, Davis GA et al.: The role of echocardiography in blunt chest trauma: a transthoracic and transesophageal echocardiographic study. J Trauma 36 (1994) 53–58.
15. Bruch C, Baumgart D, Gorge G et al.: Aortic rupture after blunt chest trauma. Rapid diagnosis using transesophageal echocardiography when radiographic and computed tomographic findings are unclear. Dtsch Med Wochenschr 123 (1998) 244–249.
16. Stamenkovic SA, Taylor PR, Reidy J et al.: Emergency endovascular stent grafting of a traumatic thoracic aortic dissection. Int J Clin Pract 58 (2004) 1165–1167.

11 Akute Karditiden

11.1 Myokarditis

H. Sigusch

Definition

Myokarditis ist als Entzündung des Herzmuskels definiert. Man unterscheidet infektiöse, immunmediierte und toxische Formen (Tab. D.11-1).

Symptomatik und klinisches Bild

Die Verdachtsdiagnose einer Myokarditis ergibt sich klinisch aus dem Vorliegen von EKG-Veränderungen (Sinustachykardie, Kammerendteilveränderungen) vor dem Hintergrund einer Infektanamnese mit influenzaähnlichen Symptomen wie Fieber, Gelenkschmerzen, körperlichem Schwächegefühl. Die Symptomatik wird vom Grad der myokardialen Beteiligung bestimmt und kann von den genannten EKG-Veränderungen bis zum kardiogenen Schock reichen. Treten thorakale Schmerzen auf, liegt meist eine perikardiale Beteiligung im Sinne einer Perimyokarditis vor. Eine Myokarditis kann anhand der genannten Kriterien vermutet, aber nur histologisch durch Endomyokardbiopsie gesichert werden.

Diagnostik und Differentialdiagnostik

Die EKG-Veränderungen reichen von supraventrikulären und ventrikulären Arrhythmien über Rechts- oder Linksschenkelblock, SA- und AV-Blockierungen bis zu Pseudoinfarktbildern. In der Echokardiographie finden sich meist regionale, seltener globale Kinetikstörungen des linken Ventrikels. Die Wandbewegungsstörungen können den rechten Ventrikel mit einbeziehen. In der Magnetresonanztomographie mit Kontrastmittel, die in der Diagnostik zunehmend an Bedeutung gewinnt, können entzündlich veränderte Myokardareale und ein fokales Ödem nachgewiesen werden. Die Linksherzkatheteruntersuchung nimmt den wichtigsten Stellenwert zur Abgrenzung gegenüber der koronaren Herzkrankheit – insbesondere bei Vorliegen entsprechender Risikofaktoren – ein. Klinische Zeichen, laborchemische Befunde und nichtinvasive Untersuchungen sind nicht ausreichend, um das tatsächliche Vorliegen histologischer Veränderungen in der Endomyokardbiopsie vorherzusagen.

Deshalb bleibt die Endomyokardbiopsie der Goldstandard zur Stellung der Diagnose einer Myokarditis. Durch führende Kardiopathologen wurden die „Dallas-Kriterien" zur Bewertung der Endomyokardbiopsie hinsichtlich Veränderungen im Sinne einer Myokarditis etabliert.

Danach wird der Befund eines entzündlichen Infiltrats mit begleitender Myozytennekrose (+/– Fibrose) als Myokarditis, der Nachweis eines entzündlichen Infiltrats (+/– Fibrose) als „Borderline-Myokarditis" und die Abwesenheit von entzündlichem Infiltrat und Myozytennekrose als Ausschluss einer Myokarditis bewertet.

Da die Aussagekraft der konventionellen Histologie limitiert ist, sollte die Aufarbeitung der Endomyokardbiopsie eine immunhistologische Analyse mit Quantifizierung der lymphozytären Infiltration des Myokards und zur Quantifizierung der Expression von HLA-Antigenen beinhalten.

Neben dem Nachweis von Entzündungszellen im Myokard kann der Nachweis eines entzündlichen Agens in der Endomyokardbiopsie erfolgen. Häufigste Ursache einer Myokarditis bei nicht immunsupprimierten Patienten sind in Mitteleuropa Enteroviren. Enterovirusgenome, insbesondere ein nicht kodierender hoch konservierter Bereich (5'-Region), lassen sich mit komplementärer DNA im histologischen Schnitt (In-situ-Hybridisierung) und durch enzymatische Amplifikation mit entsprechenden Primern (Polymerasekettenreaktion) nachweisen. Anderen Viren (Adenovirus, Zytomegalievirus, Parvovirus, Herpesvirus) kommt eine bislang nicht exakt abgrenzbare pathogenetische Bedeutung zu.

Bei Patienten mit Myokarditis finden sich oft erhöhte Kreatinkinaseaktivitäten (CK und CK-MB) im Serum. Die herzspezifischen Marker Troponin T und Troponin I können mit höherer Sensitivität Herzmuskelzelluntergänge auch im Rahmen der Myokarditis anzeigen und sollten deshalb (Troponin T oder I) regelhaft bestimmt werden. Die Höhe der Troponinwerte zeigt eine Korrelation zum immunhistolo-

Tabelle D.11-1 Ursachen der Myokarditis

Infektiös	Immunmediiert	Toxisch
Viral: Coxsackieviren, Zytomegalievirus, pathogenetische Rolle nicht eindeutig geklärt; **Human Immunodeficiency Virus,** Parvovirus, pathogenetische Rolle nicht eindeutig geklärt; Adenovirus, pathogenetische Rolle bei Erwachsenen nicht eindeutig geklärt. **Bakteriell:** Borrelia, Leptospira, Coxiella burnetii **Protozoen:** Toxoplasma gondii, Trypanosoma cruzi	**Allergene:** 5-Aminosalicylsäure, Clozapin u.a. Medikamente **Alloantigene:** Rejektion bei Herztransplantation **Autoantigene: Churg-Strauss-Syndrom,** entzündliche Darmerkrankungen, Riesenzell-Myokarditis, Polymyositis, **Sarkoidose, Sklerodermie, systemischer Lupus erythematodes,** Hyperthyreose, M. Wegener, Chagas-Krankheit	**Medikamente:** Amphetamine, Anthrazykline, Katecholamine, Kokain **Physikalische Einflüsse:** Bestrahlung **Verschiedenes:** Skorpionbisse, Schlangenbisse, Spinnenbisse

Die häufigsten Formen sind **hervorgehoben**. Modifiziert nach Feldmann & McNamara

gischen Befund. Eine umfangreiche serologische Virusdiagnostik ist im Gegensatz dazu nicht angezeigt. Die Endomyokardbiopsie ist nur bei einer linksventrikulären Ejektionsfraktion < 50%, komplexen ventrikulären Arrhythmien oder höhergradigen AV-Blockierungen indiziert, da die Myokarditiden ohne diese Komplikationen eine gute Prognose haben, und der diagnostische Nutzen in Hinblick auf eine Differentialtherapie zu gering ist.

Therapie

Die Therapie der Myokarditis orientiert sich an der Grundkrankheit, insbesondere bei toxischen und immunmediierten Formen (s. Tab. D.11-1).
Die supportive Therapie bei unkomplizierten Verläufen besteht in körperlicher Schonung, bis sich die EKG-Veränderungen zurückgebildet haben (Level-IV-Evidenz).
Eine immunsuppressive Therapie ist nach der vorliegenden Datenlage nicht indiziert (Level-Ia-Evidenz) und im akuten Stadium einer Virusmyokarditis kontraindiziert. Bei Vorliegen von Herzinsuffizienz, tachykarden oder bradykarden Arrhythmien muss das gesamte Spektrum der intensivmedizinisch-kardiologischen Behandlung angewendet werden. Eine pathogenetisch (z.B. Immunsuppression bei Riesenzellmyokarditis) oder ätiologisch orientierte Therapie kann in diesen Fällen nur anhand des Ergebnisses der Endomyokardbiopsie einschließlich einer immunhistologischen und virologischen Aufarbeitung erfolgen. Anders als bei der chronischen Enterovirus-assoziierten Myokarditis gibt es für den Einsatz von Interferon bei der akuten Enterovirusmyokarditis des Erwachsenen keine kontrollierten Daten. Bei Versagen der konservativen Therapie kann ggf. die Implantation eines linksventrikulären oder biventrikulären Assistsystems notwendig sein. Eine Herztransplantation ist im Rahmen einer akuten viralen Myokarditis kontraindiziert, da es zur Infektion des Transplantats kommt.

11.2 Perikarditis

H. Sigusch

Definition

Die Perikarditis ist ein entzündungsbedingtes Syndrom des Perikards, welches durch thorakale Schmerzen, ein perikarditisches Reibegeräusch und serielle EKG-Veränderungen charakterisiert ist. Man unterscheidet idiopathische, primär erregerbedingte und sekundäre Formen in der Folge anderer Erkrankungen (Tab. D.11-2).

Symptomatik und klinisches Bild

Der thorakale Schmerz ist meist das Leitsymptom einer Perikarditis. Die Schmerzlokalisation ist retrosternal, präkordial oder epigastral mit Ausstrahlung

Tabelle D.11-2 Ursachen der Perikarditis.

Idiopathisch	
Virusinfektionen	Coxsackieviren, Echoviren, Adenoviren, Mumpsvirus, Epstein-Barr-Virus, Varicella-Zoster-Virus, Hepatitis B, HIV
Tuberkulose	
Bakterielle Infektionen	*Streptococcus pneumoniae, Staphylococcus ssp., Streptococcus ssp.*, gramnegative Sepsis, *Neisseria meningitidis, Neisseria gonorrhoeae*, Tularämie, *Legionella pneumophila*, Borreliose
Pilzinfektionen	Histoplasmose, Candida, Blastomykose
Akuter Myokardinfarkt	
Urämie	unbehandelte Urämie, in Assoziation mit Hämodialyse
Tumorerkrankungen	Lungenkrebs, Brustkrebs, Leukämie, Morbus Hodgkin, Non-Hodgkin-Lymphome
Bestrahlung	
Autoimmunerkrankungen	akutes rheumatisches Fieber, SLE, rheumatoide Arthritis, Sklerodermie, Sharp-Syndrom, Morbus Wegener, Periarteriitis nodosa
Andere entzündliche Erkrankungen	Sarkoidose, Amyloidose, entzündliche Darmerkrankungen, Morbus Whipple, Arteriitis temporalis
Medikamente	Hydralazin, Procainamid, Phenytoin, Minoxidil, Doxorubicin, Penicillin
Trauma	Hämoperikardium, Endomyokardbiopsie, Herzschrittmacherimplantation, Ösophagusruptur
Verzögerte myokardiale-perikardiale Verletzungssyndrome	Dressler-Syndrom, Postperikardiotomiesyndrom
Myxödem	Hypothyreose

Modifiziert nach Lorell BH: Pericardial diseases, in Braunwald E. (ed.): Heart Disease. 5th Ed. pp. 1481–85 und Maisch et al. Eur Heart J 2004.

in die Halsregion oder in den linken Arm, ähnlich dem Schmerz ischämischer Syndrome. Der Schmerzcharakter ist häufiger scharf und pleuritisch, seltener dumpf und abschnürend. Husten, tiefe Inspiration und liegende Position führen zur Schmerzverstärkung, sitzende Position und Nachvornebeugen zur Linderung des Schmerzes.

Das perikardiale Reibegeräusch (kratzend, hochfrequent, meist biphasisch) ist das pathognomonische klinische Zeichen einer Perikarditis. Weitere klinische Befunde sind abhängig vom Ausmaß und der hämodynamischen Relevanz eines begleitenden Perikardergusses bzw. bei sekundärer Genese von der Grunderkrankung.

Diagnostik und Differentialdiagnostik

Serielle EKG-Ableitungen sind hilfreich bei der Diagnostik einer akuten Perikarditis. Man unterscheidet vier Stufen in der Entwicklung der EKG-Veränderungen. Die erste Stufe während des akuten Schmerzes ist nahezu beweisend für eine akute Perikarditis mit konkaver, nach oben gerichteter ST-Elevation in allen Ableitungen außer V1 und positiven T-Wellen in den Ableitungen mit ST-Hebung. Stufe 2 zeigt eine T-Wellen-Abflachung und einen Rückgang der ST-Elevation gefolgt von Stufe 3 mit T-Negativierungen (kein R-Verlust oder Ausbildung von Q) und einem normalisierten EKG in Stufe 4 (Monate oder Jahre später).

EKG-Veränderungen treten bei etwa 90%, alle 4 Phasen der EKG-Veränderungen bei etwa 50% aller Patienten mit akuter Perikarditis auf. Die EKG-Veränderungen in Stufe 1 müssen differentialdiagnostisch abgegrenzt werden gegenüber einer normalen frühen Repolarisation, die gewöhnlich bei jungen gesunden männlichen Erwachsenen auftritt.

Durch die Echokardiographie werden begleitende Perikardergüsse und eventuelle Charakteristika, die für eine Pericarditis constrictiva sprechen könnten, registriert. Das Röntgenbild des Thorax kann auf eine zu Grunde liegende Erkrankung – Bronchialkarzinom, pulmonale Metastasen, Hinweise auf eine Tuberkulose – deuten, liefert aber für die unkomplizierte Perikarditis in der Regel wenig Informationen, außer bei Komplikationen durch einen großen Perikarderguss, der dann röntgenologisch und echokardiographisch erfasst werden kann.

Therapie

Zunächst muss ermittelt werden, ob die vorliegende Perikarditis durch eine zu Grunde liegende Erkrankung bedingt ist, um Möglichkeiten einer spezifischen Therapie auszuschöpfen (z.B. Dialyse bei urämischer Perikarditis).

Die Allgemeinmaßnahmen einer akuten Perikarditis sollten aus körperlicher Schonung (Bettruhe während der Initialphase mit Fieber und Schmerz), klinischer Beobachtung (Myokardinfarkt? Zeichen einer Perikardtamponade?) und analgetischer Therapie bestehen. Effektiv sind NSAR als Acetylsalicylsäure (4- bis 6-mal 500 mg), Indometacin (4- bis 6-mal 25–50 mg) oder bei breitem Dosierungsbereich und guter Verträglichkeit bevorzugt Ibuprofen (3- bis 4-mal 300–600 mg) (Level of Evidence IIa, **Empfehlungsgrad B**). Bei starken Schmerzen, die nicht innerhalb von 48 Stunden auf NSAR (s.o.) ansprechen, können besonders bei Kollagenosen, autoreaktiven oder urämischen Formen Glukokortikoide (z.B. Prednisolon 50–100 mg aufgeteilt in zwei Dosen oder im Rahmen einer Perikardiozentese lokale Applikation) hilfreich sein. Nach einigen Tagen Beschwerdefreiheit werden die antiinflammatorischen Substanzen ausgeschlichen. Antibiotika sollten nur bei dokumentierter bakterieller Infektion angewendet werden. Eine Perikardtamponade muss rasch mittels Perikardiozentese behandelt werden.

Eine eventuelle orale Antikoagulation sollte man während der Akutphase beenden. Falls – beispielsweise bei künstlichen Herzklappen – eine Antikoagulation notwendig ist, sollte man auf Heparin umstellen.

Die viralen und idiopathischen Formen sind in der Regel nach 2 bis 6 Wochen selbstlimitierend – mit assoziierter guter Prognose. Man geht davon aus, dass etwa 10% aller Patienten nach einer Phase einer akuten Perikarditis eine vorübergehende milde konstriktive Hämodynamik entwickeln, welche normalerweise innerhalb von 3 Monaten spontan verschwindet.

Etwas 20 bis 30% aller Patienten erfahren nach einer akuten Phase rezidivierende Perikarditisphasen mit thorakalen Schmerzen und erforderlicher erneuter antiinflammatorischer Behandlung, die dann über Monate sehr langsam reduziert werden sollte. Bei refraktären Fällen führt auch eine Perikardektomie häufig nicht zur Beschwerdefreiheit, so dass eine Dauerbehandlung mit Colchicin (1 mg tgl.) nach den vorliegenden Daten Erfolg versprechend erscheint (Level of Evidence IIb, **Empfehlungsgrad B**).

Nachsorge

Bei Nachsorge müssen rezidivierende Phasen der Perikarditis wie auch die Entwicklung einer Pericarditis constrictiva beachtet werden.

11.3 Infektiöse Endokarditis

C. Naber, H. Seifert

Definition

Mikrobiell verursachte („infektiöse") Endokarditiden sind endovaskuläre, vorzugsweise durch Bakterien verursachte Infektionen kardiovaskulärer Strukturen. Betroffen sind vorrangig die nativen Herzklappen aber auch intrakardial implantierte Fremdmaterialien. Die infektiöse Endokarditis verläuft unbehandelt letal. Die Inzidenz liegt bei etwa 30 : 1 000 000, wobei in den letzten Jahrzehnten zunehmend akute bis foudroyante und weniger subakute (sog. „Endocarditis lenta") Verlaufsformen beobachtet werden. Die häufigsten Endokarditiserreger sind grampositive Mikroorganismen wie Streptokokken, Staphylokokken und Enterokokken. Infektionen mit gramnegativen Mikroorganismen, Pilzen und anderen Erregern wie *Chlamydia* spp., *Coxiella* spp., *Brucella* spp. oder *Bartonella* spp. sind in Deutschland vergleichsweise selten. Die Letalitätsrate hängt von klinischen Faktoren, dem ursächlichen Erreger aber auch vom Zeitpunkt der Diagnosestellung und der Einleitung einer adäquaten Therapie ab.

Diagnostik

Trotz niedriger Inzidenz muss eine mikrobiell verursachte Endokarditis differentialdiagnostisch bei jedem Patienten mit ungeklärtem Fieber oder neu entstandenen/nicht sicher zuzuordnenden Herzgeräuschen frühzeitig erwogen werden.

Anamnese und klinische Untersuchung

Grundlage der Diagnosestellung ist die Anamnese mit der Frage nach prädisponierenden Faktoren wie einer durchgemachten Endokardits, vorbestehenden Vitien, Klappenprothesen, stattgehabtem rheumatischem Fieber, i.v. Drogenabusus oder nach invasiven Eingriffen mit potentiell sekundärer Bakteriämie. Das klinische Bild ist variabel mit Symptomen wie Fieber, subfebrilen Temperaturen, Kopfschmerzen, Abgeschlagenheit, Gewichtsverlust, Appetitlosigkeit, Nachtschweiß, Myalgien und Arthralgien.

In der klinischen Untersuchung steht die Auskultation zur Erfassung eines neu aufgetretenen oder aggravierten Klappengeräuschs im Vordergrund. Eine fortschreitende Dyspnoe bzw. Orthopnoe ist als Zeichen einer schweren Klappendestruktion zu werten. Weitere Zeichen klinischer Komplikationen sind unspezifische Bewusstseinsstörungen bzw. fokal neurologische Ausfälle als Zeichen einer zentralen Embolisierung von Vegetationsmaterial und Zeichen einer peripheren Mikro- oder Makroembolie wie Roth-Flecken, Janeway-Läsionen, Osler-Knötchen und Splinter-Hämorrhagien. Bei der Rechtsherzendokarditis finden sich häufiger Befunde einer pulmonalen Embolisierung.

Bei den Laboruntersuchungen finden sich eine Leukozytose mit Linksverschiebung, eine Erhöhung des C-reaktiven Proteins, eine Beschleunigung der Blutsenkungsgeschwindigkeit sowie eine Anämie.

Echokardiographie

Die Echokardiographie ist sicherlich das derzeit sensitivste Werkzeug zum Nachweis typischer endokarditischer Vegetationen. Dabei ist die transösophageale Untersuchung der transthorakalen Untersuchung in nahezu allen Fragestellungen, außer bei der Frage einer Trikuspidalklappenbeteiligung, überlegen. Allerdings ist die Spezifität der Echokardiographie bezüglich einer floriden Endokarditis gering. Die Indikationsstellung zur Echokardiographie sowie die Ergebnisse der Untersuchung müssen daher stets im klinischen Gesamtkontext beurteilt werden.

Bei Verdacht auf eine akut verlaufende Endokarditis ist eine echokardiographische Untersuchung unmittelbar, ansonsten binnen 24 Stunden, durchzuführen. Bei negativem Befund in der transösophagealen Echokardiographie und weiter bestehendem klinischen Verdacht sollte die Untersuchung innerhalb von 7 bis 10 Tagen wiederholt werden, um eine Endokardbeteiligung mit hinreichender Sicherheit ausschließen zu können.

Neben dem Vegetationsnachweis dient die Echokardiographie der Kontrolle der linksventrikulären Funktion, der Schweregradbeurteilung von Regurgitationen, dem Nachweis von Komplikationen wie Sehnenfädenabrissen, Prothesenteilausrissen, Segelperforationen oder intrakardialen Shunts und Fisteln und der Verlaufskontrolle des Befundes unter antibiotischer Therapie. Bei nachgewiesener, florider Endokarditis ist daher eine wöchentliche, echokardiographische Verlaufskontrolle empfehlenswert, bei einer Befundverschlechterung möglichst umgehend.

Erregernachweis/Blutkulturdiagnostik

Standardverfahren zum Erregernachweis ist die Blutkultur. Der Befund eines – auch seltenen – Erregers in mindestens zwei Blutkulturen sichert bei gleichzeitig echokardiographischem Nachweis der Endokardbeteiligung die ätiologische Diagnose. Insbesondere bei Bakteriämie mit Streptokokken, *Staphylococcus aureus*, Enterokokken sowie Bakterien der HACEK-Gruppe (Bakterien der Gattungen *Haemophilus*, *Actinobacillus*, *Cardiobacterium*, *Eikenella* und *Kingella*) muss an eine Endokarditis gedacht werden.

Grundsätzlich sollten Blutkulturen vor Einleitung einer antibiotischen Therapie entnommen werden. Wegen der für eine Endokarditis charakteristischen kontinuierlichen Bakteriämie muss ein optimaler Zeitpunkt, beispielsweise eine Fieberspitze, zur Abnahme der Blutkulturen nicht abgewartet werden:

– Insgesamt werden 3 bis 5 Blutkultursets (aerob/anaerob) innerhalb von einigen Stunden unabhängig vom Verlauf der Körpertemperatur durch Punktion der Kubitalvene entnommen.
– Kontroll-Blutkulturen werden bei nachgewiesener Endokarditis in den ersten Tagen nach Therapiebeginn zur Überprüfung der Effektivität der antibiotischen Therapie entnommen. Persistierend positive Blutkulturen sollten Anlass sein, ein chirurgisches Vorgehen zu erwägen.

Die Hauptursache negativer Blutkulturen ist in einer antibiotischen Vorbehandlung zu sehen. Bei Patienten mit antimikrobieller Vorbehandlung innerhalb der letzten 14 Tage ist daher individuell nach klinscher Gesamtbewertung über eine Unterbrechung der Antibiotikagabe zu entscheiden, um die Sensitivität der mikrobiologischen Diagnostik zu verbessern.

In Fällen einer „kulturnegativen" Endokarditis ist auch an seltene, kulturell schwer oder nicht nachweisbare Erreger wie Chlamydien (z.B. *Chlamydia psittaci*), Rickettsien (*Coxiella burnetii*, Q-Fieber-Endokarditis) sowie an Bartonellen und Mykoplasmen zu denken. Hier sind entsprechende serologische Nachweisverfahren indiziert. Die mikrobiologische bzw. molekularbiologische (PCR) Untersuchung von intraoperativ entnommenem Klappengewebe oder Gewebe aus peripheren Abszessen kann ebenfalls hilfreich sein.

Für die Therapieplanung ist die Bestimmung der Antibiotikaempfindlichkeit (Bestimmung der minimalen Hemmkonzentration (MHK)) des nachgewiesenen Erregers unerlässlich. Um im Fall einer Medikamentenallergie weitere Testungen durchführen zu können, sollte der Erreger über mindestens ein Jahr asserviert werden.

Akute Karditiden

Tabelle D.11-3 Kalkulierte Therapie bei unbekanntem Erreger[1]

Bedingung	Antibiotikum/Dosis	Dauer
Nativklappen[2,3]	Ampicillin 12–24 g/Tag/ i.v. 3–6 ED	4–6 Wochen
	+	
	Gentamicin[4] 3 mg/kg/Tag/ i.v. 3 ED	4–6 Wochen
	+	
	Cefotaxim 6 g/Tag i.v. 3 ED	4–6 Wochen
	oder	
	Ceftriaxon 2 g /Tag i.v. 1 ED	4–6 Wochen
Klappenprothese	Vancomycin[5] 2 g/Tag 2–3 ED	≥ 6 Wochen
	+	
	Gentamicin 3 mg/kg/Tag 3 ED	2 Wochen
	+	
	Rifampicin 900 mg/Tag 3 ED	≥ 6 Wochen

ED = Einzeldosis; MHK = Minimale Hemmkonzentration
[1] Es empfiehlt sich die Mitbetreuung durch einen Infektiologen/klinischen Mikrobiologen.
[2] Bei mangelndem Ansprechen der Nativklappenendokarditis mit unbekanntem Erreger ist eine Kombinationstherapie unter Einschluss eines Carbapenems bzw. einer Kombinationstherapie aus Vancomycin und Gentamicin zu erwägen.
[3] Bei i.v. Drogenabhängigen ist statt Ampicillin die gezielte Gabe eines Isoxazolylpenicillins zu erwägen.
[4] Bei gutem klinischen Ansprechen kann die Behandlungsdauer von Gentamicin auf 2 Wochen limitiert werden.
[5] Alternativ zu Vancomycin kann Teicoplanin mit einer Initialdosis von 800–1200 mg/d über 4–5 Tage und einer Erhaltungsdosis von 400 mg/d eingesetzt werden.
– Kurzinfusion der β-Lactam-Antibiotika über ca. 60 min, der Aminoglykoside über 30–60 min, Vancomycin über mindestens 60 min (Cave „Red-man-Syndrom").
– Serumspiegel: Vancomycin (Nephrotoxizität!) Talspiegel < 10 µg/ml, Spitzenspiegel (1 h nach Infusion) < 45 µg/ml bei 1-g-Dosis, < 35 µg/ml, bei 0,5-g-Dosis; Gentamicin-Talspiegel < 2 µg/ml, Spitzenspiegel < 10 µg/ml (Nephro- und Ototoxizität!).
Dosisanpassung der Antibiotika bei Niereninsuffizienz, bei übergewichtigen Patienten sind die Aminoglykoside und Vancomycin auf Idealgewicht zu beziehen.

Tabelle D.11-4 Endokarditis durch „Viridans"-Streptokokken und *S. bovis*.

Konstellation	Antibiotikum/Dosis	Dauer
unkomplizierter Verlauf, niedriges Alter, Krankheitsdauer < 3 Monate MHK Penicillin ≤ 0,125 µg/ml	Penicillin G 20 Mio./E/Tag, i.v. 3–4 ED + Gentamicin 3 mg/kg/Tag i.v. 3 ED	2 Wochen 2 Wochen
erhöhtes Risiko für Nephrotoxizität Vorschädigung des Nervus VIII, I MHK Penicillin ≤ 0,125 µg/ml	Penicillin G 20 Mio./E/Tag, i.v. 3–4 ED	4 Wochen
komplizierter Verlauf, große Vegetation, Krankheitsdauer ≥ 3 Monate, Klappenprothese MHK > 0,125 < 0,5 µg/ml	Penicillin G 20 Mio./E/Tag, i.v. 3–4 ED + Gentamicin 3 mg/kg/Tag i.v. 3 ED	4–6 Wochen[1] 2 Wochen
Penicillinunverträglichkeit	Vancomycin 2 g i.v. 2–3 ED oder Teicoplanin[2] 400 mg/Tag i.v. 1 ED oder Ceftriaxon[3] 2 g/Tag 1 ED	4 Wochen 4 Wochen 4 Wochen

ED = Einzeldosis; MHK = Minimale Hemmkonzentration
[1] Bei Klappenprothesen-Endokarditis: 6-wöchige Behandlung mit β-Lactam-Antibiotikum, mind. 2 Wochen Gentamicin.
[2] Loading-Dose bei Teicoplanin 800–1200 mg/Tag über 4–5 Tage, Erhaltungsdosis von 400 mg/Tag.
[3] Als Substitut für Penicillin in vorgenannten Therapieschemata. Bei Penicillinunverträglichkeit vom Sofort-Typ ist von der Gabe von Ceftriaxon allerdings abzuraten.
– Applikationsmodus, Serumspiegel und Dosisanpassung s. Tabelle D.11-3.

Die Verdachtsdiagnose „infektiöse Endokarditis" sollte dem mikrobiologischen Labor mitgeteilt werden, damit eine verlängerte Bebrütungszeit (bis zu 30 Tagen) zum Nachweis langsam wachsender Erreger gewährleistet und ggf. zusätzliche Diagnoseverfahren durchgeführt werden können.

Integrierte Diagnosekriterien

Kombinierte mikrobiologische, klinische, histopathologische und echokardiographische Diagnose-Scores wie die so genannten „Duke-Kriterien" werden verbreitet in der Klinik benutzt. Aufgrund systematischer Probleme sollten sie im Einzelfall

Tabelle D.11-5 Enterokokken-Endokarditis inkl. Streptokokken mit MHK Penicillin > 0,5 µg/ml und *Abiotrophia*

Bedingung	Antibiotikum/Dosis	Dauer
Penicillinverträglichkeit	Ampicillin[1] 12–24 g/Tag i.v. 3–4 ED + Gentamicin 3 mg/kg/Tag i.v. 3 ED	4–6 Wochen 4–6 Wochen
Penicillinunverträglichkeit	Vancomycin[2] 2 g i.v. 2–3 ED + Gentamicin 3 mg/kg/Tag i.v. 3 ED	4–6 Wochen 4–6 Wochen

ED = Einzeldosis; MHK = Minimale Hemmkonzentration
[1] Anstelle von Ampicillin ist auch die Gabe von Mezlocillin (12–20 g/Tag in 3–4 ED) möglich.
[2] Alternativ zu Vancomycin kann Teicoplanin mit einer Initialdosis von 800–1200 mg/Tag über 4–5 Tage und einer Erhaltungsdosis von 400 mg/Tag eingesetzt werden.
– Applikationsmodus, Serumspiegel und Dosisanpassung s. Tabelle D.11-3.
– Klappenprothesen-Endokarditis: mind. 6-wöchige Behandlung, meist ist eine kombiniert chirurgisch-medikamentöse Behandlung erforderlich.
– Notwendig ist der Nachweis/Ausschluss einer „high level resistance" von Gentamicin sowie einer Vancomycinresistenz und ggf. Teicoplaninresistenz.
– Bei Stämmen mit High-level-Resistenz sowie bei Vorliegen einer Infektion durch *Enterococcus faecium* ist die Beratung durch einen Infektiologen/klinischen Mikrobiologen empfohlen.

Tabelle D.11-6 Antimikrobielle Therapie der Staphylokokken-Endokarditis (*S. aureus*, koagulasenegative Staphylokokken)

Bedingung	Antibiotikum/Dosis	Dauer
Methicillinsensibel MHK ≤ 1 µg/ml	Oxacillin oder Flucloxacillin 8–12 g 3–4 ED + Gentamicin 3 mg/kg/Tag 3 ED	4–6 Wochen 3–5 Tage
Methicillinresistent MHK > 1 µg/ml oder Penicillinunverträglichkeit	Vancomycin 2 g 2–3 ED + Gentamicin 3 mg/kg 3 ED	4–6 Wochen 3–5 Tage
Klappenprothese, methicillinsensibler Erreger	Oxacillin o. Flucloxacillin 8–12 g/Tag 3–4 ED + Gentamicin 3 mg/kg 3 ED + Rifampicin 900 mg 3 ED	≥ 6 Wochen 2 Wochen ≥ 6 Wochen
Klappenprothese, methicillinresistenter Erreger MHK ≥ 1 µg/ml oder Penicillinunverträglichkeit	Vancomycin 2 g 2–3 ED + Gentamicin 3 mg/kg 3 ED + Rifampicin 900 mg 3 ED	≥ 6 Wochen 2 Wochen ≥ 6 Wochen

ED = Einzeldosis; MHK = Minimale Hemmkonzentration
– Applikationsmodus, Serumspiegel und Dosisanpassung s. Tabelle D.11-3.
– Bei Penicillinunverträglichkeit vom verzögerten Typ ist die Gabe von Cefazolin 6 g/Tag in 3 ED oder ein analoges Erstgenerations-Cefalosporin möglich.

allerdings nicht als alleiniges diagnostisches Merkmal verwendet werden, um die Diagnose Endokarditis zu bestätigen oder zu verwerfen.

Therapie

Antimikrobielle Therapie

Grundsätzlich erfolgt die Therapie der infektiösen Endokarditis unter stationären Bedingungen mittels parenteraler Verabreichung bakterizider Antibiotika. Zu den Möglichkeiten einer ambulanten Behandlung in definierten, unkomplizierten Fällen oder bei intravenös-drogenabhängigen Patienten sei auf die aktuellen Leitlinien verwiesen.
Bei akuten Erkrankungsformen, bei hämodynamischer Instabilität, bei großen Vegetationen oder V.a. eine Prothesenendokarditis sollte möglichst umgehend eine kalkulierte antimikrobielle Therapie (Tab. D.11-3) eingeleitet werden. Bei einem klinisch stabilen Patienten kann meist das Ergebnis der mikrobiologischen Diagnostik abgewartet werden, um dann eine gezielte Therapie durchzuführen.
Zur empfohlenen Therapie der häufigen Endokarditiserreger siehe Tabellen D.11-4 bis D.11-6.

Management und chirurgische Therapie

Der Rückgang und die Normalisierung der unspezifischen Inflammationsparameter sind aussagekräftige Parameter einer erfolgreichen Behandlung. Nach Beendigung der empfohlenen Antibiotikatherapie und Normalisierung der Entzündungsparameter ist eine orale Anschlusstherapie nicht indiziert. Zur Erfassung eines Frührezidivs wird die Abnahme von Blutkulturen 4 und 8 Wochen nach Therapieende empfohlen.

Tabelle D.11-7 Empfehlungen zur chirurgischen Therapie bei aktiver Endokarditis

Indikation
akute AI oder MI mit kardialem Pumpversagen/Lungenödem
perivalvulärer Abszess, Fistelbildung
IE durch schwer therapierbare Erreger (z.B. MRSA, Pilze)
persistierende Bakteriämie/Fungämie trotz adäquater antibiotischer Therapie
rezidivierende Embolien nach adäquater antibiotischer Therapie
Klappenprothesenendokarditis[1]
schwere Sepsis und septischer Schock > 48 h
persistierendes Fieber[2] trotz adäquater antibiotischer Therapie über 5–10 Tage
frische mobile Vegetationen > 10 mm an der Mitralklappe
Größenzunahme der Vegetation/Ausbreitung auf weitere native Klappen/lokal destruierender Verlauf
akute zerebrale Embolie[3]

AI: Aortenklappeninsuffizienz; MI: Mitralklappeninsuffizienz; MRSA: Methicillin-resistente Staphylokokken
[1] Klappenprothesenendokarditiden durch penicillinsensible Streptokokken rechtfertigen zunächst eine konservative Therapiestrategie
[2] CAVE medikamenteninduziertes Fieber
[3] Nach Ausschluss einer Hirnblutung, s. Text

Bei Nativklappenendokarditiden kann es durch eine therapeutische Antikoagulation oder die Anwendung von Thrombozytenaggregationshemmern zu vermehrten zerebralen Einblutungen kommen. Gegen eine allgemeine Thromboseprophylaxe (Low-dose-Heparin) bestehen allerdings keine Bedenken. Bei Patienten mit einem mechanischen Klappenersatz sollte die orale Antikoagulation unverzüglich auf eine intravenöse Dauerinfusion mit Heparin umgestellt werden.

Bei einer gesicherten infektiösen Endokarditis ist in jedem Fall die frühzeitige Information des Herzchirurgen erforderlich, damit bei akuter Verschlechterung des Patienten eine unmittelbare Intervention eingeleitet werden kann. Zur Vorbereitung einer operativen Sanierung sollte eine aktuelle transösophageale Echokardiographie und – abhängig von Alter und Risikoprofil – ggf. eine Koronarangiographie durchgeführt werden.

Zu den Indikationen für die chirurgische Therapie einer aktiven infektiösen Endokarditis siehe Tabelle D.11-7.

Bei einer akuten zerebralen Embolie sollte, nach Ausschluss einer Reperfusionsblutung, die Operation möglichst innerhalb von 24 Stunden vor dem Eintreten einer schweren Blut-Hirn-Schranken-Störung durchgeführt werden.

Bei Infektion einer Klappenprothese < 1 Jahr post operationem sind Koagulase-negative Staphylokokken, gefolgt von S. aureus und Enterokokken die häufigsten Erreger. Das Keimspektrum bei einer späteren Klappenprotheseninfektion entspricht dagegen weitgehend dem bei Infektion nativer Klappen. Während Prothesenendokarditiden durch penicillinsensible Streptokokken zunächst eine konservative Therapiestrategie rechtfertigen, ist in den meisten Fällen eine frühzeitige Reoperation zu empfehlen.

Nach prothetischem Klappenersatz bei einer nicht ausbehandelten Endokarditis ist postoperativ eine mindestens 2-wöchige antibiotische Behandlungsdauer erforderlich. Wird intraoperativ dagegen eine aktive Entzündung (makroskopisch, histologisch, Erregernachweis) nachgewiesen, so ist eine volle Therapiedauer von 4 bis ≥ 6 Wochen nötig. Zur Erfassung eines Frührezidivs wird die Abnahme von Blutkulturen 4 und 8 Wochen nach Therapieende empfohlen.

Leitlinien

L1. Maisch B, Seferovic PM, Ristic AD et al.: Guidelines on the diagnosis and management of pericardial diseases executive summary; The Task force on the diagnosis and management of pericardial diseases of the European Society of Cardiology. Eur Heart J 25 (2004) 587–710.

L2. Naber CK, Bauhofer A, Block M, Buerke M, Erbel R, Graninger W, Herrmann M, Horstkotte D, Kern P, Lode H, Mehlhorn U, Meyer J, Mugge A, Niebel J, Peters G, Shah PM, Werdan K: S2-Leitlinie zur Diagnostik und Therapie der infektiösen Endokarditis. Z Kardiol 93 (2004) 1005–1021; MMW Fortschr Med 146 (2004) 123–135; Intensivmed Notfallmed 42 (2005) 69–95; Chemotherapie J 13 (2004) 227–237.

Literatur

1. Horstkotte D for the Task Force on Infective Endocarditis of the European Society of Cardiology: Recommendations for Prevention, Diagnosis and Treatment of Infective Endocarditis. Eur Heart J 25 (2004) 267–276.
2. Mason JW, O'Connell JB, Herskowitz A et al.: A clinical trial of immunosuppressive therapy for myocarditis. The Myocarditis Treatment Trial Investigators. N Engl J Med 333 (1995) 269–275.
3. Naber CK, Kern P, Niebel J, Peters G: Endokarditis. In: Empfehlungen zur kalkulierten parenteralen Initialtherapie bakterieller Erkrankungen im Erwachsenenalter (Hrsg. Vogel F, Bodmann KF und der Expertenkommission der Paul-Ehrlich-Gesellschaft). Chemotherapie J 13 (2004) 46–106.
4. Seifert H, Shah P, Ullmann U, et al.: Sepsis – Blutkulturdiagnostik. In: Mauch H, Lütticken R, Gatermann S (Hrsg.): Qualitätsstandards in der mikrobiologisch-infektiologischen Diagnostik, 3. Im Auftrag der DGHM. G. Fischer, Stuttgart–Jena–Lübeck–Ulm 1997.

12 Prophylaxe bakterieller Endokarditiden

Die Prävalenz bakteriell verursachter Endokarditiden ist mit 0,0002–0,0005% gering. Trotz rückläufiger, wesentlich von der Schnelligkeit der Diagnosesicherung, dem gewählten Behandlungsregime, der Art des Erregers, der Infektionslokalisation und der Ko-Morbidität des Erkrankten abhängigen Letalität bleibt die mikrobiell verursachte Endokarditis eine prognostisch ernste Erkrankung. Eine Prophylaxe sollte deshalb in jedem rational begründbaren Fall durchgeführt werden. Dabei ergeben sich für die Endokarditis-Prophylaxe einige Besonderheiten:

Die Effizienz, mit der eine mikrobiell verursachte Infektion verhindert werden kann, ist hoch, wenn sie typischerweise durch nur eine Erregergattung verursacht wird, diese für ein Chemotherapeutikum ausreichend empfindlich ist, und ohne Prophylaxe eine hohe Infektionsfrequenz besteht. Obwohl Endokarditiden mehrheitlich bei Patienten mit kardialen Defekten und häufig nach anamnestischen Ereignissen mit mutmaßlicher Bakteriämie auftreten, ist bezüglich der Infektionsprophylaxe keines der genannten Kriterien erfüllt. Dies erschwert die Erstellung Evidenz-basierter Prophylaxestrategien insbesondere unter Kosten-Nutzen-Aspekten nachhaltig und erklärt, weshalb nur wenige Studien mit Evidenz-Level IIb oder III verfügbar sind. Weitgehend wird bei den Empfehlungen auf Ergebnisse von In-vitro-Empfindlichkeitsprüfungen potentieller Endokarditis-Erreger und tierexperimentelle Prophylaxe-Untersuchungen zurückgegriffen.

Die nachstehenden Prophylaxeschemata basieren auf den Empfehlungen der Deutschen Gesellschaft für Kardiologie und der Task Force „Management of Infective Endocarditis" der European Society of Cardiology.

12.1 Prädisposition (gefährdeter Personenkreis)

Aufgrund vorbestehender kardialer Erkrankungen können im Vergleich zu einer unselektionierten Bevölkerungspopulation die Erkrankungswahrscheinlichkeit erhöht sein und/oder die Erkrankung schwerer verlaufen (Tab. D. 12-1). Erworbene und angeborene Herzfehler prädisponieren zu Endokarditiden, da die mit ihnen verbundene unphysiologische Blutströmung regelhaft strukturelle Endokardschäden mit konsekutivem Verlust der endokardialen Thromboresistenz verursacht. Bei Shunts in das Niederdrucksystem ist das Endokarditisrisiko um so höher, je ausgeprägter die Druckunterschiede und damit die turbulente Shunt-Strömung ist. Aufgrund der Beobachtung des natürlichen Verlaufs angeborener und erworbener Herzfehler kann das Risiko einer Endokarditis-Gefährdung bei derartigen Grunderkrankungen in etwa abgeschätzt werden. Es beträgt z.B. für die fortgeschrittene Mitralstenose 0,03%/Jahr, für hämodynamisch bedeutsame Aortenstenosen 0,1%/Jahr und für Patienten mit Ventrikelseptumdefekt ca. 0,15%/Jahr. Das Risiko einer Prothesenendokarditis beträgt 0,3–0,5%/Jahr. Bei Vorliegen eines Mitralklappenprolaps mit assoziierter Mitralinsuffizienz besteht ein 5–8fach erhöhtes Risiko. Die schwere myxomatöse Degeneration der Mitralklappe ist dagegen selbst dann ein eigenständiger Risikofaktor, wenn ausnahmsweise eine Mitralregurgitation fehlen sollte.

Auch wenn für den Einzelfall quantitative epidemiologische Daten fehlen, ist aus Praktikabilitätsgesichtspunkten eine Einteilung in Risikogruppen akzeptiert (s. Tab. D. 12-1). Dabei werden Prädispositionen mit hohem und mittlerem Endokarditisrisiko unterschieden und für beide Gruppen eine antimikrobielle Prophylaxe empfohlen. Ein hohes Risiko mit Notwendigkeit einer modifizierten Prophylaxe ist für Prothesenträger, nach abgelaufener infektiöser Endokarditis und für Patienten mit komplexen zyanotischen Vitien bzw. nach palliativer Anlage von Shunt-Verbindungen zwischen dem systemarteriellen Kreislauf und der Pulmonalstrombahn akzeptiert. Ein mittleres Risiko besteht für alle sonstigen erworbenen Herzklappenfehler einschließlich des Mitralklappenprolapses mit Mitralinsuffizienz (MI), die hypertroph obstruktive Kardiomyopathie und für angeborene Herzfehler, soweit sie nicht ausdrücklich ausgenommen sind. Für eine dritte Gruppe von Patienten wird im Vergleich zu einer Normalpopulation ein nicht signifikant erhöhtes Endokarditis-Risiko angenommen und aufgrund von Kosten-Nutzen-Risiko-Erwägungen auf die prinzi-

Tabelle D.12-1 Herzfehler und postoperative Befunde, die zu einer mikrobiellen Endokarditis prädisponieren[1].

Erhöhtes Endokarditis-Risiko
- angeborene Herzfehler (außer Vorhofseptumdefekt vom Sekundumtyp, ASD II)
- erworbene Herzklappenfehler
- operierte Herzfehler mit Restbefund (ohne Restbefund nur für ein Jahr)
- Mitralklappenprolaps mit Insuffizienzgeräusch
- hypertrophe obstruktive Kardiomyopathie

Besonders hohes Endokarditis-Risiko
- Herzklappenersatz mittels mechanischer oder biologischer Prothese
- Zustand nach mikrobiell verursachter Endokarditis
- zyanotische Herzfehler

[1] Es bestand Konsens, daß für folgende Herzfehler/postoperative Befunde ein erhöhtes Endokarditisrisiko bislang nicht belegt und eine Prophylaxe nicht erforderlich ist: Mitralklappenprolaps ohne Insuffizienzgeräusch, Zustand nach koronarer Bypass-Operation, Zustand nach Schrittmacher- oder Defibrillator-Implantation, implantierte ventrikulo-peritoneale oder ventrikulo-atriale Shunts, Zustand nach Ductus-Botalli-Verschluß, operierte Herzfehler ohne Restbefund nach dem ersten postoperativen Jahr (dies betrifft auch katheterinterventive ASD-PFO-Verschlüsse), isolierte Aortenisthmusstenose, Vorhofseptumdefekt vom Sekundumtyp (ASD II)

pielle Empfehlung einer Endokarditis-Prophylaxe verzichtet. Es besteht Konsens, dieser Gruppe Patienten mit Mitralklappenprolaps ohne MI oder bedeutsame myxomatöse Degeneration, Patienten nach aortokoronarer Bypass-Operation bzw. Schrittmacher- oder ICD-Implantation sowie Patienten mit operierten Herzfehlern ohne Restbefunde nach dem ersten postoperativen Jahr zuzuordnen (s. Tab. D. 12-1).

12.2 Endokarditisrisiko im Gefolge diagnostischer oder therapeutischer Eingriffe

Die tierexperimentell gut belegte Voraussetzung für die Entstehung einer mikrobiellen Endokarditis sind Erregerinvasion in die Blutbahn und nachfolgende Adhärenz und Replikation an der Herzinnenhaut. Bemerkenswert ist die primär hohe Resistenz des Endokards gegen eine mikrobielle Besiedlung. Im Tierversuch steigt erst nach traumatischer Schädigung des endokardialen Endothels mittels Katheter die Infektionsrate auf 50–90% sprunghaft an. Faktoren, die das Endokarditisrisiko wesentlich beeinflussen, sind neben dem Ausmaß der Endokardschädigung Bakteriendichte und Bakterienspezies. So liegt die ID_{50} (50%ige Infektionsrate) von S. aureus bei $10^{3,6}$ für E. coli mit $10^{6,5}$ dagegen ca. tausendfach höher. Molekular ist die Bindung der Bakterien an Fibronektin, einem Protein, das die Adhärenz an endokardständigen Mikrothromben vermittelt, von Bedeutung. Sie erklärt auch die Dominanz spezieller Erregergattungen als Endokarditisverursacher.

Die Risikobewertung von diagnostischen oder therapeutischen Eingriffen bezüglich einer Endokarditismanifestation muß daher zumindest folgende Faktoren berücksichtigen: Häufigkeit einer Bakteriämie im Gefolge der jeweiligen Intervention, Beteiligung eines für die Endokarditis typischen Erregers an der Bakteriämie (insbesondere: Streptokokken, Staphylokokken und Enterokokken). Im Einzelfall ist die Risikostratifizierung vom behandelnden Arzt individuell vorzunehmen. Sie kann im Rahmen von Empfehlungen nicht allgemeinverbindlich geregelt werden (Tab. D. 12-2).

Zahnärztliche Eingriffe mit Blutungsgefährdung, insbesondere solche, bei denen der Zahnsulcus betroffen ist, Tonsillektomien, Adenektomien, Ösophagusdilatationen (Bakteriämiefrequenz ca. 45%), Varizeninjektionen und Sklerosierungen (ca. 30%), urologische Eingriffe wie Zystoskopien, Urethradilatationen oder chirurgische Eingriffe an der Prostata, Inzisionen und Drainagen von Abszessen sind unbestritten Risikoeingriffe mit erhöhter Endokarditisgefährdung, wobei eine konkomitierende Infektion das Endokarditis-Risiko z.T. beträchtlich erhöht. Bei zahnärztlichen Eingriffen sind Bakteriämiefrequenz und die Anzahl der in Blutkulturen nachgewiesenen Bakteriengattungen erheblich von der oralen Hygiene abhängig. Eine periinterventionelle Mundspülung mit Antiseptika kann die Bakteriämieinzidenz nachhaltig reduzieren, nicht aber die Antibiotikaprophylaxe ersetzen. Sind mehrere zahnärztliche Interventionen notwendig, so erfordert jede eine eigene Prophylaxe entsprechend den Empfehlungen. Es hat sich als sinnvoll erwiesen, derart komplexe Behandlungen zur Vermeidung von Resistenzen so zu organisieren, daß während eines Behandlungstermins mehrere Interventionen durchgeführt werden und ggf. zwischen konsekutiven Behandlungsterminen eine Pause von bis zu 14 Tagen eingehalten wird.

Die Einschätzung des Endokarditisrisikos im Gefolge transösophagealer echokardiographischer Untersuchungen (TEE), flexibler Bronchoskopien, Gastroskopien und Koloskopien sowie einer ERCP wird nicht einheitlich beurteilt, da Frequenz und Ausmaß der Bakteriämie z.B. im Gefolge von Gastroskopien und Koloskopien in aller Regel gering sind (2–5%) und die in Blutkulturen nachgewiesenen Bakterien in der Mehrzahl nicht zu den typischen Endokarditis-Erregern zählen. Auch die gleichzeitige Entnahme von Biopsien oder die Durchführung von Polypektomien ist nicht mit einem Anstieg der Bakteriämiefrequenz verbunden. Nach ERCP wurden Bakteriämieraten bis zu 5%, bei gleichzeitiger Gallengangsobstruktion allerdings bis zu 50% berichtet. Bei Eingriffen mit geringer Bakteriämiefrequenz sollte die Prophylaxe auf Patientengruppen beschränkt werden, die ein besonders hohes Infektionsrisiko tragen.

Perkutane Katheterinterventionen sind prinzipiell als semisterile Eingriffe einzuschätzen. Dies gilt auch für die Hämodialysebehandlung. Bei häufigen Katheterwechseln oder langandauernden Interventionen sind Bakteriämien jedoch nicht auszuschließen, so daß einige Zentren fakultativ eine Endokarditisprophylaxe einsetzen. Gesicherte Erkenntnisse über ihren Nutzen sind nicht verfügbar (s. Tab. D. 12-2). Nach katheterbasiertem Verschluß von Vorhofseptumdefekten (ASD) oder persistierenden Foramina ovale (PFO) ist eine einjährige postinterventive Prophylaxe angezeigt.

12.3 Sinnvolle Prophylaxeregime

Bakteriämien im Gefolge diagnostischer oder therapeutischer Eingriffe dauern in aller Regel nur kurz an. Selten sind später als 15 Min. nach Beendigung des bakteriämieauslösenden Eingriffes noch Erreger in Blutkulturen anzuzüchten.

Als Prophylaxe-Medikament der Wahl hat sich bei Eingriffen im Bereich von Oropharynx, Gastrointestinal- und Urogenitaltrakt Amoxicillin als geeignetste Substanz erwiesen (Tab. D. 12-3). Bei Penicillinunverträglichkeit können Vancomycin und Teicoplanin ersatzweise intravenös eingesetzt werden. Eine oral applizierbare Alternative zum Amoxicillin besteht nur bei oropharyngealen Eingriffen mit erwarteter Bakteriämie durch penicillinempfindliche Streptokokken. Hier bietet Clindamycin eine gleichwertige Alternative zum Amoxicillin. Sind chirurgische Maßnahmen im Gefolge von Infektionen der Haut und Hautanhangsgebilde erforderlich, wird die Prophylaxe oral mit Clindamycin oder parenteral mit Vancomycin durchgeführt (Tab. D. 12-4).

12.3 Sinnvolle Prophylaxeregime

Tabelle D.12-2 Diagnostische und therapeutische Eingriffe, die aufgrund der nachgewiesenen Bakteriämiefrequenz[1] eine Prophylaxe erfordern.

Oropharynx, Respirations- und oberer Verdauungstrakt[2]
- zahnärztliche Eingriffe mit Blutungsgefahr (insbes. Extraktion, Zahnsteinentfernung, Parodontalkürettage, Parodontalchirurgie, Wurzelbehandlung, zahnchirurgische Eingriffe)
- Tonsillektomie, Adenotomie
- Bronchoskopie mit starrem Instrument, Sklerosierung von Ösophagusvarizen, Ösophagus- und Bronchusdilatation, ösophageale und bronchiale Stentimplantation[2]
- chirurgische Eingriffe an den oberen Atemwegen und Nasennebenhöhlen

Fakultative Prophylaxe bei individuell besonders hohem Risiko (z. B. rezidivierende Endokarditis):
- Gastroskopie mit/ohne Biopsie, transösophageale Echokardiographie, nasotracheale Intubation, Bronchoskopie mit flexiblem Instrument

Intestinaltrakt[2]
- chirurgische Eingriffe einschließlich mikroinvasiver Techniken am Gastrointestinaltrakt und den Gallenwegen
- Lithotripsie im Bereich der Gallen- und Pankreaswege

Fakultative Prophylaxe bei individuell besonders hohem Endokarditisrisiko:
- Rekto-Sigmoido-Koloskopie

Urogenitaltrakt[2,3]
- Zystoskopie, Lithotripsie, chirurgische Eingriffe

Fakultative Prophylaxe bei besonders hohem Endokarditisrisiko:
- Geburt, Zervix-Dilatation, Kürettage, Hysterektomie

Haut- und Hautanhangsgebilde
- chirurgische Maßnahmen bei Infektionen (z. B. Abszeß, Phlegmone, Furunkel)[1,2]

Fakultative Prophylaxe bei individuell besonders hohem Endokarditisrisiko:
- Herzkatheteruntersuchungen (insbesondere bei erwartet langer Dauer)

[1] die wichtigsten Erregergattungen, die bei den verschiedenen Interventionen Bakteriämie verursachen können, sind Streptokokken (Oropharynx und Respirationstrakt), Enterokokken (Intestinal- und Urogenitaltrakt) bzw. Staphylokokken (Haut)
[2] bei wiederholten Interventionen an verschiedenen Tagen ist die Prophylaxe ohne Änderung des Schemas jeweils notwendig
[3] Hämodialyse-, Hämofiltrations- und Peritonealdialyse-Behandlungen erfordern keine Prophylaxe

Tabelle D.12-3 Prophylaxe-Schema für erwachsene Patienten mit Eingriffen im Bereich von *Oropharynx, Respirations-, Gastrointestinal- und Urogenitaltrakt*[1] (s.a. Tab. D.12-2).

Risiko	Penicillin-verträglichkeit	Penicillin-unverträglichkeit
erhöht	2 g (< 70 kg) bis 3 g (≥ 70 kg) Amoxicillin p.o. 60 min vor dem Eingriff	1 g (als Infusion über 1 h)[2] Vancomycin 60–90 min vor dem Eingriff beginnen!
besonders hoch	2 g (< 70 kg) bis 3 g (≥ 70 kg) Amoxicillin p.o. 60 min vor dem Eingriff + 1 g Amoxicillin p.o. nach 6 h[1]	wie oben

[1] erwartete Bakteriämie durch (Viridans-)Streptokokken bzw. Enterokokken; 600 mg Teicoplanin i.v. oder 600 mg Clindamycin p.o. (nur bei Oropharynx-Eingriffen!) als Alternative; bei Patienten mit besonders hohem Risiko dann zusätzlich 300 mg Clindamycin 6 h nach dem Eingriff
[2] bei hospitalisierten Patienten eventuell zusätzlich 1,5 mg/kg Gentamicin i.v.

Tabelle D.12-4 Prophylaxe-Schema für Erwachsene vor chirurgischen Maßnahmen bei Infektionen von *Haut- und Hautanhangsgebilden*[1] (s.a. Tab. D.12-2).

Risiko	oral	parenteral
erhöht	600 mg Clindamycin p.o. 60 min vor dem Eingriff	1 g (als Infusion über 1 h)[2] Vancomycin i.v. 60–90 min vor dem Eingriff beginnen!
besonders hoch	wie zuvor + 300 mg Clindamycin p.o. 6 h nach dem Eingriff	wie oben evtl. erneute Gabe nach 12 h[3]

[1] erwartete Bakteriämie durch Staphylokokken
[2] 800 mg Telcoplanin i.v. als Alternative
[3] bei hospitalisierten Patienten evtl. in Kombination mit 1,5 mg/kg Gentamicin i.v.

Da die Empfindlichkeit potentieller Endokarditiserreger gegenüber Antibiotika nach ihrer endokardialen Adhäsion dramatisch abnehmen kann – insbesondere, wenn implantiertes prothetisches Material beteiligt ist –, sollten prophylaktisch eingesetzte Antibiotika vor einer erwarteten Bakteriämie verabreicht werden, um die Adhäsionskapazität der Erreger zu minimieren. Ist eine rechtzeitige Prophylaxe unterblieben, können Antibiotika eine späte endogene Erregerelimination unterstützen, falls sie innerhalb von 2–3 Stunden nach der stattgehabten Bakteriämie verabreicht werden.

Literatur

Dajani, A. S., K. A. Taubert, W. Wilson, A. F. Bolger, A. Bayer, P. Ferrieri, M. H. Gewitz, S. T. Shulman, S. Nouri, J. W. Newburger, C. Hutto, T. J. Pallasch, T. W. Gage, M. E. Levison, G. Peter, G. Zuccaro: Prevention of bacterial Endocarditis. Recommendations by the American Heart Association. Circulation 96 (1997) 358–366.

Kommission für Klinische Kardiologie der Deutschen Gesellschaft für Herz- und Kreislaufforschung: Revidierte Empfehlungen zur Prophylaxe bakterieller Endokarditiden. Z Kardiol 87 (1998) 566–568.

13 Kardio-myopathien

G. Beer, H. Kuhn, T. Lawrenz, C. Stellbrink

Kardiomyopathien sind vom Herzmuskel selbst ausgehende Erkrankungen. Man unterscheidet drei Formen (s. Tab. D.13-1).

Tabelle D.13-1 Einteilung der Kardiomyopathien

Hypertrophische Kardiomyopathien (HCM)
   mit Obstruktion (HOCM)
   ohne Obstruktion (HNCM)
Dilatative Kardiomyopathie (DCM)
Arrhythmogene rechtsventrikuläre Kardiomyopathie (ARVCM)

13.1 Hypertrophische Kardiomyopathien

Hypertrophische Kardiomyopathien sind häufiger, als früher vermutet wurde (Prävalenz 0,2%). Sie zählen zu den häufigen Erbkrankheiten. Sporadische, nicht genetisch bedingte Fälle gelten als selten. Es handelt sich je nach Phänotyp um Erkrankungen des Sarkomers der Herzmuskelzelle, des myokardialen Interstitiums (gestörte Kollagensynthese), der autonomen, neurokardiogenen Regulation und der peripheren Muskulatur. Autosomal dominante Mutationen im Sarkomer wurden bisher in zwölf verschiedenen Genen mit über 200 Punktmutationen beschrieben. Die Gene kodieren v.a. Proteinkomponenten des Sarkomers mit kontraktiler, struktureller oder regulatorischer Funktion. Die Pathogenese ist unklar, die Muskelhypertrophie des Herzens ist regional oder diffus. Die Kontraktionen sind normal oder gesteigert, die diastolische Funktion ist gestört. Ein eine hypertrophische Kardiomyopathie verursachender Gendefekt kann mit jeder, auch einer normalen Wanddicke, assoziiert sein und sich lediglich in EKG-Veränderungen manifestieren.

Relativ häufig (20–40%) sind die hypertrophischen Kardiomyopathien mit Störungen der autonomen Funktion bzw. der neurokardiogenen Regulation verbunden (z.B. fehlender oder unzureichender Blutdruck- und Frequenzanstieg unter Belastung, Reduktion bzw. fehlende Zunahme des Venentonus unter Belastung), so dass sie auch als systemische Erkrankungen eingestuft werden können. Auch die periphere Muskulatur kann im Sinne einer Myopathie erkrankt sein. Aus diagnostischen, therapeutischen und prognostischen Gründen ist die klare Abgrenzung zwischen der hypertrophisch obstruktiven (HOCM) und der nicht-obstruktiven Form (HNCM) von großer Bedeutung. Definiert wird die HOCM als hypertrophische Kardiomyopathie, die entweder in Ruhe oder auch nur nach Belastung/Provokationsmanövern einen intraventrikulären dynamischen Druckgradienten von mindestens 30 mmHg aufweist.

Ausschlussdiagnostik

Die Ausschlussdiagnostik bei hypertrophischen Kardiomyopathien sollte v.a. folgende Erkrankungen berücksichtigen:
- Arterielle Hypertonie: Dabei keine typische Ventrikelgeometrie im Sinne einer hypertrophischen Kardiomyopathie, ferner T-Negativität im EKG nicht maximal in V 3 und V 4, Ventrikelseptum in der Regel nur mäßig verdickt.
- Zusätzliche koronare Herzerkrankung aufgrund der EKG-Veränderungen: Ausschluss durch Koronarangiogramm.
- Myokardiale Speicherkrankheiten: M. Fabry, Amyloidose, Glykogenose, Hämosiderose. Ausschluss durch Myokardbiopsie (nur bei HNCM erforderlich (Häufigkeit 7%), HOCM nur selten mit Speicherkrankheit kombiniert). Speichererkrankungen können systemisch mit diffusem Organbefall als auch als Erkrankungen mit dominierendem oder isoliertem Befall des Myokards auftreten. Eine korrekte Diagnose/Ausschluss dieser Erkrankungen bei Patienten mit dem klinischen Bild v.a. einer HNCM hat erhebliche prognostische und therapeutische Relevanz, da bei einem Teil der myokardialen Speicherkrankheiten eine kausale Therapie (z.B. Enzymersatztherapie bei M. Fabry, M. Gaucher, M. Pompe/Glykogenose-Typ-2) zum Teil klinisch etabliert oder in Erprobung ist.
- Sog. Sportlerherz: Beim Sportlerherz in der Regel keine wesentliche Myokardverdickung (Ausnahme Kraftsportler). Im Fall eines subaortal normalen Septums – wie auch bei HNCM möglich – Ausschluss eines Sportlerherzens durch HNCM-typische apikale Trichterform des linken Ventrikels.
- Sog. „Non compaction"-Kardiomyopathie, eine in den letzten Jahren zunehmend beachtete, jedoch bisher noch nicht übereinstimmend und klar definierte Kardiomyopathie-Form. Sie wurde bisher diagnostisch v.a. der atypischen hypertrophischen Kardiomyopathie (konzentrisch-hypertrophischer Typ) oder der Hypertrabekularisierung des Herzmuskels zugeordnet. Es handelt sich um eine ätiologisch unklare Störung der kardialen Morphogenese, die differentialdiagnostisch von einer hypertrophischen Kardiomyopathie, der dilatativen Kardiomyopathie und den myokardialen Speichererkrankungen unterschieden werden muss (Diagnose mittels Echokardiographie, Cardio-MRT oder Angiographie mit Nachweis multipler prominenter, v.a. linksventrikulärer Trabekel und tiefen intratrabekulären Aussparungen, die mit dem Kavum kommunizieren). Klinisch kommt es in Subgruppen evtl. zur progredienten diastolischen und systolischen Dysfunktion sowie zu thromboembolischen Ereignissen.

Nachweisdiagnostik

Eine spezifische Symptomatik liegt nicht vor. Führend sind Dyspnoe, pektanginöse Beschwerden und Synkopen.
Wichtige Hinweise sind das charakteristische, evtl. erst unmittelbar nach Belastung nachweisbare

Systolikum bei HOCM. Das EKG kann bei HOCM wie bei HNCM die typischen gleichschenklig negativen T-Wellen, maximal ausgeprägt meist in V 3 und V 4, abnorme Q-Zacken sowie eine leicht angehobene ST-Strecke aufweisen. Im Belastungs-EKG bilden sich die EKG-Veränderungen häufig zurück. Bei etwa 10% der Patienten ist das Ruhe-EKG völlig oder weitgehend normal.

Die Objektivierung der intraventrikulären Obstruktion zur Abgrenzung HOCM/HNCM erfolgt am besten mittels Belastungsdopplerechokardiographie.

Zentraler echokardiographischer Befund der hypertrophischen Kardiomyopathien ist das verdickte Myokard. Es findet sich bei HOCM dominierend subaortal oder – seltener – im mittleren Bereich (atypische mittventrikuläre HOCM). Bei HNCM zeigt sich zusätzlich zur subaortalen Septumverdickung meist eine typische, hypertrophiebedingte trichterförmige Deformierung der Ventrikelkontur im apikalen Bereich. Andere Formen von HNCM zeigen eine dominierende Verdickung der Papillarmuskeln. Im Gegensatz zur HOCM kann die subaortale Septum- und Hinterwanddicke bei HNCM völlig normal sein.

Die ausschließlich apikalen Hypertrophien entgehen relativ häufig der echokardiographischen Diagnostik und bedürfen des Nachweises (z.B. bei unklaren, abnorm negativen T-Wellen) mittels Angiographie oder Kernspintomographie. Molekulargenetischen Untersuchungen kommt bisher keine gesicherte klinische Bedeutung zu.

Therapie

Bei beschwerdefreien Patienten ist keine Therapie erforderlich. Die konservative Therapie (**Empfehlungsgrad B**) bei HOCM besteht v.a. aus der Verabreichung von Verapamil (einschleichend bis 3 × 160 g/Tag) oder Betarezeptorenblockern, selten auch von Disopyramid. Bei HNCM liegen weniger valente Studien vor (**Empfehlungsgrad C**). Weitere medikamentöse Therapieformen betreffen v.a. das Vorhofflimmern. Es erfordert eine Antikoagulantienbehandlung mittels Cumarin. Eine Endokarditis-Prophylaxe ist nur bei HOCM notwendig (**Empfehlungsgrad B**).

Bei HOCM wie bei HNCM und intermittierendem Vorhofflimmern muss zur Stabilisierung des Sinusrhythmus oft eine Dauerbehandlung mit Amiodaron durchgeführt werden (**Empfehlungsgrad C**).

Bei erheblicher Beschwerdesymptomatik trotz optimaler medikamentöser Therapie erfolgte bei HOCM bisher eine herzchirurgische Behandlung (septale Myektomie, **Empfehlungsgrad B**). Sie wird heute zunehmend durch die ebenso wirksame, risikoärmere katheterinterventionelle Therapie mittels TASH ersetzt (transkoronare Ablation der Septum-Hypertrophie; **Empfehlungsgrad B**). Ebenfalls wirksam, dauerhaft allerdings nur bei relativ wenigen Patienten mit HOCM, ist die Herzschrittmacher-Therapie (kontinuierliches AV-sequentielles pacing) (**Empfehlungsgrad B**). Ein neues katheterinterventionelles Verfahren stellt bei ungünstiger Septalastanatomie offenbar die transventrikuläre, endokardiale Radiofrequenzablation der Septumhypertrophie dar.

Besonderer Beachtung bedarf tachykardes Vorhofflimmern. Es kann zu schweren kardialen Dekompensationen oder plötzlichem Herztod infolge Kammerflimmerns führen. Deshalb sollte möglichst umgehend eine elektrische Konversion erfolgen. Bei fehlendem Dauererfolg ist zur Stabilisierung des Sinusrhythmus eine Amiodaron-Dauertherapie zu erwägen. Erfahrungsgemäß sind die Erfolgsraten gering (**Empfehlungsgrad C**), so dass – am besten unter dem Schutz eines permanenten Herzschrittmachers – eine hochdosierte AV-blockierende Therapie mittels Verapamil in Verbindung mit Betarezeptorenblockern, bei HNCM auch mittels Digitalis, evtl. auch eine fokale Ablation oder eine His-Bündel-Ablation (**Empfehlungsgrad C**) durchgeführt werden sollte. Der Stellenwert der linearen linksatrialen Radiofrequenzablation oder der Pulmonalvenenisolation zur kurativen Katheterbehandlung des Vorhofflimmerns bei HOCM oder HNCM ist bislang unklar. Über erfolgreiche Ergebnisse bei einzelnen Patienten wurde berichtet.

Risikogruppen und Prognose

Als Risiko eines plötzlichen Herztodes gelten neben tachykardem Vorhofflimmern, anderen supraventrikulären Tachykardien und nicht anhaltenden ventrikulären Tachykardien Synkopen, erhebliche Muskelverdickung, plötzlicher Herztod in der Familie, frühe klinische Manifestation der Erkrankung (Säuglings- oder Kindesalter) und die autonome Dysregulation (fehlender oder reduzierter Anstieg des Blutdrucks unter Belastung). Die Prognose von HNCM und HOCM ohne oder mit nur geringfügigen Beschwerden und ohne Risikofaktoren eines plötzlichen Herztodes ist in der Regel gut (jährliche kardiale Motalität 1%), bei Risikopatienten (ICD-Primärprävention Schockrate 4%/Jahr, Sekundärprävention 11%/Jahr) und im klinisch fortgeschrittenen Krankheitsstadium ungünstig (jährliche kardiale Mortalität bis 5 %), nach Katheterbehandlung mittels TASH (kardiale Mortalität 0,6%/Jahr) jedoch günstig (**Empfehlungsgrad B**).

Nachsorge

Etwa in jährlichen Abständen zu überwachen sind neben dem klinischen Befund v.a. der Herzrhythmus (Langzeit-EKG), die Obstruktion (Belastungsdopplerechokardiographie), die Größe des linken Vorhofs, das Hypertrophiemuster sowie das Blutdruck- und Frequenzverhalten im Belastungs-EKG. Vor allem Kinder können noch Normalbefunde aufweisen. Kontrollen empfehlen sich im Abstand von 3-4 Jahren, da es etwa bis zum 25. Lebensjahr noch zum Vollbild einer hypertrophischen Kardiomyopathie kommen kann. In seltenen Fällen kommt es zur Erstmanifestation in höherem Alter.

13.2 Dilatative Kardiomyopathie

Definition, Ätiologie

Die dilatative Kardiomyopathie (DCM) ist durch eine Dilatation und Kontraktionsstörung des linken, häufig auch des rechten Ventrikels bei normaler Wanddicke charakterisiert.

Eine ausschließliche Erkrankung des rechten Ventrikels kommt bei DCM nicht vor. Die familiäre Verbreitung beträgt 15–25%, die Ätiologie ist nicht geklärt. Hinweise bestehen v.a. auf eine primär genetische Schädigung von Myokardzelle und/oder von Interstitium bzw. Zytoskelett. Es wurden auch Mutationen der Gene von Sarkomerproteinen beschrieben, die identisch mit denen bei hypertrophischer Kardiomyopathie sind.

Triggermechanismen werden z.B. in Form von Virusinfekten, Alkoholabusus oder Schwangerschaft vermutet, ferner werden völlig inapparente Virusinfektionen mit konsekutiven autoimmunologischen Veränderungen angenommen. Die Entwicklung einer DCM aus einer akuten Myokarditis ist bisher nicht gesichert.

Ausschlussdiagnostik

Die Ausschlussdiagnostik der DCM im Sinne einer Kontraktionsstörung, nicht also eines myokardbioptischen Befundes, betrifft in erster Linie die koronare Herzerkrankung, die alkoholische Herzerkrankung und die sog. Tachykardiomyopathie (s.u.). Laboruntersuchungen sind neben der Routinediagnostik die TSH-Bestimmung zum Ausschluss einer Hyperthyreose. Auszuschließen ist auch der Hypoparathyreoidismus, insbesondere nach Schilddrüsenoperation. Eine CPK-Erhöhung im Serum weist auf eine neuromuskuläre Erkrankung hin, falls diese nicht bereits durch die klinische Symptomatik auffällt. Myokardiale Speicherkrankheiten lassen sich echokardiographisch durch das dabei praktisch immer verdickte Myokard ausschließen. Starke Blutdruckentgleisungen weisen auf ein Phäochromozytom hin. Die – nach klinischen Kriterien allerdings nur sehr selten mit dem Bild einer DCM einhergehende – Myokarditis ist mittels klinischer Kriterien auszuschließen (akuter Beginn, entzündliches Krankheitsbild bei nachgewiesenermaßen fehlender kardialer Vorschädigung [EKG, Echokardiogramm]). Serologische, v.a. virologische und/oder myokardbioptische Untersuchungen gehören nicht zur Routinediagnostik bzw. Ausschlussdiagnostik bei DCM und bleiben trotz wesentlicher neuer Erkenntnisse in Bezug auf Genetik, Immunologie und Verlauf wissenschaftlichen Fragen vorbehalten. Zu berücksichtigen ist, dass die Untersuchung von Myokardbiopsien nicht standardisiert und bisher klinisch unzureichend validiert ist, mit erheblicher diagnostischer Unsicherheit (Interobservervariabilität) verbunden ist und auch in geübten Händen mit schweren Komplikationen einhergehen kann.

Nachweisdiagnostik

Hier sei auf den Abschnitt Definition und Ausschlussdiagnostik verwiesen. Eine spezifische Symptomatik der DCM gibt es nicht. Belastungsdyspnoe und Leistungsmangel sind häufig, Synkopen sehr selten. Etwa 15% der Patienten geben als Krankheitsbeginn Bronchitis, Erkältung oder Grippe bzw. verzögerte Rekonvaleszenz an. Die genaue Anamnese ergibt bei diesen Patienten, bei denen man primär zur Diagnose entzündliche Herzmuskelerkrankung neigen könnte, fast stets Dyspnoe oder Leistungseinschränkung geringeren Grades schon in der Zeit davor. Gleiches gilt für EKG- oder echokardiographische Veränderungen bzw. Vergrößerungen des Herzens im Röntgenbild, falls solche Befunde zugänglich sind.

Das EKG zeigt relativ häufig einen evtl. viele Jahre der Kontraktionsstörung vorausgehenden kompletten Linksschenkelblock oder tachykardes Vorhofflimmern (sog. Tachykardiomyopathie). Unspezifische Kammerendteilveränderungen und ventrikuläre Herzrhythmusstörungen sind häufig, AV-Blockierungen selten. Die Abgrenzung der DCM und deren Zuordnung zur Myokarditis und zu verwandten Begriffen, wie z.B. postmyokarditische Herzmuskelerkrankung, virale Herzerkrankung, Borderlinemyokarditis, persistierende oder chronische Myokarditis bezieht sich in der Regel auf myokardbioptische, nicht klinisch ausreichend validierte und durch bedeutende Interobserver-Variabilität gekennzeichnete Veränderungen. Die Prognose von Patienten mit klinisch eindeutiger Myokarditis, z.B. in Coxsackie-Epidemiegebieten, ist sehr gut. Ein Goldstandard für die Diagnose einer Myokarditis fehlt bisher, von den sehr seltenen, klinisch eindeutigen oder bioptisch massiv entzündlichen Befunden abgesehen.

Therapie

Die Therapie orientiert sich in erster Linie an der Schwere der Kontraktionsstörung und dem Verlauf bzw. den Risikofaktoren für einen progredienten Verlauf. In Therapiestudien sind Patienten mit DCM meist nur Teile eines Gesamtkollektivs von Herzinsuffizienzpatienten. Oft werden sie unter Gesamtbegriffen wie „nicht ischämische Kardiomyopathie" zusammengefasst. Eingeschlossen sind hier neben Patienten mit typischer DCM auch Patienten mit Tachykardiomyopathie, alkoholbedingter Herzerkrankung sowie Hypertonie bedingter Herzinsuffizienz, also Erkrankungen mit ganz unterschiedlicher Ätiologie und Prognose.

Grundzüge der Therapie stützen sich auf nichtmedikamentöse Allgemeinmaßnahmen **(Empfehlungsgrad B)** sowie Alkoholkarenz, körperliche Schonung, tägliche morgendliche Gewichtskontrolle im Stadium III–IV (NYHA) sowie die generellen Therapiemaßnahmen bei Herzinsuffizienz (siehe Beitrag D 1 – Herzinsuffizienz). Bei einer Ejektionsfraktion des linken Ventrikels unter 40% sollte präventiv eine Dauerantikoagulantienbehandlung vorgenommen werden **(Empfehlungsgrad C)**.

Bei tachykardem Vorhofflimmern (DCM evtl. nur Folge der Rhythmusstörungen, sog. Tachykardiomyopathie) ist eine besonders konsequente Behandlung zur Normalisierung der Herzfrequenz durch Betablocker, Digitalispräparate und evtl. eine katheterinterventionelle Ablationsbehandlung erforderlich **(Empfehlungsgrad B)**. Bei ventrikulärer Dyssynchronie (QRS $\geq$ 120 ms) und persistierender Symptomatik der Klasse NYHA III–IV trotz optimaler Pharmakotherapie ist eine kardiale Resynchronisationstherapie mittels biventrikulärer Stimulation sinnvoll zur Reduktion der Hospitalisierungsrate (**Empfehlungsgrad A**) und Senkung der Mortalität (Empfehlungsgrad B). Im experimentellen Stadium ist die Therapie mit Interferon, Wachstumshormon, Hämofiltration oder Immunadsorption. Auch eine immunsuppressive Therapie, z.B. mittels Kortikosteroiden, Cyclosporinen oder Indometacin kann, gestützt auf mehrere randomisierte Studien mit negativem Ergebnis, nicht als Routinemaßnahme empfohlen werden (**Empfehlungsgrad A**).

Ist das Krankheitsbild schon weit fortgeschritten und/oder wurde eventuell sogar bereits eine Herz-Transplantation geplant, lassen sich durch das gesamte Spektrum allgemein therapeutischer Maßnahmen nicht selten stabile Krankheitsstadien, Rückbildungen und sogar komplette Remissionen erzielen. Dabei handelt es sich v.a. um die Maßnahmen strenge körperliche Schonung, Alkoholkarenz, strenge Bettruhe bei grippalen Infekten und konsequente frequenzregulierende Therapie bei Neigung zu tachykardem Vorhofflimmern, v.a. bereits unter geringer Belastung.

Die Indikation zur Transplantation sollte v.a. vom klinischen Bild und dem bisherigen Krankheitsverlauf (rasche Progredienz?) sowie in Zweifelsfällen zusätzlich vom Sauerstoffverbrauch unter Belastung abhängig gemacht werden (> 10 ml/kg Körpergewicht/min ist ein Argument gegen die Transplantation). Eine gesicherte spezifisch medikamentöse primärpräventive Behandlung gibt es bisher nicht. Der Nutzen einer primärprophylaktischen ICD-Implantation ist bei DCM im Gegensatz zur ischämischen Kardiomyopathie nicht endgültig gesichert.

Risikogruppen und Prognose

Auf einen progredienten Krankheitsverlauf und/oder eine erhöhte Mortalität (zunehmende Herzinsuffizienz, selten plötzlicher Herztod) weisen hin:
- Beteiligung des rechten Ventrikels
- tachykardes Vorhofflimmern
- kurzer Krankheitsverlauf mit bereits mehrfachen kardialen Dekompensationen
- stark eingeschränkte Auswurffraktion des linken Ventrikels (< 30%)
- keine körperliche Schonung trotz fortgeschrittenen Krankheitsstadiums
- unverändert erhöhter Alkoholkonsum
- nicht-anhaltende ventrikuläre Tachykardien.

Die jährliche Mortalität liegt je nach Risikoprofil und Krankheitsstadium im Mittel bei 10–30% (**Empfehlungsgrad B**). Bei Patienten mit über Jahre hämodynamisch geringer Ausprägung der DCM ist die Prognose wesentlich günstiger.

Patientinnen mit peripartaler Herzmuskelerkrankung, die post partum weiter besteht oder hier erstmals festgestellt wurde, haben ein hohes Risiko für eine Progression und sollten erneute Schwangerschaften vermeiden. Davon abzugrenzen sind solche mit vollständiger Normalisierung der linksventrikulären Diameter und der Kontraktion innerhalb von 6 Monaten nach Auftreten der peripartalen Kardiomyopathie (ca. 35–50% des Gesamtkollektivs). Hier besteht bei einer erneuten Schwangerschaft nur ein geringes Risiko für ein Wiederauftreten der Kardiomyopathie (**Empfehlungsgrad B**).

Bezüglich der prognostischen Beurteilung sind Patienten mit alkoholischer Herzerkrankung von Patienten mit DCM abzugrenzen (Alkoholkonsum über 10 Jahre von täglich mindestens 80 g Alkohol, in Einzelfällen aber auch deutlich geringeren Mengen und evtl. mit nur intermittierenden Alkoholexzessen). Bei vollständiger Alkoholkarenz ist bei Patienten mit alkoholbedingter Herzerkrankung eine deutlich günstigere Prognose als bei DCM-Patienten ohne positive Alkoholanamnese zu erwarten (**Empfehlungsgrad B**). Es kann hier zu vollständigen Remissionen kommen.

Nachsorge

Die Nachsorge konzentriert sich auf den, wie ausgeführt, evtl. sehr unterschiedlichen Krankheitsverlauf. Patienten mit Remission oder solchen mit nur mäßiger Dilatation und Kontraktionsstörung können sich normal belasten und auch sportlich aktiv sein. Ein dauerhaft stabiles Krankheitsstadium ist bei diesen Patienten möglich und durch echokardiographische Verlaufskontrollen zu objektivieren. DCM-Patienten in fortgeschrittenen Krankheitsstadien insbesondere mit rechtsventrikulärer Beteiligung der DCM und/oder hoher Herzfrequenz unter schon geringer Belastung (tachykardes Vorhofflimmern) sollten strenge körperliche Schonung beachten.

Wie bei Patienten mit hypertrophischer Kardiomyopathie sollten auch Patienten mit DCM wegen der evtl. familiären Verbreitung der Erkrankung Untersuchungen der Verwandten 1. und 2. Grades mittels EKG und Echokardiographie empfohlen werden.

13.3 Arrhythmogene rechtsventrikuläre Kardiomyopathie (ARVCM)

Definition und Basisinformation

Die arrhythmogene rechtsventrikuläre Kardiomyopathie ist pathologisch-anatomisch durch einen fibro-lipomatösen Ersatz rechtsventrikulären Myokards charakterisiert. Der regional betonte Myozytenverlust bedingt Kontraktionsstörungen, die bevorzugt den Ausflusstrakt sowie die inferobasalen (subtrikuspidalen) und apikalen Segmente des rechten Ventrikels betreffen („Dreieck der Dysplasie"). Globale rechtsventrikuläre Dysfunktionen und geringer ausgeprägte, linksventrikuläre Beteiligungen (klinisch in bis zu 50%, postmortal in bis zu 100% der Fälle) sind bekannt. Fibro-lipomatöse Interponate beeinträchtigen die elektrische Kopplung der Myozyten und ermöglichen die Ausbildung eines arrhythmogenen Substrates. Hieraus resultieren komplexe ventrikuläre Arrhythmien bis hin zu anhaltenden monomorphen Kammertachykardien und plötzlichen Todesfällen bei Kammerflimmern. Eine familiäre Verbreitung findet sich bei 43% der ARVCM-Patienten. Ein autosomal-dominanter Erbgang mit inkompletter Penetranz und variabler Expressivität sowie seltenere rezessive Formen (Naxos-Erkrankung und Carvahal-Erkrankung mit

Nachweis von Mutationen der Zytoskelettproteine Plakoglobin und Desmoplakin) sind beschrieben. Auch bei der klassischen Form der ARVCM sind erste Mutationen im Zytoskelettprotein Desmoplakin berichtet worden, so dass diskutiert wird, dass die ARVCM eine Erkrankung der desmosomalen Zellkontakte sein könnte.

Die Inzidenz erreicht bis zu 0,06% mit einem Erstmanifestationsalter von 9–30 Jahren. Männer sind mehr als dreimal häufiger betroffen als Frauen.

Symptomatik und klinisches Bild

Große Unterschiede in Ausprägungsgrad und Lokalisation des fibro-lipomatösen Myozytenersatzes erklären die Variabilität des klinischen Bildes und der Prognose sowie das breite Spektrum elektrokardiographischer, bildgebender und bioptischer Befunde. Klinische Leitsymptome sind (eventuell familiär gehäufte) Palpitationen, Synkopen, anhaltende Tachykardien, plötzliche Todesfälle (auch als Erstmanifestation der Erkrankung) sowie (in selteneren und schwereren Fällen) eine dominierende Rechtsherzinsuffizienz.

Diagnostik und Differentialdiagnose

Diagnostische Kriterien wurden 1994 von McKenna et al. im Namen der „Task Force of the Working Group Myocardial and Pericardial Disease of the European Society of Cardiology and of the Scientific Council on Cardiomyopathies of the International Society and Federation of Cardiology" mitgeteilt. Für die Diagnose einer arrhythmogenen rechtsventrikulären Kardiomyopathie wird dabei die Kombination aus zwei Hauptkriterien oder aus einem Hauptkriterium und zwei Nebenkriterien oder aus vier Nebenkriterien gefordert.

Die Einbeziehung neuerer diagnostischer Verfahren (MRT) oder eine Validierung durch zusätzliche systematische Studien ist bisher nicht erfolgt (Evidenzkriterien für die Diagnostikempfehlungen IIa, IIb und III).

Nachweisdiagnostik

Ruhe-EKG: Wichtigste diagnostische Maßnahme bei symptomatischen Patienten und im Screening von asymptomatischen Wettkampfsportlern oder Familienangehörigen. In schweren Fällen lokalisierte rechtspräkordiale Erregungsausbreitungsstörungen (QRS-Dauer > 110 ms oder sog. Epsilon-Wellen in Abl. V_1–V_3, QRS-Dauer in $V_{1+}V_2+V_3$ /$V_{4+}V_5+V_6$ > 1,2) und Repolarisationsanomalien (T-Wellen-Negativitäten in Abl. V_1–V_2).

Ruhe-, Belastungs- und Langzeit-EKG: Nachweis symptomatischer Arrhythmien, häufig belastungsabhängig und in Form von überwiegend monomorphen ventrikulären Extrasystolen, nicht anhaltenden oder anhaltenden ventrikulären Tachykardien, entsprechend ihrem rechtsventrikulären Ursprung diagnostisch wegweisende Linksschenkelblock-Konfiguration. Signalmittelungs-EKG und elektrophysiologische Untersuchung (nur bei gefährdeten Patienten): Hinweise auf ein arrhythmogenes Substrat mit verzögerter intramyokardialer Erregungsausbreitung als Folge fibro-lipomatöser Interponate mit beeinträchtigter elektrischer Myozyten-Kopplung.

Bildgebende Verfahren: Die Echokardiographie erfasst nur Fälle mit globalen oder ausgeprägten regionalen Kontraktionsstörungen. Goldstandard zum Nachweis der meist regional betonten, überwiegend rechtsventrikulären Kontraktionsstörungen ist zurzeit noch die konventionelle Angiographie. Die Magnetresonanztomographie gewinnt zunehmend an Bedeutung, da sie nicht nur Kontraktionsstörungen und Wandausdünnungen nachweist, sondern auch zwischen muskulären und lipomatösen Wandanteilen differenzieren kann. Aussagekräftig ist insbesondere die Kombination aus Kontraktionsstörung und intramuralem Fett.

Rechtsventrikuläre Myokardbiopsie: Indiziert zum – klinisch allerdings selten erforderlichen – histologischen Beweis einer abnormen interstitiellen Fibro-Lipomatose. Aufgrund des fokalen, meist das Septum aussparenden Charakters der ARVCM schließt bei 4–5 üblicherweise septal entnommenen Biopsien ein negatives Biopsieergebnis eine ARVCM keineswegs aus. Daher ist die Myokardbiopsie aufgrund des hohen „sampling errors" in den meisten Fällen nicht wegweisend.

Erforderlich im Sinne einer Stufendiagnostik sind:
- im Screening von Wettkampfsportlern und Familienangehörigen: Familienanamnese, Arrhythmieanamnese, klinische Untersuchung, Ruhe-EKG
- bei Verdacht auf ARVCM: zusätzlich Belastungs-EKG, Langzeit-EKG, Signalmittelungs-EKG und Echokardiogramm
- zur Diagnosesicherung bei vermuteter prognostischer Gefährdung: zusätzlich Links- und Rechtsherzkatheteruntersuchung einschließlich Myokardbiopsie, MRT
- bei rhythmogenen Synkopen, anhaltenden Kammertachykardien oder Z.n. Reanimation: zusätzlich elektrophysiologische Untersuchung

Ausschlussdiagnostik

Abzugrenzen sind die arrhythmogenen rechtsventrikulären Kardiomyopathien von den prognostisch günstigeren idiopathischen rechtsventrikulären Ausflusstrakttachykardien. Bei diesem Krankheitsbild finden sich ebenfalls gehäufte ventrikuläre Extrasystolen und nicht anhaltende oder (seltener) anhaltende Kammertachykardien mit Linksschenkelblock-Konfiguration (und Rechtstyp oder Steiltyp in den Extremitätenableitungen), jedoch ohne Nachweis einer rechtsventrikulären Kontraktionsstörung. Myokardbioptisch sind Fibro-Lipomatosen dabei nur selten nachweisbar. Weitere Differentialdiagnosen sind die biventrikuläre dilatative Kardiomyopathie, die „Non-compaction"-Kardiomyopathie und die koronare Herzerkrankung.

Therapie

Asymptomatische Patienten bleiben unbehandelt. Bei Palpitationen infolge gehäufter, auch salvenförmiger ventrikulärer Extrasystolen kann langzeitelektrokardiographisch kontrolliert Verapamil (3 × 160 mg/Tag) oder Metoprolol (2 × 100 mg/Tag) verabreicht werden. Bei unzureichender Wirksamkeit und deutlicher subjektiver Beeinträchtigung besteht die Möglichkeit der Katheterablation, die allerdings v.a. im Langzeitverlauf nur selten zur kompletten Rezidivfreiheit führt. Bei therapierefraktären unaufhörlichen ventrikulären Tachykardien ist die Hochfrequenzablation die Therapie der Wahl. Bei Patienten mit erhöhtem Risiko für den plötzlichen Herztod ermöglicht der implantierbare Defibrillator den sichersten Schutz. Eine antiarrhythmische Therapie aus prognostischen Gründen ist indiziert bei Synkopen, anhaltenden ventrikulären Tachykardien oder Z.n. Reanimation. Mittel der ersten Wahl wird zunehmend der implantierbare Defibrillator. Elektrophysiologisch getestete medikamentöse Antiarrhythmika (Sotalol, 2–3 × 160 mg/Tag) und die Katheterablation sind wirksame Maßnahmen zur Reduktion der Arrhythmiehäufigkeit (primär oder nach Implantation eines Defibrillators) **(Empfehlungsgrad B)**.

Herzinsuffizienzen mit überwiegend rechtskardialen Dekompensationen sind nur in sehr weit fortgeschrittenen Fällen, selten als Erstmanifestation der Erkrankung zu beobachten. Diesbezüglich gelten die für die dilatative Kardiomyopathie ausgesprochenen Therapieempfehlungen.

Risikogruppen

Als Risikogruppen sind die Mitglieder von Familien einzustufen, in denen arrhythmogene rechtsventrikuläre Kardiomyopathien gesichert sind oder in denen plötzliche Todesfälle bei unter 35-Jährigen auftreten. Neben Patienten nach überlebtem plötzlichen Herztod oder dokumentierten bedrohlichen Kammertachykardien sind die Mitglieder von Familien als Risikopatienten einzustufen, in denen arrhythmogene rechtsventrikuläre Kardiomyopathien gesichert sind oder in denen plötzliche Todesfälle bei unter 35-Jährigen auftreten. Für den plötzlichen Herztod bei ARVCM sind u.a. anhaltende/nichtanhaltende ventrikuläre Tachykardien, eine diffuse rechtsventrikuläre Beteiligung/Dilatation sowie eine erhebliche linksventrikuläre Beteiligung, Spätpotentiale im Signalmittelungs-EKG, rezidivierende Synkope und induzierbare anhaltende Kammerarrhythmien bei programmierter Ventrikelstimulation.

Nachsorge

Angesichts eines nicht selten langsam progredient fortschreitenden fibrolipomatösen Myozytenersatzes zielen jährliche Verlaufskontrollen auf die frühzeitige Erfassung eines sich entwickelnden arrhythmogenen Substrates (Synkopenanamnese, Signalmittelungs-EKG, Langzeit-EKG, Belastungs-EKG) oder einer zunehmenden rechtsventrikulären Funktionsstörung (klinische Untersuchung, Echokardiogramm). Wichtige Hinweise auf eine Verschlimmerung geben auch das Neuauftreten von rechtspräkordialen T-Negativitäten oder QRS-Verbreiterungen im Ruhe-EKG.

13.4 Andere Herzmuskelerkrankungen

Tabelle D.13-2 gibt eine Übersicht über weitere Herzmuskelerkrankungen, die neben den Kardio-

Tabelle D.13-2 Herzmuskelerkrankungen

- Karditiden
- Kardiomyopathien
- toxisch bedingte Herzmuskelerkrankungen (Alkohol, Antrazykline)
- Herzmuskelerkrankungen bei endokrinen Erkrankungen (z. B. Hyperthyreose, Hypoparathyreoidismus, Akromegalie, Phäochromozytom)
- myokardiale Speicherkrankheiten (z. B. M. Fabry, Amyloidose, Glykogenose)
- Herzmuskelerkrankungen bei Mangelerkrankungen (z. B. Vit.-B_1-Mangel, Selenmangel, Carnitinmangel)
- mitochondriale Herzmuskelerkrankungen (z. B. Kearns-Sayre-Syndrom)
- neuromuskulär bedingte Herzmuskelerkrankungen (z. B. M. Duchenne, Friedreichsche Ataxie, Noonan-Syndrom, Nemalin-Myopathie, Reye-Syndrom)
- Herzmuskelerkrankungen bei/nach Schwangerschaft
- Endomyokardfibrosen (z. B. hypereosinophiles Syndrom/M. Löffler)
- infiltrative Herzmuskelerkrankungen (z. B. bei Leukämie, Metastasen, M. Refsum)
- physikalisch bedingte Herzmuskelerkrankungen (z. B. Röntgenstrahlen, elektrischer Strom, Trauma)
- Syndrom X (siehe latente Kardiomyopathie)

myopathien vorkommen. Diagnose und Therapie richten sich generell nach der Grunderkrankung, soweit dies therapeutisch beeinflussbar ist. Häufig steht eine spezifische Therapie nicht zur Verfügung.

Literatur

1. Basso C, Wichter T, Danieli GA, Corrado D, Czarnowska E, Fontaine G, McKenna WJ, Nava A, Protonotarios, N, Antoniades L, Wlodarska K, D'Alessi F. Thiene G. Arrhythmogenic right ventricular cardiomyopathy: clinical registry and database, evaluation of therapies, pathology registry, DNA banking. Eur Heart J 25 (2004) 531–534.
2. Beer G, Reinecke P, Gabbert H E, Hort W, Kuhn H: Fabry disease in patients with hypertrophic cardiomyopathy. Z Kardiol 91 (2002) 992–1002.
3. Kuhn H, Lawrenz T, Beer: Indication for Myocardial Biopsy in Myocarditis and Dilated Cardiomyopathy. Med Klin 100 (2005) 553–561.
4. Kuhn H, Lawrenz T, Lieder F, Gietzen FH, Obergassel L, Strunk-Mueller C, Stolle B, Leuner C: Alcohol septal ablation in the treatment of hypertrophic obstructive cardiomyopathy: A seven year experience. In: Maron BJ (Hrsg.) Hypertrophic Cardiomyopathy, Blackwell Futura (2003) 279–296.
5. Maron BJ, McKenna WJ, Danielson GK, Kappenberger LJ, Kuhn HJ, Seidman CE, Shah PM, Spencer WH, Spirito P, Ten Cate FJ, Wigle ED: ACC/ESC Clinical Expert Consensus Document on Hypertrophic Cardiomyopathy: A report of the American College of Cardiology Task Force on Clinical Expert Consensus Documents and the European Society of Cardiology Committee for Practice Guidelines. J Am Coll Cardiol 42 (2003) 1687–713.
6. Murphy RT, Thaman R, Blanes JG, Ward D, Sevdalis E, Papra E, Kiotsekolglou A, Tome MT, Pellerin D, McKenna WJ, Elliott PM: Natural history and familial characteristics of isolated left ventricular non-compaction. Eur Heart J (2005), 26: 187–192.

7. Mestroni, L., B. Maisch, W. J. McKenna et al. on behalf of the collaborative research group of the european human and capital mobility project on familial dilated cardiomyopathy. Guidelines for the study of familial dilated cardiomyopathies. Eur Heart J 20 (1999) 93–102.
8. Osterziel HJ, Scheffold T, Perrot A, Dietz R: Genetics of dilated cardiomyopathy. Z Kardiol 90 (2001) 461–469.
9. Stellbrink C, Breithardt OA: Cardiac resynchronization therapy-current status and future perspectives. Herz 28 (2003) 607–614.
10. Wichter T, Paul M, Wollmann C, Acil T, Gerdes P, Ashraf O, Tjan TD, Soeparwata R, Block M, Borggrefe M, Scheld HH, Breithardt G, Bocker D: Implantable cardioverter/defibrillator therapy in arrhythmogenic right ventricular cardiomyopathy: single center experience of long term follow-up and complications in 60 patients. Circulation 109 (2004) 1503–1508.
11. Wichter T, Paul TM, Eckardt L, Gerdes P, Kirchhof P, Böcker D, Breithardt G: Arrhythmogenic right ventricular cardiomyopathy. antiarrhythmic drugs, catheter ablytion, or ICD? Herz 30 (2005) 91–101.

14 Erworbene Herzklappenfehler

R. Hoffmann, P. Hanrath

Definition

Als erworbene Herzklappenfehler werden alle nichtkongenitalen Formen der Stenose und Insuffizienz von Herzklappen bezeichnet. In Deutschland dominieren die degenerativen Formen. Das häufigste Klappenvitium ist die degenerativ-kalzifizierende Aortenklappenstenose. Auch bei den Regurgitationsvitien stehen degenerative gegenüber entzündlichen Klappenveränderungen im Vordergrund. Rheumatische Vitien sind in den Hintergrund getreten.

Ausschlussdiagnostik

Differentialdiagnostisch auszuschließen sind angeborene Herzfehler (z.B. Cor triatriatum bei Mitralklappenstenose) oder eine hypertroph-obstruktive Kardiomyopathie (bei Aortenklappenstenose) sowie bei der Mitralklappenstenose das linksatriale Myxom. Weiterhin sind funktionelle und akzidentelle Herzgeräusche abzugrenzen. In der Regel gelingt die differentialdiagnostische Klärung durch eine 2D-dopplerechokardiographische Untersuchung. In Einzelfällen kann eine Herzkatheteruntersuchung oder die Magnetresonanztomographie erforderlich sein.

Nachweisdiagnostik

Die durch einen Klappenfehler hervorgerufene Herzinsuffizienzsymptomatik wird nach der Einteilung der New York Heart Association (NYHA) klassifiziert. Die körperliche Untersuchung, insbesondere die Auskultation und die 2D-Doppler-Echokardiographie ermöglichen es in der Regel, die Diagnose sicherzustellen bzw. auszuschließen. Die Magnetresonanztomographie erlaubt alternativ die Beurteilung von Klappenvitien. Bei erworbenen Herzklappenfehlern dienen elektrokardiographische Registrierungen zum einen dem Nachweis des Grundrhythmus (Sinusrhythmus oder Vorhofflimmern), zum anderen der Feststellung von Linksherzhypertrophie- bzw. Linksherzschädigungszeichen. Die konventionelle Röntgenaufnahme des Thorax hat heute vorwiegend eine Bedeutung zur objektiven Dokumentation und Verlaufskontrolle einer akuten oder chronischen pulmonalen Stauung. Zur genauen Differenzierung des Schweregrades des Herzfehlers und für die Entscheidung über eine operativ/interventionelle Therapie kann eine Herzkatheteruntersuchung erforderlich sein. Die invasive Diagnostik dient jedoch überwiegend der Erfassung bzw. dem Ausschluss einer koexistierenden koronaren Herzkrankheit.

Therapie

Die konservative Therapie beinhaltet zunächst je nach Schweregrad des Vitiums die körperliche Schonung. Medikamentös werden Digitalis und Diuretika gegeben; ACE-Hemmer sind nur bei Regurgitationsvitien indiziert. Bei fortgeschrittenen Herzklappenfehlern ist eine chirurgische oder (bei Mitral- und Pulmonalstenose) interventionelle Therapie angezeigt. Die Indikationsstellung zur operativen oder interventionellen Therapie ergibt sich aus der Zusammenschau von anamnestischen Angaben, körperlicher Untersuchung und technischen Befunden. Anhand der Symptomatik, der Prognose und des Operationsrisikos erfolgt eine individuelle Nutzen-Risiko-Abwägung.

Das Auftreten von Vorhofflimmern bei isolierter Mitralstenose, kombiniertem Mitralvitium oder nach Mitralklappenersatz erfordert die Antikoagulation durch Kumarine mit einer INR zwischen 3 und 4,5. Alle Herzklappenfehler (sowie Klappenprothesen) bedürfen einer Endokarditisprophylaxe bei diagnostischen und therapeutischen Eingriffen sowie Erkrankungen, die mit einer Bakteriämie einhergehen können (s. Beitrag D 12).

Nachsorge bei prothetischem Herzklappenersatz

Trotz der gut belegten Prognoseverbesserung durch den Herzklappenersatz ist die Therapie mit einer erheblichen Morbidität in Form von thromboembolischen Komplikationen, Blutungen unter Antikoagulation, Prothesenendokarditiden und Prothesendysfunktionen behaftet. Die sorgfältige Einstellung der Antikoagulation, die Beachtung der Endokarditisprophylaxe sowie regelmäßige eingehende Kontrolluntersuchungen einschließlich der Echokardiographie sind daher notwendig. In Zweifelsfällen, insbesondere bei Verdacht auf Endokarditis sollten die Patienten unverzüglich einem kardiologischen Zentrum überwiesen werden.

14.1 Mitralklappenstenose

Definition

Eine meist rheumatisch bedingte Öffnungsbehinderung der Mitralklappe, die einen diastolischen Druckgradienten zwischen linkem Vorhof und linkem Ventrikel verursacht, wird als Mitralklappenstenose bezeichnet.

Nachweisdiagnostik

Führende Symptome der Mitralklappenstenose sind Leistungsminderung, Belastungsdyspnoe sowie Lungenstauung; später können Zeichen der Rechtsherzinsuffizienz hinzutreten. Erstmanifestation ist vielfach paroxysmales Vorhofflimmern. Systemische Embolien aus dem linken Vorhof werden in etwa 20% beobachtet.

Der typische Auskultationsbefund ist durch einen paukenden 1. Herzton, einen Mitralöffnungston (0,08-0,11 Sek nach dem 2. Herzton) und ein anschließendes Diastolikum gekennzeichnet. Bei Sinusrhythmus liegt außerdem ein präsystolisches Crescendogeräusch vor. Bei länger bestehender Mitralklappenstenose entwickelt sich durch die progrediente Überdehnung und Vergrößerung des linken

Tabelle D.14-1 Schweregradeinteilung der Mitralklappenstenose nach Druckgradient und Klappenöffnungsfläche.

Schweregrad	mittlerer Druckgradient über der Klappe (mmHg)*	Klappenöffnungsfläche (cm²)
leicht	< 7	1,5–2,5
mittelschwer	8–15	1–1,5
schwer	> 15 mmHg	< 1

* bei normaler Frequenz und mittlerem Herzzeitvolumen

Vorhofs permanentes Vorhofflimmern. Bei fehlender starker Verkalkung der Mitralsegel kann echokardiographisch die Mitralklappenöffnungsfläche durch Planimetrie direkt gemessen werden. Aus dem transmitralen Doppler-Profil lässt sich der mittlere Druckgradient berechnen sowie nach der Druckhalbwertszeit die Öffnungsfläche abschätzen (Tab. D.14-1). Eine Öffnungsfläche unter 1 cm² entspricht einer schweren Stenose. Die Echokardiographie erlaubt auch die sichere differentialdiagnostische Abgrenzung der Mitralklappenstenose von einem Vorhofmyxom bzw. einem Cor triatriatum. Weiterhin kann damit die Mitralringverkalkung des älteren Patienten abgegrenzt werden. Bei diskordanten Befunden zwischen Klinik und Echokardiographie kann eine Herzkatheter-Untersuchung indiziert sein. Sie ermöglicht durch direkte Registrierung des linksatrialen Druckes nach transseptaler Punktion oder indirekt des pulmonalkapillären Verschlussdruckes mit simultaner Messung des linksventrikulären diastolischen Druckes die Berechnung des transmitralen Gradienten sowie der KÖF anhand der Gorlin-Formel unter Berücksichtigung des Herzzeitvolumens. In Grenzfällen kann die Rechtsherzkatheteruntersuchung mit Belastung zur Verifizierung des hämodynamischen Schweregrades hilfreich sein. Die Echokardiographie ist die Methode der Wahl zur Verlaufskontrolle bei bekannter Mitralklappenstenose und Änderung der Symptomatik.

Therapie

Die medikamentös-konservative Therapie zielt auf die Beseitigung der Lungenstauung (Diuretika), die Frequenznormalisierung bei Vorhofflimmern (Digitalis, Betablocker, Kalziumantagonisten) und die Embolieprophylaxe. Patienten mit Vorhofflimmern oder vorausgegangener Embolie sollten eine Antikoagulation erhalten. Im Frühstadium der Erkrankung ist der Versuch der medikamentösen oder elektrischen Kardioversion des Vorhofflimmerns gerechtfertigt. Bei erheblicher Symptomatik (NYHA ≥ III) und objektivierter mittelschwerer bzw. schwerer Mitralklappenstenose sind die Ballonvalvotomie (bei wenig verkalktem Klappenapparat und geringer Mitralinsuffizienz), die offene chirurgische Mitralvalvotomie oder der Klappenersatz indiziert (**Empfehlungsgrad B; 1**). Dabei weist die Ballonvalvotomie eine deutlich niedrigere Akutletalität, aber eine höhere Reinterventionsrate auf als der Mitralklappenersatz oder die Klappenrekonstruktion.

14.2 Mitralklappeninsuffizienz und Mitralklappenprolaps

14.2.1 Mitralklappeninsuffizienz

Definition

Eine Mitralklappeninsuffizienz liegt bei Schlussunfähigkeit der Mitralklappe mit systolischer Regurgitation von Blut aus dem linken Ventrikel in den linken Vorhof vor. Eine akute Mitralklappeninsuffizienz kann durch eine endokarditische und traumatische Destruktion, durch ischämische Läsion des Halteapparats (z.B. Papillarmuskelabriss), eine akute Dysfunktion einer Mitralklappenprothese sowie durch degenerative Klappenveränderungen (myxomatös veränderte Klappe) bedingt sein. Als Ursache der chronischen Mitralklappeninsuffizienz kommen in Betracht: Mitralklappenprolaps, hypertroph-obstruktive Kardiomyopathie sowie Erkrankungen, die zu einer Dilatation des linken Ventrikels mit konsekutiver „relativer" Mitralinsuffizienz führen.

Nachweisdiagnostik

Führendes Symptom sind Leistungsminderung und Belastungsdyspnoe. Das Einsetzen von tachykardem Vorhofflimmern verschlimmert diese Symptome.
Der sehr variable Auskultationsbefund bei Mitralklappeninsuffizienz ist typischerweise durch ein hochfrequentes, holosystolisches, bandförmiges Systolikum über der Herzspitze mit Ausstrahlung in die Axilla charakterisiert. Mit der Echokardiographie ist die morphologische Beurteilung der Mitralklappe sowie der Größe und Funktion des linken Ventrikels und Vorhofs sehr gut möglich. Sie erlaubt auch die differentialdiagnostische Abgrenzung vom Ventrikelseptumdefekt oder der Mitralklappeninsuffizienz bei hypertroph-obstruktiver Kardiomyopathie. Dopplerechokardiographisch lässt sich der Schweregrad der Mitralinsuffizienz nur semiquantitativ einstufen. Die Bestimmung des minimalen Durchmessers des Regurgitationsjets („Vena contracta") und der proximalen Konvergenzzone („PISA") erlaubt eine bessere Einschätzung des Schweregrades. In Zweifelsfällen verbessert die transösophageale Farbdoppler-Echokardiographie die diagnostische Sicherheit und liefert wichtige Informationen für die Wahl des operativen Verfahrens. Die Lävokardiographie erlaubt ebenfalls nur eine semiquantitative Schweregradbestimmung. Zur Abschätzung der funktionellen Bedeutsamkeit einer mittelschweren Insuffizienz kann der Anstieg der pulmonalen Drücke bei der Rechtsherzkatheteruntersuchung unter Belastung verwendet werden.

Therapie

Die medikamentöse Therapie richtet sich auf die Senkung der Nachlast (ACE-Hemmer, im Notfall Natrium-Nitroprussid), auf eine Verbesserung der linksventrikulären Funktion und die Frequenznormalisierung (Digitalis) sowie auf eine Beseitigung der Lungenstauung (Diuretika). Eine Antikoagulation ist nur bei Vorhofflimmern erforderlich (**Empfehlungsgrad C; 1**). Die operative Therapie bei chronischer Mitralinsuffizienz erfolgt je nach Morphologie rekonstruktiv oder durch Klappenersatz. Sie ist indiziert bei symptomatischen Patienten und angiographisch schwerer Insuffizienz, frühzeitig bei so genanntem „flail leaflet" **(Empfehlungsgrad B; 1)**, oder bei Einschränkung der systolischen Funktion des linken Ventrikels (Ejektionsfraktion < 60% oder enddiastolischer Durchmesser > 45 mm) auch bei weniger symptomatischen Patienten indiziert **(Empfehlungsgrad B; 1)**. Bei asymptomatischer schwerer Mitralinsuffizienz mit normaler linksventrikulärer Pumpfunktion sind halbjährliche echokardiographische Kontrollen zur Untersuchung der Myokardfunktion indiziert. Die akute schwere Mitralklappeninsuffizienz, z.B. bei Papillarmuskelabriss, ist eine Indikation zur Notfalloperation.

14.2.2 Mitralklappenprolaps

Definition

Der Mitralklappenprolaps stellt mit einer Prävalenz von ca. 2% beim Erwachsenen eine der häufigsten Klappenanomalien dar und betrifft Frauen doppelt so häufig wie Männer. Er ist eine funktionelle Störung der Mitralklappe, bei der ein oder beide Segel systolisch in den linken Vorhof prolabieren, ohne dass pathomorphologische Veränderungen der Segel selbst vorliegen müssen. Ein kleiner Teil dieser Patienten hat jedoch ausgeprägte degenerative morphologische Veränderungen des Mitralklappenapparats, die diese anfällig für Endokarditiden machen und die meist zu einer fortschreitenden Mitralklappeninsuffizienz führen. In seltenen Fällen liegt eine Systemerkrankung des Bindegewebes vor.

Nachweisdiagnostik

Die Symptomatik ist bei fehlenden degenerativen Veränderungen der Klappe meist unspezifisch. Auskultatorisch sind ein mittelsystolischer (oder mesosystolischer) Klick und ein Spätsystolikum charakteristisch. Bei degenerativem Mitralprolaps entsprechen die Symptome und der Auskultationsbefund denen der chronischen Mitralklappeninsuffizienz. In beiden Fällen erlaubt die Echokardiographie die Diagnose anhand der typischen Konfiguration der Mitralsegel; sie erfasst darüber hinaus degenerative Veränderungen sowie semiquantitativ den Grad der Mitralklappeninsuffizienz.

Therapie

Bei Mitralklappeninsuffizienz ist eine Endokarditisprophylaxe angezeigt. Die Therapie von degenerativ alterierten Klappensegeln und Mitralklappeninsuffizienz folgt den Leitlinien der Therapie der Mitralklappeninsuffizienz.

14.3 Aortenklappenstenose

Definition

Die Verengung der Aortenklappe mit Entstehung eines systolischen Druckgradienten zwischen linkem Ventrikel und Aorta ascendens wird als Aortenklappenstenose bezeichnet. Die degenerativ-kalzifizierende valvuläre Aortenklappenstenose ist der häufigste erworbene Klappenfehler im Erwachsenenalter. Zweithäufigste Ursache ist das rheumatische Fieber.

Nachweisdiagnostik

Leitsymptome sind Belastungsdyspnoe, Angina pectoris und Synkope. Die beiden letztgenannten Symptome sowie eine eingetretene Linksherzdekompensation weisen auf eine bereits eingeschränkte Prognose hin. Patienten mit diesen Symptomen haben ohne Operation eine deutlich eingeschränkte Lebenserwartung.

Auskultatorisch besteht ein abgeschwächter 1. und 2. Herzton sowie ein raues spindelförmiges Systolikum über der Herzbasis mit Fortleitung in die Karotiden, das bei ausgeprägtem Vitium die aortale Komponente des 2. Herztons oder diesen insgesamt überdeckt. Im EKG sind Linkshypertrophie und Repolarisationsstörungen typisch. Die Echokardiographie besitzt in der Diagnostik eine Schlüsselfunktion, weil man damit sowohl die morphologischen Veränderungen der Aortenklappe und des linken Ventrikels als auch, mit der Doppler-Technik, den Gradienten über der stenosierten Klappe messen kann (Tab. D.14-2). Sie gewährleistet auch die differentialdiagnostische Abgrenzung von subaortaler oder supraaortaler Stenose sowie von der hypertroph-obstruktiven Kardiomyopathie. Die transösophageale Untersuchung erlaubt meist eine exakte Bestimmung der Klappenöffnungsfläche. Diese ist anders als der Druckgradient weniger von der systolischen Funktion des linken Ventrikels abhängig. Bei zunehmender Verschlechterung der linksventrikulären Pumpfunktion geht die Korrelation von mittlerem Druckgradienten über der Klappe und Klappenöffnungsfläche verloren, so dass die alleinige Bestimmung des Druckgradienten den Schweregrad unterschätzen kann. Die Herzkatheteruntersuchung dient vorwiegend der Erfassung oder dem Ausschluss einer koexistierenden koronaren Herzkrankheit. Bei einer Diskrepanz zwischen klinischem Befund und grenzwertigem echokardiographischen Schweregrad (mittlerer Gradient 25–50 mmHg) ist eine Herzkatheteruntersuchung zur definitiven Klärung des hämodynamischen Status indiziert. Hierbei wird sowohl der mittlere Gradient über der Klappe als auch die (von der systolischen Ventrikelfunktion weitgehend unabhängige) Öffnungsfläche nach der Gorlin-Formel verwendet.

Tabelle D.14-2 Schweregradeinteilung der Aortenklappenstenosen.

Schweregrad	mittlerer Druckgradient über der Klappe (mmHg)*	Klappenöffnungsfläche (cm^2)
leicht	< 25	> 1,5
mittelschwer	25–50	1,0–1,5
schwer	> 50	< 1,0

* bei nicht eingeschränkter systolischer Funktion des linken Ventrikels, normaler Frequenz und mittlerem Herzzeitvolumen

Therapie

Asymptomatische Patienten haben auch ohne Operation eine gute Prognose. Bei symptomatischen Patienten besteht die Indikation zum Aortenklappenersatz, sofern ein mittlerer Gradient von > 50 mmHg oder eine Klappenöffnungsfläche von < 1,0 cm² gegeben ist **(Empfehlungsgrad A; 1)**. Wenn anamnestisch eine Belastungssynkope, Angina pectoris oder eine Linksherzdekompensation vorliegen, sollte möglichst rasch die operative Behandlung angestrebt werden. Problematisch ist die Entscheidung zur Operation bei Patienten mit mittlerem transvalvulärem Gradienten von 20–30 mmHg und deutlich eingeschränkter LV-Funktion. In diesen Fällen kommt der Bestimmung der Klappenöffnungsfläche, ggf. unter Dobutaminbelastung, eine entscheidende Rolle bei der Therapieentscheidung zu. Zur konservativen Behandlung der Linksherzinsuffizienz (entweder präoperativ oder bei nicht operablen Patienten) sind Digitalis und Diuretika angezeigt. ACE-Hemmer sind in der Regel wegen der Nachlastsenkung kontraindiziert. Wenn Vorhofflimmern auftritt, wird wegen der hierdurch hervorgerufenen hämodynamischen Verschlechterung eine medikamentöse oder elektrische Kardioversion angestrebt. Auch bei diesen Patienten liegt jedoch in der Regel eine Operationsindikation vor. Bei asymptomatischen Patienten mit valvulärer Aortenklappenstenose sind regelmäßige kardiologische Kontrolluntersuchungen mit Beachtung der Anamnese und des dopplerechokardiographisch verifizierten Gradienten erforderlich. Asymptomatische Patienten mit einer Spitzengeschwindigkeit < 3 m/s sollten jährlich kontrolliert werden, Patienten mit Spitzengeschwindigkeiten > 3 m/s in Anbetracht der raschen Progredienz halbjährlich **(Empfehlungsgrad B; 1, 5, 6)**.

14.4 Aortenklappeninsuffizienz

Definition

Bei der Aortenklappeninsuffizienz liegt eine Schlussunfähigkeit der Aortenklappe mit diastolischer Regurgitation von Blut aus der Aorta ascendens in den linken Ventrikel vor. Sie kann durch eine primäre Erkrankung der Klappensegel (meist durch infektiöse Endokarditis) oder, in einem Drittel der Fälle, durch eine Dilatation der Aortenwurzel hervorgerufen werden. Je nach Entstehungsmechanismus kann eine Aortenklappeninsuffizienz akut (endokarditisch, traumatisch, bei Aortendissektion) oder chronisch (infektiös) auftreten. Auch eine Prothesendysfunktion in Aortenposition, meist in Folge einer infektiösen Endokarditis, kann zur akuten oder chronischen Aortenklappeninsuffizienz führen.

Nachweisdiagnostik

Die chronische Aortenklappeninsuffizienz bleibt lange asymptomatisch. Typische Symptome sind die Belastungsdyspnoe und Leistungsminderung. Bei der akuten Form stehen Ruhedyspnoe bis zum Lungenödem und periphere arterielle Hypotonie im Vordergrund. Der charakteristische Auskultationsbefund ist ein hochfrequentes Diastolikum über der Herzbasis und ein abgeschwächter 2. Herzton. Das Pendelvolumen bedingt in der Regel auch ein Systolikum über der Aortenklappe. Die Blutdruckamplitude ist erhöht, der diastolische Blutdruck erniedrigt. Bei chronischer Aortenklappeninsuffizienz zeigen sich elektrokardiographisch eine Linksherzhypertrophie und Repolarisationsstörungen. Die Echokardiographie erlaubt die morphologische Beurteilung der Aortenklappe sowie der Größe und Funktion des linken Ventrikels. 2-D-dopplerechokardiographisch lässt sich der Schweregrad der Aortenklappeninsuffizienz semiquantitativ einstufen. Symptomatische Patienten mit diskrepantem oder unsicherem echokardiographischen Befund sollten invasiv untersucht werden. Bei wenig symptomatischen Patienten mit relevanter Aortenklappeninsuffizienz besteht zur Feststellung der kardiopulmonalen Belastbarkeit eine Indikation für Belastungstests.

Therapie

Eine medikamentöse Therapie ist bei Vorliegen einer deutlichen linksventrikulären Dilatation angezeigt. Sie besteht in erster Linie in einer Nachlastsenkung (ACE-Hemmer, Nifedipin), einer Verbesserung der linksventrikulären Funktion (Digitalis) sowie einer Beseitigung der Lungenstauung (Diuretika). In leichten Stadien der NYHA-Klassifikation I–II ist der Nutzen einer Nachlastsenkung jedoch nicht belegt. Eine Indikation zum operativen Klappenersatz besteht bei Patienten mit symptomatischer, mindestens mittelschwerer Aortenklappeninsuffizienz oder bei asymptomatischen Patienten mit Einschränkung der systolischen Funktion des linken Ventrikels (endsystolischer Durchmesser > 55 mm oder Ejektionsfraktion < 50%, **Empfehlungsgrad C; 1**). Die akute schwere Verlaufsform stellt eine Indikation zur Notfalloperation dar.

14.5 Pulmonal- und Trikuspidalklappenfehler

Definition

Erworbene primäre Erkrankungen der rechtsseitigen Herzklappen sind selten. Pulmonalstenosen sind meist angeboren. Insuffizienzen vorwiegend der Trikuspidal- und seltener der Pulmonalklappe entstehen häufig sekundär als Folge von pulmonalem Hypertonus und Dilatation des rechten Ventrikels, z.B. bei Mitralklappenfehler oder primärer pulmonaler Hypertonie. Ein erhöhtes Risiko für eine Trikuspidalklappenendokarditis besteht bei über lange Zeit intensivmedizinisch behandelten Patienten sowie intravenösem Drogenabusus. Bei diesen Endokarditiden handelt es sich häufig um Mischinfektionen, z.T. mit Pilzbeteiligung.

Nachweisdiagnostik

Die rechtsseitigen Klappenfehler erzeugen über eine Rechtsherzinsuffizienz meist unspezifische Symptome mit Leberstauung, Halsvenenstauung und peripheren Ödemen. Sie sind der echokardiographischen Diagnostik gut zugänglich.

Therapie

Therapeutisch steht meist die Behandlung der Grundkrankheit im Vordergrund. Stauung und Volumenretention werden durch Diuretika behandelt. Die symptomatische Pulmonalstenose mit einem Spitzengradienten > 40 mmHg sollte einer Intervention zugeführt werden. Eine operative Behandlung der Trikuspidalinsuffizienz kommt in der Regel nur im Zusammenhang mit der Sanierung der Grundkrankheit (z.B. Mitralklappenfehler) in Frage.

14.6 Nachsorge bei prothetischem Herzklappenersatz

Trotz einer unbestrittenen Prognoseverbesserung durch den Herzklappenersatz ist diese Therapie mit einer erheblichen Morbidität in Form von thromboembolischen Komplikationen, Blutungen unter Antikoagulation, Prothesenendokarditiden, Prothesendysfunktion und Mortalität in Abhängigkeit von Implantations-Lokalisation, Alter und Komorbidität behaftet.

Definition

Bei der Auswahl eines Klappenersatzes unterscheidet man zwischen mechanischen und biologischen Prothesen (inkl. Homograft). Hauptgesichtspunkte sind hierbei die Notwendigkeit einer lebenslangen Antikoagulation bei mechanischen Klappen und die begrenzte Lebensdauer biologischer Klappen. Aus Metaanalysen geht hervor, dass die Thromboserate mechanischer Prothesen trotz Antikoagulation mit 0,1–0,6 Thrombosen pro 100 Klappenjahren deutlich höher liegt als bei Bioprothesen (< 0,1) (**Empfehlungsgrad A; 3**).

Diagnostik

Die Nachsorgeuntersuchung von Patienten mit prothetischem Klappenersatz umfasst neben Anamnese und körperlicher Untersuchung vor allem die Auskultation und insbesondere die dopplerechokardiographische Analyse. Bei mechanischen Herzklappen fallen bei der körperlichen Untersuchung laute, hochfrequente metallische Schließungsklicks auf. Das Fehlen eines Schließungsklicks sollte an eine Thrombosierung denken lassen. Unspezifische systolische Geräusche sind häufig, diastolische dagegen immer pathologisch. Nach mechanischem Klappenersatz ist laborchemisch häufig eine geringe Hämolyse mit leichtgradiger Serum-LDH-Erhöhung, erniedrigtem Haptoglobin und geringem Retikulozytenanstieg festzustellen. Eine erhebliche Hämolyse kann ein Hinweis auf eine Klappendysfunktion sein. Zur Beurteilung einer eventuellen Klappendysfunktion ist eine sorgfältige dopplerechokardiographische Analyse unmittelbar nach postoperativer Entlassung unter Kenntnis von Klappentyp und -größe für die weitere Beurteilung erforderlich. Die Frequenz weiterer Untersuchungen ist im Wesentlichen vom individuellen Ausgangsbefund und dem Beschwerdebild abhängig.

Antikoagulation

Alle mechanischen Prothesen erfordern eine lebenslange Antikoagulation (INR 2,5–3,5 in Mitralposition und 2,0-3,5 in Aortenposition). Die Thrombosegefahr ist am höchsten in Trikuspidal-, gefolgt von Mitral- und Aortenposition. Biologische Prothesen sollten in den ersten drei postoperativen Monaten antikoaguliert werden (INR 2,5–3,5) (**Empfehlungsgrad C; 1**). Danach ist eine Antikoagulation nur bei Patienten mit Vorhofflimmern oder nach stattgehabter Embolie sowie schwer eingeschränkter linksventrikulärer Funktion erforderlich.

Prothesenendokarditis

Herzklappenprothesen sind besonders anfällig für infektiöse Endokarditiden. Daher ist bei diesem Patientenkollektiv eine sorgfältige Endokarditisprophylaxe erforderlich (s. Beitrag D 12 „Prophylaxe bakterieller Endokarditiden"). Das kumulative Risiko liegt im ersten postoperativen Jahr bei 1–3% und nach 5 Jahren bei 3–6%. Bei mechanischen Prothesen spielen sich die Entzündungsvorgänge vorwiegend im Bereich des Nahtringes ab. Bei Bioprothesen können auch die Klappensegel betroffen sein. Abszessbildungen sind häufig, Komplikations- und Mortalitätsraten hoch. Diagnostisches Mittel der Wahl ist die transösophageale Dopplerechokardiographie. Die klinische Bedeutung des Verfahrens liegt in 1. der Diagnosestellung bei Patienten mit Verdacht auf Endokarditis und negativen Blutkulturen oder bereits begonnener antibiotischer Behandlung, 2. der Diagnostik von Komplikationen (Abszessbildung, Klappendehiszenz oder großen Vegetationen mit hohem Embolierisiko), 3. der Effizienzkontrolle einer antibiotischen Therapie und 4. der Indikationsstellung bzw. Planung einer Operation.

Grundsätzlich ist eine Klappenendokarditis konservativ nur schwer beherrschbar. Sehr häufig ist ein erneuter Klappenersatz erforderlich. Nachweisdiagnostik und Therapie der Prothesenendokarditis entsprechen den in Beitrag D 11 aufgeführten Leitlinien.

Literatur

1. Bonow OR et al.: Guidelines for the management of patients with valvular disease. Circulation 98 (1998) 1949–1984.
2. Gohlke-Bärwolf C, Acar J, Oakley C et al.: Empfehlungen zur Thromboembolieprophylaxe bei Herzklappenerkrankungen der Working Group on Valvular Heart Disease, European Society of Cardiology. Z Kardiol 84 (1995) 1018–1032.
3. Grunkemeier GL, Rahimtoola SH (2000) Long-term performance of heart valve prostheses. Curr Probl Cardiol 25: 73–154
4. Horstkotte D, Hohnloser S, Keller F, Kolde HJ, Müller-Beißenhirtz W, Taborski U, Webering F: Empfehlung zur Einführung der Internationalen Normierten Ration (INR) als objektives Maß für die Intensität einer oralen Antikoagulantien-Therapie. Z Kardiol 83 (1994) 676–680.
5. Iung B, Gohlke-Bärwolf C, Tornos P et al.: Recommendations on the management of the asymptomatic patient with valvular heart disease. Eur Heart J 23 (2002) 1253–66.

6. Otto CM, Burwash IG, Legget ME, Munt BI, Fujioka M, Healy NL, Kraft CD, Miyake-Hull CY, Schwaegler RG (1997) Prospective study of asymptomatic valvular aortic stenosis. Circulation 95:2262–70

15 Angeborene Fehlbildungen des Herzens und der großen Gefäße im Erwachsenenalter

S. Mohr-Kahaly

Definition und Basisinformation

Patienten mit angeborenen Fehlbildungen des Herzens im Erwachsenenalter stellen ein sehr spezielles und heterogenes Patientenkollektiv dar. Es kann in vier Gruppen unterteilt werden:
- Patienten, bei denen die Fehlbildung des Herzens oder der großen Gefäße erst im Erwachsenenalter diagnostiziert wird (z.B. bikuspide Aortenklappe, Vorhofseptumdefekt, Morbus Ebstein, Aortenisthmusstenose, korrigierte Transposition der großen Gefäße).
- Patienten, bei denen im Kindesalter eine definitive Korrektur vorgenommen wurde, die im Erwachsenenalter im Wesentlichen asymptomatisch sind, bzw. bei denen das operative Ergebnis überprüft werden muss (z.B. Vorhofseptumdefekt, Ventrikelseptumdefekt, Z.n. Verschluss eines Ductus arteriosus Botalli).
- Patienten mit komplexen Fehlbildungen, bei denen durch eine Teilkorrektur ein Überleben ins Erwachsenenalter möglich ist, bei denen jedoch durch die Komplexität der Erkrankung und der vorgenommenen Korrekturen Komplikationen und Re-Operationen zu erwarten sind (z.B. Fallot-Tetralogie, Patienten mit Fontanzirkulation).
- Patienten mit komplexen Fehlbildungen und Eisenmengerreaktion, bei denen sich nur eine konservative medikamentöse Therapie anbietet.

Basisdiagnostik

- Ausführliche Anamnese mit Hinzuziehen aller Vorbefunde, Herzkatheter- und OP-Berichte.
- Körperliche Untersuchung mit Erhebung eines Pulsstatus und Blutdruckmessung an allen Extremitäten sowie Pulsoximetrie bei zyanotischen Patienten.
- 12-Kanal-EKG.
- Transthorakale ein- und zweidimensionale, echokardiographische Untersuchung (TTE) des Herzens, der Pulmonalarterien und des Aortenbogens sowie Doppleruntersuchung aller vier Herzklappen sowie ggf. von Shuntverbindungen.
- Röntgen-Thoraxuntersuchung bei Erstdiagnostik sowie zur Beurteilung der Lungenperfusion (bei Shuntvitien und kritischen Stenosen) und von Begleitfehlbildungen des Thorax.

Zusatzdiagnostik

Labordiagnostik: Blutbild, Gerinnungsparameter, Leberenzyme, Elektrolyte und harnpflichtige Substanzen. Bei Patienten mit komplexen, teilkorrigierten Vitien und bei Shuntvitien mit Eisenmengerreaktion sind regelmäßige Blutgasanalyse mit Sauerstoffsättigung und Blutbildkontrollen empfehlenswert.
Molekulargenetische Untersuchungen bei vererbbaren Fehlbildungen des Herzens.
Kardiopulmonaler Belastungstest zur Überprüfung der individuellen Leistungsfähigkeit.
Lungenfunktionsuntersuchung zur Differenzierung von kardial und nicht kardial bedingter Dyspnoe sowie assoziierten pulmonalen Erkrankungen.
Langzeit-EKG bei komplexen Vitien und bei klinischer Symptomatik.
Transösophageales Echokardiogramm (TEE) bei Verdacht auf Herzklappen- oder Prothesendysfunktion, zur Beurteilung der Funktion von rechtem und linkem Ventrikel, von Shuntverbindungen und Anastomosen im Bereich der Vorhöfe, von Ausflussbahnobstruktionen sowohl rechts- als auch linksventrikulär sowie während interventioneller Maßnahmen (Valvuloplastien, Deviceverschlüsse, Stents), bei Verdacht auf Endokarditis oder kardiale Thromben.
Langzeit-Blutdruckmessung (insbesondere bei Aortenisthmusstenosen prä- und postoperativ).
MRT prä- oder postoperativ bei komplexen Fehlbildungen des Herzens und der großen Gefäße.
Invasive Herzkatheterdiagnostik.
Präoperativ: Bei komplexen Fehlbildungen sowie bei Erstdiagnose der kardialen Fehlbildung im Erwachsenenalter ggf. mit Überprüfung der Reaktivität des Lungengefäßsystems (O_2).
Postoperativ: Zur Überprüfung des funktionellen Ergebnisses sowie bei Verdacht auf Dysfunktionen von Prothesen und von rekonstruktiven operativen Maßnahmen ggf. mit **interventionellen Maßnahmen** (Stents, Deviceverschlüsse und Valvuloplastien).
Elektrophysiologische Untersuchungen werden zur Klärung von ventrikulären oder supraventrikulären Tachy- oder Bradyarrhythmien durchgeführt.

Prophylaxe

Eine Endokarditisprophylaxe ist bei allen angeborenen Fehlbildungen mit Ausnahme eines unkompliziert operierten Vorhof- oder Ventrikelseptumdefektes oder eines Ductus arteriosus Botalli erforderlich (s. Beitrag D 14 Erworbene Herzklappenfehler).

Beratung

Bei Frauen mit angeborenen Fehlbildungen des Herzens ist eine Schwangerschaftsberatung (z.B. Kontraindikation schwere pulmonale Hypertonie) sowie während einer Schwangerschaft eine interdisziplinäre Betreuung durch ein Team (Kardiologen, Gynäkologen, Kinderkardiologen, Anästhesisten) anzustreben.

15.1 Links- und rechtsseitige Obstruktionen

15.1.1 Kongenital bikuspide Aortenklappe

Definition

Mit einer Prävalenz von 1–2% in der Bevölkerung ist sie die häufigste angeborene Fehlbildung des Herzens. Die Aortenklappe kann funktionell normal sein und bleiben, im Lauf des Lebens stenosieren oder insuffizient werden. Es besteht eine Assoziation mit Aortenisthmusstenosen und dem Risiko einer Aortendissektion.

Diagnostik

Basisdiagnostik s.o.
Verlaufsuntersuchungen sind bei Patienten ohne funktionelle Aortenklappenstenose oder Insuffizienz regelmäßig ca. alle 5 Jahre sinnvoll, bei vorhandener funktioneller Anomalie ist eine einmal jährliche Wiederholung der Basisdiagnostik empfehlenswert.

Therapie

Es ist keine spezifische Behandlung erforderlich, ein prothetischer Aortenklappenersatz oder alternativ eine Ross-Operation ist nur bei erworbener Aortenklappenstenose oder -insuffizienz indiziert.

15.1.2 Kongenitale Aortenstenose

Aortenklappenstenose

Definition: Durch die Fusion der Kommissuren bei bikuspid- oder uniskupider Klappenanlage bedingt.
Diagnostik: Basisdiagnostik, sonst wie bei erworbener Aortenklappenstenose.
Therapie: Bei valvulärer Stenose ist alternativ zum prothetischen Klappenersatz, die Valvuloplastie oder die operative Kommissurotomie möglich. Wenn der Aortenklappenapparat hypoplastisch ist, wären die Implantation eines Homografts, eine Ross-Operation oder ein prothetischer Klappenersatz alternative Behandlungsmöglichkeiten.

Fibromuskuläre subvalvuläre Stenose

Definition: Bedingt durch eine fibromuskuläre, membranöse oder tunnelförmige Stenose des linksventrikulären Ausflusstrakts ggf. unter Einbeziehung der Mitralsegel.
Diagnostik: Basisdiagnostik und transösophageale Echokardiographie.
Therapie: Operative Resektion der Ausflussbahnobstruktion bereits bei einem Druckgradienten > 30 mmHg.

Supravalvuläre Aortenstenose

Extrem selten, oft verbunden mit Koronaranomalien und Nierenarterienstenosen.
Diagnostik: Basisdiagnostik, Röntgenaufnahme des Thorax, Herzkatheterdiagnostik, ggf. transösophageale Echokardiographie oder MRT, Molekulargenetik.
Therapie: Operative Erweiterung der Aorta ascendens ggf. mit Patchplastik eventuell mit Bypassoperation.

15.1.3 Aortenisthmusstenose

Definition

Verengung der Aorta descendens distal des Abgangs der Arteria subclavia sinistra (postduktal = Erwachsenentyp). Präduktale Aortenisthmusstenosen sind mit einem offenen Ductus arteriosus Botalli kombiniert und extrem selten im Erwachsenenalter.

Diagnostik

Basisdiagnostik einschließlich Röntgenuntersuchung des Thorax und Druckmessung an den oberen und unteren Extremitäten vor und ggf. nach Ergometrie, MRT der thorakalen Aorta, ggf. transösophageale Echokardiographie. Angiographie bei geplanter Ballondilatation bzw. präoperativ.
Postoperativ sollte eine Basisdiagnostik in regelmäßigen Abständen zusätzlich mit Ergometrie und Druckmessung an den Beinen sowie eine Langzeit-Blutdruckmessung erfolgen. Bei Verdacht auf Restenosierung oder Aneurysmabildung kann eine MRT oder Computertomographie erforderlich sein.

Therapie

Die chirurgische Therapie als End-zu-End-Anastomose oder Gefäßprotheseimplantation oder die interventionelle transluminale Angioplastie mit Stentimplantationen bei membranösen Stenosen bzw. bei Rezidivstenosen sind mögliche Verfahren. Eine medikamentöse antihypertensive Therapie ist notwendig, wenn nur eine unzureichende Blutdrucksenkung durch die oben genannten Maßnahmen erreicht wird.

15.1.4 Pulmonalstenose

Valvuläre Pulmonalstenose

Definition: Durch Fusion der Kommissuren bedingt.
Diagnostik: Basisdiagnostik bei Erstdiagnose und bei regelmäßigen Verlaufsuntersuchungen (s.o.). Herzkatheterdiagnostik bei höhergradigen Stenosen.
Therapie: Bei leichtgradigen Stenosen (Gradient < 50 mmHg) sind lediglich Verlaufskontrollen, bei höhergradigen valvulären Stenosen (Gradient > 50 mmHg) insbesondere bei jüngeren Patienten mit nicht-kalzifizierter Klappe ist eine Ballondilatation indiziert. Ist sie nicht erfolgreich oder erfolgversprechend, so sollte eine chirurgische Valvuloplastie und ggf. eine Prothesenimplantation erfolgen.
Prognose: Postoperativ oder postinterventionell ist sie gut.

Fibromuskuläre subvalvuläre Pulmonalstenose

Definition: Durch eine fibromuskuläre Einengung der rechtsventrikulären Ausflussbahn bedingt und häufig kombiniert mit einem VSD oder komplexen Fehlbildungen.
Diagnostik: Basisdiagnostik und TEE ggf. MRT.
Therapie: Operative Resektion ggf. mit Patchplastik und operativer Korrektur der Begleitvitien.

15.2 Shuntvitien

15.2.1 Vorhofseptumdefekt (ASD) und offenes Foramen ovale (PFO)

Definition

Der **Ostium-secundum-Defekt** ist neben der bikuspiden Aortenklappe das häufigste kongenitale Vitium im Erwachsenenalter und in ca. 20% der Patienten verbunden mit einem Mitralklappenprolaps. Der **Sinus-venosus-Defekt** liegt im posterioren Bereich in Höhe der Einmündung der rechtsseitigen Lungenvenen und der Vena cava superior und kann verbunden sein mit Fehleinmündungen der (rechtsseitigen) Lungenvenen.
Der **Ostium-primum-Defekt** wird meist bereits im Kindesalter behandelt, wenn er mit AV-Klappenanomalien (partieller AV-Kanal) kombiniert ist.
Das **offene Foramen ovale** persistiert in ca. 30% der Bevölkerung und kann paradoxe Embolien begünstigen.

Diagnostik

Basisdiagnostik mit transösophagealer Echokardiographie und Kontrastechokardiogramm, Röntgenaufnahme des Thorax. Regelmäßige Kontrolluntersuchungen sind entsprechend der klinischen Symptomatik erforderlich. Bei Erstdiagnose eines zumindest mittelgroßen Vorhofseptumdefekts im Erwachsenenalter sowie zur präoperativen Diagnostik ist eine kombinierte Rechts- und Linksherzkatheteruntersuchung mit Shuntdiagnostik nötig.

Therapie

Es sollte ein Verschluss des Vorhofseptumdefekts ab einem Shuntverhältnis von QP : QS 1,5 : 1 ohne vorhandene schwere pulmonale Hypertonie (Gesamtlungenwiderstand (TPR) < 640 dyn/sec/cm^{-5}) angestrebt werden. Bei Defekten mit vorhandenem Randsaum > 0,4 cm sowie bei offenem Foramen ovale nach abgelaufener vermutlich paradoxer Embolie ist ein interventioneller Verschluss möglich. Alternativ ist bei kleineren Defekten oder offenem Foramen ovale nach abgelaufenen vermuteten paradoxen Embolien eine Marcumarisierung mit einem INR-Wert von 2,5–3 möglich. Bei Sinus-venosus-Defekten, großen oder multiplen Defekten oder Defekten ohne ausreichenden Randsaum ist ein operativer Verschluss zu erwägen.

Prognose

Sie ist bei Operation vor dem 40. Lebensjahr sehr gut. Eine spätere Operation verbessert noch die klinische Symptomatik, weniger die Überlebensrate. Im höheren Lebensalter treten häufig atriale Tachyarrhythmien und atrioventrikuläre Leitungsstörungen auf.

15.2.2 Ventrikelseptumdefekt (VSD)

Definition

Meist handelt es sich um Defekte im Bereich der Pars membranacea (perimembranöse Defekte), seltener um muskuläre Defekte (< 20%) des Kammerseptums.

Diagnostik

Basisdiagnostik bei Erstdiagnose und im Rahmen von regelmäßigen Verlaufsuntersuchungen (s.o.). Zusätzlich Röntgenaufnahme des Thorax, Rechts- und Linksherzkatheteruntersuchung mit Shuntdiagnostik präoperativ bzw. zur Klärung einer OP-Bedürftigkeit.

Therapie

Ein konservatives Vorgehen ist bei kleinen Defekten (QP : QS < 1,5–2,0 : 1) ohne pulmonale Hypertonie und bei großen Defekten mit pulmonaler Hypertonie und Druckangleich indiziert. Ein chirurgischer Verschluss ist bei mittleren und größeren Defekten mit normalen oder mäßig erhöhten pulmonalen Druckwerten anzustreben. In seltenen Fällen ist ein interventioneller Verschluss möglich.

Prognose

Sie wird bestimmt durch die Größe des Defektes und das Alter des Patienten zum Zeitpunkt der Operation. Als Komplikationen können Endokarditis, Aortenklappeninsuffizienz und AV-Blockierungen auftreten.

15.2.3 Ductus arteriosus Botalli

Definition

Persistieren der fetalen Shuntverbindung zwischen Pulmonalarterienbifurkation und Aorta descendens distal des Abgangs der Arteria subclavia sinistra mit resultierendem Links-rechts-Shunt und linksventrikulärer Volumenbelastung. Bei großem Defekt kommt es zur Entwicklung einer pulmonalen Hypertonie mit Shuntumkehr.

Diagnostik

Basisdiagnostik kombiniert mit Röntgenaufnahme des Thorax und transösophagealer Echokardiographie. Eine Rechts- und Linksherzkatheteruntersuchung ist für die präoperative Abklärung oder im Rahmen eines geplanten interventionellen Verschlusses notwendig.

Therapie

Die interventionelle Katheterokklusion ist die Therapie der Wahl, gefolgt von der chirurgischen Ligatur, die jedoch bei Verkalkungen des Ductus im Erwachsenenalter technisch schwierig sein kann.

15.3 Komplexe Vitien

Die Vielzahl der komplexen angeborenen Fehlbildungen des Herzens und der großen Gefäße lassen sich in diesem Manual nicht darstellen. Es wird auf einschlägige Spezialliteratur verwiesen. Exemplarisch werden wenige, häufig vorkommende, komplexe Vitien besprochen.

15.3.1 Fallotsche Tetralogie

Definition

Eine Kombination von reitender Aorta, hochsitzendem Ventrikelseptumdefekt, Pulmonalstenose und rechtsventrikulärer Hypertrophie.

Diagnostik

Basisdiagnostik kombiniert mit Röntgenaufnahme des Thorax, Langzeit-EKG. Bei Verdacht oder Nachweis von therapiebedürftigen ventrikulären Arrhythmien ist eine invasive elektrophysiologische Untersuchung, präoperativ und bei angestrebter Re-Operation eine Herzkatheteruntersuchung mit Shuntdiagnostik erforderlich.

Therapie

Die chirurgische Korrektur ist die Behandlung der Wahl, eine Herzschrittmacherimplantation bei höhergradigen AV-Blockierungen indiziert. In seltenen Fällen mit malignen ventrikulären Arrhythmien kann ggf. eine interventionelle Ablation oder die Implantation eines automatischen implantierbaren Kardioverters und Defibrillators erforderlich werden.

Prognose

Die Langzeitprognose ist relativ gut bei erfolgreicher Operation im Kleinkindalter. Im postoperativen Verlauf versterben jedoch 0,5–5,5% der Patienten am plötzlichen Herztod durch ventrikuläre Arrhythmien (insbesondere bei RV-Druckwerten > 60 mmHg systolisch postoperativ). Bei ca. 2% der Patienten kommt es zum kompletten AV-Block, bei ca. 15% zu einer Re-Operation.

15.3.2 Transposition der großen Gefäße

Definition

Die Aorta entspringt vorn aus dem anatomisch rechten Ventrikel, die Pulmonalarterie dorsal aus dem linken Ventrikel. Ein Überleben in das Erwachsenenalter ist möglich durch zusätzliche Shuntverbindungen (Vorhofseptumdefekt, Ductus Botalli, Ventrikelseptumdefekt oder Rashkind-Ballon-Septostomie sowie nach erfolgter Mustard-, Senning- oder „Arterial-switch"-Operation im Kindesalter).

Diagnostik

Basisdiagnostik in einjährlichem Abstand, ggf. transösophageale echokardiographische Untersuchung, Belastungs- und Langzeit-EKG. Zur Abklärung von unklaren atrialen Brady- und Tachyarrhythmien ist eine elektrophysiologische Untersuchung sinnvoll. Bei Verdacht auf Koronarischämie nach „Arterial-switch"-Operation ist eine Koronarangiographie erforderlich.

Therapie

Bei vorhandener Herzinsuffizienz wird eine kombinierte Behandlung mit ACE-Hemmer, Digitalis und Diuretika, eine antiarrhythmische Therapie in Abhängigkeit vor der klinischen Symptomatik durchgeführt. Sie folgt den allgemeinen Richtlinien.

Anmerkungen: Zu dem Thema angeborene Fehlbildungen des Herzens im Erwachsenenalter existieren bisher keine randomisierten kontrollierten Langzeitstudien. Die hier erwähnten Diagnostik- und Therapieempfehlungen entsprechen Empfehlungen der Grade B und C.

16 Herztumore

H. Lambertz

Definition und Basisinformation

Herztumore werden in primäre und sekundäre Tumore, die überwiegend Metastasen darstellen, unterteilt.

Primäre Herztumore

Primäre Tumore des Herzens und des Perikardiums sind selten. Ihre Häufigkeit wird mit 0,02–0,08% sämtlicher Autopsien angegeben.

Die klinische Symptomatik ist häufig uncharakteristisch. Sie besteht in Belastungsdyspnoe, unklarem Fieber, Gewichtsverlust, Dyspnoeanfällen, Schwindel/Synkopen, plötzlichem Herztod oder Hämoptysen. Bei der ätiologischen Abklärung von valvulären Herzerkrankungen, einer Herzinsuffizienz, Arrhythmien, Leitungsstörungen, bisher nicht geklärter Synkopen, unklarem Fieber und sowohl Lungen- als auch Großkreislaufembolien muss immer an die Möglichkeit des kardialen Tumorleidens gedacht werden (Tab. D.16-1). In etwa drei Viertel sind die primären Herztumore benigne, in einem Viertel maligne. Bei den benignen Formen dominiert im Erwachsenenalter das Myxom.

Myxome: Myxome werden in allen Altersgruppen diagnostiziert, vorwiegend jedoch im dritten bis sechsten Lebensjahrzehnt und beim weiblichen Geschlecht. Über eine familiäre Häufung wurde berichtet. Beim Myxomkomplex werden neben dem kardialen Befall auch kutane Myxome, Fibroadenome der Mamma, eine Lentiginosis sowie Hypophysen- als auch Hodentumore beobachtet.

Myxome finden sich vorwiegend in den Vorhöfen, im linken fünfmal häufiger als im rechten. Der Ursprung im Bereich der Fossa ovalis ist typisch. Ventrikuläre und multilokuläre Lokalisationen sind dagegen seltener. Das klinische Bild wird bestimmt von der Tumorlokalisation, seiner Größe und seiner Beweglichkeit. Villöse Myxome mit deutlich erhöhtem Embolisationsrisiko werden von soliden Formen unterschieden.

Die chirurgische Resektion ist die Therapie der Wahl.

Rhabdomyome: Rhabdomyome sind mit 40% die häufigsten benignen Herztumore im Kindesalter. Etwa ein Drittel der Patienten mit tuberöser Sklerose haben ein kardiales Rhabdomyom. Das Größenwachstum ist in der Regel begrenzt. Im Allgemeinen überwiegt eine multilokuläre Lokalisation. Die Tumore liegen überwiegend in der linken Kammer und im interventrikulären Septum, je nach Größe intramural mit Vorwölbung oder in die jeweilige Herzkavität.

Die Therapie muss von der Symptomatik abhängig gemacht werden. Bei fehlenden klinischen Beschwerden wird zugewartet. Eine vollständige chirurgische Resektion ist häufig technisch nicht möglich.

Lipome: Zusammen mit der lipomatösen Hypertrophie des Vorhofseptums beträgt ihr Anteil an den benignen kardialen Tumoren 14%. Die Lokalisation im linken Ventrikel und im rechten Vorhof überwiegt. Lipome subepikardialen Ursprungs können zu einer extrakardialen Kompression und somit zum Bild einer Herzinsuffizienz, solche im Vorhofseptum zu Vorhofleitungsstörungen und zu Fettembolien führen.

Eine chirurgische Resektion ist dann angezeigt.

Sarkome: Sarkome des Herzens sind selten. In der Häufigkeit wird das Angiosarkom vom Rhabdomyosarkom und dem Fibrosarkom gefolgt.

Perikardzysten: Perikardzysten sind in der Regel Zufallsbefunde bei der Röntgen-Aufnahme des Thorax. Zwei Drittel sind an der rechten Herzseite gelegen. Nur selten beklagen die Patienten untypische Thoraxschmerzen oder Reizhusten.

Eine Exstirpation ist nur bei symptomatischen Zysten angezeigt.

Sekundäre Herztumore

Sekundäre Herzumore sind 20- bis 40-mal häufiger als primäre Tumoren. Sie liegen überwiegend im Myokard auf der rechten Herzseite. Ihre Größe ist variabel. Sie sind jedoch meist klein, multipel und klinisch in der Regel stumm. Bei Beeinträchtigung des Reizleitungssystems treten Herzrhythmusstörungen auf. Maligne Lymphome und Metastasen von Karzinomen der Mamma und der Lunge, sowie von Melanomen überwiegen; ein Perikardbefall ist häufig.

Tabelle D.16-1 Differentialdiagnostik kardialer Tumore.

Linker Vorhof
- Mitralvitium
- pulmonale Hypertonie
- primäre Lungenerkrankung
- zerebrovaskulärer Insult*
- Endokarditis
- Vaskulitis

Rechter Vorhof
- Trikuspidalvitium
- pulmonale Hypertonie
- Lungenembolie
- Pericarditis constrictiva
- Perikarditis

Rechter Ventrikel
- Pulmonalklappenstenose
- infundibuläre Stenose
- Lungenembolie
- pulmonale Hypertonie
- Perikarditis

Linker Ventrikel
- Aortenklappenstenose
- subvalvuläre Stenose
- zerebrovaskulärer Insult*
- murale Thromben
- Kardiomegalie

* insbesondere bei villösem Myxom

Ausschlussdiagnostik

Unter Berücksichtigung der Tumorlokalisation richtet sie sich nach der Differentialdiagnostik (s. Tab. D.16-1).

Nachweisdiagnostik

Herztumore verursachen uncharakteristische Symptome und entziehen sich deshalb meist der klinischen Diagnostik. Die Echokardiographie sowie die Kardio-MRT sind die diagnostischen Verfahren der Wahl. Mit der transthorakalen Echokardiographie gelingt häufig bereits der Nachweis. Mit der transösophagealen Echokardiographie können die Tumorlokalisation und die Tumorgröße und deren Mobilität mit hoher Genauigkeit erfasst werden. Mit den dünnen pädiatrischen Echoskopen können auch Kinder und Säuglinge problemlos untersucht werden. Bei Tumorlokalisation im rechten Herzen besteht die Möglichkeit der Punktion von Tumoren unter Echokontrolle. Ist eine transösophageale Echokardiographie technisch nicht möglich, so müssen Kardio-MRT und -CT alternativ diagnostisch eingesetzt werden.

Therapie

Die Therapie ist abhängig vom klinischen Beschwerdebild und der Tumorlokalisation. Beim Myxom ist die Tumorresektion die Therapie der Wahl, wobei sie in aller Regel kurativ ist. Andere Formen und Metastasen können dagegen meist nicht operiert werden.

Nachsorge

Nach Myxomexstirpation sind regelmäßige echokardiographische Kontrollen sinnvoll (zuerst halbjährlich, dann jährlich). Rezidive werden in seltenen Fällen beobachtet.

Leitlinien

L1. Leitlinien der Deutschen Gesellschaft für Thorax-, Herz- und Gefäßchirurgie: Chirurgische Therapie von Herztumoren. AWMF online (2001).

Literatur

1. Chitwood WR Jr.: Cardiac neoplasms: J Card Surg 3 (1988) 119–154.
2. Edwards A: Carneys syndrome: complex myxomas. Report of four cases and review of the literature. Cardiovasc Surg 10 (2002) 264–275.

17 Funktionsanalyse implantierter Herzschrittmacher und Defibrillatoren

17.1 Herzschrittmacher

D. Andresen, B. Lemke

Definition

Grundlage der vorliegenden Leitlinien zur „Funktionsanalyse implantierter Herzschrittmacher" sind die 2005 aktualisierten „Leitlinien zur Herzschrittmachertherapie" der „Deutschen Gesellschaft für Kardiologie – Herz- und Kreislaufforschung" sowie die für die ambulante Nachsorge festgelegten Richtlinien der Kassenärztlichen Bundesvereinigung.

Die **Aufgaben der Schrittmachernachsorge** sind stetige Optimierung der Stimulationsform unter Berücksichtigung der sich verändernden individuellen Bedingungen sowie das rechtzeitige Erkennen und die Beseitigung von Störungen oder Komplikationen.

Voraussetzungen

Fachliche Voraussetzung

Herzschrittmacherkontrollen dürfen nur Ärzte durchführen, die die Qualifikationsvoraussetzungen erfüllen. Für Vertragsärzte legen die Richtlinien der Kassenärztlichen Bundesvereinigung fest, dass für die „Basisuntersuchung" mindestens 200 Schrittmacherkontrollen, einschließlich Befundung, unter Anleitung und Aufsicht eines entsprechend qualifizierten Arztes nachgewiesen werden müssen. Die „Erweiterte Kontrolluntersuchung" setzt die Teilgebietsbezeichnung „Kardiologie" voraus oder den Nachweis von mindestens 200 entsprechenden Untersuchungen unter Anleitung und Aufsicht, davon mindestens 100 bei Zweikammer- bzw. frequenzadaptierenden Systemen.

Apparative Voraussetzungen

Schrittmacherkontrollierende Einrichtungen müssen über folgende apparative Voraussetzungen verfügen: Programmiergerät für den zu kontrollierenden Schrittmacher, ein zur Schrittmacherfunktionskontrolle geeignetes EKG-Gerät, einen Testmagneten, sowie eine Notfallausrüstung zur kardiopulmonalen Reanimation, einschließlich Defibrillation.

Durchführung der Kontrollen

Anamnese

Die Anamnese erfasst die Beschwerden der Grunderkrankung und die Symptome, die die unmittelbare Indikation zur Herzschrittmachertherapie betreffen (Synkopen, Präsynkopen, körperliche Belastungsfähigkeit), aber auch mögliche Nebenwirkungen der Therapie (Schmerzen im Schrittmachertaschenbereich, Palpitationen, Zwerchfellzucken, Muskelstimulation).

Körperliche Untersuchung

Dazu gehören die Inspektion der Herzschrittmachertasche sowie die körperliche Untersuchung zur Erfassung einer möglichen Herzinsuffizienz oder anderer Herz-Kreislauf-Funktionsstörungen.

Herzschrittmacher-Basisuntersuchung

Eine Schrittmacherkontrolle erfolgt mithilfe eines für dien jeweiligen Schrittmacher bestimmten Programmiergerätes. Eine Schrittmacherüberprüfung allein durch Magnetauflage ist nur in Notfallsituationen zur orientierenden Prüfung des Batteriestatus angezeigt.

Zu jeder Herzschrittmacher-Kontrolle gehören die Feststellung des Eigenrhythmus, die Prüfung der Reizbeantwortung und Wahrnehmungsfunktion sowie die Beurteilung des Batteriezustandes. Optional können weitere Messungen vorgenommen werden:
- Reizschwellenbestimmung zur Optimierung der Herzschrittmacher-Stimulationsenergie
- Bestimmung der Sensing-Schwelle als Voraussetzung für eine optimale Programmierung der Wahrnehmungsfunktionen
- Abfragen der Datenspeicher, die wichtige Informationen über intermittierende Funktionsstörungen sowie Rhythmusstörungen enthalten können.

Erweiterte Kontrolluntersuchung

Neben der „Basisuntersuchung" gehören hierzu: die Abfrage des Batteriezustandes und der Elektrodenimpedanz; die Reizschwellenmessung zur Anpassung der Herzschrittmacher-Stimulationsenergie; die Bestimmung der Sensing-Schwelle zur Optimierung der Wahrnehmungsfunktion; das Auslesen der Datenspeicher zur Information über intermittierende Funktions- und Rhythmusstörungen und die Anfangs- und Endabfrage des Schrittmachersystems.

In Einzelfällen, besonders zur Kontrolle frequenzadaptierender und atriobiventrikulärer Systeme, werden auch Untersuchungen durchgeführt, die in der Lage sind, zusätzliche Schrittmacherfunktionsstörungen aufzudecken bzw. geeignet sind, spezifische Leistungsmodule zu überprüfen und individuell zu adjustieren (Belastungs-EKG, Langzeit-EKG, Röntgen-Aufnahme des Thorax, Spiroergometrie, Echokardiographie).

Herzschrittmacher-Funktionskontrolle im Einzelnen

Eigenrhythmus: Durch Registrierung eines Ruhe-EKG, evtl. nach Programmierung des Herzschrittmachers auf seine minimale Stimulationsfrequenz, wird geprüft, ob und wenn, welcher Eigenrhythmus (Vorhofflimmern, Sinusbradykardie, Ersatzrhythmus) vorliegt.

Reizschwellenbestimmung: Innerhalb der ersten 3 bis 6 Monate kommt es in aller Regel zum Anstieg der intraoperativ gemessenen Reizschwelle. Es wird empfohlen, als sog. sichere Stimulationsenergie eine

Amplitude zu programmieren, die doppelt so hoch ist wie die chronische Reizschwellenamplitude.

Sensing-Schwelle: Die Überprüfung der Sensing-Schwelle ist Voraussetzung für eine optimale Programmierung des Sensing-Verhaltens. Anzustreben ist dabei ein Wert, der 50% der chronischen Sensing-Schwelle entspricht. Bei unipolaren Sensing- und sehr niedrigen Schwellen, wie sie vor allem im Vorhof auftreten können, sollte gegebenenfalls mittels Provokationstest der mögliche inhibierende Einfluss durch Muskelpotentiale geprüft werden.

Programmierung: Obwohl die technische Ausstattung der heute implantierten Aggregate viele Möglichkeiten einer an die individuellen Erfordernisse und subjektiven Bedürfnisse ausgerichteten Programmierung bietet, werden diese oft nicht genutzt. Eine optimale Herzschrittmacher-Nachsorge ermöglicht deshalb auch die größtmögliche Nutzung der zur Verfügung stehenden Ressourcen der Schrittmachersysteme. Dazu gehört nicht nur die Programmierung auf eine energiesparende Stimulation, sondern u.U. auch die Optimierung des AV-Intervalls bei Zweikammer-Stimulation oder die Adjustierung frequenzadaptierender Parameter zur Optimierung dieser Stimulationsform. Und schließlich sei auf die komplexen Programmiervorgänge bei Patienten mit atriobiventrikulären Systemen hingewiesen, die spezielle fachliche Voraussetzungen und ständiges Training erfordert.

Zeitplan

Die **erste Funktionskontrolle** erfolgt unmittelbar nach Implantation, die zweite mit Magnetauflage sowie eine Röntgen-Aufnahme des Thorax in zwei Ebenen vor der Entlassung. Beide Untersuchungen dienen der Prüfung einer korrekten Elektrodenlage bzw. Testung eines adäquaten Stimulations- und Wahrnehmungsverhaltens. Die Prüfung der Wundverhältnisse lässt eine Herzschrittmacher-Tascheninfektion rechtzeitig erkennen.

Eine **zweite Funktionskontrolle** („erweiterte Kontrolluntersuchungen") sollte 4 bis 6 Wochen nach der Implantation erfolgen. Dabei können frequenzadaptierende Schrittmacher anhand von Belastungs- bzw. Langzeit-EKG-Untersuchungen den individuellen Bedürfnissen angepasst werden.

Eine **dritte Kontrolle** („erweiterte Kontrolluntersuchung") erfolgt 3 bis 6 Monate nach der Implantation. Bei dieser Kontrolle werden weitere Optimierungen vorgenommen wie die Programmierung der dauerhaften Stimulationsenergie und des Sensing-Wertes.

Im weiteren Verlauf finden alle 6 Monate Kontrolluntersuchungen statt. Bei Hinweisen auf Batterieerschöpfung, bei Schrittmachern, die über die empfohlene Amplitude hinaus programmiert wurden und bei epimyokardialen Systemen sind die Kontrollintervalle kürzer (z.B. dreimonatlich) zu wählen.

Befunddokumentation

Sämtliche erhobenen Befunde müssen schriftlich dokumentiert werden. Dabei muss auch dokumentiert werden, wann und aus welchem Grund Schrittmacherumprogrammierungen vorgenommen wurden. Die wesentlichen schrittmacherbezogenen Daten werden im Schrittmacherausweis des Patienten vermerkt.

Eine wichtige Voraussetzung zur Qualitätsverbesserung im Rahmen der Nachsorge von Herzschrittmacher-Patienten ist die lückenlose Dokumentation klinischer und gerätespezifischer Daten. Sie werden seit 2 Jahren in einem bundesweiten Register erfasst und ausgewertet. Die Darstellung der eigenen Daten im Spiegel der aller anderen Kliniken erlaubt jedem Einzelnen eine „Standortbestimmung". Wie gut bin ich? Was muss verbessert werden?

17.2 Kardioverter-Defibrillator
H. U. Klein

Definition und Basisinformation

Der implantierbare Defibrillator (ICD) ist die wirksamste Prophlaxe gegen den plötzlichen Herztod, wenn dieser durch lebensbedrohliche Kammertachykardien verursacht wird, oder ein Kreislaufstillstand durch Kammerflimmern oder Kammertachykardien überlebt wurde und mit hoher Wahrscheinlichkeit ein erneuter Kreislaufstillstand zu erwarten ist **(Sekundärprävention)**. Für ausgewählte Patienten mit einem hohen Arrhythmierisiko stellt die prophylaktische ICD-Implantation vor dem ersten Arrhythmieereignis eine etablierte Methode zur **Primärprävention** des plötzlichen Herztodes dar. Die medikamentöse antiarrhythmische Therapie hat sich in diesen Fällen als unsicher und bei eingeschränkter linksventrikulärer Funktion als gefährlich im Sinne einer proarrhythmischen Wirkung erwiesen. Andere nicht-medikamentöse Therapieverfahren, wie Katheterablation oder herzchirurgische Intervention mit elektrophysiologisch eingeleiteter Resektion eines arrhythmogenen Areals, haben heute im Vergleich zur ICD-Therapie nur noch eine geringe Bedeutung.

Der ICD besteht aus einem Gehäuse, das die Batterie, das Kondensatorsystem und die Elektronik beherbergt und einem endokardialen Elektrodensystem, über das eigene Herzaktionen wahrgenommen und Stimulationsimpulse oder Defibrillationsschocks abgegeben werden können. Alle derzeit verfügbaren ICD-Systeme bieten die Möglichkeit der antibradykarden (VVI mit oder ohne Frequenzadaptation sowie auch der AV-sequentiellen, d.h. DDD-Stimulation) und antitachykarden Stimulation (sog. Einzel-, Ramp- oder Burst-Stimulation). Die Möglichkeit der antitachykarden Stimulation mit sicherem Defibrillationsschutz hat die Indikation erweitert und die Häufigkeit der Schockapplikation reduziert.

Alle Arten der Intervention sind durch ein externes Programmiergerät variabel programmierbar (sog. Stufentherapie). Man unterscheidet antitachykarde Stimulation, niedrig energetische Kardioversion (bis 5 Joule) und Defibrillation. Die maximal verfügbare Defibrillationsenergie liegt abhängig vom Gerätetyp bei 30–36 Joule. Die Erkennung der Eigenaktionen sowie der Ereignisse, die zur Intervention des ICD geführt haben, sind über das Programmiergerät aus einem Elektrogrammspeicher abfragbar.

Das Elektrodensystem besteht entweder aus einer Elektrode mit ein oder zwei integrierten, 5–7 cm langen Defibrillationsspiralen oder aus zwei einzelnen Defibrillationssonden, die über die Vena subclavia eingeführt und im rechten Ventrikel und der oberen Hohlvene platziert werden. Bei den Defibrillatoren mit einem DDD-Schrittmachersystem ist eine weitere Elektrode im rechten Vorhof erforderlich. Moderne Systeme verfügen außerdem über eine weitere, linksventrikuläre Elektrode, die entweder über eine Koronarvene oder epikardial auf dem linken Ventrikel platziert wird und die Kombination von ICD- und Resynchronisationstherapie bei ausgewählten Patienten mit fortgeschrittener Herzinsuffizienz erlaubt.

Aufgrund der Verwendung biphasischer Schockformen für die Defibrillation sind heute nur noch in seltenen Ausnahmefällen (< 1%) durch Thorakotomie zu platzierende epikardiale Flächenelektroden erforderlich, um eine erfolgreiche Defibrillation zu erreichen. Eine bei Verwendung der endokardialen Elektrodensysteme selten zusätzlich (< 1% der Fälle) erforderliche dritte Defibrillationselektrode kann als subkutane Flächenelektrode oder mehrfingerige Sondenelektrode an der lateralen Thoraxwand appliziert werden.

Der Generator wird heute fast ausschließlich pektoral (subkutan oder submuskulär) wie ein gewöhnlicher Schrittmacher implantiert. Die meisten Geräte benutzen auch das Generatorgehäuse als Defibrillationselektrode (sog. „hot can"), wodurch die erforderliche Defibrillationsenergie reduziert wird.

Während der Implantation des ICD erfolgt eine sorgfältige Funktionsanalyse des Systems und eine Austestung der erforderlichen Defibrillationsenergie („Defibrillationsschwelle"-DFT), um einen genügend großen Sicherheitsbereich zur maximal im Gerät verfügbaren Energie zu gewährleisten.

Indikation

Die Indikationen zur ICD-Implantation sind in den Leitlinien verschiedener internationaler und nationaler (Kommission für klinische Kardiologie der Deutschen Gesellschaft für Kardiologie) Fachgesellschaften festgelegt (L4). Generell herrscht zwischen den verschiedenen Fachgesellschaften Übereinstimmung hinsichtlich der etablierten Indikationen zur ICD-Implantation. Allerdings ist die Wichtung des Empfehlungscharakters bei einzelnen Fachgesellschaften unterschiedlich. Die Fortschritte der Defibrillatortechnologie und die Ergebnisse prospektiver Studien zur Sekundär- und Primärprävention des plötzlichen Herztodes erfordern eine regelmäßige Überarbeitung dieser Leitlinien.

Eine **gesicherte Indikation** ist die Sekundärprävention bei ein- oder mehrmalig überlebtem tachykardiebedingten Kreislaufstillstand oder rezidivierenden anhaltenden Kammertachykardien, die mit einem gefährlichen Blutdruckabfall oder synkopalen bzw. präsynkopalen Zuständen verbunden sind. Die Kammertachykardie muss elektrokardiographisch dokumentiert sein. Eine Induzierbarkeit der Tachykardie während einer elektrophysiologischen Untersuchung ist nicht erforderlich. Die medikamentöse Therapierefraktärität wird heute wegen der Unzuverlässigkeit und der Proarrhythmie-Problematik von Antiarrhythmika für diese Indikationsstellung nicht mehr gefordert (**Evidenzstärke Ia, Empfehlungsgrad A**).

Eine **mögliche Indikation** ist gegeben, wenn als Ursache eines synkopalen Zustandes mit hoher Wahrscheinlichkeit eine ventrikuläre Tachyarrhythmie anzunehmen ist, eine solche durch programmierte Stimulation induzierbar und hämodynamisch nicht tolerabel ist und eine eingeschränkte linksventrikuläre Pumpfunktion (LVEF < 40%) vorliegt.

Eine weitere Indikation ist gegeben, wenn rezidivierende, hämodynamisch tolerierte Kammertachykardien durch programmierte Stimulation zuverlässig terminierbar sind, oder wenn eine mit hoher Wahrscheinlichkeit durch eine Ischämie ausgelöste Tachykardie nach Revaskularisation, d.h. Beseitigung der Ischämie, auslösbar bleibt (**Evidenzstärke Ia; Empfehlungsgrad A**).

Eine **gesicherte prophylaktische Indikation** zur ICD-Therapie besteht, wenn bei einer koronaren Herzkrankheit nach abgelaufenem Myokardinfarkt mit deutlich reduzierter linksventrikulärer Pumpfunktion (LVEF ≤ 35%) eine nicht anhaltende Kammertachykardie im Langzeit-EKG gefunden wird (mehr als 3 Schläge) und eine anhaltende Kammertachykardie induzierbar ist, die durch Klasse-I-Antiarrhythmika nicht zu unterdrücken ist (Ergebnis der MADIT-Studie) (5).

Eine gesicherte prophylaktische Indikation zum ICD besteht auch bei Patienten mit abgelaufenem Myokardinfarkt und einer linksventrikulären Ejektionsfraktion von ≤ 30% ohne Nachweis ventrikulärer Tachyarrhythmien (MADIT-II-Studie) (**Evidenzstärke Ia, Empfehlungsgrad A; 6**).

Aktuelle Studien haben auch einen Nutzen einer prophylaktischen ICD-Implantation bei Patienten mit nicht-ischämischer Kardiomyopathie und hochgradig eingeschränkter Pumpfunktion (LVEF ≤ 35%) gezeigt (SCD-Heft-Studie) (2). Es ist davon auszugehen, dass dieses Patientenkollektiv in den neu überarbeiteten Leitlinien berücksichtigt wird (**Evidenzstärke Ia, Empfehlungsgrad A**). Diese Einteilung in Evidenzstärke und Empfehlungsgrad entspricht allerdings nicht den Einteilungen in den Leitlinien der jeweiligen Fachgesellschaften.

Keine Indikation für einen ICD besteht hingegen, wenn eine behebbare Ursache für die Entstehung der Kammertachyarrhythmie verantwortlich war (z.B. Ischämie, akuter Myokardinfarkt, Elektrolytstörung), wenn die Kammertachykardie bei gut erhaltener linksventrikulärer Pumpfunktion asymptomatisch oder nicht anhaltend ist, oder wenn die Grund- oder eine Begleiterkrankung die Prognose des Patienten stark einschränkt.

Nachuntersuchung und Führung des ICD-Patienten

Während der Implantation wird eine vollständige Funktionsanalyse durchgeführt. Nach der Implantation muss eine definitive Programmierung der Interventionsparameter erfolgen; es ist nicht erforderlich, erneut eine Kammertachyarrhythmie zu induzieren.

Programmiert werden:
- Grenzwerte der Tachykardieintervention („cut-off-rate") für die verschiedenen Therapiezonen
- Grenzwerte der Intervention für Bradykardie („brady back-up pacing")
- Kardioversions- und Defibrillationsenergie
- Defibrillationsschockform
- Stimulationsmodi für antibradykarde und antitachykarde Stimulation
- die dem Gerätetyp eigenen Erkennungsparameter zur sicheren Differenzierung zwischen supraventrikulärer und ventrikulärer Tachykardie (z.B. „sudden onset", „rate stability", „sustained rate duration", Morphologie, AV-Assoziation).

Eine Kontrolluntersuchung des ICD-Patienten muss in drei- bis sechsmonatigen Abständen erfolgen. Gegebenenfalls muss aus ICD-technischen Gründen oder aufgrund des klinischen Zustandes des Patienten auch eine Kontrolle in kürzeren Abständen durchgeführt werden.

Die Kontrolluntersuchung beinhaltet:
1. Klinisch kardiologische Untersuchung
   - Auftreten von Myokardischämie
   - Änderung des Herzinsuffizienzstatus
   - Änderung des Grundrhythmus
   - Änderung der Medikamente, insbesondere Antiarrhythmika
2. Arrhythmie-Ereignisanamnese:
   - korrekte Intervention des ICD
   - falsche oder inadäquate Intervention (z.B. Schockabgabe oder ATP bei Sinustachykardie oder Vorhofflimmern)
3. Inspektion der Generatortasche und gegebenenfalls Überprüfung der Sondenlage (mittels Röntgen-Thorax-Aufnahme)
4. Abfrage des ICD mittels externen Programmiergeräts:
   - Episodenzähler (Speicherelektrogramme)
   - Anzahl und Art der Interventionen
   - Überprüfung der korrekten Wahrnehmung der Herzeigenaktion („sensing")
   - Analyse der Schrittmacherparameter (Stimulationsschwelle, Wahrnehmungsschwelle, Impedanz)
   - Überprüfung des Batteriestatus (Ladezeit, Erreichen der Austauschzeit)
   - ggf. Testen der Schockimpedanz (in Abhängigkeit vom Gerätetyp)
   - Löschen des Ereignisspeichers und Dokumentation im ICD-Ausweis
5. Besondere Untersuchungen bei Problemen oder Komplikationen:
   - Belastungs-EKG oder Langzeit-EKG bei Verdacht auf Überlappen der Herzfrequenzen bei langsamen Kammertachykardien mit Sinustachykardie oder Vorhofflimmern
   - erneute Bestimmung der Defibrillationsschwelle durch nicht invasives Auslösen von Kammerflimmern bei Neuverordnung oder Wechsel eines Antiarrhythmikums (Gefahr der ineffektiven Stimulation oder Defibrillation)
   - Überprüfen der Effektivität der antitachykarden Stimulation (etwa 90%) bei ineffektiver Stimulation oder Akzeleration der Tachykardie (etwa 3% der Tachykardien)
   - Röntgen-Thorax-Untersuchung oder Durchleuchtung bei Verdacht auf Elektrodendislokation oder Sondenbruch
6. Beratung und ggf. psychologische Betreuung bei Beeinträchtigung der Lebensqualität.

Die häufigste und schwerwiegendste Komplikation der ICD-Therapie stellen multiple, adäquate oder inadäquate Entladungen und die daraus resultierende erhebliche Beeinträchtigung des Patienten dar.
Weitere Komplikationen sind:
1. Gerätetechnische Probleme:
   - Sondenbrüche oder Isolationsdefekte, vorzeitige Generatorerschöpfung
   - Sondendislokation
   - Elektronik- oder Software-Probleme
   - Kommunikationsprobleme mit dem externen Programmiergerät
2. Kardiale Probleme:
   - Änderung des Grundrhythmus (besonders Wechsel zu Vorhofflimmern mit daraus resultierenden inadäquaten ICD-Entladungen oder ATP-Interventionen) und Zunahme einer Herzinsuffizienzsymptomatik
   - Reizschwellenanstieg oder Wahrnehmungsverlust können zu ineffektiver oder zu häufiger ICD-Intervention führen
   - Fortschreiten der kardialen Grundkrankheit mit Zunahme der Herzinsuffizienz, Neu- oder Wiederauftreten von Ischämie
3. Nichtkardiale Komplikationen:
   - Generatortascheninfektion: Eine Infektion der Generatortasche muss in der Regel zur Explantation des gesamten ICD-Systems führen. Eine antibiotische Therapie führt weder systemisch noch lokal zur Beseitigung der Infektion
   - Thrombusformation an der endokardialen Defibrillationssonde
   - Hautnekrose über der Generatortasche
   - Thrombose der elektrodenführenden Vene.

Die Prognose und Lebensqualität des ICD-Patienten hängen in erster Linie vom Verlauf und der therapeutischen Beeinflussbarkeit der kardialen Grunderkrankung ab. Der ICD kann die Wahrscheinlichkeit des plötzlichen Herztodes drastisch senken (< 1%/Jahr). In den letzten Jahren haben prospektive Studien gezeigt, dass sowohl bei der Sekundärprävention als auch bei der Primärprävention des plötzlichen Herztodes die Gesamtmortalität durch die ICD-Therapie gesenkt werden kann.

Eine generelle Regelung der Kraftfahrerlaubnis bei ICD-Trägern gibt es bisher nicht. Patienten, die im Rahmen der Sekundärprävention einen ICD erhalten haben, sollte zumindest für die ersten 6 Monate nach ICD-Implantation vom Autofahren abgeraten werden. Autofahren sollte außerdem bei synkopalen Zuständen vor ICD-Interventionen vermieden werden.

Leitlinien

L1. Gregoratos G, Cheitlin MD, Conill A, Epstein AE, Fellows C et al.: ACC/AHA Guidelines for Implantation of Cardiac Pacemakers and Antiarrhythmia Devices: Executive Summary. Circulation 97 (1998) 1325–1335.
L2. Hohnloser SH, Andresen D, Block M, Breithardt G, Jung W, Klein HU, Kuck KH, Lüderitz B, Steinbeck G:

Leitlinien zur Implantation von Defibrillatoren. Z Kardiol 89 (2000) 126–135.

L3. Lemke B, Nowak B, Pfeiffer D: Leitlinien zu Herzschrittmachertherapie. Z Kardiol 94 (2005) 704–720.

L4. Priori SG, Aliot E, Blomstrom-Lundqvist C, Bossaert L, Breithardt G, Brugada P et al.: Update of the guidelines on sudden cardiac death of the European Society of Cardiology. Eur Heart J 24 (2003) 13–15.

Literatur

1. Alt, E., Behrenbeck, D. W., Fischer, W., Schorn, A., Schmitter, H. A. T., Sonntag, F.: Empfehlungen zur Schrittmachernachsorge – Zusammenarbeit zwischen implantierendem Krankenhaus und niedergelassenen Kollegen bei der Nachsorge von Schrittmacherpatienten. Z Kardiol 84 (1995) 420–421.
2. Bardy GH, Lee KL, Mark DB, Poole JE, Packer DL, Boineau R et al.: Amiodarone or an implantable cardioverter-defibrillator for congestive heart failure. N Engl J Med 352(3) (2005) 225–237.
3. Gradaus R, Block M, Brachmann J, Breithardt G, Huber HG, Jung W et al.: Mortality, morbidity, and complications in 3344 patients with implantable cardioverter defibrillators: results from the German ICD Registry EURID. Pacing Clin Electrophysiol 26 (2003) 1511–1518.
4. Levy S, Hauer RNW, Raviele A, Daubert JC, Campbell RWF, Breithardt G on behalf the Study Group on Qualification of ICD implanting centers of the WG on Arrhythmias and Cardiac Pacing of the European Society of Cardiology: Recommendations for qualification of centers implanting and following defibrillators. Eur Heart J 17 (1996) 1796–1799.
5. Moss AJ, Hall WJ, Cannom DS, Daubert JP, Higgins SL, Klein H, Levine JH, Saksena S, Waldo A, Wilber D, Brown MW, Heo M and the MADIT investigators: Improved survival with an implanted defibrillator in patients with coronary disease at high risk for ventricular arrhythmias. New Engl J Med 335 (1996) 1933–1940.
6. Moss AJ, Zareba W, Hall WJ, Klein H, Wilber DJ, Cannom DS et al.: Prophylactic implantation of a defibrillator in patients with myocardial infarction and reduced ejection fraction. N Engl J Med 346 (2002) 877–883.
7. The AVID Investigators: A comparison of antiarrhythmic drug therapy with implantable defibrillators in patients resuscitated from near fatal ventricular arrhythmias. New Engl J Med 337 (1997) 1576–1583.

E ERKRANKUNGEN DER GEFÄSSE

Redaktion:
H. Heidrich

Kommission für Leitlinien und Qualitätssicherung der DGA:
V. Hach-Wunderle, R. Bauersachs, H. Stiegler

Autoren und Experten:
E. Altmann, S. Basche, R. Bauersachs, L. Caspary, A. Creutzig, C. Diehm, R. Dierkesmann (DGP),
W. Domschke (DGVS), R. Erbel (DGK), C. Fahrig, U. Frei (GfN/DAKN), V. Hach-Wunderle,
M. Haubitz (GfN/DAKN), H. Heidrich, A. Hinrichs, V. Hombach (DGK), J. Kamenz (DGK),
K. M. Koch (GfN/DAKN), H. Landgraf, R. Langhoff, H. Lawall, M. Ludwig, M. Müller (DGTI),
O. A. Müller (DGE), H. H. Osterhues (DGK), J. Pabinger (GTH), H. Podhaisky, H. Rieger, H. Riess (DGHO),
R. Schindler (DGKPT), K. L. Schulte, E. Seifried (DGHO), E. Standl, R. Sternitzky, H. Stiegler, U. Tebbe
(DGK), W. Theiss, J. Weber, Th. Wuppermann

Die Beiträge über akute Lungenembolie, Nierenarterienstenose/-verschluss und Vaskulitiden wurden gemeinsam mit Autoren der Deutschen Gesellschaft für Kardiologie – Herz- und Kreislaufforschung (DGK), der Deutschen Gesellschaft für Nephrologie/Deutsche Arbeitsgemeinschaft für Klinische Nephrologie (GfN/DAKN), der Deutschen Gesellschaft für Pneumologie (DGP) und der Deutschen Gesellschaft für Rheumatologie (DGRh) abgefasst.

Inhaltsverzeichnis

1. **Arterielle Verschlusskrankheit der Becken-Beinarterien**
   Redaktion: *A. Creutzig*
   Autoren und Kommentatoren: *A. Creutzig, C. Diehm, H. Heidrich, W. Theiss*

2. **Der diabetische Fuß**
   Autor: *H. Stiegler*
   Experten: *H. Lawall, O. A. Müller (DGE), H. Podhaisky, E. Standl*

3. **Akuter Extremitätenarterienverschluss**
   Redaktion: *W. Theiss*
   Autoren und Kommentatoren: *E. Altmann, H. Landgraf, W. Theiss*

4. **Arterielle Kompressionssyndrome**
   Autor: *A. Creutzig*
   Experte: *S. Basche*
   4.1 Thoracic-outlet-Syndrom (TOS)
   4.2 Poplitea – Kompressionssyndrom (Entrapment-Syndrom)

5. **Funktionelle Gefäßerkrankungen**
   Autor: *H. Heidrich*
   Experte: *A. Hinrichs*
   5.1 Raynaud-Syndrom
   5.2 Vasospasmen durch Ergotamin und Drogen
   5.3 Akrozyanose
   5.4 Erythromelalgie

6. **Erkrankungen der hirnversorgenden Arterien**
   Autor: *R. Sternitzky*
   Experten: *C. Fahrig, H. Heidrich, R. Langhoff, K. L. Schulte, W. Theiss*

   Erkrankungen der Aorta thoracalis
   Redaktion: *R. Erbel (DGK)*
   Autoren und Kommentatoren: *R. Erbel (DGK), H. Loeprecht (verstorben), F. A. Spengel (verstorben)*
   (s. D – Erkrankungen des Herzens und des Kreislaufs)

7. **Aneurysmatische Erkrankungen der Arterien**
   Autor: *L. Caspary*
   Experten: *H. Heidrich, A. Hinrichs, V. Hombach (DGK), J. Kamenz (DGK), H. Landgraf, H. H. Osterhues (DGK)*
   7.1 Abdominelles Aortenaneurysma
   7.2 Poplitealarterien-Aneurysma
   7.3 Andere Aneurysmen
   7.3.1 Degenerative Aneurysmen
   7.3.2 Aneurysmen bei entzündlichen Erkrankungen
   7.3.3 Infektiöse „mykotische" Aneurysmen
   7.3.4 Aneurysma falsum (spurium)

8. **Erkrankungen der Viszeralarterien**
   Autor: *H. Rieger*
   Experten: *W. Domschke (DGVS), A. Hinrichs*
   8.1 Akute mesenteriale Ischämie
   8.2 Chronische mesenteriale Ischämie (CMI)

   Nierenarterienstenose und -verschluß
   Redaktion: *K. M. Koch (GfN/DAKN)*
   Autoren und Kommentatoren: *U. Frei (GfN/DAKN), M. Haubitz (GfN/DAKN), K. M. Koch (GfN/DAKN), R. Schindler (DGKPT), W. Theiss*
   (s. G – Erkrankungen der Niere)

9. **Vaskulitiden**
   Redaktion: *L. Caspary*
   Autoren und Kommentatoren: *L. Caspary, H. Stiegler, C. Specker (DGRh), P. M. Aries, W. A. Schmidt*
   9.1 M. Takayasu (Takayasu-Arteriitis)
   9.2 Arteriitis temporalis
   9.3 Andere Vaskulitiden

10. **Arteriovenöse Fisteln und Angiodysplasien**
    Autoren: *C. Fahrig, J. Weber*
    Experten: *H. Heidrich, H. Rieger, R. Sternitzky*
    10.1 Arteriovenöse Fisteln
    10.2 Angiodysplasien

11. **Thromboseprophylaxe**
    Redaktion: *R. Bauersachs*
    Autoren und Kommentatoren: *R. Bauersachs, V. Hach-Wunderle, M. Ludwig, H. Riess (DGHO), H. Stiegler, W. Theiss, Th. Wuppermann*

12. **Venenthrombose**
    Autor: *R. Bauersachs*
    Experten: *V. Hach-Wunderle, H. Heidrich, M. Ludwig, H. Stiegler, W. Theiss, Th. Wuppermann*

    Akute Lungenembolie
    Autor: *U. Tebbe (DGK)*
    Experten: *W. Theiss (DGA), R. Dierkesmann (DGP)*
    (s. C – Erkrankungen der Atmungsorgane)

13. **Varikose**
    Autor: *Th. Wuppermann*
    Experten: *R. Bauersachs, V. Hach-Wunderle, M. Ludwig, H. Stiegler, W. Theiss*

14. **Thrombophlebitis (oberflächliche Venenentzündung)**
    Autor: *V. Hach-Wunderle*
    Experten: *R. Bauersachs, M. Ludwig, H. Stiegler, W. Theiss, Th. Wuppermann*

15. **Chronische venöse Insuffizienz**
    Autor: *H. Stiegler*
    Experten: *V. Hach-Wunderle, W. Theiss*

16. **Lymphödem**
    Autor: *M. Ludwig*
    Experten: *V. Hach-Wunderle, H. Stiegler, W. Theiss, Th. Wuppermann*

17 Angiologisch relevante Hämostaseologie
17.1 Thrombophiliediagnostik
V. Hach-Wunderle, M. Müller (DGTI),
J. Pabinger (GTH), E. Seifried (DGHO)
(siehe B 29 – Thrombophile Diathesen)
17.2 Antithrombotische Therapie
Autor: *R. Bauersachs*
Experten: *V. Hach-Wunderle, W. Theiss*

18 Kompressionsbehandlung
Autor: *H. Stiegler*
Experten: *V. Hach-Wunderle, W. Theiss*

1 Arterielle Verschlußkrankheit der Becken-Beinarterien

Vorbemerkungen

Die arterielle Verschlußkrankheit (AVK) umfaßt Stenosen und Verschlüsse der Aorta und der extremitätenversorgenden Arterien. Sie sind zu einem Großteil arteriosklerotisch bedingt, nur in 5–10% durch entzündliche, dysgenetische und traumatische Gefäßerkrankungen. Symptomatische arteriosklerotische Durchblutungsstörungen an Armen und Händen sind wesentlich seltener als an den Beinen. Die Prävalenz der symptomatischen AVK beträgt für Männer und Frauen im Alter von 55 bis 74 Jahren 4,5%; eine asymptomatische AVK ist 3mal häufiger.
Risikofaktoren der arteriosklerotisch bedingten AVK sind männliches Geschlecht, Alter, Diabetes mellitus, inhalierendes Rauchen, Hypertonie, Hypercholesterinämie, Hyperfibrinogenämie und Hyperhomozysteinämie. Rauchen ist der wichtigste Einzelrisikofaktor: Raucher entwickeln 3mal häufiger eine AVK als Nichtraucher.
Die **Mortalität** von Männern mit AVK ist erheblich höher als in einer gleich alten Kontrollgruppe ohne AVK. Haupt-Todesursachen sind die koronare Herzkrankheit (55%), zerebrovaskuläre Ereignisse (11%) und andere vaskuläre Todesursachen (10%). Die arterielle Verschlußkrankheit stellt also eine **Markererkrankung** dar, die einen global arteriosklerotisch geschädigten Patienten ausweist. Der reduzierte Knöchelarmdruckindex des systolischen Blutrucks ist für die Gesamtmortalität ein besserer Prädiktor als männliches Geschlecht, Alter, Diabetes, Rauchen und Hypertonie (3, 22, 28).
Für das therapeutische Vorgehen ist das klinisch definierte **Stadium nach Fontaine** wichtig:

Stadium I: Beschwerdefreiheit bei objektiv nachweisbarer AVK
Stadium II: Claudicatio intermittens
Stadium III: Ruheschmerz
Stadium IV: Nekrose/Gangrän

Das Stadium II wird häufig in IIa (maximale Gehstrecke > 200 m) und IIb (≤ 200 m) unterteilt. Klinisch relevanter ist die Unterscheidung nach dem subjektiven **Leidensdruck** („Gehstrecke zufriedenstellend/geringer Leidensdruck" versus „Gehstrecke unbefriedigend/hoher Leidensdruck". **Nekrosen und Ulzera** können durch Traumata (Druckstelle, Fußpflege etc.) oder Begleiterkrankungen (z.B. chronische venöse Insuffizienz) auch im Stadium I und II entstehen; wegen der besseren Prognose sollten diese Läsionen von Nekrosen im Stadium IV unterschieden werden und als „kompliziertes Stadium II" bezeichnet werden. Das echte Stadium III und IV („kritische Extremitätenischämie") ist durch einen mindestens 2 Wochen anhaltenden Ruheschmerz bzw. das Auftreten von Spontannekrosen bei einem systolischen peripheren Arteriendruck < 50 mmHg charakterisiert.

Diagnostik

Umfang der Diagnostik

Durch Anamnese und körperliche Untersuchung können Nachweis oder Ausschluß einer klinisch relevanten arteriellen Verschlußkrankheit bei der großen Mehrzahl der Patienten mit ausreichender Sicherheit erfolgen. Bei klinisch eindeutigem Ausschluß erübrigen sich weitere angiologische Untersuchungen. Bei Vorliegen einer AVK sind weiterführende Untersuchungen erforderlich
- zur Präzisierung von Ausmaß und Schweregrad der AVK
- zur Aufdeckung vaskulärer Risikofaktoren
- zur Erfassung arteriosklerotischer Manifestationen an anderer Stelle, vor allem an Koronararterien, Halsschlagadern und Aorta abdominalis (Aneurysma!) **(Empfehlungsgrad B; 3 , 8, 13, 17, 18, 30)**

In den wenigen Fällen, wo das Vorliegen einer arteriellen Verschlußkrankheit durch Anamnese und körperliche Untersuchung weder bewiesen noch ausgeschlossen werden kann, läßt sich eine definitive Klärung in aller Regel durch nicht-invasive apparative Untersuchungen herbeiführen **(Empfehlungsgrad B; 3, 13, 27)**.

Anamnese und körperliche Untersuchung

Die Schmerzen der AVK im Stadium II („Intervallschmerz") und III (Ruheschmerz) sind weitgehend pathognomonisch. Die langsame Entwicklung der Beschwerden spricht für eine arteriosklerotische Genese, das plötzliche Einsetzen eher für einen embolischen oder akut thrombotischen Verschluß. Diese Unterscheidung ist wesentlich, da bei einem akuten Verschluß Sofortmaßnahmen ergriffen werden müssen (s. Kap. E 3 – Akuter Extremitätenarterienverschluß).
Bei der Inspektion achtet man auf Hautfarbe, Temperatur, Hautdefekte und Nagelmykosen. Der Puls wird beidseitig im direkten Seitenvergleich an Aa. radialis, ulnaris, femoralis communis, poplitea, dorsalis pedis und tibialis posterior getastet. Gefäßgeräusche können auf Stenosen hinweisen, beweisen diese jedoch nicht. Ergänzende Informationen ergeben sich aus der Lagerungsprobe nach Ratschow und dem Gehtest (s. u.).

Apparative Untersuchungsmethoden

Dopplersonographische Druckmessung: Am liegenden Patienten wird nach einer Ruhephase von mindestens 15 Minuten der systolische Blutdruck vergleichend an beiden Oberarmen sowie – bei Manschettenlage direkt supramalleolär – beidseits an A. tibialis posterior und A. tibialis anterior bzw. A. dorsalis pedis gemessen. Beweisend für eine AVK ist eine Erniedrigung des Quotienten aus Knöchelarteriendruck und Oberarmarteriendruck („Doppler-Index") unter 0,9. Das Ergebnis kann als Absolutwert, als brachiopedale Druckdifferenz oder als Doppler-

Index ausgedrückt werden. Fehlmessungen können sich durch Mediasklerose, Weichteilveränderungen, kurzfristige Blutdruckschwankungen, Arrhythmien, Mißverhältnisse zwischen Manschettenbreite und Extremitätenumfang, willkürliche Muskelanspannung oder zu lockeren Manschettensitz ergeben; Behebung korrigierbarer Fehlerquellen und Mittelwertbildung aus wiederholten Messungen können diese Fehlermöglichkeiten teilweise korrigieren. Normale systolische Blutdruckwerte an den Fußarterien schließen eine klinisch relevante arterielle Verschlußkrankheit nicht aus. Bei normalen Ruhedrücken und typischer Claudicatioanamnese muß die Druckmessung nach Belastungstest wiederholt werden.

Laufbanduntersuchung / Gehtest / dopplersonographische Druckmessung nach Belastung: Schmerzfreie und absolute Gehstrecke können am besten unter standardisierten Bedingungen am Laufband evaluiert werden (3,2 km/h, 12% Steigung). Wenn kein Laufband zur Verfügung steht oder wenn der Patient die Laufbandbelastung nicht durchführen kann, geht der Patient mit zwei Schritten pro Sekunde in der Ebene (entsprechend ca. 5 km/h). Registriert werden die Strecke bis zum Schmerzbeginn, die maximale Gehstrecke, die Schmerzlokalisation, der Grund des Abbruches und sonstige Beschwerden, die während des Gehtests auftreten. Laufbandbelastung und Gehtest können mit dopplersonographischer Druckmessung kombiniert werden. Gemessen wird 30–60 Sekunden nach Belastungsende am liegenden Patienten. Ausreichende Belastung vorausgesetzt, läßt sich ein bei Ruhemessung nicht nachweisbares Strombahnhindernis in der Hauptachse durch einen Druckabfall nach Belastung erkennen. Alternativ kann die Belastung mit Kniebeugen, Zehenständen oder Ischämie durch suprasystolischen Stau mit einer Blutdruckmanschette erfolgen.

Direktionale Dopplersonographie: Die Analyse der Kurvenform (Hämotachygramm) erlaubt Rückschlüsse auf vorgeschaltete und – in Grenzen – auch nachgeschaltete Strombahnhindernisse; leichtere bis mittelgradige Veränderungen lassen sich hierdurch aber nicht zuverlässig erfassen (geringe Sensitivität). Bei Ableitung direkt an einer Stenose läßt sich der Stenosegrad abschätzen. Weiterführend ist die Methode vor allem bei Mediasklerose.

Duplex-Sonographie: Die Duplexsonographie ermöglicht eine exakte Lokalisation und Charakterisierungen von Strombahnhindernissen, wenn keine besonderen Untersuchungserschwernisse vorliegen. Wegen des nicht unerheblichen Aufwandes stellt sie nicht eine Methode zur generellen Dokumentation einer arteriellen Verschlußkrankheit dar, ihre Domäne ist vielmehr die Indikationsstellung von Gefäßrekonstruktionen und die Planung des optimalen Zuganges. Wird eine elektive Gefäßrekonstruktion in Betracht gezogen (klinisches Stadium II), so lassen sich durch die Duplex-Sonographie Angiographien einsparen, da Situationen erkannt werden können, die nur mit einer aufwendigen, in diesem Stadium nicht zu rechtfertigenden Gefäßrekonstruktion zu sanieren wären (z. B. langstreckige Verschlüsse der A. femoralis superficialis); die Angiographie wäre hier eine unnötige Untersuchung, weil sie ohne Konsequenz bleiben würde.

Angiographie: Die Angiographie soll nicht zur Primärdiagnositik einer AVK eingesetzt werden, sondern nur vor geplanter Rekonstruktion. Auch vor einer geplanten Rekonstruktion läßt sich die Indikation zur Angiographie häufig noch durch eine vorgeschaltete Duplex-Sonographie eingrenzen (s. o.). Die Angiographie wird in der Regel als intraarterielle digitale Subtraktionsangiographie (DSA) durchgeführt. Bei schwerer Kontrastmittelunverträglichkeit kann auf die CO_2-Arteriographie oder auf die kontrastmittelgestützte MR-Angiographie zurückgegriffen werden, auf letztere auch bei Zugangsschwierigkeiten. Der Einsatz der MR-Angiographie bei AVK setzt modernste Gerätetechnologie und die Verwendung von MR-Kontrastmitteln voraus; ihr genereller, primärer Einsatz ist derzeit – nicht zuletzt aus Kostengründen – nicht gerechtfertigt. Auch eine CT-Angiographie (vorrangig in Multi-Slice-Technik) kann bei Zugangsproblemen in Betracht gezogen werden, wenn sich die Fragestellung auf den aortoiliakalen Bereich beschränkt.

Sonstige apparative Untersuchungsmethoden: In Einzelfällen können spezielle angiologische apparative Untersuchungsverfahren wie Oszillographie, Venenverschlußplethysmographie, akrale Photoplethysmographie, transkutane Sauerstoffdruckmessung, Laser-Fluß-Messung und nuklearmedizinische Untersuchungen zur Abklärung einer arteriellen Verschlußkrankheit in Betracht kommen.

Labortests

Bei Erstdiagnose einer arteriellen Verschlußkrankheit sollten diejenigen Laboruntersuchungen veranlaßt werden, die behandelbare Risikofaktoren (Diabetes mellitus, Hyperlipidämie) oder relevante arteriosklerotische Organschäden (Nierenfunktion) aufdecken und die für die Behandlung der arteriellen Verschlußkrankheit Bedeutung haben könnten. Weitere Labortests sind nur bei ungewöhnlicher Symptomatik angezeigt (frühes Manifestationsalter, Fehlen von Risikofaktoren für Arteriosklerose, Häufung thrombotischer Ereignisse in der Eigenanamnese oder der Familienanamnese, ungewöhnliche Verschlußlokalisation, unerwartete Rezidive nach Intervention): In diesen Fällen sollte zum einen nach einer nicht-arteriosklerotischen, dann meist entzündlichen Ätiologie gesucht werden, zum anderen sollte an die Möglichkeit einer thrombophilen Diathese (siehe B29) oder von Stoffwechseldefekten gedacht werden (Cardiolipin-Antikörpersyndrom, Cholesterinembolien, Hyperhomocysteinämie etc.).

Differentialdiagnostik

Die arterielle Durchblutungsstörung ist im Fontaine-Stadium II, III und IV durch eine typische, aber keineswegs spezifische Symptomatik charakterisiert. Schmerzen beim Gehen und in Ruhe können auch Folge neurologischer Erkrankungen (z. B. radikuläre Schmerzen bei Wurzelirritationen und engem Spinalkanal, Polyneuropathien, neurologischen Systemerkrankungen), orthopädischer Erkrankungen (z. B. Gonarthrosen, Coxarthrosen, Fußfehlhaltungen, Wirbelsäulenveränderungen) und allgemeiner internistischer Krankheitsbilder sein. Zur differentialdiagnostischen Abklärung und zur Wertung der Einzelerkrankungen bei Polymorbidität sind daher nicht selten neurologische und orthopädische Abklärung angezeigt. Schmerzen bei Nekrosen, die lediglich im Wundbereich lokalisiert sind, können AVK-typische Ruheschmerzen auslösen, ohne Ausdruck einer Ischämie zu sein.

Therapie

Therapieziele

Angesichts des hohen Risikos des AVK-Patienten für schwerwiegende kardio- und zerebrovaskuläre Erkrankungen ist die Verhinderung der Progredienz der arteriosklerotischen Grunderkrankung durch Risikofaktoren-Management und Gabe von Thrombozytenfunktionshemmern grundlegendes Element der Therapie in allen Stadien der AVK (**Empfehlungsgrad A; 8, 16, 17**). Darüber hinaus ist das symptombezogene Therapieziel im Stadium II die Verbesserung der Gehstrecke, im Stadium III und IV der Extremitätenerhalt (2, 8, 18, 27, 29).

Risikofaktoren – Management

Rauchen: Zigarettenrauchen ist der stärkste Risikofaktor für die Entstehung und Progression der AVK. Patienten, die ihren Nikotinabusus fortsetzen, sind deutlich gefährdeter bezüglich der Progression ihrer Verschlußkrankheit, der Entstehung eines Herzinfarktes und Schlaganfalles. Auch die Besserung der Gehleistung bei Claudicatio-Patienten und die Amputationsraten korrelieren direkt mit der Fortsetzung des Nikotinabusus. Die Raucherentwöhnungsprojekte bei AVK-Patienten der letzten Jahre zeigen leider, daß auch bei Einsatz medikamentöser (z. B. Nikotinkaugummi, Nikotinpflaster-Maßnahmen) und psychologischer Methoden allenfalls ein Viertel der Patienten Nichtraucher wurden und dies auch mindestens fünf Jahre lang blieben. Bei wenigen weiteren Patienten kam es zu einem Teilerfolg.

Bezüglich **Diabetes mellitus, Fettstoffwechselstörungen und arterieller Hypertonie** wird auf Kapitel D – Koronare Risikofaktoren verwiesen. Besonderheiten bei AVK ergeben sich beim diabetischen Fuß (siehe Kap. E – Der diabetische Fuß). Bei Fettstoffwechselstörungen empfiehlt das amerikanische National Cholesterol Education Program bei AVK-Patienten – vor allem wegen der Koinzidenz einer koronaren Herzkrankheit (KHK) und ähnlicher Mortalität – eine identisch aggressive Lipidsenkung wie bei KHK-Patienten: wenn das LDL-Cholesterin diätetisch nicht unter 100 mg/dl gesenkt werden kann, ist medikamentöse Lipidsenkung angezeigt (**Empfehlungsgrad B; 28**). Die Behandlung der Hypertonie folgt den üblichen Empfehlungen, Betablocker gelten heute im Stadium der Claudicatio intermittens nicht mehr als kontraindiziert. Vorsicht mit einer zu ausgeprägten Blutdrucksenkung ist bei Patienten mit kritischer Extremitätenischämie gegeben. Eine zu rasche Blutdrucksenkung kann die bereits in Ruhe nicht ausreichende Perfusionssituation weiter verschlechtern.

Thrombozytenfunktionshemmer

Neben der Beeinflussung bestehender Risikofaktoren ist die Gabe von Thrombozytenfunktionshemmern sowohl zur Verhinderung von peripher vaskulärer wie auch koronarer und zerebral-ischämischer Komplikationen von vorrangiger Bedeutung für den AVK-Patienten. (**Empfehlungsgrad A; 2, 3, 5, 8, 18**). Dies gilt sowohl für das Stadium der Claudicatio intermittens als auch für die kritische Extremitätenischämie. Inwieweit im asymptomatischen Stadium der AVK Thrombozytenfunktionshemmer angezeigt sind, ist nach der gegenwärtigen Datenlage nicht klar. (siehe auch Kapitel E 17.2 Antithrombotische Therapie).

Antikoagulantien

Eine Antikoagulantientherapie bei AVK-Patienten ist indiziert in der Rezidivprophylaxe kardialer Embolien, als Begleitmedikation während Lysebehandlungen sowie bei arteriellen Verschlüssen mit überwiegend thrombotischer Komponente (**Empfehlungsgrad B; 29**). In der Rezidivprophylaxe nach Bypassoperationen werden sowohl Antikoagulantien wie auch Thrombozytenfunktionshemmer angewendet, schlüssige Daten für die Überlegenheit der einen Therapieform über die andere liegen bei dieser Indikation nicht vor (siehe auch Kapitel E 17.2 Antithrombotische Therapie).

Spezielle konservative Therapie im Fontaine-Stadium II

Zur Verbesserung der schmerzfreien und absoluten Gehstrecke ist kontrolliertes **Gehtraining** indiziert, wenn keine kardiorespiratorische Insuffizienz, keine Gelenkerkrankungen und keine gravierenden neurologischen Krankheitsbilder bestehen (**Empfehlungsgrad A; 16, 25**). Etwa ein Drittel aller Patienten mit einer Claudicatio intermittens kann ein Bewegungstraining u.a. wegen dieser Erkrankungen nicht durchführen, ein weiteres Drittel ist dazu nicht bereit, und nur ein Drittel aller Patienten kann in eine kontrollierte Bewegungstherapie eingeschlossen werden..

Alternativ zum Bewegungstraining oder unterstützend können sog. **vasoaktive Substanzen** verwendet werden, wenn kein Gehtraining durchgeführt werden kann, andere Therapieformen (Dilatationsverfahren, Operation, Lyse) nicht in Frage kommen, die systolischen Knöchelarteriendrücke an der A. dorsalis pedis und A. tibialis posterior 60 mmHg oder mehr betragen und keine Herzinsuffizienz vorliegt. Die therapeutische Wirksamkeit in relevanten Doppelblindstudien gegen Placebo oder Referenzsubstanzen ist bisher nur für Naftidrofuryl gesichert (**Empfehlungsgrad A; 23**). Bei Patienten mit sehr kurzer Gehstrecke kann die intravenöse Behandlung mit Prostaglandin E1 nachweisbar mit und ohne gleichzeitigem Gehtraining zu einer deutlichen Verlängerung der Gehstrecke führen (**Empfehlungsgrad A; 11, 26**); für Prostanoide liegt im Stadium II zur Zeit aber noch keine Zulassung vor. Cilostazol, ein Phosphodiesterasehemmer (in den USA für die Indikation Claudicatio intermittens zugelassen) und das stoffwechselwirksame L-Propionyl-Carnitin sind in Deutschland nicht zugelassen. (Profundaplastik, retrograde TEA, Bypass-Verfahren).

Katheterverfahren und operative Therapie im Stadium II

Die Indikation zur Gefäßrekonstruktion ist im Stadium II gegeben, wenn durch die Claudicatio die Lebensqualität des Patienten erheblich reduziert ist, das Langzeitergebnis des Eingriffes gut und die Belastung durch den Eingriff für den Patienten gering ist **(Empfehlungsgrad B; 1, 4, 7, 9, 20, 21, 28)**.
Bei isolierten kurzstreckigen iliakalen oder femoralen Stenosen ist eine **Angioplastie** einer Operation vorzuziehen, wobei die PTA ggf. durch eine Stentimplantation ergänzt werden muß. Im infrainguinalen Bereich ist die Restenoserate deutlich höher als in Iliacalarterien; die Indikation ist daher zurückhaltender zu stellen als im Beckenbereich. Isolierte Popliteastenosen und Verschlüsse sind hinsichtlich ihrer Ätiologie zu differenzieren; beachtet werden müssen Kompressionssyndrome, zystische Adventitiadegeneration und Aneurysma, individuelle Therapieentscheidungen sind hier erforderlich. Durch deutlich verbessertes Interventionsmaterial wie hydrophile Drähte und Katheter können heute auch Stenosierungen und Verschlüsse in Unterschenkelarterien interventionell behandelt werden. Eingriffe im Bereich der Unterschenkelarterien sollten aber noch zurückhaltender indiziert werden als im femoro-poplitealen Bereich. Spezielle Indikationen zur endovaskulären Therapie stellen Anastomosenstenosen und Rekanalisation eines verschlossenen femoro-poplitealen Bypasses mit lokaler Fibrinolyse und Embolektomie dar. Bei schwierigen multiplen Stenosierungen und Verschlüssen sollte zwischen einer erweiterten interventionellen Therapie und einem gefäßchirurgischen Eingriff entschieden werden.
Die **Nachbehandlung** nach Dilatation mit und ohne Stent wird mangels eindeutiger klinischer Datenlage unterschiedlich gehandhabt. Am ehesten gesichert ist die Nachbehandlung zur Restenoseprophylaxe mit Acetylsalicylsäure (75–300 mg/d). Bei Dilatation und Stenteinlage kommt eine zusätzliche Behandlung für 4 Wochen mit täglich 75 mg Clopidogrel in Betracht. Clopidogrel ist ferner als Alternative zu ASS einsetzbar. Der Nutzen einer Restenoseprophylaxe durch Heparinisierung oder orale Antikoagulation konnte nicht nachgewiesen werden. Der periinterventionelle Einsatz einer Brachytherapie oder von GP-IIb/IIIa-Inhibitoren ist vielversprechend, aber noch Studienobjekt.
Eine **operative Rekonstruktion** ist zu erwägen, wenn eine ausreichende Besserung weder durch Training, medikamentöse Therapie noch Angioplastie zu erreichen ist und der Patient beruflich und/oder in seiner Lebensqualität durch die Einschränkung der Gehfähigkeit erheblich behindert wird. Dabei ist zu prüfen, ob minimalinvasive chirurgische Eingriffe in Kombination mit gleichzeitigen interventionellen Verfahren durchgeführt werden können (z.B. TEA der A. femoralis + Stent der A. iliaca statt iliakofemoralem Bypass). Sonst kommen konventionelle Operationsverfahren in Frage

Konservative Therapie im Stadium III und IV

Die kritische Extremitätenischämie (Ruheschmerz und/oder Nekrosen) erfordert konsequentes diagnostisches und therapeutisches Eingreifen, um den Verlust der Extremität zu vermeiden. Daher sind in diesem Stadium interventionelle und/oder operative Gefäßrekonstruktion klar angezeigt, wenn Gefäßstatus und Allgemeinzustand des Patienten dies zulassen. Allerdings können nur etwa die Hälfte dieser Patienten revaskularisiert werden; ein Viertel wird ausschließlich medikamentös behandelt, ein Viertel muß primär amputiert werden. Nach einem Jahr sind bei der ausgeprägten Polymorbidität dieser Patienten 25% verstorben, 30% gebessert, 25% amputiert und 20% weiter im Stadium der kritischen Extremitätenischämie. Nur 40% der amputierten Patienten können in einem 2-Jahres-Beobachtungszeitraum derart rehabilitiert werden, daß sie volle Mobilität erreichen.
An **Allgemeinmaßnahmen** stehen Schmerztherapie, relative Bettruhe, kardiale Rekompensation und Verbesserung der Lungenfunktion im Vordergrund. Wesentlich sind auch **Lokalmaßnahmen** wie adäquate Extremitätenlagerung (leichte Senkung des Fußendes, Wattepolster mit freiliegender Ferse, Schaumgummiringe um die Knöchelregion) und Wundversorgung (Entfernung nekrotischen Gewebes, Eröffnung putrider Retentionshöhlen, Drainage mittels Einlegen von Laschen). Die topische Anwendung von Antibiotika, Wachstumsfaktoren u. a. ist nicht in kontrollierten Studien geprüft und wegen der Möglichkeit lokalallergischer Reaktionen nicht zu befürworten. **Systemische Antibiose** ist bei allen Patienten indiziert, bei denen eine die Umgebung einnehmende Infektion eines Ulcus oder einer feuchten Gangrän nachweisbar ist.
Die Indikation zur **spezifischen Pharmakotherapie** besteht bei allen Patienten, bei denen eine revaskularisierende Intervention nicht möglich ist, sowie als Zusatztherapie vor, während und nach invasiven Eingriffen. Unter den **Prostanoiden** ist Prostaglandin-E$_1$ unabhängig von der Ätiologie für die Behandlung der Stadien III und IV zugelassen, das Prostazyklin-Analogon Iloprost nur für die Behandlung der Thrombangiitis obliterans. Bei konsequenter Therapie kommt es zur deutlich besseren Ulcusabheilung und Ruheschmerzreduktion und zu einer Verminderung der Amputationsrate **(Empfehlungsgrad B; 6, 10, 12, 15, 27)**. Während PGE$_1$ anfänglich intraarteriell appliziert wurde, wird es heute in höherer Dosis meist i.v. gegeben, Iloprost wird ausschließlich i.v. appliziert.
Sonstige konservative Maßnahmen: Eine adjuvante Hämodilution kann in Erwägung gezogen werden, wenn der Hämatokrit auch nach Rehydratation deutlich erhöht ist. Die Applikation von angiogenetischen Wachstumsfaktoren steht derzeit im Anfangsstadium der Erprobung bei Patienten mit kritischer Extremitätenischämie und ist nur in Studien gerechtfertigt. Rückenmarkstimulation kann den Analgetika-Bedarf der Patienten senken, ist jedoch

nicht in der Lage, die Amputationsrate und die Mortalität der Patienten positiv zu beeinflussen. Ebenso konnte kein therapeutischer Gewinn einer CT-gesteuerten lumbalen Sympathikolyse bei Patienten im Stadium IV gezeigt werden.

Katheterverfahren und operative Therapie in den Stadien III und IV

Im Gegensatz zum Stadium II, in dem die Gefäßrekonstruktion elektiv ist, muß im Stadium III und IV immer eine Gefäßrekonstruktion angestrebt werden. Hierbei sind auch aufwendigere Eingriffe mit erhöhter Komplikationsrate und Mortalität und weniger günstigen Langzeitergebnissen gerechtfertigt. Wegen der differentialtherapeutischen Problematik und der Komplexität dieser Eingriffe muß der Patient in einem Zentrum behandelt werden, in dem neben Erfahrungen in der konservativen Therapie auch interventionell-angiologische und gefäßchirurgische Kompetenz zur Verfügung steht. Häufig sind endovaskuläre und gefäßchirurgische Maßnahmen zu kombinieren, beispielsweise PTA mit oder ohne Stentimplantation im Beckenbereich und nachfolgend distal kruraler bzw. pedaler Bypass. Dabei sind in dieser Situation auch Interventionen bei längerstreckigen Läsionen und im Unterschenkelbereich bis zum Fuß gerechtfertigt. Analog dazu sind im operativen Bereich aufwendigere, bis weit in die Peripherie reichende Rekonstruktionen notwendig (z.B. cruro-pedaler Bypass) (siehe gefäßchirurgische Leitlinien).

Außenseitermethoden

Gerade bei der Behandlung von Durchblutungsstörungen steht die Schulmedizin Außenseitermethoden skeptisch gegenüber. Gründe dafür sind:
- Fehlen theoretischer und pathogenetischer Plausibilität
- Fehlen des Wirksamkeitsnachweises oder nachgewiesene Unwirksamkeit
- ungünstiges Nutzen-Risiko-Verhältnis

Die in der Praxis am meisten eingesetzten Außenseitermethoden sind Ozontherapie, hämatogene Oxidationstherapie, Sauerstoff-Mehrschritt-Therapie nach Manfred von Ardenne und Chelattherapie. Keine dieser Methoden ist in ihrer Wirksamkeit evaluiert. Wegen dokumentierter, in einigen Fällen tödlicher Nebenwirkungen ist von der Chelattherapie auf alle Fälle abzuraten (14, 28).

In den letzten Jahren wurde von mehreren Zentren im Stadium der kritischen Extremitätenischämie die hyperbare Oxigenation (HBO) empfohlen. Dabei steigt der im Plasma gelöste O_2-Anteil bzw. der plasmatische Sauerstoffpartialdruck, wovon eine Zunahme der Sauerstoffsättigung auch im ischämischen Gewebe erwartet wird. Es wird außerdem propagiert, daß HBO zu einer Neovaskularisierung führt. Die Wirksamkeit bei AVK ist nicht belegt (28).

Thrombangiitis obliterans (Buerger-Syndrom)

Vorbemerkungen

Die Thrombangiitis obliterans (TAO) ist eine nicht-arteriosklerotische multilokuläre, segmentäre, schubweise verlaufende Gefäßerkrankung im Sinne einer Panangiitis der kleinen und mittelgroßen Arterien und Venen, die zu einer sekundären Thrombosierung des Gefäßlumens führt. Die Ätiologie ist nicht bekannt. Die betroffenen Patienten sind fast ausnahmslos Raucher. Der Anteil der Patienten mit TAO am Gesamtkrankengut der peripheren arteriellen Verschlußkrankheit beträgt in Westeuropa etwa 2%, in Japan 16%. Männer erkranken häufiger als Frauen. Die Lebenserwartung entspricht derjenigen der Normalbevölkerung. Allerdings beträgt die Fünf-Jahres-Amputationsrate 20–30%.

Klinik und Diagnostik

Die Diagnose der TAO ist eine klinische Diagnose (Tab. E.1-1). Laborbefunde sind nicht richtungsweisend. Das Manifestationsalter der TAO liegt in den meisten Fällen vor dem 40. Lebensjahr. Typischerweise klagen die Patienten über Kältegefühl, Parästhesien, schmerzhafte periphere Durchblutungsstörungen der Füße und/oder der Hände. Häufig stellen sich die Betroffenen bereits mit akralen Nekrosen vor.

Angiographische Untersuchungen können den klinischen Verdacht auf das Vorliegen einer Thrombangiitis obliterans untermauern (u. a. segmentale Verschlüsse peripherer Lokalisation, korkenzieherartige Kollateralen).

Therapie

Wichtigste Maßnahme ist die strenge Nikotinabstinenz. Der völlige Verzicht auf den Tabakkonsum kann die Krankheit zum Stillstand bringen. Für den konservativen Ansatz ist aufgrund der vorliegenden Studien die Behandlung mit Prostaglandinen heute die medikamentöse Therapie der Wahl. Zum Einsatz kommen PGE_1 und das stabile Prostazyklinanalogon Iloprost (**Empfehlungsgrad A; 15, 28**).

Bei trophischen Läsionen kommen eine lokale Wundbehandlung und eine Basistherapie zum Einsatz. Die klinische Wirksamkeit von Thrombozytenfunktionshemmern, Antikoagulantien, Steroiden und Immunsuppressiva ist nicht erwiesen. Der Einsatz der Fibrinolyse wird kontrovers diskutiert, kann allenfalls im Frühstadium erwogen werden. Rekonstruktive interventionelle und gefäßchirurgische Eingriffe sind im akuten Stadium mit einer hohen Rate von Akutkomplikationen behaftet (Vasospasmus, akuter Verschluß) und werden nur bei unmittelbar drohendem Gliedmaßenverlust erwogen. Eine

Tabelle E.1-1 Diagnostische Kriterien der Thrombangiitis obliterans.

- Alter < 50 Jahre
- Raucher
- periphere Verschlußlokalisation (distal von Knie und Ellenbogen)
- Thrombophlebitis (saltans oder migrans, anamnestisch oder akut)
- Beteiligung der oberen Extremität
- charakteristische angiographische Befunde

CT-gesteuerte Sympathikolyse kann in Erwägung gezogen werden, auch hier fehlen aber ausreichende Daten zur klinischen Wirksamkeit.

Literatur

1. Allen BT, Reilly JM, Rubin BG et al: Femoropopliteal bypass for claudication: Vein vs. PTFE. Ann Vasc Surg 1996;10:178–185.
2. Antithrombotic Trialist's collaboration. BMJ 2002 324:71–86.
3. Aronow WS, Ahn C: Prevalence of coexistence of coronary artery disease, peripheral arterial disease, and atherothrombotic brain infarction in men and women <62 years of age. Am J Cardiol 1994;74:64–65.
4. Becker GJ, Katzen BT, Dake MD: Noncoronary angioplasty. Radiology 1989;170:921–940.
5. Becquemin JP: Effect of ticlopidine on the long term patency of saphenous vein bypass grafts in the legs. Etude de la ticlopidine apres pontage femoro-poplite and the Assoc. Universitaire de Recherche en Chirurgie. N Engl J Med 1997;337:1726–1731.
6. Bliss B, Wilkins D, Campbell WB et al: Treatment of limb threatening ischaemia with intravenous Iloprost: a randomised double-blind placebo controlled study. Eur J Vasc Surg 1991; 5:511–516.
7. Byrne J, Darling RC, Chang BB et al : Infrainguinal arterial reconstruction for claudication: is it worth the risk? an analysis of 409 procedures. J Vasc Surg 1999;29(2):259–267.
8. CAPRIE Steering Committee. A randomised, blinded, trial of clopidogrel versus aspirin in patients at risk of ischaemic events (CAPRIE). Lancet 1996;348:1329–1339.
9. Clagett GP, Valentine RJ, Hagino RT. Autogenous aortoiliac/femoral reconstruction from superficial femoral-popliteal veins: feasility and durability. J Vasc Surg 1997;25:255–270.
10. Diehm C, Hübsch-Müller C, Stammler F: Intravenöse Prostaglandin E1-Therapie bei Patienten mit peripherer arterieller Verschlusskrankheit (pAVK) im Stadium III – eine doppelblinde, placebokontrollierte Studie. In: Heidrich H, Böhme H, Rogatti W (Hrsg.). Prostaglandin E1 – Wirkungen und therapeutische Wirksamkeit. Springer-Verlag, Berlin 1988; 133–143.
11. Diehm C, Balzer K, Bisler H et al: Efficacy of a new prostaglandin E1 regimen in outpatients with severe intermittent claudication: results of a multicenter placebo-controlled double-blind trial. J Vasc Surg 1997;25:537–544.
12. Diehm C, Abri O, Baitsch G et al: Iloprost, a stable prostacyclin derivative in stage 4 arterial occlusive disease. A placebo-controlled multicenter study. Dtsch Med Wochenschr 1989;114:783–788.
13. Dormandy JA, Ray S: The natural history of peripheral arterial disease. In: Tooke JE, Lowe GD, eds. A Textbook of Vascular Medicine. London: Arnold, 1996: 162–175.
14. Ernst E: Chelation therapy for peripheral arterial occlusive disease: a systematic review. Circulation 1997; 96;1031–1033.
15. Fiessinger JN, Schäfer M: Trial of iloprost versus aspirin treatment for critical limb ischaemia of thromboangiitis obliterans. Lancet 1990; 335:555–557.
16. Gardner AW, Phoehlman ET : Exercise rehabilitation programs for the treatment of claudication pain. JAMA 1995; 274:975–980.
17. Hertzer NR, Beven EG, Young JR et al: Coronary artery disease in peripheral vascular patients: a classification of 1000 coronary angiograms and results of surgical management. Ann Surg 1984;199:223–233.
18. Hiatt WR: Medical treatment of peripheral arterial disease and claudication. N Engl J Med. 2001, 344;21: 1608–1621.
19. Hiatt WR, Hirsch AT, Regensteiner JG, Brass EP and the Vascular Clinical Trialists: Clinical trials for claudication: assessment of exercise performance, functional status, and clinical endpoints. Circulation 1995; 91:614–621.
20. Hunink M, Wong J, Donaldson MC et al: Revascularization for femoropopliteal disease: A decision and cost-effectiveness analysis. JAMA 1995;274:165–171.
21. Hunink MG, Wong JB, Donaldson MC et al: Patency results of percutaneous and surgical revascularizatison for femoropopliteal arterial disease. Med Decis Making 1994;14:71–81.
22. The I.C.A.I. Group (gruppo di studio dell'ischemia cronica critica degli arti inferiori): Long-term mortality and its predictors in patients with critical leg ischaemia. Eur J Vasc Endovasc Surg 1997;14:91–95.
23. Kieffer E, Bahnini A, Mouren X et al: A new study demonstrates the efficacy of naftidrofuryl in the treatment of intermitten claudication. Int Angiol 2000; 20:58–65.
24. Norgren L, Alwmark A, Ängqvist KA et al: A stable prostacyclin analogue (iloprost) in the treatment of ischaemic ulcers of the lower limb: a Scandinavian-Polish placebo-controlled, randomised multicenter study. Eur J Vasc Surg 1990;4:463–467.
25. Regensteiner JG, Steiner JF, Hiatt WR: Exercise training improves functional status in patients with peripheral arterial disease. J Vasc Surg 1996;23:104–115.
26. Scheffler P, de la Hamette D, Gross J et al: Intensive vascular training in stage IIb of peripheral arterial occlusive disease: the additive effects of intravenous prostaglandin E1 or intravenous pentoxifylline during training. Circulation 1994;90:818–822.
27. Schweiger H, Klein P, Lang W: Tibial bypass grafting for limb salvage with ringed polytetra fluoroethylene prostheses: results of primary and secondary procedures. J Vasc Surg 1993; 18: 867–874.
28. Stiegler H, Diehm C, Grom E et al: Placebokontrollierte doppelblinde Studie zur Wirksamkeit von i.v. Prostaglandin E1 bei Diabetikern mit pAVK im Stadium IV. VASA 1992; Suppl 35:164–166.
29. TASC: Management of Peripheral Arterial Disease (PAD) TransAtlantic Inter-Society Consensus (TASC) J Vasc Surg 2000, 31: 1–296.
30. Working Party on Thrombolysis in the Management of Limb Ischemia. Thrombolysis in the management of lower limb peripheral arterial occlusion: a consensus document. Am J Cardiol 1998;81:207–218.

2 Der diabetische Fuß

Autor: *H. Stiegler*
Experten: *H. Lawall, O. A. Müller* (DGE),
H. Podhaisky, E. Standl

Definition und Basisinformation

Das diabetische Fußsyndrom (DFS) beschreibt ein multifaktorielles Geschehen, das auf dem Boden einer diabetischen Stoffwechsellage durch endogene (Neuropathie, Angiopathie, Osteopathie) und exogene (Schuhwerk, Trauma, Infektion) Faktoren zu strukturellen Veränderungen des Fußes (Deformierung, Ulkus, Gangrän) führt. Als bedeutsamste Konsequenz des DFS besitzt das Fußulkus unter der diabetischen Bevölkerung eine Prävalenz in Abhängigkeit vom Alter zwischen 2 und 10%. Für Deutschland bedeutet dies, dass ca. 240.000 Diabetiker aktuell an einer Fußläsion leiden und ca. 30.000 Amputationen jährlich bei Diabetikern durchgeführt werden müssen. Etwa 1/3 dieser Amputationen sind Majoramputationen, d.h. Amputationen oberhalb der Knöchelebene (11). Als wichtigster Risikofaktor für die Ulkusentwicklung ist die sensomotorische Neuropathie zu nennen, während das Hinzutreten einer kritischen Ischämie die Prognose zäsurartig verschlechtert.

Symptomatik und klinisches Bild

Infolge der akzelerierten Atherogenese kommt es beim Diabetiker früher und häufiger zu peripheren Durchblutungsstörungen, die durch eine periphere Lokalisation, den Befall der A. profunda femoris und bei Vorliegen einer Neuropathie durch die Symptomarmut charakterisiert ist. Die Mikroangiopathie manifestiert sich im Bereich der Extremität weniger in Form morphologischer Veränderungen im Kapillarbereich als vielmehr in einer Verschiebung der vasomotorischen Mittellage in Richtung Vasodilatation mit Verringerung der Reagibilität bzw. Regulationsbreite sowie der Neigung zu peripheren Ödemen. In Verbindung mit einer reduzierten Viskoelastizität des Fußes (Reduktion des Fettgewebes, Anreicherung sog. AGE-Products, Atrophie der kleinen Fußmuskeln mit Entwicklung einer Fußfehlstellung) begünstigen die sensorische Neuropathie, die kritische Ischämie und eine erhöhte Infektanfälligkeit die Schädigung des Fußes. Das kompensierte Gleichgewicht präventiver und schädigender Faktoren gerät ins Wanken. Tabelle E-2.1 fasst die Symptome des so genannten neuropathischen und ischämischen Fußes vergleichend zusammen.

Diagnostik

Durch die Inspektion sollen neben trophischen Störungen von Haut und Nägeln auch besondere Gefahrenmomente durch Fußdeformitäten (Hammerzehen, Hallux valgus, Tiefertreten der Metatarsalköpfchen) erkannt werden (2). Die neurologische Basisdiagnostik umfasst neben der Anamnese die Bestimmung der Thermästhesieschwellen sowie die Messung des Vibrations-, Berührungs- und Schmerzempfindens (**Empfehlungsgrad A; 5**).
Bei der Beurteilung der arteriellen Durchblutung sollte zwischen einer kritischen Ischämie (Fontaine-

Tabelle E.2-1 Klinisches Bild des diabetischen Fußes in Abhängigkeit von der führenden Ätiologie

	Neuropathie	pAVK
Haut	trocken, warm, rosig, Venenfüllung auch bei 30° Hochlagerung	atrophisch, dünn, kühl, blass-livid, pathologische Lagerungsprobe nach Ratschow (verzögerte reaktive Hyperämie)
Gewebe	Ödem häufig nachweisbar	eher selten
Hyperkeratose	ausgeprägt an druckexponierten Stellen, Risse im Fersenbereich	verlangsamtes Hautwachstum, sandartige Hyperkeratose
Nägel	Mykosen, eingewachsene Nägel, subunguale Blutungen	verdickt, wachsen in die Höhe (Hyperonychie)
Zehen	Krallen/Hammerzehen, Interdigitalulzera, Hühneraugen, Mykosen	keine Haare, livide, akrale Läsionen
Fußrücken	Atrophie der Mm. interossei	allgemeine Atrophie
Fußsohle	Hyperkeratosen, Rhagaden, Blasen, Ulzera	Atrophie des Subkutangewebes, Haut in Falten abhebbar
Negativsymptome	Reduktion bis Verlust von Schmerz, Temperatur, Druck, Berührung und Vibrationsempfinden	keine relevanten Befunde
Positivsymptome	Schmerzen in Ruhe (nachts, in Wärme)	Schmerz im Vorfuß mit Besserung bei Tieflagerung

Stadium III oder IV) und einer Läsion im komplizierten Stadium II unterschieden werden. Ein tastbarer Fußpuls schließt eine kritische Ischämie aus. Wegen der Häufigkeit der Mediasklerose sind neben den dann nicht verwertbaren Dopplerdruckwerten stets auch die Ergebnisse der Doppler-Frequenzanalyse zu beurteilen. Eine reduzierte systolische Akzeleration bei kleiner Amplitude weist auf eine kritische Ischämie hin. Dies gelingt mit hoher Trennschärfe der farbkodierten Duplexsonographie, die als wegweisende Untersuchung zur Lokalisationsdiagnostik der pAVK auch eine verlässliche Aussage zur arteriellen Kompensation zulässt (8) und neben morphologischen auch hämodynamische Aussagen ermöglicht. Bei kritischer Ischämie im Stadium III/IV ist zur Frage der Intervention im Unterschenkelbereich die orthograde intraarterielle DSA in PTA-Bereitschaft unerlässlich.

Therapie

Während eine neuropathische Läsion unter konsequenter Druckentlastung und sachgerechtem Débridement mit strukturierter Wundversorgung nahezu immer ausheilt, ist bei einem Patienten mit kritischer Ischämie stets die Frage nach revaskularisierenden Maßnahmen zu stellen (**Empfehlungsgrad A; 6**). Hierbei finden Behandlungsprinzipien Anwendung, wie sie in Kapitel E – chronische periphere arterielle Durchblutungsstörungen – für das Stadium III/IV beschrieben worden sind. Die Entscheidung zur antibiotischen Behandlung richtet sich nach den lokalen und/oder systemischen klinischen Zeichen einer Infektion und insbesondere nach der arteriellen Perfusion. Während das neuropathische Ulkus trotz bakterieller Besiedelung bei fehlender klinischer Entzündung keiner Antibiose bedarf, ist die Gabe von Antibiotika bei kritischer Ischämie und bakterieller Besiedelung auch ohne lokale Zeichen der Infektion zu empfehlen (3).

Im Gegensatz zum ischämischen Fuß bedarf die neuropathische Läsion einer großzügigen Abtragung verdeckender Hornschwielen mit Schaffung gut vaskularisierten Gewebes im Ulkusgrund (**Empfehlungsgrad A; 2, 10**). Die Auswahl der Wundauflagen richtet sich nach der Genese der Erkrankung (neuropathisch oder ischämisch), dem Stadium der Wundheilung, der Exsudatmenge und dem Vorhandensein einer Infektion. Feuchte Wundverbände sollten nur Anwendung bei nicht ischämischen chronischen Wunden finden (**Empfehlungsgrad A**). Bei ischämischen Ulzerationen sollte erst nach erfolgreicher Revaskularisation im Rahmen der strukturierten Wundbehandlung der Einsatz feuchter Verbandsmittel zur Anwendung gelangen. Bei neuropathisch-angiopathischen Mischformen richtet sich das Vorgehen nach dem Regime der ischämischen Wundbehandlung. Bei tiefreichenden Infektionen mit Knochenbeteiligung oder extremer Fehlstellung werden nicht selten Knochenresektionen notwendig.

Eine optimale Blutzuckereinstellung erfolgt bei entgleister Stoffwechsellage mit Insulin, wobei die Nüchtern-Blutzuckerwerte unter 10 mmol/l liegen sollten. Durch die normnahe Blutzuckereinstellung wird der Heilungsverlauf gefördert (siehe auch Beitrag H 4 – Diabetes mellitus, Abschnitt 4.4).

Prophylaxe

Die Amputationsrate diabetischer Patienten ist um das 30- bis 40fache höher als bei Nichtdiabetikern und nimmt nach einer Studie im süddeutschen Raum weiter zu (11). Durch eine einfache, strukturierte Schulung von Arzt und Patient lässt sich die Amputationsrate um 50–80% reduzieren. Selbst in den so genannten Hochrisikogruppen ließ sich durch eine einstündige Schulung bereits nach einem Jahr die Ulkusrezidivrate und Amputationsfrequenz um mehr als 50% verringern (1, 4, 5, 9). Dies macht eine nach Tabelle E.2-2 zu fordernde Fußinspektion in monatlichen bis jährlichen Abständen notwendig.

Tabelle E.2-2 Empfehlungen zur regelmäßigen Fußinspektion

Risikoprofil	Untersuchungen
Keine sensorische Neuropathie, keine pAVK	1 × jährlich
Sensorische Neuropathie, pAVK	1 × alle 6 Monate
Sensorische Neuropathie mit Zeichen der pAVK und/oder Fußdeformität	1 × alle 3 Monate
Früheres Ulkus	1 × alle 1 bis 3 Monate

Adäquate Druckentlastung durch geeignete Schuhversorgung kann möglicherweise Rezidiven vorbeugen. Medizinisch podologische Haut- und Fußpflege reduziert das Auftreten von Zehenläsionen.

Folgende Lehrinhalte sollten mit dem Patienten besprochen werden:

1. Die tägliche Inspektion der Füße
– abendliche Kontrolle der Füße unter Zuhilfenahme eines Spiegels
– bestehen Blasen, Rötungen, Hautrisse, Hühneraugen oder Hornschwielen?
– wachsen die Nagelecken ein oder sind die Fußnägel verdickt?
– ist die Haut zwischen den Zehen intakt?

2. Fußhygiene
– tägliches Wechseln der Baumwollsocken
– tägliches Waschen der Füße bei max. 37 °C, nicht länger als 3–5 Minuten
– Füße gründlich abtrocknen, besonders in den Zehenzwischenräumen
– trockene Haut mit fetthaltigen Cremes behandeln
– Hornhaut entweder mit feuchtem Bimsstein, einer trockenen Feile oder einem batteriebetriebenen Schleifgerät entfernen
– zu vermeiden sind Rasierklingen, Hornhauthobel oder Salizylsalbe

- keine Anwendung externer Wärme (Wärmflaschen, Heizkissen)

3. *Pflege der Fußnägel*
- die Nägel sollen mit der Zehenkuppe abschließen
- an den Ecken sollten die Nägel nur leicht abgerundet werden
- keine Scheren, Fußzangen, Nagelklipser oder spitze Nagelfeilen verwenden
- eingewachsene Nägel sollten vom Chirurgen behandelt werden

4. *Schuhe*
- müssen ausreichend groß sein (70% der Erwachsenen haben unterschiedliche Fußlängen)
- der Patient darf nicht barfuß laufen und keine offenen Schuhe tragen
- vor dem Anziehen stets das Innere des Schuhes austasten
- Innensohlen dürfen nicht unterbrochen und das Futter nicht zerrissen sein
- neue Schuhe erst einlaufen, d.h. sie sollten anfänglich nicht länger als eine halbe Stunde getragen werden

Darüber hinaus stellt die intensivierte, d.h. normnahe Blutzuckereinstellung eine entscheidende prophylaktische Maßnahme im Hinblick auf Spätkomplikationen dar.

Literatur

1. Assal JP, Muhlhauser J, Pernet A et al.: Patient education as the basis for diabetes care in clinical practice and research. Diabetologia 28 (1985) 602–613.
2. Chantelau E: Zur Pathogenese der diabetischen Podopathie. Internist 10 (1999) 994–1002.
3. Edmonds M, Foster A: The use of antibiotics in the diabetic foot. Am J Surg Suppl 187 (2004) 25–28.
4. Edmonds ME, Blundell MP, Morris M et al.: Improved survival of the diabetic foot: the role of a specialised foot clinic. Quart J Med 232 (1986) 763–766.
5. Haslbeck M, Luft D, Neundörfer B, Redaelli M et al.: Diagnose, Therapie und Verlaufskontrolle der autonomen diabetischen Neuropathie. Evidenzbasierte Diabetes-Leitlinien DDG. Hrsg. Scherbaum W, Landgraf R. 1. Auflage Dt. Diabetes Gesellschaft (2002).
6. Holstein P, Ellitsgaard N, Olsen B, Ellitsgaard V: Decreasing incidence of major amputations in people with diabetes. Diabetologia 43 (2000) 844–847.
7. Malone JM, Snyder M, Anderson G et al.: Prevention of amputation by diabetic education. Am J Surg 158 (1989) 520–524.
8. Podhaisky H, Hänsgen K, Taute B, Podhaisky T: Duplexsonographie im distalen Extremitätenbereich zur Schweregradbeurteilung der pAVK. Perfusion 18 (2005) 95–100.
9. Reike H, Brüning A, Rischbieter E et al.: Rezidive von Fußläsionen bei Patienten mit dem Syndrom des diabetischen Fußes: Einfluss von orthopädischen Maßschuhen. Diabet Stoff 6 (1997) 107–113.
10. Standl E, Stiegler H, Janka HU, Hillebrand B: Das diabetische Fußsyndrom. In: Mehnert H, Standl E, Usadel KH, Häring HU. Diabetologie in Klinik und Praxis, 5. Auflage, Thieme, Stuttgart, New York (2003) 579–605.
11. Steed D, Donohue D, Webster M, Lindsey L: Effect of extensive debridement and treatment on the healing of diabetic foot ulcers. J Am Coll Surg 183 (1996) 61–64.
12. Stiegler H, Standl E, Frank S et al.: Failure of reducing lower extremity amputation in diabetic patients: results of two subsequent population based surveys 1990 and 1995 in Germany. VASA 27 (1998) 10–14.
13. Wissenschaftliches Institut der AOK: Häufigkeit von Amputationen unterer Extremitäten. Wido@wido.bv.aok.de, (2003) 1–3.

3 Akuter Extremitäten-arterienverschluß

Vorbemerkungen

Beim akuten Extremitätenarterienverschluß handelt es sich um die schlagartige oder sich rasch entwickelnde komplette Querschnittsverlegung eines arteriellen Transportgefäßes. Je nach Lokalisation und vorbestehender Kollateralisation reicht das Spektrum des klinischen Korrelats vom stumm verlaufenden Verschluß bis zum akuten Ischämiesyndrom mit unmittelbarer Bedrohung der betroffenen Extremitätenabschnitte. Zum drohenden Extremitätenverlust kommt – vor allem bei hochsitzenden Verschlüssen – die vitale Bedrohung durch das Tourniquet-Syndrom hinzu.

In ca. 85% ist die untere, in ca. 15% die obere Extremität betroffen. Etwa 70–85% der akuten Extremitätenarterienverschlüsse sind embolisch bedingt, ca. 15–30% thrombotisch; nicht selten läßt sich aber selbst intraoperativ nicht zwischen Embolie und Thrombose unterscheiden. In 5–10% der Fälle kommen andere Ursachen in Betracht (Aneurysma dissecans, Trauma, Vasospasmus, Kompression von außen). Emboliequelle ist bei 80–90% der Patienten das Herz (Vitien, Vorhofflimmern, Herzwandaneurysma, Dilatation des linken Ventrikels und Vorhofs); seltenere Emboliequellen sind Aneurysmata, arteriosklerotische Veränderungen oder Engpaßsyndrome der vorgeschalteten großen Arterien. Zu denken ist ferner an gekreuzte Embolien, Tumor-, Fremdkörper- und Fettembolien. Autochthone thrombotische Verschlüsse können zwar auch in scheinbar gesunden Arterien auftreten, meist findet sich aber eine vorbestehende Arterienerkrankung (Arteriosklerose, Aneurysma, entzündliche Arterienerkrankung).

Diagnostik

Im typischen Fall läßt sich die Diagnose recht zuverlässig aus Anamnese und körperlichem Befund stellen (Pratts „3 P": **p**ain, **p**aleness, **p**ulselessness). Dennoch ist eine weiterführende apparative Diagnostik nicht nur zur differentialdiagnostischen Abklärung von weniger typischen Fällen erforderlich, sondern im Regelfall zur optimalen Therapieplanung bei jedem Patienten angezeigt. Um unnötige Verzögerungen bei der Behandlung dieser akuten Notfälle zu vermeiden, sollte die apparative Diagnostik aber von Anfang an der endgültig behandelnden Stelle überlassen werden: Nach Feststellung der klinischen Verdachtsdiagnose „akuter Extremitätenarterienverschluß" sollte der Patient prompt und ohne weitere Diagnostik stationär in eine ausreichend spezialisierte Klinik eingewiesen werden.

Anamnese

Akut einsetzender, heftiger Ruheschmerz einer Extremität. Bei fehlender vorbestehender Kollateralisierung besonders heftig, im typischen Fall „peitschenschlagartig"; bei vorbestehender Kollateralisierung häufig milder, oft nur als Mißempfindung oder rasch eintretende Claudicatio intermittens oder sogar klinisch völlig stumm. Im Laufe der folgenden Stunden nicht selten Besserung: im günstigen Fall als Ausdruck einer rasch eintretenden Kollateralisierung, im ungünstigen Fall als Folge einer Hypästhesie bis Anästhesie bei schwerster Ischämie.

Vorbestehende Claudicatiobeschwerden können auf eine dem akuten Verschluß zugrundeliegende periphere arterielle Verschlußkrankheit hinweisen, Herzerkrankungen auf eine Emboliequelle.

Körperliche Untersuchung

Blässe oder Marmorierung der Extremitäten sowie Pulslosigkeit oder Pulsabschwächung distal des Verschlusses treten sofort auf, Kälte im Vergleich zur Gegenseite je nach Außentemperatur und Lagerung der Extremität häufig erst mit Verzögerung. Eine fehlende oder reduzierte Venenfüllung (Prüfung in Horizontallagerung und mit elevierem Bein!) spiegelt den Schweregrad der Ischämie wider. Bei hohem Verschluß im Bereich der Aortengabel sind Querschnittssyndrome möglich (Beteiligung der Lumbalarterien). Im übrigen sind ischämische Rigidifizierung der Muskulatur, Lähmung und Sensibilitätsverlust Hinweise auf eine schwerste Ischämie („komplette Ischämie" nach Vollmar) mit unmittelbar drohendem Extremitätenverlust und sofortigem Handlungsbedarf; verzögern sich angemessene Behandlungsmaßnahmen noch weiter, kann es bei höhersitzenden Verschlüssen schließlich zu Kreislaufschock und Crush-Niere kommen.

Apparative Untersuchung

Angiographie, Doppler- bzw. Duplex-Sonographie, Knöchelarteriendruckmessung, Oszillographie und andere nichtinvasive Meßverfahren kommen zum Einsatz, wenn die klinische Dringlichkeit es zuläßt.

Ursachenabklärung:
- Suche nach Emboliequelle: transthorakale, eventuell transösophageale Echokardiographie, EKG/Langzeit-EKG, Röntgen-Thorax, Abdomen-Sonographie/-Computertomographie/-MR-Tomographie
- bei akutem Poplitealarterienverschluß: Sonographie zum Ausschluß eines thrombosierten Aneurysmas (auch Gegenseite!) oder einer zystischen Adventitiadegeneration
- bei Verdacht auf Aneurysma dissecans: Röntgen-Thorax, transösophageale Echokardiographie, Computertomographie, MR-Tomographie

Laboruntersuchungen

Die Labordiagnostik muß vorrangig nach Hinweisen auf Gewebszerfall und Nierenschädigung fahnden und die hämostatischen Voraussetzungen für die nachfolgende invasive Diagnostik (Arteriographie) und Therapie (Operation, Fibrinolyse, Antikoagulation) abklären. Das Notfallprogramm umfaßt somit die Bestimmung von Kreatinin, Kalium, Kreatinkinase, Blutgasanalyse, PTT, Quick-Wert, Thrombozytenzahl, kleines Blutbild und die Bestimmung der Blutgruppe.

Praktische Erwägungen und Differentialdiagnostik

Beschwerdebild und klinischer Befund lassen in aller Regel die Diagnose zuverlässig stellen und differentialdiagnostisch von anderen Erkrankungen mit dem Leitsymptom Extremitätenschmerz abgrenzen. Auswahl und Ausmaß der apparativen Untersuchungen richten sich daher in erster Linie nach der Dringlichkeit (6-Stunden-Grenze bei kompletter Ischämie!) und Art der Behandlung, in zweiter Linie dienen sie zur differentialdiagnostischen Abklärung der Ätiologie.

Wird eine Gefäßrekonstruktion angestrebt, so ist in der Regel für die optimale Therapieplanung eine notfallmäßig durchgeführte Angiographie angezeigt. Wird eine systemische Lyse in Betracht gezogen, so sollte die Angiographie ausnahmsweise transvenös (DSA!) erfolgen. Kommt eine lokale Lyse in Frage, sollte der arteriell liegende Angiographiekatheter bis zur endgültigen Therapieentscheidung belassen werden, um die Punktionsstelle während der nachfolgenden Lyse abzudichten.

Auch für die Nachbehandlung ist die Differentialdiagnose Embolie vs. Thrombose am wesentlichsten (Sanierung einer Emboliequelle, Langzeitantikoagulation). Nicht immer läßt sich eine eindeutige Klärung herbeiführen. Für eine Embolie sprechen:
- jugendliches Alter bzw. Fehlen einer arteriellen Verschlußkrankheit
- Vorhofflimmern, Vitien, Herzwandaneurysma, reduzierte linksventrikuläre Funktion
- vorgeschaltetes arterielles Aneurysma

Für einen nichtembolischen Verschluß sprechen:
- Fehlen obiger Kriterien
- vorbestehende arterielle Verschlußkrankheit
- vorangegangenes lokales Trauma
- vorbestehende dilatative Arteriopathie an der Verschlußstelle

Therapie

Sofortmaßnahmen durch den Hausarzt:
- 5000–10 000 IE unfraktioniertes Heparin intravenös zur sofortigen Antikoagulation
- Schmerzbekämpfung (nicht i.m.!)
- mäßige Beintieflagerung und Watteschutzverband
- Krankenwagen anfordern und Krankenhauseinweisung

Kontraindiziert sind intramuskuläre Injektionen, Beinhochlagerung, exogene Wärmezufuhr.

Klinische Behandlung

Patienten mit akuten Arterienverschlüssen sollten möglichst in eine Klinik eingewiesen werden, die sowohl über gefäßchirurgische, radiologisch-interventionelle als auch internistisch-angiologische Erfahrung verfügt. Therapieziele sind die Beseitigung des arteriellen Strombahnhindernisses (soweit technisch machbar und klinisch erforderlich bzw. sinnvoll) sowie die Kontrolle bzw. Besserung des Allgemeinzustands besonders bei älteren Patienten. In seltenen Fällen kann auch die primäre Amputation der ischämischen Extremität die sinnvollste Behandlungsmaßnahme sein.

Unabhängig von der unter stationären Bedingungen zu treffenden Therapiewahl wird die intravenöse, PTT-gesteuerte Heparintherapie fortgeführt bzw. gegebenenfalls anzusetzen sein.

Gefäßrekonstruktion: Die Beseitigung des akut aufgetretenen Strombahnhindernisses kann grundsätzlich operativ, per Katheter oder mit systemischer fibrinolytischer Behandlung erfolgen. An der unteren Extremität haben suprainguinale Verschlüsse angesichts der großen, von der Ischämie betroffenen Gewebemasse ein besonders hohes Risiko vitaler Komplikationen und müssen in der Regel akut chirurgisch versorgt werden, während bei infrainguinalen Verschlüssen auch Katheterverfahren in Frage kommen.

- operative Behandlung: Als operative Verfahren kommen Embolektomie, Thrombektomie, Thrombendarteriektomie und Bypass-Verfahren in Frage. Grundsätzlich angezeigt ist die notfallmäßige chirurgische Behandlung, wenn ein komplettes Ischämiesyndrom durch akute Verlegung großer Transportarterien bis zur Ellenbeuge bzw. Leiste vorliegt. Bei inkomplettem Ischämiesyndrom und/oder frischer Embolie in primär gesunden Arterien kommt neben Katheterprozeduren auch die Embolektomie in Frage.
- Katheterverfahren: Zur Verfügung stehen hierbei verschiedene Varianten der Aspirationsembolektomie, der Katheterlyse und der ergänzenden perkutanen transluminalen Angioplastie vorbestehender arteriosklerotischer Veränderungen. Sie kommen vor allem bei Verschlüssen unterhalb der Ellenbeuge sowie bei infrainguinalen Verschlüssen in Betracht.
- systemische fibrinolytische Behandlung: Die systemische fibrinolytische Behandlung kann nur mit deutlicher zeitlicher Verzögerung zum Erfolg führen. Sie kommt somit nur beim unvollständigen Ischämiesyndrom oder bei relativ rascher Erholung der Extremität durch rasch funktionierende Kollateralen in Frage. Liegen kardiale Thromben vor, besteht zudem das Risiko, eine Zweitembolie auszulösen; bei den meist älteren Patienten ist außerdem das Risiko zerebraler Blutungen nicht unerheblich. Eine Indikation zur systemischen fibrinolytischen Behandlung besteht somit nur noch in Einzelfällen, wenn eine Katheterlyse technisch schwierig bzw. problematisch wäre, also bei Verschlüssen im aortoiliakalen Segment und bei weit peripher gelegenen Verschlüssen.

Allgemeine Maßnahmen: Durchblutungsfördernde Allgemeinmaßnahmen (Hämodilution, Defibrinierung, gefäßaktive Substanzen) können sinnvoll sein bei inkompletter Gefäßrekonstruktion oder als Alternative zu einer nicht zwingend erforderlichen oder technisch problematischen Gefäßrekonstruktion. Kommt der Patient verzögert zur Vorstellung und haben sich bereits ausgedehnte Muskelnekrosen entwickelt, ist eine korrekte Flüssigkeits- und Elektrolytbilanzierung entscheidend für die Verhinderung einer Crush-Niere und eines Multiorganversagens; tritt Nierenversagen ein, so wird unter Umständen eine Hämofiltrations- oder Hämodialysebehandlung erforderlich. Entwickelt sich ein

Kompartmentsyndrom nach erfolgreicher Revaskularisation (postischämisches Ödem!), ist eine prompte Faszienspaltung angezeigt. Die Herz-Kreislauf-Funktion sollte durch die bedarfsweise Behandlung von Rhythmusproblemen und Herzinsuffizienz optimiert werden; die Oxygenierung des Blutes läßt sich durch Korrektur eventueller pulmonaler Probleme verbessern.

Primäre Amputation: Obwohl in aller Regel der Extremitätenerhalt das Behandlungsziel ist, kann im Einzelfall – insbesondere bei schwerst polymorbiden Patienten und Patienten mit verzögert zur Behandlung gekommener, stark fortgeschrittener Ischämie und beginnenden Nekrosen – trotzdem die primäre Amputation der betroffenen Extremität die sinnvollste, lebensrettende Maßnahme sein.

Nachbehandlung und Rezidivprophylaxe

Ausschaltung der Emboliequelle: Findet sich bei embolischer Genese eines akuten Arterienverschlusses eine Emboliequelle, so sollte sie nach Möglichkeit ausgeschaltet werden (z.B. Regularisierung von Vorhofflimmern, operative Ausschaltung von Aneurysmata).

Antikoagulanzienbehandlung: Bei nicht sanierbarer Emboliequelle oder wenn eine Embolie zwar wahrscheinlich, aber eine Emboliequelle nicht zu finden ist (20 –30% der Fälle), ist eine Langzeitantikoagulation anzustreben. Eine Langzeitantikoagulation kann außerdem angezeigt sein, wenn nach erfolgreicher Lyse keine den Verschluß verursachende Stenose, sondern nur ein diffus arteriosklerotisch verändertes Gefäßsystem gefunden wird, oder wenn ein Verschluß durch einen Bypass überbrückt wird, der das Kniegelenk überschreitet.

Plättchenfunktionshemmer: Plättchenfunktionshemmer sind indiziert nach Thrombektomie, Thrombendarteriektomie und supragenualen Bypass-Operationen sowie bei generalisierter Arteriosklerose.

Praktische Erwägungen

Indikationsstellung und Durchführung der angeführten Behandlungsverfahren sollten nach Möglichkeit in spezialisierten Krankenhäusern in interdisziplinärer Absprache zwischen Gefäßchirurgen, Angiologen und interventionellen Radiologen erfolgen. Ob schließlich eine Gefäßoperation, eine Katheterintervention, eine systemische Lyse, eine konservative Therapie oder eine Kombination dieser Verfahren durchgeführt wird, hängt von der Ätiologie (Embolie/akute Thrombose), dem Gefährdungsgrad der Extremität (komplette/inkomplette Ischämie), der Verschlußlokalisation (große Transportarterien/ periphere bzw. akrale Arterien), der technischen Durchführbarkeit, eventuellen Kontraindikationen für Operation oder Thrombolyse und schließlich ganz entscheidend vom Gesamtzustand des Patienten ab.

4 Arterielle Kompressionssyndrome

Autor: A. Creutzig
Experte: S. Basche

Definition und Basisinformation

Die Symptome einer arteriellen Durchblutungsstörung bei ungewöhnlicher Lokalisation, fehlenden üblichen Risikofaktoren und ihr Auftreten im jugendlichen oder mittleren Alter legen den Verdacht auf eine nichtarteriosklerotische Ursache der Durchblutungsstörung nahe. Abgesehen von traumatisch bedingten, funktionellen oder durch Vaskulitiden hervorgerufenen Durchblutungsstörungen kommen auch arterielle Kompressionssyndrome in Betracht. Dabei handelt es sich um die temporäre, provozierbare oder ständige Kompression einer Arterie oder eines neurovaskulären Bündels von außen, die mit zunehmender Dauer morphologische Veränderungen in der Gefäßwand bewirken kann. Zunächst noch reversible funktionelle Stenosen können langfristig über eine Intima- und Mediaproliferation zu fixierten Stenosen mit Entwicklung eines poststenotischen Aneurysmas übergehen. Murale Thromben aus solchen Aneurysmata oder ulzerierte Intimaläsionen embolisieren eventuell unter anfangs diskreten Beschwerden in die Peripherie. Später entwickelt sich das Vollbild einer schweren Ischämie mit Gewebeverlust. Engstellen können sich durch anatomische Normabweichungen oder erworbene Veränderungen komprimierend auswirken.

Das Syndrom der oberen Thoraxapertur und das popliteale Entrapment-Syndrom kommen häufiger vor, genaue Angaben zur Inzidenz fehlen. Seltener finden sich Engpässe an der A. brachialis oder am Truncus coeliacus. Diese Engen führen meist nicht zu klinisch relevanten Problemen. Eine Stenose des Abgangs des Truncus coeliacus macht nur dann Beschwerden, wenn die Kollateralisierungsmöglichkeiten eingeschränkt sind wie bei gleichzeitigem Verschluss der A. mesenterica superior.

4.1 Thoracic-outlet-Syndrom (TOS)

Klinisches Bild und Diagnostik

Beschwerden treten nur bei bestimmten Armhaltungen auf. Neben angeborenen Ursachen (z.B. atypische muskuläre Bandstrukturen, Musculus scalenus minimus, abnorme Muskelansätze oder -ursprünge, Hypertrophie des Processus transversus des 7. Halswirbelkörpers, Steilstand der 1. Rippe von mehr als 45°, Halsrippe oder Dysostosis cleidocranialis) kommen erworbene Ursachen wie Tonusverlust der Schultergürtelmuskulatur, Fibrosierung und Hypertrophie der Musculi scaleni, eine Pseudarthrose und überschießende Kallusbildung nach Klavikulafraktur, Exostosen der 1. Rippe und der Klavikula, ein Pancoast-Tumor der Lungenspitze und eine Strahlenfibrose nach Radiatio in Betracht. Dabei handelt es sich überwiegend um die Kompression eines Nervenbündels mit einem bunten, klinisch wenig definierten Krankheitsbild.

Eine durch die körperliche Untersuchung provozierte, intermittierende arterielle Durchblutungsstörung wird auch bei Gesunden in der Mehrzahl gefunden (Kompressionsphänomen). Ein positiver Provokationstest zeigt zwar eine intermittierende Kompression der A. subclavia an, berechtigt aber noch nicht zur Diagnose eines Kompressionssyndroms. Dazu gehören klinisch manifeste vaskuläre Komplikationen. Der negative Ausfall derartiger Tests kann allerdings mit großer Wahrscheinlichkeit ein Kompressionssyndrom ausschließen. Bei eindeutiger Anamnese lässt sich die verminderte periphere Durchblutung bei entsprechender Armstellung durch die plethysmographische Pulsregistrierung, oszillographisch oder durch eine dopplersonographische Flussmessung und Messung des Armarterieendrucks, z.B. über der A. radialis, dokumentieren. Duplexsonographisch kann ein kompletter Flussstopp in der A. subclavia nachgewiesen werden. Eine relevante Einengung wird angenommen, wenn es zu einer Verdoppelung der systolischen Peakvelocity kommt. Zudem wird bei der Duplexsonographie auch die V. subclavia mitbeurteilt. Zu bedenken ist aber, dass nach diesen Kriterien auch 20% der asymptomatischen Probanden eine Kompression der A. subclavia aufweisen.

Wenn nach Klinik und duplexsonographischem Befund ein Thoracic-outlet-Syndrom wahrscheinlich ist, sollte zur ätiologischen bzw. topographischen Zuordnung ein Thorax-Röntgen mit Zielaufnahmen der oberen Thoraxapertur sowie der Halswirbelsäule durchgeführt werden. Nur in seltenen Fällen ist bei unauffälligem Röntgenbefund die Computertomographie der oberen Thoraxapertur nützlich. Eine Angiographie, auch in Funktionsstellungen, ist nur dann indiziert, wenn sich therapeutische Konsequenzen ergeben. Sie muss in dem Fall auch die Darstellung der peripheren Arterien umfassen, da in der Mehrzahl begleitende organische Digitalarterienverschlüsse zu finden sind. Sie sind überwiegend Folge von Embolien aus dilatierten oder aneurysmatisch veränderten Segmenten der A. subclavia. Bei 15% der symptomatischen Patienten mit normalem Angiogramm kann die Arterienkompression erst durch eine Aufnahme in aufrechter Körperhaltung dokumentiert werden. Neben der intraarteriellen DSA kommt die MR-Angiographie zur Anwendung. Die präoperative Messung der Nervenleitgeschwindigkeiten von N. ulnaris und medianus ist obligatorisch (6).

Therapie und Prognose

Die Therapie bei gering- bis mittelgradigen Beschwerden besteht in der Vermeidung kritischer Arm- oder Körperpositionen sowie in physiotherapeutischen Übungen zur Stärkung der Schultergürtelmuskulatur (3). Die Indikation zur Operation ist gegeben, wenn sich morphologische Veränderungen der A. subclavia (fixierte Stenose, Verschluss oder Ausbildung eines Aneurysmas auch mit peripheren Embolien) nachweisen lassen. Das Standardverfahren besteht in der transaxillären Resektion der 1. Rippe und Durchtrennung der Muskelansätze, bedarfsweise auch der Gefäßrekonstruktion (**Empfehlungsgrad C**). Postoperativ war eine Verbesserung des Beschwerdebildes nur in 64% zu verzeichnen (1). Negativ waren Patienten, die zuvor eine schlecht charakterisierte neurologische Symptomatik aufwiesen (4). Diese Patienten sollten konservativ behandelt werden.

4.2 Poplitea-Kompressionssyndrom (Entrapment-Syndrom)

Klinisches Bild und Diagnostik

Es handelt sich um eine Kompression der A. poplitea bei anatomischen Variationen des Gefäßverlaufs oder der Muskelansätze. Durch wiederholte Traumen wird die Arterienwand geschädigt, so dass eine Thrombose, Stenose oder Verschlüsse entstehen können. Betroffen sind meist junge, sehr sportliche Patienten (5).

Die klinischen Symptome variieren von Claudicatiobeschwerden bis zur akuten Ischämie und können durch rezidivierende Embolien in die Unterschenkelarterien oder durch einen akuten Verschluss der A. poplitea bedingt sein (7). In Ruhestellung können Pulsstatus und Knöchelarteriendrücke Normalbefunde ergeben. Mittels Provokationstests (aktive, isometrische Plantar- oder Dorsalflexion gegen einen Widerstand) kann die Kompression der A. poplitea in der Kniekehle nachgewiesen werden. Diese Provokationstests sind klinisch von großer Bedeutung, da bei Erstmanifestation der Wadenclaudicatio bereits eine irreversible Schädigung einer Arterie vorliegt. Häufig liegt die Erkrankung bilateral vor. Vor einer Operation wird eine arteriographische Diagnostik durchgeführt, auch in MR-Technik (2).

Therapie und Prognose

Die Therapie muss in der Regel operativ erfolgen. Der entsprechende Muskelansatz wird durchtrennt. Ist es bereits zu einem Verschluss gekommen, wird eine Bypassoperation notwendig. In seltenen Fällen, in denen ein Verschluss klinisch gut toleriert wird, kann ein Gehtraining ausreichen (**Empfehlungsgrad C**).

Leitlinien

L1. Diagnostik und Therapie der arteriellen Verschlusskrankheit der Becken- Beinarterien. VASA 30 (2001) Suppl. 57.

Literatur

1. Altobelli GG, Kudo T, Haas, BT et al.: Thoracic outlet syndrome: Pattern of clinical success after operative decompression. J Vasc Surg 42 (2005) 122–8.
2. Charon JPM, Milne W, Sheppard DG et al.: Evaluation of MR angiographic technique in the assessment of thoracic outlet syndrome. Clin Radiol 59 (2004) 588-95.
3. Creutzig A, von der Lieth H, Majewski A et al.: Vascular complications of the compression syndrome of the anterior thoracic aperture (thoracic outlet syndrome). Med Klin 83 (1988) 133–6.
4. Degeorges R, Reynaud C, Becquemin JP: Thoracic outlet syndrome surgery: long-term functional results. Ann Vasc Surg 18 (2004) 558–65.
5. Ehsan O, Darwish A, Edmundson C et al.: Non-traumatic lower limb vascular complications in endurance athletes. Review of the literature. Eur J Vasc Endovasc Surg 28 (2004) 1–8.
6. Gruss JD: Das Thoracic outlet Syndrom. Gefäßchirurgie 11 (2006) 371–380.
7. Turnipseed WD: Clinical review of patients treated for atypical claudication: a 28 year experience. J Vasc Surg 40 (2004) 79–85.

Autorenadressen

Prof. Dr. med. A. Creutzig
Thea-Bähnisch-Weg 12
30657 Hannover

5 Funktionelle Gefäßerkrankungen

Autor: *H. Heidrich*
Experte: *A. Hinrichs*

Funktionelle Gefäßerkrankungen zeigen unterschiedliche Ätiologien, unterschiedliche klinische Bilder, fordern divergente Therapiekonzepte und betreffen unterschiedliche topische Bereiche. Sie werden deshalb in ihren wichtigsten Formen im Folgenden getrennt besprochen, auch wenn sie nicht immer differentialdiagnostisch präzise getrennt werden können.

5.1 Raynaud-Syndrom

Definition und Basisinformation

Das Raynaud-Syndrom (Syn. Raynaud-Phänomen; Morbus Raynaud) ist durch anfallsartig auftretende Vasospasmen der Finger- und Zehenarterien charakterisiert, die durch Kälte, emotionalen Stress und lokale Kompressionsphänomene induziert und unter Wärmeeinfluss oder mit vasodilatierenden Medikamenten wieder gelöst werden können. Raynaud-Syndrome kommen in Deutschland in etwa 9%, in Europa in 10 bis 30% der Bevölkerung vor (3). Sie finden sich bei Frauen viermal häufiger als bei Männern und treten im Mittel mit 40 Jahren auf. Erstmanifestationen sowohl eines primären als auch sekundären Raynaud-Syndroms werden aber bereits bei Kindern (6) mit 3 Jahren und auch noch im 88. Lebensjahr (3) beobachtet. Eine familiäre Disposition wurde in 3% bei 900 Patienten gefunden (3).

Gegenwärtig wird ein primäres von einem sekundären Raynaud-Syndrom unterschieden. Als **primäres** Raynaud-Syndrom bezeichnet man akrale Vasospasmen, die weder auf Fingerarterienverschlüsse noch auf eine definierte Ursache zurückgeführt werden können. Von einem **sekundären** Raynaud-Syndrom wird gesprochen, wenn sich andere Ursachen nachweisen lassen. Ein Zusammenhang von Raynaud-Syndrom und Grunderkrankung ist bislang für folgende Erkrankungen gesichert: Kollagenosen (Sklerodermie, mixed connective disease, systemischer Lupus erythematodes, Dermatomyositis, Polymyositis, CREST-Syndrom), mit unerwünschten Wirkungen von Medikamenten (Betablocker, Cisplatin, Bleomycin, Interferon), mit Vibrationstraumata, chronischen Kälteschäden, Intoxikationen (Vinylchlorid). Dass Fingerarterienverschlüsse Ursache eines sekundären Raynaud-Syndroms sein können, ist nicht belegt. Da die Raynaud-Symptomatik der Entwicklung einer Kollagenose bzw. Autoimmunerkrankung um 5 und mehr Jahre vorausgehen kann, wird von einem **suspekten sekundären** Raynaud-Syndrom gesprochen, wenn der Verdacht, aber noch kein definitiver Nachweis einer Grunderkrankung besteht und nur das klinische Bild und der kapillaroskopische pathologische Befund oder das klinische Bild und ein pathologischer Autoantikörpernachweis, nicht aber das Vollbild eines sekundären Raynaud-Syndroms vorliegen. Kontrollen zum Nachweis oder Ausschluss einer Kollagenose sind bei diesen Patienten über mehrere Jahre notwendig.

Klinisches Bild und Diagnostik

Die Diagnose wird durch das klinische Bild gestellt: In 20% der Fälle ist es durch eine anfallsartig auftretende initiale Zyanose, anschließende Weißverfärbung und nachfolgende postischämische Rötung der Finger oder Zehen charakterisiert, bei 30% der Patienten kommt es nur zu anfallsweiser Zyanose, bei 67% nur einer Weißverfärbung der Finger. Raynaud-Anfälle kommen im Bereich der Hände oft bilateral symmetrisch am II. bis V. Finger und fast nie am Daumen vor, Handrücken und Handinnenflächen sind nicht mitbetroffen. Im Anfall kommt es in 80% zu einem Taubheitsgefühl, in 50% zu Schmerzen, in 27% zu Kribbelparästhesien und in 24% zu einer Einschränkung der Motorik im Bereich der Finger (3).

Die **apparative Diagnostik** kann mit der Elektrooszillographie, Rheographie oder Plattenthermographie vor und nach Kälteexposition, die mit unterschiedlichen Verfahren (lokales definiertes Kältebad, Belüftung mit Kaltluft, Klimakammer) erzeugt wird, erfolgen. Unter Kälteprovokation (3) kommt es in der Regel zu einer erheblichen Reduktion der Fingerdurchblutung, die unter Wärmeeinfluss oder Nitroglycerin-Applikationen wieder normalisiert wird. Die Durchführung einer Angiographie zum Nachweis eines Vasospasmus ist obsolet. Gleichzeitige Fingerarterienverschlüsse lassen sich angiographisch und von geübten Untersuchern farbduplexsonographisch nachweisen. Bei einer Farbduplexsonographie sollte durch Erwärmung der Akren sichergestellt werden, dass ein Vasospasmus nicht als Verschluss fehlgedeutet wird. Bei jedem Raynaud-Syndrom ist eine Kapillarmikroskopie durchzuführen.

Für den **Nachweis einer möglichen Grunderkrankung** als Ursache eines Raynaud-Phänomens sind eine intensive internistische, neurologische, orthopädische und laborchemische Untersuchung notwendig. Autoimmunerkrankungen bzw. Kollagenosen können im Screeningverfahren zunächst durch Bestimmung der antinukleären Antikörper (ANA), nachgewiesen oder ausgeschlossen werden (3, 8). Bei einem pathologischen ANA-Titer sind weitere laborchemische Differenzierungen notwendig. Kapillarmikroskopisch lassen sich Kollagenosen durch den Nachweis von Megakapillaren, Kapillarblutungen, atypischen Kapillaren, vermehrten Kapillarverzweigungen und avaskulären Bereichen im Fingernagelfalz wahrscheinlich machen.

Differentialdiagnostisch sind primäre und sekundäre Raynaud-Syndrome gegen dauerhafte akrale Ischämien ohne Anfallscharakter bei Finger- und Handarterienverschlüssen, gegen Akrozyanosen und eine Erythromelalgie abzugrenzen.

Therapie

Eine Behandlung ist nicht erforderlich, wenn die Raynaud-Anfälle weniger als ein- oder zweimal pro Woche auftreten, nicht mehr als 15–30 Minuten anhalten und die Tätigkeit im Beruf und Haushalt nicht beeinflussen. Basis der Anfallsprophylaxe ist bei allen Patienten Kälteschutz und die Vermeidung von Nässeexposition. Medikamente, die ein Raynaud-Syndrom induzieren können, müssen abgesetzt oder wenn möglich gewechselt werden. Bei berufsbedingten Raynaud-Syndromen (Vibrationstrauma, chronischer Kälteschaden) kann eine Berufsumschulung sinnvoll sein. Autogenes Training, Biofeedback, Akupunktur und psychotherapeutische Interventionen zur Reduktion psychischer Konfliktsituationen, die bei Raynaud-Patientin gehäuft angetroffen werden, können zur Reduktion der Häufigkeit und Intensität der Raynaud-Anfälle führen.

Medikamentös können zunächst bei häufigen, langanhaltenden Raynaud-Anfällen sowohl bei primären als auch sekundären Raynaud-Syndromen Kalziumblocker (**Empfehlungsgrad B;** 9) eingesetzt werden, wenn der arterielle Systemblutdruck es erlaubt. Hier kommt Nifedipin in einer Anfangsdosis von 3×10 mg bis maximal 3×20 mg pro Tag in Frage. Alternativ ist Diltiazem in einer Anfangsdosis von 3×60 mg bis maximal 360 mg pro Tag zu verwenden. Die Therapie mit Kalziumantagonisten ist zu beenden, wenn keine deutliche Anfallsreduktion eintritt. Eine wirksame Suppression von Raynaud-Anfällen wird auch durch Prostanoide (Prostaglandin E_1, Iloprost) erreicht (**Empfehlungsgrad A;** 1, 2, 4, 5, 7, 10, 11). Iloprost wird i.v. in einer Dosierung von 0,5–2,0 ng/kg Körpergewicht/min bei einer Infusionsdauer von 6 Stunden gegeben. Prostaglandin E_1 wird intravenös in einer Dosis von 1×40 µg pro Tag bei einer Infusionsdauer von 2–3 Stunden appliziert. Sowohl für Iloprost als auch für PGE_1 ist die Therapie zunächst täglich über 5 Tage, bei Ulzerationen täglich bis 21 Tage durchzuführen und dann bei Befundverschlechterung oder im Intervall alle 3–6 Monate zu wiederholen. Iloprost und PGE_1 sind zurzeit in Deutschland für die Behandlung des nicht komplizierten Raynaud-Syndroms nur im Off-label-use-Verfahren anzuwenden, bei gleichzeitigem Vorliegen von Fingerarterienverschlüssen und Nekrosen dagegen zugelassen. Ob Bosentan und Sildenafil das therapeutische Spektrum in der Behandlung von Raynaud-Syndromen mit und ohne akralen Nekrosen in Zukunft ergänzen können, wie vermutet wird (7) ist offen. Ob eine thorakale Sympathektomie bei der Behandlung der Raynaud-Anfälle wirksam ist, wird kontrovers diskutiert. Sie kann beim sekundären Raynaud-Syndrom indiziert sein, wenn Prostanoide wirkungslos bleiben und Fingernekrosen vorliegen. Für eine wirksame Suppression von Raynaud-Anfällen durch Substanzen wie Pentoxifyllin, Naftidrofuryl, Buflomedil, Xantinolnicotinat und andere fehlen bislang Belege.

Die Prognose eines primären Raynaud-Syndroms ist gut, beim sekundären Raynaud-Syndrom wird sie von der Grunderkrankung bestimmt.

Literatur

1. Bettoni L, Geri A, Airo P et al.: Systemic sclerosis therapie with iloprost: a prospektive observational study of 30 patients treated for a median of 3 years. Clin Rheumatol 21 (2002) 244–50.
2. Cardinali M, Pozzi MR, Bernareggi M, Motani N, Allevi E, Catena L, Cugno M, Bottasso B, Stabilini R: Treatment of Raynaud's phenomenon with intravenous prostaglandin E1 cyclodextrin improves endothelial cell injury in systemic sclerosis. J Rheumatol 28 (2001) 786–94.
3. Heidrich H: Primäres und sekundäres Raynaud-Syndrom. In: Handbuch der Angiologie, Hrsg.: Marshall M, Breu FX, 10. Erg. Lieferung, ecomed, Landsberg 2004.
4. Marasini B, Massarotti M, Botasso B, Coppola R, Del Papa N, Maglione W, Comina DP, Maioli C: Comparison between iloprost and alprostadil in the treatment of Raynaud's phenomenon. Scand J Rheumatol 33 (2004) 253–56.
5. Mohrland JS, Porter JM, Smith EA et al.: A multiclinic-placebo-controlled double-blind study of prostaglandin E_1 in Raynaud's syndrome. Ann Rheumat Diseases 44 (1985) 754–60.
6. Nigrovic PA, Fuhlbrigge RC, Sundel RP: Raynaud's phenomenon in children: a retrospective review of 123 patients. Pediatrics 111 (2003) 715–21.
7. Riemekasten G: Empfehlungen der Deutschen Gesellschaft für Rheumatologie zur Therapie des Raynaud-Syndroms und akraler Ulzerationen. Z Rheumatol 64 (2005) 90–92.
8. Schnabel A, Gross WL: Raynaud-Syndrom. Internist 36 (1996) 867–79.
9. Thompson AE, Shea B, Welch V et al.: Calcium-Channel blockers for Raynaud's phenomenon and ischemic ulcers secondary to systemic sclerosis. Arthritis Rheumat 44 (2001) 1841–47.
10. Wigley FM, Seibold JR, Wise RA et al.: Intravenous iloprost treatment of Raynaud's phenomenon and ischemic ulcers secondary to systemic sclerosis. J Rheumatol 19 (1992)1407–14.
11. Wohlrab J, Fischer M, Marsch WC: Ambulante low-dose Iloprost-Therapie des Raynaud-Syndroms. Akt Dermatol 27 (2001) 133–5.

5.2 Vasospasmen durch Ergotamin und Drogen

Definition und Basisinformation

Als Ergotismus (3, 4) werden arterielle vasospastische Durchblutungsstörungen bezeichnet, die zu segmentalen Gefäßspasmen im Bereich der Extremitäten-, Mesenterial-, Nieren-, Becken-, Koronar- und zerebralen Arterien führen und durch Mutterkornalkaloide (Getreidestaub, ergotaminhaltige Medikamente) induziert werden. Beim medikamentös induzierten Ergotismus können eine chronische (langdauernde Einnahme submaximaler oder erhöhter Dosen), eine subakute (Kurzzeittherapie) und eine akute Form (nach exzessiv hoher Dosis) unterschieden werden (4). Vasospasmen mit konsekutiven Arterienverschlüssen werden auch durch Drogen (Kokain, Ecstasy), durch einige Schwermetalle (Arsen, Blei), einige Antibiotika (Erythromycin) und eine chronische Interferontherapie ausgelöst.

Klinisches Bild und Diagnostik

In Abhängigkeit von der Lokalisation der betroffenen Gefäße führen die Spasmen im peripher-vaskulären Bereich zu Parästhesien, Kältegefühl der Finger und Zehen, akuten Ischämiesyndromen und akralen Nekrosen, im koronaren Bereich zu pektanginöser Symptomatik und Myokardinfarkten, im abdominellen Bereich zu Koliken, Erbrechen, Diarrhöen und Mesenterialinfarkten, im zerebralen Bereich zu Schwindel, Verwirrtheit, epileptiformen Krämpfen, komatösen Zuständen und Psychosen. Frauen sind vom Ergotismus 5-mal häufiger betroffen als Männer (4).

Die Diagnose wird durch eine exakte Anamnese, oft Fremdanamnese, eine multilokuläre Manifestation arterieller Durchblutungsstörungen im Zusammenhang mit Einnahme von Mutterkornalkaloiden oder Drogen, dem klinischen Untersuchungsbefund, dem laborchemischen Nachweis der Substanzen und dem oft plötzlichen Auftreten der Symptomatik gestellt. Bei **Duplex-Sonographie** und **Angiographie** finden sich eine diffuse Engstellung aller Arterien vom muskulären Typ, das Bild eines Arterienspasmus und angiographisch eine filiforme und konzentrische Einengung der Gefäßlumina bis zu kompletten segmentalen Verschlüssen. Bei peripheren Arterienverschlüssen sind am häufigsten die Aa. iliaca und femoralis, in 23% auch die Armarterien betroffen (1).

Therapie und Prognose

Therapeutisch ist das sofortige Absetzen der ergotaminhaltigen Substanzen oder der auslösenden Drogen notwendig, in der Regel führt dies in 1 bis 5 Tagen zu einer restitutio ad integrum. Auch die Ausübung weiterer traumatisierender Tätigkeiten muss vermieden werden. Medikamentös lassen sich ischämische Extremitäten durch Prostanoide (PGE_1, Ilomedin) bessern. Eine Katheterdilatation, Grenzstrangblockade, Sympathektomie und primär gefäßchirurgische Interventionen sind in der Regel nicht indiziert, auch wenn in Einzelfällen über Erfolge mit Sympathikusblockaden (2) und Ballondilatationen berichtet wird.

Literatur

1. Hagen B: Vascular changes in sporadic ergotism. Radiologe 26 (1986) 388–94.
2. Rommel JD, Klee P, Burkard A, Ratthey KP: Normalisierung des Gefäßbildes durch Sympathikusblockade bei schwerer arterieller Durchblutungsstörung durch Ergotismus. Anaesthesiol Intensivmed Notfallmed Schmerzther. 34 (1999) 578–81.
3. Rosenkranz S, Deutsch HJ, Erdmann E: „Saint Anthony's Fire": Ergotamin-induzierte Gefäßspasmen als Ursache ischämischer Syndrome. Dtsch Med Wschr 122 (1997) 450–54.
4. Zschiedrich M, Heidrich H, Dienes HP: Ergotismus: Epidemiologie, Pathogenese, Histomorphologie, Diagnostik und Therapie. Med Klin 80 (1985) 721–27.

5.3 Akrozyanose

Definition und Basisinformation

Akrozyanosen sind Folge einer atonisch-hypertonen Dysregulation im Bereich der Endstrombahn mit Erweiterung der Venolen bzw. Kapillaren, Engstellung der Arteriolen und andauernder, teilweise auch kälteabhängiger Blauverfärbung der Akren. Eine Akrozyanose kann bereits in der Pubertät (idiopathische Akrozyanose), aber auch erst im mittleren Lebensalter auftreten.

Klinisches Bild und Diagnostik

Klinisch findet man eine oft persistierende, schmerzlose blau-rote bis tiefzyanotische Verfärbung an Händen, Füßen, Knien, Nase, Lippen und manchmal der Brustwarzen. Bei Kälte und beim Herabhängen der Extremitäten nimmt die Verfärbung an Händen und Füßen zu. Ein Anfallscharakter fehlt. Eine lokale Hypothermie, teilweise eine teigige Schwellung, Hyperhydrosis und seltener ein Taubheitsgefühl der betroffenen Areale ergänzen das klinische Bild. Periphere Nekrosen treten nur bei zusätzlichen akralen Gefäßverschlüssen auf.

Die Diagnose wird durch das klinische Bild bestimmt. Oszillographisch können Verkleinerungen der Pulskurvenamplituden, im Thermoplattentest eine verzögerte Wiedererwärmung der Hände und Füße beobachtet werden. Vitalkapillarmikroskopisch finden sich im Nagelfalz der Finger eine stark erniedrigte Strömungsgeschwindigkeit mit Stopp des Kapillarflusses nach Kälteexposition und dilatierte efferente Kapillarschlingen sowie Venolen (3). Morphologische Kapillarveränderungen sind seltener und möglicherweise bereits Ausdruck einer Grunderkrankung bei sekundärer Akrozyanose.

Weil Akrozyanosen Folge von Herz-Lungenerkrankungen, einer Kälteagglutininerkrankung, Polyglobulie, Thrombozythämie, akraler Arterienverschlüsse, neurogener Schäden (Poliomyelitis, Plexuskompression, Multipe Sklerose, Immobilität nach Apoplexie)(1, 4, 7), eines Antiphospholipid-Antikörper-Syndroms (2) sein können und gehäuft bei einer Anorexie und Bulimie (3) auftreten, sind diese Krankheitsbilder nachzuweisen oder auszuschließen. Differentialdiagnostisch sind Akrozyanosen gegen eine Livedo reticularis, ein Blue-toe-Syndrom, ein Raynaud-Syndrom und periphere Arterienverschlüsse sowie Fingerhämatome abzugrenzen.

Therapie

Eine wirksame Behandlung der Akrozyanose ist zurzeit nicht bekannt. Lediglich bei einer Thrombozythämie-bedingten Akrozyanose kann eine Behandlung mit Acetylsalicylsäure und Indometacin zu einem kompletten Verlust der Akrozyanose führen (6). Bei anderen sekundären Formen kann die Behandlung der Grundkrankheit zu einer Verringerung oder Beseitigung der Akrozyanose führen. Bei pulmonalen AV-Shunts kommt eine chirurgische Therapie in Frage (5). Generell ist Kälteschutz sinnvoll. Bei der prognostisch harmlosen idiopathischen Form einer Akrozyanose ist intensive Aufklärung entscheidend. Ist die primäre Akrozyanose mit einer Anorexie/Bulimie kombiniert, ist eine psychologische Betreuung erforderlich.

Literatur

1. Amblard P: Vraies et false acrocyanoses. Rec Practicien 15 (1998) 1665–8.

2. Diogenes MJ, Diogenes PC, de Morais-Carneiro RM, Neto CC, Duarte FB, Holanda RR: Cutaneous manifestations associated with antiphospholipid antibodies. Int J Dermatol 43 (2004) 632–7.
3. Klein-Weigel P, Rein P, Kronenberg F, List E, Kinzl J, Biebl W, Fraedrich G: Microcirculatory assessment of vascular acrosyndrome in anorexia nervosa and analysis of manifestation factors. J Psychosom Res 56 (2004) 145–8.
4. Lazareth I, Delarue R, Priolett P: Quand evoquer un syndrome myeloproliferatif en pathologie vasculaire? J Mal Vasc 30 (2005) 46–52.
5. Metin K, Karacelik M, Yavaccan O, Celik M, Dorak MC, Oto O, Aksu N: Surgical treatment of pulmonary arteriovenous malformation: report of two cases and review of the literature. J Int Med Res 33 (2005) 467–71.
6. Michiels JJ: Platelet-mediated microvascular inflammation and thrombosis in thrombocythemia vera: a distinct aspirin-responsive arterial thrombophilia, which transforms into a bleeding diathesis at increasing platelet counts. Pathol Biol (Paris) 51 (2003) 167–75.
7. Planchon B, Becker F, Carpentier PH et al.: Acrozyanose, evolution des concepts et limites nosologiques. J Mal Vasc 26 (2001) 5–15.

5.4 Erythromelalgie

Definition und Basisinformation

Die Erythromelalgie ist eine funktionelle Gefäßerkrankung mit einer anfallsweisen abnormen Vasokonstriktion kapillärer Sphinkteren und gleichzeitig offenen AV-Shunts (1), nach neueren Untersuchungen aber auch möglicherweise einer Neuropathie (3). Bei der primären (idiopathischen) Erythromelalgie, die bereits im Kindesalter auftreten kann, fehlen assoziierte Erkrankungen, die Ätiologie ist unbekannt. Vermutet wird neuerdings, dass die familiäre Form einer Erythromelalgie (Weir Mitchell's disease) eine autosomal-dominante Erkrankung durch eine Genmutation sein könnte (6). Die sekundäre Erythromelalgie kann Folge eines myeloproliferativen Syndroms, einer Polycythaemia vera, einer ausgeprägten Thrombozytose, eines Diabetes mellitus, einer Polyneuropathie, Gicht, Kryoglobulinämie, mixed connectiv disease, neurologischer Erkrankungen, Infektionskrankheiten, Neoplasien, AV-Fisteln und einiger Medikamente (Kalziumantagonisten, Ticlopedin, Norephedrine) sein (1).

Klinisches Bild und Diagnostik

Klinisch ist die Erythromelalgie durch bilateral symmetrisch auftretende, bei sekundären Formen auch durch unilaterale, brennende palmare und plantare Schmerzen, ausgeprägte Rötung, erhöhte lokale Hauttemperatur und Anschwellen der Füße, seltener der Hände, charakterisiert (1, 2). Die Symptomatik wird durch Wärme (kritische Temperatur + 32 bis 36 °C) ausgelöst und durch Kälte gebessert. In 70% sind Frauen, in 30% Männer betroffen (2). Das mittlere Alter der Patienten liegt bei Manifestation der Erythromelalgie bei 41,6 Jahren (1) bzw. 55,8 (5–91 Jahre) (2). Schmerzen während des Anfalls sind oft stark ausgeprägt. Im Langzeitverlauf zeigen ein Drittel der Patienten eine Besserung der Symptomatik, ein Drittel keine Veränderungen und ein Drittel eine Verschlechterung des Krankheitsbildes (2). Die Symptomatik tritt in mehr als 90% intermittierend, selten konstant auf. Brennende Schmerzen und eine Wärmeintoleranz können der Manifestation des Krankheitsbildes vorausgehen.

Die Diagnose der Erythromelalgie wird primär durch das klinische Bild gestellt und kann oft aus der Anamnese erfragt werden. In Zweifelsfällen ist eine Provokation des typischen klinischen Bildes durch Wärmeapplikation und vitalkapillarmikroskopisch im Nagelfalz durch den Nachweis einer Kapillardilatation und einer reduzierten Sichtbarkeit von Hautkapillaren durch AV-Shunt-Eröffnung unter Wärmeeinfluss möglich. Differentialdiagnostisch ist die Erythromelalgie gegen Raynaud-Syndrom und Akrozyanose abzugrenzen, obwohl eine Erythromelalgie auch gleichzeitig mit einem Raynaud-Syndrom auftreten kann. Weil eine Erythromelalgie ein Frühsymptom einer Polyzythämie oder Thrombozythämie sein kann, sind entsprechende Laboruntersuchungen in größeren Abständen erforderlich.

Therapie

Lokale Wärmeapplikation ist zu vermeiden. Zahlreiche Therapieversuche mit unterschiedlichen Ansätzen (1) sind gemacht worden. Sie reichen aber nicht zu verbindlichen Empfehlungen. Kontrollierte Studien fehlen bis auf eine Doppelblind-Crossover-Plazebo-kontrollierte Untersuchung mit dem Prostaglandin-E_1-Analogon Misoprostol, das zu einer Reduktion der AV-Shunts in der betroffenen Haut führte (4, 5). Therapeutisch wird häufig Acetylsalicylsäure in hoher Dosis versucht, sie scheint aber nur bei einer Polyzythämie und Thrombozythämie wirksam zu sein, nicht aber bei anderen Formen der Erythromelalgie. Physikalische Behandlungsmaßnahmen haben keine Langzeitwirkung.

Literatur

1. Cohen JS: Erythromelalgie new theories and new therapies. J Am Acad Dermatol 43 (2000) 841–7.
2. Davies MD, O'Fallon WM, Rogers RS 3rd, Rooke TW: Natural history of erythromelalgie: presentation and outcome in 168 patients. Arch Dermatol 136 (2000) 330–36.
3. Davies MD, Sandroni P, Rooke TW, Low PA: Erythromelalgia: vasculopathy, neuropathy, or both? A prospektive study of vascular and neurophysiologic studies in erythromelalgie. Arch. Dermatol 139 (2003) 1337–43.
4. Kalgaard OM, Mork C, Kvernebo K: Prostacyclin reduces symptoms and sympathethic dysfunction in erythromelalgia in a double-blind randomized pilot study. Acta Derm Venereol 83 (2003) 442–4.
5. Mork C, Salerud EG, Asker CL, Kvernebo K: The prostaglandin E_1 analog misoprostol reduced symptoms and microvascular arteriovenous shunting in erythromelalgia – a double-blind, crossover, placebo-compared study. J Invest Dermatol 122 (2004) 587–93.
6. Waxmann SG, Dib-Hajj SD: Erythromelalgie: a hereditary pain syndrome enters the modular era. Ann Neurol 57 (2005) 785–8.

6 Erkrankungen der hirnversorgenden Arterien

Autor: R. Sternitzky
Experten: C. Fahrig, H. Heidrich, R. Langhoff, K. L. Schulte, W. Theiss

Definition und Basisinformation

Zu den hirnversorgenden Arterien werden der Truncus brachiocephalicus, der proximale Abschnitt der Aa. subclaviae bis zum Abgang der Vertebralarterien, die Aa. carotides communes und internae sowie die Aa. vertebrales gezählt. Bei hämodynamisch relevanten Veränderungen der A. carotis interna kann auch die A. carotis externa über Kollateralen zum hirnversorgenden Gefäß werden. Hauptursache von Erkrankungen dieser Arterien ist die Atherosklerose, Prädilektionsstelle die Karotisbifurkation. Stenosen oder Verschlüsse können auch entzündlich (z.B. Morbus Takayasu, Arteriitis temporalis), durch eine fibromuskuläre Dysplasie, eine Dissektion und ein Aneurysma verursacht werden. Mögliche Folgen sind vorübergehende oder bleibende zerebrale und das Auge betreffende Ischämien, die thromboembolisch, autochthon-thrombotisch oder hämodynamisch bedingt sein können.

Etwa 30 000 Patienten pro Jahr erleiden in Deutschland einen Karotis-assoziierten Schlaganfall (L1, 11) entsprechend einer Inzidenz von über 35 pro 100 000 Einwohner pro Jahr. Mit steigendem Lebensalter nimmt die Inzidenz zu. Abgesehen von der Altersgruppe über 85 Jahre sind Männer in allen Altersstufen häufiger betroffen.

Klinisches Bild und Diagnostik

Stenosen und Verschlüsse der hirnversorgenden Arterien können asymptomatisch bleiben oder zu transitorischer ischämischer Attacke (TIA) und ischämischem Schlaganfall (Hirninfarkt) führen. Hauptsymptome des Hirninfarkts im Karotisgebiet sind Hemiparese/Hemiplegie sowie Dys- und Aphasie. Bei einer TIA treten ähnliche neurologische Ausfallserscheinungen als Folge von Durchblutungsstörungen einer Gehirnregion oder des Auges (Amaurosis fugax) vorübergehend mit einer maximalen Dauer von 24 Stunden auf. Eine TIA ist als Risikoindikator für einen drohenden Hirninfarkt anzusehen.

Indikationen zur Untersuchung der hirnversorgenden Arterien sind:
– fokal-neurologische Symptome, die dem Karotiskreislauf (Sprachstörungen, halbseitige motorische oder sensible Ausfälle) oder dem vertebrobasilären Versorgungsgebiet (Hirnstamm-/Kleinhirnsymptome) zuzuordnen sind
– Amaurosis fugax
– Gefäßgeräusche über der A. carotis und/oder der A. subclavia bzw. dem Truncus brachiocephalicus, abgeschwächter oder fehlender Puls über der Karotis und/oder den Armarterien
– Verdacht auf generalisierte Atherosklerose/Atherothrombose bei Manifestation in anderen Gefäßgebieten
– geplante große Operationen.

Körperliche Untersuchung

Palpation und Auskultation der Arterien können erste Hinweise auf Verschlüsse, Stenosen oder auch Aneurysmen liefern. Strömungsgeräusche lassen sich nicht sicher bestimmten Gefäßabschnitten des Halsbereichs zuordnen. Auch bei tastbarem Halsarterienpuls und fehlendem Gefäßgeräusch können eine Stenose oder ein Verschluss der A. carotis interna vorliegen, so dass ein normaler klinischer Befund relevante Veränderungen der Karotiden nicht ausschließt. Eine größere Blutdruckseitendifferenz zwischen beiden Armen sowie ein Gefäßgeräusch über der Fossa supraclavicularis sind Hinweise auf eine mögliche Stenose der A. subclavia oder des Truncus brachiocephalicus. Insgesamt ist der körperliche Befund bei Erkrankungen der hirnversorgenden Arterien von geringerer Bedeutung als bei der peripheren arteriellen Verschlusskrankheit.

Apparative Untersuchung

Die Erfassung von Strombahnhindernissen der hirnversorgenden Arterien erfolgt primär mit der Ultraschalldiagnostik. Dies gilt insbesondere für die extrakraniellen, zunehmend jedoch auch für die intrakraniellen Gefäße. Mittels Ultraschall sind sowohl die Beurteilung der Morphologie der untersuchten Gefäße als auch die Analyse des Blutflusses möglich.

Die **bidirektionale Dopplersonographie** mit dem **Continuous-wave-(cw-)Doppler** erlaubt die direkte Beschallung des extrakraniellen Abschnitts der Karotiden und der Vertebralarterien. Der Nachweis einer Karotisstenose ist ab einer Diameterreduktion von ca. 50% möglich. Morphologische Veränderungen ohne hämodynamische Wirkung (Plaques, Schlängelung) werden nicht erfasst. Die Untersuchung der Arterien des Augenwinkels (A. supraorbitalis, A. supratrochlearis) ergibt indirekte Hinweise auf vorgeschaltete Strombahnhindernisse. Die A. vertebralis ist direkt nach dem Abgang aus der A. subclavia sowie im Bereich der Atlasschlinge darstellbar, eine Differenzierung zwischen Abgangsstenose, Hypoplasie oder nachgeschalteter Stenose auch unter Einbeziehung der Dopplerfrequenzanalyse ist dabei nicht immer möglich. Eindeutig nachgewiesen werden können in der A. vertebralis retrograde oder Pendelflüsse, wie sie bei einem Subclavian-steal-Phänomen auftreten. Relevante Stenosen der A. subclavia lassen sich mit der cw-Dopplersonographie häufig direkt nachweisen, ansonsten mit hoher Sicherheit ausschließen.

Die **B-Bild-Sonographie** ermöglicht die Beurteilung und Differenzierung der Gefäß- und Plaquemorphologie sowie die Messung der Intima-Media-Dicke. Die entzündliche Wandverdickung bei Arteriitis temporalis oder Morbus Takayasu ist für die Erstdiagnostik und Verlaufsbeurteilung hilfreich. Die seitenvergleichende Messung des Diameters der Vertebralarterien gestattet bei verändertem Flusssignal die

Differenzierung von Hypoplasie und Stenose sowie gegebenenfalls von Aplasie und Obliteration.

Die **Duplexsonographie** kombiniert in simultaner Anwendung die B-Bild- mit der Flussinformation durch den **Pulsed-wave-(pw-)Doppler,** so dass morphologische und hämodynamische Parameter gleichzeitig beurteilt werden können. Dies ermöglicht fast immer eine sichere Identifizierung der Arterien und erlaubt die exakte Quantifizierung des Stenosegrades. Je nach Untersuchungsprotokoll wird dabei der „lokale" (vergleichbar ECST) oder der „distale" (vergleichbar NASCET) Stenosegrad ermittelt.

Eine Farbkodierung des Blutflusses im B-Bild **(Farbdoppler)** erleichtert oder ermöglicht das Auffinden und Sichtbarmachen der Gefäße sowie die Beurteilung der Anatomie mit Abgangs- und Verlaufsvarianten (Kinking, Koiling). Zwischen nicht sichtbaren, so genannten „isodensen" Plaques oder Thromben und fließendem Blut kann besser differenziert werden. Geeignete Ableitorte für die pw-Dopplersonographie sind einfacher und schneller identifizierbar. Die therapeutisch wichtige Differenzierung zwischen Verschluss und Pseudookklusion ist häufig nur durch den Nachweis des Restflusses mit dem Farbdoppler möglich. Bei einer Karotisdissektion ermöglicht der Farbdoppler die Differenzierung zwischen Blutfluss und Thrombosierung auch im falschen Lumen sowie eine bessere Darstellung der Dissektionsmembran. Die Bestimmung einer Querschnittsreduktion mit der Farbkodierung zur Festlegung des Stenosegrades ist wegen methodischer Fehler oft nicht sicher möglich. Bei komplexen, kalkhaltigen Stenosen besteht häufig eine umschriebene komplette Schallauslöschung, die zum Farb- sowie teilweise auch pw-Doppler-Signalverlust und damit zu Fehlinterpretationen führen kann, z.B. zur Vortäuschung eines Verschlusses der A. carotis interna oder einer erheblichen Unterschätzung des Stenosegrades. Neben der **farbkodierten Duplexsonographie (FKDS)** sollte daher auf die Anwendung der cw-Dopplersonographie, deren höhere Sendeleistung meist ein kontinuierliches Abfahren des Gefäßes erlaubt, nicht verzichtet werden.

Die **transkranielle pw-Doppler-(TCD)/Farb-Duplexsonographie** dient der Beurteilung der größeren intrakraniellen Arterien. Transorbital können hochgradige Stenosen im Karotissiphon, transtemporal Veränderungen im vorderen und transnuchal im hinteren Hirnkreislauf erfasst werden. Die Untersuchung der Aa. communicantes im Circulus arteriosus cerebri (Willisii) gibt Aufschluss über die intrakranielle Hämodynamik und die Kompensation vorgeschalteter Stenosen oder Verschlüsse. Die Bestimmung der zerebrovaskulären Flussreserve unter respiratorischen oder pharmakologischen Provokationstests kann in schwierigen Fällen zur Indikationsstellung für gefäßrekonstruktive Eingriffe an den hirnversorgenden Arterien beitragen. Der durch kontinuierliche Beschallung der A. cerebri media mögliche Nachweis so genannter HITS (high intensity transient signals), die wahrscheinlich Mikroembolien (MES) entsprechen, ist im Einzelfall von prognostischer Bedeutung. Die TCD eignet sich als Monitoring-Verfahren während einer Karotis-OP oder Karotisangioplastie mit Stentimplantation. Durch die Anwendung spezieller Ultraschalltechniken (z.B. **„Power Doppler"**) und von **Ultraschallkontrastmitteln** lässt sich in schwierigen Fällen die Darstellbarkeit der hirnversorgenden und intrakraniellen Arterien verbessern.

Mit der **dreidimensionalen (3D) B-Bild-Sonographie** wird die räumliche Darstellung komplexer Plaques in der Karotis angestrebt. Es können zusätzliche Informationen insbesondere über die Stenose- und Plaquemorphologie gewonnen werden. Eine **3D-Farb-Dopplersonographie** erlaubt eine zusammenhängende Darstellung und somit übersichtlichere Dokumentation einer längeren Gefäßstrecke. Der diagnostische und klinische Stellenwert beider Verfahren muss weiter evaluiert werden.

Bei nicht eindeutigen Ultraschallbefunden wird heute als „semi-invasives" Verfahren zunehmend zunächst die kontrastmittelgestützte **Magnetresonanz-(MR-)Angiographie** (MRA) in der Diagnostik der extrakraniellen hirnversorgenden und intrakraniellen Arterien eingesetzt. Eine der Farb-Duplexsonographie oder der intraarteriellen DSA gleichwertige Qualität, vor allem der kritischen Stenosegradbestimmung, ist zunehmend mit modernsten Geräten erreichbar. Die zuverlässige Beurteilung des Stenosegrades bedarf großer Erfahrung. Nach wie vor können nicht alle Patienten (z.B. Schrittmacherträger, Klaustrophobie-Patienten) mittels MRA untersucht werden. Mit der **Computertomographie-(CT-)Angiographie** (CTA) sind gegenüber der MRA insbesondere Kalzifizierungen besser beurteilbar. Die CTA ist schneller und weist geringere Bewegungsartefakte sowie eine geringfügig bessere räumliche Auflösung auf. Es lassen sich direkt oder in 3D-Technik auch intrakranielle Gefäßverschlüsse gut darstellen. Nachteile der CTA sind die Kontrastmittel- und die gegebenenfalls zu beachtende Strahlenbelastung sowie eine erschwerte Beurteilung des Stenosegrades bei starken Verkalkungen. Die **Angiographie** kommt als intraarterielles Verfahren in DSA-Technik mittlerweile deutlich seltener als noch vor wenigen Jahren und zumeist nur noch in Zweifelsfällen zur Anwendung. Zu beachten sind die Kontraindikationen, z.B. eine Niereninsuffizienz. In der Darstellung extrakranieller Gefäßveränderungen sind die Ultraschallverfahren der Angiographie zumindest gleichwertig, wenn keine besonderen Schallhindernisse vorliegen.

Weitere Untersuchungen, die nicht unmittelbar der Abklärung stenosierender Veränderungen im extrakraniellen Bereich der hirnversorgenden Arterien, sondern der Differentialdiagnostik neurologischer Symptome oder der Indikationsstellung zur Gefäßrekonstruktion dienen, werden je nach klinischer Situation erforderlich, so vor allem die **kraniale Computertomographie** (CCT) oder **Magnetresonanztomographie** (MRT) des Gehirns, eine kardiologische Diagnostik, die Suche nach einer sonstigen Emboliequelle und eine allgemein-internistische Untersuchung zur Beurteilung der allgemeinen Operabilität (s. Beitrag M1 „Schlaganfall").

Stufendiagnostik

Hämodynamisch relevante Stenosen können mit dem **bidirektionalen cw-Doppler** ausreichend sicher ausgeschlossen oder nachgewiesen werden. Zur Erfassung morphologischer Veränderungen, die den Blutfluss nicht nennenswert beeinflussen (prämature Atherosklerose, Vaskulitis, Aneurysma) und bei atypischer Anatomie (z.B. ausgeprägtes Kinking) ist zusätzlich ein bildgebendes Verfahren erforderlich. Die **farbkodierte Duplexsonographie** erlaubt es in Verbindung mit dem **cw-Doppler** fast immer, pathologische Befunde der extrakraniellen hirnversorgenden Arterien ausreichend darzustellen. Bei umschriebenen Läsionen und korrekter Durchführung wird die Farb-Duplexsonographie als alleinige Bildgebung vor revaskularisierenden Eingriffen an der A. carotis interna häufig als ausreichend angesehen. Kann mit diesem nichtinvasiven Verfahren die Frage nach einer Stenose oder einem Verschluss nicht sicher geklärt werden, kommen in Abhängigkeit von der Verfügbarkeit semi-invasive radiologische Untersuchungen, wie **MRA** oder gegebenenfalls **CTA**, zur Anwendung (L1, L2, L3, 2). Die **Katheter-Angiographie** ist nur indiziert, wenn eine nichtinvasive oder gegebenenfalls semi-invasive (MRA oder CTA) Untersuchung nicht ausreichend interpretierbar oder nicht möglich ist, und auch nur dann, wenn von ihrem Ergebnis invasive therapeutische Konsequenzen abhängig gemacht werden. Sie dient nicht zur Primärdiagnostik und sollte speziellen Indikationen vorbehalten bleiben, insbesondere der Abklärung unklarer Ultraschall-, MRA- oder CTA-Befunde.

Die **transkranielle Doppler-/Farb-Duplexsonographie** ist indiziert:
- bei Verdacht auf höhergradige intrakranielle Stenosen und Verschlüsse
- zur Beurteilung der intrakraniellen Kompensation vorgeschalteter Stenosen oder Verschlüsse
- zur Bestimmung der intrazerebralen vasodilatatorischen Reserve durch Provokationstests (CO_2-Atmung oder Acetazolamidinjektion), z.B. in schwierigen Fällen zur Indikationsstellung vor gefäßrekonstruktiven Eingriffen.

Therapie

Grundlegende Maßnahme bei **Atherosklerose** der hirnversorgenden Arterien ist die Behandlung der **atherogenen Risikofaktoren** (RF), insbesondere von arterieller Hypertonie, Diabetes mellitus und Hyper-/Dyslipidämie. Unter maximaler medikamentöser Therapie der RF wurde bei einzelnen Patienten eine Regression von noch nicht verkalkten Gefäßveränderungen gesehen.

Zur Vermeidung der **Atherothrombose** und **zerebraler ischämischer Ereignisse** werden **Thrombozytenfunktionshemmer** (TFH) eingesetzt (**Empfehlungsgrad A;** L1, L2, L3, 1, 17). Bezüglich der dafür zur Verfügung stehenden Substanzen sowie deren Dosierung und Kombination besteht für die verschiedenen Indikationen trotz zahlreicher Studien noch keine einheitliche Auffassung. Die Auswahl eines Thrombozytenfunktionshemmers sollte auf der Basis der Risikoprofile und sonstiger klinischer Befunde der Patienten sowie der Verträglichkeit der Substanz individuell erfolgen (L2).

Über eine Beeinflussung der Progression der **Atherosklerose** der hirnversorgenden Arterien unter **Azetylsalizylsäure** (ASS) liegen keine gesicherten Erkenntnisse vor (1).

In der **Primärprävention der zerebralen Ischämie** ist ASS bei Männern nicht wirksam. Bei Frauen mit vaskulären Risikofaktoren im Alter von über 45 Jahren werden Schlaganfälle, nicht aber Myokardinfarkte verhindert (**Empfehlungsgrad B;** L1, L3). In der **Sekundärprävention der zerebralen Ischämie** ist die Wirksamkeit von TFH nachgewiesen (**Empfehlungsgrad A;** L1, L2, L3). Bei Patienten nach TIA und ischämischem Schlaganfall gilt dies für **ASS, Clopidogrel** (**Empfehlungsgrad A;** L1, L2, L3) und **ASS plus Dipyridamol** (L1, L2, L3, 7). ASS wird nach zerebraler Ischämie überwiegend in einer täglichen Dosierung von 50–325 mg empfohlen (L2), bei gleichzeitiger Komorbidität mit koronarer Herzkrankheit eine Dosis von 75–300 mg ASS/Tag (L2). Dosierungen von über 150 mg ASS/Tag führen zu einem erhöhten Risiko von Blutungskomplikationen (22). Daher wird nach alleiniger zerebraler Ischämie ohne kardiale Indikation eine Dosierung von maximal 150 mg/Tag bevorzugt (L1, L3).

Bei Kontraindikation gegen oder Unverträglichkeit von ASS kommt alternativ Clopidogrel in Frage (**Empfehlungsgrad A;** L1, L2, 17). Entwickelt sich unter ASS-Prophylaxe ein Magen- oder Duodenalulkus, kann nach einer Karenzzeit zunächst auch die Fortsetzung der ASS-Gabe in Kombination mit einem Protonenpumpenhemmer indiziert sein (**Empfehlungsgrad B;** L1).

Die Kombinationstherapie von Clopidogrel und ASS zur Sekundärprävention der zerebralen Ischämie ist nicht eindeutig wirksamer als ASS oder Clopidogrel allein (6). Sie führt zu vermehrten Blutungskomplikationen (6). Patienten mit einer TIA oder einem ischämischen Schlaganfall und akutem Koronarsyndrom sollten mit der Kombination von Clopidogrel und ASS über einen Zeitraum von 3 Monaten behandelt werden (**Empfehlungsgrad C;** L1, L2).

Wird die Behandlung mit Thrombozytenfunktionshemmern toleriert, sollte die Sekundärprophylaxe lebenslang erfolgen (**Empfehlungsgrad C;** L1, 17), auch wenn für eine Behandlungsdauer jenseits des 4. Jahres nach einer initialen zerebralen Ischämie keine relevanten Daten vorliegen. Bei erneutem ischämischen Ereignis unter TFH sind Pathophysiologie und Rezidivrisiko nochmals zu evaluieren. Eine Antikoagulation mit Vitamin-K-Antagonisten ist bei Patienten ohne kardiale Emboliequelle in der Sekundärprophylaxe des Schlaganfalls gegenüber ASS nicht wirksamer. In einem höheren INR-Bereich (3,0–4,5) bestehen infolge erhöhter Blutungsneigung und Mortalität eindeutig Nachteile (L2, 17). Orale GP-IIb-/IIIa-Antagonisten sind in der Sekundärprävention des Schlaganfalls nicht wirksamer als ASS, führen aber zu einer signifikanten Zunahme der Blutungskomplikationen (L1, L2, 22).

Möglichkeiten der **invasiven Therapie** der Karotisstenose sind die **Karotisendarteriektomie** (CEA) und die **Karotisangioplastie mit Stentimplantation** (CAS). Die Frage, wann eine operative oder interventionelle Therapie indiziert ist, ist zurzeit trotz mehrerer Studien noch offen und wird divergent beantwortet. Da die Komplikationsraten beider Verfahren zwischen verschiedenen Zentren stark variieren, müssen die Erfahrung und Kompetenz des jeweiligen Therapeuten in die Entscheidung einfließen (L1, L2, L3, 2).

Eine gesicherte Indikation zur **CEA** besteht bei symptomatischen hochgradigen Stenosen (> 70% nach NASCET bzw. > 80% nach ECST oder entsprechend bestimmt mit Ultraschall). Hierbei können sowohl die Mortalität als auch die Rate neu auftretender neurologischer Ereignisse reduziert werden, wenn die Lebenserwartung des Patienten zumindest 2 bis 3 Jahre beträgt (**Empfehlungsgrad A**; L1, L2, L3, 8, 15). Bei symptomatischen mittelgradigen Stenosen (50–69% nach NASCET bzw. 60–79% nach ECST oder entsprechend bestimmt mit Ultraschall) muss im Einzelfall entschieden werden. Patienten mit symptomatischer geringgradiger Karotisstenose (< 50% nach NASCET) profitieren nicht von einer Operation (L1, L2, L3, 2, 8). Bei asymptomatischen Patienten mit > 60%iger Stenose (nach NASCET) ist der Nutzen gegenüber symptomatischen Patienten geringer und eine individuelle Entscheidung erforderlich. Bei einer perioperativen Komplikationsrate von unter 3% erwies sich die prophylaktische CEA bei Patienten bis zu 75 Jahren als prognostisch günstig (**Empfehlungsgrad A**; L1, L2, L3, 2, 9, 13). Insgesamt gilt die CEA derzeit noch als Therapie der ersten Wahl (**Empfehlungsgrad A**; L1, L2, L3).

Der Stellenwert der Karotisangioplastie mit Stentimplantation (**CAS**) ist im Vergleich zur CEA noch nicht ausreichend evaluiert (L1, L2). Nur bei Patienten mit hohem Risiko für die CEA stellt sie anerkanntermaßen eine Alternative zur CEA dar (2). Bei den übrigen Indikationen sind die Ergebnisse von CREST (18) und ICSS abzuwarten. Die Studien SPACE (16) und EVA-3S (12) haben wegen evidenter Unzulänglichkeiten (unzureichende Fallzahl bzw. unzulängliche Erfahrung der Interventionalisten) den vor ihrer Veröffentlichung bestehenden Wissensstand nur wenig bereichert. Vor einer Überinterpretation dieser beiden Studien wird daher ernsthaft gewarnt (19, 21).

Zunächst bleibt zu empfehlen, dem Positionspapier der Deutschen Gesellschaft für Kardiologie (DGK) und der Deutschen Gesellschaft für Angiologie (DGA) zur Indikation und Durchführung der interventionellen Behandlung extrakranieller Karotisstenosen (14) zu folgen. Danach lassen sich unter Berücksichtigung entsprechender Voraussetzungen (4, 19) und der derzeitigen Datenlage aus Studien (12, 16, 23) sowie Registern (3, 20) folgende Indikationen zur CAS vertreten:

- Patienten mit mindestens 50%iger symptomatischer oder mindestens 80%iger asymptomatischer Karotisstenose (nach Farb-Duplex-Scan) und Vorliegen eines erhöhten Operationsrisikos
- Patienten unter 75 Jahren mit asymptomatischer, mindestens 70%iger Karotisstenose (nach Farb-Duplex-Scan oder Angiographie).

Eine CAS kommt insbesondere bei Patienten mit Rezidivstenosen nach CEA, hochgradigen Stenosen nach Strahlentherapie, hoch sitzenden und einer chirurgischen Intervention schwer zugänglichen Stenosen sowie bei deutlich erhöhtem kardiovaskulärem Risiko in Betracht (**Empfehlungsgrad C**; L1, L2, 2, 5, 23). Der Nutzen von Protektionssystemen wird kontrovers diskutiert (2, 23).

Bei **Dissektionen** der hirnversorgenden Arterien wird nach initialer Heparingabe eine befristete **orale Antikoagulation** bis etwa 6 Monate als sinnvoll angesehen (L2, 2), gegebenenfalls auch eine Therapie mit TFH (L2, 2). Treten unter adäquater Antikoagulation rezidivierende ischämische Ereignisse auf, ist eine Stentimplantation oder eine operative Sanierung zu erwägen (L2, 2). Bei einem **Aneurysma** der Karotis kann die Indikation zur Operation, in seltenen Fällen auch zur interventionellen Therapie gegeben sein. Ansonsten erfolgt eine Antikoagulation oder gegebenenfalls TFH.

Vor, während und nach einem Eingriff an der Karotis sollte die Behandlung mit ASS fortgeführt werden (**Empfehlungsgrad C**; L1, L3). Bei Stentimplantation erfolgt beginnend vor dem Eingriff die zusätzliche Gabe von Clopidogrel für 2 bis 4 Wochen.

Der Nachweis eines **Subclavian-steal-Phänomens** stellt nur dann eine Indikation zur invasiven Therapie dar, wenn reproduzierbar dem hinteren Hirnkreislauf zuzuordnende Symptome wie Schwindel oder Synkopen bei forcierter Armtätigkeit auftreten oder wenn es zu ischämiebedingten Beschwerden im betreffenden Arm oder in der Hand kommt. Die invasive Therapie von Subklaviastenosen erfolgt überwiegend durch Dilatation und Stentimplantation (10). Auch bei Verschlüssen kann vor einer operativen Sanierung meist zunächst ein interventioneller Therapieversuch unternommen werden.

Leitlinien

L1. Diener HC, Allenberg JR, Bode C et al.: Leitlinie Primär- und Sekundärprävention der zerebralen Ischämie. Herausgegeben von der Kommission Leitlinien der Deutschen Gesellschaft für Neurologie (DGN) und der Deutschen Schlaganfallgesellschaft (DSG). In: Leitlinien für Diagnostik und Therapie in der Neurologie. Thieme, Stuttgart 2005; Aktualisierung 2007. Akt Neurol 43 (2007) 8–12.

L2. Sacco RL, Adams R, Albers G et al.: AHA/ACA Guideline. Guidelines for Prevention of Stroke in Patients With Ischemic Stroke or Transient Ischemic Attack. Circulation 113 (2006) e409–49.

L3. Chaturvedi S, Bruno A, Faesby R et al.: Carotid endarterectomy – An evidence-based review: Report of the Therapeutics and Technology Assessment Subcommittee of the American Academy of Neurology. Neurology 65 (2005) 794–801.

Literatur

1. Antithrombotic Trialists Collaboration: Collaborative meta-analysis of randomised trials of antiplatelet therapy for prevention of death, myocardial infarction, and stroke in high risk patients. Br Med J 324 (2002) 71–86.
2. Bates ER, Babb JD, Casey DE et al.: ACCF/SCAI/SVMB/SIR/ASITN 2007 Clinical Expert Consensus Document on Carotid Stenting: A Report of the

American College of Cardiology Foundation Task Force on Clinical Expert Consensus Documents (ACCF/SCAI/SIR/ASITN Clinical Expert Consensus Document Committee on Carotid Stenting). J Am Coll Cardiol 49 (2007) 126–70.
3. Bosiers M, Peeters P, Deloose K et al.: Does carotid artery stenting work on the long run: 5-Year results in high-volume centers (ELOCAS Registry). J Cardiovasc Surg 46 (2006) 241–7.
4. Creager MA, Goldstone J, Hirshfeld JW et al.: ACC/ACP/SCAI/SVMB/SVS Clinical Competence Statement on vascular medicine and catheter-based peripheral vascular interventions. A report of the American College of Cardiology/American Heart Association/American College of Physicians Task Force on Clinical Competence (ACC/ACP/SCAI/SVMB/SVS Writing Committee to develop a clinical competence statement on peripheral vascular disease). Vasc Med 9 (2004) 233–48.
5. de Borst GJ, Ackerstaff RG, de Vries JP et al.: Carotid angioplasty and stenting for postendarterectomy stenosis: long-term follow-up. J Vasc Surg 45 (2007) 118–23.
6. Diener HC, Bogousslavsky J, Brass LM et al.: Aspirin and clopidogrel compared with clopidogrel alone after recent ischemic stroke or transient ischemic attack in high-risk patients (MATCH): randomised, double-blind, placebo-controlled trial. Lancet 364 (2004) 331–7.
7. ESPRIT study group: Aspirin plus dipyridamole versus aspirin alone after cerebral ischaemia of arterial origin (ESPRIT): randomised controlled trial. Lancet 367 (2006) 1665–73.
8. European Carotid Surgery Trialists Collaborative Group: Randomised trial of endarterectomy for recently symptomatic carotid stenosis: final results of the MRC European Carotid Surgery Trial (ECST). Lancet 351 (1998) 1379–87.
9. Executive Commitee for the Asymptomatic Carotid Atherosclerosis Study: Asymptomatic Carotid Atherosclerosis Study (ACAS). Jama 273 (1995) 1421–8.
10. Gonzalez A, Gil-Peralta A, Gonzalez-Marcos JR et al.: Angioplasty and stenting for total symptomatic atherosclerotic occlusion of the subclavian or innominate arteries. Cerebrovasc Disc 13 (2002) 107–13.
11. Kolominsky-Rabas PL, Heuschmann PU: Inzidenz, Ätiologie und Langzeitprognose des Schlaganfalls. Fortschr Neurol Psychiat 70 (2002) 725–30.
12. Mas JL, Chatellier G, Beyssen B et al.: Endarterectomy versus stenting in patients with symptomatic severe carotid stenosis. N Engl J Med 355 (2006) 1660–71.
13. MRC Asymptomatic Carotid Surgery Trial (ACST) Collaborative Group: Prevention of disabling and fatal strokes by successful carotid endarterectomy in patients without recent neurological symptoms: randomised controlled trial. Lancet 363 (2004) 1491–502.
14. Mudra H, Buchele W, Mathias K et al.: Positionspapier zur Indikation und Durchführung der interventionellen Behandlung extrakranieller Karotisstenosen. Herausgegeben von den Vorständen der Deutschen Gesellschaft für Kardiologie – Herz- und Kreislaufforschung und der Deutschen Gesellschaft für Angiologie – Gesellschaft für Gefäßmedizin. Vasa 35 (2006) 125–31.
15. North American Symptomatic Carotid Endarterectomy Trial Collaborators (NASCET): Beneficial effect of carotid endarterectomy in symptomatic patients with high grade carotid stenosis. N Engl J Med 325 (1991) 445–53.
16. Ringleb PA, Allenberg J, Bruckmann H et al.: 30 day results from the SPACE trial of stent-protected angioplasty versus carotid endarterectomy in symptomatic patients: a randomised non-inferiority trial. Lancet 368 (2006) 1239–47.
17. Ringleb PA, Hacke W: Sekundärprävention des Schlaganfalls. Hämostaseologie 4 (2006) 334–42.
18. Roubin G, Chakhtoura E, Brooks W et al.: Low Complication Rates for Carotid Artery Stenting in the Credentialing Phase of the Carotid Revascularization Endarterectomy Versus Stenting Trial. International Stroke Conference 2006; 2006 Feb.16–18 2006; Kissimmee, Fla.; 2006.
19. Setacci C, Cremonesi A: SPACE and EVA-3S trials: the need of standards for carotid stenting. Eur J Vasc Endovasc Surg 33 (2007) 48–9.
20. Theiss W, Hermanek P, Mathias K et al.: Pro-CAS: A prospective registry of carotid angioplasty and stenting. Stroke 35 (2004) 2134–9.
21. Theiss W, Langhoff R, Schulte KL: SPACE and EVA-3S: Two failed studies? VASA 36 (2007) 77–9.
22. Topol EJ, Easton D, Harrington RA et al.: Randomized, double-blind, placebo-controlled, international trial of the oral IIb/IIIa antagonist lotrafiban in coronary and cerebrovascular disease. Circulation 108 (2003) 399–406.
23. Yadav JS, Wholey MH, Kuntz RE et al.: Protected carotid artery stenting versus endarterectomy in high-risk patients (SAPPHIRE). N Engl J Med 351 (2004) 1493–501.

Autorenadressen

Priv.-Doz. Dr. Reinhardt Sternitzky
Praxisklinik Herz und Gefäße
Akademische Lehrpraxisklinik der TU Dresden
Forststr. 3
01099 Dresden
e-mail: r.sternitzky@praxisklinik-dresden.de
www.praxisklinik-dresden.de

7 Aneurysmatische Erkrankungen der Arterien

Autor: L. Caspary
Experten: H. Heidrich, A. Hinrichs,
V. Hombach (DGK), J. Kamenz (DGK),
H. Landgraf, H. H. Osterhues (DGK)

7.1 Abdominelles Aortenaneurysma

Definition und Basisinformation

Bei einem abdominellen Aortenaneurysma (AAA) handelt es sich um eine lokalisierte Erweiterung der Bauchaorta um über 50% des altersentsprechenden Durchschnitts (Obergrenze der normalen Weite 2,2–2,8 cm), die meist infrarenal lokalisiert ist; bei etwa einem Fünftel der Patienten sind die Aortengabel bzw. die Beckenarterien mitbetroffen. Die Genese ist meist degenerativ, kann aber auch entzündlich, infektiös, traumatisch oder Folge einer kongenitalen Bindegewebserkrankung (Marfan-Syndrom, Ehlers-Danlos-Syndrom) sein. Die Prävalenz bei über 60-jährigen Männern beträgt 4–7%, bei Frauen 1%. Jährlich ist bei über 65-jährigen Männern mit ca. 0,5% neu diagnostizierter AAA zu rechnen. In 5–10% der Fälle übersteigt der Durchmesser bei Diagnosestellung 5 cm.

Symptomatik und klinisches Bild

Die große Mehrzahl der AAA ist asymptomatisch und wird durch eine Ultraschalluntersuchung oder ein CT zufällig entdeckt.
Klinische Zeichen können abdominelle Schmerzen mit oft gürtelförmiger Ausstrahlung in den Rücken und in das kleine Becken, bei Übergriff auf die Iliakalarterien auch in die Leisten sein. Als weitere klinische Zeichen sind Folgen von sekundären Komplikationen möglich wie Ischämien durch periphere Embolien, Thrombosen, Nierenaufstau, Fistelbildungen, Penetration in angrenzende Strukturen. Im Fall einer Ruptur treten heftige Schmerzen und Schocksymptomatik auf.
Der beim symptomatischen AAA auftretende abdominelle Schmerz muss von anderen Krankheitsbildern abgegrenzt werden (Erkrankung von Pankreas, Gallenblase, Leber sowie retroperitoneale und kardiale Erkrankungen).

Diagnostik

Klinische Untersuchung

Die Palpation des Abdomens soll mit der flachen Hand erfolgen, die mit geringem Druck auf der Bauchdecke aufliegt. Bei Bestehen eines AAA lässt sich oft eine verstärkte oder verbreiterte arterielle Pulsation tasten. Aneurysmen können auch zu auskultierbaren Strömungsgeräuschen führen. Ein unauffälliger Untersuchungsbefund schließt ein Aneurysma nicht aus.

Apparative Untersuchung

Diagnostik der Wahl ist die **Sonographie des Abdomens**. Sie ist bei älteren Männern, Rauchern, Hypertonikern, Patienten mit familiärem Auftreten von Aortenaneurysmen, arterieller Verschlusskrankheit und generalisierter Arteriosklerose auch als Screening-Methode sinnvoll (**Empfehlungsgrad A**; 5, 7).
Die abdominelle Aorta wird im Längs- und Querschnitt dargestellt und Länge, Transversal- sowie Sagittaldurchmesser des AAA werden bestimmt. Die Sonographie ermöglicht eine Aussage zu Morphologie, Wandbeschaffenheit und Thrombusanteil. Flussverhältnisse in der Aorta lassen sich besser mit der Farbduplexsonographie erfassen. Sie ist auch die optimale Methode zur Verlaufskontrolle.
Die **Computertomographie** (CT) des Abdomens muss bei unklarem Ultraschallbefund und zur Operationsvorbereitung durchgeführt werden. Sie hat den zusätzlichen Vorteil der exakten Darstellung miteinbezogener anatomischer Strukturen in der Nachbarschaft. Gedeckte Ruptur, Dissektion, Wanddicke und Thrombusanteil können hier ebenfalls besser beurteilt werden. In einigen Fällen gelingt der Nachweis inflammatorischer AAA durch eine verstärkte Kontrastmittelaufnahme der verdickten Aortenwand. Bei Durchführung als Spiral-CT ergibt sich die Möglichkeit der zwei- und dreidimensionalen Erfassung des Aneurysmas mit deutlich verbesserter Detaildarstellung; gleichzeitig ist bei geringer Schichtdicke eine Beurteilung der viszeralen und renalen Arterien möglich, wodurch sich oft eine zusätzliche Angiographie erübrigt. Für die morphologische Zuordnung (AAA-Klassifikation) bei der Verfahrenswahl der invasiven Therapie (konventionelle Therapie vs. Stent-Graft) ist das Spiral-CT heute die Methode der Wahl.
Wegen der Strahlenbelastung und der Notwendigkeit der Kontrastmittelgabe sollen weder die Computertomographie noch das Spiral-CT als Screening-Verfahren angewandt werden.
Die **Magnetresonanztomographie** (MRT) stellt eine Alternative zur Computertomographie dar, in der ohne jodhaltiges Kontrastmittel eine dreidimensionale Darstellung des Aneurysmas möglich ist.
Die **intraarterielle digitale Subtraktionsangiographie** wird meist erst präoperativ durchgeführt. Ihre Notwendigkeit ist umstritten; sie bietet unter anderem den Vorteil, assoziierte Gefäßstenosen oder -verschlüsse erkennen und in das Therapiekonzept einbinden zu können.

Sonstige Diagnostik

Jeder Patient mit AAA muss internistisch untersucht werden. Vor allem die kardiale Abklärung ist aufgrund der hohen Koinzidenz von AAA und koronarer Herzkrankheit obligat. Die Korrektur relevanter Strombahnhindernisse in den Koronarien, präoperativ durchgeführt, minimiert das Risiko einer Operation. Ein begleitendes thorakales Aortenaneurysma sowie ein Poplitealarterienaneurysma müssen ausgeschlossen werden.

Therapie

Angesichts einer perioperativen Mortalität von 2,7% (8) bis 5,8% (10) muss sich die elektive, prophylaktische Sanierung des asymptomatischen AAA am mutmaßlichen Rupturrisiko orientieren. Dieses ist gering, solange der maximale Querdurchmesser 5,5 cm nicht überschreitet. In diesen Fällen ist konservative Therapie angezeigt (**Empfehlungsgrad A; 8, 10**). Der Patient muss zu regelmäßigen Ultraschallkontrollen (alle 3–6 Monate) sowie zu prompter vorzeitiger Wiedervorstellung bei auffälligen Beschwerden bereit sein. Eine Indikation zur operativen Sanierung besteht
- bei der unbehandelt praktisch regelhaft tödlichen Ruptur als Notfalleingriff,
- bei Symptomatik (Penetrationsschmerz) aufgrund des damit deutlich erhöhten Rupturrisikos,
- bei peripherer Embolisation aus dem Aneurysma,
- wenn der Querdurchmesser 5,5 cm übersteigt (bei Frauen möglicherweise etwas geringere Grenzwerte (2, 8, 10),
- bei rascher Expansion (Querdurchmesser = 0,7 cm in 6 Monaten oder = 1,0 cm in einem Jahr).

Das gängige operative Verfahren besteht in der Implantation eines Protheseninterponats als Rohr- oder Gabelprothese zwischen Aorta und Iliakalarterien. Als neueres Verfahren wird die transluminale endovaskuläre Implantation ummantelter Stents („Stent-Graft") durchgeführt. In erfahrenen Händen sind Mortalität und Frühkomplikationsrate geringer als nach operativen Eingriffen (**Empfehlungsgrad A; 6, 12**). Dafür ist mit späteren Komplikationen (Endoleckagen, Prothesenverschiebungen, auch Rupturen) zu rechnen, die eine Konversion zum operativen Vorgehen erfordern und den früh-postoperativen Vorteil nivellieren können (**Empfehlungsgrad A; 1, 3**). Der Stellenwert dieser Methode kann insbesondere bezüglich des Langzeitverlaufes noch nicht abschließend beurteilt werden. Das Verfahren kommt vor allem für Patienten mit mittlerem und hohem Operationsrisiko in Betracht, während Patienten mit niedrigem Risiko vorzugsweise operiert werden. Die Erfahrung des Operateurs bzw. Interventionalisten ist entscheidend (**Empfehlungsgrad B; 9**).

Die konservative Therapie bei noch nicht operationsbedürftigem AAA besteht vor allem in der konsequenten Einstellung einer vorhandenen Hypertonie, der Ausschaltung bzw. Behandlung sonstiger kardiovaskulärer Risikofaktoren, der Gabe eines Thrombozytenfunktionshemmers und in sonographischen Verlaufsuntersuchungen alle 3–6 Monate.

Nachsorge

Bei operierten Patienten liegt der Schwerpunkt in der konsequenten Therapie der Begleiterkrankungen, der Gabe eines Thrombozytenfunktionshemmers sowie in der zwölfmonatigen sonographischen Kontrolle der Aorta und der Prothese. Stent-Grafts müssen – vor allem wegen des nicht seltenen Auftretens von Leckagen – erheblich intensiver kontrolliert werden. Häufigkeit und Umfang dieser Kontrollen variieren von Zentrum zu Zentrum. Bei konservativ behandelten Patienten sollten sonographische Verlaufsuntersuchungen alle 3–6 Monate durchgeführt werden.

7.2 Poplitealarterien-Aneurysma

Zweithäufigste Lokalisation von Aneurysmen sind die Poplitealarterien, oft mit beidseitigem Befall. Die Koinzidenz zu aortalen Aneurysmen liegt bei bis zu 20%. Eine Ruptur ist äußerst selten, Hauptrisiko sind akuter Verschluss und thrombembolische Komplikationen. Bei über 60-jährigen Männern beträgt die Prävalenz 1%. Frauen sind sehr selten betroffen.

Diagnostik

Bereits die B-Bild-Sonographie stellt das Aneurysma in seiner vollen Ausdehnung dar. In der Farbdopplersonographie lassen sich Hämodynamik und thrombotische Anteile beurteilen. Da die Erkrankung häufig beidseitig auftritt, ist die Untersuchung der Gegenseite zwingend. Gesucht wird auch nach Hinweisen auf periphere Embolien, die dopplersonographische Druckmessung ist obligat.

Therapie

Eine Operationsindikation besteht bei peripheren Embolisationen und bei lokalen Beschwerden; bei einem Durchmesser von mehr als 2,0–2,5 cm wird teilweise auch eine rein prophylaktische Sanierung empfohlen. Dabei wird der betroffene Gefäßabschnitt mit einem Bypass überbrückt. Unter ungünstigen Voraussetzungen kann alternativ die orale Antikoagulation erwogen werden. Beim akuten Verschluss eines Poplitealaneurysmas richtet sich die Behandlung nach dem klinischen Stadium (vgl. Beitrag E 3 – Akuter Extremitätenarterienverschluss).

7.3 Andere Aneurysmen

7.3.1 Degenerative Aneurysmen

Seltener finden sich arteriosklerotisch bedingte Aneurysmen anderer Lokalisation (Iliakal-, Femoral-, Armarterien sowie Viszeralarterien). Neben dem Hypertonus als Risikofaktor scheint eine individuelle Disposition zu bestehen. Gelegentlich werden sie als pulsierender Tumor oder durch thromboembolische Komplikationen symptomatisch; in zunehmendem Maße werden sie auch zufällig sonographisch oder bei sonstiger Schnittbilddiagnostik entdeckt.

Nicht selten treten periphere Aneurysmen multilokulär auf, so dass eine systematische Suche nach anderen Aneurysmen an Aorta und Extremitätenarterien indiziert ist. Hierfür hat sich die Farbduplex-Sonographie bewährt. Wird eine Sanierung für erforderlich erachtet, so kommen – je nach Lokalisation und sonstigen anatomischen Voraussetzungen – neben chirurgischen Verfahren auch Ausschaltung durch Stent-Graft oder interventionelle Embolisation zum Einsatz.

Die Maximalvariante degenerativer Gefäßwandererweiterungen stellt die aneurysmatische Form der Arteriosklerose dar. Hierbei sind ganze Segmente der Iliakal- und Femoralarterien inhomogen erweitert. Die Flussgeschwindigkeiten in diesen Arterien sind stark reduziert. Wandständige Thrombosierungen und Embolien kommen vor und können eine Dauerantikoagulation erforderlich machen. Eine operative Gefäßrekonstruktion kommt nur bei lokalisierten Komplikationen (akuter Verschluss, Ruptur) in Frage und ist wegen ungünstiger Anastomosierungsvoraussetzungen häufig nicht möglich.

7.3.2 Aneurysmen bei entzündlichen Erkrankungen

Die Beteiligung der Gefäßwand im Rahmen verschiedener entzündlicher Erkrankungen (z.B. M. Behçet, M. Ormond, Takayasu-Arteriitis) kann zum Auftreten einzelner oder multipler, peripher gelegener Aneurysmen führen. Die Behandlung richtet sich vorrangig nach der Grunderkrankung.

7.3.3 Infektiöse „mykotische" Aneurysmen

Definition und Basisinformation

Die infektiös bedingten Aneurysmen werden auch als „mykotisch" bezeichnet, wobei Bakterien (meist Staphylokokken oder gramnegative Erreger) die Hauptverursacher sind. Mykotische Aneurysmen finden sich zu 85% extraaortal. Ihre Prädilektionsstellen sind mittelgroße Arterien (z.B. Iliakal-, Mesenterialgefäße, auch Hirnarterien). Ein Teil dieser Aneurysmen findet sich paravasal (Aneurysma falsum, s.u.). Die Träger sind häufig immunkompromittiert (z.B. Diabetes mellitus, maligne Erkrankungen, Drogenabusus); die Erkrankung kann auch durch fortgeleitete Infekte (z.B. paravertebraler Abszess) in der Umgebung oder durch Septikämie entstehen.

Symptomatik und klinisches Bild

Leitsymptom ist Fieber unklarer Ursache. An den Extremitätenarterien können sich infektiöse Aneurysmen als pulsierende Tumoren bemerkbar machen. Daneben demaskiert sich das mykotische Aneurysma durch lokale Komplikationen (z.B. Harnstau bei Iliakalaneurysma) oder periphere Embolien. Todesursachen sind Rupturen der Aneurysmen sowie septische Komplikationen (Endokarditis).

Diagnostik

Der Nachweis gelingt im Extremitätenbereich oft sonographisch; viszerale Aneurysmen können mit CT oder MR nachgewiesen werden. Eine Echokardiographie zum Ausschluss einer verursachenden oder als Komplikation eingetretenen Endokarditis ist obligat. Der Keimnachweis aus der Blutkultur sollte versucht werden.

Therapie

Die antibiotische Therapie ist nur erfolgversprechend, wenn sie erregergezielt und mit gut gewebegängigen Substanzen durchgeführt wird. Die Sanierung erfolgt operativ. Während bis vor kurzem die lokale Ausschaltung des Aneurysmas neben weiträumiger extraanatomischer Gefäßrekonstruktion als Therapie der Wahl galt, gibt es inzwischen Berichte über erfolgreiche In-situ-Rekonstruktionen wie auch endovaskuläre (Stent-Graft-)Behandlungen nach vorangegangener hochdosierter gezielter Antibiose. Die bis dahin sehr hohe mittelfristige Letalität des Krankheitsbildes konnte hiermit deutlich gesenkt werden. Regelmäßige sonographische und laborchemische Kontrollen sind notwendig, um Rezidive frühzeitig zu erkennen.

7.3.4 Aneurysma falsum (spurium)

Als Aneurysma falsum werden paravaskuläre Hämatome mit zentralem Blutfluss über eine persistierende Verbindung zum benachbarten Gefäß bezeichnet. Eine eigentliche Arterienwand fehlt, entsprechend besteht eine erhöhte Rupturgefahr. Die Genese ist infektiös oder traumatisch, häufig als Folge von Eingriffen am Gefäß.

Das Aneurysma spurium nach großkalibrigen Gefäßpunktionen ist auf eine Hämatombildung und unzureichende Kompression nach dem Eingriff zurückzuführen. Derartige Aneurysmen lassen sich oft sekundär mit einem Kompressionsverband oder mit erneuter manueller oder gezielter sonographischer Kompression zur vollständigen Thrombosierung bringen. Alternativ ist die Injektion von Thrombin möglich. Bleiben diese Maßnahmen erfolglos, sollte das Aneurysma bei drohenden Komplikationen (Ruptur!) operativ beseitigt werden.

Nach Anlage einer Gefäßprothese sind Naht- oder Anastomosenaneurysmen nicht selten. Sie können thromboembolische Komplikationen induzieren und die periphere Hämodynamik so verschlechtern, dass eine operative Korrektur angezeigt ist. Auch für diesen Indikationsbereich werden perkutane interventionelle Eingriffe mit Stenteinlage derzeit diskutiert.

Literatur

1. Brown MJ, Fishwick G, Sayers RD: The post-operative complications of endovascular aortic aneurysm repair. J Cardiovasc Surg 45 (2004) 335–347.
2. Brown PM, Zelt DT, Sobolev B: The risk of rupture in untreated aneurysms: The impact of size, gender, and expansion rate. J Vasc Surg 37 (2003) 280–284.
3. Blankenstein JD, de Jong SECA, Prinssen M: Two-year Outcomes after Conventional or Endovascular Repair of Abdominal Aortic Aneurysms. NEJM 352 (2005) 2398–2405.
4. Dawson I, Sie RB, van Bockel JH: Atherosclerotic popliteal aneurysm. Br J Surg 84 (1997) 293–299.
5. Fleming C, Whitlock EP, Beil TL, Lederle FA: Screening for Abdominal Aortic Aneurysm: A Best-Evidence Systematic Review for the U.S. Preventive Services Task Force. Ann Intern med 142 (2005) 203–211.
6. Greenhalgh RM, Brown LC, Kwong GP et al.: Comparison of endovascular aneurysm repair with open repair in patientes with abdominal aortic aneurysm (EVAR trial 1), 30-day operative mortality results: randomised controlled trial. Lancet 364 (2004) 843–848.

7. Kent KC, Zwolak RM, Jaff MR et al.: Screening for abdominal aortic aneurysm: a consensus statement. J Vasc Surg 39 (2004) 267–269.
8. Lederle FA, Wilson SE, Johnson GR et al.: (Aneurysm Detection and Management Veterans Affairs Cooperative Study Group): Immediate repair compared with surveillance of small abdominal aortic aneurysms. New Engl J Med 346 (2002) 1437–1444.
9. Lindsay TF: Canadian Society for Vascular Surgery consensus statement on endovascular aneurysm repair. CMAJ 172 (2005) 867–868.
10. The United Kingdom Small Aneurysm Trial Participants: Long-term outcomes of immediate repair compared with surveillance of small abdominal aortic aneurysms. New Engl J Med 346 (2002) 1445–1452.
11. Trickett JP, Scott RA, Tilney HS: Screening and management of asymptomatic popliteal aneurysm. J Med Screen 9 (2002) 92–93.
12. Zarins CK, Heikkinen MA, Lee ES et al.: Short- and long-term outcome following endovascular aneurysm repair. J Cardiovasc Surg 45 (2004) 321–333.

8 Erkrankungen der Viszeralarterien

Autor: H. Rieger
Experten: W. Domschke (DGVS), A. Hinrichs

Definition und Basisinformation

Als Viszeralarterien (Synonyma: Mesenterialarterien, Eingeweidearterien) gelten der Truncus coeliacus, die A. mesenterica superior und die A. mesenterica inferior.
Das Ausmaß des Schadens an den Zielorganen (Leber, Milz, Bauchspeicheldrüse, Darm) ist im Fall eines mesenterialen arteriellen Strombahnhindernisses von der Kollateralisierung durch arterio-arterielle Anastomosen, dem metabolischen Bedarf und der Akuität (akut, chronisch) abhängig. Die drei viszeralen Gefäßetagen (Truncus coeliacus, A. mesenterica superior, A. mesenterica. inferior) sind miteinander durch primäre Kollateralbrücken vernetzt. Zusätzlich stehen Ösophagusäste als Kollateralen für den Truncus und die Aa. iliacae internae für die A. mesenterica inf. zur Verfügung. Aus klinischer Sicht sind ein akutes und chronisches mesenteriales Verschlusssyndrom zu unterscheiden.

8.1 Akute mesenteriale Ischämie (AMI)

Die Inzidenz der AMI ist gering. Aus diesem Grund wird das Krankheitsbild nach wie vor zu wenig in die Differenzialdiagnose akuter Bauchschmerzen einbezogen. In 1 bis 2% aller plötzlich aufgetretenen Symptome im Sinne eines akuten Abdomens liegt eine AMI vor (1).
Als Ursachen einer AMI kommen in Frage:
- **Arterielle Embolie** (40%): In > 80% sind die A. mes. sup. und ihre Äste betroffen. Die arterielle Embolie ist meist kardialer Genese, seltener Folge von Veränderungen der Aorta ascendens und thoracica.
- **Arterielle Thrombose** (20%): Sie entsteht praktisch immer als okkludierender Thrombus auf dem Boden vorbestehender Gefäßwandveränderungen (fast immer Arteriosklerose, sehr selten entzündliche Gefäßerkrankungen).

Weitere Ursachen der AMI sind selten, müssen aber gelegentlich mit bedacht werden:
- **Aneurysmata**: Echte und dissezierende Aneurysmata der Aorta abdominalis und der Mesenterialgefäße machen – bezogen auf das gesamte arterielle Gefäßsystem – lediglich 0,1 bis 0,2% aller Aneurysmata aus. Die A. mes. sup. ist in 9% und der Truncus coeliacus in 4% betroffen (A. lienalis und A. hepatica in 60 bzw. 20%).
- **Trauma**: z.B. Arterienabriss
- **Iatrogen**: z.B. Verschluss der A. mes. sup. durch Rohrprothese.

Besonders zu erwähnen ist die **nonokklusive mesenteriale Ischämie** (NOMI). Sie macht 25% der akuten mesenterialen Ischämien aus. Die NOMI kann durch ein „low-output"-Syndrom, eine Hypovolämie, durch Katecholamine, Ergotamin- oder Digitalispräparate durch den damit verbundenen persistierenden Spasmus ausgelöst werden. Betroffen sind vor allem ältere Patienten. Die NOMI ist die häufigste Ursache eines akuten Abdomens bei Dialysepatienten und nach aorto-koronaren Bypassoperationen (5).

Symptomatik und klinisches Bild

Es gibt keinen für die akute mesenteriale Ischämie charakteristischen Symptomenkomplex.
Der akute Verschluss des Hauptstamms der A. mesenterica superior kann kollateral nicht aufgefangen werden. Betroffen sind der gesamte Dünndarm und das Kolon bis zur linken Flexur. Initial imponiert meist ein „akutes Abdomen" mit Dauerschmerz im gesamten Abdomen, oft mit Durchfällen. Im weiteren Verlauf kommt es zu einem Schockzustand. Es kann ein „stilles Intervall" folgen (erträglicher Dauerschmerz, geringer Lokalbefund, aber Verschlechterung des Allgemeinzustandes), das in einen paralytischen Ileus mit Peritonitis mündet.
Im Fall des sehr seltenen akuten Truncusverschlusses ist die Symptomatik latent bis moderat. Nur wenn Äste 1. oder 2. Ordnung beteiligt sind, kann es zur akuten Ischämie der Oberbauchorgane kommen – ebenfalls unter den Zeichen eines „akuten Abdomens".
Der akute Verschluss der A. mesenterica inferior ist wegen guter Primärkollateralisation meist klinisch stumm. Nur bei gestörter Kollateralisation (Verschlussprozesse der Aa. iliacae internae und/oder der A. mes. sup.) kann eine Darmnekrose (Sigmoid) auftreten. Die klinischen Kennzeichen sind anhaltender Dauerschmerz im linken Unterbauch, Abgang blutiger Stühle oder nekrotischer Schleimhautteile. Auch iatrogene Verschlüsse in Folge einer rekonstruktiven Gefäßoperation im aortoiliakalen Bereich können eine postoperative ischämische Kolitis nach sich ziehen.

Diagnostik und Differentialdiagnose

Die wesentliche diagnostische Leistung bei einer akut einsetzenden Symptomatik der oben geschilderten Art ist es, auch an die Möglichkeit einer AMI zu denken – vor allem bei älteren Kranken mit einer bereits bestehenden „vaskulären Anamnese" anderer Gefäßprovinzen oder/und bei kardialen Arrhythmien! Die ischämische Toleranzzeit beträgt nur 2 bis 3 Stunden! Es bedeutet Zeitverlust, mit unsicheren Methoden die Diagnose zu klären. Laborbefunde wie Erhöhung der Leukozytenzahl, der LDH, des Laktatspiegels oder positive Entzündungszeichen sind unspezifisch. Die farbkodierte Duplexsonographie – wenn überhaupt bei häufig assoziiertem Meteorismus einsetzbar – erfasst nur abgangsnahe Verschlüsse. Eine Abdomenübersichtsaufnahme ist allerdings zum Ausschluss einer Perforation eines Hohlorgans weiterhin sinnvoll.
Die kontrastmittelgestützte Mehrschicht-Spiral-Computertomographie (MS-CT) und die Magnetresonanzangiographie (MRA) haben die Möglichkeiten einer zeitgerechten nichtinvasiven Diagnosestellung entscheidend erweitert.

Sensitivität und Spezifität der MS-CT werden mit 96 bzw. 94% angegeben (4, 5).
Die intraarterielle digitale Subtraktionsangiographie wird wegen der zusätzlichen Darstellbarkeit der mesenterialen Gefäßperipherie und der NOMI bevorzugt (1).

Therapie

Die AMI auf dem Boden einer arteriellen Embolie oder Thrombose erfordert eine unverzügliche Wiederherstellung der Strombahn durch Embolektomie bzw. Thrombektomie (**Empfehlungsgrad B;** 2).
Kritische Stenosen und kurzstreckige Verschlüsse der Mesenterialarterien oder des Truncus coeliacus können mit einem primären Stent versorgt werden (4).
Im Fall einer NOMI noch ohne paralytischen Ileus oder Peritonitis können über den liegenden Diagnostikkatheter unter intensivmedizinischen Bedingungen vasodilatierende Substanzen appliziert werden (z.B. Papaverin: 10 000 µg als Bolus mit 40000–60000 µg/h als anschließende Dauerinfusion über maximal 72 Stunden oder PGE1: 20 µg als Bolus und 2,5 µg als Dauerinfusion über maximal 48 Stunden). Randomisierte, kontrollierte Therapiestudien liegen nicht vor.
Die Prognose der AMI ist unverändert zweifelhaft. Der entscheidende prognostische Faktor bleibt das Zeitintervall zwischen Symptom- und Therapiebeginn (5). Nach chirurgischer Intervention zeigt sich mit einer Mortalität von 54% eine bessere Prognose bei arterieller Embolie als nach arterieller Thrombose oder NOMI mit einer Mortalität von 77 bzw. 72% (1).

Rehabilitation

Eine fachorientierte stationäre Rehabilitation wird vor allem nach ausgedehnter Dünndarmresektion infolge einer AMI und Entwicklung eines Kurzdarmsyndroms (Resektionsanteil 50–70%) notwendig. Rehabilitationsziel muss es sein, die Malabsorptionsfolgen (Gewichtsverlust, Ödeme, Aszites, Osteomalazie, Anämie, Durchfälle, Polyneuropathie, Nierenkoliken u.a.) so gering wie möglich zu halten.
Wichtigste therapeutische Maßnahme ist dann – gegebenenfalls nach vorübergehender parenteraler Ernährung – eine fundierte enterale Ernährungsbehandlung, die eine angepasste Nahrungsaufnahme mit Vermeidung eines zu großen Nahrungsmittelverlustes bzw. einer kritischen Nahrungsfehlverwertung zum Ziel hat.
Noch bis zu zwei Jahren postoperativ kann mit einer die Lebensqualität steigernden Verbesserung der resorptiven Funktionen des Restdarms gerechnet werden (3). Vor Ablauf dieses Zeitraums ist eine zuverlässige Aussage über die verbliebene berufliche Leistungsfähigkeit nicht möglich.

8.2 Chronische mesenteriale Ischämie (CMI)

Die Prävalenz der CMI wird mit 50% bei über 50-Jährigen mit einer peripheren arteriellen Verschlusskrankheit angegeben (L1).

Hauptursache der chronischen mesenterialen Ischämie (CMI) sind die sich über einen langen Zeitraum entwickelnden arteriosklerotischen Stenosen und Verschlüsse der unpaaren viszeralen Arterien. Es werden regelhaft nur die Abgänge aus der Aorta abdominalis befallen. Die nachgeschalteten Gefäßsegmente sind weitestgehend arteriosklerosefrei.
Andere Entstehungsursachen sind selten bis sehr selten:
– mesenteriales Steal-Syndrom: Bei Verschlüssen im iliakalen Bereich kann über die A. mes. inf. bei arbeitender Beinmuskulatur (Gehbelastung) das mesenteriale Gefäßsystem angezapft und Abdominalschmerzen verursacht werden
– entzündliche Arterienerkrankungen (z.B. Takayasu-Arteriitis)
– fibromuskuläre Dysplasie
– Traumen
– Dissektion
– zöliakales Kompressionssyndrom (Dunbar-Syndrom): Es handelt sich um eine Kompression des Tr. coeliacus durch das Lig. arcuatum (überreitende Zwerchfellzwinge) und zusätzliche mechanische Irritationen des Plexus coeliacus, der Endäste der Mn. splanchnici und des N. vagus.

Symptomatik und klinisches Bild

Leitsymptome einer CMI sind intermittierende abdominelle postprandiale Schmerzattacken (Angina abdominalis, Angina intestinalis), klinische Zeichen einer Malassimilation (Maldigestion/Malabsorption) und Gewichtsverlust (meist durch schmerzbedingte Nahrungskarenz).
Der Verdacht auf eine CMI kann durch folgende Umstände aufkommen:
– postprandiale Bauchschmerzen
– Gewichtsabnahme
– Strömungsgeräusch im Oberbauch
– höheres Lebensalter und vaskuläre Risikofaktoren
– Durchblutungsstörungen auch in anderen Gefäßprovinzen.
Klinisch werden drei Stadien der CMI unterschieden:
– I: keine Symptome (ca. 80%)
– II: Angina abdominalis
– III: mehr oder weniger dauerhafter Abdominalschmerz als Folge ischämischer Innenschichtnekrosen, einer ischämischen Kolitis oder ischämischen Ileitis.

Diagnostik und Differentialdiagnostik

Bei Verdacht auf eine CMI ist die farbkodierte Duplexsonographie – auch unter Kostengesichtspunkten – die Untersuchungsmethode der 1. Wahl. Beim nüchternen Patienten lassen sich die Abgänge des Tr. coeliacus und der A. mesenterica sup. gut einsehen. Zur Bestätigung der Diagnose werden ein pathologisches Dopplerspektrum sowie eine Strömungsbeschleunigung in der Stenose auf > 240 cm/s gefordert. Bei einem Schwellenwert von > 350 cm/s beträgt die Treffsicherheit hinsichtlich einer > 50%igen Stenose von Tr. coeliacus oder/und A. mesenterica sup. 91–95%.

Bleiben duplexsonographisch Unsicherheiten (schlechte Beschallbarkeit, kein sicherer Ausschluss oder Nachweis von Stenosen der Abgänge der Viszeralarterien) sind die Spiral-CT und die MR-A die Methoden der nächsten Wahl.

Die Bedeutung der Angiographie ist zurückgegangen und wird – wenn überhaupt noch – ausschließlich vor geplanter Operation in Absprache mit dem Gefäßchirurgen eingesetzt.

Die klinische Diagnose einer CMI ist bei der Vielzahl der differentialdiagnostisch in Betracht kommenden chronischen Bauchbeschwerden schwierig. Die diagnostische Latenz beträgt im Mittel 35 Monate. Erst bei völliger Kongruenz des Beschwerdebildes, der bildgebenden und gegebenenfalls endoskopischen Befunde (Kolitis/Ileitis) kann die Diagnose gestellt werden.

Therapie

Im asymptomatischen Stadium (meist duplexsonographischer Zufallsbefund) liegt keine Operations- oder Interventionsindikation vor.

In den Stadien II und III ist eine Interventions- oder Operationsindikation (Thrombendarteriektomie, Transpositions-, Interpositions- und Bypassverfahren) nur dann gegeben, wenn sich die Beschwerden bzw. Symptome eindeutig mit den objektiven Befunden decken und kausal verknüpfbar sind (**Empfehlungsgrad B; 2**).

Inwieweit zur Reverschlussprophylaxe Plättchenfunktionshemmer indiziert sind, ist unklar. Randomisierte kontrollierte Therapiestudien liegen zur CMI nicht vor.

Leitlinien

L1 Leitlinie der Deutschen Gesellschaft für Gefäßchirurgie zu Stenosen und chronischen Verschlüssen der Viszeralarterien. Letzter Aktualisierungsstand: 1997

Literatur

1. Eckstein HH: Mesenteriale Ischämie – ein interdisziplinäres Gespräch. Chir Gastroenterol 22 (2006) 17–24.
2. Edwards MS, Cherr GS, Caven TE et al.: Acute occlusive mesenteric ischemia: surgical management and outcomes. Ann Vasc Surg 17 (2003) 72–79.
3. Friedrich K, Zillessen E: Krankheiten des Verdauungssystems. In: Sozialmedizinische Begutachtung für die gesetzliche Rentenversicherung. Verband Deutscher Rentenversicherungsträger (Hrsg.), S. 369–396, Springer, 2003.
4. Kröger IC, Hauenstein KH: Akute mesenteriale Ischämie: Management und radiologische Interventionen in der Therapie akuter arterieller Verschlüsse und venöser Thrombosen. Chir Gastroenterol 22 (2006) 17–24.
5. Luther B: Nichtokklusive mesenteriale Ischämie – Diagnostik und Therapie aus gefäßchirurgischer Sicht. Chir Gastroenterol 22 (2006) 29–35.

Autorenadressen

Prof. Dr. H. Rieger
Tristanstr. 19
51674 Wiehl

9 Vaskulitiden

L. Caspary, H. Stiegler, C. Specker, P. M. Aries, W. A. Schmidt

Entzündliche Erkrankungen mit Einbeziehung der Gefäße stellen eine sehr inhomogene Gruppe von Erkrankungen dar, deren Pathogenese nur teilweise verstanden wird. Bewährt hat sich eine Einteilung nach der Größe der befallenen Gefäße, die auf die Chapel-Hill-Konferenz von 1992 zurückgeht (4) (Tab. E.9-1). Für die Angiologie bedeutsam sind vor allem die Arteriitis Takayasu und die zahlenmäßig häufigere Arteriitis temporalis (M. Horton). Beide sind durch den pathohistologischen Nachweis von Riesenzellen gekennzeichnet. Die Arteriitis temporalis und die übrigen Vaskulitiden werden im Kapitel I – Rheumatische Erkrankungen behandelt.

Tabelle E.9-1 Einteilung der Vaskulitiden in Anlehnung an die Chapel-Hill-Konferenz (4)

Große, stammnahe Gefäße	M. Takayasu
	Arteriitis temporalis
Mittelgroße Gefäße	Wegner'sche Granulomatose
	Churg-Strauss-Syndrom
	Panarteriitis nodosa
Arteriolen/ Kapillaren	Mikroskopische Polyangiitis
	Kutane leukoklastische Vaskulitis
	Purpura Schoenlein-Henoch
	Kawasaki-Syndrom
	Cogan-Syndrom
	Isolierte ZNS-Angiitis

9.1 M. Takayasu (Takayasu-Arteriitis)

Definition und Basisinformation

Die Takayasu-Arteriitis (TA) ist eine chronisch verlaufende Vaskulitis der Aorta, ihrer Hauptäste sowie der Pulmonalarterien, welche überwiegend Frauen befällt. In der westlichen Hemisphäre ist sie sehr selten, im östlichen Mittelmeerraum etwas häufiger und besonders häufig in Südostasien und Indien, wo oft bereits Kinder erkranken; die Inzidenz in der europäischen Bevölkerung liegt bei ca. 2 pro 1 Million/Jahr. Ätiologie und Pathogenese sind ungeklärt; es handelt sich jedoch um eine immunologische, überwiegend T-Zell-vermittelte Erkrankung. Ihr pathologisch-anatomisches Kennzeichen ist die entzündliche Umwandlung der Media und Adventitia mit Auftreten von Riesenzellen. Der Verlauf ist biphasisch mit einer akuten entzündlichen Phase mit Häufigkeitsgipfel in der dritten Lebensdekade und einer nachfolgenden, durch ausgedehnte Gefäßverschlüsse gekennzeichneten chronischen okklusiven Phase, wobei die Trennung im Langzeitverlauf unscharf ist.

Symptomatik und klinisches Bild

Den Beginn der Erkrankung markieren Allgemeinsymptome, die aber unspezifisch sind (Fieber, Nachtschweiß, Gewichtsverlust, Myalgien, Arthralgien). Sie können ganz fehlen, aber auch im späteren, häufig schubweisen Verlauf der Erkrankung wieder auftreten. Klassischerweise finden sich in diesem Krankheitsstadium serologisch ausgeprägte Entzündungszeichen. Häufig führen erst die in der zweiten Phase entstehenden Strombahnhindernisse zur Diagnose. Nach der Verschlusslokalisation werden fünf Typen unterschieden (Tab. E.9-2)
Am häufigsten ist Typ I. Bei Typ I und II fällt klinisch am häufigsten der Pulsverlust am Arm infolge von Verschlüssen der A. subclavia auf, der zur Bezeichnung „pulseless disease" geführt hat. In diesen Fällen lässt sich der Blutdruck nicht mehr korrekt messen und ein Hypertonus kann jahrelang unentdeckt bleiben. Dieser kann im Rahmen der Grunderkrankung bei Typ III, IV und V durch den Befall der Nierenarterien renovaskulär verursacht sein. Bei Typ I und II können außerdem Symptome einer zerebralen Ischämie wie Schwindel und Synkopen durch ein Subclavian-steal-Syndrom oder fokal-neurologische Erscheinungen wie transitorische ischämische Attacken und Schlaganfall durch Befall des Truncus brachiocephalicus und der Karotiden verursacht werden. Bei Typ III, IV und V kann neben Symptomen seitens der großen Viszeralarterien eine typische Claudicatio intermittens beobachtet werden.
In prospektiver oder therapeutischer Hinsicht ist die Einteilung nach Lokalisation an Aorta und aortennahen Lokalisationen nicht so bedeutsam wie die Unterscheidung nach zusätzlichem Befall der Pulmonalarterien (P+) und/oder Koronararterien (C+), bei denen es zu den Symptomen einer pulmonalen Hypertonie mit Rechtsherzinsuffizienz und zu Angina pectoris und Herzinfarkt kommen kann.

Diagnostik und Differentialdiagnose

Internationale Diagnosekriterien liegen nicht vor. Die Klassifikationskriterien des American College of Rheumatology können zur Abgrenzung gegenüber

Tabelle E.9-2 Einteilung des pathologischen Befallsmusters bei der Takayasu-Arteriitis nach der Konsensuskonferenz Singapur 1995.

I	Befall nur der supraaortalen Äste
IIa	Befall des Aortenbogens und der supraaortalen Äste
IIb	Befall des Aortenbogens, der supraaortalen Äste sowie der deszendierenden Aorta thoracalis
III	Befall der deszendierenden Aorta thoracalis, der Aorta abdominalis und ihrer großen Äste
IV	Befall nur der Aorta abdominalis und ihrer großen Äste
V	Befall aller Abschnitte der Aorta und ihrer großen Äste
P+	Befall auch der Pulmonalarterien
C+	Befall auch der Koronararterien

anderen Vaskulitiden herangezogen werden (Tab. E.9-3), beschreiben aber nur den Endzustand der Erkrankung, bei dem eine Rückbildung der Gerfäßveränderungen durch medikamentöse Maßnahmen in der Regel nicht mehr zu erwarten ist. Bei dem Vorliegen von mindestens 3 der 6 Kriterien ist mit einer Sensitivität von 90% und Spezifität von 98% von einer TA auszugehen. Im Gegensatz zur Arteriitis temporalis, die typischerweise die Temporalarterien und seltener die A. axillaris befällt, manifestiert sich die TA weiter proximal. Ein Vorkommen distal der Karotisbifurkation ist selten.

Labordiagnostisch finden sich in der floriden Phase eine beschleunigte BKS und eine im Ausmaß dahinter zurückbleibende CRP-Erhöhung; typische Autoimmun-Marker fehlen. Eine Erhöhung der Akute-Phase-Proteine (CRP, BSG, alpha-2-Globulin) und eine Hypalbuminämie korrelieren häufig mit der Krankheitsaktivität. Neuere Daten geben Hinweise auf eine Korrelation weiterer Parameter mit der Krankheitsaktivität (Antikörper gegen endotheliale Zellen, Serumspiegel von RANTES bzw. Interleukin 6), haben bislang aber keine klinische Relevanz erlangt.

Durch **Biopsie** mit Nachweis von Riesenzellen im betroffenen Gefäßgebiet kann die Diagnose zwar gesichert werden. Da dies im Regelfall aber nur im Rahmen einer Gefäßoperation durchgeführt werden kann – also zumeist erst im Spätstadium – und zudem nach längerer Steroidmedikation auch die histologische Untersuchung negativ ausfallen kann, kommt der Biopsie im therapeutisch besonders wichtigen Frühstadium nur untergeordnete Bedeutung bei.

Daher kommt der **bildgebenden Diagnostik** – insbesondere der **Duplex-Sonographie** – entscheidende klinische Bedeutung zur Erfassung von Frühveränderungen zu (homogene Verbreiterung der Wanddicke, glatt begrenzte Stenosen). Zusammen mit der **Positronen-Emissionstomographie (PET)** (Empfehlungsgrad B; 3) und der **Magnetresonanztomographie (MRT)** erlauben die nicht-invasiven Verfahren die Darstellung von entzündlichen Frühveränderungen und die Kontrolle von Therapiemaßnahmen im Langzeitverlauf. Während PET und MRT wegen ihres Auflösungsvermögens sich vornehmlich auf die Darstellung der Aorta und der abgangsnahen Äste beschränken, erlaubt die Duplex-Sonographie die sichere Beurteilung der supraaortalen Äste, der Aorta abdominalis sowie der Becken/Beinarterien. **(Empfehlungsgrad: B; 2, 7, 8, 11).** Mit der transösophagealen Echokardiographie können Teile der thorakalen Aorta eingesehen werden, die Echokardiographie sollte außerdem mit der Frage nach Linksherzhypertrophie, Aortenklappeninsuffizienz, pulmonaler Hypertonie und Dilatation der Aorta ascendens durchgeführt werden. Im Hinblick auf die Typeneinteilung, vor allem auf den Befall der Nierenarterien ist eine **Panangiographie** zu erwägen.

Therapie

Die Behandlung im floriden Stadium erfolgt mit Kortikosteroiden (1, 6). Begonnen wird mit 1 mg/kg KG Prednisolon/d, wobei die Dosis unter Beachtung des klinischen Verlaufes der BKS und der Gefäßveränderungen schrittweise reduziert und in niedriger Dosis über mindestens ein Jahr fortgeführt wird. Ähnlich wie bei der Arteriitis temporalis kann die Dosis im ersten Monat wöchentlich um 10 mg bis 20 mg/Tag, dann wöchentlich um 2,5 mg bis 10 mg/Tag reduziert werden. Anschließend sollte die Dosisreduktion nicht schneller als 1 mg/Tag monatlich erfolgen. Methotrexat (15–25 mg 1 × wöchentlich) und Azathioprin (100–150 mg/Tag) können neben Glukokortikoiden zur Remissionsinduktion und als steroideinsparende Therapie eingesetzt werden **(Empfehlungsgrad B; 5, 9)**. Für Cyclophosphamid, Leflunomid und Mycophenolat sind die Erfahrungen begrenzt (5, 6). Der Nutzen von Thrombozytenaggregationshemmern wird kontrovers diskutiert (10). Rezidive treten in 20–50% der Fälle auf. Auch Rezidive werden in erster Linie mit Kortikosteroiden behandelt.

Im chronischen Stadium bestimmen zusätzlich die klassischen atherogenen Risikofaktoren die Therapie. Von diesen wird der arterielle Hypertonus bei Vorliegen von Subklaviastenosen und -verschlüssen oft unterschätzt; er sollte an den Knöchelarterien gemessen werden, wenn die unteren Extremitäten nicht befallen sind.

Im entzündlichen Akutstadium sind interventionelle Eingriffe häufig durch Komplikationen oder Frührezidive belastet und daher nur bei vitaler Indikation (Aortenaneurysma, Aortitis mit Aorteninsuffizienz, hochgradige Karotisstenosen) indiziert. Hingegen findet die revaskularisierende Therapie im chronischen Stadium bei gut eingestellten Entzündungsparametern nach den Maßgaben für die klassischen Gefäßkrankheiten statt (vgl. Beiträge E 1 – Arterielle Verschlusskrankheit der Becken-Beinarterien – und E 5 – Funktionelle Gefäßerkrankungen).

Tabelle E.9-3 Takayasu-Arteriitis: Klassifikationskriterien.

1. Alter bei Krankheitsbeginn maximal 40 Jahre
2. Claudicatio intermittens der Extremitäten (bewegungsabhängige Muskelbeschwerden mindestens einer Extremität, insbesondere der Arme)
3. Abgeschwächte Pulsation der Armarterien
4. Systolische Blutdruckdifferenz von mehr als 10 mmHg zwischen beiden Armen
5. Auskultierbare Gefäßgeräusche über der A. subclavia (ein- oder beidseits) oder über der Aorta abdominalis
6. Arteriographischer Nachweis typischer Gefäßveränderungen der Aorta, der aortalen Äste oder großer Arterien der proximalen oberen oder unteren Extremitäten (meist fokal-segmental, stenosierende oder okkludierende Veränderungen), die nicht auf Arteriosklerose, fibromuskuläre Dysplasie oder ähnliche Ursachen zurückzuführen sind.

Bei Vorliegen von ≥ 3 Kriterien gelten die Klassifikationskriterien für eine TA als erfüllt. Die Sensitivität beträgt 90,5%, die Spezifität 97,8% gegenüber anderen primären Vaskulitiden.

9.2 Arteriitis temporalis

Siehe Beitrag I 10.

9.3 Andere Vaskulitiden

Bei den übrigen Vaskulitiden steht meist der Organbefall (häufig: Niere) im Vordergrund der Symptomatik (vgl. Kapitel I – Rheumatische Erkrankungen und Kapitel G Erkrankungen der Niere).

Für die Angiologie bedeutsam sind unklare Nekrosen an den Extremitäten bei intakter Makrozirkulation, die durch Vaskulitiden mit Befall der „mittelgroßen" Gefäße verursacht sein können (Wegener'sche Granulomatose, Churg-Strauss-Syndrom, Panarteriitis nodosa). Sie können auch vaskulitische Komplikationen von Kollagenosen darstellen (insbesondere Sklerodermie, Lupus erythematodes, auch rheumatoide Arthritis). In diesen Fällen kann neben der nicht-invasiven angiologischen Diagnostik mit besonderer Berücksichtigung von Gefäßwandveränderungen und Erfassung der akralen Perfusionsverhältnisse auch eine antegrade Angiographie mit Applikation von Vasodilatanzien zur Darstellung von Gefäßveränderungen und -verschlüssen im peripher-akralen Bereich erforderlich werden. Zur Übersichtsdarstellung des Gefäßbefundes kommt auch eine MR-Angiographie in Betracht.

Literatur

1. Andrews J, Al-Nahlhas A, Pennell DJ et al.: Non invasive imaging in the diagnosis and management of Takayasu's arteritis. Ann Rheum Dis 63 (2004) 995–1000.
2. Arend WP, Michel BA, Block DA, et al.: The American College of Rheumatology 1990 criteria for the classification of Takayasu arteritis. Arthritis Rheum 33 (1990)1129–1134.
3. Choe YH, Kim DK, Koh EM et al.: Takayasu arteritis: Diagnosis with MR imaging and MR angiography in acute and chronic active stages. J Magn Reson Imaging 10 (1999) 551–556.
4. Jennette JC, Falk RJ, Andrassy K et al.: Nomenclature of systemic vasculitides. Proposal of an international consensus conference. Arthritis Rheum 36 (1994) 186–192.
5. Hoffmann GS, Leavitt RY, Kerr GS et al.: Treatment of glucocorticoid-resistant or relapsing Takayasu arteritis with methotrexate. Arthritis Rheum 36 (1994) 568–582.
6. Kerr GS, Hallahan CW, Giordano J et al.: Takayasu arteritis. Ann Intern Med 120 (1994) 919–929.
7. Kissin EY, Merkel PA. Diagnostic imaging in Takayasu arteritis. Curr Opin Rheumatol 16 (2004) 31–36.
8. Schmidt WA, Nerenheim A, Seipelt E et al.: Diagnosis of early Takayasu arteritis by colour Doppler ultrasonography. Rheumatology 41 (2002) 496–502.
9. Shelhamer JH, Volkman DJ, Parillo JE et al.: Takayasu's Arteritis and it's therapy. Ann Intern Med 103 (1985) 121–126.
10. Valsakumar AK, Valappil UC, Jorapur V et al.: Role of immunosuppressive therapy on clinical, immunological, and angiographic outcome in active Takayasu's arteritis J Rheumatol 30 (2003) 1693–1698.
11. Yamada I, Nakagawa T, Himeno Y et al.: Takayasu arteritis: evaluation of the thoracic aorta with CT angiography. Radiology 209 (1998) 103–109.

10 Arteriovenöse Fisteln und Angiodysplasien

Autoren: C. Fahrig, J. Weber
Experten: H. Heidrich, H. Rieger, R. Sternitzky

10.1 Arteriovenöse Fisteln

Definition und Basisinformation

Arteriovenöse Fisteln (AV-Fisteln) stellen eine Kurzschlussverbindung zwischen Arterien und Venen unter Umgehung des nachgeschalteten Kapillargebiets dar. Sie werden nach ihrem Entstehungsmechanismus (angeboren/erworben) und nach pathoanatomischen Gesichtspunkten (Typ I–III) eingeteilt (6).

Erworbene AV-Fisteln sind häufiger als angeborene. Sie entstehen meist durch gleichzeitige Verletzung von benachbarten Arterien und Venen bei Traumen (Frakturen, Stichverletzungen, Schussverletzungen) oder ärztlichen Eingriffen (Katheteruntersuchungen, Operationen). Gezielt werden AV-Fisteln zur Dialyse bei chronischer Niereninsuffizienz oder im Rahmen von Gefäßrekonstruktionen zur Verbesserung der Offenheitsraten angelegt (femorokruraler Bypass, venöse Thrombektomie). Seltener entstehen AV-Fisteln spontan, etwa durch Ruptur eines Aneurysmas in eine Vene oder in gefäßreichen Tumoren.

Als **Typ I** wird die isolierte, direkte arteriovenöse Seit-zu-Seit-Verbindung bezeichnet, bei der meist ein großes Shuntvolumen mit entsprechenden kardialen Auswirkungen vorliegt (s.u.); er ist selten, kongenital kommt er vor allem in Form des Ductus arteriosus apertus (Botalli) vor. Häufigste angeborene Form ist der **Typ II** mit indirekten, fast immer multiplen Querachsenkurzschlüssen, die in der Regel ein ganzes, mehr oder weniger ausgedehntes Gefäßgebiet (oft eine ganze Extremität oder eine ganze Körperhälfte) betreffen, als infiltrative Durchsetzung ganzer Weichteil- oder Skelettabschnitte imponieren und gelegentlich zum Riesenwuchs der betroffenen Extremität führen (komplexe Formen der Angiodysplasie, z.B. sog. Parkes-Weber-Syndrom). Der kongenitale, lokalisierte Längsachsenkurzschluss des **Typs III** (selten) führt oft erst im mittleren und höheren Lebensalter unter progredienter Aufweitung der zuführenden Arterien und ableitenden Venen zum Bild des pulsierenden Gefäß„tumors" (Angioma racemosum, Rankenangiom, Aneurysma cirsoides).

Symptomatik und klinisches Bild

Hinweise auf das Vorliegen einer AV-Fistel sind systolisch-diastolisches Geräusch, tastbares Schwirren, verstärkte Venenfüllung, pulsationsbedingte Usuren und sklerosive Umbauten der Knochen. Bei längerem Bestehen können sekundäre Varizen, venöse Stauungszeichen und trophische Störungen entstehen. Verdrängungserscheinungen kommen vor allem bei intrakraniellem Sitz zur Beobachtung. AV-Fisteln sind häufig eine wesentliche Komponente von Angiodysplasien.

Klinisch bedeutsamer als die lokalen Erscheinungen sind bei großen Fisteln mit einem Shuntvolumen von mehr als 20% des Herzminutenvolumens die kardiovaskulären Fernwirkungen mit Palpitationen, Tachykardie, zunehmender Linksherzinsuffizienz mit Belastungsdyspnoe und schließlich globaler Herzinsuffizienz. Die hämodynamische Wirksamkeit gut zugänglicher AV-Fisteln lässt sich dadurch nachweisen, dass bei manueller Kompression der Fistel die Herzfrequenz deutlich abnimmt (Nicoladoni-Branham-Zeichen).

Diagnostik

Die Diagnose lässt sich meist durch die geschilderten klinischen Zeichen vermuten. Die apparative Diagnostik richtet sich nach klinischer Ausprägung, Assoziation sonstiger Gefäßprobleme und mutmaßlicher therapeutischer Konsequenz. Dabei stehen hauptsächlich zur Verfügung: CW-Dopplersonographie, Duplexsonographie, Angiographie, Phlebographie, Computertomographie und MRT. Häufig ist eine zusätzliche kardiologische Abklärung notwendig. Das Shuntvolumen kann oxymetrisch, mit Indikatorverdünnungsverfahren, Isotopenmethoden oder duplexsonographisch geschätzt werden.

Therapie

Die Indikation zur Beseitigung einer AV-Fistel ergibt sich bei fistelbedingter Herzinsuffizienz, einem Shuntvolumen von > 20–30% des Herzminutenvolumens, kritischer Ischämie distal der Fistel sowie bei lokalen Komplikationen im Fistelbereich (3). Weitere Einzelheiten siehe Angiodysplasie 10.2.

10.2 Angiodysplasien

Definition und Basisinformation

Angiodysplasien (syn. „angeborene Gefäßfehler", „Gefäßmalformation") sind anlagebedingte Fehlbildungen des Gefäßsystems, die einzeln in unterschiedlichen Formen und multipel in unterschiedlichen Kombinationen vorkommen. Gegenüber den Hämangiomen, die mit 1,5% bei Geburt manifest sind und in ca. 50% zur Spontanremission neigen, treten Angiodysplasien sehr viel seltener auf und entwickeln sich durch ihre Neigung zur hämodynamischen Entgleisung oft mit frühkindlicher oder juveniler Dekompensationstendenz weiter (7, 8). Periphere, vorwiegend venöse Gefäßfehler sind am häufigsten (2, 8). Sie können regional mit Shuntvolumen-belastenden AV-Fisteln assoziiert sein (1, 2, 8).

Symptomatik und klinisches Bild

Zur Klassifikation der Angiodysplasien wird die sog. Hamburger Klassifikation (1; Tab. E.10-1) verwendet. Die Einteilung der Gefäßfehlbildungen sollte deskriptiv nach der Art der beteiligten Gefäßstrukturen (Arterien, Venen, Lymphgefäße) und der diagnostisch nachweislichen topographischen, morphologischen und funktionellen Kriterien vorgenommen werden (trunkulär oder extratrunkulär/arteriell, venös, lymphatisch oder gemischt/Sekundäreffekte wie Knochen- und Weichteilbeteiligung/Zeichen einer venösen Dekompensation etc.).

Diagnostik

Die Diagnostik ist in Abhängigkeit von der Lokalisation und der Ausprägung der klinischen Zeichen unterschiedlich. Sie reicht von einem orientierenden „Screening" über die nichtinvasive Doppler- und Duplexdiagnostik, die radiologische Diagnostik (Röntgen-Nativbild zur seitenvergleichenden ossären Längenmessung, Phlebographie, Arteriographie, Computer- und MR-Tomographie) bis zu molekulargenetischen und erbbiologischen Untersuchungen.

Invasive diagnostische Verfahren, so auch die narkosepflichtige CT- und MRT-Diagnostik bei Kindern, soll zeitnah zu einer geplanten Therapie angewandt werden. Eine frühzeitige Diagnostik kann sekundäre Folgen wie venöse Dekompensation und disproportioniertes Längenwachstum vermeiden. Diagnostik und Therapie sollen in Abhängigkeit von der klinischen Symptomatik zeitgerecht vor Wachstumsschüben und hormoneller Belastung in der Pubertät, am besten zwischen dem 5. bis 8. Lebensjahr, stattfinden (7, 8).

Therapie

Isolierte oder im Rahmen komplexer Angiodysplasien aufgetretene AV-Fisteln sind zwingend und frühzeitig behandlungsbedürftig, wenn sie bereits zu hämodynamischen Auswirkungen am Herzen (s. 10.1.) geführt haben oder erkennbar in Kürze führen werden. Im Gegensatz zu sonstigen AV-Fisteln sind Shuntvolumenbelastungen mit kardialen Folgen bei den Angiodysplasien selten und als Spätkomplikationen zu beobachten. Dagegen führen sowohl assoziierte AV-Fisteln bei vorwiegend venösen Gefäßfehlbildungen als auch so genannte hyperdyname AV-Fistelkomplexe meist lokal zu Dekompensationen: eine früh-venöse Dekompensation mit Klappenverlust, chronisch-venöser Insuffizienz und venolymphatischen Schäden im Haut- und Subkutisbereich, die bei rechtzeitiger Fistelbeseitigung oder -reduktion vermieden oder gemildert werden kann. In rund 50% ist auch vor Epiphysenschluss ein Längenausgleich durch Wachstum ohne orthopädischen Eingriff möglich (5).

Das therapeutische Spektrum umfasst Kompressionstherapie, lokale Sklerosierungen, interventionell-radiologische Embolisationstechniken (nur bei hyperdynamen AV-Malformationen) sowie gefäßchirurgische Maßnahmen (Sanierung durch Resektion von AV-Fisteln, infiltrativen venolymphatischen Arealen, vor allem jedoch von raumfordernden Venen-Konvoluten (Phlebektasien) und von primär dysplastischen trunkulären venösen Fehlbil-

Tabelle E.10-1   Einteilung der Angiodysplasien.

Typ	Definition	Beispiele
Monodysplasien	überwiegend isolierte angeborene Angiodysplasie des arteriellen, venösen, kapillären oder Lymphgefäßbereichs	– Aplasie und Agenesie – Hypoplasie – Hyperplasie – Atresie – fibromuskuläre Dysplasie – zystische Adventitiadegeneration – zystische Medianekrose
Polydysplasien (komplexe Dysplasien)	angeborene Angiodysplasie, die mehrere mesenchymale (Gefäß-)Gewebe betreffen, d.h. Mischbilder aus arteriellen, venösen, kapillären oder lymphatischen Dysplasien	– Klippel-Trenaunay-Syndrom – Weber-Syndrom – von-Hippel-Lindau-Syndrom – Sturge-Weber-Krabbe-Syndrom
trunkuläre Dysplasien	Angiodysplasie, die einen schon ausdifferenzierten Gefäßstamm betrifft, z.B. Achsenarterien und Achsenvenen der Extremitäten, darunter charakteristischerweise die persistierenden Embryonal- und Marginalvenen des Beines	– Venektasien – venöse Aneurysmen
extratrunkuläre Dysplasien	Angiodysplasie, die aus Resten des primitiven Kapillarnetzwerks entstehen und im Weichgewebe umschrieben oder infiltrierend, häufig auch in direkter Nachbarschaft zu den trunkulären Dysplasien vorkommen können	– pseudoaneurysmatische klappenlose Phlebektasien – Teleangiektasien – Morbus Osler – Naevi flammei – Hämangiome

dungen wie bei persistierender Marginalvene (2) oder sekundär varikösen Stammvarizen). Häufig ist eine Kombination mehrerer invasiver Therapieverfahren in mehreren Schritten und eine zusätzliche konservative kompressive, oft lebenslängliche Behandlung erforderlich.

Vor jeder Behandlung muss dem Patienten der lediglich palliative Charakter vermittelt werden. Ebenso müssen Kontrollmaßnahmen und Behandlungsetappen den Patienten und ihren Angehörigen erklärt werden (7, 8).

Angesichts der Komplexität von Untersuchungs- und Behandlungsmaßnahmen ist eine enge interdisziplinäre Zusammenarbeit von Spezialisten mehrerer Fachrichtungen an Gefäßzentren mit einschlägigen Erfahrungen erforderlich (3, 6, 7, 8).

Literatur

1. Belov S, Loose D, Weber J: Vascular Malformations. Periodica angiologica, vol 16. Einhorn, Reinbek, (1990) 237.
2. Weber J, Daffinger, N: Congenital vascular malformations: The persistence of marginal and embryonal veins. VASA 35 (2006) 67–77.
3. Rieger H: Arteriovenöse Fisteln. In: Rieger H, Schoop W (Hrsg): Klinische Angiologie. Springer, Berlin–Heidelberg–New York 1998, S. 1395–1396.
4. Schobinger RA: Periphere Angiodysplasien. Huber, Bern 1977.
5. Tasnadi GM: Pathogenesis of angiodysplasias. Acta Paed Acad Sci Hung 5 (1977) 301–309.
6. Vollmar J: Rekonstruktive Chirurgie der Arterien. Thieme, Stuttgart 1982, S. 2110–2125.
7. Weber J: Embolisation von AV-Malformationen. In: Loose D, Weber J (Hrsg.): Angeborene Gefäßmißbildung. Interdisziplinäre Diagnostik und Therapie von Hämangiomen und Gefäßmalformationen. Nordlanddruck 1997, S. 245–277.
8. Weber J: Diagnostik angeborener Gefäßmalformationen. Gefäßchirurgie 10 (2005) 390–398.

Autorenadressen

Dr. med. C. Fahrig
Ev. Krankenhaus Hubertus
Spanische Allee 10–14
14129 Berlin

Prof. Dr. J. Weber
Ferdinands Höh 2
22587 Hamburg

11 Thromboseprophylaxe

Der Nutzen einer primären Thromboseprophylaxe in bestimmten Risikosituationen ist unbestritten. Eine hohe expositionelle Thrombosegefahr besteht bei Operationen, vor allem beim Hüft- und Kniegelenksersatz, und bei Immobilisation und operativen Eingriffen nach Traumen, insbesondere beim Polytrauma **(Empfehlungsgrad A; 3)**. Im internistischen Krankengut sind Patienten mit Myokardinfarkt und schwerer Herzinsuffizienz, zerebralem Insult mit Hemiplegie, bestimmten Malignomen, myeloproliferativen Krankheiten sowie schweren Infektionen besonders gefährdet **(Empfehlungsgrad A; 5, 7)**. Als dispositionelle Risikofaktoren gelten darüber hinaus vorausgegangene venöse Thromboembolien, hereditäre oder erworbene thrombophile Hämostasedefekte (siehe Kapitel B – Thrombophile Diathesen), Schwangerschaft und Postpartalperiode, Alter (> 50 Jahre), Adipositas, Therapie mit oder Blockade von Sexualhormonen, chronische Herz- oder Lungenerkrankungen, venöse Insuffizienz. Das individuelle Thromboserisiko erhöht sich, wenn Risikofaktoren in Kombination vorliegen (Tab. E. 11-1).

Physikalische Thromboembolieprophylaxe

Für Patienten mit niedrigem Thromboembolierisiko können physikalische Maßnahmen als ausreichend angesehen werden. Dies sind insbesondere graduierte Kompressionsstrümpfe, Krankengymnastik und Frühmobilisation. In Situationen mit mittlerem oder hohem Thromboembolierisiko ist heute die allgemein übliche Frühmobilisation nach operativen Eingriffen – analoges gilt wohl im Bereich der Inneren Medizin – als alleinige Maßnahme zur Thromboseprophylaxe nicht ausreichend. Dies gilt auch für Antithrombosestrümpfe, die aber bei gleichzeitiger Antikoagulantiengabe das Thromboserisiko weiter reduzieren **(Empfehlungsgrad A; 3)**. Bei Kontraindikationen zur prophylaktischen Gabe von Antikoagulantien stellen die intermittierende pneumatische Kompression der Beine **(Empfehlungsgrad A; 3)** und die elektrische Stimulation der Wadenmuskulatur wirksame Alternativen dar; letztere kann aber nur bei anästhesierten Patienten angewandt werden.

Medikamentöse Thromboembolieprophylaxe

Zur medikamentösen Thromboembolieprophylaxe stehen unfraktionierte (UF-) und niedermolekulare (NM-) Heparine, Fondaparinux, Danaparoid, Hirudin sowie Vitamin-K-Antagonisten zur Verfügung. Die subkutane Applikation von 5000 IE oder 7500 IE UF-Heparin in acht- oder zwölfstündigen Intervallen ist für zahlreiche Risikosituationen belegt und schließt die Reduktion von Lungenembolien ein. Damit läßt sich die Thromboseinzidenz bei Patienten mit einem mittleren Thromboserisiko von durchschnittlich 30% auf 10% senken **(Empfehlungsgrad A; 3)**. NM-Heparine zeichnen sich gegenüber den UF-Heparinen durch eine höhere Bio-

Tabelle E.11-1   Thromboembolische Komplikationen im chirurgischen Krankengut in Abhängigkeit von der Risikokategorie (ohne medikamentöse Thromboembolieprophylaxe).

Thromboembolische Komplikationen	Thromboembolie-Risiko niedrig	mittel	hoch
distale Thrombose (infragenual)	<10%	10–40%	40–80%
proximale Beinvenenthrombose	< 1%	1–10%	10–30%
klinische Lungenembolie	< 1%	1–5%	5–10%
tödliche Lungenembolie	< 0,1%	0,1–1%	>1%

niedriges Risiko	kleinere oder mittlere Operationen mit geringer Traumatisierung Verletzungen ohne oder mit geringem Weichteilschaden kein zusätzliches oder nur geringes dispositionelles Risiko
mittleres Risiko	länger dauernde Operationen gelenkübergreifende Immobilisation der unteren Extremität im Hartverband niedriges operations- bzw. verletzungsbedingtes Thromboembolierisiko und zusätzliches dispositionelles Risiko
hohes Risiko	größere Eingriffe in der Bauch- und Beckenregion bei malignen Tumoren oder entzündlichen Erkrankungen Polytrauma, schwere Verletzungen der Wirbelsäule, des Beckens und/oder der unteren Extremität größere operative Eingriffe in den Körperhöhlen der Brust, Bauch und/oder Beckenregion mittleres operations- bzw. verletzungsbedingtes Risiko und zusätzliches dispositionelles Risiko Patienten mit Thrombosen oder Lungenembolien in der Eigenanamnese
Risikofaktoren	Alter > 50 Jahre, Immobilisation (Bettruhe, Paresen, Gipsverbände), Malignome, postpartale Phase, Ovulationshemmer, Übergewicht, Varizen, frühere Thrombose bzw. LE, Thrombophilie, nephrotisches Syndrom, Volumenmangel, Herz-Kreislauferkrankungen etc.

verfügbarkeit, eine längere Halbwertszeit und eine bessere Praktikabilität der Einmalinjektion aus, wahrscheinlich auch durch eine geringere Rate an Nebenwirkungen wie Osteoporose (6) und immunologisch vermittelter Heparin-induzierter Thrombozytopenie (HIT) (1, 4, 8). Bei hohem Thromboembolierisiko, z. B. nach einer Knie- oder Hüftgelenksoperation, kommt die adjustierte Dosierung eines UF-Heparins mit Verlängerung der aPTT in den oberen Normbereich, praktikabler die Gabe eines NM-Heparins in sogenannter „Hochrisikodosis" oder bei größeren Operationen im Bereich der unteren Extremität wirksamer und ohne HIT-Risiko die Prophylaxe mit Fondaparinux oder auch – insbesondere bei Patienten nach HIT – Hirudin in Betracht. Zur Thromboembolieprophylaxe außerhalb der operativen Fächer insbesondere in der Inneren Medizin sind gegenwärtig nur UFH und ein NMH (Enoxaparin) zugelassen. Die jeweils eingesetzte Dosis und die Applikationszeitpunkte der Medikamente zur medikamentösen Thromboembolieprophylaxe richten sich dabei nach dem jeweils zugelassenen Dosierungsschema; die Dauer der medikamentösen Thromboembolieprophylaxe richtet sich nach den individuellen Risikofaktoren: Bei postoperativen oder posttraumatischen Zuständen ist häufig die Fortführung der Prophylaxe auch nach der Entlassung aus der stationären Behandlung, oftmals bis zur vollständigen Mobilisierung erforderlich **(Empfehlungsgrad A; 2)**.

Literatur

1. Ahmad S, Haas S, Hoppenstaedt DAS et al: Differential effects of clivarin and heparin in patients undergoing hip and knee surgery for the generation of anti-heparin-platelet factor 4 antibodies. Thromb.Res. 2002 108: 49–55.
2. Eikelboom JW, Quinlan DJ, Douketis JD: Extended-duration prophylaxis against venous thromboembolism after total hip or knee replacement: a meta-analysis of the randomised trials. Lancet 2001 358: 9–15.
3. Geerts WH, Heit JA, Clagett GP et al: Prevention of venous thromboembolism. Chest 2001 119: 132S–175S.
4. Lindhoff-Last E, Nakov R, Misselwitz F et al: Incidence and clinical relevance of heparin-induced antibodies in patients with deep vein thrombosis treated with unfractionated or low-molecular-weight heparin. Br J Haematol 2002 118: 1137–1142.
5. Mismetti P, Laporte-Simitsidis S, Tardy B et al: Prevention of venous thromboembolism in internal medicine with unfractionated or low-molecular-weight heparins: a meta-analysis of randomised clinical trials. Thromb Haemost 2000 83: 14–19.
6. Pettila V, Leinonen P, Markkola A et al: Postpartum bone mineral density in women treated for thromboprophylaxis with unfractionated heparin or LMW heparin. Thromb Haemost 2002 87: 182–186.
7. Samama MM, Cohen AT, Darmon J-Y et al: comparison of enoxaparin with placebo for the prevention of venous thromboembolism in acutely ill medical patients. N Engl J Med 1999 341: 793–800.
8. Warkentin TE, Levine MN, Hirsh J et al: Heparin-induced thrombocytopenia in patients treated with low-molecular-weight heparin or unfractionated heparin. N Engl J Med 1995 332: 1330–1335.

12 Venenthrombose

Autor: R. Bauersachs
Experten: V. Hach-Wunderle, H. Heidrich,
M. Ludwig, H. Stiegler, W. Theiss, Th. Wuppermann

Definition und Basisinformation

Unter einer akuten tiefen Venenthrombose wird der partielle oder totale Verschluss von Leit- oder Muskelvenen verstanden. Sie betrifft am häufigsten die Bein- und Beckenvenen, wesentlich seltener die Arm- und Schultervenen sowie die organbezogenen Venen (Pfortader-, Mesenterialvenen-, Milzvenen-, Lebervenen-, Nierenvenen- und Sinusvenenthrombose). Von klinischer Bedeutung ist die Abgrenzung einer Phlebothrombose der intrafaszialen Leitvenen an Beinen und Armen gegenüber der Thrombo- und Varikophlebitis, die definitionsgemäß das oberflächliche (extrafasziale) Venensystem betrifft (siehe Beitrag E 14). Die Inzidenz der akuten tiefen Venenthrombose liegt in Deutschland bei 1,6/1.000/Jahr. Die Häufigkeit tödlicher Lungenembolien in Zusammenhang mit tiefen Beinvenenthrombosen beträgt ca. 0,5–2%. Spätfolge kann die Ausbildung eines postthrombotischen Syndroms und mit einer Prävalenz von 4–8% die Ausbildung eines venösen Ulkus sein.

Diagnostik

Auch klinisch bedeutsame Thrombosen verursachen häufig keine, geringe oder wenig typische Beschwerden, insbesondere beim bettlägerigen Patienten. Die klinische Untersuchung kann gerade bei diesen Patienten unauffällig sein, so dass ohne apparative Hilfsmittel eine Venenthrombose nicht mit der erforderlichen Sicherheit bewiesen oder ausgeschlossen werden kann. Aus diesem Grund empfiehlt sich bei einem Thromboseverdacht eine weitgehend standarisierte Vorgehensweise, die den örtlichen Gegebenheiten angepasst ist (4).

Anamnese

Beim gehfähigen Patienten stehen Schwellung und Belastungsschmerz oder ein Spannungsgefühl an Fuß, Wade oder Oberschenkel im Vordergrund. Deszendierende Beckenvenenthrombosen können auch mit Leisten-, Rücken- oder Unterbauchschmerzen einhergehen. Lungenembolien können ein erster Hinweis auf eine tiefe Venenthrombose sein.
Ein erhöhtes Thromboserisiko besteht nach Operationen und Traumen, bei längerer Bettlägerigkeit, bei Immobilisierung durch lange Bus- und Flugreisen oder Gipsverband, unter der Einwirkung von oralen Kontrazeptiva, in der Schwangerschaft und im Wochenbett sowie bei Tumoren, vor allem aber bei früher abgelaufenen tiefen Venenthrombosen mit oder ohne postthrombotischem Syndrom. Eine familiäre Häufung sowie die Manifestation der Thrombose vor dem 45. Lebensjahr erwecken den Verdacht auf eine angeborene oder erworbene Störung der Blutgerinnung, insbesondere bei sonst fehlenden Risikofaktoren (s.u. und Beitrag B 29 – Thrombophile Diathesen).

Tabelle E.12-1 Diagnostik-Score für das Vorliegen einer tiefen Venenthrombose (Erstereignis) (13)

Klinische Charakteristik	Punkte
Aktive Krebserkrankung	1
Lähmung oder kürzliche Immobilisation der Beine	1
Bettruhe (> 3 Tage); große Chirurgie (< 12 Wochen)	1
Schmerz/Verhärtung entlang der tiefen Venen	1
Schwellung ganzes Bein	1
US-Schwellung > 3 cm gegenüber Gegenseite	1
Eindrückbares Ödem am symptomatischen Bein	1
Kollateralvenen	1
Frühere, dokumentierte TVT	1
Alternative Diagnose mindestens ebenso wahrscheinlich wie tiefe Venenthrombose	–2

Score	Thrombose-Wahrscheinlichkeit
> 2 Punkte	hoch
< 2 Punkte	nicht hoch

Körperliche Untersuchung

Die typischen Kardinalsymptome Ödem, Schmerz und Zyanose treten selbst beim Gehfähigen nicht regelhaft auf. Die Druck- und Dehnungsschmerzzeichen nach Lowenberg, Pratt, Payr weisen bei ambulanten Patienten eine Sensitivität zwischen 30 und 95% bei geringer Spezifität auf; bei immobilisierten Patienten unter 30%. Aus Anamnese und klinischer Untersuchung lässt sich dennoch eine „Vortestwahrscheinlichkeit" ableiten, die den Ablauf und Umfang der weiteren apparativen Diagnostik beeinflusst. Prospektiv getestet ist der klinische Score nach Wells (13) (siehe Tab. E.12-1 (1, 13)).

Labordiagnostik

Es gibt bisher keinen Laborparameter, der den sicheren Nachweis einer Venenthrombose ermöglicht. Die Bestimmung der D-Dimere weist bei Patienten mit symptomatischer Venenthrombose einen positiven Vorhersagewert um 45% und einen negativen Vorhersagewert um 95% auf. Die unterschiedliche Treffsicherheit von kommerziell erhältlichen Testverfahren und variable Angaben zum „Cut-off"-Wert sind dabei zu berücksichtigen. Ein normaler D-Dimer-Spiegel kann einen Beitrag zum Ausschluss einer Venenthrombose leisten, wenn die klinische Vortestwahrscheinlichkeit nicht hoch ist (4). Erhöhte D-Dimer-Werte ohne Vorliegen einer Thrombose werden bei Operationen, Traumata, Tumoren, Blutungen, Entzündungen und in der Schwangerschaft gefunden. Zur Thrombophilie-Diagnostik siehe Abschnitt „Abklärung von Ursachen einer Venenthrombose".

Apparative Diagnostik

Unter den bildgebenden Untersuchungsmethoden kommt der **B-Bild- oder Duplex-Sonographie** eine herausragende Bedeutung zu. Das betrifft die primäre Diagnostik einer Thrombose und die Verlaufskontrollen. Die B-Bild-Kompressionssonographie ist bei der Abklärung eines Thromboseverdachts die Methode der ersten Wahl, nicht zuletzt weil sie auch Thrombosen der Muskelvenen des Unterschenkels, der V. profunda femoris oder Perforansvenen erfasst, die phlebographisch schwieriger darstellbar sind. Für proximale Thrombosen hat sie eine Sensitivität und Spezifität von 95–100 %. Bei der distalen Thrombose können ähnlich gute Ergebnisse erzielt werden, wenn hochauflösende, moderne Geräte und eine sorgfältige Untersuchungstechnik durch einen geübten Diagnostiker zum Einsatz kommen (11). Darüber hinaus dient die Ultraschalluntersuchung der differentialdiagnostischen Abklärung, z.B. Baker-Zyste, Hämatom oder Tumor. Für Bereiche, die der Kompression nicht zugänglich sind, z.B. die tiefen Beckenvenen und die Vena cava inferior, kommt die Farbduplexsonographie zum Einsatz, die zusätzlich zum B-Mode auch die Analyse der Hämodynamik erlaubt.

Die aszendierende **Phlebographie** kann bei unklaren Fällen dazu dienen eine Thrombose auszuschließen oder nachzuweisen. Die **Computertomographie** oder die **Magnetresonanz-(MR-)Tomographie** werden als zusätzliche Methoden für die Diagnostik von intraabdominellen Thrombosen eingesetzt, unter anderem der V. cava inferior und der Beckenvenen. Die **CW-Doppler-Sonographie** hat für die okkludierende Beckenvenenthrombose eine über 90 %ige Sensitivität und Spezifität. Die Treffsicherheit nimmt ab, je weiter distal der Thrombus lokalisiert und je älter er ist.

Diagnostische Strategie

Untersuchungsmethode der ersten Wahl zur Abklärung eines Thromboseverdachtes ist in der Regel sowohl bezüglich Patientenbelastung wie auch unter Kostenaspekten die Ultraschalluntersuchung der Bein- und Beckenvenen. Nach zahlreichen Untersuchungen (6) erlaubt dieses Verfahren einen ausreichend sicheren Ausschluss einer Thrombose. Dabei empfiehlt sich eine standardisierte Untersuchungsweise unter Einschluss der Unterschenkelvenen. Bei Unklarheiten muss eine Klärung durch engmaschige Wiederholung der Sonographie oder eine Phlebographie erfolgen. Ergeben sich bei Verdacht auf eine distale Thrombose keine eindeutigen Befunde, so kann entweder die Sonographie engmaschig wiederholt oder eine Phlebographie durchgeführt werden (5).

Besondere diagnostische Situationen

Wenn Vorbefunde fehlen, ist für die Erkennung von **rezidivierenden Thrombosen** beim postthrombotischen Syndrom die aszendierende Phlebographie häufig die am besten geeignete Methode, insbesondere, wenn sich sonographisch keine eindeutigen Zeichen einer frischen Thrombose finden. Die **Varikophlebitis einer Stammvene** an der Einmündung ins tiefe Venensystem kann durch die B-Bild- oder Duplex-Sonographie mit einer hohen Treffsicherheit diagnostiziert werden. Bei einer **Thrombose von Schultergürtelvenen** ist die lokale Einengung des Gefäßes durch anatomische Strukturen mittels Sonographie und Phlebographie in Provokationsstellungen nachweisbar. Bei den **Organvenenthrombosen** ist neben der Ultraschalluntersuchung häufig der Einsatz von Computertomographie oder MR-Tomographie erforderlich.

Abklärung von Ursachen einer Venenthrombose

Das Auftreten einer thromboembolischen Krankheit kann der erste Hinweis auf eine maligne Systemkrankheit sein. Der Umfang des Untersuchungsprogramms ist dabei individuell festzulegen, zudem in Abhängigkeit davon, ob tumorunabhängige Risikofaktoren vorliegen, die per se eine hinreichende Erklärung für das Auftreten einer Thrombose darstellen.

Bestimmte angeborene und erworbene Störungen der Blutgerinnung können mit einer erhöhten Thromboseneigung einhergehen. Über die klinische Notwendigkeit eines Thrombophilie-Screenings, insbesondere im Hinblick auf therapeutische Konsequenzen, bestehen heute noch unterschiedliche Auffassungen (siehe Beitrag B 29 – Thrombophile Diathesen).

Therapie

Antikoagulanzienbehandlung

Die Behandlung mit Antikoagulanzien senkt das Risiko tödlicher Lungenembolien so wirksam, dass aggressivere Behandlungsverfahren, die auf eine prompte Beseitigung der Thrombose abzielen (Fibrinolyse, Thrombektomie), in dieser Hinsicht nicht überlegen sind. Die obligate, vital indizierte Basistherapie der tiefen Venenthrombose stellt somit die Antikoagulanzienbehandlung dar.

Initialbehandlung: Da bei Vitamin-K-Antagonisten die antikoagulatorische Wirkung verzögert eintritt, muss die gerinnungshemmende Therapie zunächst mit sofort wirksamen Antikoagulanzien eingeleitet werden. Bei bereits etablierter Thrombose muss Heparin deutlich höher dosiert werden, als bei der primären Thromboseprophylaxe (siehe Beitrag E 17 – Angiologisch relevante Hämostaseologie). Zum Einsatz kommen niedermolekulare Heparine subkutan, zumeist in körpergewichtsadaptierter Dosierung oder unfraktioniertes Heparin (UFH) i.v. oder s.c. nach APTT-Steuerung. Niedermolekulare Heparine weisen gegenüber UFH pharmakologische und praktische Vorteile auf, und werden daher vorrangig vor UFH eingesetzt (**Empfehlungsgrad A;** 2) Zu beachten sind bei niedermolekularen Heparinen Zulassungsstatus und Dosierungsempfehlung. Das synthetische Pentasaccharid Fondaparinux ist in Deutschland ebenfalls zur Initialtherapie von Thrombose und Lungenembolie zugelassen.

Die Initialbehandlung muss so lange fortgeführt werden, bis durch die überlappend eingeleitete Behandlung mit Vitamin-K-Antagonisten die therapeutisch wirksame INR erreicht wird. Mit Vitamin-K-Antagonisten kann begonnen werden, sobald feststeht, dass hierfür keine Kontraindikationen bestehen und in unmittelbarer Zukunft keine invasiven Maßnahmen anstehen, die unter Vitamin-K-Antagonisten nicht möglich wären; bei klarer Situation kann somit bereits am Tag der Diagnosestellung parallel zur Heparintherapie die Behandlung mit Vitamin-K-Antagonisten begonnen werden **(Empfehlungsgrad A; 2)**. Heparin kann über die Initialphase hinaus auch als länger dauernde Rezidivprophylaxe nach Venenthrombose gegeben werden, wenn Bedenken gegen Vitamin-K-Antagonisten bestehen.

Wegen des Risikos einer heparininduzierten Thrombozytopenie (HIT) sollte die Thrombozytenzahl vor und während der ersten drei Wochen nach Beginn einer Heparintherapie mehrfach kontrolliert werden. Bei einer HIT kann auf rekombinante Hirudinpräparate, Danaparoid oder Argatroban ausgewichen werden **(Empfehlungsgrad B; 12)** (s.a. Beitrag B 29 – Thrombophile Diathesen).

Bei Patienten mit erhöhtem Blutungsrisiko bedarf es einer sorgfältigen Abwägung von kompromisshafter Erniedrigung der therapeutischen Heparindosis gegenüber der alternativen Behandlungsmöglichkeit mit Kavafilter.

Vitamin-K-Antagonisten: Bei der Behandlung tiefer Venenthrombosen mit Vitamin-K-Antagonisten ist die INR zwischen 2,0 und 3,0 zu halten **(Empfehlungsgrad A; 1)** (s.a. Beitrag E 17 – Angiologisch relevante Hämostaseologie).

Dauer der Antikoagulanzienbehandlung: Die Dauer der Antikoagulation wird international noch kontrovers beurteilt. Im deutschen Sprachraum hat es sich weitgehend durchgesetzt, bei kooperativen Patienten mit stabiler INR-Einstellung und Ausbleiben von Blutungskomplikationen nach einer ersten idiopathischen Venenthrombose für sechs bis zwölf Monate zu antikoagulieren **(Empfehlungsgrad A; 4, 2)**. Bei sekundären Thrombosen mit transientem Risikofaktor kann wegen des niedrigen Rezidivrisikos die Antikoagulanzienbehandlung kürzer (3 Monate) angesetzt werden (4); eine ähnliche Behandlungsdauer gilt wohl auch für Thrombosen im Bereich der Schultergürtelvenen. Diese Zeitgrenzen sollten auch eingehalten werden, wenn die Thrombose durch Fibrinolyse oder Thrombektomie erfolgreich beseitigt wurde, denn es gilt das Risiko eines Rezidivs zu vermindern. Diese orientierenden Empfehlungen sind natürlich im individuellen Fall je nach den besonderen Gegebenheiten (z.B. bekannter, vorübergehend vorhandener Auslöser, weiterbestehende Risikosituation, Compliance, Blutungsrisiko, maligne Erkrankungen, sonstige relative Kontraindikationen) zu modifizieren. Erleidet ein Patient nach Abschluss der Antikoagulanzienbehandlung in einer entsprechenden Risikosituation (Immobilisierung, Operation etc.) eine zweite Thrombose, so wird die erneute Antikoagulanzientherapie in der Regel länger angesetzt als nach der ersten Thrombose, für etwa ein bis zwei Jahre. Tritt eine zweite Thrombose spontan, d.h. ohne adäquaten Auslöser auf, gilt dies als starkes Argument für eine zeitlich unbegrenzte Antikoagulanzienbehandlung. Kontrovers diskutiert wird weiterhin die Bedeutung laborchemischer Hinweise auf eine anlagemäßige Thromboseneigung (Mangel an Antithrombin, Protein C, Protein S; APC-Resistenz, Prothrombinmutation, Antiphospholipidantikörper) in Bezug auf die Dauer der Antikoagulation nach tiefer Venenthrombose (siehe Beitrag B 29 – Thrombophile Diathesen). Die Entscheidung zu einer langfristigen Antikoagulation sollte unter Abwägung des individuellen Nutzens und Risikos gemeinsam mit dem Patienten regelmäßig, z.B. in jährlichen Abständen, überprüft werden.

Kavafilter und operative Kavaunterbrechung

Kavafilter sind nur selten indiziert, und zwar bei rezidivierenden Lungenembolien trotz korrekt durchgeführter Therapie oder bei Kontraindikationen gegen eine Antikoagulation. Für eine operative Kavaunterbrechung gibt es heute nur noch eine seltene Indikation.

Kompressionsbehandlung

Ergänzend zu den oben angeführten Maßnahmen wird die Behandlung mit einem Kompressionsverband zur Minderung der durch den Venenstau bedingten Schwellung und Schmerzen durchgeführt; dabei ist ein dauerhafter Kompressionsverband vom Typ Fischer ebenso wirksam wie ein angepasster Kompressionsstrumpf. Längerfristig dient die Kompressionsbehandlung der Verhütung bzw. Verminderung postthrombotischer Veränderungen **(Empfehlungsgrad A; 1, 10)**. In der Regel werden die Kompressionsklassen II oder III gewählt. Die Kompressionsbehandlung wird mindestens über 6–12 Monate durchgeführt, bei Persistenz einer klinisch relevanten Schwellneigung zeitlich unbegrenzt. Zur Langzeittherapie genügt dann häufig auch nach proximalen Becken-Beinvenenthrombosen ein Wadenkompressionsstrumpf.

Bettruhe und Beinhochlagerung

Bei einer ausgedehnten, akuten Thrombose der unteren Extremität fördert Bettruhe mit Beinhochlagerung die initiale Abschwellung des Beines und ist deshalb sinnvoll. Allerdings lässt sich bei adäquater Antikoagulation durch die Immobilisation – unabhängig von der Ausdehnung der Thrombose – das Risiko von Lungenembolien gegenüber einer fortgeführten Mobilisierung nicht vermindern.

Ambulante Therapie

Patienten, die außerhalb des Krankenhauses an einer Thrombose erkranken, kommen für eine ambulante Behandlung in Betracht, sofern nicht weitere Erkrankungen oder Begleitumstände eine sofortige Hospitalisierung erfordern. **(Empfehlungsgrad A; 7, 8)**. Als Voraussetzungen für eine ambulante Therapie gelten die sorgfältige Thrombosediagnostik und Aufklärung des Patienten sowie die lückenlose ärztliche Bereitschaft mit regelmäßigen Kontrollen und Durchführung einer Antikoagulanzien- und Kompressionstherapie nach den oben angeführten Grundsätzen.

Thrombolytische Therapie und Thrombektomie

Indikationsstellung: Antikoagulanzienbehandlung und Kompressionstherapie mindern das Risiko von Lungenembolien und Rezidivthrombosen und lindern die durch die Thrombose bedingten Beschwerden. Um ein postthrombotisches Syndrom zu verhindern, wie es in stärkerer Ausprägung vor allem nach ausgedehnten Thrombosen der unteren Extremität auftritt, wäre darüber hinaus die prompte Beseitigung der Thromben durch eine fibrinolytische Therapie oder Thrombektomie sinnvoll. Diese aggressiveren Maßnahmen sind aber nicht nur aufwändig und mit einem längeren Krankenhausaufenthalt verbunden. Sie haben aufgrund ihrer Komplikationen im Vergleich zur Antikoagulanzienbehandlung auch eine höhere Morbidität und Mortalität. Die fibrinolytische Therapie bleibt somit als Elektivmaßnahme jüngeren Patienten mit ausgedehnten Thrombosen vorbehalten, wenn sie bei erhöhtem Akutrisiko das Langzeitrisiko des postthrombotischen Spätschadens möglichst gering halten wollen **(Empfehlungsgrad A; 3, 9)**.

Bei der Schultergürtelvenenthrombose ist die Indikation zur aggressiven Therapie mit Fibrinolyse oder Thrombektomie (evtl. mit nachfolgender oder gleichzeitiger Resektion der 1. Rippe zur Sanierung eines Schultergürtelkompressionssyndroms) sehr restriktiv zu stellen, da auch unter alleiniger konsequenter Antikoagulanzienbehandlung der Langzeitverlauf bei den meisten Patienten günstig ist.

Angezeigt ist die venöse Thrombektomie bei der sehr seltenen Phlegmasia coerulea dolens mit drohender Gangrän der ganzen Extremität. Bei Kontraindikationen zur Operation kann in diesem Fall der Versuch einer thrombolytischen Behandlung gemacht werden.

Durchführung der thrombolytischen Therapie: Etablierte Dosierungsschemata für die fibrinolytische Therapie tiefer Venenthrombosen gibt es bislang nur für die systemische Fibrinolyse mit Streptokinase und Urokinase. Bei „konventioneller Dosierung" mit einer Dauerinfusion um 100.000 IE/h (nach Gabe einer Initialdosis) sind Erfolge kaum vor Ablauf von drei Tagen zu sehen. Dagegen stellen sich bei „ultrahoher Dosierung" vereinzelt Vollrekanalisationen bereits nach einem einzigen Behandlungszyklus ein, und die Behandlung ist mit vier bis fünf Zyklen ausgereizt (Einzelheiten siehe Beitrag E 17 – Angiologisch relevante Hämostaseologie). Eine adäquate Behandlungsdauer vorausgesetzt, sind endgültige Behandlungsergebnisse und wesentliche Komplikationen der angeführten Therapieschemata aber wohl vergleichbar. Die lokale Lyse mit verschiedenen Plasminogenaktivatoren über eine Fußrückenvene hat gegenüber der systemischen Behandlung keine eindeutigen Vorteile gebracht.

Besondere therapeutische Situationen

In der **Schwangerschaft** gelten im Wesentlichen die oben angeführten therapeutischen Prinzipien. Allerdings sollte man wegen teratogener Wirkungen im ersten Schwangerschaftstrimenon und wegen des fetalen Blutungsrisikos in den letzten Wochen vor dem erwarteten Geburtstermin auf Vitamin-K-Antagonisten verzichten. Meist wird man während der gesamten Schwangerschaft auf die Applikation eines NM-Heparins ausweichen. Während der Stillperiode kann als orales Antikoagulans Warfarin eingesetzt werden.

Venenthrombosen innerer Organe (Nierenvenenthrombose, Mesenterialvenenthrombose, Pfortaderthrombose, Lebervenenthrombose) werden in der Regel – neben organspezifisch erforderlichen Maßnahmen – mit Antikoagulanzien behandelt. In Einzelfällen kann eine thrombolytische Behandlung erwogen werden.

Leitlinien

L1. Interdisziplinäre S2: Leitlinie: Diagnostik und Therapie der Bein- und Beckenvenenthrombose und der Lungenembolie. VASA Suppl. 66 (2005) 3–24.

L2. Büller HR, Agnelli G, Hull RD et al.: Antithrombotic therapy for venous thromboembolic disease: the Seventh ACCP Conference on Antithrombotic and Thrombolytic Therapy. Chest 126 (2004) 401S–428S.

Literatur

1. Ansell J, Hirsh J, Poller L et al.: The pharmacology and management of the vitamin K antagonists: the Seventh ACCP Conference on Antithrombotic and Thrombolytic Therapy. Chest 126 (2004) 204S–233S.
2. Buller HR, Agnelli G, Hull RD et al.: Antithrombotic therapy for venous thromboembolic disease: the Seventh ACCP Conference on Antithrombotic and Thrombolytic Therapy. Chest 126 (2004) 401S–428S.
3. Goldhaber SZ, Buring JE, Lipnick RJ et al.: Pooled analyses of randomized trials of streptokinase and heparin in phlebographically documented acute deep venous thrombosis. Am J Med 76 (1984) 393–397.
4. Interdisziplinäre S2: Leitlinie: Diagnostik und Therapie der Bein- und Beckenvenenthrombose und der Lungenembolie. VASA Suppl. 66 (2005) 3–24.
5. Hach-Wunderle V, Bauersachs R, Landgraf H et al.: Leitlinien der Deutschen Gesellschaft für Angiologie: Venöse Thromboembolie. VASA Suppl. 60 (2002) 1–19.
6. Kearon C, Julian JA, Newman TE et al.: Noninvasive diagnosis of deep venous thrombosis. McMaster Diagnostic Imaging Practice Guidelines Initiative. Ann Intern Med 128 (1998) 663–677.
7. Koopman MMW, Prandoni P, Piovella F et al.: For the Tasman Study Group: Treatment of venous thrombosis with intravenous unfractionated heparin administered in the hospital as compared with subcutaneous low-molecular-weight heparin administered at home. N Engl J Med 334 (1996) 682–687.
8. Levine M, Gent M, Hirsh J et al.: A comparison of low-molecular-weight heparin administered primarily at home with unfractionated heparin administered in the hospital for proximal deep-vein thrombosis. N Engl J Med 334 (1996) 677–681.
9. Ng CM, Rivera JO: Meta-analysis of streptokinase and heparin in deep vein thrombosis. Am J Health Syst Pharm 55 (1998) 1995-2001.

10. Prandoni P, Lensing AW, Prins MH et al.: Below-knee elastic compression stockings to prevent the post-thrombotic syndrome: a randomized, controlled trial. Ann Intern Med 141 (2004) 249–256.
11. Schellong SM, Schwarz T, Halbritter K et al.: Complete compression ultrasonography of the leg veins as a single test for the diagnosis of deep vein thrombosis. Thromb Haemost 89 (2003) 228–234.
12. Warkentin TE: Heparin-induced thrombocytopenia: pathogenesis and management. Br J Haematol 121 (2003) 535–555.
13. Wells PS, Anderson DR, Rodger M et al.: Evaluation of D-dimer in the diagnosis of suspected deep-vein thrombosis. N Engl J Med 349 (2003) 1227–1235.

13 Varikose

Autor: *Th. Wuppermann*
Experten: *R. Bauersachs, V. Hach-Wunderle, M. Ludwig, H. Stiegler, W. Theiss*

Definition und Basisinformation

Varizen sind krankhafte Erweiterungen epifaszialer Hautvenen sowie von Verbindungsvenen zwischen tiefem und oberflächlichem Venensystem (Perforansvenen). Bei ausgeprägter Varikose kann eine Erweiterung und Klappeninsuffizienz der tiefen Venen resultieren. Ursache der Varikosis sind degenerative Veränderungen der Venenwand (Mediamuskelzellen und Strukturproteine, Kollagen, Elastin und Proteoglykan im Interstitium). Durch epidemiologische Studien sind als Risikofaktoren Mehrfachschwangerschaft, familiäre Belastung und zunehmendes Lebensalter gesichert; strittig sind Übergewicht, mangelnde Bewegung und stehende Berufstätigkeit.

Im Hinblick auf therapeutische Konsequenzen ist die Unterscheidung von **primärer** und **sekundärer** Varikosis wichtig. Erstere umfasst die Varizen degenerativer Genese. Letztere treten im Rahmen eines postthrombotischen Syndroms oder bei Klappenagenesie der tiefen Leitvenen auf. Primäre und sekundäre Varikose kommen auch in Kombination vor. Eine eigene Gruppe stellen Varizen im Rahmen komplexer Angiodysplasien und bei arteriovenösen Fisteln dar. Bei der primären Varikosis werden die Stammvarikosis der Vena saphena magna und/oder Vena saphena parva, Seitenastvarizen, Perforansinsuffizienzen sowie kleinkalibrige retikuläre Varikosis und Besenreiservarizen unterschieden. Die verschiedenen Formen treten häufig nebeneinander auf.

Diagnostik und Differentialdiagnose

Anamnese und körperliche Untersuchung

Anamnestisch relevant sind Familienanamnese, Thrombosevorgeschichte und bisherige Therapie (Externa, Kompression, Sklerosierung, Operation). Beschwerden wie Schweregefühl in den Beinen, nächtliche Wadenkrämpfe, Juckreiz und Ähnliches sollten bei der Therapieplanung mit Vorsicht gewertet werden, da sie unspezifisch sind und häufig zu Unrecht auf eine unkomplizierte Varikosis bezogen werden. Die **Varizen** selbst müssen am stehenden Patienten beurteilt werden; sogar dann kann eine Stammvarikosis der V. saphena magna im Unterhautfettgewebe des Oberschenkels und der V. saphena parva in ihrem proximalen, subfaszialen Abschnitt übersehen werden. Entscheidend für die klinische Beurteilung des Schweregrades einer Varikosis sind **Zeichen der chronischen venösen Insuffizienz,** die vor allem in der Knöchelregion und am Unterschenkel lokalisiert sind und am besten am liegenden Patienten beurteilt werden. Die früher verwendeten Funktionstests (Trendelenburg, Perthes) spielen heute keine Rolle mehr.

Apparative Diagnostik

Vor der invasiven Sanierung einer hämodynamisch bedeutsamen Varikosis ist zur präzisen Diagnostik eine **Ultraschalluntersuchung** vorzunehmen. Die **CW-Doppleruntersuchung** erlaubt häufig, den proximalen und distalen Insuffizienzpunkt festzulegen. Die Farbduplexsonographie (FDS) mit B-Bild und Flussrichtungsinformation erlaubt an der Vena-saphena-magna- und -parva-Mündung, bei der Perforansdiagnostik sowie bei der Quantifizierung des Refluxes von allen nicht-invasiven Methoden die differenziertesten und zuverlässigsten Aussagen. Präoperativ ist die Aussage der FDS im Aufsuchen insuffizienter Vv. perforantes der Phlebographie überlegen. Ihre diagnostische Aussagekraft ist wie die der Phlebographie untersucherabhängig. Zur Differentialdiagnostik jeder Varikose gehört die Beurteilung der tiefen Venen, insbesondere des Refluxes im tiefen Venensystem. Hierbei können Fragen offen bleiben, die im Zweifelsfall eine Phlebographie erfordern.

Zur apparativen Diagnostik zählen weiterhin die Phlebographie, die Phlebodynamometrie, die Venenverschlussplethysmographie und die Foto-/Lichtplethysmographie, die bei komplexen Fällen über die Ultraschalldiagnostik hinaus zum Einsatz kommen können. Die Aussagekraft der **Phlebographie** liegt vor allem in der Darstellung tiefer Venen, während bei Varizen der diagnostische Wert stark untersucherabhängig ist. Das Phlebogramm hat den Vorteil der übersichtlichen Bilddokumentation, allerdings nur in Form der standardisierten aszendierenden Pressphlebographie. Die **Phlebodynamometrie**, d.h. die blutige Venendruckmessung unter normierter Belastung liefert eine globale Beurteilung der peripheren venösen Pumpfunktion. Damit lässt sich bei sekundärer Varikosis die hämodynamische Auswirkung einer geplanten Varizenoperation abschätzen.

Therapie

Varizen sind behandlungsbedürftig, wenn Zeichen einer chronischen venösen Insuffizienz vorliegen, wenn rezidivierende Komplikationen wie Phlebitiden, Varizenrupturen oder Ulzera auftreten und wenn subjektive Beschwerden mit den hämodynamischen und morphologischen Befunden übereinstimmen. Darüber hinaus wird eine prophylaktische Indikation bei jüngeren Patienten mit ausgeprägter hämodynamisch relevanter Varikose (Stamm- und Seitenastvarikose mit ausgeprägten Refluxen und/oder Perforansinsuffizienzen) diskutiert, auch wenn noch keine subjektiven Beschwerden bestehen. Sollte bei rein retikulärer oder intradermaler Varikose eine Beseitigung gewünscht werden, so ist dies ausdrücklich als kosmetische Maßnahme zu deklarieren. Die Differenzierung zwischen Wünschen und behandlungspflichtigem Befund kann im Einzelfall selbst für Erfahrene schwierig sein.

Die Wahl der Therapie bei Varizen hängt nicht davon ab, ob eine primäre Varikosis vorliegt oder ob es sich um sekundäre Kollateralvarizen bei einem postthrombotischen Syndrom handelt. Auch bei postthrombotisch veränderten tiefen Venen mit Reflux(en) kann eine Entfernung oberflächlicher Varizen sinnvoll sein, sofern diese nicht die einzigen Kollateralvenen bei Verschluss aller tiefer Leitvenen sind. Eine Entfernung der oberflächlichen Varizen wird in der Regel nur bei unbehindertem bzw. weitgehend unbehindertem Abstrom ohne Obstruktion der tiefen Venen zum Erfolg führen. Darüber hinaus richtet sich die Therapie nach dem klinischen Typ, d.h. nach Stamm- oder Seitenastvarikosis bzw. retikulären und intradermalen Varizen.

Kompressionstherapie

Basis jeder Behandlung einer Varikosis mit chronischer venöser Insuffizienz ist die Kompressionstherapie (siehe Beitrag E 18 – Kompressionsbehandlung). Sie ist keinesfalls nur die konservative Alternative zur Sklerosierung und Operation, sondern ist wichtiger Bestandteil unmittelbar nach Sklerosierung und Operation ebenso wie bei den Komplikationen der Varikosis (oberflächliche Thrombophlebitis, Varizenruptur oder Ulcus cruris).

Sklerosierung

Die Sklerosierung **mit flüssigem Verödungsmittel** dient der Beseitigung von kleinkalibrigen Seitenast- und retikulären Varizen sowie von Besenreisern. Großkalibrige Seitenastvarizen, insuffiziente Perforansvenen und Stammvarizen können in Einzelfällen ebenfalls sklerosiert werden; **aufgeschäumtes Verödungsmittel** („Schaumsklerosierung") ist hierbei aufgrund der höheren Effektivität dem flüssigen Verödungsmittel vorzuziehen. Unerwünschte Nebenwirkungen sind die lokale Thrombosierung des Varizenstrangs und eine Neigung zu Pigmentierungen. Mit einer gewissen Rezidivquote ist auch bei optimaler Technik zu rechnen.

Operative Therapieverfahren

Als **klassisches Operationsverfahren** bei der Stammvarikose gilt die Krossektomie mit partieller Saphenaresektion. Für das Strippingmanöver stehen dabei die Invaginationsmethode oder die Kryomethode zur Verfügung. Im Rahmen einer Verminderung der Invasivität gewinnen die **endovasalen Therapieverfahren** zunehmend an Bedeutung. Auf die Krossektomie wird dabei meistens verzichtet. Die Verklebung des Saphenastamms erfolgt durch Applikation von Radiowellen oder durch die Lasertechnik; Langzeitergebnisse liegen dazu noch nicht vor. Sowohl bei den klassischen als auch bei endovasalen Therapieverfahren bleibt die konsequente Ausschaltung des distalen Insuffizienzpunktes mit mikrochirurgischer Entfernung des einmündenden Seitenastes und die Unterbindung von insuffizienten Perforansvenen entscheidend. Funktionstüchtige Venensegmente werden als potenzieller autologer Gefäßersatz geschont.

Medikamentöse Therapie

Eine medikamentöse Therapie ist bei der unkomplizierten Varikose nicht indiziert. Die Gabe eines Diuretikums kann als kurzfristige Begleittherapie zu Beginn einer Kompressionsbehandlung bei ausgeprägtem Ödem angezeigt sein. Für Externa gibt es bei unkomplizierter Varikose keine Indikation. Sollte bei fortgeschrittener chronischer venöser Insuffizienz eine Therapie mit Externa erforderlich werden, so muss die hohe Rate sekundärer Allergisierungen berücksichtigt werden.

Allgemeinmaßnahmen

Die Wirkung von Allgemeinmaßnahmen zur Prophylaxe und Beseitigung von Varizen wird von Laien häufig überbewertet. Gewichtsnormalisierung und regelmäßige körperliche Aktivität (Gehen, Schwimmen, Fahrradfahren) mindern subjektive Beschwerden. Eine wirksame Vorbeugung oder der Erfolg einer Behandlung bestehender Varizen durch Allgemeinmaßnahmen ist nicht belegt. Bei Varizen mit fortgeschrittener chronischer venöser Insuffizienz ist eine intermittierende Beinhochlagerung empfehlenswert. Sie ersetzt jedoch nicht die Kompressionstherapie.

Therapie der Komplikationen

Phlebitis: siehe Beitrag E 14 – Thrombophlebitis.
Varizenruptur: Die Varizenruptur kann bei unsachgemäßer Behandlung zu einem erheblichen Blutverlust führen und Ausgangspunkt eines chronischen Beingeschwürs werden. Durch Hochlagerung der betroffenen Extremität und lokalen Druck steht die Blutung prompt. Ein Kompressionsverband verhindert die Nachblutung und ist zur Abheilung der kleinen Wunde notwendig. Nachfolgend sollte die Varize durch eine Operation oder Sklerosierung saniert werden. Patienten mit ausgeprägten Varizen sind über das richtige Verhalten im Blutungsfall zu informieren.

Literatur

1. Eklöf B, Rutherford RB, Bergan JJ et al.: Revision of the CEAP classification for chronic venous disorders: a consensus statement. VASA 34 (2005) 157–161.
2. Evers EJ, Wuppermann TH: Ultraschalldiagnostik beim postthrombotischen Syndrom. Vergleichende Untersuchung mittels Farbduplex, CW-Doppler und B-Bildsonographie. Ultraschall Med. 16 (1995) 259–263.
3. Hach W, Hach-Wunderle V: Phlebographie der Bein- und Beckenvenen. Schnetztor, Konstanz (1994).
4. May R, Nissl R: Die Phlebographie der unteren Extremität. Thieme, Stuttgart (1973).
5. Nicolaides AN: Investigation of chronic venous insufficiency: A consensus statement. J Vasc Surg. 102 (2000) 126–163.
6. Stiegler H, Rotter H, Standl R et al.: Wertigkeit der Farb-Duplex-Sonographie in der Diagnose insuffizienter Vv. perforantes. Eine prospektive Untersuchung an 94 Patienten. VASA 23 (1994) 109–113.

14 Thrombophlebitis (oberflächliche Venenentzündung)

Autor: V. Hach-Wunderle
Experten: R. Bauersachs, M. Ludwig, H. Stiegler, W. Theiss, Th. Wuppermann

Definition und Basisinformation

Die Thrombophlebitis (Thrombophlebitis superficialis) ist eine blande, nichtinfektiöse, lokal begrenzte Entzündung extrafaszialer oberflächlicher Venen unterschiedlicher Ursache. Sie stellt sich für den betroffenen Patienten häufig als ein hartnäckiges, schmerzhaftes Leiden dar, das oft erst nach Wochen abheilt. In der Regel besteht keine Thromboemboliegefährdung. Eine Ausnahme ist die transfaszial in das tiefe Venensystem einwachsende Phlebitis; hierbei ist die Gefahr der Lungenembolie gegeben.

Eine **akute Thrombophlebitis** wird durch eine entzündliche Venenwandreizung ausgelöst; sie kann mit oder ohne eine Thrombosierung einhergehen. Thrombophlebitiden treten spontan oder im Rahmen von bestimmten Grundkrankheiten auf. Am Arm sind sie meist iatrogen nach Reizung der Venenwand durch Kanülen, Venenkatheter, hoch kalorische Infusionslösungen oder Zytostatika. Am Bein entstehen sie u.a. nach Gefäßtraumen, durch Infektionen (z.B. Borreliose) oder als Varikophlebitiden.

Die **Varikophlebitis** ist definiert als Entzündung einer varikös erweiterten Vene.

Die sog. **Kragenknopfphlebitis** spielt sich in einer Perforansvene ab, z.B. in der Cockett-Gruppe an der Unterschenkelinnenseite.

Bei der **Thrombophlebitis migrans** bzw. **saltans** handelt es sich um eine rezidivierende Entzündung subkutaner nichtvariköser Venen, die vorwiegend bei jüngeren Patienten auftritt. Von einer Phlebitis migrans wird bei schubweisem, kontinuierlichem Befall von Venen einer einzigen Extremität gesprochen, bei schubweisem Befall wechselnder Extremitäten handelt es sich um eine Phlebitis saltans. Bei der **primären** Form ist keine Grundkrankheit bekannt. Bei der **sekundären** Form kommen eine systemische Vaskulitis, eine thrombophile Gerinnungsstörung oder ein Malignom als Ursachen in Betracht. Die häufigste zugrunde liegende Vaskulitis ist die Thrombangiitis obliterans (Buerger-Syndrom). Weiterhin muss differentialdiagnostisch an folgende Krankheiten gedacht werden: Morbus Behçet, Morbus Wegener, Lupus erythematodes, Polymyalgia rheumatica, Panarteriitis nodosa.

Beim **Mondor-Syndrom** handelt es sich um eine gutartige und selbstlimitierende Phlebitis der V. thoracoepigastrica und ihrer Äste an der vorderen Thoraxseite, die auch auf den Oberarm übergreifen kann. Die Genese ist unklar.

Die schwerste Komplikation ist die **septische Thrombophlebitis** aufgrund einer bakteriellen Infektion, die zu einer nekrotisierenden Entzündung fortschreiten und Ursache einer Sepsis sein kann.

Klinisches Bild und Diagnostik

Die entzündlich veränderte Vene bei einer Thrombophlebitis oder Varikophlebitis imponiert als geröteter, überwärmter und druckdolenter Strang. In der Umgebung liegt kaum eine Schwellung vor.

Die charakteristischen Befunde lassen sich in der Regel durch Inspektion und Palpation erfassen. Die Begleitthrombose bei einer Phlebitis, besonders der V. saphena magna und parva, reicht häufig weiter zentralwärts als klinisch erkennbar. Zum Ausschluss bzw. Nachweis eines transfaszialen Thrombuswachstums in das tiefe Venensystem ist deshalb die Diagnostik mittels Sonographie erforderlich. Die Phlebographie kann bei unklarem Befund zusätzliche Informationen liefern.

Therapie

Die Basisbehandlung der Phlebitis besteht im Anlegen eines Kompressionsverbands, der häufig bereits zu einer ausreichenden Besserung der Schmerzen führt. Die betroffenen Patienten sollen mobilisiert bleiben (Bettruhe begünstigt appositionelles Thrombuswachstum). Die lokalen Symptome sprechen in der Regel gut auf nichtsteroidale Antiphlogistika an; allerdings wurde bezüglich objektiver Verlaufskriterien kein signifikanter Unterschied zu Plazebo dokumentiert (1). Für die generelle Empfehlung einer perkutanen Anwendung von Mukopolysaccharidpolysulfat sowie einer oralen Enzymtherapie reichen die vorliegenden Daten nicht aus (2, 4).

Bei ausgeprägten sekundären Formen einer Thrombophlebitis migrans bzw. saltans sind ggf. Kortikosteroide angezeigt. Vielfach können dadurch akute Schübe zur Abheilung gebracht und neue Schübe verhindert werden. Antibiotika sind nur bei septischen Allgemeinsymptomen indiziert.

Heilungsverlauf und Schmerzen bei einer umschriebenen Varikophlebitis können durch eine Stichinzision (in Lokalanästhesie) mit Expression der Gerinnsel beschleunigt werden.

Bei einer mündungsnahen Phlebitis sollte eine Antikoagulation durchgeführt werden (**Empfehlungsgrad B;** 1, 3); Art, Dosis und Dauer der Therapie sind derzeit aber noch ungeklärt. In einer Pilotstudie von Marchiori et al. (3) bei Patienten mit einer Phlebitis am Oberschenkel erwies sich die Gabe von unfraktioniertem Heparin in einer fixen Dosis von $2 \times 12\,500$ IE gegenüber einer prophylaktischen Dosis von 5000 IE als signifikant überlegen bezüglich der Risikoreduktion einer venösen Thromboembolie. Für niedermolekulares Heparin wurde bei Patienten mit unterschiedlicher Ausprägung einer Thrombophlebitis eine deutliche, aber nicht signifikante Reduktion tiefer Venenthrombosen unter einer prophylaktischen wie auch unter einer therapeutischen Dosierung gegenüber Plazebo beobachtet; die Thrombusaszension ließ sich durch NM-Heparin signifikant vermindern, durch die hohe Dosierung stärker als durch die niedrige Dosis (1).

Bei einem transfaszialem Thrombuswachstum gelten die Behandlungsempfehlungen wie bei einer akuten tiefen Venenthrombose (siehe Beitrag E12 „Venenthrombose"). In der Regel wird die Behandlung sofort mit Heparin in körpergewichtsadaptierter Dosis eingeleitet. Bei Einwachsen des Thrombus in das tiefe Venensystem im Rahmen einer Varikophlebitis kann eine unmittelbare operative Sanierung erwogen werden; die Varikose wird dann in gleicher Sitzung chirurgisch saniert. Bei rezidivierenden Varikophlebitiden empfiehlt sich eine Sanierung der zugrunde liegenden Varikose.

Literatur

1. Decousus H: Treatment of superficial vein thrombosis: a randomised double-blind comparison of low-molecular-weight heparin, non-steroidal anti-inflammatory agent and placebo. Thromb Haemost 2001 (Suppl; ISSN 0340-6245).
2. Haas S, Breddin HK, Ottillinger B et al.: Topical mucopolysaccharide polysulfate (MPS) in the treatment of thrombophlebitis – a critical review. Phlebologie 6 (2001) 132–139.
3. Marchiori A, Verlato F, Sabbion P et al.: High versus low doses of unfractionated heparin for the treatment of superficial thrombophlebitis of the leg. A prospective, controlled, randomized study. Haematologica 87 (2002) 523–527.
4. Marshall M., Kleine MW: Wirksamkeit und Verträglichkeit einer oralen Enzymtherapie bei der schmerzhaften akuten Thrombophlebitis superficialis. Phlebologie 30 (2001) 36–43.

Autorenadressen

Prof. Dr. Viola Hach-Wunderle
Venenzentrum Frankfurt
Fahrgasse 89
60311 Frankfurt/Main

15 Chronische venöse Insuffizienz

Autor: *H. Stiegler*
Experten: *V. Hach-Wunderle, W. Theiss*

Definition und Basisinformation

Bei der chronischen venösen Insuffizienz (CVI) handelt es sich um eine dauerhafte Störung des venösen Abflusses ganz überwiegend der unteren Extremitäten, die auf dem Boden einer venösen Hypertonie zu klinisch bedeutsamen Veränderungen der Haut und des subkutanen Gewebes führt. Im Endstadium resultieren eine Faszien- und Dermatoliposklerose, eine Einschränkung der Sprunggelenksbeweglichkeit und das nicht heilende lokale oder zirkuläre Ulcus cruris. Das venöse Ulkus stellt mit einer Häufigkeit von 1–3% und einer jährlichen Rezidivrate von 6–15% ein erhebliches sozio-ökonomisches Problem dar (9).
Formal lässt sich zwischen einer primären CVI auf dem Boden einer primären Varikose (s. Beitrag E 13 – Varikose) und einer sekundären CVI bei Vorliegen eines Abflusshindernisses in den tiefen Venen (Thrombose, Kompression, Ligatur), einer Klappeninsuffizienz der Leitvenen (PTS) oder einer arteriovenösen Fistel unterscheiden. Darüber hinaus kann eine Adipositas permagna auch ohne begleitende Venenkrankheit mit einer CVI einhergehen (s.u.) (6). Die Klappeninsuffizienz der Leitvenen kann genetisch bedingt (Klappenagenesie), durch eine primäre Varikosis oder postthrombotisch erworben sein. Die häufigste Ursache der CVI ist entgegen früheren Annahmen nicht das postthrombotische Syndrom, sondern die Insuffizienz des oberflächlichen Venensystems (9, 10). Selbst bei Patienten mit venösem Ulkus ließ sich eine alleinige Insuffizienz des oberflächlichen Venensystems in 45% und des tiefen Venensystem in 12% nachweisen (10).

Symptomatik und klinisches Bild

Pathogenetisch entscheidend ist eine Drucksteigerung bzw. unzureichende Druckentlastung beim Gehen (ambulatorische venöse Hypertonie) in den sub- und epifaszialen Venen. Häufig besteht eine Schwellungsneigung der Knöchelregion und des distalen Unterschenkels. Weitere Folgen der venösen Hypertonie sind die Corona phlebectatica am Fußrand und trophische Störungen (Hyperpigmentierung, Hypodermitis, Lipodermatosklerose, Atrophie blanche, Stauungsekzem) bis hin zum Ulcus cruris mit Prädilektion im Bereich des Malleolus medialis. Komplizierend tritt in schweren Fällen eine zunehmende Bewegungseinschränkung im oberen Sprunggelenk mit Beeinträchtigung der Wadenmuskelpumpe hinzu. Zwar korreliert die Anzahl der insuffizienten Vv. perforantes mit dem Schweregrad der CVI, isolierte Perforansinsuffizienzen sind im Bereich venöser Ulzera aber selten zu finden (11).
Die Beschwerden sind vielseitig und mit den objektivierbaren Befunden häufig nicht korreliert. Typisch sind Stauungs- und Spannungsgefühle, Juckreiz und Dysästhesien (vorwiegend am Unterschenkel), und nächtliche Wadenschmerzen. Patienten mit einer Adipositas permagna (BMI > 40) zeigen mit steigendem BMI in 50–88% Veränderungen wie bei einer CVI, weisen aber nur in einem Drittel der Fälle pathologische Venenveränderungen auf (5).

Diagnostik

Klinische Untersuchung

Vorhandensein und Ausmaß variköser Veränderungen lassen sich am besten am stehenden Patienten beurteilen. Registriert werden ebenfalls Verteilung und Konsistenz von Ödemen sowie Störungen der Hauttrophik. Mit untersucht werden arterieller (einschließlich Doppler-Knöchel/Arm-Index) und neurologischer Status (Vibrations- und Berührungsempfinden) sowie die Beweglichkeit im Sprunggelenk.
Im deutschsprachigen Raum ist die klinische Einteilung nach Widmer am gängigsten:
Grad 1: Phlebödem, Corona phlebectatica
Grad 2: Pigmentation, Atrophie blanche, Lipodermatosklerose
Grad 3: abgeheiltes oder florides Ulcus cruris venosum.
Da diese Klassifikation weder die Genese noch die Pathophysiologie beinhaltet und Einschränkungen hinsichtlich der Vergleichbarkeit aufweist, gewinnen die Kriterien nach CEAP vor allem international zunehmend an Bedeutung (C = klinische Zeichen, E = Ätiologie, A = anatomische Verteilung, P = pathologische Dysfunktion) (9).
C_0 = keine sichtbaren oder tastbaren Zeichen einer Venenerkrankung
C_1 = Teleangiektasien o. retikuläre Varizen
C_2 = Varikose
C_3 = Varikose mit Ödem, Corona phlebectatica
C_4 = Hyper-/Hypopigmentation, venöses Ekzem, Lipodermatosklerose
C_5 = Hautveränderungen wie oben mit abgeheiltem Ulkus
C_6 = Hautveränderungen wie oben mit floridem Ulkus.
Zur chirurgischen Therapieplanung bei schweren Haut- und Weichteilveränderungen hat sich der Sklerose-Faszien-Score nach Hach bewährt: Fehlende Gewebsinduration (Stadium I), Dermatoliposklerose (Stadium II) und Dermatoliposclerosis regionalis (Stadium III) bzw. circularis (Stadium IV) (3, 4).
E (Ätiologie): Kongenital (E_C), primär (E_p), sekundär (E_s), ohne erkennbare Ursache (E_N).
A (anatomische Klassifizierung): Oberflächliche Venen (A_S), tiefe Venen (A_D), Perforansvenen (A_P), ohne erkennbare Ursachen (A_N).
Pathophysiologische Klassifizierung: Reflux (P_R), Obstruktion (P_O), Reflux und Obstruktion (P_R, P_O), ohne erkennbare Ursachen (P_N).

Apparative Untersuchungen

Apparative Untersuchungen dienen dem Nachweis oder Ausschluss einer Venenerkrankung als Ursache für Beschwerden, der Ursachenklärung einer CVI und der Differentialdiagnose, der Objektivierung des oberflächlichen und tiefen Venenschadens (Ausmaß

der Obstruktion und der Klappenschäden in einzelnen Venen) und der Planung der Therapie (Operation/Sklerosierung/konservative Behandlung).
Keiner der Messwerte erlaubt eine sichere Vorhersage für das Auftreten eines Ulcus cruris.
Die **Doppler-Sonographie** gibt bei optimalen Untersuchungsbedingungen einen orientierenden Hinweis auf das Vorliegen einer Klappeninsuffizienz im oberflächlichen und tiefen Venensystem.
Kompressions- und farbkodierte Duplexsonographie zeichnen sich neben ihrer Nichtinvasivität durch die beliebige Wiederholbarkeit der Untersuchung, die stärkere Berücksichtigung funktioneller Aspekte und eine hohe Sensitivität bei der genauen Lokalisation insuffizienter Perforansvenen und dem Nachweis von Thrombosen aus. Sie liefern weiter wichtige Informationen in der Differentialdiagnose einer unklaren Extremitätenschwellung wie einer rupturierten Bakerzyste und einem muskulären Hämatom. Die hohe Aussagekraft der farbkodierten Duplexsonographie hängt entscheidend von der Erfahrung des Untersuchers ab.
Umfassende Auskunft über die Morphologie des oberflächlichen und tiefen Venensystems gewinnt man neben der farbkodierten Duplexsonographie durch die **Phlebographie,** die insbesondere bei schwierigen differentialtherapeutischen Erwägungen als ergänzende Methode zur farbkodierten Duplexsonographie verwendet werden kann. Ihr Vorteil liegt in der übersichtlichen Dokumentierbarkeit der Befunde. Verwertbar ist sie allerdings nur bei sachgerechter Durchführung unter Berücksichtigung der konkreten Fragestellung. Mit der Anwendung als Press-Phlebographie lassen sich auch funktionelle Aspekte klären; sie ist aber in der Darstellung der Klappenfunktion der farbkodierten Duplexsonographie unterlegen (1).
Mit der **Venenverschlussplethysmographie** wird die Transportkapazität des Venensystems ermittelt, die bei postthrombotischen Zuständen und bei perivasaler Kompression vermindert sein kann, bei der fortgeschrittenen Varikose hingegen meist erhöht ist. Das Verfahren erlaubt auch die Quantifizierung der Venenkapazität. Die Schwellungsneigung von Fuß und Unterschenkel lässt sich mit der **Volumetrie** abschätzen.
Die **Phlebodynamometrie** gibt Auskunft über die Pumpfunktion (Drucksenkung im Venensystem nach Zehenständen) und über die globale Klappenfunktion (Wiederanstiegszeiten des Drucks abhängig vom Schweregrad der CVI verkürzt). Normalisieren sich die Zeiten nach Kompression insuffizienter Hautvenen (z.B. bei Stammvarikose der V. saphena magna), so ist deren operative Ausschaltung Erfolg versprechend. Die **Photoplethysmographie** oder **Lichtreflexionsrheographie (LRR)** liefert orientierend ähnliche Aussagen volumetrisch auf nichtinvasivem Wege, ist aber weniger genau. Eine **Kompartmentdruckmessung** am Unterschenkel kann bei schwersten therapieresistenten, z.B. zirkulären, Ulzera zur Therapieentscheidung beitragen.

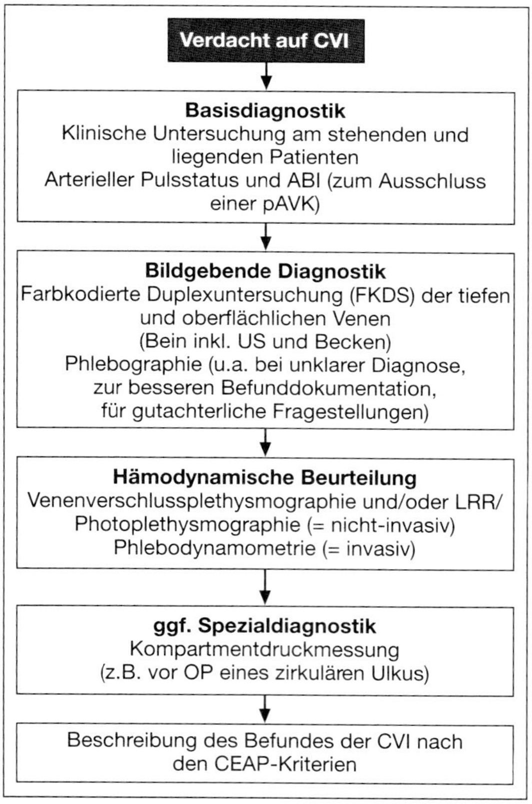

Therapie

Aufklärung

Erforderlich ist eine ausführliche Information über die Art und den chronischen Charakter der Erkrankung sowie über Verhaltensmaßregeln und Verfahren zur Behandlung, die der Patient selbst durchführen kann. Zu vermeiden sind langes Stehen oder Sitzen ohne Entlastungsmöglichkeit, Tragen einengender Kleidung wie enge Strumpfenden, einschnürende Unterwäsche, enge Gürtel etc., erhebliche körperliche Anstrengung und hohe Außentemperaturen. Ungünstig sind Kraftsportarten mit hohen Pressdrücken wie Gewichtheben etc. Günstig ist dagegen dynamische Belastung. Optimale Sportarten sind z.B. Schwimmen, Walking und Radfahren. Bei allen sportlichen Aktivitäten muss die Kompressionstherapie konsequent durchgeführt werden.

Physikalische Therapie

Zu den aktiven physikalischen Maßnahmen gehören **entstauende Übungen** und das Training der Sprunggelenkbeweglichkeit.
Wirkungsvollste physikalische Maßnahme ist nach Ausschluss einer relevanten arteriellen Verschlusskrankheit die **Kompressionstherapie** (Einzelheiten s. Beitrag E 18 – Kompressionsbehandlung). Während Verbände mit Kurz- und Mittelzugbinden zur initialen Entlastung des Beines und bei Vorliegen von Ulzera unter Verwendung einer andruckoptimierenden Pelotte indiziert sind, werden zur dauerhaften Behandlung Kompressionsstrümpfe verwen-

Abb. E.15-1 Diagnostischer Algorithmus zur CVI
(US = Unterschenkel, ABI = ankle brachial index [Knöchel-Arm-Arteriendruck])

Verdacht auf CVI

Basisdiagnostik
Klinische Untersuchung am stehenden und liegenden Patienten
Arterieller Pulsstatus und ABI (zum Ausschluss einer pAVK)

Bildgebende Diagnostik
Farbkodierte Duplexuntersuchung (FKDS) der tiefen und oberflächlichen Venen
(Bein inkl. US und Becken)
Phlebographie (u.a. bei unklarer Diagnose, zur besseren Befunddokumentation, für gutachterliche Fragestellungen)

Hämodynamische Beurteilung
Venenverschlussplethysmographie und/oder LRR/Photoplethysmographie (= nicht-invasiv)
Phlebodynamometrie (= invasiv)

ggf. Spezialdiagnostik
Kompartmentdruckmessung
(z.B. vor OP eines zirkulären Ulkus)

Beschreibung des Befundes der CVI nach den CEAP-Kriterien

det. Längerfristig sind in der Regel Unterschenkelkompressionsstrümpfe ausreichend. Die maximale Tragedauer der Strümpfe, die im Durchschnitt bei 6 Monaten liegt, sollte beachtet werden (Prüfung der Passform). Die komplexe physikalische Entstauungstherapie setzt sich zusammen aus der Kombination von Hautpflege, manueller Lymphdrainage, Kompressionsbehandlung und entstauender Bewegungstherapie (7).

Sklerosierung und operative Therapie

Reichen die oben genannten Maßnahmen nicht aus, um die Symptome und das Komplikationsrisiko zu beseitigen, so sind Maßnahmen zu prüfen, die auf die Beseitigung variköser Gefäße zielen. Diese sind vorwiegend bei der primären CVI indiziert, allerdings kann die Operation einer schweren Stammvarikose bzw. die Ausschaltung von Seitenastvarizen oder insuffizienten Perforansvenen auch beim postthrombotischen Syndrom sinnvoll sein. Bei Vorliegen eines chronisch-venösen Kompartmentsyndroms kommen darüber hinaus Operationen an der Faszie (paratibiale oder krurale Fasziotomie) in Betracht.

Die Stammvarikose (V. saphena magna/parva) ist in der Regel operativ zu beseitigen, kleinkalibrige Seitenastvarizen können auch sklerosiert werden (s. Beitrag E 13 – Varikose). Im Hinblick auf die Bedeutung der Stammvenen als potentielles Bypassmaterial sollten intakte Venenabschnitte nach Möglichkeit belassen werden.

Medikamentöse Therapie

Zur Beseitigung ausgeprägter Schwellungszustände sind Diuretika in der Initialphase hilfreich. Sie sollten aber nicht über längere Zeiträume eingesetzt werden (Rebound-Phänomen beim Absetzen). Ob Ödemprotektiva wie Aescin, Flavonoide und Ruscusglykoside sinnvoll sind, ist umstritten, weil ihre therapeutische Wirksamkeit nicht ausreichend belegt ist. Sie können eine lege artis durchgeführte Kompressionstherapie nicht ersetzen. Das gilt auch trotz vereinzelter kontrollierter Studien gegen Plazebo und gegen Kompressionstherapie (8) für venentonisierende Substanzen (Weißdorn- und Rosskastanienextrakte, Dihydroergotamin). Nur ausnahmsweise kann ein individueller Behandlungsversuch mit venentonisierenden Substanzen versucht werden. Auf externe Anwendung solcher Präparate ist wegen der erheblichen Allergisierungs- und Ekzematisierungsneigung der Haut bei CVI völlig zu verzichten. Entsprechende Patientenaufklärung ist wegen der großen Neigung zur Selbstmedikation unbedingt erforderlich.

Sonderfälle

Ulcus cruris

Das venöse Ulkus steht am Ende der pathophysiologischen Kaskade der CVI, entsprechend steht die Kompressionstherapie des mobilen Patienten im Vordergrund der Behandlung (keine Bettruhe!). Die Kompression wird mit einem Verband erzielt (Kurzzugbinden oder Vierlagenverband) und am Ulkus durch passende Schaumgummihalbschalen lokal verstärkt. Der Ulkusgrund ist mechanisch von Belägen zu reinigen. Feuchten Wundverbänden ist der Vorzug zu geben (z.B. Hydrogel oder Kolloid-Verbandmaterialien). Zu warnen ist vor verschiedenen Externa, die allergisierend wirken können. Bewährt hat sich das Auftragen von Pasta zinci auf den Ulkusrand.

Beim Vergleich von chirurgischer Behandlung insuffizienter epifaszialer Venen und der alleinigen konservativen Wund-Kompressionsbehandlung konnte kein Unterschied in der 24-Wochen-Heilungsrate erzielt werden. Die 1-Jahres-Rezidivrate reduzierte sich jedoch in der chirurgisch behandelten Gruppe signifikant um den Faktor 2,7 (2).

Als entscheidende Maßnahmen kann bei schweren Fällen die paratibiale Fasziotomie oder die krurale Fasziektomie notwendig werden. Die Ulkusrezidivrate ist bei Patienten mit insuffizientem tiefen Venensystem signifikant höher (66 vs. 48%) (4). Prinzipiell ist jedes abgeheilte Ulcus cruris rezidivgefährdet (37% nach 3 Jahren, 48% nach 5 Jahren) (4), was eine Langzeitkompressionstherapie unverzichtbar macht.

Gemischtes arteriell-venöses Ulkus

Beim älteren Patienten ist wegen der zunehmenden Prävalenz sowohl venöser als auch arterieller Erkrankungen in bis zu 20% der Ulcera cruris mit einer gemischten arteriell-venösen Genese zu rechnen. Der arterielle Status muss daher stets überprüft werden; bei Nachweis einer signifikanten AVK ist diese vordringlich zu behandeln. Die Therapie folgt dabei den in Beitrag E 1 beschriebenen Prinzipien. Bei Knöchelarteriendrücken unter 80 mmHg sollte die Indikation zur Kompressionstherapie sorgfältig geprüft werden. Gemischte Ulzera stellen eine schwierige Situation dar, deren Behandlung spezieller Erfahrung bedarf.

Arthrogenes Stauungssyndrom

Wesentlich für die venöse Hämodynamik ist die Pumpmechanik der Wadenmuskulatur, die von der Beweglichkeit im Sprunggelenk abhängt. Auch ohne primären Venenschaden kommt es bei arthrogener oder muskulär bedingter Beweglichkeitseinbuße in diesem Gelenk zur Schwellneigung bis hin zur Ausbildung von Ulzera. Die Beweglichkeit kann auch im Rahmen der CVI mechanisch (Ödeme, Sklerose der Haut) oder schmerzbedingt (Ulcera cruris, Stauungsdermatosen) eingeschränkt werden. Dies führt zu einer weiteren Verschlechterung der Hämodynamik und damit in einen Circulus vitiosus, der mit einer weitgehenden Immobilisation des Sprunggelenks in Spitzfußstellung endet. In diesem Stadium muss die Wiederherstellung der Sprunggelenksbeweglichkeit unter Einsatz intensiver krankengymnastischer Maßnahmen und einer suffizienten Schmerzbehandlung konsequent angestrebt werden. In Ausnahmefällen ist eine operative Achillessehnenverlängerung zu erwägen.

Literatur

1. Baker SR, Burnand KG, Sommerville KM et al.: Comparison of venous reflux assessed by duplex scanning and descending phlebography in chronic venous disease. Lancet 341 (1993) 400–403.

2. Barwell JR, Davies CE, Deacon J et al.: Comparison of surgery and compression with compression alone in chronic venous ulceration: randomised controlled trial. Lancet 363 (2004) 1854–9.
3. Hach W, Hach-Wunderle V: Die Graduierung der chronischen venösen Insuffizienz. Gefäßchirurgie 5 (2000) 255–261.
4. Hach W: Venen-Chirurgie. Schattauer, Stuttgart 2006.
5. McDaniel HB, Marston WA, Farber MA et al.: Recurrence of chronic ulcers on the basis of clinical, etiologic, anatomic, and pathophysiologic criteria and air plethysmography. J Vasc Surg 35 (2002) 723–728.
6. Padberg F, Cerveira JJ, Lal BK et al.: Does severe venous insufficiency have a different etiology in the morbidly obese? Is it venous? J Vasc Surg 37 (2003) 79–85.
7. Partsch H: Evidence based compression therapy. An initiative of the international union of phlebology. VASA 34 Suppl. 63 (2004).
8. Pittler MH, Ernst E: Horse chestnut seed axtract for chronic venous insufficiency. Review. The Cochrane Collaboration; Cochrane Library 2006, Issue 2.
9. Rabe E, Pannier-Fischer F., Bromen K, Schuldt K, Stang A, Poncar Ch, Wittenhorst M, Bock E, Weber S, Jöckel K-H: Bonner Venenstudie der dt. Gesellschaft für Phlebologie. Phlebologie 32 (2003) 1–14.
10. Ruckley CV, Evans C, Allan PL et al.: Chronic venous insufficiency: Clinical and duplex correlation. The Edinburgh Vein study of venous disorders in the general poplulation. J Vasc Surg 36 (2002) 520–525.
11. Tassiopoulos AK, Golts E, Oh DS et al.: Current concepts in chronic venous ulceration. Eur J Vasc Endovasc Surg 20 (2000) 227–232.

16 Lymphödem

Autor: M. Ludwig
Experten: V. Hach-Wunderle, H. Stiegler, W. Theiss, Th. Wuppermann

Definition und Basisinformation

Beim Lymphödem handelt es sich um ein chronisches Krankheitsbild, das unbehandelt progressiv ist und auf einem Ungleichgewicht zwischen lymphpflichtiger Last und lymphatischer Transportkapazität des Lymphgefäßsystems beruht. Der hieraus resultierende vermehrte Anfall eiweißreicher Flüssigkeit im Interstitium führt in der betroffenen Extremität über die Stimulation von Fibroblasten und Makrophagen zu den krankheitstypischen fibrosklerotischen chronischen Umbauprozessen.

Vom Lymphödem sind bevorzugt die Extremitäten betroffen. Lymphödeme können aber auch am Kopf, Hals, Rumpf auftreten.

Lymphödeme können primärer oder sekundärer Genese sein. Das **primäre Lymphödem** ist eine anlagebedingte Erkrankung des Lymphsystems. Mögliche Ursachen sind Hypoplasie, Aplasie, Atresie oder Ektasie der Lymphgefäße und Lymphknotenagenesie. **Sekundäre Lymphödeme** können bedingt sein durch Infektionen (z.B. Erysipel, Borelliose, Filarien), Tumoren, Bestrahlung, Lymphknotenentfernungen, Traumen oder artifiziell. Lymphödeme können in Kombination mit weiteren Erkrankungen auftreten als phlebolymphostatische Insuffizienz, Lipolymphödem, Lymphödem nach Rekonstruktion der arteriellen Strombahn. In 30–40% der Fälle ist ein Armlymphödem Folge einer radikalen Mastektomie. Bei brusterhaltender Therapie beträgt die Häufigkeit 7–10% (5). Häufigste Komplikation des Lymphödems ist das Erysipel.

Klinisches Bild und Diagnostik

Primäres Lymphödem: Die Erstmanifestation betrifft das 2.–3. Lebensjahrzehnt, wobei die Schwellung allmählich beginnt und sich von distal nach proximal ausbreitet. Selten besteht das primäre Lymphödem von Geburt an (Nonne-Milroy-Syndrom). Im Bereich der Extremitäten ist die Ödembildung zu Beginn meist asymmetrisch. An den Beinen kommt es zur Ausbildung einer retromalleolären Schwellung mit Bildung tiefer Hautfalten in Höhe des oberen Sprunggelenks, eines Fußrückenödems und verdickter Zehen (sog. „Kastenzehen"), wobei sich keine Hautfalte an der Dorsalseite der Zehen abheben lässt (Stemmer-Zeichen). **Sekundäres Lymphödem:** Im Frühstadium sekundärer Beinlymphödeme kann das Stemmer-Zeichen negativ sein, weil hierbei ein deszendierender Typ nicht selten ist, vor allem bei einem Malignom als Grunderkrankung. Frühsymptome eines sekundären Armlymphödems infolge eines Mammakarzinoms sind ziehende Schmerzen in der Achselhöhle, die bis in die Finger einstrahlen, Parästhesien im Arm und Anschwellen der Finger bei Belastungen. Klinisch lassen sich Lymphödeme in drei Stadien einteilen:

- **Stadium I:** weiche, eindrückbare Schwellung, die durch Hochlagerung reversibel ist.
- **Stadium II:** derbe, schwer eindrückbare Schwellung, die durch Hochlagerung nicht vollständig reversibel ist.
- **Stadium III:** harte, nicht eindrückbare Schwellung bis hin zur Elephantiasis. In diesem Stadium kommt es zu einer Sklerosierung des Gewebes und der Haut; Entwicklung von Lymphfisteln, Lymphzysten, Hyperkeratosen sind möglich.

Im Vordergrund der **Diagnostik** stehen die Anamneseerhebung und die körperliche Untersuchung mit dem Ziel der Stadienzuordnung, der Klärung der Ursache und der differentialdiagnostischen Abgrenzung gegenüber anderen Ödemformen.

Die Erhebung der Anamnese muss berücksichtigen: familiäre Prädisposition, psychosoziale Situation, Begleiterkrankung, Tumoren, Erysipele, Medikamenteneinnahme, Operationen, Traumen. Hierdurch lassen sich in der Regel differentialdiagnostisch zyklische Ödeme, Lipödeme oder ein artifizielles Ödem abgrenzen.

Reicht die klinische Diagnostik nicht aus – dies ist beim Lymphödem nur selten der Fall – so sind zusätzlich apparative Verfahren (Doppler-/Duplexdiagnostik) und laborchemische Untersuchungen (Blutbild, Nierenwerte, Eiweiß, Elektrolyte, Schilddrüsenhormonwerte) einzusetzen. Sie dienen zum Ausschluss anderer Ödemformen wie z.B. eines Phlebödems, Myxödems oder eines Ödems bei Herzinsuffizienz.

Die Isotopenlymphographie erlaubt die Beurteilung von Funktionsstörungen in epi- und subfaszialen Lymphstromgebieten. Voraussetzung hierfür ist, dass das Verfahren als kombinierte statische und dynamische Studie standardisiert durchgeführt wird. Bei lymphostatischen Ödemen und deren Kombinationsformen ist die Methode nur dann indiziert, wenn mit der Basisdiagnostik keine eindeutige Abklärung gelingt.

Mit der indirekten Lymphographie können morphologische Veränderungen epifaszialer Lymphgefäße ausgeschlossen werden. Die Unterscheidung zwischen primären und sekundären Lymphödemen ist aber hiermit nicht möglich. Dafür kommen andere bildgebende Verfahren wie die Sonographie, Computertomographie oder MRT in Betracht. Die direkte Lymphangiographie unter Verwendung öliger Kontrastmittel ist wegen des Risikos der Befundverschlechterung aufgrund kontrastmittelbedingter Fremdkörperreaktionen mit Fibrosierungen und Lymphangiitiden obsolet.

Therapie

Behandlungsziel ist die Verbesserung des Verhältnisses von lymphpflichtiger Last zu lymphatischer Transportkapazität über die Mobilisation der zurückgestauten eiweißreichen Ödemflüssigkeit, die Begünstigung lymphatischer Kollateralenbildung und Resorption der fibrostatischen Fibrosklerose. Alle Ursachen, die zur Erhöhung der lymphpflichtigen Last führen, müssen vermieden werden.

Folgende Verhaltensmaßregeln sind für Patienten mit Lymphödemen sinnvoll: Anstreben eines normalen

Body-Mass-Index, regelmäßige gymnastische Übungen, sorgfältige Hautpflege, Vermeidung von enger Kleidung, Sonnenbestrahlung und übermäßiger Wärme- und Kälteexposition. An der vom Lymphödem betroffenen Extremität dürfen keine Langzeitblutdruckmessung, keine Akupunktur, keine Blutentnahmen oder Injektionen erfolgen. Grunderkrankungen wie Herzinsuffizienz, Erysipel, Hautmykose und Erkrankungen des Bewegungsapparates müssen konsequent behandelt werden. In einer Verlaufsbeobachtung an 1000 Patienten mit Phleb- und Lymphödem konnte gezeigt werden, dass innerhalb eines Zeitraums von 2 Jahren die Inzidenz eines Erysipels bei 48/1000 lag und durch o.g. prophylaktische Basismaßnahmen in vier Folgejahren um 65% gesenkt werden konnte (**Empfehlungsgrad B;** 2).

Kompressionsstrümpfe: Die alleinige Behandlung des Lymphödems mit Kompressionsstrümpfen hat den gleichen Effekt wie die kombinierte Anwendung von Kompressionsstrümpfen und maschineller Lymphdrainagenbehandlung (**Empfehlungsgrad A;** 1). Die Kompressionsstrümpfe sind 4- bis 6-monatlich, bei Verlust der Elastizität auch früher, zu erneuern.

Manuelle Lymphdrainage: Die Behandlung des Lymphödems durch die alleinige Anwendung der manuellen Lymphdrainage ist nur in Ausnahmefällen sinnvoll (Gesichtsödem oder Ödeme bei sympathischer Reflexdystrophie). Tumoraktivität stellt keine Kontraindikation für physikalische Therapien dar, es sei denn, dass der Tumor im Abflussgebiet der Lymphe liegt und bei der Lymphdrainage mobilisiert werden könnte. Zur Erzielung optimaler Therapieerfolge ist der kombinierte Einsatz von Hautpflege, Kompression, Bewegungs- und Atemtherapie erforderlich. Bei axillär nicht radikal operierten und nicht strahlenbehandelten Patientinnen mit Mammakarzinom ist der Nutzen einer prophylaktischen manuellen Lymphdrainage nicht erwiesen.

Komplexe Entstauungstherapie: Die komplexe physikalische Entstauungstherapie besteht aus der kombinierten Anwendung von manueller Lymphdrainage, anschließender Bandagierung der Extremität mit Kurzzugbinden unter Berücksichtigung adäquater Polsterung mit Watte oder Schaumstoff und anschließender Verordnung von Kompressionsstrümpfen. Gegenüber der alleinigen Anwendung von Kompressionsbandagen hat die manuelle Lymphdrainagenbehandlung hinsichtlich der Ödemreduktion einen additiven Effekt (**Empfehlungsgrad B;** 4). Bis heute fehlen aber randomisierte, kontrollierte Studien, die eine Überlegenheit der komplexen Stauungstherapie gegenüber dem alleinigen Tragen von Kompressionsstrümpfen beim Lymphödem belegen.

Die komplexe Entstauungstherapie erfolgt in zwei Phasen:
- **Phase 1** (Dauer: 6–8 Wochen, Therapieziel: Reduktion des Ödems): tägliche Anwendung von manueller Lymphdrainage und spezielle Kompressionsbandagierung (in drei Schichten): Baumwollschlauchverband als Grundlage, Polsterung mit Wattebinden oder Schaumstoff, Kompression mit textilelastischen Kurzzugbinden. Diese Phase wird beendet, wenn keine weitere Umfangsreduktion erzielt werden kann (Dokumentation der Volumenreduktion durch Umfangmasse, Wasserverdrängung oder Perometermessung notwendig).
- **Phase 2** (Erhaltungsphase): Verordnung von Kompressionsstrümpfen/-strumpfhosen nach Maß, manuelle Lymphdrainagenbehandlung nach Bedarf. Begleitende Bewegungs- und Atemübungen unter Kompression.

Mit der komplexen Entstauungstherapie können primäre oder sekundäre Lymphödeme vom Stadium I in ein Latenzstadium zurückgeführt werden. Dies gelingt nicht in den Stadien II und III, die eine kontinuierliche lebenslange Behandlung erfordern.

Als Kontraindikationen der komplexen Entstauungstherapie gelten unklare Ödemformen, Erysipel, Mykose, tiefe Beinvenenthrombose, akute Thrombophlebitis, kardiale Ödeme bei dekompensierter Herzinsuffizienz, renale Ödeme und klinisch relevante arterielle Durchblutungsstörungen.

Intermittierende maschinelle Kompression: Zur intermittierenden maschinellen Kompression von Extremitätenlymphödemen stehen Ein- oder Mehrkammersysteme zur Verfügung. Bis heute fehlen allerdings randomisierte Studien, die einen generellen Vorteil gegenüber der Anwendung von Kompressionsstrümpfen beim Lymphödem beweisen.

Andere physikalische Therapieformen: Die Effektivität der Laserbehandlung, der Elektrostimulation, so genannter TENS-Geräte, der Kryo-, Mikrowellen- oder Thermotherapie ist bis heute nicht erwiesen.

Medikamentöse Behandlung: Der Einsatz von **Diuretika** ist zu vermeiden, wenn er nicht aufgrund schwerer Begleiterkrankungen unumgänglich ist. Die **Selenbehandlung** chronischer Lymphödeme wird nicht empfohlen. Die positive Beeinflussung von Lymphödemen durch oral verabreichte **Benzopyrone** konnte in einer Metaanalyse von 38 Studien belegt werden (**Empfehlungsgrad B;** 3). Die Gabe von **Antibiotika** ist bei akutem Erysipel bis zur kompletten Abheilung erforderlich. Mittel der Wahl ist die Gabe von Penicillin G (10–20 Mio. i.v. täglich), bei leichteren Fällen Oral-Penicillin. Alternativ kommen Makrolide oder Cephalosporine in Frage. Die Therapiedauer beträgt 10 Tage. Bei rezidivierendem Erysipel ist eine längerfristige, unter Umständen monatelange Antibiotikagabe indiziert (siehe Beitrag L 7.1)

Operative Maßnahmen: Operative Maßnahmen wie die autologe Lymphgefäßtransplantation oder die Anlage mikrochirurgischer lymphovenöser Anastomosen sind in Einzelfällen beim sekundären Lymphödem versucht worden.

Plastisch-chirurgische Verfahren zur Lymphödembeseitigung haben sich nicht bewährt.

Prognose

Eine Heilung von Lymphödemen ist nicht möglich. Je länger das Lymphödem besteht, desto geringer sind die Behandlungschancen. In weniger als 1% der Fälle entartet das Lymphödem zum Lymphangiosarkom.

Leitlinien

L1. AWMF online: Leitlinie der Deutschen Gesellschaft für Physikalische Medizin und Rehabilitation „Behandlung des Lymphödems" Nr. 036/004, Entwicklungsstufe 1 (10/1998).

L2. AWMF online: Deutsche Krebsgesellschaft „Diagnose, Therapie und Nachsorge des Mammakarzinoms der Frau" Nr. 032/045, Entwicklungsstufe 3 + IDA (7/2004).

L3. Brauer WJ, Herpertz U, Schuchardt, Weissleder H: Therapierichtlinie Lymphödem Diagnose und Therapie. Phys Med Rehab Kuror (2003) Deutsche Gesellschaft für Lymphologie.

Literatur

1. Bertelli G, Venturini M, Forno G et al.: Conservative treatment of postmastectomy lymphedema: a controlled, randomized trial. Ann Oncol 2 (1991) 575–578.
2. Carpentier PH, Colomb M, Poesin D, Satger B: Incidence of erysipelas of the lower limbs in a spa resort. Efficacy of a strategy of sanitation eduction (La Lechere: 1992–1997). J Mal Vasc 26 (2) (2001) 97–99.
3. Casley-Smith, JR: Benzopyrones in treatment of lymphoedema. Int Angiol 18 (1) (1999) 31–41.
4. Johansson K, Albertsson M, Inqvar C et al.: Effects of compression bandaging with or without manual lymph drainage treatment in patients with postoperative arm lymphedema. Lymphology Sep;32(3) (1999) 103–110.
5. Schünemann H, Willich N: Sekundäre Armlymphödeme nach Primärtherapie von Mamakarzinomen. Zentralbl Chir 117 (1992) 220–225.

Autorenadressen

Prof. Dr. Malte Ludwig
Abteilung für Angiologie und Phlebologie
Interne Klinik Dr. Argirov
Münchener Str. 23–29
82335 Berg

17 Angiologisch relevante Hämostaseologie

17.1 Thrombophiliediagnostik

(siehe Beitrag B 29 – Thrombophile Diathesen)

17.2 Antithrombotische Therapie

Autor: R. Bauersachs
Experten: V. Hach-Wunderle, W. Theiss

Zur antithrombotischen Behandlung werden im venösen Bereich fast ausschließlich Antikoagulanzien verwendet, im arteriellen Bereich überwiegend Thrombozytenfunktionshemmer. In bestimmten Situationen (z.B. arterielle Embolie, akuter thrombotischer Verschluss, Bypass) werden auch im arteriellen Bereich Antikoagulanzien eingesetzt. Zur Rekanalisation thrombotisch verschlossener Gefäße werden Fibrinolytika verwendet.

Heparine

Heparin wird wegen seiner sofortigen Wirkung zur Einleitung einer Antikoagulanzienbehandlung und wegen seiner guten Steuerbarkeit in blutungsgefährdeten Krankheitsphasen eingesetzt. Es muss zwischen einer niedrigen prophylaktischen Dosierung und einer hohen therapeutischen Dosierung unterschieden werden. Wegen des Risikos einer heparininduzierten Thrombozytopenie (HIT) sollte die Thrombozytenzahl vor und während der ersten drei Wochen nach Beginn einer Heparintherapie mehrfach kontrolliert werden. Bei einer HIT kann auf rekombinante Hirudinpräparate, Danaparoid oder Argatroban ausgewichen werden (s.a. heparininduzierte Thrombozytopenie in Beitrag B 3 – Thrombozytopenien).

Unfraktioniertes Heparin (UFH): Bei prophylaktischer Dosierung werden ohne Gerinnungskontrollen 8- bis 12-stündlich 5000–7500 IE subkutan injiziert oder 400–600 IE/h intravenös infundiert. Bei „therapeutischer" Dosierung muss wegen des sehr unterschiedlichen Ansprechens auf Heparin für jeden Patienten die individuelle optimale Heparindosis ermittelt werden; gängigster Test hierfür ist die partielle Thromboplastinzeit (APTT), die auf das 1,5- bis 2fache der oberen Normgrenze verlängert sein soll (3). Man spricht daher auch von „APTT-wirksamer" Heparinisierung. Ist die APTT kürzer, so bleibt das Risiko thromboembolischer Komplikationen unzulänglich kontrolliert; ist sie stärker verlängert, so besteht ein unverhältnismäßig hohes Blutungsrisiko. Der entsprechende therapeutische Bereich für die Thrombinzeit liegt bei einer Verlängerung auf das 2,5- bis 3,5fache der oberen Normgrenze. Heparin kann über die Initialphase hinaus auch als länger dauernde Sekundärprophylaxe gegeben werden, wenn gegen orale Antikoagulanzien Bedenken bestehen. Hierfür wird Heparin 12-stündlich subkutan injiziert; die Dosis muss aber höher gewählt werden als bei der primären Thromboseprophylaxe und ist individuell so anzupassen, dass die APTT 4–6 Stunden nach der Injektion auf das 1,5- bis 2fache der oberen Normgrenze verlängert ist. In der Regel ist hierfür die gleiche Tagesdosis erforderlich wie bei der intravenösen Heparintherapie, so dass die 12-stündlich subkutan injizierte Dosis meist 10.000–20.000 IE beträgt.

Niedermolekulare Heparine sind in Deutschland zur peri- und postoperativen Thromboseprophylaxe und zur Dialysetherapie zugelassen, einzelne Präparate zusätzlich auch zur Thromboseprophylaxe bei nicht-operierten Patienten. Zur Behandlung tiefer Venenthrombosen sind einige Präparate zugelassen (Tab. E.17-1). NMH weisen pharmakologische und praktische Vorteile gegenüber FH auf und

Tabelle E.17-1 Therapie der Bein- und Beckenvenenthrombose mit Antikoagulanzien

Wirkstoff	Präparat	Hersteller	Dosierung	Intervall
NM-Heparine				
Certoparin	Mono-Embolex	Novartis	8.000 IE s.c.	2 × tgl.
Dalteparin*	Fragmin	Pfizer	100 IE/kg KG s.c.	2 × tgl.
	Fragmin	Pfizer	200 IE/kg KG s.c.	1 × tgl.
Enoxaparin	Clexane	Sanofi-Aventis	1,0 mg/kg KG s.c.	2 × tgl.
Nadroparin	Fraxiparin	GSK	0,1 ml/10 kg KG s.c.	2 × tgl.
	Fraxodi	GSK	0,1 ml/10 kg KG s.c.	1 × tgl.
Tinzaparin	innohep	LEO, ZLB Behring	175 IE/kg KG s.c.	1 × tgl.
Pentasaccharid				
Fondaparinux	Arixtra	GSK	7,5 mg s.c. Körpergewicht < 50 kg : 5 mg; > 100 kg : 10 mg	1 × tgl.

* Zum Zeitpunkt der Leitlinienerstellung (Dezember 2005): Der Wirkstoff ist in Deutschland nicht zur Therapie der Thrombose zugelassen, jedoch in der Schweiz und in Österreich.

sind mindestens gleich wirksam wie UFH und ebenso sicher (**Empfehlungsgrad A; 4**). Die niedermolekularen Heparinpräparationen unterscheiden sich untereinander, so dass jeweils die für das einzelne Präparat empfohlene Dosierung zu beachten ist. Bei der Behandlung tiefer Venenthrombosen ist besonders wesentlich, dass die therapeutische Dosis ein Mehrfaches der prophylaktischen Dosis beträgt. Die Dosierungsintervalle liegen bei ein bis zwei Injektionen pro Tag.

Fondaparinux ist ein Pentasaccharid, das eine antithrombinabhängige Hemmung des Faktor Xa bewirkt. Im Gegensatz zu den Heparinen wird es synthetisch hergestellt und wird bei einer Halbwertszeit von etwa 17–20 Stunden 1 × täglich subkutan angewandt. In Deutschland ist es zur Behandlung der Thrombose und der Lungenarterienembolie zugelassen.

Orale Antikoagulanzien

Zur oralen Antikoagulanzienbehandlung werden heute – wegen der im Vergleich zu Indandion-Derivaten geringeren Nebenwirkungen – ausschließlich Kumarinderivate verwendet.

Entscheidend für eine ausreichend wirksame und nebenwirkungsarme Behandlung mit oralen Antikoagulanzien ist die konsequente Laborüberwachung des Patienten. Dabei muss der mit dem jeweiligen Thromboplastinreagenz bestimmte Quickwert auf die INR (International Normalized Ratio) umgerechnet werden. Dies ist mit Hilfe der Umrechnungstabelle, die bei jeder Charge mitgeliefert wird, einfach möglich. Die INR entspricht dann einem Wert, wie er mit dem internationalen Referenzthromboplastin bestimmt worden wäre. Zur Nachbehandlung tiefer Venenthrombosen wird die INR in der Regel auf 2,0–3,0 eingestellt (**Empfehlungsgrad A; 2, 3**). Bei der in Deutschland wenig üblichen perioperativen Thromboseprophylaxe mit oralen Antikoagulanzien wird eine INR von 1,5–2,0 empfohlen. In besonderen Fällen kann der Patient nach entsprechender Schulung auch selbst die Quickwert-Bestimmung vornehmen.

Thrombozytenfunktionshemmer

Als Thrombozytenfunktionshemmer stehen für die Behandlung arterieller Gefäßerkrankungen Acetylsalicylsäure, Ticlopidin und Clopidogrel zur Verfügung. Bei Erkrankungen der peripheren Arterien und der hirnversorgenden Arterien ist Acetylsalicylsäure in einer Dosis von 75–150 mg/Tag gleich wirksam wie höhere Dosierungen (**Empfehlungsgrad A; 1**). Clopidogrel wird in einer Dosis von 75 mg/Tag gegeben. Ticlopidin ist in Deutschland bei Unverträglichkeit von Acetylsalicylsäure zur Sekundärprophylaxe nach ischämischen zerebralen Ereignissen und nach Hämodialyse-Shuntkomplikationen zugelassen; die empfohlene Dosis beträgt 2 × 250 mg/Tag. Wegen möglicher Blutbildveränderungen sind während der ersten drei Behandlungsmonate 14-tägige Kontrollen des Differentialblutbilds erforderlich.

Neuere Thrombozytenfunktionshemmer aus der Gruppe der Glykoprotein-IIb/IIIa-Inhibitoren, wie sie zur Behandlung kardialer Erkrankungen zugelassen sind, werden bei angiologischen Erkrankungen derzeit nicht routinemäßig eingesetzt.

Thrombolytische Therapie

Zur systemischen thrombolytischen Behandlung von peripheren arteriellen und venösen Gefäßverschlüssen werden Streptokinase und Urokinase verwendet. Aus der Vielzahl publizierter Dosierungsschemata hat sich die so genannte ultrahochdosierte Streptokinasebehandlung am meisten eingebürgert, bei der als Intervalltherapie täglich 9 Mio. IE Streptokinase in sechs Stunden infundiert werden. Bei unzureichendem Erfolg können diese Zyklen in täglichem Abstand bis zu fünfmal wiederholt werden. Urokinase kann in ähnlich hohen Dosierungen gegeben werden. Unter den konventionellen Dosierungsschemata bietet sich als Alternative vor allem die so genannte Schemalyse mit Streptokinase an, bei der an eine Initialdosis von meist 250.000–750.000 IE eine Dauerinfusion mit 100.000 IE/h angeschlossen wird. Beim analogen Dosierungsschema für Urokinase werden meist als Initialdosis 250.000 IE gegeben und dann als Dauerinfusion 80.000–150.000 IE/h.

Die thrombolytische Behandlungsdauer bei der Venenthrombose lässt sich bei der ultrahohen Dosierung meist auf wenige Tage begrenzen; in Einzelfällen wurde bereits nach einem einzigen Behandlungszyklus eine Vollrekanalisierung beobachtet. Demgegenüber ist bei der konventionellen Streptokinase- oder Urokinasetherapie eine Vollrekanalisation kaum vor Ablauf von drei Tagen zu sehen, so dass die Behandlung bei ausbleibendem Erfolg auf bis zu zehn Tage ausgedehnt werden müsste. Bei arteriellen Verschlüssen ist meist eine etwas kürzere Behandlungsdauer ausreichend. Behandlungsergebnisse und Blutungskomplikationen sind für die angeführten Therapieschemata bei adäquater Behandlungsdauer wohl vergleichbar.

Bei intraarterieller Katheterlyse werden nach sehr unterschiedlichen Dosierungsverfahren Streptokinase, Urokinase und Alteplase (rt-PA) verwendet.

Leitlinien

L1. Interdisziplinäre S2 – Leitlinie: Diagnostik und Therapie der Bein- und Beckenvenenthrombose und der Lungenembolie. VASA Suppl. 66 (2005) 3–24.

L2. Hirsh J, Albers GW, Guyatt GH, Schünemann HJ: The Seventh ACCP Conference on Antithrombotic and Thrombolytic Therapy. Chest 126 (2004) 163S–696S.

Literatur

1. Antithrombotic Trialist´s Collaboration: Collaborative meta-analysis of randomised trials of antiplatelet therapy for prevention of death, myocardial infarction, and stroke in high risk patients. BMJ 324 (2002) 71–86.
2. Buller HR, Agnelli G, Hull RD et al.: Antithrombotic therapy for venous thromboembolic disease: the Seventh ACCP Conference on Antithrombotic and Thrombolytic Therapy. Chest 126 (2004) 401S–428S.
3. Interdisziplinäre S2 – Leitlinie: Diagnostik und Therapie der Bein- und Beckenvenenthrombose und der Lungenembolie. VASA Suppl. 66 (2005) 3–24.
4. van Den Belt AG, Prins MH, Lensing AW et al.: Fixed dose subcutaneous low molecular weight heparins versus adjusted dose unfractionated heparin for venous thromboembolism. Cochrane Database Syst Rev (2000) CD001100.

18 Kompressionsbehandlung

Autor: H. Stiegler
Experten: V. Hach-Wunderle, W. Theiss

Definition und Basisinformation

Unter medizinischer Kompressionsbehandlung versteht man eine durch elastische Binden oder Strümpfe erzeugte Reduktion des Venenquerschnitts. Sie führt zu einer Abnahme des venösen Blutvolumens einer Extremität während Muskelkontraktionen.
Dazu sind Materialien mit hohem Arbeits- und niedrigem Ruhedruck notwendig. Durch eine adäquate Kompressionstherapie kommt es zur:
- Erhöhung des Gewebedrucks (Förderung der Rückresorption von Ödemen)
- Verminderung des venösen Durchmessers (Verbesserung der Klappenfunktion, Beschleunigung der Flussgeschwindigkeit, Reduktion der Blutviskosität)
- Erhöhung der fibrinolytischen Aktivität
- Verbesserung der Mikrozirkulation mit Erhöhung des $tcPO_2$.

Indikationen und Kontraindikationen

Indikationen zur Kompressionstherapie sind die Thromboseprophylaxe, die primäre und sekundäre Varikose, die Thrombophlebitis, die Varizenruptur, das postthrombotische Syndrom, die chronisch-venöse Insuffizienz, Lymphödeme, Angiodysplasien oder periphere Ödeme sonstiger Genese, soweit letztgenannte nicht durch andere Maßnahmen beherrscht werden können. Bei Varikosis ist die Kompressionstherapie keinesfalls nur die konservative Alternative zur Sklerosierung und Operation, sondern muss als Begleitmaßnahme bei und unmittelbar nach Sklerosierung und Operation eingesetzt werden.
Kontraindikationen für jede Form der Kompressionstherapie stellen die fortgeschrittene periphere arterielle Verschlusskrankheit und die Phlegmasia coerulea dolens dar. Indikationen und Kontraindikationen der Kompressionsbehandlung finden sich in Tabelle E.18-1.

Technik und Differentialindikation (L1–L3)

Für die Kompressionstherapie stehen zur Verfügung:
- der Kompressionsverband
- der Kompressionsstrumpf
- der Thromboseprophylaxestrumpf („Antithrombosestrumpf")
- die apparative, intermittierende Kompression.

Kompressionsverbände können als Wechselverband oder Dauerverband zur Anwendung kommen. Die Wahl zwischen Wechsel- und Dauerverband hängt vor allem von der Compliance des Patienten ab. Bei älteren Patienten, die zum Anziehen des Kompressionsstrumpfes Hilfe durch eine andere Person oder eine technische Anziehhilfe benötigen, bietet sich ein Wechselverband als Alternative an. Kommt der Patient auch damit nicht selbst zurecht, so kann auf einen Dauerkompressionsverband (z.B. Zinkleimverband) zurückgegriffen werden.
Zur Verwendung kommen Kurzzugbinden, die im Gegensatz zu Langzugbinden (bis 140% Dehnbarkeit) eine maximale Dehnbarkeit von bis zu 60% aufweisen und ihre Wirkung vor allem während der Bewegung entfalten. Sie werden bei Neutralstellung des Fußes angelegt, müssen Zehengrundgelenke und Fersen mit umschließen und mit von distal nach proximal nachlassendem Andruck angelegt werden. Der Verband darf weder Druckstellen noch Schmerzen verursachen.
Hinsichtlich der Indikation von Kurz- oder Langzugbinden bei Ulcus cruris gibt es keine eindeutige Empfehlung. Entscheidend für die Ulkusheilung ist das exakte Anlegen des Verbandes. Nach Partsch et al. (2) bestand kein Unterschied in der Heilungsrate – entscheidenden Einfluss hatte die Ulkusgröße > 5 cm^2.
Bei den **Kompressionsstrümpfen** unterscheidet man nach Kompressionsklasse und Länge (Unterschenkel-, Halbschenkel-, Oberschenkelstrumpf und Strumpfhose). Der maximale Kompressions-

Tabelle E.18-1 Indikationen und Kontraindikationen der Kompressionsbehandlung

Indikationen	– akute venöse Thrombose
	– Thrombophlebitis
	– Varizenruptur
	– Z.n. Varizen-OP bzw. Sklerosierung
	– Thromboseprophylaxe
	– postthrombotisches Syndrom
	– primäre und sekundäre Varikose
	– Lymphödeme
	– Lipödeme
	– Angiodysplasie
	– Ödeme anderer Genese (z.B. neuropathisches diabetisches Fußsyndrom)
Kontraindikationen	– die kritische Ischämie
	– Phlegmasia coerulea dolens
	– akutes Kompartmentsyndrom
	– schwere Entzündung (Erysipel, Phlegmone)

druck bezieht sich auf die Höhe der Knöchelregion und wird in 4 Klassen eingeteilt (L1, L2):
- Klasse 1:   18,4–21,2 mmHg
- Klasse 2:   25,1–32,2 mmHg
- Klasse 3:   36,4–46,5 mmHg
- Klasse 4:   > 59 mmHg

Da an der Extremität keine idealen, zylindrisch geformten Strukturen vorliegen, müssen plane Flächen im Bereich der Kulissen zu beiden Seiten der Achillessehne bedarfsweise abgepolstert werden. Aufgepolstert wird die mediale Knöchelregion, weil der lokale Andruck mit der Abnahme des lokalen Radius korreliert.

Ein Krampfaderleiden, das mit Schwellungsneigung einhergeht, ist mit der Kompressionsklasse II–III zu versorgen. Beim Lymphödem ist oftmals die Kompressionsklasse III erforderlich, in Einzelfällen auch Kompressionsklasse IV. Manchmal ist es notwendig, eine geringere Kompressionsklasse zu wählen als nötig, wenn der Patient mit den Kompressionsstrümpfen wegen erheblichem Druckgefühl und Schmerzen nicht zurechtkommt und deshalb die Kompression völlig ablehnen würde. Um eine gute Passform des Strumpfes zu erreichen, muss das Bein vor Abgabe des medizinischen Kompressionsstrumpfes vermessen werden. Die Messpunkte müssen der GZG-Norm entsprechen. In der Regel sind Wadenkompressionsstrümpfe bis zum Knie zu verordnen. Lange Kompressionsstrümpfe kommen seltener, beispielsweise für wenige Wochen postoperativ nach Stammvarizenoperation in Frage. Zur Langzeitbehandlung der chronischen venösen Insuffizienz sind Wadenkompressionsstrümpfe ausreichend und aus Compliancegründen dem Oberschenkelstrumpf vorzuziehen (**Empfehlungsgrad A;** 3, 4). Die Wahl zwischen Schenkelkompressionsstrumpf (mit Halterung oder Hautkleber) und Kompressionsstrumpfhose kann dem Patienten überlassen werden.

Kompressionsstrümpfe dürfen bei Vorliegen peripherer Ödeme erst nach einer Entstauung der Extremitäten durch Vorbehandlung mit Verbänden angepasst werden.

Die **apparative intermittierende Kompression** (L3) kann zur Thromboseprophylaxe eingesetzt werden; außerdem kommt sie zur Anwendung beim arthrogenen Stauungssyndrom, beim primären Lymphödem im Rahmen der komplexen physikalischen Entstauungstherapie und beim sekundären Lymphödem ohne proximale Sperre. Zu beachten sind zahlreiche absolute Kontraindikationen (fortgeschrittene periphere arterielle Verschlusskrankheit, frischer Herzinfarkt, dekompensierte Herzinsuffizienz, Thrombose oder Thromboseverdacht, Phlebitis, Erysipel, Lymphödem bei Malignom, Unterschenkeltrauma). Meist arbeiten die Geräte mit mehreren hintereinander geschalteten Druckkammern, die intermittierend von distal nach kranial gefüllt werden. Die Behandlungszeit pro Sitzung sollte mindestens 20 min betragen. Der manuell einstellbare Druck darf Werte von 100 mmHg nicht übersteigen.

Leitlinien

L1. Leitlinien der deutschen Gesellschaft für Phlebologie zum phlebologischen Kompressionsverband. Stand Mai 2004.
L2. Leitlinien der deutschen Gesellschaft für Phlebologie zum medizinischen Kompressionsstrumpf. Stand Mai 2004.
L3. Leitlinien der deutschen Gesellschaft für Phlebologie zur apparativen intermittierenden Kompression. Stand März 2005.

Literatur

1. Partsch H, Menzinger G, Borst-Krafek B, Groiss E et al.: Does thigh compression improve venous hemodynamics in chronic venous insufficiency? J Vasc Surg 36 (2002) 948–952.
2. Partsch H, Damstra RJ et al.: Multicentre, randomised controlled trial of four-layer bandaging versus shortstrech bandaging in the treatment of venous leg ulcers. VASA 30 (2001) 108–113.
3. Bernardi E, Prandoni P: The post-thrombotic syndrome. Curr Opin Pulm Med 6 (2000) 335–342.
4. Brandjes DP, Buller HR, Heijboer MV, de Rijk M, Jagt H, ten Cate JW: Randomised trial of effect of compression stockings in patients with symptomatic proximalvein thrombosis. Lancet 349 (1997) 759–762.

F   ARTERIELLE HYPERTONIE

Dieses Kapitel wurde gemeinsam von Mitarbeitern der Deutschen Gesellschaft für Nephrologie (GfN) und der Deutschen Gesellschaft für Kardiologie – Herz- und Kreislaufforschung (DGK) abgefasst.

Inhaltsverzeichnis

1 **Arterielle Hypertonie**
  J. Nürnberger (GfN), *J. Mann* (GfN),
  T. Philipp (GfN), *B. E. Strauer* (DGK)

1 Arterielle Hypertonie

J. Nürnberger (GfN), J. Mann (GfN), Th. Philipp (GfN), B. E. Strauer (DGK)

Definition und Basisinformation

Mit zunehmendem Alter steigt der systolische Blutdruck stetig an. Als Folge einer zunehmenden Erhöhung des peripheren Widerstandes steigt der diastolische Blutdruck bis etwa zur 5. Lebensdekade an und fällt in der zweiten Lebenshälfte durch den Verlust der aortalen Gefäßelastizität wieder ab (Abb. F.1-1). Mit ansteigendem mittlerem Blutdruck nimmt die Prävalenz für koronare Herzkrankheit, Herzinsuffizienz und besonders Schlaganfall exponentiell zu. Diese Beziehung ist nicht nur unabhängig von weiteren kardiovaskulären Risikofaktoren, sondern reicht noch weit in den Normalbereich (s.u.).

Epidemiologische Untersuchungen zur Prävalenz der Hypertonie in verschiedenen Ländern der Welt zeigen eine starke Schwankungsbreite. In der Bundesrepublik Deutschland wird eine mittlere Prävalenz von Blutdruckwerten ≥ 140/90 mmHg von 20–25% berichtet; ab dem 65. Lebensjahr sowie unter Einschluss der isolierten systolischen Hypertonie (≥ 160/< 90 mmHg) sind über 50% der Bevölkerung betroffen.

Trotz der guten Therapieoptionen bleiben sowohl der Bekanntheits- als auch der Behandlungsgrad der arteriellen Hypertonie in Deutschland unbefriedigend. Der Anteil der Patienten, bei denen eine Hypertonie bekannt, und effektiv behandelt ist, hat in den letzten 20 Jahren zugenommen, liegt aber in Deutschland mit 15% (männlich) bzw. 25% (weiblich) unter den Werten anderer europäischer und nordamerikanischer Länder (1).

Klassifikation

Nach Blutdruck

Eine Kommission der European Society of Hypertension (ESH) und der European Society of Cardiology (ESC) hat 2003 die in Tabelle F.1-1 dargestellte Klassifikation nach Blutdruckhöhe erarbeitet (2).

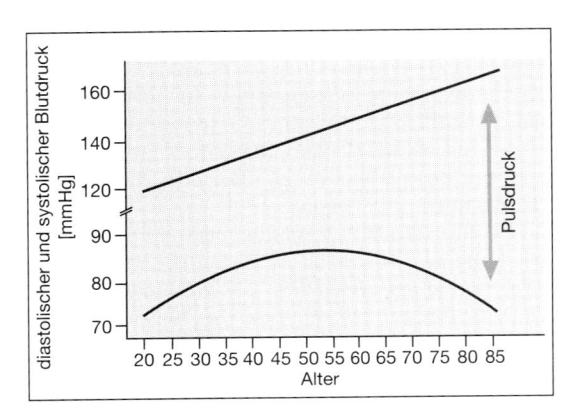

Abb. F.1-1 Veränderung des Blutdrucks mit zunehmendem Alter

Tabelle F.1-1 Klassifikation der arteriellen Hypertonie (nach der European Society of Hypertension und der European Society of Cardiology, 2003)

Kategorie	Blutdruck (mmHg)*	
	systolisch	diastolisch
optimal	< 120	< 80
normal	130–129	80–84
hoch normal	130–139	85–89
Grad 1 (mild)	140–159	90–99
Grad 2 (mittelschwer)	160–179	100–109
Grad 3 (schwer)	>= 180	>= 110
isolierte systolische Hypertonie	>= 140	< 90

* Der jeweils höhere Wert (systolisch oder diastolisch) bestimmt den Schweregrad.

Konform mit den US-amerikanischen Richtlinien (3) wird der Wert von 140/90 mmHg als Grenze zwischen Normotonie und Hypertonie definiert. Die Indikation zur Behandlung berücksichtigt neben der Blutdruckhöhe das kardiovaskuläre Gesamtrisiko sowie verschiedene Begleiterkrankungen (Tab. F.1-2).

Nach Ursachen

Bei 95% der Hypertoniker ist keine alleinige Ursache erkennbar (essentielle oder primäre Hypertonie) **(Empfehlungsgrad B; 1, 2, 3)**. Die Ursachen der primären Hypertonie sind multifaktoriell und in ihrer Bedeutung schwer quantifizierbar. Zu den nicht beeinflussbaren Faktoren zählen Alter, Geschlecht und genetische Prädisposition. Diese Faktoren erklären 40–60% des Risikos für die Entstehung der essentiellen Hypertonie. Als beeinflussbare Faktoren, die den größten Teil des restlichen Risikos erklären, gelten Übergewicht, körperliche Inaktivität, Alkoholkonsum und vermehrte Kochsalzaufnahme. Bei etwa 5% aller Patienten liegt eine sekundäre Hypertonie vor (Tab. F.1-3).

Nach kardiovaskulärem Risiko

Alle therapeutischen Entscheidungen müssen neben dem Blutdruck das kardiovaskuläre Risiko berücksichtigen. Vier Risikogruppen werden unterschieden:
- keine weiteren kardiovaskulären Risiken
- 1–2 Risikofaktoren
- 3 Risikofaktoren oder Diabetes oder Endorganschäden (z.B. linksventrikuläre Hypertrophie, Proteinurie)
- Organkomplikationen (z.B. Apoplex, Herzinfarkt, Niereninsuffizienz)

Diagnostik

Die Ziele der Diagnostik sind: Sicherung der Diagnose, Klärung der Ursache, Beurteilung hypertensiver Folgeerkrankungen, Ermittlung weiterer kardiovaskulärer Risikofaktoren.

Die Blutdruckmessung soll im Sitzen nach einer Ruhepause von 5 Minuten ohne vorausgegangene seelische oder körperliche Belastung erfolgen. Beim ersten Besuch ist der Blutdruck an beiden Armen zu

Tabelle F.1-2 Risikostratifizierung zur Beurteilung von Prognose und Therapieindikation zur Blutdrucksenkung

Risikofaktoren/ Begleiterkrankungen/ Endorganschäden	Blutdruck (mmHg)				
	120–129 syst. oder 80–84 diast.	130–139 syst. oder 85–89 diast.	140–159 syst. oder 90–99 diast.	160–179 syst. oder 100–109 diast.	>180 syst. oder >110 diast.
keine anderen Risikofaktoren	durchschnittl. Risiko ∅	durchschnittl. Risiko ∅	geringes zusätzl. Risiko **MED?**	mittleres zusätzl. Risiko **MED**	hohes zusätzl. Risiko **MED**
1–2 Risikofaktoren	geringes zusätzl. Risiko **MON**	geringes zusätzl. Risiko **MON**	mittleres zusätzl. Risiko **MED**	mittleres zusätzl. Risiko **MED**	sehr hohes zusätzl. Risiko **MED**
>3 Risikofaktoren oder Endorganschäden oder Diabetes	mittleres zusätzl. Risiko **MON**	hohes zusätzl. Risiko **MED**	hohes zusätzl. Risiko **MED**	hohes zusätzl. Risiko **MED**	sehr hohes zusätzl. Risiko **MED**
kardiovaskuläre/renale Begleiterkrankungen	hohes zusätzl. Risiko **#**	sehr hohes zusätzl. Risiko **MED**	sehr hohes zusätzl. Risiko **MED**	sehr hohes zusätzl. Risiko **MED**	sehr hohes zusätzl. Risiko **MED**

kursiv/**fett**: Therapieindikation
∅ = keine Maßnahmen
MON = weiteres Blutdruckmonitoring, um ggf. veränderte Situation zu erfassen
MED = medikamentöse Therapie
MED? = medikamentöse Therapie erwägen
fett umrandete Zellen = medikamentöse Therapie nach erfolglosem Versuch mit Allgemeinmaßnahmen und Monitoring (Empfehlung der ESH– ESC)
= Vorgehen in Abhängigkeit von Begleiterkrankung: bei Niereninsuffizienz/Proteinurie >1 g/Tag Zielwert <125/75 mmHg und damit ggf. Behandlungsindikation, sonst Monitoring/Behandlung von Risikofaktoren/Begleiterkrankungen/Endorganschäden

messen, später an dem Arm mit den höheren Werten, meist rechts. Es sollten insgesamt jeweils 2 Messungen hintereinander an drei verschiedenen Tagen zur Diagnosesicherung durchgeführt werden.

Tabelle F.1-3 Ursachen der arteriellen Hypertonie

Essentielle Hypertonie

Renale Hypertonie
– renoparenchymale Prozesse: chronische Glomerulonephritis, chronisch interstitielle Nephritis, Zystennieren, diabetische Nephropathie, Nephrosklerose, Hydronephrose
– vaskuläre Prozesse: fibromuskuläre oder atherosklerotische Nierenarterienstenose, Aneurysma, Niereninfarkt

Endokrine Hypertonie
– adrenomedullärer Prozess: Phäochromozytom
– adrenokortikaler Prozess: primärer Hyperaldosteronismus, Mineralokortikoid-Syndrome, Cushing-Syndrom
– extraadrenale Prozesse: Hypo- und Hyperthyreose, Akromegalie, Reninom

Aortenisthmusstenose

Kardiale Ursachen mit erhöhtem Schlagvolumen: Aorteninsuffizienz, Bradykardie

Pharmakologisch-bedingte Ursachen:
– Ovulationshemmer, Steroide, nicht-steroidale Antirheumatika, Carbenoxolon, Lakritze, Ciclosporin A (etc.)

Schwangerschaftserkrankungen

ZNS-Erkrankungen

Hypertonie bei Schlafapnoesyndrom
Seltene monogenetische Formen (z.B. M. Liddle)

Ist der Mittelwert der Messungen an mindestens 2 von 3 Tagen erhöht, kann die Diagnose einer arteriellen Hypertonie gestellt werden. Bestehen Zweifel an der Diagnose, muss eine Langzeitblutdruckmessung durchgeführt werden.

Eine **Basisdiagnostik** (Anamnese, körperlicher Befund, Serum-Kalium, Kreatinin, Nüchternglukose, LDL- und HDL-Cholesterin, Urinstatus, Elektrokardiogramm, Nierensonographie) ist bei jedem Patienten mit mehrfach gemessenen Werten über 140/90 mmHg angezeigt, eine weiterführende Diagnostik in Abhängigkeit von Blutdruckhöhe, Alter, Endorganschäden, Begleiterkrankungen und den Ergebnissen der Basisdiagnostik (**Empfehlungsgrad C; 1, 2, 3**).

Viele Fachgesellschaften empfehlen bei Patienten mit milder Hypertonie oder mit Normotension unter 1–2 Antihypertensiva keine **weiterführende Diagnostik**, es sei denn, es liegen richtungweisende Befunde vor (**Empfehlungsgrad C; 1, 2, 3**).

Diagnostik der Ursachen

Die Anamnese umfasst die Fragen nach familiärer Belastung für kardiovaskuläre Erkrankungen, Dauer der bestehenden Hypertonie, Hochdruckkrisen, Symptomatik (Palpitationen, Gesichtsblässe, Kopfschmerzen, Sehstörungen, Atemnot, Ödeme, Angina pectoris, Claudicatio), Begleiterkrankungen, Medikamente und Genussmittel.

Die **Untersuchung** beinhaltet die vergleichende Erhebung des Pulsstatus an allen Extremitäten, die Bestimmung des Gewichtes und der Fettverteilung, die Auskultation des Herzens, der Gefäße und des Abdomens sowie bei schwerer Hypertonie eine Beurteilung des Augenhintergrundes.

Bei den Laboruntersuchungen ist eine Analyse der Parameter der Basisdiagnostik obligat. Eine Hypokaliämie kann auf einen primären Hyperaldoste-

Tabelle F.1-4 Hypertoniker mit erhöhtem Risiko für eine Nierenarterienstenose

- periphere, koronare oder zerebrale Arteriosklerose
- Gefäßgeräusche im Abdomen
- Alter < 30 Jahre*
- Hypertonie mit unklarer Niereninsuffizienz
- plötzliches Neuauftreten der Hypertonie
- jede schwere Hypertonie

* fibromuskuläre Dysplasie der Nierenarterie

ronismus (1°Aldo.) hinweisen. Bei wiederholten Serumkaliumwerten > 4 mM ist ein primärer Hyperaldosteronismus weniger wahrscheinlich (siehe Kap. H), wenn auch zunehmend Fälle von normokaliämischem 1°Aldo. beschrieben werden. Eine renoparenchymale Hypertonie zeigt sich durch erhöhtes Serumkreatinin, Hämaturie/Leukozyturie und/oder Eiweiß im Urin oder auffällige Nierenmorphologie im Sonogramm. Begleitende Stoffwechselstörungen sollten erfasst werden.

Bei allen Patienten sollte ein Sonogramm der Nieren erfolgen.

Die **Angiographie** ist das Referenzverfahren zum Nachweis von Nierenarterienstenosen, die zu ca. 75% durch arteriosklerotische Stenosen, in ca. 20% durch eine fibromuskuläre Dysplasie, und in 5% durch andere Ursachen wie z.B. Aneurysmen, verursacht werden. Die Häufigkeit der Nierenarterienstenosen dürfte bei milder Hypertonie < 1% liegen (**Empfehlungsgrad B; 1, 2, 3**), bei mittelschwerer Hypertonie bis 5% und bei Patienten mit Zeichen koronarer, zerebraler oder peripherer Arteriosklerose > 10–30% (**Empfehlungsgrad A; 1, 2, 3**). Nierenarterienstenosen können sich auch im Verlauf einer primären Hypertonie erst entwickeln.

Als „Screening"-Untersuchung für Nierenarterienstenosen gelten die **Farbduplexsonographie** (siehe Kap. G), die Kernspin-Angiographie und die Spiral-CT-Angiographie. Wegen der hohen Koinzidenz von Nierenarterienstenosen mit Stenosen in anderen Gefäßgebieten sollten bei angiographischen Eingriffen (z.B. Koronarangiographie, periphere Angiographie) die Nierenarterien von Hypertonikern mit dargestellt werden (Tab. F.1-4) (**Empfehlungsgrad C; 1, 2, 3**).

Zunehmend häufiger wird ein Schlafapnoe-Syndrom als Ursache einer Hypertonie angesehen, so dass bei anamnestischem Schnarchen, geschilderten Atempausen in der Nacht und deutlicher Tagesmüdigkeit eine entsprechende Diagnostik im Schlaflabor oder ambulant mit geeigneten Screening-Geräten erfolgen muss.

Eine endokrine Hypertonie zeigt häufig ein typisches klinisches Bild und erfordert eine **spezielle Hormondiagnostik** (s. Kap. H). Zur Diagnostik der Aortenisthmusstenose siehe Beitrag D 15.

Diagnostik des Schweregrades und der Endorganschäden

Ein **Ruhe-EKG** ist obligatorisch zur Aufdeckung von Hypertrophie- und Schädigungszeichen. Ein Belastungs-EKG ist bei Hinweisen auf eine myokardiale Ischämie indiziert (**Empfehlungsgrad A; 1, 2, 3**). Eine Echokardiographie zur Quantifizierung der prognostisch bedeutsamen Herzhypertrophie und zur Beurteilung der linksventrikulären systolischen und diastolischen Funktion sollte bei jedem medikamentös behandelten Patienten vorliegen (**Empfehlungsgrad C; 1, 2, 3**). Der **Augenhintergrund** muss nur bei Patienten mit Hypertonie-Grad-3 beurteilt werden (**Empfehlungsgrad C; 1, 2, 3**).

Eine **24-Stunden-Blutdruckmessung** erfasst das Blutdruckprofil im Tages- und Nachtverlauf, wobei niedrigere Normwerte gefordert werden als bei der Gelegenheitsblutdruckmessung (Normwerte tagsüber: < 135/85 mmHg als Mittelwert, Blutdruckabfall im Schlaf: ≥ 10%).

Indikationen sind:
- Verdacht auf eine Praxishypertonie (hoher Blutdruck nur beim Arzt ohne Organschäden bzw. größere Unterschiede zwischen den Blutdruckwerten bei der Selbstmessung und bei der Praxismessung)
- Krisenhafte Steigerung der Blutdruckwerte
- Verdacht auf eine nächtliche Hypertonie (sekundäre Hypertonie, z.B. autonome Dysregulation bei Diabetes, Niereninsuffizienz, Schlafapnoe etc.)
- Überprüfung und Optimierung der Therapie sowohl in Hinblick auf hypertensive als auch hypotensive Werte.

Die mittleren Blutdruckwerte bei der 24-Stunden-Blutdruckmessung korrelieren besser mit den Folgeschäden und der Prognose des Patienten als die Gelegenheitsmessung (**Empfehlungsgrad** A; 1, 2, 3). Deswegen sollte die Indikation großzügig gestellt werden. Die Selbstmessung des Blutdrucks erhöht die Compliance des Patienten. Als Normwerte werden dieselben wie für die ambulante Blutdruckmessung empfohlen.

Abklärung der Koronarzirkulation siehe Kapitel D.

Therapie

Ziel jeder Hochdrucktherapie ist es, Endorganschäden zu vermeiden oder ihre Rückbildung zu unterstützen. Dazu muss eine Blutdrucknormalisierung < 140 mmHg systolisch und < 90 mmHg diastolisch angestrebt werden (**Empfehlungsgrad A; 1, 2, 3**). Bei Patienten mit chronischen Nierenkrankheiten und mit Diabetes mellitus (insbesondere bei Mikroalbuminurie oder manifester diabetischer Nephropathie) werden Zielwerte < 130/80 mmHg empfohlen (**Empfehlungsgrad B; 1, 2, 3**).

Sekundäre Ursachen

Bei Verdacht auf medikamentös bedingte Hypertonie (vgl. Tab. F.1-3) ist, wenn vertretbar, ein Auslassversuch angezeigt. Eine länger bestehende Hypertonie perpetuiert sich jedoch selbst, so dass der Blutdruck nicht immer auf das Ausgangsniveau zurückgeht.

Größere Studien, die Operation, perkutane transluminale Angioplastie (PTA) und rein medikamentöse Therapie der renovaskulären Hypertonie vergleichen, sind nicht verfügbar. In drei kontrollierten Studien bei arteriosklerotischer Nierenarterienstenose waren PTA und konservative Therapie ebenbürtig hinsichtlich der Blutdruckeinstellung (**Empfehlungsgrad B; 1, 2, 3**). Bei fibromuskulärer Dysplasie sind nach PTA etwa die Hälfte der Patienten ohne Medikation normotensiv, bei arteriosklerotischer Stenose nur etwa 20%; bei weiteren 30–60% der Patienten ist der Blutdruck nach PTA besser einstellbar (**Empfehlungsgrad A; 1, 2, 3**). Bei ostialen Stenosen (am aortalen Ostium der Nierenarterie) sind Rezidive sehr häufig; deswegen ist die Einlage eines Stents indiziert (**Empfehlungsgrad A; 1, 2, 3**). Die Erfolgsrate, aber auch die Komplikationsrate der Operation ist wahrscheinlich höher als die der PTA.

Zur Therapie der endokrinen Ursachen und der Aortenisthmusstenose siehe Kapitel H und D.

Allgemeinmaßnahmen

Im Vordergrund stehen Gewichtsreduktion, salzarme Diät, niedriger Alkoholkonsum, regelmäßige körperliche Aktivität mit dynamischer Belastung und Abbau von Stressfaktoren (**Empfehlungsgrad A; 1, 2, 3**) (vgl. Tab F.1-5). Diese Allgemeinmaßnahmen führen selbst zu einer Blutdruckreduktion und unterstützen die Wirksamkeit antihypertensiver Medikamente. Am besten belegt ist die langfristige Wirkung der Gewichtsreduktion bei Übergewichtigen. Die Wirkung der übrigen Maßnahmen ist individuell unterschiedlich. Zur Verminderung des kardiovaskulären Risikos muss das Rauchen eingestellt, eine Dyslipoproteinämie und ein Diabetes mellitus konsequent behandelt werden (**Empfehlungsgrad A; 1, 2, 3**). Coffein steigert akut den Blutdruck, hat aber nur bei exzessivem Genuss (> 6 Tassen/Tag) einen Langzeiteffekt.

Medikamentöse Therapie

Die Senkung erhöhter Blutdruckwerte führt bis zu einem Alter von 80 Jahren zu einer Lebensverlängerung durch Reduktion kardio- und zerebrovaskulärer Komplikationen sowie der Herzinsuffizienz (**Empfehlungsgrad A; 1, 2, 3**), bei Patienten jenseits des 80. Lebensjahres zu einer Verbesserung der Lebensqualität durch signifikante Reduktion von Schlaganfällen, Herzinsuffizienz und kardiovaskulärer Ereignisse, jedoch nicht zu einer Senkung der Gesamtmortalität (4).

Eine medikamentöse Therapie ist indiziert, wenn nicht-medikamentöse Allgemeinmaßnahmen den Blutdruck nicht dauerhaft unter 140/90 mmHg zu senken vermögen. Dabei wird zunächst eine Monotherapie mit einem (alphabetische Reihenfolge) ACE-Hemmer, Angiotensin-Rezeptor-Blocker, Betablocker (beta-1-selektiv, ohne ISA [intrinsische sympathische Aktivität]), Kalziumantagonist (Ausnahme: schnell freisetzende Dihydropyridine) oder Diuretikum empfohlen. Nur langwirksame Pharmaka (12–24 h) sollten eingesetzt werden. In der Regel gilt, dass die Normalisierung des Blutdrucks wichtiger ist als die Auswahl einer Medikamentengruppe (**Empfehlungsgrad A; 1, 2, 3**). Die volle Wirkung von Antihypertensiva wird in der Regel innerhalb von 2–6 Wochen erreicht. Die Rate an unerwünschten Arzneimittelwirkungen ist bei älteren Patienten nicht höher ist als bei Jüngeren (5).

Zahlreiche Interventionsstudien haben bisher für Betablocker und Diuretika eine Senkung der kardiovaskulären Morbidität und Mortalität eindeutig gezeigt. Im direkten Vergleich sind ACE-Hemmer, Angiotensin-Rezeptor-Blocker und langwirksame Kalziumantagonisten den beiden klassischen Antihypertensiva ebenbürtig (**Empfehlungsgrad A; 1, 2, 3**).

Da es in der ALLHAT-Studie durch die Gabe des Alphablockers Doxazosin zu einer Häufung des Auftretens von kardialen Komplikationen und von Herzinsuffizienz kam (6), wird von einer Monotherapie mit Alphablockern aktuell abgeraten (**Empfehlungsgrad B; 1, 2, 3**).

Der Beginn einer medikamentösen Therapie kann als Monotherapie oder Fixkombination erfolgen. Unter Monotherapie sinkt der Blutdruck um 5–15 mmHg ab (**Empfehlungsgrad A; 1, 2, 3**). Etwa 50–60% der Patienten sprechen auf eine Substanz an.

Tabelle F.1-5 Allgemeinmaßnahmen

Modifikation	Empfehlung	Zu erwartende Senkung des systolischen Blutdrucks
Gewichtsreduktion	Normalgewicht anzustreben (BMI 18,5–24,9)	5–20 mmHg/ 10 kg Gewichtsabnahme
Diätetische Maßnahmen	Obst- und gemüsereiche Diät, fettarme Milchprodukte mit reduziertem Anteil gesättigter Fettsäuren	8–14 mmHg
Kochsalzrestriktion	Natriumrestriktion auf 100 mEq/l (2,4 g Natrium oder 6 g Kochsalz)	2–8 mmHg
Körperliche Aktivität	Regelmäßiger Ausdauersport (mindestens 30 Minuten täglich)	4–9 mmHg
Einschränkung des Alkoholkonsums	Einschränkung auf 30 ml Ethanol bei Männern (entspricht 680 ml Bier, oder 280 ml Wein, oder 85 ml Whiskey), und 15 ml Ethanol bei Frauen	2–4 mmHg

Alternativ bietet sich eine niedrig dosierte Kombinationstherapie aus Diuretikum + ACE-Hemmer oder Diuretikum + Betablocker an, die hinsichtlich Wirksamkeit und Nebenwirkungen als gleichwertig mit einer initialen Monotherapie anzusehen ist. Eine Fixkombination hat den Vorteil einer höheren Patientencompliance und häufig auch geringerer Kosten, die freie Kombination erlaubt naturgemäß eine individuelle Dosisanpassung beider Komponenten. Eine Kombinationstherapie ist in der Regel zum Erreichen der o.a. Blutdruckziele notwendig (**Empfehlungsgrad A;** 1, 2, 3). **Die Kombinierbarkeit von Antihypertensiva** ist in Abbildung F.1-2 wiedergegeben (nach 7). Die Kombinationen von Betablockern oder ACE-Hemmern/Angiotensin-II-Rezeptor-Blockern mit Diuretika oder Kalziumantagonisten haben eine größere antihypertensive Wirkung als die Kombinationen von Betablockern mit ACE-Hemmern oder Diuretika mit Kalziumantagonisten (**Empfehlungsgrad A;** 1, 2, 3). Bei Herzinsuffizienz verbessern ACE-Hemmer, Betablocker, und Spironolacton die Prognose (**Empfehlungsgrad A;** 1, 2, 3). In der Kombination mit Betablockern gelten Kalziumantagonisten vom Verapamil- oder Diltiazemtyp als kontraindiziert (Gefahr der AV-Blockierung). Weitere Alternativen sind Diuretikum mit zentralem Antisympathotonikum oder mit Reserpin. Vergleichende Untersuchungen mit validen Endpunkten zu letzteren Kombinationen existieren jedoch nicht.

Wirkt keine Zweierkombination, dann kann ein Diuretikum mit Betablocker und Vasodilatator oder mit ACE-Hemmer und Kalziumantagonist kombiniert werden oder ein zentrales Antisympathotonikum wird hinzugefügt. Angiotensin-Rezeptor-Blocker scheinen ähnliche Vor- und Nachteile wie ACE-Hemmer (außer Husten) zu besitzen und können besonders dann eingesetzt werden, wenn ACE-Hemmer indiziert sind, aber wegen Husten o.Ä. nicht vertragen werden.

Begleiterkrankungen und Antihypertensivum

Bei folgenden Begleiterkrankungen werden bestimmte Antihypertensiva aufgrund kontrollierter Daten bevorzugt:
- Koronare Herzkrankheit: beta-1-selektive Betablocker (ohne ISA) (**Empfehlungsgrad A;** 1, 2, 3), langwirkende Kalziumantagonisten (**Empfehlungsgrad B;** 1, 2, 3)
- Nach Myokardinfarkt: Betablocker, ACE-Hemmer, Angiotensin-Rezepor-Blocker (**Empfehlungsgrad A;** 1, 2, 3)
- Nierenerkrankungen: ACE-Hemmer und Angiotensin-Rezeptor-Blocker vor allem bei Proteinurie (**Empfehlungsgrad A;** 1, 2, 3), **Schleifendiuretika bei eingeschränkter Nierenfunktion**
- Diabetes mellitus: ACE-Hemmer, ggf. beta-1-selektive Blocker, Angiotensin-Rezeptor-Blocker bei Nephropathie (**Empfehlungsgrad A;** 1, 2, 3)
- Schwangerschaft: Alpha-Methyl-Dopa, beta-1-selektive Blocker (**Empfehlungsgrad A;** 1, 2, 3)
- Alter Patient, isolierte systolische Hypertonie: Thiazid-Diuretikum (niedrig dosiert), langwirksame Kalziumantagonisten (**Empfehlungsgrad A;** 1, 2, 3), evtl. Kombination mit Betablockern.

Kontraindikationen:
- Nach Myokardinfarkt: Dihydropyridine mindestens in den ersten vier Wochen nach Infarkt (**Empfehlungsgrad B;** 1, 2, 3)
- Beidseitige Nierenarterienstenose: ACE-Hemmer, Angiotensin-Rezeptor-Blocker (**Empfehlungsgrad A;** 1, 2, 3)
- Obstruktive Atemwegserkrankungen: Betablocker
- Diabetes mellitus: nicht-selektive Betablocker
- Schwangerschaft: ACE-Hemmer, Angiotensin-Rezeptor-Blocker, nicht-selektive Betablocker. Diuretika und Kalzium-Antagonisten erst in dritter oder vierter Linie.

Indikationen zur Therapie
- Die o.a. Allgemeinmaßnahmen sind bei allen hypertensiven Patienten indiziert.
- Bei Hypertonie-Grad-3 sollte in der Regel sofort eine medikamentöse Therapie begonnen werden.
- Bei Hypertonie-Grad-2 werden innerhalb weniger Tage Antihypertensiva eingesetzt, wenn der Blutdruck nicht spontan fällt. Interventionsstudien bei Hypertonie-Grad-2 und -3 haben dokumentiert, dass Patienten unter Placebo eine deutlich höhere kardiovaskuläre Mortalität aufweisen als antihypertensiv therapierte Patienten (**Empfehlungsgrad A;** 1, 2, 3).
- Bei Hypertonie-Grad-1 wird nicht sofort eine medikamentöse Therapie eingeleitet. Bei 20–30% der Patienten geht der Blutdruck in den folgenden Monaten unter Allgemeinmaßnahmen auf Normwerte zurück, bei einem gleich großen Anteil steigt er in diesem Zeitraum aber noch deutlich an (**Empfehlungsgrad A;** 1, 2, 3). Bei Patienten der Risikogruppe 1 (keine zusätzlichen kardiovaskulären Risiken) und milder Hypertonie sollte vor einer medikamentösen Therapie die Wirkung von allgemeinen Maßnahmen während 3–12 Monaten abgewartet werden (**Empfehlungsgrad C;** 1, 2, 3).

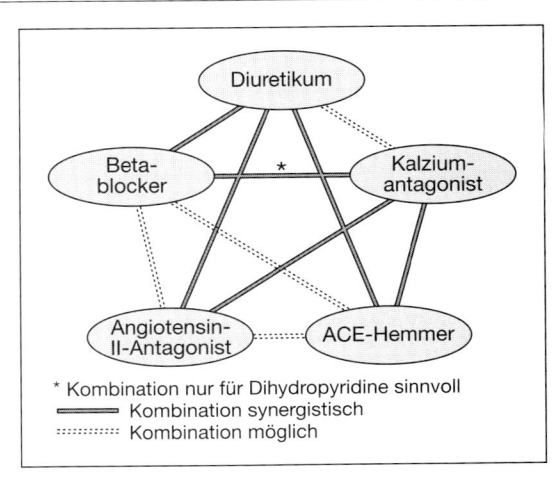

Abb. F.1-2 Antihypertensive Kombinationstherapie mit den Medikamenten der ersten Wahl

* Kombination nur für Dihydropyridine sinnvoll
═══ Kombination synergistisch
······ Kombination möglich

- Ist das kardiovaskuläre Risiko eines Patienten gering, dann wird – in Anbetracht der aktuellen Studien – eine medikamentöse Therapie der Hypertonie-Grad-1 ab Werten systolisch = 150 mmHg oder diastolisch = 95 mmHg begonnen (**Empfehlungsgrad C; 1, 2, 3**). Ist das kardiovaskuläre Risiko erhöht, dann sind bereits Werte = 140 mmHg bzw. = 85 mmHg behandlungswürdig (Tab. F1-2). Ein erhöhtes kardiovaskuläres Risiko besteht bei:
  - manifester Atherosklerose (KHK, CVK, AVK)
  - linksventrikulärer Hypertrophie
  - Herzinsuffizienz
  - Niereninsuffizienz, Proteinurie
  - Diabetes mellitus
  - Fettstoffwechselstörung
  - Nikotinabusus
  - Familienanamnese für frühzeitige atherosklerotische Erkrankungen (Frauen < 65 Jahre, Männer < 55 Jahre).
  - Männern.
- Die isolierte systolische Hypertonie betrifft in der Regel Patienten im Alter > 60 Jahre. Ab systolischen Werten von 160 mmHg (ab 74 Jahren: 180 mmHg) ist eine medikamentöse Therapie indiziert, da damit eine signifikante Senkung der Mortalität und kardiovaskulären Morbidität, selbst bei Patienten bis zum Alter von 80 Jahren (**Empfehlungsgrad A; 1, 2, 3**). Bei noch älteren Patienten existieren keine adäquaten Daten. Generell beginnt man bei älteren Patienten mit der Hälfte der üblichen Dosis und steigert langsam, wobei auf Nebenwirkungen inkl. Orthostase (Blutdruck im Stehen) besonders zu achten ist (**Empfehlungsgrad C; 1, 2, 3**).
- Bei asymptomatischen Patienten sollte der Blutdruck langsam gesenkt werden.
- Das Therapieschema sollte einfach sein und Begleiterkrankungen berücksichtigen. Bei Kontrolluntersuchungen wird man nach Nebenwirkungen der Therapie fahnden, den Blutdruck auch im Stehen (Orthostasereaktion?) messen und Laborwerte (insbesondere Elektrolyte, Kreatinin, Blutzucker) kontrollieren (**Empfehlungsgrad C; 1, 2, 3**).

Maligne Hypertonie

Bei der **malignen Hypertonie** bestehen ein schwerer Hochdruck mit neuroretinalen Veränderungen des Augenhintergrundes (Blutungen, Exsudate, Papillenödem) und/oder eine rasch zunehmende Niereninsuffizienz bei fibrinoider Arteriolonekrose der Niere. Die Hälfte dieser Patienten weist eine sekundäre, meist renale Hypertonie auf. Ohne adäquate Therapie ist die Mortalität sehr hoch (**Empfehlungsgrad B; 1, 2, 3**).

Hypertensiver Notfall

Ein solcher liegt vor, wenn der Blutdruck deutlich erhöht ist (meist systolisch > 200 mmHg oder diastolisch > 120 mmHg) **in Verbindung mit akuten Beschwerden auf der Basis eines Organschadens** wie Linksherzinsuffizienz mit Lungenödem, hypertensive Enzephalopathie, zerebrale Blutung, instabile Angina pectoris, Myokardinfarkt, rupturiertes Aortenaneurysma und Eklampsie.

Hier ist eine sofortige Senkung des Blutdrucks und eine umgehende Klinikeinweisung erforderlich (**Empfehlungsgrad C; 1, 2, 3**). Die Drucksenkung soll in den ersten Minuten nicht mehr als 25% des Ausgangswertes betragen (**Empfehlungsgrad C; 1, 2, 3**). Als Medikamente werden empfohlen (**Empfehlungsgrad C; 1, 2, 3**):
- Nitroglycerin 1,2 mg als Kapsel oder Spray
- Nifedipin oder Nitrendipin 5 mg (oral) (aber kontraindiziert bei Angina pectoris)
- Clonidin 0,075 mg langsam i.v.
- Urapidil 25 mg i.v.

In der Klinik kann der Blutdruck unter Intensivbedingungen durch verschiedene intravenös verabreichbare Antihypertensiva eingestellt werden, so bei therapieresistenten Fällen mit Na-Nitroprussid und bei Eklampsie mit Magnesiumsulfat (**Empfehlungsgrad A; 1, 2, 3**).

Besteht dagegen keine Symptomatik bei Patienten mit stark erhöhtem Blutdruck, dann beginnt man eine übliche orale antihypertensive Therapie. Eine Notfallmedikation ist dann nicht indiziert.

Nachsorge

Eine antihypertensive Therapie ist eine Langzeit- bzw. Dauertherapie. Die Allgemeinmaßnahmen müssen fortgeführt werden. Regelmäßige Kontrollen der Blutdruckwerte sind auch unter eingestellter Therapie erforderlich, um Änderungen des Blutdrucks zu erkennen und die Therapie zu adaptieren. Auf das Auftreten von Begleiterkrankungen (z.B. koronare Herzkrankheit, Niereninsuffizienz) und auf Medikamentennebenwirkungen ist zu achten (**Empfehlungsgrad C; 1, 2, 3**).

Bei einem Teil der Patienten kann die medikamentöse Therapie im Verlauf reduziert werden (**Empfehlungsgrad A; 1, 2, 3**). Im Allgemeinen kann dies nach einem Jahr konsequenter Therapie versucht werden. In der Regel ist dies nur möglich, wenn konsequent die o.a. Allgemeinmaßnahmen eingehalten werden. Die seltene therapieresistente Hypertonie (mit drei adäquaten Antihypertensiva nicht < 140/90 mmHg bzw. nicht < 160 mmHg bei isolierter systolischer Hypertonie) muss bei einem Hypertoniespezialisten abgeklärt werden (**Empfehlungsgrad C; 1, 2, 3**).

Literatur

1. Wolf-Maier K, Cooper RS, Banegas JR, Giampaoli S, Hense HW, Joffres M, Kastarinen M, Poulter N, Primatesta P, Rodriguez-Artalejo F, Stegmayr B, Thamm M, Tuomilehto J, Vanuzzo D, Vescio F: Hypertension prevalence and blood pressure levels in 6 European countries, Canada und United States. JAMA 289 (2003) 2363–9.
2. ESH-ESC Guidelines Committee: 2003 European Society of Hypertension–European Society of Cardiology Guidelines for the management of arterial hypertension. J Hypertens 21 (2003) 1011–1053.
3. Chobanian AV, Bakris GL, Black HR, Cushman WC, Green LA, Izzo JL Jr, Jones DW, Materson BJ, Oparil S, Wright JT Jr, Roccella EJ: The Seventh Report of the Joint National Committee on Prevention, Detection, Evaluation, and Treatment of High Blood Pressure: the JNC 7 report. JAMA 289 (2003) 2560–2572.

4. Lithell H, Hansson L, Skoog I, Elmfeldt D, Hofman A, Olofsson B, Trenkwalder P, Zanchetti A; SCOPE Study Group: The Study on Cognition and Prognosis in the Elderly (SCOPE): principal results of a randomized double-blind intervention trial. J Hypertens 21 (2003) 875–886.
5. Dahlof B, Devereux RB, Kjeldsen SE, Julius S, Beevers G, de Faire U, Fyhrquist F, Ibsen H, Kristiansson K, Lederballe-Pedersen O, Lindholm LH, Nieminen MS, Omvik P, Oparil S, Wedel H; LIFE Study Group: Cardiovascular morbidity and mortality in the Losartan Intervention For Endpoint reduction in hypertension study (LIFE): a randomised trial against atenolol. Lancet 359 (2002) 995–1003.
6. ALLHAT Officers and Coordinators for the ALLHAT Collaborative Research Group. The Antihypertensive and Lipid-Lowering Treatment to Prevent Heart Attack Trial: Major outcomes in high-risk hypertensive patients randomized to angiotensin-converting enzyme inhibitor or calcium channel blocker vs diuretic: The Antihypertensive and Lipid-Lowering treatment to prevent Heart Attack Trial (ALLHAT). JAMA 288 (2002) 2981–2997.
7. AWMFonline: Leitlinien für die Prävention, Erkennung, Diagnostik und Therapie der arteriellen Hypertonie der Deutschen Liga zur Bekämpfung des hohen Blutdruckes e.V. (Deutsche Hochdruckliga). http://leitlinien.net/

G ERKRANKUNGEN DER NIERE

Dieses Kapitel wurde von Mitarbeitern der Gesellschaft für Nephrologie und der Deutschen Arbeitsgemeinschaft für klinische Nephrologie verfasst, teilweise unter Mitarbeit von Mitgliedern der Arbeitsgemeinschaft für pädiatrische Nephrologie, der Deutschen Diabetes Gesellschaft (DDG), der Deutschen Gesellschaft für Angiologie (DGA), der Deutschen Gesellschaft für Urologie (DGU), der Deutschen Gesellschaft für Experimentelle Klinische Pharmakologie und Toxikologie (DGKPT) und der Deutschen Gesellschaft für Infektiologie. Die Autoren der einzelnen Beiträge wurden in alphabetischer Reihe aufgeführt.

Inhaltsverzeichnis

1 **Diagnostische Methoden in der Nephrologie**
Redaktion: *K. Kühn*
Autoren und Kommentatoren: *J. Bahlmann, H. Felten, R. Fünfstück, J. Hoyer, H. Köhler, U. Kotzerke, K. Kühn, H. Mann, T. Risler, U. Schmidt-Gayk, D. Walb*
1.1 Urinuntersuchungen
1.1.1 Teststreifenmethoden
1.1.2 Mikroskopische Urinuntersuchung
1.1.3 Bakteriologie
1.1.4 Spezielle Verfahren
1.1.5 Proteinuriediagnostik
1.2 Erweiterte Labordiagnostik
1.2.1 Blutbild
1.2.2 Serumanalysen
1.2.3 Methoden zur Bestimmung der Nierenfunktion
1.2.4 Quantitative Harnsammlung über 24 h
1.2.5 Säure-Basen-Haushalt
1.2.6 Immunologische Diagnostik
1.3 Spezielle Labordiagnostik
1.3.1 Hochdruckdiagnostik (Elektrolyte, spezielle hormonelle Parameter)
1.3.2 Knochenstoffwechseldiagnostik
1.3.3 Tubuläre Funktionsstörungen
1.4 Nuklearmedizinische Untersuchungen
1.5 Bildgebende Verfahren
1.5.1 Sonographie
1.5.2 Farbkodierte Duplex-Sonographie
1.5.3 i.v. Urogramm
1.5.4 Miktionszystourogramm (MCU)
1.5.5 Computertomographie (CT)
1.5.6 Magnetresonanztomographie (MRT)
1.5.7 Angiographie
1.6 Perkutane Nierenbiopsie
1.7 Beckenkammbiopsie
1.8 24-h-Blutdruckmessung
1.9 Molekulargenetische Diagnostik

2 **Tubulointerstitielle Nierenkrankheiten**
Redaktion: *W. Pommer, G. Wolf*
Autor und Kommentator: *W. Pommer*
2.1 Akute tubulointerstitielle Nierenkrankheiten
2.2 Chronische tubulointerstitielle Nierenkrankheiten
2.2.1 Durch Proteinurie bedingte chronische TIN
2.2.2 Analgetikanephropathie
2.2.3 Balkannephropathie
2.2.4 Nephropathie durch chinesische Kräutertees
2.2.5 Sonderformen der chronischen tubulointerstitiellen Nierenkrankheiten

3 **Infektionen der Nieren und der Harnwege**
Redaktion: *U. Sester, H. Köhler*
Autoren: *U. Sester, H. Köhler*
3.1 Akute unkomplizierte Zystitis der Frau
3.2 Akute Zystitis bei Erwachsenen mit Gefahr der okkulten Nieren- oder Prostatabeteiligung, jedoch ohne weitere komplizierende Faktoren
3.3 Rekurrierende Zystitis bei gesunden Frauen
3.4 Akute unkomplizierte Pyelonephritis der jungen Frau
3.5 Komplizierte Infektion der Nieren und der Harnwege
3.6 Asymptomatische Bakterien
3.7 Weitere klinische Bilder

4 **Glomeruläre Nierenkrankheiten**
Redaktion: *O. Flöge, T. Risler, K. Kühn*
Autoren und Kommentatoren: *R. A. K. Stahl, D. Schlöndorff, N. Braun, W. Boesken, K. Kühn, T. Risler*

5 **Diabetische Nephropathie (DN)**
Redaktion: *E. Ritz*
Autoren und Kommentatoren: *R. G. Bretzel (DDG), E. Ritz*

6 **Renale Vaskulopathien einschließlich Vaskulitiden**
Redaktion: *K. M. Koch*
Autoren und Kommentatoren: *U. Frei, M. Haubitz, R. Schindler, W. Theiss (DGA)*
6.1 Systemische Vaskulitiden mit Befall der Nierengefäße
6.1.1 Primäre Vaskulitiden
6.1.2 Sekundäre Vaskulitiden
6.2 Nicht-entzündliche vaskuläre Nierenerkrankungen
6.2.1 Thrombotische und embolische Erkrankungen der Niere
6.2.2 Hypertoniebedingte Nierenerkrankungen
6.2.3 Sklerodermie
6.2.4 Thrombotische Mikroangiopathie der Nieren
6.2.5 Nierenvenenthrombose
6.3 Nierenarterienstenose

7 **Hereditäre Nephropathien**
Autor: *O. Gross*
Co-Autoren: *M. Weber, F. Hildebrandt, K. Zerres*
7.1 Molekulargenetische Diagnostik
7.1.1 Methoden
7.1.2 Anwendungsbereiche
7.2 Klinik einzelner hereditärer Nierenerkrankungen
7.2.1 Autosomal-dominante polyzystische Nierenerkrankung (autosomal dominant polycystic kidney disease, ADPKD 1 und ADPKD 2)
7.2.2 Autosomal-rezessive polyzystische Nierenerkrankung (ARPKD)
7.2.3 Alport-Syndrom und familiäre benigne Hämaturie
7.2.4 Von-Hippel-Lindau-(VHL-)Syndrom
7.2.5 Nephronophthise
7.2.6 Tuberöse Sklerose

8 Nephrolithiasis
D. Walb, B. Krumme, K. Kühn
- 8.1 Kalziumnephrolithiasis
- 8.1.1 Hyperkalzämie und Hyperkalziurie/Normokalziurie
- 8.1.2 Normokalzämie und Hyperkalziurie
- 8.1.3 Normokalzämie und Normokalziurie
- 8.2 Harnsäurenephrolithiasis
- 8.3 Struvitsteine
- 8.4 Zystinsteine
- 8.5 Xanthinsteine (XS) und 2,8-Dihydroxyadeninsteine (DHA)
- 8.6 Nephrolithiasis durch Medikamente

9 Akutes Nierenversagen (ANV)
B. Grabensee

10 Chronische Niereninsuffizienz
W. H. Hörl

11 Elektrolyt- und Säure-Basen-Störungen
Redaktion und Autoren: *G. Stein, R. Hartung, D. Walb*
- 11.1 Elektrolytstörungen
- 11.1.1 Hypernatriämie
- 11.1.2 Hyponatriämie
- 11.1.3 Hyperkaliämie
- 11.1.4 Hypokaliämie
- 11.1.5 Hyperkalzämie
- 11.1.6 Hypokalziämie
- 11.1.7 Hypermagnesiämie
- 11.1.8 Hypomagnesiämie
- 11.1.9 Hyperphosphatämie
- 11.1.10 Hypophosphatämie
- 11.2 Säure-Basen-Störungen
- 11.2.1 Respiratorische Azidose
- 11.2.2 Respiratorische Alkalose
- 11.2.3 Metabolische Azidose
- 11.2.4 Metabolische Alkalose

12 Nierenersatztherapie bei terminaler Niereninsuffizienz
Redaktion: *K. M. Koch*
Autoren und Kommentatoren: *R. Brunkhorst, U. Frei, H. P. Kierdorf, K. M. Koch, E. Quellhorst, R. Schindler*
- 12.1 Dialyse- und Hämofiltrationsverfahren
- 12.2 Nierentransplantation

13 Spezielle extrakorporale Behandlungsverfahren: Plasmapherese, Immunadsorption, Lipidapherese und Hämoperfusion
Redaktion und Autor: *C. J. Olbricht*
- 13.1 Plasmapherese, Immunadsorption
- 13.2 Rheopherese
- 13.3 Lipidapherese
- 13.4 Hämoperfusionsbehandlung

14 Tumoren der Niere, speziell Nierenzellkarzinom
jetzt unter B16

1 Diagnostische Methoden in der Nephrologie

1.1 Urinuntersuchungen

1.1.1 Teststreifenmethoden

Streifen mit Testfeldern für Erythrozyten/Hämoglobin, Leukozyten, Eiweiß, Glukose und pH sind zum Screening geeignet.

1.1.2 Mikroskopische Urinuntersuchung

Die Untersuchung des Urinsediments ermöglicht die semiquantitative Beurteilung ausgeschiedener Zellen sowie den qualitativen Nachweis von Erythrozytendeformitäten, den Nachweis von Zylindern und von Erregern (Trichomonaden oder Candida). Nachweis von Erythrozyturie und Leukozyturie mit den einzelnen Verfahren ist in Tabelle G.1-1 dargestellt.

Die qualitative Beurteilung der Erythrozyten erfolgt durch Beurteilung des Sediments mit Phasenkontrastmikroskopie. Ein Anteil von > 5% Akanthozyten (Ringformen mit Ausstülpungen) ist charakteristisch für eine glomeruläre Hämaturie. Die Spezifität der „Akanthozyturie" liegt bei 98%; die Sensitivität bei einmaliger Untersuchung bei 50%, bei dreimaliger Untersuchung bei 80% (1).

1.1.3 Bakteriologie

Der mikroskopische Nachweis von Bakterien erfordert weitere Untersuchungen: Zur Erregeridentifizierung, Keimzahlbestimmung und Sensibilitätstestung ist die Untersuchung von Mittelstrahlurin längstens Minuten nach Abnahme notwendig.
Der Nachweis von > 10^4 KBE/ml eines potentiell pathogenen Erregers gilt als pathologisch, eine Keimzahl von > 10^5 KBE/ml ist beweisend für eine Infektion. Indikationen für eine suprapubische Blasenpunktion sind selten häufig gegeben: bei wechselnden bakteriologischen Befunden < 10^4 KBE/ml sowie bei ungeklärter Leukozyturie. Die mikrobiologische Untersuchung erfolgt unter Einsatz von Kulturmedien (z.B. Uricult), in Ausnahmefällen von Spezialnährböden (Anaerobier, Candida, Ureaplasmen), Selektivmedien und Zellkulturen (Chlamydien).

1.1.4 Spezielle Untersuchungen

Bestimmung der Urinosmolalität. Untersuchung der Urinzytologie (z.B. auf maligne Zellen).

1.1.5 Proteinuriediagnostik

Als große Proteinurie wird bei Erwachsenen eine Gesamtproteinausscheidung von > 3,5 g/Tag angegeben, bei Kindern > 40 mg/m^2 KO/h bzw. > 1 g/m^2 KO/Tag. Die Methoden der Proteinuriediagnostik sind in Tabelle G.1-2 angegeben (2, 3).

Tabelle G.1-1 Erythrozyturie und Leukozyturie.

Zellexkretion	Sediment	Zählkammer Stansfeld und Webb	Addis-Count
Erythrozyturie	≥ 5/GF	≥ 8/ml	≥ 3 Mio/Tag
Leukozyturie	≥ 10/GF	≥ 10/ml	≥ 5 Mio/Tag

Tabelle G.1-2 Methoden der Proteinuriediagnostik.

Methode	Prinzip	Aussage
Streifentest	Farbreaktion	semiquantitativ Empfindlichkeit 0,1 g/l Suchtest
Biuret nach TCA-Fällung	Farbreaktion	quantitativ Empfindlichkeit 0,05 g/l
Lowry	Farbreaktion	quantitativ Empfindlichkeit 0,03 g/l
Mikroalbuminurie	ELISA	quantitativ Empfindlichkeit 0,005 g/l Nachweis der diabetischen Mikroalbuminurie
SDS-PAGE	Gradientenelektrophorese	semiquantitativ Empfindlichkeit < 0,005 g/l vollständige Differenzierung sämtlicher Urinproteine in einem Untersuchungsgang
Einzelproteine*	immunologische Nachweismethoden	quantitativ
Immunfixationselektrophorese	immunologischer Nachweis	Paraproteine qualitativ

* z.B. α$_1$-Mikroglobulin, IgG

1.2 Erweiterte Labordiagnostik

1.2.1 Blutbild

1.2.2 Serumanalysen

Kalium, Natrium, Chlorid, Kalzium, Phosphat, Protein, Kreatinin, Harnstoff, alkalische Phosphatase, $HbA1_C$, Eisen, Transferrin, Ferritin.

1.2.3 Methoden zur Bestimmung der Nierenfunktion

Cystatin C im Serum ist als Marker zur Abschätzung der glomerulären Filtrationsrate geeignet (4).
Endogene Kreatinin-Clearance (C) mit Harnsammlung für 24 h oder 2× 12 h (Tag/Nacht) und Messung der Kreatinin-Konzentration im Blutplasma und Urin.
Clearance-Formel:

$$C_{Kreatinin}\ (ml/min) = \frac{Urinvolumen\ (ml/24\ h) \times Urinkreatinin\ (mg/dl)}{Serumkreatinin\ (mg/dl) \times 1440}$$

Hilfsmöglichkeit: Kreatinin-Clearance-Berechnung allein aus dem Serumkreatinin nach der Cockcroft-Formel:

$$C_{Kreatinin}\ (ml/min) = \frac{(140-Alter) \times Körpergewicht\ (kg)}{72 \times Serumkreatinin\ (mg/dl)}$$

Für SI-Einheiten lautet die Formel:

$$C_{Kreatinin}\ (ml/min) = \frac{(140-Alter) \times Körpergewicht\ (kg)}{0{,}82 \times Serumkreatinin\ (\mu mol/l)}$$

Bei Frauen muß das Ergebnis mit 0,85 multipliziert werden.
Eine Abschätzung der GFR kann auch nach der MDRD-Formel (abgeleitet aus der Modification of Diet in Renal Disease-Studie) erfolgen (5):

GFR $(ml/min/1{,}73\ m^2)$ = 186 × (Kreatinin Serum, mg/dl)$^{-1{,}154}$ × (Alter, Jahre)$^{-0{,}203}$ × (0,742 bei Frauen)

Normalwert: 80 – 140 ml/min (pro 1,73 m^2)

Nuklearmedizinische Clearance-Bestimmung, z.B. ^{51}Cr-EDTA.

1.2.4 Quantitative Harnsammlung über 24 h

- für Kreatinin-Clearance (vgl. Kap. G.1.2.3)
- Elektrolytausscheidung
- Harnstoffausscheidung (Beurteilung des Proteinkatabolismus)
- Glukose (Diabetes)
- Proteinurie (vgl. Kap. G.1.1.5)

1.2.5 Säure-Basen-Haushalt

HCO_3 wird ermittelt durch:

$$pH = pK + \frac{\log HCO_3^-}{0{,}03 \times pCO_2}$$

pCO_2-Messung (mit Elektrode): Geeignet sind Kapillarblut (Ohrläppchen ausreichend hyperämisiert), arterielles und venöses Blut. Im venösen Blut ist der pCO_2-Wert 6–8 mmHg höher.
pH-Messung (mit Elektrode): Geeignet sind Kapillarblut (Ohrläppchen ausreichend hyperämisiert), arterielles und venöses Blut. Im venösen Blut ist der pH-Wert um 0,02 niedriger.

1.2.6 Immunologische Diagnostik

(vgl. Kap. G2 und G4: „Tubulointerstitielle Nierenkrankheiten" und „Glomeruläre Nierenkrankheiten").

1.3 Spezielle Labordiagnostik

1.3.1 Hochdruckdiagnostik (Elektrolyte, spezielle hormonelle Parameter)

(vgl. Kap. F1 „Arterielle Hypertonie" und Abschnitt H „Erkrankungen der endogenen Organe und des Stoffwechsels").

1.3.2 Knochenstoffwechseldiagnostik (bei eingeschränkter Nierenfunktion bzw. Niereninsuffizienz)

- Kalzium, Phosphat, alkalische Phosphatase, alkalische Knochen-Phosphatase (6, 9)
- intaktes Parathormon (EDTA-Plasma)
- 25-OH-Vitamin D
- 1,25(OH)2D3
- Aluminium (Plasma) – nach Desferrioxamintest (vgl. auch Kap. G10 „Chronische Niereninsuffizienz")

1.3.3 Tubuläre Funktionsstörungen

(Pädiatrische Nephrologie)
Zusätzlich zur Analyse von Kreatinin, Elektrolyten, Harnsäure, Osmolalität erfolgen die Bestimmung der Urin-Aminosäure-Ausscheidung und Messung der tubulären Phosphatrückresorption.

1.4 Nuklearmedizinische Untersuchungen (7)

^{131}Jod-Hippuran: z.B. renaler Plasmafluß (RPF), seitengetrennte Funktion.
^{99m}Tc-DTPA: z.B. Clearance (GFR) – unter Captoprilgabe (Nierenarterienstenose-Diagnostik).
^{99m}Tc-MAG3: z.B. tubuläre Extraktionsrate (TER), seitengetrennte Funktion.
^{51}Cr-EDTA: (vgl. Kap. G.1.2.2 (5)).

1.5 Bildgebende Verfahren (8)

1.5.1 Sonographie

Z.B. Nierengröße, Echogenität, Zysten, Zystennieren, Hydronephrose, Raumforderung.

1.5.2 Farbkodierte Duplex-Sonographie

Z.B. Nierenarterienstenose, Nierentransplantatbeurteilung, Gefäßverhältnisse an den oberen Extremitäten (Cimino-Fistel).

1.5.3 i.v. Urogramm

Z.B. Harnabflußstörungen, Steine, Papillennekrosen.

1.5.4 Miktionszystourogramm (MCU)

Z.B. vesikoureteraler Reflux, Megaureteren.

1.5.5 Computertomographie (CT)

Z.B. Malignom, Hamartom, Niereninfarkt, Nephrokalzinose, Papillennekrose.

1.5.6 Magnetresonanztomographie (MRT)

Z.B. Malignom, Hamartom, Niereninfarkt (ohne Kontrastmittel).

1.5.7 Angiographie

(mit DSA- und DSI-Technik)
Z.B. Nierenarterienstenose, Shunt-Darstellung.

1.6 Perkutane Nierenbiopsie

Nur durch erfahrenen Nephrologen.

Indikationen

- nephrotisches Syndrom (ausgenommen: diabetische Nephropathie; relative Indikation: im Kindesalter)
- rasch progrediente Niereninsuffizienz ohne klinisch eindeutige Erklärung
- ungeklärte renale Symptomatik (z.B. Hämaturie, Proteinurie, eingeschränkte Nierenfunktion)

Kontraindikationen

Blutungsneigung, maligne Hypertonie, kleine Nieren (bei chronischer Nephropathie).

Technik

Die Biopsie erfolgt nach Hautanästhesie und kleinem Hautschnitt unter sonographischer Kontrolle. Mit der Biopsienadel (z.B. automatisches Biopty-Cut-Gerät) wird der Biopsiezylinder gewonnen, fixiert und morphologisch mit drei Methoden untersucht (konventionelle Histologie, Immunhistologie, Elektronenmikroskopie).
Nachbetreuung: 12 Stunden Bettruhe, Kontrollen von Blutbild und Blutdruck. Sonographische Nachuntersuchung.

1.7 Beckenkammbiopsie

(Zur morphologischen Beurteilung der renalen Osteopathie, z.B. zur Abklärung der Ätiologie einer Low-turn-over-Osteopathie [9]).
Nach Lokalanästhesie Punktion des Beckenkamms mit Yamshidi-Nadel. Der so gewonnene 1–2 cm lange Zylinder wird fixiert, nach Acrylateinbettung histologisch untersucht (einschließlich Aluminiumnachweis).

1.8 24-h-Blutdruckmessung

Indikationen sind z.B.
- Beurteilung des Tag-Nacht-Rhythmus (sekundäre Hypertonieformen)
- stark schwankende RR-Werte bei Blutdruckeinzelmessung
- Kontrolle der antihypertensiven Therapie (10, 11)

1.9 Molekulargenetische Diagnostik

Indikation z.B. bei Verdacht auf hereditäre Nephropathien (s. Kap. G7 „Hereditäre Nephropathien").

Literatur

1. Köhler H, et al.: Acanthocyturia – a characteristic marker for glomerular bleeding Kidney Int. 40 (1991) 115–120.
2. European Urinalysis Group: European guidelines for best practice in urinalysis. European Confederation of Laboratory Medicine (ECLM). Scand J Clin Lab Invest 231 (2000) 60.
3. Bazzi C, et al.: A modern approach to selectivity of proteinuria and tubulointerstitial damage in nephrotic syndrome. Kidney Int. 58 (2000) 1732–1741.
4. Mussap M, et al.: Cystatin C is a more sensitive marker than creatinine for the estimation of GFR in type 2 diabetic patients. Kidney Int. 61 (2002) 1453–1461.
5. Levey, et al.: National Kidney Foundation Practice Guidelines for Chronic Kidney Disease: Evaluation, Classification, and Stratification. Ann Intern Med 139 (2003) 137–147.
6. Couttenye MM, et al.: Low serum levels of alkaline phosphatase of bone origin: a good marker of adynamic bone disease in haemodialysis patients. Nephrol Dial Transplant 11 (1996) 1065–1072.
7. Bares R, Müller-Schauenburg W: Nuklearmedizinische Diagnostik der Niere. Radiologe 40 (2000) 938–945.
8. Visualizing the kidney. In: Davison M, Cameron JS., Grünfeld JP, Kerr DNS, Ritz E, Winearls CG (Eds.): Oxford Textbook of Clinical Nephrology. 2. Edition. Vol. 1 (1998) 95–155.
9. Jacobs C: Management of renal osteodystrophy. In: Davison M, Cameron JS., Grünfeld JP, Kerr DNS, Ritz E, Winearls CG (Eds.): Oxford Textbook of Clinical Nephrology. 2. Edition. Vol. 3 (1998) 2099–2102.
10. Leitlinien für die Prävention, Erkennung, Diagnostik und Therapie der arteriellen Hypertonie. Dtsch. Med. Wschr. 126 (2001) S201–S238.
11. Anlauf M, et al.: Ambulante 24-Stunden-Blutdruckmessung (ABDM). Dtsch. Med. Wschr. 123 (1998) 1426–1430.

2 Tubulointerstitielle Nierenkrankheiten

Definition

Tubulointerstitielle Nierenkrankheiten (TIN) sind akute und chronische Nierenkrankheiten unterschiedlicher Ätiologie, die durch primäre Läsionen im Interstitium (wie Infiltration von Entzündungszellen) und an den Tubuli gekennzeichnet sind. Als Schädigungsmechanismen liegen hauptsächlich Autoimmunprozesse zugrunde, die durch verschiedene Faktoren getriggert werden (5). Hier nicht behandelt sind die eitrigen-bakteriellen Infektionen der Nieren (s. Kap. G3 „Infektionen der Nieren und der Harnwege").

2.1 Akute tubulointerstitielle Nierenkrankheiten

- nicht-eitrige infektiöse TIN
- parainfektiöse TIN
- allergische TIN
- toxische TIN
- bei Systemerkrankungen (SLE, Vaskulitis, Sjögren-Syndrom, Sarkoidose, Kryoglobulinämie, lymphoproliferative Erkrankungen, Paraproteinämien)
- im Rahmen einer akuten Transplantatabstoßung
- idiopathische akute TIN mit Uveitis (TINU)

Symptome und Befunde

Akut auftretende Verschlechterung der Nierenfunktion mit oder ohne Oligo-/Anurie, verbunden mit Fieber (nicht obligat), Arthralgien, Leukozyturie (mit Zylindern), geringer Proteinurie (< 2 g/Tag, tubuläre Proteinurie mit Ausscheidung kleinmolekularer Proteine wie α_2-Mikroglobulin), aber auch nephrotisches Syndrom nach Einnahme nicht-steroidaler Antirheumatika, Tubulusfunktionsstörungen (tubuläre Azidosen, Aminoazidurie, normoglykämische Glukosurie, vermindertes Konzentrierungsvermögen des Urins), Hämaturie (nicht obligat) sowie Flankenschmerzen (nicht obligat). Hautveränderungen (bei Medikamentenallergien und Autoimmunerkrankungen), Augenveränderungen (Uveitis beim TINU-Syndrom, Konjuktivitis sicca beim Sjögren-Syndrom).

Vorgeschichte

Vorausgegangene oder synchron ablaufende Infektion oder Exposition mit Medikamenten oder Toxinen. Hinweise auf vorbestehende Nierenerkrankungen? Hinweise auf Systemerkrankungen?

Rationelle Diagnostik

Obligatorisch: Retentionsparameter, Elektrolyte, Blutbild mit Differentialblutbild (Eosinophilie), Urinstatus und -sediment, Sonographie.
Fakultativ: Eosinophilenfärbung i.U., Immunfixation im Urin, infektiologische Diagnostik einschließlich Blutkulturen, ggf. Hantaanvirus-Serologie und andere virale Serologien, Autoimmundiagnostik (ANA, anti-DNS Ak, ANCA, anti-GBM Ak bei entsprechendem Verdacht), ACE und 1,25-Vitamin-D3 im Serum bei V.a. Sarkoidose.
Die Sicherung der spezifischen medikamentösen Substanz als Auslöser einer medikamentenallergischen TIN kann bei zwingender Indikation mit dem Lymphozytentransformationstest frühestens 4–6 Wochen nach Erkrankungsmanifestation erfolgen.
Sicherung der Diagnose: Nierenbiopsie (2).

Differentialdiagnose

Funktionelle Oligurie, akutes Nierenversagen anderer Genese, akute glomeruläre oder vaskuläre Nierenkrankheiten.

Auslösende Erkrankungen

Virale Infektionen: Hantaanvirus, insbesondere Puumulavirus, Hepatitis A, C, Masern, EBV, CMV, HIV, Polyomavirus (BK-Virus, fast nur bei Patienten nach Nierentransplantation unter Immunsuppresion mit MMF/Tacrolimus).
Bakterielle Infektionen (parainfektiös): z.B. Streptokokken, Staphylokokken, Corynebakterium diphtheriae, Legionellen, Salmonellen, Yersinien, Brucellose, Spirochäten.
Andere Infektionen: z.B. Toxoplasmen, Mykoplasmen, Leishmanien, Rickettsien.
Medikamentenhypersensitivität bzw. -toxizität (häufigste Ursache): Penicillin- und Cephalosporinantibiotika, Ciprofloxacin, Rifampicin, Vancomycin, Sulfonamide, nicht-steroidale Antiphlogistika (NSA) einschließlich COX-2-Inhibitoren, Pyrazolone, Phenytoin, Carbamazepin, Bisacodyl, Allopurinol, Captopril, H_2-Blocker, Protonenpumpenblocker, Thiazide, Azthioprin, Furosemid, Fibrate, Interferon α, Interleukin 2, 5-Aminosalicylsäure (hierbei meist Übergang in chronische TIN).
Klinische Besonderheiten bei der medikamentenallergischen TIN: häufig Exanthem, Flankenschmerzen, Eosinophilie, Eosinophilurie.
Pflanzentoxine: Pilze: Cortinarius orellanus u.a.

Therapie

Bei infektiöser und parainfektiöser TIN: Behandlung der Grundkrankheit.
Bei allergischer und toxischer TIN: Spontanremission bei Absetzen des Allergens, gegebenenfalls kurzdauernd Steroide (orales Prednison 1 mg/kg KG für 3 Wochen, dann Reduktion) bei zusätzlichen extrarenalen Komplikationen oder nur zögerlichen Verbesserungen der Nierenfunktion, bei schwerer histologisch gesicherter akuter TIN und fehlender Verbesserung unter Steroiden Versuch mit oralem Cyclophosphamid (**Empfehlungsgrad D; 2, 5**).

Prognose

Bei Vermeidung der Reexposition und nicht vorgeschädigter Niere ist die Prognose gut. In einigen Fällen Übergang in eine chronische Niereninsuffizienz.

2.2 Chronische tubulointerstitielle Nierenkrankheiten

- als Begleiterkrankung bei Proteinurie
- Analgetikanephropathie
- Balkannephropathie
- chinesische Kräutertees (Aristolochiasäure)
- Sonderformen

2.2.1 Durch Proteinurie bedingte chronische TIN

Definition
Eine chronische TIN ist Begleiterscheinung fast jeder Proteinurie. Eine verstärkte tubuläre Rückresorption von Proteinen führt zur Infiltration des Interstitiums mit Enzündungszellen. Die TIN bestimmt das Ausmaß des Fortschreitens der Niereninsuffizienz selbst bei primären Glomerulopathien.

Therapie
Reduktion der Proteinurie durch ACE-Hemmer (**Empfehlungsgrad A; 4**).

2.2.2 Analgetikanephropathie

Definition
Chronisch-progredienter Prozeß, der durch eine toxische Markschädigung bis hin zur Papillennekrose und eine chronische TIN mit Übergang in interstitielle Fibrose charakterisiert ist.

Ätologie und Klinik
Jahre- bis jahrzehntelange regelmäßige Einnahme von Kombinationsanalgetika mit Phenacetin/Paracetamol, Salicylaten und Coffein (mehr als 1–2 kg). Im Gegensatz zur Einnahme phenacetinhaltiger Kombinationen liegen für paracetamolhaltige Mischpräpate nur begrenzt Daten vor (1, 6). Allerdings kann die Einnahme verschiedener Analgetika einschließlich Paracetamol zu einer Progression einer vorbestehenden Niereninsuffizienz führen und ist mit einem erhöhten Risiko der chronischen Niereninsuffizienz verknüpft (3).

Die klassische Analgetikanephropathie ist gekennzeichnet durch:
- eine chronische, langsam progrediente Niereninsuffizienz
- tubuläre Funktionsdefekte, sterile Leukozyturie, geringe Proteinurie (< 2 g/Tag)
- unregelmäßig geschrumpfte Nieren mit Nachweis verkalkter Papillennekrosen, gegebenenfalls Makrohämaturie und Harnstauung bei Abstoßung von Papillennekrosen
- zum Ausmaß der Niereninsuffizienz inadäquate Anämie, Magen- und Duodenalulzera, Hyperpigmentierung der Haut, Hypertonie (> 50%), vorzeitige Arteriosklerose
- dem erhöhten Risiko für Urothelkarzinome

Rationelle Diagnostik
Obligatorisch: Retentionsparameter, Elektrolyte, Blutgase, Urinstatus und -sediment, Nachweis der Papillennekrosen mit Sonographie, Goldstandard zum Nachweis von Papillennekrosen ist das CT ohne Kontrast, Urinzytologie aus dem zweiten Morgenurin (Urotheltumoren).

Differentialdiagnose der Papillennekrose:
- Sichelzellkrankheit
- Diabetes mellitus
- obstruktive Uropathie
- nicht-steroidale Analgetika
- Pyelonephritis
- Vaskulitis

Therapie
- Weglassen aller peripherer Analgetika und nicht-steroidaler Antiphlogistika (**Empfehlungsgrad D; 3**)
- bei bestehender Analgetikanephropathie halbjährliche Sonographie und Urinzytologie zur frühzeitigen Erkennung eines Urotheltumors
- bei Harnwegsobstruktion durch sequestrierte Papillennekrosen urologische Intervention, Schmerztherapie
- Hypertoniebehandlung (bei Niereninsuffizienz mit ACE-Hemmern zur Progressionsverlangsamung, **Empfehlungsgrad A; 4**)
- allgemeine Therapieprinzipien der chronischen Niereninsuffizienz

Prognose
Falls Diagnosestellung und Auslaß der Analgetika bei einer Kreatinin-Clearance von > 30 ml/min erfolgen, kann mit einer Stabilisierung der Nierenfunktion gerechnet werden. Die Langzeitprognose ist durch die Entwicklung von Urotheltumoren eingeschränkt.

2.2.3 Balkannephropathie

Definition und Klinik
Chronische TIN mit progredientem Verlauf mit ähnlichen renalen Symptomen wie die Analgetikanephropathie, aber keine Papillennekrosen. Entwicklung von Urotheltumoren.

Besonderheit
Die Erkrankung ist streng gebunden an eine mindestens zehnjährige Lebensphase in einem der Endemiegebiete (Serbien, Bulgarien, Rumänien).

Ursache
Vermutlich toxisch durch Ochratoxin.

Therapie
Keine spezifische bekannt. Meiden von ochratoxinhaltigen Nahrungsmitteln.
Bei Niereninsuffizienz: ACE-Hemmer zur Progressionsverlangsamung (**Empfehlungsgrad A; 4**).

2.2.4 Nephropathie durch chinesische Kräutertees

Definition und Klinik
Hauptsächlich in Belgien und Japan beschriebene chronische hypozelluläre TIN nach regelmäßiger

Einnahme von chinesischen Kräuterpräparaten, die Aristolochiasäure enthalten. Es besteht eine Korrelation zwischen kumulativer Dosis und Progression der Niereninsuffizienz. Als Spätfolge treten Urothelkarzinome auf.

Therapie

Keine spezifische bekannt. Meiden der Kräuterpräparate.
Bei Niereninsuffizienz: ACE-Hemmer zur Progressionsverlangsamung **(Empfehlungsgrad A; 4)**.

2.2.5 Sonderformen der chronischen tubulointerstitiellen Nierenkrankheiten

Beispiele:
- diffuse oder granulomatöse TIN bei nicht-steroidalen Antiphlogistika
- granulomatöse TIN bei Sarkoidose, Tuberkulose, Morbus Wegener, Lues, Pilzerkrankungen
- begleitende TIN bei Glomerulonephritiden (z.B. Goodpasture-Syndrom, Lupusnephritis)
- bei kongenitalen Erkrankungen wie Nephronophthise, Alport-Syndrom, u.a. Eine spezielle Form der chronischen TIN ist durch Mutationen der mitochondrialen DNS beschrieben worden
- bei chronischen vesiko-uretralem Reflux
- Stoffwechsel- und Elektrolyterkrankungen (Hyperkalziämie, Hyperurikämie Oxalose, Kaliumdepletion u.a.)
- Plasmozytom, Leichtkettenerkrankung, lymphoproliferative Erkrankungen, aplastische Anämie
- chronische Schwermetallintoxikationen (Kadmium, Blei, Kupfer)
- Medikamenteneinnahme (Lithium, Cyclosporin, Cisplatin, und viele andere [5])
- Amyloidose
- nach Radiatio

Diagnostik

Serumelektrolyte (K, Na, Kalzium, Phosphat), Retentionswerte, venöser Säure-Basen-Status, ACE und 1,25-Vitamin-D3 im Serum bei V.a. granulomatöse Erkrankungen, Elektrophorese, Leichtketten im Urin (Bence-Jones-Protein), Urinsediment. Nierenbiopsie, soweit definitive Ursache aus klinischem Kontext nicht klärbar und prognostisch oder therapeutisch relevant ist.

Literatur

1. Feinstein AR, Heinemann LA, Corhan GC, et al.: Relationship between nonphenacetin combined analgesics and nephropathy: a review. Kidney Int 58 (2000) 2259–2264.
2. Fisher MX, Neilson EG: Treatment of acute interstitial nephritis. In: Brady H, Wilcox C (Eds.): Therapy in nephrology and hypertension, WB Saunders, London (2003) 297–304.
3. Fored CM, Ejerbald E, Lindblad P, et al.: Acetaminophen, aspirin, and chronic renal failure. N Engl J Med 345 (2001)1801–1808.
4. Jafar TH, Schmid CH, Landa M, et al.: Angiotensin-converting enzyme inhibitors and progression of nondiabetic renal disease. A meta-analysis of patient-level data. Ann Intern Med 135 (2001) 73–87.
5. Rossert J: Drug-induced acute interstitial nephritis. Kidney Int 60 (2001) 804–817.
6. De Broe M, Eleviers MM: Analgesic nephropathy. New Engl J Med 446 (1998) 446–452.

3 Infektionen der Nieren und der Harnwege

Definition und Basisinformationen

Es überwiegen bakterielle Infektionen, meist mit gramnegativen Erregern. Bei iatrogener Infektion, besonders nach Instrumentation an den Harnwegen und bei Immunsuppression, treten auch vermehrt Virus- bzw. Pilzinfektionen auf. Anhand der Lokalisation, der Symptomatik, der Patientencharakteristik und anhand vorbestehender Begleiterkrankungen können die meisten Infektionen einem von sechs klinischen Bildern zugeordnet werden (Tab. G.3-1), für die spezielle diagnostische und therapeutische Strategien entwickelt wurden. Für die häufigsten und ambulant zu behandelnden Formen sind diese in Abb. G.3-1 dargestellt, die Therapiestrategien der restlichen klinischen Bilder werden in den entsprechenden Abschnitten dargelegt. Als Basisdiagnostik für eine korrekte Zuordnung gilt die Anamnese, die körperliche Untersuchung einschließlich der Inspektion des Genitale sowie die Urinuntersuchung mittels Streifentest und Mikroskopie (Leukozyturie und Bakteriurie; s. auch Kap. G1 „Diagnostische Methoden in der Nephrologie"). Initiale Urinkulturen gehören bei allen symptomatischen Infektionen mit Ausnahme der unkomplizierten Zystitis ebenfalls zur Basisdiagnostik. Urinsediment und Urinkulturen sind auch bei Fieber unklarer Genese, bei unklaren Abdominalbeschwerden, Flankenschmerz und V.a. Appendizitis zum Ausschluß eines zugrundeliegenden Harnwegsinfekts indiziert. Desweiteren bei Schwangerschaft, Miktionsbeschwerden, Makrohämaturie sowie vor und nach operativen Eingriffen im Bereich des Harntrakts.

Der häufigste Erreger ist E. coli (70–85%) gefolgt von Proteus mirabilis, jedoch gerade bei komplizierten oder nosokomialen Infektionen kommen auch vermehrt Infektionen mit Problemkeimen vor (Klebsiellen, Staphylokokken, Enterokokken und Pseudomonas aeruginosa). Allgemein gilt im korrekt gewonnenen Mittelstrahlurin eine Keimzahl von mehr als 10^5/ml als pathologisch. Bei der Beurteilung muß jedoch auch die bestehende Symptomatik, die Art der Uringewinnung und das vermutete klinische Bild berücksichtigt werden. Bei typischer Anamnese/Symptomatik hat auch eine Keimzahl von 10^3/ml einen hohen positiv-prädiktiven Wert und bei invasiver Uringewinnung sind auch 10^2/ml beweisend für eine Infektion. Insgesamt ist weniger die Keimzahl als das Vorliegen einer Leukozyturie mit dem Nachweis eines Erregers in Monokultur von diagnostischer Bedeutung. Bei einem Nierenabszeß ohne Drainage in die ableitenden Harnwege kann der Erregernachweis mißlingen.

Die Indikation zu weiterführenden Untersuchungen (Blutkulturen bei Fieber, Sonographie der Nieren und Harnwege, Restharnbestimmung, invasiven urologischen Untersuchungen u.a.) ergibt sich aus dem jeweiligen klinischen Bild (s. unten und Tab. G.3-1 sowie Kap. G1 „Diagnostische Methoden in der Nephrologie").

Symptomatik nach Lokalisation

Urethritis: In der Regel kein Fieber, aber Dysurie, Pollakisurie und Schmerzen in der Harnröhre; bei Beteiligung der Prostata evtl. Schmerzen im Damm; Leukozyturie besonders in der ersten Harnportion.

Zystitis: In der Regel kein Fieber, aber Dysurie, Pollakisurie und Tenesmen; Leukozyturie im Mittelstrahlurin.

Pyelonephritis: In der Regel Fieber, Flankenschmerzen und klopfschmerzhaftes Nierenlager (häufig einseitig), bei Komplikationen wie Urosepsis oder Nierenabszeß stehen systemische Symptome im Vordergrund; lokale Symptome können fehlen; eine gleichzeitige Infektion aller drei Lokalisationen mit kombinierter Symptomatik ist möglich.

Klinische Bilder

Tabelle G.3-1 Klinische Einteilung der Harnwegsinfektionen.

1. Akute unkomplizierte Zystitis der Frau
2. Akute Zystitis bei Erwachsenen mit Gefahr der okkulten Nieren- oder Prostatabeteiligung, jedoch ohne weitere komplizierende Faktoren
3. Rekurrierende Zystitis bei gesunden Frauen
4. Akute unkomplizierte Pyelonephritis der jungen Frau
5. Komplizierte Infektion der Nieren und der Harnwege
6. Asymptomatische Bakteriurie

3.1 Akute unkomplizierte Zystitis der Frau

Diese zählt zu den häufigsten infektiösen Erkrankungen überhaupt. Mit der Aufnahme der sexuellen Aktivität steigt die Inzidenz auf ca. 0,5 Episoden pro Jahr (sog. honeymoon cystitis) und sinkt später auf ca. 0,1 Episoden pro Frauenjahr (7). Es bestehen keine erkennbaren anatomischen oder funktionellen Veränderungen im Bereich des Harntrakts und keine begünstigenden Grunderkrankungen. Bei empirischen Therapieentscheidungen muß die Resistenzsituation vor Ort mitberücksichtigt werden. Falls in den lokalen E.-coli-Isolaten die Resistenzrate gegenüber Trimethoprin + Sulfamethoxazol mehr als 20% beträgt (laut Arbeitsgemeinschaft „Empfindlichkeitsprüfung und Resistenz" der Paul-Ehrlich-Gesellschaft betrug diese im Jahr 2001 in Deutschland 34%), sollte ein Fluorchinolon bevorzugt werden, ansonsten wird zur Minimierung von Kosten und zur Vermeidung von Fluorchinolon-Resistenzen weiterhin Trimethoprin + Sulfamethoxazol empfohlen **(Empfehlungsgrad B; 2, 8)**.

Diagnostik- und Therapiestufenplan

Siehe Abb. G.3-1.

3.2 Akute Zystitis bei Erwachsenen mit Gefahr der okkulten Nieren- oder Prostatabeteiligung, jedoch ohne weitere komplizierende Faktoren

Im Gegensatz zur unkomplizierten Zystitis bei Frauen tritt bei Erwachsenen mit akuter Zystitis und einem der unten aufgeführten Risikofaktoren eine okkulte Mitbeteiligung der Nieren oder der Prostata häufig auf. Diese erfordert den Versuch einer Erregerisolierung und eine längere antibiotische Therapie. Risikofaktoren sind männliches Geschlecht, ältere Patientinnen, Schwangerschaft, kürzliche Manipulation im Bereich der Harnwege, Z.n. Harnwegsinfektionen in der Kindheit, kurz zurückliegende Antibiotikaeinnahme, Symptomatik seit mehr als 7 Tagen, Diabetes mellitus.

Diagnostik- und Therapiestufenplan
Siehe Abb. G.3-1.

3.3 Rekurrierende Zystitis bei gesunden Frauen

Bei einer Reinfektion (> 14 Tage nach erfolgreicher Therapie) sollte überprüft werden, ob die Patientin durch vorbeugendes Verhalten (Erhöhung der Trinkmenge, keine Exposition der Vagina mit spermiziden Substanzen bzw. Wechsel der praktizierten Kontrazeption) Rezidive vermeiden kann. Bei postmenopausalen Frauen kann eine vaginale Applikation von Östrogenen die Rezidivrate reduzieren **(Empfehlungsgrad B; 13)**.
Hilfreich ist außerdem die Harnansäuerung mit z.B. L-Methionin (3× 500 mg/Tag, **Empfehlungsgrad C; 3)**. Bei weiterhin mehr als drei Reinfektionen pro Jahr sind nach erfolgreicher Therapie einer akuten Infektion drei verschiedene Strategien erfolgreich:
– Niedrigdosierte Dauerprophylaxe mit Trimethoprim ± Sulfamethoxazol (80/400 mg/Tag oder dreimal pro Woche), bei Versagen Fluorchinolone (z.B. Norfloxacin 200 mg/Tag) für 6 Monate (in der Schwangerschaft Cephalosporine);
– Bei mit Geschlechtsverkehr assoziierten Reinfektionen postkoital einmalig Fluorchinolone (z.B. Ciprofloxacin 250 mg) oder Trimetoprin ± Sulfamethoxazol (40/200 oder 80/400 mg);
– Verzicht auf eine Dauerprophylaxe und Selbstmedikation mit den o.g. Medikamenten für 3 Tage, sobald die Patientin Symptome bemerkt **(Empfehlungsgrad A; 1, 6, 12)**.

3.4 Akute unkomplizierte Pyelonephritis der jungen Frau

Diese muß bei der Präsentation mit Fieber (> 38 °C), Flankenschmerzen, Schüttelfrost, Übelkeit/Erbrechen vermutet werden. Aufgrund der guten Prognose bei milder klinischer Symptomatik kann bei gewährleisteter enger Überwachung eine ambulante Therapie mit Fluorchinolonen (z.B. Ciprofloxacin 2× 500 mg/Tag) oder bei bekannter Empfindlichkeit auch mit Trimetoprim/Sulfamathoxazol (2× 160/800 mg/Tag) erfolgen. Bei gutem Ansprechen erfolgt eine Fortsetzung für 7–14 Tage **(Empfehlungsgrad A; 14, 15)**. Bei fehlendem Ansprechen und bei allen Pyelonephritiden mit initial bereits deutlicher Klinik ist eine stationäre Aufnahme mit Ultraschalluntersuchung, Gewinnung von Blutkulturen und Beginn einer i.v.-Antibiose angezeigt (Fluorchinolone, Aminoglykoside ± Ampicillin oder Cephalosporin ± Aminoglykosid, bei V.a. grampositiven Erreger Ampicillin/Sulbactam ± Aminoglykosid). Falls es innerhalb der ersten 72 h zu einer Besserung der Symptomatik kommt, kann die begonnene Therapie oral fortgeführt und nach 10–14 Tagen beendet werden **(Empfehlungsgrad B; 15)**. Eine abschließende Urinkultur oder Diagnostik ist in diesem Fall nicht indiziert. Bei fehlender Besserung nach 72 h sollte eine Anpassung der Therapie anhand des Antibiogramms und ggf. eine weiterführende urologische Untersuchung erfolgen. Nachgewiesene, reversible Risikofaktoren für einen komplizierten Verlauf sollten behandelt werden. Die Gesamtdauer der antibiotischen Therapie sollte mindestens 14 Tage betragen. Bei schweren Verläufen/Abszeßbildung muß ggf. eine deutlich längere, orale Nachbehandlung erfolgen. Eine Kontrolle der Urinkultur erscheint 1–2 Wochen nach erfolgreichem Ansprechen sinnvoll, Studien hierzu fehlen jedoch (2, 15).

3.5 Komplizierte Infektion der Nieren und der Harnwege

Komplizierte Infektionen liegen dann vor, wenn aufgrund von Begleitumständen ein hohes Risiko für einen schweren Verlauf und das Auftreten von Komplikationen besteht oder wenn die Wahrscheinlichkeit für ein initiales Therapieversagen hoch ist. Zu diesen Begleitumständen gehören:
– Jede Pyelonephritis eines Erwachsenen außer bei jungen Frauen.
– Störungen des Harnflusses und strukturelle Veränderungen der Harnwege (z.B. Steinleiden, Blasendivertikel, Strikturen von Ureteren oder Urethra, Nierenzysten, Ileumkonduit, Tumoren u.a.).
– Funktionelle Störungen (z.B. neurogene Blasenstörung, vesikoureteraler Reflux).
– Fremdkörper (Blasenkatheter, Ureterstent, Nephrostoma).
– Weitere Faktoren: bestehende Niereninsuffizienz, Transplantatniere, Immunsuppression, Neutropenie, nosokomiale Infektion, Prostatitis, Mehrfachresistenz des Erregers.

Lediglich bei lokalisierter Zystitis kann eine ambulante, siebentägige Therapie mit Fluorchinolonen angewandt werden (siehe „akute komplizierte, lokalisierte Zystitis" Abb. G.3-1). In allen anderen Fällen ist wie bei einer schweren Pyelonephritis der jungen Frau eine stationäre Aufnahme mit Beginn einer empirischen i.v.-Antibiose und zusätzlich der Gewin-

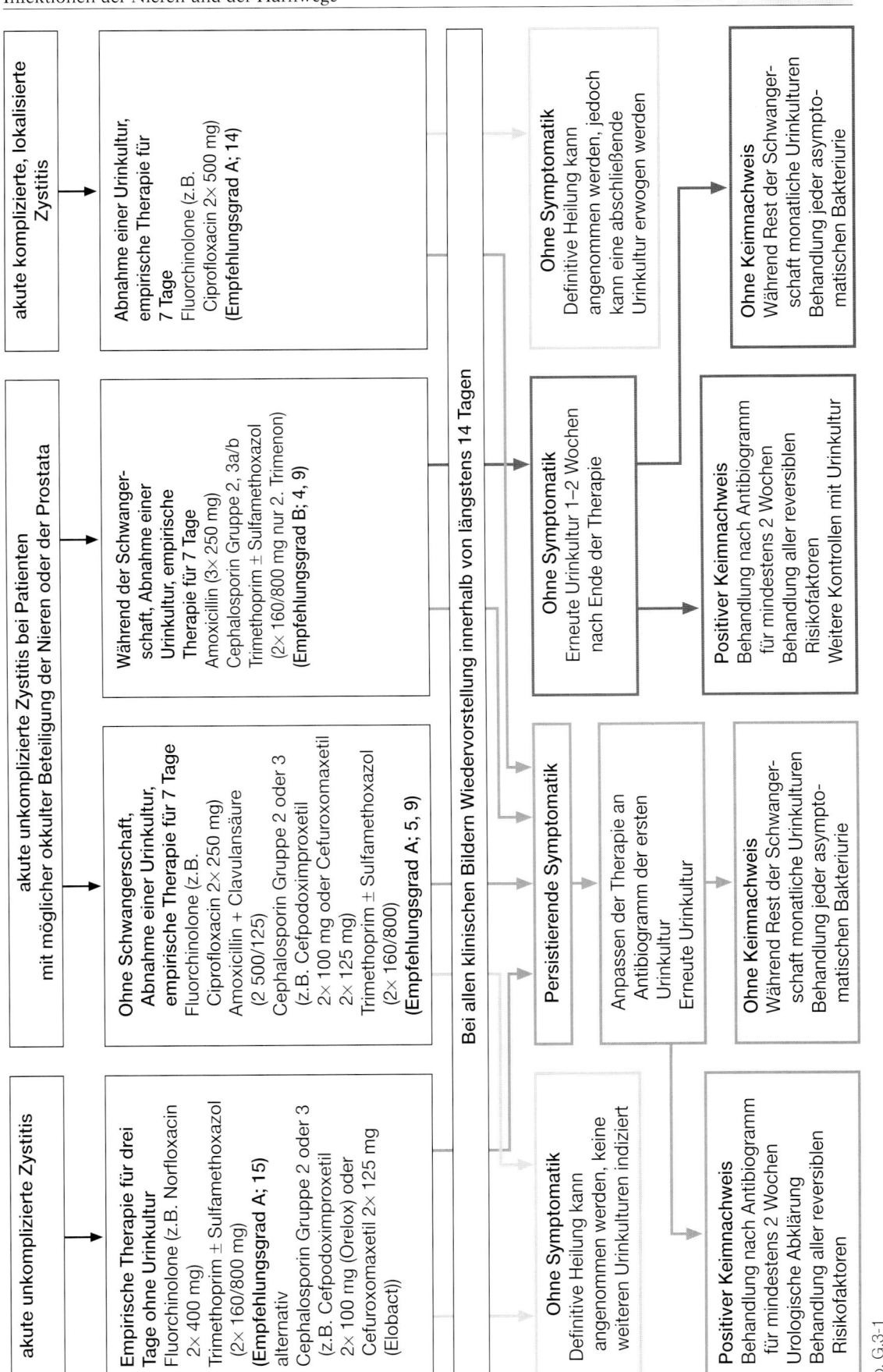

Infektionen der Nieren und der Harnwege

akute unkomplizierte Zystitis

→ Empirische Therapie für drei Tage ohne Urinkultur
Fluorchinolone (z.B. Norfloxacin 2× 400 mg)
Trimethoprim ± Sulfamethoxazol (2× 160/800 mg)
(Empfehlungsgrad A; 15)
alternativ
Cephalosporin Gruppe 2 oder 3 (z.B. Cefpodoximproxetil 2× 100 mg (Orelox) oder Cefuroxomaxetil 2× 125 mg (Elobact))

akute unkomplizierte Zystitis bei Patienten mit möglicher okkulter Beteiligung der Nieren oder der Prostata

→ Ohne Schwangerschaft, Abnahme einer Urinkultur, empirische Therapie für 7 Tage
Fluorchinolone (z.B. Ciprofloxacin 2× 250 mg)
Amoxicillin + Clavulansäure (2 500/125)
Cephalosporin Gruppe 2 oder 3 (z.B. Cefpodoximproxetil 2× 100 mg oder Cefuroxomaxetil 2× 125 mg)
Trimethoprim ± Sulfamethoxazol (2× 160/800)
(Empfehlungsgrad A; 5, 9)

→ Während der Schwangerschaft, Abnahme einer Urinkultur, empirische Therapie für 7 Tage
Amoxicillin (3× 250 mg)
Cephalosporin Gruppe 2, 3a/b
Trimethoprim ± Sulfamethoxazol (2× 160/800 mg nur 2. Trimenon)
(Empfehlungsgrad B; 4, 9)

akute komplizierte, lokalisierte Zystitis

→ Abnahme einer Urinkultur, empirische Therapie für 7 Tage
Fluorchinolone (z.B. Ciprofloxacin 2× 500 mg)
(Empfehlungsgrad A; 14)

Bei allen klinischen Bildern Wiedervorstellung innerhalb von längstens 14 Tagen

Ohne Symptomatik
Definitive Heilung kann angenommen werden, keine weiteren Urinkulturen indiziert

Positiver Keimnachweis
Behandlung nach Antibiogramm für mindestens 2 Wochen
Urologische Abklärung
Behandlung aller reversiblen Risikofaktoren

Persistierende Symptomatik
Anpassen der Therapie an Antibiogramm der ersten Urinkultur
Erneute Urinkultur

Ohne Symptomatik
Erneute Urinkultur 1–2 Wochen nach Ende der Therapie

Positiver Keimnachweis
Behandlung nach Antibiogramm für mindestens 2 Wochen
Behandlung aller reversiblen Risikofaktoren
Weitere Kontrollen mit Urinkultur

Ohne Symptomatik
Definitive Heilung kann angenommen werden, jedoch kann eine abschließende Urinkultur erwogen werden

Ohne Keimnachweis
Während Rest der Schwangerschaft monatliche Urinkulturen
Behandlung jeder asymptomatischen Bakteriurie

Ohne Keimnachweis
Während Rest der Schwangerschaft monatliche Urinkulturen
Behandlung jeder asymptomatischen Bakteriurie

Abb. G.3-1

nung von Blutkulturen indiziert (Empfehlungen auch für weiterführende Diagnostik siehe dort). Da bei komplizierten Infektionen der Nieren und der Harnwege ohne Beseitigung der prädisponierenden Begleitumstände meist keine dauerhafte Sanierung erfolgen kann, ist zusätzlich eine weiterführende Diagnostik und Beseitigung der behebbaren Begleitumstände erforderlich **(Empfehlungsgrad A; 9, 10)**.

3.6 Asymptomatische Bakteriurie

Der Nachweis desselben Erregers in zwei unabhängig gewonnen Mittelstrahlurinproben mit einer Keimzahl von mehr als 10^5 Erregern ohne klinische Symptomatik wird als asymptomatische Bakteriurie bezeichnet, besonders bei älteren Personen und Dauerkatheterträgern besteht häufig auch eine Leukozyturie. Bisher konnte in solchen Situationen kein Vorteil einer prophylaktischen Intervention nachgewiesen werden. Aus diesem Grund wird außer bei Patienten mit speziellen Risikofaktoren (Schwangerschaft, vesikouretralem Reflux oder Z.n. Nierentransplantation) keine spezifische Therapie oder weiterführende Diagnostik empfohlen **(Empfehlungsgrad B; 15, 16)**.

3.7 Weitere klinische Bilder

Ähnlich wie für die asymptomatische Bakteriurie wird bei Dauerkatheterträgern häufig auch eine asymptomatische Candidurie beobachtet. Eine antifungale Therapie ist hier nicht indiziert **(Empfehlungsgrad A; 11)**.
Bei den bisher aufgeführten klinischen Bildern erfolgt die Infektion meist aszendierend. Bei hämatogener Niereninfektion mit sekundärer Beteiligung der ableitenden Harnwege, zu der auch die Nierentuberkulose gehört, handelt es sich häufig durch die mögliche Infektion weiterer Organe um schwere Krankheitsbilder, die einer stationären Behandlung bedürfen. Die Therapie richtet sich nach bestehender Grunderkrankung, Symptomatik und nachgewiesenem Erreger.

Literatur

1. Chew LD, Fihn SD: Recurrent cystitis in nonpregnant women. West J Med 170 (1999) 274–277.
2. Fihn SD: Clinical practice. Acute uncomplicated urinary tract infection in women. N Engl J Med 349 (2003) 259–266.
3. Fünfstück R, Straube E, Schildbach O, et al.: Prevention of reinfection by L-methionine in patients with recurrent urinary tract infection. Med Klin (Munich) 92 (1997) 574–581.
4. Gerber A: „Einfache" Harnwegsinfektionen: Diagnostik, Therapie und Prophylaxe. Schweiz Med Forum 11 (2003) 267.
5. Gomolin IH, Siami PF, Reuning-Scherer J, et al.: Efficacy and safety of ciprofloxacin oral suspension versus trimethoprim-sulfamethoxazole oral suspension for treatment of older women with acute urinary tract infection. J Am Geriatr Soc 49 (2001) 1606–1613.
6. Hooton TM: Recurrent urinary tract infection in women. Int J Antimicrob Agents 17 (2001) 259–268.
7. Hooton TM, Scholes D, Hughes JP, et al.: A prospective study of risk factors for symptomatic urinary tract infection in young women. N Engl J Med 335 (1996) 468–474.
8. Le TP, Miller LG: Empirical therapy for uncomplicated urinary tract infections in an era of increasing antimicrobial resistance: a decision and cost analysis. Clin Infect Dis 33 (2001) 615–621.
9. Naber KG, Fünfstück R, Hofstetter A, et al.: Empfehlungen zur antimikrobiellen Therapie von Infektionen der Nieren und des Urogenitaltraktes bei Erwachsenen. Chemotherapie Journal 9 (2000) 193–199.
10. Nicolle LE: A practical guide to the management of complicated urinary tract infection. Drugs 53 (1997) 583–592.
11. Sobel JD, Kauffman CA, McKinsey D, et al.: Candiduria: a randomized, double-blind study of treatment with fluconazole and placebo. The National Institute of Allergy and Infectious Diseases (NIAID) Mycoses Study Group. Clin Infect Dis 30 (2000) 19–24.
12. Stamm WE, McKevitt M, Roberts PL, et al.: Natural history of recurrent urinary tract infections in women. Rev Infect Dis 13 (1991)77–84.
13. Stapleton A, Stamm WE: Prevention of urinary tract infection. Infect Dis Clin North Am 11 (1997) 719–733.
14. Talan DA, Klimberg IW, Nicolle LE, et al.: Once daily, extended release ciprofloxacin for complicated urinary tract infections and acute uncomplicated pyelonephritis. J Urol 171 (2004) 734–739.
15. Warren JW, Abrutyn E, Hebel JR, et al.: Guidelines for antimicrobial treatment of uncomplicated acute bacterial cystitis and acute pyelonephritis in women. Infectious Diseases Society of America (IDSA). Clin Infect Dis 29 (1999) 745–758.
16. Zhanel GG, Harding GK, Guay DR: Asymptomatic bacteriuria. Which patients should be treated? Arch Intern Med 150 (1990) 1389–1396.

4 Glomeruläre Nierenkrankheiten

Definition und Basisinformation

Glomerulonephritiden (GN) sind vorwiegend immunologisch vermittelte Erkrankungen, die diffus oder fokal, d.h. nur in einzelnen Glomeruli, und innerhalb der Glomeruli segmental oder global auftreten. Wichtige klinische Manifestationstypen beinhalten eine nephrotische Verlaufsform (Ödeme, Proteinurie über 3,5 g/Tag, Hypoproteinämie, Hyperlipoproteinämie) und rapid progrediente Verläufe (Nierenfunktionsverlust in Wochen bis Monaten). Die dritte klinische Verlaufsform, das „nephritische Syndrom" (Hämaturie, Hypertonie, nicht-nephrotische Proteinurie) geht fließend in oligosymptomatische Verläufe über. Die individuelle Prognose und Verlaufsformen einzelner GN sind prinzipiell hochvariabel, häufig lassen sich aber prognostisch wichtige Parameter bzw. typische Verläufe identifizieren (s.u.). Bei allen progredienten GN findet sich sekundär eine Schädigung des renalen Tubulointerstitiums. Von den GN werden die Glomerulopathien unterschieden, denen nicht primär entzündliche, krankhafte Veränderungen der Glomeruli zugrunde liegen (z.B. diabetische Nephropathie, renale Amyloidose).

Klassifikation

Primäre GN: Klinisch pathologische Befunde sind (weitestgehend) auf die Nieren beschränkt. Klassifikation nach dem histologischen Befund:
- mesangioproliferative GN mit glomerulären IgA-Ablagerungen (IgA-Nephropathie) oder ohne
- „minimal-change"-GN
- fokal-segmental sklerosierende GN
- membranöse GN
- membranoproliferative (mesangiokapilläre) GN-Typ-I, -Typ-II, -Typ-III
- Antibasalmembran-Antikörper GN (lineare Immunglobulinablagerungen) ohne Lungenbeteiligung
- immunhistologisch negative („pauci immune"), ANCA-positive GN (renal limitierte Vaskulitis; meist rapid progrediente Verlaufsform)

Sekundäre GN und Glomerulopathien bei Systemerkrankungen (die glomeruläre Schädigung stellt nur einen Teil der Gesamtschädigung des Organismus dar):
- GN bei systemischem Lupus erythematodes (Einteilung in 6 Klassen (s. Tab. G.4-1)
- GN bei systemischen Vaskulitiden (z.B. Wegenersche Granulomatose, mikroskopische Polyangiitis, Kryoglobulinämie, Morbus Behçet, Schönlein-Henoch Purpura) (s. Kap. G6)
- Antibasalmembran-Antikörper-GN mit Lungenbeteiligung (Goodpasture-Syndrom)
- GN bei Virusinfektionen (z.B. Hepatitis B, C, HIV)
- GN bei bakteriellen und parasitären Infektionen (bakterielle Infektionen z.B. Poststreptokokken-GN oder GN bei Endokarditis, Shunt-Nephritis; Mykoplasmen, Malaria, Schistosomiasis etc.)
- Medikamentös oder durch Drogen (z.B. Heroin) induzierte GN
- paraneoplastisch bedingte Glomerulopathien (solide Tumoren, Lymphome)
- diabetische Nephropathie (s. Kap. G5)
- hereditäre Glomerulopathien (z.B. Alport-Syndrom) (s. Kap. G7)
- Glomerulopathie bei primärer oder sekundärer Amyloidose (z.B. multiples Myelom, rheumatoide Arthritis)

Tabelle G.4-1 Klassifikation der Lupusnephritis sowie Therapievorschläge (nach Vorschlag der International Society of Nephrology/Renal Pathology Society, 2003) (22).

Klasse	Morphologie	Immunsuppressive Therapie
Klasse I	minimale, mesangiale Lupusnephritis	keine
Klasse II	mesangioproliferative Lupusnephritis	Kortikosteroide
Klasse III	fokale Lupusnephritis (mit Angabe des Prozentsatzes von Glomeruli mit aktiven sowie sklerotischen Veränderungen)	Kortikosteroide + Cyclophosphamid bei überwiegend aktiven Läsionen
Klasse IV	diffuse, segmentale (IV-S) oder globale (IV-G) Lupusnephritis (mit Angabe des Prozentsatzes von Glomeruli mit fibrinoiden Nekrosen und zellulären Halbmonden)	Kortikosteroide + Cyclophosphamid bei überwiegend aktiven Läsionen
Klasse V	membranöse Lupusnephritis (Klasse V kann in Kombination mit Klasse III oder IV existieren)	Kortikosteroide + Cyclophosphamid bei überwiegend aktiven Läsionen, sofern Kombination mit Klasse III oder IV; immunsuppressive Therapie bei isolierter Klasse V nicht gut gesichert
Klasse VI	fortgeschrittene, sklerosierende Lupusnephritis	

Zusätzlich soll das Ausmaß (mild, mäßig, schwer) von tubulärer Atrophie, interstitieller Infiltration sowie die Schwere arteriosklerotischer und anderer vaskulärer Läsionen angegeben werden.

- Leichtkettenglomerulopathien (z.B. bei multiplem Myelom)
- glomeruläre Beteiligung bei thrombotisch-thrombozytopenischer Mikroangiopathie (s. Kap. G6)

Indikationen zur Diagnostik

Hinweise aus der Anamnese und dem klinischen Befund

Anamnese:
- Familienanamnese und eigene Anamnese (z.B. Nierenerkrankungen, Diabetes und Hypertonie in der Familie; Schwerhörigkeit, Kopfschmerzen) incl. Medikamenten- und Drogenanamnese
- Angaben zur Veränderung von Farbe und Menge des Urins, Episoden von Makrohämaturie
- Gelenkbeschwerden, respiratorische Probleme unklarer Ursache, häufige Infektionen im Nasen-Rachen-Raum
- anamnestische Hinweise auf Infektionen oder Tumoren

Klinische Befunde:
- periphere Ödeme, erhöhter Blutdruck, Blässe
- Lymphknotenvergrößerungen, Hinweise auf Tumoren oder Infekte
- Petechien, Hauterscheinungen bei Leberzirrhose, Urämie oder immunologischen Systemkrankheiten

Diagnostik
(s.a. Kap. G1 Diagnostische Methoden in der Nephrologie)

Urinuntersuchungen:
- Stufe I: Teststreifen
- Stufe II (bei positivem Befund in Stufe I): Urinsediment, Erythrozytenmorphologie
- 24-h-Proteinausscheidung (alternativ: Urin-Protein/Urin-Kreatinin im 2. Morgenurin (23)), Urin-SDS-PAGE-Elektrophorese oder Bestimmung von Markerproteinen (z.B. alpha-1 Makroglobulin, Albumin, IgG)
- Urinkultur
- Kreatinin-Clearance

Blutanalysen:
- Stufe I: Blutbild, Differentialblutbild, Retentionswerte (Kreatinin, Harnstoff), Elektrolyte, Transaminasen, Gesamteiweiß mit Eiweißelektrophorese, Differentialblutbild, CRP, Blutzucker Lipidstatus, LDH
- Stufe II (bei verdächtigem Befund aus Stufe I oder im Urin): z.B. Hepatitisserologie (B, C), ANA, Anti-Doppelstrang-DNS-Antikörper, Kryoglobuline, Cardiolipinantikörper, C3, C4, CH50, c- und p-ANCA, Paraproteine, Anti-GBM-Antikörper und weitere serologische Analysen

Bildgebende Verfahren:
- obligat: Sonographie von Nieren, Harnblase und Oberbauchorganen
- weitere bildgebende Verfahren: je nach Verdachtsdiagnose

Indikationen zur Nierenbiopsie: s. Kap. G1

Weitergehende Diagnostik: z.B. Augenfundusuntersuchung bei Hypertonie und Diabetes, 24-h-Blutdruckmessung.

Differential- und Ausschlußdiagnostik

Zur akut verlaufenden GN:
- akute interstitielle Nephritis
- akutes Nierenversagen anderer Genese (z.B. Hantavirus-Infektion)
- thrombotische Mikroangiopathie (hämolytisch-urämisches Syndrom, thrombotische-thrombozytopenische Purpura)

Zur chronisch verlaufenden GN:
- chronisch interstitielle Nephritis (z.B. durch Medikamente verursacht)
- Refluxnephropathie oder interstitielle Nephropathie anderer Genese
- Nephrosklerose (z.B. sekundär bei Hypertonie)

Zur GN mit schweren Ödemen:
- Herzinsuffizienz
- chronische Lebererkrankungen
- enteraler Eiweißverlust

Therapie der primären glomerulären Erkrankungen

Allgemeine Therapieziele:
- Heilung durch grunderkrankungsbezogene Therapie: z.B. Behandlung von Malignomen
- Verbesserung oder Erhaltung der Nierenfunktion und Reduktion der Proteinurie (ideal auf weniger als 0,5 g/Tag)
- Reduktion des kardiovaskulären Risikos (s. Kap. D.6)
- frühzeitige Therapie von sekundären Störungen bei chronischer Niereninsuffizienz (Anämie, Störungen im Calcium-Phosphatstoffwechsel, Hyperhomozysteinämie etc.)

Allgemeine („supportive") Maßnahmen bei chronisch progredienter Erkrankung (3, 11, 23):
- konsequente antihypertensive Therapie bei arterieller Hypertonie (Zielblutdruck < 130/80 mmHg, bei Proteinurie über 0,5–1 g/Tag Zielblutdruck < 125/75 mmHg sofern klinisch vertretbar) **(Empfehlungsgrad A)**
- bei Proteinurie über 0,5–1 g/Tag unabhängig vom Blutdruck Beginn einer einschleichenden ACE-Hemmer-Therapie; bei persistierender Proteinurie ggf. Kombination mit AT-1-Rezeptor-Antagonisten **(Empfehlungsgrad A)**
- Diät: salzarme Kost (ideal < 6 g Kochsalz/Tag); Eiweißzufuhr 0,8 g/kgKG/Tag sofern GFR-Reduktion unter 60 ml/min **(Empfehlungsgrad A)**, ggf. ergänzt um Urin-Proteinverluste bei schwerem nephrotischen Syndrom
- Trinkmenge an Diurese anpassen; keine routinemäßige Verordnung von Trinkmengen über 2 l/Tag **(Empfehlungsgrad C)**
- bei Ödemen ggf. Diuretika (Schleifendiuretika: z.B. 2× 40–80 mg Furosemid pro Tag, evtl. bis 3× 250 mg/Tag bei nephrotischem Syndrom; Thiazide (z.B. 25–50 mg Hydrochlorothiazid) als

Monotherapie solange GFR > 30 ml/min, darunter nur in Kombination mit Schleifendiuretika. Therapiekontrolle: Ödeme, Körpergewicht
- Thromboseprophylaxe bei nephrotischem Syndrom (Plasmaalbumin < 20 g/l): Antikoagulanzien; evtl. „Low-dose"-Antikoagulation bei S-Albumin 20–25 g/l (**Empfehlungsgrad D**)
- Fettstoffwechselstörungen: bei bestehender Hypercholesterinämie. Behandlung wie bei anderen Formen der Hypercholesterinämie
- Nikotinkonsum einstellen (**Empfehlungsgrad B**)
- Meiden von Nephrotoxinen soweit möglich (z.B. nephrotoxische Antibiotika, Kontrastmittel, NSAID; (**Empfehlungsgrad D**)
- nephrologische (Mit-)Betreuung empfohlen sobald GFR < 60 ml/min, zwingend bei GFR < 30 ml/min (**Empfehlungsgrad B**).

Immunsuppressive Therapie: s. einzelne Entitäten

Voraussetzung: Histologisch gesicherte Diagnose mit deutlichen Aktivitätszeichen. Kontraindikation: sonographisch bilaterale Schrumpfnieren (< 9 cm), deutliche histologische Chronizitätszeichen (tubulointerstitielle Fibrose), GFR unter 20–30 ml/min (Ausnahme: Einzelfälle immunologischer Systemkrankheiten, z.B. ANCA positive Vaskulitis).
Spezielle Therapieempfehlungen: Vor Einleitung spezieller Therapien muß eine sekundäre Genese ausgeschlossen werden. Bei Patienten mit primären GN liegen für viele klinische Situationen keine eindeutigen Therapieempfehlungen vor. Dies gilt insbesondere für die langfristige Therapie der meist chronisch verlaufenden Erkrankungen, wie z.B. Fragen zur remissionserhaltenden Therapie bzw. der Therapie von Rezidiven. Die Therapie von Patienten mit chronischen GN sollte daher vorzugsweise durch spezialisierte Zentren bzw. Nephrologen erfolgen. Zusätzlich sollte immer geprüft werden, ob solche Patienten im Rahmen von Studienprotokollen behandelt werden können. Angesichts der hochvariablen Verläufe müssen vor Einsatz von Immunsuppressiva (z.B. Kortikosteroide, Cyclosporin A, Cyclophosphamid) oder immunmodulierenden Maßnahmen (z.B. Plasmapherese, Immunadsorption) prognostische Faktoren herangezogen werden, die einen progredienten Verlauf anzeigen. In der Regel sind dies:
- Ausmaß der Proteinurie pro Tag, insbesondere persistierendes nephrotisches Syndrom
- Ausmaß der Nierenfunktionseinschränkung bei Erstdiagnose
- arterielle Hypertonie
- männliches Geschlecht
- hohes Lebensalter
- histologische Parameter wie Glomerulosklerose, tubulointerstitielle Fibrose und bei vielen Erkrankungen das Ausmaß von extrakapillärer Proliferation (sog. glomeruläre Halbmonde).

Verlaufskontrolle

Klinik: Körperliche Untersuchung, Kontrolle von Körpergewicht, Ödemen und Blutdruck (einschließlich 24-h-Blutdruckmessung).

Laborparameter (entsprechend der Grunderkrankung und Komplikationen):
- Serum: Blutbild, Retentionswerte, Gesamteiweiß und Serumelektrophorese, Elektrolyte, Blutzucker, Serumlipide, Leberwerte, Blutbild, bei Systemerkrankungen Kontrolle von ANCA, CRP, Anti-DNS-Antikörpern, Komplementfaktoren
- Urin: Sediment, Proteinurie
- Kreatininclearance

Sonstige Maßnahmen: Sonographie.

Spezifische Therapie

Minimal-change-Nephropathie (MCN)

Die MCN führt nicht zu einer chronischen Niereninsuffizienz, birgt aber Risiken durch die meist nephrotische Proteinurie. Kortikosteroide bewirken überwiegend eine Remission, wobei ältere Patienten später ansprechen (bis zu 12 Wochen) als jüngere (etwa 4 Wochen). Eine immunsuppressive Therapie ist bei schweren Nebenwirkungen der Kortikosteroide, häufigen Rezidiven oder Steroid-Resistenz indiziert. Ein Therapieversagen kann bedingt sein durch eine in der Biopsie nicht erkannte fokal segmental sklerosierende Glomerulonephritis.
- Prednisolon 1 mg/kg KG/Tag (**Empfehlungsgrad B; 2**), Initialdosis über 4–8 Wochen; bei Remission (Proteinurie < 1 g/Tag) alternierende Therapie oder Dosisreduktion über 3 Monate.
- Bei Rezidiv während der Dosisreduktion oder Erstrezidiv 2–3 Monate nach Behandlungsende: Erneute Kortikosteroidtherapie mit gleicher Initialdosis; bei Remission (Proteinurie < 1 g/Tag) alternierende Therapie oder Dosisreduktion über 6 Monate (**Empfehlungsgrad D; 16**).
- Bei Steroidresistenz (fehlende Remission nach 8 Wochen Initialtherapie) oder bei schwerer Steroidnebenwirkung: Rebiopsie zur Diagnosesicherung.
- Bei Versagen von Steroid-Monotherapie: Cyclosporin A 3–5 mg/kg KG/Tag (Vollblutkonzentration Talspiegel 80–120 ng/ml). Die Cyclosporin-A-Therapie soll über 1–2 Jahre als Monotherapie fortgesetzt werden, bevor ein Auslaßversuch unternommen wird (**Empfehlungsgrad D; 13**).
- Bei Nichtansprechen auf Cyclosporin A ist eine Cyclophosphamidtherapie meist auch ohne Erfolg. Ein Behandlungsversuch mit Cyclophosphamid 2–3 mg/kg KG/Tag soll daher auf max. 8 Wochen begrenzt werden, da bei Erwachsenen Cyclophosphamid nicht effektiver ist als Cyclosporin A (**Empfehlungsgrad A; 19**).

Fokal-segmental sklerosierende Glomerulonephritis (FSGS)

Etwa 40% der Patienten reagieren auf eine 4- bis 9monatige Therapie mit Prednisolon 1–2 mg/kg Körpergewicht mit einer kompletten Remission, die, wenn sie anhält, eine gute Prognose hinsichtlich der Nierenfunktion anzeigt. Tritt ein Rezidiv erst nach > 6 Monaten auf, ist eine erneute Steroidtherapie sinnvoll. Kommt es zu einem sehr frühen Rezidiv (während oder direkt nach der Therapie) oder zu multiplen Rezidiven kann eine Therapie zusammen mit Immunsuppressiva (z.B. Cyclosporin A) die Remission stabilisieren. Bei einer Steroidresistenz ist die Gabe von Cyclosporin A besser geeignet eine komplette Remission (13–21%) zu erzielen als Cyclophosphamid, das nicht erfolgreicher ist als eine Kortikosteroidtherapie. Nach 4 Jahren hatten in der mit Cyclosporin A behandelten Gruppe 72% noch eine ausreichende Nierenfunktion im Gegensatz zu 49% in der Plazebogruppe (5). Allerdings kam es nach Absetzen des Cyclosporin in 60% der Fälle zu einem Rezidiv.

Therapie:
– Supportive Maßnahmen (s.o.)
– Prednisolon 1 mg/kg KG/Tag über mindestens 6–8 Wochen, Reduktion bei eiweißfreiem Urin, Erhaltungstherapie über 3 Monate (z.B. alternierend). Die Prednisolontherapie 1 mg/kg KG/Tag muß mindestens 6 Monate versucht werden, bevor Steroidresistenz diagnostiziert werden kann **(Empfehlungsgrad D; 4, 15, 17)**.
– Tritt innerhalb der 6 Monate keine Reduktion der Proteinurie auf, soll die Prednisolontherapie beendet und ein Behandlungsversuch mit Cyclosporin A unternommen werden (4,15). Cyclosporin A 3–5 mg/kg KG/Tag (Vollblutkonzentration Talspiegel 80–120 ng/ml; evtl. notwendige Minimaldosis des Cyclosporins zur Remissionserhaltung ermitteln), ggf. in Kombination mit Steroiden 0,15 mg/kg KG/Tag, Therapiedauer mindestens 6 Monate, Wiederholung bei Rezidiv, bei Teilremission Dauertherapie, bei Vollremission Versuch zur Beendigung der Therapie durch langsame Dosisreduktion, jedoch häufig Dauertherapie erforderlich **(Empfehlungsgrad A; 5, 13)**.

Bei nur partiellem Steroideffekt oder Rezidiv nach-Cyclosporin-A-Therapie:
– Cyclophosphamid 2,5 mg/kg KG/Tag p.o. über maximal 8 Wochen, Dosisanpassung nach Blutbild **(Empfehlungsgrad D; 18)**. Sind Patienten komplett Cyclosporin A resistent, so ist ein Behandlungsversuch mit Cyclosphosphamid meist nicht erfolgreich. Die Therapie mit Chlorambucil hat keinen Vorteil gegenüber Prednisolon und Cyclosporin A **(Emfehlungsgrad B; 12)**.

Immunadsorption oder Plasmapherese ist als Heilversuch bei therapieresistenter fokal-segmentaler GN vertretbar **(Empfehlungsgrad B; 15)**. In ca. 60% der Patienten kann eine vorübergehende Remission mit Verbesserung der Nierenfunktion erzielt werden. Ein Rückfall der Erkrankung wird regelmäßig nach Beendigung der extrakorporalen Behandlung beobachtet.

Mesangioproliferative Glomerulonephritis (IgA-Nephropathie)

Der natürliche Verlauf der Erkrankung reicht von dauerhaft normaler Nierenfunktion bis zum rasch progredienten Nierenversagen. Im Langzeitverlauf tritt eine terminale Niereninsuffizienz bei 20–30% der Patienten nach 20 Jahren ohne therapeutische Intervention auf (Prognoseparameter: s.o.).

Therapie bei Vorliegen von Risikofaktoren (8, 9):
– Zunächst Ausschöpfen aller supportiver Maßnahmen (s.o.)
– Immunsuppressive Therapie bei GFR > 70 ml/min: 1 g Methylprednisolon i.v. am Tag 1, 2 und 3 des Monats 1, 3 und 5; alle anderen Tage: 0,5 mg/kg Predniso(lo)n p.o. jeden 2. Tag für 6 Monate **(Empfehlungsgrad A)**.
– Immunsuppressive Therapie bei GFR 30–70 ml/min: Prednisolon (initial 40 mg/Tag, reduziert auf 10 mg/Tag nach 2 Jahren) plus Cyclophosphamid (1,5 mg/kg KG/Tag) für 3 Monate; Azathioprin (1,5 mg/kg KG/Tag, Monate 4 bis 24) im Anschluß an die Cyclophosphamid-Behandlung **(Empfehlungsgrad A)**.
– Kontrovers: Fischöl (12 g/Tag über Monate bis Jahre), Dipyridamol (3× 75 mg dauerhaft), Low-dose-Antikoagulation mit Cumarin-Derivaten, Tonsillektomie (8).

Sonderfall: Purpura Schoenlein-Henoch

Therapie: Bei glomerulären intra- und extrakapillären Proliferationen Therapie wie bei rapid-progressiver Glomerulonephritis (s.u.), eventuell i.v. Gabe von Immunglobulinen möglich **(Empfehlungsgrad D)**. Sonst therapeutisches Vorgehen wie bei IgA-Nephropathie.

Membranöse Glomerulonephritis

Vor allem im höheren Lebensalter muß zunächst eine sekundäre Genese ausgeschlossen und möglichst beseitigt werden (Malignom, Infekt, Autoimmunkrankheit, Medikamenten-Nebenwirkung). Etwa 20% der Patienten erleiden innerhalb von 5 Jahren eine terminale Niereninsuffizienz, 20% eine komplette Remission, 30% haben eine Proteinurie mit langsam fortschreitender Niereninsuffizienz, 30% haben eine Proteinurie ohne nennenswerte Nierenfunktionsverschlechterung.

Empfehlung:
– Supportive Therapie (s.o.)
– Einleitung einer immunsuppressiven Therapie bei persistierendem (> 6 Monate) nephrotischen Syndrom oder sehr schwerem nephrotischen Syndrom (Proteinurie > 10–15 g/Tag) mit hoher Thrombembolie-Gefahr oder bei verminderter Nierenfunktion und über 6 Monate persistierender Proteinurie > 3,5 g/Tag **(Empfehlungsgrad B; 21)**
– Alternative A): Therapie mit zytotoxischen Medikamenten: 1 g Methylprednisolon i.v. am Tag 1, 2 und 3 des Monats 1, 3 und 5 jeweils gefolgt von 0,4 mg/kg/Tag Prednison für 27 Tage; zusätzlich orales Cyclophosphamid (1,5–2,5 mg/kg/Tag p.o.; evtl. weniger bei Leukopenie) im Monat 2, 4 und 6 **(Empfehlungsgrad A; 20)**
– Alternative B): Therapie mit Cyclosporin A: Cyclosporin A Monotherapie 3–5 mg/kg/Tag p.o. (Vollblut-Talspiegel 100–150 ng/ml); evtl. Kombination mit niedrigdosiertem Steroid (Prednisolon 0,1 bis 0,15 mg/kg/Tag) **(Empfehlungsgrad A; 6)**.

Membranoproliferative (mesangiokapilläre) Glomerulonephritis

Die Erkrankung ist in ihrer idiopathischen Form selten und betrifft hauptsächlich Kinder und junge Erwachsene. 50–60% der Patienten werden innerhalb von 10–15 Jahren dialysepflichtig. Histologisch werden drei Typen unterschieden. Die Wirksamkeit immunsuppressiver Therapieansätze ist ausschließlich für die Behandlung des nephrotischen Syndroms, nicht aber für die Progression der Niereninsuffizienz gesichert.

Therapie:
Durch 3× 75 mg Dipyridamol und 3× 325 mg Acetylsalicylsäure pro Tag kann mittelfristig, jedoch nicht über einen 10-Jahres-Zeitraum, eine Besserung der Proteinurie und des Nierenfunktionsverlustes erreicht werden (**Empfehlungsgrad B; 7**). Bei Nichtansprechen der Proteinurie sollte die Therapie nach 6–12 Monaten beendet werden (24).

Akute endokapilläre Glomerulonephritis

Meist sekundäre Immunkomplexnephritis 2–4 Wochen nach Streptokokkeninfektion mit guter Prognose bei Kindern, jedoch in bis zu 20% der Erwachsenen mit dauerhafter Einschränkung der Nierenfunktion.

Therapie:
- Symptomatisch: körperliche Schonung, Salz- und Wasserrestriktion bei Ödemen, ggf. Diuretika, Antihypertensiva (**Empfehlungsgrad D**)
- Behandlung des auslösenden Infekts antibiogrammgerecht falls bei Diagnosestellung persistierend: z.B. Penicillin über mindestens zehn Tage
- Bei Persistenz der Nierenveränderungen trotz ausgeheilter auslösender Infektion keine Immunsuppression (**Empfehlungsgrad D**)

Rasch progressive Glomerulonephritis (RPGN)

Akut entzündliche, unbehandelt rasch zur terminalen Niereninsuffizienz führende glomeruläre Entzündung unterschiedlicher Ätiologie, histologisch gekennzeichnet durch das Auftreten von extrakapillären Proliferationsherden („Halbmonde"). Ungünstige Prognose besteht bei ausgeprägter tubulointerstitieller Fibrose und/oder glomerulärer Sklerose bei Diagnosestellung (s. auch Kap. G 6).

Typ I (Anti-Basalmembrannephritis, Goodpasture-Syndrom):
Therapie:
- Methylprednisolon 500–1000 mg i.v. z.B. an den Tagen 1 bis 3, ab Tag 4: Prednisolon 1 mg/kg KG/Tag über 3 bis 6 Monate in der Dosis schrittweise reduzieren und Cyclophosphamid 2 mg/kg KG/Tag p.o. (Anpassung an die Nierenfunktion und das Blutbild)
- Plasmaaustausch gegen Frischplasma (**Empfehlungsgrad D**)

Typ II (idiopathische rapid-progressive Immunkomplexnephritis):
- Kortikosteroid- und Cyclophosphamid-Therapie wie bei Typ I. Kein Vorteil eines zusätzlichen Plasmaaustausches gegen Frischplasma oder Humanalbumin (**Empfehlungsgrad A; 1**)
- Bei sekundärer rapid-progressiver Immunkomplexnephritis s. Kap. G6

Typ III (pauci-immune rapid-progressive Glomerulonephritis):
Überwiegend bei Wegenerscher Granulomatose, seltener bei mikroskopischer Polyangiitis und Churg-Strauss-Syndrom:

- Kortikosteroid- und Cyclophosphamid-Therapie wie bei Typ I (**Empfehlungsgrad D**)
- Plasmapherese bei alveolärer Hämorrhagie und fortgeschrittener Niereninsuffizienz (**Empfehlungsgrad C; 10, 14**).

Abkürzungen

ACE = Angiotensin Converting Enzyme
ANA = Antinukleäre Antikörper
ANCA = Anti-neutrophile zytoplasmatische Antikörper
ASS = Acetylsalicylsäure
CRP = C-reaktives Protein
GFR = glomeruläre Filtrationsrate
GN = Glomerulonephritis
kg KG = Kilogramm Körpergewicht
LDH = Lactatdehydrogenase
mmHg = Millimeter Quecksilber
RPGN = rapid-progressive Glomerulonephritis

Literatur

1. Bach D, Klein BC, Grabensee B: Long-term clinical course and histopathologic scoring in acute crescentic glomerulonephritis. Ren Fail 19 (1997) 85–98.
2. Black DA, Rose G, Brewer DB: Controlled trial of prednisone in adult patients with the nephrotic syndrome. Br Med J 3 (1970) 421–426.
3. Brandenburg VM, Heintz B, Floege J: Endorganschäden der Niere. Internist 44 (2003) 819–30.
4. Burgess E: Management of focal segmental glomerulosclerosis: Evidence-based recommendations. Kidney Int Suppl 70 (1999) S26–32.
5. Cattran DC, Appel GB, Hebert LA, et al.: A randomized trial of cyclosporine in patients with steroid-resistant focal segmental glomerulosclerosis. North America Nephrotic Syndrome Study Group. Kidney Int 56 (1999) 2220–2226.
6. Cattran DC, Appel GB, Hebert LA, et al.: Cyclosporine in patients with steroid-resistant membranous nephropathy: a randomized trial. Kidney Int 59 (2001) 1484–1490.
7. Donadio JV, Jr, Offord KP: Reassessment of treatment results in membranoproliferative glomerulonephritis, with emphasis on life-table analysis. Am J Kidney Dis 14 (1989) 445–451.
8. Floege J, Feehally J: IgA nephropathy: recent developments. J Am Soc Nephrol 11 (2000) 2395–2403.
9. Floege J: Evidence-based recommendations for immunosuppression in IgA nephropathy: handle with caution. Nephrol Dial Transplant 18 (2003) 241–245.
10. Gaskin G, Pusey, CD: Plasmapheresis in antineutrophil cytoplasmic antibody-associated systemic vasculitis. Ther Apher 5 (2001) 176–181.
11. Hebert LA, Wilmer WA, Falkenhain ME, et al.: Renoprotection: one or many therapies? Kidney Int 59 (2001)1211–1226.
12. Heering P, Braun N, Müllejans R, et al.: Cyclosporine A and chlorambucil in the treatment of idiopathic focal segmental glomerulosclerosis. Am J Kidney Dis 43 (2004) 10–18.
13. Ittel TH, Clasen W, Fuhs M, et al.: Long-term ciclosporine A treatment in adults with minimal change nephrotic syndrome or focal segmental glomerulosclerosis. Clinical Nephrology 44 (1995) 156–162.
14. Klemmer PJ, Chalermaskulrat W, Reif MS, et al.: Plasmapheresis therapy for diffuse alveolar hemorrhage in patients with small-vessel vasculitis. Am J Kidney Dis 42 (2003) 1149–1153.
15. Korbet SM: Treatment of primary focal segmental glomerulosclerosis. Kidney Int 62 (2002) 2301–2310.

16. Nolasco F, Cameron JS, Heywood EF, et al.: Adult-onset minimal change nephrotic syndrome: a long-term follow-up. Kidney Int 29 (1986) 1215–1223.
17. Ponticelli C, et al.: Can prolonged treatment improve the prognosis in adults with focal segmental glomerulosclerosis? Am J Kidney Dis 34 (1990) 618.
18. Ponticelli C, Edefonti A, Ghio L, et al.: Cyclosporin vs. cyclophosphamide for patients with steroid-dependent and frequently relapsing idiopathic nephrotic syndrome: a multicentre randomized controlled trial. Nephrol Dial Transplant 8 (1993) 1326–1332.
19. Ponticelli C, Rizzoni G, Edefonti A, et al.: A randomized trial of cyclosporine in steroid-resistant idiopathic nephrotic syndrome. Kidney Int 43 (1993) 1377–1384.
20. Ponticelli C, Altieri P, Scolari F, et al.: A randomized study comparing methylprednisolone plus chlorambucil versus methylprednisolone plus cyclophosphamide in idiopathic membranous nephropathy. J Am Soc Nephrol 9 (1998) 444–450.
21. Torres A, Dominguez-Gil B, Carreno A, et al.: Conservative versus immunosuppressive treatment of patients with idiopathic membranous nephropathy. Kidney Int 61 (2002) 219–227.
22. Weening JJ, D'Agati VD, Schwartz MM, et al.: The classification of glomerulonephritis in systemic lupus erythematosus revisited. J Am Soc Nephrol. 15 (2004) 241–250.
23. Wilmer WA, Rovin BH, Hebert CJ, et al.: Management of glomerular proteinuria: a commentary. J Am Soc Nephrol 14 (2003) 3217–3232.
24. Zäuner I, Böhler J, Braun N, et al.: Effect of aspirin and dipyridamole on proteinuria in idiopathic membranoproliferative glomerulonephritis: a multicentre prospective clinical trial. Collaborative Glomerulonephritis Therapy Study Group. Nephrol Dial Transplant 9 (1994) 619–622.

5 Diabetische Nephropathie (DN)

Definition

Die diabetische Nephropathie (DN) ist eine chronisch-progrediente Nierenerkrankung bei Diabetes mellitus (DM) Typ 1 oder Typ 2 mit persistierender Proteinurie und arterieller Hypertonie bei häufig gleichzeitig bestehender diabetischer Retinopathie und/oder Neuropathie. Die DN ist Bestandteil des diabetischen Spätsyndroms.

Die Manifestation der DN erfolgt beim DM-Typ-1 nach über 10 Jahren, beim DM-Typ-2 nach unterschiedlich langer Zeit, ist aber bereits nach 3 bis 5 Jahren möglich.

Risikofaktoren:
– genetische Disposition
– unzureichende Stoffwechselkontrolle
– Hypertonie
– Zigarettenrauchen

Morphologie

Makroskopisch sind die Nieren bis ins Spätstadium groß.
Histologisch finden sich vergrößerte Glomeruli und Tubuli, verdickte Basalmembranen, eine Expansion der mesangialen und interstitiellen Matrix, schließlich eine diffuse oder noduläre Glomerulosklerose mit fortschreitender interstitieller Fibrose.

Diagnostik

(s. Kap. G1, Diagnostische Methoden in der Nephrologie)

– in der Frühphase Nachweis einer konstanten Mikroalbuminurie auch bei negativem Stäbchentest auf Protein, quantitative Proteinbestimmung im Urin, Urinsediment
– Retentionsparameter, Elektrolyte, Säure-Basen-Status, HbA_{1c}, Sonographie der Nieren, Langzeit-Blutdruckmessung
– Diagnostik der diabetischen Retinopathie und/oder Neuropathie

Indikationen zur Nierenbiopsie: nur bei Hinweisen auf andere Nierenkrankheiten, inadäquat kurzer Verlaufszeit und/oder Fehlen anderer Organmanifestationen des diabetischen Spätsyndroms. Bei Patienten mit DM-Typ-2 und Niereninsuffizienz liegen in etwa 30% diabetesunabhängige Ursachen der Nephropathie vor.

Klinik

Das klinische Bild wird vor Entwicklung einer schweren Niereninsuffizienz meist wesentlich durch extrarenale Symptome des diabetischen Spätsyndroms bestimmt (Vaskulopathie, Neuropathie, „diabetischer Fuß", Retinopathie, Gastroenteropathie). Speziell beim DM-Typ-2 verbessert sich oft die diabetische Stoffwechselsituation (Verminderung des renalen Insulinkatabolismus).
Stadieneinteilung s. Tabelle G.5-1 (1).
Bei der DN beim Typ 2 ist der Verlauf weniger charakteristisch und oft kürzer; häufig liegt eine Kombination mit vaskulären und interstitiellen Schäden vor.

Prophylaxe in der Initialphase zur Verhinderung der Nephropathie

Eine normale Stoffwechseleinstellung verhindert oder verzögert das Auftreten der Mikroalbuminurie (**Empfehlungsgrad A; 2, 3**). In fortgeschritteneren Stadien der DN hat eine normnahe Blutzuckereinstellung ei-

Tabelle G.5-1 Stadien der diabetischen Nephropathie.

Stadium/Beschreibung	Albuminausscheidung (mg/l)	Kreatinin-Clearance (ml/min)	Bemerkungen
1. Nierenschädigung mit normaler Nierenfunktion			S-Kreatinin im Normbereich
a. Mikroalbuminurie	20–200	> 90 ml/min	Blutdruck im Normbereich steigend oder Hypertonie
b. Makroalbuminurie	> 200		Dyslipidämie, raschere Progression von KHK, AVK, Retinopathie und Neuropathie
2. Nierenschädigung mit Niereninsuffizienz			S-Kreatinin grenzwertig oder erhöht
a. leichtgradig	> 200	60–89	Hypertonie, Dyslipidämie,
b. mäßiggradig		30–59	Hypoglykämie-Neigung
c. hochgradig	abnehmend	15–29	raschere Progression von KHK, AVK,
d. terminal		< 15	Retinopathie und Neuropathie, Anämie-Entwicklung, Störung des Knochenstoffwechsels

nen geringeren, aber immer noch nachweisbaren Einfluß auf die Geschwindigkeit des Nierenfunktionsverlusts. Schlechte Blutzuckereinstellung hat auch in diesem Stadium noch einen nachweislich negativen Effekt auf das Patientenüberleben.
Die medikamentöse Blutdrucksenkung ist in der Lage, die Progression des Nierenfunktionsverlustes zu verlangsamen. Für ACE-Hemmer (bei DM Typ-1-Diabetes; 4) und Angiotensin-Rezeptorenblocker (bei DM Typ-2-Diabetes; 5, 6, 7) ist im Frühstadium und Spätstadium gesichert, daß sie auch blutdruckunabhängig die Progression verzögern **(Empfehlungsgrad A)**. Die Indikation zur Therapie mit Antihypertensiva ist selbst bei Patienten ohne Mikroalbuminurie schon gegeben, wenn ein hohes kardiovaskuläres Risikofaktorprofil vorliegt **(Empfehlungsgrad A; 8)**. Sobald eine Mikroalbuminurie vorliegt, ist die Indikation zur antihypertensiven Therapie, in erster Linie mit ACE-Hemmern oder Angiotensin-Rezeptorblockern, definitiv gegeben, selbst wenn der Patient normotensiv ist.
Nikotinabusus erhöht das Risiko einer diabetischen Nephropathie. Daher ist eine Raucher-Entwöhnung bei Diabetikern außerordentlich sinnvoll.
Der Progressions-hemmende Effekt einer strengen Protein-Restriktion ist nicht gesichert. Allerdings sollte eine Proteinzufuhr von 0,8 g/kg/Tag, wie sie die Deutsche Gesellschaft für Ernährung für die Normalbevölkerung empfiehlt, bei Diabetikern eingehalten werden.

Verlangsamung der Progression bei manifester diabetischer Nephropathie

Auch bei manifester diabetischer Nephropathie ist eine sorgfältige Blutzuckereinstellung, ggf. Basis-Bolus-Konzept oder Insulinpumpe, effektiv. Der HbA1c-Wert sollte auf alle Fälle unter 8% liegen. Bei eingeschränkter Nierenfunktion ist auf die Hypoglykämie-Gefahr infolge abnehmenden Insulinbedarfs zu achten.
Die Blutdrucksenkung ist hoch effektiv (9). Zur Blutdrucksenkung sollen bevorzugt ACE-Hemmer oder Angiotensin-Rezeptorblocker eingesetzt werden **(Empfehlungsgrad A; 4, 6, 7)**. Deren Wirksamkeit wird verstärkt durch Kochsalz-beschränkte Kost und Diuretika. Kalziumantagonisten sind in Monotherapie ungeeignet, aber ebenso wie Betablocker wertvolle und notwendige Ergänzung der antihypertensiven Therapie, falls der Blutdruck in den Zielbereich gesenkt ist und gleichzeitig ACE-Hemmer oder Angiotensin-Rezeptorblocker gegeben werden (6). Zu Beginn des Einsatzes der ACE-Hemmer oder Angiotensin-Rezeptorblocker ist initial die Überprüfung der Serum-Kreatinin- und Kalium-Konzentration notwendig.
Bei mittelgradiger Niereninsuffizienz sollte eine Eiweißzufuhr von 0,8 g/kg/Tag nicht unterschritten werden wegen der hohen Gefahr des Katabolismus und der Malnutrition. Auf jeden Fall sollte auf ausreichende Kalorienzufuhr geachtet werden. Die Kombination der unterschiedlichen Maßnahmen (multifaktorielle Therapie, 10) mit gleichzeitig normaler Blutzuckereinstellung, effektiver Blutdrucksenkung, pharmakologischer Blockade des Renin-systems, Behandlung mit Statinen und diätetischen Maßnahmen zeigt beeindruckende Verbesserung der renalen und kardiovaskulären Prognose.
Absolut notwendig ist die Therapie kardialer Risikofaktoren (10).

Terminalstadium der diabetischen Nephropathie und Nierenersatztherapie

Die Indikation zur Nierenersatztherapie sollte im Schnitt eher als bei nicht-diabetischen Patienten gestellt werden, etwa bei einer Filtratrate von < 15 ml/min. Bei nicht beherrschbarem Hypertonus, rezidivierenden Episoden von Lungenödem oder ausgeprägtem Katabolismus etc. ist sogar früherer Dialysebeginn vertretbar. Wegen der Schwierigkeit der Schaffung eines Gefäßzugangs sollte eine AV-Fistel bei einer Filtratrate von 25–30 ml/min angelegt werden.
Bei jüngeren Typ-1-Diabetikern ist heute die kombinierte Nieren- und Pankreas-Transplantation das Verfahren der Wahl, ggf. zunächst Nierentransplantation (z.B. von verwandtem Lebendspender) mit anschließender Pankreas-Transplantation (pancreas after kidney). Bei Typ-2-Diabetes sind die Ergebnisse der Transplantation akzeptabel, vorausgesetzt atherosklerotische Gefäßveränderungen liegen nicht vor.

Kontrolle und Therapie der Begleiterkrankungen

Auch unter den Bedingungen der Nierenersatztherapie sind eine sorgfältige metabolische Kontrolle und eine Blutdrucknormalisierung notwendig, um das Fortschreiten der extrarenalen diabetischen Komplikationen zu verhindern.
Retinopathie: blutdruck- und stoffwechselabhängig: regelmäßige ophthalmologische Untersuchung, gegebenenfalls Intervention (Laserkoagulation, Vitrektomie).
Neuropathie: speziell sensibel-motorische Polyneuropathie, führt zum neuropathischen Fuß mit mal perforant: regelmäßige klinische Untersuchung, Patientenschulung zur frühzeitigen Entdeckung von Weichteilläsionen. Die autonome Neuropathie führt zu Gastroenteropathie, Zystopathie, kardiovaskulärer Neuropathie, sexueller Dysfunktion.
Makroangiopathie mit nachfolgender peripherer arterieller Verschlußkrankheit, koronarer Herzkrankheit, zerebraler Arteriosklerose: regelmäßiger klinischer und sonographischer Gefäßstatus, Myokardszintigramm/Koronarographie. Korrektur der Hypercholesterinämie durch Diät und HMG-CoA-Reduktasehemmer sinnvoll.
Kardiomyopathie: Kombination von klinisch stummer koronarer Herzkrankheit, linksventrikulärer Hypertrophie und diastolischer Dysfunktion: Echokardiographie.

Literatur

1. Hasslacher V: Diabetische Nephropathie. Diabetes und Stoffwechsel 11 (2002) 17.
2. The diabetes control and complications trial research group: The effect of intensive treatment of diabetes on the development and progression of long-term complications in insulin-dependent diabetes mellitus. N Engl J Med 329 (1993) 977.

3. UK Prospective Diabetes Study (UKPDS) Group: Intensive blood glucose control with sulphonylureas or insulin compared with conventional treatment and risk of complications in patients with type 2 diabetes (UKPDS 33). Lancet 352 (1998) 837–853.
4. Lewis EJ, Husicker LG, Bain RP, Rohe RD: The effect of angiotensin-converting enzyme inhibition on diabetic nephropathy. The Collaborative Study Group. N Engl J Med 329 (1993) 1456.
5. Parving HH, Lehnert H, Brochner-Mortensen J, Gomis R, Andersen S, Arner P: Irbesartan in Patients with Type 2 Diabetes and Mikroalbuminuria Study Group. N Engl J Med 345 (2001) 870–878.
6. Lewis EJ, Husicker LG, Clarke WR, Berl T, Pohl MA, Lewis JB, Ritz E, Atkins RC, Rohde R, Raz I, Collaborative Study Group: Renoprotective effect of the angiotensin-receptor antagonist irbesartan in patients with Nephropathy due to type 2 diabetes. N Engl J Med 345 (2001) 851–860.
7. Brenner BM, Cooper Me; DE Zeeuw D, Keane WF, Mitch WE, Parving HH, Remuzzi G, Snappinn SM, Zhang Z, Shahinfar S; RENAAL Study Investigators: Effects of losartan on renal and cardiovascular outcomes in patients with type 2 diabetes and nephropathy. N Engl J Med 345 (2001) 861.
8. Yusuf S, Sleight P, Pogue J, Bosch J, Davies R, Dagenais G: Effects of an angiotensin-converting enzyme inhibitor, ramipril, on cardiovascular events in high-risk patients. The Heart Outcomes Prevention Evaluation Study Investigators. N Engl J Med 342 (2000) 145–153.
9. Schrier RW, Estacio RO, Esler A, Mehler P: Effets of aggressive blood pressure control in normotensive type 2 diabetic patients on albuminuria, retinopathy and strokes. Kidney Int 61 (2002) 1086–1097.
10. Gaede P, Vedel P, Parving HH, Pedersen O: Intensified multifactorial intervention in patients with type 2 diabetes mellitus and microalbuminuria: the Steno type 2 randmised study. Lancet 353 (1999) 617–622.

6 Renale Vaskulopathien einschließlich Vaskulitiden

6.1 Systemische Vaskulitiden mit Befall der Nierengefäße

Definition

Erkrankungen, die durch einen Entzündungsprozeß in den Wänden von Blutgefäßen verursacht werden, der auch die Gefäße der Nieren einschließt. Gefäße unterschiedlichen Typs und Größe können betroffen sein.
Klassifikation:
- primäre Vaskulitiden
- sekundäre Vaskulitiden

6.1.1 Primäre Vaskulitiden

Die Vaskulitis stellt die wesentliche pathomorphologische Veränderung dar und ist bei allen von der Krankheit betroffenen Patienten vorhanden:
- ANCA-assoziierte „pauci-immune" Vaskulitiden („pauci-immune", weil immunohistologisch keine oder nur spärliche Immunglobulin- und Komplementablagerungen): Wegenersche Granulomatose, mikroskopische Polyangiitis (früher: mikroskopische Panarteriitis nodosa), Churg-Strauss-Syndrom
- Purpura Schoenlein-Henoch
- Polyarteriitis nodosa (früher: Panarteriitis nodosa)
- Takayasu-Arteriitis

Bei den ANCA-assoziierten Vaskulitiden und der Purpura Schoenlein-Henoch sind überwiegend kleine Gefäße (Kapillaren, Arteriolen und Venolen) betroffen, während bei der Polyarteriitis nodosa und der Takayasu-Arteriitis ausschließlich mittlere und große Gefäße (Arterien) befallen sind.

Symptome und Befunde

Renale Symptome und Befunde:
- Vaskulitiden mit Befall kleiner Gefäße/ANCA-assoziierte Vaskulitiden: meist rasche Verschlechterung der Nierenfunktion, Proteinurie, Hämaturie, Erythrozytenzylinder; histologisch meist fokalsegmentale nekrotisierende Glomerulonephritis mit fehlenden/spärlichen Immunglobulinablagerungen
- Purpura Schoenlein-Henoch: Hämaturie, auch Makrohämaturie, Proteinurie; meist Spontanremission; histologisch überwiegend mesangioproliferative Glomerulonephritis mit IgA-Ablagerungen, selten fokal-segmentale nekrotisierende Glomerulonephritis (siehe auch G4)
- Vaskulitiden mit Befall mittlerer und größerer Gefäße: Hämaturie, eventuell Makrohämaturie; renovaskuläre Hypertonie (bei der Takayasu-Arteriitis Nierenarterienstenosen, bei der Polyarteriitis nodosa Aneurysmen und fibrinoide Nekrosen an den Aa. arcuatae und interlobulares); langsame Verschlechterung der Nierenfunktion; histologisch Zeichen der renalen Ischämie (periglomeruläre Fibrose und ältere Infarkte)

Die extrarenale klinische Symptomatik ist – abhängig vom Organbefall – unterschiedlich bei den einzelnen Vaskulitiden. Typische Symptomatik:
- Wegenersche Granulomatose: blutig/eitrige Rhinitis und Sinusitis, Hämoptoe
- mikroskopische Polyangiitis: Hämoptoe, Mononeuritis multiplex
- Churg-Strauss-Syndrom: Asthma in der Vorgeschichte
- Purpura Schoenlein-Henoch: palpable Purpura, Arthralgien, kolikartige abdominelle Schmerzen
- Takayasu-Arteriitis: Aortenbogensyndrom mit intermittierender zerebrovaskulärer Insuffizienz

Spezifische Histologie: Neben dem Nachweis der Vaskulitis palisadenförmige Granulome bei der Wegenerschen Granulomatose, Granulome mit eosinophilen Granulozyten beim Churg-Strauss-Syndrom, immunfluoreszenzoptischer Nachweis von IgA in den befallenen Hautarealen bei der Purpura Schoenlein-Henoch.

Diagnostik

Obligatorisch: Nierenfunktion (Serumkreatininkonzentration, Kreatinin-Clearance), Quantifizierung der Proteinurie, Serumelektrolyte, Blutbild mit Differentialblutbild (Eosinophilie beim Churg-Strauss-Syndrom) und Entzündungsparameter (C-reaktives Protein), antineutrophile zytoplasmatische Antikörper (Wegenersche Granulomatose meist c-ANCA-assoziiert, mikroskopische Polyangiitis und Churg-Strauss-Syndrom häufiger p-ANCA-assoziiert). Urinstatus und -sediment, Thorax-Röntgenbild, gegebenenfalls Ausschluß sekundärer Vaskulitiden (s.u.).
Biopsie befallener Organe zur Sicherung der Diagnose (z.B. Haut, Nasenschleimhaut, evtl. offene Lungenbiopsie [falls keine andere Sicherung einer Vaskulitis möglich], Nierenbiopsie bei renalem Befall [Diagnose einer Vaskulitis, therapeutische Abwägung bei risikoreicher Therapie, Prognosestellung], falls keine Kontraindikationen).

Differentialdiagnose

- sekundäre Vaskulitiden
- akutes Nierenversagen anderer Genese
- andere Autoimmunerkrankungen

Therapie

Immunsuppressive Therapie mit zunächst hochdosiert Steroiden (initial i.v. 0,5 g/Tag für 3 Tage, dann oral 1 mg/kg KG, später mit langsamer Dosisreduktion) und Cyclophosphamid, oral, 1,5–2 mg/kg/Tag, je nach Nierenfunktion (**Empfehlungsgrad B; 1),** wobei die Therapiedauer – früher meist ein Jahr – zunehmend kürzer angesetzt wird. Bei einer nicht lebensbedrohlichen Manifestation ohne schwere Nierenfunktionseinschränkung wird Cyclophosphamid oral zur Remissionsinduktion für 3 bis 6 Monate eingesetzt und anschließend auf Azathioprin umgesetzt

(**Empfehlungsgrad A; 2**). Steht eine renale Manifestation der Vaskulitis im Vordergrund oder besteht ein hohes Infektionsrisiko (Patient älter als 60 Jahre) empfiehlt sich Cyclophosphamid i.v. alle 4 Wochen in einer Dosierung von 750 mg/m² bis zur Remission, aber mindestens 3 Monate; bei Kreatinin-Clearance < 30 ml/min Dosisreduktion (vergleichbare Wirksamkeit, weniger Nebenwirkungen) (**Empfehlungsgrad A; 3, 4**).

Purpura Schoenlein-Henoch: nur bei rapidem Funktionsverlust (histologisch fokal-segmentale nekrotisierende Glomerulonephritis) oder schwerem nephrotischen Syndrom zeitlich begrenzter Therapieversuch wie bei rapid-progressiver Glomerulonephritis (siehe G4), (keine Daten bei größeren Patientenzahlen verfügbar, **Empfehlungsgrad D**), sonst Vorgehen wie bei IgA-Nephropathie (siehe G4).

Bei therapierefraktärem Verlauf einer ANCA-assoziierten Vaskulitis mit alveolärer Hämorrhagie können Plasmapheresen, Immunglobuline, Antithymozytenglobulin, TNF-α-Blockade oder Rituximab (5) eingesetzt werden (**Empfehlungsgrad D**) (siehe auch G4, RPGN).

Bei Wegenerscher Granulomatose kann zur Verminderung der Rezidive im oberen Respirationstrakt Trimethoprim/Sulfamethoxazol eingesetzt werden (**Empfehlungsgrad A; 6**). Weiterhin können zur Rezidivprophylaxe bei ANCA-assoziierter Vaskulitis Azathioprin (**Empfehlungsgrad A; 2**), Cyclosporin (7), Mucophenolatmofetil (8) und Leflunomid (9) (alle drei **Empfehlungsgrad C**) oder bei normaler Nierenfunktion Methotrexat eingesetzt werden (**Empfehlungsgrad C; 10**). Wie lang die Rezidivprophylaxe notwendig ist und welches der Medikamente den anderen überlegen ist, ist bislang noch nicht geklärt.

Prognose unter Therapie

Fünf-Jahres-Patientenüberleben > 70–80%; Fünf-Jahres-Überleben der Nierenfunktion 50–70% (für das Churg-Strauss-Syndrom und die Takayasu-Arteriitis liegen keine zuverlässigen Daten vor) (11, 12). Ausnahme: Purpura Schoenlein-Henoch: sehr gute Prognose, terminale Niereninsuffizienz bei < 5% der Patienten.
Trotz erfolgreicher Therapie Rezidive bei 50% der Patienten mit Wegenerscher Granulomatose und 30–40% der Patienten mit mikroskopischer Polyangiitis; bei den anderen primären Vaskulitiden sind Rezidive seltener.

6.1.2 Sekundäre Vaskulitiden

Die Vaskulitis kann als Teilaspekt eines anderen krankhaften Prozesses auftreten oder ist medikamentenassoziiert:
– Autoimmunerkrankungen wie systemischer Lupus erythematodes, Sarkoidose, Sklerodermie, rheumatoide Arthritis und andere
– Infektionen (Hepatitis B und C, Mykobakterien, Spirochäten, Streptokokken u.a.)
– Neoplasien (Haarzelleukämie, solide Tumoren)
– Essentielle und sekundäre Kryoglobulinämie (häufig Hepatitis-C-assoziiert)
– Medikamente/Chemikalien

Symptome und Befunde

Renale Symptome und Befunde: ähnlich wie bei den primären Vaskulitiden, auch abhängig von der Grunderkrankung.
Extrarenale Befunde: abhängig von der Grunderkrankung.

Diagnostik

Obligatorisch: Nierenfunktion (Serumkreatininkonzentration, Kreatinin-Clearance), Quantifizierung der Proteinurie, Serumelektrolyte, Blutbild mit Differentialblutbild und Entzündungsparameter (C-reaktives Protein), Urinstatus und -sediment, Thorax-Röntgenbild.
Je nach klinischem Verdacht Autoantikörper, Kryoglobuline, Hepatitisserologie, Luesserologie, Thorax-Röntgenbild, eventuell Erregernachweis und Tumorsuche.
Nierenbiopsie (Diagnose einer Vaskulititis, therapeutische Abwägungen bei risikoreicher Therapie, Prognosestellung), falls keine Kontraindikationen.

Differentialdiagnose

– primäre Vaskulitiden
– akutes Nierenversagen anderer Genese

Therapie und Prognose

Therapie der Grunderkrankung.
Prognose abhängig vom Verlauf der Grunderkrankung.

6.2 Nicht-entzündliche vaskuläre Nierenerkrankungen

Definition und Basisinformation

Akute und chronische Erkrankungen der Nierengefäße, hervorgerufen durch embolische, thrombotische, arteriosklerotische, proliferative (Wandhypertrophie) und degenerative (Aneurysmabildung) Veränderungen der Nierengefäße, die zur renalen Ischämie, Funktionsstörung und Atrophie oder Nekrose führen.

6.2.1 Thrombotische und embolische Erkrankungen der Niere

– Niereninfarkt infolge Thrombose oder Embolie der Nierenarterien
– Atheroembolisation (Cholesterinembolie) der Nierengefäße

Symptomatik und klinisches Bild

Während alte, in ihrer akuten Phase nicht diagnostizierte bzw. übersehene Nierenarterienverschlüsse oder Infarkte nicht selten sonographisch als „Schrumpfniere" entzündlicher Genese interpretiert und erst post mortem diagnostiziert werden, führen Niereninfarkte infolge Embolien oder thrombotischer Verschlüsse in ihrer Akutphase gehäuft zum Auftreten einer Mikrohämaturie, gelegentlichen Flankenschmerzen sowie zu einem Anstieg von GOT, LDH und AP und einem Anstieg des S-Kreatinins. Diagnostisch hinweisend kann das konsekutive passagere oder permanente Auftreten einer arteriellen Hypertonie sein.

Vorgeschichte

Alte Nierenarterienverschlüsse oder Infarkte finden sich vermehrt in Populationen mit generalisierten Gefäßrisiken: z.B bei Patienten mit Aorten- oder Nierenarterienaneurysmen, mit Erkrankungen der proximalen Aorta, stenosierenden Prozessen der großen Arterien, der Nierenarterien und der Koronargefäße, bei Arrhythmie mit kardialen Thromben sowie gelegentlich bei Aortitis. Akute Nierenarterienverschlüsse treten auf infolge von Traumen (stumpfes Bauchtrauma), die den Nierenarterienstiel betreffen und zu einer Intimadissektion und Thrombose führen. Akute Verschlechterungen der Nierenfunktion nach angiographischen Manövern in den proximalen Gefäßen lassen neben einem Kontrastmittelschaden oder einem thrombotischen Verschluß auch an Cholesterinembolien in die Nieren als Ursache denken.

Diagnostik und Differentialdiagnose

Bei Verdacht auf akuten Nierenarterienverschluß durch Thrombose oder Embolie ist neben Urinuntersuchung und Sonographie (Seitenvergleich – betroffene Seite häufig kleiner, Hämatom bei Trauma, mit farbkodierter Duplexsonographie fehlender Flußnachweis) die Arteriographie oder ein (Spiral-) CT mit KM rasch beweisend. Hinweisend auf Cholesterinembolien sind klinisch nachweisbare Manifestationen in anderen Gefäßgebieten (Beine, Augen, Livedo reticularis) und eine Eosinophilie, in seltenen Fällen gelingt der bioptische Nachweis von Cholesterinkristallen in Nierenarteriolen.

Differentialdiagnose

- alter Verschluß: einseitige Harnobstruktion mit konsekutiv funktionsloser Niere
- akuter Verschluß: Nephrolithiasis, akute bakterielle Pyelonephritis, Nierenvenenthrombose, nicht anurisches Nierenversagen nach KM-Trauma

Auslösende Erkrankungen

Thrombosierungen sind ausgelöst durch Koagulopathie, Trauma, Angiographie, Aneurysmata, Dissektion, entzündliche Prozesse der Aorta. Embolien treten auf bei Vorhofflimmern, Ventrikelthrombus, Klappenvegetationen, mechanisch oder spontan eröffnete atherosklerotische Plaques.

Therapie

Abhängig von Ursache und Zeitpunkt der Diagnose nach dem Ereignis kommen grundsätzlich chirurgische Revaskularisierung, lokale Thrombolyse mit Dilatation und Stent-Einlage mit konsekutiver Antikoagulation in Betracht.

Prognose

Die Prognose hinsichtlich der Erhaltung des Organs, bzw. der Funktion ist abhängig von der Vorgeschichte. Patienten mit traumatischen Verschlüssen oder verschließenden Embolie haben nur bei ganz akuter Intervention eine Erholungschance. Die Interventionszeit liegt zwischen 3 bis maximal 18 Stunden. Bei Patienten mit bereits vorbestehender Stenosierung oder dem Vorhandensein von Kapselkollateralgefäßen wurden auch erfolgreiche Revaskularisierungen nach Tagen und Wochen beobachtet. Bei Embolien mit Cholesterinmaterial ist die Prognose schlecht, ca. 1/3 der Patienten bleibt terminal niereninsuffizient.

6.2.2 Hypertoniebedingte Nierenerkrankungen

- benigne Nephrosklerose
- maligne Nephrosklerose

Symptomatik und klinisches Bild

Bei benigner Nephrosklerose Hypertonie mit Mikroalbuminurie, bis hin zu Proteinurie von 1 g/24 h (selten mehr). Hypertoniebedingte Endorganschäden an Auge (Fundus hypertonicus I–II) und Herz (linksventrikuläre Hypertrophie).
Bei maligner Nephrosklerose extreme Hypertonie (diastol. > 130 mmHg), Fundus hypertonicus III–IV, Nierenfunktionsstörung, kombiniert mit Kopfschmerz, Sehstörungen, gelegentlich Stupor, Krampfanfall und Schlaganfall, Hämaturie und Albuminurie, Hämolysezeichen und thrombotische Mikroangiopathie.

Vorgeschichte

Bei benigner Nephrosklerose besteht seit langem eine überwiegend primäre arterielle Hypertonie bei meist älteren Patienten mit langsam progredienter Nierenfunktionseinschränkung. Eine maligne Nephrosklerose kann ganz verschiedenartige Vorgeschichten aufweisen: ohne oder mit einer extrem kurzen Hypertonievorgeschichte bei der primär malignen Nephrosklerose (z.B. bei Einnahme von Ovulationshemmern), mit einer nur kurze Zeit bestehenden schwersten Hypertonie (z.B. maligne Phase einer renovaskulären Hypertonie bei Nierenarterienstenose, bei Phäochromozytom und bei Eklampsie) und gelegentlich aufgesetzt auf eine lange bestehende Hypertonie (benigne Nephrosklerose mit akzeleriertem Hochdruck). Für alle Verläufe typisch ist eine rasch eintretende Nierenfunktionsstörung.

Diagnostik und Differentialdiagnose

- Bei benigner Nephrosklerose: Diagnostik zum Ausschluß anderer renaler Erkrankungen, Urinanalytik, 24-h-Blutdruck-Messung, Sonographie (Größe der Nieren), farbkodierte Duplex-Sonographie, Fundus, Echokardiogramm, selten Nierenbiopsie, z.B. zur Differentialdiagnose einer Proteinurie.
- Bei maligner Nephrosklerose: Diagnostik zum Ausschluß rapid progressiver Glomerulonephritis und Nierenarterienstenose; Urinanalytik, Serumanalytik (Kalium, Kreatinin, Hb, Hämolysezeichen, Fragmentozyten, Thrombozytenzahl), Fundus, Plama-Renin-Aktivität, Katecholamine, Nierenbiopsie nach Blutdruckeinstellung.

Therapie

- Benigne Nephrosklerose: optimale Blutdruckeinstellung (**Empfehlungsgrad A; 13**) (siehe Kap. F Arterielle Hypertonie).

- Maligne Nephrosklerose: Rehydratation (wegen Dehydratation infolge Druckdiurese), ggf. intensivmedizinisch überwachte RR-Senkung (siehe Kap. F Hypertensiver Notfall), ACE-Inhibitoren nach Ausschluß einer bilateralen Nierenarterienstenose oder einer Nierenarterienstenose bei Einzelniere (farbkodierte Duplexsonographie), bei einseitiger Nierenarterienstenose bei zwei Nieren (ohne Interventionsmöglichkeit) unter sorgfältiger Nierenfunktionskontrolle.

Prognose

- Benigne Nephrosklerose ist Ursache von ca. 10–20% aller Fälle von terminaler Niereninsuffizienz. Bei strikter Blutdruckkontrolle und Reversibilität von Mikroalbuminurie Prognose gut, bei nachweisbarer Proteinurie langfristig schlecht.

Maligne Nephrosklerose ist seltene Ursache terminaler Niereninsuffizienz (Ausnahme Afrikaner, Afroamerikaner, dort gehäuft), akute Gefährdung quoad vitam durch Schlaganfall.

6.2.3 Sklerodermie

Progressive Bindegewebserkrankung. Renale Symptome: teils chronisch: langsam fortschreitende Niereninsuffizienz, teils akut: (skleroderme Krise) mit Hypertonie (gelegentlich wie maligne Nephrosklerose), rasch progredienter Niereninsuffizienz und typischem nierenbioptischen Befund (zwiebelschalenartiger Gefäßwandproliferation bis zur Obstruktion). Aggressive Bludrucksenkung, insbesondere ACE-Inhibitoren verbessern die schlechte Prognose der Nierenfunktion (**Empfehlungsgrad B; 14**).

6.2.4 Thrombotische Mikroangiopathie der Nieren

- Hämolytisch-urämisches Syndrom (HUS)
- Thrombotisch-thrombozytopenische Purpura (Moschcowitz) (TTP)

Beide Erkrankungen zeigen Überlappungen aber auch Unterschiede vor allem hinsichtlich der Ätiologie. Manche Autoren sehen beide Erkrankungen als unterschiedliche Organmanifestationen desselben Krankheitsbildes an und unterscheiden nicht zwischen HUS und TTP.

Symptome und Befunde

Hämolytische mikroangiopathische Anämie, Niereninsuffizienz unterschiedlichen Ausmaßes; mit zentralnervösen Störungen, Hypertonie, Purpura und Fieber häufiger bei TTP; mit Durchfällen häufiger bei Kindern mit HUS. Bioptisch mikrovaskuläre Thrombosen.

Vorgeschichte

Exposition mit Chemotherapeutika (z.B. Mitomycin) und anderen Pharmaka (z.B. Cyclosporin, orale Antikonzeptiva, Clopidogrel). Das „klassische" HUS tritt auf nach Darminfekt mit Toxin-produzierenden E. coli (O157:H7), nach Infektion mit Shigella, Pseudomonas nach versch. Virusinfekten, nach Transplantation (bei vaskulärer Abstoßung), nach Knochenmarkstransplantation, nach Gravidität.

Diagnostik

Hämolysediagnostik (freies Hb, LDH, Haptoglobin, Fragmentozyten, Thrombozytenzahl) Knochenmarkszytologie (gesteigerte Megakariopoese), Nierenfunktion, Gerinnung (PT, PTT, Fibrinogen bei HUS/TTP normal im Gegensatz zu septischer Thrombopenie), Urinanalytik (Hämaturie). Der Nachweis von Bakterientoxinen (Verotoxin/Shiga-Toxin) im Stuhl ist methodisch schwierig und gehört nicht zur Routinediagnostik, wohl aber Stuhlkulturen auf enteropathogene E. coli (insbesondere O157). Eine Nierenbiopsie ist in der Regel zur Diagnosesicherung nicht erforderlich und nur bei schwieriger Differentialdiagnose und fehlenden Kontraindikationen zu erwägen. Bestimmung der Aktivität der von-Willebrand-Faktor-Protease (ADAMTS-13) gehört zur Diagnostik. Ein Mangel an ADAMTS-13 führt zu vermindertem Abbau der von-Willebrand-Faktor-Multimere (vor allem diese Multimere bewirken eine Aggregation von Thrombozyten). Die Defizienz kann zustande kommen durch einen angeborenen Gendefekt oder durch Auto-Antikörper. Allerdings wird eine Defizienz der ADAMTS-13 bei TTP kontrovers diskutiert, weisen doch nur ca. 60% der Patienten mit TTP eine Defizienz an ADAMTS-13 auf, und eine ADAMTS-13-Defizienz wurde auch bei HUS und nicht nur bei TTP beschrieben (15).

Differentialdiagnose

Maligne Hypertonie, Verbrauchskoagulopathie bei Sepsis, autoimmunhämolytische Anämie.

Therapie

- HUS: Nierenersatztherapie, Plasmainfusionen, isovolämischer Plasmaaustausch (**Empfehlungsgrad A; 16–18**), Antihypertensiva.
- TTP: Plasmainfusionen, isovolämischer Plasmaaustausch (**Empfehlungsgrad A; 16–18**). Bei Nichtansprechen Therapieversuch mit Steroiden oder Vincristin. In letzter Zeit wurden Therapieversuche mit Rituximab beschrieben, insbesondere bei Vorliegen von Auto-Antikörpern gegen ADAMTS-13 (**Empfehlungsgrad C; 19**).

Prognose

- HUS (Kinder): hinsichtlich Überleben gut, Nierenfunktion nur selten dauerhaft eingeschränkt (Rindennekrose), HUS (Erwachsene): hinsichtlich Nierenfunktion schlecht
- TTP: Mortalität früher 90%, seit Einführung der Plasmapherese ca. 20%, oft Rezidive

6.2.5. Nierenvenenthrombose

Seltene Komplikation bei nephrotischem Syndrom (hier vor allem bei membranöser Glomerulonephritis und seltener bei Amyloidose), bei Koagulopathien (z.B. Heparin-induzierte-Thrombopenie-2), Nierentumoren mit Invasion der Nierenvenen. Häufig einseitig, mit Flankenschmerz, Hämaturie, Einschränkung der Nierenfunktion, Vergrößerung der Niere. Am besten mit Angio-CT nachweisbar. Behandlung mit Antikoagulation. Prognose: hinsichtlich der Niere wegen spontaner Rekanalisation eher gut, Risiko: Lungenembolien.

6.3 Nierenarterienstenose (s. auch Kap. F Arterielle Hypertonie)

Die Nierenarterienstenose (NAST) ist eine gefäßwandproliferative (fibromuskuläre Dysplasie) oder arteriosklerotische Einengung der Nierenstammarterie mit konsekutiver renaler Ischämie.
Seltene Ursachen: Aneurysmen, Arteriitis (M. Takayasu), Trauma, Transplantatarterienstenose, Kompression von außen (Tumor, retroperitoneale Fibrose).
Häufigkeit: in bis zu 5% Hypertonieursache bei nicht ausgewählten Hypertonikern, Prävalenz höher bei älteren Patienten mit Arterioskloseerisikofaktoren und/oder koronarer Herzkrankheit oder pAVK (30–45%).
Fibromuskuläre Dysplasie häufiger bei Frauen (4:1), in 60% bds.

Symptome und Befunde

Alter der Patienten bei Auftreten < 30 Jahre (fibromuskuläre Dysplasie) oder > 45 Jahre (arteriosklerotische NAST); akut einsetzender Hypertonus oder Aggravation eines bestehenden Hypertonus; in der Regel schwere Hypertonie, schwierig einzustellen; reversible Niereninsuffizienz unklarer Genese nach Gabe eines ACE-Hemmers; gelegentlich abdominelles Strömungsgeräusch; ausgeprägte Retinopathie; Hypokaliämie (sek. Hyperaldosteronismus), erhöhte Plasma-Renin-Aktivität.

Vorgeschichte

Positive Familienanamnese bei 10% der Patienten mit fibromuskulärer Dysplasie.

Diagnostik (siehe auch Kap. F Arterielle Hypertonie)

- Basisdiagnostik (Serum/Urin), Sonographie (Größendifferenz: betroffene Niere in 60% ca. > 1 cm kleiner, bei Verschlüssen > 2 cm).
- Farbkodierte Duplexsonographie: Zur sicheren Diagnose ist der Nachweis einer Flußbeschleunigung in der NA-Stenose erforderlich (50–90%; untersucherabhängig), Ermittlung der Kriterien: lokalisierte intrastenotische Strömungsbeschleunigung (> 180 cm/sec) und poststenotische Turbulenzen, Quotient aus systolischem peak-flow des stenoseverdächtigen Abschnitts und systolischem peak-flow der Aorta (RAR: renal-aortic-ratio, > 3,5), Seitenvergleich des intrarenal ermittelten Resistance-Index (Index deutlich niedriger in der stenosierten als in der kontralateralen, nicht-stenosierten Niere, normal ist ein Index von 0,55 bis 0,75). Methodische Grenzen: periphere Stenosen schwerer darstellbar als abgangsnahe, Erkennung von Stenosen bds. (keine Seitendifferenz des intrarenalen Resistance-Index), bei ausgeprägter Nierenparenchymerkrankung, Erkennung von stenosierten Polarterien schwierig!
- Funktionsszintigraphie: Vor und nach Captopril mit z.B. ^{99m}Tc-MAG$_3$ oder ^{131}J-Hippuran für den Nierenplasmastrom und ^{99m}Tc-DTPA für die GFR (Akzentuierung der GFR-Verminderung unter Captopril auf der stenosierten Seite), Sensitivität und Spezifität vergleichbar Duplexsonographie.
- Arterielle Angiographie falls Intervention angestrebt **(Empfehlungsgrad B; 20)**.
- Spiral-(Angio-)CT mit KM oder MRT und dreidimensionale Rekonstruktion in Sonderfällen (deutlich verbesserte Technik in den letzten Jahren).

Differentialdiagnose

Andere sekundäre Hypertonieformen; primäre Hypertonie; Nierenarterienverschluß/-infarkt.

Auslösende Erkrankungen

Fibromuskuläre Dysplasie (20–40%), Atheromatose der Nierenarterien oder Plaques im Aortenabgangsbereich, seltene Ursachen siehe oben.

Therapie

- Therapieziel einer Revaskularisierung ist sowohl die Beseitigung der Hypertonie (erfolgreicher bei fibromuskulärer Dysplasie) als auch die Funktionserhaltung (Gefahr der vaskulären Schrumpfniere). Die Dringlichkeit der Indikation hängt mehr vom Schweregrad der Hypertonie und/oder dem Ausmaß der Nierenfunktionsstörung und weniger von den Ergebnissen der sonographischen oder szintigraphischen Funktionsdiagnostik ab. Die Erfolgsaussicht hängt von der Vorschädigung (Nephrosklerose) der stenosierten Niere (erkennbar an den intrarenalen Flußwiderständen) ab. Im Falle von hohen Widerständen in der stenosierten Niere (Resistance-Index über 0,8 als Ausdruck einer bereits eingetretenen nephrosklerotischen Vorschädigung) bewirkt die Angioplastie selten eine Besserung des Hochdrucks, der Nierenfunktion oder des renalen Überlebens **(Empfehlungsgrad B; 20)**.
- Der Versuch der Revaskularisierung erfolgt durch Angioplastie, Stent-Einlage oder Bypassoperation.
- Perkutane transluminale Angioplastie (PTA): bessere Ergebnisse bei fibromuskulärer Dysplasie, bei arteriosklerotischen Ostiumstenosen auch Stent-Einlage **(Empfehlungsgrad C; 21)**.
- Operation: bei peripheren oder langstreckigen Stenosen, bei Knickstenosen, bei komplexen Stenosen im Rahmen der fibromuskulären Dysplasie, ggf. bei Verschlüssen (siehe Kap. 6.2.1).
- Nachsorge: Nach Revaskularisierung ist eine Nachbehandlung mit Plättchenfunktionshemmern indiziert, zeitlich begrenzt bei fibromuskulärer Dysplasie, dauerhaft bei arteriosklerotischen NAS. Bei unzureichendem Primärergebnis sind differentialdiagnostisch andere Ursachen für Hypertonie und Niereninsuffizienz zu prüfen. Bei protrahierter erneuter Verschlechterung muß eine Restenosierung ausgeschlossen werden
- Antihypertensive medikamentöse Therapie siehe Kap. F Arterielle Hypertonie.

Literatur

1. Fauci AS, Barton FH, Katz P, et al.: Wegener's granulomatosis: prospective clinical and therapeutic experience with 85 patients for 21 years. Ann Intern Med 98 (1983) 76–85.
2. Jayne D, Gaskin G for EUVAS: Randomized trial of cyclophosphamide versus azathioprine during remission in ANCA associated vasculitis. J Am Soc Nephrol 10 (1999) 105 A.
3. Haubitz M, Schellong S, Göbel U, Schurek HJ, et al.: Intravenous pulse administration of cyclophosphamide versus daily oral treatment in patients with antineutrophil cytoplasmic antibody-associated vasculitis and renal involvement Arthritis Rheum 41 (1998) 1835–1844.
4. Guillevin L, Cordier J-F, Lhote F, et al.: A prospective, multicenter, randomized trial comparing steroids and pulse cyclophosphamide versus steroids and oral cyclophosphamide in the treatment of generalized Wegener's. Arthritis Rheum 40 (1997) 2187–2198.
5. Specks U, Forvenza FC, McDonald TJ, Hogan MC: Response of Wegener's granulomatosis to anti-CD20 chimoric monoclonal antibody therapy. Arthritis Rheum 44 (2001) 2836–2840.
6. Stegeman CA, Cohen Tervaert JW, de Jong PE, Kallenberg CGM: Trimethoprim-sulfamethoxazole for prevention of relapses of Wegener's granulomatosis. New Engl J Med 335 (1996) 16–20.
7. Haubitz M, Koch KM, Brunkhorst R: Cyclosporin for the prevention of disease reactivation in relapsing ANCA-associated vasculitis. Nephrol Dial Transplant 13 (1998) 2074–2076.
8. Nowack R, Gobel U, Klooker P, et al.: Mycophenolate mofetil for amintenance therapy of Wegener's granulomatosis and microscopic polyangiitis: a pilot study in 11 patients with renal involvement. J Am Soc Nephrol 10 (1999) 1965–1971.
9. Metzler C, Loew-Friedrich I, Reinhold-Keller E, et al.: Maintenance of remission with leflunomide in Wegener's granulomatosis. Arthritis Rheum 42 (1999) 1466.
10. de Groot K, Reinhold-Keller E, Tatsis E, et al.: Therapy for the amintenance of remission in sixty-five patients with generalized Wegeners granulomatosis. Methotrexate versus trimethoprim/sulfamethoxazole. Arthritis Rheum 39 (1996) 2052–2061.
11. Hoffman GS, Kerr GS, Leavitt RY, et al.: Wegener granulomatosis: an analysis of 158 patients. Ann Intern Med 116 (1992) 488–498.
12. Hogan SL, Nachman PH, Wilkman AS, et al.: Prognostic markers in patients with antineutrophil cytoplasmic autoantibody-associated microscopic polyangiitis and glomerulonephritis. J Am Soc Nephrol 7 (1996) 23–32.
13. Agodoa LY, Appel L, Bakris GL, et al.: Effect of ramipril vs. amlodipine on renal outcomes in hypertensive nephrosclerosis: a randomized controlled trial. JAMA 285 (2001) 2719–2728.
14. Steen VD, Medsger TA, Jr.: Long-term outcomes of scleroderma renal crisis. Ann Intern Med 133 (2000) 600–603.
15. Remuzzi G: Is ADAMTS-13 deficiency specific for thrombotic thrombocytopenic purpura? No. J Thromb Haemost 1 (2003) 632–634.
16. Clark WF, Rock GA, Buskard N, et al.: Therapeutic plasma exchange: an update from the Canadian Apheresis Group. Ann Intern Med 131 (1999) 453–462.
17. Rock GA, Shumak KH, Buskard NA, et al.: Comparison of plasma exchange with plasma infusion in the treatment of thrombotic thrombocytopenic purpura. Canadian Apheresis Study Group. N Engl J Med 325 (1991) 393–397.
18. Penn I: Tumors after renal and cardiac transplantation. Hematol Oncol Clin North Am 7 (1993) 431–445.
19. Yomtovian R, Niklinski W, Silver B, Sarode R, Tsai HM: Rituximab for chronic recurring thrombotic thrombocytopenic purpura: a case report and review of the literature. Br J Haematol 124 (2004) 787–795.
20. Radermacher J, Chavan A, Bleck J, et al.: Use of Doppler ultrasonography to predict the outcome of therapy for renal-artery stenosis. N Engl J Med 344 (2001) 410–417.
21. Blum U, Krumme B, Flugel P, et al.: Treatment of ostial renal-artery stenoses with vascular endoprostheses after unsuccessful balloon angioplasty. N Engl J Med 336 (1997) 459–465.

7 Hereditäre Nephropathien

Autor: O. Gross
Co-Autoren: M. Weber, F. Hildebrandt, K. Zerres

7.1 Molekulargenetische Diagnostik

7.1.1 Methoden

Molekulargenetische Techniken haben in den vergangenen Jahren zur Aufklärung der Pathogenese zahlreicher genetisch bedingter Nierenerkrankungen geführt. Unabhängig von den neuen Möglichkeiten der Diagnostik (4, 10, 12, 13) ist es immer notwendig, eine ausführliche Familienanamnese zu erheben und einen klinischen Stammbaum zu erstellen. Dieser muss vor jeder molekulargenetischer Untersuchung zur Verfügung stehen.

Da das Wissen über Erbkrankheiten sehr rasch zunimmt, empfiehlt es sich, elektronische Publikationen zu Rate zu ziehen. Die meisten Datenbanken sind über das Internet erreichbar (12). So ist „Online Mendelian Inheritance in Man" (OMIM) (2, 10) ein elektronisches Lehrbuch mit Informationen über mehr als 60 000 Erkrankungen mit Mendel'scher Vererbung und Querverweisen zur „Genome data Base" (GDB, http://www.ncbi.nlm.nih.gov/Omim/). Die GDB ist eine zentrale Datenbank für Humangenom-Projekte.

Indirekte Genotyp-Analyse

Die indirekte Gendiagnostik (Kopplungsanalyse) ist möglich, wenn die Lokalisation der Erbanlage auf einer chromosomalen Region bekannt ist. Sie kann nur in Form einer Familienuntersuchung bei gesicherter Diagnose durchgeführt werden. Dabei wird die Vererbung der Erkrankung mit der Vererbung von DNA-Markern verglichen, die dem Ort der Erbanlage benachbart sind. Bei enger Nachbarschaft wird der DNA-Marker gemeinsam mit dem Erkrankungsgen vererbt. Hierbei macht man sich zunutze, dass es in der väterlichen und mütterlichen Meiose zu einer Rekombination zwischen dem Genort und einem DNA-Markerlocus kommen kann. Diese Technik verlangt die Einbeziehung möglichst vieler Familienangehöriger. Ihre Aussagekraft kann z.B. durch Heterogenie (Existenz zweier oder weiterer Genorte, die zum gleichen Phänotyp führen) eingeschränkt sein. Ihre Anwendung ist bei Einzelindividuen nicht möglich.

Direkte Genotyp-Analyse

Voraussetzung ist die Kenntnis des die Krankheit verursachenden Gens. Bei Nachweis einer Mutation ist die Diagnose auch an einem Einzelindividuum möglich. Bei Familien mit identifizierter Mutation ist der Ausschluss (oder Nachweis) eines Anlageträgers möglich. Bei fehlendem Nachweis einer Mutation kann umgekehrt nicht davon ausgegangen werden, dass die Erkrankung ausgeschlossen ist (ggf. Mutation in der Promotorregion o.Ä.). In diesen Fällen steht jedoch die indirekte Genotypanalyse unverändert zur Verfügung.

7.1.2 Anwendungsbereiche

Zur Abklärung eines Krankheitsbildes bei einer betroffenen Person unterscheidet sich die molekulargenetische Diagnostik nicht von herkömmlichen Untersuchungsmethoden. Da die Diagnostik aber auch präsymptomatisch oder prädiktiv unabhängig von der klinischen Symptomatik erfolgen kann, ergeben sich hier prinzipielle Unterschiede zu klassischen Untersuchungsindikationen: Nach Empfehlung der Gesellschaft für Humangenetik e.V. darf eine molekulargenetische Diagnostik nur mit schriftlicher Einwilligung aller untersuchter Personen und nur parallel zu einer genetischen Beratung durch einen Facharzt für Humangenetik (nicht durch Nephrologen) erfolgen (1, 6).

Prädiktive Diagnostik (präsymptomatische Diagnostik), pränatale Diagnostik

Wenn sich aus der Untersuchung keine direkten therapeutischen Konsequenzen ergeben, darf die Untersuchung nur nach Zustimmung der zu untersuchenden Person und nach dem 18. Lebensjahr erfolgen (7). Da in Ermangelung einer pränatal beginnenden Therapie ein Schwangerschaftsabbruch die einzige Konsequenz eines positiven Befundes wäre, darf eine pränatale Untersuchung nur nach ausführlicher Beratung durchgeführt werden (1, 8).

Heterozygoten-Diagnostik

Der Status eines Anlageträgers (Heterozygotie) kann bei autosomal rezessiven bzw. X-chromosomal rezessiven Krankheiten mit Hilfe molekulargenetischer Methoden ermittelt werden. Die Heterozygoten-Diagnostik kann wichtige Entscheidungsoptionen für klinisch nicht erkrankte Personen liefern und sollte daher zugänglich sein. Eine umfangreiche Aufklärung ist allerdings notwendig.

Stand der molekulargenetischen Diagnostik

Die nachfolgende Tabelle G.7-1 fasst den Stand der molekulargenetischen Erkenntnisse über die wichtigsten hereditären Erkrankungen mit Nierenbeteiligung zusammen.

Evidence-based Medicine (EBM) und genetische Erkrankungen

Der Zusammenhang zwischen der Mutation im krankheitsrelevanten Gen und dem klinischen Krankheitsbild ist in den nachfolgenden Fällen gesichert. Darüber hinausgehende EBM-relevante Stellungnahmen können allenfalls für krankheitsassoziierte Komplikationen (z.B. Hypertonie und Krankheitsverlauf) abgegeben werden.

Tabelle G.7-1 Auswahl wichtiger nephrologischer Krankheitsbilder, deren verantwortliche Gene kartiert sind

Krankheit	Erbgang	Symptomatik	Genort	Symbol, Genprodukt
Alport-Syndrom	X.d.	Nephritis, Innenohrschwerhörigkeit, Augenveränderungen	Xq22	COL4A5, a5(IV)-Kollagen
	a.r.		2q35-36	COL4A3/ COL4A4, a3/4(IV)-Kollagen
– mit Leiomyomatose	X.d.	Alport-Syndrom mit Leiomyomatose des Ösophagus	Xq22	COL4A6, a6(IV)-Kollagen
Bardet-Biedl-Syndrom	a.r.	Adipositas, Hypogenitalismus, Polydaktylie, Retinopathie, Niereninsuffizienz	11, 16 3, 15	BBS1, BBS2 BBS3, BBS4
Bartter-Syndrom I	a.r.	Frühgeburtlichkeit, Polyurie, Hypokaliämie, Hyperkalziurie, Nephrokalzinose	15q15-21	Na-K-2Cl-Cotransporter
II	a.r.		11q24	SLC12A1, K-Kanal
III	a.r.		1p36	basolateraler Cl-Kanal
Cystinose	a.r.	Fanconi-Syndrom, Photophobie, Hypothyreose	17p13	CTNS, integrales Membranprotein
Cystinurie (Typ I)	a.r.	Cystinsteine	2p16-21	CSNU1, SLC3A1-AS-Transporter
(nicht Typ I)	a.r.	Cystinsteine	19q13	SLC7A9-AS-Transporter
Diabetes insipidus, renaler	X.r.	Polyurie, Polydipsie	Xq28	AVPR2, Vasopressin-Rezeptor-VR-2
Enuresis nocturna	a.d.	unwillkürliches nächtliches Einnässen nach dem 5. Lebensjahr	13q13-14 12q13-21 22q11	ENUR1 ENUR2 ENUR3
Gitelman-Syndrom	a.r.	Hypokalziurie, Hypomagnesiämie, Hypotonie	16q13	Thiazid-sensitiver NaCl-Kotransporter SLC12A3
Hämolytisch-urämisches Syndrom	a.r.	Nierenversagen, Thombozytopenie, hämolytische Anämie	1q32	HF1/CFH/Faktor-H Gen
Lowe-Syndrom	X.r.	Katarakt, Vit.-D-resistente Rachitis, MR, renale tubuläre Azidose, Niereninsuffizienz	Xp26.1	OLRL1, Inositolpoly-phosphat-5-Phosphatase
Meckel-Syndrom	a.r.	Zystennieren, Enzephalozele, Polydaktylie	17q21-24	MKS1
	a.r.		11q13	MKS2
Nagel-Patella-Syndrom	a.d.	Nageldysplasie, Patelladefekt, Nephropathie	9q34	LIM-Homeodomän Protein LMX1B
Formen der Nephrolithiasis				
Typ I	X.r.	Nephrolithiasis, Nephrokalzinose, Niereninsuffizienz	Xp11.22	NPHL1, renaler Cl-Kanal (CLCN5)
Typ II (Dent)	X.r.	Nephrolithiasis, Nephrokalzinose, Fanconi-Syndrom	Xp11.22	NPHL2, renaler Cl-Kanal (CLCN5)

Hereditäre Nephropathien

Tabelle G.7-1

Krankheit	Erbgang	Symptomatik	Genort	Symbol, Genprodukt
Primäre-Hyperoxalurie Typ I	a.r.	Nephrolithiasis	2q36-37	AGXT, Alanin-Glycoxylat Aminotransferase
Typ II	a.r.	Nephrolithiasis	9	GRHPR-Gen
Adenin-Phosphoribosyl-Transferase-Mangel	a.r.	Nephrolithiasis	16q24	APR5, Adenin-Phosphoribosyl-Transferase
Osteopetrose mit renal-tubulärer Azidose	a.r.	Nephrolithiasis, Minderwuchs, Frakturen	8q22	CA2, Carboanhydrase 2
distale renal-tubuläre Azidose	a.d.	Nephrolithiasis, Rachitis	17q21-22	RTA, SLCA1-Gen
Nephronophthise, juvenile	a.r.	Anämie, Polyurie, Polydipsie, Urämie	2q12-13	NPHP1, Nephrocystin
Nephronophthise, infantile	a.r.	Anämie, Polyurie, Polydipsie, Urämie	9q22-31	NPHP2
Nephrotische Syndrome				
Finnischer Typ	a.r.	kongenitales nephrotisches Syndrom	19q12-13	NPHS1, Nephrin
-steroidresistente Form	a.r.	nephrot. Syndrom, Niereninsuffizienz	1q25-q31	NPHS2, Podocin
-fokal segmentale Sklerose	a.d.	steroidresistentes nephrotisches Syndrom, FSGS	19q13	FSGS-1, ACTN4-Gen
	a.d.		11q21-22	FSGS-2
Nierenzell-Karzinom, papilläres	a.d.	papilläres Nierenzell-Karzinom	7q31	MET-Gen, Prooncogen
thin basement membrane disease	a.d.	familiäre benigne Hämaturie	2q35-36	COL4A3/ COL4A4, a3/4(IV)-Kollagen
tuberöse Sklerose	a.d.	Adenoma sebaceum, Hypopigmentation, Anfälle, MR, Zystennieren, Angiomyolipome,	9q34	TSC,1, Harmatin
	a.d.		16p13.3	TSC2, Tuberi
vesikouretraler Reflux	a.d.	rez. Harnwegsinfekte, Refluxnephropathie	1p13	VUR1
von-Hippel-Lindau-Erkrankung	a.d.	Lindau-Tumor, Angiomatosis retinae, Phäochromozytom, Nierenkarzinom	3p25-26	VHL, pVHL
Wilms-Tumor-Aniridie-Syndrom	a.d.	Wilms-Tumor, Aniridie, Wachstumsretardierung	11p13	WT1, WT-Suppressor-Gen
Denys-Drash-Syndrom	a.d.	Wilms-Tumor, Pseudohermaphrodismus, nephrotisches Syndrom	11p13	WT1, WT-Suppressor-Gen
Zystennieren				
Autosomal-dominant	a.d.	Zystennieren, Leberzysten, Hirnbasisaneurysmen	16p13.3 4q21-23	PKD1, Polycystin1 PKD2, Polycystin 2
Autosomal-rezessiv	a.r.	zystisch erweiterte Sammelrohre, Leberfibrose, Hypertonie	6q21.1-p12	PKHD1
Medulläre Zystennieren, Typ I		Anämie, Polyurie, Polydipsie, Urämie	1q21	MCKD1
Typ II	a.d.		16p12	MCKD2

7.2 Klinik einzelner hereditärer Nierenerkrankungen

7.2.1 Autosomal-dominante polyzystische Nierenerkrankung (autosomal polycystic kidney disease, ADPKD 1 und ADPKD 2)

Definition und Basisinformation

Nephropathie mit progredienter Zystenbildung in Nephronen und Sammelrohren mit Beteiligung anderer Organsysteme wie Leber, Gefäße, Herz, Hirngefäße. Häufigste autosomal-dominante Erkrankung beim Menschen. Genfrequenz etwa 1:1000, Prävalenz bei Dialysepatienten ca. 10% (14).

Symptomatik und klinisches Bild

Hypertonie in bis zu 80%, Koliken, Makrohämaturie und Harnwegsinfekte. Bei ca. 15% der Familien Hirnarterienaneurysmen mit Blutungen. Klinisch palpable Nierentumoren, ggf. Hepatomegalie durch Leberzysten, Herzgeräusche (vermehrt Vitien), linksseitige Unterbauchschmerzen (vermehrt Colondivertikulose).

Diagnostik

- Familienanamnese mit Stammbaum
- sonographischer Nachweis von mindestens zwei Zysten im Alter von bis zu 30 Jahren, mindestens zwei Zysten je Niere bei positiver Familienanamnese im Alter von über 30 Jahren. Diagnose in ca. 95% der Anlageträger bis zum 20. Lebensjahr und praktisch allen bis zum 30. Lebensjahr möglich. Leberzysten erhärten die Diagnose (in 30% bei 30–40 Jahren, 70% im 60. Lebensjahr)
- MRT-Angiographie nur bei familiär gehäuften Hirnblutungen bzw. Aneurysmen und/oder klinischer Symptomatik (Kopfschmerzen).

Unnötige Diagnostik: CT, MRT oder i.v. Urographie zur Diagnosesicherung.
Stellenwert der molekulargenetischen Diagnostik: Nicht notwendig, da klinische Diagnostik beweisend.

Differentialdiagnose

- autosomal-rezessive polyzystische Nierenerkrankung
- tuberöse Hirnsklerose (siehe 7.2.6)
- von-Hippel-Lindau-Syndrom (siehe 7.2.4)
- sekundäre Nierenzysten.

Therapie und Prognose

Keine kausale Therapie möglich, in Zukunft ggf. Gabe von Vasopressin-Rezeptor Antagonisten. Sorgfältige Hypertoniebehandlung **(Empfehlungsgrad D)** und konsequente Therapie von Harnwegsinfekten (z.B. Chinolone wegen guter Zystenpenetration, alternativ Cephalosporine). Terminale Niereninsuffizienz im Median bei 54 Jahren (PKD1) bzw. 74 Jahren (PKD2).

Nachsorge/Rehabilitation

Bei terminaler Niereninsuffizienz gute Überlebensprognose, Nierentransplantation mit guten Ergebnissen. Gegebenenfalls auch Leber-, Nieren-Doppeltransplantation bei massiven Leberzysten. Aufgrund ihrer Größe vor Transplantation oder rezidivierenden Zysteninfekten ggf. Entfernung einer Zystenniere notwendig. Weiterführende Informationen unter www.zystennieren.de.

7.2.2 Autosomal-rezessive polyzystische Nierenerkrankung (ARPKD)

Definition und Basisinformation

Nephropathie, bei der die Diagnose vorwiegend im Kindes- und Jugendalter gestellt wird, mit zystischer Erweiterung vor allem der Sammelrohre. Obligate Leberbeteiligung im Sinne einer kongenitalen Leberfibrose (14).

Symptomatik und klinisches Bild

Bilateral vergrößerte palpable Nieren, Hypertonie, rezidivierende Harnwegsinfekte. Bei älteren Kindern u.U. Ösophagusvarizenblutungen infolge portaler Hypertension.

Diagnostik

- sonographisch vergrößerte Nieren von erhöhter Echogenität; negativer Ultraschallbefund bei den Eltern
- portale Hypertonie meist bei älteren Kindern; eine Leberbiopsie sichert die Diagnose.

Stellenwert der molekulargenetischen Diagnostik: Mutationsnachweis nicht notwendig, da klinische Diagnostik beweisend. Pränatale Diagnose möglich durch Sonographie und bei negativem Ultraschallbefund der Eltern.

Differentialdiagnose

- Frühe Manifestation der autosomal-dominanten Zystennieren (PKD1)
- oligosymptomatische Syndrome (z.B. Meckel-Syndrom, Mardet-Biedel-Syndrom).

Therapie und Prognose

Siehe Abschnitt 7.2.1.

Nachsorge/Rehabilitation

Siehe Abschnitt 7.2.1.

7.2.3 Alport-Syndrom und familiäre benigne Hämaturie

Definition und Basisinformation

Progressive hereditäre Typ-IV-Kollagenerkrankung mit Mikrohämaturie, typischen histologischen Veränderungen der glomerulären Basalmembran (Verdickung und Aufsplitterung), mit Innenohrschwerhörigkeit und Augenveränderungen. In 80–85% X-chromosomaler Erbgang, autosomal-rezessiv in 10–15%. Genfrequenz ca. 1 : 5000 (6, 15). Aufgrund der Verteilung des Typ-IV-Kollagens Beteiligung der glomerulären Basalmembran sowie des Innenohres und der Augenlinse.

Symptomatik und klinisches Bild

Beim X-chromosomalen Erbgang sind Männer betroffen, Frauen Übertragerinnen. Entwicklung einer dialysepflichtigen Niereninsuffizienz im Mittel mit 20 Jahren. In 80% progrediente Innenohrschwerhörigkeit, in 30–40% typische Augenveränderungen wie Lenticonus oder Makulaflecken, extrarenale Symptome auch bei Überträgerinnen möglich.

Diagnostik

- Eingehende Familienanamnese (Überträgerinnen mit Mikrohämaturie)
- Nierenbiopsie mit Elektronenmikroskopie
- Audiometrie (Innenohrschwerhörigkeit v.a. im Hochtonbereich)
- augenärztliche Untersuchung (Fundoskopie und Spaltlampenuntersuchung).

Stellenwert der molekulargenetischen Diagnostik: Indirekte und direkte Gendiagnostik beim X-chromosomalen (a5(IV)-Kette) und autosomalen (a3/4(IV)-Kette) möglich (siehe www.alport.de oder www.moldiag.de). Heterozygote Träger von Mutationen in den autosomalen Alport-Genen haben eine familiäre benigne Hämaturie bzw. thin basement disease.

Differentialdiagnose

- Glomeruläre Erkrankungen mit familiärer Disposition wie z.B. IgA-Nephropathie
- thin basement disease (familäre benigne Hämaturie, heterozygote Typ-IV-Kollagenerkrankung) ist klinisch und elektronenmikroskopisch nicht vom frühen Alport-Syndrom zu unterscheiden.

Therapie und Prognose

- Spezifische Therapie nicht möglich, Therapieversuche mit adulten Stammzellen im Tierversuch erfolgreich
- Therapieversuch mit ACE-Hemmern bei Kindern mit Alport-Syndrom im Stadium der Hämaturie im Rahmen einer Studie unter kindernephrologischer Kontrolle empfohlen (**Empfehlungsgrad D**; siehe www.alport.de), im fortgeschrittenen Stadium mit großer Proteinurie ergänzt durch ein Statin (**Empfehlungsgrad D**). Im Tierversuch verzögert der ACE-Hemmer das Nierenversagen sehr deutlich. Bei Nierentransplantation in ca. 4% Entwicklung einer Anti-GBM-Transplantat-Nephritis auf das transplantierte Neoantigen.

Nachsorge/Rehabilitation

Familienuntersuchung sinnvoll. Auch heterozygote Mutationsträger (insbesondere X-chromosomal) haben ein deutlich erhöhtes Risiko, ein terminales Nierenversagen (in ca. 20%!) zu entwickeln. Nierentransplantation mit sehr guten Langzeitergebnissen. Weiterführende Informationen unter www.alport.de und www.alport-selbsthilfe.de.

7.2.4 Von-Hippel-Lindau-(VHL-)Syndrom

Siehe auch Beitrag G 14 Tumoren der Niere, speziell Nierenzellkarzinom.

Definition und Basisinformation

Autosomal-dominante hereditäre Tumorerkrankung mit Beteiligung von ZNS, Retina, Pankreas, Nieren und Nebennieren. Prävalenz bei 1:50000 (4, 11, 13).

Symptomatik und klinisches Bild

Mutationen im Tumor-Suppressor-Gen pVHL führen zu Visusverlust bei Angiomatosis retinae, ZNS-Symptomen bei Harmatomen (> 80% hintere Schädelgrube, ca. 15% spinale Lage), Nierenzysten sowie Nierenzellkarzinomen, Hypertonie bei solitären oder multiplen Phäochromozytomen. Das VHL-Syndrom wird aufgrund der großen Variabilität der Läsionen und der Manifestation im unterschiedlichen Lebensalter selten diagnostiziert.

Diagnostik

- Eingehende Familienanamnese
- Opthththalmoskopie in Mydriasis bei V.a. Angiomatosis retinae (bei VHL > 85%, z.T. in peripherer Lage)
- NMR mit Gadolinum bei V.a. Hämangioblastom des ZNS (bei VHL in ca. 20%) oder des Rückenmarks
- bei V.a. Phäochromozytom (bei VHL in ca. 20%) Jodbenzylguanidin-Szintigraphie, Plasma- und Urinkatecholamine; cave: doppelseitiges Vorkommen!
- CT Abdomen, Sonographie auch der Testes (Zystadenome des Nebenhodens, selten).

Stellenwert der molekulargenetischen Diagnostik: Das VHL-Gen wurde auf dem Chromosom 3p25 kartiert und kloniert, Gendiagnostik mittels Sequenzierung möglich.

Differentialdiagnose

Andere tumoröse Erkrankungen.

Therapie und Prognose

- Keine kausale Therapie
- bei retinaler Angiomatosis Lasertherapie
- bei Hämangioblastomen ggf. operative Resektion, bei Nierenkarzinomen und Phäochromozytomen Exzision.

Nachsorge/Rehabilitation

Lebenslanges Erkrankungs- und Entartungsrisiko, jährliche Kontrollen notwendig, Untersuchung der Familienmitglieder. Weiterführende Informationen unter www.vhl.org.

7.2.5 Nephronophthise

Definition und Basisinformation

Autosomal-rezessive tubulointerstitielle Nephropathie mit Aufsplitterungen der tubulären Basalmembranen, tubulointerstitieller Fibrose und Zystenbildung an der Rinde-Markgrenze der Nieren. Häufige genetische Ursache für terminales Nierenversagen in den ersten beiden Lebensdekaden (5).

Symptomatik und klinisches Bild

- Polyurie und Polydipsie durch gestörte Konzentrationsfähigkeit der Nieren, Anämie, Wachstumsretardierung
- terminales Nierenversagen im mittleren Alter von 13 Jahren
- auch (seltene) adulte Formen (Nephronophthise-Komplex).

Diagnostik
- Sonographie oder Spiral-CT mit verwaschener Rinden-Markdifferenzierung, medulläre Zysten jenseits des 9. Lebensjahres
- charakteristischer Befund in der Nierenbiopsie mit kleinzystischen Tubusstrukturen neben atrophischen Tubuli.

Stellenwert der molekulargenetischen Diagnostik:
Eine Nierenbiopsie kann durch Mutationsnachweis in den Genen NPHP1-5 vermieden werden.

Differentialdiagnose
- Medulläre Zystennieren (seltene, autosomal-dominante Nierenerkrankung mit sehr ähnlichen Symptomen; Nierenversagen erst im Erwachsenenalter)
- ARPKD (s.o.)
- chronisch rezidivierende Pyelonephritis
- Oligomeganephronie.

Therapie und Prognose
- Keine kausale Therapie möglich
- Korrektur der Störung im Wasser- und Elektrolythaushalt.

Nachsorge/Rehabilitation
„Kurative" Therapie durch Nierentransplantation mit guten Langzeitergebnissen.

7.2.6 Tuberöse Sklerose
Synonym: Morbus Bourneville-Pringle

Definition und Basisinformation
Hereditäre, neurokutane ekto- und mesodermale Fehlbildungen (insbesondere von Gehirn, Niere und Haut). Prävalenz ca. 1 : 100 000 (4, 11, 13).

Symptomatik und klinisches Bild
Wegweisend ist die Trias: Epilepsie, geistige Retardierung und Adenoma sebaceum. Die klinische Symptomatik ist vielgestaltig. Bilaterale, multilokuläre und meist asymptomatische Angiomyolipome der Nieren in 80%, tuberöse Hirnsklerose mit oder ohne Krampfanfälle in 75%, zentrofaziales Adenoma sebaceum (Morbus Pringle) in 70%, periunguale Koenen-Tumoren in 60%, retinale Angiomatose in 50%, Rhabdomyome des Herzens in 50%, selten zystisch veränderte Honigwaben-Lunge.

Diagnostik
- Inspektion der Haut und der Fingernägel (Blickdiagnose!)
- CT oder Sonographie der Nieren
- Echokardiographie
- Röntgen des Schädels und des Thorax
- Untersuchung des Augenhintergrundes.

Stellenwert der molekulargenetischen Diagnostik:
Heterogene Erkrankung, nur in einem Drittel familiär (TSC1- und TSC2-Gen), der Rest Mosaike oder Spontanmutationen. Mutationsnachweis durch Sequenzierung prinzipiell möglich, ggf. gemeinsame Deletion des benachbarten ADPKD1-Gens (s.o.).

Differentialdiagnose
- Von-Hippel-Lindau-Syndrom
- Zystennierenerkrankung
- beidseitige Hypernephrome
- solitäre Angiomyolipome
- Lungen-Angiomyomatose.

Therapie und Prognose
- Fortschreitende Erkrankung, keine kausale Therapie möglich, Prognose aufgrund der unterschiedlichen klinischen Ausprägung unsicher
- Lasertherapie bei Angiomatosis retinae
- Angiomyolipome der Nieren sind gutartig, daher konservatives Vorgehen
- operative Therapie bei perirenaler Einblutung oder Entartung.

Nachsorge/Rehabilitation
Jährliche multidisziplinäre Kontrollen, da erhöhtes Entartungsrisiko (vor allem Hirntumoren, Hypernephrome und Rhabdomyosarkome), Familienmitglieder untersuchen.
Weiterführende Informationen unter www.tsalliance.org.

Literatur
1. Berufsverband Medizinische Genetik e.V. Richtlinien zur Durchführung molekulargenetischer diagnostischer Leistungen. Med Genetik 1 (1989) 4.
2. Cuticchia AJ, Fasman KH, Kingsbury DT et al.: The GDB(TM) human genome data base anno 1993. Nucelic Acids Res 21 (1993) 3003–3006.
3. Holliday MA, Barrat TM, Avner ED: Pediatric Nephrology. Williams & Wilkins, Baltimore 1994.
4. Hildebrandt F, Weber M, Brandis M: Hereditäre Erkrankungen der Niere. Internist 36 (1995) 254–262.
5. Hildebrandt F, Omram H: New insights: nephronophthisis-medullary cystic kidney disease. Pediatr Nephrol 16 (2001) 168–176.
6. Gross O, Netzer K-O, Lambrecht R et al.: Meta-analysis of genotype – phenotype correlation in X-linked Alport Syndrome: Impact on genetic counseling. Nephrol Dial Transpl 17 (2002) 1218–1227.
7. Kommission für Öffentlichkeitsarbeit und ethische Fragen der Gesellschaft für Humangenetik e.V.: Stellungnahme zur postnatalen prädiktiven genetischen Diagnostik. Med Genetik 3 (1991) 10–11.
8. Kommission für Öffentlichkeitsarbeit und ethische Fragen der Gesellschaft für Humangenetik e.V.: Stellungnahme zur vorgeburtlichen Diagnostik und zum Schwangerschaftsabbruch. Med Genetik 4 (1992) 12.
9. Kommission für Öffentlichkeitsarbeit und ethische Fragen der Gesellschaft für Humangenetik e.V.: Stellungnahme zum Heterozygoten-Bevölkerungsscreening. Med Genetik 3 (1992) 11–12.
10. McKusick VA: Medelian ineritance in man: a catalog of human genes and genetic disorders. 11th ed. Johns Hopkins University Press Baltimore 1994.
11. Neumann HPH, Schulenburg S, Apel TW: Familäre Nierentumore im Erwachsenenalter. Nieren- und Hochdruckkh 30 (2001) 267–277.
12. Schatz BR, Hardin JB: NCSA mosaic and the world wide web: global hypermedia protocols for the internet. Science 265 (1994) 895–901.
13. Zerres K, Rudnik-Schöneborn S: Genetisch bedingte Nierenerkrankungen. Internist 40 (1999) 534–542.

14. Zerres K, Eggermann T, Rudnik-Schönevorn S: Zystennieren. Nieren- und Hochdruckkh 30 (2001) 278–288.
15. Gross O, Koepke M-L, Weber M: Alport-Syndrom und familiäre benigne Hämaturie: Eine Übersicht über hereditäre Erkrankungen des Typ IV Kollagens der Gefäßbasalmembranen. Nieren- und Hochdruckkrankh 7 (2004) 348–356.

Autorenadresse

Priv.-Doz. Dr. Oliver Gross, FASN
Zentrum Innere Medizin, Universität Göttingen
Abteilung Nephrologie und Rheumatologie
Robert-Koch-Str. 40
37075 Göttingen

8 Nephrolithiasis

D. Walb, B. Krumme, K. Kühn

Definition und Basisinformation

Unter Nephrolithiasis versteht man Konkrementbildungen im Hohlsystem der Nieren und ableitenden Harnwege. Das Nierensteinleiden nimmt weltweit in den Industriestaaten zu, auch in Deutschland konnte 2000 ein Anstieg der Steinfrequenz gegenüber 1979 festgestellt werden: Inzidenz (akute Symptomatik) 14.700/Million/Jahr gegenüber 5400/Million/Jahr, Prävalenz (Auftreten während des gesamten Lebens) 47.000/Million Einwohner gegenüber 40.000/Million (1). 70–80% der Steine bestehen aus Kalziumoxalat, 10–20% aus Struvit, je 5% aus reiner Harnsäure bzw. Kalziumphosphat, weniger als 1% aus Zystin (2, 3). Patienten mit Kalziumoxalat-Steinen haben häufig Rezidive: 14% nach einem Jahr, 35% nach 5 Jahren und 52% nach 10 Jahren (4).

Als **metabolisch aktives Nierensteinleiden** bezeichnet man die Bildung eines neuen Steins, das Wachstum eines vorhandenen Steins oder dokumentierten Nierengrieß – jeweils innerhalb der letzten 12 Monate. Nierengrieß/Kristallurie bedeutet den Abgang von Grieß/Sand/Kristallen mit oder ohne klinischen Symptomen.

Steine können durch anatomische Gegebenheiten, die eine Urinstase begünstigen, verursacht oder mitverursacht werden. Dazu gehören vor allem medulläre Schwammnieren, Zysten und Zystennieren, Kelchdivertikel, narbig und entzündlich veränderte Kelche sowie Malformationen mit Beeinträchtigung des Urinflusses.

Klassifikation

Entsprechend der Steinzusammensetzung werden unterschieden:
- Kalziumnephrolithiasis
- Harnsäurenephrolithiasis
- Infiziertes Nierensteinleiden (Struvit-Steine)
- Zystinurie
- Xanthinsteine und 2,8-Dihydroxyadeninsteine
- Nephrolithiasis durch Medikamente

Klinik

Eine Anamnese jeder Nierensteinepisode (2, 3, 5–7) umfasst folgende Aspekte: Familiäre Belastung, Häufigkeit früherer Steinepisoden, bekannte Stoffwechselabweichungen, belastende Umweltfaktoren (Trinkmenge, klimatische Aspekte, Beruf, Immobilisation, Diät, Medikation) und Urinvolumen. Vorgeschichte sowie klinischer Befund können auf Malignome, Skeletterkrankungen, entzündliche Darmerkrankungen, intestinale Bypass-Chirurgie, Harnwegsinfektion, Anomalien der Nieren und ableitenden Harnwege als konditionierende Faktoren hinweisen.

Nierenkoliken können Leitsymptom sein, sie beginnen plötzlich und verstärken sich innerhalb von 15–30 Minuten in einen unerträglichen Schmerz, der mit Übelkeit und Erbrechen einhergehen kann (3). Weiterhin können Dysurie, obstruktive Uropathie sowie Mikro- und Makrohämaturie auftreten, die nach Steinabgang sistieren. Seltener sind Infektionen und stärkere Blutungen. Einseitiger Flankenschmerz zusammen mit Hämaturie findet sich bei 70–90% der Patienten mit gesicherter Ureterkolik. Nierensteine werden auch als Zufallsbefunde bei Ultraschall- oder Röntgenuntersuchungen des Abdomens bzw. der Nieren entdeckt.

Diagnostik

Ziel der Diagnostik ist der Diagnosebeweis, bei Steinnachweis die Abgrenzung einer metabolisch, infektiös oder anatomisch/funktionell bedingten Nephrolithiasis einerseits, von der idiopathischen Form (7) andererseits.

Morphologische Diagnostik

Röntgenologisch wird eine **Nierenleeraufnahme im Liegen (KUB)** mit Darstellung der Nieren und ableitenden Harnwege empfohlen, ergänzt durch eine Ultraschalluntersuchung oder ein Urogramm (2, 3, 5, 7). Das KUB zeigt röntgenpositive Konkremente und ist ein exaktes Verfahren zur Verlaufskontrolle und Abschätzung der metabolischen Aktivität (Größenwachstumm, Zunahme der Steinzahl). Ein **Urogramm** deckt anatomische Abnormalitäten sowie Füllungsdefekte auf. Bei der **Nierenkolik** ist die **Spiral-CT** ohne Kontrastmittel der Leeraufnahme und dem Urogramm überlegen (8). Die **Sonographie** wird anstelle des Urogramms bzw. bei Kontraindikationen zur Kontrastmittelgabe und zur Verlaufskontrolle eingesetzt. Sie kann eine Stauung des Hohlsystems nachweisen und hat bei der Entdeckung von Konkrementen eine Sensitivität von > 90%.

Steinanalyse

Bei jedem Patienten muss zumindest ein Stein analysiert werden (2, 3, 9). Dazu eignet sich besonders die Infrarotspektrokopie. Die nasschemische Analyse ergab in Ringversuchen unbefriedigende Resultate.

Urinanalyse

Die Urinanalyse deckt eine häufig vorhandene Mikrohämaturie (bei Akutsituationen auch Makrohämaturie), Harnwegsinfekte (Pyurie/Bakteriurie) sowie mögliche Nierenschädigungen (Proteinurie) auf. Im Sediment lassen sich typische Kristalle nachweisen (3), die bei der Diagnose hilfreich sind (Harnsäure, pathognomonische Zystinkristalle, Medikamente).

Praktisches Vorgehen bei der Diagnostik

Es werden *zwei Vorgehensweisen* unterschieden (2, 3, 5, 9)
- **Basisprogramm** bei Patienten mit einem ersten Nierenstein:
    - Vorgeschichte und körperliche Untersuchung
    - Bildgebende Verfahren
    - Steinanalyse, s.o.
    - Urinanalyse des Morgennüchternurins: Teststreifen, pH-Wert, Leukozyten, Bakterien, Zystinnachweis (im Labor) bei unbekanntem Stein

- Blutchemische Untersuchungen: Kalzium, Harnsäure, Kreatinin, Albumin (das gemessene Kalzium ist von der Albuminkonzentration abhängig und fällt bei einem Absinken der Albuminkonzentration um 1g/dl um 0,8 mg/dl bzw. 0,2 mmol/l)
- **Erweitertes Programm** (zusätzlich zum Basisprogramm individuell modifiziert, siehe Untergruppen) bei Patienten mit kompliziertem Verlauf, bei metabolisch aktivem Steinleiden und bei Kindern:
  - Zusätzliche Blutuntersuchung: Kalium, Kalziumkontrollen
  - Zusätzliche Urinuntersuchungen: In Ergänzung zum Basisprogramm ist die *Analyse von zwei 24-Stunden-Sammelurinen* (unter alltäglichen Ernährungsbedingungen) von Bedeutung. Sie sollte in einem spezialisierten Labor (Probenteilung, Untersuchung des nativen sowie des nachträglich angesäuerten bzw. alkalisierten Urins) erfolgen bzw. die Sammeltechnik (evtl. Zugabe von Salzsäure bzw. Natriumazid (9)) mit dem untersuchenden Labor abgesprochen werden.

Untersuchung des Sammelurins (9)

Parameter: Volumen, pH, Kalzium, Harnsäure, Oxalat, Zitrat, Kreatinin.
Dabei informieren Kalzium, Harnsäure, Oxalat über die relevanten lithogenen Faktoren im Urin, das Urinvolumen gibt Hinweise auf die Trinkmenge. Zitrat ist die klinisch relevante inhibitorische Urinsubstanz.
Ein pH im Sammelurin > 6,5 gibt Hinweise auf renale tubuläre Azidose (RTA) oder infiziertes Nierensteinleiden. Ein Urin-pH konstant um 5,3 spricht zusammen mit Harnsäuresteinen für Gichtdiathese.
Kreatinin dient zur Überprüfung der Vollständigkeit einer Urinsammlung.
Spezielle Testuntersuchungen (Kalzium-Belastungstest, Säurebelastungstest, Berechnung von Urinsättigungsindizes) sind nicht notwendig (2, 6).

Normalwerte für die Ausscheidung lithogener bzw. protektiver Substanzen bei Männern/Frauen (3, 5, 7):

- Kalzium: < 300/250 mg/Tag (7,5/6,25 mmol/Tag)
- Harnsäure: < 800/750 mg/Tag (4,8/4,5 mmol/Tag)
- Oxalat: < 45 mg/Tag (0,5 mmol/Tag)
- Zitrat: 450–600/650–800 mg/Tag (2,3–3,1/3,4–4,2 mmol/Tag)

Folgendes ist bei der Beurteilung zu beachten:
Die Konzentration der lithogenen Substanzen im Urin ist wahrscheinlich wichtiger als die Absolutwerte im Sammelurin (10). Die mittlere Kalziumausscheidung in unterschiedlichen Studien schwankt erheblich. Die Referenzwerte können daher nur als „Anhaltspunkt" benutzt werden – zumindest im Hinblick auf die Kalziumausscheidung.

Therapie

Behandlung der Nierenkolik

Zur Schmerzlinderung werden heute nicht-steroidale Antirheumatika gegenüber anderen Analgetika, insbesondere Opioiden bevorzugt (**Empfehlungsgrad A; 9**), z.B. 50 mg Diclofenac als Tabletten oder Suppositorien 2 × tgl. bis zu 10 Tagen. Als Kontraindikation sind Niereninsuffizienz und vorgesehene urologische Eingriffe wegen Blutungsgefahr (NSAIDS 3 Tage vorher absetzen) zu beachten.
Steine ≤ 2 mm gehen meist spontan ab. Eine Indikation zur interventionellen Steintherapie besteht bei Steinen ≥ 6–7 mm, medikamentös nicht beherrschbaren anhaltenden Koliken, anhaltender oder bilateraler Obstruktion und fieberhaftem Harnwegsinfekt (9).
Uretersteine haben je nach Sitz (9) unterschiedliche spontane Abgangsraten (proximal 25%, Uretermitte 45%, distal 70%).

Allgemeine Therapie

70–80% aller Nierensteinepisoden betreffen kalziumhaltige Nierensteine, meist ohne offensichtlich nachweisbare Ursache (idiopathische Kalziumnephrolithiasis). Wichtig sind die Zusammenhänge zwischen Ernährung und Steinrisiko. Diese sind komplex-, alters- und geschlechtsabhängig. In einer kürzlich abgeschlossenen prospektiven Studie über 14 Jahre bei 45.619 steinfreien Männern (11) korrelierten hohe Zufuhr von Kalzium (Männer < 60 Jahren), Magnesium, Kalium und Flüssigkeit mit signifikant weniger Steinepisoden. Vitamin-C-Zufuhr (≥ 1000 mg/Tag) und fleischreiche Nahrung (bei Männern mit BMI < 25 kg/m^2) erhöhten das Risiko.
Im Folgenden werden die Grundprinzipien der *Metaphylaxe* – d.h. die Verhinderung neuer Steinbildungen – behandelt, die vielfach auch für nichtkalziumhaltige Steinarten zutreffen. Leider wird in der Praxis eine solche Metaphylaxe nur wenig konsequent (1, 12) durchgeführt („Metaphylaxe-Apathie").
Bei Patienten mit idiopathischer Kalziumnephrolithiasis kann die Steinfrequenz durch einfache Ernährungsberatung um $^2/_3$ gesenkt werden (13). Medikamentöse Maßnahmen sind eingreifender und nur bei metabolisch aktivem Nierensteinleiden gerechtfertigt.

Die **diätetische Beratung** (9, 12–14) umfasst Ratschläge zur Flüssigkeitszufuhr, gegebenenfalls Hinweise zur Regulierung des Körpergewichtes sowie ein Eingehen auf spezielle Nahrungsmittel.
- **Flüssigkeitszufuhr:** Das *Trinkverhalten* sollte zu Urinmengen > 2 l/Tag führen (2, 5, 9). Die Wirksamkeit einer hohen Flüssigkeitszufuhr konnte in einer prospektiven randomisierten Studie erst vor wenigen Jahren belegt werden (**Empfehlungsgrad A; 15**). Tee, Kaffe und Wein senken die Steinfrequenz, Grapefruitsaft erhöht sie (10).
- **Regulierung des Körpergewichtes:** *Körperübergewicht* findet sich als relevanter Risikofaktor der Steininzidenz allgemein (16) und für Kalziumnephrolithiasis bei 59% der Männer und 44% der Frauen (17). Es besteht eine positive Korrelationen zwischen BMI und Ausscheidung von Harnsäure, Phosphat, Natrium und Ammonium sowie einem niedrigen Urin-pH (17). Insulinresistenz

stellt einen Schlüsselfaktor für niedrigen Urin-pH und verminderte Zitratausscheidung bei Gesunden und Harnsäuresteinbildnern dar (18). Eine Behandlung des metabolischen Syndroms und Reduktion des BMI bei Übergewicht auf 18–25 kg/m² wird empfohlen (12).
- **Orale Kalziumzufuhr:** Reduktion der Kalziumzufuhr ist obsolet, wichtig ist eher ein hohes Nahrungskalzium (**Empfehlungsgrad A; 9**). Die prospektiven Untersuchungen von Curham (19, 20) zeigten, dass bei Männern und Frauen mit der höchsten Kalziumzufuhr in der Nahrung das Steinrisiko am geringsten war.
- **Orale Oxalsäurezufuhr:** Der therapeutische Nutzen einer isolierten Restriktion von Oxalsäure in der Nahrung ist nicht gesichert (14, 21), wird jedoch empfohlen (9).
- **Konsum von Fleischprotein:** Die Empfehlung zu einer Reduktion der Fleischzufuhr wird aus epidemiologischen und pathophysiologischen Gründen (Anstieg der Ausscheidung von Säure, Harnsäure, Oxalsäure und Kalzium sowie Reduktion von Zitrat im Urin nach Fleischprotein) fast universell gegeben (**Empfehlungsgrad B; 6, 19, 21**). Männer mit Hyperkalziurie profitierten in der Metaphylaxe von Rezidivsteinen von einer mehrjährigen Steindiät, die normale bis reichliche Mengen Kalzium und eine reduzierte Menge an Kochsalz (3 g/Tag) und animalischen Proteinen (52 g/Tag) gegenüber einer kalziumarmen Ernährung (**Empfehlungsgrad A; 22**) enthielt.
- **Natriumzufuhr:** Hohe Kochsalzzufuhr erhöht die Ausscheidung lithogener Substanzen und korreliert bei Frauen – nicht bei Männern – mit Nierensteinbildung (19, 20). Eine Na-Restriktion erscheint sinnvoll, es finden sich jedoch keine prospektiven Studien zu dieser Thematik (21).
- **Kaliumzufuhr:** Epidemiologische Daten sprechen für einen lithoprotektiven Effekt einer kaliumreichen Nahrung (11, 19, 20), prospektive Interventionsstudien liegen jedoch nicht vor (14, 21).
- **Kombination diätetischer Maßnahmen:** Hohe Flüssigkeitszufuhr (2500–3000 ml/Tag), eine Reduktion von Fleischprotein (5–7 Portionen/Woche, niemals 2 × tgl.) und Kochsalz (8–10 g tgl., nicht zusalzen) zusammen mit normaler bis kalziumreicher Nahrung (800 mg/Tag aus Milch- und Milchprodukten) kann als lithoprotektiv empfohlen werden (**Empfehlungsgrad B; 20, 22, 23**).
- **Urologische Konsilaruntersuchungen** (9): Sie sind sinnvoll bei einer Steingröße > 6–7 mm und bei einer Indikation zur Intervention (anhaltende Schmerzen trotz adäquater Analgesie, persistierende Obstruktion, begleitende Harnwegsinfektion, Pyonephrose, Urosepsis, bilaterale Obstruktion). Zu den eingesetzten Verfahren gehören (9):
    - ESWL (extrakorporale Stoßwellenlithotripsie)
    - PNL (perkutane Nephrotomie mit und ohne Lithotripsie)
    - URS (Ureteroskopie mit mechanischer, laserinduzierter oder elektrohydraulischer Steindesintegration)
    - STENTING (Einlage von Ureterschienen, gegebenenfalls Steinmanipulation)
    - Offene Chirurgie, offene oder videoendoskopische retroperitoneale Chirurgie

8.1 Kalziumnephrolithiasis

Diagnostische Klassifikation. Entsprechend dem Verhalten des Serum-Kalziums und der Urinausscheidung von Kalzium, Harnsäure, Oxalsäure und Zitrat unterscheidet man verschiedene Untergruppen (2, 3, 5, 7):
- Hyperkalzämie und Hyperkalziurie/Normokalziurie
- Normokalzämie/Hyperkalziurie (idiopathische Hyperkalziurie)
- Normokalzämie/Normokalziurie

In einer metabolischen Studie an 1270 Patienten mit rezidivierender Nephrolithiasis (24) ergaben sich folgende Befunde bei Kalziumnephrolithiasis:
- Hyperkalziurie in 61%, Hyperurikosurie (normaler Urin-pH, erhöhte Harnsäureausscheidung) in 36%, Gichtdiathese (niedriger Urin-pH, normale Harnsäureausscheidung) in 10% (zu je 50% Harnsäure- bzw. Kalziumnephrolithiasis), Hypozitraturie bei 28%, Hyperoxalurie in 8% und niedriges Urinvolumen (< 1 l) in 15,3% der Patienten.

8.1.1 Hyperkalzämie und Hyperkalziurie/Normokalziurie (5)

- Hyperkalzämie/PTH erhöht/Phosphat erniedrigt bzw. normal: Primärer Hyperparathyreoidismus. Therapie meist operativ.
- Hyperkalzämie/Hyperkalziurie/PTH niedrig/Phosphat hoch bzw. normal:
    - Sarkoidose (Lungenbefund, Lymphadenopathie, ACE erhöht) bzw. andere granulomatöse Erkrankung (z.B. Berylliose, Tbc). Ursache ist eine vermehrte Bildung von Calcitriol.
    - Milchalkali-Syndrom (Vorgeschichte, meist erhöhtes Kreatinin und metabolische Alkalose). Therapie: Volumenexpansion, Ausschalten der Noxe.
    - Vitamin-D-Intoxikation (AT 10), (Vorgeschichte, Vitamin-D-Spiegel, oft Kreatininerhöhung). Therapie: Volumenexpansion, Steroide, Entfernung der Noxe.

8.1.2 Normokalzämie und Hyperkalziurie

- **Idiopathische Hyperkalziurie:** Sie ist die häufigste biochemische Abweichung bei Nephrolithiasis. Z.T. erfolgt noch eine Unterscheidung (24) in absorptive und renale Hyperkalziurie. Unter pragmatischen Aspekten kann man den Komplex als Einheit (Thiazid-Empfindlichkeit) ansehen (6, 7, 14). Ursachen: genetisch, idiopathisch, nutritiv.
Therapie: Allgemeinmaßnahmen, s.o. Bei metabolischer Aktivität Gabe von Thiaziden (sicherer Effekt erst nach 3 Jahren Therapie, deswegen Abwägung gegen unspezifische Maßnahmen), z.B. 25–50 mg Chlorthalidon tgl., alternativ Indapamid, das die Lipide nicht beeinflusst (5). Thiazide senken die Kalziumausscheidung im Urin und die Rezidivsteinbildung. In prospektiven Studien von ausreichender Dauer wurde ihre

Wirksamkeit nachgewiesen (**Empfehlungsgrad A; 25**). Häufig muss zusätzlich Kaliumzitrat gegeben werden, um einer Hypokaliämie-assoziierten Verminderung der Zitratausscheidung entgegenzuwirken. Neben Hypokaliämie sind weitere mögliche Nebenwirkungen (Fett- und Zuckerstoffwechsel, Müdigkeit, sexuelle Dysfunktion) bei der Therapieentscheidung zu berücksichtigen.

- **Renale tubuläre Azidose** (RTA), Typ I, distale Form: Man unterscheidet hereditäre und erworbene Formen sowie komplette (mit systemischer Azidose) und inkomplette RTA. Nur die distale RTA geht mit Nephrokalzinose bzw. Nephrolithiasis einher. **Charakteristika** (3, 5) sind:
  – Hypozitraturie und Hyperkalziurie
  – Hyperchlorämische metabolische Azidose mit normaler Anionenlücke (komplette Form) mit Urin-pH-Werten > 5,5
  – Unfähigkeit der Ansäuerung des Urins auf pH-Werte < 5,5 nach Erzeugung einer systemischen metabolischen Azidose (0,1 g Ammonium-Chlorid/kg Körpergewicht) bei der inkompletten Form
  – Zitratausscheidung < 100 mg/24 h und Urin-pH im Sammelurin > 6,5
  – Nachweis von Kalzium-Phosphat-Steinen

Therapie: Gabe von Kalium-Zitrat in einer Dosierung, die die Zitratausscheidung über 320 mg/Tag erhöht (z.B. 1–2 Tabl. Kalinor® zu den Mahlzeiten, langsam steigern – Kontraindikationen gegen hohe Kaliumzufuhr sind zu beachten!), bei unzureichender Wirkung zusätzlich Thiazide (bei Abwesenheit einer metabolischen Azidose). Die Grundkrankheit bei symptomatischen Formen der RTA (z.B. bei Sjögren-Syndrom, Lithium-Medikation) sollte aufgedeckt und behandelt werden.

8.1.3 Normokalzämie und Normokalziurie

– **Mit Hyperurikosurie:**
Die Ursache ist meist nutritiv. Harnsäure- und Uratkristalle können Nidus für heterogene Nukleationen von Kalziumoxalatkristallen werden. **Therapie:** Siehe Allgemeinmaßnahmen. Eine Reduktion animalischer Proteine zur Reduktion der Purinzufuhr ist sinnvoll. In einer placebokontrollierten Doppelblindstudie senkte Allopurinol 300 mg tgl. für 3 Jahre die Rezidivsteinrate bei Hyperurikosurie und Normokalziurie signifikant (**Empfehlungsgrad A; 9, 25**).

– **Mit Hyperoxalurie:**
Primäre Hyperoxalurie Typ I (autosomal rezessive Erkrankung, Mangel an Alanin: Glyoxalat-Aminotransferase) und **primäre Hyperoxalurie Typ II** (Mangel an D-Glycerat-Dehydrogenase in der Leber).
Sie tritt in der Kindheit mit progredienter Niereninsuffizienz und systemischer Oxalose auf (3, 7). Eine Therapie in Spezialzentren und kombinierte Leber-Nierentransplantation ist erforderlich.

Enterale Hyperoxalurie: Dünndarmmalabsorption jeglicher Ursache (entzündliche Darmerkrankungen, Dünndarmresektion, Pankreas- und Gallenwegserkrankungen) führt zu erhöhter Oxalsäureabsorption (3, 6) aus dem Darm durch verminderte Verfügbarkeit von Kalzium (Bildung von Kalziumseifen bei Steatorrhoe) und durch vermehrte Permeabilität des Kolons für Oxalat bedingt durch eine Exposition des Kolons gegenüber Gallensäuren und Fettsäuren. Die Oxalsäureausscheidung liegt häufig über 100 mg täglich und bewirkt Nierensteinbildung. Gleichzeitig ist bei enteralem Bicarbonatverlust die Zitratausscheidung vermindert (3). Die Behandlung (3, 7) umfasst eine fett- und oxalsäurereduzierte Nahrung, die Gabe von 1–4 g Kalzium-Carbonat täglich in 3–4 Einzeldosen, Cholestyramin zur Bindung von Gallen- und Fettsäuren 4–16 g in 3–4 Einzeldosen, jeweils zu den Mahlzeiten, hohe Flüssigkeitszufuhr und Kaliumzitrat. Am besten kombiniert man alle Medikamente in jeweils niedriger Dosis der Einzelsubstanz.

Nutritive Hyperoxalurie: Vermehrte Oxalsäurezufuhr (Rhabarber, Spinat, Kakao, Schokolade) kann die Oxalsäureausscheidung auf 50–60 mg steigern (3), ein wichtiger Faktor scheint jedoch eher eine kalziumarme Nahrung zu sein (19, 22). Prospektive Studien zum Wert einer oxalsäurereduzierten Ernährung in der Metaphylaxe liegen nicht vor. Nach enteraler Hyperoxalurie muss bei erhöhter Oxalsäureausscheidung gefahndet werden. Die Therapie entspricht den allgemeinen Richtlinien der Metaphylaxe.

– **Mit Hypozitraturie:**
Niedrige Zitratausscheidung findet sich bei vielen Patienten mit Kalziumnephrolithiasis (3, 7). Ursächlich sind systemische Azidose, renal tubuläre Azidose, Azidose bei Diarrhoe und eine fleischreiche Nahrung verantwortlich. Häufig findet sich jedoch keine dieser Ursachen. Bei Ineffizienz einer diätetischen Beratung (fleischarme Nahrung) kann Kaliumzitrat (Cave: Niereninsuffizienz, bekannte Hyperkaliämieneigung) unter Kontrolle der Zitratausscheidung, die > 320 mg/Tag liegen sollte, gegeben werden. Die Gabe von Kaliumzitrat erwies sich in einer prospektiven, randomisierten Doppelblindstudie bei dieser Laborkonstellation als wirksam (**Empfehlungsgrad A; 26**). In Deutschland enthalten nur die Präparate Kalinor® und Uronor®, jeweils als Brausetabletten, natriumfreie Zitrat/Bicarbonatgemische (bis zu 3 × 1 Brausetablette tgl. zu den Mahlzeiten). Ein Natriumanteil ist unerwünscht wegen der natriuminduzierten Erhöhung der Kalziumausscheidung.

– **Mit kombinierten metabolischen Abweichungen:**
In mehr als 50% der Fälle deckt die Untersuchung mehrere Risikofaktoren auf (24), die auch in Kombination therapeutisch behandelt werden können.

8.2 Harnsäurenephrolithiasis (3, 27)

Es finden sich folgende Charakteristika:
– Röntgennegative Steine.
– Erhöhte Harnsäureausscheidung. Sie ist bei erhöhter Purinzufuhr, Gabe von urikosurischen Medikamenten, sekundärer Gicht, bei myeloproliferativen Erkrankungen, hämolytischer Anämie, genetischen Defekten (Lesh-Nyhan-Syndrom), bei hereditärer Hypourikämie und bei einigen Patienten mit Gicht anzutreffen (27).

- Urin-pH ≤ 5,5. Niedriger Urin-pH im Fastenzustand (< 5,0) findet sich bei 50% der Patienten und beruht auf der Zufuhr einer säurereichen Nahrung, auf gestörter Ammoniumbildung, z.B. bei reduzierter Nephronmasse, bzw. auf Übergewicht und Insulinresistenz (18) oder auf enteralem Bicarbonatverlust.
- Niedriges Harnzeitvolumen (durch niedrige Flüssigkeitszufuhr oder enteralen Flüssigkeitsverlust verursacht).

Therapie: Die Flüssigkeitszufuhr sollte mit dem Ziel eines Harnvolumens > 2 l erhöht werden. Hinzu kommt eine diätetische oder, falls nötig, medikamentöse Absenkung der Hyperurikämie und/oder Hyperurikosurie durch Allopurinol (300 mg/Tag) sowie Alkalisieren des Urins auf pH 6,5–7,0, wodurch die Löslichkeit der Harnsäure erhöht wird (sie beträgt bei pH 4,5 80 mg/l, bei pH 6,5 1600 mg/l). Reine Harnsäuresteine können medikamentös aufgelöst werden. In diesem Fall sollten alle 3 Maßnahmen kombiniert werden. Die **Stufen-Therapie** beinhaltet: Diät und Flüssigkeit, Alkalisieren und Allopurinol als letzten Schritt (27).

8.3 Struvitsteine (Magnesium-Ammonium-Phosphat-Steine, infiziertes Nierensteinleiden)

Die Steine bilden sich bei Anwesenheit von harnstoffspaltenden Bakterien (28). Charakteristisch sind:
- Magnesium-Ammoniumphosphat und Carbonat-Apatit als Steinmaterial
- Ausguss-Steine mit raschem Wachstum
- Urin-pH meist > 7
- Chronische Harnwegsinfektion mit ureasespaltenden Bakterien (z.B. Proteus, Pseudomonas, Klebsiella, Enterokokken)
- Vorgeschichte mit rezidivierenden Harnwegsinfekten
- Gehäuftes Vorkommen bei paralysierten Patienten
- Erhöhtes Risiko für chronische Pyelonephritis, xanthogranulomatöse Pyelonephritis, perinephrischen Abszess, Niereninsuffizienz und Dialysepflichtigkeit

Therapie: Zunächst erfolgt eine urologische Sanierung soweit möglich, d.h. initial für 1–2 Wochen eine kulturgerechte antibiotische Standardtherapie, wobei alle nachgewiesenen Keime erfasst sein sollten. Nach Erzielen eines sterilen Urins wird mit der Hälfte der Standarddosis bis zu drei Monaten weiterbehandelt. Antibiotika werden abgesetzt, wenn der Urin 3 Monate steril ist. Bakteriologische Kontrollen sind in mindestens 3-monatigen Abständen erforderlich.

8.4 Zystinsteine (3, 5–7, 9, 29)

Die Zystinurie ist ein seltenes autosomal-rezessiv vererbtes Leiden. Entsprechend der Zystinausscheidung der im Allgemeinen asymptomatischen heterozygoten Eltern unterscheidet man (29) Typ I/I (normale Exkretion bei beiden Eltern, Mutation im Gen SCL3A1, „klassische Zystinurie"), Typ II/II (stark erhöhte Ausscheidung bei beiden Eltern: 990–1.740 µmol/g Kreatinin) und Typ III/III (intermediär erhöhte Ausscheidung bei beiden Eltern).

Die Diagnose der Zystinurie stützt sich auf folgende Charakteristika/Befunde:
- die Familienvorgeschichte,
- häufiges Auftreten von Steinen bereits in der Kindheit oder im Teenageralter,
- Identifikation der pathognomonischen hexagonalen Zystinkristalle im Morgenurin,
- einen positiven Zystinscreeningtest,
- den Nachweis einer erhöhten Ausscheidung von Zystin und der übrigen dibasischen Aminosäuren Lysin, Arginin und Ornithin. Die Zystinausscheidung liegt zwischen 480 und 3600 mg/Tag (normal bis 30 mg/Tag),
- eine korrekte Nierensteinanalyse,
- röntgennegative bis schwach röntgenpositive Steine,
- eine hohe Aktivität des Steinleidens.

Stufen-Therapie (9, 30): Zunächst bilden die Messung der Zystinausscheidung und die Steigerung der Flüssigkeitszufuhr (Löslichkeit = ca. 250 mg/l Urin) die obligate Basisbehandlung. Eine Zystinausscheidung von z.B. 700 mg/Tag kann durch ein Urinvolumen von 3 Liter voll kompensiert werden. Alkalisierung des Urins erhöht ab einem pH von 7–7,4 die Zystinlöslichkeit um bis zu 3fach. Man bevorzugt Kaliumzitrat (3–4 × $^1/_2$ bis 1 Tabl. Kalinor® oder Uronor®), da Natrium-Bicarbonat (oder -Zitrat) wegen des Na-Anteils die Zystinausscheidung erhöhen kann. Weitere Maßnahmen sind Natrium- und Fleischproteinrestriktion, wodurch die Zystinausscheidung ebenfalls vermindert wird. Medikamentös kommt Thiopronin (z.B. Captimer, langsame Dosissteigerung) bis zu 3 g in Betracht, bei Ineffizienz bzw. Resistenz D-Penicillamin (langsame Dosissteigerung über viele Wochen) +50 mg Pyridoxin. 1 g der jeweiligen Substanz komplexiert durch Disulfidbindung maximal 365 bzw. 400 mg Zystin. Captopril (75–150 mg tgl.) hat einen weniger sicher vorhersagbaren Effekt. Die Medikation sollte, wenn möglich, zusammen mit den anderen Maßnahmen zur Auflösung von Konkrementen führen und dann unter Berücksichtigung der Gesamtausscheidung (HPLC-Kontrolle nötig!), des Harnvolumens und der Löslichkeit auf dem niedrigsten therapeutisch effektiven Dosisniveau weitergeführt werden. Nebenwirkungen der Therapie werden vor allem bei D-Penicillamin (Exanthem, Dysgeusie, Arthritis und Proteinurie), bei hoher Dosierung und bei zu rascher Dosissteigerung beobachtet. Trotz aller Anstrengungen werden Therapieversager (oft fehlende Compliance, besonders bei Jugendlichen, Nebenwirkungen der Medikamente, hohe Zystinausscheidung) beobachtet bis zum Auftreten eines terminalen Nierenversagens. Durch Nierentransplantation wird die Störung geheilt. Bei der Seltenheit und spezifischen Pathophysiologie des Krankheitsbildes fehlen randomisierte Doppelblindstudien zu den einzelnen Therapiemaßnahmen.

Kooperation mit dem Urologen und Interventionen mit dem Versuch einer Litholapaxie bzw. einer ESWL (Zystinsteine desintegrieren schlecht) ist häufig erforderlich.

8.5 Xanthinsteine (XS) und 2,8-Dihydroxyadeninsteine (DHA)

Es handelt sich um sehr seltene Störungen des Purinstoffwechsels durch Mangel an Xanthinoxidase (XS) bzw. an Adenin-Phosphoribosyltransferase (DHA). Sie erfordern gegebenenfalls das Studium von Spezialliteratur (31, 32). Hinweise sind: Auftreten in der Kindheit bzw. Jugend, niedrige Serumharnsäure (< 1 mg/dl) und Urinharnsäure (< 100 mg/24 h) bei XS, der Nachweis von bräunlichen, runden 2,8-Dihydroxyadeninkristallen sowie eine erhöhte Ausscheidung von 2,8-Dihydroxyadenin im Urin bei DHA. 20% der Patienten mit Phosphoribosyltransferasemangel hatten keine Nierensteine. Sie waren asymptomatisch oder entwickelten ein akutes Nierenversagen (32). Die Steine sind für Röntgenstrahlen durchlässig. Die Diagnose wird – soweit Steinmaterial verfügbar – durch Nierensteinanalyse gestellt.

8.6 Nephrolithiasis durch Medikamente

Medikamente können die Ausscheidung lithogener Substanzen erhöhen bzw. durch Präzipitation direkt zur Steinbildung führen (33). 1–2% aller Steine sind medikamenteninduziert (33). Medikamentenkristalle finden sich in zwei Drittel dieser Steine. Indinavir, Triamteren, Sulfonamide und amorphes Silika werden am häufigsten gefunden. Vitamin-D- und Kalzium-Supplementierung sowie länger dauernder Gebrauch von Carboanhydrase-Hemmern sind mit einem erhöhten Risiko für die Entstehung und das Wachstum von Nierensteinen verbunden. Prophylaktische Maßnahmen wie die Erhöhung der Flüssigkeitszufuhr sind bei der Gabe der genannten Medikamente, insbesondere der Protease-Inhibitoren Indinavir, Ritonavir und Saquinavir erforderlich (33).

Abkürzungen

CT	Computertomographie
DHA	Dihydroxyadeninstein
ESWL	Extrakorporale Stoßwellenlithotripsie
KUB	Röntgenleeraufnahme der Nieren und ableitenden Harnwege im Liegen (kidneys, ureter, bladder)
PNL	Perkutane Nephrotomie mit und ohne Lithotripsie
PTH	Parathormon
RTA	Renale tubuläre Azidose
URS	Ureteroskopie

Literatur

1. Hesse A, Brandle E, Wilbert D et al.: Study on the prevalence and incidence of urolithiasis in Germany comparing the years 1979 vs. 2000. Eur Urol 44 (2003) 709–713.
2. Consensus Conference: Prevention and treatment of kidney stones. JAMA 260 (1988) 977–981.
3. Coe FL, JH Parks, JR Asplin: The pathogenesis and treatment of kidney stones. New Engl J Med 327 (1992) 1141–1152.
4. Uribarri J, Man SO, Carroll HJ: The first kidney stone. Ann Intern Med 111 (1989) 1006–1009.
5. Bushinsky DA. Nephrolithiasis. J Am Soc Nephrol 5 (1998) 917–924.
6. Osther PJ, Grenabo L, Haraldsson G et al.: Metabolic evaluation and medical management of upper urinary tract stone disease. Guidelines from the Scandinavian Cooperative Group for Urinary Stones. Scand J Urol Nephrol 33 (1999) 372–381.
7. Lifshitz DA, Shalhav AL, Lingeman JE et al.: Metabolic evaluation of stone disease patients: a practical approach. J Endourol 13 (1999) 669–678.
8. Worster A, Preyra I, Weaver B et al.: The accuracy of noncontrast helical computed tomography versus intravenous pyelography in the diagnosis of suspected acute urolithiasis: a meta-analysis. Ann Emerg Med 40 (2002) 280–286.
9. Tiselius HG, Ackermann D, Alken P, Buck C, Conort P, Gallucci M: Working Party on Lithiasis, European Association of Urology. Guidelines on urolithiasis. Eur Urol. 40 (2001) 362–371.
10. Curham GC, Willet WC, Speizer FE, et al.: Beverage use and risk of kidney stones in women. Ann Intern Med 128 (1998) 534–540.
11. Taylor EN, Stampfer MJ, Curhan GC: Dietary factors and the risk of incident kidney stones in men: new insights after 14 years of follow-up. J Am Soc Nephrol 15 (2004) 3225–3232.
12. Straub M, Hautmann RE: Developments in stone prevention. Curr Opin Urol 15 (2005) 119–126.
13. Hosking DA, Erickson SB, van den Berg CJ et al.: The stone clinic effect in patients with idiopathic calcium urolithiasis. J Urol 130 (1983) 1115–1118.
14. Pfeferman-Heilberg I: Update on dietary recommendations and medical treatment of renal stone disease. Nephrol Dial Transplant 15 (2000) 117–123.
15. Borghi L, Meschi T, Amato F et al.: Urinary volume, water and recurrences in idiopathic calcium nephrolithiasis: a 5 year randomized prospective study. J Urol 155 (1996) 839–843.
16. Taylor EN, Stampfer MJ, Curhan GC: Obesity, weight gain, and the risk of kidney stones. JAMA 293 (2005) 455–462.
17. Siener R, Glatz S, Nicolay C et al.: The role of overweight and obesity in calcium oxalate stone formation. Obes Res. 12 (2004) 106–113.
18. Abate N, Chandalia M, Cabo-Chan AV Jr et al.: The metabolic syndrome and uric acid nephrolithiasis: novel features of renal manifestation of insulin resistance. Kidney Int 65 (2004) 386–392.
19. Curham GC, Willet WC, Rimm EB et al.: A prospective study of dietary calcium and other nutrients and the risk of symptomatic kidney stones. N Engl J Med 328 (1993) 833–838.
20. Curham GC, Willet WC, Speizer FE et al.: Comparison of dietary calcium with supplemental calcium and other nutrients as factors affecting the risk for kidney stones in women. Ann Intern Med 126 (1997) 497–504.
21. Parivar F, Low RK, Stoller ML: The influence of diet on urinary stone disease. J Urol 155 (1996) 432–440.

22. Borghi L, Schianchi T, Meschi,T et al.: Comparison of two diets for the prevention of recurrent stones in idiopathic hypercalciuria. N Engl J Med 346 (2002) 77–84.
23. Hess B: Nutritional aspects of stone disease. Endocrinol Metab Clin North Am 31 (2002) 1017–1030.
24. Levey FL, Adams- Huet B, Pak CYC: Ambulatory evaluation of nephrolithiasis: an update of a 1980 protocol. Am J Med 98 (1995) 50–59.
25. Pearle MS, Roehrborn CG, Pak CYC: Meta-analysis of randomized trials for medical prevention of calcium oxalate nephrolithiasis. J Endourol 13 (1999) 679–685.
26. Barcelo P, Wuhl O, Servitge E et al.: Randomized double blind study of potassium citrate in idiopathic hypocitraturic calcium neophrolithiasis. J Urol 150 (1993) 1761–1764.
27. Moe OW, Abate N, Sakhaee K: Pathophysiology of uric acid nephrolithiasis. Endocrinol Metab Clin North Am 31 (2002) 895–914.
28. Gettman MT, Segura JW: Struvit stones: Diagnosis and current treatment concepts. J Endourol 13 (1999) 653–658.
29. Chesney RW. Mutational analysis of patients with cystinuria detected by a genetic screening network: powerful tools in understanding the several forms of the disorder. Kidney Int 54 (1998) 279–280.
30. Chow GK, Streem SB: Medical treatment of cystinuria: results of contemporary clinical practice. J Urol 156 (1996) 1576–1578.
31 Hartung R, Leskovar P: Der Xanthinstein. In: Vahlensieck W (Hrsg.): Das Harnsteinleiden. Springer Berlin (1987) 536–541.
32. Simmonds HA: 2,8-Dihydroxyadenine lithiasis. Clin Chim Acta 160 (1986) 103–108.
33. Daudon M, Jungers P: Drug-induced renal calculi: epidemiology, prevention and management. Drugs. 64 (2004) 245–275.

9 Akutes Nierenversagen (ANV)

B. Grabensee

Definition, Epidemiologie und klinische Bedeutung

Das akute Nierenversagen (ANV) ist definiert als ein rascher sich über Stunden bis Tage entwickelnder Abfall der Nierenfunktion als Reaktion auf eine meist, aber nicht immer erkennbare Ursache.

Bei vorher gesunden Nieren kommt es überwiegend zur Resitutio ad integrum, bei vorgeschädigten Nieren wird die Ausgangsfunktion oft nicht erreicht.

Um den Vergleich verschiedener Studien zur Epidemiologie, zum Krankheitsrisiko, zur Prognose und zur Prävention des ANV zu erleichtern, wird von der „Acute Dialysis Quality Initiative" eine Einteilung nach den so genannten RIFLE-Kriterien (www. ADQI. Net, 7) vorgeschlagen (Tab. G.9-1).

Neben dem Anstieg des Kreatinins sind ein Abfall der glomerulären Filtrationsrate (GFR) und die nicht immer im Einklang mit dem Schweregrad stehende Urinmenge dargestellt. Zumal das Serumkreatinin in der nicht Steady-state-Situation des ANV die GFR nicht akkurat reflektiert, kommt dem Cystatin C als neuem Marker der GFR mit früherem Erkennen des ANV eine zunehmende Bedeutung zu (**Empfehlungsgrad B; 4**).

Die Inzidenz des ANV liegt bei stationären Patienten zwischen 2 und 5%, auf der Intensivstation bis zu 40%. Die Letalität hat sich mit 30–80% in den letzten Jahrzehnten nicht geändert (12, 22).

Es hat jedoch ein Paradigmenwechsel stattgefunden, da eindeutig gezeigt wurde, dass nicht nur die Umstände, die zum ANV führen, sondern das ANV selbst einen unabhängigen Risikofaktor für die Mortalität darstellt. Dies wurde sowohl für leichte

Tabelle G.9-1   RIFLE-Kriterien der ADQI zur Quantifizierung des akuten Nierenversagens (ANV)

Schweregrad des ANV	Kreatininanstieg	Abfall der GFR	Urinmenge
Risk	> 50%	> 25%	< 0,5 ml/kg/h für 6 h
Injury	> 100%	> 50%	< 0,5 ml/kg/h für 12 h
Failure	> 200%	> 75%	< 0,3 ml/kg/h für 24 h oder Anurie für 12 h
Loss	kompletter Verlust der Nierenfunktion für > 4 Wochen		
ESRD	terminale Niereninsuffizienz		

GFR = Glomeruläre Filtrationsrate

Tabelle G.9-2   Klassifikation und Ursachen des ANV

prärenal	– Verminderung des Gesamtblutvolumens bzw. Umverteilung des effektiv zirkulierenden Blutvolumens, z.B. Blutung, Volumendepletion, Herzinsuffizienz, Pankreatitis. Alle Schockformen – gestörte renale Autoregulation, z.B. Sepsis, hepatorenales Syndrom, Cox-1- und -2-Hemmer, ACE-Hemmer und AT-1-Rezeptorantagonisten, Adrenalin, Noradrenalin
intrarenal	– ischämische ANV; alle prärenalen Ursachen, wenn die Nierenfunktion durch Volumengabe und andere konservative Maßnahmen nicht sofort verbessert werden kann. Nach Nierentransplantation – toxisches ANV. Antibiotika, Virustatika, Antimykotika, Röntgenkontrastmittel, Cisplatin, Methotrexat, Cyclosporin A, Tacrolimus und viele andere Pharmaka und exogene Toxine – intrarenale Obstruktion; Hämolyse, Rhabdomyolyse, intratubuläre Proteine und Kristalle (Myelom, Urat bei Tumor-Lyse und Oxalate) – intrinsische Ursachen durch definierte renale Erkrankungen; akute und rasch progrediente Glomerulonephritis; akute interstitielle Nephritis – vaskuläre Ursachen; Cholesterinembolien, Nierenarterien- und Venenverschluss, Vaskulitis, HUS/TTP, maligne Hypertonie, Präklampsie, akute vaskuläre Rejektion nach Nierentransplantation
postrenal	Harnstau infolge Blasenaustrittsobstruktion oder Ureterobstruktion, z.B. Prostatahyperplasie, Urethrastenose, neurogene Blasenentleerungsstörung, Tumoren, Steine, retroperitoneale Fibrose (Morbus Ormond)
akut auf chronisches Nierenversagen	prärenale Ursachen, pharmakainduziert

Formen des ANV als auch für das ANV bei Multiorganversagen auf der Intensivstation dargestellt (**Empfehlungsgrad B; 14, 18**).

Klassifikation und Ursachen des ANV

Das ANV wird nach prärenalen, intrarenalen und postrenalen Ursachen unterschieden (Tab. G.9-2). Darüber hinaus kommt dem Akut-auf-Chronischem Nierenversagen bei der Häufigkeit von Patienten mit chronischer Niereninsuffizienz eine zunehmende Bedeutung zu, insbesondere bei hospitalisierten Patienten mit meist prärenalen Ursachen oder mit ANV infolge Pharmaka (25). Zwischen prärenalem ANV („funktionelles ANV") und intrarenalem ischämischem und toxischem ANV („ANV im engeren Sinne bzw. akute tubuläre Nekrose") sind die Übergänge oft fließend. Insbesondere bei Patienten auf der Intensivstation sind mehrere, in ihrer Bedeutung oft schwer abgrenzbare Ursachen möglich (1, 3, 12, 22, 24).

Diagnostik

Anamnese, Leitsymptome und klinische Befunde

Die **Anamnese** bezieht sich vor allem auf die Umstände, die zu prä-, intra- und postrenalem ANV führen mit Hinweis auf vorhergehende Operationen, Blutungen, Infektionen, Erkrankungen mit Flüssigkeits- und Elektrolytverlusten, Vorerkrankungen wie z.B. Herzinsuffizienz und Pankreatitis. Myolyse und Hämolyse spielen ebenso eine Rolle wie eingenommene Medikamente (nichtsteroidale Antiphlogistika, Antibiotika, Antimykotika, Virustatika, Chemotherapeutika, Kontrastmittel, ACE-Hemmer bzw. Angiotensin-1-Rezeptorantagonisten und viele andere Pharmaka und Toxine). Infektionen oder mehrwöchiger Krankheitsverlauf mit Abgeschlagenheit, geringem Fieber, Arthralgien, Hautveränderungen und Hals-Nasen-Ohrenbefunden können als Hinweise auf eine rapid-progrediente Glomerulonephritis im Rahmen von Systemerkrankungen wie c- und p-ANCA-positiver Vaskulitis hinweisen. Die akute interstitielle Nephritis ist häufig durch Pharmaka oder Virusinfektion bedingt. Anamnestischer Hinweis für vaskuläre Ursachen sind schwere Arteriosklerose, Aortenaneurysma bzw. Aortendissektion, Nierenarteriendissektion sowie auch mehrere Wochen zurückliegende diagnostische und interventionelle Angiographien als Ursache von Cholesterinembolien.

Leitsymptome sind meist Anstieg der Retentionswerte, metabolische Azidose und Elektrolytstörungen, besonders Hyperkaliämie, während die Urinmenge nicht verlässlich ist (nonolirgurisches ANV spontan oder nach Gabe von Diuretika).

Klinische Befunde sind unspezifisch und beziehen sich auf die Ursache des ANV, z.B. Exsikkose, Blutdruckabfall und Schock sowie Herzinsuffizienz, Arrhythmie, Gefäßgeräusche, Palpationsbefunde wie gefüllte Blase, Zystennieren oder Aortenaneurysma. Hautveränderungen treten bei Vaskulitiden, Thrombozytopenien (HUS/TTP) und Cholesterinembolien (Livedo reticularis) auf. Eine schwere Hypertonie kann als eigenständige Erkrankung oder als renale Krise im Rahmen einer systemischen Sklerose Hinweis auf die Ursache des ANV geben. Ein alveoläres bzw. meist interstitielles Lungenödem ist nicht selten bei kardial vorgeschädigten Patienten erster Hinweis auf ein ANV, während ein urämisches Koma und eine urämische Perikaditis kaum noch vorkommen, da die Patienten frühzeitig diagnostiziert und therapiert werden.

Diagnostische Maßnahmen und Differentialdiagnostik

Blut- und Serumuntersuchungen: CRP, Blutbild, Differentialblutbild (Eosinophilie, Linksverschiebung), Blutausstrich (Fragmentozyten) Elektrolyte, Blutgasanalyse und Säure-Basen-Haushalt, Kreatinin, Harnstoff N, Harnsäure (z.B. Zellzerfall nach Chemotherapie), Blutglukose, Elektrophorese, CK, LDH (Rhabdomyolyse, Hämolyse), α-HBDH, Haptoglobin und freies Hb (Hämolyse), Leberenzyme, Bilirubin, Hepatitis-Serologie, Blutgerinnung (z.B. hepatorenales Syndrom), Laktat (Darmischämie), Komplement C3 und C4, Hep-2-Zelltest, antinukleäre Antikörper, Anti-DNS-AK, c-ANCA, p-ANCA, Kryoglobuline, Antibasalmembran-AK (Glomerulonephritiden und immunologische Systemerkrankungen), Immunfixation und freie Leichtketten (monoklonale Gammopathie, z.B. multiples Myelom, AL-Amyloidose), wiederholte Blutkulturen, Virusserologie (z.B. Hanta-Virus), evtl. Stuhluntersuchungen (Shigellen, Salmonellen, Campylobacter jejuni, Clostridien u.a.). Die Auswahl der diagnostischen Maßnahmen ist abhängig von der Anamnese und den klinischen Befunden.

Zahlreiche Laboruntersuchungen (Blutbild, Elektrolyte, Retentionswerte, Blutgasanalyse und Säure-Basen-Haushalt u.a.) müssen im Verlauf wiederholt werden, evtl. in kurzen Abständen (2–4 h).

Urinuntersuchungen zur Unterscheidung zwischen prärenalem und intrarenalem ANV werden in Tabelle G.9-3 dargestellt, Urinstatus einschließlich Sediment möglichst vom verantwortlichen Arzt persönlich durchzuführen. Bei prärenalem Nierenversagen meist unauffälliges Sediment bei renalem Nierenversagen (ischämisch bzw. toxisch) geringe Proteinurie und pigmentierte granulierte Zylinder, bei Glomerulonephritiden deutliche Proteinurie, Erythrozytenzylinder und dysmorphe Erythrozyten. Bei akuter interstitieller Nephritis tubuläre Proteinurie, Leukozytenzylinder, Eosinophile und Erythrozyten. Leukozyten und Bakterien bei akuter Pyelonephritis, Myoglobinzylinder bei Rhabdomyolyse, Kristalle bei Tumorlyse (Harnsäure).

$$\text{Urinosmolalität, Urin-Na und fraktionelle Na-Ausscheidung} = FE_{Na} = \frac{U_{Na} \times S_{Krea}}{S_{Na} \times U_{Krea}}$$

sind nur dann differentialdiagnostisch verwertbar wenn keine Diuretika verabreicht wurden. Die fraktionelle Harnstoffausscheidung ist auch bei Diuretikagabe anwendbar.

Tabelle G.9-3 Urinuntersuchung in der Differentialdiagnose zwischen prärenalem und intrarenalem ANV

	Prärenal	Renal
Proteine/Sediment	o.B, evtl. hyaline Zylinder	verschiedene pathologische Befunde
Urin-Osmolalität (mmol/l)*	> 500	< 300
Urin Na (mmol/l)*	< 20	> 40
Fe Na (%)*	< 1	> 2
Fe Urea (%)	< 35	> 35
niedrigmolekulare Proteine	niedrig	hoch
Bürstensaum-Enzyme	niedrig	hoch

* nicht verwertbar bei Diuretikagabe

Niedrig molekulare Proteine und möglicherweise nachweisbare Bürstensaumenzyme sind bei prärenalem ANV niedrig und bei verschiedenen Formen des renalen ANV hoch (12).

Apparative und invasive Diagnostik: EKG (Grunderkrankung, Hyperkaliämie). **Sonographie:** Obligat, bei jedem ANV sofort durchführen. Ischämisches bzw. toxisches ANV: Vergrößerte Nieren mit verbreitertem Parenchym (Differentialdiagnose zur rasch progredienten oder zur akuten interstitiellen Nephritis nicht möglich). Bei Abflussbehinderung bzw. postrenaler Störung: erweitertes Hohlsystem. Bei V.a. eine postrenale Obstruktion muss die Sonographie wiederholt werden, da der typische Befund oft erst nach 12–24 h nachweisbar ist. Veränderungen des Nierenparenchyms, kleine Nieren oder der typische Befund von polyzystischer Nierenerkrankung weisen auf ein akut-auf-chronisches Nierenversagen hin.

Farbkodierte Duplexsonographie bei Verdacht auf Perfusionsausfall (Embolien, Nierenarterienverschluss, Nierenarteriendissektion), Nierenarterienstenose, Nierenvenenthrombose, möglicherweise Unterscheidung zwischen ANV und akut-auf-chronischem Nierenversagen mittels Messung der Widerstandsindizes. Obligat bei ANV nach Nierentransplantation (ischämisches ANV, vaskuläre Rejektion, Venen- und Arterienverschluss, Aufstau).

Echokardiographie: infektive Endokarditis, Vitien, ausgeprägte Linksherzinsuffizienz, pulmonale Hypertonie, Perikarderguss.

Röntgen-Thorax-Aufnahme obligat, da interstitielles Lungenödem („Fluidlung") oft klinisch nicht erkennbar ist und eine absolute Indikation zum Dialysebeginn darstellt.

Zentralvenöser Zugang zur ZVD-Messung als Voraussetzung zur Prophylaxe und gezielten Therapie des ANV mit Optimierung des Extrazellulärvolumens.

CT mit KM oder **MR-Angio** bei Verdacht auf Nierenarterienstenose bzw. Verschluss, Embolien, Aortenaneurysma mit Einbeziehung der Nierenarterien.

Interarterielle DSA wird eingesetzt bei geplanten interventionellen oder operativen Eingriffen.

Nierenbiopsie nicht obligat bei eindeutigem ischämischem bzw. toxischem ANV, großzügige Indikation bei unklarem Verlauf. Auch bei schwerstkranken beatmeten Patienten auf der Intensivstation Nierenbiopsie bei geringstem Verdacht auf eine primäre Nierenerkrankung (akute oder rasch progrediente GN, akute interstitielle Nephritis u.a.).

Therapeutische Maßnahmen

Sie lassen sich unterteilen in:
1. Prophylaxe des ANV
2. konservative Therapie des ANV
3. Nierenersatztherapie.

Prophylaxe des ANV

Identifikation von Risikopatienten

Besondere Risikokonstellation für die Entwicklung eines ANV vor großen chirurgischen Eingriffen, bei Infektionen und Sepsis, bei multimorbiden Patienten und/oder schweren internistischen Erkrankungen ist eine vorbestehende Niereninsuffizienz, die nicht nur mit Kreatinin im Serum, sondern mit GFR mittels endogener Kreatininclearance, Berechnung (z.B. MDRD-Formel) oder Cystatin C erfasst werden muss. Auch Diabetes mellitus, Herzinsuffizienz, Leberzirrhose, nephrotisches Syndrom, Ileus und Pankreatitis stellen bei operativen Eingriffen ein hohes Risiko für ANV dar.

Unter diesen Umständen ist der Einsatz von Diuretika und potentiell nephrotoxischen Substanzen wie Chemotherapeutika, nichtsteroidalen Antiphlogistika, ACE-Hemmern und AT1-Rezeptor-Antagonisten nicht indiziert, wenn bereits eine Niereninsuffizienz vorliegt.

Die Beachtung einer Dosisreduktion von Pharmaka bei bereits bestehender Einschränkung der Nierenfunktion (Antibiotika, Antimykotika, Virustatika u.a.) ist eine wichtige prophylaktische Maßnahme. Besondere Umstände gelten bei der Applikation von Röntgenkontrastmitteln (s.u.).

Prophylaktische intensivmedizinische Allgemeinmaßnahmen

Wichtigste Ziele sind die Optimierung des Volumenstatus, der kardialen Leistung und des O_2-Angebots. Als Leitparameter gelten ein Cardiac-Index > 4,5 l/min, ein zentral-venöser Druck (ZVD) > 5 mmHg (entsprechend höher bei PEEP-Beatmung), Hämatokrit über 30% bzw. Hb > 10 g/l, mittlerer arterieller Blutdruck (MAP) > 70 mmHg, linksventrikulärer Füllungsdruck (PCWP) ≥ 15 bis ≤ 18 mmHg, O_2-Transport > 500 ml/min/m^2, Beatmungstherapie mit bestmöglichem PEEP (1, 3, 12, 22).

Prophylaktische Maßnahmen mit gesicherter Wirkung sind Flüssigkeitszufuhr und Kreislauftherapie mit Vasokonstriktoren (**Empfehlungsgrad B**; 1, 12, 22).

Infusionstherapie mit 1000–2000 ml 0,9%iger NaCl-Lösung innerhalb von 12 h bzw. mehr bei niedrigem ZVD oder anderen Parametern des Volumenmangels ist die effektivste Maßnahme zur Optimierung der renalen Perfusion. Oft empfohlene hypotone Lösungen (z.B. 0,45% NaCl) haben einen geringeren Einfluss auf das Gesamtblutvolumen (1, 12).

Die Flüssigkeitstherapie muss sich nach Elektrolyten und dem Säure-Basen-Haushalt richten. Insgesamt sollte, falls keine Kontraindikationen bestehen (z.B. Herzinsuffizienz), eine „milde Hypervolämie" angestrebt werden. Vasokonstriktoren (Adrenalin, Noradrenalin) haben einen festen Platz, vor allem bei SIRS, Sepsis, Pankreatitis, hepatorenalem Syndrom, Verbrennungen, und sind so einzusetzen, dass die oben genannten Ziele erreicht werden (1, 12, 21, 22).

Pharmakologische Maßnahmen zur Prophylaxe und Therapie

Aus einer großen Zahl von Experimenten zur Prophylaxe und/oder Therapie des ANV resultieren pharmakologische Empfehlungen zur Verbesserung der systemischen und der renalen Hämodynamik, der Modulation der Ischämietoleranz sowie der Stimulation der tubulären Regeneration und antioxidative Strategien. Dopamin („Nierendosis 1,2 µg/kg Körpergewicht/min"), Diuretika, Na-Bicarbonat und Mannitol haben keine nachgewiesene klinische Wirkung zur Prävention oder Therapie des ANV. Insbesondere konnte weder Dopamin noch Furosemid die Mortalität des ANV reduzieren oder die Erholung der renalen Funktion verbessern (**Empfehlungsgrad A**; 2, 17). Beide Substanzen können sich ungünstig auf den Verlauf eines ANV auswirken (2, 12, 17).

Furosemid u.a. Schleifendiuretika können nur bei aufgefülltem Extrazellulärvolumen zur Verbesserung der Flüssigkeitsbilanz verwendet werden oder als Test mittels einer einmaligen Dosis (z.B. 125 mg Fureosemid i.v.) benutzt werden, da bei Anstieg der Diurese > 200 ml/h die Maßnahmen zur Prophylaxe des ANV eingesetzt werden können und müssen („prärenales bzw. „funktionelles" ANV) (1).

Na-Bicarbonat wird bei Hämolyse, Rhabdomyolyse und Paraproteinämie empfohlen mit Anhebung des Urin-pH auf über 7 (**Empfehlungsgrad D**; 12, 22, 24). Prostaglandine, atrial natriuretische Peptide, Ca-Antagonisten, Adenosinantagonisten (Theophyllin), antioxidativ wirksame Pharmaka (N-Acetylcystein, Vitamin E, Selen), Endothelin-Antagonisten/Endothelin-Rezeptorblocker und unterschiedliche Wachstumsfaktoren haben keinen nachweisbaren günstigen Effekt bei der Prophylaxe und Therapie des ANV beim Menschen (1, 12, 22).

Prävention und Risikoreduktion bei kontrastmittelinduziertem ANV

Kontrastmittelinduzierte Nephropathie spielt bei zunehmend älteren und multimorbiden Patienten weltweit eine große Rolle, zumal nicht nur eindeutige Nephrotoxizität sondern auch ein Einfluss auf die Patientenmortalität gezeigt werden konnte (11, 13). Trotz zahlreicher Studien und teilweiser Empfehlungen ist zurzeit eine pharmakologische Intervention mit Ca-Antagonisten, Dopamin, N-Acetylcystein und Theophyllin beim Patienten nicht sinnvoll, da nicht eindeutig gezeigt werden konnte, dass diese Substanzen die Inzidenz der kontrastmittelinduzierten Nephropathie senken (11, 13). Nicht zuletzt müssen zahlreiche Studien zum Acetylcystein relativiert werden, da gezeigt wurde, dass diese Substanz einen direkten Effekt auf den tubulären Transport des Kreatinins ausübt und eine Reduktion des Serum-Kreatinins nicht einem protektiven Effekt auf die GFR entspricht (5).

Eine Protektion durch Gabe von Acetylcystein ist nur bei Patienten mit akutem Myokardinfarkt und primärer Angioplastie, die ein hohes Risiko für kontrastmittelinduzierte Nephropathie aufzeigen, indiziert (16). Eine prophylaktische Dialyse nach Kontrastmittel ist nicht indiziert (1, 3, 13). Aufwendige kontinuierliche Hämofiltration auf der Intensivstation zur Prävention des KM-induzierten ANV bleibt Einzelfällen vorbehalten (15). Gesicherte Maßnahmen sind die Identifikation von Risikopatienten (vor allem präexistierende auch geringgradige Niereninsuffizienz, Diabetes mellitus, hohes Alter, Herzinsuffizienz, Dehydratation) sowie eine Verabreichung einer möglichst geringgradigen Kontrastmittelmenge, da der nephrotoxische Effekt dosisabhängig ist. Isoosmolares Kontrastmittel ist vor allem bei Patienten mit Niereninsuffizienz und Diabetes mellitus weniger nephrotoxisch als niedrig osmolares Kontrastmittel (Iohexol) (13).

Entscheidende Maßnahme ist eine gute Hydratation und das Weglassen von nephrotoxischen Pharmaka 24 h vor Kontrastmittelgabe (**Empfehlungsgrad A**; 13, 23). Die anerkannte Empfehlung lautet: 12 h vor KM-Gabe und 12 h nach KM-Gabe 1 ml per kg/h 0,9%iges NaCl i.v. verabreichen (13).

Konservative Therapie des AVN

Die anerkannte konservative Therapie umfasst neben der optimalen Flüssigkeitsbilanz den Ausgleich der Elektrolyte mit Vermeidung von Hyper- oder Hypokaliämie, Hyper- oder Hyponatriämie, Hyper- oder Hypophosphatämie sowie Hyper- oder Hypokalzämie.

Eine Hyperkaliämie, meist durch Hyperkatabolismus und metabolische Azidose bedingt oder verstärkt, ist meist die Indikation zum Dialysebeginn. Eine Notfalltherapie kann mit 8,4%iger $NaHCO_3$-Lösung i.v. bzw. mit Glukose und Insulin, Schleifendiuretika bei möglicher Steigerung der Urinproduktion und/oder Verabreichung von Beta-2-Sympathikomimetika (z.B. Salbutamol, Spray oder i.v.) erfolgen bis zum Dialysebeginn.

Eine ausreichende Ernährung mit einer Kalorienzufuhr von 25–40 kcal/kg Körpergewicht/Tag ist notwendig, um den bei den meisten Grunderkrankungen bestehenden Katabolismus nicht zu verstärken. Die Zufuhr von Protein sollte 1,0–1,2 g/kg KG/Tag betragen. Eine höhere Kalorien- und Eiweißzufuhr führt ebenso wenig wie der Gebrauch von essentiellen Aminosäuren oder ihren Ketoanalogen zu einer

Verbesserung des Katobolismus und der Prognose. Von großer Bedeutung ist bei allen Patienten mit ANV eine schnelle Erfassung und aggressive Therapie von Infektionen mit besonderer Beachtung der Pflege und des Managements von venösen und arteriellen Zugängen (1, 12).

Die Dialysetherapie sollte begonnen werden, bevor urämische Komplikationen auftreten, sämtliche Pharmaka müssen in ihrer Dosis an die Nierenfunktion angeglichen werden. Auf die aktuelle spezielle Therapie von primären Nierenerkrankungen (s. Tab. G.9-1) wird hier nicht eingegangen (siehe G.4).

Nierenersatztherapie (siehe auch Beitrag K 3)

Es gibt keine absoluten Empfehlungen zum Dialysebeginn. Ein zu früher Beginn ist eindeutig besser als ein zu später. Kriterien zum Beginn der Nierenersatztherapie bei kritisch Kranken mit ANV sind aus Tabelle G.9-4 ersichtlich. Zum Einsatz kommen über zentral-venöse Zugänge (Vena jugularis interna, Vena subclavia, selten Vena femoralis) die intermittierende Hämodialyse oder auf der Intensivstation die kontinuierliche Hämofiltration und kontinuierliche Hämodialyse (CVVH, CVVHD) bzw. die langsame kontinuierliche Ultrafiltration (SCUF, slow continuous ultrafiltration) als schonendere Verfahren in Bezug auf die kardiovaskuläre Stabilität des Patienten und zur Erleichterung des Managements von Flüssigkeitsbilanzierung und parenteraler Ernährung. Die Peritonealdialyse spielt bei der Therapie des ANV beim Erwachsenen keine Rolle.

Es gibt keine evidenzbasierten Richtlinien für die optimale Auswahl des Nierenersatzverfahrens beim ANV (3, 9, 12). Unter speziellen Bedingungen wird einer Maßnahme der Vorzug gegeben, z.B. der kontinuierlichen Therapie bei hämodynamischer Instabilität, zerebralem Ödem oder Leberversagen. Allgemeiner Konsens ist, dass Schwerstkranke und insbesondere Patienten mit Multiorganversagen und Sepsis eher mit einem kontinuierlichen Therapieverfahren behandelt werden sollten. Die intermittierende Hämodialyse hat Vorteile bei Patienten mit hohem Blutungsrisiko, wenn auch hier die CVVHD mit Zitrat als Puffer und Antikoagulanz bei solchen Patienten gute Ergebnisse aufweist (9). Bei der CVVH sollte die Austauschmenge 35 ml/kg/KG/h betragen (**Empfehlungsgrad A;** 19). Eine intermittierende Dialyse beim kritisch Kranken mit ANV muss täglich erfolgen (**Empfehlungsgrad A;** 20). Einzelheiten zur Durchführung siehe Beitrag K 3.

Es gibt Hinweise, dass die extrakorporale Therapie frühzeitig erfolgen sollte, um einen zusätzlich negativen Effekt des ANV auf andere vitale Funktionen zu vermeiden (9, 12, 19). Die Kriterien in Tabelle G.9-4 gelten als Anhaltspunkte, entscheidend ist die klinische Gesamtsituation (s.a. Beitrag K 3).

Eine „Extended-Dialysis" ist ein intermittierendes Nierenersatzverfahren mit langen Behandlungszeiten und niedrigen Blut- und Dialysatflüssen, welches neuerdings auch auf der Intensivstation eingesetzt wird (8). Vorteile sind bei gleicher Elimination von Urämietoxinen über 12 h wie bei 24 h mit CVVH und CVVHD eine exzellente kardiovaskuläre Stabilität, hochreines Dialysat, einfache Bedienbarkeit und hohe Flexibilität an Dialysatzusammensetzungen und möglichen Einsatzorten (8). Dabei wird in Europa vorwiegend das GENIUS-Dialysesystem verwendet (8, 10).

Prognose

Unabhängig von allen Fortschritten in Diagnostik und Therapie ist die Prognose des ANV mit einer Krankenhausmortalität von bis zu 50% schlecht. Die Mortalität ist extrem hoch bei Patienten mit Multiorganversagen auf der Intensivstation, die sich zunehmend mehr aus sehr alten und multimorbiden Patienten rekrutieren. Die Nierenersatztherapie als solches spielt für die schlechte Prognose keine Rolle, dem Nierenversagen selbst mit vielfältigen pathophysiologischen Veränderungen kommt eine eigenständige Bedeutung zu. Ob bestimmte Genpolymorphismen (TNF-alpha und Interleukin 10) mit Hinweis auf höhere Todesraten bei dialysepflichtigen Patienten mit ANV von Bedeutung sind, bleibt abzuwarten (6). Das ANV führt zu chronischem dialysepflichtigen Nierenversagen in 5% bei den überlebenden und in 16% bei alten überlebenden Patienten (12).

Tabelle G.9-4 Kriterien zum Beginn der Nierenersatztherapie bei kritisch Kranken mit ANV

Oligurie	< 200 ml/12 h
Anurie	< 50 ml/12 h
alveoläres oder interstitielles Lungenödem	
Hyperkaliämie	> 6,5 mmol/l
schwere Azidose	pH < 7,0
manifeste Urämiesymptome	Neuro-/Enzephalopathie, Perikarditis
Plasma Na	> 155 oder < 120 mmol/l
Hyperthermie	
Intoxikation mit dialysablen Toxinen	

Literatur

1. Druml W: Akutes Nierenversagen. In: Dialyseverfahren in Klinik und Praxis. Hrsg. W.H. Hörl, Ch. Wanner. 6. Aufl. Thieme, Stuttgart–New York 2004.
2. Friedrich JO, Adhikari N, Herridge MS, Beyene J: Meta-Analysis: Low-dose dopamine increases urine output but does not prevent renal dysfunktion or death. Ann Intern Med 142 (2005) 5120–524.
3. Grabensee B: Nephrolgoie Checkliste XXL, 2. Aufl. Thieme, Stuttgart–New York 2002.
4. Herget-Rosenthal S, Marggraf G, Husing J, et al.: Early detection of acute renal failure by serum cystatin C. Kidney Int 66 (2004) 1115–22.
5. Hoffmann U, Fischereder M, Kruger B, Drobnik W, Kramer BK: The value of N-acetylcysteine in the prevention of radiocontrast agent-induced nephropathy seems questionable. J Am Soc Nephrol 15 (2004) 407–410.
6. Jaber BL, Rao M, Guo D et al.: Cytokine gene promoter polymorphisms and mortality in acute renal failure. Cytokine 25 (2004) 212–19.

7. Kellum JA, Levin N, Bouman C, Lameire N: Developing a consensus classification system for akute renal failure. Curr Opin Crit Care 8 (2002) 509–514.
8. Kielstein JT, Kretschmer U, Ernst T et al.: Efficacy and cardiovascular tolerability of extended dialysis in critically ill patients: a randomized controlled study. Am J Kidney Dis 43 (2004) 342–349.
9. Kierdorf HP: Nierenersatztherapie in der Intensivmedizin „Klassische Verfahren". Nephrologe 2 (2006) 88–96.
10. Kleophas SW et al.: Long-term experience with an ultrapure individual dialysis fluid with a bath type machine. Nephrol Dial Transplant 13 (1998) 3118–25.
11. Kshirsagar AV et al.: N-acetylcysteine for the prevention of radiocontrast induced nephropathy: a meta-analysis of prospective controlled trials. J Am Soc Nephrol 15 (2004) 761–769.
12. Lameire N, van Biesen W, Vanholder R: Acute renal failure. Lancet 365 (2005) 417–30.
13. Lameire N: Contrast-induced nephropathy – prevention and risk reduction. Nephrol Dial Transplant 21 (suppl 1) (2006) i11–i23.
14. Levy EM, Viscoli CM, Horwitz RI: The effect of acute renal failure on mortality. JAMA 275 (1996) 1489–1494.
15. Marenzi G et al.: The prevention of radiocontrast-agent-induced nephropathy by hemofiltration. N Engl J Med 349 (2003) 1333–1340.
16. Marenzi G, Assanelli E, Marand I, et al.: N-Acetylcystein and contrast-induced nephropathy in primary angioplasty. N Engl J Med 354 (2006) 2773–82.
17. Metha RL, Chertow GM: Diuretics in critically ill patients with acute renal failure. JAMA 289 (2003) 1379–81.
18. Metnitz PGH, Krenn CG, Steltzer H et al.: Effect of acute renal failure requiring renal replacement therapy on outcome in critically ill patients. Crit Care Med 30 (2002) 2051–58.
19. Ronco C, Bellomo R, Homel P et al.: Effects of different doses in continuous veno-venous haemofiltration on outcomes of acute renal failure: a prospective randomised trial. Lancet 356 (2000) 26–30.
20. Schiffl H, Lang SM, Fischer R: Daily hemodialysis and the outcome of acute renal failure. N Engl J Med 346 (2002) 305–10.
21. Schrier RW, Wang W: Acute renal failure and sepsis. N Engl J Med 351 (2004) 159–69.
22. Schrier RW, Wang W, Poole B, Mitra A: Acute renal failure: definitions, diagnosis, pathogenesis, and therapy. J Clin Invest 114 (2004) 5–14.
23. Solomon R, Werner C, Mann D, D'Elia J, Silva P: Effects of saline, mannitol, and furosemide to prevent acute decreases in renal function induced by radiocontrast agents. N Engl J Med 331 (1994) 1416–1420.
24. Thadhani R, Pascual M, Bonventre JV: Acute renal failure. N Engl J Med 334 (1996) 1448–60.
25. Zhang L, Wang M and Wang H: Acute renal failure in chronic kidney disease – clinical and pathological analysis of 104 cases Clinical Nephrology 63 (2005) 346–50.

Autorenadressen

Prof. Dr. med. B. Grabensee
Klinik für Nephrologie
Heinrich-Heine-Universität Düsseldorf
Moorenstr. 5
40225 Düsseldorf

10 Chronische Niereninsuffizienz

W. H. Hörl

Definition und Basisinformation

Die chronische Niereninsuffizienz ist die durch morphologische Veränderungen irreversible meist progrediente Einschränkung der Nierenfunktion unterschiedlicher Ätiologie bis hin zum dialysepflichtigen Terminalstadium. Diese Entwicklung wird begleitet von kompensatorischen Prozessen, die ihre eigene klinische Symptomatik haben. Meist ist die zur Niereninsuffizienz führende Grunderkrankung in der Phase der chronischen Niereninsuffizienz bekannt. Eine frühzeitige Diagnosestellung und therapeutische Intervention sind zwingend erforderlich. Chronische Nierenerkrankungen lassen sich in folgende Stadien unterteilen (L1): siehe Tabelle G.10-1.

Ätiologie

Primäre Nierenerkrankungen (z.B. Glomerulonephritis, interstitielle Nephritis, polyzystische Nierendegeneration) zeigen ebenso wie sekundäre Nierenerkrankungen im Rahmen von Systemerkrankungen (z.B. Lupus erythematodes, M. Wegener) oder Stoffwechselerkrankungen (z.B. Diabetes mellitus) in der überwiegenden Zahl der Fälle einen chronischen Verlauf. Diese Erkrankungen können in Abhängigkeit von der Behandelbarkeit und dem Ausmaß der renalen Schädigung bei Diagnosestellung zur terminalen Niereninsuffizienz führen. Tubulointerstitielle Veränderungen bestimmen mehr als die glomerulären Läsionen das Ausmaß der renalen Funktionseinschränkung und die Prognose.

Klinische Symptomatik

Die Symptomatik lässt sich in Früh- und Spätsymptome sowie Symptome der terminalen Niereninsuffizienz unterteilen:

Frühsymptome:
- Vermehrte Ausscheidung von wenig gefärbtem, hellen Urin (Konzentrierungsdefekt)
- Erhöhter Blutdruck
- Ödeme der unteren Extremitäten, Lidödeme
- Schmerzen im Nierenlager
- Dysurische Beschwerden mit Fieber (selten)

Spätsymptome:
- Müdigkeit, verminderte Leistungsfähigkeit, Kältegefühl
- Blässe, Kopfschmerzen, Sehstörungen
- Schlechter Appetit, Erbrechen
- Hautjucken
- Muskelzuckungen

Symptome des Endstadiums:
- Erbrechen, Gewichtsverlust
- Luftnot
- Unregelmäßiger Herzschlag
- Rückgang der Urinmenge
- Benommenheit, Schläfrigkeit
- Krämpfe, Koma
- Vermehrte Blutungsneigung

Anamnese und Befunde

Anamnese:
Wichtig sind Fragen nach vorausgegangenen Infekten oder eingenommenen Medikamenten, nach langjährigem Diabetes mellitus, Systemerkrankungen, Analgetikaabusus, Hochdruck (in der Eigen- und Familienanamnese) oder hereditären Erkrankungen (z.B. Zystennieren).

Klinische Befunde:
- Blässe der Haut und Schleimhäute (Anämie)
- Café-au-lait-Kolorit der Haut (Urämie)
- Urämischer Fötor
- Teigige Haut (Ödeme)
- Parästhesien (urämische Polyneuropathie)
- Muskelfibrillieren (Myopathie)
- Hypertonie
- Hypotonie bei Kardiomyopathie
- Strömungsgeräusche bei Gefäß- und Herzklappenverkalkung
- Lungenstauung
- Pleura- und/oder Perikarderguss
- Perikardreiben
- Schrumpfnieren (chronische Glomerulonephritis) oder Nephromegalie (bei Zystennieren)
- Renale Osteopathie

Laborbefunde:
- Anstieg der Retentionswerte (Kreatinin, Harnstoff-N, Harnsäure)
- Renale Anämie (Erniedrigung von Hämoglobin, Hämatokrit, Erythrozytenzahl)
- Hypo-, Normo- oder Hyperkalziämie
- Hyperkaliämie, Hyperphosphatämie, Hyponatriämie (bei Überwässerung oder Diuretikatherapie)

Tabelle G.10-1 Stadieneinteilung bei chronischen Nierenerkrankungen

Stadium	Ausmaß der Schädigung	Glomeruläre Filtrationsrate (GFR) (ml/min/1,73 m^2)
1	Nierenschädigung mit normaler oder erhöhter GFR	≥ 90
2	Nierenschädigung mit geringer Reduktion der GFR	60–89
3	Mäßiggradige Reduktion der GFR	30–59
4	Schwere Reduktion der GFR	15–29
5	Nierenversagen	< 15 (oder Dialyse)

- Mangel an 1,25-(OH)$_2$-Vitamin D$_3$ (Calcitriol)
- Erhöhung von Parathormon
- Metabolische Azidose
- Hypoproteinämie und Hypoalbuminämie bei nephrotischem Syndrom
- Albuminurie/Proteinurie
- Erythrozyturie (dysmorphe Erythrozyten, Erythrozytenzylinder bei Glomerulonephritis)
- Leukozyturie, Bakteriurie bei Harnwegsinfektion

Hypertonie

Ein hoher Blutdruck kann die Ursache oder die Folge einer chronischen Nierenerkrankung sein. Eine therapeutisch nicht kontrollierte arterielle Hypertonie kann auch bei Fehlen einer primären renalen Erkrankung, z.B. durch benigne oder maligne Nephrosklerose zur chronischen Niereninsuffizienz führen.

Hoher Blutdruck ist bei Patienten mit renalen Erkrankungen ein wesentlicher Faktor für kardiovaskuläre Komplikationen und ein wichtiger Progressionsfaktor der renalen Erkrankung. Ein Blutdruck von > 140/90 mmHg gilt als Hypertonie. Folgende Kategorien des Blutdrucks lassen sich unterteilen (L2): siehe Tabelle G.10-2:

Wie in der Normalbevölkerung besteht auch bei Patienten mit chronischen Nierenerkrankungen eine Beziehung zwischen dem Ausmaß der Hypertonie und der Mortalität, kardiovaskulären Komplikationen (z.B. linksventrikuläre Hypertrophie, Herzinsuffizienz, koronare Herzerkrankung), Albuminurie, Proteinurie und Progression der renalen Erkrankung.

Die Prävalenz der Hypertonie bei Patienten mit chronischen Nierenerkrankungen ist abhängig von der GFR. Bei einer GFR von 60–90 ml/min/1,73 m² sind 65–75% der Patienten hypertensiv bzw. werden antihypertensiv behandelt. Bei einer GFR zwischen 15–30 ml/min/1,73 m² nimmt vor allem der Anteil der Patienten mit schwerer Hypertonie zu. Nicht-medikamentöse und medikamentöse Therapiemaßnahmen sind erforderlich, um die Zielblutdruckwerte (120–130/70–80 mmHg, unabhängig vom Alter des Patienten) zu erreichen, um so eine Progression der renalen Erkrankung und die Entwicklung kardiovaskulärer Komplikationen zu reduzieren oder gar zu verhindern. Medikamentös ist häufig eine Mehrfachkombination antihypertensiv wirksamer Pharmaka (ACE-Hemmer, Angiotensin-II-Blocker, Beta-Blocker, Kalziumantagonisten, Salidiuretika und/oder Alpha-Blocker) erforderlich.

Renale Anämie

Patienten mit renalen Erkrankungen sind häufig anämisch. Bei Männern wird die Anämie mit Hämoglobinwerten < 13 g/dl definiert, bei Frauen mit Hämoglobinwerten < 12 g/dl. Bei einer GFR von etwa 60 ml/min/1,73 m² sind bereits etwa 20% der Patienten anämisch, bei einer GFR von < 15 ml/min/1,73 m² sind es 85%.

Ursächlich verantwortlich für die Anämie chronisch niereninsuffizienter Patienten sind:
- Mangel an Erythropoietin
- Eisenmangel
- Blutverluste
- Erythropoieseinhibitoren (z.B. Parathormon, Spermin)
- Verkürzte Erythrozytenüberlebenszeit durch Hämolysefaktoren
- Mangel an Folsäure, Vitamin B$_{12}$
- Hämatologische Begleiterkrankungen (z.B. Thalassämie, Malignom)
- Chronisch-entzündliche Prozesse (Anämie der Entzündung)

Patienten mit chronischer Niereninsuffizienz, vor allem Diabetiker, haben trotz Anämie inadäquat niedrige Erythropoietinspiegel, während die Erythropoietinspiegel bei Patienten mit polyzystischer Nierendegeneration lange normal bleiben. Deshalb sind Patienten mit Diabetes häufiger und früher anämisch als Nichtdiabetiker, umgekehrt sind Patienten mit polyzystischer Nierendegeneration weniger anämisch als Patienten mit anderen chronischen Nierenerkrankungen.

Vor einer Therapie mit rhuEPO (rekombinantes humanes Erythropoietin) oder Darbepoetin α müssen ein Eisenmangel und andere Anämieursachen (z.B. Blutung, Malignom, Infektion/Inflammation) korri-

Tabelle G.10-2 Kategorien des Blutdrucks

Kategorie	Systolischer Blutdruck (mmHg)	Diastolischer Blutdruck (mmHg)
Optimal	< 120	< 80
Normal	< 130	< 85
„Noch"-normal	130–139	85–89
Leichte Hypertonie **(Schweregrad 1)**	140–159	90–99
Untergruppe Grenzwerthypertonie	140–149	90–94
Mittelschwere Hypertonie **(Schweregrad 2)**	160–179	100–109
Schwere Hypertonie **(Schweregrad 3)**	> 180	> 110
Isolierte systolische Hypertonie	> 140	< 90
Untergruppe systolische Grenzwerthypertonie	140–149	< 90

giert bzw. ausgeschlossen werden. Der Eisenstatus ist bei Patienten mit chronischer Niereninsuffizienz anhand der Ferritinspiegel allein nicht evaluierbar (da möglicherweise falsch hoch durch Inflammation oder Malignom). Deshalb sind zusätzliche Parameter (z.B. die Transferrinsättigung) für die Beurteilung des Eisenstatus und Eisenbedarfs erforderlich. Begonnen wird die Therapie der renalen Anämie mit rhuEPO (4000–8000 IE/Woche subkutan) oder Darbepoetin α (20–40 µg/Woche subkutan), sofern Hämoglobinwerte von 11 g/dl unterschritten sind und andere Anämieursachen ausgeschlossen sind **(Empfehlungsgrad D; L3, L4)**. Ursachen für ein inadäquates Ansprechen einer Therapie mit rhuEPO oder Darbepoetin α ist häufig ein Eisenmangel. Bei Eisenmangel wird Eisen oral oder intravenös substituiert (1; siehe auch Beitrag B 1).

Sekundärer Hyperparathyreoidismus

Mit Rückgang der GFR < 80 ml/min kommt es durch Abnahme der renalen Phosphatexkretion zur Hyperphosphatämie, zur Hypokalziämie und Stimulation der Parathormon(PTH)-Synthese. Für die Hypokalziämie ist ein Calcitriolmangel verantwortlich, der sich frühzeitig (bereits am Beginn der Niereninsuffizienz) manifestiert. Calcitriol (1,25-$(OH)_2$-Vitamin D_3) ist für die intestinale Resorption von Kalzium (und Phosphor) verantwortlich. Mit GFR-Reduktion nimmt die Calcitriol-Synthese ab, da die 1α-Hydroxylierung des Hormons in der Niere durch die Hyperphosphatämie gehemmt wird. Hypokalziämie, reduzierte Calcitriolsynthese und erhöhte Phosphatwerte stimulieren die PTH-Produktion und die Proliferation von Parathyreoideazellen. Erhöhte PTH-Werte stimulieren die Osteoklasten und bewirken einen erhöhten Knochenturnover.

Die Osteitis fibrosa ist das Ergebnis des sekundären Hyperparathyreoidismus (Typ-I-Osteopathie). Mehr und mehr wird jedoch durch zu intensive PTH-Suppression (z.B. durch Behandlung mit Vitamin-D-Analoga) die adyname Knochenerkrankung („Low-turnover"-Osteopathie) beobachtet. Eine zu intensive PTH-Suppression (z.B. durch Behandlung mit Calcitriol oder Vitamin-D-Analoga) führt zur adynamen Knochenerkrankung („Low-turnover"-Osteopathie"). Die Osteomalazie (Typ-II-Osteopathie), bedingt durch Vitamin-D-Mangel, Akkumulation von Aluminium (z.B. durch Aluminium-haltige Phosphatbinder) und metabolische Azidose, ist mit normalen oder erniedrigten PTH-Werten assoziiert. Mischformen der Knochenerkrankung (Typ-III-Osteopathie) sind bei Patienten mit chronischer Nierenerkrankung häufig. Für einen normalen Knochenturnover sind bei fortgeschrittener Niereninsuffizienz durch PTH-Resistenz 2- bis 3fach erhöhte PTH-Werte erforderlich.

Der sekundäre Hyperparathyreoidismus bzw. ein länger andauerndes Überschreiten eines kritischen Kalzium × Phosphor-Produktes (> 55 mg^2/dl^2) können zu Myopathie, Knochenschmerzen, Skelettdeformierungen, Frakturen und/oder metastatischen Verkalkungen der Gefäße, Herzklappen und Weichteile führen. Die Bestimmung von Kalzium und Phosphat sollte ca. vierteljährlich erfolgen, die Bestimmung von Vitamin D, Calcitriol, PTH und alkalischer Phosphatase halbjährlich.

Therapieempfehlungen **(Empfehlungsgrad C; L5)** beinhalten:
- die diätetische Phosphatrestriktion auf < 1000 mg/Tag (durch reduzierte Zufuhr von Fleisch, Milchprodukten, Wurst, Eigelb, Nüssen, Haferflocken)
- Therapie mit Phosphatsenkern (Kalziumcarbonat, Kalziumacetat, Sevelamer, Lanthanum Carbonat), Dosierung nach Ausmaß der Hyperphosphatämie
- Therapie mit Vitamin D und/oder Vitamin-D-Analoga, z.B. 1,25-$(OH)_2D_3$, 1$(OH)D_3$ (Dosierung in Abhängigkeit von PTH-, Kalzium- und Phosphatspiegeln)
- Therapie mit Cinacalcet (30–90 mg/Tag) für Patienten mit ausgeprägtem sekundären Hyperparathyreoidismus

Neuropathie

Neurologische Störungen sind eine häufige Komplikation. Die Neuropathie kann sich als Enzephalopathie, periphere Polyneuropathie (selten auch als periphere Mononeuropathie), autonome Dysfunktion und/oder Schlafstörung manifestieren. Neuropathien können asymptomatisch (lediglich nachweisbar als abnormales EEG oder verlangsamte Nervenleitgeschwindigkeit) oder symptomatisch verlaufen. Das Auftreten einer Neuropathie hängt vor allem vom Ausmaß der Niereninsuffizienz ab, weniger von der Art der renalen Grunderkrankung. Erstsymptome der urämischen Enzephalopathie können Müdigkeit, Gedächtnisstörungen oder Konzentrationsmangel sein. Im fortgeschrittenen Stadium lassen sich optische Halluzinationen, Desorientiertheit, zerebrale Krämpfe oder Koma beobachten. Die periphere Polyneuropathie ist symmetrisch; betroffen sind sensorisches und motorisches Nervensystem mit distaler Betonung. Die Patienten klagen über Juckreiz, Brennen, muskuläre Irritationen, Muskelkrämpfe und Muskelschwäche. Die autonome Dysfunktion beeinträchtigt die Herzkreislauffunktion und die Blutdruckregulation. Neurologische Störungen können eine Indikation für eine frühzeitige Dialyseeinleitung darstellen **(Empfehlungsgrad D; L6)**.

Malnutrition

Patienten mit chronischer Niereninsuffizienz sind häufig mangelernährt. Mit Rückgang der Nierenfunktion nimmt die tägliche Proteinzufuhr mit der Nahrung spontan ab, z.B. von etwa 1 g Eiweiß/kg Körpergewicht bei einer Kreatinin-Clearance > 50 ml/min auf etwa 0,5 g Eiweiß/kg KG bei einer Kreatinin-Clearance < 10 ml/min (2). Auch die Kalorienzufuhr mit der Nahrung nimmt mit der Nierenfunktion ab.

Eine verminderte diätetische Proteinzufuhr reduziert die Akkumulation von Toxinen, die aus dem Eiweißstoffwechsel stammen. Allerdings ist mit Abnahme der täglichen Proteinzufuhr auch eine Verschlechterung von Ernährungsparametern nachweisbar. Für die tägliche Routine wird die Bestimmung von Serum-Albumin und Body-Mass-Index [BMI] empfohlen **(Empfehlungsgrad D; L7)**.

Die Serumalbumin-Konzentration ist der bedeutendste Parameter der Protein-Energie-Malnutrition (vor allem bei Abfall unter 4,0 g/dl). Allerdings werden Albuminsynthese und Albuminabbau (Halbwertzeit 20 Tage) durch Entzündungsprozesse beeinflusst (Albumin als negatives Akute-Phase-Protein).

Ursächlich werden für die Protein-Energie-Malnutrition von Patienten mit chronischen Nierenerkrankungen folgende Faktoren verantwortlich gemacht:
- Störungen im Protein- und Energiestoffwechsel
- Übelkeit, Erbrechen, Reduktion des Appetits (bedingt durch urämische Toxine, verzögerte Magenentleerung, Medikamente)
- Resistenz anaboler Hormone (Insulin, Wachstumshormon)

Aggraviert werden diese Störungen durch Begleiterkrankungen wie Diabetes mellitus, kardiovaskuläre Komplikationen, rekurrierende Infektionen und inflammatorische Prozesse.

Bei Abfall der GFR < 25 ml/min wird eine Proteinzufuhr von 0,60 g/kg/Tag empfohlen, für die Patienten mit chronischen Nierenerkrankungen und einer GFR im Stadium 1–3 wird eine Proteinzufuhr von 0,75 g/kg/Tag empfohlen. Die Energiezufuhr sollte für Patienten mit einer GFR < 25 ml/min bei 30–35 kcal/kg/Tag liegen, eine höhere Energiezufuhr wird für die Stadien 1–3 bei Patienten mit chronischen Nierenerkrankungen empfohlen, vor allem bei niedrigem Körpergewicht und anderen klinischen Zeichen der Mangelernährung (**Empfehlungsgrad D; L7**). Bei fortgeschrittener Niereninsuffizienz kann eine ausgeprägte metabolische Azidose den Proteinkatabolismus verstärken und so zur Malnutrition beitragen. Empfohlen wird für derartige Patienten eine orale Bikarbonatsupplementierung in Abhängigkeit von der Schwere der metabolischen Azidose (die venösen Blutkarbonatspiegel sollten > 22 mmol/l betragen) (**Empfehlungsgrad D; L7**).

Faktoren, assoziiert mit einem Verlust der Nierenfunktion bei chronischen renalen Erkrankungen

Die Progression renaler Erkrankungen lässt sich durch die Abnahme der Nierenfunktion innerhalb eines bestimmten Zeitraumes (z.B. innerhalb eines Monats oder Jahres) definieren. Die Nierenfunktion wird gemessen als GFR, Kreatinin-Clearance oder anhand des Serumkreatinins. Bei progredienter renaler Grunderkrankung lässt sich durch effektive progressionsverzögernde Behandlungsstrategien der jährliche renale Funktionsverlust auf etwa 2–5 ml/min/1,73 m² begrenzen (**Empfehlungsgrad D; 3**).

Die Progression renaler Erkrankungen ist abhängig von einer Vielzahl von Faktoren (**Empfehlungsgrad D; 3**):
- **Renale Grunderkrankung:** diabetische Nephropathie, glomeruläre Erkrankungen oder polyzystische Nierendegeneration sind progredienter als hypertensive Nephrosklerose oder tubulointerstitielle Nierenerkrankungen.
- **Rasse:** Bei Patienten mit schwarzer Hautfarbe verlaufen renale Erkrankungen progredienter als bei der weißen Bevölkerung.
- **Geschlecht:** Bei Männern verlaufen renale Erkrankungen progredienter als bei Frauen.
- **Alter:** Die meisten Nierenerkrankungen verlaufen im höheren Lebensalter progredienter als bei jüngeren Patienten.
- **Ausmaß der Proteinurie:** Bei fast allen glomerulären Erkrankungen besteht eine Assoziation zwischen Proteinurie und Progression der renalen Erkrankung. Bei positivem Teststreifenbefund (Detektionslimit für Protein 10–20 mg/dl, für Albumin 3–4 mg/dl) galt bisher die Proteinanalyse im 24-Stunden-Urin als „Goldstandard". Im Spontanharn kann die Quantifizierung der Proteinurie als Protein/Kreatinin-Quotient oder Albumin/Kreatinin-Quotient (jeweils in mg/g) erfolgen (**Empfehlungsgrad D; 4**).
- **Hypertonie:** Es besteht eine signifikante Assoziation zwischen Höhe des Blutdruckes (systolischer, diastolischer Blutdruck oder arterieller Mitteldruck) und Abfall der GFR. Umgekehrt geht mit effektiver Blutdrucksenkung der GFR-Abfall pro Monat zurück (**Empfehlungsgrad A**).
- **Blutglukosekontrolle bei Diabetes mellitus:** Schlechte Blutzuckereinstellung (gemessen als Blutglukose- und/oder HbA_{1c}-Werte) beschleunigt den Abfall der GFR bei diabetischer Nephropathie.
- **Rauchen:** Rauchen beschleunigt die Progression renaler Erkrankungen.
- **Dyslipidämie:** Fettstoffwechselstörungen (hohe Triglyzerid-, Cholesterin-, LDL-Cholesterinwerte und/oder niedriges HDL-Cholesterin) können in Kombination mit Hypertonie und/oder Proteinurie mit einer rascheren Progressionsrate renaler Erkrankungen assoziiert sein (Klärung ausstehend).
- **Anämie:** Mit Einführung von rhuEPO oder Darbepoetin α bestand zunächst die Befürchtung, dass mit Korrektur der Anämie die Aggravation der Hypertonie die Progression renaler Erkrankungen beschleunigt werden könnte. Es ist jedoch gezeigt worden, dass dies nicht der Fall ist (**Empfehlungsgrad A**).

Intervention zur Progressionsverzögerung chronischer Nierenerkrankungen

Strikte Blutzuckerkontrolle bei Diabetikern:
Etwa 80% der Typ-I-Diabetiker mit Mikroalbuminurie entwickeln innerhalb von 10–15 Jahren eine diabetische Nephropathie, etwa 50% dieser Patienten entwickeln ein chronisches Nierenversagen. Es ist gezeigt worden, dass durch optimale Blutdruck- und Blutzuckereinstellung die Manifestation der diabetischen Nephropathie reduziert werden kann (vgl. Beitrag G 5 – Diabetische Nephropathie).

Strikte Blutdruckkontrolle retardiert die Progression chronischer Nierenerkrankungen:
Die Blutdrucksenkung per se senkt die Proteinurie und retardiert die Progression chronischer Nierenerkrankungen (**Empfehlungsgrad A; 5**). ACE-Hemmer und Angiotensin-II-Rezeptorantagonisten senken nicht nur den systemischen Blutdruck, sondern auch den glomerulären Kapillardruck und die Filtrationsfraktion. Sie reduzieren die Angiotensin-II-ver-

mittelte Zellproliferation und Fibrose (**Empfehlungsgrad A; 5, 6**). Um die Zielblutdruckwerte bei Patienten mit chronischen Nierenerkrankungen zu erreichen, ist bei der Mehrzahl der Patienten eine Kombination mit verschiedenen Antihypertensiva erforderlich.

Risikofaktoren für eine temporäre Verschlechterung der Nierenfunktion:
- Volumendepletion (Flüssigkeitsmangel)
- Intravenöse Kontrastmittelgabe
- Therapie mit potentiell nephrotoxischen Antibiotika/Antimykotika (z.B. Aminoglykoside, Amphotericin B)
- Nicht-steroidale Antiphlogistika/Antirheumatika
- ACE-Hemmer und Angiotensin-II-Rezeptorantagonisten bei bilateraler Nierenarterienstenose

Risikofaktoren für eine dauernde Verschlechterung der Nierenfunktion

Risikofaktoren für die Entwicklung und Progression chronischer Nierenerkrankungen sind
- Fehlendes Bewusstsein für eine derartige Erkrankung
- Persistierende Albuminurie und/oder Proteinurie
- Unkontrollierte Hypertonie
- Hyperglykämie
- Anämie
- Rauchen
- Rezidivierende Infektionen
- Toxine

Allgemeine Gesichtspunkte zur Diagnostik und Therapie

Patienten mit chronischer Niereninsuffizienz sollten frühzeitig dem Nephrologen vorgestellt werden zur Konsultation und Mitbetreuung. Im Idealfall sollte dies bei Diagnosestellung einer Nierenerkrankung, mindestens jedoch bei wiederholter Feststellung eines pathologischen Urinbefundes und/oder eines erhöhten Serum-Kreatininwerts geschehen. Die exakte Diagnose der renalen Erkrankung kann fast immer nur durch die Nierenbiopsie gestellt werden. In Abhängigkeit vom histologischen Befund muss entschieden werden, ob und wie immunsuppressiv behandelt werden soll. Eine enge Zusammenarbeit zwischen Hausarzt und Nephrologen ist anzustreben, wobei Frequenz und Umfang der Kontrolluntersuchung vom Nephrologen im Einvernehmen mit dem Hausarzt festgelegt werden sollen. Bei einer GFR < 30 ml/min/1,73 m² sollte der primär behandelnde Arzt ein Nephrologe sein, um den Patienten gezielt auf die Nierenersatztherapie (Dialyse, Nierentransplantation) vorzubereiten. Ein ungünstiger Verlauf der chronischen Nierenerkrankung kann verhindert oder verzögert werden durch eine frühzeitige Diagnosestellung und Behandlung.

Leitlinien

L1. Guideline 1: Definition and stages of chronic kidney disease. Am J Kidney Dis 39 (Suppl 1) (2002) S46–S75.
L2. Leitlinien „Arterielle Hypertonie". DMW 126 (Suppl 4) (2001).
L3. Revised European Best Practice Guidelines for the Management of Anaemia in Patients with Chronic Renal Failure: Nephrol Dial Transplant 19 (Suppl 2) (2004) ii1–ii47.
L4. The NESP Guidelines Group: Practical guidelines for the use of NESP in treating renal anaemia. Nephrol Dial Transplant 16 (Suppl 3) (2001) 22–28.
L5 Guideline 10: Association of level of GFR with bone disease and disorders of calcium and phosphorus metabolism. Am J Kidney Dis 39 (Suppl 1) (2002) S143–S155.
L6. Guideline 11: Association of level of GFR with neuropathy. Am J Kidney Dis 39 (Suppl 1) (2002) S156–S160.
L7. Guideline 9: Association of level of GFR with nutritional status. Am J Kidney Dis 39 (Suppl 1) (2002) S128–S142.
L8. Guideline 13: Factors associated with loss of kidney function in chronic kidney disease. Am J Kidney Dis 39 (Suppl 1) (2002) S170–S212.
L9. Guideline 5: Assessment of proteinuria. Am J Kidney Dis 39 (Suppl 1) (2002) S93–S104.

Literatur

1. Sunder-Plassmann G, Hörl WH: Erythropoietin and iron. Clin Nephrol 47 (1997) 141–157.
2. Ikizler TA, Greene JH, Wingard RL, Parker RA, Hakim RM: Spontaneous dietary protein intake during progression of chronic renal failure. J Am Soc Nephrol 6 (1995) 1386–1391.
3. Maschio G, Alberti D, Janin G et al.: Effect of the angiotensin-converting-enzyme inhibitor benazepril on the progression of chronic renal insufficiency. The angiotensin-converting-enzyme inhibition in progressive renal insufficiency study group. N Engl J Med 334 (1996) 939–945.
4. Lewis EJ, Hunsicker LG, Bain RP, Rohde RD: The effect of angiotensin-converting-enzyme inhibition on diabetic nephropathy. The Collaborative Study Group. N Eng J Med 329 (1993) 1456–1462.
5. Lewis EJ, Hunsicker LG, Clarke WR, et al.: Renoprotective effect of the angiotensin-receptor antagonist irbesartan in patients with nephropathy due to type 2 diabetes. N Engl J Med 345 (2001) 851–860.
6. Barnett AH, Bain SC, Bouter P et al.: Angiotensin-receptor blockade versus converting-enzyme inhibition in type 2 diabetes and nephropathy. N Engl J Med 351 (2005) 1952–1961.

11 Elektrolyt- und Säure-Basen-Störungen

11.1 Elektrolytstörungen

11.1.1 Hypernatriämie

Definition, Klinik

Serumnatriumkonzentration > 150 mmol/l.
Symptome und Befunde: Ruhelosigkeit, Reizbarkeit, muskuläres Faszikulieren, Hyperreflexie, Krampfanfälle und Koma.

Diagnostik

Klärung der Ursache der Hypernatriämie: Ausschluß eines Diabetes insipidus (Messung von Urinosmolalität und Plasmavasopressin), Ausschluß großer Wasserverluste nach Verbrennungen, bei Diarrhö und bei internen Fisteln, Ausschluß der primären Hypodipsie (fehlendes Durstgefühl bei konzentriertem Urin und Hypernatriämie), Ausschluß des primären Hyperaldosteronismus, Ausschluß einer intensiven Behandlung mit hypertoner Bikarbonatlösung (z. B. Wiederbelebung).

Therapie

Langsame Senkung der erhöhten Natriumkonzentrationen durch Verabreichung von Wasser und hypotonen Lösungen. Die Korrekturgeschwindigkeit soll 1,5 mmol/l/h nicht überschreiten. Nach Flüssigkeitsverlusten über Darm oder Haut erfolgt die Substitution am besten mit halbisotoner NaCl-Lösung (**Empfehlungsgrad B; 1, 22**). Bei primärem Hyperaldosteronismus ist eine Behandlung mit Spironolacton angezeigt.

Verlaufskontrolle

Bei Neigung zur chronischen Hypernatriämie (meist primäre Hypodipsie) muß eine konstante, ausreichende Flüssigkeitszufuhr erfolgen und die Serumnatriumkonzentration regelmäßig gemessen werden.

11.1.2 Hyponatriämie

Definition, Klinik

Serumnatriumkonzentration < 135 mmol/l.
Bei Hyponatriämie ist vordringlich auszuschließen, daß eine Hyperglykämie (jede Erhöhung der Blutzuckerkonzentration um 100 mg/dl führt zu einer Abnahme der Natriumkonzentration um 1,6 mmol/l), oder eine erhebliche Hyperlipidämie oder Hyperproteinämie (in beiden Fällen liegt Plasmawasserverdrängung vor, die Plasmosmolalität ist normal) die Hyponatriämie ausgelöst hat. Wenn das nicht zutrifft, liegt eine pathologische Wasserstörung vor, die klinische Bedeutung hat. Bei der schweren terminalen Herzinsuffizienz ist die Hyponatriämie häufig.
Symptome und Befunde: Lethargie, Orientierungsstörungen, Muskelkrämpfe, Appetitlosigkeit und Erbrechen, verminderte Aktivität der tiefen Sehnenreflexe, pathologische tiefe Sehnenreflexe, generalisierte Krämpfe, Koma.

Diagnostik

Die wichtigsten Ursachen sind durch körperliche Untersuchung und Labortests zu sichern: fortgeschrittene Stadien von Leberzirrhose und Herzinsuffizienz (besonders unter forcierter Diuretikatherapie), fortgeschrittene Niereninsuffizienz, Glukokortikoid- und Mineralokortikoidmangel, Syndrom der inadäquaten ADH-Sekretion, Plasmavolumenmangel nach Austrocknung (sofern bei allen vorgenannten Störungen der Patient normal oder vermehrt Flüssigkeit zu sich nimmt).

Therapie

Wasserrestriktion. Bei schwerer symptomatischer Hyponatriämie (gewöhnlich Syndrom der inadäquaten ADH-Sekretion) Verabreichung von Schleifendiuretika und quantitativer Ersatz der Natriurese durch Infusion von dreiprozentiger Kochsalzlösung. Bei Plasmavolumenmangel Ausgleich des Mangels durch genügende Infusion einer isotonen Kochsalzlösung. Die Korrekturgeschwindigkeit soll 1 mmol/l/h nicht überschreiten.
Therapieziel: Symptomfreiheit. Zunächst Besserung der Symptome erwünscht, vollständige Korrektur der Hyponatriämie kann über mehrere Tage hinweg erfolgen und ist nicht immer notwendig. (**Empfehlungsgrad B; 18, 21, 26.**)

Verlaufskontrolle

Bei Neigung zur chronischen Hyponatriämie Fortführung der Wasserrestriktion, Kontrollen der Serumnatriumkonzentrationen.

11.1.3 Hyperkaliämie

Definition, Klinik

Serumkaliumkonzentration > 5,5 mmol/l; klinische Erscheinungen sind meist erst ab Werten > 6 mmol/l zu erwarten.
Pseudohyperkaliämie ist auszuschließen (Leukozytose, Thrombozytose, Hämolyse der Blutprobe, starke venöse Stauung).
Ursachen der Hyperkaliämie können Störungen der internen Kaliumbilanz sein wie
- Azidose, Medikamentenwirkung, Intoxikation mit Digitalisglykosiden, Fluorid, extreme Muskelanstrengung, familiäre periodische hyperkaliämische Paralyse, akute Erhöhung der Osmolalität des EZR (Mannitol)
- Kaliumefflux aus den Zellen durch Katabolismus und Zellzerstörung (Rhabdomyolyse, Hämolyse, Tumorlyse, Verbrennungen, Crush-Syndrom)
- gesteigerte Zufuhr und verminderte renale Ausscheidung (Niereninsuffizienz, Nebenniereninsuffizienz)

Bei chronischer Niereninsuffizienz tritt eine Hyperkaliämie in der Regel erst spät (GFR < 10 ml/min) auf. Die Gefahr der Hyperkaliämie ist beim akuten Nierenversagen sehr viel größer. Eine Hyperkaliämie kann bei Niereninsuffizienz ausgelöst werden,

wenn kaliumsparende Diuretika, ACE-Hemmer und nichtsteroidale Entzündungshemmer verabfolgt werden.
Hyperkaliämie bei hyporeninämischem Hypoaldosteronismus (Schambelan-Syndrom), bei diabetischer Nephropathie mit geringer Niereninsuffizienz bei älteren Typ-II-Diabetikern sowie bei interstitieller Nephropathie (Analgetikanephropathie).

Symptome und Befunde: Eine ausgeprägte Hyperkaliämie ist wegen der Gefahr des Herztodes durch Arrhythmie ein medizinischer Notfall. EKG-Veränderungen in Abhängigkeit von den Serumkaliumwerten sind zeltförmige Überhöhung der T-Welle, Verlängerung des PQ-Intervalls, Verbreiterung des QRS-Komplexes, ventrikuläre Tachykardie und Kammerflimmern. Als Zeichen gestörter neuromuskulärer Erregbarkeit finden sich Adynamie, Parästhesien, Lähmung, Obstipation.

Diagnostik

Ausschluß eines Laborfehlers, einer Pseudohyperkaliämie. Suche nach den Ursachen der Hyperkaliämie, Azidose, renale Funktionsstörung, Medikamentenwirkung; die Bestimmung von Renin und Aldosteron ist selten indiziert.

Therapie

Indikation zur Therapie bei Serumkaliumwerten > 6,5 mmol/l, in jedem Fall bei hyperkaliämiebedingten EKG-Veränderungen.
Akute Maßnahmen zur Behebung der Hyperkaliämie sind Glukose-Insulin-Infusion (1 IE Altinsulin pro 3–4 g Glukose), Injektion von Kalziumglukonat (10–20 ml 5–10%ig), Natriumbikarbonat (40–100 ml 1molare = 8,4%ige Lösung), Dialyseverfahren mit kaliumarmem Dialysat.
Zur Behandlung der chronischen Hyperkaliämie perorale Gabe von Kationenaustauschern in Natrium- und Kalziumphase (3–4 × 15–30 g p.o. oder als Klysma), Gabe von Diuretika; beim Morbus Addison Hormonsubstitution **(Empfehlungsgrad B; 4, 13, 27)**.

11.1.4 Hypokaliämie

Definition, Klinik

Serumkaliumkonzentration < 3,5 mmol/l, klinische Erscheinungen sind meist erst bei Werten < 3 mmol/l zu erwarten.
Störungen des Kaliumhaushalts basieren auf internen oder externen Bilanzstörungen. Häufig haben sie Signalcharakter und werden aus diesem Grund abgeklärt. Oft sind sie Teilaspekt einer Störung des Säure-Basen-Haushalts.
Ursachen sind verminderte orale Kaliumzufuhr (selten!), interne Bilanzstörungen durch Verdrängung von Kalium in den IZR (Alkalose, β_2-adrenerge Medikamente, Insulingabe, Therapie der megaloblastären Anämie, periodische hypokaliämische Paralyse), externe Bilanzstörungen durch Kaliumverlust über die Nieren, den Magen-Darm-Trakt (Diarrhö).
Anamnestisch interessieren Nahrungszufuhr, Stuhlverhalten, Medikamenteneinnahme (Diuretikaabusus) und Erbrechen.

Symptome und Befunde: Die Symptome sind vorwiegend bedingt durch eine Hyperpolarisation der Zellmembranen des Herzmuskels (AV-Blockierung, supraventrikuläre und ventrikuläre Tachykardien, Arrhythmien, EKG-Veränderungen: cave Digitalistherapie!), des Skelettmuskels (Adynamie, Myalgie, „restless legs", Lähmungen), der Darmmuskulatur (Obstipation); Störungen der Nierenfunktion.

Diagnostik

Klinisch ist auf Körpergewichtsschwankungen, Blutdruck, Volumenstatus und Medikamenteneinnahme zu achten. Simultane Bestimmung von Natrium, Kalium, Chlorid in Serum und Urin, Säure-Basen-Status, ggf. Nachweis von Diuretika im Urin. Niedrige K-Ausscheidung (< 20 mmol/l) im Urin weist auf extrarenale, hohe K-Ausscheidung (> 20 mmol/l) auf renale K-Verluste hin. Zur Abschätzung der kardialen Folgen der Hypokaliämie muß ein EKG angefertigt werden.

Therapie

In der Therapieplanung müssen neben der Kaliumkonzentration im Serum auch Säure-Basen-Störungen und hormonelle Veränderungen bedacht werden. Substitution p.o. oder i.v. mit Kaliumchlorid (Notfallsituation). Die Substitutionstherapie muß langsam erfolgen, maximal 20 mmol Kalium/h unter kurzfristigen Kontrollen des Serumkaliums und gegebenenfalls des EKG. Bei leichter chronischer und symptomloser Hypokaliämie kaliumreiche Ernährung, additiver Effekt durch gleichzeitige Natriumrestriktion, Korrektur einer Alkalose, Absetzen von Diuretika **(Empfehlungsgrad B; 7, 11)**.

11.1.5 Hyperkalziämie

Definition, Klinik

Serumkonzentration des ionisierten Kalziums > 1,2 mmol/l (48 mg/l), des Gesamtkalziums > 2,7 mmol/l (107 mg/l).
Wesentliche Ursachen einer Hyperkalziämie: vermehrter Kalziumausstrom aus dem Skelett, verstärkte intestinale Kalziumaufnahme (Vitamin-D-Intoxikation, granulomatöse Erkrankungen, z.B. Sarkoidose), verminderte renale Elimination. Häufigste Ursachen sind Neoplasien, primärer Hyperparathyreoidismus sowie die Vitamin-D-Behandlung bei chronischer Niereninsuffizienz; seltene Ursachen sind Benzothiadiazine, familiäre hypokalziurische Hyperkalziämie, Thyreotoxikose, Vitamin-A-Intoxikation.
Eine leichte Hyperkalziämie ist nur labordiagnostisch feststellbar, eine schwere Hyperkalziämie kann dramatische klinische Symptome hervorrufen: Apathie, Lethargie, allgemeine Schwäche, Organmanifestationen am kardiovaskulären System (Hypertonie, vaskuläre Kalzifikationen, Arrhythmien), renale Veränderungen (Polyurie, Hyperkalziurie, Urolithiasis, Nephrokalzinose, Niereninsuffizienz), gastrointestinale Veränderungen (Anorexie, Nausea, Obstipation, Ulzera, Pankreatitis), neuromuskuläre Störungen (Myalgie, Konfusion, Halluzination), Ar-

11 Elektrolyt- und Säure-Basen-Störungen

thralgien und metastatische Kalzifikationen (Konjunktivitis, „red eye", Korneaverkalkung).

Diagnostik

Bei der Höhe des Serumkalziums muß das Gesamtprotein im Serum berücksichtigt werden. Labordiagnostisch obligat: Kreatinin, alkalische Phosphatase (Knochenisoenzym, falls Gesamtenzym erhöht), iPTH, Kalziumausscheidung im 24-h-Urin, Kalzium/Kreatinin-Quotient im Morgenurin; ergänzend je nach klinischer Situation: Schilddrüsenhormone, Säure-Basen-Status, Serumchlorid, Vitamin-D-Metaboliten, Phosphat, PSA sowie Immunelektrophorese im Serum und Urin.
Klinische Befunde (Haut-, Gelenk- und Knochenveränderungen) sollten durch Röntgenaufnahmen des Skeletts, Sonographie der Abdominalorgane, Knochenszintigraphie, Untersuchung der Nebenschilddrüsen, Knochenbiopsie und Spaltlampenuntersuchung in Abhängigkeit von der Klinik ergänzt werden. Differentialdiagnostisch Unterscheidung einer Hyperkalziämie bei Tumorerkrankung und primärem HPT durch Bestimmung des iPTH und des PTH-related Protein (PTHrP).

Therapie

Vor allem Therapie der Grundkrankheit, Korrektur von Volumenmangel und begleitender Elektrolytstörung (Kalium, Magnesium), Verminderung der Immobilisation.
Behandlungsnotwendigkeit besteht bei schwerer, insbesondere krisenhafter Hyperkalziämie in Form einer Rehydratation (3–4 l/Tag, ggf. i. v.) und forcierter Diurese (Schleifendiuretika, keine Thiazide!); bei unzureichendem Erfolg Calcitonin (3–5 [–10] IE/kg KG/Tag) und Mithramycin (10 –15 mg/kg KG/ 2–3 h), gegebenenfalls in Kombination mit Glukokortikoiden (0,5–1 mg/kg KG/Tag); Bisphosphonate. Akute Notfälle erfordern eine Hämodialysebehandlung mit einem kalziumfreien Dialysat.
Therapieziel: Symptomfreiheit bei akuter Hyperkalzämie. Vermeidung einer Hyperkalziämie und/ oder Hyperkalziurie, um Organschäden (Urolithiasis, Nephrokalzinose, Niereninsuffizienz, Korneaverkalkungen) zu verhindern. **(Empfehlungsgrad B; 5, 6, 9.)**

Verlaufskontrolle

Serumkalzium und iPTH.

11.1.6 Hypokalziämie

Definition, Klinik

Serumkonzentration des ionisierten Kalziums < 1,0 mmol/l (40 mg/l), des Gesamtkalziums < 2,2 mmol/l (85 mg/l).
Häufigste Ursachen sind Hypoparathyreoidismus bzw. Zustand unmittelbar nach Parathyreoidektomie, Vitamin-D-Mangel, Erkrankungen mit Malabsorptionssyndrom, renaler Verlust (Schleifendiuretika, renal-tubuläre Azidose) sowie Magnesiummangel. Akute Hypokalziämie kann durch Verteilungsstörungen des Kalziums zwischen EZR und dem Knochen bzw. dem Weichteilgewebe bedingt sein (Kalziumsequestration durch akute Pankreatitis, Phosphatzufuhr[-infusion], schwere Hyperphosphatämie, bei akutem Nierenversagen durch Rhabdomyolyse).
Symptome und Befunde: Abhängig von Ausmaß und Dauer der Hypokalziämie findet sich eine erhöhte neuromuskuläre Erregbarkeit (meist < 1,75 mmol/l; 68 mg/l) mit tetanischem Syndrom (positives Chvostek- und/oder Trousseau-Zeichen); Verstimmung, verminderte Gedächtnisleistung, Konfusion, Halluzination, Krämpfe; Zeichen der Osteomalazie; trophische Hautstörungen (trockene, rissige Haut, Alopezie, Nagelveränderungen), Katarakt, Papillenödem; kardiovaskuläre Störungen (Herzinsuffizienz, QT-Verlängerung, Veränderung der T-Welle).

Diagnostik

Bei der Höhe des Serumkalziums muß das Gesamtprotein im Serum berücksichtigt werden (1 g Albumin bindet ca. 0,18 mmol = 0,7 mg Ca^{2+}). Obligat sind Bestimmung von iPTH, Serumkreatinin, alkalischer Phosphatase, Magnesium, Phosphat, Säure-Basen-Status; selten Kalziumausscheidung im 24-h-Sammelurin. EKG zeigt QT-Intervall- oder T-Wellenveränderungen an. Röntgenuntersuchung des Skeletts (verwaschene Knochenzeichnung, Loosersche Umbauzonen bei Osteoidose), CT-Aufnahmen des Schädels (Stammganglienverkalkungen), gegebenenfalls Spaltlampenuntersuchung (Linsenkatarakt).

Therapie

Beim Auftreten manifester Symptome, besonders bei akutem Verlauf (Krämpfe, Laryngospasmus), sofortige, langsame i.v. Gabe von 20–30 ml Kalziumglukonat 10%ig, nach Bedarf anschließend langsame Infusion. Chronische Hypokalziämie erfordert neben der Gabe von 1–2 g elementarem Kalzium als Kalziumlaktat, -glukonat, -karbonat, -citrat häufig eine Kombination mit Vitamin-D-Metaboliten (individuell 400–1000 E Cholecalciferol; 20–50 µg $25[OH]D_3$; 0,25–0,50 µg $1,25[OH]_2D_3$/Tag). Bei chronischer Niereninsuffizienz Gabe von Vitamin-D-Metaboliten zur Prävention oder Therapie eines sekundären Hyperparathyreoidismus.
Therapieziel: Symptomfreiheit bei akuter Hypokalziämie. Bei chronischer Niereninsuffizienz Vermeidung eines sekundären Hyperparathyreoidismus **(Empfehlungsgrad B; 20, 24).**

Verlaufskontrolle

In Abhängigkeit vom klinischen Bild zunächst engmaschig, später in größeren Abständen Kontrollen des Serumkalziums und -phosphats.

11.1.7 Hypermagnesiämie

Definition, Klinik

Serummagnesiumkonzentration > 1,6 mmol/l (40 mg/l).
Meist klinisch unbedeutend; vorwiegend bei Patienten mit stark eingeschränkter Nierenfunktion, wenn zusätzlich Mg-haltige Antazida oder Laxanzien (Einläufe) verabreicht werden: bei verminderter re-

naler Ausscheidung (HPT, Hypothyreose, Morbus Addison, Lithiumintoxikation).
Symptome und Befunde: Symptome treten meist erst bei Serumkonzentration > 2 mmol/l (50 mg/l) durch Blockade der Erregungsübertragung an der neuromuskulären Endplatte und am Reizleitungssystem des Herzens auf. Übelkeit, Erbrechen, Obstipation, Hyporeflexie, Muskelschwäche, Blutdruckabfall; schlaffe Lähmung, Ateminsuffizienz (> 3,5 mmol/l; 87,5 mg/l); vitale Bedrohung mit Atemstillstand und Herzstillstand (> 5 mmol/l, 125 mg/l). Beachte, daß die Höhe des Serumspiegels nicht immer mit der klinischen Symptomatik korreliert.

Diagnostik

Serummagnesium, 24-h-Magnesiumausscheidung: Nierenfunktionsparameter.

Therapie

Bei ausgeprägter klinischer Symptomatik (Beatmungspflicht, Schrittmacherindikation, fehlende Eigenreflexe) Infusion von Kalziumglukonat 10% (100–200 mg Kalzium); Glukose-Insulin-Infusion. Rasche Elimination durch Hämodialyse unter Verwendung von magnesiumfreiem Dialysat.
Kochsalzinfusion und Furosemidgabe zur renalen Elimination bei normaler Nierenfunktion. Bei milden Formen nur magnesiumarme Diät, Vermeidung magnesiumhaltiger Substanzen (Antazida, Laxanzien, Phosphatsenker) **(Empfehlungsgrad B; 23, 28)**.
Therapieziel: Beseitigung der Ursachen und Symptomatik.

11.1.8 Hypomagnesiämie

Definition, Klinik

Serummagnesiumkonzentration < 0,7 mmol/l (17,5 mg/l), ein schwerer Mangel liegt vor bei Werten < 0,5 mmol/l (12,5 mg/l).
Hauptursachen sind
- gastrointestinale Verluste: Colitis ulcerosa, regionale Enteritis, Resektion des terminalen Ileums, Malabsorptionszustände, villöse Adenome, Laxanzien
- renale Verluste: Diuretika, akute und chronische Tubulusschädigung durch cis-Platin, Aminoglykoside, Ciclosporin, Phosphatmangel, Bartter-Syndrom
- Verschiebung in den IZR: akute Pankreatitis, „hungry-bone"-Syndrom, i.v. Glukose- und/oder Insulingabe
- häufig bei Patienten mit chronischem Alkoholismus

Symptome und Befunde: Lethargie, allgemeine Schwäche, Reizbarkeit, Depression, Tremor, positives Chvostek- und Trousseau-Zeichen, selten Tetanie, verstärkte Sehnenreflexe, Krampfneigung, Dysphagie und intestinale Spasmen; häufig in Kombination mit Hypokalziämie und/oder Hypokaliämie. Beeinträchtigung der Herzfunktion (Arrhythmien, erhöhte Digitalisempfindlichkeit, therapierefraktäre Herzinsuffizienz, verlängerte PR- und QT-Intervalle, T-Wellenabflachung).

Diagnostik

Einzig verläßlicher Parameter ist die Bestimmung des Serummagnesiums; parallel Bestimmung von Kalium, Kalzium, PO_4. Beträgt die Magnesiumausscheidung im Urin ohne Substitution > 1 mmol/Tag, liegt ein renaler Verlust vor.

Therapie

Bei klinischen Symptomen und ausgeprägtem Defizit Substitution in Abhängigkeit vom Serumspiegel (Infusionen von 25 mmol $MgSO_4$ in 1 l Glukose 5% über drei Stunden), Korrektur einer Hypokaliämie und Hypokalziämie nach Ausgleich des Mg-Defizits; bei milden Formen magnesiumreiche Diät (Obst, Gemüse, Nüsse), gegebenenfalls Magnesiumsalze p.o.
Therapieziel: Symptomfreiheit, Beseitigung der auslösenden Ursache **(Empfehlungsgrad B; 2)**.

Verlaufskontrolle

Engmaschige Kontrollen des Serummagnesiums zur Steuerung der Menge und Geschwindigkeit der Zufuhr bei parenteraler Substitution, sonst Kontrollen in größeren Abständen, besonders bei oraler Substitution und bei chronischer Niereninsuffizienz.

11.1.9 Hyperphosphatämie

Definition, Klinik

Serumphosphatkonzentration > 1,7 mmol/l (50 mg/l). Ursachen sind
- vermehrte Phosphataufnahme: orale oder parenterale PO_4-Zufuhr, phosphathaltige Laxanzien, Vitamin-D-Intoxikation
- endogene Freisetzung: Zellyse, maligne Pyrexie, Rhabdomyolyse, zytostatische Therapie
- gestörte renale Ausscheidung: akute oder chronische Niereninsuffizienz, erhöhte tubuläre Resorption bei Hypoparathyreoidismus, PTH-Resistenz
- Tumorkalzinose
- Bisphosphonatbehandlung
- vermehrte Freisetzung von Phosphat aus dem IZR: respiratorische Azidose, diabetische Ketoazidose, Laktatazidose

Symptome und Befunde: Bei rascher Entwicklung der Hyperphosphatämie Symptomatik durch Hypokalzämie bestimmt.
Wichtiger Faktor der Entwicklung eines sekundären HPT durch Senkung des ionisierten Kalziums, Hemmung der $25(OH)D_3$-Hydroxylierung; bei Kalzium-Phosphat-Produkt > 5,7 mmol/l (700 mg/l) Gefahr metastatischer Verkalkungen (periartikulär, Muskulatur, Lunge, Gefäß, „Red eye"-Syndrom, Pruritus).

Diagnostik

Phosphat, Serumkalzium, Säure-Basen-Status, Parameter der Nierenfunktion, gegebenenfalls PTH; Suche nach Ursachen.

Therapie

Selten klinische Indikation für akute Intervention. Bei akuter, schwerer Hyperphosphatämie mit symptomatischer Hypokalzämie und Niereninsuffizienz

Indikation zur Dialysetherapie, Glukose-Insulin-Infusion zum Einstrom von Phosphat in den IZR. Im Rahmen einer chronischen Niereninsuffizienz phosphatarme Diät und orale Phosphatbinder (Kalziumkarbonat, -azetat; ausnahmsweise Aluminiumhydroxid) **(Empfehlungsgrad B; 11, 35)**.
Therapieziel: Beseitigung der zugrundeliegenden Ursache, Elimination von Phosphat aus dem Organismus; damit Vermeidung einer symptomatischen Hypokalziämie, Beeinflussung der renalen Osteodystrophie und metastatischer Verkalkungen.

Verlaufskontrolle

Bestimmung des Serumphosphats und -kalziums, in größeren Abständen iPTH.

11.1.10 Hypophosphatämie

Definition, Klinik

Serumphosphatkonzentration < 0,81 mmol/l (25 mg/l). Klinische Relevanz besteht bei Werten < 0,5 mmol/l (15 mg/l).
Ursachen sind
- ungenügende Zufuhr (Malnutrition)
- gastrointestinale Verluste: Phosphatbinder, Antazida, Alkoholabusus
- renale Verluste: Diuretika, primärer HPT, angeborene oder erworbene tubuläre Defekte
- interne Bilanzstörungen: Hyperalimentation, Glukoseverwertungsstörung, respiratorische Alkalose

Bei 50% der hospitalisierten Patienten ist die Hypophosphatämie durch eine Infusionsbehandlung mit Glukose verursacht.
Symptome und Befunde: Kardiovaskuläre (Kardiomyopathie, Herzinsuffizienz), hämatologische (verkürzte Erythrozytenüberlebenszeit, verminderte O_2-Abgabe an Gewebe, gestörte Thrombozytenfunktionen mit Blutungsneigung, gestörte Leukozytenfunktionen mit Infektionsrisiko), neurologische (Reizbarkeit, Parästhesien, zerebrale Anfälle, Koma), muskuläre (Myopathie), gastrointestinale (Übelkeit, Erbrechen), renale (erhöhte Phosphatrückresorption), ossäre (Osteoidose, pathologische Frakturen, Knochenschmerzen) Manifestationen können auftreten.

Diagnostik

Die Ursache ist zumeist aus den anamnestischen Angaben und klinischen Befunden sowie Begleitumständen ableitbar. Bestimmung des Serumphosphats und der Phosphatausscheidung im 24-h-Sammelurin; Serumkalzium, iPTH.

Therapie

Beseitigung der auslösenden Ursache. Phosphatsubstitution p.o. (30–60 mmol/Tag); 1 l Milch enthält 33 mmol PO_4. Bei bedeutsamer klinischer Manifestation oder schwerer Hypophosphatämie (< 0,3 mmol/l; 9 mg/l) intravenöse Phosphatzufuhr (0,08–0,16 mmol/kg KG/6 h) unter engmaschiger Kontrolle bis Werte > 0,5 mmol/l erreicht sind **(Empfehlungsgrad B; 14, 17)**.
Therapieziel: Therapie der zugrundeliegenden Erkrankung; Substitution in Abhängigkeit von Ausmaß und klinischer Symptomatik der Hypophosphatämie.

Verlaufskontrolle

Engmaschig Serum-PO_4-Bestimmung, in größeren Abständen iPTH; bei Vitamin-D-Therapie Kalzium und alkalische Phosphatase im Serum.

11.2 Säure-Basen-Störungen

Säure-Basen-Störungen können im Prinzip auf zwei Wegen entstehen:
- durch gestörte alveoläre Ventilation (respiratorische Azidose und Alkalose)
- durch veränderten metabolischen Anfall bzw. verminderte renale Ausscheidung von Säureäquivalenten (metabolische Azidose und Alkalose)

11.2.1 Respiratorische Azidose

Definition, Klinik

Abfall des arteriellen pH < 7,35, dem ein Anstieg des arteriellen pCO_2 > 45 mmHg infolge alveolärer Hypoventilation zugrunde liegt.
Akute Ursachen sind alveoläre Hypoventilation vor allem durch Atemwegsobstruktion (Aspiration, Fremdkörper, Laryngospasmus), Depression des Atemzentrums (Pharmaka), restriktive Atemstörungen (Pneumothorax, ausgedehnte Pneumonie, ARDS, Kyphoskoliose), neuromuskuläre Erkrankungen (Guillain-Barré-Syndrom, hypokaliämische Myopathie, Botulismus, multiple Sklerose, amyotrophe Lateralsklerose), schwere Kreislaufstörungen (Herzstillstand, Lungenödem).
Chronische Zustände werden durch Obstruktion der Atemwege (chronisch-obstruktive Lungenerkrankung), Depression des Atemzentrums (Hirntumor, Sedativa), restriktive Atemstörung (Kyphoskoliose, Pleuraschwarten, Lungenfibrose), neuromuskuläre Defekte (Myopathien, multiple Sklerose, Zwerchfellparese) verursacht.
Symptome und Befunde: Die klinische Situation ist oft schwer erkennbar. Hyperkapnie und die häufig begleitende Hypoxämie bedingen eine Tachykardie, in ausgeprägten Fällen (pCO_2 60–75 mmHg) entwickelt sich eine zerebrale Vasodilatation mit intrakranieller Drucksteigerung, Stauungspapille, Verwirrtheitszuständen, Koma; Vasodilatation der Konjunktival- und Gesichtshautgefäße; Blutdruckanstieg und pulmonale Hypertonie durch Lungengefäßkonstriktion.

Diagnostik

Säure-Basen-Status (pCO_2 > 45 mmHg, pH erniedrigt, Standardbikarbonat < 21 mmol/l, pO_2 meist stark erniedrigt), Serumelektrolyte meist normal.

Therapie

Therapie der Grunderkrankung, Gewährleistung einer effektiven Ventilation. Häufig symptomatische Maßnahmen wie Bronchialdrainage, Behandlung der Lungeninfektion, der Obstruktion, Beseitigung mechanischer Atemwegshindernisse, Therapie der

Herzinsuffizienz. Schwere Hyperkapnie bedarf der maschinellen Beatmung (pH < 7,2, pCO_2 > 80 mmHg).
Chronische respiratorische Störungen müssen wegen der adaptiven renalen Mechanismen vorsichtig korrigiert werden. Keine unkontrollierte Sauerstofftherapie bei chronischem Lungenemphysem (max. 0,5–1 l O_2/min)! Vorsicht mit Flüssigkeitszufuhr wegen Gefahr der Herzinsuffizienz (**Empfehlungsgrad B; 15, 22**).

11.2.2 Respiratorische Alkalose

Definition, Klinik

Anstieg des arteriellen pH > 7,45, dem ein Abfall des arteriellen pCO_2 < 35 mmHg durch alveoläre Hyperventilation zugrunde liegt. Kompensatorischer HCO_3-Konzentrationsabfall durch renale Ausscheidung.
Ursachen sind Hyperventilation bei Sauerstoffmangel durch raschen Höhenaufstieg, psychogene Ursachen, maschinelle Beatmung, akute Hypoxämie bei Lungenembolie, Herzinsuffizienz. Häufigste Ursache ist ein nervöses Atmungssyndrom („anxiety hyperventilation syndrome"). Als chronische Ursachen kommen prolongierte mechanische Hyperventilation oder Leberinsuffizienz in Frage.
Symptome und Befunde: Verminderter pCO_2 führt im zerebralen Kreislauf zur Vasokonstriktion mit entsprechender Symptomatik.
Symptome bei schwerer Alkalose sind Parästhesien an den Lippen, den Extremitäten, Schwindelgefühl und tetanische Anfälle, Hyperreflexie, Arrhythmien und Ischämie des Herzens.

Diagnostik

Die Diagnose wird aus der Anamnese und aus den Laborparametern gestellt: pH erhöht, pCO_2 erniedrigt, HCO_3 erniedrigt, Chloridkonzentration leicht erhöht, Kaliumkonzentration gering erniedrigt, Phosphat erniedrigt.

Therapie

Behandlung der Ursache bzw. Grundkrankheit.
Im akuten Fall, gegebenenfalls mittels Sedierung, kontrollierte (Beutel-)Beatmung; gegebenenfalls psychosomatische Behandlung beim nervösen Atmungssyndrom (**Empfehlungsgrad B; 15, 25**).

11.2.3 Metabolische Azidose

Definition, Klinik

Abfall des arteriellen pH-Wertes < 7,35 durch Verringerung der Bikarbonatkonzentration im arteriellen Blut < 20 mmol/l, bei Kompensation Abnahme des pCO_2.
Ursächlich liegt häufig ein gesteigerter Anfall von Säureäquivalenten, seltener ein primärer renaler oder nichtrenaler Bikarbonatverlust oder eine verminderte renale Säureausscheidung vor.
Differentialdiagnostisch wichtig ist die Chloridkonzentration unter Beachtung der Anionenlücke. Eine zu große Anionenlücke findet sich bei vermehrter Produktion von Säureäquivalenten, Ketoazidose bei Diabetes mellitus, Alkoholabusus, Hunger; Laktatazidose bei Schock, Hypoxie, Leberausfall, Malignom oder Vergiftung mit Methanol, Ethylenglykol, Salizylaten.
Bei normaler Anionenlücke und hyperchlorämischer metabolischer Azidose spielen Tubulusfunktionsstörungen (renal-tubuläre Azidose), Hyperaldosteronismus, Karboanhydrasehemmer, gastrointestinaler Bikarbonatverlust oder gesteigerte Zufuhr von Säureäquivalenten (Ammoniumchlorid, kationische Aminosäuren) eine Rolle.
Symptome und Befunde: Symptomatik häufig gering und unspezifisch, wird bestimmt durch die Grunderkrankung. Kussmaulsche Azidosen mit pH-Werten < 7,2 führen zur Verminderung des Herzzeitvolumens, Herzrhythmusstörungen und katecholaminrefraktärem Blutdruckabfall.

Diagnostik

Unter Berücksichtigung der Anamnese Labordiagnostik mit Säure-Basen-Status, Elektrolyte, einschließlich Chlorid, Nierenfunktionsparameter, Serumosmolalität; Urin-pH (ggf. Ammoniumchloridbelastungstest), Bestimmung der „Anionenlücke": $Na^+ - (Cl^- + HCO_3^-)$, $140 - (105 + 23) = 12$.

Therapie

Behandlung der Grundkrankheit. Bikarbonatzufuhr umstritten; bei akuter metabolischer Azidose (pH < 7,20 oder HCO_3 < 15 mmol/l) Infusion von $NaHCO_3$ 8,4%ig, maximal 50 ml/h. Bei zu schneller oder überschießender Korrektur Gefahr von Hirnödem, Hypokaliämie, Kammerflimmern. Errechneter Bedarf an Bikarbonat (neg. BE × 0,3/kg KG in mmol) zunächst nur zu 50% ersetzen, weitere Therapie nach Blutgasanalyse. Dialysebehandlung bei konservativ nicht beherrschbarer Azidose unter Verwendung von Bikarbonat im Dialysat.
Bei chronischer metabolischer Azidose meist renaler Ursache orale Gabe von Natriumbikarbonat, etwa 30–100 mmol/Tag, oder Kalziumkarbonat individuell in Abhängigkeit von Bestimmungen des Säure-Basen-Status (**Empfehlungsgrad B; 4**).

11.2.4 Metabolische Alkalose

Definition, Klinik

Anstieg des arteriellen pH > 7,44 durch Erhöhung der Bikarbonatkonzentration im arteriellen Blut > 26 mmol/l als Ausdruck eines relativen oder absoluten H^+-Mangels.
Als Ursachen der primären erhöhten Bikarbonatkonzentration kommen ein Verlust von Wasserstoffionen aus dem EZR oder ein „shift" in den IZR durch erheblichen Kaliummangel in Frage. Für die Differentialdiagnose ist die Unterscheidung in metabolische Alkalose mit und ohne Volumenmangel hilfreich. Bei Volumenmangel liegt meist eine Hypochlorämie (UCL_1 < 10 mmol/l) vor. Ursachen der Volumendepletion sind lang andauerndes Erbrechen, Verlust von Magensaft durch Drainage oder selten Verlust chloridreicher Darmflüssigkeit durch ein villöses Adenom. Die häufigste Ursache ist der Mißbrauch von Schleifendiuretika und Laxanzien

(sog. Pseudo-Bartter-Syndrom). Im Zusammenhang mit Volumenexzeß und Hypertonie findet sich eine metabolische Alkalose beim primären Hyperaldosteronismus und beim Cushing-Syndrom. Eine seltene Ursache ist das Bartter-Syndrom (angeborene tubuläre Rückresorptionsstörung für Chlorid). Schließlich kann eine metabolische Alkalose durch die Zufuhr von Bikarbonat oder seinen Präkursoren (Laktat, Citrat, Azetat), insbesondere bei Patienten mit eingeschränkter Nierenfunktion (Milch-Alkali-Syndrom), hervorgerufen werden.

Symptome und Befunde: Die Symptome basieren zumeist auf einer gleichzeitig bestehenden Hypokaliämie (Müdigkeit, Muskelschwäche) bzw. Abnahme des ionisierten Kalziums (Zeichen der neuromuskulären Erregbarkeit mit Hyperreflexie, Tetanie). Bei schwerer Alkalose (pH > 7,6) können Tachykardie und Herzrhythmusstörungen auftreten.

Diagnostik

Säure-Basen-Status, Elektrolyte im Serum (Hypochlorämie, Hypokaliämie) und im 24-h-Urin. Bestimmung der Anionenlücke ohne diagnostische Relevanz, ebenso der Urin-pH.

Wichtig: Urinchloridkonzentration zur Unterscheidung zwischen volumenmangelbedingter, NaCl-sensibler (UCl_{Cl} < 10 mmol/l) und hypervolämischer, NaCl-resistenter (UCl_{Cl} > 20 mmol/l) metabolischer Alkalose; eine vorbestehende Diuretikatherapie muß berücksichtigt werden, gegebenenfalls Diuretikanachweis im Urin. Hormonanalyse bei Verdacht auf primären Hyperaldosteronismus und Cushing-Syndrom.

Therapie

Behandlung der Grunderkrankung; bei leichten Formen genügt Substitution von Kochsalz und Flüssigkeit, gegebenenfalls Infusion von physiologischer Kochsalzlösung zur Beseitigung der Volumenkontraktion, der Hypochlorämie und der Bikarbonatausscheidung im Urin. Ausgleich der Hypokaliämie. L-Lysin- oder L-Argininhydrochlorid-Infusion ist nur selten bei akuter schwerer Alkalose notwendig.

Bei Überfunktion der Nebennierenrinde gegebenenfalls operatives Vorgehen, Gabe von Aldosteronantagonisten **(Empfehlungsgrad B; 10)**.

Literatur

1. Adrogué HJ, Madias NE. Hyponatremia. N Engl J Med 342 (2000) 1581–1589.
2. Agus ZS, Hypomagnesemia. J Am Soc Nephrol 10 (1999) 1616–1622.
3. Allon M. Treatment and prevention of hyperkalemia in end-stage renal disease. Kidney Int 43 (1993) 1197–1209.
4. Bahner U, Sebekova K, Heidland A. Chronische metabolische Azidose: Werden die klinischen Konsequenzen unterschätzt? Nieren- und Hochdruckkr 29 (2000) 71–80.
5. Bilezikian JP, Review Article. Management of acute hypercalcemia. N Engl J Med 326 (1992) 1196–1203.
6. Bushinsky DA, Monk RD. Calcium. Lancet 352 (1998) 306–311.
7. Cohn JN, Kowey PR, Whelton PK, Prisant LM. New guidelines of potassium replacement in clinical practise. A contemporary review by the National Council on Potassium in Clinical Practice. Arch Intern Med 160 (2000) 2429–2436.
8. Delmez JA, Slatopolsky E. Hyperphosphatemia: its consequences in treatment in patients with chronic renal disease. Am J Kidney Dis 19 (1992) 303–317.
9. Esbrit P. Hypercalcemia of malignancy-new insights into an old syndrome. Clin Lab 47 (2001) 67–71.
10. Galla JH. Metabolic alkalosis. J Am Soc Nephrol 11 (2000) 369–375.
11. Gennari, FJ. Hypokalemia. N Engl J Med 339 (1998) 451–458.
12. Gluck SL. Acid-base. Lancet 352 (1998) 474–479.
13. Halperin ML, Kamel KS. Potassium. Lancet 352 (1998) 135–140.
14. Hicks W, Hardy G. Phosphate supplementation for hypophosphatemia and parenteral nutrition. Curr Opin Clin Nutr Metab Care 4 (2001) 227–233.
15. Ishihara K, Szerlip HM. Anion gap acidosis. Semin Nephrol 18 (1998) 83–97.
16. Kahn TH. Hypernatremia with edema. Arch Intern Med 159 (1999) 93–98.
17. Kapoor M, Chan GZ. Fluid and electrolyte abnormalities. Crit Care Clin 17 (2001) 503–529.
18. Kumar S, Berl T. Sodium. Lancet 352 (1998) 220–228.
19. Laski ME, Kurtzman NA. Acid-based disorders in medicine. Dis Mon 42 (1996) 51–125.
20. Lebowitz MR, Moses AM. Hypocalcemia. Sem Nephrol 12 (1992) 146–158.
21. Oster JR, Singer I. Hyponatremia, hyposmolality, and hypotonicity. Arch Intern Med 159 (1999) 333–336.
22. Pavlesky TM, Bhagrath R, Greenberg A. Hypernatremia in hospitalized patients. Ann Intern Med 124 (1996) 197–203.
23. Quamme GA. Renal magnesium handling: new insights in understanding old problems. Kidney Int 52 (1997) 1180–1195.
24. Reber PM, Heath H. Hypocalcemic emergencies. Med Clin N Am 79 (1995) 93–106.
25. Sica DA. Renal disease, electrolyte abnormalities, and acid-based imbalance in the elderly. Clin Geriatr Med 10 (1994) 197–211.
26. Soupart A, Decaux G. Therapeutic recommendation for management of severe hyponatremia: current concepts on pathogenesis and prevention of neurologic complications. Clin Nephrol 46 (1996) 149–169.
27. Stein G, Ritz E. Therapie der Hyperkaliämie. DMW 115 (1990) 903–905.
28. Weisinger JR, Bellorin-Font E. Magnesium and phosphorus. Lancet 352 (1998) 391–396.

12 Nierenersatztherapie bei terminaler Niereninsuffizienz

12.1 Dialyse- und Hämofiltrationsverfahren

Vorbereitende Maßnahmen

Bei nicht aufhaltbarer Progression der durch ein chronisches Nierenleiden verursachten Niereninsuffizienz sollte der Patient bei Erreichen von Serumkreatininkonzentrationen über 50 mg/l vom Nephrologen über die anstehende Notwendigkeit der Nierenersatztherapie und ihre somatischen, sozialen und psychischen Konsequenzen informiert werden. Dazu gehört auch die Information über die Möglichkeiten der Nierentransplantation einschließlich der Lebendspende von Nieren (s. Kap. G 12.2).
Ebenfalls zu diesem Zeitpunkt sollten Hepatitis-B- und Hepatitis-C-Diagnostik durchgeführt werden. Wegen des bei weiter zunehmender Niereninsuffizienz fraglichen Erfolges einer Hepatitis-B-Impfung sollte diese gegebenenfalls durchgeführt werden.
Spätestens bei einer Serumkreatininkonzentration > 80 mg/l sollte, falls ein extrakorporales Dialyseverfahren vorgesehen ist, ein dauerhafter Gefäßzugang geschaffen werden, im Regelfall eine arteriovenöse Anastomose am Unterarm (Cimino-Fistel).

Aufklärung und Wahl des Verfahrens der Organersatztherapie

Bei zu erwartender Notwendigkeit der Dialysebehandlung sollte der behandelnde Nephrologe den Patienten und seine Angehörigen über die möglichen Behandlungsverfahren (s.u.) sowie über die Organisationsformen der Dialysebehandlung (s.u.) informieren. Langzeitergebnisse und notwendige medikamentös-diätetische Maßnahmen sollten ebenfalls berücksichtigt werden.
Bei der Wahl des Verfahrens soll den medizinischen Notwendigkeiten, der physischen und psychischen Situation des Patienten sowie den sozialen Gegebenheiten des Patienten und seiner Familie Rechnung getragen werden. Die endgültige Entscheidung über das anzuwendende Verfahren wird vom Nephrologen im Einvernehmen mit dem Patienten getroffen.

Indikation zum Beginn der Organersatztherapie (Dialyse oder Hämofiltration)

Die Entscheidung zur Aufnahme der Dialysebehandlung wird unter Berücksichtigung des Lebensalters, des Allgemeinzustandes, der Co-Morbidität, der Laborwerte und der auf die Niereninsuffizienz zurückzuführende Symptomatik getroffen. Grundsätzlich sollte mit der Behandlung begonnen werden, bevor die klinischen Symptome einer ausgeprägten Niereninsuffizienz auftreten. Dies gilt insbesondere für ältere Patienten, für Diabetiker und beim Vorliegen schwerer Begleiterkrankungen wie Herzinsuffizienz und Malnutrition. Ein frühzeitiger Beginn der Nierenersatztherapie ist langfristig mit einer niedrigeren Morbidität und Mortalität verbunden **(Empfehlungsgrad D; 1)**.
Absolute Indikationen zum Beginn der Dialysebehandlung sind die folgenden:
- Abfall der Kreatinin-Clearance < 10 ml/min/ 1,73 m^2 KO; je nach Ausprägungsgrad der durch die chronische Niereninsuffizienz bedingten Komplikationen kann auch ein Behandlungsbeginn bei höheren Clearancewerten indiziert sein
- diätetisch und medikamentös nicht korrigierbare schwere Hyperkaliämie > 7,0 mval/l
- schwere, medikamentös nicht zu korrigierende metabolische Azidose
- durch hochdosierte Diuretikatherapie nicht zu beherrschende Überwässerung mit Linksherzinsuffizienz und interstitiellem Lungenödem
- Mangelernährung, Katabolismus
- therapeutisch nicht beeinflußbare schwere Anämie
- therapieresistente Hypertonie
- Perikarditis, Perikarderguß
- periphere und zentrale Neuropathie, insbesondere beim Vorliegen motorischer Ausfälle
- nicht beherrschbare Verschlechterung des Allgemeinzustands und der urämischen Symptomatik (z.B. gastrointestinale Symptomatik, Pruritus)

Mit häufigen Komplikationen unter der Dialysebehandlung assoziierte Risikofaktoren

- Patientenalter > 70 Jahre
- kardiovaskuläre Erkrankungen (z.B. Koronarsklerose, periphere arterielle Verschlußkrankheit)
- diabetisches Spätsyndrom
- maligne Erkrankungen
- chronisch-obstruktive Lungenerkrankungen
- rheumatische Erkrankungen, Vaskulitiden
- chronische Infektionen, insbesondere Hepatitis B und C sowie HIV
- Alkoholabusus, Nikotinabusus
- schwere psychische Probleme

Technik

Zu Dialyse- und Hämofiltrationsverfahren, Dialysatoren, Hämofiltern, Organisationsformen der chronischen Dialysebehandlung, Hämodialyse- und Peritonealdialysegeräte, Monitorisierung während der Behandlung, bakteriologischen und hygienischen Anforderungen, Dialysatqualität, Desinfektion und Sterilisation siehe Dialysestandard 2000 der Deutschen Arbeitsgemeinschaft für klinische Nephrologie (2).

Qualität und Quantität der Dialysebehandlung

Qualität

Allgemeines Behandlungsziel ist die Sicherung des Überlebens bei möglichst niedriger Morbidität und

Mortalität und einer Lebensqualität, die es dem Patienten ermöglicht, seinen Aktivitäten weitgehend uneingeschränkt nachzugehen. Ob dies realisiert werden kann ist abhängig vom

1. physischen und psychischen Gesamtzustand, der durch Begleiterkrankungen beeinträchtigt sein kann
2. von der Qualität und Quantität der Dialysebehandlung
3. von zusätzlicher medikamentöser und diätetischer Therapie entsprechend der schon im Kapitel G Chronische Niereninsuffizienz z.T. aufgeführten Maßnahmen.

Zur Überwachung der Behandlungsqualität dienen regelmäßige **körperliche Untersuchungen** und **Laborkontrollen:**
Basisparameter: 14tägig bis monatlich oder bei akutem Bedarf: Blutbild; im Serum/Plasma: Harnstoff, Kreatinin, Elektrolyte einschließlich Calcium und Phosphat, Standardbikarbonat, Gesamteiweiß, Albumin, alkalische Phosphatase, CRP.
Spezielle Parameter: 2–3monatlich oder bei akutem Bedarf: Gesamtcholesterin, LDL, HDL, Parathormon, Serumferritin und Transferrin-Sättigung, Hepatitis-B- und -C-Serologie, Gamma-GT, Transaminasen, Beta-2-Mikroglobulin.
Weitere Diagnostik und Überwachung der Behandlungsqualität (jährlich oder in größeren Abständen bzw. bei gegebenem Anlaß): EKG, Echokardiographie, Röntgen-Thorax und -Hände, Nervenleitgeschwindigkeit.
Bersondere **klinische Indikatoren** der Qualität der Dialysebehandlung sind
- die Beseitigung der bei der Mehrzahl der Patienten zu Behandlungsbeginn bestehenden **arteriellen Hypertonie**
- die Korrektur der **renalen Anämie**
- die Verminderung und Kontrolle der **renalen Osteopathie**
- die Häufigkeit von Komplikationen der **Dialyse assoziierten Amyloidose** (Beta-2-Mikroglobulin Amyloidose).

Wenn auch bei der Mehrzahl der Patienten initial Antihypertensiva zur Blutdrucksenkung eingesetzt werden müssen, sollte angestrebt werden durch Normalisierung des extrazellulären Volumens per Ultrafiltration, durch diätetische Kochsalzrestriktion (5–6 g/Tag) und durch langsame Reduzierung der Dialysatnatriumkonzentration unter 140 mval/l eine Blutdrucknormalisierung ohne oder mit verminderter medikamentöser antihypertensiver Therapie zu erzielen.
Die renale Anämie wird durch die Verminderung der urämischen Intoxikation per Dialyse und die Substitution von rekombinantem humanem Erythropoietin partiell korrigiert. Empfohlene Zielhämoglobinwerte liegen bei 11–12 g/dl **(Empfehlungsgrad C; 3)**, Hämoglobinwerte < 10 g/dl gehen mit einem erhöhten Mortalitätsrisiko einher (4, 3). Eisenmangel führt zu unzureichender Erythropoietinwirkung. Deswegen ist Überwachung des Eisenstatus durch Kontrolle von Serumferritin und Transferrinsättigung und bei nachgewiesenem Eigenmangel Substitution notwendig. Bei Unverträglichkeit bzw. fehlender Compliance für orales Eisen bei Hämodialysepatienten intravenöse Substitution bei der Hämodialyse in den venösen Schenkel des extrakorporalen Kreislaufs **(Empfehlungsgrad B; 5)**.

Die Prinzipien der Prävention bzw. Therapie der renalen Osteopathie in der terminalen Niereninsuffizienz entsprechen in ihren Grundzügen den in Kapitel G Chronische Niereninsuffizienz beschriebenen Maßnahmen. Zur Reduktion bzw. Normalisierung der Serumphosphatkonzentration ist neben ausreichender Dialysequantität (s. u.) und einer hohen Phosphatclearance des Dialysators eine Reduktion der Phosphataufnahme auf 800–1000 mg/Tag anzustreben. Darüber hinaus müssen in der Regel orale Phosphatbinder (Präferenz: nicht-aluminhaltige Präparate) verabfolgt werden. Normalisierung der Serumcalciumkonzentration wird durch orale Substitution von Calcium und/oder Erhöhung der Dialysat-Calciumkonzentration sowie gegebenenfalls durch zusätzliche Gabe von Vitamin D oder aktiven Vitamin-D-Metaboliten erreicht. Bei Vorliegen eines sekundären Hyperparathyreoidismus: in jedem Falle aktive Vitamin-D-Metaboliten zur Suppression der Parathyreoidea. Der schwere autonom gewordene sekundäre Hyperparathyreoidismus bedarf der operativen Therapie **(Empfehlungsgrad C; 6)**.

Das bei Patienten mit präterminaler Niereninsuffizienz vereinzelt, aber vor allem bei chronischen Dialysepatienten nachgewiesenes spezifisches Amyloid besteht überwiegend aus Beta-2-Mikroglobulin (β_2m), einem Protein mit einem Molekulargewicht von 11 800 Dalton. Die Serumspiegel sind erhöht. Die klinische Manifestation der β_2m-Amyloidose sind vor allem destruktive Zystenbildungen im Knochen (insbesondere in den Wirbelkörpern und im Bereich großer Gelenke) und das Carpaltunnelsyndrom. Die wöchentliche Produktion von β_2m beträgt 1500 mg, bei Verwendung hochpermeabler Dialysatormembranen können jedoch nur 400–600 mg/Woche entfernt werden. Mehrere retrospektive Studien ergaben, daß die Verwendung von biokompatiblen Dialysatormembranen und/oder nahezu sterilem sogenanntem ultrareinen Dialysat zur Reduktion der Amyloidbildung und ihrer Symptomatik führt (7, 8, 9).

Der wichtigste Parameter für die Beschreibung der Qualität der Dialysebehandlung ist jedoch die Erfassung der Mortalität an ausreichend großen Kollektiven. Die jährliche Mortalität der Dialysepatienten (Peritoneal- und Hämodialyse) in Deutschland beträgt zur Zeit 17% (2). Wichtige negative Prädiktoren bei Beginn der Organersatztherapie sind hohes Lebensalter, diabetische Nephropathie, kardiale Erkrankungen, Unterernährung (gemessen an der Serumalbuminkonzentration) und persistierender Nikotinabusus.

Quantität

Die oben genannten Laborbefunde und klinischen Indikatoren sind sicher auch – aber nicht allein – von der Quantität der jeweiligen Organersatztherapie abhängig und deswegen nicht als präzise Gradmesser der Dialyseeffektivität geeignet.

12 Nierenersatztherapie bei terminaler Niereninsuffizienz

Wenn auch davon ausgegangen werden kann, daß eine dreimalige Hämodialysebehandlung/Woche von jeweils 4–5 Stunden Dauer und einem Blutfluß von 200–300 ml hinreichend effektiv ist, so ist diese Definition der Effektivität unzureichend, wenn reproduzierbare und vergleichbare Ergebnisse erzielt werden sollen. Als geeigneter Parameter dient der Quotient aus Harnstoffgesamtclearance (KT) einer Einzelbehandlung und dem Harnstoffverteilungsvolumen (V = Gesamtkörperwasservolumen) zur exakten Definition der Effektivität einer Hämodialyse. Die Werte für KT/V sollen bei 3 Dialysen/Woche und einer Proteinkatabolismus-Rate (PCR) von 1,2 g/kg/Tag mindestens bei 1,3 liegen (**Empfehlungsgrad D; 10**). PCR und KT/V sollten alle 3–4 Monate oder bei Therapieänderungen bestimmt werden.

Bei der Peritonealdialyse sollte KT/V für Harnstoff bei CAPD 2,0 (**Empfehlungsgrad C; 11, 12**) und bei CCPD 2,2 (**Empfehlungsgrad D; 12**) pro Woche betragen, wobei KT der Summe aus peritonealer Clearance und Clearance der Eigennieren entspricht. Die Kreatininclearance (peritoneale Kreatininclearance und Kreatininclearance der Eigennieren) sollte 60 l/Woche/1,73 m^2 betragen (**Empfehlungsgrad C; 11, 12**). Zur Beurteilung der Ultrafiltrationskapazität des Peritoneums dient der peritoneale Äquilibrationstest (PET), bei dem die Konzentrationsquotienten für Kreatinin und Glukose zwischen Blut und Peritonealhöhle bestimmt werden. Entsprechend der Ergebnisse von PET wird die Zusammensetzung der Dialysierflüssigkeit und deren Verweildauer in der Bauchhöhle modifiziert.

12.2 Nierentransplantation

Definitionen

Chirurgische Übertragung einer Niere eines anderen Individuums („Spenders") auf einen Patienten mit terminalem Nierenversagen. Leichennierentransplantation ist die Übertragung von einem verstorbenen Spender, Lebendnierentransplantation von einem lebenden genetisch verwandten (Verwandtentransplantation) oder genetisch nichtverwandten Spender. Retransplantation ist die Transplantation nach Versagen eines ersten Transplantats.

Indikationsstellung

Voraussetzung für eine Nierentransplantation bei einem Patienten mit terminalem Nierenversagen ist, daß der Empfänger sich in einem transplantablen Zustand befindet, d. h. keine der folgenden Kontraindikation bestehen:
- die Lebenserwartung des Empfängers ist unabhängig von der Transplantation durch bestehende Umstände oder Erkrankungen (hohes Alter > 70 Jahre, Malignom, nicht sanierbare Infektion) absehbar eingeschränkt
- die Durchführung einer Transplantation stellt ein wesentliches Risiko hinsichtlich des Einjahresüberlebens dar, verglichen mit der Fortsetzung einer anderen Nierenersatztherapie
- die Durchführung der Transplantation ist technisch unmöglich
- die Grunderkrankung läßt mit einem kurzfristigen Verlust des Transplantats durch Rekurrenz oder Wiederbefall des Transplantats rechnen (so möglich bei Oxalose, HUS, fokal-segmentaler Glomerulosklerose)
- der Empfänger kann keine dauerhafte Immunsuppression tolerieren (Knochenmarkschädigung) oder es kann mit keiner langfristigen Compliance in Therapie und Nachsorge gerechnet werden

Rationelle Diagnostik

Voruntersuchungen für die Anmeldung zur Transplantation:
Obligatorisch: Erhebung einer detaillierten medizinischen Vorgeschichte zu Grunderkrankung, Begleiterkrankungen, Hypertonie, Bluttransfusionen, Schwangerschaft, Operationen am Harntrakt, Pharmakotherapie
Labor: Hämatologische Parameter, Elektrolyte, Leberenzyme, PTH, Hepatitisserologie, Virologie (CMV, EBV, VZV, HIV)
Rö-Thorax, Rö.-Beckenübersicht, (ggf. CT, Angiographie bei AVK), Sonographie, EKG, Echokardiographie, eine Form der kardialen Belastungstestung
Urinstatus und Kultur (falls möglich)
Immunologische Untersuchungen: Blutgruppe, HLA-Typisierung, HLA-Antikörperscreening
Urologisches Konsil
Unnötig: Zystoskopie und retrograde Urographie (außer bei Harnwegsanomalien).

Nachsorgeuntersuchungen:
Abhängig von der Dauer nach Transplantation und der Art des Verlaufs.
Untersuchungen zur Nierenfunktion, zu Medikamentenspiegeln, sowie zur rechtzeitigen Früherkennung von Komplikationen (Virusinfektionen, Malignomen etc.) mittels Laboruntersuchungen und Ultraschall (Doppler) des Transplantats.

Differentialdiagnose der gestörten Transplantatfunktion

Akute Abstoßungsreaktion (interstitiell, vaskulär), postrenale Obstruktion (Lymphozele, Ureternekrose, -stenose), Transplantatarterienstenose, Medikamententoxizität (Ciclosporin, Tacrolimus), akute interstitielle Nephritis (bakteriell, viral), Rezidiv einer Grunderkrankung.
Vorgehen bei Funktionsstörung:
Obligatorisch: Laborparameter (Chemie, Virologie, Pharmakaspiegel), Ultraschall (Ausschluß Harnobstruktion) und farbcodierter Ultraschall-Doppler (Beurteilung intrarenaler Widerstände) des Transplantats, Transplantatbiopsie.
Fakultativ: Transplantatszintigraphie.

Therapie

Prophylaktische Immunsuppression (Frühphase)
Kombinationstherapie aus Corticosteroiden und Ciclosporin oder Tacrolimus (neu auch Rapamycin) als Basiskombination, häufig ergänzt mit Azathioprin oder Mycophenolsäure (MMF) als dritte Sub-

stanz, bei immunologischem Risiko (Sensibilisierung/schlechte Kompatibilität) zusätzlich zur Induktion poly- oder monoklonale antilymphozytäre Antikörper, Anti-CD 25-Antikörper **(Empfehlungsgrad B, 13–15)**, bei besonderer Indikation (z. B. donorspezifische HLA-Antikörper) Plasmapherese/Immunadsorption.

Prophylaktische Immunsuppression (Langzeitphase):
Häufig wird eine Kombinationstherapie aus Corticosteroiden und Ciclosporin oder Tacrolimus, mit Azathioprin oder Mycophenolsäure (MMF) langfristig beibehalten. Bei Nebenwirkungen wie Hypertonie, Hyperlipidämie und Nephrotoxizität ist eine Konversion von Ciclosporin auf Tacrolimus generell möglich; darüber hinaus ist zur Reduktion von substanztypischen Langzeitnebenwirkungen bei immunologisch stabilen Fällen (keine Abstoßungen) eine Absetzen von entweder Corticosteroiden oder auch (falls noch verwendet) Ciclosporin unter engmaschiger Überwachung der Nierenfunktion möglich **(Empfehlungsgrad B; 16)**.

Therapeutische Immunsuppression:
Behandlung der Abstoßung durch Steroid-Puls-Therapie, poly- oder monoklonale antilymphozytäre Antikörper (OKT 3), Tacrolimus-Rescue-Therapie

Langzeitkomplikationen

– können Folge der Grunderkrankung (z. B. diabetische Spätschäden) oder vorbestehender Erkrankungen (z. B. kardiovaskuläre Komplikationen bei vorbestehendem Hochdruck, arterielle Verschlußkrankheit) sein
– können Folge der terminalen Niereninsuffizienz sein: persistierender Hyperparathyreoidismus, Infektionen (Hepatitis B, C während Hämodialysebehandlung erworben)
– können Folge der Immunsuppression sein: gesteigerte Infektions- und Tumorrate, Steroidkomplikationen (z. B. Katarakt, Osteoporose, Diabetes, Fettstoffwechselstörung, Hypertonie), Ciclosporin-Komplikationen (z. B. Hypertonie)

Prognose

– Empfängermortalität innerhalb des 1. postop. Jahres: < 5% (Ursachen Infektionen, kardiovaskuläre Erkrankungen)
– Empfängermortalität langfristig deutlich höher als die der Normalbevölkerung; (Ursachen: Kardiovaskulär >50%, Infektionen 20%, Malignome 10%)
– Transplantatüberleben nach dem 1. postop. Jahr: > 85%
– Transplantatüberleben langfristig: ca. 75% nach 5 Jahren, ca. 50% nach 10 Jahren. Verlustursachen: Tod des Empfängers (ca. 30%), chronische Abstoßung (ca. 30%), nichtimmunologische Ursachen (Hypertonie, Hyperperfusion, ca. 30%), Rezidive der Grunderkrankung (ca. 10%)

Literatur

1. NFK-K/DOQI. Clinical practice guidelines. Am J Kidney Dis 37 Suppl 1 (2001) S68–S71.
2. Dialysestandard 2000 der Deutschen Arbeitsgemeinschaft für klinische Nephrologie. Nieren- und Hochdruckkrankheiten 31 (2002) 1–29.
3. NFK-K/DOQI. Clinical practice guidelines. Am J Kidney Dis 37 Suppl 1 (2001) S191–S193
4. Foley RN, Parfrey PD, Harnett JD et al. The impact of anemia on cardiomyopathia, morbidity and mortality in end-stage renal disease. Am J Kidney Dis 28 (1996) 53–61.
5. European best practice guidelines for the management of anemia in patients with chronic renal failure. Nephrol Dial Transplant 14 Suppl 5 (1999) S17–S18, S35–S36.
6. Medical Expert group: Clinical algorithms on renal steodystrophy. Nephrol Dial Transplant 15 Suppl 5 (2000) S38–S57.
7. Van Ypersele de Strihou C, Jadoul M, Malghem J, Maldaque B et al. Effect of dialysis membrane and patients age on signs of dialysis related amyloidosis. Kidney Int 39 (1991) 1012–1019.
8. Baz M, Durand C, Ragon A et al. Using ultrapure water in hemodialysis delays carpal tunnel syndrome. In J Artif Organs 14 (1991) 681–685.
9. Kleophas W, Haastert B, Backus G et al. Long-term experience with an ultrapure individual dialysis fluid with a batch type machine. Nephrol Dial Transplant 13 (1998) 3118–3125.
10. NFK-K/DOQI. Clinical practice guidelines. Am J Kidney Dis 37 Suppl 1 (2001) S30–S32.
11. Maiorca R, Brunori G, Zubani R et al. Predictive value of dialysis adequacy and nutritional indices for mortality and morbidity in CAPD and HD patients. A longitudinal study. Nephrol Dial Transplant 10 (1995) 2295–2305.
12. NFK-K/DOQI. Clinical practice guidelines. Am J Kidney Dis 37 Suppl 1 (2001) S84–S85.
13. Bumgardner GL, Hardie I, Johnson RW et al. Results of 3-year phase III clinical trials with daclizumab prophylaxis for prevention of acute rejection after renal transplantation. Transplantation 2001; 72: 839–845.
14. Nashan B, Moore R, Amlot P et al. Randomised trial of basiliximab versus placebo for control of acute cellular rejection in renal allograft recipients. CHIB 201 International Study Group. Lancet 1997; 350: 1193–1198.
15. Sheil AG, Disney AP, Mathew TH, Amiss N. De novo malignancy emerges as a major cause of morbidity and late failure in renal transplantation. Transplant. Proc. 1993; 25: 1383–1384.
16. Kasiske BL, Chakkera HA, Louis TA, Ma JZ. A meta-analysis of immunosuppression withdrawal trials in renal transplantation. J. Am. Soc. Nephrol 2000; 11: 1910–1917.

13 Spezielle extrakorporale Behandlungsverfahren: Plasmapherese, Immunadsorption, Lipidapherese, Hämoperfusion

13.1 Plasmapherese, Immunadsorption

Therapeutisches Prinzip der Plasmapherese

Bei der Plasmapherese besteht die Vorstellung, daß ein pathogenes Agens durch den Plasmaaustausch reduzierbar oder eliminierbar ist. Dabei wird ein Zusammenhang zwischen Krankheitsaktivität und Menge des Agens angenommen.

Technische Voraussetzungen

Der Plasmaseparation erfolgt entweder durch einen speziellen Membranfilter oder durch eine Zentrifuge. Für beide Verfahren stehen entsprechende Maschinen zur Verfügung. Die Membranplasmaseparation kann mit geeigneten Dialysemaschinen durchgeführt werden. Gefäßzugang durch zentralvenöse Katheter in der V. jugularis, femoralis oder subclavia. Blutfluß von 50–100 ml/min. Die Antikoagulation erfolgt durch Heparin oder Citrat in Abhängigkeit vom Verfahren. Der Austausch eines zirkulierenden Plasmavolumens kann maximal zu einer Absenkung der zu entfernenden Proteine auf 37% des Ausgangswerts führen. In der Praxis wird dieser Wert in der Regel nicht erreicht. Pro Einzelbehandlung wird ein Plasmavolumen entsprechend 5-6% des Körpergewichtes ausgetauscht. Das verworfene Plasma wird in der Regel durch eine 4- bis 5%ige Humanalbuminlösung substituiert, die Substitution von Immunglobulinen ist meist nicht erforderlich. Fresh-Frozen-Plasma (FFP) ist nur bei hämolytisch-urämischem Syndrom bzw. TTP oder Gerinnungsstörungen indiziert (s. Kap. G6 Renale Vaskulopathien, Thrombotische Mikroangiopathie der Nieren). Die Behandlungsfrequenz wird durch die zu behandelnde Erkrankung bestimmt und kann zwischen einmal und siebenmal pro Woche betragen.

Immunadsorptionsbehandlung

Bei der Immunadsorption werden nach der Plasmaseparation Immunglobuline überwiegend der Klasse G aus dem Plasma entfernt. Als relativ selektive Adsorber stehen kommerziell zur Verfügung: Staphylokokkenprotein A, fixierte Anti-human-Immunglobulin-Antikörper, das synthetische Peptid-GAM, sowie Tryptophan- und Phenylalanin-Liganden. Vorteil der Immunadsorption: Es sind keine Substitutionslösungen erforderlich.

Indikationen zur Plasmapherese und Immunadsorption

Die Indikationen zu Plasmapherese und Immunadsorption überschneiden sich teilweise und sollen daher zusammengefaßt werden. Zu beachten ist, daß es nur sehr wenige kontrollierte, randomisierte und geblindete Studien gibt in einer Qualität wie sie etwa zum Nachweis der Wirksamkeit von Medikamenten gefordert werden muß. Die Indikation zur Plasmapherese ergibt sich häufig auf Grund der Erwartung durch Entfernen eines pathogenen Agens die Prognose einer Erkrankung wesentlich zu verbessern und der entsprechenden klinischen Erfahrungen, auch wenn diese nicht auf kontrollierten, randomisierten und geblindeten Studien basieren. Tabelle G13-1 zeigt die Krankheitsbilder, bei denen die Wirkungslosigkeit von Plasmapherese durch kontrollierte Studien belegt ist. Tabelle G13-2 zeigt die Indikationen zu Plasmapherese und Immunadsorption. Etwa 85% aller Behandlungen mit Plasmapherese und Immunadsorption werden aus fünf Indikationen durchgeführt: Thrombotische-trombozytische Purpura/hämolytisch-urämisches Syndrom etwa 50%, Myasthenia gravis und chronische demyelinisierende Polyneuropathie je etwa 12%, Guillain-Barre-Syndrom und M. Waldenström je 5% (45).

13.2 Rheopherese

Therapeutisches Prinzip

Reduktion der Plasmaviskosität durch Entfernung hochmolekularer Substanzen aus dem Plasma wie LDL, Fibrinogen, IgM und alpha-2-Makroglobulin.

Technische Voraussetzungen

Doppelmembranfiltration und HELP-Verfahren (s.u.) wie bei Lipidapherese.
Indikationen siehe in Tabelle G13-2.

13.3 Lipidapherese

Therapeutisches Prinzip

Selektive extrakorporale Entfernung von LDL-Cholesterin aus dem Blut.

Technische Voraussetzungen

Im ersten Schritt wird Plasma von Blutzellen getrennt durch Membran-Plasma-Separation oder durch Zentrifugation. Danach sind verschiedene Verfahren möglich um LDL aus dem Plasma zu entfernen.
– Membrandoppelfiltration: Durch einen großporigen Filter werden die LDL-Partikel, die einen vergleichsweise sehr großen Durchmesser haben aus dem Plasma zurückgehalten, während alle anderen Proteine den Filter passieren können.

Tabelle G.13-1 Plasmapherese nicht-indiziert.

Diagnose	Empfehlungsgrad	Therapie	Literatur	Kommentar
Multiple Sklerose	A	Plasmapherese (PP) mit Albuminsubstitution (AS)	7, 23, 34, 44	Kein Unterschied im neurologischen Befund. Früherer positiver Therapieergebnisse bedingt durch nicht-geblindete Untersucher (34)
Polyneuropathie assoziiert mit monoklonaler IgM-Gammopathie	A	PP mit AS	35	Kein Unterschied von Nervenleitgeschwindigkeit und neurologischem Befund
Dermatomyositis/ Polymyositis	A	PP mit AS	31	Kein Unterschied in Muskelkraft und Muskelenzymen
Systemischer Lupus erythematodes, Lupusnephritis	A	PP mit AS	29	In kontrollierter Studie kein Vorteil gegenüber immunsuppressiver Therapie mit Cyclophosphamid und Prednisolon. Dies schließt nicht aus, daß PP mit AS in einzelnen schweren und therapieresistenten Fällen von Nutzen sein kann, insbesondere bei Thrombopenie
Idiopathische rapid-progressive Glomerulonephritis (RPGN)	A	PP mit AS	8	Bei ANCA-positiver RPGN ist Plasmapherese jedoch wirksam, siehe (17)
Polyarteriitis, Churg-Strauss-Syndrom	A	PP mit AS	20	Kein Unterschied im klinischen Verlauf und der 5- und 7-Jahres-Überlebensrate
Akute vaskuläre Abstoßung nach Nierentransplantation	A	PP mit AS	2	Kein Unterschied von Kreatinin und Nieren-Überleben
Pemphigus	A	PP mit AS	19	Kein Unterschied der Häufigkeit von kompletter Remission nach 6 Monaten
Sepsis	A	PP mit AS	37	Kein Unterschied in der Mortalität

- Dextran-Sulfat-Verfahren: Die LDL-Partikel werden selektiv an negativ geladenes Dextransulfat adsorbiert.
- Immunadsorption: Die LDL-Partikel werden an Apolipoprotein-B-Antikörper adsorbiert.
- Heparininduzierte extrakorporale LDL-Präzipitation (HELP): Die LDL-Partikel werden präzipitiert durch Zugabe von Heparin und Essigsäure. Die Präzipitate werden durch einen Filter aus dem Plasma entfernt. Das überschüssige Heparin wird durch einen Adsorber entfernt und der physiologische pH-Wert wird durch Dialyse des Plasmas gegen bikarbonathaltiges Dialysat wieder hergestellt.

Ein weiteres Verfahren (DALI) adsorbiert LDL direkt aus dem Vollblut an negativ geladene Partikel. Vorangehende Plasmaseparation ist daher nicht erforderlich. Als Gefäßzugang sind Dialysepunktionsnadeln in den Kubitalvenen häufig ausreichend (Blutfluß 40–50 ml/min), alternativ kann eine Cimino-Fistel wie zur Hämodialyse angelegt werden.

Indikationen

- Bei homozygoter familiärer Hypercholesterinämie (**Empfehlungsgrad B, 41**).
- Bei heterozygoter familiärer Hypercholesterinämie: Koronarangiographisch gesicherte KHK und LDL-Cholesterin > 130 mg/dl trotz maximaler cholesterinsenkender Therapie (Sport, Diät und lipidsenkende Medikamente) (**Empfehlungsgrad B, 1, 10, 26, 39, 42**).
- Isolierte Lp(a)-Erhöhung mit progredienter KHK (D), (10).

Therapieziel und Häufigkeit der Behandlung

Therapieziel: Mittleres LDL-Cholesterin < 100 mg/dl. Die Behandlungsfrequenz richtet sich nach der Höhe der initialen LDL-Konzentration sowie der Geschwindigkeit des Wiederanstiegs der LDL-Konzentration im Plasma (meist eine Behandlung pro Woche).

Spezielle extrakorporale Behandlungsverfahren   Seite 3

Tabelle G.13-2 Plasmapherese/Immunadsorption/Rheopherese indiziert.

Diagnose	Empfehlungsgrad	Methode	Literatur	Kommentar
Thrombotisch-thrombozytopenische Purpura Hämolytisch-urämisches Syndrom	A	Plasmapherese (PP) mit Substitution von Fresh-Frozen Plasma	38, 47	Sowohl bei HUS als auch TTP ist PP indiziert. Beide Erkrankungen manifestieren sich in einem Krankheitsspektrum, das keine klare Differenzierung erlaubt.
Polyneuropathie assoziiert mit monoklonaler IgG- oder IgA-Gammopathie	A	PP mit Albuminsubstitution (AS)	11	PP zweimal pro Woche für 3 Wochen. Anschließende PPs in Abhängigkeit vom neurologischen Status. Am Ende der Therapie Besserung des neurologischen „disability scores" um 10 Punkte versus 2 ohne PP.
Chronische entzündliche demyelinisierende Polyneuropathie	A	PP mit AS	12, 21	PP 2- bis 3mal pro Woche bis zur maximalen neurologischen Besserung. Danach allmähliche Reduktion über 3–6 Monate. Bei Vergleich PP versus Immunglobuline kein Unterschied des neurologischen Befunds.
Akutes Guillain-Barré-Syndrom	A	PP mit AS	18, 43	Gleiche Besserung des neurologischen Befunds durch PP oder Immunglobulinen. Nach Immunglobulinen weniger Komplikationen. PP zusätzlich zu Immunglobulinen hat keinen therapeutischen Vorteil.
Akutes Nierenversagen bei ANCA-assoziierter Glomerulonephritis	A	PP mit AS	17	Patienten der Studie hatten Oligurie oder Kreatinin > 500 µmoll oder waren dialysepflichtig. Die Ergebnisse sollten daher nur mit größter Vorsicht auf Patienten mit geringerem Grad der Niereninsuffizienz extrapoliert werden.
Kardiomyopathie mit Antikörpern gegen beta-adrenerge Rezeptoren	A	Immunadsorption an Immunglobulin-Antikörper	32	
Rheumatoide Arthritis, therapieresistent mit hoher entzündlicher Aktivität	A	Immunadsorption mit Staphylokokken-Protein A	13	Interleukin-1-Rezeptor-Antikörper und Tumor-Nekrose-Faktor-alpha-Antikörper sind bei methotrexatresistenter rheumatoider Arthritis ebenfalls wirksam. Ein Vegleich zwischen Immunadsorption und TNF-alpha-Antikörpern oder IL-1-Rezeptor-Antikörpern wurde bisher nicht durchgeführt. In der Regel wird man wohl der medikamentösen Therapie den Vorzug geben aus Gründen der Verträglichkeit und der Kosten.
Altersbedingte Makuladegeneration, nicht-exsudative Form	A/B	Rheopherese durch Doppelmembranfiltration	36	Studieninterimsanalyse einer großen, kontrollierten, randomisierten und prospektiven Studie. Daneben zwei kleinere Studien.

Stand Dezember 2004

Tabelle G.13-2 Plasmapherese/Immunadsorption/Rheopherese indiziert *(Fortsetzung)*.

Diagnose	Empfeh-lungsgrad	Methode	Literatur	Kommentar
Hörsturz	A/B	Rheopherese durch Doppelmembranfiltration oder HELP-Apherese	40	Prospektive, randomisierte und kontrollierte Studie. Kein Unterschied in der Tonaudiometrie. Unterschiede in der Spracherkennung. Insgesamt relativ geringe klinische Relevanz. Wirkung möglicherweise besser bei Patienten mit hohem Fibrinogen.
HLA-Sensibilisierung bei Nierentransplantation	B	PP mit AS Verschiedene Verfahren der Immunadsorption	24	Elimination der HLA-Antikörper bei hochsensibilisierten Patienten vor Nierentransplantation.
Myasthenia gravis, Krise und schwere Verläufe Lambert-Eaton-Syndrom (paraneoplastische Myasthenie)	B	PP mit AS Immunadsorption mit Staphylokokken-Protein A	4, 5, 16, 33	Gleiche Besserung des neurologischen Befunds durch Plasmapherese oder Immunglobuline.
Refsum-Syndrom (Akkumulation von Phytansäure)	C	PP mit AS	22	Plasmapherese ist Standardtherapie, wenn phytansäurearme Diät nicht zu wesentlicher Besserung von zerebellärer Ataxie und peripherer Polyneuropathie führt.
Hyperviskositäts-Syndrom bei Morbus Waldenström	C	PP mit AS	25	Signifikante Besserung des Hyperviskositäts-Syndroms. Auch ohne kontrollierte Studien sind die Rationale der Therapie und der klinische Erfolg so überzeugend, daß PP indiziert ist.
Fokal-segmental-sklerosierende Glomerulonephritis, primär und rekurrierend im Transplantat	C	PP mit AS Immunadsorption mit Staphylokokken-Protein A	6, 9	Bei Resistenz gegen immunsuppressive Therapie. Bessere Wirksamkeit bei rekurrierender FSGS im Transplantat und dort besonders bei Kindern.
Goodpasture-Sydrom und Anti-GBM-Nephritis	C	PP mit AS	28, 30	PP zusammen mit Cyclophosphamid und Prednisolon hat sich als Standardtherapie bewährt, obwohl die Wirksamkeit der PP nicht durch kontrollierte Studien nachgewiesen wurde.
Akutes Nierenversagen bei multiplem Myelom	C	PP mit AS	25, 46, 48	Bessere Nierenfunktion und höheres 1-Jahres-Überleben bei Patienten mit Myelomniere und nur geringem tubulointerstitiellem Nierenschaden.
Chylomikronämie-Syndrom mit akuter Pankreatitis	D	PP mit AS	15, 27	Indikation nur bei gleichzeitiger Pankreatitis, wenige Fallberichte.
Kryoglobulinämische Glomerulonephritis	D	PP mit AS	30	Nur bei progressiver Verschlechterung der Nierenfunktion unter immunsuppressiver Behandlung. Nur wenige Fallberichte.

Tabelle G.13-2 Plasmapherese/Immunadsorption/Rheopherese indiziert *(Fortsetzung)*.

Diagnose	Empfehlungsgrad	Methode	Literatur	Kommentar
Hemmkörperhämophilie	C	Immunadsorption	14	Adjuvante Therapie. Nur wenige Fallberichte.
Antiphospholipidantikörper-Syndrom	C	PP mit AS	3	Größere Zahl von Fallberichten bei katastrophalen Verläufen mit Thrombozytopenie, hämolytischer Anämie und disseminierter intravaskulärer Gerinnung.

Komplikationen

Bei 3–13% der Behandlungen treten leichte Nebenwirkungen auf (Allergie, Fieber, Hypokalzämie, Blutdruckabfall, brennende Augen).
CAVE: Bei Dextran-Sulfat-Adsorption und bei DALI dürfen keine ACE-Hemmer verabreicht werden, da es durch stark erhöhte Generation von Bradykinin und inhibierten Abbau zu massivem Blutdruckabfall kommt.

13.4 Hämoperfusionsbehandlung

Therapeutisches Prinzip

Substanzen werden durch direkten Kontakt mit Absorbenzien (Aktivkohle, Austauschharze) aus dem Blut entfernt.

Technische Voraussetzungen

Gefäßzugang: ein- bzw. doppellumiger zentralvenöser Katheter (Blutfluß 100–300 ml/min), Antikoagulation mit Heparin, wegen Adsorption von Heparin höhere Dosis im Vergleich zur Dialysebehandlung.

Indikation zur Hämoperfusion

Schwere Vergiftungen, z.B. Barbiturate.
Voraussetzung ist, daß die effektive Elimination durch Adsorbenzien gesichert ist.
Kontrollierte und randomisierte Studien gibt es nicht. Empfehlungsgrad daher in allen Fällen D.

Komplikationen

- Thrombopenie (Adsorption von Thrombozyten)
- Hypotonie (Adsorption vasoaktiver Substanzen)
- Hypoglykämie

Literatur

1. Aengevaeren, WRM, et al.: Low density Lipoprotein apheresis improves regional myocardial perfusion in patients with hypercholesterolemia and extensive coronary artery disease. J Am Coll Cardiol 28 (1996) 1696–1704.
2. Allen NH, et al.: Plasma exchange in acute renal allograft Rejection.Transplantation 35 (1983) 425–428.
3. Asherson RA, Cervera R, Piette JC, et al.: Catastrophic antiphospholipid syndrome. Clinical and laboratory features of 50 patients. Medicine (Baltimore) 77 (1998) 195–207.
4. Bain PG, Motomura M, Newsom-Davis J, et al.: Effects of intravenous immunoglobulin on muscle weakness and calcium-channel autoantibodies in the Lambert-Eaton myasthenic syndrome. Neurology 47 (1996) 678–683.
5. Bennny WB, et al.: Clinical evaluation of a staphylococcal protein A immunoadsorption system in the treatment of myasthenia gravis patients. Transfusion 39 (1999) 682–687.
6. Burgess E: Management of focal segmental glomerulosclerosis: evidence-based recommendations. Kidney Int Suppl 70 (1999) S26–S32.
7. Canadian Cooperative Multiple Sclerosis Study Group: Canadian cooperative trial of cyclophosphamide and plasma exchange in progressive multiple sclerosis. Lancet 337 (1991) 441–446.
8. Cole E, et al.: A Prospective randomized trial of plasma exchange as additive therapy in idiopathic crescentic glomerulonephritis. The Canadian Apheresis Study Group. Am J Kindney Dis 20 (1992) 261–269.
9. Dantal J, Bigot E, Bogers W et al.: Effect of plasma protein adsorption on protein excretion in kidney-transplant recipients with recurrent nephrotic syndrome. N Engl J Med 330 (1994) 7–14.
10. Deutsche Gesellschaft für Kardiologie- Herz- und Kreislaufforschung. Indikationen zur LDL-Elimination als extrakorporales Hämotherapieverfahren. Z Kardiol 86 (1997) 478–482.
11. Dyck PJ, et al.: Plasma exchange in polyneuropathy associated with monoclonal gammopathy of undetermined significance. N Engl J Med 325 (1991) 1482–1486.
12. Dyck PJ, et al.: Plasma exchange versus immune globulin infusion trial in chronic inflammatory demyelinating polyradiculoneuropathy. Ann Nerol 36 (1994) 838–845.
13. Felson DT, et al.: The Prosorba column for treatment of refractory rheumatoid arthritis: a randomized, double-blind, sham-controlled trial. Arthritis Rheum 42 (1999) 2153–2159.
14. Freedman J, Rand ML, Russell O et al.: Immunoadsorption may provide a cost-effective approach to management of patients with inhibitors to FVIII. Transfusion 43 (2003) 1508–1513.
15. Furmya T, Komatsum M, Takahashi K, et al.: Plasma exchange for hypertriglyceridemic acute necrotizing pancreatitis: report of two cases. Therapy Apheresis 6 (2002) 454.
16. Gajdos P, et al.: Clinical trial of plasma exchange and high-dose intravenous immunglobulin in myasthenia gravis. Myasthenia Gravis Clinical Study Group. Ann Neurol 41 (1997) 789–796.
17. Gaskin G, Jayne DR, European Vasculitis Study Group: Adjunctive plasma exchange is superior to Methylprednisolon in acute renal failure due to ANCA-associated glomerulonephritis. J Am Soc Nephrol 13 (2002) 2A (abstract).

18. Guillain-Barre-Syndrome Trial Group: Randomised trial of plasma exchange, intravenous immunoglobulin, and combined treatments in Guillain-Barre syndrome. Plasma Exchange/Sandoglobulin [see comments]. Lancet 25 (1997) 225–230.
19. Guillaume JC, et al.: Controlled trial of azathioprine and plasma exchange in addition to prednisolone in the treatment of bullous pemphigoid [see comments]. Arch Dermatol 129 (1993) 49–53.
20. Guillevin L, et al.: Corticosteroids plus pulse cyclophosphamide and plasma exchanges versus corticosteroids plus pulse cyclophosphamide alone in the treatment of polyarteriitis nodosa and Churg-Strauss syndrome patients with factors predicting poor prognosis. A prospective, randomized trial in sixty-two patients. Arthritis Rheum 38 (1995) 1638–1645.
21. Hahn AF, et al.: Plasma exchange therapy in chronic inflammatory demyelinating polyneuropathy. A double-blind, sham-controlled, cross-over study. Brain 119 (1996) 1055–1066.
22. Harari D, Gibberd FB, Dick JP, et al.: Plasma exchange in the treatment of Refsum's disease (heredopathia atactica polyneuritiformis). J Neurol Neurosurg Psychiatry 54 (1991) 614–617.
23. Hauser SL, Dawson DM, Lehrich JR, et al.: Intensive immunosuppression in progressive multiple sclerosis. A randomized, three-arm study of high-dose intravenous cyclophosphamide, plasma exchange, and ACTH. N Engl J Med 27 (1983) 173–180.
24. Higgins RM, et al.: Prevention of hyperacute rejection by removal of antibodies to HLA immediately before renal transplantation. Lancet 348 (1996) 1208–1211.
25. Kaplan AA: Therapeutic apheresis for the renal complications of multiple myeloma and the dysglobulinemias. Ther Apher 5 (2001) 171–175.
26. Kroon AA, et al.: Effect of apheresis of low-density Lipoprotein on peripheral vascular disease in hypercholesterolemic patients with coronary artery disease. Ann Intern Med 125 (1996) 945–954.
27. Lennertz A, et al.: Therapeutic plasma exchange in patients with chylomicronemia syndrome complicated by acute pancreatitis.Ther Apher 3 (1999) 227–233.
28. Levy JB, et al.: Long-term outcome of anti-glomerular basement membrane antibody disease treated with plasma exchange and immunosuppression. Ann Intern Med 134 (2001) 1033–1042.
29. Lewis EJ, et al.: A controlled trial of plasmapheresis therapy in severe lupus nephritis. The Lupus Nephritis Collaborative Study Group [see comments]. N Engl J Med 326 (1992) 1373–1379.
30. Madore F, Lazarus JM, Brady HR: Therapeutic plasma exchange in renal diseases. J Am Soc Nephrol 7 (1996) 367–386.
31. Miller FW, Leitmann SF, Cronin ME, et al.: Controlled trial of plasma exchanges and leukapheresis in polymyositis and dermatomyositis. N Engl J Med 326 (1992) 1380–1384.
32. Muller J, Wallukat G, Dandel M, et al.: Immunoglobulin adsorption in patients with idiopathic dilated cardiomyopathy. Circulation 101 (2000) 385–391.
33. Newsom-Davis J, Murray NM: Plasma exchange and immunosuppressive drug treatment in the Lambert-Eaton myasthenic syndrome. Neurology 34 (1984) 480–485.
34. Noseworthy JH, Ebers GC, Vandervoort MK, et al.: The impact of blinding on the results of a randomized, placebo-controlled multiple sclerosis clinical trial. Neurology 44 (1994) 16–20.
35. Oksenhendler E, Chevret S, Leger JM, et al.: Plasma exchange and chlorambucil in polyneuropathy associated with monoclonal IgM gammopathy. IgM-associated Polyneuropathy Study Group. J Neurol Neurosurg Psychiatry 59 (1995) 243–247.
36. Pulido JS, Multicenter Investigation of Rheopheresis for AMD (MIRA-1) Study Group: Multicenter prospective, randomized, double-masked, placebo-controlled study of Rheopheresis to treat nonexudative age-related macular degeneration: interim analysis. Trans Am Ophthalmol Soc 100 (2002) 85–106.
37. Reever JH, et al.: Continuous plasmafiltration in sepsis syndrome. Plasmafiltration in Sepsis Study Group [see comments]. Crit Care Med 27 (1999) 2096–2104.
38. Rock GA, et al.: Comparison of plasma exchange with plasma infusion in the treatment of thrombotic thrombocytopenic purpura. Canadian Apheresis Study Group [see comments]. N Engl J Med 325 (1991) 393–397.
39. Schuff-Werner, P, et al.: The HELP-LDL-apheresis multicentre Study, an angiographically assessed trial on the role of LDL-apheresis in the secondary prevention of coronary heart disease. II. Final evaluation of the effect of regular treatment on LDL-cholesterol plasma concentrations and the course of coronary heart disease. European Journal of Clinical 24 (1994) 724–732.
40. Suckfull M, Hearing Loss Study Group: Fibrinogen and LDL apheresis in treatment of sudden hearing loss: a randomised multicentre trial. Lancet 360 (2002) 1811–1817.
41. Thompson GR, et al.: Improved survival of patients with homozygous familial hypercholesterolaemia treated with plasma exchange. British Med Journal (1985) 291.
42. Thompson GR, Maher VM, Matthews, et al.: Familial Hypercholesterolaemia Regression Study: a randomised trial of low-density-lipoprotein apheresis. Lancet 345 (1995) 811–816.
43. Van der Meche FG, Schmitz PI: A randomized trial comparing intravenous immune globulin and plasma exchange in Guillain-Barre syndrome. Dutch Guillain-Barre Study Group. N Engl J Med 326 (1992) 1123–1129.
44. Weiner HL, Dau PC, Khatri BO, et al.: Double-blind study of true vs. Sham plasma exchange in patients treated with immunosuppression for acute attacks of multiple sclerosis. Neurology 39 (1989) 1143–1149.
45. William FC, et al.: Therapeutic plasma exchange: An Update from the Canadian Apheresis Group. Ann Intern Med 131 (1999) 453–462.
46. William J, et al.: Treatment of renal failure associated with multiple myeloma. Arch Intern Med 150 (1990) 863–869.
47. William R, et al.: Improved survival in thrombotic thrombocytopenic purpura-hemolytic uremic syndrome. N Engl J Med 325 (1991) 398–403.
48. Zucchelli P, et al.: Controlled plasma exchange trial in acute renal failure due to multiple myeloma. Kidney Int 33 (1988) 1175–1180.

H ERKRANKUNGEN DER ENDOKRINEN ORGANE UND DES STOFFWECHSELS

Stand November 2007

Inhaltsverzeichnis

Einführung

1 **Hypophyse, Hypothalamus**
   1.1   Prolaktinom, Hyperprolaktinämie
   1.2   Akromegalie
   1.3   Cushing-Syndrom
   1.4   TSHom
   1.5   Hormoninaktive Tumoren und Hypophyseninsuffizienz
   1.6   Hypophysenvorderlappeninsuffizienz der somatotropen Achse
   1.7   Diabetes insipidus (ADH-Mangel)
   1.8   Das Syndrom der inappropriaten (inadäquaten) Überproduktion von AVP (SIADH)

2 **Schilddrüse**
K. Mann, G. Brabant, M. Dietlein, R. Gärtner, W. Karges, B. Saller
   2.1   Diagnostik von Schilddrüsenfunktionsstörungen und Abklärung von Schilddrüsenerkrankungen
   2.2   Struma
   2.3   Hypothyreose
   2.4   Hyperthyreose
   2.5   Thyreoiditiden
   2.6   Maligne Schilddrüsentumoren

3 **Hyper- und hypokalzämische Erkrankungen, Nebenschilddrüsenerkrankungen**
J. Pfeilschifter, E. Blind

4 **Diabetes mellitus**
W. A. Scherbaum
Experten: Sprecher der Expertengruppen der Diabetes-Leitlinien
   4.1   Typ-2-Diabetes
   4.2   Therapie des Typ-1-Diabetes
   4.3   Therapie akuter Komplikationen
   4.4   Therapie chronischer Komplikationen

5 **Neuroendokrine Tumore des Gastrointestinaltrakts**
   5.1   Gastrinome
   5.2   Insulinom
   5.3   Glukagonom
   5.4   Somatostatinom
   5.5   VIPom
   5.6   PPom

6 **Nebenniere**
   6.1   Hypercortisolismus
   6.2   Mineralocorticoidhypertonie
   6.3   Androgen-/Östrogenproduzierende Nebennierentumoren
   6.4   Inzidentalome
   6.5   Nebennierenrindenkarzinom
   6.6   Adrenale Enzymdefekte
   6.7   Primäre Nebennierenrindeninsuffizienz
   6.8   Phäochromozytom
   6.9   Autonome Dysfunktion

7 **Erkrankungen der männlichen Gonaden**

8 **Störungen von Ernährung und Stoffwechsel**
   8.1   Fettstoffwechsel
   8.2   Adipositas
   8.3   Anorexie, Bulimie
   8.4   Weitere Stoffwechselerkrankungen

9 **Osteoporose**
E. Blind, J. Pfeilschifter

Einführung

Der folgende Abschnitt, der gekürzt und überarbeitet wurde, basiert auf dem 2003 in 2. Auflage im Thieme-Verlag, Stuttgart, publizierten Leitfaden zur rationellen Diagnostik und Therapie in der Endokrinologie einschließlich Diabetologie und Stoffwechsel, für den die Deutsche Gesellschaft für Endokrinologie (DGE) genauso wie für dieses Kapitel die Verantwortung hat. Die Autoren sind sämtlichst Mitglieder der Deutschen Gesellschaft für Endokrinologie, auch wenn sie verschiedene Fächer vertreten, was den interdisziplinären Charakter der DGE unterstreicht.

Die in diesen von der Deutschen Gesellschaft für Innere Medizin und dem Berufsverband Deutscher Internisten veröffentlichten Leitlinien enthaltenen Kurzfassungen können nur orientierenden Charakter haben – als Rahmen für eine rationale Diagnostik und Therapie sind sie jedoch nützlich. Detailfragen sollten dem ausführlichen Text entnommen werden, um der Gefahr von Vereinfachung und dem Übersehen von wichtigen Ausnahmen zu entgehen.

Dieses Kapitel ist Ausdruck einer übergreifenden Kooperation: Die Redakteure, die federführenden Autoren und die Koautoren haben sich bemüht, konkrete Vorschläge zu unterbreiten, bei denen eine Über-Diagnostik und -Therapie vermieden wird und überholte Ansätze gestrichen werden. Selbstverständlich ist für individuell begründete Abweichungen von den Empfehlungen der Text nicht als ein einengendes Korsett zu sehen.

Die von den Herausgebern gewünschte Einarbeitung von Evidenzstärke-Graden ist nur im Einzelfall Rechnung getragen worden, da sehr viele diagnostische Leitlinien und insbesondere die Therapie z.T. auf Publikationen und Erfahrungen fußen, die vor der Ära der EBM (evidence based medicine) basieren und damit der Evidenzstärke III–IV bzw. dem Empfehlungsgrad C und D entsprechen, was den Wert dieser Leitlinien keineswegs abschwächt.

1 Hypophyse, Hypothalamus

1.1 Prolaktinom, Hyperprolaktinämie

Definition und Pathogenese

Ein erhöhtes Serum-Prolaktin findet sich bei einer autonomen Sekretion von Prolaktin durch ein Hypophysenadenom (Prolaktinom) oder als sog. Begleit- oder Enthemmungshyperprolaktinämie durch Kompression des Hypophysenstiels und Entkopplung von der hypothalamischen (inhibierenden) Regulation. Weitere Ursachen sind suprasselläre Tumoren, Hypothyreose, neurogene Störungen (Reizung von Thoraxnerven z. B. bei Herpes zoster, Mammaprothesen) sowie chronischer Streß (Überforderung). Häufig wird eine Hyperprolaktinämie durch Medikamente und Drogen (u.a. Neuroleptika, Antidepressiva, Antihypertensiva, Kalziumantagonisten, H2-Antihistaminika, Antiemetika, Östrogene, Opiate, Alkohol) verursacht.

Häufigkeit und Bedeutung

Prolaktinome sind die häufigsten Hypophysentumoren (mehr als 50% aller Hypophysenadenome). Die absolute Häufigkeit von Mikroadenomen der Hypophyse in Autopsieserien liegt zwischen 9 und 27% mit einem Altersgipfel im 6. Lebensjahrzehnt. Beide Geschlechter sind gleich häufig betroffen. Im Gegensatz zu den Makroprolaktinomen, die bei beiden Geschlechtern etwa gleich häufig vorkommen, ist das Mikroprolaktinom beim Mann sehr selten.

Diagnostik

Die Indikation zur Diagnostik ergibt sich bei Infertilität, Zyklusstörungen/Amenorrhoe bei der Frau, Libido und Potenzverlust beim Mann, Galaktorrhoe, Gynäkomastie, Raumforderungen im Sellabereich.

Anamnese und Klinik

Eine sorgfältige Anamnese erlaubt die Erkennung von medikamenten- oder drogeninduzierten Hyperprolaktinämien. Die körperliche Untersuchung prüft das Vorhandensein von Galaktorrhoe (oft erst nach Auspressen der Drüsenläppchen), Hypogonadismus und Hirsutismus. Bei Makroprolaktinomen oder sonstigen suprasellären Tumoren können schon bei grober klinischer Prüfung Gesichtsfeld- und Visusstörungen aufgedeckt werden.

Biochemische Diagnostik

Die Blutentnahme zur Bestimmung der basalen Prolaktinkonzentration im Serum sollte mindestens 1 Stunde nach dem Aufwachen erfolgen (PRL während des Schlafes erhöht). Geschlechtsverkehr am Morgen vor der Blutentnahme, Manipulation der Brustwarzen (forciertes Abtrocknen), physischer und psychischer Streß auf dem Weg zur Blutentnahme können zu erhöhten Werten führen. Die körperliche Untersuchung, insbesondere Palpation der Mamma sollte nach der Blutentnahme erfolgen. Eine normale basale Prolaktinkonzentration (bei der Frau bis 20 ng/ml, beim Mann bis 15 ng/ml) schließen eine Hyperprolaktinämie aus. Als Ursache einer Amenorrhoe kommt eine Hyperprolaktinämie von > 40 ng/ml in Frage. Mäßige Hyperprolaktinämien finden sich bei Hypothyreosen (erhöhte TRH-Spiegel stimulieren auch die Prolaktinsekretion). Die TSH-Bestimmung gehört deshalb zur obligaten Basaldiagnostik. Prolaktinwerte bis 300 ng/ml können noch durch Medikamente (s. o.) sowie durch suprasselläre Prozesse – sog. Begleit- oder Entzügelungshyperprolaktinämie – bedingt sein. Bei Serumkonzentrationen ≥ 300 ng/ml ist ein Prolaktinom praktisch gesichert. Vor Einleitung einer Therapie sollten alle anderen Hypophysenfunktionen (s. „Hypophysenunterfunktion", Kap. 1.5) geprüft werden.

Lokalisationsdiagnostik und bildgebende Verfahren

Bei Prolaktinserumkonzentrationen ≥ 40 ng/ml, die nicht eindeutig auf Medikamenteneinnahme oder eine Hypothyreose zurückgeführt werden können, sollte eine Kernspintomographie der Hypophyse und der suprasellären Region durchgeführt werden. Dieses Verfahren ermöglicht die zuverlässige Diagnose von Mikroprolaktinomen (<10 mm) und bei Makroprolaktinomen (>10 mm) die genaue Beurteilung der umgebenden Strukturen und der Richtung des Tumorwachstums sowie die Diagnose anderer hypophysennaher Tumoren (z. B. Kraniopharyngiom). Bei suprasellärer Ausdehnung eines Adenoms ist eine Perimetrie erforderlich.

Therapie

Eine Indikation zur Behandlung von Mikroprolaktinomen ergibt sich bei Kinderwunsch, bei störender Galaktorrhoe und zur Vermeidung von Folgen des Mangels an Gestagenen (anovulatorische Zyklen → Endometriumhyperplasie → Endometriumkarzinom) und Östrogenen (Osteoporose, urogenitale Atrophie usw.) bei der Frau bzw. von Androgenen (Impotenz, Libidoverlust, Osteoporose) beim Mann. Makroprolaktinome stellen in aller Regel wegen der drohenden mechanischen Probleme (Chiasmasyndrom usw.) eine klare Therapieindikation dar.

Medikamentöse Therapie

Da Mikroprolaktinome äußerst selten wachsen, besteht bei Frauen ohne aktuellen Kinderwunsch oder ohne störende Galaktorrhoe keine Indikation zur medikamentösen Prolaktinsenkung. Empfehlenswert ist bei ausgeprägter Corpus-luteum-Insuffizienz bzw. Anovulation die zyklische Substitution eines Gestagens in transformierender Dosierung, bei zusätzlichem Östrogenmangel die zyklische Östrogen-/Gestagensubstitution, die bei jüngeren Frauen auch durch ein niedrig dosiertes orales Kontrazeptivum erfolgen kann. Ein hierdurch induziertes Tumorwachstum ist nach heutigen Erfahrungen nicht zu befürchten. In analoger Weise kann bei Männern mit Mikroprolaktinom und Hypogonadismus bei

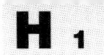

fehlendem Kinderwunsch lediglich eine Androgensubstitution erfolgen.
Bei Frauen mit Mikroprolaktinom und aktuellem Kinderwunsch oder störender Galaktorrhoe ist die Prolaktinsenkung mit Dopaminagonisten (Tab. H.1-1) die Methode der Wahl. Stellen sich trotz Normalisierung der Prolaktinspiegel keine suffizienten Ovulationen ein, können diese durch zusätzliche Gabe von z. B. Clomifen, pulsatilem GnRH oder Gonadotropinen induziert werden.
Makroprolaktinome sollten aus o.g. Gründen in jedem Fall mit dopaminergen Substanzen therapiert werden. Unter dieser medikamentösen Behandlung stellt sich meist eine beeindruckende Schrumpfung der Tumoren ein.

Dosierung

Wegen ausgeprägten Nebenwirkungen (Übelkeit, Erbrechen, Blutdruckabfall, depressive oder manische Symptome u. a.) sollte die Therapie mit Dopaminagonisten immer einschleichend begonnen werden, z.B. $\frac{1}{2}$ Tablette des jeweiligen Präparates abends nach dem Essen, dann wird langsam bis zur Normoprolaktinämie bzw. bis zur Höchstdosis gesteigert (s. Tab. H.1-1). Bei Unverträglichkeit von oralem Bromocriptin oder Lisurid kann eine vaginale Applikation wegen der günstigeren Resorptionskinetik und durch Verminderung des First-pass-Effekts hilfreich sein. Hypotonien unter Dopaminagonisten können mit einem Dihydroergotaminpräparat (vor dem Aufstehen) behandelt werden. Die Dopaminagonisten der 2. Generation werden wegen spezifischerer Wirkung auf den Dopamin-D_2-Rezeptor besser vertragen und sind gelegentlich auch besser wirksam.

Kontraindikationen und Warnungen

Dopaminagonisten schwächen die Wirkung von Dopaminantagonisten (z.B. Neuroleptika bei Schizophrenie, Metoclopramid, Domperidon bei gastrointestinalen Motilitätsstörungen, Sulpirid bei Schwindelzuständen) ab bzw. heben sie auf. Hier ist in Absprache mit den entsprechenden Fachdisziplinen ggf. eine Dosisanpassung der Dopaminantagonisten zu erwägen bzw. die Indikationsstellung für Dopaminagonisten und -antagonisten zu überdenken. Ist eine Schwangerschaft unerwünscht, müssen Frauen im reproduktiven Alter unter Dopaminagonistentherapie auf die Notwendigkeit kontrazeptiver Maßnahmen hingewiesen werden.

Operative Therapie

Eine Operation ist dann indiziert, wenn trotz dopaminerger Therapie ein Makroprolaktinom nicht kleiner wird, weiterwächst oder nach mehrmonatiger Therapie klar wird, daß eine befriedigende Prolaktinsenkung medikamentös nicht erreichbar ist.

Strahlentherapie

Eine Strahlentherapie kann bei einem großen Prolaktinom erwogen werden, wenn eine Dopaminagonistenresistenz mit einer Operationsverweigerung oder einer Kontraindikation zusammentrifft. Postoperativ kann sie indiziert sein, wenn bei einer Persistenz der Hyperprolaktinämie bzw. der Raumforderung eine Dopaminagonistenintoleranz bzw. -resistenz besteht. Das Ansprechen nach konventioneller Strahlentherapie erfolgt langsam. Andererseits kann noch nach 10 Jahren nach der Bestrahlung ein Panhypopituitarismus auftreten. Die Bedeutung neuerer Verfahren (stereotaktische Radiochirurgie, Gamma-Knife) für die Behandlung des Prolaktinoms läßt sich noch nicht endgültig beurteilen.

Therapiekontrolle und Nachsorge

Der Therapieerfolg der medikamentösen Therapie wird durch Messung der Prolaktinkonzentration kontrolliert. Dieser erfolgt Anfangs kurzfristig (z.B. alle 1 bis 2 Wochen) unter Steigerung der Dosis bis zur Normalisierung oder Konstanz der Serumprolaktinkonzentrationen. Anschließend Kontrolle alle 3 Monate. Bei einem Makroadenom sollte die Tu-

Tabelle H.1-1 Dopaminagonisten zur Behandlung der Hyperprolaktinämie.

Präparat (Genericum)	Handelspräparate	Dosierung (mg)	Einnahmeintervall	Bemerkungen
Bromocriptin	Pravidel Kirim	1,25–30	ein- bis dreimal/d	mit diesem Präparat besteht die größte Erfahrung
Lisurid	Dopergin Cuvalit	0,2–2,6 0,2–2,6	zwei- bis dreimal/d zwei- bis dreimal/d	Alternative zu Bromocriptin
Quinagolid (CV 205–502)	Norprolac	0,075–0,75	einmal/d	Dopaminagonist der „2. Generation"
Cabergolin	Dostinex	0,25–1,0	zwei- bis viermal/Woche	Dopaminagonist der „2. Generation"
Metergolin	Liserdol	4–16	dreimal/d	Dopaminagonist und partieller Serotonin-Antagonist; nur bei mäßig ausgeprägter Hyperprolaktinämie indiziert
Pergolid	Parkotil	0,05–0,25	einmal/d	in Deutschland nur für Morbus Parkinson zugelassen

morgröße zunächst nach 4 Wochen und dann jährlich im MRT geprüft werden. Ist der Tumor deutlich kleiner geworden und bleibt die Prolaktinkonzentration im niedrig normalen Bereich, so kann auf die jährliche MRT-Kontrolle verzichtet werden. Besteht bei Therapiebeginn bereits ein Gesichtsfelddefekt (Perimetrie) und bessert sich dieser nicht innerhalb weniger Tage, so sollte eine MRT-Kontrolle schon früher (z. B. nach 1 Woche) erfolgen, da bei fehlender Volumenreduktion in dieser Situation eine Operation erwogen werden muß. Nach Erreichen einer ausreichenden Prolaktinsenkung und Schrumpfung eines Makroadenoms kann die Dopaminagonistendosierung unter Kontrolle der Prolaktinserumspiegel probatorisch gesenkt werden, bis eine möglichst geringe Erhaltungsdosis erreicht ist.

Schwangerschaft und Laktation

Etwa 80% aller hyperprolaktinämischen Frauen mit Kinderwunsch werden unter Dopaminagonistentherapie schwanger. Bei Mikroprolaktinomen kann gleich nach Therapiebeginn eine Schwangerschaft angestrebt werden. Bei Makroprolaktinomen sollte erst eine ausreichende Tumorschrumpfung erreicht werden und damit das Fehlen einer Operationsindikation gesichert sein. Da keine Hinweise auf einen schädlichen Effekt der Dopaminagonisten in der Frühschwangerschaft vorliegen, wird die Medikation heute üblicherweise erst abgesetzt, wenn die Schwangerschaft durch einen positiven Test gesichert ist. Ein Tumorwachstum während der Schwangerschaft ist ein seltenes Ereignis (< 2% bei Mikroadenomen, etwa 15% bei Makroprolaktinomen). Die Raten an Spontanaborten, Extrauteringraviditäten, Schwangerschaftskomplikationen und kongenitalen Anomalien bei Schwangerschaften, die nach Prolaktinhemmerbehandlung auftreten, unterscheiden sich nicht von denen eines Normalkollektivs. Eine normale Laktation ist möglich, ohne daß eine Stimulation des Tumorwachstums befürchtet werden muß.

Prognose

Durch die Einführung der Dopaminagonisten in die Therapie der Prolaktinome hat sich deren Prognose erheblich gebessert. Dies gilt insbesondere für ausgedehnte Makroprolaktinome, die früher nur mit hohem Risiko und in der Regel äußerst unbefriedigenden Ergebnissen operiert werden konnten.

1.2 Akromegalie

Definition und Pathogenese

Die Akromegalie bezeichnet die pathologische Überproduktion von Wachstumshormon (hGH) im Erwachsenenalter, sowie deren metabolische und morphologische Auswirkungen. Vor Abschluß der Ossifikation langer Röhrenknochen führt dies zu Gigantismus, nach Schluß der Epiphysenfugen zusätzlich zu Weichteilschwellungen besonders im Bereich der Akren, Viszeromegalie und damit einer reduzierten Lebenserwartung.

Häufigkeit und Bedeutung

Die Prävalenz beträgt 40–70 Fälle pro Million Einwohner, die Inzidenz neuer Erkrankungen liegt bei 3 Fällen pro Million Einwohner und Jahr. Das Krankheitsbild umfaßt Veränderungen an Akren, Knochen und inneren Organen metabolische Veränderungen und lokale Veränderungen durch die Raumforderung des Hypophysentumors. In mehr als 99% der Fälle ist die Akromegalie durch ein hypophysäres Adenom verursacht. In extrem seltenen Fällen liegt eine exzessive ektope Produktion von Growth Hormone Releasing Hormone (GHRH) vor und in wenigen Einzelfällen wurde eine ektope Wachstumshormonsekretion beschrieben. Eine eindeutige Geschlechtspräferenz zeigt sich bei der Akromegalie nicht.
Zur klinischen Symptomatik siehe Tab. H.1-2.
Bei zwei Drittel der Patienten entwickelt sich eine pathologische Glukosetoleranz, ein manifester Diabetes mellitus in bis zu 15% der Fälle. Todesursachen sind kardiovaskuläre Erkrankungen mit 24%, gefolgt von respiratorischen Ursachen und einem gehäuften Vorkommen maligner Erkrankungen mit 18%. Kolonpolypen werden bei bis zu 50%, Adenokarzinome des Kolon bei 7% gefunden, ebenfalls tritt häufiger ein Mammakarzinom bei akromegalen Patientinnen auf.

Diagnostik

Anamnese und Klinik

Zum Zeitpunkt der Diagnosestellung sind bei Patienten retrospektive Symptome der Akromegalie im Durchschnitt für die Dauer von 8 Jahren zu erfragen. Daher sollte bei klinischen Verdacht, wie Karpaltunnel-Syndrom, Vergrößerung des Zwischenzahnabstandes im Unterkiefer, Vergröberung der Gesichtszüge, Makroglossie eine Ausschlußdiagnostik eingeleitet werden. Weitere Zeichen sind Zunahme der Schuh- oder Handschuhgröße, die erworbene

Tabelle H.1-2 Klinische Symptomatik der Akromegalie.

Symptom	Auftreten in % der Fälle
Vergrößerung der Akren	100
Kopfschmerzen	60–85
Zyklusstörungen bei Frauen	45–85
Sehstörungen	25–60
Hyperhidrosis	50–90
Hypertrichosis	25–55
Libidoverlust	40–60
Karpaltunnel-Syndrom	30–45
Gelenkbeschwerden	20–70
Arterielle Hypertonie	35–50

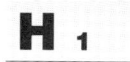

Unfähigkeit, Ringe abzuziehen, sowie als unspezifische Symptome auffälliges Schwitzen, Kopfschmerzen, Schlafapnoe und Schnarchen.

Biochemische Diagnostik

Ausschlußdiagnostik

Ein niedriger Wachstumshormonspiegel schließt eine Akromegalie nicht aus. Wenn IGF-I als Mediator der meisten Effekte von Wachstumshormon im altersbezogenen Normbereich liegt und eine hepatische Synthesestörung, sowie Malnutrition oder Maldigestion als Ursache eines verminderten IGF-I-Spiegel ausgeschlossen sind, besteht keine Akromegalie.

Diagnostik

Eine fehlende Supprimierbarkeit des Wachstumshormonspiegels im **OGTT mit 100 g Glukose** 0,3 ng/ml gemessen mit sensitiven Wachstumshormonassays beweist das Vorliegen einer Akromegalie. Hierbei sollte nach der Ingestion von 100 g Glukose über drei Stunden in halbstündigen Abständen Wachstumshormon abgenommen werden. Bei Nachweis einer Akromegalie sollte die Funktion aller anderen Hypophysenachsen überprüft werden. Bei gleichzeitigem Katecholaminexzeß (Phäochromozytom) kann eine fehlende Supprimierbarkeit des Wachstumshormonspiegels im OGTT vorgetäuscht werden. Daher sollte dieser Test erst in zweiter Linie nach Screening durch IGF-I-Bestimmung eingesetzt werden.

Die Bestimmung sporadischer Wachstumshormonkonzentrationen ist wertlos, da Sekretionspeaks mit Konzentrationen bis über 50 ng/ml auch bei gesunden Erwachsenen vorkommen können. Bei schlecht eingestellten Patienten mit Diabetes mellitus findet sich gehäuft die Konstellation niedriger IGF-I-Spiegel mit chronisch erhöhten Wachstumshormonspiegeln.

Bei nachgewiesenem Wachstumshormonexzeß sollte durch einmalige Bestimmung von GHRH diese seltene Ursache der Akromegalie ausgeschlossen werden.

Bei nachgewiesener Akromegalie sollte eine Kalziumstoffwechselstörung (primärer Hyperparathyreoidismus) ausgeschlossen werden. Bei positiver Familienanamnese mit einem endokrin aktiven intestinalen Tumor oder einem primären Hyperparathyreoidismus muß an das Vorliegen einer multiplen endokrinen Neoplasie Typ I gedacht werden.

Bildgebende Verfahren

Erst nach biochemischem Nachweis der Akromegalie ist eine Kernspintomographie in Dünnschicht-Technik ohne und nach Gadolinium-DPTA Kontrastmittel indiziert. Der Schichtabstand sollte nicht weiter als 3 mm, idealerweise 2 mm sein.

Differentialdiagnostik

Akromegaloides Aussehen ohne Wachstumshormonexzeß im Alter, sowie Knochen- und Weichteil-Hypertrophie im Rahmen des Klippel-Trenaunay-Symptomenkomplex.

Therapie

Die aktive Form der Akromegalie ist mit verkürzter Lebenserwartung und erhöhtem Risiko kolorektaler Neubildungen behaftet. Da die Akromegalie als lebensbedrohlich, z.B. durch eine Kardiomyopathie, angesehen werden muß, ist die Behandlung mit dem Ziel der Normalisierung der Wachstumshormon-IGF-I-Achse indiziert.

Neben der klinischen Inaktivität ist die Normalisierung der Wachstumshormonsekretion und IGF-I-Produktion, bezogen auf das Alter, erforderlich; Gleichzeitig soll die Funktion des Hypophysenvorderlappens erhalten bzw. wiederhergestellt werden.

Operative Therapie

Nach wie vor ist die selektive transsphenoidale Adenomektomie die Therapie der ersten Wahl. Ein kurativer Therapieansatz wird primär verfolgt und kann bei Mikroadenomen (< 1,0 cm Durchmesser) in über 85% der Fälle erreicht werden. Bei Makroadenomen gelingt die primäre operative Heilung nur bei ca. 50% der Patienten. Eventuelle Hormondefizite – insbesondere Kortisolmangel – müssen vor der Operation ausgeglichen werden. Bei ausgedehnten Makroadenomen, deren vollständige Entfernung nicht möglich ist, ist eine Tumorverkleinerung sinnvoll, um mechanische Kompressionserscheinungen zu vermindern und die Aktivität der Krankheit zu reduzieren.

Medikamentöse Therapie

Durch den ersten breit angewendeten Dopaminagonisten Bromocriptin konnten die Wachstumshormonspiegel bei ca. 30% der Patienten gesenkt, jedoch nur selten normalisiert werden. Erste Studien zeigen eine bessere Wirksamkeit mit einer Normalisierungsrate bis zu 50% für die neuen Dopaminagonisten Cabergolin und Quinagolid. Vorteil der Dopaminagonisten ist ihre orale Verfügbarkeit. Die Medikation erfolgt einschleichend, um die Nebenwirkungen der dopaminagonistischen Behandlung zu vermindern. Ein Behandlungsversuch mit Dopaminagonisten ist bei residueller postoperativer Krankheitsaktivität angebracht. Falls hiermit eine Normalisierung des IGF-I-Niveaus erzielt werden kann, ist diese Behandlung ausreichend.

Effektiver als Dopaminagonisten sind die Somatostatinanaloga (Octreotid, Lanreotid). Aktuelle Daten zeigen eine Überlegenheit des langwirksamen Octreotid gegenüber Lanreotid. Üblich sind 2 bis 3 subkutane Injektionen von 100 bis 200 µg am Tag, gelegentlich muß die Dosis auf über 1000 µg am Tag gesteigert werden. Die Depotform, z.B. Sandostatin LAR, wird in einer Dosis von 10 bis 30 mg einmal im Monat intramuskulär injiziert. Hier kommt es bei ca. 90% der Patienten mit einer Akromegalie zu einer Senkung, bei der Hälfte der Patienten zu einer Suppression der Wachstumshormonspiegel unter 5 ng/l. Nebenwirkungen sind Gallenblasenkonkremente, gastrointestinale Beschwerden und Inhibition der exokrinen und endokrinen Pankreassekretion. Die Hemmung der Insulinsekretion ist klinisch meist zu vernachlässigen, da die begleitende Verminderung

Hypophyse, Hypothalamus

der Wachstumshormonsekretion zu einer Besserung der Glukosetoleranz führt.

Falls die Behandlung mit Somatostatinanaloga nicht zu einer Senkung des IGF-I-Spiegels in den altersbezogenen Normbereich führt, kann eine Kombination mit Dopaminagonisten in einigen Fällen dies erreichen.

Mutationen im Wachstumshormonmolekül liefern ein Wachstumshormonanalogon (Pegvisomant), das zur Rezeptorblockade erfolgreich eingesetzt wurde. In einer Phase-III-Studie konnte in der höchsten Dosierung (20 mg pro Tag subkutan) eine Normalisierung der IGF-I-Spiegel bei 90% der Patienten erreicht werden. Wenn das Präparat zugelassen wird, kann bisher nicht adäquat therapierbaren Patienten eine neue therapeutische Option angeboten werden. Bei unzureichendem Operationserfolg muß eine Strahlentherapie in Betracht gezogen werden. Eine konventionelle Radiatio mit 40–50 Gy fraktioniert über ca. sechs Wochen in Einzeldosen von maximal 2 Gy durchgeführt. Alternativen sind stereotaktische Verfahren, bei denen die Strahlendosis in einer Sitzung verabreicht wird. Nach einer Strahlentherapie kommt es erst nach Monaten bis Jahren zu einer Normalisierung der Wachstumshormonspiegel. Bei ca. 50% der Patienten entwickelt sich eine substitutionspflichtige Hypophysenvorderlappeninsuffizienz.

Therapiekontrolle

Wichtigster biochemischer Parameter ist die Bestimmung des IGF-I-Spiegel (altersbezogener Referenzbereich). Ausschluß der Krankheit oder einer postoperativ persistierenden Restaktivität sollte die Supprimierbarkeit des Wachstumshormonspiegels im oralen Glukosetoleranztest herangezogen werden.

Prognose

Wenn eine Normalisierung des Wachstumshormon-IGF-I-Systems erreicht werden kann, normalisieren sich Mortalität und Morbidität.

1.3 Cushing-Syndrom

Definition und Pathogenese

Die Summe aller klinischen Zeichen einer chronischen Cortisol-Mehrsekretion der Nebennierenrinde bzw. einer Langzeittherapie mit supraphysiologischen Glucocorticoid-Dosen bezeichnet man als Cushing-Syndrom (Hypercortisolismus). Man hat zwischen ACTH-abhängigen Formen, nämlich dem hypothalamisch-hypophysären Cushing-Syndrom (Morbus Cushing) bzw. einer ektopen ACTH-Mehrsekretion, sowie ACTH-unabhängigen Formen (Cortisol-produzierender Nebennierentumor) bzw. bilateraler nodulärer Hyperplasie, zu entscheiden.

Häufigkeit und Bedeutung

Das Cushing-Syndrom ist – sieht man von der medikamentös induzierten Form ab – eine sehr seltene Erkrankung. Man rechnet mit etwa einer Neuerkrankung pro 1 Mio. Einwohner pro Jahr, d.h. etwa 80 Neuerkrankungen pro Jahr in der Bundesrepublik Deutschland. Frauen sind etwa 3x häufiger betroffen wie Männer.

Der Häufigkeitsgipfel liegt um das 40. Lebensjahr, aber auch Kinder und Jugendliche können bereits ein Cushing-Syndrom entwickeln.

Die häufigste Form ist das zentrale, hypothalamisch-hypophysäre Cushing-Syndrom mit etwa 70–80% der Fälle, etwa 10% beruhen auf einer ektopen ACTH-Produktion (extrem selten ektope CRH-Produktion mit gleichzeitiger ektoper ACTH-Produktion), 10% der Fälle beruhen auf einem ACTH-unabhängig Cortisol-produzierenden Nebennierentumor (davon etwa 20–40% Karzinome), extrem selten ist die ACTH-unabhängig Cortisol-produzierende bilaterale makronoduläre oder mikronoduläre Nebennierenrindenhyperplasie (etwa 1% der Fälle). Ob es ein sog. zyklisches Cushing-Syndrom gibt, ist weiterhin umstritten bzw. es ist extrem selten.

Differentialdiagnostisch von den genannten Formen abzugrenzen ist das Alkohol-induzierte sog. „Pseudo-Cushing-Syndrom".

Diagnostik

Anamnese und Klinik

Die wichtigsten Beschwerden und Symptome faßt die Tabelle H.1-3 zusammen.

Nicht selten wird die Diagnose eines Cushing-Syndroms um Jahre verfehlt, weil nur einzelne Symptome vorliegen bzw. dem klinischen Vollbild vorausgehen. Auf der anderen Seite wird ein Cushing-Syndrom aufgrund sehr häufig auftretender „Wohl-

Tabelle H.1-3 Syndrome des Cushing-Syndroms und ihre Häufigkeit, Leitsymptome sind mit ➤ gekennzeichnet (aus Müller, O.A., 1998).

Symptom	Häufigkeit (%)
➤ rotes, gerundetes Gesicht (Vollmond, Plethora)	90
➤ stammbetonte Fettsucht	85
➤ diabetische Stoffwechsellage	85
➤ Hypertonie	80
➤ Hypogonadismus (Amenorrhö, Libido- und Potenzverlust)	75
➤ Osteoporose	65
➤ Striae rubrae, hämorrhagische Diathese	60
Muskelschwäche	65
Hirsutismus (bei Frauen)	70
Knöchelödeme	55
Büffelhocker	55
Akne	55
Rücken- und Knochenschmerzen	50
psychische Veränderungen	45
schlechte Wundheilung (Ulcus cruris)	35
Polyurie, Polydipsie	30
Kyphose	25
Nierensteine	20
leichte Polyzythämie	20

standssymptome" wie z.B. Adipositas, Hypertonus und diabetische Stoffwechsellage, viel zu häufig vermutet, so daß der Ausschluß-Diagnostik große Bedeutung zukommt.

Im Kindesalter führt ein Hypercortisolismus zur Wachstumsretardierung bis zum Wachstumsstillstand aufgrund der Hemmung der Wachstumshormonsekretion durch den Cortisolexzeß. Die Pubertät kann verzögert sein, da auch die Gonadotropin-Sekretion durch den Cortisolexzeß gehemmt wird, andererseits kann die z.T. gleichzeitig auftretende Androgen-Mehrsekretion zur Pseudopubertas praecox mit Beschleunigung der Skelettreife führen.

Biochemische Diagnostik

Veränderungen einzelner klinischer Laborparameter (weißes und rotes Blutbild, Elektrolyte) spielen eine untergeordnete Rolle, lediglich beim ektopen ACTH-Syndrom kann eine hypokaliämische Alkalose richtungsweisend sein. Die Hormonanalytik muß beim Cushing-Syndrom in Form einer Stufendiagnostik ablaufen, die in der Tab. H.1-4 zusammengefaßt ist. Primäres Ziel muß der Ausschluß bzw. die Sicherung der Diagnose sein, wobei ein einzelner positiver Test nicht zur Sicherung der Diagnose Cushing-Syndrom ausreicht, sondern weitere pathologische Tests (aufgehobene Tagesrhythmik, erhöhte Ausscheidung des freien Cortisols im 24-h-Urin, unzureichende Hemmung durch niedrige Dexamethasondosen, fehlender Anstieg von Cortisol und Wachstumshormon in der Insulin-Hypoglykämie) erst die Diagnose endgültig sichern. Im Dexamethason-Langtest (z.B. $4 \times 0,5$ Dexamethason über zwei Tage, 4×2 mg über die folgenden zwei Tage) kommt es beim Vorliegen eines Hypophysenadenoms zu einer Suppression des Cortisols nach drei bis vier Tagen, während dies bei einem Hypercortisolismus anderer Genese ausbleibt. Alternativ kann auch der hochdosierte („Übernacht") Dexamethason-Test mit einer Einmalgabe von 8 mg eingesetzt werden. Im CRF-Stimulationstest (100 µg CRF als Bolus gegeben), kommt es bei einem Hypophysenadenom zu einem deutlichen Anstieg der ACTH- und nachfolgender Cortisolsekretion; dieser Anstieg bleibt bei einem ektopen ACTH-produzierenden Tumor ebenso aus wie die Stimulation der Cortisolsekretion bei einem Nebennierenadenom. Mit Hilfe dieser Tests läßt sich in etwa 90–95% der Fälle eine Zuordnung des Cushing-Syndroms treffen.

Auch die Differentialdiagnose muß hormonanalytisch gestellt werden, erst dann sind bildgebende Verfahren einzusetzen zur genauen Lokalisation der biochemisch gesicherten Ursache.

Im Einzelfall kann die Differenzierung zwischen einem zentralen hypothalamisch-hypophysären Cushing-Syndrom und einer ektopen ACTH-Sekretion bei noch nicht bekanntem Tumor sehr schwierig sein. In diesem Fall ist eine bilaterale Katheterisierung des Sinus petrosus inferior mit gleichzeitiger CRH-Gabe einzusetzen. Im Falle eines hypothalamisch-hypophysären ACTH-Exzesses sind die ACTH-Spiegel im Sinus petrosus inferior deutlich höher als in der Peripherie, während bei der ektopen ACTH-Sekretion dieser Anstieg nicht auftritt. Im Einzelfall kann sogar hiermit indirekt eine Seitenlokalisation eines ACTH-produzierenden Mikroadenoms der Hypophyse gelingen, wenn eine deutliche Seitendifferenz der ACTH-Mehrsekretion zwischen rechtem und linkem Sinus petrosus inferior gefunden wird.

Alle die genannten Funktionsteste weisen einzelne falsch positive bzw. falsch negative Ergebnisse auf, was insbesondere die Differentialdiagnose zwischen eutoper und ektoper ACTH-Produktion erschweren kann. Allerdings ist der gleichzeitig falsch positive oder falsch negative Ausfall des CRH-Stimulationstestes und des Dexamethason-Hemmtestes in höherer Dosierung eine extreme Rarität.

Die Abgrenzung des Alkohol-induzierten „Pseudo-Cushing-Syndroms" kann Schwierigkeiten bereiten, da hier die genannten Funktionsteste ebenfalls pathologisch ausfallen können. Hier sind die Anamnese und die deutlich pathologischen Leberwerte richtungsweisend. Oft ergibt erst der Verlauf die richtige Diagnose, wenn die Symptome des Hypercortisolismus unter Alkoholkarenz rückläufig sind.

Bildgebende Verfahren

Durch Sonographie bzw. CT erfolgt die Seitenlokalisation eines Nebennierentumors, bei der extrem seltenen bilateralen mikronodulären Hyperplasie kann im Einzelfall eine Kernspintomographie die Diagnose sichern oder der Nachweis einer Cortisol-Sekretion aus beiden Nebennierenvenen durch eine entsprechende venöse Katheterisierung bei fehlen-

---

Tabelle H.1-4 Spezifische endokrinologische Funktionsdiagnostik des Cushing-Syndroms (aus Müller, O.A., 1998).

➤ Ausschluß der Verdachtsdiagnose
  – Dexamethason-Hemmtest (Kurztest): ausreichende Suppression der Serumcortisolkonzentration
    (< 2 µg/dl) nach 2 mg Dexamethason

➤ Sicherung der Diagnose
  – Serumcortisolkonzentration erhöht, aufgehobene Tagesrhythmik, mangelnde Suppression nach 2 mg Dexamethason
  – Kortikosteroidmetaboliten bzw. freies Cortisol im 24-Stunden-Urin: erhöhte Ausscheidungswerte, mangelnde Suppression nach $4 \times 0,5$ mg Dexamethason über 2 Tage
  – unzureichender oder fehlender Anstieg von Cortisol und Wachstumshormon im Insulinhypoglykämietest trotz ausreichender Hypoglykämie (Blutzuckerwerte < 50 mg/dl)

➤ Differentialdiagnose (hypothalamisch-hypophysär, paraneoplastisch bzw. adrenal bedingtes Cushing-Syndrom)
  – ACTH-Plasmakonzentration
  – CRH-Stimulationstest
  – Dexamethason-Hemmtest mit höheren Dosen, z.B. 4×2 mg/dl über 2 Tage bzw. 8 mg in einer einmaligen abendlichen Dosis

dem Nebennierentumor-Nachweis im Falle eines gesicherten ACTH-unabhängigen Cushing-Syndroms. Die Kernspintomographie der Sella-Region dient zum Nachweis des in der Regel sehr kleinen Mikroadenoms bei dem zentralen, hypothalamisch-hypophysären Cushing-Syndrom. Ein CT sollte für diese Fragestellung nicht eingesetzt werden.

Ein CT der Nebennieren ist bei gesichertem zentralen, hypothalamisch-hypophysären Cushing-Syndrom überflüssig. Niemals darf eine chirurgische Therapie aufgrund eines gesicherten Nebennierentumors ohne eindeutig gesicherte Ursache eines Cushing-Syndroms erfolgen.

Bei den ektopen Formen ist häufig schon das zu Grunde liegende Tumorleiden bekannt. Bei semimalignen Formen, wie z.B. Karzinoiden der Lunge, kann der Nachweis des für die ektope ACTH-Sekretion verantwortlichen Tumors schwierig sein oder mißlingen, was eine kausale Therapie verhindert und eine symptomatische Therapie erforderlich macht (s. u.).

Bei gesicherter ektoper ACTH-Sekretion ohne gesicherten Tumor muß daher die gesamte Palette der bildgebenden Verfahren zur Tumorlokalisation eingesetzt werden (konventionelle Röntgenbilder, Sonographie, CT u. a.).

Therapeutische Konzepte

Bei allen endogenen Formen des Cushing-Syndroms ist ein operatives Vorgehen die Therapie der 1. Wahl. Eine primäre medikamentöse Therapie gibt es nicht, sie ist lediglich im Einzelfall als Vorbehandlung einzusetzen bzw. nach unvollständiger Therapie eines Cortisol-produzierenden Nebennierenrinden-Karzinoms oder einer ektopen ACTH-Produktion. Eine Strahlentherapie ist ebenfalls sehr selten indiziert, z.B. bei größeren ACTH-produzierenden Hypophysenadenomen, die nicht vollständig zu entfernen sind. Hier ist dann intermittierend eine medikamentöse Therapie einzusetzen bis zum Wirkungseintritt der Strahlentherapie.

Therapie des zentralen Cushing-Syndrom (Morbus Cushing)

Die Therapie der Wahl bei zentralem Cushing-Syndrom ist die transsphenoidale selektive Adenomentfernung. Eine präoperative medikamentöse Vorbehandlung ist extrem selten erforderlich. Ist der neurochirurgische Eingriff (unter Umständen mit Zweitoperation) nicht erfolgreich, so erfolgt eine bilaterale Adrenalektomie, die auch bei einem Rezidiv die Therapie der Wahl ist (s. Kapitel H Nebennieren).

Die transsphenoidale Hypophysen-Operation ist bei endokrinologisch gesicherter Diagnose auch dann indiziert, wenn kein sicherer Adenom-Nachweis kernspintomographisch gelingt. Bei der operativen Exploration wird insgesamt in über 90% der Fälle ein Mikroadenom gefunden. Bestes Zeichen für eine primär kurative Operation ist der temporäre postoperative Hypocortisolismus. Er macht eine vorübergehende Hydrocortison-Substitutionstherapie erforderlich. Die primäre Heilungsrate durch transsphenoidale Adenomektomie beträgt etwa 70–80%.

Die Rezidivraten können allerdings bis zu 15% betragen.

Nachdem nur noch selten eine bilaterale Adrenalektomie zur endgültigen Therapie eines zentralen Cushing-Syndroms eingesetzt wird, ist auch das sog. Nelson-Syndrom, also die Entwicklung eines ACTH-produzierenden Hypophysenadenoms nach bilateraler Adrenalektomie, sehr selten geworden. Diese Tumoren, die wahrscheinlich durch den Wegfall der Glucocorticoid-Hemmung nach Adrenalektomie entstehen, können sehr aggressiv wachsen. Hier ist dann neben einer Hypophysen-Operation auch eine anschließende Bestrahlungstherapie notwendig.

Bezüglich der Strahlenherapie einzelner Fälle mit nicht erfolgreich operiertem zentralen Cushing-Syndrom bzw. Nelson-Syndrom wird auf das Unterkapitel „Bestrahlung von Hypophysentumoren" verwiesen.

Die Therapie des zentralen Cushing-Syndroms bei Kindern und Jugendlichen entspricht der beim Erwachsenen.

Therapie der ACTH-unabhängigen Cortisol-Mehrsekretion der Nebennieren

Bezüglich der operativen Therapie von Cortisolproduzierenden Nebennierenrinden-Adenomen und -Karzinomen sowie der ACTH-unabhängigen bilateralen mikronodulären und makronodulären Hyperplasie wird auf das Kapitel H Nebennieren verwiesen.

Therapie der ektopen ACTH- und CRH-Syndroms

Die alleinige ektope Sekretion von CRH ist bisher nicht eindeutig gesichert, sondern ist in der Regel mit einer gleichzeitigen ektopen ACTH-Sekretion verbunden. In den meisten Fällen besteht ausschließlich eine ektope ACTH-Sekretion.

Zwei Situationen müssen klinisch unterschieden werden: die Hormonsekretion durch ein aggressives, schnell wachsendes Malignom (z.B. kleinzelliges Bronchial-Karzinom) und der eher gutartige Verlauf bei benigneren Tumoren (z.B. Bronchus-Karzinoid). Wenn eine operative Therapie des zu Grunde liegenden Tumorleidens nicht mehr erfolgreich sein kann, ist eine medikamentöse Therapie zur Beseitigung des Hypercortisolismus indiziert. Im Einzelfall kann auch eine bilaterale Adrenalektomie zur symptomatischen Therapie des Hypercortisolismus eingesetzt werden (s. Kapitel H Nebennieren). Bei kurativ nicht angehbaren Malignomen ist entsprechend der Grunderkrankung eine Chemotherapie/Strahlentherapie sinnvoll. Die medikamentöse Therapie mit Adrenostatika (s.u.) ermöglicht die Korrektur der metabolischen Dekompensation (hypokaliämische Alkalose u.a.).

Ist die Quelle der pathologischen, ektopen ACTH-Sekretion bekannt (Bronchus-Karzinoid, Thymus-Karzinoid, endokriner Pankreas-Tumor u.a.), so ist bei fehlender Metastasierung die Operation zur möglichst kurativen Therapie einzusetzen.

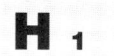

Medikamentöse Therapie mit Adrenolytika bzw. Adrenostatika

Diese Therapie ist in der Regel eine ergänzende Therapie bei nicht vollständig entfernbarem Nebennieren-Karzinom und bei ektoper ACTH-Produktion bei operativ nicht angehbaren metastasierenden Tumoren, wenn eine bilaterale Adrenalektomie nicht indiziert oder durchführbar ist.

Die Tabelle H.1-5 faßt die zur Verfügung stehenden Adrenolytika und Adrenostatika zusammen. Die Erfolgsaussichten sind leider durchaus unterschiedlich, die Nebenwirkungen oft erheblich, was insbesondere eine Langzeittherapie oft erschwert.

Substitutionstherapie

Bereits perioperativ muß eine hochdosierte Hydrocortisontherapie parenteral durchgeführt werden, z.B. 100 mg Hydrocortison im Dauertropf perioperativ und weitere 100 mg in den ersten Stunden postoperativ und die weitere Substitution je nach Verlauf. In der Regel ist nach erfolgreicher transsphenoidaler Hypophysen-Operation beim zentralen Cushing-Syndrom eine Hydrocortison-Substitutionstherapie zumindest über Monate erforderlich, bei erfolgreicher Operation eines Cortisol-produzierenden Nebennierentumor oft sogar über Jahre, bei bilateraler Adrenalektomie lebenslang (Einzelheiten s. Kapitel H Nebennierenrindeninsuffizienz), eine Mineralocorticoid-Substitution ist regelhaft nur nach bilateraler Adrenalektomie erforderlich.

Verlaufskontrollen

Nach jeder erfolgreichen operativen Korrektur eines Hypercortisolismus sind regelmäßige Verlaufskontrollen erforderlich, um einerseits den Therapieerfolg bzw. ein Rezidiv der Erkrankung zu erfassen, andererseits, um die Substitutionstherapie mit Hydrocortison zu überprüfen. Auch muß der Zeitpunkt zur Unterbrechung der Hydrocortison-Substitution nach Hypophysen-Operation bzw. einseitiger Adrenalektomie erfaßt werden. Einzelheiten der Diagnostik sind den entsprechenden Kapiteln (Diagnostik des Cushing-Syndroms, Diagnostik der Nebennierenrindeninsuffizienz) zu entnehmen. Patienten mit

Tabelle H.1-5 Zusammenstellung der Substanzen mit hemmender Wirkung auf die CRH-ACTH-Kortisol-Sekretion, die therapeutisch zur Beeinflussung eines Cushing-Syndroms eingesetzt werden. Im einzelnen sind Beispiele für die Handelsnamen, der Hauptwirkort, der genauere Wirkungsmechanismus, die Tagesdosis sowie die wichtigsten Nebenwirkungen angegeben. In der Rubrik Wirkungsmechanismus sind aus Platzgründen nur die hauptsächlichen Wirkungen angegeben, insbesondere bei der Angabe der durch die Adrenolytika gehemmten Enzyme der Kortisol-Synthese in der Nebennierenrinde (modifiziert nach Müller, O.A., Stalla, G.K., 1990).

Substanz	Handelsname	Hauptwirkort	Hauptwirkungsmechanismus	Dosis pro Tag	wichtigste Nebenwirkungen
Bromocryptin	Pravidel	HVL	Dopaminagonist	5–30 mg	Übelkeit, Erbrechen, RR↓
Lisurid	Dopergin	HVL	Dopaminagonist	0,2–1,2 mg	Übelkeit, Erbrechen, RR↓
SMS 201-995	Sandostatin	HVL	Somatostatinanalog	300 µg s.c.	Hyperglykämie, Diarrhoe, Übelkeit
o,p'DDD	Lysodren	NNR	Enzymhemmung, z.B. der 3ß-Hydroxydehydrogenase, Nekrose der Zona reticularis und fasciculata	2–12 g	Geschmacksstörung, Übelkeit, Erbrechen, Diarrhoe, Exanthem, zerebrale Symptome
Amionoglutethimid	Orimeten	NNR	Enzymhemmung der 3ß-Hydroxydehydrogenase u. der 11ß-Hydroxylase	1–2 g	Übelkeit, Müdigkeit, Somnolenz, Exanthem, Myalgien
WIN 24,540	Trilostan	NNR	Enzymhemmung der 3ß-Hydroxydehydrogenase	0,2–1 g	vermehrter Speichelfluß, gastrointestinale Symptome, Müdigkeit
Metyrapon	Metopiron	NNR	Enzymhemmung der 11ß-Hydroxylase	2–4,2 g	Magen- u. Darmbeschwerden, Schwindel, Kopfschmerzen, Exanthem, RR↓
Ketokonazol	Nizoral	NNR (HVL)	Hemmung Cytochrom P-450 abhängiger Enzyme, vor allem 11ß-Hydroxylase	0,6–1 g	Übelkeit, Diarrhoe, Juckreiz, Kopfschmerzen, Transaminaseanstieg, Hypogonadismus
Etomidat	Hypnomidate	NNR (HVL)	Hemmung Cytochrom P-450 abhängiger Enzyme, vor allem 11ß-Hydroxylase	2,5–30 mg/h i.v.	Myoklonien, Venenschmerzen, Hypnotikum, RR↓

einer Nebennierenrindeninsuffizienz nach Therapie benötigen einen Ausweis über Ihre Erkrankung, um bei entsprechenden Situationen (fieberhafte Erkrankung, andere Operation, Streßsituation) eine ausreichende Erhöhung der Hydrocortison-Substitution zu gewährleisten.

1.4 TSHom

Definition und Pathogenese

Ein TSHom ist gekennzeichnet durch eine hypophysäre Mehrsekretion von TSH auf dem Boden eines TSH-produzierenden Hypophysenadenoms; die pathogenetische Grundlagen sind unzureichend verstanden. Die Kriterien für die Diagnostik eines TSH-produzierenden Hypophysenadenoms sind: 1. erhöhte Schilddrüsenhormonkonzentration, 2. ein im hoch sensitiven Assay inadäquat erhöhtes TSH, 3. ein nachgewiesener Hypophysentumor und 4. das Fehlen einer infiltrativen Orbito- bzw. Dermopathie sowie nicht nachweisbare schilddrüsenstimulierende Antikörper.

Häufigkeit und Bedeutung

Dieser Tumor ist außerordentlich selten; der Prozentsatz der TSHome an allen Hypophysenadenomen wird zwischen 1 und 3% geschätzt. Die Bedeutung liegt klinisch vor allem darin, daß nicht selten diese Ursache der Hyperthyreose bei den Patienten verkannt wird und eine Schilddrüsenoperation oder Radiojodtherapie fälschlicherweise als Primärtherapie durchgeführt wird.

Diagnostik

Anamnese und Klinik

Einige der Patienten fallen erst durch Symptome des lokalen Tumorwachstums (Kopfschmerzen, Gesichtsfeldeinschränkungen, Ausfall weiterer hypophysärer Hormone) auf, im übrigen besteht die typische Klinik einer Hyperthyreose. Die Schilddrüsengröße ist variabel, eine Struma wird sehr häufig gefunden.

Biochemische Diagnostik

Typisch ist die Konstellation erhöhter peripherer Werte bei nicht supprimierten TSH. Der Verdacht kann mit der Bestimmung der alpha-Untereinheit des TSH erhärtet werden; ein erhöhter Spiegel bzw. ein molares Verhältnis von alpha-Untereinheit zu TSH > 1 ist nahezu obligat und kann als Tumormarker angesehen werden. Die regulatorische Kontrolle der TSH-Sekretion ist in über 70% der Fälle aufgehoben, was in eine fehlende Stimulierbarkeit der TSH-Werte im TRH-Test und fehlende Suppression unter einer T3-Medikation zum Ausdruck kommt. Somatostatinanaloga können die TSH-Sekretion supprimieren. Neben TSH werden häufig noch andere hypophysäre Hormone produziert wie beispielsweise Prolaktin, Wachstumshormon oder ACTH. Die Häufigkeit von Mischtumoren wird insgesamt auf bis zu 50% geschätzt.

Lokalisationsdiagnostik und bildgebende Verfahren

Die Durchführung eines MRT der Hypophyse ist obligat; die Mehrzahl der Tumoren speichern Octreotide, so daß diese Szintigraphie komplementär zum Einsatz kommen kann.

Differentialdiagnostik

Differentialdiagnostisch muß bei der Konstellation von erhöhten Schilddrüsenhormonparametern und einem erhöhten TSH an eine Schilddrüsenhormonresistenz gedacht werden.

Therapeutische Situation und Indikation zur Therapie

Die Indikation zur Therapie besteht insbesondere aufgrund der refraktären Hyperthyreose und auch dem gleichzeitig häufigen Vorliegens eines Makroadenoms.

Therapeutische Konzepte

Chirurgisch

Eine transsphenoidale Operation des Adenoms ist Therapie der Wahl; allerdings zeigen auch Mikroadenome ein invasives Wachstum und können nur in etwa 60% der Fälle durch eine Operation vollständig entfernt werden.

Strahlentherapie

Bei persistierender TSH-Produktion hat sich die postoperative Bestrahlung der Hypophyse als günstige Therapie erwiesen; eine Steigerung der Heilungsrate aller Adenome (Mikro- und Makro-) von etwa 30% nach primärer Operation auf etwa 40–45% mit einer anschließenden Strahlentherapie konnte gezeigt werden.

Medikamentöse Therapie

Die medikamentöse Therapie kann zunächst mit Dopaminagonisten durchgeführt werden; die Ergebnisse sind allerdings nicht befriedigend. Eher kann dies von dem T3-Analogon TRIAC erwartet werden, von dem ein inhibitorischer Effekt auf die TSH-Sekretion beschrieben wird. Die Octreotide-Therapie erreicht in einer höheren Anzahl von Fällen eine längerfristige TSH-Normalisierung als die dopaminagonistische Therapie; spricht die TSH-Sekretion auf Octreotide im Akut-Test an, kann diese Therapie als Alternative auch bei primärer Inoperabilität oder bei persistierender TSH-Sekretion postoperativ gewählt werden. Die Gabe des langwirksamen Somatostatinanalogons (Octreotide LAR) empfiehlt sich hier.

Therapiekontrolle und Nachsorge

Die Therapiekontrolle erfolgt über die Bestimmung der genannten Hormonparameter; eine lebenslange Nachsorge ist notwendig.

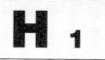

1.5 Hormoninaktive Tumoren und Hypophyseninsuffizienz

Definition und Pathogenese

Hormoninaktive Tumoren sind Adenome des Hypophysenvorderlappens, die keine klinisch erkennbaren Symptome eines Hormonexzesses verursachen. Es handelt sich um Adenome, die Hormone produzieren, aber nicht sezernieren (silent adenomas), Hormone in unterschiedlicher Menge sezernieren ohne klinische Symptome zu verursachen (Gonadotropinome), biologisch unwirksame Hormonvarianten sezernieren (α-subunit) oder gar keine Hormone produzieren (Nullzelladenome, Onkozytome).

Viele der sogenannten hormoninaktiven bzw. nichtsezernierenden Hypophysenadenome stammen von gonadotrophen Zellen ab. Allerdings werden nur Makroadenome klinisch manifest, von welchen in vitro 15–20% FSH und 5–10% die α-subunit sezernieren. Ca. 30% sind auch in der Zellkultur sekretorisch inaktiv, exprimieren aber die mRNA von FSH, LHß, FSHß oder die α-subunit. Von sekretorisch inaktiven Tumoren entstammen ca. 30% der laktotrophen und 15% der somatotrophen Zellinie.

Die hormoninaktiven Adenome werden in aller Regel durch Zeichen der Hypophysenvorderlappeninsuffizienz klinisch manifest oder durch eine Begleithyperprolaktinämie bei Kompression des Hypophysenstiels, bei Makroadenomen durch Gesichtsfeldeinschränkungen. Mikroadenome sind meist Zufallsbefunde (Inzidentalome).

Als hypophysäre Mikroadenome werden dabei Tumore bis 10 mm Durchmesser, als Makroadenome Tumore größer als 10 mm Durchmesser bezeichnet.

Häufigkeit und Bedeutung

Hypophysenadenome stellen etwa 10–15% aller intrakraniellen Tumore dar und sind nach den Meningeomen die zweithäufigsten zerebralen Neoplasien. Die Inzidenz von diagnostizierten Hypophysenadenomen liegt bei 20/1 000 000 Einwohner/Jahr, die Prävalenz bei 300/1 000 000 Einwohner. Allerdings zeigen Untersuchungen am Autopsiegut, daß bei 13–23% der Fälle Hypophysenadenome, in der Regel Mikroadenome, gefunden werden. Ähnlich hohe Zahlen von Veränderungen, also in erster Linie kleine umschriebene Läsionen niedriger Dichte im CT bzw. geringer Signalintensität in T1-gewichteten Kernspintomographien, finden sich bei den bildgebenden Verfahren. Die häufigsten Hypophysenadenome sind Prolaktinome, die etwa 50% aller Adenome umfassen. Etwa 22% der Hypophysenadenome sind GH-produzierende und hormoninaktive Adenome und 5% sind ACTH-produzierende Adenome. Hypophysenkarzinome sind sehr selten.

Diagnostik

Anamnese und Klinik

Die klinischen Symptome, die durch hormoninaktive Tumoren verursacht werden, resultieren vor allem aus Veränderungen der hypophysären Hormonsekretion oder aus raumfordernden Wirkungen im Bereich der Sella und des Zwischenhirns.

Das klinische Bild einer vollständigen oder partiellen Insuffizienz des Hypophysenvorderlappens wird bestimmt durch die Zeichen der jeweils ausgefallenen hypophysären Partialfunktionen. Grundsätzlich entspricht die Symptomatik des Ausfalls einer einzelnen hypophysären Partialfunktion bei einer Hypophyseninsuffizienz dem klinischen Bild bei Ausfall des entsprechenden jeweiligen Endorgans (s. Tab. H.1-6). Frühsymptome hypothalamisch-hypophysärer Erkrankungen sind Zyklusstörungen und Amenorrhoe bei der Frau, Libido- und Potenzverlust beim Mann, Spätsymptome sind Sehstörungen mit Gesichtsfeldausfällen und schließlich Visusminderung. Das frühzeitige Auftreten von Zyklusstörungen bei der Frau bzw. Libido- und Potenzverlust beim Mann beruht auf der unterschiedlichen Sensitivität der einzelnen Achsen des Hypophysenvorderlappens gegenüber einer Kompression durch einen häufig zugrundeliegenden Hypophysentumor, wobei meist zunächst die somatotrophen und gonadotrophen Partialfunktionen beeinträchtigt sind, während die thyreotrophen und corticotrophen Funktionen häufig weniger bzw. später geschädigt werden. Bei der Frau schließt ein normaler, ovulatorischer Zyklus eine HVL-Insuffizienz weitgehend auch für andere Teilbereiche aus – bei begründetem Verdacht auf den Ausfall einer Hormonachse ist sonst die Überprüfung auch aller anderen Achsen erforderlich.

Das gleichzeitige Vorhandensein von Symptomen eines Diabetes insipidus, d.h. einer Insuffizienz des Hypophysenhinterlappens, wird dabei immer ein möglicher Hinweis auf eine primär hypothalamische Erkrankung sein und kommt bei Hypophysentumoren in der Regel nicht vor. Sehr häufig ergibt sich bei Patienten die Indikation zur endokrinen Diagnostik aufgrund des radiologischen Zufallsbefundes einer Raumforderung im Sellabereich, z.B. im Rahmen der Abklärung von Kopfschmerzen, oder aufgrund der augenärztlichen Diagnose von Gesichtsfeldausfällen bei der Abklärung anamnestisch z.T. unspezifischer Sehstörungen.

Biochemische Diagnostik

In jedem Fall des anamnestischen oder klinischen Verdachtes auf das Vorliegen einer partiellen oder kompletten Hypophysenvorderlappeninsuffizienz muß eine hormonanalytische Diagnostik erfolgen zur **Überprüfung der gonadotrophen, somatotrophen, thyreotrophen und kortikotrophen hypophysären Partialfunktionen durchgeführt werden** (s. Tab. H.1-7). Eine komplette Überprüfung der Hypophysenvorderlappenfunktion in Hinsicht einer Hypophyseninsuffizienz erübrigt sich bei zufällig entdeckten Mikroadenomen. Es sollte aber eine kernspintomographische Verlaufsbeobachtung erfolgen.

Wegweisend für die laborchemische Diagnostik sind pathologisch niedrige periphere Zielhormone und gleichzeitig niedrige hypophysäre trophische Hormone. Bei der Hypophysenvorderlappeninsuffizienz muß zwischen einem kompletten Hormonausfall

Tabelle H.1-6 Wichtige Symptome einer Hypophysenvorderlappeninsuffizienz.

Ausfall der somatotrophen Funktion	• Minderwuchs im Kindes- und Jugendalter • veränderte Körperzusammensetzung mit reduzierter Muskelmasse und vermehrter abdomineller Fetteinlagerung • Fettstoffwechselstörung: erhöhtes LDL und erniedrigtes HDL • erhöhtes Arterioskleroserisiko • reduzierte körperliche Leistungsfähigkeit
Ausfall der gonadotrophen Funktion	• wächserne, bleiche Haut • verminderte oder fehlende Axel- und Schambehaarung • vermehrte periokuläre und periorale Fältelung der Haut • bei der Frau: Oligo-Amenorrhoe, Mammaatrophie, Infertilität • beim Mann: Infertilität, Libido- und Potenzminderung, kleine weiche Testes
Ausfall der thyreotrophen Funktion	• Kälteintoleranz, Frieren • Hautveränderungen: trockene rauhe Haut, kühle Hände, brüchige Nägel • Neigung zu Gewichtszunahme • Müdigkeit, Lethargie, Wesensveränderung • Ruhebradykardie, Erregungsrückbildungsstörungen im EKG
Ausfall der kortikotrophen Funktion	• bleiche Haut • Schwäche • Müdigkeit, Apathie • Gewichtsverlust • Übelkeit, Erbrechen in Streßsituationen • Hypoglykämie
Unabhängig von der Hypophysenfunktion	Bei Hypophysentumoren als Ursache: • meist bitemporale Gesichtsfeldeinschränkungen und Sehstörungen in Form von Schleier- oder Nebelsehen • Kopfschmerzen

oder einer nur zum Teil eingeschränkten Sekretion der Hypophysenhormone (Partialinsuffizienz) unterschieden werden. Im Gegensatz zur Hypophyseninsuffizienz finden sich bei einer peripheren Insuffizienz der endokrinen Endorgane hohe Spiegel der Hypophysenhormone aufgrund des fehlenden negativen Feedbacks. Allerdings sind in der Diagnostik basale Hormonspiegel nicht immer genügend aussagekräftig, in der Regel ist eine Funktionsdiagnostik notwendig. Dabei gilt als Faustregel, daß ein Stimulationstest notwendig ist, um die Diagnose der Insuffizienz zu sichern. Das Prolaktin wird lediglich basal bestimmt. Dabei ist zu beachten, daß es bei Hypophysenstielkompression zur Begleithyperprolaktinämie kommen kann, durch Behinderung der hypothalamischen dopaminergen Inhibition.

Da eine Einschränkung der hypophysären Hormonsekretion sowohl durch hypothalamische Läsionen (bei suprasellärer Extension) als auch durch eine direkte Schädigung der Hypophyse bedingt sein kann, sind Stimulationsteste erforderlich, die auf verschiedenen Ebenen die Hormonsekretion des Hypophysenvorderlappens stimulieren. Diese Funktionsuntersuchungen sind insbesondere dann wichtig, wenn sich in den bildgebenden Verfahren kein oder kein eindeutig pathologischer Befund zeigt.

Ein hormonelles Defizit kann dem Hypothalamus zugeordnet werden, wenn eine Hormonreaktion in einem Test ausbleibt, der den Hypothalamus einbezieht, die Hormonreaktion aber eintritt, wenn die Hypophyse direkt stimuliert wird. Den wichtigsten Test, der den Hypothalamus einbezieht stellt dabei der Insulinhypoglykämietest dar. Er erlaubt die Beurteilung der Integrität der Hypothalamus-Hypophysenachse und damit der Streßfähigkeit. Diesen Test wird man sicher nicht durchführen, wenn die klinischen Symptome der Grunderkrankung im Vordergrund stehen oder wenn Kontraindikationen gegen den Test bestehen (Alter > 65 Jahre, koronare Herzerkrankung, Anfallsleiden, Diabetes mellitus). Dann reicht es zur Orientierung und Einleitung einer Substitutionstherapie oft, wenn nur die Bestimmung der basalen Hormonsekretion durchgeführt wird. Die direkte Stimulierbarkeit der Hypophysenhormone wird mit Hilfe von Releasing-Hormonen, gegebenenfalls aus Praktibilitätsgründen in kombinierter Gabe, überprüft. Ein kompletter Releasinghormontest (GHRH, GnRH, TRH, CRH) in Kombination mit dem an einem anderen Tag durchgeführten Insulinhypoglykämietest erlaubt den Ort der funktionellen Schädigung zu lokalisieren. Bei primär hypothalamischer Schädigung besteht keine Streßfähigkeit; Wachstumshormon und ACTH lassen sich durch die Hypoglykämie nicht stimulieren. Es erfolgt allerdings ein Anstieg dieser Hormone nach Gabe der Releasinghormone GHRH und CRH. Bei primär oder gleichzeitig bestehender hypophysärer Schädigung bleibt auch dieser Hormonanstieg aus.

Die Möglichkeiten der endokrinen Funktionsdiagnostik der HVL-Insuffizienz auf den verschiedenen Etagen faßt die Tabelle H.1-7 zusammen.

Lokalisationsdiagnostik und bildgebende Verfahren

Nach hormonanalytischer Sicherung der Diagnose einer Hypophysenerkrankung, insbesondere einer kompletten oder partiellen Hypophysenvorderlappeninsuffizienz muß eine bildgebende Diagnostik erfolgen.

Den mit Abstand höchsten Stellenwert bei den bildgebenden Verfahren im Bereich des Hypothalamus und der Hypophyse besitzt dabei die Untersuchung mittels Kernspintomographie, mit der Prozesse bis 2 mm Größe erfaßt werden können; die Auflösungsgrenze liegt jedoch in der Regel darüber (3 mm). Neben der bei der Beurteilung wichtigsten koronaren Schichtung, sollte eine Applikation von Kontrastmittel (Gadolinium-DTPA) erfolgen und eine T2-gewichtete Untersuchung auch in sagittaler Schichtung durchgeführt werden, durch die sich aufgrund des Signalverhaltens zusätzliche differentialdiagnostische Aussagen treffen lassen. Die Computertomographie und insbesondere die Schädelübersichtsaufnahme besitzen heute keinen Stellenwert mehr in der Diagnostik.

Mikroadenome der Hypophyse sind definitions-

Tabelle H.1-7 Laborchemische Diagnostik der Hypophyseninsuffzienz.

Überprüfung der somatotrophen Funktion	• Messung des Zielhormons: IGF-1 • Bestimmung des Hypophysenhormons: hGH • Stimulation auf Hypophysenebene: GHRH-Test • Stimulation auf Hypothalamusebene: Insulinhypoglykämie-Test („Gold-Standard") oder Arginintest • Kombinierte Stimulationsteste möglich: z.B. GHRH-Test + Arginintest • Merke: Vor Einleitung einer Substitutionstherapie muß ein Wachstumshormonmangel durch zwei unabhängige Provokationsteste dokumentiert werden, z.B. den InsulinhypoglykämieTest und den kombinierten GHRH + Arginintest
Überprüfung der gonadotrophen Funktion	• Messung der Zielhormone: Testosteron beim Mann (aufgrund der Pulsatilität ggf. wiederholte Bestimmung notwendig) und -Östradiol bei der Frau (ggf. Zyklusphase beachten) • Bestimmung der Hypophysenhormone: LH und FSH • Stimulation auf Hypophysenebene:* GnRH-Test • Stimulation auf Hypothalamusebene:* ggf. durch Clomiphen
Überprüfung der thyreotrophen Funktion	• Messung der Zielhormone: freies Thyroxin fT4 und freies Trijodthyronin fT3 • Bestimmung des Hypophysenhormons: TSH • Stimulation auf Hypophysenebene:* TRH-Test
Überprüfung der kortikotrophen Funktion	• Messung des Zielhormons: Kortisol bzw. 24-Stunden Urinausscheidung von Kortisol • Bestimmung des Hypophysenhormons: ACTH • Stimulation auf Hypophysenebene:* CRH-Test (alternativ evtl. kostengünstigerer ACTH-Test möglich, da bei länger bestehender kortikotropher Insuffizienz auch eine NNR-Insuffizienz sekundär entsteht und damit bereits der ACTH-Test pathologisch ausfällt) • Stimulation auf Hypothalamusebene: Insulinhypoglykämie-Test **(als einziger Test zur Überprüfung der Streßfähigkeit geeignet)**

* nur bei bestimmten, oft relativ seltenen Konstellationen indiziert (s. Text)

gemäß kleiner als 10 mm. Der direkte Nachweis gelingt durch eine umschriebene hypodense oder hypointense Zone. Indirekte Hinweise für ein kleines Mikroadenom sind die konvexe Oberfläche des Sella-Inhalts, die Verlagerung des Hypophysenstils oder der Nachweis eines asymmetrischen Sellabodens.

Makroadenome der Hypophyse sind Tumore, die größer als 10 mm sind. Im MR stellen sie sich primär leicht hyperintens im Vergleich zum Hirnstamm dar. Es besteht eine deutliche Kontrastmittelaufnahme mit Verdrängung der normalen Hypophyse, intrasellärem Wachstum mit Sellavergrößerung. Große Hypophysenadenome können sich parasellär zum Sinus cavernosus, suprasellär zum Chiasma opticum, sphenoidal zur Keilbeinhöhle bzw. zum Clivus, retrosellär zur Hirnstammzisterne, subfrontal zum Frontallappen, subtemporal zum Temporallappen, umschrieben oder invasiv ausdehnen.

Liegt der Hypophyseninsuffizienz ein Hypophysentumor zugrunde oder besteht der anamnestische oder klinische Verdacht auf das Vorliegen von Sehstörungen im Rahmen der diagnostischen Abklärung von Hypophysenerkrankungen, ist eine genaue **augenärztliche Diagnostik** erforderlich. Die Gesichtsfeldperimetrie bzw. die computerassistierte Perimetrie (Octopusperimetrie) ist dabei die wichtigste Untersuchung und im Gegensatz zur Visusprüfung die sensitivste Methode. Gesichtsfelddefekte als Spätsymptom eines Hypophysentumors sind sehr vielgestaltig. In den Anfangsstadien eines sich entwickelnden Hypophysenadenoms fällt gewöhnlich zuerst der obere temporale Gesichtsfeldanteil aus, der längere Zeit unbemerkt bleiben kann. Später treten charakteristische Gesichtsfeldausfälle in Form des „Scheuklappensehens", d.h. eine bitemporale Hemianopsie als Ausdruck einer Chiasmaschädigung, in den Vordergrund.

Differentialdiagnostik

Eine Vielzahl von Raumforderungen unterschiedlichster Genese können im Bereich der Sella auftreten und sich klinisch manifestieren. Generell kann zwischen tumorösen, entzündlichen oder zystischen hypophysären Raumforderungen unterschieden werden (siehe Tab. H.1-8). Auch Einblutungen nach Traumata spielen eine Rolle, während die postpartale Einblutung in die Hypophyse bzw. der postpartale Hypophysenapoplex im Rahmen eines sogenannten Sheehan-Syndroms seltener geworden ist.

Therapie

Chirurgische Therapie

Die operative Therapie entspricht der bei anderen Hypophysenadenomen. Evtl. Hormondefizite – besonders Cortisolmangel – müssen vor der Operation ausgeglichen werden. Es handelt sich meist um Makroadenome und im Fall großer, invasiver Tumoren ist die Operation selten kurativ. Die Rezidivrate beträgt nach MRT-belegter, vollständiger Tumorentfernung 15%. Eine Nachbestrahlung muß daher – unter Berücksichtigung individueller Faktoren (Kinderwunsch?) – oft in Erwägung gezogen werden.

Wird die operative Therapie gewählt, handelt es sich meist um einen minimal invasiven, transsphenoidalen Eingriff. Der transsphenoidale Eingriff ist weniger belastend und statistisch gesehen viel sicherer im Vergleich zur transkraniellen Operation. Ziel ist die selektive Adenomektomie unter Bewahrung aller präoperativ erhaltenen Hypophysenfunktionen. Eine gewisse Besserung präoperativ geschädigter Funktion ist nicht selten. Bei suprasellärer Ausdehnung des Tumors nimmt dieser meist das Diaphragma sellae mit nach oben, und die gesunde Hypophyse liegt in etwa 50% der Fälle oberhalb des Sella-Einganges (hierdurch wird wahrscheinlich erklärt, warum auch bei sehr großen Tumoren die Hypophysenfunktion oft erstaunlich wenig geschädigt ist). Bei Ausräumung des intrasellären Tumoranteils senkt sich der suprasellär Tumor nach unten und kann so ebenfalls vom Sellacavum aus entfernt werden.

Etwa bei 15% der Patienten ist ein transkranieller Zugangsweg notwendig. Die Indikation zur transkraniellen Operation ergibt sich für alle Tumoren, die in ihrer Masse extrasellär (retrosellär, parasellär oder subfrontal) entwickelt sind, eine asymmetrische Ausdehnung haben und bei denen eine weite Kommunikation mit einer stark erweiterten Sella turcica fehlt. Der am häufigsten angewandte Zugangsweg ist die frontotemporale Trepanation.

In jedem Fall muß aus dem Operations- bzw. Biopsiematerial tumoröser Prozesse der Sella- und Suprasellarregion eine histologische Klassifikation erfolgen. Dies geschieht in aller Regel mittels licht- und elektronenmikroskopischer Untersuchungen, immunhistochemisch und in speziellen Fällen mit molekularbiologischen Techniken.

Postoperativ muß auf ein temporäres, innerhalb von Stunden bis Tagen auftretendes SIADH (niedrige Serum-Natriumkonzentration) und einen – etwas später (Tage) auftretenden – temporären Diabetes insipidus (hohe Serum-Natriumkonzentration) geachtet werden. Besteht der Verdacht auf eine postoperative, sekundäre Nebennierenrindeninsuffizienz, so sollte bis zur endokrinologischen Testung eine Hydrocortison-Substitution erfolgen. Schilddrüsenhormone brauchen postoperativ bis dahin nicht substituiert werden (sofern nicht schon präoperativ eine Hypothyreose bestand).

Strahlentherapie

Die Strahlentherapie ist bei Hypophysenadenomen indiziert, wenn eine Operation (ggf. Re-Operation) nicht ausreichend erfolgreich war. Bei allen Adenomen ist die Bestrahlung dann indiziert, wenn nach einer (Re-)Operation in MRT-Kontrollen ein erneutes Wachstum festgestellt wird. Die Bestrahlung hat Nachteile: 1. die Wirkung tritt nur verzögert im Verlaufe von Monaten und Jahren ein, 2. eine Beeinträchtigung meist noch vorhandener normaler Hormonsekretion ist unvermeidbar, und 3. besteht das Risiko eines Strahlenschadens im Gehirn (Temporallappen) oder an den Hirnnerven (Sehnerv, Okulomotorius). Besondere Vorsicht ist geboten, wenn eine Schädigung des Nervus opticus oder der Augenmuskelnerven vorbesteht, da eine Verschlechte-

Tabelle H.1-8 Klassifikation von Tumoren im Bereich der Hypophyse.

Hypophysenadenome	• Prolaktinome • Nicht-sezernierende Hypopysenadenome (meist sekretorisch inaktive Gonadotropinome oder alpha-subunit sezernierende Adenome) • Wachstumsormonsezernierende Adenome (Akromegalie) • ACTH-sezernierende Adenome (M. Cushing) • TSH-sezernierende Adenome
Hypophysenkarzinome (sehr selten !)	• Nicht-hormonsezernierende und hormonsezernierende Karzinome (meist ACTH, GH; Prolaktin)
Ontogenetische Zellresttumore	• Kraniopharyngeome • Epidermoide • Chordome • Lipome
Zysten und Fehlbildungen	• Zysten der Rathkeschen Tasche • Kolloidzysten • Sphenoidale Mukozelen • Arachnoidzysten • Pseudotumor cerebri • Empty-Sella-Syndrom
Primitive Keimzelltumore	• Germinome • Teratome • Dysgerminome • Ektope Pinealome • Dermoide
Sonstige Tumore	• Gliome (Astrozytome, Mikrogliome, Oligodendrogliome, Ependymome, Infundibulome, Chiasma-Opticum-Gliom) • Meningiome • Enchondrome • Metastasen, z. B. Melanome
Entzündungen und Granulome	• Hypophysenabszesse • Sarkoidose • Tuberkulome • Histiozytosis X • Echinokokkuszysten • Lymphome, M. Hodgkin
Vaskuläre Veränderungen	• Aneurysmen • Blutungen • Hämangiome

rung durch die Strahlentherapie nicht auszuschließen ist. Im zeugungsfähigen Alter sollte eine Bestrahlung möglichst vermieden werden, da mit einer Insuffizienz der Gonadotropine gerechnet werden muß. Eine primäre Strahlentherapie kann erwogen werden, wenn eine Operation abgelehnt wird oder eine Kontraindikation besteht.

Für die neuroradiologische Qualitätskontrolle werden die aktuellen MRT-Bilder (Volumen des behandelten Tumors) mit dem am Tag der Bestrahlungsplanung festgestellten Volumen verglichen. Relative Veränderungen des Tumorvolumens werden wie folgt klassifiziert: Komplette Remission: kein Tumorgewebe nachweisbar, Teilremission: > 50% Volumenreduktion, Stabilisierung: 0–50% Volumenreduktion bzw. ≤ 25% Volumenzunahme und Therapieversager: > 50% Volumenzunahme. Ein Tumorprogreß (= Tumorrezidiv) liegt dann vor, wenn nach anfänglicher Volumenreduktion oder Stabilisierung des Wachstums die Tumorgröße erneut zunimmt.

Substitutionstherapie

Die Therapie der Hypophysenvorderlappeninsuffizienz entspricht der Therapie der primären Insuffizienz des jeweiligen Endorgans. Das bedeutet, daß die Zielhormone der Hypophyse Sexualhormone, Thyroxin und Cortisol (= Hydrocortison) substituiert werden. Im Fall des Wachstumshormons führt man eine direkte Substitution mit dem hypophysären Hormon durch. Prolaktin wird nicht substituiert.

Die Substitutionsbehandlung ist grundsätzlich möglichst genau an den physiologischen Hormonbedarf angepaßt und stellt keine pharmakologische Behandlung dar. Somit können im Fall der Substitution mit Hydrokortison mit Sicherheit keine Wirkungen im Sinne eines Cushing-Syndroms auftreten, auch ist unter einer Substitutionstherapie mit weiblichen Sexualhormonen bei spontanem Wiedereinsetzen der gonadotrophen hypophysären Partialfunktion eine Konzeption prinzipiell möglich. Das genaue Vorgehen der Substitutionstherapie der Hypophysenvorderlappeninsuffizienz wird in Tabelle H.1-9 dargestellt.

Physiologische Substitution hat keinerlei schädliche Nebenwirkungen. Auch die Hydrocortisonsubstitution in physiologischer Dosierung erzeugt keinen Diabetes mellitus, keine Osteoporose, keine Immunschwäche etc. Fortlassen der notwendigen Hormonsubstitution aus derartigen Bedenken – wie leider immer wieder gesehen – ist ein Kunstfehler und gefährdet den Patienten

Bei der Notfallsituation des hypophysären Komas stellt die sekundäre Nebennierenrindeninsuffizienz die wichtigste Bedrohung des Patienten dar und muß sofort durch intravenöse Gabe von Hydrokortison, physiologischer Kochsalzlösung, ggf. unter Zusatz von 10% NaCl-Lösung, z.B. 30 ml in 500 ml 0,9%iger, physiologischer NaCl-Lösung und freier Flüssigkeit behandelt werden.

Therapiekontrolle

Nach einer Operation/Bestrahlung muß eine Kontrolle der Hypophysenfunktion durchgeführt werden (bei Operation zunächst etwa 6 Wochen nach der Operation). Es empfiehlt sich außerdem 3 Monate postoperativ eine Kontrolle des MRT-Bildes als Grundlage für weitere Verlaufsbeobachtungen anzufertigen. Halbjährliche endokrinologische Kontrolluntersuchungen sollten etwa 7 Jahre lang erfolgen. Danach können die Intervalle auf ein bis zwei Jahre ausgedehnt werden. Kürzere Intervalle sind sinnvoll bei der Neueinstellung einer Hypophyseninsuffizienz (z.B. Wachstumshormongabe) oder bei klinischen Problemen.

Bei unbehandelten intrasellären Adenomen und bei Makroadenomen ohne Chiasma-Syndrom/Kompression der Augenmuskelnerven und mit erhaltener Hormonsekretion kann eine abwartende Haltung eingenommen werden. MRT-Kontrollen – zunächst in halbjährlichen Abständen – müssen eine Größenkonstanz nachweisen, und hormonelle Kontrollen (Stimulationstests; Basiswerte allein reichen nicht aus!) müssen eine nachlassende Sekretionsleistung ausschließen.

Grundsätzlich muß im Fall einer behandelbaren bzw. behandlungsbedürftigen Ursache einer Hypo-

Tabelle H.1-9   Substitutionstherapie bei Hypophyseninsuffizienz.

Substitution bei somatotropher Insuffizienz (s. Kapitel 1.6)	
Substitution bei gonadotropher Insuffizienz	• bei der Frau prämenopausal: Antiovulantien oder Östrogen-/Gestagensubstitution mit Dreiphasenpräparaten • bei der Frau postmenopausal ist wie bei einer Frau ohne Hypophyseninsuffizienz vorzugehen • beim Mann: Testosteronsubstitution mit 250 mg Testosteronenanthat i.m. alle 3 Wochen; alternativ Applikation von Testosteronpflaster • Bei Kinderwunsch Therapie mit pulsatil appliziertem GnRH oder mit hCG/hMG möglich
Substitution bei thyreotropher Insuffizienz	• Substitution mit L-Thyroxin, in der Regel 75–125 µg/Tag p.o.; zur Therapiesteuerung nur periphere Schilddrüsenhormonwerte beurteilbar, Messung von TSH bei hypothalamisch-hypophysärer Störung nutzlos! • Nebenwirkungen nur bei zu hoher Dosierung wie Hyperthyreose
Substitution bei kortikotropher Insuffizienz	• Hydrokortisonsubstitution mit 20–30 mg/Tag p.o. mit morgendlich höherer Dosierung entsprechend der Tagesrhythmik • Nebenwirkungen nur bei zu hoher Erhaltungsdosis (wie Cushing-Syndrom)

Tabelle H.1-10 Subsitutionstherapie bei akuter (sekundärer) Nebennierenrindeninsuffizienz bzw. beim hypophysären Koma.

1. Hydrocortison	2 × 100 mg i.v./24 Stunden per Dauerinfusion am ersten Tag, danach langsame Reduktion auf Erhaltungsdosis von 20–30 mg/Tag
2. L-Thyroxin	24 Stunden nach Beginn der Gabe von Hydrocortison: 50 µg i.v. oder p.o. mit langsamer Steigerung auf übliche Erhaltungsdosis unter Kontrolle der peripheren Schilddrüsenwerte
3. Sexualhormone, GH	KEIN AKUTER Substitutionsbedarf

physeninsuffizienz diese auch therapiert werden, d.h. bei Hypophysentumoren wird in der Regel ein operativer Eingriff notwendig sein. Dabei muß vor und nach der Operation eine genaue Hormondiagnostik durchgeführt werden, um eine adäquate Therapie z.B. bei eingeschränkter Streßfähigkeit zu gewährleisten. Im übrigen dient dies auch zur Überprüfung der Qualität des elektiven Eingriffes.

Prognose

Eine Hypophysenunterfunktion bessert sich gelegentlich nach Operation eines Hypophysenadenoms, wahrscheinlich durch Wegfall des Druckes und/oder durch Verbesserung der Durchblutung vorhandener Reste des gesunden Hypophysengewebes. Daher sind nach einer solchen Operation Kontrollen durch Auslaßversuche der Substitutionstherapie nach 6, ggf. auch nach 12 Monaten durchzuführen. Nach Ablauf von 1–2 Jahren sind jedoch keine Veränderungen mehr zu erwarten. Das gleiche gilt für ein vorbestandenes Chiasma-Syndrom. Allerdings korreliert die Zeitdauer der Kompression mit einem eher ungünstigen Verlauf.

1.6 Hypophysenvorderlappeninsuffizienz der somatotropen Achse

Definition

Während dem Wachstumshormonmangel früher nur im Kindesalter Beachtung geschenkt wurde, ist inzwischen durch klinischen Studien nachgewiesen, daß auch im Erwachsenenalter die Wachstumshormonsekretion umfangreiche metabolische physiologische Funktionen aufweist; bei gesichertem Wachstumshormonmangel ist die Substitutionstherapie daher auch im Erwachsenenalter indiziert und zugelassen.

Indikation zur Diagnostik

Die somatotrope und die gonadotrope Achse des Hypophysenvorderlappens fallen bei Erkrankungen der Hypophyse meist eher aus als die thyreotrope und die adrenotrope Achse. Die Beurteilung der somatotropen Achse durch Bestimmung von IGF-I sollte Bestandteil einer umfassenden Beurteilung der Hypophysenvorderlappenfunktion sein. Wenn eine Substitution mit Wachstumshormon im Kontext einer morphologisch faßbaren hypophysär/hypothalamischen Erkrankung erwogen wird, ist die Indikation zur weiterführenden Diagnostik gegeben. Die a-priori Wahrscheinlichkeit des Vorliegens eines Wachstumshormonmangels steigt mit der Zahl der übrigen ausgefallenen Hypophysenachsen. Bei zwei oder mehr sonstigen Hypophysenachsen-Ausfällen beträgt die Wahrscheinlichkeit eines Wachstumshormonmangels mehr als 90%.

Diagnostik

Biochemische Diagnostik

Falls andere Gründe für das Vorliegen eines niedrigen IGF-I-Spiegels wie Malnutrition, Urämie oder hepatische Synthesestörung nicht vorliegen, ist ein unterhalb der Altersnorm liegender Spiegel des IGF-I sehr suggestiv für das Vorliegen eines Wachstumshormonmangels. Die Wahrscheinlichkeit der klinischen Relevanz eines solchen Befundes steigt mit der Zahl der übrigen ausgefallenen Hypophysenachsen. Umgekehrt schließt ein normaler IGF-I-Spiegel das Vorliegen eines Wachstumshormonmangels nicht letztlich aus. Zum Nachweis eines Wachstumshormonmangel im Erwachsenenalter legen die Konsensus-Richtlinien der Growth Hormone Research Society fest, daß bei Ausfall auch anderer Hypophysenachsen ein Stimulationstest zur Beurteilung der Wachstumshormonsekretion empfohlen wird, zum Nachweis eines isolierten Wachstumshormonmangels jedoch zwei Stimulationsteste erforderlich sind (9). Patienten, die im Kindesalter zum Erreichen einer adäquaten Endgröße mit Wachstumshormon behandelt wurden, müssen vor Fortsetzung der Therapie im Erwachsenenalter erneut mit einem Stimulationstest untersucht werden.

Wahl des Stimulationstestes

Der Stimulationstest erster Wahl ist wegen der weltweit breitesten Validierung der Insulin-Hypoglykämie-Test. Als Alternative bzw. bei Kontraindikationen gegen den Insulin-Hypoglykämie-Test wie koronare Herzkrankheit oder Anamnese mit Krampfleiden empfiehlt die Growth Hormone Research Society den kombinierten Arginin-GHRH-Test, alternativ den Glukagontest oder Arginin allein. Clonidin oder L-Dopa haben sich im Erwachsenenalter nicht als suffiziente Stimuli erwiesen (**Empfehlungsgrad B; 6**).

Rahmenbedingungen des Stimulationstestes

Diese dynamischen GH-Tests sollten vorgenommen werden, wenn für mindestens drei Monate eine stabile und adäquate Substitution aller übrigen ausgefallenen Hypophysenachsen besteht. Dies ist grundsätzlich für die Beurteilung der somatotropen Achse notwendig, da eine Hypothyreose sowie ein Androgenmangel zu niedrigen IGF-I-Spiegeln führen, während zum maximalen Resorptionszeitpunkt nach intramuskulärer Injektion von Testosteron-Depotpräparationen höhere IGF-I-Spiegel auftreten. Idealerweise sollte die Beurteilung daher in der zweiten Hälfte des Testosteron-Dosierungsintervalls erfolgen.

Therapeutische Konzepte

Aufgrund vielfältiger nachgewiesener günstiger Effekte und Sicherheit ist die Wachstumshormonsubstitution bei Erwachsenen eine zugelassene Indikation. Bei adäquater Substitution der übrigen Hypophysenachsen besteht beim Wachstumshormonmangel eine Verminderung der Muskelmasse, eine Vermehrung des vor allen Dingen abdominellen Fettgewebes, eine eingeschränkte Leistungsfähigkeit und Sauerstoffaufnahmekapazität, sowie eine mit Hilfe psychometrischer Skalen erfaßbare Verminderung der Lebensqualität. Langfristig führt Wachstumshormonmangel auch zu einer Osteopenie.

Die Substitution führt zu einer Verschiebung der Körperzusammensetzung hin zu mehr Muskelmasse und weniger Fett, beeinflußt den Cholesterinstoffwechsel günstig, verbessert die körperliche Leistungsfähigkeit und führt zu einem intensiven Knochenumbau mit mittelfristig nachweisbarer Zunahme der Knochendichte. Eine im unbehandelten Zustand nachweisbare Hypohydratation wird durch die Wachstumshormonsubstitution ausgeglichen, dieses Phänomen kann initial zu überschießenden Effekten und dadurch zu Nebenwirkungen führen: Als Symptome der Flüssigkeitsretention bei Beginn der Wachstumshormonsubstitution kommt es gehäuft zu Ödemen oder Arthralgien (**Empfehlungsgrad A; 7**).

Die für den individuellen Patienten erforderliche Dosierung kann anhand von Körperoberfläche oder Körpergewicht nicht angemessen beurteilt werden. Daher ging man dazu über, diese Dosierung einschleichend individuell zu titrieren. Als Orientierungshilfe kann dienen, daß analog zur physiologischen Sekretion Gesunder mit fortschreitendem Alter der Bedarf an Wachstumshormon abnimmt, zum Erreichen gleicher therapeutischer Effekte und zum Anheben des IGF-I-Spiegels in den mittleren Normbereich brauchen Frauen meist höhere Dosen als Männer. Dies ist auch darauf zurückzuführen, daß bei oraler Östrogenapplikation durch den hepatischen First-pass-Effekt die IGF-I-Produktion kompromittiert wird, während transdermale Östrogenapplikation die IGF-I-Produktion fördert (**Empfehlungsgrad B; 7**).

Die Wachstumshormonsubstitution wird durch abendliche subkutane Injektion vorgenommen, wodurch das physiologische Sekretionsmuster mit einem Maximum der Ausschüttung während der Schlafstunden nachgeahmt wird.

Therapiekontrolle

Ziel der Therapie ist die Besserung der klinischen Symptomatik. Zur Vermeidung einer Überdosierung mit den potentiellen Folgen analog zu einer Akromegalie wird die Therapie biochemisch überwacht durch Messung des IGF-I-Spiegels. Ziel ist, diesen an die 50. Perzentile der Altersnorm zu titrieren. Spiegel oberhalb der 90. Perzentile der Altersnorm müssen vermieden werden, die individuelle Dosierung orientiert sich am klinischen Effekt der Behandlung und am IGF-I-Spiegel. Die einschleichende Dosierung beginnt in aller Regel zwischen 0,17 und 0,33 mg pro Tag (entsprechend 0,5 bis 1 Unit). Anhand von Kontrollen des IGF-I-Spiegels in Abständen von nicht weniger als vier Wochen wird die Dosis langsam um 0,17 bis 0,33 mg pro Schritt gesteigert mit dem Ziel des Erreichens eines normalen IGF-I-Spiegels. Da Wachstumshormon ein diabetogenes Hormon ist, sollte vor allem nach Einleitung einer Wachstumshormonsubstitution der Glukosestoffwechsel überwacht werden, um die Manifestierung eines Diabetes mellitus nicht zu übersehen. Mittelfristig kann die Wachstumshormonsubstitution bei adipösen Patienten durch Reduktion des vor allen Dingen viszeralen Fetts dann zu einer Verbesserung der Insulinsensitivität führen.

Kontraindikationen

Aktive maligne Erkrankungen stellen eine Kontraindikation gegen die Wachstumshormontherapie dar. Proliferative oder präproliferative Retinopathien sind eine weitere Kontraindikation gegen die Therapie mit Wachstumshormon. Jenseits des ersten Trimesters einer Schwangerschaft ist die Gabe von rekombinantem Wachstumshormon nicht indiziert, weil durch die Plazenta ein in 13 der 191 Aminosäuren von der hypophysären Variante abweichendes Wachstumshormon hergestellt wird, das die Wachstumshormonrezeptoren aktiviert.

1.7 Diabetes insipidus (ADH-Mangel)

Definitionen und Pathogenese

Ein Diabetes insipidus centralis ist in mehr als zwei Drittel der Fälle erworben und Folge einer Störung im Bereich der Sellaregion oder des Hypothalamus (sekundärer Diabetes insipidus). Die Ursachen lassen sich einteilen in posttraumatische oder postoperative Störungen, benigne oder maligne Raumforderungen einschließlich Metastasen und Leukämien, entzündliche oder granulomatöse Erkrankungen (Hypophysitis, Enzephalitis, Sarkoidose, Langerhans-Zell-Granulomatose [Histozytosis X], Neurobrucellose) oder Gefäßerkrankungen (Aneurysma, Infarkte) (s. Tab. H.1-11). Insbesondere bei Kraniopharyngeomen ist der Diabetes insipidus häufig ein Frühsymptom.

Ein Diabetes insipidus centralis entsteht erst, wenn mehr als 80% der AVP-sezernierenden hypothalamischen Neurone ausgefallen sind. Die auch als neurogener oder hypothalamischer Diabetes insipidus (DI) bezeichnete Erkrankung ist selten (Prävalenz etwa 1:25 000) und betrifft beide Geschlechter gleich häufig. Der Vasopressinmangel kann absolut oder relativ sein.

Diagnostik

Anamnese und Klinik

Die erheblichen Wasserverluste (oft 10–20 l/die) insbesondere bei **Diabetes insipidus centralis** stimulieren das Durstgefühl und bewirken so eine kompensatorische Steigerung der Wasseraufnahme (Polydipsie). Leitsymptome des AVP-Mangels bzw. der AVP-Resistenz sind somit die **persistierende Polyurie** und ihre konstanten Begleiter, **Durst** und vermehrtes Trinken (imperativer Durst). Nahezu immer ist die Nachtruhe durch eine **Nykturie** gestört. Bei Patienten mit idiopathischem Diabetes insipidus mit normaler MR-Morphologie der Sellaregion ist die Hypophysenvorderlappenfunktion in der Regel normal. Bei sekundärem Diabetes insipidus treten Visusminderungen, Gesichtsfeldausfälle, Augenmuskellähmungen oder eine begleitende Hypophysenvorderlappen-Insuffizienz in Abhängigkeit von der morphologischen Ausdehnung der Läsion auf.

Biochemische Diagnostik

Suchtest

Als Such- bzw. Ausschlußdiagnostik wird die Messung des Harnvolumens und der Trinkmenge über eine oder zwei 24-Stunden-Perioden nach Absetzen diuretischer oder antidiuretischer Medikation für mindestens zwei Tage empfohlen, sowie die ein- oder zweimalige Bestimmung von (p) Osm und (p) Na$^+$. (p) Na$^+$ und (p) Osmolalität sind bei Diabetes insipidus morgens meist zu hochnormalen Konzentrationen verschoben. Eine Hypernatriämie weist auf einen Diabetes insipidus hypersalaemicus hin. Besteht eine hypotone Polyurie (Harnvolumen > 30 ml/kg/24 h, spez. Gewicht < 1005 g/l bzw. (U) Osmolalität < 150 mosmol/kg) und liegen keine anderen offensichtlichen Ursachen für die Polyurie vor wie Hyperglykämie, Hypokaliämie, Hyperkalzämie, chronisch polyurische Nierenerkrankung oder die polyurische Phase eines akuten Nierenversagens etc., sollte eine weiterführende stationäre Diagnostik erfolgen.

Durstversuch mit anschließender AVP-Gabe

Im Durstversuch werden AVP-Freisetzung und Wirkung indirekt überprüft. Der Durstversuch ist einfach und hat den Vorteil, daß er in jedem Krankenhaus preiswert durchgeführt werden kann. Der Durstversuch beginnt unter stationären Bedingungen nach einem Vorbereitungstag morgens um 6 Uhr. Während des Testes werden in 2stündigem Abstand Harnmenge, (u) Osmolalität, Körpergewicht, Blutdruck und Puls gemessen, sowie zu Beginn und gegen Ende des Testes die (p) Osmolalität, (p) Na$^+$ und wenn möglich (p) ADH. Eine ständige Überwachung des Patienten während des Durstversuches ist erforderlich, da Patienten mit einem Diabetes insipidus sehr schnell ein bedrohliches Flüssigkeitsdefizit entwickeln können, und um zu verhindern, daß Patienten während des Versuchs trinken. Der Test muß spätestens abgebrochen werden, wenn Patienten mehr als 3–4% ihres Körpergewichtes verlieren oder hypotensiv werden oder wenn der Durst unerträglich wird. Normalpersonen konzentrieren nach etwa 12–16 Stunden Flüssigkeitsentzug den Urin auf ca. 900–1200 mosmol/kg, wohingegen Patienten mit komplettem Diabetes insipidus centralis ihren Urin meist nur auf weniger als 250 mosmol/kg konzentrieren können. Bei Patienten mit primärer Polydipsie ist das maximale Urin-Konzentrationsvermögen ebenfalls deutlich auf etwa 450–700 mosmol/kg eingeschränkt. Eine Abnahme der Hypertonizität des Nierenmarks, wahrscheinlich als Folge eines Anstiegs des medullären Blutflusses, wird für diesen Verlust an Urin-Konzentrationskapazität verantwortlich gemacht. Mit dem Durstversuch und Messung der (u) Osmolalität gelingt es deshalb nicht immer, Patienten mit partiellem Diabetes insipidus centralis und primärer Polydipsie eindeutig voneinander abzugrenzen. Nur bei Patienten mit einem Diabetes insipidus steigt nach Gabe von exogenem Desmopressin (4 µg DDAVP i.v.) die (u) Osmolalität weiter an. Dies zeigt indirekt an, daß der Patient mit Diabetes insipidus noch nicht maximale Mengen von endogenem AVP sezerniert hat. Ein Defekt der AVP-Sekretion kann angenommen werden, wenn exogenes DDAVP die (u) Osmolalität um mehr als 10% nach Dursten stimuliert. Patienten mit komplettem Diabetes insipidus centralis zeigen einen mittleren Anstieg von 168 ± 13 mosmol/kg auf 445 ± 52 mosmol/kg (Anstieg um 180 ± 41,4%), Patienten mit primärer Polydipsie und Normalpersonen zeigen dagegen am Ende des Durstversuches nach DDAVP keinen weiteren Anstieg der (u) Osmolalität.

Eine weitere Form des indirekten Tests stellt die Bestimmungen der osmotischen und „Frei-Wasser"-Clearance unter Infusion hypertoner Kochsalzlösung dar (Hickey-Hare-Test). Dieser aufwendige Test erfordert einen Blasenkatheter und ist nur selten erforderlich.

Lokalisationsdiagnostik

Ein Kernspintomogramm sollte bei gesichertem Diabetes insipidus immer durchgeführt werden. Der intakte Hypophysenhinterlappen stellt sich in der T1-gewichteten Spin-Echo-Sequenz stets hyperintens als "hot spot" dar. Regenerate des Hinterlappens bzw. AVP-sezernierender Neurone nach Hypophysektomie oder Hypophysenstielabriß lassen sich gelegentlich im Bereich der Eminentia mediana aufgrund ihrer Hyperintensität im T1-gewichteten Bild nachweisen.

Differentialdiagnose des Diabetes insipidus

Eine neurotisch bedingte primäre Polydipsie (Dipsomanie, Potomanie) ist gelegentlich mit anderen neurotischen Störungen verbunden. Patienten mit neu-

Hypophyse, Hypothalamus

rotischer Polydipsie haben oft keine Nykturie. Die primäre Polydipsie bei organischen Läsionen im Bereich des Durstzentrums, z. B. bei Sarkoidose, ist eine Rarität. Sehr selten besteht eine AVP-Resistenz (nephrogener Diabetes insipidus), man unterscheidet zwischen angeborener und erworbener Endorgan-Resistenz gegenüber AVP.

Therapie

Bei Patienten mit Diabetes insipidus centralis ist intranasales Desmopressin das Medikament der Wahl (DDAVP: 1-Desamino-8-D-Arginin-Vasopressin, Minirin). DDAVP bindet nur an den antidiuretischen V_2-AVP-Rezeptor und hat deshalb keine pressorischen Nebenwirkungen. Bedingt durch die fehlende α-Aminogruppe weist DDAVP auch im Vergleich zu AVP eine deutlich verlängerte Halbwertszeit (ca. 2–3 Stunden) auf. Die Bioverfügbarkeit nach intranasaler Gabe beträgt etwa 10% und nach oraler Gabe 1%. 20 µg DDAVP intranasal, 1 µg DDAVP i.v. und 400–600 µg oral verhalten sich klinisch etwa gleichwertig, allerdings mit großen individuellen Schwankungen.

Die antidiuretische Wirkung einer intranasalen Gabe von 10–20 µg hält ungefähr 10 Stunden an, bei manchen Patienten aber auch deutlich länger (bis 24 h). Die Dosierung kann deshalb im Einzelfall nicht vorausgesagt werden. Die Wirkdauer beim jeweiligen Patienten läßt sich leicht anhand des Wiederauftretens von hypotoner Polyurie und Polydipsie festgestellen.

Bei einer Dosierung von 2 × 1 Hub intranasal reicht ein Dosierspray maximal 25 Tage. Die Rhinyle, ein Schläuchchen, mit dem eine kleine Menge der Substanz aufgezogen und dann in ein Nasenloch geblasen werden kann, hat den Vorteil, genauer und geringer dosieren zu können (0,025 bzw. 0,05 ml entsprechen 2,5 bzw. 5 µg). Für den Gebrauch bei Kindern und Säuglingen wird DDAVP weiter in physiologischer Kochsalzlösung verdünnt. Neuerdings steht DDAVP auch für die orale Therapie zur Verfügung und hat sich in vielen Fällen bewährt (0,1 mg–0,2 mg DDAVP (Desmopressin) oral 1–2 mal tgl.)

Ein Diabetes insipidus bei parenteral ernährten Patienten oder postoperativ kann intramuskulär mit 2 µg Desmopressin (½ Ampulle Minirin) 1–2 mal pro Tag behandelt werden. Schwangerschaft und Laktation sind keine Kontraindikation für therapeutische „Substitutions"-Dosen von DDAVP.

1.8 Das Syndrom der inappropriaten (inadäquaten) Überproduktion von AVP (SIADH)

Inadäquat hohe Sekretion von ADH kann folgende **Ursachen** haben: Meist paraneoplastisch, gelegentlich nach Schädel-Hirn-Traumen, Subarachnoidalblutungen, bei Meningitiden, nach Einnahme von Medikamenten (z. B. Carbamazepin, Vincristin, Cyclophosphamid, Chlorpropamid) und bei Frühgeborenen unter Beatmung mit erhöhten Drucken.

Diagnostik

Die **Indikation zur Diagnostik** ergibt sich bei Hyponatriämie und positiver Flüssigkeitsbilanz (Anstieg des Körpergewichts). Es findet sich eine niedrige Plasmaosmolalität bei einer Urinosmolalität, die den Wert im Plasma übersteigt. Die Urinnatriumkonzentration ist meist > 30 mmol/l. Serumkreatinin und Serumharnsäure sind sehr niedrig. Eine normale Serumnatriumkonzentration schließt ein SIADH im allgemeinen aus.

Zur **Diagnosefindung** dient die **Bestimmung von Plasma-ADH** (meßbar oder erhöht trotz niedriger Serumosmolalität). Vor der ADH-Bestimmung müssen Diuretika gegebenenfalls mehrere Tage lang abgesetzt sein. Außerdem ist die Bestimmung der Urinosmolalität erforderlich. Die Konstellation Hyponatriämie/Hyposmolalität, relativ hohe Urinosmolalität und -natriumkonzentration, niedrige Serumkreatinin- und -harnsäurewerte erlauben allerdings auch ohne ADH-Bestimmung die Diagnose SIADH. Die Lokalisationsdiagnostik erfolgt mittels MRT des Schädels, bei Verdacht auf Bronchialkarzinom ist ein Thorax-CT indiziert.

Differentialdiagnose

Die Differentialdiagnose umfaßt: Diuretikaabusus, M. Addison mit Hyponatriämie, AGS mit Salzverlustsyndrom, HVL-Insuffizienz mit Hyponatriämie, Überwässerung bei Nierenversagen, psychogene Polydipsie, terminale Herzinsuffizienz, Leberzirrhose.

Therapie

Indikation: Die Gefährdung besteht durch niedrige Serumnatriumkonzentration und niedrige Serumosmolalität. Es muß daher eine Therapie erfolgen mit dem Ziel der Normalisierung von Serumnatriumkonzentration und -osmolalität.

Die **Therapie** erfolgt in der chronischen Situation lediglich durch Restriktion der Gesamtflüssigkeitsaufnahme auf etwa 800–1000 ml/24 Stunden. Tägliche Gewichtskontrolle dient der Vermeidung von Dehydratation oder Flüssigkeitsretention. Medikamente, die die renale Wasserrückresorption reduzieren (z. B. Lithium, Demeclocycline), haben alle erhebliche Nebenwirkungen. Sie sollten nur vom Erfahrenen angewendet werden. Bei ektoper ADH-Sekretion (z. B. kleinzelliges Bronchialkarzinom) steht die Behandlung des Grundleidens im Vordergrund.

Zerebrales Salzverlustsyndrom als Differentialdiagnose zum SIADH

Das zerebrale Salzverlustsyndrom (cerebral salt wasting syndrom, CSWS) beschreibt das gemeinsame Vorkommen von Hyponatriämie, Natriurese und Hypovolämie bei Patienten mit akuten Hirnkrankungen. Es wurde erstmals 1950 von Peters und Mitarbeitern beschrieben. Im Gegensatz zum SIADH sind Patienten hypovolämisch. Das CSWS wird unter anderem bei Patienten mit Subarachnoidalblutungen beobachtet. Die Kenntnis dieses pathogenetisch noch unklaren Syndroms ist für die

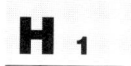

Differentialtherapie der Hyponatriämie auf der neurochirugischen Intensivstation erforderlich. Möglicherweise liegen Mischbilder von SIADH, gefolgt/begleitet von Hypovolämie oder auch begleitende renal-tubuläre Läsionen vor, die zu einem Salzverlust führen. Trotz Hypovolämie ist α-ANH oft (inadäquat) erhöht. Dies ist möglicherweise auch eine der Ursachen der unphysiologischen Natriurese. Kürzlich wurde auch über erhöhte Konzentrationen von „Brain natriuretic hormone" berichtet. Die bei CSWS erniedrigten Konzentrationen von Plasma-Renin-Aktivität (PRA) und (p) Aldosteron wurden ebenfalls auf ein erhöhtes (p) ANH zurückgeführt.

Entscheidend für die Differentialdiagnose CSWS/SIADH ist, daß im Gegensatz zum SIADH Patienten mit CSWS stets hypovolämisch sind (zentraler Venendruck < 5 cmH$_2$0). Eine Wasserrestriktion wäre nicht korrekt, da die Patienten eine Therapie mit physiologischer oder hypertoner Kochsalzlösung benötigen, am besten ZVD-gesteuert.

Literatur

1. Agarwal, S.K., et al.: Germline mutations of the MEN1 gene in familial multiple endocrine neoplasia type 1 and related states. Hum Mol Genet 6 (1997) 1169-1175
2. Allolio, B., et al.: A Multihormonal Response to Corticotropin-Releasing Hormone in Inferior Petrosal Sinus Blood of Patients with Cushing's Disease. J. Clin. Endocrinol. Metab. 71 (1990) 1195-1201
3. Allolio, B., Schulte, H.M (Hrsg.): Praktische Endokrinologie, Urban & Schwarzenberg, München (1996) 212-231
4. Bartter, F.C., Schwartz, W.B.: The syndrome of inappropriate secretion of antidiuretic hormone. Am. J. Med. 42 (1967) 790-806
5. Beuschlein, F., Strasburger, C.J., Siegerstetter, V., Moradpour, D., Lichter, P., Bidlingmaier, M., et al.: Acromegaly caused by secretion of growth hormone by a non-Hodgkin's lymphoma. N. Engl. J. Med. 342 (2000) 1871-1876
6. Biller, B.M., et al.: Sensitivity and specifity of six tests for the diagnosis of adult GH deficiency. J. Clin. Endocrinol. Metab. 87 (2002) 2067-2079
7. Caroll, P.V., et al: Growth Hormone Deficiency in Adulthood and the Effects of Growth Hormone Replacement. A Review. J. Clin. Endocrinol. Metab. 83 (1998) 382-395
8. Colao, A., Ferone, D., Marzullo, P., Di Sarno, A., Cerbone, G., Sarnacchiaro, F., et al.: Effect of different dopaminergic agents in the treatment of acromegaly. J. Clin. Endocrinol. Metab. 82 (1997) 518-523
9. Consensus guidelines for the diagnosis and treatment of adults with growth hormone deficiency: summary statement of the Growth Hormone Research Society Workshop on Adult Growth Hormone Deficiency. J.S. Christiansen et al. J. Clin. Endocrinol. Metab. 83 (1998) 379-381
10. Elster, A.D.: Modern Imaging of the Pituitary. Radiology 187 (1993) 1-14
11. Freda, P.U., Wardlaw, S.L.: Diagnosis and treatment of pituitary tumors. JCEM 84 (1999) 3859-3866
12. Freda, P.U., Post, K.D., Powell, J.S., Wardlaw, S.L.: Evaluation of disease status with sensitive measures of growth hormone secretion in 60 postoperative patients with acromegaly. J. Clin. Endocrinol. Metab. 83 (1998) 3803-3816
13. Giustina, A., Barkan, A., Casanueva, FF., Cavagnini, F., Frohman, L., Ho, K. et al. Criteria for cure of acromegaly: a consensus statement. J. Clin. Endocrinol. Metab. 85 (2000) 526-529
14. Hensen, J., Buchfelder, M., Henig, A., Fahlbusch, R.: Disturbances of osmoregulation in the neurosurgical setting – with special emphasis on the situation after surgery for pituitary adenomas. In: v. Werder K, Fahlbusch R, editors. Pituitary adenomas – from basic research to diagnosis and therapy. Amsterdam: Elsevier Excerpta Medica (1996) 255-268
15. Hensen, J., Henig, A., Fahlbusch, R., Meyer, M., Boehnert, M., Buchfelder, M.: Prevalence, predictors and patterns of postoperative polyuria and hyponatraemia in the immediate course after transsphenoidal surgery for pituitary adenomas. Clin Endocrinol (Oxf) 50 (1999) 431-439
16. Herman, V., Fagin, J., Gonsky, R., Kovacs, K., Melmed, S.: Clonal Origin of Pituitary Adenomas. JCEM 71 (1990) 1427-1433
17. Leidenberger, F.A.: Klinische Endokrinologie für Frauenärzte, 2. Auflage, Springer, Berlin, 1998
18. Marzullo, P., Ferone, D., Di Somma, C., Pivonello, R., Filippella, M., Lombardi, G. et al.: Efficacy of combined treatment with lanreotide and cabergoline in selected therapy- resistant acromegalic patients. Pituitary 1 (1999) 115-120
19. Molitch, M.E., Russell, E.J.: The Pituitary „Incidentaloma". Annals of Internal Medicine 112 (1990) 925-931
20. Müller, O.A.: Stalla, G.K.: Medikamentöse Therapie des Cushing-Syndroms. Akt. Endokr. Stoffw. 11 (1990) 27-34
21. Müller, O.A.: Nebennierenerkrankungen in: Classen, M., Diehl, V., Kochsiek, K. (Hrsg.) 4. Aufl. (1998) 838-851
22. Oelkers, W.: Hyponatremia and inappropriate secretion of vasopressin (antidiuretic hormone) in patients with hypopituitarism. N. Engl. J. Med. 321 (1989) 492-496
23. Orth, D.N.: Cushing's Syndrome. New Engl. J. Med. 332 (1990) 791-803
24. Peters, J.P., Welt, L.G., Sims, E.A.H.: A salt wasting syndrome associated with cerebral disease. Trans. Assoc. Am. Physicians 63 (1950) 57-64
25. Ranke, M.B.: Growth hormone insufficiency: clinical features, diagnosis and therapy. In: Endocrinology 3rd Ed. (L. DeGroot, ed.) WB Saunders, Philadelphia (1994) 330-340
26. Renner, U., et al.: Autocrine and paracrine roles of polypeptide growth factors, cytokines and vasogenic substances in normal and tumorous pituitary function and growth: a review. Eur. J. Endocrinol. 135 (1996) 515-532
27. Robertson, G.L.: Diagnosis of diabetes insipidus. In: Czernichow P, Robinson AG, editors. Diabetes insipidus in man (International Symposium on Diabetes insipidus in Man) Front. Horm. Res., vol 13 (Series editor: Tj.B. van Wimersma Greidanus). Basel: S. Karger, 1985: 176-189
28. Speroff, L., Glass, R.H., Kase, N.G.: Clinical Gynecologic Endocrinology and Infertility, 6th Edition, Lippincott, Williams & Wilkins, Baltimore/Philadelphia, 1999
29. Thapar, K., Kovacs, K., Laws, E.R., Muller, P.J. Pituitary Adenomas: Current Concepts in Classification, Histopathology, and Molecular Biology. The Endocrinologist 3 (1993) 39-57
30. Toogood, A. A., Beardwell, C. G., Shalet, S.M.: The severity of growth hormone deficiency in adults with pituitary disease is related to the degree of hypopituitarism. Clin. Endocrinol. (Oxf) 41 (1994) 511-516

31. Trainer, P.J., Drake, W.M., Katznelson, L., Freda, P.U., Herman-Bonert, V., van der Lely, A.J. et al. Treatment of acromegaly with the growth hormone-receptor antagonist pegvisomant. N. Engl. J. Med. 342 (2000) 1171-1177
32. Verbalis, J.G.: Hyponatremia: epidemiology, pathophysiology, and therapy. Curr. Opin. Nephrol. Hypertens. 2 (1993) 4-52
33. von Werder, K., Müller, O.A.: Cushing's Syndrome. In: Grossman, (Ed.) Clinical Endocrinology, Second Edition, Blackwell Scientific Publications, London - Edinburgh - Boston - Melbourne - Paris - Berlin - Vienna (1998) 415-431

2 Schilddrüse

K. Mann, G. Brabant, M. Dietlein, R. Gärtner, W. Karges, B. Saller

2.1 Diagnostik von Schilddrüsenfunktionsstörungen und Abklärung von Schilddrüsenerkrankungen

Schilddrüsenerkrankungen sind charakterisiert durch Störungen der Funktion und der Morphologie. Pathogenetisch liegen unterschiedliche Krankheitsbilder zugrunde. Der klinische Schwergrad einer Funktionsstörung korreliert im Einzelfall nicht streng mit den Schilddrüsenhormonparametern und ist abhängig vom Alter und von Nebenerkrankungen des Patienten.

Anamnese und körperliche Untersuchung

Die Anamnese berücksichtigt familiäre Struma- und Karzinomhäufigkeit, Risikofaktoren für ein Malignom, Jodexposition, Medikamente, Lokalbeschwerden, klinische Zeichen einer Schilddrüsenfunktionsstörung, Augensymptome, Rauchgewohnheiten sowie sonstige Vor- und Begleiterkrankungen.

Die körperliche Untersuchung beinhaltet die Inspektion und Palpation der Schilddrüse einschließlich Isthmusbereich und Jugulum, die Messung des Halsumfangs, Beurteilung von Konsistenz der Schilddrüse und von Knoten, Schluckverschieblichkeit, Stridor, Einflussstauung, Heiserkeit, von Halslymphknoten und mögliche Augenbeteiligung sowie die klinische Einschätzung der Stoffwechsellage und von Begleiterkrankungen.

Laborchemische Funktionsdiagnostik

Die Schilddrüsenfunktion wird durch hypothalamisch/hypophysäre Zentren gesteuert. Durch die enge Rückkoppelung der freien, ungebundenen Schilddrüsenhormone auf Hypothalamus und Hypophyse wird die Sekretion von Thyreotropin (TSH) aus thyreotropen Zellen des Hypophysenvorderlappens kontrolliert. Dies gilt unter der Voraussetzung, dass keine hypothalamisch/hypophysäre Fehlregulation vorliegt. Schilddrüsenhormone liegen in freier, überwiegend aber in proteingebundener Form (Verhältnis 1 : 100) in der Zirkulation vor. Veränderungen der Proteinbiosynthese und insbesondere des thyroxinbindenden Globulins (TBG), unter Kontrazeptiva und in der Schwangerschaft können die Gesamthormonspiegel wesentlich verändern. Solche für die Schilddrüsenfunktion nicht relevante Veränderungen können durch die Bestimmung der freien Hormonkonzentrationen (fT_3, fT_4) vermieden werden (**Empfehlungsgrad B; L2**).

Zentrale Bedeutung für die Beurteilung der Schilddrüsenfunktion hat die Bestimmung des basalen TSH. Der TRH-Test ist entbehrlich geworden. Zum Ausschluss einer Schilddrüsenfunktionsstörung ist unter der Voraussetzung einer normalen hypothalamisch/hypophysären Funktion die Bestimmung von TSH ausreichend.

Bei erniedrigtem TSH müssen die freien Hormone fT_4 und fT_3, bei erhöhtem TSH fT_4, bestimmt werden. Bei Verdacht auf eine Immunthyreopathie mit Hyperthyreose wird die Bestimmung von TSH-Rezeptorantikörpern (TRAK), bei Hypothyreose von Schilddrüsenperoxidaseantikörpern (TPO-Ak) empfohlen, bei akut-subakuter Thyreoiditis (de Quervain) die BSG oder CRP.

Bei Knoten ist ein Calcitonin-Screening zum Ausschluss/Beleg eines medullären Schilddrüsen-Karzinoms auch im Hinblick auf eine Kosten-Nutzen-Analyse gerechtfertigt.

In-vivo-Diagnostik

Sie dient im Wesentlichen der Erfassung von Schilddrüsenkrankheiten durch funktionstopographische (Szintigraphie) und morphologische (Sonographie) Informationen. In der Primärdiagnostik ist die Schilddrüsensonographie obligat, die Szintigraphie bei der Abklärung von Schilddrüsenknoten zusätzlich erforderlich. Seltener werden Zusatzinformationen durch Röntgenuntersuchungen, Computertomographie und Kernspintomographie benötigt (**Empfehlungsgrad B; L3, L4**).

Schilddrüsensonographie

Mit der Sonographie lassen sich unabhängig vom Funktionszustand und einer schilddrüsenspezifischen Therapie in jedem Lebensalter die Topographie der Schilddrüse in allen drei Raumebenen – damit auch das Volumen – und morphologische Veränderungen erfassen. Ihre zentrale Bedeutung in der Schilddrüsendiagnostik als risikolose und beliebig wiederholbare morphologische Untersuchungsmethode ist unumstritten.

Die Untersuchung wird am liegenden Patienten bei leicht überstrecktem Hals durchgeführt. Für eine ausreichende Auflösung ist ein Schallkopf mit einer Frequenz von ≥ 7,5 MHz Voraussetzung.

Beurteilungskriterien, die formalisiert im Verlauf dokumentiert werden müssen sind: Größe beider Lappen, Echogenität im Vergleich zur angrenzenden Halsmuskulatur (echonormal, echoreich, echoarm, echokomplex, echofrei), Verkalkungen (Mikro-, Makrokalk), fokale Veränderungen (Größenbestimmung in drei Ebenen), Randbegrenzung (scharf, unscharf), echoarmer Randsaum, Merkmale der Vaskularisation sowie Größe und Struktur zervikaler Lymphknoten.

Tabelle H.2-1 Duplexsonographische Typisierung von Schilddrüsenknoten.

Typ	Beurteilung
0	kein sichtbarer Blutfluss
1	schwacher intranodulärer Fluss
2	> 25% der äußeren Begrenzung (des Halo) sind durchblutet
3	> 25% der äußeren Begrenzung (des Halo) sind durchblutet + schwacher intranodulärer Blutfluss
4	sehr starke Durchblutung mit pathologischen Gefäßen („Blutseen")

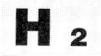

Die Duplexsonographie ist ein wesentlicher Bestandteil geworden. Sie liefert entscheidende Zusatzinformationen über eine verstärkte Vaskularisation des Organs bei der Basedow-Hyperthyreose, der Immunthyreoiditis, der Differentialdiagnose der Amiodaron-induzierten Hyperthyreose (Typ I verstärkte Vaskularisation, Typ II verminderte Vaskularisation). Eine verstärkte zentrale Durchblutung bei Knoten erhöht die Malignomwahrscheinlichkeit signifikant. Die Durchblutung fokaler Läsionen sollte typisiert werden (Typ 0–4, siehe Tab. H.2-1).

Diagnostische Aussagekraft (Tab. H.2-2)

Diagnosen sind mit der Sonographie alleine nicht möglich. Ebenso lassen sich keine Angaben zur Funktion oder Histologie treffen, jedoch kann der sonographische Befund auf bestimmte Schilddrüsenkrankheiten hinweisen. Die sonographische Volumetrie ist die exakteste Methode zur Größenbestimmung der Schilddrüse. Die Gradeinteilung der Struma nach den WHO-Kriterien hat nur noch orientierenden Charakter. Die Schilddrüsengröße lässt sich aus der Summe beider Lappenvolumina bestimmen, die sich jeweils aus dem Produkt der maximalen Dicke, Breite, Länge und des Faktors 0,5 errechnen. Der systematische Fehler der sonographischen Volumenbestimmung liegt bei etwa 10%. Für die Intraobserver-Variabilität sind etwa 10% und die Interobserver-Variabilität bis zu 25% zu veranschlagen. Bei der Verlaufsbeobachtung sollten deshalb sonographische Untersuchungen möglichst immer vom gleichen Beobachter vorgenommen werden.

Diffuse Strukturveränderungen

Je nach dem klinischen Befund und der Schilddrüsenfunktion lassen echoreiche Schallbilder an regressive Veränderungen und diffus echoarme Bilder an immunogene Schilddrüsenerkrankungen (Morbus Basedow oder lymphozytäre Thyreoiditis) denken, seltener an ein Malignom. Unscharf begrenzte echoarme Bilder weisen ebenso wie echokomplexe Bilder auf ein Malignom oder eine subakute Thyreoiditis hin. Typische Malignomkriterien sind der Tabelle H.2-3 zu entnehmen (L1, L5).

Nuklearmedizinische In-vivo-Diagnostik

Zur In-vivo-Diagnostik werden kurzlebige, ausschließlich γ-Strahlung emittierende Radionuklide in Form von Tc-99m-Pertechnetat oder J-123-Natriumjodid angewandt. Tc-99m weist als kurzlebiges Generator-Nuklid den Vorteil der allgemeinen Verfügbarkeit und der geringsten Strahlenexposition auf. Für spezielle Fragestellungen (thyreoidale Jodidclearance, Darstellung dystopen Schilddrüsengewebes, Perchloratdepletionstest) ist J-123 das Radionuklid der Wahl. J-131 wird zur Vorbereitung einer Radiojodtherapie und im Rahmen der Ganzkörperszintigraphie bei der Verlaufskontrolle des differenzierten Schilddrüsenkarzinoms eingesetzt.

Als Untersuchungsgerät ist heute generell die Gamma-Kamera wegen ihrer hohen Auflösung, der Möglichkeit zur Szintigrammnachbearbeitung und zur quantitativen Bestimmung der Jodidclearance bzw. von Clearanceäquivalenten einzusetzen (L1, L4).

Tabelle H.2-2 Echomuster und duplexsonographische Typisierung von Schilddrüsenknoten.

Krankheitsbild	Typisches Echomuster	Vaskularisation
autonomes Adenom oder inaktives Adenom	echoarme Knoten (mit echoarmem Randsaum oft auch mit zystischen Anteilen)	geringe/mäßige Randvaskularisation
multifokale Autonomie	multiple echoarme Knoten (nicht immer scharf abgrenzbar), oft mit zystischen Veränderungen; echodichte Strukturen (Kalk)	
Morbus Basedow	meist diffuse Echoarmut	diffuse Hypervaskularisation
lymphozytäre Thyreoiditis		mäßige Hypervaskularisation
subakute Thyreoiditis (de Quervain)	umschriebene, unscharf begrenzte, echoarme bis echokomplexe Areale, seltener Echoarmut der ganzen Schilddrüse	regionale Hypovaskularisation
Malignom	echoarme, echokomplexe Areale/Knoten, Kalk	zentrale Hypervaskularisation

Tabelle H.2-3 Sonographische Kriterien zur Dignitätsbeurteilung von Schilddrüsenknoten (aus 2).

Kriterium	Benigner Knoten	Maligner Knoten
Rand	scharf, abgrenzbar	unscharf, schlecht abgrenzbar
Form	regulär	unregelmäßig konfiguriert
Echostruktur	reine Zyste	solider Knoten, solide und zystische Anteile
Echogenität	echoreich oder echonormal	echoarm oder echokomplex
Verkalkung	keine	Mikro- und Makroverkalkungen
Randsaum	Halozeichen	kein Halo
Durchblutung	geringe Vaskularisation alleinige Randvaskularisation	Hypervaskularisation im Rand- und Binnenbereich
Zervikale Lymphknoten	keine, < 5 mm, oval, Vaskularisation: Zentralgefäß	vergrößert, >1 cm, rundlich, kein Zentralgefäß

Feinnadelaspiration und Zytologie

In Verbindung mit Sonographie und Szintigraphie ist die zytologische Untersuchung von Schilddrüsenaspirationsmaterial ein wichtiges Instrument der morphologischen Diagnostik. Die Sensitivität und Spezifität der Zytologie liegt, abhängig von Qualifikation des Punkteurs und Zytologen, zwischen 70 und 90%. Jeder szintigraphisch kalte Knoten über 1 cm und/oder sonomorphologisch verdächtige Knoten auch unter 1 cm sowie rasch wachsende Knoten sind sonographisch gezielt durch Feinnadelaspirationszytologie zu untersuchen (L2, 5).

Radiologische Untersuchungen

Konventionelle Röntgenaufnahmen des Thorax im p.-a.-Strahlengang werden bei großen und/oder retrosternalen Knotenstrumen ergänzend zur Beurteilung von Verlagerungen und Einengungen der Trachea herangezogen. Retrosternale und intrathorakale Strumen sind in der Regel besser auf seitlichen Aufnahmen zu erkennen. Zur Beurteilung des Ausmaßes der Beeinträchtigung ist eine ganzkörperplethysmographische Bestimmung der Atemwegswiderstände erforderlich.

Der Ösophagusbreischluck kann zur Erkennung retrotrachealer Strumaanteile und oberer Ösophagusvarizen (sog. Downhill-Varizen) sowie zur Diagnostik von Divertikeln herangezogen werden.

2.2 Struma

Definition

Grundsätzlich wird der Begriff Struma für die Schilddrüsenvergrößerung benutzt. Hauptursache in Deutschland ist der Jodmangel. Die verschiedenen Ursachen der Struma sind in Tabelle H.2-4 zusammengefasst.

Diagnostik

Zur Basisdiagnostik gehören Anamnese und körperliche Untersuchung, Abklärung der Schilddrüsenfunktion (basales TSH, fT4), Sonographie mit Volumetrie. Die Szintigraphie erfolgt bei Knoten über 1 cm Durchmesser. Eine Feinnadelpunktion ist bei sonographisch verdächtigem Befund und/oder kalten Knoten notwendig.

Tabelle H.2-4   Pathogenetische Einteilung der Struma.

- bei Jodmangel
- bei Immunthyreopathien
- mit Autonomie
- bei Zystenbildung, durch Blutung nach Trauma
- bei Entzündungen
- bei Schilddrüsentumoren
- bei neoplastischer Produktion von TSH und TSH-ähnlichen Substanzen
- bei Akromegalie
- bei Enzymdefekten
- bei Hormonresistenz
- bei Befall der Schilddrüse durch extrathyreoidale bzw. systemische Erkrankungen

Prophylaxe

Mehr als 90% der Kropfentwicklung kann durch eine ausreichende Jodversorgung verhindert werden. Sie hat sich in den letzten 10 Jahren in Deutschland durch freiwillige Verwendung von Jodsalz in Lebensmitteln und Gemeinschaftsküchen wesentlich gebessert, was zu einem Rückgang von Strumen und Knoten bei Jugendlichen geführt hat. Die erforderliche Menge an Jod (200 µg/Tag für Erwachsene und 230–260 µg/Tag für Schwangere und Stillende) ist noch nicht flächendeckend erreicht. Risikogruppen wie Schwangere und Jugendliche aus Familien mit Knotenstrumen sollten weiterhin mit Jodid (100 µg/Tag) substituiert werden. Allerdings ist auf eine Überversorgung durch Jod enthaltende Multivitaminpräparate zu achten. Ferner benötigt die Schilddrüse Spurenelemente wie Eisen und Selen. Die mediane Jodausscheidung liegt derzeit um 12 µg/dl, unter 10 µg/dl bei 37% und unter 5 µg/dl bei 10% der Bevölkerung.

Als Jodprophylaxe für Risikogruppen gelten derzeit folgende Empfehlungen:
- prophylaktische Gabe von 100 µg pro Tag in Schwangerschaft und Stillzeit
- ausreichende Jodversorgung des heranwachsenden Kindes und während der Pubertät, ggf. auch
- gezielte individuelle Jodidprophylaxe mit Tabletten bei Jugendlichen und Erwachsenen.

Therapie

Die Therapie berücksichtigt die unterschiedliche Pathogenese; eine große, knotige Schilddrüse ist ein grundsätzlich operationswürdiger Befund. Medikamentös werden in Deutschland derzeit Monotherapien mit Jodid oder Levothyroxin sowie die kombinierte Gabe von Jodid und Levothyroxin angewandt. Da nach heutigem Verständnis der Jodmangel pathogenetisch entscheidend ist, muss der intrathyreoidale Jodmangel beseitigt werden. Dies bedeutet gleichzeitig, dass die Behandlung der euthyreoten Jodmangelstruma immer die Komponente Jodid enthalten muss. Eine alleinige Behandlung mit Schilddrüsenhormonen führt ausschließlich zur Rückbildung der Hypertrophie, die Hyperplasie der Thyreozyten und insbesondere der intrathyreoidale Jodmangel werden nicht beseitigt. Daher ist eine alleinige Behandlung mit Schilddrüsenhormonen nicht sinnvoll (**Empfehlungsgrad A; L3, 2**).

Die Monotherapie mit Jodid (200 µg Jodid/Tag) ist geeignet, bei Kindern vor der Pubertät eine sehr gute Volumenreduktion, in der Regel eine vollständige Rückbildung der Schilddrüsenvergrößerung, zu erzielen. Auch bei Jugendlichen und jungen Erwachsenen ist die Joditherapie (200 µg/Tag) wirksam (Volumenreduktion um 30%) und mit Erfolgen der Kombinationstherapie (Jodid plus Levothyroxin) vergleichbar. Das Dosierungsverhältnis aus Levothyroxin zu Jodid scheint mit 1 : 2 am effektivsten eine Rückbildung der Jodmangelstruma zu bewirken. Aus den zur Verfügung stehenden Kombinationspräparaten von Levothyroxin und Jodid ist zur effektiven Strumarückbildung in der Pubertät, bei Jugendlichen und Erwachsenen mit einer Dosierung von 75 µg

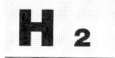

Levothyroxin und 150 µg Jodid bei der überwiegenden Zahl der Patienten eine effektive Strumarückbildung zu erreichen (**Empfehlungsgrad A; L3**).

Eine operative Therapie ist in Abhängigkeit vom Beschwerdebild und der Größe der Struma zu wählen. Wichtige Gesichtspunkte sind hierbei eine mechanische Beeinträchtigung der Luftwege und ein unzureichender Erfolg der medikamentösen Behandlung; die Therapie der Wahl ist eine beidseitige subtotale Strumaresektion, bei Knoten eine funktionskritische Resektion, Hemithyreoidektomie oder Near-total-Resektion.

Auch eine Radiojodtherapie führt bei ausreichender Jodspeicherung zu einer Volumenreduktion zwischen 50 und 70%, wobei der Therapieeffekt zeitlich verzögert eintritt.

Die Therapie der Knotenstruma muss operativ sein, wenn ein suspekter oder nicht eindeutig beurteilbarer zytologischer Befund gefunden wurde. Im Übrigen gelten auch hier die genannten mechanischen Komplikationen als Therapieindikation. Die operative Therapie richtet sich dabei grundsätzlich nach Größe, Anzahl und Lokalisation der Knoten.

Das Risiko einer permanenten Rekurrensparese liegt beim Ersteingriff um 1%, das eines permanenten Hypoparathyreoidismus bei 1–2%.

Verlaufskontrolle und Prognose

Die medikamentöse Therapie wird nach Kombinationstherapie über 6–12 Monate mit Jodid in einer Dosierung von ca. 100 µg/Tag fortgeführt. Nach einer chirurgischen Strumabehandlung orientiert sich die Rezidivprophylaxe an der aktuellen Schilddrüsenfunktion und Größe des Schilddrüsenrestes. Bei einem postoperativen Schilddrüsenvolumen größer als 10 ml ist zumeist eine reine Jodprophylaxe ausreichend, sofern ein TSH-Wert unter 1 mU/l erreicht wird. Bei kleineren Schilddrüsenresten ist von der Notwendigkeit einer Schilddrüsenhormon-Substitution auszugehen. Hier ist so zu substituieren, dass der Serum-TSH-Wert im unteren Normbereich zwischen 0,4 und 1,0 µE/ml liegt (**Empfehlungsgrad A; L3**).

2.3 Hypothyreose

Definition

Eine Hypothyreose ist die Folge einer unzureichenden Versorgung der Körperzellen mit Schilddrüsenhormonen. Die Ursachen sind vielfältig; primäre Ausfälle der Schilddrüsenfunktion durch Destruktion des Schilddrüsengewebes bei angeborenen Störungen bzw. erworbenen Störungen, am häufigsten die chronisch-autoimmune Thyreoiditis. Beispiele für transiente Formen der Hypothyreose sind die subakute Thyreoiditis und die postpartale Form der Thyreoiditis. Sekundäre Formen (z.B. bei Hypophysenvorderlappeninsuffizienz) sind selten.

Diagnostik

Die Klinik der Hypothyreose besteht vor allem in Symptomen wie Müdigkeit, Lethargie, Schläfrigkeit, kognitiven Störungen, Obstipation, Kälteintoleranz, Gewichtszunahme. Ferner bestehen Heiserkeit, Bradykardie, trockene Haut. Die Symptomatik entwickelt sich dabei meist allmählich, kann monosymptomatisch sein, und wird oft lange Zeit nicht wahrgenommen.

Die laborchemische Diagnostik besteht in der Bestimmung des basalen TSH und des freien Thyroxin im Serum. Bei Hinweisen für eine Immunthyreoiditis erfolgt die Bestimmung von TPO-Antikörpern und – bei fehlendem Nachweis – von Tg-Antikörpern.

Eine primäre Hypothyreose wird diagnostiziert über das erhöhte TSH, eine sekundäre bzw. tertiäre Hypothyreose über inadäquat niedrige TSH-Spiegel. Zur weiteren Diagnostik sind die Sonographie, ggf. die Szintigraphie erforderlich.

Therapie

Die Therapie besteht im Ersatz der Schilddrüsenhormone mit Levothyroxin. Da die Nahrungsaufnahme die Resorption beeinträchtigen kann, sollte die Hormoneinnahme 20–30 Minuten vor einer Mahlzeit erfolgen. Die Wirkung bei täglicher Dosierung ist frühestens nach 2 bis 3 Tagen nachweisbar, der maximale Effekt wird nach 10 Tagen erreicht und die Wirkung hält bis zu 4 Wochen an.

Therapieziel ist der Ausgleich des Hormondefizits und die Wiederherstellung der euthyreoten Stoffwechsellage. Die Dosis hängt vom Ausmaß der Hypothyreose ab und liegt im Mittel bei 1,5–2,0 µg/kg/Körpergewicht. Die Mehrzahl der Patienten benötigt 100–150 µg/d Levothyroxin.

Eine langsame Steigerung der Levothyroxindosis ist bei einer Hypothyreose auf Patienten mit einer kardialen Vorerkrankung zu begrenzen. Die Kontrolle der Therapie erfolgt 6 bis 8 Wochen nach Beginn der Substitution, wobei die TSH-Werte zwischen 0,4 und 2 mU/l liegen sollten. Supprimierte Werte sind zu vermeiden. Bis auf die wenigen Ausnahmen einer passageren Hypothyreose muss die Therapie lebenslang fortgeführt werden.

Passagere hypothyreote Phasen können z.B. unter der Einnahme von Thyreostatika, Amiodarone und bei Schilddrüsenentzündungen auftreten.

Relevante Kontraindikationen für die Substitutionstherapie gibt es nicht. Selten gibt es eine Unverträglichkeit von Hilfsstoffen der Levothyroxinpräparate.

Bei der Therapie der sekundären Hypothyreose liegt die Dauerdosis etwas niedriger (75–125 µg/d Levothyroxin). Die Dosierung richtet sich hier nach dem freien T4-Spiegel.

In der Schwangerschaft ist die Therapie zwingend notwendig, da eine unbehandelte Hypothyreose den Schwangerschaftsverlauf und den Fetus gefährdet. Die Levothyroxindosis ist dem um bis zu 40% höheren Bedarf in der Schwangerschaft anzupassen. Auch muss der Serum-TSH-Wert im Normbereich liegen. Während der Gravidität und Laktation muss zusätzlich zur Levothyroxin-Substitution eine Jodprophylaxe für den Fetus mit 100–200 µg am Tag durchgeführt werden.

Das hypothyreote Koma ist eine seltene, lebensbedrohliche Krisensituation. Gefährdet sind nicht oder nur unzureichend behandelte meist ältere Patienten (L3, 2).
Eine i.v. Gabe von initial 500 µg Levothyroxin und anschließend täglich 100 µg i.v. bis zu 10 Tagen ist indiziert. Wegen der Hypoventilation und Hypoxie sind eine assistierte Beatmung und intensivmedizinische Überwachung notwendig.
Bei gleichzeitig bestehender Nebenniereninsuffizienz werden 100 mg Hydrocortison/24 Std. im Perfusor gegeben, bei Unterkühlung langsames Erwärmen.

2.4 Hyperthyreose

Definition

Die Hyperthyreose ist Folge einer vermehrten Wirkung von Schilddrüsenhormonen auf periphere Körperzellen. Der Übergang von einer normalen Funktion zur latenten (subklinischen) Hyperthyreose und klinisch manifesten Form ist fließend.

Indikation zur Diagnostik

In Abhängigkeit vom Ausmaß der Symptome wird eine weitere Diagnostik zum Ausschluss bzw. zum Nachweis der Hyperthyreose und der zugrunde liegenden Erkrankung durchgeführt.

Diagnostik

Anamnese und Klinik

Zu den häufigsten Symptomen gehören Ruhetachykardie, Nervosität, emotionale Labilität, Schlaflosigkeit, Tremor, exzessives Schwitzen und Hitzeintoleranz. Trotz eines gut erhaltenen oder gesteigerten Appetits ist ein Gewichtsverlust die Regel. Der Stuhlgang ist in der Frequenz häufig gesteigert, es treten Diarrhöen auf. Eine proximale Muskelschwäche im Sinne einer Myopathie findet sich insbesondere bei ausgeprägten Formen.
Die Patienten wirken ängstlich und ruhelos. Ihre Haut ist warm und feucht. Eine verstärkte Brüchigkeit von Nägeln und Haaren ist ein wichtiger Hinweis. Tachykardien, insbesondere verbunden mit Vorhofflimmern, sind häufig. Bei Patienten mit immunogenen Hyperthyreosen findet sich in ca. 60% eine endokrine Orbitopathie. Bei älteren Patienten muss auf oligo- oder monosymptomatische Formen geachtet werden.

Biochemische Diagnostik

Essentiell sind die Bestimmung des basalen TSH-Spiegels und bei Erniedrigung die Bestimmung von fT4 und fT3. Mit Ausnahme der seltenen Formen einer Schilddrüsenhormonresistenz oder eines TSH-produzierenden Hypophysenvorderlappenadenoms schließt ein normaler, basaler TSH-Spiegel eine Hyperthyreose aus.
Bei Hyperthyreose muss eine bildgebende Abklärung der Schilddrüse mittels Sonographie und, beim Nachweis von Knoten oder bei Verdacht auf eine Schilddrüsenautonomie, durch die Szintigraphie erfolgen (siehe unten). Die Aussagekraft der biochemischen Parameter ist bei Multimorbidität herabgesetzt. Die Interpretation der Konstellation setzt besondere Erfahrung voraus. Eine alleinige Bestimmung der peripheren (freien) Schilddrüsenhormone ohne basales TSH ist obsolet. Erst in der Verbindung von basalen TSH-Spiegeln und peripheren Schilddrüsenhormonen kann eine Einordnung der Erkrankung vorgenommen werden.
Bei peripherer Hormonresistenz finden sich erhöhte freie Hormonspiegel bei erhöhtem TSH (L2, L3).

Differentialdiagnostik

Immunthyreopathien vom Typ des Morbus Basedow sind die häufigsten Ursachen einer Hyperthyreose, gefolgt von verschiedenen Formen der Schilddrüsenautonomie. Autonomien sind im Kindes- und Jugendalter ausgesprochene Raritäten, im Alter häufig. Schilddrüsenentzündungen mit einer Zerstörung der Schilddrüse führen zu transienten Hyperthyreosen (siehe unten). Selten sind eine Hyperthyreosis factitia und die inappropriate bzw. neoplastische TSH-Mehrsekretion.

Zusatzuntersuchungen bei Verdacht auf Immunthyreopathie

- Sonographie der Schilddrüse mit Volumenbestimmung sowie Beurteilung der Sonomorphologie (diffuse Echoarmut)
- Duplexsonographie
- klinische, ophthalmologische Charakterisierung einer endokrinen Orbitopathie (Lidschwellung, konjunktivale Reizung, Exophthalmus, Augenbeweglichkeit, Blickrichtungstonografie; ggf. Kernspintomographie der Orbita)
- Bestimmung von TSH-Rezeptorantikörpern und, wenn negativ, der TPO-Antikörper
- quantitative Szintigraphie der Schilddrüse bei Knoten und zur differentialdiagnostischen Abklärung.

Zusatzuntersuchungen bei Verdacht auf funktionelle Autonomie der Schilddrüse

Die funktionelle Autonomie der Schilddrüse kann als solitäres „Adenom" oder multifokal bzw. disseminiert auftreten. Die Funktion der Schilddrüse kann dabei normal sein, es kann aber auch eine latente oder manifeste Hyperthyreose vorliegen. Die Szintigraphie in Kombination mit der Sonographie ist die entscheidende Maßnahme zur Diagnosesicherung (L3).

Therapie

Prinzipiell stehen drei Verfahren zur Verfügung:
- thyreostatische Therapie
- Radiojodtherapie
- Schilddrüsenoperation.

Die Wahl der Therapie hängt von der Grunderkrankung sowie deren Dauer ab. Bei der Autoimmunhyperthyreose (Morbus Basedow) wird initial immer thyreostatisch behandelt. Persistiert die Hyperthyreose unter der üblichen Dosis der Thyreostatika, oder kommt es nach Absetzen einer thyreostatischen Langzeittherapie (ca. 12 Monate) zu einem

Rezidiv, muss eine definitive Therapieform (Radiojodtherapie, SD-Operation) durchgeführt werden. Die Autonomie wird nach medikamentös erreichter Grenzwerthyperthyreose bzw. Euthyreose mit Radiojod oder operativ behandelt.

Antithyreoidale Substanzen hemmen die durch die Schilddrüsenperoxidase katalysierte Jodination des Tyrosins. Damit wird der Jodeinbau in das Thyreoglobulin gehemmt und die Schilddrüsenhormonsynthese inhibiert. Dies geschieht überwiegend durch Thiamazol; dieses Medikament ist ca. 24 Stunden pharmakologisch wirksam. Eine einmalige Dosis ist daher ausreichend. Propylthiouracil (Propycil) hat eine kürzere Plasmahalbwertszeit und muss zumindest initial zweimal täglich eingenommen werden. Carbimazol ist ein Vorläufermolekül und wird hepatisch in Thiamazol umgewandelt. Die Initialdosis richtet sich nach dem geschätzten Grad des Jodmangels und der Schwere des Krankheitsbildes (**Empfehlungsgrad C;** L3, 4). Bei unbekannter Jodversorgung ist eine Initialdosis von Thiamazol 10–20 mg/Tag ausreichend. Bei höherer Jodversorgung bei ausgeprägtem Krankheitsbild sollte initial eine höhere Dosis (ca. 30 mg am Tag gegeben werden). Bei Jodkontamination kann die thyreostatische Medikation durch die Perchloratgabe ergänzt werden. Perchlorat ist ein Inhibitor des Natriumjodid-Symporters und hat gleichzeitig Wirkungen auf die Ausschleusung von Jodid aus der Schilddrüse.

Zur symptomatischen Therapie eignen sich Betablocker, wobei die Betablockade vom Propranolol-Typ gleichzeitig einen inhibitorischen Einfluss auf die Konversion von T4 auf T3 ausübt. Empfohlene Dosierungen von Propranolol liegen bei 3×10 bis 3×40 mg pro Tag.

Unter thyreostatischer Therapie wird innerhalb von 4 bis 6 Wochen in 80% eine Euthyreose erreicht. Zur Remissionserhaltung genügen meist 2,5–5 mg Thiamazol, ggf. auch 2,5 mg Thiamazol jeden zweiten Tag. Nach einjähriger Therapie ist bei Morbus Basedow mit einer Rezidivrate von 50% zu rechnen. Eine Risikoabschätzung ist mit 80% Wahrscheinlichkeit zu treffen mit folgenden Parametern: supprimiertes TSH 4 Wochen nach Absetzen der Medikation, TSH-Rezeptorantikörpertiter > 10 mU/ml, große Struma > 50 ml. Kontrollen unter Therapie sollten alle 3 Monate erfolgen. Eine Übertherapie unter Thiamazol mit einem TSH-Anstieg über 2 mU/l sollte vermieden werden, um ein Strumawachstum zu verhindern (**Empfehlungsgrad A;** L3, 4).

Die Häufigkeit von Nebenwirkungen ist dosisabhängig. Bei einer Dosis von 10 mg liegt sie unter 15%. Bei täglichen Dosen von 60 mg steigt die Nebenwirkungsrate auf 25% an. Hierzu gehören allergische Exantheme, Kopfschmerzen, Haarausfall, Gelenk- und/oder Muskelschmerzen sowie Leberenzymerhöhungen. Gefürchtet sind schwerwiegende seltene Nebenwirkungen wie die Agranulozytose (0,1–0,6%), Thrombozytopenie, Panzytopenie und Vaskulitiden.

Therapie der Wahl der Hyperthyreosen in der Schwangerschaft sind Thyreostatika. Eine Radiojodtherapie ist kontraindiziert. Die Medikamente sollten mit einer möglichst niedrigen Dosis gegeben werden; Ziel ist es, die Serumspiegel von fT4 im hochnormalem Bereich und TSH im unteren Normbereich zu halten. Dies ist mit einer Dosis von 5–10 mg Thiamazol möglich.

Wegen des Risikos einer Thiamazol-Embryopathie (1 : 1000 bis 1 : 10 000) mit Aplasia cutis, Choanalatresie u.a.m. wird eine Behandlung mit Propycil (2–5×50 mg tgl.) bevorzugt, wobei die Propycildosis auf 2 bis 3 Einzeldosen zu verteilen ist.

Die Radiojodtherapie wird zum einen bei einer fokalen Autonomie, zum anderen auch bei Rezidivhyperthyreose oder Persistenz der Hyperthyreose bei einem Morbus Basedow durchgeführt. Auf Wunsch des Patienten kann die Radiojodtherapie auch in der Primärtherapie des Morbus Basedow angeboten werden, insbesondere wenn im Fall eines medikamentösen Behandlungsversuchs eine hohe Rezidivgefährdung zu erwarten ist. Zieldosis sind bei einem funktionsoptimierten Konzept ca. 150 Gy (Autonomie); hierbei ist in etwa 90% der Fälle mit einer dauerhaften Beseitigung der Hyperthyreose zu rechnen. Bei einem ablativen Konzept (Morbus Basedow) mit ca. 250 Gy wird die Hypothyreose von vornherein angestrebt. Eine absolute Kontraindikation für die Radiojodtherapie ist nicht nur die Gravidität, sondern auch Laktation, Kinderwunsch innerhalb der nächsten 4 Monate, schwere Hyperthyreose ohne thyreostatische Vorbereitung. Relative Kontraindikationen sind große Strumen, insbesondere mit ausgeprägter Trachealeinengung und kalte Knoten mit Malignomverdacht.

Bei vorbestehender endokriner Orbitopathie werden Glukokortikoide (ca. 0,5 mg/kg Körpergewicht/Tag Prednisolon-Äquivalent initial) in abnehmender Dosierung über einen Zeitraum von ca. 6 Wochen gegeben, um einer Verschlechterung der EO unter der Radiojodtherapie vorzubeugen. Nicht ganz eindeutig ist die Datenlage, ob auch ohne vorbestehende EO die Radiojodtherapie unter einer prophylaktischen Glukokortikoidgabe erfolgen sollte.

Die Operationsindikationen sind in der Tabelle H.2-5 zusammengefasst.

Die operative Behandlung strebt eine sichere Beseitigung der Hyperthyreose an. Das Restvolumen sollte unter 2 g betragen. Alternativ wird die Thyreoidektomie in einem spezialisierten Zentrum vorgenommen.

Tabelle H.2-5 Indikationen für die Operation bei Morbus Basedow.

- Rezidivhyperthyreose nach thyreostatischer Primärtherapie
- wachsende bzw. große Struma unter thyreostatischer Therapie
- zusätzliche malignitätsverdächtige Knoten
- Nebenwirkungen der Thyreostatika
- Kontraindikationen der Radiojodtherapie (Schwangerschaft, Laktation, Alter unter 18 Jahren)
- jodinduzierte, thyreostatisch schlecht behandelbare Hyperthyreose
- thyreotoxische Krise

Die endokrine Orbitopathie wird nach Stadium und Aktivitätsscore klassifiziert und sollte in einem ausgewiesenen Zentrum durch einen spezialisierten Augenarzt behandelt werden. Differentialdiagnostisch müssen eine Myositis der Augenmuskeln und andere retroorbitale Raumforderungen ausgeschlossen werden. Eine Befundbesserung tritt häufig (70%) unter optimaler Stoffwechsellage (TSH niedrig normal) ein. Eine Nikotinkarenz sollte unbedingt angestrebt werden (Risikosteigerung durch Rauchen um den Faktor 7). Bei geringer Krankheitsaktivität genügen Lokalmaßnahmen (getönte Brille, Tränenersatzmittel, Augensalbe nachts, Lymphdrainage). Im aktiven Stadium mit florider Entzündung hat sich die Glukokortikoidstoßtherapie (Prednisolon-Äquivalent 100 mg/Tag mit Reduktion um 10 mg alle 4 Tage über 6 Wochen) alleine oder in Kombination mit einer retroorbitalen Strahlentherapie (12 Gy) bewährt. Schwere Formen mit Visusbedrohung werden am besten mit Prednisolon 500 mg über 3 Tage i.v., danach oral therapiert. Der Wert einer zusätzlichen Thyreoidektomie wird noch kontrovers diskutiert. Bei ausgeprägter Protrusion, Hornhaut-Komplikationen und Visusbeeinträchtigung werden operative Dekompressionsverfahren eingesetzt, wobei zumeist die mediale Entfernung der unteren Orbitawand mit Ausräumung des Siebbeins gewählt wird. Schieloperationen erfolgen im inaktiven Stadium bei Persistieren von Doppelbildern.

Bei der Therapie der thyreotoxischen Krise sind unverzüglich Notfallmaßnahmen einzuleiten (L3, 2). Auslösende Ursachen sind hier meist eine Jodexposition, schwere Infektionen, Stress oder Trauma bei unerkannter Hyperthyreose. Unverändert besteht eine sehr hohe Letalität von 20 bis 30% (L3, 2). Wichtigste Maßnahmen sind eine intensivmedizinische Betreuung und eine frühzeitige Thyreoidektomie.

Nachkontrolle und Prognose

Bei einer Therapie des Morbus Basedow kommt es in ungefähr 50% der Fälle zu einem Rezidiv; eine definitive Therapie ist dann indiziert (Operation bzw. Radiojodtherapie). Verlaufskontrollen bestehen in der Bestimmung von TSH und fT4 nach 1 Monat, 3 Monaten und später mindestens jährlich. Auch die klinische Untersuchung hinsichtlich einer endokrinen Orbitopathie ist wichtig; trotz ausreichender Behandlung einer immunogenen Hyperthyreose und fehlender oder geringer endokrinen Orbitopathie kann es innerhalb von Jahren noch zu einer floriden EO kommen.

Prophylaxe bei Jodexposition

Liegt eine Indikation zur Anwendung jodhaltiger Kontrastmittel vor (CT, Angiographie) oder müssen jodhaltige Medikamente, wie beispielsweise Amiodaron gegeben werden, so empfiehlt sich folgendes Vorgehen:
3 × 15 Tropfen (= 900 mg) Natriumperchlorat/Tag.
Zusätzlich bei großen Strumen und/oder subklinischer Hyperthyreose (supprimiertem TSH, normales fT4 und/oder fT3) 20 mg Thiamazol/Tag.
Beginn der Prophylaxe: spätestens 2–4 h vor Kontrastmittelapplikation, besser 24 h vorher.

Dauer der Therapie: 7–14 Tage.
Bei manifester Hyperthyreose (supprimiertes TSH, erhöhtes fT4 und/oder fT3) möglichst keine Gabe von jodhaltigem Röntgenkontrastmittel. Gadolinium (Gd)-haltige Kontrastmittel bei der Magnetresonanztomographie (MRT) sind möglich.
Bei unvermeidlicher Kontrastmittelgabe:
3 × 15–20 Tropfen Natriumperchlorat/Tag.
Zusätzlich 40–60 mg Thiamazol/Tag.
Beginn der Therapie: spätestens 2–4 h vor Kontrastmittelgabe, besser 24 h vorher.
Dauer der Therapie: mindestens 14 Tage; Thiamazol in angepasster Dosis weiterführen.
Bei bereits durchgeführter Jodkontamination bei Risikopatienten: Vorgehen wie oben beschrieben.
Kontrollen: Differentialblutbild, Leberenzyme nach 8 und 14 Tagen.
Absetzen der Medikation sicherstellen.
Bei manifester, jodinduzierter Hyperthyreose muss Thiamazol aufgrund der Kompetition zu Jod hoch dosiert (40–80 mg) und über längere Zeit (Wochen) gegeben werden. Eine Kombination mit Perchlorat verkürzt die Zeit zum Erreichen der Euthyreose (Dosierung 3 × 10 Tropfen entsprechend 600 mg). Jodinduzierte Hyperthyreosen können über viele Wochen behandlungsbedürftig bleiben. Bei der Amiodaron-induzierten Hyperthyreose unterscheidet man Typ I mit vorbestehender Schilddrüsenerkrankung und Typ II ohne Vorerkrankung und entzündlich-thyreodestruktivem Verlauf. Typ I zeigt duplexsonographisch eine verstärkte, Typ II eine verminderte Vaskularisation. Die Differentialdiagnose und Therapie ist Tabelle H.2-6 zu entnehmen. Mischtypen werden durch Kombination beider Therapieprinzipien behandelt. Bei Therapieresistenz ist eine Thyreoidektomie notwendig. Bei unzureichendem Therapieerfolg ist eine Frühoperation unumgänglich.

2.5 Thyreoiditiden

Definition

Die Thyreoiditiden werden wie folgt eingeteilt:
- chronische Autoimmunthyreoiditis Hashimoto
- akut-subakute Thyreoiditis de Quervain
- akute bakterielle Thyreoiditis (sehr selten)
- fibrosierende Thyreoiditis (Riedel-Struma, extrem selten).

Diagnostik

Bei der chronischen Autoimmunthyreoiditis steht klinisch die Hypothyreose im Vordergrund oder es handelt sich um einen Zufallsbefund. Laborchemisch sind in etwa 80% der Fälle die TPO-AK erhöht. Sonographisch findet sich eine diffuse oder felderförmige Echoarmut der Schilddrüse. Klinisch bedeutsam ist die Assoziation mit anderen endokrinen Autoimmunerkrankungen, z.B. Morbus Addison (L2, L3, 6). Bei den anderen seltenen Formen treten häufig Schmerzen auf.
Die Ursache der subakuten Thyreoiditis de Quervain ist nicht eindeutig geklärt. Klinisch entscheidend sind hier rasch zunehmende Schmerzen im Bereich

Tabelle H.2-6   Differentialdiagnose und -therapie der amiodaroninduzierten Hyperthyreose (aus 2).

Typ I Jodinduzierte Hyperthyreose	Typ II Hyperthyreose bei Thyreoiditis
Diagnose	
vorbestehende Schilddrüsenkrankheit, Autonomie der Schilddrüse, Morbus Basedow	keine vorbestehende Schilddrüsenkrankheit
frühes Auftreten meist in den ersten Therapiewochen	spätes Auftreten nach monate- bis jahrelanger Medikamenteneinnahme
häufig Struma diffusa oder nodosa	häufig nicht vergrößerte Schilddrüse
Sonographie: häufig Nachweis von Knoten	Sonographie: diffuse Echoarmut (Thyreoiditis)
Duplexsonographie: verstärkte Vaskularisation	Duplexsonographie: verminderte Vaskularisation
Szintigraphie: teilweise trotz Jodbelastung hohe Radionuklidaufnahme	Szintigraphie: verminderte Speicherung
	Ausschüttung von Zytokinen, deutlich erhöhte IL-6-Spiegel im Serum
Therapie	
Therapie mit Thiamazol und Perchlorat	leichte Fälle: keine Therapie
kontrolliertes Absetzen von Amiodaron	schwere Fälle: Glukokortikoide
schwerer und langwieriger Verlauf (Wochen bis Monate)	milder und meist selbstlimitierender Verlauf (Wochen)
schlechtes Ansprechen der Therapie	gutes Ansprechen der Therapie
zweifelhafte Prognose	meist günstige Prognose
definitive Therapie erforderlich	definitive Therapie meist nicht notwendig
Notfallthyreoidektomie bei Therapieresistenz	keine Notfallthyreoidektomie
kein Übergang in die Hypothyreose	möglicher Übergang in die Hypothyreose

des Halses mit wechselnder Lokalisation, Sonographie zum Nachweis unregelmäßig begrenzter, echoarmer Areale und Labor mit dem Nachweis einer beschleunigten BSG und weiteren Entzündungszeichen. Die Abklärung der Schilddrüsenfunktion ist auch hier obligat. Eine Szintigraphie muss nicht durchgeführt werden, kann aber bei der Abgrenzung gegen eine maligne Infiltration im Einzelfall hilfreich sein.

Therapie

Die Therapie der Immunthyreoiditis vom Typ Hashimoto erfolgt ausschließlich mit Schilddrüsenhormonen zur Behandlung der Hypothyreose. Zumeist erfolgt die Substitutionstherapie lebenslang. Eine antioxidative Therapie mit Selen (200 µg/Tag) begünstigt den Antikörper-Titer-Verlauf (**Empfehlungsgrad A;** L3) und verbessert die Befindlichkeit. Eine Besonderheit in der Schwangerschaft ist, dass hier die Levothyroxindosis dem erhöhten Bedarf angepasst werden muss; zusätzlich ist zur Strumaprophylaxe des Fetus eine Jodidgabe von 100 µg/Tag indiziert (**Empfehlungsgrad A;** L3).
Die extrem seltene Riedelstruma muss bei lokalen Komplikationen operativ angegangen werden, ggf. Einsatz von Glukokortikoiden.
Die Therapie der subakuten Thyreoiditis de Quervain kann bei geringer klinischer Symptomatik mit Antiphlogistika (Acetylsalicylsäure 2–3 g, Indomethacin 50–150 mg) durchgeführt werden. Bei starken Schmerzen und schwerer Allgemeinsymptomatik sind Glukokortikoide die Therapie der Wahl.

Die Initialdosis von Glukokortikoiden (Prednisolon-Äquivalent) liegt bei 0,5 mg/kg Körpergewicht pro Tag. Die Dosisreduktion erfolgt schrittweise in Abhängigkeit vom klinischen Befund nach 4 Wochen mit einer Ausschleichphase über 3 Monate. Durch die antiphlogistische Therapie wird der natürliche Verlauf der Erkrankung nicht verkürzt. In der Regel heilt die Thyreoiditis de Quervain nach 3 bis 6 Monaten vollständig aus.

Nachkontrolle und Prognose

Die Prognosen dieser Erkrankungen sind sehr gut, bei der Thyreoiditis de Quervain erfolgt in der Mehrzahl der Fälle eine vollständige Restitutio, bei der Hashimoto-Thyreoiditis ist in der Regel eine lebenslange Substitution notwendig.

2.6 Maligne Schilddrüsentumoren

Definition

Es überwiegen epitheliale Tumoren (95%). Hier sind differenzierte Karzinome (follikulär, papillär, medullär) von den undifferenzierten (in erster Linie anaplastischen) Tumoren zu unterscheiden (L1, L3, L5, 6).

Diagnostik

Ein wesentliches klinisches Problem besteht darin, dass Schilddrüsenkarzinome häufig erst in späten Stadien symptomatisch werden. In Jodmangelgebieten wie der Bundesrepublik Deutschland haben ca.

20–40% der Bevölkerung knotige Schilddrüsenveränderungen. Das Problem besteht darin, die relativ seltenen Malignome herauszufinden. Hypofunktionelle Knoten mit Mikrokalk und erhöhter Binnenvaskularisation haben das größte Malignitätrisiko (je nach Krankengut 5–15%). Für Deutschland werden Inzidenzraten für das Schilddrüsenkarzinom von 1,3–1,6/100 000 Einwohner für Männer und 2,5–3,7/100 000 für Frauen geschätzt.

Medulläre Karzinome machen ca. 5–10% aller malinen Schilddrüsentumoren aus. Sie können sporadisch (bis 70%) oder familiär (autosomal-dominant) auftreten.

Die klinische Untersuchung beschreibt im Wesentlichen Spätzeichen, z.B. eine Einflussstauung, Lymphknoten, Stridor oder Heiserkeit.

Die biochemische Diagnostik betrifft zunächst die Beschreibung der Schilddrüsen-Stoffwechsellage. Bei Verdacht auf ein medulläres Schilddrüsenkarzinom muss das basale und Pentagastrin-stimulierte Calcitonin bestimmt werden. Hier ist an die multiple endokrine Neoplasie vom Typ 2 zu denken; sie wird durch Aktivierung der Mutation im RET-Protoonkogen ausgelöst; der Nachweis dieser spezifischen Keimbahnmutation ist Grundlage des heute obligaten präsymptomatischen Screenings bei Familienangehörigen. Bei positivem Nachweis muss eine prophylaktische Thyreoidektomie erfolgen (5).

Bildgebend wird die Sonographie durchgeführt; für maligne Knoten sind typisch Echoarmut, Mikrokalk, unregelmäßige Randbegrenzungen und zentral verstärkte Vaskularisation. Die Szintigraphie ist als Screeningmethode sonographisch oder palpatorisch gesicherter Knoten indiziert; die Anreicherungen stellen fokale Autonomien dar, die praktisch nie maligne sind. Die Abgrenzbarkeit eines hypofunktionellen Knotens ist aber erst für Knotendurchmesser größer 1 cm methodisch möglich. Weiterhin wird bei einem Schilddrüsenkarzinom die Röntgenaufnahme des Thorax durchgeführt. Die Computertomographie (CT) oder Magnetresonanztomographie (MRT) der Halsregion eignen sich zur exakten Größenangabe und Verlaufskontrolle von Metastasen, sind jedoch bei der Primärdiagnostik in der Regel entbehrlich. Bei malignomsuspekten Knoten bzw. vor einer Radiojodtherapie muss die Anwendung von jodhaltigem Röntgenkontrastmittel unterbleiben.

Die Feinnadelpunktion ist bei allen kalten oder kühlen Knoten über 1 cm indiziert; Immunperoxidasemethoden für Calcitonin, Thyreoglobulin, TPO und andere Antigene müssen für spezielle Fragestellungen zur Verfügung stehen. Die Treffsicherheit der Punktionszytologie in der Karzinomdiagnostik ist allen anderen Methoden überlegen (Sensitivität 79%, Spezifität 78%, Genauigkeit 80%; 5).

Zunehmende Bedeutung erlangt in diagnostischer, insbesondere aber prognostischer, Hinsicht das 18-FDG-PET. Präoperativ kann es aber (noch) nicht empfohlen werden.

Therapie

Die Behandlung des Schilddrüsenkarzinoms bedarf einer besonders guten interdisziplinären Abstimmung zwischen Chirurgen, Nuklearmedizinern, Strahlentherapeuten und Internisten. Die Primärtherapie ist grundsätzlich chirurgisch. Wird die Diagnose zufällig nach Entfernung eines SD-Knotens gestellt, so ist eine Zweitoperation erforderlich, um eine ausreichende Radikalität zu gewährleisten. Operativer Regeleingriff ist die totale Thyreoidektomie ggf. mit zentraler Lymphknotendissektion unter Identifizierung der Nn. recurrentes inferiores und Erhaltung mindestens einer Nebenschilddrüse. Ausgenommen von der Notwendigkeit einer totalen Thyreoidektomie ist das kleine, unifokale, papilläre Karzinom unter 1,0 cm im Tumorstadium pT1N0M0.

Nachfolgend wird bei den differenzierten papillären und follikulären SD-Karzinomen die Radiojodtherapie durchgeführt; Voraussetzung ist eine möglichst komplette Thyreoidektomie. Die ergänzende Radiojodtherapie erfolgt nicht beim medullären SD-Karzinom. Die erste Radiojodtherapie erfolgt 3 bis 5 Wochen nach der Operation, TSH-Spiegel über 30 mU/l sind ausreichend für eine maximale J-131-Aufnahme ins Tumorgewebe. Alternativ kann synthetisches rekombinantes humanes TSH (rhTSH) eingesetzt werden. Anhand der J-131-Ganzkörperszintigraphie werden noch verbliebenes Restschilddrüsengewebe, ein lokalregionäres Rezidiv oder jodspeichernde Metastasen erkannt. Nach der Radiojodtherapie erhält der Patient eine TSH-suppressive Dosis von Levothyroxin. Dies bedeutet bei Erwachsenen ca. 2,0–2,5 µg L-T_4/kg Körpergewicht. Schilddrüsenkarzinome sind prinzipiell wenig strahlensensibel. Die perkutan maximal erreichbaren Tumordosen liegen bei 60 Gy. Die Indikationen sind nicht Radiojod-speichernde und lokal nicht resektable Metastasen.

Die Chemotherapie ist bei differenzierten Schilddrüsenkarzinomen nur selten indiziert. Indikationen zur palliativen Chemotherapie bestehen bei rascher Tumorprogression, inoperablen nicht radiojodspeichernden Karzinomen und bei Patienten mit medullärem Schilddrüsenkarzinom und rasch ansteigenden Tumormarkern (Calcitonin, CEA) (L1, L3, L5, 6).

Die am häufigsten angewandte Chemotherapie ist Doxorubicin 60 mg/m^2 alle 3 Wochen. Beim medullären Schilddrüsenkarzinom wurden Teilremissionen mit dem Averbuch-Schema (Cyclophosphamid, Vincristin, Dacarbazin alle 3 Wochen) erzielt. EGF/VEGF-Rezeptorantagonisten sind in Erprobung.

Therapiekontrolle und Nachsorge

Die Kontrolluntersuchungen müssen in den ersten 5 Jahren alle 6 Monate, später jährlich erfolgen. Obligat sind neben der klinischen Untersuchung die Bestimmung von TSH, fT3, fT4, Thyreoglobulin basal und/oder nach endogener oder bevorzugt exogener Stimulation mit rekombinantem TSH, Calcitonin und CEA bei medullärem Karzinom sowie die Halssonographie.

Die Prognose wird durch das Tumorstadium, den histologischen Typ, das Patientenalter und die Primärtherapie beeinflusst.

Leitlinien

L1. Cooper D, Cooper DS, Doherty GM, Haugen BR, Kloos RT, Lee SL, Mandel SJ, Mazzaferri EL, McIver B, Sherman SI, Tuttle RM: The American Thyroid Association Guidelines Taskforce: Management guidelines for patients with thyroid nodules and differentiated thyroid cancer. Thyroid 16(2) (2006) 109–142.

L2. Demers LM, Spencer CA: Laboratory Medicine Practice Guidelines. Laboratory Support for the Diagnosis and Monitoring of Thyroid Diseases. Thyroid 13 (2003) 3–104.

L3. Lehnert H: Rationelle Diagnostik und Therapie in Endokrinologie, Diabetologie und Stoffwechsel. Hrsg. Deutsche Ges. für Endokrinologie, Thieme, Stuttgart 2003.

L4. Leitlinien DGN zur: Schilddrüsendiagnostik, RIT bei benignen Schilddrüsenerkrankungen, RIT beim differenzierten Schilddrüsenkarzinom. Nuklearmedizin 38 (1999) 215–222.

L5. Pacini F, Schlumberger M, Dralle H. Elisei R, Smit JW, Wiersinga W: European Thyroid Cancer Taskforce. European consensus for the management of patients with differentiated thyroid carcinoma of the follicular epithelium. Eur J Endocrinol 154 (2006) 787–803.

Literatur

1. Brabant G, Kahaly GJ, Schicha H, Reiners C: Milde Formen der Schilddrüsenfunktionsstörungen. Deutsches Ärzteblatt 103 (2006) 2110–2115.
2. Hörmann R: Schilddrüsenkrankheiten. Leidfaden für die Praxis. 4. akt. u. erw. Aufl. ABW-Wissenschaftsverlag 2005.
3. Lehnert H (Hrsg.): Rationelle Diagnostik und Therapie in Endokrinologie, Diabetologie und Stoffwechsel. Deutsche Ges. für Endokrinologie, Thieme, Stuttgart 2003.
4. Quadbeck B, Hörmann R, Janssen OE, Mann K: Medikamentöse Behandlung der Immunhyperthyreose (M. Basedow): Internist 44 (2003) 440–448.
5. Pacini F, Schlumberger M, Dralle H, Elisei R, Smit JW, Wiersinga W: European Thyroid Cancer Taskforce. European consensus for the management of patients with differentiated thyroid carcinoma of the follicular epithelium. Eur J Endocrinol 154 (2006) 787–803.
6. Usadel K-H, Schumm-Draeger PM: Autoimmunthyreoiditis. Internist 44 (2003) 420–432.

Autorenadressen

Prof. Dr. med. K. Mann
Universitätsklinikum Essen
Zentrum f. Innere Medizin/
Klinik für Endokrinologie
Hufelandstr. 55
45122 Essen

Prof. Dr. med. G. Brabant, MD, PhD, FRCP
Dpt. Of Endocrinology
Christi Hospital
Wilmslow Rd.
Manchester M20 4BX/UK

Prof. Dr. med. M. Dietlein
Klinik u. Poliklinik für Nuklearmedizin
der Universität zu Köln
Kerpener Str. 62
50924 Köln

Prof. Dr. med. R. Gärtner
Klinikum Innenstadt der Universität
Medizinische Klinik
Ziemssenstr. 1
80336 München

Prof. Dr. med. W. Karges
Universitätsklinik Aachen
Sektion Endokrinologie und Diabetologie
Pauwelsstr. 30
52074 Aachen

Priv.-Doz. Dr. med. B. Saller
Senior Medical Manager – Adult Endocrinology
Pfizer Global Pharmaceuticals
EBT Ophthalmology/Endocrine Care
Pfizer Ltd.
Walton Oaks, Dorking Rd.
Tadworth, KT20 7NS, Surrey/UK

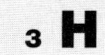

3 Hyper- und hypokalzämische Erkrankungen, Nebenschilddrüsenerkrankungen

E. Blind, J. Pfeilschifter

Hyperkalzämie und primärer Hyperparathyreoidismus

Definition

Der *primäre Hyperparathyreoidismus (pHPT)* ist eine häufige endokrine Erkrankung, die Inzidenz liegt bei etwa 200 Neuerkrankungen/1 Mio. Einwohner pro Jahr (Daten: Joseph Melton, Rochester, MN, USA). Es besteht eine autonome Mehrsekretion von Parathormon (PTH), der meist ein singuläres Nebenschilddrüsenadenom zugrundeliegt, selten finden sich mehrere Nebenschilddrüsenadenome. Bei weniger als 10% liegt eine Hyperplasie aller Epithelkörperchen vor, dies ist regelhaft beim pHPT im Rahmen einer multiplen endokrinen Neoplasie der Fall.

Die im ambulanten Bereich zweithäufigste Ursache der Hyperkalzämie ist die *Tumorhyperkalzämie* aufgrund einer paraneoplastischen Sekretion von PTHrP (z.B. bei Plattenepithelkarzinomen) oder von lokal osteolytischen Faktoren (z.B. beim Plasmozytom) im fortgeschrittenen Tumorstadium.

Symptomatik und klinisches Bild

Der pHPT und andere mit einer Hyperkalzämie einhergehenden Erkrankungen können sich durch das Auftreten eines *Hyperkalzämiesyndroms* zeigen:
- renal: Polyurie, Polydipsie, bei nicht ausreichendem Nachtrinken Dehydratation
- gastrointestinal: Obstipation, Übelkeit, Erbrechen
- psychisch/muskulär: Antriebsschwäche, Adynamie, im Extremfall Somnolenz und Koma

Beim pHPT kommen noch als mögliche Organmanifestationen Veränderungen an Knochen (Minderung der Dichte besonders des kortikalen Knochens, Osteolysen) und Niere (Nephrokalzinose, [rezidivierende] Nephrolithiasis) hinzu.

Am häufigsten führt heutzutage jedoch nicht die Symptomatik des Patienten, sondern das routinemäßig erfolgende Screening des Serumkalziums zur Aufdeckung eines pHPTs.

Diagnostik und Differentialdiagnose

Zuerst ist zu klären, ob tatsächlich eine Hyperkalzämie besteht, da nur das freie (= ionisierte) Kalzium im Plasma biologisch relevant ist, aber nur etwa 50% des Gesamtserumkalziums (Normalwert: 2,1–2,65 mmol/l, etwas methodenabhängig) ausmacht. Der Rest ist überwiegend an Albumin gebunden (ca. 40%), daher muß bei Hyperkalzämie/Hypokalzämie Albumin oder Gesamtprotein mitgemessen werden und bei einer Abweichung von der Norm der proteingebundene Kalziumanteil nach z.B. folgender Formel korrigiert werden (gilt auch für Hypokalzämien): korrigiertes Kalzium = gemessenes Kalzium [mmol/l]–$0,025 \times$ (Albumin [g/l]) + 1.

Zwei Ursachen stellen den Großteil der Fälle mit Hyperkalzämie (ca. 85%), zum einen der pHPT, zum anderen die Tumorhyperkalzämie. Die beiden Erkrankungen können durch die Messung des intakten PTH-Peptids unterschieden werden. Intaktes PTH ist bei pHPT in > 95% erhöht, bei Tumorhyperkalzämie erniedrigt oder im unteren Normbereich.

Ist ein Tumorleiden bereits bekannt, so ist beim Vorliegen eines „typischen" Tumors (Mammakarzinom, Bronchialkarzinom, Hypernephrom, Plasmozytom, Malignom mit Plattenepithel-Histologie) und erniedrigtem oder niedrignormalem intakten PTH eine weitere Suche nach einer Hyperkalzämieursache nicht nötig. Wenn weder ein pHPT noch ein Tumorleiden vorliegt, ist die komplette *Differentialdiagnose* der Hyperkalzämie notwendig:

In Betracht kommt dann noch (neben ganz seltenen Ursachen):

bei leicht erhöhtem oder hochnormalem PTH:
- familiäre hypokalziurische Hyperkalzämie (Cave: nicht behandlungsbedürftig)

bei erniedrigtem oder niedrignormalem PTH:
- Lymphome (Hodgkin/Non-Hodgkin) und granulomatöse Erkrankungen (Sarkoidose, Tuberkulose)
- endokrine Ursachen (Hyperthyreose, akuter Glukokortikoidentzug bei Addisonkrise oder nach OP eines Cushingsyndroms)
- Medikamente (Thiaziddiuretika, Lithium, Vitamin-D-Intoxikation, Kalziumcarbonat in großen Mengen)
- Z.n. Nierentransplantation

Ergänzende Laboruntersuchungen umfassen: Serum-Phosphat, alkalische Phosphatase, Kreatinin und Harnstoff, Blutkörperchensenkungsgeschwindigkeit, Blutbild, Serum-Eiweißelektrophorese, Schilddrüsenhormonwerte.

Evtl. weitere sinnvolle Laborparameter sind: Angiotensin-Converting-Enzyme (V.a. Sarkoidose), 25-Hydroxyvitamin D (V.a. Intoxikation mit Vitamin-D), 1,25-Dihydroxyvitamin D_3 (V.a. Lymphom oder granulomatöse Erkrankung).

Therapie

Behandlung des pHPT

Für die Therapie des pHPT gibt es bis jetzt keine wirksame medikamentöse Behandlung (1). Die Therapie der Wahl ist daher grundsätzlich die operative Entfernung des oder der zugrundeliegenden Nebenschilddrüsenadenom(e). Der Eingriff kann, bei einem Teil der Patienten, an einigen Zentren inzwischen auch als minimal-invasiver Eingriff durchgeführt werden. Die *Operation* des pHPT muß durch einen in der Nebenschilddrüsenchirurgie erfahrenen Chirurgen erfolgen. Eine Lokalisationsdiagnostik ist bei einem Ersteingriff am Hals nicht erforderlich. Zum Ausschluß einer Schilddrüsenpathologie (z.B. Struma nodosa), die evtl. ebenfalls mitoperiert werden würde, ist aber dennoch eine Sonographie des Halses notwendig, ebenso, wenn ein minimal invasiver Eingriff mit dem Aufsuchen nur einer Halsseite erwogen wird.

Indikation zur Parathyreoidektomie

Bei der heute häufigen oligo- oder asymptomatischen Form des pHPT ist nicht in jedem Fall im weiteren Verlauf mit Folgekomplikationen zu rechnen. Eine Konferenz im Jahr 2002 an den National Institutes of Health in Bethesda, USA, entwickelte daher *Leitlinien* zur Indikationsstellung für die Operation (2); dem Patienten sollte spätestens dann zu einer Operation geraten werden, wenn einer der folgenden Punkte zutrifft:
- ossäre Manifestation des pHPT, z.B. Frakturen, radiologisch Zysten, subperiostale Knochenresorption, oder:
- Verminderung der Knochendichte um mehr als 2,5 Standardabweichungen im Vergleich zu einem jungen Vergleichskollektiv (T-Score) gemessen an der Lendenwirbelsäule, Schenkelhals, oder dem distalen Radius (mittels der DXA-Methode)
- renale Manifestation des pHPT, z.B. morphologisch als Nephrolithiasis oder Nephrokalzinose, oder:
- Einschränkung der Nierenfunktion (Kreatininclearance) um mehr als 30% unter den altersentsprechenden Erwartungswert
- Erhöhung des Serumkalziums um mehr als 1 mg% (entsprechend 0,25 mmol/l) über die Normobergrenze der benutzten Meßmethode
- Hyperkalziurie mit Urinkalziumausscheidung > 400 mg/Tag (entsprechend 10 mmol/Tag)
- Lebensalter jünger als 50 Jahre
- Unmöglichkeit oder Ablehnung einer regelmäßigen Verlaufskontrolle

Allgemeine Therapie der Hyperkalzämie

- Reichliches Trinken von ≥ 3 l pro Tag und/oder NaCl 0,9% i.v. pro 24 h, zur Erzielung eines Umsatzes von 3–6 l pro Tag (durchbrochen werden muß die drohende oder bereits bestehende hyperkalzämiebedingte eingeschränkte Konzentrationsfähigkeit der Niere mit daraus resultierender Polyurie, die konsekutiv zu einer Dehydratation führt und im Sinne eines Teufelskreises wiederum die Fähigkeit der Niere beeinträchtigt, Kalzium auszuscheiden).
- Förderung der Diurese, soweit erforderlich, mit einem Schleifendiuretikum, z.B. Furosemid (Lasix®, dies hat aber eine direkte kalziurische Wirkung erst bei > 1 g pro Tag), keine Thiazide!
- Cave: Hypokaliämie! ggf. Substitution mit z.B. 80 mval KCl i.v. über 24 h.

Bei einer *hyperkalzämischen Krise* (Bewußtseinsstörungen, gastrointestinale Störungen wie Erbrechen, etc., meist bei Kalziumwerten über 3,5–4 mmol/l, Notfall!) Intensivierung der o.g. Maßnahmen:
- Erhöhung der Einfuhr auf 6–8 l 0,9% NaCl pro 24 h i.v.
- Bilanz, Furosemid (Lasix®) bis 50 mg/h i.v. (zur Aufrechterhaltung der Diurese, Cave: erst nach Einleitung der Dehydratation)
- *Bisphosphonate* (insbesondere bei Tumorhyperkalzämie, empfohlene Einzeldosis: intravenöse Verabreichung als Infusion, z.B. Pamidronat (Aredia®) 15–45 mg (wiederholbar), Ibandronat (Bondronat®) 2–4 mg oder Zoledronat (Zometa®) 4 mg, die Wirkung tritt nach 1–2 Tagen ein)
- evtl. *Calcitonin* (z.B. Cibacalcin® 0,5 mg [entsprechend 100 I.E.] 4 mal täglich s.c., Vorteil eines Wirkungseintritts innerhalb von Stunden, allerdings verbunden mit einem Wirkungsverlust bei fortdauernder Anwendung innerhalb von Tagen
- *Hämodialyse* gegen kalziumarmes Dialysat (Ultima ratio bei Nierenversagen, allerdings jeweils nur kurzdauernder Effekt)
- Bei einer parathyreogenen hyperkalzämischen Krise sollte eine Parathyreoidektomie innerhalb von 24–48 h angestrebt werden und darf nicht durch den meist frustranen Versuch, zuerst eine vollständige Normalisierung des Serumkalziums zu erreichen, unnötig verzögert werden. Bei differentialdiagnostischen Schwierigkeiten muß die PTH-Bestimmung, möglichst als Schnellbestimmung, durchgeführt werden, um die Diagnose zu klären.

Medikamentöse Behandlung des pHPT

Wirksame medikamentösen Behandlungsmöglichkeiten des pHPT existieren derzeit nicht (1). Östrogenpräparate führen zu einer leichten Absenkung des Serumkalziums (ca. 0,5 mg% oder 0,125 mmol/l), ebenso der selektive Östrogenrezeptormodulator Raloxifen (Evista®, 0,1 mmol/l über 8 Wochen) (3), ohne daß ein Nutzen gesichert ist. Eine Behandlung mit Alendronat (Fosamax®) ist möglich und führt (1 mal tgl. 10 mg über 48 Wochen) zu einer Zunahme der Knochendichte an Schenkelhals und Lendenwirbelsäule um ca. 4% und einer Abnahme des Serumkalziums um ca. 0,1 mmol/l, ohne wesentliche Beinflussung des PTH-Spiegels (4). Auch hier ist nicht gezeigt, ob sich Komplikationen des pHPT verzögern oder verhindern lassen. Eine bezüglich des Nutzens ebenfalls noch ungeprüfte neue Therapieoption ist die Anwendung eines Calcimimeticums (Cinacalcet), das direkt die PTH-Sekretion der Nebenschilddrüse hemmt und so auch den Serumkalziumwert absenkt (5).

Nachsorge

Konservatives Management des pHPT

Kommt es, warum auch immer, nicht zu einer Operation des pHPT, so sind regelmäßige Verlaufskontrollen notwendig, um Komplikationen rechtzeitig zu erkennen und ggf. doch die Operationsindikation zu stellen. Empfohlen wird (2):

halbjährliche Diagnostik:
- Zwischenanamnese und körperliche Untersuchung
- Serumkalzium

zusätzliche jährliche Diagnostik:
- Serumkreatinin

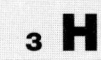

- Osteodensitometrie (an 3 Stellen: Lendenwirbelsäule, Hüfte, distaler Radius; evtl. genügen auch 2jährliche Kontrollen)

Therapeutische Empfehlungen zur Langzeitbehandlung bei milder Hyperkalzämie:
- normale Kalziumzufuhr (eine streng kalziumarme Ernährung ist nicht sinnvoll)
- ausreichende Trinkmenge von > 2 l pro Tag (zur Vermeidung einer Dehydratation)
- Cave: kontraindiziert sind Digitalispräparate und Thiaziddiuretika
- Cave: Exazerbation bei Immobilisation

Postoperatives Management des pHPT

Nach Operation eines schweren und schon lange bestehenden HPT kann es zum „Hungry Bone Syndrome" kommen, bei dem die Knochenmatrix nach dem Abfall des hohen PTH-Spiegels rasant Mineralsalz aufnimmt und so ausgeprägte Hypokalzämien entstehen. Es ist dann eine Behandlung mit hochdosiertem Kalzium- und Vitamin-D-Präparaten erforderlich. Ein *Hypoparathyreoidismus* muß erkannt werden (s.u.), eine tägliche Serumkalziumbestimmung in den ersten 3 Tagen postoperativ und dann noch einmal nach mehreren Wochen erscheint deshalb sinnvoll.

Hypokalzämie und Hypoparathyreoidismus

Definition

Die geschätzte Inzidenz des postoperativen Hypoparathyreoidismus (nach Schilddrüsen- oder Nebenschilddrüsenoperation) liegt in Deutschland bei etwa 10 Neuerkrankungen/1 Mio. Einwohner pro Jahr (6). Neben der häufigsten postoperativen Form kann der Hypoparathyreoidismus auch angeboren im Rahmen verschiedener seltener Syndrome oder als Autoimmunerkrankung vorkommen. Der Mangel an PTH hat eine Hypokalzämie zur Folge, die oft zusammen mit einer Hyperphosphatämie auftritt. Dem seltenen Pseudohypoparathyreoidismus liegt eine Endorganresistenz für PTH zugrunde. Die Symptomatik und Behandlung ist prinzipiell die gleiche wie beim Hypoparathyreoidismus.

Diagnostik und Differentialdiagnose

Zeichen und Symptome

Das klassische Zeichen der Hypokalzämie ist die *Tetanie*. Sie kann sich leicht durch perorales Kribbeln oder milde Parästhesien an den Extremitäten äußern bis zu schwersten tetanischen Krämpfen. Die Mehrzahl der Tetanien sind jedoch anderweitig verursacht, meist durch Hyperventilation, in diesem Fall sollte die Normalisierung der Atmung („Plastikbeutelrückatmung") angestrebt werden.
Bei länger bestehender Hypokalzämie mit Hyperphosphatämie können Organveränderungen entstehen (*ektope Verkalkungen*, insbesondere der Basalganglien und als tetanische Katarakt), bei Kindern kann es zu Wachstumsstörungen kommen.

Labordiagnostik

Eine Hypokalzämie bei gleichzeitig erniedrigtem (oder im Einzelfall im untersten Normalbereich gelegenem) intakten PTH sichert die Diagnose eines Hypoparathyreoidismus. Eine *Pseudohypokalzämie* sollte durch die gleichzeitige Bestimmung von Albumin oder Gesamtprotein im Serum ausgeschlossen werden (s.o. Abschnitt Diagnostik bei pHPT).
Klinische Zeichen müssen für die Diagnosestellung eines Hypoparathyreoidismus nicht vorhanden sein.

Differentialdiagnose der Hypokalzämie

Einer Hypokalzämie liegt meist ein *Hypoparathyreoidismus*, eine *chronische Niereninsuffizienz* (s. dort) oder aber eine *Störungen des Vitamin-D-Stoffwechsels* zugrunde.
Die Ursachen für letzteres können sein:
- Vitamin-D-Mangel durch Mangelernährung und/oder mangelnde UV-Exposition
- mangelnde Aufnahme im Dünndarm durch gastrointestinale Erkrankungen (Dünndarmerkrankung, Sprue, Gastrektomie, exokrine Pankreasinsuffizienz)
- gestörter Vitamin-D-Stoffwechsel (schwere Lebererkrankung, Antikonvulsiva)
- erbliche Rachitisformen (selten; Typ 1: Mangel des renalen 1-α-Hydroxylase-Enzyms; Typ 2: Vitamin-D-Rezeptor-Defekt)

Diese Hypokalzämieursachen gehen regelhaft mit einer reaktiven Mehrausschüttung von PTH (sekundärer Hyperparathyreoidismus) einher und lassen sich so laborchemisch leicht abgrenzen. Beim seltenen *Pseudohypoparathyreoidismus* besteht zwar auch eine Hypokalzämie, aber der Plasma-PTH-Spiegel ist aufgrund der PTH-Endorganresistenz erhöht, so daß hier differentialdiagnostisch ein sekundärer Hyperparathyreoidismus ausgeschlossen werden muß. Nach Parathyreoidektomie kann vorübergehend eine Hypokalzämie beim „Hungry Bone Syndrom" auftreten (s.o. Abschnitt pHPT).

Therapie

Ein Hypoparathyreoidismus muß wegen ansonsten später drohenden Organschäden auch ohne das Auftreten von Tetanien immer behandelt werden. *Therapieziel* ist die Anhebung des Serumkalziums in den unteren Normalbereich (2,0–2,2 mmol/l Gesamt-Serum Kalzium) und ein Serum-Phosphat innerhalb der Norm. Bei einer stärkeren Anhebung des Serumkalziums kommt es wegen der fehlenden PTH-Wirkung an den Nieren sonst zu einer unerwünschten Hyperkalziurie und dem Risiko einer Nierensteinbildung oder Nephrokalzinose. Die Therapie erfolgt durch die Gabe von supraphysiologischen Dosen verschiedener Vitamin-D-Präparate zusammen mit Kalzium.

Akuttherapie der Tetanie

Die Akuttherapie bei einem tetanischen Anfall – auch bei Hyperventilation, chronische Therapie s.o. – besteht in der intravenösen Gabe von Kalzium, z.B. Kalziumgluconat, 10 ml, 10% langsam über > 5 min verabreicht (entspricht 2,3 mmol Kalziumionen, z.B. Kalzium Braun® 10%). Cave: zu schnelle Injektion (unangenehme Hitzesensationen, Herzrhythmusstörungen), Digitalismedikation (dann nur langsam und unter Monitorkontrolle). Bei Bedarf kann eine Dauerinfusion mit Kalzium erfolgen (0,5 bis maximal 1,5 mg/h pro kg KG, verdünnte Gabe wegen Venenreizung).

Dauerbehandlung des Hypoparathyreoidismus

In der Regel ist eine Dauertherapie mit Kalzium und Vitamin D oder Vitamin-D-Metaboliten notwendig. Ein ausreichendes Kalziumangebot ist notwendig. In der Regel müssen wenigstens 1000 mg *Kalzium* (entspricht z.B. 2500 mg Kalzium-Carbonat-Salz) pro Tag rezeptiert werden. Kalzium in Mengen über 2 g pro Tag führt häufig zu Diarrhöen. Eine Behandlung mit Kalzium alleine reicht aber meistens nicht aus. Es ist dann eine pharmakologische Behandlung mit *Vitamin D oder -D-Derivaten* in individueller Dosierung erforderlich. Es stehen unterschiedliche Vitamin-D-Präparate zur Verfügung, in Deutschland wird am häufigsten Dihydrotachysterol verwendet (7).

Am kostengünstigsten ist die Behandlung mit Vitamin D_3 oder Dihydrotachysterol. Die Dosierung muß individuell gefunden werden und liegt bei einer Behandlung mit *Vitamin D_3* (Colecalciferol; Vigantol® Öl, Dekristol® 20000 Kapseln) meist bei 0,5–2,5 mg (= 20000–100000 I.E.) pro Tag. Nachteilig ist, daß hochdosierte Präparate kaum mehr zu bekommen sind. Alternativ kann *Dihydrotachysterol* (A.T. 10®) gegeben werden. A.T. 10® ist als Kapsel oder als ölige Flüssigkeit erhältlich. Eine typische Tagesdosis liegt hier bei 0,25–1,5 mg. Die Aufsättigung geschieht sukzessive. Das Hauptproblem bei beiden o.g. Präparaten ist das Risiko einer schweren Vitamin-D- bzw. Dihydrotachysterol-Intoxikation (8), die aufgrund der langen Halbwertszeiten (Wochen) der Präparate auch lange anhält.

Die 1α-hydroxylierten Vitamin-D-Präparate *Calcitriol* (1α-25-dihydroxy-Vitamin-D_3, Rocaltrol®) und *Alfacalcidol* (1α-hydroxy-Vitamin-D_3, z.B. Bondiol®) haben eine kurze Halbwertszeit und sind deshalb gut steuerbar. Sie müssen nicht mehr durch die Niere aktiviert werden und sind deshalb auch bei Niereninsuffizienz einsetzbar. Eine Behandlung kann z.B. mit 0,5 µg Calcitriol (Rocaltrol®) begonnen werden, es sind Dosen bis zu etwa 1,5 µg pro Tag erforderlich.

Bei Einstellungsproblemen aller Art ist die Behandlung mit 1α-hydroxylierten Präparaten vorzuziehen, da hier die Dosis schneller angepaßt und im Fall einer Intoxikation ein rascheres Abklingen erreicht werden kann. Auch in der Schwangerschaft sollte vorzugsweise Calcitriol verwendet werden (9), die Blutwerte müssen engmaschig kontrolliert werden. Eine weitere Indikation für Calcitriol ist die gleichzeitige Behandlung mit Antiepileptika, da diese mit der 25-Hydroxylase der Leber interferrieren können.

Nachsorge

Die zu Anfang der Behandlung notwendigen engmaschigen Kontrollen können bei stabiler Einstellung bis zu halbjährlichen oder sogar jährlichen Abständen aufgeweitet werden. Hierbei sollte dann das Serumkalzium und -Phosphat sowie die Urinkalziumausscheidung bestimmt werden.

Therapieprobleme sind nicht selten. Eine Neigung zur Hyperphosphatämie besteht häufig, resultierend aus der fehlenden Parathormonwirkung an der Niere, die durch die Vitamin-D-induzierte gesteigerte Phosphataufnahme noch verstärkt wird. Es sollte dann von einer kalzium- und phosphatreichen Ernährung (z.B. Milch und Milchprodukte) auf eine Erhöhung der Medikation um 500–1500 mg Kalzium pro Tag umgestellt werden, im Einzelfall kann aber sogar die Verwendung eines p.o. gegebenen Phosphatbinders nötig sein.

Tritt eine Hyperkalziurie schon bei Anhebung des Serumkalziums in den niedrig-normalen Bereich auf, kann, besonders bei Vorliegen einer Nierensteinanamnese, die Gabe eines Thiaziddiuretikums (12,5–25 mg Hydrocholorthiazid pro Tag) zur Senkung der Kalziumausscheidung versucht werden.

Wegen des erhöhten renalen Magnesiumverlusts beim Hypoparathyreodismus sollte ein bestehender Magnesiummangel ausgeglichen werden.

Literatur

1. Stock J, Marcus R: Medical management of primary hyperparathyroidism. In: Bilezikian J, Marcus R, Levine M (eds.) The parathyroids – basic and clinical concepts, 2. Auflage ed. Raven Press, New York (2001) 459–473.
2. Bilezikian JP, Potts JT, Jr., Fuleihan Gel H, et al.: Summary statement from a workshop on asymptomatic primary hyperparathyroidism: a perspective for the 21st century. J Clin Endocrinol Metab 87 (2002) 5353–5361.
3. Rubin MR, Lee KH, McMahon DJ, Silverberg SJ: Raloxifene lowers serum calcium and markers of bone turnover in postmenopausal women with primary hyperparathyroidism. J Clin Endocrinol Metab 88 (2003) 1174–1178.
4. Chow CC, Chan WB, Li JK, et al.: Oral alendronate increases bone mineral density in postmenopausal women with primary hyperparathyroidism. J Clin Endocrinol Metab 88 (2003) 581–587.
5. Peacock M, Scumpia S, Bolognese MA, et al.: Long-term control of primary hyperparathyroidism with Cinacalcet (AMG 073). J Bone Min Res 18 [Suppl 2]: (2003) S17 [Abstract 1060].
6. Arlt W, Fremerey C, Callies F, et al.: Well-being, mood and calcium homeostasis in patients with hypoparathyroidism receiving standard treatment with calcium and vitamin D. Eur J Endocrinol 146 (2002) 215–222.
7. Schilling T, Ziegler R: Current therapy of hypoparathyroidism – a survey of German endocrinology centers. Exp Clin Endocrinol Diabetes 105 (1997) 237–241.
8. Blind E, Fassnacht M, Körber C, Körber-Hafner N, Reiners C, Allolio B: Schwere Vitamin-D(Dihydrotachysterol)-Intoxikation mit spontan reversibler Anämie und Bisphosphonat-responsiver Hyperkalziämie. Dtsch Med Wschr 126 (2001) T21–T24.
9. Callies F, Arlt W, Scholz HJ, Reincke M, Allolio B: Management of hypoparathyroidism during pregnancy-report of twelve cases. Eur J Endocrinol 139 (1998) 284–289.

4 Diabetes mellitus

W. A. Scherbaum
Unter Mitarbeit durch die Sprecher der
Expertengruppen der Diabetes-Leitlinien DDG:
R. Bretzel, T. Danne, C. Hader, M. Halsbeck,
H. P. Hammes, C. Hasslacher, H. Hauner,
W. Kerner, H. Kleinwechter, B. Kulzer,
S. Martin, S. Matthaei, S. Morbach, M. Toeller, D. Tschöpe, G. Wolf

Definition und Basisinformation

Als Diabetes mellitus bezeichnet man eine chronische Hyperglykämie, die mit dem Risiko einer Mikroangiopathie mit Organschäden an Augen, Nieren und Nerven sowie einer beschleunigt verlaufenden Makroangiopathie mit erhöhtem Risiko für Herzinfarkt, Schlaganfall und periphere arterielle Verschlusskrankheit einhergeht.

In Deutschland gibt es derzeit ca. 5 Millionen Menschen (7–8% der Gesamtbevölkerung) mit einem bekannten Diabetes mellitus. Davon sind über 90% Typ-2-Diabetiker und etwa 5% Typ-1-Diabetiker. Die Diabetesinzidenz liegt bei ca. 350 und bei den über 60-Jährigen bei 1200 pro 100 000 Einwohner pro Jahr. Die Inzidenz des Typ-1-Diabetes in der Altersgruppe zwischen 0 und 14 Jahren betrug in Deutschland vor 20 Jahren noch etwa 7/100 000 und ist inzwischen auf 12–14/100 000 angestiegen.

Nach der von der Amerikanischen Diabetes Gesellschaft (ADA 1997) vorgeschlagenen und von der Deutschen Diabetes Gesellschaft (DDG) übernommenen Einteilung werden folgende Formen unterschieden (**Empfehlungsgrad C; 1**):

I. Typ-1-Diabetes mellitus*
II. Typ-2-Diabetes mellitus
III. Andere Diabetesformen
    A. Genetische Defekte der Betazellfunktion
    B. Genetische Defekte der Insulinwirkung
    C. Erkrankungen des exokrinen Pankreas
    D. Endokrinopathien
    E. Medikamenteninduzierter Diabetes
    F. Bestimmte Infektionen
    G. Seltene Formen eines immunmediierten Diabetes
    H. Andere genetische Syndrome mit Diabetes
IV. Schwangerschaftsdiabetes (Gestationsdiabetes = GDM).

Diagnostik

Die wichtigste diagnostische Maßnahme ist die Messung des Blutglukosespiegels, entweder zu einer beliebigen Tageszeit oder besser morgens nüchtern oder im oralen Glukosetoleranztest. Der Nachweis typischer Symptome geht in die Diagnosekriterien mit ein.

Die WHO-Kriterien sind wie folgt:
– Nachweis typischer Symptome des Diabetes mellitus (Polyurie, Polydipsie, ansonsten unerklärlicher Gewichtsverlust) und
– Nüchtern-Plasmaglukose ≥ 7,0 mmol/l (≥126 mg/dl) oder
– Nicht-Nüchtern-Plasmaglukose ≥ 11,1 mmol/l (≥ 200 mg/dl)

Die WHO-Kriterien bevorzugen die Plasmaglukosemessung und zwar mit den genannten Grenzwerten. Bei Abwesenheit diabetestypischer Symptome:
– Nachweis von Nüchtern-Plasmaglukose ≥ 7,0 mmol/l (≥ 126 mg/dl) an oder
– Nachweis von Nicht-Nüchtern-Plasmaglukose ≥ 11,1 mmol/l (≥ 200 mg/dl) an oder
– Nachweis von Plasmaglukose ≥ 11,1 mmol/l (≥ 200 mg/dl) 2 Stunden nach oraler Glukosebelastung (75 g Glukose) (**Empfehlungsgrad A; 4**).

Ohne eindeutige klinische Symptome sollte ein einzelnes Kriterium durch einen zweiten Test an einem anderen Tag bestätigt werden.

Die Messung des HbA_{1c}-Wertes ist für die Diagnose ungeeignet, weil sie zu insensitiv ist, um Frühphasen mit nur leicht oder passager erhöhten Blutzuckerwerten zu erfassen.

Zur Diagnostik bei bekanntem Diabetes gehört die **Erkennung von Begleit- und Folgekrankheiten**. Diese sind insbesondere die Blutdruckmessung zur Erkennung der arteriellen Hypertonie und die Messung von Gesamt-Cholesterin, HDL-Cholesterin, LDL-Cholesterin und Triglyzeriden zur Erkennung von Fettstoffwechselstörungen. Des Weiteren müssen Untersuchungen auf diabetesassoziierte Organschäden durchgeführt werden. Diese können bei einem Typ-2-Diabetes schon zum Zeitpunkt der Diagnosestellung vorliegen. Dabei handelt es sich um eine Untersuchung des Augenhintergrundes zur Erkennung einer Retinopathie, die Untersuchung auf das Vorliegen einer Nephropathie u.a. mit Bestimmung der Albuminurie, des Serum-Kreatininspiegels und der Kreatinin-Clearance. Die Nachweis- oder Ausschlussdiagnostik einer diabetischen Neuropathie mit Hilfe der klinischen Untersuchung und insbesondere Untersuchung der Muskeleigenreflexe, der Vibrationssensitivität, der Thermosensitivität und evtl. der Nervenleitgeschwindigkeit; schließlich die Untersuchung auf das Vorliegen einer Makroangiopathie u.a. mittels Untersuchung auf Gefäßgeräusche, Pulsstatus, evtl. Doppler- und Duplexuntersuchung der Gefäße sowie EKG und ggf. Ergometrie (Belastungs-EKG) (**Empfehlungsgrad A; 7**).

Therapie

4.1 Typ-2-Diabetes

Folgende Überlegungen sind von Bedeutung:
– 80% der Typ-2-Diabetiker sind übergewichtig.
– Der Typ-2-Diabetes geht häufig mit weiteren Begleiterkrankungen, wie einer arteriellen Hypertonie oder einer Dyslipoproteinämie einher.
– Neben der diabetesspezifischen Mikroangiopathie ist häufig eine frühzeitige und beschleunigte Arteriosklerose (Makroangiopathie) nachweisbar, die zu schweren Komplikationen wie Herzinfarkt,

---

* Der latent insulinpflichtige autoimmune Diabetes mit Beginn im Erwachsenenalter (LADA) wird heute dem Typ-1-Diabetes zugeordnet.

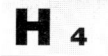

Schlaganfall und peripherer arterieller Verschlusskrankheit führen kann.
- Die Exzessmortalität ist auf kardiovaskuläre Erkrankungen zurückzuführen.
- Die Hälfte der Typ-2-Diabetiker ist älter als 65 Jahre.

Der Typ-2-Diabetes ist keineswegs nur eine „milde" Form des Diabetes; aufgrund der Folgeerkrankungen sind für den Typ-2-Diabetiker im jüngeren und mittleren Lebensalter die gleichen Therapieziele (Tab. H.4-1) zu fordern wie für den Typ-1-Diabetiker.

Die Zielwerte der Stoffwechseleinstellung orientieren sich an dem Konsensuspapier der „European Diabetes Policy Group" 1998 (Tab. H.4-2).

Basis der Therapie ist die **Schulung** sowie eine dauerhaft durchgeführte geeignete Ernährung. 50 bis 60% der Gesamtenergie stammen aus Kohlenhydraten, vorwiegend in komplexer Form und mit einem hohen Anteil an löslichen Ballaststoffen. Der Fettanteil beträgt 25 bis 35% der Gesamtenergie. Die Aufnahme gesättigter Fette sollte unter 10% der Gesamtenergie liegen. Die Proteinzufuhr sollte 15% der Gesamtenergie (ca. 1,0 g/kg KG) nicht überschreiten. Der Energiebedarf berechnet sich auf der Grundlage des Normalgewichts (BMI 18,5–24,9 kg/m^2). Für einen Erwachsenen mit leichter körperlicher Arbeit werden 25–30 kcal/kg veranschlagt. Wenn die glykämischen Zielwerte, d.h. i.d.R ein HbA$_{1c}$-Wert von unter 7% mit nicht-medikamentösen Maßnahmen nicht erreicht werden, so muss spätestens nach 3 Monaten die Indikation für eine medikamentöse Therapie gestellt werden. Der Stufenplan der antihyperglykämischen medikamentösen Therapie ist in Abbildung H.4-1 wiedergegeben. Mittel der Wahl bei übergewichtigen Typ-2-Diabetikern und bei fehlender Kontraindikation ist das Biguanid **Metformin** (**Empfehlungsgrad A**; 13). Wesentliche Mechanismen sind Hemmung der Glukoseaufnahme aus dem Darm, Hemmung der Glukoseproduktion in der Leber und Förderung des Glukosetransports in die Insulinzielgewebe. Die Dosierung liegt bei zwei- bis dreimal 500 mg am Tag bis maximal 2 × 1000 mg am Tag. Wegen der Gefahr der Laktatazidose müssen die Kontraindikationen streng beachtet werden. Hier ist besonders die Niereninsuffizienz bedeutsam (Tab. H.4-3).

Sulfonylharnstoffe besitzen eine relativ selektive Wirkung auf die Insulin-produzierenden β-Zellen. In Deutschland werden meistens Glibenclamid und das lang wirksame Glimepirid eingesetzt; letztgenannte Substanz soll weniger häufig Hypoglykämien auslösen (**Empfehlungsgrad B**; 3).

Sulfonylharnstoffe gelten als Medikament der ersten Wahl bei normalgewichtigen Typ-2-Diabetikern. Der Einsatz bei übergewichtigen Typ-2-Diabetikern ist problematisch, da häufig eine weitere Gewichtszunahme erfolgt und eine bestehende Insulinresistenz verstärkt wird.

Die **α-Glukosidasehemmer** bewirken eine dosisabhängige und reversible Hemmung der auf dem Oberflächenepithel des Dünndarms lokalisierten α-Glukosidase. Hieraus resultiert eine Resorptionsverzögerung von Disacchariden und komplexeren Kohlenhydraten. Die Dosierung erfolgt einschleichend mit 1 × 50 mg am Tag. Die mittlere effektive Tagesdosis liegt bei dreimal 100 mg.

Glinide stimulieren ebenfalls die Insulinsekretion. Die Wirkung ist glukoseabhängig, rasch einsetzend und nur kurz andauernd. Repaglinide wird beginnend mit 0,5 mg zu den Hauptmahlzeiten dosiert, bei Bedarf Steigerung auf maximal 3 × 2 mg pro Tag.

Tabelle H.4-1   Therapieziele beim Diabetes mellitus.

- Erhaltung bzw. Wiederherstellung der Lebensqualität
- Reduktion des Risikos für kardiale, zerebrovaskuläre und sonstige makroangiopathische Morbidität und Letalität
- Vermeidung mikrovaskulärer Folgeerkrankungen (Erblindung, Dialyse, Neuropathie)
- Vermeidung des diabetischen Fußsyndroms
- Prävention und Therapie von Symptomen der Erkrankung (z.B. Polyurie, Polydipsie, Abgeschlagenheit)
- Minimierung der Nebenwirkungen der Therapie und der Belastungen des Patienten durch die Therapie

Für folgende Parameter müssen mit dem Patienten individuelle Zielvereinbarungen getroffen werden:
- Blutglukose nüchtern und postprandial, HbA$_{1c}$
- Lipidstatus
- Körpergewicht
- Blutdruck
- Änderung der Lebensführung (gesunde Ernährung, körperliche Aktivität, Nikotin- und Alkoholkonsum)

Tabelle H.4-2   Kriterien zur Beurteilung der Stoffwechseleinstellung bei Typ-2-Diabetes.

		Einstellungsqualität		
		sehr gut	grenzwertig	schlecht
Nüchternblutzucker	(mg/dl)	70–90	91–120	> 120
	(mmol/l)	4,0–5,0	5,1–6,5	> 6,5
postprandialer BZ	mg/dl	70–135	136–160	> 160
	(mmol/l)	4–7,5	7,6–9	> 9
HbA$_{1c}$	%	< 6,5	6,5–7,5	> 7,5
Gesamtcholesterin	(mg/dl)	< 185	185–230	> 230
	(mmol/l)	< 4,8	4,8–6,0	> 6,0
Nüchtern-Triglyzeride	(mg/dl)	< 150	150–200	> 200
	(mmol/l)	< 1,7	1,7–2,2	> 2,2

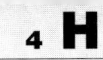

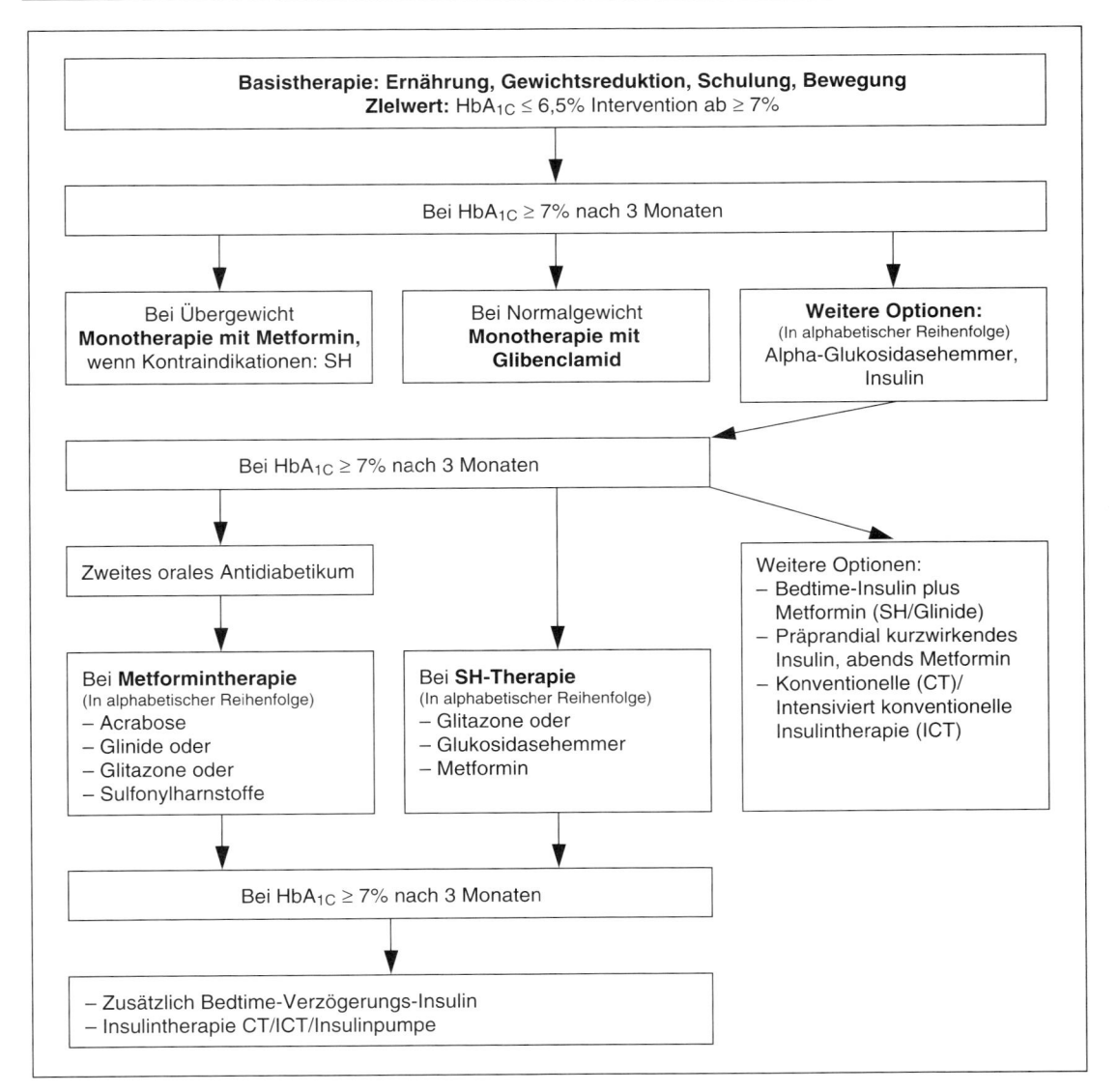

```
┌─────────────────────────────────────────────────────────────────────┐
│         Basistherapie: Ernährung, Gewichtsreduktion, Schulung, Bewegung │
│              Zielwert: HbA₁C ≤ 6,5% Intervention ab ≥ 7%            │
└─────────────────────────────────────────────────────────────────────┘
                                    ↓
┌─────────────────────────────────────────────────────────────────────┐
│                    Bei HbA₁C ≥ 7% nach 3 Monaten                    │
└─────────────────────────────────────────────────────────────────────┘
        ↓                           ↓                         ↓
┌────────────────────┐   ┌────────────────────┐   ┌────────────────────┐
│ Bei Übergewicht    │   │ Bei Normalgewicht  │   │ Weitere Optionen:  │
│ Monotherapie mit   │   │ Monotherapie mit   │   │ (In alphabet. R.)  │
│ Metformin, wenn    │   │ Glibenclamid       │   │ Alpha-Glukosidase- │
│ Kontraind.: SH     │   │                    │   │ hemmer, Insulin    │
└────────────────────┘   └────────────────────┘   └────────────────────┘
```

Abb. H.4-1 Stufenplan der medikamentösen Therapie des Typ-2-Diabetes.

(Flussdiagramm, Stufe 2:)
- Zweites orales Antidiabetikum
  - Bei **Metformintherapie** (In alphabetischer Reihenfolge): Acarbose, Glinide oder, Glitazone oder, Sulfonylharnstoffe
  - Bei **SH-Therapie** (In alphabetischer Reihenfolge): Glitazone oder, Glukosidasehemmer, Metformin
  - Weitere Optionen: Bedtime-Insulin plus Metformin (SH/Glinide), Präprandial kurzwirkendes Insulin, abends Metformin, Konventionelle (CT)/Intensiviert konventionelle Insulintherapie (ICT)

Bei HbA₁C ≥ 7% nach 3 Monaten:
- Zusätzlich Bedtime-Verzögerungs-Insulin
- Insulintherapie CT/ICT/Insulinpumpe

Dosierung von Nateglinide: 3 × 60 bis 3 × 120 mg zu den Hauptmahlzeiten. In Deutschland Zulassung nur in Kombination mit Metformin.

Glitazone wirken über eine Aktivierung des nukleären Rezeptors PPAR-gamma (Peroxisom-Proliferator-aktivierter Rezeptor-gamma-Komplex). Die Insulinempfindlichkeit wird erhöht.

Rosiglitazon und Pioglitazon sind in Deutschland nur in Kombination mit Metformin und/oder Sulfonylharnstoffpräparaten zugelassen. Kontraindikation ist jeder Grad von Herzinsuffizienz. Glitazone können auch bei leichter bis mittelschwerer Niereninsuffizienz gegeben werden.

Eine **Insulintherapie** ist bei Typ-2-Diabetikern indiziert, wenn mit ernährungstherapeutischen Maßnahmen und oralen Antidiabetika die Zielwerte der Stoffwechseleinstellung nicht erreicht werden. Eine vorübergehende Insulintherapie kann bei Ausnahmesituationen, z.B. bei schwerer Stoffwechseldekompensation im Rahmen der Erstmanifestation oder bei größeren Operationen, Schwangerschaft, schweren Infektionen oder schweren anderern interkurrenten Erkrankungen, notwendig werden (**Empfehlungsgrad A; 7**).

Bei der Insulinbehandlung stehen verschiedene Therapieregime zur Verfügung.

Tabelle H.4-3 Kontraindikation von Metformin.

- Niereninsuffizienz (Kreatinin > 1,3 mg/dl)
- schwere Herzinsuffizienz
- Bronchialasthma
- Lungenemphysem
- chronische Bronchitis
- höhergradige periphere Durchblutungsstörungen
- schwere Lebererkrankungen
- Acetonausscheidung im Urin
- Schock
- Alkoholabusus
- Abmagerungskuren (< 1000 kcal/Tag)
- fieberhafte Erkrankungen
- Schwangerschaft

- Kombinationstherapie mit oralen Antidiabetika
- konventionelle Insulintherapie (2 × täglich Mischinsulin)
- intensivierte Insulintherapie (siehe Therapie Typ-1-Diabetes).

Für eine größere Gruppe von Typ-2-Diabetikern stellt die Kombinationstherapie von Insulin mit Metformin oder mit Sulfonylharnstoffen eine in der Praxis leicht zu handhabende effektive und meist risikoarme Therapieform dar (**Empfehlungsgrad A; 14**).

Bei der Kombinationstherapie wird Insulin in Form eines Mischinsulins (z.B. 25–30% Normal- und 70–75% Verzögerungsinsulin) oder eines reinen Basalinsulins (NPH-Insulin, Insulin Detemir oder Glargin) meist nur einmal am Tag in geringer Dosis appliziert. Bewährt hat sich bei Mischinsulin die morgendliche Gabe vor dem Frühstück und bei einem reinen Basalinsulin die Gabe zur Nacht.

Für viele, insbesondere jüngere insulinbedürftige Typ-2-Diabetiker wird sich eine gute Stoffwechseleinstellung mit einer Kombinationstherapie nicht erzielen lassen. Diese Patienten lassen sich jedoch häufig mit einer konventionellen Insulintherapie mit zwei Insulingaben täglich gut einstellen. Üblicherweise benutzt man hierbei Mischinsulinpräparate, die ein festes Verhältnis von Normal- zu NPH-Insulin (meist 30 zu 70%) besitzen und mit einem konstanten Spritz-Ess-Abstand von etwa 30 Minuten vor dem Frühstück und 15 Minuten vor dem Abendessen gespritzt werden. Heute sind aber auch Mischinsuline von schnell wirksamem Lispro-Insulin und Aspart-Insulin und entsprechende NPH-Insulinzubereitungen verfügbar, die direkt zum Essen gespritzt werden können. Auch die morgendliche Gabe eines Mischinsulins und die spätabendliche Gabe eines reinen NPH-Insulins können effektiv sein, insbesondere bei zu hohen Nüchternblutzuckerwerten. Weitere Modifikationen der konventionellen Insulintherapie sind nach dem individuellen Stoffwechselverhalten auszurichten. Die konventionelle Insulintherapie ist an ein relativ strenges Kostregime mit Berechnung und gleichmäßiger Verteilung der Kohlenhydrate gebunden.

In den Fällen, in denen ein insulinbedürftiger Typ-2-Diabetiker mit einer konventionellen Insulintherapie nicht befriedigend eingestellt werden kann, ist bei entsprechenden Therapiezielen auch bei diesen Patienten in gleicher Weise wie bei Typ-1-Diabetikern (siehe dort) eine intensivierte Insulintherapie angezeigt.

Die in der **Schwangerschaft** erforderliche straffe Stoffwechselführung kann nur durch die so genannte intensivierte Insulintherapie erreicht werden (**Empfehlungsgrad A; 7**). Dabei sind in der Regel drei bis fünf Injektionen täglich erforderlich. Die Zahl der Insulininjektionen und die Dosis müssen an den unterschiedlichen Insulinbedarf im Laufe der Schwangerschaft angepasst werden. Wie auch außerhalb der Schwangerschaft hat sich bewährt, morgens entweder nur Alt- oder eine Kombination von Basal- und Altinsulin zu verabreichen, mittags und abends Alt- und spät abends Basalinsulin. In Einzelfällen ist die erforderliche straffe Einstellung nur durch die Verwendung einer Insulinpumpe zu erzielen, bei der eine kontinuierliche subkutane Insulinzufuhr erfolgt.

4.2 Therapie des Typ-1-Diabetes

Eine umfassende Schulung muss unmittelbar nach Diagnosestellung stattfinden, damit sich der Patient auf die neue Lebenssituation einstellen kann. Er muss zunächst Sicherheit bei der Insulininjektion, bei der Selbstkontrolle und im Umgang mit Hypoglykämien gewinnen sowie den Zusammenhang zwischen Insulindosis, Kohlenhydratmenge und -verteilung und körperlicher Aktivität kennenlernen.

Bei den Insulinen sind kurz wirksame, mittellang und lang wirksame Insuline zu unterscheiden. Die kurz wirksamen Insuline zeichnen sich durch einen raschen Wirkeintritt nach 30-60 Minuten, ein Wirkmaximum nach 1–3 Stunden sowie eine Gesamtwirkdauer von 5–6 Stunden aus. Die mittellang wirksamen oder Verzögerungsinsuline haben einen Wirkbeginn nach 1–2 Stunden, ein Wirkmaximum nach 2–6 Stunden sowie eine maximale Wirkdauer von 10–12 Stunden und werden daher in der Regel zur Abdeckung des basalen Insulinbedarfs eingesetzt. Neuerdings sind das lang wirksame Insulinanalogon Glargin mit einer Wirkdauer 16–24 Stunden und das Insulin Detemir mit einer Wirkdauer von 16-24 Stunden verfügbar. Bei diesen Insulinen wird kein ausgeprägter Gipfel erzeugt, so dass die Wirkung besser kalkulierbar ist. Die Wirkdauer eines Präparats kann von Tag zu Tag erheblichen Schwankungen unterliegen (z.B. in Abhängigkeit von körperlicher Bewegung, Umgebungstemperatur oder Höhe der Insulindosis). Die Wirkung von Ultratard ist inkonstant und von einem sehr guten Mischen (längeres Rollen vor der Anwendung) abhängig.

Derzeit sind drei Insuline verfügbar, die durch Modifikation des Insulinmoleküls einen sehr schnellen Wirkungseintritt und eine ultrakurze Wirkdauer entfalten: Insulin-Lispro, Insulin-Aspart und Insulin-Glulisin. Bei diesen Insulinen ist kein Spritz-Ess-Abstand erforderlich und wegen der kurzen Wirkdauer können bei geeigneter Dosis des Verzögerungsinsulins Zwischenmahlzeiten entfallen, ohne eine Hypoglykämie zu riskieren. Allerdings muss bei Anwendung der ultrakurz wirksamen Insulinanaloga meist dreimal am Tag NPH-Insulin verabreicht oder auf die Gabe von Glargin oder Detemir als lang wirksames Verzögerungsinsulin umgestellt werden.

Bei Insulintherapie mit den üblichen Plastikspritzen werden i.d.R. Insulinkonzentrationen von 40 I.E./ml (U40) eingesetzt, bei Applikation mit Insulin-Pens dagegen Zubereitungen meist mit einer Konzentration von 100 I.E./ml (U100). Im Zuge internationaler Standardisierungsbestrebungen erfolgt eine zunehmende Umstellung auf U100-Insuline.

Die **intensivierte Insulintherapie** ist heute die Therapie der Wahl beim Typ-1-Diabetes. Sie ist am besten geeignet, die erwünschte normnahe Regulation des Blutzuckers zu erreichen (**Empfehlungsgrad A; 7**). Dieses Konzept beruht darauf, den basalen Insulinbedarf, der etwa 40 bis 50% des täglichen Gesamtbedarfs ausmacht, durch eine relativ konstante Dosis eines mittellang oder lang wirksamen Insulins zu decken und vor den Hauptmahlzeiten zusätzlich rasch wirksames Insulin zu verabreichen. Die präprandiale Dosis von Normalin orientiert sich jeweils an der aktuellen Blutzuckerhöhe und der vorgesehenen Kohlenhydratzufuhr. Vor dem Schlafengehen erfolgt immer die Injektion eines mittellang oder lang wirksamen Insulins. Weitere Modifikationen der intensivierten Insulintherapie sind möglich, (z.B. mittags und spätabends Verzögerungsinsulin plus früh, mittags und vor dem Abendessen Normalinsulin), die aber alle auf dem Prinzip der flexiblen, individuell adaptierten Insulinzufuhr bei regelmäßiger Blutzuckerselbstmessung beruhen. Bei Anwendung schnell wirksamer Insulinanaloga muss zur Abdeckung des Basalbedarfs NPH-Insulin immer zwei- bis dreimal gegeben oder mit einmal täglich Insulin Glargin oder ein- bis zweimal täglich Insulin Detemir eingestellt werden.

Die zweimalige Gabe einer Mischung aus kurz und mittellang wirksamem Insulin zu relativ festen Zeiten vor dem Frühstück und vor dem Abendessen ermöglicht grundsätzlich eine Sicherstellung des Insulinbedarfs rund um die Uhr. Dieses Regime programmiert den Tagesablauf stärker vor und erfordert eine verhältnismäßig strikte Einhaltung der Essenszeiten und der dabei vorgesehenen Kohlenhydratmengen. Die **konventionelle Insulintherapie** wird bei den Diabetikern eingesetzt, die die intensivierte Insulintherapie wegen des höheren Aufwands ablehnen, aufgrund einer stabilen Stoffwechsellage gut eingestellt sind oder die Vorteile der intensivierten Insulintherapie nicht in Anspruch nehmen wollen. Dies sind überwiegend insulinbedürftige Typ-2-Diabetiker, aber z.T. auch Typ-1-Diabetiker, bei denen ein stabil geregelter Tagesablauf vorliegt und aufgrund des hohen Alters oder bestimmter Komorbiditäten bescheidene Therapieziele gesetzt werden.

Der individuelle **Insulinbedarf** kann sehr variabel sein und muss in jedem Einzelfall empirisch ermittelt werden. Der übliche Tagesbedarf liegt zwischen 0,5 und 1,0 I.E./kg KG. Während die Dosen des mittellang oder lang wirksamen Insulins stabil gehalten und nur in Abständen von einigen Tagen geändert werden sollten, richtet sich die Menge des präprandialen Normalinsulins nach dem Blutzuckerspiegel im Tagesprofil. Auf diese Weise können Abweichungen vom Zielbereich von geschulten Patienten rasch korrigiert werden.

Beim Erwachsenen muss pro Kohlenhydratportion (10–12 g reine Kohlenhydrate) am Morgen mit einem Insulinbedarf von etwa 1,5–2 I.E., zur Mittagszeit mit einem Bedarf von etwa 1 I.E. und abends mit einem Bedarf von etwa 1–1,5 I.E. gerechnet werden (= sog. BE-Faktor). Pro Blutzuckerabweichung von 30–60 mg/dl (zirkadiane Empfindlichkeit!) z.B. morgens ~ 30, mittags ~ 60, abends ~ 40 von der erwünschten Ausgangsblutzuckerhöhe (80–120 mg/dl oder 4,4–6,7 mmol/l) (= „Korrektur-Faktor") muss die präprandiale Normalinsulindosis um etwa 1 I.E. angepasst werden. Ist der individuelle Bedarf eines Patienten bekannt, so kann die Dosisfindung durch Erstellung eines individuellen Anpassungsplans erleichtert werden. Daher sollte die Injektion von Normalinsulin 15–30 Minuten vor der Mahlzeit erfolgen. Bei hohem Ausgangsblutzucker sollte der Spritz-Ess-Abstand um 15 Minuten oder mehr verlängert, bei niedrigem Ausgangswert sollte er verkürzt werden. Bei gesteigerter Unterhautdurchblutung (z.B. nach heißem Bad, Sauna, Massage oder nach körperlicher Aktivität) ist die Insulinresorption beschleunigt, so dass der Spritz-Ess-Abstand verkürzt werden muss. Bei den ultraschnell wirksamen Insulinanaloga ist im Allgemeinen kein Spritz-Ess-Abstand notwendig.

Die **kontinuierliche subkutane Insulininfusion** mittels tragbarer Minipumpen stellt eine Sonderform der intensivierten Therapie dar. Wegen der höheren Kosten und wegen des speziellen Betreuungsaufwands muss die Indikation sorgfältig gestellt werden. Anerkannte Indikationen für die Insulinpumpentherapie sind:
- ausgeprägtes Dawn-Phänomen (= hohe Blutzuckerwerte am frühen Morgen)
- Einstellungsprobleme in der Schwangerschaft
- trotz intensivierter Insulintherapie und guter Compliance schlecht einstellbarer Typ-1-Diabetes
- erhöhte Anforderungen an die Therapie (z.B. durch Schichtarbeit), die durch die übliche intensivierte Insulintherapie nicht befriedigend lösbar sind.

Eine ungenügende Stoffwechseleinstellung infolge mangelhafter Compliance darf nicht als Indikation für die Insulinpumpentherapie angesehen werden.

Die **Pankreastransplantation** steht inzwischen als akzeptierte Therapieform für Typ-1-Diabetiker mit fortgeschrittenen Sekundärkomplikationen, d.h. in der Regel nach oder zusammen mit einer Nierentransplantation zur Verfügung. Beim größten Teil der Patienten lässt sich damit ohne zusätzliche Insulininjektion eine Normoglykämie erreichen und die Lebensqualität entscheidend verbessern. Die Pankreastransplantation ist mit einem 1-Jahres-Transplantatüberleben von 70 bis 90% fast so erfolgreich wie die Nierentransplantation. Wegen des hohen Operationsrisikos bedarf die Pankreastransplantation einer strengen Indikationsstellung. In Frage kommen nur insulinpflichtige Diabetiker mit präterminaler oder terminaler Niereninsuffizienz ohne fortgeschrittene Gefäßkomplikationen an Herz und Gehirn. Bei diesen Patienten wird in der Regel eine Simultantransplantation von Niere und Pankreas angestrebt. Eine alleinige Pankreastransplantation kann auch bei Patienten mit schwerem instabilem Typ-1-Diabetes erwogen werden. Eine wichtige Vorbedingung ist ferner eine stabile psychosoziale Situation des Patienten. Für die Indikationsstellung und Risikoabschätzung sind umfangreiche Voruntersuchungen einschließlich einer Koronarangiographie unverzichtbar. Zu den meisten Folgekomplikationen liegen Studien mit positiven Effekten hinsichtlich Inzidenz und Progression vor (**Empfehlungsgrad B;** 11).

Im Gegensatz dazu befindet sich die Inselzell- und Inseltransplantation noch in einem experimentellen Stadium. Insulinfreiheit war bis zum Jahr 2000 nur in wenigen Fällen möglich. Die Erfolgsrate konnte jedoch neuerdings mit einem neuen Protokoll der Immunsuppression ohne Glukokortikoide verbunden mit einer in der Regel zweimaligen Inselgabe deutlich gesteigert werden. Sie kommt nur bei Typ-1-Diabetikern in Betracht, die bereits nierentransplantiert sind und deshalb ohnehin immunsuppressiv behandelt werden müssen. Im Vergleich zur Organtransplantation ist dieses Verfahren wesentlich risikoärmer.

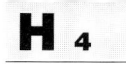

4.3 Therapie akuter Komplikationen

Die Behandlung des **ketoazidotischen Komas** umfasst sechs wichtige Punkte (Tab. H.4-4).
Grundsatz ist die langsame Normalisierung der Blutglukose, da eine zu rasche Normalisierung der Plasma-Osmolalität ein intra-/extrazerebrales osmotisches Gefälle erzeugt mit der Gefahr eines Hirnödems, insbesondere bei Kindern und Jugendlichen.

Ad 1. Die größte Gefahr für den Patienten ist die schwere Exsikkose mit Steigerung der Plasma-Osmolalität. Falls eine Labormethode zur Bestimmung der Osmolalität nicht zur Verfügung steht, kann diese wie folgt berechnet werden:

Osmolalität (mosmol/kg) =

$$2(Na^+ + K^+)\,mmol/l + \frac{Blutglukose\,(mg/dl)}{18} + \frac{BUN\,(mg/dl)}{2{,}8}$$

Der Volumenmangel beträgt insgesamt meist 6–10 l. Innerhalb der ersten Stunde ist die Zufuhr von 500–1000 ml 0,9% NaCl-Lösung, danach etwa 300 ml/h notwendig. Faustregel: 10% des Körpergewichts in den ersten 24 Stunden. Die Infusionsrate muss an den aktuellen ZVD und die Nierenfunktion adaptiert werden. *Cave:* Überwässerung beim älteren Patienten mit Herzinsuffizienz und Nierenfunktionsstörung. Bei eingeschränkter Nierenfunktion kommt es bei exzessiver Kochsalzzufuhr zu einer hyperchlorämischen Azidose (niedriges pH, niedriges Standardbikarbonat, normale Anionenlücke, erhöhtes Serum-Chlorid).

Wenn der Serum-Natriumspiegel > 155 mmol/l liegt, sollte anstelle der physiologischen NaCl-Lösung eine hypotone Lösung (0,45%) infundiert werden, um die Gefahr einer zentralnervösen Störung durch Hypernatriämie (kritische Grenze > 160 mmol/l) zu vermeiden. Eine Hypoglykämie muss verhindert werden. Deshalb Beginn einer Glukoseinfusion (5%) neben der weiteren Zufuhr von NaCl-Lösung, wenn die Blutglukosespiegel unter 250 mg/dl sinken.

Berechnung der Anionenlücke:

$$(Na^+ + K^+) - (Cl^- + HCO_3^-) = 16 \pm 7\,mEq\,(Normalwert)$$

Ad 2. Die Gefahren einer zu massiven Insulinzufuhr wie Hypoglykämie, Hypokaliämie, Laktatüberproduktion mit Verstärkung der Azidose, Hypophosphatämie und osmotisches Disäquilibriumsyndrom können vermieden werden, wenn eine niedrig dosierte gesteuerte kontinuierlich intravenöse Insulintherapie erfolgt. Eine subkutane Insulintherapie sollte wegen schlechter Steuerbarkeit in dieser Situation nicht erfolgen.

Ad 3. Trotz häufig hohem oder normalem Serum-Kalium besteht bei DKA ein erhebliches Kaliumdefizit, das unbedingt mit Beginn der Insulintherapie ausgeglichen werden muss (*cave:* Herzrhythmusstörungen!). Von der durchschnittlichen Kaliumzufuhr von 13–20 mmol/h sollte nur abgewichen werden, wenn das Serum-Kalium > 6 mmol/l oder < 4 mmol/l ist.

Ad 4. Eine Bikarbonatzufuhr sollte nur dann erfolgen, wenn der Blut-pH bei < 7,1 liegt! Erst bei einem pH < 7,1 kommt es zu einer peripheren Vasodilatation, einer negativen Inotropie, zur Hypotonie, zu zentralnervösen Funktionsstörungen und zu einer Verstärkung der Insulinresistenz. Die grundsätzliche Alkalisierung bei DKA ist abzulehnen, da die Gewebeoxygenierung verschlechtert wird, die Gefahr einer Hypokaliämie droht, es zu einer zu raschen Verschiebung des intrazerebralen pH und nicht selten bei ausreichender Insulinisierung zu einer gefährlichen Rebound-Alkalose kommt.

Ad 5. Die Intensivüberwachung und -therapie entspricht den Regeln, die für alle präkomatösen und komatösen Patienten gelten: Legen einer Magensonde insbesondere bei Diabetikern mit Gastroparese, Legen eines Blasenkatheters bei längerfristiger Intensivtherapie, Kontrolle des ZVD, EKG-Monitoring und Blutdrucküberwachung. Eine Heparinisierung sollte, falls keine Kontraindikationen bestehen, durchgeführt werden, da Diabetiker insbesondere in einer DKA eine starke Thrombophilie zeigen.

Ad 6. Die Behandlung von Koma auslösenden Krankheiten ist selbstverständlich notwendig, wobei besonders auf eine frühzeitige Antibiotikatherapie hingewiesen werden muss. Neben der Suche nach den auslösenden Faktoren muss der Patient nach Beseitigung der DKA unbedingt einer eingehenden Schulung zugeführt werden. Nur so sind neuerliche schwere, lebensbedrohliche Stoffwechselentgleisungen (die Letalität der DKA beträgt je nach den therapeutischen Möglichkeiten, dem Ausbildungsstand des behandelnden Teams und den Begleiterkrankungen oder Auslösern zwischen 5–20%) rechtzeitig vom Patient erkennbar (Blutglukoseselbstkontrolle, Testung auf Ketonurie) und somit vermeidbar.

Das **hyperosmolare, nicht-ketoazidotische Koma** hat ein höheres Mortalitätsrisiko als das ketoazidotische Koma, da es häufig nicht rechtzeitig erkannt und adäquat behandelt wird und besonders ältere Menschen mit einem Typ-2-Diabetes erkranken (Durchschnittsalter 55–60 Jahre). Das hyperosmola-

---

Tab. H.4-4 Grundsätze bei der Behandlung der diabetischen Ketoazidose.

1. Zufuhr von freiem Wasser zur Rehydratation
2. Insulingabe zur Durchbrechung des Katabolismus
2. (Ketoazidose) und Senkung der Hyperglykämie
3. Elektrolytersatz
4. Eventuell Azidoseausgleich durch Bikarbonatgabe (cave bei Kindern)
5. allgemeine Maßnahmen
6. Behandlung der die Ketoazidose auslösenden Faktoren.

re, nicht-ketoazidotische Koma ist gekennzeichnet durch Blutglukosekonzentrationen > 600 mg/dl (Werte weit über 2000 mg/dl wurden beobachtet), einer Serum-Osmolalität von > 350 mosmol/kg, ein Blut-pH von meist > 7,3 und einem Standardbikarbonat > 15 mmol/l.

Die Behandlung unterscheidet sich nur unwesentlich von der eines ketoazidotischen Komas. Eine Azidosebehandlung entfällt in der Regel. Eine ausreichende Substitution von freiem Wasser durch Infusion von hypoosmolarer NaCl-Lösung (0,45%) ist die entscheidende Maßnahme, während die Gabe von Insulin initial weniger wichtig ist. Viele Patienten werden nach Behebung der Dehydratation rasch insulinempfindlich. Es wird deshalb dringend vor einer Überinsulinisierung gewarnt, die bei diesen Patienten aufgrund der exzessiven Hyperosmolarität zu einer schweren osmotischen zerebralen Disäquilibrierung führen kann.

Die **Therapie einer Hypoglykämie** ist Aufgabe des Patienten und dessen sozialen Umfeldes. Sie kann nur adäquat erfolgen, wenn der Patient und sein soziales Umfeld eingehend geschult wurden. Bei jeder Bewusstseinsstörung besteht die Gefahr einer Aspiration.

Folgende Maßnahmen sind erforderlich:
- beim ansprechbaren Patienten 1–2 „schnelle" BE wie z.B. 120 ml Orangensaft plus eine Scheibe Brot oder 8 Stück Würfelzucker oder 120 ml Cola (keine Schokolade)
- falls sehr schnelle Wirkung notwendig ist, 20–25 g Traubenzucker (beim zusätzlich mit Acarbose therapierten Patienten wirkt nur Glukose wie z.B. Dextro-Energen schnell)
- beim nicht ansprechbaren Patienten mindestens 60–100 ml einer 40%igen Glukoselösung i.v., falls nicht möglich 1–2 mg Glukagon s.c./i.m. oder i.v. Anschließend Kohlenhydrate zuführen und Blutglukose messen! Falls Patient nicht rasch wieder ansprechbar wird, Notarzt rufen!
- Sulfonylharnstoff-induzierte Hypoglykämien sind besonders gefährlich, da sie vorwiegend ältere, häufig alleinstehende Diabetiker betreffen und meist rezidivieren (Hypoglykämie-Gefahr bis 72 Stunden). Ursache für die lang anhaltenden Unterzuckerungen ist die Langzeitwirkung der meisten Sulfonylharnstoffpräparate, insbesondere von Glibenclamid und bei Nierenfunktionsstörungen. Deshalb nach akuter Therapie der Hypoglykämie Anlegen einer Glukoseinfusion (10%ig) und stationäre Überwachung.

4.4 Therapie chronischer Komplikationen

Die diabetische Retinopathie ist die führende Ursache neuer Erblindungen in den westlichen Ländern. Sie zeigt sich bei insgesamt etwa 90% aller Diabetiker innerhalb der ersten 15 Jahre nach Erkrankung. Eine proliferative Retinopathie besteht nach 20-jähriger Diabetesdauer bei etwas über der Hälfte der Typ-1- und einem Viertel der Typ-2-Diabetiker. Ein Makulaödem findet sich in 20% der älteren Diabetiker. Komorbidität mit Nephropathie, Neuropathie und Makroangiopathie ist hoch. Bei Nichtvorliegen einer Retinopathie sollte grundsätzlich einmal jährlich eine Untersuchung durch den Augenarzt erfolgen. Bei Retinopathievorkommen erfolgen Kontrollintervalle nach Maßgabe des Augenarztes.

Die **diabetische Nephropathie** beim Typ-1- und Typ-2-Diabetes ist charakterisiert durch
- Erhöhung der Albuminausscheidung im Urin
- Abnahme der glomerulären Filtrationsleistung und auch
- Entwicklung oder Verstärkung von Hypertonie, Dyslipoproteinämie und weiteren Diabetestypischen Komplikationen.

Mikroalbuminurie wird durch eine Ausscheidung von 20–200 mg/l (entsprechend 30–300 mg/24h) bezeichnet. Bei höheren Werten spricht man von Makroalbuminurie. Die Albuminurie schwankt, insbesondere bei Messungen im 24-Stunden-Urin um 30 bis 50%. Es sollte daher die Mikroalbuminurie in über Nacht gesammeltem Urin bestimmt werden.

Da die Entwicklung einer diabetischen Nephropathie durch unzureichende Blutzuckereinstellung, Hypertonie, Nikotinkonsum und erhöhte Eiweißzufuhr beschleunigt werden kann, müssen diese Faktoren konsequent behandelt werden (**Empfehlungsgrad A;** 13). Die Tageszufuhr sollte auf 0,8–1,0 g/kg KG reduziert werden. Erhöhtes LDL soll konsequent gesenkt werden. Zur Hochdruckbehandlung siehe weiter unten.

Heute stehen mit der Hämodialyse, der Hämofiltration, der Peritonealdialyse (CAPD und CCPD) und der Nierentransplantation erprobte Nierenersatztherapien zur Verfügung, die auch dem Diabetiker nicht vorenthalten werden dürfen und die frühzeitig (Serum-Kreatinin von 5–6 mg/dl) zum Einsatz kommen sollten. Welches medizinische und sozioökomische Problem die diabetische Nephropathie heute darstellt, spiegelt sich in der Tatsache wider, dass ca. 30 bis 50% aller Dialysepatienten heute bereits Diabetiker sind (90% davon sind Typ-2-Diabetiker).

Die häufigste Form der **peripheren Neuropathie** ist die symmetrische distale sensomotorische Neuropathie, seltener ist die asymmetrische Neuropathie, die häufig von starken Schmerzen begleitet wird. Bei der Mononeuropathie können sowohl Hirnnerven als auch periphere Nerven betroffen sein. Im Vordergrund stehen bei allen Formen Schmerzen, Parästhesien, Taubheitsgefühl sowie Muskelschwäche bis zur Parese.

Bei der **autonomen Neuropathie** treten kardiovaskuläre Störungen mit Ruhetachykardie, orthostatischer Hypotonie, gastrointestinale Störungen mit Gastroparese, Obstipation oder Stuhlinkontinenz, urogenitale Störungen mit Blasenatonie und erektiler Impotenz und Störungen der Schweißregulation auf. Die Grundlage einer kausalen Therapie und einer möglichen Prävention jeder Form und jedes Stadiums der diabetischen Polyneuropathie ist allein eine optimale Stoffwechseleinstellung. Der statistische Zusammenhang zwischen der Güte der Stoffwechseleinstellung und dem Risiko des Auftretens neuropathischer Veränderungen ist mehrfach in Studien bewiesen (**Empfehlungsgrad A;** 7). Eine nahezu normoglykämische Stoffwechselkontrolle ist nicht nur die beste Prophylaxe für eine diabetische Polyneuropathie, sie kann in vielen Fällen bei bereits bestehender Polyneuropathie zur Rückbildung beitragen oder die Progression verzögern (**Empfehlungsgrad A; 9**).

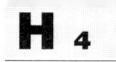

Alle anderen derzeit zur Verfügung stehenden Behandlungsmöglichkeiten sind unspezifisch und orientieren sich an den jeweils bestehenden Symptomen.

Alpha-Liponsäure hat in verschiedenen Studien bei Typ-1- und Typ-2-Diabetes zum Teil positive Einflüsse auf Symptome, neurologische Defizite und Nervenleitgeschwindigkeit gezeigt (**Empfehlungsgrad B; 15**).

Die weitere **symptomatische Therapie** der schmerzhaften peripheren diabetischen Neuropathie erfolgt mit verschiedenen Substanzen (**Empfehlungsgrad C; 7**):

– Antikonvulsiva (Carbamazepin, Gabapentin)
– physikalische Therapie
– selektive Serotonin-Wiederaufnahme-Hemmer (Citalopram, Paroxetin)
– Tramadol
– trizyklische Antidepressiva (z.B. Amitriptylin, Clomipramin, Desipramin, Imipramin).

Neuropathische Ödeme können versuchsweise mit Diuretika oder Ephedrin behandelt werden. Für das gustatorische Schwitzen wurde Clonidin in niedriger Dosierung empfohlen. Bei der kardiovaskulären autonomen diabetischen Neuropathie können kardioselektive β-Blocker in niedrigen Dosierungen versucht werden, auch wenn die Erfolgsrate als niedrig anzusehen ist. Eine Sinustachykardie im Rahmen der autonomen Neuropathie bedarf keiner Therapie. Die orthostatische Hypotonie ist mit physikalischen Maßnahmen oder Kochsalzzufuhr gelegentlich mit Mineralokortikoiden (Fludrocortison) zu behandeln (**Empfehlungsgrad C; 7**). Die autonome Neuropathie des Gastrointestinaltrakts spricht auf Metoclopramid und Domperidon an (**Empfehlungsgrad C; 7**). Die Therapie der diabetischen Diarrhö ist nur begrenzt möglich. Nach einem Versuch mit einem Breitspektrumantibiotikum wie Doxycyclin kann das Präparat Clonidin als α-adrenerger Agonist versucht werden. Neuropathische Harnentleerungsstörungen sollten tagsüber in drei- bis vierstündigen Intervallen durch manuelle suprapubische Druckerhöhungen behandelt werden, erst in zweiter Linie kommen Parasympathomimetika wie Carbachol in Frage. Der Effekt einer medikamentösen Therapie ist sehr begrenzt. Das Gleiche gilt für α-Rezeptorenblocker wie Prazosin.

Bei der in der Regel neurogen bedingten erektilen Impotenz (erektile Dysfunktion) der Diabetiker ist die Behandlung mit Testosteron nicht indiziert. Am besten wirksam sind hier 5-Phosphodiesterase-Hemmer, z.B. Sildenafil, das bei Diabetikern allerdings höher zu dosieren ist, als bei Nichtdiabetikern: beginnend mit 50 mg, bei insuffizientem Erfolg nach drei Versuchen Steigerung auf 100 mg (**Empfehlungsgrad A; 2**). Länger wirksam sind allerdings Tadalafil und Vardenafil. In einigen Fällen zeigte der α-Rezeptorblocker Yohimbin eine günstige Wirkung. Außerdem kann die intraurethrale Applikation von Alprostadil (MUSE) oder die intrakavernöse Gabe von Papaverin oder Phentolamin in Form der Schwellkörperautoinjektionstherapie (SKAT) versucht werden. Bei zentralen Formen kann Apomorphin hilfreich sein. Daneben werden mechanische Erektionshilfen wie die Vakuumpumpe angeboten. Intrakavernös implantierte Penisprothesen sind nur für wenige Patienten als Therapie der Wahl anzusehen.

Die Prävention der Arteriosklerose und ihrer Komplikationen schließt die Vermeidung und Beseitigung von Risikofaktoren ein.

Diabetiker besitzen ein erhöhtes Risiko für eine Arteriosklerose. Diese setzt in der Regel frühzeitiger ein, ist rascher progredient und führt häufiger zu Organkomplikationen als bei Nichtdiabetikern.

Makrovaskuläre Komplikationen des Diabetes mellitus beinhalten u.a.

– die koronare Herzkrankheit (bis zum Myokardinfarkt)
– zerebrovaskuläre Durchblutungsstörungen (bis zum Schlaganfall)
– periphere arterielle Verschlusskrankheit (pAVK) (bis zur Gangrän)

Folgende Maßnahmen sind notwendig:
1. Konsequente Diabeteseinstellung und Lebensstilintervention
2. Normalisierung erhöhter Blutdruckwerte
3. Behandlung der Hyperlipoproteinämien
4. Thrombozytenaggregationshemmung.

Ad 1. Mortalität und Morbidität an arteriosklerotischen Erkrankungen sind bei schlechter Stoffwechsellage deutlich höher als bei guter Einstellung des Diabetes. Durch intensivierte Insulintherapie beim Typ-1-Diabetes kann das Auftreten von Folgeerkrankungen hinausgezögert sowie die Progression von Folgeerkrankungen verlangsamt werden (**Empfehlungsgrad A; 7**).

Ad 4. Hämorheologische und hämostaseologische Störungen sind eine wichtige Komponente der Pathogenese makro- und mikrovaskulärer Komplikationen bei Diabetikern. Vor allem bei länger bestehendem Diabetes mellitus finden sich unter anderem eine inadäquate Autoregulation der Mikrozirkulation (endotheliale Dysfunktion), eine erhöhte Plasma- und Vollblutviskosität sowie eine erhöhte Aggregationsbereitschaft der Thrombozyten. Neben gesteigerter intravasaler Thrombinbildung und einer verminderten Fibrinolyse führen vor allem primär funktionsgesteigerte Thrombozyten zu einem präthrombotischen Zustand. „low dose"-Acetylsalicylsäure (100–300 mg/d) kann generell zur Sekundärprophylaxe und Progressionshemmung makrovaskulärer Komplikationen empfohlen werden.

Eine **antihypertensive Langzeittherapie** führt zu einer deutlichen Absenkung des kardiovaskulären Risikos (**Empfehlungsgrad A; 5**). Dies gilt nicht nur für Patienten mit einer höhergradigen arteriellen Hypertonie, sondern auch für Patienten mit grenzwertig erhöhten Blutdruckwerten. Beim Diabetiker stellt eine frühzeitige und konsequente Behandlung des Bluthochdrucks ein wesentliches therapeutisches Prinzip dar. Insbesondere beim übergewichtigen Typ-2-Diabetiker besitzen zunächst die nicht-medikamentösen Maßnahmen in der Hochdruckbehandlung einen hohen Stellenwert. Sie unterscheiden sich nicht von den Richtlinien für Nichtdiabetiker mit arterieller Hypertonie. Diese Richtlinien gelten auch für Typ-1-Diabetiker, zumindest was die Reduktion des Kochsalz-, Nikotin- und Alkoholkonsums sowie die körperliche Aktivität betrifft. Eine Gewichtsreduktion bei Übergewicht und arterieller Hypertonie wirkt sich nicht nur günstig auf den Blutdruck, sondern auch auf andere Risikofaktoren der Arteriosklerose wie Blutzuckereinstellung und Lipoproteinkonzentrationen aus (**Empfehlungsgrad A;** 12). Eine gesteigerte körperliche Aktivität ist für den Typ-2-Diabetiker neben der Blutdrucksenkung auch wegen der metabolischen Wirkungen wichtig (Verbesserung der Glukosetoleranz, Abnahme der partiellen Insulinresistenz, Abnahme der Triglyzeridkonzentration, Anstieg der HDL-Cholesterin-Fraktion).

Neben diesen allgemeinen Maßnahmen stellt heute die frühzeitige und konsequente medikamentöse Behandlung evtl. ansteigender Blutdruckwerte noch innerhalb des oberen Normbereichs ein wesentliches Therapieprinzip zur Prävention der diabetischen Makro- und Mikroangiopathie dar. Bei Diabetikern sollte abhängig von speziellen Begleitbefunden und von Kontraindikationen eines oder eine Kombination der folgenden Medikamente gegeben werden: ACE-Hemmer (alternativ AT_1-Rezeptorenblocker), kardioselektive Betablocker, Diuretika, lang wirksame Kalziumantagonisten. Dabei ist das Erreichen einer effektiven Blutdrucksenkung wichtiger als differentialtherapeutische Überlegungen. Der Einsatz von Diuretika ist durch die Volumenabhängigkeit als wichtiger pathogenetischer Komponente des Hochdrucks beim Diabetiker gut belegt. Bei normaler Nierenfunktion werden Thiaziddiuretika, bei eingeschränkter Nierenfunktion Schleifendiuretika empfohlen. Kaliumsparende Diuretika sollten nur bei Patienten mit normaler Nierenfunktion eingesetzt werden.

β-Rezeptorenblocker sind bei hypertensiven Diabetikern mit koronarer Herzkrankheit, insbesondere zur Sekundärprophylaxe von Myokardinfarkten das Mittel der Wahl (**Empfehlungsgrad A;** 7). Dabei sollten ausschließlich $β_1$-selektive Rezeptorenblocker verwendet werden, da durch eine Hemmung der $β_2$-Rezeptoren die Glukosefreisetzung bei Hypoglykämien gehemmt wird, so dass Hypoglykämien maskiert und protrahiert verlaufen könnten.

Kalziumantagonisten haben sowohl bei Typ-1- als auch bei Typ-2-Diabetikern eine gute antihypertensive Wirkung. Die allgemeine Verträglichkeit ist gut und unterscheidet sich nicht wesentlich von der bei Nichtdiabetikern. Kurz wirksame Kalziumantagonisten sollten nicht verwendet werden. Lang wirksame Kalziumantagonisten sind insbesondere bei älteren Typ-2-Diabetikern mit einer isoliert systolischen Hypertonie von Vorteil. Bei dieser Patientengruppe senken sie die Gesamtmortalität, die kardiovaskuläre Mortalität sowie die Inzidenz von Schlaganfällen, kardialen und kardiovaskulären Ereignissen (**Empfehlungsgrad A;** 5).

Unabhängig vom Vorhandensein möglicher Folgeerkrankungen zeigen ACE-Hemmer sowohl bei Typ-1- als auch bei Typ-2-Diabetikern sehr gute antihypertensive Wirkungen (**Empfehlungsgrad A;** 6, 10). ACE-Hemmer sind das Mittel der ersten Wahl bei Diabetikern mit einer Mikroalbuminurie und bei Diabetikern mit einer Hypertrophie des Herzmuskels. Endpunktstudien zeigen bei Typ-1-Diabetikern einen Vorteil von ACE-Hemmern bezüglich der Nephroprotektion. Bei Unverträglichkeit von ACE-Hemmern sollten diese durch AT_1-Rezeptorantagonisten ersetzt werden. Allgemein zeigen ACE-Hemmer eine renoprotektive Wirkung (s.u.). Zusätzlich wird eine Verbesserung der Insulinsensitivität diskutiert. Entgegen bisherigen Annahmen kann aber durch die Einnahme von ACE-Hemmern das Risiko für die Manifestation eines Typ-2-Diabetes nicht reduziert werden.

Häufige Nebenwirkung der ACE-Hemmer ist ein nichtproduktiver Husten.

Die Wirksamkeit von AT_1-Rezeptorenblockern für die Hemmung der Progression einer Nephropathie und Niereninsuffizienz ist bei Typ-2-Diabetes durch Endpunktstudien exzellent belegt (**Empfehlungsgrad A;** 7). AT_1-Rezeptorenblocker können ansonsten alternativ zu ACE-Hemmern, zur Hochdruckbehandlung beim Diabetes mellitus eingesetzt werden. Auch die Kombination von AT_1-Rezeptorenblockern und ACE-Hemmern ist gut wirksam und erprobt.

Bei der **Differentialtherapie der arteriellen Hypertonie** bei Typ-1- und Typ-2-Diabetes ist zu berücksichtigen, dass bei Diabetikern ohne Begleit- oder Folgeerkrankungen prinzipiell die gleichen Gesichtspunkte gelten wie bei Patienten mit essentieller Hypertonie.

Bei beginnender Nephropathie sind ACE-Hemmer Mittel der 1. Wahl. Beim Typ-1-Diabetes ist der positive Effekt der ACE-Hemmer und beim Typ-2-Diabetes AT_1-Rezeptorenblocker am besten durch Endpunktstudien belegt (**Empfehlungsgrad A;** 8, 10). Es konnte gezeigt werden, dass durch Behandlung von Typ-1-Diabetikern mit Mikroalbuminurie bei Blutdruckwerten noch im normotonen Bereich die weitere Progression der Nephropathie verlangsamt werden kann. Bei unzureichender Blutdruckeinstellung können zusätzlich niedrig dosierte Diuretika (z.B. Hydrochlorothiazid 12,5–25 mg) oder lang wirksame Kalziumantagonisten gegeben werden. Bei einer Makroalbuminurie sind in der Regel wegen der günstigen Wirkung auf die intraglomeruläre Hämodynamik ACE-Hemmer oder AT_1-Rezeptorenblocker einzusetzen. Bei ungenügendem Ansprechen kann auch hier mit Diuretika kombiniert werden. Allerdings sind dann in der Regel Schleifendiuretika erforderlich. Liegt bei Diabetikern eine Herzinsuffizienz vor, sind die ACE-Hemmer derzeit ebenfalls Mittel der 1. Wahl. Zusätzlich sind auch hier Diuretika günstig.

Diabetiker profitieren nach durchgemachtem Myokardinfarkt mindestens ebenso von der β-Blocker-Behandlung wie Nichtdiabetiker. Als Kombinationspartner werden lang wirksame Kalziumantagonisten (mit Ausnahme von Verapamil) sowie ACE-Hemmer empfohlen.

Liegen ein Diabetes mellitus und eine Claudicatio intermittens vor, können ACE-Hemmer und Kalziumantagonisten als Mittel der 1. Wahl gelten.

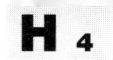

Die **Dyslipoproteinämie** gehört beim Typ-2-Diabetes zu den häufigsten Begleiterkrankungen. Die Lipidkonstellation ist dabei durch eine Erhöhung von VLDL-Triglyzeriden und LDL-Cholesterin sowie eine Erniedrigung von HDL-Cholesterin gekennzeichnet. Typ-2-Diabetiker mit hohen Triglyzeridwerten und niedrigem HDL-Cholesterin sind als Hochrisikopatienten hinsichtlich der Entwicklung einer koronaren Herzkrankheit anzusehen. Erhöhte Triglyzeride können darüber hinaus von sich aus die Blutzuckereinstellung beeinträchtigen. Entsprechend ist neben einer Normalisierung des Glukosestoffwechsels auch eine Normalisierung des Fettstoffwechsels anzustreben (**Empfehlungsgrad A;** 7). Die wirksamste Maßnahme zur Behandlung der Dyslipoproteinämien ist die Beseitigung des Übergewichts. Bei der Reduktionskost ist besonders auf eine Reduktion der Fettmenge zu achten, die möglichst weniger als 30% der Gesamtenergieaufnahme betragen sollte. Erst wenn durch Ausschöpfung der nicht-medikamentösen Therapie und Optimierung der Diabeteseinstellung eine ausreichende Senkung der Lipide nicht erreicht wird, ist eine medikamentöse Lipidsenkung angebracht.

Gangrän und Amputationen sind bei Diabetikern 30- bis 50-mal häufiger als bei Nichtdiabetikern. 96% aller Amputationen werden bei Diabetikern im Alter über 45 Jahre durchgeführt und 64% bei über 65-Jährigen. 25% der Gesamtkosten für die stationäre Behandlung und fast 50% aller Krankenhaustage bei Diabetikern entfallen auf notwendige Maßnahmen beim **diabetischen Fuß-Syndrom.**
Die therapeutischen Planungen beim diabetischen Fuß-Syndrom richten sich nach der Ätiologie der Fußläsionen und nach der Schwere der Läsion. Die rein neuropathisch bedingten Fußläsionen (ca. 50% aller Fälle) bedürfen einer anderen therapeutischen Strategie als die rein vaskulären Fußkomplikationen (ca. 25% der Fälle). Die gemischt neurogen-vaskulär verursachten Fußprobleme stellen die größte therapeutische Herausforderung dar und sind prognostisch am ungünstigsten.
Die Behandlung des diabetischen Fuß-Syndroms bedarf einer interdisziplinären Betreuung, bestehend aus einem Diabetes-Team mit „Podologen", evtl. einem Angiologen, sicher jedoch einem interventionell tätigen Radiologen und Chirurgen sowie einem orthopädischen Schuhmachermeister, am besten in einer speziell dafür eingerichteten Fußambulanz. Die Behandlung von Fußläsionen ist in Tabelle H.4-5 dargestellt.
Ausdrücklich wird auf die ausführlichere Darstellung in Beitrag E 2 hingewiesen.

Tab. H.4-5 Strategie der Behandlung eines diabetischen Fuß-Syndroms (DFS).

1. **Genaue Anamnese, körperliche Untersuchung, insbesondere im Hinblick auf Risikofaktoren eines DFS, und Inspektion des Schuhwerks**
2. **Dokumentation des DFS**
   - strukturierter Untersuchungsbogen
   - Fotografie
3. **Ursachenklärung**
   - neurologische Untersuchung
   - angiologische Untersuchung (Gefäß-Doppler, Angiographie)
   - Röntgenaufnahme des Fußes (diabetische Osteoarthropathie?, Charcot-Fuß?, Mediasklerose?)
4. **Lokalbehandlung**
   - Entfernung von Hyperkeratosen
   - Entfernung nekrotischen Gewebes
   - aggressive konventionelle Intervention bei phlegmonösen oder abszedierenden Veränderungen (Inzisionen und Drainage-Therapie)
   - Spülbehandlung (Kurzzeit- oder kontinuierliche Spülung mit Streptokinase oder Streptodornase)
   - Druckentlastung und absolute Ruhigstellung des Fußes (speziell beim neuropathisch bedingten DFS)
   - initial zweimal täglich steriler Verbandswechsel
   - Revaskularisierungsmaßnahmen (lokale Lyse, PTCA, Gefäßoperation)
   - minimal chirurgische Maßnahmen, wie Sequesterotomie, Resektion von Sehnen oder Metatarsalköpfchen, myokutane Transplantation
   - nur nach Ausschöpfung aller Maßnahmen an größere Amputationen denken!
5. **Systemische Behandlung**
   - optimale Blutglukoseeinstellung
   - langfristige Antibiotikatherapie (3–4 Wochen oder länger) nach Antibiogramm
   - Heparinisierung
   - langfristige Thrombozytenaggregationshemmung mit low dose Aspirin
   - antihypertensive Therapie
   - Einstellen des Rauchens
6. **Präventive Maßnahmen**
   - Fußschulung, Fußgymnastik, Optimierung der Diabeteseinstellung
   - Therapie von Risikofaktoren
   - optimale Strümpfe und Schuhe (spezielle Einlagen, orthopädische Fertigschuhe, maßgefertigte Schuhe)

Leitlinien

L1. Praxis-Leitlinien der Deutschen Diabetes-Gesellschaft. Hrsg. Scherbaum WA. Diabetologie und Stoffwechsel 2 (2007) Suppl. 2, 143–222, Thieme, Stuttgart–New York.

Literatur

1. Alberti KG, Zimmet PZ: Definition, diagnosis and classification of diabetes mellitus and its complications. Part 1: diagnosis and classification of diabetes mellitus provisional report of a WHO consultation. Diabet Med 15, (1998b) 539–553.
2. Boulton AJ, Selam JL, Sweeney M, Ziegler D: Sildenafil citrate for the treatment of erectile dysfunction in men with Type II diabetes mellitus. Diabetologia 44 (2001) 1296–1301.
3. Dills DG, Schneider J and the Glimepiride/Glyburide Research Group: Clinical evaluation of glimepiride versus glyburide in NIDDM in a double-blind comparative study. Horm Metab Res 28 (1996) 426–429.
4. European Diabetes Policy Group 1999: A desktop guide to Type 2 diabetes mellitus. European Diabetes Policy Group 1999. Diabet Med 16 (1999) 716–730.

5. Hansson L, Zanchetti A, Carruthers SG, Dahlof B, Elmfeldt D, Julius S et al.: Effects of intensive blood-pressure lowering and low-dose aspirin in patients with hypertension: principal results of the Hypertension Optimal Treatment (HOT) randomised trial. HOT Study Group. Lancet 351 (1998) 1755–1762.
6. HOPE Study Investigators: Effects of ramipril on cardiovascular and microvascular outcomes in people with diabetes mellitus: results of the HOPE study and MICRO-HOPE substudy. Lancet 355 (2000) 253–259.
7. Lewis EJ, Hunsicker LG, Bain RP, Rohde RD: The effect of angiotensin-converting-enzyme inhibition on diabetic nephropathy. The Collaborative Study Group. N Engl J Med 329 (1993) 1456–1462.
8. Ohkubo Y, Kishikawa H, Araki E, Miyata T, Isami S, Motoyoshi S et al.: Intensive insulin therapy prevents the progression of diabetic microvascular complications in Japanese patients with non-insulin-dependent diabetes mellitus: a randomized prospective 6-year study. Diabetes Res Clin Pract 28 (1995) 103–117.
9. Parving HH, Lehnert H, Brochner-Mortensen J, Gomis R, Andersen S, Arner P: Irbesartan in Patients with Type 2 Diabetes and Microalbuminuria Study Group. N Engl J Med 345 (2001) 870–878.
10. Robertson RP, Davis C, Larsen J, Stratta R, Sutherland DET: Pancreas and islet transplantation for patients with diabetes (Technical Review). Diabetes Care 23 (2000) 112–116.
11. Trials of Hypertension Prevention Collaborative Research Group: Effects of weight loss and sodium reduction intervention on blood pressure and hypertension incidence in overweight people with high-normal blood pressure. The Trials of Hypertension Prevention, phase II. Arch Intern Med 157 (1997) 657–667.
12. UK Prospective Diabetes Study (UKPDS) Group: Effect of intensive blood-glucose control with metformin on complications in overweight patients with type 2 diabetes (UKPDS 34). Lancet 352 (1998) 854–865.
13. Yki-Jarvinnen H, Ryysy L, Nikkilä K, Tulokas T, Vanamo R, Heikkila M: Comparison of bed-time insulin regimens in patients with type 2 diabetes mellitus. A randomized, controlled rial. Ann Inter med 130 (1999) 389–396.
14. Ziegler D, Hanefeld M, Ruhnau KJ, Hasche H, Lobisch M, Schutte K et al.: Treatment of symptomatic diabetic polyneuropathy with the antioxidant alpha-lipoic acid: a 7-month multicenter randomized controlled trial (ALADIN III Study). ALADIN III Study Group. Alpha-Lipoc Acid in Diabetic Neuropathy. Diabetes Care 22 (1999a) 1296–1301.

Autorenadressen

Prof. Dr. med. W. A. Scherbaum
Direktor der Klinik für Endokrinologie,
Diabetologie und Rheumatologie
Universitätsklinikum Düsseldorf
Moorenstr. 5
40225 Düsseldorf

5 Neuroendokrine Tumore des Gastrointestinaltrakts

5.1 Gastrinome

Siehe Kapitel A – Bauchspeicheldrüse.

5.2 Insulinom

Definition

Das Insulinom stellt die bedeutsamste Differentialdiagnose der Nüchternhypoglykämien dar. Abgesehen von der insulin- oder sulfonylharnstoffinduzierten Hypoglykämie ist auch der endogene Hyperinsulinismus die häufigste Ursache einer Nüchternhypoglykämie. Die Inzidenz des Insulinoms beträgt ca. 1:500 000 im Jahr.
Die benignen Tumoren überwiegen, die Malignitätsrate liegt zwischen 5 und 10%. Die Lokalisation bevorzugt gleichermaßen den Pankreaskopf, und die übrigen Abschnitte des Pankreas. Eine ektope Lage ist extremst selten.

Diagnostik

Klinisch führen die neuroglukopenischen Symptome (Konfusion, Schwindel, Kopfschmerzen, Sehstörungen, Bewußtseinverlust) gefolgt von den adrenergen Symptome (Tachykardien, Angst, Schwitzen, Palpitationen).
In der biochemischen Diagnostik steht die Abklärung der Nüchternhypoglykämie und vor allem der Hungerversuch im Vordergrund. Hier bleibt der Patient über einen Zeitraum bis zu 72 Stunden nüchtern, Glukose, Insulin und C-Peptid sollten tagsüber alle 2 Stunden, nachts alle 4 Stunden bestimmt werden. Der Test wird entweder nach 48 Stunden beendet, oder jederzeit früher, wenn ausgeprägte Symptome auftreten. Bei 90% der Insulinompatienten findet sich hier eine Hypoglykämie. Falls ein dringender Verdacht auf ein Insulinom besteht und innerhalb dieser Zeitphase keine signifikante Hypoglykämie erfolgte, muß der Test auf 72 Stunden ausgedehnt werden. Hilfreich ist die Berechnung des Insulin-Glucose-Quotienten; ein Wert oberhalb von 0,3 (Insulin in mE/ml, Blutzucker in mg/dl) während der Testphase weist dringend auf das Vorliegen eines Insulinoms hin. Niedrige C-Peptid-Werte weisen auf eine faktitielle Zufuhr von Insulin hin; bei Einnahme von Sulfonylharnstoffen sind C-Peptid- und Insulinwerte erhöht. Serum muß zum Nachweis der Substanz asserviert werden.
In der Lokalisationsdiagnostik stehen grundsätzlich die oben geschilderten Verfahren auch hier im Vordergrund. Allerdings hat hier die Somatostatinrezeptor-Szintigraphie nur eine Sensitivität von etwa 42%. Falls keine eindeutige Lokalisation mit den nicht-invasiven Verfahren gelingt, sollte eine transhepatische portale Blutentnahme in spezialisierten Zentren unter Berücksichtigung der Kontraindikationen und Komplikationen erfolgen. Obgleich die Lokalisationsdiagnostik auch von chirurgischer Seite kontrovers diskutiert wird, halten wir eine präoperative sichere Lokalisation mit nachfolgender Minimierung der operativen Exploration und Operationsdauer für notwendig.

Therapie

Bei allen Insulinomen ohne Hinweis auf eine Metastasierung ist die operative Entfernung unabhängig von der Schwere der Symptomatik durchzuführen, da hierdurch bei den bis zu 95% benignen solitären Läsionen eine definitive Heilung erreicht werden kann. Eine Exploration der Leber sowie der regionären Lymphknoten ist zum Ausschluß einer in der präoperativen bildgebenden Diagnostik nicht festzustellenden Metastasierung obligatorisch.
Mit einem langwirksamen Somatostatinanalogon kann versucht werden, die schweren Hypoglykämien beim Insulinom zu kontrollieren. Empfohlen wird die Gabe von ca. 200–600 µg Octreotid subkutan als Einleitungstherapie über ca. sechs Tage, dann gegebenenfalls gefolgt von Somatostatin LAR. Kontrollierte Studien liegen hierzu nicht vor. Dabei ist die Wirkung der Somatostatinanaloga von der Expression der Somatostatinrezeptoren abhängig, insbesondere der Rezeptor-Subtypen 2 und 5. Da nur eine kleine Gruppe der Insulinome sst2 exprimiert, ist auch die Therapie mit Somatostatinanaloga nur in etwa der Hälfte der Fälle erfolgreich. Ein Problem ist dabei auch, daß durch die gleichzeitige Hemmung des insulingegenregulatorischen Hormons Glukagon aus den Alphazellen die Hypoglykämiesymptomatik noch verstärkt werden kann.
Für das metastasierende Insulinom gilt, daß endokrine Pankreastumoren abhängig von der Hormonsekretion (hier z.B. Gastrinom versus Insulinom) etwa gleich gut auf eine Kombinations-Chemotherapie ansprechen. Die Kombination der Wahl besteht daher derzeit auch in dem Einsatz von Streptozotozin und Doxorubicin.

Prognose

Bei benignen Tumoren liegt die Heilungsrate bei 85%, wobei bei ausgedehnten Pankreasresektionen (ca. 10%) ein insulinpflichtiger Diabetes mellitus auftritt. 15% der Patienten haben entweder eine persistierende oder rekurrierende Hypoglykämie, was eine erneute operative Intervention notwendig machen kann.
Bei den malignen Insulinomen beträgt die mittlere Überlebenszeit etwa 60 Monate mit einer Rezidivrate von ebenfalls etwa 60%. Bei Rezidivtumoren liegt dann die mittlere Überlebenszeit bei etwa 19 Monaten. Individuelle Voraussagen sind aber gerade beim malignen Insulinom sehr schwer zu treffen und die Erfolge der Kombinations-Chemotherapie wie auch die der Therapie mit Octreotid bewirken sehr individuelle Verläufe. Daher sollte auch die Indikation zur Therapie in jedem Fall großzügig gestellt werden.

5.3 Glukagonom

Definition

Bei dem glukagonproduzierenden Tumor handelt es sich um einen fast ausschließlich im Pankreas lokalisierten Tumor, der sehr selten nur im Duodenum zu finden ist. In bis zu 80% der Fälle allerdings handelt es sich um metastasierende Tumore; bevorzugter Metastasierungort ist die Leber, selten die regionären Lymphknoten, Skelettsystem und Mesenterium.

Diagnostik

Die Diagnose wird nahezu immer klinisch aufgrund der typischen dermatologischen Veränderungen gestellt; hinzu kommen Durchfälle, Diabetes, Anämie und Gewichtsverlust.
Biochemisch wegweisend sind die deutlich erhöhten Glukagonkonzentrationen im Serum.
Die Lokalisationsdiagnostik wird dann in typischer Weise mit Ultraschall, CT, MR und gegebenenfalls Angiographie durchgeführt.

Therapie

Große Tumoren mit einer ausgedehnten Metastasierung werden auch unter palliativen Gesichtspunkten operiert. Als besonders effektiv hat sich zur Beeinflussung einer Dermatitis und Diarrhoe die Gabe von Octreotide LRA erwiesen. Eine optimale Diabetestherapie einschließlich Sulfonylharnstoffen und Insulintherapie ist wegen des Katabolismus und der häufig schlecht heilenden nekrotisierenden Dermatitis relevant.

Prognose

Das Glukagonom weist zwar einerseits häufig ein refraktäres Verhalten gegenüber der Therapie auf, andererseits zeigen diese Tumore ein recht langsames Wachstum. Es kommt insbesondere auch durch eine effektive symptomatische Therapie (sei es Tumormassenreduktion oder Octreotid) zu einem längeren rezidivfreien Intervall. 5-Jahres-Überlebensraten können nur geschätzt werden und liegen etwa zwischen 10 und 40%.

5.4 Somatostatinom

Definition

Auch das Somatostatinom gehört zu den seltenen endokrinen Tumoren des GI-Traktes und umfaßt nicht mehr als nur 1% aller neuroendokrinen Tumoren dieser Organe. Sie entstehen aus gut differenzierten Somatostatin-enthaltenden D-Zellen. Etwa 55–75% der Fälle sind im Pankreas und hier vor allem im Pankreaskopf lokalisiert, die restlichen Tumore finden sich überwiegend im Duodenum.

Diagnostik

Klinisch ist nur selten das ausgeprägte Somatostatinom-Syndrom vorhanden (Diabetes, Diarrhoe, Steatorrhoe, Hypochlorhydrie oder Achlorhydrie, Anämie und Gallensteine). Die Symptome sind sehr variabel.
Die biochemische Diagnose wird über die Bestimmung von Somatostatin im Serum gestellt.
Die Lokalisationsdiagnostik erfolgt wie oben dargestellt.

Therapie

Die meisten Studien legen nahe, daß eine weitreichende Resektion angestrebt werden sollte, wobei je nach Tumorlokalisation und Ausdehnung bei den vor allem im Pankreaskopf lokalisierten Tumoren sowie den duodenalen Somatostatinomen eine Pankreatikoduodenektomie nach Whipple, bei Tumoren in Körper oder Schwanz eine Links- bzw. Schwanzresektion jeweils mit Metastasenresektion durchgeführt wird. Auch bei inoperablen Tumoren wird eine größtmögliche Tumormassenreduktion angestrebt werden.

Prognose

Beim Somatostatinom wurden bei Kombination einer Chemotherapie mit einer Resektion 5-Jahres-Überlebensraten von bis zu 60% erreicht. Auch dies unterstreicht die Bedeutung einer möglichst weitreichenden chirurgischen Resektion.

5.5 VIPom

Siehe Kapitel A – Bauchspeicheldrüse.

5.6 PPom

Definition

Dies sind extrem seltene Tumore, die in etwas über 90% im Pankreas und hier bevorzugt im Kopf lokalisiert sind und mit einer Mehrsekretion des pankreatischen Polypeptids (PP) einhergehen. Meistens handelt es sich um singuläre große Tumoren, wobei die Wahrscheinlichkeit der Malignität ab einem Größendurchmesser von mehr als 5 cm deutlich zunimmt.

Diagnostik

Wesentliche klinische Symptome bestehen nicht. Wegweisend sind erhöhte Nüchternkonzentrationen von PP (Werte über 600 pg/ml).

Therapie

Bei kleinen benignen Tumoren ist eine lokale Exzision adäquat, große maligne Tumoren müssen lokalisationsabhängig durch eine Pankreatikoduodenektomie operiert werden.
Aufgrund der fehlenden klinischen Symptomatik besteht keine Notwendigkeit zur Durchführung einer symptomatischen Therapie.

Prognose

Für das PPom kann derzeit keine eindeutige prognostische Aussage gemacht werden.

6 Nebenniere

6.1 Hypercortisolismus

Definition
Siehe H 1.3 Cushing-Syndrom.

Diagnostik
Siehe H.1.3 Cushing-Syndrom.

Therapie
Bei einem ACTH-unabhängigen Cushing-Syndrom auf dem Boden eines Nebennierenadenoms erfolgt die unilaterale Adrenalektomie. Passager entsteht eine substitutionsbedürftige Nebennierenrindeninsuffizienz. Eine bilaterale Adrenalektomie erfolgt bei ACTH-unabhängigem Cushing-Syndrom auf dem Boden einer bilateralen mikronodulären oder makronodulären Hyperplasie.

Verlaufskontrolle und Prognose
Bei erfolgreicher chirurgischer Therapie tritt postoperativ eine sekundäre Nebennierenrindeninsuffizienz auf, die bis zu mehreren Jahren dauern kann. In dieser Zeit erfolgt eine Substitutionstherapie. Da die Lebenserwartung des unbehandelten Cushing-Syndroms erheblich verkürzt ist, ist die Therapie immer indiziert. Nach erfolgreicher chirurgischer Sanierung besteht kein Rezidivrisiko, die langfristige Prognose ist gut.

6.2 Mineralocorticoidhypertonie

Definition
Unter einer Mineralocorticoidhypertonie wird die Mehrsekretion von Aldosteron verstanden, die nicht durch Angiotensin II und damit nicht durch eine Aktivierung des Renin-Angiotensin-Aldosteron-Systems bedingt ist.
Es werden mehrere Formen der Mineralocorticoidhypertonie unterschieden (Tab. H.6-1). Am häufigsten ist das einseitige aldosteronproduzierende Nebennierenadenom (klassischer Morbus Conn), gefolgt von der bilateralen mikro- oder sekundär makronodulären Hyperplasie (idiopathischer Hyperaldosteronismus). Die anderen Formen sind sehr selten.
Die Formen der Mineralocorticoidhypertonie mit niedrigem Plasmaaldosteron werden auch als Pseudohyperaldosteronismus bezeichnet. Beim apparenten Mineralocorticoidexzeß liegt ein Defekt der 11ß-Hydroxy-Steroiddehydrogenase vor, die in der Niere Cortisol zu Cortison abbaut. Hierdurch kann Cortisol vermehrt am Mineralocorticoidrezeptor und identisch wie Aldosteron wirken.
Die Häufigkeit ist umstritten; Daten der vergangenen Jahre zeigen eine Prävalenz von 5–10%

Tabelle H.6-1 Formen der Mineralocorticoidhypertonie.

Erhöhtes Plasma-Aldosteron
- Unilaterales Aldosteron-produzierendes Adenom — 50–70%
  - Angiotensin-II-unabhängig
  - Angiotensin-II-abhängig (selten)
- Bilaterale NNR-Hyperplasie — 20–40%
- Ein- oder doppelseitige primäre makronoduläre Hyperplasie — 5%
- Dexamethason-supprimierbarer Hyperaldosteronismus — 5%
- Aldosteron-produzierendes Karzinom — < 5%

Erniedrigtes Plasma-Aldosteron (seltene Formen)
- 11β-Hydroxylase-Mangel
- 17α-Hydroxylase-Mangel
  (bei beiden Enzymdefekten Desoxycorticosteron ⇑)
- „Apparenter Mineralocorticoidexzeß"
  (11β-OH-Steroiddehydrogenase Mangel)
  - familiär
  - erworben (Lakritze, Carbenoxolon)

Diagnostik
Die klassischen Leitsymptome sind arterielle Hypertonie mit gleichzeitiger Hypokaliämie; Patienten mit normalen Kaliumwerten kommen vor. Weitere Symptome sind in der Tabelle H.6-2 genannt.
Grundsätzlich ist das Serumkalium als Suchtest geeignet. Liegt das Serumkalium nach Ausschluß medikamentöser Interaktionen (Diuretika, Laxantien) unter 3,7 mmol/l, muß bei einem Hypertoniker eine Mineralocorticoidhypertonie ausgeschlossen werden.

Tabelle H.6-2 Symptome des primären Mineralocorticoidhypertonie.

Symptome	Häufigkeit in etwa %
Leitsymptome	
Hypertonie	100
Hypokaliämie	90 (?) *
Metabolische Alkalose	90
Weitere Symptome	
Muskelschwäche	75
Polyurie	70
Kopfschmerzen	55
Gestörte Glukosetoleranz	50
Polydipsie	45
Parästhesien	30
Intermittierende Lähmungen	25
Tetanien	25
Müdigkeit	20
Muskelschmerzen	15
Ödeme	5

* Aufgrund der Häufigkeit des normokaliämischen Conn-Syndroms findet sich möglicherweise eine Hypokaliämie deutlich seltener (in ca. 50%)

Die Verdachtsdiagnose des primären Hyperaldosteronismus wird durch folgende Konstellation bestätigt:
- supprimierte Plasmarenin-Aktivität
- Aldosteron in Ruhe erhöht
- Aldosteron im 24-Stunden-Urin erhöht.

Als sehr gutes Screeningparameter wird zunehmend die Bestimmung des Quotienten von Aldosteron zu Plasmarenin-Aktivität eingesetzt. Als Hinweis für das Vorliegen eines Hyperaldosteronismus gilt ein Quotient von > 50 Aldosteron (pg/ml)/Renin (pg/ml). Nicht sinnvoll ist die Bestimmung des Quotienten unter der Einnahme von Aldactone oder ß-Blockern.

Wegen der unterschiedlichen therapeutischen Konsequenzen ist die Differenzierung zwischen dem Adenom und der bilateralen Hyperplasie von besonderer Bedeutung; hier besitzt unverändert der Orthothase-Test eine erhebliche Relevanz. Bei der Hyperplasie, nicht aber beim Adenom steigt die Aldosteronsekretion nach dreistündigem Stehen wesentlich deutlicher an. Der Kochsalzbelastungstest führt ebenfalls beim idiopathischen Hyperaldosteronismus im Gegensatz zum Adenom zu divergenten Veränderungen; nach Belastung mit einer Kochsalzinfusion (Infusion von ca. 3 l isotonischer Kochsalzlösung in 4–6 Stunden) fällt beim idiopathischen Hyperaldosteronismus, nicht aber beim Adenom die Aldosteronkonzentration im Plasma ab.

Wegweisend für die Diagnostik des apparenten Mineralocorticoidexzesses ist die Konstellation der Hypokaliämie bei supprimiertem Renin und supprimiertem Aldosteron. Die Diagnose des Dexamethason-supprimierbaren Hyperaldosteronismus wird zum einem ex juvantibus über den Nachweis der Supprimierbarkeit der Aldosteronsekretion durch Dexamethason und zum anderen durch den Nachweis des chimären Gens mit einer langen PCR gestellt.

Nach durchgeführter biochemischer Diagnostik ist die bildgebende Diagnostik unverzichtbar. Computertomographie und Kernspintomographie sind weitgehend gleichwertig. Problematisch ist, daß kleinere Raumforderungen von < 0,5 cm der Bildgebung entgehen können. Über 90% der Adenome können allerdings dargestellt werden. In Zweifelsfällen ist hier noch die Indikation zur Durchführung der Nebennieren-Szintigraphie mit ^{131}I-6-Beta-Jodmethyl-19-Cholesterol gegeben. Aufwendig und nur durch einen erfahrenen Untersucher durchzuführen ist die selektive Blutentnahme aus den Nebennierenvenen.

Therapie

Therapie der Wahl des Aldosteron produzierenden Adenoms ist die einseitige minimal-invasive endoskopische Adrenalektomie. Präoperativ wird der Patient mit 2 × 100 bis 2 × 200 mg Spironolakton über vier Wochen vorbehandelt, um die Hypokaliämie zu kompensieren und den postoperativen Hypoaldosteronismus aufgrund einer Suppression der kontralateralen Nebenniere zu vermeiden.

Bei idiopathischem Aldosteronismus ist die Therapie konservativ; da auch die bilaterale Adrenalektomie die Hypertonieeinstellung nicht verbessert. Hier wird dauerhaft mit Spironolakton in einer Tagesdosis von 2 × 25 bis 2 × 50 mg behandelt. Zusätzlich können nicht-kompetitive Aldosteron-Antagonisten gegeben werden, insbesonders Amilorid oder Triamteren.

Therapiekontrolle und Prognose

Eine jährliche Nachsorge muß erfolgen; relevant ist hier außer der Überprüfung des Blutdruckverhaltens auch die Überprüfung der Kaliumwerte. Die Rezidivrate eines Aldosteron-produzierenden Adenoms ist äußerst gering, die Prognose damit gut.

6.3 Androgen-/Östrogenproduzierende Nebennierentumoren

Definition und Basisinformation

Androgen-produzierende Tumoren sind außerordentlich selten; sie werden ohne Bevorzugung eines bestimmten Lebensalters gefunden. Bei Jungen können die Tumoren zur Pseudopubertas praecox, bei Mädchen zur verfrühten Pubertät führen. Bei Frauen findet sich eine zunehmende Virilisierung mit ausgeprägtem Hirsutismus. Bei Männern werden diese Tumoren seltenst diagnostiziert, da hier auch die phänotypischen Veränderungen (Virilisierung) weniger auffallen. Die Tumoren können sowohl benigne wie auch maligne sein. Eine Ko-Sekretion von Cortisol ist häufig.

Östrogen-produzierende Tumoren sind ebenfalls außerordentlich selten. Bei Männern führen sie zu Gynäkomastie, bei Mädchen zur isosexuellen Pseudopubertas praecox. Bei Männern werden sie aufgrund von Beschwerden wie z. B. Gynäkomastie, Potenzstörungen, Verkleinerung der Hoden festgestellt.

Diagnostik

Anamnese und einige wesentliche klinische Symptome sind oben dargestellt, die biochemische Diagnostik beruht auf der Bestimmung zirkulierender Androgene und Östrogene. Bei Ko-Sekretion von Cortisol muß an die Durchführung des Dexamethason-Kurztestes gedacht werden.

Die Lokalisationsdiagnostik umfaßt in erster Linie das Dünnschicht-CT der Nebennieren, bei den extrem seltenen Formen eines ektop gelegenen ß-HCG-produzierenden Tumors kann auch ein Octreotide-Szintigramm durchgeführt werden.

Therapie

Die Therapie entspricht prinzipiell der anderer Nebennierentumoren und damit schließlich der Tumorentfernung (Adrenalektomie). Bei hormonproduzierenden Tumoren muß ebenso wie beim cortisolsezernierenden Nebennierenadenom präoperativ Hydrocortison infundiert und postoperativ Hydrocortison oral appliziert werden (**Empfehlungsgrad D; 2**).

6.4 Inzidentalome

Definition

Unter einem Inzidentalom der Nebenniere versteht man eine adrenale Raumforderung, die vor Durchführung des bildgebenden Verfahrens, das zu ihrer Entdeckung geführt hat, nicht vermutet wurde. Die Knotenbildung in der Nebennierenrinde steigt mit dem Alter an. Autopsiestudien konnten Nebennierentumoren in 1,4 bis 8,7% aller Fälle nachweisen. Die Computertomographie ergab in unterschiedlichen Studien eine Prävalenz zwischen 0,6 und 4,4%. Dies würde bedeuten, daß in Deutschland etwa 800 000 Personen einen mit der Computertomographie darstellbaren Nebennierentumor aufweisen.

Diagnostik

Eine exakte anamnestische Befragung und klinische Untersuchung ist notwendig, um gezielt Zeichen einer adrenalen Mehrsekretion zu erkennen. Viele Patienten zeigen darüber hinaus die Symptome des metabolischen Syndroms mit Adipositas, Typ-2-Diabetes, Hyperlipidämie und arterieller Hypertonie.
Ziel der endokrinen Diagnostik ist der Nachweis einer subklinischen adrenalen Hypersekretion. Die endokrinologische Diagnostik erfolgt als Stufendiagnostik (Tab. H.6-3).

Tabelle H.6-3 Endokrinologische Diagnostik beim Nebennereninzidentalom.

- **Stufe 1**
  a) Katecholamin/Metanephrinausscheidung im 24-h-Urin
  b) Messung des Serumcortisols im Dexamethason-Kurztest (2 mg Dexamethason um 23 Uhr per os)
  c) Bestimmung des spontanen Serumkaliums und wiederholte Blutdruckmessungen, im Fall einer spontanen Hypokaliämie oder einer arteriellen Hypertonie Bestimmung der Plasmareninaktivität (PRA) und des Serumaldosterons in Ruhe, Kaliumausscheidung im 24-h-Urin
  d) Messung des Serum-DHEAS

- **Stufe 2** (nur wenn die korrespondierenden Testergebnisse in Stufe 1 pathologisch ausgefallen sind)
  a) 123I-MIBG-Szintigraphie
  bzw.
  b) CRH-Test, Analyse der Cortisoltagesrhythmik und hochdosierter (8 mg) Dexamethason-Suppresionstest
  bzw.
  c) Orthostasetest mit Messung der PRA und des Serumaldosterons, Ausscheidung von Aldosteron 18-Glukoronid im 24-h-Urin, Fludrocortison-Suppressionstest, in ausgewählten Fällen: bilaterale Katheterisierung der Nebennierenvenen mit Bestimmung von Aldosteron und Cortisol

Bedeutsam ist, daß Phäochromozytome in einer Frequenz bis zu 11% gefunden wurden; daher muß bei nachgewiesener Katecholaminexkretion auch eine MIBG-Szintigraphie durchgeführt werden. Im übrigen muß die Diagnostik des Hypercortisolismus oder der Diagnostik der Mineralocorticoidhypertonie erfolgen (Tab. H.6-3).
An bildgebenden Verfahren ist hier unverändert die Computertomographie der Goldstandard in der Diagnostik. In schwierigen Fällen kann die Kernspintomographie dazu beitragen, die Nebennierentumoren noch besser zu charakterisieren. Dies gelingt am besten mit T_2-gewichteten Sequenzen.

Therapie

Endokrin aktive Tumoren werden grundsätzlich operativ entfernt. Bei endokrin inaktiven Tumoren < 3 cm besteht keine Operationsindikation und das Vorgehen beschränkt sich auf sonographische oder computertomographische Verlaufskontrollen. Bei Tumoren > 5 cm besteht eine absolute Operationsindikation wegen des hohen Risikos der Malignität. Die Frage, ob eine Adrenalektomie bei Tumoren zwischen 3 und 5 cm angestrebt werden sollte, läßt sich nicht verbindlich beantworten sondern muß aufgrund der Gesamtheit der individuellen Daten getroffen werden (**Empfehlungsgrad C; 6**).

Verlaufskontrollen und Prognose

Im Verlauf bleiben die meisten Nebennierentumoren weitgehend größenkonstant. Bei rascher Größenzunahme ist eine Operationsindikation gegeben.

6.5 Nebennierenrindenkarzinom

Definition

Das Nebennierenrindenkarzinom ist heterogen und umschließt hochdifferenzierte Tumoren mit hoher endokriner Aktivität bis hin zu entdifferenzierten rasch wachsenden Malignomen. Es tritt überwiegend im 4. und 5. Lebensjahrzehnt auf.

Diagnostik

Bei signifikanter endokriner Aktivität stehen bei Frauen häufig die Zeichen der Virilisierung im Vordergrund. Daneben können die Symptome des adrenalen Cushing bestehen.
In der biochemischen Diagnostik werden zur Entdeckung insbesondere einer Androgenproduktion nicht nur DHEAs, sondern auch Vorstufen wie 17-OH-Progesteron und Androstendion im Serum bestimmt. Die Steroidsekretion im 24-h-Urin (freies Cortisol) muß ebenfalls überprüft werden. Im übrigen gelten auch hier die genannten Regeln der endokrinen Diagnostik eines Nebennierentumors.
Ein Nebennierenrindenkarzinom kann mit allen bildgebenden Verfahren gut dargestellt werden; der Durchmesser beträgt bei Diagnosestellung in der Regel mehr als 8 cm.

Therapie

Grundsätzlich sollte operiert werden, auch wenn es mit dem Ziel der Tumormassenreduktion geschieht. Dies ist nach wie vor der einzige kurative Ansatz. Die medikamentöse Therapie umfaßt als Standard weiterhin die Gabe von Mitotane. Dieses Medikament wirkt selektiv adrenotoxisch und führt zur Zerstörung von Nebennierengewebe sowie zur Hemmung der Steroidproduktion. Im neueren Chemotherapieprotokoll wird die Mitotanetherapie mit einer Polychemotherapie kombiniert. Ein Ansprechen wird in bis zu 54% der Fälle berichtet **(Empfehlungsgrad C; 4)**.
Lokale Rezidive sind typisch, daher kann eine Bestrahlung des Tumorbettes als palliative Maßnahme bei nicht vollständiger Entfernung des Tumors grundsätzlich erwogen werden (40–55 Gy über 4–6 Wochen).

Prognose

Die Prognose des Nebennierenrindenkarzinoms ist hochvariabel in Abhängigkeit von der Wachstumsgeschwindigkeit und dem Differenzierungsgrad des Tumors, aber prinzipiell ungünstig. Als Fünfjahresüberlebenszeiten wurden für das Stadium II 30–40%, für das Stadium III < 30% und für das Stadium IV < 15% angegeben.

6.6 Adrenale Enzymdefekte

Definition

Bei den adrenogenitalen Syndromen handelt es sich um homozygot oder heterozygot angeborene Störungen der Cortisol- und/oder Aldosteronsynthese der Nebenniere. Es werden klassische (homozygot) von nicht-klassischen (late-onset, heterozygot) Formen unterschieden. Mit Abstand die häufigste Form ist die 21-Hydroxylasemangel, der gut 90% aller klassischen AGS-Formen und etwa 3–6% aller Hirsutismusformen ausmacht. Weitere, seltene Formen sind

- 3ß-Hydroxysteroid-Dehydrogenase-Mangel mit verminderter Bildung von Cortisol und Aldosteron
- 17α-Hydroxylase-Mangel mit verminderter Bildung von Cortisol, nicht aber von Aldosteron
- 11ß-Hydroxylase-Mangel mit verminderter Bildung von Cortisol und Aldosteron.
- Weitere sehr seltene Formen sind der 20,22-Desmolase-Mangel, der 17-20-Desmolase-Mangel und der 18-Hydroxysteroid-Dehydrogenase-Mangel, die zu einem isolierten Hypoaldosteronismus führen.

Beim 21-Hydroxylase-Mangel besteht für die homozygoten Merkmalsträger eine Frequenz von etwa 1:5000 bis 1:15 000. Das Geschlechtsverhältnis liegt hier bei 1:1. Die heterozygote Frequenz für 21-Hydroxylase-Mangel liegt bei ungefähr 2% in der weißen Bevölkerung.
Der 11-Hydroxylase-Mangel tritt mit einer Häufigkeit von 1:100 000 Geburten auf; für die anderen Formen läßt sich aufgrund ihres seltenen Auftretens keine eindeutige Häufigkeit angeben, geschätztes Auftreten etwa 1:1–4 Millionen.

Diagnostik

Der Androgenexzeß, der bei Mädchen eine Virilisierung des äußeren Genitale bewirkt sowie postnatal bei beiden Geschlechtern eine Pseudopubertas praecox. Im übrigen werden die klinischen Symptome aber auch durch die verminderte Produktion von Steroiden nach dem Enzymdefekt definiert.
Neben den klassischen AGS-Formen unterscheidet man heute auch sog. nicht-klassische („late-onset"-) AGS-Formen, die sich vor allem bei Mädchen und Frauen durch eine vermehrte Androgenproduktion charakterisieren lassen.
Biochemisch beweist eine deutliche Erhöhung der Serumkonzentration von 17-OHP die Verdachtsdiagnose im Fall der klassischen AGS-Form. Bei der nicht-klassischen Form kann die Diagnose nur aufgrund von leicht erhöhten basalen Konzentrationen im ACTH-Stimulationstest anhand eines exzessiven Anstiegs von 17-OHP gestellt werden. Die Diagnostik eines 3ß-HSD-Mangels erfolgt über die Bestimmung von 17-Hydroxypregnenolon nach ACTH-Stimulation.

Therapie

Mittel der Wahl ist bei allen AGS-Formen die lebenslange Dauersubstitution mit Glucocorticoiden und beim Salzverlustsyndrom zusätzlich mit Mineralocorticoiden. Ist bei seltenen AGS-Formen die Synthese der Sexualsteroide vermindert (Cholesterin-Desmolase-, 3ß-HSD-, 17-Hydroxylase-/17,20-Lyase-Defekt), müssen die entsprechenden Hormone (bei Mädchen Östrogene, bei Jungen Androgene) ab dem physiologischem Pubertätsalter zusätzlich substituiert werden.
Als Richtdosis kann eine Menge von 15–20 mg/m^2 Körperoberfläche und Tag gelten; die Tagesdosis wird auf drei Einzeldosen aufgeteilt, die Morgendosis umfaßt etwa 50% der Tagesdosis. Beim Salzverlustsyndrom wird zusätzlich das Mineralocorticoid 9α-Fluorcortisol (z.B. Astonin H) in einer altersabhängigen Absolutdosis von 20–200 μg/d gegeben. Die Dosis wird durch Messung der Plasma-Renin-Aktivität (PRA) ermittelt. Bei jungen Säuglingen sollten im 1. Lebenshalbjahr zusätzlich zur Nahrung täglich 0,5–1 g NaCl per os gegeben werden. Die Dauerbehandlung darf niemals unterbrochen oder gar abgebrochen werden. Detaillierte und wiederholte Instruktionen der Eltern und später der Patienten selbst sind erforderlich, damit diese bei Fieberanstieg, Infektbeginn oder akut auftretenden sonstigen Streßsituationen (auch z.B. längere Klausuren, Sportwettkämpfe etc.) die erforderliche Dosiserhöhung **sofort** und **selbständig** vornehmen können. Bei allen Streßsituationen muß die Hydrocortisondosis unverzüglich entsprechend der Streßantwort der gesunden NNR auf das Doppelte bis Fünffache gesteigert werden. Ist die orale Medikation aus irgendeinem Grund nicht möglich (z.B. Erbrechen), muß sie parenteral durchgeführt werden. AGS-Patienten müssen einen Notfallausweis erhalten! Stellt

man nach Abschluß des Längenwachstums auf andere Glucocorticoide um, muß die Äquivalenzdosis (1 mg Hydrocortison = 0,25 mg Prednisolon = 0,04 mg Dexamethason = 1,25 mg Cortison) beachtet werden.
Bei den nicht-klassischen AGS-Formen mit 21-Hydroxylase-, 3ß-HSD- und 11ß-Hydroxylase-Defekt besteht die Therapie der Wahl in einer niedrigdosierten Glucocorticoidtherapie.

Prognose

Jeder Patient mit einem AGS muß individuell eingestellt werden. Eine gute AGS-Einstellung zeigt dabei keine Nebenwirkungen. Die Prognose des AGS ist bei adäquater Therapie gut. Zyklusunregelmäßigkeiten und das Auftreten von polyzystischen Ovarien sind bei Patientinnen mit AGS und Salzverlust nicht selten. Die Fertilitätsprognose ist beim unkomplizierten AGS besser als beim AGS mit Salzverlustsyndrom. Geachtet werden muß auf das Entstehen von Nebennieren- und Hodentumoren.

6.7 Primäre Nebennierenrindeninsuffizienz

Definition

Als primäre Nebennierenrindeninsuffizienz wird der vollständige oder teilweise Verlust der Nebennierenrindenfunktion durch Zerstörung der Nebennierenrinde bezeichnet. Eine sekundäre oder tertiäre Nebennierenrindeninsuffizienz ist durch primäre Störungen der Hypophyse bzw. im Hypothalamus bedingt, die zu einer ungenügenden Sekretion von ACTH und anderen POMC-Peptiden führen.
Die Ursachen der Zerstörung der Nebennierenrinde sind vielfältig. Bei der Meningokokkensepsis (Waterhouse-Friedrichsen-Syndrom) oder nach Nebennierenblutungen kann eine primäre Nebennierenrindeninsuffizienz akut auftreten. Wesentlich häufiger ist die allmähliche Zerstörung durch eine Autoimmunadrenalitis (80–90% der Fälle) oder eine Tuberkulose (häufigste Ursache in den Entwicklungsländern).
Die Autoimmunadrenalitis tritt häufig im Rahmen einer polyglandulären Insuffizienz vom Typ II seltener vom Typ I in Verbindung mit anderen Autoimmunerkrankungen auf. Bei der polyglandulären Insuffizienz Typ II sind die häufigsten weiteren Endokrinopathien eine Autoimmunthyreopathie, ein Diabetes mellitus Typ I und eine Ovarialinsuffizienz. Beim Typ I findet sich regelhaft ein Hypoparathyreoidismus und eine mukokutane Candidiasis. Weitere Autoimmunerkrankungen, die im Rahmen polyglandulärer Insuffizienzen auftreten können, sind Vitiligo, Alopezie, chronisch atrophische Gastritis, Zöliakie, chronisch aktive Hepatitis, Polymyalgia rheumatica und Myasthenia gravis.
Als pathogenetische Ursache bei der Adrenoleukodystrophie und der Adrenomyeloneuropathie findet sich eine Mutation auf dem X-Chromosom, die zur Expression eines defekten peroxisomalen Membrantransportproteins führt. Die X-chromosomal vererbte kongenitale adrenale Hypoplasie ist durch Mutation im X-chromosomal lokalisierten DAX1-Gen bedingt.
Die kongenitale Lipoidhyperplasie ist durch eine fehlende Synthese aller gonadalen und adrenalen Steroide gekennzeichnet. Ursache sind Mutationen im StAR-(steroidogenetic acute regulatory protein-) Gen, das den Transfer von Cholesterin in die Mitochondrien kontrolliert.
ACTH-Resistenz-Syndrome haben verschiedene Ursachen. Neben Mutationen im ACTH-Rezeptor wurden beim Triple-A-Syndrom (adrenal insufficiency, alacrimia, achalasia) Mutationen in einem Gen für ein neues regulatorisches Protein nachgewiesen (WD-repeat protein). Bei etwa der Hälfte der Patienten mit ACTH-Resistenz bleibt die Ursache unklar.

Diagnostik

Die klinischen Symptome sind Ausdruck des Glucocorticoidmangels mit konsekutiver Erhöhung des Plasma-ACTH, Ausdruck des Mineralocorticoidmangels und eine Konsequenz der verminderten DHEA-Sekretion mit Abnahme der zirkulierenden Androgene. Die charakteristische Dunkelpigmentierung der Haut ist eine Folge der gegenregulatorisch erhöhten ACTH-Konzentration, die zur Stimulation der Melanozyten führt.
Wichtigster Bestandteil der endokrinologischen Diagnostik ist der ACTH-Kurztest. Hierzu werden 250 µg synthetisches ACTH 1–24 (1 Ampulle Synacthen) i.v. injiziert, nachdem eine basale Blutentnahme erfolgt ist. 60 Minuten nach der Injektion wird eine zweite Blutprobe gewonnen. Bei primärer Nebennierenrindeninsuffizienz ist das Serumcortisol erniedrigt und wird durch exogene ACTH-Gabe nicht oder nur unwesentlich stimuliert. Bei der primären Nebennierenrindeninsuffizienz findet sich typischerweise eine erniedrigte (oder niedrig normale) Konzentration des Serumaldosterons bei gleichzeitig deutlich stimulierter Plasmareninaktivität. Das Serum-DHEAS ist regelhaft erniedrigt.
Der Nachweis von Autoantikörpern gegen Nebennierenrindenzellen gelingt in 40–80% der Fälle bei der isolierten Autoimmunadrenalitis und noch häufiger bei einem polyglandulären Insuffizienzsyndrom. Bei den betroffenen Patienten lassen sich Antikörper gegen intrazelluläre Antigene wie die Cytochrom P450 21-Hydroxylase nachweisen. Bei männlichen Patienten mit Morbus Addison sollte grundsätzlich eine Bestimmung der langkettigen Fettsäuren im Blut erfolgen, um eine Adrenoleukodystrophie oder Adrenomyeloneuropathie auszuschließen bzw. nachzuweisen.
Bei Nachweis einer primären Nebennierenrindeninsuffizienz ist eine adrenale Bildgebung nicht zwingend erforderlich. Bei klinischem Verdacht auf eine tuberkulöse Adrenalitis kann inital eine Vergrößerung der Drüsen mit zystoiden Arealen und verkäsenden Nekrosen nachgewiesen werden, später Atrophie und Verkalkung. Bei entsprechendem Verdacht sind natürlich eine ergänzende Röntgen-Thoraxaufnahme (und ein Tuberkulintest!) indiziert.

Eine Computertomographie kann auch geeignet sein, Einblutungen in die Nebennieren oder große Nebennierenmetastasen nachzuweisen.

Therapie

Der Bedarf entspricht einem durchschnittlichen Glucocorticoidsubstitutionsbedarf von (15–) 20–25 (–30) mg Hydrocortison täglich. Alternativ kann Cortisonacetat eingesetzt werden, wobei die Äquivalenzdosis 20 mg Hydrocortison = 37,5 mg Cortisonacetat beträgt **(Empfehlungsgrad C; 3)**. Wenig üblich ist die Substitution mit Prednisolon. Die Mineralokortikoidsubstitution erfolgt durch Fludrocortison einmal täglich in einer Dosis von 50 bis 200 µg. Der Ersatz der adrenalen Androgene gehört bisher nicht zur Standardtherapie der Nebennierenrindeninsuffizienz. Die endogene DHEA-Sekretion kann durch orale Gabe von 25–50 mg DHEA einmal täglich ausgeglichen werden. Diese Therapie ist aber lediglich für postmenopausale Frauen belegt **(Empfehlungsgrad A; 1)**.

In der Addison-Krise erfolgt eine hochdosierte parenterale Glucocorticoidgabe (initial 100 mg Hydrocortison als Bolus i.v., anschließend 100–200 mg Hydrocortison in 5% Glukose als kontinuierliche Infusion über 24 Stunden) sowie in der Gabe von isotonischer Kochsalzlösung 0,9% zum Ausgleich des Na-Mangels und der Dehydratation, evtl. unter Zusatz von 10%iger NaCl-Lösung **(Empfehlungsgrad D; 2)**.

Prognose

Bei korrekt durchgeführter Substitutionstherapie ist die Prognose für die Patienten ausgezeichnet und eine normale Lebenserwartung ist gegeben. Lebensbedrohliche krisenhafte Verschlechterungen sind in der Regel die Folge einer ungenügenden Anpassung der Substitutionstherapie an besondere Belastungen (z. B. fehlende Dosiserhöhung bei Operationen oder schweren Infekten). Patienten, die nach Diagnosestellung in eine Addison-Krise geraten sind, haben ein erhöhtes Risiko, sich erneut krisenhaft zu verschlechtern und müssen besonders intensiv geschult werden. Angehörige und Hausarzt müssen dann unbedingt in die Schulung mit einbezogen werden.

6.8 Phäochromozytom

Definition und Basisinformation

Das Phäochromozytom ist ein katecholaminproduzierender Tumor, der meist von den chromaffinen Zellen des Nebennierenmarkes ausgeht. Phäochromozytome, die den extraadrenalen chromaffinen Zellen entstammen, werden als Paragangliome bezeichnet.

Exakte Daten zur Inzidenz und Prävalenz liegen nicht vor. Bei Patienten mit einer diastolischen Hypertonie beträgt die Prävalenz 0,1 bis 0,4%. Die geschätzte Inzidenz liegt bei 1–2 Fällen pro 100 000 Einwohner und Jahr. Das Phäochromozytom kann in jedem Lebensalter auftreten, eine Geschlechtspräferenz besteht nicht. Ein familiär gehäuftes Vorkommen im Rahmen der oben genannten Erkrankungen wird in 10 bis 15% beobachtet. Bei Erwachsenen sind etwa 10% aller Phäochromozytome primär extraadrenal lokalisiert. Rechtsseitige Phäochromozytome treten etwas häufiger auf als linksseitige, bilaterale in etwa 10%.

Das Risiko einer Malignität liegt bei 10–15 bis maximal 25%, bezogen auf extraadrenale Tumoren bei 29–40% **(Empfehlungsgrad B; 5)**.

Diagnostik

Leitsymptom ist die schwere therapierefraktäre Hypertonie.

Die wesentlichen Begleitsymptome sind in der Tabelle H.6-4 genannt.

In der biochemischen Diagnostik hat sich zunehmend ein Wechsel von der Bestimmung der freien Katecholamine Adrenalin und Noradrenalin im 24-h-Urin als Screeningverfahren hin zu der Bestimmung der Plasmametanephrine ergeben. Hier zeigen aktuelle Untersuchungen eine Sensitivität von über 95% bei einer Spezifität von 90% für die Plasmametanephrine **(Empfehlungsgrad B; 5)**. Bei einem positiven Ergebnis des Screeningverfahrens, insbesondere bei Grenzwerten, wird zur Bestätigung ein dynamisches Testverfahren angewandt, dies ist der Clonidinsuppressionstest. Ein weiterer diagnostischer Marker ist das Chromogranin A, das mit einer Sensitivität von bis zu 90% bei Phäochromozytompatienten ebenfalls erhöht ist. Die Spezifität liegt deutlich niedriger.

Die genetische Diagnostik umfaßt die sichere und rechtzeitige Identifizierung von Genträgern bei familiären Phäochromozytomerkrankungen, also MEN 2a/b, vHLS, SDHD-Genmutation. Die Mutation des vHLS entspricht einer Deletion eines Tumorsuppressorgens, das in der chromosomalen Region 3p25–26 lokalisiert ist, auch dies ermöglicht die frühzeitige molekulargenetische Diagnostik.

Da rund einem Viertel aller vermeintlich sporadischen Phäochromozytome eine genetische Mutation

Tabelle H.6-4   Begleitsymptome des Phäochromozytoms.

Begleitsymptome	Häufigkeit in %
Kopfschmerzen	70–90
Fieber	60–70
Schwitzen	60–70
Tachykardien	60–70
Tremor	40–50
Nervosität/Unruhe	35–40
Gewichtsverlust	30–60
Blässe	30–60
Pektanginöse Beschwerden	20–50
Übelkeit	15–40
Schwäche	5–20
Obstipation	5–15

zugrunde liegt, halten wir die molekulargenetische Untersuchung jedes Phäochromozytoms für unverzichtbar **(Empfehlungsgrad B; 7)**.

Nach der klinischen und biochemischen Diagnostik werden bildgebende Verfahren eingesetzt. Hier wird komplementär Computertomographie und die Szintigraphie mit ^{123}I-Methyliodobenzylguanidin (^{123}I-MIBG) eingesetzt.

Als Indikationen für den Einsatz der Szintigraphie sind vor allem die folgenden zu nennen:
– „biochemische" Lokalisierung der mit anderen bildgebenden Verfahren nachgewiesenen Raumforderung
– spezifische Diagnose eines Phäochromozytoms
– Nachweis eines extraadrenalen Tumors
– Diagnose und Behandlung bei malignem Phäochromozytom.

Entscheidend für die Indikationsstellung zur MIBG-Szintigraphie ist hierbei die Erkenntnis, daß dieses Verfahren extraadrenale Tumoren besser visualisiert als das CT. Die Komplementarität dieses Verfahrens ist – wie erwähnt – entscheidend; dies gilt vor allem angesichts der Möglichkeit einer multiplen Tumorbildung und malignen Entartung.

Die Somatostatin-Rezeptorszintigraphie ist eine sehr wertvolle Ergänzung der Lokalisationsdiagnostik, insbesondere bei Verdacht auf maligne Phäochromozytome.

Therapie

Ziel der präoperativen Behandlung ist es, die biologische Wirkung der sezernierten Katecholamine mit α-Rezptor-blockierenden Substanzen aufzuheben. Hierzu wird meistens Phenoxybenzamin (nichtspezifischer α-Rezeptorantagonist), seltener Prazosin (postsynaptischer $α_1$-Antagonist) eingesetzt ist (siehe unten). Mit der Therapie wird 10 bis 14 Tage vor der OP begonnen, um eine ausreichende Normalisierung des Blutdrucks und Blutvolumens und damit eine Senkung des intraoperativen Risikos zu erreichen. Unerwünschte Wirkungen der α-Blockade wie beispielsweise Tachykardien können dann mit einem ß-Blocker behandelt werden. Die Gabe eines ß-Blockers ohne gleichzeitige α-Blockade ist kontraindiziert. Eine optimale präoperative Einstellung wird mit folgenden Kriterien erreicht:
– Blutdruckwerte konstant < 160/90 mmHg über die letzten zwei bis drei Tage präoperativ
– einer pathologischen ST-Streckensenkung oder T-Wellen im Langzeit-EKG
– maximal eine ventrikuläre Extrasystole im EKG in 5 Minuten.

Unmittelbar präoperativ wird der α-Blocker bis einschließlich des Vorabends der Operation gegeben, bei frühzeitiger Operation am kommenden Morgen kann auf die Gabe am Operationstag verzichtet werden. Die Prämedikation sollte üblicherweise mit einem Benzodiazepin am Vorabend erfolgen, vermieden werden sollten Atropin- und Morphinderivate (aufgrund der Tachykardien bzw. der Freisetzung von Katecholaminen). Die Einleitung der Operation erfolgt zumeist mit Thiopental, die Aufrechterhaltung mit Stickstoff oder einem Halogenäther (Enfluran oder Isofluran). Halothan sollte wegen der proarrhythmogenen Effekte hier nicht verwandt werden. Da Laryngoskopie und nachfolgende endotracheale Intravention einen starken Stimulus für die Freisetzung von Katecholaminen darstellen, wird die Applikation von Lidocain (1,5 mg/kg i.v.) drei Minuten vorher empfohlen.

Operatives Verfahren der Wahl ist bei unilateralen Tumoren die einseitige minimalinvasive endoskopische Adrenalektomie. In jedem Fall sollte die eindeutige Diagnose vor der Operation feststehen, dies bedeutet sporadisch versus familiär. Bei sporadisch unilateralen Phäochromozytomen sollte aufgrund der häufigeren Malignominzidenz die unilateral totale Adrenalektomie erfolgen, bei den hereditären Formen sollen parenchymsparende Operationen zur Anwendung kommen. Die früher oft durchgeführte bilaterale Adrenalektomie erfordert notwendigerweise eine lebenslange Substitutionstherapie und bedingt damit eine Einschränkung der Lebensqualität.

Das maligne Phäochromozytom erfordert eine Behandlung, die spezialisierten Zentren vorbehalten ist; hier wird die Behandlung mit ^{131}I-MIBG kombiniert mit einer symptomatischen Therapie (Dibenzyran) durchgeführt **(Empfehlungsgrad B; 5)**. Chemotherapeutische Therapieoptionen werden als ultimo ratio durchgeführt, das etablierteste Therapieregime besteht aus:
– Cyclophosphamid (750 mg/m^2 KOB an Tag 1)
– Vincristin (1,4 mg/m^2 KOB an Tag 1) und
– Dacarbazin (600 mg/m^2 KOB an den Tagen 1 und 2).

Die begleitende Therapie mit Octreotide wird derzeit evaluiert.

Prognose

Hinsichtlich der Langzeitprognose kann davon ausgegangen werden, daß die 5-Jahresüberlebensrate bei einem benignen Phäochromozytom etwa bei 95% und einem malignen Phäochromozytom etwa bei 45% liegt. Entscheidend hierfür sind die Klassifikation des Phäochromozytoms und das postoperative Blutdruckverhalten. Der Blutdruck normalisiert sich in etwa 70% der Fälle, wobei die Patienten mit einer präoperativ nur intermittierenden Hypertonie hier eine offensichtlich bessere Prognose aufweisen.

6.9 Autonome Dysfunktion

Definition

Bei den Erkrankungen, die auf einer Unterfunktion des katecholaminergen Systems beruhen, handelt es sich definitionsgemäß um Störungen, die entweder auf einer verminderten Produktion der Katecholamine oder einem verminderten Ansprechen auf ihre Wirkung beruhen. Hierbei können diese Störungen entweder allein auf der Ebene des sympathischen Nervensystems oder in Verbindung mit Störungen weiterer Systeme auftreten. Zudem kann die Unterfunktion Ausdruck einer Dysfunktion des zentralen wie auch des peripheren Nervensystems sein.

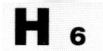

Bezüglich weiterer Einzelheiten zu Diagnostik und Therapie wird auf entsprechende Speziallehrbücher verwiesen.

Literatur

1. Artl, W., Callies F., van Vlijmen J.D., et al.: Dehydroepiandrosterone replacement in women with adrenal insufficiency. N. Engl. J. Med. 341 (1999); 1013-1020
2. Deutsche Gesellschaft für Endokrinologie (Hrsg.), Redaktion: H. Lehnert: Rationelle Diagnostik und Therapie in Endokrinologie, Diabetologie und Stoffwechsel, Redaktion: H. Lehnert, 2. Auflage, Thieme Verlag Stuttgart 2003, 137-177
3. Kaiser H., Kley H.K.: Cortisontherapie. Corticoide in Klinik und Praxis. 10. Auflage, Thieme, Stuttgart, 1997
4. Kopf D., Goretzki P.E., Lehnert H.: Clinical management of malignant adrenal tumors. J. Cancer Res. Clin. Oncol. 127 (2001); 143-155
5. Lehnert H., Hahn K., Dralle H.: Benignes und malignes Phäochromozytom. Internist 43 (2002); 196-209
6. Mantero F., Terzolo M., Arnaldi G., Osella G., Masimi A.M., Ali A., Giovagnetti M., Opocher G., Angeli A.: A survey on adrenal incidentaloma in Italy. Study Group on Adrenal Tumor. Italian Society of Endocrinology. J. Clin. Endocrinol. Metab. 85 (2000); 637-644
7. Neumann H.P., Bausch B., McWhinney S.R., Bender B.U., Gimm O., Franke G., Schipper J., Klisch J., Altenhoefer C., Zerres K., Januszewicz A., Eng C.: Germ-line mutations in nonsyndromic pheochromocytoma. New Engl. J. Med. 346 (2002); 1459-1466

7 Erkrankungen der männlichen Gonaden

Definitionen

Unter **Hypogonadismus** werden alle Störungen der Hodenfunktion verstanden, also sowohl Störungen der Hormon- als auch der Samenproduktion. Ursachen können auf der Ebene von Hypothalamus, Hypophyse, Hoden oder Androgenzielorganen lokalisiert sein. Liegt die Ursache in den Testes selbst, spricht man vom hypergonadotropen oder **primären Hypogonadismus**. Hypothalamisch oder hypophysär bedingte Funktionsstörungen werden als hypogonadotroper oder **sekundärer Hypogonadismus** zusammengefaßt. Beim alternden Mann kommt es zu einem Nachlassen sowohl der endokrinen Funktion des Hypothalamus als auch des Testes; deshalb bildet der **Altershypogonadismus** eine Mischform. Zu ähnlichen Hypogonadismusformen kommt es auch bei schweren allgemeinen Erkrankungen.

Infertilität ist definiert als ungewollte Kinderlosigkeit eines Paares trotz ungeschützten Geschlechtsverkehrs über ein Jahr. Störungen der Fortpflanzungsfähigkeit treten überwiegend ohne Zeichen eines Androgenmangels auf. In Deutschland weisen etwa 7% aller Männer Fertilitätsstörungen auf; bei weniger als 10% der Betroffenen besteht ein Androgenmangel.

Mit **Pubertas tarda** wird ein um 2,5 Standardabweichungen gegenüber der mittleren Altersnorm verzögerter Pubertätsbeginn bezeichnet: sie liegt vor, wenn das Testisvolumen nach dem 14. Geburtstag noch unter 4 ml beträgt und die Pubarche nach dem 15. Geburtstag noch nicht eingetreten ist.

Mit **Pubertas praecox** wird ein Auftreten der sekundären Geschlechtsmerkmale bzw. der Gonadarche um mehr als 2,5 SD vor der bezeichnet; Kennzeichnend ist ein Anstieg des Hodenvolumens über 3 ml und/oder Pubarche vor dem 9. Geburtstag, beschleunigte Wachstumsgeschwindigkeit und Knochenalterakzeleration.

Eine Übersicht über die verschiedenen Krankheitsbilder gibt Tabelle H.7-1.

Diagnostik

Anamnese

Verschlechterung der allgemeinen Leistungsfähigkeit, Verminderung des Bartwuchses mit Abnahme der Rasurfrequenz, Abnahme der Erektionshäufigkeit, insbesondere der spontanen morgendlichen Erektionen, und Verminderung des Sexualantriebs sind Hinweise auf einen Androgenmangel. Aufgrund des Libidoverlustes kann der Leidensdruck der Patienten im Gegensatz zu nicht auf Testosteronmangel beruhenden Erektionsstörungen gering sein. Zu dokumentieren ist der Eintritt der Pubertät, der Eintritt der Stimm-Mutation und der Beginn des Bartwuchses, Lageanomalien der Testes und der Zeitpunkt einer eventuellen medikamentösen oder operativen Korrektur.

Da auch Erkrankungen anderer Organsysteme zu Hypogonadismus und/oder Infertilität führen können, ist nach entsprechenden Symptomen zu fragen. Revidierende Bronchitiden oder Nasennebenhöhlenentzündungen im Kindes- oder Erwachsenenalter geben Hinweise auf Krankheiten der Luftwege, die, wie das Kartagener-Syndrom, das Young-Syndrom oder die zystische Fibrose, mit Infertilität assoziiert sind. Mumps und andere Infektionskrankheiten können mit und ohne klinisch manifeste Orchitis oder Epididymitis zu Androgenmangel und/oder Fertilitätsstörungen führen. Venerische Erkrankungen (Syphilis, Gonorrhö) und die Art der Therapie müssen festgehalten werden.

Aus Angaben über Fertilitätsstatus der Eltern und Geschwister ergeben sich Hinweise auf genetisch bedingte Ursachen des Hypogonadismus und der Infertilität. Der verspätete Zeitpunkt des Pubertätseintritts der Eltern weist eventuell auf eine konstitutionelle Entwicklungsverzögerung hin.

Wichtig ist eine genaue Medikamentenanamnese, da eine Vielzahl von Substanzen zu Androgenmangel und Fertilitätsstörung führen können. Berufliche Exposition zu Hitze und Chemikalien können zu Fertilitätsminderung führen. Zu dokumentieren sind sportliche Aktivitäten, insbesondere Lebensgewohnheiten, Nikotin- und Alkoholkonsum. Rauchen kann die Fertilisierungsfähigkeit der Spermien und die Entwicklung des Embryos beeinträchtigen. Bei Infertilität und unerfülltem Kinderwunsch sollte die Anamnese in Anwesenheit beider Partner erhoben werden. Dauer des ungeschützten Verkehrs und Koitusfrequenz müssen erfragt werden.

Körperliche Untersuchung

Die körperliche Untersuchung verschafft einen Eindruck über alle Organsysteme, deren Erkrankungen zu Hypogonadismus und Infertilität führen können. Insbesondere wird auf Genitalorgane und sekundäre Geschlechtsmerkmale geachtet.

- Geschlechtsorgane: Lage (Eutopie, Pendelhoden, Gleithoden, Leistenhoden, Kryptorchismus oder Ektopie), Größe (Orchidometer und/oder Sonographie), Konsistenz und Oberfläche (glatt oder höckrig) der Testes. Größe und Konsistenz der Nebenhoden und Ductus deferentes, Beurteilung des Plexus pampiniformis mit Valsalva-Versuch (Varikozele? sonographische Dokumentation), Penis (Deformation, Urethramündung, Hypospadie? Epispadie? Phimose?), Prostata (Größe, Konsistenz, eventuell transrektale Sonographie)
- Körperproportionen: Verhältnis Unter- zu Oberlänge und Spannweite zu Körperlänge, Fettverteilung, Brustdrüse (Gynäkomastie/Lipomastie?) und Muskulatur
- Behaarung: Bartwuchs (Ausdehnung, Dichte, Häufigkeit der Rasur), Stirnhaargrenze (Geheimratsecken), Achsel-, Thorax-, Extremitäten- und Pubesbehaarung sowie Pubeshaargrenze (Reifestadium nach Tanner)
- Larynx- und Stimmlage: Adamsapfel, Stimmbruch

Tabelle H 7.1 Krankheitsbilder mit Hypogonadismus beim Mann, ihre Ursachen und Auswirkungen auf die Androgen- und Spermienproduktion (nach/aus [1]). Trotz der Vielzahl möglicher Ursachen eines Hypogonadismus, weisen selbst in Spezialambulanzen 80% der Patienten mit Testosteronmangel einen idiopathischen hypogonadotropen Hypogonadismus, einen Hypopituitarismus oder ein Klinefelter-Syndrom auf. Unter Patienten mit unerfülltem Kinderwunsch als Leitsymptom ist die Infertilität mit etwa 30% immer noch die häufigste Diagnose.

Lokalisation der Störung	Krankheitsbild	Ursache	Androgenmangel	Infertilität
Hypothalamus	Idiopathischer hypogonadotroper Hypogonadismus	Anlagebedingte Störung der GnRH-Sekretion, GnRH-Rezeptordefekt	+	+
	Kallmann-Syndrom	Defekt des KAL-X-Gens	+	+
	Kongenitale NNR-Hypoplasie	Defekt des DAX1-Gens	+	+
	Pasqualini-Syndrom	LH-Mangel durch GnRH-Sekretionsstörung	+	(–)
	Isolierter FSH-Mangel	FSH-Mangel durch GnRH-Sekretionsstörung	–	+
	Prader-Labhart-Willi-Syndrom	Anlagebedingte Störung der GnRH-Sekretion	+	+
	Laurence-Moon-Bardet-Biedl-Syndrom	Anlagebedingte Störung der Spermatogense	+	(+)
	Familiäre Kleinhirnataxie	Anlagebedingte Störung der GnRH-Sekretion	+	+
	Konstitutionelle Entwicklungsverzögerung	„Nachgehende biologische Uhr"	+	–
	Sekundäre GnRH-Sekretions-Störungen	Raumforderungen (Tumore, Infiltrationen), Traumen, Infektionen, Bestrahlung, Unterernährung, Medikamente, Drogen, Ischämie, Hypopituitarismus	+	+
Hypophyse	Hypopituitarismus	Infiltrationen, Adenome, Kraniopharyngeom, Empty-Sella-Syndrom, Strahlen, Drogen postoperativ, Medikamente	+	+
	Hyperprolaktinämie	Adenome, Medikamente	+	+
	Biologisch inaktives LH	Mutation im LH-Gen	+	+
	Biologisch inaktives FSH	Mutation im FSH-Gen	–	+
Testes (primärer Hypogonadismus)	Angeborene Anorchie	Fetaler Hodenverlust	+	+
	Erworbene Anorchie	Trauma, Torsion, Operation	+	+
	Reine Gonadendysgenesie	Defekt des SRY-Gens	+	+
	Gemischte Gonadendysgenesie	gonosomales Mosaik, diverse Gendefekte (z. B. WT1, SOX9) Synthesestörung des fetalen Hodens	+	+
	Oviduktpersistenz	MIH-Rezeptor-Mutation	(–)	
	Germinalzellaplasie (Sertoli-Cell-Only-Syndrom = SCO-Syndrom)	Anlagebedingt oder erworben (Strahlen, Medikamente, Infektionen)	–	+
	Leydig-Zellaplasie	Mutation im LH-Rezeptor-Gen	+	(+)
	Pseudohermaphroditismus masculinus	Enzymdefekte der Testosteronbiosynthese	+	+
	Klinefelter-Syndrom	Numerische Chromosomenaberration	+	+
	XYY-Syndrom	Numerische Chromosomenaberration	(+)	(+)
	XX-Mann-Syndrom	Unvollständige Translokation eines Y-Chromosomenstücks mit SRY-Gen	+	+

Tabelle H 7.1 *(Fortsetzung)*

Lokalisation der Störung	Krankheitsbild	Ursache	Androgen-mangel	Infertilität
	Noonan-Syndrom	Gendefekt chromos. 12q	+	+
	Strukturelle Chromosomen-anomalien	Deletionen, Translokationen (etc.)	–	+
	Lageanomalien der Testes	Anlagebedingt, fetaler Testosteron-Mangel	(+)	+
	Hodentumoren	Unbekannt	+	+
	Varikozele	Durchblutungsstörung des Hodens infolge Venen-insuffizienz	(–)	+
	Orchitis	Infektion (viral, bakteriell)	(–)	+
	Globozoospermie	Spermiogenesestörung	–	+
	Syndrom der immotilen Zilien	Spermiogenesestörung	–	+
	Oligoasthenoteratozoospermie	Gendefekte (u. a. AZF-Regionen)	–	+
	Idiopathische Infertilität	Unbekannt	–	+
	Allgemeinerkrankungen	z. B. Niereninsuffizienz, Hämo-chromatose, Leberzirrhose, HIV-Infektion, Diabetes mell. und viele weitere	+	+
	Exogene Noxen	Medikamente, Strahlen, Umweltgifte und Drogen	+	+
Ableitende Samen-wege und akzes-sorische Ge-schlechtsdrüsen	Infektionen	Bakterien, Chlamydien, Viren	–	+
	Obstruktionen	angeborene Mißbildung, Infektion, Vasektomie	–	+
	Zystische Fibrose u. CBAVD	Mutation im CFTR-Gen	–	+
	Young-Syndrom	Unbekannt	–	+
	Liquifizierungsstörung	Unbekannt	–	+
	Immunologisch-bedingte Infertilität	Autoimmunerkrankung	–	+
Samendeposition	Penisdeformation	Angeboren, erworben	–	+
	Hypo-, Epispadie	Angeboren, fetaler Testo-steronmangel	(+)	(+)
	Ejakulationsstörungen	Angeboren/erworben	–	+
	Phimose	Angeboren	–	(+)
	Erektile Dysfunktion	Durchblutungsstörungen, Testosteron-Mangel, neurogen, psychogen	(–)	(+)
Androgen-Ziel-organe	Testikuläre Feminisierung	Defekt des Androgen-Rezeptor-Gens mit kom-plettem Funktionsverlust	+	+
	Unvollständige testikuläre Feminisierung	Defekt des Androgen-Rezeptor-Gens mit weit-gehendem Funktionsverlust	+	+
	Reifenstein-Syndrom	Defekt des Androgen-Rezeptor-Gens mit mäßigem Funktions-verlust	+	+
	Präpeniles Scrotum bifidum und Hypospädie	Defekt des Androgen-Rezeptor-Gens mit geringem Funktionsverlust	–	+
	Perineoskrotale Hypospadie mit Pseudovagina	Mutation im Gen der 5α–Reduktase	+	+
	Aromatase-Mangel	Defekt im Gen der Aromatase	–	(+)
	Estrogen-Resistenz	Defekt des Estrogen-Rezeptor-Gens	–	(+)
Gynäkomastie		Multifaktoriell	(+)	(+)

- Rhinenzephalon: Riechvermögen (Frage nach aromatischen Geruchsstoffen, Riechtest).

Diagnosesicherung

Hormonbestimmungen

Testosteron im Serum ist die wichtigste Labormeßgröße zur Bestätigung eines Androgenmangels. Unter Berücksichtigung kurzfristiger Schwankungen und des physiologischen Tagesrhythmus sollte der Wert im Serum in der ersten Tageshälfte 12–30 nmol/l betragen. Wiederholte Werte unter 12 nmol/l sind pathologisch. Kastraten und Jungen vor der Pubertät haben Werte unter 4 nmol/l.

Kurze intensive körperliche Anstrengung kann zu Erhöhung, längerfristige, erschöpfende körperliche Arbeit zu einem Abfall der Serumkonzentration führen, ebenso wie jede schwere Erkrankung, insbesondere der Leber, der Niere und dem Kreislaufsystems sowie Streß, Narkose, Drogen und Medikamente. Große Kohorten-Studien haben ergeben, daß Testosteron im Serum mit zunehmendem Alter allmählich abfällt, wenn auch bei einigen Männern völlig normale Werte erhalten bleiben.

Freies Testosteron, SHBG (sexualhormonbindendes Globulin), Testosteron im Speichel: Freies, biologisch aktives Testosteron im Serum korreliert meist mit dem Gesamttestosteron. Bei Hyperthyreose und unter Antiepileptika kommt es jedoch zu einem Anstieg des SHBG und des Gesamttestosterons, der nicht mehr der freien Fraktion entspricht. Bei ausgeprägter Adipositas sinkt das SHBG und die Gesamttestosteronkonzentration im Serum, ohne daß sich die freie Fraktion ändert. In diesen Situationen empfiehlt sich die Messung des SHBG oder des freien Testosterons im Serum bzw. des Testosterons im Speichel, das mit dem freien im Serum korreliert. Da SHBG mit dem Alter ansteigt, kann das freie Testosteron bereits pathologisch erniedrigt sein, wenn das Gesamttestosteron noch normal ist.

Das freie Testosteron wird am zuverlässigsten aus Gesamttestosteron, SHBG und Albumin berechnet. Der Normbereich liegt > 250 pmol/l.

LH (luteinisierendes Hormon): Zur Interpretation der basalen **LH-Werte** müssen die starken spontanen Schwankungen berücksichtigt werden. Beim gesunden Mann weist LH bis zu 20 Pulse pro 24 Stunden mit hohen Sekretionsspitzen und dazwischen liegenden tiefen Minima auf. Beim Mann mit primärem Hypogonadismus steigt nicht nur die mittlere LH-Konzentration sondern auch die Pulsfrequenz an, während bei einem Ausfall der hypothalamischen GnRH-Sekretion LH keine oder nur vereinzelte Pulse aufweist. Hypogonadismus mit hohem LH weist auf eine testikuläre Schädigung hin, niedriges LH mit fehlendem Pulsen auf eine hypophysär-hypothalamische Störung. Der Basalwert ist nur in Zusammenschau mit Testosteron aussagekräftig.

FSH (follikelstimulierendes Hormon) im Serum weist nur geringe Schwankungen auf und reagiert empfindlich auf Störungen der Gametogenese, so daß auch einer Einzelbestimmung hohe Aussagekraft zukommt. FSH unterliegt nicht nur der negativen Rückkopplung von Testosteron, sondern auch von Inhibin B, das in den Sertoli-Zellen, den „Ammenzellen" der Spermatogenese, gebildet wird. Schwere Beeinträchtigungen der Sertoli-Zellfunktion bedingen regelmäßig eine Spermatogenesestörung mit Infertilität, die durch erhöhtes Serum-FSH angezeigt wird. Höchste FSH-Werte werden beim Klinefelter-Patienten gemessen. Daher lassen hohe FSH-Werte in Gegenwart kleiner, fester Testes (kleiner als 6 ml Volumen) und eine Azoospermie ein Klinefelter-Syndrom vermuten. Liegt bei Azoospermie oder sehr schlechten Ejakulatparametern das Hodenvolumen über 6 ml und ist das FSH erhöht, so handelt es sich um eine primäre Störung der Spermatogenese. Bei Azoospermie in Verbindung mit normalen FSH-Werten und normaler Hodengröße besteht der Verdacht auf Verschluß der ableitenden Samenwege. Die gleichzeitige Erniedrigung des im Seminalplasma sezernierten Nebenhodenmarkers α-Glukosidase erhärtet die Vermutung und gibt zur Hodenbiopsie Anlaß, um bei normalem Biopsiebefund die Indikation entweder für die rekonstruktive Mikrochirurgie der Samenwege oder die testikuläre Spermienextraktion (TESE) mit anschließender intrazytoplasmatischer Spermieninjektion (ICSI) zu stellen.

Prolaktin: Deutliche Erhöhung über den oberen Normwert von 500 µU/ml (= 25 ng/ml) weisen auf ein Prolaktinom hin. Geringgradige Erhöhungen können auch durch Streß und Medikamente (z.B. Metoclopramid, Psychopharmaka) bedingt sein (s. Kapitel H – Hypophyse, Hypothalamus).

hCG (humanes Choriongonadotropin)-Test: Mit dem hCG-Test wird die endokrine Reservekapazität der Testes überprüft und kann zwischen Kryptorchismus und Anorchie differenziert werden. Am ersten Tag der Untersuchung wird zwischen 8.00 und 10.00 Uhr eine Blutprobe abgenommen (Basalwert), unmittelbar darauf erfolgt eine einmalige Injektion von 50 000 IE hCG i.m., bei Kindern und Jugendlichen 5000 IE hCG/m^2 Körperfläche. Weitere Blutabnahmen erfolgen nach 48 und/oder 72 Stunden. Der Anstieg des Testosterons sollte in einer Blutprobe das 1,5- bis 2,5fache des Ausgangswerts betragen. Werte darunter weisen auf einen primären, Werte darüber auf einen sekundären Hypogonadismus hin. Fehlender Anstieg von basalen Werten im Kastratenbereich weist auf Anorchie oder vollständige Hodenatrophie hin.

GnRH (Gonadotropin-Releasing-Hormon)-Test: Der GnRH-Test dient zur Differenzierung
- zwischen niedrig normalen und pathologisch niedrigen LH- und FSH-Werten
- zwischen hypothalamischem und hypophysärem Hypogonadismus
- zwischen konstitutioneller Pubertas tarda und idiopathischem hypogonadotropen Hypogonadismus (IHH).

Der Anstieg des LH sollte 30 und 45 Minuten nach intravenöser Injektion von 100 µg GnRH (LHRH-Ferring; Relefact LHRH-Hoechst; GnRH-Serono) mindestens dreifach in einer der zwei Proben, der das FSH etwa 1,5fach über dem Basalwert liegen. Ist bei begründetem Verdacht auf hypothalamische Störung im ersten GnRH-Test kein Anstieg der Go-

Erkrankungen der männlichen Gonaden

nadotropine zu beobachten, wird der Test nach 36stündiger bis zu 7tägiger pulsatiler GnRH-Behandlung mit 5 µg GnRH alle 120 Minuten wiederholt. Ein dann nachweisbarer Anstieg deutet auf eine hypothalamische Störung, ein fehlender Anstieg auf eine Insuffizienz der Hypophyse hin.

Wegen Kreuzreaktionen des injizierten hCG mit dem LH in der Bestimmungsmethode muß der GnRH-Test vor, ggf. nicht früher als vier Wochen nach dem hCG-Test durchgeführt werden. **Weitere Labordiagnostik:** Testosteronmangel kann eine Anämie verursachen, so daß immer eine Blutbildbestimmung erfolgen sollte. Obwohl die empfohlenen Testosteron-Präparate zur Substitutionstherapie keine hepatotoxische Wirkung aufweisen, empfiehlt sich vor Therapieeinleitung die Leberwerte (Transaminasen, Bilirubin) zu bestimmen, um vorbestehende Lebererkrankungen zu dokumentieren. Bei Patienten unter Testosteron-Substitution sollte ab dem 45. Lebensjahr jährlich das Prostata-spezifische Antigen (PSA) gemessen werden.

Ejakulatuntersuchung

Die Untersuchung des Ejakulates dient zur Dokumentation des Hypogonadismus und Abklärung von Fertilitätsstörungen mit oder ohne Symptome des Androgenmangels. Sie ist zentraler Bestandteil der Abklärung jeden Paares mit unerfülltem Kinderwunsch und sollte auch dann erfolgen, wenn bereits auf weiblicher Seite eine mögliche Ursache der Infertilität aufgedeckt wurde. Die Interpretation des Ejakulatbefundes muß in Kombination mit der Bestimmung von Testosteron, FSH und LH erfolgen. Die hier gegebenen Empfehlungen orientieren sich am „WHO-Laborhandbuch zur Untersuchung des menschlichen Ejakulates und der Spermien-Zervikalschleim-Interaktion" (4. Auflage, 1999), das detaillierte Beschreibungen zur Durchführung aller Untersuchungen enthält. Normwerte in Tab. H.7-2. Das Ejakulat wird nach einer Karenzzeit von 48 Stunden bis 7 Tagen gewonnen. Wegen erheblicher spontaner Schwankungen müssen mindestens 2 Ejakulatuntersuchungen im Verlauf von 3 Monaten erfolgen, um eine Diagnose zu etablieren.

Die **physikalische Untersuchung** beurteilt das Aussehen, die Farbe, die Liquefizierungszeit (normal 20 bis 45 Min.), das Ejakulatvolumen und die Viskosität der Probe.

Die **mikroskopische Untersuchung** erfaßt die Spermienkonzentration, unter Hinzuziehung des Ejakulatvolumens die Spermienzahl, die Spermienmotilität, die Spermienmorphologie und eventuelle Agglutinationen von Spermien sowie die Anzahl der Leukozyten. Die **Konzentration der Spermien** wird in einer Hämozytometerkammer bestimmt. Die **Spermienmotilität** unterscheidet vier Kategorien:
a) sehr rasche progressive Motilität,
b) mittelmäßige Vorwärtsprogression,
c) nicht-progressive Motilität und
d) keine Beweglichkeit.

Wenn der Anteil der unbeweglichen Spermatozoen 50% übersteigt, erfolgt eine Vitalfärbung mit Eosin, die vitale von toten Spermatozoen unterscheidet. Während tote Zellen den Farbstoff aufnehmen, verhindern intakte Membranen das Eintreten des Farbstoffes.

Die **Morphologie** der Spermien wird in einem nach Papanicolaou gefärbten frischen Ausstrich untersucht, wobei vor allem der Anteil der normal geformten Spermatozoen erfaßt wird. Durch Spezialfärbung werden andere Zellen, z.B. Spermatogenesezellen und Leukozyten identifiziert. Der Befund wird entsprechend Tabelle H.7-2 beurteilt und beschrieben.

Bei einer Leukozytenkonzentration über 1×10^6/ml Seminalplasma oder bei begründetem Verdacht auf Infektion des männlichen Genitaltraktes werden **Kulturen** zum Nachweis aerober Bakterien oder Spezialverfahren zum Nachweis von Chlamydia trachomatis, Ureaplasma urealyticum und Mycoplasma hominis eingesetzt.

Weiterführende Diagnostik

Bildgebende Verfahren

Ultrasonographie der Testes (Größe, Binnenecho, tumorverdächtige Areale), der Nebenhoden (Spermatozele, Stauungen) und des Plexus pampiniformis (Varikozele, Valsalva-Versuch) gehören zur Routinediagnostik. Die transskrotale Sonographie in Kombination mit PSA-Bestimmungen muß bei Patienten über 45 Jahren unter Testosteronsubstitution durchgeführt werden und gibt – auch bei Jüngeren – Aufschluß über den Funktionszustand des Organs. Varikozelen können durch Doppler-Sonographie dokumentiert werden. MRT des Abdomens erfolgt bei Verdacht auf ein- oder beidseitige Anorchie. Bei Verdacht auf sekundären Hypogonadismus Darstellung der Sella und Hypothalamusregion mittels MRT. Quantifizierung der Knochendichte gehört zur Diagnose und Therapieüberwachung. Bei Hypogonadismus und gestörter Pubertätsentwicklung wird aus der Röntgenaufnahme der linken Hand das Knochenalter bestimmt.

Tabelle H.7-2 Soll- oder Normalwerte des Ejakulates bei Untersuchung entsprechend WHO-Richtlinien (1999). MAR = Mixed Antiglobulin Reaction Test.

Ejakulatvolumen	> 2,0 ml
pH-Wert	> 7,2
Spermienkonzentration	> 20 x 10^6/ml
Gesamtspermienzahl	> 40 x 10^6/Ejakulat
Motilität	> 50% mit Grad a und b oder > 25% mit Grad a
Morphologie	> 30% mit normaler Form
Vitalität	> 75% vital, d.h. von Eosin ungefärbt
Leukozyten	< 1 x 10^6/ml Seminalplasma
MAR-Test	< 50% der Spermatozoen mit adhärenten Zellen
α-1,4-Glukosidase	> 20 mU / Ejakulat
Zink	> 2,4 µmol / Ejakulat
Zitrat	> 52 µmol / Ejakulat
Saure Phosphatase	> 200 µmol / Ejakulat
Fruktose	> 13 µmol / Ejakulat

Stand August 2003

Endokrinologische Labordiagnostik

Die Bestimmung von Dihydrotestosteron, Androstendion und Östradiol kann bei Gynäkomastie, Enzymdefekten in der Testosteronbiosynthese oder Androgenresistenz der Zielorgane indiziert sein. Bei letzteren Krankheitsbildern hilft die Bestimmung der 5α-Reduktaseaktivität Deletionen und Mutationen im Androgenrezeptor, die Diagnose zu etablieren

Zyto- und molekulargenetische Untersuchungen

Die Bestimmung des Karyotyps dient der Abklärung numerischer Chromosomenaberrationen (Klinefelter-Syndrom, XX- oder XYY-Aberration, Intersexualität).
Obstruktive Azoospermie kann durch congenitale beidseitige Aplasie der Vasa deferentia (CBAVD) bedingt sein, die als Minimalvariante der Zystischen Fibrose anzusehen ist. Entsprechend muß bei diesen Patienten nach Mutationen im Zystische-Fibrose-Transmembran-Regulator-Gen (CFTR) gesucht werden, da eine TESE/ISCI-Behandlung bei entsprechenden Mutationen bei der Partnerin zu Zystischer Fibrose beim Kind führen kann.

Hodenbiopsie

Eine Hodenbiopsie ist bei Verdacht auf Verschluß der ableitenden Samenwege (Azoo- oder hochgradige Oligozoospermie bei normalem FSH, normalem Hodenvolumen und niedrigem Nebenhodenmarker) indiziert. Bei Verdacht auf Hodentumor oder Carcinoma in situ ist eine Hodenbiopsie mit Schnellschnittbeurteilung und in Bereitschaft auf Erweiterung des Eingriffs angezeigt. Heute wird die Hodenbiopsie bei Kinderwunsch und sehr schlechten Ejakulatparametern oder Azoospermie meist als kombiniertes diagnostisch/therapeutisches Verfahren vorgenommen. Dabei wird ein Teil des Biopsats histologisch untersucht und aus weiteren Teilen wird versucht, Spermien zu extrahieren, die zur ICSI verwandt werden können. Das Gewebe kann auch bis zum Einsatz in der assistierten Fertilisation kryokonserviert werden.

Therapie

Risiken und Folgeerscheinungen des Hypogonadismus

Hypogonadismus und Infertilität haben zwar keinen unmittelbar lebensbedrohlichen Charakter, können aber die physische und psychische Integrität erheblich beeinträchtigen. Die im 16. bis 19. Jahrhundert geübte Frühkastration zur Erhaltung der hohen Singstimme hatte keinen lebensverkürzenden (aber auch keinen lebensverlängernden!) Effekt.
Ausprägung und Erhaltung des männlichen Phänotyps sind von Testosteron abhängig. Bereits intrauterin hängt die sexuelle Differenzierung entscheidend von der Wirkung des Testosterons ab, perinatal prägt Testosteron Strukturen des Zentralnervensystems und schließlich führt es in der Pubertät zur Ausbildung der sekundären Geschlechtsmerkmale. Zu den Wirkungen des Testosterons gehört aber unter anderem auch sein Einfluß auf die Muskel- und Knochenmasse, auf Erythropoese und Lipidstoffwechsel, auf Stimmungslagen und kognitive Funktionen, auf Leistungsfähigkeit und Ausdauer, womit die Bedeutung einer intakten Gonadenfunktion für den gesamten Organismus deutlich wird.
Stimmungslabilität, Antriebsarmut und fehlende Bestätigung durch sexuelle Aktivität führen zu sozialer Isolierung. Systemische Erkrankungserscheinungen wie z.B. Anämie, Lipidstoffwechselveränderungen, Störungen des Bewegungsapparates und Osteoporose können häufige krankheitsbedingte Ausfälle und Frühinvalidität nach sich ziehen. Fehlender Nachwuchs bedingt einen erheblichen persönlichen Leidensdruck und kann darüber hinaus bei einer Inzidenz von über 7% aller Männer zum demographischen Problem werden. Die Infertilität an sich und die erhöhte Prävalenz des Maldescensus testis sind Risikofaktoren für die Entwicklung von Hodentumoren.

Therapie

Viele endokrine Störungen der Hodenfunktion sind durch Substitution gut behandelbar und vermitteln den Patienten eine hohe Lebensqualität. Viele Fertilitätsstörungen sind dagegen oft einer rationellen Therapie nicht zuzuführen. In diesen Fällen sollte auf „empirische" Therapieverfahren und den oft geübten Polypragmatismus verzichtet werden. Gleichzeitig darf nicht vergessen werden, daß es sich bei Fertilitätsstörungen um das Problem eines Paares handelt, und daß ein Partner mit besonders guten reproduktiven Funktionen die Defizite des anderen bis zu einem gewissen Grad kompensieren kann. Daher muß die Optimierung der weiblichen reproduktiven Funktionen ein Bestandteil jeder Strategie zur Behandlung männlicher Fertilitätsstörungen sein. Schließlich darf der Wert des ärztlichen Gesprächs (inklusive Erklärung patho-/physiologischer Zusammenhänge, Besprechung von Lebensgewohnheiten und Sexualpraktiken, Abbau von Ängsten und falschen Erwartungen) und der Führung durch den Arzt nicht unterschätzt werden. Wenn auch in der Wirkungsweise letztlich nicht aufgeklärt, hat der Therapeut hier zweifelsfrei eine „Plazebo"-Funktion.

Testosteronsubstitution (Tab. H.7-3)

Zur Substitution wird ausschließlich das „natürliche" Testosteron verwandt. Andere Androgene (wie Mesterolon) haben nicht das volle Wirkspektrum des Testosterons.
Die **parenterale Substitution** wird mit **Testosteronenanthat** 250 mg i.m. im Abstand von 2–3 Wochen durchgeführt. Kurz nach Injektion steigen die Werte auf suprapyhsiologisches Niveau an, um dann innerhalb der nächsten Tage wieder abzufallen. Der Patient registriert dieses als unangenehme Schwankungen in Libido, Stimmung und Aktivität. Daher besteht oft der Wunsch nach ausgeglichenen Präparaten. Testosteronundecanoat intramuskulär verabreicht kann eine Depotwirkung bis zu 3 Monaten entfalten und führt zu guten klinischen Ergebnissen, die Einführung steht bevor.

Tabelle H 7.3 Verfügbare Testosteronpräparate und Dosierung bei Erwachsenen.

Applikationsmodus	Handelsname	Substanz	Dosierung
Transdermal	Testoderm	Testosteron	1 Membran/d (Skrotalhaut)
	Androderm	Testosteron	2 Systeme/d (Nicht-Skrotalhaut)
	Androtop	Testosteron	Ein Dosierpäckchen (Nicht-Skrotalhaut)
	Testogel	Testosteron	Ein Dosierpäckchen (Nicht-Skrotalhaut)
Intramuskulär	Testosteron-Depot 250 mg	Testosteronenanthat	Alle 2–3 Wochen
	Testoviron-Depot 250 mg	Testosteronenanthat	Alle 2–3 Wochen
Oral	Andriol	Testosteron-undecanoat	2–4 Kps./d mit fetthaltiger Mahlzeit

Eine **orale Substitution** kann mit **Testosteronundecanoat** (Andriol) zwei- bis dreimal 40 mg/d durchgeführt werden. Zur besseren Resorbierbarkeit müssen die Kapseln mit einer Mahlzeit eingenommen werden. Nachteile dieser Therapie sind die stark schwankenden, intra- und interindividuell variablen Testosteronserumspiegel. Die orale Substitution empfiehlt sich vor allem, wenn noch eine Eigenproduktion von Testosteron vorhanden ist oder wenn auf Injektionen verzichtet werden muß, z.B. bei der einschleichenden Pubertätseinleitung bei Jungen mit Hypogonadismus oder gleichzeitiger Gabe oraler Antikoagulantien.

Während diese beiden Applikationsformen lang- bzw. kurzfristige Gipfel und Täler des Testosterons im Serum produzieren, imitiert die **transdermale Testosteronsgabe** mittels selbsthaftendem **Skrotalfilm** (Testoderm) oder mit auf die Rumpfhaut aufgetragenen **Systemen** (Androderm), den normalen Tagesrhythmus und kommt damit dem Wunsch nach physiologischer Pharmakokinetik am nächsten. Alle 24 Stunden werden morgens oder abends ein bzw. zwei Systeme vom Patienten selbst appliziert. Bei Testoderm kommt es gelegentlich, bei Androderm häufiger zu Hautirritationen, die den Patienten zum Absetzen veranlassen können. Anfang 2002 wurde Testoderm wegen Neuorientierung des Herstellers vom europäischen Markt genommen. Seit 2003 ist ein **Testosterongel** (Testogel, Androtop) auf dem Markt in Deutschland, das sich einfach auf die Haut applizieren läßt und zu einer guten Substitution führt.

Präparatewahl: Grundsätzlich können bei allen Formen des Hypogonadismus alle handelsüblichen Testosteron-Präparate eingesetzt werden. Allerdings wird man bei jüngeren Patienten eher zu lang wirksamen injizierbaren Depotpräparaten und bei älteren eher zu kurzwirkenden transdermalen oder oralen Präparaten greifen. Wenn Patienten z.B. wegen Markumarisierung keine Injektionen erhalten dürfen, kommen transdermale Präparate in Betracht. Vorübergehend kann es erforderlich sein, eine Injektionstherapie auf orale oder transdermale Applikation umzustellen z.B. wegen Reisen. Letztlich kann der Patient selbst entscheiden, welches Präparat er bevorzugt. Dabei können auch Kostengründe eine Rolle spielen, da die injizierbaren Präparate preiswerter als die transdermalen sind. Dies spiegelt sich auch in den Verkaufszahlen wider; denn obwohl die transdermalen Präparate die günstigste Kinetik aufweisen, hatten sie 2001 nur einen Anteil von 12% am Gesamtmarkt für Testosteronpräparate, während injizierbare Präparate mit 56% führten und orale mit 20% folgten. Mit Einführung der Gele kann sich diese Situation allerdings ändern.

Therapieüberwachung: Die Dosierung der einzelnen Präparate orientiert sich am allgemeinen Wohlbefinden und den Aktivitäten des Patienten, an Libido, Erektionsfähigkeit, Koitusfrequenz, an Angaben über sekundäre Geschlechtsbehaarung, Rasurfrequenz, Sebumproduktion und Muskelkraft sowie an gelegentlichen Testosteronmessungen im Serum am Ende eines Therapieintervalls.

Eine effektive Testosteronsubstitution führt zu einer Steigerung der **Erythropoese** und läßt sich durch das rote Blutbild dokumentieren. Während eine niedrige Dosierung die für den Hypogonadismus charakteristische leichte Anämie nicht behebt, kann eine Überdosierung zu mäßigem Anstieg von Erythrozytenzahl, Hämoglobinkonzentration und Hämatokrit führen.

Ein **Ejakulatvolumen** im Normalbereich (> 2 ml) gibt Aufschluß über eine ausreichende Stimulation der akzessorischen Geschlechtsdrüsen.

Unter der Testosterontherapie steigt das bei Androgenmangel kleine **Prostatavolumen** in wenigen Monaten in den altersentsprechenden Normalbereich an, ohne diesen jedoch zu übersteigen. Das prostataspezifische Antigen (PSA) und der Uroflow liefern weitere Parameter zur Überprüfung der Prostatafunktion. Gerade bei Patienten über 50 Jahre ist die regelmäßige Überwachung der Prostata von besonderer Bedeutung, um ein Prostatakarzinom nicht zu übersehen, das durch Testosteron in seinem Wachstum gefördert würde.

Da Testosteronmangel zur Osteoporose führt, die durch Testosteronsubstitution behoben werden kann, ist die Bestimmung der **Knochendichte** ein entscheidender Parameter in der Therapieüberwachung. Es zeigt sich unter einer adäquaten Androgentherapie eine Zunahme der bei hypogonadalen Patienten verminderten Knochendichte.

Kinderwunsch bei sekundärem Hypogonadismus

Wenn bei sekundärem Hypogonadismus Kinderwunsch besteht, kann die Hodenfunktion durch Ersatz der ausgefallenen tropen Hormone substituiert werden. Nach einleitender Testosterontherapie wird bei idiopathischem hypogonadotropem Hypogonadismus (IHH), bei HH mit kongenitaler NNR-Hypoplasie und bei Kallmann-Syndrom mit GnRH oder hCG/hMG (humanes Chorion- bzw. Menopausen-Gonadotropin) und bei Hypophyseninsuffienz mit hCG/hMG behandelt. Während der Stimulationstherapie ist eine zusätzliche Behandlung mit Testosteron nicht erforderlich, da die Leydig-Zellen zur Eigenproduktion angeregt werden.

Vor Beginn der aufwendigen Therapie müssen die reproduktiven Funktionen der Partnerin untersucht und eventuell behandelt werden. Bei Eintritt einer Gravidität wird wieder auf Testosteron umgestellt. Bei erneutem Kinderwunsch kann die Spermatogenese erneut mit GnRH oder hCG/hMG stimuliert werden. Danach schließt sich wieder eine lebenslange Testosteronsubstitution an. Durch die Testosteronsubstitution wird die Möglichkeit, die Spermatogenese durch GnRH oder Gonadotropie zu stimulieren, nicht verschlechtert. GnRH wird über eine am Körper getragene Infusionspumpe alle 2 Stunden als GnRH-Puls subkutan injiziert. Die Anfangsdosis von 4–5 µg kann entsprechend der erreichten LH-, FSH- und Testosteronspiegel bis auf 20 µg gesteigert werden (Tab. H.7-4). Die subkutane Injektionsnadel wechselt der Patient alle 2 Tage, um Infektionen und Verstopfungen des Injektionssystems vorzubeugen.

Aufgrund der langen Spermatogenesedauer und anschließender Nebenhodenpassage sind Effekte im Ejakulat frühestens 12 Wochen nach Beginn der GnRH-Therapie nachweisbar. Die Therapie kann sich über 12–24 Monate erstrecken. Als Hinweis für ein Ansprechen der Therapie dient die Zunahme der Hodenvolumina, die mit Orchidometer oder sonographisch bestimmt werden. Beide Verfahren sind nur in der Hand des geübten Untersuchers zuverlässig. Ernste Nebenwirkungen neben lokaler Rötung, Schwellung oder Druckschmerz an der Injektionsstelle treten bei der pulsatilen GnRH-Therapie nicht auf. Selten kann es zur Antikörperbildung gegen GnRH mit nachfolgendem Wirkungsverlust der Substanz kommen.

Bei IHH und Kallmann-Syndrom und bei Hypophyseninsuffizienz obligat erfolgt alternativ die Behandlung durch eine kombinierte hCG-(= LH-Aktivität) und hMG-(= FSH-Aktivität)Verabreichung. Bei der **hCG/hMG-Therapie** können zunächst 1000–2500 I.E. hCG zweimal wöchentlich i. m. oder s.c. über 4–8 Wochen verabreicht werden (Tab. H.7-4). Die Dosis wird entsprechend den Testosteronwerten angepaßt. Anschließend wird unter Fortsetzung der hCG-Injektionen dreimal wöchentlich 150 I.E. hMG i.m. oder s.c. injiziert (Tab. H.7-4).

Allgemein hat sich ein Schema bewährt, bei dem hMG-Injektionen montags, mittwochs und freitags und die hCG-Injektion zusätzlich montags und freitags verabreicht werden. Die Injektionslösungen können jeweils zusammen aufgezogen und injiziert werden. hCG und hMG können sowohl intramuskulär als auch subkutan verabreicht werden. Bei guter Compliance können somit die subkutanen Injektionen vom Patienten selber vorgenommen werden, wodurch die Therapie wesentlich erleichtert wird.

Tabelle H.7-4 Therapieoptionen zur Stimulation der Spermatogenese bei sekundärem (hypogonadotropem) Hypogonadismus und Kinderwunsch.

Substanz	Applikationsform	Dosierung	Handelsname
Humanes Chorion-Gonadotropin (hCG)	Subkutan oder intramuskulär	1000–2500 I.E. 2mal pro Woche	Choragon, Predalon, Pregnesin, Primogonyl
in Kombination mit			
Humanem Menopausen-Gonadotropin (hMG)	Subkutan oder intramuskulär	150 I.E. 3mal pro Woche	Humegon, Menogon, Pergonal
oder in Kombination mit			
Hochgereinigtem oder rekombinantem FSH	Subkutan	150 I.E. 3mal pro Woche	Fertinorm HP, Gonal F, Puregon
Alternativ bei hypothalamischer Störung			
GnRH pulsatil	Subkutan durch ext. Minipumpe	5–20 µg/Puls alle 2 h	Lutrelef

Ebenso wie bei der GnRH-Therapie sollte 12 Wochen nach Therapiebeginn eine erste Ejakulatuntersuchung durchgeführt werden. Auch hier kann die Therapie sich über 12–24 Monate erstrecken. Sichtbarer Ausdruck einer adäquaten Therapie noch vor Erscheinen von Spermien im Ejakulat ist die Zunahme des Hodenvolumens.

Pubertas tarda

Testosteron hat sich auch bei der Behandlung der häufigsten Form der konstitutionellen Entwicklungsverzögerung (KEV) bewährt. Nach Sicherung der Diagnose und Ausschluß anderer Ursachen wird die initiale Testosterontherapie mit drei Injektionen vom 250 mg Testosteronenanthat im Abstand von je vier Wochen durchgeführt. Nach diesem Therapiezyklus wird der Spontanverlauf über weitere drei Monate beobachtet. Die Behandlung kann bei Bedarf ein- bis zweimal wiederholt werden. Die Testosteroninjektionen führen zu einer deutlichen Virilisierung und induzieren oft den Beginn der Pubertät. Eine negative Beeinflussung der zu erwartenden Körpergröße erfolgt bei dieser Dosierung nicht.

Alternativ kann auch hCG (1000 I.E., 2x wöchentlich über drei Monate) oder GnRH pulsatil verabreicht werden. Diese Therapieverfahren bieten grundsätzlich gegenüber der Testosterontherapie keine Vorteile, können jedoch bei gleichzeitig bestehendem Hodenhochstand Anwendung finden.

Wird eine spontane Weiterentwicklung nach der Therapie nicht beobachtet, muß die Diagnose erneut überprüft werden und die Therapie eventuell angepaßt werden.

Infektionen

Klassische Geschlechtskrankheiten wie Gonorrhö können zu Verschlüssen der Samenwege und damit zu Infertilität führen wenn sie nicht frühzeitig behandelt werden, wie es heutzutage meist üblich ist. Damit kommen sie als Ursachen von Fertilitätsstörungen seltener in Betracht. Vielmehr bestimmen heute E. coli, Chlamydien, Ureaplasmen und Mykoplasmen das Erregerspektrum zur Infertilität führender Urogenitalinfektionen. Bei Keimnachweis aus der Seminalflüssigkeit gezielte antibiotische Behandlung. Ansonsten Tetrazykline oder Erythromycin. Gleichzeitig Diagnostik und Therapie bei der Partnerin!

Viren können akute Orchitiden mit Infertilität und seltener auch Androgenmangel als Spätfolgen hervorrufen. Klinisch am wichtigsten ist die postpubertale Mumpsorchitis, bei der es keine spezifische Therapie gibt. Prophylaxe durch Impfung sollte daher bereits im frühen Kindesalter durchgeführt werden. Bakterielle Orchitiden werden entsprechend Resistogramm der aus dem Seminalplasma gezüchteten Keime behandelt.

Obstruktionen

Die Behandlung von Obstruktionen im Bereich der Nebenhoden und Samenleiter können als Folgen von Infektionen, Vasektomien und akzidenteller Durchtrennung (z.B. Herniotomien) vorkommen. Die Behandlung ist Aufgabe des Urologen.

Präventive Therapie

Lageanomalien der Testes

Gleithoden, Leistenhoden und kryptorche (= abdominelle) Hoden sind, auch wenn im Schulalter eine Korrektur vorgenommen wurde, oft mit Fertilitätsstörungen assoziiert und weisen ein höheres Risiko der malignen Entartung auf. Deshalb wird gefordert, daß Lageanomalien möglichst am Ende des ersten Lebensjahres korrigiert werden sollten. Zunächst wird eine hormonelle Therapie mit hCG oder GnRH versucht. Bis zum Ende des ersten Lebensjahres werden 500 I.E., ab dem zweiten 1000 I.E. und ab dem sechsten 2000 I.E. **hCG** (Choragon, Pergonal, Primogonyl) einmal pro Woche über 5 Wochen i.m. injiziert. Alternativ kann **GnRH** (dreimal täglich jeweils ein Sprühstoß von 200 µg in jedes Nasenloch über 4 Wochen) verabreicht werden. Bei ausbleibendem Erfolg können diese Behandlungen wiederholt, überkreuzt oder kombiniert eingesetzt werden. Wenn der Erfolg dann noch ausbleibt: operative Orchidopexie, möglichst durch einen mit Säuglingen/Kleinkindern erfahrenen Kinderchirurgen. Vor dem Alter von 6 Monaten empfiehlt sich eine Therapie wegen der noch hohen Rate eines spontanen Descensus noch nicht – ausgenommen, es liegt eine begleitende Leistenhernie vor. Medikamentöse und/oder chirurgische Therapien sollten vor dem 2. Geburtstag erfolgreich abgeschlossen sein.

Eine Möglichkeit der Verbesserung der Ejakulatparameter beim erwachsenen Patienten mit Lageanomalien der Testes gibt es nicht. Hier kommen lediglich Verfahren der assistierten Fertilisation in Frage.

Kryokonservierung von Spermien

Durch verbesserte Therapieverfahren haben Patienten mit Malignomen heute bessere Überlebenschancen. Chemotherapie und Bestrahlung können jedoch gonadotoxisch sein und spätere Infertilität, ebenso wie die Entfernung beider Testes. Daher sollte vor derartigen Maßnahmen die Kryokonservierung von Spermien zur Zeugungsreserve angeboten werden. Dies gilt auch für adoleszente Patienten. Die so asservierten Spermien können später bei Verfahren der assistierten Fertilisation eingesetzt werden und den Patienten Vaterschaft ermöglichen. Gegenwärtig werden die Kosten für die initiale Konservierung und die Dauerlagerung in einer Kryobank nur in Einzelfällen von Kassen übernommen.

Umstrittene Verfahren

Bei über der Hälfte der Patienten mit unerfülltem Kinderwunsch werden eine Varikozele (16%), immunologische (4%) oder idiopathische (31%) Infertilität diagnostiziert. Diese Diagnosen zeichnen sich dadurch aus, daß es bisher keine gesicherten effektiven Therapieverfahren gibt. Einige Behandlungen werden zwar seit vielen Jahren praktiziert, ein Wirksamkeitsnachweis in kontrollierten Studien wurde aber entweder bisher nicht durchgeführt oder verlief negativ. Bis der Effektivitätsnachweis geführt wurde, sollten diese Therapieverfahren nur in klinischen Studien eingesetzt werden. Diese Forderung verlangt strenge Disziplin aller Therapeuten, da sonst die unter Behandlung zufällig eingetretene Schwangerschaft vom Patienten, der bei fehlender Aufklärung nicht diskriminieren kann, fälschlicherweise der Heilkunst des Arztes zugeschrieben wird.

Varikozele

Die Varikozele führt über venösen Rückstau, Hypoxämie und gestörte Temperaturregulation zu Beeinträchtigungen der Spermatogenese und Infertilität. Seit über 50 Jahren wird versucht, die Situation durch Unterbrechung des venösen Rückstroms zu korrigieren. Der Erfolg dieser Verfahren wurde in zahllosen offenen Studien beschrieben. Erst in jüngster Zeit stellen kontrollierte Studien diese Behandlungsformen im Hinblick auf Schwangerschaften in Frage und betonen den Wert der ärztlichen Beratung und der Optimierung der reproduktiven Funktionen der Partnerin. Die Indikation zur interventionellen Behandlung der Varikozele sollte zurückhaltend gestellt werden.

Immunologische Infertilität

Infektionen, Traumen und Obstruktionen können zur Entstehung von Spermienantikörpern im Seminalplama und Infertilität führen. Wenn möglich, sollten diese Zustände behoben werden. Die pathogenetische Relevanz der Antikörper ist unklar.
Über viele Jahre wurde eine immunosuppressive Therapie mit Kortikosteroiden, teils in hohen Dosen, empfohlen. Neuere doppelblinde, plazebokontrollierte Studien konnten jedoch zeigen, daß damit eine Erhöhung der Schwangerschaftsraten nicht erzielt werden kann. Deutlich verbesserte Schwangerschaftsraten wurden unter Anwendung der ICSI beobachtet.

Idiopathische Infertilität

In Ermangelung rationaler Therapieansätze wurden und werden bei idiopathischer Infertilität die verschiedensten Verfahren eingesetzt. Dabei lag es nahe, zunächst die bei richtiger Indikation, d.h. bei sekundärem Hypogonadismus, so erfolgreiche endokrine Therapie zu erproben. Nach jahrelangem Einsatz der hCG/hMG-Therapie konnte in kontrollierten Studien keine Verbesserung der Schwangerschaftsraten nachgewiesen werden. Dasselbe gilt für die pulsatile GnRH-Therapie, die bei Patienten mit erhöhten FSH-Werten propagiert wurde, hochgereinigte und rekombinierte FSH-Präparate, Androgene, Antiöstrogene (Tamoxifen) und Kallikrein. Die Anwendung dieser Verfahren außerhalb von Studien wird nicht empfohlen.

Symptomatische Therapie: assistierte Fertilisation

Homologe Insemination

Am längsten praktiziert wird die **homologe Insemination**. Diese sollte nicht mehr mit nativem Ejakulat, sondern nur noch mit aufbereiteten Spermien und in stimulierten und überwachten Zyklen (zur Erhöhung der Eizellzahl und Terminierung des Inseminationszeitpunktes am Follikelsprung) vorgenommen werden. Überstimulation und Mehrlingsschwangerschaften sind zu vermeiden.

In-vitro-Fertilisation

Die Domäne der **In-vitro-Fertilisation** (IVF) ist die tubare Sterilität der Frau. Sie wird aber alternativ zur ICSI auch bei männlichen Fertilitätsstörungen eingesetzt. Die Fertilisations- und Schwangerschaftsraten bei aus männlicher Indikation durchgeführter IVF bleiben jedoch deutlich hinter der Erfolgsrate bei tubarer Sterilität und normalen Spermienparametern zurück. Bisher ist es nicht gelungen, einheitliche Mindestanforderungen an die Spermienparameter zu definieren, um noch eine vertretbare Erfolgsrate sowohl der Insemination als auch der IVF garantieren zu können. Ferner muß berücksichtigt werden, daß auf Seiten der Frau ein Überstimulationssyndrom durch Gonadotropintherapie, Komplikationen beim sogenannten Ovum-pickup, ektope und multiple Schwangerschaften auftreten können.

Intrazytoplasmatische Spermieninjektion

Diese Risiken müssen auch bei der intrazytoplasmatischen Spermieninjektion (ICSI) direkt in die Eizelle berücksichtigt werden. Mit diesem Verfahren gelingt es auch noch mit einzelnen Spermien, die aus dem Ejakulat, oder aus Nebenhodenpunktaten gewonnen werden, Schwangerschaften zu erzielen. Die Sorge, es könnte eine erhöhte Mißbildungsrate auftreten, hat sich nicht bestätigt. Da selbst bei nicht-obstruktiver Azoospermie in vielen Fällen noch Spermien in Hodenbiopsaten gefunden werden können, wird die testikuläre Spermienextraktion (TESE) mit anschließender ICSI zur Herbeiführung einer Schwangerschaft eingesetzt.
ICSI eröffnet somit die Möglichkeit der Vaterschaft auch in den Fällen, bei denen bisher eine Schwangerschaft nur durch heterologe Insemination herbeigeführt werden konnte, und drängt dieses Verfahren noch mehr in den Hintergrund. Die heterologe Insemination, bei der der Samenspender anonym bleibt, wird ohnehin vielfach abgelehnt, da sie dem Grundsatz widerspricht, alle an der Fortpflanzung beteiligten Personen sollen im Hinblick auf ihre personalen Beziehungen identifizierbar bleiben.

Gynäkomastie

Unter Gynäkomastie versteht man die Ausbildung eines Mammadrüsenkörpers beim männlichen Geschlecht. Sie ist zu unterscheiden von einer Lipomastie, die lediglich in einer Fettsammlung im Brustbereich ohne Ausbildung eines Drüsenkörpers besteht. Eine Gynäkomastie ist nicht als eigenständiges Krankheitsbild, sondern als ein Symptom für endokrine Störungen aufzufassen.
Eine Gynäkomastie tritt meist beidseitig, seltener einseitig ohne Seitenpräferenz auf. Gynäkomastie kann zu Spannungsgefühl der Brüste und Berühungsempfindlichkeit der Mamillen führen, ist meist jedoch völlig asymptomatisch. Selten kommt es zu geringer Milchsekretion (Galaktorrhö), die auch sanguinolent sein kann. Subjektive Beschwerden treten vor allem bei sehr schnell wachsenden Gynäkomastien auf.

Ursachen

Die Diagnostik muß die vielfältigen Ursachen einer Gynäkomastie berücksichtigen. Physiologischerweise kann eine transitorische Gynäkomastie bei Neugeborenen („Hexenbrust") auftreten, gelegentlich auch mit geringer Milchsekretion („Hexenmilch"). Häufig bildet sich eine Gynäkomastie in der Pubertät mit einem Prädilektionsalter von 14 Jahren aus und verschwindet wieder innerhalb von 2 bis 3 Jahren. Diese **Pubertätsgynäkomastie** geht meist nicht über das Stadium 2 oder 3 hinaus. Eine begleitende Adipositas verstärkt und verlängert die Symptomatik („Pseudogynäkomastie"). In wenigen Fällen persistiert diese Gynäkomastie zeitlebens, ohne daß ihr Krankheitswert zukommt. Die Pubertätsgynäkomastie bedarf keiner weiteren Labor- oder radiologischen Diagnostik.

Selten wird eine Gynäkomastie in der **Seneszenz** beobachtet, ohne daß eine eindeutige Ursache festgelegt werden kann.

Bei eunuchoiden Körperproportionen und sehr kleinen Testes ist ein **Klinefelter-Syndrom** auszuschließen, bei dem eine Gynäkomastie in etwa 50% der Fälle beobachtet wird. Auch bei anderen Formen des primären Hypogonadismus kann es zur Ausbildung einer Gynäkomastie kommen.

Bei Defekten in den Androgenzielorganen bilden sich Gynäkomastien aus: z.B. Reifenstein-Syndrom, testikuläre Feminisierung, Kennedy-Syndrom.

Bei der Ausbildung einer Gynäkomastie ist stets auch an einen **Hodentumor** zu denken. Die Symptomtrias Gynäkomastie, Libidoverlust und Hodentumor ist charakteristisch für den Leydig-Zelltumor. Auch bei anderen Hodentumoren, insbesondere solchen, die hCG bilden, kann sich eine Gynäkomastie ausbilden (embryonales Karzinom, Teratokarzinom, Chorionkarzinom, Kombinationstumor). Diese Tumore führen entweder direkt oder über hCG-Bildung zu einer vermehrten Estrogenproduktion der Leydig-Zellen. Dies kann auch bei **paraneoplastischem Syndrom** der Fall sein. Selten können auch **Nebennierenrinden-Tumore** vermehrt Estrogene produzieren und zu einer Gynäkomastie führen.

Bei **Hyperprolaktinämie** kann es zu einer Gynäkomastie und Galaktorrhö kommen, die aber eher durch den begleitenden Hypogonadismus als durch das Prolaktin bedingt sind. Auch bei chronischen Systemerkrankungen kann es zur Ausbildung einer Gynäkomastie kommen. Besonders häufig erfolgt dies durch vermehrte Estrogenbildung bei **Leberzirrhose**. Ferner kann bei Patienten mit terminaler **Niereninsuffizienz** unter Hämodialysebehandlung eine Gynäkomastie beobachtet werden. Auch bei **Hyperthyreose** tritt eine Gynäkomastie vermehrt auf. Bei **Hungerdystrophie**, insbesondere in der Erholungsphase, kann eine Gynäkomastie entstehen.

Eine große Anzahl von **Medikamenten** mit den verschiedensten Wirkungsmechanismen kann Gynäkomastien bedingen. An erster Stelle sind die Estrogene zu nennen. Aber auch unter einer Testosteronsubstitution kann es durch vermehrte Umwandlung in Estrogene gelegentlich zu einer Gynäkomastiebildung kommen. Durch eine Überstimulierung der Leydig-Zellen kann sich auch unter hCG eine Gynäkomastie ausbilden. Durch eine Hemmung der Testosteronbiosynthese können Medikamente wie Ketokonazol zu einer Gynäkomastie führen, ebenso durch eine Schädigung der Leydig-Zellen durch Zytostatika. Durch Wirkung auf Estrogenrezeptoren können Digitalis und Marihuana sowie Heroin zur Brustdrüsenentwicklung führen. Cyproteronacetat, Cimetidin und Spironolactone entfalten eine antiandrogene Wirkung und kommen damit als Ursache für eine Gynäkomastie in Frage. Über eine Prolaktinerhöhung und Störung der Gonadotropinensekretion führen Medikamente wie Methyldopa, Reserpin, Isoniacid, Phenotiazine, trizyklische Antidepressiva und Amphetamine zu einer Gynäkomastie. Unbekannt ist der Wirkungsmechanismus bei Calciumantagonisten, Phenytoin, Amiodaron, Metronidazol, ACE-Hemmern, Penicillamin und Diazepam.

Diagnostik

Die vielfältigen Ursachen unterstreichen die Wichtigkeit einer sorgfältigen und ausführlichen **Anamnese**, die nach sämtlichen Medikamenten und möglichen Erkrankungen fahndet. Die Palpation mit sorgfältiger Abgrenzung von Fett- und Drüsengewebe sowie einer exakten **Größen- und Konsistenzbestimmung** schließt sich an. Die Größe und das Erscheinungsbild können entsprechend der Entwicklung der weiblichen Brust in Stadien nach Tanner B1 bis B5 klassifiziert werden. Im Stadium B1 ist kein Drüsenkörper vorhanden. Im Stadium B2 besteht lediglich eine Brustknospe, der Warzenhof (Areale) ist vergrößert und die Drüse im Bereich des Warzenhofes vorgewölbt. Im Stadium B3 überschreitet das Drüsenparenchym die Areale deutlich, im Stadium B4 grenzt sich die Mamma als eigenes Organ vom übrigen Integument ab. Das Stadium B5 entspricht einer reifen weiblichen Brust.

Eine allgemeine **somatische Untersuchung** ist unabdingbar, die auch eine Untersuchung der **Testes** beinhalten muß. Um frühzeitig Hodentumore zu entdecken, muß die Untersuchung die **Sonographie** der Testes beinhalten. Die Sonographie kann auch zur Größenbestimmung und zur Verlaufskontrolle der Gynäkomastie herangezogen werden. Bei sehr großen Gynäkomastien und verdächtigen Tastbefunden kann eine **Mammographie** zur Entdeckung eines eventuellen Mammakarzinoms führen. Eine **Röntgenaufnahme** oder ein MRT des Thorax sollte zum Ausschluß von Tumoren und Metastasen veranlaßt werden.

Auch die Laboruntersuchungen müssen die möglichen Ursachen berücksichtigen. Hier stehen die Bestimmungen von Testosteron, Estradiol, LH, FSH und Prolaktin im Vordergrund, eventuell muß SHBG bestimmt werden. Bei Verdacht auf Hodentumor müssen hCG, Estradiol und weitere Tumormarker hinzugezogen werden. Bei Verdacht auf Klinefelter-Syndrom, Androgenresistenz der Zielorgane, Nebennierenrindentumore und Hyperthyreose sei auf die Diagnostik in den entsprechenden Kapiteln verwiesen.

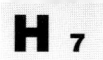

Therapie

Die Therapie muß sich **an der Ursache der Gynäkomastie ausrichten**. Moduliert werden die Entscheidungen durch Ausprägungsgrad, den vom Patienten subjektiv empfundenen Krankheitswert und dem zu erwartenden Spontanverlauf. Die Korrektur eines Estrogenüberschusses oder Testosteronmangels ist selbstverständlich indiziert, wird aber bei einer größeren Ausprägung der Gynäkomastie nicht immer zum vollen Therapieerfolg führen. Eine langfristig vorhandene Gynäkomastie weist häufig fibröse Strukturen auf, die einer medikamentösen Therapie nicht mehr zugänglich sind. Auch wenn keine Imbalancen im Sexualhormonhaushalt nachgewiesen werden, kann ein Therapieversuch mit dem Antiestrogen **Tamoxifen** (20 mg/d) erfolgreich sein. Stellt sich innerhalb von 3 Monaten keine richtungsgebende Befundbesserung ein, sollte die operative Maßnahme der **Gynäkomastektomie** erwogen werden. Diese sollte von einem erfahrenen Chirurgen vorgenommen werden, da das Resultat sonst häufig kosmetisch ungünstiger als der Ausgangszustand ist. Besonders unregelmäßige Konturen oder eine asymmetrische Position der Brustwarzen sind hier zu nennen. Die vollständige Abklärung einer Gynäkomastie ist vor einem operativen Eingriff unbedingt notwendig, damit nicht ein wichtiges **Indikatorsymptom einer Grunderkrankung** entfernt wird.

Literatur

1. E. Nieschlag, H.M. Behre (Hrsg.). Andrologie: Grundlagen und Klinik der reproduktiven Gesundheit des Mannes. Springer, Heidelberg, 2000.

8 Störungen von Ernährung und Stoffwechsel

8.1 Fettstoffwechsel

Definition

Als Hyperlipidämie wird eine erhöhte Konzentration des Cholesterins, der Triglyzeride und der Lipoproteine bzw. Lipide im Nüchternplasma bezeichnet. Die Frederickson-Klassifikation erlaubt eine phänotypische Beschreibung der Hyperlipidämien, gibt jedoch keine Auskunft über die Ätiologie oder Veränderungen der HDL-Konzentration. In der Praxis werden drei Kategorien der Hyperlipidämien unterschieden, nämlich die Hypercholesterinämie, die kombinierte bzw. gemischte Hyperlipidämie und die Hypertriglyzeridämie. Zu trennen sind die primären von den sekundären Hyperlipidämien.

Die primäre Fettstoffwechselstörung wird durch veränderte Plasmalipide nach Ausschluß einer sekundären Ursache definiert. Primären Hyperlipidämien sind in der Regel familiär genetisch bedingt, die Beispiele sind in der Tabelle H.8-1 genannt.

Als Ursachen für sekundäre Hyperlipidämien finden sich Ernährungsfaktoren, z.B. vermehrter Alkoholkonsum sowie Überernährung und Diabetes mellitus, Hypothyreose, Niereninsuffizienz, Lebererkrankungen sowie Behandlung mit bestimmten Hormonen und Medikamenten. Beispielsweise sind beim Diabetes mellitus Typ 2 bzw. metabolischem Syndrom meistens eine Hypertriglyzeridämie, assoziiert mit einem niedrigen HDL-Cholesterin und kleinen dichten LDL-Fraktionen assoziiert.

Die Prävalenz der Fettstoffwechselstörungen liegt in Deutschland über 30%; die klinische Bedeutung ist immens hoch, da sie mit einem erhöhten kardiovaskulären Risiko assoziiert ist (siehe auch Kapitel D – Koronare Risikofaktoren).

Diagnostik

Die Lipiddiagnostik erfolgt mit mindestens einer Wiederholung nach zwei bis vier Wochen als nüchtern gemessenes Lipidprofil: Bestimmung des Gesamt-Cholesterins, Triglyzeriden und HDL-Cholesterins. Die Kalkulation des LDL-Cholesterins erfolgt nach der Friedewald-Formel:

LDL-Cholesterin = Gesamtcholesterin – HDL-Cholesterin – Triglyzeride / 5.

Die Triglyzeride werden durch 5 geteilt, da im nüchternen Zustand die meisten Triglyzeride in den VLDL-Partikeln transportiert werden und diese ca. 20% Cholesterin enthalten. Die Friedewald-Formel besitzt nur Gültigkeit bei Triglyzeriden bis 400 mg/dl.

Tabelle H.8-1 Klassifikation der Hyperlipoproteinämien.

Klassifikation	Sekundäre Hyperlipoproteinämie	Primäre Hyperlipoproteinämie
Hypercholesterinämie	Hypothyreose Nephrotisches Syndrom Cushing-Syndrom Anorexia nervosa Akute intermittierende Porphyrie Cholestase Dysglobulinämien	familiäre Hypercholesterinämie familiärer ApoB-100-Defekt polygene Hypercholesterinämie niedrige HDL-Syndrome familiäre komb. HLP (hyperchol. Form)
Hypertriglyzeridämie	Diabetes mellitus Typ 2 Metabolisches Syndrom Verbrennungen Sepsis Postaggressionsstoffwechsel AIDS Alkohol	familiäre Hypertriglyzeridämie familiärer Lipoproteinlipasemangel familiärer ApoC II-Mangel familiärer LCAT-Mangel
Kombinierte HLP	Hypothyreose Nephrotisches Syndrom Diabetes mellitus Typ 2 Metabolisches Syndrom Hepatitis Systemischer Lupus erythematodes Medikamente, z. B. Diuretika (Thiazide in hoher Dosierung), β-Blocker ohne ISA, Kontrazeptiva, Retinoide, Kortison und anabole Steroide bzw. Androgene physiol.: Schwangerschaft	familiäre Typ-III-HLP familiäre komb. HLP Lipodystrophie

Ein wichtiges klinisches Zeichen insbesondere bei familiären Hyperlipoproteinämien sind Xanthome. Patienten mit homozygoter Form der Hypercholesterinämie sind am schwersten betroffen und entwickeln Zeichen der koronaren Herzerkrankung schon deutlich vor dem 10. Lebensjahr.

Einer „Chylomikronämie" liegen eine Erhöhung von Chylomikronen und großem VLDL im Nüchternplasma zugrunde. Hier können rezidivierende abdominelle Krisen und Pankreatitiden auftreten.

Eine kombinierte Hyperlipidämie, d. h. gleichzeitige Erhöhung von Cholesterin (meistens 280–700 mg/dl) und Triglyzeriden (300–1500 mg/dl) im Serum, kann durch eine erhöhte Zahl normal zusammengesetzter LDL- und VLDL-Partikel bedingt sein oder ist ein Zeichen für das Vorliegen abnormaler Chylomikronen- und VLDL-Remnant-Partikel.

Therapie

Da die klinische Prognose der koronaren Herzerkrankung nicht allein durch den Stenosegrad, sondern insbesondere auch durch die Plaquestruktur und -vulnerabilität determiniert ist, wird bei der Therapie bzw. Empfehlung von Zielwerten das globale kardiovaskuläre Risiko nach den PROCAM- oder Framingham-Daten abgeschätzt (2). Bei Nicht-Diabetikern mit weiteren Risikofaktoren muß zur Festlegung des therapeutischen Zielwertes des LDL-Cholesterins im Plasma das kardiovaskuläre Risiko ebenfalls bestimmt werden (Tabelle H.8-2).

Die Grundlage jeder nicht-medikamentösen Behandlung ist die Vermeidung bzw. Therapie sekundärer Ursachen, eine Korrektur des Körpergewichts und eine lipidsenkende Ernährung. Eine Cholesterin-senkende Ernährung beinhaltet eine Reduktion bzw. Korrektur des Übergewichtes, selbst wenn es nur gering ausgeprägt ist, durch Reduktion der Kalorienzufuhr; diese wird begleitet durch qualitative Veränderungen der gewöhnlichen Nahrungszusammensetzung. Letztere bedeutet eine Reduktion der Gesamtfettzufuhr (< 30% der Gesamtenergie), des Nahrungs-Cholesterins (< 300 mg/Tag) sowie gesättigter Fettsäuren (nicht mehr als 7–10% der Gesamtenergie) sowie einen Ersatz durch einfach und mehrfach ungesättigte Fettsäuren sowie komplexe Kohlenhydrate und der Ballaststoffe (über 25 g/Tag).

Tabelle H.8-2 Kardiovaskuläre Risikofaktoren, die die klinische Entscheidung über den Zielwert des LDL-Cholesterins beeinflussen.

- **Zigarettenrauchen**
- **Hypertonie** (RR > 140/90 mmHg oder antihypertensive Medikation)
- **Niedriges HDL-Cholesterin** (< 40 mg/dl)
- **Positive Familienanamnese für vorzeitige Herzerkrankung** (bei Verwandten ersten Grades: Männer jünger 45 Jahre, Frauen jünger 55 Jahre)
- **Alter** (Männer ≥ 45 Jahre, Frauen ≥ 55 Jahre)

Anmerkung: **Ein HDL-Cholesterinspiegel von ≥ 60 mg/dl** gilt in der Risikobilanz als protektiv und kann damit von der Gesamtbilanz an Risikofaktoren abgezogen werden.

Bei einer Hypertriglyzeridämie werden folgende Modifikationen zusätzlich eingesetzt:
- Reduktion oder Vermeidung einer Alkoholzufuhr sowie zuckerreicher Lebensmittel und
- Erhöhung des Konsums von Fisch, reich an Omega-3 Fettsäuren.

Eine medikamentöse Behandlung der Hyperlipidämien ist bei entsprechender Risikokonstellation und schweren Fettstoffwechselstörungen und nicht ausreichendem Erfolg der Ernährungs-Behandlung indiziert. Primär werden zur Behandlung der Cholesterinämie die Cholesterinsynthesehemmer (HMG-CoA-Reduktasehemmer) eingesetzt. Diese Substanzen hemmen gezielt das Schlüsselenzym der Cholesterinbiosynthese. Das Serumcholesterin wird um 30–40%, das LDL-Cholesterin um 35–45% erniedrigt, Triglyzeride werden leicht erniedrigt, HDL-Cholesterin leicht erhöht. Als Substanzen sind Lovastatin, Simvastatin, Pravastatin, Fluvastatin und Atorvastatin verfügbar **(Empfehlungsgrad A; 1, 4)**. Als Nebenwirkungen sind Transaminasenerhöhungen beschrieben, sowie symptomatische Myopathien (Muskelschmerzen und -schwäche sowie Erhöhung der CK); letztgenannte Nebenwirkung ist seltener (ca. 0,1%) und erfordert ein Absetzen des Medikaments (3).

Ionenaustauscherharze (Colestyramin und Colestipol) werden nicht resorbiert, sie unterbrechen den enterohepatischen Kreislauf, indem sie die Resorption von Gallensäuren reduzieren und die Gallensäureproduktion aus Cholesterin in der Leber stimulieren. LDL-Cholesterin und Serumcholesterin werden um 20–30% erniedrigt, Triglyzeride und HDL-Cholesterin können leicht ansteigen. Wichtigste Nebenwirkungen sind Obstipation und gastrointestinale Beschwerden. Die Behandlung sollte einschleichend erfolgen. Neuerdings wird auch der Cholesterin-Absorptionshemmer Ezetimib (Ezetrol®) eingesetzt.

Nikotinsäure und ihre Derivate senken die VLDL- und LDL-Produktion; darüber werden vor allem Serumtriglyzeride aber auch Cholesterin gesenkt. Nebenwirkungen sind Flush und Juckreiz, gelegentlich gastrointestinale Beschwerden, Gichtanfälle.

Die unterschiedlichen Fibrate (z.B. Bezafibrat, Etofibrat, Fenofibrat, Gemfibrozil) erhöhen die Aktivität der Lipoproteinlipase und steigern den Abbau der VLDL-Triglyzeride und fördern den Einbau von Cholesterin in die HDL. Der Serumtriglyzeridspiegel wird effektiv erniedrigt, die HDL-Konzentrationen erhöht. LDL-Cholesterin wird um 5–25% vermindert **(Empfehlungsgrad A; 1)**.

In seltenen Fällen werden Aphereseverfahren eingesetzt. Diese Verfahren senken effektiv die Konzentration des LDL-Cholesterins und werden bei Patienten mit homozygoter familiärer Hypercholesterinämie und bei Patienten mit heterozygoter familiärer Hypercholesterinämie und Fortschreiten koronarer Herzkrankheit nach Ausschöpfung aller sonstiger medikamentöser Maßnahmen eingesetzt **(Empfehlungsgrad B; 1, 4)**.

Bei allen Manifestationen einer Atherosklerose, z. B. der koronaren Herzerkrankung, der peripheren arteriellen Verschlußkrankheit, dem abdominellen Aortenaneurysma sowie bei allen Patienten mit Diabetes mellitus Typ 2 sollte ein Zielwert des LDL-Cholesterins im Plasma < 100 mg/dl angestrebt werden. Bei einem Zehnjahresrisiko < 20% wird ein LDL-Cholesterin von < 130 mg/dl angestrebt, bei einem Zehnjahresrisiko von < 10% ein Zielwert von < 160 mg/dl. Das vorgeschlagene Vorgehen sieht bei einer Hypercholesterinämie die Statine als Mittel der Wahl. Gegebenenfalls können sie mit einem Ionenaustauscher kombiniert werden oder auch mit einem Nikotinsäurederivat und neuerdings mit einem Cholesterin-Absorptionshemmer.

Bei ausgeprägter Hypertriglyzeridämie sollte zunächst mit einem Fibrat begonnen werden. Bei einer kombinierten Hyperlipidämie ist das primäre Therapieziel die Senkung durch ein Statin, falls dann noch die Triglyzeride bei über 200 mg/dl liegen, sollte die Therapie z.B. mit einem Fibrat bei Hochrisikopatienten kombiniert werden. Bei Kombination von Statinen (Einmalgabe am Abend) und Fibraten (Einnahme am Morgen) sollte das zugegebene Medikament zunächst in geringerer Dosierung vorsichtig titriert werden. Die Kontrolle des CK-Wertes, der Transaminasen und des Kreatinins ist hierbei essentiell.

Therapiekontrolle und Prognose

Kontrolle sollte zunächst alle sechs bis acht Wochen, später alle drei bis sechs Monate durchgeführt werden. Große Interventionsstudien an über 30 000 Probanden haben gezeigt, daß die medikamentöse Cholesterinsenkung nicht nur die kardiovaskulären Komplikationen, sondern auch die Koronarletalität und Gesamtsterblichkeit signifikant senken kann. Der angiographisch nachweisbaren Stenosegrad wird allerdings kaum beeinflußt; dies weist auch darauf hin, daß die Prognose vor allen Dingen durch die Struktur bzw. Verletzbarkeit der Plaques bestimmt wird (siehe auch Kapitel D – Koronare Risikofaktoren) (**Empfehlungsgrad A; 2, 4**).

Literatur

1. American Diabetes Society: Management of Dyslipidemia in Adults with Diabetes. Diabetes Care 25 (2002), Supplement 1, 74–77.
2. Assmann, G., P. Cullen, H. Schulte: Simple scoring scheme for calculation the risk of acute coronary events based on the 10-year follow-up of the prospective cardiovascular Münster (PROCAM) study. Circulation 105 (2002) 310–315.
3. Black, D.: A General Assessment of the Safety of HMG CoA Reductase Inhibitors (Statins). Current Atherosclerosis Reports 4 (2002), 34–41.
4. Expert Panel on Detection, Evaluation, and Treatment of High Blood Cholesterol in Adults. Executive summary of the third report of the national cholesterol education program (NCEP) expert panel on detection, evaluation, and treatment of high blood cholesterol in adults (adult treatment panel III). JAMA 285 (2001), 2486–2497.

8.2 Adipositas

Definition

Eine Adipositas besteht, wenn der Anteil der Fettmasse am Körpergewicht bei Frauen 25–30% und bei Männern 20% übersteigt. Der „Body-Mass-Index" (= BMI) ist ein praktisches und indirektes Maß der Fettmasse. Der Normalbereich liegt für Erwachsene bis zum 50. Lebensjahr zwischen 18,5–24,9 kg/m^2 (Tabelle H.8-3).

In Deutschland sind ca. jede zweite Frau und jeder zweite Mann übergewichtig, rund 20% der Männer und Frauen sind adipös. Die Adipositas ist mit zahlreichen Begleiterkrankungen assoziiert, so insbesondere mit dem Typ-2-Diabetes, der Hypertonie, Fettstoffwechselstörungen, Cholecystolithiasis, Schlafapnoe und verschiedenen Tumoren (Kolonkarzinom, Mammakarzinom, Endometriumkarzinom, Hypernephrom).

Diagnostik

Zunächst werden die gesundheitlichen Risiken erfaßt, diese sind definiert als die oben genannten Komplikationen. Die biochemische Diagnostik umfaßt die Stoffwechselparameter (Glukose, Triglyzeride, Cholesterin, HDL, LDL, Harnsäure) und basales TSH zum Ausschluß einer Hypothyreose. Eine genetische Diagnostik kann bei frühkindlicher Adipositas sinnvoll sein; bis zu 4% weisen Mutationen im Melanocortin-4-Rezeptorgen auf.

Sekundäre Formen der Adipositas sind selten; ätiologisch ist an hypothalamische Form, Hypercortisolismus, Hypothyreose und verschiedene Pharmaka zu denken.

Therapie

Die Ziele der Adipositastherapie sind vor allem:
- eine langsame, kontinuierliche und dauerhafte Gewichtsabnahme
- eine Verbesserung von begleitenden Stoffwechselstörungen
- eine Verminderung des mit der Adipositas assoziierten Gesundheitsrisikos
- Gewinn an Lebensqualität.

Tabelle H.8-3 Klassifikation der Adipositas und Charakterisierung des gesundheitlichen Risikos bei Erwachsenen.

Klassifikation der Adipositas	BMI (kg/m^2)
Normal	18,5–24,9
Übergewicht	≥ 25
präadipös	25–29,9
Adipositas Grad 1	30,0–34,9
Grad 2	35,0–39,9
Grad 3	≥ 40,0

Charakterisierung des Risikos für metabolische und kardiovaskuläre Komplikationen

	Männer	Frauen
Taillenumfang (cm)		
moderates Risiko	> 94	> 80
hohes Risiko	> 102	> 88
Taillen-/Hüftumfang (w/h-ratio)	> 1,0	> 0,85

Der Erfolg einer Adipositasbehandlung wird wesentlich durch deren Dauer belastet. Für eine Gewichtsreduktion von 10 kg werden bei konventioneller Reduktionsdiät mindestens 3 Monate benötigt, für 15–40 kg braucht der Patient bei konsequenter Therapie 6–24 Monate.

Die Ernährung und Diätetik sind Grundlage der Adipositastherapie. Bei einer fettarmen Ernährung wird die Fettzufuhr auf weniger als 30% der Nahrungsenergie begrenzt. Eine strenge Begrenzung (< 10–15%) geht mit der Gefahr eines Mangels an essentiellen Fettsäuren einher und erfordert eine spezielle Beratung und Überwachung. Gesunde Erwachsene sollten täglich 10 g Linolsäure und 1–2 g alpha-Linolensäure zu sich nehmen. Als Untergrenze einer konventionellen Reduktionsdiät gilt eine Energiezufuhr von 1200 kcal am Tag (**Empfehlungsgrad D; 4**). Unterhalb dieser Grenze ist die Deckung des Nährstoffbedarfes nicht sicher. Es besteht die Gefahr eines Nährstoffmangels. Eine Reduktionsdiät ist kohlenhydratreich (> 50% der Energiezufuhr), fettarm (30%) und bezogen auf die Energiezufuhr relativ eiweißreich (bis zu 15–20%, mindestens aber 0,8 g Eiweiß/ kg KG am Tag).

Eine niedrigstkalorische Diät (very low energy diet, VLED) hat einen Energiegehalt von 400–800 kcal am Tag. Diese dürfen nur vorübergehend (maximal für 12 Wochen) und unter ärztlicher Aufsicht angewendet werden. Ausschlußkriterien sind vor allem Patienten mit vorbestehenden Herzerkrankungen und Patienten mit Eßstörungen. Nach Behandlung mit einer VLED wird die Ernährung als fettarme Ernährung fortgeführt. Crash-Diäten sind abzulehnen.

Regelmäßige körperliche Aktivität ist essentiell; besonders günstig wirkt sich die Steigerung der körperlichen Bewegung auf die nach Erreichen eines reduzierten Gewichts gewünschte Stabilisierung aus (3).

Idealerweise wird vor allem die ernährungsmedizinische und physikalische Therapie in einer Verhaltenstherapie gebaut (**Empfehlungsgrad A; 1, 5**); Ziele sind vor allem:
– Aufbau und Stärkung der Motivation zur Verhaltensänderung
– ein besseres Verständnis des Problems
– Abbau rigider Kontrollmaßnahmen
– Aufbau „flexibler" Kontrolle
– Beibehaltung der Verhaltensänderungen im Alltag.

Pharmakotherapeutisch sind Maßnahmen unter folgenden Voraussetzungen sinnvoll und möglich (**Empfehlungsgrad A; 2, 4, 5**):
– Bei Patienten mit einem BMI von über 30 kg/m², die mit den nicht-pharmakologischen Maßnahmen keinen ausreichenden Erfolg hatten, d. h. eine Gewichtsabnahme unter 5 kg innerhalb von 3–6 Monaten oder Wiederzunahme des Gewichts innerhalb dieser Zeit aufweisen und
– Patienten mit einem BMI über 27 kg/m², die zusätzlich Risikofaktoren und/oder Komorbiditäten aufweisen und bei denen nicht-pharmakologische Maßnahmen nicht ausreichend erfolgreich waren.

Früher eingesetzte Medikamente wie Amphetamine, aber auch die serotoninergen Substanzen Fenfluramin und Dexfenfluramin wurden wegen unvertretbarer Risiken (kardiovaskuläre Nebenwirkungen, Herzklappenveränderungen) vom Markt genommen. Inzwischen stehen zwei Medikamente zur Verfügung. Dies ist zum einen Sibutramin, ein selektiver Noradrenalin- und Serotonin-Wiederaufnahmehemmer; eine dosisabhängige Gewichtssenkung mit einem Dosierungsoptimum bei 10 bis 15 mg pro Tag wurde gezeigt. Die zusätzliche Gewichtssenkung beträgt 3 bis 6 kg. Ein transienter Blutdruckanstieg zu Beginn der Behandlung ist zu bedenken. Wichtige Kontraindikationen sind Hypertonie, Herzrhythmusstörungen, schwere KHK und psychiatrische Erkrankungen. Orlistat ist ein selektiver Lipasehemmer, der die hydrolytische Spaltung von Nahrungsfetten inhibiert. Etwa 30% der aufgenommenen Fette werden dadurch unverdaut ausgeschieden. Standarddosierung ist 120 mg zu den drei Hauptmahlzeiten. Die Nebenwirkungen sind in bis zu 40% der Fälle Fettstühle, erhöhte Stuhlfrequenz, Flatulenz. Es kann zu einer verminderten Resorption der fettlöslichen Vitamine vor allem A, D, E und K kommen.

Schließlich sind hier noch Metformin, Acarbose und selektive Serotonin-Wiederaufnahmehemmer zu nennen; diese haben eine moderate Wirkung, und werden bei adipösen Diabetikern, bei denen das Gewichtsproblem stark im Vordergrund steht, ggf. bevorzugt eingesetzt (**Empfehlungsgrad A; 4**).

Bei extremer Adipositas (BMI > 40 kg/m²) können chirurgische Therapieformen eingesetzt werden (**Empfehlungsgrad D; 4, 5**). Voraussetzungen sind wie folgt:
– BMI > 40 kg/m² oder > 35 kg/m² bei gleichzeitigem Vorliegen erheblicher Komorbiditäten
– die konservativen Behandlungsmöglichkeiten einschließlich eines mindestens 1jährigen Behandlungsversuchs unter ärztlicher Anleitung müssen ausgeschöpft sein
– das Operationsrisiko muß vertretbar sein
– der Patient muß aufgeklärt, motiviert und kooperativ sein.

Kontraindikationen sind vor allem fehlende Bereitschaft, psychiatrische Erkrankungen und schwerwiegende Erkrankungen, die ein unverhältnismäßig hohes Operationsrisiko beinhalten.

Die Operationstechnik der Wahl ist das Gastric Banding mit anpaßbarem Magenband; diese Operation kann minimal invasiv durchgeführt werden. Entscheidend ist, daß nach dem Eingriff eine ausreichende und ausgewogene Nährstoffversorgung sichergestellt ist ohne hochkalorische Zufuhr von flüssiger Nahrung. Für den erfahrenen Adipositas-Chirurgen ist das Komplikationsrisiko vergleichsweise niedrig; eine Wundinfektion tritt in 5% der Fälle auf, bei konsequenter Prophylaxe sind Thrombosen und Lungenembolien selten (< 1%). Postoperative Komplikationen kommen bei 5 bis 30% der Patienten vor und umfassen vor allem Nahtdehiszenzen, Stenosen, Gastritiden, Ösophagitiden, Fistelungen, Banddislokationen.

Störungen von Ernährung und Stoffwechsel

Tabelle H.8-4   Diagnostische Kriterien für Anorexia nervosa nach DSM-IV.

A) Weigerung, das Minimum des für Alter und Körpergröße normalen Körpergewichts zu halten (z. B. der Gewichtsverlust führt dauerhaft zu einem Körpergewicht von weniger als 85% des zu erwartenden Gewichts; oder das Ausbleiben einer während der Wachstumsperiode zu erwartenden Gewichtszunahme führt zu einem Körpergewicht von weniger als 85% des zu erwartenden Gewichts).
B) Ausgeprägte Ängste vor einer Gewichtszunahme oder davor, dick zu werden, trotz bestehenden Untergewichts.
C) Störung in der Wahrnehmung der eigenen Figur und des Körpergewichts, übertriebener Einfluß des Körpergewichts oder der Figur auf die Selbstbewertung, oder Leugnen des Schweregrades des gegenwärtigen geringen Körpergewichts.
D) Bei postmenarchalen Frauen das Vorliegen einer Amenorrhoe, d. h. das Ausbleiben von mindestens drei aufeinanderfolgenden Menstruationszyklen (Amenorrhoe wird auch dann angenommen, wenn bei einer Frau die Periode nur nach Verabreichen von Hormonen, z. B. Östrogen, eintritt).

Bestimme den Typus:
Restriktiver Typus: Während der aktuellen Episode der Anorexie hat die Person keine regelmäßigen „Freßanfälle" gehabt oder hat kein „Purging"-Verhalten (das heißt selbstinduziertes Erbrechen oder Mißbrauch von Laxantien, Diuretika oder Klistieren) gezeigt.

„Binge-Eating/Purging"-Typus: Während der aktuellen Episode der Anorexie hat die Person regelmäßig Freßanfälle gehabt und hat Purgingverhalten (das heißt selbstinduziertes Erbrechen oder Mißbrauch von Laxantien, Diuretika oder Klistieren) gezeigt.

Verlaufskontrolle und Prognose

Beim Vergleich kontrollierter Studien zeigt sich, daß allenfalls 20% der behandelten Patienten über einen mittleren Zeitraum von fünf Jahren ein vermindertes Körpergewicht halten. Für die meisten Patienten ist die Adipositas ein chronisches und lebenslanges Phänomen. Verhaltensstrategien und kontinuierliche Begleitungen sind entscheidend, um den Gewichtsverlust kontinuierlich zu halten.

Literatur

1. Ayyad, C., Andersen, T.: Long term efficacy of dietary treatment of obesity: a systematic review of studies published between 1931–1999. Obes. Rev. 1 (2000) 113–119
2. Bray, G.A., Greenway, F.L.: Current and potential drugs for treatment of obesity. Endocr. Rev. 20 (1999) 805–875
3. Hauner, H., Berg, A.: Körperliche Bewegung zur Prävention und Behandlung der Adipositas. Dt Ärzteblatt 97 (2000) A768–A774
4. Hauner H., et al.: Prävention und Therapie der Adipositas. Diabetes und Stoffwechsel 12 (2003), Supplement 2, 35–46
5. Lauterbach, K., Westenhöfer, J., Wirth, A., Hauner, H.: Adipositas Leitlinie. Evidenz-basierte Leitlinie zur Behandlung der Adipositas in Deutschland. Foglio Medien, Köln ISBN 3-933740-01-0. 2000

8.3 Anorexie, Bulimie

Definition

Die diagnostischen Leitlinien für Anorexie und die Bulimie sind in den Tabellen H.8-4 und H.8-5 zusammengefaßt.

Tabelle H.8-5   Diagnostische Kriterien für Bulimia nervosa nach DSM-IV.

A. Wiederholte Episoden von „Freßattacken". Eine „Freßattacken"-Episode ist gekennzeichnet durch beide der folgenden Merkmale:
   1. Verzehr einer Nahrungsmenge in einem bestimmten Zeitraum (z. B. innerhalb eines Zeitraums von 2 Stunden), wobei diese Nahrungsmenge erheblich größer ist, als die Menge, die die meisten Menschen in einem vergleichbaren Zeitraum und unter vergleichbaren Bedingungen essen würden.
   2. Das Gefühl, während der Episode die Kontrolle über das Eßverhalten zu verlieren (z. B. das Gefühl, weder mit dem Essen aufhören zu können, noch Kontrolle über Art und Menge der Nahrung zu haben).
B. Wiederholte Anwendung von unangemessenen, einer Gewichtszunahme gegensteuernden Maßnahmen, wie z. B. selbstinduziertes Erbrechen, Mißbrauch von Laxantien, Diuretika, Klistieren oder anderen Arzneimitteln, Fasten oder übermäßige körperliche Betätigung.
C. Die „Freßattacken" und das unangemessene Kompensationsverhalten kommen drei Monate lang im Durchschnitt mindestens zweimal pro Woche vor.
D. Figur und Körpergewicht haben einen übermäßigen Einfluß auf die Selbstbewertung.
E. Die Störung tritt nicht ausschließlich im Verlauf von Episoden einer Anorexia nervosa auf.

Bestimme den Typus:
„Purging"-Typus: Die Person induziert während der aktuellen Episode der Bulimie regelmäßiges Erbrechen oder mißbraucht Laxantien, Diuretika oder Klistieren.

„Nicht-Purging"-Typus: Die Person hat während der aktuellen Episode der Bulimie andere unangemessene, einer Gewichtszunahme gegensteuernde Maßnahmen gezeigt wie beispielsweise Fasten oder übermäßige körperliche Betätigung, hat aber nicht regelmäßig Erbrechen induziert oder Laxantien, Diuretika oder Klistiere mißbraucht.

Gewichtskriterium der Anorexie – Körpergewicht von weniger als 85% des zu erwartenden Gewichts – ist lediglich als Orientierung zu sehen. Bei der Bulimie haben ähnlich zur Anorexie Körpergewicht und -figur einen übermäßigen Einfluß auf die Selbstbewertung. Hier entstehen typischerweise Freßattacken im Vordergrund, bei denen ca. 800 bis 5000 kcal innerhalb kurzer Zeit eingenommen werden.

Diese Eßstörungen sind häufig und betreffen überwiegend das weibliche Geschlecht. Die Anorexie hat bei Frauen eine Lebenszeitprävalenz von ca. 0,5 bis 1%, die Bulimie von 2–4%.

Diagnostik

Es bestehen zahlreiche bekannte somatische und psychische Auffälligkeiten im Rahmen einer Eßstörung (Tabelle H.8-6).

Therapie

Die Therapie ist eine psychotherapeutische; falls möglich, sollte die ambulante Behandlung der stationären vorgezogen werden. Die ambulante Therapie hat die Grenze dort, wo Patienten mit niedrigem BMI nicht zunehmen. Hier muß stationär, jedenfalls tagesklinisch, behandelt werden. Weitere Indikationen für eine stationäre Behandlung sind niedriges Körpergewicht (BMI < 14 kg/m^2), potentiell lebensbedrohliche somatische Komplikationen, schwere Depressionen, Suizidgefahr und schwere familiäre Konflikte. Zur Osteoporoseprophylaxe muß auf eine ausreichende Kalziumzufuhr geachtet werden.

Nur bei akut lebensbedrohlich erkrankten Patienten mit extremem Untergewicht bzw. bei Vorliegen schwer somatischer Störungen kann eine intensivmedizinische Behandlung indiziert sein. Zunächst soll aber der Versuch gemacht werden, daß die Patientin von sich aus Nahrung zu sich nimmt. Im Einzelfall kann eine Nasen-Magensonde eine Entlastung bewirken. Unter stationären Bedingungen werden Gewichtszunahmen von 500–1000 g pro Woche angestrebt.

Die Gabe von Serotonin-Wiederaufnahme-Hemmern kann zur Rückfallprophylaxe bei Eßstörungen sinnvoll sein. Empfohlen wird beispielsweise bei Patientinnen mit einer Bulimie die Einstellung auf Fluoxetin (Tagesdosis 60 mg), die sollte durch psychopharmakologisch erfahrene Ärzte vorgenommen werden.

Nachsorge und Prognose

Die Anorexie weist mit 5–15% die höchste Mortalität aller psychiatrischen Erkrankungen auf. Suizide tragen zur hohen Mortalität wesentlich bei. BMI-Werte von unter 13 kg/m^2 bei stationärer Aufnahme gehen mit einem deutlich erhöhten Mortalitätsrisiko einher. Nur bei ca. 10% aller Patienten mit dieser Eßstörung zeigt sich ein Therapieerfolg innerhalb von zwei Jahren. Chronische Verläufe sind durch soziale Isolation und hohe psychiatrische und somatische (z.B. renale Insuffizienz) Komorbidität gekennzeichnet.

Der Verlauf der Bulimia nervosa ist insgesamt günstiger; die Letalität beträgt hierbei 2–4%, wobei Suizid und Folgen der Bulimie (z.B. Ösophagusruptur) vorkommen.

Literatur

1. American Psychiatric Association. Practice guideline for eating disorders. American Journal of Psychiatry, 150 (1993) 212–228
2. Hebebrand, J., Himmelmann, G.W., Heseker, H., Schäfer, H., Remschmidt, H.: Use of percentiles for the body mass index in AN: diagnostic, epidemiological, and therapeutic considerations. International Journal of Eating Disorders 19 (1996) 359–369

8.4 Weitere Stoffwechselerkrankungen

8.4.1 Hyperurikämie und Gicht

Definition

Eine Hyperurikämie liegt der Gicht pathogenetisch zugrunde; definiert wird sie durch das Vorliegen erhöhter Harnsäurewerte im Plasma (> 7 mg/dl). Man findet sie in Deutschland bei nahezu 20% der Männer im Alter über 40 Jahren. In Abhängigkeit von der Höhe der Harnsäurekonzentration im Plasma kann die Hyperurikämie früher oder später zu Gichtanfall, Harnsäuretophus, Nierensteinen oder selten zur Gichtniere führen. Patienten mit Harnsäurewerten

Tabelle H.8-6 Semistarvationsbedingte Veränderungen.

Psychopathologisch	Somatisch	Laborbefunde
Depression	primäre bzw. sekundäre Amenorrhoe	reduzierte Blutbildung (Leukopenie, Anämie)
kognitive Beeinträchtigung	ggf. vermindertes Längenwachstum	Erhöhung harnpflichtiger Substanzen
gedankliche Beschäftigung mit Essen	Sinusbradykardie	Transaminasenerhöhung
auffälliges Eßverhalten	Hypotonie	„Low-T3-Syndrom"
gedankliche Rigidität	Obstipation	niedrige Magnesium-, Zink-, Phosphat- und Kaliumspiegel
verminderte Libido	Lanugobehaarung	erhöhte Amylase
	Hypothermie	erniedrigte Geschlechtshormonspiegel
	verminderte Knochendichte	Hyperkortisolismus
	reversible „Gehirnatrophie"	

über 9 mg/dl erleben mit 90%iger Wahrscheinlichkeit einen Gichtanfall und mit 40%iger Wahrscheinlichkeit einen Nierenstein.
Die primäre Gicht ist ätiologisch uneinheitlich und beruht in der Regel auf einer angeborenen Störung der tubulären Harnsäuresekretion in der Niere (99% der Ursachen). Ein Prozent der Ursachen wird bedingt durch vermehrte Harnsäurebildung aufgrund seltener Enzymdefekte (Hypoxanthin-Guanin-Phosphoribosyltransferase-Mangel: Lesch-Nyhan-Syndrom).
Als sekundäre Gicht werden die Fälle bezeichnet, bei denen die Hyperurikämie durch Krankheiten zustande kommt, die nicht in erster Linie den Purinstoffwechsel betreffen. Die Prävalenz der Gicht in der westlichen Zivilisation liegt bei etwa 0,1–0,4%. Erwachsene Männer sind am häufigsten betroffen.

Diagnostik

Klinisch eindrucksvoll ist der akute Gichtanfall, mit einer schmerzhaften Monarthritis. Zumeist ist das Großzehengrundgelenk, dann in abnehmender Häufigkeit sind Sprunggelenke, Daumengrundgelenk, Finger-, Knie- und Handwurzelgelenke betroffen. Bei der chronischen Gicht finden sich Uratablagerungen in Gelenken und gelenknahen Strukturen auch andere Organe wie insbesondere die Niere können betroffen sein.
Bei jedem Patienten mit einer manifesten Gicht ist eine Hyperurikämie nachweisbar.

Therapie

Basis der Therapie ist der Ernährungsmedizin, die drei Ziele verfolgt:
1. Verringerung der Purinzufuhr mit der Nahrung
2. Einschränkung des Alkoholkonsums
3. Normalisierung des Körpergewichts.

Empfohlen wird, purinreiche Lebensmittel wie Innereien, Wurst, bestimmte Fischarten, aber auch Hülsenfrüchte zu meiden. Der Alkoholkonsum ist riskant, da bei stärkerer Alkoholzufuhr in der Leber vermehrt Harnsäure gebildet wird und über die bei stärkerem Alkoholabbau auftretende Hyperlaktatämie eine Hemmung der renalen Harnsäureausscheidung auftritt. Die Gewichtsreduktion sollte langsam erfolgen; Fasten führt aber durch die vermehrte Ketonkörperbildung zu einer Hemmung der renalen Harnsäureausscheidung.
Die medikamentöse Therapie unterscheidet zwischen der Therapie des Gichtanfalles und der Dauertherapie. Für den Gichtanfall sind heute bei gesicherter Diagnose die nicht-steroidalen Antirheumatika Mittel der Wahl.
Indometacin eignet sich besonders gut zur Behandlung des akuten entzündlichen Geschehens eines Gichtanfalls, weil es bei der notwendigen hochdosierten, aber kurz dauernden Anwendung sehr gut verträglich ist. Mit 150–250 mg Indometacin am ersten und an den folgenden Tagen 150 mg täglich tritt eine rasche Rückbildung des Gichtanfalls ein. Unerwünschte Wirkungen treten meist erst bei höherer Dosierung auf und sind vorwiegend im Magen-Darm-Bereich lokalisiert.

Colchicin ist mit seiner die Phagozytenaktivität hemmenden Wirkung weitgehend spezifisch und deshalb auch diagnostisch zu verwerten. Die Dosierung liegt bei maximal 8 mg/d. Zunächst gibt man in den ersten vier Stunden stündlich 1 mg Colchicin, dann jede zweite Stunde jeweils 0,5–1 mg. An den folgenden Tagen wählt man eine absteigende Dosierung. Als unerwünschte Wirkungen treten mit einer Latenzzeit von mehreren Stunden häufig Durchfall und Übelkeit auf. Durchfälle können mit Loperamid beherrscht werden. Wegen der häufigen unerwünschten gastrointestinalen Nebenwirkungen und des Risikos einer Leber-, Nieren- und Knochenmarkschädigung sollte heute Colchicin nur noch zur Anwendung kommen, wenn nicht-steroidale Antirheumatika oder Steroide kontraindiziert sind. Schwangerschaft ist eine Kontraindikation.
Zur Vorbeugung von Gichtanfällen bei chronischer Gicht oder zu Beginn einer harnsäuresenkenden Therapie können für 3–6 Monate 0,5–2 mg Colchicin täglich oder jeden 2. Tag verordnet werden.
Glukokortikoide müssen sehr selten als kurzdauernde Behandlung eingesetzt werden, wenn ein akuter Gichtanfall mit nicht-steroidalen Antirheumatika oder Colchicin innerhalb von 3-4 Tagen nicht zu beheben ist. Man dosiert 30–50 mg Prednisolon für 2–3 Tage. Bei einer monartikulären Gichtarthritis müssen Glukokortikoide intraartikulär verabreicht werden.
In der Dauertherapie stehen Urikostatika (Allopurinol) und Urikosurika (Benzbromaron, Sulfinpyrazon) zur Verfügung. Urikostatika sind aufgrund ihrer Wirkungen die Therapie der ersten Wahl.
Zur Prävention oder Therapie von Harnsäuresteinen gehören eine hohe Flüssigkeitszufuhr und zusätzlich eine Neutralisierung des Urins.

Prognose

Unter konsequenter harnsäuresenkender Behandlung werden die Patienten nach wenigen Monaten anfallsfrei. Weichteiltophi verschwinden, Knochentophi können sich unter Wiederherstellung des Gelenkes zurückbilden. Reine Harnsäuresteine können sich unter Allopurinol auflösen. Eine günstige Beeinflussung einer Gichtniere ist nicht gesichert.

8.4.2 Porphyrie

Definition

Bei den Porphyrien handelt es sich um Stoffwechselerkrankungen, bei denen die Aktivität der Hämbiosynthese gestört ist. Dies führt zu einer vermehrten Produktion von Porphyrinen oder Porphyrinvorstufen, die dann im Gewebe akkumulieren und vermehrt ausgeschieden werden. Angeborene Defekte eines der Enzyme der Hämbiosynthese führen zu den charakteristischen biochemischen und klinischen Veränderungen.
Die Einteilung der Porphyrien erfolgt dabei in Anhängigkeit von der Lokalisation der spezifischen enzymatischen Defekte und darüber hinaus übergeordnet in hepatische und erythropoetische Porphyrien. Aus klinischer Sicht können sie in akute und chro-

nische Erkrankungen eingeteilt werden. Die klinisch relevante Klassifikation lehnt sich an die Einteilung von M. Doss an:
- Erythropoetische Porphyrien
  Diese umfassen die kongenitale erythropoetische Porphyrie (Morbus Günther) und die erythropoetische Protoporphyrie.
- Hepatische Porphyrien
  Diese umfassen die akuten hepatischen Porphyrien, die akute intermittierende Porphyrie als hier wichtigste Erkrankung (autosomal dominant), die Porphyria variegata, hereditäre Koproporphyrie und die akute hepatische Porphyrie mit einem Defekt der Porphyrinogensynthase.
- Chronisch hepatische Porphyrien
  Diese umfassen in erster Linie die Porphyria cutanea tarda (autosomal dominant oder exogen toxisch) und die hepatoerythropoetische Porphyrie.

Sekundäre Koproporphyrinurien werden bei Intoxikationen, Lebererkrankungen, Diabetes oder auch medikamenteninduziert (z.B. Analgetika, Sulfonylharnstoffe, Antibiotika) beobachtet. Sekundäre Protoporphyrinämien finden sich bei Bleiintoxikationen, Alkohol, Isoniazid-Therapie.

Das häufigste Krankheitsbild ist die Porphyria cutanea tarda mit einer Prävalenz von 10–20 auf 100 000 Einwohnern. Die Prävalenz der akuten intermittierenden Porphyrie liegt bei etwa 5-10 auf 100 000, bei der kongenitalen erythropoetischen Porphyrie wurden bislang etwas weniger als 200 Fälle beschrieben. Die Dunkelziffer ist möglicherweise höher.

Diagnostik

Das bedeutsamste Krankheitsbild ist die akute intermittierende Porphyrie (AIP). Hier resultiert eine erhöhte Aktivität der δ-Aminolaevulin-Säure-(ALA-)Synthetase in der Leber. Bekannte Auslöser sind z.B. Hungerzustände, Alkoholismus und in erster Linie Medikamente. Diese sind in der Roten Liste aufgeführt. Symptome umfassen in erster Linie den dauerhaften Abdominalschmerz, Übelkeit, Erbrechen, Tachykardien, hypertensive Krisen, Neuropathie. Häufig auch psychische Symptome.

Biochemisch wird die Diagnostik über eine erhöhte Ausscheidung von ALA und Porphobilinogen im Urin gestellt. Der Enzymdefekt ist bei Heterozygotie in Erythrozyten nachweisbar, Linkage-Analysen sind über Polymorphismen des Porphobilinogen-Deaminase-Gens möglich. Die DNA-Analytik ist noch nicht Routine.

Bei der Porphyria cutanea tarda manifestiert sich die Erkrankung häufig nach dem 40. Lebensjahr. Wesentliche auslösende Faktoren sind Alkohol, daneben Östrogene und eine HCV-Infektion. Leitsymptome sind die Zeichen der Photodermatose mit Blasenbildung am Handrücken, Hyperpigmentierung und Hypertrichose. Wegweisend ist der Nachweis der erhöhten Porphyrinausscheidung im 24-h-Urin, typischerweise sind Uro- und Heptacarboxyporphyrin erhöht.

Die kongenitale erythropoetische Porphyrie ist selten; sie tritt im Kleinkindesalter auf. Führende Symptome sind die rote Photosensibilität der Haut mit Erythemen, Blasen, Erosionen. Biochemisch ist die deutlich erhöhte Ausscheidung von Porphyrinen der Isomerenreihe 1 in Stuhl und Urin wegweisend.

Therapie

Die Behandlung der akuten intermittierenden Porphyrie folgt folgenden Leitlinien:
1. Absetzen auslösender Noxen (Medikamente!)
2. Hochdosierte i.v.-Glukoseinfusionen von 400–500 g am Tag über vier bis sechs Tage (Glukose hemmt die gesteigerte Aktivität der ALA-Synthetase)
3. Infusionen vom Häm (Häm-Arginin) in einer Dosis von etwa 4 mg/kg KG i.v. bei 15 Minuten an drei bis vier aufeinanderfolgenden Tagen
4. Bei schweren neurologischen Symptomen hochdosierte Therapie mit Glukokortikoiden
5. Symptomatische Maßnahmen
   Schmerzbekämpfung mit Azetylsalizylsäure, Paracetamol, ggf. Morphinderivate. Zur Sedierung Promethazin, zur Hochdruckbehandlung insbesondere Betablocker. Antibiotische Therapie mit Tetrazyklinen.

Die Behandlung der Porphyria cutanea tarda erfolgt hier in erster Linie in der Behandlung der Grunderkrankung; zur Steigerung der Porphyrin-Ausscheidung stehen die Aderlaßtherapie im Vordergrund sowie die Gabe von Chloroquin. Die Aderlaß-Therapie wird mit wöchentlich etwa 0,5 Liter über zwei Monate durchgeführt, danach Reduktion mit Normalisierung der Porphyrin-Ausscheidung. Chloroquin wird in einer Dosis von 2×125 mg pro Woche zur Bildung von Chloroquin-Porphyrin-Komplexen gegeben. Symptomatisch sollte Sonnenlicht insbesondere wegen der Blasenbildung an lichtexponierten Stellen gemieden werden.

Die Therapie der kongenitalen erythropoetischen Porphyrie erfolgt symptomatisch mit Lichtschutz und mit Transfusionen bei einer schweren hämolytischen Anämie. Die Gabe von Beta-Karotin in einer Dosierung von 50–150 mg am Tag ist möglich. Bei Patienten mit schwerstem Verlauf einer chronischen hämolytischen Anämie ist die Splenektomie ultima ratio.

Literatur

1. Deutsche Gesellschaft für Endokrinologie (Hrsg), Redaktion: Lehnert H. Rationelle Diagnostik und Therapie in Endokrinologie, Diabetologie und Stoffwechsel, 2. Auflage, Thieme Verlag Stuttgart 2003, 349–360.

9 Osteoporose

J. Pfeilschifter, E. Blind

Definition und Basisinformation

Die Osteoporose gehört zu den häufigsten Erkrankungen des höheren Lebensalters. Die Lebenswahrscheinlichkeit einer Frau, eine oder mehrere Wirbelkörpersinterungen zu erleiden, beträgt ca. 30%. Die Wahrscheinlichkeit eine Schenkelhalsfraktur zu erleiden beträgt ca. 15% bei einem vermutlich hohen attributablen Anteil einer Osteoporose als Mitursache. Für den Mann sind die Inzidenzen ca. 50% niedriger (19).

Die Osteoporose ist definiert als eine systemische Skeletterkrankung, die durch eine niedrige Knochenmasse und eine Verschlechterung der Mikroarchitektur des Knochengewebes charakterisiert ist, mit der Folge vermehrter Knochenbrüchigkeit (17).

Neben dieser pathophysiologischen Definition der Osteoporose unterstützt die Weltgesundheitsorganisation seit 1994 bei postmenopausalen Frauen auch eine den klinischen Bedürfnissen entsprechende operationale Definition der Osteoporose. Diese basiert auf der Knochendichtemessung als Surrogatparameter der Knochenmasse. Nach dieser Definition liegt eine Osteoporose dann vor, wenn der Knochenmineralgehalt vom Mittelwert einer 30jährigen Frau um mehr als 2,5 Standardabweichungen nach unten abweicht (11).

Zum jetzigen Zeitpunkt gibt es kein klinisch etabliertes meßtechnisches Verfahren, das parallel zur Knochenmasse auch die Komponente der Mikroarchitektur erfaßt. Biochemische Umbauparameter und die quantitative Knochenultraschallmessung sind Meßverfahren, die diese Komponente möglicherweise teilweise widerspiegeln. Es besteht aber noch Klärungs- und Standardisierungsbedarf. Im klinischen Alltag wird die Komponente der Architektur deshalb vor allem durch die Anamnese einer peripheren oder Wirbelkörperfraktur nach einem niedrigenergetischen Trauma erfaßt. Niedrigtraumatische Frakturen sind deshalb zusätzlich zur Knochendichte ein wichtiger unabhängiger Prognosefaktor für das Ausmaß der Knochenbrüchigkeit.

Für die Klinik ist das absolute Risiko für Fragilitätsfrakturen von Bedeutung. Hier ist die Osteoporose ein Risikofaktor, der bezüglich des Frakturrisikos im Kontext mit anderen Strukturmerkmalen des Knochens (z.B. Knochendurchmesser, Schenkelhalslänge des Femurs), dem Lebensalter und extraskelettalen Frakturrisiken wie Muskelkraft und Koordination gesehen werden muß.

Diagnose und Differentialdiagnose

Die Diagnose einer Osteoporose wird am häufigsten im Rahmen der drei nachfolgenden Situationen gestellt:

Periphere oder Wirbelkörperfraktur nach einem Bagatelltrauma

Anamnestisch läßt sich die Frage der Adäquatheit der Fraktur bei peripheren Frakturen oft schwer beantworten. Deshalb sollte bei älteren Männern und bei postmenopausalen Frauen bei Bagatelltraumata entweder im Rahmen der Primärversorgung oder elektiv zu einem späteren Zeitpunkt immer eine Diagnostik zur Überprüfung möglicher systemischer Mitursachen des Bruchs erfolgen. Wirbelkörperfrakturen treten dagegen oft schon bei alltäglichen Belastungen wie Bücken, Heben oder raschem Drehen auf. Die Sturzkomponente tritt hier in den Hintergrund und die Zuordnung der Fraktur als osteoporotisch ist klarer.

Die Abklärung nach Fraktur bei einem inadäquaten Trauma besteht aus:

- Ausschluß einer lokalen Frakturprädisposition (Metastasen, primäre Knochentumoren, Osteomyelitis, oder andere Formen einer lokalen Osteopathie). Der Nachweis erfolgt bildgebend unter Mitberücksichtigung anamnestischer (z.B. Tumore in der Vorgeschichte) und laborchemischer (z.B. hohes CRP) Befunde. In der Regel erfolgt diese Abklärung bereits im Rahmen der Frakturversorgung durch den Unfallchirurgen/Orthopäden.
- Erfassung der wichtigsten anamnestischen und klinischen Risikofaktoren einer Gebrechlichkeit (BMI < 20, weitere Fragilitätsfrakturen in der Vorgeschichte, Einnahme oraler Glukokortikoide, Sturzneigung).
- Messung der DXA-Knochendichte am Schenkelhals und an der LWS, wobei der niedrigste Meßwert von beiden Meßorten zählt.
- Erfassung der wichtigsten Komorbiditäten einer Gebrechlichkeit durch Anamnese, klinische Untersuchung (z.B. endokrine Auffälligkeiten) und ein Minimallabor (Blutbild, Kreatinin, Kalzium, Phosphat, AP, γGT, Eiweißelektrophorese, TSH).

Besteht der Verdacht oder der Nachweis einer relevanten, die Skelettfragilität mitbeeinflussenden Komorbidität, wie z.B. das Vorliegen einer Niereninsuffizienz oder eines primären Hyperparathyreoidismus, erfolgt die weitere gezielte Abklärung in dem jeweiligen Fachgebiet.

In allen anderen Fällen lassen sich bei älteren Männern und postmenopausalen Frauen aus der Tatsache der Fraktur, dem T-Wert der Knochendichtemessung und der Sturzneigung umschriebene Empfehlungen zur Therapie ableiten.

Rückenschmerzen und/oder Größenabnahme

Osteoporotische Sinterungsfrakturen machen sich entweder als akutes Schmerzsyndrom oder durch chronische Rückenschmerzen bemerkbar.

Größenabnahmen von mehr als 4 cm oder ein Rippen-Beckenabstand von weniger als 2 cm sind ebenfalls verdächtig auf das Vorliegen einer oder mehrerer Sinterungsfrakturen und sind eine Indikation für eine Röntgenaufnahme der Wirbelsäule.

Lassen sich radiologisch Sinterungsfrakturen nachweisen, erfolgt die weitere Diagnostik wie oben beschrieben.

Präventive Diagnostik ohne Vorliegen einer Fraktur

Die Möglichkeit der Abschätzung des Frakturrisikos vor Eintritt einer Fraktur ist das derzeit am meisten diskutierte diagnostische Szenario. Eine Verminderung der Knochendichte an der LWS oder am Schenkelhals um einen T-Wert nach unten führt in etwa zu einer 1,6–2,6fachen Erhöhung des Frakturrisikos an diesen Meßorten (14). Die meisten osteoporotischen Frakturen treten aber oberhalb des 1994 für die Osteoporosedefinition zugrunde gelegten T-Werts von –2,5 auf. Die Sensitivität der Frakturvorhersage ist also eher gering. Ein Knochendichtescreening erfaßt also lediglich eine Minderheit von Patienten mit einem hohen Frakturrisiko, bei denen die Knochendichtemeßwerte so niedrig sind, daß das Frakturrisiko alleine aufgrund der niedrigen Knochendichte deutlich erhöht ist. Dies ist bei T-Werten < –3,5 bis –4 der Fall. Bei prämenopausalen Frauen und jüngeren Männern macht ein Knochendichtescreening wenig Sinn, da die therapeutischen Konsequenzen eines niedrigen Meßwerts unklar sind.

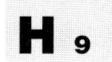

Mit Hilfe einer Kombination aus klinischen Risikofaktoren gelingt es ebenfalls, das Risiko von peripheren und Wirbelkörperfrakturen vorherzusagen. Starke Risikofaktoren sind das Lebensalter, Vorfrakturen, ein niedriges Körpergewicht, hilflose Stürze und die Einnahme oraler Glukokortikoide. Bei der Verwendung von Risikoscores, die mehrere dieser Risikofaktoren kombinieren, verbessert die zusätzliche Messung der Knochendichte die Vorhersage von Frakturen nur teilweise, weil viele der Faktoren, die eine niedrige Knochendichte bedingen, bereits in den klinischen Parametern enthalten sind (für die Vorhersage von proximalen Femurfrakturen (2), für die Erfassung von Wirbelkörperfrakturen: (13)). Der Nutzen der Knochendichtemessung dient hier außer einer Verbesserung der Frakturvorhersage aber auch der besseren Einschätzung der therapeutischen Optionen (siehe unten).

Einen international akzeptierten Standard zur präventiven Diagnostik ohne Vorfraktur gibt es derzeit nicht. Die Leitlinien des DVO empfehlen eine präventive Diagnostik bei den folgenden Personen mit einem hohen klinischen Frakturrisiko:
– Patienten mit einem Untergewicht (BMI < 20), sofern sich das Untergewicht nicht beheben läßt
– Patienten mit einer hohen Frequenz hilfloser Stürze
– Patienten mit einer chronischen Einnahme von mehr als 7,5 mg Prednisolonäquivalent für mehr als 6 Monate

Sekundäre Osteoporosen, Sonderfall der Glukokortikoid-induzierten Osteoporose

Es gibt eine Reihe von Erkrankungen, die für eine Osteoporose prädisponieren. Dazu zählen zum Beispiel alle Erkrankungen, bei denen dauerhaft oder vorübergehend der Einsatz oraler Kortikosteroide notwendig ist. Die orale Einnahme von Glukokortikoiden in einer Dosis von mehr als 7,5 mg Prednisolonäquivalent für mehr als 6 Monate führt zu einem ca. 5fachen relativen Frakturrisiko für Wirbelkörperfrakturen und einer Verdopplung bis Verdreifachung des Schenkelhalsfrakturrisikos (11). Determinanten des absoluten Frakturrisikos sind neben der Steroiddosis das Lebensalter, die Knochendichte und die Existenz von Vorfrakturen. Die DVO-Leitlinie empfiehlt Knochendichtemessungen bei allen exponierten Personen. Als Interventionsschwellen für eine Behandlung mit Bisphosphonaten werden ein T-Wert < –1 bei Wirbelkörperfrakturen, < –1,5 vor einer Glukokortikoidexposition und bei peripheren Frakturen und < –2,5 während einer Glukokortikoidexposition ohne Frakturen empfohlen.

Prophylaxe

Im Gegensatz zu vielen anderen chronischen Erkrankungen, bei denen es ein „Gedächtnis" gibt und bei denen die Expositionszeit gegenüber den wichtigsten Risikofaktoren entscheidend für das Ausmaß der Krankheitsschäden ist, gibt es bisher bei der Osteoporose keine prophylaktischen Maßnahmen, für die eine nachhaltige Frakturensenkung belegt ist. Am besten untersucht ist dies für die Östrogene, die bei Frauen einer der bedeutendsten Faktoren der Knochenstabilität sind. Eine Hormontherapie nach der Menopause vermindert das Frakturrisiko nur wenige Jahre über die Einnahme hinaus. Die Mehrzahl der bekannten prophylaktischen Maßnahmen zur Frakturverhütung sind daher Akutmaßnahmen, die rasch wirken, aber nach Sistieren der Maßnahmen ebenso rasch in ihrer Wirkung nachlassen. Eine „Restwirkung" auf die Knochenstabilität ist aber nicht ausgeschlossen. Prospektive Langzeitstudien gibt es nicht.

Zu den allgemeinen Maßnahmen, die zum Zeitpunkt der Anwendung eine günstige Wirkung auf die Frakturrate und/oder einen wesentlichen Faktor der Knochenstabilität wie die Knochendichte haben, zählen:

1. Meiden von Immobilisation; Regelmäßige körperliche Aktivität, wobei vor allem Aktivitäten, die die Muskelkraft fördern, eine günstige Wirkung auf die Knochenmasse (und eventuell Größe) haben (3). Regelmäßige Belastungen über eine kurze Zeit sind als osteogener Stimulus optimal. Ein Krafttraining über 20 Minuten an drei Tagen pro Woche ist in bezug auf die Knochenmasse wesentlich wirksamer als ein Krafttraining über 60 Minuten einmal wöchentlich. Ausdauersportarten (Schwimmen, Wandern, Radfahren) haben nur einen geringen Einfluß auf die Knochenmasse (**Empfehlungsgrad B**).
2. Ausreichender Aufenthalt im Freien zur Sicherung des Vitamin-D-Bedarfs über das Sonnenlicht. Als Faustregel genügt eine 3 × 15minütige Sonnenexposition in der Woche, um einem schweren Vitamin-D-Mangel vorzubeugen (**Empfehlungsgrad D; 10**). Eine andere Möglichkeit der Versorgung mit Vitamin D über die Nahrung ist der regelmäßige Verzehr von Seefisch. Ein Vitamin-D-Mangel ist in höherem Lebensalter weit verbreitet und führt über eine Beeinträchtigung der muskuloskeletalen Koordination zu einer Zunahme der Sturzhäufigkeit. Durch einen Ausgleich des Vitamin-D-Defizits läßt sich eine Sturzsenkung im Alter von bis zu 50% erreichen (**Empfehlungsgrad A; 1**). Bei einer entsprechenden Risikodisposition sollte auf

eine ausreichende Vitamin-D-Versorgung daher besonderer Wert gelegt werden und eine Supplementierung (siehe unten) ist hier häufig indiziert.
3. Ausreichende Zufuhr von Kalzium mit der Nahrung in einer Größenordnung von 1200–1500 mg täglich durch Milch, Milchprodukte, Gemüse und/oder kalziumhaltige Getränke **(Empfehlungsgrad B)**.
4. Vermeiden eines Untergewichts mit einem BMI kleiner als 20 durch ausreichende Zufuhr von Kalorien. Abklärung und Therapie von Konditionen, die mit einem Untergewicht einhergehen. Ein niedriges Körpergewicht oder eine starke Gewichtsabnahme gehören zu den wichtigsten Risikofaktoren für osteoporotische Frakturen. Eine Abnahme des Körpergewichts um ca. 10% führt unabhängig vom Ausgangsgewicht zu einer Verdopplung der Schenkelhalsfrakturrate im Alter **(Empfehlungsgrad B; 8)**.
5. Meiden von knochenschädlichen Genußgiften wie Nikotin. Alkohol scheint in kleinen Dosen kleiner als 30 Gramm täglich keinen schädlichen Einfluß auf den Knochen zu haben **(Empfehlungsgrad B)**.
6. Durchführung von Koordinationstraining bei einer muskuloskelettalen Insuffizienz. Für Tai Chi ist eine Verminderung der Sturzrate belegt. Einfache Untersuchungen zum Nachweis eines Koordinationsdefizits im höheren Lebensalter sind der Einbeinstandtest und der Tandemgang. Multimodale Ansätze zur Sturzverhütung haben sich im höheren Lebensalter als am wirksamsten erwiesen **(Empfehlungsgrad A-B; 9)**.
7. Abklärung und Behandlung von Konditionen, die mit einer erhöhten Sturzgefahr einhergehen, z.B. durch Schwindeltraining oder geeignetes Schuhwerk (z.B. bei einer Neuropathie bei Diabetes mellitus) **(Empfehlungsgrad B)**.
8. Überprüfung der Notwendigkeit und individuelle Anpassung sedierender bzw. orthostatisch wirkender Medikamente und von oralen Glukokortikoiden **(Empfehlungsgrad B)**.
9. Überlegungen zum präferentiellen Einsatz osteoprotektiv wirkender Medikamente, die aus anderen Indikationen gegeben werden. Z.B. empfiehlt man zur Therapie eines arteriellen Hypertonus vorzugsweise der Einsatz von Thiaziddiuretika, da für diese Präparateklasse wahrscheinlich auch eine fraktursenkende Wirkung vorliegt **(Empfehlungrad B; 20)**.
10. Verminderung einer Sturzgefährdung durch adaptierte Hilfsmittel (Gehstütze, Rollator) und Vermeidung von Stolperfallen in der Wohnung.
11. Vermeidung von Schenkelhalsfrakturen durch Tragen eines Hüftprotektors. Der Nutzen dieser Maßnahme ist bei Tragen des Protektors zum Sturzzeitpunkt anzunehmen, insgesamt aber unklar, da der Protektor zum Sturzzeitpunkt oft nicht getragen wird (18).
12. Einnahme von Kalzium- bzw. Vitamin-D-Supplementen, wenn die unter 2. und 3. angestrebten Ziele nicht erreichbar sind. Verfügbar sind Einzelpräparate von Kalzium als Brause bzw. Kautabletten und Vitamin D_3 oder Kombinationspräparate in einer Tagesdosis von etwa 1000 mg Kalzium und 1000 Einheiten Vitamin D **(Empfehlungsgrad A; 4)** bei älteren Frauen. Eine Alternative zur täglichen Einnahme von Vitamin-D-Supplementen könnte die Gabe von hochdosierten oralen Vitamin-D-Präparaten mehrmals jährlich sein (z.B. 100 000 Einheiten alle 4 Monate).

Therapie

Die Therapie einer bereits eingetretenen Osteoporose beruht auf mehreren Säulen:
1. Umsetzung der Allgemeinempfehlungen zur Osteoporoseprophylaxe, die gleichermaßen die Basis für die Therapie der Osteoporose bilden **(Empfehlungsgrad B)**. Modifikationen ergeben sich im Individualfall für die Auswahl von Kraftübungen.
2. Behandlung der durch Sinterungsfrakturen eingetretenen chronischen Schmerzen durch medikamentöse Schmerztherapie nach dem WHO-Stufenschema, physiotherapeutische Maßnahmen zur Vermeidung von Muskelspannungen, Fehlhaltungen und zum Muskelaufbau, orthetische Maßnahmen zur Stabilisierung der Haltung und zur Schmerzreduktion **(Empfehlungsgrad A–B)**. Außerhalb des akuten Frakturereignisses sind Orthesen vorzuziehen, die ein Training der Rückenmuskulatur fördern Diese Behandlungen sollten je nach individueller Situation ambulant oder im Rahmen einer stationären Rehabilitation erfolgen In den letzten Jahren haben die Methoden der Kyphoplastie und der Vertebroplastie eine große Verbreitung gefunden (21). Hierbei kommt es durch Einbringen von Zement in den Frakturspalt in einem großen Prozentsatz zu einer akuten Schmerzlinderung. Gravierende Komplikationen wie Lungenembolien, passagere Querschnittssyndrome und Todesfälle sind aber beschrieben. Auch fehlen Langzeitstudien zur Auswirkung der Zementeinbringung auf die Stabilität der übrigen Wirbelkörpersegmente, so daß die Methode nur nach einer unbefriedigenden konservativen Schmerztherapie nach dem WHO-Stufenschema über mehr als 3 Monate, einer klaren Zuordnung der Schmerzen zu dem behandelten Segment und unter strenger Abwägung der Vor- und Nachteile erfolgen sollte **(Empfehlungsgrad D)**.
3. Spezifische Pharmakotherapie mit Medikamenten, die die Knochenstabilität günstig beeinflussen. Unterschieden werden antiresorptive Medikamente, die den Knochenumbau hemmen (Alendronat täglich/wöchentlich, Risedronat täglich/wöchentlich, Raloxifen) und anabole oder teilweise anabole Medikamente, die den Knochenanbau teilweise oder als überwiegende Wirkung fördern (Strontiumranelat, Teriparatid). Alle genannten Medikamente zeigen in Einzelstudien bei der postmenopausalen Osteoporose eine fraktursenkende Wirkung an der Wirbelsäule **(Empfehlungsgrad A)**. Als Faustregel lassen sich einzelne Wirbelkörperfrakturen in ihrer Inzidenz etwa halbieren und zwei und

mehr inzidente Wirbelkörperfrakturen weitgehend vermeiden. Eine Verminderung peripherer Frakturen bis zu 50% ist für alle genannten Substanzen mit Ausnahme von Raloxifen ebenfalls belegt für postmenopausale Frauen (**Empfehlungsgrad A; 5, 6, 7, 15, 16**). Vergleichende Studien zur Frakturhemmung gibt es nicht. Es sind auch keine Untergruppen nach Alter, Knochenumbau oder anderen Kriterien bekannt, für die eines dieser Medikamente präferentiell eingesetzt werden sollte, so daß die Auswahl der verschiedenen Therapiearten individuell unter Berücksichtigung der Nebenwirkungen, möglicher Zusatznutzen, und möglicher Langzeitwirkungen und Nebenwirkungen in Übereinstimmung mit dem Patienten erfolgen sollte. Als einziges Präparat zur Behandlung der Therapie der Osteoporose des Mannes ist derzeit Alendronat zugelassen (**Empfehlungsgrad A**). Bei der glukokortikoidinduzierten Osteoporose haben Alendronat, Risedronat und zyklisch verabreichtes Etidronat eine ähnlich gute Evidezlage. Alle drei Substanzen sind zur Therapie der glukokortikoidinduzierten Osteoporose zugelassen (**Empfehlungsgrad D**) für Frakursenkung. Die Indikation zum Einsatz einer spezifischen Pharmakotherapie ist gegeben, wenn ein oder mehrere starke klinische Risikofaktoren für Frakturen vorliegen (Vorfrakturen, Untergewicht, Stürze, Glukokortikoide), die nicht modifizierbar sind und gleichzeitig die Knochendichte auf die genannten Schwellenwerte vermindert ist. Vor allem Sinterungsfrakturen der Wirbelsäule bergen ein hohes Folgerisiko von Frakturen, das nach Auftreten einer frischen Sinterung unbehandelt bei bis zu 20% in den Folgejahren betragen kann. Bei multiplen und typischen osteoporotischen Sinterungsfrakturen ist der Verzicht auf eine Knochendichtemessung vor Therapiebeginn möglich. Für den Einsatz einer spezifischen Pharmakotherapie für den Fall einer alleinigen Erniedrigung der Knochendichte ohne zusätzliche starke klinische Risikofaktoren hat die DVO-Leitlinie keine Empfehlungen gegeben. Nach Meinung der Autoren ist dies bei DXA-T-Werten < –3,5 gerechtfertigt.

4. Abklärung bzw. Therapie sämtlicher Komorbiditäten, die wenn vielleicht auch nicht hauptursächlich, so doch als Zusatzkomponente zu einer erhöhten Knochenbrüchigkeit beitragen können. Hierzu zählt z.B. die Abklärung und Therapie einer subklinischen Schilddrüsenüberfunktion oder die Therapie eines ansonsten asymptomatischen primären Hyperparathyreoidismus (**Empfehlungsgrad B**).

Kontrolluntersuchungen

Bei allen Hochrisikopersonen sind regelmäßige Therapiekontrollen sinnvoll.
Aufgabe der Therapiekontrollen ist die Überprüfung und ggf. Modifikation der Umsetzung der nicht-pharmakologischen und pharmakologischen Maßnahmen inklusive der Schmerzmedikation und die regelmäßige Erfassung der wichtigsten Frakturrisiken. Neben der Anamnese sollten Körpergröße und Gewicht erfaßt werden sowie Tests für Muskelkraft und Muskelkoordination durchgeführt werden. Gegebenenfalls bietet sich auch ein vollständiges geriatrisches Assessment an (Hör- und Sehdefizite, kognitiv-emotionale Funktion, Depression, Demenz).
Bei Risikopersonen, bei denen die Entscheidung zum Einsatz einer spezifischen Pharmakotherapie derzeit von der Knochendichtemessung mit beeinflußt wird, sind Wiederholungsmessungen der Knochendichte sinnvoll. Besteht der begründete Verdacht auf rapide Änderungen der Knochendichte (Beginn einer Glukokortikoidtherapie, frühe Postmenopause) sind Wiederholungsmessungen nach einem Jahr und in besonderen Fällen auch nach 6 Monaten begründet, um einen raschen Knochenverlust nicht zu übersehen. Bei der überwiegenden Mehrzahl der Patienten sind Wiederholungsmessungen der Knochendichte aber vor einem Ablauf von 2 Jahren nicht sinnvoll (**Empfehlungsgrad D**).
Die Veränderungen der Knochendichte unter pharmakologischen Einflüssen sind dagegen zur Steuerung bzw. Überprüfung der fraktursenkenden Wirkung der Medikamente nicht ausreichend brauchbar (**Empfehlungsgrad A; 22**). Neuere Studien lassen erkennen, daß die Veränderungen der biochemischen Parameter des Knochenstoffwechsels unter Therapie etwas besser in der Lage sind, Auskunft über eine ausreichende fraktursenkende Wirkung von Antiresorptiva zu geben. Inwieweit sich das auf den Praxisalltag übertragen läßt, ist aber derzeit noch ungeklärt. Weiterführende Studien, die entsprechend validierte Algorithmen für den Einsatz dieser Parameter anbieten, gibt es derzeit noch nicht.
Gut dokumentierte Größenabnahmen im Therapieverlauf von mehr als 2 cm sind ein Hinweis für neue Sinterungsfrakturen (**Empfehlungsgrad B**). In diesen Fällen sollte eine Röntgenaufnahme der Wirbelsäule erfolgen.
Fehlende Anstiege der Knochendichte unter einer antiresorptiven Therapie oder unter nicht-pharmakologischen Maßnahmen oder das Auftreten einzelner peripherer oder Wirbelkörperfrakturen sind kein verläßlicher Indikator für ein Therapieversagen. Das Auftreten multipler neuer Frakturen unter Therapie oder ein signifikanter Abfall der Knochendichte unter Therapie sollten aber zu einer Überprüfung der Diagnose und des Therapiekonzepts Anlaß geben.
Die oben gemachten Ausführungen stützen sich in wesentlichen Teilen auf die im März 2003 veröffentlichten Leitlinien des Dachverbands Osteologie (DVO) zur Diagnostik und Therapie der Osteoporose. Die Leitlinien können in ihrer Langfassung und Kurzfassung sowie der korrespondierenden Patientenleitlinie unter www.lutherhaus.de/dvo-leitlinien eingesehen und ausgedruckt werden. Eine Aktualisierung ist Mitte 2005 vorgesehen; hier auch weitere Literatur, z.B. für die Empfehlungsgrade.

Literatur

1. Bischoff-Ferrari HA, Dawson-Hughes B, Willett WC et al.: Effect of Vitamin D on falls: a meta-analysis. JAMA 291 (2004) 1999–2006.
2. Black DM, Steinbuch M, Palermo L et al:. An assessment tool for predicting fracture risk in postmenopausal women. Osteoporos Int.12 (2001) S195–28.
3. Bonaiuti D, Shea B, Iovine R, et al.: Exercise for preventing and treating osteoporosis in postmenopausal women (Cochrane Review). Cochrane Database Syst Rev (2002) CD000333
4. Chapuy MC, Arlot ME, Duboeuf F et al.: Vitamin D3 and calcium to prevent hip fractures in elderly women. N Engl J Med 327 (1992) 1637–1642.
5. Cranney A, Waldegger L, Zytaruk N et al.: Risedronate for the prevention and treatment of postmenopausal osteoporosis. Cochrane Database Syst Rev. (2003) CD004523.
6. Cranney A, Wells G, Willian A et al.: Meta-analysis of alendronate fort he treatment of postmenopausal women. Endocrine Rev 23 (2002) 508–516.
7. Cranney A, Tugwell P, Zytaruk N et al.: Meta-analysis of raloxifene fort he prevention and treatment of postmenopausal osteoporosis. Endocrine Rev 23 (2002) 524–528.
8. Ensrud KE, Ewing SK, Stone KL et al.: The Study of Osteoporotic Fractures Research Group. Intentional and Unintentional Weight Loss Increase Bone Loss and Hip Fracture Risk in Older Women. J Am Geriatr Soc. 51 (2003) 1740–1747.
9. Gillespie L, Gillespie W, Robertson M et al.: Interventions for preventing falls in elderly people. Cochrane Database Syst Rev. (2003) CD000340.
10. Holick MF: Vitamin D and bone health. J Nutr. 126, Suppl (1996) 1159S–1164S.
11. Kanis JA, Gluer CC: An update on the diagnosis and assessment of osteoporosis with densitometry. Committee of Scientific Advisors, International Osteoporosis Foundation. Osteoporos Int. 11 (2000) 192–202.
12. Kanis JA, Johansson H, Oden A et al.: A meta-analysis of prior corticosteroid use and fracture risk. J Bone Miner Res. 19 (2004) 893–899.
13. Kaptoge S, Armbrecht G, Felsenberg D et al.: When should the doctor order a spine X-ray? Identifying vertebral fractures for osteoporosis care: results from the European Prospective Osteoporosis Study (EPOS) J Bone Miner Res 19 (2004) 1982–1994.
14. Marshall D, Johnell O, Wedel H: Meta-analysis of how well measures of bone mineral density predict occurrence of osteoporotic fractures. BMJ. 312 (1996) 1254–1259.
15. Meunier PJ, Roux C, Seeman E et al.: The effects of strontium ranelate on the risk of vertebral fracture in women with postmenopausal osteoporosis. N Engl J Med. 350 (2004) 459–468.
16. Neer RM, Arnaud CD, Zanchetta JR et al.: Effect of parathyroid hormone (1–34) on fractures and bone mineral density in postmenopausal women with osteoporosis. N Engl J Med. 344 (2001) 1434–1441.
17. NIH Consensus Development Panel on Osteoporosis Prevention, Diagnosis, and Therapy: Osteoporosis prevention, diagnosis, and therapy. JAMA 285 (2001) 785–795.
18. Parker MJ, Gillespie LD, Gillespie WJ: Hip protectors for preventing hip fractures in the elderly. Cochrane Database Syst Rev. (2003) CD001255.
19. Pfeilschifter J., Pientka L., Scheidt-Nave Ch. Osteoporose in Deutschland 2003 – Eine Bestandsaufnahme. MMW 145 (2003) 42–43.
20. Schoofs MW, van der Klift M, Hofman A et al.: Thiazide diuretics and the risk for hip fracture. Ann Intern Med. 139 (2003) 476–482.
21. Truumees E, Hilibrand A, Vaccaro AR: Percutaneous vertebral augmentation. Spine J. 4 (2004) 218–229.
22. Watts NB, Cooper C, Lindsay R et al.: Relationship between changes in bone mineral density and vertebral fracture risk associated with risedronate: greater increases in bone mineral density do not relate to greater decreases in fracture risk. J Clin Densitom. 7 (2004) 255–261.

I RHEUMATISCHE ERKRANKUNGEN

Inhaltsverzeichnis

(Rheumatologie) Vorbemerkung

1 **Rheumatoide Arthritis**
   G. R. Burmester, U. Müller-Ladner

2 **Spondarthritiden**
   H. Zeidler, J. Wollenhaupt
   2.1 Allgemeines
   2.2 Spondylitis ankylosans
   2.3 Psoriasisarthritis

3 **Reaktive Arthritis**
   J. Braun, J. Sieper, G. R. Burmester

4 **Kollagenosen**
   4.1 Sjögren-Syndrom
   Th. Dörner, E. Gromnica-Ihle
   4.2 Systemischer Lupus erythematodes
   M. Schneider, B. Manger
   4.3 Systemische Sklerose
   E. Genth
   4.4 Sharp-Syndrom (MTCD)
   E. Genth
   4.5 Dermatomyositis
   E. Genth, D. E. Pongratz

5 **Lyme-Borreliose**
   P. Herzer

6 *Beitrag entfällt durch Neustrukturierung von Kapitel I; der Inhalt ist nun in I4 enthalten*

7 **Arthrosen**
   B. Swoboda, H. Nüßlein
   7.1 Fingerpolyarthrose: Heberden-, Bouchard-, Rhizarthrose (M 15)
   7.2 Cox- und Gonarthrose (M 16, M 17)

8 **Fibromyalgie**
   E. Genth

9 *Beitrag entfällt durch Neustrukturierung von Kapitel I; der Inhalt ist nun in I4 enthalten*

10 **Polymyalgia rheumatica (PMR) und Riesenzellarteriitis (Arteriitis temporalis)**
   Autoren: *W. A. Schmidt, E. Gromnica-Ihle*
   Experten: *L. Caspary* (DGA), *H. Stiegler* (DGA)

11 *Beitrag entfällt durch Neustrukturierung von Kapitel I; der Inhalt ist nun in I10 enthalten*

12 **Takayasu-Arteriitis**
   s. Beitrag E 9

13 *Beitrag entfällt durch Neustrukturierung von Kapitel I*

14 *Beitrag entfällt durch Neustrukturierung von Kapitel I*

15 **ANCA-assoziierte Vaskulitiden**
   W. L. Gross, P. Lamprecht

16 **Churg-Strauss-Syndrom**
   B. Hellmich, W. L. Gross

17 **Mikroskopische Polyangiitis**
   W. L. Gross, E. Reinhold-Keller

18 *Beitrag entfällt durch Neustrukturierung von Kapitel I*

19 *Beitrag entfällt durch Neustrukturierung von Kapitel I*

20 *Beitrag entfällt durch Neustrukturierung von Kapitel I*

21 **Morbus Behçet**
   I. Kötter

1 Rheumatoide Arthritis

G. R. Burmester, U. Müller-Ladner

Definition und Basisinformation

Die rheumatoide Arthritis (RA) ist eine unbehandelt in der Regel chronisch verlaufende progressiv-gelenkdestruierende rheumatische Systemerkrankung. Dies kommt auch in den früher verwendeten Synonymen (primär) chronische Polyarthritis ((P)cP) zum Ausdruck. Die Prävalenz beträgt weltweit 0,5–1%, wobei Frauen etwa doppelt so häufig betroffen sind wie Männer. Angaben über die Inzidenz schwanken zwischen 34 und 83/100 000 pro Jahr bei Frauen mit leicht abnehmender Tendenz. Der Altersgipfel liegt bei Frauen im Alter zwischen 55 und 64, bei Männern zwischen 65 und 75 Jahren. Unter den neuen Therapieformen hat der Schweregrad der Erkrankung insgesamt zwar abgenommen, dennoch besteht bei Patienten mit persistierend hoher Krankheitsaktivität weiter eine erhöhte Mortalität vergleichbar der eines Morbus Hodgkin, eines schweren Diabetes mellitus oder einer koronaren Mehrgefäßerkrankung.

Symptomatik und klinisches Bild

Typische Symptome sind Schmerz, Schwellung und Steifheit der Gelenke, die am Morgen am deutlichsten ausgeprägt sind und meist mehr als 60 Minuten andauern. Klinisch dominiert eine symmetrische (beidseitige) und polytope (mindestens 3 Gelenke) Schwellung und Schmerzhaftigkeit (Synovitis) der Hand-, Fingergrund- und/oder Fingermittelgelenke. Die Gelenkschwellung ist als prall-elastische Weichteilschwellung der Gelenkkapsel zu palpieren. Im Bereich der Hände und Füße ist häufig ein Querdruckschmerz der Grundgelenke festzustellen (Gaenslen-Zeichen). Erst in späteren Stadien kommen knöcherne Deformierungen wie bei der Fingerpolyarthrose hinzu. Viszerale Beteiligungen sind bei Frühfällen selten, das Hauptproblem bei anhaltend und hoch aktiv Erkrankten ist eine Begleitvaskulitis („rheumatoide Vaskulitis") mit kutanem, kardialem, pulmonalem, renalem oder intestinalem Befall. Auch das Nervensystem (Neuropathie) und die Augen (Sicca-Symptomatik, Skleritis) können betroffen sein. Eine sekundäre Amyloidose kann bei Langzeitpatienten ebenfalls auftreten.

Diagnostik und Differentialdiagnose

Die anzustrebende frühe Diagnosestellung beruht im Wesentlichen auf der Anamneseerhebung und der rheumatologisch-internistischen körperlichen Untersuchung. Weitere diagnostische Verfahren sind ergänzend sinnvoll. Die Klassifikationskriterien des American College of Rheumatology (ACR) spiegeln dies wider (Tab. I.1-1). Die klinischen Symptome der Synovitis müssen mindestens 6 Wochen bestehen. Bei einer Persistenz von mehr als 3–6 Monaten ist eine RA sehr wahrscheinlich, sofern keine anderen entzündlich-rheumatischen Erkrankungen vorliegen. Grippeähnliche Allgemeinsymptome treten nicht selten begleitend auf.

Atypische Patienten sind solche mit primärem Befall der großen Gelenke und solche mit dauerhafter Mon- oder Oligoarthritis (< 5 Gelenke). Diese Befunde finden sich nicht allein bei Patienten mit RA, sondern können auch bei einer Reihe weiterer entzündlicher Gelenkerkrankungen auftreten (z.B. isolierte Karpalarthritis bei Polymyalgia rheumatica, Oligoarthritiden im Rahmen von Spondyloarthropathien). Daher sollten im frühen Stadium der Erkrankung stets symptomorientierte differentialdiagnostische Überlegungen angestellt werden (Tab. I.1-2).

Tabelle I.1-1 ACR (American College of Rheumatology) – Klassifikationskriterien der rheumatoiden Arthritis (mindestens 4 der 7 Kriterien müssen erfüllt sein)

1. Arthritis in drei oder mehr Gelenkregionen (Schwellung oder Erguss > 6 Wochen)
2. Arthritis an Hand- oder Fingergelenken (Befall mindestens eines Hand-Metakarpophalangeal- oder proximalen Interphalangealgelenks > 6 Wochen)
3. Symmetrische Arthritis (gleichzeitig beidseitiger Befall der gleichen Gelenkregion: Metakarpophalangealgelenke (MCP), proximale Interphalangealgelenke (PIP), Hand-, Ellenbogen-, Knie-, Sprung- und Metatarsophalangealgelenke (MTP)) mindestens 1 Region > 6 Wochen
4. Morgensteifigkeit (> 1 h für > 6 Wochen)
5. Rheumaknoten (objektiv beobachtete subkutane Knoten)
6. Rheumafaktornachweis mit einer Methode, deren positiver Nachweis unter 5% in einer normalen Kontrollgruppe liegt
7. Radiologische Veränderungen (typische erosive Veränderungen der dorsovolaren Aufnahme von Hand und Handgelenk)

Tabelle I.1-2 Differentialdiagnose der RA

Mon-/Oligoarthritis	Psoriasisarthritis, reaktive Arthritis, periphere Arthritis bei Spondylitis ankylosans, septische Arthritis, Kristallarthropathie, aktivierte Arthrosen, bakterielle Arthritiden, villonoduläre Synovialitis, Hämarthros, Arthritiden bei Stoffwechselerkrankungen, Knochentumoren, Hämochromatose
Betonte Allgemeinsymptome	Kollagenosen, Vaskulitiden einschl. Morbus Behçet, adulter Morbus Still, Morbus Whipple, rheumatisches Fieber, maligne Erkrankungen, Septikämien und systemische virale Infektionen mit (un)bekanntem Fokus, Polymyalgia rheumatica/Arteriitis temporalis

Etablierte und neue Laborparameter

Die Bestimmung von Rheumafaktoren, die ca. zwei Drittel bis drei Viertel der RA-Patienten aufweisen, sowie die Messung von CRP und BSG bilden die Basis der zu bestimmenden Laborparameter bei der Diagnostik der RA. Ein Fehlen solcher unspezifischer Entzündungszeichen macht eine (aktive) RA unwahrscheinlich. Rheumafaktoren sind nicht nur Bestandteil der Klassifikationskriterien, sie sind auch mit dem Ausmaß der erosiven Gelenkveränderungen und der Neigung zur Ausbildung einer rheumatoiden Vaskulitis assoziiert. Die Spezifität eines IgM-RF im ELISA beträgt ca. 80%, die Sensitivität ca. 70%. Die Aktivität wird serologisch gut durch das CRP widergespiegelt, das sich somit auch zur Therapiekontrolle eignet. Die Bestimmung von antinukleären Antikörpern (ANA) ist zur Abgrenzung von Kollagenosen sinnvoll.

Als weiterer neuer Marker für die RA hat sich der Nachweis von Antikörpern gegen citrullinierte Proteine, z.B. Anti-CCP-Antikörper, etabliert. Diese Antikörper sind bereits in Frühstadien der RA nachweisbar und weisen ebenfalls eine hohe Assoziation zur Gelenkdestruktion auf. In Zusammenschau aller Daten sind diese mindestens so sensitiv aber deutlich spezifischer (Sensitivität > 70%, Spezifität > 95%) als Rheumafaktoren (s.o.), für die tägliche Praxis ist somit ihr hoher negativer Prädiktionswert für den Ausschluss einer RA von Bedeutung. Die Gelenkpunktion dient aufgrund der hohen Variabilität der Zellzahl (5000 bis > 100 000/µl) v.a. der Abgrenzung von Kristallarthropathien und bakteriellen Gelenkinfektionen.

Bildgebende Verfahren

Das Vorliegen multipler erosiver Gelenkveränderungen ist beweisend und typisch für die fortgeschrittene RA, aber kein Zeichen der frühen Phase. Radiologisch fassbare Erosionen lassen sich in der Regel erst nach 6 bis 24 Monaten nachweisen. Andere Methoden der Bildgebung wie Szintigraphie, Sonographie und die Kernspintomographie erlauben zum Teil eine frühere Sicherung struktureller Gelenkveränderungen oder die bessere Darstellung von Knochenstoffwechselveränderungen und Gelenkergüssen.

Therapie

Therapieziele

Da die RA eine Systemerkrankung darstellt, orientiert sich deren Therapie an einer Unterdrückung der systemischen Entzündungsaktivität, auch wenn für den Patienten in der Regel die Gelenksymptomatik mit Schmerz, Entzündung, Knorpel- und Knochenzerstörung sowie einem progressiven Funktionsverlust der beteiligten Gelenke im Vordergrund steht. Hieraus leiten sich auch die drei primären Therapieziele bei der Behandlung der RA ab:
- Verminderung der Entzündung und des Gelenkschmerzes
- Verhinderung der Gelenkzerstörung
- Verhinderung des Funktionsverlustes.

Diese Ziele gelten nicht nur für die Initialtherapie, sondern für den gesamten Krankheitsverlauf, und die Effektivität einer Therapie wird am Erreichen dieser Ziele gemessen. Wichtig ist zu betonen, dass eine bestimmte Therapiestrategie nicht automatisch alle drei Ziele gleichermaßen erreicht.

Spezielle medikamentöse Therapie

Übersicht zu den Empfehlungsgraden siehe Tabelle I.1-3.

Analgetische Therapie

Nichtsteroidale Antiphlogistika und selektive COX-2 Hemmer:
Nichtsteroidale Antiphlogistika (oder: nichtsteroidale Antirheumatika = NSAR) greifen nur wenig in den Prozess der Gelenkdestruktion ein, sind jedoch unabdingbar für die Reduktion des Gelenkschmerzes und die Entzündungshemmung. Je nach Risikoprofil (v.a. höheres Lebensalter, Glukokortikoidmedikation, Ulkusanamnese) können bei bis zu 1% der behandelten Patienten schwere Nebenwirkungen im Magen-Darm-Trakt, v.a. Ulkusblutungen, auftreten. Die seit einigen Jahren auf dem Markt befindlichen selektiven Cyclooxygenase-II-(COX-2-)Hemmer besitzen bei ähnlichem Nebenwirkungsprofil ein bis zu 50% niedrigeres Risiko für schwere gastrointestinale Komplikationen. Diesem Vorteil stehen aber (noch) höhere Tagestherapiekosten und mögliche negative Langzeiteffekte auf das kardiovaskuläre System entgegen (17, 11).

Häufige Nebenwirkungen aller NSAR, insbesondere bei älteren Patienten, sind daneben gastrointestinale und zerebrale Nebenwirkungen, Flüssigkeitsretention, Hypertonie und Leberwerterhöhungen. NSAR

Tabelle I.1-3 Evidenz der Therapieempfehlungen bei der rheumatoiden Arthritis

Substanz(gruppe)	Empfehlungsgrad	Evidenzstärke
Analgetische Therapie		
NSAR	A	Ib
Coxibe	A	Ia
Opioidanalgetika	A	Ib
Konventionelle Basistherapeutika		
Glukokortikoide	A	Ia
Methotrexat	A	Ib
Sulfasalazin	A	Ia
Cyclosporin A	A	Ia
Leflunomid	A	Ia
Biologics (biologische Wirkstoffe)		
Kineret	A	Ia
Infliximab	A	Ib
Etanercept	A	Ia
Adalimumab	A	Ia
Rituximab	A	Ib
Sonstige Therapieformen		
Radiosynoviorthese	A	Ia
lokale Corticosteroidinjektionen	A	Ia

Tabelle I.1-4 Potenzielle und gesicherte Risikofaktoren für NSAR-induzierte gastrointestinale Ulzera (unabhängig von der Darreichungsform!)

- höheres Lebensalter
- Rauchen
- Ulzera in der Anamnese
- Alkoholkonsum
- Dosis der NSAR
- Besiedlung mit *Helicobacter pylori*
- Kombination mehrerer Substanzen aus der Gruppe der NSAR
- Komedikation mit Glukokortikoiden
- Schwere der Begleiterkrankung
- gleichzeitige Gabe von Antikoagulanzien

sollten ab einem Serumkreatinin über 1,8 mg/dl nicht mehr oder nur mit größter Vorsicht angewendet werden. Im Zweifelsfall sollte vor allem in der Neueinstellungsphase engmaschig (z.B. wöchentlich) das Serumkreatinin bestimmt werden, bei einem raschen Ansteigen, z.B. von 1,5 auf 1,8 mg/dl innerhalb von 1 bis 2 Wochen, sollte das NSAR umgehend wieder abgesetzt werden. Die Empfehlungen der Fachgesellschaften und der Kassenärztlichen Bundesvereinigung zur Anwendung der selektiven COX-2-Hemmer gehen daher in der Regel dahin, deren Einsatz auf die Behandlung von Patienten mit NSAR-Idiosynkrasien/Allergien und mit erhöhtem Ulkusrisiko zu beschränken, da 13 von 1000 Patienten mit RA, die NSAR über 1 Jahr einnehmen, eine schwerwiegende gastrointestinale Nebenwirkung erleiden (Tab. I.1-4) (3).

Zur Ulkusprophylaxe stehen Misoprostol und Protonen-Pumpen-Hemmer zur Verfügung. Protonen-Pumpen-Hemmer in Standard-Dosierung verhindern zuverlässig endoskopisch nachgewiesene Magen- und Duodenalulzera, nicht jedoch Ulzera in distaleren Abschnitten wie z.B. im Ileum. Misoprostol in einer Dosierung von 800 µg täglich senkt ebenfalls die Rate an Ulkuskomplikationen, diese Dosierung ist aber meist schlecht verträglich, die Compliance gering. Standard-Dosierungen von H_2-Rezeptoren-Blockern sind dagegen nicht wirksam zur Vermeidung von NSAR induzierten Magenulzera, von ihrem Gebrauch ist daher abzuraten.

Analgetika:
Auch Nicht-Opioidanalgetika können zur symptomatischen Therapie bei der frühen RA eingesetzt werden. Es gibt Hinweise dafür, dass in leichteren Fällen Paracetamol und Metamizol effektiv die Schmerzen bei Patienten mit RA lindern.

Opioidanalgetika:
Die Anwendung von Opioidanalgetika zur symptomatischen Therapie von Patienten mit RA sollte die Ausnahme darstellen, insbesondere bei Patienten im frühen Stadium der Erkrankung. Die Indikation sollte erst nach Ausschöpfung aller bisher genannten Therapieoptionen gestellt werden. In Ausnahmefällen und bei bestehenden Kontraindikationen gegen NSAR kann ihre Gabe auch bei Patienten im frühen Stadium der Erkrankung gerechtfertigt sein.

Glukokortikoide:
Systemische Anwendung:
Systemisch applizierte Glukokortikoide gehören weiterhin zum Standardrepertoire der Therapie der RA und finden sich daher auch im Therapiealgorithmus der DGRh (L1) an vorderster Stelle. Aufgrund ihrer Wirkung auf strukturelle Veränderungen bei der RA (Verzögerung oder Verhinderung von radiologisch erkennbaren Gelenkzerstörungen) werden sie jetzt auch von vielen Rheumatologen als Basistherapie angesehen. Sie überbrücken in der Regel die Zeit bis zum Wirkungseintritt der konventionellen Basistherapeutika und sind bei der Behandlung von akuten Schüben in Dosen von 0,2–1 mg/kg KG bis zur Besserung der Gelenksymptomatik unverzichtbar. Die Reduktion oder das Absetzen der Glukokortikoidmedikation muss unter sorgfältiger Überwachung des klinischen Status und der Entzündungsparameter erfolgen, um einen Remissionserhalt nicht zu gefährden (nach Absetzen besteht die Gefahr eines Rezidivs). Die Indikationsstellung sollte durch einen internistischen Rheumatologen erfolgen.

Im Hinblick auf eine dauerhafte Kontrolle der Krankheitsaktivität und Beeinflussung des radiologischen Progresses kann der langfristige Einsatz von Glukokortikoiden als Low-dose-Kortikoidtherapie in Ergänzung zur Basistherapie sinnvoll sein. Die Gabe von Prednisolon in einer Dosierung von 5 mg/Tag zusätzlich zu einer Methotrexat-Basistherapie kann sowohl den Gelenkschmerz als auch die Röntgenprogression günstig beeinflussen (8, 19). Unabhängig von der Dosierung des Glukokortikoids sollte aber aufgrund der zumeist bei den RA-Patienten ohnehin vorliegenden Osteoporose eine begleitende Supplementation mit 400–800 IE Vitamin D und 1000 mg elementarem Kalzium täglich erfolgen. Der zusätzliche Einsatz von Bisphosphonaten oder einer Therapie mit selektiven Östrogen-Rezeptor-Modulatoren (SERM, nach gynäkologischer Kontrolle) kann bei nachgewiesener Osteoporose zusätzlich erwogen werden. Aus weiteren Beobachtungsstudien ist bekannt, dass die Glukokortikoidtherapie der RA weitere unerwünschte Wirkungen auslöst; hierzu gehören u.a. Katarakte, Infektionen und avaskuläre Knochennekrosen. Sowohl die kumulative als auch die durchschnittliche Glukokortikoiddosis sind unabhängige Prädiktoren der unerwünschten Therapieeffekte.

Intraartikuläre Anwendung:
Die intraartikuläre Gabe von Glukokortikoiden ist eine häufig angewandte Maßnahme, um eine schnelle, manchmal auch anhaltende Linderung von Beschwerden und Reduktion der Schwellungen einzelner Gelenke (target joints) zu erzielen. Intraartikuläre Glukokortikoidinjektionen stellen somit aber nur eine lokale Therapie einzelner entzündeter Gelenke bei minimalen unerwünschten systemischen Effekten dar. Sie können eine symptomatische Besserung während der Latenzzeit von DMARDs (Disease-Modifying Antirheumatic Drugs) bewirken (5) und eignen sich wie die Radiosynoviorthese (12) zur Therapie besonders befallener einzelner Gelenke. Die Infektion als Komplikation einer sachgerecht durchgeführten intraartikulären Injektion von Glukokortikoidpräparaten ist sehr selten (1 : 77 000).

Konventionelle Basistherapeutika:
Als Basistherapeutika (engl.: Disease Modifying Anti-rheumatic Drugs = DMARDs) gelten Glukokortikoid sparende Präparate, die den Verlauf der RA im Sinne einer Entzündungs- und Destruktionshemmung günstig beeinflussen können. Insbesondere die Krankheitsaktivität, bereits vorausgegangene Therapieversuche, Begleiterkrankungen, Komedikation und Kinderwunsch sind bei der stadiengerechten Auswahl zu berücksichtigen. Alle potenten Basistherapeutika (somit nicht Sulfasalazin) stellen ähnlich Glukokortikoiddosen von > 7,5 mg/Tag Prednisolonäquvialent eine mehr oder weniger ausgeprägte Immunsuppression dar. Werden bei Patienten, die bereits seit 5 Jahren eine Therapie mit DMARDs erhalten, diese abgesetzt, erleiden 38% innerhalb eines Jahres ein Rezidiv verglichen mit 22% der Patienten, bei denen die Therapie fortgeführt wird. Im Durchschnitt verbleibt ein Patient ca. 10 Monate auf einer bestimmten DMARD-Therapie, bevor diese gewechselt wird. Anlass für das Umsetzen können/sollen Unwirksamkeit, sekundärer Wirkverlust oder unerwünschte Wirkungen sein. Wenn immer möglich, soll daher die Therapie mit DMARDs zur kontinuierlichen Unterdrückung der Krankheitsaktivität dauerhaft fortgesetzt werden.

Methotrexat:
Der Folsäureantagonist Methotrexat ist aufgrund der guten Wirksamkeit hinsichtlich Knorpel- und Knochendestruktion, der verschiedenen Applikationsarten, des günstigen Nebenwirkungsprofils und der geringen Kosten inzwischen das Referenz-Basistherapeutikum der RA (6). Sowohl die orale, subkutane als auch die (aufgrund der einfach anwendbaren subkutanen Präparate nahezu obsolete) intramuskuläre Applikation erfolgt in einer Dosierung von in der Regel 15–25 mg (in Einzelfällen 5–30 mg) einmal wöchentlich. Zur Prophylaxe und Therapie gastrointestinaler und hepatischer Nebenwirkungen kann bzw. sollte 24 h später Folsäure, z.B. 5(–15) mg, gegeben werden.

Die häufigste Nebenwirkung einer MTX-Therapie ist neben konstitutionellen Symptomen (Übelkeit, Unwohlsein) die Erhöhung der Transaminasen bei vielen Patienten. Diese müssen in regelmäßigen Abständen kontrolliert werden. Eine Transaminasenerhöhung bis auf das 3fache des Referenzwertes kann toleriert werden, da irreversible oder intensivmedizinisch zu versorgende Hepatitiden extrem selten sind. Im Gegensatz hierzu ist angesichts des Auftretens einer potentiell lebensbedrohlichen MTX-Pneumonitis die sorgfältige Abklärung neu aufgetretener pulmonaler Symptome bei MTX-behandelten Patienten obligat. Vor Einleitung der MTX-Therapie sollten aus diesen Gründen eine aktuelle Röntgenaufnahme des Thorax und eine Lungenfunktionsuntersuchung vorliegen.

Sulfasalazin:
Sulfasalazin ist bei milden Verläufen eines der initialen Therapeutika und zusammen mit Hydroxychloroquin wichtiger Bestandteil der Dreifach-Kombinationstherapie mit MTX (20). Die klinisch entzündungshemmende und moderat destruktionshemmende Wirksamkeit des Sulfasalazins ist in der Monotherapie mit Dosen von 2 g/Tag (in Einzelfällen ähnlich wie bei chronisch-entzündlichen Darmerkrankungen steigerbar bis auf 3–4,5 g/Tag) durch kontrollierte Studien belegt. Häufig sind gastrointestinale Nebenwirkungen, diese können durch eine einschleichende Dosierung verhindert oder abgemildert werden. Kutane Reaktionen, schwere Blutbildveränderungen sowie eine Oligo- oder Azoospermie müssen beachtet werden, sind aber selten. Ein Vorteil des Sulfasalazins ist seine gute Verträglichkeit und Sicherheit bei schwangeren und stillenden Patientinnen.

Leflunomid:
Leflunomid weist als Pyrimidinantagonist bei Monotherapie eine klinische Wirksamkeit und Destruktionshemmung vergleichbar einer mittleren MTX–Dosis auf (14, 16). Wenn durch Leflunomid-Monotherapie mit Dosen von 10–20 mg/Tag kein ausreichendes Ansprechen erreicht werden kann und keine ausgeprägten hepatischen Risikofaktoren bestehen, kann Leflunomid auch in der Kombination mit MTX eingesetzt werden. Die wichtigsten klinischen Nebenwirkungen sind Diarrhö und Haarausfall. Da Leflunomid eine sehr lange Halbwertszeit mit einer Eliminationsdauer von bis zu 2 Jahren aufweist, muss es aufgrund seiner teratogenen Eigenschaften bei geplanter Schwangerschaft mit Cholestyramin oder Aktivkohle über 11 Tage mit anschließender Plasmaspiegelbestimmung ausgewaschen werden.

Cyclosporin A:
Cyclosporin A ist sowohl als Monotherapeutikum als auch in Kombination mit MTX effektiv in der Behandlung der RA (1). Im klinischen Einsatz begrenzt seine Nephrotoxizität häufig die Langzeitanwendung, die oberhalb einer Dosis von 5 mg/kg KG deutlich zunimmt. Daher sollten Dosen von 2,5–3 mg/kg KG/Tag, aufgeteilt auf zwei Einzeldosen, in der Regel nicht überschritten werden. Die Messung des Serumspiegels ist in Einzelfällen sinnvoll.

Biologische Wirkstoffe („Biologics", „Biologika")

Für die Therapie der RA sind derzeit zwei gegen Tumor-Nekrose-Faktor-(TNF-)α gerichtete Antikörper, Infliximab und Adalimumab (18), das rekombinante lösliche TNF-Rezeptor-Fusionsprotein Etanercept (2) der Interleukin-1-Rezeptorantagonist Anakinra (7) sowie seit Juli 2006 der Anti-CD20-Antikörper Rituximab zugelassen. Alle fünf Präparate können nach den nationalen und internationalen Empfehlungen nach frühestens (3–)6 Monaten erfolgloser oder nicht ausreichender Therapie mit konventionellen Basistherapeutika eingesetzt werden, Rituximab nach Versagen mindestens eines TNF-Hemmers. In kontrollierten klinischen Studien zur Initialtherapie der frühen RA konnte im Vergleich zu den konventionellen Basistherapeutika als zusätzlicher therapeutischer Effekt für alle TNF-α Blocker in Kombination mit MTX eine deutlichere Hemmung (bis zum Sistieren) der Röntgenprogression nachgewiesen werden (10, 15).

Infliximab ist in Kombination mit MTX zugelassen und wird in Form von Infusionen von 3(–10) mg/kg

KG zum Zeitpunkt 0, 2 und 6 Wochen appliziert, danach in der Regel alle (4–)8 Wochen. Die Applikation von Adalimumab (als Monotherapie oder in Kombination mit MTX) erfolgt einmal alle 2 Wochen subkutan in einer Dosis von 40 mg, die Gabe von Etanercept 2 × pro Woche mit je 25 mg s.c. bzw. 50 mg einmal wöchentlich (auch als Monotherapie). Allerdings haben sich neben den eher strikten Dosierungsangaben im Rahmen der Zulassung patientenadaptierte höhere und niedrigere Dosierungen im klinischen Langzeitgebrauch etabliert (13). Die Gabe von Anakinra erfolgt ebenfalls als subkutane Gabe in einer täglichen Dosis von 100 mg.

Obwohl sich im Vergleich zu einer mehrjährigen Langzeittherapie (und zu einem unbehandelten Verlauf einer RA) in den bisher in Studien erfassten Beobachtungszeiträumen keine ausgeprägte Häufung oder Steigerung von schwerwiegenden Nebenwirkungen der Biologika bei der RA zeigte, sollte keine Anwendung dieser Substanzen ohne Indikationsstellung und ohne begleitende Therapieüberwachung durch einen internistischen Rheumatologen erfolgen (4, 21). Nachdem sich in der Dauertherapie Berichte über schwerwiegende infektiöse Komplikationen (v.a. Tuberkulose) unter Infliximab mit atypischem, disseminierten Verläufen und schweren Organmanifestationen gehäuft hatten (bis 2006 wurden bei mehr als 800 000 weltweit behandelten Patienten wenig mehr als 800 Tuberkulosefälle [0,1%] dokumentiert), muss vor Beginn einer Therapie mit einem TNF-α-Hemmer die Durchführung eines intrakutanen Tuberkulintests sowie einer Röntgen-Thorax-Aufnahme und ggf. eine Prophylaxe mit Isoniazid (300 mg/Tag über mindestens 9 Monate) erfolgen. Auch die (selteneren) anderen infektiösen Komplikationen betreffen vor allem atpyische, opportunistische und intrazelluläre Erreger wie Listerien. Die Vorsicht bezüglich infektiöser Komplikationen gilt im Prinzip auch für Anakinra, wobei hier neben den vor allem in den ersten Behandlungswochen auftretenden z.T. heftigen kutanen Lokalreaktionen in der Regel bronchopulmonale Infektionen (ohne bisher erhöhtes Risiko für eine Tuberkulose) im Vordergrund stehen. Auch neu aufgetretene Lymphome wurden unter anti-TNF-α-Therapie beobachtet. Bei schon krankheitsbedingt erhöhtem Lymphomrisiko bei der RA, wurde ein zusätzliches Risiko hierfür durch TNF-α-Hemmer allerdings bisher statistisch nicht nachgewiesen. Vielmehr legen die Studien eher eine krankheitsaktivitätsassoziierte Lymphomentwicklung nahe.

Kontraindikationen:
Eine Kontraindikation für den Einsatz von TNF-Hemmern – vor allem in höheren Dosierungen, z.B. Infliximabgaben von 10 mg/kg KG – ist aufgrund der Erfahrungen in den kontrollierten Studien eine klinisch verifizierbare höhergradige Herzinsuffizienz (v.a. NYHA III–IV, für Infliximab evtl. auch NYHA II) sowie ein früheres oder aktuelles Auftreten von demyelinisierenden neurologischen Erkrankungen.

Operative Intervention

Rekonstruktive Operationen an den Gelenken und Sehnen von Händen und Füßen haben einen hohen Stellenwert in der Rheumachirurgie. Die Mitbeurteilung durch einen operativ tätigen Rheumatologen bei therapieresistenten Fällen, noch bevor es z.B. zur Sehnenruptur an der Hand gekommen ist, eine kraniozervikale Instabilität irreversible neurologische Schäden gesetzt hat und noch bevor z.B. orthopädisches Schuhwerk als letztes Mittel der orthetischen Fußversorgung in Betracht gezogen wird, sollte daher frühzeitig erfolgen. Die Gelenkrekonstruktion mittels Endoprothesen gelingt in der Regel zufriedenstellend, mittlerweile auch an Einzelfällen an Schultergelenk, Ellbogengelenk und Sprunggelenk. Wichtig ist, dass ein Absetzen der immunsuppressiven Medikation einschließlich der TNF-α-Hemmer präoperativ wegen der Gefahr eines postoperativen Schubs der RA nur nach Rücksprache mit dem behandelnden internistischen Rheumatologen erfolgen sollte.

Empfehlungen der Deutschen Gesellschaft für Rheumatologie (DGRh)

Die hohe Dynamik der Gelenkdestruktion, die häufig mehrjährige Latenz bis zur Diagnosestellung sowie die konsekutiven Auswirkungen auf die Minderung von Lebensqualität und Mortalität der Patienten erfordert ein umgehendes, zielgerichtetes und effektives therapeutisches Eingreifen. Die Empfehlungen der DGRh sehen daher primär den Einsatz eines konventionellen Basistherapeutikums (v.a. MTX) in Kombination mit einer ausreichenden Dosis an Glukokortikoiden und NSAR nach Diagnosestellung vor. Ist das Therapieziel einer Remission nach 3 Monaten nicht erreicht, muss eine Eskalation der Behandlung durch eine Dosissteigerung oder eine Kombinationstherapie erfolgen. Ist auch nach weiteren 3 Monaten und nach Einsatz von mindestens zwei DMARD-Behandlungen keine Besserung eingetreten, wird der Einsatz TNF-α-blockierender Substanzen empfohlen (L1, 9). Für die RA ebenfalls zugelassene z.T. invasive Therapieformen wie Immunadsorption sollten Einzelfallentscheidungen vorbehalten bleiben.

Prognose

Etwa die Hälfte der Patienten mit noch undifferenzierter Arthritis und zwei Drittel aller Patienten mit einer frühen rheumatoiden Arthritis (RA, chronischen Polyarthritis) entwickeln im Verlauf von 5 Jahren eine wesentliche Funktionseinschränkung, die übrigen Patienten haben ohne Therapie einen milden Verlauf. Prognostisch ungünstige Faktoren sind: positiver Rheumafaktor und Antikörper gegen citrullinierte Peptide/Proteine, höheres Alter bei Beginn der Erkrankung (> 60 Jahre), fehlende soziale Bezugssysteme, schlechte ökonomische Bedingungen, ein niedriges Bildungsniveau sowie das Geschlecht. Frauen erleiden eine größere Beeinträchtigung der Funktionsfähigkeit, es besteht allerdings kein Unterschied hinsichtlich der radiologischen Progression. Die krankheitsbedingte Mortalität ist bei Frauen ebenfalls höher. Diese signifikant erhöhte Mortalität von Patienten mit rheumatoider Arthritis lässt sich durch einen frühen Einsatz von DMARDs reduzieren.

Tabelle I.1-5 Remissionskriterien der rheumatoiden Arthritis

Eine Remission liegt vor, wenn mindestens 5 Kriterien über mehr als 2 Monate erfüllt sind
1. morgendliche Gelenksteife < 15 min
2. kein Auftreten von Ermüdung
3. keine Gelenkschmerzen
4. keine druckschmerzhaften Gelenke, kein Gelenkschmerz bei Bewegung
5. keine Gelenkschwellungen
6. BSG < 30 mm/h bei Frauen, < 20 mm/h bei Männern

Es dürfen darüber hinaus keine Zeichen aktiver systemischer Manifestationen vorliegen

Bei einem frühen DMARD-Einsatz (innerhalb der ersten 6 Monate) lässt sich auch das Risiko für einen deutlichen Funktionsverlust halbieren und die Chance für eine Krankheitsremission signifikant um das 3fache verbessern. Die DMARD-Therapie muss allerdings häufig (in etwa 30% in den ersten 24 Monaten) wegen Nebenwirkungen oder Ineffektivität modifiziert werden. Insgesamt liegt ihre Toxizität nicht über der von nur symptomatisch wirkenden nichtsteroidalen Antirheumatika. Über einen Zeitraum von 6 Jahren bedeutet dies im Durchschnitt einen Einsatz von 3,3 DMARDs pro Patient, etwa 55% der DMARDs müssen wegen unerwünschter Wirkungen gewechselt werden, etwa 60% wegen Ineffektivität. Ein gutes Maß für das Ansprechen einer Therapie ist das zügige Erreichen der Remissionskriterien (Tab. I.1-5).

Rehabilitation, Patientenschulung und physikalische Therapie

Im Rahmen der Rehabilitation beginnt das therapeutische Gesamtkonzept bereits früh („Frührehabilitation") mit einer ausführlichen Aufklärung des Patienten über das Wesen und den Verlauf seiner Erkrankung. Dies ist für die notwendige Compliance bei einer zumeist lebenslangen Therapie mit Substanzen, die potentiell schwerwiegende Nebenwirkungen aufweisen, zwingend notwendig. Fachgesellschaften und Selbsthilfegruppen (z.B. www.dgrh.de, www.rheuma-liga.de) ergänzen die persönliche Aufklärung des behandelnden Arztes. Diese Informationen über seine Erkrankung sowie Rat und Hilfe zur Selbsthilfe sollen dem Betroffenen helfen, ein möglichst normales Leben führen zu können.

Dieser ganzheitliche Therapieansatz ist das Ziel einer koordinierten, problemorientierten Behandlung durch konservativ und operativ tätige Rheumatologen, Hausärzte, Physiotherapeuten, Ergotherapeuten, Sozialarbeiter, Pflegekräfte, Psychologen und andere Komplementärdisziplinen: die Versorgung durch ein multidisziplinäres Team. Hilfreich hierfür ist eine regelmäßige (3- bis 6-monatliche) Erfassung und Dokumentation der Krankheitsaktivität und ihres Verlaufs zur Beurteilung, Vergleich und Qualitätssicherung der Therapie der RA.

Physiotherapie

Physiotherapie erhöht die Selbsteffizienz und bessert die morgendliche Gelenksteife. Die Evidenzlage ist jedoch begrenzt. Die Elemente der Physiotherapie finden sich in der „Lose-Blattsammlung" der Kommission für Qualitätssicherung der Deutschen Gesellschaft für Rheumatologie (www.rheumanet.org/qs_dgrh). Die Empfehlungen zur regelmäßigen krankengymnastischen Übungsbehandlung sollen entsprechend den Zielen des Heilmittelkatalogs erfolgen. Die Ergotherapie, insbesondere die Gelenkschutzunterweisung ist für jeden Patienten mit früher RA sinnvoll. Die Inhalte einer solchen Unterweisung können ebenfalls der „losen Blattsammlung" entnommen werden.

Patienteninformationen

- Deutsche Rheumaliga, Selbsthilfeorganisation der Rheumakranken: www.rheuma-liga.de
- Kompetenznetz Rheuma, Zusammenschluss rheumatologischer Universitätskliniken, des Deutschen Rheumaforschungszentrums in Berlin und der Arbeitsgemeinschaft Kooperativer Rheumazentren (25 Zentren in ganz Deutschland): www.rheumanet.org

Leitlinien

L1. Schneider M, Lelgemann M, Abholz HH, Caratti R, Flügge Ch, Jäniche H, Kunz R, Krüger K, Rehart S, Specker Ch: Management der frühen rheumatoiden Arthritis – S3-Leitlinie der DGRh. 2. Aufl. Steinkopff, Darmstadt 2006 (siehe auch www.rheumanet.org).

Literatur

1. Anis AH et al.: A cost-effectiveness analysis of cyclosporine in rheumatoid arthritis. J Rheumatol 23 (1996) 609–614.
2. Blumenauer B et al.: Etanercept for the treatment of rheumatoid arthritis. Cochrane Database Syst Rev 2003; CD004525.

Tabelle I.1-6 DAS_{28} und EULAR-Response für Remission

DAS_{28} Ausgangswert	Differenz zum Ausgangswert		
	> 1,2	> 0,6 und ≤ 1,2	≤ 0,6
≤ 3,2	gute Verbesserung	mäßige Verbesserung	keine Verbesserung
> 3,2 und ≤ 5,1	mäßige Verbesserung	mäßige Verbesserung	keine Verbesserung
> 5,1	mäßige Verbesserung	keine Verbesserung	keine Verbesserung

3. Bolten WW: Antientzündliche Schmerztherapie mit klassischen NSAR oder Coxiben. Differenzialtherapie in Abhängigkeit von kardialen und gastralen Risiken. MMW Fortschr Med 147 (2005) 24–27.
4. Bongartz T et al.: Anti-TNF antibody therapy in rheumatoid arthritis and the risk of serois infections and malignancies: systematic review and meta-analysis of rare harmful events in randomized controlled trials. JAMA 295 (2006) 2275–2285.
5. Buchbinder R et al.: Corticosteroid injections for shoulder pain. Cochrane Database Syst Rev 2003; CD004016.
6. Choy EH et al.: A meta-analysis of the efficacy and toxicity of combining disease-modifying anti-rheumatic drugs in rheumatoid arthritis based on patient withdrawal. Rheumatology 44 (2005) 1414–1421.
7. Cohen SB et al.: Patient- versus physician-reported outcomes in rheumatoid arthritis patients treated with recombinant interleukin-1 receptor antagonist (anakinra) therapy. Rheumatology 43 (2004) 704–711.
8. Gotzsche PC, Johansen HK: Short-term low-dose corticosteroids vs. placebo and nonsteroidal antiinflammatory drugs in rheumatoid arthritis. Cochrane Database Syst Rev 2004; CD000189.
9. Gromnica-Ihle E: Pharmakotherapie der rheumatoiden Arthritis. Z Rheumatol 61 (2002) Suppl 2: II35–II38.
10. Hochberg MC et al.: Comparison of the efficacy of the tumour necrosis factor alpha blocking agents adalimumab, etanercept, and infliximab when added to methotrexate in patients with active rheumatoid arthritis. Ann Rheum Dis 62 (2003) Suppl 2: ii13–ii16.
11. Juni P et al.: Risk of cardiovascular events and rofecoxib: cumulative meta-analysis. Lancet 364 (2004) 2021–2029.
12. Kresnik E et al.: Clinical outcome of radiosynoviorthesis: a meta-analysis including 2190 treated joints. Nucl Med Commun 23 (2002) 683–688.
13. Listing J et al.: Clinical and functional remission: even though biologics are superior to conventional DMARDs overall success rates remain low – results from RABBIT, the German biologics register. Arthritis Res Ther 8 (2006) R66.
14. Maddison P et al.: Leflunomide in rheumatoid arthritis: recommendations through a process of consensus. Rheumatology 44 (2005) 280–286.
15. Navarra-Sarabia F et al.: Adalimumab for treating rheumatoid arthritis. Cochrane Database Syst Rev 2005; CD005113.
16. Osiri M et al.: Leflunomide for the treatment of rheumatoid arthritis. Cochrane Database Syst Rev 2003; CD002047.
17. Ramey DR et al.: The incidence of upper gastrointestinal adverse events in clinical trials of etoricoxib vs. non-selective NSAIDs: an updated combined analysis. Curr Med Res Opin 21 (2005) 715–722.
18. Rau R: Adalimumab (a fully human anti-tumour necrosis factor alpha monoclonal antibody) in the treatment of active rheumatoid arthritis: the initial results of five trials. Ann Rheum Dis 61 (2002) Suppl 2: ii70–ii73.
19. Wassenberg S et al.: Very low-dose prednisolone in early rheumatoid arthritis retards radiographic progression over two years: a multicenter, double-blind, placebo-controlled trial. Arthritis Rheum 52 (2005) 3371–3380.
20. Weinblatt ME et al.: Sulfsalazine treatment for rheumatoid arthritis: a metaanalysis of 15 randomized trials. J Rheumatol 26 (1990) 2123–2130.
21. Zintzaras E et al.: The risk of lymphoma development in autoimmune diseases: a meta-analysis. Arch Intern Med 165 (2005) 2337–2340.

Autorenadressen

Prof. Dr. med. Gerd-Rüdiger Burmester
Universitätsklinikum Charite
Med. Klinik
Schwerpunkt Rheumatologie und Klinische Immunologie
Schumannstr. 20–21
10117 Berlin

PD Dr. med. Ulf Müller-Ladner
Justus-Liebig-Universität Gießen
Klinik für Rheumatologie und Klinische Immunologie
Kerckhoff-Klinik Benekestr. 2–8
61231 Bad Nauheim

2 Spondarthritiden

Definition

Als Spondarthritiden wird eine Gruppe von Erkrankungen zusammengefaßt, die sich gegenüber der chronischen Polyarthritis durch das Fehlen von Rheumafaktoren und Rheumaknoten abgrenzen und mit der Spondylitis ankylosans die Gemeinsamkeit eines Sakroiliitis-Spondylitis-Arthritis-Syndroms aufweisen. Folgende gemeinsame Manifestationen charakterisieren die Spondarthritiden:
- periphere Arthritis, meist mit asymmetrischem Befall der Gelenke und besonders an den unteren Extremitäten
- entzündliche Veränderungen der Insertionen von Sehnen und Bändern (Enthesopathien)
- klinischer und röntgenologischer Befall der Iliosakralgelenke (Sakroiliitis) und Wirbelsäule (Syndesmophyten, Spondylitis, Spondylarthritis)
- gemeinsame extraartikuläre Manifestationen wie Augenentzündungen (Iridozyklitis, Konjunktivitis, selten Episkleritis), Schleimhautentzündungen (Stomatitis aphthosa, Urethritis), Hautveränderungen (Psoriasiform, Erythema nodosum, Pyoderma gangraenosum)
- familiäre Häufung und hohe Assoziation mit dem HLA-B27

Zu den Spondarthritiden zählen folgende Erkrankungen:
- Spondylitis ankylosans
- Arthritis psoriatica
- HLA-B27-assoziierte reaktive Arthritiden mit und ohne Reiter-Syndrom
- intestinale Arthropathien (M. Crohn, Colitis ulcerosa, M. Whipple)
- juvenile Oligoarthritis Typ II
- undifferenzierte Spondarthritiden (abortive bzw. frühe Formen einer definitiven Spondarthritis)

Fraglich ist die Zuordnung des SAPHO-Syndroms (Synovialitis, Akne, Pustulosis, Hyperostose, Osteitis), da keine ausgeprägte HLA-B27-Assoziation besteht und die Hautveränderungen in ihrer Klassifikation auch als mögliche Psoriasis gewertet werden. In Frühstadien ist die Differenzierung der Spondarthritiden in die einzelnen Krankheitsbilder oft schwierig, so daß dann die vorläufige Diagnose bzw. Arbeitsdiagnose undifferenzierte Spondarthritis gewählt werden muß. Die klinischen und ätiopathogenetischen Gemeinsamkeiten (HLA-B27-Assoziation, bakteriell-infektiöse Genese) implizieren auch die Gemeinsamkeiten der Therapie.

2.1 Allgemeines

Ausschlußdiagnostik

Ein sicherer Ausschluß ist schwierig, selten gefragt (z. B. Familienuntersuchung, Gutachten) und mitunter erst nach längerfristiger Verlaufsbeobachtung möglich. Fehlende Beschwerden schließen die Erkrankung nicht aus, da asymptomatische Verläufe mit röntgenologisch nachweisbarer Sakroiliitis vorkommen. Normale Laborwerte für systemische Entzündungsparameter (BKS, CRP, Immunglobuline) sprechen nicht gegen eine Spondarthritis, da sie in 50–60% normal ausfallen. Auch das HLA-B27 kann negativ sein (Tab. I.2-1). Im Fall verdächtiger Beschwerden (Lumbalgien, Arthralgien, Myalgien) schließen nur ein unauffälliges Szintigramm (evtl. als SPECT) ohne Aktivitätsanreicherungen in Iliosakralgelenken, Wirbelsäule, Gelenken und Sehnenansätzen sowie ein normales MRT der Iliosakralgelenke eine Spondarthritis mit großer Wahrscheinlichkeit aus.

Nachweisdiagnostik

Leitsymptom ist der entzündliche Kreuz- und Wirbelsäulenschmerz: Schmerzspitze früh morgens, Morgensteifigkeit, nächtlicher Schmerz mit Erwachen in der zweiten Nachthälfte (1.00–6.00 Uhr), Besserung bei Bewegung, Aufstehen und Herumgehen, Ausstrahlung in das Gesäß und die Rückseite der Oberschenkel höchstens bis zum Knie, schleichender Beginn.

Im Fall des Krankheitsbeginns an peripheren Gelenken muß eine asymmetrische Arthritis mit vorwiegendem Befall an den unteren Extremitäten stets an eine Spondarthritis denken lassen. Läßt sich neben den beiden Grundsymptomen des entzündlichen Wirbelsäulenschmerzes oder der Arthritis ein weiteres der Kriterien der European Spondylarthropathy Study Group (ESSG) erfassen, so liegt mit großer Wahrscheinlichkeit eine Spondarthritis vor (Tab. I.2-2). Die Sensitivität der ESSG-Kriterien beträgt 86% und ihre Spezifität 87%.

Beweisend für eine Spondarthritis ist der röntgenologische Nachweis einer beidseitigen Sakroiliitis mit dem typischen bunten Bild (Destruktion, Sklerosierung und Ankylosierung) (s.a. Kap. I.2.2). Ohne positiven Röntgenbefund einer Sakroiliitis haben die ESSG-Kriterien noch eine Sensitivität von 77% und

Tabelle I.2-1 Häufigkeit des HLA-B27 bei Spondarthritiden.

Diagnose	HLA-positiv (%)
Spondylitis ankylopoetica	90–100
Morbus Reiter	70–90
Reaktive Arthritiden durch	
– Yersinien	80
– Salmonellen	80–90
– Shigellen	80
– Chlamydien	50–70
Intestinale Arthropathien	
– mit Sakroiliitis	50–70
– ohne Sakroiliitis	6
Psoriasisarthropathie	
– mit Sakroiliitis	35–100
– ohne Sakroiliitis	14–24
Juvenile rheumatoide Arthritis mit Sakroiliitis	40–60
Iritis	40–50
Chronische Polyarthritis	6–10
Gesunde Kontrollpersonen	6–8

Tabelle I.2-2 ESSG-Kriterien der Spondylarthropathien.

Wirbelsäulenschmerzen oder vom entzündlichen Typ	Arthritis – asymmetrisch oder – vorwiegend an den unteren Extremitäten

und eines der folgenden Kriterien
- positive Familienanamnese für Spondylitis ankylosans, Psoriasis, reaktive Arthritis, M. Crohn oder Colitis ulcerosa
- Befund oder Anamnese einer Psoriasis
- M. Crohn oder Colitis ulcerosa
- beidseits wechselnde Gesäßschmerzen
- Fersenschmerzen
- Sakroiliitis

eine Spezifität von 89%. Selbst für die undifferenzierten Spondarthritiden erweisen sie sich mit einer Sensitivität von 78% als praktisch brauchbar.

Für die differentialdiagnostische Zuordnung zu den einzelnen definierten Krankheitsbildern ist die sorgfältige Suche nach Organmanifestationen der Haut (Psoriasis, Erythema nodosum, Pustulosis palmaris et plantaris, Pyoderma gangraenosum), des Gastrointestinaltrakts (M. Crohn, Colitis ulcerosa, M. Whipple) und des Urogenitaltrakts (Urethritis, Prostatitis, Epididymitis, Zervizitis, Adnexitis) richtungweisend. Die Arthritis (Häufigkeit ca. 10–20% bei Colitis ulcerosa und M. Crohn) tritt meist gleichzeitig oder nach der Darmerkrankung auf und geht mit der Entzündungsaktivität der Darmerkrankung einher. Im Gegensatz dazu manifestieren sich die Sakroiliitis (Häufigkeit ca. 15%) und Spondylitis (Häufigkeit 3–6%) oft vor der Darmkrankheit und zeigen meist keine Parallelität zur Entzündungsaktivität des Darms. Die mit 60–90% sehr häufigen Arthralgien und Arthritiden beim M. Whipple bestehen meist über viele Jahre vor Manifestation von gastrointestinalen Symptomen. Dies gilt auch für den mit 5–7% selteneren Befall der Wirbelsäule in Form einer Sakroiliitis und Spondylitis.

Zur Diagnostik der Spondarthritiden gehört auch der Nachweis weiterer Organmanifestationen wie z. B. des Herzens (Aorteninsuffizienz, Myokarditis, Perikarditis, AV-Überleitungsstörungen), unspezifischer Begleithepatitiden, Myositiden und bei schweren Verläufen einer Amyloidose.

Bezüglich der Aktivitätsdiagnostik und der Erfassung der Schwere und Progredienz der Erkrankungen wird auf die entsprechenden Krankheitsbilder verwiesen.

Therapie

Medikamentöse Therapie

Die Behandlung der Wirbelsäulenmanifestationen, peripheren Arthritis und Enthesiopathie erfolgt primär mit nichtsteroidalen Antiphlogistika. Die Auswahl des geeigneten Präparats, dessen Dosis und Darreichungsform (z. B. als Retardpräparat) richten sich nach Beschwerdeintensität, tageszeitlicher Rhythmik (z. B. abendliche Gaben eines langwirksamen Präparats bei Nachtschmerz) und Verträglichkeit. Meist sind leicht- bis mittelstark wirkende Antiphlogistika wie z. B. Ibuprofen, Diclofenac oder Meloxicam ausreichend; bei ausgeprägtem entzündlichem Wirbelsäulenschmerz ist jedoch gelegentlich der Einsatz starker nichtsteroidaler Antiphlogistika, wie z. B. Indometacin, notwendig. Bei fehlendem Ansprechen auf ein Präparat innerhalb von drei Tagen ist eine unzureichende Wirkung anzunehmen und ein Wechsel zu einem anderen nichtsteroidalen Antiphlogistikum zu empfehlen. Die Behandlungsdauer wird von der fortbestehenden entzündlichen Symptomatik bestimmt, so daß nach deren Remission eine Beendigung der Einnahme zu empfehlen ist. Die Risiken einer Behandlung mit nichtsteroidalen Antiphlogistika, insbesondere gastrointestinale Nebenwirkungen und Beeinträchtigung der Nierenfunktion, sind besonders bei älteren und Risikopatienten (Ulkusanamnese, vorbestehende Nierenfunktionseinschränkung) bei Therapieplanung und Präparateauswahl zu berücksichtigen. Bei hohem Risiko für gastrointestinale Nebenwirkungen (z. B. älterer Patient mit Ulkusanamnese und gleichzeitigem Einsatz von Glukokortikoiden) sind Cox2-selektive nichtsteroidale Antiphlogistika (Celecoxib, ggfs. auch Rofecoxib) vorzuziehen. Ersatzweise ist eine Ulkusprophylaxe indiziert.

Eine systemische Glukokortikoidtherapie ist in der Regel nicht erforderlich, kann jedoch bei hoher Krankheitsaktivität oder sonst nicht beherrschbaren schweren Schüben vorübergehend sinnvoll sein.

Eine antirheumatische Langzeittherapie (sog. Basistherapie) ist bei Spondarthritiden vor allen Dingen bei peripherer Gelenkbeteiligung mit persistierend hoher Krankheitsaktivität oder nachgewiesener Darmbeteiligung in Form einer Sulfasalazinbehandlung (z. B. Azulfidine RA / Pleon RA 2–3 × 1000 mg/Tag) indiziert. Bei Versagen der Sulfasalazintherapie und anhaltend hoher humoraler Krankheitsaktivität können versuchsweise Methotrexat oder Azathioprin eingesetzt werden.

Nichtmedikamentöse Therapie

Im Akutstadium sind Kryotherapie peripherer Gelenke, bei Sakroiliitis Diadynamik und hydrogalvanische Vollbäder (sog. Stanger-Bäder) sowie bei Enthesopathie Ultraschallbehandlung und Iontophorese zu empfehlen. Bei chronischen Verläufen treten eine kontinuierliche krankengymnastische Übungsbehandlung mit isometrischen Übungen und Erlernen ergonomisch günstiger Bewegungsmuster, hyperämisierende Hochfrequenztherapie (UKW, Dezimeterwelle) der angrenzenden Muskulatur und diadynamische Ströme zur Behandlung der Enthesopathie hinzu.

2.2 Spondylitis ankylosans

Die Spondylitis ankylosans (Sp.a., Morbus Bechterew) ist eine chronische entzündlich-rheumatische Systemerkrankung, die sich vorzugsweise am Achsenskelett mit ankylosierenden und destruierenden

2 Spondarthritiden

Veränderungen manifestiert, häufig aber auch zu Arthritiden und Enthesopathien, seltener zu viszeralen Organbeteiligungen führt. Die Sp.a. ist vor allem gegen andere entzündliche und degenerative Erkrankungen der Wirbelsäule und Iliosakralgelenke abzugrenzen sowie gegenüber internistischen, neurologischen und gynäkologischen Ursachen für Wirbelsäulenschmerzen. Bei Beginn der Erkrankung im Bereich der peripheren Gelenke kommt zwar das gesamte Spektrum der Differentialdiagnose der Mon- und Oligoarthritiden in Frage, am häufigsten aber die reaktiven Arthritiden und andere Spondarthritiden. Die chronische Polyarthritis kann durch ihr symmetrisches Befallsmuster der Finger- und Zehengelenke sowie durch positive Rheumafaktoren und das Fehlen des HLA-B27 differenziert werden.

Ausschlußdiagnostik

Weniger als 3,5 Punkte der Frühdiagnosekriterien (Tab. I.2-3) machen eine Spondylitis ankylosans sehr unwahrscheinlich. Im übrigen siehe hierzu Ausschlußdiagnostik der Spondarthritiden (s. o.).

Tabelle I.2-3 Frühdiagnosekriterien für die Spondylitis ankylosans.

Kriterien	Punkte
Genetisch:	
– HLA-B27-positiv	1,5
Klinisch:	
– Wirbelsäulenschmerz (Entzündungstyp, s. Tab. I.2-4)	1
– ischialgiformer Spontanschmerz und/oder positives Mennellsches Zeichen	1
– Spontan- oder Kompressionsschmerz im knöchernen Thorax und/oder eingeschränkte Atembreite (≤ 2,5 cm)	1
– periphere Arthritis und/oder Fersenschmerz	1
– Iritis/Iridozyklitis	1
– eingeschränkte Beweglichkeit der HWS und/oder LWS in allen Ebenen	1
Laborchemisch:	
– erhöhte BSG	
– Alter < 50 Jahre: M = 15 mm/h, F = 20 mm/h	
– Alter > 50 Jahre: M = 20 mm/h, F = 30 mm/h	
Röntgenologisch:	
– Wirbelsäulenzeichen: Syndesmophyten, Kasten-, Tonnenwirbel, Romanus-, Andersson-Läsion, Arthritis der Kostovertebral- und/oder der Intervertebralgelenke	1

Ab mindestens 3,5 Punkten ist die Frühdiagnose der Sp.a. zu stellen

Ausschlußkriterien: traumatische, degenerative oder andere nichtentzündliche Wirbelsäulenerkrankungen, Arthritis psoriatica oder reaktive Arthritis, maligne, infektiöse, metabolische oder endokrinologische Erkrankung, andere Gründe für eine erhöhte BSG oder ein positiver Rheumafaktor

Nachweisdiagnostik

Richtungweisende klinische Symptome sind der entzündliche Rückenschmerz (Tab. I.2-4), eine Einschränkung der Lendenwirbelsäulenbeweglichkeit und Einschränkung der Thoraxexkursion. Zusammen mit dem Nachweis einer röntgenologischen Sakroiliitis (Tab. I.2-5) kann die Diagnose eindeutig gestellt werden (Tab. I.2-6). Da jedoch bis zum röntgenologischen Nachweis einer Sakroiliitis durchschnittlich 2,5 bis elf Jahre vergehen, stützt sich die Verdachtsdiagnose nicht selten auf die Frühdiagnosekriterien (s. Tab. I.2-3). Ein positiver HLA-B27-

Tabelle I.2-4 Kriterien des Kreuzschmerzes vom entzündlichen Typ.

- Krankheitsbeginn vor dem 40. Lebensjahr
- schleichender Beginn der Beschwerden
- Dauer seit mindestens 3 Monaten
- Morgensteifigkeit
- Besserung bei Bewegung

Mindestens vier Kriterien müssen erfüllt sein.

Tabelle I.2-5 Röntgenologische Gradeinteilung der Sakroiliitis.

Grad	Befund
0	normal
1	verwaschener Gelenkspalt, Pseudoerweiterung, mäßige Sklerosierung
2	unregelmäßige Gelenkspalterweiterung, ausgeprägte Sklerosierung, Erosionen, „Perlschnurbild"
3	Gelenkspaltverschmälerung oder -verengung, Erosionen, Sklerosierung, partielle Ankylosierung
4	totale Ankylose

Tabelle I.2-6 New-York-Kriterien der Spondylitis ankylosans.

1. Deutlich eingeschränkte Beweglichkeit der Lendenwirbelsäule (LWS) in allen Ebenen
2. Frühere oder aktuelle Schmerzen im Bereich des dorsolumbalen Übergangs oder der LWS
3. Eingeschränkte Atembreite (≤ 2,5 cm) in Höhe des
4. Interkostalraums

Sichere Sp.a., wenn
a) eine beidseitige Sakroiliitis Grad 3 oder 4 und ein klinisches Kriterium oder
b) eine beidseitige Sakroiliitis Grad 2 oder eine einseitige Sakroiliitis Grad 3 oder 4 und
  I. Kriterium 1 oder
  II. beide Kriterien 2 und 3 vorliegen

Wahrscheinliche Sp.a. bei beidseitiger Sakroiliitis Grad 3 oder 4

Test für sich allein ohne entsprechende klinische Zeichen erlaubt nicht die Diagnose einer Sp.a., da er auch in etwa 7% der Normalbevölkerung positiv ausfällt (s.a. Tab. I.2-1). Bei fraglichem Nachweis der Sakroiliitis in der anterior-posterioren Röntgenaufnahme der LWS (mit Darstellung der Iliosakralgelenke und des dorso-lumbalen Überganges) ist eine CT-gestützte Schnittbilddiagnostik zu empfehlen, die entzündliche knöcherne Veränderungen sensitiver nachweist. Für die Detektion florider entzündlicher Veränderungen, insbesondere in frühen Stadien, sowie aus Strahlenschutzgründen für Jugendliche und Frauen im gebährfähigen Alter ist das MRT, gegebenenfalls mit Fett-Suppression zu empfehlen. Als Alternative vor allem bei Verdacht auf zusätzliche entzündliche Prozesse in anderen Wirbelsäulenabschnitten oder peripheren Gelenken kommt die Skelettszintigraphie, insbesondere mit SPECT-Untersuchung in Frage.

Zur Beurteilung der Entzündungsaktivität dienen die Schmerzsymptomatik (Dauer der Morgensteifigkeit, Vorhandensein von Ruheschmerzen und Nachtschmerzen), die Erhöhung der BKS und des C-reaktiven Proteins sowie häufig auch eine Erhöhung des Immunglobulins A.

Die Ausdehnung und Schwere des Wirbelsäulenbefalls lassen sich klinisch (Mennellsches Zeichen, Ottsches Zeichen, Schobersches Zeichen, Finger-Boden-Abstand, Atembreite, Hinterkopf-Wand-Abstand) und durch die Ausdehnung der röntgenologischen Manifestationen (Syndesmophyten, Spondylitis anterior, Spondylodiszitis, Ankylosierung, Bambusstab) objektivieren.

Die in 20–75% vorhandenen peripheren Mon- oder Oligoarthritiden unterscheiden sich klinisch nicht von anderen Arthritiden und sind röntgenologisch meist nicht erosiv. Bei schweren Verläufen mit Befall der Hüftgelenke kommt es jedoch auch zu destruierenden Veränderungen, die frühzeitig durch die bildgebende Diagnostik (Röntgen, CT, MRT) erfaßt werden können.

Für den Nachweis der häufig sehr schmerzhaften monolokulären oder multiplen Enthesopathien ist klinisch der Druckschmerz am Sehnenansatz bzw. an Synchondrosen richtungweisend (Abb. I.2-1). Röntgenologisch lassen sich in fortgeschrittenen Fällen hyperostotische bzw. resorptive Veränderungen vor allem im Bereich des Fersenbeins plantar und am Achillessehnenansatz, aber auch im Bereich der Sitzbeinhöcker, der Beckenkämme, der Trochanteren sowie im Bereich der Übergänge von Rippen, Rippenknorpel und Sternum nachweisen.

Weitere diagnostisch wichtige Manifestationen und Komplikationen der Sp.a. sind in Tabelle I.2-7 zusammengefaßt.

Therapie

Medikamentöse Therapie

Die Therapie der Spondylitis ankylosans ist im wesentlichen symptom- bzw. beschwerdeorientiert. Zur Behandlung der Achsenskelettmanifestationen ebenso wie der peripheren Gelenkbeteiligung bzw. Enthesopathie werden primär nichtsteroidale Antiphlogistika analog zur Behandlung anderer Spondarthritiden eingesetzt (vgl. dort).

Eine antirheumatische Langzeittherapie (sog. Basistherapie) in der Behandlung der Achsenskelettmanifestationen ist bei fortgeschrittener Erkrankung wohl nicht erfolgreich. Eventuell verringert jedoch eine Sulfasalazinbehandlung in Frühstadien die Krankheitsmanifestationen. Bei chronischer peripherer Gelenkbeteiligung ist hingegen eine Therapie mit Sulfasalazin (z. B. Azulfidine RA/Pleon RA 2–3 × 1000 mg/Tag), bei deren Versagen auch ein Übergang auf Methotrexat oder Azathioprin indiziert. In therapieresistenten Fällen mit hoher systemischer Krankheitsaktivität ergibt sich aufgrund neuester Daten die Möglichkeit einer Therapie mit TNF-Antagonisten (Infliximab, Etanercept).

Als Alternative zur o.a. Pharmakotherapie kann in Fällen ausgeprägter Wirbelsäulenmanifestationen auch eine Behandlung mit Radium 244 erwogen werden.

Nichtmedikamentöse Therapie

Neben den in der Behandlung anderer Spondarthritiden erläuterten Grundsätzen der physikalischen Therapie treten bei Spondylitis ankylosans die kontinuierliche krankengymnastische Behandlung der gesamten Wirbelsäule und korrekte Lagerung zur Kontrakturprophylaxe hinzu. Die Krankengymnastik sollte dynamische Schwung- und statische Dehngymnastik, Mobilisationsübungen und isometrisches Training der paravertebralen Muskulatur beinhalten. Eine tägliche Heimgymnastik und eine regelmäßige sportliche Betätigung in Ausdauersportarten sind zu empfehlen.

Bei schwerer Ankylose in funktionell ungünstiger Stellung kann eine Indikation zur operativen Wirbelsäulenaufrichtung gegeben sein, die jedoch bei

Tabelle I.2-7 Weitere Manifestationen und Komplikationen der Spondylitis ankylosans.

Manifestation	Häufigkeit (%)
Iritis/Iridozyklitis (einseitig bzw. wechselseitig)	4–40
Kardiovaskulär	
– Aorteninsuffizienz infolge Aortitis	2–10
– Reizleitungsstörungen mit AV-Blockierungen	
– Kardiomyopathie	
– Peri- und Myokarditis	
Pulmonal	
– verminderte Vitalkapazität infolge Thoraxstarre	
– zystische Oberlappenfibrose	
Renal	
– sekundäre Amyloidose	8
– IgA-Nephropathie	bis zu 10
– interstitielle Nephritis	
ZNS	
– Rückenmarkskompression infolge atlantodentaler Dislokation	
– Cauda-equina-Syndrom	

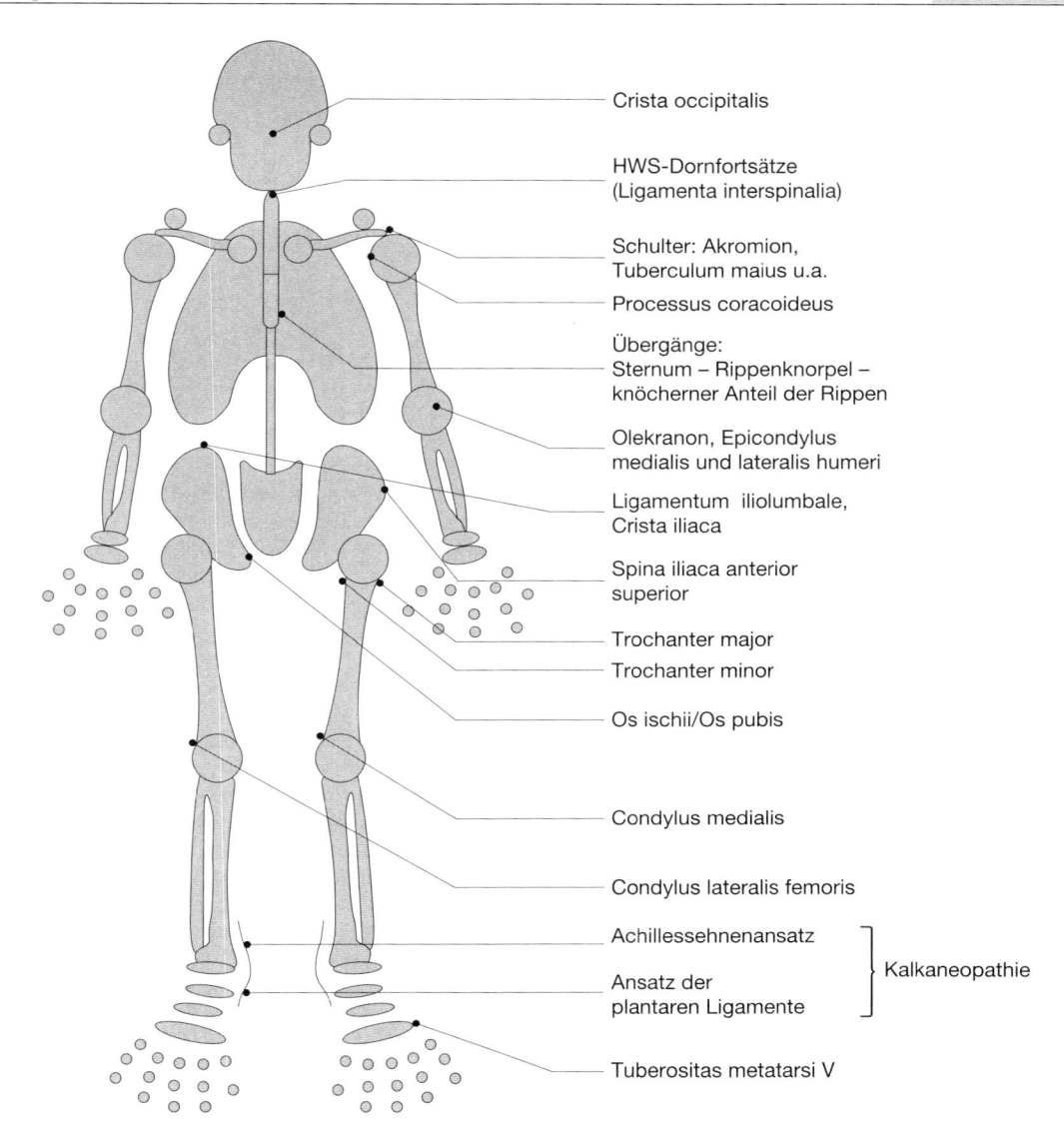

Abb. I.2-1 Entzündliche Enthesopathien bei Spondylitis ankylosans.

- Crista occipitalis
- HWS-Dornfortsätze (Ligamenta interspinalia)
- Schulter: Akromion, Tuberculum maius u.a.
- Processus coracoideus
- Übergänge: Sternum – Rippenknorpel – knöcherner Anteil der Rippen
- Olekranon, Epicondylus medialis und lateralis humeri
- Ligamentum iliolumbale, Crista iliaca
- Spina iliaca anterior superior
- Trochanter major
- Trochanter minor
- Os ischii/Os pubis
- Condylus medialis
- Condylus lateralis femoris
- Achillessehnenansatz ⎫
- Ansatz der plantaren Ligamente ⎬ Kalkaneopathie
- Tuberositas metatarsi V

den nicht unerheblichen Risiken streng zu stellen ist. In jüngster Zeit treten zu den genannten Behandlungsverfahren auch Patientenschulungsprogramme für Spondylitis ankylosans und Therapiegruppen im Rahmen der Patientenselbsthilfeorganisation Deutsche Vereinigung Morbus Bechterew e.V. hinzu.

2.3 Psoriasisarthritis

Die Psoriasisarthritis (PA) ist charakterisiert durch eine Synovitis der peripheren Gelenke und/oder eine Spondylitis zusammen mit einer Psoriasis der Haut oder Nägel. Die Hautmanifestationen gehen den rheumatischen Symptomen meist voraus, können aber auch gleichzeitig mit ihnen auftreten, oder noch seltener folgt die Psoriasis der Arthritis nach (Arthritis psoriatica sine psoriase). Typisch sind die Beteiligung der Endgelenke der Finger und Zehen, ein Strahlbefall und röntgenologisch das Nebeneinander von destruierenden und produktiven Veränderungen.

Es werden verschiedene Formen unterschieden: periphere Formen mit asymmetrischer Oligo- oder Polyarthritis, anfallsartige Gelenksymptomatik, Befall der distalen Interphalangealgelenke und Strahlbefall (Daktylitis). Seltener ist eine axiale Form (Spondylitis psoriatica mit Iliosakralarthritis und Spondylitis). Mischformen sind durch die gleichzeitige Manifestation an Gelenken und Wirbelsäule gekennzeichnet. Auch der Verlauf ist sehr variabel. Am häufigsten findet sich ein chronisches bzw. chronisch schubweises Fortschreiten, aber auch rezidivierende, anfallsartige Attacken, intermittierende Schübe mit länger anhaltender Aktivität oder kurzdauernde, plötzlich einfallende (palindrome) Schübe.

Differentialdiagnostisch sind vor allem reaktive Arthritiden, andere Spondarthritiden und die chronische Polyarthritis abzugrenzen. Des weiteren differentialdiagnostisch zu berücksichtigen sind die Gichtarthritis, die Fingerpolyarthrose und das SAPHO-Syndrom.

Ausschlußdiagnostik

Es sind besonders die Verstecke der Psoriasis (Kopfhaut, Nabel, Rima ani) und die Nägel zum Ausschluß einer Psoriasis zu inspizieren. Bei fehlenden psoriatischen Haut- und Nagelveränderungen sowie negativer Familienanamnese ist die Diagnose sehr unwahrscheinlich, abgesehen von den sehr seltenen Fällen einer Arthritis psoriatica sine psoriase.

Nachweisdiagnostik

Für die Diagnose entscheidend ist die sorgfältige anamnestische und inspektorische Suche nach Haut- und Nagelmanifestationen der Psoriasis (erythematöse, scharf begrenzte, runde, schuppende Plaques mit Prädilektion an Ellenbogen, Knien, Kopfhaut, Umbilikalregion, Analfalte) und den typischen Nagelveränderungen (partielle oder totale weiße Nagelflecken, Querfurchen, Tüpfelungen, Krümelnägel und Onycholyse). Weitere für die PA diagnostisch wichtige Krankheitsmerkmale sind: typisches Gelenkbefallsmuster (Endgelenke der Finger und Zehen), „Strahlbefall" aller drei Gelenke eines Fingers oder einer Zehe, Schwellung des gesamten Fingers oder der Zehe (Wurstfinger, Daktylitis), asymmetrische Mon-Oligoarthritis, Sternoklavikulargelenkbefall, Beteiligung von Synchondrosen (z. B. zwischen Manubrium und Corpus sterni, Symphyse), Enthesopathien (s. Kap. I.2.1) und bei Spondarthritis psoriatica eine Sakroiliitis oder Spondylitis (s. Kap. I.2.1).

Das Labor zeigt keinen typischen Befund. Die Rheumafaktoren sind negativ. Bei axialen Formen mit röntgenologischer Sakroiliitis ist das HLA-B27 nur in 37% positiv.

Im Röntgenbild weisen das Nebeneinander von erosiv-destruierenden Veränderungen (Erosionen von distalen Interphalangealgelenken, tassenförmige Erosion der distalen Phalanx, Osteolysen der terminalen Phalanx) und periostalen Anbauten (lamelläre Periostreaktionen) sowie produktive Periostitis, Akroosteolysen und Ankylosierungen auf eine PA hin.

Im Szintigramm lassen sich auch bei Arthralgien ohne klinische Zeichen einer Synovialitis oft ausgedehnte Aktivitätsanreicherungen nachweisen sowie subklinische Entzündungen z. B. in den Iliosakralgelenken, Sternoklavikulargelenken, Synchondrosen und Wirbelkörpern.

Für die Aktivitätsdiagnostik ist die klinische Schmerzsymptomatik (Ruhe- und Nachtschmerzen) oft wichtiger als die Entzündungsparameter (BKS, C-reaktives Protein), die nicht selten normal ausfallen. Unter den Immunglobulinen ist besonders das IgA erhöht, in schweren Fällen auch das IgM.

Therapie

Medikamentöse Therapie

Die medikamentöse Therapie der Psoriasisarthritis verfolgt einerseits das Ziel einer ausreichenden Beherrschung der Krankheitssymptome und andererseits einer Retardierung der im Verlauf der Erkrankung auftretenden Gelenkdestruktion.

Grundlage der medikamentösen Behandlung sind eine ausreichende und kontinuierliche Therapie mit nichtsteroidalen Antiphlogistika. Da die Psoriasisarthritis nicht selten durch eine ausgeprägte Arthralgie bei nur geringer Synovialitis und diskretem humoralen Entzündungsniveau charakterisiert ist, ist auf eine ausreichende und der tageszeitlichen Rhythmik adaptierte Dosierung zu achten. In Phasen ausgeprägter synovialitischer Krankheitsaktivität sind möglichst niedrigdosierte systemische Steroide indiziert; bei einer Dosierung von mehr als 10 mg Prednisolonäquivalent sollten nichtsteroidale Antiphlogistika abgesetzt und eine Kombination von Steroiden mit reinen Analgetika (Paracetamol) begonnen werden.

Bei erosiv-destruierendem Krankheitsverlauf ist die Einleitung einer antirheumatischen Langzeittherapie (sog. Basistherapie) indiziert. Hierzu eignen sich bei geringer bis mäßiger Krankheitsaktivität Sulfasalazin, bei hoher Krankheitsaktivität Methotrexat. Von beiden langwirksamen Antirheumatika ist ein gleichzeitiger positiver Effekt auf die Hauptsymptome einer Psoriasis zu erwarten. Bei Versagen bzw. Kontraindikationen gegen Methotrexat können Azathioprin, parenterale Goldsalze, in Einzelfällen auch Ciclosporin erfolgreich sein. Bei fehlendem Ansprechen auf diese Therapiemaßnahmen und ausgeprägter Systemaktivität ergibt sich aufgrund neuester Daten die Möglichkeit einer Behandlung mit TNF-Antagonisten (Infliximab, Etanercept), die auch bezüglich der Psoriasis effektiv sein kann. Dosierung von langwirksamen Antirheumatika und die dabei notwendige Therapieüberwachung folgen den für die chronische Polyarthritis üblichen Regeln.

Nichtmedikamentöse Therapie

Parallel zur medikamentösen Behandlung ist bei Psoriasisarthritis eine kontinuierliche physikalische Therapie in Form einer regelmäßigen krankengymnastischen Übungsbehandlung wesentlich. Aktive, in Phasen hoher Krankheitsaktivität auch passive Übungsbehandlung, Kryotherapie und Elektrotherapie sind zur Reduktion bzw. Prophylaxe von Funktionsbehinderungen und Schmerzreduktion sinnvoll. Sofern trotz ausreichender medikamentöser Kontrolle der systemischen Krankheitsaktivität einzelne Gelenke symptomatisch im Vordergrund stehen, ist eine operative Therapie zu erwägen. Dies wird bei ausgeprägter Synovialmembranproliferation in Form einer arthroskopischen oder offenen Synovektomie bzw. bei bereits eingetretener symptomatischer postarthritischer Arthrose in Form eines endoprothetischen Gelenkersatzes erfolgen.

3 Reaktive Arthritis

Definition

Reaktive Arthritiden sind bakteriell induzierte, entzündliche Gelenkerkrankungen, die wenige Tage bis Wochen nach einer nicht immer symptomatisch verlaufenden Ausgangsinfektion im Urogenital-, Enteral- oder Respirationstrakt auftreten. Die auslösenden Erreger sind per definitionem nicht aus synovialem Material anzüchtbar, können aber zum Teil mit molekularen Methoden wie der Polymerasekettenreaktion im Gelenk nachgewiesen werden.

Die im Rahmen der reaktiven Arthritis (ReA) auftretende periphere Arthritis manifestiert sich vorwiegend asymmetrisch und bevorzugt an den unteren Extremitäten. Bei einem Teil der Patienten kommen weitere spondarthritische Symptome wie Sakroiliitis, Daktylitis und Enthesopathie hinzu; vor allem bei diesen Verlaufsformen besteht eine genetische Prädisposition zu HLA-B27. Das Reiter-Syndrom ist eine Sonderform der ReA, die durch die Trias Arthritis, Urethritis, Konjunktivitis gekennzeichnet ist.

Auf der Grundlage der ESSG-Kriterien werden die ReA heute den Spondyloarthropathien (= Spondarthritiden) zugeordnet.

Es gibt zwar keine international akzeptierten Diagnosekriterien für die ReA, aber einige wesentliche grundsätzliche Punkte, in denen rheumatologische Experten übereinstimmen. Die im folgenden vorgeschlagenen Kriterien wurden auf der Grundlage der von der Deutschen Gesellschaft für Rheumatologie herausgegebenen Empfehlungen erstellt (Tab. I.3-1).

Ausschlußdiagnostik

Die Diagnose der ReA stützt sich in erster Linie auf die Anamnese einer vorausgegangenen Infektion und das Gelenkbefallsmuster (s. o.) sowie eine typische klinische Symptomatik im Sinne des allerdings seltenen Reiter-Syndroms. Wesentlich ist hierbei immer, daß andere rheumatische Erkrankungen ausgeschlossen sind, da die geschilderten Symptome nicht spezifisch sind. Grundsätzlich sollte eine Borrelienserologie durchgeführt werden. Das Vorliegen von antinukleären Antikörpern oder Rheumafaktoren schließt die Diagnose einer ReA nicht völlig aus, macht sie aber weniger wahrscheinlich.

Für die Differentialdiagnose sollte immer ein Röntgenbild des betroffenen Gelenks in zwei Ebenen vorliegen, um Chondrokalzinose, Osteonekrose und degenerative Gelenkerkrankungen auszuschließen. Sehr selten können auch Malignome und Leukämien ein ähnliches klinisches Bild verursachen.

Nachweisdiagnostik

Die Diagnose einer ReA ist einfach, wenn ein typischer Gelenkbefall, z. B. eine Gonarthritis mit Kniegelenkserguß, vorliegt, eine nur kurze Zeit zurückliegende Diarrhö (als Ausdruck einer infektiösen Enteritis) oder Dysurie, z. B. nach einem Partnerwechsel (z. B. bei urogenitalen Chlamydieninfektionen) erfragt werden kann, kein Anhalt für andere rheumatische Erkrankungen besteht und ein direkter oder indirekter Erregernachweis am Ort der Ausgangsinfektion geführt werden kann.

Da die eine ReA auslösende Infektion aber asymptomatisch verlaufen kann und auch atypische Formen von Gelenkbeteiligung vorkommen, ist die Diagnostik der ReA nicht selten schwierig. Dies trifft auch auf die ätiologische Sicherung der Diagnose durch direkten oder indirekten Erregernachweis zu. So sind Stuhlkulturen zum Zeitpunkt des Auftretens der Arthritis in der Regel schon wieder negativ. Ergebnisse von Abstrichen aus dem Urogenitaltrakt sind methodenabhängig und müssen im Zusammenhang mit der Prävalenz positiver Befunde in der Bevölkerung interpretiert werden. Das gilt auch für serologische Verfahren, da Sensitivität und Spezifität der einzelnen Testverfahren für Antikörper gegen potentiell verantwortliche Erreger unterschiedlich und oft unbefriedigend sind. Als beweisend für die ätiologische Relevanz eines serologischen Befundes wird nur eine vierfache Titerbewegung im klinisch relevanten Zeitraum unmittelbar nach dem Auftreten der Arthritis angesehen. Die diagnostische Wertigkeit des mit neueren molekularen Methoden (PCR) möglichen Erregernachweises in Synovialflüssigkeit oder Synovialmembran ist wegen methodischer Unterschiedlichkeit und fehlender Einheitlichkeit noch unklar.

Bekannte Erreger von reaktiver Arthritis sind:
– Chlamydia trachomatis
– Yersinia enterocolitica
– Yersinia pseudotuberculosis
– Campylobacter jejuni
– Shigella flexneri

Tabelle I.3-1 Diagnostische Kriterien der reaktiven Arthritis.

Hauptkriterien
1. Typischer Gelenkbefall (peripher, asymmetrisch, oligoartikulär, untere Extremität)
2. Typische Anamnese einer vorangegangenen Infektion (urogenital, enteral, seltener im Respirationstrakt) und/oder klassisches Reiter-Syndrom mit Urethritis und Konjunktivitis

Nebenkriterien
1. Erregerdirektnachweis an der Eintrittspforte
2. Nachweis spezifischer Antikörper (signifikanter Titerverlauf)
3. Erregerdirektnachweis im Gelenk durch Polymerasekettenreaktion

Wenn andere rheumatische Erkrankungen ausgeschlossen oder unwahrscheinlich sind, kann bei Vorliegen der beiden Hauptkriterien die Diagnose ReA gestellt werden.

Liegt nur Hauptkriterium 1 vor, kann die Diagnose ReA gestellt werden, wenn eines der drei Nebenkriterien erfüllt ist. Hierbei sind die oben gemachten Einschränkungen zu berücksichtigen bzw. die erforderlichen Interpretationsgrundlagen (Prävalenz eines positiven Tests in der Bevölkerung zu beachten).

- Salmonellen
- Clostridium difficile
- Chlamydia pneumoniae
- Mycoplasma hominis (?)
- Streptokokken (abortive Verlaufsform des rheumatischen Fiebers)

Der Nachweis von HLA-B27 kann für die Diagnosestellung der ReA nur eingeschränkt verwendet werden. Bei passender Klinik bestärkt ein positiver Befund am ehesten die Annahme einer Spondylarthropathie.

Mit einer ähnlichen Klinik wie die ReA gehen andere entzündlich-rheumatische Erkrankungen einher, die als undifferenzierte Spondylarthropathie/Spondarthritis bzw. als undifferenzierte Oligoarthritis klassifiziert werden. Da bei beiden zum Teil ebenfalls eine bakterielle Pathogenese angenommen wird, kann die Abgrenzung schwierig sein.

Differentialdiagnostische Probleme können neben den anderen Spondylarthropathien (ankylosierende Spondylitis, Psoriasisarthritis, Arthritis bei chronisch-entzündlichen Darmerkrankungen) auch septische und virale Arthritiden sowie die akute Sarkoidarthritis (Löfgren-Syndrom), die Lyme-Arthritis, akute Kristallarthropathien wie die Gicht und atypische Verlaufsformen einer frühen rheumatoiden Arthritis, seltener auch Kollagenosen bereiten.

Therapie

Medikamentöse Therapie

Im Vordergrund der medikamentösen Therapie steht eine symptomadaptierte, ausreichende und kontinuierliche Therapie mit nichtsteroidalen Antirheumatika (NSA). Bei ausgeprägter Schmerzsymptomatik sollten ergänzend Analgetika (nach dem WHO-Schema zur Schmerztherapie) verabreicht werden.

Bei urogenitalem Chlamydiennachweis ist – unabhängig von einer chlamydieninduzierten reaktiven Arthritis – in jedem Fall eine kurzfristige antibiotische Behandlung einschließlich Partnerbehandlung indiziert (z. B. mit Doxycyclin 2 × 100 mg/Tag, Ofloxacin 2 × 200 mg/Tag, Ciprofloxacin 2 × 500 mg/Tag oder Makrolidantibiotika wie Erythromycin 4 × 500 mg/Tag für 10–14 Tage). Diese Therapie dient der Erregerelimination an der Eintrittspforte und reduziert das Risiko späterer Rezidive, hat aber keinen Einfluß auf den Arthritisverlauf.

Bei Patienten mit postenteritischen reaktiven Arthritiden, bei denen der auslösende Erreger in Stuhlkulturen nachgewiesen wurde, wird eine 14tägige Therapie, z. B. mit Gyrasehemmern, empfohlen. Es ist unklar, inwieweit dies den Verlauf der Arthritis beeinflußt.

Bei Streptokokkennachweis in Rachenabstrichen sollte eine Penicillintherapie (4 × 1 Mio. E/Tag für 10 Tage) erfolgen. Auch diese Therapie verändert Arthritisdauer und -intensität wahrscheinlich nur wenig.

Eine Antibiotikatherapie allein aufgrund positiver serologischer Einzelbefunde ist nicht indiziert. Der Stellenwert einer mehrmonatigen Antibiotikatherapie wurde in mehreren kontrollierten Studien geprüft. Bei ReA nach Enteritis ist die Antibiotikatherapie sicher nicht effektiv. Bei ReA nach Chlamydieninfektionen ist die Situation nicht klar. Möglicherweise profitiert ein Teil der Patienten von einer dreimonatigen antibiotischen Therapie, z.B. mit Doxycyclin 2 × 100 mg. Bei systemischem Befall mit erheblichen extraartikulären Manifestationen, hochflorider Polyarthritis oder Fieber ist eine systemische Kortikoidbehandlung zu empfehlen, deren Dosis individuell von der Schwere der Krankheitsaktivität abhängig zu machen ist (Bereich 0,2–1,5 mg Prednisolonäquivalent/kg KG).

Bei Persistenz der Arthritis über mindestens drei Monate und fehlendem Ansprechen auf die beschriebenen allgemeinen Maßnahmen einschließlich der NSA-Therapie ist die Einleitung einer Behandlung mit sogenannten Basistherapeutika (langwirksame Antirheumatika) zu erwägen. Bei der chronischen reaktiven Arthritis (Krankheitsdauer > 6 Monate) gibt es Hinweise aus kontrollierten Studien, daß eine Behandlung mit Sulfasalazin 2–3 g/die vorteilhaft ist. Beim chronischen Reiter-Syndrom gibt es Berichte über eine positive Wirkung von Azathioprin 100–200 mg/die, kontrollierte Studien dazu stehen aber aus. Der Stellenwert anderer Basistherapeutika wie Methotrexat und Gold in der Therapie chronischer reaktiver Arthritiden ist noch nicht zu beurteilen. In ca. 20% der ReA ist mit einem prolongierten chronischen Verlauf zu rechnen. Generell ist die Indikation zu einer derartigen Behandlung jedoch gegen die Remissionstendenz reaktiver Arthritiden innerhalb von sechs bis zwölf Monaten abzuwägen.

Nichtmedikamentöse Therapie

Bei Ineffektivität der beschriebenen Maßnahmen und Persistenz der Arthritis über sechs bis neun Monate ist die Indikation zur Synovektomie zu prüfen, die vom bisherigen Verlauf, radiologischen Befund und operativen Zugangsweg abhängt.

Im Akutstadium der Arthritis kann zusätzlich zur Kryotherapie eine passagere Ruhigstellung mit passiven entlastenden Bewegungsübungen zum Erhalt der Muskelkraft und zur Kontrakturprophylaxe notwendig werden. Bei wenig florider Arthritis oder im chronischen Stadium soll eine aktive krankengymnastische Übungsbehandlung zur Funktionssteigerung bzw. zum Funktionserhalt erfolgen.

Bei persistierendem Reizerguß oder einer persistierenden Arthritis sind eine erneute Entlastungspunktion und – nach Ausschluß einer bakteriellen Arthritis, auch einer Borrelien-Infektion – eine intraartikuläre Kortikoidinstillation zu erwägen.

4 Kollagenosen

4.1 Sjögren-Syndrom

Th. Dörner, E. Gromnica-Ihle

Definition und Basisinformation

Beim Sjögren-Syndrom handelt es sich um eine langsam progressiv verlaufende entzündliche Autoimmunerkrankung, die primär die exokrinen Drüsen, insbesondere die Tränen- und Speicheldrüsen betrifft und zugleich zu rheumatischen Beschwerden (Arthralgien, Myalgien u.a.) führt. Die typischen fokalen Lymphozyteninfiltrate führen zu verminderter Sekretproduktion und den klinischen Leitsymptomen Keratoconjunctivitis sicca und/oder Xerostomie (1).

Charakteristisch sind neben der fokalen lymphozytären Infiltration der Nachweis von Autoantikörpern gegen die Ro/SS-A- und La/SS-B-Autoantigene.

Das Sjögren-Syndrom kann primär (primäres Sjögren-Syndrom) oder in Verbindung mit anderen Autoimmunerkrankungen (sekundäres Sjögren-Syndrom) auftreten. Letzteres findet sich in unterschiedlicher Häufigkeit bei rheumatoider Arthritis, systemischem Lupus erythematodes, systemischer Sklerose, „mixed connective tissue disease", primärer biliärer Zirrhose, Polymyositis, Vaskulitis, Hashimoto-Thyreoiditis, chronisch aktiver Hepatitis, gemischter Kryoglobulinämie, multipler Sklerose, Myasthenie u.a. Das primäre Sjögren-Syndrom kann bei ca. 10% der Patienten in ein B-Zell-Lymphom übergehen.

Diagnose

Die Verdachtsdiagnose kann in Anlehnung an die europäischen Klassifikationskriterien (s. Tab. I.4-1) (1) gestellt werden und bedarf einer histologischen und/oder serologischen Absicherung.

Weitere **Symptome** (besonders ausgeprägt bei primärem Sjögren-Syndrom und bei sekundärem Sjögren-Syndrom im Rahmen eines SLE) sind: Allgemeinsymptome: Müdigkeit, Leistungsinsuffizienz, Fieber (8 bis ca. 70%); Speicheldrüsen: Vergrößerung der großen Speicheldrüsen, uni- oder bilateral, ständig oder rezidivierend; Bewegungsapparat: Arthralgien, Arthritis (nicht erosiv, außer bei gleichzeitiger rheumatoider Arthritis), Myalgien, Myositis; Gefäßsystem: Raynaud-Phänomen, Vaskulitis; Haut: Trockenheit, Pruritus, Vaskulitis (u.a. Purpura); Lymphatisches System: Lymphknotenvergrößerung, Splenomegalie; Respirationstrakt: Rhinitis sicca, Xero-Tracheitis, interstitielle lymphozytäre Pneumonie; Gastrointestinaltrakt: Dysphagie, chro-

Tabelle I.4-1 Diagnostische Kriterien des Sjögren-Syndroms (2)

I. Augensymptome: eine positive Antwort auf eine der folgenden Fragen:
1. Leiden Sie täglich an persistierenden trockenen Augen seit mindestens drei Monaten?
2. Haben Sie wiederholt Sand- bzw. Fremdkörpergefühl in den Augen?
3. Verwenden Sie mehr als dreimal täglich Augentropfen zum Tränenersatz?

II. Orale Symptome: eine positive Antwort auf eine der folgenden Fragen:
1. Haben Sie seit mehr als drei Monaten täglich das Gefühl einen trockenen Mund zu haben?
2. Haben Sie als Erwachsener wiederholt oder anhaltend geschwollene Speicheldrüsen?
3. Trinken Sie oft beim Essen, um trockene Speisen besser schlucken zu können?

III. Augenbefunde: ein objektiver Nachweis der Augenbeteiligung liegt vor, wenn einer der folgenden Befunde erhoben werden kann:
1. Schirmer-Test positiv (≤ 5 mm/5 min)*
2. Bengalrosa-Score positiv (van-Bijsterveld-Score ≥ 4)

IV. Histopathologie: Nachweis eines Fokus-Score ≥ 1 in einer kleinen Speicheldrüse (dabei ist ein Fokus als ein Agglomerat von 50 mononukleären Zellen definiert; die Anzahl der Foci innerhalb von 4 mm² glandulären Gewebes ergeben den so genannten Focus-Score).

V. Speicheldrüsenbefunde: objektiver Nachweis der Speicheldrüsenbeteiligung ist definiert durch mindestens einen positiven Befund bei den folgenden Untersuchungen:
1. Speicheldrüsenszintigraphie
2. Parotis-Sialographie
3. Unstimulierter Speichelfluss (≤ 1,5 ml/15 min.)*

VI. Autoantikörper: serologischer Nachweis eines oder der beiden folgenden Autoantikörper:
1. Autoantikörper gegen Ro(SS-A) bzw. La(SS-B)
2. ANA

* bei Patienten über 60 Jahre können diese Teste unspezifisch positiv ausfallen und sollten daher bei diesen Patienten nicht berücksichtigt werden bzw. sind ohne diagnostischen Wert.

nische Gastritis mit lymphozytären Infiltraten, selten Pankreatitis; Urogenitaltrakt: tubuläre Azidose, interstitielle Nephritis, membranöse oder membranoproliferative Glomerulonephritis (oft bei zugrunde liegendem SLE), trockene Scheide; Nervensystem: periphere (insbesondere sensible) Neuropathie, Enzephalopathie; **Laborbefunde:** BSG-Beschleunigung, Anämie, Leukozytopenie, Hypergammaglobulinäme (häufiger Befund), Kryoglobulinämie, gelegentlich als Ausdruck der Speicheldrüsenentzündung Erhöhung der Amylase im Serum und Urin; das CRP ist typischerweise nicht erhöht (außer bei rheumatoider Arthritis mit sekundärem Sjögren-Syndrom und Infekt).

Nachweis von **Autoantikörpern:** Pathognomonisch für das Sjögren-Syndrom ist der Nachweis von anti-SS-A(Ro)-Antikörpern, oft gleichzeitig mit anti-SS-B(La)-Antikörpern; außerdem ANA, Rheumafaktoren (aber keine CCP-Antikörper), anti-alpha-Fodrin-Antikörper sowie Antikörper gegen organspezifische Antigene wie Parotisgangepithelien, Parietalzellantikörper, Anti-Thyreoglobulin-Antikörper, mikrosomale Autoantikörper, mitochondriale Autoantikörper und weitere.

Gelegentlich sind eine monoklonale Immunglobulinämie und freie Leichtketten nachweisbar. In diesen Fällen sind engmaschige Verlaufsuntersuchungen (β2-Mikroglobulin) notwendig, da bei langjährigem (primären) Sjögren-Syndrom ein ca. 40fach erhöhtes Risiko für ein B-Zell-Lymphom besteht.

Differentialdiagnosen

Die Leitsymptome bzw. Beschwerden der Sicca-Symptomatik finden sich auch bei Sarkoidose, Lymphomen, Amyloidose, chronischer (viraler?) Sialadenitis, Bulimie, Depressionen, Fibromyalgie-Syndrom, Z.n. allogener Knochenmarktransplantation i.R. einer GHvD. Viele Medikamente (etwa 300) weisen als Nebenwirkung eine reduzierte Speicheldrüsenfunktion auf (v.a. Antihypertensiva, Antidepressiva).

Therapie

Im Vordergrund stehen die symptomatische Therapie der Sicca-Problematik, vor allem der Mund- und Augentrockenheit, der sekundären Komplikationen sowie extraglandulären Manifestationen. Extraglanduläre Krankheitssymptome signalisieren ein höheres Risiko für die Entwicklung eines malignen Lymphoms (Verlaufskontrollen). Bei sekundärem Sjögren-Syndrom bestimmt die Grunderkrankung – meist eine rheumatoide Arthritis oder ein systemischer Lupus erythematodes – die primäre Therapie (3).

Keratoconjunctivitis sicca

Allgemeinmaßnahmen: Exogene Noxen, die zu Austrocknung oder Schädigung der Hornhaut beitragen, sind ebenso zu meiden wie Medikamente, die die Sicca-Symptomatik verstärken. Luftbefeuchter zu Hause und bei der Arbeit, Meidung von Orten mit Luftströmungen

Tränenersatzmittel: Aus der Vielzahl angebotener Präparate ist das für den Patienten verträglichste auszuwählen. Die Tränenersatzmittel unterscheiden sich vor allem durch ihre Viskosität und den evtl. Zusatz von Konservierungsstoffen. Niedrigviskose Polyvinylalkoholpräparate (z.B. Lacrimal®, Arufil®) für geringe Schweregrade, höherviskose Carboxymethylcellulosepräparate (z.B. Oculotect®) sowie Hydrogele (Carbomer) für schwerere Formen oder Gele in Kombination mit unkonservierten Polyvinylalkoholen mit längerer Verweildauer. Häufig entwickeln sich Unverträglichkeitserscheinungen gegenüber den Konservierungsstoffen. Bei chronischem Gebrauch kann zusätzlich eine Atrophie der Becherzellen auftreten. In diesen Fällen sind Einmaldosisbehältnisse ohne Konservierungsmittel angebracht. Eine topische Applikation von 0,4%iger Ciclosporinlösung ist als AT bei ausgeprägter Keratokonjunktivitis angezeigt, die jedoch als ölige Lösung selbst Schleimhaut reizend sein kann.

Stimulation der Tränensekretion: Gegenwärtig sind keine Präparate kommerziell verfügbar.

Operative Maßnahmen: Bei schweren Fällen mit zu hoher notwendiger Tropffrequenz (öfter als einmal pro Stunde) kann der Ductus nasolacrimalis temporär (Catgutfaden, Kunststoffplomben („punctum plugs")) oder permanent (Verödung) verschlossen werden. Es gelingt dadurch, Flüssigkeit und Gleitmittel länger im Auge zu halten. Eine Verringerung der Augenoberfläche durch eine laterale Tarsoraphie muss bei schwerster Keratokonjunktivitis in Erwägung gezogen werden.

Xerostomie

Allgemeinmaßnahmen: Eine gründliche orale Hygiene kann das erhöhte Kariesrisiko mindern. Der Konsum von kristallinem Zucker ist zu meiden. Fluoride sind als fluoridhaltige Zahnpasta oder als Mundspülung vor dem Schlafengehen (2-minüdauernde Spülungen mit 0,05%igem Natriumfluorid) zur Kariesprophylaxe sinnvoll.

Die Behandlung einer Candidiasis erfolgt mit Nystatin oder Clotrimazol. Durch das Kauen von zuckerfreiem Kaugummi wird die Sekretion aus restlichem Speicheldrüsengewebe stimuliert. Rauchen sollte unterlassen werden. Medikamente, die die Xerostomie verstärken, sind möglichst zu vermeiden (Antidepressiva, Anticholinergika, Antihistaminika).

Stimulation der Speichelsekretion: Bromhexin ($3 \times$ 16 mg; 48 mg/Tag) kann die Konsistenz des Speichels verändern und damit das Trockenheitsgefühl vermindern.

Speichelersatz: Bester Speichelersatz ist häufiges und ausreichendes Trinken von Wasser. Kommerzielle Speichelersatzpräparate (Spray, Lösungen) wirken nur kurze Zeit.

Parasympathomimetika: Belegte Wirksamkeit von oralem Pilocarpin (Salagen® bis zu 4×5 mg/Tag); alternativ Cimeline (Evoxac® 3×30 mg/Tag; 90 mg/Tag).

Trockene Scheide: Scheidengel, bei der postmenopausalen Frau auch östrogenhaltige Salben.
Trockene Haut: Fetthaltige Hautlotionen.
Extraglanduläre Manifestationen: Arthralgien, Arthritiden und Myalgien werden mit NSAR thera-

piert, auch Coxibe erweisen sich als effektiv. Bei Unverträglichkeit, Kontraindikationen oder mangelnder Wirkung kann Chloroquin (250 mg/Tag) oder Hydroxychloroquin (200–400 mg/Tag) angewandt werden, was auch bei Myalgien und krankheitsbedingter Müdigkeit hilfreich sein kann.

Das Raynaud-Phänomen wird durch physikalische Maßnahmen (Sand/Linsen-, Körnerbad) sowie die Gabe von Nifedipin (bis 3×10 mg/Tag) verbessert. Essentiell ist ein wirksamer Kälteschutz (Expositionsprophylaxe, Handschuhe, Taschenöfchen, hyperämisierende Salben).

Weitere extraglanduläre Manifestationen werden in Abhängigkeit von ihrem Schweregrad immunsuppressiv therapiert. So erfordert eine leichte interstitielle Lungenkrankheit im Sinne einer Lungenfibrose meist keine Immunsuppression, besteht jedoch eine Progredienz, sind Glukokortikoide (initial 1 mg/kg KG/Tag) sowie in Einzelfällen Cyclophosphamid indiziert. Auch eine interstitielle Pneumonie kann solch eine Therapie erfordern.

Häufig besteht bei einem Sjögren-Syndrom ein unproduktiver Husten, der auf eine ausgeprägte Xerotracheitis und -bronchitis zurückzuführen ist. Hier kann eine Inhalationstherapie und Feuchthalten der Zimmerluft zweckmäßig sein.

Bei einer renalen Manifestation im Sinne einer tubulären Azidose kann die Gabe von Natriumhydrogenkarbonat dreimal täglich 1 g notwendig werden (pH-Kontrolle des Urins!). Bei gastrointestinaler Unverträglichkeit ist auch Natriumzitratlösung möglich.

Bei der selteneren Glomerulonephritis (→ Lupus-/Sjögren-Überlappungssyndrom) oder Kryoglobulinämie und Hypokomplementämie, die häufig mit einer monoklonalen Gammopathie einhergeht, werden Glukokortikoide und bei Therapieresistenz Cyclophosphamid als Bolustherapie angewandt.

Auch eine schwere nekrotisierende Vaskulitis der Gefäße mittleren Kalibers erfordert den Einsatz von Glukokortikoiden und Cyclophosphamid (Bolustherapie).

Wenn eine periphere Polyneuropathie auf eine Vaskulitis zurückzuführen ist (Suralis-PE) muss ebenfalls mit Cyclophosphamid behandelt werden.

Die Therapie eines malignen Lymphoms (meist bzw. zunächst lokal in den Speicheldrüsen) erfolgt in Abhängigkeit von Histologie, Lokalisation und Ausdehnung nach den aktuellen Therapieprotokollen der Hämatoonkologie.

Klassifikationsprinzipien: Die Erfüllung von vier bis sechs möglichen Kriterien ist hinweisend für ein primäres Sjögren-Syndrom; dabei sind die positive Histologie und/oder der Nachweis der Autoantikörper erforderlich. Bei Patienten mit anderen Erkrankungen autoimmuner Grundlage (z.B. andere entzündliche Bindegewebserkrankungen) sind das Vorliegen von Symptomen der Gruppe I oder II sowie zwei der Befunde unter III–V hinweisend für ein sekundäres Sjögren-Syndrom.

Ausschlusskriterien: Präexistentes NHL, HIV-Infektion bzw. AIDS, Sarkoidose, „Graft-versus-host-

Tabelle I.4-2 Evidenz der Therapieempfehlungen bei Sjögren-Syndrom (1–5)

Therapie der Xerostomie	Empfehlungsgrad	Evidenzstärke
Kaugummi	D	IV
Speichelersatzmittel:		
Methylzellulose, Mukopolysaccharide	C	III
orales Bromhexin	C	III
orales Pilocarpin	A	Ib
orales Cevimelin	A	Ib
Therapie der Keratoconjunctivitis sicca		
Augentropfen mit/ohne Konservierungsstoffe	B	III/IV
topisches Ciclosporin AT	B	Ib
symptomatische Therapie		
NSAR	C	Ib
Na-Hydrogenkarbonat bei tubulärer Azidose	C	III
Immunsuppression		
Ciclosporin	C	III
Cyclosporin	D	Ib
Azathioprin	D	Ib
Zidovudin (AZT)	C	III
Methotrexat	C	III
Sulfasalazin	D	III
systemische Kortikoide	C	Ib
Hydroxychloroquin	B	IIa
Cyclophosphamid i.v.	B	III/IIb

disease" nach allogener Knochenmarktransplantation, Sialadenose. Ca. 300 Medikamente führen als Nebenwirkung zu einer Reduktion der exokrinen Drüsenfunktion, vor allem Antidepressiva, Antihypertensiva, Neuroleptika, Parasympatholytika.

Literatur

1. Jonsson R, Haga HJ, Gordon TP: Current concepts on diagnosis, autoantibodies and therapy in Sjogren's syndrome. Scand J Rheumatol 29; 6 (2000) 341–348.
2. Vitali C, Bombardieri S, Jonsson R, Moutsopoulos HM, Alexander EL, Carsons SE, Daniels TE, Fox PC, Fox RI, Kassan SS, Pillemer SR, Talal N, Weisman MH; European Study Group on Classification Criteria for Sjogren's Syndrome: Classification criteria for Sjogren's syndrome: a revised version of the European criteria proposed by the American-European Consensus Group. Ann Rheum Dis 61 (6) (2002) 554–558.
3. Fox RI, Michelson P: Approaches to the treatment of Sjogren's syndrome. J Rheumatol Suppl Dec 61 (2000) 15–21.
4. Petrone D, Condemi JJ, Fife R, Gluck O, Cohen S, Dalgin P: A double-blind, randomized, placebo-controlled study of cevimeline in Sjogren's syndrome patients with xerostomia and keratoconjunctivitis sicca. Arthritis Rheum 46 (3) (2002) 748–754.
5. Drosos AA, Skopouli FN, Costopoulos JS, Papadimitriou CS, Moutsopoulos HM: Cyclosporin A (CyA) in primary Sjogren's syndrome: a double blind study. Ann Rheum Dis 45 (9) (1989) 732–735.
6. Tishler M, Yaron I, Shirazi I, Yaron M: Hydroxychloroquine treatment for primary Sjogren's syndrome: its effect on salivary and serum inflammatory markers. Ann Rheum Dis 58 (4) (1999) 253–256.
7. Van der Reijden WA, van der Kwaak H, Vissink A, Veerman EC, Amerongen AV: Treatment of xerostomia with polymer-based saliva substitutes in patients with Sjogren's syndrome. Arthritis Rheum 39 (1) (1996) 57–63.
8. van der Reijden WA, Vissink A, Veerman EC, Amerongen AV: Treatment of oral dryness related complaints (xerostomia) in Sjogren's syndrome. Ann Rheum Dis 58 (8) (1999) 465–74.

4.2 Systemischer Lupus erythematodes

M. Schneider, B. Manger

Definition

Der systemische Lupus erythematodes (SLE) ist eine chronisch-entzündliche, systemische Autoimmunerkrankung, die Haut und Gelenke, Nieren, Nervensystem sowie seröse Häute und viszerale Organe des menschlichen Körpers befallen kann. Die Krankheitssymptomatik basiert auf einer lokal oder systemisch ablaufenden Vaskulitis. Die Prävalenz der Erkrankung beträgt in Europa etwa 25/100 000, die Inzidenz etwa 4/100 000 im Jahr. Die Erkrankung tritt bei Frauen 8- bis 10-mal häufiger auf als bei Männern. Überwiegend sind Frauen im gebärfähigen Alter betroffen, häufig manifestiert sich ein SLE im Anschluss an eine Schwangerschaft.

Klassifikationskriterien

Als Klassifikationskriterien sind weltweit die Kriterien der American Rheumatism Association, jetzt ACR, von 1982 (7) anerkannt (Tab. I.4.2-1). Voraussetzung für die Klassifikation eines Erkrankungsbildes als SLE ist, dass vier oder mehr der aufgeführten elf Kriterien erfüllt sind, entweder gleichzeitig oder im Verlauf der Erkrankung.

Tabelle I.4.2-1 Revidierte Klassifikationskriterien des ACR von 1997 für den systemischen Lupus erythematodes (7)

1	Schmetterlingserythem	fixiertes Erythem, flach oder erhaben im Bereich der Wangen, meist unter Aussparung der nasolabialen Falten
2	discoide Hautveränderungen	erythematöse, erhabene Hautflecken mit adhärenten keratotischen Anteilen und follikulärem Verschluss; atrophische Narben können in älteren Läsionen auftreten
3	Photosensitivität	Hautrötungen, die infolge einer ungewöhnlichen Reaktion auf Sonnenlicht auftreten – vom Patienten anamnestisch angegeben
4	orale Ulzerationen	orale oder nasopharyngeale Ulkusbildungen, gewöhnlich schmerzlos – festgestellt durch einen Arzt
5	Arthritis	nichterosive Arthritis mit dem Befall von 2 oder mehr peripheren Gelenken, charakterisiert durch Steifigkeit, Schwellung oder Gelenkerguss
6	Serositis	a) Pleuritis – typische Anamnese für einen Pleuraschmerz oder ein Reiben, das auskultatorisch durch einen Arzt festgestellt wird, oder Nachweis eines Pleuraergusses, oder b) Perikarditis – gesichert durch ein EKG oder durch ein Reibegeräusch oder durch den Nachweis eines perikardialen Ergusses
7	Nierenerkrankung	a) persistierende Proteinurie von mehr als 0,5 g/Tag oder größer als 3 +, wenn eine Quantifizierung nicht durchgeführt wird, oder b) zelluläre Zylinder, Erythrozyten-, Hämoglobin-, granuläre, tubuläre oder gemischte Zylinder
8	neurologische Erkrankung	a) Krampfanfälle – Ausschluss einer medikamentösen Induktion oder einer metabolischen Stoffwechselstörung; z.B. Urämie, Ketoazidose oder Elektrolytentgleisung oder b) Psychose – ohne offensichtliche Medikamenteninduktion und Ausschluss einer metabolischen Stoffwechselstörung, z.B. Urämie, Ketoazidose oder Elektrolytstörungen
9	hämatologische Erkrankung	a) hämolytische Anämie – mit Retikulozytose oder b) Leukopenie – weniger als 4000 Leukozyten/μl – 2 oder mehrmaliger Nachweis oder c) Lymphopenie – weniger als 1500/μl bei 2 oder mehr Untersuchungen oder d) Thrombozytopenie – weniger als 100 000/μl ohne die Einnahme eines möglicherweise ursächlichen Medikaments
10	immunologische Erkrankung	a) Anti-DNS: AK gegen native ds-DNS in einem erhöhten Titer oder b) Anti-Sm: Nachweis von AK gegen Sm-Antigene oder c) positiver Nachweis von Antiphospholipid-Antikörpern (mindestens zweimal im Abstand von mindestens 6 Wochen): – erhöhte IgG- oder deutlich erhöhte IgM-Cardiolipin-Ak oder – positives Lupus-Antikoagulans mittels Standardmethode oder – falsch-positiver Test für Syphilis
11	antinukleäre Antikörper	Nachweis eines erhöhten antinukleären Antikörper-Titers in der Immunfluoreszenz oder einem gleichwertigen Test zu einem bestimmten Zeitpunkt, ohne Zusammenhang mit einem Medikament, das mit einem sog. medikamentös induzierten Lupussyndrom assoziiert sein kann

Zusätzliche diagnostische Parameter

Bei einem Vollbild der Erkrankung erlauben die ACR-Kriterien eine sichere Diagnose mit einer Sensitivität von 83% und einer Spezifität von 89% gegenüber anderen systemischen Autoimmunerkrankungen und Erkrankungen des rheumatischen Formenkreises. Auch wenn viele Betroffene bereits Jahre vor der klinischen Manifestation Autoantikörper aufweisen, werden doch zu Beginn der Erkrankung nur etwa 70% der Patienten über diese Klassifikationskriterien identifiziert. Wenn in Frühfällen eine Zuordnung zum SLE oder einer anderen definierten Kollagenose nicht endgültig möglich ist, kann die Bezeichnung UCTD (undifferenzierte Kollagenose, undifferentiated connective tissue disease) gewählt werden. Bei diesen Patienten ist die weitere Beobachtung des Krankheitsverlaufs entscheidend für die Etablierung der Diagnose.

Das Krankheitsbild ist initial oft unspezifisch: Allgemeinsymptomatik mit Fieber, Müdigkeit und Abgeschlagenheit, 30% Lymphadenopathie, vor allem zervikal. Richtungsweisend können ein Raynaud-Phänomen oder eine Alopecia areata sein, die früher zu den Klassifikationskriterien gehörten.

Serologisch ist der SLE gekennzeichnet durch eine Vielzahl verschiedener Autoantikörper, die meist gegen Zellkernbestandteile gerichtet sind. Antinukleäre Antikörper (ANA) im indirekten Immunfluoreszenztest werden in nahezu 100% der Patienten mit SLE gefunden und stellen damit den sensitivsten Autoantikörpertest dar; da sie aber auch bei anderen, mit dem SLE verwandten rheumatologischen Systemerkrankungen in hohem Prozentsatz gefunden werden (Systemsklerose, Sharp-Syndrom [MCTD], Sjögren-Syndrom, Dermato- oder Polymyositis) und in meist geringerem Titer auch im Rahmen von idiopathischen Lungenfibrosen (bis 60%), Infektionskrankheiten, bei Malignomen und in höherem Lebensalter (bis 15%) vorkommen, sind ANA allein nicht spezifisch für den SLE.

Der eindeutige Nachweis von Antikörpern gegen doppelsträngige DNS (Anti-ds-DNS-Ak) ist hingegen hochspezifisch für den SLE und findet sich in bis zu 90% der Fälle, wobei hochaffine Antikörper des IgG-Isotyps besonders mit der Aktivität und einer Nierenbeteiligung korrelieren. Die Analyse von Anti-ds-DNS-Antikörpertitern im Serum sowie des Komplementverbrauchs (Komplementfaktoren C3 und C4) stellen wertvolle Parameter für die Beurteilung der Krankheitsaktivität und einer Therapieeffizienz dar (**Empfehlungsgrad B; 7**).

Anti-Cardiolipin-Antikörper sind signifikant assoziiert mit thromboembolischen Komplikationen und Fehlgeburten, andere Antikörper können Anämien, Leukopenien und Thrombozytopenien verursachen. In den ACR-Kriterien von 1982 sind Antikörper gegen Nukleoproteine (SS-A und SS-B) nicht berücksichtigt. Sie haben eine Sensitivität von etwa 30–35%, sind jedoch wegen ihres Vorkommens auch bei anderen rheumatologischen Erkrankungen, insbesondere beim Sjögren-Syndrom, wenig spezifisch. Kinder von Patientinnen mit Anti-SS-A- bzw. Anti-SS-B-Ak weisen in 5–10% einen kongenitalen Herzblock auf.

Nur in seltenen Fällen sind Hautbiopsien mit dem Nachweis von Komplement- und Ig-Ablagerungen an der dermal-epidermalen Grenze für die Diagnostik notwendig (sog. Lupus-Bandtest).

Zur Früherkennung einer im Rahmen eines SLE auftretenden Glomerulonephritis ist eine regelmäßige Analyse des Urins (Proteinurie? Hämaturie?) erforderlich. Bei klinischem Verdacht auf eine Glomerulonephritis ist eine histologische Sicherung mittels Nierenbiopsie zur Prognoseabschätzung hilfreich.

Die frühzeitige Erfassung von Organmanifestationen ist wesentliche Aufgabe sowohl der primären Diagnostik als auch der Aktivitätsbeurteilung im Verlauf, sie ist für die Prognose entscheidend. Als ausgeprägte Aktivitätszeichen müssen eine aktive Glomerulonephritis, eine Myokarditis oder eine Beteiligung des ZNS angesehen werden. Hautmanifestationen können eine leichte (z.B. diskretes Schmetterlingserythem) oder ausgeprägte (z.B. ausgeprägte Vaskulitis) anzeigen. Arthralgien und Arthritiden, eine Serositis, hämolytische Anämie, Thrombozytopenie und Leukopenie sind als eher leichte Aktivitätsparameter anzusehen, können jedoch Vorboten einer sich ausbreitenden aktiven Krankheitsentwicklung („Schub") sein.

Für die Beurteilung der Krankheitsaktivität und deren Änderung im Verlauf, z.B. Ansprechen auf eine Therapie, stehen verschiedene Aktivitätsindizes, z.B. SLEDAI, SLAM, BILAG und ECLAM zur Verfügung, die auf laborchemischen und klinischen Befunden basieren. Die Deutsche Gesellschaft für Rheumatologie empfiehlt die Verwendung des ECLAM (www.dgrh.de/www.rheumanet.org).

Differentialdiagnose

Eine der wichtigsten Entscheidungen ist die Einordnung des Krankheitsbildes als systemische Autoimmunerkrankung; hier müssen in Abhängigkeit von der klinischer Manifestation vor allem Virusinfektionen (z.B. Hepatitis C) und maligne Lymphome ausgeschlossen werden. Anhand der klinischen Ausprägung und positiver Autoantikörpernachweise lässt sich der SLE gegenüber anderen systemischen Autoimmunerkrankungen, insbesondere den primär systemischen Vaskulitiden und anderer Kollagenosen (progressive systemische Sklerose, Polymyositis) abgrenzen. Für die Differenzierung zur rheumatoiden Arthritis ist wichtig, dass die Gelenkbeteiligung beim SLE zumeist nicht mit Gelenkdestruktionen einhergeht; typisch sind Deformierungen, Subluxationen und Fehlstellungen aber keine erosiven Gelenkveränderungen im Röntgenbild (Jaccoud-Arthropathie). Schwierig kann die Abgrenzung zu der so genannten Mischkollagenose sein (MCTD, Sharp-Syndrom), für die hochtitrige Antikörper gegen U1-RNP charakteristisch sind, die aber auch im Rahmen eines SLE vorkommen können.

Therapie

Die zur Verfügung stehenden Therapieprinzipien haben die Prognose signifikant verbessert, auch wenn seit mehr als 30 Jahren keine neuen Medikamente für den SLE zugelassen wurden. Die Therapie richtet sich nach der Krankheitsausprägung und -aktivität, ein nur gering aktiver SLE mit milder Allgemeinsymptomatik ist nicht zwingend therapiepflichtig. Bei einer persistierenden Beteiligung von Haut und Gelenken, verbunden mit unspezifischen Krankheitssymptomen, genügt in der Regel eine Kombinationstherapie mit nichtsteroidalen Antiphlogistika sowie Antimalariamitteln (Chloroquin bis zu 4 mg/kg KG/Tag oder Hydroxychloroquin bis zu 6,5 mg/kg KG/Tag) (**Empfehlungsgrad A; 7**). Die Therapie mit Antimalariamitteln macht regelmäßige augenärztliche Kontrollen notwendig. Lässt sich die Entzündungsaktivität mit dieser Kombinationstherapie nicht kontrollieren, ist eine kurzzeitige zusätzliche Medikation mit Glukokortikosteroiden indiziert (**Empfehlungsgrad A; 7**). Die Glukokortikoidmedikation wird zumeist mit 0,5–1 mg/kg KG/Tag initiiert, sie ist je nach Krankheitsaktivität auf eine Dosierung im Low-dose-Bereich in einem Intervall von bis zu 12 Wochen zu reduzieren.

Bei persistierend hoher Krankheitsaktivität ist die Therapie auf Immunsuppressiva zu erweitern, wobei sich Azathioprin in einer Dosierung von 2 mg/kg KG/Tag bewährt hat (**Empfehlungsgrad B**). Azathioprin wird dabei häufig mit den vorgenannten Medikamenten kombiniert. Alternativ kann auch Methotrexat (15–25 mg/W) verwendet werden (**Empfehlungsgrad A; 7**).

Die Organbeteiligung insbesondere von Niere und ZNS wird meist mit einer Kombination aus hoch dosierten Glukokortikoiden und Immunsuppressiva behandelt (**Empfehlungsgrad A; 7**), die Therapieregime basieren dabei meist auf Erfahrungen bei der Lupusnephritis. Kontrollierte Studien zu anderen Organbeteiligungen liegen nicht vor. Für die Induktionsbehandlung einer Lupusnephritis der WHO-Klassen III und IV stehen als gesicherte Therapieformen Mycophenolat und Cyclophosphamid zur Verfügung. Für Mycophenolat liegen noch keine Langzeitdaten über mehr als 3 Jahre vor, die Therapie hat im mittelfristigen Einsatz bei äquivalenter Wirksamkeit im Vergleich zur Cyclophosphamidtherapie aber ein besseres Sicherheitsprofil (**Empfehlungsgrad A; 7**). Nur für Cyclophosphamid gibt es gesicherte Langzeitdaten (**Empfehlungsgrad A; 7**), dabei wird die sog. Stoßtherapie mit 250–750 mg/m² KOF alle 3 bis 6 Wochen einer peroralen Langzeitmedikation mit 50–150 mg/Tag wegen der niedrigeren Kumulativdosis vorgezogen. Erste Daten sprechen dafür, dass Cyclophosphamid nach Induktion einer Krankheitsremission in der Erhaltungstherapie durch Azathioprin oder Mycophenolat ersetzt werden kann. Bei einer therapierefraktären Proteinurie hat sich eine Ciclosporin-A-Therapie in einer Kombination mit niedrig dosierten Steroiden als effektiv erwiesen. Erste Fallserien belegen auch eine gute Wirksamkeit von B-Zell-gerichteten Therapieformen, z.B. mit Rituximab (**Empfehlungsgrad C; 1, 7**).

Offen ist die Frage, wann die immunsuppressive Therapie wieder beendet werden darf. Angaben schwanken von einem Therapiezeitraum von 6 Monaten bis zu 2 Jahren. In jedem Fall sollte es Ziel der Therapie bleiben, die Immunsuppression so rasch wie es der Krankheitsverlauf erlaubt zurückzunehmen bzw. auszusetzen.

Die Immunsuppressiva, die in der Therapie des SLE zur Anwendung kommen, machen entsprechende Kontrollen zur rechtzeitigen Erkennung einer Myelosuppression oder hämorrhagischen Zystitis sowie von Nebenwirkungen an Leber, Niere, ZNS, Auge und anderen Organen erforderlich (siehe Therapieüberwachung unter www.rheumanet.org).

Antiphospholipidsyndrom

Beim Antiphospholipidsyndrom (APS) handelt es sich um die Kombination (rezidivierender) venöser (z.B. TVT, Lungenembolie), arterieller Thrombembolien (v.a. zentralnervöser Durchblutungsstörungen bis zum Apoplex) und/oder rezidivierender Aborte (typischerweise jenseits des 1. Trimenons) mit dem serologischen Nachweis eindeutig und wiederholt (mindestens zweimal im Abstand von 12 Wochen) erhöhter Antiphospholipid-Antikörper (Anti-Cardiolipin-, β-2-Glykoprotein-1-Ak, Lupus-Antikoagulans). Andere (z.B. hereditäre) Ursachen für thrombembolische Manifestationen sind dabei auszuschließen. Ein APS manifestiert sich in ca. 20–25% der SLE-Patienten und wird dann als sog. sekundäres APS, dem selteneren primären APS, das unabhängig von einer Kollagenose auftritt, gegenübergestellt. Diese Unterscheidung ist weniger wichtig als die jeweilige Überprüfung, ob neue Manifestationen eines SLE (oder einer sog. „Lupus-Like-Disease") mit Antiphospholipid-Ak bzw. APS durch eine entzündliche Vaskulitis bedingt sind, die einer immunsuppressiven Therapie bedarf, oder durch eine thrombembolische Vaskulopathie, die von einer solchen Therapie nicht profitiert (**Empfehlungsgrad C; 7**). Der Nachweis von eindeutig und wiederholt positiven Antiphospholipid-Ak stellt allein kein ausreichendes Kriterium für die Annahme eines APS dar, die prophylaktische Gabe von niedrig dosiertem Aspirin® kann aber bereits erwogen werden (**Empfehlungsgrad D; 7**). Bei stattgehabten thrombembolischen Komplikationen besteht die Therapie in der Langzeitprophylaxe mittels oraler Antikoagulation (**Empfehlungsgrad A; 3, 7**).

Schwangerschaft und SLE

Die Diagnose SLE stellt keine prinzipielle Kontraindikation gegen eine Schwangerschaft dar. Als prognostisch günstig hat sich die Planung einer Schwangerschaft in einer inaktiven Phase der Erkrankung bewährt; insbesondere eine noch aktive ZNS- und Nierenbeteiligung sowie der Zustand nach zerebralen Insulten im Rahmen eines APS gelten als Kontraindikationen für eine Schwangerschaft. Lupus-Patientinnen müssen während einer Schwangerschaft gemeinsam von einem mit dem Krankheitsbild erfahrenen Rheumatologen und Gynäkologen betreut werden. Während der Schwangerschaft besteht nur ein gering erhöhtes Risiko für leichte Krankheitsschübe; Patientinnen mit vorbestehender Lupusnephritis und Antiphospholipidsyndrom haben eine erhöhtes Risiko für eine Präeklampsie, insbesondere bei schlecht eingestelltem Blutdruck und deutlicher Gewichtszunahme (**Empfehlungsgrad B; 7**). Sollte die Erkrankung einen Einsatz immunsuppressiver Medikamente erforderlich machen, sind der Patientin eine genetische Beratung und ggf. eine Interruptio anzubieten. Der Einsatz von Glukokortikoiden (Prednisolon/Prednison), Azathioprin (**Empfehlungsgrad D**; 7) und Antimalariamitteln (**Empfehlungsgrad A**; 7) ist in der Schwangerschaft jedoch möglich.

Einen Sonderfall stellt die Betreuung von APS-Patientinnen mit Aborten in der Vorgeschichte dar. Die Gabe von niedrig dosiertem ASS (bereits vor der Konzeption) plus fraktioniertem Heparin (ab positivem Schwangerschaftstest) kann Aborte bzw. intrauterine Fruchttode verhindern (**Empfehlungsgrad A**; 7).

Durch eine Interaktion plazentagängiger materner anti-SS-A-Antikörper mit dem Reizleitungssystem des fetalen Herzens kann es zu einer unzureichenden Ausbildung des AV-Faszikels mit konsekutiver Störung der atrioventrikulären Überleitung bis zum kompletten kongenitalen AV-Block kommen, der sich schon in der pränatalen Diagnostik als fetale Brady-(arrhythmie) bemerkbar macht. Diese Komplikation tritt bei ca. 1–2% der Kinder SS-A-Antikörper positiver Mütter auf. Allerdings scheint das Risiko mit 16–17% deutlich höher zu liegen bei Frauen, die zuvor schon ein Kind mit kAVB entbunden hatten (1, 7). In der ca. 12. bis 26. SSW kann versucht werden, durch die Gabe von im Gegensatz zum Prednisolon plazentagängigen fluorierten Kortikosteroiden (z.B. Dexamethason) der Mutter, die Entwicklung eines fetalen AV-Blocks zu verhindern (**Empfehlungsgrad C**; 7).

Kontrollierte Studien belegen, dass eine Verhütung mit einer oralen Antikonzeption bei Patientinnen ohne hohe Krankheitsaktivität oder weitere Risikofaktoren z.B. für eine Thrombose möglich ist (**Empfehlungsgrad A**; 7).

Weitere Therapiemaßnahmen

Prognostisch wichtig für einen SLE ist bei einer Lupusnephritis auch die konsequente Einstellung einer möglicherweise auftretenden Hypertonie. Dabei unterscheidet sich die symptomatische Behandlung auch anderer Organkomplikationen prinzipiell nicht von Therapiemaßnahmen, die auch bei Patienten ohne einen SLE zur Anwendung kommen.

Verhaltenshinweise für den Patienten

Eine sorgfältige Aufklärung des Patienten über Gründe, Erfolgsaussichten und Nebenwirkungen der Therapie ist eine entscheidende Voraussetzung für den Therapieerfolg. Zusätzlich sollten Patienten über die Vorteile einer UV-Protektion (**Empfehlungsgrad B**; 7), eines Verzichts auf Nikotinkonsum, einer Normalisierung des Gewichts und ausreichender Bewegung aufgeklärt werden (**Empfehlungsgrad D**; 7).

Literatur

1. Bertsias G, Ioannidis JPA, Boletis J, Bombardieri S et al.: EULAR Recommendations for the Management of Systemic Lupus Erythematosus. Ann Rheum Dis (2007) in press.
2. Brucato A et al.: Risk of congenital complete heart block in newborns of mothers with anti-Ro/SSA antibodies detected by counterimmunoelectrophoresis. A prospective study of 100 women. Arthritis Rheum 44(8) (2001) 1832–1835.
3. Costedoat-Chalumeau N et al.: Outcome of pregnancies in patients with anti-SSA/Ro antibodies – a study of 165 pregnancies, with special focus on electrocardiographic variations in the children and comparison with a control group. Arthritis Rheum 50(10) (2004) 3187–3194.
4. Lim W, Crowther MA, Eikelboom JW: Management of antiphospholipid antibody syndrome. A systematic review. JAMA 295 (2006) 1050–1057.
5. Sfikakis PP, Boletis JN, Tsokos GC: Rituximab anti-B-cell therapy in systemic lupus erythematosus: pointing to the future. Curr Opin Rheumatol Sep;17(5) (2005) 550–557.
6. Smith KG, Jones RB, Burns SM, Jayne DR: Long-term comparison of rituximab treatment for refractory systemic lupus erythematosus and vasculitis: Remission, relapse, and re-treatment. Arthritis Rheum Sep;54(9) (2006) 2970–2982.
7. Tan EM, Cohen AS, Fries JF, Masi AT, McShane DJ, Rothfield NF, Schaller JG, Talal N, Winchester RJ: The 1982 revised criteria for the classification of systemic lupus erythematosus. Arthritis Rheum Nov;25(11) (1982) 1271–1277.

Autorenadressen

Prof. Dr. med. Matthias Schneider
Heinrich-Heine-Universität Düsseldorf
Klinik für Nephrologie und Rheumatologie
Moorenstr. 5
40225 Düsseldorf

Prof. Dr. med. Bernhard Manger
Universität Erlangen-Nürnberg
Med. Kilnik III mit Poliklinik
Krankenhausstr. 12
91054 Erlangen

4.3 Systemische Sklerose

E. Genth

Definition und Basisinformation

Die systemische Sklerose (Systemsklerose, systemische Sklerodermie; SSc) ist eine seltene, heterogene und klinisch vielgestaltige Systemerkrankung mit Entzündung, vermehrter Bindegewebsbildung (Fibrose) und Schäden an den Blutgefäßen. Ihre Inzidenz liegt bei ca. 2 Neuerkrankungen pro 100 000 und Jahr mit einem Häufigkeitsgipfel im mittleren Erwachsenenalter und Betonung des weiblichen Geschlechts. Die Symptomatik betrifft regelmäßig die Haut und die Blutgefäße (Arterien, kleine Blutgefäße), oft auch Lunge, Magen-Darm-Trakt (Ösophagus) und Gelenke, seltener Niere und Herz.

Klinisch wird eine diffuse Form der SSc mit einer Sklerodermie distal und proximal der Ellbogen und am Stamm von einer limitiertem Form mit einer Sklerodermie nur distal der Ellbogen (bis zur ausschließlichen Sklerodaktylie), unterschieden. Sonderformen sind die SSc ohne Sklerodermie (mit sklerodermietypischen Manifestationen an inneren Organen und Blutgefäßen) und Manifestationen der Systemsklerose im Rahmen anderer Kollagenosen (Overlap-Syndrome) vor allem bei Dermato- oder Polymyositis (Skleromyositis) und systemischem Lupus erythematodes.

Symptomatik und klinisches Bild

Klinisches Leitsymptom der SSc ist die Sklerodermie mit Verdickung der Haut, zunehmender Verhärtung und abnehmender Verschieblichkeit. Bei über 90% besteht eine Raynaud-Symptomatik mit anfallsartiger Abblassung von Fingern oder Zehen mit anschließender Zyanose und/oder Rötung, ausgelöst durch Kälte oder Stress. Kritische Ischämien führen zu schmerzhaften Kuppennekrosen mit Substanzdefekten und grübchenförmigen Narben. Diese Veränderungen sind deutlich häufiger und ausgeprägter (oft ausschließlich) an den Händen als an den Füßen, was ein einfaches klinisches Unterscheidungsmerkmal zu arteriosklerotischen Haut- und Gefäßveränderungen darstellt.

Weitere typische Hautmanifestationen sind flächenhafte Teleangiektasien (insbesondere des Gesichts), eine Mikrostomie („Tabaksbeutelmund"), eine Verkürzung, Verdickung und Sklerose des Zungenbändchens („Frenulumsklerose") und subkutane schollige Verkalkungen, die vor allem im Röntgenbild erkennbar sind.

Eine limitierte, meist auf diese typischen Haut-, Schleimhaut-, Ösophagus- und akralen Gefäßsymptome beschränkte Form der SSc ist das sog. CREST-Syndrom, welches mit einer **C**alcinosis cutis, **R**aynaud-Symptomatik, **O**esophagusmotilitätsstörung, **S**klerodaktylie und **T**eleangiektasien, eine in ihrer Prognose meist günstigere Form der SSc bezeichnet. Über 90% der Patienten mit (diffuser und limitierter) SSc weisen eine Dysphagie als Ausdruck der krankheitstypischen Ösophagusmotilitätsstörung auf; eine begleitende Arthritis beschränkt sich meist auf Hand- und Fingergelenke. Polysynovitiden finden sich nur im Rahmen von Overlap-Syndromen; das charakteristische „Sehnenreiben" ist ein häufiger Befund bei diffuser SSc. Oft behindernde Kontrakturen der Hände sind dermatogen und durch Verkürzung der Sehnen bedingt, die Fehlstellungen der Gelenke sind sekundärer Natur.

Diagnostik und Differentialdiagnose (4)

Neben der typischen klinischen Präsentation, welche dem Geübten oft eine Diagnose „prima vista" erlaubt, stützt sich diese vor allem auf die typischen immunserologischen Befunde. Über 98% der Patienten mit SSc haben antinukleäre Antikörper (ANA) in signifikanten Titern (> 1 : 160 im IFT auf HEp2-Zellen) im Serum. Bei klinischem Verdacht und negativen ANA sollte man deshalb an andere Erkrankungen mit vielleicht ähnlichem Hautbild denken, die auch als sog. Pseudosklerodermien bezeichnet werden (diabetische Cheiroarthropathie, Skleroedema Buschke (Lymphom der Haut) und seltene exogen toxische Krankheitsbilder wie das Toxic-Oil- oder L-Tryptophan-Syndrom).

Sklerodermiespezifische ANA (8) kommen bei ca. 90% der Patienten mit systemischer Sklerose früh vor und persistieren auch unabhängig von der Therapie. Antikörper gegen die Centromer-Region der Chromosomen (CREST-Syndrom) oder gegen To sind charakteristisch für die SSc mit limitierter Hautbeteiligung (meist nur Sklerodaktylie und Ösophagusmotilitätsstörung), deren Symptomatik sich nur langsam entwickelt und die eine günstige Prognose hat. Antikörper gegen Scl-70 (DNA-Topoisomerase-1) oder RNA-Polymerase-III finden sich dagegen oft bei SSc mit diffuser Hautbeteiligung, rascher Symptomentwicklung und Neigung zur Beteiligung weiterer innerer Organe (insbesondere interstitielle Lungenerkrankung). Patienten mit sklerodermietypischen Symptomen und Antikörpern gegen U1-RNP, PmScl oder Ku haben oft eine Overlap-Symptomatik mit Manifestationen einer Dermato- oder Polymyositis oder eines systemischen Lupus erythematodes.

Veränderungen kleiner Blutgefäße können bei über 90% der SSc-Patienten frühzeitig mittels Kapillarmikroskopie nachgewiesen werden (2). Die Angiographie der Handarterien zeigt Kaliberminderung, Stenosen und Verschlüsse der Digitalarterien. Eine fibrosierende Alveolitis ist klinisch durch inspiratorisches Knisterrasseln („Sklerophonie") auffällig und kann am empfindlichsten durch hoch auflösende CT (HR-CT) nachgewiesen werden. Die Lungenfunktionsdiagnostik mit Messung des Gasaustauschs (CO-Diffusionskapazität; Sauerstoffsättigung vor und nach Belastung) sind wesentliche Verlaufsparameter (1).

Eine pulmonalarterielle Hypertonie (PAH) mit Entwicklung eines Cor pulmonale kommt insgesamt selten, bei der SSc sogar öfter im Rahmen eines CREST-Syndroms (ohne Lungenfibrose!) als bei der diffusen Form (in fortgeschrittenen Stadien der Lungenfibrose) vor. Zur rechtzeitigen Erkennung werden jährliche echokardiographische Untersuchungen empfohlen (3).

Die Beteiligung des mittleren und unteren Ösophagus kann durch Ösophagusszintigraphie, Manometrie und Röntgenkontrastuntersuchung nachgewiesen werden, die häufige Refluxösophagitis durch Ösophagogastroskopie. Seltener sind Motilitätsstörungen des Magens (Wassermelonenmagen) oder intestinale Resorptionsstörungen, die bis zu einem schweren Malabsorptionssyndrom und atonischen Peritonitiden führen können. Die vaskuläre Nierenbeteiligung, die im Rahmen eines krisenhaften Blutdruckanstiegs zu rascher Niereninsuffizienz führt („renale Krise"), tritt überwiegend bei der SSc mit ausgedehnter Hautbeteiligung auf. Eine Herzbeteiligung durch Myokardfibrose oder Vaskulopathie mit Herzrhythmusstörungen und Herzinsuffizienz kann durch erhöhte Werte von Troponin-I, EKG, Echokardiographie oder Myokardszintigraphie erkannt werden. Erhöhungen der Kreatinkinase sind ansonsten verdächtig auf eine begleitende Polymyositis, die ggf. muskelbioptisch abgeklärt werden sollte.

Die frühe Diagnose und Klassifikation kann vor allem bei oligosymptomatischer (undifferenzierter) Krankheitsausprägung mit Raynaud-Phänomen oder gering ausgeprägter Sklerodermie schwierig sein. Hier hilft vor allem die Bestimmung der ANA weiter (s.o.). Die Kapillarmikroskopie des Nagelfalzes ist bei frühen Verläufen sensitiv und prädiktiv für die SSc (2). Typischerweise finden sich erweiterte Kapillaren (Megakapillaren), Mikroblutungen und avaskuläre Zonen der ersten Kapillarreihe.

Prognose und Spontanverlauf

Verlauf, Schweregrad und Lebenserwartung der SSc sind schicksalhaft und am meisten assoziiert mit der Ausdehnung des Hautbefalls sowie Art und Schwere des Organbefalls von Lunge (Lungenfibrose, PAH, Herzinsuffiziernz bei Cor pulmonale) und Nieren (renale Krise). Aufgrund der Seltenheit der Erkrankung, gibt es nur weinige prospektive und kaum kontrollierte, randomisierte Untersuchungen zu Prognose oder Therapie der SSc. Evidenzbasierte Aussagen sind zur Prognose nicht und zur Therapie nur äußerst beschränkt möglich (5).

Therapie

Die Wirksamkeit medikamentöser Therapien ist in Bezug auf die subjektiv meist im Vordergrund stehende Hautbeteiligung fraglich und – wenn überhaupt feststellbar – gering. Die wenigen Ergebnisse, welche eine gewisse Wirksamkeit belegen, beschränken sich auf die Behandlung der Lungenfibrose mit Immunsuppressiva, die symptomatische Behandlung von sog. Fingertipp-Ulzerationen mit vasoaktiven und der PAH mit Druck senkenden Substanzen. Die Therapie wird in Abhängigkeit von Symptomatik und Organbefall angewendet (3, 5).

Iloprost-Infusionen fördern die Abheilung digitaler Ulzerationen und wirken sich positiv auf Häufigkeit und Schwere von Raynaud-Attacken aus (Evidenzgrad Ia; 9); Beobachtungsstudien mit Alprostadil berichten ebenfalls eine Besserung. Die Raynaud-Symptomatik kann auch durch Nifedipin gebessert werden (Evidenzgrad IIa), in der Praxis profitiert jedoch nur ein Teil der Patienten. Bosentan (Evidenzgrad Ib) und wahrscheinlich auch Sildenafil vermindern das Auftreten von digitalen Ulzerationen (3, 5). Bei diffuser SSc scheint Methotrexat (15–25 mg/Woche) die Hautsklerose (im sog. Rodnan-Skin-Score) etwas zu verbessern, es findet sich aber keine Beeinflussung in der Progression von Organschäden. Cyclophosphamid (2–3 mg /kg KG/Tag oder monatliche Infusionen von 750–1000 mg) ist in Kombination mit Prednison wirksam zur Behandlung der **aktiven** fibrosierenden Alveolitis und scheint auch die Hautdicke etwas zu verbessern (3, 5). Azathioprin zeigte in einer Pilotstudie eine geringe Beeinflussung der Hautveränderungen (3). Mycophenolat-Mofetil war in zwei offenen Studien wirksam auf die Hautdicke und die Alveolitis. D-Penicillamin ist wahrscheinlich nicht wirksam (hohe und niedrige Dosen haben keine unterschiedliche Wirksamkeit) (3, 5).

Die pulmonale Hypertonie kann mit Epoprostenol-Infusionen, Iloprost-Inhalation, dem Endothelin-1-Rezeptor-Antagonisten Bosentan und Sildenafil gebessert werden (Evidenzgrad Ib; 3, 5).

Literatur

1. Airo P, Danieli E, Parrinello G, Antonioli CM, Cavazzana I, Toniati P, Franceschini F, Cattaneo R: Intravenous cyclophosphamide therapy for systemic sclerosis. A single-center experience and review of the literature with pooled analysis of lung function test results. Clin Exp Rheumatol 22 (2004) 573–578.
2. Cutolo M, Pizzorni C, Sulli A: Capillaroscopy. Best Pract Res Clin Rheumatol 19 (2005) 437–452.
3. Genth E: Evidence-basierte Therapie der systemischen Sklerose. Z Rheumatol 60 (2001) 464–468.
4. Genth E, Krieg T: Systemische Sklerose – Diagnose und Klassifikation. Z Rheumatol 65 (2006) 268–274.
5. van den Hoogen FH: Treatment of systemic sclerosis. Z Rheumatol 65 (2006) 306–310.

Tabelle I.4.3-1 Therapie der systemischen Sklerose – Indikationen, Evidenzstärke und Empfehlungsgrad

	Indikationen	Evidenzstärke	Empfehlungsgrad	Literatur
Prostaglandinanaloga	Raynaud-Phänomen, digitale Ulzera	Ia	**A**	7, 10
Glukokortikoide	Alveolitis, Arthritis, Myositis	III	**B**	8
Cyclophosphamid	Alveolitis/diffuse Sklerodermie	Ib/IIa	**A/B**	2, 4, 7, 8
Methotrexat	diffuse Sklerodermie	Ib	**B**	2, 7, 8
Azathioprin	diffuse Sklerodermie	III	**C**	7, 8
Mycophenolat-Mofetil	Alveolitis, diffuse Sklerodermie	IIb	**B**	2, 7
Cyclosporin	diffuse Sklerodermie	III	**C**	7, 8

6. Korn JH, et al.: Digital ulcers in systemic sclerosis: prevention by treatment with bosentan, an oral endothelin receptor antagonist. Arthritis Rheum 50 (2004) 3985-3993.
7. Lin AT, Clements PJ, Furst DE: Update on disease-modifying antirheumatic drugs in the treatment of systemic sclerosis. Rheum Dis Clin North Am 29 (2003) 409-426.
8. Mierau R, Genth E: Sklerodermie-assoziierte Autoantikörper – klinische und diagnostische Bedeutung. Z Rheumatol 65 (2006) 279-284.
9. Pope J, Fenlon D, Thompson A, Shea B, Furst D, Wells G, Silman A: Iloprost and cisaprost for Raynaud's phenomenon in progressive systemic sclerosis. Cochrane Database of Systematic Reviews 1998, Issue 2. Art. No.: CD000953. DOI: 10.1002/14651858.CD000953.
10. Steen V: The heart in systemic sclerosis. Curr Rheumatol Rep 6 (2004) 137-140.

Autorenadressen

Prof. Dr. med. Ekkehard Genth
Rheumaklinik und Rheumaforschungsinstitut
Burtscheider Markt 24
52066 Aachen

4.4 Sharp-Syndrom (MCTD)

E. Genth

Definition und Basisinformation

Unter dem Namen Mixed Connective Tissue Disease (MCTD) wurde 1972 von G. Sharp und Mitarbeitern ein Krankheitsbild beschrieben, das Symptome von mindestens zwei systemischen Bindegewebskrankheiten (Overlap-Syndrom), wie dem systemischen Lupus erythematodes (SLE), der systemischen Sklerose (SSc), der idiopathischen Myositis und der rheumatoiden Arthritis aufweist. Serologisch sind diese Patienten charakterisiert durch hohe Titer von Autoantikörpern gegen extrahierbare nukleäre Antigene (ENA), heute U1-RNP-Antikörper. In Deutschland gebräuchliche Synonyme für dieses seltene und als klinische Entität umstrittene Krankheitsbild sind Sharp-Syndrom oder Mischkollagenose. International einheitliche Diagnose- und Klassifikationskriterien fehlen; häufig werden die von Alarcon-Segovia et al. verwendet (1). Patienten mit U1-RNP-Antikörpern haben häufig eine Raynaud-Symptomatik, geschwollene Finger und Hände, eine akral betonte Sklerodermie, Arthralgien und eine meist nicht destruierende Polyarthritis. Bei ca. einem Drittel finden sich Zeichen einer Myositis (Muskelschwäche, Erhöhung der Kreatinkinase). Die interstitielle Lungenkrankheit und die bei ca. 20% im weiteren Verlauf auftretende pulmonale Hypertonie bestimmen oft den Schweregrad der Krankheit. Im Unterschied zum SLE sind photosensitive Hautexantheme, Thrombozytopenie und eine klinisch relevante Nierenbeteiligung selten.

Nur ca. die Hälfte bis zwei Drittel der Patienten mit hohen Titern von Antikörpern gegen U1-RNP (fast immer gegen das 70kD-Protein) entwickelt im Verlauf eine MCTD. Bei dem überwiegenden Teil der Patienten sind im Verlauf auch Diagnose- und Klassifikationskriterien eines SLE, einer systemischen Sklerose oder einer idiopathischen Myositis erfüllt. Entzündliche Manifestationen wie geschwollene Hände, Arthritis und Myositis bilden sich unter der Therapie oft zurück, während Lungenfibrose, pulmonale Hypertonie und Sklerodermie persistieren.

Diagnose

Leitsymptome der MCTD sind geschwollene Hände (Sklerödem) mit Raynaud-Symptomatik, Arthralgien und Polyarthritis, oft in Verbindung mit Muskelschwäche und anderen Organsymptomen. Der Nachweis von ANA in hohen Titern mit Spezifität gegen U1-RNP (anti-70kD) bei Fehlen von anti-Sm-Antikörpern sichert die Diagnose. Die initiale technische Organdiagnostik soll eine mögliche Beteiligung von Ösophagus (Szintigramm, Radiographie, Gastroösophagoskopie), Lunge (Röntgen, HR-CT, Echokardiographie, Ganzkörperplethysmographie mit Diffusionskapazität), Niere (Retentionswerte i.S., Urinstatus, Sonographie), Herz (EKG, Echokardiographie) oder Muskulatur (Kreatinkinase i.S.; evtl. Muskelbiopsie) klären.

Verlauf

Die Prognose der MCTD ist variabel. Ca. ein Drittel der Patienten entwickelt eine anhaltende Remission mit Verschwinden der U1-RNP-Antikörper. Ein weiteres Drittel hat einen schweren progredienten Verlauf mit persistierender Polyarthritis und Belastungsdyspnoe durch eine interstitielle Lungenkrankheit oder eine pulmonale Hypertonie.

Therapie

Es existieren keine randomisierten kontrollierten Therapiestudien zur MCTD. Medikamentöse Therapien und Behandlungsstrategien leiten sich von der systemischen und organspezifischen Therapie bei SLE, systemischer Sklerose und idiopathischer Myositis ab. Glukokortikosteroide, Antimalariamittel (Chloroquin, Hydroxychloroquin), Methotrexat, Azathioprin und Cyclophosphamid werden mit unterschiedlichem Erfolg auch in Kombination eingesetzt (Evidenzgrad III, **Empfehlungsgrad B**). Vasodilatatoren wie Nifedipin oder Iloprost werden bei Raynaud-Symptomatik und digitalen Ulzera angewendet.

Literatur

1. Alarcon-Segovia D, Villarreal M: Classification and diagnostic criteria for mixed connective tissue disease and anti-nuclear antibodies. In: Kasukawa R, Sharp GC (eds.): Mixed Connective Tissue Disease and Antinuclear Antibodies. pp. 33–40, Elsevier, Amsterdam–New York–Oxford 1987.
2. Burdt MA, Hoffman RW, Deutscher SL, Wang GS, Johnson JC, Sharp GC: Long-term outcome in mixed connective tissue disease: longitudinal clinical and serologic findings. Arthritis Rheum 42 (1999) 899–909.
3. Hoffman RW, Greidinger EL: Mixed connective tissue disease. Curr Opin Rheumatol 12 (2000) 386–390.
4. Kim P, Grossman JM: Treatment of mixed connective tissue disease. Rheum Dis Clin North Am 31 (2005) 549–65, viii.
5. Lundberg IE: The prognosis of mixed connective tissue disease. Rheum Dis Clin North Am 31 (2005) 535.
6. Michels H: Course of mixed connective tissue disease in children. Ann Med 29 (1997) 359–364.
7. Sharp GC, Irvin WS, Tan EM, Gould RG, Holman HR: Mixed connective tissue disease. An apparently distinct rheumatic disease syndrome associated with a specific antibody to an extractable nuclear antigen (ENA). Am J Med (1972) 148–159.
8. Venables PJ: Mixed connective tissue disease. Lupus 15 (2006) 132–137.

Autorenadressen

Prof. Dr. med. Ekkehard Genth
Rheumaklinik und Rheumaforschungsinstitut
Burtscheider Markt 24
52066 Aachen

4.5 Dermatomyositis

E. Genth, D. E. Pongratz

Definition und Basisinformation

Die Dermatomyositis (DM) ist die zahlenmäßig häufigste der insgesamt seltenen autoimmunen entzündlichen Muskelerkrankungen. Ihre Inzidenz liegt bei einer Neuerkrankung pro 100 000 und Jahr mit einem Häufigkeitsgipfel im Kindes- und Jugendalter und im Erwachsenenalter. Die Symptomatik betrifft schwerpunktmäßig die Skelettmuskulatur, die Haut und seltener durch eine Vaskulitis kleinster Gefäße andere Organe (Lunge, Herz, Gelenke u.a.). Seltene Varianten sind die amyopathische Dermatomyositis, bei der es auch nach längerem Verlauf (mehr als 2 Jahre) nicht zu relevanten klinischen (Muskelschwäche), labormedizinischen (Erhöhung skelettmuskeltypischer Enzyme) oder histologischen Veränderungen der Skelettmuskulatur kommt und die Overlap-Syndrome vor allem mit Symptomen der systemischen Sklerose (Skleromyositis). Die Neoplasierate ist bei DM um das 3- bis 6fache erhöht. Weitere wichtige andere Formen autoimmuner entzündlicher Muskelerkrankungen sind insbesondere die idiopathische Polymyositis und die Einschlusskörperchenmyositis, die in diesem Beitrag nicht behandelt werden.

Diagnostik (2, 5, 6)

Leitsymptom der DM ist eine meist akut bis subakut auftretende Muskelschwäche, der die Entwicklung einer Muskelatrophie nachfolgt. Schmerzen in Form eines inadäquaten überstarken und anhaltenden Muskelkaters finden sich in ca. 60% der Fälle. Initial besteht immer eine bevorzugte Manifestation in der proximalen Arm- und Beinmuskulatur. Erst im Verlauf treten weitere Muskelgruppen dazu.

Die charakteristischen Hautefflorezenzen, welche häufig die Muskelsymptome begleiten oder ihnen sogar vorangehen, sind das heliotropfarbene Erythem („lilac disease"), insbesondere im Bereich der Augenlider, der Wangen und des vorderen Halsdreiecks. Im Bereich der Finger findet sich das auch bei anderen Kollagenosen anzutreffende so genannte Keinig-Nagelfalzzeichen (Erythem, Nagelhautkeratose, Megakapillaren in der Kapillarmikroskopie), seltener das Gottron-Zeichen (livide Eytheme über den Streckseiten der Fingergrundgelenke). Subkutane Kalzifikationen treten erst im Verlauf auf.

Technische Diagnostik

Die technische Diagnostik hat zum Ziel, die Muskelschädigung und die ihr zugrunde liegende Myositis nachzuweisen und nosologisch zuzuordnen. Sie basiert auf:
– Laborwerten, insbesondere der Bestimmung der Muskelenzyme und der myositisspezifischen Autoantikörper
– Kernspintomographie mit STIR-Sequenz
– Elektromyographie
– Muskelbiopsie.

Die **Höhe der Muskelenzyme**, speziell der Kreatinkinase, geht parallel mit der Aktivität der Erkrankung und kann bei den akuten Fällen bis zum 50fachen der Norm erhöht sein. In seltenen Fällen einer ganz frühen und akuten Dermatomyositis kann die CK noch normal ausfallen.

Myositis-assoziierte Autoantikörper sind zur Diagnostik von Varianten und Overlap-Syndromen sinnvoll; sie sind aber nicht zur Ausschlussdiagnostik geeignet. Als erster diagnostischer Screeningtest ist die Bestimmung der antinukleären Antikörper (ANA) im IFT auf HEp-2-Zellen zu empfehlen, da verschiedene spezifische Autoantikörper (U1-RNP-, Mi-2, PMScl-, Ku-, SRP-Ak) zu den ANA gehören bzw. im Zytoplasma der HEp-2-Zellen zu erkennen sind (Jo-1-Ak). Mi2-Antikörper sind spezifisch für die DM und in etwa 20% aller Fälle von Dermatomyositis positiv. Anti-caDM140-Antikörper finden sich häufig bei der amyopathischen Dermatomyositis. Antikörper gegen Jo-1 (Histidyl-tRNA-Synthetase) und andere Aminoacyl-tRNA-Synthetasen finden sich häufig bei Patienten mit (Dermato-)Myositis mit fibrosierender Alveolitis, Polyarthritis und anderen Organsymptomen, andere Autoantikörper (gegen PmScl/Exoribonuklease, Ku oder U1-RNP) bei Overlap-Syndromen mit Symptomen der systemischen Sklerose.

Bildgebende Verfahren wie die **Kernspintomographie** (Nachweis eines diffusen oder fokalen entzündlichen Muskelödems) dienen vor allem zur nichtinvasiven Bestimmung einer Biopsiestelle.

Die **Elektromyographie** zeigt ein myopathisches Muster, charakterisiert durch niedrige Amplituden und polyphasische Konfiguration der Willküraktionspotentiale. Zusätzlich findet sich in akuten Stadien eine vermehrte pathologische Spontanaktivität in Ruhe in Form von Fibrillationspotentialen, positiven scharfen Wellen oder komplexen repetitiven Entladungen. Dieses Bild findet sich auch bei anderen aktiven myopathischen Prozessen und ist demgemäß für sich nicht beweisend für das Vorliegen einer Myositis.

Die **Muskelbiopsie** ist die definitive diagnostische Methode, nicht nur zum Beweis der Diagnose einer Dermato- oder Polymyositis, sondern auch zum definitiven Ausschluss anderer neuromuskulärer Erkrankungen.

Bei der Dermatomyositis finden sich Infiltrate vorwiegend im perivaskulären und perifaszikulären Bereich. Dadurch entsteht das charakteristische Bild einer Polymyositis vom perifaszikulären Typ. Es kommt zu charakteristischen Läsionen der kleinen intramuskulären Blutgefäße mit Endothelproliferation und so genannten tubulovesikulären Einschlüssen, wie man sie in der Elektronenmikroskopie nachweisen kann und wie sie als zytokinvermittelt gelten. Die Dichte der Kapillaren in der Skelettmuskulatur ist vermindert. Die perifaszikuläre Atrophie und Schädigung ist Folge der Vaskulitis und diagnostisch beweisend für die Dermatomyositis. Immunhistologisch findet man bei der Dermatomyositis überwiegend B-Lymphozyten, CD4-positive Lymphozyten und Makrophagen. Zusätzlich lassen sich C5B9-Komplementablagerungen in den kleinen Muskelgefäßen nachweisen.

Tabelle I.4.5-1 Therapie der Dermatomyositis – Evidenzstärke und Empfehlungsgrad (1, 2, 4, 7, 8)

	Evidenzstärke	Empfehlungsgrad
Glukokortikoide	III	C
Azathioprin	IIa	B
Methotrexat	IIa	B
Cyclophosphamid	IIb	B
Hoch dosierte i.v. Immunglobuline	Ib	B
Cyclosporin A/Mycophenolat/Rituximab	III	C

Therapie

Eine seit 30 Jahren geübte empirische und hoch wirksame Therapie, welche nicht auf doppelblinden, plazebokontrollierten Studien basieren kann, besteht in der Anwendung von Kortikosteroiden und Immunsuppressiva. Damit erreicht man in rund 90% aller akuten Fälle von Dermatomyositis eine Remission. Empfohlen werden initiale Dosen von 1(–2) mg Prednisolon-Äquivalent pro kg Körpergewicht, in besonders schweren Fällen Infusion mit 250–1000 mg/Tag über 3 und mehr Tage mit nachfolgender oraler Therapie mit Dosisreduktion entsprechend der Normalisierung der Kreatinkinase und der Muskelschwäche. Eine Erhaltungstherapie ist für Jahre bis lebenslänglich erforderlich.

Immunsuppressiva der ersten Wahl sind Azathioprin und Methotrexat. Immunsuppressiva der zweiten Wahl, welche insbesondere bei foudroyanten Formen und, wenn akute extramuskuläre Organmanifestationen (z.B. Coronaritis, Alveolitis) vorliegen, eingesetzt werden, sind Cyclophosphamid oder Cyclosporin A. Der Wert von Mycophenolat ist noch nicht sicher zu beurteilen. In die Off-Label-Use-Behandlung fallen die bei der Dermatomyositis als sicher wirksam erkannten intravenös verabreichten hoch dosierten Immunglobuline und die Therapie mit dem monoklonalen B-Zell-Ak Rituximab. Sie sollten bei therapieresistenten Fällen bzw. bei nicht mehr tolerablen Nebenwirkungen der konventionellen Therapie erwogen werden (8).

Literatur

1. Chérin P: Inravenous immunoglobulin in polymyositis and dermatomyositis. In: Dalakas MC, Späth PJ (eds.): Intravenous Immunoglobulins in the Thrid Millennium. Kap. 32, S. 207–211, Parthenon, London 2004.
2. Dalakas MC, Pongratz D: Neurological Disorders – Course and Treatment, Second Edition, (2003); Elsevier Science (USA): Muscle and Peripheral Nervous System, Chapter 95, Inflammatory Myopathies.
3. Dalakas MC: Polymyositis, Dermatomyositis and Inclusion body myositis. N Eng J Med 325 (1991). 1487–1498.
4. Dalakas MC, Illa I, Dambrosia JM, Soueidan SA, Stein DP, Otereo C, Dinsmore ST, McCrosky S: A controlled trial of high-dose intravenous immune globulin infusions as treatment for dermatomyositis. N Eng J Med 329 (1993) 1993–2000.
5. Genth E: Entzündliche Muskelkrankheiten: Dermatomyositis, Polymyositis und Einschlusskörpermyositis. Internist (Berl) 46 (2005) 1218–1232.
6. Pongratz D, Späth M: Entzündliche Muskelkrankheiten. In: Pongratz D. Zierz S (Hrsg.): Neuromuskuläre Erkrankungen. S. 140–158, Deutscher Ärzte-Verlag, Köln 2003.
7. Pongratz D: Therapeutische Optionen bei autoimmunen Myositiden (Dermatomyositis, Polymyositis, Einschlusskörpermyositis). In: Borte M, Prinzing R, Zierz S (Hrsg.): Infektionen und Autoimmunerkrankungen – Therapie mit Immunglobulinen. 6. Immunologie Symposium, 31.1.–1.2.03, Halle, Aventis Behring GmbH, Liederbach, Verlag Minerva KG, Darmstadt 2003, S. 109–114.
8. Ytterberg SR: Treatment of refractory polymyositis and dermatomyositis. Curr Rheumatol Rep Jun;8(3) (2006) 167–173. PMID: 16901073

Autorenadressen

Prof. Dr. med. Ekkehard Genth
Rheumaklinik und Rheumaforschungsinstitut
Burtscheider Markt 24
52066 Aachen

Prof. Dr. med. Dieter Erich Pongratz
Friedrich-Baur-Institut
Ludwig-Maximilians-Universität München
Ziemssenstr. 1
80336 München

5 Lyme-Borreliose

Definition

Krankheitserreger der Lyme-Borreliose (LB) ist Borrelia (B.) burgdorferi sensu lato. Bislang wurden drei humanpathogene Genospezies definiert: B. burgdorferi sensu strictu, B. afzelii und B. garinii. In aller Regel wird der Erreger durch Zecken (in Mitteleuropa Ixodes ricinus) auf den Menschen übertragen. Zeckenstiche können aber unbemerkt bleiben. Als Vektoren kommen in Ausnahmefällen z. B. auch Stechfliegen in Betracht.

Die LB ist eine Multisystemerkrankung, deren Manifestationen drei Stadien zugeordnet werden (Tab. I.5-1). Individuell kommt es zu unterschiedlichen Krankheitserscheinungen. Häufigste Manifestationen sind das Erythema migrans, die Neuroborreliose und die Lyme-Arthritis. Oft bleibt die Infektion asymptomatisch.

Ausschlußdiagnostik

Bei vieldeutigen Symptomen oder Befunden ist das Frühstadium einer LB kaum mit Sicherheit auszuschließen, zumal hierbei spezifische serologische Befunde noch fehlen können; in diesen Fällen kann die Diagnose häufig nur im weiteren Verlauf gesichert werden. Dagegen schließt das Fehlen spezifischer IgG-Antikörper gegen B. burgdorferi Spätmanifestationen einer LB weitgehend aus.

Nachweisdiagnostik

Die Diagnose einer LB muß in erster Linie durch die klinische Symptomatik begründet sein! Laborbefunde können nur zur Untermauerung der Diagnose herangezogen werden. Die Hautmanifestationen der LB sind oft schon klinisch eindeutig zu erkennen. Ansonsten sind die einzelnen Manifestationen der LB isoliert betrachtet vieldeutig und erfordern dann auf jeden Fall (auch ungeachtet spezifischer serologischer Befunde) eine entsprechende Differentialdiagnostik (Tab. I.5-2).

Der kulturelle Nachweis von B. burgdorferi ist nur in wenigen Institutionen möglich. Generell ist auch die Sensitivität der mikrobiologischen Diagnostik für praktische Zwecke zu gering. Zum Direktnachweis des Erregers wird zunehmend die Polymerasekettenreaktion (PCR) angewandt. Hierbei sind aber noch viele methodische Fragen zu klären; jedenfalls sind auch falsch positive Befunde möglich. Weiterhin bleibt bei der Beurteilung eines positiven Befundes zu bedenken, daß die PCR nur Borrelien-DNA nachweist und keinen sicheren Rückschluß auf vitale Erreger und eine aktive Erkrankung erlaubt. Bisherige Untersuchungen haben vor allem bei der Untersuchung von Gelenkflüssigkeit und der Synovialis von Patienten mit einer Lyme-Arthritis eine hohe Sensitivität der PCR gezeigt. Von eher zweifelhafter Relevanz ist der Antigennachweis mit der PCR im Urin.

Die Routinediagnostik stützt sich auf die Serologie bzw. den Nachweis spezifischer Antikörper (Abb. I.5-1). Die serologischen Untersuchungen erfolgen mit einem Enzymimmunoassay (ELISA) oder Immunfluoreszenztest (IFT). Positive und vor allem grenzwertige Befunde sollen mit einem Immunoblot überprüft werden, um unspezifische Befunde oder Kreuzreaktionen nach Möglichkeit auszuschließen. Allerdings sind die Durchführung und Interpretation des Borrelien-Immunoblots nicht standardisiert, so daß entsprechende Befunde sowie vorgeschlagene Kriterien für eine positive Bewertung ebenso kritisch hinterfragt werden müssen.

Frühstadien der Infektion sind oft noch seronegativ; bei weiterhin klinisch begründetem Verdacht auf eine LB ist eine serologische Verlaufskontrolle sinnvoll. In aller Regel kommt es zwei bis vier Wochen nach der Infektion zu einem Anstieg der spezifischen IgM-Antikörper und fast parallel auch der spezifischen IgG-Antikörper. Ein ausschließlich positiver IgM-Befund ist bei Patienten mit Erkrankungen, die schon vier Wochen oder länger andauern, nicht diagnostisch wertbar bzw. als falschpositiv anzusehen.

Im Stadium der Erregerdissemination und vor allem in Spätstadien finden sich in aller Regel signifikant

Tabelle I.5-1 Klinische Manifestationen der Lyme-Borreliose.

Frühmanifestationen			Spätmanifestationen
Stadium I (lokal) nach Tagen	Stadium II (disseminiert) Wochen	Monaten	Stadium III (chronisch) Jahren
Erythema migrans Borrelienlymphozytom Allgemeinsymptome	**Meningopolyneuritis** Enzephalitis Myelitis Perimyokarditis Konjunktivitis Uveitis Papillitis Panophthalmie Myalgien, Myositis Arthralgien Enthesopathie	**Arthritis** (intermittierend)	**Arthritis** (chronisch) Acrodermatitis chronica atrophicans chronische Enzephalomyelitis Polyneuropathie Kardiomyopathie Keratitis

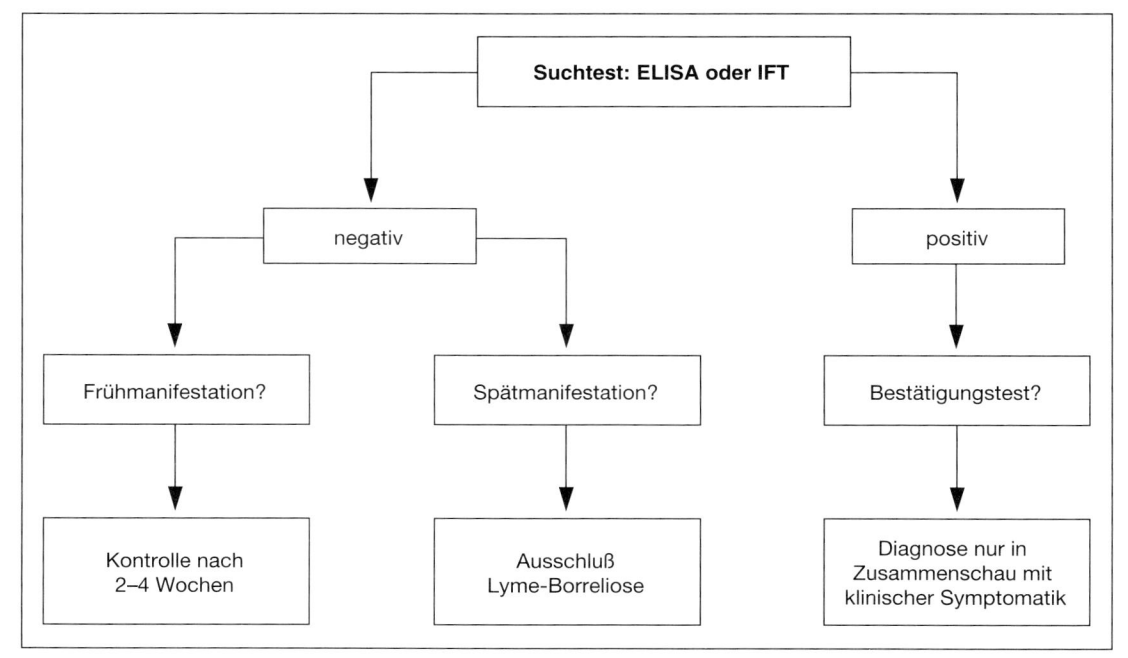

```
                    ┌─────────────────────────┐
                    │ Suchtest: ELISA oder IFT│
                    └─────────────────────────┘
                         │              │
                    ┌────┴────┐    ┌────┴────┐
                    │ negativ │    │ positiv │
                    └─────────┘    └─────────┘
                    │       │           │
         ┌──────────┴──┐ ┌──┴───────────┐ ┌──┴──────────────┐
         │Frühmani-    │ │Spätmani-     │ │Bestätigungstest?│
         │festation?   │ │festation?    │ │                 │
         └─────────────┘ └──────────────┘ └─────────────────┘
                │              │                   │
         ┌──────┴──────┐ ┌─────┴──────┐  ┌─────────┴──────────┐
         │Kontrolle    │ │Ausschluß   │  │Diagnose nur in     │
         │nach         │ │Lyme-       │  │Zusammenschau mit   │
         │2–4 Wochen   │ │Borreliose  │  │klinischer          │
         │             │ │            │  │Symptomatik         │
         └─────────────┘ └────────────┘  └────────────────────┘
```

Abb. I.5-1 Serodiagnostik der Lyme-Borreliose

erhöhte spezifische IgG-Antikörper. Entsprechende Befunde unterscheiden sich aber nicht grundsätzlich von positiven Titern bei asymptomatisch verlaufenen Infektionen (Durchseuchungstiter), so daß sie nicht als Beweis für eine klinisch manifeste LB gewertet werden können. Ein negativer IgG-Befund im ELISA oder IFT schließt eine Spätmanifestation einer LB mit großer Sicherheit aus. Ein solcher Befund bedarf bei Verwendung eines sensitiven Screening-Tests keiner weiteren Absicherung im Immunoblot und macht dann (zum Nachweis einer Spätmanifestation) auch serologische Verlaufskontrollen entbehrlich.

Bei einer Neuroborreliose ist die Diagnose durch den Nachweis autochthoner Antikörper gegen B. burgdorferi im Liquor zu sichern. Weiterhin sind bei einer Neuroborreliose im Stadium II eine Eiweißerhöhung und vor allem lymphozytäre Pleozytose im Liquor nachzuweisen.

Serologische Verlaufskontrollen nach erfolgter antibiotischer Therapie einer LB ergeben in aller Regel keine relevanten Befunde. Der Erfolg der Therapie ist nur klinisch zu erkennen. Weder die Persistenz spezifischer IgM-Antikörper noch unveränderte spezifische IgG-Titer, die sogar in aller Regel auch nach erfolgreicher Therapie der Spätmanifestationen langfristig zu finden sind, begründen alleine weitere therapeutische Maßnahmen.

Tabelle 1.5-2 Differentialdiagnosen der Lyme-Borreliose (wichtigste Beispiele).

Manifestation	Differentialdiagnosen
Erythema migrans	unspezifische Stichreaktionen, Erysipel, Tinea, Erythema anulare centrifugum
Lyme-Karditis	andere (insbes. virale) Infektionen, koronare Herzerkrankung, nicht infektiöse Systemerkrankungen
Neuroborreliose	virale Infektionen (z. B. auch Frühsommermeningoenzephalitis), Zoster prae eruptione, Bandscheibenprolaps, Plexusneuritis, Periarthropathia humeroscapularis, Schulter-Arm-Syndrom, neoplastische Infiltrationen, Guillain-Barré-Syndrom, multiple Sklerose
Lyme-Arthritis	Gicht, Pseudogicht, septische Arthritis, Löfgren-Syndrom, virale Arthritiden, Arthritis psoriatica, reaktive Arthritiden, enteropathische Arthritiden, rheumatoide Arthritis, systemischer Lupus erythematodes

Therapie

Eine antibiotische Therapie hat einerseits die Heilung der aktuellen Symptomatik zum Ziel, und andererseits soll sie das Auftreten weiterer, eventuell chronischer Manifestationen der Infektion verhindern.

Im Stadium 1 der Infektion ist eine orale Therapie (Tab. I.5-3) ausreichend. Die Dauer der Therapie sollte mindestens 14 Tage betragen; bei weiterhin sichtbarem Erythem oder allgemeinen Krankheitssymptomen ist eine Fortführung der Behandlung erforderlich. Als Mittel der Wahl gelten Doxycyclin (200 mg/Tag) oder Amoxicillin (3–4 × 500 mg/Tag). Auch Penicillin V (3–4 × 1 Mega/Tag) hat sich als effektiv erwiesen. Bei gegebener Kontraindikation gegen die vorgenannten Antibiotika kommen

Tabelle I.5-3 Antibiotische Therapie der Lyme-Borreliose.

	Tägliche Dosierung
Stadium I	
Orale Therapie (14–21 Tage)	
– Doxycyclin	200 mg
– Amoxicillin	3–4 × 500 mg
– Erythromycin*	3–4 × 500 mg
– Azithromycin*	500 mg
– Cefuroxim*	2 × 500 mg
Stadium II u. III	
*Orale Therapie (30 Tage)***	
– Doxycyclin	200 mg
– Amoxicillin	4 × 500 mg
Intravenöse Therapie (14–21 Tage)	
– Ceftriaxon	1 × 2 g
– Cefotaxim	3 × 2 g
– Penicillin G	4 × 5 Mio. I.E.

* Therapeutikum 2. Wahl, bei Azithromycin kürzere Therapiedauer möglich
** z. B. bei Lyme-Arthritis und Acrodermatitis chronica atrophicans

weiterhin in Betracht: Erythromycin (3–4 × 500 mg) oder besser Azithromycin (1 × 500 mg/Tag) sowie z. B. auch Cefuroxim (2 × 500 mg/Tag). Die Behandlung im Stadium I ist in der Regel kurativ. In Einzelfällen persistieren unspezifische Allgemeinsymptome wie Müdigkeit und Arthralgien für einige Wochen, echte Therapieversager sind sehr selten. In solchen Fällen stellt sich auch die Frage der Compliance bei der verordneten antibiotischen Therapie.

Eine orale antibiotische Behandlung kann auch bei blanden bzw. unkomplizierten Manifestationen der Stadien 2 und 3 ausreichend sein, z. B. bei der Acrodermatitis chronica atrophicans oder der Lyme-Arthritis. Erfahrungen liegen mit Doxycyclin und Amoxicillin in oben genannter Dosierung vor, die Behandlung sollte dann über mindestens 30 Tage durchgeführt werden.

Bei allen schwerwiegenden Organmanifestationen empfiehlt sich eine intravenöse Therapie mit Ceftriaxon (1 × 2 g/Tag); Cefotaxim (3 × 2 g/Tag) oder Penicillin G (4 × 5 Mio. E/Tag). Als Richtwert für die Dauer der intravenösen Behandlung gelten 14–21 Tage. Nach antibiotischer Therapie von Spätmanifestationen kommt es oft erst im Verlauf mehrerer Wochen und Monate zu einer allmählichen Remission. Die Behandlung der Lyme-Arthritis und neurologischer Spätmanifestationen kann aber auch ineffektiv bleiben. In solchen Fällen kann der Versuch einer erneuten antibiotischen Therapie angebracht sein. Die Wirksamkeit weiterer Therapiezyklen oder einer Verlängerung der bisher üblichen Therapiedauer ist allerdings sehr fraglich. Bei therapieresistenten Lyme-Arthritiden kann die Durchführung einer Synovialektomie erforderlich werden.

Kortikosteroide sind bei der LB nicht indiziert. Die Behandlung der Lyme-Arthritis mit Kortikosteroiden führt dazu, daß eine spätere antibiotische Therapie ineffektiv bleiben kann.

Eine prophylaktische Gabe von Antibiotika nach einem Zeckenstich kann nicht empfohlen werden. In nur etwa 1% der Zeckenstiche kommt es zu einer Infektion. Zecken sollten (z. B. mit einer Pinzette) unmittelbar an der Haut gefaßt und durch kontinuierlichen Zug herausgezogen werden.

6 Sjögren-Syndrom

Definition

Langsam progressiv verlaufende entzündliche Autoimmunerkrankung, die primär die exokrinen Drüsen betrifft. Lymphozyteninfiltrate verdrängen das Drüsengewebe, es resultiert eine verminderte Sekretproduktion. Im Vordergrund stehen Keratoconjunctivitis sicca und/oder Xerostomie. Charakteristische Autoantikörper (Ro/SS-A und La/SS-B) werden produziert.

Das Sjögren-Syndrom kann primär (primäres Sjögren-Syndrom) oder in Verbindung mit anderen Autoimmunerkrankungen (sekundäres Sjögren-Syndrom) auftreten. Die Assoziation folgender Autoimmunerkrankungen mit einem sekundären Sjögren-Syndrom ist möglich: rheumatoide Arthritis, systemischer Lupus erythematodes, systemische Sklerose, „mixed connective tissue disease", primäre biliäre Zirrhose, Polymyositis, Vaskulitis, Thyreoiditis, chronische aktive Hepatitis, gemischte Kryoglobulinämie.

Diagnose

1993 legte eine europäische Studiengruppe die in Tabelle I.6-1 genannten Klassifikationskriterien für das Sjögren-Syndrom vor.

Sonstige Symptome (besonders ausgeprägt bei primärem Sjögren-Syndrom und bei sekundärem Sjögren-Syndrom bei SLE) sind:
- allgemein: Müdigkeit, Leistungsinsuffizienz, Fieber
- Speicheldrüsen: Vergrößerung der großen Speicheldrüsen, uni- oder bilateral, ständig oder rezidivierend
- Bewegungsapparat: Arthralgien, Arthritis (nichterosiv, außer bei sekundärem Sjögren-Syndrom mit rheumatoider Arthritis), Myalgien, Myositis
- Gefäßsystem: Raynaud-Phänomen, Vaskulitis
- Haut: trocken, Pruritus
- Lymphsystem: Lymphknotenvergrößerung, Splenomegalie
- Respirationstrakt: Rhinitis sicca, Xerotracheitis, interstitielle lymphoide Pneumonie
- Gastrointestinaltrakt: Dysphagie, chronische Gastritis mit lymphozytären Infiltraten, akute oder chronische lymphozytäre Pankreatitis
- Urogenitaltrakt: tubuläre Azidose, interstitielle Nephritis, membranöse oder membranoproliferative Glomerulonephritis; trockene Scheide
- Nervensystem: periphere Neuropathie, Enzephalopathie
- paraklinische Befunde: BSG-Beschleunigung, Anämie, Leukozytopenie, Hypergammaglobulinämie (häufigster serologischer Befund), Kryoglobulinämie, gelegentlich als Ausdruck der Speicheldrüsenentzündung Erhöhung der Amylase im Serum und Urin; CRP nicht erhöht (außer bei rheumatoider Arthritis mit sekundärem Sjögren-Syndrom)

Im Zusammenhang mit der Hypergammaglobulinämie steht die Bildung einer Vielzahl von Autoantikörpern wie Rheumafaktoren, ANA, Anti-SS-A(Ro)- und Anti-SS-B(La)-Antikörper sowie Antikörper gegen organspezifische Antigene wie Parotisgangepithelien, Parietalzellantikörper, Anti-Thyreoglobulin-Antikörper, mikrosomale Autoantikörper, mitochondriale Autoantikörper und andere. Am häufigsten sind Anti-SS-A(Ro)- und Anti-SS-B(La)-Antikörper beim Sjögren-Syndrom nachweisbar. In der Literatur werden für Anti-SS-A(Ro)-Antikörper Häufigkeiten von 40–80% und für Anti-SS-B(La)-Antikörper 50–60% für das primäre Sjögren-Syndrom angegeben. SS-A(Ro) und SS-B(La) sind Zellkernantigene, die mit nukleärer und zum Teil auch mit zytoplasmatischer RNS (SS-A/Ro) assoziiert sind. Die gegen diese Antigene gerichteten Autoanti-

Tabelle I.6-1 Klassifikationskriterien für das Sjögren-Syndrom.

1. Okuläre Symptome
   - trockene Augen (mind. 3 Monate) oder
   - Fremdkörpergefühl oder
   - Benutzen künstlicher Tränen mehr als dreimal täglich
2. Orale Symptome
   - trockener Mund (mind. 3 Monate) oder
   - Speicheldrüsenschwellung als Erwachsener oder
   - Notwendigkeit des Trinkens beim Genuß trockener Speisen
3. Augenbefunde
   - Schirmer-Test* ≤ 5 mm in 5 min oder
   - Bengalrosa-Score ≥ 4 nach dem van-Bijsterveld-Bewertungssystem**
4. Histopathologie (Lippenspeicheldrüsenbiopsie)
   - Focus-Score*** ≥ 1
5. Speicheldrüsenmanifestation
   - Speicheldrüsenszintigraphie pathologisch oder
   - Parotissialographie pathologisch oder
   - Speichelflußmessung (unstimuliert) < 1,5 ml in 15 min
6. Autoantikörper
   - Anti-SS-A (Ro)- oder Anti-SS-B (La)-Antikörper positiv oder
   - ANA positiv oder
   - Rheumafaktor positiv

* Filterpapierstreifen in die untere Konjunktivalfalte legen und 5 min belassen
** semiquantitative Bestimmung epithelialer Defekte durch Anfärbung der Bindehaut und Hornhaut mit Bengalrosa; Punktbewertung mit max. 9 Punkten für jedes Auge
*** Focus = Agglomeration von mind. 50 mononukleären Zellen; Focus-Score wird definiert als die Zahl von Foci pro 4 mm^2 Drüsengewebe

Ausschlußkriterien: präexistentes Lymphom, AIDS, Sarkoidose, Graft-versus-Host-Erkrankung
Sicheres primäres Sjögren-Syndrom: ≥ 4 Kriterien (Kriterium 6 nur SS-A- oder SS-B-Antikörper) positiv
Sicheres sekundäres Sjögren-Syndrom: Kriterium 1 oder 2 + 2 weitere Kriterien (nur Kriterium 3, 4, 5) positiv

körper sind nicht spezifisch für das Sjögren-Syndrom, sondern sie können auch bei anderen Autoimmunerkrankungen, besonders beim SLE, gefunden werden.
Gelegentlich sind eine monoklonale Immunglobulinämie und freie Leichtketten nachweisbar. In diesen Fällen sind engmaschige Verlaufsuntersuchungen notwendig, da sich ein B-Zell-Lymphom entwickeln kann, wie überhaupt beim Sjögren-Syndrom ein erhöhtes Lymphomrisiko besteht.

Differentialdiagnosen

Sarkoidose, virale Infektionen (Mumps, Influenza, Epstein-Barr, CMV, HIV), Hyperlipoproteinämie, Neoplasmen, bakterielle Infektionen, chronische Sialadenitis.

Therapie

Die Therapie ist auf die Siccasymptome und ihre Komplikationen sowie auf die extraglandulären Manifestationen auszurichten. Gründliches Überwachen zum rechtzeitigen Erfassen der Vielzahl extraglandulärer Krankheitssymptome und einer malignen Lymphomentwicklung ist angebracht. Bei sekundärem Sjögren-Syndrom ist gleichzeitig die Grunderkrankung – meist eine rheumatoide Arthritis oder ein systemischer Lupus erythematodes – zu behandeln. Dabei ist die starke Neigung zu Allergien der Patienten mit Sjögren-Syndrom zu bedenken (Cave: Gold).

Keratokonjunktivitis

- Allgemeinmaßnahmen: Exogene Noxen, die zu starker Austrocknung oder Schädigung der Hornhaut beitragen, sind ebenso zu meiden wie Medikamente, die die Siccasymptomatik verstärken.
- Tränenersatzmittel: Aus der Vielzahl angebotener Präparate ist das für den Patienten verträglichste auszuwählen. Die Tränenersatzmittel unterscheiden sich vor allem durch ihre Viskosität. Polyvinylalkoholpräparate (z. B. Lacrimal®, Arufil®) für geringe Schweregrade, Carboxymethylcelluloseapräparate (z. B. Oculotect®) für schwerere Formen oder Gele mit längerer Verweildauer können empfohlen werden. Häufig entwickeln sich Unverträglichkeitserscheinungen gegenüber den Konservierungsstoffen. Bei chronischem Gebrauch kann zusätzlich eine Atrophie der Becherzellen auftreten. In diesen Fällen sind Einmaldosisbehältnisse ohne Konservierungsmittel angebracht.
- Stimulation der Tränensekretion: Gegenwärtig sind keine kommerziellen Präparate vorhanden.
- Operative Maßnahmen: Bei schweren Fällen mit zu hoher notwendiger Tropffrequenz (öfter als einmal pro Stunde) kann der Ductus nasolacrimalis temporär (Catgutfaden, Kunststoffplomben) oder permanent verschlossen werden. Es gelingt dadurch, das Gleitmittel länger im Auge zu halten. Eine laterale Tarsorrhaphie verringert die Augenoberfläche und muß bei schwerster Keratokonjunktivitis in Erwägung gezogen werden.

Xerostomie

- Allgemeinmaßnahmen: Eine gründliche orale Hygiene kann das erhöhte Kariesrisiko mindern. Der Konsum von Zucker ist zu meiden. Fluoride sind als fluoridhaltige Zahnpasta oder als Mundspülung vor dem Schlafengehen (2 min dauernde Spülungen mit 0,05%igem Natriumfluorid) zur Kariesprophylaxe ebenfalls sinnvoll.
Die Behandlung einer Candidiasis erfolgt mit Nystatin oder Clotrimazol. Durch das Kauen von zuckerfreiem Kaugummi wird die Sekretion aus restlichem Speicheldrüsengewebe stimuliert. Das Rauchen ist zu unterlassen. Medikamente, die die Siccasymptomatik verstärken, sind möglichst zu vermeiden (Antidepressiva, Anticholinergika, Antihistaminika).
- Stimulation der Speichelsekretion: Bromhexin (48 mg/Tag) kann die Konsistenz des Speichels verändern und damit das Trockenheitsgefühl vermindern.
- Speichelersatz: Bester Speichelersatz ist das häufige Trinken kleiner Schlucke Wasser. Kommerzielle Speichelersatzpräparate (Spray, Lösungen) wirken nur kurze Zeit.

Trockene Scheide

- Scheidengelee
- bei der postmenopausalen Frau auch östrogenhaltige Salben

Trockene Haut

- fetthaltige Lotionen

Extraglanduläre Manifestationen

- Arthralgien, Arthritiden und Myalgien werden mit NSAR therapiert. Bei Unverträglichkeit, Kontraindikationen oder Ineffektivität kann Hydroxychloroquin (200–400 mg/Tag) angewandt werden.
- Das Raynaud-Phänomen wird durch die Gabe von Nifedipin (bis 3 × 10 mg/Tag) verbessert, daneben ist ein wirksamer Kälteschutz erforderlich.
- Weitere extraglanduläre Manifestationen werden in Abhängigkeit von ihrem Schweregrad immunsuppressiv therapiert. So erfordert eine leichte interstitielle Lungenkrankheit im Sinne einer Lungenfibrose meist keine Immunsuppression, besteht jedoch eine Progredienz, sind Glukokortikoide (initial 1 mg/kg KG/Tag) indiziert. Auch eine interstitielle Pneumonie erfordert diese Therapie.
- Häufig besteht bei einem Sjögren-Syndrom ein unproduktiver Husten, der jedoch auf eine Xerotracheitis und -bronchitis zurückgeht. Eine Inhalationstherapie kann zweckmäßig sein.
- Bei einer renalen Manifestation im Sinne einer tubulären Azidose kann dreimal täglich 1 g Natriumhydrogenkarbonat notwendig sein (pH-Kontrolle!). Bei gastrointestinaler Unverträglichkeit ist auch Natriumzitratlösung möglich.
- Bei der selteneren Glomerulonephritis, die häufig mit einer monoklonalen Kryoglobulinämie und

einer Hypokomplementämie einhergeht, werden Glukokortikoide und bei Therapieresistenz Cyclophosphamid als Bolustherapie angewandt.
- Schwere nekrotisierende Vaskulitiden, die Gefäße mittleren Kalibers betreffen und einer Panarteriitis nodosa ähnlich sind (ohne Aneurysmenbildung), erfordern den Einsatz von Glukokortikoiden und Cyclophosphamid (Bolustherapie). Eine leukozytoklastische Vaskulitis kleiner Gefäße, die mit einer Hypergammaglobulinämie assoziiert ist, verläuft meist leicht und fordert häufig keine spezifische Therapie.
- Eine periphere Polyneuropathie geht meist auf eine Vaskulitis zurück und muß ebenfalls mit Cyclophosphamid behandelt werden.
- Die mögliche Kombination des Sjögren-Syndroms mit einer primären biliären Zirrhose macht die zusätzliche Therapie der letzteren notwendig (Ursodeoxycholsäure).
- Bei Entwicklung eines malignen Lymphoms ist die Chemotherapie durch den Onkologen notwendig. Sie ist abhängig von Histologie, Lokalisation und Ausdehnung des malignen Prozesses.

7 Arthrosen

B. Swoboda, H. Nüßlein

Definition und Basisinformation

Als weltweit häufigste Gelenkerkrankung werden Arthrosen als heterogene Gruppe sich überlappender Erkrankungen definiert, die zwar unterschiedliche Ätiologien haben, aber zu ähnlichen biologischen und morphologischen Veränderungen an der funktionellen Gelenkeinheit führen und ein vergleichbares klinisches Erscheinungsbild zeigen (11). Da es sich um ein heterogenes Krankheitsbild verschiedenster Ätiologien (Tab. I.7-1) handelt, wird als Ursache des Gelenkverschleißes ein Missverhältnis zwischen Belastbarkeit und Belastung des Gelenkknorpels angeführt. Dies gilt insbesondere für die Gruppe der sekundären Arthrosen, bei denen eine ungünstige Gelenkarchitektur zur Überlastung des a priori intakten Gelenkknorpels führt oder ein gestörter Knorpelstoffwechsel die Belastbarkeit vermindert.

Primäre Arthrosen werden in lokalisierte und generalisierte Arthrosen (GOA, generalized osteoarthritis) mit dem Befall mehrerer Gelenke oder Gelenkgruppen unterteilt, für die epidemiologische Studien unterschiedliche Verteilungsmuster beschrieben haben. Arthrosen der Hand sind besonders häufig mit Arthrosen anderer großer Gelenke assoziiert (6), wobei die Kombination mit einer Gonarthrose auffällt (9). Aber auch bei Coxarthrosen findet sich häufig eine Polyarthrose der Hand (7).

Bei der Analyse von Risikofaktoren bleiben häufig gelenkspezifische Unterschiede unberücksichtigt (s. Tab. I.7-2). Studien der letzten Jahre haben auf eine erhebliche Bedeutung genetischer Faktoren hingewiesen. Andererseits spielen Umweltfaktoren eine nicht unerhebliche Rolle bei der Manifestation einer Arthrose.

Nach wie vor ist unklar, warum bestimmte Gelenke, wie z.B. das Kniegelenk, häufig vom Arthroseprozess betroffen sind und andere, wie z.B. das obere Sprunggelenk, nur selten. Hier spielen lokale biomechanische Faktoren, die in der spezifischen makro- und mikroskopischen Gelenkanatomie begründet sind, eine wichtige Rolle ebenso wie die biochemische und zellbiologische Variabilität zwischen verschiedenen Gelenken (4).

Tabelle I.7-2 Allgemein anerkannte Risikofaktoren der Arthrose

- Geschlecht
- zunehmendes Alter
- Übergewicht
- genetische Faktoren
- postmenopausale Hormonumstellung (?)
- angeborene/erworbene Gelenkdeformitäten
- Gelenktraumata
- frühere Gelenkeingriffe (z.B. Meniskektomie)
- individuelle Gelenküberlastung (Beruf, Freizeit, Sport)

Tabelle I.7-1 Klassifikation der Arthrose (nach 1)

I primär (idiopathisch)	II sekundär
a) lokalisiert Hände Füße Knie Hüfte Wirbelsäule andere Lokalisationen	a) (post-)traumatisch b) angeborene oder erworbene Skeletterkrankungen
b) generalisiert	c) metabolisch Ochronose Hämochromatose M. Wilson M. Gaucher d) endokrinologisch Akromegalie Hyperparathyreoidismus Diabetes mellitus Hypothyreose e) Kristallopathien Hyperurikämie Chondrokalzinose
	sonstige Knochen- und Gelenkerkrankungen neuropathische Arthropathien (Charcot) endemische Erkrankungen (z.B. Kashin-Beck) sonstige

Symptomatik und klinisches Bild

Das Leitsymptom der Arthrose ist der Schmerz (Belastungs-, Anlauf-, Ruhe-, nächtlicher Schmerz). Eine Morgensteifigkeit dauert meist weniger als 30 Minuten (bei rheumatoider Arthritis länger als 30 Minuten). Gelenkspezifische Probleme sind Krepitation, Bewegungseinschränkung, Instabilität, Verplumpung der Gelenkkonturen.

Vom aktuellen klinischen Erscheinungsbild unterschieden werden stumme, aktivierte und dekompensierte Arthrosen. Die aktivierte Arthrose wird, meist durch mechanische Überlastung bei vorbestehender noch klinisch stummer Arthrose, ausgelöst durch einen synovialen Reizzustand, der mit schmerzhafter Ergussbildung und Überwärmung charakterisiert ist.

Diagnostik und Differentialdiagnostik

Die Säulen der Arthrosediagnostik sind nach wie vor Anamnese, klinische Untersuchung und Röntgenbefund. Anhand dieser Parameter wurden durch das American College of Rheumatolgy (ACR) Diagnosekriterien für die Polyarthrose der Hand sowie der Cox- und Gonarthrose erarbeitet (1, 2, 3). Hiermit sind fortgeschrittene Arthrosen unter Berücksichtigung gelenkspezifischer Besonderheiten mit hoher Sensitivität und Spezifität zu erfassen. Die klassischen Röntgenveränderungen bei Arthrosen sind Gelenkspaltverschmälerung, subchondrale Sklerosierung, osteophytäre Anbauten und Geröllzysten. Während fortgeschrittene Arthrosebefunde in bildgebenden Verfahren gut erkennbar sind, ist die kernspintomographische Darstellung initialer arthrotischer Knorpelveränderungen noch unsicher. Anerkannte serologische Parameter der Arthrosediagnostik existieren bisher nicht.

7.1 Fingerpolyarthrose: Heberden-, Bouchard-, Rhizarthrose (M 15)

Definition und Basisinformation

Typische Lokalisationen der meist primären Fingerpolyarthrose sind die Fingerend- (Heberden-Arthrose) und -mittelgelenke (Bouchard-Arthrose). Eine weitere häufige Arthroselokalisation an der Hand ist das Daumensattelgelenk (Rhizarthrose). Andere Lokalisationen sind Hinweis auf mögliche sekundäre Formen, wie z.B. die Arthrose der Fingergrundgelenke (insbesondere II und III) bei Hämochromatose.

Die Heberden-Arthrose weist degenerative Veränderungen der distalen Interphalangealgelenke (DIP) mit ortstypischer Knötchenbildung auf. Häufig ist zuerst das distale Interphalangealgelenk des Zeigefingers betroffen. Die Bouchard-Arthrose beschreibt ähnliche Veränderungen an den proximalen Interphalangealgelenken (PIP), bei denen sich öfter als an den DIP-Gelenken eine (leichte) Begleitsynovitis findet. Bei der Rhizarthrose handelt es sich um eine Arthrose des 1. Karpometakarpalgelenkes (Daumensattelgelenk), zumeist beidseitig und oft in Kombination mit Heberden- und Bouchard-Arthrose. Die Rhizarthrose kann aber auch als sekundäre, posttraumatische Arthrose nach Rolando- und Bennet-Frakturen auftreten.

Die Fingerpolyarthrose findet sich vorwiegend bei Frauen nach der Menopause bzw. älteren Patienten (Frauen:Männer = 4:1), meist sind mehrere Fingergelenke beider Hände arthrotisch deformiert, wobei nicht die typische Symmetrie der RA besteht. Häufig assoziiert sind weitere Arthrosen (Gonarthrose, Coxarthrose) und die Osteoporose.

Klinische Symptomatik: Anfangs Steifigkeits- und Spannungsgefühl, dann Bewegungsschmerz der betroffenen Gelenke, insbesondere nach stärkerer Beanspruchung. Selten findet sich passager eine „aktivierte" Arthrose mit Ruheschmerzen und lokalen Entzündungszeichen (Kapselschwellung und Druckempfindlichkeit). Im Verlauf kommt es zu einer harten Deformierung (Auftreibung, Knötchen), Einschränkung der Beweglichkeit (Beugung, Opposition des Daumens) und zu Achsfehlstellungen (häufiger der DIP- als der PIP-Gelenke).

Röntgenbefunde: Subchondrale Sklerosierung, Verschmälerung des Gelenkspaltes, osteophytäre Ausziehungen an den Gelenkrändern und Geröllzysten, Flexionsstellung und Achsabweichung und Fehlstellungen. Bei der Rhizarthrose findet sich häufig zusätzlich eine Arthrose zwischen den Gelenkflächen des Os trapezium und trapezoideum und Metacarpale 2 (peritrapezoidale Arthrose).

Differentialdiagnose

Wichtig ist die Unterscheidung der Fingerpolyarthrose von entzündlichen Gelenkerkrankungen der Hände. Die rheumatoide Arthritis ist dabei neben Anamnese (entzündlicher Gelenkschmerz), Lokalbefund (synovitische Schwellung) und Serologie (Entzündungszeichen) auch durch das andere Verteilungsmuster (Symmetrie des Gelenkbefalls, frühe Beteiligung der Füße, keine der Fingerendgelenke II–V) einfacher abzugrenzen als die Psoriasis-Arthritis, welche ähnlich asymmetrisch wie die Fingerpolyarthrose verlaufen kann. Die Heberden- und Bouchard-Arthrose kann auch eine passagere Aktivierung mit Begleitsynovitis und über osteoproliferative Reparaturmechanismen auch einen destruierenden Verlauf – allerdings meist nur einzelner Gelenke – zeigen. Entwickelt sich eine echte rheumatoide Arthritis bei vorbestehender Fingerpolyarthrose, spricht man von einer „Pfropfarthritis".

Weitere Differentialdiagnosen sind die subluxierenden, nicht destruierenden Arthropathien bei Kollagenosen, Trommelschlägelfinger bei hypertropher Osteoarthropathie und Kristallopathien (Chondrokalzinose).

Therapie

Verlauf, Ausprägungsgrad, klinischer und röntgenologischer Befund, das Ausmaß der Schmerzsymptomatik sowie das Alter des Patienten und eventuelle Begleiterkrankungen bestimmen die Wahl der Therapie. Wesentlich sind die Aufklärung des Patienten über die Ursache („Verschleiß") und die Chronizität des Leidens einerseits sowie den nicht-entzündlichen Charakter und damit günstigere Prognose andererseits. Wichtig ist der Hinweis auf präventive Maßnahmen (Gelenkschutz/Ergotherapie). Insbesondere soll die Beratung dem Patienten vermitteln, dass Gelenkschutzmaßnahmen zum Erhalt der Gelenkfunktionen geeignet sind. Sie sind frühzeitig und nicht erst bei der Manifestation von Bewegungseinschränkungen und Funktionseinbußen indiziert.

Medikamentöse Therapie

In leichten Fällen werden topische nicht-steroidale Antiphlogistika (Diclofenac, Ibuprofen, Etofenamat, etc.) appliziert. Bei stärkerer Beschwerdesymptomatik, insbesondere bei Aktivierungszuständen ist die systemische Gabe nicht-steroidaler Antirheumatika (NSAR) für wenige Tage angezeigt. Steht der Schmerz ohne begleitenden entzündlichen Reizzustand im Vordergrund, ist auch Paracetamol indiziert. Bei Fällen mit ausgeprägter lokaler Entzündungssymptomatik und unzureichendem Ansprechen auf NSAR ist eine intraartikuläre Kortikoidinjektion zu erwägen. Die Dosis richtet sich dabei nach der Größe des betroffenen Gelenkes (bis zu max. 10 mg Triamcinolon-Kristallsuspension, maximal 3 Injektionen pro Gelenk im Verlauf eines halben Jahres). Die medikamentöse Behandlung ist mit anderen Behandlungsverfahren zu kombinieren. So genannte chondroprotektive Substanzen sind (auch) bei der Fingerpolyarthrose nicht wirksam.

Nicht-medikamentöse Therapie

Physikalische Therapie: Die Wärmetherapie ist bei schmerzhaften Affektionen ohne Zeichen eines entzündlichen Aktivierungszustandes indiziert (Fango/Kneten, lokale Bäder mit verschiedenen Zusätzen, warme Wickel, Bestrahlung (Infrarot), verschiedene Formen der Elektrotherapie). Bei aktivierten Arthroseformen kommt eine Kryotherapie in Betracht, bei ausgeprägten Schmerzen einzelner Gelenke kann eine Röntgenschmerzbestrahlung hilfreich sein.
Krankengymnastische Behandlung: Die krankengymnastische Behandlung hat zum Ziel, beginnende oder bereits bestehende Kontrakturen zu beheben oder zumindest zu vermindern. Die Funktion soll verbessert werden. Dabei kommen auch manuelle Techniken zur Anwendung. Periartikuläre Befunde werden hauptsächlich mit „deep friction" unter Eisabdeckung behandelt. Hinzu kommen Dehnungen und Bewegungen im warmen Wasser als Selbstbehandlung.
Orthopädische Hilfsmittel: Für die Rhizarthrose ist bei hartnäckigen Schmerzzuständen eine Daumenorthese (z.B. mit Handgelenksmanschette) als stabilisierende (manuelle Tätigkeiten) und vorbeugende Maßnahme (Kontrakturen) in Betracht zu ziehen. Gelegentlich ist auch die Verordnung einer Fingerschiene bei hochgradigen Reizzuständen und destruierenden Formen der Langfingerarthrose angezeigt.

Operative Therapie

Die Indikation zur Operation bei Arthrosen im Handbereich sowie die Wahl des operativen Verfahrens werden durch die Lokalisation, den aktuellen klinischen und röntgenologischen Befund sowie die Anamnese bestimmt. Die operative Behandlung der Rhizarthrose gliedert sich in Maßnahmen ohne Knochenresektion (sog. Cheilotomie, Gelenktoilette, Denervierung zur Schmerzausschaltung) und solche, die mit einer Knochenresektion einhergehen. Bei fortgeschrittenen Rhizarthrosen wird das Os trapezium reseziert und autologes Sehnengewebe als Platzhalter interponiert; verschiedene operative Variationen sind beschrieben (als Überblick siehe 12). Die operative Therapie der Heberden- und Bouchard-Arthrosen bietet sich gelegentlich bei therapieresistenten, hochschmerzhaften Befunden an, die oftmals mit Instabilität des betroffenen Gelenkes einhergehen. In diesen Fällen kann eine Arthrodese des betroffenen Mittel- oder Endgelenkes indiziert sein. Prinzipiell können an den Fingermittelgelenken auch arthroplastische Eingriffe anstehen, die jedoch eine Entscheidung im Einzelfall erfordern. Bei Studien zu operativen Interventionen handelt es sich zumeist um Beobachtungsstudien. Da verblindete, randomisierte Studien nicht realistisch durchführbar sind, ist eine Kategorisierung nach den Kriterien der evidenzbasierten Medizin nicht möglich.

7.2 Cox- und Gonarthrose (M 16, M 17)

Basisinformation

Bei einer rein radiologischen Definition des Krankheitsbildes Arthrose für epidemiologische Studien spielen Cox- und Gonarthrose im Vergleich zur Fingerpolyarthrose eine zahlenmäßig untergeordnete Rolle. Sie sind jedoch aufgrund der sehr viel größeren Auswirkung auf die muskulo-skelettale Funktionsfähigkeit und damit auf die allgemeine Mobilität der Patienten von weitaus größerer klinischer und insbesondere auch sozialmedizinischer Bedeutung.

Coxarthrose (M 16)

Definition und Basisinformation

Degenerativer, nicht entzündlich bedingter Gelenkdestruktionsprozess der Hüfte mit schmerzhafter Bewegungseinschränkung, belastungsabhängigem Schmerz und Gehbehinderung. Etwa 20% aller Hüftgelenksarthrosen sind primär (Ursache unbekannt). Ursachen für die überwiegenden sekundären Coxarthrosen sind (residuelle) Hüftdysplasie, Epiphyseolysis capitis femoris (M. Perthes), Hüftkopfnekrose, Coxitis oder Tauma in der Vorgeschichte, Übergewicht, Hämochromatose etc.

Klinische Symptome und Befund

Anfänglich treten Ermüdungserscheinungen, Schweregefühl in der betroffenen Extremität, Schmerzen in der Endphase der Bewegung (Abduktion) auf. Muskuläre Beschwerdesymptomatik: Hüftumgreifende Muskulatur (Cave: pseudoradikuläre Symptomatik!), gelegentlich Schmerzempfindung an der Oberschenkelinnenseite bis zur Knieregion. Es besteht

eine Bewegungseinschränkung für Streckung, Beugung, Abduktion und insbesondere für Innenrotation.
Im weiteren Verlauf: Anlaufschmerzen mit rezidivierender Gelenksteife („Einlaufen"), belastungsabhängiger Schmerz bei Bewegung, in fortgeschrittenen Stadien oder bei Überlastung auch in Ruhe. Es kommt zu einer zunehmenden Insuffizienz der Glutealmuskulatur (Abduktion) mit positivem Trendelenburg-Zeichen und „Duchenne"-Hinken. Spätstadien: Zunehmende Bewegungseinschränkung (Innenrotation), Adduktions- und Beugekontraktur mit kompensatorischer Hyperlordosierung der Lendenwirbelsäule (Thomas-Handgriff), funktionelle Beinverkürzung durch Kontrakturen.

Diagnostik und Differentialdiagnostik

Röntgenbefund: Bei primärer Coxarthrose oder bei Z.n. Coxitiden findet sich anfänglich eine konzentrische Verschmälerung des Gelenkspaltes. Bei biomechanisch induzierter Coxarthrose (Hüftdysplasie): Superolaterale (Coxa valga) oder mediokaudale (Coxa vara) Verschmälerung des Gelenkspaltes. Weiterhin treten subchondrale Sklerosierung, Osteophyten und subchondrale Zystenbildung auf.
Sonographie: Da das Hüftgelenk von einem kräftigen Muskelmantel umgeben ist, ist ein Ergussnachweis klinisch nicht, im Ultraschall jedoch sehr gut möglich, wodurch auch eine ultraschallgesteuerte Punktion erlaubt ist (Synoviaanalyse: hellgelb, Viskosität normal; Leukozyten 200–2000/µl, Granulozyten weniger als 30%, Gesamteiweiß normal).
Kernspintomographie: Sie ist zur Differentialdiagnostik indiziert, wenn das Beschwerdebild oder eine Veränderung desselben nicht durch den natürlichen Krankheitsverlauf einer Arthrose erklärbar ist, insbesondere bei klinischem Verdacht einer Hüftkopfnekrose oder transitorischen Osteopenie.

Differentialdiagnose

Insertionstendopathien, Musculus-piriformis-Syndrom, Bursitis trochanterica, Coxitis, Hüftkopfnekrose, transitorische Osteopenie, Ermüdungsbruch des Schenkelhalses. Lumboischialgie (Wurzelreizsyndrom), pseudoradikulär ausstrahlende Schmerzsyndrome der Lendenwirbelsäule/Kreuzdarmbeingelenke, Leistenhernie, periphere arterielle Verschlusskrankheit.

Therapie

Prävention sekundärer Arthrosen: Die Entstehung so genannter präarthrotischer Deformitäten (residuelle Hüftdysplasie, M. Perthes, Epiphyseolysis capitis femoris) ist durch gezielte Behandlung im entsprechenden Erkrankungsalter (z.B. sonographisches Screening der Hüftreifung im Säuglingsalter) zu vermeiden. Mit einer Frühbehandlung entzündlich-rheumatischer Erkrankungen können postarthritische Sekundärarthrosen verhindert werden.
Die Therapie richtet sich primär nach dem Stadium und dem klinischen Bild. Sie ist nicht allein abhängig vom Ausprägungsgrad der röntgenologisch feststellbaren Veränderungen. Gering röntgenologisch veränderte Hüftgelenke können stark schmerzhafte Affektionen zeigen, umgekehrt bietet oftmals ein fortgeschrittener Röntgenbefund ein klinisch blandes Bild mit geringem Leidensdruck für den Patienten. Da Arthrosen lebensbegleitende Erkrankungen sind, sollten Therapiepläne individuell angepasst, langfristig ausgelegt und multimodal konzipiert sein.

Tabelle I.7-3 Evidenzbasierte Empfehlungen der EULAR (European Leaque against Rheumatism) zur Behandlung der Coxarthrose (modifiziert nach 14)

Intervention	Evidenzstärke nach Wirksamkeit	Zahl der Studien	Empfehlungsgrad nach Wirksamkeit	Empfehlungsgrad nach Expertenmeinung[1]
Patientenschulung	Ib	1	A	71,75 ± 6,42
Übungsbehandlung	–	–	na	71,58 ± 6,30
Gewichtsreduktion	III	12	D	68,28 ± 5,79
Paracetamol	–	–	na	79,19 ± 3,82
NSAR	Ia	14	A	79,36 ± 4,18
Coxibe	Ia		A	79,44 ± 3,51
Opioide	Ib	1	A	43,97 ± 4,36
Glucosaminsulfat	–	–	na	37,06 ± 5,03
Chondroitinsulfat	Ib	1	A	3,44 ± 4,76
Hyaluronsäurepräparate, intraartikulär	III	3	C	22,83 ± 4,17
Osteotomie	III	9	C	59,64 ± 5,19
Totalendoprothese	III	118	C	86,86 ± 2,42

1) visuelle Analogskala (Mittelwert±SD); na: nicht anwendbar aufgrund fehlender Literaturdaten zur Coxarthrose

Von der EULAR (European League against Rheumatism) wurden sowohl evidenz- als auch erfahrungsbasierte Therapieempfehlungen zur Behandlung der Coxarthrose erarbeitet (14) (s. Tab. I.7-3)

Medikamentöse Therapie

Zur Schmerzlinderung, insbesondere bei Aktivierungszuständen, werden nicht-steroidale Antirheumatika eingesetzt. Die Applikation muss ausreichend lange erfolgen (mindestens mehrere Tage!). Im angloamerikanischen Sprachraum ist auch Paracetamol zur Ersttherapie des Arthroseschmerzes weit verbreitet und wird von der Arzneimittelkommission der Deutschen Ärzteschaft beim einfachen Arthroseschmerz empfohlen (8). Muskelrelaxanzien sind indiziert, wenn muskuläre Beschwerden im Vordergrund stehen. So genannte Chondroprotektiva sind umstritten. Auch für die Einnahme von Glucosaminsulfat und die intraartikuläre Applikation von Hyaluronsäurepräparaten gibt es keine wissenschaftliche Evidenz.

Nicht-medikamentöse Behandlung

Patientenschulung und Gesundheitserziehung: Sie umfasst die Aufklärung der Patienten über das Krankheitsbild sowie ein alltagsgerechtes Verhalten und die Beratung für sportliche Aktivitäten einschließlich einer Risikofaktorintervention (Gewichtsabnahme bei Übergewicht).
Physiotherapie: Sie ist in allen Stadien indiziert und insbesondere in den Anfangsstadien zum Erhalt der Beweglichkeit und Kräftigung der hüftumgreifenden Muskulatur von besonderem Wert (Kontrakturprophylaxe!); sie ist auch dann indiziert, wenn die Arthrose weitgehend stumm ist (Prophylaxe).
Physikalische Therapie: Bei klinisch manifesten oder ‚dekompensierten' Verlaufsformen sind Wärmeanwendungen hilfreich (Sulfomoorbäder, Schwefelbäder, Fango-Packungen, Elektrotherapie etc.). In Phasen von Aktivierungszuständen ist die Wärmeapplikation jedoch kontraindiziert.
Orthopädische Hilfsmittel: Geeignet sind Pufferabsätze zur Stoßdämpfung, Weichbettung der Schuhe, gegebenenfalls Ausgleich von Beinlängendifferenzen sowie ein Fritz-Stock.
Ergotherapie: Bei fortgeschrittenen Befunden sollte eine ergotherapeutische Beratung erfolgen (hohe Sitzmöbel, erhöhter Toilettensitz, An- und Ausziehhilfen, etc.).

Operative Therapie

Eine Beurteilung operativer Behandlungsverfahren nach den Kriterien der evidenzbasierten Medizin ist im Gegensatz zu nicht-invasiven Interventionen problematisch, da verblindete und placebokontrollierte Studien hierzu in der Regel nicht möglich sind (s. Tab. I.7-3).
Korrigierende Osteotomien sind bei einer gestörten Gelenkarchitektur mit deutlichen Fehlstellungen und noch nicht fortgeschrittenem Arthroseprozess indiziert. Sie können am coxalen Femurende und auch im Pfannenbereich (residuelle Hüftdysplasie) durchgeführt werden und sind dann oftmals als gelenkerhaltende Maßnahme erfolgreich. Wichtig ist dabei, rechtzeitig an gelenkerhaltende Korrekturosteotomien zu denken. Bei fortgeschrittenen Befunden bleibt nur der endoprothetische Gelenkersatz. Er ist indiziert, wenn Beschwerdesymptomatik, klinische Untersuchung und das Röntgenbild eine fortgeschrittene Arthrose objektivieren und der Leidensdruck entsprechend ausgeprägt ist. In aller Regel ist eine Totalendoprothese mit Ersatz der femoralen und azetabulären Komponente angebracht. Es werden zementfreie, zementierte und hybride Implantate angeboten. Aktuell werden computergestützte und minimal-invasive Operationstechniken sowie neue, schenkelhalserhaltende Prothesenmodelle geprüft, deren Nutzen erst in langfristigen Verlaufsstudien evaluiert werden kann. Ihr Einsatz richtet sich nach den örtlichen knöchernen Verhältnissen und dem Alter sowie dem Allgemeinzustand des Patienten.

Nachsorge und Rehabilitation

Nach dem endoprothetischen Gelenkersatz werden im Anschluss an die unmittelbare postoperative Rehabilitation jährliche klinische Kontrollen empfohlen. Radiologische Kontrollen werden vom Verlauf und dem klinischen Bild abhängig gemacht.

Gonarthrose (M 17)

Definition und Basisinformation

Das am häufigsten von Arthrose betroffene große Gelenk ist das Kniegelenk, oft bilateral und bei Frauen deutlich häufiger als bei Männern. Ein degenerativ, nichtentzündlich bedingter Gelenkdestruktionsprozess des Kniegelenkes ist gekennzeichnet durch Schmerz (vor allem Belastungsschmerz und Anlaufschmerz), Bewegungseinschränkung und Gehbehinderung. Die Gonarthrose ist oftmals von Fehlstellungen und Instabilität begleitet. Es wird eine primäre Gonarthrose (unklare Ursache) von einer sekundären (bekannte Ursache; Achsfehlstellungen, metabolische Erkrankungen, posttraumatisch, postinfektiös usw.) unterschieden. Im Vordergrund stehen die biomechanisch erklärbaren Gonarthrosen auf dem Boden einer Achsfehlstellung (Genu varum, Genu valgum) mit Zunahme im Alter. Häufig ist die Gonarthrose bei älteren Frauen mit einer Polyarthrose der Finger assoziiert, so dass auch geschlechts- und genetisch bedingte prädisponierende Faktoren einer generalisierten Arthrose diskutiert werden.

Symptomatik und klinisches Bild

Der anatomischen Gliederung des Kniegelenkes in drei Kompartimente entsprechend, werden eine mediale, eine laterale femoro-tibiale sowie eine femoropatellare (retropatellare) Arthrose unterschieden. Bei Beteiligung aller Kompartimente spricht man von Pangonarthrose. Klinische Befunde sind: Knieschmerz, Deformierung, tastbare Osteophyten und Krepitation bei Beugung.
Sie beginnt meist im 5. Lebensjahrzehnt (bei Frauen nach Einsetzen der Menopause). Anfänglich treten nur Steifigkeitsgefühl, Anlaufschmerz (rezidivierende Gelenksteife) und endphasiger Bewegungs-

schmerz sowie Schmerzen beim Treppensteigen (Treppabgehen: Retropatellararthrose) auf. Bei Schwellung (Ergussbildung), meist nach Überlastung, zeigen sich auch Ruheschmerzen („aktivierte" Arthrose). Im fortgeschrittenen Verlauf kommen Instabilitätsgefühl und zunehmende Gangunsicherheit hinzu.

Klinisch finden sich schon in frühen Stadien Achsabweichungen (Genu varum häufiger als Genu valgum), Druckschmerz medialer und lateraler Gelenkspalt, eingeschränkte Verschieblichkeit der Patella, synovialer Reizzustand, gegebenenfalls Ergussbildung (bei aktivierter Arthrose), Patella-Anpressschmerz (Zohlen-Zeichen), Krepitation. Es besteht eine Druckempfindlichkeit an den Sehneninsertionsstellen (z.B. Pes anserinus). Im weiteren Verlauf kann es auch zur Ausbildung von Poplitealzysten (Baker-Zyste) kommen.

Diagnostik und Differentialdiagnostik

Die Diagnose der Gonarthrose erfolgt in der Regel klinisch, unterstützt durch Röntgenbefunde: Osteophyten an den Knorpel-Knochen-Grenzen, subchondrale Sklerosierung, Gelenkspaltverschmälerung, später Geröllzysten. Der Nachweis eines Gelenkergusses kann klinisch erfolgen („tanzende Patella"). Die Synovianalyse dient meist differentialdiagnostischen Erwägungen (u.a. Infektausschluss).

Bei dem komplexen Aufbau des Kniegelenkes umfasst die Differentialdiagnose Affektionen aller beteiligter Strukturen: Meniskusläsionen, Bandläsionen, vorderes Knieschmerzsyndrom, Patellaspitzensyndrom, Insertionstendinosen, Bursitiden, Chondrokalzinose, Chondrose, aseptische Knochennekrosen einschließlich, Osteochondrosis dissecans und Osteonekrosen (M. Ahlbäck).

Um eine Gonarthritis im Rahmen einer entzündlich-rheumatischen Erkrankungen (rheumatoide Arthritis, Spondyloarthritiden, Psoriasisarthritis) zu erkennen, bedarf es der zumindest orientierenden Untersuchung der anderen Gelenke, der Wirbelsäule und der Haut.

Therapie

Von der EULAR (European League against Rheumatism) wurden evidenzbasierte Therapieempfehlungen zur Behandlung der Gonarthrose erarbeitet (10) (Tab. I.7-4). Wie für die Coxarthrose gilt auch für die Gonarthrose, dass eine Beurteilung operativer Behandlungsverfahren nach den Kriterien der evidenzbasierten Medizin im Gegensatz zu anderen Interventionen problematisch ist (s.o.). Weiterhin wird der Nutzen von symptomatisch langsam wirkenden Substanzen (SYSADOA, symptomatic slow acting drugs in osteoarthritis) kontrovers diskutiert. Aufgrund der bisherigen Studienergebnisse können keine Empfehlungen zur Therapie mit z.B. Hyaluronsäurepräparaten oder auch Glucosaminsulfat gegeben werden.

Nicht-medikamentöse Therapie

Patientenschulung und Gesundheitserziehung: siehe Coxarthrose.

Physiotherapie: Die krankengymnastische Behandlung ist in allen Stadien indiziert: Kräftigung der

Tabelle I.7-4 Evidenzbasierte Empfehlungen der EULAR (European League against Rheumatism) zur Behandlung der Gonarthrose (nach 10)

Intervention	Evidenzstärke nach Wirksamkeit	Zahl der Studien	Empfehlungsgrad nach wissenschaftlicher Evidenz und Expertenmeinung
Paracetamol	Ib	5	A
Opioide	Ib	6	B
konventionelle NSAR	Ia	130	A
Coxibe	Ib	5	A
Antidepressiva	Ib	1	B
topische NSAR	Ia	9	A
Glucosaminsulfat	Ia	8	A
Chondroitinsulfat	Ia	5	A
Patientenschulung	Ia	7	A
Übungsbehandlung	Ib	40	A
Akupunktur	Ib	6	B
Gewichtsreduktion	Ib	2	B
Einlagen, Schuhzurichtungen	Ib	5	B
orthopädietechnische Hilfsmittel	Ib	9	B
Hyaluronsäurepräparate, intraartikulär	Ib	35	B
Glukokortikoide, intraartikulär	Ib	9	A
Lavage	Ib	7	B
arthroskopisches Débridement	IB	14	C
Osteotomien	III	26	C
unikompartimenteller Gelenkersatz	III	15	C
bikondylärer Gelenkersatz	III	35	C

kniebewegenden und -stabilisierenden Muskulatur, Kontrakturprophylaxe und -behandlung. Die Physiotherapie ist insbesondere auch in stummen Phasen der Gonarthrose als Präventivmaßnahme zur Kräftigung der Kniestreckmuskulatur (M. quadriceps) und zur Besserung der Funktion und damit der Beschwerdesymptomatik von besonderem Wert.

Physikalische Therapie: Thermotherapie. Sie ist abhängig vom klinischen Bild. Bei klinisch manifester Arthrose und fehlenden Zeichen der Aktivierung ist eine Wärmebehandlung (Sulfomoorbäder, Schwefelbäder, Fango-Packungen, Elektrotherapie) indiziert. Bei Phasen mit Erguss und Überwärmung sind Kälteanwendungen (Eispackungen, Kaltluft) zu empfehlen.

Orthopädische Hilfsmittel: Zum Ausgleich von Fehlstellungen sind Schuhzurichtungen mit Schuhranderhöhungen (Außenranderhöhung bei Genu varum, Innenranderhöhung bei Genu valgum, Negativabsätze bei Retropatellararthrose) zu empfehlen, außerdem die Verordnung von Pufferabsätzen, Weichbettung und Gehstock. Gelegentlich sind kompressive, seitlich schienenverstärkte Kniebandagen indiziert.

Medikamentöse Therapie

Im Anfangsstadium und bei geringer Symptomatik ist eine Therapie mit antiphlogistischen Externa (z.B. Diclofenac, Piroxicam, Ibuprofen, Etofenamat) möglich. Ansonsten ist vor allem die systemische Gabe nicht-steroidaler Antirheumatika (NSAR), insbesondere bei Aktivierungszuständen (Erguss) erfolgversprechend. Paracetamol ist in seiner analgetischen Wirkungen den klassischen NSAR unterlegen, hat diesen gegenüber jedoch keine Nachteile in Bezug auf den Funktionserhalt bei Cox- und Gonarthrose (13). Injektionen mit Cortisonkristallsuspensionen sind bei fortgeschrittenen Gonarthrosen mit Aktivierungszeichen indiziert (max. 3 Injektionen im Abstand von mindestens 2–4 Wochen; Cave: Infektionsgefahr).

Bei schmerzhaften Gonarthrosen wird auch ein positiver Effekt durch intraartikuläre Injektion von Hyaluronsäurepräparaten berichtet, wobei hierfür weitere randomisierte, placebokontrollierte Studien gefordert werden. So genannte systemisch applizierte Chondroprotektiva werden in ihrer Wirksamkeit nach wie vor kontrovers diskutiert.

Operative Therapie

Minimal-invasive Verfahren: Arthroskopisch durchgeführte Operationen dienen der Gelenktoilette und sind indiziert zur Sanierung begleitender Meniskusläsionen, der Entfernung freier Gelenkkörper, dem Abtragen störender osteophytärer Randwulstungen oder der Knorpelglättung. Die arthroskopisch durchgeführte Lavage führt insbesondere bei häufigen Aktivierungszuständen zu einer vorübergehenden Besserung der Beschwerdesymptomatik (Ausspülen von Detritus). Aktuell propagierte Verfahren des Tissue engineerings haben ihren Einsatz bei umschriebenen Knorpeldefekten mit intakten Defekträndern (5). Da diese Kriterien in der Regel für den flächenhaften Arthroseprozess nicht zutreffen, besteht hierfür aktuell keine Indikation bei Arthrosen.

Gelenkerhaltende Operationen (Osteotomien): Für die Gelenkerhaltung sind beim isolierten Befall des medialen oder lateralen femorotibialen Kompartimentes (Genu varum – mediale femorotibiale Arthrose; Genu valgum – laterale femorotibiale Arthrose) kniegelenknahe Osteotomien zur Achskorrektur indiziert. Varisierende Osteotomien werden zumeist suprakondylär und valgisierende Osteotomien im Tibiakopfbereich durchgeführt. Diese Osteotomien sind bei noch nicht weit fortgeschrittenen unikompartimentellen Arthrosen angezeigt. Die Arthrotomie mit dem Ziel des Débridements und der Abtragung von Osteophyten ist nur noch selten indiziert.

Endoprothetischer Gelenkersatz: Er wird zunehmend häufiger bei fortgeschrittenen Arthrosen durchgeführt. Die Knieendoprothetik liefert hierbei inzwischen der Hüftendoprothetik vergleichbare Langzeitergebnisse. Man unterscheidet Schlittenprothesen (unikompartimenteller femorotibialer Gelenkersatz), den isolierten Femoropatellargelenkersatz (selten indiziert) und den Oberflächensatz des gesamten Femorotibialgelenkes und des Femoropatellargelenkes (so genannte kondyläre Knieprothesen). Schlittenprothesen sind nur bei weitgehend erhaltener Gelenkintegrität und bei örtlich begrenzten medialen oder lateralen Arthrosedestruktionsprozessen indiziert (insbesondere M. Ahlbäck). Am häufigsten werden die sog. kondylären Prothesen verwendet. Da sie konstruktionstechnisch keine feste Koppelung zwischen femoraler und tibialer Komponente haben, werden sie als nicht geführte Knieprothesen (non-constrained) bezeichnet. Ihre Implantation setzt voraus, dass Achsdeformitäten korrigiert werden können und gleichzeitig der Bandapparat ausreichend stabil ist bzw. balanciert werden kann. Totalendoprothesen (gekoppelte Prothese, „constrained") werden bei erheblichen Achsabweichungen, schwersten Kontrakturen, ligamentärer Insuffizienz und großen Knochendefekten eingesetzt.

Arthrodesen des Kniegelenkes spielen aufgrund ihrer schlechten funktionellen Ergebnisse in der Ära der Endoprothetik nur noch eine sehr untergeordnete Rolle, wie z.B. nach fehlgeschlagener endoprothetischer Versorgung mit rezidivierenden, therapierefraktären Infektionen.

Nachsorge und Rehabilitation

Siehe Coxarthrose.

Literatur

1. Altman R, Asch E, Bloch D, et al.: Development of criteria for the classification and reporting of osteoarthritis: classification of osteoarthritis of the knee. Arthritis Rheum 29 (1986) 1039–1104.
2. Altman R, Alarcon G, Appelrouth D, et al.: The American College of Rheumatology criteria for the classification and reporting of osteoarthritis of the hand. Arthritis Rheum 33 (1990) 1601–1610.
3. Altman R, Alarcon G, Appelrouth D, et al.: The American College of Rheumatology criteria for the classification and reporting of osteoarthritis of the hip. Arthritis Rheum 34 (1991) 505–514.

4. Armstrong SJ, Read RA, Price R: Topographical variation within the articular cartilage and subchondral bone of the normal ovine knee joint: a histological approach. Osteoarthritis Cartilage 5 (1995) 25–33.
5. Behrens P, Bosch U, Bruns J, et al.: Indikations- und Durchführungsempfehlungen der Arbeitsgemeinschaft ‚Geweberegeneration und Gewebeersatz' zur autologen Chondrozytentransplantation (ACT). Z Orthop 142 (2004) 529–539.
6. Cooper C, Egger P, Coggon D, et al.: Generalized osteoarthritis in women: pattern of joint involvement and approaches to definition for epidemiological studies. J Rheumatol 23 (1996) 1938–1942.
7. Günther KP, Puhl W, Brenner H, et al.: Klinische Epidemiologie von Hüft- und Kniegelenkarthrosen. Eine Übersicht über Ergebnisse der ‚Ulmer Osteoarthrose-Studie'. Z Rheumatol 61 (2002) 244–249.
8. Höffler D, Lasek R, Tiaden JD: Arzneiverordnung in der Praxis. Therapieempfehlungen der Arzneimittelkommission der Deutschen Ärzteschaft: Degenerative Gelenkerkrankungen. Köln, 2. Auflage (2001).
9. Ingvarsson T, Stefansson SE, Hallgrimsdottir IB, et al.: The inheritance of hip osteoarthritis in Iceland. Arthritis Rheum 43 (2000) 2785–2792.
10. Jordan KM, Arden NK, Doherty M, et al.: Standing Committee for International Clinical Studies Including Therapeutic Trials ESCISIT: EULAR Recommendations 2003: an evidence based approach to the management of knee osteoarthritis: Report of a Task Force of the Standing Committee for International Clinical Studies Including Therapeutic Trials (ESCISIT). Ann Rheum Dis 62 (2003) 1145–1155.
11. Küttner K, Goldberg VM (Hrsg): Osteoarthritic disorders. American Academy of Orthopaedic Surgeons (1995).
12. Martou G, Veltri K, Thoma A: Surgical treatment of osteoarthritis of the carpometacarpal joint of the thumb: a systematic review. Plast Reconstr Surg 114 (2004) 421–432.
13. Towheed TE, Judd MJ, Hochberg MC, Wells G: Acetaminophen for osteoarthritis. Cochrane Database Syst Rev (2003) CD004257.
14. Zhang W, Doherty M, Arden N, et al.: EULAR evidence based recommendations for the management of hip osteoarthritis: report of a task force of the EULAR Standing Committee for International Clinical Studies Including Therapeutics (ESCISIT). Ann Rheum Dis, online published Oct 7, 2004 (10.1136/ard.2004.028886).

8 Fibromyalgie

E. Genth (DGRh), Aachen

Definition und Basisinformation

Die Fibromyalgie ist ein phänomenologisches Syndrom definiert durch chronische, multilokuläre Schmerzen im Bereich des Bewegungsapparates. Klinisch findet sich eine deutlich erhöhte Druckempfindlichkeit an typischen Stellen (sog. tender points). Häufige Begleitsymptome sind Schlafstörungen, Konzentrationsschwierigkeiten, Müdigkeit, Depressivität, Angststörungen, Stuhlunregelmäßigkeiten, Miktionsbeschwerden und andere dysfunktionelle Beschwerden (1).
Der Fibromyalgie liegt eine zentrale Schmerzsensibilisierung zugrunde. Psychosoziale Dispositionsfaktoren wie emotionale Deprivation, frühe wiederholte Gewalt- und Versagenserfahrungen und labile soziale Bindungen mit der Folge von Angst, innerer Unruhe und Disstress führen zu einem chronischen Stresszustand mit Abnahme sensorischer Aversionsschwellen und fortschreitendem Coping-Verlust (4). Psychosoziale und andere Belastungssituationen verstärken Schmerzen und andere Beschwerden. Genetische Dispositionsfaktoren werden vermutet (Polymorphismen in Neurotransmittersystemen) (2).
Die Prävalenz beträgt bei Frauen etwa 3%, bei Männern 0,5% und nimmt bis zur 6. Lebensdekade zu. Nur selten können auch Jugendliche betroffen sein. Die Fibromyalgie kommt gehäuft vor bei chronischen Erkrankungen, wie z.B. bei rheumatischen Krankheiten, nach Virusinfektionen (Hepatitis C, HIV), bei Depression. Überlappungen bestehen u.a. mit dem Reizdarmsyndrom und dem Chronic-Fatigue-Syndrom.

Diagnostik

Die Diagnose orientiert sich an den Klassifikationskriterien des American College of Rheumatology von 1990, die für klinische Studien entwickelt wurden (8). Eine Fibromyalgie kann angenommen werden, wenn über mehr als 3 Monate ausgedehnte Schmerzen (beider Körperhälften, ober- und unterhalb der Taille, im Bereich der Wirbelsäule) bestehen und mindestens 11 von 18 tender points bei manueller Palpation mit einem Druck von ca. 4 kg/cm² als schmerzhaft angegeben werden. Die Druckschmerzhaftigkeit wird an folgenden neun Lokalisationen jeweils beidseits geprüft:
- Kopf: Ansatz der subokzipitalen Muskulatur
- untere Halswirbelsäule: Zwischenräume der Querfortsätze der Halswirbelsäule in Höhe C5–C7
- Trapezius: Mitte des oberen Randes des Musculus trapezius
- Supraspinatus: Ursprung am oberen medialen Skapularand
- zweite Rippe: Knorpel-Knochen-Grenze
- Ellenbogen: 2 cm distal des Epicondylus lateralis
- Glutealregion: oberer äußerer Quadrant
- Trochanter major
- Knie: mediales Fettpolster, proximal des Gelenkspalts

Die Diagnose einer Fibromyalgie sollte sich nicht allein auf die Kriterien des American College of Rheumatology (ACR) stützen, sondern den Gesamtzustand des Patienten berücksichtigen. Eine Fibromyalgie ist trotz vorhandener ACR-Kriterien eher unwahrscheinlich, wenn die typischen Begleitsymptome wie Müdigkeit, Schlafstörungen und Konzentrationsprobleme fehlen. Krankheitstypische Befunde bildgebender oder labormedizinischer Diagnostik fehlen bzw. sind nicht bekannt.
Im Rahmen der Diagnostik bei Verdacht auf eine Fibromyalgie sollte auch nach Erkrankungen gesucht werden, die gehäuft im Zusammenhang mit einer Fibromyalgie auftreten (s.o.).
Differenzialdiagnostisch sind eine Polymyalgia rheumatica, Virusinfekte (Influenza, EBV, Coxsackie), Hyperparathyreoidismus, Hypothyreose, Osteomalazie, metabolische Myopathien, metastasierende Tumore und ein Schlaf-Apnoe-Syndrom auszuschließen.

Spontanverlauf

Die Fibromyalgie beginnt häufig mit lokalen Schmerzen. Oftmals dauert es mehrere Jahre bis zur Schmerzgeneralisierung. Danach vergehen meist mehrere Jahre bis zur Diagnosestellung. Typisch für diese Zeitspanne sind häufige Arztbesuche und -wechsel, zahlreiche diagnostische Maßnahmen (insbesondere Labor- und Röntgenuntersuchungen) mit unauffälligen Ergebnissen und vielfältige Therapieversuche ohne anhaltenden Erfolg (6).
Bei einer mehrjährigen Krankheitsdauer und bei Patienten in Spezialambulanzen (besondere Selektion von Patienten) sind lang anhaltende deutliche Besserungen oder gar Heilungen sehr selten. Einen günstigeren Verlauf zeigten Patienten einer rheumatologischen Praxis, bei denen die Diagnose neu gestellt wurde: Nach 2 Jahren erfüllten 47% von ihnen nicht mehr die Kriterien der American College of Rheumatism (s. bei „Diagnose") und 24% der Patienten waren in einer Remission. Der Verlauf der Fibromyalgie bei Kindern ist günstiger als bei Erwachsenen.
Die Krankheitsauswirkungen für die Betroffenen und für die Gesellschaft sind gravierend. Fibromyalgie-Patienten sind deutlich in ihrer Lebensqualität und ihren Aktivitäten im täglichen Leben beeinträchtigt. Es bestehen erhebliche Einschränkungen der Partizipation am beruflichen (hohe Arbeitsunfähigkeitszeiten, häufige Frühberentungen) und gesellschaftlichen Leben (soziale Isolation). Die Fibromyalgie verursacht hohe direkte Kosten durch häufige Arztbesuche sowie gehäufte Operationen (z.B. Hysterektomie, Wirbelsäulenoperationen) und hohe indirekte Kosten durch Produktionsausfälle infolge von Arbeitsunfähigkeit und Frühberentung.

Therapie

Das therapeutische Management der Fibromyalgie erfordert einen multidisziplinären Ansatz mit einer Kombination von nichtmedikamentösen und medikamentösen Maßnahmen, orientiert an Schmerzintensität, funktioneller Beeinträchtigung, assoziierten Beschwerden wie Depression, Erschöpfung und Schlafstörung in Abstimmung mit dem Patienten

(Evidenzgrad IV; **Empfehlungsgrad D**; 3). Hierzu zählen Patienteninformation und -schulung, Bewegungstherapie, kognitive Verhaltenstherapie, interdisziplinäre Behandlung/Rehabilitation und medikamentöse Therapie.

Nichtmedikamentöse Therapiemaßnahmen

Die Bewegungstherapie und das körperliche Training sind ein wesentlicher Bestandteil bei der Behandlung der Fibromyalgie-Patienten. Nach den Ergebnissen einer kürzlich publizierten systematischen Literaturanalyse unter Berücksichtigung von 46 Studien, darunter 39 RCTs, mit insgesamt fast 3000 Patienten, führt die Bewegungstherapie in der Gruppe zu einer Verminderung der Schmerzen und der Müdigkeit sowie zu einer Verbesserung des psychischen Befindens und einer Zunahme der körperlichen Leistungsfähigkeit (z.B. 6-Minuten-Gehstrecke, isokinetische Kraftmessung) (7). Die Integration des körperlichen Trainings in den Alltag ist von besonderer Bedeutung für den Langzeitverlauf der Fibromyalgie.

Für die Wirksamkeit einer multidisziplinären Therapie bei der Fibromyalgie besteht eine starke Evidenz. In fünf RCTs, in denen eine Kombination aus Schulung und/oder kognitiver Verhaltenstherapie mit körperlichem Training untersucht wurde, fand sich eine Abnahme der Schmerzen, eine Zunahme der Selbstwirksamkeit und eine Verbesserung der körperlichen Leistungsfähigkeit (5). Psychologische Interventionen wie Stressbewältigungsprogramme und Autogenes Training haben einen festen Platz im Management von Patienten mit chronischen Schmerzen. Die Wirksamkeit der kognitiven Verhaltenstherapie ist gut belegt.

Pharmakotherapie

Tramadol hat positive Effekte auf Schmerzen bei einem Teil der Fibromyalgie-Patienten sowohl als Monosubstanz als auch in Kombination mit Paracetamol (3). Die meisten Patienten mit einer Fibromyalgie nehmen nichtsteroidale Antirheumatika (NSAR) ein, obwohl in mehreren Studien keine Wirkung nachgewiesen werden konnte. Die Indikation zur Therapie mit NSAR kann dann gestellt werden, wenn zusätzlich zur Fibromyalgie auch andere muskuloskelettale Störungen (z.B. degenerative Gelenkerkrankungen) bestehen.

Niedrig dosierte trizyklische Antidepressiva (insbesondere Amitriptylin) bewirken eine Verminderung der Schmerzen, der Schlafschwierigkeiten und der Müdigkeit. Die Wirkung dieser Medikamente lässt sich durch die Re-uptake-Hemmung der Neurotransmitter Serotonin, Noradrenalin oder von beiden erklären. Die Verträglichkeit wird erhöht durch eine einschleichende Dosierung, beginnend mit 5–10 mg in den Abendstunden. Die Wirksamkeit von Citalopram, Fluoxetin und Paroxetin ist in RCTs nachgewiesen. Die Serotonin-Noradrenalin-Reuptake-Hemmer (SNRI) Duloxetin und Venlafaxin vermindern in RCTs bei Fibromyalgie die Schmerzintensität, das Steifigkeitsgefühl des Bewegungsapparates und die Anzahl der tender points. Bei den meisten der genannten Antidepressiva ist die Wirksamkeit auf die Schmerzen unabhängig von dem Effekt auf die Depressivität. Es wird daher angenommen, dass die Wirkung dieser Substanzgruppe bei der Fibromyalgie nicht allein über den antidepressiven Effekt erklärt werden kann. Der 5-HT-3-Antagonist Tropisetron reduzierte in einer Studie in einer Dosis von 5 mg über 10 Tage signifikant Schmerzen.

Tabelle I.8-1 EULAR-(European League Against Rheumatism-)evidenzbasierte Empfehlungen zum Management der Fibromyalgie (3).

Nichtmedikamentöse Maßnahmen	Evidenzgrad	Empfehlungsgrad
Warme Bäder mit und ohne Bewegungsübungen sind wirksam bei Fibromyalgie	IIa	B
Individuell angepasste Übungsprogramme einschließlich Ausdauer- (aerobic exercise) und Krafttraining sind für einen Teil der Fibromyalgiepatienten nützlich	IIb	C
Kognitive Verhaltenstherapie kann einem Teil der Patienten helfen	IV	D
Andere Therapien wie Entspannungstechniken, Rehabilitation, Physiotherapie und psychologische Unterstützung können in Abhängigkeit von den Notwendigkeiten bei einzelnen Patienten eingesetzt werden	IIb	C
Medikamentöse Maßnahmen		
Tramadol wird zur Behandlung von Schmerzen empfohlen	Ib	A
Analgetika wie Paracetamol oder andere schwache Opioide können ebenfalls zur Behandlung von Schmerzen angewendet werden	IV	D
Antidepressiva: Amitriptylin, Fluoxetin, Duloxetin, Milnacipran, Moclobemid und Pirlindol reduzieren Schmerzen	Ib	A
Tropisetron, Pregabalin und Pramipexol reduzieren Schmerzen	Ib	A

Die Wirksamkeit der Antikonvulsiva Gabapentin und Pregabalin bei der Fibromyalgie wurde in RCTs gezeigt.

Insgesamt ist der Erfolg der verschiedenen Therapieansätze begrenzt. Die Effekte medikamentöser Maßnahmen sind moderat und oft nicht anhaltend. Verhaltenstherapeutische Ansätze lassen sich oft nicht verstetigen. Die unterschiedliche Akzeptanz des Konzepts der Fibromyalgie und das Fehlen abgestimmter Vorgehensweisen im Hausarzt- und Facharztbereich sowie das Fehlen von einheitlichen und reproduzierbar wirksamen Therapiestandards (geschweige denn Leitlinien), erschweren einen dauerhaften Erfolg. Insbesondere der primär ärztlichen Versorgung kommt eine wichtige Rolle in der Erkennung und Behandlung der Fibromyalgie zu, um durch eine angemessene Beratung, Behandlung und Betreuung das Selbstmanagement der Patienten zu verbessern und eine weitere Chronifizierung zu verhindern.

Literatur

1. Bennett R: Fibromyalgia: present to future. Curr. Pain Headache Rep. 8 (2004) 379–384.
2. Buskila D: Genetics of chronic pain states. Best. Pract. Res. Clin. Rheumatol. 21 (2007) 535–547.
3. Carville SF, Rendt-Nielsen S, Bliddal H, Blotman F, Branco JC, Buskilla D, Da Silva JA, Danneskiold-Samsoe B, Dincer F, Henriksson C et al.: EULAR evidence based recommendations for the management of fibromyalgia syndrome. 2007. Ann. Rheum. Dis. epub ahead
4. Egle UT, Ecker-Egle ML, Nickel R, Van HB: [Fibromyalgia as a dysfunction of the central pain and stress response]. Psychother. Psychosom. med. Psychol. 54 (2004) 137–147.
5. Goldenberg DL, Burckhardt C, Crofford L: Management of fibromyalgia syndrome. JAMA 292 (2004) 2388–2395.
6. Jäckel WH, Genth E: Fibromyalgie. Z. Rheumatol. 66 (2007) 579–590.
7. Jones KD, Adams D, Winters-Stone K, Burckhardt CS: A comprehensive review of 46 exercise treatment studies in fibromyalgia (1988–2005). Health Qual. Life Outcomes 4 (2006) 67–67.
8. Wolfe F, Smythe HA, Yunus MB, Bennett RM, Bombardier C, Goldenberg DL, Tugwell P, Campbell SM, Abeles M, Clark P et al.: The American College of Rheumatology 1990 criteria for the classification of fibromyalgia. Arthritis Rheum. (1990) 160–172.

10 Polymyalgia rheumatica (PMR) und Riesenzellarteriitis (Arteriitis temporalis)

Autoren: W. A. Schmidt, E. Gromnica-Ihle
Experten: L. Caspary (DGA), H. Stiegler (DGA)

Definition und Basisinformation

Die Polymyalgia rheumatica (PMR) ist charakterisiert durch bilateralen Schultergürtelschmerz, häufig auch Beckengürtelschmerz, Abgeschlagenheit, Krankheitsgefühl, Morgensteifigkeit und Gewichtsabnahme. BSG und CRP sind deutlich erhöht. Die Symptome verschwinden rasch unter Therapie mit Glukokortikoiden. Nahezu alle Patienten sind > 50 Jahre alt. Das durchschnittliche Alter beträgt 70 Jahre. Die Inzidenz liegt bei 50 pro 100.000 Einwohner im Alter von über 50 Jahren. Frauen sind zwei- bis dreimal so häufig betroffen wie Männer. Einige Patienten haben gleichzeitig eine Arteriitis temporalis bzw. Riesenzellarteriitis (RZA).

Die RZA ist eine primäre Vaskulitis großer Arterien, die durch mononukleäre Zellinfiltrate, Riesenzellen und/oder Granulome der Gefäßwand charakterisiert ist. Meistens sind die Temporalarterien betroffen (Arteriitis temporalis), und typischerweise haben die Patienten (Schläfen-)Kopfschmerzen, derb geschwollene Temporalarterien, ein deutliches allgemeines Krankheitsgefühl und humorale Entzündungszeichen (s.o.). Zunehmende Beachtung findet der Befall weiterer größerer Arterien wie der Aorta, der distalen A. subclavia, der A. axillaris und der proximalen A. brachialis. Diese Entität wird als „Large-Vessel-RZA" bezeichnet (1). Ischämien treten am Auge, seltener zerebral und kardial auf. Die Erkrankung kann auch ohne die Symptomatik einer PMR vorkommen. Nahezu alle Patienten sind über 50 Jahre alt. Das durchschnittliche Alter liegt bei 73 Jahren. 68% der Patienten sind weiblich (2, 3). Die Inzidenz liegt bei 20 pro 100.000 Einwohner im Alter von über 50 Jahren (4).

Symptomatik und klinisches Bild

Das Leitsymptom der PMR ist der bilaterale Schultergürtelschmerz. 78% der Patienten projizieren den Schmerz auf die Schulterregion, 55% auf den Nackenbereich, 57% auf die Oberarme und 66% auf die Becken- oder Oberschenkelregion (4). Insbesondere die Abduktion der Arme ist schmerzhaft eingeschränkt. Viele Patienten können den Zeitpunkt des Beginns der akuten Symptomatik genau benennen. Die Morgensteifigkeit hält in der Regel länger als eine Stunde an. Zahlreiche Patienten geben eine Gewichtsabnahme von 2–5 kg an. Bleibt die Krankheit längere Zeit unbehandelt, kann es zu einer Gewichtsabnahme von über 10 kg kommen. Ein allgemeines Krankheitsgefühl ist häufig, manchmal kombiniert mit erhöhten Temperaturen und Nachtschweiß. Ein Karpaltunnelsyndrom tritt bei etwa 10% der Patienten, bedingt durch eine Tenosynovitis der Beugesehnen am Handgelenk, auf.

Etwa 20% der Patienten mit einer PMR entwickeln gleichzeitig oder im weiteren Verlauf (Formwechsel) eine RZA in Form einer Arteriitis temporalis. Das klassische Krankheitsbild der RZA zeigt folgende Symptome: innerhalb kurzer Zeit neu aufgetretener, bilateraler, temporal lokalisierter Kopfschmerz, dessen Charakter dem Patienten bisher unbekannt war; derb geschwollene, berührungsempfindliche Temporalarterien mit verminderter Pulsation, Krankheitsgefühl und Gewichtsverlust. Kopfschmerzen kommen bei 74%, pathologische Palpationsbefunde der Temporalarterien bei 64% der Patienten vor. 37% der Patienten klagen über Schmerzen beim Kauen, 35% weisen eine PMR-Symptomatik und 32% Augensymptome auf (2, 3). Erhöhte Temperaturen können

Tabelle I.10-1 Diagnosekriterien der PMR nach Bird (5)

Bilateraler Schultergürtelschmerz*
Eskalation < 2 Wochen
BSG > 40 mm/Stunde
Morgensteifigkeit > 1 Stunde
Alter > 65 Jahre**
Gewichtsverlust oder Depression
Bilateraler Oberarmdruckschmerz

Die Diagnose wird gestellt, wenn 3 von 7 Kriterien erfüllt sind.
* Die Kriterien von Jones (6) und Healey (7) erwähnen zusätzlich den Beckengürtelschmerz.
** In den Kriterien von Healey (7) ist ein Alter > 50 Jahren festgelegt.

Tabelle I.10-2 Messung der Krankheitsaktivität durch den PMR-Aktivitäts-Score (PMR-AS) (8)

Parameter	Erklärung	Werte
CRP	mg/dl	< 0,5 normal
VASp	Visuelle Analogskala Schmerz	0–10
VASph	Visuelle Analogskala Arztbeurteilung	0–10
MST	Dauer der Morgensteifigkeit	Minuten × 0,1
EUL	Armelevation	0: frei; 1: bis Schultergürtel; 2: unter Schultergürtel; 3: unbeweglich

Der Wert ergibt sich aus der Addition der 5 Parameter.
Werte < 7: niedrige Krankheitsaktivität; 7–17: mittlere Krankheitsaktivität; > 17: hohe Krankheitsaktivität

Stand Mai 2006

Tabelle I.10-3 Klassifikationskriterien der Riesenzellarteriitis des American College of Rheumatology (9)

1. Alter bei Erkrankungsbeginn ≥ 50 Jahre
2. Neu aufgetretene, lokalisierte Kopfschmerzen
3. Lokaler Druckschmerz und/oder abgeschwächte Pulsation der Temporalarterien
4. BSG ≥ 50 mm/Std.
5. Positiver Befund durch Temporalarterienbiopsie: Nachweis mononukleärer Zellinfiltrate und/oder Riesenzellen und/oder Granulome

ebenfalls auftreten. Die RZA kann eine mögliche Ursache eines Fiebers unklarer Genese sein.

Klassifikationskriterien für die PMR: Es existieren verschiedene Diagnosekriterien **(Empfehlungsgrad C; 5, 6, 7)**. Die Kriterien von Bird (5) finden sich in Tabelle I.10-1. Andere Kriterien schließen ein positives Ansprechen auf Glukokortikoide sowie den Ausschluss einer rheumatoiden Arthritis (RA), von Tumoren, einer Myositis bzw. Rheumafaktoren und antinukleären Antikörpern ein (6, 7). Die Krankheitsaktivität wird durch den PMR-Aktivitäts-Score (PMR-AS) erfasst (s. Tab. I.10-2) **(Empfehlungsgrad B; 8)**.

Klassifikationskriterien der RZA: Tabelle I.10-3 listet die Klassifikationskriterien des American College of Rheumatology auf (9). Für den klinischen Alltag gilt, dass die Diagnose gestellt werden kann, wenn der histologische Befund positiv ist, die Symptomatik zu einer primären systemischen Vaskulitis passt, und eine andere Entität (z.B. ANCA-assoziierte Vaskulitiden) ausgeschlossen werden kann. Bei fehlendem histologischen Nachweis weist ein Ansprechen auf Glukokortikoide auf die Diagnose hin. Die Diagnose sollte in diesem Fall über mindestens 6 Monate überprüft werden.

Diagnostik und Differentialdiagnose

Klinische Untersuchung: Sie beinhaltet die Palpation der Temporalarterien, der Arm- und Fußarterien, Auskultation supraaortaler Arterien einschließlich der A. subclavia und A. axillaris sowie die beidseitige Blutdruckmessung, um nach einer begleitenden „Large-Vessel RZA" zu suchen. Die Handgelenke sind auf Synovitiden, die Schultergelenke auf schmerzhafte Bewegungseinschränkung zu überprüfen und die Hüftgelenke im Hinblick auf lokale Schmerzursachen (Synovitis, Bursitis). Synovitiden anderer Gelenke sollten Anlass sein, die Diagnose einer PMR/RZA in Frage zu stellen (s.u.).

Laboruntersuchungen: BSG und CRP sind fast immer deutlich erhöht. 85% der Patienten mit RZA zeigen eine BSG von > 50 mm/h, durchschnittlich liegt sie bei 72 (PMR) bzw. 85 (RZA) mm/h (2, 10). Für das CRP werden im Durchschnitt 4,9 mg/dl (normal ≤ 0,5; 8) angegeben. Weniger als 2% der Patienten haben normale BSG- und CRP-Werte (4, 10). Es gibt keine Laborbefunde, die für die PMR oder RZA spezifisch wären.

Augenbefunde: Häufigste Komplikation der RZA ist eine anteriore ischämische Optikusneuropathie. Sie ist bedingt durch einen Verschluss der A. ciliaris posterior, führt in der Regel zu irreversibler Erblindung und lässt sich durch Untersuchung des Augenhintergrundes bestätigen. Seltener treten Amaurosis fugax, Abducensparese, Zentralarterienverschluss, Zentralvenenverschluss, zentrale Erblindung und Cotton-Wool-Exsudate am Augenhintergrund auf.

Duplex-Sonographie: Bei aktiver Arteriitis temporalis lässt sich an den Aa. temporales ein Wandödem in Form einer echoarmen Wandverbreiterung („Halo") darstellen (11). Darüber hinaus treten Stenosen und Verschlüsse auf. Die Sensitivität der Duplex-Sonographie unter Berücksichtigung von Wandödem, Stenosen und Verschlüssen wird in einer Metaanalyse bezogen auf die endgültige klinische Diagnose mit 88% angegeben. Die Spezifität beträgt 96% (12). Bezogen auf den histologischen Befund betragen Sensitivität 88% und Spezifität 78%. **(Empfehlungsgrad A; 12)**. Das Wandödem bildet sich meistens innerhalb von zwei bis drei Wochen unter Glukokortikoid-Therapie komplett zurück. Weiterhin werden die großen bis mittelgroßen supraaortalen Arterien und vor allem die A. axillaris untersucht, in denen segmentale Stenosen auftreten können, die gleichfalls echoarm und homogen sind.

Histologische Untersuchung: Alternativ zur Sonographie wird bei klinischem Verdacht auf eine Arteriitis temporalis ein mindestens 2 cm langer Abschnitt des distalen Ramus frontalis oder des R. parietalis der A. temporalis in Lokalanästhesie reseziert. Die Operation erfolgt in der Regel einseitig (nur bei negativem Befund und anhaltendem Verdacht innerhalb von wenigen Tagen kontralateral). Die Histologie sollte so früh wie möglich erfolgen, den Therapiebeginn bei hochgradigem klinischen Verdacht jedoch nicht verzögern. In den ersten 5 Tagen nach Therapiebeginn nimmt die Wahrscheinlichkeit eines positiven Ergebnisses noch nicht wesentlich ab. Die Sensitivität der Histologie für die Diagnosestellung liegt bei 80–90% **(Empfehlungsgrad A; 4, 13)**. Vor der Biopsie sollte neben der duplexsonographischen Untersuchung der Temporalarterienäste mit Markierung auffälliger Stellen auch eine Doppler-Sonographie der Karotiden und der A. supratrochlearis beidseitig durchgeführt werden, um einen Kollateralkreislauf der A. carotis interna über die Temporalarterien auszuschließen. Bei 5–10% der Patienten mit PMR und ohne klinische Zeichen einer Arteriitis temporalis („pure" PMR) kann mittels Histologie oder Duplex-Sonographie der Temporalarterien eine begleitende Arteriitis temporalis diagnostiziert werden (13). Eine routinemäßige Biopsie der Temporalarterien bei „purer" PMR wird nicht empfohlen.

Andere bildgebende Verfahren: Sonographisch oder mittels Magnetresonanztomographie (MRT) der Schultergelenke lässt sich bei nahezu allen Patienten mit PMR eine leichtgradige Bursitis subdeltoidea und/oder eine Tenosynovitis der langen Bizepssehne nachweisen (4, 14). Viele Patienten haben auch eine mäßiggradige Synovitis der Hüftgelenke und eine Bursitis tro-

Tabelle I.10-4 Wichtige Differentialdiagnosen bei PMR und RZA

Rheumatoide Arthritis	Arthritis an Händen und Füßen, meist langsamerer Krankheitsbeginn, Rheumafaktor +, Anti-CCP +, radiologischer Nachweis von Erosionen an Finger- und Zehengelenken. Sonographisch deutlich ausgeprägte Schultergelenkarthritis
Polymyositis	Mehr Muskelschwäche als Muskelschmerz, Hautmanifestationen einer Dermatomyositis (s. Beitrag I 9 „Poly-/Dermatomyositis"), wesentlich langsameres Ansprechen auf Glukokortikoide, CK +, im Zweifelsfall sind EMG und Muskelbiopsie durchzuführen
ANCA-assoziierte Vaskulitiden	Sog. „Kopfklinik", vaskulitische Hautveränderungen, neurologische Symptome (Mononeuritis multiplex), nephritisches Urinsediment, pulmonale Infiltrate, Nachweis von ANCA
Malignom	Sowohl bei der PMR und RZA sind – nicht zuletzt aufgrund des Prädilektionsalters der Patienten – solide Tumoren und hämatologische Systemerkrankungen differentialdiagnostisch in Erwägung zu ziehen.

chanterica. Die Large-Vessel-RZA lässt sich durch Sonographie, MRT, Magnetresonanzangiographie, Positronenemissionstomographie (PET) oder konventionelle Angiographie darstellen, wobei letztere vornehmlich zur Erfassung der Spätstadien, die Sonographie und die PET zur Erfassung der Frühstadien geeignet sind (15, 16). Im Verlauf treten 17-mal häufiger Aneurysmen der Aorta thoracica auf als bei gleichaltrigen Gesunden (17). Der Nachweis einer subklinischen Aortitis gelingt bei mehr als der Hälfte der Patienten mit RZA und in 30–50% der Patienten mit PMR mittels PET (16). Diese Untersuchung gehört jedoch nicht zur Standarddiagnostik der RZA. Mittels hoch auflösender Gadolinium-MRT lassen sich ähnlich wie mit der Sonographie Wandschwellungen der Temporal- und Okzipitalarterien nachweisen wie neuere Studien zeigen (18).

Differentialdiagnose: Die wichtigsten Differentialdiagnosen sind RA, Polymyositis und ANCA-assoziierte Vaskulitiden. Auch ein Malignom, das PMR-ähnliche Symptome hervorrufen kann, sollte ausgeschlossen werden (Tab. I.10-4). Nur in Ausnahmefällen sind noch andere Erkrankungen in Erwägung zu ziehen: Die Tendinitis calcarea der Rotatorenmanschette des Schultergelenkes tritt meist einseitig akut, ohne Allgemeinsymptomatik und ohne Entzündungszeichen auf. Das Fibromyalgiesyndrom beginnt langsamer, die Patienten sind meistens jünger, Entzündungsparameter fehlen. Diese Erkrankungen sowie differentialdiagnostisch zu bedenkende postinfektiöse Myalgien und Endokarditiden sprechen auch nicht so eindrücklich und anhaltend auf eine Glukokortikoid-Therapie an.

Therapie

Für die unkomplizierte PMR ist eine initiale tägliche Dosis von 25 mg Prednisolon-Äquivalent ausreichend, um innerhalb eines oder weniger Tage eine komplette Remission zu erreichen. Die Dosis wird wöchentlich um 2,5 mg reduziert, ab 10 mg monatlich um 1 mg.

Bei dringendem Verdacht auf eine Arteriitis temporalis muss sofort mit einer Glukokortikoid-Therapie begonnen werden. Die Diagnosesicherung mittels Histologie und/oder Sonographie sollte innerhalb der ersten fünf Tage erfolgen. In der ersten Woche erhält der Patient 70 mg Prednisolon-Äquivalent täglich. Wöchentlich wird die Dosis um 10 mg reduziert bis auf 20 mg/Tag. Zwischen 20 mg und 10 mg/Tag wird Prednisolon-Äquivalent um 2,5 mg wöchentlich vermindert. Ab 10 mg/Tag wird monatlich um 1 mg reduziert. Bei Augenbeteiligung werden höhere Glukokortikoid-Dosen (300–1.000 mg i.v. pro Tag) für 3–5 Tage gegeben (**Empfehlungsgrad D**).

Die Dosis muss erhöht werden, falls klinische Symptome und Entzündungsparameter wieder ansteigen (**Empfehlungsgrad D; 10**). Die notwendige Therapiedauer beträgt mindestens ein, in der Regel zwei bis drei Jahre, in manchen Fällen auch deutlich länger. Wegen der Langzeit-Glukokortikoid-Therapie sind von Anfang an Nebenwirkungen zu bedenken (z.B. Osteoporoseprophylaxe mit Kalzium und Vitamin D, siehe Beitrag H 9).

Eine tägliche Dosis von 100 mg Acetylsalicylsäure vermindert die Wahrscheinlichkeit von Erblindungen und apoplektischen Insulten (**Empfehlungsgrad C; 19**).

Daten zur Glukokortikoid-sparenden Wirkung von Methotrexat bei PMR und RZA sind widersprüchlich, eine neue Studie zur PMR (Ib) konnte eine Wirkung nachweisen, so dass ein Therapieversuch bei längerfristig erforderlicher hoher Glukokortikoiddosis (> 10 mg/Tag) gerechtfertigt ist (**Empfehlungsgrad B; 20, 21**). Für die Wirksamkeit anderer Medikamente auf die Krankheitsaktivität der PMR besteht keine Evidenz.

Literatur

1. Brack A, Martinez-Taboada V, Stanson A, et al.: Disease pattern in cranial and large-vessel giant cell arteritis. Arthritis Rheum 42 (1999) 311–317.
2. Schmidt WA, Gromnica-Ihle E: What is the best approach to diagnose large-vessel vasculitis? Best Pract Res Clin Rheumatol 19 (2005) 223–242.
3. Smetana GW, Shmerling RH: Does this patient have temporal arteritis? JAMA 287 (2002) 92–101.
4. Salvarani C, Cantini F, Boiardi L, et al.: Polymyalgia rheumatica and giant cell arteritis. N Engl J Med 347 (2002) 261–271.
5. Bird HA, Esselincks W, Dixon AS, et al.: An evaluation of criteria for polymyalgia rheumatica. Ann Rheum Dis 38 (1979) 434–439.
6. Jones JG, Hazleman BL: Prognosis and management of polymyalgia rheumatica. Ann Rheum Dis 40 (1981) 1–5.

7. Healey LA: Long-term follow-up of polymyalgia rheumatica: evidence for synovitis. Semin Arthritis Rheum 13 (1984) 322–328.
8. Leeb BF, Bird HA: A disease activity score for polymyalgia rheumatica. Ann Rheum Dis 63 (2004) 1279–1283.
9. Hunder GG, Bloch DA, Michel BA, et al.: The American College of Rheumatology 1990 criteria for the classification of giant cell arteritis. Arthritis Rheum 33 (1990) 1122–1128.
10. Myklebust G, Gran JT: A prospective study of 287 patients with polymyalgia rheumatica and temporal arteritis: clinical and laboratory manifestations at onset of disease and at the time of diagnosis. Br J Rheumatol 35 (1996) 1161–1168.
11. Schmidt WA, Kraft HE, Vorpahl K, et al.: Color duplex ultrasonography in the diagnosis of temporal arteritis. N Engl J Med 337 (1997) 1336–1342.
12. Karassa FB., Matsagas MI., Schmidt WA, et al.: Meta-analysis: Test performance of ultrasonography for giant cell arteritis. Ann Intern Med 2005; 142: 359–369.
13. Schmidt WA, Gromnica-Ihle E: Incidence of temporal arteritis in patients with polymyalgia rheumatica – a prospective study using colour Doppler ultrasonography of the temporal arteries. Rheumatology (Oxford) 41 (2002) 46–52.
14. Frediani B, Falsetti P, Storri L, et al.: Evidence for synovitis in active polymyalgia rheumatica: sonographic study in a large series of patients. J Rheumatol 29 (2002) 123–130.
15. Schmidt WA: Use of imaging studies in the diagnosis of vasculitis. Curr Rheumatol Rep 6 (2004) 203–211.
16. Schmidt WA, Blockmans D: Use of ultrasonography and positron emission tomography in the diagnosis and assessment of large-vessel vasculitis. Curr Opin Rheumatol 17 (2005) 9–15.
17. Evans JM, O'Fallon WM, Hunder GG: Increased incidence of aortic aneurysm and dissection in giant cell (temporal) arteritis. A population-based study. Ann Int Med 122 (1995) 502–507.
18. Bley TA, Wieben O, Uhl M, et al. High-resolution MRI in giant cell arteritis: imaging of the wall of the superficial temporal artery. AJR Am J Roentgenol 184 (2005) 283–287.
19. Nesher G, Berkun Y, Mates M, et al.: Low-dose aspirin and prevention of cranial ischemic complications in giant cell arteritis. Arthritis Rheum 50 (2004) 1332–1337.
20. Caporali R, Cimmino MA, Ferraccioli G, et al. Systemic Vasculitis Study Group of the Italian Society for Rheumatology. Prednisone plus methotrexate for polymyalgia rheumatica: a randomized, double-blind, placebo-controlled trial. Ann Intern Med. 141 (2004) 493–500.
21. Hoffman GS, Cid MC, Hellmann DB, et al: A multicenter, randomized, double-blind, placebo-controlled trial of adjuvant methotrexate treatment for giant cell arteritis. Arthritis Rheum 46 (2002) 1309–1318.

11 Riesenzellarteriitis

Definition

Bei der Riesenzellarteriitis (RZA) handelt es sich um eine ätiologisch ungeklärte, meist riesenzellige granulomatöse, panarteriitische, nekrotisierende Vaskulitis der großen und mittelgroßen Gefäße, insbesondere des Kopfes. Formal lassen sich drei Symptomgruppen abgrenzen: arteriitische Gefäßkomplikationen, polymyalgische Beschwerden und Allgemeinsymptome.

Diagnosekriterien und Ausschlußkriterien

Die Klassifikationskriterien des American College of Rheumatology (ACR) ermöglichen eine gute Abgrenzung von anderen Vaskulitiden (Tab. I.11-1). Arteriitische Gefäßkomplikationen: Bei der RZA sind die extrakraniellen Kopfarterien (Äste der A. carotis externa) am häufigsten (75–100%) involviert, einschließlich der klinisch und bioptisch gut zugänglichen A. temporalis superficialis, weshalb die RZA auch Temporalarteriitis genannt wird. Häufigstes Symptom ist der Kopfschmerz (77%), oft der Schläfenareale, aber auch diffus im Bereich der behaarten Kopfhaut. Die Temporalarterien können druckschmerzhaft sein und abgeschwächte Pulsationen aufweisen (53%). Bei Befall von Ästen der A. carotis interna ist die Erblindungsgefahr besonders gefürchtet (etwa 10%). Weiter äußern sich die arteriitischen Symptome in ischämischen Beschwerden der betroffenen Gefäßregion (z. B. Schmerzen in der Kau- und Schlundmuskulatur, transitorisch-ischämische Attacken) bis hin zum Untergang der minderversorgten Organe (z. B. Gangrän der Kopfhaut, Zungengeschwüre, apoplektischer Insult, Myokardinfarkt, periphere arterielle Verschlußkrankheit). Entsprechend dem arteriitischen Verteilungsmuster kann das individuelle klinische Bild sehr vielgestaltig sein. Eine gründliche angiologische Untersuchung der großen und mittelgroßen Arterien ist daher obligat (Palpation, Auskultation, beidseitige Blutdruckmessung, Doppler-Sonographie und ggf. bildgebende Gefäßdiagnostik).

Polymyalgische Beschwerden: Symptome einer Polymyalgia rheumatica (vgl. Kap. I.10) können einer RZA vorausgehen, sie begleiten oder ihr erst nach Monaten oder Jahren folgen. Die Häufigkeitsangaben für die PMR bei histologisch gesicherter RZA schwanken in der Literatur erheblich (6–82%).

Allgemeinsymptome: Sie werden von etwa der Hälfte der RZA-Patienten angegeben und unterscheiden sich nicht von denen einer PMR. Die Labordiagnostik (Zeichen der Akute-Phase-Reaktion) entspricht der PMR.

Histologie: Die Diagnose wird in aller Regel histologisch mittels Temporalarterienbiopsie gestellt. Es empfiehlt sich, jeder Biopsie (vorzugsweise an den parietalen Ästen der A. temporalis) eine Dopplersonographische Untersuchung der Karotiden vorauszuschicken, um Kollateralkreisläufe bei Verschluß der A. carotis interna über die A. temporalis superficialis auszuschließen. Histologisch finden sich die charakteristischen mehrkernigen Riesenzellen unregelmäßig verteilt in der segmental-lokalisiert entzündeten Gefäßwand. Der fehlende Nachweis von Riesenzellen in einer ansonsten typisch granulomatös infiltrierten Gefäßwand ist daher mit der Diagnose einer RZA vereinbar. Ein negatives Biopsieergebnis schließt eine RZA anderer Lokalisation nicht aus.

Die vielfältigen Erscheinungsformen der RZA (vaskulitisch, polymyalgisch, unspezifisch-entzündlich) in unterschiedlichen Kombinationen und zeitlicher Abfolge lassen ein äußerst großes Spektrum möglicher Differentialdiagnosen zu. Infolge der häufigen Überschneidung der RZA mit einer PMR kommen die dort genannten Differentialdiagnosen in Betracht (s. Kap. I.10). Angesichts der häufigen Symptome von seiten des Kopfes ist eine interdisziplinäre Abklärung (Ophthalmologie, Neurologie, HNO) einschließlich fallbezogener bildgebender Diagnostik (Doppler-Sonographie, Schädel-CT, MRT) ratsam. Systemische Entzündungszeichen ohne erkennbaren Organbezug (sog. okkulte RZA) stellen eine besondere diagnostische Herausforderung dar („Fieber unklarer Genese", „Malignoidsyndrom"). Dank verfeinerter bildgebender Diagnostik (MRT, PET) werden jedoch zunehmdn okkulte Beteiligungen der Aorta (Aortitis, Aneurysmen) bei der RZA erkannt. Bei positiver Temporalarterienbiopsie entfällt eine differentialdiagnostische Abklärung weitgehend. Zwar können auch andere systemische Vaskulitiden mit granulomatösen Infiltraten der Temporalarterien (auch mit Riesenzellen) einhergehen, doch läßt sich in diesen Einzelfällen die klinische Diagnose meist serologisch (durch ANCA-Nachweis bei der Wegenerschen Granulomatose oder der Panarteriitis nodosa) bzw. durch Eosinophilie des Churg-Strauss-Syndroms verifizieren.

Tabelle I.11-1 Klassifikationskriterien der Riesenzellarteriitis des American College of Rheumatology.

1. Alter bei Erkrankungsbeginn mind. 50 Jahre
2. Neuauftreten lokalisierter Kopfschmerzen
3. Lokaler Druckschmerz oder abgeschwächte Pulsation einer Temporalarterie (ohne offensichtliche arteriosklerotische Ursache)
4. BSG-Beschleunigung > 50 mm/Stunde n.W.
5. Bioptischer Nachweis (Vaskulitis durch mononukleäre Infiltration oder granulomatöse Gefäßentzündung meist mit Nachweis von Riesenzellen)

Bei Vorliegen von mind. 3 Kriterien gelten die Klassifikationskriterien für eine RZA als erfüllt (Sensitivität 93,5%, Spezifität 91,2%, gegenüber anderen vaskulitischen Erkrankungen).

Therapie

Zur Initialbehandlung der RZA wird mindestens 1 mg Prednisonäquivalent/kg KG p.o. empfohlen. In Akutsituationen mit visuellen Symptomen (z. B.

beginnende Erblindung) sind hochdosierte intravenöse Gaben von Kortikosteroiden (250–1000 mg Prednisonäquivalent/Tag) über einige Tage gerechtfertigt. Die Dosisreduktion richtet sich nach dem klinischen Ansprechen und den Entzündungsparametern (BSG, CRP). Zusätzlich ist die Gabe von ASS (100 mg/Tag) zur Hemmung der Thrombozytenaggregation sinnvoll. Lokale Bulbusmassagen werden zur Verbesserung der retinalen Durchblutung am liegenden Patienten mit Zentralarterienverschluß durchgeführt. Da die RZA meist eine mehrjährige Laufzeit hat, werden zunehmend Immunsuppressiva (Methotrexat 10–20 mg/Woche, Azathioprin 2 mg/kg KG/Tag oder Ciclosporin 3 mg/kg KGTag) zusätzlich zu Prednison eingesetzt mit dem Ziel, Kortikosteroide einzusparen. Überzeugende Studienergebnisse hierzu liegen jedoch nicht vor. Eine Prophylaxe der steroidinduzierten Osteoporose (Vitamin-D-Derivate, Kalzium, ggf. Bisphosphonate) ist zu empfehlen.

13 Klassische Panarteriitis nodosa

Definition

Die klassische Panarteriitis nodosa (cPAN) ist eine entweder schleichend oder post- bzw. parainfektiös auftretende Systemerkrankung (Allgemeinsymptome: Gewichtsabnahme, Fieber, Nachtschweiß, „chlorotischer Marasmus"). Die Erkrankung ist charakterisiert durch einen vaskulitischen Multiorganbefall, wobei nekrotisierende kutane Läsionen (seltener Knoten), Arthralgien, Myalgien, ZNS-Beteiligungen (Insulte, Polyneuropathie, Mononeuritis multiplex), Kardiomyopathie, Nephritis, Hodenschmerzen und vaskulitische Darmnekrosen im Vordergrund stehen. Eine Lungenbeteiligung ist untypisch.

Die Ätiologie der seltenen Erkrankung ist unklar. Eine infektallergische Reaktion bei immungenetischer Prädisposition wird vermutet. Autoantikörper sind normalerweise nicht nachweisbar, eine Untergruppe von 5–40% der Patienten weist eine persistierende Hepatitis-B-Virusinfektion auf (HBV-Carrier-Status).

Die Klassifikation ist in Tabelle I.13-1 zusammengefaßt. Mindestens drei der zehn Kriterien sollten vorliegen, um die Diagnose cPAN zu stellen. Die Sensitivität beträgt etwa 82%, die Spezifität 86%.

Nach der Chapel Hill Consensus Conference 1992 wurde die Definition der cPAN gegenüber der ursprünglichen Beschreibung des Krankheitsbildes eingeschränkt. Es wird nur noch ein Befall mittlerer Arterien als typisch definiert, eine Glomerulonephritis oder Hautbeteiligung ist nicht vorgesehen. Serologisch ist die cPAN meist ANCA-negativ, während die mikroskopische Panarteriitis nodosa (s. Kap. I.17) mit einer rapid progredienten Glomerulonephritis einhergeht, oft irreguläre Lungeninfiltrate (pulmorenales Syndrom) und Autoantikörper gegen Myeloperoxidase in Form der sogenannten pANCA aufweist.

Weitere klinische Symptome sind eine dilatative Kardiomyopathie, die Leber kann mitbeteiligt sein, Epididymitis, Abdominalkoliken bei nekrotisierenden Magen-Darm-Läsionen und Cholezystitis sowie Arthralgien.

Laborbefunde

Deutliche Akute-Phase-Reaktion mit stark beschleunigter BKS und hohem CRP. ANCA, ANA und Rheumafaktoren sind typischerweise negativ. Bei 5–40% der Betroffenen können persistierende HBV- und HCV-Infektionen nachgewiesen werden.

Differentialdiagnose

Differentialdiagnostisch sind eine Riesenzellarteriitis und ANCA-positive Vaskulitiden (M. Wegener, Churg-Strauss-Angiitis, mikroskopische Polyangiitis) abzugrenzen, zusätzlich: isolierte Angiitiden des ZNS sowie sekundäre Vaskulitiden im Rahmen von Infektionen, Malignomen, Kryoglobulinämie, medikamentenallergische Reaktionen und der systemischen Lupus erythematodes.

Therapie

Bei akutem Krankheitsbeginn und bei gesicherter Diagnose ist der Einsatz von Glukokortikosteroiden in einer Dosierung von 40–60 mg/Tag indiziert. Kommt es unter dieser Medikation zu einem Abfall der Entzündungsparameter, z. B. BKS, bei einer gleichzeitigen Verbesserung des klinischen Status, kann die Glukokortikosteroiddosis langsam (5–10 mg jede 2. Woche) reduziert werden. Sollte die Steroidmedikation nicht ausreichend sein, ist die Anwendung von Immunsuppressiva, Azathioprin oder zytotoxischen Substanzen wie Cyclophosphamid indiziert. Cyclophosphamid sollte dann eingesetzt werden, wenn sich die Vaskulitis progredient zeigt, mit einer viszeralen Beteiligung und/oder, wenn Glukokortikosteroide in hohen Dosen die Krankheitsaktivität nicht ausreichend kontrollieren. Hinsichtlich der Cyclophosphamiddosierung bestehen keine ausreichenden Erfahrungen. Gleiches gilt in der Frage einer möglichen unterschiedlichen therapeutischen Effektivität einer intermittierenden Pulse-Therapie (s. Kap. I.7) bzw. einer permanenten oralen Gabe von Cyclophosphamid. Alternative immunsuppressive Substanzen zum Cyclophosphamid sind Methotrexat und Chlorambucil, ohne daß zu dieser Medikation größere Erfahrungen vorliegen. Die immunsuppressive Medikation macht die entsprechenden Kontrolluntersuchungen notwendig.

Tabelle I.13-1 Klassifikationskriterien der klassischen Panarteriitis nodosa des American College of Rheumatology.

1. Gewichtsverlust > 4 kg, Allgemeinsymptome
2. Livedo reticularis
3. Hodenschmerz und -schwellung
4. Myalgien, Schwäche, Druckschmerz der Beinmuskulatur
5. Mono- oder Polyneuropathie, ZNS-Symptome
6. Hypertonus (diastolischer Blutdruck > 90 mmHg)
7. Serumkreatinin > 1,5 mg/dl
8. HVB-Carrier-Status
9. Arteriographische Befunde: Aneurysmen, Verschlüsse
10. Typische Histologie von gefäßwandinfiltrierenden Granulozyten oder Granulozyten mit mononukleären Leukozyten in kleinen und mittleren Arterien

Mind. 3 der 10 Kriterien sollten vorliegen, um die Diagnose cPAN zu stellen. Die Sensitivität beträgt 82,2%, die Spezifität 86,6%.

14 Morbus Kawasaki

Definition

Akute hochfieberhafte Erkrankung des Kleinkindesalters (vor dem 5. Lebensjahr) unbekannter Ätiologie mit polymorphem Exanthem, Palmar- und Plantarerythem mit membranöser Desquamation, Schleimhautläsionen (Konjunktivitis, Lippenfissuren, Erdbeerzunge und Pharyngitis), schmerzhafter zervikaler Lymphadenopathie und häufigen kardiovaskulären Komplikationen (Koronaritis, Myokardinfarkte, Arrhythmien, Aneurysmabildung). Knaben sind bevorzugt betroffen, als auslösender ätiopathogenetischer Faktor werden Superantigene diskutiert.

Klassifikation

Die Klassifikation ist in Tabelle I.14-1 aufgezeigt.

Weitere klinische Symptome

Kardiovaskuläre Komplikationen treten zwölf bis 28 Tage nach Krankheitsbeginn bei 20–35% der Fälle auf: Herzgeräusche im Galopprhythmus, Angina pectoris, EKG-Veränderungen, Kardiomegalie, Perimyokarditis, Aneurysmen von Koronararterienseltener von peripheren Arterien, Stenosen und Myokardinfarkte.

Tabelle I.14-1 Diagnostische Kriterien des Morbus Kawasaki.

1. Antibiotikaresistentes Fieber > 5 Tage Dauer
2. Polymorphes Exanthem
3. Veränderungen an den Extremitäten: Erythem der Hand- und Fußsohlen, Ödem, membranöse Desquamation in der Rekonvaleszenz
4. Bilaterale konjunktivale Injektion
5. Veränderungen im Mundbereich: rissige, gerötete Lippen, Erdbeerzunge, Pharyngitis, Enanthem
6. Akute, nichteitrige zervikale Lymphadenopathie

Mind. 5 der 6 Kriterien sollten zutreffen, wobei das Fieber obligat ist. Andere Erkrankungen sind auszuschließen. Patienten mit 4 Kriterien können als Kawasaki-Syndrom diagnostiziert werden, wenn in der zweidimensionalen Echokardiographie oder der Koronarangiographie Aneurysmen nachweisbar sind.

Gastrointestinale Symptome bestehen in Enteritis, abdominellen Schmerzen, Erbrechen, Ikterus, Hydrops der Gallenblase und Ileus.
Eine Nierenbeteiligung bzw. eine Urethritis zeigt sich in einer Leukozyt- und Proteinurie. Im Bereich der Haut können Querrillen an den Fingernägeln manifest werden.
Arthralgien und Schwellungen manifestieren sich als Symptome einer Arthritis, Husten und Rhinorrhö können auftreten.
Meningeale Reizungen und Pleozytose im Liquor, Krampfanfälle und transiente Fazialisparese zeigen eine ZNS-Beteiligung an.

Laborbefunde

Die Laborbefunde sind unspezifisch. Es imponieren Leukozytose, Thrombozytose und Anämie, zusätzlich eine massive Akute-Phase-Reaktion mit stark beschleunigter BKS und hohen CRP-Werten. ANCAs und Antiendothelzellantikörper können, wenn auch selten, positiv, das Serum-IgE kann erhöht sein, ebenso thrombozytenaggregierende Faktoren und Immunkomplexe. Die Virus- und Streptokokkenserologie fällt in der Regel negativ aus.

Differentialdiagnose

Differentialdiagnostisch sind Scharlach, akutes rheumatisches Fieber, M. Still, Masern, Steven-Johnson-Syndrom und infektiöse Mononukleose abzugrenzen.

Therapie

Die derzeit angewandte Medikation ist eine hochdosierte Immunglobulingabe mit 400 mg/kg KG/Tag für vier Tage. Diese Therapie sollte auf jeden Fall innerhalb der ersten zehn Tage nach Krankheitsbeginn begonnen werden. Danach ist eine effektive Wirkung unsicher. Bei Kindern mit weiter persistierendem Fieber, auch nach einer Immunglobulintherapie, kann diese Medikation wiederholt werden. Zusätzlich empfiehlt sich während der ersten 14 Tage eine Behandlung mit Acetylsalicylsäure in einer Dosierung von 60–100 mg/kg KG/Tag, aufgeteilt in vier Dosen. Nach dem 14. Erkrankungstag wird bei afebrilen Patienten die ASS-Dosierung auf 3–5 mg/kg KG/Tag gesenkt. Bei einer weiteren Normalisierung der Entzündungszeichen kann die ASS-Therapie beendet werden. Bei einer Beteiligung der Koronararterien wird sie fortgesetzt. Bei 95–99% der Kinder heilt die Erkrankung voll aus.

15 ANCA-assoziierte Vaskulitiden

W. L. Gross, P. Lamprecht

Seit Identifikation der antineutrophilen Cytoplasma-Antikörper (ANCA) in den 80er Jahren haben zunehmende Erkenntnisse ihrer Bedeutung in der Diagnostik und evtl. auch Pathogenese dieser entzündlich-rheumatischen Systemerkrankungen zu dem Begriff der ANCA-assoziierten Vaskulitiden geführt. Hierunter werden die Wegenersche Granulomatose (WG), die mikroskopische Polyangiitis (MPA) als eine der häufigsten, früher als Panarteriitis nodosa bezeichneten Vaskulitiden und das Churg-Strauss-Syndrom (CSS) zusammengefaßt. Neben immunologischen Gemeinsamkeiten, die nicht nur in dem Nachweis der spezifischen Autoantikörper zum Ausdruck kommen, ähneln sich auch die histomorphologischen Veränderungen betroffener Organe. Diese Einteilung ist aber auch im klinischen Alltag sinnvoll, da sich diese Krankheitsbilder in ihrer Symptomatik, Diagnostik und auch Therapie soweit ähneln, daß eine Differenzierung der einzelnen Subtypen in der Frühphase und bei unkompliziertem Verlauf entbehrlich ist.

Wegenersche Granulomatose (WG)

Definition und Basisinformation

Die WG ist eine chronisch-entzündliche Systemerkrankung, die durch granulomatöse Läsionen, Autoimmunvaskulitis und hoch-spezifische Autoantikörper (PR3-ANCA) gekennzeichnet ist. Die Vaskulitis betrifft hauptsächlich kleine Gefäße, d.h. kleine Arterien, Arteriolen, Kapillaren und Venolen. Die Vaskulitis ist – insbesondere in der Niere – „pauci-immun", d.h. Ablagerungen von Immunkomplexen sind nur in geringem Maße oder gar nicht in den entzündlichen Arealen nachzuweisen.

Die WG kommt weltweit vor. Eine Prävalenz von $3,0/10^5$ wurde in einer New Yorker Studie ermittelt. Die Inzidenz liegt abhängig von der geographischen

Tabelle I.15-1 CHC-Definition und ACR-Klassifikationskriterien der WG (1, 2)

CHC-Definition 1992	ACR-Kriterien 1990
Granulomatöse Entzündung des Respirationstrakts	Abnormes Urinsediment (> 5 Erythrozyten/HPF)
Nekrotisierende Vaskulitis kleiner und mittelgroßer Gefäße (d.h. Kapillaren, Venolen, Arteriolen und Arterien)	Verschattung im Rö-Thorax (Rundherde, Kaverne, Infiltrate)
Eine nekrotisierende Glomerulonephritis ist häufig	Orale Ulzera oder blutiger Schnupfen
C-ANCA/PR3-ANCA sind ein sensitiver Marker für die WG	Biopsie: Granulomatöse Entzündung

Die Klassifikationskriterien wurde anhand 85 Patienten und 722 Kontrollen erarbeitet. Eine primär systemische Vaskulitis konnte gemäß den ACR-Kriterien bei ≥ 2 von 4 Kriterien mit einer Sensitivität von 88,2% und einer Spezifität von 92,0% als WG klassifiziert und von anderen primär systemischen Vaskulitiden unterschieden werden.

Tabelle I.15-2 Klinische Subgruppen bei Wegenerscher Granulomatose (WG) und mikroskopischer Polyangiitis (MPA) gemäß den Definitionen der European Vasculitis Study Group (EUVAS).

Subgruppe	Vaskulitis	Organmanifestationen	Konstitutionelle Symptome[1]	ANCA
Lokalisiert	WG	Oberer und/oder unterer Respirationstrakt	Nein	+/−
Frühe systemische Manifestation	WG, MPA	Alle außer renale Beteiligung oder drohenden Organausfall[2]	Ja	+
Generalisiert	WG, MPA	Renale Beteiligung mit Kreatinin < 500μmol/l und/oder drohendem Organausfall[2]	Ja	+
Schwere renale Beteiligung	WG, MPA	Renale Beteiligung mit Kreatinin > 500 μmol/l	Ja	+
Refraktär	WG, MPA	Fortschreitende Erkrankung trotz Therapie mit Kortikosteroiden und Cyclophosphamid	Ja	+/−

[1] Fieber, Nachtschweiß, Gewichtsverlust, Leistungsminderung.
[2] Einschließlich fortschreitender Lungenbeteiligung, Augen-, ZNS- oder gastrointestinaler Manifestation.

Stand Mai 2005

Lage zwischen 2,9/10^6/Jahr und 10,6/10^6/Jahr. Für die WG wurden 1990 Klassifikationskriterien durch das American College of Rheumatology (ACR) und 1992 eine Definition durch die Chapel-Hill-Consensus-Konferenz (CHC) erarbeitet (Tab. I.15-1) (1, 2). Diese dienen der Klassifikation einer gesicherten primär systemischen Vaskulitis als WG.

Von der generalisierten WG mit typischer pulmorenaler Beteiligung können das Initialstadium der WG, die lokalisierte WG, und die beginnende Generalisierung, d.h. die frühe systemische WG ohne Nierenbeteiligung, unterschieden werden (Tab. I.15-2) (3).

Symptomatik und klinisches Bild

Die „klassische" WG nimmt einen biphasischen Verlauf und beginnt als granulomatöse Entzündung im oberen und/oder unteren Respirationstrakt, ehe es nach einer variablen Zeitspanne von Wochen bis Monaten zu einer Generalisation der Erkrankung mit den klinischen Zeichen der Kleingefäßvaskulitis kommt. Bei manchen Patienten (5–15%) verbleibt die WG über Jahre hinweg im Stadium der auf den Respirationstrakt beschränkten lokalisierten oder der frühen systemischen Form ohne Nierenbeteiligung. Das klinische Bild der WG kann von einem wenig progredienten, oligosymptomatischen Verlauf bis zum fulminanten, rasch lebensbedrohlichen, pulmorenalen Syndrom mit weiteren Komplikationen (Mononeuritis multiplex, Visusverlust etc.) reichen.

Symptome *der lokalisierten* WG sind:

- Rhinitis und Sinusitis mit nasaler Obstruktion, Epistaxis, Borken, Ulzera, Septumperforation, Sattelnase (Spätmanifestation). Die granulomatösen Massen können sich komplizierend per continuitatem in die Orbita ausbreiten oder über die Lamina cribrosa die Meningen erreichen
- Otitis media und/oder interna mit Paukenhöhlenerguß und Hörminderung, Taubheit, Schwindel, Mastoiditis
- Subglottische Stenose mit inspiratorischem Stridor (Spätmanifestation), Heiserkeit
- Bronchitis und pulmonale Infiltration, ulzerierende Tracheobronchitis, Bronchusstenosen, Rundherde, z.T. mit kavernöser Einschmelzung (cave: bakterielle Superinfektion mit Ausbildung eines Abszesses als Komplikation)

Symptome der *generalisierten* WG sind:

- Pulmorenales Syndrom (Kardinalsymptom bei ca. 80% der Patienten mit generalisierter WG). Symptomspanne der Nierenbeteiligung: vom asymptomatischen nephritischen Sediment mit dysmorpher Mikrohämaturie bis zur rapid-progressiven Glomerulonephritis mit innerhalb von Tagen auftretendem, in der Regel oligurischen Nierenversagen und reno-parenchymatöser arterieller Hypertonie. Symptomspanne der Lungenbeteiligung: von der asymptomatischen Infiltration oder dem Rundherd im Rö-Thorax bis hin zur alveolären Hämorrhagie mit Hämoptysen, Hb-Abfall und respiratorischer Insuffizienz innerhalb von Tagen
- Allgemeinsymptome: Gewichtsverlust, Nachtschweiß, Fieber
- Springende Arthralgien (häufig Frühsymptom der beginnenden Generalisierung), Arthritis, Myalgien, Myositis, Periostitis, sekundäre Polychondritis
- Beteiligung des Nervensystems: Polyneuropathie, Mononeuritis multiplex, Hirnnerven-Beteiligung, Pachymeningitis, neurologische Defizite, Apoplex
- Hautbeteiligung: Palpable Purpura, Ulzera, Pyoderma gangraenosum, akrale Nekrosen
- Augen- und Tränenwegbeteiligung: Episkleritis, Skleromalazie, Dakryozyst-Sialadenitis, Tränengangstenosen, Visusverlust bei retinaler Vaskulitis oder bei Protrusio bulbi infolge von Orbitagranulomen
- Herzbeteiligung: Perikarditis, Myokarditis, Endokarditis, Koronariitis
- Orale und gastrointestinale Beteiligung: Gingivitis, Gaumenulzera, Parotitis, intestinale Vaskulitis mit Gefahr der Ulzeration und Perforation, Vaskulitis des Omentum majus oder minor (selten)
- Orchitis, Epididymitis, Ovariitis, Ureterobstruktion infolge Vaskulitis und/oder Granulomen

Alter über 50 Jahre, pulmonale und renale Beteiligung gelten als ungünstige prognostische Zeichen und erhöhen das Mortalitätsrisiko um mehr als das 5fache.

Mikroskopische Polyangiitis (MPA)

Definition und Basisinformation

Die MPA ist eine chronisch-entzündliche Systemerkrankung, die durch eine Autoimmunvaskulitis und hoch-spezifische Autoantikörper (MPO-ANCA) gekennzeichnet ist. Die Vaskulitis betrifft hauptsächlich kleine Gefäße, *d.h.* kleine Arterien, Arteriolen, Kapillaren und Venolen. Die Vaskulitis ist „pauci-immun", d.h. Ablagerungen von Immunkomplexen sind nur in geringem Maße oder gar nicht in den entzündlichen Arealen nachzuweisen.

Die Inzidenz liegt bei 3/10^6/Jahr. Während die Klassifikationskriterien des American College of Rheumatology (ACR) von 1990 nicht zwischen Polyarteriitis nodosa und MPA unterschieden, wurde die MPA erstmals auf der Chapel-Hill Consensus Konferenz (CHC) 1992 als eigenständige nekrotisierende Vaskulitis kleiner und mittelgroßer Gefäße mit häufiger renaler Beteiligung in Form einer nekrotisierenden Glomerulonephritis definiert. P-ANCA/MPO-Ak sind ein sensitiver Marker für die MPA (1). Ebenso wie bei der WG können bei der MPA Untergruppen wie die frühe systemische MPA ohne Nierenbeteiligung und schwere renale sowie refraktäre Verläufe gemäß der Einteilung der European Vasculitis Study Group (EUVAS) voneinander unterschieden werden (s. Tab. I.15-2 im Kapitel über die Wegenersche Granulomatose) (2).

Symptomatik und klinisches Bild

Bei den meisten Patienten entwickeln sich nach einem Prodromalstadium mit unspezifischen Symptomen wie Abgeschlagenheit oder Fieber Zeichen der Systemerkrankung. Isolierte Formen einer idiopathischen, MPO-ANCA-positiven, rapid-progressiven, nekrotisierenden Glomerulonephritis ohne weitere systemische Vaskulitismanifestationen stellen die renale Abortivformen der MPA dar. Das klinische Spektrum der MPA kann von einem wenig progredienten, oligosymptomatischen Verlauf bis hin zum fulminanten, rasch lebensbedrohlichen pulmorenalen Syndrom mit weiteren Komplikationen (Mononeuritis multiplex etc.) reichen.

Die **klinischen Symptome der MPA** unterscheiden sich nicht wesentlich von denen der systemischen Wegenerschen Granulomatose (s.o.) mit pulmorenalem Syndrom als schwerster systemischer Manifestation (Kardinalsymptom bei ca. 80% der Patienten mit MPA). Die Allgemeinsymptome, die Manifestation der Haut, Gelenke, Muskeln, des Nervensystems, des Herzens und des Gastrointestinaltraktes entsprechen im wesentlichen denen beim M. Wegener (s.o.). Eine langjährige lokalisierte Form oder prodromale Kopfklinik (HNO-, Augenbeteiligung) sind seltener, entsprechend häufiger sind die systemischen Manifestationen (v.a. Haut-, Nieren-, Herz- und Beteiligung des Nervensystems).

Diagnostik der WG/MPA

Die Diagnose der WG und MPA wird anhand der klinischen Symptomatik (s.o.), der Laborbefunde, insbesondere C-ANCA/PR3-Ak für die WG und P-ANCA/MPO-Ak für die MPA und der histologischen Sicherung einer hauptsächlich die kleinen Gefäße betreffenden pauci-immunen, nekrotisierenden Vaskulitis gestellt, wobei die granulomatöse Entzündung typisch für die WG ist.

Das Ausmaß der notwendigen Diagnostik wird von der Organbeteiligung bestimmt.

- **Allgemeines Labor:** sog. Akut-Phase-Reaktion mit BSG- und CRP-Erhöhung, mäßiger Leukozytose, Entzündungsanämie und Thrombozytose. Nephritisches Urinsediment.
- **ANCA** (anti-neutrophilen Cytoplasma-Antikörper): Nachweis eines C- oder P-ANCA in der Immunfluoreszenz auf neutrophilen Granulozyten (Suchtest). Bestätigung der spezifischen PR3- oder MPO-Antikörper im ELISA (WG: Sensitivität 77%, Spezifität 99% für die Kombination von IFT und PR3-Ak, MPA: Sensitivität 67%, Spezifität 99% für die Kombination von IFT und MPO-Ak). Bei generalisierter WG lassen sich bei ca. 95% der Patienten C-ANCA mit PR3-Spezifität nachweisen, bei MPA in ca. 80% der Patienten P-ANCA mit MPO-Spezifität. Bei bis zu 5% der Patienten mit generalisierten Formen finden sich die zu dem klinischen Bild „konträren" ANCA. Bei lokalisierter WG, d.h. im Initialstadium der WG, lassen sich nur bei ca. 50% der Patienten ANCA nachweisen.
- **Histologie:** Biopsien aus betroffenen Geweben (endonasal, bronchial und transbronchial, Haut, Nieren, Muskulatur, N. suralis) zum Nachweis einer nekrotisierenden Entzündung und einer (hauptsächlich die kleinen Gefäße betreffenden) Vaskulitis, welche immunhistochemisch „pauci-immun" imponiert (im Gegensatz zu den (sekundären) Immunkomplex-Vaskulitiden). Die Vaskulitis bei der WG/MPA ist polymorph und kann von dem Bild einer leukozytoklastischen Vaskulitis (besonders der Haut) bis hin zu einer nekrotisierenden Arteriitis kleiner und mittelgroßer Gefäße reichen die typischerweise mit Makrophagen und neutrophilen Granulozyten durchsetzt sind, ebenso kommen dendritische Zellen sowie T- und B-Lymphozyten vor. Granulomatöse Läsionen (WG) zeigen unterschiedliche Facetten mit landkartenartigen Nekrosen und Epitheloidzellbildung.
- **Sonographie:** Nierenbeteiligung mit vergrößerten Nieren, echoarmen Papillen, verwaschener Mark-Pyelon-Grenze
- **Rö-Thorax:** Rundherde, z.T. mit kavernöser Einschmelzung, Infiltrate
- **HR-CT der Lunge:** Rundherde, Milchglasinfiltrate als Zeichen der alveolären Hämorrhagie, Einschmelzungen, Narben
- **Lungenfunktionsuntersuchung:** Minderung der Diffusionskapazität
- **Bronchoalveoläre Lavage (BAL):** Neutrophile Alveolitis (meist 10–20% Neutrophile) und/oder lymphozytäre Alveolitis (meist 30–40% Lymphozyten, sowohl CD4- als CD8-lymphozytäre Alveolitiden). Erythrozyten und Eisen-Nachweis in den Alveolarmakrophagen mit Berliner-Blau-Färbung bei alveolärer Hämorrhagie. Ausschluß opportunistischer u.a. Infektionen
- **Rö-NNH:** Verschattung, Spiegelbildung in den Sinus
- **MR des Kopfes:** Sinusitis, Mastoiditis, Orbitagranulome, Pachymenigitis, Ausbreitung granulomatöser Massen per continuitatem in die Orbita oder über die Lamina cribrosa in die Meningen, zerebrale Vaskulitis (ggf. zerebrale Angiographie oder Angio-CT)
- **Echokardiographie:** Wandbewegungsstörungen, Klappeninsuffizienzen, Perikarderguß, Vegetationen (Differentialdiagnose bakterielle Endokarditis)
- **EKG und Langzeit-EKG:** Erregungsausbreitungsstörungen, Herzrhythmusstörungen
- **Linksherzkatheter:** Koronariitis, Wandbewegungsstörungen, Klappeninsuffizienzen
- **Rechtsherzkatheter:** Myokardbiopsie bei Verdacht auf und zur Differentialdiagnose bei Myokarditis und Kleingefäßvaskulitis
- **Angiographie:** zur Differentialdiagnose von Vaskulitiszeichen (perlenschnurartige Stenosen, sanduhrförmige Stenose, Mikroaneurysmen, korkenzieherartige Schlängelungen) gegenüber Arteriosklerosezeichen bei akralen und intestinalen Durchblutungsstörungen

Differentialdiagnose

Lokalisierte WG:

- Midline-Granuloma (sinunasales Non-Hodgkin-Lymphom) und andere Non-Hodgkin- und Hodgkin-Lymphome
- Bakterielle, virale, parasitäre und mykotische (z.B. Mukor-)Infektionen
- Tumoren des HNO-Bereichs

Generalisierte WG/MPA

- Bakterielle, virale, parasitäre und mykotische Infektionen, insbesondere bakterielle Endokarditiden, bei denen parainfektiös auch ANCA auftreten

können, pulmonale Infektionen, Kreatininanstieg infolge einer immunkomplexbedingten Löhnleinschen Herdnephritis und Hautvaskulitis infolge septischer Streuung, die das Bild einer pulmorenalen Symptomatik bei WG imitieren können
- Sepsis
- Leukämien/maligne Lymphome
- Medikamentöse Nebenwirkungen (u.a. toxische Vaskulitiden)
- Immundefekte

Therapie der WG/MPA

Die Therapie erfolgt in Abhängigkeit vom Erkrankungsstadium und der Erkrankungsaktivität. Prinzipiell wird zwischen der Remissionsinduktion und der Remissionserhaltung unterschieden.

Remissionsinduktion

Bei generalisierter Form mit organ- und/oder lebensbedrohlichen Manifestationen erfolgt die remissionsinduzierende Therapie nach dem „Fauci-Schema" mit Cyclophosphamid (2 mg/kg/Tag per os für 3–6 Monate) und Prednisolon (1–2 mg/kg/Tag mit anschließender Dosisreduktion entsprechend der Krankheitsaktivität). Nach Erzielen der Remission in 3–6 Monaten sollte vor dem Hintergrund der Myelotoxizität und der Gefahr einer hämorrhagischen Zystitis als Präkanzerose durch Cyclophosphamid eine Umstellung auf eine remissionserhaltende Therapie erfolgen (s.u.). Leukopeniephasen (< 4000/µl) sollten aufgrund der damit verbundenen Infektionsgefahr vermieden werden (ggf. Pausieren der Medikation bis zum Wiederanstieg der Leukozyten und dann Dosisanpassung). Eine Zystitisprophylaxe mit Mesna (dosisgleich zur Cyclophosphamiddosis) wird empfohlen **(Evidenzstärke III, Empfehlungsgrad C; 4)**. Die intravenöse Cyclophosphamidbolustherapie (15 mg/kg i.v. alle 3 Wochen) ist weniger toxisch als die orale Cyclophosphamidgabe, jedoch scheint die Rezidivrate höher zu sein **(Evidenzstärke Ia, Empfehlungsgrad A; 5)**.
Bei Patienten mit nicht lebensbedrohlicher, früher systemischer WG ist Methotrexat zur Remissionsinduktion geeignet. Eine Fortführung der Therapie über das bloße Stadium der Remissionsinduktion ist jedoch erforderlich **(Evidenzstärke Ib, Empfehlungsgrad A; 3)**. Bei rein lokalisierter WG wird auch Trimethoprim/Sulfmethoxazol empfohlen **(Evidenzstärke III, Empfehlungsgrad C; 6)**.

Remissionserhaltung

Eine randomisierte, kontrollierte Studie der European Vasculitis Study Group (EUVAS) bei ANCA-assoziierten Vaskulitiden zeigt, daß Azathioprin dem Cyclophosphamid in der Remissionerhaltung ebenbürtig ist. Dementsprechend soll nach einer Remissionsinduktion mit Cyclophosphamid die Therapie mit Azathioprin zum Remissionserhalt fortgesetzt werden **(Evidenzstärke Ib, Empfehlungsgrad A; 7)**. Offene Studien mit kleineren Fallzahlen weisen Methotrexat, Mycophenolat-Mofetil und Leflunomid als Alternativen zum Azathioprin für die remissionshaltende Therapie aus **(Evidenzstärke III; Empfehlungsgrad C; 6, 8, 9)**.

Therapierefraktäre WG/MPA

Bei schwerer renaler Beteiligung mit einem Kreatinin > 500 µmol/l führen additive Plasmapheresen zu einem besseren renalen Outcome **(Evidenzstärke Ib; Empfehlungsgrad A; 3)**. In offenen Studien mit kleineren Fallzahlen wurde gezeigt, daß TNF-α Inhibitoren (Infliximab, Etanercept), Anti-Thymozytenglobulin (ATG), der Anti-CD20 Antikörper Rituximab und Desoxyspergualin bei therapierefraktären Verläufen wirksam sind und Remissionen induzieren können **(Evidenzstärke III; Empfehlungsgrad C; 10–14)**.

Literatur

1. Jennette JC, Falk RJ, Andrassy K et al.: Nomenclature of systemic vasculitides. Proposal of an international consensus conference. Arthritis Rheum 37 (1994) 187–92.
2. Leavitt RY, Fauci AS, Bloch DA et al.: The American College of Rheumatology 1990 criteria for the classification of Wegener's granulomatosis. Arthritis Rheum 33 (1990) 101–17.
3. Jayne D for the European Vasculitis Study Group (EUVAS): Update on the European Vasculitis Study Group trials. Curr Opin Rheumatol 13 (2001) 48–55.
4. Reinhold-Keller E, Beuge N, Latza U et al.: An interdisciplinary approach to the care of patients with Wegener's granulomatosis: long-term outcome in 155 patients. Arthritis Rheum 43 (2000) 1021–32.
5. De Groot K, Adu D, Savage CO for the EUVAS: The value of pulse cyclophosphamide in ANCA-associated vasculitis: meta-analysis and critical review. Nephrol Dial Transplant 16 (2001) 2018–27.
6. De Groot K, Reinhold-Keller E, Tatsis E et al.: Therapy for the maintenance of remission in sixty-five patients with generalized Wegener's granulomatosis. Methotrexate versus trimethoprim/sulfamethoxazole. Arthritis Rheum 39 (1996) 2052–61.
7. Jayne D, Rasmussen N, Andrassy K et al. for the EUVAS: A randomized trial of maintenance therapy for vasculitis associated with antineutrophil autoantibodies. N Engl J Med 349 (2003) 36–44.
8. Metzler C, Fink C, Lamprecht P et al.: Maintenance of remission with leflunomide in Wegener's granulomatosis. Rheumatology 43 (2004) 315–20.
9. Nowack R, Gobel U, Klooker P et al.: Mycophenolate mofetil for maintenance therapy of Wegener's granulomatosis and microscopic polyangiitis: a pilot study in 11 patients with renal involvement. J Am Soc Nephrol 10 (1999) 1965–71.
10. Lamprecht P, Voswinkel J, Lilienthal T et al.: Effectiveness of TNF-α blockade with infliximab in refractory Wegener's granulomatosis. Rheumatology 41 (2002) 1303–7.
11. Schmitt WH, Hagen EC, Neumann I et al. for the European Vasculitis Study Group. Treatment of refractory Wegener's granulomatosis with antithymocyte globulin (ATG): An open study in 15 patients. Kidney Int (2004) 1440–48.
12. Specks U, Fervenca FC, McDonald TJ et al.: Response of Wegener's granulomatosis to anti-CD20 chimeric monoclonal antibody therapy. Arthritis Rheum 44 (2001) 2836–40.
13. Birck R, Warnatz K, Lorenz HM et al.: 15-Deoxyspergualin in patients with refractory ANCA-associated systemic vasculitis: A six-month open-label trial to evaluate safety and efficacy. J Am Soc Nephrol 14 (2003) 440–47.
14. Booth AD, Jefferson HJ, Ayliffe W et al.: Safety and efficacy of TNF-α blockade in relapsing vasculitis. Ann Rheum Dis 61 (2002) 559.

16 Churg-Strauss-Syndrom

B. Hellmich, W. L. Gross

Definition und Basisinformation

Das Churg-Strauss-Syndrom (CSS) ist als eine nekrotisierende Vaskulitis kleiner und mittelgroßer Gefäße unbekannter Ätiologie definiert, deren histologisches Korrelat eine eosinophilenreiche und granulomatöse Entzündung mit Bevorzugung des Respirationstraktes ist (Definition der Chapel Hill Konsensuskonferenz (CHCC) 1992) (9). Die Erkrankung ist mit einem länger bestehenden Asthma bronchiale und einer Bluteosinophilie assoziiert. Im aktiven Krankheitsstadium können bei bis zu 70% der Patienten Anti-Neutrophilen-zytoplasmatische Antikörper (ANCA), insbesondere gegen das Antigen Myeloperoxidase (MPO) gerichtete P-ANCA, nachgewiesen werden (10). Das CSS zählt daher wie die Wegenersche Granulomatose und die mikroskopische Polyangiitis zu den ANCA-assoziierten Vaskulitiden. Mit einer Inzidenz von einer Neuerkrankung pro 1 Mio. Einwohner pro Jahr in Deutschland tritt das CSS seltener auf als die WG und die MPA (13).

Klassifikation

Klassifikationskriterien des American College of Rheumatology (ACR) (12):
- Asthma bronchiale
- Bluteosinophilie > 10%
- Mono- oder Polyneuropathie
- flüchtige pulmonale Infiltrate
- Nasennebenhöhlenveränderungen
- histologisch extravaskuläre Eosinophilenakkumulation

Voraussetzung zur Anwendung der ACR-Klassifikationskriterien sowie der Krankheitsdefinitionen der CHCC ist der histologische (ggf. auch nur klinische) Nachweis einer Vaskulitis. In frühen Krankheitsstadien ist nicht selten lediglich eine neu aufgetretene Blut- und/oder Gewebseosinophilie bei einem Patienten mit Asthma bronchiale auffällig, ohne daß bereits eine manifeste Vaskulitis nachweisbar ist. Die Demaskierung eines CSS durch Dosisreduktion einer systemischen Glukokortikoidtherapie bei Asthma wird auch als „Fromes Frustes" des CSS bezeichnet (2).

Symptomatik und klinisches Bild

Die Ausprägung der Symptomatik ist variabel und abhängig von den betroffenen Organen (siehe Tabelle I.16-1):

Diagnostik

Urinuntersuchungen:
- Teststreifen, bei positivem Befund: Urinsediment, Erythrozytenmorphologie, Urinkultur, Kreatinin-Clearance.

Blutanalysen:
- Stufe I: Blutbild, Differentialblutbild, IgE, CRP, BSG, Retentionswerte (Kreatinin, Harnstoff), Elektrolyte, Transaminasen, CK, Urinstatus
- Stufe II (bei verdächtigem Befund aus Stufe I): C- und P-ANCA, Eosinophilen-kationisches Protein (ECP), 24-h-Proteinausscheidung, Urin-Eiweiß-SDS PAGE-Elektrophorese
- zur Differentialdiagnose bei Vaskulitisverdacht: ANA, Anti-ds-DNS-Antikörper, Kryoglobuline, Cardiolipinantikörper, C3, C4, CH50, Hepatitisserologie, Eiweißelektrophorese

Technische Untersuchungsverfahren:
- obligat: Röntgen des Thorax, EKG, Sonographie von Nieren, Harnblase und Oberbauchorganen
- Weitergehende Diagnostik: z.B. HR-CT der Lunge und bronchoalveoläre Lavage bei pulmonaler Infiltration (eosinophile Pneumonie?, alveoläre Hämorrhagie, Infektion?), Echokardiographie (Myokardbeteiligung?), neurologische Untersuchung (Neurographie).

Biopsie:
- zum Nachweis von Vaskulitis und/oder Eosinophilie: klinisch befallene Organen (z.B. Haut, Muskel, HNO-Trakt, Nerv, Niere, Darm), möglichst wenig invasiv.

Differential- und Ausschlußdiagnostik

Andere primäre oder sekundäre systemische Vaskulitiden, insbesondere WG, MPA, Panarteriitis nodo-

Tabelle I.16-1 Organmanifestationen und Symptome des Churg-Strauss-Syndroms

Organmanifestation	Leitsymptome	Häufigkeit
Lunge	Asthma bronchiale	> 95%
	Eosinophile Pneumonie	> 50%
	Alveoläre Hämorrhagie	< 10%
HNO-Trakt	Sinusitis	> 50%
Polyneuropathie	Peroneusparese, Hyposensibilität	70–80%
Hautvaskulitis	palpable Purpura, Hautnekrosen, Noduli	65%
Herz: Myokarditis, Perikarditis	Herzrhythmusstörungen, Angina pectoris	10–15%
Gelenke	Arthralgien, Arthritiden, Myalgien	60%
Glomerulonephritis	Ödeme, Mikrohämaturie	10–25%
Allgemeinsymptome	Fieber, Gewichtsverlust, Nachtschweiß	70%

sa. Andere Erkrankungen mit Blut- oder Gewebseosinophilie: z.B. idiopathisches hypereosinophiles Syndrom, eosinophile Leukämie, Wurmerkrankungen, akute und chronische eosinophile Pneumonie, bronchozentrische Granulomatose.

Therapie

Aufgrund der Seltenheit der Erkrankung liegen prospektive, randomisierte Studien zur Therapie derzeit noch nicht vor. Die Therapieempfehlungen leiten sich daher überwiegend aus kontrollierten, meist nicht-randomisierten Studien ab, in welche auch Patienten mit pathogenetisch und klinisch distinkten Vaskulitiden wie der MPA und der Panarteriitis nodosa eingeschlossen worden waren und in denen Patienten mit einem Churg-Strauss-Syndrom zahlenmäßig unterrepräsentiert waren.

Das therapeutische Vorgehen hängt vom Vorliegen prognostisch relevanter bzw. lebensbedrohlicher und noch entzündlich aktiver Organmanifestationen ab. Fünf Faktoren wurden als prognostisch relevant identifiziert und im Five-Factor-Score (FFS) als Risikoscore zur Prognoseabschätzung zusammengefaßt (8): Serum-Kreatinin > 140 µmol/l, Proteinurie > 1 g/Tag, Kardiomyopathie, gastrointestinale Beteiligung, ZNS-Beteiligung.

Allgemeine Therapieziele:

– Zunächst Remissionsinduktion, dann Remissionserhaltung. Verhinderung von Folgeschäden (Damage) mit bleibenden funktioneller Behinderung (z.B. Parese, Niereninsuffizienz)

Remissionsinduktion bei guter Prognose (FFS < 2) bzw. Fehlen von lebensbedrohlichen Manifestationen:

– Glukokortikoidmonotherapie: Prednisolon 1 mg/kg/Tag p.o, Reduktion auf < 7,5 mg/Tag in Abhängigkeit vom klinischen Verlauf (**Empfehlungsgrad C; 5, 11, 15**)
– Methotrexat 0,3 mg/kg/Woche i.v. + Prednisolon (**Empfehlungsgrad C; 13**)
– Cyclophosphamid 2 mg/kg/d p.o oder 0,6 g/m² alle 4 Wochen i.v. (6 Zyklen) (**Empfehlungsgrad C; 3**); Indikation: fehlendes Ansprechen auf Glukokortikoidmonotherapie mit oder ohne Methotrexat

Remissionsinduktion bei schlechter Prognose (FFS > 2) bzw. lebensbedrohlichen Manifestationen:

– Cyclophosphamid 2 mg/kg/Tag für 12 Monate + Prednisolon 1 mg/kg/Tag p.o, Reduktion auf < 7,5 mg/Tag in Abhängigkeit vom klinischen Verlauf (**Empfehlungsgrad B; 4, 6**)
– Alternativ: Cyclophosphamid 0,6 g/m² alle 4 Wochen i.v. + Prednisolon 1 mg/kg/Tag p.o, Reduktion auf < 7,5 mg/Tag in Abhängigkeit vom klinischen Verlauf (**Empfehlungsgrad C; 7**)

Therapierefraktärer Verlauf (aktive Erkrankung trotz Cyclophosphamid):

– Interferon-α, initial 7,5 Mio. Einheiten 3 × wöchentlich s.c., Dosissteigerung nach Effekt (**Empfehlungsgrad C; 16**)
– Etanercept 25 mg 2 ×/Woche s.c. oder Infliximab 5 mg/kg in Wochen 0, 2, 8 (**Empfehlungsgrad D; 1**)
– Kein additiver Nutzen einer Plasmapherese zusätzlich zu Cyclophosphamid (**Empfehlungsgrad B; 7**)

Remissionserhaltung:

– Glukokortikoidmonotherapie: Prednisolon < 7,5 mg/Tag (**Empfehlungsgrad C; 5, 15**)
– Methotrexat 0,3 mg/kg/Woche i.v. nach Remissionsinduktion mit Cyclophosphamid oder Methotrexat (**Empfehlungsgrad C; 13**)

Literatur

1. Arbach O, Gross W, Gause A: Treatment of refractory Churg-Strauss-Syndrome (CSS) by TNF-alpha blockade. Immunobiology 206 (2002) 496–501.
2. Churg A, Brallas M, Cronin S, et al.: Formes frustes of Churg-Strauss Syndrome. Chest 108 (1995) 320–323.
3. Gayraud M, Guillevin L, Cohen P, et al.: Treatment of good-prognosis polyarteritis nodosa and Churg-Strauss syndrome: comparison of steroids and oral or pulse cyclophosphamide in 25 patients. French Cooperative Study Group for Vasculitides. Br J Rheumatol 36 (1997) 1290–1297.
4. Gayraud M, Guillevin L, le Toumelin P, et al.: Long-term followup of polyarteritis nodosa, microscopic polyangiitis, and Churg-Strauss syndrome: analysis of four prospective trials including 278 patients. Arthritis Rheum 44 (2001) 666–675.
5. Guillevin L, Cohen P, Gayraud M, et al.: Churg-Strauss syndrome. Clinical study and long-term follow-up of 96 patients. Medicine (Baltimore) 78 (1999) 26–37.
6. Guillevin L, Jarrousse B, Lok C, et al.: Longterm-followup after treatment of polyarteritis nodosa and Churg-Strauss angiitis with comparison of steroids, plasma exchange and cyclophosphamide to steroids and plasma exchange. A prospective randomized trial of 71 patients. The cooperative Study Group for Polyarteritis nodosa. J Rheumatol 18 (1991) 567–574.
7. Guillevin L, Lhote F, Cohen F, et al.: Corticosteroids plus pulse cyclophosphamide and plasma exchanges versus corticosteroids plus pulse cyclophosphamide alone in the treatment of polyarteriitis nodosa and Churg-Strauss syndrome patients with factors predicting poor prognosis. A prospective, randomized trial in sixty-two patients. Arthritis Rheum 38 (1995) 1638–1645.
8. Guillevin L, Lhote F, Gayraud M, et al.: Prognostic factors in polyarteritis nodosa and Churg-Strauss syndrome. Medicine 75 (1996) 17–28.
9. Jennette J, Andrassy K, Bacon PA, et al.: Nomenclature of systemic vasculitides. Proposal of an international consensus conference. Arthritis Rheum 37 (1994) 187–192.
10. Keogh KA, Specks U: Churg-Strauss syndrome. clinical presentation, antineutrophil cytoplasmic antibodies, and leukotriene receptor antagonists. Am J Med 115 (2003) 284–290.
11. Lanham J, Elkon K, Pusey C, et al.: Systemic vasculitis with asthma and eosinophilia: a clinical approach to the Churg-Strauss syndrome. Medicine 63 (1984) 65–81.
12. Masi AT, Hunder GG, Lie JT, et al.: The American College of Rheumatology 1990 criteria for the classification of Churg-Strauss syndrome (allergic granulomatosis and angiitis). Arthritis Rheum 33 (1990) 1094–100.

13. Metzler C, Hellmich B, Ganse A, Gross WL, de Groot K: Churg-Strauss syndrome – Successful induction of remission with methotrexate and unexpected high cardiac and pulmonary relapse ratio during maintenance treatment. Clin Exp Rheumatol 2004, 22 6 Suppl 36, 52–61.
14. Reinhold-Keller E, Herlyn K, Wagner-Bastmeyer R, et al.: No difference in the incidences of vasculitides between north and south Germany: first results of the German vasculitis register. Rheumatology (Oxford) 41 (2002) 540–549.
15. Solans R, Bosch JA, Perez-Bocanegra C, et al.: Churg-Strauss syndrome: outcome and long-term follow-up of 32 patients. Rheumatology (Oxford) 40 (2001) 763–771.
16. Tatsis E, Schnabel A, Gross W: Interferon-alpha treatment of four patients with the Churg-Strauss syndrome. Ann Intern Med 129 (1998) 370–374.

17 Mikroskopische Polyangiitis

Definition

Die mikroskopische Polyangiitis (mPA) gehört zu den ANCA(Anti-Neutrophilen Cytoplasmatische Antikörper)-assoziierten primären Vaskulitiden mit nekrotisierender Vaskulitis kleiner Gefäße (z. B. Kapillaren, Venolen, Arteriolen), in der Regel mit nekrotisierender Glomerulonephritis und pulmonaler Kapillaritis, die serologisch mit ANCA (hier perinukleärer pANCA[mit anti-Myeloperoxidase {MPO} Spezifität]) ohne Komplementverbrauch und immunhistologisch ohne Ablagerungen von Immunkomplexen („pauci-immun") einhergeht.

Ausschlußdiagnostik

Alle anderen Kleingefäßvaskulitiden, einschließlich der beiden anderen ANCA-assoziierten Vaskulitiden (Wegenersche Granulomatose [granulomatöser Befall des Respirationstrakts, Assoziation zum cANCA (PR3-ANCA)] bzw. Churg-Strauss-Syndrom [Asthmaanamnese, Blut- und Gewebeeosinophilie und IgE-Erhöhung] müssen ausgeschlossen werden. Darüber hinaus müssen differentialdiagnostisch die nekrotisierenden Immunkomplexvaskulitiden (kutane leukozytoklastische Hautvaskulitis, Schoenlein-Henoch-Purpura, Kryoglobulinämien, einschließlich der Hepatitis-C-assoziierten Form) abgegrenzt werden. Bei der klassischen Panarteriitis nodosa kommt es definitionsgemäß nicht zu einem Befall der kleinen Blutgefäße.

Nachweisdiagnostik

Erst mit der Definition der Chapel-Hill-Consensus-Conference 1992 wurde die mPA als eigenständige Kleingefäßvaskulitis beschrieben mit enger Assoziation zum pANCA (perinukleäre Fluoreszenz), induziert durch Myeloperoxidaseantikörper. Nach der CHC-Definition ist eine Glomerulonephritis (GN) zwar sehr häufig, aber nicht obligat. Klassifikationskriterien gibt es für die mPA bislang nicht.

Klinik

Vollbild: Das lebensbedrohliche pulmorenale Syndrom (Vollbild), das eine intensivmedizinische Betreuung erfordert, beruht auf der Kapillaritis der Lunge mit alveolärem Hämorrhagiesyndrom und der Kapillaritis der Nieren, die sich morphologisch als nekrotisierende GN mit Halbmondbildung und klinisch als rapid progressive GN manifestiert. Beide Organmanifestationen können auch isoliert auftreten.

Abortivformen: Zunehmend häufiger finden sich Krankheitsbilder, bei denen entweder nur eine leichte Lungenkapillaritis festzustellen ist oder eine sich mehr fokal manifestierende GN, die nur zu einer blanden Mikrohämaturie führt.

Prodromalphase: Häufig geht den vaskulitischen Bildern eine monate- bis jahrelange Prodromalphase voraus, die zum Teil durch HNO-Symptomatik und vor allem durch wechselnde rheumatische Beschwerden geprägt wird.

Eine histologische Sicherung mit Nachweis einer „pauci-immunen" Vaskulitis ohne Granulomnachweis sollte immer angestrebt werden. Wegweisender Autoantikörper ist der durch Myeloperoxidase verursachte pANCA. Mit einer Spezifität von ca. 70% erreicht der MPO-ANCA jedoch nicht die hohe Spezifität des PR3-cANCA bei der Wegenerschen Granulomatose (WG).

Therapie

Die Therapie entspricht der der generalisierten WG (s. Kap. I.15). Der Befall von Niere und Lunge bestimmt bei der mPA entscheidend die Aggressivität der Behandlung. Über die Behandlung von Abortivformen bzw. eine remissionserhaltende Behandlung gibt es bei der mPA kaum Erfahrungen. Aber ähnlich der WG muß auch bei der mPA lebenslang mit Rezidiven gerechnet werden.

18 Schoenlein-Henoch-Purpura

Definition

Es handelt sich um eine systemische Vaskulitis kleiner Gefäße (präkapilläre Arteriolen, Kapillaren, postkapilläre Venolen). Die Erkrankung manifestiert sich vorwiegend im Kindes- und Adoleszentenalter, tritt jedoch auch bei Erwachsenen auf. Meist geht eine Infektion des Respirationstrakts voraus. Klinisch imponieren neben Fieber und schwerem Krankheitsgefühl vor allem eine distal betonte palpable Purpura, Arthralgien, Abdominalkoliken mit blutigen Stühlen und eine Nephritis mit Hämaturie und Proteinurie. In 10–20% entwickeln die Patienten ein nephrotisches Syndrom, in 5% eine terminale Niereninsuffizienz. In der Nierenbiopsie finden sich IgA-Ablagerungen, ähnlich der IgA-Nephropathie. Die Ätiologie ist unklar. Eine immungenetische Prädisposition wird diskutiert.

Klassifikation

Tabelle I.18-1 gibt die Klassifikationskriterien des ACR (American College of Rheumatology) an. Die Diagnose einer Schoenlein-Henoch-Purpura gilt als gesichert, wenn mindestens zwei der vier Kriterien vorliegen. Die Sensitivität beträgt 87,1%, die Spezifität 87,7%. Anzumerken ist jedoch, daß die ACR-Kriterien nicht gut gegen die kutane leukozytoklastische Angiitis differenzieren, wenn nur Kriterien 1 und 4 für die Schoenlein-Henoch-Purpura positiv sind.

Zusätzliche klinische Symptome

Der Beginn ist oft in den Wintermonaten nach einem grippalen Infekt, es besteht ein schweres Krankheitsgefühl mit Fieber, Arthralgien und Myalgien. Eine transiente sensible Polyneuropathie kann auftreten, häufig sind blutige Durchfälle und/oder abdominelle Schmerzen sowie Symptome einer Glomerulonephritis.

Laborbefunde

Ausgeprägte Akute-Phase-Reaktionen mit erhöhtem CRP und einer erhöhten BKS sind obligat. Oft ist auch eine isolierte Erhöhung des Serum-IgA auffallend. Im Serum gelingt zusätzlich der Nachweis IgA-haltiger Immunkomplexe. In Biopsien vaskulitischer Läsionen der Haut und der Niere sind IgA-Ablagerungen nachzuweisen.

Differentialdiagnose

Differentialdiagnostisch sind eine kutane leukozytoklastische Angiitis, eine Urtikariavaskulitis, Vaskulitis bei Kryoglobulinämie bzw. ein medikamentös induziertes vaskulitisches Krankheitsbild abzugrenzen.

Therapie

Die Behandlung der Schoenlein-Henoch-Purpura ist wegen der guten Prognose in erster Linie supportiv und beinhaltet adäquate Hydratation sowie Kontrolle von Vitalzeichen. Begleitende Arthralgien können mit nichtsteroidalen Antiphlogistika mediziert werden. Zurückhaltung in der Therapie mit NSAID ist bei gleichzeitig bestehender Nierenbeteiligung geboten.

Medikamentöse Therapie

Kortikosteroide (0,5 mg/kg KG) werden häufig bei schmerzhaften Ödemen und vor allem auch bei Kindern mit ausgeprägten Leibschmerzen eingesetzt. Gleichwohl besteht kein gesicherter Therapieeffekt. Auch die prophylaktische Gabe von Steroiden zur Vermeidung einer Nephropathie bei Kindern wird kontrovers diskutiert. Für die Behandlung einer möglichen Nierenbeteiligung existieren keine gesicherten Therapieempfehlungen. So werden neben Glukokortikoiden auch hochdosierte Gaben von Immunglobulinen, Cyclophosphamid, eine Plasmaseparation sowie Ciclosporin, Azathioprin und Antikoagulanzien eingesetzt. Die mögliche Wirkung dieser Medikamente ist unklar, da diese Patientengruppe eine hohe Spontanheilungsrate aufweist. In einer kontrollierten Studie wurde eine Korrelation der Symptome mit erniedrigten Faktor-VIII-Konzentrationen festgestellt, die durch entsprechende Substitutionstherapie gebessert werden konnte.

Tabelle I.18-1 Klassifikationskriterien der Schoenlein-Henoch-Purpura des American College of Rheumatology.

1. Palpable Purpura
2. Manifestationsalter vor dem 21. Lebensjahr
3. Angina abdominalis
4. Bioptisch gesicherte leukozytoklastische Vaskulitis

19 Vaskulitiden bei Nachweis kältelabiler Serum- und Plasmaeiweiße (Kryoglobuline und Kryofibrinogene)

Definition

Kryoglobulinämien oder Kryofibrinogenämien sind vaskulär bedingte Multiorganerkrankungen mit meist akral betonten kutanen oder systemischen vaskulitischen Läsionen, Arthralgien, Myalgien, Nierenbeteiligungen im Sinne von Glomerulonephritiden, Polyneuropathien, kardialen und zerebralen Manifestationen. Hervorgerufen werden diese Symptome durch kältelabile Bluteiweiße (Kryoglobuline und Kryofibrinogene), die insbesondere bei einer Unterkühlung zu einer Viskositätserhöhung führen bzw. eine Eiweißpräzipitation oder Gelifikation, eine Komplementaktivierung, eine Aktivierung der Gerinnungskaskade sowie Endothelzellschädigung induzieren.

Klassifikation

Die klinische Klassifikation ist in Tabelle I.19-1 wiedergegeben.
Die kältelabilen Bluteiweiße lassen sich wie folgt klassifizieren:
- Kryoglobuline: Fallen im Serum bei unterschiedlichem Abkühlungsgrad (0–30 °C) aus und lösen sich bei einer Erwärmung von 37 °C wieder auf.
- Kryofibrinogene: Fallen im Plasma bei unterschiedlichem Abkühlungsgrad (0–30 °C) aus und lösen sich bei einer Erwärmung von 37 °C wieder auf.
- Polyglobuline: Fallen im Serum bei Abkühlung aus und lösen sich bei 37°C wieder auf. Sie kommen meistens nur nach massivem Plasmaersatz vor.

Tabelle I.19-1 Klinische Klassifikationskriterien der Kryoglobulinämien bzw. Kryofibrinogenämien.

1. Akral betonte leukozytoklastische und/oder nekrotisierende kutane Läsionen
2. Auslösung oder Verstärkung durch Kälte oder Wind
3. Histologischer Nachweis einer Vaskulopathie kleiner Gefäße (Arteriolen, Kapillaren, Venolen)
4. Nachweis eines deutlich kältelabilen Serum- oder Plasmaeiweißes (Kryoglobulin, Kryofibrinogen)

Alle 4 Kriterien sollten für die sichere Diagnosestellung erfüllt sein.

Klassifikation der Kryoglobuline

Basierend auf der Eiweißzusammensetzung des Kryoglobulinpräzipitats in der Immunelektrophorese wird folgende Einteilung der Kryoglobuline vorgenommen:
- Typ I: monoklonale Immunglobuline, meist IgM, seltener IgG oder IgA. Sie kommen bei M. Waldenström, Myelom, B-Zell-Non-Hodgkin-Lymphomen und monoklonalen Gammapathien unbestimmter Wertigkeit vor.
- Typ II: Hier handelt es sich um eine gemischte essentielle Kryoglobulinämie mit monoklonalem IgM-Rheumafaktor und polyklonalem IgG. Seltener sind monoklonale IgG- oder IgA-Rheumafaktoren im Präzipitat nachweisbar. Dieser Typ kann eine schwere chronische Vaskulitis mit Purpura, Arthritis, Nephritis und Polyneuropathien verursachen und wird nach der Chapel-Hill-Consensus-Conference zu den primären Vaskulitiden gerechnet, soweit keine chronischen HCV- oder HBV-Infektionen nachweisbar sind.
- Typ III: Es handelt sich um ein polyklonales IgG und polyklonales IgM oder IgA oder undefinierbares Protein X. Dieser Typ läßt sich vor allem parainfektiös, bei Kollagenosen und rheumatoider Arthritis mit hohem Rheumafaktortiter feststellen.

Krankheitsbilder mit Nachweis von Kryofibrinogen

- essentielle Kryofibrinogenämie
- Karzinome unter anderem von Lunge, Magen, Pankreas, Gallenblase, Kolon sowie Fibrosarkom
- hämatopoetische und lymphatische Neoplasien, unter anderem Myelom, chronisch-lymphatische Leukämie, Non-Hodgkin-Lymphome, Morbus Hodgkin
- Infektion
- Medikamente, unter anderem Isoniazid und Ovulationshemmer
- Schwangerschaft
- Fehltransfusion
- arterielle Verschlußkrankheit, venöse Thrombosen
- Kollagenosen
- Leberzirrhose

Diagnostik

Die Diagnostik erfordert ein umfangreiches Laborprogramm, mit dem Nachweis von Kryoglobulinen oder Kryofibrinogenen (für Einzelheiten des Kryoglobulin- bzw. Kryofibrinogennachweises s. Deutsche Gesellschaft für Rheumatologie (Hrsg.): Qualitätssicherung in der Rheumatologie, Steinkopff-Verlag). Die Diagnostik des Kryoglobulin- bzw. Kryofibrinogennachweises wird komplettiert durch eine Komplementanalyse mit der Bestimmung der CH50, den Komplementfaktoren C3d, C3, C4 sowie durch den Nachweis von Akute-Phase-Proteinen: Fibrinogen, CRP und einer quantitativen Analyse der Serumimmunglobuline G, A, M. Zusätzlich sollten das Gesamt-IgE bestimmt und eine Immunfixation zum Nachweis von Paraproteinen durchgeführt werden. Treten Kryoglobuline oder Kryofibrinogene im Rahmen von Kollagenerkrankungen auf, ist die Rheumaserologie mit dem Nachweis von Rheumafaktoren, antinukleären Antikörpern, antineutrophilen zytoplasmatischen Antikörpern durchzuführen. Bei einem möglicherweise zugrundeliegenden Infektgeschehen sind entsprechende Virusantikörperanalysen zum Nachweis von HCV, HBV, HIV, EBV und CMV durchzuführen sowie eine Borrelien- und Luesserologie, in Einzelfällen auch durch den Nachweis von Antikörpern gegen Protozoen und Parasiten.

Therapie

Da die meisten Kryoglobulinämien im Rahmen einer primären Grunderkrankung, z. B. Myelom oder Kollagenose, auftreten, ist primär die Grunderkrankung zu therapieren.

Bei der primären Kryoglobulinämie richtet sich die Wahl des eingesetzten Medikaments nach dem klinischen Ausmaß der Erkrankung. In milden Fällen reichen symptomatische Maßnahmen aus, dagegen benötigen Patienten mit progressiver Nierenerkrankung oder Neuropathie eine aggressive Therapie analog der Medikation ANCA-assoziierter nekrotisierender Vaskulitiden (s. Kap. I.15). Dabei kommt primär Cortison zum Einsatz, je nach Ausprägung der Erkrankung wird es notwendig, immunsuppressive bzw. zytostatische Medikamente, z. B. Azathioprin oder Cyclophosphamid, einzusetzen. Bei der HCV-assoziierten Kryoglobulinämie ist eine Therapie mit Interferon-α mit 1,5–3 Mio. Einheiten subkutan dreimal wöchentlich angezeigt.

Patienten mit milder Purpura oder Arthralgien bedürfen einer symptomatischen Behandlung. Hierbei sind vor allem Kälteschutzmaßnahmen sinnvoll.

20 Kutane leukozytoklastische Angiitis

Definition

Isolierte leukozytoklastische Angiitis der kleinen Hautgefäße ohne systemische Vaskulitis oder Glomerulonephritis, die sich klinisch als nicht wegdrückbare palpable Purpura äußert. Sie tritt im Zusammenhang mit Infektionen und/oder Medikamenteneinnahme als allergische Reaktion auf. Sie heilt in der Regel narbenlos ab.

Klassifikation

Die Klassifikation gibt Tabelle I.20-1 nach den Kriterien des ACR (American College of Rheumatology) wieder. Mindestens drei der fünf Kriterien sollten vorhanden sein, um die Diagnose zu stellen. Die Sensitivität beträgt 71%, die Spezifität 84%. Die Abgrenzung gegenüber der Schoenlein-Henoch-Purpura und einer leukozytoklastischen Vaskulitis im Rahmen von Kryoglobulinämien kann anhand der aufgestellten ACR-Kriterien Schwierigkeiten bereiten.

Weitere Symptome

Oft gehen akute virale Infekte mit entsprechender Allgemeinsymptomatik voraus (z. B. HSV-, EBV-, HIV-, HBV- und HCV-Infektion). Die Purpura ist in der Regel distal betont, in schweren Fällen kann das ganze Integument betroffen sein. Schleimhäute sind in der Regel ausgespart. Arthralgien und Myalgien können manifest werden, wichtig ist, daß eine Nieren- und ZNS-Beteiligung fehlt.

Tabelle I.20-1 Klassifikationskriterien der kutanen leukozytoklastischen Angiitis des American College of Rheumatology.

1. Alter bei Krankheitsmanifestation > 16 Jahre
2. Medikamenteneinnahme zur Zeit der Erstsymptome
3. Palpable Purpura
4. Makulopapulöses Exanthem
5. Bioptisch nachweisbare leukozytoklastische Vaskulitis an kleinen Hautgefäßen (Artertiolen, Kapillaren, Venolen)

Diagnostik

Zur Diagnostik und Differentialdiagnostik gehört vor allem eine Erhebung einer genauen Medikamentenanamnese, zusätzlich die Rheumaserologie mit Analyse von Rheumafaktoren, antinukleären Antikörpern und antineutrophilen zytoplasmatischen Antikörpern, gegebenenfalls die Bestimmung von Virusantikörpertitern. Zusätzlich: Untersuchungen zum Vorliegen kältelabiler Serumproteine (Kryoglobulin und Kryofibrinogen) sowie eine Komplementdiagnostik.
Hyperkomplementämische Formen treten bei Infekten oder im Rahmen von Medikamentenallergien auf. Hypokomplementämische Formen finden sich bei SLE und Urtikariavaskulitis.

Differentialdiagnose

Das Krankheitsbild der kutanen lymphozytoklastischen Angiitis ist abzugrenzen von der Schoenlein-Henoch-Purpura (meist jüngere Patienten), der leukozytoklastischen Vaskulitis bei Kollagenosen und Kryoglobulinämien durch die Diagnostik der Grunderkrankung. Zusätzlich stellt sich die Differentialdiagnostik einer Urtikariavaskulitis mit juckendem und urtikariellem Exanthem, auszuschließen sind ein Steven-Johnson-Syndrom sowie bei Kindern ein M. Still.

Therapie

Da die kutane leukozytoklastische Vaskulitis definitionsgemäß auf die Haut beschränkt ist, tritt sie vornehmlich im Zusammenhang mit Infektionen oder Medikamenteneinnahme bzw. im Rahmen von Grunderkrankungen wie Kollagenosen und Neoplasien auf. Die Therapie orientiert sich vornehmlich an der auslösenden Grunderkrankung. Wegen der insgesamt sehr guten Prognose ist in der Regel keine aggressive immunsuppressive Therapie notwendig. Im Vordergrund steht die Elimination möglicher auslösender Noxen, wie z. B. Medikamente, oder die Therapie von bestehenden Infekten bzw. die Therapie z. B. einer Kollagenose. Bei Nichtvorliegen einer immunsuppressiv zu therapierenden Grunderkrankung ist in schweren Fällen eine vorübergehende niedrigdosierte Gabe von Glukokortikosteroiden erfolgreich.

21 Morbus Behçet

I. Kötter

Definition

Die Erkrankung ist nach dem türkischen Dermatologen H. Behçet benannt, der sie 1935 erstmalig beschrieb. Es handelt sich um eine Multisystemerkrankung mit dem histologischen Korrelat einer leukozytoklastischen Vaskulitis. Sowohl Arterien als auch Venen jeden Kalibers können betroffen sein. Die Prävalenz ist in der Türkei mit 80–370 Fällen pro 100 000 Einwohner am höchsten, bei in Deutschland lebenden Türken bei 21 und bei Deutschen bei 0,42–0,55 pro 100 000. Die Häufigkeitsverteilung folgt der früheren Seidenstraße, und die Erkrankung ist in 50–70% der Fälle mit dem HLA-B51-Antigen assoziiert. Die familiäre Häufung beträgt 1–5%.

Diagnostik (s. Tab. I.21-1)

Die Diagnose wird gestellt, wenn rekurrierende orale Aphthen und zwei der folgenden Symptome vorhanden sind (Häufigkeit):
- **Hautmanifestationen** (41–94%): Erythema nodosum, Pseudofollikulitis, Papulopusteln, Sweet-Syndrom, Ulzerationen, Pyoderma gangraenosum, polymorphe Erytheme. Genitale Ulzera (60–80%).
- **Pathergie-Phänomen** (19–53%): Auftreten einer papulopustulösen Effloreszenz an der Stelle eines einfachen Nadelstiches in die Haut oder einer intrakutanen Injektion von Kochsalz nach einer Latenzzeit von 24–48 Stunden.
- **Augenmanifestationen** (44–79%): Uveitis anterior, posterior, Panuveitis (Hypopion in 10–30%), retinale Vaskulitis.
- **Muskuloskelettale Manifestationen** (47–69%): Oligoarthritis, teilweise mit Enthesiopathie und Sakroiliitis, Myositis (selten).
- **Gastrointestinale Manifestationen** (3–30%): Kolitis (kaum von M. Crohn zu unterscheiden!).
- **Neurologische Manifestationen** (8–31%): Hirnstamm-Symptomatik mit Hirnnervenlähmungen, Bulbärparalyse, internukleäre Ophthalmoplegie, sterile Meningoenzephalomyelitis, Hirninfarkte, Sinusvenenthrombosen.
- **Vaskuläre Manifestationen** (27%): venös: Thrombosen, z.B. Vena cava (erhöhtes Risiko, wenn zusätzlich Hyperkoagulabilität vorhanden wie Faktor-V-Leiden – Mutation o.ä.), arteriell: Aneurysmata und Okklusionen, am häufigsten an der unteren Extremität; oberflächliche Thrombophlebitiden sind relativ häufig.
- **Kardiale Manifestationen** (1–6%): Perikarditis, koronare Vaskulitis mit Myokardinfarkt, kardiale Thromben.
- **Urogenitale und renale Manifestationen** (unter 1%): verschiedene Glomerulonephritiden, Ulzerationen der Harnblase, Epididymitiden (4–31%).

Differentialdiagnose

Reaktive Arthritiden (Reiter-Syndrom), habituelle orale Aphthose, chronisch-entzündliche Darmerkrankungen, Lichen ruber planus, Pemphigoid.

Prognose

Besonders ungünstig ist die Prognose für den Virus bei Uveitis posterior oder retinaler Vaskulitis (Erblindung in 25–50% der Fälle innerhalb von 5 Jahren), arteriellen Aneurysmata (vor allem im Bereich der Lunge), ZNS-Beteiligung (häufig bleibende neurologische Defizite) und gastrointestinaler Beteiligung (endet nicht selten letal). Bezüglich der Lebenserwartung ist die Prognose bei jungen Männern und Vorhandensein einer ZNS- oder gastrointestinalen Beteiligung am schlechtesten.

Therapie

Die Therapie richtet sich nach den vorhandenen Manifestationen. Eine interdisziplinäre Betreuung der Patienten (Internisten, Neurologen, Ophthalmologen, Dermatologen) ist erforderlich (s. Tab. I.21-2). Bei Thrombosen ist zusätzlich zur Antikoagulation

Tabelle I.21-1 Klassifikationskriterien der Internationalen Studiengruppe für den Morbus Behçet (1)
Hierbei handelt es sich nicht um Kriterien für die Diagnosestellung, sondern um Klassifikationskriterien, die die Vergleichbarkeit der Patienten in Studien verbessern sollen.

Rekurrierende orale Aphthose	Kleine oder große aphthöse oder herpetiforme Ulzerationen, die mindestens dreimal in einer 12monatigen Periode wiederkehren
plus 2 der folgenden Manifestationen	
Rekurrierende genitale Läsionen	Aphthöse Ulzerationen oder Vernarbungen
Augenläsionen	Uveitis anterior, Uveitis posterior oder Zellen im Glaskörper bei der Spaltlampenuntersuchung, oder retinale Vaskulitis, beobachtet von einem Ophthalmologen
Hautläsionen	Erythema nodosum, Pseudofollikulitis, oder papulopustulöse Läsionen oder akneiforme Knötchen bei postadoleszenten Patienten ohne Steroidtherapie
Positiver Pathergie-Test	Intrakutaner Nadelstich mit einer 21-G-Kanüle am Unterarm (Innenseite) abgelesen durch einen Arzt nach 24–48 Stunden

Tabelle I.21-2 Symptomorientierte Therapie-Empfehlungen bei leichteren Manifestationen.

Manifestation/Medikament	Dosis	Empfehlung (Evidenzgrad)
Orale Aphthen		
Triamcinolonacetonid	3 × täglich lokal	B (II)
Colchicin (2)	0,5–1,5 mg täglich p.o.	A (Ib)
wäßrige Tetrazyklin-Lösung	250 mg	C
Sucralfat (3)	3 × täglich lokal	C
Penicillin (4)	$1,2 \times 10^6$ iE i.m. alle 3 Wochen	B (II)
Thalidomid (3)	100–300 mg täglich p.o.	A (Ib)
Hautläsionen und genitale Ulzera		
Betamethason Salbe	3 × täglich topisch	D (IV)
Colchicin (2)	0,5–1,5 mg täglich p.o.	A (Ib)
Prednisolon	5–20 mg täglich p.o.	D (IV)
Thalidomid (3)	100–300 mg täglich	A (Ib)
Dapson (5)	100 mg täglich p.o.	A (Ib)
Arthritis		
Prednisolon	20–60 mg täglich p.o.	D (IV)
Colchicin (2)	0,5–1,5 mg täglich p.o.	A (Ib)
Azathioprin (6, 7)	2–3 mg/kg KG täglich p.o.	A (Ib)
Isolierte Uveitis anterior		
Betamethason Augentropfen	3 × 2 Tropfen lokal	D (IV)
Tropicamid Augentropfen	1–2 Tropfen 2 × täglich lokal	D (IV)
Colchicin (2)	0,5–1,5 mg täglich p.o.	D (IV)
Prednisolon	5–20 mg täglich p.o.	D (IV)
Isolierte venöse Thrombose		
Warfarin	2–10 mg täglich p.o.	D (IV)
Heparin	5000–20.000 I.E. s.c. täglich	D (IV)
Aspirin	50–100 mg täglich p.o.	D (IV)
Prednisolon	20–40 mg täglich p.o.	D (IV)

eine krankheitsmodifizierende (antiinflammatorische) Therapie erforderlich, da sonst Rezidive auftreten. Bei Arthritiden kommen auch NSAR und Lokalinstillationen von Steroiden in Frage, ansonsten je nach allgemeiner Aktivität der Erkrankung eine Immunsuppression (s. Tab. I.21-3).

Therapeutische Maßnahmen (20, 21)

Morbus Behçet

milde Krankheitsaktivität	mittlere Krankheitsaktivität	hohe Krankheitsaktivität
(keine Augenbeteiligung, keine neurologischen, gastrointestinalen oder arteriellen Läsionen)	(Augenbeteiligung, mildere Form der gastrointestinalen, arteriellen oder neurologischen Beteiligung)	(retinale Vaskulitis, therapierefraktäre Augenbeteiligung. Schwere neurologische, gastrointestinale oder arterielle Komplikation)
Colchicin oder Thalidomid oder Dapson ± Steroide Lokaltherapie	Azathioprin + Steroide oder CSA + Steroide oder IFN-α oder Thalidomid	Azathioprin + Steroide oder CSA + Steroide oder IFN-α oder Cyclophosphamid/(Chlorambucil) oder Kombination AZA/CSA/STER bei Ineffektivität: Infliximab (Autologe Stammzell-Transplantation)

Tabelle I.21-3 Therapieempfehlungen bei schwereren Manifestationen.

Manifestation/Medikament	Dosis	Empfehlung (Evidenzgrad)
Uveitis posterior		
Azathioprin (7)	2–3 mg/kg KG täglich p.o.	A (Ib)
CSA (8, 9)	2,5 mg/kg KG täglich p.o.	A (Ia)
Prednisolon	1 mg/kg KG täglich	D (IV)
MTX (?)	7,5–15 mg pro Woche p.o.	
Chlorambucil (10–12)	5 mg täglich p.o.	D (IV)
Cyclophosphamid (13, 14)	50–100 mg /die p.o. oder 750 mg/m² KO/Mo. i.v.	C (III)
Interferon-α (4, 15–18)	3–9 × 10⁶ I.E. s.c. täglich bis 3 × pro Woche	B (IIa)
Dexamethason	1–1,5 mg Lokalinjektion im Schub	D (IV)
Gastrointestinal		
Prednisolon	1 mg/kg KG p.o.	D (IV)
Azathioprin	2–3 mg/kg KG p.o.	D (IV)
CSA	3–5 mg/kg KG p.o.	D (IV)
Thalidomid (19)	100–300 mg täglich p.o.	C (III)
Arteriitis (Okklusionen, Aneurysmata)		
Prednisolon	1 mg/kg KG p.o.l.	D (IV)
Cyclophosphamid	50–100 mg täglich p.o. oder Bolus (s.o.)	D (IV)
Azathioprin	2–3 mg/kg KG p.o.	D (IV)
Heparin*		D (IV)
Warfarin*		D (IV)
ASS	100 mg p.o.	D (IV)
ZNS		
Prednisolon	100–200 mg täglich p.o.	D (IV)
Methylprednisolon Stoßtherapie	1000 mg täglich × 3 Tage i.v. (Akutphase)	D (IV)
Cyclophosphamid	50–100 mg/Tag p.o. oder 750 mg/m² KO/Mo. i.v.	D (IV)
Chlorambucil	5 mg täglich p.o.	C (III)

* In der bei Lungenembolie üblichen Weise, Cave: nicht bei Aneurysmata wegen Blutungsgefahr!
Chlorambucil ist wegen erhöhter Gefahr von Sekundärmalignomen zu vermeiden, es sollte bevorzugt Cyclophosphamid eingesetzt werden.

CSA ist möglicherweise bei ZNS-Beteiligung nicht ausreichend wirksam. Bei *Ineffektivität* der oben angeführten Medikamente kommen TNF-Antagonisten in Frage, vor allem Infliximab (22, 23), in einer Dosierung von 5 mg/kg Körpergewicht alle 2–4 Wochen in Kombination mit MTX oder Azathioprin. Weder IFN-α, noch Infliximab sind für die Therapie des M. Behçet zugelassen. Ultima ratio: CD-52-Antikörper (Campath) (24) oder autologe Stammzelltransplantation (25, 26). MTX und Mycophenolat Mofetil (27) sind bei M. Behçet wahrscheinlich nicht ausreichend wirksam.

Literatur

1. International Study Group for Behçet's Disease: Criteria for diagnosis of Behçet's disease. Lancet 335 (1990) 1078–80.
2. Yurdakul S, Mat C, Tuzun Y, et al.: A double-blind trial of colchicine in Behçet's syndrome. Arthritis Rheum 44 (2001) 2686–92.
3. Hamuryudan V, Mat C, Saip S, et al.: Thalidomide in the treatment of the mucocutaneous lesions of the Behçet syndrome. A randomized, double-blind, placebo-controlled trial. Ann Intern Med 128 (1998) 443–50.
4. Demiroglu H, Ozcebe OI, Barista I, Dundar S, Eldem B: Interferon alfa-2b, colchicine, and benzathine penicillin versus colchicine and benzathine penicillin in Behçet's disease: a randomised trial. Lancet 355 (2000) 605–9.
5. Sharquie KE, Najim RA, Abu-Raghif AR: Dapsone in Behçet's disease: a double-blind, placebo-controlled, cross-over study. J Dermatol 2002; 29:267-79.
6. Yazici H, Pazarli H, Barnes CG, et al.: A controlled trial of azathioprine in Behçet's syndrome. N Engl J Med 322 (1990) 281–5.
7. Hamuryudan V, Ozyazgan Y, Hizli N, et al.: Azathioprine in Behçet's syndrome: effects on long-term prognosis. Arthritis Rheum 40 (1997) 769–74.
8. Masuda K. [Treatment of refractory Behçet's disease with cyclosporin A]. Kango Gijutsu 31 (1985) 522–3.
9. Ozyazgan Y, Yurdakul S, Yazici H, et al.: Low dose cyclosporin A versus pulsed cyclophosphamide in Behçet's syndrome: a single masked trial. Br J Ophthalmol 76 (1992) 241–3.
10. Tabbara KF: Chlorambucil in Behçet's disease. A reappraisal. Ophthalmology 90 (1983) 906–8.
11. O'Duffy JD, Robertson DM, Goldstein NP: Chlorambucil in the treatment of uveitis and meningoencephalitis of Behçet's disease. Am J Med 76 (1984) 75–84.

12. Mudun BA, Ergen A, Ipcioglu SU, Burumcek EY, Durlu Y, Arslan MO: Short-term chlorambucil for refractory uveitis in Behçet's disease. Ocul Immunol Inflamm 9 (2001) 219–29.
13. Davatchi F, Baygan F, Chams H, Chams C: Cyclophosphamide in the treatment of the ocular manifestations of Behçet's disease. J Rheumatol 11 (1984) 404–5.
14. Du LT, Fain O, Wechsler B, et al.: Value of „bolus" cyclophosphamide injections in Behçet's disease. Experience of 17 cases. Presse Med 19 (1990) 1355–8.
15. Zouboulis CC, Orfanos CE: Treatment of Adamantiades-Behçet disease with systemic interferon alfa. Arch Dermatol 134 (1998) 1010–6.
16. Alpsoy E, Durusoy C, Yilmaz E, et al.: Interferon alfa-2a in the treatment of Behçet disease: a randomized placebo-controlled and double-blind study. Arch Dermatol 138 (2002) 467–71.
17. Koetter I, Vonthein R, Zierhut M, et al.: Differential efficacy of human recombinant interferon-alpha2a on ocular and extraocular manifestations of Behçet disease: results of an open 4-center trila. Semin Arthritis Rheum 33 (2004) 311–319.
18. Kotter I, Zierhut M, Eckstein A, et al.: Human recombinant interferon-alpha2a for the treatment of Behçet's disease with sight threatening posterior or panuveitis. Br J Ophthalmol 87 (2003) 423–431.
19. Bousvaros A, Mueller B: Thalidomide in gastrointestinal disorders. Drugs 61 (2001) 777–87.
20. Kotter I, Durk H, Saal J, Fierlbeck G, Pleyer U, Ziehut M: Therapy of Behçet's disease. Ger J Ophthalmol 5 (1996) 92–7.
21. Saenz A, Ausejo M, Shea B, Wells G, Welch V, Tugwell P: Pharmacotherapy for Behçet's syndrome. Cochrane Database Syst Rev (2000) CD001084.
22. Sfikakis PP, Kaklamanis PH, Elezoglou A, et al.: Infliximab for recurrent, sight-threatening ocular inflammation in Adamantiades-Behçet disease. Ann Intern Med 140 (2004) 404–6.
23. Hassard PV, Binder SW, Nelson V, Vasiliauskas EA: Anti-tumor necrosis factor monoclonal antibody therapy for gastrointestinal Behçet's disease: a case report. Gastroenterology 120 (2001) 995–9.
24. Lockwood CM, Hale G, Waldman H, Jayne DR: Remission induction in Behçet's disease following lymphocyte depletion by the anti-CD52 antibody CAMPATH 1-H. Rheumatology (Oxford) 42 (2003) 1539–44.
25. Hensel M, Breitbart A, Ho AD: Autologous hematopoietic stem-cell transplantation for Behçet's disease with pulmonary involvement. N Engl J Med 344 (2001) 69.
26. Rossi G, Moretta A, Locatelli F: Autologous hematopoietic stem cell transplantation for severe/refractory intestinal Behçet disease. Blood 103 (2004) 748–50.
27. Adler YD, Mansmann U, Zouboulis CC: Mycophenolate mofetil is ineffective in the treatment of mucocutaneous Adamantiades-Behçet's disease. Dermatology 203 (2001) 322–4.

22 Gicht

Definitionen

Unter der Bezeichnung Gicht faßt man alle artikulären und extraartikulären Symptome zusammen, die durch die Bildung von Harnsäure- (Mononatriumurat-) kristallen als Folge einer Hyperurikämie hervorgerufen werden. Die Bezeichnung der Arthritis urica sollte den durch Harnsäurekristalle verursachten Gelenkentzündungen vorbehalten bleiben.

Hyperurikämie ist definiert durch eine Erhöhung der Harnsäurewerte über die Löslichkeitsgrenze im Serum von 6,4 mg/100 ml (= 380 µmol/l). Sie beruht entweder auf einer renalen Ausscheidungsstörung oder auf einer endogenen Mehrproduktion von Harnsäure.

Zu dem Begriff der sekundären Gicht gehören alle Komplikationen von Krankheiten, die einen vermehrten Umsatz von Nukleoproteinen und/oder eine verminderte Harnsäureausscheidung verursachen.

Diagnose

Eine Wahrscheinlichkeitsdiagnose wird gestellt bei typischem Anfall mit den drei Kennzeichen der Akuität (Entwicklung der Symptome innerhalb weniger Stunden), des in den Anfangsstadien immer monartikulären Befalls und einer Spontanremission, die in der Regel innerhalb von ein bis zwei Wochen eintritt. Eine mehrfach nachgewiesene Hyperurikämie sowie eine prompte Colchicinwirkung verstärken den Wahrscheinlichkeitsgrad. Die Diagnose wird gesichert durch den (intrazellulären) Nachweis von Harnsäurekristallen in der Gelenkflüssigkeit oder im Gewebe (Tophi).

Zusätzliche diagnostische Regeln sind:
- Eine Hyperurikämie ist im Gichtanfall nicht obligat.
- Auch ein negativer Kristallbefund im Gelenkpunktat schließt die Diagnose nicht völlig aus.
- Jede akute Arthritis an der unteren Extremität beim Mann sollte bis zum Beweis des Gegenteils als Arthritis urica betrachtet werden, bei Frauen kommt die Erkrankung vor der Menopause nur sehr selten vor.
- Auslösende Ursachen für den Anfall sind eher selten zu eruieren; zu den anfallsauslösenden Medikamenten gehören vor allem Saluretika und Penicillin.
- Die Gelenklokalisation bei der Erstattacke betrifft in über 80% die untere Extremität, davon in 60% das Großzehengrundgelenk.
- Die mittlere Latenzzeit der Entwicklung von Tophi sowie röntgenologischer Knochenveränderungen beträgt fünf bis sieben Jahre.
- Atypische Verläufe ohne Anfallscharakter (Weichteil- bzw. Rückenschmerz, Arthralgien) werden gelegentlich beschrieben.

Differentialdiagnose

Auszuschließen sind alle akut beginnenden monartikulären Prozesse, unter anderem palindromer Rheumatismus, Chondrokalzinose, Hydroxylapatitkristallarthropathie bei Frauen mit akuter Entzündung im Großzehengrundgelenk, infektiöse oder reaktive Arthritis, Hallux-rigidus-Arthrose, statische Beschwerden, Erysipel, Phlegmone, Thrombophlebitis. Bei Veränderungen an den Fingerendgelenken handelt es sich fast immer um eine Heberden-Arthrose.

Therapie

Das Behandlungsziel im akuten Gichtanfall besteht zunächst in der raschen Beendigung der Entzündungsvorgänge. Nach deren Abklingen muß konsequent versucht werden, die Hyperurikämie unter Kontrolle zu bringen und damit im Sinne einer Sekundärprophylaxe das Auftreten neuer Anfälle sowie die Komplikationen der chronischen Gicht zu verhindern. Dieses Ziel erreicht man mit einem nichtmedikamentösen Basistherapieprogramm, zu dem in aller Regel aber noch eine Pharmakotherapie hinzukommen muß.

Medikamentöse Therapie

Behandlung des akuten Gichtanfalls

Geeignet sind alle Antiphlogistika/nichtsteroidalen Antirheumatika (NSA), das Colchicin sowie Kortikosteroide.

Grundsätzlich sollte die Behandlung des akuten Gichtanfalls so früh wie möglich und – gleich welche Form der antiphlogistischen Therapie gewählt wird – in nicht zu niedrigen Dosen erfolgen.

- Nichtsteroidale Antirheumatika sind die Mittel der ersten Wahl. Es sollten Präparate mit kurzer Halbwertszeit und schnellem Wirkungseintritt bevorzugt werden, also etwa Diclofenac oder Indometacin in Dosen von 25–50 mg alle vier bis sechs Stunden. Diese Dosierung wird für die Dauer der Entzündungssymptomatik – in der Regel zwei bis drei Tage – beibehalten und dann mit einer reduzierten Erhaltungsdosis von 25–50 mg/Tag für mindestens drei Monate fortgeführt.
- Colchicin ist ein bei der Gicht weitgehend spezifisch wirksames Pflanzenalkaloid, das den Vorteil besitzt, daß es bei akuten Arthritiden unklarer Ätiologie im Fall der Wirksamkeit diagnostische Bedeutung erlangen kann. Die Wirkung setzt aber meist später als die der NSA ein, es besteht die Gefahr der Überdosierung. Üblicherweise wird anfangs 1 mg, danach in zweistündlichen Intervallen 0,5–1 mg Colchicin (Tagesmaximaldosis: 8 mg!) bis zum Eintreten der Wirkung oder von deutlichen Nebenwirkungen (Nausea, Erbrechen, Diarrhö) verabreicht.
- Kortikosteroide (z. B. in Form von Prednisolon, beginnend mit 30–40 mg/Tag) sind nur in seltenen Fällen indiziert, nämlich wenn die bisher

beschriebenen Maßnahmen nicht zum Erfolg geführt haben. Bei Befall größerer Gelenke ist die intraartikuläre Injektion mit Kortikoidkristallsuspensionen (Triamcinolonacetonid, -hexacetonid) ein nahezu sicheres und relativ nebenwirkungsarmes Mittel, um den Anfall innerhalb von etwa zwölf Stunden zu beenden. Anschließend sollten jedoch auch hier noch kleinere Erhaltungsdosen eines NSA oder von Colchicin verabfolgt werden, um Rezidive zu verhüten.

Sekundärprophylaxe (Kontrolle der Hyperurikämie)

Dazu gelten folgende Regeln:
- Nach Beendigung des akuten Gichtanfalls sollte unbedingt unmittelbar eine Behandlung der Hyperurikämie angeschlossen werden.
- Dafür stehen die beiden Präparategruppen der Urikosurika (= Erhöhung der renalen Harnsäureausscheidung) und der Urikostatika (= Verminderung der Bildungsrate der Harnsäure) zur Verfügung. Beide Substanzgruppen können ein Anfallsrezidiv induzieren. Sie sind daher einschleichend zu dosieren und in den ersten Monaten ihrer Anwendung mit antiphlogistisch wirksamen Präparaten in niedrigen Dosen (s. o.) zu kombinieren.
- Die Therapie der Hyperurikämie ist in der Regel lebenslang fortzusetzen, das Ziel besteht in der dauerhaften Erzielung normaler Harnsäurewerte um 5,5 mg/dl; niedrigere Werte sprechen für eine Überdosierung und sollten vermieden werden.

Für die Differentialtherapie und die Dosierung sind folgende Punkte von Bedeutung:
- Urikosurika sind bei Patienten mit vermehrter Harnsäureproduktion (und Nierenbeteiligung) nicht indiziert, da sie die Bildung von Harnsäuresteinen begünstigen. Als Präparate stehen zur Verfügung das neuerdings vermehrt angewendete Benzbromaron, das Probenecid sowie das Sulfinpyrazon.
- Als Urikostatikum ist Allopurinol das Mittel der Wahl. Es ist weitgehend unabhängig von der Pathogenese der Hyperurikämie und auch bei Patienten mit Nierensteinen und mittelgradiger Einschränkung der Nierenfunktion anwendbar.
- Kombinationsbehandlungen (z. B. 100 mg/Tag Allopurinol und 20 mg/Tag Benzbromaron) werden häufig angewendet, da sie eine geringe Dosierung der Einzelpräparate gestatten. Sie besitzen dafür das Risiko der Nebenwirkungen jedes Einzelpräparats. Für ihre Anwendung besteht eine relative Indikation zu Therapiebeginn und bei tophösen Verlaufsformen.

Therapie der Gichtniere und der Nephrolithiasis

Neben der Verordnung von Allopurinol und der Gewährleistung einer ausreichenden Diurese (Trinkmenge von 2–3 l/Tag) sollte eine Alkalisierung des Urins durchgeführt werden. Sie erfolgt mit Eisenbergscher Lösung oder mit den Präparaten Uralyt-U® bzw. Blemaren®. Die Wirksamkeit ist täglich vom Patienten mittels Indikatorpapier zu kontrollieren (erwünschter Harn-pH zwischen 6,5 und 7,0).

Symptomlose Hyperurikämie

Eine medikamentöse Therapie ist in der Regel nicht erforderlich. Nur wenn unter Einhaltung aller diätetischen Verhaltensregeln der Harnsäurespiegel in hochpathologischen Bereichen bei 8 mg/dl verharrt, kann eine urikostatische Behandlung in Erwägung gezogen werden.

Nichtmedikamentöse Therapie

Wie bei jeder chronischen Erkrankung ist zur Sicherung der Mitarbeit des Patienten zunächst dessen Aufklärung erforderlich. Da in der Sprechstunde dafür meist nur eine begrenzte Zeit zur Verfügung steht, sollte dies ergänzend über Merkblätter oder Literaturempfehlung geschehen. Der Kranke muß informiert sein, wie er durch Beachtung der wichtigsten Diätvorschriften (s. u.), Reduktionskost bei Adipositas, Einschränkung des Alkoholkonsums, Kontrolle des Harn-pH und Einhaltung der notwendigen Trinkmenge, sinnvolle sportliche Betätigung, Streßbewältigung und Vermeidung hyperurikämisch wirksamer Medikamente die Pharmakotherapie unterstützen kann. Ihm ist zu raten, ein Antiphlogistikum immer mit sich zu führen, um es im Bedarfsfall sofort bei den ersten Anzeichen eines Anfalls einnehmen zu können.

Bettruhe ist auch im Anfall im allgemeinen nicht erforderlich, die örtliche Anwendung von Kälte (seltener Wärme) kann zur Schmerzlinderung beitragen. Die Patienten sind zu einer ausreichenden körperlichen Aktivität anzuhalten, große Anstrengungen sollten aber vermieden werden. Störende Gichtknoten sind ohne große Schwierigkeiten operativ zu entfernen; durch Operationen können auch die seltenen Finger- und Zehendeformitäten korrigiert werden.

23 Chondrokalzinose

Definition

Der Begriff der Chondrokalzinose beinhaltet die klinisch und anatomisch nachweisbare Verkalkung des Gelenkknorpels. Die Calciumpyrophosphat-Dihydrat(CPPD)-Kristallarthropathie umfaßt alle klinischen Manifestationen, die mit der intraartikulären Kristallablagerung verbunden sind. Das Krankheitsbild tritt in den drei Formen sporadisch-idiopathisch (fast ausschließlich bei Personen jenseits des 65. Lebensjahrs), sekundär (u. a. bei Hyperparathyreoidismus, Hämochromatose, Hypothyreose, Amyloidose, Gicht, Hypomagnesiämie, Hypophosphatämie) und hereditär (in verschiedenen Endemiegebieten) auf.

Diagnose

Sie wird röntgenologisch oder über den Kristallbefund gestellt. Laborparameter besitzen keinen diagnostischen Wert, gegebenenfalls sind die als Primärerkrankungen bekannten Störungen auszuschließen.
- Der röntgenologische Nachweis von Knorpel-, seltener Weichteilverkalkungen ist sehr von den technischen Bedingungen abhängig und nur im positiven Fall beweisend.
- Die sichere Identifizierung eines CPPD-Kristalls im Gelenkpunktat beweist ebenfalls die Diagnose, dies gelingt aber nicht in jedem Fall. Bei jeder diagnostisch unklaren Arthropathie ist also nach Gelenkerguß zu fahnden, er ist abzupunktieren und polarisationsoptisch auf Kristalle zu untersuchen.

Klinisches Bild

Die Chondrokalzinose kann asymptomatisch verlaufen und wird dann nur durch einen röntgenologischen Zufallsbefund entdeckt. Am häufigsten imponiert sie als Arthrose vorwiegend der großen Gelenke mit oder ohne akute Entzündungsschübe, gelegentlich als akute Mon- oder Oligoarthritis (= Pseudogicht), als akute oder chronische Polyarthritis, selten mit schneller Destruktion großer Knochenanteile (= Pseudoneuroarthropathie), bei Lokalisation an der Wirbelsäule mit Nackensteife sowie mit Fieber und Leukozytose (= Pseudoseptikämie).

Differentialdiagnose

Die Abgrenzung von der Arthritis urica erfolgt neben dem Kristallbefund durch die längere Anfallsdauer von drei bis vier Wochen oder den chronischen Verlauf, den vorwiegenden Befall größerer Gelenke und die nicht so prompte Reaktion auf Colchicin. Im übrigen sind Arthrosen, die rheumatoide Arthritis und je nach Klinik weitere Arthro- oder Spondylopathien (reaktive, septische, neuropathische Arthritiden, akutes HWS-Syndrom) auszuschließen.

Therapie

Eine verursachende Stoffwechselstörung ist nicht bekannt, daher gibt es keine Möglichkeit einer spezifischen Beeinflussung. Bei den hereditären und idiopathisch-sporadischen Formen zielt die Therapie generell auf eine schnelle Beendigung des Anfalls und eine rasche Mobilisation des Patienten. Ersteres kann mitunter schon durch die Punktion des betroffenen Gelenks und die Entleerung des Ergusses erreicht werden. Bei den sekundären Formen ist zusätzlich, soweit möglich, eine Behandlung der Grundkrankheit durchzuführen.

Spezielle Therapie

- Im akuten Anfall besteht die wirksamste Behandlung in der intraartikulären Verabfolgung von Kortikoidkristallpräparaten.
- Eine zusätzliche oder alleinige Gabe von nichtsteroidalen Antirheumatika bzw. Analgetika ist wirksam, sollte aber wegen des meist hohen Alters der Patienten nur intermittierend und mit möglichst geringen Dosen durchgeführt werden.
- Bei jüngeren Patienten wird eine orale Colchicingabe – im Anfall über ein bis zwei Tage bis 5 mg/Tag, zur Anfallsprophylaxe 0,5 mg/Tag – empfohlen.
- Zusätzliche physiotherapeutische und krankengymnastische Maßnahmen, wie lokale Kryotherapie und isometrische Spannungsübungen, beschleunigen die Rückbildung der Symptome. Sie gehören in jedem Fall zum therapeutischen Repertoire.
- Gewichtsreduktion bei Adipositas, die Vermeidung von Überlastung der Gelenke durch frühzeitigen Gebrauch einer Stockstütze, ein Muskeltraining durch regelmäßige Krankengymnastik sind geeignet, den Allgemeinzustand zu verbessern und die Rezidivgefahr zu reduzieren.

25 Coxarthrose

Definition

Degenerativ, nichtentzündlich bedingter Gelenkdestruktionsprozeß der Hüfte mit unterschiedlich stark schmerzhafter Bewegungseinschränkung, belastungsabhängigem Schmerz und Gehbehinderung. Die primäre Coxarthrose (Ursache unbekannt) findet sich in einem Anteil von etwa 20% aller Hüftgelenksarthrosen. In der überwiegenden Zahl handelt es sich um sekundäre Arthrosen (bekannte Ursache; residuelle Hüftdysplasie, Epiphyseolysis capitis femoris, M. Perthes, Hüftkopfnekrose, Coxitis, posttraumatisch, etc.). Klassifikationskriterien nach Altman (klinisch und radiologisch): Hüftschmerz und mindestens zwei der drei folgenden Merkmale (Sensitivität 89%, Spezifität 91%):
– BSG < 20 mm/h
– Radiologisch Osteophyten
– Gelenkspaltverschmälerung

Klinische Symptome und Befund

Anfänglich Ermüdungserscheinungen, Schweregefühl in der betroffenen Extremität, Schmerzen in der Endphase der Bewegung (Abduktion). Muskuläre Beschwerdesymptomatik: hüftumgreifende Muskulatur (Cave: pseudoradikuläre Symptomatik!). Bewegungseinschränkung für Streckung, Beugung, Abduktion, insbesondere Innenrotation. Weiterer Verlauf: Anlaufschmerzen, belastungsabhängiger Schmerz, später auch Ruheschmerz, gelegentlich Schmerzempfindung in der Knieregion. Zunehmende Insuffizienz der Gluteaalmuskulatur (Abduktion) mit positivem Trendelenburg-Zeichen und 'Duchenne'-Hinken. Spätstadien: zunehmende Bewegungseinschränkung (Innenrotation), Beugekontraktur (Thomas-Handgriff) mit kompensatorischer Hyperlordosierung der Lendenwirbelsäule, funktionelle Beinverkürzung durch Kontrakturen.

Röntgenbefund: anfänglich Verschmälerung des Gelenkspaltes; konzentrisch (primäre Coxarthrose oder sekundär bei entzündlichen Vorerkrankungen), kraniolateral (Coxa valga, residuelle Hüftdysplasie – Dysplasiecoxarthrose) oder mediokaudal (Coxa vara, Protrusionscoxarthrose) bei biomechanisch induzierter Coxarthrose. Weiterhin subchondrale Sklerosierung, Osteophyten, subchondrale Zystenbildung.

Sonographie: Da das Hüftgelenk von einem kräftigen Muskelmantel umgeben ist, ist der Ergußnachweis klinisch i.d.R. nicht möglich; ultraschallgesteuerte Punktion. Synoviaanalyse: hellgelb, Viskosität normal; Leukozyten 0,2-2,0/µl, Granulozyten weniger als 30%, Gesamteiweiß normal.

Differentialdiagnose:

Insertionstendopathien, Muskulus-Piriformis-Syndrom, Bursitis trochanterica, Coxitis, Hüftkopfnekrose, transitorische Osteoporose, Ermüdungsbruch des Schenkelhalses. Lumboischialgie (Wurzelreizsyndrom), pseudoradikulär ausstrahlende Schmerzsyndrome der Lendenwirbelsäule/ Kreuzdarmbeingelenke, Leistenhernie, periphere arterielle Verschlußkrankheit.

Therapie

Prävention

Vermeidung der Entstehung sog. präarthrotischer Deformitäten (z.B. Hüftdysplasiebehandlung, etc.). Frühbehandlung entzündlich-rheumatischer Erkrankungen zur Vermeidung des Einmündens in eine Arthritis-Arthrose. Die Therapie richtet sich primär nach dem Stadium und dem klinischen Bild. Sie ist nicht abhängig vom Ausprägungsgrad der röntgenologisch feststellbaren Veränderungen. Gering röntgenologisch veränderte Hüftgelenke können stark schmerzhafte Affektionen zeigen, umgekehrt bietet oftmals ein fortgeschrittener Röntgenbefund ein klinisch blandes Bild mit geringem Leidensdruck für den Patienten.

Medikamentöse Therapie

Zur Schmerzlinderung, insbesondere bei Aktivierungszuständen, Anwendung nichtsteroidaler Antiphlogistika. Applikation ausreichend lange (mehrere Tage!). Im angloamerikanischen Sprachraum Paracetamol zur Analgesie weit verbreitet. Muskelrelaxantien, wenn muskuläre Beschwerden im Vordergrund stehen. Sogenannte Chondroprotektiva sind umstritten, allenfalls in frühen Stadien empfehlenswert.

Nichtmedikamentöse Behandlung

Physiotherapie: in allen Stadien indiziert, insbesondere in den Anfangsstadien von besonderem Wert zum Erhalt der Beweglichkeit und Kräftigung der hüftumgreifenden Muskulatur (Kontrakturprophylaxe!); auch dann indiziert, wenn die Arthrose weitgehend stumm ist – Prophylaxe! Physikalische Therapie: bei klinisch manifesten oder 'dekompensierten' Verlaufsformen Wärmeanwendungen (Sulfomoorbäder, Schwefelbäder, Fango-Packungen, Elektrotherapie, etc.). In Phasen von Aktivierungszuständen ist die Wärmeapplikation kontraindiziert. Orthopädische Hilfsmittel: Pufferabsatz zur Stoßdämpfung, Weichbettungen, ggf. Ausgleich von Beinlängendifferenzen, Fritz-Stock. Bei fortgeschrittenen Befunden ergotherapeutische Beratung (hohe Sitzmöbel, erhöhter Toilettensitz, An- und Ausziehhilfen, etc.).

Operative Therapie

Korrigierende Osteotomien sind indiziert bei einer gestörten Gelenkarchitektur mit deutlichen Fehlstellungen und noch nicht fortgeschrittenem Arthroseprozeß. Sie können am coxalen Femurende und auch im Pfannenbereich (residuelle Hüftdysplasie) durchgeführt werden; oftmals als gelenkerhaltende Maßnahme erfolgreich! Wichtig ist, rechtzeitig an gelenkerhaltende Korrekturosteotomien zu denken. Bei fortgeschrittenen Befunden bleibt der endoprothetische Gelenkersatz. In aller Regel wird eine Totalendoprothese indiziert sein mit Ersatz der femoralen und azetabulären Komponente. Es werden zementfreie, zementierte und hybride Implantate angeboten. Ihr Einsatz richtet sich nach den örtlichen knöchernen Verhältnissen und dem Alter sowie Allgemeinzustand des Patienten.

27 Fibromyalgiesyndrom

Definition

Das Fibromyalgiesyndrom (FMS; Synonym: generalisierte Tendomyopathie, GTM) gehört nach rheumatologischer Auffassung zum weiten und heterogenen Spektrum der weichteilrheumatischen Störungen und Krankheiten.

Es ist anamnestisch gekennzeichnet durch chronisch-polytope Schmerzen im Bereich der Bewegungsorgane und klinisch durch eine generell erniedrigte Schmerzschwelle (sekundäre Hyperalgesie, erhöhte Druckschmerzhaftigkeit), überprüfbar an einer Vielzahl anatomisch definierter Schmerzpunkte („tender points"). Assoziiert sind vegetative Funktionsstörungen, Schlafstörungen, Erschöpfungszustände und psychische Auffälligkeiten.

Ätiologie, Pathogenese sowie Krankheitsentität des FMS sind bisher weitgehend ungeklärt. Die Rolle der beim FMS aufgezeigten zentralen Transmitterstörungen (verminderter Serotoninspiegel im Blut, erhöhte Werte der Substanz P zumindest im Liquor) muß weiter untersucht werden. Nicht sicher einzuordnen bleibt auch die scheinbare Verstellung multipler sensorischer Schwellen, die das FMS in die Nähe des Konzepts der „funktionellen Störungen" bringen würde.

Ausschlußdiagnostik

Bei der allgemeinen klinischen Untersuchung finden sich beim FMS an den inneren Organen keinerlei pathologische Befunde. Sowohl die humoralen Parameter der Entzündung (BSG, Akute-Phase-Proteine), die gängigen Autoantikörper als auch die biochemischen Werte, wie Transaminasen, AP, γ-GT, Kreatinin, Elektrolyte, Harnsäure sowie Blutfette, sind im Normbereich.

Typische röntgenologische Veränderungen sind nicht nachzuweisen.

Das FMS ist also eine Ausschlußdiagnose. Es ist insbesondere abzugrenzen von:
– entzündlich-rheumatischen Erkrankungen
– entzündlichen Muskelerkrankungen
– endokrinologisch-metabolisch und medikamentös-toxisch bedingten Myopathien
– Myalgien im Rahmen eines Parkinson- und paraneoplastischen Syndroms, bei Virusinfekten und Osteoporose
– Prodromalstadien der Kollagenosen
– chronischem Müdigkeitssyndrom
– larvierten Depressionen
– Osteoporose

Von dem sogenannten primären FMS ist das sekundäre FMS, bei dem sich das Krankheitsbild infolge einer Grunderkrankung entwickelt, abzugrenzen. Von einer konkomitanten Form spricht man, wenn das FMS mit einer Zweiterkrankung zufällig assoziiert ist.

Nachweisdiagnostik

Beim FMS sind die umschriebene Druckschmerzen an den „tender points" und die chronisch-polytopen Schmerzen im Bereich des Achsenskeletts und der Gelenke wesentlich für die Diagnosestellung. Über die anzuwendenden Kriterien konnte noch keine endgültige Einigung erzielt werden.

Klassifikationskriterien des American College of Rheumatology (ACR):

1. Anamnese generalisierter Schmerzen – Definition: Schmerzen mit der Lokalisation linke und rechte Körperhälfte, Ober- und Unterkörper und im Bereich des Achsenskeletts (Halswirbelsäule, Brustwirbelsäule oder tiefsitzender Kreuzschmerz) werden als generalisiert bezeichnet. Bei dieser Definition wird der Schulter- und Beckengürtelschmerz als Schmerz der jeweiligen Körperhälfte betrachtet.
2. Schmerzen an elf von 18 definierten „tender points" auf Fingerdruck – Definition: Bei digitaler Palpation muß Schmerz in mindestens elf von 18 der folgenden „tender points" (9 auf jeder Körperhälfte) vorhanden sein:
   1 – Ansätze der subokzipitalen Muskeln
   2 – Querfortsätze der Halswirbelsäule C5 bis C7
   3 – M. trapezius (Mittelpunkt der Achse)
   4 – M. supraspinatus
   5 – Knochen-Knorpel-Grenze der 2. Rippe
   6 – Epicondylus radialis (2 cm distal)
   7 – Regio glutea (oberer äußerer Quadrant)
   8 – Trochanter major
   9 – Fettpolster des Kniegelenks medial-proximal der Gelenklinie

Für die Klassifikation einer Fibromyalgie müssen beide Kriterien erfüllt sein. Der Nachweis einer weiteren klinischen Erkrankung darf die Diagnose einer Fibromyalgie nicht ausschließen.

Diagnosekriterien nach Müller und Lautenschläger:

1. Spontane Schmerzen in der Muskulatur, im Verlauf von Sehnen und -ansätzen mit typischer Lokalisation am Stamm und/oder den Extremitäten bzw. der Kieferregion, die über längere Zeit (> 3 Monate) und in drei verschiedenen Körperregionen vorhanden sind.
2. Nachweis einer erhöhten Druckschmerzhaftigkeit an mindestens der Hälfte der typischen GTM-Punkte.
3. Begleitende vegetative und funktionelle Symptome einschließlich Schlafstörungen.
4. Psychopathologische Befunde wie Neurosen, Depressionen und Angstzustände.
5. Normale Befunde der gängigen Laboruntersuchungen.

Müller fordert für die Diagnose des FMS mindestens drei der folgenden vegetativen und funktionellen Störungen:
– vegetative Symptome: kalte Akren, trockener Mund, Hyperhidrosis (Hände), ausgeprägter Dermographismus, orthostatische Beschwerden, respiratorische Arrhythmie, Tremor
– funktionelle Störungen: Schlafstörungen, funktionelle gastrointestinale Beschwerden, Globusge-

fühl, funktionelle Atembeschwerden, Par(Dys-)ästhesien, funktionelle kardiale Beschwerden, Dysurie/Dysmenorrhö

Therapie

Da es eine einigermaßen verläßlich wirksame medikamentöse Behandlung bei diesem Krankheitsbild nicht gibt, gilt folgender Grundsatz: Die Aufklärung des Patienten ist die wichtigste Therapiemaßnahme. Dem Patienten ist die Diagnose zu nennen und zu versichern, daß es sich um eine reale, nicht eingebildete Krankheitssymptomatik handelt, daß man ihn ernst nimmt und gemeinsam mit ihm versuchen will, die Ursachen aufzufinden und die Symptome soweit wie möglich zu lindern.

Der Kranke muß verständlich über mögliche pathogenetische Faktoren (Streß E Angst E Depression E Inaktivität E Schlafstörungen E Fehlhaltungen) aufgeklärt werden; er muß verstehen, daß keine schwerwiegenden, organisch bedingten Funktionseinbußen zu erwarten sind. Er muß darauf hingewiesen werden, daß Besserungen zu erzielen sind, diese jedoch seine eigene, aktive Mitarbeit unbedingt voraussetzen.

Danach sollte ein komplexer Therapieplan aus physikalischen, psychotherapeutischen und medikamentösen Grundelementen aufgestellt werden.

Physikalische Therapie

Am Beginn der Behandlung sollten passive Methoden stehen (Solebäder, „weiche" Massagen, Entspannungsübungen, vorsichtige Wärmeanwendungen, Gleichstrombehandlungen im hydroelektrischen Teil- oder Vollbad), da aktive Krankengymnastik bei sehr starken Beschwerden von FMS-Patienten häufig mit Schmerzverstärkung beantwortet wird. Mit zunehmender Behandlungsdauer kann dann auch auf aktive Behandlungsmethoden, vor allem Dehnungsübungen, isometrische und isotonische Übungen, zurückgegriffen werden. Insbesondere bei aktiven Patienten ist ein kardiovaskuläres Fitneßtraining, das zu einer Anhebung der Schmerzschwelle führen soll, ein wichtiger Baustein der physikalischen Therapie.

Psychotherapie

Die psychotherapeutische Behandlung der Patienten hat zum Ziel: die Ausschaltung möglicher psychosozialer Faktoren, Maßnahmen zur Streßbekämpfung, Gespräche über Lebensführung und Lebensziel, die Suche nach sinnvollen, befriedigenden Freizeitaktivitäten, besonders in Form von geeigneten sportlichen Betätigungen. Da eine solche intensive Gesprächsführung in der Regel nicht vom Arzt der Grundversorgung durchgeführt werden kann, ist in den meisten Fällen die Mitbetreuung durch einen Spezialisten (ärztlicher oder psychologischer Psychotherapeut) angezeigt. Er sollte auch die Indikation zu einer spezifischen Psychotherapie (Einzeltherapie, Paar- oder Familiengespräche) stellen und diese gegebenenfalls übernehmen.

Medikamentöse Therapie

Eine etwaige medikamentöse Therapie ist stets nur als unterstützende, symptomatische Behandlungsmaßnahme zu verordnen und in dieser Weise auch dem Patienten gegenüber zu deklarieren. Sie nimmt gegenüber den vorher genannten, auf Verhaltensänderungen des Patienten ausgerichteten Maßnahmen eindeutig eine sekundäre Rolle ein und kann von Fall zu Fall folgende Präparategruppen umfassen:
- Psychopharmaka (insbesondere scheint Amitriptylin eine Wirksamkeit zu besitzen)
- Sedativa (z. B. bei Schlafstörungen) und andere geeignete Mittel zur symptomatischen Beeinflussung der genannten vegetativ-funktionellen Störungen
- Analgetika, nichtsteroidale Antirheumatika (kontroverse Diskussion)
- Muskelrelaxanzien (nur kurzzeitiger Einsatz)

Der Einsatz von Glukokortikoiden und Immunsuppressiva ist nicht indiziert.

Darüber hinaus sind derzeit einige Substanzen in Erprobung (beispielsweise der 5-HT-3-Rezeptor-Antagonist Tropisetron), über dessen Wirksamkeit bei diesem Krankheitsbild die Auswertung der entsprechenden Studien näheren Aufschluß geben wird.

K

Bitte entnehmen Sie das Kapitel K **Internistische Intensivmedizin** und ersetzen es durch das beiliegende **aktualisierte** Kapitel.

K INTERNISTISCHE INTENSIVMEDIZIN

In diesem Kapitel sind nur speziell intensivmedizinische Aspekte behandelt. Die übrigen Krankheitsbilder, die intensivmedizinisch behandelt werden, sind unter den jeweiligen Fachgebieten zu finden. Dieses Kapitel wurde von Mitgliedern der Deutschen Gesellschaft für Internistische Intensivmedizin und Notfallmedizin verfaßt. Die Autoren der einzelnen Beiträge sind in alphabetischer Reihenfolge aufgeführt. Der Vorstand der Gesellschaft hat die Endversion redigiert und verabschiedet.

Inhaltsverzeichnis

1. **Akute respiratorische Insuffizienz und maschinelle Beatmung**
   H.F. Becker, T. Podszus, W. Seeger, P. von Wichert

2. **Vergiftungen**
   D. Barckow, F. Martens

3. **Extrakorporale Therapieverfahren**
   G. R. Hetzel
   3.1 Akutes Nierenversagen (ANV)
   3.2 Diskontinuierliche Eliminationsverfahren
   3.3 Kontinuierliche Eliminationsverfahren
   3.4 Extrakorporale Verfahren bei Intoxikationen
   3.5 Plasmaaustausch und Immunadsorption

4. **Sepsis und Systemic Inflammatory Response Syndrome (SIRS)**
   F. Grimminger, W. Seeger, D. Walmrath

5. **Schock und Multiorganversagen**
   F. Grimminger, W. Seeger, D. Walmrath

6. **Nosokomiale Infektionen**
   jetzt in L16

7. **Kardiogener Schock**
   K. Werdan

8. **Blutgerinnungsstörungen in der Intensivmedizin**
   D. L. Heene

9. **Flüssigkeitshaushalt und künstliche Ernährung**
   S. Weilemann
   9.1 Elektrolyt- und Wasserhaushalt
   9.2 Künstliche Ernährung

1 Akute respiratorische Insuffizienz und maschinelle Beatmung

1.1 Akute respiratorische Insuffizienz

1.1.1 Asthma bronchiale

Definition

Die akute respiratorische Insuffizienz beim Asthma bronchiale wird als Status asthmaticus bezeichnet (siehe auch Kapitel C). Sowohl die Schwere wie die Dauer des Anfalls werden zur Begriffsbestimmung herangezogen. An Hand der Blutgasanalyse kann der Asthmaanfall in verschiedene Schweregrade eingeteilt werden, die geeignet sind, die Intensität der Therapie zu begründen (Tabelle K1-1). Hierbei ist zu beachten, daß für den klinischen Verlauf nicht nur die respiratorische Insuffizienz, sondern die gleichzeitige Beeinträchtigung des Kreislaufs von Bedeutung ist.

Diagnostik

Die Diagnose des Status asthmaticus ist anamnestisch und klinisch zu stellen. Die Blutgasanalyse (s. Tab. K.1-1), stellt den Schweregrad fest, nicht die Diagnose. Eine Röntgenaufnahme des Thorax ist immer erforderlich, um Komplikationen oder Zusatzbedingungen nachzuweisen bzw. auszuschließen (Bullae, Zysten, Pneumothorax, Mediastinalemphysem, Infiltrationen). Eine mikrobiologische Diagnostik ist sinnvoll bei Verdacht auf pneumonische Infiltrate und unter den Bedingungen der Beatmung zur Erfassung sekundärer Pneumonien (Sputum, Bronchialsekret, ggf. Lavage und/oder geschützte Bürste). Die Allergiediagnostik ist im akuten Status überflüssig.

Therapie

Intubationsbreitschaft muß jederzeit bestehen. Wichtig ist eine ausreichende Flüssigkeitszufuhr, in der Regel parenteral, da die Patienten in Folge der adrenergen Reaktion flüssigkeitsverarmt sind, was wiederum die Expektoration des zähflüssigen Schleims erschwert.

Folgende Maßnahmen werden durchgeführt:
– Prednison/Prednisolon (100–1000 mg i.v. als Akutgabe),
– Theophyllininfusionen (bei 70 kg KG ohne Theophyllinvorbehandlung 200–400 mg über 20–30 min i.v., mit Theophyllinvorbehandlung 100 bis 200 mg i.v.; dann bis 800 mg/24 h; cave Tachykardie und Rhythmusstörungen, daher möglichst Spiegelkontrollen durchführen),
– Betamimetika als Inhalation oder als i.v. Dauerinfusion (cave Überdosierung, Elektrolytstörungen, Tachykardie, Rhythmusstörungen),
– 2–4 l O_2/min (Ziel: PaO_2 um 60 mmHg).

Die Wirkung von Expektoranzien und Mukolytika ist im Status nicht nachgewiesen. Besteht Beatmungspflichtigkeit, ist auf eine ausreichende Sedation zu achten. Eine bronchoskopische Absaugung kann erwogen werden. Die Beatmung ist so lange durchzuführen, bis die Atemmuskulatur in der Lage ist, die Atemarbeit wieder zu übernehmen. Um ein Barotrauma zu vermeiden, sind zwischenzeitlich auch erhöhte CO_2-Spannungen akzeptabel (permissive Hyperkapnie), sollten aber, um zerebrale Schäden zu vermeiden, nicht abrupt gesenkt werden, wenn sich die Obstruktion löst.

1.1.2 Akute respiratorische Insuffizienz bei COPD (chronic obstructive pulmonary disease)

Definition

Im Gegensatz zum Status asthmaticus, bei dem die Obstruktion im wesentlichen funktionell bedingt ist, ist sie bei chronischer obstruktiver Bronchitis und Emphysem (COPD) in erster Linie anatomisch fixiert durch Bronchialdestruktion und Alveolarrarifizierung. Zur Obstruktionsverstärkung führen interkurrente Infektionen, vermehrte Schleimproduktion und auch ein gewisses Ausmaß an Bronchialkonstriktion, das aber gegenüber den anderen Mechanismen deutlich zurücktritt.

Therapie

Die intensive antibiotische Therapie, möglichst gezielt nach Keimspektrum, sowie Maßnahmen zur verbesserten Beseitigung und Verflüssigung des Bronchialsekrets stehen im Vordergrund. Zu den

Tabelle K.1-1 Schweregrade des Asthmaanfalls.

Stadium	Atemwegswiderstand	PO_2	PCO_2	pH	Säure-Basen-Status
1	+	normal	Hypokapnie	alkalisch	respiratorische Alkalose
2	++	geringe Hypoxämie	Hypokapnie	alkalisch	respiratorische Alkalose
3	+++	mittelgradige Hypoxämie	normal	normal	normal
4	++++	schwere Hypoxämie	Hyperkapnie	sauer	respiratorische Azidose

Die Stadien 3 und 4 sind unbedingt intensivbehandlungspflichtig wegen der jederzeit drohenden Ermüdung der Atempumpe bzw. Beeinträchtigung von Herz und Kreislauf sowie des Zentralnervensystems.

antiobstruktiven Maßnahmen bei infektazerbierter COPD gelten die gleichen Ausführungen wie beim Asthma bronchiale, wobei inhalative Anticholinergika zusätzlich indiziert sind (siehe Kapitel C 12, C 13). Bei Beatmungspflichtigkeit sollte nach gegenwärtiger Studienlage möglichst zunächst der Versuch einer non-invasiven Maskenbeatmung unternommen werden, um die Intubation zu vermeiden (siehe unten). Gerade bei diesem Krankengut ist darauf zu achten, die chronische Überlastung der Atemmuskulatur zu reduzieren. Dieser Aspekt muß auch bei der Entwöhnung vom Respirator (Weaning-Phase) berücksichtigt werden. Therapeutisches Ziel kann nur sein, die akute Verschlechterung der Atmungsfunktion auszugleichen. Zu einer völligen Normalisierung der Atmung kann es bei dieser Patientengruppe, im Gegensatz zum Status asthmaticus, nicht kommen.

1.1.3 Pneumonie
Definition

Pneumonien sind sowohl Anlaß zur Intensivtherapie als auch häufige Komplikationen der Intensivtherapie. Zugrunde liegt eine mikrobiologisch verursachte Entzündung des Lungenparenchyms mit Beteiligung der Alveolen und des Interstitiums; bei Herdpneumonien ist das bronchiale Kompartiment wesentlich mit einbezogen. Zur Klassifikation siehe Kapitel „Erkrankungen der Atmungsorgane" (C 11). Richtungsweisend für die Diagnostik sind die klinischen Zeichen (Fieber, Husten mit und ohne Auswurf, Tachy/Dyspnoe), der physikalische Untersuchungsbefund (vorwiegend bei Lobär-Pneumonien), der Nachweis von Infiltraten im Röntgenbild des Thorax, auch wenn die Qualität der Aufnahmen unter intensivmedizinischen Bedingungen häufig zu wünschen übrig läßt, und laborchemische Untersuchungen (Leukozytose, Leukopenie; Linksverschiebung, C-reaktives Protein). In Zweifelsfällen ist eine CT-Diagnostik zur Darstellung der Infiltrate anzustreben. Von wesentlicher Bedeutung ist die bakteriologische Diagnostik, die insbesondere bei Komplikationen die Zielrichtung der antibiotischen Behandlung lenken kann, obwohl bakteriologische Befunde in der Akutsituation leider nur selten zur Verfügung stehen. Neben der Sputumbakteriologie, deren Aussagewert begrenzt ist, kommt insbesondere der flexiblen Bronchoskopie mit bronchoalveolärer Lavage und/oder Gewinnung eines geschützten Bürstenabstriches besondere Bedeutung zu. Bei jeder schwer verlaufenden Pneumonie sollten mehrfach Blutkulturen gewonnen werden. Serologische Untersuchungen beschränken sich auf spezifische Fragestellungen (siehe Kapitel C 11).

Therapie

Im Vordergrund steht die Antibiotika-Therapie, die in der Regel als „kalkulierte Therapie" begonnen wird, mit dem Ziel, nach Erregeridentifikation mit einer gezielten antibiotischen Behandlung fortzufahren. Die „kalkulierte" Initialbehandlung richtet sich danach, ob eine Grunderkrankung vorliegt (insbesondere Immunsuppression), ob die Pneumonie ambulant oder nosokomial erworben wurde, und ob besondere Konstellationen wie Aspiration oder Beatmung vorliegen (Details siehe Kapitel C 11). Bedeutung besitzt eine ausreichende Flüssigkeitszufuhr unter Beachtung der Funktion des rechten Herzens und der Nieren. Bei progredienter respiratorischer Insuffizienz ist eine Beatmung unumgänglich, wobei gegenwärtig geprüft wird, ob diese in der ersten Stufe als non-invasive Maskenbeatmung durchgeführt werden sollte. Bei Auftreten eines septischen Schocks, der mit einer dramatischen Verschlechterung der Prognose verbunden ist, gelten entsprechende Behandlungskriterien (siehe Kapitel K4 und K5).

1.1.4 ARDS
Definition

Das ARDS (acute respiratory distress syndrome of the adult; Synonyme: Schocklunge, akutes Lungenversagen) ist durch eine akute Gasaustauschstörung der Lunge charakterisiert, die mit pulmonaler Flüssigkeitseinlagerung, Störung der pulmonalen Vasomotion und Abnahme der Compliance verbunden ist (siehe Kapitel C 21). Es wird zwischen Auslösern mit direkter (Prototyp Aspiration, Pneumonie) und solchen mit indirekter (Prototyp Sepsis) Lungenparenchymaffektion unterschieden. Die Diagnose beruht nach den Kriterien der Amerikanisch-Europäischen Konsensus-Konferenz (Tab. C.21-2) auf dem Schweregrad der Gasaustauschstörung, dem beidseitigen Auftreten von Infiltraten, der non-kardialen Genese der Ödemeinlagerung (pulmonalkapillärer Verschlußdruck < 18 mmHg) sowie dem akuten Beginn des Krankheitsgeschehens.
Klinisch stehen neben den Symptomen des auslösenden Ereignisses (z.B. Sepsis, Pneumonie) Dyspnoe und Tachypnoe bei respiratorischer Insuffizienz mit Ausbildung einer Zyanose im Vordergrund. Blutgasanalytisch findet sich eine arterielle Hypoxämie zumeist in Kombination mit Hypokapnie aufgrund der begleitenden Hyperventilation. Dieser Gasaustauschstörung liegen neben Diffusionsstörungen insbesondere Perfusions-Ventilations-Verteilungsstörungen mit prädominantem Shunt-Fluß zugrunde. Die subakut auftretende proliferativ-fibrosierende Spätphase ist durch Hyperkapnie begleitend zur Hypoxämie gekennzeichnet. Zur Differentialdiagnose siehe Kapitel C 21.

Therapie

Die Prävention besteht in der Vermeidung bzw. raschen therapeutischen Beherrschung der ARDS-auslösenden Konstellationen. Der Wert einer prophylaktischen Intubation und Beatmung mit PEEP ist nicht gesichert. Denkbar ist, daß die Maskenbeatmung bei leichtgradiger akuter respiratorischer Insuffizienz helfen könnte, die Progression zum ARDS zu verhindern (laufende Studien). Antiinflammatorische Therapiekonzepte konnten bislang nicht durch Studien gesichert werden, dieses gilt auch für die Anwendung hochdosierter Kortikosteroide bei Patienten mit Sepsis und ARDS. Eine besondere Konstellation stellt das „infektfreie späte

ARDS mit progredienter Fibrosierung" dar: der Einsatz von Steroiden in dieser Phase wird gegenwärtig durch Phase-III-Studien überprüft. Symptomatische Therapieansätze betreffen die pharmakologische Beeinflussung der pulmonalen Vasomotion (z.B. inhalatives NO; Stellenwert beim ARDS gegenwärtig nicht gesichert), die Optimierung von Flüssigkeitsbilanz und Sauerstofftransport sowie die Anwendung von Surfactant und von Liquid-Ventilation (laufende Phase-III-Studien). Durch intermittierende Bauchlagerung wird angestrebt, daß die prädominant basal lokalisierten ödematös/atelektatischen Bezirke nach oben gelangen, wodurch bei weiterhin basal betonter Perfusionsverteilung eine Reduktion des Shunt-Flusses mit Verbesserung der arteriellen Oxygenierung gelingt: auch dieses Konzept bedarf noch der Validierung durch multizentrische Studien. Dieses trifft auch für die Verfahren des extrakorporalen Gasaustausches zu. Die sekundäre nosokomiale Pneumonie und die pneumogene Sepsis sind wesentliche aggravierende Komplikationen des ARDS, die entsprechende Therapien verlangen. Der Beatmungstechnik kommt beim ARDS zentrale Bedeutung zu. Zu Details der Behandlung des ARDS siehe Kapitel C 21.

1.2 Maschinelle Beatmung

1.2.1 Prinzipien

Definition

Beatmung ist die Unterstützung oder der komplette Ersatz der Atemmuskeltätigkeit des Patienten durch externe Maßnahmen. Sie kann manuell mit Hilfe eines Beutels oder maschinell erfolgen. In der Intensivmedizin wird nahezu ausschließlich die Positivdruckbeatmung eingesetzt, die 1. via Endotrachealtubus bzw. Tracheostoma oder 2. via Nasen- bzw. Nasen-Mundmaske appliziert wird.

Ziele

Die Ziele von Intubation und Beatmung sind:
- Offenhalten und Schutz der Atemwege
- Aufrechterhaltung bzw. Verbesserung von Ventilation und Gasaustausch sowie Reduktion der durch den Patienten zu leistenden Atemarbeit.

Schutz der Atemwege

Bewußtlose oder stark bewußtseinsgetrübte Patienten benötigen einen Aspirationsschutz. Der Endotrachealtubus mit geblocktem Cuff schützt in diesen Situationen vor der Aspiration von größeren Mengen Flüssigkeit und Nahrungsbestandteilen. Bei Verlegung der oberen Atemwege (z.B. durch das Zurückfallen der Zunge beim Bewußtlosen, durch ein Ödem bei Epiglottitis, bei Trauma und Hämatom etc.) können oropharyngeale Tuben, die endotracheale Intubation oder in Notsituationen auch die Tracheotomie indiziert sein. Bei Patienten mit Schwäche der Atemmuskulatur oder kritisch erhöhter Atemarbeit muß die zusätzliche Steigerung der Atemarbeit berücksichtigt werden, die durch den Tubus entsteht: diese ist entscheidend von dem Innendurchmesser des Tubus abhängig. Eine druckunterstützte Beatmung zur Kompensation des Tubus-Widerstandes kann erforderlich werden; neue Techniken zur automatischen Tubus-Kompensation sind entwickelt worden.

Ventilation

Wesentliches Ziel der maschinellen Beatmung ist die hinreichende Oxygenierung der Gewebe und die Elimination des CO_2. Dieses Ziel kann bei lungengesunden Patienten, deren Spontanatmung bei durch Narkose, Sedierung oder Intoxikation nicht ausreicht, meist problemlos erreicht werden. Bei Patienten ohne vorbestehende Lungen- oder Herzerkrankungen hat sich ein Atemzugvolumen (VT) zwischen 10–15 ml/kg KG bei einer Atemfrequenz von 12 bis 16 pro Minute bewährt. Der inspiratorische Flow wird so gewählt, daß keine hohen Spitzendrücke auftreten. Das Inspirations:Exspirations-Verhältnis (I : E) wird der physiologischen Atmung angepaßt und auf ca. 1 : 2 eingestellt. Die Beatmung wird mit einem FIO_2 (Anteil des O_2 am inspiratorischen Gasgemisch) von zunächst 0,5 begonnen, und der FIO_2 im Verlauf je nach Blutgassituation abgesenkt. Es wird ein niedriger positiver endexspiratorischer Druck gewählt (PEEP; z.B. 4–6 cm H_2O), als Prävention gegen spontane Atelektasenbildung unter maschineller Beatmung. Eine differenzierte Beatmungsstrategie wird bei Patienten mit vorbestehenden pulmonalen oder kardialen Erkrankungen bzw. Komplikationen im Bereich dieser Organe erforderlich.

Indikationen

Verschiedene Erkrankungen können zu einer Störung der respiratorischen Funktionen führen, die eine Beatmung erforderlich machen. Eine Indikation zur endotrachealen Intubation mit oder ohne maschinelle Ventilation oder auch Maskenbeatmung kann sich im wesentlichen aus zwei Gründen ergeben:
- Aufrechterhaltung der arteriellen Oxygenierung und der CO_2-Elimination bei kritischer Einschränkung der Gasaustauschfunktion der Lunge,
- Gewährleistung der Ventilation bei respiratorischer Muskelermüdung.

In Einzelfällen ist zudem eine Beatmung indiziert, um Heilungs- und Rekompensationsvorgänge bei verschiedenen Erkrankungen (z.B. nach Polytrauma) zu ermöglichen.

Eine absolute Indikation zur maschinellen Beatmung besteht bei drohendem oder eingetretenem Atem- und/oder Herzkreislaufstillstand bzw. schwerem Schock. Ansonsten orientiert sich die Indikation an der Atemfrequenz, der Dyspnoe, der sichtbaren Erschöpfung der Atemmuskulatur („rapid shallow breathing", paradoxe Atembewegungen), dem Sympathikotonus mit Herzfrequenzanstieg, den Blutgasen, der Bewußtseinslage und der Kreislaufsituation. Die in Tabelle K.1-2 aufgeführten Kriterien, die keineswegs sämtlich gemessen werden müssen, können als Richtschnur bei akuter respiratorischer Insuffizienz genutzt werden (in der Regel

Tabelle K.1-2 Indikationen zur maschinellen Beatmung.

– zunehmende Bewußtseinstrübung	
– PO_2	< 60–70 mmHg (FiO_2 = 0,4–0,5)
– PCO_2	> 50 mm Hg (bei vorheriger Normokapnie)
– Atemfrequenz	> 30 pro Minute
– paradoxe Atembewegungen	
– V_D/V_T	> 0,60
– inspiratorische Muskelkraft	< 25 cm H_2O
– Vitalkapazität	< 15 ml/kg
– $AaDO_2$	> 400 mmHg (FiO_2 = 1,0)

($AaDO_2$: Alveolär-arterielle Sauerstoffdifferenz, V_D: Totraumvolumen, V_T: Atemzugvolumen)

sollten mehrere der genannten Kriterien erfüllt sein). Bei akuter respiratorischer Insuffizienz zeigen eine Hyperkapnie und die respiratorische Azidose bereits die Erschöpfung der Atemmuskulatur an. Bei chronischer respiratorischer Insuffizienz sind wesentlich stärker veränderte Blutgase tolerierbar, bevor die Indikation zur Beatmung gestellt wird, da die chronische Insuffizienz häufig bereits in „kompensiertem Zustand" mit Hypoxämie und Hyperkapnie verbunden ist. Hier müssen zur Entscheidungsfindung die Primärerkrankung, der Verlauf und die Prognose in Relation zum aktuellen respiratorischen Zustand gesehen werden. Generelle Richtlinien für die Intubation und Initiierung einer maschinellen Beatmung dieser Patienten liegen nicht vor, der Beurteilung der klinischen Parameter (Atemfrequenz, Dyspnoe, Bewußtseinszustand) kommt wesentliche Bedeutung zu. Gerade für diese Patienten hat sich eine noninvasive Unterstützung der Spontanatmung über eine Nasen- bzw. Nasenmundmaske sehr bewährt, mit dem Ziel der Steigerung der Ventilation und der Vermeidung der Intubation (siehe unten).

1.2.2 Beatmungsmodi und Steuerung des Beatmungsgerätes

Assistiert/kontrollierte Beatmung (A/C)

Im assistiert/kontrollierten Beatmungsmodus wird durch eine Inspirationsanstrengung des Patienten ein assistierter Atemzug ausgelöst, dessen Volumen, Zeitdauer, I : E-Verhältnis und Flow jedoch festgelegt sind. Unterschreitet die Spontanfrequenz des Patienten den festgelegten Wert, so erfolgt eine kontrollierte Beatmung, d. h. das Gerät verabreicht einen Atemzug mit den eingestellten Werten. Die A/C-Beatmung kann auch druckkontrolliert erfolgen. Dieses Verfahren wird bei komplizierter Beatmung oft bevorzugt wegen der geringeren Gefahr des Barotraumas.
Die kontrollierte Beatmung ist bei insuffizientem Atemantrieb (Hirndruck, Narkose) oder Störung der neuromuskulären Übertragung (hoher Querschnitt, Guillain-Barré, Muskelrelaxation) erforderlich und bei schweren Krankheitszuständen wie ARDS oder Schock unterschiedlicher Ätiologie oft unumgänglich. Mit der A/C-Beatmung ist eine Mindestventilation gewährleistet, und es besteht die Möglichkeit, zusätzliche Atemzüge auszulösen. Der assistierte Modus setzt spontane Atemanstrengungen des Patienten voraus.

Nachteile der A/C-Beatmung sind, daß
1. meist eine Sedierung erforderlich ist, da die Atemzüge ausschließlich maschinengesteuert sind, und der Patient lediglich zusätzliche Atemzüge identischen Musters auslösen kann, sonst jedoch das spontane Atemmuster des Patienten nicht berücksichtigt wird,
2. die vom Patienten bei assistierten Atemzügen zu leistende Atemarbeit beträchtlich sein kann,
3. bei COPD-Patienten eine dynamische Hyperinflation verstärkt werden kann, falls nicht genügend Zeit für die Exspiration gegeben ist,
4. bei vermehrter Triggerung spontaner Atemzüge eine Hyperventilation mit Alkalose auftreten kann und
5. bei längerfristiger Beatmung eine Atrophie der Atemmuskulatur auftritt, da ein adäquates Atemmuskeltraining nicht stattfindet.

Synchronized intermittent mandatory ventilation (SIMV)

Der Patient erhält ein festgelegtes Mindestminutenvolumen, das mit seinen eventuell vorhandenen, spontanen Atemzügen synchronisiert verabreicht wird. Zusätzlich kann er spontan atmen und erhält dabei eine Druckunterstützung (Hilfsdruck), die mindestens 6–8 cm H_2O betragen soll, damit der erhöhte Widerstand des Tubus ausgeglichen wird. Bei SIMV triggert der Patient somit den Atemzug. Bei einer festgelegten Anzahl dieser Atemzüge wird dann vom Gerät ein definiertes Atemzugvolumen in einer vorgegebenen Zeit verabreicht. Die darüber hinausgehenden Atemzüge werden (abgesehen vom eingestellten Hilfsdruck) vom Patienten bestimmt.
SIMV bietet ebenfalls eine festgelegte Minimalventilation. Sie kann von nahezu vollständiger Beatmung bis zur minimalen Unterstützung der Spontanatmung variiert werden. SIMV wird auch in der Weaning-Phase (Entwöhnung) eingesetzt. Auch unter SIMV-Beatmung muß der Patient u.U. eine beträchtliche Atemarbeit leisten. Es kann ebenfalls zur Hyperventilation und Hyperinflation kommen. Durch die fix eingestellten SIMV-Atemzüge können Synchronisationsprobleme zwischen Patient und Beatmungsgerät auftreten. Aus diesen Gründen ist die SIMV zugunsten der druckunterstützten Ventilation (siehe unten) in den Hintergrund getreten.

Druckunterstützte Ventilation (Pressure Support Ventilation, PSV)

PSV ist eine assistierte Beatmung, bei der nach dem spontanen Einatmungsbeginn ein gegenüber der Exspiration erhöhter Druck appliziert wird, um die Einatmung zu erleichtern. Das Umschalten auf den niedrigeren Exspirationsdruck beginnt bei Abnahme des inspiratorischen Flows unter einen Grenzwert. Sowohl die Atemfrequenz als auch die Dauer der In- und Exspiration wird vom Patienten bestimmt. Das Atemzugvolumen ist variabel und wird bestimmt durch die Atemanstrengung des Patienten und durch die maschinenseitige Druckunterstützung. Vorteile im Vergleich zu A/C und SIMV sind die bessere Synchronisation von Patient und Beatmungsgerät, das Fehlen von Druckspitzen und die Möglichkeit, die patientenseitigen und die maschinenseitigen Anteile der Atemarbeit flexibel zu gestalten. PSV ist günstig bei leicht sedierten Patienten mit ausreichendem spontanen Atemantrieb und in der Weaning-Phase. Nachteilig ist die fehlende direkte Kontrolle des Atemzug- und Atemminutenvolumens.

PSV wird häufig auch in der nicht-invasiven Beatmung via Maske eingesetzt. Hierbei handelt es sich um Geräte mit kontinuierlichem Gasfluß und Flowtriggerung, die bei Inspiration des Patienten auf ein gegenüber der Exspiration erhöhtes Druckniveau zur Übernahme eines Teiles der Atemarbeit umschalten (bi level positive airway pressure = BiPAP). BiPAP muß von einem ebenfalls als BIPAP bezeichneten Beatmungsverfahren (bi phasic positive airway pressure) unterschieden werden, bei dem der Patient im Wechsel mehrere Atemzüge auf einer niedrigen und anschließend mehrere Atemzüge auf einer höheren CPAP-Stufe spontan atmet (siehe unter neue Ventilationsformen).

Kontinuierlicher positiver Atemwegsdruck (CPAP) und positiver endexspiratorischer Druck (PEEP)

Bei CPAP wird während des gesamten Atemzyklus ein möglichst konstanter, positiver Atemwegsdruck aufgebaut, um Atelektasenbildung zu verhindern oder zurückzubilden, die funktionelle Residualkapazität der Lunge (FRC) zu vergrößern und die Oxygenation zu verbessern. Bei Maskenbeatmung hilft CPAP zusätzlich die oberen Atemwege offen zu halten.

Durch einen positiven endexspiratorischen Druck (PEEP) wird erreicht, daß der Atemwegsdruck während der Exspiration auf einem voreingestellten positiven Niveau bleibt, ebenfalls zur Antagonisierung der Atelektasenbildung. Von diesem extern verabreichten PEEP muß ein auto- oder instrinsischer PEEP (PEEPi) abgegrenzt werden: ist die Exspirationszeit zu kurz, um die eingeatmete Luft komplett auszuatmen, so herrscht am Exspirationsende noch ein positiver Druck in den Alveolen, also ein PEEPi. Zum einen wird die Ausbildung eines solchen PEEPi bei der inverse ratio Beatmung bewußt angestrebt: das Verhältnis der Exspiration zur Inspiration wird auf unter 1 verkürzt (z.B. 1:2 bis 1:4), um ein hohes PEEPi zur Rekrutierung atelektatischer Bezirke zu erreichen. Anders als bei dem externen PEEP erhofft man sich hiermit eine gewisse „Individualisierung" des PEEP: in den stärker erkrankten Bezirken der Lunge, mit vermehrter Behinderung der Exspiration, entsteht (hypothetisch) ein höherer PEEPi als in den vergleichsweise gesunden Lungenarealen. Andererseits trägt die (unerwünschte) Entstehung eines PEEPi bei Patienten mit Atemwegserkrankungen und dynamischer Hyperinflation zur Erhöhung der Atemarbeit bei: nehmen wir einen PEEPi von 8 mbar an, so muß die Atemmuskulatur in der anschließenden Inspiration zunächst einen Druck von minus 8 mbar aufbauen, bevor der inspiratorische Luftstrom einsetzt. Die durch PEEPi bedingte Steigerung der Atemarbeit kann durch Applikation von externem PEEP in gleicher Höhe vermieden werden. Die Messung des PEEPi ist bei den meisten modernen Beatmungsgeräten möglich. Durch Ventilschluß am Ende der Exspiration erfolgt ein Druckausgleich zwischen Alveolen und Beatmungssystem: der sich ergebende Druckwert stellt die Summe aus externem (maschinenseitigem) PEEP und PEEPi dar.

Neben den ventilatorischen Effekten (Rekrutierung von Atelektasen, Anstieg des FRC, Verbesserung der Oxygenierung, Abnahme der Atemarbeit, Offenhalten der Atemwege) haben CPAP und PEEP auch hämodynamische Auswirkungen. Der positive intrathorakale Druck führt zur Abnahme des venösen Rückstroms. Beim Lungenödem ist dies ein erwünschter Effekt, da die Vorlast des linken Ventrikels sinkt, die stauungsbedingte pulmonale Ödembildung abnimmt und (vielfach) eine Verbesserung der Pumpfunktion eintritt. Bei Patienten ohne Flüssigkeitsüberladung oder mit Volumenmangel führt die Abnahme des venösen Rückstroms durch CPAP oder PEEP jedoch zur Abnahme des Herzzeitvolumens und stellt eine wesentliche Nebenwirkung dieser Therapieform dar (Abfall des Blutdruckes, verminderte Perfusion kritischer Organe, z.B. der Niere). Durch Volumengabe und ggf. positiv inotrope Substanzen kann die Abnahme des Herzzeitvolumens unter PEEP antagonisiert werden. Als weitere Begrenzung von CPAP und PEEP muß angesehen werden, daß diese Verfahren zwar den Gasaustausch verbessern und die Atemarbeit reduzieren können, jedoch die Ventilation nicht direkt steigern.

CPAP und PEEP sind anerkannte Behandlungsprinzipien, zur Ermittlung des optimalen Drucks bestehen jedoch keine standardisierten Regeln. Wird PEEP zur Reduktion der Atemarbeit bei Patienten mit intrinsischem PEEP eingesetzt, so wird ein geringer unter dem PEEPi liegender externer PEEP appliziert, um die Atemarbeit möglichst zu minimieren, aber auch eine weitere Überblähung der Lunge zu vermeiden. Stellt die Verbesserung des Gasaustauschs die Indikation zur Verabreichung von PEEP dar (z.B. bei Patienten mit ARDS und beatmungspflichtiger Pneumonie), so wird der Druck appliziert, der zur Verbesserung der Oxygenation, jedoch (unter Volumengabe) nicht zu einer wesentlichen Abnahme des Herzzeitvolumens führt. In der Regel werden Drucke zwischen 4 und 20 mbar appliziert. Häufig kommt hierbei ein Algorithmus in Abhängigkeit vom FIO_2 zur Anwendung (z.B. mit folgenden Eckpunkten: $FIO_2 > 0,8 \rightarrow PEEP > 12$ cm H_2O; FIO_2 0,5–0,8 $\rightarrow$ PEEP = 12 cm H_2O; $FIO_2 < 0,5 \rightarrow$ PEEP < 12 cm H_2O). Ein alternatives, allerdings sehr aufwendiges Verfahren besteht darin, die Höhe des PEEP an der Druck-Volumen-Kurve der Lunge auszurichten: der PEEP wird dann auf Werte oberhalb des unteren Inflektionspunktes eingestellt.

Triggerung bei partieller Unterstützung der Spontanatmung

Bei verschiedenen Formen (A/C; PSV, SIMV; BIPAP) partieller Unterstützung der Spontanatmung löst der Patient durch Atmungsanstrengungen die Unterstützung durch das Beatmungsgerät aus. Diese Triggerung kann durch eine Druckerniedrigung oder eine Zunahme des Flows im Beatmungssystem erfolgen. Die Empfindlichkeit des Triggers kann variiert werden. In der Regel sollte sowohl bei Flow- als auch bei Drucktriggerung eine möglichst sensitive Einstellung gewählt werden, bei der es jedoch nicht zur Selbsttriggerung des Gerätes kommt (z.B. 1–3 l/min bzw. 1–2 mbar). Zu berücksichtigen ist jedoch, daß selbst bei gleichem Beatmungsmodus je nach Qualität des Beatmungsgerätes und der Trigger- und Floweinstellung drastische Unterschiede hinsichtlich der durch das System zusätzlich erforderlichen Atemarbeit auftreten können. Zudem kann es, vor allem bei älteren Geräten, zu erheblichen Zeitverzögerung zwischen Inspirationsbeginn und Beginn der geräteseitgen Fluß-/Druck-Unterstützung kommen. Beide Faktoren haben gravierende Nachteile für einen erfolgreichen Spontanatmungsversuch. Die partielle Unterstützung der Spontanatmung erfordert somit eine ausgereifte Gerätetechnik.

Neuere Ventilationstechniken

In den letzten Jahren sind verschiedene neue Beatmungsverfahren entwickelt worden, deren Stellenwert gegenwärtig noch nicht abschließend beurteilt werden kann:

Proportional assist ventilation (PAV): PAV ist ein Verfahren zur Unterstützung der Spontanatmung. Proportional zu den Atemanstrengungen des Patienten liefert das Gerät eine Druck-Unterstützung jedes Atemzugs. Das Niveau der Unterstützung und somit die maschinenseitige Atemarbeit kann variiert werden. Das Verfahren soll eine bessere Synchronisation zwischen Beatmungsgerät und Patienten ermöglichen, da sich eine vermehrte Atemanstrengung unmittelbarer in eine Zunahme des Atemzugvolumens umsetzt.

Biphasic positive airway pressure (BIPAP): Dieser technisch an einen modernen Respirator gebundene Modus erlaubt eine druckkontrollierte Beatmung mit „offenem System". Das Beatmungsgerät variiert quasi als Grundbeatmungsfrequenz zwischen zwei unterschiedlichen CPAP-Niveaus, so daß eine Mindestventilation sichergestellt ist. Der Patient kann auf beiden Niveaus vollkommen frei zusätzliche Atemzüge durchführen. Hierdurch erhöht sich die alveoläre Ventilation, insbesondere in den durch Atelektasen bedrohten basalen (zwerchfellnahen) Abschnitten der Lunge, da durch die diaphragmale Aktivität die regionale basale Ventilation gefördert wird. Zudem verlangt diese Technik durch die „Atemfreiheit" nur eine geringe Sedationstiefe, eine Relaxation entfällt, und die Atemmuskulatur des Patienten wird frühzeitig trainiert. Wenn die Einstellung der beiden CPAP-Niveaus im inverse ratio Modus vorgenommen wird (kürzere Phasen des niedrigen „Exspirationsniveaus" als des höheren „Inspirationsniveaus"), findet auch der Begriff Airway Pressure Release Ventilation Verwendung. Der gegenwärtige Stand zur Jet-Ventilation und zu extrakorporalen Verfahren des Gasaustausches ist in dem Kapitel „ARDS" (C 21) ausgeführt.

1.2.3 Respiratorisches Monitoring

Grundlage des Monitoring ist die klinische Untersuchung mit Beurteilung von Zyanose, Atemfrequenz, inspiratorischer Aktivierung der Atemhilfsmuskulatur und Untersuchung der Lunge.

Arterielle Blutgasanalyse (BGA)

Die BGA erlaubt die Bestimmung von PO_2, PCO_2, pH, HCO_3, BE und SaO_2. Die Nachteile bestehen darin, daß arterielles Blut gewonnen werden muß, durch die intermittierenden Messungen schnelle Veränderungen des Zustandes nicht angezeigt werden und, je nach Grunderkrankung, eine erhebliche Variabilität bei der PO_2-Messung bestehen kann. Wegen technischer Nachteile hat sich der Einsatz der transkutanen PO_2- und PCO_2-Messung (Ausnahme: Geburtshilfe und Neugeborene) noch nicht durchgesetzt. Intraarterielle Elektroden zur kontinuierlichen Messung von PO_2, PCO_2 und pH sind verfügbar, aufgrund der Kosten und der Invasivität des Verfahrens ist ihr Einsatz jedoch auf spezifische Fragestellungen begrenzt.

Transkutane Pulsoxymetrie

Die transkutane Pulsoxymetrie ist eine nicht-invasive, einfach durchzuführende und nebenwirkungsarme Methode zur kontinuierlichen Erfassung der arteriellen SaO_2. Einschränkungen bezüglich der Aussagekraft der Methode müssen jedoch berücksichtigt werden (unterschiedliche, herzfrequenzabhängige Zeitverzögerung bei der Fingeroxymetrie, Überschätzung der wahren SaO_2 bei erhöhtem COHb-Gehalt des Blutes, falsch hoch oder falsch niedrige Werte bei erhöhtem MetHb, Bewegungsartefakte, Meßungenauigkeiten bei Kreislaufschock und peripherer Vasokonstriktion, Verschiebung der Sauerstoffbindungskurve).

Beurteilung des Atemantriebs

Als nützlicher Parameter zur Beurteilung des Atemantriebs und der Fähigkeit, die Ventilation aufrechtzuerhalten, hat sich der „rapid shallow breathing" Index bewährt (Atemfrequenz / Atemzugvolumen [l]). Werte über 100 (z.B. 30/0,3!) zeigen an, daß die Spontanatmung ineffizient ist. Die Beurteilung des Atemantriebes kann auch direkt mittels Messung des P0.1 erfolgen (Unterdruck in den ersten 100 ms der Inspiration). Ein hoher P0.1 (>/= 6 cm H_2O) signalisiert erhöhte Atemarbeit und die Gefahr der atemmuskulären Insuffizienz.

Beurteilung der Atemmechanik

Die Messung der Vitalkapazität ist bei beatmeten Patienten aufwendig. Sie beträgt normalerweise 65 bis 75 ml/kg. Beim relaxierten Patienten kann die statische Compliance des respiratorischen Systems (CRS, auch „quasi-statische" Compliance genannt) mittels der „inspiratory-hold"-Funktion einfach gemessen werden nach der Formel: $CRS = V_T / (P_{plat} - PEEP)$. V_T sollte dabei patientennah am Tubusansatz bestimmt werden. Der Normwert bewegt sich zwischen 60 und 100 ml/cm H_2O und ist vermindert bei Lungengerüsterkrankungen, ausgedehnten Pleuraergüssen oder Aszites sowie interstitieller und alveolärer Flüssigkeitsvermehrung (Herzinsuffizienz, ARDS, Pneumonie etc.). Die effektive dynamische Compliance (Cdyn) ergibt sich aus $C_{dyn} = V_T / (P_{peak} - PEEP)$. Der Normwert liegt zwischen 50 und 80 ml/cm H_2O bei Flußraten zwischen 50 und 80 l/min. Die Cdyn kann aus gleichen Gründen wie CRS vermindert sein, jedoch zusätzlich bei Erhöhung des Atemwegswiderstandes (Bronchospasmus, Sekretverhalt, Tubusdislokation). Generell muß beachtet werden, daß die Messungen der Compliance möglichst im optimalen (linearen) Anteil der Druck-Volumenkurve der Lunge vorgenommen werden.

Messung der Atemarbeit

Die Berechnung der Atemarbeit erfordert die Messung des Oesophagusdruckes zur Bestimmung des transpulmonalen Druckes ($P_{alv} - P_{pl}$) und die Bestimmung des Atemzugvolumens V_T. Die Atemarbeit liegt in Ruhe bei ca. 5 J/min. Beim kontrolliert beatmeten Patienten leistet dieser keine eigene Atemarbeit. Bei partieller Unterstützung der Spontanatmung sollte die vom Patienten geleistete Atemarbeit < 10 bis 16 J/min betragen.

Kapnographie

Die Kapnographie erlaubt die Messung des end-exspiratorischen PCO_2 ($PETCO_2$). Ein erhöhtes $PETCO_2$ kann gemessen werden bei Hypoventilation, vermehrter CO_2-Produktion und Azidose-Ausgleich mit Natrium-Bikarbonat-Infusion. Eine Verminderung des $PETCO_2$ findet sich bei Hyperventilation, Lungenembolie, Leck im Intubationssystem und Luftembolie. Ein nicht meßbares $PETCO_2$ zeigt eine Oesophagus-Intubation an.

1.2.4 Kardiovaskuläres Monitoring bei Beatmung

Herzfrequenz-Monitoring und non-invasive Blutdruckmessung stellen die Basis dar. Beim beatmeten Patienten ist die kontinuierliche arterielle Blutdruckmessung mit der Möglichkeit von Blutgasanalysen verbunden, nachteilig ist die Invasivität des Verfahrens. Echokardiographische Untersuchungen gehören zum Standard der Beurteilung der Kreislaufverhältnisse bei beatmeten Patienten. Bei hämodynamischer Instabilität und Unklarheiten hinsichtlich der Drücke im kleinen Kreislauf ist ein Monitoring mittels Swan-Ganz-Katheter vorteilhaft. Hierüber lassen sich je nach Katheter-Modell PRA, PRV, PPA, PPCW, HZV und zentral-venöse Sättigung erfassen, pulmonalarterielle Blutproben (Blutgaswerte) können abgenommen werden. Es ist jedoch zu bedenken, daß die während positiver Druckbeatmung registrierten Werte nicht die realen transmuralen Drücke (PPA, PPCW, PRA) widerspiegeln, insbesondere bei hohem intrathorakalen Druckniveau (PEEP, PEEPi bei inverse ratio Beatmung). Gegenwärtig wird in größeren Studien der Frage nachgegangen, inwieweit diesen Vorteilen eines verbesserten hämodynamischen Monitoring Nachteile seitens der Invasivität des Verfahrens gegenüberstehen, um die Indikationen zur Anlage eines Swan-Ganz-Katheters besser eingrenzen zu können. Als alternatives Verfahren steht die Messung des extravasalen Lungenwassers (Doppelindikator-Dilution), verbunden mit der Bestimmung des zentralen Blutvolumens und des Herzzeitvolumens, zur Verfügung.

1.2.5 Nebenwirkungen von endotrachealer Intubation und Beatmung

Ist zum Zeitpunkt der Intubation mit einer Beatmungsdauer > 7–10 Tage zu rechnen, sollte ein Tracheostoma angelegt werden, um die Nachteile der länger andauernden endotrachealen Intubation zu vermeiden (Glottis- und Stimmlippendysfunktionen, Trachealstenosen etc.). Die Vorteile durch verminderten Totraum, normalisierte Glottisfunktion, bessere pharyngeale Sekretclearance sowie die Möglichkeit der oralen Ernährung und der verbalen Kommunikation müssen gegenüber den möglichen Komplikationen der Tracheostomaanlage (Blutungen, tracheale Erosionen, Trachealstenose, postoperative extraluminale Tubusdislokation) abgewogen werden. Jegliche Form einer länger dauernden endotrachealen Intubation kann zu Erosionen der Trachea, zur Trachealstenose und -malazie führen. Wichtigster Trigger dieser Komplikationen ist der Druck im Tubuscuff. Übersteigt dieser den Perfusionsdruck in der Mucosa (25 cm $\cong H_2O$), entsteht eine ischämische Läsion. Druckwerte um 15–20 cm H_2O im Cuff sollten angestrebt werden.

Toxische Sauerstoffeffekte

Während maschineller Beatmung kommt meist ein erhöhter Sauerstoffpartialdruck zur Anwendung. Experimentell ist eine alveoläre Hyperoxie mit vermehrtem Auftreten von alveolärem und interstitiellem Ödem, hyalinen Membranen und Fibrosierung verbunden. Weiterhin begünstigen hohe O_2-Konzentrationen das Auftreten von Atelektasen. Es wird andererseits jedoch angenommen, daß akute inflammatorische Prozesse mittels Steigerung der antioxidativen Enzyme eine höhere O_2-Toleranz bewirken. Vor diesem Hintergrund gilt die Beatmung mit einem $FIO_2 \leq 0,5$ als unproblematisch. Jede weitere Erhöhung muß kritisch gegen konkurrierende Maßnahmen (Veränderung der Beatmungsparameter [insbesondere Erhöhung von PEEP], Diuretika, extrakorporale Verfahren des Volumenentzugs) abgewogen werden. Eine „PaO_2-Kosmetik" mit unnötig hohem FIO$_2$-Einstellungen sollte vermieden werden: ein PaO$_2$ um 60 mmHg reicht zur Gewebsoxygenierung aus.

Druck- und Volumen-induzierte Lungenschäden (Baro-/Volutrauma)

Das Baro-/Volutrauma ist definiert als eine durch erhöhte Beatmungsdrücke bzw. hohe Atemzugvolumina bedingte Lungenschädigung. Man unterscheidet zwischen dem direkt erfaßbaren Makrobarotrauma (Pneumothorax, interstitielles Emphysem, Hautemphysem, Pneumomediastinum, Pneumoperitoneum, Pneumopericardium, Spannungszysten) und dem klinisch zunächst inapparenten Mikrobarotrauma (Schädigung der alveolo-epithelialen und kapillar-endothelialen Barrieren mit Hyperpermeabilität, Ödembildung und abhängigen Folgen). Unklar ist zur Zeit, ob erhöhte Spitzendrücke unter der Beatmung oder Scherkräfte bei der periodischen Wiedereröffnung und dem Re-Kollaps atelektatischer Regionen oder eine Überdehnung der verbliebenen offenen Lungenareale wesentlich verantwortlich sind. Vor diesem Hintergrund besteht gegenwärtig Konsens, inspiratorische Spitzendrücke über 35 cm H$_2$O zu vermeiden, die Beatmung bei erkrankten Lungen mit niedrigen Atemzugvolumina vorzunehmen (auch eventuell unter Inkaufnahme einer „permissiven" Hyperkapnie) und durch die PEEP-Einstellung Atelektasenbildung zu vermeiden (sogenannte „lungenprotektive Beatmungsformen", siehe Beatmung des ARDS).

Hämodynamische Komplikationen

Die Inspiration während maschineller Beatmung unterscheidet sich vom spontanen Atemzug hauptsächlich durch den positiven Pleural- und Alveolardruck. Dieser wirkt auf die Strukturen des rechten Herzens wie auch auf die kollabilen Anteile der intrathorakalen Vena cava inferior und superior und bedingt eine Reduktion des venösen Blutrückstromes. Der positive intrathorakale Druck wird ebenfalls auf die intrathorakale Aorta übertragen und bewirkt hier sowohl direkt als auch indirekt (indem der Blutausstrom aus dem Thoraxraum begünstigt wird) eine Senkung des systolischen Druckes. Die Senkung von rechtsventrikulärer Vorlast, Herz-Zeit-Volumen und linksventrikulärer Nachlast entlasten den linken Ventrikel, können jedoch (insbesondere bei Volumenmangel und kardialer Vorschädigung) auch zur hämodynamischen Instabilität und arteriellen Hypotonie führen.
Die Wirkung eines PEEP auf den pulmonalvaskulären Widerstand ist abhängig vom Lungenvolumen. Auf der Ebene des Residualvolumens führt ein PEEP bis ~10 cm H$_2$O zu einem Abfall des pulmonalvaskulären Widerstandes (PVR) und zu vermehrter Kapazität des Blutpoolings in den Lungen. Höhere Drucke komprimieren die intraazinär gelegenen Gefäße und erhöhen den PVR und somit die Nachlast des rechten Ventrikels.

Beatmungspneumonie

Das Risiko einer nosokomialen Pneumonie steigt bei Aufnahme auf eine Intensivstation um das fünffache, beim Beatmeten bis zum 20fachen im Vergleich mit nicht intensivmedizinisch betreuten Krankenhauspatienten. Die Inzidenz nosokomialer Pneumonien beträgt auf der Intensivstation 8–20% und steigt bei einer Beatmungsdauer von über 30 Tagen auf fast 70%. Infektionswege sind therapeutische und diagnostische Katheter, nasogastrale Sonden sowie der endotracheale Tubus. Der Sekretstau zwischen Glottis und Tubuscuff ist nur schwer drainierbar und stellt einen guten Nährboden für Keime dar. Mikroaspirationen aus diesem Bereich und aufgrund von gastroösophagealem Reflux, insbesondere bei liegender Magensonde, begünstigen die Pneumonieentstehung. Bei Auftreten einer Beatmungspneumonie ist eine breite antimikrobiell wirksame Therapie anzusetzen, bis das Antibiogramm eine gezielte Behandlung ermöglicht.

Medikamentöse Nebenwirkungen

Die Durchführung bestimmter Beatmungsmodi setzt ein Sedierung und in Einzelfällen eine Relaxation des Patienten voraus, was zur Vasodilatation mit konsekutiver Hypotonie und zu einem Abfall des Herz-Zeit-Volumens führen kann. Die Aufhebung des Hustenreflexes begünstigt gleichzeitig eine Sekretretention und erhöht das Infektionsrisiko. Ein längerer Einsatz neuro-muskulär blockierender Medikamente kann zur langdauernden neuro-muskulären Ermüdung nach Beendigung der Beatmung führen, eine Bedeutung für die Entstehung der Polyneuropathie unter der Beatmung wird angenommen. Die Streßulcusprophylaxe mit Säureblockern geht durch retrograde Keimbesiedelung des Magens und Aspiration von Enterobakterien mit einer erhöhten Inzidenz einer nosokomialen Pneumonie einher. Alternativ wird Sukralfat empfohlen. Kontrollierte Studien zur Überlegenheit einer Ulcusprophylaxestrategie hinsichtlich der Überlebensrate liegen jedoch nicht vor.

1.2.6 Beatmung bei akuter respiratorischer Insuffizienz

Beatmung beim Status asthmaticus

Die Beatmung von Patienten mit Asthma bronchiale birgt ein hohes Risiko schwerwiegender Komplikationen und ist mit einer stark erhöhten Mortalität verbunden. Die Indikation zur Intubation im Status asthmaticus sollte sich primär auf die klinischen Zeichen einer drohenden Atemmuskelerschöpfung stützen (Orthopnoe, „silent lung") und weniger auf die aktuellen Werte von PO$_2$ und PCO$_2$. Eine Hypoxämie unterschiedlichen Ausmaßes ist nahezu immer vorhanden. Die Hyperkapnie reflektiert das Ausmaß der Ventilationseinschränkung und ist somit bedeutsamer für die Abschätzung des Schweregrades des Status asthmaticus. Es ist jedoch zu bedenken, daß es sowohl Patienten gibt, die bereits bei nur gering erhöhtem PCO$_2$ ein Atemversagen entwickeln, als auch Patienten, bei denen selbst bei hohen PCO$_2$ Werten (bis > 100 mmHg) eine Spontanatmung erhalten bleibt. Ein niedriger arterieller pH reflektiert die respiratorische Azidose, kann jedoch von einer metabolischen Alkalose überlagert

Tabelle K.1-3   Respiratoreinstellung bei Status asthmaticus.

Parameter	Wert
Atemzugvolumen	< 8 ml/kg
Atemfrequenz	6–14 /min
Atemfluß	> 60 l/min
FiO_2	0,4–0,6
PEEP	0–4 cm H_2O (PEEP$_{extern}$ < PEEP$_i$)
I : E-Verhältnis	1 : 2 bis 1 : 4
Spitzendruck	< 50 cm H_2O

sein. Bei progredienter Erschöpfung der Atemmuskulatur und Notwendigkeit der Intubation sollte diese zur Minimierung des zusätzlichen Atemwegswiderstands mit dem größtmöglichen Tubus erfolgen (> 8,5 mm ID). Für die Ersteinstellung des Respirators empfiehlt sich das in Tabelle K.1-3 angeführte Vorgehen.

Wesentliches Problem ist die dynamische Hyperinflation (DHI), also die nicht vollständige Exspiration mit zunehmender Überblähung der Lunge. Zur Reduktion der DHI werden ein niedriges Atemzugvolumen und eine niedrige Atemfrequenz angestrebt. Erhöhte PCO_2-Werte (permissive Hyperkapnie) können hierbei in Kauf genommen werden. Das physiologische 1 : 2-Verhältnis von Inzur Exspiration muß zur Vermeidung der DHI zugunsten der Exspiration verändert werden, um eine ausreichende Exspirationszeit zu erzielen, ersichtlich am endexspiratorischen Sistieren des Gasflusses. Die Höhe von inspiratorischem Druck und Fluß wird widersprüchlich diskutiert. Es überwiegt jedoch die Ansicht, daß mit einem hohen Fluß der inspiratorische Spitzendruck zwar höher liegt, durch die verlängerte Exspirationszeit jedoch ein niedrigeres endinspiratorisches Lungenvolumen und ein niedrigerer Plateaudruck erreicht werden. Während kontrollierter Beatmung wird die Zugabe eines PEEP nach der Regel „externer PEEP = PEEPi" kontrovers diskutiert, da die Hyperinflation verstärkt wird und somit das Risiko von Hypotension und Barotrauma ansteigen kann. Bei spontaner Atmung steht die gesteigerte Atemarbeit aufgrund des PEEPi im Vordergrund (und nicht die DHI), weshalb hier extern applizierter PEEP (knapp unter dem PEEPi Niveau) zur Entlastung der Atemarbeit indiziert ist.

Bezüglich des Auftretens von Komplikationen (Hypotension, Barotrauma, Pneumothorax) ist ein hohes endinspiratorisches Lungenvolumen (VEI) der beste Prädiktor, jedoch wird eine exakte Bestimmung von VEI mit im Intensivbereich aufwendigen Indikatorgasmethoden nur selten durchgeführt. Daher werden klinisch weniger gut mit der DHI korrelierende Parameter wie der Spitzendruck oder das vollständige Sistieren des Luftflusses am Ende der Exspiration zur Steuerung der Beatmung genutzt. Bei gegebener Hyperinflation kann es geboten sein, kurzfristig bei geöffnetem Exspirationsventil die Beatmung zu sistieren, um das intrathorakale Gasvolumen zu reduzieren.

Beatmung beim akuten Lungenversagen (ARDS)

Details hierzu sind in dem Kapitel C 21 (Krankheiten der Atmungsorgane/ARDS) ausgeführt. An dieser Stelle hervorzuheben ist, daß eine große multizentrische Studie kürzlich belegte, daß ein „lungenprotektiver" Beatmungsansatz (Atemzugvolumen 6 ml/kg KG mit Spitzendrücken 30 cm H_2O) gegenüber der konventionellen Respiratoreinstellung (Beatmung mit 10 ml/kg KG mit Spitzendrücken bis 50 cm H_2O) eine signifikante Reduktion der Letalität im ARDS nachwies. Die in Verbindung mit dem niedrigen Atemzugvolumen praktizierte PEEP-Einstellung folgte dem oben aufgeführten Algorithmus ($FiO_2 > 0,8 \rightarrow$ PEEP > 12 cm H_2O; FiO_2 0,5–0,8 $\rightarrow$ PEEP = 12 cm H_2O; $FiO_2 < 0,5 \rightarrow$ PEEP < 12 cm H_2O).

Beatmung bei Pneumonie

Eine Pneumonie ist häufige Ursache einer akuten hypoxämischen respiratorischen Insuffizienz. Ursache hierfür sind atelektatisch/ödematöse Lungenareale, die im Rahmen der entzündlichen Infiltrate entstehen und mit einem Rechts-Links-Shunt sowie Ventilations-Perfusions-Verteilungsstörungen verbunden sind. Eine ausreichende CO_2-Elimination ist zumeist gewährleistet, es sei denn, eine Erschöpfung der Atempumpe tritt hinzu.

Nicht-invasive Beatmung bei Pneumonie

Mittels einer Nasen- bzw. Gesichtsmaske ist die Applikation von CPAP oder assistierter Beatmung (BiPAP oder PSV) möglich. Entfaltbare Lungenareale, die nicht bereits konsolidiert sind, können durch den positiven endexspiratorischen Atemwegsdruck für die Ventilation rekrutiert werden, mit Abnahme des Shuntflusses. Durch die inspiratorische Druckunterstützung wird zudem die Ventilation mit Abnahme von Atemarbeit, O_2-Verbrauch und Dyspnoe erleichtert, weswegen diesem Vorgehen gegenüber ausschließlicher CPAP-Anwendung in der Regel der Vorzug gegeben wird. Bei mono-CPAP kommen Drücke bis 12 cm H_2O zur Anwendung. Bei zusätzlicher inspiratorischer Druckunterstützung erfolgt diese üblicherweise mit Drücken von 12 – > 20 cm H_2O, bei exspiratorischen Drücken von 4–8 cm H_2O. Die nicht-invasive Beatmung wird mit einer zusätzlichen Sauerstoffgabe kombiniert. Während der Einstellungsphase der non-invasiven Beatmung ist eine engmaschige Überwachung der Patienten mit Blutgasanalysen zur Optimierung der eingestellten Parameter notwendig. Sie ist bei schwerer Pneumonie jedoch in ihrer Wirksamkeit noch nicht durch große kontrollierte Studien belegt.

Maschinelle Beatmung bei Pneumonie

Führt die respiratorische Insuffizienz bei Pneumonie zur Notwendigkeit der endotrachealen Intubation, ergeben sich fließende Übergänge zum ARDS. Die Beatmung richtet sich nach dem dort beschriebenen Vorgehen (siehe Kapitel C 21). Bei einseitig erkrankter Lunge kann die getrennte Beatmung beider

Lungen via Doppellumen-Tubus sinnvoll sein, verlangt jedoch erhöhten technischen Aufwand.

Beatmung beim Lungenödem

Sowohl beim kardiogen als auch nicht-kardiogen bedingten Lungenödem ist der Rechts/Links-Shunt Grundlage der akuten hypoxämischen respiratorischen Insuffizienz. Ein Anstieg der resistiven und elastischen Atemarbeit beim Lungenödem führt zur vertieften Atmung mit ausgeprägt negativen inspiratorischen Druckschwankungen. Diese erhöhen sowohl die Nachlast des linken Ventrikels (Zunahme des transmuralen Druckes, der sich aus Plinker Ventrikel – PPleura berechnet), als auch den venösen Rückstrom zum rechten Ventrikel mit Vorlasterhöhung des linken Ventrikels. Diese Effekte der hämodynamischen Interaktion von Herz und Lunge tragen zur Verschlechterung des Lungenödems bei, so daß allein die Umstellung auf eine maschinelle Beatmung mit positivem Druck bereits zu einer signifikanten Verbesserung der hämodynamischen Situation führen kann. Insbesondere wird durch die Überdruckbeatmung mit Einstellung erhöhter PEEP-Werte der venöse Rückstrom zum rechten Ventrikel reduziert. Die Abnahme der pulmonalen Flüssigkeitsfiltration, die Zunahme der funktionellen Residualkapazität und die Eröffnung von Atelektasen bewirken zumeist eine rasche Verbesserung des Gasaustausches.

Falls keine akute Intubationsindikation vorliegt (s.o.), erfolgt die Atmungsunterstützung beim Lungenödem primär nicht-invasiv via Maske. Diese Vorgehensweise ist für Masken-CPAP durch mehrere Studien belegt (Verbesserung des Gasaustausches, Reduktion der Atemarbeit, Reduktion der Intubationsnotwendigkeit). Masken-BiPAP scheint aus pathophysiologischen Überlegungen bei bereits bestehender atemmuskulärer Erschöpfung mit respiratorischer Globalinsuffizienz günstiger, da über die zusätzliche inspiratorische Druckunterstützung eine Ventilationssteigerung zur rascheren Beseitigung der Hyperkapnie erreicht werden kann. In einer Untersuchung traten jedoch unter BiPAP gehäuft Myokardinfarkte im Vergleich zu CPAP auf. Weitere Studien zur abschließenden Beurteilung, welches der beiden nicht-invasiven Beatmungsverfahren günstiger ist, sind erforderlich.

1.2.7 Beatmung bei chronischer respiratorischer Insuffizienz

Chronisch obstruktive Lungenerkrankung (COPD)

Bei zahlreichen Patienten mit chronisch obstruktiver Lungenerkrankung tritt im Krankheitsverlauf eine respiratorische Insuffizienz auf, zumeist im Rahmen eines bronchopulmonalen Infektes, die eine intensivmedizinische Therapie erfordert. Oft kann unter O_2-Gabe, Bronchialtoilette und optimaler antiobstruktiver Therapie eine maschinelle Beatmung vermieden werden. Die Patienten sind an eine chronische Hypoxie und oft auch Hyperkapnie (PCO_2-Werte z.T. > 60 mmHg) adaptiert, so daß sich daraus allein keine Indikation zur Intubation und maschinellen Beatmung ergibt. Die Patienten werden intensivmedizinisch überwacht und die Indikation zur maschinellen Beatmung orientiert sich am klinischen Bild, dem Ausmaß von Dyspnoe und Tachypnoe, der vom Patienten zu leistenden Atemarbeit sowie an der Bewußtseinslage.

Bei progredienter respiratorischer Insuffizienz wird zunächst eine nicht-invasive Beatmung über eine Nasen- bzw. Nasen-Mundmaske (BiPAP, PSV oder auch kontrollierte volumengestützte Beatmung) bei noch nicht bewußtlosen und kreislaufstabilen Patienten versucht. Zum Beispiel können flowgesteuerte PSV-Geräte, die mit kontinuierlichem Gasfluß arbeiten und somit eine sehr günstige Triggerung ermöglichen, mit einem positiv-exspiratorischen Druck von 5 bis 8 cm H_2O und einem inspiratorischen Druck, welcher 8 bis 12 cm H_2O darüber liegt, bei dieser nicht-invasiven Beatmungsform eingesetzt werden. Wesentliche Vorteile der nicht-invasiven Beatmung sind:

1. sie ermöglicht eine frühzeitige Beatmung / Atmungsunterstützung, kann also eingesetzt werden bevor man den Patienten invasiv beatmen würde,
2. die Nebenwirkungen der Intubation und Analgosedierung werden vermieden,
3. sie ist mit keinem erhöhten Infektionsrisiko verbunden, da der Hustenstoß erhalten bleibt, und
4. eine intermittierende Therapie ist möglich, der Patient kann kommunizieren und künstliche Ernährung ist nicht erforderlich. Durch die nicht-invasive Beatmung kann nach heutiger Studienlage oft die Intubation vermieden werden.

Die Indikation zur Intubation soll zurückhaltend gestellt werden, da sowohl Komplikationen der Beatmung als auch ein schwieriger Weaning-Prozeß zu erwarten sind und das Mortalitätsrisiko hoch ist. Wird bei Versagen der konservativen Therapie einschließlich O_2-Gabe und der nicht-invasiven Beatmung eine maschinelle Ventilation über einen Endotrachealtubus unumgänglich, so stellt die dynamische Hyperinflation aufgrund der exspiratorischen Flußlimitation bei COPD das Hauptproblem dar. Daraus resultieren hohe Beatmungsdrücke mit dem Risiko des Barotraumas.

Die Beatmungsstrategie richtet sich somit nach folgenden Prinzipien:

1. möglichst geringes Atemminutenvolumen, welches eine noch ausreichende Oxygenierung liefert,
2. Inkaufnahme hoher PCO_2-Werte (permissive Hyperkapnie),
3. hohe inspiratorische Flußraten und lange Exspirationsdauer,
4. niedriger PEEP bis zur Höhe des PEEPi.

Wie beim ARDS sind endinspiratorische Plateaudrucke ≤ 35 cm H_2O anzustreben.

Beatmung bei alveolärer Hypoventilation

Die seltene primäre Form der alveolären Hypoventilation wird von den häufigeren sekundären Formen bei bekannter Grundkrankheit unterschieden. Die Therapie differiert jedoch nicht. Abgesehen von den Erkrankungen mit Bronchialobstruktion (z.B. COPD, Mukoviszidose) kann eine sekundäre alveoläre Hypoventilation bei Erkrankungen mit Affektion der Atemmuskulatur auftreten (z.B. Muskeldystrophien, spinale Muskelatrophien) sowie auch bei schweren restriktiven Veränderungen von Lunge und Thorax (z.B. Kyphoskoliose, Lungenfibrosen). Neben einer restriktiven Ventilationsstörung steht bei diesen Krankheitsbildern eine sekundäre Schwäche der Atemmuskulatur und/oder eine sekundäre Störung der O_2-Chemosensitivität im Vordergrund. In fortgeschrittenen Stadien oder bei Infektexazerbation besteht sowohl am Tage als auch besonders ausgeprägt im Schlaf eine schwere arterielle Hypoxie und Hyperkapnie. Ist der Patient noch bei Bewußtsein, stellt die nicht-invasive Beatmung via Maske die Behandlungsmethode der Wahl dar. Initial kann eine kontinuierliche Durchführung dieser Beatmung für ein bis zwei Tage erforderlich sein, nach Beseitigung der Azidose und Hyperkapnie genügt in der Regel die nächtliche Ventilation, die evtl. auch als Heimbeatmung fortgeführt werden muß. Hintergrund der chronischen intermittierenden (non-invasiven) Beatmung ist der Tatbestand, daß hierdurch eine periodische Erholung der Atemmuskulatur erreicht werden kann, die eine verbesserte Voraussetzung für die Phasen der Spontanatmung schafft. Die non-invasive Heimbeatmung kann auch überbrückend zur Lungentransplantation eingesetzt werden.

1.2.8 Beatmung bei Störungen der Atmungsregulation

Schlafbezogene Atmungsstörungen (SBAS)

Bei der Mehrzahl der Patienten mit SBAS tritt im Schlaf eine partielle oder komplette Obstruktion der oberen Atemwege auf. Die Folge sind obstruktives Schnarchen, Hypopnoen und Apnoen mit einem längerfristig erhöhten Morbiditäts- und Mortalitätsrisiko. Therapieziel ist die Beseitigung der Obstruktion der oberen Atemwege. Die nasal applizierte CPAP-Therapie ist die Methode der Wahl bei Patienten mit mittelschwerer bis schwerer Schlafapnoe (> 30 Apnoen und Hypopnoen pro Schlafstunde) und bei Versagen der Allgemeinmaßnahmen.

Der individuelle Behandlungsdruck wird anhand der Direktaufzeichnung der Atmung im Schlaflabor ermittelt. Geräte mit getrennt regelbarem in- und niedrigerem exspiratorischem Druck (bi-level positive airway pressure) oder automatisch regelnde nCPAP-Geräte stehen für Patienten zur Verfügung, die hohe Behandlungsdruckwerte nicht tolerieren. Persistieren trotz Beseitigung der Obstruktion der oberen Atemwege mittels nCPAP relevante Hypoxämiephasen im Schlaf, so liegen in der Regel zusätzlich zentrale Hypoventilationen vor, die mittels druckgesteuerter Beatmung behandelt werden (siehe „alveoläre Hypoventilation"). Bei Patienten mit zentraler SBAS werden mit druckgesteuerten Geräten vom „bi-level"-Typ im kontrollierten oder assistiert/kontrollierten Beatmungsmodus die besten Erfolge erzielt. Die Einstellung erfolgt ebenfalls anhand der Polysomnographie im Schlaflabor.

1.2.9 Entwöhnung vom Respirator (Weaning)

Die Mehrzahl der maschinell beatmeten Patienten, die keine relevanten Vorerkrankungen an Lunge und Herz aufweisen, kann problemlos vom Beatmungsgerät entwöhnt und extubiert werden. Die häufigste Ursache für einen langwierigen Weaning-Prozeß stellt das Ungleichgewicht von vermehrter Belastung (zusätzliche Atemarbeit durch den Tubus, hoher Atemwegswiderstand, intrinsischer PEEP, V/Q-Störung, restriktive Lungenerkrankung, pulmonale Stauung etc.) und absolut oder relativ verminderter Leistungsfähigkeit der Atemmuskulatur dar, die u.a. durch Atrophie bei langfristiger Beatmung, medikamentös (Myopathie oder Neuropathie), oder durch mechanische Behinderung der Zwerchfellbewegung (Ileus, Aszites etc.) bedingt sein kann.

Der Weaning-Prozeß sollte frühzeitig beginnen, um einer Atrophie der Atemmuskulatur vorzubeugen. Neben weitgehender Schmerz- und Fieberfreiheit sind Voraussetzung für den Beginn des Weanings:
1. stabile Blutgase mit einem PO_2 von mindestens 60 mmHg bei einem FIO_2 von 0,4–0,5,
2. Fähigkeit, die erforderliche Atemarbeit zu leisten und
3. stabile Kreislaufverhältnisse.

Bei Problempatienten ist es vorteilhaft, das Weaning in mehreren Stufen ablaufen zu lassen. Zunächst wird üblicherweise ein sich den physiologischen Verhältnissen annähernder Beatmungsmodus angestrebt, d.h. FIO_2 wird auf 0,3–0,5 abgesenkt, PEEP wird auf ca. 5 mbar reduziert und das I : E-Verhältnis wird dem physiologischen Wert von ca. 1 : 2 angeglichen. Anschließend wird der maschinenseitige Anteil der Atemarbeit reduziert, mit zunehmender Übernahme der Atemarbeit durch den Patienten. Am Abschluß steht die Extubation bzw. der Verschluß des Tracheostomas. Für die Extubation muß der Patient ansprechbar sein. Intensive Kommunikation mit dem Patienten, Erläuterung der Entwöhnungsprozedur und die kontinuierliche Betreuung sind entscheidend für den Erfolg.

Beim Weaning wird zwischen der diskontinuierlichen und der kontinuierlichen Technik unterschieden:

Beim diskontinuierlichen Verfahren wird der Patient intermittierend völlig vom Beatmungsgerät getrennt, er atmet in dieser Zeit mit Sauerstoff angereicherte Luft über ein T-Stück. Die Spontanatmungsphasen werden verlängert, bis eine vollständige Entwöhnung erfolgt. Der Nachteil dieses Verfahrens besteht darin, daß die Atmung am T-Stück aufgrund des Fehlens des Stimmlippenverschlusses und somit eines PEEP-Effektes und aufgrund des zusätzlichen Tubuswiderstandes mit einer erschwerten Atmung gegenüber der Spontanatmung eines extubierten Patienten gleichzusetzen ist. Zum kontinuierlichen Weaning wird PSV wegen der besseren Synchronisation zwischen Patient und Beatmungsgerät empfohlen. Der Hilfsdruck wird schrittweise auf 5–8 mbar reduziert, zumeist bei einer PEEP-Einstellung von 5 mbar. Korrespondierend hierzu kann eine progrediente Übernahme der Atemarbeit durch den Patienten auch im BIPAP-Modus erfolgen. Zeigt der Patient über einen Zeitraum von Stunden keine Zeichen der Erschöpfung (Atemfrequenz/Atemzugvolumen <100), erfolgt kein relevanter Anstieg des CO_2, bleibt die SaO_2 über 90% und sind darüber hinaus keine vegetativen Zeichen des Atmungsversagens vorhanden (Schwitzen, Agitation, Tachykardie, Hypertonie), so erfolgt die Extubation ohne weitere Spontanatmungsversuche am T-Stück.

Tubus, Schlauchsystem und Ventile des Beatmungsgeräts erhöhen den Atemwegswiderstand des Patienten. Es ist daher wichtig, daß bei Patienten, bei denen der Weaning-Prozeß langwierig und schwierig ist, die Atemarbeit phasenweise komplett vom Ventilator übernommen wird, um die Atemmuskulatur zu entlasten. Der Patient wird während des Schlafs so beatmet, daß keine eigenen Atemanstrengungen erfolgen. Die Beatmung wird mit einer Frequenz durchgeführt, die etwas über der Spontanfrequenz des Patienten liegt: somit erfolgt funktionell eine kontrollierte Ventilation mit kompletter Entlastung der Atemmuskulatur (der Patient kann jedoch bei Bedarf auch noch zusätzliche maschinenunterstützte Atemzüge auslösen). In Einzelfällen kann es notwendig sein, einen solchen Wechsel zwischen Training und Erholung der Atemmuskulatur über mehrere Tage oder gar Wochen durchzuführen.

Zeigt sich nach der Extubation, daß der Patient noch nicht in der Lage ist, die Spontanatmung aufrecht zu erhalten, so sollte ein Behandlungsversuch mittels nicht-invasiver Beatmung unternommen werden, um die Reintubation zu vermeiden.

Literatur

Am. Coll. Chest Physicians (ACCP) Consensus Conference Mechanical Ventilation. Chairman: Arthur S. Slutsky. 1993, Chest 104: 1833-1859

Am. Coll. Chest Physicians (ACCP) Mechanical Ventilation Beyond the Intensive Care Unit. Chest 113 (suppl) (1998) 289-344.

Bernard GR, Artigas A, Brigham KL et al: The American-European Consensus Conference on ARDS. Am J Respir Crit Care Med 149 (1994) 818-824.

Ventilation with lower tidal volumes as compared with traditional tidal volumes for acute lung injury and the acute respiratory distress syndrome. The Acute Respiratory Distress Syndrome Network. N Engl J Med 342(18) (2000) 1301-1308.

2 Vergiftungen

D. Barckow, F. Martens

Epidemiologie, Definition, Therapieziele

Eine Meldepflicht besteht nur für Vergiftungen mit Chemikalien und ätzenden Stoffen. Mitteilungen der Informationszentren für Vergiftungen und Publikationen aus dem klinischen Bereich lassen eine Zahl von etwa 400 000 Vergiftungen pro Jahr in der Bundesrepublik Deutschland vermuten. Damit ist bei ca. 5% der Patienten in internistischen Abteilungen mit Vergiftungen zu rechnen und deshalb bei einer Vielzahl zunächst unklarer Erkrankungen die Differentialdiagnose Vergiftung mit einzubeziehen. Im Erwachsenenalter überwiegen Vergiftungen in suizidaler Absicht; über die Hälfte der Patienten verwendet dazu Arzneimittel. Im Kindesalter überwiegen akzidentelle Vergiftungen. Die Aufnahme der Giftstoffe erfolgt in etwa 80% der Fälle über den Magen-Darm-Trakt, seltener inhalativ oder gar parenteral.

Vergiftungen entstehen durch chemische, pflanzliche, tierische, bakterielle oder andere Stoffe. Die Schwere der Vergiftung wird von Art, Dosis, Applikationsweg und gegebenenfalls auch von Interaktionen zwischen verschiedenen Giftstoffen sowie von der Dauer des Einwirkens bestimmt.

Vorrangiges Behandlungsziel ist die Sicherung der Vitalfunktionen des Patienten durch Freimachen bzw. Freihalten der Atemwege, die Sicherung einer adäquaten Ventilation und den Erhalt bzw. die Wiederherstellung einer ausreichenden Kreislauffunktion. Nur der Erhalt oder die Wiederherstellung der vitalen Funktionen ermöglicht eine spezifische Therapie der eigentlichen Vergiftung.

Diagnostik

Anamnese

In jedem Fall sind Anamnese und Befunde so rasch und so genau wie möglich zu dokumentieren. Grundsätzlich wichtig ist die Ermittlung von Vorerkrankungen, die durch die Vergiftung verschlimmert werden können oder bei der Therapie zu beachten sind. Die vergiftungsspezifische Anamnese soll klären: Wer (Kind, Erwachsener) hat welches Gift in welcher Dosis auf welchem Wege wann und unter welchen Umständen eingenommen? Die Frage nach der Ursache (Suizid, akzidentelle Vergiftung, Verbrechen) ist zunächst von untergeordneter Bedeutung, muss aber nach Abschluss der spezifischen Vergiftungstherapie beantwortet werden.

Beim Fehlen eigener Angaben des Patienten (Bewusstlosigkeit) oder fehlender Fremdanamnese hilft oft nur detektivischer Spürsinn (leere Tablettenpackungen, Gläser mit milchigem Bodensatz, Abschiedsbrief, zahlreiche Einstichstellen, Spritze), um den Verdacht einer Vergiftung zu begründen. Fremdanamnestisch ergeben sich vielleicht Hinweise auf geäußerte Suizidabsichten oder auf bestehende Abhängigkeiten (Alkohol, Sedativa, Betäubungsmittel).

Ein weiterer Hinweis ist das Alter. Menschen zwischen 20 und 40 Jahren stellen die Hauptklientel der vergifteten Erwachsenen. Eine plötzlich aus Wohlbefinden heraus auftretende Erkrankung in dieser Altersgruppe, vor allem mit Bewusstseinstrübung, sollte an Vergiftung denken lassen.

Bei Vergiftungsunfällen, Hinweisen auf Fremdverschulden, mehreren Vergifteten und eventuell bei gewerblichen Vergiftungen sollte zur Klärung des Vergiftungsgeschehens unter Umständen die Polizei hinzugezogen werden.

Klinische Untersuchung

Giftstoffe können das Zentralnervensystem, die Atmung, die Funktionen von Herz und Kreislauf sowie anderer Organe beeinträchtigen. Ob die beobachteten Symptome direkte Giftwirkung oder die Folge von z.B. Hypoxie, Herz-Kreislauf-Störungen o.Ä. darstellen, ist oft nicht eindeutig zu beantworten. Hauptsächlich finden sich Bewusstseinstrübung, arterielle Hypotonie, Übelkeit, Erbrechen, Durchfall, Herzrhythmusstörungen, Atemstörungen und Krämpfe.

Pathognomonische Symptome sind bei Vergiftungen selten. Deshalb sind grundsätzlich in jedem Fall differentialdiagnostisch andere Erkrankungen, die ähnliche Symptome hervorrufen, zu bedenken.

Bei der körperlichen Untersuchung ist auf Eigenschutz zu achten.

Neben der Beurteilung der Vitalfunktionen sollte auch allen zugänglichen Körperöffnungen besondere Aufmerksamkeit geschenkt werden, da suizidale Patienten auch Giftstoffe in das Rektum oder die Vagina applizieren.

Bewusstseinsveränderungen wie Somnolenz, Sopor, Koma und Verwirrtheitszustände treten auf nach Alkohol, Hypnotika und Sedativa, H_1-Antagonisten, Neuroleptika, Antidepressiva, Atropin, Opioiden, organischen Lösemitteln, Stickoxiden, nitrosen Gasen, Zyaniden und Methämoglobinbildnern.

Arterielle Hypotonie und Schwindel werden beobachtet bei Antihypertensiva, Betablockern, Nitraten und Nitroglyzerin, bei Alkoholen und bei schweren Vergiftungen durch Hypnotika und Sedativa.

Gastrointestinale Symptome wie Übelkeit, Erbrechen, Darmkoliken und Durchfall werden nach Salizylaten und anderen Analgetika, Alkohol, H_1-Antagonisten, Digitalis, Theophyllin, anorganischen Salzen, Nikotin, vielen pflanzlichen Giften, Ätzmitteln und organischen Lösemitteln gesehen.

Herzrhythmusstörungen sind häufig verursacht durch Digitalisglykoside, Antiarrhythmika, trizyklische Antidepressiva, H_1-Antagonisten, Alkohol, organische Lösemittel, Opioide, Atropin und viele pflanzliche Gifte.

Krämpfe oder Pupillenveränderungen sind zu beobachten nach Salizylaten, trizyklischen Antidepressiva, Neuroleptika, Theophyllin, Lidocain, H_1-Antagonisten, ätherischen Ölen, Benzol und seinen Derivaten, Kokain, Koffein, Amphetaminderivaten und Nikotin.

Der **Atemantrieb** wird von sedierenden Substanzen und Opioiden beeinflusst. **Störungen der Atemwe-**

ge und der **Lunge** werden bei vielen Gasen und Dämpfen (Reizgase mit Sofort- oder Latenzwirkung) beobachtet. **Störungen des Sauerstofftransports** sind nach CO-Inhalation und bei Methämoglobinbildnern (aromatische Kohlenwasserstoffe) zu erwarten. Die **Zellatmung** wird von Zyaniden und Schwefelwasserstoff beeinträchtigt. **Atemfrequenz** und **Atemtiefe** sind nach Einwirkung von organischen Säuren, Salizylaten, Alkohol und durch sekundäre Folgen wie Azidose oder Alkalose verändert.

Schmerzzustände treten vor allem lokal nach Einwirkung von Säuren, Laugen und organischen Lösemitteln auf.

Vergiftungssyndrome

Die charakteristische Kombination verschiedener Symptome (Vergiftungssyndrom) kann den Verdacht einer Vergiftung besser als ein Einzelsymptom in eine bestimmte Richtung lenken und damit auch die Therapie beeinflussen.

Cholinerges Syndrom: Muskarinische Symptome wie Defäkation, Urinabgang, Miosis, Bradykardie, Erbrechen, vermehrte Sekretion von Bronchialsekret und Speichel sowie Schwitzen und nikotinerge Symptome wie Tachykardie, erhöhter Blutdruck, Muskelfaszikulationen und Lähmungen bilden zusammen das cholinerge Syndrom. Es wird vor allem bei Vergiftungen mit Cholinesterasehemmstoffen, die „muskarinischen" Symptome nach Genuss von Risspilzen und Trichterlingen, beobachtet.

Anticholinerges Syndrom: Trockene gerötete Haut, Fieber, Durst, Exsikkose, Schluckstörungen, weite Pupillen (Mydriasis), Tachykardie, Harnverhaltung, Delir, visuelle und auditive Halluzinationen, Krämpfe und Atemstörungen sind in ihrem gemeinsamen Auftreten charakteristisch für das anticholinerge Syndrom und werden vor allem bei Antidepressiva, Neuroleptika, H_1-Antagonisten und bei einigen Pflanzengiften (Fliegenpilz, Pantherpilz, Tollkirsche) beobachtet.

Bizarres neurologisches Syndrom: Blickkrämpfe, Fingerverkrampfungen, mimische Starre, Torticollis, Opisthotonus, Tremor, schmatzende Mundbewegungen, Speichelfluss und Sprachstörungen ohne Bewusstseinstrübung treten als bizarres neurologisches Syndrom bei Phenothiazinderivaten und anderen Neuroleptika auf.

Sympathomimetisches Syndrom: Erhöhter (seltener erniedrigter) Blutdruck, Tachykardie (seltener Bradykardie), Hyperthermie, zentrale Erregungszustände und Krämpfe sind wegweisend für das sympathomimetische Syndrom, oft verursacht durch Theophyllin, Coffein, Adrenozeptoragonisten (außer zentralnervös wirkenden Imidazolinen), Amphetaminderivaten (z.B. in sog. Designer-Drogen) und Kokain.

Narkotisches Syndrom: Bewusstseinstrübung bis zum tiefen Koma, Hypoventilation, erniedrigter Blutdruck, eventuell enge Pupillen und gelegentlich Lungenödem als narkotisches Syndrom sind nach Einwirkung stark zentral dämpfender Substanzen wie Heroin, Methadon, Codein oder nach Narkotika zu beobachten.

Labordiagnostik

Bei allen verwirrten oder bewusstseinsgetrübten Patienten ist die Bestimmung der **Glukosekonzentration im Blut** (auch präklinisch mit BZ-Teststreifen) unerlässlich.

Zusätzlich sollten klinisch die **Elektrolyte** Natrium, Kalium und Chlorid, das **Kreatinin, Leberfunktionswerte** (Enzyme, Gerinnungsstatus), die Kreatinkinase und eine **arterielle Blutgasanalyse** untersucht werden. Gerichtete Veränderungen sind nur bei wenigen Vergiftungen zu erwarten, z.B.:
- Hyperkaliämie bei Digitalisvergiftung
- Transaminasenerhöhung nach Paracetamol, Knollenblätterpilz oder organischen Lösemitteln
- Anstieg der Kreatinkinase nach Krampfgiften oder Anticholinergika
- Veränderungen der Anionenlücke (Na-[HCO_3^- + Cl^-] > 14) bei Alkohol, Toluol, Methanol, Paraldehyd, Eisensalzen, Isoniazid, Ethylenglykol und Salizylaten.

Toxikologisch-chemische Analytik

Vital indizierte Maßnahmen dürfen durch Warten auf Ergebnisse der toxikologischen Analytik nicht aufgeschoben werden. Nach Rücksprache mit dem toxikologischen Labor über Verdachtsmomente, Art und Menge der Asservate und deren Transportmodus sind Mageninhalt, Urin oder Blut einzusenden. Weitere Asservate wie z.B. Reste eingenommener Stoffe, Haare, Speichel etc. können in unklaren Fällen zusätzlich untersucht werden.

Bei Patienten ohne suizidale Vergiftungsursache, die klare Angaben über das Toxin machen können, sind routinemäßige Konzentrationsbestimmungen meist entbehrlich. Bei suizidalen Patienten, bei unglaubwürdigen oder fehlenden anamnestischen Angaben sowie bei Bewusstlosen sollte zumindest auf Paracetamol geprüft werden. Bei Vergiftungen mit Theophyllin, Paracetamol, Lithium, Digitalis, Salizylaten, Chinidin und Eisen sollten Konzentrationen möglichst rasch bestimmt werden, um die geeignete Interventionsstrategie auszuwählen. Geeignete Laboratorien sind den Giftinformationszentralen bekannt.

Funktionsdiagnostik

EKG: Verbreiterungen des QRS-Komplexes (> 0,12 s), AV-Blockierungen und Verlängerung des QT-Intervalls, Bradykardien, Tachykardien (trizyklische Antidepressiva, antiarrhythmische Substanzen).

Röntgenbild des Thorax: nach Reizgasinhalation, bei febrilen Zuständen, bei Bewusstlosen wegen Aspiration.

Röntgenübersicht des Abdomens: nach Fremdkörperingestion, bei Bodypackern, nach Einnahme röntgendichter Substanzen.

Sonographie des Abdomens: bei abdomineller Symptomatik.

Sonstige Funktionsdiagnostik wie z.B. blutig gemessener Blutdruck, pulmonalarterieller Blutdruck, Herzzeitvolumenmessung, kontinuierliche Sauerstoffsättigungsmessung etc. sind nur vom klinischen Zustand abhängig zu machen und nicht vergiftungsspezifisch.

Vergiftungen　　　　　　　　　　　　　　　　　　　　　　　　　　　　　　　Seite 3　　**2 K**

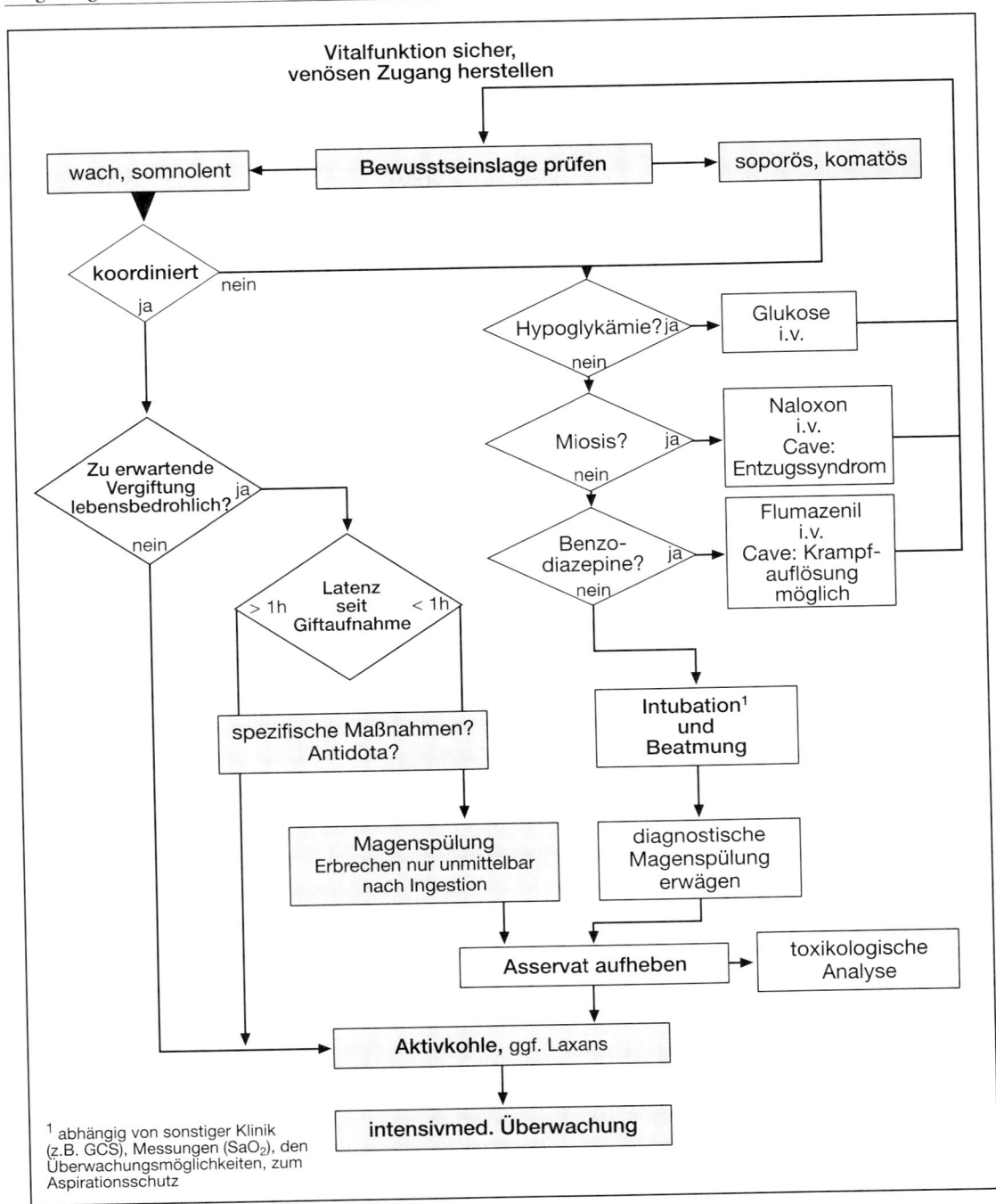

```
                    Vitalfunktion sicher,
                 venösen Zugang herstellen
                              │
                              ▼
    ┌──────────────┐   ┌──────────────────────┐   ┌──────────────┐
    │ wach, somnolent │◄──│ Bewusstseinslage prüfen │──►│ soporös, komatös │
    └──────────────┘   └──────────────────────┘   └──────────────┘
           │                                              │
           ▼                                              ▼
       ◇koordiniert◇──nein──────────►┌─────────────┐
           │ja                        │Hypoglykämie?│──ja──►┌──────────┐
           ▼                          └─────────────┘       │Glukose   │
                                         │nein              │i.v.      │
       ◇Zu erwartende                    ▼                  └──────────┘
        Vergiftung    ──ja──►         ◇Miosis?◇──ja──►┌──────────────┐
        lebensbedrohlich?              │nein           │Naloxon i.v.  │
           │nein                       ▼               │Cave:         │
           ▼                        ◇Benzo-            │Entzugssyndrom│
        ◇Latenz seit                diazepine?◇──ja──►└──────────────┘
         Giftaufnahme◇                │nein           ┌──────────────┐
        >1h      <1h                  ▼               │Flumazenil i.v│
                                                      │Cave: Krampf- │
   ┌─────────────────┐              ┌─────────────┐   │auflösung     │
   │spezifische      │              │Intubation¹  │   │möglich       │
   │Maßnahmen?       │              │und Beatmung │   └──────────────┘
   │Antidota?        │              └─────────────┘
   └─────────────────┘                    │
          │                               ▼
          ▼                        ┌─────────────┐
   ┌─────────────────┐             │diagnostische│
   │Magenspülung     │             │Magenspülung │
   │Erbrechen nur    │             │erwägen      │
   │unmittelbar nach │             └─────────────┘
   │Ingestion        │
   └─────────────────┘
          │                 ┌───────────────────┐   ┌──────────────┐
          └────────────────►│Asservat aufheben  │──►│toxikologische│
                            └───────────────────┘   │Analyse       │
                                     │              └──────────────┘
                                     ▼
                            ┌───────────────────┐
                            │Aktivkohle, ggf.   │
                            │Laxans             │
                            └───────────────────┘
                                     │
                                     ▼
                            ┌───────────────────┐
                            │intensivmed.       │
                            │Überwachung        │
                            └───────────────────┘

¹ abhängig von sonstiger Klinik (z.B. GCS), Messungen (SaO₂), den
  Überwachungsmöglichkeiten, zum Aspirationsschutz
```

Abb. K.2-1 Vorgehen bei akuten Vergiftungen

Therapie

Prinzipien

Vitale Gefährdungen (Atemstörungen, Kreislaufstörungen) immer zuerst behandeln! Erst anschließend kommen vergiftungsspezifische Therapieverfahren zur Anwendung. Die primäre Giftelimination oder Dekontamination sind Maßnahmen zur Vermeidung der Giftresorption. Die sekundäre Giftelimination beinhaltet die Gabe von Antidoten und Maßnahmen zur Steigerung der Elimination. Die Resorptionsverhütung ist effektiver als alle anderen Maßnahmen. Eine schematische Darstellung des Vorgehens bei akuten Vergiftungen ist in Abbildung K.2-1 dargestellt.

Die Therapie orientiert sich an der Schwere der Vergiftung. Dabei ist immer die Möglichkeit der raschen Veränderung des Zustandsbildes zu bedenken. Eine intensivmedizinische Behandlungsindikation besteht sicher bei mittelschweren und schweren Vergiftungen.

- **Leichte Vergiftungen** zeigen nur eine geringfügige, kurz dauernde Symptomatik, nur funktionelle Veränderungen wie z.B. Übelkeit, kurzes Erbrechen, leichte, rasch rückläufige Atemnot, Husten, Schwindel, Benommenheit, Hypotonie, Tachykardie mit spontaner Besserungstendenz.

- **Mittelschwere Vergiftungen** sind charakterisiert durch ausgeprägte, länger dauernde Symptomatik, jedoch spontan reversible Organveränderungen wie anhaltendes Erbrechen, Leibkrämpfe, Diarrhöen, Bronchialobstruktion, anhaltenden Husten, Auswurf, Atemnot, Koma mit erhaltenen Schutzreflexen, Krampfanfälle, Halluzinationen, delirante Zustände, anhaltende Störungen des Säure-Basen-Wasserhaushalts, der Temperaturregulation, Hyper- oder Hypoglykämien, deutliche Hypotonie oder Blutdruckanstieg, Tachykardie, Bradykardie, Gerinnungsveränderungen und Nierenfunktionseinschränkungen.
- **Schwere Vergiftungen** weisen bedrohliche Symptome ohne spontane Besserung, zum Teil irreversible Organschäden, schwere Kreislaufstörungen (maligne Rhythmusstörungen, Schockzustand), oft Ateminsuffizienz, Lungenversagen und Verbrauchskoagulopathie, Nierenversagen (dialysepflichtig), Rhabdomyolyse, tiefes Koma ohne Schutzreflexe und/oder Krampfstatus auf.

Primäre Giftelimination (Dekontamination)

Die primäre Giftelimination dient dazu, Giftstoffe noch vor der eigentlichen Resorption zu entfernen.

Dekontamination der Haut

Eigenschutz (Handschuhe) beachten. Kontaminierte Kleidung ausziehen, ggf. in luftdichtem Kunststoffsack verpacken. Dann meist Abwaschen mit reichlich Wasser und Seife ausreichend. Bei Verätzungen länger dauernde Spülung mit reichlich Wasser (falls vorhanden, Dusche verwenden).

Dekontamination der Augen

Rasches, behutsames Spülen des Auges mit Wasser oder physiologischer Kochsalzlösung, am besten mit Hilfe einer Augendusche über 10 bis 20 Minuten. Bei krampfhaftem Lidschluss zuvor Lokalanästhetikum in den Bindehautsack eintropfen.

Dekontamination der Atemwege

Bei inhalativen Vergiftungen ist der Kranke unverzüglich unter Beachtung des Eigenschutzes in giftfreie Atmosphäre zu bringen.

Dekontamination des Magen-Darm-Trakts

Die meisten Intoxikationen werden durch oral aufgenommene Mittel verursacht. Entfernungsmaßnahmen sind nur kurz nach Gifteinnahme (vor allem nach Aufnahme fester Substanz, Tabletten o.Ä.) Erfolg versprechend. Weder induziertes Erbrechen noch Magenspülung führen zur vollständigen Entleerung des Magens. Die Wirksamkeit der Magenspülung auf die Verringerung der Vergiftungsschwere und den Ausgang der Vergiftung ist wissenschaftlich nicht belegt. Daher sind die zu erwartende Vergiftungsschwere und die möglichen Nebenwirkungen von induziertem Erbrechen oder Magenspülung sorgfältig gegeneinander abzuwägen. Nach Ingestion ätzender Stoffe sind induziertes Erbrechen und Magenspülung kontraindiziert, da Mund und Speiseröhre erneut verätzt werden könnten. Hier sind lediglich Verdünnungsmaßnahmen (500–1000 ml Wasser, Tee o.Ä.) sowie die nachfolgende Ösophagogastroskopie zur Beurteilung des Verätzungsschadens angezeigt.

Induziertes Erbrechen
(Evidenz IV – Konsensuskonferenz)

Indikation: Notfallmaßnahme unmittelbar nach Ingestion (10).
Kontraindikationen: Bewusstseinstrübung (Aspirationsgefahr), nach Ingestion ätzender Mittel (erneute Verätzung), nach Schaumbildnern (Aspiration, Gefahr des Erstickens), nach organischen Lösemitteln (Aspiration mit nachfolgender schwerer Pneumonie) oder nach krampfauslösenden Stoffen.
Vorgehen: Trinkenlassen von 200–500 ml Wasser oder Tee. Danach orale Gabe von 30–60 ml Sirup Ipecacuanhae.

Magenspülung
(Evidenz IV – Konsensuskonferenz)

Indikation: Entleerung des Magens nach erfolgloser Induktion von Erbrechen oder bei Kontraindikationen zu dessen Auslösung innerhalb der ersten Stunde nach Ingestion. Bei Bewusstlosen sind die Atemwege durch vorherige endotracheale Intubation zu sichern und die Ventilation durch Beatmung zu gewährleisten (11).
Kontraindikationen: Fehlender Aspirationsschutz bei Bewusstlosen, länger zurückliegende Verätzungen (Gefahr der Ösophagusperforation).
Vorgehen: Legen eines venösen Zugangs, Gabe von 0,5–1 mg Atropin, kardiovaskuläres Monitoring, bei Bewusstlosen Intubation (und Beatmung). Wache Patienten können sitzend, Bewusstseinsgetrübte sollten in Linksseiten- und Kopftieflage (nach vorheriger Sicherung der Atemwege) gespült werden. Einzuführende Länge des Spülschlauchs bestimmen (Augenbrauen bis Epigastrium). Spülschlauch ausreichender Dicke mit wasserlöslichem Gleitmittel einstreichen und behutsam durch den Mund einführen und in den Magen vorschieben (Lagekontrolle durch Auskultation über dem Epigastrium). 500–700 ml Spüllösung (Wasser oder isotone NaCl-Lösung) mittels Trichter einfüllen und nachfolgend durch Senken des Trichters unter Magenniveau Spülflüssigkeit wieder auslaufen lassen und bilanzierend auffangen. Die Gesamtspülmenge sollte 5 l nicht unterschreiten.

Darmspülung
(Evidenz IV – Konsensuskonferenz)

Zur beschleunigten Elimination von Pharmaka in retardierter Zubereitung und zur rascheren Ausscheidung von verpackten Drogen (Bodypacker) kann der Darm gespült werden. Dazu werden 500–1000 ml/h einer isotonen Lösung über eine dünne nasogastrale Sonde instilliert und dieses Verfahren solange fortgesetzt, bis der Patient nur noch klare Flüssigkeit rektal entleert. Wegen der dadurch erfolgenden Volumenbelastung darf diese Therapie nur unter intensivmedizinischer Überwachung erfolgen. Bei Ileus (fehlende Darmgeräusche), instabilen Kreislaufverhältnissen und fehlender Sicherung der

Vergiftungen

Atemwege bei bewusstseinsgetrübten Patienten ist das Verfahren kontraindiziert (7).

Gabe von Aktivkohle
(Evidenz IV – Konsensuskonferenz)

Indikation: Orale Vergiftungen mit lipophilen Substanzen (3, 9).
Kontraindikationen: Nicht nach oraler Aufnahme ätzender Stoffe, nicht bei gestörten Schutzreflexen ohne Sicherung der Atemwege.

Vorgehen: Bei den meisten Vergiftungen nach oraler Aufnahme ist aufgeschwemmte Medizinalkohle oral in einer Dosis von 50–100 g (1 g/kg KG) resorptionsvermindernd wirksam. Die gleichzeitige Gabe einer Einzeldosis osmotisch wirksamer Laxanzien (z.B. Natriumsulfat oder Sorbitol) ist zwar – auch wegen der obstipierenden Wirkung der Kohle – gebräuchlich, eine Beschleunigung der Elimination dadurch jedoch nicht belegt (8). Die Kohle sollte so früh wie möglich gegeben werden. Erste Untersu-

Tabelle K.2-1   Wichtige Antidote bei akuten Vergiftungen.

Freiname/Applikationsweg	Handelsname	Indikation (Erwachsene)	Dosierung
Atropin i.v.	Atropin®	Alkylphosphate, cholinerges Syndrom	2–5–10 mg ED danach 2–10 mg/h (Darmperistaltik?)
Biperiden i.v.	Akineton®	bizarres neurologisches Syndrom nach Neuroleptika	2,5–5 mg i.v.
Desferoxamin i.v./oral	Desferal®	Eisenvergiftung	1–2 g/Tag i.v., 8–12 g oral
Digitalis-Antitoxin i.v.	Digitalis-Antidot	Digitalisglykoside	Dosierung abhängig von Digitaliskonzentration
Dimercaptopropansulfonat i.v.	DMPS-Heyl®	Hg, As, Au, Cu, Ni, Pb	Beginn mit 1000 mg/Tag, Dosisreduktion um 250 mg alle 2 Tage
Dimethylaminophenol i.v.	4-DMAP Köhler®	Cyanide	3–4 mg/kg
Eisen(III)-hexacyanoferrat(II)	Antidotum Thallii-Heyl®	Thalliumvergiftung	3–20 g/Tag gleichmäßig verteilt oral
Ethanol „Alkoholtherapie" i.v. oder p.o.	Alkoholkonzentrat 95% Braun®	Methanol, Ethylen- und Diethylenglykol	0,5 g/kg als Bolus, danach 0,1 g/kg/h Zielkonzentration im Blut 1 g/l Ethanol (nur bei Fehlen von Fomepizol)
Flumazenil i.v.	Anexate®	Benzodiazepin-Rezeptor-Agonisten	0,5–1 mg i.v.
Fomepizol i.v.	Fomepizol opi®	Methanol- und Ethylenglykolvergiftung	Beginn mit 15 mg/kg, dann dreimal 10 mg/kg im Abstand von 12 h, danach 15 mg/kg alle 12 h i.v.
Hydroxycobalamin i.v.	Cyanokit®	Cyanidvergiftung	70 mg/kg i.v.
N-Acetylcystein i.v.	Fluimucil®	Paracetamolvergiftung	150 mg/kg über 15 min. 50 mg/kg über 4 h 100 mg/kg über 16 h
Naloxon i.v. und i.m.	Narcanti®	Opioide	0,4–1,2 mg i.v.
Natriumthiosulfat i.v.	Natriumthiosulfat-Injektionslösung	Cyanide	50–100 mg/kg i.v.
Obidoxim i.v.	Toxogonin®	bei einigen Alkylphosphaten	250 mg ED
Physostigmin i.v.	Anticholium®	zentrales anticholinerges Syndrom	2 mg langsam i.v. danach evtl. 1–2 mg/h
Phytomenadion i.v. und p.o.	Konakion® MM 10 mg	Cumarin und Derivate	0,1–0,3 mg/kg
Silibinin i.v.	Legalon® SIL	Amanitinvergiftung	5 mg/kg initial, dann 20 mg/kg/Tag über 4–5 Tage
Toloniumchlorid i.v.	Toluidinblau	Methämoglobinämie; nach Überdosierung von DMAP	2–4 mg/kg i.v.

Stand November 2007

chungen an Freiwilligen zeigen keinen Effekt einer Einzeldosis Kohle jenseits der ersten Stunde (5).

"Entschärfende" Maßnahmen
(Evidenz IV – Experten)

"Entschärfende" Maßnahmen verhindern nicht die Resorption von Giftstoffen, sondern vermindern die durch deren physikochemische Eigenschaften bedingten unmittelbaren und mittelbaren Schäden. Außer der Gabe großer Trinkmengen wässriger Lösungen und der Schmerzbekämpfung (mit Lokalanästhetika und Opioiden) nach Ingestion ätzender Stoffe gehört hierzu auch die Gabe von Dimeticon nach Einnahme von Schaumbildnern, um die Gefahr einer Schaumaspiration nach Erbrechen zu vermindern. Bei Seifen, Handspülmitteln und einigen Waschmitteln kann diese Maßnahme ausreichend sein.

Antidottherapie
(Evidenz wechselnd je nach Antidot)

Antidota (Gegengifte) sind nur für wenige Gifte bekannt. Sie inaktivieren Giftstoffe durch chemische oder physikalische Reaktionen oder vermindern oder verhindern deren pharmakologische Effekte. Die klinisch wichtigsten Antidota mit ihren Indikationen, Handelsnamen und Dosierungen sind in der Tabelle K.2-1 aufgeführt.

Sekundäre Giftelimination
(alle Evidenz IV)

Unter dem Begriff der sekundären Giftelimination werden Maßnahmen zusammengefasst, die eine beschleunigte Entfernung im Körper zirkulierender Giftstoffe bewirken. Abhängig von Art und Menge der Giftstoffe sowie von der Schwere der Vergiftung ist in der Regel eine Intensivüberwachung oder -therapie erforderlich. Die Entscheidung zur Durchführung sekundärer Gifteliminationsverfahren sollte nur getroffen werden, wenn das Verfahren die körpereigene Entgiftung (Clearance) wesentlich übersteigt oder beschleunigt.

Forcierte Ventilation

Flüchtige Substanzen (hoher Dampfdruck bei Körpertemperatur) wie z.B. halogenierte Kohlenwasserstoffe oder Lösemittel lassen sich durch CO_2-induzierte oder maschinelle Hyperventilation beschleunigt eliminieren. Ein Effekt auf Vergiftungsschwere und -dauer ist nicht belegt.

Repetitive Kohlegabe (L1, 3)

Neuere Untersuchungen belegen nicht nur die gute Wirksamkeit der oral gegebenen Kohle zur Bindung von Giftstoffen vor der Resorption, sondern zeigen auch eine Verkürzung der Eliminationshalbwertszeit durch die (wiederholte) Applikation dieses Adsorbens. Je nach Giftstoff lässt sich eine zwei- bis achtfache Beschleunigung der Elimination nachweisen. Dazu werden 20–50 g Kohle alle 4 bis 6 Stunden verabreicht, bis die vergiftungsbedingte Symptomatik abgeklungen ist.

Forcierte Diurese

Historisch wurden viele Patienten mit Vergiftungen mit "forcierter Diurese" behandelt. Kontrollierte Untersuchungen über deren Wirksamkeit fehlen. Ein Positionspapier findet nur für wenige Giftstoffe einen Nutzen entweder der Urinalkalisierung (Salicylate) und/oder der Steigerung der Diurese durch Volumenzufuhr (2,4-Dichlorophenoxyessigsäure, Mecoprop) (12).

Die vergrößerte Urinmenge wird durch intravenöse Zufuhr einer physiologisch zusammengesetzten Elektrolytlösung in einer Dosis von 6–12 l/Tag erzwungen. Kommt dadurch allein die gewünschte Diurese nicht ausreichend in Gang, können zusätzlich Diuretika verwendet werden. Deren alleinige Gabe ohne Volumenzufuhr ist wegen der dadurch hervorgerufenen Hämokonzentration kontraindiziert.

Die Zufuhr solch großer Flüssigkeitsmengen kann den Wasser-, Elektrolyt- und Säure-Basen-Haushalt beeinträchtigen. Deshalb ist eine sorgfältige Bilanzierung der Ein- und Ausfuhr von Wasser und Elektrolyten sowie die kontinuierliche Überwachung von Herzkreislaufparametern auf einer Intensivstation erforderlich.

Bei Herzinsuffizienz, bei schweren Ödemzuständen oder unzureichender Nierenfunktion (Kreatinin-, Harnstofferhöhung) darf das Verfahren nicht angewendet werden.

Technische (extrakorporale) Entgiftungsverfahren

Prinzipien: Zur Durchführung der Eliminationstechniken sei auf den Beitrag K 3 "Extrakorporale Therapieverfahren" verwiesen.

Die Entscheidung über extrakorporale Entgiftung und die Auswahl des Verfahrens müssen unter Berücksichtigung der Schwere der Vergiftung, der Eigenschaften des Gifts und der zu erwartenden Prognoseverbesserung des Patienten abgewogen werden (Beratung durch Giftinformationszentrale).

Diese Verfahren sollten dann erwogen werden, wenn durch vorbestehende Erkrankungen (Herz-, Nieren- oder Leberinsuffizienz) oder durch die eigentlichen Giftwirkungen die Eliminationsmöglichkeiten des Organismus deutlich eingeschränkt sind und sich durch das Verfahren die Abwendung eines letalen Vergiftungsausgangs oder eine deutliche Verkürzung der Behandlungsdauer und der damit assoziierten Komplikationen (z.B. Pneumonie) erzielen lässt.

Die Wirksamkeit jedes extrakorporalen Verfahrens, das Giftstoffe direkt nur aus dem Blut entfernen kann, wird wesentlich durch deren physikochemische sowie pharmako- bzw. toxikokinetische Eigenschaften bestimmt. Substanzen mit großem Verteilungsvolumen und hoher Eiweißbindung sind in der Regel schlechter quantitativ entfernbar als solche mit kleinem Verteilungsvolumen und geringer Eiweißbindung. Renal eliminierte Stoffe können besser durch Hämodialyse, alle anderen Substanzen eher durch Hämoperfusion entfernt werden. Nur selten gibt es eine Indikation zur Durchführung der Plasmapherese oder zum Blutaustausch.

Die wesentliche unerwünschte Wirkung aller Verfahren ist das Auftreten oder die Verschlimmerung bestehender Blutungen wegen der erforderlichen Antikoagulation mit Heparin.

Die **Indikationsstellung** zur Durchführung extrakorporaler Verfahren muss somit von patienten- und giftspezifischen Bedingungen abhängig gemacht werden.

Eine **Indikation seitens des Patienten** besteht dann, wenn eine schwere Intoxikation mit gestörten Vitalfunktionen durch konservative Maßnahmen nicht gebessert werden kann, eine Beeinträchtigung normaler Eliminationswege vorliegt, Grundkrankheiten bestehen, die die Giftelimination verringern, eine progressive Verschlechterung des klinischen Zustands vorliegt oder sich Komplikationen trotz maximaler Intensivtherapie entwickeln oder ein lang anhaltendes Koma mit assoziierten Folgen wie Aspiration, Sepsis oder Verschlechterung bestehender Grundkrankheiten zu erwarten ist.

Indikation substanzabhängig: Aufnahme und mutmaßliche Resorption einer potenziell letalen Dosis oder der Nachweis einer letalen Giftkonzentration, Zunahme der Giftigkeit der aufgenommenen Substanz durch Metabolismus, quantitative Entfernbarkeit des Gifts aufgrund seiner physikochemischen sowie pharmako- bzw. toxikokinetischen Eigenschaften.

Hämodialyse: Hämodialyse ist indiziert bei Vergiftungen mit ansonsten renal eliminierten Substanzen, wie z.B. Lithium, aliphatischen Alkoholen und Glykolen, sowie Vergiftungen mit gleichzeitigem Nierenversagen.

Hämoperfusion: Indiziert bei kurz wirkenden Barbituraten, Salizylaten, Theophyllin und Phenytoin, organischen Phosphorsäureestern, Herbiziden, Trichlorethanol sowie bei einigen Pilzgiften zu einem frühen Zeitpunkt nach Ingestion.

Plasmapherese: Nur wenige Erfahrungen liegen für Paraquatvergiftung und für die thyreotoxische Krise nach Ingestion großer Mengen von Schilddrüsenhormon vor. Wegen der nur mäßigen Effizienz und dem möglichen Infektionsrisiko durch Übertragung humaner Blutbestandteile muss eine sehr sorgfältige Nutzen-Risiko-Abwägung vorgenommen werden.

Leitlinien

L1. Position statement and practice guidelines on the use of multi-dose activated charcoal in the treatment of acute poisoning. American Academy of Clinical Toxicology; European Association of Poisons Centres and Clinical Toxicologists. J Toxicol Clin Toxicol 37 (1999) 731–751.

Literatur

1. Albrecht K: Intensivtherapie akuter Vergiftungen. Ullstein Mosby, Berlin–Wiesbaden 1997.
2. Baselt, RC, Cravey RH: Disposition of Toxic Drugs and Chemicals in Man. Year Book, Chicago–London–Boca Raton–Littleton 1990.
3. Chyka PA: Multiple-dose activated charcoal and enhancement of systemic drug clearance: Summary of studies in animals and human volunteers. Clin. Toxicol 33 (1995) 399–405.
4. Ellenhorn MJ, Barceloux DG: Medical Toxicology. Elsevier, New York–Amsterdam–London 1988.
5. Green R, Grierson R, Sitar DS, Tenenbein M: How long after drug ingestion is activated charcoal still effective? J Toxicol Clin Toxicol 39 (2001) 601–605.
6. Olson KR: Poisoning and Drug Overdose. 2. ed. Prentice-Hall 1994.
7. Position paper: whole bowel irrigation. American Academy of Clinical Toxicology; European Association of Poisons Centres and Clinical Toxicologists. J Toxicol Clin Toxicol 42 (2004) 843–854
8. Position paper: cathartics. American Academy of Clinical Toxicology; European Association of Poisons Centres and Clinical Toxicologists. J Toxicol Clin Toxicol 42 (2004) 243–253
9. Position paper: single-dose activated charcoal. American Academy of Clinical Toxicology; European Association of Poisons Centres and Clinical Toxicologists. J Toxicol Clin Toxicol 43 (2005) 61–87
10. Position paper: ipecac syrup. American Academy of Clinical Toxicology; European Association of Poisons Centres and Clinical Toxicologists. J Toxicol Clin Toxicol 42 (2004) 133-143.
11. Position paper: gastric lavage. American Academy of Clinical Toxicology: European Association of Poisons Centres and Clinical Toxicologists. J Toxicol Clin Toxicol 42 (2004) 933–943
12. Proudfoot AT, Krenzelok EP, Vale JA, Position Paper on Urine Alkalinization, J Toxicol Clin Toxicol 42 (2004) 1–26

Autorenadressen

Prof. Dr. med. Detlef Barckow
Charité
CVK – Abt. Nephrologie/Intensivmedizin
Augustenburger Platz 1
13353 Berlin

Dr. med. F. Martens
Charité
CVK – Abt. Nephrologie/Intensivmedizin
Augustenburger Platz 1
13353 Berlin

3 Extrakorporale Therapieverfahren

G. R. Hetzel

Über die Anwendung der Dialyse in der Therapie des akuten Nierenversagens und der Hämoperfusion in der Behandlung von Intoxikationen hinaus haben extrakorporale Therapieverfahren zunehmend Bedeutung für die Intensivmedizin erlangt. Zur Überbrückung des akuten Nierenversagens stehen unterschiedliche Eliminationsverfahren zur Verfügung, die auf den Prinzipien der Dialyse und der Filtration beruhen. Dabei gelingt es, über den Ausgleich der Elektrolyte, die Elimination von Urämietoxinen und Flüssigkeit, Teilfunktionen der Niere zu ersetzen. Über den Flüssigkeitsentzug wird eine Verbesserung der kardiovaskulären Stabilität erreicht und die Voraussetzung zur parenteralen Ernährung geschaffen. Bei der Therapie von Intoxikationen spielen Hämodialyse und Hämofiltration eine untergeordnete Rolle. Auch die Hämoperfusion kommt bei dieser Indikation nur noch in wenigen Situationen zum Einsatz. Der Schwerpunkt der Plasmapherese- und Immunadsorptionsverfahren liegt überwiegend in der Therapie immunologischer Erkrankungen.

3.1 Akutes Nierenversagen (ANV)

Patienten mit akutem Nierenversagen im Rahmen eines Multiorganversagens (MOV) bei Schock und Sepsis sind durch den Ausfall der Organfunktion mit Verlust der Volumenregulation, fehlender Steuerung des Elektrolyt- und Säure-Basen-Haushalts und einem Anstieg der Urämietoxine extrem gefährdet. Dies spiegelt sich in der sehr hohen Letalität wider. Während die Letalität bei isoliertem akuten Nierenversagen ohne schwerwiegende Begleiterkrankungen 8–10% beträgt, liegt sie bei 60–80% in Assoziation mit Schock, Sepsis oder Multiorganversagen. Das Nierenversagen per se bestimmt jedoch auch unabhängig die Prognose der Patienten mit MOV. Dies konnte schon früh für Patienten mit ANV nach Kontrastmittelgabe (8) und aktuell auch für Patienten unter Langzeittherapie auf der Intensivstation gezeigt werden (3). Die meisten in der Intensivmedizin zur Anwendung kommenden Scoring-Systeme unterschätzen die Bedeutung des ANV bezüglich der Prognose (12). So haben Patienten mit ANV trotz gleicher Scores eine deutlich schlechtere Prognose als intensivpflichtige Patienten mit vorbestehender terminaler Niereninsuffizienz (2).

Aufgrund der Veränderungen der Patientenpopulationen in der Intensivmedizin, mit zunehmendem Alter, zunehmender Komorbidität und einer Ausweitung chirurgischer Operationsindikationen auf multimorbide Patienten hat die Fortentwicklung der intensivmedizinischen Therapie einschließlich moderner extrakorporaler Eliminationsverfahren bisher zu keiner wesentlichen Prognoseverbesserung der Patienten mit akutem Nierenversagen geführt.

Allerdings kommt es bei überlebenden Patienten in bis zu 80% zu einer partiellen oder vollständigen Erholung der Nierenfunktion. Auch die mittelfristige Prognose nach Entlassung aus dem Krankenhaus ist als relativ günstig beschrieben worden (3, 10).

Zur Behandlung des akuten Nierenversagens sind unterschiedliche Nierenersatzverfahren verfügbar. Es werden kontinuierliche Verfahren, d.h. Durchführung der Therapieverfahren über 24 h, von intermittierenden Verfahren, d.h. Therapie alle 24 oder 48 h, meist für eine Dauer von 4–5 h, unterschieden. Dialyse, Hämofiltration oder Hämodiafiltration sind als intermittierende und kontinuierliche Verfahren durchführbar. In der klinischen Erprobung sind Verfahren, die die Vorteile einer kontinuierlichen Therapie mit einer fortlaufenden und schonenden Elimination von Urämietoxinen und Volumen, mit den Vorteilen einer diskontinuierlichen Therapie in Form von bis zu 18 h dauernden Dialysetherapien verbinden. Diese Verfahren werden als „erweiterte tägliche Dialyse" (Extended daily dialysis, EDD) bezeichnet. Sie werden häufig mit Tanknierensystemen durchgeführt. Eine solche Therapie ist aber auch mit üblichen Dialysemaschinen (Proportionierungssystemen) bei niedrigem Dialysatfluss möglich.

Sichere Indikationen zum Einsatz der extrakorporalen Verfahren auf der Intensivstation sind stark erhöhte Retentionswerte, ein Serum-Kalium von > 6,5 mmol/l, eine diuretikaresistente Überwässerung und die therapierefraktäre Azidose. Allgemein gültige Grenzwerte, ab welcher Höhe der Retentionswerte eine Dialysetherapie begonnen werden muss, existieren nicht. Nicht zur Diskussion steht, dass ab einem Harnstoff-Wert von 150–200 mg/dl therapiert werden muss. Eine Therapie kann schon ab einem Harnstoff-Wert von 100 mg/dl sinnvoll sein, da dies der Wert ist, der über die gesamte Therapiedauer angestrebt werden sollte. Zwei Studien zeigten, dass ein frühzeitiger Beginn der Nierenersatztherapie die Prognose des Patienten verbessern kann (5, 13). Eine dieser Studien an traumatologischen Patienten zeigte eine Prognoseverbesserung bei Patienten, die bereits bei Harnstoff-Werten unter 60 mg/dl anbehandelt worden waren. Die Datenlage insgesamt ist allerdings so unzureichend, dass Konsensuskonferenzen nicht zu einer Empfehlung hinsichtlich des Zeitpunkts für einen Therapiebeginn gelangten (6).

Das Überleben schwerkranker Patienten wird möglicherweise durch die Dosis der Nierenersatztherapie mitbestimmt. Ein klarer Zusammenhang zwischen Mortalität und Dialysedosis wurde sowohl für intermittierende wie auch kontinuierliche Verfahren gezeigt (12, 13, 15).

3.2 Diskontinuierliche Eliminationsverfahren

3.2.1 Hämodialyse

Standard und ältestes Verfahren in der Therapie des ANV ist die intermittierende Hämodialyse. Prinzip der Elimination von wasserlöslichen Substanzen ist die Diffusion. Wegen des erforderlichen Dialysatflusses von ca. 500 ml/min ist die Voraussetzung hierfür eine Wasseraufbereitungsanlage. Bei Anwendung langer Dialysezeiten mit schonender Ultrafiltration und Bikarbonat als Puffer, ist die intermittierende Hämodialyse auch bei Patienten mit labilen Kreislaufverhältnissen durchführbar.

3.2.2 Hämofiltration

Das Prinzip der Hämofiltration ist ähnlich der glomerulären Filtration der Niere. Lösliche Substanzen werden gemeinsam mit dem Flüssigkeitsstrom unterhalb einer Trenngrenze von 20 000–50 000 Dalton konvektiv eliminiert. Der Flüssigkeitsverlust – z.B. im Verlauf einer 4-stündigen Behandlung mit 20–35 l – wird je nach Bilanzerfordernis ganz oder teilweise mit Substitutionslösungen ausgeglichen. Für die Hämofiltration ist keine Wasseraufbereitung erforderlich. Die Hämofiltration wird von einigen Patienten besser toleriert als die Hämodialyse, allerdings ist sie zur raschen Korrektur von Störungen im Elektrolyt- und Säure-Basen-Haushalt sowie zur Kalium- und Harnstoffelimination bei hyperkatabolen Patienten weniger gut geeignet.

3.2.3 Hämodiafiltration

Dieses Verfahren kombiniert diffusiven und konvektiven Transport, vergleichbar einer Hämodialyse mit sehr hoher Ultrafiltration. Das Ultrafiltrationsvolumen von z.B. 20 l oder mehr wird durch eine Infusionslösung ersetzt. Moderne Geräte können diese Infusionslösung aus dem durch so genannte Umkehrosmose aufbereiteten Wasser „online" herstellen. Die Hämodiafiltration hat die reine Hämofiltration heute weitgehend abgelöst und findet vor allem in der chronischen Nierenersatztherapie Anwendung. Die Kombination aus diffusivem und konvektivem Transport bietet Vorteile hinsichtlich der Elimination größerer wasserlöslicher Moleküle, der so genannten Mittelmoleküle.

3.2.4 Peritonealdialyse (PD)

Die PD wird in Deutschland nur bei bereits mit dieser Therapie behandelten chronisch niereninsuffizienten Patienten in der Intensivmedizin eingesetzt. Eine kontinuierliche Nierenersatztherapie ist mittels der Cycler-Peritonealdialyse möglich. Dabei werden mithilfe einer apparativen Unterstützung hohe Dialysatvolumina umgesetzt.

3.3 Kontinuierliche Eliminationsverfahren

Sie werden vor allem bei Patienten mit instabilen Kreislaufverhältnissen angewendet. Ein entscheidender Vorteil ist neben der effektiven Elimination von Urämietoxinen eine schonende Flüssigkeitselimination mit Mobilisation von extrazellulärem Körperwasser und deutlicher Verbesserung der Lungenfunktion bzw. Erleichterung der Respiratortherapie. Eine Verbesserung der Hämodynamik zeigt sich in günstiger Beeinflussung von pulmonal-arteriellem Druck und systemischem Blutdruck. Infolge des deutlichen Volumenentzugs besteht keine Volumenbegrenzung für die parenterale Ernährung.

3.3.1 Kontinuierliche arteriovenöse Hämofiltration (CAVH)

Da dieses Verfahren einen arteriellen Zugang erfordert und im Idealfall nur Filtratmengen von 10 ml/min realisiert werden und damit keine adäquate kontinuierliche extrakorporale Therapie möglich ist, sollte dieses Verfahren nicht mehr angewendet werden.

3.3.2 Kontinuierliche venovenöse Hämofiltration (CVVH)

Zur Verbesserung der Filtrationsleistung wird der Blutfluss mittels Blutpumpe gesteigert und von der hämodynamischen Situation des Patienten unabhängig gemacht. Das Verfahren setzt den Einsatz von Doppellumenkathetern (Verzicht auf arteriellen Zugang) und Doppelpumpengeräten zur Steuerung von Blut- und Substitutionslösungsfluss voraus. Mit dieser Methode können 36 bis mehr als 48 l pro 24 h umgesetzt werden. Aufgrund der hohen Effizienz und der einfachen und sicheren Durchführung hat die CVVH die CAVH als kontinuierliches Verfahren abgelöst.

3.3.3 Kontinuierliche venovenöse Hämodialyse und Hämodiafiltration (CVVHD und CVVHDF)

Da die konvektiven Eliminationsverfahren zur Beherrschung kataboler Situationen große Filtratmengen benötigen, haben sich auf einigen Intensivstationen die kontinuierlichen Hämodialyseverfahren etabliert. Die im Vergleich zum Blutfluss (125–200 ml/min) langsamen Dialysatflüsse von 30–40 ml/min bei den kontinuierlichen Dialyseverfahren führen zu einer vollständigen Angleichung von Serum und Dialysatkonzentration, so dass die Clearance über weite Bereiche vom Dialysatfluss und der Ultrafiltrationsrate abhängig ist. Weitere Modifikationen lassen die Addition einer konvektiven Elimination zu, was dann als Hämodiafiltration bezeichnet wird (CVVHDF) und eine weitere Steigerung der Effektivität erlaubt.

3.3.4 Langsame kontinuierliche Ultrafiltration (SCUF, Slow continuous ultrafiltration)

Es handelt sich um eine ausschließliche Volumenentfernung ohne Möglichkeit einer Elimination von Urämietoxinen oder einer Regulation des Säure-Basen-Haushalts. Die kontinuierliche Ultrafiltration kann z.B. bei Patienten mit schwerer Herzinsuffizienz zur schrittweisen Vorlastsenkung oder additiv zu anderen Nierenersatzverfahren zur Volumenkontrolle bei hohen Infusionsmengen sinnvoll sein.

3.3.5 Effektivität und Auswahl des Therapieverfahrens

Da es keine sicheren Daten für die Überlegenheit von intermittierenden oder kontinuierlichen Nierenersatzverfahren gibt, sollte nach praktischen Erwägungen und individuell entschieden werden. Patienten mit MOV, Beatmung, Hirnödem, Leberinsuffizienz und instabiler Herz-Kreislaufsituation werden beispielsweise häufig mit kontinuierlichen Nierenersatzverfahren behandelt. Dabei sind CVVH,

Extrakorporale Therapieverfahren

Tabelle K.3-1 Auf der Intensivstation eingesetzte extrakorporale Verfahren mit Filtrat- und Dialysatvolumina sowie Effektivitätsparametern. Eine adäquate Nierenersatztherapie liegt bei einem Kt/V von 5–6 vor

	Filtratfluss l/24 h	Dialysatfluss	Harnstoff-Clearance	Kt/V pro Woche*
CVVH	36–48 l/24 h	∅	34–36 l/24 h	5,0–7,0
CVVHD	∅	36–48 l/24 h	36 l/24 h	5,0–7,0
CVVHDF	36–48 l/24 h	24–36 l/24 h	30–38 l/24 h	6,0–9,0
HVCVVH	> 48 l/24 h	∅	> 45 l/24 h	7,0–10,0
IHD (5×/Woche)	∅	60–120 l/4–5 h	22–48 l/4–5 h	4,5–6,0

(CVVH: Continuous venovenous hemofiltration, CVVHD: Continuous venovenous hemodialysis, CVVHDF: Continuous venovenous hemodialfiltration, HVCVVH: Highvolume continuous venovenous hemofiltration, IHD: Intermittierende Hämodialyse, Kt/V = K: Clerance, hier für Harnstoff, t: Zeit V: Verteilungsvolumen, hier für Harnstoff, * Schätzwerte in Abhängigkeit von V.)

CVVHD und CVVHDF als gleichwertig zu betrachten, vorausgesetzt, es wird ein ausreichendes Hämofiltrationsvolumen bzw. eine ausreichende Dialysatmenge umgesetzt. Stark blutungsgefährdete Patienten (sofern nicht die Möglichkeit zur regionalen Citratantikoagulation besteht), Patienten mit bedrohlicher Hyperkaliämie oder akut bedrohlicher Überwässerung oder Patienten in der Mobilisationsphase sollten in der Regel mit intermittierenden Verfahren behandelt werden.

Ein praktikabler Parameter zur Messung der Effektivität einer Nierenersatztherapie ist wie bei der Therapie chronischer Dialysepatienten der Kt/V-Wert. Das Kt/V ist ein Parameter der die Harnstoff-Clearance (K) zurzeit (t) und zum Verteilungsvolumen (V), entsprechend 60% des Körpergewichts bei Männern und 55% des Körpergewichts bei Frauen, in Bezug setzt. Der Wert des Kt/V, der durch ein Nierenersatzverfahren erreicht werden sollte, muss über dem Minimum einer Wochen-Kt/V von dem bei chronischen Dialysepatienten geforderten 3,6 pro Woche liegen. Wahrscheinlich ist jedoch eine deutlich höhere Effizienz bei den hyperkatabolen Patienten mit Multiorganversagen auf der Intensivstation notwendig. Es konnte in einer prospektiv randomisierten Studie gezeigt werden, dass die Mortalität von Intensivpatienten mit höheren Filtrationsvolumen (13) bei kontinuierlichen Verfahren reduziert werden kann.

Ein Zusammenhang zwischen Mortalität und Kt/V wurde auch bei intermittierenden Verfahren nachgewiesen. Bei Patienten mit sehr hohen oder niedrigen Punktwerten nach einem Intensivscoresystem wurde kein Einfluss der Dialysedosis auf die Mortalität gesehen, während bei Patienten mit mittlerem Krankheitsschweregrad eine von der Dialysedosis abhängige Reduktion der Mortalität gezeigt wurde (12).

Ein Filtrationsvolumen von 1,5–2 l/h (entsprechend ungefähr 20–25 ml/kg/KG/h) bei Durchführung der CVVH und ein Dialysatvolumen von 1,5–2 l/h bei Anwendung einer CVVHD muss als Mindestanforderung an ein kontinuierliches Nierenersatzverfahren gelten. Damit kann der Serum-Harnstoff bei Intensivpatienten mit einem Eiweißabbau von 1,5–1,9 g pro kg Körpergewicht pro Tag, bei 100 mg/dl gehalten werden. Bei entsprechender Eliminationstherapie und Eiweißzufuhr kann aus dem Harnstoff-Wert der Katabolismus des Intensivpatienten abgelesen werden.

Nach den Ergebnissen der wichtigsten prospektiven Studie ist eine Filtrationsmenge von 35 ml/kg KG, z.B. bei einem Körpergewicht von 75 kg entsprechend 2,6 l/h optimal. Eine weitere Steigerung der Filtrationsrate über dieses Maß hinaus hatte keinen zusätzlichen positiven Effekt auf die Mortalität, über einen möglichen positiven Effekt bei Patienten mit Sepsis wurde allerdings diskutiert (13). In Tabelle K.3-1 sind die derzeit bei der Behandlung des ANV einsetzbaren Verfahren in Bezug auf Durchführung und Effektivität schematisch dargestellt.

3.3.6 Technische Voraussetzung bei kontinuierlichen Verfahren

Gefäßzugang

Für den temporären Gefäßanschluss werden ein- bzw. doppellumige Verweilkatheter in die großen Venen eingeführt. Zu berücksichtigen sind hierbei Punktionsprobleme mit konsekutiven Infektionen und Gefäßläsionen. Wir bevorzugen die Punktion der V. jugularis interna (evtl. mit Ultraschallkontrolle), seltener die V. subclavia.

Ultrafiltratsubstitution

Die große Menge an Ultrafiltrat, die bei den Verfahren CVVH oder CVVHDF über den Filter gewonnen wird, muss durch Infusion einer Elektrolytlösung ausgeglichen werden. Hierfür werden speziell konfektionierte Substitutionslösungen benutzt, die über volumengesteuerte Infusionspumpen kontinuierlich infundiert werden. Als Puffersubstanzen werden ganz überwiegend Laktat oder zunehmend Bikarbonat eingesetzt. Die Substitutionslösungen können hinter dem Filter in so genannter Postdilution oder vor dem Filter in Prädilution zugeführt werden. Üblich ist die Postdilution, da hierdurch Filtratmenge und Substitutionsmenge besser getrennt und die Eliminationseffektivität besser abgeschätzt werden können. Durch Prädilution wird die Effektivität der Elimination harnpflichtiger Substanzen geringer, entsprechend muss das umgesetzte Volumen erhöht werden. Im Rahmen der CVVHD-Therapie kommen dieselben Substitutionslösungen zum Einsatz, die dann nicht infundiert, sondern als Dialysierflüssigkeit durch den Kapillardialysator geleitet werden.

Antikoagulation

Alle extrakorporalen Verfahren benötigen eine Antikoagulation, um eine Gerinnselbildung im Filter oder System zu verhindern. Meist wird unfraktioniertes Heparin verwendet. Zur Kontrolle der Wirkung ist die Bestimmung der ACT (activated clotting time, Zielwert bei Nierenersatztherapie: 150–200% des Ausgangswertes) als Bedside-Verfahren eine mögliche Methode. Exakter ist die Bestimmung der aPTT. Zu beachten sind allerdings die unterschiedliche Empfindlichkeit der Assays für Heparin wie auch die unterschiedlichen Normbereiche. Unfraktioniertes Heparin bindet an eine Vielzahl unterschiedlicher Plasmaproteine und zelluläre Bindungsstellen, z.B. auf Endothelien, Thrombozyten und Osteoblasten. Zur Absättigung dieser Bindungsstellen ist bei Therapiebeginn grundsätzlich eine initiale Bolusgabe erforderlich. Gleichzeitig sind diese unspezifischen Bindungen, die nicht zur Antikoagulation beitragen, verantwortlich für die im Vergleich zu niedermolekularen Heparinen geringere Halbwertszeit sowie die höhere Inzidenz von heparininduzierter Thrombopenie vom Typ 2 (HIT-2) sowie ossärer Nebenwirkungen. Der Gebrauch einiger niedermolekularer Heparine im Rahmen der Nierenersatztherapie ist zulässig. Zu bedenken ist aber die im Vergleich zu unfraktioniertem Heparin deutlich längere Halbwertszeit sowie die grundsätzliche Kumulationsgefahr, da niedermolekulare Heparine überwiegend renal eliminiert werden. Außerdem ist eine Messung der Antikoagulation nicht mittels aPTT, sondern nur durch Bestimmung der Anti-Faktor-Xa-Aktivität möglich.

Bei der HIT-2 ist die Verwendung jeglicher Heparine kontraindiziert. Zur in der Regel notwendigen systemischen Antikoagulation – das alleinige Absetzen von Heparin genügt wegen des hohen Thromboserisikos nicht – stehen direkte Thrombininhibitoren sowie das Heparinoid Dalteparin zur Verfügung. Für Dalteparin besteht eine Kreuzreaktivität mit HIT-2-Antikörpern in bis zu 10% der Fälle. Die Relevanz dieser Kreuzreaktivität ist allerdings nicht klar, da unkomplizierte Verläufe mit reglerechtem Anstieg der Thrombozytenzahlen und unauffälligem klinischen Verlauf auch in solchen Fällen beschrieben wurden. Seitens des Herstellers existieren Dosierungsempfehlungen sowohl für kontinuierliche wie intermittierende Nierenersatzverfahren. Die direkten Thrombininhibitoren Lepirudin und Argatroban zeigen keinerlei Kreuzreaktivität. Lepirudin wird nahezu ausschließlich renal eliminiert, so dass eine hohe Kumulationsgefahr bei niereninsuffizienten Patienten besteht. Die Dosis ist im Vergleich zu nierengesunden Patienten auf einen Bruchteil zu reduzieren. Obwohl Dosierungsempfehlungen in der Literatur publiziert wurden, bleibt die Blutungsgefahr gerade im intensivmedizinischen Bereich hoch, so dass ein engmaschiges Monitoring durch Bestimmung der aPTT und wesentlich genauer durch Bestimmung der Ecarin-clotting-time (ECT, Zielwert Hirudin-Konzentration 0,5–1,0 mg/ml, bei blutungsgefährdeten Patienten 0,25–0,5 mg/ml) notwendig ist.

Argatroban ist ebenfalls ein direkter Thrombinantagonist, der überwiegend hepatisch eliminiert wird. Die kaum vorhandene Beeinflussung der Pharmakokinetik bei Niereninsuffizienz, die damit im Vergleich zu Lepirudin wesentlich kürzere Halbwertszeit sowie die Möglichkeit des Monitorings mittels aPTT bieten prinzipielle Vorteile. Aufgrund der erst kürzlich erfolgten Zulassung fehlen bislang größere Studien zur Antikoagulation bei extrakorporalen Verfahren.

Problematisch ist die Therapie mit kontinuierlichen, aber auch mit diskontinuierlichen Verfahren bei Patienten mit akuter Blutungskomplikation oder erheblicher Blutungsdisposition. Zunächst bieten sich bei diesen Patienten intermittierende Verfahren an, da diese grundsätzlich ohne Antikoagulation oder aber zumindest mit stark reduzierter Dosis eines Antikoagulans durchgeführt werden können. Eine zunehmende Verbreitung findet Natrium-Zitrat als so genanntes regionales Antikoagulans sowohl bei intermittierenden wie kontinuierlichen Verfahren. Die Infusion von Zitrat in den afferenten Schenkel des extrakorporalen Kreislaufs bewirkt die Komplexierung von Magnesium und vor allem Kalzium, so dass die Kalzium-abhängigen Schritte der Gerinnungskaskade blockiert sind. Zitrat kann als Infusion oder als Zusatz in einer in Prädilution infundierten Substitutionslösung verabreicht werden. In den meisten beschriebenen Anordnungen werden Kalzium-freie Dialysate und Substitutionslösungen verwendet, so dass während der Behandlung eine Kalziumsubstitution durch Infusion in den Patienten erfolgen muss. Zitrat wird bei lebergesunden Patienten sehr rasch metabolisiert, das entstehende Bikarbonat steht dem Organismus als Puffersubstanz zur Verfügung. Die regionale Antikoagulation mit Zitrat erfordert einen höheren personellen Aufwand, da eine Überwachung des Säure-Basen-Haushalts und des ionisierten Kalziums notwendig sind. Die Vorteile bestehen aber eindeutig in der völlig fehlenden systemischen Antikoagulation des Patienten.

Extrarenale Indikationen eines Nierenersatzverfahrens, prophylaktischer Einsatz bei gering eingeschränkter Nierenfunktion

Es existieren keine eindeutigen Daten, die einen positiven Einfluss eines sehr frühen Beginns eines Nierenersatzverfahrens auf den Verlauf der Nierenfunktion belegen. Ein prophylaktischer Einsatz zur Vermeidung eines akuten Nierenversagens ist nicht sinnvoll. Es gibt einige extrarenale Indikationen zur extrakorporalen Therapie. Die kontinuierliche Hämofiltration wird z.T. bei der Therapie des ARDS zur Reduktion des Lungengewebewassers und zur Therapie von Lungenödemen eingesetzt. Bei dekompensierter, diuretikaresistenter Herzinsuffizienz kann ebenfalls Volumen entfernt werden. Bei Rhabdomyolyse mit Myoglobinurie kann mittels High-flux-Filter Myoglobin entfernt werden. Bei Neugeborenen mit genetisch bedingten Stoffwechseldefekten können die toxischen Metaboliten eliminiert werden. Keines der Nierenersatztherapieverfahren ist sicher geeignet, Mediatoren der Sepsis zu eliminieren (14). Derzeit werden diesbezüglich allerdings kontrollierte Studien zum Einsatz hochpermeabler Membranen bei kontinuierlicher Nierenersatztherapie durchgeführt.

Pharmakotherapie bei kontinuierlichen Verfahren

Zur adäquaten Dosierung von Medikamenten bei Nierenversagen stehen umfangreiche Dosisanleitungen in Tabellenform zur Verfügung. Sie enthalten Halbwertszeit, Verteilungsvolumen und Plasmaproteinbindung der jeweiligen Pharmaka. Die Dosierung bei dialysepflichtigem Nierenversagen folgt diesen Richtlinien. Die Initialdosis bleibt unverändert. Die Erhaltungsdosis entspricht der Dosis bei einer glomerulären Filtrationsrate von < 10 ml/min. Die Elimination nimmt zu bei steigender absoluter Plasmakonzentration eines Medikaments und bei höherer Filtrationsmenge des Eliminationsverfahrens. Zu nennenswerter Elimination kann es bei Aminoglykosiden und Vancomycin kommen, welche aufgrund ihrer geringen therapeutischen Breite nach Bestimmung des Plasmaspiegels dosiert werden müssen.

3.4 Extrakorporale Verfahren bei Intoxikationen

Hämodialyse und Hämoperfusion werden zur Therapie von Intoxikationen eingesetzt. Die extrakorporale Therapie kann als sekundäre Eliminationsmaßnahme abhängig von der eingenommenen Substanz und vom Schweregrad der Vergiftung eine wirksame Maßnahme sein. Das Prinzip der Hämoperfusion besteht in einer Adsorption von Substanzen an Aktivkohle oder Neutralharze (Resine, neutrale Ionenaustauscher). Das Patientenblut wird unter Heparinzugabe mittels Pumpen über entsprechende Adsorberkartuschen geleitet und zum Patienten zurückgegeben.

Die Effektivität von Hämodialyse und Hämoperfusion bei der Behandlung von Intoxikationen ist abhängig von der Kinetik der eingenommenen Substanz. Hierbei spielen Bioverfügbarkeit, Verteilungsvolumen, Proteinbindung sowie die endogene Clearance und die Clearance über das extrakorporale Verfahren eine wichtige Rolle. Entscheidende Indikationsvoraussetzung ist neben dem Schweregrad des Krankheitsbildes der Nachweis einer ins Gewicht fallenden Elimination oder einer deutlichen Verkürzung der Plasmahalbwertszeit des Toxins.

Indikationen zum Einsatz extrakorporaler Verfahren bei schweren Intoxikationen sind:
- Einnahme einer potentiell letalen Dosis
- letale oder kritische Serumspiegel
- Atem- und/oder Kreislaufinsuffizienz
- Leber- oder Niereninsuffizienz
- Kumulation toxischer Metabolite
- toxische Substanzen mit zeitverschobener Wirksamkeit
- Verschlechterung oder nicht ausreichende klinische Besserung unter konservativer Therapie.

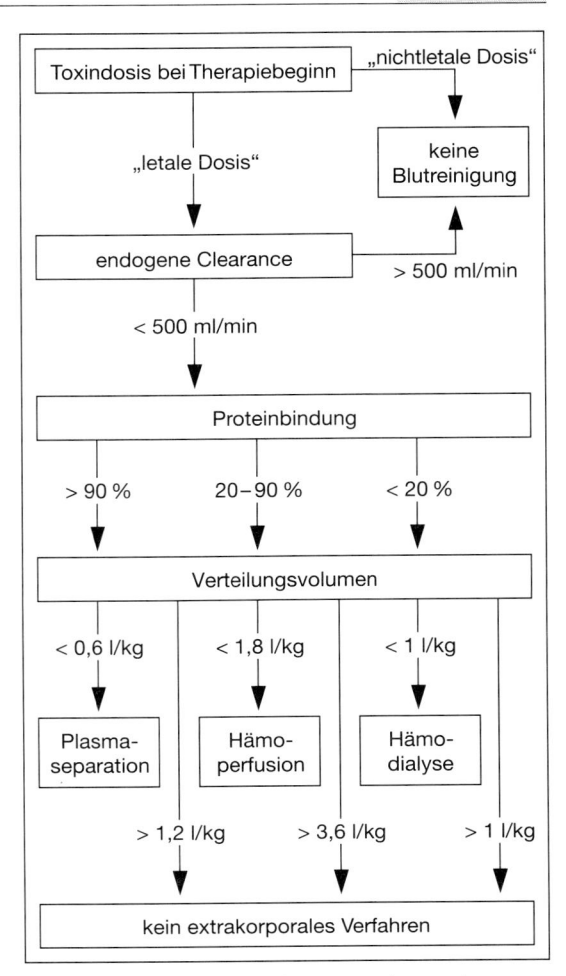

Abb. K.3-1 Differenzierter Einsatz extrakorporaler Verfahren bei Intoxikationen.

Differentialtherapie

Das Vorgehen in Abhängigkeit von Toxindosis, Proteinbindung und Verteilungsvolumen ist aus Abbildung K.3-1 ersichtlich.

Nicht proteingebundene kleinmolekulare Substanzen wie Alkohole oder Lithium, sind einem diffusiven Stofftransport bei Hämodialyse gut zugänglich. Substanzen, bei denen der Einsatz der Hämoperfusion bei entsprechendem, schwerem Krankheitsbild vorteilhaft ist, sind beispielhaft in Tabelle K.3-2 aufgeführt.

Die Plasmapherese wird bei der Therapie von Intoxikationen in sehr seltenen Einzelfällen zur Elimination stark proteingebundener Substanzen eingesetzt.

3.5 Plasmaaustausch und Immunadsorption

Die Plasmabehandlung durch Plasmaaustausch und Immunadsorption wird heute in der Inneren Medizin überwiegend bei immunologischen Systemerkrankungen und thrombotischen Mikroangiopathien (hämolytisch-urämisches Syndrom/thrombotisch-thrombozytopenische Purpura) eingesetzt. Darüber hinaus

Tabelle K.3-2 Durch Hämodialyse und Hämoperfusion eliminierbare Substanzen

Durch Hämodialyse eliminierbare Substanzen*:

Medikamente
  Lithium
  Salicylate
  Theophyllin
  Isoniazid

Andere Substanzen
  Arsen
  Bromide
  Thallium
  Thiozyanat
  Alkohol
  Methanol
  Isopropanol
  Ethylenglykol

Durch Hämoperfusion eliminierbare Substanzen*:

Medikamente
  Carbamazepin
  Barbiturate
  Promethazin
  Chloraldurat
  Diphenhydramin
  Valproinat
  Chinidin
  Theophyllin
  Salicylate
  Trizyklische Antidepressiva
  Phenytoin
  Pentamidine

Pflanzengifte/Herbizide
  Amanitin
  Phalloidin
  Organophosphate
  Nitrostigmin
  Paraquat

Andere Substanzen
  Tetrachlorkohlenstoff
  Ethylene Oxid
  Phenol

* Ohne Anspruch auf Vollständigkeit. Zu diesem Thema liegt Spezialliteratur vor (Seyffart 1996).

findet sie Anwendung bei einer Reihe neurologischer Krankheitsbilder (7).
Wichtige Indikationen beim intensivpflichtigen Patienten sind: myasthene Krise, Polyneuritis Guillain-Barré-Syndrom, thrombotische Mikroangiopathien, Goodpasture-Syndrom und Hyperviskositätssyndrome (meist bei monoklonaler Gammopathie vom IgM-Typ). Mögliche Indikationen bei Versagen der konventionellen Therapie sind primäre Vaskulitiden mit Multiorganbefall (z.B. Wegener-Granulomatose, mikroskopische Polyangiitis, Churg-Strauss-Syndrom), schwere Kryoglobulinämien und selten die schwere Multiorganbeteiligung bei systemischem Lupus erythematodes.

Bei der Plasmapherese wird mithilfe spezieller Membranen und nur noch in Ausnhmefällen mithilfe von Zentrifugen-Plasma von den zellulären Bestandteilen des Blutes getrennt. Mit diesem Verfahren werden Antikörper aber auch alle weiteren Proteine einschließlich Gerinnungsfaktoren und inflammatorischer Mediatoren entfernt. Um das Blutvolumen und den kolloidosmotischen Druck während der Plasmaseparation konstant zu halten, wird das entfernte Plasmavolumen (100–150% pro Behandlung) durch ein gleiches Volumen einer isoonkotischen Albuminlösung (6–8%) oder durch Spenderplasma ersetzt. Wird eine isoonkotische Albuminlösung verwendet, so ist auf die Depletion von Gerinnungsfaktoren zu achten. Als Parameter empfehlen wir vor jeder Therapie die Bestimmung der Fibrinogenkonzentration des Patienten. Unterhalb eines Wertes von 100–150 mg/dl sollte ein Austausch gegen Frischplasma erfolgen. Eine kombinierte Behandlung mit einem initialen Austausch gegen Humanalbumin und zum Ende der Behandlung ein Austausch gegen Frischplasma ist möglich. Üblicherweise wird die Membranplasmapherese über einen zentralvenösen Doppellumenzugang durchgeführt, um einen Blutfluss von 200 ml/min und einen Filtratfluss von 20–60 ml/min zu erreichen. Im Fall der Substitution durch Frischplasmen ist auf die hohe Belastung des Patienten mit Zitrat zu achten, die in der Regel eine zusätzliche Infusion von Kalzium zur Prävention einer Hypokalzämie notwendig macht. Die Zahl der durchzuführenden Behandlungen ist abhängig von der Art der Grunderkrankung und zusätzlich von der Intensität der meist begleitenden Immunsuppression des Patienten. Bei vielen Patienten werden zwischen 5 und 15 Behandlungen in einem Zeitraum von 2 bis 3 Wochen durchgeführt.

Bei spezieller Indikation ist ein Austausch gegen Spenderplasma an Stelle einer Albuminlösung obligat. Hierauf beruht die hohe Wirksamkeit bei thrombotischen Mikroangiopathien, da hier – zumindest bei der klassischen thrombotisch-thrombozytopenischen Purpura – ein Mangel eines wichtigen Plasmaproteins (ADAMTS-13) ausgeglichen werden kann. Durch die Gabe von Frischplasmen kann bei anderen Indikationen (pulmorenales Syndrom, ANCA-assoziierte Vaskulitis und Goodpasture-Syndrom) ein vor allem pulmonales Blutungsrisiko im Vergleich zur Albuminsubstitution erheblich reduziert werden.

Während einer Plasmaseparation soll maximal die Plasmamenge separiert werden, die 100–150% des Plasmavolumens entspricht. Damit kann die Konzentration der meisten Plasmaproteine, auf unter 40% des Ausgangswertes gesenkt werden. Wegen des asymptotischen Abfalls der Konzentrationskurve hat die Separation größerer Plasmamengen keinen wesentlichen zusätzlichen Effekt. Durch die Rückdiffusion von Proteinen aus dem Interstitium bringt ein täglich wiederholter Plasmaaustausch einen deutlich höheren Effektivitätsgewinn als eine Erhöhung des ausgetauschten Volumens.

3.5.1 Immunadsorption

Die Immunadsorption kann als Weiterentwicklung der Plasmaaustauschbehandlung verstanden werden. Durch die Immunadsorption werden Immun-

komplexe und Immunglobuline spezifisch aus dem Plasma entfernt. Eine Elimination weiterer Proteine oder eine Substitution durch Plasma erfolgt nicht.
Bei der Immunadsorption wird das durch Plasmapherese gewonnene Plasma nicht verworfen, sondern über spezielle Adsorbersäulen geleitet. Diese bestehen aus Liganden, die an eine Matrix gebunden sind. Die Art der Liganden bestimmt die Effektivität. Phenylalanin und Tryptophan sind Liganden, die über hydrophobe Wechselwirkungen Immunglobuline unspezifisch binden. Eine deutlich spezifischere Bindung von IgG wird durch Verwendung von Protein A, einem Bestandteil der Zellwand von Staphylokokken, erreicht. Eine ebenfalls spezifische Immunadsorption ist mit Anti-IgG-Säulen oder synthetisch modifiziertem Protein-A möglich. Vielversprechende Studien zur spezifischen Immunadsorption existieren z.B. für die therapierefraktäre rheumatoide Arthritis (4), die dilatative Kardiomyopathie (11) oder die Behandlung des sensibilisierten Empfängers bei Organtransplantationen (9).

3.5.2 Leberunterstützungssysteme – „Leberdialyse"

Neben dem Plasmaaustausch und einigen experimentellen Ansätzen sind derzeit vor allem zwei technisch anspruchsvolle Verfahren zur Entfernung proteingebundener Substanzen bei Patienten mit Leberversagen im klinischen Einsatz. Beim MARS®-Verfahren wird das Blut des Patienten in einen Kapillardialysator mit einer speziell entwickelten Membran geleitet. Auf der Seite der Dialysierfüssigkeit befindet sich eine Albuminlösung, die in einem Sekundärkreislauf durch adsorbtive Verfahren gereinigt wird. Zusätzlich erfolgt im Sekundärkreislauf eine konventionelle Dialyse zur Entfernung harnpflichtiger Substanzen. Beim Prometheus®-Verfahren erfolgt zunächst eine Membranseparation des Patientenalbumins. Dieses wird dann über Adsorber geleitet und von proteingebundenen Substanzen gereinigt. Nach Rückgabe des Albumins erfolgt dann noch im extrakorporalen Kreislauf eine konventionelle Hämodialyse zur Entfernung harnpflichtiger Substanzen. Beide Verfahren sind derzeit spezialisierten Zentren vorbehalten, im Hintergrund sollte immer die Möglichkeit der zeitnahen Lebertransplantation gegeben sein.

Literatur

1. Aronoff GR, Brier ME, Berns JS: The Bennett Tables-Drug prescribing in renal failure. American College of Physicians, Philadelphia (1998).
2. Clermont G, Acker CG, Angus DC, Sirio CA, Pinsky MR, Johnson JP: Renal failure in the ICU: comparison of the impact of acute renal failure and end-stage renal disease on ICU outcomes. Kidney Int 62(3) (2002) 986-96.
3. Friedrich JO, Wilson G, Chant C: Long-term outcomes and clinical predictors of hospital mortality in very long stay intensive care unit patients: a cohort study. Crit Care 10(2) (2006) R59.
4. Fürst D, Felson D, Thoren G, Gendreau RM: Immunoadsorption for the treatment of rheumatoid arthritis: final results of a randomized trial. Prosorba Trial Investigators. Ther Apher 4(5) (2000) 363-73.
5. Gettings LG, Reynolds HN, Scalea T: Outcome in post-traumatic acute renal failure when continous renal replacement therapy is applied early versus late. Intensive Care Med 25 (1999) 805-813.
6. Kellum JA, Mehta RL, Angus DC, Palevsky P, Ronco C; ADQI Workgroup: The first international consensus conference on continuous renal replacement therapy. Kidney Int 62(5) (2002) 1855-63.
7. Lehmann H, Hartung H, Hetzel GR, Stueve O, Kieseier B: Plasma exchange in neuroimmunological disorders. Archives of Neurology 2006.
8. Levy EM, Viscoli CM, Horwitz RI: The effect of acute renal failure on mortality. JAMA 275 (1996) 1489-1494.
9. Lorenz M, Regele H, Schillinger M, Kletzmayr J, Haidbauer B, Derfler K, Druml W, Bohmig GA: Peritransplant immunoadsorption: a strategy enabling transplantation in highly sensitized crossmatch-positive cadaveric kidney allograft recipients. Transplantation 27;79(6) (2005) 696-701.
10. Morgera S, Kraft A, Siebert G, Luft F, Neumayer H: Long-term outcomes in acute renal failure patients treated with continuous renal replacement therapies. Am J Kidney Dis 40(2) (2002) 275-9.
11. Müller J, Wallukat G, Dandel M, Bieda H, Brandes K, Spiegelsberger S, Nissen E, Kunze R, Hetzer R: Immunoglobulin adsorption in patients with idiopathic dilated cardiomyopathy. Circulation 1;101(4) (2000) 385-91.
12. Paganini EP, Tapolyai M, Goormastic M, Halstenberg W, Kozlowski L: Establishing a dialysis therapy/patients outcome link in intensive care unit acute dialysis for patients with acute renal failure. Am J Kid Dis 28, Suppl 3 (1996) 81-89.
13. Ronco C, Bellomo R, Homel P, Brendolan A, Dan M, Piccinni P, La Greca G: Effects of different doses in continuous venovenous hemofiltration on outcomes of acute renal failure: a prospective randomised trial. Lancet 355 (2000) 26-30.
14. Schetz M: Non-renal indications for continuous renal replacement therapy. Kidney Int 56, Suppl. 72 (1999) 88-94.
15. Schiffl H, Lang SM, Fischer R: Daily hemodialysis and the outcome of acute renal failure. N Engl J Med 31;346(5) (2002) 305-10.
16. Seyffart G: Giftindex. Die Therapie der akuten Intoxikationen. Dustri Verlag, München 1996.

4 Sepsis und Systemic Inflammatory Response Syndrome (SIRS)

Definition und Basisinformation

Die Sepsis ist durch eine systemische Einschwemmung von Mikroben (Bakterien, Pilze, Viren, Protozoen) oder von mikrobiellen Produkten (Endo- und Exotoxinen) aus einem Herd oder mehreren Herden charakterisiert. Dies zieht die Aktivierung einer Vielzahl körpereigener Mediatorsysteme (zirkulierend und ortsständig, humoral und zellulär) nach sich, mit der Folge inadäquater Gewebsperfusion und diffuser inflammatorischer Prozesse in großen Bereichen der Mikrozirkulation. Typisch sind Perfusionsfehlverteilung, Mikrothrombosierung und „Capillary Leakage" mit Flüssigkeitsextravasation in diesen Arealen. Es resultiert, trotz aufrechterhaltener Makrozirkulation aufgrund lokaler ischämischer Verhältnisse, eine Sauerstoffschuld der abhängigen organtypischen Zellen. Das Endstadium stellt das septische Multiorganversagen dar.

Die Diagnose **Sepsis** basiert auf einem typischen Erscheinungsbild, charakterisiert durch die in Tabelle K.4-1 aufgelisteten Symptome, in Kombination mit einer vermuteten Eintrittspforte. Angestrebt wird der Nachweis der Mikroben bzw. der mikrobiellen Produkte im Blut. Eine entsprechende klinische Symptomatik kann nach dem derzeitigen Kenntnisstand auch durch nicht-bakterielle Ursachen ausgelöst werden. Bedeutsam sind in dieser Hinsicht ausgedehnte Gewebsschädigungen, wie sie z.B. bei Polytrauma, Verbrennung, Pankreatitis oder auch großen operativen Eingriffen entstehen. Es ist davon auszugehen, daß eine hierbei auftretende Aktivierung humoraler und zellulärer Effektoren eine vergleichbare pathogenetische Endstrecke mit inflammatorischen Prozessen und inadäquater Gewebsperfusion in zahlreichen Mikrozirkulationsgebieten triggern kann.

An dieser Stelle setzt die Definition des **SIRS (Systemic Inflammatory Response Syndrome)** ein (Tab. K.4-1): Sie übernimmt klinisch übliche Kriterien der Sepsis, verlangt jedoch nicht eine infektiöse Verursachung des Geschehens, sondern läßt alternativ verschiedene Formen ausgedehnter Gewebsschädigung oder auch eine immunologische Triggerung als Startermechanismen zu. Sepsis ist somit eine Entität innerhalb von SIRS, aber SIRS heißt keineswegs immer Sepsis. Der initialen „hyperinflammatorischen" Phase der Sepsis und des SIRS kann im weiteren Verlauf eine „immunparalytische" Phase folgen oder beide Charakteristika können nebeneinander bestehen.

Diagnostik

Die klinischen Kriterien von Sepsis und SIRS sind in Tabelle K.4-1 aufgeführt. Hinzu kommen hämodynamische Veränderungen, die nach Siegel in vier Stadien eingeteilt werden (Tab. K.4-2). Typisch sind zudem Anzeichen von beginnendem Organversagen. Betroffen sind vor allem
- Niere (akutes Nierenversagen),
- Lunge (akutes respiratorisches Distress-Syndrom; ARDS),
- Gastrointestinaltrakt (Ileus, Schleimhautulzerationen, Leberversagen),
- Herz (septische Kardiomyopathie) und
- ZNS (Eintrübung).

Eine Aktivierung des Gerinnungssystems ist zumeist nachweisbar (s. DIC/Verbrauchskoagulopathie). Metabolische Veränderungen umfassen einen gesteigerten Energieumsatz (erhöhte Katecholamin- und Kortikoidspiegel). Hyperglykämie in der frühen und Hypoglykämie in der späten Phase der Sepsis, zum Teil gesteigerte Lipolyse und einen oft exzessiven Eiweißkatabolismus. Es existieren mehrere Score-Systeme, die den Schweregrad der Sepsis anhand physiologisch-biochemischer Meßdaten, Organfunktionsstörungen und/oder therapeutischer Interventionen erfassen (z.B. Sepsis-Score nach Elebute-Stones, Apache II, Apache III, SAPS, TISS). Diese werden in Zukunft zur Bestimmung der individuellen Prognose, zur Beurteilung der Effizienz von Therapiemaßnahmen und zur Erfassung von Behandlungskosten zunehmend Bedeutung erlangen.

Tabelle K.4-1 Definition von Sepsis und Systemic Inflammatory Response Syndrome (SIRS).

Zwei oder mehrere der folgenden klinischen Symptome einer systemischen inflammatorischen Reaktion
- Körpertemperatur > 38 °C oder < 36 °C*
- Beschleunigung der Herzfrequenz über 90 Schläge pro Minute*
- Tachypnoe, die sich mit einer Atemfrequenz über 20 Atemzüge pro Minute manifestiert* oder
- Hyperventilation, die anhand von $PaCO_2$-Werten < 32 mmHg erkennbar wird
- Veränderungen der Leukozytenzahl mit Werten > 12,0 Zellen × 10^9/l oder < 4,0 Zellen × 10^9/l* oder
- Vorliegen von mehr als 10% unreifen Neutrophilen

Vorliegen (oder starker Verdacht) eines bekannten Auslösers einer diffusen „endothelialen Entzündung"
wie etwa:
- Infektion (verursacht durch gram-negative oder gram-positive Bakterien, Pilze, Parasiten, Viren)*
- Pankreatitis
- Schock und Ischämie
- Polytrauma und Gewebeschädigung
- großflächige Verbrennungen
- immunologisch vermittelte Organschädigung
- Anwendung exogener Mediatoren (z.B. Tumor-Nekrose-Faktor, Interleukin-1, Interleukin-2)

Fehlen anderer bekannter Ursachen für solche klinischen Anomalien

* Diese Charakteristika werden üblicherweise einer klinischen Diagnose der Sepsis zugrunde gelegt.

Tabelle K.4-2 Stadien der hämodynamischen Veränderung in der Sepsis (nach Siegel).

Parameter	I	II	III	IV
Herzfrequenz	↑	↑↑	↑↑	↑
arterieller Mitteldruck	∅	∅	↓	↓↓
Herz-Zeit-Volumen	↑	↑↑↑	↑↑	∅/↓
peripherer Gefäßwiderstand	↓	↓↓↓	↓↓↓	∅/↓/↑
PC (wedge pressure)	↓	↓	∅	↑↑
O_2-Aufnahme absolut	↑	↑	↑/↓	↓↓
O_2-Aufnahme relativ	∅	↓	↓↓	↓↓↓
$AVDO_2$ (arteriovenöse O_2-Differenz)	↓	↓↓↓	↓↓↓	↑/↓
Laktat	∅	↑	↑↑	↑↑↑

|——————— hyperdynamisch ———————| hypodynamisch

Schock ⟶

Erreger- und Herdsuche

Angesichts der Schwere der Erkrankung ist die Kenntnis der Erreger einschließlich ihrer Eintrittspforten (Herdsuche!) entscheidend.

Der **Bakteriennachweis im Blut** sollte vor einer Therapie mit Antibiotika durch wiederholte venöse Blutentnahme nach gründlicher Desinfektion der Punktionsstelle versucht werden (s.a. Abschnitt L „Infektionskrankheiten"). Eine Gesamtblutmenge von 30 ml wird unter sterilen Kautelen auf mehrere Behälter mit Blutkulturmedium verteilt, hierbei wird ein Verhältnis von Blutvolumen zu Kulturmedium von 1:10 empfohlen. Bei bereits vorbestehender antibiotischer Therapie können Blutkulturmedien mit Austauscherharzen zur Adsorption der Antibiotika eingesetzt werden; eine Blutabnahme im therapeutischen Talspiegel wird dann angestrebt. Im Einzelfall ist eine Unterbrechung der antibiotischen Therapie vor Abnahme der Blutkulturen abzuwägen. Daneben sollte routinemäßig vor Beginn der antibiotischen Therapie über eine Asservierung von **Urin** (steril gewonnenen) und **Sputum** (und ggf. **Stuhl**) ein Keimnachweis versucht werden.

Verbunden mit dem Erregernachweis, ist die Suche nach der **Eintrittspforte** und einem möglichen **organspezifischen Herd.** Neben ausgiebiger Inspektion und Untersuchung des Patienten sollten hierzu bildgebende Verfahren umfassend eingesetzt werden (Röntgenaufnahme von Thorax und ggf. Skelettsystem, Ultraschall von Abdomen und Urogenitaltrakt, Echokardiographie; evtl. Computertomographie thorakal und abdominal). Bei positivem Organbefund sollte wiederum vor antibiotischer Therapie ein Erregernachweis durch Gewinnung von Körperflüssigkeiten (Pleuraerguß, Perikarderguß, Aszites, Ergüsse großer Gelenke, Liquor), Punktion von Abszessen oder entzündlich-infiltrierter Areale, ergänzt um organspezifische Techniken (z.B. bronchoalveoläre Lavage, Bronchialbürstung) angestrebt werden.

Neben Kulturanlage mit Resistenzbestimmung sollte das gewonnene Material zur ersten Orientierung rasch mikroskopisch untersucht werden (Gram-Färbung).

Ergänzt werden sollte der direkte Erregernachweis durch **serologische** Tests sowie den **Antigennachweis** im Urin oder Blut, die vor allem für Erreger Bedeutung haben, die sich schlecht oder gar nicht kultivieren lassen (z.B. Legionellen, Chlamydien). Da die serologischen Tests häufig jedoch erst über Titerverläufe aussagekräftig werden, kommen sie für die akuten Therapiemaßnahmen in der Regel zu spät. Ein Tuberkulintest kann Auskunft über die Immunitätslage gegenüber Tuberkulose geben.

Ergänzende Labordiagnostik

Stets sollte der **Immunstatus** durch Bestimmung der Immunglobuline überprüft werden, um ein primäres oder sekundäres Antikörpermangelsyndrom nicht zu übersehen. Ebenso sollten Defekte des leukozytären Systems ausgeschlossen werden (Gesamtzahl der Leukozyten und Differentialblutbild; HIV-Testung und Bestimmung der T_4-Lymphozyten bei Verdacht auf AIDS). Hauttests mit ubiquitären, multivarianten Antigenen können als Indikatoren der zellulären Immunantwort eingesetzt werden.

Mehrere Parameter können zur Charakterisierung der **inflammatorischen** Reaktion herangezogen werden (Standard: C-reaktives Protein, Leukozytose, Linksverschiebung). Zur Differenzierung zwischen Sepsis und SIRS nicht-infektiöser Genese steht das Procalcitonin zur Verfügung.

Zur Routine gehört eine Basis-**Gerinnungsanalytik,** um eine disseminierte intravasale Gerinnung/Verbrauchskoagulopathie (s. dort) zu erkennen.

Bestimmungen des Säure-Basen-Haushalts und des Laktatspiegels sind zur Erfassung einer metabolischen Azidose bei septischem Schock unerläßlich.

Therapie

Gesicherte therapeutische Maßnahmen bei der Sepsis sind **Herdsanierung, Antibiotikagabe** und **symptomatische** Maßnahmen zur Begrenzung bzw. Überbrückung von hämodynamischen Veränderungen und Organfunktionsausfällen.

Herdsanierung

Ein septischer Herd muß möglichst unverzüglich inzidiert, drainiert oder chirurgisch entfernt werden (ubi pus, ibi evacuo!). Potentiell infizierte Katheter müssen, wenn sie als Quelle der Sepsis vermutet werden, entfernt werden (z.B. Venenkatheter, CAPD-Katheter). Wenn vital unerläßliche Fremdkörper (z.B. Schrittmacher, künstliche Herzklappen) infiziert sind und als Sepsisquelle in Betracht kommen, ist ein kurzzeitiger konservativer Behandlungsversuch mit Antibiotika gerechtfertigt. Bei Versagen dieser Therapie muß das Auswechseln der Prothese erwogen werden. In der Regel darf ein operativer Eingriff nicht aufgrund der Schwere des septischen Bildes verschoben werden, wenn er die einzige Möglichkeit einer Herdsanierung darstellt.

Antibiotika

Eine Antibiotikatherapie bei der Sepsis sollte möglichst gezielt erfolgen. Dies ist im Idealfall bei bekanntem Erreger und vorliegendem Antibiogramm möglich. In den meisten Fällen ist jedoch zu Beginn der Sepsistherapie der Erreger (noch) nicht bekannt. Bei eindeutigem klinischen Bild muß dennoch sofort mit einer antibakteriellen Chemotherapie begonnen werden, die die vermutete Keimeintrittspforte, die in Frage kommenden Erreger sowie bei nosokomialer Sepsis die lokale Resistenzsituation berücksichtigt (Tab. K.4-3).

Generell sollten bevorzugt bakterizide, schnellwirkende, parenteral applizierbare Antibiotika in ausreichend hoher Dosierung angewendet werden. Die Durchführung einer Kombinationstherapie ist die Regel. Synergistische Effekte sind insbesondere bei Kombination von Betalaktamantibiotika mit Aminoglykosiden gesichert, z.B.:
- Breitspektrum-Penicillin (z.B. Mezlocillin und Betalaktamase-Inhibitor) und Aminoglykosid (Gentamicin)
- Breitspektrum-Cephalosporin (Cefotaxim, Ceftriaxon) und Aminoglykosid

Zu den einzelnen Substanzklassen sind folgende allgemeine Bemerkungen für die Sepsisbehandlung von Bedeutung (s. Abschnitt L „Infektionskrankheiten"):
- *Breitspektrum-Penicilline* besitzen keine Betalaktamasestabilität, sie sind nicht oder nur begrenzt wirksam gegen Klebsiellen und Staphylokokken. Schwächen bestehen auch im Hinblick auf Serratia, Proteus und Anaerobierinfektionen.
- *Breitspektrum-Cephalosporine* (3. Generation) sind nicht wirksam gegenüber Enterokokken und Anaerobiern und schwach gegenüber Staphylokokken. Ceftazidim (in zweiter Linie Cefoperazon; jeweils in Kombination mit einem Aminoglykosid) ist erste Wahl bei Infektionen mit Pseudomonaden.
- *Aminoglykoside* besitzen Schwächen bei grampositiven Kokken und Anaerobiern. Innerhalb der Gruppe der Aminoglykoside sollte Amikacin wegen seiner Resistenz gegenüber vielen Aminoglykosid-inaktivierenden Bakterienenzymen in Reserve gehalten werden.

Tabelle K.4-3 Vorschläge zur Erstbehandlung bei schwerer Sepsis und septischem Schock sowie fehlendem Erregernachweis*.

1. Sepsis bei unbekannter Eintrittspforte	– Breitspektrum-Penicillin oder -Cephalosporin + Aminoglykosid**
2. Verdacht auf Staphylokokken-Sepsis (z.B. Fremdkörperimplantate, Venenkatheter)	– wie 1. + Flucloxacillin (bei Verdacht auf methicillinresistente Staphylokokken: wie 1. + Vancomycin)
3. Verdacht auf Anaerobier-Sepsis (z.B. Abort, Peritonitis, dentogen, Aspirationspneumonie)	– wie 1. + Clindamycin oder Metronidazol
4. Verdacht auf Pseudomonassepsis (z.B. Knochenmarksinsuffizienz, Verbrennungen, Superinfektionen, vorbekannte chronische Atemwegsbesiedelung)	– wie 1., jedoch innerhalb der genannten Kombination pseudomonaswirksames Betalaktamantibiotikum (z.B. Ceftazidim)
5. Infusionsseptikämie	– wie 1. + Flucloxacillin
6. Akute Endokarditis mit septischem Bild	– wie 1. + Flucloxacillin (bei Verdacht auf methicillinresistente Staphylokokken + Vancomycin)
7. Postoperative Sepsis	– wie 1. + Flucloxacillin (bei infizierten Wunden) oder Clindamycin (bei Wundinfektionen im Intestinalbereich)
8. Cholangitische Sepsis	– wie 1., jedoch gallengängiges Betalaktamantibiotikum bevorzugen (z.B. Mezlocillin, Cefoperazon, Ceftriaxon)
9. Pneumogene Sepsis nach Aspiration	– wie 1. + Clindamycin
10. Urosepsis	– wie 1. (nach urologischen Eingriffen; cave: resistente Enterobacter, Serratia, Proteus, Pseudomonas)
11. Sepsis bei Knochenmarksinsuffizienz	– wie 1. (bei Antibiotikavorbehandlung jedoch pseudomonaswirksames Betalaktam bevorzugen; evtl. + Flucloxacillin + Anaerobierpräparat; frühzeitig Antimykotika einsetzen)

* Basis dieser Vorschläge ist das Konzept, Breitspektrum-Penicilline, Cephalosporine und Aminoglykoside als wesentliche Pharmaka der „First-line"-Chemotherapie in der Sepsis anzusehen; Peneme und Gyrase-Hemmer sind nach diesem Konzept Reserve-Antibiotika.
** Standard: einmal tägliche Gabe von Gentamicin, 3–5 mg/kg KG; regelmäßige Kontrolle der Aminoglykosid-Spiegel.

Zur Absicherung der Wirkung im grampositiven Bereich kann die Betalaktam-Aminoglykosid-Kombination durch *Clindamycin* (auch wirksam gegenüber Anaerobiern) oder ein *Glycopeptid* ergänzt werden. Zum Einsatz von *Carbopenem* und *Chinolonen* in der Sepsis s.u. Modifikationen im Hinblick auf die Basistherapie mit Betalaktamantibiotika und Aminoglykosiden ergeben sich bei *besonderen Erregerkonstellationen* oder *besonderen Eintrittspforten*.

Bei Verdacht auf *Pseudomonas aeruginosa*, z.B. nach Antibiotikavorbehandlung, wird man innerhalb der Betalaktamantibiotika ein pseudomonaswirksames Präparat auswählen (z.B. Ceftazidim oder Piperacillin; plus Aminoglykosid) oder einer breiten Antibiotikakombination ein schmales pseudomonasspezifisches Präparat hinzufügen (Ticarcillin, Cefsulodin, Azlocillin; zur Alternative der Carbopeneme und der Chinolone s.u.). Letztere sollten aufgrund der Schwächen im Anaerobierbereich und im Bereich der Streptokokken/Enterokokken z.B. mit Clindamycin kombiniert werden.

- Zur Abdeckung primärer oder sekundärer Staphylokokkeninfektionen werden zusätzlich spezifische (staphylokokkenwirksame) Antibiotika eingesetzt (Flucloxacillin oder Clindamycin oder Fosfomycin, Vancomycin bei Verdacht auf methicillinresistenten Staphylococcus aureus).
- Bei Infektionen von künstlichen Herzklappen, Shunts, implantierten Kathetern oder anderem Fremdmaterial sind koagulasenegative Staphylokokken bedeutsam. Sie sind in erheblichem Maß resistent gegen Staphylokokkenpenicilline und Clindamycin, so daß vorwiegend ein Glykopeptid (Vancomycin, Teicoplanin) und gelegentlich Fosfocin in Kombination mit Rifampicin in Frage kommt. Zur optimalen Abdeckung des Anaerobierbereichs kommen als zusätzliche Präparate insbesondere Clindamycin und Metronidazol in Betracht.
- Bei Verdacht auf Enterokokken stellen Ampicillin, Piperacillin und Mezlocillin die erste Wahl dar.

Details zu weiteren Konstellationen finden sich in Tabelle K.4-3.

Bei klinisch unbefriedigendem Ansprechen auf die Antibiotikatherapie innerhalb von zwei Tagen und weiterhin unbekanntem Keimbefund/Antibiogramm sollte zunächst ein Wechsel innerhalb der Basistherapie erwogen werden (Breitspektrum-Penicillin statt -Cephalosporin oder umgekehrt; Wechsel auf Amikacin innerhalb der Aminoglykoside). Überprüft und berücksichtigt werden sollten darüber hinaus therapeutische Lücken (z.B. zusätzliche Applikation eines Staphylokokkenpenicillins oder eines Anaerobierpräparats). Alternativ ist der Einsatz potenter Reserveantibiotika mit sehr breitem antibakteriellem Spektrum zu erwägen, insbesondere der Carbopeneme oder der Chinolone (Gyrasehemmer). Letztere sollten aufgrund der Schwächen im Anaerobierbereich und bei Streptokokken/Enterokokken z.B. mit Clindamycin kombiniert werden.

Bei bekanntem Erreger wird selbstverständlich entsprechend dem Antibiogramm gesichert behandelt. Alternativ zu dem hier skizzierten Vorgehen schlägt das „Deeskalationskonzept" vor, die Sepsistherapie initial mit einem Carbopenem zu beginnen und nach Besserung des klinischen Bildes erst in zweiter Linie die Therapie mit weniger breiten Antibiotika fortzuführen. Bedenken gegen dieses Vorgehen ergeben sich insbesondere aus der Gefahr der Selektion resistenter Stämme, gegen die dann keine Reserve mehr verfügbar ist, und aus der Begünstigung sekundärer Pilzinfektionen. Ein Kompromiß könnte in einem differenzierten Vorgehen bestehen, z.B. frühzeitigem Einsatz von Penemen oder Gyrasehemmern bei bestimmten Erregern (z.B. Enterobacter cloacae, Serratia, Pseudomonas aeruginosa) oder Organinfektionen (z.B. nekrotisierende Pankreatitis).

Eine besondere Situation ist bei *immunsupprimierten Patienten* gegeben, insbesondere bei Knochenmarksinsuffizienz. Bei Antibiotikavorbehandlung sollte hier ein pseudomonaswirksames Präparat in die Basiskombination einbezogen werden. Zusätzlich müssen Staphylokokken und Anaerobier in Erwägung gezogen werden. Bei diesen Patienten ist darüber hinaus eine frühzeitige antimykotische Therapie indiziert.

Bei Versagen der antibiotischen Therapie kommen ursächlich vor allem Resistenzprobleme in Betracht, die bevorzugt bei Pseudomonas aeruginosa, Staph. aureus, Enterobacter cloacae und Serratia auftreten. Darüber hinaus kann eine Erregerpersistenz vorliegen, so vor allem bei Staphylokokken, Streptokokken, Tuberkelbakterien sowie einigen Enterobakterien. Problematisch sind auch sekundäre Pilzinfektionen unter Antibiotikatherapie (insbesondere Candida albicans). Der Nachweis einer Organinfektion mit Pilzen (z.B. Lunge, Niere) in Kombination mit dem klinischen Bild einer nicht beherrschten Infektion unter Antibiotikatherapie stellt eine Indikation zur zusätzlichen *antimykotischen Therapie* dar. Mittel erster Wahl ist derzeit die Gabe von Fluconazol oder die Kombination aus Amphotericin B und Flucytosin. Bei Aspergillusinfektionen sollte Itraconacol erwogen werden.

Beenden der antibiotischen Therapie: Eine wirksame Antibiotikatherapie sollte zumeist mindestens drei Tage über das weitgehende Abklingen aller septischen Parameter hinaus fortgeführt werden.

Zusätzliche Therapieansätze

Bislang konnte durch große Studien nicht belegt werden, daß durch hochdosierte Immunglobulingabe (IgG, IgM) eine Reduktion der Morbidität und Letalität in der Sepsis erreicht werden kann. Dies gilt auch für spezifische Antikörper, z.B. monoklonale Antikörper gegen Endotoxin.

Ebenso muß das Konzept der selektiven Darmdekontamination (SDD) als umstritten bezeichnet werden. Grundgedanke der SDD ist es, durch frühzeitige orale/enterale Applikation nichtresorbierbarer Antibiotika und Antimykotika ein Überwachsen dieser Kompartimente mit pathogenen Keimen zu verhindern, um so eine bakterielle Translokation im Darm und eine retrograde Keimaszension (Darm → Magen → Pharynx → Lunge) mit sekundärer Pneumonie zu verhindern. Gegen die routinemäßige Anwendung dieser Maßnahme spricht vor allem die

Gefahr der Resistenzentwicklung. Akzeptiert ist die Streßulkusprophylaxe mit **H$_2$-Rezeptorenblockern**, die dem Sucralfat in der Vermeidung einer gastrointestinalen Blutung überlegen sind **(Empfehlungsgrad A; 4)**.

Antikoagulation

Zur Hemmung einer Gerinnungsaktivierung in der Sepsis ist eine **Heparinisierung** indiziert. Die Dosierung sollte zwischen 500–1000 E/h liegen. Zum Vorgehen bei manifester Verbrauchskoagulopathie und Blutung s. Kap. B Erkrankungen des Hämostasesystems.

Rekombinantes humanes aktiviertes Protein C (Drotrecogin α), das antikoagulatorische und antiinflammatorische Wikungen besitzt, ist in Europa für die schwere Sepsis und den septischen Schock (APACHE II > 25; mindestens zwei Organversagen) zugelassen **(Empfehlungsgrad B; 3)**, da die Sterblichkeit in einer randomisierten, mulitzentrischen Studie signifikant um 6% gesenkt werden konnte. Beim Einsatz von Drotrecogin α müssen die Kontraindiaktionen und das erhöhte Blutungsrisiko streng beachtet werden.

Beeinflussung körpereigener Mediatoren

Die Aktivierung körpereigener Mediatorsysteme in der „hyperinflammatorischen" Phase der Sepsis legt antiinflammatorische Therapieansätze nahe. Bisherige Studien (z.B. Antikörper gegen Tumor-Nekrose-Faktor, Interleukin-1-Rezeptor-Antagonist) konnten jedoch keinen sicheren Wirkungsnachweis erbringen.

Für die Anwendung **hochdosierter Kortikosteroide** (> 300 mg/Tag) kann ebenfalls keine Empfehlung ausgesprochen werden; zum Teil traten unter dieser Medikation vermehrt Sekundärinfektionen auf **(Empfehlungsgrad A; 6)**.

Im septischen Schock kann es zu einer **relativen Nebennierenrindeninsuffizienz** kommen, nachweisbar als verminderte Kortisolproduktion (< 9 μg/dl) nach ACTH-Test. Diese relative Nebennierenrindeninsuffizienz geht mit einer abgeschwächten antiinflammatorischen Wirkung des endogenen Kortisols, einer reduzierten Ansprache auf Katecholamine und möglicherweise mit einer erhöhten Sterblichkeit einher. Bei Patienten mit septischem Schock und nachgewiesener relativer Nebennierenrindeninsuffizienz (nach ACTH-Test) kann eine Hydrokortisontherapie mit 200–300 mg/Tag über 7 Tage durchgeführt werden **(Empfehlungsgrad C; 1)**.

Der Nachweis, daß durch eine extrakorporale Entfernung mikrobieller Agenzien und proinflammatorischer Mediatoren (Hämofiltration, Hämoperfusion, Plasmaseparation) eine signifikante Beeinflussung der Sepsis gelingt, konnte bislang noch nicht erbracht werden.

Als sinnvolle, jedoch nicht gesicherte Indikation wird der Einsatz von **Wachstumsfaktoren** (Colony Stimulating Factors; CSF) bei Patienten mit Sepsis in einer Phase der zytostatikainduzierten Neutropenie angesehen. Hierdurch wird eine Verkürzung der zytopenischen Phase erreicht. Die meisten Erfahrungen liegen hierzu mit dem granulozytenstimulierenden Wachstumsfaktor (G-CSF) vor, dessen Wirkung auf die Reifung der Neutrophilen beschränkt ist. Da durch GM-CSF auch das monozytäre System stimuliert wird, könnte bei dessen Verwendung in der hyperinflammatorischen Phase der Sepsis eine nachteilige proinflammatorische Wirkung resultieren. Offen ist jedoch die Frage, ob in der „immunparalytischen" Phase des septischen Geschehens, unabhängig von einer zytostatikainduzierten Zytopenie, durch CSF eine Verstärkung der Host-defense-Kompetenz und somit ein therapeutischer Benefit erzielt werden kann.

Ernährung

Aufgrund des erhöhten Kalorienbedarfs in der Sepsis wird eine Zufuhr von 25–30 kcal/kg KG angestrebt (s. auch Kap. K9). Wenn immer möglich, sollte zumindest eine partielle enterale Ernährung versucht werden. Neben der Energiezufuhr hat dies Bedeutung zur Vermeidung von Zottenatrophie und bakterieller Translokation im Darm. Duodenalsonden (z.B. endoskopisch plaziert) und Promotorika (z.B. Cisaprid) können helfen, die enterale Sondenzufuhr trotz vielfach in der Sepsis bestehender Gastroparese zu ermöglichen. Bei parenteraler Zufuhr wird eine übliche Kalorienverteilung angestrebt (15–25% Aminosäuren, 20–40% Fett, 40–60% Kohlenhydrate; cave schwankende Glukosetoleranz der Patienten). Eine Proteinzufuhr von 1–2 g/kg KG in Form von Aminosäurelösungen soll das Ausmaß des endogenen Einweißkatabolismus reduzieren. Eine **intensive Insulintherapie** mit Blutglukosewerten im Bereich zwischen 80 und 110 mg/dl führte bei postoperativen beatmeten Patienten zu einer Reduktion des septischen Multiorganversagens und zu einer verbesserten Überlebensrate **(Empfehlungsgrad D; 2)**.

Beatmung

Die Sepsis ist häufig mit dem Aufreten eines akuten Atemnotsyndroms (ARDS) assoziiert. Die Anwendung einer lungenprotektiven Beatmung mit niedrigem Atemzugvolumina (6 ml/kg KG) und ausreichendem positiven endexspiratorischen Druck (PEEP) führt zu einer signifikanten Reduktion der Sterblichkeit und des Multiorganversagens bei diesen Patienten **(Empfehlungsgrad B; 7)**.

Volumenzufuhr und vasoaktive Medikation

Eine frühzeitige Volumen-, Katecholamin- und Erythrozytentherapie, orientiert an hämodynamischen Zielkriterien, kann die Sterblichkeit bei Patienten mit schwerer Sepsis und septischem Schock signifikant senken **(Empfehlungsgrad B; 8)**. Zielkriterien sind dabei ein zentraler Venendruck (CVP) von 8–12 mmHg, ein mittlerer arterieller Druck (MAP) von 65–90 mmHg, eine zentralvenöse Sättigung (ScvO$_2$) über 70%, ein Hämatokritwert (Hkt) über 30% sowie eine Diurese von über 0,5 ml/kg KG/h.

Bei einem CVP < 8 mmHg wird Volumen in kristalloider oder kolloidaler Form substituiert, beide Formen gelten als vergleichbar **(Empfehlungsgrad C; 5)**. Nach Anhebung des CVP werden bei einem MAP < 65 mmHg Vasopressoren in Form von

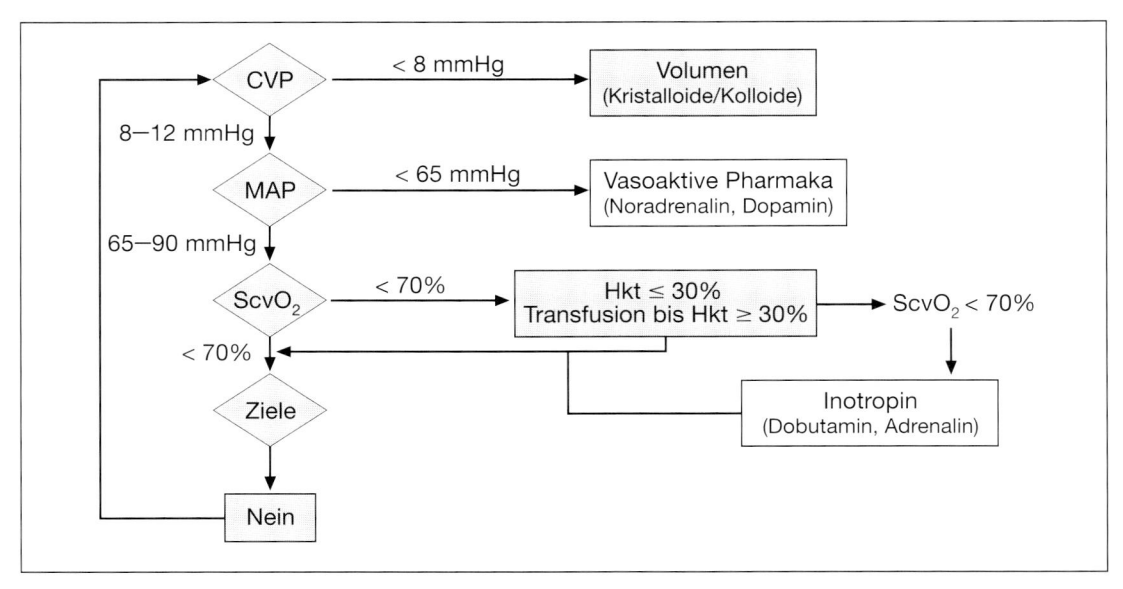

Abb. K.4-1 Frühe zielgerichtete Herz-Kreislauf-Therapie bei schwerer Sepsis und septischem Schock zentraler Venendruck (CVP); ein mittlerer arterieller Druck (MAP); zentralvenöse Sättigung (ScvO2); Hämatokritwert (Hkt).

Noradrenalin oder Dopamin infundiert, bis der mittlere Blutdruck zwischen 65 und 90 mmHg liegt. Bei einer $ScvO_2 < 70\%$ wird zunächst der Hämatokritwert auf über 30% durch Erythrozytentransfusionen angehoben. Liegt der Hkt > 30%, werden Inotropika infundiert, bevorzugt Dobutamin oder Adrenalin bis die $ScvO_2$ einen Wert > 70 % erreicht (Abb. K.4-1).

Literatur

1. Annane D, Sebille V, Charpentier C, et al: Effect of treatment with low doses of hydrocortison and fludrocortisone on mortality in patients with septic shock. JAMA 288 (2002) 862–871.
2. Berghe G van den, Wouters P, Weekers F, et al.: Outcome benefit of intensive insulin therapy in the critically ill: insulin dose versus glycemic control. Crit. Care Med 31 (2003) 359–366.
3. Bernard GR, Vincent JL, Laterre PF, et al.: Recombinant Human Protein C Worldwide Evaluation in Severe Sepsis (PROWESS) study group Efficacy and savety of recombinant human acitvated protein C for severe sepsis. N Eng J Med 344 (2001) 699–709.
4. Borrero E, Bank S, Margolis I, et al.: Coparison of antacid and sulcrafat in the prevention of gastrointestinal bleeding in patients who are critically ill. Am J Med 79 (1985) 62–64.
5. Choi PT, Yip G, Quinonez LG, et al.: Crystalloids vs. Colloids in fluid resuscitation: a systematic review. Crit Care Med 27 (1999) 200–210.
6. Cronin L, Cook DJ, Carlet J, et al.: Corticosteroid treatment for sepsis: a critical appraisal and meta-analysis of the literature. Crit Care Med 23 (1995) 1430–1439.
7. Rivers E, Nguyen B, Havstad S, et al.: Early Goal-Directed Therapy Collaborative Group: Early goal-directed therapy in the treatment of severe sepsis and septic shock. N Engl J Med 345 (2001) 1368–1377.
8. The Acute Respiratory Distress Syndrome Network. Ventilation with Lower Tidal Volumes as compared with Traditional Tidal Volumes for Acute Lung Injury and the Acute Respiratory Distress Syndrome. N Engl J Med 342 (2000) 1301–1308.

K INTERNISTISCHE INTENSIVMEDIZIN

Stand Mai 2008

In diesem Kapitel sind nur speziell intensivmedizinische Aspekte behandelt. Die übrigen Krankheitsbilder, die intensivmedizinisch behandelt werden, sind unter den jeweiligen Fachgebieten zu finden. Dieses Kapitel wurde von Mitgliedern der Deutschen Gesellschaft für Internistische Intensivmedizin und Notfallmedizin verfaßt. Die Autoren der einzelnen Beiträge sind in alphabetischer Reihenfolge aufgeführt. Der Vorstand der Gesellschaft hat die Endversion redigiert und verabschiedet.

Inhaltsverzeichnis

1 **Akute respiratorische Insuffizienz und maschinelle Beatmung**
H.F. Becker, T. Podszus, W. Seeger, P. von Wichert

2 **Vergiftungen**
D. Barckow, F. Martens

3 **Extrakorporale Therapieverfahren**
G. R. Hetzel
    3.1   Akutes Nierenversagen (ANV)
    3.2   Diskontinuierliche Eliminationsverfahren
    3.3   Kontinuierliche Eliminationsverfahren
    3.4   Extrakorporale Verfahren bei Intoxikationen
    3.5   Plasmaaustausch und Immunadsorption

4 **Sepsis und Systemic Inflammatory Response Syndrome (SIRS)**
F. Grimminger, K. Mayer, W. Seeger, D. Walmrath

5 **Schock und Multiorganversagen**
F. Grimminger, K. Mayer, W. Seeger, D. Walmrath

6 **Nosokomiale Infektionen**
jetzt in L16

7 **Kardiogener Schock**
K. Werdan

8 **Blutgerinnungsstörungen in der Intensivmedizin**
D. L. Heene

9 **Flüssigkeitshaushalt und künstliche Ernährung**
S. Weilemann
    9.1   Elektrolyt- und Wasserhaushalt
    9.2   Künstliche Ernährung

4 Sepsis und Systemic Inflammatory Response Syndrome (SIRS)

K. Mayer (DGIIN), Gießen; F. Grimminger (DGIIN), Gießen; W. Seeger (DGIIN), Gießen; D. Walmrath (DGIIN), Gießen

Definition und Basisinformation

Die Sepsis ist durch eine systemische Einschwemmung von Mikroben (Bakterien, Pilze, Viren, Protozoen) oder von mikrobiellen Produkten (Endo- und Exotoxinen) aus einem oder mehreren Herden charakterisiert. Dies zieht die Aktivierung einer Vielzahl körpereigner Mediatorsysteme (zirkulierend und ortsständig, humoral und zellulär) nach sich, mit der Folge inadäquater Gewebeperfusion und diffuser inflammatorischer Prozesse in großen Bereichen der Mikrozirkulation. Typisch sind Perfusionsfehlverteilung, Mikrothrombosierung und „capillary leakage" mit Flüssigkeitsextravasation in diesen Arealen. Es resultiert, trotz aufrechterhaltener Makrozirkulation aufgrund lokaler ischämischer Verhältnisse, eine Sauerstoffschuld der abhängigen organtypischen Zellen. Das Endstadium stellt das septische Multiorganversagen dar.

Die Diagnose **Sepsis** basiert auf einem typischen Erscheinungsbild, charakterisiert durch die in Tabelle K.4-1 aufgelisteten Symptome, in Kombination mit einer vermuteten Eintrittspforte. Angestrebt wird der Nachweis der Mikroben bzw. der mikrobiellen Produkte im Blut. Eine entsprechende klinische Symptomatik kann nach dem derzeitigen Kenntnisstand auch durch nicht-bakterielle Ursachen ausgelöst werden. Bedeutsam sind in dieser Hinsicht ausgedehnte Gewebeschädigungen, wie sie z.B. bei Polytrauma, Verbrennung, Pankreatitis oder auch großen operativen Eingriffen entstehen. Es ist davon auszugehen, dass eine hierbei auftretende Aktivierung humoraler und zellulärer Effektoren eine vergleichbare pathogenetische Endstrecke mit inflammatorischen Prozessen und inadäquater Gewebeperfusion in zahlreichen Mikrozirkulationsgebieten triggern kann.

An dieser Stelle setzt die Definition des **SIRS (Systemic Inflammatory Response Syndrome)** ein (Tab. K.4-1): Sie übernimmt klinisch übliche Kriterien der Sepsis, verlangt jedoch nicht eine infektiöse Genese

Tabelle K.4-1 Diagnose von Sepsis, schwerer Sepsis und septischen Schock (n. ACCP/SCCM Konsensus-Kriterien Lit).

I. Nachweis einer Infektion über den mikrobiologischen Nachweis oder nach klinischen Kriterien

II. Zwei oder mehrere der folgenden klinischen Symptome einer systemischen inflammatorischen Reaktion:
  – Körpertemperatur ≥ 38 °C oder ≤ 36 °C*
  – Tachykardie mit einer Herzfrequenz über 90 Schläge pro Minute*
  – Tachypnoe, die sich mit einer Atemfrequenz über 20 Atemzüge pro Minute manifestiert* oder
  – Hyperventilation, die anhand von $PaCO_2$-Werten ≤ 32 mmHg erkennbar wird
  – Veränderungen der Leukozytenzahl mit Werten ≥ 12.000/mm³ oder ≤ 4.000/mm³* oder
  – Vorliegen von mehr als 10% unreifen Neutrophilen

III. Ein oder mehrere Symptome einer akuten Organdysfunktion:
  – Thrombozytopenie: akute Blutung und immunologische Ursachen ausgeschlossen
    – relativer Abfall: um ≥ 30% innerhalb 24 Stunden
    – absolut Abfall: ≤ 100.000/mm³
  – arterielle Hypoxämie: manifeste Herz- oder Lungenerkrankung als Ursache ausgeschlossen
    – PaO_2 ≤ 75 mmHg bei Raumluft
    – PaO_2/FiO_2-Quotient ≤ 250 mmHg unter Sauerstoffzufuhr
  – Renale Dysfunktion: vorbestehende Niereninsuffizienz ausgeschlossen
    – Diurese ≤ 0,5 ml/kg/h für mindestens 2 Stunden trotz ausreichender Volumengabe und/oder
    – Anstieg des Serumkreatinins über den 2-fachen (ortsüblichen) Referenzbereich
  – Metabolische Azidose:
    – Base Excess ≤ 5 mmol/l oder
    – Laktatkonzentration über den 1,5-fachen (ortsüblichen) Referenzbereich
  – Zerebrale Dysfunktion: vorbestehende Ursachen ausgeschlossen
    – Verwirrtheit, Unruhe, Delir, Einschränkung der Vigilanz

Sepsis: Kriterien I und II
Schwere Sepsis: Kriterien I, II und III
Septischer Schock: Kriterien I und II, über 1 Stunde systolischer RR ≤ 90 mmHg oder mittlerer arterieller RR ≤ 65 mmHg oder Einsatz von Vasopressoren, um den systolischen RR ≥ 90 mmHg oder den mittleren arteriellen RR ≥ 65 mmHg zu halten. Die Hypotonie ist auch nach adäquater Volumentherapie nachzuweisen und nicht durch andere Ursachen erklärbar.

* Diese Charakteristika werden üblicherweise einer klinischen Diagnose der Sepsis zugrunde gelegt.

Tabelle K.4-2 Stadien der hämodynamischen Veränderung in der Sepsis (nach Siegel).

Parameter	I	II	III	IV
Herzfrequenz	↑	↑↑	↑↑	↑
arterieller Mitteldruck	∅	∅	↓	↓↓
Herz-Zeit-Volumen	↑	↑↑↑	↑↑	∅/↓
peripherer Gefäßwiderstand	↓	↓↓↓	↓↓↓	∅/↓/↑
PC (wedge pressure)	↓	↓	∅	↑↑
O_2-Aufnahme absolut	↑	↑	↑/↓	↓↓
O_2-Aufnahme relativ	∅	↓	↓↓	↓↓↓
$AVDO_2$ (arteriovenöse O_2-Differenz)	↓	↓↓↓	↓↓↓	↑/↓
Laktat	∅	↑	↑↑	↑↑↑

|———— hyperdynamisch ————| hypodynamisch

=======Schock=======▶

des Geschehens, sondern lässt alternativ verschiedene Formen ausgedehnter Gewebeschädigung oder auch eine immunologische Triggerung als Startermechanismen zu. Sepsis ist somit eine Entität innerhalb von SIRS, aber SIRS heißt keineswegs immer Sepsis. Der initialen **„hyperinflammatorischen"** Phase der Sepsis und des SIRS kann im weiteren Verlauf eine **„immunparalytische"** Phase folgen oder beide Charakteristika können nebeneinander bestehen.

Diagnostik

Die klinischen Kriterien zur Diagnose von Sepsis und SIRS sind in Tabelle K.4-1 aufgeführt **(Empfehlungsgrad C; L1)**. Hinzu kommen hämodynamische Veränderungen, die nach Siegel in vier Stadien eingeteilt werden (Tab. K.4-2). Typisch sind zudem Anzeichen von beginnendem Organversagen. Betroffen sind vor allem:
– Niere (akutes Nierenversagen),
– Lunge (akutes respiratorisches Distress-Syndrom; ARDS)
– Gastrointestinaltrakt (Ileus, Schleimhautulzerationen, Leberversagen, Aszites)
– Herz (septische Kardiomyopathie) und
– ZNS (Eintrübung).

Eine Aktivierung des Gerinnungssystems ist zumeist nachweisbar (s. DIC/Verbrauchskoagulopathie). Metabolische Veränderungen umfassen einen gesteigerten Energieumsatz (erhöhte Katecholamin- und Kortikoidspiegel). Hyperglykämie in der frühen und Hypoglykämie in der späten Phase der Sepsis, zum Teil gesteigerte Lipolyse und einen oft exzessiven Eiweißkatabolismus. Es existieren mehrere Score-Systeme, die den Schweregrad der Sepsis anhand physiologisch-biochemischer Messdaten, Organfunktionsstörungen und/oder therapeutischer Interventionen erfassen (z.B. Sepsis-Score nach Elebute-Stones, Apache II, Apache III, SAPS, TISS). Diese haben für die Bestimmung der individuellen Prognose, für die Beurteilung der Effizienz von Therapiemaßnahmen und für die Erfassung von Behandlungskosten Bedeutung.

Erreger- und Herdsuche

Angesichts der Schwere der Erkrankung ist die Kenntnis der Erreger einschließlich ihrer Eintrittspforten (Herdsuche!) entscheidend.

Der **Bakteriennachweis im Blut** sollte vor einer Therapie mit Antibiotika durch venöse Blutentnahme nach gründlicher Desinfektion der Punktionsstelle versucht werden **(Empfehlungsgrad B; 7; s.a. Abschnitt L „Infektionskrankheiten")**. Blut wird unter sterilen Kautelen auf mehrere Behälter mit aeroben und anaeroben Blutkulturmedium verteilt. Hierbei wird ein Verhältnis von Blutvolumen zu Kulturmedium von 1:10 empfohlen. Bei bereits vorbestehender antibiotischer Therapie können Blutkulturmedien mit Austauscherharzen zur Adsorption der Antibiotika eingesetzt werden; eine Blutabnahme im therapeutischen Talspiegel (unmittelbar vor der nächsten Antibiotikagabe) wird dann angestrebt **(Empfehlungsgrad C; L1)**. Daneben sollte routinemäßig vor Beginn der antibiotischen Therapie über eine Asservierung von **Urin** (steril gewonnenen) und **Sputum** (und ggf. **Stuhl**) ein Keimnachweis versucht werden.

Verbunden mit dem Erregernachweis, ist die Suche nach der **Eintrittspforte** und einem möglichen **organspezifischen Herd**. Neben ausgiebiger Inspektion und Untersuchung des Patienten sollten hierzu bildgebende Verfahren umfassend eingesetzt werden (Röntgenaufnahme von Thorax und ggf. Skelettsystem, Ultraschall von Abdomen und Urogenitaltrakt, Echokardiographie; evtl. Computertomographie thorakal und abdominal). Bei positivem Organbefund sollte wiederum vor antibiotischer Therapie ein Erregernachweis durch Gewinnung von Körperflüssigkeiten (Pleuraerguss, Perikarderguss, Aszites, Ergüsse großer Gelenke, Liquor), Punktion von Abszessen oder entzündlich-infiltrierter Areale, ergänzt um organspezifische Techniken (z.B. bronchoalveoläre Lavage, Bronchialbürstung bei beatmeten Patienten) angestrebt werden **(Empfehlungsgrad C; 14)**. Neben Kulturanlage mit Resistenzbestimmung sollte das gewonnene Material zur ersten Orientierung rasch mikroskopisch untersucht werden (Gram-Färbung). Ergänzt werden sollte der direkte Erregernachweis durch **serologische** Tests sowie den **Antigennachweis** im Urin (Legionellen) oder Blut, die vor allem für Erreger Bedeutung haben, die sich schlecht oder gar nicht kultivieren lassen (z.B. Legionellen, Chlamydien). Da die serologischen Tests häufig jedoch erst über Titerverläufe aussagekräftig werden, kommen sie für die akuten Therapiemaßnahmen in der Regel zu spät.

Ergänzende Labordiagnostik

Stets sollte der **Immunstatus** durch Bestimmung der Immunglobuline überprüft werden, um ein primäres oder sekundäres Antikörpermangelsyndrom nicht zu übersehen. Ebenso sollten Defekte des leukozytären Systems ausgeschlossen werden (Gesamtzahl der Leukozyten und Differenzialblutbild; HIV-Testung und Bestimmung der T_4-Lymphozyten bei Verdacht auf AIDS). Hauttests mit ubiquitären, multivarianten Antigenen können als Indikatoren der zellulären Immunantwort eingesetzt werden.

Mehrere Parameter können zur Charakterisierung der **inflammatorischen** Reaktion herangezogen werden (Standard: C-reaktives Protein, Leukozytose, Linksverschiebung). Zur Differenzierung zwischen Sepsis und SIRS nicht-infektiöser Genese steht das Procalcitonin zur Verfügung **(Empfehlungsgrad C; 7)**.

Zur Routine gehört eine Basis-**Gerinnungsanalytik**, um eine disseminierte intravasale Gerinnung/Verbrauchskoagulopathie (s. dort) zu erkennen.

Bestimmungen des Säure-Basen-Haushalts und des Laktatspiegels sind zur Erfassung einer metabolischen Azidose bei septischem Schock unerlässlich.

Therapie

Gesicherte therapeutische Maßnahmen bei der Sepsis sind **Herdsanierung, Antibiotikagabe** und **symptomatische** Maßnahmen zur Begrenzung bzw. Überbrückung von hämodynamischen Veränderungen und Organfunktionsausfällen.

Herdsanierung

Ein septischer Herd muss möglichst unverzüglich inzidiert, drainiert oder chirurgisch entfernt werden (ubi pus, ibi evacuo!). Potenziell infizierte Katheter müssen, wenn sie als Quelle der Sepsis vermutet werden, entfernt werden (z.B. Venenkatheter, CAPD-Katheter) **(Empfehlungsgrad B; 10, 18)**. Wenn vital unerlässliche Fremdkörper (z.B. Schrittmacher, künstliche Herzklappen) infiziert sind und als Sepsisquelle in Betracht kommen, ist ein kurzzeitiger konservativer Behandlungsversuch mit Antibiotika gerechtfertigt. Bei Versagen dieser Therapie muss fast immer das Auswechseln der Prothese erfolgen. In der Regel darf ein operativer Eingriff nicht aufgrund der Schwere des septischen Bildes verschoben werden, wenn er die einzige Möglichkeit einer Herdsanierung darstellt.

Antibiotika

Eine Antibiotikatherapie bei der Sepsis sollte möglichst gezielt und schnell innerhalb kürzester Zeit nach Diagnose **(Empfehlungsgrad C; L2)** erfolgen. Dies ist im Idealfall bei bekanntem Erreger und vorliegendem Antibiogramm möglich. In den meisten Fällen ist jedoch zu Beginn der Sepsistherapie der Erreger (noch) nicht bekannt. Bei eindeutigem klinischen Bild muss dennoch sofort mit einer antibakteriellen Chemotherapie begonnen werden, die die vermutete Keimeintrittspforte, die in Frage kommenden Erreger, eine vorausgegangene Antibiotikatherapie (< 3 Monate) sowie bei nosokomialer Sepsis die lokale Resistenzsituation berücksichtigt **(Empfehlungsgrad C; L2)**.

Generell sollten bevorzugt bakterizide, schnell wirkende, parenteral applizierbare Antibiotika in ausreichend hoher Dosierung angewendet werden. Aufgrund der hohen Letalität bei verzögerter und nicht ausreichender antibiotischer Therapie (13) wird folgendes Vorgehen empfohlen.

Monotherapie mit einem der folgenden Antibiotika **(Empfehlungsgrad C; L1)**:

1.) Pseudomonas – wirksames Ureidopenicillin in Kombination mit Betalaktamaseninhibitor (Piperacillin + Tazobactam oder Combactam)
2.) oder 4. Generation Cephalosporin (Maxipime)
3.) oder Carbapenem (Imipenem oder Meropenem).

In den Leitlinien der deutschen Sepsisgesellschaft wird alternativ zum Maxipime das 3.-Generation-Cephalosporin Ceftazidim empfohlen, da hier Lücken im Bereich der grampositiven Keime (z.B. Pneumokokken und Staphylokokken) zu erwarten sind, sollte eine Kombination mit Clindamycin erfolgen.

Bei einer Sepsis auf dem Boden einer ambulant erworbenen Pneumonie sollte zu den oben erwähnten Antibiotika (1.–3.) zur Abdeckung atypischer Keime (Legionellen, Chlamydien) ein Makrolid oder Fluorchinolon (Ciprofloxacin) addiert werden.

Eine Monotherapie der Sepsis mit Fluorchinolonen ist aufgrund der zunehmenden Resistenzen bei Escherichia coli und Enterobacteriacae nicht zu empfehlen **(Empfehlungsgrad C; L1)**.

Bei Infektionen von künstlichen Herzklappen, Shunts, implantierten Kathetern oder anderem Fremdmaterial sind koagulasenegative Staphylokokken bedeutsam. Sie sind in erheblichem Maß resistent gegen Staphylokokkenpenicilline und Clindamycin, so dass vorwiegend ein Glykopeptid (Vancomycin, Teicoplanin, Linezolid) oder gelegentlich Fosfomycin in Kombination mit Rifampicin in Frage kommt.

Bei vermuteten oder nachgewiesenen Infektionen mit Methicillin-resistenten Staphylokokken (MRSA) wird eine Glykopeptid Monotherapie oder in Kombination mit Rifampicin oder Fosfomycin empfohlen **(Empfehlungsgrad C; L1)**.

Bei Weichteilinfektionen oder nachgewiesenen pulmonalen Infektionen mit MRSA wird einer Therapie mit Linezolid der Vorzug vor einer Therapie mit Vancomycin gegeben, da letzteres aufgrund seiner Molekülgröße nur schlecht gewebegängig ist **(Empfehlungsgrad B; 12)**.

Alle 48 bis 72 Stunden sollte das Antibiotikaregime aufgrund aktueller mikrobiologischer und klinischer Daten neu überdacht werden, um das antimikrobielle Spektrum einzuengen (Deeskalation), und damit zur Vermeidung von Resistenzen, Nebenwirkungen und Kosten beizutragen **(Empfehlungsgrad C; L2)**.

Bei neutropenen oder immunsupprimierten Patienten (Chemotherapie, Transplantation) wird von den meisten Experten im Gegensatz zur Monotherapie eine Kombinationstherapie favorisiert (z.B. Carbapenem + Glykopeptid). Diese breite antibiotische Therapie sollte bis zur Überwindung der Neutropenie fortgeführt werden (**Empfehlungsgrad C;** L2). Darüber hinaus sollten bei diesen Patienten bei erfolgloser kalkulierter Antibiotikatherapie nach 48 bis 72 Stunden Antimykotika (z.B. Fluconazol) in die Therapie addiert werden (**Empfehlungsgrad C;** L1). Eine antimykotische Therapie bei nicht-neutropenen oder nicht-immunsupprimierten Patienten sollte nur nach zyto- oder histopathologischem Nachweis einer Pilzinfektion oder nach Nachweis in normalerweise sterilen Körperflüssigkeiten außer Urin (Blutkulturen, Pleuraerguss, Aszites) erfolgen. Eine Kolonisation dieser Patienten unter Intensivtherapie ist häufig und darf nicht mit einer Infektion verwechselt werden darf (**Empfehlungsgrad C;** L1).

Bei **Versagen der antibiotischen Therapie** kommen ursächlich vor allem Resistenzprobleme in Betracht, die bevorzugt bei Pseudomonas aeruginosa, Staphylococcus aureus, Enterobacter cloacae, Escherichia coli und Serratia auftreten. Darüber hinaus kann eine Erregerpersistenz vorliegen, so vor allem bei Staphylokokken, Streptokokken sowie einigen Enterobakterien. Problematisch sind auch sekundäre Pilzinfektionen unter Antibiotikatherapie (insbesondere Candida albicans s.o.).

Beenden der antibiotischen Therapie: Eine wirksame Antibiotikatherapie sollte meist mindestens 3 Tage über das weitgehende Abklingen aller septischen Parameter hinaus fortgeführt werden und möglichst 7 bis 10 Tage nicht überschreiten.

Zusätzliche Therapieansätze

Selektive Darmdekontamination

In einer Vielzahl von Studien konnte nachgewiesen werden, dass die Zahl nosokomialer Infektionen mit einer **selektiven Darmdekontamination** (SDD) signifikant gesenkt werden kann. Grundgedanke der SDD ist es, durch frühzeitige orale/enterale Applikation nicht-resorbierbarer Antibiotika und Antimykotika ein Überwachsen dieser Kompartimente mit pathogenen Keimen zu verhindern, umso eine bakterielle Translokation im Darm und eine retrograde Keimaszension (Darm → Magen → Pharynx → Lunge) mit sekundärer Pneumonie zu verhindern. Die SDD sollte bei Patienten mit einer voraussichtlichen Beatmungsdauer über 48 Stunden als Prophylaxe durchgeführt werden (**Empfehlungsgrad A;** 9). Bei routinemäßiger Anwendung dieser Maßnahme muss eine regelmäßige Resistenzstatistik geführt werden.

Oberkörperhochlage bei beatmeten Patienten

Eine halbaufrechte Körperposition von 45 Grad reduziert bei beatmeten Patienten die Rate beatmungsassoziierter Pneumonien, Kontraindikationen sind entsprechend zu beachten (**Empfehlungsgrad A;** 11)

Ulkusprophylaxe

Akzeptiert ist die Stressulkusprophylaxe mit **H_2-Rezeptorenblockern,** die dem Sucralfat in der Vermeidung einer gastrointestinalen Blutung überlegen sind (**Empfehlungsgrad C;** L2). Der Einsatz von Protonenpumpeninhibitoren ist bislang noch nicht untersucht.

Antikoagulation

Zur Hemmung einer Gerinnungsaktivierung in der Sepsis und zur Thromboseprophylaxe ist eine Antiagulation mit **unfraktionierten** oder **niedermolekularen Heparinen** (**Empfehlungsgrad C;** 16) indiziert. Die Dosierung der niedermolekularen Heparine muss bei Niereninsuffizienz angepasst werden. Zum Vorgehen bei manifester Verbrauchskoagulopathie und Blutung s. Beitrag B29.

Rekombinantes humanes aktiviertes Protein C (Drotrecogin α), das antikoagulatorische und antiinflammatorische Wirkungen besitzt, ist in Europa für die schwere Sepsis und den septischen Schock (APACHE II > 25; mindestens zwei Organversagen) zugelassen (**Empfehlungsgrad A;** 3), da die Sterblichkeit in einer randomisierten, multizentrischen Studie signifikant um 6% gesenkt werden konnte. Beim Einsatz von Drotrecogin α müssen die Kontraindikationen, das Zeitfenster der Wirksamkeit nach Diagnosestellung und das erhöhte Blutungsrisiko streng beachtet werden.

Beeinflussung körpereigener Mediatoren

Die Aktivierung körpereigener Mediatorsysteme in der „hyperinflammatorischen" Phase der Sepsis legt antiinflammatorische Therapieansätze nahe. Bisherige Studien (z.B. Antikörper gegen Tumor-Nekrose-Faktor, Interleukin-1-Rezeptor-Antagonist) konnten jedoch keinen sicheren Wirkungsnachweis erbringen. Unter dem Einsatz **hoch dosierter Kortikosteroide** (> 300 mg Hydrocortison/Tag) traten vermehrt Sekundärinfektionen auf.

Im septischen Schock kann es zu einer **relativen Nebennierenrindeninsuffizienz** kommen, nachweisbar als verminderte Kortisolproduktion (< 9 µg/dl) nach ACTH-Test. Diese relative Nebennierenrindeninsuffizienz geht mit einer abgeschwächten antiinflammatorischen Wirkung des endogenen Kortisols, einer reduzierten Ansprache auf Katecholamine und möglicherweise mit einer erhöhten Sterblichkeit einher. In einer großen multizentrischen Studie konnte das Konzept, bei Patienten mit septischem Schock durch eine Hydrokortisontherapie mit 200–300 mg/Tag die Mortalität zu senken, nicht bestätigt werden (19). Eine generelle Empfehlung zur Therapie mit Hydrokortison und zur Nutzung des ACTH-Tests vor ihrem Einsatz kann derzeit nicht gegeben werden.

Der Nachweis, dass durch eine extrakorporale Entfernung mikrobieller Agenzien und proinflammatorischer Mediatoren (Hämofiltration, Hämoperfusion, Plasmaseparation) eine signifikante Beeinflussung der Sepsis gelingt, konnte bislang noch nicht erbracht werden.

Als sinnvolle, jedoch nicht gesicherte Indikation wird der Einsatz von **Wachstumsfaktoren** (Colony Stimulating Factors; CSF) bei Patienten mit Sepsis in einer Phase der zytostatikainduzierten Neutropenie angesehen. Hierdurch wird eine Verkürzung der zytopenischen Phase erreicht. Die meisten Erfahrungen liegen hierzu mit dem Granulozyten-stimulierenden Wachstumsfaktor (G-CSF) vor, dessen Wirkung auf die Reifung der Neutrophilen beschränkt ist. Da durch GM-CSF auch das monozytäre System stimuliert wird, könnte bei dessen Verwendung in der hyperinflammatorischen Phase der Sepsis eine nachteilige proinflammatorische Wirkung resultieren.

Ernährung

Aufgrund des erhöhten Kalorienbedarfs in der Sepsis wird eine Zufuhr von ca. 25 kcal/kg KG angestrebt (s. auch Beitrag K9). Wenn immer möglich, sollte zumindest eine partielle enterale Ernährung versucht werden (**Empfehlungsgrad C; 15**). Neben der Energiezufuhr hat dies Bedeutung bei der Vermeidung von Zottenatrophie und bakterieller Translokation im Darm. Duodenal- oder Jejunalsonden (z.B. endoskopisch platziert) können helfen, die enterale Sondenzufuhr trotz vielfach in der Sepsis bestehender Gastroparese zu ermöglichen. Bei parenteraler Ernährung wird eine Kalorienverteilung mit einem hohem Lipidanteil angestrebt (15–25% Aminosäuren, 30–50% Fett, 30–50% Kohlenhydrate), da die Lipide von septischen Patienten im Gegensatz zur Glukose verstärkt oxidiert werden (**Empfehlungsgrad C; L1**). Es sollten Lipidemulsionen mit einer Mischung aus langkettigen Triglyzeriden (LCT) und mittelkettigen Triglyzeriden (MCT); LCT und Olivenöl; LCT, MCT und Olivenöl oder Fischöl aber keine reinen LCT-Emulsionen zur Anwendung gebracht werden (**Empfehlungsgrad C; L1**). Eine **intensive Insulintherapie** mit Blutglukosewerten im Bereich zwischen 80 und 110 mg/dl führte bei postoperativen beatmeten Patienten zu einer Reduktion sekundärer Septikämien, sekundärer Organversagen und zu einer verbesserten Überlebensrate (2). Die Effektivität dieser Therapie ist bei Patienten mit schwerer Sepsis oder septischen Schock bislang nicht gesichert, trotzdem wird eine entsprechende Therapie mit einem Blutglukoseschwellenwert von < 150 mg/dl unter engmaschigen Blutglukosekontrollen empfohlen (**Empfehlungsgrad C; L2**).

Beatmung

Die Sepsis ist häufig mit dem Auftreten eines akuten Atemnotsyndroms (ARDS) assoziiert. Die Anwendung einer lungenprotektiven Beatmung mit niedrigem Atemzugvolumina (6 ml/kg KG) und ausreichendem positiven endexspiratorischen Druck (PEEP) führt zu einer signifikanten Reduktion der Sterblichkeit und des Multiorganversagens bei diesen Patienten (**Empfehlungsgrad A; 20**). Es kann zur Einstellung des PEEP der Algorithmus der Networkstudy angewendet werden Darüber hinaus sollte auch der Beatmungsspitzendruck von 32 cmH$_2$0 nicht überschritten werden.

Algorithmus zur PEEP-Einstellung:

FiO$_2$	PEEP (cmH$_2$0)
0,3	5
0,4	5–8
0,5	8–10
0,6	10
0,7	10–14
0,8	14
0,9	14–18
1,0	20–24

Volumenzufuhr und vasoaktive Medikation

Eine frühzeitige Volumen-, Katecholamin- und Erythrozytentherapie, orientiert an hämodynamischen Zielkriterien, kann die Sterblichkeit bei Patienten mit schwerer Sepsis und septischem Schock signifikant senken (**Empfehlungsgrad A; 17**). Zielkriterien sind dabei ein zentraler Venendruck (CVP) von 8–12 mmHg, ein mittlerer arterieller Druck (MAP) von 65–90 mmHg, eine zentralvenöse Sättigung (ScvO$_2$) über 70%, ein Hämatokritwert (Hkt) über 30% sowie eine Diurese von über 0,5 ml/kg KG/h.

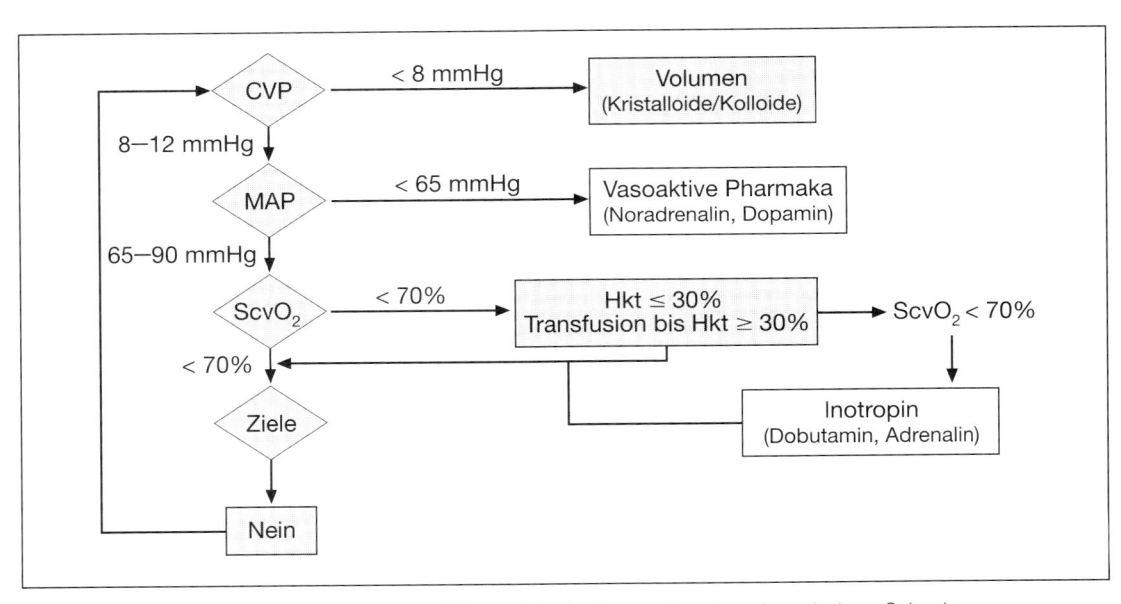

Abb. K.4-1 Frühe zielgerichtete Herz-Kreislauf-Therapie bei schwerer Sepsis und septischem Schock, zentraler Venendruck (CVP); ein mittlerer arterieller Druck (MAP); zentralvenöse Sättigung (ScvO$_2$); Hämatokritwert (Hkt).

Bei einem CVP < 8 mmHg wird Volumen in kristalloider oder kolloidaler Form substituiert. Beide Formen gelten als vergleichbar (6). Nach Anhebung des CVP werden bei einem MAP < 65 mmHg Vasopressoren in Form von Noradrenalin oder Dopamin infundiert, bis der mittlere Blutdruck zwischen 65 und 90 mmHg liegt. Bei einer $ScvO_2$ < 70% wird zunächst der Hämatokritwert auf über 30% durch Erythrozytentransfusionen angehoben. Liegt der Hkt > 30%, werden Inotropika infundiert, bevorzugt Dobutamin oder Adrenalin bis die $ScvO_2$ einen Wert > 70% erreicht (Abb. K.4-1). In einer großen multizentrischen Studie wurde nach der initialen Stabilisierungsphase der Einsatz von Kristalloiden (Ringer-Laktat) und Kolloiden (Haes 200/0,5) verglichen. In der Gruppe, die Haes 200/0,5 erhielt, zeigte sich signifikant mehr Nierenversagen (5).

Leitlinien

L1. Diagnose und Therapie der Sepsis. S-2 Leitlinien der Deutschen Sepsis-Gesellschaft e.V. (DSG) und der Deutschen Interdisziplinären Vereinigung für Intensiv- und Notfallmedizin (DIVI). www.awmf.org und www.sepsis-gesellschaft.de

L2. Surviving Sepsis Campaign for management of severe sepsis and septic shock. www.survivingsespsis.org.

Literatur

0. ACCP/SCCM Consensus Conference Committee: Definition for sepsis and organ failure and guidelines for the use of innovative therapies in sepsis. Crit Care Med 20(6) (1992) 864–874.
1. Annane D, Sebille V, Charpentier C et al.: Effect of treatment with low doses of hydrocortison and fludrocortisone on mortality in patients with septic shock. JAMA 288 (2002) 862–871.
2. Berghe G van den, Wouters P, Weekers F et al.: Intensive insulin therapy in the critically ill patients. N Engl J Med 345 (2001) 1359–1367, (2003) 359–366.
3. Bernard GR, Vincent JL, Laterre PF et al.: Recombinant Human Protein C Worldwide Evaluation in Severe Sepsis (PROWESS) study group Efficacy and savety of recombinant human activated protein C for severe sepsis. N Eng J Med 344 (2001) 699–709.
4. Borrero E, Bank S, Margolis I et al.: Comparison of antacid and sulcrafat in the prevention of gastrointestinal bleeding in patients who are critically ill. Am J Med 79 (1985) 62–64.
5. Brunkhorst FM, Engel Ch, Bloos F, Meier-Hellmann A, Ragaller M, Weiler N, Moerer O, Gruendling M, Oppert M, Grond S, Olthoff D, Jaschinski U, John S, Rossaint R, Welte T, Schaefer M, Kern P, Kuhnt E, Kiehntopf M, Hartog C, Natanson C, Loeffler M, Reinhart K, for the German Competence Network Sepsis (SepNet): Intensive insulin therapy and pentastarch resuscitation in severe sepsis. N Engl J Med 358 (2008) 125–139.
6. Choi PT, Yip G, Quinonez LG, et al.: Crystalloids vs. Colloids in fluid resuscitation: a systematic review. Crit Care Med 27 (1999) 200–210.
7. Clec'h C, Ferriere F, Karoubi P et al.: Diagnostic and prognostic value of procalcitonin in patients with septic shock. Crit Care Med 32(5) (2004) 1166–1169.
8. Cronin L, Cook DJ, Carlet J et al.: Corticosteroid treatment for sepsis: a critical appraisal and meta-analysis of the literature. Crit Care Med 23 (1995) 1430–1439.
9. D'Amico R, Pifferi S, Leonetti C et al.: Effectiveness of antibiotic prophylaxis in critically ill adult patients: systematic review of randomised controlled trials. BMJ 316 (1998) 1275–1285.
10. Dobbins BM, Kite P, Wilcox MH.: Diagnosis of central venous catheter related sepsis – a critical look inside. J Clin Pathol 52 (3) (1999) 165–172.
11. Drakulovic MB, Torres A, Bauer TT et al.: Supine body position as a risk factor for nosocomial pneumonia in mechanically ventilated patients: a randomized trail. Lancet 354 (9193) (1999) 1851–1858.
12. Kollef MH, Rello J, Cammarata SK et al.: Clinical cure and survival in gram-positive ventilator associated pneumonia: retrospective analysis of two double blind studies comparino linezolid with vancomycin. Intensive Care Med 30 (2004) 388–394.
13. Kumar A, Roberts D, Wood KE et al.: Duration of hypotension before initiation of effective antimicrobiol therapy is the critical determinant of survival in human septic shock. Crit Care Med 34 (2006) 1589–1596.
14. Llewelyn M, Cohen J: Diagnosis of infection in sepsis. Intensive Care Med 27 (Suppl 1) (2001) S10–S32.
15. Martin CM, Doig GS, Heyland DK et al.: Multicentre, cluster-randomized clinical trial of algorithms for critical-care enteral and parenteral therapy (ACCEPT). CMAJ 170(2) (2004) 197–204.
16. Pérez J, Dellinger RP.: Other supportive therapies in sepsis. Intensive Care Med 27 (Suppl 1) (2001) S116–S127.
17. Rivers E, Nguyen B, Havstad S, et al.: Early Goal-Directed Therapy Collaborative Group: Early goal-directed therapy in the treatment of severe sepsis and septic shock. N Engl J Med 345 (2001) 1368–1377.
18. Sherertz RJ: Surveillance for infections associated with vascular catheters. Infect Control Hosp Epidemiol 17 (11) (1996) 746–752.
19. Sprung CL, Annane D, Keh D, Moreno R, Singer M, Freivogel K, Weiss YG, Benbenishty J, Kalenka A, Forst H, Laterre P-F, Reinhart K, Cuthbertson BH, Payen D, Briegel J, for the CORTICUS Study Group: Hydrocortisone therapy for patients with septic shock. N Engl J Med 358 (2008) 111–124.
20. The Acute Respiratory Distress Syndrome Network: Ventilation with lower tidal volumes as compared with traditional tidal volumes for acute lung injury and the acute respiratory distress syndrome. N Engl J Med 342 (2000) 1301–1308.

5 Schock und Multiorganversagen

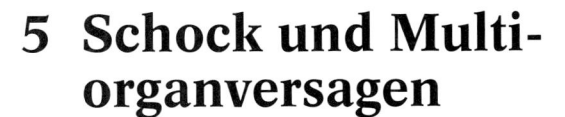

K. Mayer (DGIIN), Gießen; F. Grimminger (DGIIN), Gießen; W. Seeger (DGIIN), Gießen; D. Walmrath (DGIIN), Gießen

Definition und Basisinformation

Als **Schock** definieren wir einen Zustand, in dem die zelluläre Sauerstoffaufnahme und/oder -verwertung in zahlreichen Organsystemen einen durch den Bedarf vorgegebenen kritischen Schwellenwert unterschreitet. Hieraus kann im Extremfall ein Multiorganversagen resultieren.

Die Ursache für die allgemeine kritische Limitierung des zellulären aeroben Metabolismus (im Folgenden als O_2-Defizit bezeichnet) kann grundsätzlich auf vier Ebenen liegen:
- pulmonaler Gasaustausch: Ein ausreichender Übertritt von Sauerstoff in das die Lunge passierende Blut ist nicht gewährleistet.
- Makrozirkulation: Der Sauerstofftransport pro Zeiteinheit in der Makrozirkulation ist kritisch reduziert. Essenziell sind hierfür die Faktoren „Pumpleistung des Herzens", „intravasales Volumen" und „Sauerstofftransport-Kapazität" (bestimmt durch Hämoglobin und O_2-Sättigung).
- Mikrozirkulation: Die kapilläre Perfusion in zahlreichen Endstrombahngebieten ist – trotz ausreichender Makrozirkulation – kritisch gestört oder aufgehoben.
- Zellstoffwechsel: Trotz des ausreichenden Sauerstoffangebots über Makro- und Mikrozirkulation ist die zelluläre O_2-Verwertung gestört.

Für ein Schockgeschehen können demnach unterschiedlichste Ursachen/Auslöser verantwortlich sein (Tab. K.5-1). Die Endstrecke des Geschehens ist jedoch unabhängig von der Ätiologie weitgehend identisch.

Diagnostik

Typische Zeichen des Schocks sind zumeist Zentralisation, feuchte, kühle Haut, Zyanose, arterielle Hypotonie und Tachykardie (falls keine bradykarde Rhythmusstörung vorliegt). Daneben können Symptome der auslösenden Grunderkrankung vorhanden sein (z.B. Myokardinfarkt, Lungenembolie, gastrointestinale Blutung) oder auch gänzlich fehlen (z.B. Kardiomyopathie).

Bei einer Sepsis und beginnendem **septischen Schock** unterscheiden sich die klinischen Zeichen von anderen Schockformen. Das initiale hyperdyname Stadium (s. Tab. K.4-2) ist gekennzeichnet durch eine überwärmte und trockene Haut, jedoch kann bereits eine generelle Ödemeinlagerung (capillary leakage) bestehen. Aufgrund der Hyperzirkulation und der gestörten Sauerstoffausschöpfung in der Peripherie ist die arteriovenöse O_2-Differenz stark erniedrigt. Das Laktat als Integral der akkumulierenden Sauerstoffschuld in der Peripherie steigt an (> 2–3 mmol/l). Diese hyperzirkulatorische Phase kann bis unmittelbar präfinal bestehen bleiben, mit dann massiver Sauerstoffschuld, oder in einer späten Pha-

Tabelle K.5-1 Ursachen des Schocks.

Verminderte pulmonale Sauerstoffaufnahme
- atmosphärischer O_2-Mangel
- Versagen des Atemantriebs, z.B. Intoxikation, zerebrales Trauma, hirnorganische Erkrankungen
- Verlegung der großen Atemwege, z.B. Trauma, Aspiration, Tumor, schwerste Bronchokonstriktion
- Versagen der Gasaustauschfunktion der Lunge, z.B. schwere Pneumonie, ARDS, Lungenödem, ausgedehnte Aspiration, Pneumothorax (beidseits), invasives Tumorwachstum

Beeinträchtigung der Makrozirkulation
- Volumenmangel
  - akute Blutverluste, z.B. gastrointestinale Blutung, Trauma, Blutungen aus Gefäßpunktionsstellen bei Antikoagulation
  - Plasmaverluste, z.B. großflächige Verbrennungen, Ergüsse in großen Körperhöhlen
  - Wasser- und Elektrolytverluste, z.B. Diarrhö, Polyurie bei Diabetes mellitus, Diabetes insipidus, polyurisches Nierenversagen, Schwitzen/Exsikkose, Volumenverschiebungen bei Ileus, Pankreatitis
- Pumpversagen des Herzens (s. Tab. K.7-1)
  - akutes Myokardversagen
  - brady- oder tachykarde Rhythmusstörungen
  - Neuauftreten oder Dekompensation von Herzvitien
  - Einschränkung der diastolischen Füllung, z.B. Perikardtamponade, Spannungspneumothorax, Tumor auf Vorhofebene
  - mechanische Verlegung der Ausflussbahnen, z.B. Lungenembolie, dissezierendes Aortenaneurysma
  - exzessive Nachlasterhöhung durch Gefäßwiderstandszunahme, z.B. hypertensive Krise, Rechtsherzdekompensation bei pulmonaler Hypertonie
- Reduzierte Sauerstofftransportkapazität des Blutes
  - exzessive Anämie, z.B. chronische Blutungen, Synthesestörungen
  - Störung der O_2-Bindung des Hämoglobins, z.B. CO-Intoxikation
- Relativer Volumenmangel – Distributionsstörung
  - vagovasale Synkope
  - anaphylaktischer Schock, dabei zusätzliche absolute Volumenverluste durch Gefäßpermeabilitätserhöhung
  - Vena-cava-Kompressionssyndrom bei Schwangeren
  - zentralnervöse Störungen der Blutdruckregulation, z.B. Trauma, hirnorganische Erkrankungen
  - metabolisch-endokrinologisch bedingte Störungen der Blutdruckregulation, z.B. Addison-Krise, Hypothyreose
  - pharmakologisch verursachte Vasodilatation, z.B. ACE-Hemmer, Kalziumantagonisten

Beeinträchtigung der Mikrozirkulation
- septischer Schock (Endotoxine, Exotoxine, Superantigene, Plasmodien)
- SIRS („Systemic Inflammatory Response Syndrome")
- disseminierte intravasale Gerinnung, Verbrauchskoagulopathie

Beeinträchtigung der zellulären O_2-Verwertung
- Sepsis (?)
- Intoxikationen, z.B. Zyanidintoxikation

se des Geschehens in die hypodyname Form des septischen Schocks übergehen.
Bei allen Formen des Schocks können sich Störungen verschiedener **Organfunktionen** frühzeitig bemerkbar machen, insbesondere
- Oligurie/Anurie
- respiratorische Insuffizienz (zunächst kompensiert durch Hyperventilation)
- gastrointestinale Symptomatik (multiple Schleimhautläsionen, paralytischer Ileus, Gastroparese, beginnendes Leberversagen)
- Bewusstseinstrübung mit motorischer Unruhe.

Im septischen Schock kann zudem trotz der Hyperzirkulation eine (reversible) „septische" Kardiomyopathie auftreten: Das Herzzeitvolumen ist in Relation zum stark erniedrigten peripheren Widerstand nur inadäquat gesteigert, das enddiastolische Füllvolumen ist erhöht (Zunahme der Compliance), die Auswurffraktion ist relativ zur diastolischen Vordehnung erniedrigt.

Entsprechend der Vielzahl möglicher Auslöser eines Schockgeschehens sind verschiedene **diagnostische Wege** einzuschlagen, die in den Spezialkapiteln beschrieben sind. Unabhängig von der Ätiologie sollten jedoch bei jeder Schockform EKG, Echokardiographie, Röntgen-Thorax und eine Abdomensonographie durchgeführt werden. Essenzielle **Laborparameter** sind Blutbild einschließlich Differenzialblutbild, Blutgasanalyse zur Beurteilung der arteriellen Oxygenierung und zur Abschätzung der Azidose, Laktat sowie organspezifische Parameter in Abhängigkeit von dem vermuteten Auslöser.

Therapie

Parallel zu dem Versuch, ursächlich zu behandeln, muss unverzüglich eine **symptomatische Therapie** eingeleitet werden. Die Notfallmaßnahmen sind in Tabelle K.5-2 aufgeführt.

Sicherung der oberen Atemwege und der arteriellen Oxygenierung

Verlegungen der oberen Atemwege sind zu entfernen, bei Eintrübung des Patienten ist ein Guedel-Tubus einzulegen oder gar eine Intubation vorzunehmen. Mit Ausnahme von Patienten mit O_2-sensitiven Atemregulationsstörungen sollte grundsätzlich ein erhöhter Sauerstoffpartialdruck, z.B. mittels Zufuhr von 4–6 l O_2/min über Nasensonde, angeboten werden oder eine non-invasive Beatmung über eine Maske (**Empfehlungsgrad B; 1**). Intubation und Beatmung mit erhöhtem FiO_2 können aus pneumologischen Gründen indiziert sein, oder die Indikation kann sich aus den Allgemeinveränderungen des Patienten bei zunehmender Schocktiefe ergeben (z.B. Eintrübung, instabile Kreislaufverhältnisse).

Aufrechterhaltung eines minimalen Blutdrucks

Bei Absinken des systemischen Blutdrucks unter einen Mittelwert von 60–70 mmHg versagen die Gegenregulationsmechanismen (Zentralisation), die Perfusion kritischer Organe nimmt ab (Zerebrum, Koronarkreislauf), und das Schockgeschehen kann sich rasch perpetuieren. In dieser Situation einer dekompensierenden Makrozirkulation ist es geboten, rasch **Volumen** und/oder **Katecholamine** zur Aufrechterhaltung dieses minimalen Blutdrucks zuzuführen.

Deren Auswahl wird sich nach der primären Verdachtsdiagnose richten und dient der Überbrückung, bis die möglichst spezifischen Therapieregimes greifen:
- Volumenzufuhr ist geboten bei allen Schockformen mit absolutem oder relativem intravasalen Volumenmangel (s. Tab. K.5-1). Dieses trifft auch nahezu immer für den septischen Schock zu, erklärt durch das diffuse Leakage kapillärer Gefäße mit Plasmaverlust in den Extravasalraum und durch veränderte periphere Vasomotion (Pooling). Liegt dem Schock ein Pumpversagen des Herzens oder eine verminderte pulmonale Sauerstoffaufnahme zugrunde, muss eine Steuerung des Volumenhaushalts differenziert, evtl. unter Steuerung mit einem Pulmonaliskatheter, erfolgen (s. u.).
- Katecholamine kommen zur Aufrechterhaltung der Makrozirkulation im Schock (arterieller Mitteldruck > 65 mmHg) immer dann zum Einsatz, wenn dieses durch Volumenzufuhr nicht oder nicht ausreichend schnell erreicht werden kann, oder wenn aufgrund der auslösenden Konstellation eine Volumenzufuhr nicht indiziert ist (**Empfehlungsgrad C; L1**).

Wahl des Volumenersatzmittels

Blutpräparate werden nur bei hämorrhagischer Genese eines Schockgeschehens verabreicht (Blutverluste > 30% des Gesamtvolumens; Abfall des Hämoglobins vom Normalbereich auf < 10 g%). In der Akutsituation kann der Blutverlust nicht am Hämoglobingehalt abgeschätzt werden, da hierzu erst ein Einstrom von Flüssigkeit aus dem interstitiellen Raum stattgefunden haben muss.

Als Standardpräparat kommen Erythrozytenkonzentrate zum Einsatz. Zu beachten sind hier ein nie völlig auszuschließendes Infektionsrisiko, Transfusionsreaktionen, Transfusionsazidose und Hyperkaliämie, Verdünnung plasmatischer Faktoren bei Massentransfusion (begleitende Gabe von Frischplasmen; s. Beitrag B29) sowie Hypokalzämie (Zitrat; eine par-

Tabelle K.5-2 Notfallmaßnahmen beim anaphylaktischen Schock.

- Stopp der Allergenzufuhr
- Anlegen eines venösen Zugangs
- Adrenalin: 0,5–2 ml einer 1 : 10 verdünnten Suprarenin®-Lösung (entsprechend 0,05–0,2 mg), langsam i.v. unter Puls- und Blutdruckkontrolle; anschließend ggf. Adrenalin-Dauerinfusion
- alternativ bei fehlendem i.v. Zugang: Adrenalin über Trachealtubus oder i.m.
- Glukokortikoide i.v. (z.B. 250 mg [Methyl-]Prednisolon)
- möglichst rasche Volumenzufuhr (Elektrolyt- und kolloidale Lösungen)
- H_1-Rezeptorantagonist i.v.
- ggf. antiobstruktive Therapie (β_2-Mimetika als Aerosol und i.v., Theophyllin i.v.; s. Beitrag C13 Erkrankungen der Atmungsorgane, Asthma bronchiale)

enterale Kalziumzufuhr kann notwendig werden). Eine vorbestehende Thrombozytopenie kann durch die Gabe von Erythrozyten aggraviert werden, so dass bei gleichzeitiger Blutungsneigung die parallele Zufuhr von Thrombozyten zu erwägen ist. Die zu substituierende Erythrozytenmenge kann anhand des Blutverlusts bzw. der Hb-Erniedrigung abgeschätzt werden (ca. 1 Erythrozytenkonzentrat pro Hb-Abfall um 1 g%); ein Zielhämatokrit von > 30% sollte im Schock angestrebt werden **(Empfehlungsgrad B; 2)**.

Körpereigene kolloidale Plasmaersatzmittel sind prinzipiell für den Volumenersatz geeignet, jedoch sehr teuer. Humanalbuminlösungen sollten somit vorwiegend für die Volumentherapie bei Patienten mit ausgeprägter Hypoproteinämie (kolloidosmotischer Druck < 15–20 mmHg) verwendet werden (z.B. Eiweißverluste bei Verbrennungen, Verluste in große Körperhöhlen). Eine Indikation zur Zufuhr von Frischplasmen oder pasteurisierten Plasmaproteinlösungen ergibt sich beim Schock nicht aus der Notwendigkeit einer Volumenersatztherapie, jedoch möglicherweise aufgrund begleitender Gerinnungsstörungen (s. Beitrag K8).

Körperfremde kolloidale Plasmaersatzmittel können bei Blut- und Plasmaverlusten infundiert werden. Entscheidend für den Therapieeffekt beim Schock ist die intravasale Volumenwirkung dieser Substanzen. Zu der Menge des extern zugeführten Volumens addiert sich über den kolloidosmotischen Effekt der Flüssigkeitseinstrom aus dem interstitiellen Raum (Funktion als Plasma-„Expander"). Dessen Ausmaß hängt ab von:
– dem mittleren Molekulargewicht
– der Verteilung der Molekulargewichte
– der Konzentration des jeweiligen Kolloids und
– dessen Verweildauer im Intravasalraum.

Die unter kolloidalen Ersatzmitteln einsetzende Hämodilution verbessert die Fließeigenschaften des Blutes wahrscheinlich auch in Bezirken der Mikrozirkulationsstörung und kann somit einer kapillären Stase entgegenwirken. Bei Überdosierung kann es zur Volumenüberlastung des Intravasalraums kommen. Bei ausgeprägter Erhöhung der Gefäßpermeabilität, wie sie z.B. bei der Sepsis vorliegen kann, muss mit einer vermehrten Verteilung der Kolloide auch in den interstitiellen Raum gerechnet werden. Der kolloidosmotische Effekt wird dadurch vermindert oder gar aufgehoben, und aus der interstitiellen Akkumulation der Kolloide (z.B. im Parenchym der Lunge) können nachteilige Sekundäreffekte resultieren. Bei ausgedehnter Schrankenstörung ist dadurch die Verwendung von Kolloiden limitiert.

Für die Volumenersatztherapie finden im Wesentlichen drei Stoffgruppen Verwendung (Dextrane, Hydroxyäthylstärke, Gelatine-Präparate). Eine Differenzialindikation dieser Präparate ist noch umstritten; grundsätzlich können bei allen kolloidalen Ersatzmitteln anaphylaktische Reaktionen auftreten (eine Haptenprophylaxe existiert für Dextran).

Elektrolyt- (0,9%ige NaCl-Lösung, Ringerlaktat-Lösung) und **Glukoselösungen** (5%) finden zur Substitution von Wasser- und Elektrolytverlusten Verwendung (z.B. ausgedehnte Diarrhöen, Coma diabeticum). Prinzipiell sind kristalline Lösungen jedoch auch für die Korrektur eines Volumenmangelschocks bei Blut- oder Plasmaverlusten anwendbar. Aufgrund ihrer wesentlich verkürzten Verweildauer im Intravasalraum (Verteilung auf den kompletten Extravasalraum) und eines fehlenden kolloidosmotischen Effekts (der kolloidosmotische Druck wird intravasal sogar erniedrigt) ist hier jedoch eine ca. zwei- bis vierfache Infusionsmenge im Vergleich zu den kolloidalen Plasmaersatzmitteln erforderlich. Durch den Abstrom in die Extravasalräume kann eine protrahierte Ödembildung gefördert werden; dieses gilt auch für die Entwicklung eines Hirnödems. Aus diesen Gründen wird eine Therapie mit kristallinen Lösungen im hämorrhagischen Schock zumeist nur begleitend zur Therapie mit Blut, Blutbestandteilen und kolloidalen Plasmaersatzmitteln durchgeführt.

Steuerung der Volumenzufuhr

Die Volumensubstitution im Schock sollte unter Kontrolle des zentralvenösen Drucks (s. Abb. K.4-1) und, bei Zeichen kardialer Insuffizienz, ggf. unter Kontrolle des pulmonalkapillären Verschlussdrucks mittels Swan-Ganz-Katheter durchgeführt werden (Orientierungswerte: zentraler Venendruck 8–12 mmHg; pulmonalkapillärer Verschlussdruck 10–16 mmHg). Eine direkte arterielle Blutdruckmessung und die regelmäßige Messung (oder Online-Registrierung) des Herzminutenvolumens erleichtern die Steuerung der Flüssigkeitssubstitution und die Entscheidung, wann und welche Katecholamine eingesetzt werden. Bei ausgeprägten Volumenverlusten in den extravasalen Raum bei Sepsis (Kapillarleck) und bei Verbrennungen kann eine Flüssigkeitszufuhr von mehreren Litern innerhalb weniger Stunden erforderlich sein.

Kontrollparameter der Volumenzufuhr im Schock sind zentralvenöse Sättigung > 70% und der zentralvenöse Druck von 8–12 mmHg **(Empfehlungsgrad B; 2)**, Herzfrequenz und Diurese, wobei Frequenz und Diurese durch zusätzliche Faktoren beeinflusst werden (z.B. Temperatur, Katecholaminzufuhr, beginnendes Nierenversagen). Der Trend von Azidose und Laktatbildung bei wiederholter Bestimmung ist ein Indikator für die Überwindung oder Progression des Schockzustandes. Zu berücksichtigen ist allerdings, dass nach Beginn der Schocktherapie zunächst saure Valenzen aus der Mikrozirkulation ausgeschwemmt werden können („hidden acidosis").

Basistherapie mit vasoaktiven Medikamenten

Bei abfallendem arteriellen Mitteldruck (trotz kontrollierter Volumenzufuhr) und Zeichen myogener Insuffizienz kann **Dobutamin** bis zu einer Dosierung von 10 µg/kg KG × min infundiert werden. Bei ausgeprägtem peripherem Widerstandsverlust (Sepsis) und bei durch Volumenzufuhr nicht rasch normalisierbarem venösem Rückstrom ist die Zufuhr vasokonstriktiver Katecholamine indiziert, um den arteriellen Mitteldruck über 60–70 mmHg zu halten. Eine Zufuhr von **Noradrenalin** muss anhand des arteriellen Mitteldrucks gesteuert werden. Die Dosierung sollte so niedrig wie möglich gehalten werden (0,1–1,5 µg/kg KG × min), um den nachteiligen Effekt der weiteren Perfusionsdrosselung ischämischer Kapillarbezirke (Intestinum) zu minimieren **(Empfehlungsgrad C; L1, L2)** (s. Tab. K.5-3).

Tabelle K.5-3 Wirkungsprofil und Dosierung von Sympathikomimetika.

Substanz	Handelsname	Rezeptorbesetzung				Dosis
		α	β_1	β_2	dopaminerg	
Adrenalin	Suprarenin®	++	+++	++	–	0,1–0,5 (–1,5) mg/kg KG × min
Noradrenalin	Arterenol®	+++	+	–	–	0,1–0,5 (–1,5) mg/kg KG × min
Dobutamin	Dobutrex®	+	+++	+	–	1–10 mg/kg KG × min
Dopamin	Dopamin®	+++	+++	+	+++	> 5–10 mg/kg KG × min

Spezifische vasoaktive Pharmaka

Neue Therapieansätze zur Überwindung des septischen Schocks sind in Beitrag K4 „Sepsis und SIRS" aufgeführt. Bei extremen Formen des peripheren Vasomotorenkollapses und Versagen von Katecholaminen als „Notfall"-Maßnahme können andere Vasokonstriktoren eingesetzt werden (z.B. Angiotensin, Terlipressin, NO-Synthasehemmer). Der Preis der kurzfristigen Stabilisierung der Makrozirkulation besteht oft jedoch in der Vertiefung der O$_2$-Schuld in der Mikrozirkulation. Die Verwendung der genannten Vasokonstriktoren ist gegenwärtig als experimentell zu bezeichnen. Sie sollten allenfalls auf der Basis eines Heilversuchs zur passageren Überbrückung der Phase eines extremen Vasomotorenkollapses und Versagen von Katecholaminen in Erwägung gezogen werden.

Säure-Basen-Ausgleich

Die sinnvollste therapeutische Maßnahme bei einer metabolischen Azidose besteht darin, die Ursache der anaeroben Glykolyse und der Laktatbildung (und der kombinierten Laktatminderverwertung der Leber) zu beseitigen. Eine Pufferung mit Natriumhydrogenkarbonat (8,4%) sollte nur unterhalb eines pH-Wertes von 7,15 und nur bis zu einem pH-Wert von 7,15 vorgenommen werden (**Empfehlungsgrad C;** L1).

Leitlinien

L1. Diagnose und Therapie der Sepsis. S-2 Leitlinien der Deutschen Sepsis-Gesellschaft e.V. (DSG) und der Deutschen Interdisziplinären Vereinigung für Intensiv- und Notfallmedizin (DIVI). www.awmf.org und www.sepsis-gesellschaft.de

L2. Surviving Sepsis Campaign for management of severe sepsis and septic shock. www.survivingsepsis.org.

Literatur

1. Nieminen MS: Key issues of European Society of Cardiology guidelines on acute heart failure. European Heart Journal Supplements (2006) E6–E11.
2. Rivers E, Nguyen B, Havstad S et al.: Early Goal-Directed Therapy Collaborative Group: Early goal-directed therapy in the treatment of severe sepsis and septic shock. N Engl J Med 345 (2001) 1368–1377.

7 Kardiogener Schock

K. Werdan

Definition und Basisinformation

Der kardiogene Schock ist durch eine kritische Verminderung der kardialen Pumpleistung mit konsekutiver Hypoperfusion und inadäquater Sauerstoffversorgung der Organe gekennzeichnet. Die Diagnose wird anhand klinischer und hämodynamischer Kriterien gestellt und erfordert den Ausschluss anderer korrigierbarer Faktoren (z.B. Hypovolämie oder arterielle Hypoxie) sowie den gleichzeitigen Nachweis einer kardialen Dysfunktion.

Ursächlich (Tab. K.7-1) spielt der **infarktbedingte kardiogene Schock** die größte Rolle. Er manifestiert sich mit einer Häufigkeit von 5–10% im Rahmen eines ST-Strecken-Elevations-Myokardinfarkts (STEMI) und – sehr viel seltener – eines Non-ST-Strecken-Elevations-Myokardinfarkts (NSTEMI), entweder akut zum Infarktgeschehen oder aber in den darauf folgenden Tagen. Er stellt die häufigste Todesursache bei Infarkt dar, meist als Folge eines Linksherzversagens (Tab. K.7-1).

Symptomatik und klinisches Bild

Klinisch finden sich Zeichen der Kreislaufzentralisation und Organdysfunktion wie
- Agitiertheit,
- blasse, kühle, schweißige Haut
- Zyanose und
- Oligurie (Urinvolumen < 20 ml/h).

Hämodynamisch werden – nach Ausschluss einer Hypovolämie – folgende Kriterien zugrunde gelegt
- systolischer Blutdruck < 90 mmHg für mindestens 30 min.
- oder ein Blutdruckabfall um mindestens 30 mmHg vom Ausgangswert für mindestens 30 min.
- Bei Patienten mit einem systolischen Blutdruck über 90 mmHg, die zur Stabilisierung des Blutdrucks Katecholamine und/oder eine intraaortale Ballongegenpulsation (IABP) benötigen, liegt bei entsprechenden klinischen Zeichen ebenfalls ein kardiogener Schock vor. Vor jeder Einleitung einer inotrop-vasopressorischen Katecholamintherapie sollte allerdings ein (relativer) Volumenmangel als Schockursache durch Gabe von z.B. 500 ml kristalloider Lösung ausgeschlossen oder belegt werden. Bei jedem vierten Patienten mit infarktbedingtem kardiogenem Schock fehlt die initiale Hypotonie, hier dominieren die Zeichen der Organminderperfusionen (Oligurie) und kalte Extremitäten.

Tabelle K.7-1 Ätiologie und Differentialdiagnose des kardiogenen Schocks (Prozentzahlen: Anteilsmäßige Schockursache bei infarktbedingtem kardiogenem Schock)

myogen	⇒ **Myokardinfarkt** (STEMI, NSTEMI)
	→ linksventrikulär (80%)
	→ rechtsventrikulär (3%)
	⇒ **Kardiomyopathien** (ischämisch, hypertensiv, dilatativ, restriktiv, septisch, endokrin-metabolisch)
	⇒ **Myokarditis** (8%)
	⇒ **Myokardkontusion**
	⇒ **Pharmakontoxizität**
	→ Zytostatika, speziell Anthrazykline
	→ Intoxikationen mit Kalziumantagonisten, Betablocker, Antiarrhythmika, Digitalis, Antidepressiva, Neuroleptika, Drogen
	⇒ **Hypoxie**
mechanisch (inkl. extrakardialer Flussbehinderung)	⇒ **Herzklappenerkrankungen**
	→ hochgradige Klappenstenose/-insuffizienz
	→ akute Mitralinsuffizienz bei Myokardinfarkt infolge Sehnenfaden- oder Papillarmuskelischämie/-ruptur (7%)
	→ akute Klappeninsuffizienz infolge Endokarditis
	→ Kunstklappenausriss/-thrombosierung
	⇒ **Ventrikelseptumdefekt** bei Myokardinfarkt (4%)
	⇒ **Perikardtamponade** bei Myokardinfarkt (1,5%)
	⇒ **intrakavitäre Flussbehinderung** (Vorhofthrombus, Myxom, andere Herztumore)
	⇒ **hypertrophe** (obstruktive) Kardiomyopathie
	⇒ **Lungenembolie** (rechter Ventrikel)
	⇒ **Pericarditis constrictiva**
	⇒ **Hochdruckkrise**
	⇒ **Aortendissektion**
	⇒ **Spannungspneumothorax**
rhythmogen	⇒ **Bradykardie schweren Ausmaßes**
	⇒ **Tachykardie schweren Ausmaßes**

- Invasiv zu erhebende Befunde wie die Einschränkung des Herzindex < 2,2 l/min/m² und die Erhöhung des pulmonalarteriellen Okklusionsdrucks (PAOP) auf > 15 mmHg sind zur Diagnosestellung des kardiogenen Schocks nicht zwingend erforderlich.
- Ein kardiogenes Lungenödem kann Schockkomponente sein, es kann dem Schock aber auch vorausgehen.

Klar zu trennen vom Schockbegriff sind die Synkope und der Kollaps. Eine passagere kritische Herabsetzung der Gehirndurchblutung mit gleichzeitiger Bewusstlosigkeit wird als **Synkope** bezeichnet. Nicht immer ist damit eine allgemeine Kreislaufinsuffizienz vergesellschaftet. Bei einem **Kollaps** überwiegen vagale Reaktionen, das Ereignis ist von kurzer Dauer, Organschäden infolge O_2-Mangels treten nicht auf.

Diagnostik, Differentialdiagnostik und Monitoring

Ist die kardiogene Schockursache nicht rasch erkennbar, müssen zunächst andere Schockformen (3, 11) ausgeschlossen werden:
- **Hypovolämischer Schock:**
  Die Suche nach externen oder internen Blut-, Plasma- und Wasser-/Flüssigkeitsverlusten wird die Ursache des hypovolämischen Schocks offenlegen.
- **Septischer Schock, Streptokokken-/Staphylokokken-Toxinschock-Syndrom** (s. Beitrag L2) (5)
- **anaphylaktischer Schock** (12)
- Weitere Formen des **Verteilungsschocks:**
  - neurogen (z.B. nach Rückenmarkverletzung)
  - endokrin (Phäochromozytom, thyreotoxische Krise, Addison-Krise).

In der Regel wird es möglich sein, anhand der Klinik und hämodynamischer Parameter den kardiogenen Schock von nichtkardiogenen Schockformen zu unterscheiden.
Nach Diagnosestellung des kardiogenen Schocks ist es dann im Hinblick auf die Differentialtherapie wegweisend, die zugrunde liegende Schockursache zu erkennen (s. Tab. K.7-1).

Anamnese und klinische Untersuchung

Entscheidend im Fall eines kardiogenen Schocks ist der Nachweis eines akuten Myokardinfarkts (STEMI, NSTEMI) als Ursache, da in diesem Fall eine möglichst rasche Wiedereröffnung des verschlossenen Infarkt-Koronargefäßes angestrebt werden muss (s.u.). Ansonsten können Anamnese und klinische Untersuchung (mindestens einmal täglich) entscheidend zur Ursachenabklärung des kardiogenen Schocks beitragen (s. Tab. K.7-1). Neben Zeichen der Rechts- und Linksherzinsuffizienz (inkl. Tachykardie) und auskultatorischen Herz-/Lungen-Befunden (Lungenstauung, -ödem, 3. Herzton, vitientypische Extratöne und Geräusche) sind es auch Zeichen eines sich bei kardiogenem Schock nicht selten innerhalb von Tagen ausbildenden systemischen Inflammationsreaktions-Syndroms (SIRS) bzw. einer Sepsis (Fieber/Hypothermie), auf die geachtet werden muss.

EKG

Das Zwölf-Kanal-EKG unter Einschluss der rechtsventrikulären Ableitungen (rechtsventrikulärer Infarkt: ST-Hebung in V_{3R}, insbesondere in V_{4R}) erlaubt in den meisten Fällen die Diagnose des akuten Infarkts oder einer myokardialen Ischämie. Zusätzlich können alte Infarkte als Ursache einer linksventrikulären Funktionsstörung nachgewiesen und eine rhythmogene Genese dokumentiert werden. Auch bei anderen Ursachen wie z.B. Lungenembolie (S_IQ_{III}-Typ, Rechtsdrehung) oder Perikardtamponade (neu aufgetretene Niedervoltage), kann das EKG wichtige Hinweise geben. Ein kontinuierliches EKG-Monitoring (Arrhythmien und ST-Strecke) ist während der Schockphase nötig, insbesondere falls Ischämie oder Arrhythmien für den Schock verantwortlich sind (Evidenzstärke IV, **Empfehlungsgrad D**; L2).

Im Fall eines infarktbedingten kardiogenen Schocks sollte ein EKG mit den 12 Standard-Ableitungen innerhalb von 10 min nach Krankenhausaufnahme befundet vorliegen. Weitere EKG im Verlauf sind jeweils bei Änderungen des klinischen Zustandsbildes anzufertigen und zu interpretieren, zumindest einmal täglich während der akuten Krankheitsphase.

Echokardiographie

In der Diagnostik und Ursachenabklärung des kardiogenen Schocks nimmt die Echokardiographie mit Doppler-Echokardiographie eine zentrale Rolle ein (Evidenzstärke IV, **Empfehlungsgrad D**; L2); sie sollte so schnell als möglich nach Aufnahme des Patienten durchgeführt werden, bei entsprechender Indikation auch im weiteren Verlauf. Die Mehrzahl der zugrunde liegenden Erkrankungen (s. Tab. K.7-1) kann echokardiographisch nachgewiesen werden. Bei myokardialer Ursache können die regionale und globale Funktion des linken und rechten Ventrikels beurteilt werden. Auch bei einer mechanischen Ursache ist die Echokardiographie meist diagnostisch wegweisend. Dies gilt auch für indirekte Hinweise wie die Rechtsherzdilatation bei Lungenembolie. Gegebenenfalls muss ergänzend ein transösophageales Echokardiogramm durchgeführt werden (z.B. bei Herzklappenerkrankungen, V.a. Kunstklappendysfunktion, transthorakal unzureichender Schallqualität).

Hämodynamisches Monitoring

- Der **zentralvenöse Druck** korreliert bei schwer kranken Patienten nur unzureichend mit dem rechtsventrikulären enddiastolischen Volumen. Sein Stellenwert als Vorlastparameter zur Steuerung der Therapie mit Volumen wird kritisch gesehen.
- Bei Patienten im kardiogenen Schock besteht die Indikation zur **kontinuierlichen invasiven arteriellen Blutdruckmessung.** Die Anlage einer arteriellen Verweilkanüle erlaubt die repetitive Abnahme zu notwendigen Blutgasanalysen und Material für weiterführende Laboranalysen.
- **Bestimmung des Herzzeitvolumens:** Zur Therapiebeurteilung und Verlaufskontrolle des Patien-

ten im kardiogenen Schock ist die Kenntnis des Herzzeitvolumens (HZV) sehr hilfreich: Das HZV ist die entscheidende Regelgröße des Herz-Kreislauf-Systems und wird im Wesentlichen durch Vorlast, Nachlast, Kontraktilität sowie Herzfrequenz bestimmt. Klassische klinische Zeichen wie Blutdruck, Urinausscheidung, Halsvenenfüllung, Hautperfusion und Hautturgor erlauben keine zuverlässige Einschätzung der Hämodynamik.

Aus diesen Gründen sollte bei jedem Patienten mit kardiogenem Schock und insbesondere bei jedem Patienten mit infarktbedingtem kardiogenen Schock baldmöglichst das Herzzeitvolumen initial und zur Therapiesteuerung im weiteren Verlauf gemessen werden, in der Regel mit dem Pulmonalarterienkatheter (PAK), zunehmend häufiger mit der arteriellen Pulskonturanalyse (PiCCO)!

- Vorlastparameter des linken Ventrikels sind der pulmonalarterielle Okklusionsdruck (PAOP, pulmonalkapillärer Wedgedruck, PCWP; Messung mit PAK), das intrathorakale Blutvolumen (ITB) sowie das globale enddiastolische Volumen (GEDV), Letztere gemessen mit PiCCO. Den Volumenmessungen wird dabei eine bessere Korrelation zugeschrieben als dem PAOP.
- Der bei kardiogenem Schock aussagekräftigste Prädiktor ist der Cardiac-Power-Index Cpi (Cpi = HI [Herzindex] × MAP [mittlerer Blutdruck] × 0,0022 W/m^2) bzw. der Cardiac-Power-Output Cpo (Cpo = HZV [Herzzeitvolumen] × MAP [mittlerer Blutdruck] × 0,0022 W/m^2): das Produkt aus Herzzeitvolumen/Herzindex und mittlerem Blutdruck spiegelt die Kombination der Fluss- und Druckarbeit des Herzens wider. Patienten mit kardiogenem Schock besitzen einen Cardiac-Power-Index von 0,1–0,4 W/m^2, wohingegen der Normalbereich bei 0,5–0,7 liegt.

Röntgenuntersuchung des Thorax

Sie dokumentiert Herzgröße, -form und eine Lungenstauung und gibt Hinweise auf ein Vitium sowie auf extrakardiale Schockursachen (Spannungspneumothorax).

Laboruntersuchungen

- Folgende **allgemeine Laborparameter** sollten mindestens einmal täglich sowie zusätzlich – angepasst an Krankheitsverlauf und Beschwerdebild – untersucht werden: Blutbild, Serumwerte für Na^+, K^+, Transaminasen, Bilirubin, Blutzucker sowie Harnstoff, Kreatinin und Laktat. Die Beurteilung der arteriellen Blutgasanalyse ist obligat. Die Procalcitoninbestimmung erhärtet den V.a. Sepsis (s.o.).
- Die biochemischen **Marker des Myokardschadens** (CK, CK-MB, Troponin T/I) spielen vor allem beim infarktbedingten kardiogenen Schock die für den Infarkt (s. Beitrag D8) validierte diagnostische und prognostische Rolle. Die Plasma-/Serumspiegel des B-Typ-natriuretischen Peptids (BNP) bzw. des NT-pro-BNP erlauben die Abgrenzung von kardial und nichtkardial (pulmonal) bedingter Dyspnoe und korrelieren mit dem Schweregrad der Herzinsuffizienz.
- Da Patienten mit akuten kardialen Erkrankungen in der Regel antithrombotische, antithrombozytäre und fibrinolytische Substanzen einzeln oder in Kombination erhalten, ist die standardmäßige Bestimmung folgender Parameter der **Blutgerinnung** obligat: Thrombozyten, aPTT, Prothrombinzeit und Fibrinogen.

Koronarangiographie

Besteht ein kardiogener Schock als Folge eines akuten Koronarsyndroms (ACS), ist leitliniengerecht unverzüglich eine Koronarangiographie mit der Option der interventionellen oder – selten – operativen Revaskularisierung anzustreben (Evidenzstärke Ib, **Empfehlungsgrad A**; L1, L2). Mit diesem Vorgehen kann die Prognose dieser Patienten erheblich verbessert werden.

Therapie

Der Patient mit kardiogenem Schock ist **intensivpflichtig**, zumindest solange der Schockzustand besteht. Idealerweise kann der Schock durch **kausale Therapiemaßnahmen**, welche die dem Schock zugrunde liegende Herzerkrankung zum Ziel haben, beseitigt werden (s.u.). Häufig ist jedoch zusätzlich eine **generelle Schockbehandlung** zur Aufrechterhaltung einer suffizienten, ausreichenden Makro- und Mikrozirkulation erforderlich.

Generelle Schocktherapie

Ziel ist die Blutdruckstabilisierung zur Sicherstellung einer ausreichenden Perfusion der vitalen Organe.

Tabelle K.7-2 Steuerung der Schocktherapie

Empirisch festgelegte, allerdings prognostisch nicht validierte Zielparameter bei der Steuerung der Schocktherapie sind:
MAP 65–75 mmHg bei HI > 2,5 $l/min/m^2$
MAP 65–75 mmHg bei einer zentralvenösen ($ScvO_2$) oder gemischtvenösen (SvO_2) Sauerstoffsättigung von > 65 mmHg
MAP 65–75 mmHg bei einem systemischen Gefäßwiderstand von 800–1000 $dyn \times sec \times cm^{-5}$
Cardiac power output (Cpo) > 0,6 bzw. Cardiac power index (Cpi) > 0,4 (ein Cpo von 0,6 entspricht einem HZV von 5 l/min bei einem MAP von 65 mmHg und einem SVR von 880 $dyn \times sec \times cm^{-5}$)
⇒ bei jeweils
→ minimalem Einsatz von Katecholaminen
→ einer Herzfrequenz < 110/min und
→ einer Besserung der klinischen Zeichen des kardiogenen Schocks (Schockzeichen ↓, Diurese ↑, Laktat ↓)

Sauerstoff-, Volumen- und Diuretikagabe

Neben der **sofortigen Sauerstoffgabe via Nasensonde** (Beatmungsindikation s.u.) zur Erzielung einer normalen arteriellen Sauerstoffsättigung (SaO_2) von 95–98% ist initial – zum Ausgleich eines nicht seltenen Flüssigkeitsmangels – eine **Volumengabe** (500–1000 ml einer kristalloiden Lösung) indiziert, außer im akuten Rückwärtsversagen/Lungenödem mit pulmonalen Rasselgeräuschen. In diesen Fällen ist die intravenöse Gabe von Furosemid (20–80 mg) angezeigt, ergänzt durch eine hoch dosierte intravenöse Nitrattherapie.

Differentialtherapie und Steuerung der Schocktherapie

Die Differentialtherapie dient der Aufrechterhaltung eines adäquaten Blutdrucks – bei ausreichender Vorlast und möglichst geringem Katecholamineinsatz – und der Entlastung des geschädigten Herzens bei Vorliegen einer überschießenden Vasokonstriktion mittels Nachlastsenkung. Als adäquater Blutdruckbereich wird für den mittleren arteriellen Blutdruck (MAP) ein Zielkorridor 65–75 mmHg angesehen.

→ **Zielkorridor „MAP 65–75 mmHg" erreicht:**
Der erniedrigte Blutdruck wird mit **Dobutamin** (primär inotrop) und **Noradrenalin** (primär vasopressorisch; nur in der prähospitalen Phase ggf. Dopamin) auf einen MAP von 65–75 mmHg angehoben (Dosierung s. Tab. K.7-3). Liegt dann der HI bei > 2,5 l/min/m² und der SVR bei 800–1000 dyn × sec × cm^{-5} (Normalwerte ca. 1100 dyn × sec × cm^{-5}), so ist von einer ausreichenden Kreislaufstabilisierung auszugehen.

Bei ausgeprägter Vasokonstriktion („erhöhte Nachlast", SVR über 1000 dyn × sec × cm^{-5}) sollte ein vorsichtiger Versuch der Reduktion der Noradrenalindosis erfolgen und ggf. die Nachlast durch Natrium-Nitroprussid (NPN) gesenkt werden.

Liegt der HI allerdings beträchtlich niedriger und damit der SVR deutlich höher, so muss nach Ausschöpfen der Dobutamin-/Noradrenalin-Therapie der Einsatz von Levosimendan, Phosphodiesterasehemmern oder der intraaortalen Ballonpumpengegenpulsation (IABP), bei herzchirurgischen Patienten ggf. auch Adrenalin, in Erwägung gezogen werden. Lässt sich auch damit keine hämodynamische Stabilisierung erreichen, so sollte – bei entsprechen-

Tabelle K.7-3 Dosierungen inotroper und vasoaktiver Pharmaka

Katecholamine und Katecholamin-Derivate	
Dobutamin	Beginn mit **2–3 µg/kg/min;** Dosis-Wirkungsbeziehung im Bereich **2,5–10 µg/kg;** zusätzliche Wirksteigerung von Dosen > 20 µg/kg erscheint fraglich
Noradrenalin	intravenöse Infusionen von **0,1–1 µg/kg/min:** meist effektive Anhebung des MAP (Ausnahme: unkorrigierte Azidose)
Dopamin	**5–30–55 µg/kg/min:** inotrope und vasopressorische Wirkungen; die in niedrigeren Dosierungen postulierte nephroprotektive Wirkung ist eindeutig widerlegt
Adrenalin	**0,005–0,02 µg/kg/min:** überwiegend betamimetische Wirkung mit Steigerung des Herzzeitvolumens. **0,03–0,15– 0,3–0,5 µg/kg/min:** mit steigender Konzentration zunehmende Dominanz der alpha-adrenergen vasokonstriktorischen Effekte
Levosimendan	**Loadingdosis 12–24 µg/kg** über 10 min vor der üblichen 24 h dauernden Infusion mit **0,05–0,2 µg/kg/min**
Phosphodiesterase-3-Hemmstoffe (PDE-Hemmer)	
Milrinon	kontinuierliche Infusion in einer Dosierung von **0,375–0,75 µg/kg/min**
Enoximon	kontinuierliche Infusion in einer Dosierung von **1,25–7,5 µg/kg/min**
auf die Bolusgabe von PDE-Hemmern sollte wegen der ausgeprägten Hypotoniegefahr verzichtet werden	
Nitroprussid-Natrium (NPN)	Startdosis **0,1 µg/kg/min,** Steigerung der Dosis – z.B. alle 2–3–5 min – bis 5(10) µg/kg/min unter Kontrolle von SVR und MAP

der Auswahl – auch an die Möglichkeit der Unterstützung mit linksventrikulären Assist-Systemen (1) bis hin zur Herztransplantation gedacht werden.
Nach der erfolgreichen Etablierung dieses hämodynamischen Zielkorridors ist eine regelmäßige Reevaluierung der Hämodynamik notwendig. Häufig besteht nach der Senkung der Nachlast – z.B. mit Levosimendan oder Phophodiesterasehemmern – ein Volumenbedarf, der ausgeglichen werden muss.

→ **Zielkorridor nicht erreicht: MAP < 65 mmHg:**
Nach Ausschöpfung der Dobutamin- und Noradrenalin-Möglichkeiten ist vor allem der Einsatz der IABP zu erwägen, ggf. des Adrenalins und – bei entsprechender Auswahl – eines linksventrikulären Assist-Systems (1) bis hin zur Transplantation. Beim grundsätzlich ebenfalls möglichen Einsatz von Levosimendan bzw. Phosphodiesterasehemmstoffen ist zunächst aufgrund der vasodilatatorischen Komponente mit einer Verstärkung der Hypotonie zu rechnen.

→ **Zielkorridor nicht erreicht: MAP > 75 mmHg:**
Der erste Schritt ist hier die Reduzierung bzw. das Absetzen von Noradrenalin (und evtl. auch von Dobutamin). Bei persistierender Nachlasterhöhung (SVR > 1000 dyn × sec × cm^{-5}) sollte NPN eingesetzt werden.

Medikamentöse Herz-Kreislauf-Therapie

(Dosierungen s. Tab. K.7-3).
Eine letalitätssenkende Wirkung der medikamentösen Herz-Kreislauf-Therapie ist für keine der beschriebenen Substanzen bisher gezeigt worden.

Katecholamine

Zu bevorzugen sind Dobutamin als Inotropikum und Noradrenalin als überwiegender Vasopressor. Mit Dopamin bzw. Adrenalin behandelte Schockpatienten zeigen eine Übersterblichkeit, nicht jedoch die mit Dobutamin bzw. Noradrenalin behandelten. Die Kombination von Dobutamin und Noradrenalin ist möglich. Dopamin wird häufig in der Prähospitalmedizin als Vasopressor eingesetzt. Die postulierte nierenprotektive Wirkung niedriger Dopamindosen ist widerlegt.
Adrenalin wird bei herzchirurgischen Patienten mit postoperativem Herzversagen und generell – wahrscheinlich ungerechtfertigt – als „Ultima-ratio-Katecholamin" eingesetzt.

Levosimendan

Levosimendan (in Deutschland nicht zugelassen) wirkt als Ca^{2+}-Sensitizer positiv inotrop und senkt infolge einer K$^+$-Kanal-vermittelten Vasodilatation den Blutdruck. Da die Wirkung von Levosimendan nicht so rasch eintritt wie bei Katecholaminen, kann die Gabe einer Loading-Dose (s. Tab. K.7-3) versucht werden. Der bei einigen Patienten zu beobachtende Druckabfall nach Bolusgabe lässt sich durch Steigerung der Vasopressordosis und durch Volumengabe auffangen. Von Vorteil dürfte neben der geringeren Arrhythmieneigung die lang anhaltende Wirkung nach einer einmaligen Gabe über 24 h durch die Entstehung von aktiven Metaboliten mit langer Halbwertszeit sein. Eine letalitätssenkende Wirkung von Levosimendan bei kardiogenem Schock ist bisher nicht gezeigt worden.

Phosphodiesterae-III-Hemmstoffe

Enoximon und Milrinon sind selektive Phosphodiesterase-III-Inhibitoren und führen durch eine Abbauhemmung von zyklischem AMP über eine Zunahme der Inotropie (geringer als bei Dobutamin) und über eine Reduktion des systemischen Gefäßwiderstandes (stärker als bei Dobutamin) zu einer Steigerung des Herzzeitvolumens. Enoximon oder Milrinon sollten – falls appliziert – in Kombination mit Dobutamin gegeben werden, da der kombinierte positiv inotrope Effekt von PDEI-III-Inhibitoren und Dobutamin größer ist als jener, welcher mit beiden Substanzen allein erzielt werden kann.
Der Einsatz der PDE-III-Inhibitoren muss jedoch bei kardiogenem Schock aufgrund von Nebenwirkungen (Arrhythmieneigung, Zunahme intrapulmonaler Shunts, vermehrter O$_2$-Bedarf) und einer berichteten Übersterblichkeit bei Patienten mit akuter Herzinsuffizeinz und ischämischer Herzerkrankung kritisch gesehen werden („Reserve-Inotropikum").

Vasodilatatoren

Neben den weniger geeigneten Nitraten (gute vorlast-, aber geringe nachlastsenkende Wirkung, Toleranzentwicklung) ist hier vor allem das Nitroprussid-Natrium (NPN) zu nennen. NPN führt sehr rasch und dosisabhängig zur Nachlastsenkung – falls erwünscht. Es kann mit positiv-inotropen Substanzen kombiniert werden.
Bei prolongierter Anwendung muss das Auftreten toxischer Metabolite – Gefahr der Zyanidintoxikation – berücksichtigt und mit Natriumthiosulfat antagonisiert werden. Zur Vermeidung von Rebound-Phänomenen sollte die Behandlung ausschleichend beendet werden. Bei akuten Koronarsyndromen kann NPN koronare Steal-Phänomene verursachen.

Weitere Pharmaka

- **Digitalispräparate** werden bei Schockpatienten nur noch als Antiarrhythmikum bei tachykardem Vorhofflimmern eingesetzt.
- **Vasopressin** (intravenöse Gabe von 3,6 U/min im Median) kann bei katecholaminrefraktärem kardiogenen Schock den Blutdruck stabilisieren. Eine günstige prognostische Wirkung ist bisher nicht aufgezeigt worden (4).
- Für **Nesiritide,** das endogene B-Typ-natriuretische Peptid (in Deutschland nicht zugelassen), wurden bei der akuten Herzinsuffizeinz günstige Wirkungen nachgewiesen (rasche Senkung des PAOP, schnellere Rekompensation, möglicherweise Prognoseverbesserung). Für Patienten mit kardiogenem Schock liegen bisher keine ausreichenden Erfahrungen vor.
- **Hydrocortison** (200–300 mg täglich i.v.) senkt bei septischem Schock den Katecholaminbedarf, nicht jedoch die Letalität. Für den kardiogenen Schock liegen keine aussagekräftigen Studien vor.

Indikationen zur maschinellen Beatmung

(s. auch Beitrag K 1.2).
Bei jedem Patienten mit kardiogenem Schock ist die Indikation zur Intubation und maschinellen Beatmung zu überlegen: Bei kardiogenem Schock mit Rückwärtsversagen ist die Indikation in jedem Fall gegeben, bei kardiogenem Schock mit Vorwärtsversagen hängt sie vom Anteil der respiratorischen Insuffizienz an der instabilen klinischen Situation ab. Baldmöglichst ist eine lungenprotektive Beatmung mit 6 ml/kg prädiktivem Körpergewicht anzustreben. Der invasiven Beatmung ist der nicht-invasiven Beatmung gegenüber bei diesen Patienten eindeutig der Vorzug zu geben.

Herz-Kreislauf unterstützende Systeme

Wenn unter der Therapie mit Katecholaminen kein ausreichender Blutdruckanstieg erzielt wird, kann die intraaortale Ballonpumpen-Gegenpulsation (IABP) eingesetzt werden (1). Dies gilt beispielsweise für Patienten, die im Rahmen des akuten Infarktgeschehens einen Ventrikelseptumdefekt oder eine akute Mitralinsuffizienz entwickelt haben. Mit der Ballonpumpe kann die Zeit bis zur Operation überbrückt werden. Entsprechend den amerikanischen Leitlinien sollte die IABP bei allen Patienten mit infarktbedingtem kardiogen Schock – ohne IABP-Kontraindikationen – eingesetzt werden. Auch bei Patienten, bei denen eine rasche Herztransplantation geplant ist, kann bis zum Erhalt eines Spenderorgans die hämodynamische Situation stabilisiert werden. In seltenen Fällen besteht die Indikation für ein linksventrikuläres Assist-System (1) („Bridge to transplantation", „Bridge to recovery").

Therapie von eskalierendem SIRS, Sepsis und MODS

Ein erheblicher Anteil der Patienten mit kardiogenem Schock entwickelt im Verlauf ein prognosebestimmendes eskalierendes systemisches Inflammations-Reaktions-Syndrom (SIRS), eine schwere Sepsis oder einen septischen Schock sowie ein Multiorgan-Dysfunktions-Syndrom (MODS) (2) (s. Beitrag L 2.1 und K 5).

Ernährung sowie Prophylaxe-Maßnahmen bei Patienten mit kardiogenem Schock

- Die **enterale Ernährung** ist die bevorzugte Form der Ernährung bei kritisch kranken Patienten (20–25 kcal/kg/Tag). Patienten, die eine enterale Ernährung auch unter Verwendung eines jejunalen Zugangs nicht tolerieren oder bei denen Kontraindikationen bestehen, sollten parenteral ernährt werden.
- Mittels intensivierter Insulintherapie sollten **Blutzuckerspiegel von < 150 mg/dl/< 8,3 mmol/l** erzielt werden.
  Erhöhte Blutzuckerspiegel korrelieren bei Intensivpatienten mit mehrtägiger Behandlungsdauer mit einer ungünstigen Prognose.
- Die Infusion von **Glukose-Insulin-Kalium** kann aufgrund der derzeitigen Studienlage nicht empfohlen werden.
- Behandlung der **Anämie**: Bei einem Abfall des Hb-Wertes unter 7,0 g/dl bzw. 4,4 mmol/l bzw. bei einem Hämatokritwert unter 25% sollten Erythrozytenkonzentrate gegeben werden, um den Hb-Wert auf 7,0–9,0 g/dl bzw. 4,4–5,6 mmol/l bzw. den Hämatokritwert auf ≥ 25% zu halten. Insbesondere bei älteren (≥ 65 Jahre) Patienten ist ein Abfall des Hämatokrits auf Werte unter 30% zu vermeiden.
- **Prophylaxe der tiefen Beinvenenthrombose**: In der Phase der Immobilisierung soll eine Thromboseprophylaxe mit niedrig dosierten Heparin-Infusionen (unfraktioniertes Heparin) durchgeführt werden. Die Resorption subkutan injizierten niedermolekularen Heparins erscheint bei kardiogenem Schock zu unsicher.
- **Stressulkus-Prophylaxe**: Patienten mit kardiogenem Schock sollen eine Stressulkus-Prophylaxe erhalten. H_2-Rezeptorenblocker und Protonenpumpen-Hemmer scheinen hinsichtlich der Anhebung des Magen-pH äquipotent.
- **Therapie der (Laktat-)Azidose**: Bikarbonat sollte nicht zur Behandlung der Hypoperfusions-induzierten Laktatazidose mit einem pH ≥ 7,15 in der Absicht eingesetzt werden, die Herz-Kreislauf-Situation zu stabilisieren oder Vasopressoren einzusparen. Für niedrigere pH-Werte gibt es zum Einsatz von Bikarbonat keine Studiendaten. Für den gesamten pH-Bereich ließ sich bisher weder eine hämodynamische noch eine Prognose-Verbesserung aufzeigen.
- **Kontrollierte milde Hypothermie** (Absenkung der Körperkerntemperatur auf 32–34 °C für mindestens 12–24 h) wird zur Neuroprotektion komatöser Patienten nach kardiopulmonaler Reanimation bei Kammerflimmern empfohlen. Sie dürfte auch nach erfolgreicher Reanimation wegen Asystolie oder nach kardialem Arrest im Krankenhaus vorteilhaft sein. Speziell für den kardiogenen Schock liegen bisher noch keine Endpunktstudien vor.

Pflege

Der Patient mit kardiogenem Schock stellt für die Pflege eine besondere Herausforderung dar (u.a. Decubitusgefährdung).

Betrachtungen zur Therapiebegrenzung

Der kardiogene Schock besitzt eine hohe Sterblichkeit, vor allem bei im Ausmaß zunehmendem MODS. In diesem Stadium sollte mit dem Patienten – soweit möglich – sowie den Angehörigen bzw. dem Betreuer eine realistische Einschätzung von Prognose und erreichbaren Therapiezielen besprochen und das daraus resultierende weitere Vorgehen abgestimmt werden. Eine Entscheidung zu einer weniger intensiven und eingreifenden Therapie oder die Begrenzung auf definierte Behandlungsmaßnahmen kann im Einzelfall im Interesse des Patienten sein. Vorliegende, glaubhafte und bestätigte Patientenverfügungen sind bei der Entscheidungsfindung mit zu berücksichtigen.

Nachsorge/Rehabilitation

Bei Patienten mit kardiogenem Schock – zumindest bei infarktbedingtem kardiogenem Schock – sollte bei der Schwere der Erkrankung eine möglichst stationäre Anschlussheilbehandlung/Rehabilitationsbehandlung durchgeführt werden.

Kardiogener Schock bei speziellen Krankheitsbildern

Myokardinfarkt (STEMI, NSTEMI)

Nur die **perkutane Koronarintervention** (PCI) vermag die hohe Letalität des kardiogenen Schocks im Rahmen des akuten Myokardinfarkts zu senken (Evidenzstärke Ib, **Empfehlungsgrad A;** L1, L2) (Überleben nach 12 Monaten in der SHOCK-Studie: 46,7 vs. 33,6%; p < 0,03). Die PCI mittels Stenting sollte leitliniengerecht bei initialem Schock innerhalb von 2 Stunden nach Arztkontakt und bei zeitlicher Latenz der Schockentwicklung innerhalb von 2 Stunden durchgeführt werden. Demzufolge sollte auch im kardiogenen Schock der meist zu beatmende Patient umgehend mit Arztbegleitung in ein entsprechendes Zentrum verlegt werden. Ist das nicht möglich, kann eine frühzeitig eingeleitete systemische Thrombolysetherapie – möglichst schon in der Prähospitalphase – unter Beachtung der Kontraindikationen durchgeführt werden. Die Erfolge der Thrombolyse im kardiogenen Schock sind aber gering. Bei einer Hauptstammstenose oder einer schweren koronaren Drei-Gefäß-Erkrankung muss im Einzelfall das Vorgehen – PCI oder aortokoronare Bypass-Operation – geprüft werden. Trotz geringer Evidenz für den Nutzen einer intraaortalen Ballongegenpulsation gilt diese nach den amerikanischen Herzinfarkt-Leitlinien bei infarktbedingtem kardiogenem Schock als Klasse-I-Empfehlung. Die medikamentöse Differentialtherapie ist im Abschnitt „generelle Schocktherapie" beschrieben. Auch ältere Patienten (> 75 Jahre) profitieren – bei individueller Abwägung – von der PCI.

Ein-Jahres-Überlebende eines infarktbedingten kardiogenen Schocks haben in der Mehrzahl nur eine leichte bis mäßige Herzinsuffizienz, wobei sich auch hier ein Vorteil für die revaskularisierten Patienten ergibt (83% der Patienten haben NYHA-Klasse I oder II).

Mechanische Infarktkomplikationen mit Schockentwicklung

– Beim Auftreten einer **infarktbedingten akuten Mitralinsuffizienz** (iMI) (s. Tab. K.7-1) – im Mittel 4 Tage nach Hinterwandinfarkt – soll nach der die Koronarperfusion verbessernden hämodynamischen Stabilisierung – in der Regel die IABP – eine rasche operative Versorgung angestrebt werden (Evidenzstärke IV, **Empfehlungsgrad D;** L1, L2). Die iMI ist entweder Folge einer (in)kompletten Papillarmuskelruptur oder – meistens – einer Papillarmuskeldysfunktion. Das typische apikale MI-Systolikum kann fehlen, die Diagnose wird mittels Doppler-Echokardiographie gesichert.
– Patienten mit **infarktbedingtem Ventrikelseptumdefekt** (iVSD) (s. Tab. K.7.-1) – innerhalb der ersten Woche bei allen Infarktlokalisationen – sollen zunächst möglichst mit einer IABP hämodynamisch stabilisiert werden, ehe sie einer operativen Versorgung mit Patchverschluss des iVSD und möglichst kompletter Koronar-Revaskularisierung zugeführt werden (Evidenzstärke IV, **Empfehlungsgrad D;** L1, L2), aus internistischer Sicht möglichst notfallmäßig, aus herzchirurgischer Sicht im Intervall. Der interventionelle VSD-Verschluss bedarf zunächst noch der klinischen Validierung. Die Diagnose des iVSD lässt sich auskultatorisch vermuten – lautes Holosystolikum am linken Sternalrand, gelegentlich mit Schwirren – und dopplerechokardiographisch sichern.
– Bei der meist tödlich verlaufenden (90%) **infarktbedingten Ventrikelruptur** (iVR) (s. Tab. K.7-1) in den ersten 8 Tagen nach Infarkt soll nach echokardiographischer Diagnosestellung mit Hämoperikard und Perikardtamponade die baldigste operative Sanierung angestrebt werden, ggf. mit vorausgehender Perikardpunktion zur vorübergehenden Stabilisierung (Evidenzstärke IV, **Empfehlungsgrad D;** L1). Klinisch äußert sich die iVR als rasche Perikardtamponade, neuerliche starke Herzschmerzen und sofortige elektromechanische Entkopplung.

Rechtsventrikuläre Infarktbeteiligung mit Schock

Eine rechtsventrikuläre Infarktbeteiligung (RVI) tritt mit einer Häufigkeit von 19–51% beim akuten infero-posterioren und von ca. 10% beim akuten anterioren Myokardinfarkt auf. Die Diagnose einer RVI in der akuten Infarktsituation gelingt rasch und zuverlässig anhand des Oberflächen-EKG (rechtspräkordiale EKG-Ableitungen, Kriterium: V_{4r}: ST-Hebung ≥ 0,1 mV) und der Echokardiographie (Kriterium: vergrößerter rechter Ventrikel, A- und Dyskinesie, paradoxe Septumbewegung, vergrößerter rechter Vorhof).

Therapie der Wahl ist die rasche Wiedereröffnung der verschlossenen Koronararterie – in der Regel der rechten Koronararterie – mittels PCI (bei PCI-Nichtverfügbarkeit: Thrombolyse), mit rascher Erholung der rechtsventrikulären Funktion. Zusätzlich ist eine adäquate rechtsventrikuläre Vorlastanhebung durch Volumengabe – ZVD-Richtgröße: 20 mmHg – erforderlich (Vorsicht bei kombiniertem links- und rechtsventrikulären Schock!), mit Reduktion der rechtsventrikulären Nachlast mittels IABP und inotroper Stimulation. Bradykardien sind mit Atropin (Einzeldosis bis 1,0 mg, Maximaldosis 2,5 mg) bzw. Schrittmacherstimulation zu behandeln. Vasodilatanzien, Nitrate, Diuretika, Betablocker und Kalziumantagonisten sollten vermieden werden.

Perikardtamponade

Neben den klinischen Zeichen wie Halsvenenstauung, Pulsus paradoxus und Tachykardie ist die Echokardiographie die Methode der Wahl zur Diagnose eines Perikardergusses.

Die therapeutische Perikardiozentese muss durchgeführt werden, wenn eine Kompression des Herzens mit kritisch reduzierter diastolischer Füllung vorliegt. Die Punktion wird unter Ultraschallkontrolle entweder von subxiphoidal oder interkostal in Seldinger-Technik durchgeführt. In den perikardialen Raum kann ein Pigtail-Katheter eingelegt werden, der neben der primären Entlastung für die weitere Drainage belassen werden kann. Bei postkardiochirurgischen Perikardtamponaden ist eine Perikardpunktion meist erfolglos und ein thoraxchirurgisches Vorgehen (mit Fensterung) erforderlich.

Herzklappenerkrankungen

Insbesondere im Rahmen einer Endokarditis kann die **akute Mitral-** (9) **und Aortenklappeninsuffizienz** (10) Ursache eines kardiogenen Schocks sein. Ebenso ist bei chronischen Herzklappenerkrankungen, häufig einer Aortenklappenstenose, eine Dekompensation mit kardiogenem Schock möglich.

Im Fall der **dekompensierten Aortenklappenstenose** (10) mit eingeschränkter linksventrikulärer Pumpfunktion führt neben der Gabe des positiv inotropen Dobutamins (2,5–10 µg/kg/min) unter invasivem hämodynamischem Monitoring auf der Intensivstation die Nachlastsenkung mit Natrium-Nitroprussid (Startdosis: 0,2 µg/kg/min, dann hochtitrieren bis maximal 8 µg/kg/min) zu einer deutlichen Zunahme des Herzindex nach 6–24 h und zur klinischen Rekompensation. Können diese Patienten nicht rasch auf diese Weise medikamentös stabilisiert werden, muss ggf. auch im kardiogenen Schock eine Klappenersatzoperation durchgeführt werden. Eine transkutane Aortenklappenvalvuloplastie ist als eine Ultima-ratio-Therapie mit hohem Risiko anzusehen (s.a. Kap. Erkrankungen des Herzens und des Kreislaufs).

Intoxikationen mit kardiodepressiven und vasotoxischen Substanzen

Trotz der potentiell akut lebensbedrohlichen Situation ist die Langzeitprognose dieser Patienten nach erfolgreicher Akutbehandlung sehr günstig. Dies rechtfertigt auch den vorübergehenden Einsatz einer Herz-Lungen-Maschine für einige Stunden, falls die konventionellen Detoxikationsmaßnahmen zu keiner Herz-Kreislauf-Stabilisierung führen.

Herzverletzungen

Offene, aber auch stumpfe Thoraxtraumen mit Schockentwicklung sollten immer an eine Herzverletzung denken lassen; nach rascher Diagnosestellung ist hier die sofortige Herzoperation häufig lebensrettend.

Leitlinien

L1. Hamm CW, herausgegeben vom Vorstand der Deutschen Gesellschaft für Kardiologie – Herz- und Kreislaufforschung, bearbeitet im Auftrag der Kommission für Klinische Kardiologie (Strasser RH, Andresen D, Ertl G, de Haan F, Hamm CW, Mudra H, Osterspey A, Werdan K, außerdem Arnold G, Behrenbeck D, Fleck E, Trappe HJ), von Hamm CW (federführend), Arntz H-R, Bode C, Giannitsis E, Katus H, Levenson B, Nordt T, Neumann FJ, Tebbe U, Zahn R: Leitlinien: Akutes Koronarsyndrom (ACS) Teil 2: Akutes Koronarsyndrom mit ST-Hebung. Z Kardiol 93 (2004) 324–341

L2. The Task Force on Acute Heart Failure of the European Society of Cardiology (Endorsed by the European Society of Intensive Care Medicine (ESICM) Authors/Task Force Members, Nieminen MS (Chairperson), Böhm M, Cowie MR, Drexler H, Filippatos GS, Jondeau G, Hasin Y, Lopez-Sendon J, Mebazaa A, Metra M, Rhodes A, Swedberg K: Executive Summary of the guidelines on the diagnosis and treatment of acute heart failure. European Heart Journal 26 (2005) 384–416.

Literatur

1. Ferrari M, Figulla HR: Herz-Kreislauf-Unterstützungssysteme in der Kardiologie. Dtsch Med Wochenschr 130 (2005) 652–656.
2. Kohsaka S, Menon V, Lowe AM, Lange M, Dzavik V, Sleeper LA et al.: Systemic inflammatory response syndrome after acute myocardial infarction complicated by cardiogenic shock. Arch Intern Med 165 (2005) 1643–1650.
3. Laggner AN: Der Schockpatient in der Notaufnahme und auf der Intensivstation. Internist 45 (2004) 277–283.
4. Meier-Hellmann A, Burgard G: Neue Therapieansätze bei der prähospitalen und hospitalen Schockbehandlung – Hyperton-hyperonkotische Lösungen und Vasopressin. Internist 45 (2004) 305–314.
5. Müller-Werdan U, Werdan K: Septischer Kreislaufschock und septische Kardiomyopathie. In: Werdan K, Schuster H-P, Müller-Werdan U (Hrsg.): Sepsis und MODS. 4. Aufl. S. 277–358, Springer, Berlin–Heidelberg–New York 2005.
6. Müller-Werdan U, Buerke M, Christoph A, Flieger RR, Loppnow H, Prondzinsky R, Reith S, Schmidt H, Werdan K: Schock. In: Erdmann E (Hrsg.): Klinische Kardiologie. 6. Aufl. S. 337–429, Springer, Berlin–Heidelberg–New York 2005.
7. Pauschinger M, Noutsias M, Rutschow S, Kühl U, Schultheiß H-P: Akute Myokarditis – Diagnose und therapeutische Optionen auf der Intensivstation. Intensiv- und Notfallbehandlung 30 (2005) 19–29.
8. Prondzinsky R, Werdan K, Buerke M: Kardiogener Schock – Pathomechanismen, klinischer Verlauf, therapeutische Ansätze und Perspektiven. Internist 45 (2004) 284–295.
9. Radke PW, Hanrath P: Notfallmanagement der akuten Mitralklappeninsuffizienz. Intensiv- und Notfallbehandlung 30 (2005) 11–18.
10. Reith S, Werdan K: Das dekompensierte Aortenklappenvitium als intensivmedizinischer Notfall. Intensiv- und Notfallbehandlung 30 (2005) 3–10.
11. Sirtl C: Schocktherapie. In: Das NAW-Buch – Akutmedizin der ersten 24 Stunden (Hrsg: Madler C, Jauch K-W, Werdan K, Siegrist, Pajonk F-G), 3. Aufl. S. 345–353, Urban & Fischer, München–Jena 2005.
12. Walther A, Böttiger BW: Anaphylaktoide Reaktionen in der Prähospitalphase. Internist 45 (2004) 296–304.

Autorenadressen

Prof. Dr. med. Karl Werdan
Direktor, Abt. Medizin III
Martin-Luther-Universität Halle-Wittenberg
Klinikum Kroellwitz
Ernst-Grube-Str. 40
06097 Halle

Abkürzungen

ACS	akutes Koronarsyndrom
Cpi	Cardiac Power Index
Cpo	Cardiac Power Output
GEDV	globales enddiastolisches Volumen
HI	Herzindex
HZV	Herzzeitvolumen
IABP	intraaortale Ballonpumpengegenpulsation

ITB	intrathorakales Blutvolumen	ScvO$_2$	zentralvenöse Sauerstoffsättigung
MAP	mittlerer arterieller Blutdruck	SIRS	systemisches Inflammations-Reaktions-Syndrom („Systemic Inflammatory Response Syndrome")
NPN	Natrium-Nitroprussid		
NSTEMI	Non-ST-Strecken-Elevations-Myokardinfarkt		
PAK	Pulmonalarterienkatheter	STEMI	ST-Strecken-Elevations-Myokardinfarkt
PAOP	pulmonalarterieller Okklusionsdruck	SvO$_2$	gemischtvenöse Sauerstoffsättigung
PiCCO	kontinuierliche HZV-Messung mittels transpulmonalem Indikatordilutionsverfahren und arterieller Pulskonturanalyse	SVR	systemischer Gefäßwiderstand („Systemic vascular resistance")

8 Blutgerinnungsstörungen in der Intensivmedizin

Einführung

Innerhalb des intensivmedizinischen Krankengutes in der Inneren Medizin leiden ca. die Hälfte aller Patienten an Erkrankungen, die entweder mit Blutungskomplikationen oder thrombembolischen Ereignissen einhergehen und einer hämostaseologisch-wirksamen Prophylaxe oder einer therapeutischen Intervention bedürfen (Tab. K.8-1).

Die wichtigste Patientengruppe von intensivtherapeutischem Belang sind die Patienten mit lebensbedrohlichen bzw. klinisch manifesten Blutungskomplikationen bei erworbenem oder angeborenem Hämostasedefekt. Entscheidende Aufgabe der gezielten Diagnostik ist die Identifizierung der Beeinträchtigung des Hämostasepotentials und das Therapiemonitoring bei Einsatz von gerinnungsaktiven Therapeutika. Dies gelingt mittels einfacher Test, die im klinischen Notfalllabor oder dem Präsenzlabor auf der Intensivstation vorgehalten werden sollen.

Diagnostik

Folgende hämorrhagische Diathesen werden unterschieden:
- plasmatische Gerinnungsstörungen: Koagulopathien
- thrombozytäre Hämostasdefekte: Thrombozytopenien und Thrombozytopathien,
- vaskuläre Blutungsneigungen

Die Einteilung der thromboembolische Erkrankungen orientiert sich an den Gefäßkompartimenten Venen, Arterien und der Mikrozirkulation.

Unter Berücksichtigung pathogenetischer Gesichtspunkte werden Bildungsstörungen und Umsatzstörungen unterschieden und die Einteilungskriterien durch Trennung in angeborene und erworbene Hämostasedefekte komplettiert.

Klinik

Lokal bedingte Blutungen

Bei allen akuten Blutungen ist zu klären, ob eine lokale, chirurgisch zu versorgende Blutungsursache oder Blutungsquelle vorliegt (z.B. Ulkus, Erosion, Ösophagusvarizenblutung, Verletzung, Organruptur, Zustand nach Operation, Tumor, Gefäßzerreißung). Iatrogen bedingte Blutungen (Antikoagulantienüberdosierung, Thrombolyse) manifestieren sich oft im Bereich von Gewebsläsionen und demaskieren die mögliche Blutungsquelle (z.B. Ulkus, Kolonkarzinom, Nephrolithiasis).

Im Rahmen größerer Blutverluste sind bezüglich der Verminderung des Hämostapotenials zwei Komplikationen zu beachten:
- die schockbedingte Gerinnungsstörung (meist Verbrauchskoagulopathie, DIC)
- der transfusionsbedingte Hämostasedefekt.

Generalisierte hämorrhagische Phänomene und diffuse Blutungsneigung

Hämorrhagische Diathesen präsentieren sich klinisch in Form von Haut-, Schleimhaut-, Weichteil-, Organ und intrakavitären Blutungen. Die Unterscheidung in thrombozytär-vaskulären und plasmatischen Blutungstyp (Koagulopathien) ist anhand der jeweils charakteristischen Blutungsmanifestation insbesondere im Bereich der Haut, Schleimhäute und Weichteile oft klinisch zu treffen:
- thrombozyopenischer Typ: Purpura (Petechien), Ekchymosen, Haut- u. Schleimhautblutungen
- Koagulopathien: Suffusionen, Sugillationen, Hämatome (Weichteile, Muskulatur).

Bei Vorliegen eines kombinierten Hämostasedefektes stellt sich bezüglich der klinischen Symptomatik ein Mischbild einer diffusen Blutungsneigung mit oft lebensbedrohlichen Blutungskomplikationen ein, z.B. bei Kombination einer hepatogenen Gerinnungsstörung (Bildungsstörung) mit einer Verbrauchskoagulopathie (Umsatzstörung) oder bei Knochenmarksdepression und generalisierter Au-

Tabelle K.8-1 Für erworbene Gerinnungsstörungen prädisponierende Krankheitsbilder in der Intensivmedizin.

Schock unterschiedlicher Genese
- septisch
- endotoxisch
- kardiogen
- traumatisch
- hämorrhagisch
- anaphylaktisch
- Verbrennungsschock
- Hitzschlag

Infektionen
- Sepsis, septischer Schock (gram-negativ)
- Purpura fulminans
- Waterhouse-Friderichsen-Syndrom
- exanthemische Viruserkrankungen
- Rickettsiosen
- Malaria

Akute Organnekrosen
- akute Pankreatitis
- akute Lebernekrose

Maligne Erkrankungen
- metastasierende Karzinome (Prostata, Pankreas, Magen, Schilddrüse)
- Promyelozytenleukose

Andere Ursachen
- hämolytische Syndrome
- Transfusionszwischenfälle
- thrombotisch-thrombozytopenische Purpura
- HELLP-Syndrom
- schwere Intoxikationen
- Rhabdomyolyse
- nach Organtransplantation
- angeborene Gefäßanomalien (Riesenhämangiom)

toimmunvaskulitis (thrombozytäre Bildungsstörung und Umsatzstörung mit Endothelschädigung). In diesen Fällen kann nur die Kenntnis der Grunderkrankung und die differenzierte Analyse des Hämostasesystems definitive diagnostische Hinweise geben, auf deren Basis das therapeutische Vorgehen entschieden werden kann.

Die Abgrenzung eines angeborenen Hämostasedefektes ist bis zu einem gewissen Grad anhand der klinischen Symptomatik (Manifestationsalter, Lokalisationstyp der Hämorrhagien) und unter Berücksichtigung genetischer Gesichtspunkte (Vererbungsmodus) möglich. Dagegen bleibt die Identifizierung des Blutungsübels gerinnungsanalytischen Untersuchungsmethoden mit Einzelfaktorbestimmungen vorbehalten, vor deren Ergebnis die spezifischen therapeutischen Maßnahmen abzuleiten sind.

Die Gerinnungsanalyse verfolgt drei Ziele:
- Identifikation der Art und des Ausmaßes der Dekompensation des Hämostasepotentials
- Grundlage der gezielten Therapie
- Verlaufskontrolle und Monitoring der Therapie (Rekompensation des Hämostasepotentials).

Eine thrombozytäre Blutungsneigung manifestiert sich obligat bei einer Thrombozytopenie 30 000 Thrombozyten/µl. Blutungsgefährdung besteht bei 80 000/µl und weniger, ein zusätzliche Verminderung plasmatischer Gerinnungsfaktoren (Prothrombinkomplex, Fibrinogen) provoziert Blutungskomplikationen auch im Bereich zwischen 30 000–80 000/µl. Bei vaskulären Purpuraformen kann lediglich die Blutungszeit verlängert sein. Ihre Durchführung bei Thrombozytenzahl < 80 000/µl ist unnötig.

Das Testspektrum zur Abklärung plasmatische Gerinnungsstörungen (Koagulopathien) soll über das Hämostasepotential (Summe aller aktivierbarer Blutstillungsfaktoren) und den Aktivierungszustand des Gerinnungs- und Fibrinolysesystems (Hyperkoagulabilität, Hypokoagulabilität) Auskunft geben. Deshalb ist dem Testspetrum der sog. Globaltests der Vorzug zu geben (vgl. Tab. K.8-2). Einzelfaktorbestimmungen spielen eine untergordnete Rolle und sind vorwiegend zur Sicherung der Wirkung der Substitutionstherapie bei angeborenen Koagulopathien erforderlich.

Bei Aktivierungsprozessen des Gerinnungs- und Fibrinolysesystems (z.B. Verbrauchskoagulopathie, DIC, Thrombembolien) eignen sich besonders die Aktivierungsmarker der Gerinnung sowie die Fibrinderivatanalyse zur frühzeitigen Erkennung drohender Dekompensation des Hämostasesystems und ebenso zum Therapiemonitoring. Hierzu gehören thrombin- und plasmininduzierte Marker (Fibrin-/Fibrinogenspaltprodukte). Zur globalen Diagnostik genügen D-Dimer-, FM- und FDP-Test.

Therapeutische Richtlinien bei schweren Blutgerinnungsstörungen

In der Intensivmedizin sind im Hinblick auf Prognose und Therapie Hämostasestörungen mit und ohne Manifestation von Blutungskomplikationen zu unterscheiden. Die am häufigsten angetroffene Störung ist die Thrombozytopenie ohne Blutungsmanifestation.

Iatrogen bedingte Blutungsneigungen im Rahmen der Intensivtherapie:
- Thromboseprophylaxe (Heparin),
- Thrombolytika,
- Antikoagulantienüberdosierung (Heparin, Cumarine),
- Interaktion von Antikoagulantien und Antithrombotika mit anderen Medikamenten (Analgetika, nicht-steroidale Antiphlogistika [NSAP], Antibiotika [Cephalosporine mit N-Methylthiotetrazol-Seitenkette]),
- medikamentös-induzierte Thrombozytopenien und Thrombozytopathien (ASA, NSAP, Immunsuppressiva, Cytostatica, Antibiotika, Penicilline, Cephalosporine),
- Dextrane, Hydroxyäthylstärke.

Iatrogene Provokation thrombembolischer Komplikationen bei unkontrolliertem Einsatz (Polypragmasie) von:
- Antifibrinolytika (EACA, AMCA),
- Proteinaseninhibitoren (Aprotinin),
- Prothrombinkomplexpräparate (PPSB).

Zu den häufigsten intensivtherapeutisch relevanten Hämostasestörungen gehören:
- die hepatogene Gerinnungsstörung
- disseminierte intravaskuläre Gerinnungsprozesse (DIC) und Verbrauchskoagulpathie
- Hämostasestörungen bei chronischen Nierenerkrankungen
- transfusionsbedingte Gerinnungsstörungen
- Hämostasedefekte nach Transplantation

Tabelle K.8-2   Erworbene Gerinnungsstörungen – Dekompensation des Hämostasepotentials.

Parameter	Dekompensation	Normalbereich
Blutungszeit	> 5 min	2–4 min
Thrombozytenzahl	< 80 000/µl	200 000–300 000/µl
Quickwerte	< 50%	80–100%
partielle Thromboplastinzeit (PTT)	> 50 s	36–45 s
Plasmathrombinzeit	> 30 s	18–25 s
Fibrinogen	< 100 mg/dl	200–360 mg/dl
Fibrinmonomer	positiv	negativ
D-Dimer	positiv	negativ
Spaltproduktnachweis	> 1:64	negativ
Antithrombin III	< 65%	80–100%

8.1 Hepatogene Gerinnungsstörung

Folgende Mechanismen sind für die Pathogenese der hepatogenen Gerinnungsstörung von Bedeutung:
- verminderte Syntheseleistung mit erworbener Bildungsstörung für folgende Komponenten:
  - Vitamin-K-abhängige Gerinnungsproteine (Vitamin-K-Verwertungsstörung, Mangel an F.II, VII, IX, X, Protein C, S)
  - Fibrinogen (Hypo-, Dysfibrinogenämie)
  - Faktoren mit einer kurzen Halbwertszeit (F.V, F.VII)
  - Inhibitorpotential (Mangel an Antithrombin III, Antiplasminen) Fibrinolysefaktoren (Plasminogen, Antiplasmin, Plasminogen-Aktivator-Inhibitor, PAI)
- prokoagulatorische Stimulation (Leberzellnekrosen) mit Freisetzung lysosomaler Enzyme, intrazellulärer Proteasen und Zytokinen begünstigt Verbrauchskoagulopathie und Fibrinolyse.
- Thrombozytopenie infolge toxischer Knochenmarksschädigung (endotoxisch, nutritiv [Folsäuremangel, Alkohol], andere Toxine) sowie Hyperspleniesyndrom (portale Hypertension).
- Folgen des Blutverlustes bei Ösophagusvarizenblutung (reduzierte Leberperfusion, Resorption von Proteinabbauprodukten im Darm), eine metabolische Dekompensation der Leber, zusätzlich aggraviert durch eine Umsatzsteigerung (Verbrauchsreaktion).

Therapie

Voraussetzung: detaillierte Gerinnungsanalyse. Die Differenzierung einer Umsatzstörung (Verbrauchsreaktion) ist äußerst schwierig, da auch die Bildungsstörung eine Verminderung der einzelnen Komponenten bewirkt. Mit Ausnahme des F.VIII, der erhöhte Aktivität aufweist, sind alle Faktoren, Thrombozyten und Inhibitorpotential vermindert, fibrinolyseinduzierte Fibrinogenderivate erhöht.

Lebensbedrohliche Blutungskomplikationen

Plasmapherese mit Substitution ist in allen Fällen von akuter Leberzellnekrose indiziert (Tetrachlorkohlenstoff-, Knollenblätterpilzintoxikation, akute Hepatitis).

Substitutionstherapie
- Frischplasma, gefrorenes Frischplasma; Zielwert Quick >50%. Bei Blutungen gefrorenes Frischplasma in der Dosierung 4 × 250 ml/6 h
- eventuell Thrombozytenkonzentraten; Zielwert > 50 000/μl
- nichtaktivierten Prothrombinkomplexkonzentraten (NAPKK) (Ausschluß einer Verbrauchsreaktion erforderlich).
- Die Unterbrechung einer möglichen Umsatzstörung ist nur bei akuten Blutungskomplikationen oder progredienter Verschlechterung einer Verbrauchsreaktion (Gerinnungsanalyse, Verlaufskontrolle) notwendig.

Verbrauchskoagulopathie:
- Heparin: Dosierung 150–200 E/kg KG/24 h per infus.
- Substitution von AT III bis auf Werte bis 70%,
- Dosierung: 6 × 2 50 E AT III/24 h oder
- Dosierung: initial 1500–2000 E, Erhaltungsdosis 2 × 1000–1500 E/24 h bei fulminanter Nekrose mit Verbrauchsreaktion. Im Rahmen von akuten Blutungen (Ösophagusvarizenblutung) zusätzlich Frischplasma, gefrorenes Frischplasma

Fibrinolysesteigerung: Antifibrinolytika (Epsilonaminokapronsäure [EACA], Tranexamsäure [AMCA]) sind bei nachgewiesener Verbrauchsreaktion oder bei Verdacht auf DIC absolut kontraindiziert (Fixierung der Mikrothrombosierung auch in der Leber). Im Rahmen leberchirurgischer Eingriffe (Transplantation, Resektion) kann eine direkte Aktivierung (Aktivatorfreisetzung) im Sinne einer primären Fibrinolyse mit Blutung die Anwendung von Antifibrinolytika notwendig machen (Dosierung s. Umsatzstörungen K 8.7).

Dosierungsempfehlungen bei laboranalytisch nachgewiesener Hyperfibrinolyse:
- Aprotinin 250 000 E/10 min initial i.v. Erhaltungsdosis: 100 000 E/h per infusionem oder
- Epsilonaminokapronsäure bzw. entsprechende Analoga
  EACA: 3 g initial i.v., Erhaltungsdosis 6–8 g/24 h
  AMCA: 1 g initial i.v., Erhaltungsdosis 1,5–3 g/24 h.
- evtl. auch DDAVP (0,3–0,4 mg/kg KG i.v. Kurzinfusion in 50 ml NaCl 0,9% über 30 min, 1 ×/die).

Plasmapherese mit Substitution ist in allen Fällen von akuter Leberzellnekrose indiziert (Tetrachlorkohlenstoff-, Knollenblätterpilzintoxikation, akute Hepatitis).

Prophylaxe

Hepatogene Gerinnungsstörungen ohne manifeste Blutungsneigung bedürfen keiner prophylaktischen Behandlung, hier steht die Therapie der Grunderkrankung im Vordergrund. Die Gabe von Vitmanin K bei hepatozellulär bedingten Vitamin-K-Verwertungsstörungen ist zwecklos, jedoch bei chronischen Lebererkrankungen zu erwägen, wenn die Vitamin-K-Depots beeinträchtigt sind oder infolge der Darmsterilisation (Neomycinsulfat) nach Ösophagusvarizenblutung resorbierbares Vitamin K fehlt. Dosierung: Vitamin-K_1 5–10 mg jeden 3. Tag.

8.2 Vitamin-K-Mangel-Syndrom

Erworbene Hypoprothrombinämien haben folgende Ursachen:
- Vitamin-K-Verwertungsstörungen,
- Therapie mit Cumarin-Derivaten,
- Resorptionsstörungen (Malabsorption, Maldigestion, Cholestase, chron. Pankreatitis, biliodigestive Fistel, Darmdekontamination, Antibiotikatherapie mit Cephalosporinen mit N-Methylthiotetrazol-Seitenkette).

- protrahierte parenterale Ernährung ohne Vitaminsubstitution und Darmdekontamination

Manifestation der Blutungskomplikationen:
- Quickwerten < 30%: Schleimhautblutung (i.e. Epistaxis, gastrointestinal, Hämaturie und Hämatomen bzw. Ekchymosen).

Therapie

Drohende Blutungskomplikationen (Quickwert < 30%)
Vitamin K_1 parenteral: Dosierung 10–30 mg Vitamin K i.v. (langsame Injektion: gel. akute Kreislaufwirkung mit Schock [Lösungsvermittler!]).
Die Normalisierung des Quickwertes ist nach 5–8 Stunden zu erwarten. Akute Blutungskomplikationen bedürfen der Substitution mit Prothrombinkomplexkonzentraten (PPSB).

8.3 Verbrauchskoagulopathie und Hyperfibrinolyse

Vgl. Kapitel B 29 „Erworbene Hämorrhagische Diathesen"

Definition und Pathophysiologie

Verbrauchskoagulopathie und Hyperfibrinolyse sind erworbene Gerinnungsstörungen, die durch eine intravasale Aktivierung des Gerinnungssystems infolge prokoagulatorischer Stimulation (Trigger) hervorgerufen werden. Der disseminierten intravaskulären Gerinnungsprozeß (DIC) mit Mikrothrombosierung der Mikrozirkulation ist Ursache für ein Organversagen (Multiorganversagen). Innerhalb der Zirkulation erfolgt ein Aufbrauch der Thrombozyten, plasmatischer Faktoren und Fibrinogen sowie der Inhibitoren der Gerinnung. Das Hämostasepotential (Thrombozyten und plasmatische Faktoren) wird kritisch vermindert.
Als Antwort auf die diffuse periphere Mikrothrombosierung wird die sekundäre Fibrinolyseaktivierung lokal durch Freisetzung von Plasminogen-Aktivator aus Endothelzellen in Gang gesetzt. Die lokale Fibrinolyse vermag die Fibrinierung der Mikrozirkulation zu beseitigen. Nach Wiedereröffnung der Mikrostrombahn erfolgt eine Einschwemmung der proteolytischen Aktivität in die systemische Zirkulation mit der Folge einer weiteren Verminderung des Hämostasepotentials (Hypofibrinogenämie) und der Manifestation von hämorrhagischen Erscheinungen, die dann mit dem klassischen Bild der Verbrauchskoaguloapthie einhergehen. Die DIC ist bei akuten Verlaufsformen für das multiple Organversagen und die Perpetuation des Schocks verantwortlich. Chronische Verlaufsformen sind durch das Nebeneinander von hämorrhagischen Phänomenen und thromboembolischen Komplikationen charakterisiert (thrombohämorrhagisches Phänomen). Man unterscheidet hier die kompensierte Verbrauchsreaktion ohne hämorrhagische Symptome von der dekompensierten Verbrauchskoagulopathie mit Blutungsmanifestation.

Klinische Symptome bei manifester akuter Verbrauchskoagulopathie

Gemischte Blutungsphänomene vom thrombozytären Typ (Petechien, Schleimhautblutungen, Stichkanäle) und vom plasmatischen Typ mit Ekchymosen, gefolgt von nekrotisierenden Hämorrhagien vorwiegend an den Akren (Nase, Finger, Zehen) sowie an Druckstellen (Ohrmuschel, Ellenbogen). Suffusionen, ausgedehnte Weichteilblutungen (Muskel, Retroperitoneum) sind eher Ausdruck einer Hyperfibrinolyse.

Prädisponierende Krankheitsbilder in der Intensivmedizin

Schock unterschiedlicher Genese:
- septisch, endotoxisch, kardiogen, traumatisch, hämorrhagisch, anaphylaktisch, Verbrennungsschock, Hitzschlag

Infektionen:
- Sepsis, septischer Schock (gram-negativ)
- Purpura fulminans, Waterhouse-Friderichsen-Syndrom
- exanthematische Viruserkrankungen
- Rickettsiosen
- Malaria

akute Organnekrosen:
- akute Pankreatitis
- akute Lebernekrose

maligne Erkrankungen:
- Metastasierende Karzinome (Prostata, Pankreas, Magen, Schilddrüse)
- Promyelozytenleukose

andere Ursachen:
- hämolytische Syndrome
- Transfusionszwischenfälle, thrombotisch-thrombozytopenische Purpura, HELLP Syndrom
- schwere Intoxikationen
- Rhabdomyolyse
- nach Organtransplantation
- angeborene Gefäßanomalien (Riesenhämangiom)

Therapie

Unter Berücksichtigung der komplexen und vielschichtigen Pathomechanismen ist eine einheitliche Therapieempfehlung nicht möglich. Folgende Ansätze sind zur therapeutischen Kontrolle der akuten Verbrauchkoagulopathie vordringlich:

Ausschaltung des Auslösemechanismus der prokoagulatorischen Stimulation kausale Therapie

- Behandlung der Grunderkrankung, über deren Pathomechanismen der DIC-Prozeß unterhalten wird,

Aufrechterhaltung einer adäquaten Kreislauffunktion

- Volumentherapie, Schockbehandlung zur Vermeidung einer Mikrozirkulationsstörung bei drohendem Schocksyndrom,

8 Blutgerinnungsstörungen in der Intensivmedizin

Substitutionstherapie (Ersatz von Gerinnungsfaktoren und physiologischen Inhibitoren)

- Frischplasma 6–8 × 250 ml/die bei Manifestation einer Blutungsneigung (i.e. kritische Verminderung des Hämostasepotentials)
- Dosierung unter Massivtransfusionsbedingungen bei schweren Blutungen: nach jedem 2. Erythrozytenkonzentrat 1 Einheit gefrorenes Frischplasma
- Thrombozytenkonzentrate bei Absinken der Plättchenzahl auf < 50 000/µl

Substitution von Fibrinogen

(Fibrinogenpräparat, Kryopräzipitat) ist bei Werten < 50 mg/dl absolut indiziert. In solchen Fällen von drohendem Defibrinierungssyndrom bestehen gerinnungsanalytisch meist Hinweise auf eine sekundäre Hyperfibrinolyse.

Unterbrechung der prokoagulatorischen Stimulation (Trigger) durch Antikoagulation mit Heparin

- Dosierung: Heparin 150–200 E/kg KG/24 h per infusionem
- Fortsetzung der Substitutionstherapie

Antithrombin-III-Substitution

- Substitution mit Antithrombin-III-Konzentrat ist bei Antithrombin-III-Werten < 65% indiziert. Die Dosis ist den jeweils gemessenen Werten anzupassen. (Eine Einheit AT III hebt den AT III Spiegel um etwa 1% an.)
- AT-III-Mangel von < 50%: Infusion von 1000–1500 E, Zielwert ca. 70%

Antifibrinolytika-Therapie (nur bei gerinnungsanalytisch gesichert nachgewiesener Hyperfibrinolyse):

- Aprotinin 500 000 E initial i.v. Erhaltungsdosis: 1 000 000 E/24 h per infusionem oder
- Epsilonaminocapronsäure bzw. entsprechende Analoga
  EACA: 3 g initial i.v., Erhaltungsdosis 6–8 g/24 h
  AMCA: 1 g initial i.v., Erhaltungsdosis 1,5–3 g/24 h.

Kontraindikationen: Die Gabe von Antifibrinolytika ist kontraindiziert, wenn die Gerinnungsanalyse Hinweise auf ein Persistieren der DIC (FM-, D-Dimer-Test) ergeben. Da eine sekundäre Fibrinolysesteigerung als Kompensationsmechanismus gegenüber dem intravasculären Gerinnungsprozeß interpretiert werden muß, kann durch eine Blockierung der Fibrinolyse mittels Antifibrinolytika die Mikrothrombosierung fixiert bzw. eine bestehende Verbrauchskoagulopathie akzentuiert werden. Der Einsatz der Antifibrinolytika deshalb nur bei gleichzeitiger Antikoagulation mit Heparin (Dosierung s.o.).

Besondere Bedingungen

- Die Verwendung von Gerinnungsfaktorkonzentraten (F.VIII, Prothrombinkomplex (NAPKK, PPSB)) ist im Hinblick auf die Erhöhung des umsetzbaren Substrates an Gerinnungsfaktoren mit nachfolgender Akzentuierung einer Verbrauchsreaktion kontraindiziert.
- Chronische Verlaufsformen der kompensierten Verbrauchskoagulopathie ohne Manifestation hämorrhagischer Symptome sind im wesentlichen durch die Behandlung der Grunderkrankung zu beeinflussen. Antikoagulation mit Heparin hat gelegentlich einen gerinnungsanalytisch nachweisbaren Rekompensationseffekt auf einzelne Komponenten wie z.B. Thrombozyten oder Fibrinogenderivate.
- Vermeidung einer möglichen iatrogenen Beeinträchtigung (Medikamentenmonitoring) der gegen die Umsatzstörung gerichteten physiologischen Kompensationsmechanismen wie
  - Antithrombinpotential,
  - sekundäre (kompensatorische) Fibrinolyse,
  - RES-Clearance.
- Volumensubstitution (Schock) mit kolloidalen Lösungen, vorzugsweise Albumin. Kolloidale Lösungen (Hydroxyäthylstärke, Dextrane) verursachen geringe Hämostasestörungen, die bei Kumulation oder Überdosierung relevant werden können.

Besondere Therapieformen

Die Therapie der DIC im Rahmen des septischen Schocks ist Gegenstand ausgedehnter multizentrischer klinischer Studien mit der Überprüfung der Wirksamkeit von:
- Anti-TNF-α
- Antithrombin III
- rekombinantem aktiviertem Protein C
- rekombinantem Thrombomodulin

AT III zeigt einen positiven Trendeffekt und ist immer dann indiziert, wenn die AT-III-Konzentration < 70% ist. Die Ergebnisse klinischer Studien mit aktiviertem Protein C liegen noch nicht vor.

8.4 Transfusionsbedingte Gerinnungsstörung

Vgl. B 27.4 „Transfusion von Blutkomponenten und Plasmaderivaten"

Die Volumen- und Transfusionstherapie als intensivmedizinische Maßnahme bei großen Blutverlusten (traumatisch-hämorrhagischer Schock, gastrointestinale Blutungen, Ösophagusvarizenblutung, große Gefäßchirurgie) unter den Bedingungen der Massivtransfusion (Einzeltransfusion > 2.5 l oder > 5 l/24 h) ruft eine vielschichtige Gerinnungsstörung hervor:

- Verdünnungseffekt infolge Blutverlust und Volumenersatz mit Plasmaersatzmittel (Dextran, Hydroxyäthylstärke, Albumin) und kristallinen Lösungen („Verdünnungskoagulopathie")

– unzureichenden Substitution mit Plasmakonserven
– Verbrauchsreaktion

Da alle Komponenten des Hämostasepotentials einschließlich der Thrombozyten vermindert sind, läßt sich die Konstellation gerinnungsanalytisch schwer von einer Verbrauchskoagulopathie (schockinduziert) unterscheiden. Letztere ist jedoch zu bestätigen, wenn gerinnungsanalytisch thrombininduzierte Fibrinogenderivate (FM-, D-Dimer-Test, FDP-Test) nachweisbar sind.

Therapie

Die Dekompensation der Hämostase erfordert:
– Substitution mit Frischplasma (mindestens 1 × 250 ml nach jeder 2.–3. Konserve Erythrozytenkonzentrat).
– Prothrombinkomplexkonzentrate (NAPKK, PPSB): Indiziert bei Quickwerten oder Prothrombinkomplexfaktoren unter 30% (z.B. bei bestehenden Lebererkrankungen), dann nur unter Heparinprophylaxe oder Antithrombin-III-Substitution (vgl. Therapie der Verbrauchskoagulopathie).
– Frischblut und Plättchentransfusionen (mindestens 6 Einheiten Plättchenkonzentrat) sind bei Thrombozytopenie (Plättchenzahl < 50 000/µl) einzusetzen.

Zitratinduzierten Hypokalzämie:
– 10 ml Calciumgluconat 10%ig nach 1000 ml Konservenblut oder bei Transfusionsvolumen > 5 l/h
– 0,25 g Calciumgluconat 10%ig nach jeder Blutkonserve bzw. Erythrozytenkonzentrat.

Nach überstandenen großen Blutungen und Massivtransfusionen besteht im weiteren Verlauf infolge endogener Rekompensation der Hämostasekomponenten im Zusammenhang mit einer Erhöhung des Gerinnungspotentials (Fibrinogen > 600 mg/dl, Thrombozytose) und Hyperkoagulabilität (PTT verkürzt) eine erhöhte Thrombemboliegefährdung, der mittels prophylaktischer Heparintherapie zu begegnen ist.

8.5 Hämostasestörungen bei chronischen Nierenerkrankungen

Im Rahmen von Nierenerkrankungen werden eine Vielzahl von pathogenetisch uneinheitlichen Hämostasedefekten beobachtet. Die urämische Blutungsneigung (chronisches Nierenversagen) beinhaltet metabolisch bedingte Thrombozytopathien, Thrombozytopenien und vaskuläre (Endothel-) Schädigungen. Eine Störung des Energiestoffwechsels der Plättchen, Thrombozytopenie (toxische Knochenmarksschädigung) und vaskuläre Defekte.

Therapie

Die Veränderungen sind nach Dialysetherapie oder Nierentransplantation rückgängig.
Symptomatische Maßnahmen bei Blutungskomplikationen:

– Thrombozytentransfusionen: selten notwendig. Die zugeführten Thrombozyten erfahren die gleiche funktionelle Störung (Mittelmoleküle?).
– Kryopräzipitat (Zufuhr von v.Willebrandfaktor, vWF) beeinflußt den vaskulären Defekt günstig.
– DDAVP (0,3–0,4 µg/kg KG i.v. Kurzinfusion in 50 ml NaCl 0,9% über 30 min, 1 ×/die).
– Erythropoetin: (Besserung der Plättchenfunktion).

Thrombozytäre Defekte im Rahmen der Dialysetherapie sind durch den Kontakt mit fremden Oberflächen (Dialysemembran) und durch die Heparinwirkung bedingt.

Das nephrotische Syndrom ist durch eine Thromboseneigung infolge renalen Verlustes des Antithrombin III (Proteinurie) charakterisiert. Bei Hyperkoagulabilität und rezidivierenden Thromboembolien ist die Antikoagulantientherapie (Heparin, bzw. falls vertretbar Cumarin-Derivate) indiziert.

8.6 Thrombozytopenien und Thrombozytopathien

Vgl. B 3 „Thombozytopenien"
Etwa 60–70% aller klinisch relevanter Hämostasedefekte sind auf erworbenen Thrombozytopenien und/oder Thrombozytopathien zurückzuführen. Die hämorrahischen Phänomene manifestieren sich obligat bei Absinken der Plättchenzahl auf < 30 000/µl.

Therapie

Vordringliches Ziel ist die Anhebung der Plättchenzahl in den hämostatisch aktiven Bereich (< 80 000/µl). Entsprechend der Vielzahl ätiopathogenetischer Mechanismen ist die kausale Therapie, sofern möglich, unterschiedlich. Sie betrifft die Ausschaltung der Noxe (Medikamente, toxische Substanzen) und infektiös-toxischer Einflüsse, die Unterbrechung der immunolgischen und allergischen Mechanismen, Kompensation der metabolischen Störung (Endokrinopathien, Vitamin-Mangel, Urämie).

Substitution mit Plättchenkonzentraten

Eine Einheit thrombozytenreiches Plasma (Plättchenkonzentrat) enthält ca. 5–10 × 10^{10} Plättchen. Die Transfusion müßte beim gesunden Probanden (70 kg KG) die Plättchenzahl um 10 000/µl anheben. In Abhängigkeit von besonderen Pathomechanismen der Grunderkrankung, der Recovery in der Zirkulation, der Größe des Milzpools (Sequestrationsrate), der Kinetik des Plättchenumsatzes und deren Nachbildungsrate (lineale Eliminationsrate, Verbrauch, DIC, toxische Knochenmarksschädigung) werden diese Werte jedoch nicht erreicht. Der hämostasefördernde Effekt ist jedoch in der Regel sowohl klinisch als auch gerinnungsanalytisch deutlicher dokumentierbar, als von der tatsächlichen Thrombozytenzahl zu erwarten wäre.

– Thrombozytentransfusion: 2–4 × 10^{11} Thrombozyten alle 4–6 Std.

8 Blutgerinnungsstörungen in der Intensivmedizin

Kortikoidtherapie und hochdosierte Gabe von Immunglobulinen

Die Indikation zum Einsatz von Kortikoiden ergibt sich bei allen immunologisch bedingten Thrombozytopenien (Umsatzstörungen) sowie bei symptomatischen Knochenmarksschädigungen. Der idiopathische Autoimmunthrombozytopenie (Morbus Werlhof, AITP) liegt pathogenetisch eine beschleunigte Elimination der Thrombozyten (Überlebenszeit wenige Stunden, Normalwert 9–11 Tage) durch die Einwirkung eines thrombozytären Autoantikörpers (Antiplättchenfaktor) zugrunde.
Autoimmunthrombozytopenie (AITP) (thrombozytenspezifische Autoantikörper).

Primärtherapie

Akuter Schub:
- Thrombozytentransfusion: 2–4 x 10^{11} Thrombozyten alle 4-6 Std, jedoch nur bei lebensbedrohlichen Blutungen
- Methylprednisolon 5–10 mg/kg KG/die bis zum Anstieg der Thrombozytenzahl mit anschließender Dosisreduktion auf Cushing-Schwellendosis (Methylprednison 10–15 mg/die)
- hochdosierte Gabe von nativen 7S-Immunglobulinen: Dosierung: 0,4 g/kg KG/die i.v. über 5 Tag bzw. Gesamtdosis von 1,0–2,0 g/kg/KG verteilt über 1–5 Tage (Erfolgsrate von 70–80%).

Der Thrombozytenanstieg hält in günstigen Fällen 3–4 Wochen an. Die notfallmäßige Splenektomie ist kontraindiziert.

Sekundärtherapie

Splenektomie nach primär therapieresistenter ITP und fehlenden Kontraindikationen nach 6-monatigem Verlauf.
Bei Kontraindikationen gegen Splenektomie: Einsatz von zytostatisch wirksamen Immunsuppressiva (Vincristin, Azathioprin, Cyclophosphamid) (vgl. Kap.B 3 „Thrombozytopenien").
Immunsuppressiva sind im Rahmen der akuten Thrombozytopenie nicht wirksam.
Medikamentös-induzierte Immunthrombozytopenien („Immunkomplex-Typ", „Autoantikörper-Typ")
- „Steroidbolus" z.B. Methylprednisolon Prednisolon 2 mg/kg KG/die über 3 Tage
- 7S-Immunglobuline: 1,0 g/kgKG/die 2 Tage

Posttransfusionelle Purpura
- (thrombozytenspezifische Alloantikörper, GP-IIb-IIIa)
- Plasmapherese

Kryopräzipitat

Indikation bei Manifestation von Blutungen durch erworbenen Thrombozytopenien und Thrombozytopathien bei
- myeloproliferativen Erkrankungen, Paraproteinämie, Lebererkrankungen: Verabreichung von Kryopräzipitat (Substitution von v.Willebrandfaktor).
- medikamentös induzierten Thrombozytopathien (Aggregationshemmer, Penicilline, Cephalosporine) in Kombination mit Thrombozytenkonzentraten.

Besondere Formen thrombozytärer Gerinnungsstörungen

Thrombotisch-thrombozytopenische Purpura Moschcowitz und hämolytisch-urämische Syndrom (HUS):

Pathogenetisch liegt eine hyperergische Vaskulitis mit schweren primären Endothelzellläsionen vor. Über die Bildung von hochmolekularen grossen Multimere des v. Willebrand-Faktors wird die Aggregation von Thrombozyten in Arteriolen und Kapillaren ausgelöst. Trotz des pathomorphologischen Substrates der Mikrothrombosierung bei beiden Kranheitsbildern hat sich die Heparingabe unter der Annahme einer Verbrauchsthrombozytopenie nicht bewährt.

Klinische Manifestation:
- Thrombozytopenie
- mikroangiopathische hämolytische Anämie (Ikterus)
- neurologische Symptomatik (ZNS)

Therapie:
- Frischplasma-Gabe
- Plasmapherese
- Immunsuppresiva (Endoxan, Azathioprin)

Thrombozytentransfusion ist kontraindiziert, da klinische Krankheitsbild infolge gesteigerter Aggregation und Mikrothrombosierung hierdurch akzentuiert wird.

8.7 Heparinindizierte Thrombozytopenie (HIT)

In 1–5% der Patienten, die mit Heparin antikoaguliert werden, tritt eine Thrombozytopenie auf (Thrombozytenzahl < 150 000/µl). Es werden je nach Pathomechanismus zwei Typen I und II unterschieden.

HIT Typ I tritt innerhalb der ersten 4 Tage nach Beginn der Behandlung mit unfraktioniertem Heparin ein. Die Thrombozytenzahl sinkt selten auf weniger als 100 000/µl ab. Ursächlich wird ein direkt plättchenaggregierender Effekt des Heparins auf die Thrombozyten angenommen. Blutungskomplikationen treten nicht auf. Nach Absetzen des Heparins spontaner Wiederanstieg der Plättchenzahl.

HIT Typ II tritt protrahiert auf und stellt im Hinblick auf die assoziierte Manifestation von arteriellen und venösen Thrombosen eine schwerwiegende iatrogene Komplikation bei Verwendung von unfraktioniertem Heparin dar. Die Inzidenz im Gesamtkrankengut liegt bei 0,1–0,2%, in den operativen Fächern bei 0,3%. Thrombozytopenie und klinische Symptomatik manifestieren sich ca. 6–10 Tage nach Beginn der Heparintherapie. Prädisponierend sind vorausgegangene große operative Eingriffe (Herz, Gefäße, Gehirn), Sepsis und akute Infektionen. Bei Verwendung von bovinem Heparin ist die Komplikationsrate höher (2,9%) als bei Heparin porkinen Ursprungs.

Pathogenetisch liegt ein Immunthrombozytopenie vor (Thrombozytenzahl < 50 000/µl). Bei der Freisetzungsreaktion der Thrombozyten wird der heparinneutralisierende Plättchenfaktor 4 (PF4) verfügbar. Im Rahmen der HIT-Typ-II sind zirkulierende IgG-Antikörper gegen den Heparin-PF4-Komplex nachweisbar. Der IgG-PF4-Heparinkomplex stimuliert und aktiviert die Thrombozyten und interagiert außerdem mit Glycosaminoglycanen der Endotheloberfläche mit nachfolgender Endothelschädigung. Aus der Kombination von Thrombozytenaktivierung (Verbrauchsthrombozytopenie) und Endothelschädigung erklären sich die thrombotischen mikrovaskulären, meist die Arterien betreffenden Gefäßverschlüsse, die sich klinisch unter dem Bild des heparininduzierten Thrombozytopenie-Thrombose-Syndroms (HITT-Syndrom, „white-clot-Syndrom") manifestieren. In 20–40% der Fälle ist der Verlauf foudroyant, gekennzeichnet durch periphere hämorrhagische Nekrosen an den Akren („blue-toe-Syndrom"), arterielle Gefäßverschlüsse, Rhabdomyolysen, zerebrale Beteiligung und venösen Thrombosen. In 50% der Fälle wird eine Amputation erforderlich. Die Letalität wird mit ca. 30% angegeben. Differentialdiagnostisch sind Syndrome wie DIC, hämolytisch-urämisches Syndrom, thrombotisch-thrombozytopenische Purpura abzugrenzen. Die Diagnose wird laboranalytisch durch den immunologischen Nachweis (ELISA, HIPA-Test) des Heparin-PF4-Komplexes gesichert.

Therapie

- Heparin absetzen (Reexposition vermeiden!)
- Antikoagulation mit rekombinantem Hirudin: initial 0,4 mg/kg KG, Erhaltungsdosis 0,15 mg/kg KG/die
- Orgaran® (Heparinoid, vorwiegend Heparansulfat) bei manifesten thrombotischen Ereignissen
- initial Bolus 2500 E i.v., 400 E 1–4 h, 300 E 5–8 h, danach 200 E/h Monitoring mittels Thrombozytenzahl und Anti-Faktor-Xa-Spiegel
- hochdosierte Gabe von nativen Immunglobulinen Dosierung: 0,4 g/kg KG/die i.v. über 5 Tag

Weitere Möglichkeiten:
- Prostacyclin-Infusionen,
- Ancrod s.c.

Die Umsetzen auf LMW-Heparin ist wegen möglicher Kreuzreaktivität abzulehnen.
Die Therapie der thromboembolischen Komplikationen ist eine interdisziplinäre intensivmedizinische Aufgabe.

8.8 Immunkoagulopathien

Immunkoagulopathien sind selten vorkommende, erworbene, durch bestimmte gegen die Aktivität eines Geringsfaktors gerichtete Antikörper hervorgerufene Gerinnungsstörung mit auch ohne Manifestation einer Blutungsneigung. Der Antikörper, meist zur IgG-Klasse gehörend, kann in seiner Inhibitorwirkung entweder gegen einen Gerinnungsfaktor (Faktor VIII, seltener andere Faktoren) spezifisch gerichtet sein (Typ I) oder als Hemmstoff mit einer bestimmte Aktivierungsstufe (Prothrombinaktivierung, Kontaktphase) im Ablauf des plasmatischen Gerinnungssystems interferieren (Typ II, Antiphospholipid-Syndrom).

Das Antiphospholipid-Syndrom (Typ-II-Inhibitor) ist oft mit anderen immunhämatologischen Phänomenen assoziiert (Hämolyse, Immunthrombozytopenie u.ä.) und wird beobachtet bei:
- Autoimmunerkrankungen (Kollagenosen, Arteriitiden, Colitis ulcerosa, systemischer Lupus erythematodes), gelegentlich assoziiert mit einer Thromboseneigung
- medikamentös-allergisch bedingt (Penicilline, Sulfonamide, Chlorpromazin, Hydantoine, Chinin, Chinidin, Hydralazin, Fansidar, Kokain, α-Interferon),
- monoklonalen Gammopathien, malignen Lymphomen,
- ohne definierbare Ursache

Die Diagnose wird durch den Nachweis von Anticardiolipin-Antikörpern gesichert. Beim Lupus-Antikoagulans ist die inhibierende Wirkung im Hemmkörpertest nachweisbar.

Therapie

Thrombembolische Komplikationen:
- Antikoagulantientherapie (Heparin, Cumarin-Derivate)

begleitende Immunthrombozytopenien:
- Methylprednison
- Immunsuppressive (Azathioprine)

Im übrigen steht die Behandlung der Grunderkrankung im Vordergrund (Gammopathie, Lymphom, Autoimmunerkrankung).

8.9 Iatrogen bedingte Blutungskomplikationen

Vorgehen bei lebensbedrohlichen Blutungen

Antikoagulanzientherapie

Heparin

Blutungskomplikationen werden in 4–7% bei therapeutischer Dosierung (25 000–30 000 E/die) beobachtet. Besondere Lokalisationen sind neben intrazerebralen (nach Hirninfarkt) Hämorrhagien retroperitoneale, intragluteale, intraspinale und M. rectus abdominis Blutungen.
- Therapieunterbrechung: Heparin absetzen
- Protaminchlorid i.v. (0,7–1,5 mg Protamin inaktivieren 1 mg unfraktioniertes Heparin (ca. 130–170 IE).

Cumarinderivate

Inzidenz der Blutungskomplikationen ca. 1–3% bei therapeutischer Dosierung. Besondere Lokalisationen sind neben renalen und intrazerebralen Hämorrhagien intramurale Dünndarmblutungen, Blutungen in den Retroperitonealraum und das Ovar.

Lebensbedrohliche Blutungen bei INR >10.
- Therapieunterbrechung

8 Blutgerinnungsstörungen in der Intensivmedizin

- PPSB (Prothrombinkomplex-Konzentrat) 2000–4000 E PPSB i.v. bis zur Normalisierung des Quickwertes (INR 1) oder
- Frischplasma 6–8 x 250 ml i.v.
- Vitamin K_1 parenteral: Dosierung 10–30 mg Vitamin K i.v. (langsame Injektion: gel. akute Kreislaufwirkung mit Schock [Lösungsvermittler!]).

Thrombolytika

Besondere Lokalisation lebensbedrohlicher Blutungen: intrazerebral, gastrointestinal, retroperitoneal.

Streptokinase und Urokinase

- Therapieunterbrechung
- Apritinin: initial: 500 000–1 000 000 KIE i.v., danach 50 000–100 000 KIE/Std.
- Epsilonaminocapronsäure bzw. entsprechende Analoga
- EACA: 3 g initial i.v., Erhaltungsdosis 6–8 g/24 h
- AMCA: 1 g initial i.v., Erhaltungsdosis 1,5–3 g/24 h (Aprotinin ist vorzuziehen).
- Kontrolle des Plasmafibrinogens. Bei Werten < 100 mg/dl: Fibrinogensubstitution mit Frischplasma (4–6 x 250 ml i.v.) oder Fibrinogen 1–2 g i.v.

8.10 Angeborene Gerinnungsstörungen

Vgl. Kapitel B 28 „Hereditäre hämorrhagische Diathesen".

Angeborene Gerinnungsstörungen sind kongenitale Bildungsstörungen und zeichnen sich durch das Fehlen oder die unzureichende Aktivierbarkeit einer Gerinnungskomponente aus. Von klinischer Relevanz in der Intensivmedizin sind lebensbedrohliche Blutungskomplikationen bei
- Hämophilie A (Faktor-VIII-Mangel), seltener Hämophilie B (Faktor-IX-Mangel)
- von-Willebrand-Syndrom (häufigste Subtypen: I und IIa)

Die Diagnose und Therapieempfehlungen sind in der Regel anhand des Notfallausweises der Patienten bekannt. Grundsätzlich ist zu empfehlen, den konsiliarischen Kontakt mit einem Behandlungszentrum für angeborene Hämostasedefekte aufzunehmen.

Therapie der akuten Blutung:

Hämophilie A

- Substitutionstherapie mit Faktor-VIII-Konzentrat: intitial: 50–70 E Faktor VIII/kgKG, Erhaltungsdosis: 30–40 E/kg KG alle 6–8 Std.
- Dosierung bei Einsatz von Frischplasma und Kryopräzipitate: Dosis (Einheiten) = 0,5 x Gewicht (kg) x gewünschter Faktor-VIII-Anstieg (E/ml). Eine Einheit Faktor VIII/kg Körpergewicht hebt den Faktor-VIII-Spiegel etwa um 1–2%. Die Hälfte diese Menge als Erhaltungsdosis alle 6 bis 8 Stunden zu infundieren. Bei nicht bekanntem Faktorenmangel ist im Rahmen der Notfalltherapie einer Blutung die Infusion von gefrorenem Frischplasma in der Dosierung von 15–20 ml/kg KG indiziert. Cave: Volumenüberladung.

Hämorrhagien besonderer Lokalisation mit drohender Funktionseinschränkung bestimmter Organe (z.B. intrakranielle, intrathorakale, intraabdominelle, retroperitoneale Hämatome, Blutungen in den Mundboden, M.-Ileopsoas-Hämatome) so wie bei geplantem operativem Eingriff verlangen grundsätzlich eine annähernde Normalisierung des Hämostasepotentials. Die noch vertretbare Mindestaktivität auch bei Festlegung der Erhaltungsdosis sollte zu keinem Zeitpunkt weniger als 50% betragen.

Hämophilie B

Substitutionstherapie mit Faktor-IX-Konzentrat: initial: 20–25 E Faktor IX/kg KG, Erhaltungsdosis: 10–15 E/kgKG alle 12–18 Std.

von-Willebrand-Syndrom (vWS)

Lebensbedrohliche Blutungskomlikationen bei schwerer Form manifestieren sich meist als gastrointenstinale Blutungen bzw. Schleimhautblutungen, Muskelhämatomen.

- Substitutionstherapie: intitial: 30–50 E/kg KG Faktor-VIII-C-Konzentrat (oder Frischplasma, Kryopräzipitat), Erhaltungsdosis: 15–25 E/kg KG jeden 2. Tag
- Zusätzlich: Desmopressin (DDAVP): 0,4 µ/kg KG 1 x/die (Kurzinfusion in 50 ml NaCL 0,9% in 30 min bis zu 2 x/die) evtl. unter gleichzeitiger Gabe von Antifibrinolytika (AMCA: 1 g initial i.v., Erhaltungsdosis 1,5–3 g/24 h)

8.11 Thrombophilie und Thrombembolien

Vgl. Kapitel B 30 „Thrombophile Diathesen"
Thrombophile Hämostasedefekte von intensivmedizinischer Relevanz mit klinischer Manifestation von arteriellen, venösen Thrombosen, Lungenembolien und thrombotischen Gefäßverschlüssen besonderer Lokalisation sind zum geringen Anteil durch angeborene Störungen hervorgerufen. Erworbene Hyperkoagulabilität und Thromboseneigung sind Risikofaktoren mit prokoagulatorischer Potenz bei zahlreichen Grunderkrankungen (Atherosklerose, Malignome, Infektionen, Autoimmunerkrankungen, Kontrazeptiva u.a.m.). Es werden unterschieden:
- angeborener Mangel an Inhibitoren des Gerinnungssystems:
Antithrombin-III-, Protein-C-, Faktor-V-Leiden (APC-Resistenz = Resistenz gegen aktiviertes Protein C) Protein S
- angeborene thrombophile Defekte:
Prothrombin G 20210A Mutation
Dysfibrinogenämie
- defekte Aktivierung des Fibrinolysesystems: Mangel an Plasminogen, gestörte Plasminogen-Aktivator-Freisetzung, erhöhte α1-Antiplasmin- oder Plasminogen-Aktivator-Inhibitor (PAI)-Konzentration, Dysfibrinogenämie.

Angeborene Störungen dieser Art werden autosomal-dominant vererbt.

Stand Dezember 2001

Diagnostik

Nachweis der Hyperkoagulabilität durch Marker der Gerinnungsaktivierung, vorwiegend durch thrombininduzierte Fibrinogenderivate (D-Dimer, Fibrinmonomer) und o.g. Mangel an speziellen Faktoren (AT III, Prot. C usw.) mittels spezifischer Methoden.

Klinische Manifestation

Neben thrombembolischen Komplikationen (arteriellen und venösen Thrombose, Lungenembolie) sind bei Auftreten besonderer thrombotischer Lokalisationen (Nierenvene, Mesenteralvene, Milzvene, Pfortader, Lebervenen, Vena cava superior oder inferior, Sinus venosus, Zentralvene) selektive gerinnungsanalytische Untersuchungen einzusetzen. Bei angeborenen Defekten ist eine familiäre Belastung mit thromboembolischen Ereignissen kennzeichnend.

Therapie

Der Antithrombin-III-Mangel (AT III < 60%) geht mit einer erhöhten Heparinresistenz einher, die durch AT-III-Substitution ausgeglichen werden kann. Therapie der Wahl bleibt die Antikoagulation mit Cumarin-Derivaten im therapeutischen Bereich. Bei angeborenem Protein-C-Mangel besteht ein erhöhtes Risiko für die Ausbildung einer Cumarin-Nekrose. Die APC-Resistenz kommt am häufigsten vor. Für alle Defekte mit akuter Thrombose oder Embolie gelten im übrigen die allgemein akzeptierten Therapierichtlinien je nach Schweregrad (Thrombolyse, Antikoagulantientherapie).

Weitere Ausführungen in folgenden Kapiteln:
- Kap. B   Erkrankungen des Gerinnungssystems
- Kap. C 7   Akute Lungenembolie
- Kap. E 12   Venenthrombose
- Kap. E 15   Angiologisch relevante Hämostaseologie

9 Flüssigkeitshaushalt und künstliche Ernährung

S. Weilemann

9.1 Elektrolyt- und Wasserhaushalt

Grundlagen

Bevor mit der Erstellung eines individuell konzipierten Plans zur intravenösen Ernährung begonnen werden kann, müssen die vitalen Funktionen des Patienten stabilisiert und die Homöostase garantiert sein. Erst dann ist eine adäquate Substratverwertung möglich.
Die Bilanz ist dann ausgeglichen, wenn Gehalt und Verteilung von Wasser und Elektrolyten im extrazellulären und intrazellulären Raum den physiologischen Anforderungen genügen. Die im Hinblick auf die Bilanzierung praktisch bedeutungsvollen Störungen des Wasser-Elektrolyt-Haushalts lassen sich auf wenige Grundmechanismen zurückführen. Diese sind:
- überschießende Ausfuhr, z.B. durch Erbrechen, Durchfälle, Polyurie
- mangelhafte Zufuhr
- überschießende Zufuhr, z.B. Fehlbilanzierung infolge übermäßigen Angebots von Wasser und Elektrolyten, so dass auch normal funktionierende Ausscheidungsmechanismen überfordert werden
- gestörte Ausscheidungsfunktion, z.B. oligoanurisches Nierenversagen, Herzinsuffizienz, Leberinsuffizienz.

Eine **Bilanzierungsberechnung** beruht auf der Kenntnis von
- Basisbedarf
- Bilanzbedarf
- Korrekturbedarf.

Der **Basisbedarf** beschreibt den durchschnittlichen Erhaltungsbedarf unter normalen Ruhebedingungen bei regelrechter Nierenfunktion und intaktem Wasser-Elektrolyt-Haushalt. Hinzu kommt, dass der Basisbedarf an das Grundleiden adaptiert werden muss. Folgende Angaben zum Basisbedarf an Wasser und Elektrolyten für den Erwachsenen sind zu beachten:
- Wasserbedarf pro 24 Stunden:
  - 30–35 ml/kg KG normal
  - 20–25 ml/kg KG reduziert (z.B. Nieren- und/oder Herzinsuffizienz)
  - 35–45 ml/kg KG erhöht (z.B. Pankreasnekrose)
- Natriumbedarf pro 24 Stunden:
  - 1,2–3,6 mval (mmol)/kg KG
- Kaliumbedarf pro 24 Stunden:
  - 0,7–2,1 mval (mmol)/l/KG.

Der **Bilanzbedarf** ergibt sich aus dem Ersatz von Verlusten sowie berechnetem Bedarf.
Der **Korrekturbedarf** beinhaltet die Störungskorrektur aufgrund aktueller Zustandsänderungen.
Die Ausfuhr erfolgt prinzipiell als:
- Urin
- Perspiratio insensibilis
- Schweiß
- Stuhl
- Sekret des Verdauungstrakts
- Tracheobronchialsekret
- Exsudat oder Transsudat.

Die renale Ausscheidung von Wasser, Natrium und Kalium kann exakt gemessen werden. Der Flüssigkeitsverlust durch Perspiratio insensibilis und Schweiß wird nach den in nachfolgender Aufstellung zusammengestellten Richtlinien errechnet:
- Perspiratio insensibilis:
  - 12 ml/kg KG minus 300 ml beim beatmeten Patienten
- Perspiratio intensibilis bei Fieber:
  - pro Grad Temperaturerhöhung 10% zusätzlich zum errechneten Verlust
- Perspiratio sensibilis:
  - geringgradiges, zeitweises Schwitzen (300 ml)
  - mittleres, zeitweises Schwitzen (600 ml)
  - starkes, zeitweises Schwitzen (1000 ml)
- Anhaltszahlen für Elektrolytverluste durch Sekrete und Ausscheidungen s. Tabelle K.9-1.

Richtlinien zur praktischen Durchführung

Bei der praktischen Durchführung der Bilanzierung sind zwei Situationen zu unterscheiden.
- **Beginn der Bilanzierung** („de novo assessment"): Die für den Patienten adäquate Zufuhrmenge wird erstmals berechnet. Die Bilanz des Vortags ist nicht bekannt und kann nur aufgrund anamnestischer Angaben mit ärztlicher Erfahrung geschätzt werden. Bei Kenntnis der Hämodynamik kann die aktuell benötigte Zufuhrmenge gut bestimmt werden.
- **Fortführung der Bilanz** („day-by-day assessment"): Die Bilanz des Vortags ist bekannt und kann in die Berechnung der adäquaten Zufuhr mit einbezogen werden.

Die Durchführung der Bilanzierung lässt sich wie folgt zusammenfassen:
- Liegt ein ausgeglichener Flüssigkeitshaushalt vor, erfolgt die Bereitstellung des Normalbedarfs mit dem Ziel, den Basisbedarf zu decken.
- Liegt eine Regulationsstörung im Flüssigkeitshaushalt, bedingt durch die Pathophysiologie des Grundleidens, vor, ist die Adaption an besondere Bedingungen erforderlich, und es ergibt sich somit der adaptierte Basisbedarf.
- Laufende, über das normale Maß hinausgehende Verluste aufgrund von Anamnese und Bilanz erfordern den Ersatz, wodurch der Ersatzbedarf gedeckt wird.
- Aktuelle Störungen im Flüssigkeitshaushalt sind aufgrund klinischer und laborchemischer Messdaten sofort zu korrigieren.

Tabelle K.9-1 Anhaltszahlen pro 24 Stunden

	Natrium	Kalium	Chlorid
Magensaft	60	20	85
Dünndarm	100	5	100
Durchfälle	80–100	≥ 20	50–100
Schweiß	60	10	45

Aus Basisbedarf, Ersatzbedarf und Korrekturbedarf ergibt sich somit der Gesamtbedarf!

9.2 Künstliche Ernährung

Parenterale Ernährung

Die Indikation zur intravenösen Ernährung ist dann gegeben, wenn eine natürliche, orale oder künstliche gastroenterale Nahrungszufuhr nicht möglich ist und/oder Digestion und Resorption schwer gestört sind. Die Indikation zur künstlichen Ernährung ergibt sich somit weniger durch die Grunderkrankung als vielmehr durch Schweregrad und Verlaufskomplikation.

Eine parenterale Ernährung sollte nicht durchgeführt werden, wenn eine ausreichende orale oder enterale Ernährung möglich ist.

Grundsätzlich ist zu unterscheiden zwischen
- parenteraler Infusionstherapie
- periphervenöser Ernährungstherapie
- zentralvenöser Ernährungstherapie.

Parenterale Infusionstherapie

Bei gutem Allgemein- und Ernährungszustand des Patienten erübrigt sich nach mäßiggradigen Stresszuständen eine Ernährungstherapie dann, wenn nur mit kurzfristiger Nahrungskarenz von ein bis zwei Tagen zu rechnen ist. Dabei muss jedoch eine ausreichende Flüssigkeits- und Elektrolytzufuhr sichergestellt sein. Patienten, die spätestens nach 5 bis 6 Tagen oral und/oder enteral ernährt werden können, bedürfen lediglich einer basalen Glukosezufuhr (2–5 g/kg KG und Tag).

Periphervenöse Ernährungstherapie

Insbesondere in Verbindung mit gastrointestinaler Ernährung, aber auch in selteneren Fällen bei leichter bis mittelschwerer Katabolie sowie begrenzter Nahrungskarenz bis zu 3 bis 4 Tagen, ist eine periphervenöse Ernährungstherapie möglich. Für die Substratzufuhr über periphere Venen ist die Osmolaritätsgrenze von < 800 mosm/l zu beachten. Hierdurch ergeben sich Einschränkungen bei der Substratkonzentration.

Es stehen so genannte Komplettlösungen zur Verfügung, die im Allgemeinen einen Standard-Aminosäureanteil einer 2,5- bis 3,5%igen Aminosäurelösung zusammen mit einem ca. 5%igen Kohlenhydratanteil enthalten. Die darin enthaltenen Elektrolyte sind am Basisbedarf orientiert.

Soll das kalorische Angebot darüber hinaus erweitert werden, so kann dies durch die Applikation von Fettemulsionen erreicht werden, ohne dass die periphervenöse Verträglichkeit beeinträchtigt wird. Die Fettemulsion wird dabei parallel im Nebenschluss verabreicht. Ein solches Ernährungskonzept ist auch mit Mischbeuteln möglich, deren Einsatz jedoch an bestimmte hygienische und logistische Voraussetzungen gebunden ist.

Zentralvenöse Ernährungstherapie

Patienten mit ausgeprägter Katabolie, schlechtem Ernährungszustand und zu erwartender längerfristiger Nahrungskarenz bedürfen der kompletten bilanzierten zentralvenösen Ernährung, sofern nicht die Möglichkeit der künstlichen Ernährung über Sonde in den Gastrointestinaltrakt ganz oder teilweise möglich ist.

Die Erstellung des Infusionsplans zur totalen parenteralen Ernährung erfordert exakte Bilanzierung und erfolgt zweckmäßigerweise in drei Schritten:
- Festlegung des Kalorienbedarfs und Verteilung auf die Kalorienträger unter Berücksichtigung von Kohlenhydrat- und Fettintoleranzen
- Festlegung des Aminosäurebedarfs unter Berücksichtigung von Eiweißtoleranz und speziellem Eiweißbedarf
- Festlegung des Elektrolyt-, Vitamin- und Spurenelementgehalts.

In den ersten 24 bis 48 Stunden nach einem akuten Ereignis bis zur Stabilisierung der Vitalfunktionen sollte ausschließlich eine bilanzierte Infusion von Flüssigkeit und Elektrolyten wie beschrieben erfolgen. Bei besonders schweren Postaggressionszuständen – wie z.B. bei Sepsis oder Verbrennungen – kann dann vor der totalen parenteralen Ernährung eine ein- bis zweitägige Substratzufuhr in der Quantifizierung periphervenöser Ernährung erfolgen. Hierdurch kann die Verträglichkeit der infundierten Substrate überprüft werden.

Unabhängig davon erfordert die parenterale Ernährung eine exakte Bilanzierung von Flüssigkeitszufuhr und -ausfuhr unter Einbeziehen der Perspiratio insensibilis. Laborkontrollen zur Überwachung von Elektrolytstatus, Stoffwechsel, Gerinnung und Organfunktionen sind regelmäßig durchzuführen.

Quantifizierung und Auswahl der Nährsubstrate

Diese erfolgen individuell in Abhängigkeit von:
- Katabolismus
- Stoffwechselverhalten
- Organfunktion.

Kalorienbedarf und Wahl der Kalorienträger

Quantitativ beträgt die Zufuhr bei einfacher intravenöser Ernährung oder in der Aufbauphase 20–25 kcal/kg KG/Tag. Für die komplette intravenöse Ernährung sind 20–25 kcal/kg KG/Tag erforderlich.

60–70% des Kalorienbedarfs werden durch Kohlenhydrate gedeckt, wobei Glukose die Basislösung darstellt. Infolge Glukoseintoleranz im Postaggressionsstoffwechsel des kritisch kranken Patienten ist häufig die Zugabe von Insulin erforderlich. Eine Hyperglykämie sollte auf jeden Fall vermieden werden, ggf. durch kontinuierliche Insulingabe und moderate Reduktion der Kohlenhydratzufuhr. Normoglykämie ist anzustreben.

40% des Kalorienbedarfs können in Form von Fettemulsionen zugeführt werden. Bis auf schwere Fettstoffwechselstörungen gibt es hierfür keine Kontraindikationen; allerdings erfordert die Zufuhr von Fett Kontrollen des Cholesterin- und Triglyzeridspiegels.

Einer Mischung aus LCT/MCT sollte der Vorzug gegeben werden.

Aminosäurebedarf und Auswahl der Aminosäurelösungen

Der Bedarf an Aminosäuren liegt bei einfacher intravenöser Ernährung oder in der Zwischenphase vor der totalen parenteralen Ernährung bei 0,5–0,8 g Aminosäuren/kg KG/Tag. Bei kompletter intravenöser Ernährung des kritisch kranken Patienten beträgt der Aminosäurenbedarf 1– max. 2 g/kg KG/Tag.
Grundsätzlich sind Standardlösungen hierfür geeignet. Ausnahmen bilden organbezogene Eiweißintoleranzen und spezielle Aminosäurendysbalancen. Für Patienten mit schwerer Leberinsuffizienz und/oder Coma hepaticum stehen so genannte leberadaptierte Lösungen mit einem erhöhten Anteil verzweigtkettiger Aminosäuren zur Verfügung. Kriterium für den Einsatz solcher Aminosäurengemische ist einmal das Vorliegen eines Coma hepaticum und/oder Nachweis von Synthesestörungen der Leber (z.B. erniedrigte Cholinesterase oder erniedrigter Quick-Wert) sowie eine hepatisch bedingte Hyperbilirubinämie.
Nach Erkenntnissen der letzten Jahre ist das Fehlen von Glutamin in handelsüblichen Aminosäurenlösungen ein relevantes Problem. Glutamin ist ein wichtiger Stickstoffcarrier. Das Kohlenstoffskelett von Glutamin dient Geweben mit besonders hoher Zellteilungsrate als Energiequelle. Sowohl von theoretischen Überlegungen als auch von den bisherigen klinischen Untersuchungen und der Grundlagenforschung her scheint durch die Zufuhr von Glutamin in Form von Dipeptidlösungen eine weitere Optimierung im Konzept der parenteralen Ernährung möglich.

Elektrolyte, Vitamine

Die Zufuhr von Elektrolyten muss bilanziert erfolgen. Zu beachten ist, dass bei verstärkter Eiweißsynthese ein zusätzlicher Kaliumbedarf besteht. Für die Zufuhr von Natrium ist insbesondere bei kritisch Kranken von Relevanz, dass Antibiotika häufig einen hohen Natriumanteil haben. Besonderer Sorgfalt bedarf auch die Überwachung des Phosphathaushalts durch Analyse des Serumphosphatspiegels.
Spätestens nach einer Woche ausschließlich parenteraler Ernährung müssen Vitamine zugeführt werden. Für den Vitaminbedarf des kritisch kranken Patienten liegen spezielle Bedarfszahlen vor (Tab. K.9-2).

Enterale Ernährung

Bei Indikation zur künstlichen Ernährung sollte nach Möglichkeit die gastroenterale bevorzugt werden oder die parenterale Ernährung ablösen.

Tabelle K.9-2 Empfohlene Zufuhrraten für Vitamine

Vitamin	Zufuhrrate/Tag
Thiamin (B_1)	3–4 mg
Riboflavin (B_2)	3–5 mg
Pyridoxin (B_6)	4–6 mg
Niacin	40–50 mg
Pantothensäure	10–20 mg
Biotin	60–120 µg
Folsäure (als freie Folsäure)	160–400 µg
Ascorbinsäure (C)	100–300 mg
Hydroxocobalamin (B_{12})	alle 3 Monate 1 mg i.m.
Vitamin A als Retinylpalmitat	1800 µg
Vitamin E (α-Tocopheroläquivalente)	20–40 mg
Vitamin D	5 µg
Vitamin K	100–150 µg

Ernährungsphysiologische Vorteile

Durch das Anfluten der Kohlenhydrate über den Dünndarm in die Pfortader werden überhöhte periphere Insulinspiegel durch gastrointestinale hormonale Regulation vermieden. Der Benefit zeigt sich in der Verringerung der gastralen Säuresekretion und damit der Blutungsneigung aus peptischen Läsionen.
Die insbesondere bei lang andauernder parenteraler Ernährung auftretende Dünndarmatrophie wird verhindert. Nicht zuletzt sind die Kosten der gastroenteralen Ernährung erheblich niedriger im Vergleich zur parenteralen Ernährung. Die Methode ist „physiologischer".

Nährlösungen

Es sollten ausschließlich industriell vorgefertigte Nährlösungen zum Einsatz kommen, an die jedoch bestimmte Grundanforderungen zu stellen sind:
– spezielle Nährstoffrelation: Protein 15–20%, Fette 25–30%, Kohlenhydrate 50–60%
– laktosearm bzw. -frei und glutenarm bzw. -frei
– Viskosität: gutes Fließen und homogene Verteilung obligatorisch
– Osmolarität: < 450 mmol/l
– pH: neutral bis schwach sauer
– Langzeitakzeptanz
– sterile Abpackung und Zubereitung der Nährlösungen, deshalb im Allgemeinen Flüssigpräparate bevorzugt.

Man bezeichnet die Nährlösungen allgemein als so genannte Formeldiäten. Sie stehen bedarfsdeckend zur Verfügung oder sind ergänzend, d.h. sie werden zusätzlich zur Normalkost oder parenteralen Ernährung verabreicht (z.B. spezielle Proteinlösungen bzw. Aufbaunahrungen).

Tabelle K.9-3 Unterscheidung der Formeldiäten

	Niedermolekular	Hochmolekular
Protein	definierte Oligopeptide	Milchproteingemisch unter Zusatz von Casein oder Sojaprotein
Kohlenhydrate	Oligo- und Disaccharide	Gemisch aus Poly-Oligo- und Disacchariden
Fette	Fette mit hohem Anteil an mehrfach ungesättigten Fettsäuren; essentielle Fettsäuren	

Tabelle K.9-4 Verdauungsphysiologische Eigenschaften

Niedermolekular	Hochmolekular
vollständige Resorption im oberen Gastrointestinaltrakt	Resorption in tieferen Darmabschnitten
Digestion durch Mund, Magen und Pankreassekrete kann entfallen	volle enzymatische Verdauungsleistung erforderlich
starke Reduktion von Stuhlmenge und Frequenz	Stuhlmenge nur bedingt beeinflussbar

Prinzipiell unterscheidet man zwischen
- niedermolekularer bedarfsdeckender oder chemisch definierter Formeldiät
- hochmolekularer bedarfsdeckender oder nährstoffdefinierter Formeldiät (Tab. K.9-3 und K.9-4).

Indikationsbereiche

Siehe Tabelle K.9-5.

Einteilung bedarfsdeckender Formeldiäten

Standarddiät

Hierdurch ist der normale Nahrungsbedarf bei Patienten ohne sonstige metabolische Störungen oder Organinsuffizienz zu decken („Ersatznahrung").

Nährstoffmodifizierte bzw. stoffwechseladaptierte Diät

Entsprechend der jeweiligen Stoffwechselsituation für Patienten mit definierten metabolischen Störungen (z.B. Diabetes mellitus) bzw. Organfunktionsstörungen (z.B. Lebersynthesestörungen) stehen entsprechend adaptierte Formeldiäten zur Verfügung.

Applikationsformen der Sondendiät

Sondenart

Grundsätzlich kann Sondenkost gastral, duodenal oder jejunal appliziert werden. Ernährungssonden aus gewebeverträglichen Materialien (Polyurethan, Silikonkautschuk) in verschiedenen Größen von filiformen Sonden Charr 8–15 sind auf dem Markt.

Sondenapplikation

Die Applikation kann konventionell nasogastral erfolgen oder unter endoskopischer Sicht. Dies gilt insbesondere für die Duodenalsonde.
Auch ein „aktives Sondenplazieren" unter Bildwandlerkontrolle ist möglich sowie „passives Sondenlegen" durch natürlichen Transport der Sonden unter intermittierender Röntgenkontrolle.

Chirurgische Möglichkeiten

Die Applikation filiformer Sonden mittels Katheterjejunostomie ist eine Methode, die intraoperativ erfolgen kann und muss.
Eine Erweiterung dieser traditionellen invasiven chirurgischen Sondentechnik stellt die perkutane endoskopische Gastrostromie (PEG) dar. Dieses Verfahren ist insbesondere geeignet für Langzeit- und heimenterale Ernährung.
Unabhängig von der gewählten Sondenart hat die Zufuhr der Nährlösungen einschleichend unter Kontrolle der Verträglichkeit zu erfolgen. Ernährungspumpen sind daher hilfreich.

Tabelle K.9-5 Indikationsbereiche

Niedermolekular	Hochmolekular
perioperativ	
gastroenterologische Erkrankungen	Erfordernis einer Flüssigkost ohne Vorliegen von Funktionsstörungen im Gastrointestinaltrakt
totale parenterale Ernährung > 8 Tage	

L INFEKTIONS-KRANKHEITEN

Dieses Kapitel wurde von Mitgliedern der Deutschen Gesellschaft für Innere Medizin und der Deutschen Gesellschaft für Infektiologie verfasst. Redaktion: W. V. Kern

Inhaltsverzeichnis

Vorbemerkung

1 **Fieber unklarer Genese**
T. Bauer, D. Wagner, W. V. Kern
1.1 Definition und Basisinformation
1.2 Fieber bei Infektionen
1.3 Medikamentenfieber
1.4 Fieber unklarer Ursache

2 **Bakteriämie und Sepsis, intravaskuläre und katheterassoziierte Infektionen**
H. Seifert, T. Glück
2.1 Bakteriämie und Sepsis
2.2 Katheterassoziierte Infektionen
2.3 Endokarditis
2.4 Infizierte Thrombose

3 **Infektionen der oberen Luftwege**
W. Elies, T. Grünewald, W. V. Kern
3.1 Sinusitis
3.2 Otitis media
3.2.1 Akute Otitis media
3.2.2 Chronische Otitis media
3.3 Akute Pharyngitis/Pharyngotonsillitis

4 **Mononukleoseähnliche Infektionskrankheiten**
D. Wagner, G. Bauer
4.1 Infektiöse Mononukleose
4.2 Zytomegalievirusinfektion
4.3 Toxoplasmose
4.4 Katzenkratzkrankheit
4.5 Akutes retrovirales Syndrom

5 **Spezielle Infektionskrankheiten des Respirationstrakts**
W. V. Kern, B. Salzberger
5.1 Influenza
5.2 Mycoplasma pneumoniae-Infektion
5.3 Chlamydieninfektion der Atemwege
5.4 Legionellenpneumonie
5.5 Keuchhusten (Pertussis)

6 **Exanthematische Infektionen/sogenannte Kinderkrankheiten**
M. Weiss [DGPI], M. Röcken
6.1 Scharlach
6.2 Windpocken
6.3 Masern
6.4 Röteln
6.5 Ringelröteln

7 **Haut- und Weichteilinfektionen, Osteomyelitis**
C. Lübbert, B. R. Ruf
7.1 Erysipel
7.2 Phlegmone
7.3 Osteomyelitis
7.4 Septische Arthritis
7.5 Nekrotissierende Fasziitis und streptokokkenassoziiertes toxisches Schocksyndrom

8 **Sexuell übertragbare Erkrankungen**
A. Plettenberg [DGHG]
8.1 Syphilis
8.2 Gonorrhö
8.3 Nichtgonorrhoische Urethritis

9 **Enteritis und Enterokolitis**
C. Franzen, T. Bauer
9.1 Salmonellosen
9.2 Cholera
9.3 Shigellose
9.4 Staphylokokkenenteritis
9.5 Campylobacter-Enteritis
9.6 Yersiniose
9.7 Clostridium-difficile-Infektion
9.8 Escherichia-coli-Infektionen
9.8.1 Enteropathogene E. coli
9.8.2 Enterotoxische E. coli
9.8.3 Enteroinvasive E. coli
9.8.4 Enterohämorrhagische E. coli
9.9 Virale Gastroenteritiden
9.10 Amöbenruhr
9.11 Lambliasis
9.12 Cryptosporidiose, Isosporidiose, Mikrosporidiose

10 **ZNS-Infektionen**
R. Nau
10.1 Bakterielle Meningitis und Enzephalitis
10.2 Neuroborreliose
10.3 Hirnabszeß
10.4 Virale Meningitis und Enzephalitis

11 **Wichtige einheimische systemische Infektionskrankheiten**
B. Salzberger
11.1 Q-Fieber
11.2 Leptospirose
11.3 Hantavirusinfektionen

12 **Wichtige importierte Infektionskrankheiten**
T. Jelinek
12.1 Malaria
12.1.1 Malaria tropica
12.1.2 Malaria tertiana und Malaria quartana
12.2 Andere akute fieberhafte Erkrankungen nach Auslandsaufenthalt
12.2.1 Dengue-Fieber und ähnliche Erkrankungen
12.2.2 Amöbenleberabszess
12.2.3 Viszerale Leishmaniose (Kala-Azar)
12.2.4 Schistosomiasis (Bilharziose)
12.2.5 Brucellose
12.2.6 Rickettsiosen

13 HIV-Infektion und AIDS
T. Sternfeld, K. Arasteh, F.-D. Goebel, B. Salzberger
- 13.1 HIV-Infektion
- 13.2 Frühe klinische Manifestationen der HIV-Infektion
- 13.3 Opportunistische Infektionen
- 13.3.1 Pneumocystis-carinii-Pneumonie
- 13.3.2 Zerebrale Toxoplasmose
- 13.3.3 Zytomegalievirus-(CMV-)Erkrankung
- 13.3.4 Candidiasis
- 13.3.5 Nicht-tuberkulöse Mykobakteriosen
- 13.3.6 Seltenere Infektionen
- 13.4 Tumoren
- 13.4.1 Kaposi-Sarkom
- 13.4.2 Non-Hodgkin-Lymphome
- 13.4.3 Zervixkarzinom
- 13.5 Verhalten bei Nadelstichverletzungen

14 Tuberkulose und atypische Mykobakteriosen
T. Grünewald, H. R. Brodt, G. Faetkenheuer, W. V. Kern
- 14.1 Tuberkulose
- 14.2 Atypische Mykobakteriosen
- 14.3 Meldepflicht

15 Pilzinfektionen
A. Glasmacher, G. Just-Nübling

16 Nosokomiale Infektionen
S. Weilemann

Vorbemerkung

Für jeden Internisten in Klinik und Praxis gehören Infektionen und ihre Folgezustände zur alltäglichen Arbeit. Der Internist muß in der Lage sein, neue Krankheiten zu erkennen, die Hilfsmittel der klinischen und Labordiagnostik bei Infektionen richtig einzusetzen, und er muß rational beim Einsatz von Antibiotika und Chemotherapeutika bleiben. Infektionen in der Inneren Medizin betreffen naturgemäß alle inneren Organe, selbstverständlich aber auch solche Bereiche wie Neurologie, Dermatologie, Urologie etc. Neben den mehr klassischen Infektionen in der Inneren Medizin wie Pneumonie und Endokarditis sind es zunehmend Importinfektionen, Infektionen bei Immunsuppression und Infektionen bei intensivmedizinisch betreuten Patienten, die besondere Erfahrungen für eine adäquate Patientenversorgung erforderlich machen. Darüber hinaus verlangt die antimikrobielle Therapie nicht nur aufgrund zunehmender Resistenzproblematik, sondern auch durch Neuentwicklungen immer spezialisiertere Kenntnisse.

Infektiologie ist und bleibt ein Schwerpunkt der Inneren Medizin, auch wenn in Deutschland nur wenige Landesärztekammern dies in der Weiterbildungsordnung adäquat berücksichtigt haben. Dies ist auch vor dem Hintergrund einer zunehmend automatisierten Labordiagnostik zu sehen, die weit mehr als bisher einen kritischen klinischen Partner braucht, wenn die Qualität der Krankenversorgung erhalten werden soll. Sicherlich werden hier ähnliche Entwicklungen bundesweit letztlich dazu führen, daß die „internistische" Infektiologie tatsächlich Standards für die Diagnostik bzw. deren Einsatz und die Therapie mit alten und neuen antimikrobiellen Wirkstoffen zu erarbeiten und fortzuschreiben hat.

Es war daher folgerichtig, ein Kapitel Infektionskrankheiten auch im vorliegenden Buch einzuführen. Wie in bisherigen Auflagen ist dieses Kapitel nicht umfassend, sondern verweist dort, wo die organbezogenen Infektionen bereits ausführlicher unter praktisch-diagnostischen und therapeutischen Aspekten besprochen sind, auf andere Kapitel. Das Kapitel ersetzt nicht die Lektüre von Handbüchern. Viele Details wurden bewußt weggelassen. Es ist nicht Ziel gewesen, die Methodik labordiagnostischer Werkzeuge zu beschreiben oder die Biologie von Mikroorganismen und Einzelheiten der Pathogenese abzuhandeln. Das Kapitel soll vor allem Leitlinien zum differentialdiagnostischen und differentialtherapeutischen Vorgehen geben, die Diagnostik und Therapie der Wahl von der Diagnostik und Therapie zweiter Wahl und von nichtindiziertem Vorgehen zu unterscheiden.

1 Fieber unklarer Genese

1.1 Fieber: Definition und Basisinformationen

Infektionskrankheiten sind häufige, aber nicht alleinige Ursachen von Fieber. Kollagenosen und Vaskulitiden, Thrombophlebitiden bzw. Embolien, organbezogene Autoimmunopathien, granulomatöse Erkrankungen, Allergien, Malignome, Endokrinopathien, Hämatome und verschiedenartig bedingte Gewebsnekrosen sind weitere Ursachen für Fieber. Ein *Status febrilis* ist keine Diagnose, sondern ein Symptom.

Die normale Körpertemperatur unterliegt einer tageszeitlichen Schwankung mit morgendlich um ca. 0,5 °C niedrigeren Temperaturen als abends. Bei gesunden Erwachsenen werden als Referenzwerte Körpertemperaturen zwischen 36 und 37,7 °C bei sublingualer Messung gefunden. Morgendliche orale Temperaturen > 37,2 °C bzw. abendliche orale Temperaturen > 37,7 °C gelten als erhöht. Rektale Messungen ergeben um 0,5–0,6 °C höhere Werte. Neben Tageszeit und Ort der Messung sind weitere Einflußfaktoren das Lebensalter (Neugeborene und alte Menschen können afebrile, schwere Infektionen haben), die Zyklusabhängigkeit bei Frauen und körperliche Belastung.

Fieber als eine Erhöhung der Körpertemperatur entsteht über eine Sollwertverstellung im Hypothalamus. Fieber wird durch die Wirkung von (früher so genannten) endogenen Pyrogenen verursacht – im wesentlichen Interleukin-1, Tumor-Nekrose-Faktor und Interleukin-6, nachdem diese Stoffe durch verschiedene Stimuli aus Leukozyten (in erster Linie Monozyten/Makrophagen) freigesetzt worden sind.

Zu den **physiologischen Folgen von Fieber** gehören
- erhöhter Grundumsatz (etwa um 10 % je 1 °C)
- vermehrte Perspiratio insensibilis (etwa um 300–500 ml/m² KO täglich je 1 °C)
- Pulsbeschleunigung (etwa um 10 Schläge/min je 1 °C)

Sogenannte Akutphase-Reaktionen sind weitere Folgen. Hierzu gehören vermehrte hepatische Eisenaufnahme (Folge bei länger dauerndem Fieber: Entzündungsanämie) und die Bildung von Akutphase-Proteinen wie C-reaktives Protein oder Haptoglobin.

1.2 Fieber bei Infektionen

Man kann verschiedene **Fiebertypen** unterscheiden. Die differentialdiagnostische Bedeutung sollte jedoch nicht überschätzt werden. In vielen Fällen liegt ein sogenanntes remittierendes Fieber vor, d. h., die Körpertemperatur fällt mindestens einmal pro Tag um > 0,3 °C, ohne jedoch den Normalbereich zu erreichen. Eine dauerhaft erhöhte, kaum schwankende Körpertemperatur („Kontinua") und intermittierendes Fieber (unterschiedlich lange Perioden mit normalisierter Körpertemperatur) sind seltener. Eine Kontinua wird häufig bei Typhus, Brucellose, Psittakose und Pneumokokkenpneumonie beobachtet. Sie kann bei komatösen Patienten auch Ausdruck eines sogenannten „zentralen Fiebers" sein. Intermittierendes Fieber gilt als typisch für abszedierende Infektionen.

Fiebersenkende Maßnahmen inkl. Verabreichung von Antipyretika sind dann sinnvoll, wenn durch die physiologischen Folgen (Herzfrequenz, Flüssigkeitsverlust, Katabolismus) ein besonderes Risiko zu erwarten ist, außerdem bei Kleinkindern mit bekannter Neigung zu Fieberkrämpfen, bei deliranten Symptomen, extrem hohen Werten (> 41 °C) und bei außergewöhnlicher subjektiver Beeinträchtigung. Die Fiebersenkung sollte langsam (z. B. durch regelmäßige Antipyretikagabe über 12–24 Stunden) erfolgen.

1.3 Medikamentenfieber

Medikamentenfieber ist nicht selten. Meist liegt eine allergische Reaktion vor. Seltener handelt es sich um eine direkte Wirkung des Medikaments auf die Freisetzung von endogenen Pyrogenen, z. B. durch systemisch verabreichtes Amphotericin B, Interferone und Interleukin-2. Differentialdiagnostisch zu berücksichtigen ist eine Kontamination von Medikamenten mit Infektionserregern oder deren Toxinen; ein Beispiel hierfür ist die nicht-allergische Transfusionsreaktion nach Vermehrung von Yersinien und entsprechend hoher Endotoxinkonzentration in der Konserve.

Allergisches Medikamentenfieber tritt typischerweise erst nach mehreren Behandlungstagen auf; nicht selten kommt es auch erst in der zweiten oder dritten Behandlungswoche vor. Fieberhöhe und Fiebertypus sind unspezifisch. Begleitbefunde sind:
- häufig Diskrepanz zwischen erhöhter Körpertemperatur und gutem Befinden
- seltener Eosinophilie und Exanthem

Als Organbeteiligung kommen Leberfunktionsstörungen und Nephritis vor.

Die am häufigsten mit Medikamentenfieber in Zusammenhang gebrachten Arzneimittel sind in Tabelle L.1-1 gelistet.

Die wichtigste Maßnahme bei Verdacht auf Medikamentenfieber ist der Abbruch der Behandlung. Die Normalisierung der Körpertemperatur erfolgt meist innerhalb von 24–48 h. Zu bedenken ist allerdings die Halbwertszeit des verursachenden Medikaments, beispielsweise im Fall von Langzeitsulfonamiden, Mefloquin, Azithromycin, Glykopeptiden bei dialysepflichtigen Patienten.

Differentialdiagnostisch zu berücksichtigen sind die seltene maligne Hyperthermie (nach Inhalationsnarkotika) und das maligne neuroleptische Syndrom (durch Neuroleptika), die zu extrem erhöhter Körpertemperatur, Bewußtseinsstörungen, wechselnd ausgeprägten vegetativen Symptomen und Muskelnekrosen führen. Die Symptome können auch nach Absetzen des Medikaments mehrere Tage anhalten.

Tabelle L.1-1 Arzneimittel, die relativ häufig Ursache für Medikamentenfieber sind.

Antimikrobielle Substanzen
- Amphotericin B i.v.
- Penicilline
- Cephalosporine
- Sulfonamide
- Isoniazid
- Rifampicin
- Vancomycin, Teicoplanin

Antineoplastische Substanzen
- Bleomycin
- Cytosin-Arabinosid
- Daunorubicin
- Hydroxyurea
- Dacarbazin

Neurologika
- Diphenylhydantoin
- Carbamazepin
- Thioridazin
- Chlorpromazin

Herz-Kreislauf-wirksame Arzneimittel
- Methyldopa
- Chinidin
- Procainamid
- Hydralazin

Sonstige
- Jodid
- Cimetidin
- Ibuprofen
- Acetylsalicylsäure
- Allopurinol
- Dinoproston (PGE$_2$)
- Interferone
- Interleukin-2

Tabelle L.1-2 Ätiologien von klassischem Fieber unklarer Ursache

Infektionen: ca. 25%
- Tuberkulose
- intraabdomineller Abszeß
- Endokarditis
- CMV-Infektion
- hepatobiliäre Infektion

Malignome: ca. 10–15%
- malignes Lymphom
- Leukämie
- solide Tumoren

Kollagenosen/Autoimmunopathien/Sonstiges: ca. 40%
- Lupus erythematodes
- Polymyalgia rheumatica
- Morbus Still
- Sarkoidose
- Thyreoiditis
- Morbus Crohn
- allergische Alveolitis

Ungeklärt: ca. 20–25%

1.4 Fieber unklarer Ursache

Vor mehr als 35 Jahren wurde Fieber unklarer Ursache definiert als Fieber von mindestens drei Wochen Dauer, dessen Ursache nach mindestens einer Woche differentialdiagnostischer Bemühungen noch nicht definiert werden konnte. Neben diesem klassischen „FUO" (englisch: *fever of unknown origin*) bezeichnet man heute auch andere fieberhafte Zustände als Fieber unklarer Ursache:
- **nosokomiales Fieber unklarer Ursache:** im Krankenhaus neu aufgetretenes Fieber, das nach drei Tagen differentialdiagnostischer Untersuchungen persistiert und noch nicht aufgeklärt werden konnte.
- **neutropenisches Fieber unklarer Ursache:** Fieber bei Neutropenie ohne klinischen Fokus und ohne Erregernachweis, das nach drei Tagen trotz Behandlung persistiert.

Die Aufklärungsrate von klassischem Fieber unklarer Ursache hat sich in den letzten drei Jahrzehnten nicht verbessert, sondern verringert (nach früheren Studien ca. 10%, in jüngeren Studien ca. 20–25%). Viele febrile Erkrankungen werden inzwischen bereits **vor** Ablauf von drei Wochen diagnostiziert, andererseits durch ungezielte antimikrobielle Therapie erfolgreich behandelt.

Ätiologie

Infektionen können heute nur noch zu etwa 25%, maligne Erkrankungen nur noch etwa zu 10–15% als Ursache des klassischen Fiebers unklarer Ursache diagnostiziert werden (Tab. L.1-2). Bei etwa 40% der Patienten liegen subakute bis chronische entzündliche Erkrankungen mit vermuteter Autoimmunpathogenese bzw. ohne Erregernachweis vor, beispielsweise Sarkoidose, Thyreoiditis, Morbus Crohn, Arteriitis temporalis, Morbus Still, allergische Alveolitis. Selten geblieben ist bis heute das Febris factitia.

Diagnostik

Ergänzende Basisdiagnostik

Definitionsgemäß ist zumindest eine Basisdiagnostik bereits durchgeführt worden. Die wichtigste Aufgabe besteht zunächst darin, zu überprüfen, ob diese ergänzt und wiederholt werden muß. Frühere Befunde (z.B. bildgebender Verfahren, Labordiagnostik) sollten auf korrekte Interpretation überprüft werden.

Anamnese

Die Wiederholung der Anamnese im Verlauf der Erkrankung ist notwendig; hilfreich ist häufig die Befragung von Angehörigen oder Freunden.
- Anamnestische Hinweise: Vorerkrankungen, Fieberbeginn, bisherige diagnostische Maßnahmen

Fieber unklarer Genese

und Behandlungsversuche, mögliche Expositionen gegenüber Krankheitserregern, Erkrankungen in der Umgebung, geographische und Reiseanamnese, bekannte Infektionsneigung, Arbeitsanamnese, Medikamenten- und Drogenanamnese, Tuberkuloseexposition, HIV-Risikofaktoren, Zeckenbiß bzw. Insektenstiche, Tierkontakt, Hobbies, frühere Operationen, Fremdkörper.
- Symptome: Myalgien, Kopfschmerzen, Desorientiertheit, kardiovaskuläres Ereignis, unproduktiver Husten, ophthalmologische Symptome, Müdigkeit, abdominelle Schmerzen, Kreuzschmerzen, Nackenschmerzen, Gewichtsverlust.
- Unspezifische Hinweise: Fieberhöhe, Temperaturverlauf (Ausnahmen: Malaria und zyklische Neutropenie), Schüttelfrost, Nachtschweiß, relative Bradykardie, Dauer des Fiebers (lang anhaltendes Fieber wird nur selten durch Infektionen oder Neoplasien hervorgerufen).

Ausschluß vorgetäuschten Fiebers

Vorkommen besonders bei jüngeren Frauen oder medizinisch geschultem Personal. Hinweise sind:
- kein Gewichtsverlust
- komplizierte Anamnese
- unauffälliger körperlicher Untersuchungsbefund
- Dissoziation zwischen Temperatur und Pulsfrequenz
- Temperatur > 41 °C
- fehlende Tagesvarianz des Fiebers
- Entfieberung ohne Schwitzen
- kalte Haut
- Unwirksamkeit der antipyretischen Medikation
- polymikrobielle Bakteriämien mit wechselnden Erregern

Ausschluß erfolgt durch Verwendung elektrischer Thermometer, Messung der Temperatur in Anwesenheit medizinischen Personals, simultane Temperaturmessung von Urin und oraler/rektaler Temperatur.

Ausschluß von Medikamentenfieber

Frühzeitig in der Evaluation Entzug aller Medikamente, die der Patient zu Beginn des Fiebers einnahm, unabhängig vom bisherigen Einnahmezeitraum. Medikamenteninduzierte Temperaturerhöhungen sollten innerhalb von 48 h nachlassen.

Körperlicher Befund und bildgebende Verfahren

Wiederholte, vollständige körperliche Untersuchung mit dem Ziel der Fokussuche (Herzgeräusch, Lungenbefund, palpable Temporalarterien, Lymphknotenvergrößerung, Milzvergrößerung, Effloreszenzen, Druckschmerzen, Gelenkschwellungen). Röntgenuntersuchung der Thoraxorgane, sonographische Untersuchung der Bauchorgane. Gezielte Röntgenaufnahmen bei sonstigen lokalisierten Befunden (z.B. Knochen- und Gelenkschmerzen).

Labordiagnostik

Blutbild inkl. Differentialblutbild; Blutsenkungsgeschwindigkeit; Transaminasen; Akutphase-Proteine; Serumeiweiß-Elektrophorese; TSH; Urinstatus; Retentionswerte; Lipase; Blutkulturen; evtl. Kulturen aus Mittelstrahlurin, Sputum, Stuhl, auffälligen Sekretionen; CMV-, Lues-, Toxoplasmose-, HIV-Serologie; antinukleäre Antikörper.

Weiterführende Differentialdiagnostik

Im Rahmen der erweiterten/ergänzten Basisdiagnostik sollte es möglich sein, häufige Infektionen (pulmonale, Harnwegs-, gastrointestinale, Wundinfektionen und Phlebitiden) oder andere häufige Ursachen von Fieber (Hyperthyreose) auszuschließen. Sind die Untersuchungen nicht richtungweisend und persistiert das Fieber inzwischen seit drei Wochen, ist formal die Diagnose Fieber unklarer Genese zu stellen. Die dann weiterführende Labor- und apparative Diagnostik muß den anamnestischen Hinweisen oder körperlichen Befunden angepaßt werden und die Sensitivität/Spezifität der diagnostischen Methoden berücksichtigen.

Körperlicher Befund

Wegen möglicher wechselnder Untersuchungsbefunde muß die Untersuchung regelmäßig wiederholt werden. Geachtet werden sollte dabei insbesondere auf die Untersuchung von Haut, Schleimhäuten, Augen, Nagelbett, Lymphknoten (v.a. zervikal, häufigste Manifestation von Lymphomen, infektiöser Mononukleose und nekrotisierender Lymphadenitis), Abdomen und Herz. Eine komplette Augenuntersuchung (Konjunktivitis, Uveitis, Proptose, Tränenproduktion, petechiale Einblutungen; Retinoskopie) ist notwendig; evtl. sind auch Fachuntersuchungen durch HNO-Arzt, Urologen bzw. Gynäkologen erforderlich.

Labordiagnostik

Handgezähltes Differentialblutbild; erneut Urinstatus; Schilddrüsenhormonstatus (evtl. Antikörper gegen Peroxidase und Thyreoglobulin); Kalzium.
- Sogenannte **Rheumaserologie:** Rheumafaktor, Komplement C3 und C4, antinukleäre Antikörper, gegebenenfalls ds-DNS- und ENA-Antikörper, c-ANCA und p-ANCA, quantitative Immunglobuline inkl. IgD- und IgG-Subklassen, ACE, Ferritin. Eine BSG-Erhöhung auf > 50 mm n.W. bei älteren Patienten (> 55 Jahre) mit Fieber unklarer Genese sollte den Verdacht auf eine Arteriitis temporalis lenken und (gegebenenfalls auch ohne anamnestische Kopfschmerzen, Myalgien oder Sehstörungen bzw. schmerzhafte Arteria temporalis) zur beidseitigen Biopsie führen. Bei jüngeren Erwachsenen mit anamnestischer Angina tonsillaris oder Pharyngitis: Anti-Streptolysin-Titer plus Rachenhinterwand-/Tonsillenabstrich auf A-Streptokokken.
- **Lymphozyten-Phänotypisierung:** Nur indiziert bei gesicherten opportunistischen Infektionen, bei nachgewiesener HIV-Infektion, bei auffälligen Veränderungen von Lymphozytenzahl und -morphologie.
- **Blutkulturen:** Drei Blutkultursets (je mindestens 10 ml, Abstand 12–24 h) haben bei kontinuierlicher Bakteriämie in bis zu 95% ein positives Ergebnis. Warten auf Fieberanstieg zur Abnahme ist

nicht notwendig. Negative Blutkulturen machen eine bakterielle Endokarditis unwahrscheinlich, schließen sie jedoch nicht aus, insbesondere bei antibiotischer Vorbehandlung oder bei langsam bzw. nur unter bestimmten Bedingungen wachsenden (z. B. *Brucella, Haemophilus* spp., *Bartonella*) Bakterien. Durch Mitteilung an das mikrobiologische Labor sollte veranlaßt werden, daß Blutkulturen länger und/oder unter erhöhter CO_2-Spannung inkubiert werden. Bei dringendem Verdacht auf Endokarditis und negativen Kulturen ist eine Q-Fieber-Serologie und Bartonellen-Serologie notwendig.
- **Infektionsserologie:** Initiale Antikörperdiagnostik (außer Lues) wiederholen, falls negativ (CMV, Toxoplasmose, HIV). Zusätzlich Antikörperdiagnostik für Brucellose, Q-Fieber, Borreliose, Bartonellose, Chlamydia, Mycoplasma, Yersinia, HCV, ParvoB19. Die Spezifität von Borrelien-Antikörpern muß mittels Western-Blot-Analyse geklärt werden. Bei fehlendem HIV-Antikörpernachweis muß bei begründetem Verdacht auf eine frische Infektion eine HIV-DNA-Provirus-PCR durchgeführt werden; in ähnlicher Weise kann es sinnvoll sein, CMV-Antigen in Blutleukozyten, Rachenspülwasser und Urin bestimmen zu lassen. Wenig hilfreich sind serologische Untersuchungen auf Listerien-Antikörper, Salmonellen-Antikörper, Candida-Antikörper, Aspergillus-Antikörper, Plasmodien-Antikörper. Weitere Infektionsserologie nur gezielt nach Rücksprache mit infektiologischem Konsiliarius oder klinischem Mikrobiologen. Serum für einen späteren Nachweis eines ansteigenden Antikörpertiters (d. h. mindestens 4facher Anstieg) sollte asserviert werden.
- **Tuberkulin-Test:** Tuberkulin-Test (1 TE bei Verdacht, als Screening 10 TE intrakutan), Multi-Test Mérieux zum Ausschluß einer Anergie.

Bildgebende Verfahren

- **Abdomensonographie:** meist als initiale bildgebende Diagnostik bereits vorliegend; gut geeignet zur Lokalisierung intraabdomineller Abszesse, zum Nachweis von abdominellen Raumforderungen, bei hepatobiliären, pankreatischen oder renalen Pathologien, zum Nachweis eines dissezierenden abdominellen Aortenaneurysmas. Evtl. auch Schilddrüsensonographie.
- **Temporalarterien-Farbdoppler-Sonographie:** hohe Spezifität bei geübten Untersuchern zur Diagnose einer Arteriitis temporalis.
- **Echokardiographie:** Screeningmethode zur Detektion von Klappenvegetationen (mit einer Sensitivität von ~80%); mit der transösophagealen Echokardiographie erhöhte Sensitivität zur Erkennung von Vegetationen (95%) und atrialer Myxomata.
- **CT:** sensitive Methode zur Identifizierung zerebraler, intraabdomineller und intrathorakaler Abszesse, zur Darstellung retroperitonealer, retrosternaler und mesenterialer Lymphknoten und zur Darstellung von Veränderungen in parenchymatösen Organen. Ultraschalluntersuchung und NMR sind bisweilen komplementär. Zur Erkennung von Abszessen ist die CT-Untersuchung sensitiver als die abdominelle Sonographie und die Galliumszintigraphie. Sie ist bei der Darstellung kalzifizierender Veränderungen der NMR-Untersuchung, bei dem Nachweis einer Sinusitis der konventionellen Röntgendiagnostik überlegen.
- **NMR:** höhere Sensitivität als CT für ZNS-Läsionen und zum Nachweis von Abszessen. Sensitive Methode zur Diagnose einer Osteomyelitis.
- **FDG-PET:** In ersten kleineren Studien ergab die Anwendung der Positron Emissions Tomographie (PET) mit 18F-Fluorodeoxyglucose (FDG) bei einzelnen Patienten richtungsweisende Befunde, speziell bei Patienten mit Vaskulitiden. FDG-PET scheint anderen nuklearmedizinischen Techniken überlegen, wahrscheinlich aufgrund der günstigen Kinetik des kleinen FDG-Moleküls sowie eines besseren Auflösungsvermögens. Die geringe Anzahl der bisher prospektiv untersuchten Patienten läßt derzeit eine verläßliche Aussage jedoch nicht zu, allerdings kann in einzelnen Fällen die Biopsie auf der alleinigen Grundlage einer PET-Untersuchung zur endgültigen Diagnose führen.
- **Szintigraphie:** Szintigraphische Methoden (Indium^{111}-markierte Leukozyten oder polyklonale Immunglobuline, Gallium^{67}, Technetium^{99m}-markierte antigranulozytäre Antikörper) haben eine hohe Rate falsch-positiver und falsch-negativer Ergebnisse und gewährleisten keine ausreichende Lokalisierung bzw. anatomische Zuordnung. CT-Untersuchungen werden bevorzugt bzw. zumindest in Kombination eingesetzt. Biopsien sollten nicht auf der alleinigen Grundlage einer Szintigraphie erfolgen.
- **Kontrastdarstellungen:** Doppelkontrastdarstellung nach Sellink lediglich bei Verdacht auf entzündliche Darmerkrankung. Die Koloskopie ist dem Kolonkontrasteinlauf bezüglich der Sensitivität überlegen und kann durch Biopsien zur definitiven Diagnose führen.

Biopsien

Sorgfältige Planung ist notwendig. Bei dringendem Infektionsverdacht, aber auch dann, wenn beispielsweise eine Tuberkulose ausgeschlossen werden soll, sind Biopsate zu teilen, damit sie in korrekten Medien rechtzeitig an die verschiedenen Institute versandt werden können. Ein Teil des Gewebeblocks sollte, wenn möglich, aufbewahrt werden für zukünftige Untersuchungen.
- **Lymphknoten:** Vergrößerte Lymphknoten im Rahmen eines Fiebers unklarer Genese müssen biopsiert oder exstirpiert werden. Evtl. kann eine Feinnadelaspiration mit Zytologie bereits wertvolle Hinweise auf die Genese geben; Ziehl-Neelsen-Färbung und Warthin-Starry-Färbung an zytologischen Präparaten sind nicht ausreichend sensitiv. Die diagnostische Treffsicherheit ist sowohl bei der histologischen als auch der zytologischen Begutachtung abhängig von der Qualität des jeweiligen Untersuchers. Bei fehlender Diagnose aus der Biopsie ist eine Lymphknotenexstirpation mit histologischer und – bei geringer Wahrscheinlichkeit für ein Malignom – mikrobiologischer Aufar-

beitung anzuschließen. Neben Histologie: Mikroskopie und Kultur auf Mykobakterien, Warthin-Starry-Färbung, aerobe und anaerobe Kultur, Kultur auf Pilze.
- **Hautareale:** Alle auffälligen Hautareale sollten photodokumentiert und (vorausgesetzt: negative Luesserologie; keine eitrige Sekretion) mittels einer Stanzbiopsie histologisch untersucht werden. Bei Verdacht auf Tuberkulose oder atypische Mykobakteriose Färbung und Kultur auf Mykobakterien; evtl. Pilzkultur bei Verdacht auf Sporotrichose; bei Verdacht auf Hautleishmaniose Abtupfpräparat anfertigen.
- **Weitere mögliche Organe** (je nach hinweisenden Befunden): Temporalarterie, Pleura, Lunge, Niere, Muskel, Nerven, Darm, Feinnadelaspirationszytologie der Schilddrüse, Nasenschleimhaut (bei Verdacht auf M. Wegener), Lippen (bei Verdacht auf Sjögren-Syndrom).
- **Knochenmark:** Die diagnostische Sensitivität liegt bei 15%, die Spezifität ist jedoch höher als bei Leberbiopsien. Hämatologische, infektiöse oder granulomatöse Erkrankungen werden am häufigsten diagnostiziert. Bei immunkompetenten Patienten ist die Wahrscheinlichkeit gering ($< 5\%$), eine disseminierte Mykobakterieninfektion zu diagnostizieren.
- **Leber:** Eine Biopsie ist insbesondere dann sinnvoll, wenn eine Hepatomegalie vorliegt, klinische oder laborchemische Befunde auf eine Leberbeteiligung hinweisen oder eine disseminierte Tuberkulose oder Pilzinfektion vorliegen könnte. 15–30% der Leberbiopsien sind in diesem Fall diagnostisch. Sollte eine Diagnose auch aus der Leberbiopsie nicht gestellt werden können, bleibt die Ursache des Fiebers häufig unklar. Teilweise ergeben sich vergleichsweise unspezifische Befunde. Bei mit bildgebenden Verfahren lokalisierten Veränderungen sollte eine gezielte Biopsie erfolgen. Bisweilen ist dafür eine Laparoskopie notwendig. Routineuntersuchungen: Kultur auf bakterielle Erreger (aerob und anaerob), Mykobakterien und Pilze; Mikroskopie auf Bakterien, Mykobakterien, Pilze und andere Erreger (Dieterles Silberimprägnierung, Warthin-Starry-Färbung). Molekularbiologische Diagnostik (z.B. Tuberkulose-PCR, Bartonellen-PCR) in Abhängigkeit von der Verdachtsdiagnose und den Erfahrungen des jeweiligen Labors. Die Sensitivität der histologischen Diagnostik ist abhängig von der Erfahrung des bearbeitenden Pathologen. Gegebenenfalls sollte ein Stanzzylinder in Formalin asserviert und bei fehlender Diagnose zu einem Referenzpathologen gesandt werden.

Laparoskopie und Laparotomie

Eine explorative Laparotomie ist selten indiziert. Heutzutage werden Erkrankungen, die früher mittels Laparotomie diagnostiziert wurden, häufig durch bildgebende Verfahren (CT) erkannt. Eine Laparoskopie ist zu erwägen, wenn sich bei Patienten mit Fieber unklarer Genese und abdominellen Symptomen bisher in der Diagnostik (inkl. transkutane Leberbiopsie) kein wegweisender Befund ergeben hat. Eine tuberkulöse Peritonitis, eine nekrotisierende Vaskulitis oder eine peritoneale Karzinose kann in einigen Fällen nur so diagnostiziert werden.

Therapieversuche

Nur selten kommt es bei Patienten mit Fieber unklarer Genese in der Folge zu schwerwiegenden Erkrankungen. Meistens kommt es zur spontanen Entfieberung; dies ist ein wichtiges Argument gegen Therapieversuche. Ein Therapieversuch kann sinnvoll sein bei:
- hochgradigem Verdacht auf eine kulturnegative Endokarditis; hier ist (negative Q-Fieber-und Bartonellen-Serologie vorausgesetzt) eine Therapie wie bei subakuter Endokarditis indiziert
- hochgradigem Verdacht auf eine chronisch-entzündliche, nichtinfektiöse Erkrankung mit starkem subjektivem Krankheitsgefühl, jedoch fehlenden bestätigenden Befunden; ein Beispiel ist die Polymyalgia rheumatica (auch bei negativer Histologie einer Temporalarterienbiopsie), das familiäre Mittelmeerfieber, oder der Morbus Still des Erwachsenen
- einer granulomatösen Hepatitis, die sich in 20–25% der Fälle nicht weiter ätiologisch einordnen läßt; in diesem Fall (kein Hinweis auf chronisches Q-Fieber vorausgesetzt) kann eine probatorische tuberkulostatische Therapie für 2–3 Wochen gerechtfertigt sein; bei fehlendem therapeutischem Erfolg sollte anschließend ein Therapieversuch mit Kortikosteroiden erfolgen.

2 Bakteriämie und Sepsis, intravaskuläre und katheterassoziierte Infektionen

2.1 Bakteriämie und Sepsis

Definitionen und Symptomatik

Unter Bakteriämie bzw. Fungämie versteht man den Nachweis von vermehrungsfähigen Mikroorganismen (Bakterien bzw. Pilzen) im Blut, unabhängig vom Auftreten einer klinischen Symptomatik. Asymptomatische, transiente Bakteriämien sind nicht selten nach Zahnextraktionen, bei chirurgischen Eingriffen in infiziertem Gewebe und bei kontaminierten Venenkathetern und anderen intravasalen Fremdkörpern. Aus einer transienten Bakteriämie kann bei Vorhandensein von Risikofaktoren (z. B. vorgeschädigten Herzklappen) eine klinisch manifeste Erkrankung (z. B. Endokarditis) entstehen.

Unter dem Begriff der **Sepsis** versteht man heute eine allgemeine, systemische Entzündungsreaktion (engl. *SIRS = Systemic Inflammatory Response Syndrome*) als Folge einer Infektion. Ein SIRS kann auch bei nichtinfektiösen Erkrankungen wie z. B. Verbrennung, Pankreatitis oder schwerem Trauma auftreten (s.a. Kap. K Internistische Intensivmedizin). Die Leitsymptome des SIRS umfassen Fieber oder Hypothermie (evtl. Schüttelfrost), Tachypnoe bzw. Hyperventilation, Tachykardie und Leukozytose bzw. Leukopenie, bzw. Linksverschiebung im Differentialblutbild (siehe Tab. L.2-1). Diese Veränderungen müssen akut aus einem zuvor stabilen Ausgangszustand entstanden sein, erklärbar durch den auf den Organismus einwirkenden Prozeß. Die beim SIRS beobachteten Veränderungen entstehen durch die Wirkung von proinflammatorischen Zytokinen.

Eine **schwere Sepsis** liegt vor, wenn bei einer Infektion zu mindestens 2 SIRS-Symptomen Anzeichen für mindestens eine Organdysfunktion wie Oligurie, Bewußtseinsstörung, Gerinnungsstörung, Laktatanstieg, respiratorische Insuffizienz oder Hypotonie hinzutreten. Ein **septischer Schock** besteht, wenn im Rahmen einer schweren Sepsis trotz adäquater Flüssigkeitszufuhr eine Hypotonie <90 mmHg systolischer Blutdruck persistiert und/oder der Einsatz von Katecholaminen zur Aufrechterhaltung eines systolischen Blutdruckes >90 mmHg erforderlich ist. Im weiteren Verlauf kann die schwere Sepsis über den septischen Schock zum Multiorganversagen führen. Ursache ist eine Mikrozirkulationsstörung mit nachfolgender Hypoxie, vermutlich im Zusammenhang mit Endothelzell- und Gerinnungsaktivierung. Eine Sonderform des septischen Schocks ist das toxische Schocksyndrom (engl. Toxic Shock-Syndrom). Es handelt sich um ein fulminantes Krankheitsbild, das beispielsweise im Rahmen von oberflächlichen oder invasiven Streptokokken- oder Staphylokokken-Infektionen auftreten kann, wenn die Bakterienstämme sogenannte „Toxic Shock"-Toxine bilden. Diese Toxine sind in der Lage, durch unspezifische, polyklonale Bindung an T-Zell-Rezeptoren einen erheblich höheren Prozentsatz von Zellen des Immunsystems zu aktivieren, als dies bei einer normalen Immunreaktion im Rahmen einer Infektion geschieht. Die dadurch induzierte, massive Zytokinfreisetzung bewirkt die schweren Krankheitssymptome mit Schock und Organversagen.

Epidemiologie

Die Sepsis-Inzidenz beträgt 2–4/1 000 Einwohner und Jahr. Sie steigt mit zunehmendem Alter. Eine schwere Sepsis tritt in ca. 1/1 000 Personen und Jahr auf und liegt damit in der Inzidenz vergleichbar dem Mamma-Karzinom. Die Letalität der schweren Sepsis liegt bei ca. 30%, beim septischen Schock beträgt sie ca. 50%. Grunderkrankungen wie Diabetes mellitus, Immunsuppression, Antikörpermangel, Neutropenie, Splenektomie, Harnabflußstörung, operative Eingriffe oder zurückliegender Krankenhausaufenthalt begünstigen die Entstehung einer Sepsis.

Die überwiegende Mehrheit der Sepsis-Fälle wird durch bakterielle Infektionen hervorgerufen. Das Erregerspektrum ist abhängig vom Ausgangspunkt der Infektion. Es unterscheidet sich bei ambulant erworbenen bzw. nosokomialen Infektionen (Tab. L.2-2). Es wird auch von der vorliegenden Grunderkrankung beeinflußt. Häufigste bakterielle Erreger einer Sepsis sind *Staphylococcus aureus* und *Escherichia coli*, bei nosokomialen Fällen sind Enterokokken, *Pseudomonas aeruginosa*, koagulase-

Tabelle L.2-1   Kriterien der Sepsis.

SIRS	Mindestens zwei der folgenden Befunde Fieber > 38,0 °C oder Hypothermie < 36,0 °C Tachypnoe > 20 Atemzüge/min oder pCO_2 < 32 mm Hg, oder Notwendigkeit der Intubation Tachykardie > 90/min Leukozytose > 12 000/ml oder < 4 000/ml bzw. > 10% Stabkernige im Differentialblutbild
Sepsis	SIRS, durch Infektion verursacht
Schwere Sepsis	Sepsis plus Zeichen einer Organdysfunktion (Hypotonie, Oligurie, Laktatazidose, Bewußtseinsstörung, Gerinnungsstörung, respiratorische Insuffizienz)
Septischer Schock	Schwere Sepsis mit trotz Volumensubstitution persistierender Hypotonie < 90 mmHg systolischer Blutdruck bzw. notwenigem Einsatz von Katecholaminen zur Aufrechterhaltung der Zirkulation

Tabelle L.2-2 Die häufigsten Erreger der Sepsis je nach Fokus bzw. Organinfektion.

Fokus	Häufigste Erreger
Urosepsis	Enterobakterien, *Pseudomonas aeruginosa*, Enterokokken
Sepsis, vom weiblichen Genitale ausgehend	*Escherichia coli, Bacteroides* spp., anaerobe Streptokokken, hämolysierende Streptokokken, *Neisseria gonorrhoeae*
Meningitis	*Neisseria meningitidis, Streptococcus pneumoniae, Staphylococcus aureus, Listeria monocytogenes*
Osteomyelitis	*Staphylococcus aureus*
Kathetersepsis	Koagulase-negative Staphylokokken, *Staphylococcus aureus*, Enterobakterien, „Nonfermenter", Candida spp.
akute bakterielle Endokarditis	*Staphylococcus aureus*
subakute bakterielle Endokarditis	vergrünende Streptokokken, Enterokokken
chologene Sepsis	*Escherichia coli*, Enterokokken, andere Enterobakterien, Anaerobier
Sepsis, vom Darm ausgehend	Enterobakterien, *Bacteroides* spp., Enterokokken, Clostridien
Sepsis bei ambulant erworbener Pneumonie	*Streptococcus pneumoniae, Haemophilus influenzae*, Legionellen
Sepsis bei nosokomialer Pneumonie	*Pseudomonas aeruginosa, Staphylococcus aureus*, Enterobakterien, (Legionellen)
Sepsis bei Haut-/Weichteilinfektion	*Streptococcus pyogenes, Staphylococcus aureus*, Anaerobier
Sepsis nach Tierbiß	*Pasteurella multocida, Streptococcus pyogenes, Staphylococcus aureus*, Anaerobier, *Capnocytophaga* spp.

negative Staphylokokken sowie *Candida* spp. häufig. In ca. ⅓ der Fälle kann der die Sepsis ursächlich auslösende Erreger nicht identifiziert werden.

Diagnostik

Labordiagnostik

Zur **Basisdiagnostik** bei Sepsis gehören Differentialblutbild, Kreatinin, Transaminasen, Bilirubin und Urinstatus, bei schwerer Sepsis zusätzlich Gerinnungsstatus inklusive Parametern für eine disseminierte intravasale Gerinnung sowie Laktat und Blutgasanalyse. Das C-reaktive Protein wird häufig bestimmt; die Messung anderer Entzündungsparameter wie Procalcitonin oder Interleukin-6 oder Interleukin-8 zur Einschätzung der Schwere und des Verlaufes einer Sepsis ist nicht notwendig.

Mikrobiologische Diagnostik

Die getrennte Abnahme von mindestens zwei Blutkultursets (bestehend aus jeweils einer aeroben und einer anaeroben Blutkulturflasche mit je 5–8 ml Blut) ist notwendig. Die Blutentnahme sollte möglichst aus einer peripheren Vene und vor Einleitung einer antibiotischen Therapie, unabhängig von einem bestimmten Temperatur-Schwellenwert erfolgen. Auf die korrekte Einwirkungszeit der Hautdesinfektionsmittel (mindestens 1 min) muß geachtet werden, um Kontaminationen zu minimieren. Die Zeitspanne zwischen den zwei Entnahmen kann kurz sein (wenige Minuten). Die Beimpfung von zwei Blutkultursets stellt sicher, daß ein ausreichendes Blutvolumen verarbeitet wird und erleichtert die Erkennung von Kontaminanten (**Empfehlungsgrad A; 1**).
Die weitere mikrobiologische Diagnostik richtet sich nach dem vermuteten oder nachgewiesenen Fokus (z.B. Urinkultur bei Verdacht auf Urosepsis; Kultur von Sputum oder BAL bei Pneumonie; Liquorkultur bei Meningitis). Bei Abszessen erfolgt die Materialgewinnung durch Punktion (z.B. bei Leberabszeß) oder chirurgische Inzision/Drainage (z.B. bei Gelenkempyem).

Therapie

Meist muß eine empirische oder sogenannte kalkulierte antimikrobielle Therapie begonnen werden. Sie richtet sich nach dem Fokus der Infektion, Risikofaktoren wie Alter und Grunderkrankung und der lokalen Resistenzsituation der vermuteten Erreger (Tab. L.2-3). Eine adäquate initiale Antibiotikatherapie ist mit einer günstigeren Prognose assoziiert (**Empfehlungsgrad B; 2**). Der Therapieerfolg kann an der Besserung klinischer Parameter, geringerem Bedarf an supportiver Therapie und Rückgang der Entzündungsparameter abgelesen werden. Die Therapiedauer ist von der zugrundeliegenden Organinfektion abhängig, muß aber nach dem individuellen Verlauf modifiziert werden. Neben der antibiotischen Therapie ist die frühe Inzision bzw. Drainage oder andersartige chirurgische Behandlung von Infektionsherden anzustreben.

Ziele der **supportiven Therapie** sind Aufrechterhaltung oder Wiederherstellung einer stabilen Kreislauf- und Organfunktion und das Erkennen und rasche, konsequente Ausgleichen von Defiziten in

Tabelle L.2-3 Empirische parenterale Therapie der ambulant erworbenen Sepsis des Erwachsenen.

Fokus	Standardtherapie	Alternativtherapie
Sepsisherd unbekannt	Acylaminopenicillin/β-Lactamase-Inhibitor +/− Fluorochinolon	Cephalosporin der Gruppe 2/3a +/− Fluorochinolon
Urosepsis	Fluorochinolon	Cephalosporin der Gruppe 3a
Sepsis, vom weiblichen Genitale ausgehend	Fluorochinolon + Metronidazol oder: Cephalosporin der Gruppe 3a + Metronidazol	Acylaminopenicillin/β-Lactamase-Inhibitor
Meningitis	Cephalosporin der Gruppe 3a	Aminopenicillin bei V.a. Listerien Fosfomycin nach Trauma
Abdomineller Fokus	Acylaminopenicillin /β-Lactamase-Inhibitor	Cephalosporin der Gruppe 3a/b + Metronidazol oder: Carbapenem
Sepsis bei ambulant erworbener Pneumonie	Cephalosporin der Gruppe 2/3a oder: Acylaminopenicillin/β-Lactamase-Inhibitor, jeweils + Makrolid	Fluorochinolon der Gruppe 3 od. 4
Sepsis bei nosokomialer Pneumonie	Acylaminopenicillin/β-Lactamase-Inhibitor + Makrolid oder Fluorochinolon	Cephalosporin Gruppe 3b + Fluorochinolon, oder: Carbapenem + Makrolid
Sepsis bei Haut-/Weichteilinfektion	Acylaminopenicillin/β-Lactamase-Inhibitor +/− Clindamycin[1]	Cephalosporin der Gruppe 1/2 oder: Carbapenem +/− Clindamycin[1]
Sepsis nach Tierbiß	Aminopenicillin + Betalaktamase-Inhibitor	Cephalosporin der Gruppe 2/3a + Clindamycin

[1] Einsatz von Clindamycin in der Kombination wegen der Möglichkeit eines Toxic Shock Syndrom bei schweren Weichteilinfektionen

verschiedenen physiologischen Parametern. Hierzu gehören je nach Sepsisstadium als wesentliche Elemente eine Kreislaufüberwachung, adäquate Substitution von Flüssigkeit, Gabe von Blutprodukten, Einsatz von Katecholaminen zur Aufrechterhaltung der Blutzirkulation, (kontinuierliche) Nierenersatzverfahren, sowie protektive Beatmung mit niedrigen Atemzugvolumina von ca. 6 ml/kg KG bei adäquatem PEEP („open lung"-Konzept) (**Empfehlungsgrad B; 3**). Adjuvante medikamentöse Therapieoptionen, zu denen es bisher keine Konsensusempfehlungen in Deutschland gibt, sind: polyklonale Immunglobuline, Hydrocortison in einer kontinuierlichen oder auf mehrere Gaben verteilten Dosis von 240–300 mg/Tag und die Applikation von aktiviertem Protein C.

2.2 Katheterassoziierte Infektionen

Man unterscheidet intravaskuläre Katheter für den kurzzeitigen Einsatz (peripher-venöse und zentralvenöse Katheter, peripher-arterielle Katheter, Pulmonaliskatheter) von chirurgisch implantierten Kathetern für den längerfristigen Einsatz (Hickman/Broviac-Katheter, Portsysteme). Eine Sonderstellung nehmen intraventrikuläre Katheter ein, die bei erhöhtem Hirndruck eingesetzt werden, beispielsweise bei Hydrozephalus, nach neurochirurgischen Eingriffen und bei Subarachnoidalblutung, sowie intraperitoneale Katheter, die bei der Peritonealdialyse Verwendung finden.

Bei Kurzzeitkathetern ist die Migration von Mikroorganismen von der Einstichstelle entlang der Katheteraußenfläche bis zur Katheterspitze mit Vermehrung auf der Katheteroberfläche entscheidend in der Pathogenese einer Katheterinfektion, bei Langzeitkathetern sind es dagegen die Kontamination des Katheteransatzstücks („Katheter-Hub") mit nachfolgender intraluminaler Besiedlung.

Definitionen

Unter **Katheterbesiedlung** versteht man den mikrobiologischen Nachweis von > 15 koloniebildenden Einheiten am distalen Kathetersegment mittels semiquantitativer Kultur (s.u.) bei Fehlen einer klinischen Symptomatik. Von einer **Infektion der Katheteraustrittsstelle** (engl. „exit site infection") spricht man bei Vorhandensein klinischer Symptome wie Rötung, Schwellung, Überwärmung und/oder Druckschmerzhaftigkeit an der Katheteraustrittsstelle, mit oder ohne eitrige Sekretion. Bei einer **Tascheninfektion** findet man Rötung oder Hautnekrose über dem Reservoir eines total implantierten Port-Kathetersystems (z.B. Port-a-Cath®) und/oder eitriges Exsudat in der subkutanen Tasche. Rötung, Druckschmerz und Induration des Gewebes über einem subkutan getunnelten Katheter (z. B. Hickman, Broviac) in einer Entfernung von mehr als 2 cm von der Katheteraustrittsstelle sind Zeichen einer **Tunnelinfektion**.

Eine **katheterassoziierte Sepsis** liegt vor, wenn bei klinischen Zeichen einer Sepsis und Fehlen einer anderen Infektionsursache der gleiche Erreger aus der Blutkultur wie von der Katheterspitze isoliert wird. Der Nachweis eines identischen Erregers erfordert zumindest die Übereinstimmung im Antibiogramm und im biochemischen Reaktionsprofil, evtl. auch den Identitätsnachweis mit molekularbiologischen Methoden. Bei Isolierung eines identischen Erregers aus dem Infusat und aus Blutkulturen spricht man bei Fehlen anderer Infektionsquellen von einer **infusatassoziierten Sepsis**.

Epidemiologie

Etwa ein Drittel aller nosokomialen Sepsisfälle sind auf intravaskuläre Katheter, vor allem auf zentrale Venenkatheter zurückzuführen. Das **Risiko für eine katheterassoziierte Sepsis** hängt ab von der Art des verwendeten Katheters, der Einhaltung steriler Kautelen bei der Insertion, der Liegedauer des Katheters, der Schwere der Grunderkrankung und anderen individuellen Risikofaktoren. Periphere Venenkatheter sind mit dem geringsten Risiko verbunden; hier liegt die Infektionsrate bei 0,2 Fällen pro 100 Katheter. Die Infektionsrate für arterielle Katheter liegt bei 1, für zentralvenöse Katheter bei 3 und für Hämodialysekatheter bei 5 Fällen pro 100 Katheter. Unter den Langzeitkathetern haben subkutan implantierbare Portsysteme die geringste Infektionsrate.

Koagulasenegative Staphylokokken, *S. aureus*, Enterokokken und Sproßpilze der Gattung Candida werden als **häufigste Erreger** von Katheterinfektionen gefunden, gefolgt von gramnegativen Stäbchen (*Pseudomonas aeruginosa, Enterobacter cloacae, Klebsiella* spp., *Serratia* spp.), *Corynebacterium* spp. und *Bacillus* spp. Alle zur Adhäsion an feste Oberflächen befähigten Mikroorganismen können jedoch Katheterinfektionen verursachen, was durch die zunehmende Isolierung seltener Erreger insbesondere bei immunsupprimierten Patienten dokumentiert wird. Der Nachweis solcher Erreger wie beispielsweise *Acinetobacter* spp., *Agrobacterium radiobacter, Comamonas acidovorans, Flavimonas oryzihabitans, Ochrobactrum anthropi* oder *Stenotrophomonas maltophilia* in der Blutkultur sollte daher stets an eine katheterassoziierte Infektion denken lassen.

Die Letalität einer katheterassoziierten Sepsis schwankt u. a. in Abhängigkeit von der Art des Erregers. So kann die Letalität einer Kathetersepsis mit *Staphylococcus aureus* bis zu 40% betragen, während sie bei koagulasenegativen Staphylokokken (z. B. *S. epidermidis*) sehr viel geringer ist.

Diagnostik

Eine **lokale Katheterinfektion** („exit site infection"; Taschen- oder Tunnelinfektion) ist eine klinische Diagnose. Sie erfordert einen Wundabstrich bei Exsudation; zusätzlich – in jedem Fall bei Fieber oder sonstigen allgemeinen Entzündungszeichen – sollten Blutkulturen angelegt werden sowie die Katheterspitze kultiviert werden.

Fehlen Zeichen einer Lokalinfektion bei einem febrilen Patienten mit einem intravaskulären Katheter und ohne klinischen Anhalt für eine anderweitige Infektion, steht die Blutkulturdiagnostik im Vordergrund: es sollen **zwei Blutkulturen durch getrennte Punktionen peripherer Venen oder parallel aus einer peripheren Vene und über den zentralen Venenkatheter** entnommen werden (**Empfehlungsgrad B; 4**). Eine alleinige Blutkulturabnahme über den zentralen Venenkatheter führt durch Kontamination zu häufig zu falsch-positiven Ergebnissen. Die zusätzliche Diagnostik ist von der Art des verwendeten Katheters abhängig. Kurzzeitkatheter sind leichter zu ersetzen als chirurgisch implantierte Katheter. Die Entfernung des Katheters erlaubt die mikrobiologische Diagnostik und ist oft gleichzeitig die entscheidende therapeutische Maßnahme. Die Kathetersegmente sollten in einem sterilen Röhrchen ohne Transportmedium möglichst rasch ins mikrobiologische Labor transportiert werden. Der Nachweis von mindestens 15 koloniebildenden Einheiten nach Abrollen der Katheterspitze auf Agar gilt als klinisch relevante Besiedlung und macht bei Vorliegen lokaler oder systemischer Infektionszeichen eine Katheterinfektion wahrscheinlich. Diese Technik ist hinsichtlich ihrer Spezifität der lediglich qualitativen Bouillonkultur deutlich überlegen (**Empfehlungsgrad B; 4**).

Zur **Diagnose einer Kathetersepsis bei noch liegendem Katheter** können zwei Blutkultursets über den zentralen Katheter und über eine periphere Vene entnommen und quantitativ (z. B. unter Verwendung des Isolator®-Systems) oder hinsichtlich der Zeit bis zur Detektion von Mikroorganismen (bei kontinuierlich messenden Blutkulturautomaten) beurteilt werden. Tabelle L.2-4 gibt eine Übersicht über klinische, epidemiologische und mikrobiologische Befunde, die auf eine Kathetersepsis hinweisen.

Therapie

Das Entfernen des Katheters ist die wichtigste Maßnahme. Indikationen zur Katheterentfernung sind:

Tabelle L.2-4 Klinische, epidemiologische und mikrobiologische Befunde, die auf eine katheterassoziierte Sepsis hinweisen.

- Unklare Sepsis ohne Zeichen für eine Organinfektion
- Zeichen einer Lokalinfektion an der Einstichstelle, eitriges Exsudat, Phlebitis
- Plötzlicher Fieberanstieg, Schüttelfrost im Zusammenhang mit Katheterbenutzung
- Rasche Entfieberung nach Entfernen des Katheters
- Nachweis von koagulasenegativen Staphylokokken, *S. aureus* (bei nosokomialer Sepsis), Candida, *Corynebacterium* spp. etc. in der Blutkultur
- Kein Ansprechen auf gezielte Antibiotika-Therapie gemäß Antibiogramm

- Verdacht auf Infektion eines peripheren Katheters (**Empfehlungsgrad B; 4**)
- Verdacht auf Infektion eines zentralen, nichtgetunnelten Katheters mit Zeichen einer Lokalinfektion an der Katheteraustrittsstelle. Durch alleinige Antibiotikagabe meist nicht zu sanieren. Es besteht die Gefahr einer septischen Thrombophlebitis und anderer Komplikationen.
- Taschen- und Tunnelinfektion bei chirurgisch implantiertem Katheter (**Empfehlungsgrad B; 4**).
- Nachweis einer Katheter-assoziierten Bakteriämie (**Empfehlungsgrad C; 4**).
- Nachweis einer *Staphylococcus aureus* Bakteriämie (**Empfehlungsgrad B; 4**). Hier besteht eine erhebliche Gefahr von septischen Komplikationen wie Endokarditis und Osteomyelitis. Zusätzlich zur Entfernung des Katheters ist eine antibiotische Therapie erforderlich (s. u.).
- Fungämie (**Empfehlungsgrad C; 4**). Hier besteht eine hohe Rezidivgefahr, außerdem die Gefahr einer Endophthalmitis sowie einer metastatischen Absiedlung in andere Organe.
- Erregerpersistenz in der Blutkultur unter wirksamer Antibiotikatherapie (**Empfehlungsgrad B; 4**).
- Rezidiv einer Katheterinfektion nach alleiniger antibiotischer Therapie.

Grundsätzlich sollte nach Entfernen eines Katheters wegen Infektionsverdachts ein neuer Katheter – falls erforderlich – an einer anderen Stelle gelegt werden. Ein Katheterwechsel über einen Führungsdraht mit Seldinger-Technik kommt nur in Frage, wenn die Eintrittsstelle reizlos ist. In diesem Fall muß das distale Ende des entfernten Katheters mikrobiologisch untersucht werden. Bei Nachweis einer relevanten Katheterbesiedlung muß der über den Führungsdraht gelegte Katheter wegen der Gefahr der erneuten Infektion entfernt und ein neuer Katheter an anderer Stelle plaziert werden.

Bei der empirischen Antibiotikatherapie bei Verdacht auf katheterassoziierte Sepsis ist ein staphylokokkenwirksames Antibiotikum (z.B. Flucloxacillin) zu verwenden. Bei katheterassoziierter Sepsis mit Erregernachweis in der Blutkultur richtet sich die Antibiotikatherapie nach dem Antibiogramm. Bei unkomplizierter Katheterinfektion durch *Staphylococcus aureus* (**Empfehlungsgrad B; 4**) und Hefepilze (**Empfehlungsgrad C; 4**) darf die Therapiedauer auch bei rascher klinischer Besserung nicht weniger als 14 Tage betragen. Bei Nachweis koagulasenegativer Staphylokokken wird eine Therapiedauer von 5-7 Tagen empfohlen, bei Nachweis gramnegativer Erreger 10–14 Tage (**Empfehlungsgrad C; 4**).

Liegt eine unkomplizierte Infektion eines chirurgisch implantierten Katheters vor, kann bei Nachweis koagulasenegativer Staphylokokken ohne Entfernen des Katheters eine 7-tägige systemische Antibiotikatherapie begleitet von einer 14-tägigen „Antibiotic-lock"-Therapie (**Empfehlungsgrad C; 4**) versucht werden. Dabei wird das Antibiotikum durch das Lumen des infizierten Katheters appliziert und der Katheter anschließend abgestöpselt („antibiotic-lock"-Technik). Bei anderen Erregern wird dieses Vorgehen nicht bzw. nur in Ausnahmefällen empfohlen.

Ein routinemäßiger Wechsel zentralvenöser Katheter zur Prophylaxe katheterassoziierter Infektionen wird nicht empfohlen (**Empfehlungsgrad A; 4**).

2.3 Endokarditis

Definition und Basisinformation

Die infektiöse Endokarditis ist eine – zumeist bakterielle – Entzündung der Herzinnenhaut und der angrenzenden Herzklappen. Nach dem klinischen Verlauf werden die akute und die subakute Endokarditis (früher: Endocarditis lenta) unterschieden (s. Kap. D Erkrankungen des Herzens und des Kreislaufs). Die akute Endokarditis wird meist durch *Staphylococcus aureus* hervorgerufen und geht mit hohem Fieber, schwerem Krankheitsgefühl und progredienter Klappendestruktion einher. Die subakute Endokarditis wird typischerweise durch vergrünende Streptokokken oder Enterokokken verursacht und ist gekennzeichnet durch eine länger dauernde Anamnese, oft nur geringgradiges Fieber, Gewichtsverlust und Nachtschweiß. Beide Erkrankungsformen verlaufen unbehandelt letal. Die Letalität hat in den letzten Jahrzehnten durch verbesserte Diagnostik, standardisierte antibiotische Therapie und durch frühzeitigen operativen Klappenersatz kontinuierlich abgenommen. Die Krankenhaussterblichkeit beträgt 20%, nach Entlassung sterben noch ca. 10% der Patienten an den Folgen der Endokarditis, ca. weitere 10% müssen sich nachträglich einer herzchirurgischen Operation unterziehen. Die Überlebenswahrscheinlichkeit beträgt nach 8 Jahren ca. 60%. Eine besonders hohe Letalität weist die akute Endokarditis durch *Staphylococcus aureus* mit 25–45% auf.

Außer den genannten typischen Erregern kommen eine Vielzahl weiterer Mikroorganismen in Betracht, darunter auch seltene, zum Teil schwer anzüchtbare bakterielle Erreger wie Chlamydien, Rickettsien, Mykoplasmen und Pilze. Wichtig ist die Unterscheidung zwischen einer Nativklappenendokarditis und einer Kunstklappen- oder Prothesenendokarditis. Beide Endokarditisformen weisen hinsichtlich des Erregerspektrums (s. Tab. L.2-5), der Therapie und der Prognose erhebliche Unterschiede auf.

Epidemiologie

Man schätzt die jährliche Inzidenz der Endokarditis auf 20–60 Fälle pro 1 Million Einwohner oder auf einen Fall pro 1000 Krankenhausaufnahmen. Von zunehmender Bedeutung ist die nosokomiale Endokarditis. Sie ist in über der Hälfte der Fälle auf infizierte intravaskuläre Katheter zurückzuführen. Der häufigste Erreger ist hier *Staphylococcus aureus*. Bei bis zu 50% der akuten Endokarditis-Fälle ist keine kardiologische Vorerkrankung zu eruieren. Am häufigsten ist die Mitralklappe betroffen (30–45%), gefolgt von der Aortenklappe (10–30%) und dem gemeinsamen Befall von Mitral- und Aortenklappe (5–35%). Sehr viel seltener sind die Trikuspidalklap-

Tabelle L.2-5 Erregerspektrum bei Nativklappen- bzw. Kunstklappenendokarditis.

Erreger	Häufigkeit (%)	
	Nativklappe	Kunstklappe
Streptokokken	30–45	10–30
„vergrünende" Streptokokken (S. sanguis, S. mutans, S. mitior etc.)		
andere Streptokokken (z. B. S. bovis)		
Enterokokken	5–20	5–10
Staphylokokken		
Staphylococcus aureus	25–30	10–15
koagulasenegative Staphylokokken	3–5	10–30
Gramnegative Bakterien	2–10	5–10
Pilze	1–2	1–2
„Kultur-negativ"	5–10	3–8
Polymikrobiell	1–3	3–7

pe (0–6%) und die Pulmonalisklappe (< 1%) befallen.

Symptomatik

Fieber

Fieber gehört zu den Leitsymptomen und tritt in über 90% der Fälle auf. Bei älteren Patienten und bei subakuter Endokarditis sind die Temperaturen oft nur subfebril. Die Fieberanamnese kann viele Wochen betragen.

Unspezifische Symptome

Häufig Appetitlosigkeit, Gewichtsverlust, Dyspnoe, Übelkeit, Erbrechen, Müdigkeit, Schwäche, Schüttelfrost, Nachschweiß.

Hautbeteiligung

Man unterscheidet Petechien (insbesondere subkonjunktival, in der Wangenschleimhaut und im Bereich der Extremitäten), subunguale Blutungen (Splinter-Hämorrhagien), Osler-Knötchen (kleine, schmerzhafte, noduläre Läsionen an Hand- und Fußflächen) und Janeway-Läsionen (flüchtige, hämorrhagische, schmerzlose Flecken, insbesondere an Hand- und Fußflächen; sie sind embolischer Genese und treten besonders häufig bei Staphylokokken-Endokarditis auf; histologisch handelt es sich um subkutane bakterielle Abszesse). „Rothsche" Flecken sind blasse, ovale, von einer hämorrhagischen Randzone umgebene Flecken in der Netzhaut in der Umgebung der Papille.

Auskultationsbefund

Ein neu aufgetretenes Herzgeräusch oder eine Veränderung eines bekannten Herzgeräusches muß an eine Endokarditis denken lassen. Allerdings ist ein neu auftretendes Herzgeräusch nicht obligat und kann im Frühstadium der Erkrankung, wenn noch keine Klappendestruktion erfolgt ist, fehlen. Vor allem bei Rechtsherzendokarditis ist der initiale Auskultationsbefund oft normal.

Anämie

Bei längerem Verlauf einer subakuten Endokarditis ist eine normozytäre, normochrome Anämie ein häufiger Befund.

Splenomegalie

Eine Milzvergrößerung tritt insbesondere bei subakuter Endokarditis mit langer Anamnese auf. Ein Milzinfarkt sollte stets an eine Endokarditis denken lassen.

Embolische Phänomene

Arterielle Embolien im Bereich von Gehirn, Nieren, Milz und der Extremitäten sind typische Komplikationen und diagnostisch wegweisend. Multiple septische Lungeninfarkte sind ein Leitsymptom der Rechtsherzendokarditis, wie sie oft bei intravenös Drogenabhängigen gesehen wird.

Herzinsuffizienz

Sie tritt besonders im fortgeschrittenen Stadium einer subakuten Endokarditis infolge zunehmender Klappendestruktion oder einer Klappenperforation auf. Bei der akuten Endokarditis kann sich eine kardiale Dekompensation schon in wenigen Tagen entwickeln und erfordert rasches kardiochirurgisches Eingreifen.

Diagnostik

Entscheidend sind Echokardiographie und Blutkulturen. Die **Duke-Kriterien** (5) sind aufgrund ihrer hohen Sensitivität und Spezifität (99%) eine wertvolle Hilfe bei der Diagnosestellung (Tab. L.2-6).

Echokardiographie

Die klassischen Vegetationen sind wenige Millimeter bis einige Zentimeter groß, meist im Bereich des Klappenschlusses gelegen. Zum Nachweis von Klappenvegetationen ist die **transösophageale Echokardiographie** (TEE) mit einer Sensitivität und Spezifität von jeweils über 90% besonders geeignet. Dies gilt auch für die Darstellung einer perivalvulären Ausdehnung der Infektion, z.B. für einen Klappenringabszeß. Einzelheiten s. Kap. D Erkrankungen des Herzens und des Kreislaufs.

Blutkulturen

Wegen der für eine Endokarditis charakteristischen **kontinuierlichen Bakteriämie** muß ein optimaler Zeitpunkt, beispielsweise eine Fieberspitze, zur Abnahme der Blutkulturen nicht abgewartet werden.
- Bei Verdacht auf akute Endokarditis: Abnahme von drei Blutkulturen durch drei getrennte Venenpunktionen innerhalb einer Stunde vor Therapiebeginn (**Empfehlungsgrad A; 6, 7**)
- Bei Verdacht auf subakute Endokarditis: Abnahme von drei Blutkulturen während 24 h; bei negativem Ergebnis Abnahme weiterer Blutkulturen

- Kontroll-Blutkulturen bei nachgewiesener Endokarditis: in den ersten Tagen nach Therapiebeginn zur Überprüfung der Effektivität der antibiotischen Therapie; persistierend positive Blutkulturen sollten Anlaß sein, ein chirurgisches Vorgehen zu erwägen.

Die diagnostische Treffsicherheit sinkt, wenn die Patienten in den vorangegangenen zwei Wochen Antibiotika erhalten haben. Daher sind in diesen Fällen jeweils zwei Blutkulturen während drei aufeinanderfolgenden Tagen nach Absetzen der Antibiotika abzunehmen. Der Nachweis eines – auch seltenen – Erregers in mindestens zwei Blutkulturen sichert bei entsprechender klinischer Symptomatik die ätiologische Diagnose. Insbesondere bei Nachweis von vergrünenden Streptokokken, von Bakterien der HACEK-Gruppe (Bakterien der Gattungen Haemophilus, Actinobacillus, Cardiobacterium, Eikenella und Kingella) sowie bei ambulant erworbener Bakteriämie mit *Staphylococcus aureus* und Enterokokken muß nach einer Endokarditis gefahndet werden.

Die Blutkulturen sollten bis zu 3 Wochen bebrütet werden, um auch langsam wachsende, schwer anzüchtbare Erreger zu erkennen. In Fällen einer „kulturnegativen" Endokarditis ist auch an seltene, kulturell schwer oder nicht nachweisbare Erreger wie Chlamydien (z. B. *Chlamydia psittaci*), Rickettsien (*Coxiella burnetii*, **Q-Fieber-Endokarditis**) sowie an Bartonellen und Mykoplasmen zu denken. Hier sind entsprechende **serologische Nachweisverfahren** indiziert. Für die Therapieplanung ist die Bestimmung der Antibiotikaempfindlichkeit (Bestimmung der minimalen Hemmkonzentration (MHK)) des nachgewiesenen Erregers unerläßlich. Um im Falle einer Medikamentenallergie weitere Testungen durchführen zu können, sollte der Erreger bis zum Therapieende asserviert werden.

Therapie

Ziel ist die Eradikation der bakteriellen Klappenbesiedlung. Hierzu ist eine **mehrwöchige Gabe bakterizid wirkender Antibiotika** erforderlich. Art und Dauer der Therapie richten sich nach der Art und Empfindlichkeit des nachgewiesenen Erregers, dem Befall von Nativ- oder Kunstklappe, dem klinischen Verlauf (akut versus subakut), dem Ausmaß der Klappendestruktion, dem Auftreten von Komplikationen (Klappenringabszeß, Embolien, Herzinsuffizienz) sowie dem Alter und den Begleiterkrankungen des Patienten. Einen Überblick über die derzeit gültigen Empfehlungen gibt die Tabelle L.2-7. Unter Aminoglykosid-Therapie wird die Bestimmung von Talspiegeln zur Kontrolle von Akkumulation und zur Vermeidung von Toxizität empfohlen. Dies gilt insbesondere für Patienten mit eingeschränkter Nierenfunktion, sofern diese überhaupt mit Aminoglykosiden behandelt werden müssen.

Bei progredienter Herzinsuffizienz, zunehmender Klappenzerstörung oder Ausbildung von Klappenringabszessen **(Empfehlungsgrad B; 6, 7)**, rezidivierenden (mehr als 2 größere) Embolien nach Einleitung der antibiotischen Therapie und bei unter Therapie anhaltend positiven Blutkulturen **(Empfehlungsgrad C; 6, 7)** ist eine frühzeitige **kardiochirurgische Intervention** anzustreben.

Tabelle L.2-6 Revidierte Duke-Kriterien zur Endokarditis-Diagnostik: Eine Endokarditis gilt als gesichert bei Vorliegen von zwei Hauptkriterien oder einem Haupt- und drei Nebenkriterien oder fünf Nebenkriterien.

Hauptkriterien

Mikrobiologie	– 2 positive Blutkulturen mit typischem Endokarditiserreger: vergrünende Streptokokken, *S. bovis*, HACEK-Gruppe, *S. aureus*, Enterokokken (wenn ambulant erworben und ohne primären Infektionsherd) – anhaltend positive Blutkulturen: 2 Blutkulturen in > 12 h Abstand, 3 von 3 Blutkulturen in > 1 h Abstand – Nachweis im Blut des Q-Fieber-Erregers bzw. Nachweis im Serum von Phase-1-IgG-Antikörpern 1:>800
Endokard-beteiligung	– positives Echokardiogramm: Klappenvegetationen, Klappenringabszeß; neue Dehiszenz bei künstlicher Herzklappe – neu aufgetretene Klappeninsuffizienz: „neues" Herzgeräusch

Nebenkriterien

Prädisposition	bekannte kardiale Grunderkrankung, i.v. Drogenmißbrauch
Fieber	> 38,0°C
Vaskuläre Phänomene	arterielle Embolie, septischer Lungeninfarkt, intrakranielle Blutung
Immunologische Phänomene	Glomerulonephritis, Osler-Knoten, „Roth spots", Rheumafaktor
Echokardiogramm	vereinbar mit Endokarditis, ohne Erfüllung von Hauptkriterien
Mikrobiologische Hinweise	positive Blutkultur ohne Erfüllung der Hauptkriterien; positiver Serologie-Befund

Endokarditis-Prophylaxe

Bei Risikopatienten, insbesondere Patienten mit angeborenem oder erworbenem Herzvitium, mit Zustand nach Endokarditis und bei Patienten mit Herzklappenprothesen, wird bei ärztlichen und zahnärztlichen Eingriffen, die mit einem erhöhten Bakteriämierisiko einhergehen, eine **kurzfristige orale oder intravenöse Antibiotikaprophylaxe** empfohlen (Empfehlungsgrad C, 8). Bei den Indikationen für die Endokarditis-Prophylaxe wird zwischen Patienten mit erhöhtem Endokarditisrisiko und Patienten mit besonders hohem Endokarditisri-

Tabelle L.2-7 Therapieempfehlungen bei mikrobiologisch gesicherter Endokarditis (die Dosisangaben beziehen sich auf Erwachsene mit einem Körpergewicht von 70 kg).

Erreger	Therapie der 1. Wahl (Antibiotikum/Tagesdosis)		Bei Penicillin-Allergie (Antibiotikum/Tagesdosis)		Therapiedauer (Wochen)
Streptokokken (mit Penicillin G-MHK ≤ 0,125–0,5 µg/ml)	Penicillin G +/− Gentamicin[2]	3 × 10 Mio IE 3 × 80 mg	Cefazolin +/− Gentamicin oder Vancomycin	3 × 2 g 3 × 80 mg 2 × 1 g	4[1] 2 4
Enterokokken und Streptokokken (mit Penicillin G-MHK > 0,5 µg/ml)	Ampicillin + Gentamicin[3]	3 × 5 g 3 × 80 mg	Vancomycin + Gentamicin[3]	2 × 1 g 3 × 80 mg	4–6 4–6
Staphylococcus aureus Staphylococcus epidermidis (Oxacillin-empfindlich)	Flucloxacillin[4] +/− Gentamicin	3 × 4 g 3 × 80 mg	Cefazolin +/− Gentamicin oder Vancomycin	3 × 2 g 3 × 80 mg 2 × 1 g	4–6 3–5 Tage 4–6
Staphylococcus aureus Staphylococcus epidermidis (Oxacillin-resistent)	Vancomycin +/− Gentamicin	2 × 1 g 3 × 80 mg			4–6 3–5 Tage
Kunstklappen-Endokarditis: Staphylococcus aureus Staphylococcus epidermidis (Oxacillin-empfindlich)	Flucloxacillin[4] + Gentamicin + Rifampicin oder Fosfomycin	3 × 4 g 3 × 80 mg 3 × 300 mg p.o. 3–4 × 5 g	Vancomycin + Gentamicin + Rifampicin oder Fosfomycin	2 × 1 g 3 × 80 mg 3 × 300 mg p.o. 3–4 × 5 g	≥ 6 2 ≥ 6 ≥ 6
Kunstklappen-Endokarditis: Staphylococcus aureus Staphylococcus epidermidis (Oxacillin-resistent)	Vancomycin + Gentamicin + Rifampicin oder Fosfomycin	2 × 1 g 3 × 80 mg 3 × 300 mg p.o. 3–4 × 5 g			≥ 6 2 ≥ 6 ≥ 6
HACEK Gruppe (s. Text)	Ceftriaxon	2 g			4

[1] Bei unkompliziertem Verlauf, Krankheitsdauer < 3 Monate und niedrigem Alter kann in Einzelfällen die Dauer der Penicillingabe auf 2 Wochen begrenzt werden, hierbei ist die zusätzliche Aminoglykosidgabe obligatorisch.
[2] Bei erhöhtem Risiko für Nephrotoxizität (Alter < 65 Jahre, Niereninsuffizienz) sollte kein Gentamicin eingesetzt werden, die Dauer der Penicillinbehandlung muß dann immer 4 Wochen betragen; die tägliche Einmalgabe von Gentamicin ist speziell bei Endokarditis in klinischen Studien wenig untersucht, scheint aber die gleiche Effektivität zu haben wie die mehrmals tägliche Gabe.
[3] Bestimmung der MHK mit Ausschluß einer hochgradigen Gentamicinresistenz (MHK > 2000 µg/ml) erforderlich.
[4] Bei Empfindlichkeit gegenüber Penicillin G (MHK ≤ 0,1 µg/ml) ist Penicillin G (3 × 10 Mio IE) anstelle von Flucloxacillin zu verwenden.

siko unterschieden (siehe Kapitel D Erkrankungen des Herzens und des Kreislaufs).

2.4 Infizierte Thrombose

Definition

Eine eitrige Thrombophlebitis ist gekennzeichnet durch eine bakterielle Entzündung der Venenwand und ist häufig von einer Thrombose und einer Bakteriämie begleitet.

Epidemiologie und Pathogenese

Der Hauptrisikofaktor für die Entstehung einer eitrigen Thrombophlebitis ist das Vorhandensein eines peripheren oder zentralen intravaskulären Katheters. Sie betrifft daher meist die oberflächlichen Venen der oberen Extremität, die Vena jugularis oder die Vena subclavia. Seltener sind die Venen im Beckenbereich oder der Sinus cavernosus betroffen. Zu einer bakteriellen Besiedlung des Thrombus kommt es entweder über die Haut im Bereich der Kathetereintrittsstelle oder hämatogen im Rahmen einer von einem anderen Fokus ausgehenden Bakteriämie. Bei Infektionen im Bereich des kleinen Beckens, z. B. bei einer Endometritis, oder nach einem septischen Abort kann es zu einer infizierten Thrombose des angrenzenden Venensystems kommen.
Die häufigsten Erreger sind *Staphylococcus aureus*, Enterobacteriaceae, vorwiegend aus den Gattungen *Klebsiella*, *Enterobacter* und *Proteus*, *Pseudomonas aeruginosa* (insbesondere bei Verbrennungspatienten) und Sproßpilze der Gattung Candida. Nicht selten ist eine Mischinfektion vorhanden.

Symptomatik

Fieber tritt in über 70% der Fälle auf. Lokale Infektionszeichen wie Schmerzen, Schwellung, Rötung und Überwärmung finden sich regelmäßig bei oberflächlicher eitriger Thrombophlebitis, dagegen nur bei etwa 30% der Patienten mit infizierter Thrombose im Bereich des zentralen Venensystems. Klinische Sepsiszeichen und positive Blutkulturen werden bei den meisten Patienten beobachtet. Charakteristisch für eine infizierte Thrombose ist das Auftreten septischer Lungenembolien mit der Ausbildung einer Infarktpneumonie. Bei einer infizierten Thrombose der Venen des kleinen Beckens können abdominelle Schmerzen, Übelkeit und Erbrechen hinzutreten, eine Bakteriämie wird dagegen seltener beobachtet.

Diagnostik

Die klinische Diagnose einer infizierten Thrombose insbesondere der zentralen Venen ist durch das Fehlen einer wegweisenden Symptomatik oft erschwert. In vielen Fällen gelingt sie erst post mortem. Die Erkrankung sollte bei allen Patienten in Erwägung gezogen werden, bei denen kontinuierlich positive Blutkulturen auch nach Entfernen des Katheters und trotz adäquater antibiotischer Therapie auftreten. Weitere Hinweise ergeben sich durch Nachweis einer Thrombose im Bereich der zentralen Venen mit Hilfe bildgebender Verfahren sowie durch den radiologischen Nachweis herdförmiger, mit septischen Lungenembolien vereinbarer Verschattungen.

Therapie

Eine infizierte Thrombose als Komplikation einer katheterassoziierten Infektion macht die **Entfernung des Katheters, eine therapeutische Heparinisierung sowie eine hochdosierte Antibiotikatherapie** erforderlich, die sich nach der Art und der Empfindlichkeit des nachgewiesenen Erregers richtet. Zur erforderlichen Therapiedauer gibt es keine gesicherten Daten. Bei einer Infektion mit *Staphylococcus aureus* wird eine mindestens dreiwöchige Therapie empfohlen. Bei oberflächlicher eitriger Thrombophlebitis und verzögertem Ansprechen auf eine antibiotische Therapie ist eine chirurgische Intervention in Form einer Exzision der betroffenen Vene erforderlich.

Literatur

1. Seifert H, Shah P, Ullmann U, et al. Sepsis – Blutkulturdiagnostik. In: Mauch H, Lütticken R, Gatermann S (Hrsg.) Qualitätsstandards in der mikrobiologisch-infektiologischen Diagnostik, 3. Im Auftrag der DGHM. Gustav Fischer, Stuttgart Jena Lübeck Ulm 1997
2. Kollef MH, Sherman G, Ward S, et al. Inadequate antimicrobial treatment of infections: a risk factor for hospital mortality among critically ill patients. Chest 115 (1999):462-474.
3. Rivers E, Nguyen B, Havstad S, et al. Early goal-directed therapy in the treatment of severe sepsis and septic shock. N Engl J Med 345 (2001): 1368-1377.
4. Mermel LA, Farr BF, Sherertz RJ et al. Guidelines for the management of intravascular catheter-related infections. Clin Infect Dis 32 (2001): 1249-72.
5. Durack DT, Lukes AS, Bright DK. New criteria for diagnosis of infective endocarditis. Am J Med 96 (1994): 200–209.
6. Mylonakis E, Calderwood SB. Infective endocarditis in adults. N Engl J Med 345 (2001): 1318-1330.
7. Bayer AS, Bolger AF, Taubert KA, et al. Diagnosis and management of infective endocarditis and its complications. Circulation 98 (1998): 2936-2948.

3 Infektionen der oberen Luftwege

3.1 Sinusitis

Definition und Basisinformation

Sinusitis ist eine Entzündung der Nasennebenhöhlenschleimhaut. Man unterscheidet Monosinusitis (einzelne Nebenhöhle) von Polysinusitis (mehrere) und Pansinusitis (alle). Von einer chronischen Sinusitis spricht man ab einer Krankheitsdauer von > 12 Wochen.

Pathophysiologie und Ätiologie

Leichte Verlaufsformen sind meist viral bedingt (Rhino-, Corona-, Adeno- oder Parainfluenza-Viren). Erreger der bakteriellen Sinusitis sind Pneumokokken (ca. 35%) und Haemophilus influenzae (ca. 20%); seltener sind Mischinfektionen (ca. 10%), Moraxella catarrhalis oder Staphylococcus aureus (jeweils ca. 5%). Die rhinogene bakterielle Nasennebenhöhlenentzündung folgt meistens dem viralen Schnupfen mit einer Latenz von 7–10 Tagen. Selten ist eine Kieferhöhlenentzündung dentogen bedingt (bis zu 5 %), noch seltener durch direkten Einstrom von infiziertem Wasser (Bade-Sinusitis).
Die chronische Sinusitis ist bakteriell bedingt; häufigster Erreger ist Staphylococcus aureus. Die chronische Sinusitis tritt mit der schleimig-eitrigen und serös-polypösen Form in zwei Varianten auf. Bei der serös-polypösen Form behindern Nasenpolypen die Atmung, bei der schleimig-eitrigen Form kommt es besonders morgens zu gehäuftem Schleimeiterausfluß in den Rachen.
Die teilweise sehr dünnen, knöchernen Begrenzungen der Nasennebenhöhlen beinhalten die Gefahr des Übergreifens einer bakteriellen Entzündung auf Umgebungsorgane, wie Meningen/Gehirn, Orbita, Sinus cavernosus und N. opticus. Der Bereich der Mündungen der Ausführungsgänge der Nasennebenhöhlen unter der mittleren Nasenmuschel wird als osteo-meatale Einheit bezeichnet und ist bei allen Sinusitisformen von entscheidender Bedeutung in Pathophysiologie und Therapie.

Symptomatik und Diagnostik

Subfebrile Temperaturen oder Fieber sowie Schmerzen im Projektionsbereich der jeweiligen Nasennebenhöhle sind typisch. Schwierigkeiten kann die klinische Diagnostik der Keilbeinhöhlenentzündung bereiten. Bei unklarer Beschwerdesymptomatik Röntgenaufnahmen der NNH sinnvoll, ggf. CT- oder (besser) MRT-Scans in coronarer Schnittführung.

Therapie

Die Primärtherapie ist symptomatisch (**Empfehlunsggrad A; 2**) mit abschwellenden Nasentropfen (Gewährleistung des Sekretablaufes und die Belüftung der Nasennebenhöhlen); nur bei Unwirksamkeit und eitrigem Sekret Gabe von Antibiotika (primär Aminopenicilline) über 5–7 Tage. Bei chronisches Sinusitis und Versagen der konservativen Therapie Spülung (Sinusitis maxillaris) oder operative Behandlung mit Sanierung der osteo-meatalen Einheit.
Die Therapie der serös-polypösen Form ist primär operativ. Die Wertigkeit von Steroid-Nasensprays ist unklar.

3.2 Otitis media

Otitis media ist der Sammelbegriff für alle entzündlichen Erkrankungen des Mittelohres unabhängig von ihrer Genese und Dauer. Es wird zwischen Otitis media acuta, der rezidivierenden akuten Otitis media, der chronischen Otitis media sowie der Otitis media mit Erguß (Synonyma: seromucöse Otitis media, chronisch-sekretorische Otitis media, Seromucotympanon, Serotympanon, chronischer Tubenmittelohrkatarrh, chronische exsudative Otitis media, Paukenerguß) unterschieden.

3.2.1 Akute Otitis media

Basisinformation

Die akute Otitis media tritt gehäuft in Zusammenhang mit oder kurz nach Infektionen der oberen Luftwege auf. Sie ist häufig bei Kindern, selten bei Erwachsenen. Sie ist meist viral bedingt; bei bakterieller Genese kommt es zum eitrigem Erguß im Mittelohr mit Vorwölbung des Trommelfells und Gefahr der Trommelfellperforation; selten sind weitere Komplikationen wie Mastoiditis, Sinus sigmoideus-Thrombose, Meningitis, Hirnabszess, Labyrinthitis mit Vestibularis- und/oder Cochleaausfall, Fazialisparese. Folge der viral-katarrhalischen Otitis media kann auch ein chronischer Paukenerguß sein.

Symptomatik und Diagnose

Kardinalsymptom ist der einseitige Schmerz in der Tiefe des Ohres von pulsierendem Charakter. Zusätzlich können Fieber und eine homolaterale Schallleitungsschwerhörigkeit bestehen. Die Diagnose wird klinisch nach Otoskopie gestellt.

Therapie

Symptomatisch bei der viral-katarrhalischen Form (Analgetika und abschwellenden Nasentropfen). Bei schwerem Krankheitsbild mit Verdacht auf eitrige akute Otitis media sollte aufgrund der möglichen Komplikationen zusätzlich antibakteriell (Aminopenicilline oder Oralcephalosporine) behandelt werden (**Empfehlungsgrad C; 1**).

Komplikation: Mastoiditis

Meist als Begleit-Mastoiditis. Problematisch bei Einschmelzung von knöchernen Zellsepten. In solchen Fällen Ausbildung einer retroaurikulären entzündlichen Schwellung, später Subperiostalabszeß mit entsprechender Fluktuation und Rötung sowie einem abstehenden, tieferstehenden Ohr. Schweres

Krankheitsgefühl mit Leukozytose und Fieber. Bestätigung der klinischen Diagnose durch die Röntgenaufnahme nach Schüller oder Computertomographie. Die Therapie ist chirurgisch mit begleitender Antibiotikagabe.

3.2.2 Chronische Otitis media

Basisinformation

Die chronische Mittelohrentzündung ist durch einen zentralen Trommelfelldefekt charakterisiert, der über einen Zeitraum von mindestens 2 Monaten besteht. Die Trommelfellperforation nimmt im Laufe der Erkrankung zu. Ursache ist eine Tubendysfunktion: die Tubenfunktion wird durch den Defekt im Trommelfell ersetzt.

Symptomatik und Diagnose

Es besteht eine eitrige Sekretion; die Diagnose wird mikrootoskopisch gestellt. Die Perforation ist zentral. In Abhängigkeit von Größe und Lokalisation der Trommelfellperforation besteht eine Schalleitungsschwerhörigkeit; bei längerer Anamnese oft zusätzliche Innenohrschwerhörigkeit.

Therapie

Definitive Therapie durch mikrochirurgische Rekonstruktion von Trommelfell und ggf. Schalleitungskette. Gezielte Antibiotikatherapie notwendig.

Tabelle L-3-1 Erreger der Pharyngotonsillitis.

Häufig	
Viren	Bakterien
Rhinovirus	A-Streptokokken
Coronavirus	
Adenovirus	
Parainfluenzavirus	
Epstein-Barr Virus	

Selten	
Herpes simplex Virus	C- oder G-Streptokokken
Coxsackievirus A	Anaerobier-Mischinfektion
Cytomegalovirus	(Angina Plaut-Vincenti)
HIV	Neisseria gonorrhoeae
Influenza-Virus	Corynebacterium diphtheriae
	Arcanobacterium haemolyticum
	Yersinia enterocolitica
	Francisella tularensis
	Treponema pallidum (Syphilis)
	Mycoplasma pneumoniae
	Chlamydia pneumoniae

3.3 Akute Pharyngitis/Pharyngotonsillitis

Es handelt sich um eine Entzündung der Schleimhäute des Epi-, Meso- und Hypopharynx durch Viren oder Bakterien (Tabelle L-3-1). Unter den häufigen Ursachen ist die Infektion durch A-Streptokoken diejenige, bei der eine klare Behandlungsindikation besteht. Sind die Tonsillen vorhanden, handelt es sich meist um eine Tonsillopharyngitis. Die Häufigkeit von A-Streptokokken als Erreger der Tonsillopharyngitis bei Erwachsenen beträgt 5–10%.

Symptomatik und Diagnose

Symptome sind Abgeschlagenheit, Müdigkeit, Fieber sowie Schluckschmerzen. Bei der häufigen viralen Pharyngitis besteht eine Rötung der Schleimhäute; das Vorhandensein weißer oder weißlich-gelber, nicht konfluierender kleiner fibrinöser Beläge läßt auf A-Streptokokken schließen; das Fehlen von Belägen schließt A-Streptokokken jedoch nicht aus. Die Diagnose wird klinisch gestellt. Bei Schulkindern mit typischer Symptomatik sowie bei Erwachsenen mit hochgradigem Verdacht auf bakterielle Genese wird ein A-Streptokokkennachweis durch Schnelltest und/oder Kultur empfohlen.

Therapie

Bei Nachweis von A-Streptokokken Gabe eines Oralpenicillins (Dosierung bei Erwachsenen, 3 × 1 Mio IE) über 10 Tage (**Empfehlungsgrad B; 1, 2**). Alternativ Oralcephalosporine oder Erythromycin; sonst symptomatische Therapie.

Literatur

1. Arzneimittelkommission der deutschen Ärzteschaft. Akute Atemwegsinfektionen. Therapieempfehlungen der Arzneimittelkommission der deutschen Ärzteschaft/AVP-Sonderheft, 2. Auflage, Köln, Juli 2002.
2. Bisno AL, Gerber MA, Gwaltney JM, et al: Practice guidelines for the diagnosis and management of group A streptococcal pharyngitis. Clin Infect Dis 35 (2002) 113-125.

4 Mononukleoseähnliche Infektionskrankheiten

4.1 Infektiöse Mononukleose

Definition und Basisinformation

Die infektiöse Mononukleose ist eine selbstlimitierende, akute Erkrankung nach Infektion durch das Epstein-Barr-Virus (EBV). EBV ist ein doppelsträngiges DNA-Virus und weist einen Tropismus für Epithelzellen des Nasopharynx und B-Lymphozyten auf. Es besteht eine lebenslange latente Infektion, die durch CD8+-B-Lymphozyten kontrolliert wird. EBV ist an der Pathogenese des endemischen Burkitt-Lymphoms beteiligt. Es kann Auslöser von polyklonalen Lymphoproliferationen nach Organ- oder Knochenmarktransplantation sein. Eine Beteiligung von EBV an der Entstehung des virusassoziierten Hämophagozytose-Syndroms, von Leiomyosarkomen bei immundefizienten Patienten, von Nasopharynxkarzinomen und HIV-assoziierten malignen Lymphomen wird vermutet.
EBV wird durch Speichel übertragen. Das einzige Reservoir ist der Mensch. 90% der über 40-jährigen Deutschen sind infiziert. Die Erkrankung ist ubiquitär, die jährliche Inzidenz liegt bei 30–50/100 000. Bei schlechten sozioökonomischen Bedingungen erfolgt die Durchseuchung bereits früh in der Kindheit, bei guten sozialen Bedingungen und in entwickelten Ländern erst im Jugend- und frühen Erwachsenenalter. Eine vertikale Infektion spielt keine Rolle. Die Inkubationszeit ist lang (30–50 Tage), der Manifestationsindex im Kindesalter niedrig (10%) und im Jugendalter höher (50–70%). Die Patienten können über einen langen Zeitraum und rezidivierend infektiös sein. Die natürlich erworbene Immunität ist protektiv.

Symptomatik

Nach einer kurzen Prodromalphase kommt es zeitgleich zu Fieberanstieg und zervikal betonten Lymphknotenschwellungen. Die Patienten sind abgeschlagen, haben Halsschmerzen und Kopfschmerzen. Es besteht eine exsudative Pharyngitis, die Beläge bleiben auf die Tonsillen beschränkt und bluten beim Abstreifen nicht. Am Hinterrand des harten Gaumens bildet sich ein oft hämorrhagisches Enanthem. Es kann eine deutliche Hepatosplenomegalie vorliegen, gelegentlich mit Ikterus. Das Fieber kann 14 Tage oder länger anhalten.
Komplikationen betreffen das Nervensystem (milde Meningoenzephalitis, Mononeuritis, Guillain-Barré-Syndrom). Selten kommt es zu Milzruptur, interstitieller Pneumonie und Herz-Rhythmusstörungen. Bei Ampicillintherapie tritt in fast 100% ein stammbetontes makulopapulöses Exanthem auf, ohne antibiotische Therapie nur bei 10% der Patienten.

Es besteht eine mäßige Leukozytose mit relativer und absoluter Lymphozytose; mindestens 10% der Lymphozyten weisen eine erhöhte Kern-Zytoplasma-Relation, eine deutliche Basophilie sowie einen großen gelappten Kern auf und sind charakteristisch vakuolisiert („lymphomonozytäre" Zellen). Weitere Blutbildveränderungen sind eine mäßige Thrombozytopenie, gelegentlich auch Panzytopenie. Im Kindesalter tritt die EBV-Infektion nicht selten unter dem Bild einer Infektion der oberen Atemwege mit zusätzlichen gastrointestinalen Symptomen in Erscheinung. Bei Primärinfektion von Patienten mit schweren Immundefekten und bei der X-linked lymphoproliferative disease kann es zu fatalen Verläufen kommen.

Diagnostik

Die Diagnose wird durch klinisches Bild, Blutausstrich und heterologe Agglutination (Mononukleose-Schnelltest) gestellt. Bei allen klinisch typischen Fällen mit typischem Blutbild, positivem Mononukleose-Schnelltest und erhöhter GPT reicht dies zur Diagnostik aus. Bei unklaren oder untypischen Fällen erfolgt die Sicherung oder der Ausschluß einer akuten EBV-Infektion durch spezifische EBV-Serologie (Anti-EBNA-1, VCA-IgG im IFT oder ELISA, oder Immunoblot/Lineassay, siehe Tabelle L.4-1):
– Bei einer akuten EBV-Infektion ist VCA-IgG immer positiv (niedrigavide).
– VCA-IgM ist kein guter Marker für eine akute Infektion.
– Ein negativer Anti-EBNA-1-Befund (bei gleichzeitig positivem VCA-IgG) ist hochverdächtig für eine akute EBV-Infektion; Anti-EBNA-1 wird bei ca. 5% aller Infizierten niemals gebildet und bei Suppression des zellulären Immunsystems kann Anti-EBNA-1 verloren werden. Die Fälle mit negativem Anti-EBNA-1 und positivem VCA-IgG können durch eine Bestimmung des p18-IgG im Immunoblot oder Lineassay mit rekombinanten

Tabelle L.4-1 Interpretation der Ergebnisse der EBV-Serologie bei Bestimmung von VCA-IgG und Anti-EBNA-1. Alternativ kann der Befund durch eine einzige Bestimmung im Immunoblot/Lineassay (IgG) erhoben und in komplizierteren Fällen durch Aviditätsbestimmung in diesem Testsystem abgesichert werden.

VCA-IgG	Anti-EBNA-1	Interpretation
negativ	negativ	bei dringendem Verdacht Kontrolleinsendung in einer Woche empfehlen
positiv	positiv	Ausschluß einer frischen EBV-Infektion
positiv	negativ	Klärung durch p18-IgG-Status im Immunoblot oder Lineassay (deutlich positives p18-IgG schließt frische EBV-Infektion aus)

Antigenen endgültig beurteilt werden. p18-IgG stellt in diesem Testsystem einen späten Marker dar, der im Gegensatz zu Anti-EBNA-1 bei Immunsuppression nicht verloren wird und der bei Personen mit fehlender Anti-EBNA-1-Bildung auftritt. Die Sicherheit der serologischen Aussage kann bei speziellen Fragestellungen zusätzlich durch das Einbeziehen der Aviditätsbestimmung erhöht werden. Der Immunoblot könnte zukünftig die Immunfluoreszenz-Teste als Basisdiagnostik ablösen (1). Ein positiver Anti-EBNA-1-Befund (bei gleichzeitig positivem und hochaviden VCA-IgG) stellt den sichersten Ausschluß einer akuten EBV-Infektion dar.

Der Nachweis der EBV-DNA im Liquor zur Diagnostik EBV-assoziierter neurologischer Komplikationen sowie die Quantifizierung der EBV-Viruslast im Serum als Monitoring von EBV-assoziierten Erkrankungen mittels PCR ist derzeit noch keine Routinemethodik.

Differentialdiagnose

Neben den in diesem Kapitel genannten Erkrankungen (CMV, Toxoplasmose, HIV) werden mononukleoseähnliche Syndrome selten durch andere Viruserkrankungen (HSV-2, Varicella-Zoster-Virus, HHV-6, Röteln, Adenoviren, Hepatitis A und B) oder die glanduläre Verlaufsform der Listeriose verursacht. Eine eitrige Pharyngitis muß an eine Diphtherie und an eine Streptokokken-Angina denken lassen. Gelegentlich kann eine Abgrenzung von einer akuten Leukämie mittels Knochenmarkaspirationszytologie notwendig erscheinen.

Therapie und Verlauf

Virustatika sind klinisch unwirksam. Die Therapie erfolgt rein symptomatisch.

4.2 Zytomegalievirusinfektion

Definition und Basisinformation

5% aller mononukleoseähnlichen Syndrome gehen auf Primärinfektionen durch das Zytomegalievirus (CMV) zurück, das zur Subfamilie der β-Herpesviren gehört. Die CMV-bedingte Mononukleose ist klinisch nicht von der EBV-bedingten Form zu unterscheiden; die CMV-Primärinfektion ist jedoch häufiger durch eine milde Bi- oder Panzytopenie charakterisiert. Es besteht eine lebenslange latente Infektion. Der Latenzort ist nicht bekannt. Neben den symptomatischen Primärinfektionen des immunkompetenten Kindes oder Erwachsenen spielen intrauterine Infektionen und sehr schwer verlaufende Erstinfektionen oder Reaktivierungen bei Immunsuppression eine große Rolle.

Epidemiologie

Die CMV-Infektion ist weltweit verbreitet. In Mitteleuropa sind 40–70% der erwachsenen Bevölkerung infiziert. Der Durchseuchungsgrad hängt vom Alter (Anstieg perinatal und im Jugendalter) und von den sozioökonomischen Verhältnissen ab. Das einzige bekannte Reservoir ist der Mensch. Infektiös sind Blut, Speichel, Zervixsekret, Samenflüssigkeit, Muttermilch, Urin und Stuhl; die Infektion wird perinatal, durch Tröpfcheninfektion, Stillen, Geschlechtsverkehr, Bluttransfusionen und Organtransplantationen übertragen. Bei 1% aller Schwangeren kommt es zur Serokonversion während der Schwangerschaft, 50% der Kinder werden infiziert und 5% der infizierten Kinder tragen bleibende Schäden davon. Die Inkubationszeit beträgt 2–10 Wochen, die Infektiosität währt lange und kann – in Abhängigkeit von Immunsuppression – rekurrieren. Die erworbene Immunität ist protektiv.

Symptomatik

Die schwere intrauterin erworbene Infektion verläuft mit Exanthem, Hyperbilirubinämie, Hepatosplenomegalie, Thrombozytopenie, multiplen Organmanifestationen, Taubheit und intrazerebralen Verkalkungen.

Die CMV-Infektion des Kindes- und Erwachsenenalters kann unter dem Bild der infektiösen Mononukleose ablaufen (s. o.) mit Pharyngitis und Lymphadenopathie, gelegentlich mit Exanthem. Primärinfektionen können sich auch als Hepatitis, Kolitis oder unklares Fieber manifestieren, selten auch als Adrenalitis, Chorioretinitis und Myo-/Perikarditis.

Bei Immunsuppression sind interstitielle Pneumonie (nach Knochenmarktransplantation), Enterokolitis, Retinitis (HIV-Infektion) und Hepatitis die häufigsten Manifestationen. Bei transplantierten Patienten ist CMV assoziiert mit Organabstoßung, Immunsuppression und konsekutiver bakterieller oder Pilz-Infektion, mit opportunistischen Neoplasien und beschleunigter Atherosklerose nach Herztransplantation.

Diagnostik

Die CMV-Primärinfektion ist durch eine deutliche CMV-IgG- und IgM-Antwort gekennzeichnet (ELISA, KBR), während bei abgelaufener Infektion nur das CMV-IgG nachweisbar bleibt. Allerdings zeigen auch Reaktivierungen IgG-Titeranstiege und unter Umständen eine IgM-Reaktivierung. Bei immunsupprimierten Patienten (HIV, Organtransplantation) ist die Serologie unzuverlässig. Der Nachweis von viralen Strukturproteinen (pp65-Antigen) in Granulozyten des Patienten sagt das Auftreten einer CMV-Erkrankung voraus. Da die CMV-Infektion eine latente Infektion ist, hat nur die quantitative PCR eine Bedeutung in der klinischen Diagnostik, abgesehen von der Liquordiagnostik bei neurologischen Manifestationen. Quantitative Assays werden insbesondere in der Überwachung von Patienten nach Transplantation (z.B. nach allogener Stammzelltransplantation) als Entscheidungsbasis für eine präemptive Therapie eingesetzt.

Therapie

Bei immunkompetenten Patienten besteht keine Indikation zur Behandlung. Bei immunsupprimierten Patienten stehen als Therapeutika die Nukleosidanaloga Ganciclovir, das oral applizierbare Valganciclovir, Cidofovir sowie Foscarnet zur Verfügung.

4.3 Toxoplasmose

Definition und Basisinformation

Erreger ist das Protozoon *Toxoplasma gondii*. Die Primärinfektion verläuft akut und mündet in eine lebenslange latente Infektion (Zysten in Muskel, Leber, Hirn). Die immunologische Kontrolle ist T-Zell-abhängig. Reaktivierungen treten bei Immundefekten auf. Ein Sonderfall ist die intrauterin erworbene Infektion, die sich später als rezidivierende Chorioretinitis des älteren Kindes oder des Erwachsenen manifestieren kann.

Katzen sind der Endwirt dieser ubiquitären Zoonose. Die Infektion des Menschen (Zwischenwirt) erfolgt durch Aufnahme der umweltresistenten Zysten (Sandkasten, Gemüse), den Genuß von infiziertem Fleisch oder kongenital. Die Inkubationszeit ist länger als 1 Woche, 10–20% der Erwachsenen zeigen klinische Symptome. Eine Mensch-zu-Mensch-Übertragung existiert nicht. Die Seroprävalenz der Bevölkerung ist abhängig von der geographischen Lage und steigt mit dem Alter. Die kongenitale Infektion setzt die Infektion der Mutter während der Schwangerschaft voraus (0,1–1% aller Schwangerschaften); 25–50% der exponierten Feten werden infiziert. Im Gegensatz zu den anderen kongenital erworbenen Infektionen steigt das Risiko der Infektion mit dem Schwangerschaftsalter. Die natürlich erworbene Immunität bietet Schutz gegenüber einer Neuinfektion.

Symptomatik

Es entwickelt sich eine zervikal betonte, gelegentlich auch hiläre oder generalisierte Lymphadenitis mit Fieber, Nachtschweiß, Myalgien, Pharyngitis, Exanthem und Hepatosplenomegalie. Die Lymphknoten sind nicht verbacken und weich, zeigen keine Tendenz zur Einschmelzung und bieten histologisch das Bild der Lymphadenitis nach Piringer (nicht-verkäsende epitheloidzellreiche Granulome, Lymphknotenstruktur kann zerstört sein, lymphoide Hyperplasie, „unreife Sinushistiozytose"). Im Blutausstrich können atypische Lymphozyten beobachtet werden, die sich von der infektiösen Mononukleose durch ihre mehr lymphoplasmozytäre Differenzierung unterscheiden. Die Lymphadenitis kann lange anhalten, so daß die Abgrenzung zu malignen Prozessen dringlich wird (s. Diagnostik).

Organkomplikationen sind Hepatitis und Myokarditis. Bei seropositiven HIV-Infizierten tritt die Toxoplasmose-Enzephalitis mit multiplen Herden unter dem Bild neurologischer Herdsymptome und mit Fieber auf. Weiterhin können Retinitis, Pneumonie und generalisierte Verläufe beobachtet werden. Reaktivierungen kommen auch bei anderen Immundefekten (z.B. Organtransplantation) vor.

Diagnostik

Der Nachweis einer primären Infektion mit *Toxoplasma gondii* erfolgt durch Bestimmung von IgG- und IgM-Antikörpern. Die Seropositivität ist zweifelsfrei zu bestimmen, hingegen ist aufgrund der lang anhaltenden IgM-Antwort der genaue Infektionszeitpunkt retrospektiv nicht leicht festzulegen. Jede Frau sollte vor einer Schwangerschaft auf Toxoplasmose-Antikörper untersucht worden sein. Bei serologisch negativen Schwangeren sind Kontrolluntersuchungen notwendig. In Zweifelsfällen ist ein direkter Nachweis über die PCR aus dem Fruchtwasser möglich.

Bei Immundefekten, insbesondere bei T-Zell-Defekten, ist die serologische Diagnostik unzuverlässig. Eine Toxoplasmose-Enzephalitis ist allerdings ohne Nachweis von IgG sehr selten. Die Liquordiagnostik ist hier nicht zielführend, der Liquor ist unspezifisch verändert, Erreger sind im Liquor in der Regel nicht nachzuweisen, die PCR ist insensitiv. Daher stützt sich die Diagnose auf den Nachweis (multi)fokaler Veränderungen im CCT oder NMR. Die Diagnose wird durch die Besserung der klinischen Symptome gestützt.

Therapie und Verlauf

Bei immunkompetenten Patienten ist eine Therapie nur im Falle einer Schwangerschaft, einer Chorioretinitis oder einer schweren Organmanifestation (Hepatitis, Myokarditis) notwendig. Die Standardkombination besteht aus Pyrimethamin und einem Sulfonamid. In der Schwangerschaft sollte bis zur 16. Woche auf Pyrimethamin verzichtet werden (Teratogenität). Bei Reaktivierungen im Rahmen eines schweren Immundefekts (HIV-Infektion, Knochenmarktransplantation, Organtransplantation) wird ebenfalls die Kombination Pyrimethamin/Sulfonamid eingesetzt. Eine Alternative zum Sulfonamid ist Clindamycin. HIV-infizierte Patienten müssen eine Sekundärprophylaxe erhalten. Eine Prophylaxe der *Pneumocystis-carinii*-Pneumonie mit Co-trimoxazol verringert das Risiko einer Toxoplasmose.

Verlaufskontrollen

Klinische Verlaufsparameter sind entscheidend.

4.4 Katzenkratzkrankheit

Definition und Basisinformation

Die Katzenkratzkrankheit ist eine selbstlimitierende Erkrankung, die nach Verletzungen durch Katzen mit einer regionalen Lymphadenopathie und seltener mit anderen Organmanifestationen einhergeht. Erreger ist in erster Linie *Bartonella henselae*, ein gramnegatives, schwer kultivierbares Stäbchenbakterium, das taxonomisch mit den Rickettsien verwandt ist. Durch denselben Erreger wird die bazilläre Angiomatose bei HIV-infizierten Patienten hervorgerufen.

Epidemiologie

Die Erkrankung tritt weltweit vor allem bei jungen Patienten in den Wintermonaten auf. Die Inkubationszeit ist länger als eine Woche (DD Pasteurellose), 90% der Patienten haben Kontakt zu Katzen, eine Übertragung von Mensch zu Mensch existiert nicht. Die Seroprävalenz liegt bei 30%, die jährliche Inzidenz in den USA zwischen 1 und 5/100 000. Es gibt eine beruflich bedingte Prädisposition bei Umgang mit Katzen. Das natürliche Reservoir wird von Hauskatzen gebildet.

Symptomatik

Ein bis drei Wochen nach einer Kratz- oder Bißwunde tritt eine ausgeprägte regionale, granulomatöse, in einzelnen Fällen spontan drainierende Lymphadenopathie mit niedriggradigem Fieber auf. Der Primäraffekt ist oft noch nachweisbar. Bei Kontakt im Bereich der Augen ist das Parinaud-Syndrom zu beobachten (Konjunktivitis, präaurikuläre Lymphadenopathie). Seltene Komplikationen sind langanhaltendes Fieber, Osteomyelitis, Hepatitis, herdförmige Pneumonie, Enzephalitis, Uveitis/Chorioretinitis und Endokarditis. Bei HIV-infizierten Patienten sind länger andauernde febrile Episoden häufiger. Dabei kann es zu chronischen angioproliferativen Läsionen in Haut, Lymphknoten und Organen (bazilläre Angiomatose, Peliosis hepatis) kommen.

Diagnostik und Differentialdiagnose

Der kulturelle Nachweis der Erreger aus den entsprechenden Läsionen ist möglich. Histologisch können die Erreger durch die Färbung nach Warthin-Starry dargestellt werden. Die führende Methode ist die Serologie; allerdings kann bei Erkrankungsbeginn die spezifische IgM-Antwort nicht mehr nachweisbar sein, so daß hohe IgG-Titer als Nachweis der Primärinfektion gewertet werden (2). Ein Nachweis der Erreger durch die PCR ist ebenfalls möglich. Differentialdiagnostisch kommen bei Tierkontakt Pasteurellose, Tularämie, jede andere bakterielle Lymphadenitis, Tierpocken in Betracht; weiterhin DD des Primärkomplexes (Lymphogranuloma venereum, Lues), Lymphknotentuberkulose.

Therapie und Verlauf

Eine medikamentöse Therapie ist bei unkomplizierten Fällen ohne nachgewiesenen Nutzen. Als wirksam in vitro sowie bei Komplikationen gelten in erste Linie Makrolide und Fluorochinolone. Verlaufskontrollen klinisch.

4.5 Akutes retrovirales Syndrom

Basisinformation

Die Inzidenz neuer Infektionen mit dem Human Immunodeficiency Virus (HIV) in Deutschland beträgt ca. 2000 pro Jahr. Die Übertragung erfolgt vornehmlich über Geschlechtsverkehr, Blut (i.v. Drogengebraucher) oder (selten) Blutprodukte und perinatal (weitere Basisinformationen s. Kap. L HIV-Infektion und AIDS). Die HIV-Primärinfektion verläuft klinisch häufig mononukleoseähnlich und ist aufgrund der Gesamtprognose, aber auch der Infektiosität für Sexualpartner hierbei eine wichtige Differentialdiagnose.

Symptomatik

Zehn Tage bis mehrere Wochen nach Infektion weisen 40–90% der Infizierten grippeähnliche Symptome mit Fieber, Lymphadenopathie, Pharyngitis und einem Exanthem auf. Seltener treten auch neurologische Symptome wie Radikulitis, Meningitis, Guillain-Barré-Syndrom auf. Meist kommt es innerhalb weniger Tage bis Wochen zur Spontanremission. Es kann bereits in dieser Phase zu einer schweren, passageren Verminderung der CD4-Helferzellen und damit zu einem Immundefekt mit dem Risiko opportunistischer Infektionen kommen. Das Auftreten einer akuten HIV-Krankheit verschlechtert möglicherweise die Langzeitprognose im Sinne einer beschleunigten Progression. Im Labor typisch sind Blutbildveränderungen, meist eine deutliche Bi- oder Trizytopenie.

Diagnostik

HIV-Antikörper sind nicht nachweisbar und die Diagnose damit weder zu sichern noch auszuschließen. Die Methode der Wahl ist der Genomnachweis mittels PCR. Meist ist HIV-RNA im Plasma in hoher Kopiezahl nachweisbar; gelegentlich ist die Diagnose lediglich mittels HIV-Provirus-DNA-PCR in peripheren Blutzellen zu sichern.

Therapie

Die Wirksamkeit einer antiretroviralen Therapie ist in diesem Stadium nicht gesichert. Die positiven Resultate einiger Studien haben jedoch zu der Empfehlung geführt, eine Kombinationstherapie in diesem Stadium einzuleiten (s.a. Kap. L HIV-Infektion und AIDS), insbesondere bei hoher Virusreplikation und/oder klinischen Komplikationen (3). Zuverlässige Langzeitdaten fehlen jedoch. Therapieevaluation und Entscheidung über die Therapiedauer sollten in einem erfahrenen HIV-Behandlungszentrum erfolgen.

Literatur

1. Bauer G. Simplicity through complexity: immunoblots with recombinant antigens as the new gold standard in Epstein Barr virus serology. Clin Lab 47 (2001) 223–230.
2. Ridder GJ, Boedeker CC, Technau-Ihling K, et al.. Role of cat-scratch disease in lymphadenopathy in the head and neck. Clin Infect Dis 35 (2002) 643–649.
3. Guidelines for using antiretroviral agents among HIV-infected adults and adolescents. Recommendations of the Panel on Clinical Practices for Treatment of HIV. MMWR Morb Mortal Wkly Rep 61 (2002) (RR-7) 1–55.

5 Spezielle Infektionskrankheiten des Respirationstrakts

5.1 Influenza

Definition und Basisinformation

Die Influenza ist eine durch Orthomyxoviren (Typen A, B und C) verursachte, akute, endemisch, epidemisch oder pandemisch auftretende Allgemeininfektion, die in besonderer Weise die Schleimhäute des gesamten Respirationstrakts betrifft und die vor allem durch bakterielle Komplikationen gekennzeichnet ist.

Influenzaviren unterliegen einer hohen genetischen Variabilität. Beim Virustyp A spielt hierbei die Reassortion der Hüllen-Hauptantigene Hämagglutinin (H) und Neuraminidase (N) die Hauptrolle. Doppelinfektionen mit aviären Influenzaviren im Schwein führen zu einem neuen Genarrangement und damit Subtyp (Shift), für den dann beim Menschen weltweit Empfänglichkeit bestehen kann. Innerhalb eines Subtyps kommen zusätzliche genetische Veränderungen vor, die interpandemisch Erkrankungswellen auslösen können.

Pandemien (nur Typ A) mit Millionen von Todesopfern treten etwa alle zehn bis 30 Jahre auf. Hauptsaison: Dezember bis April, Erregerübertragung durch Tröpfchen, Inkubationszeit 12–72 Stunden, klinische Apparenz ca. 50%, häufig abortive Verläufe.

Symptomatik

Begleitet von Niesreiz plötzliches Einsetzen von Kopf-, Gelenk- und Gliederschmerzen (lumbosakral, dorsal, Schultergürtel); innerhalb weniger Stunden steil ansteigende Körpertemperatur, die sich auf eine febrile bis hochfebrile Kontinua einstellt (Dauer: 3–5, seltener 7–10 Tage); ungewöhnlich stark beeinträchtigtes Allgemeinbefinden: Schwäche, Inappetenz, Übelkeit, Schwindel, Kollapsneigung, klebriger Schweiß. Im Verlauf oft quälender trockener Husten, Halsschmerzen.

Körperliche Befunde: gedunsenes Gesicht von lilaroter Farbe mit zyanotisch wirkenden Lippen, stärker injizierte Konjunktiven, Lidrandkrusten, Periorbitalbereich verschwollen, bläulichrote Schwellung des Rachenrings, rautenförmiges geflecktes, manchmal auch hämorrhagisches Enanthem des weichen Gaumens, das mit flammender Rötung auf Gaumenbögen und Uvula übergreifen kann.

Haut des gesamten Körpers vermehrt gerötet, gelegentlich flüchtiges kleinfleckiges Exanthem. Oft meningeale Reizerscheinungen, häufig Herpesrezidiv im Gesichtsbereich, mitunter relative Bradykardie.

Besondere Influenzamanifestationen:
- Laryngotracheobronchitis (Pseudokrupp der Kleinkinder)
- Bronchiolitis
- interstitielle Pneumonie
- foudroyant verlaufende hämorrhagische Pneumonie, gelegentlich mit hämorrhagischem Lungenödem
- Myokarditis

Die Existenz einer Influenzaenzephalitis wird kontrovers beurteilt.

Diagnostik

BSG normal bis (beim unkomplizierten Verlauf) mäßig beschleunigt. Leukozyten normal bis gering erhöht, nach akuter Phase gelegentlich auch Leukopenie, Differentialblutbild uncharakteristisch.

Spezifische Diagnostik

Mehr für epidemiologische Zwecke geeignet als für den konkreten Fall, weil aussagekräftige Untersuchungsergebnisse nicht vor sieben bis zehn Tagen vorliegen können: Virusanzucht aus Gurgelwasser oder Nasensekret innerhalb der ersten drei Krankheitstage. Nachweis eines deutlichen Titeranstiegs spezifischer Antikörper (z.B. Hämagglutinationshemmtest – HHT) in gepaarten Seren von mindestens sieben bis zehn Tagen Abstand.

Therapie der unkomplizierten Influenza

Chemotherapie

Bei Behandlungsbeginn innerhalb der ersten beiden Tage kann Zanamavir die Symptomdauer der Influenza um etwa einen Tag verkürzen. Nur bei älteren Menschen und Patienten mit chronischen Grunderkrankungen wird eine Therapie empfohlen **(Empfehlungsgrad B, 4, 5, 6, 7)**. Dabei wird die Erkrankungshäufigkeit von Kontaktpersonen reduziert. Die Impfung bleibt jedoch Mittel der Wahl, um die Influenza-Sterblichkeit zu reduzieren.

Unspezifische Therapie

Bettruhe bis zur Entfieberung, körpertemperaturadaptierte Flüssigkeits- und Elektrolytzufuhr. Bei hohem Fieber und Verlusten durch Transpiration kann der Bedarf vier Liter täglich übersteigen!. Antipyretische Maßnahmen sind nur bei zerebrovaskulär oder kardiopulmonal vorgeschädigten oder alten Patienten sinnvoll (Wadenwickel, Paracetamol, Metamizol); keine Salizylate bei Kindern (Reye-Syndrom). Nachteile jeglicher Antipyrese: zusätzlicher Wasser- und Elektrolytverlust, Verzicht auf temperaturabhängige Viruzidie, Verschleierung etwaiger eitriger Komplikationen, Nebenwirkungen der eingesetzten Substanzen. Thromboseprophylaxe! Je nach Bedarf auch Sekretolytika, Antitussiva, Bronchospasmolytika.

Irrationale Therapie

Schwitzkuren, heiße alkoholische Getränke, hochdosige Vitaminzufuhr, Chinin.

Antibiotika sind bei der unkomplizierten Influenza kontraindiziert; sie verhindern keine bakteriellen Komplikationen. Ausnahme: Präventive Chemotherapie bei vorbestehenden bakteriellen Infektionen, speziell der unteren Luftwege.

Komplikationen

Die Gefahr der Influenza beruht auf ihrer hohen Neigung zu bakteriellen Komplikationen durch Staphylococcus aureus, A-Streptokokken, Pneumokokken und Haemophilus:
- Angina tonsillaris
- Sinusitis
- Otitis media
- Bronchopneumonie, nicht selten abszedierend oder mit Pleuraempyem einhergehend
- Lobärpneumonie.

Es kann zu einer Aktivierung chronischer Infektionen (Sinusitis, Bronchitis, Tuberkulose, Herpes labialis, Herpes zoster) kommen.

Differentialdiagnose

Außerhalb epidemischer Häufungen ist die klinische Diagnose schwierig und unzuverlässig. Die Abgrenzung gegen ähnlich verlaufende virale, bakterielle und andere Infektionen (s. u.) ist in der Initialphase klinisch kaum möglich. Charakteristisch für die Influenza sind:
- plötzlicher Beginn
- schwere Beeinträchtigung des Allgemeinbefindens
- Fehlen jeglicher manifester Organbeteiligungen

Die unzutreffende Influenzadiagnose wiegt wesentlich weniger als die fälschliche Etikettierung unklarer fieberhafter Zustände als Influenza!

Prävention

Immunprophylaxe: regelmäßige herbstliche Impfung mit handelsüblichen (epidemietypangepaßten) Impfstoffen. Die Impfstoffzusammensetzung wird in jedem Jahr aktualisiert. Die für die jeweilige Saison empfohlene Stammzusammensetzung sowie die zugelassenen Impfstoffe finden sich auf der Webseite des Paul Ehrlich-Instituts (http://www.pei.de). Bei der Stammbezeichnung, z.B. A/New Caledonia/ 20/99(H1N1), bezeichnen die Buchstaben A und B die Virustypen, der Ortsname bezieht sich auf den Ort der Virusisolierung; die erste Ziffer gibt die Nummer des jeweils isolierten Stamms an, die zweite bezieht sich auf das Isolierungsjahr; bei Influenza A folgt noch in Klammern die Subtyp-Bezeichnung (z.B. H1N1), wobei H und N die Abkürzungen für die beiden wichtigsten Proteine der Virushülle (Hämagglutinin bzw. Neuraminidase) sind.

Expositionsprophylaxe (Meiden von Menschenansammlungen, Mund-Nase-Schutz): zu Epidemiezeiten weitgehend wirkungslos, weil erregerhaltige Aerosole dann ubiquitär sind. Medikamentöse Prophylaxe bei Ausbrüchen: mit Amantadin (100 mg täglich über 10–14 Tage) möglich gegen Virustyp A, als zeitlich begrenzte Maßnahme mit simultaner aktive Immunisierung; alternativ ist auch bei Ausbrüchen eine Chemoprophylaxe mit Zanamavir simultan mit Impfung wirksam (**Empfehlungsgrad C; 4, 5, 6**).

Influenzaähnliche Syndrome

Sammelbegriff für akute Krankheitszustände, die durch katarrhalische Symptome, Halsschmerzen, Husten und Fieber gekennzeichnet sind, aber epidemiologisch und serologisch nicht als Influenza zu identifizieren sind. Ätiologisch stehen Viren im Vordergrund (abhängig vom Lebensalter: Parainfluenza-, Picorna-, Corona-, Adeno-, Herpesviren). Eine weiter gefaßte Definition bezieht nahezu alle akuten Infektionssyndrome, besonders aber typhoides Fieber, Brucellose, Leptospirose, Endocarditis lenta, Mykoplasmose, Rickettsiose, Psittakose, infektiöse Mononukleose und z.B. auch Hantavirusinfektionen ebenso mit ein wie durch Fieber und Myalgien charakterisierte Zustandsbilder (z.B. Polymyalgia rheumatica u. a. Autoimmunprozesse).

Bezeichnungen wie influenzaähnlich (oder „-like"), grippal, grippoid u. ä. (s. u.) haben eigentlich keine Daseinsberechtigung, weil schon die Bezugsdiagnose Influenza klinisch nur verdachtsweise zu stellen ist.

5.2 Mykoplasma pneumoniae-Infektion

Erreger und Epidemiologie

Mykoplasma gehört wie Ureaplasma zur Gattung Mycoplasmataceae. Von den 60 Arten sind in erster Linie drei Arten (M. pneumoniae, M. hominis und U. urealyticum) für die Infektion des Menschen relevant. Die Infektion mit M. pneumoniae erfolgt aerogen. Ansammlungen von Menschen in engen Räumen begünstigen die Übertragung. Die Kontagiosität ist insgesamt aber gering. Häufungen in der kalten Jahreszeit.

Der Anteil mykoplasmabedingter Pneumonien am Gesamtaufkommen aller Lungenentzündungen macht ca. 15% aus. Jenseits des 40. Lebensjahres ist die Mykoplasmenpneumonie selten. Zu diesem Zeitpunkt besteht offensichtlich eine stille Feiung durch eine inapparent durchgemachte Infektion. Der Name „primär atypische Pneumonie" ist allein der Mykoplasmenpneumonie vorbehalten.

Mykoplasmen haben Einfluß auf das Immunsystem durch Bildung von Kälteagglutininen, durch polyklonale B-Zellaktivierung, Bildung zirkulierender Immunkomplexe, Unterdrückung der Tuberkulinreaktion.

Symptomatik

Die Krankheit beginnt relativ plötzlich mit hohen Temperaturen ohne Schüttelfrost, um sich auf dem Niveau einer Kontinua um 39 °C zu halten. Es stellt sich schnell ein quälender, unproduktiver Reizhusten ein, der pertussisähnlich zum Erbrechen führen kann. Dieser Reizhusten kann die eigentliche pneumonische Infiltration lange überdauern. Häufig wird über Kopf- und Ohrenschmerzen geklagt.

Perkutorisch läßt sich meist eine diskrete Dämpfung feststellen, während Auskultationsphänomene, aufgrund der interstitiellen Manifestation, selten sind. Röntgenologisch überrascht dann oft die Massivität der Infiltration, die segmentär, lobär oder diffus fleckig und bilateral auftreten kann.

Neben der Pneumonie können Mykoplasmen auch eine Otitis und eine Meningoenzephalitis verursachen. Bei der Lumbalpunktion finden sich bis 150/3

lymphozytäre Zellen bei sonst normalem Liquorbefund.
Hämolysen sind selten (< 1%), können aber lebensbedrohliche Ausmaße annehmen. Unklare Hämolysen sollten differentialdiagnostisch immer an eine Mykoplasmeninfektion denken lassen. Pleuraergüsse und Herzbeutelergüsse kommen ebenso wie diffuse Myokarditiden vor. Die Leukozyten können auf extreme Werte, zum Teil bis zu 60 000/µl, ansteigen. Die Transaminasen können, wie bei allen Pneumonien, erhöht sein.

Diagnostik

Die kulturelle Anzucht aus Rachenabstrich oder Bronchialsekret ist langwierig. Erhöhte Kälteagglutinin-Titer (ab dem 5.–7. Krankheitstag) finden sich in 50% der Fälle. Diagnosesicherung gelingt am ehesten serologisch; erhöhte Antikörper sind meist erst jenseits der zweiten Krankheitswoche oft nur wenige Wochen nachweisbar.

Therapie

Tetrazykline, Makrolide und Streptomycin sind wirksam. Gyrasehemmer und Chloramphenicol sind schwächer wirksam. Da Mykoplasmen langsam wachsende Erreger sind, sollte die Therapie zwei Wochen nicht unterschreiten. Die Letalität liegt unter 1%. Die Erkrankung hinterläßt eine Immunität bis ins Alter.

5.3 Chlamydieninfektion der Atemwege

Erreger und Epidemiologie

Chlamydien sind obligat intrazelluläre gram-negative Bakterien, die in Zellkulturen anzüchtbar sind. Als Erreger von Atemwegsinfektionen bei Erwachsenen haben Chlamydophila (früher Chlamydia) pneumoniae und Chlamydophila psittaci eine Bedeutung. Chlamydia trachomatis veursacht das Trachom, ist Erreger von Atemwegsinfektionen bei Säuglingen und Erreger von urogenitalen Infektionen. Chlamydophila abortus (früher C. psittaci Serotyp 1 oder var.ovis) verursacht febrile Aborte nach Kontakt mit Schafen und Ziegen.
Chlamydophila pneumoniae verursacht akute und subakute Infektionen des oberen und unteren Respirationstrakts. Die Infektion erfolgt durch engen Kontakt und Tröpfcheninfektion. Die Durchseuchung erfolgt hauptsächlich im Schulalter. 70% der Erwachsenen haben Durchseuchungstiter. Chlamydophila psittaci ist eine Zooanthroponose. Haupterregerreservoir menschlicher Infektionen sind latent infizierte Vögel, die die Erreger über lange Zeit ausscheiden können. Sporadische Fälle lassen sich meist auf einen Kontakt mit Papageien und Sittichen zurückführen.

Symptomatik

Chlamydophila pneumoniae

In der Regel handelt es sich um selbstheilende Infektionen des Respirationstrakts, die mild, jedoch oft subakut verlaufen. Gelegentlich kommt es zum Auftreten einer atypischen Pneumonie oder persistierenden oder rezidivierenden Pharyngitis. Klinisch schlecht von einer Mykoplasmeninfektion abgrenzbar.

Chlamydophila psittaci (Ornithose)

Es kommt zu einem hochfieberhaften Krankheitsbild. Oft besteht trockener Husten. Häufig finden sich interstitielle beidseitige Lungeninfiltrationen; diskrete Zeichen einer Enzephalitis können vorhanden sein. Gelegentlich entwickelt sich eine Endokarditis mit negativen Blutkulturen.

Diagnostik

Meist geringgradige Leukozytose mit ausgeprägter Linksverschiebung. Die BSG ist mittelgradig erhöht. Es kommt zu einem CRP-Anstieg. Bei Ornithose findet sich oft auch ein geringfügiger Anstieg der Transaminasen.

Erregerdiagnostik

Im Rahmen von akuten Chlamydieninfektionen kommt es zu einem Anstieg von Antikörpern. Es gibt ein genospezifisches Lipopolysaccharid-Antigen, was allen drei Spezies gemeinsam ist. Speziesspezifische Antikörper lassen sich im Mikroimmunfluoreszenztest nachweisen.

Therapie und Verlauf

Wirksam sind Tetrazykline, Makrolide und neuere Fluorochinolone.

5.4. Legionellenpneumonie

Erreger und Epidemiologie

Legionella pneumophila und andere Arten mit ubiquitärer Verbreitung im Wasser. Aerogene Infektion z.T. über Aerosole (z.B. Klimaanlagen, Dusche), sporadische (auch reiseassoziiert) und gelegentlich (klein-) epidemische Erkrankungen mit schweren Pneumonien (Legionärskrankheit) und hoher Letalität (etwa 20%), gehäuft bei Abwehrschwäche (schwere Grunderkrankungen, Immunkompromitierte, Alkoholiker), in höherem Alter und bei Rauchern; z.T. auch leichtere grippale Erkrankungen (Pontiac-Fieber). In Deutschland rechnet man mit etwa 6 000–10 000 Legionella-Pneumonien pro Jahr. Legionellen werden weltweit im Süßwasser gefunden. Ihr Vorkommen wird von der Wassertemperatur beeinflußt. Ideale Bedingungen für die Vermehrung der Legionellen bestehen bei Temperaturen zwischen 25 und 50 °C. Ein erhöhtes Legionellenrisiko findet man besonders bei älteren und schlecht gewarteten oder auch nur zeitweilig genutzten Warmwasserleitungen und -behältern.

Symptomatik

Beginn nach 2–10 Tage mit uncharakteristischen Prodromalerscheinungen wie allgemeinem Unwohlsein, Gliederschmerzen, Kopfschmerzen, unproduktivem Reizhusten. Innerhalb weniger Stunden kommt es zu Thoraxschmerzen, Schüttelfrost, Temperaturanstieg auf 39–40,5 °C, gelegentlich auch Abdominalschmerzen mit Durchfällen und Erbrechen, Benommenheit bis schwere Verwirrtheitszustände. Radiologisch meist fleckige Infiltrate, später konfluierend.

Diagnostik

Bewährt hat sich der Nachweis des Legionella-Antigens im Urin als Schnelltest **(Empfehlungsgrad B; 2)**. Diagnosesicherung sonst nur über kulturellen Nachweis aus respiratorischen Materialien (bronchoalveoläre Lavage, Trachealsekret, Sputum, Lungengewebe) oder mittels direkter Immunfluoreszenz in entsprechenden Sekreten. Serologie unzuverlässig.

Therapie

Es liegen keine kontrollierten Studien zur Wirksamkeit verschiedener Antibiotika vor. Bewährt hat sich Erythromycin (Dosierung, 3–4 g täglich in 3–4 Einzeldosen) **(Empfehlungsgrad C; 1, 2, http://www.legionella.org)**. In schweren Fällen wird die zusätzliche Gabe von Rifampicin empfohlen; alternativ auch Fluorochinolone, die in vitro sehr gute Aktivität besitzen. Betalactame sind unwirksam. Die Dauer der Therapie sollte mindestens 2 Wochen betragen. Die supportive Therapie ist in schweren Fällen mitentscheidend: kontinuierliche Überwachung, da oft rasche Entwicklung von respiratorischer Insuffizienz, Hypotonie, Schock und Nierenversagen; suffiziente Oxygenierung, ggf. frühzeitige assistierte Beatmung; Prophylaxe und Therapie von Nierenversagen.

5.5 Keuchhusten (Pertussis)

Erreger und Epidemiologie

Keuchhusten ist hochkontagiös. Die Erkrankung verläuft meistens in drei Stadien (Stadium catarrhale, Stadium convulsivum, Studium decrementi). Die Inkubationszeit beträgt 7–14 Tage. Auch Erwachsene können erkranken, dabei gehäuft atypischer Verlauf („hartnäckige" Bronchitis). Der Erreger ist Bordetella pertussis; Reservoir ist der Mensch.

Symptomatik

Bei Erwachsenen unspezifische, häufige Hustenattacken über Wochen (mittlere Symptomdauer bis Diagnose, 7 Wochen) (3).

Diagnostik

Unspezifische Laborwertveränderungen. Diagnosesicherung mittels kulutrellem Erregernachweis (pernasaler Abstrich, Spezialbesteck, rasche Verarbeitung). PCR und Antigennachweis (geringe Sensitivität) möglich. Wiederholte serologische Untersuchung (Titeranstieg).

Therapie

Eine antibiotische Therapie ist sinnvoll, solange der Patient B.pertussis ausscheidet. Mittel der Wahl ist Erythromycin. Alternative ist Cotrimoxazol. Betalactame werden nicht empfohlen.

Literatur

1. Arzneimittelkommission der deutschen Ärzteschaft. Akute Atemwegsinfektionen. Therapieempfehlungen der Arzneimittelkommission der deutschen Ärzteschaft/ AVP-Sonderheft, 2. Auflage, Köln, Juli 2002.
2. Bartlett JG, Dowell SF, Mandell LA, et al. Practice guidelines for the management of community-acquired pneumonia in adults. Clin Infect Dis 31 (2000) 347-382.
3. Gilberg S, Njamkepo E, Du Chatelet IP, et al. Evidence of Bordetella pertussis infection in adults presenting with persistent cough in a french area with very high whole-cell vaccine coverage. J Infect Dis 186 (2002) 415-418.
4. Gravenstein S, Davidson HE. Current strategies for management of influenza in the elderly population. Clin Infect Dis 35 (2002) 729-737.
5. Jefferson T, Demicheli V, Deeks J, Rivetti D. Neuraminidase inhibitors for preventing and treating influenza in healthy adults. Cochrane Database Syst Rev 2000; 2:CD001265.
6. Jefferson TO, Demicheli V, Deeks JJ, Rivetti D. Amantadine and rimantadine for preventing and treating influenza A in adults. Cochrane Database Syst Rev 2000; 2:CD001169.
7. Lalezari J, Campion K, Keene O, Silagy C. Zanamivir for the treatment of influenza A and B infection in high-risk patients: a pooled analysis of randomized controlled trials. Arch Intern Med 161 (2001) 212-217.

6 Exanthematische Infektionen/ sogenannte Kinderkrankheiten

6.1 Scharlach

Definition und Basisinformation

Scharlach ist eine Sonderform einer Infektion durch β-hämolysierende A-Streptokokken der Gruppe A (*Streptococcus pyogenes*), bei der erythrogene Exotoxine gebildet werden. Dabei muß der Scharlach mit toxinbedingtem Exanthem von der viel häufigeren lokal begrenzten Streptokokken-Tonsillopharyngitis („Angina tonsillaris") ohne Hautausschlag differenziert werden. In seltenen Fällen kann Scharlach statt auf eine Tonsillopharyngitis auf Streptokokken-Infektionen anderer Lokalisation zurückgehen und ist dann schwer gegenüber anderen toxinbedingten Streptokokken-Erkrankungen wie der nekrotisierenden Fasziitis und dem Streptokokken-Toxic-Shock-Syndrom abzugrenzen.

Epidemiologie

In Deutschland treten ca. 30 000 Scharlach-Fälle pro Jahr vor allem in Winter und Frühjahr auf. Der Altersgipfel liegt im Kindesalter (selten bei Kleinkindern); im Erwachsenenalter schwererer Verlauf. Das einzige bekannte Reservoir ist der Mensch, die Übertragung findet über Tröpfchen statt. Die Inkubationszeit ist sehr kurz (2–7 Tage), die Kontagiosität ist hoch gegen Ende der Inkubationszeit und in den ersten Krankheitstagen. Eine Immunität kann nur natürlich erworben werden und ist nicht sicher protektiv (auch wegen verschiedener Exotoxintypen). Scharlachrezidive sind daher möglich. Nach dem neuen Infektionsschutzgesetz ist Scharlach nicht mehr meldepflichtig, jedoch sind Ausbrüche in Gemeinschaftseinrichtungen (Kindergärten, Schulen, Heime) dem zuständigen Gesundheitsamt mitzuteilen.

Symptomatik

Eintrittspforte ist der lymphatische Rachenring (außer Wundscharlach). Die Erkrankung beginnt mit hohem Fieber und Tonsillitis, bei Kindern häufig Erbrechen. Nach ½ bis 2 Tagen tritt an der oberen Stammhälfte, in den Achseln oder der Leistengegend ein kleinfleckiges, z.T. flüchtiges, nie konfluierendes Exanthem auf, das Gesicht (Nase-Mund-Dreieck), Fußsohlen und Handflächen ausspart. Die Haut fühlt sich charakteristisch rauh an (Sandpapier), die Hautfaltenlinien sind stärker rötlich gefärbt, zusätzlich oder allein kann ein wegdrückbares Erythem auftreten. Petechien sind möglich. Zeitgleich entwickeln sich ein kleinfleckiges, gelegentlich hämorrhagisches Enanthem am Gaumen und eine „weiße" (Papillen noch sichtbar), in der Folge „rote Erdbeerzunge". Mit dem Abklingen des Fiebers, etwa dem achten Tag kommt es zu generalisierten feinlamellären Schuppung, die an den Hand- und Fußflächen groblammellär ist. Laborchemisch Entzündungszeichen, Leukozytose, mäßige Eosinophilie. Als Komplikationen kommen alle Krankheiten in Frage, die bei einer Streptokokken-Tonsillopharyngitis eine Rolle spielen (z.B. peritonsillärer bzw. retropharyngealer Abszeß, Otitis media, Sinusitis, eitrige zervikale Lymphadenitis, Mastoiditis, Sinusvenenthrombose, Poststreptokokkenerkrankungen, akutes rheumatisches Fieber). In schweren Fällen sog. septischer und toxischer Scharlach mit Arthritis, Ikterus, Myokarditis, selten Gallenblasenhydrops.

Diagnostik und Differentialdiagnose

Die Diagnose ist primär klinisch zu stellen, ein Rachenabstrich (Kultur oder Schnelltest) zur Bestätigung des klinischen Verdachtes einer Streptokokkeninfektion ist zu empfehlen.
Es gibt ein durch Staphylokokken bedingtes scharlachähnliches Bild, das ebenfalls mit Exanthem und Rauheit der Haut einhergeht, jedoch ohne Enanthem und Erdbeerzunge. Außerdem sind in der Differentialdiagnose der Tonsillopharyngitis viele andere Erreger zu berücksichtigen (Epstein-Barr-Virus, Zytomegalie, Enteroviren (Herpangina), Adenoviren, Mykoplasmeninfektion etc.). Zur Abgrenzung gegenüber einem Arzneimittelexanthem sind das gleichzeitige Enanthem, die primäre Lokalisation in den großen Beugen und der, in der Regel, eher diskrete Befund hilfreich.

Therapie

Therapieziel ist die Verhinderung von Komplikationen incl. des rheumatischen Fiebers und der Poststreptokokken-Glomerulonephritis. Mittel der Wahl ist Oralpenicillin (100 000 E/kg KG/Tag) für 10 Tage **(Empfehlungsgrad B; 1)**. Bei Penicillin-Allergie werden Makrolide oder Oralcephalosporine verschrieben. Nach neueren Studien ist eine 5tägige Therapie mit Oralcephalosporinen oder Makroliden genauso effektiv wie die 10tägige Penicillintherapie, ohne daß die früher gefürchteten Poststreptokokkenkomplikationen vermehrt auftreten (2). Ein Therapieversagen ist selten. Persistenz der A-Streptokokken bei klinischer Besserung ist nicht als Therapieversagen zu interpretieren; deshalb sollten nach Therapieabschluß keine „Kontrollabstriche" erfolgen. Familienmitglieder müssen nicht prophylaktisch behandelt werden (Ausnahme: Patienten mit präexistentem rheumatischem Klappenvitium). Die Kontagiosität nach Therapiebeginn nimmt sehr schnell ab (nach 24h nicht mehr ansteckungsfähig).

6.2 Windpocken

Definition und Basisinformation

Windpocken werden durch eine Primärinfektion mit dem Varicella-zoster-Virus (VZV) verursacht. Die Kontagiosität ist sehr hoch, insbesondere in der späten Inkubationsphase (bereits 1–2 Tage vor Ausbruch des Exanthems) und in den ersten 3–5 Krankheitstagen, der Manifestationsindex jedoch klein. Die Durchseuchung wird vom Kindesalter zunehmend ins Adoleszenten- und frühe Erwachsenenalter verlagert. Die Gürtelrose (Herpes zoster) resultiert aus einer Reaktivierung des VZV im Rahmen nachlassender oder unzureichender Immunität (Alter, Immunsuppression, HIV-Infektion, konsumierende Erkrankungen, Streß) mit Ausbreitung des Virus entlang der sensorischen Nerven und dermatomförmiger Ausbildung eines sehr schmerzhaften, zunächst erythematösen, später vesikulären, dann pustulösen Exanthems.

Symptomatik

Windpocken beginnen nach einer Inkubationszeit von 2–3 Wochen nach einem kurzen Prodromalstadium als ein diskretes, makulopapulöses Exanthem, oft ohne Fieber oder schweres Krankheitsgefühl. Das Exanthem wandelt sich rasch in ein vesikuläres, später pustulöses Stadium um. Betroffen sind zunächst meist der Stamm, dann das Gesicht einschließlich behaartem Kopf und das proximalen Gliedmaßen. Schleimhäute können ebenso betroffen sein (Konjunktiven, Mundhöhle). Schmerzen sind meist gering, das Exanthem kann aber stark jucken. Es finden sich immer unterschiedliche Stadien des Exanthems nebeneinander („Sternenhimmel"). Die Abheilung erfolgt unter Krustenbildung, u. U. mit Narbenbildung nach Aufkratzen und Exkoriationen.

Diagnostik

Klinisches Bild. Bei Zweifeln kann der Bläscheninhalt virologisch (PCR) oder das Blut serologisch (Varizellen-IgM, -IgG) untersucht werden. Bei Erwachsenen wiederholte Exploration und sorgfältige klinische Untersuchung (Atmung, Thorax).

Komplikationen

Die wichtigste Komplikation im Erwachsenenalter ist die Windpocken-Pneumonie. Sie kann sehr schwer verlaufen mit Ausbildung wolkiger Infiltrate (diffus verteilt in beiden Lungen) und respiratorischer Insuffizienz. Komplizierte, evtl. letale Verläufe treten bei Immundefekten auf. Bei Kindern wurden gehäuft schwere A-Streptokokken-Infektionen der Haut/Weichteile (Fasziitiden, inkl. A-Streptokokken-Toxic-Shock-Syndrom) nach Windpocken beobachtet. Eine Antibiotikaprophylaxe ist bei Varizellen ohne Zeichen der Superinfektion nicht indiziert. In der Schwangerschaft, während des ersten Trimenons kann es zu schweren Mißbildungen kommen. In der späteren Schwangerschaft sind Mißbildungen wenig wahrscheinlich, doch kann der Foetus bzw. das Neugeborene schwer an Varizellen erkranken.

Therapie

Primär ist nur eine symptomatische Therapie (desinfizierenden Externa; Gerbstoffe wie Tannosynt® Lotio o.ä.) angezeigt. Bei Risikopatienten, in der Schwangerschaft sowie bei Windpocken-Pneumonie ist eine Therapie mit Aciclovir notwendig, je nach Schwere mit Krankenhauseinweisung und parenteraler Aciclovirgabe. Konnatale Varizellen, Varizellen bei Frühgeborenen in den ersten 6 Lebenswochen und Varizellen oder Zoster bei abwehrgeschwächten Patienten stellen eine sofortige Behandlungsindikation nach Auftreten der ersten Effloreszenzen dar (**Empfehlungsgrad D; 3**).

Prophylaxe-Empfehlung: Für Patienten mit chronischen Grunderkrankungen (Leukämien, immunsuppressive Therapie, Neurodermitis) besteht eine Indikation zur Aktivimpfung mit einer Varizellen-Lebendvakzine. Die Ständige Impfkommission am Robert-Koch-Institut empfiehlt die Varizellen-Impfung für ungeimpfte 12- bis 15-jährige Jugendliche ohne Varizellenanamnese (4). Eine Inkubationsimpfung (bis 5 Tage nach Exposition bzw. 3 Tage nach Beginn des Exanthema beim Indexfall) ist wirksam.

6.3 Masern

Definition und Basisinformation

Masern sind eine ubiquitäre, biphasisch und systemisch verlaufende Viruserkrankung, die durch das Masernvirus aus der Gruppe der Paramyxoviridae hervorgerufen wird. Die Erkrankung verläuft recht schwer und kann zu multiplen Organmanifestationen und -komplikationen führen (Pneumonie, Enzephalitis).

Epidemiologie

Immer noch treten in Deutschland aufgrund der unzureichenden Impfrate regionale Masern-Epidemien auf. Nach Einführung der Meldepflicht für Masern mit dem neuen Infektionsschutzgesetz (2000) wurden im Jahr 2001 ca. 6000 Masernfälle beim Robert-Koch-Institut registriert. Bei einer geschätzten jährlichen Inzidenz von 50–100 auf 10^5 Personen könnte die tatsächliche Fallzahl in Deutschland bis zu 80 000 pro Jahr betragen. Weltweit zählen die Masern noch zu den zehn häufigsten Infektionskrankheiten und ist durch einen besonders hohen Anteil an tödlichen Verläufen gekennzeichnet (30 Millionen Masernfälle und 875 000 Todesfälle pro Jahr). Der Mensch ist der einzige Wirt und das einzige bekannte Reservoir. Die Infektiosität beginnt 5 Tage vor Auftreten des Exanthems, ist am Ende der Prodromalzeit am höchsten und dauert bis zum vierten Tag nach Beginn des Exanthems. Kontagiosität und Manifestationsindex liegen nahe 100%. Die Übertragung geschieht durch Tröpfchen, die Inkubationszeit liegt bei 10–14 Tagen. Meldepflicht besteht bereits bei Erkrankungsverdacht. Eine Immunität besteht lebenslang.

Klinik

Das Prodromalstadium beginnt 10 Tage nach Infektion und dauert 3–5 Tage. Typischerweise bestehen Abgeschlagenheit, Fieber, Rhinitis, Konjunktivitis und Husten. Am Ende des Prodromalstadiums tritt das Enanthem auf, die Koplikschen Flecken (weiße Flecken auf gerötetem Hof) zeigen sich an der Wangenschleimhaut für kurze Zeit ab dem 12. Tag. Im Hauptstadium kommt es zum typischen großfleckig-konfluierenden Exanthem. Es beginnt hinter den Ohren und an der Haar-Nacken-Grenze und breitet sich nach kaudal bzw. peripher aus. Fußsohlen und Handflächen bleiben ausgespart. Das Fieber kann sehr hoch sein. Laborchemisch zeigt sich eine Leukopenie.

Als Komplikation kann die Masernpneumonie auftreten, sowohl als primäre Manifestation als auch als bakterielle Superinfektion (Staphylokokken). Außerdem kann es zu Sinusitiden, zu einer Otitis media und Begleithepatitis kommen. Sehr selten (1–2 Fälle pro 1 000 Erkrankte) sind die Masernenzephalitis, deren Letalität > 10% liegt, Perimyokarditis und Appendizitis. Die Erkrankung verläuft bei Erwachsenen schwerer als bei Kindern: Eine Pneumonie tritt hier in 3% auf, in 31% laborchemische Anzeichen einer Hepatitis, in 29% Otitis media, in 25% Sinusitis. Als subakute sklerosierende Panenzephalitis (SSPE), die in 1 von 10^5 Fällen nach 2–10 Jahren auftritt, bezeichnet man eine schleichend verlaufende ZNS-Manifestation, die durch eine massive Immunantwort gegen ein verändertes Virus, dem das M-Protein fehlt, verursacht wird.

Als Sonderformen können mitigierte Masern bei passiv Geimpften und Säuglingen mit übertragener Immunität (mütterliches IgG) auftreten, sie verlaufen rötelnähnlich. Die davon abzugrenzenden sog. atypischen Masern treten bei Personen auf, die mit Totimpfstoff geimpft wurden; sie verlaufen peripher beginnend mit atypischem Exanthem, Ödemen, interstitiellen pulmonalen Infiltraten und schweren anderen Organmanifestationen. Bei Patienten mit Immundefekt kommt es zu einem raschen, oftmals letalen Verlauf bei dem das Exanthem wesentlich schwächer ausgeprägt ist, die Erkrankung innerer Organe, insbesondere die Riesenzellpneumonie, umso stärker. Enzephalitiden sind ebenfalls häufiger.

Diagnostik und Differentialdiagnose

Klinisches Bild. Die serologische Diagnostik zeigt bereits bei Exanthembeginn einen KBR-Anstieg nach 8 Tagen oder das Auftreten von IgM-Antikörpern, die bis zum vierten Tag nach Auftreten des Exanthems fast immer nachweisbar sind. Bei Patienten mit Immundefekt kann das Masernvirus mit einer PCR nachgewiesen werden.

Als Differentialdiagnosen kommen schwere Arzneimittelexantheme oder eine Graft-versus-Host-Reaktion, bei hämorrhagischer Verlaufsform eine Purpura Schönlein-Henoch in Frage. Infektionen wie das Exanthema subitum, das Erythema infectiosum, Adeno-, Echo- und Coxsackievirus-Erkrankungen, das akute HIV-Serokonversionssyndrom und die infektiöse Mononukleose lassen sich klinisch gut abgrenzen. Koplik-Flecken sind sehr hilfreich; diagnostisch sind die Trias aus schwerer, zweigipflig verlaufender Krankheit mit hohem Fieber, dem katarrhalischen Stadium mit Lichtempfindlichkeit und das im Gesicht beginnende Exanthem.

Therapie

Symptomatisch. Keine etablierte antivirale Therapie, evtl. Therapieversuch bei Immunsupprimierten mit Ribavirin **(Evidenzgrad D; 5)**. Vitamin A-Gabe bei Masern in der Dritten Welt empfohlen **(Empfehlungsgrad A; 6)**. Bei bakterieller Superinfektion staphylokokkenwirksame Antibiotika. Impfung ab dem 12. Lebensmonat im Rahmen der ersten Masern-Mumps-Röteln (MMR)-Immunisierung; zweite MMR-Impfung bis zum Abschluß des zweiten Lebensjahres. Eine Postexpositions-Impfung ist bis zu 3 Tagen nach Kontakt sinnvoll.

6.4 Röteln

Definition und Basisinformation

Bei den Röteln handelt es sich um eine ubiquitäre Erkrankung, die durch das Rötelnvirus aus der Gruppe der Togaviridae hervorgerufen wird und im allgemeinen leichter als die Masern verläuft. Während der Schwangerschaft kann sie zu einer schweren Embryopathie führen.

Epidemiologie

Die jährliche Inzidenz wird auf 100 pro 10^5 Personen geschätzt und liegt in Deutschland wegen der fehlenden Impfpflicht deutlich höher als z. B. in den USA. 1998 waren hierzulande bei immerhin bis zu 3% der 18- bis 30-jährigen Frauen keine Antikörper gegen Rötelnvirus nachzuweisen. Konnatale Röteln können somit weiterhin auftreten. Die Übertragung geschieht durch Tröpfchen oder direkten Kontakt, die Inkubationszeit beträgt 2–3 Wochen, der Manifestationsindex ist niedriger als bei Masern, inapparente Infektionen entsprechend häufig. Die Kontagiosität dauert bis 1 Woche nach Exanthembeginn an, die natürlich erworbene Immunität ist lebenslang und protektiv; Reinfektionen sind vereinzelt beschrieben. Das einzig bekannte Reservoir ist der Mensch. Für die Rötelnembryopathie besteht eine Meldepflicht, die Erkrankung ist als Berufskrankheit im Gesundheitswesen anerkannt.

Klinik

Nach einem kurzen, relativ milden katarrhalischen Prodromalstadium treten Fieber meist unter 38,5 °C und ein hellrotes, meist kleinfleckiges makulöses Exanthem auf. Das Exanthem breitet sich vom Gesicht her nach distal aus, spart die Mundpartie nicht aus und ist häufig mit einer retroaurikulären und/oder okzipitalen Lymphadenopathie assoziiert. Nach 1–3 Tagen klingen Exanthem und Fieber ab. Besonders bei Erwachsenen können Arthralgien auftreten, darüber hinaus kann es zu einer milden Hepatitis und sehr selten zu einer Enzephalitis, Bronchitis, Myo- und Perikarditis führen. Weiterhin kann es zu einer Thrombozytopathie mit Purpura kommen. Es besteht eine Granulozytopenie mit Lymphozytose und Auftreten von lymphatischen Reizformen im Blut.

Bei Infektion während der Schwangerschaften kommt es zur transplazentaren Infektion in 75% der Fälle, vor allem in der Frühschwangerschaft. Die Abortrate im ersten Trimenon liegt bei 15%, die fetale Schädigungsrate bei 35%, ab der 17. Woche noch bei 4%.

Diagnostik und Differentialdiagnose

Klinisches Bild. Bei Frauen im gebärfähigen Alter eventuell bestehende Schwangerschaft erfragen/

ausschließen. Die Viruskultur aus Rachenspülwasser und anderen Materialien ist aufwendig. Im Hämagglutinationshemmtest bedeuten Titer ab 1:32 eine sichere Immunität. Der IgM-Nachweis im ELISA bleibt lange positiv und ist daher als Einzelbefund für die Diagnose der Röteln schwer zu interpretieren. Ein IgG-Titeranstieg um den Faktor 4 in Abstand von 8–14 Tagen oder der Nachweis eines neu aufgetretenen IgM führt zur Diagnose. 95% der Infizierten weisen 4 Wochen nach Infektion ein IgM auf.

Die schwierigste Differentialdiagnose sind exanthematöse Erkrankungen durch Echovirus Typ 9, die häufiger im Sommer auftreten und klinisch kaum zu unterscheiden sind.

Therapie

Eine kausale Therapie gibt es nicht. Die Röteln-Impfung wird im Rahmen der MMR-Grundimmunisierung ab dem 12. Lebensmonat mit Auffrischung bereits im 2. Lebensjahr empfohlen (3). Außerdem besteht die Impfindikation für alle Frauen, die seronegativ sind. Bei stattgehabter Exposition kann eine Passivimpfung mit spezifischen Immunglobulinen vorgenommen werden, die zwar nur eine relative Sicherheit bietet, in der Schwangerschaft jedoch in jedem Fall indiziert ist.

6.5 Ringelröteln

Definition und Basisinformation

Bei den Ringelröteln (Erythema infectiosum, 5. Krankheit) handelt es sich um eine häufig klinisch inapparente Infektion durch das humanpathogene Parvovirus B19 aus der Familie der Parvoviridae.

Epidemiologie

Der Mensch stellt das einzige Erregerreservoir dar, wobei die Übertragung durch Direktkontakt über Tröpfchen, aber auch über Blutprodukte erfolgen kann. Während die Durchseuchungsrate im Vorschulalter nur 5–10% beträgt, steigt sie bei Erwachsenen auf 60–70% an. Die Inkubationszeit liegt zwischen 4 und 14 Tagen. Bei aufgetretenem Exanthem sind Patienten in der Regel nicht mehr ansteckungsfähig. Die Parvovirus B19-Infektion resultiert in einer lebenslangen Immunität. Maternale Infektionen in der Schwangerschaft können zu fetalen Infektionen zwischen der 13. und 20. Schwangerschaftswoche führen.

Klinik

Nur bei 15–20% aller Infizierten wird ein typisches Exanthem mit konfluierenden Rötungen der Wangen („slapped cheeks") und nachfolgenden makulopapulösen, oft girlandenförmigen Effloreszenzen, vorwiegend an den Extremitäten, festgestellt. Arthralgien und Arthritiden mit Befall der kleinen Gelenke sind bei Jugendlichen und Erwachsenen häufiger als bei Kindern, sie überwiegen beim weiblichen Geschlecht. Durch den Tropismus des Parvovirus B19 für hämatopoetische Stammzellen und Erythroblasten kann es zu hyporegeneratorischen Anämien kommen, die bei Patienten mit chronisch-hämolytischen Anämien aplastische Krisen auslösen. Seltene Komplikationen sind Hepatitis bei Kleinkindern, Myokarditis, Meningitis oder auch Enzephalitis. Bei der möglichen, auf 30% zu schätzenden diaplazentaren Übertragung des Parvovirus B19 in der Schwangerschaft treten unterschiedliche Folgen für den Feten auf, die von einer Anämie über Myokarditis bis hin zu einem nicht-immunologisch bedingten Hydrops fetalis und intrauterinem Fruchttod reichen können. Bei fehlenden Hinweisen auf eine Embryopathie stellt die Parvovirus B19-Infektion keine Indikation zur Schwangerschaftsunterbrechung dar **(Empfehlungsgrad D, 7)**.

Diagnostik und Differentialdiagnose

Klinisches Bild. Bei typischem Exanthem keine serologische Bestätigung notwendig. Nachweis virusspezifischer IgM- und IgG-Antikörper mit ELISA, ggf. Parvovirus B19-DNA-Nachweis mit PCR (Blut, Knochenmark, Amnionflüssigkeit). Abgrenzung des Exanthems von anderen Viruserkrankungen mit Haut- und Gelenksymptomen (z.B. Röteln) und bei Gelenkbefall von akuten rheumatischen Krankheitsbildern (Polyarthritis).

Therapie

Eine kausale Therapie gibt es nicht. Bei Kontakt einer Schwangeren mit Parvovirus B19 serologische Testung und regelmäßige sonographische Kontrollen in der Schwangerschaft zum Ausschluß eines Hydrops fetalis, u. U. intrauterine Austauschtransfusionen **(Empfehlungsgrad D, 1)**.

Literatur

1. Bisno AL, Gerber MA, Gwaltney, JM et al.: Practice guidelines for the diagnosis and management of group A streptococcal pharyngitis. Clin Infect Dis 35 (2002) 113-25.
2. Adam D, Scholz H, Helmerking M: Short-course antibiotic treatment of 4782 culture-proven cases of group A streptococcal tonsillopharyngitis and incidence of poststreptococcal sequelae. J Inf Dis 182 (2000) 509-517.
3. Centers for Disease Control. Varicella prevention. Recommendations of the Advisory Committee on Immunization Practices (ACIP). Morb Mort Wkly Rep 45, RR-11 (1996) 1-37.
4. Mitteilungen der Ständigen Impfkommission am Robert-Koch-Institut: Impfempfehlungen der Ständigen Impfkommission (STIKO) am Robert-Koch-Institut, Stand Juli 2002. Epidemiol. Bulletin 28 (2002) 227- 242.
5. Forni AL, Schluger NW, Robert RB: Severe measles pneumonitis in adults: evaluation of clinical characteristics and therapy with intravenous ribavirin. Clin Infect Dis 19 (1994) 454-464.
6. Coutsodi A, Broughton M, Coovadia HH: Vitamin A supplementation reduces measles morbidity in young African children: a randomized placebo-controlled, double-blind trial. Amer J Clin Nutr 54 (1992) 890-895.
7. Yaegashi N, Niinuma T, Chiasaka H et al.: The incidence of, and factors leading to, parvovirus B19-related hydrops fetalis following maternal infections; report of 10 cases and meta-analysis. J Infect 37 (1998) 28-35.

7 Haut- und Weichteilinfektionen, Osteomyelitis

7.1 Erysipel

Ein Erysipel ist eine charakteristische flache intrakutane Phlegmone. Erreger sind hämolysierende Streptokokken der Gruppe A *(Streptococcus pyogenes)*, seltener B-, C- und G-Streptokokken oder *Staphylococcus aureus*.

Symptomatik

Ein Erysipel kommt bei älteren Erwachsenen häufiger vor. Besonders betroffen sind Gesicht und Beine. Die Erkrankung wird durch venösen Stau, Lymphödem, Diabetes, Alkoholismus oder Lähmungen begünstigt. Meist finden sich diskrete Eintrittspforten (kleine Ulzera, Verletzungen, Mazerierung der Haut, Fußpilz). Ein Erysipel manifestiert sich anfangs als schmerzhafte, rot indurierte Hautläsion mit schnell fortschreitender deutlich demarkierter Randzone. Es entwickeln sich hohes Fieber, Schüttelfrost und ein allgemeines Krankheitsgefühl. Die regionalen Lymphknoten sind geschwollen. Im weiteren Verlauf ist die Entwicklung von Blasen, der Übergang in eine tiefe Phlegmone bzw. eine Sepsis möglich.
Ein Erysipel hat eine hohe Rezidivneigung und kann unbehandelt letal verlaufen, insbesondere bei Staphylococcus aureus-Besiedelung.

Diagnostik

Der Keimnachweis gelingt nur ausnahmsweise. Gelegentlich lassen sich die Erreger in der Blutkultur nachweisen. Manchmal finden sich Streptokokken in der Eintrittspforte. Es besteht eine linksverschobene Leukozytose, BSG-Beschleunigung sowie eine Erhöhung des CRP. Der Antistreptolysin-Titer steigt an, ist aber diagnostisch bedeutungslos!

Differentialdiagnose

Ein Erysipel muß vom Erythema migrans, einer Phlegmone sowie chemischen oder physikalischen Irritationen abgegrenzt werden. Ein Erysipeloid verläuft ohne Fieber. Auch ein Erythema migrans verläuft weniger akut. Ein abklingender Wespenstich kann ähnlich wie ein Erysipel aussehen.

Therapie

Mittel der Wahl ist die Behandlung mit Penicillin G (10–20 Mio. IE i.v. täglich), bei leichteren Fällen auch mit einem Oral-Penicillin (**Empfehlungsgrad A; 2, 3, 5**). Die Therapiedauer beträgt 10 Tage. Alternativ kommen Makrolide oder Cephalosporine in Frage.
Ein chronisch rezidivierendes Erysipel kann ein erhebliches therapeutisches Problem darstellen. Eine Langzeitbehandlung (Sekundärprophylaxe) mit Oral-Penicillin, Depot-Penicillin oder einem Makrolid ist sinnvoll (**Empfehlungsgrad A; 11**). Ein aufgrund rezidivierender Erysipele bestehendes chronisches Lymphödem läßt sich therapeutisch nur wenig beeinflussen.

Verlaufskontrolle

Am wichtigsten ist die klinische Beobachtung. Binnen der ersten 24 Stunden kann sich das Erysipel noch etwas weiter vergrößern, anschließend gehen Schwellung und Rötung zurück. Oft kommt es zur Schuppung der beteiligten Haut. Bei schweren Formen kann es zu Blasen und zu Nekrosen der Haut kommen, die gelegentlich mit Transplantaten gedeckt werden müssen.

7.2 Phlegmone

Als Phlegmone wird eine Infektion des tieferen subkutanen Gewebes mit Beteiligung der darüberliegenden Haut bezeichnet.

Pathogenese

Eintrittspforten sind meistens penetrierende Verletzungen, die den Eintritt pathogener Bakterien erlauben. Phlegmonen sind im Krankenhaus eine nicht unübliche Komplikation bei lange liegenden Venenkathetern (Infektion der Katheteraustrittsstelle oder Tunnelinfektion) oder das Resultat eines Spritzenabszesses. Gelegentlich können sie bei Bakteriämie als hämatogene Absiedlung auftreten.
Im Gegensatz zum Erysipel haben Phlegmonen keinen scharf abgegrenzten Rand. Die subdermale oder subfasziale Ausdehnung kann wesentlich größer sein als der Bereich der äußerlich sichtbaren Rötung. Die Haupterreger sind A-Streptokokken *(Streptococcus pyogenes)* und *Staphylococcus aureus*. Phlegmonen nach Tierbissen sind bevorzugt durch *Pasteurella multocida* oder *Capnocytophaga* spp. bedingt. Nach Verletzung im Meerwasser kann es zu Infektionen mit halophilen Vibrionen *(Vibrio vulnificus)*, nach Verletzung in Süßwasser bzw. Brauchwasser zu Infektionen mit *Aeromonas* spp. kommen. Bei älteren, schlecht gepflegten Patienten sind die Erreger oft eine Mischflora mit gramnegativen Stäbchen (z.B. *Escherichia coli*, *Klebsiella* spp.), Enterokokken und *Bacteroides* spp.
Im Krankenhausbereich führt auch *Pseudomonas aeruginosa* gelegentlich zu Phlegmonen. Bei Patienten mit Immundefekt, insbesondere im Rahmen zytostatischer Behandlung, ist an Pilze zu denken *(Aspergillus, Mucor, Fusarium)*. Hierfür ist ein rasch nekrotisierender Verlauf typisch. Differentialdiagnostisch sind Gasgangrän (Myonekrose) und Pyoderma gangraenosum (nicht mikrobiell bedingt) zu erwägen.

Diagnostik

Die Diagnose richtet sich in erster Linie nach dem klinischen Erscheinungsbild.
Im allgemeinen lassen sich die Erreger aus Abstrichen isolieren. Geschlossene Phlegmonen sollen zu diagnostischen Zwecken punktiert werden, auch ohne sonographische Demarkierung im Sinne eines Abszesses.

Große Phlegmonen führen zu einem Anstieg von Leukozyten und CRP. Eine Röntgenaufnahme, evtl. CT oder MRT, ist sinnvoll zum Nachweis von Gas im Gewebe, Fremdkörpern oder Verdacht auf Knochenbeteiligung.

Therapie

Die Initialtherapie sollte die Haupterreger Staphylokokken und Streptokokken erfassen (z. B. Aminopenicillin/β-Laktamaseinhibitor oder Cephalosporin). Infektionen mit Vibrio vulnificus erfordern eine rasche Therapie mit Tetrazyklinen oder Cephalosporinen der höheren Generation. Die Behandlung bei Nachweis von Aeromonas ssp. erfolgt vorzugsweise mit Fluorochinolonen. Schwere Infektionen bei geschwächten Patienten erfordern stets eine parenterale Antibiotikagabe. Vorhandene Abszesse müssen inzidiert werden.

Gefürchtet sind gangränöse Verlaufsformen mit rascher Ausbildung einer schweren Sepsis oder eines septischen Schocks. Hier ist eventuell frühzeitig ein radikales chirurgisches Débridement zu veranlassen. Bei der nekrotisierenden Fasziitis durch A-Streptokokken mit schwerer Sepsis wird die Kombination von Penicillin plus Clindamycin plus polyvalentem Immunglobulin empfohlen (siehe Abschnitt 7.5).

7.3 Osteomyelitis

Pathogenese und Ätiologie

Man unterscheidet die hämatogene von der fortgeleiteten (z. B. posttraumatischen) Osteomyelitis. Beide Formen können chronifizieren.

Der häufigste Erreger der hämatogenen Osteomyelitis ist *Staphylococcus aureus*. Bei Kindern sind die Metaphysen der langen Röhrenknochen betroffen. Bei Erwachsenen ist die Wirbelkörper-Osteomyelitis mit früher Ausbildung einer ventralen Spondylodiszitis nicht selten.

Weitere Erreger sind B-Streptokokken, *Bacteroides*, *Klebsiella*, Mykobakterien, Salmonellen, Brucellen, bei kleinen Kindern und älteren Personen auch *Haemophilus influenzae*, i.v. Drogenabhängigen häufig *Pseudomonas aeruginosa*.

Eine posttraumatische Osteomyelitis wird in erster Linie durch *Staphylococcus aureus*, aber auch durch gramnegative Stäbchen (*Proteus* spp., *Escherichia coli*) hervorgerufen. Gelegentlich liegen Mischinfektionen vor. Eine fortgeleitete Osteomyelitis (z. B. bei Ulcus cruris) ist häufig mischinfiziert.

Im Bereich einer Osteomyelitis entwickeln sich oft Nekrosen, die klinisch als Sequester imponieren. Eine Sonderform ist der Brodie-Abszeß im distalen Femur oder im Tibiakopf. Die runde Abszeßhöhle mit ausgeprägter Sklerosierung ist gegenüber Knochentumoren abzugrenzen.

Diagnostik

Erregeranzüchtung und Antibiogramm sind Voraussetzungen für eine erfolgreiche Behandlung. Die Erreger sollen vor Therapiebeginn mittels Blutkultur, Kultur aus einem sonstigen Fokus oder durch Punktion eines subperiostalen Abszesses isoliert werden.

Bei negativem Erregernachweis kann eine Knochenbiopsie durchgeführt werden (Untersuchung auf aerobe und anaerobe Keime, Mykobakterien, Pilze sowie Histologie). Intraoperativ gewonnenes Material bei chronischer Osteomyelitis muß sorgfältig untersucht werden (Homogenisierung der Probe, lange Bebrütung). Nur bei fehlendem Erregernachweis ist eine serologische Untersuchung (Widal-Reaktion bei Verdacht auf *Brucella*, Salmonellen-Serologie) sinnvoll.

Veränderungen in konventionellen Röntgenaufnahmen treten ab der dritten Krankheitswoche auf. Durch Sonographie, Computertomographie und Magnetresonanztomographie (MRT) ist eine Frühdiagnose möglich. Ein Knochenszintigramm mit 99mTechnetium ist bei unklarer Lokalisation (Verdacht auf Osteomyelitis, Ausschluß weiterer hämatogener Herde) sinnvoll. Eine Osteomyelitis führt meist zu ausgeprägten allgemeinen Entzündungsreaktionen (Leukozytose, CRP-Anstieg, BSG-Beschleunigung).

Differentialdiagnose

Eine Osteomyelitis kann initial ein vieldeutiges Krankheitsbild darstellen, das von anderen Knochenprozessen abgetrennt werden muß. Das Vollbild der Erkrankung ist jedoch nicht schwer zu diagnostizieren.

Therapie

Bei klinischem Verdacht wird die antimikrobielle Therapie nach Entnahme geeigneter Materialien begonnen. Initial wird eine parenterale, hochdosierte Therapie mit Wirksamkeit gegenüber *Staphylococcus aureus* durchgeführt (**Empfehlungsgrad A; 1, 8, 9, 10**). Nach Erregernachweis ist das Antibiogramm maßgeblich. Orale Antibiotika sind nur nach initialer parenteraler Therapie zu empfehlen. Zu bevorzugen ist hier die Kombination eines Fluorochinolons plus Rifampicin oder Clindamycin (bei Staphylokokken). Klinische Erfahrungen sprechen für eine bessere Wirksamkeit der Kombinationstherapie, größere kontrollierte Studien hierzu stehen jedoch noch aus. Bei Nachweis von gramnegativen aeroben Stäbchen wird ein Fluorochinolon gegeben. Nachweis von Eiter oder Nekrosen erfordert eine zusätzliche chirurgische Behandlung. Sequester müssen entfernt werden.

Osteomyelitiden sollen wegen erheblicher Rückfallgefahr mindestens sechs Wochen behandelt werden (**Empfehlungsgrad B; 1, 8, 10**).

Eine chronische, diffuse Osteomyelitis bedarf meist einer Ruhigstellung mittels Fixateur externe.

Verlaufskontrollen

Klinische Besserung, Entfieberung, Rückgang von CRP und BSG sind die wichtigsten Heilungsparameter.

Entzündliche Komplikationen des „diabetischen Fußes"

Bei Diabetikern treten Weichteil- und/oder Knocheninfektionen nicht selten nach neuropathischen chronischen Fußulzerationen auf. (Siehe Kap. E 2).

Der Schweregrad schwankt zwischen leichteren, oberflächlichen Infektionen der Haut bis hin zur akuten nekrotisierenden Fasziitis (siehe Abschnitt 7.5).

Symptome

Rötung, Schwellung, eitrige Sekretion, Fistelungen. Allgemeinsymptome und -befunde (Fieber, Schüttelfrost, Leukozytose) können auch bei ausgedehnter Infektion fehlen. Meist fallen schlecht eingestellte Blutzuckerwerte auf.

Diagnostik

Oberflächliche Abstriche sind häufig nicht repräsentativ für das Erregerspektrum; besser geeignet sind Aspirate oder – bei Verdacht auf Knochenbeteiligung – Biopsate, die umgehend mikrobiologisch aufzuarbeiten sind. Das typische Erregerspektrum umfaßt *Staphylococcus aureus* und Streptokokken; tiefsitzende Infektionen sind nahezu ausnahmslos polymikrobiell besiedelt, z.B. mit *Escherichia coli*, Streptokokken und Anaerobiern.

Therapie

Bei Knochenbeteiligung ist ein aggressiver parenteraler Therapieversuch, z.B. mit Aminopenicillin/β-Laktamaseinhibitor oder mit einem Carbapenem für mindestens zwei Wochen, empfehlenswert, anschließend eine Behandlung über weitere zwei bis vier Wochen mit oralen Antibiotika (z.B. Aminopenicillin/β-Laktamaseinhibitor plus Fluorochinolon).

7.4 Septische Arthritis

Eine septische Arthritis ist meist hämatogen im Rahmen einer Bakteriämie entstanden. Bevorzugt sind Gelenke befallen, die durch Arthritis oder Gicht vorgeschädigt sind. Seltener entsteht eine eitrige Arthritis posttraumatisch, fortgeleitet (z.B. bei Osteomyelitis) oder iatrogen, z.B. nach intraartikulärer Injektion.
Haupterreger im Erwachsenenalter ist *Staphylococcus aureus;* es folgen verschiedene Streptokokken (inkl. *Streptococcus pneumoniae*) und eine Vielzahl anderer Erreger.
Große Gelenke, insbesondere das Kniegelenk, sind bevorzugt befallen. Das Krankheitsbild kann hochdramatisch mit Fieber und erheblichen Schmerzen sein. Bei weniger pathogenen Erregern sind auch blande Verläufe möglich. Bei chronischen monartikulären Verläufen muß an atypische Erreger (Mykobakterien, *Brucella,* Pilze) gedacht werden.

Diagnostik

Schmerz, Schwellung und Funktionsverlust sind die wichtigsten Lokalzeichen. Bei Salmonelleninfektionen kann eine Gastroenteritis vorausgegangen sein, bei Gonokokkenarthritis eine urethrale oder pharyngeale Gonorrhö. Differentialdiagnostisch ist hier an eine reaktive Arthritis zu denken.
Der direkte Erregernachweis ist möglich im aspirierten Eiter. Therapeutisch wegweisend ist das Ergebnis der Kulturen oder der Blutkultur. Die allgemeinen Entzündungsparameter (Leukozyten, BSG, CRP) sind erhöht.

Therapie

Nach Anlegen von Blutkulturen sowie Punktion des Gelenks erfolgt die Therapie entsprechend dem Resultat der bakteriologischen Untersuchung. Wie bei der akuten Osteomyelitis sollte lange behandelt werden. Größere Mengen von Eiter aus dem Gelenk sind durch wiederholte Punktion zu entleeren. Eine Drainage ist zu erwägen, falls der eitrige Erguß nach mehr als sieben Tagen adäquater Therapie plus Punktion(en) persistiert.

Verlaufskontrolle

Unter einer adäquaten antimikrobiellen Therapie bilden sich die Entzündungszeichen rasch zurück. Das Risiko bleibender Schädigungen des Gelenks ist jedoch erheblich.

7.5 Nekrotisierende Fasziitis und streptokokkenassoziiertes toxisches Schock-Syndrom (STSS)

Die nekrotisierende Fasziitis ist eine lebensbedrohliche bakterielle Weichteilinfektion, die durch sich foudroyant ausbreitende Nekrosen der betroffenen Faszien gekennzeichnet ist. Sie kann alle Faszien des Körpers betreffen.

Pathogenese und Ätiologie

Es werden eine polymikrobiell (meist anaerobe-aerobe Mischflora) bedingte Variante (Typ I) und eine durch hämolysierende Streptokokken der Gruppe A **(*Streptococcus pyogenes*)** induzierte Form (Typ II) von der durch *Clostridium ssp.* bedingten Zellulitis und Myonekrose (Gasgangrän) unterschieden. Durch Streptokokken induzierte Fälle sind seltener als polymikrobielle Infektionen. Eine Sonderform ist im Scrotum und Perineum lokalisiert.
Die Erreger treten durch kleinere Wunden nach Bagatelltraumen, über Ulzera oder postoperativ in das subkutane Bindegewebe ein. Es folgt eine Ausbreitung entlang der tiefen Faszien, die durch bakterielle Faktoren wie Expression von Oberflächenproteinen, Enzyme und Toxine erleichtert wird. Die tiefe Infektion mit konsekutivem Ödem führt zu Gefäßokklusion, Ischämie und Gewebsnekrose.
Nach dem vermehrten Auftreten von invasiven Streptokokkeninfektionen wurden Krankheitsbilder beschrieben, die Anfang der 1990er Jahre als „streptokokkenassoziiertes toxisches Schock-Syndrom" (STSS) definiert wurden. Das Syndrom ist gekennzeichnet duch ein schweres septisches Zustandsbild mit Hypotonie, Nierenversagen und multiplen Organdysfunktionen bei Nachweis von toxinbildenden Gruppe-A-Streptokokken.

Diagnostik

Das klinische Bild wird geprägt durch rasch ansteigendes Fieber, progredientes unscharf begrenztes

Hauterythem mit späterer Ausbildung livider landkartenartiger Verfärbungen, Bläschen- und Blasenbildung mit Austritt putrider Flüssigkeit sowie ein ausgeprägtes Ödem, das über die Hautverfärbung hinausreicht. Gasbildende Bakterien können zu subkutaner Emphysembildung (palpatorisch: Hautknistern) führen. Ein initialer starker Schmerz lässt später durch Zerstörung der Neurone nach. Begleitend treten Vigilanzstörungen auf, Schwellungen der lokoregionären Lymphknoten fehlen.

Bei Spontaneröffnung oder Inzision zeigt sich eine Kolliquationsnekrose des Haut- und Weichteilgewebes und der tieferliegenden Faszien bis hin zu sekundärem Übertritt auf das Muskelgewebe mit Myositis und Myonekrose.

Die Entzündungsparameter (Leukozyten, BSG, CRP) sind erhöht, neben Neutrophilie, Linksverschiebung und Thrombozytopenie können bei Entwicklung eines STSS auch Störungen der Gerinnungsparameter und der Nierenfunktion vorhanden sein. Neben der Anlage von Blutkulturen ist der Versuch eines direkten Erregernachweises im Punktat, Abstrich und in der tiefen Gewebsbiopsie entscheidend. In der Regel besteht eine deutliche Erhöhung der Creatinkinase (CK-MB-Werte meist <3% der Gesamt-CK).

Der sonographische Nachweis eines hypodensen Flüssigkeitsraumes zwischen Subkutis und Muskulatur entspricht der faszialen Kolliquationsnekrose. Röntgenaufnahmen der betroffenen Körperregionen können Leitsymptome wie Gasbildung und Muskelfiederung zeigen. CT oder MRT mit Gadolinium-Kontrastdarstellung geben durch die genauere Detektion von Nekrosezonen eine wichtige Hilfestellung zum Ausmaß der operativen Therapie.

Differentialdiagnose

Die wichtigste Differentialdiagnose ist die meist durch *Clostridium* ssp. verursachte Zellulitis. Sie geht häufiger mit Gasbildung in der betroffenen Unterhaut einher und erfordert bei einer raschen und adäquaten antimikrobiellen Therapie in der Regel kein invasives chirurgisches Vorgehen. Sonographie und Probenexzision mit Direktnachweis des Erregers in der Gramfärbung sind die wichtigsten Instrumente der Unterscheidung. Fulminante Verläufe eines Erysipels können dem Frühstadium einer nekrotisierenden Fasziitis ähneln.

Therapie

An erster Stelle steht die rasche chirurgische Therapie mit großzügigem Débridement, um eine möglichst vollständige Beseitigung des nekrotischen Gewebes sowie der toxischen bakteriellen Zerfallsprodukte zu erreichen **(Empfehlungsgrad B; 4)**. Bei deutlicher Muskelbeteiligung kann eine Amputation der betroffenen Extremität nötig sein.

Nach Abnahme von Kulturen und Biopsien muß sofort eine intravenöse Behandlung mit einem Breitspektrum-Penicillin in Kombination mit einem ß-Laktamaseinhibitor eingeleitet werden. Bei Nachweis hämolysierender Streptokokken der Gruppe A ist Penicillin G bis zu 40 Mio. IE i.v. täglich das Mittel der Wahl **(Empfehlungsgrad B; 3, 7)**. Clindamycin hemmt die Toxinproduktion und ist daher als Kombinationspartner obligat. Bei zusätzlichem Nachweis von Anaerobiern wird ergänzend Metronidazol gegeben. Adjuvante Therapien wie die hyperbare Sauerstofftherapie sind umstritten.

Bei Ausbildung eines STSS ist neben dem chirurgischen Vorgehen eine Schocktherapie in einer Intensivtherapieeinheit mit engmaschigem Monitoring inkl. ZVD-Messung, ggf. Beatmung, Katecholamingabe sowie renaler Stimulation bei Myositis erforderlich. In Einzelfällen wurde ein günstiger Krankheitsverlauf unter kurzzeitiger Gabe von Steroiden beschrieben. Kontrollierte Studien zur antitoxischen Behandlung mit Immunglobulinen sowie Plasmapherese zur Toxinelimination liegen bislang nicht vor.

Die Letalität beträgt 20–30%, bei Entwicklung eines STSS bis zu 70%.

Literatur

1. Bamberger DM (2000) Diagnosis and treatment of osteomyelitis. Compr Ther 26(2): 89-95
2. Bernard P et al. (1992) Roxithromycin versus penicillin in the treatment of erysipelas in adults: a comparative study. Br J Dermatol 127(2): 155-9
3. Bisno AL and Stevens DL (1996) Streptococcal infections of skin and soft tissues. N Engl J Med 334: 240-245
4. Brandt MM et al. (2000) Necrotizing soft tissue infections: a surgical disease. Am Surg 66(10): 967-71
5. Chartier C and Grosshans E (1990) Erysipelas. Int J Dermatol 29(7): 459-67
6. Dirschl DR and Almekinders LC (1993) Osteomyelitis. Common causes and treatment recommendations. Drugs 45(1): 29-43
7. Eriksson BKG et al. (1998) Epidemiological and clinical aspects of invasive group A streptococcal infections and the streptococcal toxic shock syndrome. Clin Infect Dis 27: 1428-1436
8. Haas DW and McAndrew MP (1996) Bacterial osteomyelitis in adults: evolving considerations in diagnosis and treatment. Am J Med 101(5): 550-61
9. Lowry FD (1998) Staphylococcus aureus infections. N Engl J Med 339: 520-532
10. Mader JT et al. (1999) Antimicrobial treatment of chronic osteomyelitis. Clin Orthop 360: 47-65
11. Sjoblom AC et al. (1993) Antibiotic prophylaxis in recurrent erysipelas. Infection 21: 390-393

8 Sexuell übertragbare Erkrankungen

Die häufigsten Geschlechtskrankheiten der Industrienationen sind Urethritiden, verursacht durch *Chlamydia trachomatis*, Mykoplasmen und *Trichomonas vaginalis,* sowie genitale Infektionen mit Papillomaviren und Herpes-simplex-Virus. Das Vorhandensein sexuell übertragener Erkrankungen erhöht die Übertragungswahrscheinlichkeit der HIV-Infektion. Vor allem gilt dies für Syphilis, Herpes-simplex-Virusinfektionen, Ulcus molle, Lymphogranuloma venereum und Granuloma inguinale. Das Vorhandensein einer aktiven Syphilis bei einer HIV-positiven Person erhöht das HIV-Transmissionsrisiko um den Faktor 30.

8.1 Syphilis

Definition und Basisinformation

Syphilis, auch Lues genannt, ist eine weltweit vorkommende Infektionserkrankung, die durch die Spirochäte *Treponema pallidum* verursacht wird. Häufigster Infektionsweg ist der Sexualverkehr, seltener kommt es zu diaplazentaren Infektionen. Die primäre Syphilis ist hochkontagiös; für den Sexualverkehr wird ein Infektionsrisiko von 40–60% angenommen.
Die Entwicklung des Penicillins hat in den Industrienationen einen deutlichen Rückgang der Erkrankung bewirkt. Während kurz nach dem 2. Weltkrieg in den Vereinigten Staaten noch 66 Erkrankte auf 100 000 Personen kamen, waren es 1956 nur noch 4 Fälle. Während der 90er Jahre wurden in Deutschland 1000 bis 2000 Fälle pro Jahr gemeldet (bei einer angenommenen Dunkelziffer von ~80%). Männer sind etwa doppelt so häufig betroffen wie Frauen. Seit etwa 1999 wird aus mehreren Großstädten Deutschlands über eine deutlich Zunahme berichtet. Dies betrifft vor allem homosexuelle Männer und wird als Hinweis auf veränderte Sexualgewohnheiten (weniger safer sex) gewertet. Ähnliche Berichte gibt es auch aus anderen europäischen Großstädten.

Symptomatik

Natürlicher Verlauf

Unbehandelt kann die Syphilis nach Abheilung des Primärstadiums ausheilen oder einen chronischen Verlauf nehmen. Große prospektive Studien haben gezeigt, daß etwa die Hälfte der Erkrankten ohne Therapie nach 15–20 Jahren Spätkomplikationen erleiden, von denen kardiovaskuläre und zerebrale Manifestationen die häufigsten sind.

Stadieneinteilung

Ein Charakteristikum der Syphilis ist das Durchlaufen verschiedener Stadien. Unterschieden wird zwischen Früh- und Spätsyphilis sowie den Stadien I bis IV.

Frühsyphilis

Mit dem Begriff Frühsyphilis werden das Primär- und das Sekundärstadium bezeichnet. Der Zeitraum umfaßt die ersten beiden Jahre nach Infektion.
Primärstadium: Nach einer Inkubationszeit von durchschnittlich 3 Wochen (3 Tage bis 3 Monate) kommt es zum Auftreten des Primäraffekts, auch harter Schanker genannt. Aus einer typischerweise am Genitale, seltener an der Mundschleimhaut lokalisierten derben Papel entwickelt sich ein schmerzloses Ulkus mit regionalen, ebenfalls schmerzlosen Lymphknotenschwellungen. Nach 3–6 Wochen heilt das Ulkus spontan ab; die Lymphknotenschwellung persistiert oft länger.
Sekundärstadium: Bei einem Drittel der Betroffenen ist zu Beginn der Primäraffekt noch vorhanden. Das Sekundärstadium, das 2–8 Wochen nach Auftreten des Primäraffekts beginnt, ist Folge der Dissemination der Spirochäten und der Immunantwort. Das klinische Bild ist vielgestaltig und kann sehr dezent sein. Etwa 60% der Personen mit Latenz- oder Spätstadium können sich nicht an Manifestationen des Sekundärstadiums erinnern. In 80–95% der Fälle treten makulöse, makulopapulöse, papulöse oder anuläre Eruptionen auf, die **Syphilide** genannt werden. Selten kommt es zu nodulären oder pustulösen Syphiliden. Das häufigste Erscheinungsbild ist das makulöse Exanthem, auch Roseola genannt, das symmetrisch verteilt am Stamm auftritt. Sehr typisch sind die hyperkeratotischen palmoplantaren Syphilide. Weitere Manifestationen der Haut sind Corona veneris, luische Paronychien, Leukoderma specificum, Condylomata lata oder Alopecia specifica, Manifestationen der Mundschleimhaut Angina syphilitica specifica und Plaques muqueuses der Zunge. Uncharakteristische Symptome sind Schwäche, subfebrile Temperaturen, generalisierte Lymphadenopathie, Muskel- oder Knochenschmerzen, Kopfschmerzen. Sehr selten sind Glomerulonephritis oder Hepatitis.
Die genannten Manifestationen können nach einmaligem Auftreten abheilen oder rezidivieren. Auch im Falle von Rezidiven, die im Verlauf meist schwächer werden, endet das Sekundärstadium und damit die Frühsyphilis nach 2–3 Jahren.
Eine schwere Verlaufsform im Sekundärstadium ist die **Lues maligna**, die vor allem bei immunsupprimierten Personen auftritt und durch Fieber oder Gewichtsverlust in Kombination mit Hautulzerationen, die von einer dicken Borke belegt sind (Rupia syphilitica), gekennzeichnet ist.

Spätsyphilis

Nach Ende des Sekundärstadiums folgt eine 3- bis 5jährige Latenzphase, nach der die Manifestationen der Spätsyphilis auftreten können. Diese ist durch eine Endarteriitis gekennzeichnet. Sie kann sich als neurologische, kardiovaskuläre oder gummöse Form manifestieren.
Bei der symptomatischen **Neurosyphilis** unterscheidet man zwischen meningovaskulären und par-

enchymatösen Formen. Typische Manifestationen der meningovaskulären Meningitis, die einer Endarteriitis obliterans entspricht, sind fokale oder generalisierte Krampfanfälle, Hemiplegie oder Aphasie. Die parenchymatöse Neurosyphilis ist charakterisiert durch Paresen, Tabes dorsalis sowie verschiedene psychiatrische Auffälligkeiten. Ein Hydrozephalus kann auftreten.

Typisch für die **kardiovaskuläre Spätsyphilis** ist ein Aneurysma der Aorta ascendens, das nicht selten mit Aortenklappeninsuffizienz und Abgangsstenosen der Koronararterien einhergeht.

Heute nur noch sehr selten sind **Gummen**, monozytäre, destruierende Granulome, die vor allem an Haut, Schleimhaut und am Skelettsystem auftreten.

Diagnostik

Direktnachweis im Dunkelfeld: Im Exsudat des Primäraffekts und in Läsionen des Sekundärstadiums können Treponemen mikroskopisch nachgewiesen werden. Bedeutung kommt hierbei der Art der Gewinnung des Untersuchungsmaterials zu. Zunächst wird die Läsion vorsichtig mit einem in Kochsalzlösung getränkten Tupfer gereinigt. Nachfolgend wird mit einem zweiten Tupfer die Oberfläche durch Reiben vorsichtig arrodiert, ohne dabei eine Blutung auszulösen. Durch Exprimieren des tiefen Gewebes wird nun das „Reizserum" gewonnen, das auf einen Objektträger aufgebracht wird. In der Dunkelfeldmikroskopie können die Treponemen als silbrig aufleuchtende, fadenförmige Spiralen mit typischen Knick- und Rotationsbewegungen identifiziert werden.

Kultur: Treponema pallidum läßt sich weder auf künstlichen Nährböden noch auf Zellkulturen anzüchten.

PCR: Nur bei speziellen Fragestellungen erforderlich; die Sensitivität liegt bei etwa 40–80%, die Spezifität bei 80–100%.

Serologie

Grundsätzlich ist zu unterscheiden zwischen den treponemalen und den weniger spezifischen nichttreponemalen Seroreaktionen.

- Suchtest ist der *Treponema-pallidum*-Hämagglutinationstest (TPHA-Test), der 3–4 Wochen nach der Infektion positiv wird und es über Jahrzehnte bleibt. Die Titerhöhe sagt nichts über Aktivitätsgrad oder Behandlungsbedürftigkeit aus (Tab. L.8-1).

- Der Fluoreszenz-Treponema-Antikörper-Absorptionstest (FTA-ABS-Test) wird ab etwa der vierten Woche positiv und bleibt es unabhängig von der Therapie über viele Jahre. Der FTA-ABS-Test wird als Bestätigungstest durchgeführt. Verschiedene Autoimmunerkrankungen wie z. B. systemischer Lupus erythematodes können falsch-positive Reaktionen auslösen.

- IgM-FTA-ABS-Test und 19S-IgM-FTA-ABS-Test: Mit diesen Tests werden spezifische IgM-Antikörper nachgewiesen. Beide Tests werden in der Verlaufsbeurteilung nach Therapie angewendet. Für den IgM-FTA-ABS-Test ist bekannt, daß hochpositive IgG-Antikörper den Test kompetitiv hemmen können (Prozonen-Phänomen), so daß dieser falsch-negativ ausfällt. Bei Verdacht auf eine derartige Hemmung wird der 19S-IgM-FTA-ABS-Test durchgeführt, bei dem die hochmolekulare 19S-IgM-Antikörperfraktion chromatographisch von der niedermolekularen 7S-IgG-Antikörperfraktion abgetrennt wird. Der Test wird ausschließlich mit der IgM-haltigen Serumfraktion durchgeführt.

Die nichttreponemalen Seroreaktionen beruhen auf dem Nachweis von Phospholipidantikörpern (Cardiolipin-KBR oder VDRL-Test); es gibt falsch reaktive Befunde aufgrund von Erkrankungen mit Gewebszerfall und nachfolgender Phospholipidantikörperbildung oder bei erhöhten Immunglobulinkonzentrationen (z. B. Mononukleose, HIV-Infektion, Scharlach, Malaria, Lepra, Tuberkulose, Pneumonien, die tropischen Treponematosen Frambösie und Pinta, Karzinome und verschiedene Autoimmunerkrankungen, letzte Monate der Gravidität). Sie sind nur zur Verlaufskontrolle nach Behandlung geeignet.

Liquordiagnostik

Bei Verdacht auf Neurosyphilis muß neben den serologischen Tests (TPHA-, FTA-ABS-, IgM-FTA-ABS-Test), die auch aus dem Liquor durchgeführt werden, eine komplette Liquordiagnostik mit Bestimmung von Zellzahl, Proteinkonzentrationen, oligoklonalen Banden, autochthoner Immunglobulinproduktion sowie erregerspezifischen Liquor-/Serumantikörper-Quotienten erfolgen.

Therapie

Mittel der Wahl ist Penicillin (Tabelle L.10-2). Aufgrund der langsamen Replikation von *Treponema pallidum* (alle 32 Stunden) müssen abhängig von den Stadien der Syphilis über definierte Zeiträume kontinuierlich ausreichend hohe Blut- und Gewebekonzentrationen sichergestellt werden. Das ist der Grund für die z.T. lange Therapiedauer bzw. die mehrfach täglichen Gaben. Auch kurze Therapieunterbrechungen können spätere Rezidive begründen (1).

Besonders bei der Therapie im Sekundärstadium, ist die Möglichkeit einer **Herxheimer-Reaktion** zu bedenken. Hierunter versteht man eine febrile, oft mit Kreislaufdepression und Schüttelfrost einhergehende Allgemeinreaktion als Folge des plötzlich einsetzenden Treponemenzerfalls bei initialer antibioti-

Tabelle L.8-1 Einsatz serologischer Tests bei Syphilis

Suchtest	TPHA-Test
Bestätigungstest	FTA-ABS-Test
Frage nach Behandlungsbedürftigkeit	IgM-FTA-ABS-Test 19S-IgM-FTA-ABS-Test IgM-ELISA Cardiolipin-KBR VDRL-Test
Verlaufskontrollen	Cardiolipin-KBR VDRL-Test

Tabelle L.8-2 Therapie der Syphilis

Frühsyphilis	Standard	– Clemizol-Penicillin G 1 Mio IE 14 Tage i.m. oder – Benzathin-Penicillin G 2,4 Mio IE Tag 1 und 8 i.m. (Empfehlungsgrad C; 1, 3, 4, 8)
	Penicillin-Allergie	– Doxycyclin 2 × 100 mg/Tag p.o. über 14 Tage oder – Erythromycin 2 × 1 g/Tag p.o. über 14 Tage (Empfehlungsgrad C; 1, 3, 4, 8)
Spätsyphilis	Standard	– Clemizol-Penicillin G 1 Mio IE i.m. 21 Tage (nicht Neurosyphilis) oder – Benzathin-Penicillin G 2,4 Mio IE Tag 1, 8 und 15 (nicht Neurosyphilis) (Empfehlungsgrad D; 1, 3, 4, 7)
	Neurosyphilis	– Penicillin G 6 × 5 Mio IE/Tag i.v. 14 Tage oder – Clemizol-Penicillin 1 Mio IE/Tag i.m. 21 Tage oder – Ceftriaxon 2 g/Tag i.v. 14–21 Tage (Empfehlungsgrad D; 1, 3, 4, 7)
	Penicillin-Allergie	– Doxycyclin 2 × 100 mg/Tag p.o. über 28 Tage (Empfehlungsgrad D; 1, 3, 4, 7)
Besondere Situationen	Schwangerschaft	kein Doxycyclin Clemizol-Penicillin hat bessere Plazentagängigkeit als Benzathin-Penicillin oder Erythromycin
	HIV-Infektion	bei Frühsyphilis keine Eindosisbehandlung wenn der Syphilis-Infektionszeitpunkt nicht bekannt ist oder länger als 1 Jahr zurückliegt, immer Liquorpunktion; ist dies nicht möglich, Behandlung wie bei Neurosyphilis (Therapiedauer: 21 Tage)

scher Therapie. Sie kann im Einzelfall bedrohlich sein. Um das Risiko zu minimieren, wird kurz vor der ersten Antibiotikagabe ein Glukokortikoid (z.B. 100 mg Prednisolon i.v.) injiziert. Patienten müssen nach der ersten Penicillingabe mehrere Stunden unter Kontrolle verbleiben. Genauere Angaben zur stadienentsprechenden Therapie zeigt Tabelle L.10-2. Bei HIV-Patienten, bei denen ein Syphilisbefall des ZNS besonders häufig auftritt, ist in allen Fällen, bei denen der Zeitpunkt der Syphilisinfektion nicht bekannt ist, eine Liquordiagnostik vorzunehmen. Ist dies nicht möglich, wird auch bei fehlenden klinischen Hinweisen wie bei vorhandener Neurosyphilis behandelt.

Nachsorge

Nach 3 und 6 Monaten müssen serologische Kontrollen und klinische Verlaufsuntersuchungen erfolgen. Sofern es bei primärer und sekundärer Syphilis nach sechs Monaten nicht zu einem wenigstens vierfachen Abfall der Titer der nichttreponemalen Tests (Cardiolipin-KBR oder VDRL-Test) gekommen ist, müssen Therapieversagen oder eine Reinfektion in Betracht gezogen werden.

8.2 Gonorrhö

Definition und Basisinformation

Die Gonorrhö, auch Tripper genannt, wird durch *Neisseria gonorrhoeae* verursacht, obligat aerob wachsende gramnegative Diplokokken. Sie tritt an den Schleimhäuten des Urogenitaltraktes, im Analbereich, Rachen und an den Konjunktiven auf. Die Gonorrhö ist in Deutschland die häufigste meldepflichtige Geschlechtskrankheit. Laut WHO handelt es sich mit etwa 25 Mio. Erkrankungen pro Jahr weltweit um die vierthäufigste sexuell übertragbare Erkrankung.

Symptomatik

Gonorrhoische Urethritis des Mannes

Etwa 2–5 Tage nach Infektion treten eitriger Ausfluß und Dysurie auf. Die Symptome können gering sein. Bei etwa 25% der Patienten ist nur morgens vor der ersten Miktion ein Eitertropfen zu exprimieren, bei etwa 10% ist die Gonorrhö asymptomatisch. Komplikationen bei aufsteigender Gonorrhö sind Prostatitis, Abszesse oder Epididymitis.

Rektale Gonorrhö

Das Rektum ist bei homosexuellen Männern in mehr als 40% und bei Frauen in etwa 5% Ort des gonorrhoischen Primärinfekts. In vielen Fällen ist die rektale Gonorrhö asymptomatisch. Symptome sind perianaler Pruritus, Schmerzen, Tenesmen oder Ausfluß. Die Materialentnahme für mikroskopische und kulturelle Untersuchungen sollte proktoskopisch erfolgen.

Gonorrhö bei Frauen

Häufigster Infektionsort ist die Cervix uteri. In 70–90% liegt eine begleitende Urethritis vor. In etwa der Hälfte der Fälle werden keine Symptome wahrgenommen, sonst ist Fluor das Leitsymptom. Weitere Symptome sind Dysurie, Menorrhagie und Zwischenblutungen oder Tenesmen. Bei aufsteigender Gonorrhö kann es zu Salpingitis, Adnexitis oder Entzündung des kleinen Beckens mit nachfolgender Infertilität kommen.

Seltene Manifestationsformen

In etwa 5% ist der Rachen der einzige Infektionsort. Das Risiko für eine intrapartal erworbene Infektion liegt bei 30–50%. Typische Manifestation ist die Gonokokkenkonjunktivitis des Neugeborenen, deren Symptome wie Lidschwellung bzw. eitriges Sekret einige Tage nach der Geburt auftreten. Disseminierte Gonokokkeninfektionen treten bei Frauen häufiger als bei Männern auf. In etwa 5–15% ist ein Komplementdefekt (C5–C9) nachweisbar. Symptome sind Fieberschübe, Polyarthritis und Hauterscheinungen in Form von akral oder in Gelenknähe lokalisierten Papeln oder Pusteln, die zentral nekrotisch werden. Gonokokken sind die häufigsten Erreger einer eitrigen Monarthritis in der Gruppe der 15–40jährigen.

Diagnostik

Es wird die mikroskopische und kulturelle Erregersicherung empfohlen. Die Abstriche werden bei Frauen urethral und endozervikal entnommen, bei Männern urethral, bei Homosexuellen auch rektal. Charakteristisch ist die intraleukozytäre paarweise Anordnung bohnenförmiger Bakterien. Die Sensitivität liegt bei symptomatischer Urethritis des Mannes bei 95%, bei asymptomatischen Männern bzw. bei rektalen oder zervikalen Abstrichen bei 40–70%. Die Kultur hat eine höhere Sensitivität und Spezifität als das mikroskopische Ausstrichpräparat, kann auch andere Erreger nachweisen und ermöglicht eine Antibiotikaresistenz-Testung. Gonokokken sind sehr empfindlich gegen Austrocknung, so daß das Kulturmedium sofort nach Abstrichentnahme beimpft oder ein kommerziell erhältliches Transportmedium verwendet werden muß, in dem Gonokokken 24 Stunden überleben.

Therapie

Für die unkomplizierte urogenitale Gonorrhö werden Einzeitbehandlungen mit Ofloxacin 400 mg oder Ciprofloxacin 500 mg (**Empfehlungsgrad A; 2, 3, 5, 6**) durchgeführt. Zur i.m.-Behandlung können Spectinomycin 2 g oder Ceftriaxon 250 mg (**Empfehlungsgrad A; 2, 3, 5, 6**) eingesetzt werden. Wegen der häufigen Koinfektionen mit *Chlamydia trachomatis* wird eine anschließende Behandlung mit Doxycyclin 100 mg 2mal täglich über sieben Tage, alternativ Azithromycin 1 g oral einmal täglich (für einen Tag) empfohlen.

8.3 Nichtgonorrhoische Urethritis

Die häufigsten Erreger sind *Chlamydia trachomatis, Mycoplasma hominis, Ureaplasma urealyticum, Trichomonas vaginalis* oder Herpes-simplex-Virus. Im Unterschied zur Gonorrhö sind die nichtgonorrhoischen Urethritiden während der letzten Jahre häufiger geworden.

Chlamydia trachomatis

Die *Chlamydia-trachomatis*-Infektion ist die häufigste Form der nichtgonorrhoischen Urethritis. Nach einer Inkubationszeit von 1–3 Wochen kommt es zu Dysurie, Fluor und Rötung des Orificium urethrae. Komplikationen sind Epididymitis, Salpingitis mit nachfolgender Infertilität, akute Beckenentzündung oder Proktitis. Bei Schwangerschaft ist das Risiko einer Frühgeburt bzw. die Neugeborenensterblichkeit erhöht.

Die Diagnose wird durch Erregernachweis (Urin bzw. Zervixabstrich) mittels Immunfluoreszenz, Enzymimmunoassay oder molekularbiologischer Techniken gesichert.

Die Therapie der Wahl ist Doxycyclin 2 × 100 mg, bei Gravidität Erythromycin 4 × 500 mg über 7–14 Tage p. o.

Andere nichtgonorrhoische Urethritiden

Bei Trichomoniasis und bei der *Gardnerella-vaginalis* Infektion ist Metronidazol 2 g als Einmaldosis oder 2 × 500 mg/Tag über eine Woche Therapie der Wahl. Infektionen mit *Mycoplasma hominis* oder *Ureaplasma urealyticum* werden wie Chlamydien-Urethritiden behandelt.

Literatur

1. Augenbraun MH, Rolfs R.: Treatment of Syphilis,1998: Nonpregnant adults. Clin Infect Dis,1999 28 (Suppl 1) 21-28
2. Bignell CJ: Antibiotic treatment of gonorrhoe- clinical evidence for choice. Genitourin Med 1996, 72: 315-320
3. Centers for Disease Control and Prevention. 1997. 1998 Guidelines for treatment of sexually transmitted diseases. Morbid. Mortal. Weekly Rep. 47:21-116
4. Goh BT, van Voorst Vader PC: European guidelines for the management of syphilis. Int J STD AIDS 2001, 3:14-26
5. Moran JS, Levine WC: Drugs of choice for the treatment of uncomplicated gonococcal infections. Clin Incect Dis 1995; 20 (suppl 1) 47-65
6. Patel K: Sexually transmitted Diseases in adolescents: focus on gonorrhea, chlamydia, and trichomoniasis-issues and treatment guidelines.J Pediatr Health Care 1998,12:211-5
7. UK National Guidelines for the management of late syphilis. Sex Transm Infect 1999, 75 Suppl 1:34-7
8. UK National Guidelines for the management of early syphilis. Sex Transm Infect 1999, 75 Suppl 1:29-33

9 Enteritis und Enterokolitis

9.1 Salmonellosen

Basisinformation

Nicht-typhöse Salmonellen umfassen über 2000 Typen. Sie werden nach ihrer Antigenstruktur (H-, O- und Vi-Antigene) klassifiziert, wobei die Serotypen *S. typhimurium*, *S. enteritidis*, *S. heidelberg*, *S. hadar* und *S. newport* am häufigsten vorkommen. Tiere (vor allem aus Massentierhaltungen) und Tierprodukte bilden das Erregerreservoir. Über 80% der Epidemien kommen durch infizierte Nahrungsmittel zustande. Es besteht eine namentliche Meldepflicht für Krankheitsverdacht, Erkrankung und Erregernachweis bei Personen, die in der Lebensmittelbranche oder Gastronomie arbeiten oder beim Verdacht auf einen Ausbruch („zwei oder mehr gleichartige Erkrankungen, bei denen ein Zusammenhang wahrscheinlich" ist).

Symptomatik und klinisches Bild

Am häufigsten kommt es zu einer akuten Enteritis bzw. Gastroenteritis. Das Spektrum reicht von kurzen, mild verlaufenden, selbst-limitierten Enteritiden bis zu choleraartigen Durchfällen mit schwerer Dehydratation. Auch Dysenterie-ähnliche Krankheitsbilder mit blutiger Diarrhöe und Tenesmen kommen vor. Nach einer Inkubationszeit zwischen acht und 48 Stunden kommt es zu Durchfällen und Fieber mit Übelkeit, Erbrechen und evtl. abdominellen Schmerzen. In weniger als 10% der Fälle kommt es zu bakteriämischen Phasen („enteritisches Fieber"). Diese treten vor allem bei schweren Grunderkrankungen mit Immunsuppression (z.B. bei HIV-Patienten) auf und können Ausgangspunkt schwerer Verläufe mit Meningitis, Pneumonie, Arthritis, Osteomyelitis oder fokalen Abszessen sein.

Diagnostik

Die Diagnose wird durch den kulturellen Nachweis der Erreger in Stuhl oder Blut gestellt.

Therapie

Da es in der Regel nach wenigen Tagen zu einer Spontanheilung kommt, ist eine antibiotische Behandlung bei leichten und mittelschweren Verläufen nicht erforderlich (**Empfehlungsgrad A; 11**). Bei antibiotischer Therapie besteht die Gefahr, dass die Erregerausscheidung verlängert wird. Bei schwerem Verlauf sind Fluorochinolone die Mittel der Wahl (**Empfehlungsgrad A; 11**), als Alternative kann Cotrimoxazol, Amoxicillin (in der Schwangerschaft) oder Ceftriaxon i.v. verwendet werden. Resistenzen gegenüber Chinolonen oder Cotrimoxazol kommen in Deutschland in weniger als 5% vor.

9.2 Cholera

Definition und Basisinformation

Cholera ist eine sekretorische Diarrhöe, die durch Vibrio cholerae hervorgerufen wird. V. cholerae wird auf der Basis des O-Antigens in 139 Serotypen unterteilt. Vom Serotyp O1, von dem bis 1993 angenommen wurde, daß er der einzige Serotyp ist, der für die epidemisch auftretende Cholera beim Menschen verantwortlich ist, unterscheidet man zwei Biotypen: den klassischen Biotyp und den Biotyp El Tor. Die Morbidität und Letalität von Eltor-Infektionen sind etwas geringer. Darüber hinaus gibt es noch Biotypen, die nicht zur Gruppe der O1 Typen gehören. V. cholerae O139 Bengal, ein non-O1 V. cholerae Strain, verursacht seit 1993 eine sich über Asien ausbreitende Epidemie. Die Vibrionen werden oral über mit Fäkalien verunreinigtes Wasser oder Nahrungsmittel aufgenommen. Sofern sie die Magenpassage überleben, können sie sich im alkalischen Milieu des Dünndarms vermehren. Menschen mit normaler Magensäure müssen mehr als 10^9 Keime aufnehmen, um zu erkranken, bei Neutralisation der Magensäure (auch durch proteinhaltige Mahlzeiten) können bereits 10^6 Keime genügen. Die Vibrionen sind nicht invasiv, produzieren aber ein hochwirksames thermo- und säurelabiles Enterotoxin, welches zu einem passiven Ausstrom von Wasser ins Darmlumen führt. In Europa treten kaum noch Cholerafälle auf; in Asien, vor allem in Indien und Bangladesh sowie in Mittel- und Südamerika kommen Choleraerkrankungen aber auch heute noch regelmäßig vor.

Symptomatik und klinisches Bild

Es kommt wenige Stunden bis maximal fünf Tage nach Aufnahme der Erreger zu einer schweren Erkrankung, die mit einem heftigen Brechdurchfall beginnt. Diese Cholera beginnt ohne Prodromi mit breiigen Stühlen, die schnell an Häufigkeit zunehmen, immer wäßriger werden und schließlich kleine Schleimfetzen („Reiswasserstuhl") enthalten. Kurz nach den ersten Durchfällen setzt zusätzlich Erbrechen ein. Es kann zu Flüssigkeitsverlusten von 20 Liter und mehr in 24 Stunden kommen. Der massive Wasser- und Elektrolytverlust führt zu einem raschen körperlichen Verfall. Lebensbedrohliche Komplikationen sind Nierenversagen, Blutdruckabfall und Schock. Das Bewußtsein bleibt klar, aber es tritt eine ausgeprägte Apathie auf. Bei rechtzeitiger Behandlung beträgt die Letalität weniger als 1%. Die überstandene Cholera hinterläßt eine Immunität, die auf der Bildung von spezifischen sekretorischen IgA-Antikörpern beruht.

Diagnostik

Die Diagnostik gelingt meist durch den mikroskopischen Nachweis des Erregers im Direktpräparat aus dem Reiswasserstuhl mittels Dunkelfeldtechnik. Hierbei ist auch die Beweglichkeit des Erregers gut zu beurteilen. Zur weiteren Absicherung läßt sich durch Zugabe eines Antiserums die Beweglichkeit der Vibrionen hemmen. Die kulturelle Anzucht der Vibrionen benötigt zwei bis drei Tage.

Therapie

Dem raschen Ausgleich von Flüssigkeit und Elektrolyten kommt die größte Bedeutung zu. Bei Flüssigkeitsverlusten von 10 bis 30 Liter/24 Stunden kann die Substitution nur parenteral erfolgen. Als Faustregel gilt 30 ml/kg in der ersten halben Stunde bei Kindern und in der ersten Stunde bei Erwachsenen, danach 70 ml/kg bei Kindern über 2,5 Stunden und bei Erwachsenen über 5 Stunden. Bei leichteren Krankheitsfällen ohne zu starkes Erbrechen können NaCl-Glukoselösungen auch oral verabreicht werden. Die antibiotische Therapie ist hinsichtlich des Krankheitsverlaufs zweitrangig und dient in erster Linie der Verkürzung der Erregerausscheidung. Tetracycline, die als Mittel der Wahl gelten, können darüber hinaus Zahl und Volumen der Durchfallentleerungen verringern (**Empfehlungsgrad A; 3, 15**).

9.3 Shigellose

Definition und Basisinformation

Shigellen sind unbegeißelte, unbewegliche gramnegative Stäbchen, die beim Menschen die Bakterienruhr hervorrufen. Sie dringen in epitheliale Zellen ein und verursachen Ulzerationen. Die von vielen Shigellen gebildeten Toxine wirken zytotoxisch und sind an der lokalen Schleimhautzerstörung beteiligt. Shigellen kommen nur beim Menschen und einigen Affen vor. Die Übertragung erfolgt auf fäkal-oralem Weg, wobei die Infektionsdosis relativ niedrig ist ($10-10^3$ Keime). Vor allem durch kontaminierte Lebensmittel können Ruhrepidemien ausgelöst werden. Shigellen, unter denen in Deutschland *S. flexneri* und *S. sonnei* dominieren, sind weltweit verbreitet. In Deutschland gehören sie zu den seltenen Erregern; die meisten Fälle treten als Einzelerkrankungen im Zusammenhang mit Reisen in Länder mit niedrigerem hygienischen Niveau auf.

Symptomatik und klinisches Bild

Der Verlauf der Shigellose variiert von oligosymptomatischen leichten Verläufen bis zur foudroyanten toxischen Form. Meist beginnt die Erkrankung mit uncharakteristischen Prodromi. Das klassische Bild der Bakterienruhr ist durch Fieber und häufige blutig-schleimige Durchfälle mit krampfartigen Schmerzen gekennzeichnet. Oft ist die Krankheit selbstlimitierend. Seltene Komplikationen sind Darmperforationen, toxisches Megakolon oder Sepsis bzw. postinfektiöse Komplikationen (Reiter-Syndrom).

Diagnostik

Kultureller Nachweis der Erreger aus dem Stuhl.

Therapie

Die wichtigsten Maßnahmen sind supportiv (Wasser- und Elektrolytersatz). Oft klingen die Infektionen, vor allem mit *S. sonnei*, innerhalb weniger Tage von selber ab. Bei Nachweis einer Shigelleninfektion, vor allem *S. flexneri* und *S. dysenteriae*, werden Chinolone, Cotrimoxazol oder Cephalosporine der 3. Generation eingesetzt (**Empfehlungsgrad A; 1**). Resistenzen gegen diese Medikamente sind lokal sehr unterschiedlich ausgeprägt.

9.4 Staphylokokkenenteritis

Basisinformation

Toxinbildende Staphylokokken sind eine der häufigsten Ursachen von sogenannten Lebensmittelvergiftungen. Fünf Hitze-resistente Toxine sind charakterisiert. Übertragungen finden vor allem durch infizierte Personen statt (Schmierinfektion), wobei mangelnde Hygiene bei der Essenszubereitung und fehlende Kühlung der Speisen die Erregervermehrung fördern.

Symptomatik und klinisches Bild

Nach einer kurzen Inkubationszeit von nur wenigen Stunden beginnen rezidivierendes Erbrechen und Übelkeit, krampfartige Bauchschmerzen und Durchfall. Fieber kann initial kurzfristig auftreten, die Beschwerden klingen von selber nach ein bis zwei Tagen ab.

Diagnostik

Ein Erregernachweis vom Patienten ist nicht erforderlich. Der Nachweis gelingt meist nur durch die Untersuchung des kontaminierten Nahrungsmittels.

Therapie

Eine spezifische Therapie ist nicht erforderlich, symptomatische Maßnahmen sind ausreichend.

9.5 Campylobacter Enteritis

Basisinformation

Campylobacter jejuni und *C. coli* gehören in Europa und Amerika zu den am häufigsten diagnostizierten Erregern bei akuten Gastroenteritiden. Seltener treten Infektionen mit *C. fetus* auf. Die jährliche Inzidenz von durch Labornachweis gesicherten Infektionen liegt bei etwa 60/100 000. *Campylobacter* spp. gehören zur natürlichen Besiedlung des Gastrointestinaltrakts zahlreicher Vögel und Wirbeltiere. Tiere (auch Haustiere) bzw. Tierprodukte sind die wichtigste Infektionsquelle für den Menschen. Die Inkubationszeit beträgt zwischen zwei und elf Stunden. Die Invasion der Erreger in die Mukosa und Enterotoxin-Bildung sind die wichtigsten pathophysiologischen Faktoren.

Symptomatik und klinisches Bild

Akut auftretende, heftige, wäßrig-blutige Durchfälle mit Fieber sind die Hauptsymptome. Zusätzlich treten Übelkeit, Erbrechen und abdominelle Schmerzen auf. Extraintestinale Manifestationen (Arthritis, Iridozyklitis, Erythema nodosum oder Cholezystitis) kommen vor. Seltenere Komplikationen sind das toxische Megakolon, die Pankreatitis oder ein Guillain-Barré-Syndrom. Die Symptome sind in der Regel auf eine Woche begrenzt.

Enteritis und Enterokolitis

Diagnostik

Eine Diagnose erfolgt durch eine Stuhlkultur und/oder Blutkultur. Die Serologie ist unsicher.

Therapie

Da die meisten *Campylobacter*-Infektionen selbstlimitierend verlaufen ist eine antibiotische Therapie meist nicht erforderlich (**Empfehlungsgrad A; 7**). Sie wird nur bei schweren Verlaufsformen und bei Immundefizienten empfohlen. Therapie der Wahl sind Makrolide oder Fluorochinolone über eine Woche (**Empfehlungsgrad A; 7**). Bei diesen Substanzen nimmt weltweit die Resistenz in vitro zu. Bis zu ein Viertel des Geflügels ist in manchen Ländern mit chinolonresistenten Stämmen besiedelt. In Deutschland sind zur Zeit noch über 90% aller klinischen Campylobacter Isolate empfindlich auf Chinolone oder Makrolide.

9.6 Yersiniose

Basisinformation

Yersinien sind anspruchsvolle gramnegative Stäbchen, deren wichtigste humanpathogene Vertreter *Y. enterocolitica* und *Y. pseudotuberculosis* Auslöser einer Enteritis bzw. Enterokolitis sind. Yersinien haben eine weltweite Verbreitung und werden bei einer Vielzahl von Säugetieren (vor allem Nagetiere und Schweine) und Vögeln gefunden.

Symptomatik und klinisches Bild

Neben der durch die Yersinien hervorgerufenen Enteritis bzw. Enterokolitis sind enteropathische Arthritiden oder ein Erythema nodosum im Anschluß an eine intestinale Infektion eine häufige Komplikation (bis zu 50%). Vor allem bei jungen Menschen kann die Infektion zu mesenterialen, zum Teil chronisch-rezidivierenden Lymphadenitiden führen. Da sie sich zum Teil der üblichen Stuhl- und serologischen Diagnostik entzieht, können diagnostische Probleme entstehen und dadurch chirurgische Eingriffe erfolgen.

Diagnostik

Die Erreger können aus dem Blut, den mesenterialen Lymphknoten oder dem Stuhl isoliert werden. Auch die serologische Diagnose ist möglich.

Therapie

Antibiotika sind bei protrahiertem und/oder schwerem Verlauf, bei Immunsupprimierten oder bei extraintestinalen Manifestationen indiziert. Bei nachgewiesenen Yersinien sollten Antibiotika auch zur Verhinderung von Komplikationen (Erythema nodosum, Polyarthritis) eingesetzt werden. Als Mittel der Wahl gelten Chinolone oder Co-trimoxazol (**Empfehlungsgrad C; 6**). Die Empfindlichkeit der Yersinien in Deutschland gegenüber diesen Substanzen liegt bei über 90%.

9.7 Clostridium difficile Infektionen

Basisinformation

Clostridium difficile ist ein anaerobes, sporenbildendes Bakterium. Es bildet zwei Entero- bzw. Cytotoxine. Risikofaktoren für den Erwerb von *C. difficile* sind Alter, Hospitalisationsdauer und antibakterielle oder zytotoxische Chemotherapie. Die Kolonisierungsrate unter hospitalisierten Patienten kann bis zu 30% betragen und illustriert die nosokomiale Bedeutung. Grundsätzlich kann jedes Antibiotikum, ggf. schon nach nur einmaliger prophylaktischer Gabe eine *C. difficile*-Infektion auslösen. Häufig sind Clindamycin, Cephalosporine und Breitspektrum-Penicilline damit assoziiert.

Symptomatik und klinisches Bild

Das klinische Spektrum der *C. difficile* Infektion reicht von asymptomatischer Trägerschaft über leichte breiförmige oder dehydrierende wäßrige Durchfälle bis hin zur pseudomembranösen Colitis. Bei den meisten Patienten treten, abgesehen von möglicher Dehydratation, keine Allgemeinsymptome auf. Fieber, Bauchschmerz oder blutige Stühle sind suggestiv für eine pseudomembranöse Colitis, die zu vital bedrohlichen Komplikationen wie Ileus, Perforation und septischem Schock führen kann.

Diagnostik

C. difficile sollte bei jedem Patienten nach Antibiotikatherapie differentialdiagnostisch erwogen werden, obwohl nur 20% der Fälle von antibiotika-assoziierter Diarrhöe mit *C. difficile* assoziiert sind.
Diagnostischer Goldstandard der *C. difficile*-Infektion ist der Nachweis der Cytotoxizität im Überstand eines kulturell isolierten *C. difficile*-Isolats. Dieses Verfahren ist von hoher Sensitivität, jedoch zeit- und arbeitsaufwendig und nicht generell verfügbar. Ersatzweise existieren mehrere kommerziell verfügbare Methoden zum Nachweis der *C. difficile* Toxine A und B, worunter der ELISA mit einer Sensitivität von 80–90% am verbreitetsten ist. Beim schwerkranken Patienten und bei Ileus kann eine Koloskopie erforderlich sein, um rasch die makroskopisch typische Diagnose einer pseudomembranösen Colitis stellen zu können.

Therapie

Die wichtigsten Maßnahmen sind Flüssigkeits- und Elektrolytersatz sowie die Beendigung auslösender Faktoren wie Antibiotika, Laxantien etc. Die Diarrhöe klingt darunter meist ab, so daß auch die Notwendigkeit einer Stuhldiagnostik fraglich ist. Nur bei dehydrierender, blutiger, oder über das Absetzen des Antibiotikums hinaus persistierender Diarrhöe sowie bei klinischen Zeichen einer Colitis ist eine antibakterielle Therapie indiziert. Metronidazol (3 × 400 mg p.o. für 7–10 Tage) ist Mittel der Wahl und bewirkt ebenso wie das teuerere Vancomycin (4 × 125 mg p.o.) ein Abklingen der Diarrhöe innerhalb weniger Tage (**Empfehlungsgrad A; 13**). Die Kontrolle des Therapieerfolgs durch Stuhluntersuchung ist nicht indiziert.

Bei schwerkranken Patienten und bei Ileus sollte Metronidazol intravenös (3 × 500 mg i.v.) verabreicht werden in Kombination mit Vancomycin per Magen- oder Rektalsonde.

Rezidive treten bei bis zu 25% der Patienten auf und werden zunächst mit einem der o.g. Standard-Antibiotika behandelt. Im Falle multipler Rezidive wurden kombinierte und prolongierte antibiotische Therapien sowie Probiotika wie *Saccharomyces boulardii* (**Empfehlungsgrad A; 9**) eingesetzt.

9.8 Escherichia coli Infektionen

9.8.1 Enteropathogene E. coli (EPEC)

Basisinformation

EPEC bilden nach Adhärenz an Enterozyten charakteristische Mikrokolonien aus und induzieren strukturelle Veränderungen an den Mikrovilli sowie dem Zytoskelett der betroffenen Zellen. EPEC sind häufig mit bestimmten O-Serogruppen assoziiert (sog. „säuglingspathogene *E. coli*-Serogruppen").

Symptomatik und klinisches Bild

EPEC verursacht wäßrige, oft protrahiert verlaufende Durchfälle v.a. bei Säuglingen und Kleinkindern. Schwere Verläufe mit Fieber und hospitalisationspflichtiger Exsikkose sind möglich. EPEC kann nosokomiale Ausbrüche verursachen und war früher mit beträchtlicher Mortalität assoziiert.

Diagnostik

Die klassische Methode ist die Untersuchung auf „säuglingspathogene *E. coli*-Serogruppen", die jedoch keinen sicheren Rückschluß auf die Präsenz von Virulenzfaktoren zuläßt. Zuverlässiger, jedoch aufwendiger und nur in Speziallaboratorien verfügbar sind Gensonden (EPEC-Adherence-Factor [EAF] – Plasmid, *eae*-Gen), die Fluoreszenz-Aktin-Mikroskopie zum Nachweis typischer struktureller Veränderungen in befallenen Zellen, sowie der Nachweis eines typischen Adhärenzmusters in der Zellkultur.

Therapie

Die meisten Episoden erfordern lediglich orale bzw. intravenöse Rehydratation. In Fallserien wird über den Einsatz von Antibiotika bei schweren oder protrahierten Verläufen berichtet (**Empfehlungsgrad C; 4**).

9.8.2 Enterotoxische E. coli (ETEC)

Basisinformation

ETEC aktivieren durch die plasmid-vermittelte Produktion von hitzestabilem (ST) und hitzelabilem (LT) Enterotoxin die Adenylat- bzw. Guanylat-Zyklase der Enterozyten und verursachen daher eine cholera-ähnliche Steigerung der chlorid-abhängigen Flüssigkeitssekretion.

Symptomatik und klinisches Bild

Etwa 40–75% der Fälle von Reisedurchfällen werden durch ETEC verursacht. Es handelt sich um wäßrige, ggf. mit Krämpfen assoziierte Durchfälle mit einer Inkubationszeit zwischen 14 und 50 Stunden. Meist ist der Verlauf selbstlimitiert und dauert bis 5 Tage.

Diagnostik

Der labortechnische Nachweis erübrigt sich meist aufgrund der typischen Konstellation und des selbstlimitierten Verlaufs. Für epidemiologische Untersuchungen sowie die Abklärung einer unklaren chronischen Reisediarrhö stehen der immunologische Toxinnachweis (z.B. ELISA, Präzipitation) sowie Gensonden zur Verfügung.

Therapie

In den meisten Fällen beschränkt sich die Therapie auf orale Rehydratation. Durch frühzeitige Einnahme von Ciprofloxacin (2 × 500 mg p.o. für 3 Tage) oder Cotrimoxazol (2 × 800/160 mg p.o.) sowie Loperamid kann die Krankheitsdauer abgekürzt werden (**Empfehlungsgrad A; 10**). Alternativ wird eine Einmaldosis (Ciprofloxacin 750 mg p.o.) vorgeschlagen. Eine antibakterielle Prophylaxe mit Ciprofloxacin ist zwar effektiv (**Empfehlungsgrad A; 12**), wird im Hinblick auf zunehmende Resistenzen von Enterobacteriaceae gegen Chinolone, Cotrimoxazol und Ampizillin speziell in tropischen Ländern sowie ein möglicherweise erhöhtes Risiko für Superinfektionen jedoch nicht generell empfohlen.

9.8.3 Enteroinvasive E. coli (EIEC)

Basisinformation

EIEC gleichen in ihrer plasmid-vermittelten Fähigkeit zur Zellinvasion den Shigellen. Sie erzeugen Mikroabszesse und Ulzera im Dünn- und Dickdarm.

Symptomatik und klinisches Bild

EIEC erzeugen eine Ruhr-ähnliche Erkrankung mit blutiger Diarrhöe und Fieber. Ihre epidemiologische Rolle in Deutschland ist nicht charakterisiert. In tropischen Ländern sind sie für ca. 2–6% der Durchfallerkrankungen verantwortlich.

Diagnostik

Serologische Methoden sind nicht hilfreich, so daß die Diagnose von EIEC entweder den Nachweis des Invasionsvermögens in Zellkultur oder Tierexperiment oder den molekularbiologischen Nachweis der Invasionsgene durch Kolonieblot-Hybridisierung oder PCR erfordert.

Therapie

Wegen der Seltenheit der Erkrankung liegen keine Therapiestudien vor. Aufgrund der Ähnlichkeit des Krankheitsbildes mit der bakteriellen Ruhr erscheint eine Therapie mit Chinolonen (Ciprofloxacin 2 × 500 mg p.o. für 3–5 Tage) oder Cotrimoxazol (2 × 800/160 mg p.o.) sinnvoll.

9.8.4 Enterohämorrhagische E. coli (EHEC)

Basisinformation

EHEC bilden das durch Phagen kodierte Shiga-Toxin (Stx) und Shiga-like Toxin (SLT), wodurch es bei betroffenen Enterozyten zur Hemmung der Proteinsynthese und Nekrose kommen kann. Das Krankheitsspektrum reicht von sekretorischer über hämorrhagische Colitis bis zu der systemischen Komplikation der mikroangiopathischen hämolytischen Anämie mit Thrombozytopenie, Nierenversagen und weiteren Organmanifestationen. Das Erregerreservoir sind Wiederkäuer, die Übertragung erfolgt meist durch Rohmilch oder unzureichend gekochtes Fleisch.

Symptomatik und klinisches Bild

Nach einer Inkubationszeit von 3–5 Tagen treten zunächst wäßrige Durchfälle und Bauchkrämpfe auf, evtl. gefolgt von schmerzhaften, blutigen Entleerungen und Symptomen einer Kolitis. Meist klingt die Erkrankung nach ca. 1 Woche ab. Bei etwa 8 % der Kinder unter 6 Jahren entwickelt sich das hämolytisch-urämische Syndrom (HUS) mit intravasaler Hämolyse, Thrombozytopenie, Hämaturie und Nierenversagen und evtl. sonstigen Organmanifestationen (ZNS, Herz u. a.). Die Mortalität liegt bei ca 10 %.

Diagnostik

Der Nachweis von EHEC wird erschwert durch die Expression variabler Virulenzfaktoren sowie die oft nur geringe Keimkonzentration. Die meisten Isolate gehören zur Gruppe O157:H7, andere Serovare kommen jedoch vor. Die Mehrheit der O157:H7 Isolate sind Sorbitol-negativ und daher auf Selektivmedium erkennbar. Ein sensitiver Nachweis aller EHEC-Typen erfordert eine Anreicherung in Tryptikase-Soja-Bouillon mit Novobiocin mit anschließender Subkultur auf Selektivmedium und PCR-Nachweis der Stx-Gene. Positive Kolonien werden im Enterohämolysin-Agar selektiert und durch erneute Prüfung per PCR oder immunologischem Toxinnachweis bestätigt.

Therapie

Die antibiotische Behandlung erhöht das Risiko eines nachfolgenden HUS (14), so daß die Gabe von Antibiotika bei Verdacht auf EHEC kontraindiziert ist.

9.9 Virale Gastroenteritiden

Basisinformation

Enteropathogene Viren sind eine häufige Ursache von gastrointestinalen Infektionen. Betroffen sind vor allem Kinder (Rotaviren, Adenoviren, Echoviren, Caliciviren, Astroviren), aber auch Erwachsene im höheren Lebensalter. In den Industrieländern werden bei 35 % bis 52 % aller Kinder, die wegen akuter Diarrhöe stationär behandelt werden müssen, Rotaviren als Ursache nachgewiesen. Ausbrüche von Durchfallerkrankungen in Altersheimen sind auch durch Norwalk-, Astro- und Caliciviren bekannt geworden.

Symptomatik und klinisches Bild

Nach einer Inkubationszeit von ein bis drei Tagen kommt es zu Fieber und Erbrechen mit nachfolgender wäßriger Diarrhöe. Bei Kindern und alten Patienten kann es zu schweren Verläufen kommen.

Diagnostik

Die Diagnostik ist vor allem von seuchenhygienischem Interesse. Es stehen käufliche Tests zum Nachweis viraler Antigene im Stuhl zur Verfügung.

Therapie

Eine kausale Therapie ist nicht möglich, so daß Elektrolyt-/Flüssigkeitssubstitution die einzige Therapiemaßnahme darstellt.

9.10 Amöbenruhr

Definition und Basisinformation

Die meisten der im menschlichen Gastrointestinaltrakt nachweisbaren Amöben sind apathogen. Bei der Amöbenruhr handelt es sich um eine ulzeröse Kolitis, die durch das Protozoon *Entamoeba histolytica* verursacht wird. Über das Blut können die Erreger die Leber, in seltenen Fällen auch Lunge, Gehirn und Haut, erreichen und Nekrosen (Amöbenabszesse) verursachen. Die Erkrankung kommt in den Tropen und Subtropen sehr viel häufiger vor als in Europa. Die infektiösen Zysten können mehrere Wochen im Wasser überleben. Über Nahrungsmittel oder Trinkwasser werden sie oral aufgenommen.

Symptomatik und klinisches Bild

Meist kommt es zu Fieber mit kolikartigen abdominellen Schmerzen und mit Abgang von Blut und Schleim. Die Symptome können über Wochen persistieren und einer Colitis ulcerosa ähnlich sein. Die Ulzera sind scharf begrenzt und durch normale Mukosa voneinander getrennt. Bei Kindern kann die Erkrankung fulminant verlaufen mit Entwicklung eines akuten Abdomens durch Darmwandnekrosen. Sehr selten kommt es zur Ausbildung einer abdominellen Resistenz ohne sonstige Symptome. Die wichtigste extraintestinale Komplikation ist der mit Verzögerung und teilweise auch ohne vorangehende Kolitis auftretende Amöbenleberabszeß.

Diagnostik

Der Direktnachweis der sich bewegenden Amöben gelingt mikroskopisch im warmen Stuhl. Der Nachweis von Erythrozyten-phagozytierenden Magnaformen ist beweisend für eine Infektion mit *E. histolytica*. Anreicherungsverfahren werden zum Nachweis der Zysten benutzt. Mikroskopisch kann jedoch nicht zwischen *E. histolytica* und *E. dispar* unterschieden werden. Aufgrund von Isoenzymen oder DNS-Analysen ist man aber in der Lage, pathogene Amöben von apathogenen Amöben zu unterscheiden. Da die Zystenausscheidung intermittierend verlaufen kann, sollten drei zeitlich getrennte Stuhluntersuchungen erfolgen. Die serologische Diagnostik ist bei extraintestinalen Erkrankungen (Amöbenleberabszeß) hilfreich.

Therapie

Mittel der Wahl ist Metronidazol 3 × 750 mg/Tag über 10 Tage. Um die Rezidivrate zu verringern ist eine Eradikationstherapie der residuellen Darmlumenformen mit Diloxanidfuroat (3 × 500 mg/Tag über 10 Tage) oder Paromomycin notwendig **(Empfehlungsgrad A; 8)**.

9.11 Lambliasis

Basisinformation

Giardia lamblia ist ein Protozoon, das weltweit vorkommt. Die Lambliasis ist die häufigste protozoale intestinale Infektion beim Menschen. Sie wird über Trinkwasser übertragen.

Symptomatik und klinisches Bild

Inkubationszeit beträgt zwischen ein und drei Wochen. Die Diarrhöe ist in der Regel breiig. Gelegentlich kommt es zu Bauchschmerzen, Übelkeit und Schwäche. 30%–50% der Infizierten entwickeln eine subakute Erkrankung mit lange andauernden, wechselnd starken Symptomen. Von diesen zeigen etwa die Hälfte der Patienten Zeichen der Malabsorption, Steatorrhöe und Gewichtsverlust. Meist kommt es zu einer Villusatrophie im Dünndarm.

Diagnostik

Die Diagnose wird durch Nachweis von *G. lamblia*-Zysten im Stuhl gestellt. Wiederholte Stuhluntersuchungen sowie Untersuchungen der Duodenalflüssigkeit (hier auch Nachweis der typischen Trophozoiten) erhöhen die Treffsicherheit. Der Nachweis von Lamblien-Antigen mittels ELISA in Stuhlproben ist ebenfalls möglich.

Therapie

Mittel der Wahl sind Nitromidazole (z. B. Metronidazol 3 × 250 mg/Tag über 10 Tage). Die Effektivität der Therapie liegt bei über 90% **(Empfehlungsgrad A; 2)**. Zur Behandlung in der Schwangerschaft wird ein Therapieversuch mit Paromomycin empfohlen.

9.12 Cryptosporidiose, Isosporidiose, Mikrosporidiose

Basisinformation

Kryptosporidien, *Isospora belli* und Mikrosporidien sind intestinale Protozoen, die vor allem bei Patienten mit Immundefekten schwere Durchfallerkrankungen hervorrufen können. Die Übertragung erfolgt wahrscheinlich auf oralem Weg. Für Kryptosporidien ist Wasser die wichtigste Infektionsquelle. Kryptosporidien und Mikrosporidien haben eine weltweite Verbreitung, wobei Infektionen mit *I. belli* hauptsächlich in tropischen und subtropischen Gebieten nachgewiesen werden.

Symptomatik und klinisches Bild

Infektionen mit diesen Parasiten führen zu wäßrigen, nicht blutigen Diarrhöen, die bei Immunkompetenten nach einer Woche bis 10 Tagen zu einer Spontanheilung führen. Unter Immunsuppression kommt es zu schweren, langanhaltenden Durchfallerkrankungen. Kryptosporidien und Mikrosporidien befallen häufig auch die Gallengänge und führen so zu einer Cholangitis. Einige Mikrosporidien neigen unter Immunsuppression zu disseminierten Verläufen, bei denen jedes Organsystem betroffen sein kann.

Diagnostik

Die Diagnose wird durch den Nachweis der Oozysten (*I. belli, C. parvum*) bzw. Sporen (Mikrosporidien) im Stuhl durch Spezialfärbungen (säurefeste Färbungen bei *I. belli, C. parvum*, modifizierte Trichromefärbung, Färbungen mit Fluorochrome bei Mikrosporidien) gestellt.

Therapie

Bei Immunkompetenten sind diese Infektionen selbstlimitierend. Eine antibiotische Therapie ist nicht erforderlich. Unter Immunsuppression, vor allem bei HIV-infizierten Patienten, kann es jedoch zu langanhaltenden, chronischen Diarrhöen kommen, so daß eine Therapie versucht werden sollte. Infektionen mit *I. belli* sprechen auf hochdosiertes Cotrimoxazol an. Kryptosporidien und Mikrosporidien lassen sich sehr viel schwieriger therapieren. Einige Mikrosporidienspezies sind sehr empfindlich gegenüber Albendazol, das jedoch bei der am häufigsten auftretenden Spezies *Enterocytozoon bieneusi* keine Wirkung hat. Besteht eine HIV-Infektion sollte durch eine wirksame antiretrovirale Therapie versucht werden eine Immunrekonstitution zu erreichen, was meist zu einer Eradikation der Erreger führt **(Empfehlungsgrad B; 5)**.

Literatur

1. Bennish ML, Salam MA, Haider R, et al.: Therapy for shigellosis. II. Randomized, double-blind comparison of ciprofloxacin and ampicillin. J Infect Dis 162 (1990) 711-716.
2. Davidson RA: Issues in clinical parasitology: the treatment of giardiasis. Am J Gastroenterol 79 (1984) 256-261.
3. Gore SM, Fontaine O, Pierce NF: Impact of rice based oral rehydration solution on stool output and duration of a: meta-analysis of 13 clinical trials. BMJ 304 (1992) 287-291.
4. Hill SM, Phillips AD, Walker-Smith JA: Enteropathogenic Escherichia coli and life threatening chronic a. Gut 32 (1991) 154-158.
5. Miao YM, Awad-El-Kariem FM, Franzen C: Eradication of cryptosporidia and microsporidiafollowing successful antiretroviral therapy. J Acquir Immune Defic Syndr 25 (2000) 124-129.
6. Lemaitre BC, Mazigh DA, Scavizzi MR: Failure of b-lactam antibiotics and marked efficacy of fluoroquinolones in treatment of murine Yersinia pseudotuberculosis infection. Antimicrob Agernts Chemother 35 (1991) 1785-1790.

7. Mandal BK, Ellis ME, Dunbar EM, et al.: Double-blind placebo-controlled trial of erythromycin in the treatment of clinical campylobacter infection. J Antimicrob Chemother 13 (1984) 619-623
8. Mc Auley LB, Juranek DD: Luminal agents in the treatment of amebiasis. Clin Infect Dis 14 (1992) 1161-1162.
9. McFarland LV, Surawicz CM, Greenberg RN, et al.: A randomized placebo-controlled trial of Saccharomyces boulardii in combination with standard antibiotics for Clostridium difficile disease. JAMA 271 (1994) 1913-1918.
10. Petruccelli BP, Murphy GS, Sanchez JL, et al.: Treatment of travelers' diarrhea with ciprofloxacin and loperamide. J Infect Dis 165 (1992) 557-560.
11. Pichler HET, Dridl G, Stickler K, et al.: Clinical efficacy of ciprofloxacin compared with placebo in bacterial diarrhea. Am J Med 82(Suppl 4A) (1987) 329-332.
12. Rademaker CM, Hoepelman IM, Wolfhagen MJ, et al.: Results of double-blind placebo-controlled study using ciprofloxacin for prevention of travelers' diarrhea. EurJ Clin Microbiol Infect Dis 8 (1989) 690-694.
13. Wenisch C, Parschalk B, Hasenhundl M, et al.: Comparison of vancomycin, teicoplanin, metronidazole, and fusidic acid for the treatment of Clostridium difficile-associated diarrhea. Clin Infect Dis 22 (1996) 813-818.
14. Wong CS, Jelacic S, Habeeb RL, et al.: The risk of hemolytic-uremic syndrome after antibiotic treatment of Escherichia coli O157:H7 infections. N Engl J Med 342 (2000) 1930-1936.
15. World Health Organisation: Guidelines for cholera control. Geneva: Programme for Control of al Diseases. Publication WHO/CDD/SER/80.2 rev, 1990

10 ZNS-Infektionen

Meningitiden und Enzephalitiden sind in Deutschland meldepflichtig. Dem Robert-Koch-Institut wurden 1998 3455 Erkrankungen mitgeteilt. Hierunter waren 729 Meningokokken-Meningitiden, 1214 „sonstige bakterielle Meningitiden", 891 Virus-Meningoenzephalitiden und 621 „übrige Formen". Insbesondere bei blande verlaufenden viralen Meningitiden, bei Infektionen des ZNS nach Schädel-Hirn-Traumen und neurochirurgischen Eingriffen, bei septischen Herdenzephalitiden und bei terminal auftretenden ZNS-Infektionen alter Menschen ist von einer größeren Anzahl nicht diagnostizierter/nicht gemeldeter Fälle auszugehen. Borrelieninfektionen werden ebenfalls häufig nicht gemeldet.

10.1 Bakterielle Meningitis und Enzephalitis

Epidemiologie

Bei Erwachsenen, die ihre ZNS-Infektion außerhalb des Krankenhauses akquirieren, ist die Pneumokokken-Meningitis am häufigsten, gefolgt von der Meningokokken-Meningitis, der Listerien-Meningitis bzw. -Enzephalitis und der ZNS-Tuberkulose. *Haemophilus influenzae* war in Deutschland der häufigste Meningitis-Erreger bei Kindern unter 5 Jahren, wobei die Impfung gegen *Haemophilus influenzae* Typ b (von der Ständigen Impfkommission empfohlen) zu einem dramatischen Rückgang der Erkrankungshäufigkeit geführt hat. Heute ist Neisseria meningitidis der häufigste Erreger bei Kindern und Jugendlichen.
Septische Herdenzephalitiden als Folge einer Endokarditis werden häufig durch vergrünende Streptokokken oder *Staphylococcus aureus* verursacht. Koagulasenegative Staphylokokken, *Staphylococcus aureus* und verschiedene gramnegative Aerobier dominieren bei Infektionen nach neurochirurgischen Eingriffen.

Symptomatik

Frühphase: allgemeines Krankheitsgefühl, Fieber, leichte Kopfschmerzen und geringgradige Nackensteife.
Vollbild: Kopfschmerz, Fieber, Nackensteife bis hin zum Opisthotonus und Bewußtseinstrübung. Bei Neugeborenen und jungen Säuglingen, Immunsupprimierten, sehr alten Menschen und tief Komatösen können jedoch die typischen Zeichen einer Meningitis fehlen. Komatöse Patienten, bei denen die Ursache des Komas nicht klar ist, müssen deshalb nach Ausschluß einer intrakraniellen Raumforderung lumbalpunktiert werden.
Die **Pneumokokken-Meningitis** tritt gehäuft bei Älteren, Alkoholikern und Splenektomierten auf. Sie entsteht per continuitatem bei Entzündungen des Mittelohrs, der Nasennebenhöhlen und nach Schädelfrakturen oder durch hämatogene Streuung z. B. im Rahmen einer Pneumonie. Foudroyante Verläufe unter dem Bild der apurulenten Meningitis, bei denen sich im Liquorraum massenhaft Bakterien, eine hohe Laktat- und Gesamteiweißkonzentration, jedoch nur eine geringe Zahl von Leukozyten finden, haben eine besonders ungünstige Prognose.
Von der **Meningokokken-Meningitis** und -Sepsis sind häufig junge, zuvor gesunde Menschen und Personen mit (seltenen) Defekten des Komplementsystems betroffen. In ca. 50% der Erkrankungen bestehen in der Prodromalphase Zeichen einer Infektion der oberen Luftwege. Es finden sich in 50–70% Petechien, eine Purpura oder konfluierende Blutungen. Charakteristisch für Meningokokken-Erkrankungen ist das frühzeitige Auftreten eines septischen Schocks mit den Zeichen einer Verbrauchskoagulopathie. Die als **Waterhouse-Friderichsen-Syndrom** bezeichnete perakute Verlaufsform geht mit Nekrosen der Nebennierenrinden einher und führt häufig binnen weniger Stunden zum Tode. Unmittelbare Todesursache bei Meningokokken-Erkrankungen ist neben dem Hirnödem oft die Herzbeteiligung im Sinne einer akuten interstitiellen Myokarditis und eine Herzbeuteltamponade infolge einer Perikarditis.
Listeria monocytogenes kann im Zentralnervensystem eine Vielzahl von Krankheitserscheinungen hervorrufen. Bisher ist unbekannt, warum der Erreger bei ca. 90% der Erkrankten eine Meningitis, bei ca. 10% eine Hirnstammenzephalitis und nur selten einen Hirnabszeß verursacht. Bei der Listerien-Meningitis kommt es wesentlich häufiger als bei Meningokokken- oder Pneumokokken-Meningitiden zu neurologischen Herdsymptomen.
Meningitiden und Enzephalitiden als Folge von septisch-embolischer Streuung bei extrazerebralen Herden – meist im Rahmen von Endokarditiden – sowie bakterielle ZNS-Infektionen als Folge von Schädel-Hirn-Verletzungen und neurochirurgischen Eingriffen weisen eine vielgestaltige Symptomatik auf. Sie reicht von minimalen neurologischen und psychiatrischen Auffälligkeiten bis zu schwersten Krankheitsbildern mit Bewußtseinstrübung und dem Vollbild einer bakteriellen Meningitis. Auch bei einer Spondylodiszitis bzw. einem epiduralen spinalen Abszeß kann es nach Einbruch des Erregers in den Subarachnoidalraum sekundär zu einer Meningitis kommen, meist durch *Staphylococcus aureus*.
Die **tuberkulöse Meningitis** macht in Deutschland ca. 5% der bakteriellen Meningitiden des Erwachsenenalters aus und verläuft subakut. Frühe Symptome sind Kopfschmerzen und Ausfall basaler Hirnnervenfunktionen, ferner ein Querschnittssyndrom.

Diagnostik

Bei Verdacht auf bakterielle Meningitis muß unverzüglich eine mikrobiologische Diagnostik mit **Blutkulturen** (in 30–90% positiv) und bei vorbestehenden Infektionsherden (z. B. bei einer Otitis media) zusätzlichen Abstrichen eingeleitet werden. Bei Verdacht auf Meningokokken-Meningitis soll außerdem ein Rachenabstrich gewonnen werden, da hier der Erregernachweis auch nach bereits begonnener antibiotischer Therapie häufiger gelingt als im Liquor. Im peripheren Blut sprechen Leukozytose,

Linksverschiebung und ein erhöhtes C-reaktives Protein für eine bakterielle und gegen eine virale Infektion. Bei Immuninkompetenten können Leukozytose und Linksverschiebung fehlen. Besonders zu achten ist auf Zeichen einer Verbrauchskoagulopathie.

Bei wachen Patienten ohne ausgeprägte neurologische Herdsymptome und ohne Stauungspapille soll **ohne Verzögerung Liquor** entnommen werden **(Empfehlungsgrad B, 4)**. Bei **Soporösen** und **Komatösen** bzw. Patienten mit **klinischen Hirndruckzeichen** soll **zunächst** mittels **kranialer Computertomographie** (CCT) geklärt werden, ob eine Liquorpunktion gefahrlos möglich ist. In diesem Fall wird, um Zeitverlust zu vermeiden, die antibiotische Behandlung vor der Liquorentnahme begonnen. Stellt sich im CCT ein schweres Hirnödem oder eine Raumforderung mit Mittellinienverlagerung dar, wird auf die Liquorentnahme verzichtet.

Die Liquoranalyse erlaubt in der Regel die Differenzierung zwischen bakteriellen und viralen Meningoenzephalitiden (Tab. L.10-1). Ein **Gram-Präparat** des entnommenen Liquors zeigt oft bereits das verantwortliche Bakterium. Diagnostisch entscheidend ist die Anzucht des Bakteriums aus dem Liquor bzw. aus Blutkultur, Rachen- oder Wundabstrich. Die Liquorprobe soll rasch dem mikrobiologischen Labor zur sofortigen Bearbeitung zugeführt werden. Ist dies nicht möglich, wird sie bei Raumtemperatur gelagert und zusätzlich je 2 ml in eine aerob und anaerob zu bebrütende Blutkulturflasche überführt.

Der mikroskopische und kulturelle Mykobakteriennachweis im Liquor ist nicht sehr sensitiv; eine PCR, die diesen Verfahren möglicherweise überlegen, jedoch bislang zur Diagnostik der tuberkulösen Meningitis nicht zugelassen ist, sollte daher in Verdachtsfällen zusätzlich veranlaßt werden. Wird aus dem primär gewonnenen Liquor kein Erreger isoliert, sind wiederholte Liquorentnahmen indiziert.

Zur Fokussuche sind – je nach Erreger und klinischer Präsentation – eine computertomographische Darstellung der Felsenbeine und Nasennebenhöhlen, ein CCT, ein HNO-ärztliches Konsil, eine Röntgen-Thoraxaufnahme und ggf. ein Echokardiogramm indiziert. Eine primäre Staphylococcus-aureus-Meningitis läßt eine zugrundeliegende Endokarditis vermuten. Für den Nachweis einer enzephalitischen Beteiligung oder von Ischämien im Rahmen einer Vaskulitis ist die Kernspintomographie des Schädels sensitiver als das CCT. Dies gilt insbesondere für die Listerien-Hirnstammenzephalitis. Zum Nachweis einer Liquorfistel ist die sensitivste Methode noch immer die Liquorszintigraphie.

Therapie

Jeder Patient mit **Verdacht auf eine bakterielle Meningitis ist ein Notfall!** Bei der Meningokokken-Sepsis und -Meningitis sinkt die Letalität, wenn die parenterale Antibiotikatherapie bereits vor der Krankenhauseinweisung begonnen wird. Bei einem hämorrhagischen Exanthem (Petechien oder Purpura) als Hinweis auf eine durch Meningokokken hervorgerufene Erkrankung und den klinischen Symptomen der Meningitis oder Sepsis soll deshalb vor dem Transport ins Krankenhaus Blut für eine Kultur entnommen und sofort mit der antibiotischen Behandlung begonnen werden.

Die bakterielle Meningitis ist eine Infektion in einem Kompartiment mit beeinträchtigter körpereigener Abwehr. Eine verzögerte Sterilisierung des Liquors erhöht die Zahl neurologischer Spätschäden. **In vivo bakterizid wirkende Antibiotika** sind daher zur Therapie erforderlich (10). Die aktuellen Therapieempfehlungen sind in Tabelle L.10-2 zusammengestellt. Die Behandlung der bakteriellen Meningitis mit Cefuroxim bzw. Chloramphenicol ist der Therapie mit Ceftriaxon bzw. Cefotaxim unterlegen; Ceftriaxon oder Cefotaxim sind daher Mittel der Wahl **(Empfehlungsgrad A; 3, 7, 10, 11)**. Die angegebenen Dosierungen beziehen sich auf einen normalgewichtigen Erwachsenen. Bei Funktionsstörungen von Niere oder Leber müssen diese Dosierungsempfehlungen je nach Medikament angepaßt werden. Umstritten ist die bereits initial zusätzliche Gabe von Ampicillin, um die Listerien-Lücke zu schließen.

Tabelle L.10-1 Typische Liquorbefunde bei der bakteriellen, viralen und tuberkulösen Meningitis.

	Bakterielle Meningitis	**Virale Meningitis**	**Tuberkulöse Meningitis**
Leukozytenzahl/µl* (NW: bis 12/3 = 4/µl)	meist > 1000	< 1000	< 1000
Dominante Zellart	neutrophile Granulozyten	Lymphozyten	Lymphozyten/Monozyten (Granulozyten)
Eiweißkonzentration (g/l) (NW: bis 0,45 g/l)	> 1,0	< 1,0	> 1,0
Laktatkonzentration (mmol/l) (NW: bis 2,2 mmol/l)	> 3,5	< 3,5	> 3,5
Glukosekonzentration (NW: 70–80% des BZ)	↓	normal	↓

* Die Zellzählung erfolgt in einer Fuchs-Rosenthal-Kammer, bei der das Füllungsvolumen eines Quadrates 3 µl beträgt. Die Zellzahl wird pro Quadrat bestimmt und in Drittelzellen/µl angegeben, oder der gezählte Wert wird durch 3 geteilt und in Zellen/ml angegeben.

Tabelle L.10-2 Parenterale Therapie häufiger bakterieller ZNS-Infektionen bei Erwachsenen (Tagesdosen).

Erreger	Standardtherapie	Alternativtherapie
Streptococcus pneumoniae Neisseria meningitidis	Penicillin G 3 × 10 Mio. IE (bei nachgewiesener Empfindlichkeit)	Ceftriaxon 1 × 4 g oder Cefotaxim 4 × 2 g
Listeria monocytogenes	Ampicillin 3 × 5 g plus Gentamicin 1 × 240 mg	Trimethoprim-Sulfamethoxazol 3–4 × 960 mg
Haemophilus influenzae	Ceftriaxon 1 × 4 g oder Cefotaxim 4 × 2 g	Ampicillin 3 × 5 g (bei nachgewiesener Empfindlichkeit)
Enterobakterien (E. coli, Klebsiellen etc.)	Ceftriaxon 1 × 4 g oder Cefotaxim 4 × 2 g	
Pseudomonas aeruginosa	Ceftazidim 3 × 2 g plus Gentamicin 1 × 240 mg	Ciprofloxacin 3 × 400 mg
Staphylococcus aureus – Oxacillin-empfindlich	Cefuroxim 4 × 1.5 g plus Rifampicin 2 × 450 mg	Flucloxacillin 3 × 4 g plus Rifampicin 2 × 450 mg
– Oxacillin-resistent	Vancomycin 2 × 1g plus Rifampicin 2 × 450 mg	

Die tuberkulöse Meningitis wird initial mit einer Vierfachkombination aus 1 × 6 mg/kg/die Isoniazid i.v. (+ 100 mg/die Pyridoxin zur Prävention einer peripheren Neuropathie), 1 × 10 mg/kg/die Rifampicin i.v., 1 × 25 mg/kg/die Pyrazinamid p. o. plus Ethambutol oder Streptomycin behandelt. Bei klinischer Besserung werden Isoniazid und Rifampicin ebenfalls oral verabreicht. Bei unkompliziertem Verlauf und voll empfindlichen Erregern wird nach 3 Monaten mit der Kombination Isoniazid + Rifampicin weiterbehandelt. Die Behandlungsdauer beträgt insgesamt 12 Monate. Im Vergleich zu anderen Behandlungsprotokollen reduzieren Regimes, die Isoniazid und Rifampicin enthalten, bei empfindlichen Erregern die Letalität (**Empfehlungsgrad C; 5**).

Der routinemäßige **Einsatz von Kortikosteroiden** ist bei Erwachsenen inzwischen nicht mehr umstritten, da die Sterblichkeit verringert wird. Empfohlen ist die Gabe von Dexamethason in der Dosierung 10 mg vor bzw. mit erster Antibiotikagabe, dann 8–10 mg alle 6 Stunden für weiter vier Tage (**Empfehlungsgrad A; 2**). Patienten mit Bewußtseinstrübung und vermutetem Hirnödem oder Zeichen eines septischen Schocks/Verbrauchskoagulopathie müssen auf einer Intensivstation behandelt werden.

Komplikationen und Prognose

In den ersten Tagen sterben Patienten mit bakterieller Meningitis häufig am Hirnödem oder septischen Schock. Im weiteren Verlauf kompliziert eine Vaskulitis der zerebralen Gefäße oft das Bild. Die häufigsten neurologischen Spätfolgen sind epileptische Anfälle (ca. 20%), Hörstörungen, Störungen der Okulomotorik und Extremitätenparesen sowie Beeinträchtigungen der geistigen Leistungsfähigkeit. Neurologische Residualschäden inkl. bleibende Gehörschäden treten am häufigsten bei der Pneumokokken-Meningitis auf.

Die **Letalität der außerhalb des Krankenhauses erworbenen bakteriellen Meningitis beträgt in Deutschland 10–25%.**

10.2 Neuroborreliose

Epidemiologie und Klinik

Borrelia burgdorferi wird durch den Stich infizierter Zecken übertragen. Die Inzidenz der Neuroborreliose beträgt etwa 10 Fälle pro 1 Mio. Einwohner/Jahr. Die in Westeuropa **häufigste Manifestationsform der Neuroborreliose ist die Meningoradikulitis**, die im klinischen Stadium II etwa 1–18 Wochen (meist 4 Wochen) nach dem Zeckenbiß auftritt. Sie äußert sich durch Schmerzen, Hyper- und Dysästhesien typischerweise zunächst im vormaligen Erythemgebiet sowie durch Paresen. Häufige Symptome sind Kopfschmerzen und eine ein- oder beidseitige Fazialisparese.

Paresen anderer Hirnnerven, eine Meningitis, Enzephalitis, Myelitis und eine zerebrale Arteriitis sind seltener. Auch im Stadium III 1/2 Jahr nach dem Zeckenstich oder später kann es in seltenen Fällen zur Entwicklung einer Enzephalitis, Enzephalomyelitis oder einer Polyneuropathie kommen.

Diagnostik

Zu Beginn der neurologischen Symptomatik lassen sich meistens (aber nicht immer) borrelienspezifische IgM-Antikörper im Serum nachweisen. Die Untersuchung des Liquors ergibt in der Regel eine Leukozytenkonzentration unter 1000/µl, wobei Lymphozyten dominieren. Die Eiweißkonzentration liegt oft über 1 g/l, die Glukosekonzentration ist normal. Beweisend für die Neuroborreliose ist der serologische Nachweis einer intrathekalen Synthese von borrelienspezifischen IgG- oder IgM-Antikörpern. Da auch Gesunde nach einer ausgeheilten Borrelieninfektion IgG-Antikörper im Serum aufweisen können, muß zur Differenzierung zwischen intrathekal gebildeten und passiv aus dem Serum in den Liquor diffundierten IgG-Antikörpern der Antikörperindex (AI) bestimmt werden. Hierzu ist die Messung der Gesamt-IgG- sowie der borrelienspezifischen IgG-Konzentration (z.B. mittels ELISA) in einer gleichzeitig gewonnenen Liquor- und Serumprobe erforderlich, aus der der AI nach der folgenden Formel errechnet wird:

$$\text{Antikörper-Index (AI)} = \frac{\dfrac{\text{Spez. IgG im Liquor (U/ml)}}{\text{Spez. IgG im Serum (U/ml)}}}{\dfrac{\text{Gesamt-IgG im Liquor}}{\text{Gesamt-IgG im Serum}}}$$

Ein AI ≥ 2 spricht für eine intrathekale Antikörperbildung.
Die Spezifität der im ELISA nachgewiesenen Antikörper muß mit Hilfe eines Westernblots überprüft werden. Neuroborreliose ist eine häufige positive Fehldiagnose, wenn nur serologische Untersuchungen im Blut herangezogen werden.

Therapie

Zur Therapie der Neuroborreliose (Stadium II und III) wird die intravenöse Gabe von Ceftriaxon 1 × 2 g/die über 2–4 Wochen empfohlen **(Empfehlungsgrad A; 1, 6, 8, 9, 13)**, Alternativen sind Cefotaxim (3 × 2 g/die) oder Penicillin G (4 × 5 Mio IE/die), bei Allergie Doxycyclin. Bei Facialisparese ohne entzündliches Liquorsyndrom wird primär Doxycyclin (oral 200mg/d) empfohlen. Eine Ausdehnung der Behandlung auf über 4 Wochen führt nicht zu besseren Therapieergebnissen.

10.3 Hirnabszeß

Epidemiologie und Pathogenese

Die Inzidenz von bakteriellen Hirnabszessen hat seit der Einführung der Antibiotika abgenommen. Neben zahlreichen Bakterien können Pilze und Protozoen Hirnabszesse verursachen. Die meisten Hirnabszesse sind polymikrobiell verursacht, wobei in der Mehrzahl der Fälle Anaerobier beteiligt sind. Die am häufigsten isolierten Bakterienarten sind:
1. Streptokokken, vorzugsweise *Streptococcus milleri* und andere vergrünende und nicht-hämolysierende Arten, aber auch obligat anaerobe Erreger des Genus *Peptostreptococcus* (60–70%)
2. *Bacteroides*-Spezies (20–40%)
3. Gramnegative Aerobier (23–33%)
4. Staphylococcus aureus (10–15%).

Etwa die Hälfte der Hirnabszesse entsteht als Folge von fortgeleiteten primären Infektionen der dem zentralen Nervensystem benachbarten Strukturen, insbesondere von Infektionen des Mittelohrs und der Nasennebenhöhlen. Abszesse des Temporallappens und des Kleinhirns entwickeln sich in ca. 90% auf dem Boden einer Mittelohrinfektion, solche des Frontallappens sind meistens durch eine Sinusitis bedingt. In bis zu 10% der Fälle sind die Zähne der primäre Infektionsherd. In manchen Fällen gelangen die Erreger durch ein Schädel-Hirn-Trauma, durch eine penetrierende Schädel-Hirn-Verletzung oder durch eine Infektion nach einem neurochirurgischen Eingriff direkt ins Hirngewebe. Selten geworden ist die Entwicklung von Hirnabszessen im Gefolge einer bakteriellen Meningitis.
Ein hämatogener Streuherd läßt sich in etwa einem Viertel der Fälle nachweisen. Er liegt am häufigsten in der Lunge – bei Bronchiektasen, einer Pneumonie oder einem Lungenabszeß. Patienten mit einem Herzfehler und Rechts-Links-Shunt oder mit arteriovenösen Mißbildungen der Lunge haben ein erhöhtes Risiko, einen Hirnabszeß zu entwickeln.

Symptomatik

Die Symptomatik hängt ab von Zahl, Größe und Lokalisation der Abszesse sowie von der Immunantwort des Wirts und dem Ausmaß des umgebenden Hirnödems. In 70–90% leiden die Patienten unter mäßigen bis starken Kopfschmerzen, in 25–50% unter Übelkeit und Erbrechen. In etwa der Hälfte der Fälle wird bei Aufnahme oder in den Tagen zuvor eine erhöhte Körpertemperatur festgestellt. Die Mehrzahl der Patienten weist **Wesens- und Bewußtseinsveränderungen** auf, die bis hin zum tiefen Koma reichen können. Typisch für Abszesse im Frontalhirn sind Veränderungen von Antrieb und Affektivität. **Neurologische Herdsymptome** lassen sich in 50–75% der Fälle nachweisen, in ca. 30% treten epileptische Anfälle und eine Nackensteifigkeit auf. Sensibelster Laborparameter ist das C-reaktive Protein im Blut, das bei 80–90% der Patienten erhöht ist.

Diagnostik

Entscheidend für die Diagnose ist die Durchführung eines CCT ohne und mit Kontrastmittel oder eines Kernspintomogramms (MRT), wobei das MRT eine höhere Sensitivität, aber keine höhere Spezifität besitzt. Da das CCT im Frühstadium lediglich eine Hypodensität aufweist und erst im weiteren Verlauf die typische ringförmige Kontrastmittelanreicherung zeigt, muß das CCT bei initial unklarem Befund wiederholt werden. Computertomographische Befunde, die einen Hirnabszeß vortäuschen können, bieten insbesondere Gliome und Hirnmetastasen. Der computertomographische Nachweis von kleinen Gasbläschen beweist in unklaren Fällen, sofern zuvor keine Operation und kein Trauma stattgefunden hat, die Diagnose Abszeß.

Die Lumbalpunktion ist kontraindiziert, da die Gefahr einer Herniation besteht (in einer Studie wiesen 30% der Patienten nach der Lumbalpunktion klinisch eine Verschlechterung auf, 18% verstarben) und die diagnostische Aussagekraft gering ist. Aus diesem Grund soll **vor oder kurz nach Beginn der Therapie eine Abszeßpunktion** oder -exzision durchgeführt werden. Ausgenommen sind HIV-Infizierte, bei denen meist eine zerebrale Toxoplasmose vorliegt, die zunächst empirisch therapiert wird.

Zur mikrobiologischen Diagnostik sind neben den üblichen aeroben und anaeroben Kulturverfahren auch kulturelle und mikroskopische Untersuchungen zum Nachweis von Mykobakterien, Nokardien und Pilzen erforderlich. Darüber hinaus ist eine Fokussuche erforderlich, die insbesondere eine Mastoiditis, Sinusitis, einen dentogenen Prozeß, eine pulmonale Infektion sowie eine Endokarditis erfassen soll.

Therapie

Die ungezielte antibiotische Therapie muß dem Erregerspektrum beim Hirnabszeß gerecht werden. **Wichtig ist eine gute Wirksamkeit gegen Anaerobier.** Wir empfehlen die intravenöse Gabe von Cefotaxim 4 × 2 g/die oder Ceftriaxon 1 × 4 g/die in Kombination mit Metronidazol 3 × 500 mg/die über 4–6 Wochen. Nach Anzucht der Erreger und Empfindlichkeitsprüfung kann gezielt weiterbehandelt werden (s. Tab. L.10-2).

Kortikosteroide reduzieren das begleitende Hirnödem, hemmen aber die Penetration der Antibiotika in den Abszeß und verlangsamen die Kapselbildung und damit Eindämmung der Infektion durch den Wirt. Ihre Gabe wird **empfohlen, wenn der Abszeß und das umgebende Ödem stark raumfordernd** wirken und Hirndruckzeichen oder neurologische Herdsymptome verursachen.

Patienten mit einem abgekapselten Abszeß, erkennbar an der ringförmigen Kontrastmittelanreicherung im CCT, bedürfen in der Regel einer **chirurgischen Therapie, die in einer Abszeßpunktion oder einer Exzision des Abszesses mit der Kapsel** besteht. Konservativ therapiert wird bei bereits demarkierten Hirnabszessen in chirurgisch schwer zugänglichen Lokalisationen und bei multiplen Abszessen. Im letzten Fall wird der größte oder ein leicht erreichbarer Abszeß mittels Aspiration oder Exzision angegangen, um die verantwortlichen Erreger zu identifizieren.

Prognose

Die Letalität liegt seit der Einführung des kranialen Computertomogramms zur Abszeßlokalisation bei 5–15%. Der häufigste neurologische Spätschaden ist in 30–70% der Fälle eine Epilepsie, gefolgt von neurologischen Herdsymptomen und intellektuellen Defiziten. Die Rezidivrate liegt bei ca. 10%, in Fällen einer persistierenden Kontrastmittelanreicherung im CCT nach ausschließlich konservativer Therapie bei etwa 20%.

10.4 Virale Meningitis und Enzephalitis

Virale Erkrankungen des Zentralnervensystems sind häufiger und meist gutartiger als bakterielle ZNS-Infektionen. Sie manifestieren sich als Meningitis, Enzephalitis, Myelitis oder Radikulomyelitis. Die häufigsten Erreger viraler ZNS-Erkrankungen mit besonderer Berücksichtigung der in Mitteleuropa vorkommenden Krankheitsbilder sind in Tabelle L.10-3 aufgeführt.

Klinische Befunde

Die **Virusmeningitis** ist durch Kopfschmerz, Nackensteife, Lichtscheu, Übelkeit und Fieber gekennzeichnet. Im Vergleich zu den bakteriellen Meningitiden ist die klinische Symptomatik geringer ausgeprägt: Im Liquor findet sich meist eine Pleozytose (i. d. R. < 1000/μl) mit einer Dominanz der mononukleären Leukozyten sowie eine normale bis leicht erhöhte Konzentration des Gesamteiweißes (bis 1 g/l) und des Laktats. Eine lokale Immunglobulin- bzw. Antikörperproduktion tritt erst im weiteren Krankheitsverlauf auf. Das verantwortliche Virus bleibt in mehr als 50% der Fälle unerkannt. Der Verlauf ist fast immer gutartig. Eine gezielte Therapie ist meistens nicht möglich.

Bei der **Virusenzephalitis** befällt der Erreger das Hirnparenchym. Die Meningen sind nur geringgradig betroffen. Auch dieses Krankheitsbild verläuft in der Mehrzahl der Fälle gutartig. Die Symptomatik ist vielgestaltig und abhängig von den befallenen Strukturen. Häufig sind Fieber, Vigilanzstörungen, neurologische Herdsymptome, Krampfanfälle und psychotische Episoden. Das Liquorsyndrom der viralen Enzephalitis entspricht dem der viralen Meningitis, die Liquorpleozytose ist oft gering ausgeprägt. Selbst normale Liquorleukozytenzahlen kommen vor. Bei ca. 50% aller Virusenzephalitiden wird der Erreger nicht identifiziert; in Mitteleuropa dürften virale Enzephalitiden am häufigsten durch Enteroviren und Paramyxoviren verursacht werden, in bestimmten Regionen ist die FSME häufig, klinisch bedeutungsvoll sind noch Enzephalitiden durch Viren der Herpesgruppe. Sie verlaufen häufig schwer, sind jedoch einer antiviralen Therapie zugänglich.

Tabelle L.10-3   Häufige Erreger viraler Meningitiden und Enzephalitiden

Erreger	Meningitis	Enzephalitis
Enteroviren	45%	20%
Mumps-Virus	25%	10%
Herpes-simplex-Virus	2%	15%
Andere Herpesviren	1%	5%
FSME	3%	5%
Lymphozytäre-Choriomeningitis-Virus	3%	5%
Masern	–	10%
HIV	1%	10%
Andere Erreger	20%	20%

Virusmyelitiden sind seltener als Meningitiden oder Enzephalitiden und werden vermutlich relativ häufig von Herpesviren verursacht. Die Liquorbefunde entsprechen denen bei viraler Meningitis und Enzephalitis. Querschnittsmyelitiden können sich sowohl durch direkten Virusbefall als auch im Rahmen eines immunpathogenetischen Prozesses (post- oder parainfektiös) entwickeln.

Der zytopathogene Effekt der verschiedenen Erreger unterscheidet sich erheblich. Manche Viren weisen eine besondere Affinität zu bestimmten ZNS-Strukturen auf (z.B. Poliovirus: 2. Motoneuron; Tollwut- und Herpes-simplex-Virus: limbisches System).

Immunpathogenetisch entstandene Enzephalitiden spielen sich im Marklager bzw. in der weißen Substanz ab. Bei ihnen ist die Viruspenetration in das ZNS nicht erforderlich, sie entwickeln sich vielmehr im Rahmen eines virusinduzierten, T-Zell- oder makrophagenvermittelten Entmarkungsprozesses.

Diagnostik

Heutzutage steht der Nachweis des Virusgenoms mittels PCR im Vordergrund. Die PCR ist für verschiedene Viren (Herpesviren, JC-Virus, HIV, Enteroviren) erfolgreich evaluiert. Sie ist zu einem entscheidenden Bestandteil der Frühdiagnose der Herpes-simplex-Enzephalitis geworden. Ein negatives PCR-Ergebnis schließt eine Herpesvirusenzephalitis mit hoher Wahrscheinlichkeit aus. Der PCR-Nachweis wird erst nach einigen Tagen effektiver Therapie negativ.

Erregerspezifische Antikörperdiagnostik: notwendig ist die Bestimmung des **Antikörperindex** (AI), nicht allein ein Nachweis von Antikörpern. Ein Index von ≥ 2 (bei Verwendung von Titerstufen anstatt ELISA-Einheiten: > 4) spricht für eine intrathekale Produktion des untersuchten erregerspezifischen Antikörpers.

Erhöhte erregerspezifische Antikörper werden intrathekal (wie auch peripher) mit einer Latenz von 1–2 Wochen nach Beginn einer ZNS-Infektion nachweisbar. Sie sind deshalb im frühen, akuten Stadium oft falsch-negativ. Wenn keine intrathekale erregerspezifische Antikörpersynthese nachgewiesen wird, kann eine Infektion mit einem bestimmten viralen Erreger unter Vorbehalt angenommen werden, wenn im Serum spezifische Antikörper vom Typ IgM nachgewiesen werden oder wenn bei wiederholter Untersuchung die IgG-Antikörperkonzentration gegen den Erreger mindestens um den Faktor 4 ansteigt.

Für die Diagnostik viraler Enzephalitiden und Myelitiden hat die **Magnetresonanztomographie** (MRT) eine große Bedeutung erlangt. Durch sie lassen sich entzündliche Herde früher und mit höherer Auflösung als bei der kranialen Computertomographie darstellen. Besonders sensitiv sind die T_2-gewichtete und die FLAIR-Sequenz, die Regionen mit erhöhtem Wassergehalt (Entzündung, Ödem) hyperintens erscheinen lassen. Die im MRT sichtbaren Läsionen geben Hinweise auf den verursachenden Erreger (Herpes-simplex-Enzephalitis – Temporallappen, limbisches System) oder den Pathomechanismus (akute demyelinisierende Enzephalomyelitis [ADEM] – weiße Substanz).

Das **Elektroenzephalogramm** eignet sich in den meisten Fällen nur für die Beschreibung der Funktionsstörungen und nicht für die Erregeridentifikation. Bei der Herpes-simplex-Enzephalitis, der subakuten sklerosierenden Panenzephalitis sowie bei den spongiformen Enzephalopathien haben typische EEG-Veränderungen aber eine hohe diagnostische Spezifität.

Die **Hirnbiopsie** stellt eine ultima ratio dar und ist nur noch bei anderweitig nicht identifizierbaren entzündlichen ZNS-Prozessen rascher Progredienz indiziert, um behandelbare Ursachen zu erkennen.

Therapie

Die **virale Meningitis erfordert eine symptomatische Therapie**. Eine beginnende bakterielle Meningitis muß ausgeschlossen werden, ebenso eine septische Herdenzephalitis und ein Hirnabszeß.

Eine **Enzephalitis erfordert ein rasches diagnostisches und therapeutisches Handeln**. Bei einem unspezifischen Prodromalstadium begründen neurologische Herdsymptome sowie eine Liquorpleozytose bis 1000 Leukozyten/µl den Verdacht auf eine Virusenzephalitis. Auch bei unauffälligem CCT wird in dieser Situation bis zur Bestätigung/Ausschluß einer HSV-Enzephalitis eine empirische Therapie mit Aciclovir 3 × 10 mg/kg KG/die i.v. begonnen (**Empfehlungsgrad A; 12**).

Bei auf das Marklager beschränkten Läsionen ohne HSV-Nachweis und fehlender Beteiligung des Temporallappens muß an eine **akute demyelinisierende Enzephalitis** (ADEM) gedacht werden, die mit hochdosierten Kortikoiden, z.B. 1 g Prednisolon/die über 3–7 Tage behandelt wird.

Trübt ein Patient mit einer viralen Enzephalitis innerhalb der ersten Behandlungstage ein, so ist häufig ein schweres Hirnödem die Ursache. Solchen Patienten wird eine epidurale Drucksonde zur kontinuierlichen Überwachung des intrakraniellen Drucks (ICP) implantiert. Auf diese Weise läßt sich ein erhöhter intrakranieller Druck gezielt mit Osmotherapie, TRIS-Puffer, möglichst kurzzeitiger Hyperventilation sowie als ultima ratio mit einer tiefen Thiopental-Narkose behandeln.

Prognose

Die Herpes-simplex-Virusenzephalitis verläuft unbehandelt zu 70% letal. Unter frühzeitiger Aciclovir-Behandlung überleben 80%, davon die Hälfte ohne oder mit geringen neurologischen Defiziten. Die Prognose anderer viraler Enzephalitiden hängt vom Erreger ab: im Mittel liegt die Letalität unter 10%. Auf die Meningen beschränkte Virusinfektionen haben eine gute Prognose.

Literaturverzeichnis

1. Dattwyler RJ, Halperin JJ, Volkmann DJ, et al. Treatment of late Lyme borreliosis – randomised comparison of ceftriaxone and penicillin. Lancet II (1988) 1191-1194
2. de Gans J., van de Beek D., the European Dexamethasone in Adulthood Bacterial Meningitis Study Investigators. Dexamethasone in adults with bacterial meningitis. N Engl J Med 347 (2002) 1549-1556

3. Deutsche Gesellschaft für Kinder- und Jugendmedizin. Leitlinien Kinderheilkunde und Jugendmedizin. Urban & Fischer, München 2002
4. Hasbun R., Abrahams J., Jekel J., Quagliarello V. J. Computed tomography of the head before lumbar puncture in adults with suspected meningitis. N Engl J Med 345 (2001) 1727-1733
5. Holdiness MR. Management of tuberculosis meningitis. Drugs 39 (1990) 224-233
6. Karlsson M, Hammers-Berggren S, Lindquist L, et al. Comparison of intravenous penicillin G and oral doxycyclin for treatment of Lyme neuroborreliosis. Neurology 44 (1994) 1203-1207
7. Peltola H, Anttila M, Renkonen O-V, et al. Randomised comparison of chloramphenicol, ampicillin, cefotaxime, and ceftriaxone for childhood bacterial meningitis. Lancet I (1989) 1281-1287
8. Pfister HW, Preac-Mursic V, Wilske B, et al. Cefotaxime versus penicillin G for acute neurological manifestations in Lyme borreliosis: a prospective randomized study. Arch Neurol 46 (1989) 1190-1193
9. Pfister HW, Preac-Mursic V, Wilske B, et al. Randomized comparison of ceftriaxone and cefotaxime in Lyme neuroborreliosis. J Infect Dis 163 (1991) 311-318
10. Quagliarello V. J., Scheld W. M. Drug therapy: treatment of bacterial meningitis. N Engl J Med 336 (1997) 708-716
11. Schaad UB, Suter S, Gianella-Borradori A, et al. A comparison of ceftriaxone and cefuroxime for the treatment of bacterial meningitis in children. New Engl J Med 322 (1990) 141-147
12. Skoldenberg B, Alestig K, Burman L, et al. Acyclovir versus vidarabine in herpes simplex encephalitis. Lancet II (1984) 707-711
13. Wormser GP, Nadelman RB, Dattwyler RJ, et al. Practice Guidelines for the Treatment of Lyme Disease. Clin Infect Dis 31 (2000) 1-14

11 Wichtige einheimische systemische Infektionskrankheiten

B. Salzberger

11.1 Q-Fieber

Definition und Basisinformation

Das Q-Fieber ist eine Zooanthroponose. Der Erreger *Coxiella burnetii* kann durch Zecken, seltener durch Tierflöhe übertragen werden. Häufiger ist die Übertragung durch erregerhaltige Stäube, aber auch direkt durch Wolle, Tierhäute, Milch, Urin und andere Exkremente und Sekrete. Direkte Übertragung von Mensch zu Mensch ist, wenn auch selten, möglich. Laborinfektionen werden beobachtet. Umwelteinflüsse beeinträchtigen den Erreger wenig (Überlebenszeit in trockener Erde bis zwei Jahre, in Stallungen ca. drei Monate). Häufige Wirte sind Rinder, Schafe, Ziegen, seltener sind es kleine Nagetiere, Zier- und Nutzvögel. Gegenüber anderen Rickettsien hat *Coxiella burnetii* die Eigenschaft, hochresistent gegen Formalin und Phenol zu sein (bis zu 1%igen Lösungen). In Deutschland werden ca. 200–300 Fälle pro Jahr gemeldet.

Symptomatik und klinisches Bild

Inkubationszeit variabel zwischen zwölf und 30 Tagen. Inapparente oder selbstlimiterende Infektionen sind häufig. Apparente beginnen oft mit initialem Schüttelfrost und starken Schmerzen im Thoraxbereich, aber auch Schmerzen in den großen Extremitäten können auftreten. Charakteristisch ist ein stirnbetonter Kopfschmerz, der sehr heftig sein kann und nicht selten den Beginn einer Meningitis vortäuscht, dazu Auftreten eines sehr heftigen, aber unproduktiven Reizhustens.
Nach zwei bis drei Tagen ist röntgenologisch der Nachweis einer atypischen Pneumonie möglich. Die häufig multiplen Infiltrate sind unscharf begrenzt und zeigen eine ausgeprägte Hilusbeteiligung. Typischerweise besteht kein diagnostisch verwertbarer Auskultationsbefund.
Fiebertyp: vier- bis fünftägige Kontinua und dann Übergang in einen intermittierenden Fiebertyp. Es besteht in den meisten Fällen dabei eine relative Bradykardie.
Die Leukozyten bleiben meist im Normbereich, zeigen aber zum Teil eine erhebliche Linksverschiebung bis 40% stabkerniger Granulozyten. Die Transaminasen sind leicht erhöht. Eine Hyperbilirubinämie kann auftreten.
Als Komplikationen sind beschrieben: Meningoenzephalitis, Orchitis, Epididymitis, Perikarditis, Myokarditis und chronisches Q-Fieber in Form von Endokarditis (auch bei Kunstklappen) und/oder granulomatöser Hepatitis.

Diagnostik und Differentialdiagnose

Drei serologische Techniken mit ähnlicher Wertigkeit stehen zur Verfügung: KBR, indirekte Immunfluoreszenz und ELISA. Signifikante Titeranstiege können zwei bis vier Wochen nach Beginn der Erkrankung erwartet werden. *Coxiella burnetii* kommt in zwei Phasen vor: Phase-II-Antikörper dominieren bei einer akuten und selbstlimitierenden Erkrankung, während Phase-I-Antikörper bei Patienten mit einer chronischen Erkrankung vorherrschen. Bei Verdacht auf chronisches Q-Fieber ist eine Untersuchung auf spezifische Phase-I-Antikörper notwendig. Die wichtigsten Differentialdiagnosen bei den akuten Erkrankungen sind atypische Pneumonie anderer Ursache, Bakteriämie, virale Meningoenzephalitis.

Therapie

Wirksam gegen *Coxiella burnetii* sind Tetrazykline, Rifampicin und Gyrasehemmer, Co-trimoxazol, neuere Makrolide sowie Chloramphenicol. Betalaktame sind unwirksam. Die Behandlung der Q-Fieber-Pneumonie erfolgt mit Doxycyclin 200 mg/Tag über sieben bis zehn Tage (**Empfehlungsgrad C; 1, 2**); bei Kontraindikationen oder Unverträglichkeit gibt man Clarithromycin. Bei der Q-Fieber-Endokarditis ist eine Langzeittherapie von mindestens zwölf Monaten nötig. Gute Ergebnisse wurden mit der Kombination aus Doxycyclin und Hydroxychloroquin berichtet, vor allem wenn die Doxycyclin-Serumspiegel über 5 µg/ml lagen (**Empfehlungsgrad C; 1, 3**). Ein operativer Herzklappenersatz ist oft notwendig.

11.2 Leptospirose

Definition und Basisinformation

Leptospiren sind aerobe bewegliche Schraubenbakterien. Leptospirosen sind Zooanthroponosen mit weltweiter Verbreitung überwiegend in feuchtwarmen Regionen.
In Deutschland werden relativ konstant ca. 50 Erkrankungen pro Jahr gemeldet, davon etwa ein Drittel schwere Verläufe (M. Weil). Diese werden von dem Serotyp *Leptospira interrogans icterohaemorrhagiae* hervorgerufen, der durch Ratten übertragen wird. Die Leptospiren werden mit dem Urin ausgeschieden und dringen über kleine Hautverletzungen, Schleimhäute oder die Konjunktiven in den Menschen ein. Erkrankung und Tod sind meldepflichtig.

Symptomatik und klinisches Bild

Die Inkubationszeit ist kurz (7–12 Tage). Die Erkrankung verläuft meist in 2 Phasen, einer bakteriämischen Phase über 3–8 Tage und einer zweiten, immunreaktiven Phase mit Organmanifestationen. Die erste Phase beginnt schlagartig mit hohem Fieber, Kopfschmerzen und Myalgien. In der zweiten Phase treten aseptische Meningitis, Nephritis und Hepatitis auf, seltener Myokarditis und andere Organinfektionen. 85–90% der Leptospirosen verlaufen anikterisch und sind nicht lebensbedrohlich. Die schweren Erkrankungen verlaufen ikterisch (M. Weil) und haben eine Letalität von bis zu 10%. Komplikationen sind schwere Sepsis mit Verbrauchskoagulopathie, akutes Nierenversagen und Lungenblutung.

Diagnostik und Differentialdiagnose

Die Diagnostik entspricht der bei schwerer Sepsis empfohlenen. Innerhalb der ersten Krankheitswoche können die Leptospiren mikroskopisch (Dunkelfeld, wenig sensitiv und spezifisch) und kulturell (Spezialmedien, spezifisch, aber nicht sehr sensitiv) im Blut und Liquor nachgewiesen werden, ab der zweiten Woche im Urin. Der Nachweis von Leptospiren DNA im Blut und Urin mittels PCR ist in den ersten 10 Tagen sehr sensitiv. Ab Tag 6 finden sich Antikörper (Agglutinationsreaktion oder IgM-ELISA). Die Differentialdiagnose ist breit, sie umfasst u.a. Malaria, Virusgrippe, Meningitis und Hepatitiden. Die unspezifische Symptomatik und die Seltenheit des Krankheitsbildes bringen es mit sich, dass in der frühen Phase selten an die Leptospirose gedacht wird.

Therapie

Wichtig ist die supportive Therapie. Leptospiren sind hochempfindlich gegenüber einer ganzen Reihe von Antibiotika. Empfohlen wird die Gabe von Doxycyclin (200 mg pro Tag) oder parenteralen Betalactamen (Penicillin G 6–8 Mio. Einheiten pro Tag in 6-stündigem Dosierungsintervall, alternativ Ceftriaxon 1–2 g alle 24 Stunden) für 7 Tage (**Empfehlungsgrad C, 4–6**). Der Nutzen einer antibiotischen Therapie in der immunreaktiven Phase ist geringer und ist nur bei Patienten mit schwerer Sepsis oder septischem Schock empfohlen

11.3. Hantavirusinfektionen

Definition und Basisinformation

Hantaviren sind RNA-Viren aus der Familie der Bunyaviridae mit Nagern als primärem Wirt. Zwei verschiedene Formen sind beschrieben: in Europa und Asien Erkrankungen mit renaler Beteiligung sowie in Nord- und Südamerika Infektionen mit pulmonaler Beteiligung. In Europa prävalente Spezies sind Puumala (Skandinavien, Russland, Nordeuropa), Dobrava-Belgrad (Balkan) und Seoul (weltweit); eine besonders schwere renale Form wird durch das Hantaanvirus verursacht (Koreanisches hämorrhagisches Fieber, Asien). Zu den für die pulmonale Form verantwortlichen Virenstämmen gehört Sin Nombre.

Epidemiologie

Die Übertragung findet durch Kontakt mit Aerosolen von Nagetierexkrementen oder -urin statt. 150 000–200 000 Fälle von Hantavirusinfektionen mit renaler Beteiligung werden jährlich geschätzt, die kumulative Zahl mit pulmonaler Beteiligung liegt bisher unter 1000 Fällen. In Deutschland werden ca. 200 Erkrankungen pro Jahr gemeldet. Eine Übertragung von Mensch zu Mensch ist in Einzelfällen beim pulmonalen Hantavirussyndrom beschrieben.

Symptomatik und klinisches Bild

Europäische und asiatische Formen: Der Beginn ist abrupt mit Kopf-, Rückenschmerzen und Fieber, Schleimhautblutungen, Petechien. Später entwickeln sich Hypotonie, Oligurie sowie akutes Nierenversagen. Die Schwere der Thrombozytopenie hat prognostische Bedeutung.
Amerikanische Form: Der Beginn ist ebenfalls abrupt mit Fieber, Husten und Allgemeinsymptomen. Ein Lungenversagen entwickelt sich innerhalb von Stunden bis Tagen. Die Letalität beträgt ca. 40%.

Diagnostik und Differentialdiagnose

Abzugrenzen sind das hämolytisch-urämische Syndrom, thrombotisch-thrombozytopenische Purpura, Leptospirose, andere mit Thrombozytopenie einhergehende Infektionen. Die Diagnose wird serologisch gestellt (Nachweis von Hantavirus-IgG- und -IgM-Antikörpern); ein Genomnachweis mittels PCR (Blut, Urin, Trachealsekret) ist möglich.

Therapie

Die Therapie ist supportiv. Beim koreanischem hämorrhagischen Fieber ist die Therapie mit Ribavirin intravenös wirksam (**Empfehlungsgrad A; 7**).

Literatur

1. Maurin M, Raoult D. Q fever. Clin Microbiol Rev 12 (1999) 518–553.
2. Gikas A, Kofteridis DP, Manios A, et al. Newer macrolides as empiric treatment for acute Q fever infection. Antimicrob Agents Chemother 45 (2001) 3644–3666.
3. Rolain JM, Mallet MN, Raoult D. Correlation between serum doxycycline concentrations and serologic evolution in patients with Coxiella burnetii. endocarditis. J Infect Dis 188 (2003) 1322–1325.
4. Vinetz JM. Leptospirosis. Curr Opin Infect Dis 14 (2001) 527–538.
5. Bharti AR, Nally JE, Ricaldi JN, et al. Leptospirosis: a zoonotic disease of global importance. Lancet Infect Dis 3 (2003) 757–771.
6. Panaphut T, Domrongkitchaiporn S, Vibhagool A, et al. Ceftriaxone compared with sodium penicillin g for treatment of severe leptospirosis. Clin Infect Dis 36 (2003) 1507–1513.
7. Huggins JW, Hsiang CM, Cosgriff TM, et al. Prospective, double-blind, concurrent, placebo-controlled clinical trial of intravenous ribavirin therapy of hemorrhagic fever with renal syndrome. J Infect Dis 164 (1991) 1119–1127.

12 Wichtige importierte Infektionskrankheiten

T. Jelinek

12.1 Malaria

Definition und Basisinformation

Die Malaria ist die wichtigste Infektionskrankheit in den Endemiegebieten der Tropen und die bedeutendste importierte Tropenkrankheit in Europa. Das fieberhafte Krankheitsbild entwickelt sich nach Befall der Erythrozyten durch Protozoen der Gattung *Plasmodium*. Vier humanpathogene Arten sind von Bedeutung: *Plasmodium falciparum*, Erreger der häufigen und lebensbedrohlichen Malaria tropica oder Falciparum-Malaria, *P. vivax* und *P. ovale*, Erreger der Malaria tertiana, und *P. malariae*, Erreger der selteneren Malaria quartana.

- In Afrika ist *P. falciparum* der häufigste Erregertyp, gefolgt von *P. vivax* und *P. ovale*.
- In Nordafrika und im Vorderen Orient findet sich *P. vivax*, ebenso in Pakistan, Indien, Nepal und Sri Lanka. Die Häufigkeit von *P. falciparum* nimmt jedoch zu.
- In Südostasien und im pazifischen Raum ist *P. falciparum* der häufigste Erregertyp.
- In Südamerika kommen *P. falciparum* und *P. vivax* unterschiedlich häufig vor, in Mittelamerika überwiegend *P. vivax*, in Haiti ausschließlich *P. falciparum*.

Die Malaria ist daher in allen tropischen und in vielen subtropischen Gebieten der ganzen Welt mit Ausnahme Australiens verbreitet. Durch klimatisch veränderte Bedingungen kann es jederzeit in nicht betroffenen Regionen zu Neuausbrüchen kommen. Die zunehmende Verflechtung der Industrieländer mit tropischen Ländern auf wirtschaftlichem Gebiet und durch den Tourismus hat dazu geführt, dass die Malaria auch in Mitteleuropa eine häufiger diagnostizierte Importkrankheit ist. In Deutschland werden mit steigender Tendenz etwa 1.000 Fälle pro Jahr gemeldet, ca. 65 % davon entfallen auf Malaria tropica (Meldungen 1979–1991: 4.771 *P. falciparum*, 2230 *P. vivax*, 305 *P. ovale*, 225 *P. malariae*, 1260 ohne Differenzierung und Mischinfektionen). Weltweit rechnet man mit 300–500 Mio. Erkrankungen in Malariaregionen, in denen etwa zwei Milliarden Menschen leben.

Übertragung und Entwicklungszyklus

Plasmodien werden bevorzugt nachts und in der Dämmerung durch blutsaugende weibliche Stechmücken der Gattung *Anopheles* übertragen. Die Erreger gelangen in die Blutbahn und suchen in wenigen Minuten eine Leberzelle auf, in der sie sich vermehren (exoerythrozytäre Phase). Nach Ruptur der Leberzelle haften sich die frei werdenden Plasmodien (Merozoiten) an Erythrozyten an und befallen die Zellen (erythrozytäre Phase). Über Ringstadien wachsen sie zu reifen Blutschizonten heran, die nach erneuter Ruptur weitere Erythrozyten befallen. Das klinische Bild der Malaria wird durch den Befall bzw. Zerfall der Erythrozyten bestimmt. Einige Merozoiten entwickeln sich zu Geschlechtsformen (bei *P. falciparum* morphologisch in Form einer Sichel imponierend, daher die Namensgebung). Diese werden beim Saugakt von der Mücke aufgenommen. Es findet eine geschlechtliche Vermehrung innerhalb von neun bis zwölf Tagen bei *P. falciparum*, *P. vivax* oder *P. ovale* statt. Danach reichern sich massenhaft Sporozoiten in den Speicheldrüsen der Mücken an, die beim nächsten Stich „verimpft" werden können. Die Entwicklungsdauer der einzelnen Plasmodienarten beim Menschen bis zum Auftreten der Blutformen ist unterschiedlich. Erst dann treten klinische Erscheinungen auf. Die Inkubationszeit beträgt etwa sechs bis 15 Tage bei *P. falciparum*, zwölf bis 20 Tage bei *P. vivax* oder *P. ovale* und 20–40 Tage bei *P. malariae*.

Symptomatik

Das klinische Bild nach Infektion mit Plasmodien hängt wesentlich vom Immunitätsgrad des Infizierten ab. Urlauber aus Europa importieren die Erkrankung aus tropischen oder subtropischen Ländern und erkranken ohne rechtzeitige antiparasitäre Therapie schwer an einer Malaria. Dagegen findet sich unter der Bevölkerung in den Endemiegebieten der Malaria eine sog. Teilimmunität, so dass dort das Krankheitsbild im Vergleich zur importierten Erkrankung andere Charakteristika aufweist.

Für die unkomplizierte Malaria tropica bei nichtimmunen Personen sind typisch:

- plötzlich auftretendes Fieber, meist ohne erkennbaren Rhythmus
- Schüttelfrost und Schweißausbruch
- starke Kopf- und Kreuzschmerzen
- Abgeschlagenheit
- Schwindel
- abdominelle Beschwerden, Diarrhö
- Dyspnoe

Der körperliche Untersuchungsbefund und bildgebende Verfahren zeigen eine Hepatosplenomegalie. Bei Malaria tertiana ist die Symptomatik insgesamt schwächer. Der Fieberverlauf neigt zur Periodizität.

Komplikationen

Komplikationen treten überwiegend bei der nicht oder spät diagnostizierten Malaria tropica auf. Eine **komplizierte Malaria tropica** liegt vor, wenn ein oder mehrere der folgenden Symptome/Befunde auftreten:

- Bewusstseinstrübung bis zum Koma, zerebrale Krampfanfälle, Hirnnervenbeteiligung, Krampfanfälle **(zerebrale Malaria)**
- schwere Anämie (Hb < 8 g/dl)
- Niereninsuffizienz (Ausscheidung < 400 ml/24 Std. und/oder Kreatinin > 265 µmol/l)
- respiratorische Insuffizienz (Lungenödem bis ARDS)
- Hypoglykämie (BZ < 40 mg/dl)

- Schock
- Spontanblutungen
- Azidose (pH < 7,25, Plasmabikarbonat < 15 mmol/l)
- Hämoglobinurie
- Transaminasenerhöhung: über 3fach erhöht
- Ikterus, Bilirubin > 50 µmol/l
- Hyperparasitämie (> 5% der Erythrozyten von Plasmodien befallen oder > 100.000 Plasmodien/µl

Hinzu kommen extreme Thrombopenie, schwere Elektrolytstörungen, Hyperpyrexie. Das Auftreten von Schizonten im peripheren Blut gilt als prognostisch ungünstiges Zeichen.

Diagnostik

Als wesentliche Laborbefunde bei Malaria tropica finden sich:
- Thrombozytopenie
- Anämie
- häufig auch Leukopenie
- LDH- und Kreatininanstieg
- mäßige Erhöhung der Transaminasen

Labordiagnostik

Der Nachweis der Plasmodien erfolgt im gefärbten dicken oder dünnen Blutausstrich. Der „dicke Tropfen" ist eine Anreicherungsmethode mit einer sechs- bis zehnfach höheren Empfindlichkeit im Vergleich zum üblichen gefärbten Blutausstrich. Dicker Tropfen und Ausstrich sollten daher bei Verdacht unverzüglich angefertigt und bei negativem Befund und weiter bestehendem Verdacht mehrfach wiederholt werden. Findet der Ungeübte bereits nach wenigen Minuten Plasmodien, so deutet dies auf eine lebensgefährliche Parasitendichte hin. Rasche Kontaktaufnahme mit einem in der Behandlung der Malaria erfahrenen Zentrum ist dringend erforderlich. Die Beurteilung der Ausstriche und Differenzierung nach Plasmodienarten erfordern Erfahrung, die meist nur bei spezialisierten Ärzten und Institutionen vorhanden ist. Die sofortige Eileinsendung von getrockneten, unfixierten und ungefärbten dicken Tropfen und dünnen Ausstrichen ist dringend anzuraten. Beigefügt werden sollte EDTA-Blut zur Anfertigung zusätzlicher Ausstriche. Der Nachweis plasmodienspezifischer Antikörper ist für den Akutfall nicht erforderlich, die Bestimmung hat lediglich gutachterlichen Wert.

Seit kurzem werden diagnostische Malaria-tropica-Schnelltests für Laien angeboten. Es handelt sich dabei um einen immunchromatographischen Schnelltest, bei dem ein Tropfen Blut von der Fingerkapillare auf ein in einer Klappkarte enthaltenes Testfeld gebracht wird. Nach Schließen der Karte kann in wenigen Minuten das Resultat („positiv" oder „negativ") im Testfeld abgelesen werden. Jede Spur einer sichtbaren Bande gilt als „positiv". Vorteile des Tests sind die hohe Sensitivität und Spezifität selbst bei niedriger Parasitenkonzentration und sogar nach erfolgter Behandlung einer Malaria tropica. Es gibt jedoch Gründe zu bezweifeln, dass Laien den Test korrekt ausführen und interpretieren können.

Weiterführende Labor- und Differentialdiagnostik

- Blutbild und handgezähltes Differentialblutbild (die Thrombozytenwerte können in elektronischen Zählgeräten fälschlicherweise erhöht gemessen werden)
- Blutglukose
- Retentionswerte
- Transaminasen
- LDH
- Haptoglobin
- Blutkulturen
- Serumeiweißelektrophorese

Weitere Untersuchungen richten sich nach den vorherrschenden klinischen Symptomen.

Differentialdiagnose

Alle fieberhaften Erkrankungen, die in tropischen und subtropischen Ländern erworben werden können. Hervorzuheben sind
- virale Erkrankungen mit Symptomen eines grippalen Infekts (häufige Fehldiagnose der Malaria!)
- Dengue-Fieber
- Typhus abdominalis
- bakterielle Sepsis
- Pyelonephritis
- Meningoenzephalitis
- schwere Hepatitis
- Hitzschlag
- psychiatrische Erkrankungen

Therapie

12.1.1 Malaria tropica

Die Malaria tropica ist bei Nichtimmunen ein medizinischer Notfall und erfordert die stationäre Krankenhauseinweisung. Die Diagnostik muss so rasch wie möglich abgeschlossen werden, um mit einer spezifischen antiparasitären Therapie zu beginnen. Durch zunehmende Resistenz von *P. falciparum* wird die Behandlung erschwert. In fast allen Ländern werden gegenüber Chloroquin- und Pyrimethamin-Sulfadoxin resistente *P.-falciparum*-Infektionen übertragen.

Die Behandlung der **importierten, unkomplizierten Malaria tropica** in Deutschland erfolgt vorzugsweise mit Mefloquin oder mit Atovaquon-Proguanil. Bei Vorliegen der klinischen Zeichen einer **kompli-**

Tabelle L.12-1 Antiparasitäre Therapie der unkomplizierten Malaria tropica (Plasmodium falciparum).

Standardtherapie
Mefloquin
- initial 750 mg (= 3 Tbl.)
- nach 6–8 h weitere 500 mg (= 2 Tbl.)
- bei KG über 60 kg nach weiteren 8 h weitere 250 mg (= 1 Tbl.)

Alternativtherapie
Atovaquon-Proguanil
- 1000/400 mg einmal täglich (= 4 Tabletten à 250/100 mg) über 3 Tage

Tabelle L.12-2 Antiparasitäre Therapie der komplizierten Malaria tropica.

Standardtherapie
Chininum hydrochloricum i.v. 3 × 10 mg/kg KG täglich über 2 h in 250 ml physiologischer NaCl über 7 Tage
+
Doxycyclin i.v. 2 × 100 mg/Tag über 7 Tage

Tabelle L.12-3 Antiparasitäre Therapie bei Malaria tertiana oder Malaria quartana mit Chloroquinbase.

Initial 600 mg	(= 4 Tbl. Resochin®)
Nach 6 h 300 mg	(= 2 Tbl. Resochin®)
Nach 24 h 300 mg	(= 2 Tbl. Resochin®)
Nach 48 h 300 mg	(= 2 Tbl. Resochin®)

zierten **Malaria tropica** wird eine parenterale Therapie empfohlen. Zusätzlich ist die intensivmedizinische Überwachung von Temperatur, Herz- und Atemfrequenz, Blutdruck, Flüssigkeitsbilanz, zentralem Venendruck sowie neurologischem Status notwendig (**Empfehlungsgrad B; 1**).

Die spezifische antiparasitäre Therapie ist in Tabelle L.12-2 angegeben.

Diese Therapie soll baldmöglichst auf orale Form in gleicher Dosierung umgestellt werden. Falls parenterales oder orales Chinin nicht vorhanden ist, kann notfalls mit Chinidinsulfat oral in der Dosierung von 3 × 10 mg/kg KG/Tag begonnen werden.

Artemisininderivate werden vor allem in Südostasien zunehmend in der Malariatherapie kombiniert mit Mefloquin eingesetzt. Sie sind in Deutschland derzeit nicht zugelassen.

Supportive Behandlung

Die parenterale Flüssigkeitszufuhr muss genau bilanziert und restriktiv gehandhabt werden. Eine Flüssigkeitszufuhr von 1.000 ml/Tag sollte nicht überschritten werden. Ein zentraler Venendruck von 3–5 cm H_2O darf nicht überschritten werden. Regelmäßig müssen Blutzuckerkontrollen durchgeführt werden. Die Gefahr der schweren Hypoglykämie besteht vor allem im Kindesalter und bei Schwangeren. Bluttransfusionen sind erforderlich bei deutlichem Hb-Abfall. Die malariaassoziierte Thrombozytopenie erfordert nur in Ausnahmefällen eine Thrombozytentransfusion. Eine Verbrauchskoagulopathie ist selten. Fiebersenkende Maßnahmen wie Wadenwickel oder Paracetamol werden empfohlen. Kontraindiziert hingegen ist die Gabe von Acetylsalicylsäure.

Das intensivmedizinische Management der komplizierten Malaria tropica konzentriert sich auf drei Problemkreise: die zerebrale Malaria, das akute Nierenversagen und die respiratorische Insuffizienz. Bei einem Drittel der Fälle von schwerer Malaria kommt es zum akuten Nierenversagen, meist innerhalb von fünf Tagen nach Krankheitsbeginn. Bei weiterem Kreatininanstieg trotz konservativer medikamentöser Therapie wird die Hämodialyse oder Hämofiltration erforderlich. Das ebenfalls erst später auftretende malariaassoziierte interstitielle Lungenödem wird bei iatrogener Volumenüberlastung begünstigt. Daher ist jede Überwässerung zu vermeiden.

Die Blutaustauschtransfusion wird immer wieder diskutiert. Die theoretischen Vorteile sind die schnelle Reduktion der Parasitämie und die Elimination toxischer Stoffe, unter anderen von Zytokinen, und damit die Besserung der rheologischen Situation. Retrospektive Auswertungen zeigen allerdings keinen signifikanten Effekt, so dass diese Methode nicht empfohlen wird.

Der Einsatz von Kortikosteroiden bei der Malaria tropica ist kontraindiziert.

12.1.2 Malaria tertiana und Malaria quartana

P.-ovale- und *P.-malariae-*Infektionen sind chloroquinempfindlich. Nur vereinzelt wird Resistenz bei *P. vivax* beobachtet. Malaria tertiana und Malaria quartana können daher in der Regel gut mit Chloroquin und meist ambulant behandelt werden.

Nach der Therapie der Malaria tertiana wird eine zweiwöchige Einnahme von 15 mg Primaquin (Auslandsapotheke) zur Rezidivprophylaxe empfohlen.

Prognose

Das Krankheitsbild der komplizierten Malaria tropica kann sich bei Nichtimmunen innerhalb von Stunden dramatisch verschlechtern. Hierfür sind immunpathogenetische Ursachen verantwortlich, die charakteristische Veränderungen an allen Organen auslösen. Wird die Erkrankung überstanden, kommt es bei Erwachsenen nur in seltenen Fällen zu bleibenden neurologischen Ausfällen.

12.2 Andere akute fieberhafte Erkrankungen nach Auslandsaufenthalt

12.2.1 Dengue-Fieber und ähnliche Erkrankungen

Definition und Basisinformation

Dengue-Fieber (DF) ist die häufigste tropenspezifische Viruserkrankung, die nach Deutschland importiert wird (Schätzung: > 1.000 Fälle pro Jahr). Infektionen mit Dengue-Viren (vier verschiedene Serotypen, keine zuverlässige Kreuzimmunität) sind in Tropen und Subtropen weit verbreitet mit endemischem und epidemischem Auftreten. Übertragung durch tagaktive Aedes-Mücken, Inkubation zwei bis sieben Tage. Verlauf als fieberhafte Allgemeinerkrankung, zum Teil mit ausgeprägten Myalgien und Arthralgien. Bei Kindern kann es zu hämorrhagischem Dengue-Fieber (DHF) oder Dengue-Schocksyndrom (DSS) mit massiven Spontanblutungen bzw. Kreislaufzusammenbruch und hoher Letalität kommen (Pathogenese: krankheitsverstärkende Immunmechanismen bei Zweitinfektion mit einem anderen Serotyp).

Symptomatik

Akute hochfieberhafte Erkrankung mit Myalgien, Kopfschmerzen und variablem Exanthem; zum Teil ausgeprägte Muskel-, Knochen- und Gelenkschmerzen. Gelegentlich Petechien, Schleimhautblutungen, ZNS-Beteiligung und Myokarditis; schwere Verläufe (DHF, DSS) sind bei Reisenden sehr selten.

Differentialdiagnose

Es gibt zahlreiche weitere Infektionen, darunter überwiegend virale Infektionen, die sich bei Tropenrückkehrern als DF-artige Erkrankung manifestieren.

Dengue-Fieber als fieberhafte Allgemeinerkrankung:
- West-Nil-Fieber
- Pappataci-Fieber
- Rifttal-Fieber
- Influenza
- Masern

Dengue-Fieber mit besonders ausgeprägten Arthralgien:
- Ross-River-Virusinfektion
- Chikungunya
- Sindbis-Fieber
- O'nyong-nyong

DHF (Verlauf als virales hämorrhagisches Fieber):
- Gelbfieber
- Hanta-Virusinfektion
- Lassafieber
- Ebolafieber
- Marburg-Virusinfektion und andere VHF
- Leptospirose
- Malaria tropica
- Sepsis mit disseminierter intravasaler Gerinnung

Diagnostik

Die Verdachtsdiagnose ergibt sich aus Anamnese (Aufenthalt im Endemiegebiet), klinischem Bild und hinweisenden Laborparametern (Thrombopenie, Neutropenie bei relativer Lymphozytose, wiederholt negativer dicker Tropfen). Bei unkomplizierten Erkrankungen kann mangels Konsequenzen auf eine spezifische Diagnostik verzichtet werden. Bei schweren Erkrankungen, insbesondere bei Verlauf als virales hämorrhagisches Fieber, sind virologische (Virusisolierung mittels Zellkultur, PCR) und serologische Untersuchungen unter Berücksichtigung aller differentialdiagnostisch und epidemiologisch in Frage kommenden Erkrankungen erforderlich (Rücksprache mit tropenmedizinischem Zentrum).

Therapie

Eine spezifische Therapie steht bei Dengue-Fieber, anderen Arboviren und anderen viralen hämorrhagischen Fiebern derzeit nicht zur Verfügung (Ausnahme: Ribavirinbehandlung bei Lassafieber). Bei DHF, DSS und anderen viralen hämorrhagischen Fiebern ist eine intensivmedizinische Behandlung erforderlich (Überwachung, Ausgleich von Hypovolämie, Hypoproteinämie und Elektrolytstörungen, ggf. Transfusionen und Substitution von Gerinnungsfaktoren).

Bei Verdacht auf virales hämorrhagisches Fieber mit hoher Kontagiosität (Lassafieber, Ebolafieber, Marburg-Virusinfektion u.a.) ist die Behandlung des Patienten einschließlich aller Laboruntersuchungen unter besonderen Infektionsschutzmaßnahmen erforderlich (Meldepflicht, Umgebungsuntersuchungen, Überwachungs- und Quarantänemaßnahmen).

12.2.2 Amöbenleberabszess

Definition und Basisinformation

Fokale Infektion der Leber durch *Entamoeba histolytica*, die ausgehend von einer Darminfektion über das Pfortadersystem in die Leber verschleppt wurde. Sehr variable Inkubationszeit von einer Woche bis zu mehreren Jahren. Manifestation während einer Amöbenkolitis (Amöbenruhr) möglich, oft jedoch ohne zeitlichen Zusammenhang oder ohne anamnestisch eruierbare Durchfallkrankheit (asymptomatische Darminfektion).
Verbreitet in warmen Ländern mit niedrigem hygienischem Standard, selten autochthone Infektionen in gemäßigten Zonen.

Symptomatik

Akuter bis schleichender Beginn mit abdominellen Schmerzen, am häufigsten im rechten Oberbauch (Ausstrahlung in Thorax, Rücken und Schulter möglich) und Fieber mit variablem Verlauf, zum Teil mit Schüttelfrost. Komplikationen: Perforation in Bauchhöhle, Pleuraraum oder Perikard, hämatogene Verschleppung in andere Organe (z.B. Gehirn).

Differentialdiagnose

- bakterielle Leberabszesse (*E. coli* u.a. Enterobakterien, Streptokokken, Staphylokokken, Anaerobier)
- sekundärinfizierte Echinokokkose der Leber
- Fasziolose
- Melioidose

Diagnostik

Der Diagnoseverdacht ergibt sich aus klinischem Bild und Befund (druckschmerzhaft vergrößerte Leber, oft typischer Erschütterungsschmerz und rechtsseitiger Zwerchfellhochstand).
Die Diagnose beruht auf dem sonographischen Nachweis eines oder mehrerer Leberabszesse (bevorzugt im rechten Leberlappen) und dem gleichzeitigen Nachweis spezifischer Antikörper im Serum (ELISA, IFT, IHA u.a. Verfahren). Computer- oder Kernspintomographie sind im Initialstadium (noch geringer Unterschied der Echodichte) und bei sehr kleinen Abszessen empfindlicher.
Die Serologie ist in der ersten Krankheitswoche gelegentlich negativ (kurzfristige Kontrolle innerhalb von Tagen). Eine diagnostische Punktion ist in der Regel nicht erforderlich; der mikroskopische Nachweis von Amöben im Punktat gelingt häufig nicht (am ehesten mittels PCR). Ein Darmbefall ist in 50% der Fälle nicht nachweisbar.
Es liegen eine Leukozytose und erhöhte Entzündungsparameter (BSG, CRP) vor. Leberenzyme und Cholestaseparameter sind nur gering- bis mäßiggra-

dig erhöht; ein Ikterus tritt seltener auf (prognostisch ernstes Zeichen).

Therapie

Mittel der Wahl sind Nitroimidazole, insbesondere Metronidazol 3 × 10 mg/kg KG/Tag über zehn bis 14 Tage (**Empfehlungsgrad A; 2**). Bei ungenügendem Therapieerfolg sollte zusätzlich Chloroquin (10 mg/kg KG/Tag) gegeben werden.

Nur bei drohender Perforation und bei Therapieversagen (z.B. bei bakterieller Sekundärinfektion) ist eine ultraschallgezielte Entlastungspunktion angezeigt (bakteriologische Untersuchung des Punktats); keine Dauerdrainage, gegebenenfalls mehrfache Punktionen. Indikation zur operativen Therapie ist die Perforation.

Auch bei negativer Stuhluntersuchung ist eine anschließende Therapie mit Diloxanidfuroat (3 × 500 mg pro über 10 Tage) zur Eliminierung eventuell im Darm vorhandener Amöben (Rezidivquelle) angezeigt. Diloxanidfuroat ist in Deutschland nicht zugelassen und muss über internationale Apotheken beschafft werden (Handelsname: Furamide®). Der Patient muss entsprechend aufgeklärt werden.

Verlaufskontrollen

Klinik, Entzündungsparameter, Sonographie (Organisation mit Zunahme der Echodichte und Rückbildung der Abszesse dauert meist Monate), Antikörpertiter fallen langsam ab. Rezidive sind extrem selten.

12.2.3 Viszerale Leishmaniose (Kala-Azar)

Definition und Basisinformation

Erkrankung durch Einzeller des *Leishmania-donovani*-Komplexes *(Leishmania infantum, L. donovani, L. chagasi)*, selten durch *L. tropica*. Leishmanien werden durch den Stich von Schmetterlingsmücken (Phlebotomen) übertragen und sind in vielen tropischen und subtropischen Gebieten verbreitet, auch im Mittelmeerraum. Intrazelluläre Vermehrung in Makrophagen und Monozyten; bei viszeraler Leishmaniose in allen Organen (vor allem Milz, Knochenmark, Leber und Lymphknoten).

Häufig asymptomatische Infektionen; Hinweise für lange Latenz (möglicherweise lebenslang). Erkrankungen treten gehäuft bei Kindern und bei Immunsupprimierten (z.B. AIDS) auf. Sehr variable Inkubationszeit (meist drei bis sechs Monate, Extreme von wenigen Tagen bis zu mehreren Jahren). Meist schleichender Beginn; hohe Letalität der unbehandelten Erkrankung (über 90%).

Symptomatik

Variables Fieber (z.T. undulierend), Gewichtsabnahme, abdominelle Schmerzen (Hepatosplenomegalie), zum Teil Lymphadenopathie, Husten, Panzytopenie mit Anämie und Blutungsneigung; im fortgeschrittenen Stadium Kachexie, Durchfälle, Aszites, Ödeme, Depigmentierung (aschfahles Kolorit) und zunehmende Abwehrschwäche mit häufigen Sekundärinfektionen. Komplikationen und Todesursachen: Sepsis, Pneumonien, Hämorrhagien.

Diagnostik

Der Diagnoseverdacht ergibt sich aus dem klinischen Bild, gegebenenfalls auch aus der Anamnese eines Aufenthalts in Endemiegebieten (diese reichen allerdings bis Norditalien!). Beweisend ist der mikroskopische Erregernachweis im Knochenmarkpunktat oder -biopsat (auch in Punktaten von Lymphknoten, Leber oder Milz), bei mikroskopisch negativen oder fraglichen Befunden werden kulturelle Isolierung und Nachweis mittels PCR empfohlen. Spezifische Antikörper sind in der Regel in hoher Konzentration nachweisbar (IFT, ELISA, Immunoblot); bei Immunkompromittierten (z.B. AIDS) versagt die Immundiagnostik jedoch häufiger. Meist besteht eine Panzytopenie (Anämie, Leukopenie, Thrombopenie), eine polyklonale IgG-Vermehrung, man findet erhöhte Werte für Ferritin und C-reaktives Protein.

Differentialdiagnose

Lymphome, Leukämien, Endokarditis, Malaria, Typhus abdominalis, Tuberkulose, Brucellose, Trypanosomiasen, hepatolienale Schistosomiasis und Kollagenosen.

Therapie

Mittel der Wahl ist liposomales Amphotericin B, das von Makrophagen aufgenommen und damit rasch an den Ort der Infektion gebracht wird. Es werden sehr hohe Spiegel in Leber und Milz erzielt. Die Gesamtdosis beträgt 20–30 mg/kg, verteilt auf mindestens 5 Einzeldosen von jeweils 3–4 mg/kg über einen Zeitraum von 10–21 Tagen (z.B.: 3 mg/kg täglich am Tag 0, 1, 2, 3, 4, 5, 14 und 21 bei Immunkompetenten oder 4 mg/kg täglich am Tag 0, 1, 2, 3, 4, 5, 10, 17, 24, 31 und 38 bei Immunsupprimierten) (**Empfehlungsgrad A; 3**).

Verlaufskontrollen

Klinische Symptomatik, Hepatosplenomegalie und Panzytopenie bilden sich bereits während oder innerhalb weniger Wochen nach Behandlung zurück. Die Antikörperspiegel fallen erst nach mehreren Monaten ab. Bei ungenügendem Therapieerfolg oder Verdacht auf Rezidiv ist eine erneute Knochenmarkuntersuchung angezeigt (hohe Rezidivrate bei Patienten mit AIDS).

12.2.4 Schistosomiasis (Bilharziose)

Definition und Basisinformation

Infektion durch Trematoden (Saugwürmer) der Gattung *Schistosoma*, die in zahlreichen tropischen Ländern verbreitet ist und je nach Erregerart eine Blasenbilharziose (urogenitale Schistosomiasis) oder Darmbilharziose (intestinale Schistosomiasis) verursachen kann.

Die Infektion wird erworben durch Kontakt mit Süßwasser, das mit aus Zwischenwirtschnecken freigesetzten Infektionslarven (Zerkarien) verseucht ist. Diese dringen durch die intakte Haut ein und wandern unter Heranreifung zu erwachsenen Würmern in vesikale Venen (Blasenbilharziose durch

Schistosoma haematobium) oder mesenteriale Venen (Darmbilharziose durch *S. mansoni, S. japonicum*, seltener auch durch *S. intercalatum* und *S. mekongi*). Ein bis drei (bis sechs) Monate nach Infektion beginnen die Würmer mit der Produktion von Eiern, die im Gewebe der ableitenden Harnwege (z.T. auch der Genitalorgane) bzw. der Darmwand eine chronische granulomatöse Entzündung verursachen. Vor allem bei Darmbilharziose wird ein Teil der Eier auch intravasal in die Leber verschleppt (hepatolienale Schistosomiasis mit periportaler Leberfibrose und konsekutiver portaler Hypertonie); seltener auch in andere Organe (Lunge, ZNS).

Symptomatik

Zerkariendermatitis: juckendes papulöses Exanthem an der Eintrittsstelle der Infektionslarven.
Akute Schistosomiasis (Katayama-Syndrom): Fieber, Schüttelfrost, Myalgien, Urtikaria, trockener Husten, Oberbauchschmerzen und Durchfälle (2–8 Wochen nach Infektion).
Blasenbilharziose: Hämaturie, Dysurie, Pollakisurie und Schmerzen im Urogenitalbereich; aszendierende Infektionen, Hydronephrose, gehäuft Blasenkarzinome (Präkanzerose).
Darmbilharziose: Durchfälle (z.T. blutig), abdominelle Schmerzen (Kolitis, Hepatosplenomegalie), Symptome der portalen Hypertonie (Aszites, Anämie, Ösophagusvarizenblutung).
Weitere Komplikationen und Spätschäden: Lungenfibrose (Dyspnoe, Cor pulmonale), ZNS-Beteiligung: Krampfanfälle und andere fokal-neurologische Symptome (besonders bei *S. japonicum*), transverse Myelitis (besonders bei *S. mansoni*).

Diagnostik

Der Verdacht einer Infektion ergibt sich aus der Anamnese einer Exposition zu potentiell verseuchten Süßgewässern in Endemiegebieten (Schwimmen, Durchwaten, gelegentlich auch durch Trinken) sowie gegebenenfalls aus der klinischen Symptomatik.
Die Diagnose einschließlich Artdifferenzierung beruht auf dem Nachweis der Eier im Stuhl oder Urin (Anreicherungsmethoden) oder Gewebe. Am sensitivsten ist der Einachweis aus Darmbiopsien (z.B. Rektumbiopsie mit submukösen Anteilen) bzw. Blasenbiopsien (histologische Serienschnitte, am sensitivsten: mikroskopische Quetschpräparate unfixierter Biopsate). Spezifische Antikörper (ELISA, IFT, Immunoblot) lassen sich in 80–90% nachweisen. Die Immundiagnostik kann bei akuter Schistosomiasis und während der Präpatenzzeit (zwischen Infektion und Beginn der Eiablage) den einzigen Hinweis geben. Die serologische Differenzierung zwischen den einzelnen Schistosomenarten ist nicht zuverlässig. Eine Bluteosinophilie ist bei akuter Schistosomiasis meist ausgeprägt, während sie in den chronischen Stadien oft fehlt.
Bei der urogenitalen Schistosomiasis können sonographisch Verdickungen der Blasenwand und Stauungen der ableitenden Harnwege darstellbar sein. Periportale Fibrose und die Zeichen der portalen Hypertonie lassen sich ebenfalls sonographisch gut erfassen. Eigranulome im Gehirn oder Rückenmark können kernspintomographisch nachweisbar sein.

Therapie

Mittel der Wahl gegen alle Schistosomenarten und bei allen Krankheitsstadien ist Praziquantel. Reservemittel sind Oxamniquin (nur gegen S. mansoni) und Metrifonat (nur gegen S. haematobium). Die empfohlene Praziquantel-Dosis bei Infektionen durch S. haematobium, S. mansoni oder S. intercalatum beträgt 1×40 mg/kg KG pro Tag über 3 Tage. Bei Infektionen mit Nachweis von S.-mekongi- oder S.-japonicum-Eiern oder mit Nachweis von verschiedenen Spezies beträgt die Dosis 60 mg/kg KG pro Tag über 3 Tage in jeweils 2 Dosen in 4–6 Stunden Abstand **(Empfehlungsgrad B; 4)**. Bei schwer verlaufendem Katayama-Syndrom ist eventuell die Gabe von Kortikosteroiden erforderlich. Obstruktive Veränderungen der ableitenden Harnwege können eine operative Behandlung erfordern.

Verlaufskontrollen

Da die Schistosomenmittel nicht ovizid wirken, sollte frühestens vier Wochen (maximale Lebensdauer der in den Eiern enthaltenen Larven) nach Therapie kontrolliert werden, ob noch vitale Eier ausgeschieden werden. Antikörpertiter sind nicht als Verlaufskontrolle verwendbar. Bei persistierender Hämaturie nach Therapie einer Blasenbilharziose sollte stets an ein Blasenkarzinom gedacht werden (Zystoskopie).

12.2.5 Brucellose

Definition und Basisinformation

Die Brucellose ist eine Zoonose, die auf die Infektion mit B. melitensis, B. abortus oder B. suis (gramnegative, strikt aerobe kurze Stäbchen) zurückgeht und als Systemerkrankung einen potentiell chronischen Verlauf aufweist.

Epidemiologie

Weltweit werden jährlich ca. 500.000 Erkrankungsfälle gemeldet, vorwiegend in Asien, Lateinamerika, Afrika und den Mittelmeerländern. In Deutschland ist die Erkrankung selten (1998: 24 gemeldete Fälle). Zur Infektion kommt es überwiegend durch den Verzehr nicht pasteurisierter Milchprodukte aus Ländern, in denen die Brucellose endemisch ist. Weitere Infektionswege bestehen über Aerosole, Hautverletzungen und die Konjunktiven. Erkrankung und Tod sind meldepflichtig. Die Gefahr der Laborinfektion ist zu berücksichtigen.

Symptomatik

Die wichtigsten klinischen Manifestationen sind das Maltafieber (*B. melitensis*) und der M. Bang (*B. abortus*). Das Maltafieber hat eine Inkubationszeit von 1–3 Wochen, der Krankheitsbeginn ist akut. Beim M. Bang ist die Inkubationszeit länger und der Krankheitsbeginn schleichend. Die Symptomatik ist unspezifisch: Fieber (teils undulierend) mit Kopfschmerzen, deutliche Abgeschlagenheit, Arthralgien, Myalgien, Nachtschweiß. 20–30% der Patienten haben eine Hepatosplenomegalie. Das Blutbild zeigt eine Lymphozytose, in schweren Fällen begleitet durch Granulozytopenie, Anämie und Thrombozytopenie.

Bei 5% der Patienten kommt es zu einem chronischen Verlauf mit Minderung der Leistungsfähigkeit, Fieber und Hepatosplenomegalie. Weiterhin können isolierte Organmanifestationen auftreten, typischerweise eine Spondylodiszitis mit paravertebralem Abszess, Hirn- und Lungenabszesse, eine Endokarditis sowie eine granulomatöse Hepatitis.

Diagnostik

Die Diagnose erfolgt kulturell (Blutkulturen, gegebenenfalls Kulturen von Aspiraten) und/oder serologisch. Die Kulturen müssen gelegentlich länger als eine Woche bebrütet werden; eine Mitteilung über den Infektionsverdacht an das Labor ist daher notwendig. Eine negative Blutkultur (häufiger bei subakuten Erkrankungen) schließt die Erkrankung nicht aus. Antikörper lassen sich mittels ELISA, KBR und Agglutination nachweisen; die Interpretation serologischer Testergebnisse bezüglich chronischer Verläufe ist schwierig.

Therapie

Die Therapie der Wahl ist Doxycyclin (200 mg täglich) in Kombination mit einem Aminoglykosid (Streptomycin oder Gentamicin) oder alternativ in Kombination mit Rifampicin (600–900 mg täglich) oder einem Fluorochinolon oral für 6 Wochen **(Empfehlungsgrad A; 5, 6)**. Trotz guter In-vitro-Empfindlichkeit wird die Kombinationstherapie empfohlen, um die hohe Rezidivrate zu reduzieren. Komplikationen wie Spondylodiszitis, Meningoenzephalitis oder Endokarditis müssen meist länger, mit zusätzlichen oder alternativen Medikamenten behandelt werden.

12.2.6 Rickettsiosen

Definition und Basisinformation

Rickettsien sind gramnegative Bakterien, die durch Arthropoden übertragen werden. Erkrankungen mit Rickettsien sind in Mitteleuropa selten, Bedeutung haben sie als Reiseerkrankungen.

Prävalenz und Inzidenzzahlen für Deutschland liegen nicht vor. Nager sind das Reservoir, Übertragungen von Mensch zu Mensch finden nicht statt. Zu Rickettsiosen im weiteren Sinne zählen auch Q-Fieber (s. Beitrag L 11), Wolhynisches Fieber (*Bartonella quintana*) und Infektionen durch *Ehrlichia*.

Symptomatik und klinisches Bild

Den Rickettsiosen gemeinsam ist das Auftreten von Fieber und eines initial makulopapulösen Exanthems mit nachfolgenden Petechien. Allgemein- und neurologische Symptome (Myalgien, Kopfschmerz, Stupor, Ataxie) sind häufig. An der Bissstelle entsteht bei einigen Rickettsiosen eine Papel, die sekundär nekrotisiert und als trockenes schwarzes Ulkus auffällt (Tâche noire, Eschar). Das Exanthem breitet sich meist vom Stamm zentrifugal aus. Lediglich beim nordamerikanischen Rocky-Mountain-Fleckfieber beginnt es regelhaft an Händen und Füßen. Bei Rickettsienpocken ist das Exanthem bläschenförmig. Vor allem Tsutsugamushi-Fieber und RMSF haben unbehandelt eine sehr ernste Prognose.

Diagnostik und Differentialdiagnose

Die Diagnose kann durch serologische Untersuchungen (ab 10. Krankheitstag) oder Hautbiopsie mit Immunfluoreszenz erfolgen. Differentialdiagnostisch müssen Viruserkrankungen mit entsprechenden Allgemeinsymptomen und Exanthem abgegrenzt werden. Rickettsienpocken werden am ehesten verwechselt mit Varizellen.

Tabelle L.12-4 Rickettsiosen, Überträger und Vorkommen.

Spezies	Überträger	Vorkommen	Erkrankung
R. rickettsii	Zecken	USA	Rocky-Mountain-Fleckfieber
R. conorii	Zecken	Mittelmeerraum, Afrika	Zeckenbissfieber*
R. sibirica		Nordasien	
R. japonica		Japan	
R. australis		Australien	
R. akari	Milbe	USA, Nordasien, Afrika	Rickettsienpocken
R. prowazekii	Kleiderlaus	USA, Australien, Osteuropa	epidemisches Fleckfieber
R. typhi	Rattenfloh	weltweit (selten)	muriner Typhus
R. tsutsugamushi	Milbe	Südpazifik, Australien, Asien	Tsutsugamushi-Fieber

* Synonyme: R. conorii, Mittelmeerfieber/Boutonneuse-Fieber;
R. sibirica, R. japonica, Nordasien-Fieber;
R. australis, Queensland-Zeckenbiss-Fieber;
R. akari, Rickettsien-Pocken

Therapie

Therapie der Wahl ist Doxycyclin (200 mg täglich) für 7 Tage.

Literatur

1. Leitlinien der Deutschen Gesellschaft für Tropenmedizin und Internationale Gesundheit (DTG), Diagnostik und Therapie der Malaria, AWMF-Leitlinien Register Nr. 042/001. http://www.uni-duesseldorf.de/WWW/AWMF/ll/trop001l.htm.
2. Leitlinien der Deutschen Gesellschaft für Tropenmedizin und Internationale Gesundheit (DTG), Diagnostik und Therapie des Amöbenleberabszesses, AWMF-Leitlinien-Register Nr. 042/003. http://www.uni-duesseldorf.de/WWW/AWMF/ll/trop003.htm.
3. Leitlinien der Deutschen Gesellschaft für Tropenmedizin und Internationale Gesundheit (DTG), Diagnostik und Therapie der viszeralen Leishmaniasis (Kala-Azar), AWMF-Leitlinien-Register Nr. 042/004. http://www.uni-duesseldorf.de/WWW/AWMF/ll/trop004l.htm.
4. Leitlinien der Deutschen Gesellschaft für Tropenmedizin und Internationale Gesundheit (DTG), Diagnostik und Therapie der Schistosmiasis, AWMF.
5. Leitlinien-Register Nr. 042/005. http://www.uni-duesseldorf.de/WWW/AWMF/ll/trop005l.htm
6. Solera J, Rodriguez-Zapata M, Geijo P, et al. Doxycycline-rifampin versus doxycycline-streptomycin in treatment of human brucellosis due to Brucella melitensis. Antimicrob Agents Chemother 39 (1995) 2061–2067.
7. Akova M, Uzun O, Akalin HE, et al. Quinolones in treatment of human brucellosis: comparative trial of ofloxacin-rifampin versus doxycycline-rifampin. Antimicrob Agents Chemother 37 (1993) 1831–1834.

13 HIV-Infektion und AIDS

13.1 HIV-Infektion

Epidemiologie und Übertragung

Das „Human Immunodeficiency Virus" (HIV) ist ein Retrovirus aus der Familie der Lentiviren. Die zwei HI-Virustypen (HIV-1, HIV-2) weisen hinsichtlich Inzidenz, klinischem Verlauf und geographischer Verteilung deutliche Unterschiede auf. Dabei ist der größte Teil der ca. 40 Mio. weltweit infizierten Menschen von einem oder mehreren Subtypen des HI-Virus-Typ-1 (HIV-1 Subtypen A bis O) betroffen. Die Anzahl der HIV-Neuinfektionen betrug 2003 weltweit ca. 5 Mio. In Westeuropa und den USA ist aufgrund der verbesserten therapeutischen Möglichkeiten die Zahl der AIDS-Erstmanifestationen, bei annähernd gleichbleibender Rate an Neuinfektionen, zurückgegangen. In Deutschland wird die Inzidenz neuer HIV-Infektionen auf 2000 pro Jahr geschätzt. Die Zahl der mit dem Vollbild AIDS neu erkrankten Personen wird im Jahre 2003 (unter Berücksichtigung der noch zu erwartenden Nachmeldungen) mit etwa 700 Fällen auf dem Niveau des Vorjahrs bleiben.

Die horizontale Übertragung erfolgt über Geschlechtsverkehr, Blut (i.v. Drogengebrauch) oder Blutprodukte. Bei der vertikalen Transmission sind neben dem Immunstatus der Mutter auch Faktoren während der Geburt (z.B. Zeitpunkt des Blasensprungs) von Bedeutung.

Klassifikation

Die Stadieneinteilung erfolgt nach der CDC-Klassifikation von 1993. Die drei klinischen Kategorien werden mit der absoluten CD4$^+$-T-Lymphozytenzahl korreliert (Tab. L.13-1). Es wird keine Rückstufung bei Verbesserung der immunologischen Parameter durch eine antiretrovirale Therapie vorgenommen.

A: asymptomatisch, akute HIV-Erkrankung oder Lymphadenopathie-Syndrom
B: zervikale Dysplasie, periphere Neuropathie, orale und vulvovaginale Candidiasis, orale Haarleukoplakie, multisegmentaler oder rezidivierender Herpes zoster, idiopathische thrombozytopenische Purpura, Listeriose, bazilläre Angiomatose sowie weitere nicht zu Kategorie A oder C gehörende Erkrankungen
C: AIDS-definierende Erkrankungen (Pneumocystis-carinii-Pneumonie, zerebrale Toxoplamose, CMV-Erkrankung, atypische Mykobakteriose, progrediente multifokale Leukenzephalopathie [PML], extrapulmonale Kryptokokkose, Kaposi-Sarkom, maligne Lymphome, Tuberkulose, invasives Zervixkarzinom, Wasting-Syndrom u.a.)

Pathogenese und klinischer Verlauf

Nach Eintritt durch Schleimhautbarrieren infiziert das HI-Virus zunächst die regionalen Makrophagen und follikulär-dendritischen Zellen und gelangt über die Blutbahn in weitere Kompartimente (ZNS, lymphatische Zellen im Darm). Zusätzlich zu dem CD4-Rezeptor sind Chemokin-Corezeptoren notwendig, um eine Fusion des Virus mit der Wirtszelle zu ermöglichen. Entsprechend ist eine HIV-Infektion bei Individuen mit genetischen Varianten im Bereich des CCR-5-Rezeptorgens (32-Basen-Deletion) selten.

Infizierte Zellen exprimieren an der Oberfläche Peptide des HIV und können dadurch von spezifischen zytotoxischen T-Zellen erkannt und eliminiert werden. Nach einer initialen Phase mit ausgeprägter Virämie und kurzfristigem Abfall der CD4$^+$-T-Lymphozyten kommt es zu einem „steady state". Die Länge der Latenzphase hängt von der Virulenz des Erregers, der HIV-spezifischen Immunantwort und möglicherweise von genetischen Faktoren des Infizierten ab. Die Reduktion und die Funktionsalteration der CD4$^+$-T-Lymphozyten führt ohne antiretrovirale Therapie zu einem Versagen der zellvermittelten Immunität und dem Auftreten opportunistischer Infektionen.

Diagnostik

Indirekter Nachweis: Antikörper gegen HIV-1/HIV-2 werden mit ELISA (kombinierter Antikörper und p24-Antigen-Test in der Regel) und Westernblot (Bestätigungstest) nachgewiesen. Das diagnostische Fenster vom Beginn der Virusreplikation bis zur Antikörperantwort beträgt 2–6 Wochen, in seltenen Fällen auch länger. Vor der Serokonversion gelingt der direkte Virusnachweis mittels Provirus-DNA-PCR oder quantitativen RNA-PCR- oder bDNA-gestützten Nachweismethoden.

Tabelle L.13-1 CDC-Klassifikation: Subgruppen A1 bis C3.

CD4-Zellen/µl	Klinische Kategorie		
	A (asymptomatisch)	B (Symptome, kein AIDS)	C (Symptome, AIDS*)
1: > 500	A1	B1	C1
2: 200–499	A2	B2	C2
3: < 200	A3	B3	C3

* AIDS: umfaßt Erkrankungen nach der CDC-Klassifikation von 1993

„Surrogatmarker"

Surrogatmarker sind Laborwerte, die indirekt Aufschlüsse über den Krankheitsverlauf ermöglichen. Neben der absoluten Zahl der $CD4^+$-T-Lymphozyten sind der prozentuale Anteil der CD4-Zellen an der Gesamtzahl der Leukozyten sowie das Verhältnis von $CD4^+$- zu $CD8^+$-Zellen für die Einschätzung des aktuellen Immunstatus geeignet. Zusätzlich wird die HI-Viruslast im Plasma als Parameter für die Virusreplikation quantitativ erfaßt. Die Nachweisgrenzen variieren je nach Test und liegen zur Zeit bei durchschnittlich 40–400 Viruskopien/ml Plasma. Die $CD4^+$-Zellzahl, die HI-Viruslast sowie Aktivierungsmarker der T-Lymphozyten sind unterschiedliche Prognosemarker für den Verlauf.

Therapie

Die Behandlungsmöglichkeiten haben sich seit der Einführung der sog. hochaktiven antiretroviralen Therapie (HAART*) deutlich verbessert (Tab. L.13-2). Durch den kombinierten Einsatz von drei oder mehr antiretroviralen Substanzen gelingt die Hemmung der Virusreplikation mit konsekutiver Verzögerung der Krankheitsprogression sowie klinisch relevanter Immunrekonstitution. Trotz mehrjähriger Reduktion der Plasmavirämie unter die Nachweisgrenze der empfindlichsten Testverfahren gelingt jedoch die Viruseradikation nicht.

Ziel der Behandlung ist die Verhinderung der Krankheitsprogression. In Ableitung davon können für eine Reihe von klinischen Situationen (sympto-

Tabelle L.13-2   Antiretrovirale Stoffklassen, Substanzen und Dosierung.

Substanz/ (-gruppe)	Handelsname	Wichtigste Nebenwirkungen	Relevante Interaktion	Dosis*
Reverse-Transkriptase-Inhibitoren – Nukleosidanaloga				
Didanosin	Videx	Pankreatitis, Neuropathie	–	2 x 200 mg / 1 x 400 mg
Lamivudin	Epivir	Kopfschmerz	–	2 x 150 mg
Stavudin	Zerit	Neuropathie, Pankreatitis	–	2 x 40 mg/30 mg
Zalcitabin	Hivid	Neuropathie, orale Ulzera	–	3 x 0,75 mg
Zidovudin	Retrovir	Neutropenie, Anämie	–	2 x 250 mg
Abacavir	Ziagen	Hypersensitivitätssyndrom	–	2 x 300 mg
Zidovudin + Lamivudin	Combivir	wie Retrovir und Epivir		2 x 1 Tabl.
Zidovudin + Lamivudin + Abacavir	Trizivir	wie Retrovir, Epivir, Ziagen		2 x 1 Tabl.
Tenofovir		Übelkeit, Diarrhö		1 x 300 mg
Emtricitabin	Emtriva	Kopfschmerz	–	1 x 300 mg
Reverse-Transkriptase-Inhibitoren – nichtnukleosidisch				
Nevirapin	Viramune®	Hautausschlag	Rifampin, Rifabutin, Proteaseinhibitoren, Kontrazeptiva (alle)	2 x 200 mg
Efavirenz	Sustiva®	Schwindel, Schlaflosigkeit, psychische Alterationen		1 x 600 mg
Proteaseinhibitoren**				
Indinavir	Crixivan®	Nephrolithiasis, Hyperbilirubinämie	Rifampin, Terfenadin, Astemizol, Cisaprid, Ergotamine	3 x 800 mg
Nelfinavir	Viracept®	Diarrhö, Übelkeit	s. o.	3 x 750 mg
Saquinavir	Invirase®	Diarrhö, Übelkeit (meist mild)		3 x 1000 mg***
	Fortovase®	Diarrhö, Übelkeit	s. o.	3 x 1000 mg***
Ritonavir	Norvir®	Diarrhö, Übelkeit, Parästhesien, Hypertriglyzidämie	s. o. + multiple andere	2 x 600 mg
Amprenavir	Agenerase	Diarrhö		2 x 600 mg***
Lopinavir + Ritonavir	Kaletra	Diarrhö, Hypercholesterinämie, Hypertriglyzidämie	s. o.	2 x 3/4 Tabl.
F-Amprenavir	Telzir	Diarrhö	wie Amprenavir	2 x 700 mg***
Atazanavir	Reyataz	Hyperbilirubinämie	PPI, Tenofovir	1 x 300 mg***

* normale Nierenfunktion, Körpergewicht > 60 kg
** alle Proteaseinhibitoren sind Inhibitoren von Cytochrom P450, Ritonavir ist der potenteste Inhibitor
*** plus einer Dosis von 100 mg Ritonavir zu jeder Dosis zur pharmakologischen Boosterung

HIV-Infektion und AIDS

Tabelle L.13-3 Graduierung von Therapieempfehlungen.

Graduierung von Therapieempfehlungen	I Auf der Basis mindestens einer randomisierten Studie mit klinischen Endpunkten*	II Auf der Basis von Surrogatmarker-Studien	III Nach Expertenmeinung
A Eindeutige Empfehlung	A I	A II	A III
B Im allgemeinen ratsam	B I	B II	B III
C Vertretbar	C I	C II	C III
D Im allgemeinen abzulehnen	D I	D II	D III
E Eindeutige Ablehnung	E I	E II	E III

* Klinische Endpunktstudien werden aufgrund der geänderten Zulassungsbedingungen der FDA und EMEA für neue Substanzen nicht mehr durchgeführt.

matische HIV-Infektion, akutes retrovirales Syndrom) Therapieindikationen formuliert werden (**unterschiedliche Empfehlunggrade; 1**, s. Tab. L.13-1). Für asymptomatische HIV-1-infizierte Personen (CDC-Stadium A) fehlen weiterhin prospektive Studien, die den optimalen Zeitpunkt des Therapiebeginns definieren.

Allgemeine Therapieprinzipien

Eine Reduktion der Morbidität und Mortalität kann wahrscheinlich bereits durch eine Senkung der Plasmaviruslast um ein bis zwei $\log_{10}$-Stufen auf Werte unter 5000–10 000 HIV-1-RNA-Kopien/ml erzielt werden. Da aber eine persistierende Virusreplikation unter Therapie ein hohes Risiko der Selektion resistenter HI-Virusstämme mit dann raschem Verlust einer solchen teilweisen Hemmung der Replikation bedeutet, ist das Therapieziel die möglichst vollständige Suppression der Virusvermehrung im Körper. Die dafür notwendige antivirale Potenz wird durch Kombination von drei oder mehr antiretroviralen Substanzen angestrebt. Die Vielzahl der zur Verfügung stehenden Substanzen (derzeit 14) täuscht über die wahre Zahl der sinnvollen und erprobten Kombinationen hinweg.

Initialtherapie

Die Auswahl der initialen Kombinationstherapie verlangt besondere Sorgfalt, da diese in der Regel die beste Wirksamkeit aufweist (Tab. L.13-3, L.13-4, L.13-5). Durch Kombination von zwei Reverse-Transkriptase-Inhibitoren mit einem oder zwei Proteaseinhibitoren oder einem NNRTI kann die Plasmavirämie meist innerhalb einiger Monate auf Werte unterhalb der Nachweisgrenze der kommerziell erhältlichen Testverfahren gesenkt werden.

Die Proteaseinhibitor-sparenden Therapieregimes setzen sich ausschließlich aus Substanzen der Gruppe der Reverse-Transkriptase-Inhibitoren zusammen (Kombination von Nukleosidanaloga mit einem nicht-nukleosidalen Reverse-Transkriptase-Inhibitor oder Kombination von drei nukleosidalen Reverse-Transkriptase-Inhibitoren). Studien mit drei Nukleosidanaloga als initiale Kombination sind den anderen Kombinationen unterlegen, vor allem bei hoher Viruslast.

Bei Patienten mit einer kürzlichen Serokonversion muß besonders an eine mögliche Übertragung von resistenten Viren gedacht werden, und bei einem solchen Verdacht sollte eine initiale Resistenztestung bzw. eine Asservierung einer Plasmaprobe zumindest erwogen werden (**Empfehlungsgrad B; 3**).

Um eine optimale antivirale Wirksamkeit zu erreichen, muß die Tabletteneinnahme mit hoher Zuverlässigkeit (notwendige Compliance > 90%), teilweise auch unter Beachtung diätetischer Vorschriften erfolgen. Eine intensive, detaillierte Aufklärung des Patienten verbessert die Compliance.

Tabelle L.13-4 Indikationen für eine antiretrovirale Therapie.

Klinisch	CD4$^+$-Lymphozyten/µl	HIV-RNA/ml (RT-PCR)	Therapieempfehlung
HIV-assoziierte Symptome und Erkrankungen (CDC: C, B)	alle Werte	–	A I
Asymptomatische Patienten (CDC: A)	< 200	alle Werte	A I
	200–350	alle Werte	B II
	350–500	> 50 000–100 000 Kopien	C II
	> 500	< 50 000 Kopien	C III
		alle Werte	C III
Akutes retrovirales Syndrom	alle Werte	alle Werte	C II, bevorzugt in Studien

Tabelle L.13-5 Basiskombinationen und Kombinationspartner.

	Nukleosidanaloga			Proteaseinhibitor *oder* NNRTI *oder* dritter NRTI	
Empfohlene Kombination	Zidovudin + Lamivudin	A I	+	Lopinavir + Ritonavir	A II
	Zidovudin + Emtricitabin	A II		Efavirenz	A II
	Tenofovir + Lamivudin *oder* Emtricitabin	A II		Nevirapin[3]	A II
	Tenofovir + Lamivudin *oder* Emtricitabin	A II		Saquinavir (HGC *oder* SGC) + Ritonavir	A II / A II
	Stavudin + Lamivudin *oder* Emtricitabin	B II		FosAmprenavir + Ritonavir	A II / A II
	Didanosin + Lamivudin *oder* Emtricitabin	B II		Indinavir + Ritonavir[4]	A II
	Zidovudin + Didanosin	C I[2]		Nelfinavir	B II
	Zidovudin + Zalcitabin	D I[2]		Indinavir	C I/II[1,2]
				Saquinavir SGC	C II[5]
	Zidovudin + Didanosin	D II[2]		Amprenavir	C II[5]
				Atazanavir	C III[9]
				Delavirdin	D II[6]
				Ritonavir	D I/II[1,2]
	Zidovudin + Lamivudin		+	Amprenavir	C II[6]
eindeutig abzulehnen	2 NRTI[8] Kombination von 3 Nukleosid/tid-Analoga ohne Thymdinanalogon[8]		+	ohne Kombinationspartner	E I/II
	Kombination ohne PI-Booster wie Ritonavir		+	Saquinavir HGC[8]	E II
	Zidovudin + Stavudin[7]	E II			
	Zalcitabin + Stavudin[2] Didanosin + Zalcitabin[2]	E III	+	jeder Kombinationspartner	
	Lamivudin + Emtricitabin[8]	E III			

[1] Klinische Endpunktstudien mit Indinavir und Ritonavir (Evidenzgrundlage I) nur für Patienten mit CD4+ < 200/μl, bzw. mit CD4 < 100/μl, ansonsten Evidenz II für beide.
[2] Nachteile hinsichtlich der Verträglichkeit.
[3] Aufgrund erhöhter Toxizität sollte Nevirapin bei Männern mit DC4-Zellzahlen > 450/μl und bei Frauen mit Zellzahlen > 250/μl nur sehr zurückhaltend eingesetzt werden
[4] Untersuchungen zu Ritonavir/Indinavir in der Dosierung von 100/800 mg 2 × täglich wiesen eine gute virologische Wirksamkeit, aber hohe Rate an Nebenwirkungen durch Nephrotoxizität auf. Erste Studien in niedrigen Dosierungen von Ritonavir/Indinavir 100/400 mg 2 × täglich deuten auf gute virologische Wirksamkeit bei deutlich verbessertem Toxiitätsprofil.
[5] Nachteile bei der Applikation (große Tablettenzahl)
[6] Es liegen wenig Daten vor zur Therapie von Patienten mit fortgeschrittenem Immundefekt (CD4 < 100/mm³)
[7] Kompetitive Phosphorylierung
[8] Rasche Resistenzentwicklung
[9] Atazanavir ist bislang in Europa nur für die Therapie bei antiretroviral vorbehandelten Patienten zugelassen. Lediglich in den USA gibt es auch eine erweiterte Zulassung für therapienaive Patienten. In Therapiestudien war ungeboostetes Atazanavir virologisch vergleichbar wirksam zu Nelfinavir. Geboostetes Atazanavir erscheint wie andere geboostete Proteasehemmer hinsichtlich der Wirksamkeit und Resistenzentwicklung vielversprechender. Es liegen jedoch noch keine Daten bei therapienaiven Patienten mit dieser Kombination vor.

Therapiewechsel

Ein Therapiewechsel kann wegen Nebenwirkungen oder ungenügender Wirksamkeit erforderlich sein. Bei schweren Nebenwirkungen, jedoch wirksamer Therapie, wird die für die Nebenwirkungen vermutlich verantwortliche Substanz singulär ausgetauscht. Bei ungenügender Wirksamkeit wird zunächst noch unter der alten ineffektiven Therapie eine HIV-Resistenztestung durchgeführt und, entsprechend dem Ergebnis, die neue antiretrovirale Kombinationstherapie ausgewählt (**Empfehlungsgrad B; 2**).

Vorbehandelte Patienten sprechen aufgrund viraler Resistenzen häufig im Sinne eines frühen Therapieversagens ungenügend an. Bei den Nukleosidanaloga sind lediglich zwei verschiedene konsekutive Kombinationen sinnvoll. Bei den Proteaseinhibitoren ist nach dem initialen Versagen einer Substanz dieser Klasse die weitere Therapiechance erheblich eingeschränkt.

Nebenwirkungen der antiretroviralen Therapie

Neben den bekannten unerwünschten Wirkungen der einzelnen Bestandteile der antiretroviralen Therapie spielt das Lipodystrophie-Syndrom eine zunehmend wichtige Rolle. Diese metabolische Störung ist durch einen Anstieg der Plasmalipide, periphere Insulinresistenz, Atrophie des peripheren Fettgewebes und Zunahme des zentralen Fettgewebes charakterisiert. Die Folge ist die Ausbildung körperlicher Stigmata. Die langfristigen kardiovaskulären Nebenwirkungen sind noch nicht ausreichend untersucht. Die Pathogenese des Syndroms ist weitgehend unbekannt. Wahrscheinlich spielen die HIV-Infektion, die antiretrovirale Therapie und genetische Faktoren eine Rolle. Aufgrund der verbesserten Prognose durch die HIV-Therapie gewinnen diese Nebenwirkungen eine größere Bedeutung und müssen bei der Therapieentscheidung mit berücksichtigt werden.

Kriterien zur Bewertung des Therapieerfolgs und -versagens

Ein Therapieerfolg kann frühestens nach 4 Wochen, sicher erst nach 3 Monaten beurteilt werden. Die Reduktion der Plasmavirämie unter die Nachweisgrenze der empfindlichsten Testverfahren (< 50 HIV-1-RNA-Kopien/ml Plasma) ist als Therapieerfolg zu werten. Ein Abfall der Viruslast um weniger als eine $\log_{10}$-Stufe nach 4 Wochen oder das Ausbleiben der Viruslast-Reduktion unter die Nachweisgrenze innerhalb von 6 Monaten ist als primäres Therapieversagen zu werten. Dies sollte Anlaß für eine Evaluation der Therapie mit Erwägung möglicher additiver oder alternativer Kombinationspartner sein. Ein sekundäres Therapieversagen ist anzunehmen, wenn die Viruslast > 0,7 $\log_{10}$ über den erzielten Viruslast-Nadir ansteigt (Hinweise auf eine ungenügende Wirksamkeit sind ferner ein signifikanter Abfall der CD4$^+$-T-Lymphozyten und klinische Progression). Trotz virologisch erfolgreicher Therapie, muß bei schwerer Schädigung des Immunsystems noch weiter mit opportunistischen Erkrankungen gerechnet werden.

Die häufigste Ursache für ein Versagen der antiretroviralen Therapie ist die Selektion resistenter Virusmutanten. Weitere Ursachen sind unzureichende Medikamentenwirkspiegel (schlechte Compliance, unzureichende Bioverfügbarkeit, Medikamenteninteraktionen) oder präexistierende Virusresistenzen. Eine Optimierung der Behandlung durch Drug-Monitoring und Resistenzbestimmungen (phänotypisch, genotypisch) kann in diesen Fällen hilfreich sein.

Veränderungen des Krankheitsbilds durch HAART

Die hochaktive antiretrovirale Therapie (HAART) hat in den letzten Jahren das Bild der HIV-Infektion drastisch verändert. Besonders deutlich reduzierte sich die Inzidenz aller opportunistischen Erkrankungen. Die verlängerte Überlebenszeit geht auch mit einer Abnahme der stationären Behandlungsepisoden einher.

Unter dem Begriff „Immunrekonstitutionssyndrom" werden Erkrankungen wie die CMV-Vitritis, Reaktivierungen chronischer viraler Hepatitiden (Hepatitis B oder C), das Auftreten von Zoster, die Aggravierung einer PML oder einer fokalen Lymphadenitis mit atypischen Mykobakterien zusammengefaßt, die einige Monate nach Beginn einer HAART auftreten können. Pathophysiologisch sind diese Krankheitsbilder wahrscheinlich auf eine wiederhergestellte spezifische Immunantwort gegenüber vorhandenen Antigenen zurückzuführen.

Einige vor der HAART selten beschriebene Krankheitsbilder, wie das Lipodystrophiesyndrom (s.o.), nehmen ebenfalls an Häufigkeit zu.

13.2 Frühe klinische Manifestationen der HIV-Infektion

Akut: Zehn Tage bis mehrere Wochen nach Infektion weisen 40–90% der Infizierten grippeähnliche Symptome mit Fieber, Lymphadenopathie, Pharyngitis und einem Exanthem auf. Seltener treten auch neurologische Symptome wie Radikulitis, Meningitis, Guillain-Barré-Syndrom auf. Meist kommt es innerhalb weniger Tage bis Wochen zur Spontanremission. Die Wirksamkeit einer kombinierten antiretroviralen Therapie ist in diesem Stadium nicht sicher erwiesen. Einige Studien zeigen jedoch, daß durch HAART die Viruslast über 24 Monate unter die Nachweisgrenze gesenkt und teilweise eine Serokonversion verhindert werden kann. Ein Erhalt der HIV-spezifischen Immunabwehr gelingt nur in dieser frühen Phase. Zuverlässige Langzeitdaten fehlen.

Herpes zoster: Reaktivierung des in den Rr. dorsales persistierenden Varicella-Zoster-Virus. Pustulöses, (multi)dermatomal begrenztes Exanthem mit akuten und postzosterischen Neuralgien. Therapie: Aciclovir.

Pelvic Inflammatory Disease (PID): Entzündungen mit tuboovariellem Abszeß. Fieber, Unterleibsschmerzen, Dyspareunie. Therapie in Abhängigkeit vom Erreger.

Orale Haarleukoplakie: Epstein-Barr-Virus-assoziiert. Diskrete, weißliche Hyperplakie am lateralen Zungenrand. Keine Therapie notwendig.

Candidiasis (oral oder vulvovaginal): Durch Hefepilze (meist *Candida albicans*) verursachte erythematöse oder pseudomembranöse Schleimhautläsionen. Diagnostik und Therapie s. L12.3.4.

13.3 Opportunistische Infektionen

Opportunistische Infektionen treten bei zunehmender Immundefizienz (unter 200 CD4-Zellen/µl) auf und gelten meist als AIDS-definierend (Kategorie C nach CDC-Klassifikation 1993).

13.3.1 Pneumocystis-carinii-Pneumonie

Die *Pneumocystis-carinii*-Pneumonie (PcP) bleibt weiterhin die Infektion, die am häufigsten zur Definition des Vollbilds AIDS führt. Der Erreger konnte durch Genomanalysen als Pilz klassifiziert werden. Sein Habitat ist nicht bekannt.

Symptomatik

Trias aus trockenem Husten, Fieber und Belastungsdyspnoe. Auskultatorisch keine pathologischen Geräusche. Der Krankheitsverlauf kann sowohl schleichend wie auch foudroyant sein.
Komplikationen: beatmungspflichtige respiratorische Insuffizienz, Pneumothorax (2%), Dissemination.

Diagnostik

- Anamnese: Immunstatus, Einnahme von Primärprophylaxen, antiretrovirale Therapie
- Röntgenthorax: bilaterale, interstitielle Infiltrate
- Arterielle Blutgasanalyse: pathologischer alveolär-arterieller Sauerstoffgradient ($AaDO_2$)
- Labor: CRP, LDH (erhöht)

Die Sicherung der Diagnose sowie der Nachweis möglicher bakterieller Begleiterreger erfolgt am zuverlässigsten mit Bronchoskopie und bronchoalveolärer Lavage (BAL). Durch wiederholte Durchführung eines provozierten Sputums gelingt der Erregernachweis in 60% der Fälle.
Differentialdiagnose: bakterielle Pneumonie, CMV-Pneumonitis (bei HIV-Infektion sehr selten), akute Histoplasmose.

Therapie

Standardtherapie ist die Behandlung mit Co-trimoxazol über mindestens 21 Tage, alternativ Pentamidin-Isethionat i.v. oder Primaquin/Clindamycin. Die adjuvante Behandlung mit Kortikosteroiden (Prednisolon Initialdosis 40 mg/Tag) über 4–7 Tage führt zum rascheren Rückgang der klinischen Symptome, verhindert eine Ateminsuffizienz und erhöht die Überlebensrate. Die Steroidgabe ist bei mittelschweren und schweren Formen ($AaDO_2 > 30$; $paO_2 < 70$ mmHg) obligat.
Die prophylaktische Einnahme von Co-trimoxazol (bei Allergie: Inhalation von Pentamidin-Isethionat) wird bei einer $CD4^+$-Zellzahl $< 200/µl$ empfohlen. Wenn durch eine antiretrovirale Kombinationstherapie die $CD4^+$-Helferzellen wieder stabil $> 200/µl$ bzw. relativ $> 14\%$ der Gesamtleukozyten angestiegen sind, kann eine Primärprophylaxe nach 3–6 Monaten abgesetzt werden (**Empfehlungsgrad A; 3, 4**).
Eine Sekundärprophylaxe kann bei einer Immunrekonstitution unter HAART abgesetzt werden, wenn die CD4-Zellen über mindestens 3 Monate über 200/µl liegen. Tritt eine PCP bei > 200 CD4-Zellen auf, ist eine lebenslange PCP-Prophylaxe – unabhängig von der CD4-Zahl – empfehlenswert.

13.3.2 Zerebrale Toxoplasmose

Toxoplasma gondii wird durch Aufnahme umweltresistenter Zysten (Sandkasten, Gemüse) oder Genuß von rohem, infiziertem Fleisch auf den Menschen übertragen (s. L4.3). Die zerebrale Toxoplasmose ist in Europa die häufigste opportunistische Infektion des zentralen Nervensystems (ZNS) bei HIV-Infizierten mit einer $CD4^+$-Zellzahl von $< 100/µl$.

Symptomatik

Kopfschmerzen, Fieber und je nach Lokalisation des Entzündungsherds sehr variable neurologische Störungen (Wesensveränderungen, Vigilanz- und kognitive Störungen, extrapyramidal-motorische Störungen, Ataxie, Krampfanfälle). Generalisierte Verläufe im Sinne einer Sepsis kommen vor.

Diagnostik

Mittel der ersten Wahl sind bildgebende Verfahren: CCT (nativ und mit Kontrastmittel-Spätaufnahmen) und MRT zeigen in typischen Fällen multifokale, ringförmig kontrastmittelanreichernde Strukturen mit einem perifokalen Ödem. Die IgG-Antikörper-Bestimmung ist aufgrund der hohen Seroprävalenz diagnostisch kaum verwertbar. Aufgrund der Immundefizienz ist der Ausschluß der Diagnose durch IgM-Titer nicht möglich.
Der direkte DNA-Nachweis mittels PCR aus Vollblut und Liquor ist sehr spezifisch, jedoch mit (60%) wenig sensitiv.
Differentialdiagnose: Bei unifokalen, selten bei multifokalen Läsionen ist das primäre zerebrale Non-Hodgkin-Lymphom die erste Differentialdiagnose. Mit dem PET ist eine neuroradiologische Abgrenzung zur zerebralen Toxoplasmose zuverlässiger möglich als mit dem CCT oder MRT.

Therapie

Akuttherapie

- Standardtherapie: Sulfadiazin/Pyrimethamin/Folinsäure
- Alternativ: Clindamycin/Pyrimethamin/Folinsäure

Die Behandlung wird über 4 Wochen bzw. bis zur Rückbildung der zerebralen Entzündungsherde fortgeführt und häufig durch das Auftreten von Medikamentenallergien bzw. Toxizität kompliziert.

Primärprophylaxe

Eine Primärprophylaxe sollte bei Toxo-IgG-positiven HIV-Infizierten ab CD4-Zellen $< 200/µl$ erfolgen. Mittel der Wahl ist Co-trimoxazol, alternativ Dapson + Pyrimethamin + Folinsäure oder Atovaquone.

Sekundärprophylaxe

Nach einer zerebralen Toxoplasmose ist eine Sekundärprophylaxe mit den Medikamenten der Akutbehandlung in reduzierter Dosierung obligat, da es sonst zu Rezidiven kommt (**Empfehlungsgrad C; 3**).
Die Primär- wie die Sekundärprophylaxe der zerebralen Toxoplasmose kann bei guter Wirksamkeit der antiretroviralen Therapie und Immunrekonstitu-

tion (CD4-Zellen > 200/μl für 6 Monate) beendet werden **(Empfehlungsgrad C; 3)**.

13.3.3 Zytomegalievirus-(CMV-)Erkrankung

Das Zytomegalievirus (CMV) gehört in die Familie der Herpesviren. Die Seroprävalenz liegt bei gesunden Erwachsenen bei 70%.
CMV führt bei erworbener oder induzierter Immunsuppression zu schweren Krankeitsverläufen mit Virämie und Organsyndromen. Vor Einführung der antiretroviralen Kombinationstherapie waren bis zu 25% der Patienten mit AIDS von einer CMV-induzierten Retinitis, Ösophagitis oder Kolitis (Manifestationsgipfel bei deutlich unter 100 CD4$^+$-Zellen) betroffen. Seltener kommt es bei HIV-Infizierten zu einer CMV-Pneumonitis oder klinisch apparenten Enzephalitis.

Symptomatik
Je nach Lokalisation variierend.
- Sehstörungen, Gesichtsfeldausfälle bei Retinitis
- Dysphagie und retrosternale Schmerzen bei Ösophagitis
- Diarrhoe und abdominelle Schmerzen bei Kolitis
- Dyspnoe, Fieber und unproduktiver Husten bei Pneumonitis
- Neurologische Defizite und mnestische Störungen bei Enzephalitis

Diagnostik
- Erregernachweis: Direkter DNA-Nachweis mittels PCR (qualitativ und quantitativ) aus Serum und Liquor ist mit guter Sensitivität und Spezifität möglich. Antigennachweis mittels Immunfluoreszenz (pp65-Antigennachweis) erlaubt ebenfalls quantitative Aussagen. Immunhistochemische Nachweise aus Biopsiematerial sichern die Diagnose.
- Fundoskopie: Am Augenhintergrund sind peripher gelegene, weißliche Exsudationen und Blutungen sichtbar. Unbehandelt werden diese Herde größer und können auch die Makula erfassen. Retinablutungen und Ablatio retinae können zur Erblindung führen.
- Endoskopische Verfahren (Koloskopie, Gastroskopie): makroskopischer Aspekt der Schleimhaut (Ulzera), Entnahme von Biopsien.

Differentialdiagnose: Herpes-simplex-Virus-Typ-1 und -Typ-2; bei Retinitis zusätzlich Varicella-Zoster-Virus und Toxoplasmose.
Therapie: Akuttherapie mit Ganciclovir. Alternativ stehen Foscarnet und Cidofovir zur Verfügung.

Primär- und Sekundärprophylaxe
Eine längere Suppressionstherapie ist nach CMV-Retinitis obligat. Eine intravitreale Implantation eines Ganciclovir-Depots ist möglich, kann aber zum Schutz des nicht erkrankten Auges mit einer systemischen Therapie kombiniert werden. Regelmäßige fundoskopische Kontrollen sollen Rezidive, die trotz konsequenter Sekundärprophylaxe auftreten, frühzeitig erfassen. Bei Patienten, die bisher keine antiretrovirale Therapie (ART) eingenommen haben, kommt der ART ein hoher Stellenwert zur Verhinderung von Rezidiven zu. Bei stabiler immunologischer Verbesserung mit einem Anstieg über 100–150 CD4/mcl für mehr als 3 Monate kann unter ophthalmologischer Kontrolle die Sekundärprophylaxe abgesetzt werden. Aufgrund der hohen Toxizität der Substanzen kann eine Primärprophylaxe nicht generell empfohlen werden. In prospektiven Studien konnte die klinische Wirksamkeit einer „pre-emptive therapy" bei hoher CMV-Viruslast bzw. positivem pp65-Antigen im Blut nachgewiesen werden.

13.3.4 Candidiasis

Erreger sind Hefepilze, meist *Candida albicans*, seltener *C. krusei*, *C. glabrata*. Schon bei mäßiger Erniedrigung der Helferzellen kann es zu oraler Candidiasis (Soor) kommen. Die Soorösophagitis tritt als AIDS-definierende Erkrankung meist erst bei einer CD4$^+$-Helferzellzahl unter 100/μl auf.

Symptomatik
- Geschmacksstörungen und Brennen im Mund bei oraler Manifestation
- Dysphagie, retrosternale Schmerzen, Appetitlosigkeit bei Ösophagitis

Diagnostik
- Untersuchung: Inspektion des Mund-Rachen-Bereichs ergibt weiße, abstreichbare Beläge
- Endoskopische Verfahren (Gastroskopie): makroskopisch Soor im Ösophagus
- Erregernachweis: kulturelle Anzucht auf üblichen Nährmedien

Therapie
Die Behandlung erfolgt interventionell. Bei Erstmanifestation und bei leichten Verläufen sind lokale Antimykotika oft erfolgreich (z.B. Amphotericin-B-Suspension, Nystatin). Bei häufigen Rezidiven, insbesondere in fortgeschrittenen Stadien, sowie bei der Soorösophagitis ist eine systemische Therapie mit Fluconazol (200–800 mg/Tag) und Itraconazol (insbesondere in der Flüssigzubereitung) notwendig.

Primär- und Sekundärprophylaxe
Eine Primärprophylaxe wird wegen der zunehmenden Resistenzbildung nicht mehr empfohlen. Eine Sekundärprophylaxe ist nur bei häufigen Rezidiven indiziert (Fluconazol, Itraconazol) **(Empfehlungsgrad C; 3)**.

13.3.5 Nicht-tuberkulöse Mykobakteriosen

Meistens handelt es sich um Infektionen durch *Mycobacterium-avium-intracellulare*-Komplex (MAC). Selten werden andere nicht-tuberkulöse Mykobakterien nachgewiesen. Vermehrtes Auftreten bei CD4$^+$-Zellzahlen unter 100/μl.

Symptomatik
Schwäche, Fieber, Nachtschweiß, Anämie; evtl. Erhöhung der alkalischen Serumphosphatase.

Diagnostik

- Erregernachweis: direkter Keimnachweis aus Blut mittels Flüssigkultur (z.B. Bactec-Verfahren, 10 Tage) oder konventioneller Kultur (bis zu 6 Wochen). Mikroskopisch positive Proben sollten mittels PCR weiter untersucht werden (frühe Speciesbestimmung)
- Endoskopische Verfahren (Gastroskopie): Nachweis nicht-tuberkulöser Mykobakterien in Duodenalschleimhaut
- Bildgebende Verfahren (Röntgenthorax, Sonographie-Abdomen/Thorax-CT): Nachweis von vergrößerten Lymphknoten

Differentialdiagnose: Non-Hodgkin-Lymphom.

Therapie

Eine Behandlungsindikation ergibt sich aus den klinischen Symptomen und dem Nachweis von Mykobakterien aus sterilen Medien (Blutkultur, Biopsien). Die therapeutischen Möglichkeiten sind durch Rifabutin und moderne Makrolide verbessert worden. Die Behandlung wird mit einer Kombination aus mindestens 3 Medikamenten (Rifabutin, Clarithromycin, Ethambutol, Prothionamid, Amikacin) durchgeführt. Auf mögliche Interaktionen der HIV-Medikamente mit den Tuberkulostatika ist zu achten; ggf. Bestimmung von Medikamentenwirkspiegeln notwendig.

Primär- und Sekundärprophylaxe

Für eine Sekundärprophylaxe werden Clarithromycin (alternativ Azithromycin) und Ethambutol +/– Rifabutin empfohlen. Die Sekundärprophylaxe kann nach einer einjährigen MAC-Behandlung und bei Anstieg der CD4-Zellen auf > 100/µl über 6 Monate abgesetzt werden **(Empfehlungsgrad C; 3)**.
Eine generelle Empfehlung für eine Primärprophylaxe besteht für Deutschland aufgrund der niedrigen Inzidenz der MAC-Infektionen nicht.

13.3.6 Seltenere Infektionen

Progressive multifokale Leukenzephalopathie (PML)

Erreger dieser demyelinisierenden Erkrankung des zentralen Nervensystems ist das JC-Virus aus der Familie der Papovaviren. Je nach Studie beträgt die Häufigkeit zwischen 5 und 10% der AIDS-Patienten.

Symptomatik

Ataxie, motorische Ausfälle, mnestische und sprachliche Störungen.

Diagnostik

- Erregernachweis: direkter DNA-Nachweis mittels PCR aus Liquor mit einer mäßigen Sensitivität und guten Spezifität
- Bildgebende Verfahren: Im CCT und MRT zeigen sich multifokale, asymmetrische, nicht-kontrastmittelanreichernde Läsionen ohne Raumforderung, die auf das Marklager beschränkt bleiben

Differentialdiagnose: HIV-Enzephalopathie, CMV-Enzephalitis.

Therapie

Eine ursächliche Therapie ist nicht bekannt. Bei therapienaiven Patienten empfiehlt sich die Einleitung einer hochaktiven antiretroviralen Therapie.

Kryptokokken-Meningitis

Die Infektion mit *Cryptococcus neoformans* erfolgt aerogen durch Keime aus Vogelkot. Die pulmonale Manifestation verläuft meist inapparent. Erst durch Dissemination kommt es zur Meningoenzephalitis.

Symptomatik

Kopfschmerzen, Fieber, Meningismus, Wesensveränderungen, Somnolenz, Koma.

Diagnostik

- Serologie: Kryptokokken-Antigennachweis aus Blut und Liquor
- Erregernachweis: mikroskopischer Nachweis von Kryptokokken im Liquor mittels Tuschepräparat und kulturell auf Spezialnährböden

Therapie

Kombinierte Behandlung mit Amphotericin B, Flucytosin und Fluconazol intravenös über 6 Wochen. Die Sekundärprophylaxe ist lebenslang mit Fluconazol durchzuführen, wenn nicht unter der antiretroviralen Therapie die CD4-Zellen auf > 100–200 über > 6 Monate ansteigen **(Empfehlungsgrad B; 3)**. Die Durchführung einer Primärprophylaxe wird nicht empfohlen. Die breite Anwendung von Fluconazol sowie die hochaktive antiretrovirale Therapie haben die Häufigkeit von Kryptokokken-Meningitiden in Europa deutlich gesenkt.

13.4 Tumoren

13.4.1 Kaposi-Sarkom

Das Kaposi-Sarkom (KS) ist ein spindelzelliges Sarkom mit Gefäßneubildungen, das sich primär an der Haut in Form von lividen bis braunen, papulösen oder nodulären Effloreszenzen manifestiert. Es kann aber auch zu einem Befall der Lymphknoten mit Lymphödem sowie zu einer Dissemination im Gastrointestinaltrakt und in den Bronchien kommen. Bei der Entstehung und Progression des HIV-assoziierten KS werden neben dem humanen Herpesvirus-Typ-8 (HHV-8) auch hormonelle Faktoren sowie die bestehende zelluläre Immundefizienz in Betracht gezogen. Es sind hauptsächlich Männer betroffen. Bei HIV-Infizierten treten KS-Läsionen auch bei Helferzellzahlen über 200/µl auf.

Diagnostik

- Klinisch: Blickdiagnose
- Hautbiopsie: Histologie
- Bronchoskopie, Gastroskopie: makroskopischer und histologischer Nachweis

Therapie

Eine antiretrovirale Kombinationstherapie führt häufig zu einer Stabilisierung bzw. Rückbildung der

Läsionen. Eine weitergehende Therapie ist zusätzlich meist nicht, nur bei persistierenden kosmetischen Problemen, pulmonalem oder gastrointestinalem Befall oder rascher Progredienz notwendig. Eine lokale Behandlung mit Kryotherapie, Lasertherapie oder Bestrahlung ist möglich. Die systemische Chemotherapie kann mit liposomal verkapseltem Doxorubicin oder Daunorubicin, Vincristin, Bleomycin (ABV) oder Paclitaxel durchgeführt werden. Bei gutem Immunstatus ist ein Therapieversuch mit Interferon-α in Betracht zu ziehen.

13.4.2 Non-Hodgkin-Lymphome

Bei 10–15% der HIV-Infizierten treten hochmaligne Non-Hodgkin-Lymphome (NHL) vom B-Zell-Typ auf. Meist besteht ein fortgeschrittenes Stadium mit extranodaler Manifestation. Systemische NHL kommen auch bei intaktem Immunsystem vor; nur primär zerebrale Lymphome entstehen vor allem bei CD4$^+$-Zellzahlen unter 50/μl.

Symptomatik

B-Symptomatik mit Gewichtsverlust und Fieber. In Abhängigkeit von der Tumorlokalisation können Schmerzen und neurologische Ausfälle auftreten.

Diagnostik

- Labor: LDH, Blutbild
- Bildgebende Verfahren: Sonographie, CT
- Endoskopische Verfahren (Gastroskopie): Biopsie aus verdächtigen Läsionen
- Weitere Staging-Untersuchungen: Knochenmarkstanze, Lumbalpunktion, Leberpunktion

Therapie

Behandlung mit Standardchemotherapie nach dem CHOP-Schema (**Empfehlungsgrad C; 5).** Zur Verhinderung eines meningealen Befalls erfolgt bei den Stadien 3 und 4 nach der Ann-Arbor-Klassifikation eine intrathekale Chemoprophylaxe mit Methotrexat. Die Prognose ist abhängig vom Immunstatus; Vollremissionen sind möglich. Eine erfolgreiche antiretrovirale Therapie kann auch während der Chemotherapie beibehalten werden. Auf additive Toxizität der eingesetzten Substanzen ist zu achten (Polyneuropathie [Stavudin, Didanosin], Myelotoxizität [Zidovudin]). Bei primär zerebralen Lymphomen ist eine Bestrahlung mit palliativer Intention indiziert; insgesamt aber eher schlechte Prognose.

13.4.3 Zervixkarzinom

Zervixdysplasien und invasive Zervixkarzinome weisen bei HIV-infizierten Frauen eine 10fach höhere Inzidenz auf. Eine gynäkologische Vorsorgeuntersuchung sollte alle 6 Monate erfolgen.

Diagnostik

- Gynäkologische Untersuchung: PAP-Abstrich
- Nachweis von humanen Papillomaviren-(HPV-) Typ-16 und -18 in Zervixabstrichen

Therapie

Abhängig von Tumorstadium wie bei nicht-HIV-infizierten Frauen.

13.5 Verhalten bei Nadelstichverletzungen

Nach einer akzidentiellen Nadelstichverletzung mit potentiell infektiösen Material wird die Wunde vorsichtig durch Druck zum Bluten gebracht und mit 85%iger Alkohollösung, ersatzweise mit Seifenlösung, desinfiziert. Chirurgische Manipulationen sollen unterbleiben. Nach Risikoabschätzung (Menge des Blutes, HIV-Serostatus, AIDS-Erkrankung, Höhe der HI-Viruslast, antiretrovirale Therapie; in allen Zweifelsfällen Fachkonsultation!) wird die Postexpositionsprophylaxe (PEP) so schnell wie möglich begonnen (Tripletherapie, z.B. Combivir + Nelfinavir, Combivir + Kaletra). Alternative Therapieregime sollten in Abhängigkeit von einer eventuellen antiretroviralen Vorbehandlung der Indexperson (mögliche Medikamentenresistenz) in Betracht gezogen werden.

Literatur

1. Guidelines for the use of antiretroviral agents in HIV-infected adults and adolescents. 23. März 2004, http://www.aidsinfo.nih.gov//guidelines/adult/AA_032304.html, zugegriffen 21.7.2004
2. Deutsch-Österreichische Leitlinien zur antiretroviralen Therapie der HIV-Infektion, Stand Mai 2004. http://www.rki.de/INFEKT/AIDS_STD/BR_LINIE/BR_LINIE.HTM
3. Clinical and laboratory guidelines for the use of HIV-1 drug resistance testing as part of treatment management: recommendations for the European setting. The Euro-Guidelines Group for HIV resistance. AIDS 15 (2001) 309–320.
4. USPHS/IDSA guidelines for the prevention of opportunistic infections in persons infected with human immunodeficiency virus. HIV Clin Trials 2 (2001) 493–554.
5. Wiernik PH: Treatment of human immunodeficiency virus-related lymphoma. Semin Hematol 38 (2001) 27–31.

14 Tuberkulose und andere Mykobakteriosen

Definition und Basisinformation

Die Tuberkulose und andere mykobakterielle Erkrankungen werden durch über 50 Mykobakterienspezies verursacht. Ihre Diagnostik unterscheidet sich nicht wesentlich, wohl aber Erkrankungen und Therapie, die daher getrennt dargestellt werden. Unter dem Begriff Tuberkulose werden alle Infektionen und Erkrankungen durch die weltweit vorkommenden, obligat pathogenen Mykobakterien Mycobacterium tuberculosis, M. bovis und M. africanum zusammengefasst. Erregerreservoir von M. tuberculosis und M. africanum ist der Mensch, von M. bovis vorwiegend das Rind. Erkrankungen jeweils anderer Spezies sind möglich.

Zu den obligat pathogenen Mykobakterien wird auch M. leprae (Krankheit: Lepra) gezählt, welches hierzulande nur noch als Erreger importierter Infektionen anzutreffen ist.

Als atypische Mykobakterien (nicht-tuberkulöse Mykobakterien, MOTT) werden ubiquitär in der Umwelt bzw. im Tierreich vorkommende, fakultativ pathogene Mykobakterien bezeichnet. Klinisch bedeutsam sind Mycobacterium-avium-Komplex (MAC), seltener M. kansasii, M. xenopi und M. genovense sowie die schnellwachsenden Spezies M. chelonae und M. fortuitum. M. marinum und M. ulcerans stellen mit eigenständigen, klar definierten Krankheitsentitäten wichtige Erreger innerhalb der atypischen Mykobakterien dar.

Epidemiologie

Die Tuberkulose ist eine der ältesten und häufigsten Infektionskrankheiten der Menschheit. Weltweit ist mindestens ein Drittel der Bevölkerung mit Tuberkulose infiziert. Ihre Inzidenz ist in den Entwicklungsländern ungebrochen hoch (bis zu 600/100 000 Neuerkrankungen pro Jahr und Einwohner), in den westlichen Industrienationen jedoch weiter sinkend (um 10/100 000 Einwohner) (4). In Ländern mit strenger Überwachung der Rinderbestände und der Pasteurisierung der Milch sind Neuerkrankungen an einer Rindertuberkulose (M. bovis) eine Rarität, nicht aber z.B. in Nordafrika.

Mycobacterium-avium-Komplex ist in der Umwelt weit verbreitet (Wasser, Boden, Staub) und im Tierreich verbreitet. Infektionen bei erwachsenen immunkompetenten Patienten sind selten. Am häufigsten tritt die MAC-Infektion als opportunistische Infektion bei HIV-Infizierten auf. Es ist eine Abhängigkeit zwischen Grad des Immundefektes und Erkrankungsrisiko nachweisbar: nahezu alle MAC-Infektionen treten bei einer $CD4^+$-T-Lymphozytenzahl von $< 50/\mu l$ auf und verlaufen als disseminierte Erkrankung. Eintrittspforten sind Lunge und der Magen-Darm-Trakt.

Weitere Risikopatienten auch für andere Mykobakterienspezies sind solche mit hämatologisch-onkologischen Grundleiden (CML, Haarzellleukämie) und chronisch Lungenkranke (Kavernen, Silikose, Bronchiektasie, chronisch obstruktives Lungenemphysem, etc.).

Nosokomiale Fremdkörper-Infektionen als auch posttraumatische Wundinfektionen sind gelegentlich durch atypische Mykobakterien bedingt. Intensive akzidentelle oder auch berufliche Exposition zu infizierten Fischbeständen kann zu Infektionen mit Mycobacterium marinum führen.

Mikrobiologie

Der frühzeitige klinische Verdacht ist entscheidend, da spezielle mikrobiologische Methoden für die Erregersicherung verwendet werden müssen. Das Probenmaterial muss mikroskopisch (Auramin- und Ziehl-Neelsen-Färbung) und kulturell untersucht werden. Bei der Tuberkulose sind histologische Präparate mikroskopisch oft negativ; andererseits werden bei HIV-assoziierten atypischen Mykobakteriosen oft massenhaft säurefeste Stäbchen im Biopsiematerial mikroskopisch nachgewiesen, was zusammen mit dem histologischen Bild der Histiozytose diagnostisch wegweisend ist. Die PCR hat sich bisher nur bei mikroskopisch positiven Proben bewährt (Entscheidung ob Tuberkulose oder Nachweis atypischer Mykobakterien). Der Verdacht auf eine Lungentuberkulose rechtfertigt die Durchführung einer Bronchoskopie, wenn mindestens drei Sputumproben mikroskopisch negativ bleiben. Disseminierte Infektionen werden durch den Nachweis des Erregers aus primär sterilem Gewebe (Vollblut, Biopsien aus Leber, Knochenmark, Lymphknoten und anderen betroffenen Organen wie z.B. Duodenum bei MAC) diagnostiziert. Standardmethode hierfür ist heute die Flüssigkultur mit Detektion über radiometrische oder fluorometrische Methoden, die bereits innerhalb von 2–4 Wochen positiv wird.

Erstmals isolierte Tuberkelbakterien müssen auf antimikrobielle in-vitro-Empfindlichkeit untersucht werden. Vor allem M. tuberculosis-Isolate aus Osteuropa und Südostasien zeigen hohe Resistenzraten (4). Die INH-Resistenzraten in Deutschland beträgt inzwischen >15%, der Anstieg ist nahezu ausschließlich durch Erkrankungen von Zuwanderern zu erklären (4).

14.1 Tuberkulose

Pathogenese

Die Übertragung des Erregers erfolgt via Aerosol (M. tuberculosis) oder enteral als sog. „Fütterungstuberkulose" (M. bovis). Es kommt zum Primärkomplex (in der Lunge: Ghon'scher Primärkomplex), der aus einem Primäraffekt (granulomatöse Gewebereaktion) und einem infiltrierten regionalen Lymphknoten besteht. Bei Immungesunden entwickelt sich eine Immunität vom zellulären Reaktionstyp; in ca 5% der Fälle kommt es nachfolgend zu

einer klinisch apparenten Primärtuberkulose, die sich je nach Lebensalter unterschiedlich manifestiert.
Tuberkelbakterien persistieren in Lymphknotenmakrophagen, ohne ihre Replikationskompetenz zu verlieren. Kommt es zur hämatogenen Ausbreitung der Erreger in weitere Organe, finden sich dort im Verlauf die bekannten Vernarbungen bzw. Verkalkungen. Immunkompetente machen diese Phase klinisch inapparent durch, eine Immunsuppression jedweder Art kann jedoch zur Reaktivierung und damit zur postprimären Tuberkulose führen.

Klinische Befunde und Diagnostik

Lungentuberkulose

Kavernöse Lungenveränderungen, „antibiotikaresistente" Pneumonien, die Kombination Gewichtsabnahme, Nachtschweiß, Husten und Fieber sind Hinweise auf eine Lungentuberkulose. Diese wird wahrscheinlicher, wenn lange zurückliegende Expositionen bekannt sind (Endemiegebiete) bzw. bereits früher eine Tuberkulose bestand.
Laborparameter wie eine hohe BSG, eine leichte, kaum linksverschobene Leukozytose und eine leichte CRP-Erhöhung sind wenig richtungweisend. Radiologische Untersuchungen, ggf. einschließlich der Computertomographie sowie die Erregergewinnung (Sputum, Bronchialsekret, BAL, Bioptat) stellen die wichtigsten diagnostischen Hilfsmittel dar.
Der Tuberkulintest (Mendel-Mantoux-Test, Messung des Durchmessers der Induration) ist nur als Screening-Untersuchung wertvoll, in der Diagnostik der akuten Erkrankung jedoch nur bei Konversion von direktem diagnostischem Wert.

Lymphknotentuberkulose

Betroffen können alle Lymphknotenstationen seine, bevorzugt sind zervikale und mediastinale Lymphknoten befallen. Neben Allgemeinsymptomen finden sich lokal einschmelzende Lymphknoten mit deutlicher Infiltration, teilweise Arrosion der umgebenden Weichteile, Fistelung. Die Diagnose wird oftmals durch die histologische Untersuchung gestellt, bei klinischem Verdacht ist die mikrobiologische Untersuchung des Lymphknotens unbedingt erforderlich.

Tuberkulöse Serositis (Pleuritis, Pericarditis, Peritonitis)

Führend ist hierbei die Ausbildung eines serosanguinösen Exsudates am Erfolgsorgan. Der Erguss ist lymphozytär ($CD4^+$-T-Lymphozyten dominieren) mit hoher Lactat- und niedriger Zucker-Konzentration. Die Bestimmung der Adenosin Desaminase (ADA)-Aktivität ist sensitiv **(Empfehlungsgrad C; 2, 3, 11)**, jedoch in Deutschland unüblich. Die Erregerkonzentration im Erguss ist gering, deshalb die Mikroskopie in der Regel negativ; hohe Volumina müssen kultiviert werden, die Kulturergebnisse kommen dennoch meist sehr spät. Die Biopsie mit histologischer und kultureller Aufarbeitung ist die Methode mit der besten Ausbeute.

Meningitis tuberculosa

Es findet sich das Bild einer subakuten, basalen Meningitis. Neben Fieber, Vigilanzstörungen und endgradigem Meningismus imponieren Hirnnervenausfälle; selten Befunde wie Polyradikulitis. Im Liquor lymphozytenreiche Pleozytose (500–1000/µl). Wegweisend sind hohe Lactat- und niedrige Liquorzucker-Konzentrationen (Liquor-/Blutzucker-Ratio < 0,5). Das Liquoreiweiss kann so hohe Werte erreichen (Pandy-Probe stark positiv), dass es zur spontanen Aggregation kommt („Spinngewebsgerinnsel"). Die Mikroskopie des Liquors ist sehr selten positiv; Kulturen aus möglichst hohen Liquorvolumina sind anzulegen. Bildgebende Verfahren können eine relativ typische exsudative (hochinflammatorische) basale Meningitis bestätigen.

Therapieprinzipien

Die Behandlung einer Tuberkulose wird bestimmt von Art und Ort der Manifestation, der erwarteten und später definierten Erregerempfindlichkeit und möglichen Begleiterkrankungen der Patienten.
Das Prinzip besteht in einer Induktionsbehandlung mit vier Substanzen über 2 (bis 3) Monate und einer nachfolgenden vier- bis siebenmonatigen Behandlungszeit mit zwei wirksamen Substanzen (Tab. L.14-1). Eine Behandlungszeit von < 6 Monaten ist unzureichend und ausschließlich bei inapparenter Infektion (Tuberkulinkonversion) zu diskutieren **(Empfehlungsgrad B; 1, 5, 6)**. Substanzen, die laut

Tabelle L.14-1 Therapieschemata bei verschiedenen Tuberkulosemanifestationen.

Tuberkuloseform	Therapieregime*		
Lungentuberkulose Halslymphknotentuberkulose Tuberkulöse Serositis	$H_{6-9}R_{6-9}Z_2E_2$	alternativ	$H_9R_9Z_3$
postprimäre Disseminationstuberkulose tuberkulöse Osteomyelitis parenchymatöse Tuberkulose	$H_9R_9Z_{3-4}E_{3-4}$	alternativ	$H_{12}R_{12}Z_4E_4$
Landouzy-Sepsis	$H_{12}R_{12}Z_6E_2S_2$		

* Z=Pyrazinamid, E=Ethambutol, H=Isoniazid, R=Rifampicin, S=Streptomycin; die Zahlen stehen für die kumulative Therapiedauer mit der entsprechenden Substanz in Monaten

Antibiogramm unwirksam sind, sind durch Reservemedikamente zu ersetzen. Können INH, Rifampicin und/oder Pyrazinamid als wirksamste Standardtuberkulostatika nicht verwendet werden, muss die Gesamtbehandlungsdauer erhöht werden. Tuberkulostatika sollten in der Regel in einer täglichen Einmaldosis verabreicht werden (**Empfehlungsgrad B; 9**).

Mangelnde Compliance ist der wesentliche Faktor für die Entwicklung von Tuberkulostatika-Resistenzen. Die Therapie sollte zumindest initial deshalb als direkt observierte Therapie (DOT) erfolgen. In Ausnahmefällen kann direkt observierte Therapie bei entsprechender Dosiserhöhung auch als intermittierende Therapieform (2–3 ×/Woche) durchgeführt werden. Rezidive können bei unveränderter Sensibilität der Erreger mit den gleichen Substanzen behandelt werden, die Therapiedauer sollte dann mindestens neun Monate betragen.

Patienten mit offener Lungentuberkulose und Larynxtuberkulose (hochkontagiös) müssen bis zur negativen Sputummikroskopie isoliert werden (**Empfehlungsgrad B; 6**).

Komplikationen

Lungentuberkulose

Bei adäquater Behandlung sind Komplikationen heute selten. Schwere Verläufe können von pulmonalen Hämorrhagien sowie im Verlauf narbigen Deformierungen und Traktionsbronchiektasie gekennzeichnet sein. Eine spätere Besiedlung alter tuberkulöser Höhlen oder von Narbenfeldern mit atypischen Mykobakterien oder Schimmelpilzen (vor allem Aspergillus spp.) kann differentialdiagnostisch (Tuberkulose-Reaktivierung versus atypische Mykobakteriose oder Aspergillom) und auch therapeutisch (konservativ versus operativ) Probleme bereiten.

Lymphknotentuberkulose

Fistelnde Weichteilreaktionen unter Therapie treten heutzutage noch in bis 25% der Fälle auf. Eine vorübergehende Gabe von Kortikosteroiden kann erforderlich sein. Selten ist eine operative Revision notwendig.

Tuberkulöse Pleuritis und Perikarditis

Standard-Regime sind ausreichend. Bei der Pericarditis tuberculosa ist die Gabe von Kortikosteroiden allgemein empfohlen (**Empfehlungsgrad B; 8**); bei tuberkulöser Pleuritis ist sie zu erwägen (**Empfehlungsgrad C; 7**).

Tuberkulöse Meningitis

Standard-Regime sind ausreichend. Die Gabe von Kortikosteroiden ist empfohlen (**Empfehlungsgrad A; 10**), Kortikosteroide sollten im Verlauf unter Berücksichtigung der Liquoreiweiss-Konzentration ausgeschlichen werden.

Kontrollen und Therapieüberwachung

Kontrolluntersuchungen werden neben Art und Schweregrad der Erkrankung vom Nebenwirkungsspektrum der jeweils applizierten Substanzkombination bestimmt (Tabelle L-14-2).
- Offene Lungentuberkulose: Sputumproben zur Mikroskopie und Kultur einmal wöchentlich; drei aufeinanderfolgende Proben sollten mikroskopisch negativ sein. Röntgenologische Kontrollen alle vier bis acht Wochen.
- Meningitis: Liquorpunktion nach 7 und 14 Tagen.
- Perikarditis: Echokardiographie alle 7 Tage.

Latente Tuberkulose und Chemopropylaxe

Indikationen

Immunsupprimierte haben ein mehr als 20faches Risiko der Reaktivierung einer vorhandenen laten-

Tabelle L.14-2 Wichtige Tuberkulostatika mit Dosierung und notwendigen Kontrolluntersuchungen.

Medikament	Dosis pro Tag (mg)			Kontrolluntersuchungen	Intervall
	pro kg	üblich	maximal		
Isoniazid	5–7	300	450	ALT, γ-GT, AP, Blutbild	14 Tage
Rifampicin	10	600	900	ALT, γ-GT, AP, Blutbild	14 Tage
Rifabutin	5	300	450	ALT, γ-GT, AP, Blutbild	14 Tage
Pyrazinamid	25	2000		ALT, γ-GT, AP, Harnsäure	28 Tage
Streptomycin	15	1000		Kreatinin, Harnstoff, Vestib. + Hörprüfungen	7 Tage
Ethambutol	20	1600		Farbsehen	28 Tage
Protionamid	10	750		ALT, γ-GT, AP, Blutbild	14 Tage
Amikacin	15–20	1000	1500	Kreatinin, Harnstoff, Vestib. + Hörprufungen	7 Tage
Levofloxacin	8–10	500	1000	ALT, γ-GT, AP, Blutbild, Kreatinin	28 Tage
Moxifloxacin	6–7	400		ALT, γ-GT, AP, Blutbild, EKG	28 Tage
PAS	200–400	20000	40000	GI-Trakt, Blutbild	14 Tage
Cycloserin	12–15	1000		ZNS	
Capreomycin	10–15	1000		Kreatinin, Harnstoff, Vestib. + Höprufungen	14 Tage
Clofazimine	2–4	100	200	Funduskopie, evtl. GI-Trakt	28 Tage
Dapson	2–4	100		ALT, γ-GT, AP, Blutbild, G6PDH (1×)	14 Tage
Linezolid	10	1200		Blutbild	7 Tage

ten Tuberkulose. Die Identifizierung solcher Patienten beruht auf der positiven Eigen-oder Umgebungsanamnese (Tuberkulose-Kontakt), dem Nachweis spezifischer radiologischer Veränderungen sowie einem positiven Tuberkulin-Hauttest (Mendel-Mantoux). Eine Induration von 5 mm und grösser ist bei Individuen mit aktueller Exposition zu Tuberkulose-Kranken, HIV-Infizierten, Patienten mit spezifischen Residuen im Thorax-Röntgen, Transplantierten und solchen mit einer Kortikosteroidtherapie (≥ 15 mg/d Prednisolon-Äquivalent) als positiv zu werten. Eine Induration ≥10 mm bei Immigranten aus Hochendemie-Ländern, IV-Drogengebrauchern, Patienten aus eingeschränkten sozialem Umfeld, Gefängnissen oder Langzeit-Pflegeeinrichtungen sowie Laborpersonal, an Diabetes mellitus oder chronischer Niereninsuffizienz Erkrankten und Kindern unter vier Jahren mit kürzlicher Exposition gegenüber an offener Lungentuberkulose Kranken als positiv zu werten. Andere Patientengruppen gelten ab einer Indurationsgrösse von 15 mm als tuberkulinpositiv.

Prophylaxe

Die Monotherapie mit täglicher Gabe von Isoniazid über sechs Monate ist eine effektive Chemoprophylaxe (**Empfehlungsgrad A; 6, 12**). Sie ist der intermittierenden Gabe gering überlegen. Eine Kombinationstherapie (Rifampicin und Pyrazinamid) für zwei Monate ist ebenfalls hochwirksam, hat jedoch – insbesondere offenbar bei HIV-Infizierten – eine signifikant höhere Toxizität (13). Andere Kombinationen oder Monotherapien sind bislang nicht ausreichend evaluiert.

14.2 Atypische Mykobakteriosen

Therapie

Erreger des M. avium-Komplex sind gegen die meisten herkömmlichen Tuberkulostatika resistent. Die Therapie erfolgt durch eine Kombination aus Clarithromycin (2 × 500 mg/d), Rifabutin (300 mg/d) und Ethambutol (15 mg/kg KG/d). Die Dosierung muß bei Immunsupprimierten – insbesondere HIV-Infizierten unter antiretroviraler Therapie – der begleitenden Medikation unbedingt angepasst werden. Mögliche Nebenwirkungen sind gastrointestinale Störungen, Transaminasenanstiege bis zum Leberversagen, Uveitis (Rifabutin mit Azol-Antimykotika) und Optikusneuritis (Ethambutol).

Neben der Behandlung der atypischen Mykobakteriose ist die Verbesserung der immunologischen Situation des Wirtes von entscheidender Bedeutung. Hier ist dann ein Abgleich zwischen notwendiger Immunsuppression (Transplantierte, Patienten mit Autoimmunerkrankungen oder COPD) und Rekonstitution einer zur Elimination des Erregers ausreichenden Immunantwort notwendig. Bei HIV-Infizierten ist die Einleitung oder Optimierung einer antiretroviralen Kombinationstherapie unbedingt sinnvoll.

Die Therapie anderer atypischer Mykobakteriosen (M. xenopi, M. marinum, M. ulcerans, M. malmoense, M. kansasii, M. fortuitum, M. chelonae, M. genovense, u.a.) ist bislang nicht standardisiert. Die Resistenztestung ist sinnvoll. Eine Kombinationstherapie mit Rifampicin oder Rifabutin, Makroliden und Ethambutol ist oft wirksam. Eine Erweiterung der Therapie um Gyrasehemmer oder bei schweren Verläufen auch um Amikacin kann sinnvoll sein.

14.3 Meldepflicht

Jede Neuerkrankung oder der Tod an einer Tuberkulose (*M. tuberculosis*, *M. bovis* oder *M. africanum*) sind nach Infektionsschutzgesetz meldepflichtig. Nicht meldepflichtig sind die Verdachtsdiagnose einer Tuberkulose sowie Erkrankung an atypischen Mykobakterien und dadurch bedingter Tod.

Literatur

1. Bass JB, Farer S, Hopewell PC, O'Brien R, et al. Rtreatment of tuberculosis and tuberculosis infection in adults and children American Thoracic Society and the Centers for Disease Control and Prevention. Am J Respir Crit Care Med 1994; 149: 1359-1374
2. Burgess LJ, Reuter H, Carstens ME, Taljaard JJF, Doubell AF. The use of Adenosine Deaminase and Interferon-gamma as Diagnostic Tools for Tuberculous Pericarditis. Chest 2002; 122: 900-905.
3. Burgess LJ, Swanepoel CG, Taljaard JJ. The use of adenosine deaminase as a diagnostic tool for peritoneal tuberculosis. Tuberculosis (Edinb) 2001;81: 243-248.
4. Deutsches Zentralkomitee zur Bekämpfung der Tuberkulose. 27. Informationsbericht. pmi-verlag, Frankfurt, 2002.
5. Gelband H. Regimens of less than six months for treating tuberculosis (Cochrane Review). In: The Cochrane Library, Issue 4, 2002. Oxford: Update Software.
6. Horsburgh CRJr, Feldman S, Ridzon R. Practice Guidelines for the Treatment of Tuberculosis. Clin Infect Dis 31 (2000) 633-9.
7. Matchaba PT, Volmink JA. Steroids for for treating tuberculous pleurisy (Cochrane Review). In: The Cochrane Library, Issue 4, 2002. Oxford: Update Software.
8. Mayosi BM, Ntsekhe M, Volmink JA, Commerford PJ. Interventions for treating tuberculous pericarditis (Cochrane Review). In: The Cochrane Library, Issue 4, 2002. Oxford: Update Software.
9. Mwandumbra HC, Squire SB. Fully intermittent dosing with drugs for treating tuberculosis in adults (Cochrane Review). In: The Cochrane Library, Issue 4. Oxford: Update Software.
10. Prasad K, Volmink JA, Menon GR. Steroids for for treating tuberculous meningitis (Cochrane Review). In: The Cochrane Library, Issue 4, 2002. Oxford: Update Software.
11. Sharma SK, Suresh V, Mohan A, Kaur P, Saha P, Kumar A, Pande JN. A prospective study of sensitivity and specificity of adenosine deaminase estimation in the diagnosis of tuberculosis pleural effusion. Indian J Chest Dis Allied Sci 2001 Jul-Sep;43(3):149-55
12. Targeted tuberculin testing and treatment of latent tuberculosis infection. Am J Respir Crit Care Med 2000; 161: S221-247.
13. Update: Fatal and severe liver injuries associated with rifampin and pyrazinamide for latent tuberculosis infection, and revisions in American Thoracic Society/CDC recommendations—United States, 2001. MMWR Morb Mortal Wkly Rep 2001; 50: 733-735.

15 Pilzinfektionen

Basisinformation

Pilze sind ubiquitär verbreitete, eukaryontische Mikroorganismen mit ca. 200 humanpathogenen Arten. In Europa relevante Mykoseerreger sind Hefepilze, vor allem *Candida* spp. (u. a. *C. albicans, C. tropicalis, C. krusei, C. glabrata*), Kryptokokken und *Trichosporon* spp., sowie Faden- bzw. Schimmelpilze. Schimmelpilze sind charakterisiert durch Ausbildung eines Luftmyzels (echte Hyphen mit Konidien, d. h. Sporen) auf organischer Materie. Medizinische Bedeutung haben sie als kutane/subkutane Infektionen, korneale Infektionen (Kontaktlinsen), allergische Erkrankungen sowie invasive Erkrankungen vor allem bei Patienten mit gestörten Immunfunktionen. Man unterscheidet Zygomyzeten (*Mucor, Absidia, Rhizopus*), nichtpigmentierte Hyphomyzeten (*Aspergillus, Fusarium, Penicillium, Scedosporium* u. a.) und Dematiazeen (*Alternaria, Curvularia, Exophiala* u. a.).

Art der Infektionen und Risikofaktoren

Zu den häufigsten Hefepilzinfektionen gehören **oberflächliche Haut- bzw. Schleimhautmykosen** (Soor). Befallen sind Oropharynx, Ösophagus, Vagina, Eichel/Vorhaut oder intertriginöse Areale. Meist ist *Candida albicans* der Erreger. Diese Infektionen treten gelegentlich bei gesunden Menschen, häufiger bei Patienten mit Immunsuppression durch einen dekompensierten Diabetes mellitus, eine lang andauernde Therapie mit Kortikosteroiden, HIV-Infektion oder bei malignen Erkrankungen auf.
Invasive Mykosen finden sich, wenn auch seltener, bei den gleichen Risikogruppen. Zunehmend werden sie bei Patienten mit lang andauernder und hochdosierter Steroidtherapie sowie Immunsuppression nach Organtransplantation beobachtet. Die zahlenmäßig größte Gruppe sind Patienten mit hämatoonkologischen Erkrankungen, insbesondere Patienten mit lang anhaltender Neutropenie, wie z. B. bei akuter Leukämie, schwerer aplastischer Anämie, Myelodysplasien oder nach allogener Knochenmarktransplantation. Bei diesen Patienten wurde in Obduktionsstatistiken in bis zu 25% eine invasive Mykose nachgewiesen. Bei Patienten mit HIV-Infektion oder AIDS prädominieren oberflächliche Candida-Infektionen, allerdings wurden bei Patienten mit niedrigen Helferzellzahlen, Neutropenie und Steroidtherapie häufiger auch invasive Aspergillus-Infektionen gefunden. Noch immer kann die Kryptokokken-Meningitis als Erstmanifestation von AIDS beobachtet werden. Die Häufigkeit dieser Infektionen ist nach Einführung der „highly active anti-retroviral therapy" (HAART) zurückgegangen.

Diagnostik

Die Diagnose invasiver Mykosen erfordert den Nachweis des Erregers (kulturell oder histologisch) in einer normalerweise sterilen Körperflüssigkeit oder einem normalerweise sterilen Gewebe mit dem Nachweis entsprechender Krankheitszeichen. Eine enge Kooperation mit dem mikrobiologischen Labor ist aufgrund der Notwendigkeit spezieller Methodik (Mikroskopie mit optischen Aufhellern, spezielle Kulturmedien, Antigentests) erforderlich. Eine gemeinsame Arbeitsgruppe von EORTC/NIH hat einen internationalen Konsensus für Diagnose-Kriterien invasiver Mykosen bei Tumorpatienten ausgearbeitet, die den gegenwärtigen Stand der Erkenntnisse wiedergeben **(Empfehlungsgrad D; 1)**.

Invasive Candida-Infektionen

Typische Krankheitsbilder sind die Candidämie (oft katheterassoziiert), die akute disseminierte *Candida*-Infektion (meist vom Magen-Darm-Trakt ausgehend, auch mit sekundärer pulmonaler Beteiligung) und die chronische disseminierte Candidiasis (z. B. hepatolienale Candidiasis), die nur sehr schwer über kulturelle Nachweise diagnostiziert werden kann. Diese ist ein relativ häufiges Krankheitsbild neutropenischer Patienten, das durch typische Befunde bildgebender Verfahren (Sonographie, Computertomographie) und eine gezielte Organbiopsie nachgewiesen wird. Probleme in der Diagnostik bestehen bei der *Candida*-Endophthalmitis, die mehrere Wochen nach Candidämie (z. B. bei intravenös Drogenabhängigen) auftritt und fundoskopisch typische Befunde ergibt; der Nachweis des Erregers durch Blutkulturen oder Antigentests gelingt jedoch in diesem Stadium oft nicht mehr. Bei verzögerter Diagnose droht die Erblindung des befallenen Auges.

Invasive Aspergillose

Invasive *Aspergillus*-Infektionen sind in der Mehrzahl pulmonal, da der Infektionsweg in einer Inhalation von *Aspergillus*-Konidien besteht. Weitere wichtige Erkrankungsformen sind die *Aspergillus*-Sinusitis und ZNS-Abszesse. Invasive *Aspergillus*-Pneumonien müssen von einer chronischen *Aspergillus*-Besiedlung der Bronchien unterschieden werden, die eine Ursache für allergische obstruktive Atemwegserkrankungen ohne invasive Infektion sein kann. Typische Konfigurationen im hochauflösenden Dünnschicht-CT der Lunge sind kleine dichte Rundinfiltrate mit milchglasartigem Trübungssaum oder sichelartigen Lufteinschlüssen.

Kryptokokkose

Bei Kryptokokken-Infektionen gelingt der kulturelle Nachweis oft nur mit großer Verzögerung. Der Nachweis der Infektion basiert daher in der Regel auf dem Nachweis des Kryptokokken-Antigens in Blut, Bronchiallavageflüssigkeit, Liquor oder anderen Körperflüssigkeiten oder auf dem Nachweis des Erregers im Tuschepräparat nach Burri, in Giemsa- oder Grocott-Färbungen, die innerhalb kurzer Zeit die Diagnose ermöglichen. Infektionen durch *Cryptococcus neoformans* werden überwiegend bei Patienten mit AIDS beobachtet und treten in der Regel erst bei Helferzellzahlen unter 100/µl auf. Der Erreger, dessen Reservoir Vogelfäkalien sind, wird inhaliert; die Lungenkryptokokkose ist daher das Primärstadium, das jedoch oft aufgrund seiner unspezifischen Symptomatik nicht erkannt wird. Die Infektion wird dann im Sekundärstadium der hämatogenen und lymphogenen Dissemination auffällig und lebensbedrohlich. Die häufigste klinische Manifestation ist die Meningitis mit einem vielgestaltigen neurologischen Krankheitsbild. Neurologische Auffälligkeiten bei HIV-Patienten sollten daher immer zu einer Liquorpunktion und entsprechenden diagnostischen Tests (Tuschepräparat, Antigennachweis) veranlassen.

Therapie

Haut- und Schleimhautmykosen durch Hefepilze sind meist gut therapierbar. Wirksam sind hier topische Applikationen (Clotrimazol bei Vaginalsoor, Amphotericin B bei Mundsoor) oder die systemische Gabe von Azolderivaten, die bei Soorösophagitis zu bevorzugen ist.

Zur Therapie der **invasiven Candida-Infektion** beim nicht-neutropenischen Patienten wird Fluconazol (Tagesdosis 400–800 mg) eingesetzt, falls keine Hefen mit verminderter Empfindlichkeit (z. B. C. glabrata, C. krusei) nachgewiesen sind **(Empfehlungsgrad A; 5)**. Neuere Untersuchungen zeigen auch gute Ergebnisse für Caspofungin (4) und intravenöses Itraconazol. Bei neutropenischen Patienten mit invasiver Candidiasis wird von vielen Ärzten die initiale Gabe von Amphotericin B (Dosierung 0,6–0,8 mg/kg KG täglich) bevorzugt **(Empfehlungsgrad D; 2, 5)**; jedoch ist die Gabe von Fluconazol bei akuten, unkomplizierten Infektionen (keine Absiedlungen) durch C. albicans vertretbar. Bei der chronischen disseminierten Candidiasis ist eine Langzeitbehandlung (mindestens 6 Wochen) notwendig. Hefen haben eine große Affinität zum Biofilm auf intravenösen Kathetern. Im Falle einer Candidämie bei liegendem zentralen Venenkatheter sollte daher stets der Katheter gewechselt werden. Bei einer Endophthalmitis sollte früh eine therapeutische (und diagnostische) Vitrektomie diskutiert werden.

Zur Therapie **invasiver pulmonaler Aspergillosen** hat sich ein neues Antimykotikum, Voriconazol, bewährt **(Empfehlungsgrad A; 4)**. Hiermit sind bessere Ansprechraten als mit Amphotericin B zu erreichen. Auf Arzneimittelinteraktionen ist dabei zu achten. Es ist als intravenöse und orale Zubereitung mit guter Bioverfügbarkeit erhältlich. Bei Unverträglichkeit kann auf intravenöses Amphotericin B in einer Dosierung von ca. 1 mg/kg KG täglich (bei normaler Nierenfunktion) zurückgegriffen werden **(Empfehlungsgrad D; 2, 7)**. Wenn eine ausreichende Kontrolle der Infektion nach initialer Amphotericin B-Behandlung erreicht ist, kann zur Weiterbehandlung Itraconazol (Dosierung: 400 mg Lösung täglich nach Aufsättigungsdosis) eingesetzt werden. Die Therapie sollte mindestens bis zum Ende der Immunsuppression fortgeführt werden. Der Verlauf der Aspergillosen ist nicht von einer raschen Remission geprägt. Oft bleiben die Infiltrate über Monate bestehen, wobei im Falle einer erneuten Immunsuppression Rezidive auftreten, wenn es nicht möglich war, Residuen zu resezieren. Der Einsatz von Amphotericin B in konventioneller Zubereitung erfordert eine Begleittherapie. Wichtig ist eine intensive Kochsalzbeladung (ca. 160 mval z. B. in vier Stunden) und eine Behandlung der infusionsbedingten Nebenwirkungen, z. B. mit Paracetamol und Pethidin. Die Toxizität kann durch den Einsatz von liposomalem Amphotericin B deutlich vermindert werden. Liposomales Amphotericin B muß in etwa dreifacher Dosis (ca. 3 mg/kg KG täglich) verabreicht werden, um eine pharmakokinetische Äquivalenz zu erreichen. Das Toxizitätsprofil ist für die infusionsbezogene Akuttoxizität als auch für die Nephrotoxizität günstiger (2, 7).

Die Therapie der **Kryptokokken-Meningitis** erfolgt mit einer Kombination aus Amphotericin B (0,7–1 mg/kg KG täglich) und Flucytosin (100 mg/kg KG täglich) bis zum Erreichen einer klinischen Stabilisierung und negativen Liquorkulturen **(Empfehlungsgrad D, 6)**. Aus manchen Zentren wird über bessere Erfolge einer Dreifachtherapie mit Amphotericin B und Flucytosin plus Fluconazol (Dosierung: 400 mg täglich) berichtet. Bei HIV-Patienten gilt eine Suppressionstherapie mit Fluconazol (für mindestens 10 Wochen 400 mg täglich, dann 200 mg/d langfristig) als Standard **(Empfehlungsgrad A; 6)**. Infolge des Anstiegs der CD4-Helferzellen unter HAART konnte ein sogenanntes Immunrekonstitutions-Syndrom beobachtet werden, bei dem es zu einem Wiederkehren von Meningitiszeichen kommt, was aber bei sterilen Liquorkulturen nicht als Versagen der antimykotischen Therapie beurteilt werden darf.

Literatur

1. Ascioglu S, Rex JH, de Pauw B et al.: Defining opportunistic invasive fungal infections in immunocompromised patients with cancer and hematopoietic stem cell transplants: an international consensus. Clin Infect Dis 34 (2002) 7-14.
2. Böhme A, Ruhnke M, Karthaus M et al. Therapie von Pilzinfektionen in Hämatologie und Onkologie. Dtsch Med Wschr 126 (2001) 1440-1447.
3. Herbrecht R, Denning DW, Patterson TF et al. Randomized comparison of voriconazole and amphotericin B in primary therapy of invasive aspergillosis. A collaborative study of the EORTC Invasive Fungal Infections Group and the Global Aspergillus Study Group. N Engl J Med 347 (2002) 408-415.
4. Mora-Duarte J, Betts RF, Rotstein C et al.: Caspofungin vs Amphotericin B desoxycholate in the treatment of invasive candidiasis in neutropenic and non-neutropenic patients: A multi-center, randomized, double-blind study. Clin Microbiol Infect 8 (suppl 1) (2002) S33-S34.
5. Rex JH, Walsh TJ, Sobel JD et al.: Practice guidelines for the treatment of candidiasis. Clin Infect Dis 30 (2000) 662-678.
6. Saag MS, Graybill RJ, Larsen RA et al.: Practice guidelines for the management of cryptococcal disease. Infectious Diseases Society of America. Clin Infect Dis 30 (2000) 710-718.
7. Stevens DA, Kan VL, Judson MA et al.: Practice Guidelines for diseases caused by Aspergillus. Clin Infect Dis 30 (2000) 696-709.

16 Nosokomiale Infektionen

S. Weilemann

Definition und Ätiologie

Als nosokomiale Infektionen bezeichnet man im Krankenhaus erworbene Infektionen. Sie treten vorwiegend bei kritisch kranken Patienten, d.h. auf Intensivbehandlungs- und Intensivüberwachungsstationen auf.
Die Hauptursachen für diese Infektionen sind:
- eine erhöhte Disposition, d.h. eine erhöhte Bereitschaft der Patienten infolge ihrer schweren Grundkrankheit anfällig für Infektionen zu sein
- eine erhöhte Keimexposition durch invasive therapeutische Maßnahmen, die im Rahmen der Therapie und Überwachung des kritisch Kranken notwendig sind sowie
- medikamentöse Maßnahmen wie Zytostatika- und Glukokortikoidtherapie, die zur Schwächung der körpereigenen Abwehr beitragen; ein unkritischer Einsatz von Antibiotika begünstigt darüber hinaus das Auftreten von Problemkeimen.

Prinzipiell können nosokomiale Infektionen auf zwei Wegen entstehen:
- endogen, d.h. durch Keime körpereigener natürlicher Besiedelung
- exogen durch Keimübertragung über Instrumente und Geräte oder – weitaus häufiger – infolge Keimübertragung von Patient zu Patient und durch Arzt oder Pflegepersonal.

Eine untergeordnete Rolle als Erregerreservoir spielen Einrichtungsgegenstände, die nicht unmittelbar mit dem Patienten in Berührung kommen.
Nach dem derzeitigen Kenntnisstand kann angenommen werden, dass ein Großteil der nosokomialen Infektionen durch konsequente mikrobiologisch-hygienische Maßnahmen etwa auf die Hälfte reduziert werden kann.

Häufigkeit und Art nosokomialer Infektionen

Hauptkeimreservoir ist der kritisch kranke Patient, Hauptkeimüberträger das auf der Intensivstation tätige Personal.
Die häufigsten im Krankenhaus und im Intensivbereich durch Infektion erworbene Krankheitsbilder sind:
- Pneumonie
- Sepsis
- Wundinfektion
- Harnwegsinfektion
- Infektion der Haut und der Schleimhäute.

Die häufigsten Erreger sind:
- Staphylokokken
- Pseudomonaden
- Escherichia coli.

Sowohl die Häufigkeit des Auftretens von nosokomialen Infektionen wie auch das Erregerspektrum sind ausgesprochen krankenhaus- bzw. intensivstationsspezifisch. Die Infektionsrate hängt neben einer stringenten Hygiene in erster Linie von der Art und der Schwere des Patientengutes ab. Hieraus ergibt sich die Konsequenz einer lückenlosen mikrobiologisch-hygienischen Überwachung für den eigenen Intensivbereich (Kleinraumepidemiologie).

Mikrobiologisch-hygienische Überwachung

Prinzip und Durchführung

Unter einer mikrobiologisch-hygienischen Überwachung versteht man die Erfassung und Differenzierung pathogener Keime sowie ihrer Empfindlichkeit gegenüber Antibiotika bei manifester Infektion oder Verdacht auf Infektion. Hinzu kommt die Erfassung und Differenzierung von Veränderungen und Verschiebungen des Keimspektrums. Beide müssen sowohl intraindividuell als auch im Hinblick auf mögliche Kreuzinfektionen innerhalb der Station erfolgen. Stationsspezifische Erreger müssen kontinuierlich erfasst und dokumentiert werden (Kleinraumepidemiologie).
Die regelmäßige hygienisch-mikrobiologische Überwachung des Personals und der Geräte ist obligat. Hierzu gehört auch die Abstrichuntersuchung des Nasenraums auf multiresistente Staphylokokken. Die Erfassung und Differenzierung fakultativ pathogener Keime und insbesondere einer saprophytären Begleitflora ist conditio sine qua non.

Grundregeln zur Vermeidung nosokomialer Infektionen

- Strikte Hygienedisziplin des gesamten Personals (hierzu gehört insbesondere die Händedesinfektion nach jedem Patientenkontakt)
- regelmäßige Kontrollen des Hygienezustands der Station; konsequente Pflege und Wechsel von Katheter-, Infusions- und Schlauchsystemen
- Verwendung von Einmalmaterial bei Artikeln, die nicht sterilisierbar sind und in direktem Kontakt zum Patienten stehen
- regelmäßige Präventivmaßnahmen
- sorgfältige Desinfektion und/oder Sterilisation von Geräten, die mit Patienten in Kontakt kommen (z.B. Bronchoskop), tägliche gezielte Wischdesinfektion
- Zusammenarbeit von Klinikern, Mikrobiologen und Hygienikern.

Therapie

Eine Therapie sollte möglichst gezielt nach Keimbefund und Resistenzlage erfolgen. Sind keine verwertbaren Befunde zu bekommen oder lässt die Foudroyanz der Infektion kein Abwarten zu, so ist eine kalkulierte Antibiotikatherapie erforderlich. Für die im intensiv-internistischen Bereich häufig auftretenden nosokomialen Pneumonien stehen hinsichtlich einer kalkulierten Antibiotikatherapie die nachfolgend kurz skizzierten Behandlungsoptionen zur Verfügung:
- BLI-geschützte Acylaminopenicilline
- Cephalosporine der Gruppe 3a und 3b
- Carbapeneme
- i.v. applizierbare Fluorchinolone.

Die differenzierten Antibiotikaregime sind bei den dazugehörigen Krankheitsbildern zu finden (siehe dort).

Registrierung

Jedes mikrobiologische Untersuchungsergebnis auf einer Intensivtherapiestation muss im Zusammenhang mit der Gesamtsituation und den klinischen Zeichen einer Infektion interpretiert werden. Es ist streng zu unterscheiden zwischen Besiedelung und manifestem Infekt. Die Quantifizierung der nachgewiesenen Keime verbessert wesentlich die Aussagekraft hinsichtlich Kontamination, Infektion und Therapieeffekt.

Eine chronologische Dokumentation der Befunde muss für jeden einzelnen Patienten erfolgen. Darüber hinaus sollte es für größere Zentren obligat sein, das Keimspektrum der Gesamtstation kontinuierlich zu erfassen und auszuwerten. Nur so lassen sich Hauskeime und Hausresistenzen rechtzeitig feststellen. Die Überwachung mikrobiologisch-hygienischer Erhebungen sollte einer Person verantwortlich übertragen werden.

Literatur

1. Consensus-Konferenz der Paul-Ehrlich-Gesellschaft für Chemotherapie e.V. Chemother (2004).

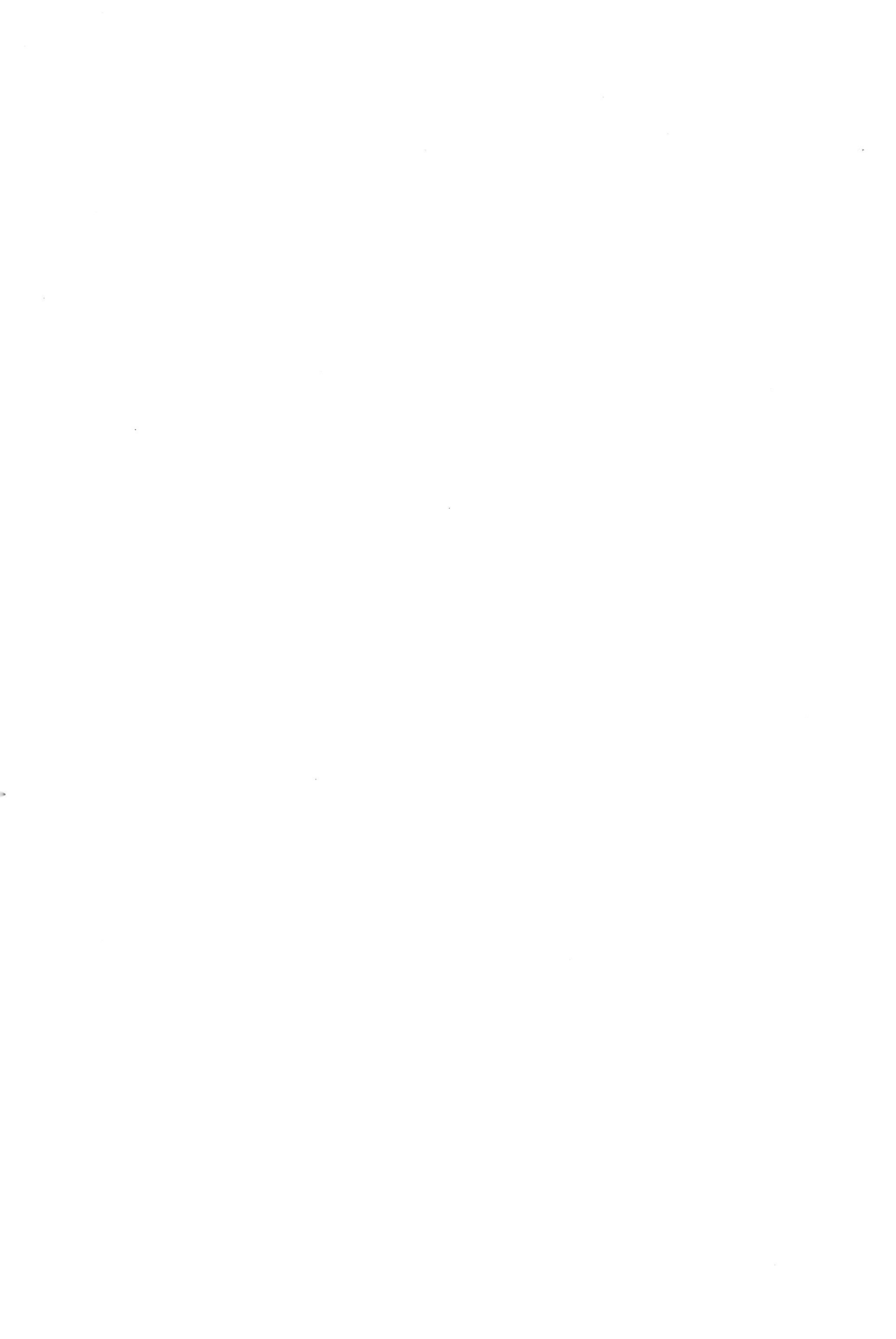

M SCHLAGANFALL

Dieses Kapitel wurde von Mitgliedern der Deutschen Gesellschaft für Innere Medizin (DGIM), der Deutschen Gesellschaft für Neurologie (DGN), der Deutschen Gesellschaft für Kardiologie (DGK), der Deutschen Gesellschaft für Angiologie (DGA), der Deutschen Gesellschaft für Neuroradiologie (DGNR), der Deutschen Gesellschaft für Neurochirurgie (DGNC) und der Deutschen Gesellschaft für Gefäßchirurgie (DGG) zusammengestellt.

Inhaltsverzeichnis

1 Schlaganfall
O. Busse, J. Glahn, G. Nelles

1.1 Einführung

1.2 Basisinformationen

1.3 Ischämischer Schlaganfall

1.4 Spontane intrazerebrale Blutungen

1.5 Subarachnoidalblutung

1.6 Rehabilitation

1 Schlaganfall

O. Busse (DGN), Berlin; J. Glahn (DGN), Minden;
G. Nelles (DGN), Köln*

1.1 Einführung

Der Schlaganfall gehört neben der koronaren Herzkrankheit und den Malignomen zu den häufigsten Todesursachen in der westlichen Welt; er ist aber die weitaus führende Ursache für eine bleibende Behinderung. Durch ein verbessertes pathophysiologisches Verständnis des Schlaganfalls ist es in den letzten Jahrzehnten zu wesentlichen Fortschritten sowohl in der Diagnostik als auch in der Therapie einschließlich der Rehabilitation gekommen. Die Versorgungsstrukturen haben sich durch die Einrichtung von Stroke Units und neurologischen Intensivstationen in den letzten Jahren grundlegend geändert. Patienten mit einem Schlaganfall werden heutzutage überwiegend von Neurologen betreut und zwar in enger Kooperation mit Internisten bzw. Kardiologen, Angiologen, Gefäßchirurgen, Neuroradiologen und Neurochirurgen.

Viele Patienten müssen auch heute noch in medizinischen Kliniken von Internisten versorgt werden, so dass es sinnvoll erschien, ein fachübergreifendes Kapitel in das Manual „Rationelle Diagnostik und Therapie in der inneren Medizin" aufzunehmen.

---

* Wir danken den Autoren der Vorauflage dieses Beitrages W. Hacke, P. Ringleb, H.-C. Diener, H.-H. Eckstein, O. Jansen, H. Gohlke, S. Kroppenstedt, W. Theiss, K.-L. Schulte, J. Meyer.

Das vorliegende Kapitel berücksichtigt die derzeitige Evidence-based-Medicine beim Schlaganfall und lehnt sich in weiten Bereichen inhaltlich an die Leitlinien der Deutschen Gesellschaft für Neurologie (DGN) und der Deutschen Schlaganfall-Gesellschaft (DSG) in der Version des Jahres 2005 (L1) und an die Aktualisierung 2007 bezüglich der Primär- und Sekundärprävention des Schlaganfalls (L3).

1.2 Basisinformationen

Epidemiologie

Die Inzidenz flüchtiger zerebraler Durchblutungsstörungen (transitorische ischämische Attacke) beträgt 50/100.000 Einwohner pro Jahr. Die Inzidenz von Schlaganfällen liegt in Deutschland bei 150–200 pro 100.000 Einwohner jährlich. Etwa 80% der Schlaganfälle sind durch eine zerebrale Ischämie, 15% durch eine spontane zerebrale Blutung bedingt. Seltenere Ursachen sind zerebrale und subarachnoidale Blutungen aus einem Aneurysma oder einer arteriovenösen Malformation sowie Stauungsinfarkte bei einer Hirnvenen- und Sinusthrombose.

Die Inzidenz nimmt mit steigendem Lebensalter zu. Etwa die Hälfte der Schlaganfallpatienten ist über 70 Jahre alt. Männer sind in allen Altersstufen häufiger betroffen. Nur in der Altersgruppe über 85 Jahre erkranken und sterben mehr Frauen am Schlaganfall und seinen Folgen.

Zuverlässige Daten zur Prävalenz des Schlaganfalls liegen für die Bundesrepublik Deutschland nicht vor. Sie wird auf 700–800 pro 100.000 Einwohner geschätzt. Die Mortalität innerhalb eines Jahres liegt bei durchschnittlich 25%, wobei die unterschiedlichen Schlaganfallsubtypen deutliche Unterschiede aufweisen. Im ersten Jahr nach Schlaganfall erleiden etwa 8

Tabelle M.1-1 Auswirkung verschiedener Risikofaktoren auf die Schlaganfallhäufigkeit und ihre Prävalenz in der Allgemeinbevölkerung.

Risikofaktor	Effekt (Odds Ratio)	Prävalenz
Alter	2,0 pro Dekade nach dem 55. Lebensjahr	Alle
Geschlecht	1,2–1,3 für Männer	Alle Männer
ethnische Zugehörigkeit	2,4 für Afroamerikaner 2,0 für Hispanier Blutungsrate höher bei Chinesen und Japanern	
Genetische Prädisposition	1,9 für Verwandte ersten Grades	
Hypertonie	3–5	25–40%
Vorhofflimmern	5–18	1–2%
Diabetes mellitus	1,5–3,0	4–20%
Dyslipidämie	1–2	6–40%
Rauchen	1,2–2,5	20–40%
Alkoholmissbrauch	1–3	5–30%
Mangelnde Bewegung	2,7	20–40%

bis 15% ein Zweitereignis. Das Rezidivrisiko ist in den ersten Wochen am höchsten und fällt mit zunehmender Zeit zum Indexereignis immer weiter ab.

Risikofaktoren

Risikofaktoren, die das Auftreten eines Schlaganfalls begünstigen, stimmen weitgehend mit denen für kardiovaskuläre Erkrankungen überein. Die Hypertonie hat als Risikofaktor für den Schlaganfall einen besonders hohen Stellenwert. Zusätzliche Risikofaktoren für Schlaganfälle sind kardiologische Erkrankungen, die mit einem erhöhten Embolierisiko verbunden sind; hierzu gehören insbesondere Vorhofflimmern, Klappenfehler und Klappenersatz, abgelaufene Myokardinfarkte, Kardiomyopathien und das offene Foramen ovale.

Der Risikofaktor Alter spielt beim Schlaganfall eine große Rolle. Jenseits des 55. Lebensjahres nimmt das Schlaganfallrisiko mit jeder weiteren Dekade um den Faktor zwei zu. Männer haben ein höheres Risiko als Frauen (1,3 : 1). Auch genetische Faktoren spielen für die Schlaganfallinzidenz eine Rolle.

Potenziell modifizierbare Risikofaktoren sind die arterielle Hypertonie, der Diabetes mellitus, das Vorhofflimmern, das Rauchen sowie die Fettstoffwechselstörung. Über die wichtigsten Risikofaktoren informiert Tabelle M.1-1.

1.3 Ischämischer Schlaganfall

Definition und Abgrenzung der Begriffe

Die World Health Organization (WHO) definiert den Schlaganfall folgendermaßen: Ein Krankheitsbild bei dem sich die klinischen Zeichen einer fokalen (oder globalen) Störung zerebraler Funktionen rasch bemerkbar machen, mindestens 24 Stunden anhalten oder zum Tode führen und offensichtlich nicht auf andere als vaskuläre Ursachen zurückgeführt werden können.

In der Klinik ist der ischämische Schlaganfall definiert durch einen akuten fokalen Durchblutungsmangel des Gehirns, der sich in der Regel durch ein akut auftretendes, umschriebenes neurologisches Defizit bemerkbar macht, welches flüchtig oder dauerhaft sein kann. Ein ischämischer Infarkt hingegen ist Ausdruck einer bleibenden strukturellen ischämischen Hirnschädigung, wenn nach dem Verschluss eines hirnversorgenden Gefäßes die Perfusion abhängiger Hirnabschnitte unter einen kritischen Wert, die sog. Infarktschwelle sinkt. Bereits vor dem Eintritt der strukturellen Hirnschädigung (Infarktschwelle) kommt es zu fokalen neurologischen Symptomen (Funktionsschwelle). Zu diesem Zeitpunkt kann das Gewebe bei einer Reperfusion seine Funktion wieder aufnehmen. Das sog. Penumbrakonzept geht davon aus, dass Gewebe, welches schon Funktionsstörungen aufweist, aber die Infarktschwelle noch nicht überschritten hat, gerettet werden kann, wenn die Perfusion rechtzeitig wiederhergestellt wird. In der Ischämie läuft zeitabhängig eine Kaskade verschiedener metabolischer Schritte ab, an deren Ende der Zelltod steht.

Synonyme des Schlaganfalls in der klinischen Routine sind ischämischer Insult, apoplektischer Insult, Apoplexie, englisch: Stroke.

Die Klassifikation des Schlaganfalls kann nach dem zeitlichen Verlauf, dem Schweregrad, der Ätiopathogenese und der Lokalisation erfolgen:

Zeitlicher Verlauf

Bei einer TIA (transitorisch ischämische Attacke) handelt es sich um einen flüchtigen ischämischen zerebralen Insult, dessen fokale neurologische Symptome in der Regel weniger als 1 Stunde, definitionsgemäß nicht länger als 24 Stunden anhalten und sich vollständig zurückbilden. Nach einer TIA kann mit bildgebenden Verfahren bei bis zu 70% der Patienten eine strukturelle Hirnläsion (Infarkt) nachgewiesen werden. Etwa 40% der Patienten haben vor einem Schlaganfall mit bleibenden neurologischen Ausfällen eine TIA erlitten, überwiegend in den unmittelbaren 2 Wochen zuvor. Eine TIA ist ein dringender Notfall, der einer unmittelbaren Untersuchung und Überwachung bedarf, weil besonders in den ersten Tagen das Schlaganfallrisiko sehr hoch ist. In den ersten 48 Stunden liegt das Schlaganfallrisiko bei 5 bis 8%, in der ersten Woche bei etwa 10% und nach drei Monaten bei etwa 20%. Je mehr Risikofaktoren vorhanden sind, umso höher ist das Schlaganfallrisiko. Risikofaktoren für einen Schlaganfall nach einer TIA in den ersten Tagen sind ein hohes Lebensalter, ein hoher Blutdruck, eine passagere Hemiparese sowie eine Dauer der Symptome von mehreren Stunden.

Der vollständige Schlaganfall ist durch bleibende neurologische Ausfälle definiert. Verlassen ist die früher übliche Abgrenzung eines prolongiert reversiblen Defizits (PRIND: vollständige Rückbildung in 7 Tagen) und eines progredienten Schlaganfalls (Progressive Stroke), da völlig unterschiedliche Mechanismen eine initiale Progredienz, z.B. durch einen wachsenden Thrombus, durch rezidivierende Embolien im Rahmen einer fragmentierten Spontanlyse, durch sekundäre hämorrhagische Transformation, durch Ödembildung, Minderung des Perfusionsdrucks etc., entstehen lassen.

Einteilung nach dem Schweregrad der Symptome

Der Schweregrad des Schlaganfalls wird heutzutage mit Hilfe der NIH Stroke Scale festgelegt.

Einteilung der Symptome nach Lokalisation
(Tab. M.1-2)

Die typischen Symptome bzw. Syndrome bei ischämischen Insulten in den unterschiedlichen Gefäßregionen sind tabellarisch dargestellt.

Einteilung nach Ätiologie und Pathogenese
(Tab. M.1-3)

Die häufigste Ursache ischämischer Hirndurchblutungsstörungen sind in 25 bis 35% kardiale Emboliequellen, in 20 bis 25% arterio-arterielle Embolien aus großen hirnversorgenden Arterien (Makroangiopathie), in etwa 25 bis 30% Mikroangiopathien und allenfalls in 5% ist eine hämodynamisch be-

Tabelle M.1-2 Typische Symptome bei zerebralen Gefäßverschlüssen.

A. cerebri media	brachiofacial betonte, kontralaterale Hemiparese, Hemihypästhesie, Hemianopsie, Aphasie, Apraxie, Neglect
A. cerebri anterior	beinbetonte kontralaterale Hemiparese und Hemihypästhesie, Monoparese kontralaterales Bein, Antriebsstörung, transkortikale motorische Aphasie, Dyspraxie
A. choroidea anterior	„lakunäre Syndrome", kontralaterale Hemiparese und Hemihypästhesie, seltener Aphasie, Neglect, räumliche Orientierungsstörung
A. vertebralis und A. cerebelli posterior inferior (PICA)	bei Hirnstammbeteiligung Wallenberg-Syndrome (homolaterale Ataxie und Horner-Syndrom, kontralaterale dissoziierte Empfindungsstörung, Heiserkeit, Dysphagie) bei isolierter Kleinhirnaffektion: homolaterale Ataxie, Schwindel, Nystagmus
A. cerebelli inferior anterior (AICA)	Hemiataxie, Hirnnervenausfälle (V–VIII)
A. cerebelli superior (SCA)	Hemiataxie, Dysarthrie, okulomotorische Symptome
A. basilaris einschließlich Äste	medulläre, pontine und mesenzephale gekreuzte Hirnstammsyndrome, Vigilanzminderung bei Koma, Hemi-, Tetraparese, kortikale Blindheit
distale A. basilaris (Basilarisspitze, „Top of the basilar artery")	Vigilanzminderung, Okulomotorikstörungen, Hemi-, Tetraparese, kortikale Blindheit, Gedächtnisstörungen
A. cerebri posterior	kontralaterale Hemianopsie, Hemiparese und Hypästhesie, Gedächtnisstörungen, selten Aphasie

dingte Minderperfusion zu diagnostizieren. Stenosen der hirnversorgenden Arterien spielen allerdings als Ausgangspunkt arterio-arterieller Embolien eine pathogenetisch wichtige Rolle. Bei bis zu einem Drittel aller ischämischen Schlaganfälle kann die Ursache trotz intensiver Diagnostik nicht geklärt werden. Je nach Altersstruktur – insbesondere bei unter 45-jährigen Patienten – kommt differenzialdiagnostisch eine Reihe von anderen Ursachen, wie z.B. eine Dissektion der Karotiden oder der Vertebralarterien, paradoxe Embolien, aber auch immunologisch-hämatologisch und hämorheologisch bedingte Krankheitsbilder in Betracht.

Makroangiopathien
Makroangiopathien können thrombembolisch, autochthon thrombotisch oder hämodynamisch (Verlust des Druckgradienten) wirksam werden.
Durch einen arterio-arteriell embolischen (z.B. bei einer hochgradigen Karotisstenose) oder lokal thrombotischen Verschluss von großen Hirnoberflächenarterien entstehen Territorialinfarkte. Sie sind oft keilförmig auf das Versorgungsgebiet (Territorium) der betroffenen Arterie beschränkt. Bei partieller Kollateralisierung des Randbezirks eines solchen Territorialinfarkts entstehen zentrale Infarkte. Hämodynamische Infarkte: Zu unterscheiden sind Endstrominfarkte im distalen Ausbreitungsgebiet der perforierenden Arterien („letzte Wiesen") und Grenzzoneninfarkte zwischen den Versorgungsgebieten von zwei oder drei Gefäßen. Zugrunde liegen meist hochgradige und deshalb hämodynamisch wirksame Stenosen oder Verschlüsse der extrakraniellen Gefäße (Karotisgabel, Vertebralisabgang, distale A. vertebralis) oder der intrakraniellen großen Arterien (Karotissiphon, proximale Media, Basilaris). Die hämodynamischen Infarkte treten nicht selten im Rahmen systemischer Hypotensionen auf.

Mikroangiopathien
Mikroangiopathien sind Ausdruck einer Lipohyalinose der kleinen, tief in das Hirngewebe penetrierenden Arterien, die isoliert oder auch multipel thrombosieren können. Hierdurch entstehen lakunäre Infarkte. Zugrunde liegen meist eine Hypertonie oder ein Diabetes mellitus. Typische und häufige lakunäre Syndrome sind rein motorische und sensible Halbseitensyndrome, ataktische Halbsei-

Tabelle M.1-3 Ätiologie ischämischer Schlaganfälle.

Makroangiopathie (lokal Atherothrombose)	25–30%	1. autochthone Thrombose 2. arterio-arterielle Embolie 3. Hypoperfusion (hämodynamisch)
kardiogene Embolie	25–35%	ausgehend von kardialen Thromben bei z.B. Vorhofflimmern, Klappenerkrankung, PFO
Mikroangiopathie	25–30%	Lipohyalinose der kleinen penetrierenden Arterien bei Hypertonie und Diabetes mellitus
seltenere Ursachen	5–10%	z.B. Dissektionen, Vaskulitiden, Gerinnungsstörung, Vasospasmen etc.
unbekannt	15–25%	Ätiologie und Pathogenese passen in keine oder in mehrere der Kategorien

tenparese sowie das Dysarthria-Clumsy-Hand-Syndrom mit Ungeschicklichkeit einer Hand, einhergehend mit einer Sprechstörung.
Multiple lakunäre Marklagerläsionen (Leukoaraiose) sind nicht selten die Grundlage der sog. vaskulären Demenz.

Kardiogene Embolie

Kardiogen-embolische Schlaganfälle sind meist Folge eines Vorhofflimmerns mit Thrombenbildung im linken Vorhof. Weitere Ursachen sind Herzklappenerkrankungen oder mechanische Klappenprothesen, seltener auch ein persistierendes Foramen ovale. Auch kardiogene Embolien verursachen durch den embolischen Verschluss von Hirnoberflächenarterien mehr oder weniger ausgedehnte Territorialinfarkte.

Organisationsstrukturen für die Behandlung des akuten Schlaganfalls

Patienten mit einem akuten Schlaganfall, sei es ein ischämischer Insult oder eine intrakranielle Blutung, müssen so rasch und kompetent versorgt werden wie Patienten mit einem Herzinfarkt, wenn ein durchgreifender therapeutischer Erfolg erzielt werden soll. Die Dringlichkeit in der Versorgung des ischämischen Schlaganfalls ist in der Regel eher noch größer als beim Myokardinfarkt, weil die Ischämietoleranz des Gehirns geringer als die des Herzmuskels ist.

Präklinisches Management

Jeder Schlaganfall ist ein Notfall. Die Diagnose eines Schlaganfalls ist immer wahrscheinlich, wenn plötzlich fokale neurologische Symptome oder monokuläre Sehstörungen auftreten. Initial ist weder für den Patienten noch für den Arzt abzusehen, ob es sich nur um eine flüchtige Störung (TIA) handelt oder ob die Symptomatik persistiert oder sogar noch weiter fortschreitet. Sobald der Patient oder die Angehörigen den Verdacht auf einen Schlaganfall haben, muss unverzüglich der Rettungsdienst informiert werden. Den Hausarzt hinzuzuziehen verlängert unnötig die Dauer bis zur Aufnahme in das Krankenhaus. Der Transport mit einem Rettungswagen verkürzt das Aufnahmeintervall bei langen Transportwegen. Einzelheiten zu den medizinischen Maßnahmen während des Transports siehe unter den Empfehlungen. Es empfiehlt sich die Einweisung in eine Klinik, welche die infrastrukturellen Voraussetzungen für die Behandlung von Schlaganfallpatienten erfüllt. Nach Möglichkeit sollte es sich um eine Klinik mit einer Schlaganfallspezialstation (Stroke Unit) mit der Möglichkeit eines kontinuierlichen Monitorings der vitalen Parameter in der Akutphase handeln. Einzelheiten zum Transportmanagement siehe unter Empfehlungen.

In zahlreichen Studien der letzten Jahre konnte eindeutig gezeigt werden, dass die Versorgung von Schlaganfallpatienten in Stroke Units zur Verbesserung aller prognostischen Parameter führt (1, 2). Hier sind interdisziplinäre Teams von Ärzten, Pflegekräften und weiteren „paramedizinischen" Berufsgruppen tätig, die sich auf die optimale Versorgung von Schlaganfallpatienten spezialisiert haben. So konnte die Letalität nach Schlaganfall drastisch gesenkt werden, ohne dass sich gleichzeitig der Anteil schwerstpflegebedürftiger Überlebender erhöhte. Im Gegenteil, auch die Rate derjenigen Patienten, die ein unabhängiges Leben nach dem Schlaganfall führen können, nahm nachweislich zu.

Empfehlungen

– Beim Auftreten eines Schlaganfalls oder wenn ein entsprechender Verdacht besteht, ist unverzüglich der Rettungsdienst zu verständigen und eine Einweisung in ein qualifiziertes Zentrum zu veranlassen (**Empfehlungsgrad B**; L1, L2).
– Schlaganfallpatienten sollten in Schlaganfallstationen behandelt werden, um Tod und Behinderung zu minimieren (**Empfehlungsgrad A**; L1, L2, 1).
Bei schwerer klinischer Symptomatik ist der Transport mit dem Notarztwagen gerechtfertigt. Notwendig ist die Oberkörperhochlagerung von 30°. Im Vordergrund stehen zunächst die Sicherung der Ventilation und die Verhinderung einer Aspiration. Die Indikation zur Intubation ist vor allem bei bewusstseinsgestörten Patienten rechtzeitig zu stellen. Ein venöser Zugang ist in jedem Fall zu legen. Zuckerlösungen sind zu meiden, da hohe Blutglukosewerte die Prognose des ischämischen Insults verschlechtern. Es dürfen keine antithrombotischen Maßnahmen (Heparin, Thrombozytenfunktionshemmer) verabreicht werden, da sich anschließend gegebenenfalls eine Thrombolyse verbietet. Es gilt die Regel, dass auch ein stark erhöhter Blutdruck nicht gesenkt werden darf, weil durch eine Blutdrucksenkung die Perfusion in den Randgebieten des ischämischen Herdes abnimmt. Lediglich bei Werten, die systolisch 220 mmHg und die diastolisch 120 mmHg überschreiten, kann eine sehr schonende Blutdrucksenkung erwogen werden (**Empfehlungsgrad C**; L1, L2).

Leitlinien

L1. Diener HC: Kommission Leitlinien der DGN (Hrsg.): Leitlinien für Diagnostik und Therapie in der Neurologie. 3. überarb. und erw. Aufl., Thieme, Stuttgart–New York 2005.

L2. Adams HP Jr, Del Zoppo G, Alberts MJ, Bhatt DL, Brass L, Furlan A, Grubb RL, Higashida RT, Jauch EC, Kidwell, Lyden PD, Morgenstern LB, Qureshi AI, Rosenwasser RH, Scott PA, Wijdicks EF: Guidelines for the early management of adults with ischemic stroke. A Guideline from the American Heart Association/American Stroke Association Stroke Council, Clinical Cardiology Council, Cardiovascular Radiology and Intervention Council, and the Atherosclerotic Peripheral Vascular Disease and Quality of Care Outcomes in Research Interdisciplinary Working Groups. Stroke 38 (2007) 1655–1711.

L3. Diener HC, Allenberg J-R, Bode C, Busse O, Forsting M, Grau AJ, Hennerici M, Grond M, Haberl RL, Hamann GF, Ringelstein EB, Ringleb PA: Leitlinien der Deutschen Gesellschaft für Neurologie und der Deutschen Schlaganfallgesellschaft zur Primär- und Sekundärprävention des Schlaganfalls: Aktualisierung 2007 Aktuelle Neurologie 34 (2007) 8–12.

Literatur

1. Candelise L, Gattinoni M, Bersano A, Micieli G Sterzi R, Morabit A: Stroke unit care for patients with acute stroke. An observational follow up study. Lancet 369 (2007) 299–305.
2. Stroke Unit Trialists Collaboration: Organised inpatient (stroke unit) care for stroke. Cochrane Database of Systematic Reviews 2007 Issue 2. Art. No: CD000197. DOI: 10.1002/14651858.CD000197.

Erstmaßnahmen im Krankenhaus
(Tab. M.1-4)

Eine wirksame Beeinflussung der Infarktgröße sowie der neurologischen Ausfälle ist nur innerhalb der ersten Stunden nach dem akuten Ereignis möglich (Time-is-brain-Konzept). Der Patient sollte innerhalb von 10 Minuten nach Eintreffen in der Klinik von einem Arzt mit Schlaganfallexpertise gesehen werden. Für eine ausreichende Flüssigkeitszufuhr ist zu sorgen. Eine intravenöse Verweilkanüle muss gelegt werden. Nach der klinischen Untersuchung erfolgen als obligate Notfalluntersuchungen ein EKG, eine Röntgenaufnahme des Thorax sowie die Untersuchung des Blutbildes, der Elektrolyte, der Gerinnungsfaktoren und des Blutzuckers. Für eine ausreichende Sauerstoffzufuhr ist zu sorgen. Ein kraniales Computertomogramm (CCT) ohne Kontrastmittel ist immer zum Ausschluss einer Blutung erforderlich und sollte innerhalb von 25 Minuten nach Eintreffen des Patienten durchgeführt werden. Eine gleichzeitige CT-Angiographie gibt rasch Aufschluss darüber, ob dem Schlaganfall ein Gefäßverschluss zugrunde liegt. Zunehmend wird in Schlaganfallzentren in der Akutphase des ischämischen Schlaganfalls ein diffusions- (DWI) und perfusionsgewichtetes (PWI) Magnetresonanztomogramm (MRT) vorgenommen, da die Kombination beider Verfahren eine Information über das Ausmaß des bereits nekrotischen und des lediglich perfusionsgeminderten, noch erholungsfähigen Gewebes (sog. Mismatch) gestattet (1, 2). In jedem Fall kann die MRT das CCT in der Akutdiagnostik ersetzen, wenn sie rasch zur Verfügung steht und mit einer geeigneten Sequenz zum Blutungsausschluss untersucht wird. Auch die akute MR-Angiographie gibt Aufschluss über die Gefäßsituation. Selbst wenn angiographische Verfahren zur Verfügung stehen, soll auf die nicht invasive Ultraschalldiagnostik der hirnversorgenden Gefäße nicht verzichtet werden, zumal sie im weiteren Verlauf ohne Belastung für den Patienten jederzeit wiederholbar ist. Eine Behandlung sollte innerhalb von 60 Minuten nach Eintreffen beginnen (Door-to-needle-Zahl), und jeder Patient sollte unmittelbar nach Eintreffen in der Notaufnahme einer Monitorüberwachung zugeführt werden.

Die transthorakale (TTE) und die transösophageale (TEE) Echokardiographie sind akut indiziert bei Endokarditisverdacht. Eine Notfallangiographie kommt nur in seltenen Ausfällen in Betracht, z.B. wenn eine intraarterielle Lyse vorgesehen ist.

Empfehlungen

– Die CCT ist die wichtigste und unverzüglich durchzuführende apparative Untersuchung bei Schlaganfallpatienten (**Empfehlungsgrad A**; L1, L2).
– Die Erhebung von Routinelaborparametern sowie EKG, Pulsoxymetrie gehören zu den Basisuntersuchungen und sollte bei jedem Schlaganfallpatienten durchgeführt werden (**Empfehlungsgrad C**; L1, L2).
– Ultraschalluntersuchungen der extra- und intrakraniellen Gefäße und des Herzens dienen der Ursachenfindung des Schlaganfalls und sollten frühzeitig durchgeführt werden (**Empfehlungsgrad C**; L1).
– Die MRT kann das CCT ersetzen, wenn sie rasch zur Verfügung steht und eine geeignete Sequenz zum Blutungsausschluss durchgeführt wird (**Empfehlungsgrad A**; L1, L2, 1, 2).

Leitlinien

L1. Diener HC: Kommission Leitlinien der DGN (Hrsg.). Leitlinien für Diagnostik und Therapie in der Neurologie. 3. überarb. und erw. Aufl., Thieme, Stuttgart–New York 2005.
L2. Adams HP jr, Del Zoppo G, Alberts MJ, Bhatt DL, Brass L, Furlan A, Grubb RL, Higashida RT, Jauch EC, Kidwell, Lyden PD, Morgenstern LB, Qureshi AI, Rosenwasser RH, Scott PA, Wijdicks EF: Guidelines for the early management of adults with ischemic stroke. A Guideline from the American Heart Association/American Stroke Association Stroke Council, Clinical Cardiology Council, Cardiovascular Radiology and Intervention Council, and the Atherosclerotic Peripheral Vascular Disease and Quality of Care Outcomes in Research Interdisciplinary Working Groups. Stroke 38 (2007) 1655–1711.

Tabelle M.1-4 Erstmaßnahmen beim ischämischen zerebralen Insult.

Klinische Untersuchung	neurologisch, internistisch
EKG, Röntgen-Thorax	sofort
Routinelabor (Blutbild, Zucker, Gerinnung, ggf. Blutgase)	sofort
CCT (Ursache, Pathogenese)	in der Regel sofort zum Blutungsausschluss
ggf. mit CT-Angio	bei therapeutischer Konsequenz
DWI- und PWI-MRT ggf. mit MR-Angio	bei therapeutischer Konsequenz (z.B. Thrombolyse)
Ultraschalldiagnostik (CW-, TC-, Duplexsonographie)	nach Möglichkeit sofort
Echokardiographie (TTE, TEE)	bei Endokarditisverdacht sofort
DSA	in seltenen Ausnahmefällen (z.B. vor intraarterieller Thrombolyse)

Literatur

1. Chalela JA, Kidwell CS, Nentwich LM, Luby M, Butman JA, Demchuk AM, Hill MD, Patronas N, Latour L, Warach S: Magnetic resonance imaging and computed tomography in emergency assessment of patients with suspected acute stroke: a prospective comparison. Lancet 369 (2007) 293–298.
2. Fiebach JB, Schellinger PD, Jansen O, Meyer M, Wilde P, Bender J, Schramm P, Juettler E, Oehler J, Hartmann M, Hahnel S, Knauth M, Hacke W, Sartor K: CT and diffusion-weighted MR imaging in randomized order. Diffusion-weighted imaging results in higher accuracy and lower interrater variability in the diagnosis of hyperacute ischemic stroke. Stroke 33 (2002) 2206–2210.

Diagnostik des ischämischen Schlaganfalls

Differenzialdiagnose (Tab. M.1-5)

Wie der Tabelle M.1-5 zu entnehmen ist, ist die Differenzialdiagnose des ischämischen Schlaganfalls einschließlich der transitorisch ischämischen Attacke außerordentlich vielgestaltig. Aus diesem Grund ist es unbedingt notwendig, dass in der Notaufnahme einer Akutklinik bei akut aufgetretenen neurologischen Symptomen einschließlich einer Bewusstseinsstörung unmittelbar ein Neurologe hinzugezogen wird. Selbst in Kliniken mit Schlaganfallexpertise sind es etwa 10 bis 15% der unter der Diagnose mit Schlaganfall bzw. Schlaganfall aufgenommenen Patienten, bei denen sich letztendlich eine andere Diagnose herausstellt. Auf Einzelheiten der differenzialdiagnostisch in Betracht kommenden Erkrankungen kann hier nicht eingegangen werden. Die tabellarisch aufgeführte Vielfalt der Möglichkeiten spricht für sich.

Zusatzdiagnostik

Nicht nur zum Ausschluss der zahlreichen, in Betracht kommenden differenzialdiagnostischen Möglichkeiten, sondern auch zum Nachweis der Ätiologie und Pathogenese eines ischämischen Schlaganfalls ist eine umfangreiche und möglichst vollständige apparative Diagnostik erforderlich. Die unmittelbare Kenntnis der Ätiologie und Pathogenese der zerebralen Ischämie ermöglicht nicht nur eine aktuelle differenzielle Therapie, sondern auch eine gezielte Sekundärprävention des Schlaganfalls.

Tabelle M.1-5 Differenzialdiagnose des ischämischen Schlaganfalls einschließlich TIA.

- intrakranielle Blutung
- Hirnvenen- und Sinusthrombose
- Migräne mit Aura
- fokale Anfälle (Todd-Parese)
- intrakranielle Raumforderung
- Enzephalitiden
- Synkopen
- Hypoglykämie
- Multiple Sklerose
- hypertensive und metabolische Enzephalopathie
- transitorische globale Amnesie
- Vestibularisausfall
- akute periphere Nervenläsion
- Hyperventilation
- Konversionssymptome

Computertomographie (CCT)

Mit der kranialen Computertomographie (CCT) kann bereits in der Aufnahmesituation sicher zwischen einer Blutung und einer Ischämie unterschieden werden. Schon innerhalb von 2 bis 3 Stunden nach einem ischämischen Infarkt, ist es möglich, in der CCT Infarktzeichen zu erkennen (8). Ausgeprägte Infarktfrühzeichen schon in den ersten 6 Stunden nach dem Schlaganfall deuten auf eine massive Infarzierung und raumfordernde Ödementwicklung hin. Nicht nur intrazerebrale, sondern auch subarachnoidale Blutungen können in der überwiegenden Mehrzahl mit Hilfe der CCT diagnostiziert werden. Im Akutstadium ist die CCT-Untersuchung ohne Kontrastmittel in der Regel ausreichend.

Eine fokale Ischämie ist zunächst an einer Dichteabnahme des Hirnparenchyms im CT-Bild zu erkennen. Sie entsteht als Folge eines zellulären Ödems und ist etwa 2 bis 3 Stunden nach Symptombeginn sichtbar. Nach 6 bis 8 Stunden entwickelt sich durch das fortschreitende Ödem ein raumfordernder Effekt, der durch verstrichene Rindenfurchen oder eingeengte basale Zisternen oder Ventrikel erkennbar ist. Nicht selten ist das verschlossene Gefäß (z.B. A. basilaris, A. cerebri media) in den basalen Zisternen als „hyperdenses Arterienzeichen" zu sehen.

Darüber hinaus ist es heutzutage möglich, im Akutstadium des ischämischen Schlaganfalls Perfusions-CT-Aufnahmen durchzuführen (6, 7). Hierdurch wird es möglich, das bereits nekrotische und das lediglich perfusionsgeminderte, noch erholungsfähige Gewebe (Penumbra) bildgebend darzustellen und ihr jeweiliges Ausmaß festzulegen (sog. Mismatch). Mit Hilfe der CT-Angiographie (CTA) lassen sich die extra- und intrakraniellen Gefäße gut darstellen. Bei beiden Methoden muss Kontrastmittel intravenös als Bolus appliziert werden.

Innerhalb von 3 bis 5 Tagen demarkiert sich der Infarkt zunehmend. In den darauf folgenden 3 Wochen beobachtet man im Rahmen des Resorptionsvorgangs eine zunehmende Dichte im Infarktgebiet, die bis zur Isodensität im Vergleich zum gesunden Hirnparenchym reichen kann (Fogging-Effekt), so dass sich das wirkliche Infarktvolumen nicht oder zu klein darstellt. Eine gestörte Bluthirnschranke verursacht nicht selten einen Durchtritt von Blutbestandteilen in das Infarktgewebe, wodurch es als Ausdruck dieser hämorrhagischen Infarzierung zu einer vorübergehenden Dichtezunahme kommen kann. Im chronischen Infarktstadium nach 3 Monaten ist der Parenchymdefekt als liquorisodenses, meist scharf demarkiertes Areal zu erkennen. Das Verteilungsmuster supratentorieller Läsionen lässt Rückschlüsse auf die Pathogenese des ischämischen Infarkts zu.

Magnetresonanztomographie (MRT)

Die Magnetresonanztomographie (MRT) stellt unter Verwendung von diffusions- und perfusionsgewichteten Sequenzen die im Vergleich zur CCT sensitivere Methode zur Erfassung frischer ischämischer Hirnparenchymläsionen dar (1). Mit diesen Methoden kann noch besser als mit dem Perfusions-CT das bereits nekrotische Gewebe von dem erholungsfähigen Anteil des minderdurchbluteten Hirns (Penumbra) abgegrenzt werden (Mismatch-Konzept) (1, 6, 7). Bei Anwendung geeigneter Sequenzen ist der sichere Nachweis von intrazerebralen Blutungen möglich. Ergänzt werden sollten diese Untersuchungen durch die MRT-Angiographie, die kontrastunterstützt vorgenommen werden sollte, so dass ein kompletter Überblick der extra- und intrakraniellen Gefäßsituation möglich ist.

Allerdings kann diese multimodale MRT-Untersuchung aus logistischen und ökonomischen Gründen nicht überall zur primären Diagnostik des Schlaganfalls eingesetzt werden. Im klinischen Alltag hat deshalb die MRT in der Frühdiagnose der zerebralen Ischämie die CT bisher noch nicht abgelöst. In großen Schlaganfallzentren allerdings wird das multimodale MRT bereits in der Akutphase des ischämischen Schlaganfalls eingesetzt, um eine differenzierte Indikation zur Thrombolyse zu gewährleisten. Für die Diagnostik der supratentoriellen Ischämie mag das CT ausreichen, eindeutig überlegen ist die MRT allerdings bei der Darstellung infratentorieller Ischämien, besonders im Bereich des Hirnstamms.

Digitale Subtraktionsangiographie

Diese kommt heute nur noch selten als transfemorale Katheterangiographie zur Anwendung. Sie kommt nur noch dann in Betracht, wenn die Frage nach einer obstruktiven Gefäßveränderung durch die Ultraschalldiagnostik oder durch eine CT- bzw. MRT-Angiographie nicht sicher abgeklärt werden kann oder wenn Kollateralkreisläufe beurteilt werden müssen.

Ultraschalldiagnostik der hirnversorgenden Arterien (s. auch Beitrag E6)

Die Diagnostik eines Gefäßprozesses der hirnversorgenden Arterien ist eine Domäne des Ultraschalls. Dies gilt in erster Linie für die extrakraniellen, aber auch für große intrakranielle Gefäße einschließlich des Circulus arteriosus Willisii. Der Vorteil der Ultraschalldiagnostik liegt in der fehlenden Invasivität, der Möglichkeit, Flussgeschwindigkeiten und Flussrichtungen zu messen und sie im Verlauf der Erkrankung ständig wiederholen zu können.

Das einfachste Verfahren ist die **bidirektionale Dopplersonographie** mit dem CW-Doppler. Die Karotiden sowie die A. subclavia und vertebralis können direkt beschallt und im Hinblick auf höhergradige Strombahnhindernisse eindeutig beurteilt werden. Niedriggradige Stenosen (ca. 50–60% Lumeneinengung) sind durch eine Zunahme der Strömungsgeschwindigkeiten im stenotischen Abschnitt, höhergradige Läsionen zusätzlich durch Turbulenzen und Reduzierung der poststenotischen Flussgeschwindigkeiten charakterisiert. Im Gegensatz zu den Karotiden ist die A. vertebralis nur abschnittsweise darstellbar. Die A. subclavia kann mit der bidirektionalen CW-Dopplersonographie fast in ihrem ganzen Lauf beschallt und auch beurteilt werden.

Die **B-Bild-Sonographie** ermöglicht sowohl eine Beurteilung der Gefäßmorphologie als auch eine Differenzierung der Plaquemorphologie. Ebenso können mit ihr auch Wanddickenveränderungen durch Arteriosklerose beurteilt werden.

Bei der **Duplexsonographie,** die regelhaft **farbkodiert** vorgenommen wird, werden die CW-Dopplersonographie sowie die B-Bild-Sonographie miteinander kombiniert. Hierdurch gelingt eine sichere Identifikation der hirnversorgenden Arterien. Diese Methode erlaubt in der Regel eine zuverlässige quantitative Bestimmung des Stenosegrades. In vielen Fällen ist sogar die Unterscheidung zwischen subtotaler Stenosierung und komplettem Verschluss möglich. Die Duplexsonographie ist auch unverzichtbar in der Diagnostik nicht-atherosklerotischer Veränderungen wie aneurysmatischen Erweiterungen, Knickbildungen (Kinking), Verbreiterungen des Intima-Media-Komplexes, Gefäßwanddissektionen und selten auch Vaskulitiden. Durch Beschallung der A. vertebralis am Abgang und im intervertebralen Verlauf können die häufigen Dysplasien bzw. Hypoplasien erkannt werden. Nachteil der farbkodierten Duplexsonographie ist, dass es bei komplexen, insbesondere kalkhaltigen Stenosen zu kompletten Schallauslöschungen mit Farbverlust kommt, was zu Fehlinterpretationen führen kann.

Ergänzend zur Untersuchung der extrakraniellen Abschnitte ist die **transkranielle Dopplersonographie** bzw. die transkranielle Farbduplexsonographie sinnvoll. Diese erlauben den Nachweis intrakranieller Stenosen und Verschlüsse und die Beurteilung der intrakraniellen Hämodynamik bei extrakraniellen Obstruktionen. Allerdings ist ihre Anwendbarkeit durch die Dicke der zu durchschallenden Knochenfenster des Schädels in etwa 15% der Fälle eingeschränkt. Die pharmazeutisch hergestellten Kontrastmittel können die Schallbarriere des Schädels überwinden helfen.

Mit Hilfe der **kontinuierlichen Beschallung der A. cerebri media** können mikroembolische Signale (MES), meist ausgehend von Karotisplaques, seltener auch aus dem Herzen kommend, erkannt werden. Unter Verwendung eines Ultraschallkontrastmittels kann mit der transkraniellen Ultraschalldiagnostik ein Rechts-links-Shunt nachgewiesen werden, was für die Diagnostik eines offenen Foramen ovale als mögliche Ursache eines ischämischen Schlaganfalls über die transösophageale Echokardiographie hinaus von Bedeutung sein kann. Schließlich wird die transkranielle Dopplersonographie angewandt zur Bestimmung der zerebralen Reservekapazität unter Provokationstests (Atemanhaltetest, CO_2-Atmung, Acetazolamidinjektionen), um in schwierigen Fällen zur Indikationsstellung für gefäßrekonstruktive Eingriffe an den hirnversorgenden Arterien beizutragen.

Kardiologische Diagnostik

Bis zu 30% aller ischämischen Schlaganfälle sind auf eine kardiale Ursache zurückzuführen, wobei allerdings ein direkter Zusammenhang zwischen einem embolischen Schlaganfall und einer potenziellen Emboliequelle im Bereich des Herzens oft nur schwierig oder sogar gar nicht zu beweisen ist.

Die Ableitung eines EKGs ist in der Aufnahmesituation obligat. Herzrhythmusstörungen, z.B. Vorhofflimmern, Infarktzeichen, alte Infarktnarben, Hypertrophiezeichen sowie Blockbildungen können aktuell erkannt werden. Bei ausgedehnten Infarkten finden sich neurogene Herzrhythmusstörungen und Endstreckenveränderungen. Ein kontinuierliches Monitoring ist in der Akutphase des ischämischen Schlaganfalls notwendig. Im weiteren Verlauf sind EKG-Kontrollen sinnvoll bei Verdacht auf eine kardiogene Embolie, ggf. im weiteren Verlauf auch ein Langzeit-EKG, um auch ein intermittierendes Vorhofflimmern zu erfassen.

Eine **Echokardiographie** ist bei Patienten mit Schlaganfall zur Abklärung der Schlaganfallursache oft unerlässlich. Bei Patienten mit unklarer Schlaganfallursache, Verdacht auf eine kardiogene Embolie und im Alter unter 45 Jahren ist sie unbedingt indiziert, vor allem dann, wenn eine therapeutische Entscheidung wie eine längerfristige Antikoagulation davon abhängt. Im individuellen Einzelfall muss entschieden werden, ob die transthorakale Echokardiographie (TTE) ausreicht oder durch eine aufwändigere und den Patienten stärker belastende transösophageale Echokardiographie (TEE) ergänzt werden muss (5).

Die TTE gestattet den Nachweis einer regionalen oder globalen Myokardkontraktionsstörung, einer Myokardhypertrophie, einer diastolischen Dysfunktion, der Vorhofgröße, von Klappenfehlern sowie die Darstellung von größeren intraventrikulären Thromben und die Messung der Ejektionsfraktion. Hingegen ist die TEE viel besser geeignet für eine aussagekräftigere Diagnostik der Vorhöfe und der Herzohren bzw. für den Nachweis eines Vorhofseptumaneurysmas und eines offenen Foramen ovale, kleinerer Vegetationen und aortaler Veränderungen.

Blutdruckmessung

In der Akutphase des ischämischen Schlaganfalls muss der Blutdruck regelmäßig gemessen und ggf. behandelt werden. Dies gilt sowohl für Blutdruckerhöhungen als auch für Blutdruckerniedrigungen, wobei letztere nicht selten mit einer Zunahme der neurologischen Symptomatik einhergehen. Langzeitblutdruckmessungen zur Diagnose einer arteriellen Hypertonie sollten nicht innerhalb der ersten 3 Tage nach dem Ereignis durchgeführt werden, da der Blutdruck in der Akut- und Subakutphase eines Schlaganfalls autoregulativ erhöht sein kann.

Schluckdiagnostik

Über 50% aller Schlaganfallpatienten haben Schluckstörungen und sind durch eine Aspiration vital gefährdet. Eine qualifizierte Schluckdiagnostik ist Teil der Schlaganfalldiagnostik. Zur Abschätzung der Aspirationsgefahr reichen Bedside-Tests aus. Die apparativen Untersuchungen wie die Videoendoskopie haben ihre Bedeutung vor allem in der Indikationsstellung für die Sondenernährung und Tracheotomie.

Labordiagnostik

Zur Klärung der Ätiologie und Pathogenese des ischämischen Schlaganfalls sind über die bereits genannte Notfalldiagnostik hinaus oft weitere Untersuchungen erforderlich. Hierbei handelt es sich um eine erweiterte Gerinnungsdiagnostik mit Bestimmung von Antithrombin III, Protein C und Protein S. Auch nach einer APC-Resistenz (aktivierte Protein-C-Resistenz aufgrund einer Faktor-V-Leyden-Mutation) oder einer Prothrombinmutation muss öfter gesucht werden (2). Auch die Phospholipidantikörper sollten bei unklarer Schlaganfallursache bestimmt werden, da ihr positiver Nachweis eine Thrombosebereitschaft anzeigt (9).

Über die Triglyzerid- und Cholesterinwerte mit einer Auftrennung in LDL und HDL hinaus empfiehlt sich vielfach zusätzlich die Bestimmung von Lipoprotein (A), eine Sonderform des LDL (Low-Density-Lipoprotein), welches eine besondere Bedeutung für die Entstehung arteriosklerotischer Prozesse hat. Fast zur Routine gehört heutzutage bei ischämischen Schlaganfällen die Bestimmung des Homocysteins, bei dem es sich um einen identifizierten Risikofaktor für die Arteriosklerose handelt. Eine therapeutische Option erhöhter Homocysteinwerte besteht aber nach neueren Studien nicht.

Wenn der Verdacht auf eine parainfektiöse (z.B. durch Borreliose, Zoster, CMV, HIV, Lues, Tuberkulose, Pilze) oder auf eine systemische Vaskulitis besteht, sind die entsprechenden Parameter zu untersuchen. Hier kann dann auch eine Untersuchung des Liquors einschließlich einer serologischen und kulturellen Diagnostik hilfreich sein.

Genetische Untersuchungen können erforderlich werden bei Verdacht auf eine Faktor-V-Leyden-Mutation, Prothrombinmutation, auf CADASIL (cerebral autosomal dominant arteriopathy with strokes and ischemic leukoencephalopathy), auf eine Mitochondriopathie (MELAS, Myopathy with encephalopathy, lactacidosis and stroke like episodes) oder eine Fabry-Erkrankung (3).

Die Untersuchung des Liquor cerebrospinalis ist nur selten notwendig. Eine klassische Indikation ist der Verdacht auf eine embolische Herdenzephalitis bei Endokarditis, die sich primär oft als ischämischer Schlaganfall manifestiert.

Biopsien

Diese kommen beim ischämischen Schlaganfall nur selten in Betracht. Die isolierte (granulomatöse) Vaskulitis des ZNS kann nur durch eine leptomeningeale Biopsie sicher diagnostiziert werden. Besteht der Verdacht auf eine intrakranielle Beteiligung der Arteriitis temporalis, so sichert die Biopsie eines Astes der A. temporalis superficialis, bei Verdacht auf CADASIL eine Hautbiopsie, die Diagnose.

Leitlinien

L1. Diener HC: Kommission Leitlinien der DGN (Hrsg.). Leitlinien für Diagnostik und Therapie in der Neurologie. 3. überarb. und erw. Aufl., Thieme, Stuttgart–New York 2005.

L2. Adams HP jr, Del Zoppo G, Alberts MJ, Bhatt DL, Brass L, Furlan A, Grubb RL, Higashida RT, Jauch EC, Kidwell, Lyden PD, Morgenstern LB, Qureshi AI, Rosenwasser RH, Scott PA, Wijdicks EF: Guidelines for the early management of adults with ischemic stroke. A Guideline from the American Heart Association/American Stroke Association Stroke Council, Clinical Cardiology Council, Cardiovascular Radiology and Intervention Council, and the Atherosclerotic Peripheral Vascular Disease and Quality of Care Outcomes in Research Interdisciplinary Working Groups. Stroke 38 (2007) 1655–1711.

Literatur

1. Chalela JA, Kidwell CS, Nentwich LM, Luby M, Butman JA, Demchuk AM, Hill MD, Patronas N, Latour L, Warach A: Magnetic resonance imaging and computed tomography in emergency assessment of patients with suspected acute stroke: a prospective comparison. Lancet 369 (2007) 252–254.
2. Dahlback B: Inherited resistance to activated protein C, a major cause of venous thrombosis, is due to a mutation in the factor V gene. Haemostasis 24 (1994) 139–151.
3. Dichgans M: Genetics of ischaemic stroke. Lancet Neurol 6 (2007) 149–161.
4. Fiebach J, Jansen O, Schellinger P, Knauth M, Hartmann M, Heiland S, Ryssel H, Pohlers O, Hacke W, Sartor K: Comparison of CT with diffusion-weighted MRI in patients with hyperacute stroke. Neuroradiology 43 (2001) 628–632.
5. Kapral MK, Silver FL: Preventive health care, 1999 update. 2. Echocardiography for the detection of a cardiac source of embolus in patients with stroke. Canadian Task Force on Preventive Health Care. CMAJ 161 (1999) 989–996.
6. Muir KW, Buchan A, von Kummer R, Rother J, Baron JC: Imaging of acute stroke. Lancet Neurol 5 (2006) 755–768.
7. Tan JC, Dillon WP, Liu S, Adler F, Smith WS, Wintermark M: Systematic comparison of perfusion-CT and CT-angiography in acute stroke patients. Ann Neurol 2007 April 12 (Epub ahead of print).
8. Tomura N, Uemura K, Inugami A, Fujita S, Shishido F: Early CT findings in cerebral infarction. Radiology 168 (1988) 463–467.
9. Tuhrim S, Rand JH, Wu XX, Weinberger J, Horowitz DR, Goldman ME, Godbold JH: Elevated anticardiolipin antibody titer is a stroke risk factor in a multiethnic population independent of isotype or degree of positivity. Stroke 30 (1999) 1561–1565.

Behandlung des akuten ischämischen Schlaganfalls

Die medizinische Behandlung des Patienten mit einem akuten Schlaganfall setzt sich zusammen aus:
- Monitoring und Behandlung vitaler Funktionen
- ggf. intensivmedizinische Behandlung schwerster Schlaganfälle
- spezifische Behandlung, z.B. rekanalisierende Therapie
- frühe Sekundärprophylaxe
- Vorbeugung und Behandlung von Komplikationen.

Basistherapie

Bei den meisten Schlaganfallpatienten stehen zwar die akuten neurologischen Symptome im Vordergrund, Behandlung und Prognose werden aber von den Begleiterkrankungen des Patienten bestimmt. Von großer Bedeutung ist es, optimale physiologische Parameter zu schaffen, um ggf. mit einer spezifischen Behandlung beginnen zu können. Die medizinische Versorgung umfasst die respiratorische und kardiale Behandlung, den Ausgleich des Flüssigkeits- und Elektrolythaushalts, Kontrolle und Behandlung von Blutdruck, Blutzucker und Temperatur sowie die Behandlung eines erhöhten intrakraniellen Drucks. Anzustreben ist in der Akutphase des Schlaganfalls ein apparatives Monitoring der Vitalparameter auf einer Stroke Unit, ggf. bei schwerwiegenden Komplikationen wie einer höhergradigen Bewusstseinsstörung, erhöhtem Hirndruck sowie kardiopulmonalen Insuffizienzzeichen auf einer Intensivstation. Die gesamte Effektivität der basistherapeutischen Maßnahmen ist durch verschiedene Studien zur Stroke-Unit-Behandlung belegt.

Respiration

Anzustreben ist eine adäquate Oxygenierung des arteriellen Blutes, die für den Metabolismus des kritisch perfundierten Hirngewebes in der Randzone des Infarkts, der sog. Penumbra, von entscheidender Bedeutung sein kann. Eine Oxygenierung über eine Nasensonde mit 2–4 l O_2/Minute ist zu empfehlen. Bei pathologischen Atemmustern, klinischen oder laborchemischen (arterielle/kapilläre Blutgasanalyse) Zeichen einer respiratorischen Insuffizienz, Aspirationsgefährdung und progredienter Vigilanzminderung ist eine elektive endotracheale Intubation, ggf. mit Beatmung indiziert.

Blutdruck

Es gilt, dass beim akuten Schlaganfall keine generelle Senkung erhöhter Blutdruckwerte erfolgen soll. Initial wird der Blutdruck nur dann gesenkt, wenn die Werte systolisch über 220 mmHg und diastolisch über 110 mmHg liegen, oder wenn spezielle Begleiterkrankungen (z.B. Myokardinfarkt oder Herzinsuffizienz) vorliegen. Falls eine Blutdrucksenkung notwendig ist, müssen die Antihypertensiva initial niedrig dosiert werden, um den Blutdruck langsam zu senken (Tab. M.1-6). Vor einer Thrombolyse werden Blutdruckwerte unter 185/110 mmHg gefordert. Bei systolischen Blutdruckwerten unter 120 mmHg sollte der Blutdruck durch Gabe von Volumen und ggf. Katecholaminen oder Sympathomimetika angehoben werden. Nicht selten geht mit dem Abfall der Blutdruckwerte eine Verschlechterung der neurologischen Symptomatik einher, die sich nach therapeutischer Blutdruckanhebung wieder bessern kann.

Tabelle M.1-6 Blutdruckbehandlung des ischämischen Hirninfarkts.

Blutdruck	Therapie
systolisch 180–220 mmHg und/oder diastolisch 105–120 mmHg	keine Therapie
systolisch ≥ 220 mmHg und/oder diastolisch 120–140 mmHg	Enalapril 1,25–5 mg i.v. Urapidil 10–50 mg i.v. anschließend 4–8 mg/h i.v. Clonidin 0,15–0,3 mg i.v./s.c. Dihydralazin 5 mg i.v. plus Metoprolol 10 mg Metoprolol Furosemid 20–40 mg i.v.
diastolisch ≥ 140 mmHg	Nitroglycerin* 5 mg i.v. gefolgt von 1–4 mg/h i.v. Natriumnitroprussid* 1–2 mg

* CAVE! Verschlechterung der Hirndurchblutung mit Hirndruckerhöhung möglich.

Kardiale Behandlung

Kardiale Arrhythmien und Endstreckenveränderungen im EKG sind nach Schlaganfällen keine Seltenheit. Auch können nach einem Schlaganfall die Herzenzyme erhöht sein. Gelegentlich kommt es nach Schlaganfällen zu einem akuten Myokardinfarkt, der klinisch kaum in Erscheinung tritt und daher schwierig zu diagnostizieren ist. Bestandteil der Schlaganfallgrundversorgung ist die Optimierung der kardialen Auswurfleistung bei hoch normalen systemischen Blutdruckwerten. Bei hämodynamisch instabilen Patienten muss ein zentraler Venenkatheter angelegt werden.

Brady- und tachykarde Rhythmusstörungen sind kardiologische Notfälle und sollten durch die Unterstützung eines Internisten bzw. Kardiologen auf der Stroke Unit interdisziplinär behandelt werden.

Temperatur

Eine erhöhte Körpertemperatur im Akutstadium des Schlaganfalls verschlechtert die Prognose. Allerdings ist noch ungeklärt, ob durch eine Temperatursenkung die Schlaganfallprognose verbessert wird. Trotzdem sollten erhöhte Temperaturen frühzeitig physikalisch (Wadenwickel) oder medikamentös (Paracetamol) gesenkt werden.

Blutzucker

Sowohl beim Diabetiker als auch beim Nicht-Diabetiker verschlechtern hohe Blutzuckerwerte in der Akutphase die Prognose. Deshalb sollen dem Schlaganfallpatienten initial keine kohlenhydrathaltigen Infusionen gegeben werden, bevor der Blutzucker bestimmt ist. Inwieweit die Hyperglykämie ursächlich ist, und ob eine therapeutische Beeinflussung erhöhter Blutzuckerwerte zu einer Verbesserung der Prognose beiträgt, ist noch ungeklärt. Dennoch sollte eine Behandlung ab einem Blutglukosespiegel von über 200 mg/dl konsequent durchgeführt werden.

Elektrolyt- und Flüssigkeitshaushalt

Elektrolytstörungen nach ischämischen Infarkten sind selten. Dennoch muss auf einen ausgeglichenen Elektrolyt- und Flüssigkeitshaushalt geachtet werden. Die Elektrolyte sind täglich zu kontrollieren und bei Bedarf entsprechend zu substituieren. Die Zufuhr von größeren Flüssigkeitsmengen oder hoch osmolaren Flüssigkeiten erfordert in der Regel einen zentralvenösen Zugang.

Schluckstörungen

Bei nur geringfügiger neurologischer Symptomatik, fehlender Bewusstseinsstörung und erfolgreichem Schluckversuch unter Aufsicht kann bereits innerhalb der ersten 24 Stunden nach Symptombeginn eine enterale Ernährung gestattet werden. In wenigen Fällen ist zunächst eine parenterale Flüssigkeits- und Kalorienzufuhr vorzuziehen. Wenn Schluckstörungen vorliegen, ist frühzeitig eine nasogastrale Ernährungssonde anzulegen.

Blasenfunktion

Störungen der Blasenentleerung sind bei Hirninfarktpatienten häufig. Bis zu 50% der Patienten haben in der Akutphase eine Urininkontinenz. Es muss im individuellen Einzelfall entschieden werden, ob bei einem Harnverhalt oder einer Inkontinenz ein transurethraler Dauerkatheter oder die intermittierende Katheterisierung vorzuziehen ist. Die Gefahr eines katheterassoziierten Harnwegsinfekts bei diesen Patienten ist gegen das Risiko einer Inkontinenz abzuwägen. Auf jeden Fall soll so schnell wie möglich eine normale Blasenentleerung angestrebt werden.

Lagerung und Mobilisation

Patienten, die sich nicht selbst bewegen können, sollen mindestens alle 4 Stunden mit Unterstützung der paretischen Seite umgelagert werden. Bei Hinweisen auf einen erhöhten Hirndruck bzw. bei Linksherzinsuffizienz oder einer obstruktiven Ventilationsstörung ist eine Lagerung mit erhöhtem Oberkörper notwendig.

Die Patienten sollen so schnell wie möglich mobilisiert werden. Die Krankengymnastik beginnt am Tag nach der stationären Aufnahme mit Bettgymnastik und wird entsprechend den Möglichkeiten des Patienten ausgedehnt. Auch ergotherapeutische Maßnahmen können frühzeitig beginnen, sobald der Allgemeinzustand des Patienten dies zulässt. Die Sprachtherapie bei einer Aphasie oder Dysarthrie sollte sobald wie möglich beginnen, obwohl die Wirksamkeit der frühen Behandlung weniger gut erwiesen ist als für die frühe Mobilisation.

Empfehlungen

- Neurologischer Status und die Vitalfunktionen sollen überwacht werden (**Empfehlungsgrad A;** L1).
- Bei Patienten mit schweren Schlaganfällen sind die Atemwege freizuhalten und eine zusätzliche Oxygenierung anzustreben (**Empfehlungsgrad B;** L1, L2).
- Hypertensive Blutdruckwerte bei Patienten mit Schlaganfällen sollten in der Akutphase nicht behandelt werden, so lange keine kritischen Blutdruckgrenzen (s. Tab. M.1-5) überschritten werden (**Empfehlungsgrad B;** L1, L2).
- Der Blutdruck sollte in den ersten Tagen nach dem Schlaganfall im leicht hypertensiven Bereich gehalten werden. In Abhängigkeit von der Schlaganfallursache kann mit einer Blutdrucknormalisierung nach wenigen Tagen begonnen werden (**Empfehlungsgrad B;** L1, L2).
- Eine arterielle Hypotonie sollte vermieden und durch die Gabe geeigneter Flüssigkeiten und/oder Katecholaminen behandelt werden (**Empfehlungsgrad B;** L1; **Empfehlungsgrad C;** L2).
- Regelmäßige Blutzuckerkontrollen sind zu empfehlen. Serumglykosespiegel von über 200 mg/dl sollen mit Insulingaben behandelt werden (**Empfehlungsgrad B;** L1; **Empfehlungsgrad C;** L2).
- Die Körpertemperatur soll regelmäßig kontrolliert und Erhöhungen über 37,5 °C sollen behandelt werden (**Empfehlungsgrad C;** L1, L2).
- Der Elektrolytstatus sollte kontrolliert und ausgeglichen werden (**Empfehlungsgrad C;** L1).

Rekanalisierende Therapie

Das Rationale rekanalisierender Therapiemaßnahmen des ischämischen Schlaganfalls ist die Wiederherstellung der zerebralen Perfusion. Dies soll das Überleben der Penumbra sichern und die Wiederherstellung neuronaler Funktion unterstützen.

In ausgewählten – interdisziplinär abzustimmenden Fällen – kommen bei extrakraniellen Perfusionhindernissen auch in der Perakutsituation gefäßchirurgische bzw. interventionelle Maßnahmen in Betracht.

In den letzten Jahren wurden verschiedene Studien zur Wiedereröffnung verschlossener intrakranieller Gefäße durchgeführt. Die intravenöse thrombolytische Therapie mit rtPA (recombinant tissue plasminogen activator 0,9 mg/kg KG) führt zu einem signifikant verbesserten Outcome nach einem ischämischen Schlaganfall, wenn sie innerhalb eines Zeitintervalls von 3 Stunden nach Symptombeginn begonnen wird. Darüber hinaus gibt es Hinweise, dass diese Therapieform bis zu 6 Stunden nach Symptombeginn von Nutzen sein kann. Die Lysetherapie mit rtPA ist innerhalb eines 3-Stundenfensters zugelassen. Bei Patienten mit sehr schweren Infarkten, hypertoner Entgleisung und ausgedehnten Infarktfrühzeichen ist die Lysebehandlung infolge des Risikos von Sekundärblutungen kontraindiziert.

Bislang wurden vier große, placebokontrollierte Multicenter-Studien (NINDS, ECASS I und II, ATLANTIS) zur Wirksamkeit der intravenösen Thrombolysetherapie mit rtPA bei akuter Ischämie in der vorderen Zirkulation durchgeführt (3). Die Studien unterschieden sich teilweise in der Dosierung (0,9 mg/kg KG, 1,1 mg/kg KG), dem mittleren klinischen Schweregrad und den gewählten Zeitfenstern (0–3, 0–6, 3–5 h). Die gemeinsame Analyse der vier Studien zeigt ein erhöhtes intrazerebrales Blutungsrisiko für die mit rtPA behandelten Gruppen (13,9 vs. 4,3%) (3). Die Letalität hingegen unterschied sich nicht (16,1 vs. 15,3%). Bei einem 3-Stundenzeitfenster und 0,9 mg/kg KG rtPA-Dosis lässt sich eine Number Needed to Treat (NNT) von 7 für ein günstiges Outcome nach 3 Monaten errechnen. Die Metaanalyse der genannten Studien zeigt darüber hinaus, dass die Anwendung von rtPA bis zu 4,5 Stunden nach Infarktbeginn mit einem positiven Effekt verbunden ist.

Die Einschränkungen der Europäischen Arzneimittelbehörde (EMEA) beziehen sich auf die Rahmenbedingungen (Behandlung auf Intensivstation oder Stroke Unit durch einen in der Behandlung von Schlaganfällen erfahrenen Arzt), das Patientenalter (18–80 Jahre) und einen Qualifikationsnachweis der beteiligten Radiologen.

Eine Beobachtungsstudie bei 6483 Patienten aus 285 Zentren, von denen die Hälfte eher wenig Erfahrungen mit der intravenösen Lyse hatte, ließ erkennen, dass die Zahlen bezüglich des intrazerebralen Blutungsrisikos und der Letalität unter denen der Analyse der vier genannten Studien lagen (**S**ave **I**mplementation of **T**hrombolysis in **S**troke – **M**onitoring **S**tudy [SITS-MOST]) (4). In einigen spezialisierten Schlaganfallzentren werden im Rahmen eines Heilversuchs bzw. von Studien auch GP-IIb/IIIa-Antagonisten allein oder in Kombination mit rtPA intravenös verabreicht.

Die Thrombolysetherapie wird in einigen Zentren als individueller Heilversuch auch in dem erweiterten 3–6-Stundenzeitfenster durchgeführt. In einem solchen Fall muss mittels apparativer Diagnostik ein möglichst hohes Sicherheitsniveau für den Patienten angestrebt werden. Zu fordern ist der Nachweis eines persistierenden Gefäßverschlusses, das Vorliegen gefährdeten aber noch nicht morphologisch irreversibel geschädigten Hirngewebes (Mismatch) und der Ausschluss bestehender Kontraindikationen. Hierfür sind moderne MRT-Verfahren oder kontrastmittelunterstützte Mehrschicht-CT-Verfahren geeignet (s. Abschnitt Zusatzdiagnostik).

In zwei randomisierten, placebokontrollierten Phase-II-Studien zur intraarteriellen, d.h. lokalen, Lysetherapie nachgewiesener proximaler A.-cerebri-media-Verschlüsse mit Prourokinase (PROACT I und II) konnte eine deutlich höhere Rekanalisierungsrate unter Verum (58 vs. 14%) nachgewiesen und eine Verbesserung des klinischen Outcomes nach 90 Tagen ermittelt werden (2). Diese Resultate haben aber bisher nicht zur Zulassung von Prourokinase für die Lysetherapie geführt. Die intraarterielle Lysetherapie von Mediaverschlüssen ist spezialisierten Zentren vorbehalten. In Studien wird eine kombinierte intravenös-intraarterielle Thrombolyse (sog. Bridging) durchgeführt, d.h. initial wird rtPA intravenös verabreicht, bis eine DSA durchgeführt wird. Wenn sich hierbei ein arterieller Verschluss einer hirnversorgenden Arterie zeigt, wird eine intraarterielle lokale Lyse angeschlossen.

Die intraarterielle Behandlung von Basilarisverschlüssen mit Urokinase oder rtPA wird ebenfalls mit Erfolg bereits an vielen Kliniken eingesetzt. Bei fluktuierendem Beginn kann das Zeitfenster bis zu 12 Stunden ausgedehnt werden; nach einer Komadauer von mehr als 4 Stunden ist in der Regel kein günstiges Resultat zu erwarten (1).

Mechanische Rekanalisationen mit Entfernung eines Thrombus oder Embolus oder die Stentanlage nach erfolgter intraarterieller lokaler Lyse sind eine individuelle Therapieentscheidung und bleiben den spezialisierten Schlaganfallzentren vorbehalten.

In seltenen Fällen kommt auch einmal eine unmittelbare Endarteriektomie bei akutem Karotisverschluss in Betracht. Auch dieser Eingriff ist nur in spezialisierten gefäßchirurgischen Zentren möglich.

Empfehlungen

- Die intravenöse Behandlung mit rtPA wird innerhalb eines 3-Stundenfensters zur Behandlung ischämischer Hirninfarkte an in dieser Therapie erfahrenen Zentren empfohlen (0,9 mg/kg/KG, Maximum von 90 mg, 10% der Gesamtdosis als Bolus, die restlichen 90% im Anschluss als Infusion über 60 Minuten) (**Empfehlungsgrad A;** L1, L2).
- Die intraarterielle Behandlung proximaler Verschlüsse der A. cerebri media mit Pro-Urokinase führte innerhalb eines sechs Stunden Zeitfensters zu einer signifikanten Verbesserung des Outcomes und kann daher empfohlen werden (**Empfehlungsgrad A;** L1; **Empfehlungsgrad B;** L2).
- Akute Basilariarterienverschlüsse sollten in spezialisierten Zentren mit intraarterieller Applikati-

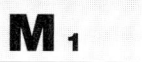

on von Urokinase oder rtPA behandelt werden (**Empfehlungsgrad B; L1**).

Leitlinien

L1. Diener HC: Kommission Leitlinien der DGN (Hrsg.). Leitlinien für Diagnostik und Therapie in der Neurologie. 3. überarb. und erw. Aufl., Thieme, Stuttgart–New York 2005.

L2. Adams HP Jr, Del Zoppo G, Alberts MJ, Bhatt DL, Brass L, Furlan A, Grubb RL, Higashida RT, Jauch EC, Kidwell, Lyden PD, Morgenstern LB, Qureshi AI, Rosenwasser RH, Scott PA, Wijdicks EF: Guidelines for the early management of adults with ischemic stroke. A Guideline from the American Heart Association/American Stroke Association Stroke Council, Clinical Cardiology Council, Cardiovascular Radiology and Intervention Council, and the Atherosclerotic Peripheral Vascular Disease and Quality of Care Outcomes in Research Interdisciplinary Working Groups. Stroke 38 (2007) 1655–1711.

Literatur

1. Brandt T, von Kummer R, Muller Kuppers M, Hacke W: Thrombolytic therapy of acute basilar artery occlusion. Variables affecting recanalization and outcome. Stroke 27 (1996) 875–881.
2. Furlan A, Higashida R, Wechsler L et al.: Intra-arterial prourokinase for acute ischemic stroke. The PROACT II study: a randomized controlled trial. JAMA 282 (1999) 2003–2011.
3. Hacke W, Donnan G, Fieschi C, Kaste M, von Kummer R, Broderick JP, Brott T, Frankel M, Grotta JC, Haley EC Jr, Kwiatkowski T, Levine SR, Lewandowski C, Lu M, Lyden P, Marler JR, Patel S, Tilley BC, Albers G, Bluhmki E, Wilhelm M, Hamilton S, ATLANTIS Trials Investigators, ECASS Trials Investigators, NINDS rt-PA Study Group Investigators: Association of outcome with early stroke treatment: pooled analysis of ATLANTIS, ECASS, and NINDS rt-PA stroke trials. Lancet 363 (2004) 768–774.
4. Wahlgren N, Ahmed N, Dàvalos A, Ford GA, Grond M, Hacke W, Hennerici M, Kaste M, Kuelkens S, Larrue V, Lees KR, Roine RO, Soinne L, Toni D, Vanhooren G, for the SITS-MOST Investigators: Thrombolysis with alteplase for acute ischaemic stroke in the Safe Implementation of thrombolysis in Stroke-Monitoring Study (SITS-MOST): an observational study. Lancet 369 (2007) 275–282.

Frühe Sekundärprophylaxe

Eine Aspirinbehandlung innerhalb von 48 Stunden nach einem Schlaganfall führt zu einer leichten Reduktion der Letalität und Rezidivrate von Schlaganfällen, wie in der Metaanalyse von zwei großen randomisierten Studien gezeigt werden konnte (1). Die Verabreichung von Aspirin (100–300 mg/Tag) in der Frühphase nach einem Schlaganfall kann empfohlen werden, sofern nicht primär eine Lysetherapie in Betracht kommt. Weitere Thrombozytenaggregationshemmer sind in dieser Indikation bisher nicht untersucht worden.

Weder für die intravenöse Applikation von unfraktioniertem Heparin noch für die Gabe von niedermolekularem Heparin konnte bisher ein positiver Effekt in der frühen Sekundärprävention nachgewiesen werden. Obwohl es Hinweise auf ein besseres Behandlungsergebnis in Bezug auf eine Reduktion von Schlaganfallrezidiven gab, wurden die positiven Effekte durch eine erhöhte Rate an hämorrhagischen Komplikationen ausgeglichen. Die PTT-relevante, intravenöse Heparinbehandlung wird dennoch immer noch von vielen in der Schlaganfalltherapie erfahrenen Ärzten eingesetzt. Dies gilt z.B. für einen kardialen Thrombusnachweis, bei einem flottierenden Thrombus im Aortenbogen oder in den hirnversorgenden Gefäßen, bei einer Dissektion der extrakraniellen hirnversorgenden Arterien, rezidivierenden TIAs trotz Gabe von Thrombozytenfunktionshemmern, mechanischen Herzklappen und gesicherter Koagulopathie.

Höhergradige Karotisstenosen sollen frühzeitig, möglichst innerhalb von 2 Wochen nach dem Ereignis operiert werden, weil damit eine hohe Rezidivreduktion erreicht wird (s. Abschnitt Karotischirurgie). Selten ist die Karotisendarteriektomie auch akut indiziert, wenn die Schlaganfallsymptome weiter progredient sind oder rezidivieren.

Empfehlungen

– Die Verabreichung von Aspirin (100–300 mg/Tag) in der Frühphase nach einem Schlaganfall kann empfohlen werden (**Empfehlungsgrad A; L1, L2**).
– ASS sollte nicht gegeben werden, wenn eine Thrombolysetherapie in Betracht kommt, sowie in den ersten 24 Stunden nach einer Lysetherapie (**Empfehlungsgrad A; L1, L2**).
– Die Heparinisierung in PTT-relevanter Dosierung oder die entsprechende Gabe niedermolekularer Heparine ist nicht wirksam (**Empfehlungsgrad A; L1, L2**).
– Eine Heparinisierung in PTT-relevanter Dosierung kann in bestimmten Fällen, in denen eine Emboliequelle mit erhöhtem Risiko vorliegt (z.B. Dissektion, intrakardialer Thrombus, mechanische Herzklappe) oder bei einer Koagulopathie indiziert sein (**Empfehlungsgrad C; L1**).

Leitlinien

L1. Diener HC: Kommission Leitlinien der DGN (Hrsg.). Leitlinien für Diagnostik und Therapie in der Neurologie. 3. überarb. und erw. Aufl., Thieme, Stuttgart–New York 2005.

L2. Adams HP Jr, Del Zoppo G, Alberts MJ, Bhatt DL, Brass L, Furlan A, Grubb RL, Higashida RT, Jauch EC, Kidwell, Lyden PD, Morgenstern LB, Qureshi AI, Rosenwasser RH, Scott PA, Wijdicks EF: Guidelines for the early management of adults with ischemic stroke. A Guideline from the American Heart Association/American Stroke Association Stroke Council, Clinical Cardiology Council, Cardiovascular Radiology and Intervention Council, and the Atherosclerotic Peripheral Vascular Disease and Quality of Care Outcomes in Research Interdisciplinary Working Groups. Stroke 38 (2007) 1655–1711:

Literatur

1. Chen ZM, Sandercock P, Pan HC, Counsell C, Collins R, Liu LS, Xie JX, Warlow C, Peto R: Indications for early aspirin use in acute ischemic stroke: A combined analysis of 40 000 randomized patients from the chinese acute stroke trial and the international stroke trial. On behalf of the CAST and IST collaborative groups. Stroke 31 (2000) 1240–1249.

Vorsorge und Behandlung von Komplikationen

Aspirationspneumonie

Eine der häufigsten Komplikationen in der Frühphase des Schlaganfalls ist die Aspirationspneumonie. Bakterielle Pneumonien verursachen 15 bis 20% der Todesfälle nach einem Schlaganfall. Die Ursache hierfür ist in den häufig vorkommenden Bewusstseinsstörungen, fehlenden Schutzreflexen, Schluckstörungen und z.T. auch in Atemwegsinfekten, die bereits vor dem Schlaganfall erworben wurden, zu suchen. Pneumonien erfordern eine rasche und gezielte antibiotische Therapie einschließlich geeigneter adjuvanter pflegerischer Maßnahmen.

Harnwegsinfekte

Auch Harnwegsinfekte sind bei Schlaganfallpatienten wegen der häufigen Inkontinenz oder einer Urinretention häufig. Sie werden durch die Verwendung von Transurethralkathetern begünstigt. Eine intermittierende Katheterisierung ist günstiger als ein Dauerkatheter. Andere Möglichkeiten der Inkontinenzversorgung sind Urinalkondome oder ausnahmsweise auch Windeln. Ein manifester Harnwegsinfekt sollte antibiotisch behandelt werden.

Lungenembolien und tiefe Beinvenenthrombosen

An Lungenembolien versterben bis zu 5% aller Schlaganfallpatienten. Eine Prophylaxe mit niedrigmolekularem Heparin wird für bettlägerige Schlaganfallpatienten oder solche mit relevanten Beinparesen empfohlen. Zu bedenken ist jedoch, dass diese medikamentöse Thromboembolieprophylaxe das Risiko des Auftretens hämorrhagischer Komplikationen erhöht. Zur frühzeitigen Erkennung tiefer Beinvenenthrombosen sollte täglich eine Inspektion der unteren Extremitäten erfolgen. Präventiv wirksam sind Frühmobilisation, krankengymnastische Behandlung sowie das Tragen von Kompressionsstrümpfen.

Dekubitalgeschwüre

Dekubitalgeschwüren wird am besten durch regelmäßiges Lagern des Patienten vorgebeugt. Für Hochrisikopatienten empfiehlt sich die Lagerung auf speziellen Matratzensystemen.

Epileptische Anfälle

Fokale oder sekundär generalisierte epileptische Anfälle in den ersten 14 Tagen nach einem Schlaganfall sind als Frühanfälle von dem späteren Auftreten symptomatischer epileptischer Anfälle zu unterscheiden. Bei einem einzelnen epileptischen Frühanfall kann eine zeitlich begrenzte Prophylaxe mit niedrigen Dosen Lamotrigin (100–150 mg) oder mit Gabapentin (900–1200 mg täglich) in einschleichender Dosierung verabreicht werden; sie ist allerdings nicht zwingend. Bei zwei oder mehr Anfällen ist eine langfristige Behandlung mit diesen Antiepileptika angezeigt. Der Vorteil dieser Antikonvulsiva der neuen Generation liegt darin, dass das Nebenwirkungsprofil für die meist älteren Patienten gering ist und eine Interaktion mit Antikoagulanzien und Plättchenhemmern nicht vorliegt. Oxcarbazepin und Levetiracetam, ebenfalls Substanzen der neuen Generation, sind in dieser Indikation nicht ausreichend untersucht. Eine niedrig dosierte Carbamazepin-Therapie in retardierter Form ist ebenfalls vertretbar und weniger kostspielig bei Patienten, die keine Antikoagulation benötigen und keine Osteoporose aufweisen (1).

Ein konvulsiver und non-konvulsiver Status oder eine Anfallsserie werden intravenös mit Valproinsäure oder alternativ auch mit Phenytoin behandelt.

Eine Prophylaxe mit Antikonvulsiva bei Schlaganfallpatienten, die bislang keine Anfälle hatten, ist nicht vertretbar.

Empfehlungen

- Frühe Mobilisation hilft bei der Vermeidung zahlreicher Komplikationen inklusive Aspirationspneumonie, tiefer Beinvenenthrombose und Dekubitalgeschwüren (**Empfehlungsgrad A**; L1, L2).
- Zur Prophylaxe von Lungenembolien und tiefen Beinvenenthrombosen ist eine subkutane Behandlung mit niedermolekularem Heparin indiziert (**Empfehlungsgrad A**; L1, L2).
- Nach dem Auftreten eines epileptischen Anfalls infolge des Schlaganfalls können, nach mehreren Anfällen sollen, Antikonvulsiva zur Vermeidung wiederholter Krampfanfälle gegeben werden. Die prophylaktische Gabe von Antikonvulsiva bei Schlaganfallpatienten ohne bisherigen Krampfanfall ist nicht zu empfehlen (**Empfehlungsgrad C**; L1, L2).

Leitlinien

L1. Diener HC: Kommission Leitlinien der DGN (Hrsg.). Leitlinien für Diagnostik und Therapie in der Neurologie. 3. überarb. und erw. Aufl., Thieme, Stuttgart–New York 2005.

L2. Adams HP jr, Del Zoppo G, Alberts MJ, Bhatt DL, Brass L, Furlan A, Grubb RL, Higashida RT, Jauch EC, Kidwell, Lyden PD, Morgenstern LB, Qureshi AI, Rosenwasser RH, Scott PA, Wijdicks EF: Guidelines for the early management of adults with ischemic stroke. A Guideline from the American Heart Association/American Stroke Association Stroke Council, Clinical Cardiology Council, Cardiovascular Radiology and Intervention Council, and the Atherosclerotic Peripheral Vascular Disease and Quality of Care Outcomes in Research Interdisciplinary Working Groups. Stroke 38 (2007) 1655–1711.

Literatur

1. Ryvlin P, Montavont A, Nighoghossian N: Optimizing therapy of seizures in stroke patients. Neurology 67(2006) (Suppl 4) S3–S9.

Spezielle intensivmedizinische Probleme

Die Entwicklung eines Hirnödems beginnt 24 bis 48 Stunden nach einem Schlaganfall und kompliziert häufig den weiteren Krankheitsverlauf. Insbesondere jüngere Patienten mit kompletten Mediainfarkten erleiden häufig eine massive Hirnschwellung, begleitet von einem intrakraniellen Druckanstieg, der nach 2 bis 4 Tagen zur Einklemmung und nachfolgend zum Tod führen kann. Die Prognose dieser Patientengruppe ist unter konservativer Therapie mit einer Letalität bis zu 80% belastet.

Konservative Therapie

Zur Grundversorgung von Patienten mit potenziell erhöhtem intrakraniellen Druck gehören die Oberkörperhochlagerung (30°), eine ausreichende Schmerzbehandlung, Flüssigkeitsbilanzierung, Vermeidung von Blutdruckkrisen, die Normalisierung der Körpertemperatur sowie ggf. die Sedierung. Entwickelt sich unter diesen Maßnahmen eine Hirndrucksymptomatik, besteht der nächste Schritt in einer intravenösen Osmotherapie mit Glycerol (4 × 125–250 ml Glycerol 10% über 30–60 min), Mannitol (25–50 g Mannitol alle 3–6 h), Hyper-HAES (über ZVK, 100 ml alle 3–6 h) oder hypertoner Kochsalzlösung (5 × 100 ml 10% NaCl-Lösung) (3). Elektrolytverschiebungen, Niereninsuffizienz und Hypovolämie sind häufige Komplikationen einer solchen Therapie. Auf hypotone und glukosehaltige Lösungen sollte in diesem Stadium als Flüssigkeitsersatz verzichtet werden. Wenn Osmotherapeutika versagen, stehen weitere Behandlungsmöglichkeiten wie kurz wirksame Barbiturate oder TRIS-Pufferlösung, zur Verfügung. Thiopental, bei hohem ICP als Bolus verabreicht, senkt schnell und effektiv den Hirndruck, allerdings nur kurzzeitig. Alternativ zur Barbituratbehandlung können Tris-(hydroxymethyl-)aminomethan Pufferlösungen verwendet werden (nur über ZVK zu geben), die allerdings nephrotoxische Nebenwirkungen haben. Veränderungen des Beatmungsregimes mit Hyperventilation haben meist nur einen kurzfristigen Effekt, außerdem kann durch die Verschiebung des Säure-Basen-Haushalts das ischämische Ödem zusätzlich verschlechtert werden. Kortikosteroide sind beim postischämischen Hirnödem nicht wirksam.

Dekompressive Kraniektomie

Die dekompressive Kraniektomie ist die Therapiemethode der Wahl bei raumfordernden Kleinhirninfarkten, obwohl keine Daten aus kontrollierten oder randomisierten Studien vorliegen (1). Die dekompressive Kraniektomie reduziert bei komatösen Patienten mit raumfordernden Kleinhirninfarkten die Letalität von etwa 80 auf 30%, und das Ausmaß der verbleibenden Behinderung ist vielfach nur gering. Die Gesamtprognose wird vor allem durch das Ausmaß einer eventuell begleitenden Hirnstammläsion bestimmt.

Bei raumfordernden Hemisphäreninfarkten reduziert die dekompressive Kraniektomie die Letalität ebenfalls von etwa 80 auf 30%. Darüber hinaus wird der Anteil der längerfristig Schwerbehinderten unter den Überlebenden durch diesen Eingriff reduziert. Die großzügig anzulegende Trepanation mit Duraplastik führt zu einer Druckentlastung von geschwollenem Hirngewebe und verbessert die zerebrale Perfusion durch Entfaltung von Kollateralkreisläufen.

Nach wie vor kontrovers wird die Indikation zur osteoklastischen Trepanation über der dominanten Hemisphäre diskutiert. Eine Metaanalyse aus drei randomisierten kontrollierten Studien konnte zeigen, dass auch aphasische Patienten von der Dekompressionsoperation profitieren (4). Eine eindeutige Altersgrenze zur dekompressiven Therapie kann nicht festgelegt werden, jedoch ist mit zunehmendem Alter mehr Zurückhaltung geboten.

Der optimale Zeitpunkt der Operation ist schwierig festzulegen. Wenn die Raumforderung des Hemisphäreninfarkts mit einer Bewusstseinsstörung einhergeht, so soll die dekompressive Kraniektomie so früh wie möglich erfolgen, denn bei Patienten mit klinischen Zeichen der transtentoriellen Einklemmung und komatöser Bewusstseinslage kommt die osteoklastische Trepanation in der Regel zu spät und sollte dann nicht mehr durchgeführt werden.

Hypothermie

Eine moderate Hypothermie von 33–35 °C stellt derzeit eine experimentelle Therapie dar, deren Durchführbarkeit und Sicherheit erprobt ist, während ein Effekt auf die Prognose nach schwerem Schlaganfall noch nicht prospektiv bewiesen wurde (2). Während früher Kühlmatten verwendet wurden, erfolgt die Kühlung heutzutage überwiegend intravasal über entsprechende Katheter. In einigen Zentren wird eine Hypothermie im Anschluss an die dekompressive Kraniektomie vorgenommen.

Empfehlungen

- Die Osmotherapie ist indiziert bei Patienten, die klinische Symptome und/oder neuroradiologische Zeichen eines erhöhten intrakraniellen Drucks entwickeln (**Empfehlungsgrad C;** L1, L2).
- Die Dekompressionsbehandlung wird bei raumfordernden zerebellären Infarkten mit drohender Hirnstammkompression empfohlen (**Empfehlungsgrad B;** L2, 1).
- Die Dekompressionsbehandlung von Hemisphäreninfarkten kann ebenfalls empfohlen werden und ist nicht nur als lebensverlängernde Maßnahme anzusehen, sondern kann den Überlebenden, trotz residualer neurologischer Symptome, oft ein weitgehend unabhängiges Leben ermöglichen (**Empfehlungsgrad A;** 4).
- Die moderate Hypothermie kann die Mortalität nach ausgedehnten Hemisphäreninfarkten reduzieren, ist aber spezialisierten Zentren vorbehalten (**Empfehlungsgrad C).**

Leitlinien

L1. Diener HC: Kommission Leitlinien der DGN (Hrsg.). Leitlinien für Diagnostik und Therapie in der Neurologie. 3. überarb.e und erw. Aufl., Thieme, Stuttgart–New York 2005.

L2. Adams HP jr, Del Zoppo G, Alberts MJ, Bhatt DL, Brass L, Furlan A, Grubb RL, Higashida RT, Jauch EC, Kidwell, Lyden PD, Morgenstern LB, Qureshi AI, Rosenwasser RH, Scott PA, Wijdicks EF: Guidelines for the early management of adults with ischemic stroke. A Guideline from the American Heart Association/American Stroke Association Stroke Council, Clinical Cardiology Council, Cardiovascular Radiology and Intervention Council, and the Atherosclerotic Peripheral Vascular Disease and Quality of Care Outcomes in Research Interdisciplinary Working Groups. Stroke 38 (2007) 1655–1711.

Literatur

1. Jauss M, Krieger D, Hornig C, Schramm J, Busse O: Surgical and medical managemant of patients with massive cerebellar infarctions: results of the German-Austrian Cerebellar Infarction Study. J Neurol 246 (1999) 257–264.
2. Schwab S, Schwarz S, Spranger M, Keller E, Bertram M, Hacke W: Moderate Hypothermia in the treatment of patients with severe middle cerebral artery infarction. Stroke 29 (1998) 2461–2466.
3. Schwarz S, Georgiadis D, Aschoff, Schwab S: Effects of hypertonic (10%) saline in patients with raised intracranial pressure after stroke. Stroke 33 (2002) 136.
4. Vahedi K, Hofmeijer J, Juettler E, Vicaut E, George B, Algra A, Amelink GJ, Schmiedeck P, Schwab S, Rothwell PM, Bousser M-G, von der Worp HB, Hacke W, for the DECIMAL, DESTINY and HAMLET investigators: Early decompressive surgery in malignant infarction of the middle cerebral artery: a pooled analysis of three randomised controlled trials. Lancet Neurol 6 (2007) 215–222.

Prognose

Sterblichkeit

Die Letalität des ischämischen Hirninfarkts in den ersten 30 Tagen nach Symptombeginn liegt zwischen 8 und 20% je nach untersuchter Population. In der ersten Woche ist die Todesursache häufig die Hirnschädigung selbst, im weiteren Verlauf ist sie bedingt durch kardiovaskuläre oder infektiöse Komplikationen. Faktoren, die mit einer erhöhten Letalität assoziiert sind:
- ausgeprägtes neurologisches Defizit
- Bewusstseinsstörung
- raumfordernder Effekt des Infarkts
- Beatmungspflichtigkeit
- Rezidivinfarkte
- Vorhofflimmern, koronare Herzerkrankung und/oder Herzinsuffizienz
- Hyperglykämie bzw. erhöhte Entzündungsparameter bei Aufnahme.

Das klinische Bild und die Prognose korrelieren mit den zugrunde liegenden Infarktsubtypen und der Ausdehnung der ischämischen Läsion (4): Totalinfarkte im Versorgungsgebiet der A. carotis haben eine 1-Jahres-Mortalität von 60%, Teilinfarkte 15%, lakunäre Infarkte 10%, Infarkte im hinteren Stromgebiet 15%.
Die 1- bzw. 5-Jahres-Mortalität aller Patienten mit einem ischämischen Hirninfarkt liegt bei 25 bzw. 50%. Die Todesursachen sind überwiegend vaskulärer Genese, wobei der Herzinfarkt häufiger ist als der Schlaganfall selbst. Patienten, die bis zu 45 Jahre alt sind, haben mit einer 1-Jahres-Mortalität von 5% eine erheblich günstigere Prognose.

Krankheitsverlauf in der Akutphase

In der Akutphase kommt es bei etwa 20% aller Patienten mit ischämischem Schlaganfall zu einer Progredienz. Etwa der gleiche Anteil der Patienten zeigt eine rasche Rückbildung der neurologischen Defizite, und etwa 50% haben einen zunächst stabilen Verlauf mit späterer Verbesserungstendenz durch rehabilitative Maßnahmen. Der zeitliche Höhepunkt der Progression wird meistens am 3. Tag im Rahmen der maximalen Ödemausdehnung erreicht. Allerdings kann die Verschlechterung des klinischen Bildes auch durch kardiovaskuläre und infektiöse Komplikationen bedingt sein.
Patienten, welche die Akutphase überlebt haben, zeigen im weiteren Verlauf fast immer eine Besserung des klinischen Bildes. Der zeitliche Verlauf und das Ausmaß der Rückbildung des neurologischen Defizits variieren von Patient zu Patient so stark, dass sie kaum vorhersehbar sind. Die wesentlichen Fortschritte werden in den ersten Wochen nach dem Schlaganfall beobachtet. Die Besserung kann viele Monate, selten sogar bis zu 2 Jahre andauern.

Rezidive ischämischer Hirninfarkte

Das größte Rezidivrisiko besteht in den ersten Tagen nach einem Schlaganfall. Nach einer TIA tritt die Hälfte aller Schlaganfälle innerhalb von 2 Tagen auf. Ursache dieser frühen Reinsulte sind wahrscheinlich instabile, atherosklerotische Plaques. Dies gilt auch für einen frühen Reinfarkt nach vollendetem ischämischen Schlaganfall. Ein arteriosklerotischer, ischämischer Schlaganfall, verursacht durch eine Makroangiopathie mit einer Stenose von mehr als 50%, war in einer Studie der stärkste Prädiktor für einen erneuten Schlaganfall innerhalb von 30 Tagen (7, 8). Die einzelnen Prädiktoren für einen frühen Reinfarkt nach vollendetem ischämischen Schlaganfall und TIA gehen aus der Tabelle M.1-7 hervor.
Etwa 12% der Patienten erleiden innerhalb des ersten Jahres und 30% innerhalb der ersten fünf Jahre einen erneuten Schlaganfall (2). Die Prädiktoren für einen späteren Reinfarkt sind aus der Tabelle M.1-8 ersichtlich.
Es wurden mehrere prognostische Modelle entwickelt, um das Schlaganfallrezidivrisiko abzuschätzen. Dabei

Tabelle M.1-7 Prädiktoren für einen frühen Reinfarkt.

Nach Schlaganfall	Nach TIA
Makroangiopathie mit einer Stenose > 50%	Alter ≥ 60 Jahre
atherosklerotische Schlaganfallätiologie	Diabetes mellitus
arterielle Hypertonie	arterielle Hypertonie
diastolischer Blutdruck > 90 mmHg	Symptomdauer über 10 Minuten
Diabetes mellitus	Symptome: Paresen oder Sprachstörungen
TIA in der Anamnese	neu nachweisbare ischämische Läsionen
Hyperglykämie bei Aufnahme	
vertebrobasilärer Infarkt	
auffälliges Echokardiogramm	

Tabelle M.1-8 Prädiktoren für einen späten Reinfarkt.

Nach Schlaganfall	Nach TIA
Diabetes mellitus	Alter ≥ 60 Jahre
höheres Alter	Diabetes mellitus
Vorhofflimmern	Symptomdauer über 10 Minuten
Alkoholmissbrauch	Paresen
arterielle Hypertonie	Sprachstörungen
TIA in der Anamnese	Rankin-Scale > 1
intrazerebrale Blutung	Infarktnachweis
ethnische Zugehörigkeit	Grenzzoneninfarkte
Demenz	männliches Geschlecht
Leukozytenzahl	vorausgegangene Schlaganfälle
erhöhtes Homocystein	periphere arterielle Verschlusskrankheit
Leukoaraiosis	Hämatokrit > 45%
stille lakunäre Infarkte	EKG-Veränderungen
kleine kortikale Infarkte in der DWI	
offenes Foramen ovale	
Vorhofseptumaneurysma	
symptomatische Karotisstenose	

Tabelle M.1-9 Essen Stroke Risk Score (ESRS).

Klinische Faktoren	Punktzahl
Alter 65–75 Jahre	1
Alter > 75 Jahre	2
arterielle Hypertonie	1
Diabetes mellitus	1
Myokardinfarkt (MI) in der Anamnese	1
andere Herzerkrankungen (ohne MI)	1
periphere arterielle Verschlusskrankheit	1
Rauchen	1
frühere TIA oder Schlaganfall	1
Risiko: niedrig 0–3 Pkte., hoch 4–9 Pkte.	

Tabelle M.1-10 Das ABCD^2-Risikomodell für TIAs.

Klinische Faktoren	Punktzahl
Aller ≥ 60 Jahre	1
initialer systolischer RR ≥ 140 mmHg oder diastolischer RR ≥ 90 mmHg	1
Klinische Symptome:	
unilaterale Parese	2
Sprachstörung ohne Parese	1
Dauer:	
≥ 60 Minuten	2
10–59 Minuten	1
Diabetes mellitus	1
Risiko: niedrig 0–3 Pkte., mittel 4–5 Pkte., hoch 6–7 Pkte.	

handelt es sich um das Stroke Prognostic Instrument (SPI–II) (6) und den deutschen Essen Stroke Risk Score (ESRS) (Tab. M.1-9). Darüber hinaus gibt es zwei Modelle, die das frühe Risiko eines Reinfarkts nach einer TIA erfassen. Da zwischen beiden Skalen zahlreiche Übereinstimmungen in der Auswahl der Risikofaktoren bestehen, wurde ein neues prognostisches Modell (ABCD^2) aus beiden Skalen entwickelt (5). Hierbei wird das Risiko für einen Reinfarkt innerhalb von zwei Tagen anhand der in der Tabelle genannten fünf Faktoren ermittelt (Tab. M.1-10).

Behinderung und Lebensqualität nach ischämischem Schlaganfall

Ein Jahr nach einem ischämischen Hirninfarkt sind 50% der Überlebenden unabhängig, 25% pflegebedürftig. Junge Patienten (15–45 Jahre) bleiben in über 90% unabhängig. Die Lebensqualität ist aber im Regelfall gegenüber dem prämorbiden Zustand nach erlittenem Schlaganfall oft reduziert, auch wenn die Betroffenen ihren Alltag wieder selbstständig bewältigen können.

Vor allem Patienten mit ausgedehnten ischämischen Hirninfarkten leiden im weiteren Verlauf unter kognitiven Störungen. Depressive Verstimmungen sind nach Schlaganfall sehr häufig mit Raten bis zu 50%. Hier ist eine entsprechende antidepressive Behandlung wirksam (1).

Literatur

1. Berg A, Palomaki H, Lehtihalmes M, Lonnqvist J, Kaste M: Poststroke depression: an 18-month follow-up. Stroke 34 (2003) 138–143.
2. Burn J, Dennis M, Bamford J, Sandercock P, Wadd D, Warlow C: Long-term risk of recurrent stroke after a first-ever stroke. The Oxfordshire Community Stroke Project. Stroke 25 (1994) 333–337. Erratum in: Stroke 25 (1994) 1887.
3. Diener HC, Ringleb PA, Savi P: Clopidogrel for the secondary prevention of Stroke. Expert Opin Pharmacother 6 (2005) 755–764.
4. Grau AJ, Weimar C, Buggle F, Heinrich A, Goertler M, Neumaier S, Glahn J, Brandt T, Hacke W, Diener HC: Risk factors, outcome, and treatment in subtypes of ischemic stroke: the German stroke data bank. Stroke 32 (2001) 2559–2566.
5. Johnston SC, Rothwell PM, Nguyen-Huynh MN, Giles MF, Elkins JS, Bernstein AL, Sidney S: Validation and refinement of scores to predict very early stroke risk after transient ischaemic attack. Lancet 369 (2007) 283–292.

6. Kernan WN, Viscoli CM, Brass LM, Makuch RW, Sarrel PM, Roberts RS, Gent M, Rothwell P, Sacco RL, Liu RC, Boden-Alberla B, Horwitz RI: The stroke prognosis instrument II (SPI-II): A clinical prediction instrument for patients with transient ischemia and non-disabling ischemic stroke. Stroke 31 (2000) 456–462.
7. Petty GW, Brown RD jr, Whisnant JP, Sicks JD, O`Fallon WM, Wiebers DO: Ischemic stroke subtypes: a population-based study of functional outcome, survival, and recurrence. Stroke 31 (2000) 1062–1068.
8. Sacco RL, Foulkes MA, Mohr JP, Wolf PA, Hier DB, Price TR: Determinants of early recurrence of cerebral infarction. The Stroke Data Bank. Stroke 20 (1989) 983–989.

Langzeitprophylaxe des ischämischen Schlaganfalls

Primärprävention

Die Primärprävention des Schlaganfalls wird überwiegend von Kardiologen, Internisten und Allgemeinärzten durchgeführt. Deshalb kann auf die entsprechenden internistischen Kapitel verwiesen werden. Nur einige spezielle Probleme sollen hier erörtert werden.

Arterielle Hypertonie

Der Hypertonus ist der wichtigste Risikofaktor für Schlaganfälle, so dass seine Behandlung den höchsten Stellenwert in der Primärprävention des Schlaganfalls besitzt. Bereits eine mäßige Absenkung des Blutdrucks um 6–10 mmHg führt zu einer Reduktion der Schlaganfallrate um bis zu 50% innerhalb weniger Jahre (1). Bei längerfristiger Behandlung geht die Schlaganfallrate um bis zu 75% zurück. Zahlreiche Studien lassen erkennen, dass der Vergleich der sog. konventionellen Blutdrucksenker (Betablocker, Diuretika) gegenüber neueren Medikamenten (Kalziumantagonisten, ACE-Hemmer, AT1-Blocker) keine signifikanten Unterschiede der Schlaganfallrate ergab. Ungünstig in der Primärprävention sind Alpha-Blocker (8).
Diätetische Maßnahmen (kochsalzarme Kost und eine Diät mit vielen Früchten, Gemüse, fettarmer Milch, Geflügel, Fisch und Getreide) können effizient den Blutdruck senken (7).

Fettstoffwechsel

Derzeit gibt es keine Untersuchungen zur Behandlung der Hypercholesterinämie, die exklusiv auf die Primärprävention des Schlaganfalls ausgerichtet sind. Es ergeben sich aber deutliche Hinweise dafür, dass beim Vorliegen einer kardiovaskulären Erkrankung die Schlaganfallrate nach Verabreichung von Statinen reduziert werden kann (5).

Vorhofflimmern

Vorhofflimmern ist einer der wichtigsten Risikofaktoren für einen ischämischen Schlaganfall. Zahlreiche randomisierte Studien haben gezeigt, dass eine orale Antikoagulation das Schlaganfallrisiko deutlich reduziert (4). INR-Werte zwischen 2,0 und 3,0 sind die Einstellung der Wahl. Die Indikation zur Antikoagulation bei Vorhofflimmern muss gegen ein eventuelles Blutungsrisiko abgewogen werden. Im Allgemeinen werden aber zu wenige Patienten mit Vorhofflimmern antikoaguliert. Bislang ist es nicht gelungen, die Überlegenheit anderer Substanzen, z.B. von Thrombinantagonisten oder Thrombozytenfunktionshemmern allein oder in einer Kombination mit oralen Antikoagulanzien zu belegen.

Diabetes mellitus

Obwohl der Diabetes mellitus ein relevanter und unabhängiger Risikofaktor für Schlaganfälle ist, konnte bislang in keiner Primärpräventionsstudie ein signifikant reduziertes Risiko für Schlaganfälle belegt werden. Dennoch ist es unbedingt erforderlich, dass ein Diabetes mellitus adäquat eingestellt wird.

Thrombozytenfunktionshemmer

Thrombozytenfunktionshemmer werden in der Regel nicht zur Primärprävention von ischämischen Schlaganfällen eingesetzt, auch wenn die Womens Health Study bei Frauen im Alter von über 45 Jahren einen Nutzen von Acetylsalicylsäure in der Primärprävention von Schlaganfällen belegen konnte (6).

Sonstige Maßnahmen

Bezüglich einer Nikotinabstinenz zeigen epidemiologische Studien, dass hierdurch das erhöhte Schlaganfallrisiko reduziert werden kann.
Sportliche Aktivität besitzt ähnlich wie die Beseitigung der Adipositas indirekte Effekte auf das Schlaganfallrisiko durch Modifikation anderer Risikofaktoren, wie z.B. die arterielle Hypertonie, Hypercholesterinämie und Diabetes mellitus.
Erhöhtes Homocystein ist ein Risikofaktor sowohl für den Schlaganfall wie für den Herzinfarkt. Es ergeben sich aber keine Anhaltspunkte, dass das Risiko mit einer Therapie durch Folsäure, Vitamin B_6 und Vitamin B_{12} reduziert werden kann (9).
Bei angeborenen und erworbenen Klappenfehlern oder mechanischen Kunstklappen ist eine Antikoagulation (INR 2,5–3,5) primärprophylaktisch wirksam. Patienten mit Bioklappen in Mitralposition werden für 3 Monate antikoaguliert und dann mit ASS behandelt.
Ein asymptomatisches offenes Foramen ovale mit oder ohne Vorhofseptumaneurysma ist nicht behandlungsbedürftig.
Asymptomatische Karotisstenosen: Die Entscheidung für eine Intervention (Thrombendarteriektomie oder Stent) ist sehr schwierig. Die beiden bislang größten Studien zu dieser Thematik konnten übereinstimmend einen primärprophylaktischen Effekt einer Thrombendarteriektomie nachweisen. Die absolute Risikoreduktion liegt allerdings lediglich um 5% innerhalb von fünf Jahren. Wahrscheinlich profitieren Patienten mit zahlreichen vaskulären Risikofaktoren, was allerdings durch Studien nicht abgesichert ist (2, 3).

Empfehlungen

– Patienten mit arterieller Hypertonie sollen mit Diät (DASH-Diät, kochsalzarme Kost), Ausdauersport und/oder Antihypertensiva behandelt werden (**Empfehlungsgrad A**; L1). Wahrscheinlich unterscheiden sich die einzelnen Antihypertensiva in ihrer schlaganfallpräventiven Wirkung nur geringfügig (**Empfehlungsgrad A**; L1, 7, 8).

- Eine Nikotinabstinenz ist unbedingt anzustreben (**Empfehlungsgrad B**; L1).
- Patienten mit einer kardiovaskulären Erkrankung und einem LDL > 100 mg/dl sollen mit einem Statin behandelt werden (**Empfehlungsgrad A**; L1, 9).
- Ein Diabetes mellitus muss konsequent eingestellt werden (**Empfehlungsgrad B**; L1).
- Patienten mit persistierendem oder paroxysmalem Vorhofflimmern und begleitenden vaskulären Risikofaktoren (Hypertonie, koronare Herzerkrankung, Herzinsuffizienz, Alter über 75 Jahre) sollen oral antikoaguliert werden mit einem Ziel-INR von 2,0–3,0 (**Empfehlungsgrad A**; L1). Bei Patienten im Alter über 75 Jahre sollte ein INR um 2,0 angestrebt werden (**Empfehlungsgrad C**). Bei sog. lone atrial fibrillation, d.h. Vorhofflimmern, Alter unter 65 Jahre und fehlendem vaskulärem Risikofaktor ist keine Antikoagulation oder Thrombozytenfunktionshemmung notwendig. Bei Patienten ohne vaskuläre Risikofaktoren im Alter über 65 Jahre und Vorhofflimmern wird Acetylsalicylsäure (100–300 mg) empfohlen. ASS wird ebenfalls eingesetzt bei Patienten mit Kontraindikationen für orale Antikoagulanzien wie zerebrale Mikroangiopathie, beginnende Demenz und erhöhte Sturzgefahr (**Empfehlungsgrad C**; L1).
- Ein asymptomatisches offenes Foramen ovale mit oder ohne Vorhofseptumaneurysma ist nicht behandlungsbedürftig (**Empfehlungsgrad B**; L1).
- Ohne Nachweis einer kardiovaskulären Erkrankung kann Acetylsalicylsäure in der Primärprävention des Schlaganfalls bei Männern nicht empfohlen werden (**Empfehlungsgrad A**; L1). Bei Frauen mit vaskulären Risikofaktoren im Alter von über 45 Jahren ist eine Primärprävention mit Thrombozytenfunktionshemmern aufgrund eines Studienergebnisses berechtigt (**Empfehlungsgrad B**; L1, 6).
- Die Operation einer asymptomatischen Karotisstenose mit einem Stenosegrad über 60% ist gerechtfertigt, wenn vermehrt vaskuläre Risikofaktoren vorliegen, und die kombinierte Mortalität und Morbidität des Eingriffs bei dem in Frage kommenden Operateur innerhalb von 30 Tagen unter 3% liegt (**Empfehlungsgrad B**; L1). Ob ein Stenting bei asymptomatischer Karotisstenose sinnvoll ist, wurde bisher nicht ausreichend untersucht.

Leitlinien

L1. Diener HC: Kommission Leitlinien der DGN (Hrsg.). Leitlinien für Diagnostik und Therapie in der Neurologie. 3. überarb. und erw. Aufl., Thieme, Stuttgart–New York 2005.

Literatur

1. Collins R, Peto R, MacMahon S: Blood pressure, stroke and coronary heart disease. Part 2, short-term reductions in blood pressure: overview of randomized drug trials in their epidemiological context. Lancet 335 (1990) 827–838.
2. Executive Committee for the Asymptomatic Carotid Atherosclerosis Study: Endarterectomy for asymptomatic carotid artery stenosis. JAMA 273 (1995) 1421–1428.
3. Halliday A, Mansfield A, Marro J, Peto C, Peto R, Potter J, Thomas D; MRC Asymptomatic Carotid Surgery Trial (ACST Collaborative Group): Prevention of disabling and fatal strokes by successful carotid endarterectomy in patients without recent neurological symptoms: randomised controlled trial. Lancet 363 (2004) 1491–1502.
4. Hart R, Halperin JL: Atrial fibrillation and stroke: concepts and controversies. Stroke 32 (2001) 803–808.
5. Amarenco P, Labreuche J, Lavalle P, Touboul P-J: Statins in stroke prevention and carotid atherosclerosis: systematic review and up-to-date meta-analysis. Stroke 35 (2004) (12) 2902–2909.
6. Ridker PM, Cook NR, Lee IM, Gordon D, Gaziano JM, Manson JE, Hennekes CH, Buring JE: A randomised trial of low-dose aspirin in the primary prevention of cardiovascular disease in women. N Engl J Med 352 (2005) (13) 1293–1304.
7. Sacks FM, Svetkey LP, Vollmer WM, Appel LJ, Baray GA, Harsha D, Obarzanek E, Conlin PR, Miller ER 3rd, Simons-Morton DG, Karanja N, Lin PH, DASH-Sodium Collaborative Research Group: Effects on blood pressure of reduced dietary sodium and the dietary approaches to stop hypertension (DASH) diet. N Engl J Med 344 (2001) 3–10.
8. Staessen JA, Wang JG, Thijs L: Cardiovascular protection and blood pressure reduction: a meta-analysis. Lancet 358 (2001) 1305–1315.
9. The Heart Outcomes Prevention Evaluation (HOPE) 2 Investigators: Homocysteine lowering with folic acid and B vitamins in vascular disease. N Engl J Med 354 (2006) 1567–1577.

Sekundärprävention

Das Ziel einer Sekundärprävention ist die Vermeidung einer erneuten zerebralen Ischämie (TIA oder Schlaganfall) nach einem ersten solchen Ereignis. Dabei handelt es sich auch gleichzeitig um die Prävention einer koronaren Herzkrankheit oder einer peripheren arteriellen Verschlusskrankheit.

Thrombozytenfunktionshemmung

Durch mehrere Metaanalysen wurde gezeigt, dass Thrombozytenfunktionshemmer eine wesentliche Rolle in der Sekundärprophylaxe des Schlaganfalls spielen. Metaanalysen zeigen, dass bei Patienten nach einer TIA oder einem ischämischen Schlaganfall durch Thrombozytenfunktionshemmer das Risiko eines nicht tödlichen Schlaganfalls um 23% reduziert wird (2). Dabei wird der kombinierte vaskuläre Endpunkt (Schlaganfall, Myokardinfarkt, vaskulärer Tod) um 17% reduziert. Der wirkliche Nutzen einer Thrombozytenfunktionshemmung liegt wahrscheinlich noch höher, da die älteren, in die Metaanalyse eingehenden Schlaganfallstudien Patienten mit völlig unterschiedlicher Ursache aufgenommen haben.

Eine Metaanalyse von 11 placebokontrollierten Studien zur Acetylsalicylsäure (ASS) in der Sekundärprävention nach TIA oder ischämischem Schlaganfall ergab eine relative Risikoreduktion von 13% für den kombinierten vaskulären Endpunkt (vaskulärer Tod, Schlaganfall, Herzinfarkt) (1). Unterschiede zwischen den verschiedenen Dosisbereichen fanden sich nicht, und in Deutschland wie in den meisten europäischen Ländern, hat sich eine Therapie mit 100 mg ASS täglich durchgesetzt. Sowohl die subjektiven gastrointestinalen Nebenwirkungen wie Übelkeit, Dyspepsie usw. als auch die Blutungskomplikationen sind dosisabhängig. Ein weiterer, bei kardiovaskulären Patienten häufig angewandter Thrombozytenfunktionshemmer ist Clopidogrel, welcher bezüglich seiner prophylaktischen Wirksamkeit nach Schlaganfall in der CAPRIE-Studie untersucht wurde (3). An 22.000 Patienten wurde 75 mg Clopidogrel mit 325 mg ASS doppelblind, randomisiert verglichen. Eingeschlossen wurden Patienten mit Schlaganfall, Myokardinfarkt oder symptomatischer peripherer Verschlusskrankheit. Primärer Endpunkt war ein erneutes vaskuläres Ereignis (Myokardinfarkt, Schlaganfall oder vaskulärer Tod). Clopidogrel senkte diesen kombinierten Endpunkt um 8,7% statistisch signifikant, wobei die absolute jährliche Risikoreduktion 0,51% betrug. Bei der Subgruppenanalyse ergab sich lediglich für die Patienten mit peripherer Verschlusskrankheit bzw. mit peripherer Verschlusskrankheit plus Schlaganfall plus Myokardinfarkt eine signifikante Risikoreduktion des Schlaganfalls durch Clopidogrel im Vergleich zur Acetylsalicylsäure.

Die MATCH-Studie untersuchte die prophylaktische Wirksamkeit von 75 mg Clopidogrel im Vergleich zu der Kombination von 75 mg Clopidogrel plus 75 mg ASS bei Hochrisikopatienten mit vorangegangener TIA oder ischämischem Schlaganfall (6). Während der 18-monatigen Beobachtungszeit fand sich kein statistisch signifikanter Unterschied bezüglich des kombinierten Endpunkts Schlaganfall, Myokardinfarkt oder vaskulärer Tod. Allerdings waren Blutungskomplikationen unter der Kombination signifikant häufiger.

Die kürzlich publizierte CHARISMA-Studie war eine kombinierte Primär- und Sekundärpräventionsstudie, in die über 15.000 Patienten eingeschlossen wurden (4). Der Primärprophylaxearm enthielt Patienten mit multiplen arteriosklerotischen Risikofaktoren, der Sekundärprophylaxearm solche, die zuvor ein kardiovaskuläres oder zerebrovaskuläres Ereignis erlitten hatten oder bei denen eine symptomatische periphere arterielle Verschlusskrankheit vorlag. Verglichen wurden ASS (75–162 mg) mit einer dualen Plättchenhemmung mit ASS (75–162 mg) und 75 mg Clopidogrel. Für den kombinierten Endpunkt (Schlaganfall, Myokardinfarkt und vaskulärer Tod) ergab sich keine Überlegenheit der Kombinationstherapie gegenüber der Monotherapie.

Somit hat sowohl die MATCH- als auch die CHARISMA-Studie gezeigt, dass die Kombinationstherapie von Clopidogrel und Aspirin weder einer Clopidogrel- noch einer Aspirin-Monotherapie überlegen ist.

Eine weitere, klinisch relevante thrombozytenfunktionshemmende Substanz ist Dipyridamol. Die bisher größte Untersuchung zur Wirksamkeit der Kombination von retardiertem Dipyridamol und ASS war die ESPS-II-Studie mit mehr als 6.000 Patienten (5). Dabei ergab sich, dass die Kombinationsbehandlung bezüglich des Endpunktes erneuter Schlaganfall nicht nur zu einer Risikoreduktion gegenüber Placebo, sondern auch gegenüber der alleinigen Behandlung mit ASS ergab. Blutungskomplikationen waren unter der Kombinationsbehandlung nicht häufiger, allerdings traten vermehrt Kopfschmerzen auf. Kardiale Ereignisse waren bei den mit Dipyridamol behandelten Patienten nicht häufiger. Die bei der ESPS-II verwandte fixe Kombination aus 25 mg ASS plus 200 mg retardiertem Dipyridamol ist aufgrund dieses Studienergebnisses für die Schlaganfallprophylaxe in einer Dosierung von 2 Kapseln täglich zugelassen.

Bestätigt wurden die Ergebnisse der ESPS-II-Studie durch die kürzlich publizierte ESPRIT-Studie (7), in der bei Patienten nach TIA oder leichtem ischämischen Schlaganfall eine ASS-Monotherapie in einer Dosierung zwischen 30–325 mg täglich mit einer Kombination aus ASS mit Dipyridamol 2×200 mg täglich verglichen wurde (7). Insgesamt ergab sich bei einer Beobachtungszeit von 3,5 Jahren eine 1%ige absolute Risikoreduktion zugunsten der Kombinationstherapie.

Es ist nicht ganz geklärt, unter welchen Bedingungen nach einer TIA oder ischämischem Schlaganfall Acetylsalicylsäure oder die seit mehreren Jahren zugelassene Kombination von Acetylsalicylsäure und retardiertem Dipyridamol gegeben werden soll. Bei einem erhöhten Rezidivrisiko, welches mit Hilfe der o.g. Risiko-Scores ermittelt werden kann, ist die Kombinationsbehandlung gerechtfertigt. In der jüngst vom englischen National Institute for Health and Clinical Excellence (NICE) verabschiedeten Leitlinie wird für alle Patienten nach TIA oder ischämischem Schlaganfall der Einsatz der Fixkombination von ASS und Dipyridamol für 2 Jahre nach dem Ereignis empfohlen, weil in dieser Zeit das Rezidivrisiko besonders hoch ist. Danach wird die Prävention mit niedrigen Dosen ASS empfohlen (8).

Die Dauer einer Behandlung mit Thrombozytenfunktionshemmern wurde in Studien bisher nur bis zum 4. Jahr nach dem Initialereignis untersucht. Aus prinzipiellen Überlegungen wird die Rezidivprophylaxe sofern sie toleriert wird, in der Regel lebenslang verordnet.

GP-IIb/IIIa-Antagonisten

Es handelt sich um Thrombozytenfunktionshemmer, die bei akuten Koronarsyndromen und intravenöser Verabreichung sehr effektiv sind und die Frühmortalität reduzieren. Die BRAVO-Studie, die einen oralen Glykoprotein-IIb/IIIa-Hemmer zur Schlaganfallsekundärprophylaxe untersucht hat, musste wegen einer erhöhten Blutungsrate abgebrochen werden (9).

Empfehlungen

– Bei Patienten mit fokaler Ischämie wird ASS in einer Dosierung von 50–150 mg (**Empfehlungsgrad A;** L1, L4), die Kombination ASS (2×25 mg) plus retardiertem Dipyridamol (2×200 mg) (**Empfehlungsgrad A;** L1, L4) und Clopidogrel (75 mg) (**Empfehlungsgrad B;** L1) empfohlen.
– Die Kombination Acetylsalicylsäure (2×25 mg) plus retardiertem Dipyridamol kann als Initialtherapie empfohlen werden (**Empfehlungsgrad A;** L4, 7).
– Bei Patienten mit Kontraindikationen gegen oder Unverträglichkeit von ASS wird Clopidogrel empfohlen (**Empfehlungsgrad A;** L1; **Empfehlungsgrad B;** L4).

- ASS in Dosierungen von mehr als 150 mg sollten nicht verabreicht werden (**Empfehlungsgrad B**; L1).
- Die Dauer einer Behandlung mit Thrombozytenfunktionshemmern wurde bisher jenseits des 4. Jahres nach dem initialen Ereignis nicht untersucht. Deshalb sollte die Prophylaxe, wenn sie toleriert wird, lebenslang erfolgen (**Empfehlungsgrad C**; L1).

Leitlinien

L1. Diener HC: Kommission Leitlinien der DGN (Hrsg.). Leitlinien für Diagnostik und Therapie in der Neurologie. 3. überarb. und erw. Aufl., Thieme, Stuttgart–New York 2005.
L4. Sacco RL, Adams R, Albers G, Alberts MJ, Benavente O, Furie K, Goldstein LB, Gorelick P, Halperin J, Harbaugh R, Johnston SC, katzan I, Kelly-Hayes M, Kenton EJ, Marks M, Schwamm LH, Tomsick T: Guidelines for prevention of stroke in patients with ischemic stroke or transient ischemic attack: A statement for healthcare professionals from the American Heart Association/American Stroke Association Council on Stroke: Co-sponsored by the Council on Cardiovascular Radiology and Intervention. Stroke 37 (2006) 577–617.

Literatur

1. Algra A, De Schryver EL, van Gijn J, Kappelle J, Koudstaal PJ: Oral anticoagulants versus antiplatelet therapy for preventing further vascular events after transient ischemic attack or minor stroke of presumed arterial origin. Stroke 34 (2003) 234–235.
2. Antithrombotic Trialists´ Collaboration: Collaborative meta-analysis of randomised trials of antiplatelet therapy for prevention of death, myocardial infarction, and stroke in high risk patients. BMJ 524 (2002) 71–86.
3. CAPRIE Steering Committee: A randomised, blinded, trial of clopidogrel versus aspirin in patients at risk of ischaemic events (CAPRIE). Lancet 348 (1996) 1329–1339.
4. Bhatt DL, Fox KAA, Hacke W, Berger PB, Black HR, Boden WE, Cacoub P, Cohen EA, Creager MA, Easton JD, Flather MD, Haffner SM, Hamm CW, Hankey GJ, Johnston SC, Mak KH, Mas JL, Montalescot G, Pearson TA, Steg PG, Steinhubl SR, Weber MA, Brennan DM, Fabry-Ribaudo L, Booth J, Topel EJ, CHARISMA Investigators: Clopidogrel and aspirin versus aspirin alone for the prevention of atherothrombotic events. N Engl J Med 354 (2006).
5. Diener HC, Cunha L, Forbes C, Sivenius J, Smets P, Lowenthal A: European Stroke Prevention Study 2: Dipyridamole and acetylsalicylic acid in the secondary prevention of stroke. J Neurol Sci 143 (1996) 1–13.
6. Diener HC, Bogousslavsky L, Brass LM, Cimminiello C, Csiba L, Kaste M, Leys D, Matias-Guiu J, Rupprecht HJ, MATCH Investigators: Acetylsalicylic acid on a background of clopidogrel in high-risk patients randomised after recent ischaemic stroke or transient ischemic attack: The MATCH trial results. Lancet 364 (2004) 331–334.
7. The ESPRIT Study Group: Aspirin plus dipyridamole versus aspirin alonoe after cerebral ischaemia of artrial origin (ESPRIT): randomised controled trial. Lancet 367 (2006) 1665–1673.
8. National Institute for Health and Clinical Excellence: Technology Appraisal Guidance 90: Clopidogrel and modified-release dipyridamole in the prevention of occlusive vascualr events. Download unter: www.nice.org.uk/TA090,2005.

Antikoagulation

Bezüglich der frühen Sekundärprophylaxe mit Antikoagulanzien sei auf das Kapitel zur Akuttherapie verwiesen.

Vorhofflimmern

Antikoagulanzien sind in der Sekundärprophylaxe nach Infarkten bei Vorhofflimmern hoch wirksam. In einer randomisierten Studie (2) konnte eine 70%ige Risikoreduktion gegenüber 15% unter ASS für einen erneuten Schlaganfall erreicht werden. Post-hoc-Analysen ergaben, dass das beste Verhältnis zwischen Reduktion von ischämischen Ereignissen und der Verhinderung von Blutungskomplikationen bei einer INR von 3,0 erreicht wird. Im Allgemeinen wird bei Patienten mit nicht rheumatischem Vorhofflimmern und vorangegangenem ischämischen Schlaganfall die Einstellung auf einen INR-Wert von 2–3 empfohlen. Höhere INR-Werte sind allenfalls bei Hochrisikopatienten in den ersten Wochen und Monaten nach dem Schlaganfallereignis zu vertreten, wobei immer potenzieller Nutzen und Blutungsrisiko gegeneinander abgewogen werden müssen. Mit dem Beginn der oralen Antikoagulation kann nach TIA und leichtem ischämischen Insult bereits frühzeitig, d.h. innerhalb von 3 bis 5 Tagen begonnen werden. Bei ausgedehnteren Infarkten soll wegen der Gefahr einer sekundären Einblutung etwas abgewartet werden.

Sonstige kardiale Erkrankungen

Bei einem Nachweis von intrakardialen Thromben ist eine konsequente orale Langzeitantikoagulation erforderlich. Dasselbe gilt für Patienten mit mechanischen Herzklappen. Bei diesen Erkrankungen empfiehlt sich wegen des hohen Risikos eines kardiogen embolischen Schlaganfalls, die INR-Werte etwas höher um 2,5–3,5 festzulegen. Bei Patienten mit biologischer Klappe ist lediglich eine vorübergehende Antikoagulation für 3 Monate notwendig.

Offenes Foramen ovale

Vor allem bei jüngeren Patienten ohne sonstige Risikofaktoren stellt sich oft die Frage, ob der ischämische Schlaganfall Folge einer Embolie infolge eines offenen Foramen ovale ist. So haben Patienten mit kryptogenen ischämischen Schlaganfällen, d.h. Insulten ohne eindeutige Ursache, häufiger ein offenes Foramen ovale. In einer prospektiven Studie zeigte sich, dass ein signifikant erhöhtes Risiko für ein Schlaganfallrezidiv lediglich bei Patienten mit PFO und atrialem Septumaneurysma vorlag, denn die Rezidivrate lag innerhalb von 4 Jahren trotz ASS-Therapie bei 15,2% (3). Die Rezidivrate beim Vorliegen eines PFO ohne Vorhofseptumaneurysma war vergleichsweise niedrig, so dass sich bei dieser Konstellation zunächst die Behandlung mit ASS empfiehlt. Wenn aber ein Rezidiv unter ASS auftritt, oder ein PFO mit Vorhofseptumaneurysma vorliegt, sollte eine orale Antikoagulation mit einem INR von 2,0–3,0 für mindestens 2 Jahre vorgenommen werden. Eine Evidenz für die Notwendigkeit einer lebenslangen Antikoagulation liegt nicht vor. Nur bei einem weiteren Rezidiv oder einer Kontraindikation für eine orale Antikoagulation sollte ein interventioneller PFO-Verschluss (Schirmchenverschluss) durchgeführt werden.

Nichtkardiogene zerebrale Ischämien

Es gibt keinen Beleg dafür, dass atherothrombotische Erkrankungen als Ursache für einen ischämischen Schlaganfall von einer Antikoagulation profitieren. Die WARSS-Studie hat bei nicht-kardiogen embolischen ischämischen Schlaganfällen 325 mg ASS und eine orale Antikoagulation (INR 1,4–2,8) miteinander verglichen (4). Einen statistisch signifikanten Unterschied bezüglich der Schlaganfallrezidivrate ergab sich nicht. Das Ergebnis dieser Studie zeigt aber, dass bei den wenigen Patienten, die eine Kontraindikation für die verschiedenen Thrombozytenfunktionshemmer aufweisen oder diese nicht vertragen, eine orale Antikoagulation in gleicher Weise wirksam ist, wenn eine atherothrombotische Erkrankung vorliegt.

Wegen des hohen Rezidivrisikos wurde früher häufig eine orale Langzeitantikoagulation bei intrakraniellen Gefäßstenosen indiziert. Die WASID-Studie hat bei Patienten mit symptomatischen intrakraniellen Stenosen die Wirksamkeit von ASS 1300 mg mit oraler Antikoagulation (INR 2–3) verglichen. Es ergab sich kein signifikanter Unterschied beider Behandlungsarme (1).

Auch bei signifikanten (mehr als 4 mm Dicke) Aortenbogenplaques werden häufig Antikoagulanzien verabreicht – offenbar wegen der Nähe der atherothrombotischen Erkrankung zum Herzen. Allerdings erscheint diese Therapiestrategie aus pathophysiologischen Gründen nicht gerechtfertigt. Entsprechende Vergleichsstudien sind unterwegs.

Empfehlungen zur Antikoagulation

- Bei Patienten mit kardialer Emboliequelle, insbesondere mit Vorhofflimmern, wird eine orale Antikoagulation mit INR-Werten von 2,0–3,0 empfohlen (**Empfehlungsgrad A; L1, L4**). Bei Hochrisikopatienten können auch vorübergehend oder längerfristig höhere INR-Werte angestrebt werden (**Empfehlungsgrad C**).
- Nach TIA und leichtem ischämischen Insult und Vorhofflimmern kann die orale Antikoagulation innerhalb von 3 bis 5 Tagen begonnen werden (**Empfehlungsgrad C; L1**).
- Bei Patienten mit mechanischen Herzklappen erfolgt eine Antikoagulation mit INR-Werten zwischen 2,0 und 3,5 (**Empfehlungsgrad C; L1; Empfehlungsgrad B; L4**).
- Bei Patienten mit biologischer Klappe wird eine temporäre Antikoagulation für 3 Monate empfohlen (**Empfehlungsgrad C; L1**).
- Bei einem offenen Foramen ovale (PFO) ist eine orale Antikoagulation (INR 2,0–3,0) für mindestens 2 Jahre angezeigt, wenn es zu einem Rezidiv unter ASS gekommen ist oder ein PFO mit Vorhofseptumaneurysma vergesellschaftet ist (**Empfehlungsgrad C; L1**).
- Kommt es zu einem weiteren ischämischen Ereignis oder bestehen Kontraindikationen für eine orale Antikoagulation, erfolgt ein interventioneller PFO-Schirmchenverschluss (**Empfehlungsgrad C; L1**).
- Bei atherothrombotischen Erkrankungen als Ursache des ischämischen Hirninfarkts sind primär Thrombozytenfunktionshemmer indiziert. Wenn Thrombozytenfunktionshemmer nicht gegeben werden können, sind orale Antikoagulanzien gerechtfertigt (**Empfehlungsgrad B; L4**).

Leitlinien

L1. Diener HC: Kommission Leitlinien der DGN (Hrsg.). Leitlinien für Diagnostik und Therapie in der Neurologie. 3. überarb. und erw. Aufl., Thieme, Stuttgart–New York 2005.

L4. Sacco RL, Adams R, Albers G, Alberts MJ, Benavente O, Furie K, Goldstein LB, Gorelick P, Halperin J, Harbaugh R, Johnston SC, Katzan I, Kelly-Hayes M, Kenton EJ, Marks M, Schwamm LH, Tomsick T: Guidelines for prevention of stroke in patients with ischemic stroke or transient ischemic attack: A statement for healthcare professionals from the American Heart Association/American Stroke Association Council on Stroke: Co-sponsored by the Council on Cardiovascular Radiology and Intervention: Stroke 37 (2006) 577–617.

Literatur

1. Chimowitz MI, Lynn MJ, Howlett-Smith H, Stern BJ, Hertzberg VS, Frankel MR, Levine SR, Chaturvedi S, Kasner SE, Benesch CG, Sila CA, Jovin TG, Romano JG: Comparison of warfarin and aspirin for symptomatic intracranial arterial stenosis. N Engl J Med 352 (2005) (13) 1305–1316.
2. European Atrial Fibrillation Trial (EAFT) Study Group: Secondary prevention in non-rheumatic atrial fibrillation after transient ischaemic attack or minor stroke. Lancet 342 (1993) 1255–1262.
3. Mas JL, Arquizan C, Lamy C, Zuber M, Cabanes L, Derumeaux G, Coste J, Patent Foramen Ovale and Atrial Septal Aneurysm Study Group: Recurrent cerebrovascular events associated with patent foramen ovale, atrial septal aneurysm, or both. N Engl J Med 345 (2001) 1740–1746.
4. Mohr JP, Thompson JL, Lazar RM, Levin B, Sacco RL, Furie KL, Kistler JP, Albers GW, Pettigrew LC, Adams HP Jr, Jackson CM, Pullicino P: A comparison of warfarin and aspirin for the prevention of recurrent ischemic stroke. N Engl J Med 345 (2001) 1444–1451.

Hypertonie

Es ist keine Frage, dass der Hauptrisikofaktor für einen ischämischen Schlaganfall, nämlich die Hypertonie, sekundärprophylaktisch gut eingestellt werden muss. Bezüglich Einzelheiten zur Hochdrucktherapie sei auf die internistischen Kapitel verwiesen. Es liegen Studien mit Antihypertensiva vor, die isoliert ihren sekundärpräventiven Effekt auf den Schlaganfall untersuchen. Die PROGRESS-Studie verglich den ACE-Hemmer Perindopril mit und ohne das Diuretikum Indapamid mit Placebo nach einem Schlaganfall oder einer TIA (1). Nach einer vierjährigen Beobachtungszeit fand sich unter der blutdrucksenkenden Behandlung nicht nur eine Reduktion des Blutdrucks, sondern es zeigte sich auch eine absolute 4%ige Reduktion des Schlaganfallrezidivrisikos. Bemerkenswerterweise profitierten hypertensive und nicht-hypertensive Patienten gleichermaßen von dieser Therapie. Die MOSES-Studie zeigte, dass eine hypertensive Therapie mit dem Angiotensinrezeptorblocker Eprosartan bei Schlaganfallpatienten signifikant wirksamer ist als der Kalziumantagonist Nitrendipin (2). Mit beiden Substanzen wurde eine identische Blutdrucksenkung erzielt, so dass Sartane möglicherweise zusätzliche pleiotrope, das Schlaganfallrezidivrisiko günstig beeinflussende Eigenschaften besitzen.

Der ACE-Hemmer Ramipril reduziert aufgrund der Studienlage bei Patienten nach Schlaganfall vaskuläre Endpunkte, aber nicht das eigentliche Schlaganfallrisiko (3).

Empfehlungen

- Die konsequente Behandlung einer arteriellen Hypertonie reduziert das Schlaganfallrisiko (**Empfehlungsgrad A;** L1, L4).
- Wahrscheinlich sind alle Antihypertensiva in der Sekundärprävention des Schlaganfalls wirksam (**Empfehlungsgrad B;** L1). Aufgrund der Studienlage ist es gerechtfertigt, zur Schlaganfallrezidivprophylaxe ACE-Hemmer oder Angiotensinrezeptorblocker einzusetzen (**Empfehlungsgrad B;** L1).

Leitlinien

L1. Diener HC: Kommission Leitlinien der DGN (Hrsg.). Leitlinien für Diagnostik und Therapie in der Neurologie. 3. überarb. und erw. Aufl., Thieme, Stuttgart–New York 2005.

L4. Sacco RL, Adams R, Albers G, Alberts MJ, Benavente O, Furie K, Goldstein LB, Gorelick P, Halperin J, Harbaugh R, Johnston SC, Katzan I, Kelly-Hayes M, Kenton EJ, Marks M, Schwamm LH, Tomsick T: Guidelines for prevention of stroke in patients with ischemic stroke or transient ischemic attack: A statement for healthcare professionals from the American Heart Association/American Stroke Association Council on Stroke: Co-sponsored by the Council on Cardiovascular Radiology and Intervention. Stroke 37 (2006) 577–617.

Literatur

1. Progress Collaborative Group: Randomised trial of a perindopril-based blood pressure lowering among 6105 individuals with previous stroke or transient ischaemic attack. Lancet 358 (2001) 1033–1041.
2. Schrader J, Luders S, Kulschewski A, Hammersen F, Plate K, Berger J, Zidek W, Dominiak P, Diener HC: Morbidity and mortality after stroke, eprosartan compared wih nitrendipine for secondary prevention: principal results of a prospective randomized controled study (MOSES). Stroke 36 (2006) 1218–1226.
3. Yusuf S, Sleigh P, Pogue J, Bosch J, Davies R, Dagenais G: Effects of an angiotensin-converting-enzyme inhibitor, ramipril, on cardiovascular events in high-risk patients: the Heart Outcomes Prevention Evaluation Study Investigators. N Engl J Med 342 (2000) 145–153.

Hypercholesterinämie

Zahlreiche Studien haben gezeigt, dass Statine in der Lage sind, bei vaskulären Patienten im weiteren Verlauf das Schlaganfallrezidiv zu reduzieren. Eine Metaanalyse von 90.000 Patienten aus verschiedenen Statin-Studien hat gezeigt, dass die Reduktion des Schlaganfallrisikos vornehmlich durch eine Reduktion der LDL-Chloesterin-Werte erreicht werden kann (1). Bislang gab es allerdings keine einzige Studie, die sich mit dem Schlaganfallrezidivrisiko unter Statinen ausschließlich nach erlittenem ischämischen Schlaganfall beschäftigt hat. Die SPARCL-Studie verglich die Anzahl der Schlaganfallrezidive bei TIA und Schlaganfallpatienten ohne koronare Herzkrankheit mit einem LDL-Cholesterin-Wert zwischen 100–190 mg/dl im Vergleich von 80 mg Atorvastatin bzw. Placebo täglich (2). Unter Statinbehandlung konnte für tödliche und nichttödliche Schlaganfälle eine absolute Risikoreduktion von 2,2% erreicht werden. Die absolute Risikoreduktion für alle kardiovaskulären Ereignisse war mit 3,5% zugunsten der Behandlung mit Atorvastatin noch höher. Zerebrale Blutungen waren selten, aber in der Atorvastatin-Gruppe signifikant höher als in der Placebo-Gruppe. Dennoch kann bei Patienten mit einem zurückliegenden Schlaganfall/TIA 80 mg Atorvastatin pro Tag zur Reduktion eines Rezidivs empfohlen werden, zumal auch eine signifikante Reduktion von kardiovaskulären Ereignissen unter dieser Dosierung in der Studie beobachtet wurde.

Empfehlungen

- Bei Patienten mit fokaler zerebraler Ischämie und koronarer Herzkrankheit sollten unabhängig vom Ausgangswert des LDL-Cholesterins Statine eingesetzt werden, Zielwerte sollten zwischen 70 und 100 mg/dl liegen (**Empfehlungsgrad A;** L1, L4).
- Bei Patienten mit ischämisch bedingten TIA/Schlaganfällen ohne koronare Herzkrankheit werden 80 mg Atorvastatin zur Reduktion eines Rezidivs und der kardiovaskulären Morbidität empfohlen (**Empfehlungsgrad A;** L3). Wahrscheinlich ist aber die Senkung des LDL-Cholesterins wichtiger als der Einsatz eines bestimmten Statins (**Empfehlungsgrad C**).

Leitlinien

L1. Diener HC: Kommission Leitlinien der DGN (Hrsg.). Leitlinien für Diagnostik und Therapie in der Neurologie. 3. überarb. und erw. Aufl., Thieme, Stuttgart–New York 2005.

L3. Diener HC, Allenberg J-R, Bode C, Busse O, Forsting M, Grau AJ, Hennerici M, Grond M, Haberl RL, Hamann GF, Ringelstein EB, Ringleb PA: Leitlinien der Deutschen Gesellschaft für Neurologie und der Deutschen Schlaganfallgesellschaft zur Primär- und Sekundärprävention des Schlaganfalls: Aktualisierung 2007 Aktuelle Neurologie 34 (2007) 8–12.

L4. Sacco RL, Adams R, Albers G, Alberts MJ, Benavente O, Furie K, Goldstein LB, Gorelick P, Halperin J, Harbaugh R, Johnston SC, Katzan I, Kelly-Hayes M, Kenton EJ, Marks M, Schwamm LH, Tomsick T: Guidelines for prevention of stroke in patients with ischemic stroke or transient ischemic attack: A statement for healthcare professionals from the American Heart Association/American Stroke Association Council on Stroke: Co-sponsored by the Council on Cardiovascular Radiology and Intervention: Stroke 37 (2006) 577–617.

Literatur

1. Amarenco P, Labreuche J, Lavalle P, Touboul P-J: Statins in stroke prevention and carotid atherosclerosis: syste-

matic review and up-to-date meta-analysis. Stroke 35 (2004) (12) 2902–2909.
2. The Stroke Prevention by Aggressive Reduction in Cholesterol Levels (SPARCL) Investigators: High-Dose atorvastatin after stroke or transient ischemic attack. N Engl J Med 355 (2006) 549–559.

Karotischirurgie

Der Nutzen der Karotischirurgie im Vergleich zur medikamentösen Behandlung konnte durch die sorgfältig geplanten, prospektiv angelegten und randomisierten Studien aus Europa (2) und Nordamerika (1) bei symptomatischen Patienten mit einer höhergradigen Lumeneinengung der A. carotis interna (ACI) nachgewiesen werden. Am besten profitieren Patienten mit über 70%igen symptomatischen Stenosen. Patienten mit unter 50%igen Karotisstenosen profitieren nicht von einer Operation, bei 50- bis 69%igen Stenosen ist der Vorteil der Operation sehr gering. Die perioperative 30-Tage-Komplikationsrate des Operateurs sollte unter 6% liegen. Der Nutzen der Operation wird deutlich geringer, wenn der Eingriff später als 2 bis 4 Wochen nach dem initialen Ereignis durchgeführt wird (4). Bei der Indikation zur Karotischirurgie muss berücksichtigt werden, dass die relevanten Studien zu einem Zeitpunkt durchgeführt wurden, als die medikamentöse Sekundärprävention lange nicht so gezielt durchgeführt werden konnte wie es nach heutigem Erkenntnisstand möglich ist. Es hat sich gezeigt, dass Patienten mit hemisphärischem Schlaganfall besser von der Operation profitieren als mit isolierten okulären Symptomen (Amaurosis fugax, retinaler Infarkt). Wichtig zu wissen ist, dass Hochrisikopatienten besonders gut von der Operation profitieren. Dies steht im Gegensatz zu früheren Strategien, als man vorzugsweise bei Patienten mit wenigen Risikofaktoren eine Karotisthrombendarteriektomie durchführte. Die Indikation zur operativen Beseitigung der Stenose sollte immer gemeinsam vom Neurologen und dem Gefäßchirurgen gestellt werden.

Karotis-Stenting

Die Karotisangioplastie mit Stenting sollte im Moment noch kein Routineverfahren sein, obwohl sie vielfach anstelle der Karotischirurgie vorgenommen wird. Im Jahr 2006 wurden zwei randomisierte Studien zur stentgeschützten Angioplastie symptomatischer Karotisstenosen im Vergleich zur Karotisthrombendarteriektomie (3, 5) veröffentlicht. In beiden Studien wurden symptomatische Patienten mit höhergradiger symptomatischer Karotisstenose eingeschlossen, bei denen grundsätzlich beide Therapieverfahren möglich schienen. Der primäre Endpunkt war ein ipsilateraler Schlaganfall oder Tod innerhalb von 30 Tagen. In der SPACE-Studie konnte die „Non-Inferiority" des Karotis-Stentings gegenüber der Endarteriektomie nicht gezeigt werden (5). In der EVA-3S-Studie war der Endpunkt Schlaganfall oder Tod innerhalb von 30 Tagen; es ergab sich bereits frühzeitig ein Ergebnis zu Ungunsten der Stent-Angioplastie, so dass die Studie abgebrochen werden musste (3). In dieser Studie waren jedoch die geforderten Erfahrungen in der Karotis-Stenting-PTA und im Umgang mit den Materialien unzureichend. Wenn man die Ergebnisse dieser und anderer Studien sowie großer Register zusammenfasst, so lässt sich bezüglich des periprozeduralen Risikos nicht sicher ein Vorteil zugunsten der operativen Behandlung erkennen. Langzeitergebnisse liegen allerdings noch nicht vor.

Empfehlungen

– Bei hochgradigen symptomatischen Karotisstenosen (70–99%) sollte eine Endarteriektomie durchgeführt werden (**Empfehlungsgrad A**; L1, L4).
– Bei mittelgradigen (50–69%) symptomatischen Karotisstenosen ist der Nutzen der Operation geringer und die Indikation ist abhängig von patientenspezifischen Faktoren wie Alter, Geschlecht, Risikofaktoren und Schwere der Symptome (**Empfehlungsgrad A**; L4; **Empfehlungsgrad B**; L1).
– Die Karotisoperation soll nach Möglichkeit innerhalb von 2 bis 4 Wochen nach dem ischämischen Ereignis vorgenommen werden, da später der Nutzen der Operation nachlässt (**Empfehlungsgrad B**; L2).
– Die Karotisangioplastie mit Stenting ist im Moment noch kein Routineverfahren. Die Karotisthrombendarteriektomie ist die Therapie der ersten Wahl (**Empfehlungsgrad A**; L3).
– Ein Karotis-Stenting kommt in Betracht bei Patienten, bei denen ein hohes Operationsrisiko vorliegt oder die Operation technisch als schwierig anzusehen ist. Weitere Indikationen sind Patienten mit Rezidivstenosen nach Thrombendarteriektomie, hochgradigen Stenosen nach Strahlentherapie oder hoch sitzenden und einer chirurgischen Intervention schwer zugänglichen Stationen (**Empfehlungsgrad C**; L3, **Empfehlungsgrad B**; L4).

Stenting intrakranieller Stenosen

Ischämische Schlaganfälle bei intrakraniellen Stenosen haben ein hohes Rezidivrisiko. Aus diesem Grund wird in einigen Zentren als Heilversuch eine Stentimplantation vorzugsweise der A. basilaris oder der A. cerebri media durchgeführt, wenn es unter der Gabe von Thrombozytenfunktionshemmern oder Antikoagulanzien zu weiteren ischämischen Ereignissen kommt. Langzeitergebnisse bzw. randomisierte Studien liegen noch nicht vor.

Leitlinien

L1. Diener HC: Kommission Leitlinien der DGN (Hrsg.). Leitlinien für Diagnostik und Therapie in der Neurologie. 3. überarb. und erw. Aufl., Thieme, Stuttgart–New York 2005
L3. Diener HC, Allenberg J-R, Bode C, Busse O, Forsting M, Grau AJ, Hennerici M, Grond M, Haberl RL, Hamann GF, Ringelstein EB, Ringleb PA: Leitlinien der Deutschen Gesellschaft für Neurologie und der Deutschen Schlaganfallgesellschaft zur Primär- und Sekundärprävention des Schlaganfalls: Aktualisierung 2007 Aktuelle Neurologie 34 (2007) 8–12.
L4. Sacco RL, Adams R, Albers G, Alberts MJ, Benavente O, Furie K, Goldstein LB, Gorelick P, Halperin J, Harbaugh R, Johnston SC, Katzan I, Kelly-Hayes M, Ken-

ton EJ, Marks M, Schwamm LH, Tomsick T: Guidelines for prevention of stroke in patients with ischemic stroke or transient ischemic attack: A statement for healthcare professionals from the American Heart Association/American Stroke Association Council on Stroke: Co-sponsored by the Council on Cardiovascular Radiology and Intervention. Stroke 37 (2006) 577–617.

Literatur

1. Barnett HJM, Taylor DW, Eliasziw M, Fox AJ, Ferguson GG, Haynes RB, Rankin RN, Clagett GP, Hachinski VC, Sacket DL, Thorpe KE, Meldrum HE, Spence JD, for the North American Symptomatic Carotid Endarterectomy Trial Collaborators: Benefit of carotid endarterectomy in patients with symptomatic moderate or severe stenosis. N Engl J Med 339 (1998) 1415–1425.
2. European Carotid Surgery Trialists' Collaborative Group (1998): Randomised trial of endarterectomy for recently symptomatic carotid stenosis: final results of the MRC European Carotid Surgery Trial (ECST). Lancet 351 (1998) 1379–1387.
3. Mas JL, Chatellier G, Beyssen B, Branchereau A, Moulin T, Becquemin J-P, Larrue V, Lièvre M, Leys D, Bonneville J-F, Watelet J,. Pruvo J-P, Albucher J-F, Viguier A, Piquet P, Garnier P, Viader F, Touzé E, Giroud M, Hosseini H, Pillet J-C, Favrole P, Neau J-P, Ducrocq X, for the EVA-3S Investigators: Endarterectomy versus stenting in patients with symptomatic severe carotid stenosis. N Engl J Med 355 (2006) 1660–1671.
4. Rothwell P, Eliasziw M, Gutnikov S Warlow CP, Barnett HJ: Endarterectomy for symptomatic carotid stenosis in relation to clinical subgroups and timing of surgery. Lancet 363 (2004) 915–924.
5. The SPACE Collaborative Group: 30 days results from the SPACE trial of stent-protected angioplasty versus carotid endarterectomy in symptomatic patients: a randomised non-inferiority trial. Lancet 368 (2006) 1239–1247.

1.4 Spontane intrazerebrale Blutungen

Einleitung

Spontane intrazerebrale Blutungen (ICB) sind in 10 bis 15 % der Fälle die Ursache eines akuten Schlaganfalls. Die Inzidenz beträgt 12–15/100.000 Einwohner pro Jahr, höhere Inzidenzen sind in der afroamerikanischen Bevölkerung mit etwa 32/100.000 Einwohner pro Jahr und in der asiatischen Bevölkerung mit 61/100.000 Einwohner pro Jahr zu finden (6).
Die Prognose einer ICB ist oft ungünstig, die Mortalität nach 6 Monaten beträgt 30 bis 50 %, auch die langfristige Prognose ist ungünstig. Nur 20 % der Patienten erreichen funktionelle Unabhängigkeit.
Im Gegensatz zu den therapeutischen Fortschritten der letzten Jahre in der Behandlung von Hirninfarkten und aneurysmatischen Subarachnoidalblutungen, existieren für spontane intrazerebrale Blutungen keinerlei wissenschaftlich belegte konservative und/oder operative Behandlungskonzepte.
Intrazerebrale Blutungen entstehen in 80 bis 85 % auf dem Boden einer hypertoniebedingten Mikroangiopathie oder einer Amyloidangiopathie. Andere seltenere Ursachen einer Blutung sind Gefäßfehlbildungen (AV-Malformation, Aneurysma, Kavernom, Durafistel), Gerinnungsstörungen (genetisch, erworben, medikamentös), Hirnvenen- und Sinusthrombose, hämorrhagische Infarkttransformation, Tumorblutungen, Vaskulitiden und Drogenabusus.

Risikofaktoren und Pathophysiologie

Der arterielle Hypertonus ist der häufigste und der wichtigste Risikofaktor einer spontanen intrazerebralen Blutung. Er führt zu degenerativen Veränderungen der Wand kleiner penetrierender Hirnarterien und zu Mikroaneurysmen, die schließlich zu einer Ruptur führen können. Hypertensive Blutungen finden sich typischerweise im Bereich der Basalganglien (Putamen, Thalamus oder Nucleus caudatus) sowie in der Brücke, dem Kleinhirn und der tiefen weißen Substanz.
Zweithäufigste Ursache einer spontanen intrazerebralen Blutung ist eine zerebrale Amyloidangiopathie. Sie ist in etwa 15 % aller Fälle Ursache der Blutung und eng mit einem zunehmendem Lebensalter assoziiert. Ursächlich finden sich Beta-Amyloidablagerungen in den kleinen und mittleren Hirnarterien. Die Blutungen sind lobär lokalisiert und haben ein hohes Rezidivrisiko.
Ein übermäßiger Alkoholkonsum ist in mehreren Untersuchungen als Risikofaktor identifiziert worden. Es scheint sich dabei um ein dosisabhängiges Risiko zu handeln. Ein niedriger Cholesterinspiegel ist ebenfalls mit einer leichten Risikozunahme assoziiert.
Bei einem Drittel der Patienten mit einer ICB kommt es in den ersten Stunden zu einem Hämatomwachstum, wodurch sich die Prognose verschlechtert (2). Zudem können durch inflammatorische Prozesse in der Hämatomumgebung sekundäre Gewebeschäden induziert werden.

Diagnostik

Typisch, aber nicht obligat für intrazerebrale Blutungen sind Kopfschmerzen, eine rasch einsetzende Bewusstseinstrübung sowie Erbrechen. Diese Symptome finden sich jedoch auch bei ischämischen Hirninfarkten, darüber hinaus ist allein anhand der klinischen Symptomatik eine Unterscheidung nicht möglich. Somit steht in jedem Fall die bildgebende Diagnostik im Vordergrund.

Computertomographie (CCT)

Die zerebrale Computertomographie ist die Schlüsseluntersuchung zur diagnostischen Abklärung eines Schlaganfalls. Die Blutung stellt sich im CCT als umschriebene Dichteanhebung dar. Die Vorteile der CCT liegen in der allgemeinen Verfügbarkeit, der raschen Durchführbarkeit sowie der guten Überwachungsmöglichkeit von komatösen oder beatmeten Patienten.

Kernspintomographie (MRT)

Eine differenziertere Abklärung von intrazerebralen Blutungen ist mit der Kernspintomographie möglich. Da sich eine ICB in Abhängigkeit von ihrem zeitlichen Verlauf unterschiedlich im Kernspintomogramm darstellt, müssen neben den konventionellen T1- und T2-Sequenzen auch T2*- und protonengewichtete Sequenzen durchgeführt werden.

Digitale Subtraktionsangiographie (DSA)

Die DSA ist Mittel der Wahl zur Abklärung der seltenen Blutungsursachen (z.B. Gefäßmalformation). Ebenfalls lassen sich Hirnvenen- und Sinusthrombosen als mögliche Blutungsursache mit Hilfe der DSA diagnostizieren, wobei bei primärem Verdacht die MR-Angiographie das geeignete diagnostische Verfahren darstellt.

Therapie

Notfallversorgung

Die Notfallversorgung von Patienten mit einer ICB unterscheidet sich nicht von der des akuten ischämischen Schlaganfalls (s. oben).
Patienten mit einer spontanen intrazerebralen Blutung sollten, sofern möglich, auf einer neurologischen/neurochirurgischen Intensivstation oder Schlaganfallstation behandelt werden, da in spezialisierten Einheiten das Sterblichkeitsrisiko reduziert und das funktionelle Outcome verbessert werden kann (3).

Konservative Therapie

Bei rasch progredienter Bewusstseinsstörung ist eine rechtzeitige Intubation in jedem Fall zum Schutz der Atemwege und Aufrechterhalten einer ausreichenden Ventilation und Oxygenierung erforderlich.

Behandlung des Blutdrucks

Die Blutdrucküberwachung und Blutdruckbehandlung nach einer spontanen intrazerebralen Blutung ist von entscheidender Bedeutung. Ein erhöhter Blutdruck nach einer Hirnblutung ist mit einer erhöhten Mortalität und mit einem erhöhten Nachblutungsrisiko assoziiert. Die Blutdruckbehandlung sollte vorsichtig erfolgen. Eine überschießende Blutdrucksenkung ist unbedingt zu vermeiden, da perifokale Ischämien befürchtet werden. Bei Patienten mit einem bekannten arteriellen Hypertonus sollte der arterielle Mitteldruck (MAP) schrittweise unter einen Grenzwert von 120 mmHg gesenkt werden. Abrupte Senkungen von mehr als 20% sollten unbedingt vermieden werden. Dieser Grenzwert entspricht ungefähr einem oberen systolischen Blutdruck von 180 mmHg und einem oberen diastolischen Blutdruck von 105 mmHg. Ziel sollten Werte von 160/100 mmHg oder niedriger sein.
Bei Patienten ohne bekannten Hypertonus sollten aufgrund der normalen zerebralen Autoregulation Blutdruckwerte unter 160/95 mmHg angestrebt werden, mit einem Zielwert von 150/90 mmHg oder einem MAP von 110 mmHg.
Das Blutdrucksbehandlungsziel sollte unter Berücksichtigung eines möglicherweise erhöhten intrakraniellen Drucks (ICP) durchgeführt werden. Als kritische Grenze ist hier ein zerebraler Perfusionsdruck (CCP) von 70 mmHg anzusehen (CCP = MAP – ICP).
Die Blutdruckbehandlung erfolgt üblicherweise mit intravenös verabreichten Antihypertensiva mit einer kurzen Halbwertszeit um eine optimale Therapiekontrolle zu gewährleisten. Primär zu empfehlen ist eine intravenöse Therapie mit Urapidil, in kontinuierlicher Gabe über einen Perfusor. Darüber hinaus kann Clonidin zum Einsatz kommen, insbesondere, wenn eine abschirmende, leicht sedierende Begleitwirkung erwünscht ist. Der ACE-Hemmer Enalapril steht ebenfalls zur intravenösen Verabreichung zur Verfügung. Kalziumantagonisten sollten sehr vorsichtig eingesetzt werden, insbesondere auch in oraler/sublingualer Galenik, da zum Teil sehr plötzliche und exzessive Blutdruckeinbrüche auftreten können. Insbesondere bei unzureichendem Effekt der oben genannten Substanzen und bei exessiver diastolischer Druckerhöhung können Vasodilatanzien wie Nitroglyzerin oder Nitroprussid zum Einsatz kommen. Die routinemäßige Anwendung sollte jedoch vermieden werden, da es Hinweise auf eine Erhöhung des ICPs bei reduziertem zerebralen Blutfluss gibt, in diesen Fällen sollte deshalb ein Hirndruckmonitoring erfolgen. Ein kontinuierliches, invasives Blutdruckmonitoring ist eine selbstverständliche Voraussetzung des Blutdruckmanagements (Tab. M.1-11).

Tabelle M.1-11 Blutdruckmanagement bei spontanen Hirnblutungen.

- Stressabschirmung, für eine ruhige Atmosphäre sorgen
- ausreichende Analgosedierung gewährleisten
- Blutdrucksenkung bei wiederholten Werten > 180 mmHg systolisch
- 12,5 mg Urapidil i.v., ggf. kontinuierliche Gabe über Perfusor
- 0,15 mg Clonidin i.v., ggf. kontinuierliche Gabe über Perfusor
- keine Blutdrucksenkung auf hypotone Werte
- falls ICP-Monitoring vorhanden, sollte der CCP > 70 mmHg gehalten werden (MAP – ICP)

Medikamentöse Hirndrucktherapie

Eine routinemäßige Anwendung einer medikamentösen, hirndrucksenkenden Therapie ist nicht gerechtfertigt. Die maschinelle Hyperventilation hat nur einen begrenzten, sehr kurzfristigen Effekt auf den intrakraniellen Druck und kann allenfalls bei rasch zunehmender Hirndrucksteigerung bzw. akuten Hirndruckkrisen zum Einsatz kommen.
Osmotherapeutika wirken auf das gesunde Hirngewebe und führen über eine intrakranielle Volumenminderung zur intrakraniellen Drucksenkung. Mannitol gilt derzeit als Standard in der Osmotherapie, zum Einsatz kommen darüber hinaus Glyzerol, hypertone Salzlösung, alkalische Puffer und in seltenen Fällen auch Barbiturate. Da bei gestörter Bluthirnschranke mit einem Übertritt der Substanzen in die perifokale Hämatomregion zu rechnen ist mit konsekutiver Zunahme des Ödems, muss die Indikationsstellung zu einer längerfristigen Anwendung kritisch erfolgen und auf wenige Tage (≤ 5 Tage) beschränkt bleiben. Die Bestimmung der Serumosmolarität sollte für die Dauer der Behandlung regelmäßig zweimal täglich erfolgen und Werte zwischen 300 und maximal 320 mosmol/l erreichen. Hauptnebenwirkung der Therapie ist ein Nierenversagen. Steroide sind bei einer ICB nicht wirksam.

Thromboseprophylaxe

Die Prophylaxe von Beinvenenthrombosen und Lungenembolien ist eine wichtige Aufgabe bei jedem Schlaganfallpatienten, Patienten mit intrazerebralen Blutungen sind hier keine Ausnahme. Antithrombosestrümpfe werden empfohlen. Gleichwohl ist ihre Bedeutung bei Schlaganfallpatienten nicht ausreichend untersucht. Der mögliche Nutzen einer Thromboseprophylaxe mit niedermolekularen Heparinen geht möglicherweise mit einem erhöhten Risiko von Blutungskomplikationen/Nachblutungen einher. Aus diesem Grund wird bei Patienten mit intrazerebralen Blutungen üblicherweise in den ersten Tagen auf eine Behandlung mit einem niedermolekularen Heparin verzichtet. Alternativ werden intermittierende pneumatische Kompressionssysteme bei Patienten mit akuten intrazerebralen Blutungen empfohlen. Eine Therapie mit einem subkutan verabreichten, niedermolekularen Heparin kann am zweiten Tag nach Auftreten der intrazerebralen Blutung begonnen werden (1).

Therapie von Gerinnungsstörungen

Orale Antikoagulanzien erhöhen das Risiko von intrazerebralen Blutungen um das fünf- bis zehnfache und haben eine schlechtere Gesamtprognose. Bei Patienten mit einer Antikoagulanzienblutung sollte schnellstmöglich die INR auf Werte unter 1,4 gesenkt werden. Hierzu können Frischplasmen (FFP) oder Prothrombinkomplexkonzentrate eingesetzt werden. Prothrombinkomplexkonzentrate können schneller und mit geringerem Volumeneffekt verabreicht werden und werden deshalb in der Regel vorgezogen. Da die Präparate eine kürzere Halbwertszeit als die Antikoagulanzien haben, sollte zusätzlich Vitamin K verabreicht werden.

Antikonvulsive Therapie

Trotz eines Anfallsrisikos von 8% in den ersten 30 Tagen kann eine prophylaktische antikonvulsive Therapie nicht generell empfohlen werden. Im Status epilepticus ist eine Schnellaufsättigung mit Phenytoin das Mittel der Wahl. Ein kontinuierliches EEG-Monitoring auf der Intensivstation ist bei Anfällen oder dem Verdacht auf (auch non-konvulsive) Anfälle dringend zu empfehlen.
Eine prophylaktische Medikation ist bei kortexnahen Blutungen zu erwägen. Sie sollte in der Akutphase für etwa 30 Tage durchgeführt werden. Wenn eine orale Therapie möglich ist, können neuere Antiepileptika aufgrund des häufig günstigeren Interaktionsprofils verwendet werden. Häufig ist aber auf ein Antiepileptikum zurückzugreifen, das in intravenöser Galenik verabreicht werden kann.

Operative Therapie

Derzeit gibt es keine evidenzbasierten Empfehlungen zur operativen Therapie spontaner intrazerebraler Blutungen. Es existieren keine ausreichenden Hinweise, dass die operative Hämatomentfernung einer konservativen Therapie überlegen ist (4, 7).
Trotzdem gibt es Faktoren, die für und gegen eine Operation sprechen können (Tab. M.1-12) (5). Für eine Operation sprechen große Hämatome mit raumfordernder Wirkung, die günstig, d.h. oberflächennah, lokalisiert sind. Ebenso sprechen ein jüngeres Patientenalter (etwa < 65 Jahre) sowie eine progrediente neurologische Verschlechterung für ein operatives Vorgehen. Zerebelläre Hämatome mit einem Durchmesser von über 3 cm sollten ebenfalls frühzeitig operativ behandelt werden.

Prognose

Die Mortalität nach einer ICB erreicht 50% im ersten Jahr. Die meisten Todesfälle treten in der Akutphase und im Postakutstadium oft im Rahmen sekundärer medizinischer Komplikationen auf. Unabhängige Prädiktoren für einen ungünstigen Verlauf sind das Hämatomvolumen, ein Koma, zunehmendes Lebensalter, eine intraventrikuläre Einblutung sowie eine infratentorielle Lokalisation. Trotzdem können 50% der überlebenden Patienten wieder funktionell unabhängig werden, so dass die Erholungschancen eines Patienten mit einer ICB nicht unterschätzt werden dürfen, und ein therapeutischer Nihilismus nicht berechtigt ist.

Empfehlungen

Empfehlungen zum Management

- Alle Patienten mit einer akuten ICB sollten vorzugsweise auf einer Schlaganfallstation oder einer neurologischen/neurochirurgischen Intensivstation behandelt werden. Es sollte ein kontinuierliches Monitoring erfolgen (**Empfehlungsgrad B;** L5, L6, L7).
- Bei rasch progredienter Bewusstseinsstörung ist eine rechtzeitige Intubation in jedem Fall indiziert (**Empfehlungsgrad C;** L5).

Tabelle M.1-12 Pro und Kontra der operativen Behandlung spontaner Hirnblutungen.

Pro	Kontra
große Hämatome mit raumfordernder Wirkung, besonders der nicht dominanten Hemisphäre	kleine Hämatome ohne raumfordernde Wirkung
drohende Einklemmung	sehr große raumfordernde Hämatome bei komatösen Patienten (GCS ≤ 4)
progrediente neurologische Verschlechterung	stabiler neurologischer Befund
günstige Lokalisation: lobäre Hämatome	ungünstige Lokalisation, tief gelegene Hämatome
junge Patienten	alte Patienten (etwa > 65 Jahre)
zerebelläre Hämatome > 3 cm	zerebelläre Hämatome < 3 cm

Schlaganfall

Empfehlungen zur Diagnostik

- Eine klinische Unterscheidung zwischen einer spontanen intrazerebralen Blutung und einem ischämischen Schlaganfall ist nicht ausreichend sicher möglich. CCT und MRT sind in der Diagnostik einer ICB gleichwertig, insbesondere wenn das MRT-Protokoll T2*- und Protonen-gewichtete Sequenzen einschließt. Die bildgebende Diagnostik mittels CT ist besser verfügbar und einfacher (**Empfehlungsgrad A;** L6, L7, L8).
- Patienten mit einer für einen arteriellen Hypertonus typisch lokalisierten Blutung und bekanntem Hypertonus benötigen bis auf eine Kontrollbildgebung keine weitere diagnostische Abklärung (**Empfehlungsgrad B;** L6).

Empfehlungen zur konservativen Therapie

- Eine unmittelbare antihypertensive Therapie ist empfohlen bei hypertensiven Patienten mit einer ICB, sollte aber mit Vorsicht durchgeführt werden. Bei Patienten mit bekannter arterieller Hypertonie in der Vorgeschichte sollten Blutdruckwerte > 180/105 mmHg gesenkt werden. Bei Patienten ohne arterielle Hypertonie in der Vorgeschichte sollten Blutdruckwerte > 160/95 mmHg behandelt werden (**Empfehlungsgrad C;** L6).
- Eine Senkung des arteriellen Mitteldrucks von über 20% sollte vermieden werden. Die Blutdrucksenkung sollte einem erhöhten Hirndruck angepasst werden, sofern dieser gemessen wird, und einen zerebralen Perfusionsdruck von 70 mmHg garantieren (**Empfehlungsgrad C;** L5, L6).
- Eine medikamentöse Therapie eines erhöhten Hirndrucks infolge eines zunehmenden Ödems sollte bei klinischer Verschlechterung durchgeführt werden. Die medikamentöse Therapie eines erhöhten Hirndrucks kann mit Mannitol, Glyzerol oder Hyper-HAES durchgeführt werden. Eine kurzfristige Hyperventilation kann bei intermittierenden Hirndruckkrisen vorgenommen werden (**Empfehlungsgrad C;** L5, L6, L7).
- Kompressionsstrümpfe und intermittierende pneumatische Kompressionssysteme werden zur Prävention von venösen Thrombosen und Thromboembolien empfohlen, mit unmittelbarem Beginn nach Aufnahme (**Empfehlungsgrad C;** L6, L7).
- Eine subkutane Thromboseprophylaxe mit Heparin oder einem niedermolekularen Heparin sollte nicht vor Tag 2 nach Blutungsbeginn begonnen werden (**Empfehlungsgrad C;** L6, L7).
- Eine Behandlung von epileptischen Anfällen sollte unmittelbar erfolgen, wenn Anfälle auftreten (**Empfehlungsgrad B;** L5, L6, L7).
- Eine prophylaktische antikonvulsive Behandlung kann bei kortexnahen Blutungen erwogen werden. Die Medikation richtet sich nach individuell erforderlicher Galenik und Interaktionspotenzial. Die Therapie sollte in der Regel nicht länger als 30 Tage dauern (**Empfehlungsgrad B;** L6, L7).
- Alle allgemeinmedizinischen Maßnahmen (Blutzucker, Temperatur, Flüssigkeitsmanagement, Ernährung, Prophylaxen) sollten in derselben Art und Weise wie bei Patienten mit einem Hirninfarkt durchgeführt werden. Eine frühe Mobilisation wird auch unabhängig von erhöhtem Hirndruck empfohlen. Eine frühe Rehabilitation wird für alle Patienten mit einem neurologischen Defizit empfohlen und sollte nach denselben Prinzipien wie nach einem Hirninfarkt erfolgen (**Empfehlungsgrad C;** L6, L7).
- Eine Frühmobilisation und Frührehabilitation werden auch im Fall eines erhöhten Hirndrucks bei Patienten mit einer ICB empfohlen (**Empfehlungsgrad D;** L6).
- Bei Patienten mit einer ICB unter oraler Antikoagulation sollte diese unterbrochen werden. Eine INR-Normalisierung sollte mit FFP oder Prothrombinkonzentraten erfolgen, zusätzlich zu einer intravenösen Vitamin-K-Gabe (**Empfehlungsgrad B;** L5, L7).
- Nach Überprüfung der Indikation für eine weitere Antikoagulation kann eine Wiederaufnahme der Therapie nach 10 bis 14 Tagen erwogen werden, unter Berücksichtigung des fortbestehenden thrombembolischen Risikos (**Empfehlungsgrad C;** L6, L7).

Empfehlungen zur operativen Therapie

- Patienten mit einem zerebellären Hämatom > 3 cm, die sich klinisch verschlechtern, sollten schnellstmöglich operativ entlastet werden (**Empfehlungsgrad B;** L5, L7).
- Eine Kraniotomie ist bei Patienten mit einer klinischen Verschlechterung zu erwägen, wenn die Blutung oberflächlich lokalisiert ist ($\leq$ 1 cm von der Hirnoberfläche) (**Empfehlungsgrad C;** L6).
- Tief lokalisierte Hämatome profitieren nicht von einer Kraniotomie. Eine stereotaktische Hämatomaspiration ist zu erwägen, insbesondere wenn ein raumfordernder Effekt vorhanden ist (**Empfehlungsgrad C,** Evidenzstärke 3; L6, L7).

Literatur

L5. Kommission Leitlinien der DGN. Intrazerebrale Blutung. Leitlinien für Diagnostik und Therapie in der Neurologie; 3. überarb. und erw. Aufl. Thieme, Stuttgart–New York 2005

L6. The European Stroke Initiative Writing Committee and the Writing Committee for the EUSI Executive Committee: Recommendations for the management of intracranial haemorrhage – Part I: Spontaneous intracerebral haemorrhage. Cerebrovasc Dis 22 (2006) 294–316.

L7. The American Heart Associatio/American Stroke Association Council, High Blood Pressure Research Council, and the Quality of Care and Outcomes in Research Interdisciplinary Working Group: Guidelines for the management of spontaneous intracerebral hemorrhage in adults – 2007 Update. Stroke 38 (2007).

L8. Masdeu JC, Irimia P, Asenbaum S, Bogousslavsky J, Brainin M, Chabriat H, Herholz K, Markus HS, Martinez-Vila E, Niederkorn K, Schellinger PD, Seitz RJ. EFNS guideline on neuroimaging in acute stroke. Report of an EFNS task force. Eur J Neurol 13 (2006) 1271–1283.

Literatur

1. Albers GW, Amarenco P, Easton JD, Sacco RL, Thiel P: Antithrombotic and thrombolytic therapy for ischemic stroke. The 7th ACCP-Conference on Antithrombotic and thrombolytic Therapy. Chest 126 (2004) 483S–512S.

2. Brott T, Broderick J, Kothari R, Barsan W, Tomsick T, Sauerbeck L, Spilker J, Duldner J, Khoury J: Early hematoma growth in patients with intracerebral hemorrhage. Stroke 28 (1997) 1–5.
3. Diringer MN, Edwards DF: Admission to a neurologic/neurosurgical intensive care unit is associated with reduced mortality rate after intracerebral hemorrhage. Crit Care Med 29 (2001) 635–640.
4. Fernandez HM, Gregson B, Siddique S, Mendelow AD: Surgery in intracerebral hemorrhage: the uncertainty continues. Stroke 31 (2000) 2511–2516.
5. Glahn J, Busse O: Spezielle Therapie bei intrakranieller Blutung. Intensivmed 39 (2002) 467–477.
6. Mayer SA, Rincon F: Treatment of intracerebral haemorrhage. Lancet Neurol 4 (2005) 662–672.
7. Mendelow AD, Gregson BA, Fernandez HM et al.: Early surgery versus initial conservative treatment in patients with spontaneous supratentoriell intracerebral haematomas in the international surgical trial in intracerebral hemorrhage (Stich): a randomised trial. Lancet 365 (2005) 387–397.

1.5 Subarachnoidalblutung

Einleitung

Die Ruptur eines intrakraniellen Aneurysmas im Bereich der basalen Hirnarterien führt zu der oft akut lebensbedrohlichen Erkrankung einer Subarachnoidalblutung (SAB). Etwa 10% der Patienten versterben unmittelbar. Weitere 10 bis 20% dieser Patienten sind bei Aufnahme im Krankenhaus komatös und benötigen eine unmittelbare maschinelle Beatmung (1, 3). Dennoch gibt es auch eine nicht unbeträchtliche Zahl weniger schwer betroffener Patienten, die lediglich über Nackenkopfschmerzen klagen, was zu einer Fehldiagnoserate von über 5% führt (10). Die schwere, häufig lebensbedrohliche Erkrankung einer SAB erfordert eine unmittelbare Diagnostik und Akuttherapie. Darüber hinaus ist auch nach erfolgreicher Akutbehandlung mit Ausschaltung des rupturierten Aneurysmas ein komplikationsreicher klinischer Verlauf zu erwarten, so dass eine enge interdisziplinäre Zusammenarbeit zwischen Neurochirurgie, Neuroradiologie, Neurologie und Intensivmedizin erforderlich ist. Patienten mit einer Subarachnoidalblutung sollten aus diesem Grund unmittelbar in ein entsprechend ausgestattetes Krankenhaus verlegt werden.

Epidemiologie

Die Inzidenz einer SAB beträgt etwa 6–7/100.000 Einwohner pro Jahr. Etwa 5% aller Schlaganfälle werden durch eine SAB verursacht. Etwa die Hälfte der Patienten ist jünger als 55 Jahre. Die Ursache einer SAB ist in 85% der Fälle eine Aneurysmaruptur. Bei weiteren 10% handelt es sich um so genannte nicht-aneurysmatische perimesenzephale Subarachnoidalblutungen. Die verbleibenden 5% sind durch verschiedene seltene andere Ursachen bedingt (1, 3).

Risikofaktoren und Klinik

Risikofaktoren für eine Subarachnoidalblutung sind arterieller Hypertonus, Nikotinabusus sowie exzessiver Alkoholkonsum (2).

Bei etwa drei Viertel der Patienten ist der akute Kopfschmerz das Initialsymptom und wird als solcher mit bisher noch nie erlebter Intensität bzw. als Vernichtungskopfschmerz erlebt. Bei etwa einem Drittel der Patienten bleibt der Kopfschmerz das einzige Symptom. Häufig tritt eine vorübergehende Bewusstseinsstörung auf. Zwei Drittel der Patienten sind bei Aufnahme im Krankenhaus bewusstseinsgestört, davon ist die Hälfte komatös. Weitere Symptome sind Übelkeit und Erbrechen, ein Meningismus und fokale neurologische Symptome. Darüber hinaus finden sich bei den Patienten ausgeprägte vegetative Reaktionen mit Blutdruckentgleisung und EKG-Veränderungen, die häufig einen Myokardinfarkt imitieren. Sie sind vermutlich die Folge einer massiven Katecholaminausschüttung (3).

Häufig kommt es vor der Manifestation der eigentlichen Subarachnoidalblutung zu leichteren plötzlichen Kopfschmerzepisoden. Solche „Warnblutungen" werden häufig fälschlicherweise auf andere Krankheiten wie z.B. degenerative HWS-Veränderungen zurückgeführt und fehldiagnostiziert.

Diagnostik

Computertomographie (CCT)

Die erste und wichtigste diagnostische Maßnahme ist die kraniale Computertomographie. Bei etwa 95% der Patienten mit einer Subarachnoidalblutung kann die Diagnose unmittelbar mit der CCT gestellt werden. Die diagnostische Ausbeute ist abhängig von der Menge an subarachnoidalem Blut, von dem Intervall zwischen Symptombeginn und Untersuchung, von der Auflösung des Scanners sowie der Erfahrung des Neuroradiologen. Häufig ist bereits eine Aussage über die wahrscheinliche Lokalisation des Aneurysmas möglich.

Lumbalpunktion

Bei den Patienten mit Verdacht auf eine SAB, bei denen das CCT keine Diagnose lieferte, muss im weiteren Verlauf eine Lumbalpunktion (LP) durchgeführt werden. Die LP soll frühestens 3 bis 4 Stunden nach Beginn der Symptomatik durchgeführt werden. Dann gelingt die Abgrenzung zu einem artifiziell blutigen Liquor durch den Nachweis einer Liquorxanthochromie nach Zentrifugation und/oder zytologisch durch den Nachweis von Erythrophagen bzw. Siderophagen.

Magnetresonanztomographie (MRT)

Die MRT spielt weniger in der Akutphase als im weiteren Verlauf der Erkrankung eine Rolle. Ähnlich wie bei intrazerebralen Blutungen müssen zu den Standardsequenzen auch T_2^*- und Gradientenechosequenzen erfolgen.

Digitale Subtraktionsangiographie (DSA)

Die DSA ist nach wie vor der diagnostische Goldstandard zur Abklärung der zugrunde liegenden Gefäßfehlbildung. Erforderlich ist eine Panangiographie in mindestens 2 Ebenen, in der Regel erfolgt heute die Untersuchung in einer 3D-Rotationstechnik. Die DSA sollte möglichst unmittelbar nach Diagnosestellung durchgeführt werden, um die Behandlung frühzeitig einleiten zu können. Die Sensitivität der Untersuchung liegt bei etwa 95%.

Therapie

Allgemeine Behandlungsmaßnahmen

Primär sollte der Patient gemäß seines klinischen Zustandes stabilisiert und intensivmedizinisch versorgt werden. Ein kontinuierliches Monitoring ist erforderlich. Die Patienten haben bis zur Ausschaltung des Aneurysmas strenge Bettruhe. Die Verdauung wird ggf. durch Laxanzien reguliert. Der Wasser- und Elektrolythaushalt ist engmaschig zu überwachen, ggf. muss eine frühzeitige Substitution erfolgen. Bis zur Ausschaltung des Aneurysmas sind exzessiv hohe Blutdruckwerte in jedem Fall zu vermeiden, um das Nachblutungsrisiko zu reduzieren. Hypertensive Blutdruckwerte können zunächst durch den Kalziumantagonisten Nimodipin gesenkt werden (s. unten).

Es ist für eine ausreichende medikamentöse Abschirmung und Analgesie zu sorgen, die in der Regel nur durch Opiate zu erreichen ist.

Verhütung der Nachblutung

In den ersten Stunden nach dem Initialereignis kommt es bei bis zu 15% der Patienten zu einer Nachblutung. In den darauffolgenden Tagen liegt das Nachblutungsrisiko bei etwa 2% täglich. Eine Nachblutung führt zu einer massiven Prognoseverschlechterung, 80% der Patienten versterben oder bleiben behindert. Somit ist es das Ziel, das Aneurysma möglichst frühzeitig auszuschalten, zum einen um das Nachblutungsrisiko zu vermindern, zum anderen, um in der nachfolgenden Phase mit erhöhtem Risiko von Vasospasmen eine therapeutische Blutdruckanhebung ohne ein erhöhtes Nachblutungsrisiko durchführen zu können (s. unten).

Endovaskuläre Therapie

In der letzten Dekade hat sich der endovaskuläre Aneurysmaverschluss (Coiling) in der primären Aneurysmabehandlung durchgesetzt. Unter einer Allgemeinnarkose werden die Aneurysmen mit Platincoils gepackt und über lokal thrombotische Prozesse aus der Zirkulation ausgeschaltet. In einer großen kontrolliert randomisierten Studie konnte eine absolute Risikoreduktion für ein schlechtes Outcome von 7% und eine relative Risikoreduktion von 24% erreicht werden. Dieser Vorteil bestand auch noch nach 1 und nach 7 Jahren, so dass mittlerweile auch ausreichende Langzeiterfahrungen insbesondere bezüglich eines späteren Nachblutungsrisikos vorliegen (4, 5, 8).

Operative Therapie

Die operative Ausschaltung eines Aneurysmas erfolgt in mikrochirurgischer Technik (Clipping), ebenfalls frühzeitig innerhalb der ersten 3 Tage. Insbesondere bei peripher lokalisierten Aneurysmen im vorderen Stromgebiet stellt die Operation eine Alternative zur interventionellen Behandlung dar (8).

Üblicherweise erfolgt die Entscheidung für ein bestimmtes Therapieverfahren im interdisziplinären Austausch unmittelbar während bzw. nach der diagnostischen Angiographie.

Prävention einer zerebralen Ischämie

Die Häufigkeit von Vasospasmen mit konsekutiver zerebraler Ischämie nimmt zwischen dem 3. und 14. Tag nach einer Subarachnoidalblutung zu. Die Ursache der Vasospasmen ist unklar, das Risiko nimmt mit der Menge des subarachnoidalen Bluts zu.

Kalziumantagonisten verbessern die Prognose bei Patienten nach einer Subarachnoidalblutung. Sie führen zu einer 18%igen Risikoreduktion für ein schlechtes Outcome und zu einer 33%igen Risikoreduktion für eine sekundäre Ischämie (6). Die Standarddosis ist 60 mg per os alle 4 Stunden für 3 Wochen. Eine intravenöse Therapie sollte möglichst aufgrund einer möglichen Hypotension sowie fehlendem ausreichenden Wirksamkeitsnachweis vermieden werden.

Gut belegt ist die Therapie des symptomatischen Vasospasmus nach Ausschaltung des Aneurysmas mit einer hypertensiv hypervolämischen Hämodilution (Triple-H-Therapie). Die hypertensive Therapie erfolgt üblicherweise mit Dobutamin und Noradrenalin, die Hämodilution mit Hydroxyäthylstärke. Aufgrund der potenziellen Komplikationen ist ein intensives hämodynamisches Monitoring auf der Intensivstation notwendig (9).

Behandlung eines Hydrozephalus

Ein Hydrozephalus ist eine häufige Komplikation nach einer Aneurysmablutung. Zu unterscheiden ist ein okklusiver Hydrozephalus, der in der Regel mit einer externen Ventrikeldrainage behandelt werden muss, von einem Hydrozephalus aufgrund einer Resorptionsstörung des Liquors, der auch alternativ mit einer lumbalen Drainage behandelt werden kann. Bei einigen Patienten ist die dauerhafte Anlage eines ventrikuloperitonealen Shunts notwendig (3).

Prognose

Späte Nachblutungen nach Clipping oder Coiling eines Aneurysmas sind selten. Die Rate liegt unter 1% pro Jahr, sie scheint bei gecoilten Patienten geringfügig höher zu sein als bei geclippten Patienten. Kommt es bei Patienten zu einer erneuten Blutung, so findet sich in der Hälfte der Patienten ein neues Aneurysma in anderer Lokalisation.

Bis zu 5% der Patienten nach einer Aneurysmablutung entwickeln eine Epilepsie, hiervon sind besonders die Patienten betroffen, bei denen es im Rahmen der SAB auch zu einer parenchymatösen Blutung gekommen ist.

Dauerhafte kognitive Defizite und psychische Veränderungen nach überstandener SAB sind nicht selten. Nur 25% der erfolgreich behandelten Patienten sind vollständig unabhängig und ohne bleibende psychische oder neurologische Auffälligkeiten (3).

Empfehlungen

– Bei Verdacht auf eine SAB muss eine unmittelbare bildgebende Diagnostik mit einem CCT erfolgen. Bei negativem Ergebnis ist mit einer drei- bis vier-

stündigen Latenz zum endgültigen Ausschluss eine Lumbalpunktion durchzuführen (**Empfehlungsgrad C; L8, L9**).
- Die digitale Subtraktionsangiographie hat die höchste Nachweisgenauigkeit bei der Aneurysmasuche (**Empfehlungsgrad C; L8, L9**).
- Bis zur Aneurysmenausschaltung sollten Patienten Bettruhe einhalten und mit Laxanzien behandelt werden (**Empfehlungsgrad C; L9**).
- Zur Vorbeugung von Vasospasmen sollte eine Hypovolämie und Hyponatriämie vermieden werden (**Empfehlungsgrad C; L9**).
- Die interventionelle oder operative Ausschaltung eines Aneurysmas sollte in den ersten 72 Stunden nach Symptombeginn erfolgen (**Empfehlungsgrad C; L9**).
- Die endovaskuläre Behandlung rupturierter Aneurysmen ist der mikrochirurgischen Behandlung mindestens gleichwertig. Sofern vorhanden und technisch durchführbar, sollte sie primär erwogen werden (**Empfehlungsgrad A; L9, L10**).
- Die mikrochirurgische Behandlung hat ihren Stellenwert in der frühen Behandlung klinisch leichter Betroffener. Die endovaskuläre Therapie ist bei klinisch schwer Betroffenen überlegen (**Empfehlungsgrad B; L9**).
- Die Entscheidung über das individuell geeignete Therapieverfahren wird in der Regel interdisziplinär entschieden (**Empfehlungsgrad C; L9, L10**).
- Ein Hydrozephalus sollte je nach Akuität und Ursache mit einer externen oder lumbalen Ventrikeldrainage behandelt werden (**Empfehlungsgrad C; L9**).
- Zur Verhütung verzögerter zerebraler Ischämien im Rahmen von Vasospasmen sollte Nimodipin prophylaktisch eingesetzt werden (**Empfehlungsgrad A; L9**).
- Bei manifesten/symptomatischen Vasospasmen sollte zusätzlich eine Triple-H-Therapie erfolgen (**Empfehlungsgrad B; L9**).

Leitlinien

L8. Masdeu JC, Irimia P, Asenbaum S, Bogousslavsky J, Brainin M, Chabriat H, Herholz K, Markus HS, Martinez-Vila E, Niederkorn K, Schellinger PD, Seitz RJ. EFNS guideline on neuroimaging in acute stroke. Report of an EFNS task force. Eur J Neurol 13 (2006) 1271–1283.
L9. Kommission Leitlinien der DGN: Subarachnoidalblutung. Leitlinien für Diagnostik und Therapie in der Neurologie; 3. überarb. Aufl. Thieme, Stuttgart 2005.
L10. A Statement for Healthcare Professionals from the Committee on Cerebrovascular Imaging of the American Heart Association Couincil on Cardiovascular Radiology: Recommendations for the endovascular treatment of intracranial aneurysms. Stroke 33 (2002) 2536–2544.

Literatur

1. Brisman J, Song JK, Newell DW: Cerebral Aneurysms (Review). N Engl J Med 355 (2006) 928–939.
2. Feigin VL, Rinkel GJE, Lawes CMM, Algra A, Bennett DA, Gijn van J, Anderson CS: Risk factors for subarachnoid hemorrhage. An updated systematic review of epidemiological studies. Stroke 36 (2005) 2773–2780.
3. Gijn van J, Kerr RS, Rinkel GJE: Subarachnoid haemorrhage (Review). Lancet 369 (2007) 306–318.
4. International Subarachnoid Aneurysm Trial (ISAT) Collaborative Group: International Subarachnoid Aneurysm Trail (ISAT) of neurosurgical clipping versus endovascular coiling in 2143 patients with ruptured intracranial aneurysms: a randomised trial. Lancet 360 (2002) 1267–1274.
5. Linfante I, Wahkhloo AK: Brain aneurysma and arteriovenous malformations. Advancements and emerging treatments in endovascular embolization. Stroke 38 (2007) 1411–1417.
6. Rinkel GJE, Feigin VL, Algra A, Berg van den WM, Vermeulen M, Gijn van J: Calcium antagonists in aneurysmal subarachnoid hemorrhage. (Cochrane Review) Stroke 36 (2005) 1816–1817.
7. Rinkel GJE, Feigin VL, Algra A, Gijn J: Hypervolemia in aneurysmal subarachnoid hemorrhage. (Cochrane Review) Stroke 36 (2005) 1104–1105.
8. Schaaf van der I, Algra A, Wermer MJ, Molyneux A, Clarke M, Gijn van J, Rinkel GJE: Endovascular Coiling versus neurosurgical clippinig for patients with aneurysmal subarachnoid hemorrhage. (Cochrane Review) Stroke 37 (2006) 572–573.
9. Sen J, Belli A, Albon H, Morgan L, Petzold A, Kitchen N: Triple-H therapy in the management of aneurysmal subarachnoid haemorrhage (Review). The Lancet Neurology Vol 2, Oct. 2003.
10. Vermeulen MJ, Schull MJ: Missed diagnosis of subarachnoid hemorrhage in the emergency department. Stroke 38 (2007) 1216–1221.

1.6 Rehabilitation

Funktionserholung

Der Schlaganfall ist beim Erwachsenen die häufigste Ursache für eine Behinderung. Entscheidend für das Wiederlangen von Selbstständigkeit sind die Fähigkeiten „Mobilität" und die Eigenleistung bei den Verrichtungen des täglichen Lebens, ADL („activities of daily living"). Die Mobilität umfasst vor allem die Gehfähigkeit, aber auch Transfer (Positionswechsel). Die ADL-Leistung setzt sich aus den Fähigkeiten Essen/Trinken, persönliche Pflege, An-/Ausziehen, Baden/Duschen/Waschen und Intimhygiene zusammen und wird ganz wesentlich von der motorischen Funktion der oberen Extremität bestimmt. Insgesamt werden 70 bis 80% aller rehabilitierten Schlaganfallpatienten wieder ohne Hilfe gehfähig und zwei von drei Patienten im ADL-Bereich unabhängig. Bei weniger als 20% kommt es zu einer vollständigen motorischen Rückbildung der Lähmung im betroffenen Arm. Ein gutes Rückbildungsergebnis ist umso wahrscheinlicher, je jünger der Patient ist und je geringer die initiale neurologische Störung war. Schlechtere Erholungschancen haben Patienten in höherem Alter, Patienten mit schweren Hemiparesen, erloschener Propriozeption und neuropsychologischen Symptomen wie eine globale Aphasie, Neglect oder Gedächtnisstörungen und Inkontinenz.

Rehabilitation auf einer Schlaganfall-Spezialstation

Seit den 1980er-Jahren haben mehrere Studien aus England und Skandinavien den Effekt einer frühen

Rehabilitation auf einer Schlaganfall-Spezialstation gegenüber einer Allgemeinstation mit unspezifischer Weiterversorgung untersucht. Bei den Spezialstationen handelt es sich um integrierte Akut- und Rehabilitationseinrichtungen. Sie entsprechen somit nicht den Akut-Stroke-Units in Deutschland. Die Ergebnisse zeigen, dass die höhere Therapiefrequenz und die Struktur auf den spezialisierten Schlaganfallstationen (personelle und räumliche Ausstattung, zielorientierte Erhebung von Defiziten, therapeutischer Einsatz von Pflegepersonal) das Rehabilitationsergebnis verbessern können. Die Verweildauer war auf den Spezialstationen zudem kürzer. In einigen Studien waren auch die Mortalität und die Häufigkeit von medizinischen Komplikationen auf der Spezialstation niedriger (3).

Physiotherapie auf neurophysiologischer Grundlage

Die am häufigsten angewandten physiotherapeutischen Techniken sind die Methode nach Bobath und die „propriozeptive neuromuskuläre Fazilitation" (PNF). Beide Methoden nehmen für sich in Anspruch, auf neurophysiologischen Grundlagen entwickelt zu sein. Studien konnten signifikante Unterschiede zwischen den untersuchten Behandlungstechniken nicht aufzeigen (2).

Neue Therapieansätze in der Rehabilitation

Wichtige Elemente von neueren Rehabilitationsprogrammen sind repetitive, passive und aktive Bewegungsübungen. Das Erlernen von motorischen Fähigkeiten durch wiederholtes Üben und Lösen von Bewegungsaufgaben trägt der Neuroplastizität des Gehirns sowie der Fähigkeit zur strukturellen und funktionellen Reorganisation im besonderen Maß Rechnung.

Therapie mit erzwungenem Gebrauch

Auch bei teilweise wiedergewonnener Armfunktion neigen viele Patienten dazu, wegen besserer Beweglichkeit und größerer Schnelligkeit den gesunden Arm einzusetzen und den paretischen Arm nicht zu gebrauchen. Dieses Verhalten wird auch als „erlernter Nichtgebrauch" bezeichnet und ist tierexperimentell gut dokumentiert. Um den erlernten Nichtgebrauch zu überwinden, kann der gesunde Arm für den gesamten Tag in einem Schlingenverband immobilisiert werden. Diese, im englischen Sprachraum als „Constraint-induced movement therapy, CIMT" bekannte Behandlung, wurde inzwischen in mehreren kontrollierten Studien erprobt und in ihrer Wirksamkeit belegt (6, 7). Die Behandlung der Hemiparese mit erzwungenem Gebrauch ist gegenwärtig die am besten evaluierte Methode der motorischen Rehabilitation. Allerdings können nur Patienten behandelt werden, die die paretische Hand 20° und die paretischen Finger 10° strecken können und über eine ausreichende Standsicherheit verfügen.

Laufbandtherapie

Dabei werden die Patienten mit Hilfe eines pneumatischen Gurtsystems auf ein Laufband gestellt. Durch die Aufhängung kann dem Patienten das Körpergewicht nach Bedarf abgenommen werden. Der Physiotherapeut kann das paretische Bein des aufgerichteten Patienten positionieren. Patienten, die eine Laufbandtherapie in Kombination mit traditionellen Techniken der Bobath-Methode erhielten, erreichten eine bessere Gehfähigkeit als solche ohne Laufbandtherapie. Für Schlaganfallpatienten liegen inzwischen mehrere randomisierte kontrollierte Untersuchungen zur Wirksamkeit des Laufbandtrainings vor.

Elektrische Stimulation

Zu diesen Verfahren gehören sowohl elektrische sensible Stimulationen als auch solche, die Muskeln zur Kontraktion anregen. Am häufigsten wird eine Verbesserung der Handgelenksextension durch elektrische Reizung der Unterarmextensoren geprüft. Eine Meta-Analyse von randomisiert kontrollierten Studien stellte übereinstimmend einen positiven Effekt der therapeutischen elektrischen Stimulation auf die Handgelenksextension fest (1).

Medikamentöse Therapie

Eine wirksame medikamentöse Behandlung zur motorischen Funktionserholung hat sich bisher nicht etabliert. Tierexperimentell gibt es jedoch Hinweise, dass Amphetaminderivate die Rückbildung von motorischen Funktionsverlusten fördern können. Bisher konnte dieser Effekt in klinischen Studien nicht zweifelfrei nachgewiesen werden. Alleine in den vergangenen 2 Jahren wurden drei randomisiert kontrollierte Studien zur Wirkung von Amphetaminen bei Schlaganfallpatienten publiziert. In allen drei Studien war die Amphetamintherapie nicht wirksamer als Placebo. In der gleichen Zeit erschienen tierexperimentelle Arbeiten, welche die Wirksamkeit von Amphetaminen im Hinblick auf die motorische Funktionsverbesserung zeigten. Die Anwendung von erfolgreichen tierexperimentellen Modellen in der klinischen Medizin ist eine der großen Herausforderungen der modernen Rehabilitationsforschung. Für ein abschließendes Urteil zur Wirksamkeit der Amphetamine in der Schlaganfall-Rehabilitation liegen keine Daten von ausreichend hohen Patientenzahlen vor (4).

Eine Alternative zur Anwendung von Amphetaminpräparaten ist möglicherweise die Gabe von L-Dopa. In einer kleineren placebokontrollierten Doppelblindstudie an 53 Patienten erreichten Patienten, die 3 Wochen mit 100 mg L-Dopa behandelten wurden, bessere motorische Funktionen. Die Verbesserung betraf sowohl die Gehfähigkeit als auch die Bewegung des paretischen Arms (5). Weiterhin fehlt eine größere Studie, die diese vielversprechenden Daten bestätigt. Eine allgemeine Empfehlung kann daher noch nicht ausgesprochen werden.

Bis zu 50% aller Schlaganfallpatienten leiden im Verlauf an einer behandlungsbedürftigen Depression. Besonders häufig tritt eine Depression nach linksfrontal gelegenen Infarkten auf. Nicht nur die Reaktion auf die plötzlich eingetretene Behinderung, sondern vor allem neurochemische Veränderungen durch Schädigung katecholaminerger Neurone sind ursächlich bedeutsam. Patienten mit einer

Depression haben schlechtere Erholungschancen als solche ohne Depression. Eine antidepressive Behandlung ist daher nicht nur aus psychopathologischer Sicht indiziert, sondern auch im Hinblick auf das Rehabilitationsergebnis wichtig. Dies konnte z.B. für Fluoxetin gezeigt werden. Trizyklische Antidepressiva sollten wegen der besonderen Gefahr von anticholinergen Nebenwirkungen bei Schlaganfallpatienten vermieden werden. Andererseits haben einige Pharmaka wie Phenytoin, Haloperidol, Clonidin, Prazosin oder bestimmte Benzodiazepine (z.B. Diazepam) einen negativen Effekt auf das Rehabilitationsergebnis.

Empfehlungen

– Die „CIMT"-Therapie wurde inzwischen in mehreren kontrollierten Studien erprobt und in ihrer Wirksamkeit belegt (**Empfehlungsgrad A;** 4, 7).

Literatur

1. Bolton DA, Cauraugh JH, Hausenblas HA: Electromyogram-triggered neuromuscular stimulation and stroke motor recovery of arm/hand functions: a meta-analysis. J Neurol Sci 223 (2004) 121–127.
2. Elbert T, Rockstroh B, Bulach D, Meinzer M, Taun E: New developments in stroke rehabilitation based on behavioral and neuroscientific principles: constraint-induced therapy. Nervenarzt 74-4 (2003) 334–342.
3. Indredavik B, Bakke F, Slordahl SA, Rokseth R, Haheim LL: Stroke-unit treatment improves long-term quality of life: a randomized controlled trial. Stroke 29 (1998) 895–899.
4. Martinsson L, Hardemark H, Eksborg S: Amphetamines for improving recovery after stroke. Cochrane Database Syst Rev. 2007 Jan 24;(1):CD002090. Review.
5. Scheidtmann K, Fries W, Muller F, Koenig E: Effect of levodopa in combination with physiotherapy on functional motor recovery after stroke: a prospective, randomised, double-blind study. Lancet. 358 (2001) (9284) 787–790.
6. van Vliet PM, Lincoln NB, Foxall A: Comparison of Bobath based and movement science based treatment for stroke: a randomised controlled trial. J Neurol Neurosurg Psychiatry 76 (2005) (4)503–8.
7. Wolf SL, Winstein CJ, Miller JP, Taub E, Uswatte G, Morris D, Giuliani C, Light KE, Nichols-Larsen D; EXCITE Investigators: Effect of constraint-induced movement therapy on upper extremity function 3 to 9 months after stroke: the EXCITE randomized clinical trial. JAMA 296 (2006) (17) 2095–2104.

Gesamtregister

Bitte entnehmen Sie das Gesamtregister und ersetzen es durch das beiliegende **aktualisierte** Gesamtregister.

Register

Wichtige Hinweise zur Benutzung des Registers

Das Sachregister verweist in den Text über Kapitelnummer und Seitenzahl:

- Der **Buchstabe** gibt den Teil des Werkes an, zugänglich über die Registerblätter.
- Die **Zahl** vor dem Doppelpunkt stellt die Kapitelnummer dar.
- Die einzelnen Kapitel sind mit durchlaufenden **Seitenzahlen** nummeriert.

C 17: 2

Die **gesuchte Textstelle** finden Sie durch Aufschlagen des Teiles (Registerblätter) und durch Verfolgen der Ziffern am oberen Seitenrand.

A

AAA s. Aortenaneurysma, abdominelles
Abdomen, akutes **A 4:** 1, **8:** 1–2
– Basisdiagnostik **A 8:** 1
– Diagnostik, erweiterte **A 8:** 2
– – überflüssige **A 8:** 2
– Therapie **A 8:** 2
– – chirurgische **A 8:** 2
– Ursachen **A 8:** 1
abdominelle Beschwerden, Malaria **L 12:** 1
Ablation
– Vorhofextrasystolen **D 4:** 3
– Vorhofflimmern **D 4:** 3
Abort
– Antiphospholipidsyndrom **I 7:** 3
– Chlamydieninfektion **L 5:** 3
Abszess
– s.a. Amöbenabszess
– s.a. Brodie-Abszess
– s.a. Hirnabszess
– s.a. Leberabszess
– s.a. Lungenabszess
– Divertikel **A 4:** 9
– subdiaphragmatischer, Differentialdiagnose **D 7:** 1
– – Pleuraerguss **C 21:** 1
Abwehrspannung, Abdomen, akutes **A 8:** 1
ACD (Anemia of Chronic Diseases) **B 1:** 7
ACE-Hemmer, Angina pectoris, stabile **D 7:** 4
Acetylsalicylsäure, Vorhofflimmern **D 4:** 3
Achalasie **A 2:** 4
– Dilatation, pneumatische **A 2:** 4–5
– Myotomie **A 2:** 5
– Ösophaguskarzinom **A 2:** 2
ACR-Klassifikation
– Arteriitis temporalis **I 10:** 2
– Churg-Strauss-Syndrom **I 16:** 1
– Fibromyalgiesyndrom **I 27:** 1
– Panarteriitis nodosa **I 13:** 1
– Polymyalgia rheumatica **I 10:** 2
– Riesenzellarteriitis **I 10:** 2, **11:** 1
– Schoenlein-Henoch-Purpura **I 18:** 1
– Takayasu-Arteriitis **I 12:** 1
– Vaskulitis **I 15:** 1
Acrodermatitis chronica atrophicans, Lyme-Borreliose **I 5:** 1
ACTH-Kurztest, Nebenniereninsuffizienz **H 6:** 5
ACTH-Produktion, ektope, Cushing-Syndrom **H 1:** 5
ACTH-Resistenz-Syndrom **H 6:** 5
ACTH-Syndrom, ektopes, Cushing-Syndrom **H 1:** 7

acute respiratory distress syndrome s. ARDS
Adams-Stokes-Anfall, Herzrhythmusstörungen, bradykarde **D 3:** 1
ADAMTS13, Purpura, thrombozytopenische, thrombotische **B 3:** 4
Addison-Krise **H 6:** 6
ADEM, Insultsyndrom **M 1:** 44
Adenin-Phosphoribosyltransferase-Mangel **G 7:** 3
Adenokarzinom
– Analkanal **A 4:** 18
– Magen **A 3:** 6
– Ösophagus **A 2:** 2
Adenomektomie, Hypophysenadenome **H 1:** 13
Adenosindeaminase (ADA), Pleuraerguss, tuberkulöser **C 21:** 2
adenozytisches Karzinom, Lunge **C 3:** 2
Aderhautmelanome, Melanom, malignes **B 20:** 4
ADH-Mangel **H 1:** 17–19
Adipositas
– Arteriosklerose **A 1:** 2
– Myokardinfarkt **A 1:** 4
– Schlaganfall, ischämischer **M 1:** 20
– stammbetonte, Cushing-Syndrom **H 1:** 5
– Zytostatika(therapie), Dosisreduktion **B 23:** 5
Adipositasbehandlung, Hyperlipoproteinämie **H 8:** 4
Adnexitis
– Abdomen, akutes **A 8:** 1
– Differentialdiagnose **A 4:** 8
– Spondylarthritis **I 2:** 2
ADPKD (autosomal dominant polycytic kidney disease) **G 7:** 4
adrenale Enzymdefekte **H 6:** 4–5
adrenale Hypoplasie, kongenitale **H 6:** 5
Adrenalektomie
– Mineralocorticoidhypertonie **H 6:** 2
– Nierenzellkarzinome **B 16:** 1–2
adrenogenitales Syndrom **H 6:** 4–5
Adrenoleukodystrophie **H 6:** 5
– Glucocorticoide **H 6:** 6
Adrenolytika, Cushing-Syndrom **H 1:** 8
Adrenomyeloneuropathie **H 6:** 5
– Glucocorticoide **H 6:** 6
Adrenostatika, Cushing-Syndrom **H 1:** 8
α-Adrenozeptoragonisten, Hypotonie, orthostatische **D 2:** 2
Afibrinogenämie **B 27:** 2
– Substitutionsempfehlungen **B 27:** 4
After, Juckreiz s. Pruritus ani

A-Gastritis **A 3:** 1
– Magenkarzinoid **A 3:** 6
– Magenkarzinom **A 3:** 6
Agranulozytose **B 4:** 1–2
– s.a. Granulozytopenie
– akute/subakute **B 4:** 1
– G-CSF **B 24:** 2
– GM-CSF **B 24:** 2
– Immundefekte **B 5:** 1
– Therapie **B 4:** 1
AGS s. adrenogenitales Syndrom
Ahlbäck-Syndrom **I 26:** 2
– Differentialdiagnose **I 26:** 1
AIDS
– Hypertriglyzeridämie **H 8:** 1
– Mykosen **L 15:** 1
– Pneumothorax **C 23:** 1
AILD s. Lymphadenopathie, angioimmunoblastische
AJCC-Klassifikation, Harnwegstumoren **B 16:** 3
Akne, Cushing-Syndrom **H 1:** 5
Akromegalie **H 1:** 3–5
– Bromocriptin **H 1:** 4
– Cabergolin **H 1:** 4
– Differentialdiagnose **H 1:** 4
– Dopaminagonisten **H 1:** 4
– GHRH **H 1:** 3
– Karpaltunnel-Syndrom **H 1:** 3
– Lanreotid **H 1:** 4
– Makroglossie **H 1:** 3
– Octreotid **H 1:** 4
– OGTT **H 1:** 4
– Quinagolid **H 1:** 4
– Somatostatinanaloga **H 1:** 4
– Symptomatik **H 1:** 3
– Therapie, medikamentöse **H 1:** 4
– – operative **H 1:** 4
– Wachstumshormonexzess **H 1:** 4
akromegaloides Aussehen
– Differentialdiagnose **H 1:** 4
– ohne Wachstumshormonexzess im Alter **H 1:** 4
Akroosteolyse, Psoriasisarthritis **I 2:** 6
Akrozyanose **E 5:** 2
Aktinomycine **B 23:** 1
Akute-Phase-Proteine/-Reaktion
– s.a. C-reaktives Protein
– Arthritis, infektiöse **I 4:** 1
Aldosteron-produzierendes Karzinom **H 6:** 1
Alginsäure, Refluxkrankheit **A 2:** 1
ALI (Acute Lung Injury) **C 20:** 1
ALI-Kriterien **C 20:** 1
Alkaloide **B 23:** 1
Alkalose
– metabolische **G 11:** 6–7
– respiratorische **G 11:** 6
– durch Überkompensation, Schock **K 5:** 4

Alkohol, Brennwerte **A 1:** 2
Alkoholabusus
– Anämie **B 1:** 3
– Arthritis, infektiöse **I 4:** 1
– chronischer, Immundefekte **B 5:** 1
– Differentialdiagnose **B 3:** 2
– Gicht **H 8:** 7
– Hypertriglyzeridämie **D 6:** 2, **H 8:** 1
– koronare Risikofaktoren **D 6:** 2, **6:** 4
– Ösophaguskarzinom **A 2:** 2
– parapneumonischer Erguss **C 22:** 1
– Pseudo-Cushing-Syndrom **H 1:** 6
– Schlaganfall, ischämischer **M 1:** 21
– Tuberkulose **C 1:** 1
Alkoholinstillation, perkutane, hepatozelluläre Karzinom (HCC) **A 7:** 20
Alkoholismus/Alkoholkonsum s. Alkoholabusus
Alkylantien **A 23:** 1
Alkylsulfonate **B 23:** 1
ALL s. Leukämie, akute, lymphatische
Allergene, Myokarditis **D 11:** 1
Allergiediagnostik, Asthma bronchiale **C 13:** 3
Allergie-Diagnostik, Mukoviszidose **C 5:** 3
Allergien, Medikamentenfieber **L 1:** 1
allergische Reaktionen durch G-CSF/GM-CSF **B 24:** 2
All-trans-Retinol, Promyelozytenleukämie, akute (APL) **B 6:** 4
Alopezie durch G-CSF/GM-CSF **B 24:** 2
Alpha1-Antitrypsin-Mangel, Lungenemphysem **C 11:** 2
Alpha-Interferon
– Kontraindikationen **A 7:** 5
– Nebenwirkungen **A 7:** 5
alpha-Linolensäure, Hyperlipoproteinämie **H 8:** 4
Alport-Syndrom **G 7:** 2, **7:** 5
Alteplase **E 17:** 2
– Myokardinfarkt **D 8:** 3
Alter
– Ernährung **A 1:** 4–5
– – vollwertige **A 1:** 5
– Mangelernährung **A 1:** 4–5
Altershypogonadismus **H 7:** 1
Aluminose **C 15:** 3
– Berufskrankheitenanzeige **C 15:** 4
Alveolarfüllungssyndrome **C 18:** 1
Alveolarproteinose **C 18:** 1
– bronchoalveoläre Lavage (BAL) **C 18:** 1
– Therapie **C 18:** 1
Alveolarschäden, diffuse **C 18:** 2
Alveolarwand, Krankheiten **C 18:** 1–4
Alveolen, Krankheiten **C 18:** 1–4
Alveolitis
– exogen-allergische **C 16:** 1
– – bronchoalveoläre Lavage (BAL) **C 16:** 2
– – Diagnostik **C 16:** 2
– – – weiterführende **C 16:** 2
– – Differentialdiagnose **C 16:** 2–3
– – Erstdiagnostik **C 16:** 2
– – Formen **C 16:** 1
– – Klassifikation **C 16:** 1
– – Lungenparenchymschäden **C 16:** 2
– – Nachsorge **C 16:** 3
– – Präzipitine **C 16:** 2
– – Symptomatik **C 16:** 2
– – Therapie **C 16:** 3
– – Verlaufskontrolle **C 16:** 3
– fibrosierende, Darmerkrankungen, chronisch-entzündliche **A 4:** 6
– Poly-/Dermatomyositis **I 9:** 1
Amenorrhö
– Cushing-Syndrom **H 1:** 5
– Hypophysenadenome **H 1:** 10
Aminoglutethimid, Cushing-Syndrom **H 1:** 8
δ-Aminolaevulin-Säure-(ALA-)Synthetase, Porphyrie, intermittierende, akute **H 8:** 8

Aminosäurelösungen, Ernährungstherapie, zentralvenöse **K 9:** 3
Aminosäuren
– Bedarf, Ernährungstherapie, zentralvenöse **K 9:** 3
– essentielle **A 1:** 2
AML s. Leukämie, akute, myeloische
Amöbenkolitis **L 12:** 4–5
Amöbenleberabszess **L 12:** 4–5
– s.a. Abszess
Amöbenruhr **A 4:** 4, **L 9:** 5–6, **12:** 4–5
– Antibiotika **A 4:** 5
Amputationsrate, Fuß, diabetischer **E 2:** 1
Amsterdam-Kriterien, kolorektales Karzinom, hereditäres (HNPCC) **A 4:** 12
Amylase, Pleuraempyem **C 22:** 1
Amyloidangiopathie, zerebrale, Schlaganfall, ischämischer **M 1:** 9
Amyloidose **D 13:** 5, **G 10:** 3
– Chondrokalzinose **I 23:** 2
– Darmerkrankungen, chronischentzündliche **A 4:** 6
– Dialyse **G 12:** 2
– Hypotonie **D 2:** 1
– Spondylitis ankylosans **I 2:** 4
ANA (antinukleäre Antikörper)
– Lupus erythematodes, systemischer **I 7:** 1
– Sjögren-Syndrom **I 6:** 1
– Sklerose, systemische **I 8:** 1
Anämie
– aplastische **B 1:** 2, **2:** 1
– – s.a. Panmyelopathie
– – s.a. Panmyelophthise
– – s.a. pure red cell aplasia
– – FACS-Analyse **B 2:** 1
– – Immundefekte **B 5:** 1
– – Immunsuppression **B 2:** 2
– – isolierte (PRCA) **B 1:** 2, **2:** 3–4
– – Knochenmarkhistologie **B 2:** 1
– – Knochenmark-/Stammzelltransplantation **B 25:** 2
– – Knochenmarktransplantation, allogene **B 2:** 2
– – mäßig schwere (MAA) **B 2:** 1
– – Medikamentenanamnese **B 2:** 1
– – PNH-Defekt **B 2:** 1
– – schwere (SAA) **B 2:** 1
– – sehr schwere (VSAA) **B 2:** 1
– – Therapie **B 2:** 2
– Arthritis, rheumatoide **I 1:** 1
– autoimmunhämolytische **B 1:** 2, **1:** 5
– – Austauschtransfusion **B 1:** 5
– – Azathioprin **B 1:** 5
– – Cyclophosphamid **B 1:** 5
– – Darmerkrankungen, chronischentzündliche **A 4:** 6
– – Knochenmarkzytologie **B 1:** 5
– – Plasmapherese **B 1:** 5
– – Prednison **B 1:** 5
– durch Chemotherapie, Erythropoetin (EPO) **B 24:** 3
– dyserythropoetische, kongenitale **B 1:** 2
– Eisenmangel **B 1:** 1–2, **1:** 6
– Endokarditis **L 2:** 6
– Endokrinopathien **B 1:** 2
– Entstehungsmechanismus **B 1:** 1–3
– Erythropoetin (EPO) **B 24:** 3
– Erythropoetinmangel **B 1:** 2
– Erythrozyten, Abbau, gesteigerter **B 1:** 2
– Erythrozytenbildung, verminderte **B 1:** 1
– Erythrozytenmembrandefekte **B 1:** 2
– Erythrozytenmetrie **B 1:** 1
– Erythrozytenstoffwechsel, Defekte **B 1:** 2
– Erythrozytenvolumen **B 1:** 3
– Folsäuremangel **B 1:** 2
– Hämoglobinkonzentration **B 1:** 1–8
– – Schwellenwert **B 1:** 1
– Hämolyse **B 1:** 4

– hämolytische **B 1:** 4, **1:** 5, **1:** 5–6
– – AIHA **B 1:** 5
– – Erstdiagnostik **B 1:** 4–5
– – Hämoglobinurie, nächtliche, paroxysmale **B 2:** 3
– – hereditäre, Therapie **B 1:** 5
– – Sichelzellanämie **B 1:** 7
– – hereditäre **B 1:** 2
– hyperchrome, Folsäuremangel **A 1:** 5
– – Vitamin-B$_{12}$-Mangel **A 1:** 5
– hyperchrom-makrozytäre **B 1:** 3
– Hypersplenismus **B 1:** 2
– hypochrome, Sprue **A 4:** 1
– hypochrom-mikrozytäre **B 1:** 3
– Klassifikation **B 1:** 1–2
– Knochenmarkdiagnostik **B 1:** 3
– Leitsymptome **B 1:** 1
– Lupus erythematodes, systemischer **I 7:** 1
– MCH **B 1:** 1
– MCV **B 1:** 1
– mechanisch-hämolytische **B 1:** 2
– megaloblastäre **B 1:** 3, **1:** 3
– – Ernährungsanamnese **B 1:** 4
– – Folsäure **B 1:** 4
– – Folsäuremangel **B 1:** 4
– – Hydroxocobalamin **B 1:** 4
– – Malabsorption **A 4:** 1
– – Medikamentenanamnese **B 1:** 4
– – Schwangerschaft, Prophylaxe **B 1:** 4
– – Sprue **A 4:** 1
– – Verlaufskontrollen **B 1:** 4
– – Vitamin-B$_{12}$-Mangel **B 1:** 4
– Myelo-/Osteomyelofibrose **B 8:** 3
– normochrom-normozytäre **B 1:** 3
– Panzytopenie **B 1:** 3
– refraktäre (RA) **B 7:** 1
– – mit Blastenüberschuss (RAEB) **B 7:** 1
– – – in Transformation **B 7:** 1
– – mit Ringsideroblasten (RARS) **B 7:** 1
– renale **G 10:** 2
– – Dialyse **G 12:** 2
– – Erythropoetin (EPO) **B 24:** 3
– Ringelröteln **L 6:** 4
– sekundäre **B 1:** 7
– sideroblastische, kongenitale **B 1:** 2
– symptomatische, Erythropoetin (EPO) **B 24:** 3
– Vitamin-B$_{12}$-Mangel **B 1:** 2–3
Analfissuren **A 4:** 17
Analgesie, Hämophilie **B 27:** 6
Analkanalkarzinom **A 4:** 17–18
– Adenokarzinome **A 4:** 18
– Chemotherapie **A 4:** 18
– Melanom, malignes **A 4:** 18
– Nachsorge **A 4:** 18
– Plattenepithelkarzinom, lokalisiertes **A 4:** 17–18
– Strahlentherapie **A 4:** 18
Analpapille, Hypertrophie **A 4:** 17
ANCA (antizytoplasmatische Antikörper)
– Panarteriitis nodosa **I 11:** 1
– Polyangiitis, mikroskopische **I 15:** 3, **17:** 1
– Wegener-Granulomatose **I 11:** 1
– Wegenersche Granulomatose **I 15:** 3
Aneurysma
– s.a. Aortenaneurysma
– cirsoides **E 10:** 1
– degeneratives **E 7:** 2
– Ductus arteriosus Botalli **D 9:** 2
– entzündliche Erkrankungen **E 7:** 2
– falsum **E 7:** 3
– Kawasaki-Syndrom **I 14:** 1
– linksventrikuläres, Myokardinfarkt **D 8:** 1, **8:** 5
– mykotisches, Drogenabusus **E 7:** 3
– – infektiöses **E 7:** 2–3
– Poplitealarterien **E 7:** 2
– postinfarzielles **D 10:** 1
– spurium **E 7:** 3

Register

Aneurysmata, arterielle, Behçet-Syndrom **I 21:** 1
aneurysmatische Erkrankungen, Arterien **E 7:** 1
Angiitis, leukozytoklastische, kutane **I 20:** 1
Angina abdominalis **E 8:** 2
Angina pectoris
– Aortenklappenstenose **D 14:** 3
– Ausschlussdiagnostik **D 7:** 1
– Belastungs-EKG **D 7:** 2
– bildgebende Verfahren **D 7:** 4
– Churg-Strauss-Syndrom **I 16:** 1
– Differentialdiagnose **D 7:** 1, **7:** 4
– Doppler-Verfahren **D 7:** 4
– Duplex-Verfahren **D 7:** 4
– Echokardiographie **D 7:** 3
– Glyceroltrinitrat **D 7:** 4
– Herzinsuffizienz **D 7:** 2
– Herzkatheteruntersuchung **D 7:** 3
– intrakoronarer Ultraschall **D 7:** 4
– Koronarangiographie **D 7:** 3
– Koronarischämie **D 7:** 1
– Koronarsyndrom, akutes **D 7:** 1
– Laboruntersuchungen **D 7:** 2
– LZ-EKG **D 7:** 3
– Myokarddurchblutung **D 7:** 4
– Myokard-Szintigraphie **D 7:** 3
– Pathophysiologie **D 7:** 1
– Positronen-Emissions-Tomographie **D 7:** 3
– Röntgen-Thorax **D 7:** 3
– Ruhe-EKG **D 7:** 2
– Schweregradeinteilung **D 7:** 2
– stabile **D 7:** 2
– – ACE-Hemmer **D 7:** 4
– – Betablocker **D 7:** 4
– – Bypassoperation **D 7:** 5
– – Kalziumantagonisten **D 7:** 4
– – Maßnahmen, allgemeine **D 7:** 4
– – Nitrovasodilatatoren **D 7:** 4
– – Therapie, invasive **D 7:** 5
– – – medikamentöse **D 7:** 4
– – Thrombozytenaggregationshemmer **D 7:** 4
– Stress-Echokardiographie **D 7:** 3
– Stufenprogramm **D 7:** 2
– Symptome **D 7:** 1–2
– Takayasu-Arteriitis **E 9:** 1
– Therapie **D 7:** 4
– Untersuchung **D 7:** 2
Angina tonsillaris
– Influenza **L 5:** 2
– Scharlach **L 6:** 1
Angiodysplasien **E 10:** 1–2
– Einteilung **E 10:** 2
– extratrunkuläre Dysplasien **E 10:** 2
– Gastrointestinalblutungen **A 8:** 3
– gastrointestinale **A 8:** 4
– Kompressionstherapie **E 18:** 1
– Monodysplasien **E 10:** 2
– Polydysplasien **E 10:** 2
– trunkuläre Dysplasien **E 10:** 2
Angiographie
– Subarachnoidalblutung **M 1:** 40–41
– zerebrale, Blutungen, intrazerebrale **M 1:** 36
– – Schlaganfall, ischämischer **M 1:** 7
Angioma racemosum **E 10:** 1
Angioplastie, stentgeschützte, Schlaganfall, ischämischer **M 1:** 28–29
Aniridie-Syndrom **G 7:** 3
Anisozytose, Myelo-/Osteomyelofibrose **B 8:** 3
Anistreplase (APSAC), Venenthrombose **E 12:** 4
Ankylosierung
– Psoriasisarthritis **I 2:** 6
– Spondylitis ankylosans **I 2:** 4
Ann-Arbor-Klassifikation, Lymphome, maligne **B 9:** 1
Anorchie
– angeborene **H 7:** 2
– erworbene **H 7:** 2

anorektale Erkrankungen **A 4:** 17–18
– benigne **A 4:** 17
Anorexia nervosa **H 8:** 5–6
– Hypercholesterinämie **H 8:** 1
– Hypotonie, orthostatische **D 2:** 2
Anoskopie **A 4:** 17
anovulatorische Zyklen, Mikroprolaktinom **H 1:** 1
Anthrachinone **B 23:** 1, **23:** 3
Anthrakosilikose **C 15:** 1
Anthrazykline **B 23:** 1, **23:** 3
– Antidot **B 23:** 2
Antiarrhythmika **D 4:** 2–3
– Rhythmisierung **D 4:** 2
Antibiotika
– Infektionen, nosokomiale **K 6:** 1
– zytostatische **B 23:** 1
Anticardiolipin-Antikörper **B 29:** 1–2
– Schlaganfall, ischämischer **M 1:** 21
Anticholinergika, Reizdarmsyndrom **A 4:** 10
Antidepressiva, Reizdarmsyndrom **A 4:** 10
Antidiarrhoika, Reizdarmsyndrom **A 4:** 10
Anti-DNS, Lupus erythematodes, systemischer **I 7:** 1
Anti-DNS-Topoisomerase, Sklerose, systemische **I 8:** 1
Antidot, zytostatische Substanzen **B 23:** 2
Antifibrinolytika
– Fibrinogen **K 8:** 5
– hämorrhagische Diathese **B 27:** 6
– Verbrauchskoagulopathie **K 8:** 5
Anti-HAV-IgM **A 7:** 1
Anti-HBs-Antikörper **A 7:** 2
Anti-HCV-Antikörper **A 7:** 3, **7:** 7
Anti-HDV-Antikörper **A 7:** 4, **7:** 10
Antihypertensiva **F 1:** 3–5
– Blutungen, intrazerebrale **M 1:** 37
– Diabetes mellitus **H 4:** 9
antiinflammatorische Therapie
– ARDS **C 20:** 3
– Mukoviszidose **C 5:** 5
Antikoagulanzien, orale/Antikoagulation **E 17:** 1
– arterielle Verschlusskrankheit **E 1:** 3
– extrakorporale Verfahren **K 3:** 3–4
– Extremitätenverschluss, akuter **E 3:** 3
– Fibrinogen **K 8:** 5
– Gerinnungsstörungen **K 8:** 8
– Hypertonie, pulmonale **C 8:** 4–5
– Lungenembolie, akute **C 7:** 2–3
– Perikarditis **D 11:** 2
– Schlaganfall **M 1:** 13–14
– Überdosierung **B 28:** 4
– Venenthrombose **E 12:** 2–3
– Verbrauchskoagulopathie **K 8:** 5
Antikörper
– s.a. Autoantikörper
– antimitochondriale s. AMA
– antinukleäre s. ANA
– antizentromere, Sklerose, systemische **I 8:** 1
– gegen Doppelstang-DNS, Lupus erythematodes, systemischer **I 7:** 2
– gegen glatte Muskulatur s. SMA
– gegen lösliche Leberantigene s. SLA
Antikörpermangel, relativer, Immundefekte **B 5:** 1
Antimetabolite **B 23:** 1
Antioxidanzien, Schlaganfall, ischämischer **M 1:** 20
antiparasitäre Therapie, Malaria **L 12:** 3
Antiphospholipidantikörper **B 29:** 1–2, **29:** 5, **I 7:** 3
Antiphospholipidsyndrom **I 7:** 3–4, **K 8:** 8
– Lupus erythematodes **I 7:** 3
Anti-Sm, Lupus erythematodes, systemischer **I 7:** 1
Anti-SS-A(Ro)-/-B(La)-Antikörper, Sjögren-Syndrom **I 6:** 1

Antisynthetasesyndrom, Poly-/Dermatomyositis **I 9:** 1
Antithrombin, nephrotisches Syndrom **B 29:** 2
Antithrombin-III-Mangel **K 8:** 9
– Gerinnungsstörungen **K 8:** 2
Antithrombin-III-Substitution
– Fibrinogen **K 8:** 5
– Verbrauchskoagulopathie **K 8:** 5
Antithrombin-Mangel **B 29:** 2, **29:** 4–5
– L-Asparaginasetherapie **B 29:** 2
Antithrombosestrümpfe **E 11:** 1
antithrombotische Therapie **E 17:** 1–2
α_1-Antitrypsinclearance, Dünndarmfunktionsstörungen **A 4:** 2
α_1-Antitrypsin-Mangel **A 7:** 16
– PiZM **A 7:** 16
– PiZZ **A 7:** 16
Antizentromerantikörper
s. Antikörper, antizentromere
antizytoplasmatische Antikörper
s. ANCA
ANV s. Nierenversagen, akutes
Anxiolytika, Reizdarmsyndrom **A 4:** 10
Aorta
– Pseudoaneurysma **D 9:** 4
– Schädigung, traumatische **D 10:** 1
Aorta thoracalis, Erkrankungen **D 9:** 1–5
aortale Plaques, Schlaganfall, ischämischer **M 1:** 25
Aortenaneurysma
– s.a. Aneurysma
– abdominelles **A 8:** 2, **E 7:** 1
– – Abdominalsonographie **E 7:** 1
– – Computertomographie **E 7:** 1
– – Magnetresonanztomographie **E 7:** 1
– – Subtraktionsangiographie, digitale, intraarterielle **E 7:** 1
– Einteilung **D 9:** 1
– Marfan-Syndrom **D 9:** 2, **9:** 4
– Nachweisdiagnostik **D 9:** 2
– penetrierendes **A 8:** 2
– Risikogruppen **D 9:** 4
– Therapie, konservative **D 9:** 3
– – operative **D 9:** 3–4
– thorakales, Differenzialdiagnose **D 8:** 2
– Thoraxschmerz **D 9:** 2
Aortendissektion **M 1:** 44
– Aortenklappeninsuffizienz **D 14:** 4
– Aortographie **D 9:** 3
– Differentialdiagnose **D 7:** 1
– Echokardiographie, transthorakale **D 9:** 2
– Fensterung, perkutane **D 9:** 4
– Hämatom, intramurales **D 9:** 3
– Nachweisdiagnostik **D 9:** 2
– Ruptur **D 9:** 4
– Stentimplantation **D 9:** 4
– Therapie, konservative **D 9:** 4
– – operative **D 9:** 4
– Thoraxschmerz, akuter **D 9:** 2
– Thrombenbildung **D 9:** 3
– Typ III **D 9:** 4
Aortenerkrankungen, entzündliche **D 9:** 3
Aorteninsuffizienz, Spondylitis ankylosans **I 2:** 4
Aortenisthmusstenose **D 15:** 2
Aortenklappe
– bikuspide **D 15:** 2
– – Endokarditisrisiko **D 11:** 5
– kalzifizierte, Endokarditisrisiko **D 11:** 5
Aortenklappenabriss, Thoraxtrauma, stumpfes **D 10:** 1
Aortenklappeninsuffizienz **D 14:** 4
Aortenklappenstenose **D 14:** 1, **14:** 3–4, **15:** 2
– Differentialdiagnose **D 7:** 1
– Hypotonie, orthostatische **D 2:** 2
– kongenitale **D 15:** 2
– Schweregradeinteilung **D 14:** 3

- subvalvuläre, fibromuskuläre **D 15:** 2
- supravalvuläre **D 15:** 2
- valvuläre **D 14:** 4
- – degenerativ-kalzifizierende **D 14:** 3

Aortenklappenvitien, Endokarditisrisiko **D 11:** 5

Aortensklerose
- Ausschlussdiagnostik **D 9:** 1
- Lungenembolie **D 9:** 1
- Nachweisdiagnostik **D 9:** 2
- Stadieneinteilung **D 9:** 1
- Therapie **D 9:** 3

Aortenstenose, Reflexsynkope **D 5:** 1

Aortentrauma
- Ausschlussdiagnostik **D 10:** 2
- Herztrauma **D 10:** 3
- Prognose **D 10:** 4
- Risikogruppen **D 10:** 4
- Therapie **D 10:** 4

Aortenwandtumoren **D 9:** 3
Aortitis, Spondylitis ankylosans **I 2:** 4
Aortitis luica **D 9:** 3
Aortographie, Aortendissektion **D 9:** 3
AP s. Phosphatase, alkalische
APA
- s. aldosteronproduzierendes Adenom
- s. Antiphospholipidantikörper

APACHE-II-Score, Pankreatitis **A 5:** 2
APC-Resistenz **B 29:** 1, **29:** 3
Aphthen, orale, Behçet-Syndrom **I 21:** 2
aphthöse Ulzerationen, Behçet-Syndrom **I 21:** 1
Aplasie, Erythropoese, Suppression **B 1:** 2
Apnoe
- s. Schlafapnoe
- Schlafstörungen **C 6:** 1

ApoC-II-Mangel, familiärer **H 8:** 1
Apoplex, Antiphospholipidsyndrom **I 7:** 3
Appendicitis sinistra **A 4:** 9
Appendizitis
- Abdomen, akutes **A 8:** 1
- akute **A 4:** 8
- Leukozytose **A 4:** 8
- Masern **L 6:** 3
- Peritonismus **A 4:** 8
- Target-Zeichen **A 4:** 8

Appetitlosigkeit s.a. Inappetenz
Aprotinin, DIC **B 28:** 4
ARA-Kriterien, Lupus erythematodes, systemischer **I 7:** 2
ARDS (Acute Respiratory Distress Syndome) **C 20:** 1–7, **K 1:** 2–3
- Almitrin **C 20:** 3
- Anamnese **C 20:** 2
- antiinflammatorische Therapie **C 20:** 3
- Antithrombin **C 20:** 3
- assisted spontaneous breathing (ASB) **C 20:** 4
- Atemzugvolumen **C 20:** 5
- Barotrauma **C 20:** 2
- Bauchlagerung **C 20:** 6
- Beatmung **K 1:** 9
- – invasive **C 20:** 4
- – nicht-invasive **C 20:** 4
- Beatmungsdrücke **C 20:** 5
- Beatmungstherapie **C 20:** 4
- Best-PEEP **C 20:** 4–5
- biphasic positive airway pressure (BIPAP) **C 20:** 4, **20:** 6
- bronchoalveoläre Lavage **C 20:** 2
- Bronchoskopie **C 20:** 2
- CPAP **C 20:** 4
- Dekontamination, selektive, digestive (SDD) **C 20:** 7
- Echokardiographie **C 20:** 2
- Filtration, veno-venöse **C 20:** 4
- Flüssigkeitsbilanz **C 20:** 3–4
- Frühphase, exsudative **C 20:** 1
- Gasaustausch, extrakorporaler **C 20:** 6

- Hämodialyse **C 20:** 4
- Hämofiltration **C 20:** 4
- Heparin **C 20:** 3
- Hochfrequenzbeatmung **C 20:** 6
- Hochfrequenzventilation **C 20:** 6
- Hygiene, oropharyngeale **C 20:** 7
- Hyperkapnie, permissive **C 20:** 5
- Inspirations-Exspirations-Verhältnis **C 20:** 5
- Inverse-Ratio-Beatmung **C 20:** 5
- Jet-Ventilation **C 20:** 6
- klinisches Bild **C 20:** 1
- Kortikosteroide **C 20:** 3
- – inhalative **C 20:** 3
- Kriterien **C 20:** 1
- Labor **C 20:** 2
- Liquidventilation **C 20:** 6
- Lungenödem, proteinreiches **C 20:** 2
- Lungenparenchym-Affektionen, direkte **C 20:** 1
- – indirekte **C 20:** 1
- Lungenwasser-Messung **C 20:** 2
- Magnetresonanztomographie **C 20:** 2
- Membranoxygenation, extrakorporale **C 20:** 6
- Nierenversagen, akutes **C 20:** 4
- parapneumonisches **C 20:** 1
- Partial Liquid Ventilation **C 20:** 6
- PEEP (positive end-expiratory pressure) **C 20:** 4
- PEEP-Einstellung **C 20:** 6
- PEEP-Werte **C 20:** 5
- PGI_2, aerosoliertes **C 20:** 3
- Pneumocystis-carinii-Pneumonie **C 20:** 3
- Pneumonie, sekundäre **C 20:** 3
- – sekundäre (nosokomiale) **C 20:** 2, **20:** 7
- Prävention **C 20:** 2–7
- Präventivmaßnahmen **C 20:** 3
- pressure support ventilation (PSV) **C 20:** 4
- Prostaglandin E_1 (PGE_1) **C 20:** 3
- Pulmonalisangiographie **C 20:** 2
- Rechtsherzkatheter **C 20:** 2
- Sauerstoffschuld **C 20:** 4
- Sauerstofftransport **C 20:** 3–4
- Sepsis, pneumogene **C 20:** 7
- Spätphase, proliferativ-fibrosierende **C 20:** 2
- Spiral-CT **C 20:** 2
- Spontanatmung, augmentierte **C 20:** 4
- Stickstoffmonoxid (NO) **C 20:** 3
- Surfactant-Applikation **C 20:** 7
- Symptomatik **C 20:** 1
- Therapie **C 20:** 2–7
- – symptomatische **C 20:** 3

Aromatase-Mangel **H 7:** 3
ARPKD (autosomal-rezessive polyzystische Nierenerkrankungen) **G 7:** 4–5
Arrhythmien
- Elektrounfall **D 10:** 3
- Kawasaki-Syndrom **I 14:** 1

Arteria-cerebri-anterior-Verschluss, Schlaganfall **M 1:** 3
Arteria-cerebri-media-Verschluss, Schlaganfall **M 1:** 3
Arteria-cerebri-posterior-Verschluss, Schlaganfall **M 1:** 4
Arterial-switch-Operation, Transposition der großen Gefäße **D 15:** 4
arterielle Durchblutungsstörung, Kompressionssyndrome **E 4:** 1–2
arterielle Verschlusskrankheit
- Anamnese **E 1:** 1
- Angiographie **E 1:** 2
- Angioplastie **E 1:** 4
- Antibiose, systemische **E 1:** 4
- Antikoagulantien **E 1:** 3
- Außenseitermethoden **E 1:** 5
- Becken-Beinarterien **E 1:** 1–6
- Chelattherapie **E 1:** 5

- Claudicatio intermittens **E 1:** 1
- Diabetes mellitus **E 1:** 3
- Dopplersonographie **E 1:** 1
- – direktionale **E 1:** 2
- Druckmessung, dopplersonographische, nach Belastung **E 1:** 2
- Duplexsonographie **E 1:** 2
- Fettstoffwechselstörungen **E 1:** 3
- Fontaine-Klassifikation **E 1:** 3
- Gangrän **E 1:** 1
- Gehtest **E 1:** 2
- Hyperlipidämie **E 1:** 2
- Hypertonie, arterielle **E 1:** 3
- Katheterverfahren **E 1:** 4–5
- körperliche Untersuchung **E 1:** 1
- Labortests **E 1:** 2
- Laufbanduntersuchung **E 1:** 2
- Management **E 1:** 3
- Mortalität **E 1:** 1
- Nachbehandlung **E 1:** 4
- Nekrose **E 1:** 1
- Oxidationstherapie **E 1:** 5
- Oxygenation, hyperbare **E 1:** 5
- Ozontherapie **E 1:** 5
- periphere (pAVK) s.a. Durchblutungsstörungen, arterielle
- – Differentialdiagnose **I 25:** 1
- Prostanoide **E 1:** 3
- Rekonstruktion, operative **E 1:** 4
- Risikofaktoren **E 1:** 3
- Ruheschmerz **E 1:** 1
- Sauerstoff-Mehrschritt-Therapie nach Manfred von Ardenne **E 1:** 5
- Therapie, konservative **E 1:** 4
- – operative **E 1:** 4–5
- Thrombozytenfunktionshemmer **E 1:** 3

Arterien, aneurysmatische Erkrankungen **E 7:** 1
Arterienerkrankungen, entzündliche s. Arteriitis
Arteriitis
- s.a. Riesenzellarteriitis
- s.a. Takayasu-Arteriitis
- temporalis **I 10:** 1–3
- – ACR-Klassifikation **I 10:** 2
- – Augenbefunde **I 10:** 2
- – Augenbeteiligung **I 10:** 3
- – bildgebende Verfahren **I 10:** 2
- – Differentialdiagnose **I 10:** 2
- – Duplex-Sonographie **I 10:** 2
- – Glukokortikoide **I 10:** 3
- – histologische Untersuchung **I 10:** 2
- – Kopfschmerzen **I 10:** 1
- – Laboruntersuchungen **I 10:** 2
- – Polymyalgia rheumatica **I 10:** 1
- – Prednisolon **I 10:** 3
- – Temporalarterien, derb geschwollene **I 10:** 1

Arteriosklerose
- Diabetes mellitus **H 4:** 8–9
- Folsäure **A 1:** 4
- Schlaganfall, ischämischer **M 1:** 25
- Übergewicht **A 1:** 2

arteriovenöse Fisteln **E 10:** 1
- s. AV-Fisteln

Arthralgien
- Churg-Strauss-Syndrom **I 16:** 1
- Darmerkrankungen, chronisch-entzündliche **A 4:** 6
- Dengue-Fieber **L 12:** 4
- Hämochromatose **A 7:** 15
- Lyme-Borreliose **I 5:** 1
- Panarteriitis nodosa **I 13:** 1
- Takayasu-Arteriitis **I 9:** 1

Arthritis
- Behçet-Syndrom **I 21:** 2
- Campylobacter-Enteritis **L 9:** 2
- Churg-Strauss-Syndrom **I 16:** 1
- Darmerkrankungen, chronisch-entzündliche **A 4:** 6
- enteropathische, Differentialdiagnose **I 1:** 1
- HLA-B27-assoziierte **I 2:** 1

- infektiöse **I 4:** 1–2
-- Akute-Phase-Proteine **I 4:** 1
-- Débridement **I 4:** 2
-- Laboruntersuchungen **I 4:** 1
-- Synovektomie **I 4:** 2
-- Synovialanalyse **I 4:** 1
- juvenile, Differentialdiagnose **I 4:** 1
- Kawasaki-Syndrom **I 14:** 1
- Kryoglobulinämie **I 19:** 1
- Lupus erythematodes, systemischer **I 7:** 1
- Lyme-Borreliose **I 5:** 1
- psoriatica s. Psoriasisarthritis
-- sine psoriase **I 2:** 5
- reaktive **I 3:** 1
-- Antibiotika **I 3:** 2
-- diagnostische Kriterien **I 3:** 1
-- Differentialdiagnose **I 1:** 1, **4:** 1, **22:** 1
-- HLA-B27 **I 3:** 1–2
-- Nachweisdiagnostik **I 3:** 1–2
-- NSA **I 3:** 2
-- Streptokokkennachweise **I 3:** 2
-- Therapie, medikamentöse **I 3:** 2
--- nichtmedikamentöse **I 3:** 2
- Reiter-Syndrom **I 3:** 1
- rheumatoide **I 1:** 1–3
-- Anämie **B 1:** 8
-- Auranofin **I 1:** 2
-- Differentialdiagnose **I 4:** 1, **10:** 1
-- Glukokortikoide **I 1:** 2
-- juvenile, HLA-B27 **I 2:** 1
-- NSAR **I 1:** 2
-- Pleuraerguss **C 21:** 1
-- Therapie **I 1:** 2–3
-- Therapieresistenz **I 1:** 2
- Ringelröteln **L 6:** 4
- Salmoellose **L 9:** 1
- septische **L 7:** 3
- Sjögren-Syndrom **I 6:** 1
- urica, Differentialdiagnose **I 23:** 2
- Yersiniose **L 9:** 3
Arthrodesen, Kniegelenk **I 26:** 2
arthrogenes Stauungssyndrom **E 15:** 3
Arthropathien
- Differentialdiagnose **I 1:** 1
- HLA-B27 **I 2:** 1
- intestinale **I 2:** 1
Arthrose
- Differentialdiagnose **I 1:** 1
- Hand **I 24:** 1–2
ARVCM s. Kardiomyopathie, rechtsventrikuläre, arrhythmogene
Arzneimittel, Medikamentenfieber **L 1:** 2
Arzneimittelinteraktionen, Zytostatika(therapie) **B 23:** 5
Asbestexposition **C 15:** 1
Asbestose **C 15:** 1–2
- Berufskrankheitenanzeige **C 15:** 4
- Erstdiagnostik **C 15:** 1
- Lungenfunktion **C 15:** 1
Asbestpleuritis, Pleuraerguss **C 21:** 1
Ascorbinsäure **A 1:** 3
- s. Vitamin C
ASD (Atrium-septum-Defekt) s. Vorhofseptumdefekt
Asparaginasestörungen, Diagnostik und Therapie **B 28:** 3
Aspergillose
- bronchopulmonale, Mukoviszidose **C 5:** 3
- invasive **L 15:** 1
- pulmonale **L 15:** 2
Aspergillusmykose, Pneumonie **C 10:** 1
Aspiration, ARDS **K 1:** 2
Aspirationspneumonie
- Schlaganfall **M 1:** 14
- Therapie **C 10:** 3
Aspirin, Behçet-Syndrom **I 21:** 2
Aspleniesyndrom, Immundefekte **B 5:** 1
assisted spontaneous breathing (ASB), ARDS **C 20:** 4

Asthma bronchiale **C 13:** 1–8
- Allergiediagnostik **C 13:** 3
- Anamnese **C 13:** 2
- Anfall, schwerer **K 1:** 1
- Anticholinergika **C 13:** 4
- Betamimetika **K 1:** 1
- Beta2-Sympathomimetika **C 13:** 3–4
-- langwirksame **C 13:** 4
- bronchiale Hyperreagibilität **C 13:** 1
- Churg-Strauss-Syndrom **I 16:** 1
- Cromone **C 13:** 5
- Differentialdiagnose **C 12:** 4
- Epidemiologie **C 13:** 2
- Expektoranzien **K 1:** 1
- Glukokortikosteroide, inhalative **C 13:** 4–5
- Hyperreagibilitätstests **C 13:** 3
- Immuntherapie **C 13:** 6
- Lungenfunktion **C 13:** 2
- Mastzellstabilisatoren **C 13:** 5
- Mukolytika **K 1:** 1
- Nachsorge **C 13:** 7
- Notfalltherapie **C 13:** 6
- Pathologie **C 13:** 1
- Peak-Flow (PEF) **C 13:** 2–3
- Pharmakotherapie **C 13:** 3–4
- Rehabilitation **C 13:** 7
- respiratorische Insuffizienz **K 1:** 1
- Schulungsmaßnahmen **C 13:** 5
- Schweregrade **C 13:** 2
- Sport und Bewegungstherapie **C 13:** 6
- Stufenplan **C 13:** 6
- Symptome **C 13:** 2
- Theophyllin **C 13:** 5
- Theophyllininfusion **K 1:** 1
- Untersuchung, klinische **C 13:** 2
astrozytäre Tumoren **B 21:** 1
Astrozytom, anaplastisches **B 21:** 1
asymptomatischer Patient, Risikostratifizierung, Herzrhythmusstörungen, tachykarde **D 4:** 5–6
Asystolien, Elektrounfall **D 10:** 3
Aszites
- Leberzirrhose **A 7:** 23–24
- Pleuraerguss **C 21:** 1
AT-III-Mangel s. Antithrombin-III-Mangel
atemanalytische Tests, Malabsorption(ssyndrom) **A 4:** 2
Atemantrieb, Beurteilung **K 1:** 6–7
Atemarbeit, Messung **K 1:** 7
Atembewegungen, paradoxe, Beatmung **K 1:** 3
Atembreite, Spondylitis ankylosans **I 2:** 4
Atemfrequenz **K 1:** 6
Atemfunktion/-mechanik
- Beurteilung **K 1:** 7
- Schlaganfall **M 1:** 11
Ateminsuffizienz, Pneumonie **C 10:** 1
Atemnot s. Dyspnoe
Atemstillstand, Beatmung **K 1:** 3
Atemstörungen, schlafbezogene s.a. Schlafapnoe, obstruktive/Schnarchen, obstruktives
Atemwege, Sicherung, Schock **K 5:** 2
Atemwegsdruck, positiver, kontinuierlicher, Beatmung **K 1:** 5
Atemwegserkrankungen, obstruktive, Pneumothorax **C 23:** 1
Atemwegsobstuktion, Mukoviszidose **C 5:** 2
Atemzugvolumen **K 1:** 6
- ARDS **C 20:** 5
Atherosklerose, Hyperlipoproteinämie **H 8:** 2
Atherothrombose, Schlaganfall, ischämischer **M 1:** 25
Atmung, stridoröse, Mediastinaltumoren **C 3:** 1
Atmungsstörungen
- schlafbezogene **C 6:** 1
-- Beatmung **K 1:** 11
-- Diagnostik **C 6:** 1

-- Differentialdiagnose **C 6:** 1
-- Polyglobulie **C 6:** 1
-- Therapie **C 6:** 1
Atmungssyndrom s. ARDS (Adult Respiratory Distress Syndrome)
Atovaquon, Malaria tropica **L 12:** 2
atrioventrikuläre Leitungsstörungen **D 3:** 2–3
augenärztliche Diagnostik, Hypophysenadenome **H 1:** 13
Augenmanifestationen, Behçet-Syndrom **I 21:** 1
Ausflusstrakttachykardien, idiopathische rechtsventrikuläre, Differenzialdiagnose **D 13:** 4
Auskultationsbefund, Endokarditis **L 2:** 6
Autoantikörper **B 28:** 6
- s.a. Antikörper
- Nebenniereninsuffizienz **H 6:** 5
- Sjögren-Syndrom **I 6:** 1
autoimmune Schilddrüsenerkrankung s. Schilddrüsenautonomie
Autoimmunerkrankungen **K 8:** 8
- Neutropenie **B 4:** 1
- Perikarditis **D 11:** 3
Autoimmungastritis **A 3:** 1
- Intrinsic-Factor-Antikörper **A 3:** 1–2
- Parietalzellantikörper **A 3:** 1–2
Autoimmunhepatitis **A 7:** 11–13
- akuter Schub **A 7:** 12
- Antikörper **A 7:** 11
- Azathioprin **A 7:** 11
- Begleitmedikation **A 7:** 13
- Diagnostik **A 7:** 11
- HCV-Infektion **A 7:** 13
- Kortikosteroide **A 7:** 11
- Leberzirrhose **A 7:** 13
- Remission **A 7:** 12
- Schwangerschaft **A 7:** 12
- Therapieversager **A 7:** 12
- Typ 1 **A 7:** 11
- Typ 2 **A 7:** 11
Autoimmunthyreoiditis Hashimoto, chronische **H 2:** 6–7
Autonomie, funktionelle s. Schilddrüsenautonomie
auto-PEEP, ARDS **C 20:** 5
autosomal dominant polycytic kidney disease (ADPKD) **G 7:** 4
autosomal-dominant polycystic kidney disease s. ADPKD
AV-Block **D 3:** 2–3
- I. Grades **D 3:** 2
- II. Grades (Typ Mobitz) **D 3:** 2
-- (Typ Wenckebach) **D 3:** 2
- III. Grades **D 3:** 3
- Herztrauma **D 10:** 3
- Spondylitis ankylosans **I 2:** 4
AV-Fisteln **E 10:** 1
- Nicoladoni-Branham-Zeichen **E 10:** 1
AV-Knotentachykardie **D 4:** 3–4
Azathioprin, Behçet-Syndrom **I 21:** 2
Azidose
- metabolische **G 11:** 6
-- hyperchlorämische, Nephrokalzinose **G 8:** 3
-- renal-tubuläre **G 8:** 3, **11:** 6
-- renaltubuläre, distale **G 7:** 3
-- Osteopetrose **G 7:** 3
- respiratorische **G 11:** 5–6
-- Beatmung **K 1:** 4
- tubuläre, Sjögren-Syndrom **I 6:** 1
Azoospermie
- Mukoviszidose **C 5:** 2
- obstruktive, Hypogonadismus **H 7:** 6

B

backwash ileitis **A 4:** 5–8
Bäckerlunge **C 16:** 1
Bagassose **C 16:** 1

Bailout-Stent, koronare Herzkrankheit **D 7:** 5
Bakerzyste, Gonarthrose **I 26:** 1
Bakteriämie **L 2:** 1–3
– Endokarditis **L 2:** 6
– Katheterassoziierte **L 2:** 5
– Pneumonie **C 10:** 1
Bakterienpräparate, Reizdarmsyndrom **A 4:** 10
BAL s. bronchoalveoläre Lavage
B-ALL
– reifzellige **B 6:** 2
– Rituximab **B 6:** 5
Ballonkatheter, ST-Hebungsinfarkt **D 8:** 3
Ballonvalvotomie, Mitralklappeninsuffizienz **D 14:** 2
Bambusstab, Spondylitis ankylosans **I 2:** 4
Bandläsionen, Differentialdiagnose **I 26:** 1
Bang-Krankheit **L 12: 6–7**
Bardet-Biedl-Syndrom **G 7:** 2
Barotrauma
– ARDS **C 20:** 2
– Beatmung **K 1: 8–9**
Barrett-Ösophagus **A 2: 1–2**
– Magenkarzinom **A 3:** 6
– Ösophaguskarzinom **A 2:** 2
Bartonella
– henselae **L 4:** 3
– quintana **L 12:** 7
Bartter-Syndrom **G 7:** 2
Basaliom **B 12:** 8
Base Excess, Schock **K 5:** 4
Basedow-Syndrom **H 2:** 5
– operative Behandlung **H 2:** 5
Basilarisspitze, Verschluss **M 1:** 4
Basilaristhrombose, Schlaganfall **M 1:** 4
Basisbedarf
– Elektrolythaushalt **K 9:** 1
– Wasserhaushalt **K 9:** 1
Bauchlagerung, ARDS **C 20:** 6
Bauchschmerzen
– kolikartige s. Abdominalkoliken
– Mukoviszidose **C 5:** 2
Bauchspeicheldrüse s. Pankreas
Bauchspeicheldrüsenerkrankungen s. Pankreaserkrankungen
B-Bild-Sonographie, Schlaganfall, ischämischer **M 1:** 7
BCG-Impfung, Tuberkulose **C 1:** 2
bcl-2, Lymphome, follikuläre **B 9:** 6
B-CLL **B 9:** 2
Beatmung, maschinelle **K 1: 3–7, 1: 9–12**
– ARDS **C 20:** 4, **K 1:** 9
– assistiert/kontrollierte (A/C) **K 1:** 4
– Atemwegsdruck, positiver, kontinuierlicher **K 1:** 5
– Atmungsstörungen, schlafbezogene (SBAS) **K 1:** 11
– Barotrauma **K 1:** 8
– COPD **K 1:** 10
– endotracheale, Nebenwirkungen **K 1: 7–8**
– Entwöhnung **K 1: 11–12**
– hämodynamische Komplikationen **K 1:** 8
– Hyperinflation, dynamische (DHI) **K 1:** 9
– Hypoventilation, alveoläre **K 1:** 10
– Indikationen **K 1: 3–4**
– inspiratory-hold-Funktion **K 1:** 7
– Intubation **K 1:** 3
– invasive, ARDS **C 20:** 4
– kardiovaskuläres Monitoring **K 1:** 7
– Lungenödem **K 1:** 10
– Lungenschäden, Druck- und Volumen-induzierte **K 1:** 8
– maschinelle **K 1:** 7
– Nebenwirkungen, medikamentöse **K 1:** 8
– nicht-invasive, ARDS **C 20:** 4

– – Pneumonie **K 1:** 9
– Pneumonie **K 1: 8–9**
– Pneumothorax **C 23:** 1
– respiratorische Insuffizienz, akute **K 1: 8–9**
– – chronische **K 1:** 10
– Sauerstoffeffekte, toxische **K 1:** 7
– Schutz der Atemwege **K 1:** 3
– Spontanatmung, Unterstützung, partielle, Triggerung **K 1:** 6
– Status asthmaticus **K 1:** 8
– Ventilation **K 1:** 3
– Ventilationstechniken, neuere **K 1:** 6
– Volutrauma **K 1:** 8
Beatmungsdrücke, ARDS **C 20:** 5
Beatmungspneumonie, Therapie **C 10:** 3
Bechterew-Syndrom **I 2:** 2
Becken-Beinarterien, arterielle Verschlusskrankheit **E 1: 1–6**
Beckengürtelschmerz, Polymyalgia rheumatica **I 10:** 1
Befeuchterlunge **C 16:** 2
Begleitvaskulitis, Schlaganfall, ischämischer **M 1:** 9
Behçet-Syndrom **I 21: 1–4**
– Aneurysma **E 7:** 2
– Aneurysmata, arterielle **I 21:** 1
– Aphthen, orale **I 21:** 2
– Arthritis **I 21:** 2
– Augenmanifestationen **I 21:** 1
– CD52-Antikörper **I 21:** 3
– Differentialdiagnose **I 1:** 1
– Hautläsionen **I 21:** 2
– Hautmanifestationen **I 21:** 1
– Infliximab **I 21:** 3
– Manifestationen, gastrointestinale **I 21:** 1
– – muskuloskelettale **I 21:** 1
– – neurobiologische **I 21:** 1
– – renale **I 21:** 1
– – urogenitale **I 21:** 1
– Pathergie-Phänomen **I 21:** 1
– Therapie **I 21: 2–3**
– – Ineffektivität **I 21:** 3
– Thrombose, venöse, isolierte **I 21:** 2
– TNF-Antagonisten **I 21:** 3
– Ulzera, genitale **I 21:** 2
– Uveitis anterior **I 21: 1–2**
– – posterior **I 21:** 1
– Vaskulitis, retinale **I 21:** 1
Behinderung
– Hirninfarkt, ischämischer **M 1:** 17
– Schlaganfall, ischämischer **M 1:** 17
Beinhochlagerung, Venenthrombose **E 12:** 3
Beinvenenthrombose
– Subarachnoidalblutung **M 1:** 42
– tiefe, Schlaganfall **M 1:** 14
Belastungs-EKG
– Abbruchkriterien, absolute und relative **D 7:** 3
– Kontraindikationen, absolute und relative **D 7:** 3
Belastungsluftnot s. Belastungsdyspnoe
Belastungstachykardie **D 4:** 2
Belastungstest, kardiopulmonaler
– Gefäßfehlbildungen, angeborene **D 15:** 1
– Herzfehler, angeborene **D 15:** 1
Bence-Jones-Protein, Myelom, multiples **B 11:** 1
Bennet-Frakturen **I 24:** 1
Bergarbeiter-Pneumokoniose **C 15:** 2
Berylliose **C 15:** 3
– Berufskrankheitenanzeige **C 15:** 4
Best-Aktivitätsindex, Crohn-Krankheit **A 4:** 6
Best-PEEP, ARDS **C 20: 4–5**

Betablocker, Angina pectoris, stabile **D 7:** 4
Betamethason, Behçet-Syndrom **I 21:** 2
Bethesda-Kriterien, kolorektales Karzinom, hereditäres **A 4:** 12
Bettruhe, Venenthrombose **E 12:** 3
Bewegungsmangel, koronare Risikofaktoren **D 6:** 4
B-Gastritis **A 3:** 1
BIA (bioelektrische Impedanzanalyse) **A 1:** 5
Bilanzbedarf
– Elektrolythaushalt **K 9:** 1
– Wasserhaushalt **K 9:** 1
bi-level positive airway pressure s. BiPAP
Bilharziose **L 12: 5–6**
– s. Schistosomiasis
Bilirubin, GvHD **B 25:** 3
Billroth-Anastomose, Dumping-Syndrom **A 3:** 10
Biopsie, Knochentumoren, maligne **B 17:** 1
Biotin **A 1:** 3
BIPAP (biphasic positive airway pressure) **K 1:** 6
– ARDS **C 20:** 4, 20: 6
– Pneumonie **K 1:** 9
Blähungen
– s. Meteorismus
– Mukoviszidose **C 5:** 2
Blässe, Anämie **B 1:** 1
Blasenbilharziose **L 12:** 5, 12: 6
Blase... s. Harnblase...
Blastenkrise, Leukämie, chronisch-myeloische (CML) **B 8:** 3
Blindloop-Syndrom, Anämie **B 1:** 3
Block
– atrioventrikulärer s. AV-Block
– bifaszikulärer **D 3:** 3
– intraventrikulärer **D 3:** 3
– rechtsfaszikulärer **D 3:** 3
– trifaszikulärer **D 3:** 3
Blut, okkultes im Stuhl **A 8:** 3
Blutdruck
– minimaler, Aufrechterhaltung, Schock **K 5:** 2
– Subarachnoidalblutung **M 1:** 42
Blutdruckabfall/-senkung s. Hypotonie
Blutdrucksenkung, Blutungen, intrazerebrale **M 1:** 37
Bluteosinophilie, Churg-Strauss-Syndrom **I 16:** 1
Bluterbrechen s. Hämatemesis
Blutfette, erhöhte, Schlaganfall, ischämischer **M 1: 19–20**
Blutgasanalyse, arterielle (BGA) **K 1:** 6
– Mukoviszidose **C 5:** 3
Blutgerinnung... s. Gerinnung...
Blutpool-Szintigraphie, Lebertumoren **A 7:** 20
Blutpräparate, Schock **K 5: 2–3**
Blutschizonten, Malaria **L 12:** 1
Blutstammzellen
– s. Stammzellen
– periphere, Mobilisierung **B 24: 1–2**
Blutstammzelltransplantation **B 25: 1–3**
– s. Stammzelltransplantation
– allogene, Myelom, multiples **B 11:** 3
– – Plasmozytom **B 11:** 3
– autologe, Myelom, multiples **B 11:** 3
– – Plasmozytom **B 11:** 3
– G-CSF **B 25:** 1
– Leukämie, chronisch-myeloische (CML) **B 8:** 3
– myelodysplastische Syndrome (MDS) **B 7:** 3
– Voruntersuchungen, Leukämie, akute **B 6:** 3
Blutstillung, Hämophilie **B 27:** 6
Blutstuhl **A 4:** 1
Bluttest, fäkaler s. FOBT

Register

Blutungen
- chronische **B 1**: 2
- Dickdarm-Divertikel **A 8**: 5
- gastrointestinale s. Gastrointestinalblutungen
- hämorrhagische Diathese **B 27**: 6
- Hirnmetastasen **M 1**: 44
- Hirntumoren **M 1**: 44
- intrazerebrale, Angiographie, zerebrale **M 1**: 36
  - – Antihypertensiva **M 1**: 37
  - – Blutdrucksenkung **M 1**: 37
  - – Computertomographie, zerebrale **M 1**: 35–36
  - – Dexamethason **M 1**: 37
  - – Gerinnungsstatus **M 1**: 37
  - – Hämatomausräumung **M 1**: 37
  - – Hämatomevakuation, chirurgische **M 1**: 38
  - – Hydrozephalus **M 1**: 35
  - – Hypertonie, arterielle **M 1**: 34–35
  - – Kernspintomographie **M 1**: 36
  - – Krampfanfälle **M 1**: 35
  - – Krampfanfallprophylaxe **M 1**: 37
  - – Letalität **M 1**: 16
  - – Nachblutungen **M 1**: 35
  - – Ödem, perifokales **M 1**: 35
  - – Prognose **M 1**: 38
  - – spontane **M 1**: 34–39
  - – Therapie, operative **M 1**: 37–38
- lokal bedingte, Gerinnungsstörungen **K 8**: 1
- Neoplasien **B 28**: 6
- subarachnoidale s. Subarachnoidalblutung
- zerebelläre **M 1**: 37
Blutungskomplikationen/-neigung s. hämorrhagische Diathese
Blutungsschock, ARDS **C 20**: 1
Blutungszeichen, Thrombozytopenie **B 3**: 1
Blutungszeit, Gerinnungsstörungen **K 8**: 2
BMI s. Body-Mass-Index
Body-Mass-Index (BMI) **A 1**: 5
Bodyplethysmographie, Mukoviszidose **C 5**: 3
Borderline-Myokarditis **D 11**: 1
Borrelienlymphozytom, Lyme-Borreliose **I 5**: 1
Borreliose
- s.a. Lyme-Borreliose
- s.a. Neuroborreliose
- Myokarditis **D 11**: 1
Bouchard-Arthrose **I 24**: 1
- Hilfsmittel, orthopädische **I 24**: 2
- Krankengymnastik **I 24**: 2
- physikalische Therapie **I 24**: 2
Bourneville-Pringle-Syndrom **G 7**: 6
Bradbury-Egglestone-Syndrom, Hypotonie **D 2**: 1
Bradykardie-Tachykardie-Syndrom **D 3**: 1
Branchio-oto-renales Syndrom **G 7**: 2
Brennwerte, Nährstoffe **A 1**: 2
Brodie-Abszess **L 7**: 2
- s.a. Abszess
Bromocriptin
- Akromegalie **H 1**: 4
- Cushing-Syndrom **H 1**: 8
- Prolaktinom/Hyperprolaktinämie **H 1**: 2
Bronchialasthma s. Asthma bronchiale
bronchiale Hyperreagibilität, Asthma bronchiale **C 13**: 1
Bronchialkarzinom **C 2**: 1–5
- s.a. Lungenkarzinom
- Bronchoskopie **C 2**: 4
- certainty-factor **C 2**: 2
- cTNM **C 2**: 2
- Erythropoetin (EPO) **B 24**: 3
- Hyperkalzämie **H 3**: 1
- kleinzelliges, ACO **C 2**: 4
  - – CEV **C 2**: 4

- – extensive disease **C 2**: 2
- – Ganzschädelbestrahlung, adjuvante **C 2**: 4
- – limited disease **C 2**: 2
- – Polychemotherapie **C 2**: 4
- – Rezidivbehandlung **C 2**: 4
- – Vollremission **C 2**: 4
- Nachsorge **C 2**: 4
- N-Deskriptor **C 2**: 2
- nicht-kleinzelliges, 5-Jahres-Überlebensrate **C 2**: 1
  - – CALGB 9633 **C 2**: 3
  - – Chemotherapie **C 2**: 3
  - – Cisplatin **C 2**: 3
  - – IALT **C 2**: 3
  - – LACE-Projekt **C 2**: 3
  - – Lymphadenektomie **C 2**: 3
  - – NCIC-BR19 **C 2**: 3
  - – Resektion **C 2**: 3
  - – Strahlentherapie **C 2**: 3
- Pleuraerguss **C 21**: 1
- Pneumonie, bakterielle **C 10**: 3
- Primärstaging **C 2**: 2
- pTNM **C 2**: 2
- sTNM **C 2**: 2
- T-Deskriptor **C 2**: 2
- Verlaufskontrollen **C 2**: 4
Bronchialschleimhauttuberkulose **C 1**: 2, 1: 6
- Diagnose **C 1**: 3
Bronchiektasen **C 14**: 1–2
- Ätiologie **C 14**: 1
- Antibiotika **C 14**: 1
- Differentialdiagnose **C 14**: 1
- Mukoviszidose **C 5**: 2
- Physiotherapie **C 14**: 2
Bronchiolitis
- Influenza **L 5**: 1
- nekrotisierende, Viruspneumonie **C 9**: 2
- obliterans, Viruspneumonie **C 9**: 2
- respiratorische **C 18**: 2
Bronchitis
- chronische **C 12**: 1
  - – Anamnese **C 12**: 1
  - – Antitussiva **C 12**: 5–6
  - – arterielle **C 12**: 2
  - – Blutgasanalyse **C 12**: 2
  - – mit Bronchodilatatoren **C 12**: 2
  - – Diagnostik **C 12**: 1
  - – Differentialdiagnose **C 12**: 1
  - – Echokardiographie **C 12**: 3
  - – Elektrokardiogramm **C 12**: 3
  - – Epidemiologie **C 12**: 1
  - – Ernährung **C 12**: 6
  - – Exazerbationen **C 12**: 6–7
  - – Heimbeatmung **C 12**: 6
  - – Husten **C 12**: 5
  - – Immunmodulatoren **C 12**: 5
  - – Influenza-Schutzimpfung **C 12**: 4
  - – Laboruntersuchungen **C 12**: 3
  - – Langzeit-Sauerstofftherapie **C 12**: 6
  - – Langzeit-Therapie **C 12**: 5
  - – Lungenfunktionsdiagnostik **C 12**: 2
  - – Lungenfunktionstests **C 12**: 2
  - – Mukopharmaka **C 12**: 5
  - – Nachsorge **C 12**: 7
  - – Patientenschulung **C 12**: 6
  - – Physiotherapie **C 12**: 6
  - – Pneumokokkenschutzimpfung **C 12**: 4
  - – Prävention **C 12**: 4
  - – Rehabilitation **C 12**: 7
  - – Reversibilitätstests **C 12**: 2
  - – Risikofaktoren **C 12**: 1
  - – Röntgenaufnahme **C 12**: 3
  - – Sputumdiagnostik **C 12**: 4
  - – Therapie **C 12**: 4
- chronisch-obstruktive **C 12**: 1
  - – COPD **K 1**: 1
  - – Differentialdiagnose **C 12**: 4
  - – Langzeit-Therapie **C 12**: 5
  - – Keuchhusten **L 5**: 5

Seite 7

- Lungenkarzinom **C 2**: 1
- Röteln **L 6**: 3
- Wegenersche Granulomatose **I 15**: 2
bronchoalveoläre Lavage (BAL)
- Alveolitis, exogen-allergische **C 16**: 2
- ARDS **C 20**: 2
- Polyangiitis, mikroskopische **I 15**: 3
- Virusbronchitis **C 9**: 1
- Viruspneumonie **C 9**: 1
- Wegenersche Granulomatose **I 15**: 3
bronchopleurale Fistel **C 23**: 1
Bronchopneumonie, Influenza **L 5**: 2
bronchopulmonale Infekte, Mukoviszidose **C 5**: 1
Bronchoskopie
- ARDS **C 20**: 2
- Bronchialkarzinom **C 2**: 4
- Lungenkarzinom **C 2**: 1, 2: 4
Bronchus-Carcinoid, ACTH-Sekretion, ektope **H 1**: 7
Bronchusverletzungen, Ösophagusverletzungen **D 10**: 2
Brucella
- abortus **L 12**: 6
- melitensis **L 12**: 6
- suis **L 12**: 6
Brucellose **L 12**: 6–7
Brunner-Drüsen, heterotope **A 3**: 5
Budd-Chiari-Syndrom **A 7**: 18
- Leberversagen, akutes **A 7**: 23
- Pfortaderthrombose **A 7**: 18
Büffelhocker, Cushing-Syndrom **H 1**: 5
Buerger-Syndrom **E 1**: 5–6
- s. Thrombangiitis obliterans
Bulimia nervosa **H 8**: 5–6
- diagnostische Kriterien **H 8**: 5
- Fressattacken **H 8**: 5
- Nicht-Purging-Typus **H 8**: 5
- Purging-Typus **H 8**: 5
Bullae, Status asthmaticus **K 1**: 1
Bundle-branch-Tachykardie **D 4**: 5
Burkitt-Lymphom **B 9**: 2, 9: 8–9
Bursitis, Differentialdiagnose **I 26**: 1
- trochanterica, Differentialdiagnose **I 25**: 1
B-Vorläufer-ALL **B 6**: 2
- Rituximab **B 6**: 5
BWS-Syndrom, Differentialdiagnose **D 7**: 1
Bypassoperation
- Angina pectoris, stabile **D 7**: 5
- aortokoronare, Nicht-ST-Hebungsinfarkt **D 8**: 3
- koronare Herzkrankheit **D 7**: 5
B-Zell-Lymphom
- großzelliges, diffuses **B 9**: 2, 9: 7–8
- intravaskuläres **B 9**: 2
- – mediastinales **B 9**: 8
- – mediastinales (thymisches) **B 9**: 2
B-Zell-Neoplasie, lymphatische **B 11**: 1
B-Zell-Non-Hodgkin-Lymphome, Kryoglobuline **I 18**: 1
B-Zell-Reihe, Lymphome, maligne **B 9**: 2, 9: 3–11

C

Cabergolin
- Akromegalie **H 1**: 4
- Prolaktinom/Hyperprolaktinämie **H 1**: 2
CADASIL, Schlaganfall, ischämischer **M 1**: 9
Calcitriolmangel, Niereninsuffizienz, chronische **G 10**: 2
Calciumantagonisten s. Kalziumantagonisten
Calciumpyrophosphat-Dihydrat(CPPD)-Kristallarthropathie **I 23**: 2
Campylobacter jejuni/pylori s. Helicobacter pylori

Campylobacter-Enteritis/-Infektion **L 9:** 2–3
– koronare Risikofaktoren **D 6:** 1
c-ANCA
– Polyangiitis, mikroskopische **I 15:** 3
– Wegenersche Granulomatose **I 15:** 1
Candida-Endophthalmitis **L 15:** 1
Candidainfektionen s. Candidiasis
Candidiasis **L 15:** 1
– Arthritis **I 4:** 2
– invasive **L 15:** 1–2
carbohydrate deficient transferrin s. CDT
Carboplatin **B 23:** 3
Cardiolipin-Antikörpersyndrom, arterielle Verschlusskrankheit **E 1:** 2
Carotid Surgery Trial (ECST) **M 1:** 29
Carotis… s. Karotis…
Cauda-equina-Syndrom, Spondylitis ankylosans **I 2:** 4
CAVATAS-Studie **M 1:** 31
CBAVD (congenitale beidseitige Aplasie der Vasa deferentia), Hypogonadismus **H 7:** 6
CD4-Zellzahl, Immundefekte **B 5:** 1
CEA, kolorektales Karzinom **A 4:** 14
CEA (karzinoembryonales Antigen), hepatozelluläre Karzinom (HCC) **A 7:** 19
CEBPA, Leukämie, akute, myeloische **B 6:** 1
CEP s. Pneumonie, chronische, eosinophile
cerebral autosomal dominant arteriopathy with strokes and ischemic leukencephalopathy s. CADASIL
Ceruletid-Test, Bauchspeicheldrüsenerkrankungen **A 5:** 2
CFTR-Mutationen, Mukoviszidose **C 5:** 1
CFTR-Protein, Mukoviszidose **C 5:** 1
C-Gastritis **A 3:** 1
Charcot-Trias, Cholelithiasis **A 6:** 1
CHARISMA-Studie, Schlaganfall, ischämischer **M 1:** 27
CHC-Definition, Vaskulitis **I 15:** 1
Cheilosis, Riboflavinmangel **A 1:** 5
Chelatbildner, Wilson-Syndrom **A 7:** 15
Chelattherapie, arterielle Verschlusskrankheit **E 1:** 5
Chemoembolisation, hepatozelluläre Karzinom (HCC) **A 7:** 20
Chemotherapie
– s.a. Zytostatika(therapie)
– Analkanalkarzinom **A 4:** 18
– Bronchialkarzinom, nicht-kleinzelliges **C 2:** 3
– Gliome, maligne **B 21:** 2
– Hirntumoren **B 21:** 2
– Hodentumoren, nicht-seminomatöse **B 15:** 3
– Immundefekte **B 5:** 1
– Kolonkarzinom **A 4:** 15
– kolorektales Karzinom **A 4:** 16
– Lungenkarzinom, nicht-kleinzelliges **C 2:** 3
– Magenkarzinom **A 3:** 8
– Nicht-Seminome **B 15:** 3
– Ösophaguskarzinom **A 2:** 3–4
– Pleuramesotheliom **B 19:** 2
– Rektumkarzinom **A 4:** 15–16, **4:** 18
– Seminom **B 15:** 2
– Tumoren, metastasierende **B 22:** 2
Cheyne-Stokes-Atmung
– Schlafapnoe, zentrale **C 6:** 1–2
– Schlafapnoesyndrom, zentrales **C 6:** 3
Chiasma-Opticum-Gliom **H 1:** 14
Chiasmaschädigung, Hypophysenadenome **H 1:** 13
Chiasma-Syndrom, Hypophysenadenome **H 1:** 15
Chikungunya **L 12:** 4
Child-Klassifikation, hepatozelluläre Karzinom (HCC) **A 7:** 19

Chlamydia
– abortus **L 5:** 3
– pneumoniae **L 5:** 3
– – Arthritis, reaktive **I 3:** 2
– psittaci **L 5:** 3
– trachomatis **L 5:** 3
– – Arthritis, reaktive **I 3:** 1
– – Urethritis **L 8:** 4
Chlamydien-Infektion
– Atemwege **L 5:** 3
– HLA-B27 **I 2:** 1
– Infertilität **H 7:** 9
– koronare Risikofaktoren **D 6:** 1
Chlorid **A 1:** 3–4
Chloridtransport, Mukoviszidose **C 5:** 1
Cholangiographie
– endoskopisch retrograde s. ERC
– perkutane, transhepatische s. PTC
Cholangiopankreatikographie, endoskopische retrograde s. ERCP
Cholangioskopie
– Gallenblasen-/gangkarzinom **A 6:** 3
– Gallengangkarzinom **A 6:** 3
Cholangitis
– Differentialdiagnose **D 7:** 1
– obstruktive **A 6:** 1, **6:** 3
– primär sklerosierende, Gallengangkarzinom **A 6:** 3
– primär-sklerosierende (PSC) **A 7:** 14
– – Ballondilatation **A 7:** 14
– – Colitis ulcerosa **A 7:** 14
– – Plastikendoprothese **A 7:** 14
– – Ursodesoxycholsäure **A 7:** 14
– – rezidivierende **A 7:** 14
– sklerosierende, Darmerkrankungen, chronisch-entzündliche **A 4:** 6
Cholecalciferol **A 1:** 3
– s.a. Vitamin D
Choledocholithiasis **A 6:** 1
– ESWL **A 6:** 2
Choledochusstenose, Pankreatitis, chronische **A 5:** 2
Cholelithiasis **A 6:** 1–3, **8:** 2
– Antiphlogistika **A 6:** 1
– Cholezystektomie **A 6:** 1–2
– Darmerkrankungen, chronisch-entzündliche **A 4:** 6
– ERC **A 6:** 1
– ESWL **A 6:** 2
– Gastroskopie **A 6:** 1
– Pankreatitis, biliäre **A 6:** 3
Cholera(syndrom) **A 4:** 4, **L 9:** 1–2
– Antibiotika **A 4:** 5
Cholestase
– Hypercholesterinämie **H 8:** 1
– Pankreatitis **A 5:** 2
– – chronische **A 5:** 2
– Schwangerschaft **A 7:** 22
Cholesterinembolie, arterielle Verschlusskrankheit **E 1:** 2
Cholezystektomie, Cholelithiasis **A 6:** 1–2
Cholezystitis **A 8:** 2
– Abdomen, akutes **A 8:** 1
– akute **A 6:** 2
– Campylobacter-Enteritis **L 9:** 2
– Differentialdiagnose **D 7:** 1
– gangränöse **A 6:** 2
– Komplikationen **A 6:** 2
Cholezystolithiasis **A 6:** 1
– ESWL **A 6:** 2
– Litholyse, medikamentöse **A 6:** 2
– Pankreatitis **A 5:** 2
Chondrokalzinose **I 23:** 2
– Differentialdiagnose **I 1:** 1, **4:** 1, **22:** 1, **26:** 1
Chondrosarkom **B 17:** 1, **17:** 5–6
– Nachsorge **B 17:** 6
Chondrose, Differentialdiagnose **I 26:** 1
CHOP-Protokoll, MALT-Lymphome, Magen **A 3:** 10
Choriongonadotropin (HCG), Hodentumoren **B 15:** 1

Chrom **A 1:** 3
Churg-Strauss-Syndrom **I 16:** 1–2
– ACR-Klassifikation **I 16:** 1
– Biopsie **I 16:** 1
– Blutanalysen **I 16:** 1
– Cyclophosphamid **I 16:** 2
– Eosinophilie **I 11:** 1
– Glukokortikoidmonotherapie **I 16:** 2
– Methotrexat **I 16:** 2
– Myokarditis **D 11:** 1
– Prednisolon **I 16:** 2
– Remissionsinduktion **I 16:** 2
– Urinuntersuchungen **I 16:** 1
– Vaskulitis **E 9:** 3
Chvostek-Zeichen
– Hypokalziämie **G 11:** 3
– Hypomagnesiämie **G 11:** 4
– Malabsorption **A 4:** 1
Chylomikronämie **H 8:** 2
Chylothorax **C 21:** 2
– Pleuraempyem **C 22:** 1–2
– Pleuraerguss **C 21:** 2
Chymotrypsinbestimmung im Stuhl **A 4:** 3
– Bauchspeicheldrüsenerkrankungen **A 5:** 2
Cisplatin **B 23:** 2–3
– Antidot **B 23:** 2
– Kreatinin-Clearance **B 23:** 4
CK, Herztrauma **D 10:** 1
CK-MB, Herztrauma **D 10:** 1
Claudicatio intermittens
– arterielle Verschlusskrankheit **E 1:** 1
– Takayasu-Arteriitis **E 9:** 1
Clonorchis sinensis, Gallengangkarzinom **A 6:** 3
Clopidogrel **E 17:** 2
Clostridium-difficile-Infektion
– Antibiotika **A 4:** 5
– Arthritis, reaktive **I 3:** 2
– Kolitis, antibiotikaassoziierte **A 4:** 4
Clostridium-difficile-Infektionen **L 9:** 3–4
CML s. Leukämie, chronische, myeloische
CMML s. Leukämie, chronisch-myelomonozytäre
CMPE s. myeloproliferative Erkrankungen, chronische
CMV-Infektion **L 4:** 2
– Immundefekte **B 5:** 1
– Pneumonie **C 9:** 2
– Pneumonie **C 10:** 1
– Pneumonie, Knochenmarktransplantation **C 9:** 2
CMV-Testung, Knochenmark-/Stammzelltransplantation **B 25:** 2
CNI s. Niereninsuffizienz, chronische
Coarctatio aortae, Endokarditisrisiko **D 11:** 5
Cobalamin **A 1:** 3
– s.a. Vitamin B_{12}
Cochleaausfall, Otitis media **L 3:** 1
Coeruloplasminspiegel, Wilson-Syndrom **A 7:** 15
Colchicin, Behçet-Syndrom **I 21:** 2
Cold-pressure-Test, Hypotonie, orthostatische **D 2:** 2
Colitis ulcerosa **A 4:** 5–8
– s.a. Kolitis
– Anämie **B 1:** 8
– Cholangitis, primär-sklerosierende (PSC) **A 7:** 14
– DALM's **A 4:** 13
– Diagnose **A 4:** 5
– Diarrhötherapie, symptomatische **A 4:** 8
– Differentialdiagnose **I 1:** 1
– Gastrointestinalblutungen, untere **A 8:** 5
– Mangelernährung **A 4:** 8
– Megakolon, toxisches **A 4:** 7
– Pouchitis **A 4:** 7
– Präkanzerosen **A 4:** 13

- Psychotherapie **A 4:** 8
- Rezidivprophylaxe **A 4:** 7
- Schweregrade nach Rachmilewitz **A 4:** 6–7
- Spondylarthritis **I 2:** 2
- Therapie **A 4:** 7–8
- Wachstumsretardation **A 4:** 8

Coma s. Koma
common-ALL **B 6:** 2
common-B-ALL **B 6:** 2
Computertomographie
- Bauchspeicheldrüsenerkrankungen **A 5:** 1
- kraniale, Subarachnoidalblutung **M 1:** 40
- zerebrale, Blutungen, intrazerebrale **M 1:** 35–36

Conn-Syndrom **H 6:** 1
COPD (chronic obstructive pulmonary disease) **C 12:** 1
- Beatmung **K 1:** 10
- Blutgasanalyse, arterielle **C 12:** 2
- Echokardiographie **C 12:** 3
- Elektrokaridogramm **C 12:** 3
- Ernährung **C 12:** 6
- Exazerbationen **C 12:** 6–7, **C 20:** 2
- Heimbeatmung **C 12:** 7
- Influenza-Schutzimpfung **C 12:** 4
- Laboruntersuchungen **C 12:** 3
- Langzeit-Sauerstofftherapie **C 12:** 6
- Lungenfunktionsdiagnostik **C 12:** 2
- Lungenfunktionstests **C 12:** 2
- Nachsorge **C 12:** 7
- Patientenschulung **C 12:** 6
- Physiotherapie **C 12:** 6
- Pneumokokkenschutzimpfung **C 12:** 4
- Prävention **C 12:** 4
- Rehabilitation **C 12:** 7
- respiratorische Insuffizienz **K 1:** 1
- Reversibilitätstests mit Bronchodilatatoren **C 12:** 2
- Röntgenaufnahme **C 12:** 3
- Sputumdiagnostik **C 12:** 4
- Therapie **C 12:** 4

COP-Protokoll, MALT-Lymphome, Magen **A 3:** 10
Cor pulmonale **C 8:** 1–7
- Rechtsherzinsuffizienz **C 8:** 1
- Schistosomiasis **L 12:** 6

Cor triatriatum **D 14:** 1
Corpus-luteum-Insuffizienz, Prolaktinom **H 1:** 1
Cortisol-Mehrsekretion, ACTH-unabhängige, Cushing-Syndrom **H 1:** 7
Coxarthrose **I 25:** 1–2
- Therapie **I 25:** 1–2

Coxiella burnetii **L 11:** 1
Coxiella burnetti, Myokarditis **D 11:** 1
Coxitis
- Coxarthrose **I 25:** 1
- Differentialdiagnose **I 25:** 1

Coxsackieviren, Myokarditis **D 11:** 1
CPAN s. Panarteriitis nodosa, klassische
CPAP (continuous positive airway pressure) **K 1:** 5–6
- ARDS **C 20:** 4
- Pneumonie **K 1:** 9

C-reaktives Protein
- s.a. Akute-Phase-Proteine
- Arthritis, rheumatoide **I 1:** 1
- Bauchspeicheldrüsenerkrankungen **A 5:** 2
- Pneumonie **K 1:** 2
- Psoriasisarthritis **I 2:** 6

CREST-Syndrom **I 8:** 1
CRH-Produktion, ektope, Cushing-Syndrom **H 1:** 5
CRH-Syndrom, ektopes, Cushing-Syndrom **H 1:** 7
Crohn-Krankheit **A 4:** 5–8
- Anämie **B 1:** 8
- Best-Aktivitätsindex **A 4:** 6
- Diagnose **A 4:** 5
- Diarrhötherapie, symptomatische **A 4:** 8
- Differentialdiagnose **I 1:** 1
- Fisteln, perianale **A 4:** 7
- Gastrointestinalblutungen, untere **A 8:** 5
- Mangelernährung **A 4:** 8
- Präkanzerosen **A 4:** 13
- Psychotherapie **A 4:** 8
- Rezidivprophylaxe **A 4:** 7
- Spondylarthritis **I 2:** 2
- Stenosen **A 4:** 7
- Therapie **A 4:** 7–8
- – chirurgische **A 4:** 7
- Wachstumsretardation **A 4:** 8

Cronkhite-Canada-Polypen **A 3:** 5
CRP
- s. C-reaktives Protein
- koronare Risikofaktoren **D 6:** 1

Crush-Syndrom, Hyperkaliämie **G 11:** 1
Cryptococcus neoformans **L 15:** 1
Cryptosporidiose **L 9:** 6
CSE-Hemmer, Hyperlipidämie **D 6:** 2
Cumarinderivate, Gerinnungsstörungen **K 8:** 8
Cushing-Syndrom **H 1:** 5–9
- ACTH-Produktion, ektope **H 1:** 5
- ACTH-Syndrom, ektopes **H 1:** 7
- Adrenolytika **H 1:** 8
- Adrenostatika **H 1:** 8
- bildgebende Verfahren **H 1:** 6–7
- biochemische Diagnostik **H 1:** 6
- Cortisol-Mehrsekretion, ACTH-unabhängige **H 1:** 7
- CRH-Produktion, ektope **H 1:** 5
- CRH-Syndrom, ektopes **H 1:** 7
- Dexamethason-Langtest **H 1:** 6
- endogenes **H 1:** 7
- Funktionsdiagnostik **H 1:** 6
- Hypercholesterinämie **H 8:** 1
- hypothalamisch-hypophysäres **H 1:** 7
- Immundefekte **B 5:** 1
- Nebennierenrindenhyperplasie **H 1:** 5
- Syndrome **H 1:** 5
- zentrales **H 1:** 5

Cuvalit, Prolaktinom/Hyperprolaktinämie **H 1:** 2
CVI s. venöse Insuffizienz, chronische
CVID (common variable immunodeficiency) **B 5:** 1
Cyclophosphamid **B 23:** 2
Cystinose **G 7:** 2
Cystinurie **G 7:** 2
Cystische-Fibrose-Transmembran-Regulator-Gen (CFTR), Hypogonadismus **H 7:** 6
Cytarabin, Kreatinin-Clearance **B 23:** 4

D

Dactinomycin, Antidot **B 23:** 2
DALM's (dysplasia-associated lesions or masses), Colitis ulcerosa **A 4:** 13
Dapson, Behçet-Syndrom **I 21:** 2
Darmbilharziose **L 12:** 5, **12: 6**
Darmdekontamination, Anämie **B 1:** 3
Darmerkrankungen, chronisch-entzündliche **A 4:** 5–8
- Manifestationen, extraintestinale **A 4:** 6
- Myokarditis **D 11:** 1
- Schweregrade **A 4:** 5

Darminfektionen **A 4:** 3–5
- Antibiotika **A 4:** 5
- Maßnahmen, unspezifische **A 4:** 5
- Meldepflicht **A 4:** 4

Darminvagination, Gastrointestinalblutungen, untere **A 8:** 5

Darmnekrose, vaskulitische, Panarteriitis nodosa **I 13:** 1
Darmverstimmung **A 4:** 1
Darpoetin **B 24:** 3
DCM s. Kardiomyopathie, dilatative
DDAVP
- Diabetes insipidus centralis **H 1:** 18
- hämorrhagische Diathese **B 27:** 6

D-Dimer, Gerinnungsstörungen **K 8:** 2
Débridement, Arthritis, infektiöse **I 4:** 2
Defäkographie, Stuhlinkontinenz **A 4:** 17
Defibrillator
- implantierbarer, DDD-Stimulation **D 17:** 1
- – Defibrillationsschwelle-DFT **D 17:** 1
- – Definition **D 17:** 1
- – ICD-Systeme **D 17:** 1
- – implantierter s. ICD-Therapie
- – Endokarditisrisiko **D 11:** 5
- – Funktionsanalyse **D 18:** 1

Dekontamination, selektive, digestive (SDD), ARDS **C 20:** 7
Dekubitalgeschwüre, Schlaganfall **M 1:** 14
Dengue-Fieber **L 12:** 3–4
- Arthralgien **L 12:** 4
- Differentialdiagnose **L 12:** 2
- fieberhafte Allgemeinerkrankung **L 12:** 4

Dengue-Schocksyndrom (DSS) **L 12:** 3
De-novo-(primäres) MDS **B 7:** 1
Denys-Drash-Syndrom **G 7:** 3
Depression
- larvierte, Differentialdiagnose **I 27:** 1
- Schlaganfall **M 1:** 46

Dermatomyositis **I 9:** 1
- Ciclosporin A **I 9:** 1
- Differentialdiagnose **I 8:** 1

Desialo-Transferrin s. CDT (carbohydrate deficient transferrin)
20,22-Desmolase-Mangel **H 6:** 4–5
Dexamethason, Hirntumoren **B 21:** 1
Dexamethason-Langtest, Cushing-Syndrom **H 1:** 6
DGE (Deutsche Gesellschaft für Ernährung), Ernährungskreis **A 1:** 1
Diabetes insipidus **G 7:** 2, **H 1:** 17–19
- centralis **H 1:** 18
- – DDAVP **H 1:** 18
- – Durstversuch **H 1:** 18
- – Lokalisationsdiagnostik **H 1:** 18
- – DDAVP **H 1:** 19
- Differentialdiagnose **H 1:** 18–19
- Hypophysentumoren **H 1:** 10
- Hypotonie, orthostatische **D 2:** 2
- Therapie **H 1:** 19

Diabetes mellitus **H 4:** 1–11
- ACE-Hemmer **H 4:** 9
- Acetylsalicylsäure **H 4:** 9
- antihypertensive Langzeittherapie **H 4:** 9
- arterielle Verschlusskrankheit **E 1:** 3
- Arteriosklerose **H 4:** 8–9
- Arthritis, infektiöse **I 4:** 1
- AT₁-Rezeptornblocker **H 4:** 9
- Begleit- und Folgeerkrankungen **H 4:** 1
- Calciumantagonisten **H 4:** 9
- Cushing-Syndrom **H 1:** 5
- Diagnostik **H 4:** 1
- Diarrhö **H 4:** 8
- Diuretika, kaliumsparende **H 4:** 9
- Dyslipoproteinämie **H 4:** 10
- endotheliale Dysfunktion **H 4:** 8
- erektile Dysfunktion **H 4:** 8
- Formen **H 4:** 1
- Fußsyndrom **H 4:** 10
- Gewichtsreduktion **H 4:** 9
- Glukosetoleranz, verminderte, koronare Risikofaktoren **D 6:** 3
- Glukosetoleranztest, oraler **H 4:** 1
- Hämochromatose **A 7:** 15

- Harnentleerungsstörungen **H 4:** 8
- Hirnarterienverschluss **E 6:** 1
- Hyperlipidämie **D 6:** 2
- Hypertonie, arterielle **H 4:** 9–10
- Hypoglykämie **H 4:** 7
- Hypotonie **D 2:** 1
- – orthostatische **D 2:** 2
- Immundefekte **B 5:** 1
- Koma, ketoazidotisches **H 4:** 6–7
- – nicht-ketoazidotisches, hyperosmolares **H 4:** 7
- Komplikationen, akute, Therapie **H 4:** 6–7
- – chronische, Therapie **H 4:** 7–10
- koronare Herzkrankheit **H 4:** 9
- Makroangiopathie **H 4:** 8–9
- Mikroalbuminurie **H 4:** 9
- Mikroangiopathie **H 4:** 9
- Mukoviszidose **C 5:** 3, **5:** 4
- Myokardinfarkt **A 1:** 4, **H 4:** 10
- Nephropathie **H 4:** 7
- Neuropathie **H 4:** 7–8
- – Antidepressiva, trizyklische **H 4:** 8
- – Antikonvulsiva **H 4:** 8
- – autonome **H 4:** 7–8
- – α-Liponsäure **H 4:** 8
- – periphere **H 4:** 7
- – physikalische Therapie **H 4:** 8
- – SSRI **H 4:** 8
- – Tramadol **H 4:** 8
- Ödeme, neuropathische **H 4:** 8
- Pankreatitis, akute **A 5:** 2
- – chronische **A 5:** 2
- Phosphodiesterasehemmer **H 4:** 8
- Plasmaglukose **H 4:** 1
- Polydypsie **H 4:** 1
- Polyurie **H 4:** 1
- Retinopathie **H 4:** 7
- Schlafapnoesyndrom, obstruktives **C 6:** 1
- Schlaganfall, ischämischer **M 1:** 20
- Stoffwechseleinstellung, Beurteilung **H 4:** 2
- Therapieziele **H 4:** 2
- Tuberkulose **C 1:** 1
- Typ 2, Hyperlipoproteinämie **H 8:** 1
- – Hypertriglyzeridämie **H 8:** 1
- WHO-Kriterien **H 4:** 1
- Yohimbin **H 4:** 8

Diabeteseinstellung, Fuß, diabetischer **E 2:** 1
diabetischer Fuß **E 2:** 1, **H 4:** 10
- Amputationsrate **E 2:** 1
- Diabeteseinstellung **E 2:** 1
- Fußhygiene **E 2:** 2
- Fußnägel, Pflege **E 2:** 2
- Osteomyelitis **L 7:** 2
- Schuhe **E 2:** 2
- Wachstumsfaktoren, thrombozytäre **E 2:** 1

Diät
- nährstoffmodifizierte bzw. stoffwechseladaptierte **K 9:** 4
- niedrigkalorische, Hyperlipoproteinämie **H 8:** 4
- Reizdarmsyndrom **A 4:** 9

diätetische Maßnahmen, Hyperlipidämie **D 6:** 2
Dialyse s. Hämodialyse
Diarrhö **A 4:** 3, **L 9:** 1
- Abdomen, akutes **A 8:** 1
- chologene, Therapie **A 4:** 3
- Clostridium-difficile-Infektionen **L 9:** 1
- Diabetes mellitus **H 4:** 8
- erbsenbreiartige, Typhus/Paratyphus **A 4:** 4
- GvHD **B 25:** 3
- Hypotonie, orthostatische **D 2:** 2
- Karzinoidsyndrom **A 5:** 6
- Malabsorption **A 4:** 1
- Malaria **L 12:** 1
- Reizdarmsyndrom **A 4:** 9
- Salmoellose **L 9:** 1
- sekretorische **A 4:** 4

- Shigellose **L 9:** 2
- unklare, Stuhlproben **A 4:** 4
- wässrige **A 4:** 3

DIC (disseminierte intravasale Koagulation) s. DIG
Dickdarm s.a. Kolon...
Dickdarmdivertikel s. Kolondivertikel
Dickdarmerkrankungen **A 4:** 1–18
Dickdarmtumoren **A 4:** 11–17
- Doppelkontrastuntersuchung **A 4:** 14

DIG (disseminierte intravasale Gerinnung) **B 28:** 2–5, **A 4:** 4–5
- s.a. Gerinnungsstörungen
- s.a. Verbrauchskoagulopathie
- Aprotinin **B 28:** 4
- ARDS **C 20:** 1
- Diagnostik und Therapie **B 28:** 3
- Differentialdiagnose **B 3:** 2, **3:** 4
- Erythrozytenkonzentrate **B 28:** 4
- Fibrinogenkonzentrate **B 28:** 4
- Prothrombinkomplexpräparate (PPSB) **B 28:** 4
- Sepsis **L 12:** 4
- Thrombozytenkonzentrate **B 28:** 4

Digitalisglykoside, Hypertonie, pulmonale **C 8:** 4
2,8-Dihydroxyadeninsteine **G 8:** 1, **8:** 5
Dilatation, pneumatische, Achalasie **A 2:** 4–5
Dipsomanie, Differentialdiagnose **H 1:** 18
Disaccharide, Brennwerte **A 1:** 2
disseminierte intravasale Gerinnung s. DIG

Diurese
- Hyperparathyreoidismus, primärer **H 3:** 2
- osmotische, Hypotonie, orthostatische **D 2:** 2

Diuretika, Hypertonie, pulmonale **C 8:** 4
Divertikel **A 4:** 9–11
- echte **A 4:** 9
- falsche **A 4:** 9
- Gastrointestinalblutungen, untere **A 8:** 5
- Kolon s. Kolondivertikel
Divertikulitis **A 4:** 11
- akute **A 4:** 9
- Therapie **A 4:** 11
Divertikulose **A 4:** 9
- Therapie **A 4:** 11
DNA-Analyse, Mukoviszidose **C 5:** 2
DNAse, humane, rekombinante, Mukoviszidose **C 5:** 5
Dopamin-β-Hydroxylase-Defizienz, Hypotonie **D 2:** 1
Dopaminagonisten
- Akromegalie **H 1:** 4
- Hyperprolaktinämie **H 1:** 2
- Prolaktinom **H 1:** 2
- dopaminerge Substanzen **H 1:** 2

Doppelkontrastuntersuchung, Dickdarmtumoren **A 4:** 14
Dopplersonographie, bidirektionale, Schlaganfall, ischämischer **M 1:** 7
Downhill-Varizen **H 2:** 2
Dressler-Perikarditis, Myokardinfarkt **D 8:** 1, **8:** 5

Drogenabusus
- Aneurysma, mykotisches **E 7:** 3
- Vasospasmen **E 5:** 1–2

Drogenabusus/-abhängigkeit, Arthritis, infektiöse **I 4:** 1
Drucksteigerung, intrakranielle, Schlaganfall **M 1:** 14–15
Drüsenkörperzysten, Magen **A 3:** 5
DSA s. Subtraktionsangiographie, digitale
Dubin-Johnson-Syndrom, Anämie **B 1:** 4
Duchenne-Hinken, Coxarthrose **I 25:** 1
Ductus arteriosus Botalli **D 15:** 3
- Aneurysma **D 9:** 2
- Endokarditisrisiko **D 11:** 5

- Transposition der großen Gefäße **D 15:** 4
Dünndarmbiopsie nach Caspary **A 4:** 2
Dünndarmerkrankungen **A 4:** 1–18
- D-Xylose-Test **A 4:** 2
Dünndarmfunktion, Diagnostik nach Caspary **A 4:** 2
Dünndarmtumoren **A 4:** 11–17
Duke-Kriterien, Endokarditis, infektiöse **D 11:** 4
Dukes-Klassifikation, kolorektales Karzinom **A 4:** 15
Dumping-Syndrom **A 3:** 10
Dunbar-Syndrom **E 8:** 2
Duodenalulzera s. Ulcus duodeni
Duplexsonographie
- farbkodierte, Schlaganfall, ischämischer **M 1:** 7
- Schlaganfall, ischämischer **M 1:** 7
Durafistel **M 1:** 43–44
Durchblutungsstörungen
- arterielle s. arterielle Verschlusskrankheit
- intestinale, chronische **E 8:** 2
- zentralvenöse, Antiphospholipidsyndrom **I 7:** 3
Durchfall s. Diarrhö
Durchschlafstörungen, Schlafapnoesyndrom, obstruktives **C 6:** 1
Durchwanderungsperitonitis, Abdomen, akutes **A 8:** 1
Durie-Salmon-Klassifikation
- Myelom, multiples **B 11:** 1–2
- Plasmozytom **B 11:** 2
Durst, Diabetes insipidus centralis **H 1:** 18
Durstversuch, Diabetes insipidus centralis **H 1:** 18
Dysarthria clumpsy hand syndrom **M 1:** 5
Dysarthrie-Handparese-Syndrom **M 1:** 5
Dysautonomie, familiäre, Hypotonie **D 2:** 1
Dysenterie **A 4:** 3
Dysfibrinogenämie **B 27:** 2, **29:** 5
- erworbene, Thrombozytopenie **B 28:** 6
- Substitutionsempfehlungen **B 27:** 4
Dysglobulinämie, Hypercholesterinämie **H 8:** 1
Dyslipoproteinämie
- Diabetes mellitus **H 4:** 1, **4:** 10
- Myokardinfarkt **A 1:** 4
Dyspepsie
- funktionelle **A 3:** 5
- – s.a. Reizmagen
Dysphagie **A 2:** 4
- Lungenkarzinom **C 2:** 1
- Refluxkrankheit **A 2:** 1
- Sjögren-Syndrom **I 6:** 1
- Speiseröhrenerkrankungen **A 2:** 1
- Speiseröhrentumoren **A 2:** 2
Dyspnoe
- Abdomen, akutes **A 8:** 1
- ARDS **K 1:** 2
- Herztumoren **D 16:** 1
- Malaria **L 12:** 1
- Mediastinaltumoren **C 3:** 1
- Mukoviszidose **C 5:** 2
- Ösophaguskarzinom **A 2:** 2
- Pleuramesotheliom **B 19:** 1
- Pneumonie **K 1:** 2
- Pneumothorax **C 23:** 1
- Schistosomiasis **L 12:** 6
- Viruspneumonie **C 9:** 1
Dysurie, Prostatakarzinom **B 15:** 4

E

EBM-Levels **A 1**
Ebolafieber **L 12:** 4
Ebstein-Anomalie, WPW-Syndrom **D 4:** 4

Register

EBV-Infektion
- Immundefekte **B 5:** 1
- Mononukleose, infektiöse **L 4:** 1–2
- Nasopharynxkarzinom **B 12:** 6

Echinokokkose, Differentialdiagnose **L 12:** 4

Echokardiographie
- Angina pectoris **D 7:** 3
- Endokarditis **L 2:** 6
- Hypertonie, pulmonale **C 8:** 3
- koronare Herzkrankheit **D 7:** 3
- Mukoviszidose **C 5:** 3
- Polyangiitis, mikroskopische **I 15:** 3
- Synkope **D 5:** 1
- transösophageale (TEE) **D 4:** 2, **L 2:** 6
- – Gefäßfehlbildungen, angeborene **D 15:** 1
- – Herzfehler, angeborene **D 15:** 1
- transthorakale, Aortendissektion **D 9:** 2
- transthorakales, Myokardinfarkt **D 8:** 2
- Wegenersche Granulomatose **I 15:** 3

ECST (Carotid Surgery Trial) **M 1:** 29

Ehrlichia **L 12:** 7

Eicosanoide, Fettsäuren, essentielle **A 1:** 2

Einflussstauung, obere, Mediastinaltumoren **C 3:** 1

Einschlafstörungen, Schlafapnoesyndrom, obstruktives **C 6:** 1

Einschwemmkatheteruntersuchung
- Hypertonie, pulmonale **C 8:** 3
- Myokardinfarkt **D 8:** 2

Eisen **A 1:** 3–4

Eisenmangel **B 1:** 2
- Hämoglobinurie, nächtliche, paroxysmale **B 2:** 3
- Sprue **A 4:** 1
- Therapie **A 4:** 3

Eisenmangelanämie **B 1:** 1–2, **1:** 6
- Malabsorption **A 4:** 1

Eiswassertest, Sklerose, systemische **I 8:** 1

Eiweiß s. Proteine

Eiweißverlust, Immundefekte **B 5:** 1

Ejakulationsstörungen **H 7:** 3

Ejakulatvolumen, Testosterontherapie **H 7:** 7

Ekchymosen, Gerinnungsstörungen **K 8:** 1

EKG
- Herztrauma **D 10:** 3
- Hypertonie, pulmonale **C 8:** 2
- Myokardinfarkt **D 8:** 2
- Synkope **D 5:** 1

Eklampsie
- Differentialdiagnose **B 3:** 4
- Insultsyndrom **M 1:** 45

Elastase, Bestimmung im Stuhl, Bauchspeicheldrüsenerkrankungen **A 5:** 2

Elektro-Hydro-Thermo-Koagulation, Ulkusblutung **A 8:** 4

Elektro-Hydro-Thermo-Sonde, Ulkusblutung **A 8:** 4

Elektrokardiographie s. EKG

Elektrolyte, Ernährungstherapie, zentralvenöse **K 9:** 3

Elektrolythaushalt **K 9:** 1–2
- Basisbedarf **K 9:** 1
- Bilanzbedarf **K 9:** 1
- Bilanzierungsberechnung **K 9:** 1
- Korrekturbedarf **K 9:** 1

Elektrolytlösungen, Schock **K 5:** 3

Elektrolytstörungen **G 11:** 1–5

elektrophysiologische Untersuchung, Synkope **D 5:** 2

Elephantiasis **E 16:** 1

Eliminationsverfahren
- Hämodialyse **K 3:** 5
- Hämoperfusion **K 3:** 5
- kontinuierliche **K 3:** 2

Elliptozytose, Anämie, hämolytische **B 1:** 5

Embolektomie, Lungenembolie, akute **C 7:** 3

Embolie
- ARDS **C 20:** 1
- Endokarditis **L 2:** 6
- Herztumoren **D 16:** 1
- kardiale, Schlaganfall, ischämischer **M 1:** 27

Embolieprophylaxe, Vorhofflimmern **D 4:** 3

Embolisation, arterielle, hepatozelluläre Karzinom (HCC) **A 7:** 20

Emesis s. Erbrechen

Emotionssynkope **D 5:** 1, **5:** 3

Emphysem s. Lungenemphysem

Emphysema Like Changes (ELC), Pneumothorax **C 23:** 1

Emphysembronchitis, asthmoide **C 12:** 1

Empty-Sella-Syndrom **H 1:** 14

Empyem
- kaltes **C 1:** 1
- pleurales **C 22:** 1–3
- tuberkulöses **C 22:** 1

Empyema necessitatis **C 22:** 3

Enanthem
- exsudative, Mononukleose, infektiöse **L 4:** 1
- Masern **L 6:** 2

Endokardfibrose, Karzinoidsyndrom **A 5:** 6

Endokarditis **D 11:** 3–5, **L 2:** 5–8
- s.a. Karditis
- s.a. Prothesenendokarditis
- Aminoglykoside **D 11:** 5
- Anämie **L 2:** 6
- Antibiotika **D 11:** 5, **L 2:** 7
- Auskultationsbefund **L 2:** 6
- Bakteriämie **L 2:** 6
- bakterielle **L 2:** 5
- Differentialdiagnose **I 10:** 1
- – Prophylaxe **D 12:** 1–4
- Blutkulturen **L 2:** 6–7
- Diagnostik **L 2:** 6
- Echokardiographie **L 2:** 6
- Embolie **L 2:** 6
- Enterokokken **D 12:** 2
- Epidemiologie **L 2:** 5
- Erreger **D 11:** 4
- Fieber **D 11:** 3, **L 2:** 6
- Hautbeteiligung **L 2:** 6
- Herzinsuffizienz **L 2:** 6
- Herzklappenprothesen **D 14:** 5
- infektiöse **D 11:** 3
- – Anämie **B 1:** 8
- Duke-Kriterien **D 11:** 4
- kulturnegative, FUO **L 1:** 5
- Major-Kriterien **D 11:** 4
- Minor-Kriterien **D 11:** 4
- Ornithose **L 5:** 3
- Prädisposition **D 12:** 1–2
- Prophylaxe **L 2:** 7–8
- Q-Fieber **L 1:** 6
- Risiko **D 11:** 5
- – diagnostische oder therapeutische Eingriffe **D 12:** 2–3
- – erhöhtes **D 12:** 1–2
- Splenomegalie **L 2:** 6
- Staphylococcus aureus **L 2:** 5
- Staphylokokken **D 12:** 2
- Streptokokken **D 12:** 2
- Symptome, unspezifische **L 2:** 6
- TEE **L 2:** 6
- Therapie **D 11:** 5
- Therapieempfehlungen **L 2:** 8

endokarditische Vegetationen, Schlaganfall, ischämischer **M 1:** 23–24

Endokarditisprophylaxe **D 12:** 1–4
- Herzklappenfehler **E 16:** 1
- Penicillinunverträglichkeit **D 12:** 3
- Penicillinverträglichkeit **D 12:** 3
- Schema **D 12:** 3
- sinnvolle **D 12:** 2–3

endokrine Orbitopathie s. unter Orbitopathie

Endokrinopathien
- Anämie **B 1:** 2
- Differentialdiagnose **I 1:** 1

Endometriumhyperplasie, Mikroprolaktinom **H 1:** 1

Endometriumkarzinom, Mikroprolaktinom **H 1:** 1

Endomyokardfibrosen **D 13:** 5

endo-PEEP, ARDS **C 20:** 5

Endoskopie s.a. Notfallendoskopie

endoskopisch retrograde Cholangiographie s. ERC

endoskopisch retrograde Cholangiopankreatographie s. ERCP

endoskopische Papillotomie s. EPT

Endosonographie
- Bauchspeicheldrüsenerkrankungen **A 5:** 1
- Magentumoren **A 3:** 6

endotheliale Dysfunktion, Diabetes mellitus **H 4:** 8

Endothelin-Rezeptor-Antagonisten, Hypertonie, pulmonale **C 8:** 6

Energie **A 1:** 1
- Zufuhr **A 1:** 1–2

Energieverbrauch **A 1:** 1

Entamoeba histolytica **A 4:** 4, **L 9:** 5–6, **12:** 4–5

Enteritis **L 9:** 1–7
- Salmonellen **L 9:** 1
- Staphylokokken **L 9:** 2
- Yersiniose **L 9:** 3

Enterobakterien, gramnegative, Pneumonie **C 10:** 1

Enterokokken, Endokarditis **D 12:** 2

Enterokolitis **L 9:** 1–7
- Yersiniose **L 9:** 3

Enthesopathie, Lyme-Borreliose **I 5:** 1

Entlastungspunktion, Pleuritis **C 21:** 2

Entrapment-Syndrom **E 4:** 2

Entstauungstherapie, Kompressionsstrümpfe **E 18:** 1

Entwöhnung, Beatmung **K 1:** 11–12

entzündliche Erkrankungen, Aneurysma **E 7:** 2

Entzündungen
- chronische, koronare Risikofaktoren **D 6:** 4
- Hypophysentumoren **H 1:** 14

Entzündungsanämie **B 1:** 7–8

Entzündungsparameter, koronare Risikofaktoren **D 6:** 1

Enuresis nocturna **G 7:** 2

Enzephalitis
- s.a. Herdenzephalitis
- s.a. Virusenzephalitis
- bakterielle **L 10:** 1–3
- Diabetes insipidus **H 1:** 17
- Insultsyndrom **M 1:** 44
- Lyme-Borreliose **I 5:** 1
- Masern **L 6:** 3
- Ringelröteln **L 6:** 4
- Röteln **L 6:** 3
- Toxoplasmose **L 4:** 3
- virale **L 10:** 5–6
- – s. Virusenzephalitis

enzephalitische Herde, Insultsyndrom **M 1:** 44

Enzephalomyelitis, chronische, Lyme-Borreliose **I 5:** 1

Enzephalomyopathien, mitochondriale, Insultsyndrom **M 1:** 45

Enzephalopathie
- Pankreatitis, akute **A 5:** 2
- portosystemische, chronische **A 7:** 24
- – – Leberzirrhose **A 7:** 24
- Sjögren-Syndrom **I 6:** 1

Eosinophilie
- Churg-Strauss-Syndrom **I 11:** 1
- extravaskuläre, Churg-Strauss-Syndrom **I 16:** 1

Epididymitis
- Differentialdiagnose **B 15:** 1

– Q-Fieber **L 11:** 1
– Spondylarthritis **I 2:** 2
Epilepsie
– Lupus erythematodes **I 7:** 2
– Schlaganfall **M 1:** 14
Epiphyseolysis capitis femoris, Coxarthrose **I 25:** 1
Episkleritis
– Darmerkrankungen, chronischentzündliche **A 4:** 6
– Spondarthritis **I 2:** 1
Epispadie **H 7:** 3
Epithelkörperchen, Hyperparathyreoidismus **H 3:** 1
Epstein-Barr-Virus s. EBV-Infektion
Erbrechen
– Abdomen, akutes **A 8:** 1
– Gallenblasen-/gangkarzinom **A 6:** 3
– Hypotonie, orthostatische **D 2:** 2
– Ösophaguskarzinom **A 2:** 2
ERCP (endoskopisch retrograde Cholangiopankreatikographie)
– Bauchspeicheldrüsenerkrankungen **A 5:** 1
– Cholelithiasis **A 6:** 1
Erdbeerzunge
– Kawasaki-Syndrom **I 14:** 1
– Scharlach **L 6:** 1
erektile Dysfunktion **H 7:** 3
– Diabetes mellitus **H 4:** 8
Ergometrie, Synkope **D 5:** 1
Ergotamin, Vasospasmen **E 5:** 1–2
Erguss, parapneumonischer, Pleuritis, bakterielle **C 22:** 1
Ergusslymphom, primäres **B 9:** 2
Ergussprobepunktion, Pleuraerguss **C 21:** 1
Erkrankungen
– chronische, Erythropoetin (EPO) **B 24:** 3
– chronisch-entzündliche, Anämie **B 1:** 2
Ermüdungserscheinungen, Coxarthrose **I 25:** 1
Ermüdungsfraktur, Schenkelhals, Differentialdiagnose **I 25:** 1
Ernährungsgewohnheiten, koronare Risikofaktoren **D 6:** 1–2
Ernährungskreis, DGE **A 1:** 1
ernährungsphysiologische Vorteile **A 1:** 1
Ernährung(stherapie) **A 1:** 1–5
– Alter **A 1:** 4–5
– Anamnese **A 1:** 5
– enterale **K 9:** 3–4
– – ernährungsphysiologische Vorteile **K 9:** 3
– – Nährlösungen **K 9:** 3
– künstliche **K 9:** 2–4
– Mukoviszidose **C 5:** 3–4
– parenterale **K 9:** 2
– periphervenöse **K 9:** 2
– präventive **A 1:** 4
– vollwertige **A 1:** 1
– – Alter **A 1:** 5
– zentralvenöse **K 9:** 2–3
– – Aminosäurebedarf **K 9:** 3
– – Aminosäurelösungen **K 9:** 3
– – Elektrolyte **K 9:** 3
– – Kalorienbedarf **K 9:** 2
– – Kalorienträger **K 9:** 2
– – Nährsubstrate **K 9:** 2
– – Vitamine **K 9:** 3
Ernährungszustand **A 1:** 5
– Krankheiten **A 1:** 5
Erosionen **A 3:** 1–3
Erysipel **L 7:** 1
– Differentialdiagnose **I 22:** 1
Erythema
– infectiosum **L 6:** 4
– migrans, Differentialdiagnose **I 5:** 2
– – Lyme-Borreliose **I 5:** 1
– nodosum, Behçet-Syndrom **I 21:** 1
– – Campylobacter-Enteritis **L 9:** 2
– – Darmerkrankungen, chronisch-

entzündliche **A 4:** 6
– – Spondarthritis **I 2:** 1
– – Spondylarthritis **I 2:** 2
– – Yersiniose **L 9:** 3
– Poly-/Dermatomyositis **I 9:** 1
Erythroblastopenie, paraneoplastische, Erythropoetin (EPO) **B 24:** 4
Erythromelalgie **E 5:** 2–3
Erythropoese
– ineffektive, Anämie **B 1:** 4
– normale, Verdrängung **B 1:** 2
– Steigerung, Testosteronsubstitution **H 7:** 7
– Suppression, Aplasie **B 1:** 2
Erythropoetin (EPO) **B 24:** 3–4
– Anämie durch Chemotherapie **B 24:** 3
– – renale **B 24:** 3
– – symptomatische **B 24:** 3
– Erkrankungen, chronische **B 24:** 3
– Knochenmarkinsuffizienz **B 24:** 3
– Nebenwirkungen **B 24:** 3–4
– Tumorpatienten **B 24:** 3
Erythropoetinmangel, Anämie **B 1:** 2
Erythrozyten
– Abbau, gesteigerter, Anämie **B 1:** 2
– Leukämie, akute **B 6:** 5
Erythrozytenbildung, verminderte, Anämie **B 1:** 1
Erythrozytenkonzentrate, DIC **B 28:** 4
Erythrozytenmembrandefekte, Anämie **B 1:** 2
Erythrozytenmetrie, Anämie **B 1:** 1
Erythrozytenstoffwechsel, Defekte, Anämie **B 1:** 2
Erythrozytensubstitution, Thalassämie **B 1:** 7
Erythrozytenvolumen, Anämie **B 1:** 3
Erythrozytose, Nierenzellkarzinom **G 14:** 2
Eschar, Rickettsiosen **L 12:** 7
Escherichia coli
– enterohämorrhagische (EHEC) **L 9:** 5
– enteroinvasive (EIEC) **L 9:** 4
– enteropathogene (EPEC) **L 9:** 4
– enterotoxische (ETEC) **L 9:** 4
– Infektion **L 9:** 4–5
– Infertilität **H 7:** 9
ESSG-Kriterien, Spondylarthropathien **I 2:** 2
Estrogen-Resistenz **H 7:** 3
ET s. Thrombozythämie, essentielle
Ethambutol
– Arzneimittelinteraktionen **C 1:** 5
– Lungentuberkulose **C 1:** 3–4
– Tuberkulose **C 1:** 3–4
– UAW **C 1:** 5
Ethylenimine **B 23:** 1
Etilefrin, Hypotonie, orthostatische **D 2:** 2
Etomidat, Cushing-Syndrom **H 1:** 8
Etoposid, Kreatinin-Clearance **B 23:** 4
Evans-Syndrom, Differentialdiagnose **B 3:** 4
Evidence-based Medicine (EBM) **A 1**
– koronare Risikofaktoren **D 6:** 1
Ewing-Sarkom **B 17:** 1, **17:** 3
– Induktionschemotherapie **B 17:** 4
– Konsolidierungschemotherapie **B 17:** 4
– Prognose **B 17:** 3
– Stadieneinteilung **B 17:** 3
– Strahlentherapie **B 17:** 4
– Tumorkontrolle, lokale **B 17:** 4
Exanthem
– CMV-Infektion **L 4:** 2
– Influenza **L 5:** 1
– Kawasaki-Syndrom **I 14:** 1
– Masern **L 6:** 2
– Ringelröteln **L 6:** 4
– Röteln **L 6:** 3
– Scharlach **L 6:** 1
– Windpocken **L 6:** 2
Exanthemische Infektionen **L 6:** 1–4

Exazerbationen
– Bronchitis, chronische **C 12:** 6–7
– COPD (chronic obstructive pulmonary disease) **C 12:** 6–7
– Mukoviszidose **C 5:** 2
extensive disease, Bronchialkarzinom, kleinzelliges **C 2:** 2
extrakorporale Stoßwellenlithotripsie s. ESWL
extrakorporale Verfahren **K 3:** 1–6
– Antikoagulation **K 3:** 3–4
– Effektivität und Auswahl **K 3:** 2
– Gefäßzugang **K 3:** 2
– Intensivstation **K 3:** 3
– kontinuierliche, Pharmakotherapie **K 3:** 4
– Ultrafiltratsubstitution **K 3:** 3
– Vergiftungen **K 3:** 4–5
Extrasystolen
– supraventrikuläre **D 4:** 1
– ventrikuläre **D 4:** 4
– – Herztrauma **D 10:** 1, **10:** 3
extratrunkuläre Dysplasien, Angiodysplasien **E 10:** 2
Extremitätenverschluss
– akuter **E 3:** 1–3
– – allgemeine Maßnahmen **E 3:** 2
– – Amputation, primäre **E 3:** 3
– – Anamnese **E 3:** 1
– – Antikoagulanzien **E 3:** 3
– – Behandlung, klinische **E 3:** 2
– – Differentialdiagnose **E 3:** 2
– – Emboliequelle, Ausschaltung **E 3:** 3
– – Gefäßrekonstruktion **E 3:** 2
– – Laboruntersuchungen **E 3:** 1
– – Muskelnekrosen **E 3:** 2
– – praktische Erwägungen **E 3:** 2
– – Rezidivprophylaxe **E 3:** 3
– – Thrombozytenaggregationshemmer **E 3:** 3
– – Untersuchung, apparative **E 3:** 1
– – – körperliche **E 3:** 1

F

FAB-Klassifikation
– myelodysplastische Syndrome **B 7:** 1
– myelodysplastische Syndrome (MDS) **B 7:** 2
Fabry-Krankheit, Schlaganfall, ischämischer **M 1:** 9
Fabry-Syndrom **D 13:** 5
FACS-Analyse, Anämie, aplastische **B 2:** 1
Faktor-II-Mangel **B 27:** 2
– Substitutionsempfehlungen **B 27:** 4
Faktor-V-Leiden-Mutation **B 29:** 3
Faktor-V-Leiden-PCR **B 29:** 1
Faktor-V-Mangel **B 27:** 2
– Substitutionsempfehlungen **B 27:** 4
Faktor-VII-Mangel **B 27:** 2
– Substitutionsempfehlungen **B 27:** 4
Faktor-VIII-Erhöhung **B 29:** 5
Faktor-VIII-Mangel **B 27:** 1
Faktor-IX-Mangel **B 27:** 1
Faktor-X-Mangel **B 27:** 2
– Substitutionsempfehlungen **B 27:** 4
Faktor-XI-Mangel **B 27:** 2
– Substitutionsempfehlungen **B 27:** 4
Faktor-XII-Mangel **B 27:** 1
Faktor-XIII-Mangel **B 27:** 2
– Substitutionsempfehlungen **B 27:** 4
Fallotsche Tetralogie **D 15:** 4
familiäre adenomatöse Polypose s. FAP
Fanconi-Anämie **B 1:** 2
FAP s. Polyposis, adenomatöse familiäre
Farbduplexsonographie, transkranielle, Schlaganfall, ischämischer **M 1:** 8
Farmerlunge **C 16:** 1
Fasziitis, nekrotisierende **L 7:** 3–4

- Osteomyeltis **L 7:** 3
- Phlegmone **L 7:** 2
- Scharlach **L 6:** 1

Faszikelblock
- linksanteriorer **D 3:** 3
- linksposteriorer **D 3:** 3

Fasziolose, Differentialdiagnose **L 12:** 4

Fehlbesiedelung, bakterielle, Meckel-Divertikel **A 4:** 9

Fehlbildungen, Hypophysentumoren **H 1:** 14

Feinnadelaspiration, Schilddrüsenfunktionsstörungen **H 2:** 2

Feinnadelbiopsie, transthorakale, Lungenkarzinom **C 2:** 1

Feminisierung, Nierenzellkarzinom **G 14:** 2

Femurfrakturen, Osteoporose **H 9:** 2

Fensterung, perkutane, Aortendissektion **D 9:** 4

Fertilisation, assistierte **H 7:** 10

α-Fetoprotein (AFP)
- hepatozelluläre Karzinom (HCC) **A 7:** 19
- Hodentumoren **B 15:** 1

Fette **A 1:** 2

Fettembolie
- ARDS **C 20:** 1
- Gasembolie **M 1:** 44

Fettleber
- alkoholische **A 7:** 17
- Schwangerschaft **A 7:** 22

Fettleberhepatitis, alkoholische **A 7:** 17

Fettsäuren, essentielle, Eicosanoide **A 1:** 2

Fettstoffwechselstörungen **H 8:** 1–5
- arterielle Verschlusskrankheit **E 1:** 3

Fettstuhl **A 4:** 1

Fettsucht s. Adipositas

Fibrinmonomer, Gerinnungsstörungen **K 8:** 2

Fibrinogen
- Antifibrinolytika **K 8:** 5
- Antikoagulation **K 8:** 5
- Antithrombin-III-Substitution **K 8:** 5
- Gerinnungsfaktorkonzentrate **K 8:** 5
- Gerinnungsstörungen **K 8:** 2
- Hyperfibrinolyse **K 8:** 5
- koronare Risikofaktoren **D 6:** 1
- Verbrauchskoagulopathie **K 8:** 5

Fibrinogenkonzentrate, DIC **B 28:** 4

Fibrinolyse **E 17:** 2
- Gerinnungsstörungen, hepatogene **K 8:** 3
- Störungen **B 27:** 1
- Venenthrombose **E 12:** 3–4

Fibrinolysestörungen **B 28:** 1

Fibrinolytika, Instillation, Pleuraempyem **C 22:** 2

Fibromyalgiesyndrom **I 27:** 1–2
- ACR-Klassifikation **I 27:** 1
- Diagnosekriterien nach Müller und Lautenschläger **I 27:** 1
- Differentialdiagnose **I 10:** 1
- Psychotherapie **I 27:** 2
- tender points **I 27:** 1
- Therapie, medikamentöse **I 27:** 2
- – physikalische **I 27:** 2

Fibrosarkom **B 17:** 1
- Knochen **B 17:** 5

Fieber
- Churg-Strauss-Syndrom **I 16:** 1
- Definition **L 1:** 1
- Endokarditis **D 11:** 3, **L 2:** 6
- enteritisches **L 9:** 1
- Hantavirusinfektionen **L 11:** 2
- Infektionen **L 1:** 1
- Katzenkratzkrankheit **L 4:** 4
- Malaria **L 12:** 1
- Masern **L 6:** 2
- medikamentösinduziertes **L 1:** 1–2
- Mononukleose, infektiöse **L 4:** 1
- nosokomiales, unklarer Ursache **L 1:** 2
- Otitis media **L 3:** 1
- Scharlach **L 6:** 1
- Toxoplasmose **L 4:** 3
- unklarer Genese s. FUO
- vorgetäuschtes **L 1:** 3
- Windpocken **L 6:** 2

fieberhafte Allgemeinerkrankung, Dengue-Fieber **L 12:** 4

Filgrastim **B 24:** 1

Fingerarterienverschluss **E 5:** 1

Finger-Boden-Abstand, Spondylitis ankylosans **I 22:** 4

Fingerpolyarthrose, Differentialdiagnose **I 1:** 1, **2:** 5

Fischmehllunge **C 16:** 1

Fistel(n)
- arteriovenöse **E 10:** 1
- – s. AV-Fisteln
- Divertikel **A 4:** 9
- perianale, Crohn-Krankheit **A 4:** 7

Flankenschmerzen
- Nierenzellkarzinom **G 14:** 2
- Nierenzellkarzinome **B 16:** 1

FLT3-Mutationen
- Leukämie, akute, lymphatische **B 6:** 4
- – myeloische **B 6:** 1

Flüssigkeitshaushalt **K 9:** 1–2
- Bilanzierung **K 9:** 1
- day-by-day assessment **K 9:** 1

Fluorid **A 1:** 3

Flush, Karzinoidsyndrom **A 5:** 6

fokal-neurologische Symptome, Schistosomiasis **L 12:** 6

Folsäure **A 1:** 3
- Arteriosklerose **A 1:** 4
- Zufuhr, ausreichende **A 1:** 4

Folsäure-Analoga **B 23:** 1

Folsäureantagonisten **A 1:** 4
- Anämie **B 1:** 3

Folsäuremangel
- Anämie **B 1:** 2–3
- – hyperchrom **A 1:** 5
- – megaloblastäre **B 1:** 4

Fontaine-Klassifikation, arterielle Verschlusskrankheit **E 1:** 3

Foramen ovale, offenes **D 15:** 3
- Schlaganfall, ischämischer **M 1:** 24–25

Forced-use-Therapie, Schlaganfall **M 1:** 45–46

Forme-fruste-Untergruppe, Marfan-Syndrom **D 9:** 4

Formeldiäten **K 9:** 3
- bedarfsdeckende, Einteilung **K 9:** 4
- nieder-/hochmolekulare **K 9:** 4

Forrest-Klassifikation
- Gastrointestinalblutungen **A 8:** 3
- Ulkusblutung **A 8:** 4

Fragmentozyten, Purpura, thrombozytopenische, thrombotische **B 3:** 4

Frakturen, pathologische, Myelom, multiples **B 11:** 1

Frakturen, pathologische, Malabsorption **A 4:** 1

Fressattacken, Bulimia nervosa **H 8:** 5

Friedewald-Formel
- HDL-Cholesterin, Berechnung **D 6:** 2
- LDL-Cholesterin, Berechnung **D 6:** 2
- Triglyceride, Berechnung **D 6:** 2

Friedreichsche Ataxie **D 13:** 5

Frischplasma, hämorrhagische Diathese **B 27:** 6

Fruchtwasserembolie, ARDS **C 20:** 1

Früh-Dumping-Syndrom, Billroth-Anastomose **A 3:** 10

Frühsommermeningoenzephalitis s. FSME

Frühsyphilis **L 8:** 1

Fruktoseintoleranz **A 4:** 1

FSH (follikelstimulierendes Hormon), Hypogonadismus **H 7:** 4

FSH-Mangel **H 7:** 2

FSME (Frühsommer-Meningoenzephalitis) **L 10:** 5–6

Fundusvarizen, Leberzirrhose **A 7:** 23

Fungämie **L 2:** 5

Funktionsanalyse
- Defibrillator, implantierter **D 18:** 1
- Herzschrittmacher, implantierter **D 17:** 1–2

Funktionsstörungen, linksventrikuläre, Killip-Klassifikation **D 8:** 1

FUO (fever of unknown origin) **I 11:** 1, **L 1:** 2–5
- Abdomensonographie **L 1:** 4
- Ätiologie **L 1:** 2
- Anamnese **L 1:** 2–3
- Basisdiagnostik **L 1:** 2
- Biopsien **L 1:** 4–5
- Blutkulturen **L 1:** 3–4
- CMV-Infektion **L 4:** 2
- Differentialdiagnose **L 1:** 3
- Echokardiographie **L 1:** 4
- FEDG-Pet **L 1:** 4
- Infektionsserologie **L 1:** 4
- Kontrastdarstellungen **L 1:** 4
- Labordiagnostik **L 1:** 3
- Laraoskopie/Lararotomie **L 1:** 5
- Lymphozyten-Phänotypisierung **L 1:** 3
- neutropenisches **L 1:** 2
- NMR **L 1:** 4
- nosokomiales **L 1:** 2
- Rheumaserologie **L 1:** 3
- Szintigraphie **L 1:** 4
- Temporalarterien-Farbdopplersonographie **L 1:** 4
- Therapieversuche **L 1:** 5

Fuß, diabetischer s. diabetischer Fuß

G

Galaktorrhö
- Gynäkomastie **H 7:** 10
- Mikroprolaktinom **H 1:** 1–2
- Prolaktinom **H 1:** 1

Galaktosidase-Mangel, X-chromosomaler, Schlaganfall, ischämischer **M 1:** 9

Gallenblasenempyem **A 8:** 2

Gallenblasenerkrankungen **A 6:** 1–5

Gallenblasenhydrops **A 8:** 2

Gallenblasenkarzinom **A 6:** 3–5
- Cholangioskopie **A 6:** 3
- Radio-/Chemotherapie, palliative **A 6:** 5
- TNM-Klassifikation **A 6:** 4

Gallenblasensteine s. Cholezystolithiasis

Gallengangatresie, Gallengangkarzinom **A 6:** 3

Gallengangdrainage, endoskopische **A 6:** 5

Gallengangkarzinom **A 6:** 3
- Cholangioskopie **A 6:** 3
- extrahepatisches **A 6:** 3–5
- Radio-/Chemotherapie, palliative **A 6:** 5
- TNM-Klassifikation **A 6:** 4

Gallengangssteine s. Choledocholithiasis

Gallengangsteine **A 6:** 2

Gallenkolik, Therapie **A 6:** 1

Gallensäuremalabsorption, Reizdarmsyndrom **A 4:** 9

Gallensteine
- s. Choledocholithiasis
- s. Cholelithiasis
- s. Cholezystolithiasis

Gallenwegserkrankungen **A 6:** 1–5

Gallenwegskarzinom, Darmerkrankungen, chronisch-entzündliche **A 4:** 6

Gamma-Glutamyl-Transpeptidase, Pankreatitis **A 5**: 2
Gammopathie
- monoklonale **B 11**: 1, **K 8**: 8
- – Diagnostik und Therapie **B 28**: 3
Gangataxie **M 1**: 4
Gangrän, arterielle Verschlusskrankheit **E 1**: 1
Ganzschädelbestrahlung
- adjuvante, Bronchialkarzinom, kleinzelliges **C 2**: 4
- – Lungenkarzinom, kleinzelliges **C 2**: 4
Gardnerella vaginalis **L 8**: 4
Gasaustausch
- extrakorporaler, ARDS **C 20**: 6
- pulmonaler, Schock **K 5**: 1
Gasembolie
- Fettembolien **M 1**: 44
- Hirnarterien **M 1**: 44
Gastrektomie, Magenkarzinom **A 3**: 8
Gastrinom **A 5**: 6–7
- s.a. Zollinger-Ellison-Syndrom
Gastritis **A 3**: 1–3
- akute **A 3**: 1
- autoimmune **A 3**: 1
- bakterielle **A 3**: 1
- chemisch induzierte **A 3**: 1
- chronisch-aktive **A 3**: 1
- chronische **A 3**: 1
- Diagnostik **A 3**: 1–2
- Helicobacter pylori **A 3**: 1
- Klassifikation **A 3**: 1
Gastroenteritis
- Salmoellose **L 9**: 1
- virale **L 9**: 5
Gastrointestinalblutungen **A 4**: 1, **8**: 2–5
- Forrest-Klassifikation **A 8**: 3
- Gerinnungsstörungen **K 8**: 5
- Notfalldiagnostik **A 8**: 3
- obere **A 8**: 4
- untere **A 8**: 5
G-CSF **B 24**: 1–3
- Agranulozytose, akute **B 24**: 2
- Blutstammzellen, periphere, Mobilisierung **B 24**: 2
- Blutstammzelltransplantation **B 25**: 1
- Immundefekte **B 5**: 2
- Infektionsprophylaxe, Chemotherapie, intensivierte **B 24**: 1
- – primäre **B 24**: 1
- – sekundäre **B 24**: 1
- Knochenmarktransplantation **B 25**: 1
- Leukämie, akute **B 24**: 2
- Leukämie, akute, myeloische **B 6**: 3
- Myelodysplasien **B 24**: 2
- Nebenwirkungen **B 24**: 2
- Neutropenie **B 24**: 1
- – afebrile **B 24**: 2
- – chronische **B 24**: 2
- – und Fieber **B 24**: 2
Gedeihstörungen, Mukoviszidose **C 5**: 1
Gefäßanomalien
- Gerinnungsstörungen **K 8**: 1
- Hyperfibrinolyse **K 8**: 4
- Verbrauchskoagulopathie **K 8**: 4
Gefäße, große
- Fehlbildungen **D 15**: 1
- intrathorakale, Trauma **D 10**: 1–5
Gefäßerkrankungen
- funktionelle **E 5**: 1–3
- Leber **A 7**: 17–19
Gefäßfehler
- angeborener **E 10**: 1–2
- – s. Angiodysplasie
Gefäßmalformation s. Angiodysplasie
Gefäßmalformationen **E 10**: 1–2
Gefäßzugang, extrakorporale Verfahren **K 3**: 3
Gehtest, arterielle Verschlusskrankheit **E 1**: 2

Gelbfieber **L 12**: 4
Gelenkbeschwerden, Akromegalie **H 1**: 3
Gelenkblutungen
- Gerinnungsfaktoren, Verminderung **B 3**: 1
- Hämophilie **B 27**: 6
Gelenkergussanalyse, Arthritis, rheumatoide **I 1**: 1
Gelenkinfektionen, Differentialdiagnose **I 1**: 1
Gelenkinjektionen, Arthritis, infektiöse **I 4**: 1
Gelenkschmerzen, Dengue-Fieber **L 12**: 4
Genitalorgane, männliche, Tumoren **B 15**: 1–6
Genu valgum/varum, Gonarthrose **I 26**: 1
Genussgifte, Osteoporose **H 9**: 3
Gerinnungsanalyse **K 8**: 2
Gerinnungsfaktoren, Hemmkörper, erworbene **B 28**: 6
Gerinnungsstatus, Blutungen, intrazerebrale **M 1**: 37
Gerinnungsstörungen
- s.a. DIG
- s.a. Verbrauchskoagulopathie
- angeborene **K 8**: 9
- Antikoagulanzientherapie **K 8**: 8
- Blutungen, lokal bedingte **K 8**: 1
- Blutungsneigung, diffuse **K 8**: 1–2
- Cumarinderivate **K 8**: 8
- erworbene **K 8**: 1
- – Hämostasepotential, Dekompensation **K 8**: 2
- hämorrhagische Phänomene, generalisierte **K 8**: 1–2
- Hämostasepotential **K 8**: 2
- Heparin **K 8**: 8
- hepatogene **K 8**: 3
- – Fibrinolysesteigerung **K 8**: 3
- – Verbrauchskoagulopathie **K 8**: 3
- in der Intensivmedizin **K 8**: 1–10
- plasmatische **B 28**: 1
- Schlaganfall, ischämischer **M 1**: 21–22
- Streptokinase **K 8**: 9
- therapeutische Richtlinien **K 8**: 2
- Thrombolytika **K 8**: 9
- thrombozytäre, Formen **K 8**: 7
- transfusionsbedingte **K 8**: 5–6
- – Hämostase, Dekompensation **K 8**: 6
- – Hypokalzämie, zitratinduzierte **K 8**: 6
- Urokinase **K 8**: 9
Gerinnungssystem, plasmatisches, Störungen **B 27**: 1
Germinalzellaplasie **H 7**: 2
Gesichtsfeldausfälle, Hypophysenadenome **H 1**: 10
Gesichtshaut, Malignome **B 12**: 8
Gestationsdiabetes s. Diabetes mellitus, Schwangerschaft
Gewebe-Plasminogenaktivator (t-PA), Urokinase **E 12**: 4
Gewichtsabnahme, Polymyalgia rheumatica **I 12**: 4
Gewichtsreduktion, Hypertriglyzeridämie **D 6**: 2
Gewichtsverlust
- Churg-Strauss-Syndrom **I 16**: 1
- Mukoviszidose **C 5**: 2
GH-Mangel s. Wachstumshormonmangel
GHRH, Akromegalie **H 1**: 3
Giardia lamblia **L 9**: 6
Gicht **H 8**: 6–7, **I 22**: 1–2
- Alkoholkonsum **H 8**: 7
- Chondrokalzinose **I 23**: 2
- Colchicin **H 8**: 7, **I 22**: 1
- Differentialdiagnose **I 1**: 1, **4**: 1
- Glukokortikoide **H 8**: 7
- Harnsäureausscheidung **H 8**: 7

- Harnsäure-Nephrolithiasis **G 8**: 4
- Hyperurikämie **I 22**: 1–2
- Indometacin **H 8**: 7
- Körpergewicht **H 8**: 7
- Kortikosteroide **I 22**: 1
- NSA **I 22**: 1
- Purinzufuhr **H 8**: 7
- Therapie, nichtmedikamentöse **I 22**: 2
- Urikostatika **I 22**: 2
- Urikosurika **I 22**: 2
Gichtarthritis, Differentialdiagnose **I 2**: 5
Gichtniere, Therapie **I 22**: 2
Gilbert-Syndrom, Anämie **B 1**: 4
Gingivitis, nekrotisierende, Anämie, aplastische **B 2**: 1
Gitelman-Syndrom **G 7**: 2
Glasgow-Coma-Scale, Subarachnoidalblutung **M 1**: 39
Gleason-Score, Prostatakarzinom **B 15**: 4
Gliatumoren, WHO-Klassifikation **B 21**: 1
Gliedmaßenmetastasen, Melanom, malignes **B 20**: 4
Glioblastoma multiforme **B 21**: 1
Gliome
- maligne **B 21**: 1–3
- – Chemotherapie **B 21**: 2
- – Nachsorge **B 21**: 2
- – Rezidivtherapie **B 21**: 2
- – Strahlentherapie **B 21**: 1
Globalinsuffizienz, respiratorische, Lungenkontusion **D 10**: 2
Globozoospermie **H 7**: 2
Globusgefühl, Speiseröhrenerkrankungen **A 2**: 1
Glomerulonephritis
- Lupus erythematodes **I 7**: 2
- Polyangiitis, mikroskopische **I 15**: 2
- Sjögren-Syndrom **I 6**: 1–2
- Wegenersche Granulomatose **I 15**: 1
Glukagonom **A 5**: 7, **H 5**: 2
Glukokortikoide
- Hyponatriämie **G 11**: 1
- Mukoviszidose **C 5**: 5
- Osteoporose **H 9**: 2
Glukoselösungen, Schock **K 5**: 3
Glukosetoleranz, verminderte, Diabetes mellitus, koronare Risikofaktoren **D 6**: 3
Glukosetoleranztest, oraler
- Diabetes mellitus **H 4**: 1
- Mukoviszidose **C 5**: 3
Glykogenose **D 13**: 5
Glykoprotein-IIb/IIIa-Inhibitoren **E 17**: 2
- Koronarsyndrom, akutes **D 7**: 5
GM-CSF **B 24**: 1–3
- Agranulozytosen, akute **B 24**: 2
- Blutstammzellen, periphere, Mobilisierung **B 24**: 2
- Immundefekte **B 5**: 2
- Infektionsprophylaxe, Chemotherapie, intensivierte **B 24**: 1
- – primäre **B 24**: 1
- – sekundäre **B 24**: 1
- Leukämie, akute **B 24**: 2
- Myelodysplasien **B 24**: 2
- Nebenwirkungen **B 24**: 2
- Neutropenie **B 24**: 1
- – chronische **B 24**: 2
- – und Fieber **B 24**: 2
GnRH (Gonadotropin-Releasing-Hormone), Hypogonadismus **H 7**: 4
GnRH-Sekretionsstörungen, sekundäre **H 7**: 2
Gonadendysgenesie
- gemischte **H 7**: 2
- reine **H 7**: 2
Gonadenerkrankungen, männliche **H 7**: 1–12
gonadotrophe Funktionsausfälle **H 1**: 11

gonadotrophe Insuffizienz, Substitution **H 1:** 15
Gonarthrose **I 26:** 1–2
– Hilfsmittel, orthopädische **I 26:** 1
– operative Therapie **I 26:** 2
– physikalische Therapie **I 26:** 1
– Physiotherapie **I 26:** 1
– Therapie, medikamentöse **I 26:** 1
Gonorrhö **L 8:** 3–4
– bei der Frau **L 8:** 4
– Manifestationen, seltene **L 8:** 4
– rektale **L 8:** 3
Goodpasture-Syndrom, Plasmaseparation **K 3:** 6
Gottron-Zeichen, Poly-/Dermatomyositis **I 9:** 1
GP-IIb/IIIa-Blocker s. Glykoprotein-IIb/IIIa-Inhibitoren
Graft-versus-Host-Disease (GvHD)
– GvHD **B 25:** 3
– Stammzellentransplantation **B 25:** 1
– Symptome **B 25:** 3
Grampräparat, Menigitis/Enzephalitis **L 10:** 2
Granularzelltumoren, neurogene, Speiseröhre **A 2:** 2
granulomatöse Erkrankungen, Hyperkalziämie **G 11:** 2
Granulomatose, Darmerkrankungen, chronisch-entzündliche **A 4:** 6
Granulome, Hypophysentumoren **H 1:** 14
Granulozyopenie, Röteln **L 6:** 3
Granulozytopenie
– s.a. Agranulozytose
– Anämie, aplastische **B 2:** 1
– Hämoglobinurie, nächtliche, paroxysmale **B 2:** 3
Großhirnlappenblutungen **M 1:** 34
GSH s. Hyperaldosteronismus, glukokortikoidsupprimierbarer
γ-GT s. Gamma-Glutamyl-Transpeptidase
Günther-Syndrom **H 8:** 8
Gürtelrose **L 6:** 2
Guillain-Barré-Syndrom
– Azidose, respiratorische **G 11:** 5
– Beatmung, assistiert/kontrollierte (A/C) **K 1:** 4
– Campylobacter-Enteritis **L 9:** 2
– Mononukleose, infektiöse **L 4:** 1
Gummen **L 8:** 2
Gummibandligatur, Ösophagusvarizenblutung **A 8:** 4
Gynäkomastektomie **H 7:** 12
Gynäkomastie **H 7:** 3, 7: 10–12
– s.a. Pubertätsgynäkomastie
– Diagnostik **H 7:** 11
– Galaktorrhö **H 7:** 10
– Mammographie **H 7:** 11
– medikamentös induzierte **H 7:** 11
– Röntgenaufnahme **H 7:** 11
– Sonographie **H 7:** 11
– Tamoxifen **H 7:** 12
– Untersuchung, somatische **H 7:** 11
– Ursachen **H 7:** 11
– Zytostatika **H 7:** 11

H

H_2-Atemtest **A 4:** 2
– Dünndarmfunktionsstörungen **A 4:** 2
Haarzellenleukämie **B 9:** 2, **9:** 4–5
Hämagglutinationshemmtest, Influenza **L 5:** 1
Hämarthros, Differentialdiagnose **I 1:** 1
Hämatemesis **A 4:** 1, **8:** 3
– Blutungsquellen, Häufigkeit **A 8:** 3
– Ösophaguskarzinom **A 2:** 2
– Panendoskopie, obere **A 8:** 3
Hämatochezie **A 8:** 3
– Diagnostik **A 8:** 4

hämatologische Neoplasien, Thrombozytopenie **B 28:** 6
Hämatom, intramurales, Aortendissektion **D 9:** 3
Hämatomausräumung, Blutungen, intrazerebrale **M 1:** 37
Hämatomevakuation, chirurgische, Blutungen, intrazerebrale **M 1:** 38
hämato-onkologische Erkrankungen, Pleuraerguss **C 21:** 1
hämatopoetische Wachstumsfaktoren (HGF) **B 24:** 1–4
Hämatothorax **C 23:** 1, **D 10:** 3
– Differentialdiagnose **C 20:** 2
Hämaturie
– Nierenzellkarzinome **B 16:** 1
– Prostatakarzinom **B 15:** 4
Hämobilie **A 8:** 3
Hämoccult-Test®, positiver **A 8:** 3
Hämochromatose
– Chondrokalzinose **I 23:** 2
– Desferrioxamin **A 7:** 16
– hereditäre **A 7:** 15
– HFE-Gen **A 7:** 15
– Serum-Ferritin **A 7:** 15
– Transferrinsättigung **A 7:** 16
Hämoclip, Ulkusblutung **A 8:** 4
Hämodialyse **K 3:** 1
– s. Dialyse
– Amyloidose **G 12:** 2
– Anämie, renale **G 12:** 2
– eliminierbare Substanzen **K 3:** 5
– Hypertonie **G 12:** 2
– Immundefekte **B 5:** 1
– Indikation **G 12:** 1
– Komplikationen **G 12:** 1
– Qualität **G 12:** 1–2
– Quantität **G 12:** 2–3
– Verfahkren, kontinuierliche **K 3:** 2
– Verfahren **G 12:** 1
– Vergiftungen **K 3:** 4
Hämodialyse-Shuntkomplikationen **E 17:** 2
hämodynamische Infarkte, Schlaganfall, ischämischer **M 1:** 5
Hämofiltration **K 3:** 1–2
– Indikation **G 12:** 1
– kontinuierliche, arteriovenöse (CAVH) **K 3:** 2
– – venovenöse (CVVH) **K 3:** 2
– Verfahren **G 12:** 1
Hämoglobinanomalie **B 1:** 6
Hämoglobinkonzentration, Anämie **B 1:** 1
Hämoglobinurie
– nächtliche, paroxysmale **B 1:** 5, **2:** 2–3
– – Immuntypisierung **B 1:** 5
– – Knochenmark-/Stammzelltransplantation **B 25:** 2
Hämolyse
– Anämie **B 1:** 4
– Gerinnungsstörungen **K 8:** 1
– Hyperkaliämie **G 11:** 1
– mechanische, Differentialdiagnose **B 3:** 4
– Purpura, thrombozytopenische, thrombotische **B 3:** 4
– Verbrauchskoagulopathie/Hyperfibrinolyse **K 8:** 4
hämolytisch-urämisches Syndrom (HUS) **B 1:** 5–6, **3:** 4, **G 7:** 2, **K 8:** 7
– Differentialdiagnose **B 3:** 4
– Nierenversagen **G 9:** 2
– Plasmaseparation **K 3:** 6
Hämoperfusion
– eliminierbare Substanzen **K 3:** 5
– Vergiftungen **K 3:** 4
Hämophilie
– s.a. hämorrhagische Diathese, hereditäre
– Analgesie **B 27:** 6
– Blutstillung **B 27:** 6
– Gelenkblutungen **B 27:** 6
– Hepatopathie, chronische **B 27:** 6

– HIV-Infektion **B 27:** 6
– leichte, Therapie **B 27:** 4
– mittelschwere, Therapie **B 27:** 4
– orthopädische Mitbetreuung **B 27:** 6
– schwere, Therapie **B 27:** 4
Hämophilie A **B 27:** 1, **K 8:** 9
– Substitutionsempfehlungen **B 27:** 4
– Substitutionstherapie, Dosierungsempfehlungen **B 27:** 5
Hämophilie B **B 27:** 1, **K 8:** 9
– Substitutionsempfehlungen **B 27:** 4
– Substitutionstherapie, Dosierungsempfehlungen **B 27:** 5
Haemophilus influenzae
– Arthritis, infektiöse **I 4:** 1
– Enzephalitis/-Meningitis **L 10:** 1
– Pneumonie **C 10:** 1
– – Therapie **C 10:** 3
Haemophilus-influenzae-Typ-b-Impfung, Immundefekte **B 5:** 1
Hämoptoe, Mukoviszidose **C 5:** 2
Hämoptyse
– Herztumoren **D 16:** 1
– Lungenkarzinom **C 2:** 1
Hämorrhagie(syndrom)
– alveoläre, Churg-Strauss-Syndrom **I 16:** 1
– Speiseröhrentumoren **A 2:** 2
hämorrhagische Diathese
– s.a. Hämophilie
– s.a. Hämostasestörungen
– s.a. Koagulopathie
– Antifibrinolytika **B 27:** 6
– Blutungen **B 27:** 6
– Cushing-Syndrom **H 1:** 5
– DDAVP **B 27:** 6
– Diagnostik **K 8:** 1
– diffuse, Gerinnungsstörungen **K 8:** 1–2
– erworbene **B 28:** 1–6
– – Einteilung **B 28:** 1
– – Therapieindikation **B 28:** 2
– – Verlaufskontrollen **B 28:** 2
– Frischplasma **B 27:** 6
– Gerinnungsstörungen **K 8:** 1–2
– hereditäre **B 27:** 1–7
– – s.a. Hämophilie
– – Abklärung **B 27:** 3
– – Beratungen **B 27:** 7
– – Diagnosesicherung **B 27:** 3
– – Therapie **B 27:** 3–4
– – Verlaufskontrollen **B 27:** 3
– iatrogen bedingte **K 8:** 8–9
– Lebererkrankungen **B 28:** 5
– plasmatisch bedingte **B 27:** 2
– thrombozytäre **B 28:** 1
– – Diagnostik und Therapie **B 28:** 3
– Thrombozytenzahl **B 3:** 1
– vaskuläre **B 27:** 1, **28:** 1
– – Diagnostik und Therapie **B 28:** 3
hämorrhagisches Fieber **L 12:** 4
Hämorrhoiden **A 4:** 17
– Gastrointestinalblutungen, untere **A 8:** 5
Hämosiderinurie, Hämoglobinurie, nächtliche, paroxysmale **B 2:** 3
Hämostaseologie, angiologisch relevante **E 17:** 1–2
Hämostasestörungen
– s.a. hämorrhagische Diathese
– Dekompensation, Gerinnungsstörungen, transfusionsbedingte **K 8:** 6
– erworbene, Diagnostik und Therapie **B 28:** 3
– Nierenerkrankungen, chronische **K 8:** 6
– thrombozytäre, Diagnostik **K 8:** 1
Hallux rigidus, Arthrose, Differentialdiagnose **I 22:** 2
Halslymphknotentuberkulose **C 1:** 2, **1:** 6
– Diagnose **C 1:** 3

Halsschmerzen
– Influenza **L 5**: 1
– Mononukleose, infektiöse **L 4**: 1
Hamartome
– chondromatöse, Lunge **C 4**: 1
– Speiseröhre **A 2**: 2
Hamman-Rich-Syndrom **C 18**: 2–3
Handarthrose **I 24**: 1–2
– Kortikoidinjektion **I 24**: 1
– NSA **I 24**: 1
– operative Therapie **I 24**: 2
Hand-grip-Test
– Hypotonie, orthostatische **D 2**: 2
– Synkope, neurokardiogene **D 5**: 3
Hantavirusinfektionen **L 11**: 2, **12**: 4
– amerikanische Form **L 11**: 1
– europäische und asiatische Formen **L 11**: 2
Harnblasenkarzinom
– Chemotherapie **B 16**: 4
– Harnstauungsnieren **B 16**: 4
– invasives **B 16**: 3
– metastasierendes **B 16**: 3
– Nachsorge **B 16**: 4
– oberflächliches **B 16**: 3
– organüberschreitendes **B 16**: 3
– Zystektomie **B 16**: 4
Harnentleerungsstörungen, Diabetes mellitus **H 4**: 8
Harnsäureausscheidung, Gicht **H 8**: 7
Harnsäurekonzentration, Hyperurikämie **H 8**: 6
Harnsäure-Nephrolithiasis **G 8**: 1, **8**: 4
Harnsäuretophus s. Tophi
Harnstauungsnieren, Harnblasenkarzinom **B 16**: 4
Harnwegsinfekte, Schlaganfall **M 1**: 14
Harnwegstumoren **B 16**: 2–4
– AJCC-Klassifikation **B 16**: 3
– Chemotherapie **B 16**: 4
– Histologie **B 16**: 3
– Nachsorge **B 16**: 4
– TNM-Klassifikation **B 16**: 3
Hartmetallfibrose **C 15**: 3
– Berufskrankheitenanzeige **C 15**: 4
Hashimoto-Thyreoiditis **H 2**: 6–7
– Marginalzonenlymphom **B 9**: 5
Haut, Salzgeschmack, Mukoviszidose **C 5**: 1
Hautemphysem, Ösophagusverletzungen **D 10**: 2
Hautexanthem, GvHD **B 25**: 3
Hautinfektionen **L 7**: 1–4
Hautjucken s. Pruritus
Hautläsionen, Behçet-Syndrom **I 21**: 2
Hautmanifestationen, Behçet-Syndrom **I 21**: 1
Hautmykosen/-pilzinfektionen s. Mykosen
Hautnekrosen, Churg-Strauss-Syndrom **I 16**: 1
Hautpigmentation s. Pigmentierung
Hautvaskulitis, Polyangiitis, mikroskopische **I 15**: 4
Hautveränderungen, Lupus erythematodes, systemischer **I 7**: 1
Hautverfärbungen s. Pigmentierungen
HBeAg negativ **A 7**: 5
HBeAg-Minus-Variante **A 7**: 5
HBO s. Oxygenation, hyperbare
HBsAg positiv **A 7**: 5
HBsAG-Trägerstatus **A 7**: 5
HBs-Antigen **A 7**: 2
HBV-DNA **A 7**: 2
HBV-Infektion, Hepatitis B **A 7**: 2
HCC s. hepatozelluläres Karzinom
HCG (humanes Choriongonadotropin), Hypogonadismus **H 7**: 4
hCG/hMG-Therapie, Hypogonadismus **H 7**: 8
HCM s. Kardiomyopathie, hypertrophische
HCV-Infektion, Autoimmunhepatitis **A 7**: 13

HCV-RNA **A 7**: 7
HCV-RNA-Test **A 7**: 3
HD s. Hämodialyse
HDF s. Hämodiafiltration
HDL-Cholesterin
– Berechnung, Friedewald-Formel **D 6**: 2
– Hyperlipidämie **D 6**: 2
– Hyperlipoproteinämie **H 8**: 2
– koronare Risikofaktoren **D 6**: 1–2
HDL-Syndrome, niedrige **H 8**: 1
Heberden-Arthrose **I 22**: 1
– Differentialdiagnose **I 22**: 1
– Hilfsmittel, orthopädische **I 24**: 2
– Krankengymnastik **I 24**: 2
– physikalische Therapie **I 24**: 2
Heiserkeit
– Mediastinaltumoren **C 3**: 1
– Speiseröhrenerkrankungen **A 2**: 1
Helicobacter pylori
– Arthritis, reaktive **I 3**: 1
– Gastritis **A 3**: 1
– Immunthrombozytopenie **B 3**: 3
– MALT-Lymphome **B 9**: 5
Helicobacter-pylori-Eradikation **A 1, 3**: 2–3
– Nebenwirkungen **A 3**: 3
– Refluxösophagitis **A 3**: 3
Helicobacter-Heilmannii-Gastritis **A 3**: 1
Helicobacter-Urease-Test (HUT) **A 3**: 2
HELLP-Syndrom **A 7**: 22
– Differentialdiagnose **B 3**: 4
– Gerinnungsstörungen **K 8**: 1
– Verbrauchskoagulopathie/Hyperfibrinolyse **K 8**: 2
Hemianopsie, bitemporale, Hypophysenadenome **H 1**: 13
Hemiataxie **M 1**: 4
Hemichorea **M 1**: 4
Hemidystonie **M 1**: 4
Hemiparese, ataktische **M 1**: 5
Hemisymptomatik
– rein motorische **M 1**: 5
– rein sensible **M 1**: 5
– sensomotorische **M 1**: 5
Hemmkörper gegen Gerinnungsfaktoren, erworbene **B 28**: 6
Hemmkörperelimination **B 28**: 6
Hemmkörperhämophilie A, Behandlungsprinzipien **B 27**: 5
HEp-2Zellen, Sklerose, systemische **I 8**: 1
HEPA-Luftfilterung, Leukämie, akute **B 6**: 5
Heparin **E 17**: 1
– Behçet-Syndrom **I 21**: 2
– Gerinnungsstörungen **K 8**: 8
– niedermolekulares **E 17**: 1
– unfraktioniertes **E 17**: 1
Hepatitis
– s.a. Hepatitis/Virushepatitis
– autoimmune s. Autoimmunhepatitis
– chronische, HBeAG-negative, Interferon **A 7**: 6
– CMV-Infektion **L 4**: 2
– Darmerkrankungen, chronisch-entzündliche **A 4**: 6
– Differentialdiagnose **L 12**: 2
– FUO **L 1**: 1
– granulomatöse **L 1**: 5
– – Q-Fieber **L 11**: 1
– Hyperlipoproteinämie **H 8**: 1
– Katzenkratzkrankheit **L 4**: 4
– Leptospirose **L 11**: 1
– Masern **L 6**: 3
– Ringelröteln **L 6**: 4
– Röteln **L 6**: 3
– Sjögren-Syndrom **I 6**: 1
– Toxoplasmose **L 4**: 3
– virale, akute **A 7**: 1–4
– – chronische **A 7**: 4–11

Hepatitis A **A 7**: 1–2
– Impfungen **A 7**: 1
Hepatitis-A-Impfung, aktive, Indikationen **A 7**: 1
Hepatitis B **A 7**: 2–3
– chronische **A 7**: 4
– – HAART **A 7**: 7
– – HBeAG-positive, Interferon **A 7**: 6
– – – Lamivudin **A 7**: 6
– – HBV-Infektion **A 7**: 7
– – Lamivudin **A 7**: 6
– – Lebertransplantation **A 7**: 7
– – Leberzirrhose, kompensierte **A 7**: 7
– – Steroidtherapie **A 7**: 7
– HBe-Ag-positive **A 7**: 5
– HBV-Infektion **A 7**: 2
– Hepatitis C, chronische **A 7**: 10
– Interferon **A 7**: 5–6
– Manifestationen, extrahepatische **A 7**: 7
– Prophylaxe **A 7**: 2
– Sondergruppen **A 7**: 5
Hepatitis-B-Immunglobulin (HBIg) **A 7**: 2
Hepatitis-B-Impfung **A 7**: 2
Hepatitis C **A 7**: 3
– chronische **A 7**: 7–11
– – extrahepatische Syndrome **A 7**: 10
– – Hepatitis B **A 7**: 10
– – Interferon **A 7**: 4, **7**: 8–9
– – – nicht-pegyliertes **A 7**: 9
– – – pegyliertes **A 7**: 8–9
– – Interferon-Monotherapie **A 7**: 8
– – Lamivudin **A 7**: 4
– – Nonresponder **A 7**: 10
– – Prognosefaktoren **A 7**: 8
– – Relaps-Patienten **A 7**: 10
– – Ribavirin **A 7**: 9
– – Spenderleber, Reinfektion **A 7**: 10
– – Therapie **A 7**: 8
– – – antivirale **A 7**: 8
– – LKM-1-Antikörper **A 7**: 7
– Nadelstichverletzungen **A 7**: 3
Hepatitis D **A 7**: 3
– chronische **A 7**: 10–11
Hepatitis E **A 7**: 4
Hepatitis G, chronische **A 7**: 11
hepatolentikuläre Degeneration **A 7**: 15
– s. Wilson-Syndrom
Hepatomegalie
– Anämie, aplastische **B 2**: 1
– Hämochromatose **A 7**: 15
– Nierenzellkarzinom **G 14**: 2
Hepatopathie, chronische, Hämophilie **B 27**: 6
hepatorenales Syndrom, Leberzirrhose **A 7**: 24
Hepatosplenomegalie, Leberschäden, arzneimittelinduzierte **A 7**: 16
hepatozelluläre Karzinom (HCC) **A 7**: 19
– Alkoholinstillation, perkutane **A 7**: 20
– Chemoembolisation **A 7**: 20
– Child-Klassifikation **A 7**: 19
– Embolisation, arterielle **A 7**: 20
– Lebertransplantation **A 7**: 19
Herdnephritis, Polyangiitis, mikroskopische **I 15**: 4
Herpangina
– Differentialdiagnose **L 6**: 1
– Scharlach **L 6**: 1
Herpes simplex
– s. HSV-Infektion
– Leberversagen, akutes **A 7**: 23
Herpes zoster **L 6**: 2
– s.a. Zoster
Herxheimer-Reaktion, Syphilis **L 8**: 2
Herz
– Fehlbildungen, angeborene **D 15**: 1
– Pseudoaneurysma **D 10**: 1
Herzerkrankungen, koronare s. koronare Herzkrankheit

Herzfrequenzvariabilität, Hypotonie, orthostatische **D 2:** 2
Herzgeräusche, funktionelle, Anämie **B 1:** 1
Herzglykoside s. Digitalisglykoside
Herzinfarkt s. Myokardinfarkt
Herzinsuffizienz
– Angina pectoris **D 7:** 2
– Endokarditis **L 2:** 6
– Hämochromatose **A 7:** 15
– Herzklappenfehler **D 14:** 1
– Herzrhythmusstörungen, bradykarde **D 3:** 1
– Pleuraerguss **C 21:** 1
Herzkatheteruntersuchung
– Angina pectoris **D 7:** 3
– Kontraindikationen **D 7:** 3
– koronare Herzkrankheit **D 7:** 3
Herzklappen, künstliche, Endokarditisrisiko **D 11:** 5
Herzklappenersatz
– prothetischer, Nachsorge **D 14:** 5
– Schlaganfall, ischämischer **M 1:** 25
Herzklappenfehler
– Differentialdiagnose **D 7:** 1
– Endokarditisprophylaxe **D 14:** 1
– erworbene **D 14:** 1–6
– Herzinsuffizienz **D 14:** 1
– Klappenprothesen **D 14:** 1
Herzklappenprothesen
– Endokarditis **D 14:** 5
– Nachsorge **D 14:** 1
Herzkreislaufstillstand, Beatmung **K 1:** 3
Herzmuskelerkrankungen **D 13:** 5
– s.a. Kardiomyopathie
– endokrine **D 13:** 5
– bei Mangelerkrankungen **D 13:** 5
– mitochondriale **D 13:** 5
– neuromuskulär bedingte **D 13:** 5
– physikalisch bedingte **D 13:** 5
– Schwangerschaft **D 13:** 5
– toxisch bedingte **D 13:** 5
Herzrhythmusstörungen
– bradykarde **D 3:** 1–3
– – Myokardinfarkt, komplizierter **D 8:** 4
– Churg-Strauss-Syndrom **I 16:** 1
– Herztrauma **D 10:** 1, **10:** 3
– Mononukleose, infektiöse **L 4:** 1
– Myokardinfarkt **D 8:** 1
– supraventrikuläre **D 4:** 1–4
– tachykarde **D 4:** 1–6
– – asymptomatischer Patient, Risikostratifizierung **D 4:** 5–6
– – Herztod, plötzlicher **D 4:** 6
– – Myokardinfarkt, komplizierter **D 8:** 4
– ventrikuläre **D 4:** 4–5
Herzschädigung, elektrische **D 10:** 1
– Herztrauma **D 10:** 3
– Prognose **D 10:** 4
– Risikogruppen **D 10:** 4
– Therapie **D 10:** 4
Herzschrittmacher
– Basisuntersuchung **D 17:** 1
– Befunddokumentation **D 17:** 2
– Eigenrhythmus **D 17:** 1
– Endokarditisrisiko **D 11:** 5
– implantierter, Funktionsanalyse **D 17:** 1–2
– Programmierung **D 17:** 2
– Reizschwellenbestimmung **D 17:** 1
– Wahrnehmungsschwelle **D 17:** 1
Herzstillstand, Elektrounfall **D 10:** 3
Herztod, plötzlicher
– Herzrhythmusstörungen, bradykarde **D 3:** 1
– – tachykarde **D 4:** 6
– Herztumoren **D 16:** 1
– Kammerflimmern **D 4:** 5
– WPW-Syndrom **D 4:** 4
Herztrauma **D 10:** 1–5
– AV-Block **D 10:** 3
– EKG-Veränderungen **D 10:** 3

– Herzrhythmusstörungen **D 10:** 1, **10:** 3
– Nachweisdiagnostik **D 10:** 2–3
– Prognose **D 10:** 4
– Risikogruppen **D 10:** 4
– Schock, kardiogener **D 10:** 1
– Therapie **D 10:** 4
Herztumoren **D 16:** 1–2
– primäre **D 16:** 1
– sekundäre **D 16:** 1–2
HF s. Hämofiltration
HFE-Gen, Hämochromatose **A 7:** 15
Hiatushernie, Differentialdiagnose **D 7:** 1
5-HIES s. 5-Hydroxyindol-Essigsäure
High-grade-Gliome **B 21:** 1
Hiluslymphknotentuberkulose **C 1:** 2
– Diagnose **C 1:** 3
Hinterkopf-Wand-Abstand, Spondylitis ankylosans **I 2:** 4
Hinterwandinfarkt, linksventrikulärer **D 8:** 1
HIPA-Test **B 3:** 5
von Hippel-Lindau-Syndrom **G 7:** 3, **7:** 5
– Nierenzellkarzinom **G 14:** 1
Hirnabszess **L 10:** 4–5
– s.a. Abszess
– neurologische Herdsymptome **L 10:** 4
– Otitis media **L 3:** 1
– Wesens-/Bewusstseinsveränderungen **L 10:** 4
Hirnarterien, Gasembolie **M 1:** 44
Hirnarterienerkrankungen **E 6:** 1–3
– Angiographie **E 6:** 2
– B-Bild-Sonographie **E 6:** 1
– – dreidimensionale **E 6:** 2
– cw-Doppler **E 6:** 1
– Dopplersonographie, bidirektionale **E 6:** 1
– Duplexsonographie **E 6:** 1
– – farbkodierte **E 6:** 2
– Farb-Doppler **E 6:** 1
– MR-Angiographie **E 6:** 2
– pw-Doppler-/Farb-Duplexsonographie, transkranielle (TCD) **E 6:** 2
– Stufendiagnostik **E 6:** 2
– Therapie **E 6:** 2
– Ultraschallkontrastmittel **E 6:** 2
Hirndruckzeichen, Menigitis/Enzephalitis **L 10:** 2
Hirndurchblutungsstörung
– Computertomographie **M 1:** 6
– CT-Angiographie **M 1:** 6
– Magnetresonanztomographie **M 1:** 6
Hirninfarkt
– ischämischer, Ätiologie **M 1:** 4
– – Behinderung **M 1:** 17
– – Diagnose **M 1:** 4
– – Krankheitsverlauf in der Akutphase **M 1:** 16–17
– – Prognose **M 1:** 16
– – Rezidive **M 1:** 17
Hirnmetastasen
– Blutungen **M 1:** 44
– Melanom, malignes **B 20:** 4
Hirnödem
– Hirntumoren **B 21:** 1
– Schlaganfall **M 1:** 14–15
Hirnstammblutungen **M 1:** 34, **1:** 38
Hirnstammenzephalitis **L 10:** 1
Hirntumoren
– Blutungen **M 1:** 44
– Chemotherapie **B 21:** 2
– Dexamethason **B 21:** 1
– Hirnödem **B 21:** 1
– Kopfschmerzen **B 21:** 1
– Krampfanfälle **B 21:** 1
– neurologische Ausfälle **B 21:** 1
– primäre **B 21:** 1–3
– Strahlentherapie **B 21:** 1
Hirnvenenthrombose **M 1:** 43–44

Hirsutismus **H 1:** 1
– Cushing-Syndrom **H 1:** 5
His-Bündel-Ablation, Vorhofflimmern **D 4:** 3
Histiozytom
– malignes fibröses (MFH) **B 17:** 1
– – Knochen **B 17:** 4–5
Histiozytosis X, Diabetes insipidus **H 1:** 17
Histoplasmose, Arthritis **I 4:** 2
HIT-Syndrom **B 3:** 5, **E 11:** 2, **K 3:** 3, **8:** 7–8
– s.a. Thrombozytopenie, heparininduzierte
– Differentialdiagnose **B 3:** 2
– Typ-I/II **B 3:** 5
– Typ I **K 8:** 7
– Typ II **K 8:** 7
Hitzschlag
– Differentialdiagnose **L 12:** 2
– Verbrauchskoagulopathie/Hyperfibrinolyse **K 8:** 4
HIV-Infektion
– gastrointestinale **A 4:** 4
– Hämophilie **B 27:** 6
– Immunthrombozytopenie **B 3:** 3
– Knochenmarktransplantation **C 9:** 2
– Lymphome, maligne **B 9:** 9–10
– Mykosen **L 15:** 1
– Myokarditis **D 11:** 1
– Pneumonie **C 10:** 1
– Toxoplasmose **L 4:** 3
– Tuberkulose **C 1:** 6
– Windpocken **L 6:** 2
HLA-B27
– Arthritis, reaktive **I 3:** 1–2
– Psoriasisarthritis **I 2:** 6
– Reiter-Syndrom **I 3:** 1
– SAPHO-Syndrom **I 2:** 1
– Spondylitis ankylosans **I 2:** 3
HMG-CoA-Reduktasehemmer, Hyperlipoproteinämie **H 8:** 2
HNCM s. Kardiomyopathie, hypertrophische, nichtobstruktive
HNO-Tumoren
– s.a. Kopf-Hals-Tumoren
– Wegenersche Granulomatose **I 15:** 3
Hochdruck s. Hypertonie
Hochfrequenzbeatmung, ARDS **C 20:** 6
Hochfrequenzventilation, ARDS **C 20:** 6
HOCM s. Kardiomyopathie, hypertrophische, obstruktive
Hoden
– Keimzelltumoren **B 15:** 1
– Lageanomalien **H 7:** 3
– – GnRH **H 7:** 9
– – hCG **H 7:** 9
Hodenatrophie, Hämochromatose **A 7:** 15
Hodenbiopsie
– Hypogonadismus **H 7:** 6
– kontralaterale, TIN (testikuläre intralobuläre Neoplasie) **B 15:** 1
Hodenfunktionsstörungen s.a. Hypogonadismus
Hodeninfarkt, Differentialdiagnose **B 15:** 1
Hodenschmerzen, Panarteriitis nodosa **I 13:** 1
Hodentorsion, Differentialdiagnose **B 15:** 1
Hodentumoren **B 15:** 1–4, **H 7:** 3
– Choriongonadotropin (HCG) **B 15:** 1
– Diagnostik **B 15:** 1
– α-Fetoprotein (AFP) **B 15:** 1
– Gynäkomastie **H 7:** 11
– Hodenschwellung, harte, ohne Translumineszenz **B 15:** 1
– Nachsorge **B 15:** 4
– nicht-seminomatöse, Chemotherapie **B 15:** 3

– – IGCCG-Klassifikation **B 15:** 3
– – Lymphadenektomie **B 15:** 3
– – PEB-Schema **B 15:** 3
– Orchiektomie **B 15:** 1
– PET **B 15:** 1
– plazentare alkalische Phosphatase (PLAP) **B 15:** 1
– Primärtumor, Operation **B 15:** 2
– Skelettszintigraphie **B 15:** 1
– Sonographie **B 15:** 1
– S-Serum-Tumormarker **B 15:** 2
– TNM-Klassifikation **B 15:** 1
– UICC-Klassifikation **B 15:** 1–2
Hodgkin-Lymphom **B 10:** 1–3
– ABVD-Schema **B 10:** 2
– COPP/ABVD-Schema **B 10:** 2
– Extended field (EF)-Bestrahlung **B 10:** 1
– Immundefekte **B 5:** 1
– Involved field (IF)-Bestrahlung **B 10:** 1
– LPHD-Histologie **B 10:** 2
– lymphozytenarmer Typ **B 10:** 1
– lymphozytenreicher Typ **B 10:** 1
– Mediastinaltumoren **C 3:** 2
– Mischtyp **B 10:** 2
– Nachsorge **B 10:** 2
– nicht-klassifizierbares **B 10:** 1
– nodulär-sklerosierender Typ **B 10:** 1
– Rezidivtherapie **B 10:** 2
Holter-EKG, Synkope **D 5:** 2
Holzarbeiterlunge **C 16:** 1
Homocystein
– koronare Risikofaktoren **D 6:** 1
– Myokardinfarkt **A 1:** 4
hormoninaktive Tumoren, Hypophysenadenome **H 1:** 10–16
Hormontherapie
– Melanom, malignes **B 20:** 3
– Prostatakarzinom **B 15:** 5
Horner-Syndrom
– Lungenkarzinom **C 2:** 1
– Mediastinaltumoren **C 3:** 1
– Ösophaguskarzinom **A 2:** 2
HOT s. Oxidationstherapie, hämatogene
HR-CT, Mukoviszidose **C 5:** 3
H₂-Rezeptorenblocker
– Magensäurehemmung **A 3:** 2
– Refluxkrankheit **A 2:** 1
HSC (hämatopoetische Stammzellen) **B 25:** 1
– allogene **B 25:** 1
– autologe **B 25:** 1
– syngene **B 25:** 1
Hüftdysplasie, Coxarthrose **I 25:** 1
Hüftkopfnekrose
– Coxarthrose **I 25:** 1
– Differentialdiagnose **I 25:** 1
Human Immunodeficiency Virus s. HIV-Infektion
Hungerdystrophie, Gynäkomastie **H 7:** 11
Hungry Bone Syndrome, Hyperparathyreoidismus, primärer **H 3:** 3
hungry-bone-Syndrom, Hypomagnesiämie **G 11:** 4
HUS s. hämolytisch-urämisches Syndrom
Husten
– Bronchitis, chronische **C 12:** 1
– Influenza **L 5:** 1
– Pleuramesotheliom **B 19:** 1
– Pneumothorax **C 23:** 1
– Speiseröhrenerkrankungen **A 2:** 1
– Viruspneumonie **C 9:** 1
HUT (Helicobacter-Urease-Test) **A 3:** 2
HVL-Insuffizienz s.a. Hypophysenunterfunktion
HWS-Syndrom, Differentialdiagnose **D 7:** 1
Hydropsfetalis, Ringelröteln **L 6:** 4
Hydroxocobalamin, Anämie, megaloblastäre **B 1:** 4

5-Hydroxyindol-Essigsäure (5-HIES), Karzinoidsyndrom **A 5:** 6
Hydroxylapatitkristallarthropathie, Differentialdiagnose **I 4:** 1, **22:** 1
1α-Hydroxylase-Enzym, Mangel, Hypokalzämie **H 3:** 3
11β-Hydroxylase-Mangel **H 6:** 1
21-Hydroxylasemangel **H 6:** 4–5
3β-Hydroxysteroid-Dehydrogenase-Mangel **H 6:** 4–5
Hydrozele, Differentialdiagnose **B 15:** 1
Hydrozephalus, Blutungen, intrazerebrale **M 1:** 35
Hygiene, oropharyngeale, ARDS **C 20:** 7
Hypalbuminämie, Pleuraerguss **C 21:** 1
Hyperaldosteronismus
– Dexamethason-supprimierbarer **H 6:** 1
– Mineralocorticoidhypertonie **H 6:** 2
Hyperbilirubinämie
– Anämie **B 1:** 4
– CMV-Infektion **L 4:** 2
Hypercholesterinämie **H 8:** 1
– Hirnarterienverschluss **E 6:** 1
– koronare Risikofaktoren **D 6:** 1–2
– Schlaganfall, ischämischer **M 1:** 19
Hypercortisolismus **H 1:** 5–9, **6:** 1
hypereosinophiles Syndrom **D 13:** 5
Hyperfibrinogenolyse, primäre, Diagnostik und Therapie **B 28:** 3
Hyperfibrinolyse **B 28:** 1, **K 8:** 4–5
– Fibrinogen **K 8:** 5
– Krankheitsbilder, prädisponierende **K 8:** 4
– Kreislauffunktion, adäquate **K 8:** 4
– Substitutionstherapie **K 8:** 5
– Thrombozytopenie **B 28:** 6
Hypergammaglobulinämie, Leberschäden, arzneimittelinduzierte **A 7:** 16
Hyperhidrosis, Akromegalie **H 1:** 3
Hyperhomocysteinämie **B 29:** 2, **29:** 5
– arterielle Verschlusskrankheit **E 1:** 2
– Schlaganfall, ischämischer **M 1:** 21
Hyperinflation
– dynamische (DHI), Beatmung **K 1:** 9
– Mukoviszidose **C 5:** 2
Hyperkaliämie **G 11:** 1
– Niereninsuffizienz **G 9:** 2
Hyperkalzämie **G 11:** 2–3, **H 3:** 1–3
– Kalzium-Nephrolithiasis **G 8:** 3
– Myelom, multiples **B 11:** 1
– Therapie, Hyperparathyreoidismus, primärer **H 3:** 2
hyperkalzämische Krise, Hyperparathyreoidismus, primärer **H 3:** 2
Hyperkalziurie **G 8:** 3
– Hypoparathyreoidismus **H 3:** 3–4
– idiopathische **G 8:** 3
– Kalzium-Nephrolithiasis **G 8:** 3
– Nephrokalzinose **G 8:** 3
Hyperkapnie
– Beatmung **K 1:** 4
– permissive, ARDS **C 20:** 5
– Pneumothorax **C 23:** 1
– Schock **K 5:** 4
Hyperkeratosen **E 16:** 1
Hyperkoagulabilität **K 8:** 9–10
Hyperlipidämie **H 8:** 1–5
– arterielle Verschlusskrankheit **E 1:** 2
– CSE-Hemmer **D 6:** 2
– Diabetes mellitus **D 6:** 2
– diätetische Maßnahmen **D 6:** 2
– Diagnostik **D 6:** 2
– HDL-Cholesterin **D 6:** 2
– koronare Risikofaktoren **D 6:** 1–2
– LDL-Cholesterin **D 6:** 2
– – Zielwerte **D 6:** 2
– Schlaganfall, ischämischer **M 1:** 19
Hyperlipoproteinämie
– Adipositasbehandlung **H 8:** 4

– alpha-Linolensäure **H 8:** 4
– Atherosklerose **H 8:** 2
– Diät, niedrigstkalorische **H 8:** 4
– HDL-Cholesterin **H 8:** 2
– HMG-CoA-Reduktasehemmer **H 8:** 2
– Ionenaustauscherharze **H 8:** 2
– kardiovaskuläre Risikofaktoren **H 8:** 2
– kombinierte **H 8:** 1
– koronare Herzerkrankung **H 8:** 2
– LDL-Cholesterin **H 8:** 2
– Linolsäure **H 8:** 4
– Omega-3-Fettsäuren **H 8:** 2
– primäre **H 8:** 1
– Reduktionsdiät **H 8:** 4
– sekundäre **H 8:** 1
– Therapie, medikamentöse **H 8:** 4
– VLDL-Triglyzeride **H 8:** 2
– Xanthome **H 8:** 2
Hypermagnesiämie **G 11:** 3–4
Hypernatriämie **G 11:** 1
– Schock **K 5:** 4
Hypernephrom, Hyperkalzämie **H 3:** 1
Hyperoxalurie **G 8:** 3
– enterale **G 8:** 4
– nutritive **G 8:** 4
– primäre **G 7:** 3
– Typ I **G 8:** 3
– Typ II **G 8:** 3
Hyperparathyreoidismus
– Chondrokalzinose **I 23:** 2
– Hypokalzämie **G 11:** 3
– Osteitis fibrosa **G 10:** 2
– primärer **H 3:** 1–3
– – Bisphosphonate **H 3:** 2
– – Calcitonin **H 3:** 2
– – Diurese **H 3:** 2
– – Furosemid **H 3:** 2
– – Hämodialyse **H 3:** 2
– – Hungry Bone Syndrome **H 3:** 3
– – Hyperkalzämie **H 3:** 2
– – hyperkalzämische Krise **H 3:** 2
– – Hypoparathyreoidismus **H 3:** 3
– – Management, postoperatives **H 3:** 3
– – Nachsorge **H 3:** 2–3
– – Nebenschilddrüsenadenome **H 3:** 1
– – Östrogenrezeptormodulator **H 3:** 2
– – Operation **H 3:** 1
– – Parathyreoidektomie **H 3:** 2
– – Raloxifen **H 3:** 2
– – Therapie **H 3:** 2
Hyperphosphatämie **G 11:** 4–5
– Hypoparathyreoidismus **H 3:** 4
– Verkalkungen, ektope **H 3:** 3
Hyperpigmentation s.a. Pigmentierung
Hyperprolaktinämie **H 1:** 1–3, **7:** 2
– Dopaminagonisten **H 1:** 2
– Gynäkomastie **H 7:** 11
– Hypothyreose **H 1:** 1
– Laktation **H 1:** 3
– Prolaktinwerte **H 1:** 1
– Schwangerschaft **H 1:** 3
– TSH-Bestimmung **H 1:** 1
Hyperreagibilitätstests, Asthma bronchiale **C 13:** 2
Hypersomnie, Schlafapnoesyndrom, obstruktives **C 6:** 2
Hypersplenismus
– Anämie **B 1:** 2
– Differentialdiagnose **B 3:** 2
– Leukämie, chronisch-myeloische (CML) **B 8:** 3
hypertensiver Notfall **F 1:** 5
Hyperthyreose **H 2:** 4–6
– Betablocker **H 2:** 5
– biochemische Diagnostik **H 2:** 4
– Darmerkrankungen, chronisch-entzündliche **A 4:** 6
– Differentialdiagnostik **H 2:** 4
– Gynäkomastie **H 7:** 11

- jodinduzierte, Prophylaxe **H 2:** 6
- Jodmangel **H 2:** 5
- Kontrastmittel, jodhaltige **H 2:** 6
- operative Behandlung **H 2:** 5
- Radiojodtherapie **H 2:** 5
- Radiotherapie **H 2:** 5
- Thyreostatika **H 2:** 5

Hypertonie
- arterielle **F 1:** 1–5
- – ACE-Hemmer **F 1:** 3–4
- – Akromegalie **H 1:** 3
- – Allgemeinmaßnahmen **F 1:** 3
- – Alphablocker **F 1:** 3
- – Angiographie **F 1:** 2
- – Angiotensin-Rezeptor-Blocker **F 1:** 3
- – Antihypertensiva **F 1:** 3–5
- – – Auswahl nach der Begleiterkrankung **F 1:** 4
- – Aortensklerose **D 9:** 2
- – arterielle Verschlusskrankheit **E 1:** 3
- – Betablocker **F 1:** 3–4
- – Blutdruck **F 1:** 1
- – Blutungen, intrazerebrale **M 1:** 34–35
- – Calciumantagonisten **F 1:** 3–4
- – Diabetes mellitus **F 1:** 3, **H 4:** 1, **4:** 9–10
- – Diagnostik **F 1:** 1–2
- – Diuretika **F 1:** 3
- – Dyslipoproteinämie **F 1:** 3
- – Endorganschäden **F 1:** 2–3
- – Farbduplexsonographie **F 1:** 2
- – Gewichtsreduktion **F 1:** 3
- – Hormondiagnostik **F 1:** 2
- – hypertensiver Notfall **F 1:** 5
- – Klassifikation **F 1:** 1
- – Nachsorge **F 1:** 5
- – PTA **F 1:** 3
- – Schlafapnoesyndrom, obstruktives **C 6:** 1
- – Schlaganfall, ischämischer **M 1:** 18–19
- – Schweregrade **F 1:** 2–3
- – 24-Stunden-Blutdruckmessung **F 1:** 2–3
- – Therapie **F 1:** 3–5
- – – Indikationen **F 1:** 4–5
- – – medikamentöse **F 1:** 3–4
- – Ursachen, sekundäre **F 1:** 1–3
- Cushing-Syndrom **H 1:** 5
- Dialyse **G 12:** 2
- Hirnarterienverschluss **E 6:** 1
- koronare Risikofaktoren **D 6:** 3
- maligne **F 1:** 1
- Mineralocorticoid-induzierte **H 6:** 1–2
- Myokardinfarkt **A 1:** 4
- Niereninsuffizienz, chronische **G 10:** 1–2
- Nierenzellkarzinom **G 14:** 2
- portale, Leberzirrhose **A 7:** 23
- pulmonale, Antikoagulation **C 8:** 4–5
- – arterielle Blutgase **C 8:** 3
- – chronische **C 8:** 1–7
- – CO-Diffusionskapazität **C 8:** 3
- – CT, hochauflösendes **C 8:** 3
- – Diagnostik, laborchemische **C 8:** 3
- – – diagnostische **C 8:** 2
- – Digitalisglykoside **C 8:** 4
- – Diuretika **C 8:** 4
- – Echokardiographie **C 8:** 3
- – Einschwemmkatheter **C 8:** 3
- – EKG **C 8:** 2
- – Endothelin-Rezeptor-Antagonisten **C 8:** 6
- – Hypotonie, orthostatische **D 2:** 2
- – Iloprost **C 8:** 6
- – Kalziumantagonisten **C 8:** 5
- – Klassifikation **C 8:** 1–2
- – Lungenfunktion **C 8:** 3
- – Lungentransplantation **C 8:** 7
- – Ödeminseln, zentrilobuläre **C 8:** 3
- – PAWP **C 8:** 3
- – PCU **C 8:** 3
- – Phosphodiesterase-Inhibitoren **C 8:** 6–7
- – primäre **C 8:** 1
- – Prostazyklin intravenös **C 8:** 5
- – Prostazyklinanaloga **C 8:** 6
- – Pulmonalisangiographie **C 8:** 3–4
- – Rechtsherzhypertrophie **C 8:** 2
- – Sauerstofflangzeittherapie **C 8:** 4
- – Schweregrade **C 8:** 1
- – Screening-Untersuchung **C 8:** 2
- – Septostomie, atriale **C 8:** 7
- – Spiral-CT **C 8:** 3–4
- – Tachykardie, atriale **D 4:** 3
- – Therapie **C 8:** 4
- – Thoraxröntgenbild **C 8:** 2
- – Thrombendarteriektomie **C 8:** 7
- – Untersuchungen **C 8:** 2
- – – differentialdiagnostische **C 8:** 3
- – vasotrope Therapie **C 8:** 5
- – Ventilations-Perfusionsszintigraphie **C 8:** 3–4
- Takayasu-Arteriitis **I 12:** 1

Hypertonus, arterieller, Osteoporose **H 9:** 3
Hypertrichosis, Akromegalie **H 1:** 3
Hypertriglyzeridämie **D 6:** 2, **H 8:** 1
- familiäre **H 8:** 1
- koronare Risikofaktoren **D 6:** 2

Hyperurikämie **H 8:** 6–7
- Gicht **I 22:** 1–2
- Harnsäurekonzentration **H 8:** 6
- symptomlose **I 22:** 2

Hyperurikosurie, Harnsäure-Nephrolithiasis **G 8:** 4
Hyperviskositätssyndrom, Myelom, multiples **B 11:** 1
hypesthetic ataxic hemiparesis **M 1:** 5
Hypoalbuminämie, Leberzirrhose **A 7:** 23
Hypofibrinogenämie **B 27:** 2
- Substitutionsempfehlungen **B 27:** 4

Hypoglykämie
- Diabetes mellitus **H 4:** 7
- Insulinom **H 5:** 1
- neurologische Syndrome **M 1:** 44

Hypogonadismus **H 1:** 1, **7:** 1
- s.a. Hodenfunktionsstörungen
- Azoospermie, obstruktive **H 7:** 6
- bildgebende Verfahren **H 7:** 5
- CBAVD (congenitale beidseitige Aplasie der Vasa deferentia) **H 7:** 6
- Cushing-Syndrom **H 1:** 5
- Cystische-Fibrose-Transmembran-Regulator-Gen (CFTR) **H 7:** 6
- Diagnosesicherung **H 7:** 5
- Ejakulatuntersuchung **H 7:** 5
- FSH **H 7:** 4
- GnRH **H 7:** 4
- hCG **H 7:** 4
- hCG/hMG-Therapie **H 7:** 8
- Hodenbiopsie **H 7:** 6
- Hormonbestimmungen **H 7:** 4
- hypogonadotroper, idiopathischer **H 7:** 2
- Kinderwunsch **H 7:** 8
- Krankheitsbilder **H 7:** 2
- LH **H 7:** 4
- primärer **H 7:** 1
- Prolaktin **H 7:** 4
- Prolaktinom **H 1:** 1
- Risiken und Folgeerscheinungen **H 7:** 6
- sekundärer **H 7:** 1
- SHBG **H 7:** 4
- Spermatozele **H 7:** 5
- Spermien, Morphologie **H 7:** 5
- Testosteron **H 7:** 4
- Testosterongabe, transdermale **H 7:** 7
- Testosterongel **H 7:** 7
- Testosteronsubstitution **H 7:** 6–8
- Testosteronundecanoat **H 7:** 7
- Therapie **H 7:** 6
- Untersuchung, körperliche **H 7:** 1
- Untersuchungen, zyto- und molekulargenetische **H 7:** 6
- Valsalva-Versuch **H 7:** 7
- Varikozele **H 7:** 5

Hypokaliämie **G 11:** 2
- Mineralocorticoidhypertonie **H 6:** 2
- Schock **K 5:** 4

Hypokalzämie **H 3:** 3–4
- Differentialdiagnose **H 3:** 3
- 1α-Hydroxylase-Enzym, Mangel **H 3:** 3
- Hyperparathyreoidismus **G 11:** 3
- Rachitis **H 3:** 3
- Tetanie **H 3:** 3
- Verkalkungen, ektope **H 3:** 3
- Vitamin-D-Rezeptor-Defekt **H 3:** 3

Hypokalz(i)ämie
- Pankreatitis, akute **A 5:** 2
- zitratinduzierte, Gerinnungsstörungen, transfusionsbedingte **K 8:** 6

Hypomagnesiämie **G 11:** 4
- Chondrokalzinose **I 23:** 2

Hyponatriämie **G 11:** 1
- Subarachnoidalblutung **M 1:** 41

Hypoparathyreoidismus **H 3:** 3–4
- Alfacalcidiol **H 3:** 4
- Calcitriol **H 3:** 4
- Dauertherapie **H 3:** 4
- Dihydrotachysterol **H 3:** 4
- Hydrochlorothiazid **H 3:** 4
- Hyperkalziurie **H 3:** 3–4
- Hyperparathyreoidismus, primärer **H 3:** 3
- Hyperphosphatämie **H 3:** 4
- Kalzium **H 3:** 4
- Nachsorge **H 3:** 4
- Vitamin D **H 3:** 4
- Vitamin-D-Derivate **H 3:** 4

Hypopharynxkarzinom **B 12:** 5–6
Hypophosphatämie **G 11:** 4
- Chondrokalzinose **I 23:** 2

Hypophysenabszess **H 1:** 14
Hypophysenadenom **H 1:** 1, **1:** 14
- Adenomektomie **H 1:** 13
- augenärztliche Diagnostik **H 1:** 13
- Chiasma-Syndrom **H 1:** 15
- Diagnostik **H 1:** 10
- – biochemische **H 1:** 10
- Differentialdiagnostik **H 1:** 13
- hormoninaktives **H 1:** 10–16
- Hypophyseninsuffizienz **H 1:** 10–16
- Strahlentherapie **H 1:** 13–14
- Therapie, chirurgische **H 1:** 13

Hypophysenextraktschnupferlunge **C 16:** 1

Hypophyseninsuffizienz
- Differentialdiagnostik **H 1:** 13
- Gadolinium-DTPA **H 1:** 12
- GH-Test **H 1:** 17
- Hypophysenadenome **H 1:** 10–16
- IGF-I-Spiegel **H 1:** 17
- laborchemische Diagnostik **H 1:** 12
- Lokalisationsdiagnostik **H 1:** 12–13
- Strahlentherapie **H 1:** 13–14
- Substitutionstherapie **H 1:** 14–15
- Therapie, chirurgische **H 1:** 13
- Therapiekontrolle **H 1:** 15–16

Hypophysenkarzinom **H 1:** 14
Hypophysentumoren **H 1:** 1
- Diabetes insipidus **H 1:** 10
- Entzündungen **H 1:** 14
- Fehlbildungen **H 1:** 14
- Granulome **H 1:** 14
- Keimzelltumoren, primitive **H 1:** 14
- Klassifikation **H 1:** 14
- ontogenetische Zellresttumoren **H 1:** 14
- Zysten **H 1:** 14

Hypophysenunterfunktion s.a. HVL-Insuffizienz

Hypophysenvorderlappeninsuffizienz
- s. HVL-Insuffizienz
- Clonidin **H 1:** 16
- Funktionsausfälle **H 1:** 11
- Insulin-Hypoglykämie-Test **H 1:** 16
- L-Dopa **H 1:** 16
- somatotrope Achse **H 1:** 16–17

Hypophysitis, Diabetes insipidus **H 1:** 17

Hypopituitarismus **H 7:** 2

Hypopnoen, Schlafstörungen **C 6:** 1

Hypoprothrombinämie **K 8:** 3–4

Hyposensibilität, Churg-Strauss-Syndrom **I 16:** 1

Hypospadie **H 7:** 3
- perineoskrotale **H 7:** 3

Hypothermie, Schlaganfall **M 1:** 15

Hypothyreose **H 2:** 3–4
- Chondrokalzinose **I 23:** 2
- Hypercholesterinämie **H 8:** 1
- Hyperlipoproteinämie **H 8:** 1
- Hyperprolaktinämie **H 1:** 1
- Levothyroxin **H 2:** 4
- Schwangerschaft **H 2:** 4
- TSH-Spiegel **H 2:** 3

Hypotonie
- arterielle, Aortenklappeninsuffizienz **D 14:** 4
- – Schlaganfall **M 1:** 11
- autonom-neurogene, asympathikotone **D 2:** 1
- Beatmung **K 1:** 9
- Hantavirusinfektionen **L 11:** 2
- nicht-autonom-neurogene, sympathikotone **D 2:** 1
- orthostatische **D 2:** 1–2
- – α-Adrenozeptoragonisten **D 2:** 2
- – asympathikotone **D 5:** 1
- – Etilefrin **D 2:** 2
- – medikamentös-induzierte **D 5:** 1
- – Midodrin **D 2:** 2
- – Mutterkornalkaloide **D 2:** 2
- – Norfenefrin **D 2:** 2
- – Schellong-Test **D 2:** 1
- – sympathikotone **D 5:** 1
- – Synkope **D 5:** 1
- – Therapie, medikamentöse **D 2:** 2
- – – nicht-medikamentöse **D 2:** 2
- – postprandiale **D 2:** 1
- – Schock **K 5:** 1

Hypourikämie, hereditäre, Harnsäure-Nephrolithiasis **G 8:** 4

Hypoventilation
- alveoläre **C 6:** 1
- – Beatmung **K 1:** 10
- Azidose, respiratorische **G 11:** 5

Hypovolämie, Subarachnoidalblutung **M 1:** 41

Hypoxämie
- s.a. Hypoxie
- ARDS **K 1:** 2
- Beatmung **K 1:** 4

Hypoxanthin-Guanin-Phosphoribosyltransferase-Mangel, Harnsäurebildung, vermehrte **H 8:** 7

Hypoxie
- s.a. Hypoxämie
- Pneumothorax **C 23:** 1
- Schlafapnoe, zentrale **C 6:** 2

Hypozitraturie **G 8:** 4
- Nephrokalzinose **G 8:** 3

I

ICD-Implantation **D 17:** 1–2
- s.a. Defibrillatoren, implantierte
- brady back-up pacing **D 17:** 2
- cut-off-rate **D 17:** 2
- Defibrillationsschockform **D 17:** 2
- Indikation **D 17:** 1
- Lebensqualität **D 17:** 2
- Nachuntersuchung **D 17:** 2
- Patientenführung **D 17:** 2
- Prognose **D 17:** 2
- rate stability **D 17:** 2
- sudden onset **D 17:** 2
- sustained rate duration **D 17:** 2
- Tachykardieintervention **D 17:** 2

ICSD-Klassifikation, Schlafstörungen **C 6:** 1

ICSI (intrazytoplasmatische Spermieninjektion) **H 7:** 10

Icterus juvenilis intermittens, Anämie **B 1:** 4

Ifosfamid **B 23:** 2
- Kreatinin-Clearance **B 23:** 4

Ig… s.a. Immunglobuline

IgA-Nephropathie, Spondylitis ankylosans **I 2:** 4

IGCCG-Klassifikation
- Hodentumoren, nicht-seminomatöse **B 15:** 3
- Nicht-Seminome **B 15:** 3

IgG, Lyme-Borreliose **I 5:** 1–2

IgM, Lyme-Borreliose **I 5:** 2

IgM-Rheumafaktor, Kryoglobulinämie, essentielle **I 19:** 1

IHA s. Hyperaldosteronismus, idiopathischer

IHG-Test s. Insulinhypoglykämie-Test

Ikterus
- Cholelithiasis **A 6:** 1
- Gallenblasen-/gangkarzinom **A 6:** 3
- Leberschäden, arzneimittelinduzierte **A 7:** 16

Ileus
- Dünn-/Dickdarmtumoren **A 4:** 11
- mechanischer **A 8:** 2
- – Abdomen, akutes **A 8:** 1
- paralytischer **A 8:** 2

Iliakalgefäßaneurysma **E 7:** 3

Iliosakralarthritis, Psoriasisarthritis **I 2:** 5

Immunadsorption **K 3:** 6

Immundefekte
- CD4-Zellzahl **B 5:** 1
- Diagnostik **B 5:** 1–2
- Erwachsenenalter **B 5:** 1–3
- G-CSF **B 5:** 2
- GM-CSF **B 5:** 2
- IgG-Subklassen **B 5:** 2
- Immunglobuline **B 5:** 2
- Polyangiitis, mikroskopische **I 15:** 4
- Therapie **B 5:** 2
- Tuberkulose **C 1:** 1, **1:** 6
- Wachstumsfaktoren, hämatopoetische **B 5:** 2

Immunglobuline
- s.a. Ig…
- Immundefekte **B 5:** 2
- monoklonale, Kryoglobuline **I 18:** 1

Immunisierung
- aktive, Hepatitis B **A 7:** 2
- passive, Hepatitis B **A 7:** 2

Immunkoagulopathie **K 8:** 8
- Diagnostik und Therapie **B 28:** 3
- medikamentös-allergisch bedingte **K 8:** 8

Immunkomplex-Glomerulonephritis, Endokarditis **D 11:** 3

Immunmangelsyndrom, Therapie **A 4:** 3

Immunmodulatoren **A 1**
- Eisenchelatbildner **B 7:** 3
- myelodysplastische Syndrome (MDS) **B 7:** 3

Immunozytom
- lymphoplasmozytisches **B 9:** 2
- lymphoplasmozytoides **B 9:** 2
- zentroblastisch-zentrozytisches **B 9:** 2
- zentrozytisches **B 9:** 2

Immunsuppression
- Anämie, aplastische **B 2:** 2
- Nierentransplantation **G 12:** 3–4
- parapneumonischer Erguss **C 22:** 1
- Viruspneumonie **C 9:** 1

immunsupprimierte Patienten **C 9:** 2

Immuntherapie
- Asthma bronchiale **C 13:** 6
- Leukämie, akute **B 6:** 5–6
- Melanom, malignes **B 20:** 3–4

Immunthrombozytopenie **B 3:** 1–3
- Akuttherapie **B 3:** 2
- Helicobacter pylori **B 3:** 3
- HIV-Infektion **B 3:** 2
- Primärtherapie **B 3:** 2
- Schwangerschaft **B 3:** 3
- sekundäre **B 3:** 3
- Therapie **B 3:** 2

Immunthyreopathie
- vom Typ Basedow-Syndrom **H 2:** 4
- Zusatzuntersuchungen **H 2:** 4

Immuntypisierung, Hämoglobinurie, paroxysmale, nächtliche **B 1:** 5

Impedanzanalyse, bioelektrische (BIA) **A 1:** 5

Impfungen, Hepatitis A **A 7:** 1

Impotenz
- Mikroprolaktinom **H 1:** 1
- Prostatakarzinom **B 15:** 5

Imrie-Kriterien, Pankreatitis **A 5:** 2

Inappetenz s.a. Appetitlosigkeit

Infarkt
- ischämischer, Letalität **M 1:** 16
- lakunärer, Letalität **M 1:** 16

Infektionen
- chronische, Anämie **B 1:** 2
- – Schlaganfall, ischämischer **M 1:** 21
- Darm **A 4:** 3–5
- Fieber **L 1:** 1
- Gerinnungsstörungen **K 8:** 1
- Infertilität **H 7:** 9
- Katheterassoziierte **L 2:** 2, **2:** 4–5
- – Therapie **L 2:** 4–5
- koronare Risikofaktoren **D 6:** 4
- nosokomiale **K 6:** 1–2
- – Antibiotika **K 6:** 1
- – Registrierung **K 6:** 2
- – Therapie **K 6:** 1
- – Überwachung, mikrobiologisch-hygienische **K 6:** 1
- – Vermeidung **K 6:** 1
- – Wegenersche Granulomatose **I 15:** 3

Infektionskrankheiten
- s.a. Infektionen
- einheimische, systemische **L 11:** 1
- importierte **L 12:** 1–8

Infektionsprophylaxe
- Chemotherapie, intensivierte, G-CSF **B 24:** 1
- – – GM-CSF **B 24:** 1
- primäre, G-CSF **B 24:** 1
- – GM-CSF **B 24:** 1
- sekundäre, G-CSF **B 24:** 1
- – GM-CSF **B 24:** 1

Infertilität **H 7:** 1
- idiopathische **H 7:** 3, **7:** 10
- immunologische **H 7:** 10
- Infektionen **H 7:** 9
- Untersuchung, körperliche **H 7:** 1

Influenza **L 5:** 1–2
- Antipyrese **L 5:** 1
- Dengue-Fieber **L 12:** 4
- Hämagglutinationshemmtest **L 5:** 1
- Influenza **L 5:** 1
- Komplikationen **L 5:** 2
- Kontinua **L 5:** 1
- Pneumonie **C 9:** 2

Influenzaähnliche Syndrome **L 5:** 2

Influenza-Schutzimpfung
- Bronchitis, chronische **C 12:** 4
- COPD (chronic obstructive pulmonary disease) **C 12:** 4

Infusionstherapie, parenterale **K 9:** 2

Insemination, homologe **H 7:** 10

Insertionstendopathien, Differentialdiagnose **I 25:** 1, **26:** 1

Inspirations-Exspirations-Verhältnis, ARDS **C 20:** 5

inspiratory-hold-Funktion, Beatmung **K 1:** 7

Insulin-Glucose-Quotient, Insulinom **H 5:** 1
Insulin-Hypoglykämie-Test, Hypophysenvorderlappeninsuffizienz **H 1:** 16
Insulinom **A 5:** 5, **5:** 7, **H 5:** 1
– Hypoglykämie **H 5:** 1
– Insulin-Glucose-Quotient **H 5:** 1
– Somatostatinanaloga **H 5:** 1
Interferon-α, Leukämie, akute **B 6:** 5–6
Interferon-γ, Pleuraerguss, tuberkulöser **C 21:** 2
Interferone **A** 1
– Hepatitis, chronische, HBeAG-negative **A 7:** 6
– Hepatitis B **A 7:** 5–6
– – chronische, HBeAG-positive **A 7:** 6
– Hepatitis C, chronische **A 7:** 4, **7:** 9
– Kontraindikationen **A 7:** 5
– Nebenwirkungen **A 7:** 5
– nicht-pegylierte, Hepatitis C, chronische **A 7:** 9
– pegylierte, Hepatitis C, chronische **A 7:** 8–9
Interkostalneuralgie, Differentialdiagnose **D 7:** 1
Interleukin-3 **B 24:** 4
intestinale Durchblutungsstörungen **E 8:** 2
intestinale Ischämie, akute **E 8:** 1–2
Intoxikationen s. Vergiftungen
intraventrikuläre Blockierungen **D 3:** 3
Intrinsic Faktor, Fehlen, Anämie **B 1:** 3
Intrinsic-Factor-Antikörper, Autoimmungastritis **A 3:** 1–2
intrinsic-PEEP, ARDS **C 20:** 5
Intubation, endotracheale
– Beatmung **K 1:** 3
– Nebenwirkungen **K 1:** 7–8
– Schlaganfall **M 1:** 11
Inverse-Ratio-Beatmung, ARDS **C 20:** 5
In-vitro-Fertilisation (IVF) **H 7:** 10
Inzidentalome **H 6:** 3
Ionenaustauscherharze, Hyperlipoproteinämie **H 8:** 2
Iontophorese, Spondylarthritis **I 2:** 2
Iridozyklitis
– Campylobacter-Enteritis **L 9:** 2
– Darmerkrankungen, chronisch-entzündliche **A 4:** 6
– Spondarthritis **I 2:** 1
– Spondylitis ankylosans **I 2:** 4
Irinotecan **B 23:** 3
Iritis, Spondylitis ankylosans **I 2:** 4
irritable bowel syndrome s. Reizdarmsyndrom
Ischämie
– intestinale s. Intestinalischämie
– – akute **E 8:** 1–2
– zerebrale s. zerebrale Ischämie
Isoleuzin **A 1:** 2
Isoniazid
– Arzneimittelinteraktionen **C 1:** 5
– Lungentuberkulose **C 1:** 3–4
– Tuberkulose **C 1:** 3–4
– UAW **C 1:** 5
Isospora belli **L 9:** 6
Isosporidiose **L 9:** 6
Isozyanatalalveolitis **C 16:** 1
ITP (idiopathische thrombozytopenische Purpura) **B 3:** 1–3
IVF (In-vitro-Fertilisation) **H 7:** 10

J

James-Fasern **D 4:** 4
Jet-Ventilation, ARDS **C 20:** 6
Jo-1-Antikörper, Poly-/Dermatomyositis **I 9:** 1

Jod **A 1:** 3–4
Jodidtherapie, Struma **H 2:** 3
Jodmangel **A 1:** 4
Jodmangelstruma **H 2:** 2
Jodsalzprophylaxe, Struma **H 2:** 3
Juckreiz s. Pruritus

K

Käsewäscherlunge **C 16:** 1
Kala-Azar **L 12:** 5
Kalium **A 1:** 3–4
Kaliummangel, Therapie **A 4:** 3
Kallmann-Syndrom **G 7:** 2, **H 7:** 2
Kalorienbedarf, Ernährungstherapie, zentralvenöse **K 9:** 2
Kalorienträger, Ernährungstherapie, zentralvenöse **K 9:** 2
Kalzium **A 1:** 3–4
Kalziumantagonisten
– Angina pectoris, stabile **D 7:** 4
– Hypertonie, pulmonale **C 8:** 5
Kalziumhaushaltstörungen, Niereninsuffizienz, chronische **G 10:** 2
Kalziummangel, Therapie **A 4:** 3
Kalzium-Nephrolithiasis **G 8:** 1, **8: 2–4**
– Hyperkalzämie **G 8:** 3
– Hyperkalziurie **G 8:** 3
– Normokalzurie **G 8:** 3
Kammerflimmern **D 4:** 5
– Elektrounfall **D 10:** 3
– Herztod, plötzlicher **D 4:** 5
– Herztrauma **D 10:** 1, **10:** 3
– Synkope **D 4:** 5
Kammerfrequenz, Kontrolle, Tachyarrhythmie, symptomatische **D 4:** 2
Kammertachykardie
– anhaltende **D 4:** 5
– mit Linksschenkelblock, Differenzialdiagnose **D 13:** 4
– Radiofrequenzablation **D 4:** 5
Kanarienvogelhalterlunge **C 16:** 1
Kapnographie **K 1:** 7
Kaposi-Sarkom, Magen **A 3:** 10
kardiale Behandlung, Schlaganfall **M 1:** 11
kardiale Tumoren, Schlaganfall, ischämischer **M 1:** 24
Kardiolipinantikörper, Lupus erythematodes, systemischer **I 7:** 2
Kardiomyopathie **D 13:** 1–4, **13:** 5, **13: 5–6**
– arrhythmogene rechtsventrikuläre (ARVCM) **D 13:** 4–6
– – Ausschlussdiagnostik **D 13:** 4
– – Diagnostik **D 13:** 4
– – Differenzialdiagnose **D 13:** 4
– – Nachweisdiagnostik **D 13:** 4
– – Therapie **D 13:** 4
– Differentialdiagnose **D 7:** 1
– dilatative **D 13:** 2–4
– – Ausschlussdiagnostik **D 13:** 2
– – Kammertachykardie, anhaltende **D 4:** 5
– – Nachsorge **D 13:** 4
– – Nachweisdiagnostik **D 13:** 2
– – Risikogruppen **D 13:** 3–4
– – Therapie **D 13:** 3
– hypertrophische **D 13:** 1–2
– – Ausschlussdiagnostik **D 13:** 1
– – Nachsorge **D 13:** 2
– – Nachweisdiagnostik **D 13:** 1
– – Risikogruppen **D 13:** 2
– – Therapie **D 13:** 2
– – WPW-Syndrom **D 4:** 4
– hypertrophisch-obstruktive (HOCM) **D 4:** 5, **13:** 1, **14:** 1
– – Endokarditisrisiko **D 11:** 5
– – Mitralklappeninsuffizienz **D 14:** 2
– – Ventrikelseptumdefekt **D 14:** 2
– Hypotonie, orthostatische **D 2:** 2
– Kammertachykardie, anhaltende **D 4:** 5

– Lyme-Borreliose **I 5:** 1
– nicht ischämische **D 13:** 3
– nicht obstruktive (HNCM) **D 13:** 1
– Panarteriitis nodosa **I 13:** 1
– Schlaganfallrisiko **M 1:** 1
– sive latente **D 13:** 5
– Spondylitis ankylosans **I 2:** 4
kardiovaskuläres Monitoring, Beatmung **K 1:** 7
Karditis **D 13:** 5
– s.a. Endokarditis
– s.a. Myokarditis
– s.a. Perikarditis
– akute **D 11: 1–5**
β-Karotin **A 1:** 4
Karotissinussyndrom **D 3:** 1–2
Karotissinus-Synkope **D 5:** 1
Karotissinussynkope **D 5:** 3
Karotisstenose
– extrakranielle, Schlaganfall, ischämischer **M 1:** 32
– Schlaganfall, ischämischer **M 1:** 25, **1:** 27
Karotis-TEA, Schlaganfall, ischämischer **M 1:** 28–29
Karpaltunnelsyndrom
– Akromegalie **H 1:** 3
– Arthritis, rheumatoide **I 1:** 1, **1:** 3
– Polymyalgia rheumatica **I 10:** 1
Karzinoid(syndrom) **A 5:** 6
– 5-Hydroxyindol-Essigsäure **A 5:** 6
– Magen **A 3:** 6
– Octreotid-Szintigraphie **A 5:** 6
– Ösophagogastroduodenoskopie **A 5:** 6
– Ösophagus **A 2:** 2
– Somatostatinrezeptorszintigraphie **C 3:** 1
Karzinoidtumoren, Lunge **C 3:** 2
Karzinome, Sprue **A 4:** 11
Karzinosarkome, Lunge **C 3:** 2
Kastenzehen, Lymphödem **E 16:** 1
Katheterinfektionen **L 2:** 2, **2:** 4–5
– Erreger **L 2:** 4
– lokale **L 2:** 4
– Therapie **L 2:** 4–5
– Thrombose, infizierte **L 2:** 9
Kathetersepsis **L 2:** 4
Katzenkratzkrankheit **L 4:** 3–4
Kavafilter, Venenthrombose **E 12:** 3
Kavaunterbrechung, operative, Venenthrombose **E 12:** 3
Kaverneneinbruch, Lungentuberkulose **C 1:** 1
Kawasaki-Syndrom **I 14:** 1
– Acetylsalicylsäure **I 14:** 1
– Immunglobuline **I 14:** 1
Kearns-Sayre-Syndrom **D 13:** 5
Kehlkopfkarzinom **B 12:** 4–5
Keimzelltumoren
– Hoden **B 15:** 1
– primitive, Hypophysentumoren **H 1:** 14
Keratitis, Lyme-Borreliose **I 5:** 1
Keratoconjunctivitis sicca, Sjögren-Syndrom **I 6:** 1–2
Keratosen, Poly-/Dermatomyositis **I 9:** 1
Kernspintomographie
– Bauchspeicheldrüsenerkrankungen **A 5:** 1
– Blutungen, intrazerebrale **M 1:** 36
Ketokonazol, Cushing-Syndrom **H 1:** 8
Keuchhusten **L 5:** 5
KHK s. koronare Herzkrankheit
Kiel-Klassifikation, Lymphome, maligne **B 9:** 2–3
Killip-Klassifikation, Funktionsstörungen, linksventrikuläre **D 8:** 1
Kinderwunsch
– Hypogonadismus **H 7:** 8
– Varikozele **H 7:** 9
Kinematographie, Refluxkrankheit **A 2:** 1

Kipptisch-Versuch, Synkope **D 5:** 2
Klappenendokarditis **D 14:** 5
Klappenersatz, Schlaganfallrisiko **M 1:** 1
Klappenfehler, Schlaganfallrisiko **M 1:** 1
Klappenprothesen, Herzklappenfehler **D 14:** 1
Klatskin-Tumoren **A 6:** 3
Kleinhirnataxie, familiäre **H 7:** 2
Kleinhirnblutungen **M 1:** 34
Kleinhirninfarkt, Schlaganfall **M 1:** 4
Klick
– mesosystolischer, Mitralklappenprolaps **D 14:** 3
– mittelsystolischer, Mitralklappenprolaps **D 14:** 3
Klinefelter-Syndrom **H 7:** 2
– Gynäkomastie **H 7:** 11
Kniegelenk, Arthrodesen **I 26:** 2
Knieschmerzsyndrom, Differentialdiagnose **I 26:** 1
Knochen, Fibrosarkom **B 17:** 5
Knochendichte, Bestimmung, Testosterontherapie **H 7:** 8
Knochenerkrankungen, Niereninsuffizienz, chronische **G 10:** 2
Knochenmarkaspiration, PRCA (pure red cell aplasia) **B 2:** 3
Knochenmarkdiagnostik
– Anämie **B 1:** 3
– Leukämie, akute **B 6:** 3
– myelodysplastisches Syndrom, hypozelluläres **B 6:** 3
Knochenmarkhistologie, Anämie, aplastische **B 2:** 1
Knochenmarkinsuffizienz, Erythropoetin (EPO) **B 24:** 3
Knochenmarktransplantation **B 25:** 1–3
– allogene, Anämie, aplastische **B 2:** 2
– – Leukämie, chronisch-myeloische (CML) **B 8:** 3
– Anämie, hämolytische **B 1:** 5
– G-CSF **B 25:** 1
– HIV-Infektion **C 9:** 2
– Indikationen **B 25:** 2
– myelodysplastische Syndrome (MDS) **B 7:** 3
– Nachsorge **B 25:** 3
– Transplantationsvorbereitung **B 25:** 2
– Voruntersuchungen, Leukämie, akute **B 6:** 3
– Zytomegalievirus-Pneumonie **C 9:** 2
Knochenmarkzytologie, Anämie, autoimmunhämolytische **B 1:** 5
Knochenmetastasen, Prostatakarzinom **B 15:** 4
Knochennekrosen, aseptische, Differentialdiagnose **I 26:** 1
Knochenschmerzen
– Cushing-Syndrom **H 1:** 5
– Dengue-Fieber **L 12:** 4
– Lungenkarzinom **C 2:** 1
– Malabsorption **A 4:** 1
Knochentumoren
– maligne **B 17:** 1–6
– – Biopsie **B 17:** 1
– – Häufigkeit **B 17:** 1
– – TNM-Klassifikation **B 17:** 1
Knochenultraschallmessung, quantitative, Osteoporose **H 9:** 1
Knöchelödeme, Cushing-Syndrom **H 1:** 5
Knollenblätterpilzvergiftung
– Leberversagen, akutes **A 7:** 23
– Plasmapherese **K 8:** 3
Knopflochbiopsie, Magentumoren **A 3:** 6
Knoten, Arthritis, rheumatoide **I 1:** 1
Koagulopathien
– s.a. hämorrhagische Diathese
– Gerinnungsstörungen **K 8:** 1

– hereditäre, Substitutionsempfehlungen **B 27:** 4
Körperbehaarung, Veränderung, Leberzirrhose **A 7:** 23
Körpergewicht
– Gicht **H 8:** 7
– relatives **A 1:** 5
körperliche Inaktivität, Schlaganfall, ischämischer **M 1:** 20
Kohlenhydrate **A 1:** 2
Kohlenhydratintoleranz **A 4:** 1
Kolitis
– s.a. Colitis ulcerosa
– antibiotikaassoziierte **A 4:** 4–5
– – Clostridium difficile **A 4:** 4
– CMV-Infektion **L 4:** 2
– ischämische, Gastrointestinalblutungen, untere **A 8:** 5
– pseudomembranöse, Clostridium-difficile-Infektionen **L 9:** 3
Kollagenosen, Differentialdiagnose **I 10:** 1, **27:** 1
Kolon
– Entzündung s. Kolitis
– irritables/spastisches s. Reizdarm(syndrom)
Kolondivertikel
– Blutungen **A 8:** 5
– Gastrointestinalblutungen **A 8:** 3
Kolonkarzinom
– Chemotherapie **A 4:** 15
– Nachsorge **A 4:** 16–17
Kolon… s.a. Dickdarm…
kolorektales Adenom **A 4:** 13
– Procedere bei Verwandten von Patienten **A 4:** 12
kolorektales Karzinom **A 4:** 11–17
– CEA **A 4:** 14
– Chemotherapie **A 4:** 16
– Dukes-Klassifikation **A 4:** 15
– Fernmetastasen **A 4:** 16
– hereditäres (HNPCC), Amsterdam-Kriterien **A 4:** 12
– – Bethesda-Kriterien **A 4:** 12
– – Procedere **A 4:** 13
– Koloskopie **A 4:** 14
– Metastasenchirurgie **A 4:** 16
– Nachsorge **A 4:** 16–17
– Okkult-Bluttest, fäkaler (FOBT) **A 4:** 14
– Procedere bei Verwandten von Patienten **A 4:** 12
– Risikopersonen **A 4:** 12
– Therapie, chirurgische **A 4:** 15
– Therapieplanung **A 4:** 14–15
– TNM-Klassifikation **A 4:** 15
– Tumorklassifikationssysteme, Vergleich **A 4:** 15
– UICC-Klassifikation **A 4:** 15
Koloskopie, kolorektales Karzinom **A 4:** 14
Koma
– diabetisches **H 4:** 6–7
– hypophysäres **H 1:** 15
– hypothyreotes **H 2:** 4
– ketoazidotisches **H 4:** 10, **L 1:** 2
– nicht-ketoazidotisches, hyperosmolares **H 4:** 7
Kompartmentdruckmessung, venöse Insuffizienz, chronische **E 15:** 2
Kompressionsbehandlung, Venenthrombose **E 12:** 3
Kompressionsstrümpfe **E 18:** 1
– Entstauungstherapie **E 18:** 1
– Lymphödem **E 16:** 1
Kompressionssyndrom
– arterielle **E 4:** 1
– arterielles **E 4:** 2
– Truncus coeliacus **E 8:** 2
Kompressionstherapie **E 18:** 1–2
– Angiodysplasie **E 18:** 1
– Lymphödem **E 18:** 1
– postthrombotisches Syndrom **E 18:** 1
– Thrombophlebitis **E 18:** 1

– Varikose **E 13:** 2, **18:** 1
– Varizenruptur **E 18:** 1
– venöse Insuffizienz, chronische **E 15:** 2, **18:** 1
Kompressionsverbände **E 18:** 1
Konjunktivitis
– Katzenkratzkrankheit **L 4:** 4
– Kawasaki-Syndrom **I 14:** 1
– Lyme-Borreliose **I 5:** 1
– Masern **L 6:** 1
– Reiter-Syndrom **I 3:** 1
– Spondarthritis **I 2:** 1
Kontinua
– Influenza **L 5:** 1
– Mykoplasma-pneumoniae-Infektion **L 5:** 2
Kontrastmittel, jodhaltige, Hyperthyreose **H 2:** 6
Kopfbereich, Plattenepithelkarzinom **B 12:** 8
Kopf-Hals-Tumoren **B 12:** 1–9
– Amifostin **B 12:** 4
– Carboplatin/5-FU **B 12:** 3
– Chemotherapie **B 12:** 3–4
– – intraarterielle **B 12:** 4
– Cisplatin/5-FU **B 12:** 3
– CT/MRT **B 12:** 2
– Diagnostik **B 12:** 1
– Doxorubicin/Cisplatin **B 12:** 3
– EGFR **B 12:** 4
– Gemcitabin **B 12:** 3
– Häufigkeitsverteilung **B 12:** 1
– Histologie **B 12:** 1
– Hochdosis-Chemotherapie **B 12:** 2
– Ifosfamid **B 12:** 3
– Lokalisation **B 12:** 1
– Methotrexat **B 12:** 3
– Nachsorge **B 12:** 4
– Nimorazol **B 12:** 4
– Paclitaxel **B 12:** 3
– Retinolsäurederivate **B 12:** 4
– Strahlentherapie **B 12:** 3
– Therapiekonzept, multinodales **B 12:** 2–3
– T- und N-Klassifikation **B 12:** 2
– TNM-Klassifikation **B 12:** 6
– UICC-Klassifikation **B 12:** 6
Kopfschmerzen
– Akromegalie **H 1:** 3
– Arteriitis temporalis **I 10:** 1
– durch G-CSF/GM-CSF **B 24:** 2
– Hantavirusinfektionen **L 11:** 2
– Hirntumoren **B 21:** 1
– Leptospirose **L 11:** 1
– Lungenkarzinom **C 2:** 1
– Malaria **L 12:** 1
– Polymyalgia rheumatica **I 10:** 1
– Subarachnoidalblutung **M 1:** 39
Koplikschе Flecken, Masern **L 6:** 2
Koproporphyrie, hereditäre **H 8:** 8
Koproporphyrinurie, sekundäre **H 8:** 8
Korkarbeiterlunge **C 16:** 1
Kornkäferlunge **C 16:** 1
Koronarangiographie
– Angina pectoris **D 7:** 3
– koronare Herzkrankheit **D 7:** 3
– Koronarsyndrom, akutes **D 7:** 5
– Myokardinfarkt **D 8:** 2
Koronardilatation, Koronarsyndrom, akutes **D 7:** 5
koronare Herzkrankheit **D 7:** 1–6
– Ausschlussdiagnostik **D 7:** 1
– Bailout-Stent **D 7:** 5
– bildgebende Verfahren **D 7:** 4
– Bypassoperation **D 7:** 5
– Definition **D 7:** 1
– Diabetes mellitus **H 4:** 9
– Differentialdiagnose **D 7:** 4
– Doppler-Verfahren **D 7:** 4
– Duplex-Verfahren **D 7:** 4
– Echokardiographie **D 7:** 3
– Herzkatheteruntersuchung **D 7:** 3
– Hyperlipoproteinämie **H 8:** 2
– Kammertachykardie, anhaltende **D 4:** 5

Register

- Koronarangiographie **D 7**: 3
- Laboruntersuchungen **D 7**: 2
- LZ-EKG **D 7**: 3
- Myokarddurchblutung **D 7**: 4
- Myokardszintigraphie **D 7**: 3
- Pathogenese **D 7**: 1
- Pathophysiologie **D 7**: 1
- Positronen-Emissions-Tomographie **D 7**: 3
- Rhythmisierung **D 4**: 2
- Röntgen-Thorax **D 7**: 3
- Schlafapnoesyndrom, obstruktives **C 6**: 1
- Stress-Echokardiographie **D 7**: 3
- Stufenprogramm **D 7**: 2
- Symptome **D 7**: 1–2
- Ultraschall, intrakoronarer **D 7**: 4
- Untersuchung **D 7**: 2

koronare Risikofaktoren **D 6**: 1–4
- Alkoholkonsum **D 6**: 2, **6**: 4
- Bewegungsmangel **D 6**: 4
- Diabetes mellitus, Glukosetoleranz, verminderte **D 6**: 3
- Entzündungen, chronische **D 6**: 4
- Ernährungsgewohnheiten **D 6**: 1–2
- Evidence based Medicine **D 6**: 1
- Glukosetoleranz, verminderte, Diabetes mellitus **D 6**: 3
- HDL-Cholesterinwerte **D 6**: 2
- Hypercholesterinämie **D 6**: 1–2
- Hyperlipidämie **D 6**: 1–2
- Hypertonie **D 6**: 3
- Hypertriglyzeridämie **D 6**: 2
- Infektionen **D 6**: 4
- Lipoprotein(a) **D 6**: 2
- psychosoziale Faktoren **D 6**: 4
- Rauchen **D 6**: 3
- Übergewicht **D 6**: 3

Koronargefäßverletzung **D 10**: 1
Koronarinsuffizienz, Pathophysiologie **D 7**: 1
Koronarischämie
- Angina pectoris **D 7**: 1
- Koronarsyndrom, akutes **D 7**: 1

Koronaritis, Kawasaki-Syndrom **I 14**: 2
Koronarsyndrom, akutes **D 7**: 2
- Angina pectoris **D 7**: 1
- GP-IIb/IIIa-Blocker **D 7**: 5
- Heparine **D 7**: 5
- Koronarangiographie **D 7**: 5
- Koronardilatation **D 7**: 5
- Koronarischämie **D 7**: 1
- Linksherzinsuffizienz **D 7**: 5
- Myokardinfarkt **D 7**: 1
- mit ST-Hebung **D 7**: 1
- ohne ST-Hebung **D 7**: 5
- Therapie **D 7**: 5
- – invasive **D 7**: 5
- – medikamentöse **D 7**: 5
- Thrombozytenaggregationshemmer **D 7**: 5
- Troponinerhöhung **D 7**: 1

Korrekturbedarf
- Elektrolythaushalt **K 9**: 1
- Wasserhaushalt **K 9**: 1

Kortikosteroide
- inhalative, ARDS **C 20**: 3
- Rauchgasinhalation **C 20**: 3
- Osteoporose **H 9**: 2

kortikotrophe Funktionsausfälle **H 1**: 11
kortikotrophe Insuffizienz, Substitution **H 1**: 15

Krämpfe/Krampfanfälle
- Blutungen, intrazerebrale **M 1**: 35
- Lupus erythematodes, systemischer **I 7**: 1

Krampfanfälle
- Hirntumoren **B 21**: 1
- Schistosomiasis **L 12**: 6

Krampfanfallprophylaxe, Blutungen, intrazerebrale **M 1**: 37
Kraniektomie, dekompressive, Schlaganfall **M 1**: 15

Kraniopharyngeom **H 1**: 14
Krankheiten
- Ernährungszustand **A 1**: 5
- Nährstoffbedarf **A 1**: 5

Kreatinin-Clearance, Zytostatika(therapie) **B 23**: 4
Kreatinkinase, Poly-/Dermatomyositis **I 9**: 1
Kreislaufschock s. Schock
Krepitationen, Gonarthrose **I 26**: 1

Kreuzschmerzen
- Malaria **L 12**: 1
- Spondylarthritis **I 2**: 1
- Spondylitis ankylosans **I 2**: 3

Kristallarthropathien, Differentialdiagnose **I 1**: 1
Kristallsynovitis, akute, Differentialdiagnose **I 4**: 1
KRK s. kolorektales Karzinom
Kropf s. Struma
Kryofibrinogenämie **I 19**: 1–2
- Diagnostik **I 19**: 1
- Krankheitsbilder **I 19**: 1

Kryofibrinogene, Vaskulitis **I 19**: 1–2
Kryoglobulinämie **I 19**: 1–2
- Diagnostik **I 19**: 1
- Differentialdiagnose **I 20**: 1
- essentielle, IgM-Rheumafaktor **I 19**: 1
- HCV-assoziierte **I 19**: 2
- Krankheitsbilder **I 19**: 1
- primäre **I 19**: 1
- Sjögren-Syndrom **I 6**: 2
- Vaskulitis **I 19**: 1–2

Kryoglobuline, Klassifikation **I 18**: 1
Kryptitis **A 4**: 17
Kryptokokken-Meningitis **L 15**: 2
Kryptokokkose **L 15**: 1
Kürschnerlunge **C 16**: 1
Kumarin s. Cumarin
Kunstklappenendokarditis, Erreger **L 2**: 6
Kupfer **A 1**: 3–4
Kyphoplastie, Osteoporose **H 9**: 3
Kyphose, Cushing-Syndrom **H 1**: 5
Kyphoskoliose, Azidose, respiratorische **G 11**: 5

L

Labor, allgemeines, Wegenersche Granulomatose **I 15**: 3
Labyrinthitis, Otitis media **L 3**: 1
Lactase s. Laktase
Lactose s. Laktose
Lähmungen, psychogene **M 1**: 44
Laktation, Hyperprolaktinämie **H 1**: 3
Laktosemalabsorption **A 4**: 1
- Malabsorption **A 4**: 1
- Therapie **A 4**: 3

Laktosetoleranztest, Dünndarmfunktionsstörungen **A 4**: 2
lakunäre Syndrome, Lokalisation **M 1**: 5
lakunärer Infarkt
- Letalität **M 1**: 16
- Schlaganfall, ischämischer **M 1**: 5

LAM s. Lymphangioleiomyomatose
Lambliasis **A 4**: 4, **L 9**: 6
- Antibiotika **A 4**: 5

Lamivudin
- Hepatitis B, chronische **A 7**: 6
- – – HBeAG-positive **A 7**: 6
- Hepatitis C, chronische **A 7**: 4

Langerhans-Zell-Granulomatose, Diabetes insipidus **H 1**: 17
Langzeit-Blutdruckmessung
- Gefäßfehlbildungen, angeborene **D 15**: 1
- Herzfehler, angeborene **D 15**: 1

Langzeit-EKG
- Gefäßfehlbildungen, angeborene **D 15**: 1
- Herzfehler, angeborene **D 15**: 1

- Synkope **D 5**: 2

Langzeit-pH-Metrie, Refluxkrankheit **A 2**: 1
Lanreotid, Akromegalie **H 1**: 4
Laryngotracheobronchitis, Influenza **L 5**: 1
Larynxkarzinom **B 12**: 4–5
- glottisches **B 12**: 4
- TNM-Klassifikation **B 12**: 5

Laser-Photokoagulation, Ulkusblutung **A 8**: 4
Lassafieber **L 12**: 4
La/SS-B, Sjögren-Syndrom **I 6**: 1
Lateralsklerose, amyotrophe, Azidose, respiratorische **G 11**: 5
Laufbandtherapie, Schlaganfall **M 1**: 46
Laugenverätzungen, Ösophaguskarzinom **A 2**: 2
Laurence-Moon-Bardet-Biedl-Syndrom **H 7**: 2
Lauren-Klassifikation, Magenkarzinom **A 3**: 8
LCAT-Mangel, familiärer **H 8**: 1
LDL-Cholesterin
- Berechnung, Friedewald-Formel **D 6**: 2
- Hyperlipidämie **D 6**: 2
- Hyperlipoproteinämie **H 8**: 2
- Zielwerte, Hyperlipidämie **D 6**: 2

Lebendnierentransplantation **G 12**: 3
Leber, Gefäßerkrankungen **A 7**: 17–19
Leberabszess **A 7**: 21
- Amöbiasis **L 12**: 4–5
- Antibiotika **A 7**: 21
- Darmerkrankungen, chronisch-entzündliche **A 4**: 6

Leberdialyse **K 3**: 6
Lebererkrankungen **A 7**: 1–26
- Differentialdiagnose **B 3**: 2
- hämorrhagische Diathese **B 28**: 5
- Mukoviszidose **C 5**: 3–4
- schwangerschaftsspezifische **A 7**: 22
- Zytostatika(therapie), Dosisreduktion **B 23**: 4

Leberfibrose, Leberschäden, arzneimittelinduzierte **A 7**: 16
Leberkrankheiten s. Lebererkrankungen
Lebermetastasen **A 7**: 20–21
- Melanom, malignes **B 20**: 4

Lebernekrose
- akute, Verbrauchskoagulopathie/Hyperfibrinolyse **K 8**: 4
- Gerinnungsstörungen **K 8**: 1

Leberschäden
- alkoholische **A 7**: 17
- arzneimittelinduzierte **A 7**: 16–17
- – Leberfibrose **A 7**: 16
- nicht-alkoholische **A 7**: 17

Lebertransplantation
- Hepatitis B, chronische **A 7**: 7
- hepatozelluläre Karzinom (HCC) **A 7**: 19
- Leberzirrhose **A 7**: 24

Lebertumoren **A 7**: 19–21
- benigne **A 7**: 20–21
- Blutpool-Szintigraphie **A 7**: 20
- maligne **A 7**: 19–20
- Pfortaderthrombose **A 7**: 18

Lebervenenthrombose **E 12**: 1, **12**: 4
Lebervenenverschluss **A 7**: 18
Leberversagen
- akutes **A 7**: 22–23
- – Budd-Chiari-Syndrom **A 7**: 23
- – Herpes simplex **A 7**: 23
- – Knollenblätterpilz-Vergiftung **A 7**: 23
- – Paracetamol-Vergiftung **A 7**: 23
- – Therapieansätze, konservative **A 7**: 23
- – Zytomegalievirus **A 7**: 23

Leberzellkarzinom s. hepatozelluläres Karzinom
Leberzirrhose **A 7**: 23–25
– alkoholische **A 7**: 17
– Aszites **A 7**: 24
– Autoimmunhepatitis **A 7**: 13
– biliäre, Mukoviszidose **C 5**: 2
– Darmerkrankungen, chronisch-entzündliche **A 4**: 6
– Enzephalopathie, portosystemische, chronische **A 7**: 24
– Gynäkomastie **H 7**: 11
– HBV-bedingte **A 7**: 7
– hepatorenales Syndrom **A 7**: 24
– Immundefekte **B 5**: 1
– Kollateralen, Pleuraerguss **C 21**: 1
– kompensierte, Hepatitis B, chronische **A 7**: 7
– Lebertransplantation **A 7**: 24
– Ösophagusvarizenblutung **A 7**: 24
– Peritonitis, bakterielle **A 7**: 23
– – spontan-bakterielle **A 7**: 24
– Pfortaderthrombose **A 7**: 18
– Pleuraerguss **C 21**: 1
– primär-biliäre (PBC) **A 7**: 13–14
– – Allgemeinmaßnahmen **A 7**: 13
– – Colestyramin **A 7**: 13
– – Overlapsyndrom **A 7**: 14
– – Sjögren-Syndrom **I 6**: 1, **6**: 3
– – Vitamin D **A 7**: 13
Leberzysten **A 7**: 21–22
Leeraufnahme, Nephrolithiasis **G 8**: 1
Legionellainfektion s. Legionellose
Legionellenpneumonie **L 5**: 3–4
– Therapie **C 10**: 3
Leibschmerzen
 s. Abdominalschmerzen
Leichennierentransplantation **G 12**: 3
Leiomyome, Speiseröhre **A 2**: 2
Leishmania
– chagasi **L 12**: 5
– donovani **L 12**: 5
– infantum **L 12**: 5
– tropica **L 12**: 5
Leishmaniose
– Immundefekte **B 5**: 1
– viszerale **L 12**: 5
Leistenhernie, Differentialdiagnose **I 25**: 1
Lenograstim **B 24**: 1
Leptospira, Myokarditis **D 11**: 1
Leptospira interrogans icterohaemorrhagiae **L 11**: 1
Leptospirose **L 11**: 1–2, **12**: 4
Lesch-Nyhan-Syndrom, Harnsäurebildung, vermehrte **H 8**: 7
Lesh-Nyhan-Syndrom, Harnsäure-Nephrolithiasis **G 8**: 4
Leucaemia cutis **B 6**: 1
Leukämie
– akute **B 6**: 1, **6**: 1–7
– – ältere Patienten, Behandlung **B 6**: 5
– – Blutstammzelltransplantation, Voruntersuchungen **B 6**: 3
– – Diagnostik **B 6**: 1–2
– – Erythrozyten **B 6**: 5
– – G-CSF **B 24**: 2
– – GM-CSF **B 24**: 2
– – HEPA-Luftfiltration **B 6**: 5
– – Immuntherapie **B 6**: 5–6
– – Interferon-α **B 6**: 5–6
– – Klassifikation **B 6**: 1–2
– – Knochenmarkdiagnostik **B 6**: 3
– – Knochenmark-/Stammzelltransplantation **B 25**: 2
– – Knochenmarktransplantation, Voruntersuchungen **B 6**: 3
– – lymphatische (ALL) **B 6**: 1
– – – Cytarabin **B 6**: 4
– – – Daunorubicin **B 6**: 4
– – – Erstdiagnostik **B 6**: 2–3
– – – FLT3 **B 6**: 4
– – – GMALL-Studiengruppe **B 6**: 5
– – – Klassifikation **B 6**: 1–2

– – – Konsolidierungstherapie **B 6**: 3
– – – MDR-1 **B 6**: 4
– – – minimal residual disease (MRD) **B 6**: 3
– – – Molekulargenetik **B 6**: 2
– – – Philadelphia-Chromosom **B 6**: 2
– – – RAS **B 6**: 4
– – – Risikogruppen **B 6**: 4
– – – Zytogenetik **B 6**: 2
– – myeloische (AML) **B 6**: 1
– – – Anthrazyklin **B 6**: 3
– – – CEBPA **B 6**: 1
– – – Cytarabin **B 6**: 3
– – – FLT3-Mutationen **B 6**: 1
– – – G-CSF **B 6**: 3
– – – hypoplastische **B 6**: 5
– – – Induktionstherapie **B 6**: 3
– – – MLL-Mutationen **B 6**: 1
– – – Molekulargenetik **B 6**: 1
– – – Multiple-Drug-Resistence-Protein **B 6**: 3
– – – myelodysplastisches Syndrom **B 6**: 2
– – – refraktäre **B 6**: 5
– – – therapieassoziierte (t-AML) **B 6**: 1
– – – Zytogenetik **B 6**: 1
– – Myeloperoxidase **B 6**: 1
– – Regeneration, inkomplette, hämatopoetische **B 6**: 4
– – Remission, komplette **B 6**: 4
– – – partielle **B 6**: 5
– – Rezidiv **B 6**: 5
– – supportive Therapie **B 6**: 5
– – Symptome **B 6**: 1
– – Thrombozyten **B 6**: 5
– – undifferenzierte (AUL) **B 6**: 1
– – WHO-Klassifikation **B 6**: 1
– chronisch-lymphatische (B-CLL) **B 9**: 3–4
– chronisch-myeloische (CML) **B 8**: 1–5
– – Blastenkrise **B 8**: 3
– – Blutstammzelltransplantation **B 8**: 3
– – Hochdosischemotherapie **B 8**: 2
– – Hydroxyurea **B 8**: 2
– – Hypersplenismus **B 8**: 3
– – Imatinib **B 8**: 1–2
– – Interferon, pegyliertes **B 8**: 2
– – Interferon-α **B 8**: 2
– – Knochenmark-/Stammzelltransplantation **B 25**: 2
– – Knochenmarktransplantation, allogene **B 8**: 3
– – Kombinationschemotherapien **B 8**: 2
– – minimale Resterkrankung **B 8**: 4
– – pH und BCR-ABL-negative **B 8**: 4
– – Thrombozytopenie **B 8**: 3
– – Polyangiitis, mikroskopische **I 15**: 4
– T-Zell-prolymphozytische **B 9**: 3
Leukämiezellinfiltration **B 6**: 1
Leukoaraiose **M 1**: 6
Leukopenie
– Lupus erythematodes, systemischer **I 7**: 1
– Pneumonie **K 1**: 2
Leukosen, Immundefekte **B 5**: 1
Leukozytose
– Appendizitis **A 4**: 8
– Mononukleose, infektiöse **L 4**: 1
– Pneumonie **K 1**: 2
Leuzin **A 1**: 2
Leydig-Zellaplasie **H 7**: 2
LH (luteinisierendes Hormon), Hypogonadismus **H 7**: 4
Libidoverlust
– Akromegalie **H 1**: 3
– Cushing-Syndrom **H 1**: 5
– Hypophysenadenome **H 1**: 10
– Mikroprolaktinom **H 1**: 1
Libman-Sacks-Endokarditis **D 11**: 3
limited disease, Bronchialkarzinom, kleinzelliges **C 2**: 2

Linksherzhypertrophie, Herzklappenfehler **D 14**: 1
Linksherzinsuffizienz, Koronarsyndrom, akutes **D 7**: 5
Linksherzkatheteruntersuchung, Myokarditis **D 11**: 1
Linksherzschädigungszeichen, Herzklappenfehler **D 14**: 1
linksventrikuläre Funktion, Myokardinfarkt **D 8**: 1
linksventrikuläre Hypertrophie s. Linksherzhypertrophie
Linksverschiebung, Pneumonie **K 1**: 2
α-Linolensäure **A 1**: 2
Linolsäure **A 1**: 2
– Hyperlipoproteinämie **H 8**: 4
Linsenkatarakt s. Katarakt
Lipodystrophie **H 8**: 1
Lipome, Herz **D 16**: 1
Lipoprotein(a), koronare Risikofaktoren **D 6**: 1–2
Lipoproteinlipasemangel, familiärer **H 8**: 1
Lippenfissuren, Kawasaki-Syndrom **I 14**: 1
Lippenkarzinom **B 12**: 6
Liquidventilation, ARDS **C 20**: 6
Liquifizierungsstörung **H 7**: 3
Liquorazidose, Schock **K 5**: 4
Listeria monocytogenes s. Listeriose
Lisurid
– Cushing-Syndrom **H 1**: 8
– Prolaktinom/Hyperprolaktinämie **H 1**: 2
Litholyse, medikamentöse, Cholezystolithiasis **A 6**: 2
LKM-1-Antikörper, Hepatitis C **A 7**: 7
LKM-Antikörper, Leberschäden, arzneimittelinduzierte **A 7**: 16
Lobärpneumonie, Influenza **L 5**: 2
Löffler-Endokarditis **D 13**: 5
low turnover-Osteopathie **G 10**: 2
Lowenberg-Zeichen, Venenthrombose **E 12**: 1
Lowe-Syndrom **G 7**: 2
Lues s.a. Syphilis
Luftnot s. Dyspnoe
Luftwegsinfektionen, obere **L 3**: 1–2
Lumbalpunktion, Subarachnoidalblutung **M 1**: 40
Lumboischialgie, Differentialdiagnose **I 25**: 1
Lunge
– adenozytisches Karzinom **C 3**: 2
– Hamartome, chondromatöse **C 4**: 1
– Karzinoidtumoren **C 3**: 2
– Karzinosarkome **C 3**: 2
– Mukoepidermoidkarzinome **C 3**: 1–2
– Papillome **C 3**: 1–2
– Rundherde **C 4**: 1
– Sarkome **C 3**: 2
– Zylindrom **C 3**: 2
– Zylindrome **C 3**: 1
Lungenatelektasen s. Atelektasen
Lungenblutung, Leptospirose **L 11**: 2
Lungendystrophie **C 11**: 1
Lungenembolie
– akute **C 7**: 1–4
– – Alteplase **C 7**: 3
– – Antikoagulantien **C 7**: 2–3
– – Basistherapie **C 7**: 2
– – Diagnostik **C 7**: 1–2
– – Differentialdiagnose **C 7**: 2
– – Echokardiographie **C 7**: 2
– – Elektrokardiogramm **C 7**: 2
– – Embolektomie **C 7**: 3
– – Heparinisierung **C 7**: 3
– – Laborbefunde **C 7**: 2
– – Lysetherapie **C 7**: 3
– – Nachsorge **C 7**: 3–4
– – Perfusionsszintigraphie **C 7**: 2
– – Pulmonalisangiographie **C 7**: 2
– – Reanimation **C 7**: 3
– – Röntgenthoraxaufnahme **C 7**: 2

– – Schock **C 7**: 3
– – Spiral-Computertomographie **C 7**: 2
– – Stadieneinteilung **C 7**: 1
– – Standarduntersuchung **C 7**: 1
– – Streptokinase **C 7**: 3
– – Therapie **C 7**: 2
– – Urokinase **C 7**: 3
– – Vena-cava-Filter **C 7**: 3
– – Venenthrombose, tiefe **C 7**: 2
– Antiphospholipidsyndrom **I 7**: 3
– Aortensklerose **D 9**: 1
– Differentialdiagnose **C 20**: 2, **D 7**: 1
– Differenzialdiagnose **D 8**: 2
– Lungenemphysem **C 11**: 2
– massive, Zusatzmaßnahmen **C 7**: 3
– Schlaganfall **M 1**: 14
– Thrombophilie **B 29**: 3
Lungenemphysem **C 11**: 1–2
– Alpha1-Antitrypsin-Mangel **C 11**: 2
– Alpha1-Proteinaseinhibitor-Mangel **C 11**: 1
– bullöses **C 11**: 1
– COPD **K 1**: 1
– Erstdiagnostik **C 11**: 1
– FEV_1/HV_K **C 11**: 1
– Ganzkörperplethysmographie **C 11**: 1
– Klassifikation **C 11**: 1
– Komplikationen **C 11**: 2
– Lungenembolie **C 11**: 2
– Lungenfunktionsprüfung **C 11**: 1
– Nachsorge **C 11**: 2
– perifokales **C 11**: 1
– Spontanpneumothorax **C 11**: 2
– Swyer-James-Syndrom **C 11**: 1
– Therapie **C 11**: 2
– Verlaufskontrolle **C 11**: 2
Lungenerkrankungen
– interstitielle, diffuse **C 23**: 2
– – Pneumothorax **C 23**: 1
– lokalisierte, Pneumothorax **C 23**: 1
Lungenfibrose **C 18**: 1
– idiopathische **C 18**: 2–3
– – immunsuppressive **C 18**: 3
– – Lungenfunktion **C 18**: 3
– – Therapie **C 18**: 3
– Schistosomiasis **L 12**: 6
– Spondylitis ankylosans **I 2**: 4
– Viruspneumonie **C 9**: 2
Lungenfunktionsuntersuchung
– Gefäßfehlbildungen, angeborene **D 15**: 1
– Herzfehler, angeborene **D 15**: 1
Lungenfunktionsuntersuchungen, Mukoviszidose **C 5**: 3
Lungenhämosiderose **C 18**: 1
– idiopathische **C 18**: 1–2
Lungeninfarkt, Pleuraerguss **C 21**: 1
Lungenkarzinom **C 2**: 1–5
– s.a. Bronchialkarzinom
– Ausbreitung, endobronchiale **C 2**: 1
– Bronchoskopie **C 2**: 1, **2**: 4
– certainty-factor **C 2**: 2
– cTNM **C 2**: 2
– Feinnadelbiopsie, transthorakale **C 2**: 1
– kleinzelliges, ACO **C 2**: 4
– – CEV **C 2**: 4
– – Ganzschädelbestrahlung, adjuvante **C 2**: 4
– – Polychemotherapie **C 2**: 4
– – Rezidivbehandlung **C 2**: 4
– – Vollremission **C 2**: 4
– Knochenschmerzen **C 2**: 1
– Kopfschmerzen **C 2**: 1
– Nachsorge **C 2**: 4
– N-Deskriptor **C 2**: 2
– nicht-kleinzelliges, CALGB 9633 **C 2**: 3
– – Chemotherapie **C 2**: 3
– – Cisplatin **C 2**: 3
– – IALT **C 2**: 3
– – LACE-Projekt **C 2**: 3
– – Lymphadenektomie **C 2**: 3

– – NCIC-BR19 **C 2**: 3
– – Resektion **C 2**: 3
– – Strahlentherapie **C 2**: 3
– pTNM **C 2**: 2
– Schwindel **C 2**: 1
– Spiral-Computertomogramm **C 2**: 1
– Stanzbiopsie, transthorakale **C 2**: 1
– sTNM **C 2**: 2
– T-Deskriptor **C 2**: 2
– Thoraxübersichtsaufnahme **C 2**: 1
– Verlaufskontrollen **C 2**: 4
Lungenkontusion, Globalinsuffizienz, respiratorische **D 10**: 2
Lungenödem
– Aortenklappeninsuffizienz **D 14**: 4
– Azidose, respiratorische **G 11**: 5
– Beatmung **K 1**: 10
– Differentialdiagnose **C 20**: 2
– proteinreiches, ARDS **C 20**: 2
Lungenparenchymerkrankungen **C 18**: 1
Lungenparenchymschäden
– Alveolitis, exogen-allergische **C 16**: 2
– medikamentös-induzierte **C 16**: 2
Lungensarkoidose **C 17**: 2
Lungenschäden, Druck- und Volumen-induzierte, Beatmung **K 1**: 8
Lungenstauung, Mitralklappenstenose **D 14**: 1
Lungentransplantation
– Hypertonie, pulmonale **C 8**: 7
– Mukoviszidose **C 5**: 5
Lungentuberkulose **C 1**: 1–7, **L 14**: 2–3
– s.a. Tuberkulose
– Chemoprophylaxe **C 1**: 7
– Diagnostik **C 1**: 2
– Differentialdiagnose **C 1**: 2
– Erstrang- oder Standardmedikamente **C 1**: 3
– Ethambutol **C 1**: 3–4
– Isoniazid **C 1**: 3–4
– Kaverneneinbruch **C 1**: 1
– Kortikosteroide **C 1**: 7
– Nachsorge **C 1**: 7
– Pleuraempyem **C 1**: 1
– Pyrazinamid **C 1**: 3–4
– Rifampicin **C 1**: 3–4
– Streptomycin **C 1**: 3–4
– Therapie, Arzneimittelinteraktionen **C 1**: 5
– – Behandlungsbesonderheiten **C 1**: 4
– – Interaktionen **C 1**: 4
– – Laktation **C 1**: 7
– – Leberinsuffizienz **C 1**: 6
– – Nebenwirkungen **C 1**: 4
– – Niereninsuffizienz **C 1**: 6
– – Schwangerschaft **C 1**: 7
– – UAW **I 5**: 1
– – Verlaufskontrollen **C 1**: 4
Lungentumoren **C 3**: 1
– Diagnostik, weiterführende **C 3**: 1
– Erstdiagnostik **C 3**: 1
– gutartige **C 4**: 1
– Klassifikation **C 3**: 2
– maligne **C 3**: 1–3
– Nachsorge **C 3**: 2
Lupus erythematodes
– Antiphospholipidsyndrom **I 7**: 3
– Differentialdiagnose **I 7**: 2
– Glukokortikosteroide **I 7**: 3
– Immunsuppressiva **I 7**: 3
– Pleuraerguss **C 21**: 1
– Schwangerschaft **I 7**: 3
– Sjögren-Syndrom **I 6**: 1
– systemischer **I 7**: 1–4
– – ARA-Kriterien **I 7**: 1–2
– – Differentialdiagnose **I 8**: 1
– – Hyperlipoproteinämie **H 8**: 1
– – Myokarditis **D 11**: 1
– – Pleuraerguss **C 21**: 1
– Therapie **I 7**: 2
– WHO-Klassifikation **I 7**: 2

Lupus-Antikoagulans **B 29**: 1–2
Lupus-Bandtest **I 7**: 2
Lupusnephritis, Ciclosporin-A **I 7**: 3
Lupus-Nephritis, Cyclophosphamid-Stoßtherapie **I 7**: 3
Lyme-Arthritis **I 5**: 1
– Differentialdiagnose **I 5**: 2
– Kortikosteroide **I 5**: 3
Lyme-Borreliose **I 5**: 1–3
– Antibiotika **I 5**: 2–3
– Differentialdiagnose **I 5**: 2
– IgG-Antikörper **I 5**: 1–2
– IgM-Antikörper **I 5**: 2
– Manifestationen, klinische **I 5**: 1
– Organmanifestationen **I 5**: 3
– Serodiagnostik **I 5**: 2
Lyme-Karditis, Differentialdiagnose **I 5**: 2
Lymphadenektomie
– Hodentumoren, nicht-seminomatöse **B 15**: 3
– Nicht-Seminome **B 15**: 3
– Sampling, pelvine, Prostatakarzinom **B 15**: 5
Lymphadenitis
– nach Pringer, Toxoplasmose **L 4**: 2
– Scharlach **L 6**: 2
– Toxoplasmose **L 4**: 3
Lymphadenopathie
– angioimmunoblastische (AILD) **B 9**: 10
– CMV-Infektion **L 4**: 2
– Katzenkratzkrankheit **L 4**: 4
– Lupus erythematodes, systemischer **I 7**: 2
Lymphangiome, Speiseröhre **A 2**: 2
Lymphangiosis
– carcinomatosa **C 1**: 2
– Differentialdiagnose **C 1**: 2
Lymphknotenmetastasen
– isolierte **B 22**: 2
– Mediastinaltumoren **C 3**: 2
– Ösophaguskarzinom **A 2**: 2
– zervikale **B 22**: 2
Lymphknotentuberkulose **L 14**: 2
Lymphknotenvergrößerung
– s. Lymphadenopathie
– Anämie, aplastische **B 2**: 1
Lymphödem **E 16**: 1–2
– Antibiotika **E 16**: 2
– Body-Mass-Index **E 16**: 1
– Diuretika **E 16**: 2
– Entstauungstherapie, komplexe **E 16**: 2
– Kastenzehen **E 16**: 1
– Kompressionsstrümpfe **E 16**: 1
– Kompressionstherapie **E 16**: 1
– Lymphangiographie **E 16**: 2
– Nonne-Milroy-Syndrom **E 16**: 1
– primäres **E 16**: 1
– sekundäres **E 16**: 1
– Stadien **E 16**: 1
– Stemmer'sches Zeichen **E 16**: 1
– Therapie, medikamentöse **E 16**: 2
– – physikalische **E 16**: 2
Lymphogranulomatosis X **B 9**: 10
Lymphome, maligne **B 9**: 1–12
– aggressive **B 9**: 3
– angioimmunoblastische **B 9**: 3, **9**: 10
– Ann-Arbor-Klassifikation **B 9**: 1
– B-lymphoblastische **B 9**: 2
– B-lymphoblastisches, Präkursor **B 9**: 8–9
– B-lymphozytische **B 9**: 2
– B-Zell-Reihe **B 9**: 2, **9**: 3–11
– Erythropoetin (EPO) **B 24**: 3
– follikuläre **B 9**: 2
– – bcl-2 **B 9**: 6
– großzellig-anaplastische, T- und Null-Zell-Typ **B 9**: 10
– HIV-assoziierte **B 9**: 10
– Kiel-Klassifikation **B 9**: 2–3
– kleinzellige, lymphozytische **B 9**: 2
– Knochenmark-/Stammzelltransplantation **B 25**: 2

– lymphoepitheloide **B 9:** 3
– lymphoplasmozytische **B 9:** 2
– Ösophagus **A 2:** 2
– periphere **B 9:** 2–3
– Polyangiitis, mikroskopische **I 15:** 4
– Sjögren-Syndrom **I 6:** 3
– T-Zell-Reihe **B 9:** 9–10
– Vorläufer-T-lymphoblastische **B 9:** 10
– WHO-Klassifikation **B 9:** 2–3
– zentroblastisch-zentrozytische **B 9:** 2
– zentrozytische **B 9:** 2
Lympho(zyto)penie **B 4:** 1
– Lupus erythematodes, systemischer **I 7:** 1
Lymphozytose
– Mononukleose, infektiöse **L 4:** 1
– Röteln **L 6:** 3
Lysetherapie, Lungenembolie, akute **C 7:** 3
Lysin **A 1:** 2
LZ-EKG
– Angina pectoris **D 7:** 3
– koronare Herzkrankheit **D 7:** 3

M

Magen
– Adenokarzinom **A 3:** 6
– Adenome **A 3:** 5–6
– Drüsenkörperzysten **A 3:** 5
– Kaposi-Sarkom **A 3:** 10
– Karzinoidtumor **A 3:** 6
– MALT-Lymphome **A 3:** 9–10
– – niedrigmaligne **B 9:** 6
– Sarkome **A 3:** 10
Magenausgangsstenose **A 3:** 1
Magenbreipassage, Refluxkrankheit **A 2:** 1
Magenerkrankungen **A 3:** 1–6, 3: 8–9
Magengeschwür **A 3:** 1–2
– s. Ulcus ventriculi
Magenkarzinom **A 3:** 4, 3: 6–8
– Chemotherapie **A 3:** 8
– Cisplatin/5-FU/FS **A 3:** 9
– EAP-Regime **A 3:** 9
– ECF-Regime **A 3:** 9
– Fernmetastasen **A 3:** 8–9
– fortgeschrittenes **A 3:** 9
– Gastrektomie **A 3:** 8
– inoperables **A 3:** 8
– Lauren-Klassifikation **A 3:** 8
– lokalisiertes **A 3:** 8
– Nachsorge **A 3:** 9
– Ösophagogastroduodenoskopie **A 3:** 6
– Strahlentherapie **A 3:** 8
– TNM-Klassifikation **A 3:** 7
– Ultraschalluntersuchung, endoskopische (EUS) **A 3:** 7
– Virchow-Drüse **A 3:** 6
Magenoperationen, Folgezustände **A 3:** 10
Magenpolypen **A 3:** 5–6
– Differentialdiagnose **A 3:** 6
Magenresektion, Magenkarzinom **A 3:** 6
Magensäurehemmung **A 3:** 4
– H_2-Blocker **A 3:** 4
Magenschleimhauterkrankungen **A 3:** 1–3
– chirurgische Behandlung **A 3:** 5
Magentumoren **A 3:** 6
– benigne **A 3:** 5–6
– Endosonographie **A 3:** 6
– Knopflochbiopsie **A 3:** 6
– maligne s. Magenkarzinom
Magenulzera s. Ulcus ventriculi
Magnesium **A 1:** 3–4
Magnesium-Ammonium-Phosphat-Steine **G 8:** 4
Magnesiummangel, Therapie **A 4:** 3

Magnetresonanz-Cholangiopankreatikographie s. MRCP
Magnetresonanztomographie, Subarachnoidalblutung **M 1:** 40
major stroke **M 1:** 2
Makroangiopathie
– diabetische **H 4:** 8–9
– Schlaganfall, ischämischer **M 1:** 5
Makroglobulinämie, Immundefekte **B 5:** 1
Makroglossie, Akromegalie **H 1:** 3
Makrohämaturie, Nierenzellkarzinom **G 14:** 2
Makroprolaktinom **H 1:** 1
Malabsorption(ssyndrom) **A 4:** 1–3
– atemanalytische Tests **A 4:** 2
– klinische Manifestationen **A 4:** 1
– Laborbefunde **A 4:** 1
– Nahrungsmittelunverträglichkeit **A 4:** 3
– Stuhluntersuchungen **A 4:** 2
Malaria **L 12:** 1
– Differentialdiagnose **L 12:** 2
– Entwicklungszyklus **L 12:** 1
– Gerinnungsstörungen **K 8:** 1
– Immundefekte **B 5:** 1
– Komplikationen **L 12:** 1–2
– Labordiagnostik **L 12:** 2
– quartana **L 12:** 3
– – antiparasitäre Therapie **L 12:** 3
– tertiana **L 12:** 3
– – antiparasitäre Therapie **L 12:** 3
– tropica **L 12:** 2–3, 12: 4
– – antiparasitäre Therapie **L 12:** 3
– – Atovaquon **L 12:** 2
– – komplizierte **L 12:** 1
– – Mefloquin **L 12:** 2
– – supportive Behandlung **L 12:** 3
– Übertragung **L 12:** 1
– Verbrauchskoagulopathie/Hyperfibrinolyse **K 8:** 4
– zerebrale **L 12:** 1
Malassimilation(ssyndrom) **A 4:** 1
– Stuhlfettausscheidung **A 4:** 3
– Suchtest **A 4:** 2
Maldigestion(ssyndrom) **A 4:** 1
– Stuhlfettausscheidung **A 4:** 3
maligne Erkrankungen, Immundefekte **B 5:** 1
Malignoidsyndrom **I 11:** 1
Malignome s. Neoplasien
Mallory-Weiss-Syndrom **A 3:** 1
– Gastrointestinalblutungen **A 8:** 3
Malnutrition
– Mukoviszidose **C 5:** 2
– Niereninsuffizienz, chronische **G 10:** 3–4
Maltafieber **L 12:** 6–7
MALT-Lymphome, Magen **A 3:** 9–10, 3: 910
– CHOP-Protokoll **A 3:** 10
– COP-Protokoll **A 3:** 10
– Helicobacter pylori **B 9:** 5
– niedrigmaligne **B 9:** 6
MALT-Typ, Marginalzonen-B-Zell-Lymphom **B 9:** 2
Malzarbeiterlunge **C 16:** 1
Mammakarzinom, Hyperkalzämie **H 3:** 1
Mangan **A 1:** 3
Mangelernährung
– Alter **A 1:** 4–5
– Colitis ulcerosa **A 4:** 8
– Crohn-Krankheit **A 4:** 8
Manheim-Bündel **D 4:** 4
Manometrie, Refluxkrankheit **A 2:** 1
Mantelzell-Lymphom **B 9:** 2, 9: 7
Marasmus, chlorotischer, Panarteriitis nodosa **I 13:** 1
Marburg-Virusinfektion **L 12:** 4
Marfan-Syndrom
– Aortenaneurysma **D 9:** 2, 9: 4
– Forme-fruste-Untergruppe **D 9:** 4
Marginalzonen-B-Zell-Lymphom
– MALT-Typ **B 9:** 2

– Milz **B 9:** 2
– nodales **B 9:** 2
Marginalzonenlymphom **B 9:** 2, 9: 5–6
Marklagerläsionen, lakunäre, multiple, Schlaganfall, ischämischer **M 1:** 6
Masern **L 6:** 2–3
– Dengue-Fieber **L 12:** 4
– Immundefekte **B 5:** 1
– Koplische Flecken **L 6:** 2
– mitigierte **L 6:** 3
– Pneumonie **L 6:** 3
Massentransfusion, ARDS **C 20:** 1
Massivbluttransfusion **B 28:** 5
Mastoiditis
– Otitis media **L 3:** 2
– Scharlach **L 6:** 1
– Wegenersche Granulomatose **I 15:** 2
MCP-Gelenke, Arthritis, rheumatoide **I 1:** 1
MDR-1, Leukämie, akute, lymphatische **B 6:** 4
MDS s. myelodysplastische Syndrome
Meckel-Divertikel **A 4:** 9, **G 7:** 2
– blutende **A 8:** 5
– Fehlbesiedelung, bakterielle **A 4:** 9
– Gastrointestinalblutungen **A 8:** 3
Mediastinalemphysem **C 23:** 1
– Ösophagusverletzungen **D 10:** 2
– Status asthmaticus **K 1:** 1
Mediastinal-Lymphknotentuberkulose, Diagnose **C 1:** 3
Mediastinaltumoren **C 3:** 2
– Bronchoskopie **C 3:** 1
– Diagnostik, weiterführende **C 3:** 1
– Differentialdiagnose **D 7:** 1
– Erstdiagnostik **C 3:** 1
Mediastinum, Neurinome **C 3:** 2
Medikamentenanamnese
– Anämie, aplastische **B 2:** 1
– PRCA (pure red cell aplasia) **B 2:** 3
Medikamentenfieber **M 1:** 1–2
– allergisches **L 1:** 1
– Arzneimittel, auslösende **L 1:** 2
– Ausschluss **L 1:** 3
Mefloquin, Malaria tropica **L 12:** 2
Megakolon, toxisches
– Campylobacter-Enteritis **L 9:** 2
– Colitis ulcerosa **A 4:** 7
– Diagnose **A 8:** 2
Meigs-Syndrom, Pleuraerguss **C 21:** 1
Mekoniumileus, Mukoviszidose **C 5:** 1
Melaena **A 8:** 3
– Notfallendoskopie **A 8:** 3
Melanom, Aortenwandtumoren **D 9:** 3
Melanom, malignes **B 20:** 1–5
– Aderhautmelanome **B 20:** 4
– Analkanalkarzinom **A 4:** 18
– Chemotherapie **B 20:** 3
– Erhaltungstherapie **B 20:** 4
– Gliedmaßenmetastasen **B 20:** 4
– Hirnmetastasen **B 20:** 4
– Hormontherapie **B 20:** 3
– Immuntherapie **B 20:** 3–4
– In-transit-Metastasen **B 20:** 1
– Lebermetastasierung **B 20:** 4
– Lymphknotendissektion, elektive (ELND) **B 20:** 1
– Lymphknotenmetastasen, regionäre **B 20:** 2
– Medroxyprogesteronacetat **B 20:** 3
– Metastasen, lokoregionäre **B 20:** 1
– Metastatektomie **B 20:** 3
– Ösophagus **A 2:** 2
– Primärtumor **B 20:** 1
– Strahlentherapie **B 20:** 4
– Tamoxifen **B 20:** 3
– Therapie, adjuvante **B 20:** 2
– – palliative **B 20:** 3
– TNM-Klassifikation **B 20:** 2
– Verdachtsdiagnose **B 20:** 1
– ZNS-Metastasierung **B 20:** 4

MELAS-Syndrom
- Insultsyndrom **M 1:** 45
- Schlaganfall, ischämischer **M 1:** 9

Meldepflicht, Darminfektionen **A 4:** 4

Melioidose, Differentialdiagnose **L 12:** 4

Melphalan, Kreatinin-Clearance **B 23:** 4

Membranoxygenation, extrakorporale, ARDS **C 20:** 6

Memory-Loop-EKG, Synkope **D 5:** 2

MEN-I-Syndrom, Magenkarzinoid **A 3:** 4

Mengenelemente **A 1:** 3

Meningeosis leucaemica **B 6:** 1

Meningismus s. Nackensteife

Meningitis
- s.a. Virusmeningitis
- aseptische, Leptospirose **L 11:** 1
- bakterielle **L 10:** 1–3
- – Liquorbefunde **L 10:** 2
- Kryptokokkose **L 15:** 2
- Meningokokken **L 10:** 1
- Otitis media **L 8:** 3
- Pneumokken **L 10:** 1
- Ringelröteln **L 6:** 4
- Salmoellose **L 9:** 1
- tuberkulöse **L 10:** 1, **14:** 2
- – Liquorbefunde **L 10:** 2
- virale **L 10:** 5

Meningoenzephalitis
- Differentialdiagnose **L 12:** 2
- Mononukleose, infektiöse **L 4:** 1
- Mykoplasma-pneumoniae-Infektion **L 5:** 2
- Q-Fieber **L 11:** 1

Meningokokken, Immundefekte **B 5:** 1

Meningokokken-Meningitis **L 10:** 1

Meningopolyneuritis, Lyme-Borreliose **I 5:** 1

Meningoradikulitis, Neuroborreliose **L 10:** 3

Meniskusläsion, Differentialdiagnose **I 26:** 1

Mennellsches Zeichen, Spondylitis ankylosans **I 2:** 4

Menorrhagie, Gerinnungsfaktoren, Verminderung **B 3:** 1

Menstruationsstörungen s. Zyklusstörungen

Mental-arithmetic-Test, Hypotonie, orthostatische **D 2:** 2

Merozoiten, Malaria **L 12:** 1

Mesenterialgefäßaneurysma **E 7:** 3

Mesenterialvenenthrombose **E 12:** 1, **12:** 4
- Thrombophilie **B 29:** 3

Mesotheliom
- malignes **B 19:** 1–4
- peritoneales **B 19:** 3–4
- Pleura **B 19:** 1–3

metabolisches Syndrom
- Hyperlipoproteinämie **H 8:** 1
- Hypertriglyzeridämie **H 8:** 1

Metastasen, Verbrauchskoagulopathie/Hyperfibrinolyse **K 8:** 4

Metastasenlokalisation, Primärtumoren **B 22:** 1

Metastatektomie, Melanom, malignes **B 20:** 3

metastatische Karzinome, Pleuraerguss **C 21:** 1

Metergolin, Prolaktinom/Hyperprolaktinämie **H 1:** 2

Methionin **A 1:** 2

Methotrexat **B 23:** 3
- Kreatinin-Clearance **B 23:** 4

Methylhydrazine **B 23:** 1

Metyrapon, Cushing-Syndrom **H 1:** 8

MGUS s. Gammopathie, monoklonale unbestimmter Signifikanz

Midline-Granuloma, Wegenersche Granulomatose **I 15:** 2

Midodrin, Hypotonie, orthostatische **D 2:** 2

Migräne mit Aura **M 1:** 44

Migraine sans migraine **M 1:** 44

Mikroangiopathie
- diabetische **H 4:** 9
- zerebrale, autosomal-dominant vererbte, Schlaganfall, ischämischer **M 1:** 9

Mikroangiopathien, Schlaganfall, ischämischer **M 1:** 5

Mikro-Embolien, Schlaganfall, ischämischer **M 1:** 8

Mikrohämaturie, Churg-Strauss-Syndrom **I 16:** 1

Mikrolithiasis, alveoläre **C 18:** 1

Mikroprolaktinom **H 1:** 1
- Galaktorrhoe **H 1:** 1

Mikrosporidiose **L 9:** 6

Mikrozirkulationsstörungen, Schock **K 5:** 1

Mikrozytose, Eisenmangelanämie **B 1:** 6

Miktionssynkope **D 5:** 1

Milch-Alkali-Syndrom, Kalzium-Nephrolithiasis **G 8:** 3

Milchintoleranz, Malabsorption **A 4:** 1

Miliartuberkulose **C 1:** 2

Milz, Marginalzonen-B-Zell-Lymphom **B 9:** 2

Milzinfarkt
- Abdomen, akutes **A 8:** 1
- Differentialdiagnose **D 7:** 1

Milzruptur **A 8:** 2
- Mononukleose, infektiöse **L 4:** 1

Milzvenenthrombose **E 12:** 1

Mineralocorticoidexzess **H 6:** 1

Mineralocorticoidhypertonie **H 6:** 1–2
- Adrenalektomie **H 6:** 2
- Hyperaldosteronismus **H 6:** 2
- Hypokaliämie **H 6:** 2
- Symptome **H 6:** 1

Mineralocorticoidmangel, Hyponatriämie **G 11:** 1

Mineralstoffe **A 1:** 3–4

minimal residual disease (MRD), Leukämie, akute, lymphatische **B 6:** 3

minor stroke **M 1:** 2

Mirizzi-Syndrom **A 6:** 2

Mischgliome **B 21:** 1

Mitomycin, Antidot **B 23:** 2

Mitralklappenabriss, Thoraxtrauma, stumpfes **D 10:** 1

Mitralklappeninsuffizienz **D 14: 2–3**
- Kardiomyopathie, hypertroph-obstruktive **D 14:** 2
- relative **D 14:** 2

Mitralklappenprolaps **D 14:** 3
- Endokarditisrisiko **D 11:** 5
- Kammertachykardie, anhaltende **D 4:** 5
- Mitralklappeninsuffizienz **D 14:** 2
- Schlaganfall, ischämischer **M 1:** 25
- WPW-Syndrom **D 4:** 4

Mitralklappenprothese, Dysfunktion, Mitralklappeninsuffizienz **D 14:** 2

Mitralklappenstenose **D 14:** 1–2
- Ballonvalvotomie **D 14:** 2
- Therapie, medikamentös-konservative **D 14:** 2

Mitralklappenvitien, Endokarditisrisiko **D 11:** 5

Mitralstenose, Hypotonie, orthostatische **D 2:** 2

Mittelohrinfektion s. Otitis media

mixed connective tissue disease
- Poly-/Dermatomyositis **I 9:** 1
- Sjögren-Syndrom **I 6:** 1

MLL-Mutationen, Leukämie, akute, myeloische **B 6:** 1

Molekulargenetik
- Leukämie, akute lymphatische **B 6:** 2
- – – myeloische **B 6:** 1

Molgramostim **B 24:** 1

Monarthritis
- Differentialdiagnose **I 1:** 1
- Gonorrhö **L 8:** 4

Mondor-Syndrom **E 14:** 1

Monodysplasien, Angiodysplasien **E 10:** 2

Mononeuritis multiplex
- Mononukleose, infektiöse **L 4:** 1
- Panarteriitis nodosa **I 13:** 1
- Wegenersche Granulomatose **I 15:** 2

Mononeuropathie, Churg-Strauss-Syndrom **I 16:** 1

Mononukleose, infektiöse **L 4:** 1–2
- CMV-bedingte **L 4:** 2
- Diagnostik **L 4:** 1–2
- ifferentialdiagnose **L 4:** 2
- Symtomatik **L 4:** 1
- Toxoplasmose **L 4:** 3

Mononukleoseähnliche Infektionskrankheiten **L 4:** 1–4

Mononukleose-Schnelltest **L 4:** 1

Mono-Organversagen-ARDS **C 20:** 4

Monosaccharide, Brennwerte **A 1:** 2

Monozytoid **B 9:** 2

Monozytopenie **B 4:** 1
- Anämie, aplastische **B 2:** 1

Morbus s. unter den Eigennamen bzw. Eponymen

Morgensteifigkeit
- Arthritis, rheumatoide **I 1:** 1
- Polymyalgia rheumatica **I 10:** 1
- Spondylarthritis **I 2:** 1

Moschcowitz-Syndrom **B 3:** 3–4, **K 8:** 7

MOTT (nicht tuberkulöse Mykobakterien) **L 14:** 1

MOV s. Multiorganversagen

MPO-ANCA, Polyangiitis, mikroskopische **I 15:** 2

MPO-Antikörper
- Polyangiitis, mikroskopische **I 15:** 2–3
- Wegenersche Granulomatose **I 15:** 3

Müdigkeit(ssyndrom)
- Anämie **B 1:** 1
- chronisches, Differentialdiagnose **I 27:** 1

Mukoepidermoidkarzinome, Lunge **C 3:** 1–2

Mukosa-assoziiertes lymphatisches Gewebe s. MALT

Mukoviszidose **C 5:** 1–6
- Allergie-Diagnostik **C 5:** 3
- antiinflammatorische Therapie **C 5:** 5
- Aspergillose, bronchopulmonale **C 5:** 5
- Azithromycin **C 5:** 5
- Blutbild **C 5:** 3
- Blutgasanalyse **C 5:** 3
- Bodyplethysmographie **C 5:** 3
- CFTR-Mutationen **C 5:** 1
- CFTR-Protein **C 5:** 1
- Chloridtransport **C 5:** 1
- Colistin **C 5:** 5
- Diabetes mellitus **C 5:** 3, **5:** 4
- Diagnostik **C 5:** 2–3
- Differentialdiagnose **C 5:** 2–3
- DNA-Analyse **C 5:** 2
- DNAse, humane, rekombinante **C 5:** 5
- Echokardiographie **C 5:** 3
- Eiweiß-Elektrophorese **C 5:** 3
- Entzündungsparameter **C 5:** 3
- Ernährung **C 5:** 3–4
- Glukokortikosteroide **C 5:** 5
- Glukosetoleranztest, oraler **C 5:** 3
- HR-CT **C 5:** 3
- Ipratropiumbromid **C 5:** 5
- klinische Zeichen **C 5:** 2
- klinisches Bild **C 5:** 1–2
- Lebererkrankung **C 5:** 3–4
- Lungenfunktionsuntersuchungen **C 5:** 3

- Lungentransplantation **C 5:** 5
- β$_2$-Mimetika **C 5:** 5
- Natriumabsorption **C 5:** 1
- Natriumkanal, CFTR-regulierter **C 5:** 1
- Neutrophilie **C 5:** 1
- Obstruktionssyndrom, distales, intestinales (DIOS) **C 5:** 2, **5:** 4
- Pankreasinsuffizienz **C 5:** 3–4
- PEP-Maske **C 5:** 5
- Physiotherapie **C 5:** 5
- Pseudomonas-aeruginosa-Infektion **C 5:** 4–5
- pulmonale Infektion **C 5:** 4
- Sauerstoffsättigung, kontinuierliche **C 5:** 3
- Schweißtest **C 5:** 1
- Staphylococcus-aureus-Infektion **C 5:** 4
- Symptomatik **C 5:** 1–2
- Therapie **C 5:** 3
- Tobramycin **C 5:** 5
- Verlaufskontrolle, ambulante **C 5:** 3
- VRP-1-Desitin **C 5:** 5

Multiorganversagen **K 5:** 1–5
- Nierenversagen **G 9:** 1
- – akutes **K 3:** 1
- SIRS **L 2:** 1

multiple Sklerose, Azidose, respiratorische **G 11:** 5
multiples Myelom **B 11:** 1–11
Mundhöhlenkarzinom **B 12:** 6
Mundulzera, Anämie, aplastische **B 2:** 1
Muskelatrophie, Poly-/Dermatomyositis **I 9:** 1
Muskeldystrophie, Leberzirrhose **A 7:** 23
Muskelerkrankungen, Differentialdiagnose **I 27:** 1
Muskelrelaxanzien
- Beatmung, assistiert/kontrollierte (A/C) **K 1:** 4
- Reizdarmsyndrom **A 4:** 10

Muskelschmerzen, Dengue-Fieber **L 12:** 4
muskuloskelettale Symptome, Endokarditis **D 11:** 3
Muskulus-Piriformis-Syndrom, Differentialdiagnose **I 25:** 1
Mustardoperation, Transposition der großen Gefäße **D 15:** 4
Mutterkornalkaloide, Hypotonie, orthostatische **D 2:** 2
Myalgien
- Churg-Strauss-Syndrom **I 16:** 1
- Differentialdiagnose **I 27:** 1
- Leptospirose **L 11:** 1
- Lyme-Borreliose **I 5:** 1
- Panarteriitis nodosa **I 13:** 1
- parainfektiöse, Differentialdiagnose **I 10:** 1
- postinfektiöse, Differentialdiagnose **I 10:** 1
- Sjögren-Syndrom **I 6:** 1
- Takayasu-Arteriitis **E 9:** 1
- Toxoplasmose **L 4:** 3
- Viruspneumonie **C 9:** 1

Mycobacterium-avium-(intracellulare-) Komplex (MAC) **C 1:** 2, **L 14:** 1
Mycobacterium-tuberculosis-Komplex **C 1:** 1
Mycoplasma hominis **L 8:** 4
- Arthritis, reaktive **I 3:** 2

Mycosis fungoides **B 9:** 3, **9:** 9
Myelitis
- Lupus erythematodes **I 7:** 2
- Lyme-Borreliose **I 5:** 1
- Schistosomiasis **L 12:** 6

Myelodysplasien s. myelodysplastische Syndrome (MDS)
myelodysplastische Syndrome (MDS) **B 7:** 1–4
- Blutstammzelltransplantation **B 7:** 3
- Chemotherapie, palliative **B 7:** 3
- Eisenchelatbildner **B 7:** 3
- FAB-Klassifikation **B 7:** 1–2
- G-CSF **B 24:** 2
- GM-CSF **B 24:** 2
- hypozelluläres, Knochenmarkdiagnostik **B 6:** 3
- Immundefekte **B 5:** 1
- immunmodulatorische Therapie **B 7:** 3
- Klassifikation **B 7:** 2
- Knochenmark-/Stammzelltransplantation **B 25:** 2
- Knochenmarktransplantation **B 7:** 3
- Leukämie, akute, myeloische **B 6:** 2
- Polychemotherapie, aggressive **B 7:** 3
- Prognose **B 7:** 2
- supportive Therapie **B 7:** 2–3
- Wachstumsfaktoren, hämatopoetische **B 7:** 3

Myelofibrose
- idiopathische **B 8:** 3–5
- – Androgene **B 8:** 3
- – Erythropoetin **B 8:** 3
- – Hydroxyurea **B 8:** 3
- – Interferon-α **B 8:** 3
- – Knochenmark-/Stammzelltransplantation **B 25:** 2
- – Thalidomid **B 8:** 3

Myelom, multiples **B 9:** 2, **11:** 1–11
- Bence-Jones-Protein **B 11:** 1
- Biphosphonate **B 11:** 3
- Blutstammzelltransplantation, allogene **B 11:** 3
- – autologe **B 11:** 3
- Chemotherapie, konventionelle **B 11:** 3
- Differentialdiagnose **I 10:** 1
- Durie-Salmon-Klassifikation **B 11:** 1–2
- Erythropoetin (EPO) **B 24:** 3
- Frakturen, pathologische **B 11:** 1
- Hochdosischemotherapie **B 11:** 3
- Hyperkalzämie **B 11:** 1
- Hyperviskositätssyndrom **B 11:** 1
- Immundefekte **B 5:** 1
- Knochenmark-/Stammzelltransplantation **B 25:** 2
- Kryoglobuline **L 18:** 1
- No Change **B 11:** 2
- Remission **B 11:** 2
- Rückenschmerzen **B 11:** 1
- solitäres **B 11:** 1

Myeloperoxidase, Leukämie, akute **B 6:** 1
Mykobakterien, Pneumonie **C 10:** 1
Mykobakteriosen **L 14:** 1–4
- atypische **L 14:** 4

Mykoplasma-pneumoniae-Infektion **L 5:** 2
Mykoplasma-pneumoniae-Pneumonie **L 5:** 2–3
Mykoplasmen, Infertilität **H 7:** 9
Mykosen
- invasive **L 15:** 1
- oberflächliche **L 15:** 1

Myoglobin, Herztrauma **D 10:** 1
Myokard, Infiltration, lymphozytäre **D 11:** 1
Myokardinfarkt
- Abdomen, akutes **A 8:** 1
- akuter **D 8:** 1–6
- Alteplase **D 8:** 3
- Aneurysma, linksventrikuläres **D 8:** 1, **8:** 5
- Ausschlussdiagnostik **D 8:** 2
- Diabetes mellitus **H 4:** 10
- Differentialdiagnose **D 7:** 1
- Dopamin **D 8:** 4
- Dressler-Perikarditis **D 8:** 1, **8:** 5
- Echokardiogramm, transthorakales **D 8:** 2
- Einschwemmkatheteruntersuchung **D 8:** 2
- EKG **D 8:** 2
- Furosemid **D 8:** 4
- Herzrhythmusstörungen **D 8:** 1
- Kawasaki-Syndrom **I 14:** 1
- komplizierter **D 8:** 1
- – Herzrhythmusstörungen, bradykarde **D 8:** 4
- – – tachykarde **D 8:** 4
- – Therapie **D 8:** 4
- Koronarangiographie **D 8:** 2
- Koronarsyndrom, akutes **D 7:** 2
- Laborparameter **D 8:** 2
- linksventrikuläre Funktion **D 8:** 1, **8:** 4
- Nachsorge **D 8:** 5
- Nitroglyzerin **D 8:** 4
- Nitroprussid **D 8:** 4
- Notfall-PTCA **D 8:** 3
- Papillarmuskelsyndrom **D 8:** 1, **8:** 5
- Pericarditis epistenocardiaca **D 8:** 1, **8:** 5
- Perikarditis **D 8:** 1, **8:** 5, **11:** 3
- Primärtherapie, medikamentöse **D 8:** 2–3
- Rechtsherzbeteiligung **D 8:** 1
- mit Rechtsherzbeteiligung **D 8:** 5
- Reischämie **D 8:** 1, **8:** 5
- Rekanalisation, mechanische **D 8:** 3
- Reperfusionstherapie **D 8:** 3
- – medikamentöse **D 8:** 3–4
- Reteplase **D 8:** 3
- Riesenzellarteriitis **I 11:** 1
- Risikofaktoren **A 1:** 4
- Röntgen-Thoraxuntersuchung **D 8:** 2
- Schlaganfallrisiko **M 1:** 1
- Schock, kardiogener **D 8:** 5
- Streptokinase **D 8:** 3
- Tachykardie, atriale **d 4:** 5
- Takayasu-Arteriitis **E 9:** 1
- Thrombolyse **D 8:** 4
- Thrombolytika **D 8:** 3
- Ventrikelruptur **D 8:** 1, **8:** 5
- Ventrikelseptumdefekt **D 8:** 1, **8:** 5

Myokardischämie **D 8:** 1
- akute, Schlaganfall, ischämischer **M 1:** 23
- ohne Angina pectoris **D 7:** 2
- stumme **D 7:** 2

Myokarditis **D 11:** 1–2
- s.a. Karditis
- CMV-Infektion **L 4:** 2
- Dengue-Fieber **L 12:** 4
- EKG-Veränderungen **D 11:** 1
- Endomyokardbiopsie **D 11:** 2
- Influenza **L 5:** 1
- Kammertachykardie, anhaltende **D 4:** 5
- Leptospirose **L 11:** 2
- Linksherzkatheteruntersuchung **D 11:** 1
- Lupus erythematodes **I 7:** 2
- medikamentös induzierte **D 11:** 1
- Myozytennekrose **D 11:** 1
- Polymerase-Ketten-Reaktion **D 11:** 1
- Q-Fieber **L 11:** 1
- Ringelröteln **L 6:** 4
- Spondylitis ankylosans **I 2:** 4
- Tachykardie, atriale **D 4:** 3
- Therapie **D 11:** 2
- Toxoplasmose **L 4:** 3
- Troponin T **D 11:** 1
- Ursachen **D 11:** 1

Myokard-Szintigraphie
- Angina pectoris **D 7:** 3
- koronare Herzkrankheit **D 7:** 3

Myopathien
- Differentialdiagnose **I 27:** 1
- hypokaliämische, Azidose, respiratorische **G 11:** 5

Myositis
- Differentialdiagnose **D 7:** 1
- Lyme-Borreliose **I 5:** 1
- Sjögren-Syndrom **I 6:** 1

Myotomie, Achalasie **A 2:** 5
Myozytennekrose, Myokarditis **D 11:** 1
Myxödem, Perikarditis **D 11:** 3
Myxome, Herz **D 16:** 1

N

Nachblutungen, Blutungen, intrazerebrale **M 1:** 35
Nachsorge
– Analkanalkarzinom **A 4:** 18
– Herzklappenersatz, prothetischer **D 14:** 5
– Kolonkarzinom **A 4:** 16–17
– kolorektales Karzinom **A 4:** 16–17
– Pankreaskarzinom **A 5:** 5
– Rektumkarzinom **A 4:** 17
Nachtblindheit, Vitamin-A-Mangel **A 1:** 5
Nachtschweiß
– Churg-Strauss-Syndrom **I 16:** 1
– Takayasu-Arteriitis **E 9:** 1
– Toxoplasmose **L 4:** 3
Nackensteife, Meningitis **L 10:** 1
Nährlösungen, Ernährung, enterale **K 9:** 3
Nährstoffbedarf, Krankheiten **A 1:** 5
Nährstoffe
– Brennwerte **A 1:** 2
– Zufuhr **A 1:** 1–2
– – Empfehlungen **A 1:** 2
Nährsubstrate, Ernährungstherapie, zentralvenöse **K 9:** 2
Nagel-Patella-Syndrom **G 7:** 2
Nahrungsmittelallergie/-unverträglichkeit **A 4:** 3
Narkotika-Intoxikation, ARDS **C 20:** 1
NASCET (North American Symptomatic Carotid Endarterectomy Trial) **M 1:** 29
Nasennebenhöhlenkarzinom **B 12:** 7
Nasennebenhöhlenveränderungen, Churg-Strauss-Syndrom **I 16:** 1
Nasopharynxkarzinom **B 12:** 6–7
– Epstein-Barr-Virus (EBV) **B 12:** 6
Nativklappenendokarditis, Erreger **L 2:** 6
Natrium **A 1:** 3–4
Natriumabsorption, Mukoviszidose **C 5:** 1
Natriumkanal, CFTR-regulierter, Mukoviszidose **C 5:** 1
Nausea s. Übelkeit
Nebenhoden, Obstruktion **H 7:** 9
Nebennierendysfunktion, autonome **H 6:** 8
Nebenniereninsuffizienz
– ACTH-Kurztest **H 6:** 5
– Autoantikörper **H 6:** 5
Nebennierenninzidentalom **H 6:** 3
Nebennierenrindenerkrankungen bzw. -insuffizienz s. NNR-Erkrankungen bzw. -insuffizienz
Nebennierenrindenhyperplasie, Cushing-Syndrom **H 1:** 5
Nebennierenrindeninsuffizienz
– GH **H 1:** 16
– Glucocorticoide **H 6:** 6
– Hydrocortison **H 1:** 16
– Hypotonie, orthostatische **D 2:** 2
– L-Thyroxin **H 1:** 16
– primäre **H 6:** 5–6
– Sexualhormone **H 1:** 16
– Substitutionstherapie **H 1:** 16
Nebennierenrindenkarzinom **H 6:** 3–4
Nebennierenrindentumoren, Gynäkomastie **H 7:** 11
Nebennierentumoren
– Androgen-/Östrogenprodzierende **H 6:** 2–3
– Androgen-produzierende **H 6:** 2
– Cortisol-produzierende **H 1:** 5
– Östrogen-produzierende **H 6:** 2

Nebenschilddrüsenadenome
– Hyperparathyreoidismus **H 3:** 1
– – primärer **H 3:** 1
Nebenschilddrüsenerkrankungen **H 3:** 1–3
Neisseria gonorrhoeae, Arthritis, infektiöse **I 4:** 1
Nekrose, arterielle Verschlusskrankheit **E 1:** 1
Nekrosen, Sklerose, systemische **I 8:** 1
Nemalin-Myopathie **D 13:** 5
Neodym-YAG-Laser, Ulkusblutung **A 8:** 4
Neoplasien
– s.a. Tumoren/Tumorerkrankungen
– Blutungen **B 28:** 6
– Gerinnungsstörungen **K 8:** 1
– Gesichtshaut **B 12:** 8
Nephritis
– interstitielle, Sjögren-Syndrom **I 6:** 1
– – Spondylitis ankylosans **I 2:** 4
– Kryoglobulinämie **I 19:** 1
– Leptospirose **L 4:** 3
– Panarteriitis nodosa **I 13:** 1
Nephrokalzinose, Hyperkalziämie **G 11:** 2
Nephrolithiasis **G 7:** 2, **8:** 1–5
– Gicht, Therapie **I 22:** 2
– Hyperkalzämie **G 8:** 2
– Hyperkalziurie **G 8:** 2
– Kaliumzufuhr, orale **G 8:** 2
– Leeraufnahme **G 8:** 1
– lithogene Substanzen, Ausscheidung, Normalwerte **G 8:** 1
– Medikamente **G 8:** 1, **8:** 5
– Natriumzufuhr, orale **G 8:** 2
– Nierenkoliken **G 8:** 1
– Normokalziurie **G 8:** 2
– Steinanalyse **G 8:** 1
– Therapie **G 8:** 2
– Urinanalyse **G 8:** 1
– X-chromosomale **G 7:** 2–3
Nephronophthise **G 7:** 5–6
– infantile **G 7:** 3
– juvenile **G 7:** 3
Nephropathie
– diabetische **H 4:** 7
– hereditäre **G 7:** 1–6
– – Evidence-based Medicine **G 7:** 1
– – Genotyp-Analyse **G 7:** 1
– – Heterozygoten-Diagnostik **G 7:** 1
– – molekulargenetische Diagnostik **G 7:** 1
nephrotisches Syndrom **G 7:** 3
– Antithrombin **B 29:** 2
– Hypercholesterinämie **H 8:** 1
– Hyperlipoproteinämie **H 8:** 1
– Pleuraerguss **C 21:** 1
nephrotoxische Arzneimittel **G 9:** 1
Nervenkompression, Arthritis, rheumatoide **I 1:** 3
Neurinome, Mediastinum **C 3:** 2
Neuroborreliose **I 5:** 1, **L 10:** 3–4
– s.a. Borreliose
– Antibiotika **L 10:** 4
– Differentialdiagnose **I 5:** 2
Neurobrucellose, Diabetes insipidus **H 1:** 17
neuroektodermale Tumoren, periphere/primitive (PNET) **B 17:** 3
neuroendokrines Karzinom, Magenkarzinoid **A 3:** 4
Neuroleptika, Reizdarmsyndrom **A 4:** 10
neurologische Störungen
– Endokarditis **D 11:** 3
– Hirntumoren **B 21:** 1
– Hypoglykämie **M 1:** 44
– Niereninsuffizienz, chronische **G 10:** 3
neuromuskuläre Erkrankungen, Azidose, respiratorische **G 11:** 5
Neuropathie
– Arthritis, rheumatoide **I 1:** 1

– autonome, Hypotonie **D 2:** 1
– diabetische **H 4:** 7–8
– – autonome **H 4:** 7–8
– – α-Liponsäure **H 4:** 8
– – periphere **H 4:** 7
– Niereninsuffizienz, chronische **G 10:** 3
– Sjögren-Syndrom **I 6:** 1
Neurosyphilis **L 8:** 1–2
Neutropenie **B 4:** 1–2
– afebrile, G-CSF **B 24:** 2
– Autoimmunkrankheiten **B 4:** 1
– chronische **B 4:** 2
– – selektive, G-CSF/GM-CSF **B 24:** 2
– familiäre **B 4:** 1
– und Fieber, G-CSF **B 24:** 2
– – GM-CSF **B 24:** 2
– G-CSF **B 24:** 1
– GM-CSF **B 24:** 1
– infektinduzierte **B 4:** 1
– kongenitale **B 4:** 1
– medikamenteninduzierte **B 4:** 1
Neutrophilie, Mukoviszidose **C 5:** 1
New-York-Kriterien, Spondylitis ankylosans **I 2:** 3
Niacin **A 1:** 3
Nicht-Nüchtern-Plasmaglukose, Diabetes mellitus **H 4:** 1
Nicht-Purging-Typus, Bulimia nervosa **H 8:** 5
Nicht-Seminome
– Chemotherapie **B 15:** 3
– IGCCG-Klassifikation **B 15:** 3
– Klassifikation, prognostische **B 15:** 1
– Lymphadenektomie **B 15:** 3
– PEB-Schema **B 15:** 3
Nicht-ST-Hebungsinfarkt **D 8:** 3
– Bypassoperation, aortokoronare **D 8:** 3
– Reperfusionstherapie, medikamentöse **D 8:** 4
Nicoladoni-Branham-Zeichen, AV-Fisteln **E 10:** 1
Nierenerkrankungen
– autosomal-rezessive polyzystische (ARPKD) **G 7:** 4–5
– chronische, Hämostasestörungen **K 8:** 6
– hereditäre, Klinik **G 7:** 4–6
– polyzystische, autosomal-dominante **G 7:** 4
– Nierenzellkarzinom **G 14:** 1
Nierenersatztherapie
– Indikation, extrarenale **K 3:** 4
– Niereninsuffizienz **G 9:** 2
– – terminale **G 12:** 1–4
– prophylaktischer Einsatz **K 3:** 4
Nierenfunktion, basale, Niereninsuffizienz, chronische **G 10:** 3
Niereninsuffizienz
– Begleiterkrankungen **G 9:** 3
– chronische **G 9:** 2, **10:** 1–6
– – Anamnese **G 10:** 1
– – Befunde **G 10:** 1
– – Blutdruckkontrolle **G 10:** 5
– – Blutzuckerkontrolle **G 10:** 5
– – Faktoren, assoziierte **G 10:** 4
– – Hyperkaliämie **G 11:** 1
– – Hypertonie **G 10:** 1–2
– – Kalziumhaushaltstörungen **G 10:** 2
– – Knochenerkrankungen **G 10:** 2
– – Lebensqualität **G 10:** 4
– – Malnutrition **G 10:** 3–4
– – neurologische Störungen **G 10:** 3
– – Neuropathie **G 10:** 3
– – Nierenfunktion, basale **G 10:** 3
– – Phosphormetabolismusstörungen **G 10:** 2
– – Progressionsverzögerung **G 10:** 5
– – Protein-Energie-Malnutrition **G 10:** 3
– – Proteinurie **G 10:** 4

– – Stadien **G 10:** 1
– – Symptome **G 10:** 4
– – Therapie, allgemeine **G 10:** 5
– Gynäkomastie **H 7:** 11
– Hyperkaliämie **G 9:** 2
– Hyperkalziämie **G 11:** 2
– Nierenersatztherapie **G 9:** 2
– terminale, Nierenersatztherapie **G 12:** 1–4
– – Nierenzellkarzinom **G 14:** 1
– Therapie **G 9:** 2
– Zytostatika(therapie), Dosisreduktion **B 23:** 4
Nierenkoliken, Nephrolithiasis **G 8:** 1
Nierenkrankheiten s. Nierenerkrankungen
Nierenschrumpfung s. Schrumpfniere
Nierensteine
– Cushing-Syndrom **H 1:** 5
– infizierte **G 8:** 1, **8:** 4
– metabolisch aktiviertes **G 8:** 1
Nierentransplantation **G 12:** 3–4
– Immunsuppression **G 12:** 3–4
– Langzeitkomplikationen **G 12:** 4
– Nierenversagen **G 9:** 1
– Prognose **G 12:** 4
– Transplantatfunktion, gestörte **G 12:** 3
Nierentumoren **B 16:** 1–2
Nierenvenenthrombose **E 12:** 1, **12:** 4
Nierenversagen, akutes **G 9:** 1–4, **K 3:** 1
– ARDS **C 20:** 4
– Begleiterkrankungen **G 9:** 3
– Differenzialdiagnose **G 9:** 1
– Leitsymptome **G 9:** 1
– Leptospirose **L 11:** 2
– Multiorganversagen **K 3:** 1
– Pankreatitis, akute **A 5:** 2
– postrenales **G 9:** 1
– prophylaktische Maßnahmen **G 9:** 2
– renales **G 9:** 1
– Schock **K 3:** 1
Nierenzelladenom **G 14:** 1
Nierenzellkarzinom **B 16:** 1–2, **G 7:** 3, **14:** 1–2
– Adrenalektomie **B 16:** 1–2
– von Hippel-Lindau-Syndrom **G 14:** 1
– Nachsorge **B 16:** 2
– Nierenerkrankungen, polyzystische **G 14:** 1
– Niereninsuffizienz, terminale **G 14:** 1
– Nierenzysten, erworbene **G 14:** 1
– Therapie **B 16:** 1
– TNM-Klassifikation **B 16:** 1
Nierenzysten, erworbene, Nierenzellkarzinom **G 14:** 1
Nikotinabusus, Ösophaguskarzinom **A 2:** 2
– Schlaganfall, ischämischer **M 1:** 21
Nitrosoharnstoffe **B 23:** 1
Nitrovasodilatatoren, Angina pectoris, stabile **D 7:** 4
NK-/T-Zell-Lymphom
– extranodales **B 9:** 3
– – vom nasalen Typ **B 9:** 10
Non-Hodgkin-Lymphome
– Immundefekte **B 5:** 1
– Knochenmark-/Stammzelltransplantation **B 25:** 2
– Mediastinaltumoren **C 3:** 2
– Sprue **A 4:** 11
Nonne-Milroy-Syndrom, Lymphödem **E 16:** 1
Non-Polyposis-Coli-Kolonkarzinom, hereditäres (HNPCC) **A 4:** 13
non-specific interstitial pneumonia (NSIP) **C 18:** 2
Non-ST-elevation myocardial infarction (NSTEMI) **D 7:** 2

Non-ST-Hebungs-Infarkt **D 7:** 2
– Thrombozytenaggregationshemmer **D 7:** 5
Noonan-Syndrom **D 13:** 5, **H 7:** 3
Noradrenalin, Hypotonie, orthostatische **D 2:** 2
Norfenefrin, Hypotonie, orthostatische **D 2:** 2
Normokalzämie **G 8:** 3
Normokalziurie **G 8:** 3
– Kalzium-Nephrolithiasis **G 8:** 3
North American Symptomatic Carotid Endarterectomy Trial (NASCET) **M 1:** 29
Nosokomialinfektionen s. Infektionen, nosokomiale
Notfälle, gastrointestinale **A 8:** 1–5
Notfallendoskopie
– s.a. Endoskopie
– Melaena **A 8:** 3
Notfallmaßnahmen, Schock, anaphylaktischer **K 5:** 2
Notfall-PTCA, Myokardinfarkt **D 8:** 3
Notfalltherapie
– Asthma bronchiale **C 13:** 6
– Status asthmaticus **C 13:** 6
NSAR-Gastropathie **A 3:** 3–4
NSAR-Ulkus **A 3:** 4
NSIP (non-specific interstitial pneumonia) **C 18:** 2
NSTEMI (Non-ST-elevation myocardial infarction) **D 7:** 2
Nüchtern-Plasmaglukose, Diabetes mellitus **H 4:** 3
Nukleosidanaloga, Anämie **B 1:** 3
Nykturie
– Diabetes insipidus centralis **H 1:** 18
– Malabsorption **A 4:** 1
– Prostatakarzinom **B 15:** 4
NZK s. Nierenzellkarzinom

O

O'nyong-nyong **L 12:** 4
Oberbauchschmerzen, Cholelithiasis **A 6:** 1
oberflächenaktive Substanzen, Reizdarmsyndrom **A 4:** 10
Obstbauernlunge **C 16:** 1
Obstruktionssyndrom
– distales, intestinales (DIOS) **C 5:** 2
– – Mukoviszidose **C 5:** 4
Octreotid, Akromegalie **H 1:** 4
Octreotid-Szintigraphie, Karzinoidsyndrom **A 5:** 6
Odynophagie, Refluxkrankheit **A 2:** 1
Ödem, perifokales, Blutungen, intrazerebrale **M 1:** 35
Ödeme
– Churg-Strauss-Syndrom **I 16:** 1
– Malabsorption **A 4:** 1
– neuropathische, Diabetes mellitus **H 4:** 8
– Venenthrombose **E 12:** 1
Ödeminseln, zentrilobuläre, Hypertonie, pulmonale **C 8:** 3
Ösophagogastroduodenoskopie **A 3:** 1
– Karzinoidsyndrom **A 5:** 6
– Magenkarzinom **A 3:** 6
– Refluxkrankheit **A 2:** 1
Ösophagoskopie, Ösophaguskarzinom **A 2:** 2
Ösophagospasmus **A 2:** 4
– Differentialdiagnose **D 7:** 1
Ösophagus
– Funktionsstörungen **A 2:** 4
– webs **A 2:** 1
Ösophagus-Breischluck
– Refluxkrankheit **A 2:** 1
– Speiseröhrentumoren **A 2:** 2
Ösophagusechokardiogramm (TEE), Schlaganfall, ischämischer **M 1:** 23
Ösophaguserkrankungen **A 2:** 1–4
– funktionelle **A 2:** 4–5

Ösophagusfunktionsstörungen, Ösophagusmanometrie **A 2:** 4
Ösophaguskarzinom **A 2:** 2–4
– Chemotherapie **A 2:** 3–4
– fortgeschrittenes **A 2:** 3–4
– lokalisiertes **A 2:** 3
– lokoregionales **A 2:** 3
– Nachsorge **A 2:** 4
– Ösophagoskopie **A 2:** 2
– Ösophagus-Breischluck **A 2:** 2
– primär inoperables **A 2:** 4
– Stadieneinteilung **A 2:** 3
– Staging, präoperatives **A 2:** 2
– Strahlentherapie **A 2:** 3
– TNM-Klassifikation **A 2:** 3
Ösophagus-Kinematographie, Speiseröhrentumoren **A 2:** 2
Ösophagusmanometrie
– Ösophagusfunktionsstörungen **A 2:** 4
– Poly-/Dermatomyositis **I 9:** 1
Ösophagusperforation, Differentialdiagnose **D 7:** 1
Ösophagusruptur **C 22:** 1
Ösophagussphinkter, Drucksenkung, Nifedipin **A 2:** 4
Ösophagusszintigraphie, Poly-/Dermatomyositis **I 9:** 1
Ösophagustumoren **A 2:** 2–5
– gutartige **A 2:** 2
– maligne s. Ösophaguskarzinom
– Ösophagus-Kinematographie **A 2:** 2
Ösophagusvarizen(blutung) **A 8:** 4, **K 8:** 3
– Gastrointestinalblutungen **A 8:** 3
– Gerinnungsstörungen **K 8:** 5
– Gummibandligatur **A 8:** 4
– Leberzirrhose **A 7:** 23–24
– Primärprophylaxe **A 7:** 25
– Rezidivblutungsprophylaxe **A 7:** 25
– Sklerotherapie **A 8:** 4
– TIPSS **A 8:** 4
Ösophagusverletzungen
– Bronchusverletzungen **D 10:** 2
– Hautemphysem **D 10:** 2
– Mediastinalemphysem **D 10:** 2
– Trachealverletzungen **D 10:** 2
– tracheobronchiale Fistel **D 10:** 2
Östrogene, Mikroprolaktinom **H 1:** 5
OGTT, Akromegalie **H 1:** 4
Ohrensausen, Anämie **B 1:** 1
Okkult-Bluttest, fäkaler (FOBT), kolorektales Karzinom **A 4:** 14
Oligoarthritis
– asymmetrische, Differentialdiagnose **I 1:** 1
– juvenile **I 2:** 1
Oligoasthenoteratozoospermie **H 7:** 3
Oligoastrozytom, anaplastisches **B 21:** 1
Oligodendrogliom **B 21:** 1
– anaplastisches **B 21:** 1
Oligosaccharide, Brennwerte **A 1:** 2
Oligurie
– funktionelle **G 9:** 1
– Hantavirusinfektionen **L 11:** 2
OMF s. Osteomyelofibrose
ontogenetische Zellresttumoren, Hypophysentumoren **H 1:** 14
Opisthorchis viverrini, Gallengangkarzinom **A 6:** 3
OPSI (overwhelming postsplenectomy infection), Immundefekte **B 5:** 1
Orchiektomie
– Hodentumoren **B 15:** 1
– Prostatakarzinom, metastasierendes **B 15:** 5
Orchitis **H 7:** 3
– Differentialdiagnose **B 15:** 1
– Q-Fieber **L 11:** 1
Organtransplantation
– Gerinnungsstörungen **K 8:** 1

- Verbrauchskoagulopathie/Hyperfibrinolyse **K 8:** 4
Organvenenthrombose **E 12:** 4
Organvenenthrombosen **E 12:** 2
Ormond-Syndrom, Aneurysma **E 7:** 2
Ornithose **L 5:** 3
Oropharynxkarzinom **B 12: 6**
orthopädische Mitbetreuung, Hämophilie **B 27:** 6
orthostatische Hypotonie **D 2:** 1–2
OSA s. Atmungsstörungen, schlafbezogene
OSAS s. Schlafapnoesyndrom, zentrales
Osler-Knötchen, Endokarditis **D 11:** 3
Osler-Syndrom **A 7:** 18–19
Osteitis fibrosa
- Hyperparathyreoidismus **G 10:** 2
- Niereninsuffizienz, chronische **G 10:** 2
Osteoarthropathie s. Arthropathie
Osteochondrosis dissecans, Differentialdiagnose **I 26:** 1
Osteomalazie **G 10:** 2
Osteomyelitis **L 7:** 2–3
- Erreger **L 7:** 2
- Katzenkratzkrankheit **L 4:** 4
- Salmoellose **L 9:** 1
- serologische Untersuchung **L 7:** 2
Osteomyelofibrose
- idiopathische **B 8:** 3–5
- – Androgene **B 8:** 3
- – Erythropoetin **B 8:** 3
- – Hydroxyurea **B 8:** 3
- – Interferon-α **B 8:**
- – Thalidomid **B 8:** 3
Osteopetrose, Azidose, renaltubuläre **G 7:** 3
Osteoporose **H 9:** 1–5
- Alendronat **H 9:** 3–4
- Cushing-Syndrom **H 1:** 5
- Diagnose **H 9:** 1–2
- Differentialdiagnose **I 27:** 1
- DXA-Knochendichte **H 9:** 1
- – am Schenkelhals **H 9:** 1
- Femurfrakturen **H 9:** 2
- Frakturdisposition **H 9:** 1
- Genußgifte **H 9:** 3
- Glukokortikoide **H 9:** 2
- glukokortikoidinduzierte, Alendronat **H 9:** 4
- – Risedronat **H 9:** 4
- Hypertonus, arterieller **H 9:** 3
- Immobilisation **H 9:** 2
- Kalzium, Zufuhr, ausreichende **H 9:** 3
- Knochenultraschallmessung, quantitative **H 9:** 1
- Komorbiditäten **H 9:** 1
- Kontrolluntersuchungen **H 9:** 4
- Koordinationstraining **H 9:** 3
- Kortikosteroide **H 9:** 2
- Kyphoplastie **H 9:** 3
- Mikroprolaktinom **H 1:** 1
- Prophylaxe **H 9:** 2–3
- Raloxifen **H 9:** 3
- Risedronat **H 9:** 3
- Risikofaktoren **H 9:** 1
- Rückenschmerzen **H 9:** 1
- Schenkelhalsfrakturen **H 9:** 3
- Schwindeltraining **H 9:** 3
- sekundäre **H 9:** 2
- Sinterungsfrakturen **H 9:** 1, **9:** 3–4
- Strontiumranelat **H 9:** 3
- Sturzgefahr, erhöhte **H 9:** 3
- Therapieversagen **H 9:** 4
- transitorische, Differentialdiagnose **I 25:** 1
- Untergewicht **H 9:** 3
- Vertebroplastie **H 9:** 3
- Vitamin-D-Bedarf **H 9:** 2
- Vitamin-D-Mangel **H 9:** 1
- Vitamin-D-Supplemente **H 9:** 3
- Wirbelkörperfrakturen **H 9:** 2, **9:** 4
- – nach Bagatelltrauma **H 9:** 1

Osteosarkom **B 17: 1–3**
- Chemotherapie **B 17:** 2–3
- extraskelettales **B 17:** 1
- high-grade **B 17:** 1
- high-grade surface **B 17:** 1
- Histologie **B 17:** 2
- intrakortikales **B 17:** 1
- kraniofaziales **B 17:** 1
- low-grade **B 17:** 1
- medulläres **B 17:** 2
- Metastasierung **B 17:** 3
- Nachsorge **B 17:** 3
- parossales **B 17:** 1–2
- periostales **B 17:** 1–2
- Prognose **B 17:** 2
- Strahlentherapie **B 17:** 2
- Therapie **B 17:** 2
Ostium-primum-Defekt **D 15:** 3
Ostium-secundum-Defekt **D 15:** 3
Otis media, chronische **L 3:** 2
Otitis media **L 3:** 1–2
- und/oder interna **I 15:** 2
- akute **L 3:** 1–2
- chronische **L 3:** 2
- Influenza **L 5:** 2
- Masern **L 6:** 3
- Mastoiditis **L 3:** 1
- Mykoplasma-pneumoniae-Infektion **L 5:** 2
- Scharlach **L 6:** 1
- seromuköse **L 3:** 1
- Wegenersche Granulomatose **I 15:** 1
Ottsches Zeichen, Spondylitis ankylosans **I 2:** 4
Overlap-Syndrom
- Differentialdiagnose **I 8:** 1
- Leberzirrhose, primär-biliäre (PBC) **A 7:** 14
- Poly-/Dermatomyositis **I 9:** 1
overwhelming postsplenectomy infection s. OPSI
Oviduktpersistenz **H 7:** 2
Oxidationstherapie, arterielle Verschlusskrankheit **E 1:** 5
oxidativer Stress, koronare Risikofaktoren **D 6:** 1
Oxygenation, hyperbare, arterielle Verschlusskrankheit **E 1:** 5
Oxygenierung, arterielle
- Beatmung **K 1:** 3
- Schock **K 5:** 2
Ozontherapie, arterielle Verschlusskrankheit **E 1:** 5

P

PAF (pure autonomic failure), Hypotonie, orthostatische **D 2:** 1
Palmarerythem
- Kawasaki-Syndrom **I 14:** 1
- Leberzirrhose **A 7:** 23
Palpitationen, Herzrhythmusstörungen, bradykarde **D 3:** 1
Panarteriitis nodosa **I 13:** 1
- ACR-Klassifikation **I 13:** 1
- ANCA **I 11:** 1
- Differentialdiagnose **I 13:** 1
- Glukokortikosteroide **I 13:** 1
- Immunsuppressiva **I 13:** 1
- Laborbefunde **I 13:** 1
- Vaskulitis **E 9:** 3
P-ANCA, Polyangiitis, mikroskopische **I 15:** 2
Pandysautonomie, Hypotonie **D 2:** 1
Panendoskopie, obere, Hämatemesis **A 8:** 3
Panenzephalitis, sklerosierende, subakute, Masern **L 6:** 3
Pangastritis **A 3:** 1
Panikattacken, Differentialdiagnose **D 7:** 1
Pankreaselastaseausscheidung im Stuhl **A 4:** 3

Pankreasenzyme, Pankreatitis **A 5:** 2
Pankreaserkrankungen **A 5:** 1–5
- Computertomographie **A 5:** 1
- Endosonographie **A 5:** 1
- ERCP **A 5:** 1
- Kernspintomographie **A 5:** 1
- PET **A 5:** 1
- Pfortaderthrombose **A 7:** 18
Pankreasgewebe, heterotopes **A 3:** 4
Pankreasinsuffizienz, Mukoviszidose **C 5:** 2–4
Pankreaskarzinom **A 5:** 3–5
- Anastomose, biliodigestive **A 5:** 5
- Chemotherapie **A 5:** 5
- lokalisiertes **A 5:** 5
- Nachsorge **A 5:** 5
- Stadieneinteilung **A 5:** 4
- TNM-Klassifikation **A 5:** 4
Pankreaspunktion, gezielte **A 5:** 1
Pankreasschwanzpankreatitis, Abdomen, akutes **A 8:** 1
Pankreastumor, endokriner, ACTH-Sekretion, ektope **H 1:** 7
Pankreastumoren **A 5:** 3–5
- endokrin aktive **A 5:** 5–7
Pankreatinpulveralveolitis **C 16:** 1
Pankreatitis
- Abdomen, akutes **A 8:** 1
- akute **A 5:** 2–3
- – Basistherapie **A 5:** 3
- – Labortests **A 5:** 2
- – Nachweisdiagnostik **A 5:** 2
- – Verbrauchskoagulopathie/Hyperfibrinolyse **K 8:** 4
- Akute-Phase-Proteine **A 5:** 2
- APACHE-II-Score **A 5:** 2
- ARDS **C 20:** 1
- biliäre, Cholelithiasis **A 6:** 3
- Campylobacter-Enteritis **L 9:** 2
- chronische **A 5:** 2–3
- – Basistherapie **A 5:** 3
- – Choledochusstenose **A 5:** 3
- – Cholestase **A 5:** 2
- – Diabetes mellitus **A 5:** 2
- – Pseudozysten **A 5:** 2
- – Schmerzen **A 5:** 2
- Differentialdiagnose **D 7:** 1
- Gerinnungsstörungen **K 8:** 1
- Imrie-Kriterien **A 5:** 2
- Lupus erythematodes **I 7:** 2
- Mukoviszidose **C 5:** 2
- nekrotisierende **A 5:** 2, **8:** 2
- Pankreasenzyme **A 5:** 2
- Pleuraerguss **C 21:** 1
- Ranson-Kriterien **A 5:** 2
- SIRS **L 2:** 1
- Sjögren-Syndrom **I 6:** 1
Pankreolauryl-Test **A 4:** 3
- Bauchspeicheldrüsenerkrankungen **A 5:** 2
Panmyelopathie/Panmyelophthise **B 2:** 1
- s.a. Anämie, aplastische
- fleckförmige **B 2:** 1
Panophthalmie, Lyme-Borreliose **I 5:** 1
Pansinusitis **L 3:** 1
- Mukoviszidose **C 5:** 2
Pantothensäure **A 1:** 3
Panzytopenie, Anämie **B 1:** 3
Papierarbeiterlunge **C 16:** 1
Papillarmuskelabriss
- Mitralklappeninsuffizienz **D 14:** 2
- Thoraxtrauma, stumpfes **D 10:** 1
Papillarmuskelsyndrom, Myokardinfarkt **D 8:** 1, **8:** 5
Papilla-Vateri-Karzinom **A 6:** 3
Papillitis **A 4:** 17
- Lyme-Borreliose **I 5:** 1
Papillome, Lunge **C 3:** 1–2
Pappataci-Fieber **L 12:** 4
papulopustulöse Läsionen, Behçet-Syndrom **I 21:** 1
Paracetamol-Vergiftung, Leberversagen, akutes **A 7:** 23

paraneoplastische Sekretion, PTHrP **H 3**: 1
paraneoplastisches Syndrom
– Differentialdiagnose **I 10**: 1
– Gynäkomastie **H 7**: 11
parapneumonischer Erguss **C 22**: 1–3
– Drainagetherapie **C 22**: 2
– komplizierter **C 22**: 1
– Nebenerkrankungen, prädisponierende **C 22**: 1
– Vorerkrankungen, prädisponierende **C 22**: 1
Parasitosen
– Immundefekte **B 5**: 1
– Therapie **A 4**: 3
Parathormon (PTH)
– erniedrigtes **H 3**: 1
– hochnormales **H 3**: 1
– Hyperparathyreoidismus **H 3**: 1
– leicht erhöhtes **H 3**: 1
– Mehrsekretion **H 3**: 3
– niedrignormales **H 3**: 1
Parathyreoidektomie, Hyperparathyreoidismus, primärer **H 3**: 2
Paratyphus **A 4**: 4
Parietalzellantikörper, Autoimmungastritis **A 3**: 1–2
Parkes-Weber-Syndrom **E 10**: 1
Partial Liquid Ventilation, ARDS **C 20**: 6
Pasqualini-Syndrom **H 7**: 2
Patella-Anpressschmerz, Gonarthrose **I 26**: 1
Patellaspitzensyndrom, Differentialdiagnose **I 26**: 1
Pathergie-Phänomen, Behçet-Syndrom **I 21**: 1
Paukenerguss **L 3**: 1
Paukenhöhlenerguss, Wegenersche Granulomatose **I 15**: 2
PAV (proportional assist ventilation) **K 1**: 6
pAVK s. arterielle Verschlusskrankheit, periphere
Payr-Zeichen, Venenthrombose **E 12**: 1
PBC s. Leberzirrhose, primär-biliäre
PCR (Polymerase-Ketten-Reaktion), Myokarditis **D 11**: 1
PD s. Peritonealdialyse
Peak-Flow (PEF), Asthma bronchiale **C 13**: 2–3
PEB-Schema
– Hodentumoren, nicht-seminomatöse **B 15**: 3
– Nicht-Seminome **B 15**: 3
PEEP (positiver endexspiratorischer Druck) **K 1**: 5–6
– ARDS **C 20**: 4–6, **K 1**: 2
– externer (PEEPi) **K 1**: 9
Penicillin, Behçet-Syndrom **I 21**: 2
Penicillinalveolitis **C 16**: 1
Penisdeformation **H 7**: 6
Pentostatin, Kreatinin-Clearance **B 23**: 4
peptische Läsionen s. Ulkus, peptisches
Perforationsperitonitis, Abdomen, akutes **A 8**: 1
Perfusions-Ventilations-Verteilungsstörungen, ARDS **K 1**: 2
Pergolid, Prolaktinom/Hyperprolaktinämie **H 1**: 2
Perianalthrombose **A 4**: 17
Periarthropathia humeroscapularis, Differentialdiagnose **I 10**: 1
Pericarditis epistenocardiaca, Myokardinfarkt **D 8**: 1, **8**: 5
Pericholangitis, Darmerkrankungen, chronisch-entzündliche **A 4**: 6
Perikarderguss
– Aortendissektion **D 9**: 2
– Herztrauma **D 10**: 1
Perikarditis **D 11**: 2–3
– s.a. Karditis

– Acetylsalicylsäure **D 11**: 2
– Antikoagulation **D 11**: 2
– CMV-Infektion **L 4**: 2
– Darmerkrankungen, chronisch-entzündliche **A 4**: 6
– Differentialdiagnose **D 8**: 2
– EKG-Veränderungen **D 11**: 2
– Glukokortikoide **D 11**: 2
– konstriktive, Herztrauma **D 10**: 1
– Myokardinfarkt **D 8**: 1, **8**: 5
– NSAR **D 11**: 2
– Q-Fieber **L 11**: 1
– Reibegeräusch, perikardiales **D 11**: 2
– Spondylitis ankylosans **I 2**: 4
– tuberkulöse **L 14**: 2
– Ursachen **D 11**: 3
Perikardresektion, Pleuramesotheliom **B 19**: 2
Perikardruptur, Herztrauma **D 10**: 1
Perikardtamponade **D 10**: 3
– Herztrauma **D 10**: 1
Perikardzysten **D 16**: 1
Perimyokarditis
– Differentialdiagnose **D 7**: 1
– Lyme-Borreliose **I 5**: 1
– Masern **L 6**: 3
Peritonealdialyse **K 3**: 2
peritoneales Mesotheliom **B 19**: 3–4
Peritonismus **A 4**: 1
– Appendizitis **A 4**: 8
Peritonitis
– bakterielle, Leberzirrhose **A 7**: 23
– lokale, Divertikel **A 4**: 9
– Pfortaderthrombose **A 7**: 18
– spontan-bakterielle, Leberzirrhose **A 7**: 24
– tuberkulöse **L 14**: 2
Perlmuttalveolitis **C 16**: 1
Perniziosa, Anämie **B 1**: 3
Peroneusparese, Churg-Strauss-Syndrom **I 16**: 1
Perspiratio insensibilis/sensibilis **K 9**: 1
Perthes-Syndrom, Coxarthrose **I 25**: 1
Pertussis **L 5**: 5
PET (Positronen-Emissions-Tomographie)
– Angina pectoris **D 7**: 3
– Bauchspeicheldrüsenerkrankungen **A 5**: 1
– Hodentumoren **B 15**: 1
– koronare Herzkrankheit **D 7**: 3
Petechien
– Dengue-Fieber **L 12**: 4
– Endokarditis **D 11**: 3
– Gerinnungsfaktoren, Verminderung **B 3**: 1
– Gerinnungsstörungen **K 8**: 1
– Hantavirusinfektionen **L 11**: 2
Peutz-Jeghers-Polypen **A 3**: 5
Pflanzenstoffe, sekundäre **A 1**: 2
Pfortaderthrombose **A 7**: 18, **E 12**: 1, **12**: 4
– Thrombophilie **B 29**: 3
Phäochromozytom **H 6**: 6–7
– Begleitsymptome **H 6**: 6
– Cyclophosphamid **H 6**: 7
– Dacarbazin **H 6**: 7
– ^{123}I-Methyliodobenzylguanidin (^{123}I-MIBG) **H 6**: 7
– SDHD-Genmutation **H 6**: 7
– Vincristin **H 6**: 7
Pharmakotherapie s. Arzneimitteltherapie
Pharynfitis, akute **L 3**: 2
Pharyngitis
– CMV-Infektion **L 4**: 2
– Kawasaki-Syndrom **I 14**: 1
– Mononukleose, infektiöse **L 4**: 1
– Toxoplasmose **L 4**: 3
Pharyngotonsillitis **L 3**: 2
Phenylalanin **A 1**: 2
Philadelphia-Chromosom
– Knochenmark-/Stammzelltransplantation **B 25**: 2

– Leukämie, akute, lymphatische **B 6**: 2
Phimose **H 7**: 3
Phlebitis
– oberflächliche **E 14**: 1
– Varikose **E 13**: 2
Phlegmasia coerulea dolens **E 18**: 1
Phlegmone **L 7**: 1–2
– Differentialdiagnose **I 22**: 1
– Erreger **L 7**: 1
Phosphat **A 1**: 4
Phosphodiesterase-Inhibitoren, Hypertonie, pulmonale **C 8**: 6–7
Phosphor **A 1**: 3
Phosphormetabolismusstörungen, Niereninsuffizienz, chronische **G 10**: 2
Photosensitivity, Lupus erythematodes, systemischer **I 7**: 1
pHPT s. Hyperparathyreoidismus, primärer
Phyllochinone s. Vitamin K
Physiotherapie, neurophysiologische, Schlaganfall **M 1**: 45
Phytotherapeutika, Reizdarmsyndrom **A 4**: 10
Pigmentierung s.a. Hyperpigmentation
Pilzarthritis **I 4**: 2
Pilzinfektionen **L 15**: 1–2
– s. Mykosen
Pilzzüchterlunge **C 16**: 1
Pinealome **H 1**: 14
PIP-Gelenke, Arthritis, rheumatoide **I 1**: 1
Piringer-Lymphadenitis, Toxoplasmose **L 4**: 3
PiZM, α$_1$-Antitrypsin-Mangel **A 7**: 16
PiZZ, α$_1$-Antitrypsin-Mangel **A 7**: 16
Plantarerythem, Kawasaki-Syndrom **I 14**: 1
Plaquebildung, Aortensklerose **D 9**: 2
Plasma-Aldosteron
– erhöhtes **H 6**: 1
– erniedrigtes **H 6**: 1
Plasmaersatzmittel, kolloidale, Schock **K 5**: 3
Plasmapherese **K 3**: 5–6
– Knollenblätterpilzintoxikation **K 8**: 3
– Tetrachlorkohlenstoff **K 8**: 3
Plasmathrombinzeit, Gerinnungsstörungen **K 8**: 2
Plasmazell-Leukämie **B 11**: 1, **11**: 3–4
Plasmazellmyelom **B 9**: 2
Plasmodium
– falciparum **L 12**: 1
– malariae **L 12**: 1
– ovale **L 12**: 1, **12**: 3
– vivax **L 12**: 1, **12**: 3
Plasmozytom s. Myelom, multiples
Platin-Verbindungen **B 23**: 1
Plattenepithelkarzinom
– Kopfbereich **L 12**: 8
– lokalisiertes, Analkanalkarzinom **A 4**: 17–18
– Ösophagus **A 2**: 2
– Unterlippe **L 12**: 8
Plattenepithelpapillom, Speiseröhre **A 2**: 2
plazentare alkalische Phosphatase (PLAP), Hodentumoren **B 15**: 1
Pleozytose, Kawasaki-Syndrom **I 14**: 1
Plethora, Cushing-Syndrom **H 1**: 5
Pleurabiopsie, Pleuraerguss **C 21**: 2
Pleuraempyem **C 22**: 1–3
– abgekapseltes **C 22**: 3
– Amylase **C 22**: 1
– antibiotische Therapie **C 22**: 2
– bildgebende Verfahren **C 22**: 2
– Chylothorax **C 22**: 1–2
– Computertomographie **C 22**: 2
– Drainage **C 22**: 2
– Drainagetherapie **C 22**: 2
– Fibrinolytika, Instillation **C 22**: 2
– Lungentuberkulose **C 1**: 1

Register

- Nachsorge **C 22:** 3
- Pleuraraum, Spülung **C 22:** 2
- Pleuritis, bakterielle **C 22:** 2
- postoperatives **C 22:** 3
- Probepunktion **C 22:** 1–2
- Pseudochylothorax **C 22:** 1–2
- Sonographie **C 22:** 2
- Therapie, antibiotische **C 22:** 2
- – – lokale **C 22:** 3
- – – chirurgische **C 22:** 3
- Thorakoskopie **C 22:** 3
- Thorakozentese **C 22:** 1–2
- traumatisches **C 22:** 3
- Tuberkulose **C 1:** 3

Pleuraerguss **C 21:** 1–3
- Aortendissektion **D 9:** 2
- persistierender, Pleuramesotheliom **B 19:** 1
- Abszess, subdiaphragmatischer **C 21:** 1
- Ätiologie **C 21:** 1
- Arthritis, rheumatoide **C 21:** 1
- Asbestpleuritis **C 21:** 1
- Aszites **C 21:** 1
- Bronchialkarzinom **C 21:** 1
- CEA **C 21:** 2
- Chylothorax **C 21:** 2
- Computertomographie **C 21:** 1
- Diagnostik **C 21:** 1
- Differentialdiagnose **C 20:** 2, **21:** 1
- Ergussprobepunktion **C 21:** 1
- hämato-onkologische Erkrankungen **C 21:** 1
- Herzinsuffizienz **C 21:** 1
- Hypalbuminämie **C 21:** 1
- immunologische Parameter **C 21:** 2
- Leberzirrhose **C 21:** 1
- – Kollateralen **C 21:** 1
- Lungeninfarkt **C 21:** 1
- Lupus erythematodes, systemischer **C 21:** 1
- maligner, Zytostatika, Instillation **C 21:** 3
- Meigs-Syndrom **C 21:** 1
- metastatische Karzinome **C 21:** 1
- Nachsorge **C 21:** 2
- nephrotisches Syndrom **C 21:** 1
- Pankreatitis **C 21:** 1
- pankreatitisassoziierter **C 21:** 2
- Pleurabiopsie **C 21:** 2
- Pleuramesotheliom **C 21:** 1
- Pleura/Serum-Quotient **C 21:** 1
- Pleurodese **C 21:** 2
- rheumatischer **C 21:** 2
- Schmerztherapie **C 21:** 2
- – symptomatische **C 21:** 2
- Shunt, pleuroperitonealer **C 21:** 3
- Shunts, pleuroperitoneale **C 21:** 2
- Symptomatik **C 21:** 1
- Therapie **C 21:** 2
- – chirurgische **C 21:** 3
- Thorakoskopie **C 21:** 2
- Triplet-Test **C 21:** 2
- tuberkulöser, Adenosindeaminase (ADA) **C 21:** 2
- – γ-Interferon **C 21:** 2
- Verlaufskontrolle **C 21:** 2
- Verödungstherapie, pleurale **C 21:** 2

Pleurakarzinosen, Differentialdiagnose **C 21:** 2
Pleuramesotheliom **B 19:** 1–3
- Chemotherapie **B 19:** 2
- chirurgische Therapie **B 19:** 2–3
- diffus malignes, Differentialdiagnose **C 21:** 2
- Nachsorge **B 19:** 3
- Perikardresektion **B 19:** 2
- Pleuraerguss **C 21:** 1
- Pleurodese **B 19:** 3
- Pleuropneumonektomie, extrapleurale **B 19:** 2
- Strahlentherapie **B 19:** 3
- Therapie, innovative **B 19:** 3
- – multimodale **B 19:** 3
- – supportive **B 19:** 3
- TNM-Klassifikation **B 19:** 1
- Zwerchfellresektion **B 19:** 2

Pleura-Perikard-Ergussbildung, Aortensklerose **D 9:** 2
Pleurapunktion, Eiweißverlust **A 1:** 5
Pleurareiben, Pleuritis **C 21:** 1
Pleura/Serum-Quotient, Pleuraerguss **C 21:** 1
Pleuritis **C 21:** 1–3
- bakterielle, Erguss, parapneumonischer **C 22:** 1
- – Pleuraempyem **C 22:** 2
- carcinomatosa **C 21:** 1
- CEA **C 21:** 2
- Computertomographie **C 21:** 1
- Diagnostik **C 21:** 1
- Differentialdiagnose **C 21:** 1
- Differenzialdiagnose **D 8:** 2
- Doxycyclininstillation **C 21:** 2
- Entlastungspunktion **C 21:** 2
- exsudativa tuberculosa **C 1:** 1
- – Tuberkulose **C 1:** 4
- Magnetresonanztomographie (MRT) **C 21:** 1
- Pleurareiben **C 21:** 1
- Positronenemissionstomographie (PET) **C 21:** 1
- Röntgen-Thorax **C 21:** 1
- Schmerztherapie **C 21:** 2
- Shunts, Nachsorge **C 21:** 2
- sicca, Differentialdiagnose **D 7:** 1
- Sonographie **C 21:** 1
- Stufenprogramm **C 21:** 1
- Symptomatik **C 21:** 1
- Talkum-Trockenpuderbehandlung **C 21:** 2
- Tetrazyklininstillation **C 21:** 2
- Therapie **C 21:** 2
- – chirurgische **C 21:** 3
- Thorakoskopie **C 21:** 2
- tuberculosa, Diagnose **C 1:** 3
- tuberkulöse **L 14:** 2
- Untersuchung, körperliche **C 21:** 1
- Verlaufskontrolle **C 21:** 2
- Verödungstherapie, pleurale **C 21:** 2

Pleurodese
- Pleuraerguss **C 21:** 2
- Pleuramesotheliom **B 19:** 3
- Pneumothorax **C 23:** 2
- thorakoskopische, Pneumothorax **C 23:** 2

Pleuropneumonektomie, extrapleurale, Pleuramesotheliom **B 19:** 2
Pleuropneumonie **C 22:** 2
Plummer-Vinson-Syndrom, Ösophaguskarzinom **A 2:** 2
PMR s. Polymyalgia rheumatica
PMR-Aktivitäts-Score, Polymyalgia rheumatica **I 10:** 1
PNET (periphere/primitive neuroektodermale Tumoren) **B 17:** 3
Pneumocystis carinii, Pneumonie **C 10:** 1
Pneumocystis-carinii-Pneumonie, ARDS **C 20:** 3
Pneumokokken, Immundefekte **B 5:** 1
Pneumokokken-Meningitis **L 10:** 1
Pneumokokkenpneumonie, Therapie **C 10:** 3
Pneumokokkenschutzimpfung
- Bronchitis, chronische **C 12:** 4
- COPD (chronic obstructive pulmonary disease) **C 12:** 4
Pneumokoniosen **C 15:** 1–4
- anorganische **C 15:** 2
- Basisinformation **C 15:** 1
- Berufskrankheitenanzeige **C 15:** 4
- Definition **C 15:** 1
- Diagnostik **C 15:** 1
- Differentialdiagnose **C 1:** 2, **15:** 1
- Klassifikation **C 15:** 1
- Nachsorge **C 15:** 4
- Therapie **C 15:** 1–4
- Verlaufskontrollen **C 15:** 1

Pneumonie **C 10:** 1, **K 1:** 2
- s.a. Viruspneumonie
- abszedierende, Mukoviszidose **C 5:** 2
- ambulant erworbene, Klassifikation **C 10:** 1
- – schwere, Therapie **C 10:** 3
- – Schweregrad/Behandlungssetting **C 10:** 1
- – Therapie **C 10:** 3
- Anämie, aplastische **B 2:** 1
- Antibiotika **K 1:** 2
- ARDS **K 1:** 2
- Ateminsuffizienz **C 10:** 1
- Bakteriämie **C 10:** 1
- bakterielle **C 10:** 1–4
- – Bronchialkarzinom **C 10:** 3
- – C-reaktives Protein **C 10:** 2
- – Diagnostik **C 10:** 1–2
- – Differentialblutbild **C 10:** 2
- – Differentialdiagnose **C 10:** 2
- – Fibrinogenerhöhung **C 10:** 2
- – Laboruntersuchungen **C 10:** 2
- – Therapie **C 10:** 3
- – Verlaufskontrollen **C 10:** 2
- Beatmung **K 1:** 9
- – nicht-invasive **K 1:** 9
- Chlamydieninfektion **L 5:** 3
- Differentialdiagnose **D 7:** 1
- eosinophile s. Eosinophilenpneumonie
- – chronische **C 19:** 1
- – Churg-Strauss-Syndrom **I 16:** 1
- Immunsupprimierte, Therapie **C 10:** 3
- Influenza **L 5:** 1
- interstitielle, desquamative **C 18:** 2
- – idiopathische, histologische und klinische Klassifikation **C 18:** 2
- – lymphozytäre **C 18:** 2
- kryptogene, organisierende (BOOP) **C 10:** 3
- Legionellen **L 5:** 3–4
- maschinell Beatmete, Therapie **C 10:** 3
- Masern **L 6:** 3
- Mononukleose, infektiöse **L 4:** 1
- Mykoplasma-pneumoniae-Infektion **L 5:** 2
- nosokomiale **C 10:** 1
- – Letalität **C 10:** 1
- – Therapie **C 10:** 3
- organisierende **C 18:** 2
- Salmoellose **L 9:** 1
- sekundäre (nosokomiale), ARDS **C 20:** 2, **20:** 7
- Sjögren-Syndrom **I 6:** 1
- Status asthmaticus **K 1:** 1
- virale **C 9:** 1–2
- Windpocken **L 6:** 2

Pneumothorax **C 23:** 1–3, **D 10:** 2–3
- Akutversorgung **C 23:** 2
- Atemwegserkrankungen, obstruktive **C 23:** 1
- Beatmung **K 1:** 9
- bilateraler **C 23:** 1
- Computertomographie **C 23:** 2
- Diagnostik **C 23:** 1–2
- Differentialdiagnose **C 20:** 2, **23:** 1–2, **D 7:** 1
- Emphysema Like Changes (ELC) **C 23:** 2
- katamenialer **C 23:** 1
- Mukoviszidose **C 5:** 2
- Nachsorge **C 23:** 3
- Pleurodese **C 23:** 2
- – thorakoskopische **C 23:** 2
- primärer **C 23:** 1
- respiratorassoziierter **C 23:** 1
- Röntgen-Thoraxübersicht **C 23:** 1
- sekundärer **C 23:** 1
- silent chest **C 23:** 1
- Spontanresorptionsquote **C 23:** 2
- Status asthmaticus **K 1:** 1
- Talkpleurodese, internistische **C 23:** 2

- Therapie **C 23**: 2–3
- Thorakoskopie **C 23**: 2
- video-assisted thoracic surgery (VATS) **C 23**: 2
Pneumozysteninfektion, opportunistische, Pneumothorax **C 23**: 1
PNH s. Hämoglobinurie, paroxysmale, nächtliche
PNH-Defekt, Anämie, aplastische **B 2**: 1
Podophyllotoxin-Derivate **B 23**: 1
Poikilozytose, Myelo-/Osteomyelofibrose **B 8**: 3
Pollakisurie, Prostatakarzinom **B 15**: 4
Polyangiitis, mikroskopische **I 15**: 2–4, 17: 1
- Abortivformen **I 17**: 1
- Akute-Phase-Reaktion **I 15**: 3
- ANCA **I 15**: 3, 17: 1
- bronchoalveoläre Lavage (BAL) **I 15**: 3
- C-ANCA **I 15**: 3
- Cyclophosphamid **I 15**: 4
- Diagnose **I 15**: 3
- Echokardiographie **I 15**: 3
- Fieber **I 15**: 2
- generalisierte **I 15**: 3
- Glomerulonephritis **I 15**: 2
- Hautvaskulitis **I 15**: 4
- Herdnephritis **I 15**: 4
- Histologie **I 15**: 3
- Immundefekte **I 15**: 4
- Leukämie **I 15**: 4
- Lymphome, maligne **I 15**: 4
- Methotrexat **I 15**: 4
- MPO-AK **I 15**: 2
- MPO-ANCA **I 15**: 2
- MPO-Antikörper **I 15**: 3
- P-ANCA **I 15**: 2
- PR3-Ak **I 15**: 3
- Prednisolon **I 15**: 4
- Prodromalphase **I 17**: 1
- Remissionserhaltung **I 15**: 4
- Remissionsinduktion **I 15**: 4
- Vollbild **I 17**: 1
Polyarthritis, chronische **I 1**: 1–3
- Auranofin **I 1**: 2
- Glukokortikoide **I 1**: 2
- Gonorrhö **L 8**: 4
- HLA-B27 **I 2**: 1
- NSAR **I 1**: 2
- Therapie **I 1**: 2–3
- Therapieresistenz **I 1**: 2
Polycythaemia vera
- s.a. Polyzythämie
- Aderlasstherapie **B 8**: 2
- Budd-Chiari-Syndrom **A 7**: 18
- Hydroxyurea **B 8**: 2
- Knochenmark-/Stammzelltransplantation **B 25**: 2
- Splenektomie **B 8**: 2
Polydipsie
- Cushing-Syndrom **H 1**: 5
- Differentialdiagnose **H 1**: 18
Polydypsie, Diabetes mellitus **H 4**: 1
Polydysplasien, Angiodysplasien **E 10**: 2
Polymerase-Ketten-Reaktion s. PCR
Polymyalgia rheumatica **I 10**: 1–3
- ACR-Klassifikation **I 10**: 2
- Akute-Phase-Proteine **I 10**: 1
- alpha-1-/alpha-2-Globuline **I 10**: 1
- Anämie **B 1**: 8
- Arteriitis temporalis **I 10**: 1
- Augenbefunde **I 10**: 2
- Augenbeteiligung **I 10**: 3
- Beckengürtelschmerz **I 10**: 1
- bildgebende Verfahren **I 10**: 2
- diagnostische Kriterien **I 10**: 1
- Differentialdiagnose **I 10**: 1–2
- Duplex-Sonographie **I 10**: 2
- Fieber, unklares **I 10**: 1–2
- FUO **L 1**: 5
- Gewichtsabnahme **I 10**: 1

- Glukokortikoide **I 10**: 3
- histologische Untersuchung **I 10**: 2
- Karpaltunnelsyndrom **I 10**: 1
- Kopfschmerzen **I 10**: 1
- Laboruntersuchungen **I 10**: 2
- Morgensteifigkeit **I 10**: 1
- Muskelenzyme **I 10**: 1
- PMR-Aktivitäts-Score **I 10**: 1
- Prednisolon **I 10**: 3
- Prednisonäquivalent **I 10**: 2
- Schultergürtelschmerz **I 10**: 1
Polymyositis **I 9**: 1
- Ciclosporin A **I 9**: 1
- Differentialdiagnose **I 8**: 1, 10: 1
- Myokarditis **D 11**: 1
- Sjögren-Syndrom **I 6**: 1
Polyneuropathie
- arterielle Verschlusskrankheit **E 1**: 2
- Churg-Strauss-Syndrom **I 16**: 1
- Kryoglobulinämie **I 19**: 1
- Lyme-Borreliose **I 5**: 1
- Panarteriitis nodosa **I 13**: 1
- sensomotorische, Hypotonie **D 2**: 1
Polyole, Brennwerte **A 1**: 2
Polypen
- fibrovaskuläre, Speiseröhre **A 2**: 2
- Gastrointestinalblutungen, untere **A 8**: 5
- kolorektale **A 4**: 13
- nasale, Mukoviszidose **C 5**: 2
- Speiseröhre **A 2**: 2
Polyposis
- adenomatöse familiäre (FAP) **A 4**: 13
- hamartomatöse **A 4**: 13
Polysaccharide, Brennwerte **A 1**: 2
Polysinusitis **L 3**: 1
Polysynovitis, Poly-/Dermatomyositis **I 9**: 1
Polytrauma
- ARDS **C 20**: 1
- Immundefekte **B 5**: 1
Polyurie
- Cushing-Syndrom **H 1**: 5
- Diabetes insipidus centralis **H 1**: 18
- Diabetes mellitus **H 4**: 1
Polyzythämie
- s.a. Polycythaemia vera
- Cushing-Syndrom **H 1**: 5
Popliteakompressionssyndrom **E 4**: 2
Poplitealarterien-Aneurysma **E 7**: 2
Porphyria
- cutanea tarda **H 8**: 8
- variegata **H 8**: 8
Porphyrie **H 8**: 7–8
- akute, intermittierende, Hypercholesterinämie **H 8**: 1
- erythropoetische **H 8**: 8
- - kongenitale **H 8**: 8
- hepatische **H 8**: 8
- - akute **H 8**: 8
- - chronische **H 8**: 8
- hepatoerythropoetische **H 8**: 8
- intermittierende, akute, δ-Aminolaevulin-Säure-(ALA-)Synthetase **H 8**: 8
- - - Glukokortikoide **H 8**: 8
- - - Glukoseinfusionen **H 8**: 8
- - - Häm, Infusionen **H 8**: 8
- - - Hypotonie **D 2**: 1
Porphyrinogensynthase, Defekt **H 8**: 8
portosystemische Shunts, transjuguläre, intrahepatische s. TIPSS
Positronen-Emissions-Tomographie s. PET
Postaggressionsstoffwechsel, Hypertriglyzeridämie **H 8**: 1
Postgastrektomie-Syndrom **A 3**: 9
Poststreptokokken-Glomerulonephritis **L 6**: 1
postthrombotisches Syndrom, Kompressionstherapie **E 18**: 1
Posttransfusionspurpura, Diagnostik und Therapie **B 28**: 3

Potenzverlust
- Cushing-Syndrom **H 1**: 5
- Hypophysenadenome **H 1**: 10
Potomanie, Differentialdiagnose **H 1**: 18
Pouchitis, Colitis ulcerosa **A 4**: 7
PPom **A 5**: 7, **H 5**: 2
PR3-Ak, Polyangiitis, mikroskopische **I 15**: 3
PR3-ANCA, Wegenersche Granulomatose **I 15**: 1
Prader-Labhart-Willi-Syndrom **H 7**: 2
Prä-B-ALL **B 6**: 2
Präexzitationssyndrome **D 4**: 4
Präkanzerosen
- Colitis ulcerosa **A 4**: 13
- Crohn-Krankheit **A 4**: 13
Präkursor, Lymphome, maligne, B-lymphoblastisches **B 9**: 8–9
Präsynkope, Hypotonie, orthostatische **D 2**: 1
Prä-T-ALL **B 6**: 2
Pratt-Zeichen, Venenthrombose **E 12**: 1
PRCA (pure red cell aplasia) **B 1**: 2, 2: 3
- Erythropoetin (EPO) **B 24**: 4
- Knochenmarkaspiration **B 2**: 3
- Medikamentenanamnese **B 2**: 3
- nicht-kongenitale **B 2**: 3
Prednisolon, Behçet-Syndrom **I 21**: 1
Prellmarken, Thoraxtrauma **D 10**: 2
pressure support ventilation (PSV), ARDS **C 20**: 1
Primärtumoren s.a. Tumoren
Pringle-Syndrom s. Bourneville-Pringle-Syndrom
Prinzmetalangina **D 7**: 2
pro-B-ALL **B 6**: 2
Prokinetika, Reizdarmsyndrom **A 4**: 10
Proktoskopie **A 4**: 17
Prolaktin, Hypogonadismus **H 7**: 4
Prolaktinämie **H 1**: 1–3
Prolaktinom
- Corpus-luteum-Insuffizienz **H 1**: 1
- Dopaminagonisten **H 1**: 2
- Galaktorrhoe **H 1**: 1
- Hypogonadismus **H 1**: 1
- Strahlentherapie **H 1**: 2
Prolaktinserumkonzentration **H 1**: 1
Prolaktinwerte, Hyperprolaktinämie **H 1**: 1
Promyelozytenleukämie, akute (APL) **B 6**: 1–2
- All-trans-Retinol **B 6**: 4
- Gerinnungsstörungen **K 8**: 1
- Idarubicin **B 6**: 4
- 6-Mercaptopurin **B 6**: 4
- Methotrexat **B 6**: 4
- Verbrauchskoagulopathie/Hyperfibrinolyse **K 8**: 1
Promyelozytenmark **B 4**: 1
Prostatakarzinom **B 15**: 4–5
- Altersabhängigkeit **B 15**: 4
- Docetaxel **B 15**: 5
- Etoposid **B 15**: 5
- Gleason-Score **B 15**: 4
- Goserelin **B 15**: 5
- Hormontherapie **B 15**: 5
- Impotenz **B 15**: 5
- Lymphadenektomie, Sampling, pelvines **B 15**: 5
- metastasierendes, Orchiektomie **B 15**: 5
- Mitoxantron **B 15**: 5
- Paclitaxel **B 15**: 5
- Prednison **B 15**: 5
- Prostatektomie **B 15**: 5
- TNM-Klassifikation **B 15**: 4
- Zytostatika, Hormonrefraktärität **B 15**: 5
Prostatavolumen, Testosterontherapie **H 7**: 7

Prostatektomie, Prostatakarzinom **B 15:** 5
Prostatitis, Spondylarthritis **I 2:** 2
Prostazyklin intravenös, Hypertonie, pulmonale **C 8:** 5
Prostazyklinanaloga, Hypertonie, pulmonale **C 8:** 6
Pro-T-ALL **B 6:** 2
Protein-C-Mangel **B 29:** 1, **29:** 4, **K 8:** 9
– Antikoagulation **B 29:** 3
– Budd-Chiari-Syndrom **A 7:** 18
– L-Asparaginasetherapie **B 29:** 2
– Schlaganfall, ischämischer **M 1:** 21
Protein-S-Mangel **B 29:** 2, **29:** 4, **K 8:** 9
– Antikoagulation **B 29:** 3
– Budd-Chiari-Syndrom **A 7:** 18
– L-Asparaginasetherapie **B 29:** 2
– Schlaganfall, ischämischer **M 1:** 21
– Typ I-III **B 29:** 4
Proteine **A 1:** 2
– Brennwerte **A 1:** 2
Protein-Energie-Malnutrition, Niereninsuffizienz, chronische **G 10:** 3
Proteinsynthesestörungen **B 28:** 1
– Thrombozytopenie **B 28:** 6
Proteinurie
– Lupus erythematodes, systemischer **I 7:** 1
– Niereninsuffizienz, chronische **G 10:** 4
Prothesenendokarditis **D 14:** 5
– s.a. Endokarditis
Prothrombin-G20210A-Mutation **B 29:** 1
Prothrombin-Genmutation **B 29:** 3
Prothrombinkomplexpräparate (PPSB), DIC **B 28:** 4
Prothrombinmutation **B 29:** 1
Protonenpumpenhemmer **A 1**
– Magengeschwür **A 3:** 2
– Refluxkrankheit **A 2:** 1
– Ulkus, peptisches **A 3:** 2
Protoporphyrie, erythropoetische **H 8:** 8
Protoporphyrinämie, sekundäre **H 8:** 8
Prourokinase (scu-PA), Urokinase **E 12:** 4
Provitamin **A 1:** 2
Prozonen-Phänomen **L 8:** 2
Pruritus
– ani **A 4:** 17
– Sjögren-Syndrom **I 6:** 1
PSC s. Cholangitis, primär-sklerosierende
Pseudoaneurysma
– Aorta **D 9:** 4
– Herz **D 10:** 1
Pseudo-Bartter-Syndrom, Mukoviszidose **C 5:** 2
Pseudochylothorax, Pleuraempyem **C 22:** 1–2
Pseudo-Cushing-Syndrom, alkoholinduziertes **H 1:** 6
Pseudofollikulitis, Behçet-Syndrom **I 21:** 1
Pseudogicht, Chondrokalzinose **I 23:** 2
Pseudogynäkomastie **H 7:** 11
Pseudohermaphroditismus masculinus **H 7:** 2
Pseudohypokalzämie **H 3:** 3
Pseudohypoparathyreoidismus **H 3:** 3
Pseudokrupp, Influenza **L 5:** 1
Pseudomonas-aeruginosa-Infektion, Mukoviszidose **C 5:** 4–5
Pseudoneuroarthropathie, Chondrokalzinose **I 23:** 2
pseudoradikuläre Symptomatik, Coxarthrose **I 25:** 1
Pseudoseptikämie, Chondrokalzinose **I 23:** 2
Pseudothrombozytopenie, Differentialdiagnose **B 3:** 2

Pseudotumor cerebri **H 1:** 14
Pseudovagina **H 7:** 3
Pseudozysten, Pankreatitis, chronische **A 5:** 2
Psoriasis durch G-CSF/GM-CSF **B 24:** 2
Psoriasisarthritis **I 2:** 1, **2:** 5–6
– Differentialdiagnose **I 1:** 1, **4:** 1
– HLA-B27 **I 2:** 1, **2:** 6
– Nachweisdiagnostik **I 2:** 6
– Spondylarthritis **I 2:** 2
– Therapie, medikamentöse **I 2:** 6
– – nichtmedikamentöse **I 2:** 6
PSS s. Systemsklerose, progressive
PSV (pressure support ventilation) **K 1:** 5
– Pneumonie **K 1:** 9
psychiatrische Erkrankungen, Differentialdiagnose **L 12:** 2
Psychopharmaka, Reizdarmsyndrom **A 4:** 10
Psychosen
– Lupus erythematodes **I 7:** 2
– – systemischer **I 7:** 1
psychosoziale Faktoren, koronare Risikofaktoren **D 6:** 1, **6:** 4
Psychotherapie
– Colitis ulcerosa **A 4:** 8
– Crohn-Krankheit **A 4:** 8
Pubertätsgynäkomastie **H 7:** 11
– s.a. Gynäkomastie
Pubertas
– praecox **H 7:** 1
– tarda **H 7:** 1
– – GnRH **H 7:** 9
– – hCG **H 7:** 9
pulmonale Infektion, Mukoviszidose **C 5:** 4
pulmonale Infiltrate
– Churg-Strauss-Syndrom **I 16:** 1
– Wegenersche Granulomatose **I 15:** 2
pulmonalhypertensive Krise, Differentialdiagnose **C 20:** 2
Pulmonalklappenstenose **D 15:** 2
– Endokarditisrisiko **D 11:** 5
– Fallotsche Tetralogie **D 15:** 4
– subvalvuläre, fibromuskuläre **D 15:** 2
– valvuläre **D 15:** 2
Pulmonalklappenstenose/-insuffizienz **D 14:** 4–5
pulmorenales Syndrom
– Plasmaseparation **K 3:** 6
– Wegenersche Granulomatose **I 15:** 2
Pulsoxymetrie
– Schlafapnoe, zentrale **C 6:** 2
– transkutane **K 1:** 6
pure autonomic failure (PAF), Hypotonie, orthostatische **D 2:** 1
pure motor stroke **M 1:** 5
pure red cell aplasia (PRCA) **B 1:** 2, **2:** 3
– s.a. Anämie, aplastische
– Erythropoetin (EPO) **B 24:** 4
– Knochenmarkaspiration **B 2:** 3
– Medikamentenanamnese **B 2:** 3
– nicht-kongenitale **B 2:** 3
pure sensory stroke **M 1:** 5
pure white cell aplasia **B 4:** 1
Purging-Typus, Bulimia nervosa **H 8:** 5
Purin-Analoga **B 23:** 1
Purinanaloga, Anämie **B 1:** 3
Purinzufuhr, Gicht **H 8:** 7
Purpura
– Churg-Strauss-Syndrom **I 16:** 1
– fulminans, Gerinnungsstörungen **K 8:** 1
– – Protein-C-Mangel **B 29:** 4
– – Verbrauchskoagulopathie/Hyperfibrinolyse **K 8:** 2
– – Gerinnungsstörungen **K 8:** 1
– idiopathische, thrombozytopenische (ITP) **B 3:** 1–3

– Kryoglobulinämie **I 19:** 1
– Röteln **L 6:** 3
– Schoenlein-Henoch s. Schoenlein-Henoch-Purpura
– thrombozytopenische, thrombotische (TTP) **B 3:** 3–4, **K 8:** 7
– – ADAMTS13 **B 3:** 4
– – Differentialdiagnose **B 3:** 2
– – Fragmentozyten **B 3:** 4
– – Gerinnungsstörungen **K 8:** 1
– – Hämolyse **B 3:** 4
– – Nierenversagen **G 9:** 2
– – Plasmaseparation **K 3:** 6
– – Schistozyten **B 3:** 4
– – Verbrauchskoagulopathie/Hyperfibrinolyse **K 8:** 2
Pustulosis palmaris et plantaris, Spondylarthritis **I 2:** 2
pw-Dopplersonographie, transkranielle, Schlaganfall, ischämischer **M 1:** 8
Pyelonephritis
– Abdomen, akutes **A 8:** 1
– Differentialdiagnose **L 12:** 2
pyloric gland adenoma **A 3:** 5
Pyoderma gangraenosum
– Darmerkrankungen, chronischentzündliche **A 4:** 6
– Spondarthritis **I 2:** 1
– Spondylarthritis **I 2:** 2
Pyopneumothorax **C 23:** 1
Pyrazinamid
– Lungentuberkulose **C 1:** 3–4
– Tuberkulose **C 1:** 3–4
– UAW **C 1:** 5
Pyridoxalphosphat s. Vitamin B_6
Pyrimethamin-Trimethoprim, Anämie **B 1:** 3
Pyrimidin-Analoga **B 23:** 1
Pyruvatkinasemangel, Anämie, hämolytische **B 1:** 5

Q

Q-Fieber **L 11:** 1, **12:** 7
– Endokarditis **L 2:** 7
QT-Syndrom, angeborenes, Kammertachykardie, anhaltende **D 4:** 5
de Quervain-Thyreoiditis **H 2:** 6–7
Quick-Wert, hämorrhagische Diathesen **B 27:** 1
Quickwerte, Gerinnungsstörungen **K 8:** 2
Quinagolid
– Akromegalie **H 1:** 4
– Prolaktinom/Hyperprolaktinämie **H 1:** 2

R

RA (refraktäre Anämie) **B 7:** 1
Rachenulzera, Anämie, aplastische **B 2:** 1
Rachitis, Hypokalzämie **H 3:** 3
Radiofrequenzablation, Kammertachykardie **D 4:** 5
Radiojodtherapie, Hyperthyreose **H 2:** 5
Radiotherapie s. Strahlentherapie
RAEB (refraktäre Anämie mit Blastenüberschuss) **B 7:** 1
– in Transformation **B 7:** 1
Rankenangiom **E 10:** 1
Rankin-Scale, Schlaganfall, ischämischer **M 1:** 17
Ranson-Kriterien, Pankreatitis **A 5:** 2
rapid shallow breathing, Beatmung **K 1:** 3
RARS (refraktäre Anämie mit Ringsideroblasten) **B 7:** 1
RAS, Leukämie, akute, lymphatische **B 6:** 3
Rashkind-Ballon-Septostomie, Transposition der großen Gefäße **D 15:** 4

Rathkesche Tasche, Zysten **H 1:** 14
Rattenalveolitis **C 16:** 1
Rauchen
– s. Nikotinabusus
– koronare Risikofaktoren **D 6:** 3
Rauchgasinhalation, Kortikosteroide, inhalative **C 20:** 3
Raynaud-Syndrom **E 5:** 1
– Calciumblocker **E 5:** 1
– Differentialdiagnose **I 1:** 1
– Lupus erythematodes, systemischer **I 7:** 2
– Prostanoide **E 5:** 1
– Sjögren-Syndrom **I 6:** 1
– Sklerose, systemische **I 8:** 1
Rechtsherzbeteiligung, Myokardinfarkt **D 8:** 1
Rechtsherzhypertrophie, Hypertonie, pulmonale **C 8:** 2
Rechtsherzinsuffizienz
– Cor pulmonale **C 8:** 1
– Mitralklappenstenose **D 14:** 1
– Mukoviszidose **C 5:** 2
– Takayasu-Arteriitis **E 9:** 1
rechtsventrikuläre Dysplasie, Kammertachykardie, anhaltende **D 4:** 5
rechtsventrikuläre Hypertrophie, Fallotsche Tetralogie **D 15:** 1
Reduktionsdiät, Hyperlipoproteinämie **H 8:** 4
Reflexsynkope **D 5:** 1
– Aortenstenose **D 5:** 1
– viszerale **D 5:** 1
Reflux, vesicoureteraler **G 7:** 3
Refluxkrankheit **A 2:** 1
– H$_2$-Rezeptorenblocker **A 2:** 1
– Langzeit-pH-Metrie **A 2:** 1
– Ösophagogastroduodenoskopie **A 2:** 1
– Protonenpumpenhemmer **A 2:** 1
– Rezidivprophylaxe **A 2:** 1
– Savary-Miller-Klassifikation **A 2:** 1
– sekundäre **A 2:** 1
Refluxösophagitis
– Differentialdiagnose **D 7:** 1
– Helicobacter-pylori-Eradikation **A 3:** 3
Regurgitation **A 2:** 4
– Speiseröhrenerkrankungen **A 2:** 1
Reifenstein-Syndrom **H 7:** 3
Reischämie, Myokardinfarkt **D 8:** 1, **8:** 5
Reiswasserstuhl **L 9:** 1
Reiter-Syndrom **I 2:** 1
– Ausschlussdiagnostik **I 3:** 1
– Azathioprin **I 3:** 2
– HLA-B27 **I 2:** 1, **3:** 1
– Nachweisdiagnostik **I 3:** 1–2
Reizdarmsyndrom **A 4:** 8–9
– Diät **A 4:** 9
– Diarrhö **A 4:** 9
– Gallensäuremalabsorption **A 4:** 9
– Spasmolyse **A 4:** 9
– Therapie, medikamentöse **A 4:** 9–10
Reizhusten, persistierender, Lungenkarzinom **C 2:** 1
Reizleitungsstörungen, Spondylitis ankylosans **I 2:** 4
Reizmagen **A 3:** 5
– s.a. Dyspepsie, funktionelle
– Nahrungsmittelunverträglichkeit **A 4:** 3
Rekanalisation, mechanische, Myokardinfarkt **D 8:** 3
Rektalprolaps, Mukoviszidose **C 5:** 2
Rektumkarzinom
– Chemotherapie **A 4:** 15–16, **4:** 18
– Nachsorge **A 4:** 17
– Strahlentherapie **A 4:** 15–16, **4:** 18
Rekurrensparese
– Lungenkarzinom **C 2:** 1
– Ösophaguskarzinom **A 2:** 2
Releasing-Hormon-Test s. RH-Test
Remission, komplette, Leukämie, akute **B 6:** 4

Reperfusionstherapie, Myokardinfarkt **D 8:** 3
Rescue-PTCA, ST-Hebungsinfarkt **D 8:** 3
Respirationstrakt, granulomatöse Entzündung, Wegenersche Granulomatose **I 15:** 1
Respiratoreinstellung, Status asthmaticus **K 1:** 9
respiratorische Insuffizienz
– akute **K 1:** 1–3
– – Beatmung **K 1:** 8–9
– ARDS **K 1:** 2–3
– Asthma bronchiale **K 1:** 1
– Beatmung **K 1:** 4
– chronische, Beatmung **K 1:** 10
– COPD **K 1:** 1
– Pankreatitis, akute **A 5:** 3
– Pneumonie **K 1:** 2
respiratorisches Monitoring **K 1:** 6
Respiratory-Syncytial (RS)-Virus-Pneumonie **C 9:** 2
Reteplase, Myokardinfarkt **D 8:** 3
Retikulozytose, Anämie **B 1:** 4
Retinol **A 1:** 3
– s. Vitamin A
Retinopathie, diabetische **H 4:** 7
RET-Protoonkogen, Schilddrüsenkarzinom **H 2:** 7
retrovirales Syndrom, akutes **L 4:** 4
Reye-Syndrom **D 13:** 5
– Salizylate **L 5:** 1
Rhabdomyolyse
– Gerinnungsstörungen **K 8:** 1
– Hyperkaliämie **G 11:** 1
– Verbrauchskoagulopathie/Hyperfibrinolyse **K 8:** 4
Rhabdomyome, Herz **D 16:** 1
Rhagaden, Poly-/Dermatomyositis **I 9:** 1
Rheumafaktoren
– Arthritis, rheumatoide **I 1:** 1
– Sjögren-Syndrom **I 6:** 1
rheumatische Erkrankungen, Differentialdiagnose **I 1:** 1, **22:** 1, **27:** 1
rheumatisches Fieber
– Aortenklappenstenose **D 14:** 3
– Scharlach **L 6:** 1
Rhinitis
– Masern **L 6:** 2
– Wegenersche Granulomatose **I 15:** 2
Rhizarthrose **I 24:** 1
– Hilfsmittel, orthopädische **I 24:** 2
– Krankengymnastik **I 24:** 2
– physikalische Therapie **I 24:** 2
Rhythmisierung
– Antiarrhythmika **D 4:** 2
– elektrische **D 4:** 2
– koronare Herzkrankheit **D 4:** 2
– medikamentöse **D 4:** 2
Rhythmusstörungen s. Herzrhythmusstörungen
Ribavirin, Hepatitis C, chronische **A 7:** 9
Riboflavin **A 1:** 3
– s. Vitamin B$_2$
Riboflavinmangel, Cheilosis **A 1:** 5
Rickettsia
– akari **L 12:** 7
– australis **L 12:** 7
– conorii **L 12:** 7
– japonica **L 12:** 7
– prowazekii **L 12:** 7
– rickettsii **L 12:** 7
– sibirica **L 12:** 7
– tsutsugamushi **L 12:** 7
– typhi **L 12:** 7
Rickettsiosen **L 12:** 7
– Gerinnungsstörungen **K 8:** 1
– Verbrauchskoagulopathie/Hyperfibrinolyse **K 8:** 4
Riedel-Thyreoiditis **H 2:** 6–7
Riesenfalten **A 3:** 1–2, **3:** 5
Riesenhämangiom, Verbrauchskoagulopathie/Hyperfibrinolyse **K 8:** 4

Riesenzellarteriitis **I 10:** 1–3, **11:** 1–2
– s.a. Arteriitis
– ACR-Klassifikation **I 10:** 2
– ACR-Kriterien **I 11:** 1
– Augenbefunde **I 10:** 2
– Augenbeteiligung **I 10:** 3
– bildgebende Verfahren **I 10:** 2
– Differentialdiagnose **I 10:** 2, **11:** 1
– Duplex-Sonographie **I 10:** 2
– Glukokortikoide **I 10:** 3
– histologische Untersuchung **I 10:** 2
– Immunsuppressiva **I 11:** 2
– Kortikosteroide **I 11:** 2
– Laboruntersuchungen **I 10:** 2
– polymyalgische Beschwerden **I 11:** 1
– Prednisolon **I 10:** 3
– Temporalarterienbiopsie **I 11:** 1
Riesenzell-Myokarditis, Myokarditis **D 11:** 1
Riesenzellpneumonie, Masern **L 6:** 3
Rifampicin
– Arzneimittelinteraktionen **C 1:** 5
– Lungentuberkulose **C 1:** 3–4
– Tuberkulose **C 1:** 3–4
– UAW **C 1:** 5
Rifttal-Fieber **L 12:** 4
Riley-Day-Syndrom, Hypotonie **D 2:** 1
Ringelröteln **L 6:** 4
Rippenfraktur **D 10:** 3
Röntgen-Thorax
– Angina pectoris **D 7:** 3
– koronare Herzkrankheit **D 7:** 3
– Myokardinfarkt **D 8:** 2
– Pneumothorax **C 23:** 1
– Spannungspneumothorax **C 23:** 1
Röteln **L 6:** 3–4
– Immundefekte **B 5:** 1
– konnatale **L 6:** 3
Rötelnembryopathie **L 6:** 3
Rolando-Frakturen **I 24:** 1
Ro/SS-A, Sjögren-Syndrom **I 6:** 1
Ross-River-Virusinfektion **L 12:** 4
rt-PA **E 17:** 2
Rückenmarkkompression, Spondylitis ankylosans **I 2:** 4
Rückenschmerzen
– Cushing-Syndrom **H 1:** 5
– Hantavirusinfektionen **L 11:** 2
– Myelom, multiples **B 11:** 1
– Osteoporose **H 9:** 1
Ruhedyspnoe, Aortenklappeninsuffizienz **D 14:** 1
Ruheschmerz, arterielle Verschlusskrankheit **E 1:** 1
Ruhr **A 4:** 3
Rundherde, Lunge **C 4:** 1
Ruptur, Aortendissektion **D 9:** 4
RZA s. Riesenzellarteriitis

S

SA-Block **D 3:** 1
Säure-Base-Ausgleich, Schock **K 5:** 4
Säure-Basen-Störungen **G 11:** 5–7
Sakroiliitis
– Darmerkrankungen, chronisch-entzündliche **A 4:** 6
– HLA-B27 **I 2:** 1
– Spondarthritis **I 2:** 1
Salamibürsterlunge **C 16:** 1
Salmonellose **L 9:** 1
– Antibiotika **L 9:** 1
– Arthritis, reaktive **I 3:** 2
– HLA-B27 **I 2:** 1
Salzverlustsyndrom, cerebrales **H 1:** 19–20
Samenleiter, Obstruktion **H 7:** 9
Saphenektomie, Varikose **E 13:** 2
SAPHO-Syndrom
– Differentialdiagnose **I 2:** 5
– HLA-B27 **I 2:** 1
SAPPHIRE-Studie **M 1:** 31–32
Sargramostim **B 24:** 1

Sarkoidose **C 17:** 1–2
- Diabetes insipidus **H 1:** 17
- Diagnostik **C 17:** 1
- – weiterführende **C 17:** 1
- Differentialdiagnose **C 1:** 2, **17:** 1–2, **I 1:** 1
- Erstdiagnostik **C 17:** 1
- Hyperkalziämie **G 11:** 2
- Kalzium-Nephrolithiasis **G 8:** 3
- Kammertachykardie, anhaltende **D 4:** 5
- klinisches Bild **C 17:** 1
- Kortikoisteroidtherapie **C 17:** 2
- Manifestationen, extrathorakale **C 17:** 2
- Myokarditis **D 11:** 1
- Organmanifestation **C 17:** 1
- Prognosefaktoren, ungünstige **C 17:** 2
- Symptomatik **C 17:** 1
- Therapie **C 17:** 2
- Verlaufskontrolle **C 17:** 2

Sarkome
- Aortenwandtumoren **D 9:** 3
- Herz **D 16:** 1
- Lunge **C 3:** 2
- Magen **A 3:** 10
- Ösophagus **A 2:** 2
- osteogene s. osteogenes Sarkom

Sauerstoffeffekte, toxische, Beatmung, maschinelle **K 1:** 7
Sauerstoff-Mehrschritt-Therapie nach Manfred von Ardenne, arterielle Verschlusskrankheit **E 1:** 5
Sauerstoffsättigung, kontinuierliche, Mukoviszidose **C 5:** 3
Savary-Miller-Klassifikation, Refluxkrankheit **A 2:** 1
Saxophonlunge **C 16:** 1
SBAS s. Atmungsstörungen, schlafbezogene
Schädel-Hirn-Trauma, ARDS **C 20:** 1
Schalentieralveolitis **C 16:** 1
Scharlach **L 6:** 1
Schellong-Test
- Hypotonie, orthostatische **D 2:** 1
- Synkope **D 5:** 1

Schenkelhalsfrakturen, Osteoporose **H 9:** 3
Scheuklappensehen, Hypophysenadenome **H 1:** 13
Schilddrüsenautonomie, funktionelle, Zusatzuntersuchungen **H 2:** 5–6
Schilddrüsenentzündungen s. Thyreoiditis
Schilddrüsenerkrankungen
- Abklärung **H 2:** 1–2
- Differentialdiagnose **I 10:** 1

Schilddrüsenfunktionsstörungen
- s.a. Hyper- bzw. Hypothyreose
- Diagnostik **H 2:** 1–2
- Feinnadelaspiration **H 2:** 2
- In-vivo-Diagnostik, nuklearmedizinische **H 2:** 2
- radiologische Untersuchungen **H 2:** 2
- Zytologie **H 2:** 2

Schilddrüsenkarzinom **H 2:** 7
- differenzierte **H 2:** 7
- follikuläre **H 2:** 7
- medulläres **H 2:** 7
- – s.a. C-Zell-Karzinom
- papilläre **H 2:** 7
- RET-Protoonkogen **H 2:** 7
- Thyreoidektomie **H 2:** 7
- Tumormarker **H 2:** 7

Schilddrüsensonographie **H 2:** 1–2
Schilddrüsentumoren, maligne **H 2:** 7–8
Schilddrüsenvergrößerung s. Struma
Schilling-Test **A 4:** 2
- Dünndarmfunktionsstörungen **A 4:** 2

Schistosomiasis **L 12:** 5–6
- Diagnostik **L 12:** 6
- Immundefekte **B 5:** 1
- intestinale **L 12:** 5
- urogenitale **L 12:** 5

Schistozyten, Purpura, thrombozytopenische, thrombotische **B 3:** 4
Schlafapnoe(syndrom)
- obstruktives **C 6:** 1
- – s.a. Atemstörungen, schlafbezogene
- – Apnoerisiko **C 6:** 2
- – Diabetes mellitus **C 6:** 1
- – Diagnostik **C 6:** 1
- – Differentialdiagnose **C 6:** 1
- – Durchschlafstörungen **C 6:** 1
- – Einschlafstörungen **C 6:** 1
- – Hypersomnie **C 6:** 2
- – Hypertonie, arterielle **C 6:** 1
- – koronare Herzkrankheit **C 6:** 1
- – Symptomatik **C 6:** 1
- – Therapie **C 6:** 2
- zentrales, **C 6:** 3
- – Cheyne-Stokes-Atmung **C 6:** 1–3
- – Hypoxie **C 6:** 2
- – Pulsoxymetrie **C 6:** 2

Schlafstörungen
- Apnoen **C 6:** 1
- Hypopnoen **C 6:** 1
- ICSD-Klassifikation **C 6:** 1

Schlaganfall **M 1:** 1
- A.-cerebri-anterior-Verschluss **M 1:** 3
- A.-cerebri-media-Verschluss **M 1:** 3
- A.-cerebri-posterior-Verschluss **M 1:** 4
- Antikoagulation **M 1:** 13–14
- Aspirationspneumonie **M 1:** 14
- Aspirin **M 1:** 13
- Atemfunktion **M 1:** 11
- Basilaristhrombose **M 1:** 4
- Basistherapie **M 1:** 10
- Behandlung, akute **M 1:** 10
- Beinvenenthrombosen, tiefe **M 1:** 14
- Blutdruckwerte, erhöhte **M 1:** 11
- Blutzucker, Normalisieren **M 1:** 12
- Dekubitalgeschwüre **M 1:** 14
- Depression **M 1:** 46
- Diagnostik, kardiologische **M 1:** 8
- Drucksteigerung, intrakranielle **M 1:** 14–15
- elektrische Stimulation **M 1:** 46
- epileptische Anfälle **M 1:** 14
- Flüssigkeits- und Elektrolythaushalt, Kontrolle **M 1:** 11
- Forced-use-Therapie **M 1:** 45–46
- Frühmobilisation **M 1:** 10
- Harnwegsinfekte **M 1:** 14
- Heparin **M 1:** 13
- Hirndruck, Senkung **M 1:** 10
- Hirnödem **M 1:** 14–15
- Hypothermie **M 1:** 15
- Hypotonie, arterielle **M 1:** 11
- Inkontinenz **M 1:** 12
- Intubation **M 1:** 11
- Inzidenz **M 1:** 1
- ipsilateraler **M 1:** 29
- – Risiko **M 1:** 30
- Ischämie, akute **M 1:** 13
- ischämischer **M 1:** 2–3
- – Acetylsalicylsäure **M 1:** 26
- – Alkohol **M 1:** 21
- – Amyloidangiopathie, zerebrale **M 1:** 9
- – Angiographie, zerebrale **M 1:** 7
- – Angioplastie, stentgeschützte **M 1:** 28–29, **1:** 31–32
- – Anti-Cariolipin-Antikörper, erhöhte **M 1:** 21
- – Antioxidanzien **M 1:** 20
- – aortale Plaques **M 1:** 25
- – Arteriosklerose **M 1:** 25
- – Aspirin **M 1:** 26
- – ASS und Clopidogrel **M 1:** 27
- – Atherothrombose **M 1:** 25
- – B-Bild-Sonographie **M 1:** 7
- – Begleitvaskulitis **M 1:** 9
- – Behinderung **M 1:** 17
- – Blutfette, erhöhte **M 1:** 19–20
- – CADASIL **M 1:** 9
- – CHARISMA-Studie **M 1:** 27
- – chronische **M 1:** 21
- – Clopidogrel **M 1:** 26
- – Computertomographie **M 1:** 6
- – Crescendo-TIA **M 1:** 30
- – CT-Angiographie **M 1:** 6
- – Diabetes mellitus **M 1:** 20
- – Diagnostik, präoperative **M 1:** 27–28
- – Dipyridamol **M 1:** 26
- – Dopplersonographie, bidirektionale **M 1:** 7
- – Duplexsonographie **M 1:** 7
- – – farbkodierte **M 1:** 7
- – Embolie, kardiale **M 1:** 27
- – Farbduplexsonographie, transkranielle **M 1:** 8
- – Foramen ovale, offenes **M 1:** 24–25
- – Frauen **M 1:** 21
- – Gefäßbiopsie **M 1:** 9
- – Gerinnungsstörungen **M 1:** 21–22
- – GP-IIb/IIIa-Antagonisten? **M 1:** 27
- – hämodynamische Infarkte **M 1:** 5
- – Herzklappenersatz **M 1:** 25
- – Hypercholesterinämie **M 1:** 19
- – Hyperhomozysteinämie **M 1:** 21
- – Hyperlipidämie **M 1:** 19
- – Hypertonie, arterielle **M 1:** 18–19
- – Infarktätiologie **M 1:** 5
- – Infektionen **M 1:** 21
- – kardiale Tumoren **M 1:** 24
- – Karotisstenose **M 1:** 27
- – – extrakranielle **M 1:** 32
- – Karotisstenosen **M 1:** 25
- – Karotis-TEA **M 1:** 28–30
- – – Komplikationen, perioperative **M 1:** 31
- – körperliche Inaktivität **M 1:** 20
- – Krankheitsverlauf in der Akutphase **M 1:** 16–17
- – lakunäre Infarkte **M 1:** 5
- – Leptomenix- und Gehirnbiopsie **M 1:** 9
- – Magnetresonanztomographie **M 1:** 6
- – Makroangiopathie **M 1:** 5
- – Marklagerläsionen, lakunäre, multiple **M 1:** 6
- – MELAS-Syndrom **M 1:** 9
- – Mikroangiopathie, zerebrale, autosomal-dominant vererbte **M 1:** 9
- – Mikroangiopathien **M 1:** 5
- – Mikro-Embolien **M 1:** 8
- – Mitralklappenprolaps **M 1:** 25
- – Mortalität **M 1:** 16
- – Muskel-, Nieren- und Lungenbiopsie **M 1:** 9
- – Myokardischämie, akute **M 1:** 23
- – Nikotinkonsum **M 1:** 21
- – Ösophagusechokardiogramm (TEE) **M 1:** 23
- – Prävention, operative und interventionelle **M 1:** 27
- – Primärprävention **M 1:** 18
- – Prognose **M 1:** 16
- – Protein-C-Mangel **M 1:** 21
- – Protein-S-Mangel **M 1:** 21
- – pw-Dopplersonographie, transkranielle **M 1:** 8
- – Rankin-Scale **M 1:** 17
- – Rezidive **M 1:** 17
- – Risikofaktoren **M 1:** 18
- – – modifizierbare **M 1:** 18–19
- – – nicht-modifizierbare **M 1:** 18
- – Sekundärprävention **M 1:** 18
- – Stroke-in-evolution **M 1:** 30

– – Symptome, Einteilung nach Lokalisation **M 1**: 3
– – Territorialinfarkte **M 1**: 5
– – Thienopyridine **M 1**: 26
– – Thromben, intrakardiale **M 1**: 23
– – Thrombozyten **M 1**: 25
– – Thrombozytenaggregationshemmer **M 1**: 25–26
– – Ticlopidin **M 1**: 26
– – Übergewicht **M 1**: 20
– – Vegetationen, endokarditische **M 1**: 23–24
– – Vitamine **M 1**: 20
– – Vorhofflimmern **M 1**: 22–23
– – Vorhofseptumdefekt **M 1**: 24–25
– kardiale Behandlung **M 1**: 11
– Kleinhirninfarkt **M 1**: 4
– Kraniektomie, dekompressive **M 1**: 15
– Labor- und Gerinnungsdiagnostik **M 1**: 8
– Lagerung **M 1**: 12
– Laufbandtherapie **M 1**: 46
– Lungenembolie **M 1**: 14
– Lysetherapie, intraarterielle **M 1**: 13
– neurologischer Status **M 1**: 12
– Physiotherapie, neurophysiologische **M 1**: 45
– Prävention **M 1**: 12
– Prourokinase **M 1**: 13
– Rehabilitation **M 1**: 45
– Risikofaktoren **M 1**: 1
– rtPA **M 1**: 12–13
– Sprachtherapie **M 1**: 12
– Streptokinase **M 1**: 13
– Takayasu-Arteriitis **E 9**: 1
– Temperatur **M 1**: 11
– Therapie, medikamentöse **M 1**: 46
– –, rekanalisierende **M 1**: 12–13
– Überwachung **M 1**: 12
– Urokinase **M 1**: 13
– Vaskulitis, parainfektiöse **M 1**: 8
– Versorgungsstrukturen **M 1**: 10
– Vertebralis-basilaris-Verschluss **M 1**: 4
– vollständiger **M 1**: 2
Schleimhautblutungen
– Dengue-Fieber **L 12**: 4
– Gerinnungsfaktoren, Verminderung **B 3**: 1
– Gerinnungsstörungen **K 8**: 1
– Hantavirusinfektionen **L 11**: 2
Schleimhautmykosen **L 15**: 1
Schluckstörungen
– Mediastinaltumoren **C 3**: 1
– Sklerose, systemische **I 8**: 1
– Speiseröhrenerkrankungen **A 2**: 1
Schmerzen
– s.a. Tumorschmerzen
– Mediastinaltumoren **C 3**: 1
– Pankreatitis, chronische **A 5**: 2
– Pneumothorax **C 23**: 1
– pseudoradikuläre, Differentialdiagnose **I 25**: 1
– radikuläre, arterielle Verschlusskrankheit **E 1**: 2
– retrosternale **A 2**: 4
– – Speiseröhrenerkrankungen **A 2**: 1
– Riesenzellarteriitis **I 11**: 1
– beim Schlucken s. Odynophagie
– thorakale s. Thoraxschmerzen
Schmerztherapie
– Pleuraerguss **C 21**: 2
– Pleuritis **C 21**: 2
– symptomatische, Pleuraerguss **C 21**: 2
Schmetterlingserythem
– Lupus erythematodes **I 7**: 2
– – systemischer **I 7**: 1
Schnarchen, obstruktives s.a. Atemstörungen, schlafbezogene
Schober-Zeichen, Spondylitis ankylosans **I 2**: 4
Schock **K 5**: 1–5
– Adrenalin **K 5**: 4
– anaphylaktischer, Notfallmaßnahmen **K 5**: 2
– Atemwege, obere, Sicherung **K 5**: 2
– Beatmung **K 1**: 3
– Blutdruck, minimaler, Aufrechterhaltung **K 5**: 2
– Blutpräparate **K 5**: 2–3
– Diagnostik **K 5**: 1
– Dobutamin **K 5**: 4
– Dopamin **K 5**: 4
– Dopexamin **K 5**: 4
– Elektrolytlösungen **K 5**: 3
– Gasaustausch, pulmonaler **K 5**: 1
– Gastrointestinalblutungen **A 8**: 3
– Gerinnungsstörungen **K 8**: 1
– Glucoselösungen **K 5**: 3
– Hypotonie **K 5**: 1
– kardiogener, Herztrauma **D 10**: 1
– – Myokardinfarkt **D 8**: 5
– – Thoraxtrauma **D 10**: 1
– Lungenembolie, akute **C 7**: 3
– Mikrozirkulation **K 5**: 1
– Nierenversagen, akutes **K 3**: 1
– Noradrenalin **K 5**: 4
– Oxygenierung, arterielle **K 5**: 2
– Pankreatitis, akute **A 5**: 3
– Plasmaersatzmittel, kolloidale **K 5**: 3
– Säure-Base-Ausgleich **K 5**: 4
– septischer **L 2**: 1
– – Gerinnungsstörungen **K 8**: 1
– – Phlegmone **L 7**: 2
– – Verbrauchskoagulopathie/Hyperfibrinolyse **K 8**: 4
– Sympathikomimetika **K 5**: 4
– Tachykardie **K 5**: 1
– Therapie **K 5**: 2
– traumatisch-hämorrhagischer, Gerinnungsstörungen **K 8**: 5
– Ursachen **K 5**: 1–2
– vasoaktive Pharmaka **K 5**: 4
– vasoaktive Substanzen **K 5**: 3–4
– Volumenersatzmittel **K 5**: 2–3
– Volumenzufuhr **K 5**: 3
– Zeiteinheit **K 5**: 1
– Zellstoffwechsel **K 5**: 1
– Zyanose **K 5**: 1
Schocklunge s.a. ARDS
Schockniere **G 9**: 1
Schocksyndrom, toxisches s. Toxic-Shock-Syndrom
Schoenlein-Henoch-Purpura **I 18**: 1
– ACR-Klassifikation **I 18**: 1
– Differentialdiagnose **I 20**: 1
– Glukokortikoide **I 18**: 1
– Kortikosteroide **I 18**: 1
Schrittmachertherapie s. Herzschrittmachertherapie
Schüttelfrost, Malaria **L 12**: 1
Schultergürtelschmerz, Polymyalgia rheumatica **I 10**: 1
Schultergürtelvene, Thrombosen **E 12**: 2
Schultergürtelvenenthrombose **E 12**: 4
Schwangerschaft
– Autoimmunhepatitis **A 7**: 12
– Hyperprolaktinämie **H 1**: 3
– Hypothyreose **H 2**: 2
– Immunthrombozytopenie **B 3**: 3
– Leberkrankheiten **A 7**: 22
– Lungentuberkulose, Therapie **C 1**: 7
– Lupus erythematodes **I 7**: 3
– Prophylaxe, Anämie, megaloblastäre **B 1**: 4
– Tuberkulose, Therapie **C 1**: 7
– Urokinase **E 12**: 4
Schwangerschaftsanämie, physiologische **B 1**: 1
Schwangerschaftscholestase, intrahepatische **A 7**: 22
Schwangerschaftsfettleber, akute **A 7**: 22
Schwarzwerden vor den Augen, Hypotonie, orthostatische **D 2**: 1
Schweißausbruch, Malaria **L 12**: 1
Schweißtest, Mukoviszidose **C 5**: 1
Schwerkettenkrankheit **B 11**: 1
Schwindel
– Anämie **B 1**: 1
– Herzrhythmusstörungen, bradykarde **D 3**: 1
– Herztumoren **D 16**: 1
– Hypotonie, orthostatische **D 2**: 1
– Lungenkarzinom **C 2**: 1
– Malaria **L 12**: 1
Scrotum bifidum, präpeniles **H 7**: 3
SCUF (slow continuous ultrafiltration) **K 3**: 2
SeHCAT-Test **A 4**: 2
– Dünndarmfunktionsstörungen **A 4**: 2
Sehstörungen
– Akromegalie **H 1**: 3
– Hypophysenadenome **H 1**: 10
– Hypotonie, orthostatische **D 2**: 1
Seidenwurmalveolitis **C 16**: 1
Sekretin-Cholezystokinin, Bauchspeicheldrüsenerkrankungen **A 5**: 2
Sekundärleukämie (s-AML)) **B 6**: 1
Selen **A 1**: 3
Seminom
– Bleomycin **B 15**: 3
– Carboplatin **B 15**: 3
– Chemotherapie **B 15**: 2
– Cisplatin **B 15**: 3
– Etoposid **B 15**: 3
– Ifosfamid **B 15**: 3
– Primärtumor, Operation **B 15**: 2–3
Senning-Operation, Transposition der großen Gefäße **D 15**: 4
sensorimotor stroke **M 1**: 5
Sepsis, Katheterassoziierte, Antibiotikatherapie **L 2**: 5
Sepsis **L 2**: 1–3
– ambulant erworbene, Therapie, parenterale **L 2**: 1
– ARDS **K 1**: 2
– Arthritis **L 7**: 3
– bakterielle, Differentialdiagnose **L 12**: 2
– disseminierte intravasale Gerinnung **L 2**: 2
– Epidemiologie **L 2**: 1
– Gerinnungsstörungen **K 8**: 1
– Hypertriglyzeridämie **H 8**: 1
– Katheterassoziierte **L 2**: 4
– Kriterien **L 2**: 1
– Leptospirose **L 11**: 2
– Pankreatitis, akute **A 5**: 3
– Phlegmone **L 7**: 2
– pneumogene, ARDS **C 20**: 7
– Verbrauchskoagulopathie/Hyperfibrinolyse **K 8**: 2
sepsis and systemic inflammatory response syndrome s. SIRS
Septostomie, atriale, Hypertonie, pulmonale **C 8**: 7
Septumperforation, Wegenersche Granulomatose **I 15**: 2
Serodiagnostik, Lyme-Borreliose **I 5**: 2
Seromucotympanon **L 3**: 1
Serositis
– Lupus erythematodes **I 7**: 1–2
– tuberkulöse **L 14**: 2
Serotoninwiederaufnahmehemmer, Reizdarmsyndrom **A 4**: 10
Sertoli-Cell-Only-Syndrom **H 7**: 2
Serum-Ferritin, Hämochromatose **A 7**: 15
sexuell übertragbare Erkrankungen **L 8**: 1–4
Sézary-Syndrom **B 9**: 3, **9**: 9
Sharp-Syndrom, Differentialdiagnose **I 7**: 2
SHBG (sexualhormonbindendes Globulin), Hypogonadismus **H 7**: 4
Shigellen s. Shigellose
Shigellose **L 9**: 2
– Arthritis, reaktive **I 3**: 1
– HLA-B27 **I 2**: 1

Shunt
- pleuroperitonealer, Pleuraerguss **C 21:** 3
- systemisch-pulmonaler, Endokarditisrisiko **D 11:** 5

Shunts, pleuroperitoneale, Pleuraerguss **C 21:** 2
portosystemische, intrahepatische, transjuguläre s. TIPSS
Shuntvitien **D 15:** 3
Shy-Drager-Syndrom
- Hypotonie **D 2:** 1
- – orthostatische **D 2:** 1

SIADH (Syndrom der inappropriaten (inadäquaten) Überproduktion von AVP) **H 1:** 19–20
- Subarachnoidalblutung **M 1:** 41

sICB (spontane intrazerebrale Blutungen) **M 1:** 34–39
Sicca-Symptomatik, GvHD **B 25:** 3
Siccasymptomatik, Sjögren-Syndrom **I 6:** 2
Sichelzellanämie **B 1:** 7
- Anämie, hämolytische **B 1:** 7
- Analgetika **B 1:** 7
- Hydroxyurea **B 1:** 7

Sichelzellerkrankung, Immundefekte **B 5:** 1
Sichelzell-Krise, ARDS **C 20:** 1
Sickerblutungen, gastrointestinale **A 8:** 3
Sick-Sinus-Syndrom **D 3:** 1
- Schlaganfallrisiko **M 1:** 1

Siderofibrose **C 15:** 2
- Berufskrankheitenanzeige **C 15:** 4

Siderose **C 15:** 2
Sigmadivertikulitis, Abdomen, akutes **A 8:** 1
silent chest, Pneumothorax **C 23:** 1
Silikose **C 15:** 1–2
- Berufskrankheitenanzeige **C 15:** 4
- Erstdiagnostik **C 15:** 1

Silokotuberkulose **C 1:** 1
- Berufskrankheitenanzeige **C 15:** 4

SIMV (synchronized intermittent mandatory ventilation) **K 1:** 4
Sindbis-Fieber **L 12:** 4
Sinterungsfrakturen, Osteoporose **H 9:** 1, **9:** 3–4
sinuatrialer Block **D 3:** 1
Sinushistiozytose, unreife, Toxoplasmose **L 4:** 3
Sinusitis **L 3:** 1
- Churg-Strauss-Syndrom **I 16:** 1
- Influenza **L 5:** 2
- maxillaris **L 3:** 1
- Scharlach **L 6:** 1
- Wegenersche Granulomatose **I 15:** 2

Sinusknoten-Reentry-Tachykardie **D 4:** 1
Sinusknotensyndrom **D 3:** 1
Sinusrhythmus
- Herzklappenfehler **D 14:** 1
- Konversion **D 4:** 2
- Mitralklappenstenose **D 14:** 1
- stabiler, Vorhofflattern **D 4:** 3

Sinus-sigmoideus-Thrombose, Otitis media **L 3:** 1
Sinustachykardie **D 4:** 1–2
- Herztrauma **D 10:** 1, **10:** 3
- inadäquate **D 4:** 1

Sinusthrombose **M 1:** 43–44
Sinusvenenthrombose **E 12:** 1, **M 1:** 43–44
Sinus-venosus-Defekt **D 15:** 3
SIRS (Systemic Inflammatory Response Syndrome) **L 2:** 1–3
- ARDS **C 20:** 1

Sjögren-Syndrom **I 6:** 1–3
- Differentialdiagnose **I 6:** 2, **8:** 1
- Keratokonjunktivitis **I 6:** 2
- Klassifikationskriterien **I 6:** 1
- Manifestationen, extraglanduläre **I 6:** 2–3
- Marginalzonenlymphom **B 9:** 5
- Siccasymptomatik **I 6:** 2
- Xerostomie **I 6:** 2

Skelettszintigraphie, Hodentumoren **B 15:** 1
Sklerodermie, Myokarditis **D 11:** 1
Sklerose, systemische **I 8:** 1
- Eiswassertest **I 8:** 1
- Glukokortikosteroide **I 8:** 1
- HEp-2Zellen **I 8:** 1
- Maßnahmen, durchblutungsfördernde **I 8:** 1
- Reflexsymptomatik **I 8:** 1
- Sjögren-Syndrom **I 6:** 1

Sklerosierung
- Varikose **E 13:** 2
- venöse Insuffizienz, chronische **E 15:** 2

Sklero(sierungs)therapie, Ösophagusvarizenblutung **A 8:** 4
slapped cheeks, Ringelröteln **L 6:** 4
SLE s. Lupus erythematodes, systemischer
Small-vessel-disease **D 7:** 2
SMT s. Sauerstoff-Mehrschritt-Therapie
Sodbrennen, Speiseröhrenerkrankungen **A 2:** 1
Somatostatin, Ösophagusvarizenblutung **A 8:** 4
Somatostatinanaloga
- Akromegalie **H 1:** 4
- Insulinom **H 5:** 1

Somatostatinom **A 5:** 7, **H 5:** 2
Somatostatinrezeptorszintigraphie, Karzinoide **C 5:** 1
somatotrope Achse, Hypophysenvorderlappeninsuffizienz **H 1:** 16–17
somatotrophe Funktionsausfälle **H 1:** 11
somatotrophe Insuffizienz, Substitution **H 1:** 15
Sondendiät
- Applikation **K 9:** 4
- Applikationsformen **K 9:** 4
- chirurgische Möglichkeiten **K 9:** 4
- Sondeart **K 9:** 4

Sonographie, Hodentumoren **B 15:** 1
Soor **L 15:** 1
Sorbitintoleranz **A 4:** 1
Spät-Dumping-Syndrom **A 3:** 8
- Billroth-Anastomose **A 3:** 10

Spätsyphilis **L 8:** 1–2
- kardiovaskuläre **L 8:** 2

Spannungspneumothorax **C 23:** 1, **D 10:** 2
- Nachsorge **C 23:** 3
- Röntgen-Thoraxübersicht **C 23:** 1
- Stadieneinteilung **C 23:** 1
- Symptome **C 23:** 1
- Therapie **C 23:** 2–3

Spasmolyse, Reizdarmsyndrom **A 4:** 9
Speicheldrüsenkarzinom **B 12:** 7
- TNM-Klassifikation **B 12:** 8

Speicherkrankheiten, myokardiale **D 13:** 5
Speiseröhre… s. Ösophagus…
Spenderleber, Reinfektion, Hepatitis C, chronische **A 7:** 10
Spermatozele, Hypogonadismus **H 7:** 5
Spermien, Kryokonservierung **H 7:** 9
Spermienextraktion, testikuläre (TESE) **H 7:** 10
Spermieninjektion, intrazytoplasmatische (ICSI) **H 7:** 10
Sphärozytose, Anämie, hämolytische **B 1:** 5
Spider naevi, Leberzirrhose **A 7:** 23
Spiral-Computertomogramm, Lungenkarzinom **C 2:** 1
Splenektomie
- Anämie, hämolytische **B 1:** 5
- Immundefekte **B 5:** 1
- Thalassämie **B 1:** 7

Splenomegalie
- Anämie, aplastische **B 2:** 1
- Endokarditis **D 11:** 3, **L 2:** 6
- durch G-CSF/GM-CSF **B 24:** 2
- Leberzirrhose **A 7:** 23

Spond(yl)arthritis **I 2:** 1–6
- ESSG-Kriterien **I 2:** 2
- Iontophorese **I 2:** 2
- Organmanifestationen **I 2:** 2
- Spondarthritis **I 2:** 1
- Stanger-Bäder **I 2:** 2
- Therapie, medikamentöse **I 2:** 2
- nichtmedikamentöse **I 2:** 2
- undifferenzierte **I 2:** 1

Spondylitis ankylosans **I 2:** 1, **2: 2, 2:** 3
- anterior **I 2:** 4
- Differentialdiagnose **I 1:** 1
- Enthesopathien, entzündliche **I 2:** 5
- Frühdiagnosekriterien **I 2:** 3
- HLA-B27 **I 2:** 1, **2:** 3
- Komplikationen **I 2:** 4
- Kreuzschmerzen **I 2:** 3
- Manifestationen **I 2:** 4
- New-York-Kriterien **I 2:** 3
- Psoriasisarthritis **I 2:** 5
- Sakroilitis, Gradeinteilung, röntgenologische **I 2:** 3
- Spondarthritis **I 2:** 1
- Therapie, medikamentöse **I 2:** 4
- – nichtmedikamentöse **I 2:** 4–5

Spondylodiszitis, Spondylitis ankylosans **I 2:** 4
Spontanatmung, augmentierte, ARDS **C 20:** 4
Spontanpneumothorax, Lungenemphysem **C 11:** 2
Sprue **A 4:** 1
- Karzinome **A 4:** 11
- Non-Hodgkin-Lymphome **A 4:** 11
- Therapie **A 4:** 3

Spurenelemente **A 1:** 3–4
SPVT s. Vagotomie, proximale, selektive
Stammganglienblutung **M 1:** 38
- ausgedehnte **M 1:** 34
- partielle **M 1:** 34

Stammvene, Varikophlebitis **E 12:** 2
Stammzellentransplantation **B 25:** 1
- s.a. Wachstumsfaktoren, hämatopoetische
- allogene **B 25:** 1
- autologe **B 25:** 1
- Graft-versus-Host-Disease (GvHD) **B 25:** 1
- Indikationen **B 25:** 2
- Nachsorge **B 25:** 3
- syngene **B 25:** 1
- Transplantationsvorbereitung **B 25:** 2

Stammzellfaktor **B 24:** 4
Standarddiät **K 9:** 4
Stanger-Bäder, Spondylarthritis **I 2:** 2
Stanzbiopsie, transthorakale, Lungenkarzinom **C 2:** 1
Staphylococcus aureus
- Arthritis, infektiöse **I 4:** 1
- Bakteriämie **L 2:** 5
- Mukoviszidose **C 5:** 4
- Pneumonie **C 10:** 1

Staphylokokken
- Endokarditis **D 12:** 2
- Enteritis **L 9:** 2
- Enzephalitis **L 10:** 1
- Meningitis **L 10:** 1

Status asthmaticus **K 1:** 1
- Beatmung **K 1:** 8
- Differentialdiagnose **C 20:** 2
- Notfalltherapie **C 13:** 6
- Respiratoreinstellung **K 1:** 9

Stauungsdermatose, Ulcera cruris **E 15:** 3
Stauungssyndrom, arthrogenes **E 15:** 3
Steatorrhö
- Malabsorption **A 4:** 1
- Therapie **A 4:** 3

Steinanalyse, Nephrolithiasis **G 8:** 1
ST-elevation myocardial infarction (STEMI) **D 7:** 2
STEMI (ST-elevation myocardial infarction) **D 7:** 2
Stemmer'sches Zeichen, Lymphödem **E 16:** 1
Stentimplantation
– Aortendissektion **D 9:** 4
– ST-Hebungsinfarkt **D 8:** 3
Stent-Shunt s. TIPSS (transjugulärer intrahepatischer portosystemischer Stent-Shunt)
Sternenhimmel, Windpocken **L 6:** 2
11β-Steroiddehydrogenase-Mangel **H 6:** 1
ST-Hebung, Koronarsyndrom, akutes **D 7:** 1
ST-Hebungsinfarkt **D 7:** 2, **8:** 2
– Acetylsalicylsäure **D 8:** 2
– Ballonkatheter **D 8:** 3
– Betarezeptorenblocker **D 8:** 2
– Metoprolol **D 8:** 2
– Nitrate **D 8:** 2
– Reperfusionstherapie, medikamentöse **D 8:** 3–4
– Rescue-PTCA **D 8:** 3
– Stentimplantation **D 8:** 3
STICH (Surgical Trial for Intracerebral Hematomas) **M 1:** 38
Stickstoff-Lost-Derivate **B 23:** 1
Still-Syndrom, Differentialdiagnose **I 1:** 1
Stomatitis aphthosa
– Darmerkrankungen, chronisch-entzündliche **A 4:** 6
– Spondarthritis **I 2:** 1
Stoßwellenlithotripsie, extrakorporale s. ESWL
Strahlenpneumonitis **C 10:** 3
Strahlentherapie
– Analkanalkarzinom **A 4:** 18
– Bronchialkarzinom, nicht-kleinzelliges **C 2:** 3
– Gliome, maligne **B 21:** 1
– Hirntumoren **B 21:** 1
– Immundefekte **B 5:** 1
– Lungenkarzinom, nicht-kleinzelliges **C 2:** 3
– Magenkarzinom **A 3:** 8
– Ösophaguskarzinom **A 2:** 3
– Pleuramesotheliom **B 19:** 3
– Prolaktinom **H 1:** 2
– Rektumkarzinom **A 4:** 15–16, **4:** 18
Streptococcus pneumoniae, Pneumonie **C 10:** 1
Streptococcus pyogenes **L 7:** 3
– Arthritis, infektiöse **I 4:** 1
Streptokinase **E 17:** 1
– Gerinnungsstörungen **K 8:** 9
– Myokardinfarkt **D 8:** 3
– Venenthrombose **E 12:** 4
Streptokokken
– Arthritis, reaktive **I 3:** 2
– Endokarditis **D 12:** 2
Streptokokken-Tonsillopharyngitis, Scharlach **L 6:** 1
Streptokokken-Toxic-Shock-Syndrom (STSS) **L 7:** 3–4
– Windpocken **L 6:** 2
Streptomycin
– Lungentuberkulose **C 1:** 3–4
– Tuberkulose **C 1:** 3–4
– UAW **C 1:** 5
Stress, koronare Risikofaktoren **D 6:** 1
Stress, Myokardinfarkt **A 1:** 4
Stress-Echokardiographie
– Angina pectoris **D 7:** 3
– koronare Herzkrankheit **D 7:** 3
Stressulkus **A 3:** 3–5
Striae rubrae, Cushing-Syndrom **H 1:** 5
Stridor, inspiratorischer, Wegenersche Granulomatose **I 15:** 2
Stroke-in-evolution, Schlaganfall, ischämischer **M 1:** 30

Stromunfälle, Herzschädigung **D 10:** 1
Struma **H 2:** 2–3
– Einteilung, pathogenetische **H 2:** 2
– Jodidtherapie **H 2:** 3
– Jodsalzprophylaxe **H 2:** 3
Stuhl, fettglänzender, Mukoviszidose **C 5:** 1
Stuhlfettausscheidung **A 4:** 2
– Malassimilation/Maldigestion **A 4:** 3
Stuhlfettbestimmung, quantitative, Dünndarmfunktionsstörungen **A 4:** 2
Stuhlinkontinenz, Defäkographie **A 4:** 17
Stuhluntersuchungen, Malabsorption **A 4:** 2
Subaortenstenose, Differentialdiagnose **D 7:** 1
Subarachnoidalblutung **M 1:** 39–43
– Angiographie **M 1:** 40–41
– Beinvenenthrombose **M 1:** 42
– Blutdruck **M 1:** 42
– Computertomographie, kraniale **M 1:** 40
– Glasgow-Coma-Scale **M 1:** 39
– Hyponatriämie **M 1:** 41
– Hypovolämie **M 1:** 41
– Kopfschmerzen **M 1:** 39
– Letalität **M 1:** 16
– Lumbalpunktion **M 1:** 40
– Magnetresonanztomographie **M 1:** 40
– Prognose **M 1:** 43
– Schweregrad **M 1:** 40
– Syndrom der inadäquaten ADH-Sekretion (SIADH) **M 1:** 41
– Therapie, konservative **M 1:** 41–43
– – operative **M 1:** 41
– Vasospasmus **M 1:** 42
– Nimodipin **M 1:** 42
– – Triple-H-Therapie **M 1:** 42
– WFNS-Grading-Skala **M 1:** 40
Subclavian-steal-Syndrom, Takayasu-Arteriitis **E 9:** 1
subglottische Stenose, Wegenersche Granulomatose **I 15:** 2
Subileus, Dünn-/Dickdarmtumoren **A 4:** 11
Suchtest, Malassimilation(ssyndrom) **A 4:** 2
Sucralfat, Behçet-Syndrom **I 21:** 2
Surfactant-Applikation, ARDS **C 20:** 7
Sympathikomimetika, Schock **K 5:** 4
synchronized intermittent mandatory ventilation s. SIMV
Syndesmophyten
– Spondarthritis **I 2:** 1
– Spondylitis ankylosans **I 2:** 4
Syndrom
– der blinden Schlinge **A 3:** 10
– der immotilen Zilien **H 7:** 3
– der inadäquaten ADH-Sekretion, Hyponatriämie **G 11:** 1
– der mittleren Basilaris **M 1:** 4
Syndrom X **D 13:** 5
Synkope **D 5:** 1–3
– Aortenklappenstenose **D 14:** 3
– autonom-nerval vermittelte **D 5:** 1
– Diagnostik **D 5:** 1
– Echokardiographie **D 5:** 1
– EKG **D 5:** 1
– elektrophysiologische Untersuchung **D 5:** 2
– Ergometrie **D 5:** 2
– Herzrhythmusstörungen, bradykarde **D 3:** 1
– Herztumoren **D 16:** 1
– Holter-EKG **D 5:** 1
– Hypotonie, orthostatische **D 5:** 1
– Kammerflimmern **D 4:** 5
– kardiogene **D 5:** 1

– Kipptisch-Versuch **D 5:** 2
– Langzeit-EKG **D 5:** 2
– medikamentös-induzierte **D 5:** 1
– Memory-Loop-EKG **D 5:** 2
– neurokardiogene **D 5:** 1
– – Handgrip-Manöver **D 5:** 3
– – Therapie **D 5:** 2–3
– Schellong-Test **D 5:** 1
– situative **D 5:** 3
– Takayasu-Arteriitis **E 9:** 1
– ungeklärte **D 5:** 1
– vasovagale **D 5:** 1
– zentral-induzierte **D 5:** 1
– zerebrovaskuläre **D 5:** 1
Synovektomie
– Arthritis, infektiöse **I 4:** 2
– – rheumatoide **I 1:** 3
Synovialitis, Differentialdiagnose **I 1:** 1
Syphilide **L 8:** 1
Syphilis **L 8:** 1–3
– s.a. Lues
– Cardiolpin-KBR **L 8:** 2
– Direktnachweis im Dunkelfeld **L 8:** 2
– FTA-ABS-Test **L 8:** 2
– Herxheimer-Reaktion **L 8:** 2
– IgM-FTA-ABS-Test **L 8:** 2
– k, Primärstadium **L 8:** 1
– Liquordiagnostik **L 8:** 2
– Nachsorge **L 8:** 3
– PCR **L 8:** 2
– Sekundärstadium **L 8:** 1
– Serologie **L 8:** 2
– 19S-FTA-ABS-Test **L 8:** 2
– Stadieneinteilung **L 8:** 1
– Therapie **L 8:** 3
– TPHA-Test **L 8:** 2
– Treponema-pallidum-Hämagglutinationstest **L 8:** 2
– VDRL-Test **L 8:** 2

T

Tabakarbeiterlunge **C 16:** 1
Tâche noire, Rickettsiosen **L 12:** 7
Tachyarrhythmie
– Hypotonie, orthostatische **D 2:** 2
– symptomatische, Kammerfrequenz, Kontrolle **D 4:** 2
Tachykardie
– Akutbehandlung **D 4:** 4
– Anämie **B 1:** 1
– atriale **D 4:** 3
– orthodrome **D 4:** 4
– Rezidivprophylaxe **D 4:** 4
– Schock **K 5:** 1
– Vagusmanöver **D 4:** 4
– ventrikuläre, Herztrauma **D 10:** 1, **10:** 3
Tachykardiomyopathie **D 13:** 3
Tachypnoe, ARDS **K 1:** 2
Takayasu-Aortitis **D 9:** 3
Takayasu-Arteriitis **E 9:** 1–2, **I 12:** 1–2
– s.a. temporalis
– ACR-Klassifikation **I 12:** 1
– Aneurysma **E 7:** 2
– bildgebende Diagnostik **E 9:** 2
– Biopsie **E 9:** 2
– Bypass-Operation **I 12:** 2
– diagnostische Kriterien **I 12:** 1
– Glukokortikoide **E 9:** 2, **I 12:** 2
– Immunsuppressiva **I 12:** 2
– Klassifikationskriterien **E 9:** 2
– Labordiagnostik **E 9:** 2
– Therapie **E 9:** 2
– Ventilations-Perfusions-Szintigraphie **I 12:** 2
Talkose **C 15:** 2
Talkpleurodese, internistische, Pneumothorax **C 23:** 2
Talkum-Trockenpuderbehandlung, Pleuritis **C 21:** 2
T-ALL **B 6:** 2
– reifzellige **B 6:** 2

TAO s. Thrombangiitis obliterans
Target-Phänomen **A 8**: 2
Target-Zeichen, Appendizitis **A 4**: 8
Taubenzüchterlunge **C 16**: 1
Taxane **B 23**: 1, **23**: 3
Teleangiektasien, hämorrhagische, hereditäre **A 7**: 18–19
Temporalarterien, derb geschwollene, Arteriitis temporalis **I 10**: 1
tender points, Fibromyalgiesyndrom **I 27**: 1
Tendinitis calcarea, Differentialdiagnose **I 10**: 2
Tendomyopathie, generalisierte s. Fibromyalgiesyndrom
Tenesmen, Salmoellose **L 9**: 1
Tenosynovialektomie, Arthritis, rheumatoide **I 1**: 3
Tenosynovialitis, Arthritis, rheumatoide **I 1**: 1
Terlipressin, Ösophagusvarizenblutung **A 8**: 4
Territorialinfarkte, Schlaganfall, ischämischer **M 1**: 5
TESE (testikuläre Spermienextraktion) **H 7**: 10
Testes s. Hoden
testikuläre Feminisierung **H 7**: 3
– unvollständige **H 7**: 3
Testosteron, Hypogonadismus **H 7**: 4
Testosterongabe, transdermale, Hypogonadismus **H 7**: 7
Testosteronsubstitution, Erythropoese, Steigerung **H 7**: 7
Testosterontherapie
– Ejakulatvolumen **H 7**: 7
– Knochendichte, Bestimmung **H 7**: 8
– Prostatavolumen **H 7**: 7
Tetanie
– Akuttherapie **H 3**: 3–4
– Hypokalzämie **H 3**: 3
– Kalzium **H 3**: 3
Tetrachlorkohlenstoff, Plasmapherese **K 8**: 3
Thalassaemia
– major **B 1**: 6
– minor **B 1**: 6
Thalassämie **B 1**: 6
– β-Thalassämie, heterozygote **B 1**: 7
– Basisinformation **B 1**: 6
– Definition **B 1**: 6
– Erythrozytensubstitution **B 1**: 7
– Splenektomie **B 1**: 7
Thalidomid, Behçet-Syndrom **I 21**: 2
Therapie, antivirale, Hepatitis C, chronische **A 7**: 8
Thiamin s. Vitamin B_1
Thin basement disease **G 7**: 3
Thomasphosphatlunge **C 15**: 3
– Berufskrankheitenanzeige **C 15**: 4
Thoracic-outlet-Syndrom (TOS) **E 4**: 1
Thorakoskopie
– Pleuraempyem **C 22**: 3
– Pleuraerguss **C 21**: 2
– Pleuritis **C 21**: 2
– Pneumothorax **C 23**: 2
Thoraxschmerzen
– akuter, Aortendissektion **D 9**: 2
– Aortenaneurysma **D 9**: 2
– Aortensklerose **D 9**: 2
– Pleuramesotheliom **B 19**: 1
Thoraxtrauma
– Ausschlussdiagnostik **D 10**: 2
– Prellmarken **D 10**: 2
– Schock, kardiogener **D 10**: 1
– stumpfes **D 10**: 2
– – Aortenklappenabriss **D 10**: 1
– – Mitralklappenabriss **D 10**: 1
– – Papillarmuskelabriss **D 10**: 1
Thoraxübersichtsaufnahmen, Lungenkarzinom **C 2**: 1
Thoraxverletzung, knöcherne **D 10**: 2
Thoraxwandschmerzen, Lungenkarzinom **C 2**: 1
Threonin **A 1**: 2

Thrombangiitis obliterans **E 1**: 5–6
Thrombektomie, Venenthrombose **E 12**: 3–4
Thromben
– Aortendissektion **D 9**: 3
– intrakardiale, Schlaganfall, ischämischer **M 1**: 23
Thrombendarteriektomie, Hypertonie, pulmonale **C 8**: 7
Thrombinzeit, hämorrhagische Diathesen **B 27**: 1
Thromboembolie **K 8**: 9–10
– Akutphase **K 8**: 9
– Antiphospholipidsyndrom **I 7**: 3
– venöse, Thrombophilie **B 29**: 3
Thromboembolieprophylaxe
– Danaparoid **E 11**: 1
– Fondaparinux **E 11**: 1
– Heparine **E 11**: 1
– Hirudin **E 11**: 1
– medikamentöse **E 11**: 1
– physikalische **E 11**: 1
– Vitamin-K-Antagonisten **E 11**: 1
Thromboembolierisiko
– hohes **E 11**: 1
– mittleres **E 11**: 1
Thrombolyse/Thrombolytika
– Gerinnungsstörungen **K 8**: 9
– Myokardinfarkt **D 8**: 3–4
Thrombopathie s. Thrombozytopathie
Thrombopenie s. Thrombozytopenie
thrombophile Diathese **B 29**: 1–5
– s. Thrombophilie
– Diagnostik **B 29**: 3
– erworbene **B 29**: 2
– hereditäre **B 29**: 1–2
Thrombophilie **B 29**: 1–5, **K 8**: 9–10
– Diagnostik **B 29**: 3
– erworbene **B 29**: 2
– hereditäre **B 29**: 2
Thrombophlebitis **E 12**: 1, **14**: 1
– Differentialdiagnose **I 22**: 1
– Kompressionstherapie **E 18**: 1
– migrans bzw. saltans **E 14**: 1
Thromboplastinzeit
– hämorrhagische Diathesen **B 27**: 1
– partielle, hämorrhagische Diathesen **B 27**: 1
– partielle (PTT), Gerinnungsstörungen **K 8**: 2
Thrombopoetin **B 24**: 4
Thrombose
– s.a. Venenthrombose
– Darmerkrankungen, chronischentzündliche **A 4**: 6
– infizierte **L 2**: 8–9
– – Erreger **L 2**: 8
– – Katheterinfektion **L 2**: 9
– – Symptomatik **L 2**: 9
– – Therapie **L 2**: 9
– rezidivierende **E 12**: 2
– Schultergürtelvene **E 12**: 2
– venöse, isolierte, Behçet-Syndrom **I 21**: 2
– – Thrombophilie **B 29**: 3
Thromboseprophylaxe **E 11**: 1–2
thrombozytäre Diathese **K 8**: 2
Thrombozyten
– Leukämie, akute **B 6**: 5
– Schlaganfall, ischämischer **M 1**: 25
Thrombozytenaggregationshemmer **E 17**: 1–2
– Angina pectoris, stabile **D 7**: 4
– arterielle Verschlusskrankheit **E 1**: 3
– Extremitätenverschluss, akuter **E 3**: 3
– Koronarsyndrom, akutes **D 7**: 5
– Non-ST-Hebungsinfarkt **D 7**: 5
– Schlaganfall, ischämischer **M 1**: 25–26
Thrombozytenkonzentrate, DIC **B 28**: 4
Thrombozytenzahl
– Blutungsneigung **B 3**: 1

– Gerinnungsstörungen **K 8**: 2
Thrombozythämie
– Budd-Chiari-Syndrom **A 7**: 18
– essentielle **B 8**: 4–5
– – Acetylsalicylsäure **B 8**: 4–5
– – Hydroxyurea **B 8**: 4
– – von-Willebrand-Syndrom **B 8**: 5
Thrombozytopathien **B 28**: 1, **K 8**: 6–7
– Diagnostik **B 28**: 3, **K 8**: 1
– Kortikoidtherapie **K 8**: 7
– Kryopräzipitate **K 8**: 7
– Plättchenkonzentrate **K 8**: 6
– Primärtherapie **K 8**: 7
– Sekundärtherapie **K 8**: 7
Thrombozytopenie **3**: 1–6, **27**: 1, **28**: 1, **K 8**: 3, **8**: 6–7
– asymptomatische **B 3**: 1
– Blutungszeichen **B 3**: 1
– CMV-Infektion **L 4**: 2
– Diagnostik **K 8**: 1
– Diagnostik und Therapie **B 28**: 3
– Differentialdiagnose **B 3**: 2
– Hämoglobinurie, nächtliche, paroxysmale **B 2**: 3
– Hantavirusinfektionen **L 11**: 2
– heparinduzierte **B 3**: 5
– – s. HIT-Syndrom
– Kortikoidtherapie **K 8**: 7
– Kryopräzipitate **K 8**: 7
– Leukämie, chronisch-myeloische (CML) **B 8**: 3
– Lupus erythematodes, systemischer **I 7**: 1
– Plättchenkonzentrate **K 8**: 6
– Primärtherapie **K 8**: 7
– Sekundärtherapie **K 8**: 7
– tumorbedingte **B 28**: 6
Thrombozytopenie-Thrombose-Syndrom, heparininduziertes (HITT-Syndrom) **K 8**: 8
Thrombozytose, Rötel **L 6**: 3
Thymus-Carcinoid, ACTH-Sekretion, ektope **H 1**: 7
Thymusinvolution, Immundefekte **B 5**: 1
Thyreoidektomie, Schilddrüsenkarzinom **H 2**: 7
Thyreoiditis **H 2**: 6–7
– bakterielle, akute **H 2**: 6–7
– de Quervain, subakute **H 2**: 6–7
– Sjögren-Syndrom **I 6**: 1
– Typ Riedel, fibrosierende **H 2**: 6–7
Thyreostatika, Hyperthyreose **H 2**: 5
Thyreotoxikose, Hyperkalziämie **G 11**: 2
thyreotrophe Funktionsausfälle **H 1**: 11
thyreotrophe Insuffizienz, Substitution **H 1**: 15
TIA (transitorische ischämische Attacke)
– Inzidenz **M 1**: 1
– Riesenzellarteriitis **I 11**: 1
– Symptome **M 1**: 2
Ticlopidin **E 17**: 2
Tietze-Syndrom, Differentialdiagnose **D 7**: 1
TIN s. Nierenkrankheiten, tubulointerstitielle
TIN (testikuläre intralobuläre Neoplasie), Hodenbiopsie, kontralaterale **B 15**: 1
TIPPS (transjunguläre intrahepatische portosystemische Shunts), Ösophagusvarizenblutung **A 8**: 4
T-Lymphozyten-System, Unreife, Immundefekte **B 5**: 1
TNF-α-Antikörper **A 1**
TNM-Klassifikation
– Gallenblasenkarzinom **A 6**: 4
– Gallengangkarzinom **A 6**: 4
– Harnwegstumoren **B 16**: 3
– Hodentumoren **B 15**: 1

- Knochentumoren, maligne **B 17:** 1
- kolorektales Karzinom **A 4:** 15
- Kopf-Hals-Tumoren **B 12:** 6
- Larynxkarzinom **B 12:** 5
- Magenkarzinom **A 3:** 7
- Melanom, malignes **B 20:** 2
- Nierenzellkarzinome **B 16:** 1
- Ösophaguskarzinom **A 2:** 3
- Pankreaskarzinom **A 5:** 4
- Pleuramesotheliom **B 19:** 1
- Prostatakarzinom **B 15:** 4
- Speicheldrüsenkarzinom **B 12:** 8

Tocopherol s. Vitamin E
Todd'sche Parese **M 1:** 44
Tonsillitis
- nekrotisierende, Anämie, aplastische **B 2:** 1
- Scharlach **L 6:** 1

Tonsillopharyngitis
- Scharlach **L 6:** 1
- Streptokokekken **L 6:** 1

Top of the basilar syndrome **M 1:** 4
Topoisomerase-I-Inhibitoren **B 23:** 1
Toxic-Shock-Syndrom **L 2:** 1
Toxoplasma gondii, Myokarditis **D 11:** 1
Toxoplasmose **L 4:** 3
- Enzephalitis **L 4:** 3
- HIV-Infektion **L 4:** 3

Trachealverletzungen, Ösophagusverletzungen **D 10:** 2
tracheobronchiale Fistel, Ösophagusverletzungen **D 10:** 2
Tränentropfenform der Erythrozyten, Myelo-/Osteomyelofibrose **B 8:** 3
TRALI (transfusion related acute lung injury), ARDS **C 20:** 1
Transaminasen, GvHD **B 25:** 3
Transfusionszwischenfälle
- Gerinnungsstörungen **K 8:** 1
- Verbrauchskoagulopathie/Hyperfibrinolyse **K 8:** 4

transitorisch-ischämische Attacke s. TIA
transjugulärer intrahepatischer portosystemischer Shunt s. TIPSS
transluminal positioned endovascular stented graft s. TPEG
Transplantation, Pneumonie **C 10:** 1
Transplantationsvorbereitung, Knochenmark-/Stammzelltransplantation **B 25:** 1
Transposition der großen Gefäße **D 15:** 4
Trauma
- Gefäße, große, intrathorakale **D 10:** 1–5
- Perikarditis **D 11:** 3
- SIRS **L 2:** 1
- Vasospasmen **E 5:** 1–2

Trendelenburg-Zeichen, Coxarthrose **I 25:** 1
Treponema pallidum **L 8:** 1–2
Triamcinolonacetonid, Behçet-Syndrom **I 21:** 2
Trichomoniasis, Urethritis **L 8:** 4
Triglycyl-Lysin-Vasopressin, Ösophagusvarizenblutung **A 8:** 4
Triglyzeride
- Berechnung, Friedewald-Formel **D 6:** 2
- Brennwerte **A 1:** 2

Trikuspidalinsuffizienz
- Endokarditisrisiko **D 11:** 5
- Karzinoidsyndrom **A 5:** 6

Trikuspidalklappenerkrankungen, Endokarditisrisiko **D 11:** 5
Trikuspidalklappenstenose/-insuffizienz **D 14:** 4–5
Triplet-Test, Pleuraerguss **C 21:** 2
Trommelfellperforation, Otitis media **L 3:** 1
Trommelschlegelfinger
- Darmerkrankungen, chronischentzündliche **A 4:** 6

- Mukoviszidose **C 5:** 2

Tropheryma-Infektion **A 4:** 1
Tropicamid, Behçet-Syndrom **I 21:** 2
Troponin I, Herztrauma **D 10:** 1
Troponin T
- Herztrauma **D 10:** 1
- Myokarditis **D 11:** 1

Troponinerhöhung, Koronarsyndrom, akutes **D 7:** 1
Trousseau-Zeichen
- Hypokalziämie **G 11:** 3
- Hypomagnesiämie **G 11:** 4

Truncus coeliacus, Kompressionssyndrom **E 8:** 2
trunkuläre Dysplasien, Angiodysplasien **E 10:** 2
Trypanosoma cruzi, Myokarditis **D 11:** 1
Trypanosomiasis, Immundefekte **B 5:** 1
Tryptophan **A 1:** 2
TSH-Bestimmung, Hyperprolaktinämie **H 1:** 1
TSHom **H 1:** 9
TTP s. Purpura, thrombotisch-thrombozytopenische
TTP (thrombotische thrombozytopenische Purpura) **B 3:** 3–4
Tubenmittelohrkatarrh, chronischer **L 3:** 1
Tuberkulose **A 4:** 4, **C 1:** 1–7, **L 14:** 1–4
- s.a. Lungentuberkulose
- Anämie **B 1:** 8
- Antibiotika **A 4:** 5
- BCG-Impfung **C 1:** 2
- Chemoprophylaxe **C 1:** 7, **L 14:** 3–4
- DNA-Sonden-Sets **C 1:** 2
- Dosierungen **C 1:** 3
- Epidemiologie **L 14:** 1
- Erregernachweis **C 1:** 2
- Erstrang- oder Standardmedikamente **C 1:** 3
- Ethambutol **C 1:** 3–4
- extrapulmonale **C 1:** 1–7
- HIV-Infektion **C 1:** 6
- Immundefekte **C 1:** 6
- Isoniazid **C 1:** 3–4
- Komplikationen **L 14:** 3
- Kontrollen **L 14:** 3
- Kortikosteroide **C 1:** 7
- latente **L 14:** 3–4
- Meldepflicht **L 14:** 4
- Meningitis **L 10:** 1, **14:** 2
- Mikrobiologie **L 14:** 1
- Nachsorge **C 1:** 7
- offene **C 1:** 1
- Pathogenese **L 14:** 1–2
- Perikarditis **D 11:** 3, **L 14:** 2
- Pleuraempyem **C 22:** 1
- Pleuraempyeme, Diagnose **C 1:** 3
- Pleuritis **L 14:** 2
- – exsudativa **C 1:** 4
- Primärkomplex **L 14:** 1–2
- Prophylaxe **L 14:** 4
- Pyrazinamid **C 1:** 3–4
- Rifampicin **C 1:** 3–4
- Serositis **L 14:** 2
- Streptomycin **C 1:** 3–4
- Therapie **C 1:** 3–7
- – Arzneimittelinteraktionen **C 1:** 5
- – Behandlungsbesonderheiten **C 1:** 6
- – Interaktionen **C 1:** 4
- – Laktation **C 1:** 7
- – Leberinsuffizienz **C 1:** 6
- – Nebenwirkungen **C 1:** 4
- – Niereninsuffizienz **C 1:** 6
- – Schwangerschaft **C 1:** 7
- – UAW **C 1:** 5
- – Verlaufskontrollen **C 1:** 4
- – Therapieschemata **L 14:** 2
- – Therapieüberwachung **L 14:** 3
- Tuberkulostatika **L 14:** 2

Tuberkulostatika **L 14:** 3
tuberöse Sklerose **G 7:** 3, **7:** 6
Tumoranämie **B 1:** 7–8
Tumoren/Tumorerkrankungen
- s.a. Neoplasien
- s.a. Primärtumoren
- disseminierte, Anämie **B 1:** 8
- gynäkologische, Erythropoetin (EPO) **B 24:** 3
- metastasierende, Chemotherapie **B 22:** 2
- – Primärlokalisation, unklare **B 22:** 1–2
- Perikarditis **D 11:** 3
- Tuberkulose **C 1:** 1
- urogenitale, Erythropoetin (EPO) **B 24:** 3

Tumorlyse, Hyperkaliämie **G 11:** 1
Tumormarker, Schilddrüsenkarzinom **H 2:** 7
Tumornachsorge s. Nachsorge
Tumorschmerzen s.a. Schmerzen
Tunnelsehen, Hypotonie, orthostatische **D 2:** 1
T-Vorläufer-ALL **B 6:** 2
Typ-1-Diabetes **H 4:** 4–7
- s.a. Diabetes mellitus, insulinpflichtiger
- Inselzell-/Inseltransplantation **H 4:** 5
- Insulinbedarf **H 4:** 5
- Insulininfusion, subkutane, kontinuierliche **H 4:** 5
- Insulintherapie **H 4:** 4
- – intensivierte **H 4:** 4–5
- – konventionelle **H 4:** 5
- Pankreastransplantation **H 4:** 5–6

Typ-2-Diabetes **H 4:** 1–4
- s. Diabetes mellitus, nichtinsulinabhängiger
- Dyslipoproteinämie **H 4:** 1
- Exzessmortalität **H 4:** 1
- Glinide **H 4:** 2
- Glitazone **H 4:** 3
- α-Glukosidasehemmer **H 4:** 2
- Hypertonie, arterielle **H 4:** 1
- Insulintherapie **H 4:** 3–4
- Metformin **H 4:** 2
- Patientenschulung **H 4:** 2
- Schwangerschaft **H 4:** 4
- Stoffwechseleinstellung, Beurteilung **H 4:** 2
- Sulfonylharnstoffe **H 4:** 2

Typ-I-Osteopathie **G 10:** 2
Typ-II-Osteopathie **G 10:** 2
Typ-A/B/C-Gastritis s. unter A/B/C-Gastritis
Typhus abdominalis **A 4:** 4
- Differentialdiagnose **L 12:** 2

T-Zell-Lymphom
- adultes **B 9:** 3
- angioimmunoblastisches **B 9:** 3
- Enteropathie-typisches **B 9:** 3
- gamma-delta, hepatosplenisches **B 9:** 3
- großzelliges **B 9:** 3
- – anaplastisches **B 9:** 3
- intermediäres **B 9:** 3
- kleinzelliges, pleomorphes **B 9:** 3
- kutane **B 9:** 9
- malignes **B 9:** 9–10
- Pannikulitis-ähnliches, subkutanes **B 9:** 3
- periphere **B 9:** 9–10
- peripheres **B 9:** 3
- Sprue **A 4:** 1

T-Zonen-Lymphom **B 9:** 3

U

U1-RNP-Antikörper, Poly-/Dermatomyositis **I 9:** 1
Übergewicht
- koronare Risikofaktoren **D 6:** 1, **6:** 3

UICC-Klassifikation
- Hodentumoren **B 15:** 1–2
- kolorektales Karzinom **A 4:** 15
- Kopf-Hals-Tumoren **B 12:** 6

UIP (usual interstitial pneumonia) **C 18:** 2

Ulcus
- cruris **E 15:** 2–3
- – venöse Insuffizienz, chronische **E 15:** 2
- genitales, Behçet-Syndrom **I 21:** 2
- venöse Insuffizienz, chronische **E 15:** 3
- entriculi **A 3:** 3
- ventriculi, Abdomen, akutes **A 8:** 1
- – Protonenpumpenhemmer **A 3:** 2

Ulkus
- gemischtes (arteriell-venöses) **E 15:** 3
- peptisches **A 3:** 1
- – Differentialdiagnose **D 7:** 1
- – Gastrointestinalblutungen **A 8:** 3
- schwarzes, Rickettsiosen **L 12:** 7

Ulkusblutung
- Elektro-Hydro-Thermo-Koagulation **A 8:** 4
- Elektro-Hydro-Thermo-Sonde **A 8:** 4
- Forrest-Klassifikation **A 8:** 4
- Hämoclip **A 8:** 4
- Laser-Photokoagulation **A 8:** 4
- Neodym-YAG-Laser **A 8:** 4

Ultrafiltration, kontinuierliche, langsame **K 3:** 2

Ultrafiltratsubstitution, extrakorporale Verfahren **K 3:** 3

Ultraschall-Doppler-Bestimmung s. Doppler-Sonographie

Ultraschalluntersuchung, endoskopische (EUS), Magenkarzinom **A 3:** 7

Ulzerationen, orale, Lupus erythematodes, systemischer **I 7:** 1

Untergewicht
- Osteoporose **H 9:** 3
- Therapie **A 4:** 3

Unterlippe, Plattenepithelkarzinom **B 12:** 8

Urämie
- Diagnostik und Therapie **B 28:** 3
- Hypotonie **D 2:** 1
- Immundefekte **B 5:** 1
- Perikarditis **D 11:** 3

Ureaplasma urealyticum **L 8:** 4

Ureaplasmen, Infertilität **H 7:** 9

Urethritis
- gonorrhoische **L 8:** 4
- – des Mannes **L 8:** 3
- Reiter-Syndrom **I 3:** 1
- Spondarthritis **I 2:** 1
- Spondylarthritis **I 2:** 2

Urikostatika, Gicht **I 22:** 2
Urikosurika, Gicht **I 22:** 2
Urin s. Harn
Urinanalyse, Nephrolithiasis **G 8:** 1
Urokinase **E 17:** 2
- Gerinnungsstörungen **K 8:** 9
- Venenthrombose **E 12:** 4

Urolithiasis **A 8:** 2
- Darmerkrankungen, chronisch-entzündliche **A 4:** 6
- Hyperkalziämie **G 11:** 2

Urothelkarzinome, Differenzierungsgrad **B 16:** 3

Ursodesoxycholsäure, Cholangitis, primär-sklerosierende (PSC) **A 7:** 14

usual interstitial pneumonia (UIP) **C 18:** 2

Uveitis
- anterior, Behçet-Syndrom **I 21:** 1
- – isolierte, Behçet-Syndrom **I 21:** 2
- Darmerkrankungen, chronischentzündliche **A 4:** 6
- Lyme-Borreliose **I 5:** 1
- posterior, Behçet-Syndrom **I 21:** 1

V

Vagotomie, selektive proximale (SPV) **A 3:** 5

Valin **A 1:** 2

Valsalva-Manöver
- Hypogonadismus **H 7:** 5
- Hypotonie, orthostatische **D 2:** 2

Valsalva-Quotient, Hypotonie, orthostatische **D 2:** 2

vanishing lung **C 11:** 1

Variecella-zoster-Virus **L 6:** 1–2

Varikophlebitis **E 12:** 1, **14:** 1
- Stammvene **E 12:** 2

Varikose **E 13:** 1–2
- Allgemeinmaßnahmen **E 13:** 2
- CW-Dopplerunteruntersuchung **E 13:** 1
- Duplexdiagnostik **E 13:** 1
- Kompressionstherapie **E 13:** 2, **18:** 1
- medikamentöse Therapie **E 13:** 2
- operative Sanierung **E 13:** 2
- Phlebitis **E 13:** 2
- Phlebodynamometrie **E 13:** 1
- Phlebographie **E 13:** 1
- Saphenektomie **E 13:** 2
- Sklerosierung **E 13:** 2
- Ultraschalluntersuchung **E 13:** 1
- Varizenruptur **E 13:** 2
- venöse Insuffizienz, chronische **E 13:** 1

Varikozele **H 7:** 3, **7:** 10
- Hypogonadismus **H 7:** 5
- Kinderwunsch **H 7:** 9

Varizellen **L 6:** 1–2

Varizen s. Varikose

Varizenruptur
- Kompressionstherapie **E 18:** 1
- Varikose **E 13:** 2

Vaskulitis **E 9:** 1–3
- ACR-Klassifikationskriterien **I 15:** 1
- ANCA-assoziierte **I 15:** 1–4, **17:** 1
- – nekrotisierende **I 19:** 2
- – Plasmaseparation **K 3:** 6
- Arthritis, rheumatoide **I 1:** 1
- CHC-Definition **I 15:** 1
- Churg-Strauss-Syndrom **E 9:** 3
- Darmerkrankungen, chronischentzündliche **A 4:** 6
- Differentialdiagnose **I 8:** 1, **10:** 1
- durch G-CSF/GM-CSF **B 24:** 2
- Kryofibrinogen **I 19:** 1–2
- Kryoglobulinämie **I 19:** 1
- Kryoglobuline **I 19:** 1–2
- Lupus erythematodes **I 7:** 2
- nekrotisierende, Sjögren-Syndrom **I 6:** 3
- – Wegenersche Granulomatose **I 15:** 1
- Panarteriitis nodosa **E 9:** 3
- parainfektiöse, Schlaganfall **M 1:** 8
- retinale, Behçet-Syndrom **I 21:** 1
- Sjögren-Syndrom **I 6:** 1
- Wegener-Granulomatose **E 9:** 3

Vasodilatanzien, Schock **K 5:** 3–4

Vasopressin, Hypotonie, orthostatische **D 2:** 2

Vasospasmen
- Drogen **E 5:** 1–2
- Ergotamin **E 5:** 1–2
- Subarachnoidalblutung **M 1:** 42
- Traumata **E 5:** 1–2

vegetativ-kardiale Beschwerden, Differentialdiagnose **D 7:** 1

Vena-cava-Filter, Lungenembolie, akute **C 7:** 2

Venenentzündung s. Phlebitis

Venenthrombose **E 12:** 1–2
- s.a. Thrombose
- Anistreplase (APSAC) **E 12:** 4
- Antikoagulanzien **E 12:** 2–3
- – Dauer **E 12:** 3
- – orale **E 12:** 3
- B-Bild-Sonographie **E 12:** 1
- Beinhochlagerung **E 12:** 3
- Berstungsschmerz **E 12:** 1
- Bettruhe **E 12:** 3
- CW-Doppler-Sonographie **E 12:** 2
- D-Dimere? **E 12:** 1
- Diagnostik, apparative **E 12:** 1
- Diagnostik-Score **E 12:** 1
- Duplex-Sonographie **E 12:** 1
- Fibrinolyse **E 12:** 3–4
- Gewebe-Plasminogenaktivator (t-PA) **E 12:** 4
- Kavafilter **E 12:** 3
- Kavaunterbrechung, operative **E 12:** 3
- Kompressionsbehandlung **E 12:** 3
- Labordiagnostik **E 12:** 1
- Lowenberg-Zeichen **E 12:** 1
- Magnetresonanztomographie **E 12:** 2
- Ödeme **E 12:** 1
- Payr-Zeichen **E 12:** 1
- Phlebographie **E 12:** 2
- Pratt-Zeichen **E 12:** 1
- Prourokinase (scu-PA) **E 12:** 4
- Schwangerschaft **E 12:** 4
- Spannungsgefühl **E 12:** 1
- Streptokinase **E 12:** 4
- Therapie, ambulante **E 12:** 3
- Thrombektomie **E 12:** 3–4
- Thrombophilie **B 29:** 5
- tiefe, Lungenembolie, akute **C 7:** 2
- Untersuchung, körperliche **E 12:** 1
- Urokinase **E 12:** 4
- Ursachen, Abklärung **E 12:** 2

venöse Insuffizienz, chronische **E 15:** 1–3
- Doppler-Sonographie **E 15:** 1
- Kompartmentdruckmessung **E 15:** 2
- Kompressions- und farbkodierte Duplexsonographie **E 15:** 1
- Kompressionstherapie **E 15:** 2, **18:** 1
- Lichtreflexionsrheographie (LRR) **E 15:** 1
- Phlebodynamometrie **E 15:** 1
- Phlebographie **E 15:** 1
- Photoplethysmographie **E 15:** 1
- Sklerosierung **E 15:** 2
- Therapie, medikamentöse **E 15:** 2
- – physikalische **E 15:** 2
- Ulcus cruris **E 15:** 2–3
- Varikose **E 13:** 1
- Venenverschlussplethysmographie **E 15:** 1
- Verhaltensmaßregeln **E 15:** 2

Ventilations-Perfusions-Szintigraphie, Takayasu-Arteriitis **I 12:** 1

Ventilpneumothorax **D 10:** 2

Ventrikel, linker, Funktionsstörungen, Aortendissektion **D 9:** 2

Ventrikelruptur **D 10:** 1
- Myokardinfarkt **D 8:** 1, **8:** 5

Ventrikelseptumdefekt (VSD) **D 15:** 3
- Fallotsche Tetralogie **D 15:** 4
- Kardiomyopathie, hypertrophobstruktive **D 14:** 2
- Myokardinfarkt **D 8:** 1, **8:** 5
- Transposition der großen Gefäße **D 15:** 4

Verbrauchskoagulopathie **K 8:** 4–5
- s.a. DIG
- s.a. Gerinnungsstörungen
- akute, Symptome **K 8:** 5
- Antifibrinolytika-Therapie **K 8:** 5
- Antikoagulation **K 8:** 5
- Antithrombin-III-Substitution **K 8:** 5
- ARDS **C 20:** 1
- Fibrinogen **K 8:** 5
- Gerinnungsfaktorkonzentrate **K 8:** 5
- Gerinnungsstörungen, hepatogene **K 8:** 3
- Krankheitsbilder, prädisponierende **K 8:** 4
- Kreislauffunktion, adäquate **K 8:** 4
- Leptospirose **L 11:** 2
- Protein-C-Mangel **B 29:** 4

- Substitutionstherapie **K 8**: 5
- Therapie **K 8**: 3

Verbrennungen
- ARDS **C 20**: 1
- Hyperkaliämie **G 11**: 1
- Hypertriglyzeridämie **H 8**: 1
- Immundefekte **B 5**: 1
- SIRS **L 2**: 1
- Verbrauchskoagulopathie/Hyperfibrinolyse **K 8**: 4

Verdünnungskoagulopathien **B 28**: 1, **K 8**: 5

Vergiftungen
- Differentialtherapie **K 3**: 5
- extrakorporale Verfahren **K 3**: 4–5
- Gerinnungsstörungen **K 8**: 1
- Hämodialyse **K 3**: 4
- Hämoperfusion **K 3**: 4
- Verbrauchskoagulopathie/Hyperfibrinolyse **K 8**: 4

Verkalkungen
- ektope, Hyperphosphatämie **H 3**: 3
- – Hypokalzämie **H 3**: 3

Verner-Morrison-Syndrom **A 5**: 6

Verödungstherapie
- pleurale, Pleuraerguss **C 21**: 2
- – Pleuritis **C 21**: 2

Vertebralis-basilaris-Verschluss, Schlaganfall **M 1**: 4

vertebrobasiläre Thrombose, kaudale **M 1**: 4

Vertebroplastie, Osteoporose **H 9**: 3

Vestibularisausfall, Otitis media **L 3**: 1

VHL-Syndrom s. von-Hippel-Lindau-Syndrom

video-assisted thoracic surgery (VATS), Pneumothorax **C 23**: 2

Vinca-Alkaloide **B 23**: 1
- Antidot **B 23**: 2

VIPom **A 5**: 6

Virusbronchitis
- bronchoalveoläre Lavage (BAL) **C 9**: 1
- Diagnostik **C 9**: 1
- Differentialdiagnose **C 9**: 1

Virusenzephalitis **L 10**: 5–6
- s.a. Enzephalitis

Virushepatitis
- s.a. Hepatitis
- akute **A 7**: 1–4
- chronische **A 7**: 4–11

Virusinfektionen
- Differentialdiagnose **L 12**: 2
- exanthematische, Verbrauchskoagulopathie/Hyperfibrinolyse **K 8**: 4
- exanthemische, Gerinnungsstörungen **K 8**: 1
- Perikarditis **D 11**: 3
- Tuberkulose **C 1**: 1

Virusmeningitis **L 10**: 5–6
- s.a. Meningitis
- Liquorbefunde **L 10**: 2

Viruspneumonie **C 9**: 1–2
- s.a. Pneumonie
- ambulant erworbene **C 9**: 1
- bronchoalveoläre Lavage (BAL) **C 9**: 1
- Diagnostik **C 9**: 1
- Differentialdiagnose **C 9**: 1–2
- Immunsuppression **C 9**: 1
- Influenzaviren **C 9**: 2
- nosokomial erworbene **C 9**: 1
- Risikofaktoren **C 9**: 1
- Symptomatik **C 9**: 1
- Therapie **C 9**: 2

Visusverlust, Wegenersche Granulomatose **I 15**: 2

Viszeralarterien, Erkrankungen **E 8**: 1–2

Vitamin A **A 1**: 3

Vitamin-A-Intoxikation, Hyperkalzämie **G 11**: 2

Vitamin-A-Mangel, Nachtblindheit **A 1**: 5

Vitamin B_1 **A 1**: 3

Vitamin B_2 **A 1**: 3
Vitamin B_6 **A 1**: 3
Vitamin B_{12} **A 1**: 3
- s.a. Cobalamin

Vitamin-B_{12}-Mangel
- Anämie **B 1**: 2–3
- – hyperchrome **A 1**: 5
- – megaloblastäre **B 1**: 4
- Sprue **A 4**: 1

Vitamin C **A 1**: 3–4

Vitamin D **A 1**: 3
- s.a. Cholecalciferol

Vitamin-D-(AT 10)-Intoxikation, Kalzium-Nephrolithiasis **G 8**: 3

Vitamin-D-Intoxikation, Hyperkalzämie **G 11**: 2

Vitamin-D-Rezeptor-Defekt, Hypokalzämie **H 3**: 3

Vitamin-D-Stoffwechsel, Störungen, Hypokalzämie **H 3**: 3

Vitamin E **A 1**: 3–4
Vitamin K **A 1**: 3

Vitamin-K-Antagonisten **A 1**: 4

Vitamin-K-Mangel **B 28**: 1, **K 8**: 3–4
- Diagnostik und Therapie **B 28**: 3

Vitamin-K-Verwertungsstörungen **K 8**: 3–4

Vitaminantagonisten **A 1**: 2

Vitamine **A 1**: 2–4
- antioxidativ wirksame **A 1**: 4
- Ernährungstherapie, zentralvenöse **K 9**: 3
- fettlösliche **A 1**: 2–3
- Schlaganfall, ischämischer **M 1**: 20
- wasserlösliche **A 1**: 2–3

Vitaminmangel, Therapie **A 4**: 3

Vitaminverlust, Lagerung und Konservierung von Lebensmitteln **A 1**: 2

Vitien
- komplexe **D 15**: 3–4
- operierte, Tachykardie, atriale **D 4**: 3

Völlegefühl, Ösophaguskarzinom **A 2**: 2

Vollmondgesicht, Cushing-Syndrom **H 1**: 5

Volumen pulmonum auctum **C 11**: 1

Volumenbelastung, chronische, Tachykardie, atriale **D 4**: 3

Volumenersatzmittel, Schock **K 5**: 2–3

Volumenzufuhr, Schock **K 5**: 3

Volutrauma, Beatmung **K 1**: 8

Vorhofembolie, Mitralklappenstenose **D 14**: 1

Vorhofextrasystolen
- Ablation **D 4**: 3
- Herztrauma **D 10**: 1, **10**: 3

Vorhofflattern **D 4**: 3
- Herztrauma **D 10**: 1, **10**: 3
- Sinusrhythmus, stabiler **D 4**: 3

Vorhofflimmern **D 4**: 2
- Ablation **D 4**: 3
- Acetylsalicylsäure **D 4**: 3
- bradykardes **D 4**: 3
- Embolieprophylaxe **D 4**: 3
- Herzklappenfehler **D 14**: 1
- Herztrauma **D 10**: 1, **10**: 3
- His-Bündel-Ablation **D 4**: 3
- paroxysmales, Mitralklappenstenose **D 14**: 1
- Schlaganfall, ischämischer **M 1**: 22–33
- Schlaganfallrisiko **M 1**: 1
- tachykardes **D 13**: 3
- WPW-Syndrom **D 4**: 4
- Ximelagatran **D 4**: 3

Vorhofseptumdefekt **D 15**: 3
- Schlaganfall, ischämischer **M 1**: 24–25
- Transposition der großen Gefäße **D 15**: 3

Vorläuferzell-Lymphome **B 9**: 2–3

VSD s. Ventrikelseptumdefekt

W

Wachstumsfaktoren
- hämatopoetische **B 24**: 1–4
- – Immundefekte **B 5**: 2
- – – myelodysplastische Syndrome (MDS) **B 7**: 3
- thrombozytäre, Fuß, diabetischer **E 2**: 1

Wachstumshormonexzess, Akromegalie **H 1**: 4

Wachstumsretardation
- Colitis ulcerosa **A 4**: 8
- Crohn-Krankheit **A 4**: 8

Wärmeproduktion **A 1**: 1

Waldenström-Syndrom
- Immundefekte **B 5**: 1
- Kryoglobuline **I 18**: 1

Walking-through-Angina **D 7**: 2

WALLSTENT-Studie **M 1**: 31

Warfarin, Behçet-Syndrom **I 21**: 2

Waschmittellunge **C 16**: 1

WASID-Studie **M 1**: 23

Wasserhaushalt **K 9**: 1–2
- Basisbedarf **K 9**: 1
- Bilanzbedarf **K 9**: 1
- Bilanzierungsberechnung **K 9**: 1
- Korrekturbedarf **K 9**: 1

Waterhouse-Friderichsen-Syndrom **L 10**: 1
- Gerinnungsstörungen **K 8**: 1
- Verbrauchskoagulopathie/Hyperfibrinolyse **K 8**: 4

WDHA-Syndrom **A 5**: 6

Weaning s. Entwöhnung

webs, Ösophagus **A 2**: 1

Wegenersche Granulomatose **I 15**: 1–2
- Allgemeinsymptome **I 11**: 1, **I 15**: 2
- ANCA **I 15**: 3
- bronchoalveoläre Lavage (BAL) **I 15**: 3
- C-ANCA **I 15**: 1
- Cyclophosphamid **I 15**: 4
- Echokardiographie **I 15**: 3
- Histologie **I 15**: 3
- HNO-Tumoren **I 15**: 3
- Infektion **I 15**: 3
- Labor, allgemeines **I 15**: 3
- lokalisierte **I 15**: 3
- Methotrexat **I 15**: 4
- Midline-Granuloma **I 15**: 3
- Mononeuritis multiplex **I 15**: 2
- MPO-Antikörper **I 15**: 3
- PR3-ANCA **I 15**: 1
- Prednisolon **I 15**: 4
- pulmorenales Syndrom **I 15**: 2
- Remissionsinduktion **I 15**: 4
- Subgruppen **I 15**: 1
- Vaskulitis **E 9**: 3
- Visusverlust **I 15**: 2

Weichteilinfektionen **L 7**: 1–4

Weichteilschwellung, Arthritis, rheumatoide **I 1**: 1

Weißnägel, Darmerkrankungen, chronisch-entzündliche **A 4**: 6

Wellensittichhalterlunge **C 16**: 1

West-Nil-Fieber **L 12**: 4

WFNS-Grading-Skala, Subarachnoidalblutung **M 1**: 40

WG s. Wegener-Granulomatose

Whipple-Syndrom **A 4**: 1
- Differentialdiagnose **I 1**: 1
- Spondylarthritis **I 2**: 2
- Therapie **A 4**: 3

white-clot-Syndrom **K 8**: 8

WHO-Klassifikation
- Gliatumoren **B 21**: 1
- Leukämie, akute **B 6**: 1
- Lupus erythematodes **I 7**: 2
- Lymphome, maligne **B 9**: 2–3

von-Willebrand-Syndrom **K 8**: 9
- Klassifikation **B 27**: 2
- Substitutionsempfehlungen **B 27**: 4

- Thrombozythämie, essentielle **B 8:** 5
- Thrombozytopenie **B 28:** 6
- Typ III hämophiler Blutungstyp **B 27:** 1
Wilms-Tumor **G 7:** 3
Wilson-Gen **A 7:** 15
Wilson-Syndrom **A 7:** 15
- Chelatbildner **A 7:** 15
- Coeruloplasminspiegel **A 7:** 15
- Penicillamin **A 7:** 15
- Pyridoxin **A 7:** 15
Windpocken **L 6:** 1–2
- Komplikationen **L 6:** 2
Winzerlunge **C 16:** 1
Wirbelkörperfrakturen
- nach Bagatelltrauma, Osteoporose **H 9:** 1
- Osteoporose **H 9:** 2, **9:** 4
Wirbelsäulenschmerzen, Spondylarthritis **I 2:** 1
Wirkstoffe, Zufuhr **A 1:** 2–4
Wolff-Parkinson-White-Syndrom s. WPW-Syndrom
Wolhynisches Fieber **L 12:** 7
WPW-Syndrom
- Herztod, plötzlicher **D 4:** 4
- verborgenes **D 4:** 4
- Vorhofflimmern **D 4:** 4
WTS s. Weichteilsarkome
Wurzelreizsyndrom, Differentialdiagnose **I 25:** 1

X

Xanthinsteine **G 8:** 1, **8:** 5
Xanthome, Hyperlipoproteinämie **H 8:** 2
Xerobronchitis, Sjögren-Syndrom **I 6:** 2
Xerostomie, Sjögren-Syndrom **I 6:** 1–2
Xerotracheitis, Sjögren-Syndrom **I 6:** 2
Ximelagatran, Vorhofflimmern **D 4:** 3
XX-Mann-Syndrom **H 7:** 2
Xylitintoleranz **A 4:** 1
D-Xylose-Test
- Dünndarmerkrankungen **A 4:** 2
- Dünndarmfunktionsstörungen **A 4:** 2
XYY-Syndrom **H 7:** 2

Y

Yersiniose **L 9:** 3
- Arthritis, Differentialdiagnose **I 1:** 1
- – reaktive **I 3:** 1
- HLA-B27 **I 2:** 1
Young-Syndrom **H 7:** 3

Z

Zellstoffwechsel, Schock **K 5:** 1
Zerkarien, Schistosomiasis **L 12:** 5
Zerkariendermatitis **L 12:** 6
Zervizitis, Spondylarthritis **I 2:** 2
Zink **A 1:** 3–4
Zinkmangel
- Immundefekte **B 5:** 1
- Therapie **A 4:** 3
Zirrhose s. Leberzirrhose
ZNS-Infektionen **L 10:** 1–7
- bakterielle, parenterale Therapie **L 10:** 3
ZNS-Metastasierung, Melanom, malignes **B 20:** 4
Zollinger-Ellison-Syndrom **A 5:** 6–7
- s.a. Gastrinom
Zoster, Differentialdiagnose **D 7:** 1
ZSAS s. Schlafapnoesyndrom, zentrales
Zungengeschwüre, Riesenzellarteriitis **I 11:** 1
Zwerchfellresektion, Pleuramesotheliom **B 19:** 2
Zwölffingerdarmerkrankungen **A 3:** 1, **3:** 5–6
Zyanose
- ARDS **K 1:** 2
- Schock **K 5:** 1
Zyklusstörungen
- Akromegalie **H 1:** 3
- Hypophysenadenome **H 1:** 10
Zylindrom, Lunge **C 3:** 1–2
Zysten, Hypophysentumoren **H 1:** 14
Zystenleber **A 7:** 21–22
Zystennieren **G 7:** 4
Zystinsteine **G 8:** 4–5
Zystinurie **G 8:** 1
zystische Fibrose s. Mukoviszidose
Zytogenetik
- Leukämie, akute, lymphatische **B 6:** 2
- – – myeloische **B 6:** 1
Zytologie, Schilddrüsenfunktionsstörungen **H 2:** 2
Zytomegalievirus, Leberversagen, akutes **A 7:** 23
Zytomegalievirusinfektion s. CMV-Infektion
Zytostatika(therapie) **B 23:** 1–5
- s.a. Chemotherapie
- Anämie **B 1:** 3
- Antidot **B 23:** 2
- Arzneimittelinterationen **B 23:** 5
- Dosisreduktion, Leberfunktionsstörungen **B 23:** 4
- – Niereninsuffizienz **B 23:** 4
- – Übergewicht **B 23:** 5
- Gynäkomastie **H 7:** 11
- Hormonrefraktärität, Prostatakarzinom **B 15:** 5
- Installation, Pleuraerguss, maligner **C 21:** 3
- Klassifikation **B 23:** 1
- Kreatinin-Clearance **B 23:** 4
- Paravasate **B 23:** 1–2